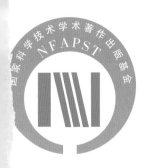

本书由国家科学技术学术著作出版基金资助出版

盆 底 医 学

PELVICOLOGY

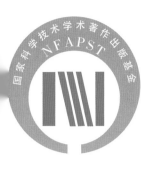

本书由国家科学技术学术著作出版基金资助出版

盆 底 医 学

PELVICOLOGY

主　编　王建六　廖利民　任东林

副主编　孙秀丽　张卫光　许克新

北京大学医学出版社

PENDI YIXUE

图书在版编目（CIP）数据

盆底医学 / 王建六，廖利民，任东林主编 . —北京：
北京大学医学出版社，2021.9

ISBN 978-7-5659-2466-8

Ⅰ . ①盆… Ⅱ . ①王… ②廖… ③任… Ⅲ . ①骨盆底
－功能性疾病－诊疗 Ⅳ . ①R681.6

中国版本图书馆CIP数据核字（2021）第145062号

盆底医学

主 　编：王建六 廖利民 任东林
出版发行：北京大学医学出版社
地 　址：（100191）北京市海淀区学院路38号 北京大学医学部院内
电 　话：发行部 010-82802230；图书邮购 010-82802495
网 　址：http://www.pumpress.com.cn
E-mail：booksale@bjmu.edu.cn
印 　刷：北京信彩瑞禾印刷厂
经 　销：新华书店
责任编辑：陈 奋 袁朝阳 陶佳琦 责任校对：靳新强 责任印制：李 啸
开 　本：889 mm×1194 mm 1/16 印张：89.25 字数：2485千字
版 　次：2021年9月第1版 2021年9月第1次印刷
书 　号：ISBN 978-7-5659-2466-8
定 　价：750.00元

本书由

北京大学医学出版基金资助出版

主编简介

王建六

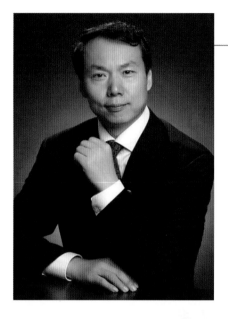

　　教授，主任医师，博士生导师，北京大学人民医院副院长，妇产科主任，妇产科教研室主任。

　　30余年来，一直从事妇产科医、教、研工作。重点研究妇科恶性肿瘤及盆底疾病。在盆底疾病方面，研发新型盆底重建补片，探索盆底疾病精准评估体系，积极推动多学科联合诊疗模式，专科培训推广新技术和新术式，培育盆底疾病诊疗团队，促进盆底疾病诊疗整体发展，任全国女性盆底学组副组长，北京市盆底疾病防治重点实验室主任，北京大学医学部盆底疾病研究中心主任，创办并兼任 GOCM 杂志主编。

廖利民

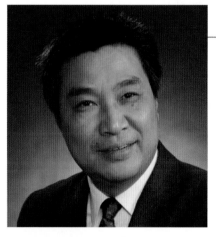

　　教授，主任医师，博士生导师，现任中国康复研究中心副主任，北京博爱医院泌尿外科主任，国际神经泌尿学会理事，国际尿失禁咨询委员会委员，中华医学会泌尿外科学分会常委兼尿控学组组长，兼任《中华泌尿外科杂志》等8家中文杂志编委。发表中英文学术论文近400篇，主编中英文专著5部，承担国家级科研课题10项。

任东林

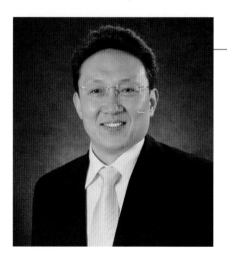

　　教授，主任医师，博士生导师，第三届国之名医，广东省医学领军人才，现任中山大学附属第六医院中西医结合肛肠外科主任、盆底中心主任，中国中西医结合学会大肠肛门病专业委员会主任委员，中国医师协会结直肠肿瘤专业委员会第一届委员会中西医结合诊疗专委会主任委员，《中华结直肠疾病电子杂志》副总编辑，《中华胃肠外科杂志》编委等职务。

副主编简介

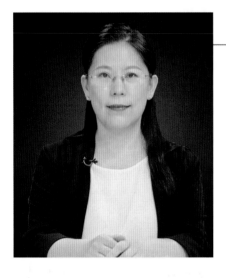

孙秀丽

教授，主任医师，博士生导师，现任北京大学人民医院妇产科副主任，北京妇幼保健与优生优育协会会长，中国整形美容协会女性生殖整复分会副会长，中国女医师协会妇产科专委会副主任委员等职务，兼任《中国妇产科临床杂志》等多本杂志常务编委。承担国家级及省部级课题 10 余项，获省部级奖励 6 项，发表学术论文 50 余篇。

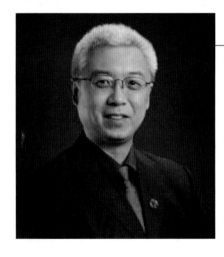

张卫光

教授，博士生导师，北京市高校教学名师，现任北京大学基础医学院人体解剖学与组织胚胎学系常务副主任，形态学实验教学中心主任，《解剖学报》编辑部主任，中国解剖学会理事等。长期从事人体解剖学的教学和科研工作，主持国家级精品课程等 5 门，教育部等教学改革项目 15 项，主编教材或专著 20 部，发表论文 60 余篇。

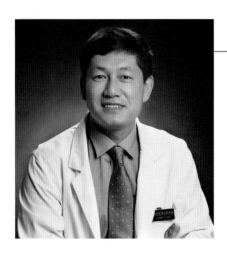

许克新

教授，主任医师，博士生导师，现任北京大学人民医院泌尿外科副主任，中华医学会泌尿外科学分会尿控学组副组长，北京医学会泌尿外科学分会尿控学组副组长，《中华泌尿外科杂志》编委等职务。率先开展生物补片膀胱扩大术，率先提出皮革样膀胱癌的概念。发表 SCI 论文近 20 篇，国内核心期刊论文 50 余篇。

编审委员会

编者名单

白文俊　北京大学人民医院

毕　晔　北京大学人民医院

曹务腾　中山大学附属第六医院

曹玉娇　中国医学科学院整形外科医院

常　旭　北京大学第三医院

陈春花　北京大学基础医学院

陈国庆　中国康复研究中心北京博爱医院

陈硕臻　广州医科大学附属第三医院

从　静　南京医科大学第一附属医院

邓　函　中国康复研究中心北京博爱医院

丁曙晴　中国南京中医药大学

方　璇　北京大学基础医学院

冯桂建　北京大学人民医院

高桂香　郑州大学第三附属医院

葛　环　南京医科大学第一附属医院

耿　京　北京大学人民医院

呙耀宇　中山大学附属第六医院

韩劲松　北京大学第三医院

韩雪松　昆明医科大学第一附属医院

韩燕华　中山市人民医院

贺豪杰　北京大学第三医院

洪　莉　武汉大学人民医院

胡佳琦　浙江大学医学院附属妇产科医院

胡　艳　北京大学深圳医院

华克勤　复旦大学附属妇产科医院

黄　亮　首都医科大学附属北京妇产医院
　　　　北京妇幼保健院

黄向华　河北医科大学附属第二医院

江　澜　上海交通大学附属第六人民医院

金杭美　浙江大学医学院附属妇产科医院

Kurt Lobodasch（德国）　中南大学湘雅医院

李丹彦　中山市人民医院

李峰永　中国医学科学院整形外科医院

李汉秦　北京大学深圳医院

李　环　北京大学深圳医院

李静然　北京大学人民医院

李　蕾　郑州大学第三附属医院

李　丽　中山大学附属第六医院

李　强　中国医学科学院整形外科医院

李森恺　中国医学科学院整形外科医院

李晓伟　北京大学人民医院

梁金涛　北京大学深圳医院

梁雪早　广东佛山市人民医院

廖利民　中国康复研究中心北京博爱医院

林宏城　中山大学附属第六医院

刘怀存　北京大学基础医学院

刘　瑾　武汉大学人民医院

刘　娟　广州医科大学附属第三医院

刘禄斌　重庆市妇幼保健院

刘培淑　山东大学齐鲁医院

刘　青　甘肃省妇幼保健院

刘　巍　内蒙古自治区妇幼保健院

刘晓丽　哈尔滨市妇产医院

龙熙翠　昆明医科大学第一附属医院

肖斌梅　中南大学湘雅医院

肖　飞　清华大学附属垂杨柳医院

肖云翔　北京大学第一医院

谢　冰　北京大学人民医院

谢静燕　南京医科大学附属南京医院

谢尚奎　中山大学附属第六医院

谢臻蔚　浙江大学医学院附属妇产科医院

徐丽珍　广州医科大学附属第一医院

徐晓璇　山东大学齐鲁医院

许克新　北京大学人民医院

许　新　河北医科大学附属第二医院

闫　璐　河北医科大学附属第二医院

颜禄斌　中山大学附属第六医院

杨　欣　北京大学第三医院

杨　欣　北京大学人民医院

杨俊芳　北京大学第三医院

杨　洋　北京大学第一医院

杨　阳　南京医科大学附属南京医院

英小倩　中国康复研究中心北京博爱医院

张　迪　中山大学附属第六医院

张　帆　中国康复研究中心北京博爱医院

张　恒　中山大学附属第六医院

张　坤　北京大学第三医院

张明乐　河北医科大学附属第二医院

张卫光　北京大学基础医学院

张晓鹏　北京大学人民医院

张晓威　北京大学人民医院

张晓薇　广州医科大学附属第一医院

张馨雨　北京大学第三医院

张迎辉　解放军总医院妇产医学部第四医学中心

张　瑜　中南大学湘雅医院

张宇迪　首都医科大学附属北京妇产医院北京妇幼保健院

赵成志　重庆市妇幼保健院

郑　萍　首都医科大学附属北京妇产医院北京妇幼保健院

钟霜霜　浙江大学医学院附属妇产科医院

周灿坤　北京大学深圳医院

周　杰　中山大学附属第六医院

周　茜　中山大学附属第六医院

周智洋　中山大学附属第六医院

朱小华　南方医科大学珠江医院

邹　齐　中山大学附属第六医院

序 一

盆底功能障碍性疾病是中老年女性的常见疾病，严重影响女性患者的生活质量。盆底疾病涉及多个学科，需要多学科的联合诊治。几十年来，在妇产科、泌尿外科、肛肠科、影像医学科、康复理疗科等学科专家学者们的努力下，我国的盆底疾病诊治有了快速的发展，通过诊治大量病患，积累了一定的经验，我们需要总结经验，并推行新的技术，以便更好地为病患服务。

在盆底医学的教材方面，始终存在缺憾——缺乏一本多学科联合编写的、适合临床工作的专门教材。这次由王建六教授牵头编写的《盆底医学》一书，真正把盆底作为一个整体，从盆腔器官的解剖、生理、病理，到盆底疾病的发病机制、评估及诊治，均进行了详尽的论述。本书还包括了男性盆底疾病的内容，涵盖了盆底医学的各个方面。参与本书编写的作者包括泌尿科、妇产科、肛肠科、生理及解剖等学科的资深专家，充分体现了盆底是一个整体、盆底医学是交叉学科的特点，因此该书具有很高的学术价值，为妇产科、泌尿外科、肛肠科、消化科医生提供了非常好的参考。

本书编排设计合理，结构清晰，内容丰富，特点突出，反映现代盆底功能障碍性疾病发生发展、临床防治及基础研究的理论和实践经验，对于指导盆底医学研究具有普及和指导意义。

王建六教授领衔的编写团队具有丰富的理论基础和研究知识，对于编纂著作有组织的能力、有科学严谨的态度、有雄厚的编写基础，这是一部高质量、高水平的盆底医学著作，愿此书的出版，能够对盆底医学的发展，对临床盆底疾病诊治水平的提高有所帮助。

乔 杰
中国工程院院士
北京大学常务副校长
北京大学医学部主任
2021 年 7 月

序 二

20世纪90年代以来，随着新的盆底结构整体理论的产生及现代生物技术的发展，盆底医学作为一门新兴边缘学科逐步形成。盆底医学以研究盆底解剖、生理功能、功能障碍及其诊断与治疗为目的，涉及多学科、多专业的协同合作，其中泌尿外科、妇产科、肛肠科、康复及护理等学科的专业人员参与较早，20世纪70年代在英国成立了国际尿控协会（International Continence Society，ICS）这一专业学术组织，为国际上盆底医学的形成与发展做出了重要贡献。国内盆底医学起步较晚，但发展很快，20世纪90年代中华医学会泌尿外科学分会和妇产科学分会分别成立了尿控学组和盆底学组。泌尿外科学分会尿控学组成立20多年来，在尿动力学测定技术、妇科泌尿、神经泌尿、功能泌尿及尿失禁等领域带领全国同仁，与妇科及其他专业协同作战，在基础和临床研究中勇于探索创新，积极开展国际交流，不断在尿控领域瞄准国际先进水平，将一些新技术新方法引入国内，造福国内患者，取得了显著成绩。与妇产科学分会盆底学组联合于2012年在北京成功召开的第42届ICS年会，极大地促进了国内盆底医学的形成与发展；特别是近年来护理、康复及肛肠等专业的积极加入，使国内盆底医学的发展呈现一片欣欣向荣的景象。

本书的三位主编王建六、廖利民、任东林分别是来自妇科、泌尿外科及肛肠外科三个领域的知名专家，他们组织了全国范围内的一百多位专家学者编写了本书，内容覆盖盆底医学的各个领域。本书系统性强、内容详实丰富、知识前沿实用，为我国盆底医学领域不可多得的高质量参考书，本书的出版必将促进我国盆底医学的进一步完善和发展，为广大盆底功能障碍疾病的患者带来福音。热烈祝贺本书的成功出版！

郭应禄

中国工程院院士

北京大学第一医院名誉院长

北京大学泌尿外科研究所名誉所长

中华医学会泌尿外科分会名誉主任委员

中国医师协会泌尿外科医师分会终身名誉会长

2021年7月

序 三

随着社会的发展，人民生活水平的提高，老龄化社会的到来，近20年来学术界开始了对女性盆底疾病的持续关注并使其诊治技术迅速发展。当前，从理论指导到临床实践，从诊断治疗到疾病预防都形成了比较完整的防治体系。妇科泌尿学，即女性盆底功能障碍性疾病已成为一个新兴的亚学科。盆腔脏器除了生殖系统以外，还包括泌尿系统和肛肠系统，因此与盆底疾病相关的知识涉及多个学科。而且，盆底疾病也并非女性独有，男性也可罹患盆底疾病。现有的盆底疾病方面的书籍多以妇科泌尿系统相关疾病为主，未将男性盆底疾病包括在内。因此，伴随学科的发展，急需一部全面介绍盆底疾病的书籍。

这部《盆底医学》从盆底器官的基础——包括解剖、生理、病理，到各种盆底疾病的发病机制、临床表现、诊治方法等，尽可能全面地囊括了盆底医学的相关知识，涵盖了盆底疾病的各个方面。

本书主编王建六教授是国内知名的妇科泌尿专家和妇科肿瘤专家，他带领的团队率先成立了盆底诊疗中心，并牵头成立了由多学科联合的北京大学医学部女性盆底疾病研究中心，是北京市盆底疾病重点实验室，其研究成果获得多项科技成果奖。

参与本书编写的专家来自全国各地的三甲医院，各个领域的专家不仅具有丰富的临床一线实践经验，也具有雄厚的理论基础知识，使得此书具有一定的权威性和学术价值。

该书作为一部全面介绍《盆底医学》的专著，相信不仅能为从事盆底疾病的妇产科医生，也能为泌尿外科及肛肠外科医生提供指导和帮助，对各级临床医生及医学生来说，也是一部值得反复学习的参考书。

谢谢王建六教授及各位编写专家为我们提供了这部有学术价值的书籍。

魏丽惠

北京大学妇产科学系名誉主任

中国医师协会妇产科医师分会副会长

《中华妇产科杂志》副总编

《中国妇产科临床杂志》主编

北京大学人民医院教授

2021 年 7 月

序 四

　　肛门直肠盆底学科是从结直肠外科中分化形成的二级学科，它与从泌尿外科、妇产科分化出来的盆底专科有着紧密的联系，但各自又有所侧重。肛门直肠盆底学科主要诊治的是各种肛门直肠盆底功能障碍性疾病，亦可称作后盆功能障碍性疾病。常见的后盆功能障碍性疾病包括便秘、大便失禁、直肠脱垂、慢性肛门直肠疼痛等，这些疾病对人类的影响是巨大的，随着人口老龄化的进程加剧，政府对此类疾病的开支每年都在以倍速递增。尽管影响如此巨大，但是该学科目前的发展仍处于初级阶段，太多的未知迫切需要学者们去求知、探索。

　　肛门直肠盆底外科与泌尿、妇科盆底专科相比而言，起步较晚，直至2007年，我国才成立了较为系统的后盆底专科。王建六、廖利民、任东林三位教授主编的《盆底医学》，内容涵盖了妇科、泌尿、肛肠三大系统的盆底三腔室理论及临床知识，旨在用盆底整体理论的先进理念，加强加深专科医生对盆底解剖、生理、病理本质的认识，进而提高对各种盆底功能障碍性疾病的诊断、评估以及治疗能力。近20年来，随着盆底影像学、神经电生理学、生物力学及人工智能等技术的进步，盆底学科已经进入可视化、精准化时代，但仍然还有很长的路要走，仍需要负重前行，才能将盆底学科提升到更高的水平。更重要的是，本书作为对广大结直肠肛门外科医生在此认知领域的继续教育，能使我国的结直肠肛门外科医生重视、正视肛门直肠盆底学科，不畏惧这类疾病，更不再想当然地施治。希望这本书能成为专科医生的工具书，常读之，常习之，不断博学，不断提高。

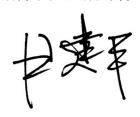

汪建平

中华医学会外科学分会结直肠肛门外科学组组长

中山大学原常务副校长

中山大学附属第六医院荣誉院长

胃肠肛门外科首席专家

美国外科医师学院院士

英格兰皇家外科学院院士

2021 年 7 月

前　言

盆底功能障碍性疾病是指盆腔脏器（泌尿器官、生殖器官及肛肠等）因盆底支撑结构薄弱或缺损导致的器官解剖学移位及相应功能异常的一组疾病，是中老年人群的常见病，因其发病率高并且严重影响生活质量，近年来，受到越来越多的关注。

盆底功能障碍性疾病涉及多个系统、多个学科，其既是功能障碍性躯体疾病，又有可能因影响生活质量而引起精神心理异常。该类疾病的诊疗，涉及盆腔器官的解剖、生理、病理等基础医学，又涵盖疾病的临床评估、诊断和防治等临床医学，相关临床学科包括妇产科、泌尿外科、肛门直肠科、消化内科、康复科、影像医学科及心理医学科等，是一门多学科交叉的新兴学科。因此，对该类疾病既往多采用盆底功能障碍性疾病（pelvic floor dysfunctional disease，PFD），或妇科泌尿学（urogynecology），或妇科泌尿学与盆底重建外科（urogynecology and pelvic floor reconstructive surgery）等术语，严格来讲，这些术语均不能涵盖其涉及的医学内涵，因此，本书首次将此类疾病相关的基础和临床学科，统称为盆底医学。

关于盆底医学的英文名词，专家们讨论建议使用 pelvic medicine、pelvic floor medicine 等，为了简化学科术语，按照英文名词术语惯例，并征求国外专家意见，本书使用 pelvicology 作为盆底医学的英文专用名词，是否妥当，还请专家们多提宝贵意见。

《盆底医学》一书，遵循盆底整体理论，将盆底三大系统器官及其支撑结构从解剖结构、生理病理到疾病发病机制、病情评估及防治，甚至男性盆底疾病等，均进行了论述。本书内容涵盖了盆底医学的各个方面，系统全面。全书共分 12 篇 63 章，第 1 篇讲述了盆底医学发展史；第 2 篇应用大量图片展示了盆底解剖结构；第 3 篇系统论述了盆腔器官发育异常；第 4 篇阐述了下尿路症状和下尿路疾病；第 5 篇和第 6 篇分别是盆腔器官脱垂和生殖道损伤性疾病，书中采用了大量图片讲述各种手术方式；第 7 篇重点论述了妊娠和分娩与盆底损伤；第 8 篇是肛门直肠盆底功能异常疾病；第 9 篇系统论述了既往重视不足的性功能障碍及慢性盆腔痛；第 10 篇为近年来受到广泛关注的生殖器官整形，第 11 篇系统论述了盆底功能障碍的评估方法；第 12 篇综述了该领域国内外最新进展。全书使用各类图片 1000 余幅，增加了本书的可读性。本书部分篇章还列举了临床典型病例，便于读者理解，也有利于培养年轻医师的临床思维，增加了实用性。

本书邀请了国内 100 余位专家学者参加编写，编写人员包括妇产科、泌尿外科、肛肠盆底科、超声及放射影像科以及解剖、组胚等学科专业，书中内容既有文献的总结，也有编写人员的临床经验和体会，具有很高的学术价值和临床参考价值。

医学发展日新月异，新的理论和技术不断涌现，本书参编人员多，编写内容广，加之编者水平有限，书中难免存在不足和不当之处，在此真切希望各位读者批评指正。

最后，衷心感谢北京大学常务副校长乔杰院士百忙之中为本书作序，衷心感谢我国泌尿专业领域、妇产科领域和肛肠专业领域德高望重的郭应禄院士、魏丽惠老师、汪建平老师分别为本书写了序言；感谢北京大学医学出版社各位领导和老师们，特别是陈奋老师的大力支持和辛勤付出；感谢所有编写人员在繁忙的日程工作中，认真撰写稿件，感谢三位副主编孙秀丽教授、张卫光教授和许克新教授的鼎力支持和协助；感谢本书的编写秘书谢冰、王世言、高蕾、苏丹、邓函在本书的编写过程中，不辞辛苦地催稿、收稿和校稿，感谢与本书出版有关的所有人员，谢谢您们。

王建六　廖利民　任东林
2021 年 8 月

目　录

第一篇

盆底医学发展史

第一章

女性盆底医学发展史

女性盆底医学与女性盆底手术学和妇科泌尿学密不可分，其发展历史与医学本身一样古老。本章重点论述女性盆底功能障碍性疾病诊治发展历史，其可分为三个阶段：① 19 世纪以前；② 19 世纪妇科泌尿学的建立及进步；③ 20 世纪至今的迅猛发展。

第一节　19世纪以前的盆底医学

自有医学史料记载以来，医生就与盆腔器官脱垂、尿失禁和膀胱阴道瘘的问题作斗争。盆底手术从希波克拉底时代到消毒剂时代的演变是一个内容丰富的过程，在这个过程中，最初的理论偶尔会从偏祖到丧失，并被后世所普及。大量创新仪器和材料的不断开发并用于外科手术。

在这个时期，人们对盆腔解剖没有充分了解，加上对无菌手术的无知，以及麻醉技术的缺失等，使得医学包括妇科泌尿学发展推迟到了 19 世纪中叶。

一、古代妇科学

子宫脱垂是古代妇科学最早描述的一种盆底功能障碍性疾病，距今已有 3800 余年历史，史料记载最古老的医学文献《埃及纸莎草》中有描述，书中写到"一个妇女的后腹、腹部和大腿分支都很痛，这是子宫下降所致"。《卡洪莎草纸》（约公元前 1835 年）（图 1-1-1）、《埃伯斯莎草纸》（*Ebers Papyrus*，约公元前 1550 年）涵盖了女性排尿障碍、妇科及产科问题，当时认为子宫

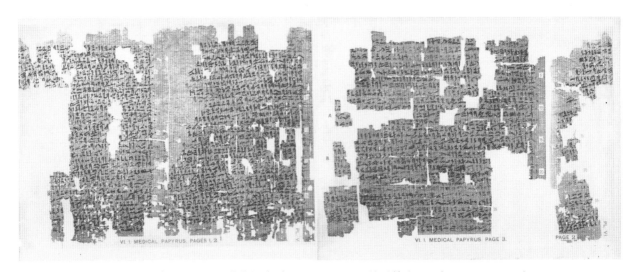

图 1-1-1　古埃及 Kahun 莎草纸稿（*Kahun Papyrus*，埃及第十二王朝，c. 1835 BCE）．

像乌龟、蝾螈或鳄鱼一样能够在宿主体内缓慢移动，建议"纠正移位的子宫：用泥土油（石油）、猪粪和蜂蜜揉病人的身体"。

一千多年后，希波克拉底（Hippocrates，公元前460—377年）和受他影响的几代人，认为子宫本身是可以自己活动的。这一概念导致诸如熏蒸等治疗方法：用锡铁制成导管盥洗子宫，并将烟雾放在脱垂的子宫附近，以刺激子宫上移。Polybus（希波克拉底的学生，也是他的女婿）在他著名的《论妇女疾病》（On Diseases of Woman）中写到，治疗子宫脱垂的方法包括在子宫上涂抹收敛剂，随后放置醋浸泡过的海绵或半个石榴，这是最早的子宫托的雏形。如果这些措施没有效果，可采取头朝下的悬挂方法——将其脚倒挂在一个固定的框架上，反复弹跳，直至她的脱垂减小，然后将双腿并绑在一起，卧床3天。然而在希波克拉底时代末期，医学思想开始逐渐转变，并慢慢地开始摆脱这种影响。公元前200年，印度医生Charack论述了公元前1500—1000年古印度妇产科学。公元前50—25年，古罗马医生Celsus描述了子宫的结构，并记录了用烙术治疗宫颈糜烂。

到了公元1世纪，古代最著名的弗所（古希腊小亚细亚西岸的一重要贸易城市）的妇科医生索拉努斯（C.E.Soranus）是古代妇产科学的权威，他反驳希波克拉底治疗子宫脱垂的方法。索拉努斯关于子宫的描述来源于对人体的解剖和完成的1例因子宫脱垂行子宫切除的手术。索拉努斯的理论为17世纪妇科学的兴起奠定了基础。他认为熏蒸方法毫无道理，使用石榴易挫伤，并且无法耐受。相反，在他那篇不朽的著作《妇科学》（Gynecology）中，索拉努斯说："用温热的橄榄油浸湿子宫脱垂的部分，并做一个与阴道形状和直径相对应的羊毛棉条，然后用非常薄的干净亚麻布包裹，亚麻布应当短暂地在醋、洋槐汁或葡萄酒中浸泡一下，然后将其抵在子宫上并轻轻地向上推，直到将子宫还纳到合适的位置，并且整个羊毛团都在阴道里。"实际上这种方法是对前人方法的改进，并无突破性进展。直到公元2世纪，著名的希腊医生阿雷泰乌斯卡帕多西亚（Aretaeus the Cappadocian）在他的《急性和慢性疾病的病因和适应证》（Causes and Indications of Acute and Chronic Diseases）一书中，仍然把子宫描述为"动物体内的可以移动的物体"。尽管索拉努斯有渊博的妇产科知识，但对女性盆腔解剖了解有限。这个时代的医生通常将子宫称为母体（mater，拉丁语表示母亲）或子宫（hystera，希腊语表示子宫），认为子宫由多个腔室组成。由于罗马禁止解剖人类尸体，因此，盖伦对人体解剖的理解来自于解剖和活体解剖动物的下半部分，其中子宫角是司空见惯的。

古代使用的手术器械由锡、铁、钢、石墨、铜、青铜、木头和牛羊角制成。最常用的为铁或钢制的器械。受到氧化的作用，手术器械很少能保存2000年以上。在庞培（意大利古都，公元79年火山爆发，全城淹没）发掘出了公元前1世纪的妇科手术器械，包括镊子、导管、解剖刀以及大型的双叶、三叶和四叶阴道窥器。

中世纪带来了神术的回归，由于缺乏盆腔解剖学的知识，医生在盆腔器官脱垂、尿失禁及膀胱阴道瘘等问题的治疗上存在极大的困惑。其后宗教统治在一千多年中严重阻碍了科学文化的进步，也严重束缚了医学包括子宫脱垂的治疗和解剖学的发展。在中世纪，有关女性盆腔解剖七格学说的空想概念出现了，它认为子宫由七个腔室组成，每侧三个，中间一个，推断男性胚胎在右侧发育、女性胚胎在左侧发育，雌雄同体的在中央发育。希波克拉底时代的观点重新浮现，直到1603年，罗德里戈·德·卡斯特罗（Roderigo de Castro）在一篇文章中建议，脱垂的子宫，"被一个红色的热铁攻击，就像被烧伤一样，于是恐惧会迫使脱垂的部分退回到阴道里"。可以想象，在当时缺乏医学科学知识的时代，处理子宫脱垂的方法是何等的恐怖和无知。

中世纪时代（公元前1453—476年），从罗马王朝的覆灭、哥特王国的建立、君士坦丁堡的没落到土耳其的入侵，当个性受到压抑并被宗教奴役时，时代信念及医学的发展也停滞不前。虽然中世纪的医学实践还远远不够，但在15世纪中叶，人们对艺术和哲学的思考方式的改变很快就导致医学的新思维方式改变。15世纪末，首批医学专科学校出现在意大利的波隆那和帕多瓦，教宗思道四世准许将人体解剖作为医疗和手术训练的一部分。而在此之后的两百五十年，解剖学才真正发展为医学中的有用工具。

16世纪文艺复兴是欧洲历史上一场伟大的革命，资本主义萌芽，教会黑暗统治的桎梏开始被摧毁，"是一个产生学问上、精神上和性格上的巨人时代"（恩格斯语）。在此时期，人民的聪明智慧在科学和艺术的创作中得到较充分的体现。文艺复兴起源于佛罗伦萨，一批艺术家和知识分子开始关注古典时期的作品和方式，人们重新关注自然之美，包括人类形态。艺术家们参与了人体解剖，以强化他们的培训。达·芬奇（Leonardo da Vinci，1452—1519年）堪称这一时代的代表人物，他不仅以不朽的绘画流传后世，而且所绘的解剖学图谱，其精确细致即使今日也令人叹为观止。不幸的是，像达·芬奇这样的大师级艺术家的绘画并没有得到那个时代医生的关注和认可。

16世纪初，博洛尼亚和帕维亚的教授贝伦加里奥·达·卡皮（Berengario da Carpi）绘制了女性子宫的图画，并首次明确指出子宫只由一个腔组成，1521年实施了首例经阴道子宫切除术。20年后，解剖学也涌现出一位巨匠——帕多瓦的解剖学教授安德鲁斯·维萨利斯（Andress Vesalius，1514—1564年），他从学生时代，就冒着被宗教迫害的危险，执著地从事人体解剖实验，他是最早成功挑战盖伦（Galen，古希腊医学家）教学方法的先驱之一，他认为医生必须进行尸体解剖以获得解剖学习的第一手资料，使人体解剖学成为一项受人尊敬的职业。在他的插画家卡尔卡·约翰（John of Calcar）的帮助下，绘制了最为完美的解剖图，于1543年完成了《人体的构造》（de Humani Corporis Fabrica）这一划时代的巨著，全书共七册，不仅较系统完善地记叙了人体各器官系统的形态和构造，还勇敢地纠正了学术权威盖伦的许多错误论点，创立并奠定了人体解剖学的基础，风靡于当时绘画界。在这部作品中，维萨利斯精确重现了整个女性生殖道，其中包括子宫的韧带，完整准确地描绘了女性泌尿生殖道及其血管分布，第一次描绘了左卵巢静脉回流至左肾静脉终。有了这一成就，维萨利斯

和他的门徒揭开了掩盖女性生殖泌尿道错综复杂的面纱，掀起了解剖学教学和科研中的一场革命，可以说奠定了妇科泌尿学的解剖学基础。

法洛皮奥（Falloppio，1523—1562年）是维莎利斯（Andreas Vesalius）的杰出学生中的一员，他最早描绘了人类的输卵管，同时提出阴蒂为肌肉血管组成的结构。另一名杰出学生是马托利斯·哥伦布（Matthaeus Columbus，1484—1559年），他最早提出了阴唇这一名词。马托利斯·哥伦布认为阴唇可有效保护子宫免受灰尘、寒冷和外界环境的影响。马托利斯·哥伦布的学生巴托洛奥·龙斯塔奇奥（Bartolong & Eastachio）（1520—1574年）完成了描绘子宫腔和宫颈管的工作。在16世纪众多妇科手术医生中，卡斯帕·斯特罗迈尔（Caspar Stromayr）的实用性绘画运用丰富的水彩描述了女性疾病，其中包括检查子宫脱垂的图画（图1-1-2）、放置麻线缠绕的海绵并以蜡封口浸入黄油中制作成的子宫托的图画（图1-1-3，图1-1-4）。尽管在文艺复兴时期女性盆底解剖学取得了巨大进步，但是有关妇科疾病的诊治进展甚微，人们仍然广泛沿用古典的治疗方法。

子宫托的演进

子宫脱垂在古代描述较多，关于子宫托的发明和改进也历经数世纪。

16世纪末，子宫托用于子宫脱垂的诊治受到重视。子宫托从棉绒球或半个浸过醋的水果演变成更接近现代的样式。法国皇家外科医生安布罗西·帕雷（Ambroise Paré）创造性设计了由黄铜和蜡制软木制成的椭圆形子宫托。他把线系在子宫托上以方便它们被取下，而其他的则系在皮带上，以帮助它们保持原位。18世纪，亨里克·凡·德文特（Henrick van Deventer）是金匠出身，他用打蜡的软木或木头，以及银和金等金属，制作了各种形状和尺寸的子宫托。到19世纪中叶，使用子宫托已经变得相当普遍，然而，治疗脱垂的替代方法仍然是保守治疗为主，如①使用丹宁和明矾等收敛剂；②冷水坐浴、冲浪浴和海水灌洗；③体位姿势练习；④"子宫体操"，包括涂油、按摩和手工还纳脱垂部分；⑤水蛭吸血

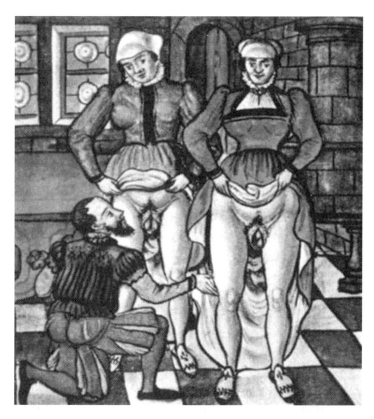

图 1-1-2　16 世纪木版画表现为体格检查子宫脱垂妇女的情景（引自 Stromayr C. Die Handschrift des Schnitt-und Augenarzles Caspar Stromayr, Lindau Munscript，1559）

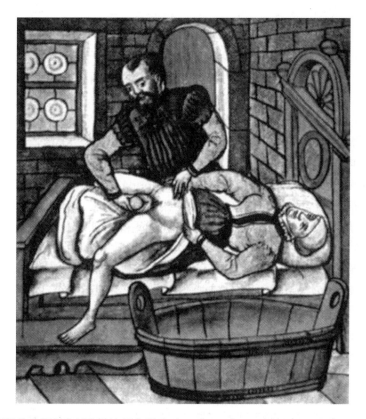

图 1-1-3　16 世纪木版画描绘放置子宫托来治疗子宫脱垂（From Stromayr C. Die Handschrift des Schnitt-und Augenarzles Caspar Stromayr，Lindau Munscript，1559）

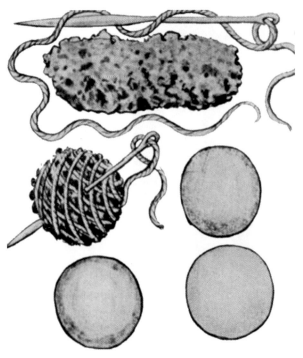

图 1-1-4 16 世纪木刻画，描述制作子宫托的过程，包括在海绵上缠绕麻线，缠绕好的棉球表面封蜡，在放置前浸入黄油中（引自 Stromayr C. Die Handschrift des Schnitt-und Augenarzles Caspar Stromayr，Lindau Munscript，1559）

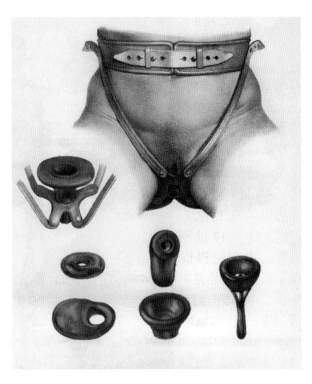

图 1-1-5 19 世纪各式各样的子宫托（引自 Bourgery JM. Traité Complet de L'Anatomie de L'Homme Comprenant la Médicine Opératoire. Paris；Guerin；1866-1868.）

法；⑥子宫捻转法；⑦尝试将淋病渗出物放入阴道或有意诱发盆腔腹膜炎的方式从而使周围组织粘连纤维化等。

由于妇产科医生对子宫脱垂非常关注，19世纪后半叶，子宫托极为盛行（图 1-1-5）。美国产科医生休·莱诺克斯·霍奇（Hugh Lenox Hodge，1796—1873 年）在 1860 年对子宫托进行了系统论述："通过阴道内支撑（子宫托）从而对脱垂子宫进行机械治疗必不可少，通过使用合适的材料、大小和形状的子宫托，子宫通常可以被复位并维持在原位；可缓解下坠感、疼痛等局部症状；也可减轻白带增多、月经量多、痛经以及很多直接和间接的刺激症状，包括神经痛、神经性头痛、喉部感染、肺、心、胃、肠等的神经紊乱，以及痉挛、抽筋和抽搐等。可改善患者的抑郁状态。患者常常对自己情绪改变感到惊讶，感觉生活的重生，到了一个'新世界'。"

第一个不腐蚀的子宫托是在 1844 年查尔斯·固特异（Charles Goodyear）获得了美国第

3633 号专利的发明硫化橡胶之后出现的。妇科医生使用的子宫托数量和种类激增。据说，在那些年里，有两组妇科医生获得了财富：一组是放置子宫托的医生，另一组是取出子宫托的医生。1864 年美国医学会的报表发现 123 种不同种类的子宫托，子宫托在整个 18 世纪非常流行。然而，随着李斯特（Lister）发现无菌技术和莫顿（Morton）发明麻醉技术，再加上缝合材料和手术器械的进步，手术很快取代子宫托作为治疗子宫脱垂的主要方法。

二、19世纪前的盆底医学

早在 2000 年前希腊手稿中就提到了子宫切除术，并没有证据证明该术式在当时已经能够完成。《希波克拉底的真迹》（Corpus Hippocraticum）中亦没有提到子宫切除术，最早出版的妇科著作是由前文中提到的索拉纳斯出版的，他在该书中讨论了子宫脱垂的治疗问题，通常不需要手术治疗，但"如果整个子宫变黑，必须将其完全切除"，并且他不确认他确实做过这个手术，他引用了公元前1世纪的雅典人泰米森（Themison）的观点："现在我们认为子宫对生命并非必不可少的。因为它不仅会脱垂，而且在某些情况下我们将其切除也并没有致死"。从16世纪开始记录了早期通常致命的经阴道子宫切除术。成功的确切的经阴道和腹部子宫切除术的起源可以追溯到19世纪兰登贝克（Langenbeck）和克莱（Clay）的开创性工作之后。

在整个17世纪，生理学、生殖学和解剖学的基本理论得以确立。17世纪早期，英国Chamberlen家族发明了安全有效的产钳，成功地挽救了许多难产妇女及新生儿。但由于保密，未能公开于世。雷格尼尔·德·格拉夫（Regnier de Graaf，1641—1673年）描述了卵巢的卵泡和子宫纤维瘤，第一次准确描述了卵巢的大体形态、与周围组织的解剖关系和卵巢功能。盆腔手术步骤及手术器械能够完美地再现于图片上归功于约翰内斯·舒哥特兹（1595—1645年）及其完备的外科手术器械。他最早通过系列图片的描绘展现手术过程的不同步骤（图1-1-6），其中包括处女膜闭锁、阴道积血、阴蒂肥大的手术和在阴道手术后使用"T"形包扎的方法。

近代西医妇产科学的发展在18世纪以后，产科的发展结束了单纯的内科治疗阶段，进入了科学的现代医学时代。同时，妇科手术的进步也使妇科从产科中分离出来。从此，产科和妇科在现代医学的轨道上飞跃发展。

1727年Rene-Jacques-Croissant de Garengeot（1688—1759年）在阴道窥器的不同叶片上设计了明显的凹面，使阴道窥器得到了持续的改进。Garengeot使用窥器进行阴道检查，并根据里奇（Ricci，1948—1949年）的描述（图1-1-7）区分各种"阴道疝气"（可能是膀胱膨出和直肠膨出）。

（一）子宫脱垂的外科治疗

子宫脱垂的外科治疗早在公元2世纪就有记录，当脱垂的子宫发生坏疽，索拉努斯（C.E.Soranus）建议，"切除黑色部分"。同样，贝伦加里奥（Berengario）声称，他亲眼目睹了自己的外科医生父亲，用手术刀切除了一个脱垂的子宫，声称不仅患者存活下来了，而且她还能恢复性交。他后来声称，使用强力麻绳作为绞勒器也达到了同样的效果。后来，著名的17世纪荷兰妇科医生亨德里克·范·鲁恩胡斯（Hendrik van Roonhuyse）报道了一个在其他医生多次尝试未能复位器官的病例，他摘除了脱垂的子宫（之前放置的由软木和蜡制成的子宫托导致溃疡、疼痛、恶臭分泌物、腐败和发热）。据报道，这名

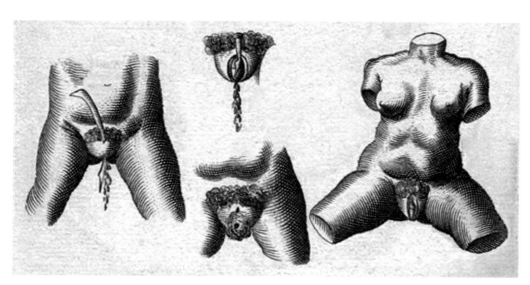

图1-1-6 17世纪木刻画，描述切开引流阴道积血的过程（引自 Scultetus J. Armamentarium Chirurgicum，Ulmae Suevorum，Balthasari，1655）

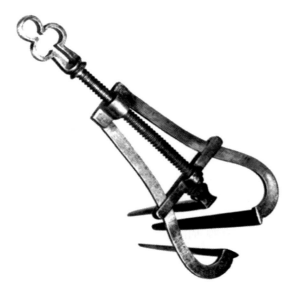

图 1-1-7　18 世纪用来区别各种"阴道疝气"的阴道窥器

患者幸存了下来，但鲁恩胡斯并没有提供他的手术技术或麻醉剂的细节。在这些早期的报道中，还不清楚"子宫切除术"是否意味着宫颈、宫颈和部分子宫切除，还是子宫全部切除。

19 世纪勇敢的外科医生进行的手术是切除子宫。1801 年哥根廷大学妇产科医生德里希·本杰明·奥西安德尔（Friedrich Benjamin Osiander，

1759—1822 年）第一次对阴道流血的宫颈癌患者切除了宫颈的阴道部分。在 19 世纪上半叶的美国，在无菌技术时代之前，医生们取得了一些进展。加里森医学史指出"妇科手术学在 19 世纪初之前没有特殊存在，它主要是由南部各州的某些外科医生创造的"。1809 年美国肯塔基州艾法莲·麦克道尔医生（Ephraim McDowell，1771—1830 年，图 1-1-8A）在没有麻醉及消毒条件下，成功进行了患侧卵巢切除术（巨大卵巢囊肿），患者在术后存活 32 年。至 1817 年他共报道 3 例卵巢切除术；至 1864 年报道成功的手术已达 117 例［其中 68 例（58.12%）术后康复，49 例死亡］，McDowell 医生因此也成为腹部手术之父。

1813 年，康拉德·兰恩贝克（Konrad Johann Martin Langenbeck，1776—1851 年，图 1-1-8B）是一位德国外科医生、解剖学家，他成功实施了首例择期的经阴道子宫切除术，该手术在没有麻醉的情况下在其客厅由其独立完成，患者是一位 50 岁的经产妇，可能患有宫颈癌，正如他所记录的"兰恩贝克一手抓住出血区域，将结扎带的一端稳住，同时用另一手在结扎带另一端打结"，手术并未进入腹膜腔。患者奇迹般地活了下来，但手术后标本丢失了，无人相信兰恩贝克医生真

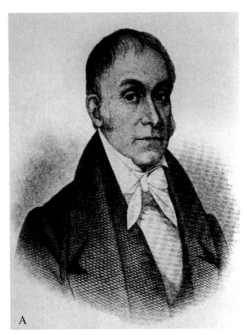

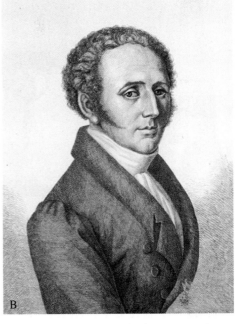

图 1-1-8　A. 艾法莲·麦克道尔（1771—1830）；B. 康拉德·兰恩贝克（1776—1851）

的做了这个手术，直至几年后验尸时才得到确认。

（二）膀胱阴道瘘修补术

第一次成功的膀胱阴道瘘由约翰·彼得·梅托埃（John Peter Mettauer，1787—1875年）在1838年8月进行，手术采用了铅缝合线。然而，直到一年后才得以公布。当时在麻省总院的乔治海·沃德（George A. Hayward，1791—1863年）不知道梅托埃的成功，使用蚕丝线完成了8例瘘修补，结果只有两例治愈，他的另一贡献是推广了金属缝线和留置导尿的方法（图1-1-9A）。

"美国妇科学之父"詹姆斯·马里恩·西姆斯（James Marion Sims，1813-1883年，图1-1-9B，C）于1838年描述了分娩后膀胱阴道瘘的手术技术。此外他发明了窥器的前身—弯把的锡勺，被

称为Sims鸭嘴窥器，至今仍在使用。1845年，西姆斯开始了一系列的外科实验，实验对象是他的奴隶，她们是患有膀胱阴道瘘的阿诺卡、贝琪和露西。经过近40次徒劳无功的瘘管修复尝试，经过6年的时间西姆斯终于成功了。他的成功主要是使用了银缝合线，患者采用胸膝卧位和使用他自己设计的窥器进行术野暴露。

西姆斯最初在1852年1月报道了他的技术，他在1857年纽约医学院的演讲中正式报告了银线的使用。西姆斯宣称"银作为缝合线是本世纪最伟大的外科成就"。在随后的叙述中，西姆斯描述了围绕"西姆斯膝胸卧位"的故事（图1-1-9A）："我满脑子都在想，匆匆回家，把膀胱阴道瘘的患者摆好体位，分别协助抬起并暴露臀部。我不能，也无须描述我的情绪，当空气进入阴道

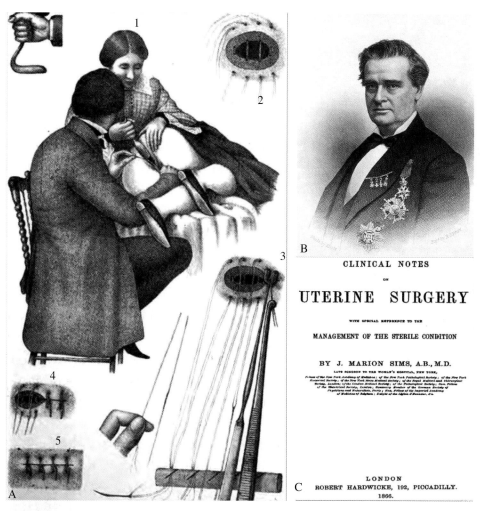

图 1-1-9 **A.** 膀胱阴道瘘修补术（1. 暴露；2. 切口；3. 银线；4、5. 缝合）；**B.** 詹姆斯·马里恩·西姆斯（1813—1883）；**C.** 著作《子宫手术》

窥器将其最大限度地扩张时，第一次看到阴道的全貌。伴随着这突如其来的光线，伴随着清晰地看到窦道开口及其周边关系，所有的手术操作要点都呈现在我的脑海中……就这样，转眼间，我的脑子里填满着新的希望和灵感，因为一股耀眼的光芒突然在我欣喜若狂的目光中迸发出来，我在远处看到了坚定和坚持不懈努力带来的伟大而荣耀的胜利。我只想把上帝创造的最可爱的造物，从一种最让人厌恶的疾病中解脱出来……带着满心的同情和热情，我发现自己在追寻我职业生涯中最刻意回避的那一类受难者。"因为此手术是在没有麻醉的条件下为黑种人女奴隶进行的，有评价说他"医学进步的一个以牺牲弱势群体为代价的最佳范例，在医学史上很难找到一个更具争议性的人物"。尽管有人可能会说，西姆斯并不是第一个在外科修复中使用银缝合线的人，但大多数人会承认，他是第一个将治疗要点结合起来的人，从而普及了盆底手术中第一个重大创新。

第二节　19世纪盆底医学技术的发展

19世纪后半叶的特征是人们对盆腔手术做出了许多卓越的贡献，以及对盆腔解剖更深入的了解。随着1846年充分麻醉、1867年李斯特关于无菌的专著以及他在1869年引入无菌缝线（浸泡在石炭酸中的蚕丝线），手术成功率迅速增加。在19世纪最后25年之前，盆腔手术技术在Jean-Baptiste Marc Bourgery（1797—1849年）和Nicolas Henri Jacob（1782—1871年）于1831年出版的伟大的《人体解剖及外科手术总纲》（*Traite complet de anatomie comprenant la medicine operatorie*）中的精美插图中得到展示。"在19世纪的整个医学文献中，没有什么能与749幅手绘对开本尺寸的石版画相媲美，几乎所有这些都是尼古拉斯·雅各布的写实风格。"正如罗伯茨和汤姆林森在《身体构造》（*Fabric of the Body*）中所说，在不到50年的时间里，妇科手术学的发展却波澜壮阔。

1849年，安德斯·阿道夫·雷齐乌斯（Anders Adolf Retzius，1796—1860年）定义了膀胱前间隙的边界。1861年，美国的家庭外科医生塞缪尔·保罗（Samuel Paul Choppin，1828—1880年）报道了因子宫脱垂进行的第一例经阴道子宫切除术，该手术在氯仿麻醉下完成，手术中将膀胱、直肠与子宫分离。1877年，法国外科医生列昂·克莱门特·勒福特（Leon Clement Lefort，1829—1893年）描述了部分阴道闭合手术，并于1882年正式发表，至今仍为高危子宫脱垂患

者的治疗提供了一种简单、安全的方法。同年出现了最为重要的诊断和治疗技术的革新，德国泌尿科医生马克西米利安·尼采（Maximilian Carl-Friedrich Nitze，1848—1906年）发明了电子可视膀胱检查镜并于1879年首次公开展示，在功能上，它使用电加热的铂丝进行照明，流动的冰水冷却系统，以及用于可视化的伸缩镜头。托马斯爱迪生发明的白炽灯泡允许进一步改进膀胱镜；在1887年，Nitze建造了一种不再需要冷却系统的设备，并拍到第一张内镜照片。它的问世使手术的进一步发展成为可能，包括局限性膀胱癌的切除和内镜检查并照像的技术，并在1889年膀胱镜的重要专著里进行了详述。不久之后，在1893年霍华德·阿特伍德·凯利（Howard Atwood Kelly，1858—1943年，图1-2-1A）介绍了他的膀胱镜，并发表了一篇关于对女性膀胱进行气囊镜检查和直接镜检行输尿管插管的报道（图1-2-1B）。他的创新部分是胸膝卧位使用膀胱镜时意外发现的，仪器滑落到地上，打碎了玻璃膜片，凯利在没有玻璃膜片的情况下将膀胱镜重新置入膀胱，膀胱立即被空气充盈扩张，从而可以看到膀胱的内口和输尿管开口。凯利的两卷《手术妇科学》（*Operative Gynelolgy*，Appleton and Co.，1898年）、《医学妇科》（*Medican Gynelolgy*，Appleton and Co.，1908年）和《肾脏、输尿管和膀胱疾病》（*Disease of the Kidney，Ureters，and*

Bladder，与 Burnam 合著，1914 年），后者因德国艺术家麦克斯（Max Brödel，1870—1941 年）的精美插图而闻名于世，麦克斯定义了此亚专业并且为下个世纪的发展奠定基础。通过完整的对解剖学、妇科学及外科学的学习，麦克斯革新了文献的面貌，并在 1911 年成为世界首个设置"医学应用美术系"的翰霍普金斯大学的系主任。

英国妇科医生阿奇博尔德·唐纳德（Archibald Donald，1860—1937 年，图 1-2-2A）和威廉·福瑟吉尔（William Fothergill，1865—1926 年，图 1-2-2B）1888 年报道了曼彻斯特手术（Manchester 手术，又称 Fothergills 修补，图 1-2-2C），将宫旁及阴道旁组织对缝加固，并将子宫颈向前，以有效对抗子宫脱垂。以他们的家乡命名的手术方式成为第一个广泛使用的治疗子宫阴道脱垂的手术。由于高出生率和在英国曼彻斯特郊外进行手工剪羊毛的高强度劳动，罹患盆腔器官脱垂的年轻女性很多。唐纳德并未使用子宫托，而是主要用主韧带的折叠重新悬吊子宫。他进行阴道前壁修补，并在宫颈前方缝合主韧带来悬吊宫颈，根据需要切除子宫颈并进行后壁修补。从解剖结构来看，唐纳德相信保留子宫与盆筋膜腱弓对阴道支持同样重要。由于子宫动脉没有切断，降低了

出血的风险，因此这项手术也更加安全，并且没有进入子宫直肠陷凹从而降低了腹腔脓肿或腹膜炎的风险。此外，唐纳德另一贡献是推广常规消毒羊肠线进行缝合。

数年后，唐纳德与福瑟吉尔在曼彻斯特碰面，在那里合作改良了手术。福瑟吉尔认为脱垂的程度与宫旁缺陷相关，这就是我们现在了解的主韧带。福瑟吉尔是宫颈延长"长度大于三英寸（相当于 7.62 cm）"的患者中行宫颈切除的拥护者。唐纳德开始使用银线"深埋缝合"，之后他开始使用铬肠线，他在宫颈取三角形切口的底部阴道前壁取了独立的菱形切口。福瑟吉尔随后加入了阴道修补和宫颈切除切口的改进行列，并保留子宫的后壁修补扩大来改善肛提肌成形的术野暴露。

1895 年 Alwin Mackendrot（1859—1925 年）描述了子宫脱垂的原因和治疗方法，并对包括宫颈横韧带或主韧带（Mackendrot 韧带）在内的盆腔结缔组织进行了精准描述。托马斯·J·沃特金斯（Thomas J. Watkins）提出了一种利用子宫作为假体来减少子宫脱垂和膀胱膨出的新方法。他于 1898 年介绍了介入手术，认为无论脱垂的程度如何，除非子宫有病，否则切除子宫是不明

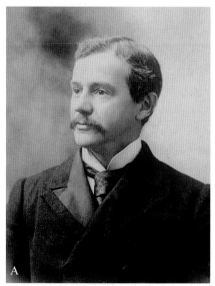
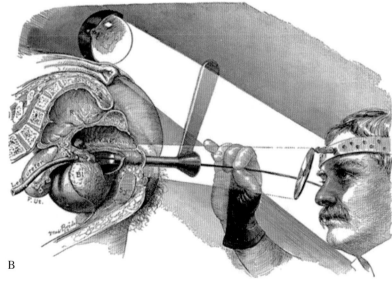

图1-2-1 A. 霍华德·阿特伍德·凯利（Howard Atwood Kelly，1858—1943年）；B. 以膝胸卧位通过气囊膀胱镜行左侧输尿管插管（引自 Kelly HA，Burnam CS. Diseases of the Kidneys，Ureters，and Bladder. Vol. 1. New York：D. Appleton & Co.；1914；269，Figure 141.)

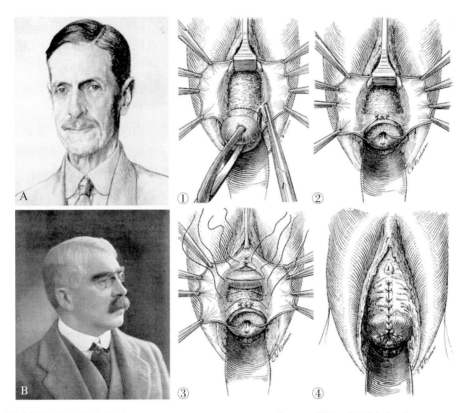

图 1-2-2　**A.** 阿奇博尔德·唐纳德（Archibald Donald，1860—1937）；**B.** 威廉·福瑟吉尔（William Fothergill，1865—1926 年）；**C.** 曼市手术（Manchester 手术）治疗子宫脱垂与膀胱膨出。①将膀胱从宫颈分离。自宫颈周围黏膜去切口，并将其自宫颈游离，暴露并夹切子宫颈左侧韧带，虚线为切除宫颈位置；②切除宫颈并黏膜瓣覆盖宫颈后唇，在宫颈前方对缝主韧带；③耻骨宫颈筋膜缝在尿道、膀胱底与宫颈中线下方。注意下方必须缝至宫颈前壁；④前壁手术结束，其后行后壁缝合术（引自 Te Linde RW. Operative Gynecology. 1st ed. Philadelphia：Lippincott；1946；116-117，Figure 55.）

智的。因此，通过阴道前壁切开术，沃特金斯使子宫前倾前屈，使膀胱如同靠在子宫后壁上，从而抬高子宫下段，在脱垂的膀胱和子宫之间提供支撑力。同年，奥地利医生恩斯特·韦特海姆（Ernst Wertheim，1864—1920 年）引进并最终推广了根治性子宫切除术，因此这种手术被称为 Wertheim 手术。

约翰霍普金斯医院的四位创始教授之一、被誉为现代医学奠基人之一的加拿大医生威廉·奥斯勒（William Osler，1849—1919 年）于 1901 年 1 月在约翰霍普金斯大学历史俱乐部所做的关于 19 世纪的医学成果的演讲中说："经历了漫长的积淀和长期的探索，姗姗来迟，科学倾其所有终于从阿玛尔忒亚的丰饶之角的无数祝福中得到保佑，使 19 世纪的举世瞩目的成就永载史册。发展接踵而至、眼花缭乱，让人无法预测未来会发生什么。正如我们可能衡量世界进步的那样—物质上，有蒸汽、电力和其他机械设备的优势；社会学上，生活条件的巨大改善；知识上，教育的传播；道德上，更高的道德标准—没有任何措施可以与 19 世纪带给人类的减少事故或疾病带给人类躯体遭受的痛苦相提并论…这是本世纪给人类的普罗米修斯的礼物。"

第三节　20世纪盆底医学的建立及手术治疗的发展

一、盆底医学整体性与亚专科划分

盆底医学实际上包含了妇科泌尿和盆底重建外科。回顾过去一个世纪作为新的亚专业妇科泌尿和盆底重建外科（urogynecology and reconstructive pelvic surgery，URPS）的进展，最能总结这一时期的是查尔斯·狄更斯（Charles Dickens）在双城记的开场白，他说："这是最好的时代，也是最糟糕的时代。"这是最好的时代，因为毫无疑问，我们在这个新兴的领域取得了巨大的进步；然而，这也是最糟糕的时代，因为女性盆底的派别之争，不但有泌尿科医生、妇科医生，现在加入的泌尿妇科医生、外科医生及肛肠外科医生，将女性盆底划分为不同的专业领域，最终，我们通过对妇女盆底疾病的医疗进行划分，给妇女带来了巨大的伤害，因为女性盆底是一个整体，盆底疾病在不同系统均有不同的表现，不可割裂开来。从 Louis Wall 和 John DeLancey 关于"盆底派别之争"的文章中，插画很生动地描绘出盆底地域法则（图 1-3-1），其中一位医生说到"天，离这儿太近了，哪怕是一英寸之外，都不是我的专业"，显示了在盆底工作的地域法则，这部漫画进一步展示了这一问题。

法国启蒙时代的哲学家伏尔泰（Voltaire，1694—1788 年）说："这些真理并非适用于所有人，也并非适用于所有时代。"法国评论家和小说家阿尔方斯·卡尔（Alphonse Karr，1808—1890 年）在 1849 年写道："万变不离其宗。"这些反映了同一个事实，即在 20 世纪一些临床实践被主观蒙蔽，无法经得起循证医学的真正审视。

1900 年，当代、现代泌尿科之父霍华德·凯利和休·汉普顿·杨（Hugh Hampton Young）在巴尔的摩出席美国外科学会（后来的美国外科医生协会）时进行了一场学术交流。当时 Kelly 用他的空气囊镜在近 3 分钟内将输尿管导管成功插入，Young 用了相同的时间在一名男性患者中重复了同样的操作。自此，妇科医生和泌尿科医生

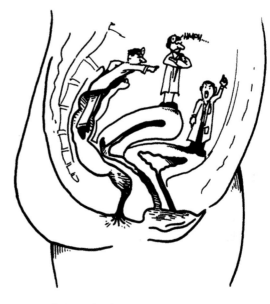

图 1-3-1　盆腔派别之争。盆底临床工作的地域法则，妇科医生、泌尿科医生和肛肠外科医生互相争吵而忽视了其共同立场（引自 Wall and DeLancey，1991．Perspec Biol Med，34：486-96，University of Chicago Press.）

在女性泌尿科和泌尿妇科领域开始了友好的竞争，这场友谊赛持续了几十年，现代产科医生、妇科医生和泌尿科医生在女性盆底疾病方面的共同利益带来了更多的合作。

二、盆底解剖理论及机制的演进

女性盆底解剖较为复杂，妇产科医生、泌尿科医生和解剖学家有不同看法，但也有一个共同的观点，就是盆底解剖观念经历着三个改变：从结构到功能，从局部到整体，从静态到动态。

在 20 世纪，关于盆底解剖与盆底功能障碍性疾病的发生，有一场著名争论：肌肉与韧带哪个更重要？ 1895 年，德国妇科医生 Alwin Mackenrodt（1859—1925 年）在柏林实习时发表了他对女性盆底结缔组织的全面、准确的描述。关于所谓的主韧带或者 Mackenrodt 韧带，他说

道："整个韧带组织看起来非常强壮明显，令人惊讶的是它以前从未被报道过。"此后不久，福瑟吉尔在他的前辈同事、著名的曼彻斯特妇产科医生唐纳德（Archibald Donald）的工作基础上，认识到主韧带对子宫支持的重要性，并完善了后来的曼彻斯特手术，并成为一个主张宫旁（和阴道旁）筋膜是维持子宫支持的关键结构的拥护与倡导者。参考 Peter Thompson 对尾猿和人的肛提肌形态学比较的研究，他认为肛提肌萎缩的肌肉体不再需要执行其原始功能（尾运动），因此认为它们对子宫体的支持不足。他说"会阴和肛门的损伤无疑会使盆腔到外的道路变直和变宽。但是如果器官仍然牢牢地附着在上面，那么下面的开口的扩大也不会造成它们下降"。为了支持他的论点，福瑟吉尔指出"在阴道子宫切除术中可以看到子宫的真正支撑，把它切开，围绕宫颈，然后游离断开其后方的连接，接下来术者游离宫底，这提供了另一个证明：阔韧带、圆韧带对子宫没有支持作用，子宫仍然被宫旁组织单独固定；直到这部分被切断，子宫被完全游离"。

1907 年，维也纳医学院著名的妇科医生约瑟夫·哈尔班（Josef Halban，1870—1937 年）和解剖学家朱利叶斯·坦德勒（Julius Tandler，1869—1936 年）出版了《生殖器脱垂的解剖与病理学》（*Anatomie and Atiologie der Genital Prolapse beim Weibe*），他们关于子宫支持的论断与麦肯罗特和福瑟吉尔的论断不一致。哈尔班和坦德勒认为，盆筋膜就像蜘蛛网，能够承受蜘蛛的重量，但不能承受更大的异常压力，因此，肛提肌对维持子宫位置至关重要。和福瑟吉尔（Fothergill）一样，他们也转向彼得·汤普森的比较解剖学研究，但得出了不同的结论。与维也纳学派的基本原则相一致，即功能决定形式。哈尔班和坦德勒认为，从尾巴摆动到实现盆底支撑的目的，肛提肌的功能证明它们不是多余的肌肉而是具有显著功能的，否则它们会随着尾骨而退化。其他赞同哈尔班和坦德勒的观点的人将指出，观察到脊柱裂骨患者盆底肌肉发育不良导致的巨大脱垂；戈夫（Goff）认为，阴道整形手术中描述的"筋膜"是"排列松散的网状"；以及格拉斯（Berglas）和鲁宾（Rubin）的著作中描述的盆腔

内筋膜中完全没有韧带成分。随着时间的推移，盆底外科医生认识到这两种解剖结构的重要性，并且影响了子宫脱垂的盆底重建新式式。

1908 年，英国妇产科医生 R.H. Paramore 提出盆底肌肉及内脏筋膜发挥同样重要的作用，认为维持盆腔脏器在位的力量主要来自两方面，一是来自盆底上方内脏的腹压，二是在下方的肛提肌的支撑力，并且两个力是相互的、由神经支配调节；因此当发生便秘时腹压增加，肛提肌可以提供暂时的代偿，维持脏器在位，然而当肛提肌受损则筋膜无法独立支撑。1916 年，美国妇科医生 Arnold Sturmdorf（1861—1934 年）提出肛提肌对紧固阴道、减缩子宫阴道角度以及盆底紧张性有加压作用。1934 年，美国医生邦尼（Victor Bonney，1872—1953 年）出版了《脱垂手术的基础原则》（*The Principles that Should Underlie All Operations for prolapse*），他使用基本类比法描述了支撑骨盆内脏的方式，这些概念随后将由美国的妇产科教授、解剖学家 John O. DeLancey 加以完善。1936 年，受勒让德（Legendre）和巴斯蒂安（Bastien）1858 年尸体解剖数据的启发，门格特（Mengert）发表了一项简单但有影响的研究，其中以 1 kg 的重量牵引尸体子宫，而附着在子宫上的支撑结构则以不同的顺序被拉断。在切开宫旁组织后观察到的子宫下降呼应了 Mackenrodt 的解剖学研究和 Fothergill 的临床观察，表明宫旁组织和阴道旁组织（即主韧带和子宫骶韧带）是子宫的主要支撑结构。其后盆底理论进展缓慢，直到 1990 年，迎来一次飞跃，澳大利亚妇产科教授 Peter Petros 提出盆底支持的"整体理论"：盆底功能障碍的发生是由于各种因素致使支持盆腔器官之结缔组织韧带损伤所导致的解剖结构改变。1992 年，基于大量的尸体盆底解剖，DeLancey 阐述了子宫切除术后阴道支持的三个水平，即 I 水平：顶端支持，由子宫骶韧带 - 主韧带复合体垂直支持子宫、阴道上 1/3；II 水平：水平支持，阴道中段的侧方支持，包括肛提肌、盆腔筋膜腱弓、阴道膀胱筋膜和阴道直肠筋膜；III 水平：远端支持，耻骨宫颈筋膜体和直肠阴道筋膜远端延伸融合于会阴体，支持尿道远端。其后他又在 1994 年阐述了压力性尿失禁

患者尿道及其周围盆底支持结构的"吊床学说"，即认为尿道位于盆腔筋膜和阴道前壁组成的支持结构（吊床）之上；这层结构稳定性与肛提肌紧密相关，随着肛提肌的收缩和放松，尿道会上升或下降。随后，整体理论吸纳了三个水平理论和吊床假说，发展出"三腔室支持系统"，即：前盆腔：尿道外韧带、尿道下方之阴道、耻骨尿道韧带；中盆腔：盆腔筋膜腱弓、耻骨宫颈筋膜，及其位于膀胱下方的重要弹性区域；后盆腔：宫骶韧带、直肠阴道筋膜、会阴体。

三、盆底医学技术与盆底重建手术的发展

盆底医学的技术与手术在 20 世纪得到飞速发展。1900 年，大卫·吉尔曼（David Tod Gillman，1844—1923 年）描述了子宫圆韧带腹腔腹侧悬吊术治疗子宫脱垂的技术：经腹将圆韧带近端固定在腹直肌外侧缘并缝至腹直肌后鞘上。此后不久，1902 年美国医生约翰·蒙哥马利·鲍迪（John Montgomery Baldy，1860—1934 年）和加拿大医生约翰·克拉伦斯·韦伯斯特（John Clarence Webster，1863—1950 年）独立设计了几乎相同的子宫后移位手术。韦伯斯特式子宫腹侧悬吊手术包括将宫骶韧带折叠缝合固定在子宫后方宫骶韧带的上缘。1900 年德国妇科医生 Hermann Johannes Pfannenstiel（1862—1909 年）提出了他设计的低位横切口，从而有助于减少术后切口疝的发生。美国泌尿科医生 Frederick Eugene Basil Foley（1891—1966 年）设计了 Foley 尿管，并在输尿管进入盆腔的输尿管狭窄所致肾盂积水设计了新的输尿管成形手术。1912 年美国外科医生 Alexis Moschcowitz（1865—1933 年）提出了直肠脱垂的发病机制实质上是一种肠疝表现形式的观点。他设计的手术是在子宫直肠窝进行荷包缝合。随后，妇科医生使用此法来预防子宫切除术后小肠疝。1918 年，Mayo 发表了阴式子宫切除术的术式，至 1918 年，Bissell 结合了该术式并与阴道前后壁修补同时进行。在 20 世纪初，矫正子宫脱垂的术式快速兴起，一位妇科医生在 1923 年写到，"妇科已经转变为以手术为主导的专业…当下的年轻医生通常对子宫托没有

概念，甚至会对使用子宫托的建议恼火"。

（一）子宫阴道脱垂手术

1934 年 Nobel Sproat Heaney（1880—1955 年）报道了 565 例因良性疾病进行的经阴道子宫切除术。此后，由于与经腹手术相比术后死亡率和并发症发生率更低，Heaney 成为最有影响力的倡导经阴道手术的先驱之一。随着手术技术的发展，他设计了用于手术的持针器、牵引器、韧带钳，同时发明了缝合腹膜、血管和韧带的方法，即"Heaney 缝合法"。1957 年米尔顿·劳伦斯·麦考尔（Milton Lawrence McCall，1911—1963 年）阐述了经阴道子宫切除手术后继发小肠脱垂后子宫直肠陷凹成形术。此手术经阴道沿宫骶韧带方向连续缝合，缩小子宫直肠陷凹。

至 20 世纪中叶，阴道穹隆脱垂已经是公认的子宫切除术后并发症。因此，在 1965 年，Symmonds 和 Sheldon 报道了他们在梅奥诊所发生的子宫切除术后阴道穹隆脱垂病例。早在 20 世纪 20 年代，就曾尝试外科手术矫正子宫切除术后的穹隆脱垂。1927 年，Miller 描述了一种降低穹隆脱垂风险的技术，相当于把阴道穹隆双侧经腹膜髂尾肌悬吊（或者根据缝合深度行双侧骶棘韧带固定）。来自伦敦查林十字医院的 Arthure 和 Savage 对顶端缺陷修复有深远的影响，他们认识到经腹或者经阴道子宫切除术、全切或者次全切除术后均可发生穹隆脱垂；单纯子宫切除术不能治愈子宫脱垂，于是他们分析了当时使用的各种术式并指出了每种术式的缺点。1957 年，发表了关于子宫骶骨固定术的术式，认为该术式可以达到更好的解剖复位，并且该悬吊更持久且发生肠疝的概率更低。除了使用补片之外，他们描述的术式几乎与当下的经腹骶骨固定术完全相同（他们甚至注解到在以骶岬作为固定点时需保持无张力悬吊的重要性）。早在将骶骨岬作为纠正顶端脱垂的固定点前，德国医生 Zweifel 在 1892 年已经报道了使用蚕丝线将阴道上段的一侧固定在骶结节韧带上来治疗子宫阴道脱垂。直至 20 世纪 50 年代另一位德国医生 J. Amreich 报道了他使用经臀（Amreich Ⅰ式）与经阴道（Amreich Ⅱ式）入路进行阴道固定术的经验时，人们才再

次尝试使用骶结节韧带作为穹隆脱垂的锚定点。另外，两名德国妇科医生 Sederl 与 Richter 放弃了难以暴露的骶结节韧带而青睐经阴道穹隆骶棘韧带固定。Richter 的术式成功地在欧洲推广应用，并激发了两位美国妇科医生 Radall 和 Nichols 的兴趣，他们在 1971 年报道了 18 例穹隆脱垂行经阴道骶棘韧带固定术后 4 年的预后，发现手术可以恢复正常的阴道深度、有效治疗穹隆脱垂特别在阴式子宫切除时骶韧带或者主韧带不够强壮时。此后，该术式相关的手术器械有了很大的进步，如 Miya Hook 缝合器、Shutt 持针器和目前被称为 Capio 缝合装置即 Laurus 持针器（波士顿科学公司，Natick，MA）。其他报道矫正穹隆和重度子宫脱垂的术式包括髂尾肌固定（首次由 Inmon 描述）、盆筋膜固定、尾骨肌固定、高位骶骨韧带悬吊和肛提肌成形术。在 20 世纪末，许多有成就的外科医生以其努力和聪明才智试图预防和纠正穹隆脱垂，因此才有目前很多用于纠正严重阴道顶端脱垂的手术方式。值得注意的是，在诸多手术方式中，只有 LeFort 阴道闭合术经久不衰。

（二）抗尿失禁手术

抗尿失禁手术的发展贯穿了整个 20 世纪。1913 年 Kelly 首次描述了阴道前壁折叠缝合 - 尿道膀胱结合部前方水平褥式缝合从而有效折叠加固耻骨宫颈筋膜（图 1-3-2）。Kelly 折叠缝合术使扩张的尿道缩窄，一定程度上提升膀胱尿道结合部，它是抗尿失禁的阴道前壁修补术的基本构成部分。

虽然 Kelly 折叠缝合术手术成功率高达 80% 并且得到了广泛应用，但术后压力性尿失禁复发率高。因此，设计了各种肌肉和筋膜吊带手术来解决这个难题。吊带利用邻近解剖结构来为尿道提供适当的支撑，并具有括约肌样功能的替代产伤所致的括约肌功能丧失。20 世纪早期主要使用腹直肌、锥状肌或肛提肌移植手术来作为尿道中段吊带。三位欧洲人首创了吊带手术：① 1910 年，Goebell 建议移植腹部锥形肌；② 1914 年，Frangenheim 建议将锥形肌连接到腹直肌上；③ 1917 年，Stoeckel 在 Goebell 和 Frangenheim 的基础上，首次联合

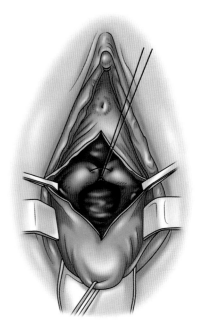

图1-3-2　Kelly折叠缝合手术

括约肌折叠缝合和使用筋膜悬吊手术并获得了成功。进一步的吊带演化包括 1907 年的佐丹奴（Giordano）和 1911 年的索伊尔（Souier），他们建议将股薄肌包裹在尿道周围，并将肛提肌放在阴道和尿道之间。1923 年汤普森（Thompson）建议使用腹直肌吊带放于尿道下固定在耻骨前部。1929 年，马提乌斯（Martius）描述了我们当下仍在应用的球海绵体肌脂肪瓣移植。1924 年，来自爱丁堡、后来在多伦多大学任教的沃森（B.P.Watson）说："就尿失禁而言，重要是膀胱颈部筋膜折叠缝合从而使其回到正常位置。"1942 年奥尔德里奇（Aldridge）描述了耻骨上横切口，将两侧作为吊带的筋膜缝合在中线部位的技术："在这种情况下或括约肌破坏严重时，很难通过常规经阴道手术进行功能重建。"将从腹直肌分离作为吊带的筋膜组织，如同吊带一样经耻骨联合后方在尿道下方缝合；并于尿道下缝合连接形成吊带。奥尔德里奇是最早强调多数压力性尿失禁与产伤相关的学者。在此后的 50 年，奥尔德里奇腹直肌筋膜吊带成为用来治疗复发性压力性尿失禁和括约肌功能缺陷的同类筋膜吊带手术的范例，在临床上得到了广泛的应用。

纽约泌尿医生维克多·马歇尔（Victor Marshall，

1913—2001 年）开始在 20 世纪 40 年代中期开展男性尿失禁手术，他采用耻骨上路径来悬吊膀胱与膀胱颈，通过铬肠线间断缝合固定于耻骨联合的骨膜与腹直肌后鞘上。此后，他与两名妇科医生安德鲁·安东尼·马尔凯蒂（Andrew Anthony Marchetti，1901—1970 年）和来特·爱德华·克兰兹（Kermit Edward Kranz，1923—2007 年）合作，完善并改良了女性抗尿失禁手术，在其后的半个世纪，Marshall-Marchetti-Kranz 手术（MMK）依然是女性抗尿失禁的标准术式。需求是发明的动力，美国医生约翰·克里斯托弗·伯奇（John Christopher Burch，1900—1970 年）没有把握将缝线固定到耻骨后骨膜，最终他对 MMK 手术进行了修改，将缝线固定到 Cooper 韧带上，并于 1961 年发表他的 Burch 手术（图 1-3-3），该术式是抗压力性尿失禁手术中简单、广泛应用和研究最多的抬高膀胱颈的方法之一。

在 20 世纪，尿失禁的诊断方法也有了巨大的飞跃。1939 年，刘易斯（Lewis）介绍了气囊膀胱测压计。1952 年，Jeffcoate 和 Roberts 介绍了 X 线膀胱尿道后角的改变。1953 年，霍奇金森（Hodgkinson）描述了侧珠链膀胱造影测定尿道后角。1956 年，英国的贝利（Bailey）描述了

尿道后角的七种分类，其后在 1962 年，美国的汤姆·格林（Tom Green）进一步修正，他描述了 Green Ⅰ 型和 Ⅱ 型尿失禁。1956 年，冯·加雷茨（Von Garrelts）提出了尿流率的概念。1964 年，恩霍宁（Enhorning）、米勒（Miller）和欣曼（Hinman）将膀胱测压与 X 线相结合。1969 年，布朗（Brown）和韦翰（Wickham）描述了尿道测压图的概念。另一里程碑式的事件发生在 1971 年，当时帕特里克·贝茨（Patrick Bates）、理查德·特纳 - 沃里克爵士（Sir Richard Turner Warwick）和格雷厄姆·怀特赛德（Graham Whiteside）同步提出了动态膀胱造影结合测压与尿流研究，从而将视频尿动力引入了本领域。1975 年，阿斯穆森和乌尔姆斯滕（Asmussen and Ulmsten）报道了将微传感器用于尿道闭合压测定。1981 年 Sutherst，Brown and Shawer 介绍了利用尿垫试验来评估尿失禁严重程度。Goran Enhorning 做出了一个具有里程碑意义的贡献，他在 1961 年指出"手术治疗对压力性尿失禁获益的主要原因可能是其恢复了膀胱颈与尿道上段的解剖位置来对抗腹压"，这奠定了压力传导比的概念，以及成功的抗压力性尿失禁手术是需要恢复膀胱颈来对抗腹压。

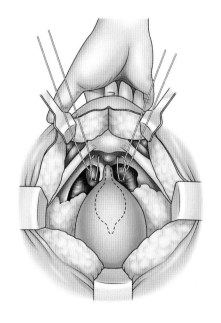
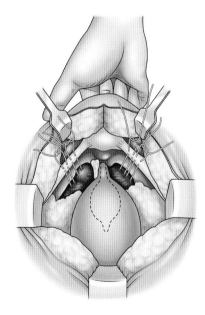

A   B

图 1-3-3　A. Marshall-Marchetti-Krantz（MMK）手术，悬吊锚定点为耻骨联合后方中线的骨膜；B. Burch 手术，锚定点在耻骨联合后侧方 Cooper's 韧带（耻骨梳韧带）上

到 20 世纪 70 年代，霍奇金森（Hodgkinson）提出压力性尿失禁的手术失败与以下三个方面相关：①诊断错误和膀胱不稳定，而非单纯的压力性失禁；②可能选择了错误的术式，有些术式比其他术式长期预后更好；③手术操作技术问题，或使用了不恰当的缝合材料。

妇科泌尿外科医生开始认识到，经阴道入路治疗初治压力性尿失禁的成功率可能不到 50%，而耻骨后入路的成功率通常在 80% 或以上。因此，妇科医生开始质疑这句老话："先做阴道成形手术，如果失败了再向上面做。"1973 年，J. E. Morgan 介绍了初次耻骨后尿道悬吊术的适应证包括轻微的盆底松弛、慢性肺部疾病、腹部负重性职业及参与可能导致尿失禁的高强度体育运动的患者以及肥胖者。

时至 20 世纪 70 年代，泌尿科和妇科医生朝着内镜下膀胱颈悬吊的方向迈出了一大步，有多种多样的变异。到 20 世纪 90 年代，泌尿科医生已经认识到，这些内镜膀胱颈手术的远期预后结果没有更持久。继之是一直延续至今的尿道悬吊带术，不仅操作简便，并发症少，且疗效持久。

（三）盆腔器官脱垂量化评估

1995 年 10 月国际尿控协会（International Continence Society）正式通过盆腔器官脱垂量化评估（POP-Q）标准并在妇科领域更大范围内推广。其后三年，在欧洲和美国的六个中心得到验证，它取代了巴登·沃克（Baden-Walker）和其他描述性方法，作为客观诊断盆腔器官脱垂程度的方法。随后，POP-Q 成为国际文献中报道盆腔器官脱垂的标准方法，并且越来越多的医生应用在临床实践中。但是，由于 POP-Q 存在潜在混杂因素，临床医生和临床研究人员都已转向各种影像学特征，例如 Berglas 和 Rubin 的肛提肌造影术、超声及磁共振成像（MRI），从而对在体状态下的盆腔器官及其支撑结构进行评估。但由于各种影像学方法都存在一定的不足，目前对盆腔器官脱垂的病情评估仍需进一步研究。

（四）内镜技术的出现与应用

20 世纪 90 年代在微创技术方面取得了长足的进步。美国人对使用骨锚定装置作为"固定"方式表现出了极大的兴趣，然而这些术式的长期预后需要验证。

最早发明设计内镜的功劳归功于德国医生 Philipp Bozzini（1773—1809 年），他在 1806 年报道了名为"lichtleiter"的腔镜，他表示"腔镜可通过人体自然腔道或者小切口观察所有的腔隙"。为了详细阐述他设计的腔镜，他写道："为了说明其设备光源观察的清晰程度，我想举一个例子，如果镜头足够干净，我们在难产死去的孕妇的宫底部放置一张有字的纸片，在同等普通蜡烛的亮度的光源辅助下经阴道看到的与把纸片放在桌面上看到的字一样清晰。"此外，Philipp Bozzini 正确预测了腔镜手术的发展。他写道："手术的发展不仅在于发明新的和以前没有的手术，还在于所有靠运气和概率的不确切的手术均能够安全地在直视情况下完成，从那时起外科医生的手将由他的眼睛引导。"

1943 年法国妇科医生和妇科腹腔镜手术的先驱 Raoul Palmer（1905—1985 年）首次将腹腔镜检查运用于妇科手术治疗中，当时腹腔镜广泛应用于外科领域，她确立了腹腔镜在不育检查中的地位，通过采用头低脚高位来暴露盆腔脏器，同时设计了举宫器来举起子宫以便术野暴露。

从 19 世纪初到整个 20 世纪，约翰霍普金斯医院妇产科一直引领着专业的发展。霍华德·阿特伍德·凯利（Howard Atwood Kelly，1858—1943 年）作为约翰·霍普金斯医院妇产科的领军人物之一，由于他在美国建立妇科外科专业方面的重要作用，被视为美国妇科学之父。他担任约翰·霍普金斯医院妇产科主任 30 年，建立了新的妇科住院医培训和外科培训制度，并对专业发展做出重大贡献。他是一名高产的作家，截至 1919 年，他出版了 485 本著作，包括书刊、杂志文章及手册。1899 年 Kelly 同意了分科并任命 John Whitridge Williams（1866—1931 年）为产科主任。Williams 和 Kelly 共同为美国妇产科的文献编著和教学领域创建了新的奖励标准。三十年来，Williams 几乎垄断了全美多数大学的妇产科主任，他编著的教科书《威廉姆斯妇科学》受到广泛欢迎，并且在后来的版本上继续冠以他的名字。1939年理查德·韦斯利·泰林德（Richard Wesley TeLinde，1894—1989年）被任命为主任并任职21年，在任职期间，他在美国抗压力性尿失禁的筋膜吊带手术方面发挥了作用，他最著名的是1946年出版的教科书《妇科手术学》（*Operative Gynecology*，J.B. Lippincott Company，1946），该书注定是美国该领域的标准范本著作。

随着各学科在20世纪的迅猛发展，我国妇产科医生对盆底外科也做出了卓越的贡献，基于我国的国情，以子宫脱垂为主的盆腔器官脱垂，在20世纪五六十年代非常普遍，在70年代我国开展了对脱垂、生殖道瘘的普查普治，并取得了重大成绩，以柯应夔教授主编的《子宫脱垂》（天津科学技术出版社，1979）为代表著作。

第四节　盆底医学里程碑事件

经过数百年的不断探索，盆底医学发展史上不断涌现出里程碑事件，包括新的观念、理念、诊疗方法等。详见表1-4-1。

百余年来，国内外学者一直探索盆底重建手术，手术方式不断变化，手术技术不断改进，手术治疗效果不断提升，随之而来的是手术种类也越来越多（表1-4-2）。

表 1-4-1　盆底医学（妇科学）发展里程碑事件

公元前1835年	《埃及莎草纸》（*Kahun Papyrus*）描述了子宫脱垂。
公元前1550年	《埃伯斯莎草纸》（*Ebers papyrus*）最早描述了子宫脱垂的治疗。
公元前460-377年	希波格拉底描述了熏蒸治疗子宫脱垂。
公元前50-25年	古罗马医师Celsus基于人体解剖描述了子宫的结构。
公元1世纪后50年	Soranus（De Morbis Mulierum）首次描述了人类的子宫。
1543年	完成了《人体的构造》（*de Humani Corporis Fabrica*），重现了整个女性生殖道，其中包括子宫的韧带，完整准确地描绘了女性泌尿生殖道及其血管分布，第一次描绘了左卵巢静脉回流至左肾静脉终。
1561年	Gabriele Falloppio描述了人类输卵管。
1673年	Reinier de Graaf描述了女性生殖器官和卵巢的卵泡和子宫纤维瘤。
1677年	Caspar Bartholin描述了外阴阴道的腺体"巴氏腺"。
1691年	Anton Nuck描述了女性腹股沟管。
1705年	Francois Poupart描述了腹股沟韧带及其功能。
1727年	Jacques Garengeot改良三叶阴道窥器来更好鉴别"阴道疝"部位。
1737年	James Douglas描述了腹膜和子宫直肠陷凹。
1759年	Caspar Fredrich Wolff描述了胚胎中肾或"中肾和中肾管"。
1774年	Williams Hunter完成巨著《妊娠子宫的解剖学》，迄今为止最精美的子宫解剖图。
1801年	Joseph Claude Recamier推广了阴道管状窥器在阴道和宫颈溃疡、感染中的使用。
1803年	Pieter Camper描述了腹壁浅筋膜层的结构。
1804年	Astley Paston Cooper描述了Cooper韧带，覆盖耻骨联合表面向外侧延伸汇聚于髂耻线上方。
1805年	Philipp Bozzini描述了他设计的最早的内镜的光线传导器（lichtleiter）。
1809年	Ephraim McDowell实施了卵巢切除术。

续表

1813年	Conrad Johann Martin Langenbeck成功完成了择期经阴道子宫切除手术。
1825年	Marie Anne victorie Boivin设计了双叶阴道窥器。
1836年	Charles Pierre Denonvilliers描述了直肠膀胱筋膜。
1838年	John Peter Mettauer完成了美国第1例"铅线"修补的膀胱阴道瘘。
1849年	Anders Adolf Retzius 描述了膀胱前间隙。
1852年	James Marison Sims描述了患者采用膝胸体位进行膀胱阴道瘘修补手术。
1860年	Hugh Lenox Hodge详细描述了使用子宫托纠正子宫脱垂。
1877年	Leon Le Fort描述了简单安全的治疗子宫脱垂的术式部分阴道封闭术。
1877年	Max Mitze 发明了电光源膀胱镜。
1878年	T.W. Graves设计了一款阴道窥器兼有双叶窥器和Sims窥器的特点。
1879年	Alfred Hegar 发明了金属扩宫棒取代海藻棒。
1890年	Friedrich Trendelenburg 介绍了便于实施膀胱阴道瘘修补手术的头低脚高位。
1893年	Howard Atwood Kelly 发明了充气膀胱镜来检查膀胱以及输尿管插管。
1895年	Alwin Mackenrodt完整准确描述了盆腔结缔组织及其与盆腔器官脱垂的相关性。
1898年	Ernst Wertheim实施了宫颈癌根治性子宫切除手术。
1899年	Thomas James Watkins治疗了"内移位手术"的同时存在膀胱脱垂和子宫脱垂的患者,即:从前壁缝合的切口将子宫向前缝合至阴道前壁,将宫颈固定在后方。因为膀胱的膨出使子宫前壁下降、子宫脱垂加重膀胱膨出,因而手术将显著前倾的子宫基本以阔韧带为轴旋转从而产生支撑力。
1900年	David Tod Gilliam介绍了子宫腹侧悬吊,即通过结扎近端圆韧带并且将其悬吊于腹直肌侧缘的前鞘上。
1900年	Hermann Johannes Pfannenstiel设计了开腹手术的耻骨上横切口。
1901年	Alfred Ernest Maylard主张斜断腹直肌以利术中视野暴露。
1901年	John Clarence Webster和John Baldy介绍了子宫后倾矫正悬吊术,即将圆韧带近端经子宫卵巢韧带切口下方最终固定在子宫骶韧带上缘。
1909年	George Reeves White指出有些膀胱膨出是由于侧方、阴道旁缺陷导致的,因此可以通过将阴道重新固定至盆筋膜"白线"的修复手术。
1910年	Max Montgomery 介绍了广泛应用的女性绝育术:输卵管结扎绝育术。
1911年	Max Brodel成为在世界上首个设立医学插画系的翰霍普金斯大学的系主任。
1912年	Alexis Victor Moschcowitz设计了丝线环绕子宫直肠陷凹的缝合法预防直肠膨出。
1913年	Howard Atwood Kelly描述了Kelly折叠缝合术,在膀胱尿道结合部行水平褥式缝合来折叠耻骨宫颈筋膜,并且"重建括约肌"。
1914年	Wilhelm Latzko介绍了子宫切除术后膀胱阴道瘘的瘘口关闭术。
1915年	Arnold Sturmdorf介绍了宫颈成形术。
1917年	W. Stoeckel 首次成功使用筋膜吊带和括约肌折叠缝合术治疗压力性尿失禁。
1929年	Ralh Hayward Pomeroy设计了结扎切除输卵管的女性绝育手术
1940年	Noble Sproat Heaney 使用自己发明的钳子、持针器和拉钩进行阴式子宫切除手术。他认为关闭断端需包括腹膜、血管、韧带,即"Heaney缝合"。
1941年	Leonid Sergius Cherney 建议可以行改良下腹部横切口,可以在腹直肌止于耻骨的位置切断以便更好地进入耻骨后间隙(Retzius间隙)。

续表

1941年	Raoul Palmer推广了妇科领域腹腔镜的应用。
1942年	Albert H. Aldridge描述了以直肌筋膜作为吊带治疗压力性尿失禁。
1946年	Richard W. Telinde继承了约翰·霍普金斯大学妇科的衣钵，出版了经典教科书《妇科手术学》。
1948年	Arnold Henry Kegel描述了渐近性阻抗联系来促进盆底肌会阴肌肉的功能恢复。
1949年	Victor Marshall，Marchetti和Krantz描述了耻骨后膀胱尿道悬吊术治疗压力性尿失禁。
1957年	Milton L. McCall描述了子宫直肠凹成形术预防或治疗阴式子宫切除术后的肠疝。
1961年	John Christopher Burch介绍了用来治疗压力性尿失禁的尿道阴道固定术式。

表 1-4-2 盆底重建手术的演进

年代	作者	术式
• 1861	Choppin	阴式子宫切除术（vaginal hysterectomy）
• 1881	House	脱垂开腹手术治疗（operative treatment of prolapse）
• 1890	Kelly	子宫缝合术（hysterorrhaphy）
• 1890	Robb	会阴缝合术（perineorrhaphy）
• 1893	Edebohls	手术治疗脱发（operative rx of procidentia）
• 1893	Robinson	Tait会阴瓣手术（Tait's perineal flap operation）
• 1903	Dickinson	脱垂腹壁悬吊术（ventral suspension for prolapse）
• 1908	Dickinson	会阴缝合术后高位直肠膨出（high rectocele after perineorrhaphy）
• 1912	Watkins	子宫膀胱转位（transposition of uterus and bladder）
• 1913	Hartmann	阴道前壁修补术（anterior colporrhaphy）
• 1913	Hartmann	直肠子宫陷凹封闭术（obliteration of pouch of douglas）
• 1913	Hartmann	阴道切除术（colpectomy）
• 1913	Hartmann	阴道会阴缝合（colpo-perineorrhaphy）
• 1915	Fothergill	阴道前壁修补术及宫颈切除术（anterior colporrhaphy + trachelotomy）
• 1915	Mayo	经阴道子宫切除术（vaginal hysterectomy）
• 1919	Bissell	子宫脱垂阴式子宫切除术（vaginal hysterectomy for prolapse）
• 1921	Farrar	重度膀胱膨出手术（technic for large cystocele）
• 1922	Ward	小肠膨出和直肠膨出修补术（repair of enterocele and rectocele）
• 1934	Bonney	脱垂手术原则（principles of prolapse surgery）
• 1951	Phaneuf	曼彻斯特手术（Manchester operation）
• 1954	Bailey	脱垂合并尿失禁的曼彻斯特手术（prolapse with SUI：Manchester procedure）
• 1955	Barrows	阴道膨出LeFort手术（LeFort operation for colpocele）
• 1955	Counseller	盆底修补术（pelvic floor repair）
• 1955	Falk-Lefort	Falk-LeFort手术（LeFort procedure）

第五节　21世纪盆底重建手术

当今，阴道顶端脱垂的手术治疗主要发生了两大转变：经阴道网片应用与先进的内镜手术。盆底重建手术中的移植物使用可以追溯到20世纪初。1955年，Moore和他的同事报道了钽网在膀胱膨出修复中的应用。盆腔器官脱垂与其他筋膜缺损类似，需要用更可靠的生物或合成材料替换缺陷的盆底筋膜的想法很有吸引力。在此期间，许多自体、异体和异种移植物都用来盆底修复。普外科医生使用聚丙烯网片修复切口疝气极大鼓励了盆底重建外科医生应用此类网片（Ⅰ型单丝，大孔聚丙烯网片成为标准）。此外，无张力经阴道尿道中段悬吊带（trans vaginal tape，TVT）的成功、使用便利、临床疗效和作为"套件"的可销售性证明了网片改善预后的潜力，并让妇女保健医疗器械商开辟了市场。2001年，Petros引入一种新的纠正顶端脱垂的使用经阴道聚丙烯网片装置（intravaginal slingplasty tunneler，Tyco，USA）的骶骨固定术，但由于其肛周脓肿、窦道形成等并发症而退市。其后医疗器械制造商设计了各式各样的网片"套盒装置"并推广给盆底外科医生用来治疗顶端和其他形式的脱垂。然而，关于使用经阴道网片的争议已经开始并持续，特别是当它在临床中的接受度远超过了精心设计的临床试验的发展。源于对阴道网片侵蚀、疼痛、感染、出血、性交困难、器官穿孔和泌尿系统问题的担忧，2006年法国卫生当局报告，应当限制治疗盆腔器官脱垂经阴道网片的临床研究。2008年，美国食品药品监督管理局（FDA）发布了关于使用经阴道网片修复脱垂和失禁的警告。2011年FDA再次发布警告，尽管将其缩小到用于纠正盆腔器官脱垂的阴道网片（抗尿失禁或者经腹手术除外）。2016年将POP经阴道网片重新分类至医疗设备的最高危等级（Ⅲ级）。2019年，美国FDA要求美国市场上现有的治疗盆腔器官脱垂的经阴道网片制造商停止在美国销售网片，停止所有上市前批准。

随后由美国妇科腹腔镜医师协会（Association of American Gynecologic Laparoscopy，AAGL）主席Marie Fidela R. Paraiso亲自发出，美国妇科/妇科泌尿医生联合签名，向FDA泌尿外科器械部主任Ben Fisher发出请愿书，希望FDA慎重考虑这一决定。请愿的医生认为，FDA此项决定缺乏科学证据，要求FDA尽快再次讨论此项决定，提供明确方案，确保研究按照原计划完成，试验完成后与其他相关高质量试验结果一起解读。由于美国FDA的一系列警告，直接影响了经阴道网片在盆底重建术中的应用，也引起学界的广泛讨论和争议。尽管如此，经阴道网片手术在部分欧洲国家和亚洲国家，包括中国在内仍在应用。中国学者提出，我们应当客观科学地看待经阴道网片手术，其优点是降低手术失败率，绝大多数患者获益；其不足之处是部分手术并发症，特别是术后盆腔痛和性交痛，临床处理非常棘手。因此，建议对重度脱垂患者、年龄较大患者和手术后复发患者，在充分知情同意下，可以采用经阴道网片手术，由资深专业医师操作并终身随诊，及时发现并处理并发症。我们应该重点研究新型网片，既能满足盆底重建手术要求，又能降低严重并发症发生。

盆底重建手术有百年历史，特别是自身组织修复手术可以解决绝大部分患者的痛苦，且严重并发症少。因此，我们应当重视自身组织修复手术，如骶棘韧带固定术、阴道旁修补术、阴道半封闭和全封闭术等，做好培训，提高手术技能，手术精细准确，恢复解剖结构，改善功能，提升生活质量。

我们应该思考目前盆底重建手术存在的问题，利用新的科技手段和技术，创新发展盆底重建手术，共同为保障女性健康做出努力。

结语

我们对建立盆底医学的先驱们致以敬意与感

谢。引用 Kelly 的总结："任何群体都不应该忽视对他们先辈的尊敬，因为他们所取得的一切成功都是建立在先辈们打下的基石之上。任何轻视前人经验的人必将一事无成。"

1986 年在波士顿举行的 ICS（International Lontinence Society，国际尿控学会）会议上，理查德·特纳 - 沃里克（Richard Turner-Warwick）爵士将妇科泌尿科医生定义为"既不是普通泌尿科医生，也不是普通妇产科医生，而是在生殖泌尿系统疾病中有专业培训、专业知识和专业特长的医生"。最近，我们扩展这个定义为盆底医学（pelvicology），包括妇科泌尿、肛肠盆底功能性疾病和盆底重建外科。

正如法国作家马塞尔·普鲁斯特（Marcel Proust）所说，"我们绝不能害怕走得太远，因为真相就在后面。"因此，我们齐心协力合作进行精心设计的科学研究，应该能够产出经得起时间考验的循证医学。在国际学术界宣扬"盆底医学：鲜活美好、势头正盛"的发展形势，反映了本书的本质理念："路漫漫其修远兮，吾将上下而求索。"。

（王建六　谢　冰）

参考文献

Aldridge AH，1942. Transplantation of fascia for relief of urinary stress incontinence. Am J Obstet Gynecol，44：398.

American Armamentarium Chirurgicum-George Tiemann & Company，Centenial Edition 1989 with introduction by James M. Edmonson and F. Terry Hambrecht，1989. San Francisco/Boston.

Baldy JM，1902. A new operation for retrodisplacement. Am J Obstet，45：650.

Baskett TF，1996. Eponyms and Names in Obstsatrics and Gynaecology. RCOG Press.

Bourgery JM. Traitem Complet de L'Anatomie de L'Homme Comprenant la Medicine Operatorie. Paris：Guerin，1866-1868.

Bozzini P，1806. Journal der praktischen Heilkunde. Berlin：Hufeland.

Burch JC，1961. Uretrovaginal fixation to Cooper's ligament for correction of stress incontinence，cystocele and prolapse. Am J Obstet Gynecol，81：281.

Bush RB，et al，1961. Dr. Bozzini's lichtleiter：a translation of his original article（1806）. Urology，3：119.

C. H. Mayo，1915."Uterine prolapse associated with pelvic relax-ation,"Journal of Surgery，Gynecology and Obstetrics，vol. 20：257.

de Graaf R，1672. De Mulierum Organis Generationi Inservientbus. Leyden：Hackiana.

Donald，A，1908. Operation in cases of complete prolapse. J Obstet Gynaecol Br Emp，13：195.

Douglas J，1730. A Description of the Peritoneum and of that Part of the Membrana Cellularis Which Lies on its Outside. London：J. Roberts.

Downing KT，2012. Uterine Prolapse：From Antiquity to Today. Obstetrics and Gynecology International（4）：649.

Drutz HP，et al，2003. Female Pelvic Medicine and Reconstructive Pelvic Surgery.

Drutz HP，1996. The first century of urogynecology and recon- structive pelvic surgery：where do we go from here? Int Urogynecol J，7：348-353.[Contains references for the 'Present' and 'Conclusions' sections of this chapter.

Everett HS，1960. History of female urology. In：Youssef AF，editor，Gynecological Urology Springfield，IL：Charles C. Thomas：5-14.

Fallopius G，1561. Observationes Anatomicae，Venice：Marco Antonio Ulmun：221.

Fischer I，1924. Geschichte Der Gynakologie，in Halban-Seitz：Biologie Und Pathologie des Weibes，Vol. 1. Berlin and Vienna：Urban & Schwarzenberg.

Fothergill，WE，1915. Anterior colporrhaphy and its combination with amputation of the cevix as a single operation. J Obstet Gynaecol Br Emp，27：146.

Garrison FH，1929. History of Medicine，4th edn. Philadelphia：Saunders，507-510.

Goebell R，1910. Zur operativen Beesitigung der Angelborenen Incontinez Vesicae. Z Gynaek Urol 2：187.

Graves TW，1878. A new vaginal speculum. NY Med J，

28：506.

Heaney NS，1934. A report of 565 vaginal hysterectomies performed for benign pelvic disease. Am J Obstet Gynecol，28：751.

Hodge HL，1860. On Diseases Peculiar to Women，Including Displacements of the Uterus. Philadelphia：Blanchard and Lea.

Hunter W，1774. The Anatomy of the Human Gravid Uterus. Birmingham：John Baskerville.

Inmon WB，1963，"Pelvic relaxation and repair including prolapse of vagina following hysterectomy，" The Southern Medical Journal，vol. 56：577-582.

Kearney R，et al，2003，"Selecting suspension points and excising the vagina during Michigan four-wall sacrospinous suspension，" Obstetrics and Gynecology，vol. 101，no. 2：325-330.

Kelly HA，et al，1914. Diseases of the Kidneys，Ureters，and Bladder. 2 Vols. New York：D. Appleton and Co.

Kelly HA，1913. Operative Gynecology. 2 Vols. New York：D. Appleton and Co.，1898. Kelly HA. Incontinence of urine in women. Urologic and Cutaneous Review，17：291.

Kelly HA，1893. The examination of the female bladder and the catheterization of the ureters under direct inspection. Bull Johns Hopkins Hosp，4：101.

Langenbeck CJM，1817. Geschichte einer von mir glucklich verichteten extirpation der ganger gebarmutter. Biblioth Chir Ophth Hanover，1：557.

Latzko W，1914. Behandlung Hochsitzender Blasen und Mastdarmscheidenfisteln nach Uterusextipation mit hohem Schedienverschluss. Zentbl Gynak，38：906.

Latzko W，1942. Postoperative vesicovaginal fistulas：genesis and therapy. Am J Surg，58：211.

Le Fort L，1877. Nouveau procede pour la guersison du prolapsus uterin. Bull Gen de Therap，92：337-344.

Lind LR，1997，Choe J.，and Bhatia N.N.，"An in-line suturing device to simplify sacrospinous vaginal vault suspension，" Obstetrics and Gynecology，vol. 89，no. 1：129-132.

Luring HLE，1880. Du uber die medicinischen Kentnisse der alten Aegypter berichtenden Papyri. Leipzig.

Mackenrodt A，1895. Uber dieUrsachen der normalen und pathologischen Lagen des Uterus. Arch Gynak，48：394-421.

Marshall VF，et al，1949. The correction of stress incontinence by simple vesicourethral suspension. Surg Gynecol Obstet，88：509.

McCall ML，1957. Posterior culdeplasty：surgical correction of enterocele during vaginal hysterectomy；a preliminary report. Obstet Gynecol，1957，10：595.

McDowell E，1817. Three cases of extirpation of diseased ovaria. Eclect Repertory Analyt Re Philadelphia，7：242.

Mettauer JP，1840. Vesico-vaginal fistula. Boston Med Surg J，22：154.

Miller G，1947. European influences in colonial medicine. CIBA Symposia，510-521.

Miyazaki FS，1987，"Miya Hook ligature carrier for sacrospinous ligament suspension，" Obstetrics and Gynccology，vol. 70，no. 2：286-288.

Moschcowitz AV，1912. The pathogenesis，anatomy and cure of prolapse of the rectum. Surg Gynecol Obstet，15：7.

Mosso A，et al，1882. Sur les functions de la vessie. Arch Ital Biol，1：97.

Nitze，M，1889. Lehrbuch der Kystoskopie，Wiesbaden（2. Auflage 1907）.

Palmer R，1946. La coelioscopie gynecocgique. Acad Chir，72：363.

Pare A，1678. The Works of Ambroise Parey. Translated by T. H. Johnson. London：Clark.

Pfannenstiel J，1900. Uber die vortheile des wuprasymphysaren Fascienquerschnitts fur die Gynakologischen Koliotomein zugleich ein Beitrag zu der Indikationsstellung der Operationswerge. Samml Klin Vortr Leipzig，268：1753.

Phaneuf LE，1952，"Inversion of the vagina and prolapse of the cervix following supracervical hysterectomy and inversion of the vagina following total hysterectomy，" American Journal of Obstetrics and Gynecology，vol. 64，no. 4：739-745.

Poussan，1892. Arch Clin Bord；No. 1.

Randall CL et al. 1971，"Surgical treatment of vaginal inversion，" Obstetrics and Gynecology，vol. 38，no. 3：327-332.

Retzius AA, 1849. Uber das ligamentum Pelvoprostaticum oder den apparat, durch welchen die Harnblasee, die Prostata und die Harnrohre an den untern Beckenoffnung befestigt sind. Muller's Arch Anat Physiol Wiss Med, 11: 182.

Ricci JV, 1972. The Geneology of Gynecology: History of the Development of Gynecology throughout the Ages. 2000 BC-AD 1800. Philadelphia: The Blakiston Company.

Ricci JV. The vaginal Speculum and Its Modifications Throughout the Ages. New York Medical College. 1948-1949.

Richter K, 1968, "The surgical anatomy of the vaginaefixatio sacrospinalis vaginalis. A contribution to the surgical treatment of vaginal blind pouch prolapse," Geburtshilfe und Frauenheilkunde, vol. 28, no. 4: 321-327.

Schultheiss D, et al, 1999. Max Brodel (1870-1941) and Howard A. Kelly (1858-1943) -Urogynecology and the birth of modern medical illustration. Eur J Obstet Gynecol, 86: 113.

Scultetus J, 1653. Arsenal de Chirurgie.

Sederl J, 1958, "Surgery in prolapse of a blind-end vagina," Gebur-tshilfe Frauenheilkd, vol. 18, no. 6: 824-828.

Segalas PS, 1898. Traite des retentions d'urine et les maladies qu'elles produisent, suivi d'un grand nombre d'observa-tions. Paris: Mequignon-Marvis.

Seigworth GR, 1979, "Vaginal vault prolapse with eversion," Obstetrics and Gynecology, vol. 54, no. 2: 255-260.

Sharp TR, 1993, "Sacrospinous suspension made easy," Obstetrics and Gynecology, vol. 82, no. 5: 873-875.

Sims JY, 1866. Clinical notes on Uterine Surgery. London: Robert Hardwicke.

Sims JY, 1858. Silver Sutures in Surgery. The Anniversary Discourse before the New York Academy of Medicine. New York: Samuel S. and William Wood.

Soranus' Gynecology, 1956. Translated by Owen Temkin. Baltimore: Johns Hopkins University Press.

Speert H, 1958. Obstetric and Gynecologic Milestones: Essays in Eponymy. New York: Macmillian Company.

Speert H, 1980. Obstetrics and Gynecology in America: A History. Chicago: ACOG.

Stoeckel W, 1917. The use of the pyramidal muscle in the surgical treatment of urinary incontinence. Zbl Gynack, 41: 11.

Stromayr C, 1559. Die Handschrift des Schnitt-und Augenarzles Caspar Stromayr.

Symmonds RE et al, 1960, "Vaginal prolapse following hysterectomy," American Journal of Obstetrics and Gynecology, vol. 79, no. 5: 899-909.

TeLinde RW, 1946. Operative Gynecology. 1st edition. Philadelphia: Lippincott.

TeLinde RW, 1934. The modified Goebell-Stoeckel operation for urinary incontinence. Southern Med J, 27: 193.

Thornton WN Jr. et al, 1983, "Repair of vaginal pro-lapse after hysterectomy," American Journal of Obstetrics and Gynecology, vol. 147, no. 2: 140-148.

Wagner TH Hu TW, 1998. Economic costs of urinary incontinence in 1995. Urology, 51: 355-361.

Watkins TJ, 1899. The treatment of cystocele and uterine prolapse after the menopause. Am J Obstet Dis Wom, 15: 420.

Webster JC, 1901. A satisfactory operation for certain cases of retroversion of the uterus. JAMA: XXXVII (14): 913.

Wertheim E, 1900. Zur Frage der Radicaloperation beim Uteruskrebs. Arch Gynak, 61: 627.

Winkler HA, et al, 2000, "Anterior sacrospinous vaginal vault suspension for prolapse," Obstetrics and Gynecology, vol. 95, no. 4: 612-615.

Zweifel P, 1892, Vorlesungen u ber Klinische Gyna kologie, Hirschwald.

第二章

功能泌尿外科发展史

功能泌尿外科内容包括尿失禁（urinary incontinence，UI）、膀胱过度活动症（overactive bladder，OAB）、神经源性膀胱（neurogenic bladder，NB）、膀胱出口梗阻（bladder outlet obstruction，BOO）、膀胱活动低下症（underactive bladder，UAB）等等，对其深入的认识及其完整诊疗体系的形成经历了一个较长的历程；尿动力学是评估下尿路功能障碍（lower urinary tract dysfunction，LUTD）的必要手段，也经历了一个引进和普及的过程。本章对上述内容逐一进行描述。

第一节　尿　失　禁

古代有关尿失禁的报道很少见，主要是对尿道外尿失禁（由于在分娩过程中产生的尿道瘘）或充溢性尿失禁（尿潴留或脊髓损伤后）的报道。涉及尿失禁的第一个文献来源于公元前 2 世纪的埃及手稿（Breasted，1930），描述了脊髓损伤导致的尿失禁，并阐述了"治疗频发漏尿"和"治疗持续漏尿"的方法（Joachim et al，1890）。此外，这些埃及文献提到了用于收集男性尿液的装置。希腊医学中希波克拉底（公元前460-377 年）撰写过有关泌尿系统疾病的文章，其中包括截石位经会阴取石术后尿失禁的治疗（Murphy，1972）。莱昂纳多·达芬奇（Leonardo da Vinci）对人体进行了多次解剖，并在大约 25 年的时间里完成了包括下尿路在内的大量解剖工作（Schulthesis et al，1999）。在他的膀胱绘图中，主要描绘出一个开放的漏斗状的膀胱颈，并且指示了膀胱颈的圆形结构。文艺复兴时期最著名的法国外科医生、被誉为现代外科学之父的安布鲁瓦兹·巴累（Ambroise Paré，1510—1590 年）描述了男性尿失禁患者使用的小便器及另一种可帮助失去阴茎的患者站立排尿的器具（Pare，

1634）。威廉·法布里修斯（Wilhelm Fabricius）提供了一种改良的用于治疗尿失禁的小便器，它由猪的膀胱组成，通过绑带连接固定到身体上（Fabricius Hildanus，1682）。德国的洛伦兹·海斯特（1683-1758）专门论述了男性和女性尿失禁。他认为，膀胱结石或膀胱括约肌麻痹是男性尿失禁的两个原因。第一种必须通过截石位手术进行治疗，而第二种必须通过"神经强化药物"进行治疗。除了使用如 Paré 及 Fabricius 所述的小便器外，他还建议男性使用阴茎夹治疗尿失禁；对于女性尿失禁的治疗，提到了阴道环，通过压迫女性尿道治疗尿失禁。

在 19 世纪之前，尿失禁手术治疗仅限于尿道瘘修复，还没有引入明确的手术技术。塞缪尔·哈内曼（Samuel Hahnemann）的著作是药物治疗尿失禁方面的第一个现代里程碑。他正确区分了不同类型的尿失禁，并提出了适当的药物治疗方法（Hahnemann，1835）。1762 年，迪克森（T.Dickson）使用膀胱腔内灌注药物治疗急迫性尿失禁（urge urinary incontinence，UUI）（Dickson，1762）。布朗（T.Brown）在 1826 年

设计了一款由象牙制成的精密自固定器械，该器械在解剖学上适合于女性的尿道口，并避免了尿液渗出。通过移动这种中空装置末端的塞子可控制膀胱排空，而无须移除整个装置（Brown，1826）。

压力性尿失禁（stress urinary incontinence，SUI）的手术治疗发展得较晚，1900 年以前从未有治疗的标准术式报道。1881 年，Frank 对一名 37 岁的妇女进行了经阴道手术：他在膀胱颈水平切除了一部分阴道壁，然后用横向缝合缺损，使其可以通过 9 Fr 导尿管（Frank，1882）。之后也有研究者报道过类似术式。R. Gersuny 于 1888 年发表了行尿道扭转术治疗 SUI 的报道，术后 5 个月疗效稳定，但患者排尿时间延长，且每次排尿量减少（Gersuny，1889）。在 19 世纪末，治疗 SUI 的改良手术方式逐步引入，并成为标准的临床手术。1900 年，Howard A. Kelly 提出了包括阴道前壁和膀胱颈部折叠以及深部组织缝合的手术方式，随后 Kelly 首次对 20 名患者进行了详细的分析和随访，该技术逐渐成为常规临床术式，这一术式成为后来 60 年内泌尿妇科学发展的里程碑（Kelly et al，1998）。1907 年和 1916 年，Hugh H.Young 对两名男性术后尿失禁患者采用经膀胱和会阴联合手术方法（Young，1919）。另一种常规外科手术技术是使用由不同材料制成的耻骨后吊带，成为当今女性 SUI 最常见的术式。D. Giordano 于 1907 年报道，从大腿上分离出肌肉，并将其转移到耻骨后像吊带一样悬吊膀胱颈部（Giordano，1907）。1942 年 Albert H. Aldridge 和 Terence Millin 对 Giordano 术式进行了改进，使用双侧腹直肌筋膜作为长条状的耻骨 - 阴道吊带，并将吊带附着到腹直肌上，除了单纯的悬吊作用外，他们还期望吊带在腹直肌收缩期间主动闭合，并建议使用与会阴、尿道紧密相关的肌肉进行会阴手术（Aldridge，1942）。

如上所述，尿道悬吊术被发明百余年，早在 1907 年，法国医生 Giordano 首先用股薄肌远端包裹尿道治疗 SUI，希望由此产生类似括约肌的作用。但是到 1942 年，Aldridge 发现控尿主要与尿道良好的支持结构有关，而移植的肌肉因缺乏神经递质配合及血液供应，无法起到控尿作用。随后悬吊术因手术复杂、并发症多而被搁置，直到 1978 年悬吊术才再次受到关注（Aldridge，1942；Mcguire et al，1978）。1993 年，Ulmsten 和 Petros 提出了全新的盆底结构整体理论，强调了盆底尿道周围盆底整体支撑组织对腹压的反作用力，腹压增加时在尿道下方产生瞬时抗张力，挤压尿道，加大尿道关闭压（Petros et al，1993）。1994 年，Delancy 提出了"吊床假说"，认为耻骨宫颈筋膜、肛提肌等尿道中段下方的"吊床"样（hammock）结构是尿道关闭的解剖基础，更准确地阐述了尿道中段下方支撑在尿道关闭中的重要作用（DeLancey et al，1994）。这些理论支持了女性控尿的"中段尿道理论"，成为当今女性 SUI 治疗的标准术式—经阴道尿道中段无张力吊带术（tension free vaginal tape procedure，TVT）的奠基石。

SUI 的手术历史悠久，迄今已有上百种术式，但在很长一段时间里，人们对尿失禁手术的疗效不满意，缺乏公认的最佳术式，手术一直在改进之中。1959 年 Pereyra 最早介绍穿针膀胱颈悬吊术，即经阴道用长针将膀胱颈悬吊至腹前壁筋膜，迄今改良术式繁多，包括 Raz、Stamey、Gittes 手术等（Cornella et al，1990）。Burch 手术 1961 年由 Burch 首先提出，是加拿大妇产科协会推荐的治疗 SUI 的金标准；随着腹腔镜技术的普及，微创治疗尿失禁成为现实，腹腔镜下施Burch 手术可以达到和 TVT 等同的效果（Aaberg et al，1990）。耻骨后尿道悬吊手术和经阴道吊带尿道悬吊术是 1970 至 1990 年代美国泌尿学会（American Urological Association，AUA）SUI 治疗指南推荐的主要术式，其中采用吊带的悬吊术经历了很长的发展过程。

随着对 SUI 发病机制认识的加深，悬吊术从关闭膀胱颈口，逐渐发展为无张力悬吊和尿道中段悬吊，术式改进为微创，吊带材料也从最先的肌肉、肌腱发展到筋膜和合成材料。SUI 的治疗经过自 20 世纪 90 年代以来的 20 多年实践，TVT 与 Burch 术式被公认为是金标准。1996 年瑞典 Ulmsten 医生报道的 TVT 术式因微创、操作简易，成为目前世界范围内治疗女性 SUI 的一线治疗方法，并得到迅速的推广应用；该术式已成功治疗上百万病例，带动了全球对新术式的研发和应用（Ulmsten，1996）。目前已经历了多次更新换代：首先出现的产品是经耻骨后路径完成吊带放置（TVT）；2003年推出的经闭孔路径放置吊带；Monarc手术系法国医生Delorme在2001年首次报道，2001年Delorme报道了经闭孔无张力尿道悬吊术（'outside-to-in' transobturator tape，TOT），2003年De Leval进一步将其改进为经闭孔无张力尿道悬吊术（'inside-to-our' transobturator tape，TVT-O）（Debodinance，2007）；2007年出现新一代的经阴道无张力吊带术TVT Secur系统；2010年出现Adjust可调节吊带系统；后来又出现单切口尿道悬吊术。20世纪90年代以来，随着新的盆底结构整体理论的产生及现代生物技术的发展，尿失禁手术出现了革命性的变化，各种微创手术相继出现，随着微创理念的深入，应用腹腔镜的创新术式也受到欢迎。

尿道填充剂注射治疗SUI也经历了逐步的发展过程。19世纪末，来自维也纳的R. Gersuny首次提出了将尿道周围石蜡注射用于压迫尿道和治疗尿失禁的建议（Stoeckel，1917）。H. A. Kelly讨论了注射这些无法吸收的异物后发生栓塞的危险，并指出这种治疗仅导致症状的暂时改善。1938年，B. C. Murless将鳕鱼肝油注射到阴道前壁治疗尿失禁（Murless，1938）。自1953年以来，几位作者提出了经尿道注射含有石蜡硬化剂的方法治疗尿失禁（Sachse，1963）。1973年，Victor A. Politano和Soloman Berg首先描述了尿道内注射聚四氟乙烯（Teflon）（Politano et al，1973）。1989年，Linda M. Shortliffe和A. S. Gonzalez de Gariby分别报道了注射胶原蛋白及自体脂肪组织注射治疗尿失禁，20世纪90年代开始出现使用有机硅注射的报道（Shortliffe et al，1989；Gonzalez de Gariby et al，1989）。

另外，各种外部装置在20世纪已经得到了完善，一些现代外科手术如尿流改道等方面也取得了技术进展。1906年医疗目录中列出的一些新的医用材料（例如Indian橡胶外接集尿器）的使用大大改进了外用治疗装置。其中"阴茎套"是为站立时排尿而设计的，这是男性患者生活质量改进的一个方面。阴道子宫托的使用在治疗女

性尿失禁方面也具有悠久的传统。1960年由SA Vincent对海斯特提出的会阴压迫的方法进行了改进，它使用了一种充气垫，该垫通过一条特殊的皮带固定在会阴上，并通过手动加压扩张充气垫以压迫尿道，达到控尿目的（Vicent，1960）。

随着医学工程学及现代医疗产品的进步，人工尿道括约肌（artificial urinary sphincter，AUS）或电刺激疗法逐渐成为在20世纪下半叶泌尿外科领域治疗尿失禁新的方法。最早用于对男性尿道进行外部压缩的装置是阴茎夹。J. H. Cunningham再次使用它作为进行逆行尿道造影的有用工具，这是一种X射线照相方法，由他在1910年引入泌尿科，至今仍以他的名字命名（Cunningham，1910）。改进型经尿道球囊留置导尿管的发明人Frederic E. B. Foley（1891—1966年）于1947年发表了第一个有关AUS的报道，该括约肌被设计成可充气的尿道环形袖套，并通过外科手术方式包裹丁男性尿道周围（Foley，1947）。手术分为两步，首先要将尿道海绵体同阴茎海绵体分离并分步缝合切口，等待切口愈合后再二期植入包绕尿道的可充气袖套。直到1960年才开始使用完全可植入的设备进行首次手术，这种方法缺点是植入物外露于体表。1961年，J L. Berry发明了经会阴式植入丙烯酸材质对球部尿道进行永久性压迫达到控尿（Berry，1961）。之后Kaufman发明的硅胶材质植入物也利用了同样的原理（Kaufman，1973）。在25年前Foley发表的AUS雏形的基础上，1972年6月，F Brantley Scott与William E. Bradley和Gerald W. Timm一起为45岁的女性植入了所谓的Scott原型的AUS（Scott et al，1973）。1973年美国学者在此基础上又做了进一步研究，设计出了AUS721型，1978年AUS791/792型研制成功。该型号在控制泵上做了改进，又名半自动控制型AUS。此后，经过不断实践和改进，1983年研制成AUS800（Luo et al，2006；Alechinsky et al，2010）。这种利用充气袖套原理并且植入物完全在体内的形式逐渐成为治疗括约肌源性SUI的标准的方法。由此AUS设计完全定型，它由三个部分组成：一个压力调节球囊，一个充压袖套和一个控制泵。AUS的优势在于患者可以自行

控制启动排尿。目前，AUS 已成为男性前列腺术后尿失禁治疗金标准，也常用于治疗患有尿道外伤术后及神经源性 SUI 患者。随着 19 世纪电疗的进展，电刺激成为治疗膀胱功能障碍的新兴趣点。Robert Ultzmann 在 1890 年发表的《临床治疗手册》(Die krankhiten der harnblase) 中提到了通过电刺激治疗获得性膀胱逼尿肌及尿道麻痹以及原发性小儿夜遗尿 (Ultzmann et al, 1890)。这种刺激电极附在尿管周围，插入膀胱或者前列腺尿道，通过刺激膀胱逼尿肌或尿道括约肌进行治疗。小儿遗尿症治疗则使用直肠电极。Nardin 在 1864 年进行了电刺激治疗尿失禁的相关实验 (Nardin, 1864)。1898 年，Frankl 和 Otto 发表了经阴道及肛门局部电极刺激治疗神经系统异常相关的膀胱功能障碍 (Frankl-Hochwart et al, 1898)，直至 1930 年，Josef 仍然在使用这种疗法治疗膀胱逼尿肌反射亢进 (Kowarschik, 1930)。B. R. Hopkinson 和 R. Lightwood 在 20 世纪 60 年代最终提出了用塞入式电极电刺激盆底的现代概念 (Hopkinson, 1967)。另一种方法是永久性地在体内植入刺激电极，甚至是完整的刺激器系统：主要是治疗脊髓损伤患者的逼尿肌收缩力不足。1954 年，Boyce 直接将电极植入膀胱内刺激膀胱收缩 (Boyce, 1964)。1967 年 Habib 首先进行脊髓损伤患者骶神经刺激治疗。1969 年用于长期脊柱前根刺激的系统首先在动物身上进行了测试，并在 1976 年由 Giles S. Brindley 将该系统首次植入人体，这代表了现代神经刺激和神经调控在泌尿外科领域的开端 (Habib, 1967; Brindley, 1993)。

随着人们生活水平的提高，尿失禁越来越成为人们关注的话题。尿失禁的定义与分类也经历了一个发展的过程。在尿失禁临床诊疗的发展过程中，不同的研究者根据不同的标准制订了多种分类方案，各有优缺点，甚至相互交叉，同时给临床工作带来一定混乱。1988 年国际尿控协会 (International Continence Society, ICS) 将尿失禁定义为 "一种被客观证实的、导致社会或卫生问题的尿液非随意流失的状态" (Abrams et al, 1988)；2002 年 ICS 将尿失禁重新定义为 "一种非随意漏尿的主诉" (Abrams et al, 2002)。根据旧的定义，尿失禁有时很难被客观证实，而且增加了主观的判断，混淆了发病率与危险因素，因此不适合于流行病学研究；而新的定义非常适合于流行病学调查，但必须与尿失禁类型、严重程度及生活质量等量表配合使用，不适合于单独定义某一患者；国内指南建议今后尿失禁流行病学调查使用 ICS 的新定义。尿失禁的定义描述了患者或其护理者观察到的任何尿液不自主流出的漏尿症状，此外尿失禁还可以根据体征及尿动力学表现进一步分类。2003 年 ICS 推荐将尿失禁分为 SUI、UUI、混合性尿失禁 (mixed urinary incontinence, MUI) 三大类 (Stewart et al, 2003)；但目前临床上仍然存在使用充盈性尿失禁、真性尿失禁等名词。尿失禁的定义与分类有待进一步统一完善。

第二节　膀胱过度活动症

膀胱过度活动症 (overactive bladder, OAB) 是临床上常见的症状复合体。据美国统计，1999 年全美的 OAB 患者超过 1700 万，在欧洲发达国家，40 岁以上人群发病率达 17% 以上，发病率甚至超过阿尔茨海默症和骨质疏松症，因此，近年来 OAB 越来越引起医生和患者的重视 (Temml et al, 2005)。

早在 20 世纪 70 年代，尿动力检查就发现一些患者的膀胱逼尿肌在充盈期过程中会出现不自主收缩，研究者需要一个专业术语来描述这一现象。英国、美国、加拿大等英语语系国家使用了 "unstable bladder" 或 "irritable bladder"，而丹麦、挪威、瑞典等北欧国家则使用 "detrusor hyperreflexia"，这样就产生了专业术语间的混淆 (Austin et al, 1987)。尿动力学检查中发现的这种现象可以由很多因素引起，最常见的就是神经系统病变。为了进一步区分病因，1980年ICS年会主席TageHald建议使用"detrusor hyperreflexia"来形容由于神经系统病变引起的逼尿肌不自主收缩，而用"unstable bladder"来形容没有明确病因的不自主的逼尿肌收缩（Austin et al，1987）。1988年，ICS提出逼尿肌功能过度活动的概念，将其定义为充盈性膀胱测压时，储尿期患者出现不能完全抑制的、自发或诱发的逼尿肌不自主收缩（Abrams et al，1988）。1996年，Wein和Abram组织召开了一次关于"unstable bladder"的专题会议，与会专家们一致认为ICS有关"unstable bladder"的定义不够准确（Wein et al，2002）。因此，1999年，ICS标准化委员会规定使用"overactive bladder"描述患者的症状，而使用"detrusor overactivity"来形容尿动力检查中发现的逼尿肌过度活动（detrusor overactivity，DO）（Stewart et al，2003）。2002年，ICS标准化委员会进一步对尿动力学检查过程中发现的不同类型的DO进行规范并正式提出OAB的概念，具体定义为尿急，伴或不伴有急迫性尿失禁，常伴随着尿频和夜尿增多（Abrams et al，2002）。2010年，国际妇科泌尿学会（International Urogynecology Association，IUGA）和ICS进一步完善OAB的定义。将其定义为：尿急，常伴有尿频和夜尿的一种症候群，伴或不伴有急迫性尿失禁，除外尿路感染及其他确切病因（Haylen et al，2010）。

OAB概念的提出和不断完善为该类问题的研究提供了统一的概念，不仅方便了医患沟通，也有助于临床疗效的评估。随之而来的是临床诊治的逐步规范和完善。2000年中华医学会泌尿外科分会尿控学组曾分别在珠海、北京召开了关于制定膀胱过度活动症临床指导原则的研讨会，并于2005年11月在杭州召开的全国泌尿外科年会上颁布了膀胱过度活动症临床诊治指南（试行版）（中华医学会泌尿外科学分会第三届尿控学组，2005）；随后，中华医学会泌尿外科学分会自2007年开始制定《膀胱过度活动症诊断治疗指南》，至今已有2019版更新版本。在2012年北京举行的由我国廖利民教授担任大会主席的ICS第42届年会上，关于OAB的定义

的辩论促使ICS标准化委员会采取进一步行动修订了现行的OAB定义（廖利民，2012）。新修订版将OAB定义为一种以尿急症状为特征的症候群，常伴尿频和夜尿症状，可伴或不伴急迫性尿失禁；尿动力学上可表现为DO，也可为其他形式的尿道膀胱功能障碍；OAB不包括由急性尿路感染或其他形式的膀胱尿道局部病变所致的症状。2019年，美国泌尿外科学会（American Urological Association，AUA）与尿动力学、女性盆底医学和泌尿生殖系统重建学会（Society of Urodynamics，Female Pelvic Medicine and Urogenital Reconstruction，SUFU）联合发布了《成年人非神经源性膀胱过度活动症诊治指南》（AUA，American Urological Association& SUFU，Society of Urodynamics，Female Pelvic Medicine and Urogenital Reconstruction，2019）。该指南基于2014年和2018年指南进行修订，主要目的是为成人OAB（非神经源性）的诊断与治疗提供临床框架。

经过多次修正，OAB的概念仍然并非完美无缺，目前仍然存在一些争议（张帆，2013）。首先，OAB定义中过分强调尿急在诊断中的地位，而忽略其他影响患者生活质量的症状。其次，目前概念过分强调膀胱在OAB定义中的核心地位，然而很多具有OAB症状的患者其主要病理改变部位在尿道或盆底、大脑或其他参与控尿的神经系统。再次，有许多有明确膀胱局部原因者也存在OAB症状，很难区分是原发还是继发，也与现行OAB定义存在出入。OAB概念与定义的缺陷从某种意义上讲并不取决于此概念的提出者与推崇者，而是取决于当今对储尿、排尿生理研究的局限性，在此领域有很多科学问题尚未明了。随着定义的细化，对于那些病因明确的尿急、尿频、急迫性尿失禁患者，临床医生可以很好地进行诊治。但是在临床工作中还有很大一部分患者通过目前的检查手段都找不到病因，而他们的尿频、尿急等症状却很严重。如何对这类患者进行准确的诊治成为一大难题。但相信随着下尿路神经生理、储尿与排尿皮层中枢控制、排尿相关感觉传导与控制等科学研究的进展，以及OAB概念临床应用中所发现的问题与积累的经验，现行

OAB 概念与定义必将日趋完善。另外，目前还没有人能够提出比现行 OAB 定义更为完善、理想和被广泛接受的新定义。在 ICS 新的 OAB 定义问世以前，现行的 OAB 定义将在临床实践中继续使用。相信这样的概念和定义一旦问世，必将取代现行 OAB 定义，这正是事物发展的必要过程（廖利民，2013）。

OAB 的行为训练和物理治疗已经或仍然需要改进，20 年前最常使用的耻骨上叩击排尿和 Crédé 手法排尿由于不安全的原因已经在很大程度上被废弃，目前很多新治疗方法和新药正处在临床研究及初步运用阶段。治疗 OAB 的药物包括：抗毒蕈碱药物、抗抑郁药物、α 受体拮抗剂、β3 肾上腺素能受体激动剂、抗利尿激素类药物及其他。虽然大量研究支持胆碱受体拮抗剂治疗 OAB 的有效性，但副作用如口干、便秘、视觉模糊等在一定程度上限制了其应用，这些副作用是由于对膀胱缺乏相对选择性引起的。这导致了对 M 受体和膀胱功能关系的进一步研究，分离出了组织或亚型选择性的抗胆碱能制剂，耐受性得到改善。β3 肾上腺素受体是调节膀胱逼尿肌松弛的最主要的 β 受体亚型，β3 受体激动剂治疗非神经源性急迫性尿失禁有效且安全，可以缓解尿频和尿失禁症状，同时耐受性良好，口干、便秘等不良反应的发生率与安慰剂相当，近年来逐渐受到重视（Kuo et al，2014）。膀胱壁 A 型肉毒毒素（botulinum toxin-A，BTX-A）注射能够有效缓解神经性和非神经性 OAB 的症状，获得很好的循证医学证据推荐（Schurch et al，2000）。人类利用辣椒素的时间很长，大多用于止痛治疗。1989 年 Maggi 首次临床使用辣椒辣素灌注膀胱治疗膀胱感觉过敏获得成功，但灌注后可引起急性炎症反应、痉挛性疼痛、耻骨上灼烧感等。近年来开发的辣椒素同源物树胶脂毒素（resiniferatoxin，RTX），辣度是辣椒辣素的 1000 倍，所用浓度小，副作用轻，患者愿意接受，但循证医学证据

有限（Nowara et al，2007）。治疗 OAB 的药物包括：抗毒蕈碱药物、抗抑郁药物、α 受体拮抗剂、β3 肾上腺素能受体激动剂、抗利尿激素类药物及其他。虽然大量研究支持胆碱受体拮抗剂治疗 OAB 的有效性，但副作用如口干、便秘、视觉模糊等在一定程度上限制了其应用，这些副作用是由于对膀胱缺乏相对选择性引起的。这导致了对 M 受体和膀胱功能关系的进一步研究，分离出了组织或亚型选择性的抗胆碱能制剂，耐受性得到改善。β3 肾上腺素受体是调节膀胱逼尿肌松弛最主要的 β 受体亚型，β3 受体激动剂治疗非神经源性急迫性尿失禁有效且安全，可以缓解尿频和尿失禁症状，同时耐受性良好，口干、便秘等不良反应的发生率与安慰剂相当，近年来逐渐受到重视（Kuo et al，2014）。膀胱壁 BTX-A 注射能够有效缓解神经性和非神经性 OAB 的症状，获得很好的循证医学证据推荐（Schurch et al，2000）。人类利用辣椒素的时间很长，大多用于止痛治疗。1989 年 Maggi 首次临床使用辣椒辣素灌注膀胱治疗膀胱感觉过敏获得成功，但灌注后可引起急性炎症反应、痉挛性疼痛、耻骨上灼烧感等。近年来开发的树胶脂毒素，辣度是辣椒辣素的 1000 倍，所用浓度小，副作用轻，患者愿意接受，但循证医学证据有限（Nowara et al，2007）。20 世纪 90 年代，骶神经调控治疗 OAB 在美国获得 FDA 批准，成为治疗 OAB 的二线治疗方法，目前在国内外得到广泛推广应用。

近 10 年来，OAB 的治疗进展很快，出现很多新药和新的治疗手段。未来的治疗将集中在药物和外科方法的改进上，开发有效的和能够很好耐受的药物是药学家、泌尿外科医生及患者的共同愿望。随着 OAB 概念和定义的完善、临床治疗指南的制定出台、药物和外科方法的改进以及生物工程、基因治疗的发展，相信不久的将来广大的 OAB 患者会迎来新的曙光。

第三节　神经源性膀胱

神经源性膀胱（neurogenic bladder，NB）是一个由来已久的医学难题，对其研究与探索至今方兴未艾。在过去的 20 年里，对 NB 的概念和理解经历了重要的变化。传统名词还包括"神经源性膀胱""神经源性排尿功能障碍"或"下尿路神经肌肉失调"等，但应提出，上述名称具有一定的局限性和误导性，例如，"神经源性膀胱"一词未能体现出疾病过程中尿道的功能障碍；而"神经源性排尿功能障碍"又似乎忽视了储尿期的异常。因此，国际尿控协会术语标准委员会在 1999 年就提出神经源性下尿路功能障碍（neurogenic lower urinary tract dysfunction，NLUTD）这一名词，并一直沿用至今（Gajewski et al，2017）。2014 至 2017 年的最新版欧洲泌尿外科协会（European Association Of Urology，EAU）指南中均使用了神经源性泌尿系统症状（neuro-urology symptoms）这一概念（Harris et al，2014），更加强调了神经系统异常影响的是整个泌尿系统的功能，而不能只关注下尿路的功能异常。目前认为，NLUTD 是由于神经控制机制出现紊乱而导致的 LUTD，通常需在存有神经病变的前提下才能诊断。目前 ICS、EAU 已制订了关于 NLUTD 的名词规范和相关指南。EAU 先后于 2006 年、2008 年、2012 和 2015 年发布了第 1 版、第 2 版、第 3 版和第 4 版"神经源性下尿路功能障碍诊治指南"（Groen et al，2016）。国际尿失禁咨询委员会（International Consultation on Incontinence，ICI）先后于 1998 年、2002 年、2004 年及 2009 年召开了四次专家会议，并正式出版了咨询报告，其中包含神经源性尿失禁的诊治指南（廖利民等，2005）。2006 年美国截瘫退伍军人协会发表了"成人脊髓损伤者膀胱管理指南"。中华医学会泌尿外科学分会（Chinese Urology Association，CUA）也于 2011 年和 2014 年发布了由廖利民教授主编的第 1 版和第 2 版"神经源性膀胱诊断治疗指南"，2019 年版的指南也已经印刷出版。2013 年中国残疾人康复协会

及中国脊髓损伤学会也发表了"脊髓损伤患者泌尿系管理与临床康复指南"（廖利民等，2013）。

关于 NLUTD 的定义与分类也经历了一个较长的过程。1990 年 ICS 将排尿功能障碍分为储尿期和排尿期两部分，为基于尿动力学结果针对患者储尿期和排尿期的功能提出一个分类系统（Sand et al，2010）。该方法较好地反映下尿路的功能及临床症状，但无上尿路功能状态，需要补充相应的神经系统病变的诊断。2002 年 ICS 名词标准化报告建议使用神经源性逼尿肌过度活动取代旧名词逼尿肌反射亢进、使用特发性逼尿肌过度活动取代旧名词逼尿肌不稳定，因此部分名词遵照 2002 年 ICS 的新标准进行了相应调整（Abrams et al，2002）。随着基础与临床研究，及临床实践的深入，各种常规诊疗方法得到广泛应用，尿动力学和复杂的神经生理技术的引入为精确、详细评估下尿路功能状态铺平了道路，使我们能够确定逼尿肌和括约肌功能障碍的病理生理基础和模式；泌尿系统核磁成像技术（magnetic resonance urography，MRU）及利尿肾动态检查能够弥补目前常规使用的超声或静脉肾盂造影手段的不足，为神经源性膀胱患者的上尿路状态提供更详尽的信息。为全面反映神经源性膀胱患者上尿路及 LUTD，中国康复研究中心北京博爱医院廖利民教授在大样本数据分析基础上提出一种分类新方法，及包括上 / 下尿路的全尿路功能障碍的分类方法：依据 MRU，对肾盂输尿管积水扩张提出了分度标准（廖利民，2015）；对膀胱输尿管反流的分级参照国际反流分级标准；该方法最后对肾功能的损害程度进行分类。

随着影像学诊断和尿动力学检查技术的进步，神经源性膀胱的诊断已无困难，但临床治疗仍无一个比较完美的方法。关于药物治疗，新的观点正被考虑，如口服一氧化氮供体获得了较好的短期结果；口服抗胆碱能药物已经应用多年，并获得一些成功，但口干和便秘是其主要副作用，因此寻求特异性更强、耐受性更好的新药的

临床实验正在进行。辣椒辣素和 RTX 的膀胱内灌注也在研究之中。另外，去氨加压素开始被常规应用，其舌下糖衣片剂型正在研究中。清洁间歇导尿已广泛应用于国内外各种因素引起的、长期或短期膀胱排空障碍患者的临床实践和居家泌尿系管理，其尿道病变的发生率及需要治疗的尿道狭窄发生率很低（熊宗胜等，2008）。清洁间歇导尿是神经泌尿学近 70 年来最重大的进步之一（Lapides et al，1974）。1844 年由 Stromeyer 提出采用定期冲洗的方法将尿液从膀胱导出，随后 Guttmann 提出将无菌性间歇导尿术（sterile intermittent catheterization，SIC）应用于脊髓损伤患者；1947 年 Guttmann 等首次提出，将其引入 NLUTD 的治疗，使得膀胱周期性扩张与排空；Lapides 于 1971 年提出清洁间歇导尿（clean intermittent catheterization，CIC），继而该研究组进一步提出了间歇性自家清洁导尿（clean intermittent self-catheterization，CISC）。目前，CISC 已被公认为延缓 NLUTD 等慢性尿潴留进一步损害上尿路首选及简便的治疗方法（Sue Woodward，2014）。早在 2002 年，欧洲泌尿外科护理协会在护理实践循证指南提出将无接触技术应用于 SIC 中（Lapides et al，2002）；2009 年，美国国际临床实践指南关于导管相关泌尿系感染中报道，最有效控制泌尿系感染的方法是减少尿管的留置时间，尽可能不使用留置导尿管，如有需要可使用间歇导尿的方法替代（Smith et al，2010）；2013 年廖利民等在《脊髓损伤患者泌尿系管理与临床康复指南》指出，间歇导尿是协助膀胱排空障碍患者排空尿液的"金标准"（廖利民，2013）。

目前药物治疗中关注较多的是 BTX-A 治疗。将 BTX-A 注射入膀胱逼尿肌以治疗神经源性 OAB 以及神经性尿失禁的有效性已被国内外学者确定，但其长期疗效以及社会经济学研究有待进一步进行。Botox 在 20 世纪 70 年代由美国眼科医生 Dr. Alan Scott 为治疗斜视研发而成。最初，Dr. Scott 是从一位研发生化武器的化学家处得到分离纯化的肉毒毒素样品。Dr. Scott 将这种新药物命名为 Oculinum（Scott，1980，1985；Mauriello，1985）。1989 年，Oculinum

获美国食品药品监督管理局（Food and Drug Administration，FDA）批准用于治疗斜视及眼睑颤动。2009 年，已是 Botox 上市 20 周年。20 年来，Botox 不仅成为注射、除皱，甚至医学美容的代名词，而且其适应证还在不断新增拓展中。Dykstra 于 1988 年将其用于泌尿外科领域，进行脊髓损伤患者尿道括约肌注射及治疗逼尿肌括约肌协调失调（Dysktra et al，1990）；Stohrer 于 1999 年将其用于脊髓损伤患者膀胱逼尿肌注射治疗逼尿肌过度活动症（Schurch et al，2000）；2003 年 Maria 的研究表明，经会阴注射 BTX-A 进入前列腺两侧叶能够显著改善患者的尿流率、前列腺症状评分和生活质量评分。2004 年 Christopher 的研究表明，尿道近端注射 BTX-A 不仅能够诱发前列腺腺泡的萎缩、缓解良性前列腺增生（benign prostatic hyperptasia，BPH）的机械性梗阻成分，同时也能松弛尿道近端平滑肌缓解 BPH 的动力性梗阻成分。中国康复研究中心北京博爱医院泌尿外科廖利民自 2002 年开展国产 BTX-A（兰州衡力）注射治疗各种原因 LUTD 已经超过 17 年，多项研究证实国产 BTX-A 尿道括约肌注射或联合逼尿肌注射是治疗神经源性和非神经源性下尿路功能障碍的一种安全有效的方法（Chen et al，2011）。国产 BTX-A 膀胱逼尿肌注射可减低神经源性膀胱患者储尿期膀胱压力，增加膀胱顺应性并可降低 NLUTD 患者泌尿系感染发生率（Jia et al，2013）；国产 BTX-A 膀胱逼尿肌注射术能减轻膀胱疼痛和下尿路症状，适用于治疗间质性膀胱炎 / 膀胱疼痛综合征（Gao et al，2015）。

膀胱扩大成形术（augmentation cystoplasty，AC）已成为神经源性膀胱药物治疗无效、膀胱储尿压升高伴上尿路功能损害的有效治疗方法。AC 的历史有 100 多年了，早在 1888 年，Tizzoni 和 Foggi 就成功地建立了用回肠袢行 AC 的动物模型。Mikuiicz 于 1898 年首先对人实施了回肠膀胱扩大成形术（ileal conduit），1899 年 Mikulicz 将 AC 应用于临床，到了 20 世纪 50 年代以后，经过许多人的努力，该手术方式趋于成熟。1950 年，Couveiaire 和 Giinet 在临床上用大肠小肠行 AC 取得成功，此后有众多关于回盲肠膀胱成形术的报道。Bisgard 和 Kerr 于 1949 年在美国报道了首例乙状结肠膀胱成形术 (sigmoid augmentation cystoplasty)，经过几十年的发展该术式现已非常成熟。20 世纪 70 年代以后，随着间歇性清洁导尿技术的确立，膀胱扩大成形术获得迅猛发展。近 20 多年来，AC 在临床上得到了广泛的应用，同时也派生了许多不同的方法，如 1978 年应用于临床的胃膀胱成形术 (gastrocystoplasty)、1993 年报道的输尿管膀胱成形术 (ureterocystoplasty)。随着应用病例的增加，人们在正反两方面都积累了许多经验教训 (Nadeau et al, 2001；刘南，2002)。随着科学的不断发展，人们也在尝试运用再生医学的方法治疗 NLUTD，膀胱再生的研究最早开始于 1955 年。过去的十几年中，研究者们不断研究合适的生物材料如小肠黏膜下层 (small intestinal submucosa，SIS)，并证明其生物整合和组织再生属性适用于膀胱扩大 (Badylak et al, 1989；王祎明等，2010)。AC 是否同时行抗反流术仍存在争议。有学者认为如果术前存在膀胱输尿管反流，则应在行膀胱扩大术的同时对反流侧输尿管进行抗反流手术 (输尿管膀胱再植术)。然而少数作者持有不同意见，Simforoosh 等认为神经源性低顺应性膀胱经保守治疗失败后，AC 是长期有效的治疗方法，无须对术前反流的输尿管作再植手术 (Simforoosh et al, 2002)。目前建议对病史较长、输尿管反流及中重度输尿管肾盂扩张的 NLUTD 患者积极行膀胱扩大术加输尿管再植成形术，有利于中重度肾功能不全患者上尿路功能的彻底恢复 (Wang et al, 2018)。

经尿道外括约肌切开术 (transurethral sphincterotomy) 和膀胱颈/内括约肌切开术 (transurethral vesical neck incision) 是神经泌尿学治疗史上的一大标志性手术，国内外已开展多年。Ross 于 1958 年在英国开展经尿道括约肌切断术，目前经尿道括约肌切断术仍然有其地位，尤其在高位截瘫的患者 (Gluck et al, 1957；Madersbacher, 2017)。在治疗神经源性尿失禁方面，在具备适应证的前提下可以直接植入人工尿道括约肌 (AUS) 来治疗括约肌去神经支配导致的压力性尿失禁或尿道括约肌切断术的尿失禁；

也有报道 AUS 联合膀胱扩大术作为 NLUTD 患者重建储尿及排尿功能的一种方式 (González et al, 2002)。一部分 NLUTD 患者安装 AUS 后需要间歇性导尿。对于安装 AUS 的神经源性尿失禁患者，需要在关注括约肌并发症的同时，定期复查患者上尿路功能。因为这部分患者尿失禁症状往往和上尿路功能障碍并存，尿失禁症状的治疗和缓解有时会使随访忽视上尿路功能恶化的进程 (张帆等，2016)。

神经泌尿学的另一大里程碑手术为 Giles Brindley 教授的"膀胱起搏器" (the bladder pacemaker) 或者 Brindley 电刺激器 (Brindley, 1993)：骶神经前根刺激器 (sacral anterior root stimulator，SARS)，其必须与骶神经后根切断术 (sacral deafferentation，SDAF) 相结合，来实现脊髓损伤患者的自主排尿。由于 SDAF 可能带来的大便或勃起等残留功能的进一步丧失及较大的手术侵入性，目前 Brindley 刺激器的全球范围内开展有限。目前广泛开展的骶神经电刺激技术是一种连续弱电刺激，也叫作骶神经调节 (sacral neuromodulation，SNM)，其也经历了逐渐的发展过程。1971 年 Nashold 成功地在脊髓骶段植入了神经假体，用来激活一例脊髓损伤患者的排尿。Jonas 和 Tanagho 进一步改进了这种假体，因为电刺激时不但膀胱收缩，尿道括约肌也收缩，此后 Tanagho 和 Schmidt 的研究显示刺激 S_3 神经能够调节逼尿肌和括约肌的功能并用于临床实践。经过 20 年的骶神经根刺激实验，最终在 1997 年 10 月，美国 FDA 批准了 SNM 治疗顽固的急迫性尿失禁 (Listed, 1998)。自 FDA 批准以来，总计超过 25 000 例患者接受了 SNM 治疗。1998 年 Shaker 等用植入式 SNM 治疗顽固性急迫性尿失禁病，1999 年 Sehmidt 等对慢性尿潴留采用 SNM 疗法，获得较为满意的临床疗效，同时得到美国 FDA 及国民健康局批准，随后开始广泛应用于临床。国内外均有较多的 SNM 治疗各种原因导致神经源性膀胱的文献报道，目前 SNM 治疗神经源性膀胱已经成为国内 SNM 的第一适应证，使患者的排尿及排便功能得到改善 (骶神经调控临床应用专家共识编写组，2018)。

经过漫长的发展，神经泌尿学已经成为泌尿

外科的一门分支学科，因其相关疾病病理生理和临床处理的未知性、复杂性、难治性，成为一门专业要求很高的学科。也正因为如此，神经泌尿学成为一个更具挑战和发展前景的学科。神经泌尿学与尿动力学的发展离不开由专业人士组成的国际专业学会的大力推广。ICS 是由泌尿、妇科、泌尿妇科、康复、护理、神经泌尿、小儿泌尿等多学科医护人员组成的有关尿控与 LUTD 领域的基础研究与临床实践的最高国际学术组织，会员3000 余人，分布全球 100 余国家地区。ICS 由十多名理事组成理事会，负责 ICS 的管理。ICS 自1971 年以来每年一次的年会成为国际尿控领域最高水准的学术会议，云集了全球数千名尿控领域的专家学者（Carrière，2005）。近年来 ICS 年会的影响力不断提高，已成为全世界尿控领域最具规模和权威性的国际学术盛会，吸引着越来越多的专家和学者的支持与关注。2012 年由 ICS 主办，中华医学会、中华医学会泌尿外科学分会、妇产科学分会和康复分会联合承办的第 42 届 ICS年会在国家会议中心隆重举行。这是 ICS 首次在中国、第三次在亚洲举办年会。ICS 理事、中国康复研究中心廖利民教授任大会主席，促进了我国该领域的发展。近年来，越来越多的有志专业人士涉足该领域，潜心研究，取得很大的发展。

2014 年，由世界著名神经泌尿学专家 Helmut Madersbacher 教授发起成立了总部位于瑞士苏黎世的国际神经泌尿学会（International Neuro-Urology Society，INUS），INUS 的宗旨在于在全球范围内普及和推广神经泌尿学知识和技术，廖利民教授担任 INUS 理事。2018 年 11 月，INUS在中国首次举办的"神经泌尿学教育课程"，为实现该目标在中国迈出的第一步。神经泌尿学是一个快速发展的亚学科，2019 年，廖利民教授和Helmut Madersbacher 教授共同主编了一部英文著作：《神经泌尿学—理论与实践》（*Neurourology：Theory and practice*），该书由 32 个国家 87 位各领域国际知名顶尖专家参与编写，由 Springer 出版社分电子版及纸质版在全球正式出版发行，本书出版后一年时间内，在全球下载量超过了五万次。全书共 68 章，全面、详细、系统地介绍了神经源性膀胱领域的基础研究及进展、诊断评估的原则、描述临床问题，并告知读者当前的治疗方案（Liao，Madersbacher 2019）。编者邀请了数十位国内知名专家学者作为本书各章节的译者，将该书翻译成中文在国内出版。相信该书及中文版的出版发行将有助于推动我国及国际神经泌尿学领域的发展。

第四节 膀胱活动低下症

UAB 是 LUTD 的一种常见类型，但是研究并不完善。尽管十多年前，ICS 基于尿动力学结果将逼尿肌活动低下（detrusor underactive bladder，DU）定义为膀胱逼尿肌收缩的强度和（或）持续时间不足，导致正常排尿时间段内膀胱排空延迟或不能完全排空，但是该定义更侧重于逼尿肌收缩力，仅涵盖了部分问题并且该定义是基于专家的观点，而非前瞻性研究（Abrams P et al，2002；Chapple et al，2015）。目前大量术语被用来指代 DU 及其相关症状，但并未得到公认，仅少数泌尿科医师同意使用尿动力学术语作为公认定义（Chapple et al，2013）。DU 是一个尿动力学的诊断，很难进行流行病学研究，而

UAB 可能是一个比较合适的临床症状术语，它涵盖 DU 的症状和体征。目前为止，人们还不能明确解释 UAB 的发病机制，更不用说标准化的临床定义。未来的定义应该包括逼尿肌收缩强度、可持续性、速度和容量感觉，而且这一定义应该被描述为症候群，而不是一个尿动力学表现。廖利民等（廖利民，2018）建议的 UAB 定义为：UAB 是由各种原因引起的症候群，包括排尿踌躇、用力、排尿困难、尿流缓慢、间断排尿、排尿滴沥、膀胱排空时间延长和（或）膀胱排空不全；症状复合体的病理生理机制包括 DU、逼尿肌无反射（acontractile detrusor，AcD）、膀胱感觉减弱或缺失、尿道括约肌和盆底肌功能失调，

排除来源于膀胱颈和尿道的机械性膀胱出口梗阻（bladder outlet obstruction，BOO）。

目前 ICS 还没有根据潜在的病因对 UAB 进行分类，然而这样的分类可能有助于进一步研究（Egilmez et al，2014）。Chapple 等（2015）建议 UAB 的症状和（或）症状分类是促进标准化和深入研究的逻辑步骤；并且由于 UAB 涉及多种病因、UAB 和 OAB 之间存在重叠症状（如尿频和夜尿），所以合理的分类值得考虑（Tyagi et al，2014）。由于 UAB 的病因目前尚未完全了解，因此廖利民等基于尿动力学检查和症状将 UAB 分为三类：① DU；② AcD；③ 充盈期逼尿肌过度活动的同时排尿期逼尿肌收缩力受损（detrusor hyperactivity with impaired contractility，DHIC）（廖利民，2018）。

1987 年 Resnick 和 Yallaho 报道（1987）了一组以急迫性尿失禁和大量残余尿为典型表现的老年患者。尿动力检查发现逼尿肌过度活动（detrusor overactivity，DO）和收缩功能下降时存在，命名为 DHIC。DHIC 并非独立疾病，而是 DO 和收缩功能下降"恰好"同时发生后的表现。但是目前学术界普遍将 DHIC 作为一个独立的诊断。老年男性经常患有 BOO，DHIC 与 BOO 常可同时发生，此时 DO、收缩功能下降和 BOO 三者同时存在。在临床尿动力学实践中发现，许多中老年男性膀胱排空受损（例如尿流率降低，尿道残余升高）的临床特征可能由于 DU 而出现，并且可能潜在合并有 BOO（如 BPH，尿道狭窄）。DU 合并 BOO 的患者可能经常被误诊或漏诊。依据经典压力 - 流率测定及 ICS 列线图和 Scheafer 列线图来诊断，这类患者多半是"低压 - 低流型"曲线，属于"无梗阻"或"可疑梗阻"区间。对这类患者的临床治疗决策是泌尿外科医生最为棘手的：一方面，因为现有的诊断方法可能不足以准确判断其是否存在 BOO，术前手术指征的把握存在不确定性；另一方面，这类患者可能合并存在 DU、逼尿肌功能失代偿、逼尿肌功能受损术后效果或许不佳，选择手术治疗时需要相当谨慎。问题的关键是要从逼尿肌收缩力低下的患者中准确地筛选出存在 BOO 的患者。而经典的 ICS 列线图和 Scheafer 列线图在诊断 DU 合并

BOO 方面存在局限性。2016 年德国学者 Oelke 等（2016）报道了一个可以同时衡量 BOO 以及逼尿肌收缩功能的诊断列线图，可量化反映男性下尿路症状患者其 BOO 与 DU 的内在关系，以期能同时诊断 BOO 和（或）DU。这可能是国际上首先报道关于逼尿肌活动低下诊断列线图的学者，他们的研究有其创新性，但也有其适用范围的局限性，他们的列线图并不一定适于中国人群，而且其准确性也尚未得到验证。DU 合并 BOO 的新的诊断方法仍在不断探索中。

目前，UAB 的治疗仍然不能令人满意。在临床实践中，临床医生正在治疗越来越多的 UAB 患者；然而，目前的一些治疗方法对易感人群可能是有害的。因此，治疗选择应基于客观参数，而不是经验决策。目前，大多数治疗重点是促进膀胱排空，如间导和留置导管。这些治疗虽然推迟疾病进展，防止损害，却不是真正治愈疾病。此外，目前使用的一些药物有严重的副作用。不是 UAB 的所有病因都会引起固有的逼尿肌缺损，因此 UAB 仍然缺乏有效疗法就不足为奇。电刺激在 UAB 的治疗中的应用已经有较长历史；早在 1878 年，Saxtorph 就已开始用膀胱腔内电刺激（intravesical electrical stimulation，IVES）治疗尿潴留患者；1954 年 McGuire 在截瘫患者中首次试用了可植入性膀胱刺激装置（Madersbacher，1990）；1975 年，Katona 开始推广应用 IVES 治疗神经源性排尿功能障碍。在过去十多年里，更多的研究者致力于探索 IVES 治疗 UAB 的有效性与安全性，国内廖利民团队也在研发 IVES 的国产装置。尽管 IVES 在治疗 UAB 上仍存在某些争议，但国内外多项研究已经证实它的有效性，对于 UAB 患者来说是一种可以考虑的新选择（Seiferth et al，1978；Berger et al，1978；Petersen，1987）。SNM 可用于治疗 UAB，SNM 是非梗阻性尿潴留的有效选择。Lombardi 等在不完全脊髓患者中应用 SNM 治疗神经性非阻塞性尿潴留，发现 42.4% 的患者对经皮第一阶段 SNM 有效，永久性植入 SNM 脉冲发生器的患者在中期随访中高度有效。SNM 也用于以慢性尿潴留为特征的 Fowler 综合征的妇女。Goodwin 等（1998）报道，在 38 名 Fowler 综合征女性中，有 12 名患者接

受了 SNM 永久性植入术，所有患者均恢复排尿。总之，目前 UAB 的治疗有其局限性和并发症，还没有有效的治疗方法来治疗所有类型的 UAB，在动物实验和人口研究的基础上探索新的药物和装置是当务之急。

第五节 尿动力学发展史

膀胱尿道功能障碍性疾病的诊断离不开尿动力学检查，尿动力学（urodynamics）是诊断 LUTD 疾病的"金标准"。尿动力学是一门研究尿液从肾输送到膀胱及其在膀胱内的储存和排空的生理和病理过程的医学科学。尿动力学有两个基本的目的：再现患者主诉的症状并且能对患者存在的问题作出病理生理学解释。尿动力学发展有着悠久的历史，发展史可以追溯到 19 世纪，当时发明出的设备主要是用来记录膀胱压及测定尿流率；而尿动力学这个名词却是在近代由 Davis 创造的（Davis，1954）。

一、膀胱压力测定

在膀胱测压仪（Cystometer）发明以前，几位欧洲学者已经开始测定膀胱腔内压力，其中 Dubois（1876）可能是第一位进行膀胱测压的学者。1882 年意大利人 Mosso 与 Pellacani 在动物实验及女性患者中发现逼尿肌收缩导致了膀胱压力的升高，他们还发现膀胱在一恒定的压力下可以容纳不同容积的液体，排尿的启动与腹腔压力无关，他们也发明了一种装置来测定膀胱压力（Mosso et al，1882）。虽然 Rehfisch 等学者早已描述过膀胱测压装置，但是来自美国圣路易斯华盛顿大学的 Rose 在今天仍被认为是膀胱压力测定之父，1927 年他编撰出"Cystometer"一词并描述了它的构造与临床用途；Rose 还是第一个通过膀胱测压认识到在一些患者中进行间歇导尿的必要性的医生（Rose，1927）。直到 1933 年 Denny-Brown 及 Robertson 才使用一种特殊的双腔导管及图像记录方法来测量膀胱、尿道以及直肠的压力，他们发现人类的膀胱压是独立于腹腔压之外的，他们也首次观察到膀胱压在排尿结束后才升高的"后收缩现象"（Denny-Brown et al，1933）。1951 年，Von Povlsen 使用水银针来测量膀胱压。1962 年哥伦比亚大学的 Gleason 与 Lattimer 报道了使用长 36 mm、直径 9 mm 的无线电发射微粒体进行膀胱压力测定（Gleason et al，1962）。人类进入现代化的时代，技术的进步毫无疑问将会书写膀胱压力测定的未来历史，它们包括计算机分析、微型传感装置以及动态测定。尤其是 20 世纪 90 年代以来电子传感器与电脑化尿动力学测定仪的临床普及应用，使得膀胱压力测量和结果更加准确和稳定，其发展进入了成熟阶段（Dasgupta et al，2001）。

二、尿流率测定

在尿流计发明以前，Rehfisch 于 1897 年已开始使用记录尿流开始与结束的时间间隔来计算尿流率（EugenRehfisch，1970）。1922 年，Schwartz 及 Brenner 首次通过测定尿流射程来计算尿流喷射的速率，进而间接测定尿道驱逐尿液的压力。1925 年，Gronwall 首次记录了非瞬时的尿流率，并表明女性尿流率要大于男性。然而，上述研究者中没有一个能够做到精确地测定与计算尿流率。美国 Jefferson 医学院的 Drake 被认为是发明尿流计的先驱。Drake 发明尿流计的思路受到日本学者于 1940 年发表的一篇文献的影响，该学者在文献中描述了使用"裂隙流体钟装置"来测定尿流率。受此启发，Drake 设计并制造了一种新装置，这种装置可以通过转筒记纹器测量并记录排尿过程中尿液重量随时间延长不断增加的曲线，他将转筒记纹器上所记录的曲线称为"尿流图"（Drake，1948）。1956 年，von Garrelts 首次报道使用电子装置记录尿流率（von Garrelts et al，1956）。进入 20 世纪 80 年代末期及 20 世纪 90 年代，随着电子技术及计算机技术的快速发展及其与尿动力学的紧密结合，诞生了电脑化的尿动力测定仪；电子化或电脑化尿流计的出现使得尿流率测定与分析更加准确、完整。这一时期的发展使得现代尿动力学更加成熟。

三、压力-流率测定（pressure-flow studies，P/Q）

早在 1897 年，Rehfisch 首次通过同步测定膀胱压力与尿流率来研究排尿功能，后来 von Garrelts（1956 年）及 Miller（1979 年）又对其进行了强调与深入研究（Teuvo，1999）。20 世纪 50 年代，Davis 的书对于同步测定尿流率和膀胱压力表现出极大的兴趣。在 1956 年，Von Garrelts 报道了男性正常排尿压力，1963 年，Zinner 和 Paquin 测定了女性正常的排尿压力（Zinner et al，1963）。1960 年，Murphy 和 Schoenberg 通过使用耻骨上膀胱测压的方法重新介绍了排尿期膀胱压力测定的方法（John，Murphy et al，1960）。1962 年，Gleason 和 Lattimer 报道使用膀胱测压和尿流率测定相结合来间接确定膀胱颈狭窄的程度，并将这种方法称为 P/Q，他们揭开了现代尿动力学检查在诊断 BOO 方面的序幕。在 1971 年，Griffiths 介绍了膀胱流出道为弹性管道的概念（Griffiths et al，1971）。在 20 世纪 80 年代的早期，Schaefer 介绍了被动尿道阻力关系（passive urethral resistance relation，PURR）的概念，使我们对于排尿的生理过程有了更好的理解。这里有很多数学和生理方面的因素，计算机处理后膀胱、膀胱颈、尿道的生理和病理生理的因素更加明了（Schaefer，1983）。在 1979 年，Abrams 和 Griffiths 报道了一种 P/Q 图用来将 BOO 分为梗阻、非梗阻和不确定梗阻三类。这种 Abrams-Griffiths（A/G）列线图已经被用于临床上确定梗阻的分类。之后 Schaefer 发明和报道了一种使用 PURR 原则来对 BOO 进行分级的一种列线图，他后来进一步简化 PURR 并介绍线性 PURR（line-PURR，L-PURR）的概念，以便使临床上使用该

列线图更容易些。Schaefer 列线图将 BOO 分为 7 个等级（从 0-VI 级）。作为评价 BOO 的一种半定量的方法，这种方法被临床上广泛使用。随着科技的进步，压力 - 流率测定真正走出实验室、完全在临床实践中应用与普及只有 20 多年的历史，计算机的应用与普及促进了这一转化与发展过程。计算机化的高级尿动力仪和各种 P/Q 数据分析软件为 P/Q 的测定与分析提供了可能与方便，但这方面的工作还在不断发展，并进一步完善。

四、尿道压力测定

在 19 世纪中叶，Kohlrausch 通过解剖成功地证实了在膀胱逼尿肌收缩的同时尿道开放以产生正常排尿的过程，随后在 1899 年对于前列腺摘除术后尿失禁及瘫痪患者的研究进一步揭示了尿道括约肌的重要性。1923 年，英国著名的妇科医生 Bonney 报道了一种测定膀胱压及尿道压的粗略方法；1937 年，美国纽约的妇科医生 Kennedy 描述了一种测定尿道阻力的革新方法；1953 年，瑞典的妇科医生 Karlson 成功地进行了膀胱压和尿道内、外括约肌压的同步测定（Karlson et al，1953）。在 20 世纪 50 年代末和 20 世纪 60 年代初，Lapides 进行了广泛的动物和临床研究，证实了尿道括约肌的重要性、不同成分以及作用机制；1960 年 Lapides 首先报道了尿道压力测定及其在男性、女性中的正常值（Lapides et al，1960）。1969 年，英国伦敦的 Brown 与 Wickham 报道了一种被称为尿道压力描记（urethral pressure profile，UPP）的简单方法，用以测定沿尿道纵轴的尿道壁产生的压力及其分布。他们使用一种带刻度及多个侧孔的导管，侧孔用于连续低速的液体灌注，在导管缓慢退出尿道的过程中压力传感器连续地记录出尿道压力及其沿尿道的分布（Brown et al，1969）。自 UPP 诞生后的相当一段时间内，UPP 一直作为评估尿失禁与 BOO 的常用工具与方法；然而，在目前的现代尿动力学时代，UPP 以其简单的方式在诊断 BOO 时仅享有有限的临床应用价值与范围。

五、影像尿动力学测定

在 1967 年 Miller 表述了将广泛使用的影像学检查同研究下尿路功能的尿动力学检查相结合的理念（Miller，1967），这就意味着影像尿动力学检查（video urodynamics，VUDS）的诞生，其包括同步记录排尿时影像学和功能学方面的数据。在 1970 年，Bates 等报道了 VUDS 和 P/Q 的同步检查结果，并且发现这两种方法相结合对于评价各种排尿功能异常是十分重要的（Whiteside et al，1979）。VUDS 就是对下尿路进行尿动力学与放射线或超声影像学同步进行测定记录的方法。目前在一些大型或专科中心将影像尿动力学检查作为一线检查是很有必要的。影像尿动力检查适用于要求同时了解结构和功能状态的患者。NLUTD 患者很有可能存在膀胱形状异常、膀胱输尿管反流、尿道括约肌异常等形态学变化，因此对于这类患者可常规进行影像尿动力学检查。VUDS 也适用于女性 SUI 手术失败的患者以及男性前列腺切除术后尿失禁的患者，通过检查可以使临床医生了解产生尿失禁的原因。

六、尿动力学质量控制

1994 年 Schaefer 等在分析 ICS "良性前列腺增生研究" 的多中心数据时，发现高达 60% 的曲线有明显的技术错误或赝像；其中一些问题容易纠正，也都是由常见的原因引起，例如：膀胱腔内压（intravesical pressure，Pves）和腹腔压（intra-abdominal pressure，Pabd）曲线的压力传导不一致、零参考平面的选取不正确、在膀胱腔内压曲线上出现突起和其他不规则的变化。另有 1/3 的赝像与错误难以纠正，如：阶段性信号丢失、压力上升超过最大刻度、压力曲线的缓慢漂移以及排尿时测压管冲出体外。约 10% 的曲线由于缺少刻度、无置零标准、压力及尿流信号完全缺失而使曲线不能分析。虽然 ICS 已经公布了一系列尿动力学检查的标准，但是一些检查者并没有按照标准进行操作，因此有相当的技术错误和赝像出现。这就说明数据的质量控制还没有引起足够的重视，尿动力学检查非常需要质量

控制标准。计算机不能分辨出技术赝像和人为错误，一些检查者不加分析直接接受了计算机的结果。一些研究者对尿动力学数据人工纠错做了些研究：2002 年廖利民对 582 条计算机制作的 P/Q 曲线进行回顾性质量控制，结果表明：人工更正后，Qmax 呈现一致性降低，ICS 列线图梗阻百分数由 69.8% 增至 73.9%，使用 Schaefer 列线图，28.9% 的曲线改变了在列线图中的分级，7.2% 的曲线改变了对梗阻的诊断。从以上分析我们可以看出数据的回顾性质量控制是十分必要的。关于尿动力学数据的质量控制的研究目前文献报道很少。为了能进行质量控制，尿动力学的标准制定是十分严格的。从 1997 年起，Schaefer，Abrams 及廖利民开始起草 ICS 关于尿动力学检查的技术标准，几经讨论和修改，这个标准最终于 2002 年在《神经泌尿学与尿动力学》杂志上以 ICS 标准化报告—"尿动力学技术规范（good urodynamic practice，GUP）" 的形式公开发表。廖利民 1998 年赴德国完成了题为《尿动力学质量控制标准的制定》的博士论文，该论文的部分结果成为 GUP 的核心内容；并于 2002 年及 2006 年用 "实时典型值范围（typical value range，TVR）的定量质控" "实时典型信号模式（typical signal pattern，TSP）的定性质控" 及 "回顾性质量控制" 3 篇论文全面、系统和详细地阐述并发表了尿动力学质量控制标准。2016 年，Lu 和 Liao 发表了关于建立作为质量控制工具—咳嗽的 TVR 与 TSP 的论文，为尿动力学质量控制进一步提供了具体措施（Lu et al，2016）。总之，纵观尿动力学的发展历史，其的确为一门新兴科学，但较短的发展过程已经证实了现代科学技术的进步；反之，其又促进了现代尿动力学的形成、并使之逐步完善，进而为 LUTD 的诊断提供了独特的、强有力的手段和 "金标准"（Liao et al，1999，2000，2006，2007，2011；Schaefer et al，1999，2002；Zhao et al，2019）。

总之，膀胱尿道功能障碍或 LUTD 性疾病的诊断与治疗经历了漫长的发展历史。与其他人类疾病一样，我们对于这类疾病的认识伴随着科学发展和技术进步的步伐，经历了或正在经历认识的辩证发展过程："实践、认识、再实践、再

认识，循环往复以至无穷，"最终达到有效解决 LUTD 问题的目的，造福于广大患者。

（张　帆　廖利民）

参考文献

骶神经调控临床应用专家共识编写组，2018．骶神经调控临床应用中国专家共识．再版［J］．中华泌尿外科杂志．指南与共识，（11）：801-804．

金锡御，等，2005．中华医学会泌尿外科学分会泌尿系疾病诊治指南［M］．第一分册：膀胱过度活动症诊治指南（试行版）〔指南〕．

廖利民，等，2005．第三届国际尿失禁咨询委员会最终推荐意见：神经源性尿失禁部分［J］．中国康复理论与实践，11（11）：881-882．

廖利民，等，2013．脊髓损伤患者泌尿系管理与临床康复指南［J］．中国康复理论与实践，（4）：301-317．

廖利民，2015．神经源性膀胱患者上／下尿路功能障碍的全面分类标准［J］．中华泌尿外科杂志，36（2）：84-86．

廖利民，2018．膀胱活动低下症的研究现状与进展［J］．临床泌尿外科，33（1），1-6．

廖利民，2013．膀胱过度活动症定义之我见［J］．现代泌尿外科，18（1），78-79．

刘南，2002．膀胱扩大成形术［J］．国外医学．泌尿系统分册：4．

王祎明，等，2010．小肠黏膜下层在膀胱扩大应用中的研究进展［J］．中国康复理论与实践，16（12）：1110-1113．

熊宗胜，等，2003．间歇性导尿在脊髓损伤病人中的应用［J］．中国康复理论与实践，19（4）．223-225．

张帆，2013．现行膀胱过度活动症定义的瑕疵［J］．现代泌尿外科，18（1），76-78．

张帆，等，2013．国际尿控学会第42届年会学术纪要［J］．中国康复理论与实践，19（12），1101-1103．

张帆，等，2016．人工尿道括约肌植入术治疗复杂性尿失禁临床结果（附30例报道）［J］．中华泌尿外科杂志，37（12），884-888。

Aaberg RA，et al，1991. Laparoscopic varicocele ligation：a new technique［J］．Fertility & Sterility，56（4）：776-777．

Abrams P，et al，1988. The Standardisation of terminology of lower urinary tract function［J］．Neurourology and Urodynamics，7：403-426．

Abrams P，et al，2002. The standardisation of terminology of lower urinary tractfunction：report from the Standardisation Sub-committee of the International Continence Society［J］．Neurourology and Urodynamics，21（2）：167-178．

Abrams P，et al，2014. Fourth International Consultation on Incontinence-Research Society 2013［J］．Neurourology& Urodynamics，33（5）：571．

Alechinsky L，et al，2010. Asynchronous implantation of a penile prosthesis（AMS 700）in patients with an artificial urinary sphincter（AMS 800）：What functional outcomes can we expect from the AMS 1500？［J］．Progrès En Urologie Journal De Lassociation FrançaiseDurologie Et De La Société FrançaiseDurologie，22（6）：354．

Aldridge AH，1942. Transplantation of fascia for relief of urinary stress incontinence［J］．Am J Obstet Gynecol，44：398．

Austin PF，et al，1987. The standardization of terminology of lower urinary tract function in children and adolescents：update report from the Standardization Committee of the International Children's Continence Society［J］．British Journal of Urology，59（4）：300-304．

AUA，2019. American Urological Association. Diagnosis and Treatment of Overactive Bladder（Non-Neurogenic）in Adults：AUA/SUFU Guideline Amendment［J］．J Urol．

Badylak SF，et al，1989. Small intestinal submucosa as a large diameter vascular graft in the dog［J］．J Surg Res，47（1）：74-80．

Berry JL，1961. A new prodcedure for correction of urinary incontinence. Preliminary report［J］．J Urol，85：771-775．

Berger D，1978. Endovesical transurethral electrostimulation in the rehabilitation of neurogenic bladder in children. 4 Years clinical experience［J］．EurUrol，4（1）：33-45．

Brown M，et al，1969. The urethral pressure profile. Br J Urol，41：211．

Breasted JH，1930. Ediwin Smith surgicalpapyrus in facsimile and hieroglyphic transliteration with translation and commentary. Chicago，University of Chicago Oriental Institute.

Brindley GS，1993. History of the sacral anterior root stimulator. Neurourol Urodyn，12：481-483.

Brown T，1826. Case of incontinence of urine，with the description and figure of an instrument by which it was relieved［J］. Edinburgh Med Surg J，26：279.

Boyce WH，1964. research related to the development of an artificial electrical stimulator for the paralysed human bladder［J］. J Urol.

Carrière，Beatte，2005. First Joint Meeting of the International Continence Society（ICS）& International UroGynecological Association（IUGA）Paris，France August 23-27，2004［J］. Journal of Womens Health Physical Therapy，29（1）：37-38.

Chapple CR，et al，2015. The Underactive Bladder：A New Clinical Concept［J］. European Urology，68（3）：351-353.

Chapple，et al，2013. Overactive bladder and underactivebladder：A symptom syndrome or urodynamic diagnosis［J］. Neurourology& Urodynamics，32（4）：305-307.

Chen G，et al，2011. Injections of Botulinum Toxin A into the detrusor to treat neurogenic detrusor overactivity secondary to spinal cord injury［J］. International Urology & Nephrology，43（3）：655-662.

Cornella JL，et al，1990. Historical vignette of Armand J. Pereyra，MD，and the modified Pereyra procedure：The needle suspension for stress incontinence in the female ［J］. International Urogynecology Journal，1（1）：25-30.

Cunningham JH，1901. the disgnosis of stricture of the urethral by the roentfen rays. Trans Am Assoc GenitiurinSurg，5：369.

Davis DM，1954. The hydrodynamics of the u er urinary tract（urodynamics）. Ann Surg，140：839.

Dasgupta R，et al，2001. Urodynamics［J］. Practical Neurology，1（2）：98-105.

Denny-Brown D，et al，1933. On the physiology of micturition，Brain，56，149-190.

Dias P，et al，2014. Esfíncterurinário artificial AMS 800-análiseretrospectiva de seis anos［J］. Acta Urológica Portuguesa，31（1-2）：28-30.

DeLancey，et al，1994. Structural su ort of the urethra as it relates to stress urinary incontinence：The hammock hypothesis［J］. American Journal of Obstetrics & Gynecology，170（6）：1720-1723.

Debodinance P，2007. Trans-obturator urethral sling for the surgical correction of female stress urinary incontinence：Outside-in（Monarc?）versus inside-out（TVT-O?）：Are the two ways reassuring?［J］. J Gynecol Obstet Biol Reprod，133（2）：232-238.

Dickson T，1762. On the use of nlisters a lied to region of the os sacrum in the cure of incontinence of urine and palsies of the lower extremities［J］. Medican Observations and Inquiries，2：311.

Drake WM，1948. The uroflowmeter：an aid to the study of the lower urinary tract［J］. J Urol，59：650.

Dysktra DD，et al，1990. Treatment of detrusor- sphincter dyssynergia with botulinum A toxin：a double- bland study［J］. Arch Phys Med Rehab，71（1）：24-26.

Egilmez T，et al，2014. Catheterized Uroflowmetry as a Noninvasive Test for Detrusor Acontractility［J］. UrologiaInternationalis，92（3）：316.

EugenRehfisch，1970. Über den Mechanismus des Harnblasenverschlusses und der Harnentleerung［J］. Archiv Für PathologischeAnatomie Und Physiologie Und Für Klinische Medicin，150（1）：111-151.

Famakinwa O，et al，2012. Summary of Anticholinergic Pharmacotherapy Available for Overactive Bladder［J］. Current Bladder Dysfunction Reports，7（1）：40-50.

Fabricius Hildanus G. Opera，et al，1682. Dufour［M］.

Foley FEB，1947. An artificial sphincter：a new device and operation for control of enuresis and urinary incontinence ［J］. J Urol，58：250-259.

Frank，1882. Uber die operative Behanlung der Incontinentia urinae beimWeibe［J］. ZentralblGynakol，6（9）：129-136.

Frankl-Hochwart，et al，1898. Die nervosen Erkrankungen der harnblase［M］，Wien，Holder.

Gao Y，et al，2015. Intravesical injection of botulinum

toxin A for treatment of interstitial cystitis/bladder pain syndrome：10 years of experience at a single center in China [J]．International Urogynecology Journal, 26（7）：1021-1026.

Gajewski JB，et al，2017. Do we assess urethral function adequately in LUTD and NLUTD? ICI-RS 2015 [J]．Neurourology& Urodynamics, 36（4）：935.

Gersuny R，1889. Eineneue operation zur heilung der incontinentia urinae [J]．ZentralblChir；16（25）：433-437.

Giordano D，1907. Guerison par autoplastie musculo-nerveuse dune incontinence vesicale，suit de befida spinal [J]．Cong France de Chir, 20：506.

Gleason DM，et al，1962. The pressure-flow study：a method for measuring bladder neck resistance [J]．Journal of Urology, 87, 844-852.

Gluck M，et al，1957. [Result of sphincterotomy combined with external drainage in a case of residual lithiasis of the common bile duct with dilated bile ducts [J]．Marseille Chirurgical, 9（3）：494.

Gonzalez de Gariby AC，et al，1989. Endoscopic injection of autologous adipose tissue in the treatment of female incontinence [J]．Arch Esp Urol, 42：143-146.

González R，et al，2002. Treating Neuropathic Incontinence in Children With Seromuscular Colocystoplasty and an Artificial Urinary Sphincter [J]．BJU Int, 90（9）：909-911.

Goodwin RJ，et al，1998. The neurophysiology of urinary retention in young women and its treatment by neuromodulation [J]．World J Urol, 16：305 .

Groen J，et al，2016. Summary of European Association of Urology（EAU）Guidelines on Neuro-Urology [J]．European Urology, 69（2）：324-333.

Habib HN，1967. Experience and recent contributions in sacral nerve stimulation for voiding in both human and animal [J]．Br J Urol；39：73.

Harris CD，et al，2014. Update on Female Neurogenic Lower Urinary Tract Dysfunction [J]．Current Bladder Dysfunction Reports, 9（1）：18-25.

Haylen BT，et al，2010. An International Urogynecological Association（IUGA）/International Continence Society （ICS）joint report on the terminology for female pelvic floor dysfunction [J]．Neurourology and Urodynamics. 29（1）：4-20.

Hahnemann S，1835. Die chronischen Krankheiten [M]，ihre eigentumliche Natur und homoopathische Heilung，Heidelberg K. f.

Hopkinson BR，1967. electrical treatment of incontinence [J]．Br J Urol, 54：802.

Jia C，et al，2013. Detrusor botulinum toxin A injection significantly decreased urinary tract infection in patients with traumatic spinal cord injury[J]．Spinal Cord, 51（6）：487-490.

John J. Murphy，et al，1960. Observations on intravesical pressure during micturition[J]．Journal of Urology, 84（1）：106-110.

Kambic H，Kay R，Chen JF，et al，1992. Biodegradable pericardial implants for bladder augmentation：a 2. 5-year study in dogs [J]．J Urol, 148（2 Pt 2）：539-543.

Karlson AG，et al，1953. Method for repeated intravenous injections into guinea pigs [J]．Laboratory Investigation, 2（6）：451-453.

Kaufman JJ，1973. Treatment of post-prostatectomy urinary incontinence using a silicone gel prosthesis [J]．Br J Urol, 45：646-653.

Kelly HA，et al，1914. Urinary incontinence in woman，without manifest injury to the ladder [J]．SurgGynecolObstet, 18：444-450.

Kelly HA，et al，1998. Classical article in urogynecology-Urinary incontinence in women，without manifest injury to the bladder [J]．IUJ.

Kowarschik J，1930. Die Diathermie [M]，Wien Berlin, J. Spring：168-170.

Kuo HC，et al，2015. Results of a randomized，double-blind，parallel-group，placebo- and active-controlled，multicenter study of mirabegron，a β3-adrenoceptor agonist，in patients with overactive bladder in Asia [J]．Neurourology& Urodynamics, 34（7）：685-692.

Lapides J，et al，1960. Urethrovesical dynamics in the normal human [J]．Surg Forum, 10：896-899.

Lapides J，et al，1974. Follow up on unsterile，intermittent self-catheterization [J]．J Urol, 184-187.

Lapides J，et al，2002. Clean，intermittent self-catheterization in the treatment of urinary tract disease [J]. Journal of Urology，167（2）：1131-1133.

Leach GE，et al，1996. Percutaneous bladder neck suspension[J]. Urologic Clinics of North America,23(3)：511-516.

Liao LM，et al，1999. Urodynamic quality control：Quantitative plausibility control with typical value ranges [J]. Neurourol Urodyn，18（A）：365-366.

Liao LM，et al，2006. Urodynamic quality control（Part I）：recognition of typical value range and its role in real-time quantitative quality control [J]. Chinese Journal of Unology，27：297-299.

Liao LM, et al，2006. Urodynamic quality control（Part Ⅱ）：recognition of typical signal pattern and its role in real-time qualitative quality control [J]. Chinese Journal of Unology，27：300-303.

Liao LM，et al，2007. Cross-sectional and longitudinal studies on interaction between bladder compliance and out flow obstruction in men with benign prostatic hyperplasia [J]. Asian J Androl，9：51-56.

Liao LM，et al，2007. Effects of retrospective quality control on pressure-flow data with computer-based urodynamic systems from men with benign prostatic hyperplasia [J]. Asian J Androl：771-780.

Liao LM，et al，2011. Development of urodynamic standards for quality control. In：A lications and experiences of quality control. Rijeka [J]. InTech，75.

Liao L，et al，2019. Neurourology：Theory and practice [M]. Dordrecht：Springer.

Listed N，1998. Medtronic，Inc.；premarket a roval of the Interstim Sacral Nerve Stimulation（SNS）System--FDA. Notice [J]. Federal Register，63（19）：4457.

Luo Y，et al，2006. Preclinical development of SMA artificial anal sphincters [J]. Minim Invasive Ther Allied Technol，15（4）：241-245.

Lu T，et al，2016. Typical Value Ranges and Typical Signal Patterns in the Initial Cough in Patients With Neurogenic Bladder：Quality Control in Urodynamic Studies [J]. International Neurourology Journal，20（3）：214-223.

Madersbacher H，1990. Intravesical electrical stimulation for the rehabilitation of the neuropathic bladder [J]. Paraplegia，28（6）：349-352.

Mauriello JA，1985. Treatment of begin essential blepharospasm and hemifacial spasm with botulinum toxin：a preliminary study of patients[J]. Ophthal Plastic Reconstruct Surg,4：283.

Mcguire EJ，et al，1978. Pubovaginal sling procedure for stress incontinence [J]. J Urol，119（1）：82-84.

Miller ER，1967. Techniques for simultaneous display of X-ray and physiologic data. In：Boyarsky S（eds）. The neurogenic bladder. Baltimore：Williams and Wilkins：79.

Mosso A，et al，1882. Sur les fonctions de la vessie. Archives Italiennes de Biologie，1：97-128.

Murphy LJT，1972. The history of urology [M]，Springfield，Charles C. Thomas.

Murless BC，1938. The injection trearment of stress incontinence [J]. J Obstet Gynaecol Br Emp，45：67-73.

Nadeau G，et al，2001. Augmentation Cystoplasty [J]. Bju International，88（6）：511-525.

Nardin，1864. Essai sur lélectrothérapie dansl incontinence nocturned urine Thèse de paris [M].

Nowara A，et al，2007. Diagnostic and treatment of overactive bladder [J]. Ginekologia Polska，78（7）：549.

OelkeM，et al，2016. Unravelling detrusor underactivity：Development of a bladder outlet resistance-Bladder contractility nomogram for adult male patients with lower urinary tract symptoms [J]. Neurourol Urodyn. 35：980-986.

Pare A，1564. Dix Livres de la Chirurgie [M]，Paris Iean le Royer.（First English translation by Johnson T：the collected works of Ambroise Pare，London，TH 1634.）

Petersen T，1987. Management of urinary incontinence in children with myelomeningocele [J]. Acta Neurol Scand，75（1）：52-55.

Petros PE，et al，1993. An integral theory and its method for the diagnosis and management of female urinary incontinence [J]. Scand J Urol Nephrol Su 1,153（153）：1-93.

Politano VA, et al, 1973. Periurethral Teflon injection for urinary incontinence [J]. Trans Am Assoc Genitourin Surg, 65: 54-57.

Resnick NM, et al, 1987. Detrusor hyperactility with impaired contractile function. An unrecognized but common cause of incontinence in elderly patients [J]. JAMA, 257: 3076-3081.

Rose DK, 1927. Cystometric bladder pressure determination: their clinical importance [J]. J Urol 17, 487.

Rose DK, 1927. Determination of bladder pressure with cystometer [J]. J Am Med Assoc, 88: 151.

Sand PK, et al, 2010. Editorial comment on "An International Urogynecological Association (IUGA) / International continence Society (ICS) joint report on the terminology for female pelvic floor dysfunction" [J]. Neurourology& Urodynamics, 29 (1): 3.

Sachse H, 1963. Die behandlung der harninkontinenz mit der sklerotherapie [J]. Urol In, 15: 225-244.

Schaefer W, Fischer B, Meyhoff HH, et al. Urethral resistance during voiding: I. the passive urethral resistance relation, PURR. II. the dynamic urethral resistance relation, DURR [M]. In: Proceedings of the XIth Annual Meeting of the International Continence Society. London.

Schaefer W, 1983. The contribution of the bladder outlet to the relation between pressure and flow rate during micturition. In: HinmanFjr (eds). Benign prostatic hypertrophy. New York: Springer-Verlag, 470.

Schurch B, et al, 2000. Botulinum-A toxin for treating detrusor hyperreflexia in spinal cord injured patients: a new alternative to anticholinergic drugs? Preliminary results. Preliminary results [J]. J Urol, 164 (3 Pt 1): 692-697.

Schulthesis D, et al, 1999. Urodynamic aspects in the anatomical work of Lenonardo da Vinci [J]. World J Urol, 17: 137-144.

Scott FB, 1980. Botulinum toxin injection unto extraocular muscles as an alternative to strabismus surgery [J]. Ophthalmology, 87 (10): 1044-1049.

Scott FB, et al, 1985. Botulinum A toxin injection as a treatment for blepharospasm [J]. Arch Ophthal, 103. (3): 347-350.

Scott FB, et al, 1973. Treatment of urinary incontinence by implantable prosthetic sphincter [J]. Urology, 1: 252-259.

Seiferth J, et al, 1978. Experiences and critical comments on the temporary intravesical electrostimulation of the neurogenic bladder in spina bifida children [J]. Urol Int, 33 (5): 279-284.

Shortliffe LM, et al, 1989. Treatment of urinary incontinence by the periurethral implantion of glutaraldehyde cross-linked collagen [J]. J Urol.

Simforoosh N, et al, 2002. Is Ureteral Reimplantation Necessary During Augmentation Cystoplasty in Patients With Neurogenic Bladder and Vesicoureteral Reflux? [J]. The Journal of Urology, 168 (4): 1439-1441.

Smith AL, et al, 2010. Female urethral strictures: successful management with long-term clean intermittent catheterization after urethral dilatation [J]. Bju International, 98 (1): 96-99.

Stewart WF, et al, 2003. Prevalence and burden of overactive bladder in the United States [j]. World J Urol, 20 (6): 327-336.

Stoeckel W, 1918. Uber die Verwendung der Musculi pyramidalis beideroperation Behandlung der Incontinence urinae [J]. ZentralblGynak, 41: 1-19.

Sue Woodward, 2014. Community nursing and intermittent self-catheterisation [J]. BVol, 19: 388.

Temml C, et al, 2005. Prevalence of the Overactive Bladder Syndrome by A lying the International Continence Society Definition [J]. European Urology, 48 (4): 622-627.

Tammela TL, et al, 1999. Repeated pressure-flow studies in the evaluation of bladder outlet obstruction due to benign prostatic enlargement [J]. Neurourol Urodyn, 18 (1): 17-24.

Tyagi P, et al, 2014. Pathophysiology and animal modeling of underactive bladder [J]. International Urology & Nephrology, 46 Su11 (1): S11.

Ulmsten U, et al, 1996. An ambulatory surgical procedure under local anesthesia for treatment of female urinary incontinence [J]. Int Urogynecol J Pelvic Floor Dysfanct, 7 (2): 81-86.

Ultzmann R，1890. Die Krankheiten der harnblase. S tuttgart，F. Enke.

Vicent SA，1960. Mechanical control of urinary incontinence [J]．Lancet，2：292-294.

Von Garrelts. B，et al，1956. Continuous Recording of Urlnary Flow-Rate [J]．Scandinavian Journal of Urology & Nephrology，6（3）：224-227.

Wang Z，et al，2018. Effectiveness and Complications of Augmentation Cystoplasty with or without Nonrefluxing Ureteral Reimplantation in Patients with Bladder Dysfunction：A Single Center 11-Year Experience [J]．J Urol，199（1）：200-205.

Wein AJ，et al，2002. Definition and epidemiology of overactive bladder [J]．Urology，60（5）：7-12.

Weissbart SJ，et al，2018. The history of the Society of Urodynamics，Female Pelvic Medicine，and Urogenital Reconstruction [J]．Neurourology& Urodynamics.

Whiteside G，et al，1979. Synchronous video pressure-flow cystourethography [J]．Urologic Clinics of North America，6（1）：93-102.

Young HH，1919. An operation for the cure of incontinence of urine [J]．Surg Gyneco Obset，28：84-90.

Zhao L，et al，2019. Effects of bladder shape on accuracy of measurement of bladder volume using portable ultrasound scanner and development of correction method [J]．Neurourol Urodyn，38（2）：653-659.

Zinner NR，et al，1963. Clinical urodynamics. III. Pressure profiles of the female urethra [J]．Surgical Forum，14，481-483.

第三章

肛门直肠盆底学科发展史

肛门直肠盆底外科是从结直肠外科中分化形成的二级学科,具有多学科合作的特点,与泌尿外科、妇产科有紧密的联系,但各自又有所侧重。肛门直肠盆底外科(anorectal pelvic surgery)主要研究肛门直肠盆底功能障碍性疾病,又称作后盆功能障碍性疾病,常见的疾病主要包括:功能性排便障碍、大便失禁和功能性肛门直肠痛、盆底及直肠脱垂等。

与泌尿、妇科相关盆底外科相比,肛门直肠盆底外科起步较晚。1998 年,美国密歇根大学医学院建立了以妇科为主导的盆底中心,开展盆底功能性疾病(pelvic floor disorders,PFD)的多学科研究,开始较为系统地研究肛门直肠盆底功能性疾病;2000 年美国明尼苏达大学医学院在已有 20 年历史的盆底生理学实验室的基础上建立了以结直肠外科学为主导的盆底中心;2001 年美国加州大学洛杉矶分校医学中心成立了以妇科泌尿学为主导的盆底中心(Female Pelvic Medicine/Reconstructive Pelvic Surgery);随后,欧洲、澳大利亚、新加坡等纷纷成立了多学科合作的盆底中心、失禁中心、盆底康复中心等。随着 2006 年美国克里夫兰医院结直肠外科 Wexner 教授联合多学科专家编著的《盆底功能障碍:多学科的实践》(Pelvic Floor Dysfunction: a Multidisciplinary Approach)一书的问世,标志该学科的发展日趋成熟(丁义江,2010)。我国中山大学附属第六医院、南京市中医院、天津市人民医院,在 2007 年先后成立了多学科协作的盆底中心,是国内以肛门直肠盆底外科为主导的第一批先行者。

在过去 100 年间,对结直肠盆底解剖、生理、病理概念的认识上,对各种功能性疾病的诊断方法、治疗选择的评估上,曾出现过激烈的争论。最初的研究热点主要集中在对盆底各支持结构,尤其是肛提肌、耻骨直肠肌、联合纵肌、肛门括约肌等核心肌群的解剖方面。由于盆底疾病本身的特殊性、复杂性、综合性,以纠正局部解剖缺陷为主的手术方式并没有取得较满意的疗效,出现了解剖纠正和功能恢复不一致的问题。随着对盆底复杂结构、精密功能认识的逐渐加深,大家认识到盆底任何一组器官的功能障碍都不是孤立发生的,而是相互关联的;盆底各组织结构并不是单独发挥功能,而是以肌群、筋膜、神经协同配合的方式共同完成盆底承载、排尿和排便等功能。在大便失禁患者中,24% ~ 53% 存在尿失禁,7% ~ 22% 存在生殖器脱垂;子宫阴道膨出的患者常常伴有排尿障碍和排便障碍;一部分直肠脱垂的患者同时伴有子宫脱垂。因此该领域的研究思路开始转向功能性解剖、生理、病理相协调的整体盆底概念上,对应出现了肛提肌复合体、括约肌复合体、肛提肌隧道、盆膈裂孔等功能性结构的概念,以及"帆船理论""冰山综合征"等概念。

随着盆底整体理论的提出,盆底功能障碍性疾病的临床疗效有了较大的提高,各种肛门直肠功能障碍性疾病的临床和基础研究也进入蓬勃发展的新阶段。各种盆底功能影像技术、神经电生理技术及动力检测技术的发展,使肛门直肠盆底外科的研究进入了可视化、精准化和个体化时代。由于处于起步阶段,各种盆底研究技术尚存在限制,目前对于盆腔内各脏器、肌肉、筋膜和神经系统的协同工作机制以及相关功能障碍性疾病的发病机制尚无全面系统的认识,对复杂而又模糊的临床综合征,也缺乏明确的诊断标准和诊疗指南。盆底功能障碍性疾病的治疗手段繁多，但尚无确切有效的"金标准"，缺少可重复的分级分度和手术规范。在疗效评价上，也常出现患者与医生判断、客观指标与主观感受不一致的局面。因此，肛门直肠盆底外科还有较长的路要走，仍需砥砺前行。

第一节　肛门直肠盆底解剖学发展史

早在 16 世纪，欧洲最突出的解剖学家兼医生 Vesalius（1514—1564 年）首次描述了肛提肌，开创了盆底研究的先声。到 18 世纪初，意大利解剖学家 Santorini（1681—1737 年）描述了肛门外括约肌。遗憾的是，自从 Santorini 之后直到 19 世纪末，长达 200 年间，盆底解剖的研究几乎是空白的，长时间为非临床解剖学家所忽视。到 19 世纪后期，以 Holl（1881）和 Thompson（1899）等为代表的许多临床解剖学家才对盆底肌肉作了详细观察。Thompson 提出肛提肌可分为耻骨部和髂骨部，随后 Holl 将耻骨部又分为内侧部和外侧部，他将内侧部命名为耻骨直肠肌。Holl（1889）还对肛门外括约肌的排列层次提出自己的见解，将其分为皮下部、浅部和深部。1897 年他又报道了联合纵肌的分布和肌纤维的转化。1934 年意大利学者 Morgagni 和都柏林医生 Morgan 首次提出肛直肠肌环（ano-rectal ring）的概念，并对肛门括约肌作了精细研究，影响深远，迄今仍为教科书中的经典理论，为世人传诵。1936-1984 年间，Levy、Wide、Fowler 及 Hass-Fox 等对盆底结缔组织系统卓有成效的研究，证实这个系统的轴心是联合纵肌，它不仅对肛管的支持和括约功能有密切关系，而且对某些肛门疾病的病因、病理和治疗有一定的理论指导意义。

由于盆底功能障碍性疾病病因复杂，单纯依靠传统局部解剖概念和知识已不足以描述盆底肌的功能生理状态。任何一块盆底肌肉在完成不同动作的时候都不是单独完成的，而是与附近的肌肉、筋膜形成功能肌群。同时，横纹肌和平滑肌之间在一定条件下是可以互相转化和协作的。因此，对盆底肌群单纯的局部解剖研究，逐渐转化为功能解剖研究。埃及学者 Shafik（1975）对提肌脚、肛门悬带及提肌隧道等肛提肌复合体的解剖、生理及病理生理学作了详尽报道，并提出外括约肌的三肌袢学说。为了澄清耻骨直肠肌的形态学问题，Wendell-Smith（1967）、Lawson（1974）、Sat（1980）及 Perey（1981）等用大量比较解剖学研究资料，论证耻骨直肠肌不同于肛提肌和外括约肌，而是一块独立的肌肉。Phillips 与 Parks 通过实验研究，分别提出翼状阀门和瓣状阀门学说，以解释粪便自制机制。

如果盆底解剖学的研究范围仅局限于后盆底的结构，就无法满足便秘、失禁、脱垂和慢性疼痛等盆底功能障碍性疾病发病机制的研究需要。1990 年，澳大利亚的 Petros 和 Ulmsten 在妇科领域首先提出了盆底整体理论，指导女性尿失禁的治疗。该理论认为，支持盆腔器官的韧带、筋膜、肌肉是一个整体的力学系统，对盆底功能和功能障碍要以相互联系和动态的解剖学新视角进行认识。基于这一理论，Petros 率先将女性盆腔分为前、中、后三腔室，且前盆腔（膀胱、尿道）、中盆腔（子宫、阴道）和后盆腔（直肠、肛门）是一个功能整体，任何一个腔室的结构出现病变都有可能导致另外两个腔室相应器官出现症状，这标志着现代盆底疾病多学科联合治疗时代的开始。为更好地阐明整体理论，Petros 将盆底结构比作了船坞、帐篷和桥梁：①船坞理论认为，盆底器官好比是停泊在码头的船，肛提肌是水面，而筋膜和韧带就是固定船只的绳索。保持盆底器官的正常位置，需要水面和绳索的共同作用。当盆底肌薄弱、盆底筋膜和韧带松弛时盆底器官就可能发生下降和脱垂，这一观点颠覆了以往对脱垂器官进行切除的观念，使得加强盆底肌和筋膜的盆底重建术逐渐成为治疗盆底疾病的主流。②帐篷理论描述了宫颈在盆底结构中的重要性，认为子宫是盆底各主要韧带的附着点，如同帐篷的支撑杆一样，一旦被切除或者发生脱垂，很可能伴随其他盆腔器官的脱垂。③桥梁理论则强调了韧带在盆底中的作用，将盆底韧带比作大桥的铁索，起到悬吊、固定盆底器官的作用，其松弛可能使盆底器官发生下降和脱垂。根据整体理论，Petros 等为盆底功能障碍性疾病设计了障碍和定位的量化表，指导外科医生完成精确的诊断和手术设计。

1994 年，DeLancey 基于 Petros 理论提出了阴道支持结构的三水平理论，即在水平方向上将阴道支持轴分为上、中、下三个层面。第一水平由子宫骶韧带 - 主韧带复合体垂直悬吊支持子宫和阴道上 1/3，是盆底最主要的支撑力量，即顶端悬吊支持；第二层面由肛提肌群与耻骨宫颈筋膜附着于两侧腱弓形成的白线以及直肠阴道隔一起水平支持膀胱、阴道上 2/3 和直肠，是为侧方水平支持；第三层面即远端融合和支持，由耻骨宫颈筋膜和直肠阴道隔远端延伸融合于会阴体，与括约肌共同支持远端尿道和肛管。在肛门直肠方面，其顶端支持层面是直肠系膜和侧韧带，中层面是肛提肌和提肌板，远端支持层面是会阴体和肛门括约肌，这三组层面与阴道之间均存在纤维交叉，形成"8"形肌纤维环，为盆底器官提供支撑力。可见，不同腔室和层面的缺损有可能共同存在并相互影响，证明了肛肠外科、妇产科和泌尿外科协同治疗盆底疾病的必要性。此外，DeLancey 更进一步提出了"吊床理论"，认为尿道、阴道和直肠均有各自的"吊床结构"且相互联系：尿道位于阴道前壁上，阴道两侧与盆筋膜腱弓和肛提肌相连，构成支撑尿道的"吊床"，其升降可引起尿道的开闭；阴道吊床则由直肠阴道隔构成，直肠吊床则由肛提肌构成。这一理论与 Petros 的盆底整体理论有着异曲同工之妙。根据这一假说，目前出现了提肌板抬高术、阴道后壁桥式缝合术、经阴道后路悬吊术、骶棘韧带固定术和髂尾肌筋膜固定术等盆底重建术式，均取得了满意的临床疗效。

第二节　常见肛门直肠功能性疾病的诊治发展史

当前，盆底功能障碍性疾病不仅是妇科、泌尿外科，也是肛门直肠外科领域研究的热点。正常盆底器官的支持和功能依赖于盆底和盆底结缔组织以及血管、神经的相互作用，是一个动态平衡系统，并不是各部分简单的累加。这个系统的退化、损伤所导致盆膈承托强度的变化、盆底肌群不协调收缩以及盆腔脏器功能退化而引起的一系列症状即为盆底功能障碍性疾病。从时间进程来讲，盆底功能障碍性疾病首先是由于其退行性改变导致解剖异常，进而发生盆腔器官功能障碍，最终引起相应症状；更为特殊的是，盆底功能障碍性疾病可以出现多盆腔脏器的功能障碍。传统的单一学科理论，已不足以解决大部分盆底功能性疾病的临床复杂问题。因此，改变旧的诊疗模式，建立和开展盆底外科的多学科协作是提高盆底外科诊治水平的关键，可避免目前各自为政的状态。治疗的基本点应该是用解剖的恢复达到功能的恢复（即 RF → RF, restoration of form leads to restoration of function）。

自从 20 世纪 80 年代以来，对肛门直肠和盆底功能的检测和评估越来越普遍。这不仅提高了我们对复杂生理过程的理解，还为许多疾病能够得到最佳治疗提供了重要的信息。为了认识正常排便和排尿、便秘、大便失禁和直肠脱垂等情况的病理生理过程，很多临床医生和研究机构都建立了他们自己的生理学实验室。在美国和英国，结直肠生理学实验室成为训练结直肠外科医生不可缺少的场所。目前尚无任何一种方法能够单独且全面地评价肛门直肠盆底的健康或者疾病状态。准确的诊断依赖于病史、临床检查和生理检查的有机结合。完善的诊疗评估体系，应当包括客观指标及患者的主观症状评估，以提高双方共同的满意度。

一、慢性便秘的诊治发展史

慢性便秘（chronic constipation）的病因主要包括不合理的饮食习惯、排便习惯以及滥用药物（泻剂、吗啡等）。此外，环境、妊娠、营养不良和排便体位的改变也能引起慢性便秘。一项全球范围的荟萃分析显示便秘的患病率为16%（0.7%～79%）（Mugie et al，2011），而老年人便秘发生率则可高达50%（Gallegos et al，2009）；我国慢性便秘患病率为6%（Zhao et al，2011），老年人则可达11.5%（高春芳等，2010）。慢性便秘这一疾病已对社会造成了巨大的经济负担，英国研究显示每年人群用于泻药支出达6700万英镑（van et al，2003），瑞典研究显示每年人均慢性便秘相关费用达5388欧元（Wegner et al，2012）。尽管慢性便秘有着极高的发病率并对社会造成了巨大的负担，但直到现在该病的病因和发病机制仍未完全阐明，同时其受到的关注程度也远远不足够。

（一）便秘的中医发展史

在古代，不同的文明社会都曾提出过关于便秘这一疾病的认识及相应的处理。中医对便秘的探索可以追溯到战国时期的《黄帝内经》（图3-2-1），这是我国现存最早的对便秘进行描述的典籍，其中的《素问·举痛论篇》首先提出了便秘

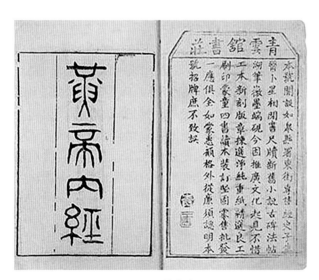

图 3-2-1 《黄帝内经》

是由于胃热伤津耗液导致大便干硬秘结不通的见解；《灵枢》和《皇帝八十一难经》对肛门直肠解剖的描述为便秘诊治的发展奠定了重要的基础。

到了汉代，便秘的诊治得到了进一步发展。东汉张仲景在《金匮要略》中率先将便秘分为阴结、阳结两类，首次提出了便秘的辨证论治，创造了诸如承气汤、厚朴三物汤、麻子仁丸等内服方剂，并在《伤寒论》中首创药物灌肠术治疗便秘。其后，晋代葛洪在《肘后备急方》中记载使用器械辅助药物灌肠，进一步推动了便秘治疗方式的发展。隋朝巢元方在《诸病源候论》中建议采取综合治疗的方法应对便秘，并首次提倡了"带便"引导法，类似于现代的物理治疗。

到了唐代，便秘的认识得到了加深。孙思邈在《千金方》中强调了便秘的危害及严重性并归纳总结了便秘的诊治方法；王焘在《外台秘要》中将便秘分为：大便难、大便不通、大便秘涩不通三类，沿用甚久。到后来南宋严用和在《济生方》中将便秘分为风秘、气秘、寒秘、热秘、虚秘五秘，并提出了"燥则润之，涩则滑之，秘则通之，寒则温利"四则疗法。元朝李东垣强调饮食劳逸与便秘的关系，创造运用了通幽汤、活血润燥汤、润肠汤等临床上确有疗效的方剂。

在明朝，便秘的中医治疗得到极大发展。李中梓主张《黄帝内经》的观点，认为便秘主要是由津液枯干而致，不应滥用硝黄等泻药。虞抟在治疗上重视胃气及津液的保护，采用黄蜡包备急大黄丸肛内入药的方法，是现代肠溶剂型的鼻祖。李檀强调肺与大肠的关系，主张依少阴、太阴辨证论治，宣降肺气治疗便秘，此外又补充了虫积、药石毒、饮食毒、痰滞不通等病因。张景岳在《景岳全书·秘结》（图3-2-2）中总结分析前人论述，主张将便秘分为阴结、阳结两类进行论治，此法深入浅出，影响深远。

清代学者对便秘的辨证论治进一步细化，并出现不少新的方剂。陈士铎在《石室秘录》中提出了生阴开结汤、气不行方等方剂，在配伍用药上颇具特色；叶桂治疗便秘强调宣降肺气以通便闭，善用杏仁、枇杷叶、瓜蒌皮、紫菀、枳壳类以通秘结；林佩琴提出便秘外治法应寒热而分，冷秘用蜜煎导加草乌头末，热秘用猪胆汁导。使

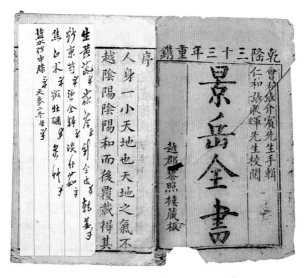

图 3-2-2　《景岳全书》

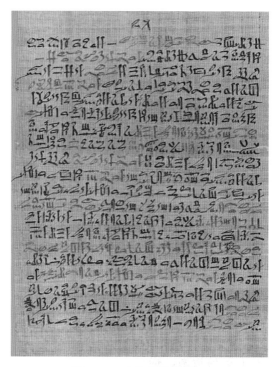

图 3-2-3　古埃及莎草纸

得便秘的外治法更加辨证化。

纵观中医的便秘治疗史，古人的治疗手段以中草药为主，配合了灌肠、物理治疗和饮食调节，功效值得肯定，许多方剂和方法沿用至今（蓝海波等，2015）。

（二）便秘的西医发展史

相比中医，西医对便秘的研究基本集中在近代。古老的西方社会认为，及时而规律的肠道排空与光和空气、水和食物、睡眠和觉醒、运动和休息以及生活的激情是健康的六大因素（Wagner et al，1985）。最早的记载可以追溯到公元前 16 世纪一篇记录在莎草纸上的古埃及文献（图 3-2-3），它对这一疾病进行了朴实的定义，即肠道中未消化的食物残渣会产生并释放毒素使机体中毒（Verbrugge et al，2002），这一观点一直延续到了 18 世纪。随着细菌的发现和细菌学说的诞生，19 世纪的西方学者认为便秘可对人体造成更大的危害，即所谓的"自体中毒（Autointoxication）"假说。到了 19 世纪 80 年代，有学者将大肠中的蛋白质分解产物注入动物体内并观察到了毒性效应，进一步证实了这一假说，使其在 19 世纪末到 20 世纪初占据了学术界的主导地位，"自体中毒"也由此成为了一种泛用的诊断，如头痛、消化不良、失眠、焦虑、性无能和一些不明原因的功能性障碍常被当时的内

科医生归结于此。不仅如此，西方人还基于这一理论开发出了多种类型的治疗方式，从水疗、药物到手术治疗均有涉及。

英国外科医生 Sir Arbuthnot Lane 首次采用结肠切除术治疗便秘；Charles Tyrell 开发了一种大容量、高压力的灌肠袋帮助便秘者排空大便；诺贝尔奖得主 Elie Metchnikoff（图 3-2-4）则认为酸奶具有可观的助肠道排空的作用（Tomes et al，2001）。

除了上诉的"自体中毒"学说之外，西方人在 18 世纪初开始普遍将便秘与懒惰和暴饮暴食等不良的道德品质联系起来（Heinemann et al，1932）。到了 18 世纪后叶，人们逐渐意识到现代人生活方式的改变与便秘之间的关系。比起人类祖先，现代人可能因饮食结构变化、缺乏运动和频繁忍便而导致便秘的发生。鉴于此，食用粗粮、配合咀嚼、改善生活习惯等温和的方法被人们用于便秘的预防和治疗中。

（三）便秘诊断标准发展史

1988 年，罗马召开了第 13 届国际胃肠病学大会，在大会上公布了第一个罗马标准并在次年

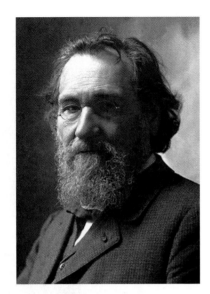

图 3-2-4　乳酸菌之父—Elie Metchnikoff

发表了罗马指南，提出了"功能性胃肠病"概念，并把没有发现明显器质性病变的功能性便秘（functional constipation）归属于功能性胃肠病范畴。1994 年，罗马委员会发表了《功能性胃肠病：诊断、病理生理学和治疗，一项全球共识》（*The Functional Gastrointestinal Disorders：Diagnosis，Pathophysiology，and Treatment，A Multinational Consensus*），这一国际性的标准称为"罗马 I 标准"；1999 年又提出了关于"功能性胃肠病分类标准"的"罗马 II 标准"；根据 2002 年世界胃肠病学大会曼谷新分类公布的胃肠动力疾病新概念所界定的范围，功能性便秘、慢运输型便秘、肛门括约肌失弛缓症等都属于功能性胃肠病或是胃肠动力疾病中的一种。新分类认为：功能性便秘属于胃肠动力性疾病，按罗马 II 体系标准，是指粪便干结、排便困难或排便不尽感和排便次数减少。先天性巨结肠、继发性巨结肠、直肠子宫内膜异位、肛门直肠狭窄均被划入器质性便秘的范畴，直肠前突、直肠内套叠、盆底疝或盆底下降等肛门、直肠结构异常的疾病也被排除在功能性便秘之外。出口梗阻型便秘是由于盆底功能障碍（pelvic floor dysfunction）、肛门痉挛（anismus）或盆底肌协调运动障碍（pelvic floor dyssynergia）等引起的。2006 年 5 月罗马委员会对"罗马 II 标准"进行修订，又制定了功能性胃肠病分类的

"罗马 III 标准"，其中包括"功能性便秘诊断标准"，成为当时国际公认和通用的功能性便秘诊断标准（Drossman et al，2006）。

经过 10 年的酝酿，罗马基金会在 2016 年公布了罗马 IV 标准，该标准成为了目前功能性胃肠病的最新诊断标准。在罗马 IV 标准中，与慢性便秘相关的功能性疾病有功能性便秘、阿片类药物引起的便秘（opioid-induced constipation，OIC）、便秘型肠易激综合征（irritable bowel syndrome with predominant constipation，IBS-C）和功能性排便障碍（functional defecation disorders）四大类，其中功能性便秘和功能性排便障碍与盆底功能障碍性疾病有很大的交集。

功能性便秘又可分为 3 类：正常传输型便秘、慢传输型便秘和排便障碍型或直肠排出障碍型便秘；罗马 IV 标准的 C2 部分对功能性便秘制定了诊断标准：（1）必须包括至少以下 2 项：① 25% 以上的排便感到费力；② 25% 以上的排便为干球粪或硬粪；③ 25% 以上的排便有不尽感；④ 25% 以上的排便有肛门直肠梗阻、堵塞感；⑤ 25% 以上的排便需要手法辅助；⑥ 每周自发排便少于 3 次。（2）不用泻剂时很少出现稀粪。（3）不符合肠易激综合征的诊断标准。

功能性排便障碍则被纳入了肛门直肠疾病中，并分为了 F3a 结肠慢传输（slow colonic transit）和 F3b 出口功能障碍（outlet dysfunction）两个亚型（Schmulson et al，2017）。F3 部分提出，要诊断功能性排便障碍，患者必须符合功能性排便障碍和（或）便秘型肠易激综合征诊断标准，并在以下 3 项检查中的 2 项中证实有特征性排出功能下降：①球囊逼出试验异常；②压力测定或肛周体表肌电图检查显示肛门直肠排便模式异常；③影像学检查提示直肠排空能力下降。由此可见，功能性便秘和功能性排便障碍是相互交集的模糊概念，难以通过明确的定义和诊断标准将其截然区分。这也反映了盆底功能障碍发病机制的交叉性和综合性。随着科学技术的进步以及解剖学、生理学的发展，对功能性便秘的诊断手段也越来越健全，例如：结肠传输试验、排粪造影、肛管直肠测压、盆底肌电图、电子肠镜等。目前，罗马 IV 标准的便秘分类方式已逐渐成为了临床应用中

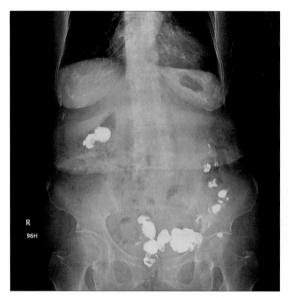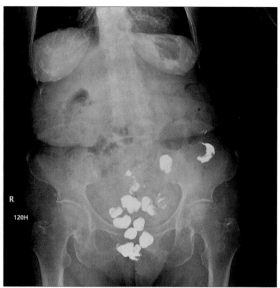

图 3-2-5 少量钡剂结肠传输试验

的主流。

(四) 慢性便秘辅助检查发展史

1. 结肠传输试验 结肠传输试验 (图 3-2-5) 是通过观察不透 X 线标志物在肠道内存留、分布、通过和排除的过程，判断肠道运输功能的检查方法，是诊断慢传输型便秘的重要检查方法。历史上曾有通过摄入不吸收的有色玻璃或塑料珠子再排出收集起来评价肠道运输情况的报道。也有使用吞服其他有色粉末或可检测的化学标志物的方法。但这些方式均存在不文雅或者难以排出、容易导致消化道损伤等缺点。Hinton 等 (1969) 首次应用不透 X 线标志物测定结肠通过时间；1981 年 Arhan 等改进了这个方法，通过吞服标志物后每 24 小时拍摄一系列腹部平片直至第 7 天的方式来评估肠道传输功能。但该方式存在患者需接受较多 X 线照射的缺点。Hinton 和 Lennard-Jones 通过每天仅拍摄一次腹透而计算第 5 天和第 7 天排除标志物的比例来判断结肠传输的情况。随后有不同的作者描述较多改良的方式，主要体现在吞服显影剂的不同和拍摄频率的不同，以及判断各结肠分部传输时间标准的不同，但基本原理是一致的。现已广泛应用于临床评估便秘的结肠动力并用以区分便秘类型。

除此之外，还有文献报道采用结肠闪烁成像、无线动力胶囊、检查结肠传输功能的方式。结肠运输迟缓所引起的便秘在便秘的诊断中占有重要位置，由于患者多无结肠器质性病变，故纤维结肠镜、结肠气钡双重造影都无助于诊断。结肠运输试验是诊断此类疾病的客观手段，并可以区分结肠慢传输型与出口梗阻型便秘。

2. 排粪造影 排粪造影是指将模拟的粪便 (如钡糊) 灌入直肠、结肠内，在放射线下动态观察排便过程中肛门、直肠、乙状结肠及盆底生理解剖的改变，是肛门直肠生理学检查的重要组成部分，是诊断出口梗阻型便秘 (包括直肠前突、直肠内脱垂、会阴下降综合征、耻骨直肠肌综合征、盆底疝等) 的重要辅助检查方法 (图 3-2-6)。此外，排粪造影也可用于孤立性直肠溃疡综合征或直肠肛门痛、大便失禁的患者。1952 年 Lenart Wallden 首先采用排粪造影的方法，对出口梗阻性便秘患者进行了盆底动力学和形态学研究，发现小肠或部分乙状结肠疝入深的直肠生殖陷窝内是引起出口梗阻型便秘的原因之一。20 世纪 60 年代 Phillips 和 Broden 在小儿巨结肠和直肠脱垂的临床工作中开始研究应用排粪造影。1988 年英国的直肠造影讨论会上制定了排粪造影的检查标准。1990 年 11 月，在全国便秘诊治标准讨论会上我国的排粪造影的检查标准得到了确立。

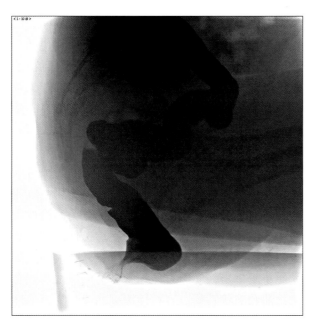

图 3-2-6　排粪造影

3. 肛管直肠测压　肛管直肠测压是评价肛管内外括约肌张力、直肠顺应性和肛门直肠感觉及证实直肠肛门抑制反射完整性的客观方法。1877 年 Cower 首先发现直肠压力的变化与内括约肌相关，并记录了肛门直肠反射。1948 年 Gaston 通过对人肛管不同部位内压的测定，分析了肛门内括约肌与肛门外括约肌压力变化，指出肛门内外括约肌的压力变化与直肠内压力变化有密切联系，是连续性的反射活动。20 世纪 70 年代之后，肛管直肠测压法得以迅速发展，发现许

多顽固性便秘有共同的测压值变化，如肛管直肠静息压增高等。肛管直肠测压目前已广泛应用于诊断大便失禁、便秘、先天性巨结肠和肛裂。肛管直肠测压的发展经历了气囊或水囊法、水灌注法、固态微传导法三个阶段。Schuster 等是水囊或气囊法的最早设计者之一。他们将水囊或气囊置于肛管直肠内，通过细导管将囊体与转换器连接，最终获取各种检查数值。但这种方法测量的压力是作用于囊体的各种力量的综合结果，得到的信息相对有限。后来 Amdoefer 设计了水灌注法的方式，通过肛门和导管之间制造人为空腔来测量压力，压力变化通过非膨胀性毛细管传送至转换器并最终变成电信号显示。这种测量方式是全球运用最广泛的技术。近年来出现了固体非灌注导管的设备，通常包含三个或更多的压力通道。在此基础上开发出的 3D 高分辨肛管直肠测压已拥有 256 个压力通道，可以获得更加立体和详细的数值（图 3-2-7）。尽管第一次有较详细文献报道的肛肠测压可以追溯到 1972 年，但到目前为止尚无全球统一的诊断标准。

4. 盆底电生理学检查　盆底肌电图是通过记录盆底肌肉在静息、排便状态下电活动变化，来了解盆底肌肉的功能状态及神经支配情况。1930 年，Beck 首次在狗和人身上将细针电极插入肛门括约肌内，发现随着括约肌的舒缩可记录到肌肉的电活动。Floyd 等于 1953 年发现，当主动收缩肛门时外括约肌可见明显增强的动作电

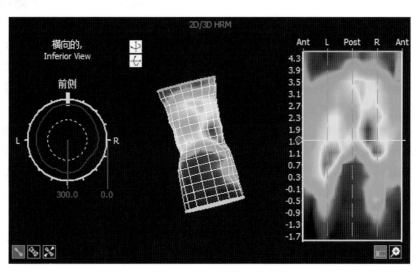

图 3-2-7　高分辨肛管直肠测压

位，而在做排便动作时电活动减弱。随着电子技术和计算机技术的发展，电脑化肌电图分析结果日趋可靠准确，在探索排便反射及诊断盆底肌失弛缓症将发挥重要作用。

5. 肠镜　早在19世纪中期就有人开始尝试使用内镜直视观察肠道黏膜。医生们通过蜡烛照明并用一块抛物线形镜子聚焦的管子来观察人体内部，此后便有了原始的直肠镜、乙状结肠镜。伴随着半刚性和纤维上消化道内镜的发展，出现了纤维内镜被用到下消化道并诞生了纤维结肠镜。直到20世纪80年代电子内镜的出现，传输图像的光导纤维束被电荷耦合器（CCD）器件取代，可以直接观察高分辨率的大屏幕显示器，数字化的图像方便储存、打印，便于资料的管理、积累和查找，医生的工作效率得到了极大的提升。结肠镜经历了从硬式直肠、乙状结肠镜到纤维乙状结肠镜、全结肠镜，再到电子肠镜，再到今天的胶囊肠镜、放大肠镜、超声肠镜，共聚焦显微肠镜，窄频影像技术的发展历程。在便秘诊断上，电子肠镜主要承担排除大肠肛门器质性疾病，诊断炎性肠病、结肠黑变病、憩室病、肠外压迫性病变等任务，是慢性便秘综合评估的重要组成部分，也是慢性病便秘评估手术指征的必要检查之一。

6. 球囊逼出试验　球囊逼出试验（balloon expulsion test，BET）最早由美国著名结直肠外科学者David Beck于1992年在文献上进行了详细介绍（Beck et al，1992），这一试验是对直肠排便功能的一项重要辅助检查，临床多用于鉴别出口处梗阻和排便失禁，对判断盆底肌、外括约肌反常收缩及直肠感觉功能下降有重要意义。可以协助诊断耻骨直肠肌肥厚、直肠前膨出、内套叠伴会阴下降综合征、慢传输型便秘、直肠炎、盆底失弛缓等疾病。

此外，目前常用于便秘诊断的辅助方法还有钡灌肠、肛管B型超声检查、盆底三维造影等。

（五）慢性便秘治疗发展史

1. 药物治疗　便秘严重影响人们的生活质量，增加患者的经济负担，长期便秘可引起肛裂、痔疮、直肠脱垂等疾病，甚至诱发心脑血管

意外事件等，对患者心理和生理健康造成明显的损害，故便秘的治疗尤为重要。治疗便秘包括一般治疗（调整饮食、改善生活方式）和药物治疗。当调整饮食、改善生活方式与泻药治疗无效时，寻找一些新药物就变得相当重要。如今，治疗便秘的药物一共分为四大类：泻剂，促动力药，促分泌药和益生菌。

慢性便秘的病理生理机制十分复杂，目前还没有特异的可根治的药物，泻药的应用是临床上对便秘患者最常见的处理。泻剂分为润滑性泻剂、容积性泻剂、刺激性泻剂、渗透性泻剂和盐类泻剂。润滑性泻剂能润滑肠壁，软化大便，使粪便易于排出，使用方便。常见的润滑性泻剂有矿物油和液状石蜡。容积性泻剂的成分为可溶性纤维素和不可溶性纤维素，通过吸收水分使粪便膨胀并软化。常用的可溶性纤维素有果胶、车前草、燕麦麸等；不可溶性纤维素通常为植物纤维如木质素等。这类泻剂起效慢而副作用小、安全，故对妊娠便秘或轻症便秘有较好疗效，但不适于作为暂时性便秘的迅速通便治疗。刺激性泻剂通过刺激结肠黏膜提高局部动力，降低结肠水分吸收，通常在容积性泻剂和盐类泻剂无效时才使用。含蒽醌类的植物性泻药（大黄、鼠李皮、番泻叶、芦荟）、酚酞、蓖麻油、双酯酚酊等均属于刺激性泻剂。渗透性泻剂可以在肠内形成高渗状态，通过自身吸收水分并阻止肠道吸收，致使肠内容物容积增加，以促进肠蠕动。常见的渗透性泻剂有乳果糖、山梨醇、聚乙二醇4000等，它们适用于粪块嵌塞或作为慢性便秘者的临时治疗措施，容积性轻泻剂疗效差的便秘患者建议使用此类泻剂。盐类泻剂原理与渗透性泻剂相似，可锁定肠腔内水分，增加液体排泄。常用的盐类泻剂有硫酸镁和镁乳，其缺点是可能引起电解质失衡，肾功能或心功能不全的患者须谨慎使用。在以上五类泻剂中，润滑性泻剂、容积性泻剂和刺激性泻剂可用于间歇性便秘的治疗，而渗透性泻剂和盐类泻剂更适合于慢性便秘的长期治疗。

2. 手术治疗　对于生活行为调节、药物等保守治疗无效的顽固性慢性便秘，手术是可考虑的方式之一。1908年Arbutthnot Lane（图3-2-8）首次提出经腹手术治疗慢性顽固性便秘，他认为

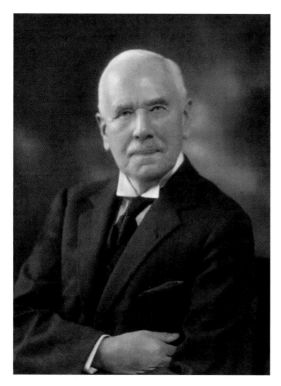

图 3-2-8　Williams Arbuthnot Lane

"大肠是百病之源"，而慢性顽固性便秘即是由于大肠机械性吸收毒物所致的一种自身中毒，给患者带来痛苦和压抑。他使用次全结肠切除及回肠 - 乙状结肠吻合术、结肠转流及回肠 - 直肠吻合术和肠转流术治疗了 39 例此类患者。1911 年 Chapple 用同类术式治疗此类患者 50 例，其中术后仍需泻药和灌肠的患者 7 例，粪瘘患者 1 例，粘连性肠梗阻 5 例。早期的手术治疗成功率不高，但给便秘外科治疗开了先河。全结肠切除术是治疗慢性顽固性便秘的金标准，但因其可导致术后顽固性腹泻等严重并发症而临床应用较少。除结肠切除术外，20 世纪 90 年代国内学者在慢传输型便秘手术治疗方面提供了新的思路，率先开创了结肠旷置术治疗慢传输便秘。周恒仁等（1994 年）报道采用结肠旷置术治疗慢性顽固性便秘，疗效满意。此后，刘勇敢等（2003 年）报道采取用盲直侧端吻合术旷置结肠治疗慢性便秘 12 例，代全武等（2003 年）报道采用回直端侧吻合结肠旷置术治疗顽固性慢传输便秘 14 例，疗效满意。

此外，顺行性结肠灌洗（antegrade colonic enema，ACE）亦是顽固性便秘的外科手段之一。该手术最早由 Dalby 于 1894 年用于小儿灌肠。20 世纪早期有许多关于 ACE 用于成人结肠炎的报道（Mudireddy et al，2014；Moynihan et al，1903）。1905 年 Keetley 首先将该方法用于便秘患者，并成功治疗了一位 15 岁女性患者，然而后来也许因出现术后粪漏的并发症而没有继续使用。直到 1990 年 Malone 等报道了将阑尾顶端缝在腹壁皮肤上对结肠进行灌洗的方法，正式将 ACE 这一术语应用于该术式。虽然便秘的外科治疗方式日渐丰富，但部分患者术后便秘症状仍无明显改善，且可能会因手术并发症带来更多的不适。此外，慢性顽固性便秘患者多数伴有精神障碍，这会影响手术治疗效果的客观评价。因此慢性便秘手术治疗仍有进一步改进的空间，手术指征尚需更加明确，且需要泌尿、妇科盆底外科、影像科和精神心理科的多学科协作对该类患者进行联合诊治。

出口梗阻型便秘的病因复杂，常多种因素同时存在，这些因素主要分为直肠盆底结构松弛（直肠内套叠、直肠前突、会阴下降、肛提肌裂隙增宽等）和盆底肌肉反常收缩（肛提肌痉挛综合征、耻骨直肠肌综合征、内括约肌失弛缓综合征等）两大类。目前出口梗阻型便秘的手术治疗主要针对直肠前突、直肠内脱垂及耻骨直肠肌综合征等疾病。直肠前突和直肠内脱垂的具体手术治疗发展情况详见后续章节。对于耻骨直肠肌痉挛的手术治疗，1969 年 Wallace 首先报道 44 例耻骨直肠肌部分切除的经验（1969）。国内学者首先报告 18 例耻骨直肠肌综合征的外科治疗经验（喻德洪 等，1990）。此后亦有报道"闭孔内肌自体移植术"并取得了术后近期较好的疗效（杨新庆 等，1995）。对于因耻骨直肠肌肥厚或痉挛引起的出口梗阻型便秘，国内采用较多的手术方式主要有经骶尾入路耻骨直肠肌切断术和经直肠耻骨直肠肌部分切断、纵切横缝术。然而有临床疗效评价显示，目前经直肠耻骨直肠肌部分切断被应用得越来越多，经骶尾入路切断耻骨直肠肌逐渐被淘汰，主要与手术切口较大，切口愈合时间较长，切除不充分等因素有关（程跃 等，2007）。保守治疗方面，有报道使用渐进性肛管扩张治疗耻骨直肠肌综合征并取得了满意的疗效（Maria et al，1997）。此外，肉毒毒素 A 注射是一项简单的耻骨直肠肌综合征治疗法（Maria et al，2000），它易于实行，不受患者心理因素的影响，也不会引起矫枉过正或永久性括约肌损伤，却能减轻耻骨直肠肌的异常收缩，恢复正常排泄功能。生物反馈是近年来用于治疗出口梗阻型便秘的新方式，其中以治疗盆底肌功能失调多见，文献报道疗效优于药物和手术治疗，应作为盆底肌功能失调型便秘的首选（Van et al，2006；Battaglia et al，2004；Choi et al，2004；Palsson et al，2004）。

二、大便失禁的诊治发展史

（一）大便失禁诊断标准发展史

根据罗马Ⅳ标准的定义，大便失禁是指反复发生不能控制的粪质排出，症状持续至少 3 个月，患者年龄至少 4 岁及以上；若以研究为目的时，症状出现至少 6 个月，近期大便失禁为 2 ~ 4 次，超过 4 周。罗马Ⅲ标准中的对应部分给出了功能性大便失禁的定义：指反复发生粪便不受控制地排出，而没有任何明显神经源性或解剖上的病因；单纯的肛门排气难以控制不能定义为功能性大便失禁。由于结构异常（如肛门括约肌功能下降、会阴过度下降）与症状的关系不明确，临床中难以将症状归因于某种器质性或代谢性病因，因此罗马Ⅳ标准并没有沿用罗马Ⅲ标准"功能性大便失禁"的定义，而是使用了总称"大便失禁"，将一些可能比其他患者有更多的肛门直肠结构和功能异常的患者考虑在内。

大便失禁的诊断建立在仔细问诊的基础上。除症状学、手术史、药物史外，临床中也常用 4 种量表来评估大便失禁的严重程度，分别是克利夫兰诊所编制的 Wexner 评分、圣马克医院编制的 Vaizey 评分、Rockwood 评分、大便失禁和便秘 FICA 评分以及由国际失禁咨询委员会编制的失禁问卷肠道版和大便失禁量表修订版（Bowel Version of International Consultation of Incontinence Questionnaire，ICIQ-B）。通过使用这些工具，临床医生可以对大便失禁患者的症状进行量化，从而采取相应的治疗措施。量表的使用对于临床决策规范达成国际共识具有相当大的意义。

（二）大便失禁辅助检查发展史

除了病史和查体外，辅助检查手段对于大便失禁的病因学诊断是不可或缺的。临床上常用的辅助检查包括肛管直肠测压、排粪造影、MRI 和肠镜等。

1. 肛管直肠测压　肛管直肠测压法常作为大便失禁患者肛门直肠病理生理功能的首选方法。在 20 世纪 70 年代，肛管直肠测压用在大便失禁方面的应用屡见报道，1971 年 Cywes 等报道了肛管直肠测压用于小儿肛门直肠手术后肛门功能评估，这是第一篇记录了专门针对大便失禁症状使用肛管直肠测压的报道；随后，White 和 Kelly 等于 1973 年前后相继报道了使用肛管直肠测压对不同病因引起大便失禁的儿童进行控便能力评估；肛管直肠测压法被用于排除括约肌受损引起的肛门失禁以及评价括约肌术后功能恢复效果，但相关研究表明，肛管直肠测压的结果与大便失禁的严重程度没有相关性，该项指标并不利于评价大便失禁的手术效果，正如有些患者虽然具有正常的括约肌功能，但是依然患有大便失禁的情况。比较有代表性的是 1979 年 Read 在 *Gastroenterology* 上发表的关于大便失禁和慢性腹泻的临床研究，该研究将肛管直肠测压作为评估肛门直肠功能的主要手段，对后来大便失禁的诊断和治疗规范的形成产生了深刻的影响。然而，患者检查结果的统计分析表明，虽然肛管直肠测压法是一种对括约肌进行的定量测试的可靠手段，但肛门失禁患者的括约肌长度、收缩持续时间及感知注入直肠液体的能力与对照组相比并无显著差异。

2. 排粪造影　排粪造影技术给患者排便提供了可视化的评估。排便时，肛门直肠角度、直肠膨出现象、肠套叠现象、会阴下降程度和直肠排空状态均可进行综合评估。排粪造影在诊断由直肠脱垂、直肠内套叠、直肠前突等器质性肛肠良性疾病引起的大便失禁中具有较高的价值，同时也可用于盆底失迟缓综合征和痉挛性盆底综合征的诊断。然而，在失禁患者中，排粪造影的整体价值相当有限，除非他们同时合并相关的排便阻塞症状。有相当部分存在大便失禁的患者在进行排粪造影检查时仍存在自主控便、排便的情况，会出现假阴性的诊断。

3. 超声　自 1991 年 Law 报道了第一篇关于直肠腔内超声检测的前瞻性研究以来，这项检查便成为了对肛门失禁患者肛管形态学评估的金标准。这项检测技术可实现对内外括约肌的可视化评估，包括其长度和宽度以及任何瘢痕组织或缺陷存在的可能性。可用于判断存在功能障碍的肛门括约肌是否存在解剖上的缺损，其最主要的优点是可清楚区分内、外括约肌且对患者造成的不适感较轻。此外，对比肛管直肠测压和针肌电图，该技术更具有简便、易操作和患者依从性好的优点，因此被推荐成为大便失禁的常规检查。该项技术可亦应用于女性经阴道分娩、产后创伤或具有括约肌缺陷可能性的肛门失禁患者的诊断。

4. 盆底电生理学检查　阴部神经末端运动神经的潜伏期检测由 Kiff 和 Swash 于 1984 年首次报道，可应用于评估阴部神经病源性的肛门失禁的检测。该神经的损坏常在发生分娩时，并且也可发生于糖尿病或多发性硬化疾病。该方法通过检测阴部神经刺激后引发盆底肌肉收缩所用的时间来评估是否存在神经源性的功能障碍。延迟的反应提示可能出现引起肛门失禁的阴部神经病变。这个辅助检查手段亦被应用于评价括约肌成形术后的疗效。

其他盆底肛肠生理检测包括知觉测试、磁共振成像（MRI）和结肠镜检查。肛门直肠知觉测试是指通过对肛门末端的电刺激并测试球囊扩张时直肠的灵敏度。该检测方法可识别直肠最小容量的第一反应以及最大承受容量体积。盆腔 MRI 检测可实现对括约肌的可视化评价，这种成像手段可识别引起肛门失禁的括约肌的萎缩或断裂，并且观察解剖结构上的异常。结肠镜检查则可用于评估因直肠或结肠感染或炎症引起的肛门失禁，如感染性腹泻、肠道息肉、孤立性直肠溃疡等。

（三）大便失禁治疗发展史

1. 药物治疗　大便失禁的药物治疗主要包括止泻剂（如洛哌丁胺、丁卡因等），通过减少大便量和降低小肠和结肠的蠕动起效；灌肠和栓剂适用于肛门直肠感觉降低所致的溢漏性大便失禁。当感觉降低致大便不能排空而嵌塞在直肠中时，扩张的直肠反射性使内括约肌持续松弛，这使得粪水溢漏，造成大便失禁。针对这种情况使用栓剂或灌肠排空粪便可促进直肠和肛管功能的恢复，其后可使用止泻剂改善腹泻；其他栓剂如括约肌刺激剂（如苯肾上腺素等）的局部应用可增加肛门内括约肌收缩，提高肛管内静息压，从而改善控便能力。

2. 心理治疗　心理治疗的目的是在于阐明和缓解紧张因素，或改变患者对待紧张因素的态度。此类患者首先必须克服心理障碍，因为大便失禁患者常担心外人知晓，不愿与人相处，有的耻于求医，拖延病情。欧美国家设有患者鼓励团体，帮助患者克服羞怯心理。对心因性因素明显者，必要时可采用系统脱敏试验治疗。此外可嘱患者穿弹性紧松裤，以增加大便节制能力（图3-2-9A）。

3. 物理治疗　1948 年，Kegel 提出可以改善尿便失禁的功能锻炼方案即 Kegel 运动，随后有大量文献证实了该方法的有效性。辅助核心肌群的 Kegel 运动，可加强失禁的治疗效果（图3-2-9B）。尽管通过会阴部力量锻炼未能明显能使肛门内括约肌的紧张性增加，但这一锻炼方案可增加肛门外括约肌、耻骨直肠肌环和肛提肌的肌肉体积和自主收缩能力。

20 世纪 60 年代起就有采用肛门电刺激治疗大便失禁的报道。最初采用的是有创的植入刺激仪、针式肌电刺激仪。经过设备不断改良更新，出现了无创的表面电极和经皮肤或肛内栓式电极，具有操作简单、无严重的副作用和并发症等优点。通常患者可在家里治疗，一般每日 2 次，每次 30 分钟。

1974 年，Engel 报道了 6 例不同原因引起的大便失禁患者进行操作性行为指导，并对相应的肛门括约肌反应进行了记录。他们将 50 ml 球囊插

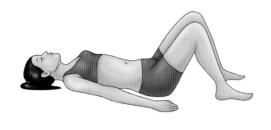

A．Kegel 运动

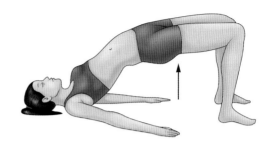

B．辅助核心肌群训练的 Kegel 运动

图 3-2-9　盆底功能训练

入患者的直肠中并以波形图描的形式写括约肌反应，经过语言强化后，每一位患者都能感受到直肠的扩张并尝试收缩括约肌。该报道开创了后来生物反馈训练治疗大便失禁以及其他功能性盆底肛肠疾病的先河。20 世纪 90 年代以来生物反馈和盆底肌肉功能训练逐渐成为治疗大便失禁的首选保守疗法并被越来越多的医生所接受。无论是括约肌结构完整而功能减退的患者还是括约肌部分缺失的患者，生物反馈治疗都有一定的疗效。生物反馈疗法治疗大便失禁，主要是采用肌电图生物反馈和肛管压力生物反馈，通过肛肠肌电图或测压技术分析肛门直肠功能，采取训练的方法来治疗大便失禁。每次生物反馈治疗约需 50 分钟，期间进行 50 次排便训练，每周 1～3 次，治疗 1～6 周，常根据个人情况及具体治疗效果决定疗程长短。生物反馈治疗对大便失禁有效率为 50%～90%。长期随访显示，生物反馈治疗后 1 年以上多数患者仍维持良好的自发排便。生物反馈疗法具有无痛苦、非创伤性、无药物不良反应、不受患者年龄等因素影响的优势，其成功率较高，疗效维持时限较长，是治疗大便失禁安全有效的方法。

4. 手术治疗　对于括约肌结构完整而功能减退的大便失禁患者，如保守治疗效果欠佳的话可以采用肛门后方括约肌折叠修补术。肛门后方括约肌折叠修补术由 Parks 于 1971 年设计提出，通过折叠缝合两侧肛提肌和耻骨直肠肌，增大肛门直肠角度，以此延长肛管。对于括约肌缺损严重无法直接缝合修补且前期的手术治疗均告失败时，可采用周围骨骼肌移植成形术。1952 年由

Pickrell 等首次报道采用股薄肌移植治疗儿童大便失禁。由于骨骼肌属于快速收缩肌，无法胜任长时间的持续收缩状态来维持肛门括约功能。如手术时将骨骼肌包裹肛门过紧则会造成肛门闭塞而无法正常排便。因此股薄肌移植成形术的效果并不理想。1986 年 Baeten 等报道采用股薄肌成形术配合慢性刺激可以使骨骼肌由快速收缩肌转变为慢速收缩肌，且不易疲劳，能够达到维持肛门收缩状态的效果，可取得较好的疗效。亦有报道采用臀大肌和闭孔内肌移植治疗大便失禁，均取得一定疗效。臀大肌移植括约肌成形术最早由 Chotwood 于 1902 年用于大便失禁的治疗。由于臀大肌是一块体积大、有张力的肌肉，其下缘靠近肛门，容易移植，特别适用于伴有神经损伤的病例。最初采用人造括约肌治疗尿失禁患者取得了很好的疗效，经过改良于 1996 年开始采用人造肛门括约肌治疗大便失禁。通过人工控制泵达到肛管括约肌持续收缩状态，排便时则令其松弛，以便粪便排出。临床应用发现，无论是医生还是患者对人造括约肌都有较长的学习适应曲线，且伴有疼痛、移位、感染、无效等不良反应，目前尚未普及开展。

Malone 于 1990 年首先报道采用顺行结肠灌洗技术治疗脊髓突出症患儿的神经性肠道疾患。术中将回盲部无张力地拉出腹壁，将阑尾固定于腹壁皮肤并造口。经由造口处插管行清洁灌肠，可促使大肠内的粪便自肛门排出。灌肠液可采用 1000 ml 生理盐水或复方电解质液、甘油液、磷酸盐等灌洗液，灌洗液一般加热到 38℃左右。顺行结肠灌洗的并发症有造口狭窄、插管困难、穿

孔、创口感染等，但并发症的发生率较低。

造口治疗是治疗顽固性大便失禁患者的可选方案之一。如果常规治疗无效的话，为了提高患者的生活质量，增加其信心，可以采用结肠造口或末段回肠造口治疗。但是有相当部分的患者并不愿意采用该方法。

三、肛门直肠盆底脱垂性疾病的诊治发展史

（一）盆底脱垂性疾病的诊断发展史

盆底肛肠脱垂性疾病主要包含直肠脱垂、孤立性直肠溃疡综合征、盆底下降及直肠前突等，因绝大部分属于器质性疾病范畴，本章仅简要介绍直肠脱垂、孤立性直肠溃疡综合征及直肠前突诊治发展史。

1. 直肠内脱垂　直肠脱垂可分为内脱垂及外脱垂，目前众多学者认为两者是同一疾病的不同阶段，直肠外脱垂是直肠内脱垂进一步发展的结果。直肠外脱垂定义为脱垂的直肠超出了肛缘，反之则为内脱垂。直肠内脱垂这个概念最早于1903年由Tuttle提出，由于多发生于直肠远端，也称为直肠远端内套叠。虽然绝大部分学者认为直肠内脱垂和直肠外脱垂是同一种疾病的不同发展阶段，但排粪造影检查发现20%以上的健康志愿者也存在不同程度的直肠内脱垂表现，却很少发展成为直肠外脱垂。Mellgern等（1997）对26例直肠内套叠患者进行排粪造影随访，平均6.1年，所有排粪造影检查中，25例仍表现为直肠内脱垂，仅1例发展为直肠外脱垂。作者认为直肠内脱垂很少发展成为直肠外脱垂，并认为这是两种完全不同的疾病。Berman等（1987）也认为直肠内脱垂是一个独立的疾病而不是直肠外脱垂的先兆。

直肠脱垂的病因复杂，主要有以下几种理论：

滑动性疝学说：早在1912年，Moschcowitz认为直肠脱垂的解剖基础是盆底的缺陷。冗长的乙状结肠堆积压迫在盆底缺损处的深囊内，使得直肠乙状结肠交界处形成锐角。患者长期过度用力排便，导致直肠盆腔陷凹腹膜的滑动性疝，在腹腔内脏的压迫下，盆腔陷凹的腹膜皱襞逐渐下

垂，将覆盖于腹膜部分之直肠前壁压于直肠壶腹内，最后经肛门脱出。根据这一理论，可以通过修补Douglas陷凹以纠正盆底的滑动性疝，从而达到治疗目的。然而，术后较高的复发率证明这一理论并不是直肠内脱垂的唯一因素。

肠套叠学说：最早由Hunter提出，他认为全层直肠内脱垂实际上是套叠的顶端。这一理论后来被Broden和Snellman通过X线造影所证实。正常时直肠上端固定于骶骨岬附近，由于慢性咳嗽、便秘等引起腹内压增加，使此固定点受损，就易在直肠乙状结肠交界处发生肠套叠，在腹内压增加等因素的持续作用下，套入直肠内的肠管逐渐增加。由于肠套叠及套叠复位的交替进行，致直肠侧韧带、肛提肌受伤，肠套叠逐渐加重，最后经肛门脱出。虽然肛管直肠测压的研究支持这一理论，但是绝大多数临床患者的排粪造影研究结果却并不支持。

盆底松弛学说：一些研究者认为直肠缺乏周围的固定组织，如侧韧带松弛、系膜端游离，以及盆底、肛管周围肌肉的松弛是导致直肠脱垂性疾病的主要原因，在上述情况下，正常状况下压迫于直肠前壁的小肠会迫使直肠向远端移位，从而形成脱垂。

妊娠和分娩的因素：一些学者认为妊娠期胎体对盆腔压迫导致盆腔血流不畅、直肠黏膜慢性淤血，从而减弱了肠管黏膜的张力，随后使之松弛下垂。据统计，直肠内脱垂80%以上发生于经产妇，这一发现也是对这一理论的有力支持。脱垂多从前壁黏膜开始，因直肠前壁承受了来自直肠子宫陷凹的压力，此处腹膜反折与肛门的距离在女性为8～9cm，局部组织软弱松弛失去支持固定作用，使黏膜与肌层分离，这便是发生此病的解剖学基础。前壁黏膜脱垂进一步发展，将牵拉直肠上段侧壁及后壁黏膜，造成相应部位的下垂，最终形成全环黏膜内脱垂，久之则形成直肠全层内脱垂。此外，分娩造成损伤也可导致直肠内脱垂，研究显示，大体婴儿、第二产程的延长、产钳的应用，尤其多胎、产后缺乏恢复性锻炼等情况存在下更容易出现脱垂。大多数初产妇分娩损伤可很快恢复，但多次分娩者因反复损伤，则不易恢复。

慢性便秘的作用：便秘是引起直肠黏膜内脱垂的重要因素，且两者互为因果。便秘患者粪便干结，排出困难，干结的粪便对直肠产生持续的扩张作用，直肠黏膜反复扩张而松弛，松弛后进一步导致延长，随之用力排便时直肠黏膜下垂。下垂堆积的直肠黏膜则进一步阻塞于直肠上方，导致排便不尽感，引起患者更加用力排便，于是形成恶性循环。

2. 直肠外脱垂　有关直肠脱垂的记载可以追溯到古埃及、古希腊文明时期。公元前 1500 年，古埃及 Erbers 就有这方面的记载（Mann CV，1969）；公元前 500 年的古埃及木乃伊存在直肠脱垂。在希波克拉底全集中也有描述当时直肠脱垂的治疗方法：将患者从脚后跟吊起来摇摆，直到直肠脱垂还纳，然后用一种腐蚀性钾盐涂在直肠黏膜上，将患者的大腿绑紧 2～3 日。

直肠脱垂的病因可分为先天因素和后天因素。以下是直肠脱垂致病因素的代表性观点：

1912 年，Moschcowitz（1912）等在直肠脱垂患者中观察到骨盆结构的解剖学改变，包括直肠乙状结肠冗长以及深在的直肠子宫陷凹或直肠膀胱陷凹。他认为腹膜覆盖了更多的直肠从而增加了直肠活动度。Todd 在 1959 年认为一般的神经系统疾病和马尾外伤都可能导致直肠脱垂。盆底压力过大，尤其是伴有肌肉衰退时，也可能导致直肠外脱垂。到 1996 年，Schultz 等发现直肠固定术后静息肛管压力得到改善，从而部分支持了直肠脱垂导致括约肌牵拉的观点。因此，究竟是盆底薄弱引起直肠脱垂还是脱垂引起括约肌牵拉、盆底肌肉松弛迄今尚不明确。Parks（1966）及 Neill（1981）等分别通过支配直肠肛管的神经组织学病变及肌电图动作电位幅度下降证明去神经支配导致盆底薄弱，甚至直肠脱垂。但是，他们的研究结果无法解释为何在部分直肠脱垂患者中无任何骨盆肌肉异常。

20 世纪 60 年代，Ripstein（1963）、Broden（1965）及 Snellmail（1968）等诸多学者提出"认为肠套叠是直肠脱垂的主要原因"的观点。随着 X 线造影的发展，人们可以清楚地观察到肠套叠在一段时期内使直肠逐渐远离骶骨而下降，最终演变成直肠脱垂，但引起肠套叠的因素仍不得而知。

（二）直肠脱垂手术治疗发展史

据不完全统计，治疗完全性直肠脱垂的术式至少有 50 种，其主要的治疗模式分为以下几类：①缩窄肛门；②消除 Douglas 陷凹；③修复盆底；④切除肠管（经腹、经会阴、经骶骨）；⑤固定或悬吊直肠（骶骨、耻骨或其他结构）；⑥联合上述两种或多种术式。绝大部分术式都是对以上几种基本治疗模式的改进和基于外科医生对患者解剖缺陷的理解。主流的手术方式历史如下。

1. 经会阴手术　Thiersch 环缩术：由 Thiersch 首先提出，经典的手术步骤为局麻后使用银丝环穿过肛周，环绕并缩窄肛门。该方法自提出后，外科医生在相当一段时间里倾向于对老年及风险较大的患者实施。由于银丝环可引起破损及溃疡，因此掀起了使用其他材料替代银丝环的热潮，比较出名的有：1963 年 Haskell（1963）、1972 年 Lomas（1972）、1980 年 Labow（1980）、1987 年 Earnshaw（1987）等分别提出使用特氟龙（聚四氟乙烯）、聚乙烯补片（如 Marlex）、弹力吊带、硅橡胶来替代银丝环。

Altemeier 手术：1965 年及 1972 年，Altemeier 发文报道了经其改良的经会阴切除术。手术步骤如下：患者取截石位，手术时首先完全显露脱垂肠段，然后钳夹其顶部，在皮肤黏膜交界（齿状线）的近心端 1 cm 处环周切开脱垂直肠全层，钳夹牵拉切开直肠远端边缘。此时，脱垂直肠成为外置的一个肠袢。在直肠前方打开 Douglas 窝，进入腹盆腔，游离直肠周围系膜，至脱垂肠管完全拉直并游离，将冗余的结肠从打开的疝囊（腹膜反折处）取出后连续缝合修补腹膜以消除疝囊，必要时可以切除过长的腹膜。Chun（2001）等报道了一种改良术式—在原有基础上加做肛提肌折叠术，即在直肠的前方或后方用可缓慢吸收的缝线间断重叠缝合肛提肌。术者完成肛提肌折叠术后，将过长的肠管纵向切开，分为前后两部分，一直切到预先确定的肠管切除部位，再横向切除肠管，并行肠管肛管 / 远端直肠吻合术。Chun 认为，这一改良术式也许能在降低复发率的同时改善排便功能。Scherer（2008）等报道了使用 Transtar 吻合器施行 Alterneier 手术的报道，然而由于该手术在直肠系膜内阻断直肠上动脉时存在理论上的安全隐患，因此可供参考的资料不多。

Delorme 手术：法国军医 Delorme（1900）首次报道了 Delorme 手术。手术步骤为将患者置于截石位或折刀位，于齿状线近心端 1 cm 处环周切开肠管至肌层浅面，于肠管黏膜下层进行游离至脱出肠管的顶端。将过长的黏膜切除后，对剩余的肌肉组织纵行折叠缝合，而后将剩余的黏膜与直肠吻合，或将黏膜与肌层一并用多重间断可吸收线 / 不可吸收线于环周缝合。这种术式的局部并发症比较常见，包括出血、血肿、缝线断裂、狭窄、大便失禁以及脱垂复发，但严重并发症发生率较低。Oliver（1994）分析了 41 名患者后指出，切除足够的黏膜对 Delorme 手术的效果非常重要。20 世纪 80、90 年代，众多学者认为 Delorme 手术适用于以下患者：老年、既往直肠脱垂治疗失败以及曾行盆腔手术或放射治疗（McCaffrey，1983；Kling，1996）。

经骶骨直肠乙状结肠切除术（Kraske 术）：Kraske（1885）首次报道了使用经骶骨入路显露直肠并切除直肠癌，Davidian（1962）及 Jenkins（1972）分别报道了该方法治疗直肠脱垂的可行性。目前该方法大致步骤如下：切开骶骨和尾骨连接处将尾骨切除，分离肛提肌以显露直肠，切开前方的腹膜，完全游离直肠。通过骶骨切口松解冗余的结肠并游离，在直肠前方缝合肛提肌，关闭腹膜并切除冗余的乙状结肠，吻合完成后，一期缝合所有伤口。理论上来说，该方法不需开腹就可重建肛提肌，消除盆底的薄弱点并修复 Douglas 陷凹，并将直肠固定在后方。其缺点主要包括骶骨骨部切口疼痛和感染。

盆底修复：Graham（1942）首先提出通过紧缩肛提肌和封闭 Douglas 陷凹的方法来修复盆底，然而由于单独施行该方法治疗直肠脱垂复发率较高，因此现在大多数学者建议该方法使用时应联合其他方法共同治疗。

Gant-Miwa 术：Gant（1920）提出用可吸收线将黏膜层与黏膜下层缝合，为防止黏膜溃疡或坏死，缝合间隔至少 0.5 cm。该术式主要缺点为

复发率很高，因此 Miwa 建议将该术式和肛管环绕联合使用以降低复发率，据报道其复发率约为15%。此后，该术式为日本治疗直肠脱垂最常用的方法（Yamana，2003）。

2. 经腹手术 经腹手术经过数十年的发展，出现了众多术式，下面我们将介绍几种曾经出现过的手术方式，部分可能因为其复发率高、术后严重并发症等等已经退出历史舞台，但是为了更好地帮助读者理解经腹手术发展历史，而在这里简单介绍。

Ripstein 手术（悬带修复）：1965 年，Ripstein（1965）最先提出该术式，此后在美国，直至直肠后缝合固定术出现之前，悬带修复一直是治疗直肠脱垂最常用的手术方式。其手术步骤大致为如下：游离直肠后行直肠固定术，将直肠固定于骶骨两侧。固定后可根据医生的意愿选择重新或不将腹膜覆盖于盆底上。是否放置引流管也根据手术情况来决定：如果止血效果好，可以不必放置引流，因为引流管是异物，有潜在感染的可能；反之则应放置盆腔负压吸引管，方法为从左下腹穿刺引出，通常留置 2～3 天。

2002 年，Kuijpers 和 Molkn（2002）报道了他们对完全性脱垂的患者常规行直肠阴道重建术的治疗情况。在研究中，他们认为"至少有 25%"的完全性脱垂患者同时合并生殖器脱垂，或以后会发展为生殖器脱垂。除了重建外，他们还强调，术中一定要缝合 Douglas 窝。Biehl（1978）等报道了 Ochsner 医院开展 Teflon 修复术的经验，他们将该术式与 Altemeier 手术、Thiersch 修复术及乙状结肠切除术进行比较，发现 Teflon 修复术的复发率较低，且并发症亦较少。随后，Launer（1982）等报道了 Cleveland 医院 Teflon 修补术的治疗体会，在该研究中，尽管 57 例患者无人死亡，但并发症发生率高达 26%，其中 7 例（14%）为黏膜性直肠脱垂，6 例（12%）为全层直肠脱垂复发。虽然结果不尽如人意，但是 Launer 认为 Ripstein 术式还是可以作为治疗直肠脱垂的一种方法。

Wells 术：Wells（1959）首先提出用 Ivalon 海绵包绕直肠。自提出后，该术式在英国和加拿大广受推崇并迅速风靡。该手术主要步骤为在

充分游离直肠后，将修剪好的海绵缝合固定于骶骨后中线，不同于改良后的聚四氟乙稀悬吊手术（Teflon），Ivalon海绵植入术将海绵环绕直肠后，并在直肠前中线处留一间隙。Allen-Mersh（1990）通过观察研究发现，该手术术后便秘的发生率显著增加，他们将这种情况归因于该手术可能会增加部分患者直肠壁的厚度，而这将妨碍粪便通过直肠而造成便秘。

3. 消除 Douglas 窝 Moschcowitz 术式：该术式是基于滑疝理论而设计的。其手术方法主要为在盆底用经浆膜的荷包缝线缝扎封闭 Douglas窝。然而，Theuerkauf 等在之后总结这一术式的复发率接近 50%。其他人的数据也不尽如人意，因此目前该方法的使用越来越少见。

Teflon Halt 手术：Nigro（1970）首先提出该方法。在他看来，治疗直肠脱垂最有效的方法就是使其恢复正常的解剖结构。因此该手术方法原理为依靠盆底肌肉组织的固定和成角作用，通过肌肉收缩为直肠下段提供最大的支持作用，并使之向耻骨倾斜。为达到该目的，他设计并使用了一种腹腔内的悬带结构，在术中将直肠固定于耻骨。该手术步骤主要如下：患者取 Trendelenburg位，行下腹部正中切口，同 Ripstein 术及 Wells术游离直肠的方法，注意避免损伤肠系膜下动脉和静脉，从后侧仔细分离直达尾骨。将网状补片裁成 4 cm 宽和 20 cm 长，中间部分用不可吸收线间断缝合固定于直肠，然后，在尽可能低的位置将补片缝合于直肠的后壁及侧壁。位于膀胱前方、靠近耻骨支的 Retzius 间隙是开放的。将一把长弯钳置于此间隙，沿此间隙向下向后分离至骶前间隙。将网状补片向前牵拉并置于耻骨可吸收线间断缝合固定于耻骨支上。网状补片的长度既要保证可固定于耻骨后以提供足够的张力，又不能松弛。保持骶前间隙的开放状态，无须放置引流即可关腹。术后的治疗护理原则和传统手术相同。然而该种术式似乎使用范围并不广泛。

4. 腹-会阴联合术式 腹-会阴联合术：1948 年，Dunphy 首先报道了使用腹-会阴联合术式治疗直肠脱垂。该手术主要步骤如下：会阴部操作与 Altemeier 术基本一致，而腹部手术则在肛门手术后几天进行，首先将直肠完全游离，随后将直肠的侧韧带折叠缝合，最后再按 Moschcowitz 法缝合消除 Douglas 窝。

直肠缝合固定术：目前认为，最常用且最简单的经腹手术就是直肠缝合固定术。该手术的主要步骤为将后外侧直肠向下游离至肛提肌水平，再将直肠系膜及固有肌层固定于骶骨前筋膜上，固定时可使用不吸收线间断缝合或吻合器。虽然在术中游离直肠和乙状结肠通常没有困难，但是仍然需注意避免损伤输尿管。游离直肠至提肛肌水平十分重要，因为这一操作有助于将直肠固定于骶骨上。部分学者质疑直肠固定的重要性，而部分学者一直对只游离直肠是否也能治愈直肠脱垂抱有浓厚兴趣。因此，2011 年，Karas JR 等报道了一项来自 21 个国家的 41 家三级中心参与的多中心对照试验，在该研究中，患者被随机分配到直肠后固定术组和单独行直肠游离，研究终点是完全性直肠脱垂的复发。当患者合并便秘症状时，则同时行乙状结肠切除。经过研究，他们的结论为未行直肠固定术的患者复发率高于行直肠固定术的患者。

直肠固定术联合乙状结肠切除术：由美国的 Frykman 和 Goldberg 首先提出，因此也常常被称为 Frykman-Goldberg 术。其手术步骤主要如下：游离直肠后切除冗余的乙状结肠，然后吻合结直肠，这种方法已被证实可以改善便秘，但增加了吻合并发症的风险（Frykman，1969；Sayfan，1990；McKee，1992；Deen，1994）。除了便秘减少，术后功能总体良好，并且吻合口瘘发生率与直肠癌手术相比也较低（Ashari，2005；Kessler，2005；Johnson，2007；Laubert，2010）。

5. 腹腔镜直肠固定术 随着腔镜技术的发展，在经腹直肠固定术广受推崇的情形下，使用腹腔镜行直肠固定术自然是意料之中。目前，许多机构已开展腹腔镜下直肠固定术。Solomon 等（2002）对 40 例患者随机行开腹术或在腹腔镜下行直肠固定术。鉴于该研究纳入考量的治疗效果是通过临床路径中常规测定的临床指标来评价的，因此部分学者认为这一研究存在着设计的局限性。结果显示，除了手术时间腹腔镜手术显著长于开腹术外，腹腔镜手术在其他各个方面都优于开腹手术，包括疼痛、饮食改善和胃肠功能恢复等。另一项 2004 年的研究同样表明（Salkeld，2004），尽管使用腹腔镜手术时间长于开腹手术，这会导致患者住院费用的增加，但是由于腹腔镜手术术后恢复快、住院时间短，因此腹腔镜手术的总费用仍然低于开腹手术。Kairaluoma（2003）等对连续纳入的开腹手术和腹腔镜手术患者进行比较，发现开腹手术及腹腔镜手术两者在死亡率、复发率及远期并发症方面并无显著差异。传统观点认为，经会阴入路对于老年患者更加安全，而直肠脱垂患者一般较为年老，腹腔镜直肠固定术对老年患者的安全性自然引起大家关注。Kaiwa（2004）、Lee（2011）、Wijffels（2011）等研究后认为，腹腔镜手术对于老年人同样是安全的。

腹腔镜直肠腹侧固定术（laparoscopic ventral rectopexy，LVR）是治疗直肠脱垂最新的术式。由于以上描述的多种术式经常出现患者术后便秘的情况，该术式在前人基础上优化提出的主要原因便是为了避免术后出现便秘。Hoore 和 Penninckx（2004）首先报道了腹腔镜直肠腹侧固定术的长期疗效，研究发现腹腔镜手术术后并发症发生率和复发率均较低，住院时间也较开腹手术更加短。更加重要的是，他们研究的 19 例患者中有 16 例（84%）患者的便秘情况得到解决。因此可以认为，直肠腹侧固定术最大的优势在于可以改善便秘及很少加重患者便秘情况，这可能与未游离直肠后自主神经丛有关。

6. 机器人直肠固定术 机器人直肠固定术是新兴的技术，目前并无大宗报道，仅有单中心、小样本量的研究。Draaisma（2008）等报道了使用 DaVinci（达·芬奇）机器人系统对 15 例直肠脱垂患者行机器人辅助下腹腔镜直肠阴道固定术。在该研究中，患者的中位年龄为 62 岁，中位 BMI 为 24.9，机器人系统的中位启动时间为 10 分钟，中位手术时间为 160 分钟，无患者中转开放手术。术后无一例并发症或死亡，中位住院时间为 4 天。早些时候，Munz（2004）等于 2004 年报道了 6 例直肠脱垂患者顺利完成机器人手术，其研究结果显示，术后患者无严重并发症或死亡病例出现，机器人系统的中位启动时间为 28 分钟，中位手术时间为 127 分钟，中位住院时

间为 6 天，经 3 ~ 6 个月的随访，所有患者恢复良好，没有出现复发或便秘症状。然而其具体效果仍有待进一步研究。

尽管直肠脱垂的手术方式繁多，但目前尚无治疗金标准，这反映了尚无某种手术方式适用于所有的直肠外脱垂，也从侧面反映了该疾病发病机制的复杂性，这也是所有盆底功能障碍性疾病一致的特点。随着近年来腹腔镜技术的普及和提高，手术损伤和术后并发症发生率进一步降低，以经腹手术为基础的治疗策略逐步成为主流。直视下观察并修复盆底缺陷对于提高直肠外脱垂的疗效具有重要意义。但不可否认的是，由于目前尚未完全明确直肠外脱垂的发病机制，单纯纠正解剖缺陷可能无法覆盖所有的病理生理过程。这可能也是经腹手术仍无法获得最佳效果的原因。

（三）直肠内脱垂手术治疗发展史

目前，手术治疗直肠内脱垂的原理分为如下两种，一是从上方通过复位和固定直肠（直肠固定术），二是从下方切除直肠（stapled transanal rectal resection，STARR 手术）以消除肠套叠。然而，由于目前对直肠内脱垂确切的生理机制还不清楚，因此暂时没有明确的改善病因学的治疗方法，有学者认为，骶神经调节可能在未来的治疗中扮演着重要角色。

1. 直肠后固定术联合或不联合肠切除 Bachoo（2000）等进行了一项纳入多项随机对照试验的综述。根据结果显示，直肠外脱垂中进行直肠后方游离可造成直肠自主神经损伤和尾肠神经病变，这导致约 50% 的患者术后出现便秘加重或新发便秘（Orrom，1991）。因此，直肠后固定术在直肠内脱垂治疗中受到排斥也不奇怪，因为它会造成类似的神经病变并加重便秘。切除-固定术式可以弥补这些缺陷，也有研究证明能获得不错的功能结局（Tsiaoussis，2005）。然而，冒着吻合口并发症的风险切除去神经化的肠管是否有必要还要进一步讨论，因为它对中盆腔脱垂没有起到直接的治疗作用。由于还有一种保留神经功能的术式无须吻合，即使加行切除术，部分学者也不推荐行后路手术。

2. 腹腔镜直肠腹侧固定术 来自比利时的

hoore 和 Pemiinckx（2004）率先开展腹腔镜直肠腹侧固定术治疗直肠外脱垂。研究发现，该手术术后复发率较低（＜5%），便秘（75%～80%）和大便失禁等症状（85%～90%）通常也能得到改善，很少有患者加重，使用这一式式，中盆腔脱垂也容易同时得到治疗，手术死亡率（0%）、并发症发生率（5%～10%，大部分为轻度）和住院时间（中位时间，2天）都较其他术式既往文献报道的低，更加重要的是，其他人在重复该术式时的结果并无太大差距（Slawik，2008；Boons，2009）。腹腔镜直肠腹侧固定术可以保留自主神经功能，并且能同时治疗一系列脱垂相关的解剖结构异常，如直肠膨出、中盆腔脱垂和小肠膨出，该术式在这些方面的优势使得外科医生将其应用于直肠内脱垂的治疗（Samaranayake，2009）。直肠腹侧固定术在直肠内脱垂中的治疗效果基本上和外脱垂一致（Collinson，2010），与此同时，75%～80%的出口梗阻患者得到了改善。这突出显示了直肠腹侧固定术是一种真正意义上的保留自主神经功能的"抗脱垂手术"，同时，它还证实了直肠内脱垂和外脱垂有很多相同的特点，它们都是直肠脱垂性疾病的一种。此前，直肠脱垂性疾病的概念从未被真正接受（Wijffels，2010）。

四、慢性盆腔疼痛诊治发展史

> 找到一个愿意献身的人远远比找到一个能忍受痛苦的人容易多了。
>
> ——凯撒大帝

（一）远古时期疼痛诊疗概述

从远古时期就有关于疼痛及治疗的诊疗记载贯穿于人类生产社会活动中，由于当时科学文化水平低下，难以解释疼痛发生及进展机制，在大多数史料中把疼痛描述为魔鬼或邪恶对受难者所犯罪恶的惩罚，由上天驱使疼痛降临其体内。在很多文史及宗教记载中，疼痛的治疗手段往往是由巫师或部落首领通过魔法或巫术将其体内的魔鬼或邪恶驱除。

时至今日，我们仍然可以从公元前2000年前的古埃及壁画、柏林及古兰经药用纸草中找到关于膀胱、输尿管及阴道疼痛的描述及治疗手段，诸如通过细管经尿道注入膀胱或通过棉条将药物塞入阴道，其药物有各种草药、蜂蜜、牛奶、食用油、松香或甲壳虫分泌物等等，大约在公元前2500年才有记载将罂粟用于治疗疼痛。大麻用于疼痛治疗始于公元前2000多年的文明古国，如中国、印度及中东。据公元前2700年出土的中国墓穴中碎片考证，当时已有大麻用于治疗疼痛及精神疾病、宗教祭祀的记载。但在西医体系中，大麻真正用于治疗疼痛始于19世纪中期，当时通过使用大麻提取物或酊剂用于疼痛治疗。可卡因用于疼痛治疗的历史始于南美洲，公元前3000年前保留的壁画描述了人们有咀嚼可卡因树叶的生活习惯，16世纪西班牙探险家们便注意到南美土著通过咀嚼古柯植物的叶子来提神，从此可卡因才引入西方国家。

草药治疗疼痛的历史更为久远。公元40-90年间罗马皇帝尼禄时代古希腊著名医师狄奥斯·科里德（Pedanius Dioscorides），在其晚年搜集各地的医用植物矿物知识，最后写成一部5卷本的药物学《论药物》（拉丁文 De Materia Medica），这是欧洲历史上第一部药物学著作。该书中记载了大量的植物（罂粟、鸦片、莨菪、颠茄、天仙子及龙葵等）用于疼痛治疗的实践，该书在西方世界影响深远，一直到19世纪仍奉为医学百科全书。文艺复兴时期，盖伦（Galen，公元129—199年）及波斯医学家阿维森纳（Avicenna，980—1037年）通过发展解剖学及西医理论体系，提出疼痛分类后，才有真正意义上对疼痛的定义及认识。阿维森纳将疼痛描述为一种器官气质变化的生理状态，无论有无损伤存在。不仅如此，阿维森纳还描述和将疼痛进行系统分类。

（二）文艺复兴及启蒙运动：脑及神经系统

文艺复兴运动中产生了许多医学科学大家，他们对人类自身身体运行机制及疼痛来源本质孜孜不倦地探索，时至今日仍然影响深远。达·芬奇（Leonardo da Vinci，1452—1519年）是文艺复兴时期涌现出影响人类历史的巨匠之一。他通过对大量尸体的解剖经验，在历史上第一次对脑器官做了系统解剖图谱绘制，并初步提出神经系统与疼痛产生的相关联系构想。100年后，法国哲学家笛卡尔（René Descartes，1596—1650年）在1664年的著作 *Treatise of Man* 中将疼痛描述为脑通过神经传送的一种功能障碍活动，并第一次描述了幻觉痛的根源在于脑。

纵观漫长的历史演变，直到文艺复兴运动，无数医学家们通过大量解剖描述，并借助显微镜的发明，使得医学研究第一次在真正意义上从细胞微细结构去探索。人类第一次认识到脑、神经及疼痛的内涵。从那时起，人类才有真正意义上的科学研究去揭示疼痛起源及机制。但尽管如此，文艺复兴时期对于疼痛治疗的进展却还是寥寥无几。

历史上，威廉·卡伦（William Cullen，1710—1790年）首次提出神经症（neuroses）这一术语，并将神经症定义为：没有发热和没有局部病变的感觉和运动的疾病，是一种神经系统的一般性疾病。Cullen 将神经症分为四个目，这四个目是：昏迷病，动力减退病，痉挛病，精神失常病，在理论上把神经症明确地区别于神经系统以外的器官疾病。但由于他对神经症分类包括的内容过多，有很多已经不属于今日神经症的范畴。其后卡尔·荣格（Carl Gustav Jung）及西格蒙德·弗洛伊德（Sigmund Freud）将神经症重新定义，认为其实为癔症（hysteria）的一种亚型，此理论一直到20世纪都盛行不衰。受此影响，当时许多慢性盆腔疼痛、膀胱痛及不明原因疼痛均归于癔症处理，给患者造成不可估量的损害。

（三）慢性盆腔痛定义的演进

19世纪初，巴黎作为当时全世界西医研究的中心之一，由于具有宽松的宗教环境，大量的尸体解剖研究使得医学教育专著开始问诸于世。当时法国解剖学者弗朗索瓦（François Chaussier，1746—1828）在他的著作 *Table Synoptique de la Névralgie：suivant la nomenclature méthodique de kinatomie* 中第一次提出神经痛（法语 névralgie）概念。其后，神经痛一词在法国生理学家理查·罗兰（Richard Rowland，1798—1854年）1838年所著书籍 *Treatise on Neuralgia* 中再次详

细阐述。神经痛在当时的定义中证实为正确的，其后其定义逐渐涵盖面部神经痛、盆腔疼痛、膀胱及输尿管疼痛，甚至扩展到阴茎疼痛。

1836年，费城外科医生约瑟夫（Joseph Parrish，1779—1840年）在其所著书籍 *Practical Observations On Strangulated Hernia And Some Of The Diseases Of The Urinary Organs* 中第一次描述下腹部慢性疼痛为"膀胱三叉神经痛"，他将该疼痛描述定义为：膀胱神经阵发性感染导致的膀胱区域不适及疼痛感觉，其根源为眶上或眶下神经感染所致，将其命名为膀胱三叉神经痛。这是人类历史上第一次对盆腔器官疼痛的相关定义及阐述。

在18-19世纪，当时盆腔疼痛患者主要病因是性传播疾病及盆腔结核。伴随着解剖医学发展、青霉素问世等划时代的医学进步，许多解剖学家、内科医生、外科医生及性医学家纷纷著书立说，普及医学常识，提高大众对疾病的认识及预防水平。内科医生弗雷德里克·霍利克（Frederick Hollick，1818—1900年）便是医学科普教育的先驱，他在 *The Diseases Of Woman, Their Causes and Cure Familiarly Explained* 一书中经验性介绍了妇科盆腔疼痛及妇科疾病知识。尽管在当时的社会，女性生殖器官及性仍是禁忌的话题，但该书由于其公正的立场，在上流社会及知识女性中广为流传，最终得以刊印出版。其后弗雷德里克在其另一部书 *The Marriage Guide, or Physiological and Hygienic Instructor* 中，系统介绍了女性性健康及妇科疾病知识，该书再版百余次，创下了医学科普教育的记录。

（四）近代盆腔疼痛治疗演进

人类历史上治疗盆腔痛的历程可谓进展缓慢且曲折。18世纪初，威廉·卡伦才推荐使用鸦片止痛；理查德·罗兰（Richard Rowland）在其著作《Treatise on Neuralgia》中描述了法国外科医生西维亚勒（Civiale）在盆腔疼痛采用水泡或刺激性软膏治疗的经验，并记录水蛭用于腰骶部或腹股沟区疼痛的诊疗。罗兰记录了类似针灸的细针穿刺疗法，在当时用于神经痛治疗，通过"细针可以导致局部炎症或皮肤溃烂"，但在他本人的疼痛治疗过程中一次也没有奏效。纵观整个近

代盆腔疼痛诊疗史，由于受困于当时医疗水平低下、宗教约束以及药品的短缺，很多慢性盆腔疼痛患者得不到行之有效的治疗。

盆腔疼痛治疗史上真正可以称得上里程碑的是麻醉学的发展。19世纪麻醉医学进步，乙醚和氯仿广泛用于外科手术麻醉，同期外科手术广泛开展，鸦片制剂在临床止痛中得到广泛应用。1804年，德国药剂师弗雷德里希·瑟图纳（Friedrich Sertürner，1783—1841年）从罂粟中成功提取出吗啡，其以强力镇痛宁神作用在当时得以广泛售卖，长达20余年。

相比之下，可卡因的出现比吗啡晚了100余年。最初，西班牙及葡萄牙航海家从南美带回可可树，发现通过咀嚼可可树叶可以减轻痛苦并有愉悦感。但用于疼痛治疗的记录见于19世纪中叶，当时被广泛应用于局部麻醉，用于阴道及膀胱药物灌注治疗疼痛，或被制成膏状商品如牙膏，治疗消化道疼痛及腹泻等等。有趣的是，可口可乐（可卡因树叶提取物混合非洲可乐果提取物的咖啡因制剂）诞生后，最初应用居然是给予受头痛困扰及吗啡成瘾患者、戒断症状康复患者的，其后人们逐渐认识到可卡因的副作用，直到1903年可口可乐中的可卡因成分被当局勒令取消应用于饮料生产。在维多利亚女王时代，鸦片酊被广泛应用于腹泻及肠道疾病疼痛处理，尤其受到女性患者所青睐。当时成年妇女广泛应用鸦片酊处理月经疼痛及神经疼痛，还一度用作精神病患者躁狂发作缓解的良药。由于鸦片酊服用后部分患者出现头晕症状，普通大众还将其用作安眠药使用。但在当时相对于其他止痛药，鸦片酊无论在贵族及平民阶层均受到广泛欢迎，特别是乔治四世时期（1762—1830年），鸦片酊还用作顽固性膀胱疼痛止痛。

（五）20世纪的奇迹：抗生素的应用

自从列文虎克发明显微镜后，人类第一次在18世纪认识到微生物，开始探索微观世界。但直到19世纪，人们才逐渐广泛接受细菌播散作为感染性疾病（腹泻、伤寒及结核病）发生的主要原因这一观点。最初，人类在感染性疾病面前束手无策，直到20世纪中叶抗生素的问世。

1935年，人类历史上第一种磺胺药物问世，并开始应用于泌尿系感染疾病治疗，时至今日，磺胺类药物仍然是该病种的重要药物选择。1928年青霉素问世，但直到1950年链霉素发明后才真正用于泌尿系、妇科疾病及盆腔炎症治疗药物。可以说，抗生素的使用是人类医学史上的重要节点，犹如打开了感染性疾病治疗的潘多拉魔盒。但遗憾的是现代医学发现对于真正意义上诊断明确的盆腔疼痛综合征，抗生素的治疗往往效果不佳。

人类历史上第一次描述前列腺炎始于1815年，但直到19世纪晚期才第一次定义其病变特点及性质。最初，前列腺炎被认为是感染性疾病，认为其多为淋病源性感染。但当抗生素广泛开始用于前列腺炎治疗后人们发现：大量前列腺炎患者并不因为抗生素使用获得症状缓解，因而开始猜想前列腺炎可能存在感染性和非感染性两大类，并一直沿用其分类至今。时至今日，慢性前列腺炎、间质性膀胱炎仍然是困扰患者及临床医生最为常见的两大盆腔疼痛疾病。

慢性盆腔痛由于没有确切病因，最初在19-20世纪，其被当作感染性疾病，治疗上广泛使用抗生素，但往往很多患者治疗效果不佳；其次受制于当时科技水平，患者得不到合理诊疗。在当时的医学文献中，将这一类难治性的慢性盆腔痛归为"精神心理性慢性盆腔痛"或"心因性慢性盆腔痛"，加上江湖游医的蛊惑，大量的患者被当作精神疾病患者对待。直到20世纪后期，由于科学专业化发展及医学进步，人们认识到慢性盆腔痛疾病作为一类综合征存在，诸如间质性膀胱炎、会阴痛、慢性前列腺炎及盆腔子宫内膜异位症等，人们对慢性盆腔痛患者的歧视才逐渐改观。此外，在当时鸦片及鸦片相关制剂被广泛应用于各种疼痛治疗，数年后人们发现大量应用鸦片会导致成瘾并能引发严重并发症，这引起了社会上对使用鸦片制剂的伦理规范的广泛关注。时至今日，毒麻药品及成瘾性止痛药物应用仍然是疼痛治疗过程中的关注话题之一。"二战"后大量退伍伤残军人出现的相关慢性疼痛，引起广泛关注。以美国为例，当时大量伤残军人出现的肢体疼痛及相关沉重的医疗救治成本，在美国社会激起了普通民众对战争的厌恶。

（六）慢性肛门疼痛诊断发展史

慢性肛门疼痛也常被称为功能性肛门直肠痛。根据罗马标准，功能性肛门直肠痛分为痉挛性肛门直肠痛和肛提肌综合征。痉挛性肛门直肠痛（proctalgia fugax，PF）是发生在肛门直肠区域的短暂的、反复发作的一过性疼痛。疼痛持续时间仅仅为几秒到几分钟，通常能够自行缓解，不遗留任何症状直到下次再发生。疼痛常常无规律地突然出现在白天或晚上，患者会在夜间被痛醒。该疾病首先在1883年由Myrtle，A. S报道，后在Thaysen（1935）正式将其命名为"痉挛性肛门直肠痛"。肛提肌综合征（levator ani syndrome，LVAS）也称为肛提肌痉挛、耻骨直肠肌综合征、慢性痉挛性肛门痛、骨盆紧张性肌痛，由Smith（1959）首先提出。肛提肌综合征是不伴有肛门直肠的器质性病变的疾病，发生在肛门直肠部发作频繁的钝痛，持续数小时至数天，常伴有肛提肌触痛。在1999年Gut上发表的罗马Ⅱ标准的增订一文中，Whitehead等对功能性肛门直肠痛的分型及诊断奠定了基础，此后该疾病的诊断随着新的罗马标准的推出得到了改进和完善。罗马Ⅲ标准（Drossman，2006）的F2项对功能性肛门直肠痛（functional anorectal pain，FAP）进行了系统的阐述，并在诊断学分类上将其分为三种形式：慢性肛门痛（Chronic proctalgia）和痉挛性肛门痛（proctalgia fugax，PF），其中慢性肛门直肠痛有两种亚型：肛提肌综合征（levator ani syndrome，LAS）和非特异性功能性肛门直肠疼痛。后来罗马委员会的学者认为，肛提肌触痛的存在表明疼痛是由肌肉引起而非直肠，因此在罗马Ⅳ标准中慢性肛门直肠疼痛这一诊断被删除，但实际上3个亚型并没有发生改变。根据罗马Ⅳ的诊断标准：F2a. 肛提肌综合征必须包括①慢性或复发性直肠疼痛或隐痛；②发作时间持续30 min或更长时间；③向后牵拉耻骨直肠肌时有触痛；④排除缺血、炎症性肠病、肌间脓肿、肛裂、血栓性痔、前列腺炎、尾骨痛和明显的盆底结构改变等原因引起的直肠疼痛；F2b. 非特异

性功能性肛门直肠疼痛的诊断标准与肛提肌综合征基本相符，但必须满足向后牵拉耻骨直肠肌时无触痛；F2c. 痉挛性肛门直肠疼痛必须满足①反复发作的位于直肠部位的疼痛，与排便无关；②发作持续数秒至数分钟，最长时间30分钟；③发作间歇期无肛门直肠疼痛；④排除其他原因导致的直肠疼痛，如缺血、炎症性肠病、肌间脓肿、肛裂、血栓性痔、前列腺炎、尾骨痛和明显的结构性改变等。相比罗马Ⅲ，该诊断标准将痉挛性肛门直肠疼痛的发作持续时间上限修订为了30 min，将肛提肌综合征的最短疼痛持续时间从20 min调整为了30 min。

2003年欧洲泌尿外科协会（EAU）首次发表了慢性盆底疼痛（CPP）及慢性盆底疼痛综合征（CPPS）的概念并制定指南（Francesca，2003），2008年该协会更新该指南并细化了局部慢性盆底疼痛的分类。慢性盆底疼痛（CPP）定义是一种慢性或持续性疼痛，可在与男性或女性盆腔相关的结构中感知异常有关，它通常还与消极的认知、行为、性和情感后果有关，表现为下尿路、性、肠、盆底或妇科功能障碍，并指出慢性的周期应大于等于6个月，因为大量研究认为，3个月病程不足以形成周期性的中枢敏化。

该指南将"慢性肛门疼痛""间歇性慢性肛门疼痛""肠易激综合征（IBS）"归入到胃肠道系统疼痛综合征，并和泌尿系统、妇科系统、肌肉骨骼系统疼痛综合征组成指南的框架。2017版EAU指南中，关于"慢性肛门疼痛"也是根据罗马标准基础上，其定义为在没有经证实感染或其他明显局部的情况下，慢性或反复发作的发作性肛门疼痛综合征，通常与消极认知、行为、性或情感有关，可伴随下尿路、性、肠道或妇科功能障碍。同时，也涵盖了因PPH或STARR等术后引起的慢性肛门疼痛综合征。

然而临床上时常难以界定肛门直肠痛与其他慢性盆底疼痛，如慢性前列腺炎/慢性骨盆疼痛综合征、慢性骨盆痛和阴部神经痛等，此外对诸如肛瘘、结直肠癌、妇科及泌尿系统恶性肿瘤和盆腔炎等器质性疾病亦需行鉴别诊断。因此通常需要行结肠镜检、排粪造影、超声检查以及盆腔CT与核磁共振等辅助检查手段，此处不再

——赘述这一系列检查的发展历程。

(七)慢性肛门疼痛治疗发展史

有多种方法对缓解肛提肌综合征有效,包括手法按摩肛提肌、温水坐浴、肌松剂、镇静剂、电刺激以及生物反馈训练。1982 年,Sohn 等(1982)报道了使用高频电刺激直接作用于肛提肌以解除其痉挛,取得了一定的疗效,其机制可能是低频率的振荡电流能够诱导肌肉的自发收缩,使痉挛的肌肉产生疲劳,从而减轻疼痛。1997 年,Heah 等(1997)对 16 名接受了生物反馈治疗的肛提肌综合征患者进行了前瞻性研究,得出了生物反馈有助于缓解疼痛症状且无不良反应的结论,此后的罗马指南中亦将生物反馈作为推荐的治疗方法在相关篇章中进行了介绍。由于肛提肌综合征通常不合并解剖方面的病变和异常,手术治疗是应该被避免的。

1. 药物治疗 痉挛性肛门直肠痛的治疗方式多与肛提肌综合征重合,与后者不同的是其药物治疗方面的报道较多。1985 年,Wright 等报道了吸入沙丁胺醇可以缓解 PF 患者的疼痛,其后 Volker 的随机对照实验肯定了这一结论。1986 年,Boquet 指出地尔硫䓬可作为预防 PF 的药物。1995 年,Celic(1995)对两名遗传性内括约肌肌病患者的研究发现,钙离子拮抗剂硝苯地平能降低内括约肌的压力以达到缓解疼痛的目的,多数患者疼痛发作时间非常短,经其自行简单处理后症状可缓解,不需要作特殊的治疗,治疗仅为安慰患者,给予解释。但是一小部分患者发作频繁,仍需要采取一定的保守治疗措施。1997 年,Lowenstein 报道一个病例,局部采用涂抹 0.3% 的硝酸甘油软膏进行治疗,疼痛得到明显缓解且没有明显的副作用。

2. 非药物治疗 除药物治疗之外,1986 年 Ursula 指出,单纯的温水坐浴以及会阴部加压可以终止疼痛发作,并且 40℃ 的温度较 5℃ 和 23℃ 止痛效果好;1997 年 Sumiya 发表的相关文献亦证实了这一结论。神经阻滞疗法亦可用于 PF 的治疗,这是基于 PF 由神经病变引起的。1998 年,John 报道的 8 位患者采用阴部神经阻滞,疼痛都获得了暂时性的缓解;2005 年 Takano 对 68 例

PF 患者采用 2% 利多卡因 10 ml 和 1.25 mg 乙酸倍他米松在阴部神经分布区域内的触痛点进行神经阻滞,取得了 70% 的总有效率;2007 年,Langford 等也采用布比卡因 + 利多卡因 + 氟羟强的松龙在肛提肌触痛点局部注射治疗慢性盆底痛,有效率可达 72%。与所有的功能性直肠肛门病的治疗一样,生物反馈是 PF 的经典治疗方式之一。1991 年,Grimaud(1991)对 12 位肛门直肠痛患者采用生物反馈疗法,91.6% 的患者疼痛缓解,不再需要止痛药,同时他指出生物反馈和行为矫正作为心理介入疗法,对缓解肛部痛是有益的。

欧洲泌尿外科协会指南对慢性肛门疼痛综合征(功能性肛门直肠疼痛)的证据及推荐如下:①生物反馈系首选治疗方案(证据等级 1A、推荐等级 A);②电生理刺激不如生物反馈有效(证据等级 1B、推荐等级 B);③ A 型肉毒杆菌毒素是有效的(证据等级 1B、推荐等级 B);④经皮神经刺激治疗是效的(证据等级 1B、推荐等级 B);⑤骶神经刺激治疗是有效的(证据等级 3、推荐等级 C);⑥吸入沙丁胺醇可有效治疗间歇性慢性肛门疼痛综合征(证据等级 3、推荐等级 C)。该指南与指南不同,以疼痛为中心,而不是以器官为中心。这种以疼痛为中心的方法,采用多学科、多专业评估和管理方法,可以为临床提供实用的证据等级总结、诊断标准、治疗建议和患者管理流程。

总之,盆底整体医学是肛门直肠、妇科、泌尿等学科的综合医学。随着人们生活水平的提高,对盆底功能性疾病的关注日益增加。为了更好地开展肛门直肠盆底外科的工作,建立多学科协作的盆底专科协作非常重要,针对个体患者的特点,以患者为中心,开展慢性盆腔痛 MDT 诊疗工作是目前盆底医学的迫切需要。

总结

盆底整体医学是泌尿、妇科、肛门直肠等学科的综合医学。盆底肛肠功能性疾病的诊疗发展从单一腔隙的解剖研究起步,逐步向解剖与功能并重、多腔隙整体研究方面转变。日益丰富的检查评价手段和综合治疗手段让外科医生面对复

杂的盆底功能障碍性疾病时更加明确，治疗效果逐步提高，并发症发生率逐步减少。随着人们生活水平的提高，对盆底功能性疾病的关注日益增加。为了更好地开展肛门直肠盆底外科的工作，建立多学科协作的盆底专科协作非常重要，针对个体患者的特点，以患者为中心，开展MDT，以使患者获益最大。

（苏　丹　吕耀宇　张　恒　任东林）

参考文献

程跃，等，2007. 经直肠耻骨直肠肌部分切断、纵切横缝术治疗耻骨直肠肌综合征的临床疗效评价. 结直肠肛门外科，13（6）：370-371.

代全武，等，2003. 结肠旷置术治疗顽固性慢传输型便秘. 中华胃肠外科杂志，6（6）：394-396.

丁义江，2010. 盆底疾病的诊治进展. 中国普外基础与临床杂志，17（2）：109-111.

高春芳，等，2010. 肛区和盆底解剖生理新概念及其临床意义，医学前沿，39（8）：24-26.

蓝海波，等，2013. 中医诊治便秘发展史. 2013中国便秘高峰论坛文集：167-169.

刘勇敢，等，2003. 保留结肠的盲直肠端侧吻合术治疗结肠慢传输型便秘. 中国综合临床，19（2）：159-160.

徐晓东，等，2004. 顺行性结肠灌洗术的临床应用. 中华胃肠外科杂志，7（2）：157-159.

杨新庆，等，1995. 盆底痉挛综合征. 结直肠肛门外科，（2）：30-32.

喻德洪，等，1990. 耻骨直肠肌综合征的外科治疗：附18例分析. 中国实用外科杂志（11）：599-600.

周恒仁，1994. 结肠全切除及全旷置术的适应证与手术选择. 临床外科杂志，002（002）：90-91.

Allen-Mersh TG, et al, 1990. Effect of abdominal Ivalon rectopexy on bowel habit and rectal wall. Dis Colon Rectum, 33（7）：550-553.

Altemeier WA, et al, 1965. Technique for perineal repair of rectal prolapse. Surgery, 58：758-764.

Altemeier WA, 1972. One-stage perineal surgery for complete rectal prolapse. Hosp Pract, 7：102-108.

Ashari LH, et al, 2005. Laparoscopicallyassisted resection rectopexy for rectal prolapse：ten years' experience. Dis Colon Rectum, 48（5）：982-987.

Bachoo P, et al, 2000. Surgery for complete rectal prolapse in adults. Cochrane Database Syst Rev（update 2008）.

Battaglia E, et al, 2004. Long-term study on the effects of visual biofeedback and muscle training as a therapeutic modality in pelvic floor dyssynergia and slow-transit constipation. Dis Colon Rectum, 47（1）：90-95.

Beck D E, 1992. Simplified balloon expulsion test. Diseases of the Colon & Rectum, 35（6）：597-598.

Biehl AG, et al, 1978. Repair of rectal prolapse：experience with the Ripstein sling. South Med J, 71（8）：923-925.

Birnbaum EH, et al, 1996. Pudendal nerve terminal motor latency influences surgical outcome in treatment of rectal prolapse. Dis Colon Rectum, 39（11）：1215-1221.

Boons P, et al, 2009. Laparoscopic ventral rectopexy for external rectal prolapse improves constipation and avoids de novo constipation. Colorectal Dis, 12（6）：526-532.

Boquet E, et al, 1995. [2 cases of ocular infestation by Oestrus ovis]. EnfermedadesInfecciosas Y Microbiología Clínica, 13（7）：442.

Brodén B, et al, 1968. Procidentia of the rectum studied with cineradiography. A contribution to the discussion of causative mechanism. Dis Colon Rectum. 11（5）：330-347.

Choi JS, et al, 2004. [Clinical characteristics of patients with chronic constipation after radical hysterectomy or delivery]. Korean J Gastroenterol, 44（5）：267-274.

Chun SW, et al, 2001. Perineal rectosigmoidectomy for rectal prolapse：role of levatorplasty. Dis Colon Rectum, 44：5-26.

Collinson R, et al, 2010. Laparoscopic ventral rectopexy for internal rectal prolapse：short-term functional results. Colorectal Dis, 12（2）：97-104.

D'Hoore A, et al, 2004. Long-term outcome of laparoscopic ventral rectopexy for total rectal prolapse. Br J Surg, 91（11）：1500-1505.

Davidian VA Jr, et al, 1972. Trans-sacral repair of rectal prolapse. Efficacy of treatment in thirty consecutive patients. Am J Surg, 123（2）：231-235.

Deen KI, et al, 1994. Abdominal resection rectopexy with pelvic floor repair versus perineal rectosigmoidectomy and pelvic floor repair for full-thickness rectal prolapse. Br J Surg, 81 (2): 302-304.

Delorme R, 1900. Sur le traitment des prolapsus de la muqueuse rectale ou recto colique. Bull Soc Chir Paris, 26: 459.

Draaisma WA, et al, 2008. Robot-assisted laparoscopic rectovaginopexy for rectal prolapse: a prospective cohort study on feasibility and safety. J Robotic Surg, 1 (4): 273-277.

Drossman DA, et al, 2006. Rome III: New standard for functional gastrointestinal disorders. Journal of Gastrointestinal & Liver Diseases Jgld, 15 (3): 237.

Dunphy JE, 1948. A combined perineal and abdominal operation for the repair of rectal prolapse. SurgGynecolObstet, 86 (4): 493-498.

Earnshaw JJ, et al, 1987. Late results of silicone rubber perianal suture for rectal prolapse. Dis Colon Rectum, 30 (2): 86-88.

Engeler DS, et al, 2017. The 2017 EAU Guidelines on Chronic Pelvic Pain. European Urology.

Francesca F, et al, 2003. EAU guidelines on pain management. European Urology, 44 (4): 383-389.

Frykman HM, et al, 1969. The surgical treatment of rectal procidentia. SurgGynecolObstet, 129 (6): 1225-1230.

Gallegos-Orozco J F, et al, 2009. Chronic constipation in the elderly. American Journal of Gastroenterology,38(3): 463-480.

Graham RR, 1942. The operative repair of massive rectal prolapse. Ann Surg, 115 (6): 1007-1014.

Grimaud JC, et al, 1991. Manometric and radiologic investigations and biofeedback treatment of chronic idiopathic anal pain. Diseases of the Colon & Rectum, 34 (8): 690-695.

Haskell B, et al, 1963. A modified Thiersch operation for complete rectal prolapse using a Teflon prosthesis. Dis Colon Rectum, 6: 192-195.

Heah SM, et al, 1997. Biofeedback is effective treatment for levator ani syndrome. Diseases of the Colon & Rectum, 40 (2): 187-189.

Heinemann, 1932. The Culture of the Abdomen: The Cure of Obesity and Constipation. Journal of the American Medical Association, 99 (4): 330.

Hinton JM, Lennard-Jones J E, Young A C, 1969. A ne method for studying gut transit times using radioopaque markers. Gut, 10 (10): 842.

Jenkins SG Jr, et al1962. An operation for the repair of rectal prolapse. Surg Gynecol Obstet, 114: 381-383.

Johnson E, et al, 2007. Resection rectopexy for external rectal prolapse reduces constipation and anal incontinence. Scand J Surg, 96 (1): 56-61.

Kairaluoma MV, et al, 2003. Open vs. laparoscopic surgery for rectal prolapse: a case-controlled study assessing shortterm outcome. Dis Colon Rectum,46 (3): 353-360.

Kaiwa Y, et al, 2004. Outcome of laparoscopic rectopexy for complete rectal prolapse in patients older than 70 years versus younger patients. Surg Today, 34 (9): 742-746.

Karas JR, et al, 2011. No rectopexy versus rectopexy following rectal mobilization for full-thickness rectal prolapse: a randomized controlled trial. Dis Colon Rectum, 54 (1): 29-34.

Kessler H, et al, 2005. Laparoscopic resection rectopexy for rectal prolapse. Dis Colon Rectum, 48 (9): 1800-1801.

Kling KM, et al, 1996. The Delorme procedure: a useful operation for complicated rectal prolapse in the elderly. Am Surg, 62 (10): 857-860.

Kraske P, 1885. ZurExstirpationhochsitzenderMastdarmkre bse. VerhDtschGesChir, 14: 464.

Kuijpers HC, et al, 2002. Invited commentary. Dis Colon Rectum, 45: 526.

Labow S, et al, 1980. Perineal repair of rectal procidentia with an elastic fabric sling. Dis Colon Rectum, 23 (7): 467-469.

Laubert T, et al, 2010. Laparoscopic resection rectopexy for rectal prolapse: a single-center study during 16 years. SurgEndosc, 24 (10): 2401-2406.

Launer DP, et al, 1982. The Ripstein procedure: a 16-year experience. Dis Colon Rectum, 25 (1): 41-45.

Lee SH, et al, 2011. Outcome of laparoscopic rectopexy

versus perineal rectosigmoidectomy for full-thickness rectal prolapse in elderly patients. SurgEndosc, 25 (8): 2699-2702.

Lomas MI, et al, 1972. Correction of rectal procidentia by use of polypropylene mesh (Marlex). Dis Colon Rectum, 15 (6): 416-419.

Malone P S, et al, 1990. Preliminary report: the antegrade continence enema. Lancet, 336 (8725): 1217-1218.

Mann CV, 1969. Rectal prolapse. In: Morson BC, ed. Diseases of the Colon, Rectum and Anus. New York, NY: Appleton-Century-Crofts, 238.

Maria G, et al, 1997. Treatment of puborectalis syndrome with progressive anal dilation. Dis Colon Rectum, 40 (1): 89-92.

Maria G, et al, 2000. Botulinum toxin in the treatment of outlet obstruction constipation caused by puborectalis syndrome. Dis Colon Rectum, 43 (3): 376-380.

McCaffrey J, 1983. Delorme repair for prolapse of the rectum following "failed" Ripstein operation. Am J Proctol Gastroenterol Colon Rectal Surg, 34: 5.

McKee RF, et al, 1992. A prospective randomized study of abdominal rectopexy with and without sigmoidectomy in rectal prolapse. Surg Gynecol Obstet, 174 (2): 145-148.

moschcowitz, Alexis V, 1912. prevascular femoral hernia. Annals of Surgery, 55 (6): 848-856.

Moynihan BGA, 1903. A brief experience in abdominal surgery. Lancet, 162 (4186): 1429-1430.

Mudireddy PR, et al, 2014. The History of Medical Therapy of Ulcerative Colitis.

Mugie SM, et al, 2011. Epidemiology of constipation in children and adults: a systematic review. Gastroenterology, 25 (1): 3-18.

Munz Y, et al, 2004. Robotic assisted rectopexy. Am J Surg, 187 (1): 88-92.

Myrtle, AS, 1883. Some Common Affections of the Anus Often Neglected by Medical Men and Patients. BMJ, 1 (1170): 1061-1062.

Neill ME, et al, 1981. Physiological studies of the anal sphincter musculature in faecal incontinence and rectal prolapse. Br J Surg, 68 (8): 531-536.

Nigro ND, 1970. A sling operation for rectal prolapse. Proc R Soc Med, 63 (suppl): 106-107.

Oliver GC, et al, 1994. Delorme's procedure for complete rectal prolapse in severely debilitated patients. An analysis of 41 cases. Dis Colon Rectum, 37 (5): 461-467.

Orrom WJ, et al, 1991. Rectopexy is an ineffective treatment for obstructed defecation. Dis Colon Rectum, 34 (1): 41-46.

Palsson OS, et al, 2004. Biofeedback treatment for functional anorectal disorders: a comprehensive efficacy review. Applied Psychophysiology & Biofeedback, 29 (3): 153-174.

Parks A, 1966. The syndrome of the descending perineum. Proceedings of the Royal Society of Medicine, 59 (6): 477.

Ripstein CB, et al, 1963. Etiology and surgical therapy of massive prolapse of the rectum. Ann Surg, 157: 259-264.

Ripstein CB, 1965. Surgical care of massive rectal prolapse. Dis Colon Rectum, 8: 34-38.

Ripstein CB, 1965. The repair of massive rectal prolapse. Surg Proc, 2: 2.

Salkeld G, et al, 2004. Economic impact of laparoscopic versus open abdominal rectopexy. Br J Surg, 91 (9): 1188-1191.

Samaranayake CB, et al, 2009. Systematic review on ventral rectopexy for rectal prolapse and intussusception. Colorectal Dis, 12 (6): 504-512.

Sayfan J, et al, 1990. Sutured posterior abdominal rectopexy with sigmoidectomy compared with Marlex rectopexy for rectal prolapse. Br J Surg, 77 (2): 143-145.

Scherer R, et al, 2008. Perineal stapled prolapse resection: a new procedure for external rectal prolapse. Dis Colon Rectum, 51 (11): 1727-1730.

Schmulson MJ, et al, 2017. What Is New in Rome IV. J NeurogastroenterolMotil, 23 (2): 151-163.

Schultz I, et al, 1996. Continence is improved after the Ripstein rectopexy. Different mechanizms in rectal prolapse and rectal intussusception? Diseases of the Colon & Rectum, 39 (3): 300-306.

Slawik S, et al, 2008. Laparoscopic ventral rectopexy,

posterior colporrhaphy and vaginal sacrocolpopexy for the treatment of recto-genital prolapse and mechanical outlet obstruction. Colorectal Dis, 10 (2)：536-539.

Smith WT, 1959. Levator spasm syndrome. Minnesota Medicine, 42 (8)：1076.

Sohn N, et al, 1982. The levator syndrome and its treatment with high-voltage electrogalvanic stimulation. American Journal of Surgery, 144 (5)：580-582.

Solomon MJ, et al, 2002. Randomized clinical trial of laparoscopic versus open abdominal rectopexy for rectal prolapse. Br J Surg, 89 (1)：35-39.

Thaysen, 1935, T. Proctalgia fugax a little known form of pain in the rectum. Lancet, 226 (5840)：243-246.

Todd, I.P, 1959. Etiological Factors in the Production of Complete Rectal Prolapse. Postgraduate Medical Journal, 35 (400)：97-100.

Tomes N, 2001. The history of shit：an essay review. Journal of the History of Medicine & Allied Sciences, 56 (4)：400.

Tsiaoussis J, et al, 2005. Rectoanal intussusception： presentation of the disorder and late results of resection rectopexy. Dis Colon Rectum, 48 (4)：838-844.

van Ginkel R, et al, 2003. Childhood constipation： longitudinal follow-up beyond puberty. Gastroenterology, 125 (2)：357-363.

Van Outryve M, et al, 2006. Biofeedback is superior to laxatives for normal transit constipation due to pelvic floor dyssynergia. Gastroenterology, 131 (1)：333-334.

Verbrugge MH, 2002. Inner Hygiene：Constipation and the Pursuit of Health in Modern Society. Bulletin of the History of Medicine, 76 (1)：171-172.

Wagner D, 1969. Significance of sex res non naturales at the beginning of scientific public health of the 18th century. Zeitschrift Für Die Gesamte Hygiene Und IhreGrenzgebiete, 31 (7)：430.

Wallace WC, et al, 1969. Experience with partial resection of the puborectalis muscle. Dis Colon Rectum, 12 (3)： 196-200.

Wegner S, et al, 2012. The watershed transformation for multiresolution image segmentation. Nursing Older People, 24 (5)：21.

Wells C, 1959. New operation for rectal prolapse. Proc R Soc Med, 52：602-603.

Wijffels N, et al, 2010. What is the natural history of internal rectal prolapse. Colorectal Dis, 12 (8)：822-830.

Wijffels N, et al, 2011. Laparoscopic ventral rectopexy for external rectal prolapse is safe and effective in the elderly. Does this make perineal procedures obsolete? Colorectal Dis, 13 (5)：561-566.

Yamana T, et al, 2003. Mucosal plication (Gant-Miwa procedure) with anal encircling for rectal prolapse—a review of the Japanese experience. Dis Colon Rectum, 46 (10 suppl)：S94-S99.

Zhao YF, et al, 2011. Epidemiology of functional constipation and comparison with constipation-predominant irritable bowel syndrome：the Systematic Investigation of Gastrointestinal Diseases in China. Aliment Pharmacol Ther, 34 (8)：1020-1029.

第二篇

盆底解剖基础

第四章

盆腔器官的发生和发育

盆底器官（pelvic organ）主要包括生殖系统的器官、下尿路和肛肠三部分。

泌尿系统和生殖系统在发生、形态、位置以及生理功能上密切相关，肾及生殖腺等主要器官均起源于间介中胚层。在胚体头端的间介中胚层呈分节状，称生肾节（nephrotome）；但在第10至28对体节处，不分节而成索状结构，称生肾索（nephrogenic cord）。在发生过程中，若干器官要经过复杂的结合、分离、退化和新生，才逐渐演化成两个独立的系统。

下尿路和肛肠是由后肠末端膨大的泄殖腔演变而来。

第一节　生殖系统的发生

生殖系统的发生包括生殖腺、生殖管道和外生殖器的发生。

人胚发育第3周末，胚颈部的间介中胚层呈分节状，称为生肾节，其余部分的间介中胚层组织不分节，随着胚体侧褶的形成，向腹侧移动，并与体节分离。由于局部间充质组织的增生，在体节外侧形成两条纵行的索状结构，称为生肾索。人胚发育第4周末，由于生肾索体积不断增大，从胚体后壁突向体腔，在背主动脉两侧形成一对纵行隆起，称为尿生殖嵴（urogenital ridge）。它是肾、生殖腺及生殖管道发生的原基。不久，尿生殖嵴中部出现一条纵沟，将尿生殖嵴分为外侧粗而长的中肾嵴（mesonephric ridge）和内侧细而短的生殖腺嵴（gonadal ridge）（图4-1-1）。中肾嵴逐渐衍化为男性的生殖管道，生殖腺嵴分化出生殖腺。

胚胎的遗传性别虽决定于受精时与卵子结合的精子种类（23，X 或 23，Y），但在胚胎早期，男性和女性的生殖系统是相似的，称为生殖器官未分化期。直到胚胎第7周，生殖腺才开始有性别的形态学特征，而胚胎的外生殖器则要到第9周才能辨认性别，因此，生殖系统（包括生殖腺、生殖管道及外生殖器）的发生过程，均可分为性未分化（sexual undifferentiation）和性分化（sexual differentiation）两个阶段。

一、生殖腺的发生和分化

生殖腺由表面上皮、生殖腺嵴的间充质及原始生殖细胞三个不同的部分共同发育而来。

（一）未分化性腺的发生

人胚第4周末，左、右中肾嵴内侧的表面上皮下方的间充质细胞增殖，形成一对纵行的生殖腺嵴。第5周，生殖腺嵴的表面上皮逐渐向其深部的间充质增生，形成若干条不规则的上皮细胞索，称初级性索（primary sex cord）。胚胎第4周时，位于卵黄囊后壁近尿囊处有许多源于内胚层的大而圆的细胞，称原始生殖细胞（primordial germ cell）。该细胞约有1400个，并于胚胎第6周开始，以变形运动的方式，沿背侧肠系膜陆续向生殖腺嵴迁移，约在1周内迁移完成，并散在分布于初级性索内（图 4-1-2）。第 6 周末，初级性索和表面上皮脱离，二者之间有一薄层间充质。这时的生殖嵴是尚未性分化的生殖腺，它的结构可分为两部分：皮质和髓质。皮质是指增厚的表面上皮部分，髓质是指有初级性索的部分（图 4-1-3）。在皮质和髓质内都有原始生殖细胞。在人胚第 6 周末以前，不论这胚胎的性染色体是 XX 型，还是 XY 型，生殖腺的结构都是如此。有人称这时期的生殖腺为未分化生殖腺（undifferentied gland）。

生殖腺不断向腹侧生长扩大，逐渐成为卵圆形，它和相邻的中肾一起突入腹腔内。在生殖

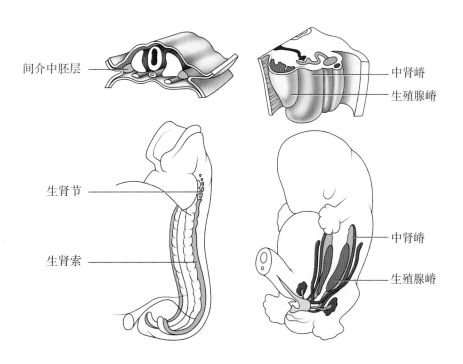

A. 生肾节和生肾索的发生　　B. 中肾嵴和生殖腺嵴的发生

图 4-1-1　泌尿系统和生殖系统发生的原基示意图

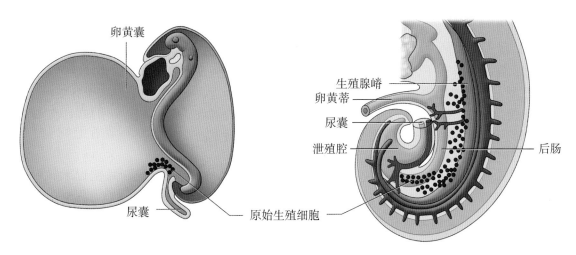

图 4-1-2　原始生殖细胞迁移示意图

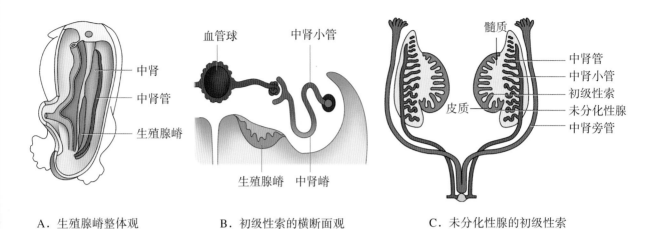

A．生殖腺嵴整体观　　　　　B．初级性索的横断面观　　　　C．未分化性腺的初级性索

图4-1-3　生殖腺和生殖管道未分化期示意图

腺、中肾与腹后壁相接部位的表面体腔上皮，向深层的间充质内凹入，使生殖腺及中肾与腹后壁之间形成一系膜，称尿生殖系膜（urogenital mesentery）。生殖腺与中肾一同由这系膜悬于腹腔内。以后由于中肾的退化与生殖腺的性分化，这系膜成为卵巢系膜（mesovarium）或睾丸系膜（mesorchium）。生殖腺靠近其系膜的部位，称门（hilus），血管等在此进出。

（二）睾丸的发生

原始生殖腺有向卵巢方向分化的自然趋势。只有原始生殖细胞及生殖腺嵴细胞膜表面均具有睾丸决定因子（testis-determining factor，TDF）时，原始生殖腺才向睾丸方向发育。当胚胎细胞性染色体为 XY 时，因 Y 染色体短臂上存在 Y 性别决定区（sex-determining region of Y，SRY），SRY 基因编码的产物为睾丸决定因子。人胚第 7 周，在 TDF 作用下，初级性索增殖，与此同时，皮质，即增厚的表面上皮则逐渐变薄，终于成为一薄层间皮，即皮质消失。在表面间皮和髓质之间的间充质，在第 8 周分化成为一层较厚的致密结缔组织的白膜（albuginea）。初级性索发育成长，成为睾丸索（testicular cords），它们靠近门的部分，互相连成睾丸网（rete testis）。在第 4 个月时睾丸索分化为长袢状的生精小管（seminiferous tubule）。这样，生殖腺分化为睾丸。

自胎儿期起，一直到青春期，生精小管是无管腔的实心细胞索，内含两类细胞：由初级性索分化来的支持细胞（Sertoli's cell）和原始生殖细胞分化的精原细胞。在胚胎的生精小管中大部分为支持细胞，可产生抗中肾旁管激素。生精小管的这种结构状态持续至青春期前（图4-1-4）。袢的靠近睾丸网的部分，无精原细胞，分化为精直小管（tubuli recti）。生精小管到青春期才开始出现管腔。从这时起，精原细胞不断增多，并向初级精母细胞-次级精母细胞-精子细胞-精子分化。在出生后，睾丸内仍有精原细胞（与之对比，在出生后，卵巢内没有卵原细胞）。精原细胞是干细胞，能自我复制；因此能源源不断地复制出精原细胞，使睾丸可终生不断地产生精子。

在人胚 14～18 周，在生精小管之间的一部分间充质，分化为间充质细胞，在胎儿期，间质细胞数量多，发育良好，占睾丸体积一半以上，分泌功能旺盛。17 周明显减少，它可分泌雄激素及绒毛膜促性腺激素，以协助胎盘促进胎儿发育。出生后，间质细胞数目很少并变小，分泌停止。到青春期，间质细胞又增多增大，重新开始分泌雄激素。

（三）卵巢的发生

当胚胎细胞的性染色体为 XX 时，因缺乏 TDF，则未分化性腺自然向卵巢方向分化。卵巢的形成比睾丸晚，人胚第 10 周后，初级性索向深部生长，在该处形成不完善的卵巢网。随后，

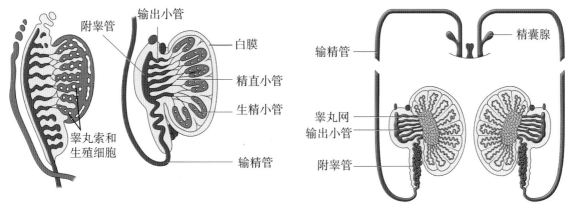

图 4-1-4 睾丸的发生

初级性索与卵巢网都退化，被血管和基质所替代，成为卵巢髓质（ovarian medulla）。此后，生殖腺表面上皮又一次增生，向深层间充质内，又一次长出许多含有原始生殖细胞的细胞索，称次级性索（secondary sex cord）或皮质索（cortical cord）。随着次级性索的生长发育，皮质部分逐渐增大，在次级性索中的原始生殖细胞分化为卵原细胞。约在人胚发育第 16 周时，次级性索断裂成许多孤立的细胞团，即为原始卵泡（primordial follicle）（图 4-1-5）。原始卵泡的中央是一个卵原细胞，周围是一层由次级性索细胞分化来的小而扁平的卵泡细胞。卵泡之间的间充质组成卵巢基质（stroma ovarii）。两个月的胚胎卵巢中约有 60 万个卵原细胞。此后一方面继续进行有丝分裂以增加卵原细胞，另一方面许多卵原细胞分化为初级卵母细胞，表现为细胞体积增大，细胞核进入第一次成熟分裂的前期。初级卵母细胞周围是

一至数层立方形或矮柱状的卵泡细胞，这样构成了初级卵泡。胎儿发育到 5 个月时，卵巢中约有 200 万个卵原细胞和 500 万个初级卵母细胞，此时是生殖细胞最多的时期。胎儿 6 ~ 7 个月时，卵母细胞数目急剧减少。到足月时，卵巢内只含有约 100 万个初级卵泡，尽管在母体促性腺激素的刺激下，有部分卵泡可生长发育，绝大多数初级卵母细胞一直停滞在第一次成熟分裂的双线期，直至青春期后才继续发育。原始生殖细胞和卵原细胞都是干细胞，能自我复制，不断增多；而初级卵母细胞不是干细胞，不能自我复制，不能增多。因此，在出生后的卵巢内，卵细胞不能再增多，只能逐渐减少。

在男性，睾丸网与由中肾小管发育而来的输出小管相连，将来精子由此进入附睾。尽管女性也有若干中肾小管残留，但缺乏卵巢网式的髓部小管，因此卵子只能从卵巢表面排出。

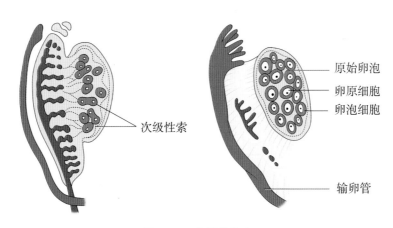

图 4-1-5 卵巢的发生

（四）睾丸的下降

睾丸与卵巢下降可能和下列原因有关：①因体壁生长迅速，生殖腺停滞，相对使生殖腺向尾侧转移；②由于生殖腺尾侧中胚层形成索状的引带（gubernaculums）缩短和其中平滑肌的收缩，而牵引睾丸与卵巢下降；③生殖腺的上部退化，使睾丸和卵巢下移。

生殖腺最初位于腹后壁横膈下，由于躯干的延长，而逐渐向尾侧端移位。随着生殖腺的增大，逐渐突向腹腔，与腹后壁之间的联系变成了系膜，以睾丸系膜（mesorchium）或卵巢系膜（mesovarium）悬在腹腔中。生殖腺的尾侧有一条由中胚层形成的索状结构，称引带，它的末端与阴唇阴囊隆起（见外生殖器部分）相连。随着胚体长大，引带相对缩短，导致生殖腺的下降。

第3个月时，生殖腺已位于盆腔，卵巢即停留在骨盆缘的稍下方，睾丸则继续下降。人胚发育至第6个月时，睾丸到达腹股沟管上口，第

7个月开始，当睾丸通过腹股沟管下降时，腹膜沿腹股沟管向阴囊方向突出形成一个盲囊，称为睾丸鞘突（testicular vaginal process）。鞘突包在睾丸的周围，并同睾丸进入阴囊（scrotum），形成鞘膜腔（cavity of tunica vaginalis）。人胚发育第8个月时睾丸降入阴囊后，鞘膜腔与腹膜腔之间的通道逐渐封闭（图4-1-6）。鞘突形成睾丸鞘膜，随睾丸下降的输精管、血管和神经，由结缔组织及横纹肌纤维包裹形成精索。

（五）卵巢的下降

在女性胚胎，卵巢下端与阴唇隆起之间的间充质形成条索，称卵巢引带（gubernaculum ovarium）。由于中肾旁管的残留并发育分化为输卵管和子宫，使这引带中部与子宫角相连接，将引带分为两部分：引带自卵巢至子宫角的一部分，以后成为卵巢固有韧带（ligament of the ovary proper）；引带自子宫角至阴唇隆起的一部分，以后则成为子宫圆韧带（round ligament of uterus）。

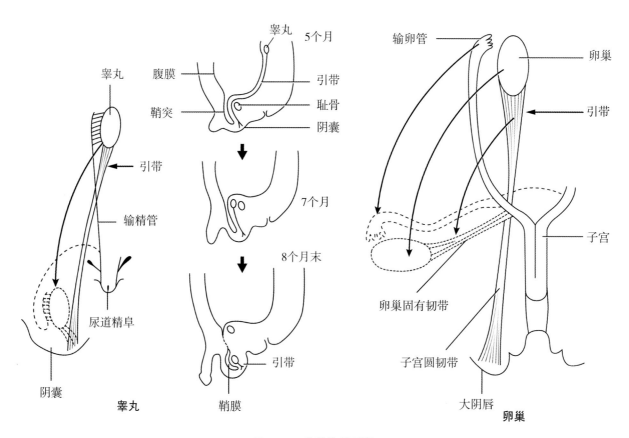

图 4-1-6　生殖腺的下降

可能因为卵巢固有韧带和子宫圆韧带附着于子宫，加之子宫的阻隔，而牵制了卵巢的下降。出生婴儿的卵巢位于骨盆上口，后来逐渐下降入骨盆腔，并由纵位转为横位，达正常位置（图 4-1-6）。

二、生殖管道的发生和演变

（一）未分化期

人胚第 6 周时，男女两性胚胎都具有两套生殖管：中肾管（mesonephric duct）和中肾旁管（paramesonephric duct，又称 Müller 管），将分别发育成男、女性的生殖管道。中肾肾单位逐渐退化时，一部分靠近生殖腺的中肾肾单位，只中肾小体退化，而中肾小管不退化，其原有中肾小体那一端，和生殖腺相连接（图 4-1-7A）。中肾旁管由中肾嵴的体腔上皮内陷卷褶而成，在中肾管颅端外侧，形成体腔开口的盲端的管（图 4-1-7B）。这管逐渐向尾侧伸长；它先在中肾管的外侧，当伸长到达骨盆时，在中肾管的腹侧面越过，向内侧尾侧伸长。左右中肾旁管尾侧部在身体正中相合并，其尾侧端连接在尿生殖窦的背面。中肾旁管左右合并后的尾端，并不在尿生殖窦开口，而是一实心的小突，突向窦壁，使窦内形成一小隆起，称窦结节（sinus tubercle），又称 Müller 结节。中肾管开口于窦结节的两侧（图 4-1-7C）。

两性生殖管道的分化不受睾丸决定因子的控制，而是受间质细胞产生的雄激素与支持细胞产生的抗中肾旁管激素的控制。换言之，男性胎儿的睾丸可产生这两种激素，使中肾管保留，中肾旁管退化；而女性胎儿体内并无此两种激素，中肾管乃退化，中肾旁管则保留。

（二）男性生殖管道的分化

若生殖腺分化为睾丸，间质细胞分泌的雄激素促进中肾管发育，同时支持细胞产生的抗中肾旁管激素（anti-Müllerian duct hormone，AMH）抑制中肾旁管的发育，使其逐渐退化。在雄激素作用下，与睾丸相邻的十几条中肾小管存留下来，与睾丸网相连形成输出小管。10 ～ 15 根输出小管通入由中肾管头端增长弯曲而成的附睾管，附睾管曲折盘绕构成了附睾的头、体及尾。与附睾管相连续的中肾管远端部发育为输精管，其管壁上由间充质分化成厚实的平滑肌鞘。每一根中肾管尾端向外侧突出形成精囊腺。精囊腺导管及尿道之间的中肾管分化为射精管（图 4-1-8A）。尿道前列腺部的内胚层细胞外突形成前列腺，而尿道膜部的内胚层细胞外突形成尿道球腺。

（三）女性生殖管道的分化

若生殖腺分化为卵巢，因缺乏睾丸间质细胞分泌雄激素的作用，中肾管逐渐退化；同时，因

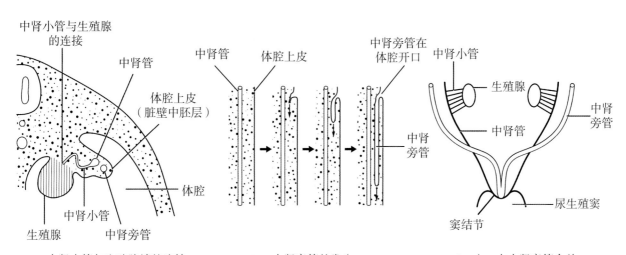

A. 中肾小管与生殖腺嵴的连结　　　　B. 中肾旁管的发生　　　　C. 左、右中肾旁管合并

图 4-1-7　生殖管道未分化期

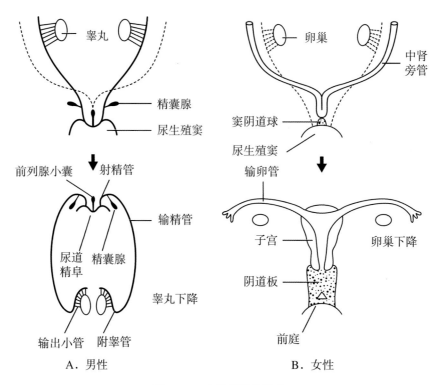

图 4-1-8　生殖管道的发生

缺乏睾丸支持细胞分泌的抗中肾旁管激素的抑制作用，中肾旁管则继续发育。中肾旁管分为 3 段：头段和中段分化形成输卵管，其颅侧向腹腔开口处扩大，成为输卵管漏斗；尾段左右合并成一个管道，管壁增厚，管腔增大，形成子宫体和子宫底、子宫颈和阴道穹隆部。当两侧的中肾旁管合并时，也同时产生两个腹膜褶折，是为左右阔韧带。与此同时，盆腔内也形成两个隐窝：子宫直肠隐窝及子宫膀胱隐窝。在阔韧带的两层腹膜之间的间充质增生并分化为疏松结缔组织及平滑肌，称为子宫旁组织。

凸到尿生殖窦背侧壁的窦结节处的内胚层组织增生形成阴道板（vaginal plate），其最初为实心结构，在胚胎第 5 个月时，演变成管道，内端与子宫相通，外端形成一薄膜，附着在阴道口，以后薄膜的中心穿孔，残留组织在阴道口的周边形成一层膜，成为处女膜（hymen）（图 4-1-9）。女性尿道上皮也向外形成一些腺体，其中尿道腺及尿道旁腺相当于男性的前列腺，而前庭大腺相当于男性的尿道球腺。在男性，窦结节形成一个小的隆起，称为精阜，相当于女性的处女膜；精阜内有一小的憩室，称为前列腺小囊，则相当于

女性的阴道。

三、外生殖器的发生

（一）未分化期

人胚第 9 周前，外生殖器不能分辨性别。第 5 周初，尿生殖膜的头侧形成一隆起，称生殖结节（genital tubercle）。尿生殖膜的两侧各有两条隆起，内侧的较小，为尿生殖褶（urogenital fold），外侧的较大，为阴唇阴囊隆起（labioscrotal swelling），或称为生殖隆起（genital swelling）。尿生殖褶之间的凹陷为尿道沟，沟底覆有尿生殖膜。第 9 周时，尿生殖膜破裂，成为尿生殖孔（urogenital opening）（图 4-1-10A）。

人胚发育至第 7 ～ 8 周以后才开始向男性或女性方向发育。人胚发育至第 10 周时，胎儿外生殖器性别才可辨认。

（二）男性外生殖器分化

在雄激素作用下，外生殖器向男性方向发育。生殖结节伸长形成阴茎，顶端较大，形成阴

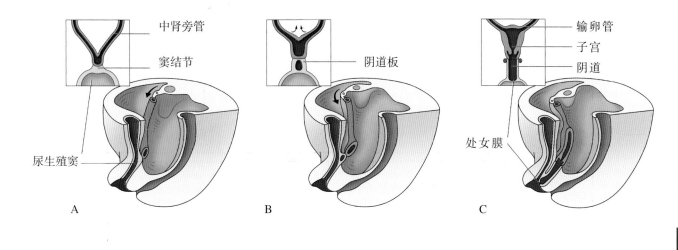

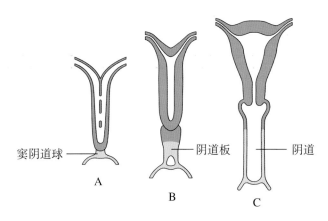

图 4-1-9　子宫与阴道的形成示意图
A. 第 9 周；**B.** 第 10 周；**C.** 第 20 周

茎头。尿生殖窦的下段深入阴茎并开口于尿道沟，构成尿道海绵体的大部分。不久，两侧的尿生殖褶沿阴茎的腹侧面逐渐向阴茎头端融合并成管，左右褶愈合处表面留有的融合线称为阴茎缝（raphe of penis）。这样尿道外口逐步移向阴茎头。在龟头顶端，外胚层向内长出一个细胞索，以后细胞索中央打通，与尿道沟通。此时尿道外口就移位到龟头顶端。第 12 周时，龟头处形成一个皮肤反褶，称为包皮。在 14 周以后，包皮完全包在阴茎头外表，并与阴茎头融合。在出生时，包皮一般都不能翻转，到婴儿期融合面才分离。生殖结节内的间充质分化为阴茎海绵体及尿道海绵体。左右阴唇阴囊隆起移向尾侧，并相互靠拢，在中线处愈合成阴囊，合并后表面留有痕迹称为阴囊缝（rophe of scrotum）（图 4-1-10C）。

（三）女性外生殖器分化

因无雄激素的作用，外生殖器自然向女性分化。人胚发育至第 9 ~ 12 周，生殖结节略增大，形成阴蒂。两侧的尿生殖褶不合并，形成小阴唇。左右阴唇阴囊隆起在阴蒂前方愈合，形成阴阜，后方愈合形成阴唇后连合，大部分不愈合成为大阴唇。尿道沟扩展，并与尿生殖窦下段共同形成阴道前庭（图 4-1-10B）。

四、生殖系统的发育异常

（一）生殖腺及生殖管道的畸形

1. 隐睾　胎儿出生时，睾丸未下降入阴囊，

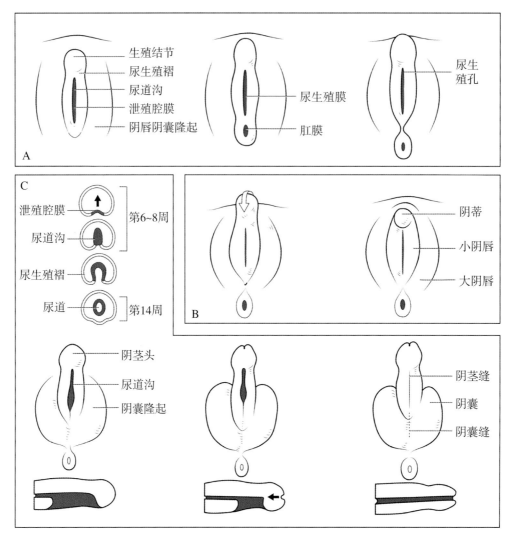

图4-1-10　外生殖器的发生
A. 外生殖器未分化期；**B.** 女性外生殖器的发育；**C.** 男性外生殖器的发育

而停留于腹腔或腹股沟管，则称为隐睾。其发生率约占 0.1%。由于腹腔温度高于阴囊，则不适于精子发育。如两侧隐睾症，常引起不育。

2. 先天性阴囊水囊肿（图 4-1-11） 由于睾丸鞘突未全闭，有细孔道与腹腔相通，导致腹腔液进入鞘突内，形成水囊肿。

3. 先天性精索水囊肿（图 4-1-11） 是鞘突上方一小段积水成小囊肿，残留在精索内。

4. 先天性腹股沟疝（图 4-1-11） 是鞘突完全未闭，与腹腔间有较宽的口相通，致使肠管进入阴囊的鞘突内。

5. 先天性男性子宫囊肿 是中肾旁管尾端在男性的残留，异常发育成为囊肿，位于膀胱与直肠之间，在尿道前列腺部后壁精阜中央开口。

6. 卵巢发育不全或条索卵巢 性染色体 XO 型个体，其初级卵母细胞，由于只有一个 X 染色体，不能停滞在网线期，快速进行成熟分裂而消失。出生后卵巢内无卵细胞，只有结缔组织条索。

7. 附属卵巢组织 是附属于卵巢的胚胎残余器官，包括卵巢冠（epoophoron）、囊状附件（vesicular appendix）及卵巢旁体（paroophoron）。

（1）卵巢冠又名副卵巢，是残存于输卵管系膜中的中肾管，由 10～20 条横行的小管和一条卵巢冠纵管构成。横小管来源于中肾小管，与男

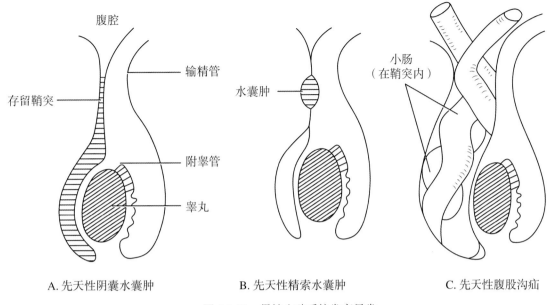

A. 先天性阴囊水囊肿　　　　　B. 先天性精索水囊肿　　　　　C. 先天性腹股沟疝

图 4-1-11　男性生殖系统发育异常

性的睾丸生精小管相当。卵巢冠纵管的构造与横小管相同，其位置较靠近输卵管，并与之平行，是中肾管萎缩遗留的部分，与男性的附睾管相当。

（2）囊状附件位于输卵管漏斗附近，是卵巢冠上方向下垂的小豆形有蒂的纤毛上皮小囊，其内含有液体，为中肾管头端的遗迹。

（3）卵巢旁体居卵巢系膜内，卵巢冠的内侧，卵巢动脉进入卵巢门处，与卵巢冠相比，较近于子宫。它由数条上皮小管和血管球构成，是胚胎期中肾尾侧部中肾小管的遗迹，与男子的附睾相当。

8. 双角子宫、双子宫及双阴道　由于中肾旁管一部分、大部或全部未正常合并所致（图4-1-12）。

9. 真性半阴阳　指在同一人体中，同时具有睾丸和卵巢，此种畸形，极为罕见。

10. 假性半阴阳　乃为外生殖器在性别上分辨不清。发生率占1‰。

（1）男性假半阴阳：体内具有睾丸，但外生殖器类似女性，可能由于雄激素分泌不足。常伴有隐睾或尿道下裂。

（2）女性假半阴阳：体内具有卵巢，阴蒂过分发育似男性，可能由于胎儿期肾上腺皮质增生

分泌大量雄激素所致。

（3）睾丸女性化综合征：体内具有睾丸，染色体组型为46XY，能分泌雄激素，主要由于体细胞及中肾管细胞缺少雄激素受体。则中肾管不能分化为附睾、输精管等生殖管道。外生殖器缺少雄激素受体则不能向男性化发展，自然形成女性化。睾丸产生的抗中肾旁管激素，促使中肾旁管退化，故缺少子宫及输卵管，同时出现女性第二性征。

11. 阴道闭锁　由于阴道板未出现腔隙，或因窦结节未形成阴道板所致。

12. 处女膜闭锁　由于处女膜增厚未开口，常使经血潴留。

（二）外生殖器的畸形

1. 尿道下裂　阴茎腹面的尿道沟，未能全部闭合，即形成尿道下裂，常见于假性半阴阳。

2. 尿道上裂　尿道口开口于阴茎的背侧，又称阴茎上裂，常伴有膀胱外翻。此种畸形乃由泄殖腔膜的错生，或者生殖结节生于泄殖腔膜背侧所致。

3. 阴茎畸形：

（1）阴茎缺如：生殖结节未发育分化是本病的直接原因。此时尿道常开口于肛门附近的会

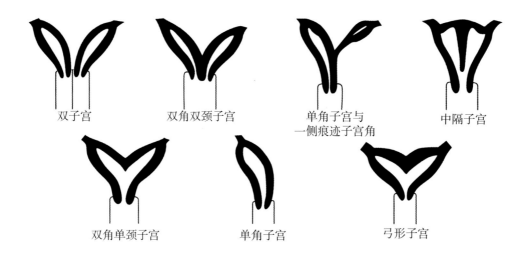

双子宫　　双角双颈子宫　　单角子宫与　　中隔子宫
　　　　　　　　　　　　　一侧痕迹子宫角

双角单颈子宫　　单角子宫　　弓形子宫

图 4-1-12 子宫发育异常

阴部。

（2）分叉阴茎及双阴茎：两侧生殖结节未能融合造成分叉阴茎，若同时有两个生殖结节发育则产生双阴茎，此种畸形常与其他泌尿道畸形及不通肛伴发。

（3）小阴茎：阴茎发生于人胚第8周，第14周以后若缺乏雄激素，常可造成小阴茎畸形。此时阴茎极小，甚或被耻骨上脂肪垫完全遮匿。

（4）阴茎与阴囊互换位置：此时阴茎位于阴囊后面，由于生殖膨大在发生时错误地位于生殖结节之头侧所致。

第二节　下尿路的发生

下尿路包括膀胱和尿道。胚胎早期，尚无膀胱和尿道，仅有由后肠末端膨大而成的泄殖腔，其腹侧与外胚层相贴，形成泄殖腔膜。泄殖腔的腹侧上方，分出尿囊，尾侧延长成尾肠，两侧接受中肾管的开口。

一、泄殖腔的形成和分化

人胚发育第3周末，由于三胚层胚盘的头、尾和周边向腹侧卷折，第4周时，胚体逐渐由扁盘状变为圆柱状。内胚层被卷入胚体内，形成一条纵行的封闭管道，称为原始消化管。原始消化管的头段称为前肠，尾段称为后肠，与卵黄囊相连的中段称为中肠。后肠的尾端膨大成泄殖腔（cloaca），其腹侧上方分化出尿囊（allantois），并与之相连；腹侧尾端与外胚层相贴，形成泄殖腔膜（cloacal membrane），中间并无中胚层参与构成。第6～7周时，后肠与尿囊之间的间充质增生，由头侧向尾侧、由两侧向中线生长，形成一个突入泄殖腔的镰状隔膜，称尿直肠隔（urorectal septum）。尿直肠隔突入泄殖腔内，将泄殖腔分隔为两部分：腹侧份为尿生殖窦（urogenital sinus），背侧份称肛直肠管（anorectal canal），也称原始直肠（图4-2-1，图4-2-2）。胚胎第6周时，尿生殖窦膜的腹侧左右间充质增生，在正中形成一个突起，称为生殖结节（genital tubercle）。同时在泄殖腔膜的两旁间充质增生，在其左右各形成一对略为隆起的襞，其中内侧隆起为左右泄殖腔褶（genital folds），外侧隆起称为左、右阴唇阴囊隆起（labio-scrotal

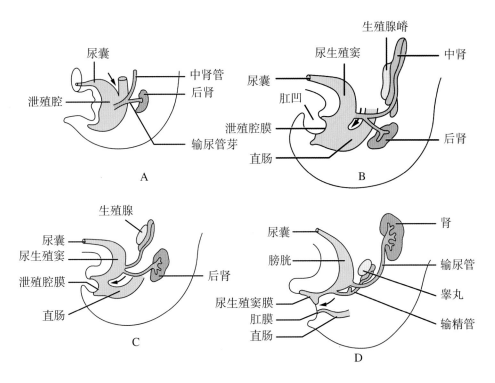

图4-2-1 泄殖腔的分隔及演变过程（箭头示尿直肠隔）
A. 胚胎第3周末；B. 胚胎第4周；C. 胚胎第6周；D. 胚胎第8周

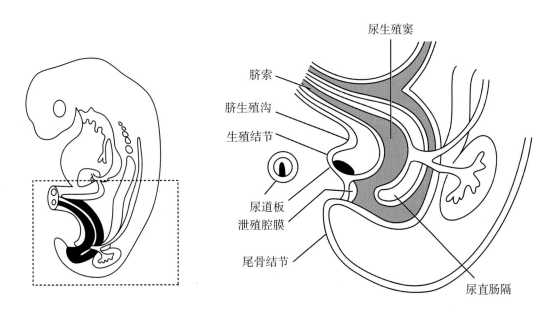

图 4-2-2 泄殖腔的形成和分化

swelling)，也称为生殖隆起（genital swelling）（图 4-2-3）。

胚胎第 8 周时，尿直肠隔继续向下发展，与泄殖腔膜相连，于是泄殖腔膜也被分为腹侧的尿生殖膜（urogenital membrane）和背侧的肛膜（anal membrane）。并在边缘突起形成尿道襞（urethral fold）和肛襞（anal fold），在尿道襞之间的沟为尿道沟（urethral groove）。尿直肠隔的

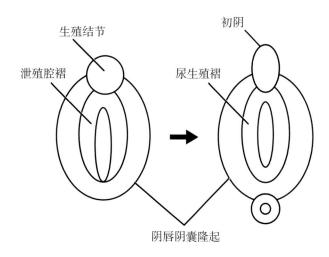

图 4-2-3 泄殖腔褶和生殖膨大

着膀胱的发育，输尿管起始部以下的一小段中肾管扩大，合并入膀胱，于是，输尿管和中肾管分别开口于膀胱。两侧输尿管的膀胱壁开口与尿道内口构成三角形，即膀胱三角（图 4-2-1，图 4-2-4）。

尾侧端则形成会阴体（perineal body），同时，生殖结节延长成为初阴体（phallus）。

二、尿生殖窦的分化

膀胱和尿道均由尿生殖窦演变而来，在胚胎第 8 ～ 10 周时，尿生殖窦被逐渐下降和汇合的尿直肠隔进一步分隔为三部分：膀胱部、骨盆部和初阴部。

（一）膀胱部

尿生殖窦的头部发育成为膀胱尿道管（vesicourethral canal），将来发育成膀胱。它的顶端与尿囊相接，位于膀胱与脐之间的尿囊部分缩窄，称脐尿管（urachus），在胎儿出生前脐尿管闭锁成纤维索，称脐正中韧带。两侧的下部为中肾管的开口，在其尾部有输尿管接入。输尿管最初开口于中肾管，而中肾管开口于泄殖腔。随

（二）骨盆部

尿生殖窦的中部发育成为盆腔以内的定形尿生殖窦（definitive urogenital sinus），成为短管状的盆腔部（pelvic part）。在男性，以后将形成前列腺部及膜部尿道（图 4-2-5）；在女性，将发育成为女性尿道的全长（图 4-2-6）。

（三）初阴部

尿生殖窦尾部发育成为盆腔外的定形尿生殖窦，即初阴体。在男性，逐渐发育形成阴茎部尿生殖窦，最终形成阴茎部尿道，即尿道海绵体部；在女性，则扩大成阴道前庭。男性尿道的阴茎头部（舟状窝）则来自表面的外胚层，该部位的一部分外胚层增殖，进入阴茎头部，先为细胞索，之后中空成管，与尿道阴茎部接通（图 4-2-7）。

三、从尿道发生的腺

尿道内表面有些部位的上皮向周围增殖，发育成为腺体。在男女胚胎，相同部位发生的器官，称为同源器官。由于尿生殖窦的初阴部，在男性分化为尿道阴茎部，而在女性则大部分扩展为前庭；因此，由尿道发生的诸腺体，女性与男性相比，位置都靠下，甚至位于前庭。以下按男女同源器官，叙述从尿道发生的腺体。

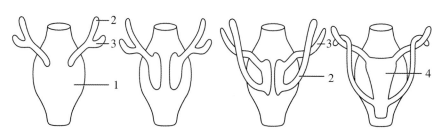

图 4-2-4 输尿管开口移向外上方

1. 尿生殖窦 2. 中肾管 3. 输尿管芽 4. 膀胱三角

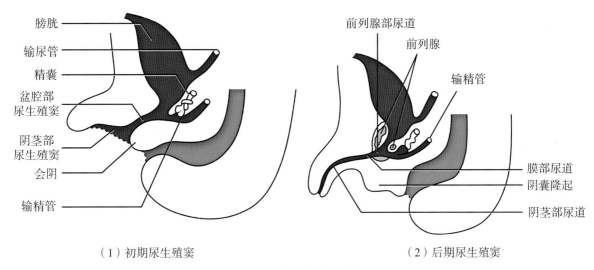

（1）初期尿生殖窦　　　　　　　　　　（2）后期尿生殖窦

图 4-2-5　男性尿生殖窦的演变

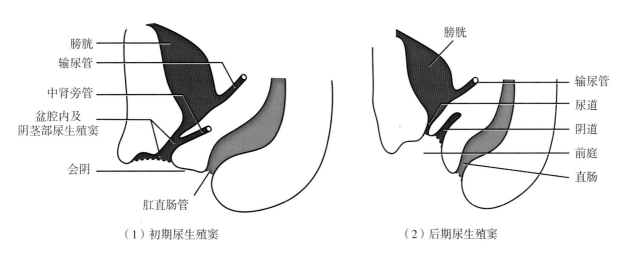

（1）初期尿生殖窦　　　　　　　　　　（2）后期尿生殖窦

图 4-2-6　女性尿生殖窦的演变

（一）男性前列腺和女性Skene小管

在男性，第 3 个月末开始，尿道前列腺部的上皮，向外发芽增生，形成多个细管状的突起，发育为前列腺。前列腺中叶的上皮来自中肾管尾侧向尿生殖窦的扩展部分，即来自中胚层。这腺叶是老年人前列腺肥大的好发部位。前列腺其他叶的上皮来自尿生殖窦的内胚层，这是前列腺癌的好发部位。在出生前 3 个月，前列腺的平滑肌分化完成。

前列腺在女性的同源器官，是 Skene 小管（Skene tubules），或称 Skene 尿道旁管（paraurethral ducts of Skene），位于尿道外口内侧，是存在于尿道管壁内的几条（一般 3 条）有分枝的小管。这些小管向尿道开口。当这些小管因感染有炎症时，在小管开口处出现流脓，称Skene 炎（Skeneitis）。

（二）男性尿道球腺与女性前庭大腺

在男性尿道阴茎部近侧，来自尿生殖窦初阴部的内胚层上皮，在第 3 个月时，向外发芽增生，在第 4 月时出现腺泡，出生前分化完成为尿道球腺（bulbourethral gland），又称 Cowper 腺

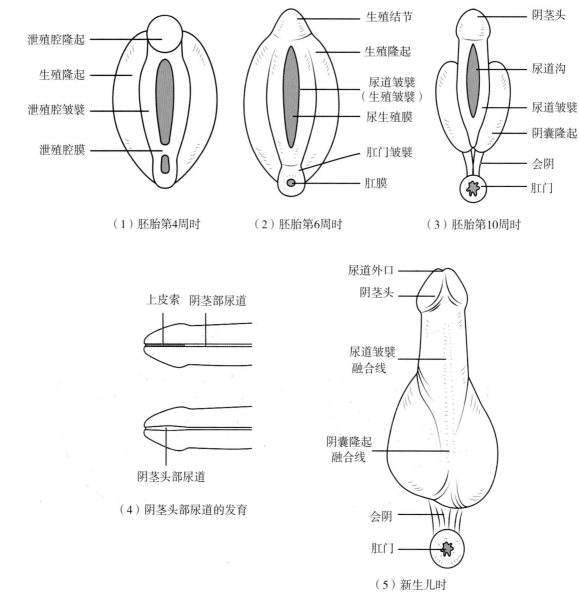

（1）胚胎第4周时　　（2）胚胎第6周时　　（3）胚胎第10周时

（4）阴茎头部尿道的发育

（5）新生儿时

图 4-2-7　男性前尿道的形成

（Cowper gland）。其在女性的同源器官是前庭大腺（major vestibular gland），又称 Bartholin 腺（Bartholin gland）。

（三）男性尿道腺与女性前庭小腺

在男性，尿道阴茎部远侧的内胚层上皮在第11周，向外增生发芽，在第4个月则形成尿道腺（urethral gland of litre）。它在女性的同源器官是前庭小腺（minor vestibular gland）。

四、常见的下尿路发育异常

（一）膀胱先天发育异常

1. 膀胱直肠瘘　膀胱直肠瘘（vesicorectal fistula）是由于直肠与膀胱分隔时，尿直肠隔发育不全导致的。这种先天畸形常伴有肛门闭锁（anal atresia）。

2. 膀胱外翻　膀胱外翻（extrophy of bladder）是由于膀胱前方的腹壁发育不全，泄殖腔膜未缩小，并破裂消失，从而导致的膀胱黏膜外翻。

（二）脐尿管异常

1. 脐尿瘘（urachal fistula） 指由于脐尿管未纤维化成索，全未闭锁，出生时仍为管状，膀胱内的尿液经脐尿管从脐部流出（图4-2-8）。

2. 脐尿管囊肿（urachal cyst） 脐尿管中段未闭锁，囊内上皮分泌的液体在局部形成了囊肿，称为脐尿管囊肿（图4-2-8）。

3. 脐尿管窦（urachal sinus） 是脐尿管一端未闭合，其上端未闭锁的在脐开口；其下端未闭锁的，则与膀胱连通。在老年男性，往往由于前列腺肥大压迫尿道，排尿困难，使膀胱内尿液升高，使与之相连的脐尿管窦增大（图4-2-8），脐部会有上皮分泌的液体。

（三）尿道发育异常

1. 尿道缺如及闭锁 大部分是男性，较多见的是节段性的尿道缺如或闭锁，闭锁常发生于尿道膜部，畸形常与腹壁缺如及直肠畸形伴发。单纯的尿道缺如或尿道闭锁，由于尿液无法排泄

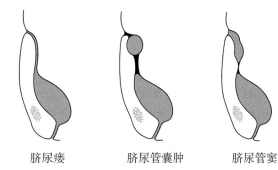

脐尿瘘　　　脐尿管囊肿　　　脐尿管窦

图4-2-8 脐尿管异常

常常在胚胎过程中死亡。

2. 尿道重复 可分为完全重复及不完全重复两种，前者为双尿道，后者有一副尿道。双尿道一般伴有双膀胱，这与尿生殖窦的异常分割有关。

3. 尿道直肠瘘（rectourethral fistula） 是胚胎期尿直肠隔发育不全，直肠与尿道未完全分离所致。男性多于女性。单纯的尿道直肠瘘临床上很少见，几乎总是先天性无肛的并发症。

第三节　直肠和肛管的发生

一、原肠的分化

原肠分前肠（foregut）、中肠（midgut）和后肠（hindgut）。前肠的头端和后肠的末端，分别以口咽膜和泄殖腔膜封闭，中肠与卵黄囊相遇。随着体褶的不断加深，中肠与卵黄囊相通处逐渐变窄，形成卵黄蒂（yolk stalk）。其中，后肠将分化为横结肠后1/3、降结肠、乙状结肠、直肠及肛管上段和部分泌尿系统器官。原肠内胚层分化为消化管和呼吸道的上皮及其腺体的上皮，中胚层则形成结缔组织、肌肉和血管等。

二、直肠和肛管的发生

直肠起源于后肠末段泄殖腔背侧部所演化

的原始直肠，肛管分为上、下两段，上段2/3长约2.5 cm，由原始直肠末端形成，下段1/3长约1.3 cm，由外胚层向内凹陷形成的原肛衍变而来。

在胚胎第8周时，尿直肠隔继续向下发展与泄殖腔膜相连，泄殖腔膜也被分为腹侧的尿生殖膜和背侧的肛膜（图4-2-1）。肛膜周围的间充质增殖，使表面外胚层升起，中央形成一浅凹称肛凹（anal pit）或原肛（proctodeum）。肛膜于第8周末破裂，肛凹加深并演变为肛管的下段。肛管上段的上皮来源于内胚层，下段的上皮来源于外胚层，两者之间以齿状线为界，也是柱状上皮与复层扁平上皮相移行的部位。

三、直肠和肛管的发育异常

（一）肛门闭锁

肛门闭锁又称为不通肛（imperforate anus），是后肠常见的一种畸形，多由于肛膜未破或肛凹未能与直肠末端相通所引起，肛门区皮肤平整或仅留一浅凹，并常因尿直肠隔发育不全而伴有直肠尿道瘘（图 4-3-1）。

（二）肛门狭窄

是肛管或直肠下段的狭窄，原因是泄殖腔分隔时偏位于背侧，使直肠变窄，肛膜变小，有时仅能插入一根探针，而称微小肛门。

（三）直肠瘘或异位肛门

直肠瘘的发生率较高，50% ～ 70% 的肛门闭锁病例伴有直肠瘘。直肠瘘因尿直肠隔分隔泄殖腔不完全而造成，直肠可开口于膀胱，形成直肠膀胱瘘；开口于尿道或阴道，形成直肠尿道瘘或直肠阴道瘘；如直肠开口于会阴，则形成直肠会阴瘘。

（四）直肠闭锁

肠腔重建时直肠与肛门未能相通或直肠中段闭锁，但肛门和肛管均存在，可能因为胚胎发育过程中局部血液供应不足所致。

四、会阴部肌肉

会阴部肌肉的发育起源于局部间充质。人胚发育至第 2 个月时出现皮肌；第 3 个月时，肛凹周围的皮肤分化为肛门外括约肌、肛提肌和尿生殖窦括约肌，均属横纹肌。外括约肌在会阴肛门结节处发育起来。肛提肌包括耻尾肌、髂尾肌和耻骨直肠肌，构成盆底肌肉。尿生殖窦括约肌又分出膜尿道括约肌、坐骨海绵体肌、会阴浅横肌和会阴深横肌。

（栾丽菊　张卫光）

参考文献

刘斌，等主编，1996．人体胚胎学．北京：人民卫生出版社．

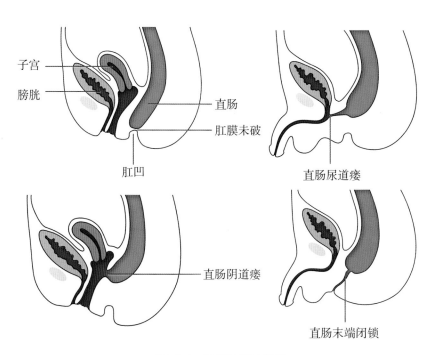

图4-3-1　肛门闭锁示意图

高英茂主编，2013．组织学与胚胎学，8 版．北京：人民卫生出版社．

金锡御，等主编，2004．尿道外科学．北京：人民卫生出版社．

李和，等主编，2015．组织学与胚胎学，3 版．北京：人民卫生出版社．

唐军民，等主编，2014，组织学与胚胎学，4 版．北京：北京大学医学出版社．

徐长福，等主编，2015．泌尿系统．北京：人民卫生出

版社．

张朝佑主编，1998．人体解剖学　上册，2 版．北京：人民卫生出版社．

Keith L. et al，2008. The developing human：clinically oriented embryology.8th ed. Elsevier/Saunders.

Larsen WJ，et al，2001. Human Embryology.5th ed London：Churchill Livingstone.

Sadler TW，2009. Langman's Medical Embryology. 11th ed. Baltimore：Lippincott Williams & Wilkins.

第五章

盆腔的局部解剖

第一节　盆腔局部解剖

盆部（pelvis）位于躯干部的下部。骨盆构成盆部的支架，是躯干和下肢的连接桥梁。盆部包括盆壁、盆膈及盆腔脏器等。盆腔借骨盆上口与腹腔相通，容纳生殖、泌尿和消化系统的部分器官，以及血管、淋巴结、神经等，本章节即按照上述顺序展开。

会阴（perineum）指盆膈以下封闭骨盆下口的全部软组织，即广义的会阴，临床常常称为盆底。狭义的会阴指即临床所指的会阴，在男性指阴囊根部到肛门之间的部分；在女性指阴道前庭与肛门之间的部位，又称产科会阴。

骨盆上口（superior pelvic aperture）是由耻骨联合上缘、耻骨嵴、耻骨结节、耻骨梳、弓状线、骶翼前缘和骶岬连成的环形界线，是盆部的上界。尾骨尖、耻骨联合下缘和两侧的骶结节韧带、坐骨结节、坐骨支、耻骨下支围成骨盆下口（inferior pelvic aperture），是盆部的下界。骨盆上口向上开放，腹腔与盆腔相通，小肠常降入盆腔。骨盆下口由盆膈封闭，盆膈以下的所有软组织为会阴，围成骨盆下口的结构为会阴的周界。若在两侧坐骨结节之间做一假想连线，可将会阴分为后方的肛区和前方的尿生殖区（图5-1-1）。

一、骨盆整体观

小骨盆又称真骨盆（图5-1-2），其下界为骨盆下口，呈漏斗状，有上、下两口：上口由界线围成；下口高低不齐，与会阴境界一致。小骨盆

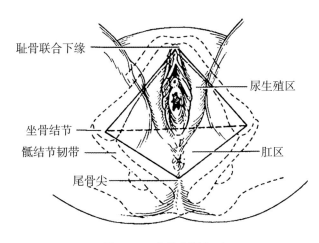

耻骨联合下缘

尿生殖区

坐骨结节

骶结节韧带

肛区

尾骨尖

图5-1-1　女性会阴分区

上、下口之间围成骨盆腔，呈前壁短、侧壁及后壁较长的弯曲的骨性腔。

人直立时，骨盆两侧髂前上棘和两侧耻骨结节置于同一个冠状面，尾骨尖和耻骨联合上缘则位于同一水平面。此时，骨盆上口平面与水平面形成的角度为骨盆倾斜度，男性骨盆倾斜度为50°～55°；女性为55°～60°。新生儿（尤其胎儿）大于成人。男性骨盆窄而长，上口为心形，下口窄小。女性骨盆为骨性产道，在形态上与男性骨盆有诸多不同之处。女性骨盆的骨比男性光滑，上口近似圆形，盆腔浅，呈圆柱状，容积大，下口前、后径和横径均较宽。女性骨盆畸形可阻止胎儿的正常通过，导致难产。

两性骨盆之间的差异在法医性别鉴定中有重

要作用。骨盆有明显的性别差异。女性骨盆宽而短，上口近似圆形，下口较宽大；而男性骨盆窄而长，上口为心形，下口窄小。男性的耻骨下角为 70°～75°，女性为 90°～100°（图 5-1-3）。

二、盆腔内的腹膜配布

（一）男性盆腔内的腹膜与腹膜腔陷凹

盆腔内的腹膜是腹部腹膜的延续。腹前壁的腹膜向下到达耻骨联合上缘，然后折向后下，覆盖于膀胱体的上面、膀胱底的上部及部分精囊和输精管壶腹，继而反折向后上方，覆盖直肠中段

的前面、直肠上段的前面和两侧，再向上即延续于乙状结肠系膜和腹后壁的腹膜。腹膜在盆腔器官间、器官与盆壁间延续，并转折形成陷凹，主要有直肠膀胱陷凹（rectovesical pouch）和膀胱旁窝（paravesical fossa），具有的重要临床意义。

（二）女性盆腔内的腹膜配布、形成的结构与腹膜腔陷凹

腹膜自腹前壁向下，覆盖膀胱体的上面及其两侧。膀胱体上面的腹膜向后在子宫颈阴道上部转折向上（形成膀胱子宫陷凹），覆盖子宫体前面、子宫底、子宫体后面、子宫颈阴道上部，并

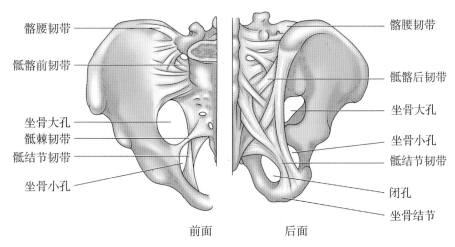

图5-1-2　骨盆

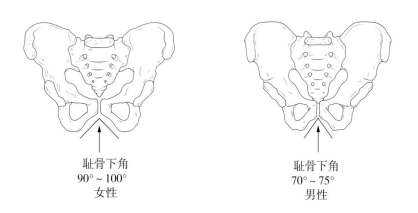

图5-1-3　女性和男性的骨盆

向下达阴道上端（阴道后穹）后壁，再向上转折被覆于直肠中部的前面、直肠上部的前面和两侧（形成直肠子宫陷凹），继而向上包绕乙状结肠并形成乙状结肠系膜。

第二节　男性生殖系统的解剖

男性生殖系统包括内、外生殖器两部分（图5-2-1）。内生殖器由睾丸、生殖管道（附睾、输精管、射精管及男性尿道）及附属腺（前列腺、精囊和尿道球腺）组成。睾丸是男性的主要生殖器官，可以分泌雄性激素和产生精子。精子从睾丸内生长后进入附睾，进一步发育成熟，通过输精管道，最终通过尿道排出体外。外生殖器包括阴茎和阴囊。男性生殖系统的功能是繁衍后代、种族延续和形成并促进个体第二性征发育（如骨骼粗壮、肌肉发达、声音低沉浑厚、喉结突出、长胡须等）及性行为。

一、睾丸

睾丸（testis）是男性生殖腺，能产生精子（男性生殖细胞）和分泌雄性激素。因此，睾丸既是男性生殖器又是内分泌组织。

（一）睾丸的位置及形态

睾丸位于阴囊内，左右各一。睾丸呈白色，是内、外面略扁的卵圆形器官，表面光滑（图5-2-2）。睾丸可分为前后两缘、上下两端及内外侧两面。前缘游离，后缘与附睾相接并与输精管睾丸部相邻，且有血管、神经及淋巴管出入；上端覆盖附睾头，下端游离；外侧面圆隆与阴囊壁相贴，内侧面平坦，邻阴囊中隔。

（二）睾丸的被膜及内部结构

睾丸为实质性的器官，其表面由浅至深包被有3层被膜，依次为鞘膜、白膜（tunica albuginea）及血管膜（图5-2-3）。鞘膜是包绕睾丸的一个封闭的囊，分为脏层和壁层。鞘膜脏层

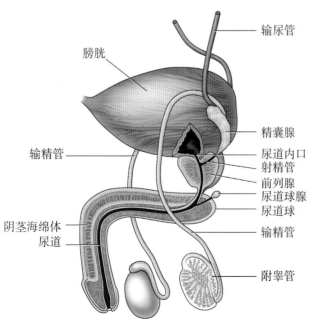

图5-2-1　男性生殖系统

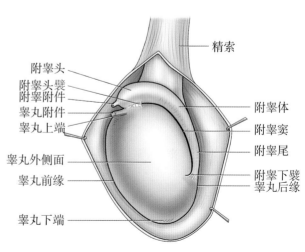

图5-2-2　睾丸和附睾外面观（左侧）

又名睾丸外膜，除睾丸后部，大部分睾丸都被脏层所覆盖。在睾丸的后内侧，鞘膜的脏层向前折返形成壁层；在后外侧面，脏层移行到附睾的内侧面，衬在附睾窦表面，然后向外到附睾后缘，再向前折返延续为鞘膜壁层。在睾丸两端，鞘膜的脏层和壁层相延续，但在睾丸的上端，脏层在折返之前越过附睾头。鞘膜的壁层较脏层范围大，可到达睾丸的下方，脏层和壁层之间的潜在腔隙为鞘膜腔。

白膜为富含胶原纤维形成的致密结缔组织膜，厚而坚韧，呈苍白色，在睾丸后缘处增厚并伸入到实质内形成睾丸纵隔（mediastinum testis）。睾丸纵隔又发出许多睾丸小隔（septula testis），呈扇形连接于白膜，并将睾丸实质分成许多锥形的睾丸小叶（图 5-2-3）。由于白膜与睾丸小隔相连，故睾丸白膜不易与睾丸实质剥离。

血管膜位于白膜的深面，由睾丸动脉的细小分支及与其伴行的细小静脉所形成，对睾丸实质有直接的营养作用，亦有调节内部温度的重要意义。

每侧睾丸有 100 ~ 200 个睾丸小叶（lobules of testis），每个小叶内含有 2 ~ 4 条盘曲的生精小管，又称精曲小管（seminiferous tubules），各小叶内的生精小管汇成精直小管（straight seminiferous tubules）穿入睾丸纵隔内并交织形成睾丸网（rete testis），睾丸网发出 8 ~ 15 条睾丸输出小管（efferent ductules of testis）由睾丸后缘上部穿出，进入附睾头（图 5-2-3）。

生精小管之间的结缔组织称为睾丸间质，其内的间质细胞分泌雄性激素，对促进男性生殖器官的发育、性功能的保持及激发男性第二性征的出现等具有重要的意义。

（三）睾丸的组织结构

睾丸类似复管状腺，主要由生精小管、精直小管、睾丸网以及睾丸间质组成。生精小管具有产生精子的作用；精直小管是精子排出的第一段导管；睾丸网通过睾丸输出小管与附睾管相连续。睾丸间质内的间质细胞具有分泌男性激素的功能。

1. 生精小管　长约 70 cm，直径为 150 ~ 300 μm，由复层生精上皮构成（图 5-2-4），包括一系列不同发育阶段的生精细胞（spermatogenic cell）和具有支持及营养生精细胞的支持细胞（sustentacular cell）。

生精细胞：根据不同发育阶段及其形态特点，可分以下几种类型：

①精原细胞（spermatogonium）：是精子生成

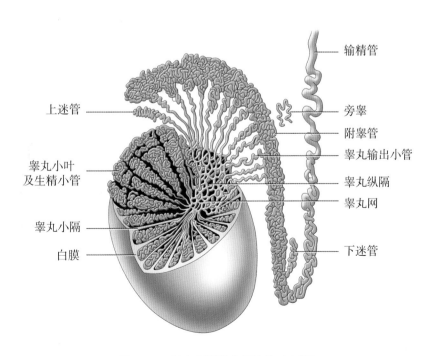

图 5-2-3　睾丸和附睾内部结构（左侧）

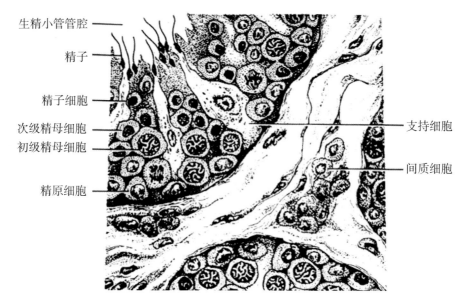

生精小管管腔 ———
精子 ———
精子细胞 ———
次级精母细胞 ———
初级精母细胞 ———
精原细胞 ———
——— 支持细胞
——— 间质细胞

图 5-2-4　人睾丸生精小管

的干细胞，近基膜，胞体较小，呈圆形。根据胞核的特点又将精原细胞分成两种类型：第 Ⅰ 型精原细胞，又称 A 型精原细胞。第 Ⅱ 型精原细胞又称 B 型精原细胞。

②初级精母细胞（primary spermatocyte）：最初阶段的静止型初级精母细胞与精原细胞不易区别。相继胞质不断增多，胞体变大可达 18 μm，核内 DNA 复制，核体胀大。不久即进入成熟分裂的前期。前期经偶线期、粗线期和双线期，最后进入中期和末期，遂完成第一次成熟分裂，产生两个较小的次级精母细胞，属单倍体，故这种分裂又称减数分裂（图 5-2-5）。

③次级精母细胞（secondary spermatocyte）：通过第一次成熟分裂后，此种细胞已移近管腔，不进行 DNA 复制，迅速进行分裂，染色体沿着丝点分开趋向两端，形成两个单倍体精子细胞。

④精子细胞（spermatid）：多近管腔，细胞体积更小，核圆位中央。线粒体丰富，有一对中心粒。当细胞变形开始，顶体粒与头帽共同形成顶体。线粒体集中环绕于精子尾的中段。外周的胞质分化为粗大纤维柱及纤维鞘，并参与精子运动。

⑤精子（spermatozoa）：近管腔，有的游离或附着在支持细胞顶端。精子形似蝌蚪，能运动，长 55 ~ 65 μm。可分为椭圆形的头和鞭毛似的尾两部分。尾又分颈部、中段、主段和末段。

支持细胞：又名 Sertoli 细胞，是管壁生精小管上一种体积最大而长的细胞，分散在各期生精细胞之间。底部居于基膜上。顶部伸向管腔。胞体发出一些扁平状突起包绕有关生精细胞。支持细胞质膜下有大量微丝和环行排列的粗面内质网扁平膜管，它们共同围绕在精子细胞顶体的周围。微丝的收缩可促进精子细胞与支持细胞紧密相接，同时协助精子细胞及精子向管腔移动。

2.　生精小管上皮的周期　精子发生是从生精小管的基膜逐渐向管腔推进。应用 H- 胸腺嘧啶核苷标记，或根据射线损伤睾丸后的再生研究表明，人的生精小管上皮周期所持续时间约为 16 天。人生精小管内精子形成所需时间约为 64 天，亦有认为成为精子的持续时间达 75 天。

3.　睾丸间质细胞　又称 Leydig 细胞，是由间充质细胞演化而来。此种细胞多成群分布在生精小管间的间质内，或沿小血管周围排列。胞体较大，呈多边形。Leydig 细胞主要合成男性激素。从血中摄取的胆固醇经线粒体转化为孕烯醇酮，再经脱氢酶或羟化酶作用后，进入滑面内质网合成黄体酮，最后形成男性激素。Leydig 细胞是受 LH 调节。

4.　精子发生中的调节　精子发生的过程受多种因素的调节，如激素、基因、生长因子以

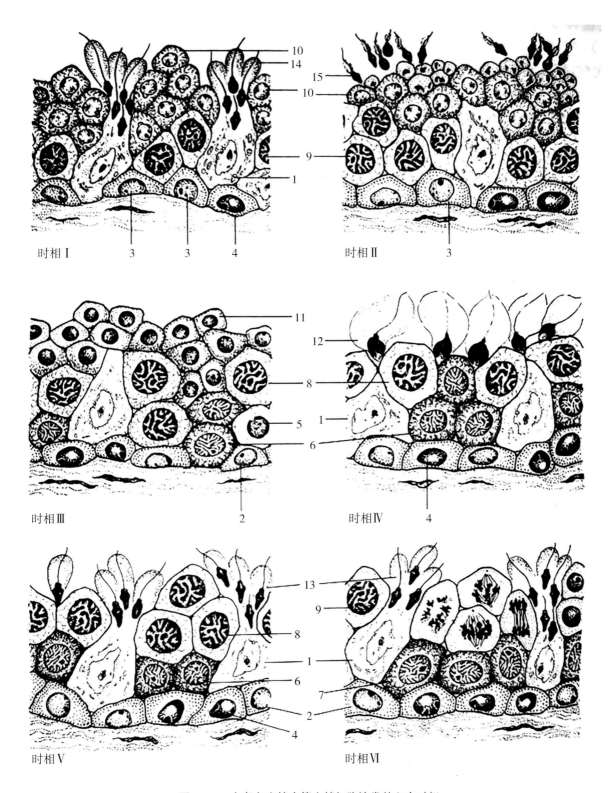

图 5-2-5　人睾丸生精小管生精细胞演发的六个时相

1. 支持细胞；2. 第 I 型精原细胞（Ap 型细胞）；3. 第 II 型精原细胞；4. 第 I 型精原细胞（Ad 型细胞）；5. 初级精母细胞（静止期）；6. 初级精母细胞（细线期）；7. 初级精母细胞（接合期）；8. 初级精母细胞（粗线期）；9 初级精母细胞（偶线期）；10 ～ 15. 不同分化阶段的精子细胞

及其他环境因素，且相互配合协调、平衡，以保持生精细胞正常的生长发育至成熟。①内分泌调节：下丘脑弓状核等分泌促性腺激素释放激素（GnRH），可刺激腺垂体产生卵泡刺激素（FSH）和黄体生成素（LH）。在男性，LH又称间质细胞刺激素（ICSH），可刺激睾丸间质细胞产生睾酮，调节精子发生。FSH可促使支持细胞合成雄激素结合蛋白，与睾酮结合，从而使生精小管内有高浓度的睾酮，以促进生精细胞的发育，支持细胞产生的抑制素与睾酮对GnRH、FSH及LH有负反馈调节作用。②基因调控：精子发生中需经若干基因有序的调控。③抑制素激活素-卵泡抑素轴也参与对FSH、LH分泌的调控。④类固醇生成因子SF-1，在性腺分化早期睾丸有SF-1表达，它可促进p450羟化酶和3羟基类固醇脱氢酶的合成，并加强睾酮与AMH的产生。⑤生长因子IGF-1可加强LH与睾丸间质细胞受体的结合，从而增强睾酮的分泌。⑥转化生长因子、血管紧张素和钙调蛋白等亦参与精子发生的调控。

某些因素可影响睾丸的生长和发育。如温度、射线、微波与性激素等。高温可引起生精小管变性、萎缩、受精力下降。精子对低温的适应性较强。放射性元素的照射亦能损害生精小管的生精细胞。受精后，有时会影响受精卵的发育，往往容易流产，或出现畸形。

（四）睾丸和附睾的血管和淋巴管

1. 动脉 睾丸和附睾主要由睾丸动脉分布。输精管动脉和提睾肌动脉可与睾丸动脉的分支有吻合，因此，它们对睾丸和附睾的血液供应具有补充作用。睾丸动脉穿出腹股沟管深环后，行于精索内，出腹股沟管浅环入阴囊后，被蔓状静脉丛包绕。在阴囊内，睾丸动脉发出附睾上、下动脉后，其走行迂曲，称睾丸动脉迂曲段。达睾丸上方，动脉突然变直，名睾丸动脉直段。直段达睾丸后缘上部分为两条初级支穿过睾丸白膜达血管膜，每一支分出数条较细的分支经睾丸门进睾丸纵隔，分布于睾丸网及纵隔的结缔组织内，这些细小的分支，称为中央动脉。该动脉在入睾丸门前先向后祥曲，然后再分支进入睾丸网的结缔组织中，但睾丸网的管道系统与之没有特殊关系。

两大初级分支发出中央动脉后，分别进入睾丸的内外面，在血管膜内分为数条睾丸动脉主支，从睾丸后缘上部，呈放射状地朝睾丸的前、后缘和下极方向分布，沿途发分支进入睾丸小隔。在小隔内，这种分支向着睾丸网方向行走，名向心动脉。该动脉，在行程中有轻度的迂曲。向心动脉达睾丸表面至睾丸网之间的中点处，分为向心小动脉和离心小动脉，其直径在300～500 μm之间。它们在睾丸小隔内，分别朝向睾丸网和睾丸表面行走，并且迂曲较多。此外，向心动脉主干还发出分支可直接进入睾丸小叶实质。但向心动脉主干的终末支只达睾丸网附近而很少进入睾丸网。

向心小动脉和离心小动脉再分支进入睾丸小叶内，行于生精小管间的结缔组织内，称为管间微动脉，其直径多数为100 μm左右，也较迂曲。管间微动脉的分支行于生精小管间的间质柱内，形成管间毛细血管前微动脉或管间毛细血管网，二者统称管间血管，与小管平行，而且迂曲度较大。相邻的管间血管借发自它们的毛细血管相连。这种毛细血管叫管周毛细血管，位于生精小管壁内。相邻的管周毛细血管，彼此交通，形成管周毛细血管网。血管网由两层毛细血管构成：内层管径较粗位于生精小管上皮下；外层管径较细，它来自深层毛细血管，位于生精小管周围的结缔组织内。外层毛细血管网汇成毛细血管后微静脉，行于生精小管间的间质柱内，叫管间静脉，与管间毛细血管前微动脉伴行。

在小管间的间质柱内，某些管周毛细血管起始部之间形成毛细血管网。这种毛细血管网是睾丸间质细胞群所在处。这样，间质细胞分泌的睾酮，可经管周毛细血管，直接运送给生精小管的上皮细胞，影响其生精过程。

附睾的血液由发自睾丸动脉的附睾上、下动脉（供应附睾头和体）和输精管动脉的末梢支（供应附睾尾）共同供应。附睾下动脉与附睾上动脉和输精管动脉之间有吻合。附睾上、下动脉和输精管动脉，分别到达附睾头、体、尾附近；发出分支经附睾内的管道系统间发达的结缔组织隔，达管道系统，形成围绕管道的管周毛细血管网。附睾头部血管较密，在睾丸输出小管之间，也有管间血管存在。

2. 静脉　睾丸和附睾的静脉均起始于它们实质内的管周毛细血管网，然后逐级汇合，最后在睾丸和附睾头的上方形成蔓状静脉丛包绕睾丸动脉，行于精索内。左侧者注入肾静脉；右侧者注入下腔静脉；附睾尾部的静脉经输精管静脉引流到膀胱前列腺丛。

睾丸小叶的静脉有两个引流方向。一种静脉朝向睾丸网行走，名向心静脉，经睾丸网，最后穿出睾丸门，加入蔓状静脉丛；另一种静脉，朝向睾丸表面行走，名离心静脉，最后在睾丸的血管膜内汇成较大的静脉，并且每两条静脉与一条睾丸动脉主支伴行，向睾丸门方向集拢，在睾丸门处加入蔓状静脉丛。

睾丸被膜的血液，经精索外静脉入腹壁下静脉。

3. 淋巴管　睾丸和附睾的淋巴管形成浅、深两丛。浅淋巴管丛位于睾丸固有鞘膜脏层的内面；深丛位于睾丸和附睾的实质内，起始于睾丸和附睾内的管道系统的毛细淋巴管。浅、深丛集成 4～8 条淋巴管，在精索内伴随睾丸血管上升，最后入腰淋巴结。

二、输精管道

输精管道包括附睾、输精管、射精管和尿道（图 5-2-1）。

（一）附睾

附睾（epididymis）呈新月形，主要由附睾管组成，附于睾丸的后上方（图 5-2-2）。

附睾分为三部分，上端膨大钝圆，为附睾头，通过睾丸输出小管与睾丸相连。中部为附睾体。下端较细为附睾尾，附睾尾向后内上方移行于输精管。附睾全长 6～7 cm，由一条旋转的附睾管所组成。

附睾的表面由浅至深也被覆有三层被膜，依次为鞘膜、白膜和血管膜。睾丸鞘膜脏层于睾丸后缘两侧移行于附睾的表面，称附睾鞘膜，它包被附睾表面的大部分，并于附睾尾及精索下端的后面移行返折为睾丸鞘膜壁层。鞘膜在附睾体和睾丸的外侧面之间形成隐窝，即附睾窦。附睾的白膜及血管膜均较睾丸的此两层膜为薄。

附睾头是由睾丸输出小管迂曲盘绕而成，位于睾丸的后上方，与睾丸后缘连接紧密。睾丸输出管最终交汇合并成一条蟠曲的附睾管，形成附睾体和附睾尾。附睾管末端折向内上方续于输精管。

附睾可暂存精子，其管腔的假复层柱状上皮可产生附睾液，对精子有营养作用；上皮的外侧有薄层平滑肌，其蠕动性收缩可将精子推向尾部。由睾丸产生的精子在附睾可得以继续发育、成熟并增强其活力。

1. 睾丸输出小管　管壁由上皮、基膜、固有层和薄层的环行肌组成。固有层含丰富的弹性纤维。上皮为假复层柱状，包括较高的纤毛柱状细胞和较矮的立方形细胞。纤毛细胞表面有纤毛和微绒毛相间排列。输出小管管腔内由于液体的吸收，可加速精子的运行。同时纤毛的摆动和平滑肌的收缩，更可促进精子移入附睾管。

2. 附睾管　附睾管的管腔整齐，上皮较厚，为假复层柱状，具有高柱状的主细胞及立方形基底细胞。主细胞具有营养精子和促进成熟作用。同时，附睾头部血液供应较丰富，其毛细血管的内皮穿孔数亦多。相邻主细胞间有发达的紧密连接，构成血附睾屏障，在头部紧密连接嵴排列致密而层次亦多。附睾管较长，按解剖位置可分头、体、尾三段，一般哺乳类附睾管首段上皮较高，活性最强，可回吸收大量由生精小管输入的液体，使管腔形成负压，以便睾丸网液缓慢地流向附睾，精子便随液体排入附睾。中段促进精子进一步成熟增加活动力。末段管腔扩大，有贮存精子的作用，精子在附睾停留 14～21 日，此期精子的胞质残余部脱落而被主细胞或基底细胞吞噬。自附睾排出的精子，形态成熟，活泼运动，且精子头部增加一层糖蛋白。附睾管上皮下基膜明显，在固有膜外有薄层环行平滑肌，近输精管端尚有散在纵行平滑肌束。

（二）输精管

输精管（ductus deferens）是一条长约 45 cm

的肌性管道（图 5-2-1），也是精索的主要结构之一。管壁较厚，大部分管腔细小，管腔横断面呈圆形，直径 0.3 cm。与附睾管相延续，随精索进入腹股沟管，经腹股沟深环进入盆腔，至膀胱底部与精囊腺排泄管汇合成射精管。由于输精管的壁厚而腔小，所以在触摸时有条索样的感觉。

输精管可分为四部分，分别是：睾丸部、精索部、腹股沟部和盆部。①睾丸部：为输精管起始，续于附睾尾的附睾管，是沿睾丸后缘上升至平睾丸上端的部分，此部短而迂曲。②精索部：从睾丸上端至腹股沟管浅环之间的一段，行于精索内并位居精索其他结构的后内侧。位置表浅，活动度大，活体易触及，输精管结扎术多在此部施行。③腹股沟管部：起始于腹股沟管浅环，穿过腹股沟管，经腹股沟深环进入盆腔。也位于精索内。④盆部：输精管在腹股沟管深环处离开精索，跨过腹壁下动脉根部，急转下内方向。输精管从上方斜跨髂外血管进入骨盆，沿骨盆侧壁向后下方，先后与脐动脉索、闭孔血管和闭孔神经和膀胱血管交叉，再从内侧与输尿管交叉，向内前方经过膀胱与直肠间，到膀胱底。输精管在精囊内侧走行向下内方至前列腺后上部，并呈梭形膨大，称为输精管壶腹（ampulla ductus deferentis）。输精管壶腹表面呈结节状，内腔凹凸不平，管壁上有隔状皱襞，襞间形成多数迂曲陷窝，称为壶腹憩室或壶腹膨部。壶腹内有贯穿全长的管道，壶腹下端逐渐变细，在前列腺后上方与精囊腺排泄管汇合成射精管。输精管除末端一小部分无腹膜覆盖外，其余都有腹膜覆盖。

输精管的管壁由黏膜、肌膜和纤维膜组成（图 5-2-6）。壶腹部肌层多不整齐；射精管肌层至前列腺部消失。肌层的收缩，有助于精子的排出。

输精管的血管和淋巴管：输精管主要由输精管动脉分布（髂内动脉或膀胱下动脉发出的输精管动脉），并与睾丸动脉的附睾下动脉以及邻近的动脉相吻合。有时膀胱下动脉也有分支到输精管。输精管静脉主要注入膀胱静脉丛，经膀胱静脉注入髂内静脉，或经精索内静脉注入肾静脉和下腔静脉。输精管的淋巴管很丰富，愈靠近膀胱愈密集。近侧部与精索淋巴管吻合，远侧部与精囊腺的淋巴管吻合。远、近侧的淋巴管最后分别

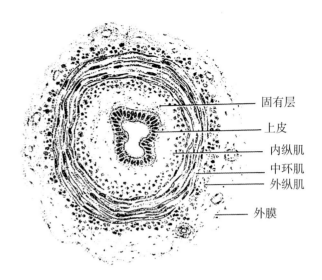

图 5-2-6　输精管的横切面结构

引流到腰淋巴结和髂内淋巴结。

精索（spermatic cord）为从腹股沟管深环至睾丸上端之间的 1 条柔软的圆索状的结构。全长 11.5 ~ 15 cm，直径 0.5 cm，一般左侧较右侧长。精索在通过腹股沟管时，上方有髂腹下神经，下方有髂腹股沟神经和生殖股神经生殖支通过。精索在皮下环和睾丸间的一段在活体上极易摸到，位于长收肌圆形肌腱前方，前后分别有阴部外浅动脉和阴部外深动脉通过。

精索内容物有：输精管、睾丸动脉、提睾肌动脉（来自下腹部动脉的分支）和输精管动脉（来自膀胱下动脉）、输精管静脉、蔓状静脉丛，淋巴管汇成 4 ~ 8 条引流来自睾丸和附睾的淋巴液，神经包括生殖股神经的生殖支、提睾肌神经和睾丸神经丛的交感神经成分，鞘韧带等。精索被膜由深至浅依次是：由腹横筋膜延续而成的精索内筋膜、由部分腹横肌和腹内斜肌的肌纤维形成的提睾肌以及由腹外斜肌腱膜延续而成的精索外筋膜。此三层被膜向下延续至阴囊，也参与阴囊壁的构成（图 5-2-7）。

（三）射精管

射精管（ejaculatory duct）由输精管末端与两侧精囊的输出管汇合而成（图 5-2-1），是输精管道中最短的一段，长约 2 cm。起始于前列腺底，向前下方斜行穿经前列腺实质，开口于尿道

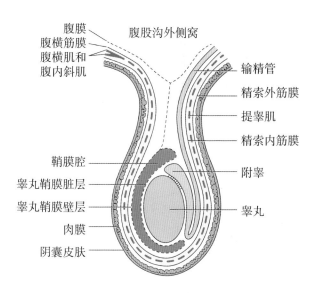

图 5-2-7　阴囊的结构和精索被膜的模式图

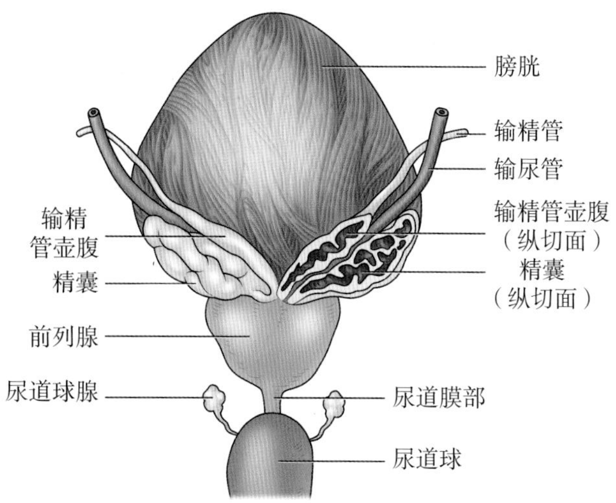

图 5-2-8　膀胱、前列腺、精囊和尿道球腺的后面观

前列腺部的精阜，前列腺小囊的两侧。射精管的管壁有平滑肌纤维，射精时能有力地收缩，帮助精子射出。

（四）男性尿道（详见男性外生殖器）

三、附属腺

男性附属腺包括精囊、前列腺和尿道球腺（图 5-2-8），其分泌物参与形成精液。

（一）精囊

精囊（seminal vesicle，又称精囊腺）是 1 对长椭圆形囊状腺体，表面凸凹不平，包有由疏松结缔组织形成的外膜，位于膀胱底的后方，输精管壶腹的外侧。精囊所产生的精囊液为淡黄色黏稠的液体，有营养及稀释精子的作用，由其排泄管导入射精管，参与精液的组成。

精囊的组织结构与输精管壶腹类似。皱襞高而细，分支多且彼此连接成网，形成许多憩室。皱襞表面覆有上皮，中央以固有膜为支架。上皮为假复层柱状，表层细胞有呈柱状或立方形。胞质内含分泌粒和黄脂色素，这种色素在性成熟期即出现，其量随年龄增加；并含有丰富的粗面内质网、线粒体、少量溶酶体及糖原。上皮可合成

前列腺素，其分泌物为弱碱性的黄色黏稠液体，含有丰富果糖，是构成精液的主要成分之一，具有营养和稀释精子的功能。上皮下有极薄的富含弹性纤维的固有膜。肌层较薄，主要由环行平滑肌和少量纵行肌组成，外膜为疏松结缔组织。

精囊的动脉由输精管动脉、膀胱下动脉、直肠下动脉分布。它们彼此间有吻合。精囊的静脉构成精囊静脉丛，入膀胱丛，再经膀胱静脉入髂内静脉。精囊的淋巴管很丰富，与血管伴行，入髂内淋巴结。

（二）前列腺

前列腺（prostate）为不成对的实质性器官（图 5-2-8），是男性生殖器官中最大的附属腺体，位于盆腔的膀胱与尿生殖膈之间。前列腺呈前后略扁的栗子形，后面平坦并在中线上有纵行的浅沟，称为前列腺沟。前列腺的实质由腺组织和肌性纤维组织构成，表面包有筋膜，称为前列腺囊。

前列腺腺体部分的组织学分区（图 5-2-9）：包括①移行区：围绕尿道前列腺部近侧段的两侧，占腺体实质的 5%，是良性前列腺增生的好发部位；②中央区：位于尿道前列腺部近侧段的后方，占腺体实质的 25%，很少发生良性和恶性病变，当前列腺增生时该区萎缩；③外周区：位于前列

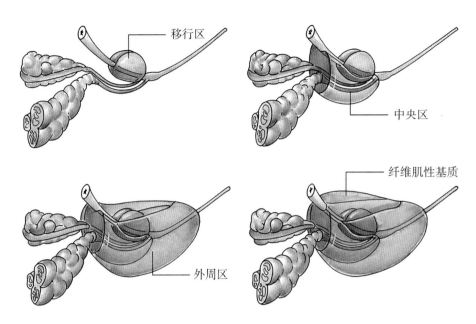

图 5-2-9　前列腺的组织学分区

腺的后方、两侧及尖部，占腺体实质的 70%，为前列腺癌的好发部位。此外，还有位于腺体和尿道前方的非腺性组织的纤维肌性基质，临床上可经此区手术入路，进行前列腺增生的摘除术。

前列腺所产生的前列腺液由数条小管排入尿道前列腺部精阜及其两侧。前列腺的分泌物为成分较复杂的黏稠蛋白液体，呈碱性，具有特殊臭味，是精液的主要成分，对精子具有营养和增加其活动能力的作用。据近年来的研究发现，前列腺液内含有前列腺素，提示前列腺亦兼有内分泌功能。

老年人因体内内分泌失衡的原因，前列腺的腺性组织衰退，结缔组织增生。在临床上，多因中叶或侧叶的明显增生而形成前列腺肥大。当前列腺肥大时，前列腺囊内压力增高，压迫行于其内的尿道，引起排尿困难，严重者可致尿潴留。后叶是前列腺肿瘤的好发部位。

前列腺围绕于尿道首段，为复管泡状腺，由 40 ～ 50 条腺体构成。腺的周围有结缔组织和平滑肌组成的被膜并伸入腺内构成隔，其内含有大量平滑肌，收缩时可促进腺体分泌。前列腺的分泌物系黏稠蛋白液，每日排出 0.2 ～ 2 ml 至尿中。分泌物呈碱性，具有特殊臭味，含有核酸、柠檬酸、磷脂酰胆碱、蛋白分解酶、微量元素锌及前列腺素等。分泌物经过凝固钙化后成圆形或卵圆形结石，在切片上呈同心圆的板层结构，此种物质多见于老年人。

男性激素睾酮可促进前列腺和精囊腺的生长发育。注入的睾酮与相应受体结合后，精囊腺上皮细胞内游离核蛋白粒增多，高尔基复合体发达。睾丸摘除后，精囊腺立即萎缩。女性激素对这两种腺体具有抑制作用，如注入雌二醇，可引起精囊腺和前列腺上皮变低，分泌消失。但管壁的平滑肌和结缔组织反而增生。因此，前列腺癌时，可注入女性激素抑制其生长；或摘除睾丸，可获得同样效果。老年前列腺萎缩，上皮出现脂肪化。结缔组织过度增生，引起前列腺肥大，导致排尿困难：可能是男性激素减少之故。在慢性前列腺炎时，纤维蛋白酶下降，引起精液不液化，从而影响精子的运动和受精等。

前列腺的动脉由阴部内动脉、膀胱下动脉、直肠下动脉的分支分布（图 5-2-10）。前列腺的静脉在前列腺底及两侧形成前列腺静脉丛。此丛与膀胱丛相连续，经膀胱下静脉入髂内静脉。前列腺的淋巴管较发达，主要入髂内淋巴结和骶淋巴结。前列腺后面的淋巴管同膀胱的淋巴管吻合，入髂外淋巴结。前列腺前面的淋巴管与尿道膜部的淋巴管吻合，入髂内淋巴结。

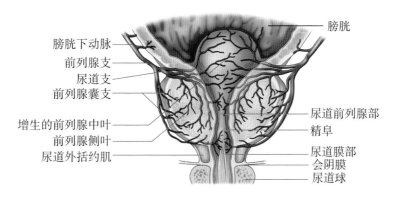

图5-2-10　前列腺（良性增生）的动脉

（三）尿道球腺

尿道球腺（bulbourethral gland）是一对豌豆大的球形腺体（图5-2-8），直径2～3 mm，包埋于尿生殖膈（会阴深隙）内。尿道球腺的分泌物为尿道球腺液，其排泄管开口于尿道球部，参与精液的组成。性兴奋时尿道球腺的分泌物即可进入尿道，对尿道有润滑作用。

尿道球腺为一对小型分支的复管泡状腺，导管大小不一。腺泡呈管泡状。上皮高低不等，有扁平、立方或柱状。导管为单层柱状上皮。在腺泡间含有平滑肌和横纹肌结构。

尿道球腺的动脉主要来自阴部内动脉的尿道球动脉。尿道球腺的静脉汇入尿道球静脉和尿生殖膈的静脉。淋巴管注入髂内淋巴结。

四、外生殖器

男性外生殖器包括阴茎和阴囊。

（一）阴茎

1. 阴茎的外形和结构　阴茎（penis）是男性的性交器官，可分为头、颈、体、根4部分和背、腹侧两面（图5-2-11）。阴茎头（glans penis）是前端呈蕈状膨大的部分，其表面紧密覆盖着菲薄的皮肤，前端有矢状位的尿道外口（external orifice of urethra）。阴茎颈（neck of penis）是阴茎头后方较缩窄的部分，其表面也覆有较薄的皮肤，并含丰富的皮脂腺和神经末梢，对刺激最为敏感。阴茎根（root of penis）藏于阴

囊和会阴部皮肤的深面，附着于耻骨弓和尿生殖膈。阴茎根与颈之间为阴茎体（body of penis），呈圆柱状。

阴茎由2条阴茎海绵体（cavernous body of penis）和1条尿道海绵体（cavernous body of urethra）构成（图5-2-11）。阴茎海绵体位于背侧，为两端尖细的圆柱体，左右各一，二者紧密并列，其前端嵌入阴茎头后面的凹陷内；其后部为阴茎脚（crus penis），附着于耻骨弓的前内侧面，表面附有坐骨海绵体肌。阴茎海绵体的表面有坚韧的白膜包裹，两侧白膜在中线上合并成致密的纤维隔称阴茎中隔（septum of penis）。尿道海绵体位于阴茎的腹侧，其表面亦有白膜包被，尿道纵贯其内。尿道海绵体的前端膨大为阴茎头，其后端亦逐渐膨大为尿道球（bulb of urethra），位于两侧阴茎脚之间，紧贴于尿生殖膈（urogenital diaphragm）的下面，并被球海绵体肌包裹。

海绵体是由许多海绵体小梁（trabeculae of cavernous body）交织而成海绵状的结构。这些小梁含有胶原纤维、弹性纤维及少量平滑肌纤维。小梁间的网眼是与血管相通的间隙。当海绵体间隙内充血时，海绵体膨胀，阴茎即增粗并坚挺变硬，这种现象称为勃起（erection）。

阴茎的海绵体外面包被有深、浅两层筋膜。深筋膜在阴茎根部的上方增厚形成阴茎悬韧带（suspensory ligament of penis），抵止于耻骨联合前面并延续于腹白线，其前部逐渐变薄而消失。浅筋膜稀疏，内无脂肪组织，向上与腹前壁浅筋膜（Scarpa 筋膜）相延续，向下与阴囊肉膜

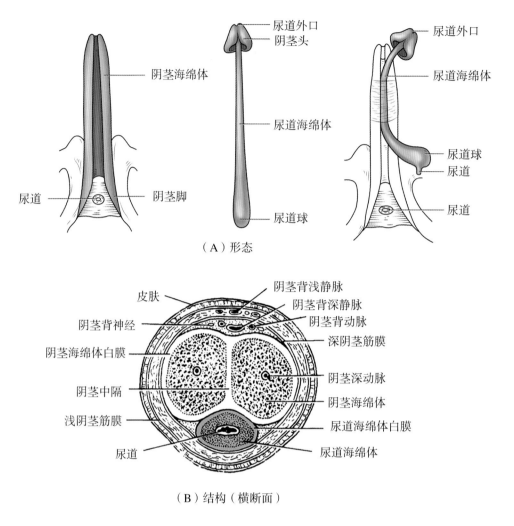

（A）形态

（B）结构（横断面）

图 5-2-11　阴茎的外形和结构

和浅会阴筋膜（Colles 筋膜）相延续。阴茎的皮肤薄且具有较大的移动性，在阴茎颈的前端反折形成包绕阴茎头的双层皮肤结构，称为阴茎包皮（prepuce of penis）。包皮与阴茎头之间的腔隙为包皮腔，其前缘游离围成包皮口。阴茎包皮在阴茎头的腹侧中线上形成皱襞，称为包皮系带（frenulum of prepuce）。幼年时，阴茎头被包隐于包皮腔内，随年龄增长阴茎逐渐发育增长，包皮也逐渐向后退缩，包皮口逐渐扩大，阴茎头遂显露于外。若成年后阴茎头仍被包于包皮腔内，包皮口过小，甚至经翻转亦难以显露阴茎头，临床上称之为包皮过长或包茎（phimosis）。凡此情况，不仅会影响排尿及性活动效果，而且在包皮腔内易藏纳污垢，引发炎症，也可能诱发恶性病变，应尽早施行包皮环切术。

2. 阴茎的血管和淋巴管

（1）动脉：阴茎的皮肤由阴囊前、后动脉分布。尿道海绵体由尿道球动脉和尿道动脉分布，并与阴茎背动脉吻合。阴茎海绵体由阴茎深动脉和阴茎背动脉分布，并且二动脉彼此吻合。阴茎背动脉行于阴茎背侧沟内，分支营养阴茎海绵体及阴茎的被膜。其末端与对侧的同名动脉吻合成弓，由弓发出分支营养阴茎头及包皮。阴茎背动脉和阴茎深动脉进入阴茎海绵体后，沿海绵体小梁（trabeculae of cavernous body）分布，并营养小梁，其中有些小动脉终于海绵体毛细血管网或直接开口于海绵体腔（caverns of caverous body）内；另一些小动脉呈现螺旋状弯曲，即螺旋动脉，直接开口于海绵体腔。螺旋动脉发出毛细血管营养海绵体小梁。

在阴茎头，尿道动脉、阴茎背动脉及阴茎深动脉形成致密的吻合网。因此，阴茎头的血液供应是极其丰富的。

（2）静脉：阴茎皮肤和包皮的血液经阴茎背浅静脉，行于阴茎皮下，注入阴部外静脉。阴茎头和阴茎海绵体的血液经小静脉汇入阴茎背深静脉。其中一些小支由阴茎背面穿出；另一些则由阴茎海绵体的腹面（下面）穿出。它们均汇入阴茎背深静脉。从阴茎海绵体下面穿出的小静脉还接受来自尿道海绵体的小支，经阴茎海绵体的两侧至阴茎背侧，再汇入阴茎背深静脉。阴茎背深静脉经耻骨弓韧带和尿生殖膈前缘之间进入盆腔，分为左、右两支，入前列腺丛和阴部丛。阴茎背深静脉于耻骨联合下缘附近与阴部内静脉吻合。阴茎深静脉收集阴茎海绵体的血液注入阴部内静脉。

（3）淋巴管：分浅、深两组。浅组淋巴管收集包皮、阴茎皮肤、皮下组织及阴茎筋膜的淋巴，并与阴茎背浅静脉伴行，分别注入腹股沟下浅淋巴结。深组淋巴管收集阴茎头和阴茎海绵体的淋巴，经阴茎筋膜深面，与阴茎背深静脉伴行，注入腹股沟下深淋巴结。此外，阴茎的淋巴管尚有直接注入髂内淋巴结的。

（二）阴囊

阴囊（scrotum）位于会阴前面、阴茎的下方（图 5-2-12）。阴囊壁由外向内有 6 层，依次为皮肤、肉膜、精索外筋膜、提睾肌、精索内筋膜和睾丸鞘膜壁层（图 5-2-13）。阴囊的皮肤表面有色素沉着，多皱褶且生有阴毛，与腹前壁及会阴的皮肤相延续。在中线上两侧皮肤相愈合形成一条细的线嵴，称阴囊缝（scrotal raphe）。此缝向前连于阴茎腹侧面的阴茎缝，向后延续于会阴中线的会阴缝。肉膜（dartos coat）由腹前壁浅筋膜延续而至，内无脂肪组织，富含平滑肌，其可随体内、外温度变化的刺激而舒缩，引起表面皮肤皱褶的变化，以调节内部的温度，使其低于体温 1 ~ 2℃，有利于精子的发育和生存。两侧肉

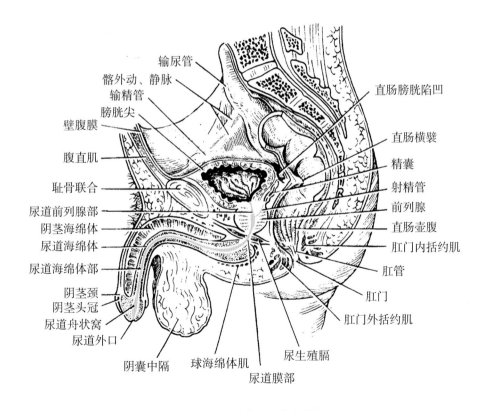

图 5-2-12　男性盆部正中矢状面

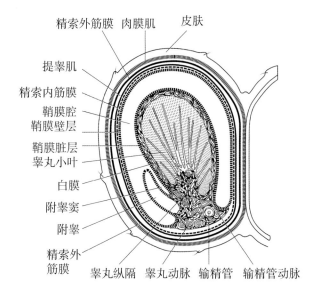

精索外筋膜 肉膜肌 皮肤

提睾肌

精索内筋膜

鞘膜腔
鞘膜壁层

鞘膜脏层
睾丸小叶

白膜

附睾窦

附睾

精索外
筋膜

睾丸纵隔 睾丸动脉 输精管 输精管动脉

图 5-2-13 阴囊左半和左侧阴囊横切面模式图

膜在阴囊中缝处向内伸入形成阴囊中隔（scrotal septum），将阴囊内腔分为左、右腔，分别容纳两侧的睾丸、附睾、输精管睾丸部及鞘膜等。

阴囊的血管和淋巴管：阴囊的动脉较多，主要包括阴部内动脉的阴囊后动脉、阴部外动脉的阴囊前动脉以及腹壁下动脉的精索外动脉。阴囊前动脉分布于阴囊前部及阴茎根附近的皮肤。阴囊后动脉分布于阴囊后部的皮肤及阴囊隔。精索外动脉分布于提睾筋膜、提睾肌、睾丸精索鞘膜及睾丸鞘膜，其中分布于提睾肌的一支，名提睾肌动脉。上述这些动脉，在阴囊壁内彼此吻合。阴囊的静脉形成静脉网，汇集成与同名动脉伴行的静脉。除阴部外静脉注入大隐静脉外，其余的均注入阴部静脉丛，或经阴部内静脉注入髂内静脉。阴囊的淋巴管注入腹股沟下浅、深淋巴结。

第三节　女性生殖系统解剖

女性生殖系统包括内生殖器和外生殖器。内生殖器位于小骨盆腔内，由生殖腺（卵巢）、输送管道（输卵管、子宫和阴道）和附属腺（前庭大腺）组成（图 5-3-1）。外生殖器即女阴。卵巢产生卵子并分泌女性激素。卵子成熟后排出，经输卵管腹腔口进入管内，若时机合适，在管内受精并迁移至子宫，植入子宫内膜，发育成为胎儿。分娩时，胎儿由子宫口经阴道娩出。

一、卵巢

（一）卵巢的形态

卵巢（ovary）（图 5-3-2）位于子宫两侧，盆腔侧壁的髂内、外动脉分叉处的卵巢窝内，是产生女性生殖细胞卵子和分泌女性激素的器官，为一对扁卵圆形器官，与睾丸同源但稍小。卵巢前缘借卵巢系膜连于子宫阔韧带，称系膜缘，其中央有血管、神经等出入的卵巢门（hilum of ovary）。

幼年时期的卵巢体积较小，表面光滑，成年

女性卵巢约为 4 cm×2 cm×3 cm，重 5 ～ 6 g。进入青春期卵巢开始排卵，此后经多次排卵，其表面形成的瘢痕增多，表面呈凹凸不平。35 ～ 40 岁卵巢逐渐缩小，50 岁左右随月经停止而逐渐萎缩。

卵巢实质由浅层的皮质和深层的髓质组成。皮质是卵巢的主体，由大小不等的、处于不同发育阶段的卵泡、黄体和它们退化形成的残余结构及间质组织组成。卵巢的髓质由位于中央的疏松结缔组织、血管、神经和淋巴管等构成。

（二）卵巢的固定装置

卵巢在盆腔内的位置主要靠韧带来维持（图 5-3-2），包括卵巢悬韧带（suspensory ligament of ovary）、卵巢固有韧带（proper ligament of ovary）。另外，子宫阔韧带后层覆盖卵巢和卵巢固有韧带形成卵巢系膜（图 5-3-3），也起到固定卵巢的作用。

（三）卵巢的组织结构

卵巢主要受下丘脑垂体性腺轴系及其某些生

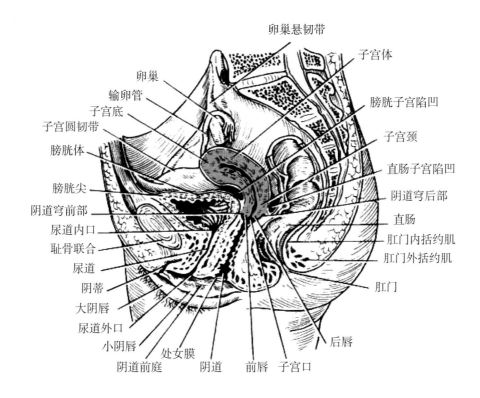

卵巢悬韧带
子宫体
卵巢
输卵管
子宫底
子宫圆韧带
膀胱体
膀胱尖
阴道穹前部
尿道内口
耻骨联合
尿道
阴蒂
大阴唇
尿道外口
小阴唇
阴道前庭
处女膜
阴道
前唇
子宫口
后唇
肛门
肛门外括约肌
肛门内括约肌
直肠
阴道穹后部
直肠子宫陷凹
子宫颈
膀胱子宫陷凹

图 5-3-1　女性盆部正中矢状面

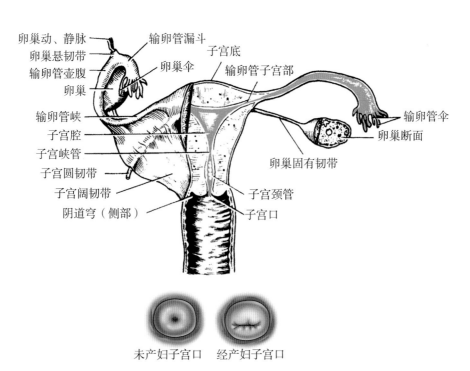

卵巢动、静脉
卵巢悬韧带
输卵管壶腹
卵巢
输卵管峡
子宫腔
子宫峡管
子宫圆韧带
子宫阔韧带
阴道穹（侧部）
输卵管漏斗
卵巢伞
子宫底
输卵管子宫部
输卵管伞
卵巢断面
卵巢固有韧带
子宫颈管
子宫口

未产妇子宫口　经产妇子宫口

图5-3-2　卵巢、输卵管及子宫的形态

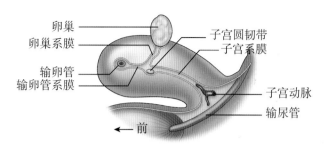

图 5-3-3 卵巢系膜的矢状断面

长因子、细胞因子的调节，卵巢的实质可分为皮质和髓质两部。皮质在周围，占卵巢大部分，由许多大小不等的、处于不同发育阶段的卵泡，少量黄体以及结缔组织构成。卵泡的发育一般要经过原始卵泡、初级、次级卵泡和成熟卵泡几个阶段，卵泡的生长发育主要由下丘脑垂体性腺轴产生的激素调节卵巢的功能，有些生长因子、细胞因子和神经肽经旁分泌/自分泌局部调整卵泡的发育。髓质位于中央，主要由结缔组织、血管和神经组成。

在卵巢门接近卵巢系膜处，常有成群较大的卵圆形细胞，称门细胞，类似睾丸的间质细胞，能分泌男性激素，在妊娠及绝经期，细胞分泌增多。门细胞肿瘤患者，由于细胞分泌旺盛，易趋向男性化。

在出生后的卵巢，所有卵细胞都是初级卵母细胞。它处于第一次成熟分裂前期的双线期，至排卵前才进行并完成第一次成熟分裂。这是由于卵泡细胞产生的卵子成熟抑制因子，阻止卵细胞继续分裂而致。

（四）卵巢的内分泌及其功能调节

卵巢主要受下丘脑弓状核分泌的促性腺激素释放素（GnRH）作用下的 FSH 及 LH 刺激作用。FSH 可促进卵泡的生长和发育。黄体形成，除了由促 LH 释放因子及 LH 刺激作用外，催乳素亦起一定的促进作用，可使黄体酮排出增多。

卵巢的内分泌功能维持 30 年左右，即停止排卵并闭经，进入更年期。此时，卵巢逐渐萎缩，无成熟卵泡、卵泡素，及黄体酮减少，最终消失。结缔组织增生，致使卵巢实质硬化。其附属器官亦相应退化萎缩。由于反馈作用，LH 及 FSH 等可出现暂时性升高。

（五）卵巢的血管和淋巴管

卵巢是由卵巢动脉和子宫动脉的卵巢支供血。

依据二者对卵巢血液供应状况，将其动脉供应分为四型（图 5-3-4）：I 型，由子宫动脉和卵巢动脉的分支互相吻合共同营养卵巢；II 型，子宫动脉的分支供应卵巢的内侧部，卵巢动脉的分支供应外侧部；III 型，仅由子宫动脉营养卵巢；IV 型，由卵巢动脉营养卵巢。

I 型为混合供应型，通常卵巢血液供应为此型；II 型为均衡供应型，属于卵巢血液供应的变异；III 型为子宫动脉供应优势型；IV 型为卵巢动脉供应优势型。

二、输卵管

输卵管（uterine tube）（图 5-3-1，图 5-3-2）是输送卵子至子宫的肌性管道，左、右各一，细长而弯曲，长 10～14 cm，从卵巢上端连于子宫底两侧，位于子宫阔韧带的上缘内。输卵管肌肉的收缩和黏膜上皮细胞的形态、分泌及纤毛摆动，均受性激素的影响而有周期性变化。输卵管

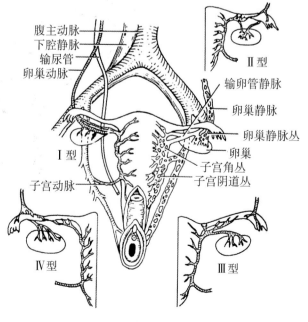

图 5-3-4 卵巢的动脉供血类型

全长由内侧向外侧分为 4 部分，即子宫部、峡部、壶腹部和漏斗部，壶腹部是卵子受精的部位，漏斗的中央有输卵管腹腔口，开口于腹膜腔。卵巢排出的卵子由此进入输卵管。输卵管的管壁由黏膜、肌层和浆膜三层构成。

输卵管主要由子宫动脉的输卵管支和峡支分布，漏斗部由卵巢动脉的伞支分布。二者间互相吻合，并发出 20 ～ 30 条小支分布于管壁，并互相吻合成网。输卵管的静脉一部分入子宫阴道丛，另一部分入卵巢静脉丛。输卵管的淋巴管与卵巢和子宫上部的淋巴管同入腰淋巴结。

三、子宫

子宫（uterus）（图 5-3-1，图 5-3-2）位于小骨盆中央，膀胱和直肠之间，其壁厚腔小，是孕育胎儿的肌性器官。其形态、大小、位置及结构，随年龄、月经周期和妊娠而改变。

（一）子宫的形态

成人未孕子宫前后稍扁，呈倒置的梨形。长 7 ～ 9 cm，最宽径约 4 cm，厚 2 ～ 3 cm，重 40 ～ 50 g，容量约 5 ml。子宫分为底、体、颈三部分。子宫底（fundus of uterus）为输卵管子宫口水平以上隆突的部分，钝圆而游离，与回肠袢和乙状结肠相接触。子宫颈（neck of uterus）是子宫下端较窄而成圆柱状的部分，成人未妊娠时，长约 2.5 cm。在未产妇，宫颈外口多呈圆孔状，分娩后则为横裂状。子宫颈阴道部是宫颈癌的好发部位。子宫体（body of uterus）为子宫底与子宫颈之间的部分。子宫体和子宫颈的比例因年龄和卵巢功能而异，青春期前为 1 : 2，育龄期妇女为 2 : 1，绝经后为 1 : 1。子宫与输卵管相接处称子宫角（horn of uterus）。子宫体与子宫颈阴道上部间稍狭细的部分称子宫峡（isthmus of uterus）。非妊娠子宫此部不明显，长约 1 cm，其上端因解剖上狭窄，称为解剖学内口；其下端因此处子宫内膜转变为子宫颈黏膜，称为组织学内口。妊娠后，子宫峡逐渐变长，形成"子宫下段"，成为软产道的一部分，至妊娠末期可延至 7 ～ 11 cm。此处是产科进行剖宫产术的部位，

可避免进入腹膜腔，减少感染的机会。

子宫的内腔较为狭窄，可分为两部。在子宫体内者称子宫腔（cavity of uterus），呈底在上、尖向下，前后略扁的三角形腔隙。底的两端为输卵管子宫口，尖向下连通子宫颈内腔，即子宫颈管（canal of cervix of uterus）。子宫颈管呈梭形，其上口通子宫腔，向下开口于阴道，称子宫口（orifice of uterus）。未产妇的子宫口为圆形，边缘光滑整齐；经产妇的子宫口呈横裂状。子宫口的前、后缘分别称为前唇和后唇，后唇较长，位置也较高。成人未孕子宫的内腔，从子宫口到子宫底长 6 ～ 7 cm，子宫腔长约 4 cm，其最宽处为 2.5 ～ 3.5 cm。

（二）子宫壁的结构

子宫壁分为 3 层：内层为黏膜，称子宫内膜；中层为肌层，由平滑肌组成；外层为浆膜，是腹膜的脏层。自青春期始，子宫内膜在激素的作用下，随着月经周期增生和脱落。

1. 子宫内膜（endometrium） 又称子宫黏膜，除子宫颈外，其他各部皆无皱襞。内膜由单层柱状上皮和固有层构成。上皮含有大量分泌细胞和少量纤毛细胞，纤毛向阴道方向摆动，分泌细胞表面有微绒毛。相邻细胞间顶部连接复合体发达，特别是紧密连接极致密，而层次较多，具有较强的上皮屏障。妊娠期，上皮可防止母体 IgG 等免疫球蛋白扩散到胎儿，以阻止产生免疫反应。上皮的高低及数目多寡随月经周期而有改变。

固有层较厚，为细密结缔组织，富含网状纤维基质和梭形的基质细胞，这种细胞可合成胶原蛋白和基质，并随月经周期的变化而分裂增生和分化。固有层含丰富血管、淋巴和管状子宫腺。腺有分支，其末端可达肌层。腺上皮与黏膜上皮相似，一般纤毛细胞较少，但在腺体开口处，纤毛细胞增多。

内膜血管来自子宫动脉的分支，从肌层垂直入内膜之前，分成两支。主支弯曲盘旋形成螺旋动脉（spiral artery）。另一支较直，沿途发出若干细而短的分支入基底层。螺旋动脉直达内膜浅层，其终末形成毛细血管网或窦状毛细血管。毛

细血管汇合成小静脉，经过肌层形成子宫静脉，最终入髂内静脉。

2. 肌层 主要由平滑肌组成，肌纤维成束排列不整，常相互交叉，故分层不清。一般可分内、中、外三层：内层为黏膜下层，很薄，多为纵行平滑肌，杂有少量环行和斜行肌纤维，至输卵管子宫部，形成一层明显的环行肌；中层为血管层，最厚，以纵行平滑肌为主，杂有少量斜行肌纤维，丰富的血管穿行其间，致使肌纤维排列疏松，故又名血管膜；外层称浆膜下层，仅由少量纵行和环行肌纤维构成。

子宫平滑肌长 40 ~ 50 μm。肌纤维间有缝隙连接，这对肌纤维的信息交流、促进同步发育和收缩均起一定作用。如果缝隙连接增多，引起大面积平滑肌收缩，则产生痛经。妊娠期，平滑肌增生、伸长可达 500 μm，肌纤维肥大且可见分裂。肌纤维数目的增多，主要是由未分化间充质细胞演化而来。

3. 外膜 除子宫体、底部为浆膜外，其他各部皆为纤维膜。

（三）子宫的位置

子宫位于盆腔的中央，前为膀胱，后为直肠，下端接阴道，两侧有输卵管和卵巢（图5-3-1，图5-3-2）。正常成年子宫呈前倾、前屈位。前倾是指整个子宫向前倾斜，子宫长轴与阴道长轴间形成向前开放的夹角，约为90°；前屈是指子宫体长轴与子宫颈长轴之间形成一个向前开放的钝角，约为170°。子宫的这些夹角的异常，可为导致女性不孕的原因之一。

子宫与腹膜的关系：膀胱上面的腹膜向后折转覆盖子宫前面，形成膀胱子宫陷凹（vesicouterine pouch），转折处约在子宫颈的高度。子宫后面的腹膜从子宫体向下移行至子宫颈及阴道后穹的上面，再返折至直肠的前面，形成一个较深的直肠子宫陷凹（rectouterine pouch），是女性腹膜腔在直立位时最低的部位。子宫颈阴道部由阴道穹后部和直肠子宫陷凹与直肠前壁分隔，在分娩期间，当胎头抵达子宫颈管外口时，通过直肠指检，就可以比较精确地测定子宫口扩张的程度。

（四）子宫的固定结构

子宫主要靠韧带、阴道、盆膈和尿生殖膈的托持以及周围结缔组织的牵拉等作用维持前倾前屈位（图5-3-2，图5-3-5）。

1. 子宫阔韧带（broad ligament of uterus） 位于子宫两侧，由双层腹膜构成，近似呈冠状位。其内侧缘于子宫侧缘处移行为子宫前、后面的腹膜；外侧缘移行为盆腔侧壁腹膜；上缘游离，包裹输卵管（伞部无腹膜遮盖），其外侧端移行为卵巢悬韧带，内含卵巢动、静脉；下缘移行为盆底腹膜。子宫阔韧带前层覆盖子宫圆韧带，后层覆盖卵巢和卵巢固有韧带。前、后两层之间有疏松结缔组织、子宫动脉、子宫静脉、神经、淋巴管等走行。

2. 子宫圆韧带（round ligament of uterus） 是由平滑肌纤维和结缔组织构成的一对扁索状韧带，长 12 ~ 14 cm，起自子宫体前面子宫角的前下方，在子宫阔韧带前层的覆盖下，向前外侧弯行，到达两侧骨盆侧壁后，经腹股沟管深环进入腹股沟管，出腹股沟管浅环后分散为纤维束状止于阴阜和大阴唇的皮下。

3. 子宫主韧带（cardinal ligament of uterus） 是防止子宫向下脱垂的重要结构。位于子宫阔韧带底部的两层腹膜之间，由子宫颈两侧缘和盆腔侧壁之间的结缔组织纤维束和平滑肌纤维组成，较强韧。

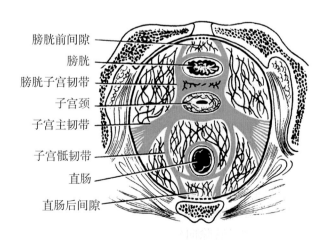

膀胱前间隙
膀胱
膀胱子宫韧带
子宫颈
子宫主韧带
子宫骶韧带
直肠
直肠后间隙

图5-3-5 子宫的固定结构模式图

4. 子宫骶韧带（uterosacral ligament） 由结缔组织和平滑肌纤维构成，向后上方牵引子宫颈，与子宫圆韧带协同，维持子宫前屈。

子宫脱垂是指子宫位置沿阴道向下运动，使子宫颈低于坐骨棘水平，严重者全部子宫可脱出阴道口外。由于难产等原因损伤了子宫的固定装置和支持结构，如子宫的韧带、盆膈、尿生殖膈和会阴中心腱，可引起子宫脱垂。老年性结缔组织松弛和子宫后倾等，也易使子宫脱垂。

（五）子宫的血管和淋巴管

1. 动脉 主要为子宫动脉，除营养子宫外，尚发分支至子宫圆韧带、子宫阔韧带、输卵管、卵巢及阴道。子宫动脉与卵巢动脉，在卵巢和卵巢固有韧带起始部之间，以不同形式互相吻合，其中以子宫动脉的卵巢支与卵巢动脉主干相吻合者最多见。子宫底支也发出分支至子宫圆韧带，沿圆韧带行走，终末与腹壁下动脉吻合。分布于子宫壁内的动脉支（为 2 级支）有 20 ~ 40 条，其行径或直或曲，并且两侧者在子宫中线处互相吻合。

2. 静脉 较发达，于子宫角外侧和子宫下部的两侧分别形成静脉丛。前者收集子宫体上部和子宫底及输卵管的静脉血，此丛名子宫角静脉丛，汇成子宫上静脉，属于卵巢静脉的重要属支；后者收集子宫体下部、子宫颈及阴道上部的静脉血，汇成子宫静脉（子宫下静脉），有 1 ~ 2 支，注入髂内静脉。此丛前接膀胱静脉丛，后连直肠静脉丛，向上与子宫角静脉丛相吻合，向下与阴道静脉丛相交通，故合称子宫阴道静脉丛。妊娠子宫的动脉支将血液运至胎盘的绒毛间隙，然后再经子宫静脉回流入髂内静脉。

3. 淋巴管 子宫的淋巴管较丰富，分浅、深两组。浅淋巴管位于子宫浆膜下；深淋巴管在子宫壁内。子宫底和子宫体上部的淋巴管与来自输卵管和卵巢的淋巴管相吻合，最后注入腰淋巴结和髂淋巴结。子宫底和体上部的一部分淋巴管，沿子宫圆韧带入腹股沟浅淋巴结。子宫体下部的淋巴管与子宫颈的淋巴管伴行，入髂外淋巴结。子宫颈的淋巴管除向外入髂外淋巴结外，还向后外入髂内淋巴结，向后至骶淋巴结。在妊娠时，子宫的淋巴管也扩大。

四、阴道

阴道（vagina）是从阴道前庭（小阴唇之间的裂隙）到子宫的纤维肌性管道。其壁由黏膜、肌层和外膜构成，有较好的伸展性。阴道管壁可分为前、后壁及左、右侧壁，前壁较短，长 6.80 ~ 9.18 cm；后壁较长，为 7.02 ~ 10.67 cm。前、后壁平时互相贴近，故阴道下部的横断面呈 H 形。阴道上端环绕子宫颈阴道部，二者之间的环形腔隙称阴道穹隆（fornix of vagina）（图 5-3-1）。阴道穹与其后上方的直肠子宫陷凹仅隔以阴道后壁和一层腹膜，当腹腔积液时，临床上常经阴道后穹穿刺至直肠子宫陷凹进行引流。阴道下端较窄，以阴道口（vaginal orifice）开口于阴道前庭。处女的阴道口周围有处女膜（hymen）附着，是阴道口周围一薄层环状的黏膜皱襞。阴道前壁邻接膀胱和尿道，后壁与直肠接触，若相邻部位损伤，可发生尿道阴道瘘或直肠阴道瘘。阴道下部穿过尿生殖膈，膈内的尿道阴道括约肌以及肛提肌均对阴道有括约作用。

阴道的位置及周围关系：阴道位于骨盆腔中央，子宫的下方，大部分在尿生殖膈以上，仅小部分穿过尿生殖膈而位于会阴区。阴道长轴倾斜，由前下斜向后上，与子宫之间形成向前开放的角度（约 90°），此角度可随膀胱和直肠的充盈程度而改变。阴道前方有膀胱、尿道及输尿管下端。在阴道前壁与膀胱底之间，借含有静脉丛的结缔组织相连，名膀胱阴道隔（vesicovaginal septum）。阴道前壁与尿道之间，由致密纤维结缔组织坚固连接，结合紧密，难以剥离，这种纤维组织为尿道阴道隔（urethrovaginal septum），阴道后壁的上 1/4 段，仅以一层腹膜与直肠子宫陷凹相隔；中 2/4 段借含有静脉丛的疏松结缔组织与直肠壶腹密接，这种结缔组织即为直肠阴道隔（rectovaginal septum），是呈额状位的结缔组织薄板。下 1/4 段与肛管之间有会阴体。阴道两侧的上部有丰富的静脉丛、子宫血管、输尿管以及子宫阔韧带底部附近的阴道旁组织等。在阴道两侧的下部，有肛提肌的肌束与盆筋膜与之相连。阴道穿生殖膈后，有前庭球和前庭大腺位于其两侧。阴道壁下部周围的肛提肌纤维束和尿生殖膈及其筋膜，对阴道有固定作用。

阴道与年龄的关系：初生儿及幼女的阴道相对较长，阴道褶高而密，遍布于整个阴道壁。10岁以后，阴道迅速变长，阴道上部的皱褶逐渐消失。成年处女的阴道褶也很显著，阴道比较狭小。婚后妇女的处女膜破裂，其残迹即为处女膜痕。经产妇的阴道腔及阴道口均变宽阔，阴道的长度也有所延长；老年人的阴道壁松弛且失去弹性，处女膜痕萎缩变硬。

阴道壁由黏膜、肌层和外膜三层构成。

1. 黏膜　有许多环行皱襞。上皮较厚，为不角化复层扁平上皮。浅层细胞可含少量透明角质颗粒，但角化不全。上皮的厚薄、脱落、新生以及脱落上皮的形态都与卵巢激素水平有关。临床应用阴道涂片检查脱落细胞的形态特征，可协助诊断和测定卵巢的功能。在月经周期的增生期至排卵时，卵泡素增多，上皮细胞肥大，聚集大量糖原。至月经期，上皮变薄，浅层细胞脱落，游离的糖原在阴道杆菌作用下分解成乳酸，使阴道保持酸性环境，可防止细菌繁殖。绝经期，激素水平下降，上皮内糖原减少，阴道内酸度减弱，在机体抵抗力下降时，易患老年性阴道炎。固有膜的浅层较厚，为致密结缔组织，含丰富弹性纤维和血管。深层薄，为疏松结缔组织。固有膜内还含有分散的淋巴小结和大量淋巴细胞。在月经期前后，淋巴细胞侵入上皮，形成脱落细胞成分。阴道穹的固有膜内，有少量黏液腺。阴道内的分泌物即由此腺和子宫颈腺分泌而来。

2. 肌层　肌纤维束排列疏松，由内环、外纵平滑肌交错排列而成。肌间有丰富的结缔组织和弹性纤维。至阴道口有环行骨骼肌构成括约肌。

3. 外膜　为富含弹性纤维、静脉丛和淋巴管的纤维膜构成。有时可见自主神经节细胞。阴道上皮的脱落与新生可用涂片检查，巴氏染色下呈现不同的表现：①卵泡早期：即增生早期脱落的细胞多复层扁平上皮的中层细胞为主，细胞体积大，多边形，核着色深，胞质嗜碱性，涂片中有少量的细菌及白细胞；②增生中期：表层细胞出现，胞质嗜酸性，有少量嗜碱性中层细胞，细

菌较少；③增生晚期：雌激素水平上升，表层细胞及角化上皮增多，细胞常有皱缩，核小，密度大；④分泌期：相当于黄体期，雌激素与黄体酮均上升，中层细胞增多，表层细胞减少；⑤分泌晚期：除大量的中层嗜碱性细胞外，可见有子宫脱落的上皮及分泌的黏液。在子宫颈癌，可经阴道涂片观察到癌变细胞，或癌前期增生型细胞，以此进行诊断和治疗。

阴道上部主要有子宫动脉的子宫颈支和阴道支分布，中部有膀胱动脉阴道支分布，下部由直肠下动脉和阴部内动脉的分支分布。以上各支均彼此互相吻合。

阴道的静脉较丰富，在阴道两侧形成阴道静脉丛。此丛与子宫静脉丛合成子宫阴道静脉丛，并与邻近的膀胱静脉丛和直肠静脉丛相吻合。阴道的血液经子宫静脉入髂内静脉。

阴道壁有致密的淋巴管网。阴道上部的淋巴管与子宫动脉伴行，入髂内淋巴结。中部者与阴道动脉伴行入髂外淋巴结。下部者入腹股沟下浅淋巴结。阴道后壁的淋巴管，还入肛门直肠淋巴结。

五、女性外生殖器

女性外生殖器即女阴（vulva）（图5-3-6），包括以下结构。

（一）阴阜

阴阜（mons pubis）是位于耻骨联合前面的皮肤隆起，富含皮脂腺和汗腺，深面含有较多的脂肪组织，性成熟期以后，皮肤表面生有呈倒三角形分布的阴毛。阴毛的疏密和色泽存在种族和个体差异。

（二）大阴唇

大阴唇（labium majus）为一对纵行隆起的皮肤皱襞，从阴阜向后伸展到会阴，在发生学上相当于男性的阴囊。大阴唇外侧面的皮肤常有皮脂腺、汗腺和色素沉着，成人长有阴毛；内侧面为粉红色，光滑，有皮脂腺，但无阴毛。皮下为疏松结缔组织和脂肪组织，含丰富血管、淋巴管

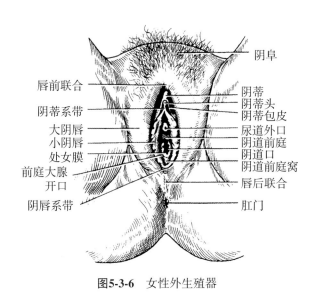

图5-3-6 女性外生殖器

和神经,外伤后易形成血肿。大阴唇的前、后端左右相互连合。未产妇女两侧大阴唇自然合拢,产后女性向两侧分开,绝经后可萎缩。

(三)小阴唇

小阴唇(labium minus)位于大阴唇的内侧,是一对纵行、较薄的皮肤皱襞,表面光滑无阴毛,富有弹性。两侧小阴唇向前端延伸为阴蒂包皮和阴蒂系带。两侧小阴唇后端彼此会合成阴唇系带。

(四)阴道前庭

阴道前庭(vaginal vestibule)是指位于两侧小阴唇之间的裂隙。前部有尿道外口,后部有阴道口。阴道口两侧有前庭大腺导管的开口和前庭小腺排泄管的开口。

(五)阴蒂

阴蒂(clitoris)在发生学上相当于男性的阴茎,由两个阴蒂海绵体组成,在性兴奋时勃起。阴蒂脚埋于会阴浅隙内,附着于耻骨下支和坐骨支,两侧向前结合成阴蒂体,表面有阴蒂包皮包绕;露在包皮外面的部分为阴蒂头,富有感觉神经末梢。

(六)前庭球

前庭球(bulb of vestibule)相当于男性的尿道海绵体,呈蹄铁形,分为较细小的中间部和较大的外侧部。中间部在尿道外口和阴蒂体之间的皮下。外侧部较大,前端细小,后端钝圆,位于大阴唇的皮下。

(七)前庭大腺

前庭大腺(greater vestibular gland)(图 5-3-7)位于阴道口的后外侧,前庭球的后下方,被球海绵体肌覆盖,形如豌豆大小,左右各一,导管向内前方开口于阴道前庭的小阴唇与阴道口之间的沟内,相当于小阴唇中、后 1/3 交界处,可分泌黏液润滑阴道。正常情况下不能触及此腺,如果其导管因炎症而堵塞,可形成前庭大腺囊肿或前庭大腺脓肿。

(八)女阴的血管和淋巴管

1. 动脉 女阴由阴部外动脉的阴唇前动脉

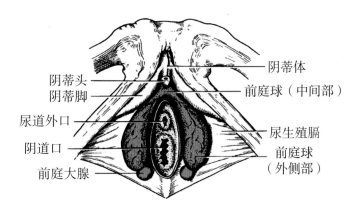

图 5-3-7 阴蒂、前庭球和前庭大腺

和阴部内动脉的阴唇后动脉、前庭球动脉、阴蒂深动脉及阴蒂背动脉供血。

2. 静脉　女阴的静脉大部分入阴部内静脉；一部分入阴部外静脉。前庭球的静脉入阴部内静脉、闭孔静脉及髂内静脉。阴蒂背静脉入阴部静脉丛。阴蒂深静脉入阴部内静脉。

3. 淋巴管　主要入腹股沟下浅淋巴结。深部淋巴管与直肠、阴道的淋巴管吻合，入髂内淋巴结。

第四节　下尿路解剖

一、膀胱

膀胱（urinary bladder）是储存尿液的肌性囊状器官，其形状、大小、位置和壁的厚度均随尿液的充盈程度、年龄、性别不同而异。一般正常成人膀胱平均容量为 300 ~ 500 ml，最大容量可达 800 ml。新生儿膀胱容量约为成人的 1/10。女性的膀胱容量略小于男性。老年人因膀胱肌力减低而容量增大。

（一）膀胱的形态

空虚的膀胱呈三棱锥体型（图 5-4-1），可分为尖、底、体和颈 4 部分。膀胱尖（apex of bladder）朝向前上方，连接脐正中韧带（median umbilical ligament）（胚胎早期脐尿管遗迹）。膀胱底（fundus of bladder）朝向后下方。膀胱的尖与底之间为膀胱体（body of bladder）。膀胱颈（neck of bladder）为膀胱的最下部，与尿道相接。膀胱各部之间无明显界限。

（二）膀胱的位置和毗邻

1. 位置　成人的膀胱位于盆腔的前部，耻骨联合的后方。二者之间称膀胱前隙（prevesical space），此隙内男性有耻骨前列腺韧带（puboprostatic ligament）；女性有耻骨膀胱韧带（pubovesical ligament）以及结缔组织和静脉丛。膀胱空虚时，膀胱尖不超过耻骨联合的上缘。膀胱充盈时，膀胱尖上升到耻骨联合以上，腹膜返折线也随之上移，膀胱前下壁直接与腹前壁相贴。此时，可在耻骨联合上方行穿刺术，不会伤及腹膜和污染腹膜腔。新生儿的膀胱位置高于成

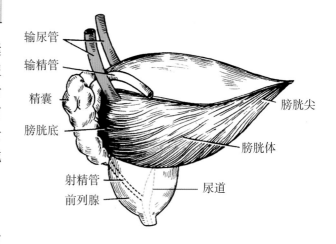

图5-4-1　膀胱

人。老年人膀胱位置较低。

2. 毗邻　膀胱的后方男性有精囊、输精管壶腹和直肠；女性有子宫和阴道。膀胱的下方，男性邻接前列腺；女性邻接尿生殖膈。

（三）膀胱壁的构造

膀胱壁由外向内有外膜、肌织膜、黏膜下组织和黏膜 4 层。外膜主要为纤维膜。纤维排列疏松，含有血管、神经和淋巴。在膀胱上面和膀胱底的上部，则为浆膜。肌织膜即肌层，较厚，主要由平滑肌构成，肌束间结缔组织丰富。肌纤维相互交错，可区分为内纵、中环和外纵三层。在尿道内口处，中层肌纤维增厚形成括约肌。肌层内有丰富的神经纤维分布，多系副交感神经。黏膜下组织位于除膀胱三角区域以外的黏膜与肌织膜之间，较疏松。膀胱壁的黏膜层，当

膀胱空虚时，由于肌层的收缩形成许多皱襞，称膀胱襞（vesical plica）。当膀胱充盈时，黏膜皱襞减少或消失。在膀胱底的内面，位于两侧输尿管口（ureteric orifice）与尿道内口（internal urethral orifice）之间的三角形区域，称膀胱三角（trigone of bladder）（图5-4-2）。此区黏膜与肌层紧密相连，缺少黏膜下层组织。无论膀胱处于空虚或充盈时，黏膜都保持平滑状态。该区是膀胱结核和肿瘤的好发部位。两侧输尿管口之间的黏膜形成一横行的皱襞，称输尿管间襞（interureteric fold），膀胱镜下所见为一苍白带，是膀胱镜检查时寻找输尿管口的标志。男性尿道内口后方的膀胱三角处，受前列腺中叶的挤压形成纵嵴状隆起，称膀胱垂。

膀胱壁的黏膜形成许多皱襞，扩张时皱襞减少。上皮为变移上皮，其层次多少与功能状态和位置有关；膀胱收缩时，上皮增厚，可达6～8层；表面细胞呈大立方形，核有1～2个，胞质游离面壳层增厚；膨胀时，上皮变薄，有2～3层，表面细胞变成扁平，其他层次细胞亦被适当展开，基膜不明显，固有膜为致密结缔组织，平整缺少乳头，有少量淋巴小结，深部组织疏松似黏膜下层。在膀胱近尿道内口处，有时可见小型黏液腺，与尿道腺相似。电镜观察黏膜上皮表层细胞游离面有许多排列致密的微褶和沟，相邻细胞顶端的紧密连接发达，这是防止大分子物质渗透的屏障。在膀胱收缩时，微褶升高，质膜下陷形成大小不等囊泡；扩张时，微褶展开、囊泡减少。细胞基部有排列紧密的质膜内褶，以适应膀胱的收缩和扩张。

（四）膀胱的血管和淋巴管

1. 动脉　主要有髂内动脉前干的膀胱上、下动脉分布，有时尚有来自膀胱上动脉或髂内动脉的膀胱中动脉。此外，还有来自闭孔动脉和臀下动脉的膀胱支。在女性，除上述动脉外，还有来自子宫动脉和阴道动脉的分支。

2. 静脉　不与动脉伴行，具有瓣膜。在膀胱壁内或其表面均构成丰富的静脉丛。膀胱静脉，在膀胱的下外侧面和前列腺的两侧形成膀胱静脉丛或膀胱前列腺丛。此丛汇集成膀胱静脉，注入髂内静脉。膀胱丛向后方，在男性与直肠丛交通，在女性与子宫阴道丛交通。膀胱静脉丛向前与阴部静脉丛相连。

3. 淋巴管　起自膀胱黏膜、肌层和肌层外毛细淋巴管网。膀胱底的淋巴管向上外走行，膀胱上面的淋巴管向后外侧角集中，然后行向上外方，越过脐外侧韧带后，主要注入髂外淋巴结，部分淋巴管注入髂内淋巴结。膀胱下外侧面的淋巴管与上面的淋巴管同行。在膀胱淋巴管的经过中，可有小的淋巴结。

二、尿道

（一）男性尿道

男性尿道（male urethra）除有排尿功能外，还有排精作用。起于膀胱的尿道内口，止于阴茎头的尿道外口，长16～22 cm，管径0.5～0.7 cm。

男性尿道可分为壁内部、前列腺部、膜部及海绵体部四部分（图5-4-3）。

1. 壁内部　起始于尿道内口，是尿道穿过膀胱壁的部分，长约0.5 cm，被尿道内括约肌环绕。

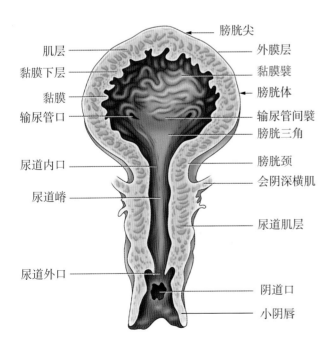

肌层　膀胱尖
外膜层
黏膜下层　黏膜襞
黏膜　膀胱体
输尿管口　输尿管间襞
膀胱三角
尿道内口　膀胱颈
会阴深横肌
尿道嵴
尿道肌层
尿道外口
阴道口
小阴唇

图5-4-2　膀胱和女性尿道内部前面观

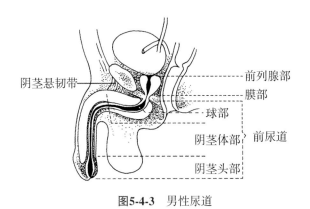

图5-4-3　男性尿道

2. **前列腺部**　是尿道穿过前列腺的部分（图5-4-4）。上接壁内部，下接膜部，全长约2.5 cm。自前列腺底进入，向前下方斜穿前列腺，从前列腺尖穿出。此段尿道的直径在前列腺中部最大，下端最狭窄。尿道前列腺部的后壁上有一条纵行的嵴，成为尿道嵴。尿道嵴中部有一条纺锤状隆起，称精阜，长约1.5 cm，高及宽度0.3～0.5 cm。精阜中央有一个盲囊的开口，盲囊被称为前列腺小囊，长约0.6 cm，是中肾旁管远端退化残留，无生理功能。前列腺小囊发育因人而异，有时没有或不明显。射精管开口于前列腺小囊两侧。尿道嵴两侧的凹陷被称为前列腺窦。

3. **膜部**　是尿道穿过尿生殖膈的部分，位于前列腺和尿道球之间，长约1.2 cm，是尿道最狭窄的部分。膜部位于耻骨联合后下方约2.5 cm处，被尿道膜部括约肌和会阴深横肌环绕，尿道膜部括约肌和会阴深横肌又被称为尿道外括约肌，呈戒指状，其收缩时，尿道被拉向后方会阴中心腱，尿液不能被排出。膜部虽然狭窄，但壁薄，扩展性强。在骑跨伤和器械导尿时易受损。

4. **海绵体部**　是尿道贯穿海绵体的部分，位于膜部和尿道外口之间，全长15 cm。起始端位于尿道球内，称为尿道球部。尿道球部内腔大，称为尿道壶腹，尿道球腺开口于此。尿道海绵体部在阴茎头的末端存在膨大，称为尿道舟状窝，向外至尿道外口管径又逐渐缩小。尿道舟状窝的上壁有瓣状黏膜，称为舟状窝瓣。尿道外口位于阴茎头，矢状位裂口，长约0.6 cm。

男性尿道全长存在三个狭窄，分别是尿道内口、尿道膜部和尿道外口。尿道膜部最狭窄，其次是尿道外口和尿道内口。存在三个扩张，分别是尿道前列腺部、球部和舟状窝。舟状窝最大，其次为球部和前列腺部。

阴茎非勃起状态时，尿道存在两个弯曲，分别是耻骨前弯和耻骨下弯。耻骨前弯位于耻骨联合前下方，由尿道海绵体构成。将阴茎提起至于腹壁呈60°角，耻骨前弯消失，尿道形成凹向

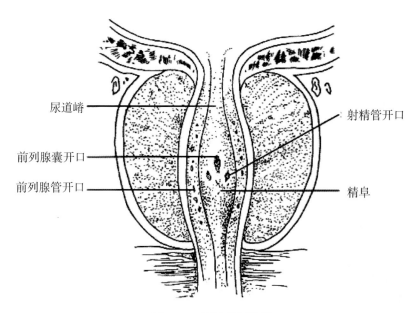

图 5-4-4　尿道前列腺部

上的大弯曲，可将导尿管、膀胱镜等器械送入膀胱。耻骨下弯位于耻骨联合的下方，由尿道前列腺部、膜部、尿道海绵体部起始端构成，形成凹向前上方的弯曲。此段尿道位置固定，无论阴茎是否勃起都不会改变形状。

男性尿道的血管和淋巴管：男性尿道的动脉主要由膀胱下动脉、直肠下动脉及阴部内动脉的分支（尿道球动脉和尿道动脉）分布，它们彼此间有吻合。男性尿道的静脉汇入膀胱静脉丛和阴部静脉丛，最后注入髂内静脉。男性尿道的淋巴管注入髂内淋巴结或腹股沟下浅淋巴结。

（二）女性尿道

女性尿道（female urethra）（图5-4-2）较男性尿道短、宽且较直，长约 5 cm，只有排尿功能。起于尿道内口，行向前下方，穿过尿生殖膈，开口于阴道前庭的尿道外口（external orifice of urethra）。通过尿生殖膈时，尿道和阴道周围有尿道阴道括约肌环绕，此肌为骨骼肌，可控制排尿。由于女性尿道短而直，故尿路易受感染。

女性尿道由黏膜和肌层构成，常缺少黏膜下层。固有层较厚，黏膜形成若干纵行皱襞。尿道外端为复层扁平上皮，中部为假复层柱状上皮，内端为变移上皮。上皮下陷形成陷窝，有的可深陷成腺体，称此为黏液腺；固有膜由疏松结缔组织构成；深部有时可见黏膜下层，含有丰富的弹力纤维和静脉丛，结构似海绵状。肌层由内纵、外环两层平滑肌构成，在尿道外口又有一层横纹肌环绕成括约肌。

女性尿道主要由膀胱下动脉、子宫动脉及阴部内动脉的分支（阴道前庭球动脉和尿道动脉）分布。它们彼此吻合。尿道的静脉汇入膀胱静脉丛和阴部静脉丛，最后注入髂内静脉。其淋巴管注入髂内淋巴结或腹股沟下浅淋巴结。

第五节　直肠和肛管解剖

一、直肠

（一）直肠的位置和形态

直肠（rectum）位于小骨盆腔下份的后部，全长 10 ～ 14 cm。直肠在第 3 骶椎前方续于乙状结肠，沿骶、尾骨前面下行，穿盆膈移行于肛管。直肠并不直，在矢状面上有两个弯曲（图5-5-1）：骶曲（sacral flexure）凸向后，与骶骨的弯曲一致，距肛门 7 ～ 9 cm；会阴曲（perineal flexure）绕过尾骨尖凸向前，距肛门 3 ～ 5 cm。在冠状面上也有 3 个不甚恒定的侧曲，一般中间的较大，凸向左侧，而上、下两个凸向右侧。临床施行直肠镜或乙状结肠镜检查时，应注意上述弯曲，以免伤及肠壁。

直肠上端与乙状结肠交接处的管径较细，向下则肠腔显著扩大，至直肠下部膨大成直肠壶腹（ampulla of rectum）。直肠内面有 3 个直肠横襞，由黏膜及环行肌构成。最上方的直肠横襞在接近与乙状结肠交界处的左侧壁上，距肛门约 11 cm。中间的直肠横襞大而明显，位置较恒定，位于直

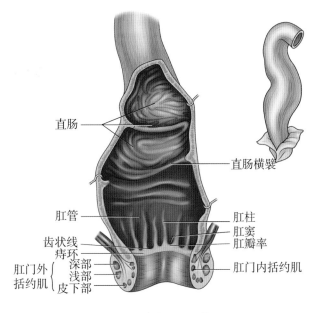

图5-5-1　直肠和肛管

直肠

直肠横襞

肛管

肛柱

肛窦

齿状线

肛瓣率

痔环

深部

肛门外
括约肌

浅部

皮下部

肛门内括约肌

肠右侧壁上，距肛门约 7 cm，常作为直肠镜检时的定位标志。最下方的直肠横襞多位于直肠左侧壁上（图 5-5-1），有时可能缺如。

（二）直肠的组织结构

直肠的黏膜比结肠更肥厚，肠腺也更长，杯状细胞是肠腺的主要成分。固有层内有很多淋巴小结，常冲断黏膜肌，侵入黏膜下层。黏膜肌层由 2 ～ 3 层平滑肌组成，至肛门瓣附近，逐渐稀疏，终至消失。黏膜下层有丰富的弹性纤维网，在直肠柱的黏膜下层内有丰富的血管丛，其中静脉丛迂曲，并且腔大壁薄，缺少静脉瓣，故在直肠下端容易形成局部的静脉曲张，即所谓"痔"。直肠上段被覆单层高柱状上皮，在齿状线处，渐变为未角化的复层扁平上皮，痔环以下为角化的复层扁平上皮。直肠窦和肛门瓣的上皮向黏膜下层凹陷，形成一些小管，这些小管被覆以复层扁平上皮或高柱状上皮。肛门瘘管很可能由这些小管发生。痔环以下即肛门缘，表面被覆以皮肤，其表皮为高度角化的复层扁平上皮，上皮有明显的色素沉着，长有细毛，并有较大的皮脂腺开口于毛囊。

直肠的肌层分为内环、外纵两层。外纵肌在乙状结肠处仍有三条结肠带，当移行至直肠上部时，结肠带的肌纤维分散，在直肠的前后壁，形成较厚的外纵肌。外纵肌下行至直肠的中、下部时，逐渐变薄，形成一层较均匀的纵肌层，继续下行，最后附着于肛门周围的结缔组织内。内环肌在肛管处增厚形成肛门内括约肌。当它收缩时可压迫肛管，帮助排便，并且有助于痔静脉丛内的血液回流。另外，在肛门缘处有肛门外括约肌，属于横纹肌，能缩紧肛门。

肌层外包有外膜。直肠上 1/3 段的前面和两侧面的外膜为浆膜；中段仅在前面有部分浆膜，其他处为纤维膜。

二、肛管

（一）肛管的位置和形态

肛管（anal canal）是消化管的末段，长 3 ～ 4 cm，上端在盆膈平面接续直肠，下端止于肛门。肛管被肛门括约肌包绕，平时处于收缩状态，有控制排便的作用。

肛管内面有 6 ～ 10 条纵行的黏膜皱襞称肛柱（anal columns），其内有纵行肌和血管。各肛柱下端彼此借半月形黏膜皱襞相连，此襞称肛瓣（anal valves）。每个肛瓣与两侧相邻的肛柱下端之间所形成的隐窝称肛窦（anal sinuses）（图 5-5-1），窦口开向上，其底部有肛腺的开口，窦深 0.3 ～ 0.5 cm。窦内往往积存粪屑，易于感染而引起肛窦炎。

通常将各肛柱上端的连线称肛直肠线（anorectal line），即为直肠与肛管的分界线。将各肛柱下端与各肛瓣边缘所连接成的锯齿状环行线称齿状线（dentate line）或肛皮线（anocutaneous line）。肛柱的黏膜下层和肛梳的皮下组织内含丰富的静脉丛，有时可因某种病理因素形成静脉曲张，向腔内突出，称为痔，其发生在齿状线以上者称内痔，发生在齿状线以下者称外痔。

在齿状线下方有宽约 1 cm 的环状光滑区域，称肛梳（anal pecten）或称痔环（hemorrhoidal ring）。肛梳下缘有一不甚明显的环行线，称白线（white line）或称 Hilton 线，其位置相当于肛门内、外括约肌的分界处，肛门指诊时可触及此处为一环行浅沟。肛门（anus）是肛管的出口，为一前后纵行的裂孔，前后径 2 ～ 3 cm。肛门周围富有色素，呈暗褐色，并有汗腺和皮脂腺。

肛管周围有肛门内、外括约肌和肛提肌等。肛门内括约肌（sphincter ani internus）为平滑肌，由肠壁环行肌增厚而成，有协助排便的作用，但几乎无括约肛门的功能。肛门外括约肌（sphincter ani externus）为骨骼肌，围绕在肛门内括约肌的外下方，有较强的控制排便作用。按肛门外括约肌所在部位可分为 3 部分。皮下部（subcutaneous part）是位于肛门周围皮下的环形肌束，若此部纤维被切断，不会引起大便失禁；浅部（superficial part）是围绕肛管下端的椭圆形肌束，分别附着于会阴中心腱和尾骨尖；深部（deep part）是位于浅部上方较厚的环形肌束。肛门括约肌的浅部和深部对控制排便极为重要。

肛门内括约肌、肠壁下份的纵行肌、肛门外括约肌的浅部和深部及肛提肌等，共同构成了围绕肛管的强大肌环，称肛直肠环，对肛管起着极重要的括约作用，若损伤将导致大便失禁。

在直肠颈及固有肛管周围有内、中、外三层纵肌包绕。内层为平滑肌，是直肠纵肌层的延续；中层为骨骼肌，即肛门悬带，是提肌板的延续；外层为骨骼肌，是肛门外括约肌尖顶祥纤维向下延伸的部分，以上三层纵肌共同被称为联合纵肌（conjoint longitudinal muscle），它们的下端，在内括约肌下缘平面移行于中央腱，再分出三束纤维隔，向内止于肛管皮肤，向外进入坐骨直肠窝，向下穿外括约肌基底祥分散交叉形成皱皮肌，止于肛周皮肤。联合纵肌的中层和内层，在排便时，均有缩短和扩大肛管的作用。由于纵肌的收缩将肛管向外上方牵引，因此，在粪块下降的同时，它具有抗脱垂的作用。

此外，在直肠颈及固有肛管周围联合纵肌的三层之间，有四个括约肌间隙，由内向外依次为内侧隙、内中间隙、外中间隙和外侧隙。内侧隙位于联合纵肌的内层（直肠纵肌）与环行肌层之间，该间隙借穿内括约肌的纤维可与黏膜下间隙交通；内中间隙位于直肠纵肌与肛门悬带（中间层）之间，该间隙向上可延伸至骨盆直肠间隙；外中间隙位于肛门悬带与尖顶祥及其向下延伸的纤维之间，该间隙向上与坐骨直肠间隙相交通；外侧隙位于尖顶祥向下延伸的纤维与外括约肌中间祥之间，该间隙向外可借穿过中间祥的纤维与坐骨直肠间隙相交通。在联合纵肌的下端，与外括约肌基底祥之间为中央间隙，内含中央腱，上述所有括约肌间隙向下均汇总于中央间隙。中央间隙向外通坐骨直肠间隙、向内通黏膜下间隙、向下通皮下间隙。中央间隙与肛周感染关系极为密切，肛周脓肿及肛瘘最初均起源于中央间隙感染，形成中心脓肿，脓肿可继续沿着中央腱的各纤维隔蔓延，形成不同部位的脓肿和肛瘘。

（二）肛管的组织结构

齿状线上、下方所覆盖的上皮组织、动脉来源、静脉回流、淋巴引流及神经支配等方面均不尽相同，在临床上有一定的实际意义（表5-5-1）。

在齿状线以上的肛管黏膜结构和直肠相似，仅在肛管上段出现了纵行皱襞（肛柱）。在齿状线处，单层柱状上皮骤变为轻度角化的复层扁平上皮，大肠腺和黏膜肌消失。白线以下为和皮肤相同的角化复层扁平上皮，含有很多黑色素；固有层中出现了环肛腺（大汗腺）和丰富的皮脂腺。肛管黏膜下层的结缔组织中有密集的静脉丛，如静脉淤血扩张则形成痔。肌层由两层平滑肌构成，其内环行肌增厚形成肛门内括约肌。近肛门处，外纵行肌周围有骨骼肌形成的肛门外括约肌。

三、直肠和肛管的血管、淋巴管和神经

（一）直肠和肛管的动脉

直肠的血液供应来源较广，上部由直肠上动脉供血，直肠颈及固有肛管部则由直肠下动脉和肛动脉供血，骶正中动脉发出分支经直肠背面分布于直肠后壁。

直肠上动脉为肠系膜下动脉的终支，在乙状结肠系膜内下行至第3骶椎高度，分为左、右支，自直肠侧壁进入直肠。直肠下动脉（临床上俗称直肠中动脉）来自髂内动脉，较为细小，其分支至直肠下部和肛管上部。阴部内动脉起自髂内动脉前干，经梨状肌下孔出盆，绕过坐骨棘后面，穿坐骨小孔至坐骨直肠窝。主干沿此窝外侧壁上的阴部管（又称 Alcock 管）前行。在管内，阴部内动脉发出 2～3 支肛动脉（临床上俗称直

表 5-5-1 肛管齿状线上、下部的比较

项目	齿状线以上	齿状线以下
覆盖上皮	单层柱状上皮	复层扁平上皮
动脉来源	直肠上、下动脉	肛动脉
静脉回流	肝门静脉	髂内静脉
淋巴引流	腰淋巴结	腹股沟浅淋巴结
神经支配	内脏神经	躯体神经

肠下动脉），分布于肛管以及肛门周围的肌和皮肤。骶正中动脉在腹主动脉分叉处后壁发起，跨第 4、5 腰椎体前面下行入盆腔，在骶骨前面的骶前筋膜后下行，分支与骶外侧动脉吻合，并常发支至直肠壁。

上述各动脉向肠壁内发分支，并且在肌层、黏膜下层及黏膜层内分别形成相应的微血管构型，除黏膜下层和肌层微血管构型与消化管其他处相似外，直肠颈黏膜层的微血管构型与结肠者截然不同，通过血管铸型的低倍镜可显示出直肠柱和肛梳的外形。并在两者交界处显示有少量腺开口，在上皮下固有层内，直肠柱与肛梳的微血管构筑不尽相同。

（二）直肠的静脉

上述动脉都有同名静脉伴行，这些静脉都来自直肠肛管静脉丛，此丛可分为黏膜下及肛管皮下的直肠肛管内丛和位于腹膜反折线以下、肌层表面的直肠肛管外丛。直肠肛管内丛以齿状线为界，分为直肠肛管上丛和直肠肛管下丛。直肠肛管内丛静脉曲张形成痔，齿状线以下为外痔，齿状线以上为内痔。

直肠肛管静脉丛的上部主要汇入直肠上静脉，经肠系膜下静脉注入肝门静脉。直肠肛管静脉丛的下部主要经直肠下静脉和肛静脉回流入髂内静脉。内、外静脉丛之间有广泛的吻合，为肝门静脉系和腔静脉系之间的交通之一。

在直肠柱的上皮下及固有层内有两层微血管结构，浅层者在上皮下为简单稀疏的桥形毛细血管祥，深层为管径粗大而丰富的静脉丛，即痔内静脉丛。桥形毛细血管祥的动脉端与来自黏膜下丛的毛细血管前微动脉相续，而静脉端则汇入深部静脉丛。在肛梳的皮下则缺乏毛细血管层，偶尔可见毛细血管祥，固有层内具有丰富的静脉丛，即痔外静脉丛。痔内与痔外静脉丛之间相互延续，无明显分界，而管径则粗细不匀，极度迂曲，为痔形成的基础。

骶前静脉丛位于骶骨前方与骶前筋膜之间，属椎外静脉丛的最低部分，收纳骶骨血液，两侧连接与骶外侧动脉伴行的骶外侧静脉，血液经骶外侧静脉回流至髂内静脉。手术中一旦损伤（如

直肠手术），则出血严重，难以控制。

盆腔内静脉丛的腔内无瓣膜，各丛之间的吻合丰富，有利于血液的回流。骶静脉丛可经椎内外静脉丛与颅内静脉交通。某些盆腔的肿瘤（如前列腺癌、卵巢癌）可经此路径，而不经肺循环扩散至颅内。

（三）直肠和肛管的淋巴引流

直肠黏膜层的淋巴滤泡引流至紧贴直肠外表面的直肠上淋巴结和直肠旁的直肠旁淋巴结，然后沿直肠上血管到达肠系膜下动脉起始处的主动脉前淋巴结。直肠下份的淋巴管可沿直肠下动脉和肛动脉到达髂内淋巴结。直肠癌侵入肠壁愈深，环绕肠管周径愈广，淋巴转移发生率愈高，以向上转移为主。肛管、肛门外括约肌、肛门周围皮下的淋巴汇入腹股沟浅淋巴结，然后至髂外淋巴结。也有部分坐骨直肠窝的淋巴沿肛血管和阴部内血管汇入髂内淋巴结。

在直肠黏膜固有层的深部，于腺底与黏膜肌之间存在一层毛细淋巴管网，该网借短的吻合与黏膜下层毛细淋巴管网相通；同时在固有层淋巴小结周围，由毛细淋巴管网呈筐状包绕淋巴小结，但毛细淋巴管并不伸入结内。在黏膜下层内，含有黏膜下毛细淋巴管网及淋巴管丛，前者位于黏膜肌下方，后者位于毛细淋巴管网的外周，两者间借毛细淋巴管相通，由淋巴管丛发出较粗大的淋巴管，穿过肌层，走向局部淋巴结。在直肠环肌层与纵肌层的肌纤维束间以及环肌与纵肌之间的结缔组织内，均存有毛细淋巴管网，自该网发出淋巴管，注入通过肌层的黏膜下淋巴管或直接注入局部淋巴结。

直肠各部黏膜层及黏膜下层毛细淋巴管网的网眼形状及大小不同，在直肠壶腹部网眼最大，多呈四边形，其长径多与直肠的长轴斜交；在直肠横襞内，网眼的长径多呈横位；在直肠（肛）柱及肛窦处，网眼较小，多呈椭圆形，长轴多与肛柱方向一致，表明网眼的形状及长径方向与该部的组织结构特点有关。

关于齿状线上、下方淋巴管间的联系，目前意见尚不统一。Blair 的研究显示，从肛管下部进行淋巴管注射，充色的淋巴管向上至齿状线

为止，而不能越过齿状线。但有研究认为齿状线上、下方的淋巴管可相交通，在齿状线处并不存在界限。通过从肛管下部注入普鲁士蓝氯仿溶液，证实毛细淋巴管越过齿状线，与齿状线上方的毛细淋巴管网相通。

（四）直肠和肛管的神经支配

直肠和齿状线以上肛管由交感神经和副交感神经支配。交感神经来自上腹下丛和盆丛，副交感神经是直肠功能的主要调节神经，纤维来自盆内脏神经，通过直肠侧韧带分布于直肠和肛管。与排便反射相关的传入纤维也经盆内脏神经传入。

阴部神经（pudendal nerve）由骶丛发出，与阴部内血管伴行，主干沿阴部管（又称 Alcock 管）前行。在管内，阴部神经发出肛神经，分布于肛管以及肛门周围的肌和皮肤。行至阴部管前端时，阴部神经分为会阴神经和阴茎神经（女性为阴蒂神经）进入尿生殖区。由于阴部神经在行程中绕坐骨棘，故会阴手术时，常在坐骨结节与肛门连线的中点，经皮刺向坐骨棘下方，进行阴部神经阻滞。

会阴神经（perineal nerve）伴行会阴动脉进入浅隙，发出阴囊后神经与阴囊后动脉伴行。它的肌支除支配会阴浅隙内的会阴浅横肌、球海绵体肌和坐骨海绵体肌之外，还支配深隙内的会阴深横肌、尿道括约肌、肛门外括约肌和肛提肌。

（方　璇　刘怀存　张卫光）

参考文献

柏树令，等主编，2018．系统解剖学．9版．北京：人民卫生出版社．

张卫光，等主编，2018．系统解剖学．4版．北京：北京大学医学出版社．

张朝佑主编，2009．人体解剖学．3版．北京：人民卫生出版社．

张卫光主译，2015．奈特人体解剖彩色图谱，6版．北京：人民卫生出版社．

徐丛剑，等主编，2018．实用妇产科学．4版．北京：人民卫生出版社．

郭应禄，等主译，2009．坎贝尔 - 沃尔什泌尿外科学．9版．北京：北京大学医学出版社．

张元芳，等主编，2013．实用泌尿外科和男科学．北京：科学出版社．

Susan Standing，2015．Gary's anatomy．41st ed．Elsevier．

Patrick W. et al，2013．Grant's Dissector．15th ed．Lippincott Williams & Wilkins．

Rachel Koshi，2018．Cunningham's manual of practical anatomy．16th ed．Oxford University press．

第六章

盆部的血管、淋巴和神经

第一节　盆腔内主要的血管

一、动脉

（一）髂总动脉

腹主动脉在第 4 腰椎体或第 4～5 腰椎体之间的稍左侧分为左、右髂总动脉（图 6-1-1），其分叉处称为主动脉杈（aortic bifurcation）。主动脉杈的角度成人变动在 30°～90° 之间，平均值为 62.81°±0.82°（男）或 63.68°±1.62°（女）；儿童者变动在 40°～80° 之间，平均值为 61.76°±0.91°（男）或 60.58°±0.89°（女）。髂总动脉（common iliac artery）向外下行，分别至左右骶

髂关节处再分为髂内动脉和髂外动脉。左右髂总动脉均被腹膜壁层遮盖，其长短和毗邻关系均不同，现分述如下。

左髂总动脉较右侧的稍长稍细小，其长度平均值儿童男性为（2.51±0.11）cm，女性为（2.41±0.13）cm；成人者男性为（4.63±0.13）cm，女性为（4.30±0.19）cm。其外径平均值儿童男性为（5.8±0.12）mm，女性为（6.1±0.13）mm；成人者男性为（11.2±0.15）mm，女性为（10.7±0.25）mm。上腹下丛、左输尿管、乙状结肠及其系膜根和直肠上动脉等结构越过左髂总动脉的前方，睾丸动脉（或卵巢动脉）有时也从其前方

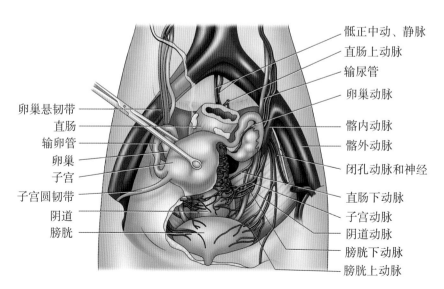

左侧标注（自上而下）：
卵巢悬韧带
直肠
输卵管
卵巢
子宫
子宫圆韧带
阴道
膀胱

右侧标注（自上而下）：
骶正中动、静脉
直肠上动脉
输尿管
卵巢动脉
髂内动脉
髂外动脉
闭孔动脉和神经
直肠下动脉
子宫动脉
阴道动脉
膀胱下动脉
膀胱上动脉

图 6-1-1　盆腔内的动脉和静脉

经过入骨盆。左髂总动脉的后方邻接第4、5腰椎体及其间的椎间盘，同名静脉和交感神经干位于动脉和椎体之间。髂总动脉的外侧与腰大肌相邻，其内侧与髂总静脉伴行。

右髂总动脉较左侧者稍短略粗，其长度平均值儿童男性为（2.18±0.11）cm，女性为（2.14±0.12）cm；成人者男性为（4.23±0.13）cm，女性为（4.05±0.22）cm。其外径平均值儿童男性为（5.9±0.13）mm，女性为（5.6±0.12）mm；成人者男性为（11.5±0.17）mm，女性为（10.9±0.27）mm。其周围关系与左髂总动脉大致相同。其前方有上腹下丛通过，右输尿管在髂总动脉末端或髂外动脉上端的前面经过。此外，小肠袢卧于髂总血管的前方。后方邻接第4、5腰椎体及其间的椎间盘；在右髂总动脉上端的后方，与左右髂总静脉的末端、下腔静脉的起始部以及右交感神经干等结构相接；在第5腰椎体与腰大肌之间与闭孔神经、腰骶干以及髂腰动脉分支等相邻。其外侧，在上部与下腔静脉始端和右髂总静脉相接，下部的外侧为腰大肌。内侧的上部与左髂总静脉相邻，下部与其同名静脉伴行。

体表投影 自腹主动脉下端的主动脉杈（约在脐部左下方1 cm处）斜向外下方至腹股沟韧带中点的连线，此线的上1/3代表髂总动脉的经过；下2/3为髂外动脉的投影。

左、右髂总动脉约至骶髂关节处即分为髂内动脉和髂外动脉两大终支。左、右髂总动脉分为髂内、外动脉的高度不同，一般右髂总动脉分歧部高于左侧的较多，低于左侧的较少，左、右同高的约占一半。髂总动脉在行程中尚发出若干小支至腹膜、腹膜外组织、输尿管和腰大肌等。髂腰动脉有时自髂总动脉分出。

（二）髂内动脉

髂内动脉（internal iliac artery）在骶髂关节处自髂总动脉分出后，斜向内下进入小骨盆中，至坐骨大孔上缘处，即分为前、后两个短干（图6-1-1）。前干的分支多数至内脏，末端常以臀下动脉出盆；后干的分支，分布到体壁，末端为臀上动脉。髂内动脉的长度成人男性平均值为（4.35±1.34）cm（左）或（4.56±1.63）cm（右）。

髂内动脉的前内侧被腹膜覆盖，其间有输尿管经过；在女性隔腹膜并与卵巢和输卵管相接。外侧隔髂外静脉末段与髂总静脉起始部和腰大肌邻接在下部与闭孔神经相邻。髂内动脉的后方与同名静脉伴行。其分支有脏支和壁支两种。

髂内动脉的分支类型：据髂内动脉分支调查结果，可归纳为主要4型变异（图6-1-2）。

髂内动脉主要分为脏支和壁支（图6-1-3）。

1. 脏支 包括脐动脉、膀胱下动脉、输精管动脉或子宫动脉、直肠下动脉和阴部内动脉。

（1）**脐动脉（umbilical artery）**：自髂内动脉前干发出，胎儿时期为运送胎儿静脉血到胎盘去的血管干。降生后，胎儿血液循环的途径被截断，这个血管的大部分萎缩闭塞成索状结构，称为脐动脉的闭塞部（occlusive part），即成人的脐内侧韧带（medial umbilical ligament）；其近侧部尚能通过血流，称为脐动脉的开放部（patent part）。自开放部可发出至膀胱、输尿管和输精管的血管。**膀胱上动脉（superior vesical arteries）**：多为1～2支，从脐动脉的根部起始后，向内下行至膀胱上部；输尿管支（ureteric branches）：常自膀胱上动脉发出，分布至输尿管；输精管动脉（deferential artery）：常自膀胱上动脉中的一支发出，与输精管伴行至睾丸，与睾丸动脉吻合。

有时还会出现来自膀胱上动脉或髂内动脉的**膀胱中动脉**，到达膀胱底的后面及输精管等区域。

（2）**膀胱下动脉（inferior vesical artery）**：为1～2支半数以上自脐动脉发出，约1/3从阴部内动脉起始。还可自子宫动脉或闭孔动脉分出，直接从髂内动脉起始的是极少数。向内下行，分布至膀胱下部。在男子发出小支至前列腺、精囊腺和输精管的下部。

（3）**子宫动脉（uterine artery）**：多数为1支，2支较少见。子宫动脉常自脐动脉或髂内动脉干发出（图6-1-1，6-1-4），亦可从阴部内动脉或臀下阴部干起始。分出后向内下行，越过输尿管前方，至子宫颈的外侧约2 cm处可分为升、降两支。升支沿子宫体侧缘或前面，在子宫阔韧带的两层腹膜中迂曲上升，至子宫底的卵巢有韧带附着处分出底支和输卵管支（tubal branch），分布至子宫底和输卵管。最后向外上移行于卵巢支

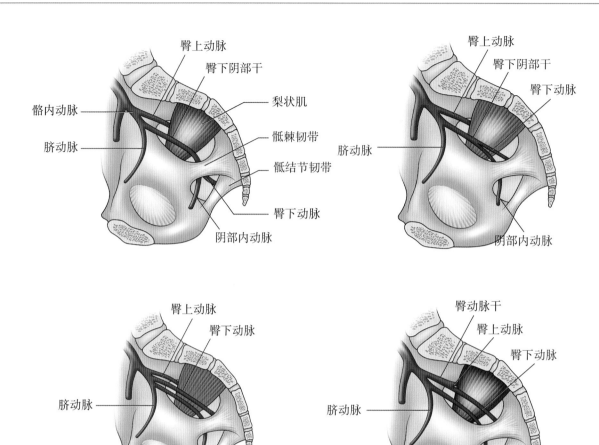

图6-1-2 髂内动脉的分支类型

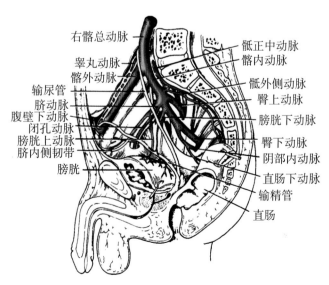

图6-1-3 男性髂内动脉的分支

（ovarian branch），与卵巢动脉吻合。降支沿子宫颈阴道上部的侧缘或前面下降，至阴道移行于终支。由降支发出子宫颈支，分布至子宫颈。阴道动脉（vaginal artery）自降支发出后，向内下行，经输尿管之后至阴道上部，分出多数小支至阴道组织和膀胱底的后部。至阴道的小支和子宫颈支，在阴道的前壁和后壁的中线上组成一纵干，称为阴道奇动脉（azygos artery of the vagina），但在我国的研究材料中，未见到此动脉。子宫动脉穿入子宫肌层内的终末支，高度迂曲呈螺旋状，称为螺旋动脉或螺旋支（spiral branches）。子动脉的可塑性很大，妊娠时，口径增粗。

（4）**直肠下动脉（inferior rectal artery）**：临床上称直肠中动脉，起始部位变异较大，常与阴部内

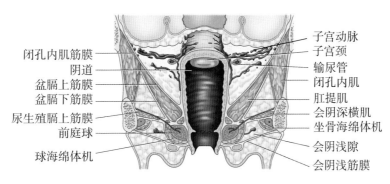

闭孔内肌筋膜
阴道
盆膈上筋膜
盆膈下筋膜
尿生殖膈上筋膜
前庭球
球海绵体机

子宫动脉
子宫颈
输尿管
闭孔内肌
肛提肌
会阴深横肌
坐骨海绵体机
会阴浅隙
会阴浅筋膜

图 6-1-4　子宫动脉的分支分布

动脉或膀胱下动脉共干发出，亦可与臀下动脉共起始。向内下行至直肠中部的两侧，其分支分布至直肠、肛提肌、精囊腺和前列腺（图 6-1-5）。与直肠上动脉、肛动脉及膀胱下动脉吻合。

（5）**阴部内动脉（internal pudendal artery）**：多数与臀下动脉共干自髂内动脉的前干起始，较臀下动脉稍细。分出后，沿梨状肌和骶神经丛的前方下行，多数（62.19%±4.45%）穿经第 2、3骶神经之间自梨状肌下缘出骨盆至臀部，再经坐骨小孔至会阴部，转向前，沿坐骨肛门窝外侧壁，行于阴部管中，在此处与同名静脉和阴部神经的分支伴行，阴茎背神经居其上方，会阴神经位于血管的下方。继续向前穿尿生殖膈下筋膜行于会阴深隙中，达尿生殖膈尖端以前，便穿出尿生殖膈下筋膜至会阴浅隙中，在穿出该膜以前或以后，阴部内动脉即分为阴茎背动脉（或阴蒂背动脉）和阴茎深动脉（或阴蒂深动脉）两终支（图 6-1-6，图 6-1-7）。

阴部内动脉的主要分支：肌支：至骨盆内外邻近诸肌和闭孔内肌、臀大肌等。**肛动脉（anal arteries）**：临床上称直肠下动脉，有 2～3 支，在坐骨肛窝的外侧壁发出，穿阴部管的筋膜，越过该窝至肛门附近，营养肛门周围诸肌和皮肤。与直肠上、下动脉和对侧的同名动脉吻合。**会阴动脉（perineal artery）**：在阴部管近前端处自阴部内动脉发出，转向下离开阴部管分为会阴横动脉和阴囊后支（或阴唇后支）。会阴横动脉（transverse perineal artery）：越过会阴浅横肌的浅面分布至该肌及肛门与尿道球之间的结构，与对侧同名动脉、阴囊后支以及肛动脉等吻合。阴

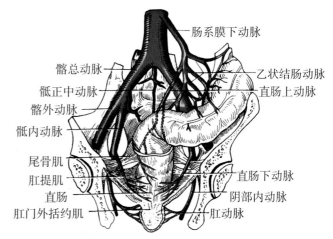

肠系膜下动脉
髂总动脉
骶正中动脉
髂外动脉
骶内动脉
尾骨肌
肛提肌
直肠
肛门外括约肌

乙状结肠动脉
直肠上动脉
直肠下动脉
阴部内动脉
肛动脉

图 6-1-5　直肠和肛管的动脉

囊后支（或阴唇后支）[posterior scrotal（labial）branches]：自会阴动脉分出后，经会阴浅横肌的浅侧或深侧前行，经坐骨海绵体肌与球海绵体肌之间至阴囊的皮肤和肉膜或女子的大阴唇。尿道球动脉（urethral bulbi artery）或前庭球动脉（vestibular bulbar artery）：乃一短干，向内行进，穿出尿生殖膈下筋膜重新进入会阴浅隙，至尿道球或前庭球以及阴茎海绵体的后部或阴道的勃起组织。尿道动脉（urethral artery）：在尿道球动脉的前方自阴部内动脉发出，出会阴深隙进入浅隙，在阴茎脚结合的附近穿入尿道海绵体达阴茎头，与阴茎背动脉和阴茎深动脉吻合。**阴茎背动脉（dorsal artery of penis）**或阴蒂背动脉（dorsal artery of clitoris）：是阴部内动脉的终支之一，从会阴深隙穿出进入浅隙，至阴茎脚与耻骨联合之间，经阴茎（或阴蒂）悬韧带的两束间至阴茎

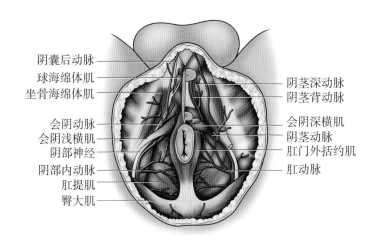

图6-1-6 男性阴部内动脉的分支分布

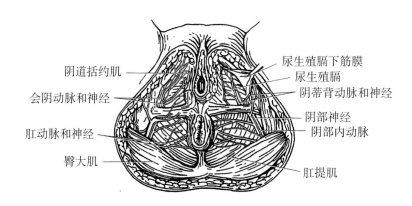

图6-1-7 女性阴部内动脉的分支分布

（或阴蒂）的背面，与阴茎（或阴蒂）背深静脉和阴茎（或阴蒂）背神经伴行至阴茎（或阴蒂）头，营养阴茎（或阴蒂）海绵体的被膜和皮肤。可发小支与阴茎（或阴蒂）深动脉吻合。阴茎背动脉外径为1.48 mm；阴蒂背动脉为0.97 mm。阴茎深动脉（deep artery of penis）或阴蒂深动脉（deep artery of clitoris）：是阴部内动脉的终支之一，穿出尿生殖膈下筋膜进入会阴浅隙，斜穿阴茎（或阴蒂）海绵体，行于阴茎（或阴蒂）海绵体的中央，达其尖端，与对侧同名动脉、尿道动脉及阴茎（或阴蒂）背动脉吻合。阴茎深动脉外径为1.14 mm；阴蒂深动脉为0.85 mm。

2. 壁支 主要有髂腰动脉、骶外侧动脉、闭孔动脉、臀上动脉和臀下动脉（图6-1-3）。

（1）**髂腰动脉（iliolumbar artery）** 起自髂内动脉主干或其后干者居多。分出后，首先向上升，初经闭孔神经与腰骶干之间，继而过腰大肌的深侧，至小骨盆入口以上分为髂支和腰支。此动脉和腰动脉相当，因此，它的经过和分布与腰动脉极相似。

髂腰动脉的分支：髂支（iliac branch）：向外经腰大肌和股神经的后方，然后穿过髂肌，经髂肌和髂骨之间，沿髂肌至髂前上棘，途中除发一支至髂骨外，并分支营养髂肌及邻近的骨膜。与末位腰动脉、臀上动脉、旋股外侧动脉、旋髂深动脉以及闭孔动脉的髂支等吻合。腰支（lumbar branch）：沿腰大肌背侧上升，除营养该肌、腹横肌和腰方肌外，尚发出脊支（spinal branches），经第 5 腰椎与第 1 骶椎间的椎间孔进入椎管，至马尾及脊髓被膜，并与其他脊支吻合。髂支和腰支分别起始的并不少见，偶尔存在以三个独立分支起始。

（2）**骶外侧动脉（lateral sacral arteries）**：常由上、下两支组成，三支者亦不少见。多数从髂内动脉后干发出。上支向内经第 1 骶前孔入骶管，发小支营养骶管内诸结构。末支出骶后孔后，营养骶骨背面的骨骼肌和皮肤，并与臀上动脉吻合。下支较大，分出后斜向内下越过骶神经丛和闭孔内肌表面，至骶前孔内侧缘与交感神经干之间（在交感神经干的内侧）下降，至尾骨前面与骶正中动脉和对侧同名动脉吻合。沿途发脊支，自第 2～4 骶前孔进入骶管，其分支和分布情况同上支。

（3）**闭孔动脉（obturator artery）**：是髂内动脉前干的分支，起始于脐动脉的稍下方，沿骨盆侧壁前进，经盆内筋膜与腹膜之间，输精管或子宫圆韧带自其内侧跨过（其间隔以腹膜），闭孔神经位于动脉的上方或紧贴其外侧，闭孔神经行于动脉下方的较少，闭孔静脉与动脉伴行，居其下方或上方，至闭孔上部入闭膜管，出骨盆至股部，分为前、后两终支。

闭孔动脉的分支：耻骨支（pubic branch）：沿耻骨后面内进，与对侧同名支以及腹壁下动脉的耻骨支吻合。有时这个吻合支很粗大，而正常的闭孔动脉则很细小或不存在，由该吻合支所代替，这种粗大的吻合支即为异常的闭孔动脉。髂支（iliac branch）：自闭孔动脉发出后，上升，经髂肌与髂骨之间，营养该二结构。与髂腰动脉吻合。前支（anterior branch）：闭孔动脉出闭膜管后发出，是其终支之一，在闭孔膜的外面与闭孔外肌之间，沿闭孔前缘下，与闭孔动脉的后支吻合形成动脉环，并与旋股内侧动脉吻合，营养闭孔外肌、耻骨肌、内收肌及股薄肌等。后支（posterior branch）：也是闭孔动脉的终支，沿闭孔后缘下降，在髋臼切迹处发出髋臼支（tabular branch），经髋臼切迹入髋关节，沿股骨头韧带至股骨头。后支的末端与前支吻合组成动脉环。闭孔动脉可出现双支或缺如。

副闭孔动脉（accessory obturator artery）：闭孔动脉直接或间接起始于髂外动脉或股动脉者，均称为副闭孔动脉，其出现率，按侧数统计约为（17.5±1.21）%。副闭孔动脉多数经股环外侧至闭膜管出骨盆占（62.12±4.22）%；经股环内侧者居第二位，占（28.03±3.91）%；动脉经股环中间者可占（9.85±2.59）%。

（4）**臀上动脉（superior gluteal artery）**：是髂内动脉后干的终支，从腰骶神经干与第 1 骶神经之间穿出者最多（78.69±1.79）%，继经梨状肌上孔出骨盆至臀部，分为深、浅两支。臀上动脉外径平均值为（3.14±0.08）mm。

臀上动脉穿出梨状肌上孔的体表位置，在髂后上棘与股骨大转子尖端连线中点上方平均约（6.814.80）mm 处。主要的分支有：浅支（superficial branch）：出梨状肌上孔后，至臀大肌深侧，再分为上、中、下 3 支，除供应臀大肌外，还有分支至髂嵴后部，有的穿过臀大肌分布至其表面的皮肤。并与臀下动脉和骶外侧动脉的分支吻合。浅支的长度平均为（9.10±0.58）m，外径为（3.10±0.10）mm。其上、中、下三支的外径分别为 1.90 mm，1.50 mm 和 2.20 mm。深支（deep branch）：出梨状肌上孔后，位于臀中肌深侧，多分为上、下二支，上支（superior branch）沿臀小肌上缘前进，至髂前上棘与旋髂深动脉和旋股外侧动脉升支吻合。下支（inferior branch）在臀中肌和臀小肌之间向外行进，分支至该二肌，并发小支穿臀小肌至髋关节。至转子窝的分支，与臀下动脉和旋股内侧动脉的深支吻合。此外，臀上动脉在出骨盆前尚发肌支，至梨状肌、闭孔内肌和髋骨等。臀上动脉深支的外径平均值为（2.90±0.6）mm。

（5）**臀下动脉（inferior gluteal artery）**：多数与阴部内动脉共干，自髂内动脉前干发出[（52.79±1.70）%]，亦可与臀上动脉共干起始[（17.79±1.3）%]。口径较阴部内动脉稍粗，经骶神经丛的前面下降，穿第 2、第 3 骶神经之间出梨状肌下孔至臀部。主干在坐骨结节与大转子之间，随坐骨神经与股后皮神经下降，分支终于臀大肌和股后部的皮肤，并与股动脉的穿支吻合。臀下动脉穿出骨盆以前发小支至梨状肌、尾骨肌、肛提肌以及直肠周围组织。并有小支分布至膀胱、精囊腺和前列腺。出骨盆后尚发以下各支。臀下动脉出梨状肌下孔的位置，相当于髂后上棘至坐骨结节连线的中点处。

臀下动脉主要的分支有：肌支：至臀大肌、外旋诸肌以及起始于坐骨结节的股后诸肌；坐骨神经伴行动脉：乃一细支，伴行坐骨神经下降，并穿入该神经实质而营养该神经；关节支：至髋关节囊；尾骨支：穿骶结节韧带至臀大肌；吻合支：沿外旋肌群下降，参加十字吻合。

坐骨动脉（ischiadic artery）：在胚胎时期，坐骨动脉曾一度是下肢动脉的主干，以后逐渐被股动脉取代。出生后遗存坐骨动脉的甚少。我国已见到 4 例报道。一例为 9 岁男性儿童的右下肢。其坐骨动脉为髂内动脉前干的延续，出梨状肌下孔后的管径为 2.2 mm，与坐骨神经伴行，至腘窝与股动脉吻合。沿途发出臀下动脉及至股后肌群和大、小收肌的肌支，下肢动脉的主流来自股动脉。股动脉的口径为 5.2 mm。另 2 例为男性成人右下肢遗存坐骨动脉。其中一例为 70 岁，其右侧髂外动脉比髂内动脉细小。股动脉本干入腘窝形成股腘动脉。坐骨动脉发出臀下动脉后，下行入腘窝形成坐骨腘动脉，胫后动脉与胫前动脉均由此动脉分出。

（三）髂外动脉

髂外动脉（external iliac artery）从骶髂关节前面与髂内动脉分离后，沿腰大肌内侧缘下降至腹股沟韧带中点，经血管腔隙至股部，移行于股动脉。右髂外动脉较左侧的略长，前者长约 11.28 cm，后者长为 10.55 cm。

左、右髂外动脉的毗邻关系略有不同。右髂外动脉起始部的前方，有输尿管和回肠末段经过；而乙状结肠则位于左髂外血管的腹侧。睾丸血管（或卵巢血管）、输精管（或子宫圆韧带）、生殖股神经的生殖支，均从髂外动脉的前方越过；旋髂深静脉自髂外动脉末端经过注入髂外静脉。髂外动脉的后方，与髂外静脉的上段和腰大肌内侧缘及其腱相邻。髂外动脉下段的内侧，与髂外静脉伴行。其外侧与腰大肌和髂筋膜相接。此外，在髂外血管的两侧和前方，有多数淋巴结和淋巴管排列。其主要分支如下。

1. 腹壁下动脉（inferior epigastric artery）
在腹股沟韧带的稍上方或后方，起自髂外动脉末端的前壁。少数可自股动脉发出分支后，在输精管或子宫圆韧带及腹股沟管腹环的内侧上升，初经腹膜与腹横筋膜之间，然后穿腹横筋膜，经半环线的腹侧，进入腹直肌鞘中，经腹直肌鞘后叶与腹直肌之间，上升至脐的上部，分成若干小支进入该肌的实质中，与腹壁上动脉及下部肋间动脉吻合。此动脉的起始部在腹股沟管腹环的内侧，至前腹壁的内面，由腹膜构成腹壁动脉襞，作为腹股沟内侧凹与外侧凹的界限。腹壁下动脉的位置关系很重要，是区分直疝和斜疝的解剖标志。

自腹股沟韧带内侧 1/3 和中 1/3 交界处，向内上与脐的连线，即腹壁下动脉的体表投影。在这个部位进行腹腔穿刺时，应注意避开动脉。

腹壁下动脉的分支：①提睾肌动脉（cremasteric artery）：伴随精索进入腹股沟管，至提睾肌和精索被膜，与睾丸动脉和阴部外动脉吻合。在女子，此血管细小，与子宫圆韧带伴行，称为子宫圆韧带动脉。吻合情况与提睾肌动脉相同。②耻骨支（pubic branch）：乃一小支，自腹壁下动脉发出，经股管内口的上方或下方至耻骨支的后面，与闭孔动脉的同名支吻合。此吻合支常变粗大，代替了正常闭孔动脉的分布范围，这种粗大的合支，即为副闭孔动脉，经股环的内侧或外侧至闭膜管。副闭孔动脉对外科有重要意义，修补绞窄性股疝时，易伤及此血管。③皮支（cutaneous branch）：为一些细支，穿腹外斜肌腱膜至腹部皮下，与腹壁浅动脉吻合。④肌支：至邻近腹肌及腹膜。

2. 旋髂深动脉（deep iliac circumflex artery）
起点比腹壁下动脉略低，多数在腹股沟韧带的后方（47.45%）或其稍上方（28.82%）从髂外动脉发出。在腹股韧带下方，从股动脉起始也不少见（23.73%）。起始后，沿腹股沟韧带后方，向外上行达髂前上棘附近，穿腹横肌，沿髂嵴或其稍上方经腹横肌与腹内斜肌之间，其分支与髂腰动脉吻合经过中与同名静脉伴行。

分支：①肌支：至腰大肌、髂肌、缝匠肌、阔筋膜张肌和腹壁肌。其较大的一支，自髂前上棘内侧约 2.5 cm 处发出，向上行经腹内斜肌与腹横肌之间，与腰动脉和腹壁下动脉吻合，特称此动脉为升支（ascending branch）或腹壁外侧动脉（lateral epigastric artery），可作为辨认腹内斜肌和腹横肌分界的标志。②皮支：经过中发小支至皮下，与旋髂浅动脉、臀上动脉和旋股外侧动脉的升支吻合。

二、静脉

（一）髂总静脉

左、右髂总静脉是收纳盆部和下肢静脉血的总干（图 6-1-8）。

髂总静脉（common iliac vein）由髂外静脉和髂内静脉（腹下静脉）在骶髂关节的前方，髂总动脉分叉处下方（左侧占 92.31%，右侧占 97.12%）组成。左、右髂总静脉的长短、经过和属支都略有不同，右髂总静脉较短（4.18±0.24）cm，初在同名动脉的后方，几乎以垂直位上升至第五腰椎体的右前方，右髂总动脉的外侧，与左

髂总静脉汇合构成下腔静脉。左髂总静脉较长（6.42±0.16）cm，与同名动脉伴行，于同名动脉的内侧，斜向正中线上升至右髂总动脉的后方与右髂总静脉结合。髂总静脉的外径，男性（17.1±1.9）mm，女性（14.1±2.8）mm。髂总静脉一般均无瓣膜。它们的属支，除髂内、外静脉外，还接受髂腰静脉，而左髂总静脉还收纳骶正中静脉。

（二）髂内静脉

髂内静脉（internal iliac vein）是组成髂总静脉最大的属支之一，起始于坐骨大孔的上部，经同名动脉的后内侧上升，至骶髂关节的前方与髂外静脉汇合成髂总静脉。髂内静脉长（3.21±0.28）cm。左侧外径（11.08±0.22）mm，右侧（11.99±0.3）mm。髂内静脉瓣膜的出现率为（3.95±2.23）%。

髂内静脉的类型：单支型，髂内静脉注入同侧髂总静脉，占（74.50±4.32）%；双支型，髂内静脉注入同侧髂总静脉、对侧髂总静脉或下腔静脉，占（24.51±4.26）%；3 支型，其中 2 支

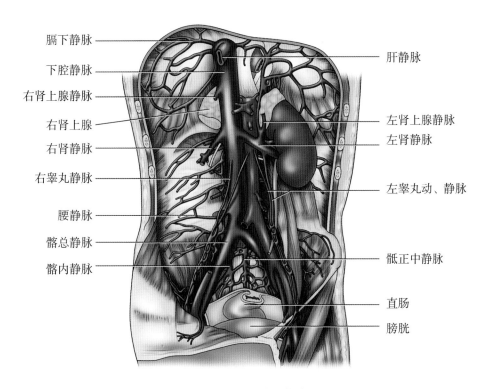

图 6-1-8 下腔静脉和髂总静脉的属支

膈下静脉　　　肝静脉
下腔静脉
右肾上腺静脉　　　左肾上腺静脉
右肾上腺　　　左肾静脉
右肾静脉
右睾丸静脉　　　左睾丸动、静脉
腰静脉
髂总静脉　　　骶正中静脉
髂内静脉
直肠
膀胱

髂内静脉注入同侧髂总静脉，1支注入下腔静脉，占（0.98±0.98）%。它的属支除脐静脉外，都与髂内动脉的分支同名，可分为壁支和脏支（图6-1-9）。

壁支主要有臀上静脉、臀下静脉、闭孔静脉、骶外侧静脉和阴部内静脉等（图6-1-9）。

1. 臀上静脉（superior gluteal veins） 有两支，是臀上动脉的伴行静脉，收纳同名动脉营养区域的静脉血，经梨状肌上孔入骨盆，两支静脉可单独或组成一干注入髂内静脉。

2. 臀下静脉（inferior gluteal veins） 成对存在，与臀下动脉伴行，自股后部的上端起始，与旋股内侧静脉和第一静脉吻合，经梨状肌下孔入骨盆，合成一干注入髂内静脉的下部。

3. 闭孔静脉（obturator veins） 起始于股内侧部的上端，经闭膜管入骨盆，沿其侧壁在腹膜之外向后上行，同名动脉位于静脉上方，经输尿管和髂内动脉之间终于髂内静脉。有时，闭孔静脉被扩大的耻骨静脉代替，后者连于髂外静脉。

4. 骶外侧静脉（lateral sacral veins） 多为一支和两支，各占39.47%和36.85%，与同名动脉伴行，沿骶骨盆面上升，接受来自骶前孔的脊支，以横干与骶正中静脉结合共同构成骶静脉丛（sacral venous plexus）。此丛接受骨盆静脉丛（直肠静脉丛和膀胱静脉丛）和骶骨椎间静脉等处的血液。

5. 阴部内静脉（internal pudendal vein） 自阴茎深静脉与阴茎背静脉的吻合处起始，向后与同名动沿途收纳尿道静脉、尿道球（阴茎球）静脉（vein of bulb of penis）；在女性为前庭球静（lar bulb vein）、会阴静脉（perineal vein）、阴囊／阴唇后静脉（posterior scrotal labial veins）、直肠下静脉（inferior rectal veins）以及肛静脉等。上述这些静脉均与阴部内动脉同名分支并行。阴部内静脉最后终于髂内静脉或与臀下静脉合成一干注入髂内静脉。

骨盆内脏器官的周围有丰富的静脉丛，髂内静脉的脏支大部分自静脉丛起始（图6-1-9）。静

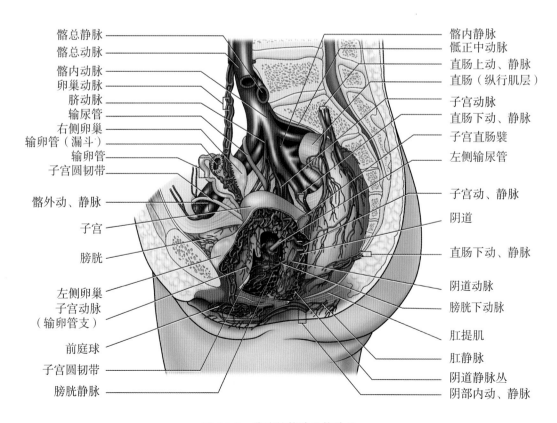

图 6-1-9 盆腔的静脉及静脉丛

脉丛包括前列腺静脉丛、膀胱静脉丛、子宫静脉丛、阴道静脉丛、直肠静脉丛等。

前列腺静脉丛（prostatic venous plexus） 不成对，位于耻骨弓状韧带及耻骨联合下部的后方，前列腺和膀胱的前方。该丛收纳不成对的阴茎背深静脉以及前列腺、膀胱前壁、膀胱前隙的脂肪组织的小静脉。阴茎背深静脉（deep dorsal vein of penis）是阴茎最大的不成对静脉，起自阴茎头冠周围的静脉丛，沿阴茎背侧正中线的背侧沟，在两支同名动脉之间后行，途中接受来自阴茎海绵体的阴茎深静脉（deep veins of penis）和尿道海绵体的阴茎旋静脉（circumflex vein of penis），后者起自尿道海绵体，环绕阴茎海绵体的外侧。此外，阴茎海绵体的一部分静脉血可直接注入阴茎旋静脉及阴茎背深静脉。阴茎背深静脉至阴茎根部与阴茎背浅静脉交通，继续向后穿经阴茎悬韧带的两脚，耻骨弓状韧带和骨盆横韧带之间入盆腔，分为二支注入前列腺静脉丛。阴茎背深静脉的瓣膜很发达。在女子有较小的阴蒂背静脉，走行与阴茎背深静脉相似，终于膀胱静脉丛。前列腺静脉丛与阴囊后静脉、阴部内静脉以及直肠丛等通连。由此丛引出的静脉干分别汇入两侧的髂内静脉。前列腺静脉丛部分地在前列腺鞘内和部分地在前列腺鞘与囊之间。前列腺静脉丛的静脉在老年男子可出现静脉曲张或有静脉结石存在。

膀胱静脉丛（vesical venous plexus） 有性别的差异，是骨盆内所有静脉丛中的最大者，位于膀胱下部周围及膀胱与前列腺之间的沟内，在前列腺的两侧和背侧较发达。此丛向前与前列腺静脉丛相通，向后与直肠静脉丛相连。此外，还与闭孔静脉、阴部内静脉、臀上静脉和臀下静脉等吻合。此丛接受膀胱、前列腺、精囊腺和输精管等处的血液。输精管周围的静脉（输精管静脉）构成丛，至膀胱底特别发达，在此处与膀胱前列腺静脉丛结合。膀胱和前列腺静脉丛的血液向后由数支膀胱静脉（vesical veins）逐渐汇合为一干后，汇入髂内静脉。在女子，该丛位于膀胱底两侧，靠近尿道的起始处，收纳膀胱和尿道壁以及阴道下部的血液，并与阴道静脉丛相交通。

子宫静脉丛（uterine venous plexus） 位于子宫两侧，子宫阔韧带两层之间，构成密集的静脉网并与卵巢、阴道静脉丛相吻合。于子宫颈外口水平处，每侧汇合成一对子宫静脉（uterine veins）向外后注入左、右髂内静脉。

阴道静脉丛（vaginal venous plexus） 位于阴道两侧的静脉构成，阴道静脉丛同子宫静脉丛相延续，也与膀胱、直肠静脉丛有吻合。阴道静脉丛每侧汇合成 1～2 支阴道静脉，不直接注入髂内静脉就通过髂内静脉属支汇入。

子宫和阴道静脉丛，除接受子宫和阴道的血液外，输卵管和阔韧带的血液，亦汇入此丛。此丛向上与蔓状静脉丛相通，并通过与圆韧带伴行的小静脉和腹前壁的静脉相连，向后与直肠静脉丛相吻合。

子宫静脉血回流：子宫底及子宫体上部的静脉，与子宫圆韧带和子宫阔韧带的静脉以及卵巢的蔓状静脉丛等结合，因而卵巢静脉增粗。从子宫体下部和子宫颈上部导出的子宫静脉，汇合成 1～2 支，注入髂内静脉或与髂内静脉的其他属支吻合后再汇入髂内静脉。子宫颈下部，阴道前壁及膀胱后壁等处的静脉向上与子宫体下部和子宫颈上部的子宫静脉结合。子宫、阴道静脉丛静脉内的瓣膜不发达。据侯广棋等对 30 例子宫阔韧带内静脉的解剖及 5 例子宫光镜观察的报道，子宫底和子宫体上部的静脉在输卵管子宫端与子宫阔韧带起端之间汇集成数条小静脉，自子宫角浅出，数量为 1～5 条，两条者居多，在宫角附近反复分支形成静脉丛。后汇合成两条静脉干与输卵管平行，经卵巢门前方，于卵巢上端，转入卵巢悬韧带中，接受卵巢的静脉后，移行为卵巢静脉。另外，输卵管、子宫圆韧带和阔韧带的静脉，亦汇入此静脉干。据测量，与输卵管峡部中点相对处静脉干的外径为（3.7±0.2）mm；卵巢的静脉与静脉干汇合后的卵巢静脉外径为（5.0±0.4）mm，可认为卵巢静脉是静脉干的直接延续，亦主要引流子宫底和子宫体上部的静脉血。静脉干在输卵管系膜中，平行于输卵管，于输卵管峡部中点与静脉干的间距平均为（6.3±0.6）mm。由于解剖的位置关系，不适当的输卵管绝育术，会阻断、扭曲静脉干和输卵管静脉，影响子宫及盆腔脏器的静脉回流，可能导致盆腔淤血。

直肠静脉丛（rectal venous plexus）或称痔静脉丛（haemorrhage venous plexus） 位于直肠周围，其下部较发达，根据配布的位置不同，可分为直肠内静脉丛和直肠外静脉丛。①直肠内静脉丛（internal rectal plexus）位于直肠的黏膜下层和肛门的皮下。直肠柱黏膜下层的静脉有一系列囊状膨大，各膨大并以横支相连，在肛管上方环绕直肠下部排列。直肠内静脉丛的静脉血主要由直肠上静脉导出。②直肠外静脉丛（external rectal plexus）位于直肠肌膜表面，与内静脉丛广泛交通，自外静脉丛引流出的静脉血，分别汇入直肠上静脉、直肠下静脉和肛门静脉。直肠上静脉（superior rectal vein）不成对，向上与肠系膜下静脉相延续，此静脉内无瓣膜。直肠下静脉（inferior rectal veins）成对，有瓣膜，伴随同名动脉注入髂内静脉。肛静脉（anal veins）成对，有瓣膜，注入阴部内静脉。因为直肠内、外静脉丛自由交通，直肠上静脉内又无瓣膜，故当肝门静脉受阻时，血液可经直肠下静脉和肛静脉由下腔静脉运送至右心房。

当肝门静脉系受阻等情况下，直肠静脉丛的静脉容易膨大，形成痔，其解剖学因素有以下几方面：直肠上静脉内无瓣膜，血液可逆向流回直肠静脉丛；直肠内静脉丛位于极疏松的结缔组织内，周围组织支持静脉的力量很小，因此，不能抵抗因门脉受阻增加的血压；直肠内静脉丛的静脉常遭直肠肌膜收缩的压迫，尤其当排便时更为明显。

（三）髂外静脉

髂外静脉（external iliac vein）是股静脉的延续，起自腹股沟韧带下缘的后方，沿小骨盆入口边缘与同名动脉并行。右髂外静脉初居动脉的内侧，向上逐渐转至动脉的背侧，左髂外静脉全程均在动脉的内侧。髂外静脉至骶髂关节前方与髂内静脉汇合组成髂总静脉。髂外静脉在经过中被输精管或子宫圆韧带和卵巢血管跨过，全长均被腹膜覆盖。髂外静脉长 9.44（4.50～15.50）cm。左侧长度（8.25±1.23）cm，右侧（7.93±2.01）cm。外径左侧（13.15±0.23）mm，右侧（13.72±0.17）mm。髂外静脉瓣膜双侧出现者占（21.05±4.65）%，左侧出现者占（11.84±3.71）%，右侧出现者占（35.53±5.48）%。瓣膜的类型：痕迹瓣膜占（0.66±0.66）%，单叶瓣占（5.23±1.18）%，双叶瓣者占（36.84±3.91）%，三叶瓣者占（1.97±1.12）%。其属支有腹壁下静脉、旋髂深静脉和耻骨静脉。

1. 腹壁下静脉（inferior epigastric vein） 与同名动脉伴行，向上与腹壁上静脉相连。在腹股沟韧带上方约 1 cm 处注入髂外静脉。腹壁下静脉 2 支型 94%，1 支型 6%。其内侧支长 9.2 cm，外侧支长 8.7 cm。

2. 旋髂深静脉（deep circumflex iliac vein） 为旋髂深动脉的伴行静脉，常为 2 支，在腹股沟韧带上方约 2 cm 处，越过髂外动脉注入髂外静脉或腹壁下静脉末端。与髂腰静脉、臀上静脉和旋髂浅静脉吻合。旋髂深静脉内有瓣膜。

3. 耻骨静脉（pubic vein） 连于闭孔静脉和髂外静脉间的小支，自闭孔静脉沿耻骨盆面上升，与腹壁下动脉耻骨支伴行。有时，此静脉口径增粗，而代替闭孔静脉。

此外还有：①髂腰静脉（iliolumbar vein）：有两支，与同名动脉伴行。在腹后壁的下部，向上于髂窝处与腰静脉相连。髂腰静脉由髂支和腰支汇合而成，走向下内注入髂总静脉。②骶正中静脉（median sacral vein）：由骶骨前面两侧的小静脉汇合而成，伴随同名动脉上升，汇入左髂总静脉，有时进入髂内、外静脉的汇合处。

第二节　盆腔内主要的淋巴结

一、盆腔内主要的淋巴结

盆腔内淋巴结一般沿血管排列，可分为脏器旁及盆壁淋巴结。脏器旁淋巴结主要有膀胱旁淋巴结、子宫旁淋巴结、阴道旁淋巴结和直肠旁淋巴结。盆壁淋巴结主要沿大血管排列，主要的淋巴结群有髂外淋巴结、髂内淋巴结和骶淋巴结等。盆部淋巴结的输出管注入左、右腰淋巴结，其输出管形成左、右腰干，注入乳糜池（图6-2-1）。

（一）腰淋巴结

腰淋巴结（lumbar lymph node），沿腹主动脉及下腔静脉周围配布，根据位置不同，可分为左、右腰淋巴结及中间腰淋巴结。

1. 左腰淋巴结（left lumbar lymph node） 位于腹主动脉的周围，可分为主动脉外侧淋巴结、主动脉前淋巴结和主动脉后淋巴结。

（1）主动脉外侧淋巴结（lateral aortic lymph node）：沿腹主动脉左侧配布，又称为主动脉左

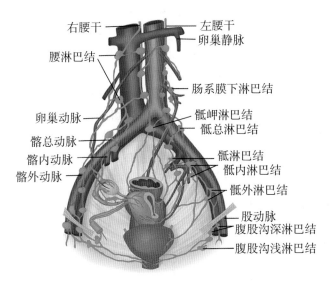

图6-2-1　腹盆腔主要淋巴结

侧淋巴结，以左肾蒂为界，分为上、中、下三群。主动脉外侧淋巴结收纳左髂总淋巴结的输出淋巴管以及左肾、肾上腺、输尿管腹段、卵巢（睾丸）、输卵管及胰的集合淋巴管。腹腔淋巴结、肠系膜上/下淋巴结的输出淋巴管有时也可汇入主动脉外侧淋巴结。其输出淋巴管形成左腰干，注入乳糜池；部分输出淋巴管有时可直接汇入胸导管。

（2）主动脉前淋巴结（preaortic lymph node）：位于腹主动脉前面，可分上、下两群。上群，配布于卵巢（或睾丸）动脉起始部的上方，收纳卵巢（睾丸）、输卵管、子宫、肾、肾上腺、胰等器官的集合淋巴管以及髂总淋巴结的输出淋巴管。腹腔淋巴结和肠系膜上淋巴结的输出淋巴管有时也注入上群淋巴结；其输出淋巴管注入主动脉外侧淋巴结和主动脉腔静脉间淋巴结，或直接汇入左、右腰干。下群，位于卵巢（或睾丸）动脉起点的下方，收纳卵巢（睾丸）、输卵管、子宫、肾和输尿管腹段的集合淋巴管以及髂总淋巴结的输出淋巴管；其输出淋巴管向上入上群淋巴结，或汇入主动脉外侧淋巴结、主动脉腔静脉间淋巴结以及腔静脉前淋巴结等。

（3）主动脉后淋巴结（postaortic lymph node）：配布在腹主动脉的后面，收纳腹壁的深淋巴管和主动脉外侧淋巴结的输出淋巴管；其输出淋巴管形成左腰干，或直接注入乳糜池。

2. 中间腰淋巴结（intermediate lumbar lymph node） 又称主动脉腔静脉间淋巴结或主动脉右侧淋巴结，沿腹主动脉与下腔静脉之间配布，主要在右肾动脉起始点以下，收纳卵巢（睾丸）、输卵管、子宫、肾及肾上腺的集合淋巴管以及髂总淋巴结的输出淋巴管，并借淋巴管与左、右腰淋巴结相连；其输出淋巴管主要汇入右腰干，一部分尚可注入腔静脉后淋巴结。

3. 右腰淋巴结（right lumbar lymph node） 位于下腔静脉的周围，根据其配布的位置，分为

腔静脉外侧淋巴结、腔静脉前淋巴结和腔静脉后淋巴结。

（1）腔静脉外侧淋巴结（lateral caval lymph node）：沿下腔静脉的右侧排列，位于腰椎体的前方，又称腔静脉右侧淋巴结，收纳右侧肾、肾上腺、卵巢（睾丸）、输卵管和子宫的集合淋巴管以及右髂总淋巴结的输出淋巴管，腹腔淋巴结和肠系膜上淋巴结的部分输出淋巴管有时也注入此组淋巴结；其输出淋巴管，主要汇入右腰干，有时直接注入中间腰淋巴结或胸导管。

（2）腔静脉前淋巴结（precaval lymph node）：位于右肾动脉平面以下的下腔静脉前面，收纳右侧肾、肾上腺、卵巢（睾丸）和肝下面的集合淋巴管以及右髂总淋巴结的输出淋巴管；其输出淋巴管注入中间腰淋巴结、腔静脉外侧淋巴结和腔静脉后淋巴结，或与上述淋巴结的输出淋巴管相通。

（3）腔静脉后淋巴结（postcaval lymph node）：位于下腔静脉的后面，收纳右侧卵巢（睾丸）、肾和肾上腺的集合淋巴管以及中间腰淋巴结、主动脉前和腔静脉前淋巴结的输出淋巴管，有时腹腔淋巴结和肠系膜上淋巴结的部分输出淋巴管也注入此组淋巴结上群。腔静脉后淋巴结的输出淋巴管多数注入右腰干。

（二）髂总淋巴结

髂总淋巴结（common iliac lymph node）（图6-2-2）：位于髂总动脉的内侧、外侧和背侧，分别称为髂总内侧淋巴结、髂总外侧淋巴结和髂总中间淋巴结。另外，在腹主动脉分叉处以下，尚有一个较大的淋巴结称为主动脉下淋巴结。主动脉下淋巴结（subaortic lymph node）位于腹主动脉分叉处以下，左、右髂总动脉起始部间，第5腰椎及骶骨岬前面，故又称为骶岬淋巴结（lymph nodes of promontory）。髂总淋巴结收纳髂内、外淋巴结，髂间淋巴结以及骶淋巴结的输出淋巴管，并直接收纳子宫颈和子宫体下部的一部分集合淋巴管。

左髂总淋巴结的输出淋巴管，主要注入左腰淋巴结的主动脉外侧淋巴结和主动脉前淋巴结，部分输出淋巴管尚可汇入中间腰淋巴结；右髂总

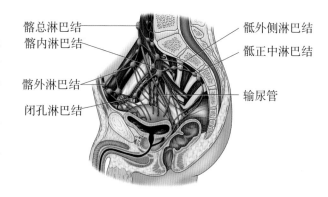

图6-2-2 盆腔主要淋巴结

淋巴结的输出淋巴管多数注入中间腰淋巴结，一部分汇入右腰淋巴结的腔静脉外侧淋巴结。

（三）髂外淋巴结

髂外淋巴结（external iliac lymph node）：沿髂外动—静脉排列，可见3～10个，根据位置也可分为外侧、中间和内侧三群，称为髂外外侧淋巴结、髂外中间淋巴结和髂外内侧淋巴结。

1. 髂外外侧淋巴结（lateral external iliac lymph node） 位于髂外动脉的外侧，有1～3个。收纳阴茎头或阴蒂头的部分集合淋巴管，脐以下的腹壁深淋巴管以及腹股沟浅、深淋巴结的输出淋巴管。

2. 髂外中间淋巴结（intermediate external iliac lymph node） 位于髂外动脉、静脉与腰大肌之间，有1～3个。收纳膀胱和前列腺，或子宫颈和阴道上部的集合淋巴管。

3. 髂外内侧淋巴结（medial external iliac lymph node） 沿髂外静脉的前内侧配布，是下肢腹股沟深淋巴结的延续，可见2～5个。收纳闭孔动脉营养区、膀胱颈、前列腺、尿道膜部等处的集合淋巴管，腹股沟浅、深淋巴结的输出淋巴管以及髂内淋巴结的部分输出淋巴管等。

髂外淋巴结的输出淋巴管向上注入髂总淋巴结，一部分尚可汇入髂间淋巴结。

（四）髂内淋巴结

髂内淋巴结（internal iliac lymph node）：沿

髂内动脉主干及其壁支和脏支配布，除沿髂内动脉主干排列的主群外，根据与伴行血管和脏器的关系包括以下各组淋巴结。沿髂内动脉壁支排列的有闭孔淋巴结，臀上、下淋巴结和骶淋巴结；沿髂内动脉脏支及盆腔内脏器配布的有膀胱旁淋巴结、子宫旁淋巴结、阴道旁淋巴结以及直肠旁淋巴结等（图6-2-1，图6-2-2）。

1. 闭孔淋巴结（obturator lymph node） 沿闭孔动脉配布，位于闭膜管内口处，有1～3个，收纳子宫颈、阴道上部、膀胱以及阴蒂或阴茎头的集合淋巴管；其输出淋巴管注入髂间淋巴结和髂外淋巴结。子宫颈癌根治手术，应同时清除闭孔淋巴结。

2. 臀上淋巴结（superior gluteal lymph node） 沿臀上动脉起始部排列，有1～3个；另外，沿臀上动脉浅支和深支，尚可见到1～2个小淋巴结。臀上淋巴结收纳臀部深层、子宫颈和阴道中部的集合淋巴管；其输出淋巴管注入髂内淋巴结主群、髂总淋巴结或骶岬淋巴结。

3. 臀下淋巴结（inferior gluteal lymph node） 沿臀下动脉及阴部内动脉起始部排列，有1～4个；在梨状肌下孔的外下方，在臀下动脉及坐骨神经周围的结缔组织中，有时可见1～2个形体较小的淋巴结。收纳臀部浅层、会阴部、股后部、子宫颈、阴道中部以及直肠肛管黏膜的部分集合淋巴管；其输出淋巴管注入髂内淋巴结主群，或直接注入髂总淋巴结。

4. 骶淋巴结（sacral lymph node） 沿骶外侧动脉和骶中动脉配布，位于骶骨盆面、骶前孔的内侧，可见1～4个。收纳盆后壁、直肠肛管黏膜部、子宫颈和子宫体下部、阴道上部，或前列腺和精囊腺的集合淋巴管；其输出淋巴管注入骶岬淋巴结及髂总淋巴结。

5. 膀胱旁淋巴结（paravesical lymph node） 位于膀胱的周围，包括膀胱前、后淋巴结和膀胱外侧淋巴结。①膀胱前淋巴结（prevesical lymph node）和膀胱后淋巴结（lymph node）：位于膀胱的前、后面，有否不定。收纳膀胱前、后面的集合淋巴管；其输出淋巴管注入膀胱外侧淋巴结，或直接汇入髂内淋巴结。②膀胱外侧淋巴结（lateral vesical lymph node）：位于膀胱外侧面，多为4～5个。收纳膀胱外侧面及上面的集合淋巴管；其输出淋巴管注入髂内淋巴结及髂间淋巴结。

6. 子宫旁淋巴结（parauterine lymph node） 位于子宫颈的两侧，子宫动脉与输尿管交叉处附近，是不甚恒定的淋巴结（出现率为35%），也可称为子宫颈旁淋巴结或输尿管淋巴结（图6-2-4）。收纳子宫体下部和子宫颈的集合淋巴管；其输出淋巴管注入髂间淋巴结宫颈癌根治手术时，应将其清除。

7. 阴道旁淋巴结（paravaginal lymph node） 位于阴道上部两侧的结缔组织内，沿子宫动脉的阴道支配布，有2～3个，有时也将这组淋巴结列入子宫旁淋巴结。收纳阴道上部和子宫颈的集合淋巴管；其输出淋巴管注入髂间淋巴结。

8. 直肠旁淋巴结（pararectal lymph node） 位于直肠壶腹部的后面和两侧，沿直肠上动脉的两条终末支配布，多数为2～4个。收纳直肠壶腹部的集合淋巴管；其输出淋巴管注入肠系膜上淋巴结。

（五）腹股沟淋巴结

腹股沟淋巴结（inguinal lymph node）：位于腹股沟韧带下方，大腿根部的前面，以阔筋膜为界，分为浅、深两群，即腹股沟浅淋巴结和腹股沟深淋巴结（图6-2-3）。

1. 腹股沟浅淋巴结（superficial inguinal lymph node） 沿腹股沟韧带下缘和大隐静脉末段排列，根据配布的位置不同可分为4群。上群，位于腹股沟韧带下方，沿腹股沟韧带平行排列，以大隐静脉注入股静脉处向上的垂直线为界分为上内侧群和上外侧群。下群，沿大隐静脉末端纵行排列，称腹股沟下浅淋巴结，以大隐静脉为界分为下内侧群和下外侧群。

（1）上内侧群：即腹股沟上内侧浅淋巴结，接受腹前壁、侧壁以及臀部内侧1/3的浅层淋巴管；此外，尚可收纳一部分会阴区、肛管皮肤部以及子宫底部的淋巴管。

（2）上外侧群：即腹股沟上外侧浅淋巴结。收纳第2腰椎平面以下腹后壁和臀部外2/3的浅层淋巴管；肛管皮肤部的少数淋巴管，绕过臀部

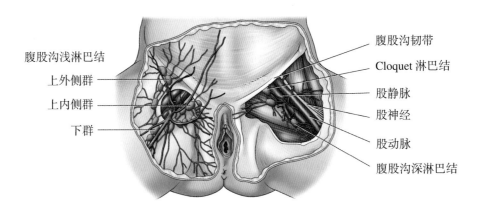

图 6-2-3　腹股沟淋巴结

亦可注入此群淋巴结。

（3）下内侧群：即腹股沟下内侧浅淋巴结，收纳外阴部的阴茎、阴囊，或大小阴唇的淋巴管、会阴区以及肛管皮肤部和子宫底部的大部分淋巴管。

（4）下外侧群：即腹股沟下外侧浅淋巴结，主要收纳下肢浅层的淋巴管。

腹股沟浅淋巴结的输出淋巴管，注入腹股沟深淋巴结，或直接注入髂外淋巴结。

2. 腹股沟深淋巴结（deep inguinal lymph node） 也称腹股沟下深淋巴结（inferior deep inguinal lymph node），位于大腿阔筋膜的深侧，沿股动、静脉的内侧及前面配布，平均有 3 个淋巴结，其中位置最高的一个位于股环处，并且形体较大，可称为股环淋巴结（Cloquet 淋巴结或称腹股沟最上深淋巴结，旋髂深静脉在此附近入股静脉）。腹股沟深淋巴结收纳下肢深部以及外阴深部的淋巴管；其输出淋巴管汇入髂外淋巴结。

二、盆腔主要脏器的淋巴引流

（一）膀胱的淋巴引流

淋巴管起自膀胱黏膜肌层和肌层外毛细淋巴管网。膀胱底的淋巴管向上外走行，膀胱上面的淋巴管向后外侧角集中，然后行向上外方，越过

脐外侧韧带后，主要注入髂外淋巴结，部分淋巴管注入髂内淋巴结。膀胱下外侧面的淋巴管与上面的淋巴管同行。在膀胱淋巴管的经过中，可有小的淋巴结。

（二）卵巢的淋巴引流

卵巢实质内含有毛细淋巴管网，这些淋巴管与动脉的关系极为密切。卵巢皮质和髓质的毛细淋巴管网相通。由皮质卵泡膜及黄体周围毛细淋巴管网发出的淋巴管，沿血管进入髓质，与髓质的淋巴管吻合，继而走向卵巢门。自卵巢门发出 6～8 条集合淋巴管，进入卵巢系膜，与输卵管及子宫的集合淋巴管汇合，上升经卵巢悬韧带，沿卵巢动脉至肾下极高度，向内横过输尿管的腹侧注入腰淋巴结。左侧卵巢的集合淋巴管注入位于左肾动脉和左卵巢动脉起始处的主动脉外侧淋巴结及主动脉前淋巴结。右侧卵巢的集合淋巴管主要汇入中间腰淋巴结，一部分汇入右腰淋巴结的腔静脉前淋巴结。

由于卵巢、输卵管及子宫的集合淋巴管在卵巢系膜内可互相吻合，所以三个器官的淋巴可经共同的径路，注入腰淋巴结。当集合淋巴管受阻时，一个器官的淋巴，通过集合淋巴管间的吻合，可能逆流至另一个器官，故盆部的炎症或肿瘤，可循此途径从一个器官传播至另一个器官。另外，卵巢的淋巴管除注入腰淋巴结外，尚有附加的径路，如结扎卵巢悬韧带后，卵巢

的一部分淋巴可经阔韧带内的淋巴管流向子宫，继而经过骶子宫韧带，并可越过中线至对侧的髂内淋巴结。若结扎卵巢固有韧带，卵巢的一部分淋巴经过阔韧带深部的淋巴管，注入闭孔淋巴结。如同时结扎卵巢悬韧带及卵巢固有韧带时，向卵巢内注射的天蓝溶液，可经子宫阔韧带，沿子宫圆韧带注入髂外淋巴结及腹股沟淋巴结。因此，卵巢的炎症或肿瘤，可能沿这些侧副路径蔓延或转移，即除累及腰淋巴结外，尚可侵犯髂内、外淋巴结，闭孔淋巴结和腹股沟淋巴结。

（三）子宫的淋巴引流（图6-2-4）

1. 子宫颈及子宫体下 1/3 部的淋巴管　从子宫颈和子宫体下部发出 3 ~ 5 条集合淋巴管，在子宫阔韧带内沿子宫动脉外行，主要注入髂外淋巴结，部分淋巴管汇入髂间淋巴结及髂内淋巴结。子宫颈下部的一部分集合淋巴管，穿经子宫主韧带向外行，注入闭孔淋巴结。子宫颈的集合淋巴管，尚有 12 条，沿骶子宫韧带绕直肠两侧向后，注入骶淋巴结或骶岬淋巴结。根据上述淋巴流向，子颈癌根治手术时，必须清除全部髂外、内淋巴结，闭孔淋巴结以及骶淋巴结和骶岬淋巴结等。

2. 子宫体上部 2/3 和子宫底的淋巴管　此部可发出 2 ~ 5 条集合淋巴管，在子宫阔韧带内，

沿卵巢固有韧带入卵巢门，于卵巢系膜内与卵巢的淋巴管相汇合继而沿卵巢动脉，经卵巢悬韧带向上行，至肾下极平面，转向内注入腰淋巴结。其中子宫左、右侧半淋巴管的具体注入淋巴结的情况，和左、右卵巢的基本相同。由子宫底部两侧发出的 1 ~ 3 条集合淋巴管，沿子宫圆韧带向前上方经行，至腹股沟管内口处，一部分转向下，注入腹股沟深淋巴结或髂外淋巴结；另一部分经腹股沟管出皮下环，注入腹股沟浅淋巴结。尽管未能证实沿子宫圆韧带注入腹股沟浅淋巴结，但子宫颈癌时可转移至此组淋巴结。故宫颈癌根治术应同时清除腹股沟浅、深两组淋巴结。

子宫体和子宫颈的淋巴管，在阔韧带内与膀胱底和体的淋巴管汇合，有时这些淋巴管可注入同一局部淋巴结。子宫和直肠的淋巴管均参与子宫直肠陷凹的淋巴管网。

经产妇子宫肌层的毛细淋巴管，其管径比未经产的约粗 2 倍，网眼较小；妊娠期子宫肌层的毛细淋巴管，其管径相差悬殊，最细的仅 30 μm，最粗的可达 150 μm；更年期肌层的毛细淋巴管，管径明显变细（15 ~ 20 μm）。

（四）直肠和肛管淋巴引流

直肠黏膜层的淋巴滤泡引流至紧贴直肠外表面的直肠上淋巴结和直肠旁的直肠旁淋巴结，然

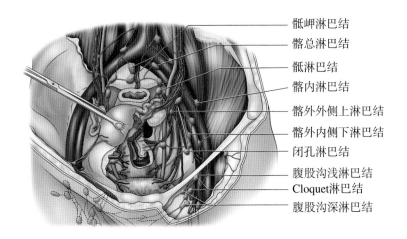

骶岬淋巴结
髂总淋巴结
骶淋巴结
髂内淋巴结
髂外外侧上淋巴结
髂外内侧下淋巴结
闭孔淋巴结
腹股沟浅淋巴结
Cloquet淋巴结
腹股沟深淋巴结

图 6-2-4　子宫的淋巴引流

沿直肠上血管到达肠系膜下动脉起始处的主动脉前淋巴结。

直肠下份的淋巴管可沿直肠下动脉和肛动脉到达髂内淋巴结。直肠癌侵入肠壁愈深，环绕肠管周径愈广，淋巴转移发生率愈高，以向上转移为主。

肛管、肛门外括约肌、肛门周围皮下的淋巴汇入腹股沟浅淋巴结，然后至髂外淋巴结。也有部分坐骨直肠窝的淋巴沿肛血管和阴部内血管汇入髂内淋巴结。

详见直肠和肛管。

（五）盆腔其他脏器的淋巴引流

1. 输卵管的淋巴管　在输卵管的黏膜层、肌层和浆膜层均有毛细淋巴管网。自输卵管浆膜层淋巴管丛发出的集合淋巴管有 3～5 条，在输卵管系膜内经行至卵巢门，与卵巢的淋巴管汇合，继而沿卵巢动脉上行，经卵巢悬韧带向上，至肾下极高度，转向内注入腰淋巴结。左侧输卵管的集合淋巴管汇入肾蒂高度的主动脉外侧淋巴结和主动脉前淋巴结。右侧输卵管的集合淋巴管，注入中间腰淋巴结以及右腰淋巴结的腔静脉外侧淋巴结和腔静脉前淋巴结。输卵管的一部分集合淋巴管，经阔韧带向外注入髂间淋巴结；少数淋巴管尚可直接汇入髂内淋巴结。左、右输卵管的淋巴管注入腰淋巴结以前，可与肾脂肪囊的淋巴管吻合，因此，输卵管感染可循此途径蔓延至肾的周围。

2. 阴道的淋巴管　阴道黏膜层、黏膜下层和肌层均有毛细淋巴管网。由黏膜下层毛细淋巴管网发出的淋巴管，穿过肌层并与该层的淋巴管吻合。

阴道的集合淋巴管可分上、中、下三组。上组集合淋巴管，起自阴道上部，从前壁起始的淋巴管，沿子宫动脉阴道支上行，继而转向外，沿子宫动脉直接或经子宫旁或阴道旁淋巴结注入髂外淋巴结和髂间淋巴结，部分淋巴管可至闭孔淋巴结；自后壁发出的淋巴管，沿骶子宫韧带后行，注入骶淋巴结和骶岬淋巴结；从侧壁起始的淋巴管，外行经膀胱旁淋巴结至髂内淋巴结。中组集合淋巴管，起自阴道中部，其中从前壁起始的淋巴管，多沿阴道动脉直接或经膀胱旁淋巴结注入髂内淋巴结；自后壁发出的集合淋巴管，沿臀上、下动脉注入臀上淋巴结和臀下淋巴结。下组集合淋巴管，自阴道下部发出，与外阴部的淋巴管汇合，向外上方注入腹股沟浅淋巴结。

阴道的淋巴管与尿道、直肠、子宫及外阴部的淋巴管之间均有交通。

3. 阴唇和阴蒂的淋巴管　大、小阴唇和阴蒂均有毛细淋巴管网，三者相互间吻合，并可与对侧的毛细淋巴管网相通。小阴唇的毛细淋巴管网的网眼最小。各毛细淋巴管网均汇入其深侧的淋巴管，大、小阴唇和阴蒂的淋巴管间也相互交通。

阴唇的淋巴管向外注入腹股沟浅淋巴结。由于两侧的毛细淋巴管相互交通，故一侧阴唇感染可累及两侧的腹股沟浅淋巴结。阴蒂的淋巴管向后行穿尿生殖膈入盆腔，注入闭孔淋巴结，或在耻骨联合前面上行，至其上缘进入盆部，转向外行注入位于股环内的腹股沟深淋巴结（图6-2-2）。

4. 睾丸和附睾的淋巴管　在睾丸实质内和睾丸白膜（或鞘膜下）有深、浅两个毛细淋巴管网。深网在睾丸小叶内生精小管周围的结缔组织中，生精小管周围的毛细淋巴管较为密集，而精直小管周围的相对稀疏。小叶内的毛细淋巴管注入睾丸小隔及睾丸纵隔内的淋巴管，或直接汇入白膜层的淋巴管。睾丸小隔及睾丸纵隔的淋巴管也汇入白膜的淋巴管。但有人提出睾丸内的淋巴管，仅在睾丸白膜、睾丸小隔及睾丸纵隔内存在，在睾丸小叶内生精小管的周围未发现淋巴管。附睾的淋巴管与睾丸的相似，也有深、浅两个网，深网主要在附睾小叶间的结缔组织内，而小叶内的附睾管周围和睾丸输出小管之间，毛细淋巴管稀少。深网的淋巴管与附睾白膜内浅网的淋巴管相交通。

睾丸和附睾的集合淋巴管有 4～8 条，在精索内沿睾丸血管上行，穿经腹股沟管至腹膜后间隙，越过输尿管的腹侧至腰淋巴结。左侧睾丸和附睾的集合淋巴管主要注入左腰淋巴结的主动脉外侧淋巴结；右侧睾丸和附睾的集合淋巴管汇入右腰淋巴结的腔静脉前、后淋巴结和腔静脉外侧淋巴结。左、右睾丸的一部分集合淋巴管可注入中间腰淋巴结和主动脉前淋巴结，也可分别汇入左、右髂总淋巴结。

睾丸的淋巴管在小骨盆内与膀胱底和前列腺的淋巴管相连；两侧睾丸的淋巴管可与输精管壶腹的淋巴管相交通。

5. 输精管和精囊的淋巴管 输精管的睾丸部、精索部和腹股沟管部的集合淋巴管，沿睾丸动脉上行注入腰淋巴结。左侧的汇入左腰淋巴结的主动脉外侧淋巴结和主动脉前淋巴结。右侧的汇入中间腰淋巴结和右腰淋巴结的腔静脉前淋巴结。输精管盆部的集合淋巴管注入髂内、外淋巴结和髂间淋巴结。

精囊有浅、深两层毛细淋巴管网。浅网位于外膜下，深网位于腺的实质内，浅、深两网互相交通。精囊腺的集合淋巴管，沿输精管血管和膀胱下血管上行，汇入髂内、外淋巴结和髂间淋巴结。精囊腺的淋巴管与膀胱底的淋巴管可互相吻合。

6. 前列腺的淋巴管 前列腺囊内和实质内均有毛细淋巴管和淋巴管。腺实质内的毛细淋巴管网配布在腺房或腺房群的周围。由腺实质内毛细淋巴管网发出的淋巴管，在小叶间结缔组织内与血管伴行，至前列腺囊，在囊内及囊下互相吻合成淋巴丛。小儿的前列腺由于腺组织发育不佳，腺内的毛细淋巴管粗细不一致，毛细淋巴管网的网眼不完全闭锁，随着腺的逐渐发育增长，才形成完整的毛细淋巴管网。性成熟期后，腺内的毛细淋巴管较为密集，但管径较小儿的稍细。老年的前列腺，由于腺组织萎缩，腺内毛细淋巴管网，又出现不完全闭锁，管径不均匀，常见囊状突起。

前列腺前部的集合淋巴管，沿膀胱上动脉的分支至膀胱前面，经膀胱前淋巴结和膀胱外侧淋巴结注入髂内淋巴结，有时也可直接汇入髂内淋巴结或髂外淋巴结。前列腺前外侧部的集合淋巴管，向后上方行进，经直肠的外侧注入骶岬淋巴结或骶淋巴结。前列腺后部的集合淋巴管，与精囊腺的淋巴管汇合，沿输精管走行，越脐动脉索，注入髂内淋巴结；或沿膀胱下血管汇入骶淋巴结。由于骶淋巴结和骶岬淋巴结是前列腺和骶骨、腰椎的共同局部淋巴结，故前列腺癌有可能借此途径传播至骶骨和腰椎，形成骨性转移。

前列腺的淋巴管与膀胱、直肠及精囊腺的淋巴管相交通；腺实质的淋巴管与尿道前列腺部的淋巴管相互吻合。

7. 阴茎的淋巴管 阴茎皮肤、筋膜、白膜、尿道黏膜以及黏膜下层均有毛细淋巴管网。在尿道外口处，阴茎头皮肤的毛细淋巴管网与尿道的毛细淋巴管网相互吻合。

（1）阴茎头皮肤、包皮及阴茎体皮肤的毛细淋巴管网互相交通，由各网发出的淋巴管汇成4～6条集合淋巴管，在阴茎筋膜的浅侧，行向阴茎根部，与阴囊的淋巴管汇合，转向外上方注入腹股沟浅淋巴结内上群。

（2）阴茎头深层毛细淋巴管网发出的淋巴管，在阴茎筋膜的深侧，沿阴茎背静脉向阴茎根部行进，至耻骨联合前面转向外上方，过精索后方注入腹股沟深淋巴结及髂外淋巴结。据研究，阴茎的淋巴管可注入同侧、双侧或交叉注入腹股沟浅淋巴结等五个类型，故阴茎癌的根治手术，需清除两侧腹股沟淋巴结。

8. 阴囊的淋巴管 阴囊皮肤的毛细淋巴管网，发出淋巴管在阴囊皮下走行；其前部的淋巴管与阴茎的淋巴管吻合，后部的与会阴的淋巴管相通。阴囊的集合淋巴管，向前外上方行进，注入腹股沟浅淋巴结的上内和下内两群。

（方 璇 刘怀存 张卫光）

第三节　盆部的脊神经

盆腔内的躯体神经主要来自腰丛和骶丛的脊神经，内脏神经主要来自骶交感干、腹下丛和盆内脏神经。

脊神经借前根和后根连于脊髓，前根属运动性，后根属感觉性，二者在椎间孔处合成一条脊神经。脊神经前支（除胸神经前支）交织成丛，与盆腔内神经有关的为腰丛和骶丛。

腰丛是由 T_{12} 神经前支的一部分、L_{1-3} 神经前支和 L_4 神经前支的一部分组成。腰丛位于腰大肌深面腰椎横突前面，借交通支与交感神经丛广泛联系。其发出肌支支配髂腰肌和腰方肌，并发出髂腹下神经、髂腹股沟神经、生殖股神经、股外侧皮神经、股神经、闭孔神经等分支，分布于腹股沟区及大腿的前部和内侧部。

L_4 神经前支的部分和 L_5 神经前支合成腰骶干，与全部的骶神经和尾神经组成骶丛，是全身最大的神经丛。其位于盆腔内，在骶骨及梨状肌前面，髂血管后方。其发出部分分支加入盆丛，余下部分经坐骨大孔出盆腔。

腰段的交感神经核发出节后纤维——腰内脏神经，加入上腹下丛。骶段的副交感神经核发出节前纤维——盆内脏神经，组成盆丛，支配降结肠、乙状结肠及盆腔中的内脏器官。

一、脊髓

脊髓（图 6-3-1）位于椎管内，上端在平枕骨大孔处与延髓相连，下端在成人平第 1 腰椎的下缘（新生儿平第 3 腰椎），全长 42 ~ 45 cm（男性约 45 cm，女性约 42 cm）。脊髓全长粗细不等，有两个膨大的部分：颈膨大（cervical enlargement）和腰骶膨大（lumbosacral enlargement）。腰骶膨大相当于脊髓腰 2 至骶 3 节段（$L_2 \sim S_3$），是腰骶丛发出处，支配下肢。脊髓末端变细称脊髓圆锥（conus medullaris）。脊髓圆锥以下延续为无神经组织的终丝（filum terminale），在第 2 骶椎水平

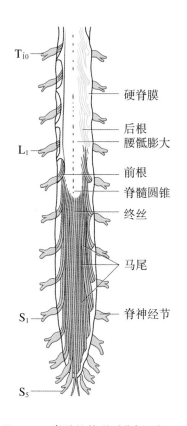

图6-3-1　脊髓的外形（背侧面）

以下，硬脊膜包绕终丝止于尾骨背面。腰髓节段约平对第 10 ~ 12 胸椎，骶髓、尾髓节段平对第 1 腰椎（图 6-3-2）。

因为脊髓比脊柱短，因而发自腰、骶、尾神经根在穿出相对应椎间孔之前要在椎管内垂直下行一段而形成马尾（cauda equine）。因此，成人第 1 腰椎以下的椎管内已无脊髓只有马尾。在临床上常选择在第 3、4 或 4、5 腰椎间行腰椎穿刺，获取脑脊液或注射麻醉药，以避免损伤脊髓。

脊髓由灰质和白质组成，灰质的前面扩大部分称为前角（anterior horn），后面较细部分称为后角（posterior horn），前、后角之间的移行部分称为中间带（intermediate zone）。从脊髓第 1 胸节到第 3 腰节的中间带向外侧突出形成侧角

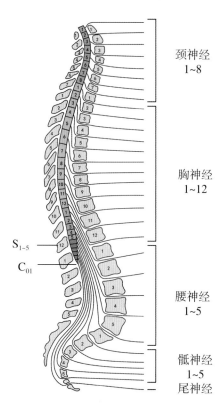

图 6-3-2 脊髓节段与椎骨的对应关系

颈神经
1~8

胸神经
1~12

S_{1-5}

C_{01}

腰神经
1~5

骶神经
1~5
尾神经

（lateral horn）。

在 $T_1 \sim L_3$ 脊髓节段，脊髓中间带的背内侧有胸核（nucleus thoracicus），腹内侧有中间内侧核（intermediomedial nucleus），接受后根传入的内脏感觉纤维。外侧（相当于侧角）有中间外侧核（intermediolateral nucleus），含交感神经的节前神经元（其中支配眼的交感神经节前神经元的胞体位于 T_{1-2} 节段）。在 S_{2-4} 脊髓节段，外侧部有骶副交感核（sacral parasympathetic nucleus），含副交感神经的节前神经元。

二、脊神经

（一）肋下神经

肋下神经是 T_{12} 的前支，其终末支穿过腹直肌鞘前壁至皮下，成为前皮支。其肌支支配腹横肌、腹内斜肌、腹直肌、腰方肌和锥状肌。皮支则分布于髂臀部、脐至耻骨联合之间的中间部的皮肤，另外，还有细支分布于腹膜壁层和腹膜外组织。

（二）髂腹下神经和髂腹股沟神经

髂腹下神经起于 T_{12} 和 L_1 神经。髂腹下神经从腰大肌上部外侧缘穿出，在腰方肌和肾之间斜向外下，达髂嵴上方，进入腹内斜肌和腹横肌之间前行，分为外侧支和前皮支。前皮支经腹内斜肌和腹横肌之间，斜向前下方，在髂前上棘内侧约 2 cm 处，穿出腹内斜肌，在腹外斜肌腱膜的下侧行向内下，约在腹股沟管皮下环的上侧 3 cm 处，穿出腹外斜肌腱膜，支配耻骨区的皮肤。外侧皮支走行于髂嵴前、中 1/3 交界处的上方，于第 12 胸神经外侧皮支的后侧，穿过腹内斜肌和腹外斜肌，下行至浅筋膜层，分布于臀部及耻骨部的皮肤。

髂腹股沟神经发自腰丛，主要为 L_1 神经前支及部分 T_{12}，在髂腹下神经的下方并与之平行，在肋下神经的正下出腰大肌外侧缘，在髂嵴上方穿过腹横肌至腹内斜肌深层，在腹股沟韧带中点附近，穿出腹内斜肌，进入腹股沟管，沿男子精索或女性子宫圆韧带前外侧一并出浅环，分布于男性阴囊（或女性大阴唇）、腹股区及股内侧上部皮肤，肌支也支配腹壁诸肌。

（三）生殖股神经

生殖股神经来自腰丛（L_{1-2} 神经），平第 2 腰椎处穿出腰大肌，行走于腰大肌的腹侧，沿腰大肌内缘行走，进入腹股沟管内环前分出股支和生殖支。股支与股动脉伴行，穿过腹股沟韧带，支配大腿近端前方皮肤感觉。生殖支穿过腹股沟管，男性在精索的后外侧穿出，分布于提睾肌和阴囊肉膜，支配提睾肌、阴囊，并传入大腿内侧感觉。女性分布于子宫圆韧带和大阴唇。

（四）闭孔神经

闭孔神经起自 L_2-L_4 神经前支的前股，以 L_3 神经分支为主，神经在腰大肌中下降，下行到达盆腔至闭孔，穿闭膜管时，其分为前、后支，首先被部分闭孔内肌分开，下行被短收肌分开。前支（浅支）于闭孔外肌前方下降，行于短收肌与耻骨肌、长收肌之间，其在闭孔处发出关节支至髋关节。肌支支配股薄肌、长收肌、短收肌。皮支在股中部经股薄肌与长收肌之间穿至浅层，分布在股内侧下 2/3 的皮肤。后支（深支）穿闭孔外肌上部，在短收肌后方下降，其肌支分布于闭孔外肌、大收肌和短收肌。关节支穿大收肌的下部向后行至腘窝，分布于膝关节囊、交叉韧带及附近结构。

（五）股后皮神经

股后皮神经由 S_{1-2} 神经后支的一部分及 S_{2-3} 骶神经前支的一部分合成，经梨状肌下孔，随坐骨神经及臀下动脉出骨盆腔至臀部。在臀大肌深侧，沿坐骨神经内侧或背侧下降，经股后在股二头肌的浅面及股后固有筋膜深处达腘窝。在膝关节的后面穿出固有筋膜，终末支沿小隐静脉下降，达小腿后面中部，并可与腓肠神经发生交通。主要分布于股后部、腘窝及小腿后面上部及会阴部的皮肤。会阴支分布于股后上部内侧的皮肤，会阴支弯曲向前内侧，经半膜肌、半腱肌起始部的后侧，坐骨结节的前面，穿固有筋膜，至会阴浅筋膜层，达会阴前部。在男性分布于阴囊，女性分布于大阴唇的皮肤。会阴

支与阴囊后神经及肛神经之间，有时有交通支。臀下皮神经有 2～3 支，自臀大肌下缘发出，绕臀大肌下缘向上，分布于被覆该肌下部及外侧部的皮肤。股后及小腿后的皮支是许多细支，自神经两侧分出，分布于股后内侧部、腘窝及小腿后上部皮肤。

（六）阴部神经

阴部神经（图 6-3-3）从骶丛发出后伴阴部动、静脉出梨状肌下孔，绕坐骨棘穿坐骨小孔入坐骨肛门直肠窝，走行于肛提肌下方，贴坐骨直肠窝外侧壁向前分支分布于会阴部和外生殖器的肌和皮肤，其部分分支走行于 Walsh 氏血管神经束中，与海绵体神经伴行。该神经支配尿道外括约肌、坐骨海绵体肌、球海绵体肌、海绵体及尿道海绵体（图 6-3-3）。阴部神经包含交感神经和感觉神经两种成分。其主要分支有：肛神经（直肠下神经），分布于肛门外括约肌及肛门皮肤；会阴神经，分布于会阴诸肌和阴囊或大阴唇的皮肤；阴茎（阴蒂）背侧神经，行于阴茎（阴蒂）背侧，主要分布于阴茎（阴蒂）的海绵体和皮肤。在分娩过程中常在坐骨结节至肛门中点处进针，进行阴部神经阻滞麻醉，阻断双侧神经的传

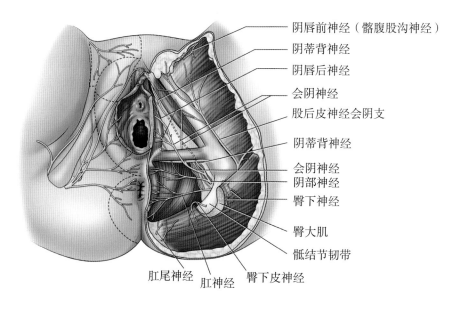

阴唇前神经（髂腹股沟神经）
阴蒂背神经
阴唇后神经
会阴神经
股后皮神经会阴支
阴蒂背神经
会阴神经
阴部神经
臀下神经
臀大肌
骶结节韧带

肛尾神经　肛神经　臀下皮神经

图 6-3-3　会阴部的神经（女性）

导，松弛肌肉，使会阴皮肤伸展，降低会阴、阴道裂伤程度，解除或减轻缝合疼痛，而不影响产后出血、胎儿窘迫的发生率。

第四节　内脏神经和内脏神经丛

一、交感神经

交感神经（sympathetic nerve）的低级中枢位于脊髓胸1～腰3节段灰质侧角的中间外侧核，节前纤维即从此核的细胞发出。故交感神经的中枢又称胸腰部。交感神经的周围部包括交感干、交感神经节以及由神经节发出的分支和交感神经丛。

（一）交感神经节

根据所在的位置不同，分为椎旁神经节和椎前神经节两类。

1. 椎旁神经节（paravertebral ganglia） 又称交感干神经节（ganglia of sympathetic trunk）（图6-4-1），位于脊柱两旁。每一侧的椎旁节借节间支（interganglionic branches）连成一条交感干（sympathetic trunk）。交感干上端附于颅底外面，下端在第3尾椎前面，左、右干连于奇神经节。

2. 椎前神经节（prevertebral ganglia） 呈不规则的结节状团块，位于脊柱前方，包括腹腔神经节（celiac ganglia）、主动脉肾神经节（aorticorenal ganglia）、肠系膜上神经节（superior mesenteric ganglion）和肠系膜下神经节（inferior mesenteric ganglion）等，各神经节均位于同名动脉根部附近（图6-4-1，图6-4-2）。

（二）交感神经在盆部的分布

腰交感干位于腰椎体的前外侧，腰大肌的内侧缘，通常有3～4对腰神经节（lumbar ganglia）（图6-4-1，图6-4-2）。

骶交感干位于骶骨前面，骶前孔内侧，有2～3对骶神经节（sacral ganglia）；尾交感干由1个奇神经节（ganglion impar）及其分支构成（图6-4-1）。骶、尾部交感干的分支有：①节后

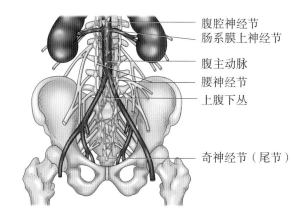

图6-4-1　腹盆腔的交感干和交感神经节

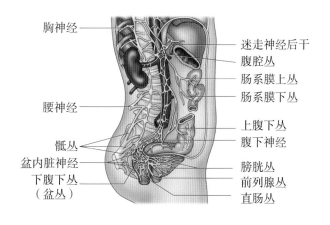

图6-4-2　男性腹盆腔的交感神经与内脏神经丛

纤维经灰交通支连于骶、尾神经，分布于下肢及会阴部的血管、汗腺和立毛肌；②发出一些小支加入盆丛，分布于盆腔脏器。

奇神经节为两侧交感链在骶尾连接处融合成的不成对交感神经节。传统认为奇神经节位于骶尾骨前面，现研究结论多认为其位于第1尾骨关

节的前方。奇神经节发出的节后纤维支配直肠末端、肛管、尿道末端阴道下 1/3 段、外阴及阴茎。同时也接受盆腔内脏的感觉传入纤维，传递会阴部的疼痛。故而现在经常采用奇神经节阻滞术来缓解患者会阴部癌症的疼痛。由于奇神经节的形状、大小和位置在个体之间有极大变异，故在手术中需要特别注意。

腹下神经：上腹下丛跨越骶岬后分为左右两支 2.0～3.0 mm 粗的神经，为左、右腹下神经（图 6-4-3）。其中右侧的腹下神经比左侧的稍长、稍粗。腹下神经沿盆腔的后外侧壁上方，在输尿管内侧 1.0～2.0 cm 处与输尿管平行下降。腹膜反折水平以上，腹下神经位于腹膜与盆壁层筋膜之间；腹膜反折水平以下，腹下神经位于包裹直肠及其周围结缔组织的直肠固有筋膜与盆壁层筋膜之间的直肠后间隙内。腹下神经紧贴直肠系膜后方向下，经过 S_3 骶椎后绕行至直肠系膜侧方。Clausen 等提出，腹下神经除来自交感干节后神经纤维的交感成分外，还有部分盆内脏神经的副交感成分。White 等研究发现，其伴行有部分传入神经。腹下神经发出部分分支支配与其平行的输尿管，其主干沿直肠系膜侧方向下与盆内脏神经等交汇于下腹下丛，即盆丛。

二、副交感神经

副交感神经（parasympathetic nerve）的低级中枢位于脑干的副交感神经核（一般内脏运动核）和脊髓骶 2～4 节段灰质的骶副交感核。副交感的周围部包括：自副交感核发出的节前纤维、副交感神经节（又称器官旁节或器官内节）和由神经节发出的节后纤维。

骶部副交感神经节前纤维：节前纤维由脊髓骶 2～4 节段灰质的骶副交感核发出，随骶神经出骶前孔，又从骶神经分出，组成盆内脏神经（pelvic splanchnic nerves），加入盆丛（图 6-4-4），分支分布到盆腔脏器，在脏器附近或器官壁内的副交感神经节换神经元，节后纤维支配结肠左曲以下的消化管、盆腔脏器和外生殖器等。

（一）盆内脏神经

由脊髓骶部第 2-4 节段的骶副交感核发出节前纤维，先随骶神经出骶前孔，继而从骶神经中分出，组成盆内脏神经（图 6-4-4）。其中脊髓骶部第 3 节段发出的神经组成主干，第 2～4 节段的盆内脏神经发出后加入该主干。神经由后向前依次穿过骶前筋膜、骶前筋膜与盆壁层筋膜组成的骶前间隙，走行于盆壁中央的后下方，在盆壁层筋膜与腹下神经汇合，形成一个 Y 形，加入下腹下丛，即盆丛。盆内脏神经为副交感节前纤维，其中含有部分传入纤维，传递内脏感觉。盆内脏神经的一部分纤维随盆丛分支分布于盆腔脏器的表面或壁内，另一部分纤维上行支配左结肠

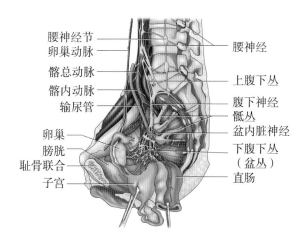

图6-4-3　女性盆部的内脏神经

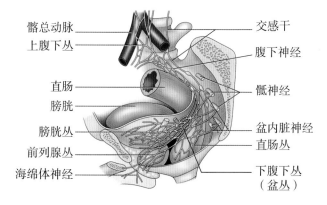

图6-4-4　男性盆部的内脏神经

曲后的肠段，包括降结肠及乙状结肠。

（二）副交感神经节

副交感神经节为副交感神经周围部的组成成分。其接受副交感神经节前纤维，换元后发出节后纤维，分布于各个脏器。副交感神经节多位于脏器附近或脏器壁内，分别称为器官旁节和器官内节。盆丛中的副交感节前纤维在各脏器表面或壁内进行换元，发出节后纤维支配效应器。研究发现副交感神经节的分布与年龄有关，且其分泌功能也随年龄的增长逐渐成熟。盆丛内、直肠韧带外侧 1/3 段及盆丛的泌尿生殖支中也散布着部分副交感神经节。盆丛延伸于宫颈后方的子宫阴道丛中，有较大的 Frenken-Hauer 神经节。

三、内脏感觉神经

盆腔神经中分布着丰富的感觉神经，常常与交感或副交感神经伴行，向脊髓传入皮肤表面的感觉或内脏器官的痛觉及压力觉等信息。含有感觉神经纤维的神经或神经丛包括上腹下丛、腹下神经、盆内脏神经、盆丛、海绵体神经和阴部神经。

某些内脏器官病变时，常在体表的一定区域产生感觉过敏或疼痛感，即为牵涉性痛（referred pain）。疼痛区域内皮肤常有感觉过敏、血管运动障碍、汗腺分泌及立毛肌运动障碍或反射性肌肉痉挛。临床上称这一体表过敏区域为海德带（Head's zones），根据海德带的范围可协助内脏疾病的诊断（图 6-4-5）。

四、腹下丛

（一）上腹下丛（骶前神经）

上腹下丛主体位于由左、右髂总动脉和骶岬围成的髂间三角内，左髂总静脉和第 5 腰椎前

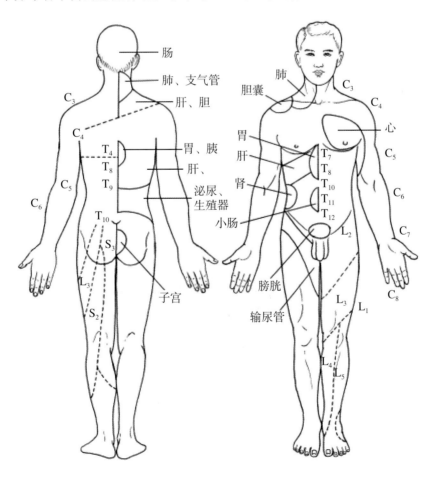

图 6-4-5　内脏器官疾病时的牵涉性痛区

面，被结缔组织包绕。通过充分暴露各级神经，用 10 倍显微镜或游标卡尺测得各神经的长度及宽度，其中上腹下丛长（61.0±3.5）mm，在骶岬处宽为（4.8±0.3）mm。Petros 等在 2010 年提出上腹下丛的成分并不单一，包含有交感神经、副交感神经和感觉神经。其中交感成分为主动脉丛的移行及脊髓腰部第 3、4 节段发出的腰内脏神经，副交感成分为部分盆内脏神经（图 6-4-4，图 6-4-6）。

（二）下腹下丛（盆丛）

腹下神经、盆内脏神经、骶内脏神经在直肠侧面的后下方 1/3 处汇合，形成盆丛（pelvic plexus），也称下腹下丛。右侧神经丛较长、较宽。盆丛位于输尿管后下方、膀胱及精囊腺的背侧（图 6-4-4），被结缔组织锚定在盆壁上，较易与直肠系膜分离。该神经丛在近直肠中动脉前外侧与之一同下降，并与动脉同被盆壁层筋膜覆盖。

盆丛包含交感神经、副交感神经和感觉神经 3 种成分（图 6-4-7）。其中交感神经来源于腹下神经的交感成分，副交感神经来源于盆内脏神经。盆丛向外发出各不同分支，分布于膀胱、输尿管下段、输精管和阴囊腺，继续延伸为海绵体神经分布于阴茎，在女性中沿子宫动脉分布于子宫阔韧带，继续延伸为海绵体神经分布于阴蒂。这些分支均被筋膜所包裹，因而也称作神经血管束。女性在行耻骨后膀胱颈悬吊手术分离子宫与膀胱颈、手术修补子宫阴道壁脱垂等操作时，极易损伤分布于膀胱后表面和膀胱颈水平阴道前后表面的盆丛和阴部神经，造成内脏感觉和泌尿功能障碍。

五、器官丛

盆丛通向不同器官的分支在各器官附近分别交织成丛，分别为直肠丛、子宫阴道丛、前列腺丛及膀胱丛（图 6-4-4）。直肠癌手术中，盆丛及其分支也极易受损：①在骶岬水平分离肠管时，容易损伤位于直肠侧方紧贴直肠系膜下行的直肠丛；②在切断直肠侧韧带时，由于在男性靠近精囊和前列腺，故容易损伤位于 Denonvillier 筋膜前的前列腺丛，引起勃起功能障碍和神经源性膀胱松弛。

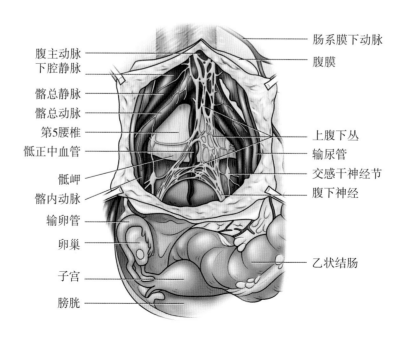

图 6-4-6　上腹下丛

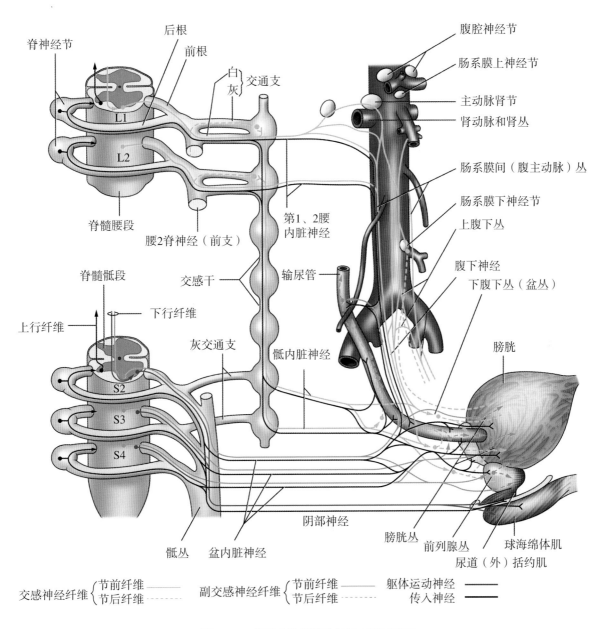

图 6-4-7　男性盆腔脏器的神经支配示意图

第五节　盆腔痛的神经传导和盆腔脏器相关的反射

一、盆腔痛的神经传导

泌尿道上段分布的感觉神经纤维介导脊髓反射，控制着膀胱的节制及排尿功能（图 6-4-7）。Bruns 等最新研究发现，这些纤维为阴部神经及

盆内脏神经，其中阴部神经传入膀胱充盈的状态，而盆内脏神经则可直接传入膀胱壁内的机械压力。

阴部神经的传入纤维除可传入膀胱的充盈程度之外，其分布于肛门皮肤的直肠下神经、阴囊及阴唇皮肤的会阴神经、阴茎（阴蒂）皮肤的阴茎（阴蒂）背侧神经等分支还可传入这些部分的冷热觉。

盆内脏神经的传入神经纤维除可传入膀胱壁的压力刺激之外，还可传入直肠壁的压力刺激，维持直肠的节制和排空。另外，该神经中亦含有来自前列腺的传入纤维。

盆腔脏器的痛觉由与副交感伴行的感觉神经穿入，直肠的痛觉则直接由骶神经传导（图6-4-7）。只有子宫的一部分痛觉纤维进入上腹下丛，将痛觉传递至脊髓腰段。腹下神经中也含有传入神经纤维，传导部分盆腔脏器的痛觉，但能力很弱。腹下神经中亦含有来自前列腺的传入纤维。

有研究表明，阴部神经与慢性盆腔痛关系密切。慢性盆腔痛是指发生在盆腔、腹部、腰骶部或臀部的非周期性疼痛，持续6个月以上，常引起功能障碍或需要药物或手术治疗的一组疾病。在女性大约有1/3的慢性盆腔痛患者是由于子宫内膜异位症而导致的。Denllon等通过麻醉阴部神经发现，慢性盆腔痛主要分布于阴部神经走行的周围，并通过切除其双侧会阴支、松弛双侧背支治疗前列腺切除术后并发的盆腔痛。慢性盆腔痛的发生是中枢神经系统和外周神经系统相互作用共同导致的结果，常由于外周的阴部神经损伤通过脊髓骶部传入中枢。

二、射精反射

阴茎皮肤内的感觉神经纤维末梢受到温度和压力的刺激，通过海绵体神经及阴部神经的传入神经纤维（图6-3-3，图6-4-4，图6-4-7），将神经冲动传递至脊髓；传入信号经过脊髓中枢神经元整合后，通过两条通路出入：一条传入通路为盆内脏神经→盆丛→腹下神经→输精管、盆丛→海绵体神经→精囊腺→平滑肌群→释放精囊液、海绵体神经→前列腺分支→前列腺平滑肌群→释放前列腺液、海绵体神经→泌尿生殖支→尿道平滑肌群；另一条传入通路为阴部神经→尿道外括约肌。与此同时，膀胱颈内的交感神经兴奋，使膀胱颈收缩，防止精液逆流进入膀胱。

三、勃起反射

阴茎皮肤内的感觉神经纤维末梢受到温度和压力的刺激，通过海绵体神经及阴部神经的传入神经纤维（图6-3-3，图6-4-4，图6-4-7），将神经冲动传递至脊髓；传入信号经过脊髓中枢神经元整合后，通过两条通路出入：一条传入通路为副交感通路，盆内脏神经→盆丛→海绵体神经→泌尿生殖支→勃起组织（螺旋动脉）；另一条传入通路为交感通路，阴部神经→阴茎背侧神经→各海绵体肌。其中副交感传入通路占主导作用。

四、排尿反射

阴部神经受到膀胱壁内充盈的刺激、盆内脏神经受到膀胱壁内压力升高的刺激，二者的传入神经兴奋；阴部神经与盆内脏神经在脊神经汇合，二者传入神经的神经元胞体汇聚于骶髓脊神经节；传入信号经过脊髓中枢神经元整合，通过盆内脏神经及阴部神经两部分的传出纤维传出：一条传出通路为盆内脏神经→盆丛→海绵体神经→泌尿生殖支→膀胱及尿道平滑肌群；另一条传出通路为阴部神经→尿道外括约肌（图6-3-3，图6-4-4，图6-4-7）。

（张馨雨　张卫光）

参考文献

崔慧先，等主编，2018．局部解剖学．第九版．北京：人民卫生出版社．

李安然，等主译，2018．奈特神经科学彩色图谱．北京：北京大学医学出版社．

芮德源，等，2015．临床神经解剖学．2版，北京：人民卫生出版社．

周乐群，等．盆腔内筋膜的解剖结构及神经走形：避免修复中的损伤．中国组织工程研究，2005，19（33）：5389-5394．

Clausen N，et al，2008. How to optimize autonomic nerve preservation in total mesorectal excision：clinical topography and morphology of pelvic nerves and fasciae. World J Surg，32（8）：1768-1775.

Machado CA，2014. Atlas of human anatomy. Sixth edition. ELSAVIER.

Petros M，et al，2010. Surgical anatomy of the retroperitoneal spaces，part Ⅳ：retroperitoneal nerves. The American Surgeon，76（3）：253-262.

Walters A，2013. One is the loneliest number：a review of the ganglion impair and its relation to pelvic pain syndromes. Clinical Anatomy，26（7）：855-861.

White WC，et al，2013. Age-related changes in the innervation of the prostate gland. Organogenesis，9（3）：206-215.

第七章

盆部的断层影像解剖和盆底支持系统

第一节　男性盆部和会阴的断层影像解剖

盆部（pelvis）与会阴（perineum）位于躯干下部，骨盆的内腔为盆腔，向上续接腹腔，下方由会阴的软组织封闭，盆部和会阴含消化泌尿和生殖系的末端及外生殖器。在断层解剖学中，男性盆部和会阴的上界为第5腰椎间盘平面，下界为阴囊消失平面，而与盆底器官密切相关的结构大多在第3骶椎以下。

一、标志性结构

盆部和会阴部的主要标志性结构有：耻骨联合、耻骨嵴、耻骨结节、髂前上棘、髂嵴、髂后上棘、髂结节、坐骨结节、骶正中嵴和尾骨尖等。

耻骨联合位于腹前壁前正中线下端，是骨盆入口的标志之一。两侧髂嵴最高点的连线平第4腰椎棘突，常用于计数椎骨棘突，并且是腹主动脉分叉平面的体表标志。髂后上棘约与第2骶椎棘突平齐，为蛛网膜下隙终止的标志。坐骨结节内侧缘深部有阴部神经和阴部内血管穿行于阴部管（Alcock管）内，临床上作阴部神经阻滞麻醉时，常在坐骨结节与肛门之间的中点进针，刺向坐骨棘。

活体直立时，尾骨尖与耻骨联合上缘在同一水平面上。

二、盆腔器官在横断面上的特点

男性盆部和会阴的横断层解剖，自上而下大致可分成三段。

第一段：从第5腰椎间盘至髋臼上缘的断面，主要为下腹部的结构，包括：①盆壁（髂骨翼、骶髂关节、第5腰椎、骶骨上份、髂腰肌、臀肌）；②下腹壁；③髂血管与淋巴结、腰丛和骶丛；④腹膜腔下份；⑤肠管（回肠、盲肠、阑尾、乙状结肠、直肠）和输尿管。

第二段：从髋上缘至耻骨联合下缘的断面，主要为盆腔的结构，包括：①盆壁（髋臼、股骨头、股骨颈、大转子、耻骨支、耻骨联合、坐骨体、坐骨支、坐骨结节、髂腰肌、臀肌、大腿肌和盆底肌）；②盆筋膜与筋膜间隙；③腹股沟区与精索；④盆腔脏器的动脉及静脉丛、股血管、淋巴结和坐骨神经；⑤泌尿器官（膀胱、输尿管、尿道）、生殖器官（输精管、精囊、前列腺）和直肠。

第三段：为耻骨联合下缘以下的断面，主要为男性会阴部的结构及大腿上段，包括：①会阴肌；②男性外生殖器（阴茎、阴囊）、睾丸、附睾、精索、男尿道、肛管；③股骨及周围肌群。

第二段和第三段与盆底器官密切相关，以5组典型的横断面解剖匹配MRI图像加以详述。

三、典型横断层面的影像解剖

（一）第5骶椎层面（经骶丛平面）

关键结构：第5骶椎，髂骨体，闭孔内肌，输尿管，乙状结肠，直肠。

第5骶椎位于盆后壁中央，髂骨体（下部）

断面呈三角形对称配布，并构成小骨盆骨性侧壁，其前方为髂腰肌，该肌内侧可见股神经及髂外动、静脉；其内侧为闭孔内肌所贴附，该肌内侧可见闭孔血管、神经；其后方与第5骶椎之间为坐骨大孔，可见起于骶椎前方的梨状肌，经此孔斜出盆腔至臀区臀大肌的深面，在梨状肌的前面为臀下血管及坐骨神经。

盆腔内，右前方仍为回肠襻，左前方系乙状结肠，后方为直肠（图7-1-1）。由于梨状肌穿越坐骨大孔的中心且为孔内最大的结构，因此是骶丛和坐骨神经定位的重要标志。

（二）髋臼上缘层面（经输尿管膀胱平面）

关键结构：髋臼，股骨头，精索，膀胱，直肠。

髋臼（acetabulum）呈向外开放的"C"字形，与股骨头形成髋关节。在关节前方由外向内依次是髂腰肌、股神经、髂外动脉和髂外静脉，在髂血管前方可见精索起始部（腹股沟管腹环处）；髋臼内侧有闭孔内肌附着，近该肌前缘处可见闭孔血管和闭孔神经；髋臼后方与尾骨之间

为坐骨大孔梨状肌穿越该孔，梨状肌前面为坐骨神经和臀下血管（图7-1-2，图7-1-3）。

盆腔前部除回肠襻外，出现膀胱体的顶部，其后方与直肠之间为直肠膀胱陷凹。输尿管由此开始离开盆壁，行向膀胱输尿管盆部，以坐骨棘为标志，以上的部分称壁部，以下的部分称脏部。膀胱空虚时，两侧输尿管口相距约2.5 cm，膀胱充盈较满时，可增至5 cm。在CT检查中，正常情况下输尿管内无造影剂时，与血管不能区别。

（三）股骨头下份层面（经膀胱精囊角平面）

关键结构：股骨头，闭孔内肌，精索，膀胱，输精管，精囊，直肠。

耻骨上支向前内侧进一步延伸，两侧即将汇合成耻骨联合。在髋关节前方，髂腰肌与耻骨肌之间可见股神经、股动脉、股静脉及腹股沟深淋巴结。腹直肌外侧的精索已出腹股沟管皮下环，在其断面中可分辨精索内的输精管及血管，在MRI图像上根据信号强度亦可区分两者，前者呈中等强度信号，后者呈低强度信号。髋骨内侧

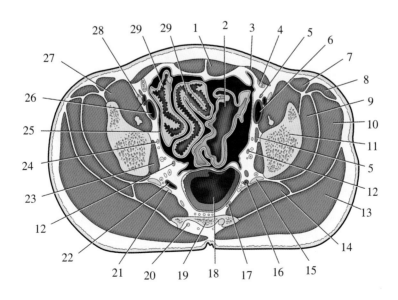

图 7-1-1 经第5骶椎的横断面

1.腹直肌 2.乙状结肠 3.腹内斜肌 4.精索 5.髂外淋巴结 6.左髂外静脉 7.缝匠肌 8.阔筋膜张肌 9.臀小肌 10.臀中肌 11.髂骨体 12.输尿管 13.臀大肌 14.梨状肌 15.坐骨神经 16.臀下动脉 17.第3骶神经 18.直肠 19.第4骶椎 20.第4骶神经 21.第2骶神经 22.臀上静脉 23.闭孔内肌 24.闭孔神经 25.腹膜腔 26.右髂外动、静脉 27.髂腰肌 28.股神经 29.回肠

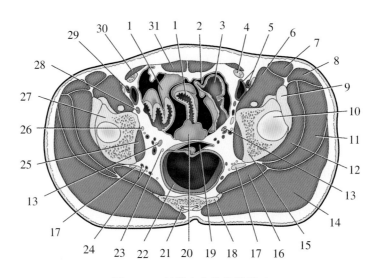

图 7-1-2　经髋臼上缘的横断面

1. 回肠　2. 腹膜腔　3. 乙状结肠　4. 精索　5. 左髂外动静脉　6. 髂腰肌　7. 缝匠肌　8. 阔筋膜张肌　9. 股直肌腱
10. 髋臼　11. 臀中肌　12. 臀小肌　13 输尿管　14. 臀大肌　15. 坐骨　16. 梨状肌　17. 坐骨神经　18. 第 5 骶椎
19. 直肠膀胱陷凹　20. 膀胱　21. 第 5 骶神经　22. 直肠　23. 输精管　24. 臀下血管　25. 闭孔内肌　26. 闭孔神经
27. 髋骨　28. 髂外淋巴结　29. 右髂外动脉和股神经　30. 腹内斜肌　31. 腹直肌

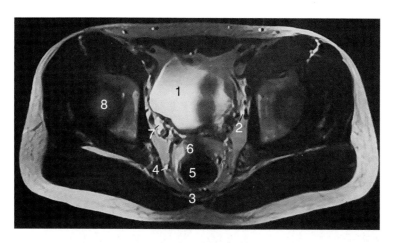

图 7-1-3　经髋臼上缘的横断面 MRI（T$_2$WI）图
1. 膀胱　2. 左输尿管　3. 尾骨　4. 阴部神经　5. 直肠　6. 直肠膀胱陷凹　7. 右输尿管　8. 髋臼

为闭孔内肌，在该肌前外缘与耻骨上支之间可见位于闭膜管内的闭孔动脉、闭孔静脉、闭孔神经及少量脂肪组织。闭孔内肌向后集中成腱，绕过坐骨小切迹至臀区，附于股骨大转子内侧。在臀区闭孔内肌腱后方，臀大肌深面可见坐骨神经下行。盆后壁为尾骨，两侧可见起自尾骨的尾骨肌（图 7-1-4，图 7-1-5）。

盆腔内前为膀胱（体部），后为直肠，两者之间的直肠膀胱陷凹即将消失，膀胱后方可见精囊及其内侧的输精管壶腹。在 CT 图像上，因膀胱周围常有足够的脂肪组织，故能与其邻近结构相辨别。膀胱的大小和形态随其充盈程度而异，一般呈圆形，充盈时内壁光滑，因膀胱壁外的脂肪组织层与壁内低密度尿液的对比，故能观察到

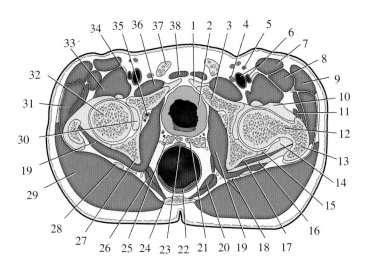

图7-1-4 经股骨头下份的横断面

1.耻骨上韧带 2.膀胱 3.耻骨上支 4.腹股沟淋巴结 5.大隐静脉 6.股动、静脉 7.缝匠肌 8.股直肌 9.阔筋膜张肌 10.髂股韧带 11.股外侧肌 12.股骨颈 13.大转子 14.坐股韧带 15.髋臼唇 16.闭孔内肌腱 17.上孖肌 18.臀下血管 19.闭孔内肌 20.肛提肌 21.输精管壶腹 22.直肠 23.膀胱直肠陷凹 24.尾骨 25.精囊 26.尾骨肌 27.坐骨棘 28.坐骨神经 29.臀大肌 30.股骨头韧带 31.臀中肌 32.股骨头 33.髂腰肌 34.股神经 35.闭孔血管和神经 36.耻骨肌 37.精索 38.腹直肌

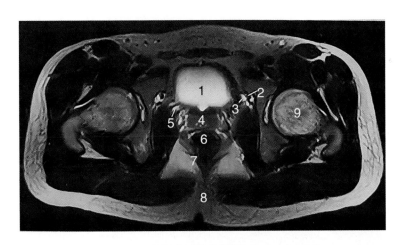

图 7-1-5 经股骨头下份的横断面 MRI（T$_2$WI）

1.膀胱 2.闭孔神经 3.左输尿管 4.输精管壶腹和精囊 5.右输尿管 6.直肠 7.肛提肌 8.尾骨 9.股骨头

膀胱壁的厚度，其厚度随充盈程度而变化，但均匀一致，当膀胱适度扩张时，厚 2 ~ 3 mm。

精囊主要见于股骨头中部至耻骨联合上部层面内，两侧长度之和约为 6 cm，在断面上呈对称性的囊泡状结构，其形态可分为卵圆形（70%）、管状（20%）和圆形（1%）三种。精囊

向内侧与输精管汇合处有脂肪组织，将其与膀胱后壁分隔开，使之与膀胱后壁之间形成夹角，即膀胱精囊角。于仰卧位扫描时呈锐角，平均为 28.75°±4.55°（20° ~ 40°），该角减小或消失，在影像诊断膀胱、精囊和前列腺肿瘤时，具有十分重要的价值。

（四）耻骨联合下份层面（经前列腺平面）

关键结构：耻骨联合，闭孔内、外肌，坐骨结节，前列腺，直肠，肛提肌，坐骨肛门窝。

耻骨联合位居盆腔前壁，前方可见阴茎海绵体及其两侧的精索。耻骨与坐骨结节之间为闭孔，其内、外侧分别为闭孔内、外肌。在闭孔内肌内侧为耻骨直肠肌，该肌系肛提肌的一部分，起自耻骨内面，肌束向后呈"U"字形环绕直肠

会阴曲，其厚度约 4 mm，两侧充满脂肪组织的三角形区域为坐骨肛门窝。

在耻骨联合后方和耻骨直肠肌所环绕的区域即属盆腔范围。盆腔内前部为前列腺，断面形似板栗状，前面与耻骨联合之间为耻骨后隙，其间有静脉丛通过；两侧隆凸与肛提肌及其筋膜相贴；后面平坦，紧邻直肠与肛管交界处（图 7-1-6，图 7-1-7，图 7-1-8）。

在成年男性，耻骨联合上部至其下缘这段范

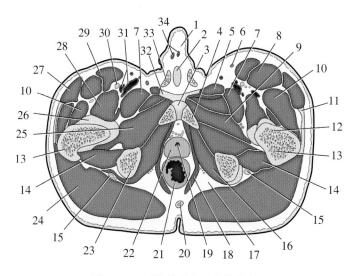

图 7-1-6　经耻骨联合下份的横断面

1. 阴茎　2. 阴茎海绵体　3. 耻骨联合　4. 耻骨下支　5. 长收肌　6. 腹股沟浅淋巴结　7. 耻骨肌　8. 股直肌　9. 大收肌　10. 股外侧肌　11. 髂胫束　12. 股骨颈　13. 大转子　14. 股方肌　15. 坐骨神经　16. 闭孔内肌　17. 坐骨肛门窝　18. 肛提肌　19. 尿道嵴　20. 尾骨　21. 直肠　22. 前列腺　23. 坐骨结节　24. 臀大肌　25. 闭孔外肌　26. 髂股韧带　27. 阔筋膜张肌　28. 髂腰肌　29. 缝匠肌　30. 股神经　31. 股动、静脉　32. 耻骨弓状韧带　33. 精索　34. 阴茎背浅静脉

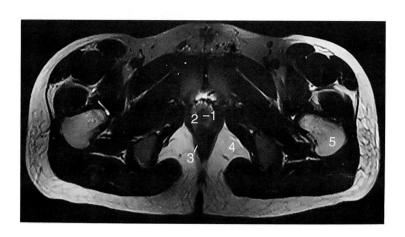

图 7-1-7　经耻骨联合中下份的横断面 MRI（T$_2$WI）

1. 尿道　2. 前列腺　3. 肛提肌　4. 坐骨直肠窝　5. 股骨大转子

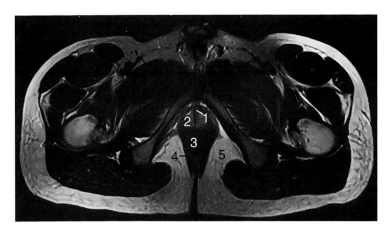

图 7-1-8　经耻骨联合下份的横断面 MRI（T$_2$WI）

1. 尿道　2. 前列腺　3. 肛管　4. 肛提肌　5. 坐骨肛门窝

围内扫描，绝大多数均可观察到前列腺影像。前列腺在上、中份的层面中呈球形，前外侧面略呈弧形凸起，后壁较平坦，尿道穿经前列腺的位置偏前。在中份层面中，尿道前列腺部的后壁正中有突向腔内的隆起，即尿道嵴，嵴后方有前列腺小囊，囊的两侧有射精管的开口（图 7-1-6）。前列腺在下份的层面中呈三角形或新月形，两侧略凸，紧贴肛提肌，后面正中可见前列腺沟。前列腺的大小随年龄变化，在 CT 和 MRI 图像上，30 岁以下，前后径为 2.0 ~ 2.3 cm，横径为 3.1 ~ 4.1 cm；60 ~ 70 岁，前列腺平均值增大，前后径为 4.3 cm，横径为 4.8 cm。在前列腺病变时，前后径明显增大，等于或超过横径。

（五）耻骨联合下缘层面（经肛管平面）

关键结构：耻骨下支，坐骨结节，闭孔内、外肌，坐骨肛门窝，肛提肌，肛管。

断面前方中部为阴囊和阴茎。耻骨联合已近下缘，两侧向后外突起的部分为耻骨下支，与坐骨结节之间为闭孔（下部），该孔仍为闭孔内、外肌所封闭，闭孔内肌断面缩小，内侧肛提肌呈"U"形环绕肛管，其后端的致密组织为肛尾韧带，在肛管两侧，闭孔内肌、肛提肌和臀大肌之间为坐骨肛门窝（坐骨直肠窝）。

盆腔内，前部为前列腺尖部，其周围可见大量静脉丛；后部为肛管（图 7-1-9，图 7-1-10）。从前列腺所在各断面中可以看出，前列腺上、中部与耻骨联合和肛提肌之间相对有较多的脂肪组织间隔，故在 CT、MRI 图像上较易区别各相邻结构，但在腺体下部，由于与两侧的肛提肌及后方的直肠紧贴，要清晰地辨别前列腺尖部与肛提肌和直肠远段较困难。

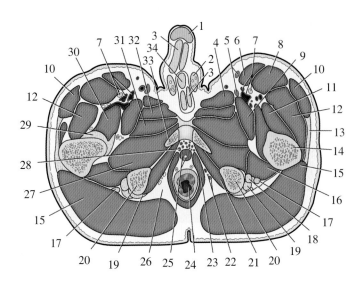

图 7-1-9　经耻骨联合下缘的横断面

1. 阴茎头　2. 精索　3. 阴茎海绵体　4. 长收肌　5. 腹股沟浅淋巴结　6. 缝匠肌　7. 股动、静脉、神经　8. 股直肌　9. 耻骨肌　10. 阔筋膜张肌　11. 股中间肌　12. 股外侧肌　13. 髂胫束　14. 股骨颈　15. 臀大肌　16. 股方肌　17. 坐骨神经　18. 半膜肌腱　19. 股二头肌长头与半腱肌总腱　20. 坐骨结节　21. 闭孔内肌　22. 阴部内血管和阴部神经　23. 肛提肌　24. 肛管　25. 会阴深横肌　26. 坐骨肛门窝　27. 闭孔外肌　28. 前列腺静脉丛　29. 髂股韧带　30. 髂腰肌　31. 大收肌　32. 短收肌　33. 耻骨下支　34. 尿道海绵体

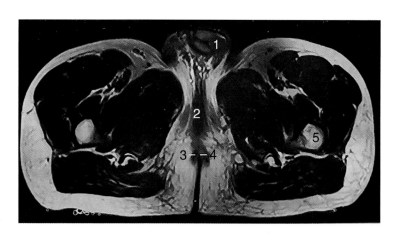

图 7-1-10　经耻骨联合下缘的横断面 MRI（T$_2$WI）
1. 睾丸　2. 阴茎海绵体　3. 肛门外括约肌管　4. 肛管　5. 股骨

（王　君　武　靖　张卫光）

第二节　女性盆部和会阴的断层影像解剖

在断层解剖学中，女性盆部和会阴的上界为第 5 腰椎间盘平面，下界为女阴消失平面。

一、标志性结构

耻骨联合：位于腹前壁下份中点，易于扪及，其上缘是骨盆入口的界标之一。空虚状态的膀胱位于耻骨联合上缘平面以下。耻骨联合上缘与尾骨尖在同一水平面上。

耻骨嵴：终于耻骨结节，后者是腹股沟韧带附着处。髂嵴向前止于髂前上棘，向后终于髂后上棘。通过左、右侧髂前上棘的棘间平面平骶岬。髂后上棘约与第2骶椎棘突平面相当，蛛网膜下隙即终于此平面上方。

坐骨结节：位于肛门两侧稍上方，是测量骨盆下口横径的重要标志。我国女性骨盆下口横径约为10 cm。坐骨结节内缘深部有阴部神经和阴部内血管穿行于阴部管（Alcock管）内。沿坐骨结节向前可触摸到坐骨支、耻骨下支和耻骨弓。

二、盆腔器官在横断面上的特点

女性的第1骶椎最大宽度、骨盆入口、骨盆腔、骨盆出口的横径男女之间具有明显差异。女性盆腔脏器自上而下大致可分为五段，因第三段到第五段与盆底器官密切相关。

第一段：从第5腰椎间盘至第3骶椎平面（骶髂关节尾端、坐骨大孔上缘出现）的断面，主要为腹部带有系膜的肠管、阑尾、回肠、乙状结肠。

第二段：从骶髂关节消失平面到髋臼上缘平面的断面，此段腹、盆脏器共存，前部为消化道（回肠、乙状结肠），中部为内生殖器（卵巢、子宫底和体），后部为直肠。

第三段：从髋臼上缘至耻骨联合上缘平面的断面，由前至后为：膀胱、子宫颈或阴道上部直肠。

第四段：经耻骨联合及耻骨弓的断面，由前至后为：尿道及前庭球、阴道、肛管。

第五段：耻骨弓以下断面，为女阴，包括：大、小阴唇及阴蒂和阴道前庭。

三、典型横断面的影像解剖

（一）第3骶椎下份层面（经子宫底平面）

关键结构：子宫，卵巢，髂血管，输尿管。

此断层为女性盆部第二段的开始，乙状结肠被切为前、后两个断面。直肠位于椎体右前方，并与乙状结肠直接相连。回肠集中于断面的右前部。子宫底位于断面中央，两侧为子宫阔韧带和卵巢，但子宫和卵巢的大小形态及位置与年龄、功能状态以及生育史密切相关，变化很大（图7-2-1，图7-2-2）。

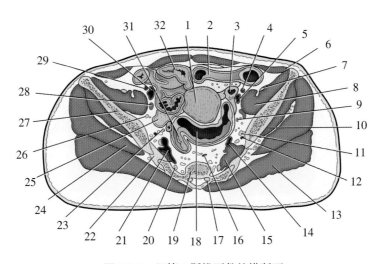

图7-2-1 经第3骶椎下份的横断面

1. 子宫底 2. 乙状结肠 3. 左卵巢 4. 左髂外动脉 5. 左髂外静脉 6. 腹内斜肌 7. 股神经 8. 髂腰肌 9. 左输尿管 10. 臀小肌 11. 腰骶干 12. 左臀上动脉 13. 臀大肌 14. 左髂内静脉 15. 梨状肌 16. 直肠上血管 17. 第4骶神经 18. 乙状结肠 19. 第4骶椎 20. 第3骶神经 21. 右髂内静脉 22. 骶髂关节囊 23. 右输尿管 24. 臀中肌 25. 右卵巢 26. 闭孔神经 27. 髂骨翼 28. 髂外淋巴结 29. 右髂外动脉 30. 右髂外静脉 31. 直肠 32. 回肠

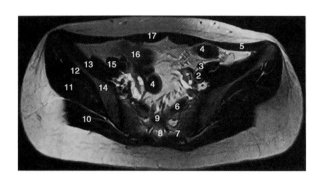

图 7-2-2 经第 3 骶椎下份的横断面 MRI（T₂WI）

1. 左卵巢 2. 左髂外静脉 3. 左髂动静脉 4. 乙状结肠 5. 腹内斜肌和腹横肌 6. 梨状肌 7. 第 3 骶神经 8. 骶管 9. 第 3 骶椎 10. 臀大肌 11. 臀中肌 12. 臀小肌 13. 髂肌 14. 髂骨翼 15. 腰大肌 16. 回肠 17. 腹直肌

（二）第5骶椎上份层面（经卵巢子宫体平面）

关键结构：乙状结肠，直肠，子宫，直肠子宫陷凹，卵巢。

子宫体居中，左前方为乙状结肠，右前方均为回肠。子宫后方依次为乙状结肠、直肠。子宫两侧可见含有大小不等卵泡的卵巢断面。输尿管位于子宫断面后外方，其稍外侧有子宫动脉、子宫静脉断面。髂腰肌的前内方自内向外分别为髂外静脉、髂外动脉及股神经。梨状肌前内侧缘贴有腰骶干及 1、2、3 骶神经，在骶骨前方为椎外静脉丛（图 7-2-3，图 7-2-4）。

（三）髋臼上部层面（经子宫颈平面）

关键结构：膀胱，子宫，直肠，子宫阴道静脉丛，直肠静脉丛，输尿管。

本断层为女性盆部第三段开始，由前向后由膀胱、子宫和直肠所占据。子宫颈包括子宫颈阴道部和子宫颈阴道上部，内腔即子宫颈管。子宫两侧有细小的子宫阴道静脉丛，后方呈弧形裂隙是阴道穹后部（图 7-2-5，图 7-2-6，图 7-2-7）。

在髋关节平面以下的子宫明显变细，即子宫颈，中央的狭隙为子宫颈管。当子宫颈后方出现阴道后穹时，该平面的子宫为子宫颈阴道部，该平面以上为子宫颈阴道上部。

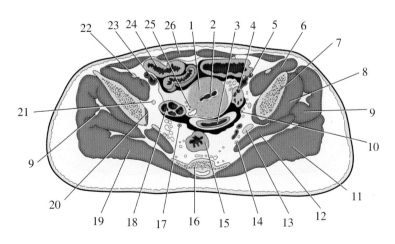

图 7-2-3 经第 5 骶椎上部的横断面

1. 子宫体 2. 子宫腔 3. 乙状结肠 4. 左卵巢 5. 左髂外动脉 6. 髂腰肌 7. 髂骨翼 8. 臀小肌 9. 臀中肌 10. 左输尿管 11. 臀大肌 12. 梨状肌 13. 坐骨神经 14. 第 3 骶神经 15. 直肠 16. 第 5 骶椎 17. 右输尿管 18. 右卵巢 19. 臀大肌 20. 闭孔内肌 21. 闭孔神经 22. 股神经 23. 右髂外静脉 24. 回肠 25. 子宫动脉 26. 腹直肌

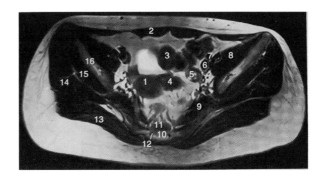

图 7-2-4　经第 4 骶椎下份的横断面 MRI（T₂WI）

1．子宫体　2．腹直肌　3．回肠　4．乙状结肠　5．左卵巢　6．左髂外静脉　7．左髂外静脉　8．髂腰肌　9．梨状肌
10. 骶管　11．第 4 骶椎　12．第 4 骶神经　13．臀大肌　14．臀中肌　15．臀小肌　16．髂骨翼

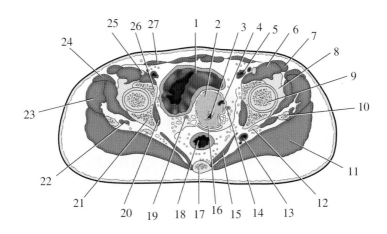

图 7-2-5　经髋臼上部的横断面

1．膀胱　2．子宫颈　3．子宫颈管　4．子宫动脉　5．左髂外动、静脉　6．髂腰肌　7．缝匠肌　8．髂股韧带　9．股骨头
10. 股骨大转子　11．臀大肌　12．坐骨神经　13．臀下动、静脉　14 左输尿管　15．尾骨肌　16．阴道穹后部　17．尾骨
18. 直肠　19．右输尿管　20．闭孔内肌　21．坐骨体　22．梨状肌　23．臀中肌　24．阔筋膜张肌　25．股神经　26．耻骨体
27. 腹内斜肌

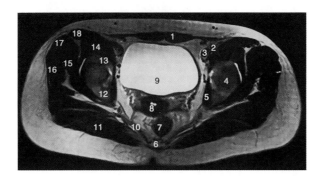

图 7-2-6　经髋臼（髋关节）上份的横断面 MRI（T₂WI）

1．腹直肌　2．左髂外脉　3．左髂外静脉　4．股骨头上缘　5．闭孔内肌　6．骶尾联合　7．直肠　8．子宫颈　9．膀胱
10. 尾骨肌　11．臀大肌　12．坐骨体　13．髂骨体　14．髂腰肌　15．臀小肌　16．臀中肌　17．阔筋膜张肌　18．缝匠肌

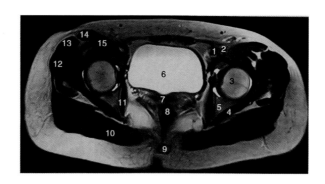

图 7-2-7　经髋臼（髋关节）中份的横断面 MRI（T₂WI）

1．左股静脉　2.左股动脉　3．股骨头　4．上孖肌　5．坐骨体　6．膀胱　7．阴道　8．直肠　9．尾骨　10．臀大肌　11．闭孔内肌　12．臀中肌　13．阔筋膜张肌　14．缝匠肌　15．髂腰肌

（四）股骨头下份层面（经阴道中段平面）

关键结构：膀胱、阴道、阴道静脉丛、直肠、肛提肌。

断面中部由前至后依次可见膀胱、阴道和直肠。直肠后方可见小圆形的尾骨，肛提肌从尾骨前外方开始向前外方延伸，直达闭孔内肌内侧缘。

该层面中的阴道为中段断面，其周围可见子宫阴道静脉丛。CT 横断图像上阴道表现为类圆形软组织阴影，偶见当中的低密度区，代表阴道腔隙及分泌液。MRI 横断图像对阴道显示欠佳，冠状面和矢状面效果较好，能清晰分辨阴道与膀胱、直肠的关系。在 T2 加权像上，低信号的阴道壁易于同高信号的含有黏液的中心区及周围脂肪相区别。在 T1 加权像上，不能区分阴道壁与中心区，但阴道壁与外周脂肪有优良的对比。T2 加权上阴道表现与宫颈相似，中心部位的高信号为阴道上皮组织及黏液，周围环以低信号壁。阴道可分为上、中、下三段，而分别以阴道穹侧部、膀胱底和尿道为标志（图 7-2-8，图 7-2-9）。

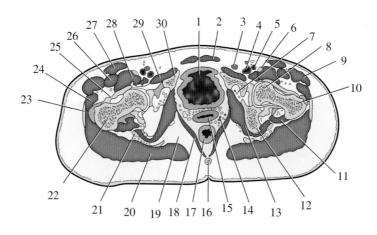

图 7-2-8　经股骨头下份的横断面

1．膀胱　2.锥状肌　3.腹股沟深淋巴结　4.股静脉　5.股动脉　6.股神经　7.闭孔动静脉和神经　8.股骨头　9.阔筋膜张肌　10.股骨大转子　11.股方肌　12.坐骨体　13.闭孔内肌　14.阴道静脉丛　15.阴道　16.尾骨　17.直肠　18.肛提肌　19.坐骨肛门窝　20.臀大肌　21.坐骨神经　22.股骨颈　23.阔筋膜　24.臀中肌　25.髂股韧带　26.股直肌　27.缝匠肌　28.髂腰肌　29.耻骨肌　30.耻骨体与上支

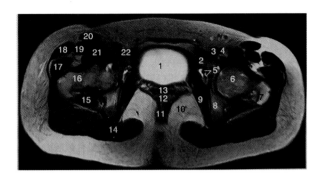

图 7-2-9　经股骨头下份的横断面 MRI（T₂WI）

1. 膀胱　2. 耻骨上支　3. 左股静脉　4. 左股动脉　5. 左闭孔动、静脉　6. 股骨头　7. 股骨大转子　8. 坐骨体　9. 闭孔内肌　10. 坐骨直肠窝　11. 肛提肌　12. 肛管　13. 阴道　14. 臀大肌　15. 股方肌　16. 股骨颈　17. 臀中肌　18. 阔筋膜张肌　19. 股直肌　20. 缝匠肌　21. 髂腰肌　22. 耻骨肌

（五）耻骨联合上份层面（经肛提肌平面）

关键结构：膀胱，阴道，阴道静脉丛，肛管，肛提肌。

此断层为女性盆部第四段开始，耻骨联合的后方从前向后依次为膀胱、阴道和直肠。在 CT 图像上，正常状态下适度扩张的膀胱壁光滑均匀，其厚度一般不超过 2～3 mm。膀胱和阴道的周围，可见无数膀胱静脉丛和阴道静脉丛。直肠已为肛管，呈卵圆形管状结构。两侧肛提肌围成"V"字形，绕于脏器的后方和两侧（图 7-2-

10，图 7-2-11）。

（六）耻骨联合中份层面（经肛管平面）

关键结构：尿道，阴道，阴道静脉丛，肛管，肛提肌。

耻骨联合的后方由前至后依次排列着尿道、阴道和肛管。尿道和阴道周围分别有膀胱静脉丛和阴道静脉丛。肛管呈矢状位，为卵圆形管状结构。超声研究女性盆底的解剖指出：在静息状态下，正常人痔环的位置与坐骨结节平齐或稍高；

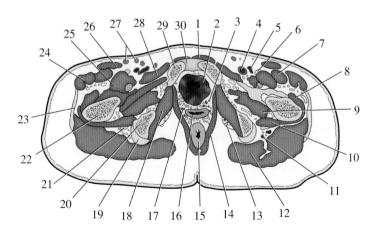

图 7-2-10　经耻骨联合上份的横断面

1. 锥状肌　2. 膀胱　3. 膀胱静脉丛　4. 股静脉　5. 股动脉　6. 股神经　7. 股直肌　8. 股外侧肌　9. 闭孔外肌　10. 股方肌　11. 臀下动、静脉和神经之支　12. 臀大肌　13. 阴部内动静脉和阴部神经　14. 肛提肌　15. 肛管　16. 阴道　17. 阴道静脉丛　18. 闭孔内肌　19. 股后群肌腱　20. 坐骨结节　21. 坐骨神经　22. 股骨大转子　23. 阔筋膜　24. 阔筋膜张肌　25. 髂腰肌　26. 缝匠肌　27. 腹股沟浅淋巴结　28. 耻骨肌　29. 耻骨上支　30. 耻骨联合

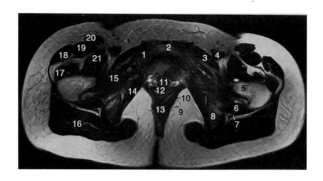

图 7-2-11　经耻骨联合上份的横断面 MRI（T$_2$WI）

1. 耻骨上支　2. 耻骨联合上份　3. 耻骨肌　4. 左股动、静脉　5. 股骨颈　6. 股方肌　7. 坐骨神经　8. 坐骨结节　9. 坐骨直肠窝　10. 肛提肌　11. 尿道　12. 阴道　13. 肛管　14. 闭孔内肌　15. 闭孔外肌　16. 臀大肌　17. 臀中肌　18. 阔筋膜张肌　19. 股直肌　20. 缝匠肌　21. 髂腰肌

静息状态下的肛直角为钝角，但不超过 130°（图 7-2-12，图 7-2-13）。

（七）耻骨联合下份层面（经肛门平面）

关键结构：尿道，肛门，阴道静脉丛，阴部静脉丛。

耻骨联合后方，由前至后有尿道、阴道、肛门排列。此层面阴道为阴道下段，尿道和阴道周围可见大量阴部静脉丛及阴道静脉丛。正常女性尿道的超声解剖显示，在膀胱颈正下方，尿道的前后径为 1 ～ 1.5 cm，横径稍大，经此点的超声横断影像上，成年女性尿道若呈卵圆形，尿道常常突入膀胱，会被误诊为膀胱肿瘤（图 7-2-14，图 7-2-15）。

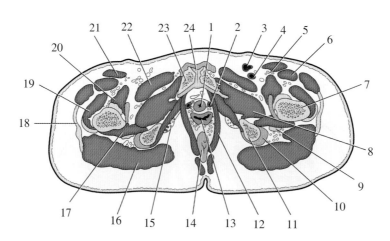

图 7-2-12　经耻骨联合中份的横断面

1. 尿道　2. 膀胱静脉丛　3. 大隐静脉　4. 股静脉　5. 股神经　6. 股直肌　7. 股骨体与小转子　8. 闭孔外肌　9. 坐骨神经　10. 股二头肌、半腱肌和半膜肌肌腱　11. 坐骨结节　12. 肛提肌　13. 阴道　14. 肛管　15. 阴部内动、静脉和阴部神经　16. 臀大肌　17. 股方肌　18. 阔筋膜　19. 股外侧肌　20. 髂腰肌　21. 缝匠肌　22. 耻骨肌　23. 耻骨上支　24. 耻骨联合

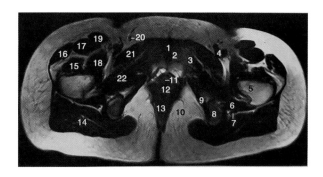

图 7-2-13　经耻骨联合中份的横断面 MRI（T₂WI）

1．耻骨联合中份　2．耻骨下支　3．短收肌　4．左股动、静脉　5．股骨干和大转子　6．股方肌　7．坐骨神经　8．坐骨结节　9．闭孔内肌　10．坐骨直肠窝　11．尿道　12．阴道　13．肛管　14．臀大肌　15．股外侧肌和股中间肌　16．阔筋膜张肌　17．股直肌　18．髂腰肌　19．缝匠肌　20．大隐静脉　21．耻骨肌　22．闭孔外肌

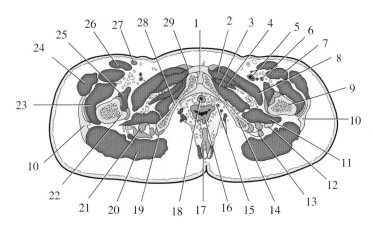

图 7-2-14　经耻骨联合下份的横断面

1．耻骨联合　2．短收肌　3．闭孔外肌　4．大收肌　5．股动、静脉　6．股深动、静脉　7．股直肌　8．耻骨肌　9．股骨　10．阔筋膜　11．股方肌　12．坐骨神经　13．半腱肌与股二头肌长头腱　14．坐骨支　15．阴道静脉丛　16．阴道　17．肛门和肛门外括约肌　18．尿道　19．大收肌腱　20．臀大肌　21．半膜肌腱　22．股骨小转子　23．股外侧肌　24．阔筋膜张肌　25．髂腰肌　26．缝匠肌　27．腹股沟浅淋巴结　28．耻骨下支　29．长收肌腱

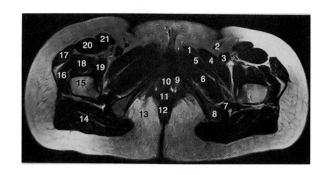

图 7-2-15　经坐骨下支的横断面 MRI（T₂WI）

1．长收肌　2．大隐静脉　3．左股动、静脉　4．耻骨肌　5．短收肌　6．大收肌　7．股方肌　8．坐骨结节　9．坐骨海绵体肌　10．尿道　11．阴道　12．肛门　13．坐骨直肠窝　14．臀大肌　15．股骨干和小转子　16．股外侧肌　17．阔筋膜张肌　18．股中间肌　19．髂腰肌　20．股直肌　21．缝匠肌

（王　君　武　靖　张卫光）

第三节　盆底支持系统

盆底即广义的会阴（perineum），是指盆膈以下封闭骨盆出口的全部软组织结构。由多层肌肉和筋膜组成。

会阴的境界与骨盆下口一致，前端为耻骨弓和耻骨弓状韧带；后端是尾骨尖；两侧为耻骨下支、坐骨支、坐骨结节及骶结节韧带。截石位时，上述境界则呈一个菱形区，若在两侧坐骨结节之间作一连线，可将菱形的会阴分成前、后两个三角区，前者称尿生殖三角，后者称肛门三角（图5-1-1）。会阴由会阴肌、筋膜和血管神经等构成。成年人会阴部皮肤有色素沉着，呈深褐色，生有阴毛和肛毛，在正中线有一条色深的线，称会阴缝（perineal raphe）。男性此缝向前延续于阴囊缝和阴茎缝。会阴皮下组织中富于脂肪，具有弹性垫的作用。而狭义的会阴是指肛门和外生殖器之间的部位。男性是指阴茎根部至肛门之间的部位；女性是指阴道口和肛门之间的软组织，厚3～4cm，又称为会阴体。由表及里为皮肤、皮下脂肪、筋膜、部分肛提肌和会阴中心腱。会阴中心腱由部分肛提肌及其筋膜和会阴浅横肌、会阴深横肌、球海绵体肌及肛门外括约肌的肌腱共同交织而成。会阴伸展性大，妊娠后期会阴组织变软，有利于分娩。分娩时需保护会阴，避免发生裂伤。盆底肌、筋膜、韧带及其神经构成了复杂的盆底支持系统，支持、承托并保持子宫、膀胱和直肠等盆腔脏器位于其正常位置。

一、盆底肌

盆底肌是会阴的重要结构，尤其是组成盆膈和尿生殖膈的肌群。盆膈（pelvic diaphragm）主要位于会阴的后大部，在肛三角内，由肛提肌、尾骨肌及其筋膜构成，内有直肠末端穿过。尿生殖膈（urogenital diaphragm）位于会阴的前小部，由尿生殖三角肌（包括会阴深横肌和尿道括约肌）及其筋膜构成。在尿生殖三角内，男性有尿道穿过；女性有尿道和阴道穿过。盆膈和尿生殖膈封闭整个骨盆下口，有承载盆腔及腹腔脏器的作用。四足兽类，因腹盆腔诸器官主要由腹前壁承载，盆膈和尿生殖膈作用不大。反之，人类由于直立姿势，腹前壁的承托作用则属次要，而盆膈和尿生殖膈就具有重要意义。

盆底由外向内由三层组织构成，外层由浅层筋膜与其深面的3对肌肉及一块括约肌组成；中层即泌尿生殖膈，由上下两层坚韧的筋膜及一层薄肌肉组成，覆盖于耻骨弓与坐骨结节所形成的盆底前部三角形平面上，成为三角韧带；内层即盆膈，为盆底最坚韧的一层，由肛提肌及筋膜所组成。盆底肌肉是维持盆底支持结构的主要成分，在盆底肌中，肛提肌起着最为主要的支持作用。肛提肌是成对的宽厚扁肌群，两侧肌肉相互对称，向下向内聚集成漏斗状。肛提肌的内、外面还各覆盖有一层筋膜。内层位于肛提肌上面，又称盆筋膜，为坚韧的结缔组织膜，覆盖骨盆底及骨盆壁，某些部分的结缔组织较肥厚，向上与盆腔脏器的肌纤维汇合，分别形成相应的韧带，对盆腔脏器有很强的支持作用。

（一）外层

外层位于外生殖器及会阴皮肤及皮下组织的下面，有一层会阴浅筋膜亦称Colles筋膜（Colles' fascia），其深面有三对肌肉（包括：一对球海绵体肌、一对坐骨海绵体肌、一对会阴浅横肌）和一块肛门外括约肌。此部分男女性分述如下：

1. 球海绵体肌（bulbocavernosus muscle）
男性球海绵体肌为成对肌，由对称性的左右两部包围尿道球，两侧肌间借尿道球中隔相连接（图7-3-1）。此肌可分浅、中、深三层。浅层肌纤维

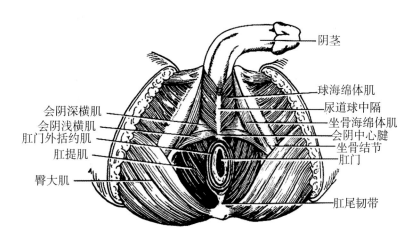

图 7-3-1　男性盆底肌

起于尿道球中隔，肌纤维行向前外侧；中层起于会阴中心腱，肌纤维近似矢状位向前，其中一部分肌束，为肛门外括约肌的直接连续；深层呈环形，环绕尿道球的后部。三层肌纤维均止于阴茎海绵体侧面及背侧的阴茎筋膜。阴茎背血管经行其下，此肌收缩时可压迫尿道海绵体、尿道球、尿道球腺、阴茎海绵体及阴茎背静脉，协助阴茎勃起；亦可压迫阴茎根部，以缩窄和缩短尿道，帮助排尿或射精，因此又称尿道逼尿肌（compressor of urethra）或射精肌。

女性球海绵体肌又名阴道括约肌，为成对肌，与男性同名肌差异很大。起自会阴中心腱，其一部分肌纤维为肛门外括约肌的直接连续，沿阴道两侧向前，抵止于阴蒂海绵体白膜及其周围的纤维组织。该肌环绕阴道口，覆盖前庭球、前庭大腺及阴蒂海绵体表面。此肌收缩时，可缩小阴道口，其前部肌纤维可压迫阴蒂背静脉，使阴蒂勃起。此外，还有一部分肌纤维围绕尿道口，有括约尿道口的作用。位于阴道两侧，覆盖前庭球和前庭大腺，向前经过阴道两侧附于阴蒂海绵体根部，向后与肛门外括约肌交叉混合。此肌收缩时能紧缩阴道，故又称阴道缩肌（图 7-3-2）。

2. 坐骨海绵体肌（ischiocavernosus muscle） 男性坐骨海绵体肌，又名阴茎勃起肌（图 7-3-1）。为成对肌，以肌腱和肌纤维起自坐骨结节内面和坐骨耻骨支阴茎脚的附着部，肌向前内侧覆盖阴茎海绵体的游离面，以腱止于阴茎海绵体下面和

外侧面的阴茎白膜，其中有一部分腱束达阴茎海绵体背面及两侧面，并相互交织。此肌收缩时可压迫阴茎海绵体而阻止静脉回流，协助阴茎勃起。

女性坐骨海绵体肌，又名阴蒂勃起肌，成对，较男性者薄弱。以肌腱和肌束起于坐骨支及坐骨结节内面，覆盖阴蒂脚的表面，抵止于阴蒂脚侧面和下面（图 7-3-2），收缩时可压迫阴蒂脚，阻止阴蒂内静脉血的回流，协助阴蒂勃起。

3. 会阴浅横肌（superficial transverse muscle of perineum） 男性会阴浅横肌为成对的小肌，肌纤维多变化，常常很少，甚至有时缺如（图 7-3-1）。位于会阴皮下脂肪组织的深侧，会阴深横肌后缘的表面。起自坐骨结节内面的前部，肌横向内侧止于会阴中心腱。其中有一部分肌纤维可跨越正中线与对侧的同名肌、肛门外括约肌及球海绵体肌相连续。两侧肌共同收缩时可固定会阴中心腱。

女性会阴浅横肌（图 7-3-2）一般发育较好，但缺少者多于男性。该肌与男性类同，是一条狭窄的肌肉，它几乎是横向穿过肛管前方的会阴浅间隙。该肌每侧附着于坐骨结节内侧面和前面。虽然一些纤维可以进入同侧的球海绵体或肛门外括约肌，但是大多数肌纤维进入了会阴体。

4. 肛门外括约肌（external sphincter muscle of anus） 肛门外括约肌由泄殖腔括约肌后部演化而来，为围绕肛门的环形肌束，前端会合于中

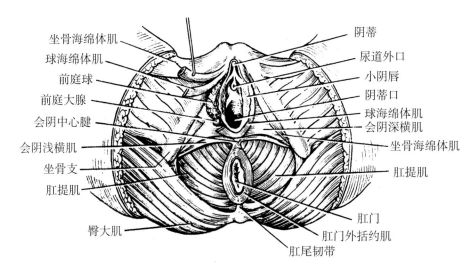

图 7-3-2　女性盆底肌

心腱，后端与肛尾韧带相连。肛门外括约肌为不成对的环形肌，属横纹肌，个体间的形态差异较大，成人的宽 2 ～ 3 cm，厚 0.5 ～ 1.0 cm。肛门外括约肌下部肌束呈椭圆形，两侧纤维在肛门的前后方交叉，前端大部分附着在会阴中心腱，一部分止于肛门皮下，并与会阴诸肌的纤维混合，后方借肛尾韧带附着于尾骨尖及其两侧。上部肌束呈圆形，前端附着于尿生殖膈的后缘，肌上缘接肛门内括约肌，并与耻骨直肠肌相混杂。

　　会阴中心腱（perineal central tendon）又称会阴体（perineal body，PB），是纤维性中隔，长约 1.25 cm，位于会阴缝的深部，两侧会阴肌之间。有以下诸肌起止于此：肛门外括约肌、球海绵体肌及成对的会阴浅横肌、会阴深横肌和肛提肌等。另外，直肠壶腹和肛管的纵肌层也参与其组成。此腱有加固盆底的作用。一般女性较男性发育为好，更具有弹性，分娩时起重要作用。

　　肛门外括约肌一般分为 3 部（图 7-3-3），即皮下部、浅部和深部。皮下部（subcutaneous part）由一环形肌束构成，围绕肛管最下端的皮下，宽约 1.5 cm，前方的少量肌纤维附着于会阴中心腱，后方有少量肌纤维附着于肛尾韧带，但不附着于尾骨。其环形肌束上缘借肛门肌间中隔与肛门内括约肌之下外缘为界，在肛管内面则以白线为界。肛门肌间中隔由弹性纤维构成，经肛

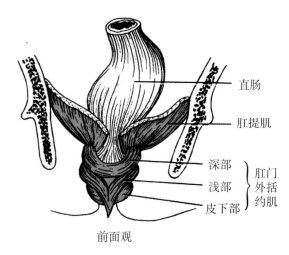

图 7-3-3　直肠、肛管及肛门外括约肌

门内括约肌与肛门外括约肌皮下部之间，达肛管白线，形成一浅沟，称肛门括约肌间沟，用手可以扪及。皮下部对括约肛门的作用不大，在肛门直肠手术时，将其切断，亦不致发生排便失禁。浅部（superficial part）位于皮下部深面，为一椭圆形肌束，围绕肛门内括约肌下部。后方借腱膜起自末节尾骨的背面和肛尾韧带，肌束向前环绕肛门内括约肌下部，主要抵止于会阴中心腱。深部（deep part）位于浅部之上，为最厚的环形肌束，环绕肛管周围的肛门内括约肌的外上部，并

直接与肛提肌和肛门内括约肌相接，最深部肌纤维同耻骨直肠肌相愈合。肛管前方深部的许多肌纤维相互交织，并连接会阴浅横肌，在女性更为显著。后部的肌纤维多附着于肛尾韧带。

根据肛门外括约肌内结缔组织的分布方式，将外括约肌分为4型：①扁带型：肌内结缔组织分布均匀，全肌厚度基本一致，断面呈带状，约占51%；②圆索型：肌的宽度和厚度大致相等，断面呈球形，结缔组织包绕外面形成的肌囊，占13.3%；③丛型：肌内结缔组织含量较多，并将外括约肌分割成许多大小不等的肌束，全肌厚薄不匀，此型占28.6%；④分层型：肌内结缔组织形成厚的纤维隔，将外括约肌分为三层，此型较少，仅占7.1%。从上述4型中可以看出，能分层的仅是少数，绝大多数无分层标志。Shafik将肛门外括约肌分为三个"U"形肌袢，即尖顶袢、中间袢和基底；并认为此三袢均能独立地执行括约功能，切断一部即使是肛门直肠环，对肛门自制也无严重影响。肛门直肠环是指肛门外括约肌深、浅两部，围绕直肠纵肌及肛门内括约肌，并联合肛提肌的耻骨直肠肌，在肛门直肠结合处形成一环，此环在肛门直肠结合处的后方和两侧较发达，多数学者认为对括约肛门有重要作用。Scharli认为耻骨直肠肌是肛门自制作用的关键，肛门外括约肌对肛门自制仅起辅助作用，并非绝对必需。但多数学者坚持认为，肛门外括约肌深部纤维对肛门自制作用的重要地位；也有一部分学者，把肛门外括约肌作为一个整体，不主张分层。

（二）中层

中层为泌尿生殖膈。由上、下两层坚韧的筋膜及其间的一对会阴深横肌及尿道括约肌组成，覆盖于由耻骨弓、两侧坐骨结节形成的骨盆出口前部三角形平面的尿生殖膈上，又称三角韧带，其中有尿道和阴道穿过。

1. 尿道括约肌　男性尿道括约肌（sphincter of urethra）位于会阴深横肌的前方，肌束环绕尿道膜部，可分为浅、深两层。浅层肌纤维起自耻骨下支、骨盆横韧带及其邻近的筋膜，经尿道两侧至尿道后方，相互交织，止于会阴中心腱；深层起自坐骨支，向内包绕尿道膜部及前列腺下部周围。此肌为随意肌，通常处于收缩状态，具有括约尿道膜部和压迫尿道球腺的作用。尚可固定会阴中心腱，但真正功能尚待研究。

女性尿道阴道括约肌（urethrovaginal sphincter）相当于男性的尿道括约肌，亦可分为浅、深二部。浅部起自耻骨下支和骨盆横韧带，肌纤维沿尿道和阴道两侧后行，其中有一部肌纤维经尿道与阴道之间，两侧互相交织，围绕于尿道和阴道的周围，最后抵止于会阴中心腱。深部肌纤维则环绕尿道下端周围，有一部肌纤维沿阴道侧壁下降，并与会阴深横肌交织。此肌有括约尿道和阴道的作用，并可压迫前庭大腺。能够延长和压迫尿道膜部，有助于对排尿的节制。

2. 会阴深横肌（deep transverse muscle of perineum）　男性会阴深横肌，成对位于会阴浅横肌的深部。起自坐骨支及耻骨下支结合部邻近的阴部管（pudendal canal）（阴部血管筋膜鞘），肌纤维向内行，与对侧同名肌在中线相互交织，一部分肌纤维抵止于会阴中心腱。此肌收缩时，可加强会阴中心腱的稳固性。其肌束内藏有尿道球腺（图7-3-1）。

女性会阴深横肌相当于男性同名肌，但较薄弱，个人差异显著（图7-3-2）。从耻骨支的内侧面伸展穿过尿生殖三角，形成了一片不完全的肌肉。在后方，此层肌肉附着于会阴体，并在此与对侧的肌肉交叉。在前方肌肉缺如，脏器结构穿过盆内筋膜和会阴膜。一些纤维在后方穿过肛门外括约肌的深部，在前方穿过尿道括约肌。与会阴浅横肌一起，这些肌肉在中部的平面上拴住会阴体，并且支撑通过这些肌肉的管道。

（三）内层

内层为盆膈（pelvic diaphragm），是骨盆底最坚韧的一层，由肛提肌、尾骨肌及其上、下覆盖的筋膜组成（图7-3-4，图7-3-5，图7-3-6），此二肌是由脊柱尾部肌节演化而来。自前向后依次有尿道、阴道和直肠穿过。

1. 肛提肌（levator ani muscle）　为成对的薄片状肌，附着于骨盆壁内面，左、右肛提肌连合向下、向内合成漏斗形，尖向下方，封闭骨盆下口的大部。肌上面覆盖盆膈上筋膜；下面覆有盆膈下筋膜，构成坐骨肛门窝的内侧壁；后外缘被结缔组织与尾骨肌分隔；两侧肛提肌内缘之间的三角形裂隙，称盆膈裂孔，居直肠与耻骨联合之间，被尿生殖膈封闭。此孔在男性有尿道通过；女性有尿道和阴道通过。

每侧肛提肌自前内向后外由4部分组成：①耻骨阴道肌：位于前内侧，起自耻骨盆面和肛提肌腱弓前份，肌纤维沿尿道、阴道两侧排列，与尿道壁、阴道壁相互交织，并与对侧肌纤维构成U形祥围绕阴道、尿道，有协助缩小阴道的作用。②耻骨直肠肌（puborectais）：位于中间部，是肛提肌中最为粗厚强大的部分，起自耻骨体后面的下部和尿生殖膈上筋膜，行向背侧，与对侧的肌纤维交织并参与肛尾韧带的组成。在肛尾韧带的前下方，两侧的耻骨直肠肌绕过直肠与肛管结合处的后方，形成较发达的U形吊带，并与直肠纵肌相交织，且沿肛管纵肌下降，深部至肛门内括约肌，浅部至肛门外括约肌，肌纤维彼此交织，当该肌收缩时，可减小直肠与肛管向后开放角度，起到意志性地阻止粪块从直肠进入肛管的作用，以延缓排便的时间，可减轻肛门外括约肌的负担。③耻尾肌（pubococcygeus）：耻尾肌是肛提肌中最前内侧的部分，起于耻骨体后面（起点高于耻骨直肠肌平面）和肛提肌腱弓的前部，向后下方。肌纤维往往分为三束，在男性两侧耻尾肌内侧部纤维承托前列腺并环绕尿道，行向中线，止于肛门前方的会阴中心腱，称前列腺提肌（levator prostate）；女性则环绕尿道和阴道，止于阴道侧壁、后壁及会阴中心腱，则称耻骨阴道肌。中间的肌纤维称为耻骨直肠肌，同对

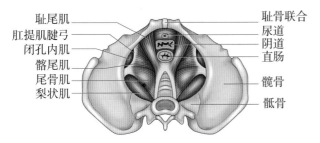

图 7-3-4 女性肛提肌和尾骨肌

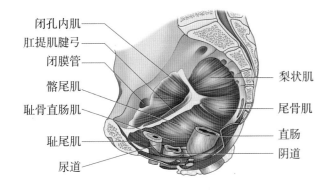

图 7-3-5 女性肛提肌和尾骨肌的侧面观

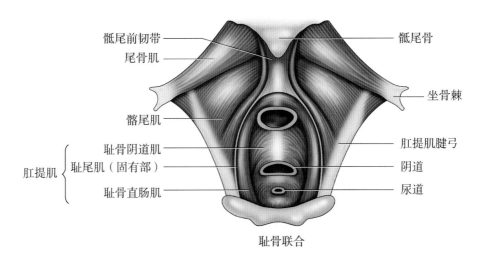

图 7-3-6 女性肛提肌和尾骨肌的上面观

侧者构成"U"字形袢围绕肛门直肠结合处，止于肛管侧壁和后壁，以及肛尾韧带。耻尾肌外侧份的肌束行向内后，包绕直肠和肛管，其纤维在肛门后方加入肛尾韧带并附着于尾骨。④髂尾肌（iliococcygeus）：是肛提肌后份宽而薄的部分，此肌薄而宽，发育因人而异，有时大部分纤维化成半透明的膜状。通常认为髂尾肌起自坐骨棘盆面和肛提肌腱弓的全长；但 Curtis 等认为只起自腱弓的后半。

肛提肌腱弓（tendinous arch of levator ani，ATLA），在肛提肌附着处以上，位于闭孔筋膜上，由闭孔筋膜、肛提筋膜及肛提肌起点的退化纤维共同组成，呈腱样肥厚，紧张于耻骨体后面至坐骨棘之间的连线上。髂尾肌纤维行向内、下、后，后部的纤维止于尾骨外侧缘和尖，前部的纤维止于尾骨尖与肛门之间的中线上，与对侧的纤维交织成肛尾韧带（anococcygeal ligament），又名肛尾缝。

最近对肛提肌的基础研究发现肛提肌作为一个整体发挥作用，但把它分成两个主要部分描述：盆膈部分（尾骨肌和髂尾肌）和支持脏器部分（耻尾肌和耻骨直肠肌）。这些肌肉来源于两侧骶骨和尾骨的侧壁。肛尾肌或肛提肌板代表尾骨肌在尾骨的融合。盆腔肌肉功能正常时，盆腔器官保持在肛提肌板之上，远离生殖裂孔，腹腔内压力增加将盆腔内器官向骶骨窝推挤，肛提肌板能防止其下降。肛提肌是骨骼肌，有持续的基础张力并能进行自主收缩。它包含维持持续张力的Ⅰ型（慢收缩纤维）纤维和维持反射及自主收缩的Ⅱ型（快收缩纤维）纤维。神经支配有两个来源，第3、4骶神经发出分支，从盆面（上面）支配该肌肉；另外，肛提肌下面还有阴部神经的分支，主要分布于耻骨直肠肌。

肛提肌前部的耻尾肌和耻骨直肠肌通过韧带、筋膜与尿道、阴道、直肠紧密连接，其收缩 2/3 将脏器拉向耻骨，关闭尿生殖裂孔，帮助阴道上后倾以及维持肛门直肠角；肛提肌后部的髂尾肌，为盆腔提供了"棚架"样的支持，而水平状态的肛提板则为中线部的加强，在腹压增加时为脏器提供有力的后方支撑。

2. 尾骨肌（coccygeus） 尾骨肌又名坐骨尾骨肌，是一对薄弱的三角形肌，位于髂尾肌之后，上缘与梨状肌相接，后外侧面与骶棘韧带融合。尾骨肌起自坐骨棘盆面和骶棘韧带，呈扇形向后内侧扩展，止于第5骶椎和尾椎外侧缘。尾骨肌构成盆膈后方的一小部分，收缩时可使尾骨向前外侧运动；若两侧肌同时收缩，则可使尾骨向前移动。中年以后，骶尾关节常常骨化成不动关节，故尾骨肌失去运动关节的作用。肛提肌与尾骨肌共同对盆腔和腹腔的脏器起到承托和支持作用。当盆底肌、腹壁肌与膈共同收缩时，则使腹压升高，这在用力呼吸、咳嗽、呕吐、排便和分娩等活动中，均起到重要的作用。发育不良的肛提肌，可能发生较为罕见的会阴疝。

二、盆筋膜和韧带

盆筋膜（pelvic fascia）是腹内筋膜向下的一部分，被覆盆壁肌内面，并延续包被于盆腔脏器的血管神经束的周围，形成它们的鞘、囊或韧带，对盆内脏器具有保护和支持作用。盆筋膜在骨盆入口处附着于骨膜。由于盆筋膜与盆腹膜外组织皆起源于中胚层的间充质，因此，把环绕于盆内脏器及血管神经束周围的腹膜外组织视为盆筋膜的脏层；把被覆于盆壁和盆底肌的筋膜称为壁层。为了叙述方便，可分为盆壁筋膜、盆膈筋膜、盆脏筋膜三部分。

虽然结缔组织与盆腔肌肉对盆腔脏器的支持作用不同，但却同样重要。尽管人们分别阐述结缔组织成分，其作用却是作为整个盆腔的连续网状结构，在某些部位增厚而发挥特定作用。壁层筋膜被覆盆腔的骨骼肌，形成肌肉与骨盆的连接，其组织学特点是胶原排列规则。脏层筋膜连续性强，像网状结构一样在盆腔分布，它由疏松排列的胶原、弹性蛋白、脂肪组织组成，其内有血管、淋巴和神经穿过到达相应的盆腔器官。盆腔内的脏层筋膜包绕着盆腔器官，使其相互独立。盆腔内的脏层筋膜称为分离的"韧带"，如子宫主韧带和骶韧带。肛提肌附着于闭孔内肌壁层筋膜的部分称肛提肌腱弓或肌肉腱弓。脏层筋膜包裹着由纤维肌肉构成的阴道，其侧面的增厚部分为盆筋膜腱弓即筋膜腱弓，又称白线，将阴道固定于盆侧壁。

1. 盆壁筋膜（parietal pelvic fascia） 盆壁筋膜是指被覆于盆壁肌的筋膜，上方在骨盆缘附着于骨膜，再向上连于髂筋膜，下方附着于骶

结节韧带、坐骨结节、坐骨支及耻骨下支，后方达骶骨的盆面。位于骶骨前方的称骶前筋膜（图7-3-7），位于梨状肌和闭孔内肌表面的分别称梨状肌筋膜和闭孔筋膜。除闭孔内肌筋膜上份因负

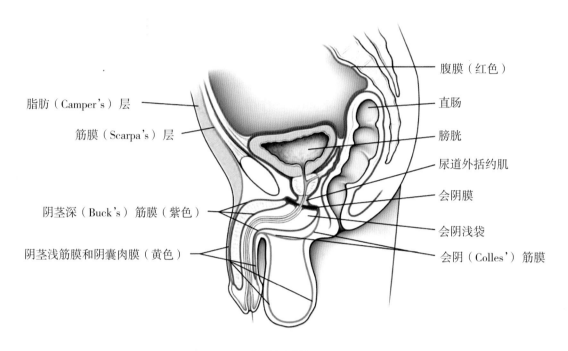

脂肪（Camper's）层
筋膜（Scarpa's）层

阴茎深（Buck's）筋膜（紫色）

阴茎浅筋膜和阴囊肉膜（黄色）

腹膜（红色）
直肠
膀胱
尿道外括约肌
会阴膜
会阴浅袋
会阴（Colles'）筋膜

男性矢面观

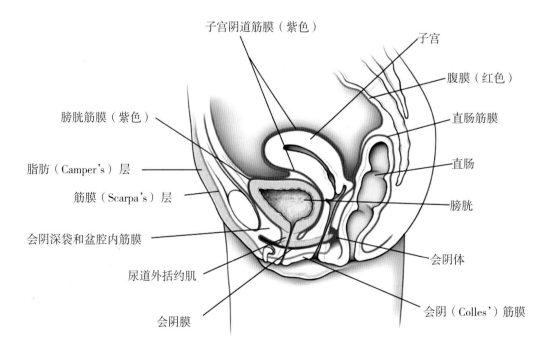

子宫阴道筋膜（紫色）
膀胱筋膜（紫色）
脂肪（Camper's）层
筋膜（Scarpa's）层
会阴深袋和盆腔内筋膜
尿道外括约肌
会阴膜

子宫
腹膜（红色）
直肠筋膜
直肠
膀胱
会阴体
会阴（Colles'）筋膜

女性矢面观

图 7-3-7 盆腔正中矢状断面

有肛提肌起点的使命而较为坚韧以外，余部和覆盖梨状肌的筋膜均较薄弱。骶前筋膜位于直肠筋膜鞘与盆膈上筋膜之间，像一个吊床扩展于两边的盆筋膜腱弓，向下延伸到肛管直肠结合处，在这里与直肠筋膜鞘相融合，左、右腹下丛及下腹下丛神经都被包被在骶前筋膜内。骶前筋膜与骶骨之间有骶静脉丛。前方附着于耻骨联合盆面。

（1）闭孔筋膜（obturator fascia）：闭孔内肌的筋膜附着于髋骨弓状线后部和闭孔缘，其上部较厚，由彼此融合的两层构成，外层较薄，覆盖于闭孔内肌的盆面；内层较厚，为退化的肛提肌腱膜。这两层膜在肛提肌附着处增厚，称肛提肌腱弓（ATLA，图7-3-10）。此弓张于耻骨体背侧面与坐骨棘之间。闭孔筋膜向上连于髂筋膜，向前逐渐与髂筋膜分离，而附着于闭孔内肌起始点的周缘。在闭孔沟处其边缘游离，围成闭膜管的内口。后方接梨状筋膜。向下附着于坐骨结节、坐骨支及耻骨下支内面。在肛提肌腱弓下部，闭孔筋膜呈薄膜状，构成坐骨肛门窝的外侧壁。

（2）梨状筋膜（piriform fascia）：梨状肌的筋膜形成肌鞘，并随肌延伸至臀部。前接闭孔筋膜，后附着于骶前孔的周缘，并与骶神经鞘相连，向下连于盆膈上筋膜。

2. 盆膈筋膜

（1）盆膈上筋膜（superior fascia of pelvic diaphragm）：又称盆膈内筋膜（图7-3-8，图7-3-9），是盆壁筋膜向下的延续，覆盖于肛提肌和尾骨肌上面，并向两侧延伸越过耻骨上支，在耻骨下缘上方约2 cm处与闭孔筋膜融合，并继续沿一条不规则的线到达坐骨棘。盆膈上筋膜向后与梨状肌筋膜相连，向内下方移行为盆筋膜的脏层。盆筋膜腱弓（tendinous arch of pelvic fascia，ATFP）（图7-3-10）位于肛提肌腱弓（ATLA）的稍下方，它是盆膈上筋膜从耻骨联合弓行向后，走向坐骨棘增厚的筋膜纤维束，其内侧的附着为耻骨膀胱韧带，左右成对，也称为白线（white line）。

（2）盆膈下筋膜（inferior fascia of pelvic diaphragm）：又称盆膈外筋膜（图7-3-8，图7-3-9），位于肛提肌尾骨肌的下面，较薄，上方起于肛提肌腱弓，向两侧与闭孔筋膜相延续，并覆盖着坐骨直肠窝的内侧壁，向下及向下内移行于尿道括约肌和肛门括约肌的筋膜。

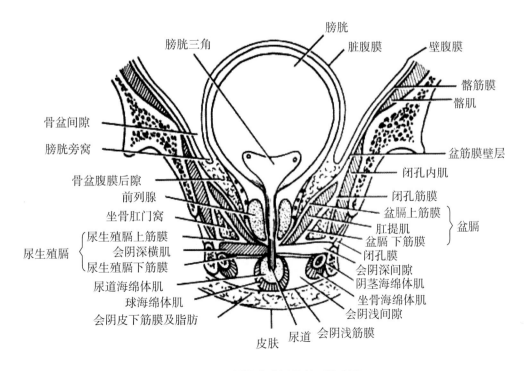

图7-3-8 男性盆腔冠状断面模式图

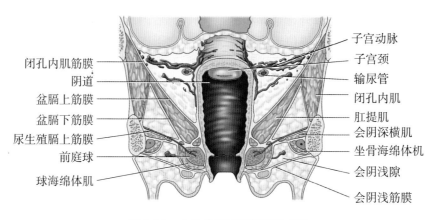

闭孔内肌筋膜
阴道
盆膈上筋膜
盆膈下筋膜
尿生殖膈上筋膜
前庭球
球海绵体肌

子宫动脉
子宫颈
输尿管
闭孔内肌
肛提肌
会阴深横肌
坐骨海绵体肌
会阴浅隙
会阴浅筋膜

图 7-3-9　女性盆腔冠状断面模式图

3. 盆脏筋膜　盆脏筋膜（visceral pelvic fascia）是包绕在盆腔脏器周围的结缔组织膜，为盆膈上筋膜向脏器表面的延续，在脏器周围形成筋膜鞘、筋膜膈及韧带等，有支持和固定脏器位置的作用（图 7-3-7，图 7-3-11）。在中空内脏的分布趋势是自下向上逐渐变薄。覆盖于直肠和阴道壁的筋膜，形成管状袖套的方式构成它们的鞘，向上延伸至腹膜下平面，并与各器官的浆膜下组织连续。包绕于膀胱的筋膜，形成膀胱的被囊，其上面的筋膜极为薄弱疏松，适应于膀胱的扩张与收缩。膀胱筋膜向下包被前列腺、精囊腺、输精管壶腹等。前列腺的筋膜较厚且致密，称前列腺筋膜（prostatic fascia）。在男性，两侧的盆脏筋膜突入直肠和膀胱之间，构成一含有平滑肌的筋膜隔，呈额状位，称直肠膀胱隔

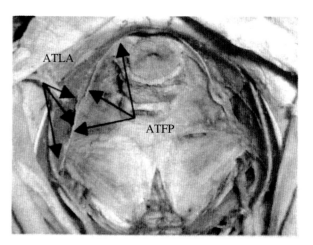

图 7-3-10　肛提肌腱弓（ATLA）及盆筋膜腱弓（ATFP）

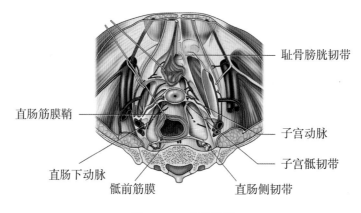

直肠筋膜鞘
直肠下动脉
骶前筋膜

耻骨膀胱韧带
子宫动脉
子宫骶韧带
直肠侧韧带

图 7-3-11　盆脏筋膜

（rectovesical septum）。此隔张于直肠膀胱陷窝底处的腹膜下与盆膈上筋膜之间，两侧与盆壁的筋膜相连续。在女性，与之相对应的是直肠阴道隔（rectovaginal septum）。对于直肠阴道隔的存在尚有争论：Uhlenhuth 等认为此隔从子宫直肠陷窝底连于阴道后壁；但 Goff、Ricci 等认为所谓直肠阴道隔实为阴道后壁外层的纤维肌性壁。传统的看法认为，在阴道与膀胱和尿道之间的筋膜隔称为膀胱阴道隔和尿道阴道隔。

关于盆脏筋膜所形成的韧带是富有争议的问题，有学者认为其中有些实为充填于血管或神经周围的疏松结缔组织膜，并非真正致密的结缔组织纤维束。但迄今仍沿用旧习惯，把血管、神经和包绕于他们周围的筋膜鞘称为韧带或柱，如子宫骶韧带、直肠柱。

盆腔器官脱垂（pelvic organ prolapse，POP）与压力性尿失禁（stress urinary incontinence，SUI）是盆底支持结构缺陷、损伤与功能障碍造成的主要后果。经阴道或经腹骶棘韧带固定术（sacrospinous ligament fixation，SSLF）、经阴道后路悬吊术（posterior intravaginal slingplasty）、经腹或腹腔镜骶骨固定术（sacrakcolpopexy）、子宫骶韧带悬吊术（uterosacral ligament slingplasty）是主要的手术方式。了解子宫骶韧带和骶棘韧带的解剖形态为临床开展盆底重建术尤其重要。

（1）子宫骶韧带（sacrouterine ligament）：起自第 2～4 骶椎前的骨面，经直肠两侧向前，止于宫颈内口平面后方的肌层和阴道上份的外侧壁，并与盆膈上筋膜相融合。它主要由平滑肌、盆腔脏器自主神经、混合结缔组织和血管组成。其表面覆以腹膜形成骶子宫襞，其中大部分与第一、二、三骶椎相连，在第四骶椎处形态有所变化。子宫骶韧带分颈部、中间部、骶骨部。其内侧为直肠，外侧为输尿管，是术中的重要标志。子宫骶韧带的颈部、中间部、骶骨部分别距离输尿管为（0.8±0.5）cm、（2.4±0.8）cm 和（4.0±0.7）cm。臀上静脉与臀上动脉伴行，两者同时位于子宫骶韧带骶骨部的下方，直肠下动脉位于子宫骶韧带的中部下缘。

（2）子宫主韧带（cardinal ligament of uterus）：又称宫颈横韧带、子宫颈旁组织，位于子宫阔韧带基底部两层腹膜之间，看上去像韧带组织，实际上只是由围绕子宫血管周围的结缔组织和神经构成。它连接于盆筋膜腱弓与子宫颈及阴道上端之间，膀胱旁间隙的后界，内有阴道及子宫静脉丛、子宫动脉、神经及淋巴管穿行。输尿管末段与子宫动脉交叉行于其中。韧带上方与阔韧带的腹膜外组织连续，下与盆膈上筋膜愈着，对子宫起着重要的固定作用。

（3）直肠阴道隔（rectovaginal septum，RVS）：在直肠与阴道之间，有一冠状位的结缔组织隔，为盆筋膜的一部分，称直肠阴道隔。上附于直肠子宫陷凹，下达盆底，两侧附于盆侧壁。

（4）耻骨膀胱韧带（pubovesical ligaments）：位于耻骨后面和盆筋膜腱弓前份与膀胱颈之间的结缔组织韧带，有左右两条。每侧韧带都有两部分：内侧部较为坚韧，位于中线两侧，名为耻骨膀胱内侧（前）韧带；外侧部名为耻骨膀胱外侧韧带，此部较宽较薄弱，由膀胱颈连于盆筋膜腱弓的前部。此韧带属于膀胱的真韧带，对膀胱起固定作用。

（5）耻骨宫颈韧带：起自子宫颈和阴道上部的前面，向前呈弓形绕过膀胱和尿道外侧，附着于耻骨盆面，韧带表面的腹膜为膀胱子宫襞。有限制子宫后倾后屈的作用。

（6）直肠系膜：直肠没有借由两层腹膜形成的系膜悬挂在骶骨上，而是紧贴骶骨前面，属腹膜间位和外位器官。直肠的周围存在大量的疏松结缔组织、脂肪、血管神经、淋巴管和淋巴结，这些包裹直肠的组织和结构被临床外科称为直肠系膜（mesorectum）（图 7-3-12，图 7-3-13）。直肠系膜呈圆柱状，上达直肠与乙状结肠交界处，下达盆膈上表面。以直肠与骶骨之间的量最大，直肠两侧的次之，直肠前方的量最小。直肠系膜内有直肠上动脉及其分支、直肠上静脉及其属支、沿直肠上动脉行走和排列的淋巴管和淋巴结。直肠系膜外有一层无血管、呈网眼状的组织包裹直肠系膜，属直肠的脏筋膜，被称为直肠系膜筋膜（mesorectal fascia），直肠后方的直肠系膜筋膜明显，与骶前筋膜相邻；直肠两侧的直肠系膜筋膜外表面有下腹下丛（盆丛）；而在直肠前方，直肠系膜筋膜与直肠膀胱隔（男性）或直

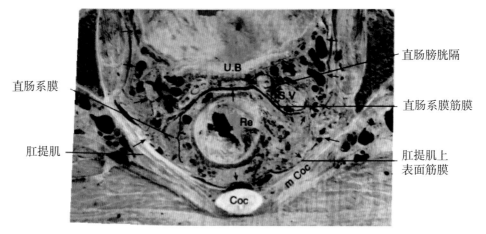

图 7-3-12 直肠系膜（男性盆部横断面）U.B. 膀胱；S.V. 精囊腺；Coc 尾骨

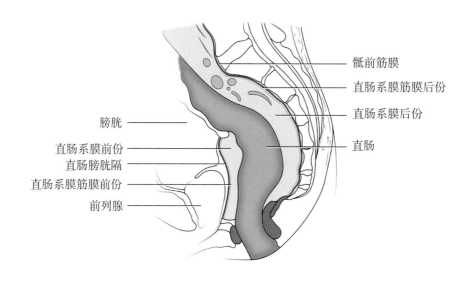

图 7-3-13 直肠系膜示意图（男性正中矢状面）

肠阴道隔（女性）相延续；向上，直肠系膜筋膜与乙状结肠浆膜下的结缔组织相延续；向下，与盆膈表面的盆壁筋膜相延续。发自下腹下丛的内脏神经和细小的直肠中血管横行穿过直肠系膜筋膜、直肠系膜到达直肠，被称为直肠侧韧带（lateral rectal ligament），又称为直肠柱。

直肠癌外科手术力求将整个直肠系膜包括其中的直肠一起切除，直肠系膜筋膜即为完整分离直肠系膜提供了切割平面，如直肠癌已经波及直肠系膜筋膜，外科手术切除治疗的可能性不大。

4. 盆底筋膜间隙 盆底筋膜间隙是盆壁筋膜与覆盖盆腔的腹膜之间，形成潜在的筋膜间隙。这些筋膜间隙有利于手术分离脏器，血、液体也易于在间隙内聚集。重要的间隙有（图 7-3-14）：

（1）耻骨后间隙（retropubic space）：位于耻骨联合后方与膀胱之间，又称膀胱前间隙。其上界为腹膜反折部，下界为尿生殖膈，两侧为盆脏筋膜形成的耻骨膀胱韧带，正常为大量的疏松结缔组织占据，是经腹膜外到达膀胱及子宫下部与阴道的手术途径。也可经此间隙行抗尿失禁手术、膀胱颈悬吊术。

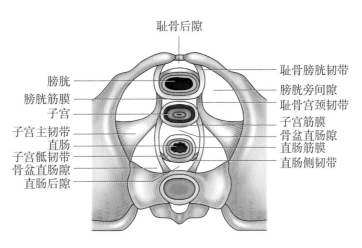

图 7-3-14 盆筋膜间隙

（2）膀胱旁间隙（paravesical space）：位于膀胱旁窝的腹膜下方，顶为膀胱旁窝的腹膜及脐内侧韧带；底为盆膈上筋膜；内侧为膀胱柱（即膀胱子宫韧带）；外界为闭孔内肌的筋膜及髂内血管、神经、淋巴管及输尿管等。

（3）直肠旁间隙（perirectal space）：又名骨盆直肠间隙（pelvirectal space），位于直肠两侧与盆侧壁之间。上界为直肠侧窝的腹膜；下界为盆膈；内侧界为直肠筋膜鞘；外侧为髂内血管鞘及盆侧壁；前为子宫主韧带；后为直肠侧韧带；输尿管自直肠侧韧带外侧腹膜下行向下内，经此韧带向前，穿子宫主韧带可至膀胱前（旁）间隙。

（4）直肠后间隙（retrorectal space）：也称骶前间隙，为骶前筋膜与直肠筋膜之间的疏松结缔组织，其下界为盆膈，上方在骶岬处与腹膜后隙相延续。此间隙的脓肿易向腹膜后隙扩散。腹膜后隙充气造影术即经尾骨旁进针，将空气注入直肠后隙然后上升到腹膜后隙。手术分离直肠后方时，在此间隙之间作钝性分离，可避免损伤骶前静脉丛。

5. 会阴筋膜 perinea fascia 会阴筋膜分为浅层和深层（图 7-3-8，图 7-3-9）

（1）浅层即浅筋膜，很薄弱，位于皮下组织内，为含有脂肪的纤维结缔组织层，出会阴区即移行于附近各区的浅筋膜。

（2）深层即会阴深筋膜，覆盖于尿生殖肌群的表面，为臀部深筋膜（臀筋膜）向会阴区的

直接连续。在肛门三角处，覆盖闭孔筋膜表面及肛提肌和尾骨肌的下面（即盆膈下筋膜）。在闭孔筋膜表面的部分，上方大部与闭孔筋膜密切愈合，仅其下部，在坐骨结节下缘上方 2～4 cm 处，二者分离构成管状，名阴部管或 Alcock 管，其中通过阴部神经和阴部内血管。阴部管与坐骨结节间有骶结节韧带的镰状突相连接，镰状突又名月状筋膜。会阴筋膜深层在尿生殖三角处，分为浅、中、深三层。①浅层：即会阴浅筋膜（superficial fascia of perineum）或 Colles 筋膜，实为浅筋膜的深层，较菲薄，覆盖于球海绵体肌、坐骨海绵体肌、会阴浅横肌及海绵体表面。前接阴囊的肉膜、阴茎浅筋膜及腹前壁的浅筋膜深层。两侧附着于坐骨和耻骨下支的下缘及坐骨结节。于会阴浅横肌后缘处与尿生殖上、下筋膜相愈着，于中线还与会阴中心腱和尿道球中隔相愈着。②中层：即尿生殖膈下筋膜（inferior fascia of urogenital diaphragm）。覆盖于尿生殖三角肌下面，两侧附着于坐骨和耻骨下支的内面。前方于尿生殖三角肌前缘与尿生殖膈上筋膜相连续。后方于会阴浅横肌后缘处与尿生殖膈上筋膜和会阴浅筋膜及会阴中心腱相愈合。其与会阴浅筋膜之间有一间隙，名会阴浅（间）隙（superficial perineal space）或会阴浅袋，内含球海绵体肌、坐骨海绵体肌、会阴浅横肌、阴茎海绵体脚以及尿道球等。其开口向前上方，经阴茎两侧可达腹壁。此间隙在临床上具有重要意义。尿道球部或

尿道海绵体部损伤时，外渗的尿液多储存于此间隙，并可循阴囊肉膜深部蔓延到阴茎浅筋膜与阴茎筋膜之间，再上升可达腹前壁的浅筋膜深层与腹部深筋膜之间。尿液浸入会阴部、阴囊、阴茎和下腹部的疏松组织中，进而可发生尿性蜂窝组织炎、感染和坏死。③深层：即尿生殖膈上筋膜（superior fascia of urogenital diaphragm）。覆盖尿生殖三角肌的上面，为坐骨肛门窝前隐窝的底，两侧缘附着于坐骨下支和耻骨下支，其前后缘于尿生殖三角肌前后缘，均与尿生殖膈下筋膜愈着。因此，在中、深两层筋膜与两侧坐骨下支和耻骨下支之间，构成一密闭的筋膜袋，名会阴深（间）隙（deep perineal space）或会阴深袋，呈梯形，其内包有尿生殖三角肌、阴部内血管和静脉丛。在男子还有尿道膜部、尿道球腺及其排泄管、阴茎背神经、尿道球动脉和神经；女子有尿道、阴道及阴蒂背神经等。该区发生炎症时，脓液即潴留于间隙内。尿生殖三角肌前、后缘的筋膜特别增厚。前缘者，紧张于两耻骨下支之间，名骨盆横韧带或尿道前韧带，其与耻骨弓状韧带之间形成裂隙，通过阴茎背或阴蒂背静脉；后缘者，紧张于两侧坐骨结节之间，名会阴横（中）膈，作为肛门三角与尿生殖三角的界限。尿生殖三角肌及尿生殖膈上、下筋膜，共同组成尿生殖膈（urogenital diaphragm），封闭盆膈裂孔，有加固盆底的作用。

6. 坐骨直肠窝　也称坐骨肛门窝（ischioanal fossa），为成对楔形的腔隙，位于肛门两侧。在额位断面上，呈三角形（图 7-3-15）。尖向上方，为盆膈下筋膜与闭孔筋膜的会合处。底与会阴区表面一致。窝外侧壁由坐骨结节、坐骨下支、耻骨下支、闭孔内肌、闭孔筋膜和会阴筋膜深层构成。内侧壁为肛门外括约肌、肛提肌、尾骨肌及盆膈下筋膜。腹侧壁为尿生殖膈。背侧壁为臀大肌和骶结节韧带。内、外两侧壁的前、后端均以锐角相接，形成前、后两个隐窝。前隐窝位于肛提肌、坐骨下支、耻骨下支和尿生殖膈之间。后隐窝位于尾骨肌、骶结节韧带和臀大肌之间。此窝在身体充满富有脂肪的皮下结缔组织，其脂肪组织特称为坐骨肛门窝脂体（adipose body of ischioanal fossa），具有弹性垫的作用。阴部内血管和阴部神经，位于其外侧壁的阴部管内。它们的分支肛门血管和神经由外向内横过此窝，分布于直肠下端和肛门。骶丛的会阴支和穿支分布于窝的后部。阴囊后或阴唇后血管和神经窝的前部。此外，窝内还有淋巴管、淋巴结及纤维组织束等。在临床上，肛门周围偶被感染，此窝内极易发生瘘管或脓肿。

三、女性盆底支持系统的相关理论

（一）三水平理论

DeLancey 于 1992 年提出了阴道支持结构的三个水平的理论（图 7-3-16），即在水平方向上将阴道支持轴分为三个水平。

1. 第一水平　顶端支持，由子宫主、骶韧带复合体及耻骨宫颈筋膜垂直支持子宫、阴道上

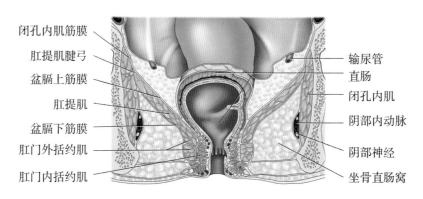

左侧标注（从上到下）：
闭孔内肌筋膜
肛提肌腱弓
盆膈上筋膜
肛提肌
盆膈下筋膜
肛门外括约肌
肛门内括约肌

右侧标注（从上到下）：
输尿管
直肠
闭孔内肌
阴部内动脉
阴部神经
坐骨直肠窝

图 7-3-15　坐骨直肠窝

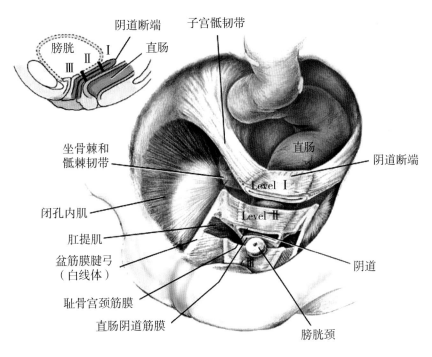

图 7-3-16 DeLancey 描述的阴道支持结构的水平（引自：DeLancey，1992）

1/3，是盆底最为主要的支持力量。

阴道上段的支持结构为主骶韧带复合体，是起自宫颈和阴道上端的三维立体结缔组织支持结构，止于盆侧壁和骶骨。子宫骶韧带主要由平滑肌、盆腔脏器自主神经、结缔组织和血管组成，而主韧带主要由血管旁结缔组织和盆腔血管构成。耻骨宫颈筋膜（pubocervical fuscia，PCF）位于膀胱阴道间隙，是尿道、膀胱颈与阴道、宫颈之间的纤维肌性组织，不能与周围组织截然分开，其头端即膀胱宫颈韧带，连于宫颈环，其侧方连于盆腔筋膜腱弓，属于一、二水平之间的支持结构。

2.第二水平 水平支持，由耻骨宫颈筋膜附着于两侧盆腔筋膜腱弓，形成白线和直肠阴道筋膜肛提肌中线，水平支持膀胱、阴道上 2/3 和直肠。

即中段阴道侧方的支持结构，阴道前壁侧方的盆腔筋膜腱弓。阴道后壁侧方的直肠阴道筋膜（rectovaginal fascia，RVF）是阴道后壁的远端与肛提肌腱膜的融合，自会阴体向内延伸约 3.5 cm 形成的。在耻骨联合至坐骨棘中点的位置与盆腔筋膜膜弓融合，并不延伸至阴道后壁全长，其上端与道格拉斯窝处的腹膜凹陷相连。在阴道近

端，阴道前壁和后壁都向侧方连于盆腔筋膜腱弓。耻骨尿道韧带（pubourethral ligament，PUL）是盆腔内筋膜的增厚，起自耻骨联合后下缘下处，其起点位于盆腔筋膜腱弓起点内侧，紧连于耻骨，下行纤维呈扇形，向内侧插入尿道上中交接处，向外侧插入耻尾肌和阴道壁的筋膜，呈锥体形，总长约 1 cm。该韧带将尿道有力的悬吊于耻骨。

3.第三水平 远端支持，包括会阴隔膜、会阴体及尿道外韧带，支持尿道远端。

会阴隔膜与会阴浅筋膜之间是会阴浅隙，其深方为会阴深隙。会阴体是阴道和肛门之间的区域，是球海绵体肌、会阴浅横肌、会阴深横肌、会阴隔膜、肛门外括约肌、阴道后壁肌层，和起自耻骨直肠肌和耻尾肌纤维的集合点，有大量的弹性组织。尿道外韧带是将尿道外口与耻骨联合前表面、耻骨间韧带前部紧密联接的结构，是由阴蒂体和两侧阴蒂脚下方发出的一束宽而分散的纤维，与阴蒂悬韧带相接续，提拉该韧带可提升尿道外口。EUL 发出向后的纤维与耻骨尿道韧带发出的向前的纤维互相连接，平行尿道行于尿道上表面，耻骨弓下方，称为中间韧带。在这一水平，下 1/3 阴道前方与尿道融合，后方与会阴体融

合，埋在会阴隔膜的结缔组织中，活动度很小。

Delancy 同时提出了与压力性尿失禁（stress urinary incontinence，SUI）发生相关的尿道支持结构理论，即"吊床假说"，认为尿道位于盆腔内筋膜和阴道前壁组成的支持结构之上，这层支持结构通过侧方连接于盆腔筋膜腱弓和肛提肌获得其稳定性，当腹腔内压力作用于尿道将其压向这层"吊床"样的支持组织时，尿道管腔关闭。尿道下方支持的稳定性依赖于阴道壁与盆腔内筋膜与盆腔筋膜腱弓和肛提肌的完整连接。

不同水平的脱垂之间相对独立，例如阴道支持轴的第一水平缺陷可导致子宫脱垂和阴道顶部脱垂，而第二、三水平缺陷常导致阴道前壁和后壁膨出；不同水平的脱垂之间又相互影响，例如压力性尿失禁在行耻骨后膀胱颈悬吊术（Burch 术）后常有阴道后壁脱垂发生。阴道顶部脱垂在行骶棘韧带固定术（sacrospinous ligament fixation）后可发生阴道前壁脱垂。不同阴道支持轴水平共同构成一个解剖和功能的整体，在现代盆底解剖学中不再被孤立理解。

支持盆腔器官结缔组织的作用与盆底肌肉一起维持盆腔器官的稳定，在盆底肌肉松弛时（如排尿和排便时）提供短暂的支持。在其他盆底肌肉功能正常时，结缔组织并无持续张力。当盆底肌肉功能和支持结缔组织完善时，阴道上段保持在肛提肌板中部之上，中段阴道保持在侧面的筋膜腱弓水平。如果阴道有正常的支持，它将对膀胱、尿道、宫颈和直肠提供支撑。除宫颈水平外，子宫无固定的支持结构，因此，孕期子宫有无限制增大的能力。妇女直立时阴道的上 2/3 保持在第二水平的位置。

（二）三腔室理论

现代盆底结构解剖学的描述日趋细致，从垂直方向将盆底结构分为前盆腔（anterior compartment）、中盆腔（middle compartment）和后盆腔（posterior compartment）。前盆腔包括阴道前壁、膀胱、尿道；中盆腔包括阴道顶部、子宫；后盆腔包括阴道后壁、直肠。由此将脱垂量化到各个腔室。

前盆腔功能障碍主要是指阴道前壁的膨出，同时合并或不合并尿道及膀胱膨出。阴道前壁松弛可发生在阴道下段，即膀胱输尿管间嵴的远端，称前膀胱膨出，也可发生在阴道上段，即输尿管间嵴的近端，也称后膀胱膨出。临床上两种类型的膨出常同时存在。前膀胱膨出与压力性尿失禁密切相关，后膀胱膨出为真性膀胱膨出，与压力性尿失禁无关。重度膀胱膨出可出现排尿困难，有时需将膨出的膀胱复位来促进膀胱排空。重度膀胱膨出患者可以掩盖压力性尿失禁的症状，需膨出组织复位后明确诊断。选择手术时一定要明确解剖缺陷的具体部位。所以，前盆腔功能障碍表现为下尿道功能障碍性疾病。

中盆腔功能障碍表现为盆腔器官膨出性疾病，主要以子宫或阴道穹隆脱垂以及肠膨出、道格拉斯窝疝形成为特征。

后盆腔功能障碍主要表现为直肠膨出和会阴体组织的缺陷。

（三）盆底肌与盆底结缔组织的相互作用

完整的盆底是一个密切联系的整体，完整的盆底功能是在盆底肌、盆底结缔组织及盆腔器官的密切配合下完成的，是支持系统与括约肌系统的协同统一。

对盆底支持结构的研究以及盆底障碍性疾病手术治疗的飞跃来自"整体理论"的形成。1990年 Petros 提出压力性和急迫性尿失禁的形成可能是不同原因导致的相同解剖缺陷——阴道松弛，包括阴道自身及其支持之韧带、肌肉及结缔组织连接的缺陷，其原因是胶原和弹性纤维的改变。这一松弛消散了肌肉收缩力，可致 SUI 或刺激膀胱底的牵拉受体导致膀胱不稳定。整体理论在其发展过程中吸纳了 DeLancey 的"阴道三个水平支持理论"及"吊床假说"，建立了判断结缔组织缺陷的"三腔系统"，形成了系统的判断盆底缺陷类别和层次，并确定修复层面和方法的理论，是目前在全世界范围内得到普遍认可的理论。其核心即盆底功能障碍性疾病的发生是各种原因导致支持盆腔器官之结缔组织韧带损伤所致的解剖结构改变，手术应通过修复受损的韧带完成解剖结构的重建，从而达到盆底功能的恢复。

正常盆腔器官的支持和功能依赖于盆底肌和盆底结缔组织动态的相互作用。解剖研究显示，肌肉与筋膜、韧带及器官浆膜层间有非常多的相互交织的纤维连接，提示其作为整体发挥作用。DeLancey 研究了女性尸体的 1500 个连续显微切片，发现从膀胱下方至会阴隔膜，阴道和尿道周围的胶原和弹性纤维呈交错状，并且与肛提肌的中间部分交织。在直立女性，盆腔内筋膜及其增厚形成的韧带于肛提肌上悬吊阴道上段、膀胱和直肠，而盆底肌关闭尿生殖裂孔并为盆腔脏器提供一个稳定的平台。腹腔内压和重力垂直作用于阴道和盆底，盆底肌以其关闭状态下持续性的张力与之对抗。如果盆底肌张力正常，结缔组织连接的压力将减小。另外，在急性压力下，如咳嗽、打喷嚏时，盆底肌存在反射性收缩，对抗并稳定盆腔脏器。

肛提肌通过与结缔组织连接控制近端尿道的位置，即压力从盆底肌传向尿道依赖于结缔组织，特别是胶原。先天性或获得性胶原损伤，可以导致肌肉的起点或插入点松弛，影响其等长收缩，导致关闭功能不全。另外，盆腔的韧带将器官悬吊于骨盆壁，任何一条韧带的松弛都将使相应肌肉力量失效，导致脏器开关功能的紊乱。Petros 的整体理论中，用风帆的比喻形象地说明了胶原是怎样传导肌肉力量的。尿道关闭所需肌肉力量的正常功能，需要足够有力的结缔组织维持。正如只有当固定帆（阴道）的绳索（韧带）很牢固时，风力（肌肉力量）才能传导，驱动船前进。如果固定帆的绳索松弛，帆只能在微风中摆动，犹如没有帆的船，无法前进。同样，固定阴道的韧带松弛，阴道就无法在肌肉的作用下维持对尿道的支撑，无法关闭尿道。盆底肌薄弱，如神经病理性损伤或机械性损伤，肛提肌板无法维持其水平位置，泌尿生殖裂孔打开，使得支持盆腔器官的责任都落在盆底结缔组织上。随着时间推移，持续性张力将使筋膜及韧带的连接拉伸、薄弱、断裂，导致器官正常解剖位置丧失。

（四）盆腔脏器括约系统

1. 尿道括约系统

（1）尿道的分段解剖：为了方便尿道功能的讨论，通常以会阴隔膜和耻骨弓内缘为界将尿道分为近、中、远 3 段。近段尿道为膀胱颈至耻骨弓内缘的一段，在尿控中有很重要的意义。在近端尿道，耻尾肌筋膜的纤维与尿道旁筋膜组织交织，提供了侧方支持，使膀胱颈和近端尿道维持在较高位置，使作用于膀胱底和膀胱出口的腹腔内压相同。因此，近端尿道也是手术纠正 SUI 的重要区域。另外，U 形的逼尿平滑肌环绕近端尿道，通过收缩管腔帮助关闭尿道。近端尿道内黏膜下层由胶原、弹性组织和静脉网构成，通过黏膜表面相接形成一个防水的密封层并产生 1/3 的静息尿道关闭压，由于受雌激素水平的影响，随年龄增加其封闭作用减弱。

中段尿道指近段与远段尿道中间，即会阴隔膜深方的部分。中段尿道行于耻骨弓下方，是完成尿道括约功能的骨骼肌所在部位，包括尿道外括约肌、尿道膜部括约肌和尿道阴道括约肌，这三块肌肉共同作为独立单位发挥功能，Oelrich 称其为"横纹尿生殖括约肌"。解剖中发现这三块肌肉互相交织，不能完全分开，尿道外括约肌起自逼尿肌终点，主要围绕中段尿道，是呈环形环绕尿道壁的平滑肌纤维；尿道膜部括约肌沿耻骨支下缘走行，包绕尿道腹侧面，跨过尿道后，其纤维深入耻骨支附近的会阴隔膜；尿道阴道括约肌则环绕尿道和阴道。组织学研究显示，构成横纹尿生殖括约肌的肌纤维主要是慢抽搐纤维（I 型），直径 15 ~ 20 μm，适于保持持久的张力，参与形成静息尿道关闭压；而少量快抽搐纤维在腹内压突然升高时的自主收缩功能则提供了更多的控尿保护。

远段尿道是指会阴隔膜至尿道外口的部分。其作用主要是尿液导出的管口。

（2）尿道括约系统的解剖（图 7-3-17，图 7-3-18）：女性尿道括约系统由黏膜的密封作用、膀胱颈的关闭及功能正常的尿道括约肌这些结构组成，后者又由内括约肌和外括约肌两部分组成。尿道外括约肌如前所述，解剖学研究发现其

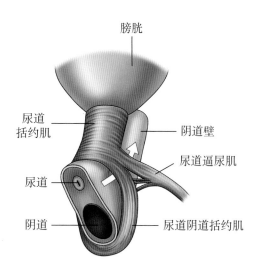

图 7-3-17　女性会阴肌及尿道括约肌

腹侧较厚而背侧较薄，并存在少量纵形纤维，提示其关闭尿道的机制是通过腹侧压向背侧，不是单纯的环形收缩。另外，会阴隔膜上方的尿道膜部括约肌和尿道阴道括约肌也只位于尿道的腹侧，其收缩也使得尿道管腔自腹侧压向背侧，协助其关闭。尿道外括约肌内侧为尿道内括约肌，主要由斜行或纵形的平滑肌组成，其确切功能尚不清，但 Schafer 基于生物力学基础的研究提出，纵行平滑肌为环行平滑肌和横纹尿道括约肌的"容积填充物"，其存在提高了括约机制的效力，使得尿道管腔在仅有少量环行肌收缩的情况下收缩。但也有研究者认为，可能是在收缩时帮助打开管腔完成排尿而非收缩管腔。

（3）尿道括约系统与压力性尿失禁（SUI）：大多数实验证实，正常人的静息尿道关闭压与 SUI 者不同，并且与 SUI 的程度相关。尿道关闭压的降低与年龄相关的尿道横纹肌组织的退化及神经损伤有关。随着年龄的增加，尿道关闭压降低，而锻炼能起到的改善作用很小，特别是当腹压增加时。尿道横纹肌由阴部神经支配，分娩所致的神经损伤可使尿道外括约肌萎缩，导致其关闭不全。

2. 肛门括约肌系统

（1）肛门括约肌系统解剖：肛门括约肌系统包括肛门内括约肌和肛门外括约肌。肛门内括约肌长 3 cm，位于肛瓣和齿状线附近，肛管的白线标志了肛门内括约肌和肛门外括约肌皮下部的交界。肛门外括约肌深部是环绕肛门内括约肌上部的一条厚的环形带，其纤维与耻骨直肠肌纤维交织；肛门外括约肌浅部环绕肛门内括约肌的下部，向前连接至会阴体，向后通过肛尾缝连接至尾骨，是肛门外括约肌唯一与骨连接的部分，肛门外括约肌的皮下部厚 1.5 cm，环绕下端肛管的扁平条带，在肛门外口和白线以下深入皮肤。组织学研究证实，肛门外括约肌由 I 型慢抽搐骨骼肌纤维组成，适于长期收缩状态的维持。在静息状态下，肛门括约肌处于每 4 秒一次的间歇性收缩力增加并伴有反相蠕动的状态。在肛门外括约肌中已经发现有雌激素受体，并且在雌激素替代

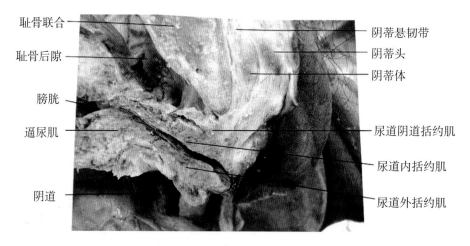

图 7-3-18　尿道括约肌矢状断面

的试验人群中发现了便失禁症状的改善。耻骨直肠肌在肛门外括约肌深部后方形成了吊带样的结构，它将肛管拉向前方形成肛门直肠角。在排便过程中，耻骨直肠肌放松，肛门直肠角变钝，协助内容物排至肛管。研究显示，肛门直肠角对于控制排便非常重要。腹腔内压力的突然升高会导致肛门括约肌收缩力的升高，而其部分原因是耻骨直肠肌的反射性收缩。肛管内黏膜和其下方的血管间隙，肛垫提供了肛管静息状态下的封闭作用（图7-3-17）。

（2）肛门括约系统缺陷与便失禁：排便与排尿相同，是由所有与排便相关元素神经反射的相互作用来驱动的。肛门外括约肌的损伤是便失禁发生的主要原因，它通过两个途径起作用，即直接关闭作用和降低肛提肌收缩活性，因为肛门外括约肌是肛提肌的插入点，而肛提肌又是产生肛门直肠角的主要结构。阴道分娩后有晚期便失禁的妇女，经肛门超声检查发现隐性肛门括约肌损伤很常见，所致便失禁甚至可能在分娩结束很长时间后出现。

（五）盆底动态解剖

静息状态下，盆底肌在脊髓反射的作用下维持恒定的收缩张力，称为静息张力。这一功能帮助关闭尿道和肛门，缩小尿生殖裂孔，对盆腔脏器提供持久支持。研究显示，盆底肌和腹直肌同步收缩，在腹直肌收缩，如咳嗽或打喷嚏时，耻尾肌也收缩，使膀胱颈保持在较高位置，也维持了等同的腹腔内压传导至近端尿道，而后部的肛提肌和尾骨肌的同步收缩则维持了正常的阴道轴。尿道括约肌、肛门括约肌的骨骼肌成分都有在急性腹腔加压时快速收缩的功能，目的是维持控尿。

盆底肌主要为慢反应纤维，可以支持盆腔脏器，维持其形状、结构及关闭其开口。在耻尾肌（pubococcygeus，PCM）向前拉力、肛提肌板向后拉力和肛管纵行肌（longitudinal muscle of the anus，LMA）向下拉力的协同作用下，盆腔器官被拉向后下方，压向其下方的肛提肌板，这样可以避免脱垂并且帮助关闭尿道和肛门（图7-3-19）。

尿道的正常状态有3种：静息状态下关闭，

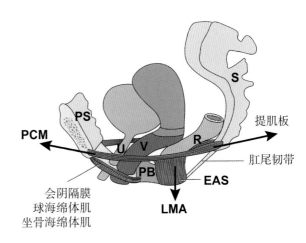

图7-3-19　盆底肌拉力方向示意图
PS：耻骨联合；EAS：肛门外括约肌；R：直肠；V：阴道；U：尿道；B：膀胱；PCM：耻尾肌；LMA：肛管纵行肌；PB：会阴体

腹压增加时关闭以及排尿时开启。每一种状态都是肌肉收缩向前方对抗耻骨尿道韧带以及向后方对抗子宫骶韧带的结果。Petros在整体理论中结合放射线造影技术阐述了这3种状态下盆底肌及盆腔器官的运动情况。在静息状态，耻尾肌前部向前拉紧阴道远端，肛提肌板及肛管纵行肌向后向下拉紧阴道近端，阴道自身弹性及慢反应纤维收缩，使尿道关闭（图7-3-20A）。腹压增加时，以上三方向肌肉的快反应纤维收缩，力量通过阴道传导至尿道及膀胱颈，将其维持在较高水平，同时耻尾肌纤维收缩，维持尿道关闭（图7-3-20B）。排尿时，耻尾肌放松，牵拉受体激活排尿反射，肛提肌板和肛管纵行肌收缩将整个系统拉向后下方，打开尿液流出道，逼尿肌收缩将尿液排出（图7-3-20C）。

（六）盆底结构解剖学的发展现况

1. 磁共振成像应用于盆底结构解剖学　随着盆底功能障碍性疾病诊疗水平的提高，影像诊断学技术的加入极大推动了活体盆底解剖学的发展。磁共振成像（magnetic resonance imaging，MRI）可以真实地反映盆底解剖和功能。Strohbehn等以尸体解剖测量为参照，发现MRI检查结果与尸体解剖结果极其相似，也指出在MRI上采用等

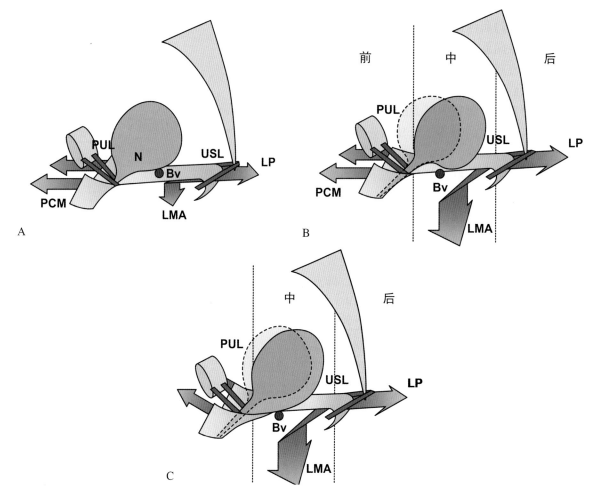

图 7-3-20 尿道正常状态下盆底肌及盆腔器官的运动情况

A. 静息状态；**B.** 腹压增加状态；**C.** 排尿状态

LP：肛提肌板；USL：子宫骶韧带；LMA：肛管纵行肌；PUL：耻骨尿道韧带；PS：耻骨联合；PB：会阴体；EAS：肛门外括约肌；R：直肠；V：阴道；U：尿道；PCM：耻尾肌

级分度法（无损伤、轻度损伤和重度损伤）评价肛提肌损伤程度具有相对可靠性。肛提肌是盆底支持的主要解剖结构，可以对抗异常腹压增加，阻止盆腔器官脱垂的发生。髂尾肌近似水平，呈薄片状，起源于肛门外括约肌的同一纤维，呈扇形展开，至肛提肌腱弓处进入盆腔侧壁，部分肌纤维在尾骨尖前融合形成中线脊，即肛提肌板。肛提肌裂隙由左右侧耻骨直肠肌与耻骨联合下缘共同围成，是最易发生盆底薄弱的部位。健康妇女静息时，肛提肌处于收缩状态，有利于保持直肠、阴道和尿道处于较高位置，预防盆腔器官脱垂。国内外学者在研究盆腔器官脱垂时，都将肛提肌作为 MRI 观察的重要指标。根据整体理论，耻尾肌和肛提肌板是盆底三种定向肌力中的两种，盆底三种定向肌力借助韧带和筋膜的锚定点，牵拉盆腔器官使其获得形状和强度，参与盆底功能的维持。MRI 检查技术可以评定肌肉的厚度，由此可推测肌力。若盆底三种定向肌力之间失衡，就会产生一系列严重的临床症状。动态 MRI 检查通过观察阴道的形态和肛提肌裂隙的形状，可以推测阴道膀胱筋膜的功能状态。由盆内筋膜构成的阴道旁组织对阴道起支持作用，因此，健康女性阴道侧方支持完整，其MRI轴位影像表现为典型的"H"形。如果阴道"H"形消失，右侧阴道向侧方膨出，阴道失去典型的"H"形，则提示阴道旁组织撕裂或缺损。动态MRI检查通过测量静息位和最大腹压时髂尾肌角度和肛提肌板角度的变化，观察腹压作用时肌肉的运动，可以间接反映盆底韧带和筋膜组织的功能状态。

2. 三维超声应用于盆底解剖学　超声检查比MRI方便、便宜，三维容积超声是近几年发展起来的新技术，具有实时观察的特点，它通过二维图像连续采集和处理，结合计算机技术可同时显示矢状面、冠状面、横断面盆底直观的"类解剖"图像，以特有的三切面模式、多普勒能量模式、立体成像功能，给人一种全新的超声成像感觉。可用于观察尿道、阴道子宫脱垂、肛提肌、盆底支持结构缺陷，认识盆底解剖功能改变，指导临床诊断治疗、术前评估和术后跟踪随访。

3. 盆底解剖三维重建　女性盆腔三维可视化模型的构建是指应用计算机图形学和图像处理技术，将女性盆腔的计算数据和计算结果转换为图形或图像在屏幕上显示，并进一步将二维平面图像重建成具有立体效果的三维可视化模型的理论、方法和技术，涉及计算机图形学、图像处理和计算机辅助技术等多个领域。其构建的三维可视化模型不仅能够准确、直观地显示人体的三维结构，而且还能够进行进一步的计算机处理，从而为临床提供诊断信息和治疗依据。女性盆腔三维可视化模型的构建使通过断层解剖学和影像学等技术获得的庞大数据得到有效利用，实现人与数据、人与人之间的图像通信。目前的盆底手术多采用针刺盲穿，路径隐匿。因此，术前通过3D模型了解盆腔精细解剖成为很有意义的研究热点。

（陈春花　张卫光）

参考文献

徐群渊，主编主译，2008. 格式解剖学，39版，北京：北京大学医学出版社.

张朝佑主编，2009. 人体解剖学. 3版. 人民卫生出版社.

张卫光，等，2018. 系统解剖学，4版，北京：北京大学医学出版社.

朱兰，等，2014. 女性盆底学. 2版. 人民卫生出版社.

庄蓉蓉，等，2011. 女性盆底功能障碍临床解剖的研究进展. 医学综述，17（12）：1815-1818.

DeLancey JOL，1992. Anatomic aspects of vaginal eversion after hysterectomy. Am J Obstet Gynecol，166：1717-1724.

DeLancey JOL，1994. Structural support of the urethra as it relates to stress urinary incontinence：the hammock hypothesis. Am J Obstet Gynecol，170（6）：1713-1720.

Petros P，2011. The integral system. Cent European J Urol，64（3）：110-119.

Petros PE，et al，1990. An integraltheory of female urinary incontinence. Experimental and clinical considerations. Acta Obstet Gynecol Scand Suppl，153：7-31. Review.

Petros PE，2004. The female pelvic floor-function，dysfunction and management according to the integral theory. Springer Medizin Verlag Heidelberg.

第三篇

盆腔器官发育异常

第八章

女性泌尿生殖系统发育异常

女性生殖器官发育起源于中肾旁管、尿生殖窦及阴道板。在胚胎 5 周内，男女均存在中肾管（Wolffian 管）和中肾旁管（Müllerian 管），在其形成、分化过程中，由于某些内源性因素（生殖细胞染色体不分离、嵌合体、核型异常等）或外源性因素（使用性激素药物）的影响，原始性腺的分化、发育、内生殖器始基的融合、管道腔化和发育以及外生殖器的衍变可发生改变，导致各种发育异常。

常见的生殖器官发育异常有：①尿生殖窦腔化异常致管道形成受阻所致异常，包括处女膜闭锁、阴道横隔、阴道纵隔、阴道闭锁和宫颈闭锁等；②副中肾衍生物发育不全所致异常，包括无子宫、无阴道、始基子宫、幼稚子宫、单角子宫和输卵管发育异常等；③中肾旁管衍生物融合障碍所致异常，包括双子宫、双角子宫、弓形子宫和纵隔子宫等发育异常。

由于女性生殖器官与泌尿器官在起源上相同，故泌尿器官的发育可以影响生殖器官的发育，约 10% 泌尿器官发育异常的新生儿伴有生殖器官异常。因此，在诊断生殖器官异常的同时，要考虑是否伴有泌尿器官的异常。此外，还需考虑到外源性激素的影响，应询问患者相关家族史。

女性生殖器官发育异常涉及的疾病多种多样，为统一命名，避免歧义，推荐采纳中华医学会妇产科学分会提出的《关于女性生殖器官畸形统一命名和定义的中国专家共识》。而有关女性生殖器官发育异常的分类系统还在更新阶段，临床传统应用的为 1988 年美国生育协会（American Fertility Society，AFS）分类系统，简称"AFS 分类"，其以解剖学为基础，将外生殖器、阴道、宫颈、子宫畸形分门别类，总体清晰，易于使用，但具体分类中有部分类型存在交叉，另有部分遗漏的发育异常。为弥补 AFS 分类缺陷，欧洲人类生殖与胚胎学会（the European Society of Human Reproduction and Embryology，ESHRE）和欧洲妇科内镜协会（the European Society for Gynecological Endoscopy，ESGE）于 2013 年 6 月发布了新的女性生殖器官发育异常分类系统，简称"ESHRE/ESGE 分类"，从解剖学上进一步细化各个器官的发育异常，这是否有更强的临床实用性，尚待更多的临床经验积累与应用反馈。

第一节　输卵管、卵巢发育异常

一、输卵管发育异常

输卵管发育异常罕见，是中肾旁管头端发育受阻，常与子宫发育异常同时存在。几乎均在因其他病因手术时偶然发现。

1. **输卵管缺失或痕迹**　输卵管痕迹（rudimentary fallopian tube）或单侧输卵管缺失为同侧中肾旁管未发育所致。常伴有该侧输尿管和肾的发育异常。未见单独双侧输卵管缺失，多伴发其他内脏严重畸形，胎儿不能存活。

2. 输卵管发育不全 是较常见的生殖器官发育异常。输卵管细长弯曲，肌肉不同程度的发育不全，无管腔或部分管腔通畅造成不孕，有憩室或副口是异位妊娠的原因之一。

3. 副输卵管 单侧或双侧输卵管之上附有一稍小但有伞端的输卵管。有的与输卵管之间有交通，有的不通。

4. 单侧或双侧有两条发育正常的输卵管 二条发育正常的输卵管均与宫腔相通。

【治疗】

若不影响妊娠，无须处理。

二、卵巢发育异常

卵巢发育异常因原始生殖细胞迁移受阻或性腺形成移位异常所致。有以下几种情况：

1. 卵巢未发育或发育不良 单侧或双侧卵巢未发育极罕见。单侧或双侧发育不良卵巢外观色白，细长索状，又称条索状卵巢 (streak ovary)。发育不良卵巢切面仅见纤维组织，无卵泡。临床表现为原发性闭经或初潮延迟、月经稀少和第二性征发育不良。常伴内生殖器或泌尿器官异常。多见于特纳综合征 (Turner's syndrome) 患者。B型超声检查、腹腔镜检查有助于诊断，必要时行活体组织检查和染色体核型检查。

2. 异位卵巢 卵巢形成后仍停留在原生殖嵴部位，未下降至盆腔内。卵巢发育正常者无症状。

3. 副卵巢（Supernumerary ovary）罕见。 一般远离正常卵巢部位，可出现在腹膜后。无症状，多在因其他疾病手术时发现。

【治疗】

若条索状卵巢患者染色体核型为 XY，卵巢发生恶变的频率较高，确诊后应予切除。

（华克勤　易晓芳）

第二节　子宫发育异常

一、病因与分类

（一）概述

子宫发育异常是女性生殖器官发育异常中最常见的类型，由中肾旁管在胚胎时期发育、融合、吸收的某一过程停滞所致。据不完全统计，先天性子宫发育异常患病率为 0.1% ~ 10%，不孕患者中约 7% 是由于子宫发育异常引起，约 18% 的子宫发育异常患者发生过反复流产，16% ~ 40.5% 子宫发育异常患者合并泌尿系统发育异常（Bhagavath et al，2017）。

（二）病因

子宫发育异常通常是由于先天性米勒管（或称中肾旁管）发育异常（Müllerian duct anormalies，MDAs）所致，包括米勒管发育不全、侧方融合缺陷、垂直融合或中隔吸收缺陷。在胚胎 8 ~ 16 周两条米勒管逐渐发育形成子宫，整个发育过程主要包括 3 个阶段。①器官形成：体腔细胞内陷形成米勒管；②融合：米勒管下端融合形成阴道上段、宫颈及子宫，上端不发生融合形成两侧的输卵管；③中隔吸收：两侧米勒管下端融合完成后，大约从 9 周开始，中间留下的中隔开始被吸收，最终剩下单腔子宫和宫颈。任何影响米勒管发生和发育的因素都有可能使其发育异常。米勒管发育异常主要受遗传和环境因素的影响，先天性子宫发育异常患者的直系亲属患病的风险约增加 12 倍，比较明确的外源性因素是孕期使用己烯雌酚引起的 T 型子宫（Hammoud et al，2008）。目前可明确有四个基因与米勒管发育异常相关，分别是 *HNF1B*、*HOXA13*、*WINT4*、*WINT7A*，其引起的发育异常（Bhagavath et al，2017）见表 8-2-1。

（三）分类

子宫发育异常可严重影响女性的生理健康和

表 8-2-1　米勒管发育异常相关基因			
基因	位置	作用	突变
HNF1B	17q12	转录与胰腺、肾脏、及子宫发育相关的因子	子宫发育异常、肾病、糖尿病
HOXA13	7p12	在男性和女性中形成米勒管	手-足-生殖道畸形综合征
WINT4	4号染色体	米勒管发育起始的细胞外信号	米勒管发育不全、严重的四肢畸形
WINT7A	6号染色体	女性生殖系统分化以及男性米勒管的退化	胚胎种植过程中子宫无法分化

[引自：Bhagavath B，Greiner E，Griffiths KM，et al.Uterine malformations：an update of diagnosis，management，and outcomes. Obstetrical and Gynecological Survey，2017，72（6）：377-392.]

生育功能，而可靠的分类系统有助于诊断、治疗以及更好地了解其发病机制。本文主要介绍四种常见的分类方法。

1. AFS 分类法　由 Buttram 和 Gibbons 在 1979 年首先提出，并被美国生育协会（American Fertility Society，AFS）即现在的美国生殖医学会（American Society for Reproductive Medicine，ASRM）采纳，并在 1988 年得到修正。该先天性子宫发育异常分类系统是最早获得全球共识、使用最久，目前仍被广泛应用的分类系统。该分类法将子宫发育异常分为 7 类：子宫发育不全（Ⅰ）、单角子宫（Ⅱ）、双子宫（Ⅲ）、双角子宫（Ⅳ）、纵隔子宫（Ⅴ）、弓形子宫（Ⅵ）和己烯雌酚相关子宫畸形（Ⅶ）。该分类系统主要根据子宫的解剖结构进行分类，有助于手术医生制订手术方式，并对患者的预后进行预测。该分类系统还是一个开放的系统，允许使用者根据阴道、宫颈、卵巢、输卵管、泌尿系的相关变化进行灵活的评估。该分类系统存在的不足主要表现为以下两个方面：①该方法对子宫发育异常的分类是基于手术医生在手术过程中的主观印象进行的，不同医生可能由于其经验、学识等因素在分类过程中产生一定的误差；②该分类方法无法就子宫、阴道和（或）宫颈的组合畸形进行分类。AFS 分类法中关于米勒管发育异常的分类（American Fertility Society，1988）见图 8-2-1。

2. ESHRE/ESGE 分类法　2013 年欧洲人类生殖与胚胎学会和欧洲妇科内镜学会（The European Society of Human Reproduction and Embryology and the European Society for Gynaecological Endoscopy，ESHRE/ESGE）经过严谨的论证，就

女性生殖道先天性异常达成专家共识。该分类以子宫的解剖异常为主线，以子宫的胚胎起源为次要特征，宫颈和阴道异常独立存在，根据异常程度及临床意义分不同亚型，从轻到重分别为子宫 U0 ～ U6，宫颈 C0 ～ C4，以及阴道 V0 ～ V4（图 8-2-2）。ESHRE/ESGE 分类法中关于子宫发育异常的分类见图 8-2-3（Grimbizis et al，2013）。

3. VCUAM 分类法　2005 年，由 11 名妇产科、儿科、泌尿科临床医生在内的德国多学科团队发表了一种对生殖道畸形的新分类法，即阴道 - 宫颈 - 子宫 - 附件 [vagina（V），cervix（C），uterus（U），and adnexa（A），VCUAM] 分类法。该分类法将阴道、宫颈、子宫、附件、肾及骨骼系统发育异常都综合到一起，分类中借鉴了肿瘤 TNM 分类的系统结构。该分类系统的宗旨是使复杂女性生殖器发育异常的分类变得精准且个性化。VCUAM 分类法中关于子宫发育异常的分类见表 8-2-2（Oppelt et al，2005）。

4. Acién 分类法　德国学者 Acién 等多年致力于女性生殖道的胚胎发育学与临床畸形关系的研究，2011 年就"女性生殖道畸形分类"问题进行了系统综述。强调在胚胎发育学上生殖与泌尿系发育的密切关联，该分类方法以组织胚胎发育为基础，在原有的解剖和临床基础上进行了详细的分类，目的是能为临床医生提供更好的临床决策。Acién 分类法中女性生殖 - 泌尿系统畸形的胚胎 - 临床分类法见表 8-2-3（Acién et al，2011）。

二、子宫未发育或发育不全

子宫未发育或发育不全通常包括先天性无

AFS米勒管发育异常分类（1988年）

姓名：_____ 年龄：_____ 日期：_____ 住院号：_____

孕次 _____ 产次 _____ 异位妊娠 _____ 不孕年数 _____

其他重要的病史：_____

辅助检查：_____

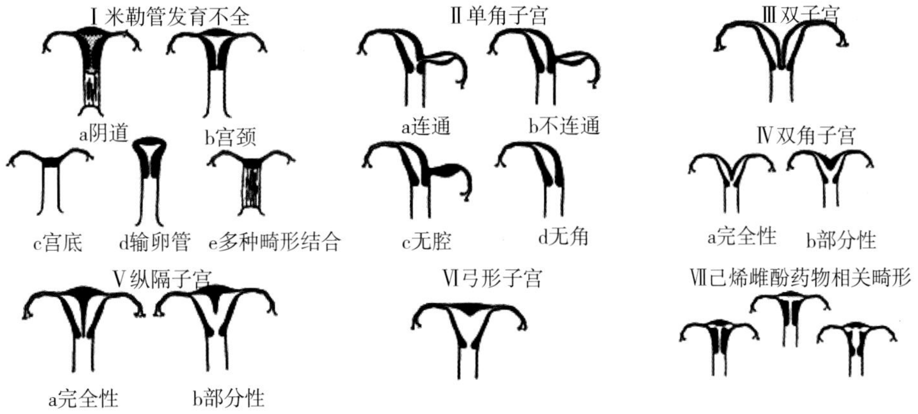

Ⅰ米勒管发育不全　　Ⅱ单角子宫　　Ⅲ双子宫

a阴道　b宫颈　　a连通　b不连通

c宫底　d输卵管　e多种畸形结合　　c无腔　d无角　　Ⅳ双角子宫　a完全性　b部分性

Ⅴ纵隔子宫　a完全性　b部分性　　Ⅵ弓形子宫　　Ⅶ己烯雌酚药物相关畸形

1. 米勒管发育异常的类型：

Ⅰ类 _____ Ⅱ类 _____ Ⅱ类 _____ Ⅳ类 _____
Ⅴ类 _____ Ⅵ类 _____ Ⅶ类 _____

2. 其他发现：_____
阴道：_____
宫颈：_____

输卵管：左侧 _____ 右侧 _____
肾　脏：左侧 _____ 右侧 _____

3. 治疗（手术步骤）：_____

4. 术后妊娠及新生儿存活预测：极好（＞75%）_____
好（50%～75%）_____ 一般（25%～50%）_____ 差（＜25%）_____

5. 后期治疗推荐：_____

6. 绘图

图 8-2-1　AFS 米勒管发育异常分类（1988 年）

（引自：American Fertility Society. The American Fertility Society classifications of adnexal adhesions，distal tubal occlusion，tubal occlusion secondary to tubal ligation，tubal pregnancies，mullerian anomalies and intrauterine adhesions Fertil Steril，1988，49（6）：944-955.）

女性生殖道发育异常ESHRE/ESGE分类

子宫发育异常		宫颈/阴道发育异
主要分类	亚分类	共存分类
U0 正常子宫		C0正常宫颈
U1异常形态子官	a. T型子宫	C1纵隔宫颈
	b.幼稚子宫	C2双宫颈
	c.其他	C3单侧宫颈发育不全
U2 纵隔子宫	a.部分性	C4 宫颈发育不全
	b.完全性	
U3 双休了宫	a.部分性	
	b.完全性	V0 正常阴道
	c.双角纵隔了宫	V1非阻塞型阴道纵隔
U4单角了宫	a.伴有宫腔的交通或非交通性残角子宫	V2 阻塞型阴道纵隔
	b.伴无宫腔的残角子宫或无残角子宫	V3阴道横隔和（或）处女膜闭锁
		V4阴道发育不全
U5 发育不全的子宫	a.有宫腔的单侧或双侧残角子宫	
	b.无宫腔的单侧或双侧残角子宫/全子宫发育不全	
U6未分米型		
	U C V	

其他非苗勒氏管起源的发育异常：

绘图：

图 8-2-2 女性生殖道发育异常 ESHRE/ESGE 分类

（引自：Grimbizis GF，Gordts S，Sardo ADS，et al，The ESHRE/ESGE consensus on the classification of female genital tract congenital anomalies.Human Reported，2013，28（8）：2032-2044.)

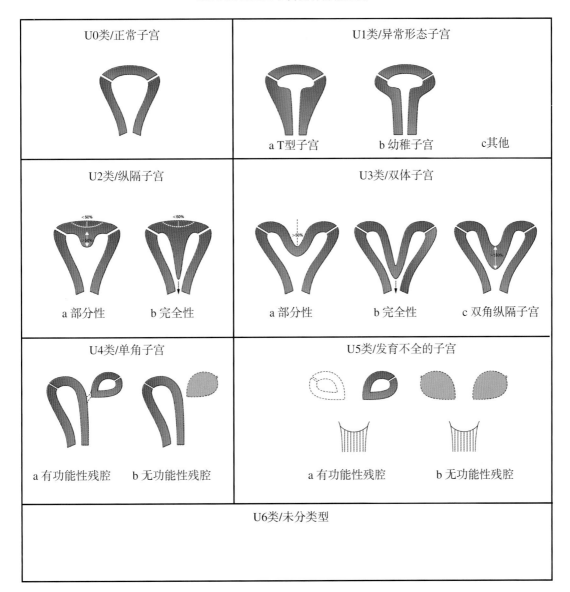

ESHRE/ESGE 子宫发育异常分类

U0类/正常子宫	U1类/异常形态子宫
	a T型子宫　　b 幼稚子宫　　c其他
U2类/纵隔子宫	U3类/双体子宫
a 部分性　　b 完全性	a 部分性　　b 完全性　　c 双角纵隔子宫
U4类/单角子宫	U5类/发育不全的子宫
a 有功能性残腔　　b 无功能性残腔	a 有功能性残腔　　b 无功能性残腔
U6类/未分类型	

注释：（1）2类：内部向宫腔隔状凸起深度 > 子宫壁厚度的50%，外部轮廓凹陷深度 < 子宫壁厚度的50%
（2）U3类：外部轮廓凹陷深度 > 子宫壁厚度的50%，其中c型内部向宫腔隔状凸起深度 > 子宫壁厚度150%
（3）U4类：a型即单角子宫对侧可伴有相通或不相通的有功能性宫腔的残角子宫；b型即单角子宫对侧伴有尤宫腔的残角子宫或无残角子宫
（4）U5类：a型仅为单侧或双侧有功能性宫腔的残角子宫；b型即无宫腔的残角子宫或子宫未发育

图 8-2-3　ESHRE/ESGE 子宫发育异常分类

（引自：Grimbizis GF，Gordts S，Sardo ADS，et al，The ESHRE/ESGE consensus on the classification of female genital tract congenital anomalies. Human Reported，2013，28（8）：2032-2044.）

表 8-2-2　VCUAM 分类法中关于子宫发育异常的分类

器官	分类	描述
子宫（U）	0	正常子宫
	1a	弓形子宫
	1b	中隔＜宫腔的50%
	1c	中隔＞宫腔的50%
	2	双角子宫
	3	子宫发育不良
	4a	单侧残角或发育不全
	4b	双侧残角或发育不全
	+	其他类型
	#	尚不明确

（引自：Oppelt P, Renner SP, Brucker S, et al. The VCUAM （Vagina Cervix Uterus Adnex-associated Malformation） Classification：a new classification for genital malformations.FertilSteril，2005，84（5）：1493-1497.）

表 8-2-3　女性生殖 - 泌尿系统畸形的胚胎 - 临床分类法（修订版）

分类及描述
1．一侧泌尿生殖系统未发育或发育不全型 包括一侧泌尿生殖嵴未发育或发育不全导致的单角子宫合并对侧肾缺如
2．双子宫（双角子宫或双子宫）合并阴道闭锁（或单侧宫颈阴道闭锁）以及同侧肾缺如 包括Herlyn-Werner 综合征和Wunderlich综合征
3．单独或常见的子宫或子宫阴道畸形 包括AFS分类中的7种米勒管发育异常和阴道横隔
4.残角子宫
5．尿生殖窦畸形 包括先天性处女膜闭锁、泌尿生殖道窦道、膀胱阴道瘘以及其他消化系统、泌尿系统畸形
6．其他罕见的复杂畸形

（引自：Acién P, Acién MI. The history of female genital tract malformation classifications and proposal of an updated system. HumReprod Update，2011，17（5）：693-705.）

子宫（congenital absence of uterus）、始基子宫（primordial uterus）、幼稚子宫（infantile uterus）三种类型。

（一）先天性无子宫

先天性无子宫是由于两侧中肾旁管中段及尾段未发育引起的，常合并无阴道，但输卵管、卵巢及第二性征正常。其患病率为 1/5000 ~ 1/4000（Friedler et al，2016）。

1.临床表现　先天性无子宫患者青春期前多无症状，在青春期后出现原发性闭经、性交障碍、原发性不孕。

2.处理　对于没有生育要求的患者通常不需要治疗。近年来随着外科移植手术、免疫抑制剂应用以及辅助生殖技术的发展，子宫移植（uterus transplantation，UTx）开始受到重视。子宫移植最早于 1999 年在啮齿类动物上进行实验，2000 年在沙特阿拉伯进行了第一例人体的子宫移植术，遗憾的是并没有成功，直到 2014 年世界上第一例子宫移植术后的活产儿诞生在瑞典（Fageeh et al，2001；Brännström et al，2015）。2019 年 1 月 20 日，我国首例子宫移植术患者在空军军医大学西京医院妇产科平安产子，这意味着我国子宫移植技术又上了一个新台阶，具有里程碑的意义。

（二）始基子宫

始基子宫，又称痕迹子宫，是由于两侧中肾旁管会合后短时间即停止发育所致（图 8-2-4）。始基子宫极小，仅长 1 ~ 3 cm，多数无子宫腔或有子宫腔无内膜，卵巢发育正常，常合并无阴道。MRKH 综合征（Mayer-Rokintansky-Küster Hauser syndrome）是以始基子宫、无阴道为主要临床表现的综合征。

1.临床表现　始基子宫主要表现为原发性闭经，极少部分患者始基子宫有发育的内膜，表现为周期性腹痛。

2.诊断　由于始基子宫体积小，临床上容易漏诊，超声检查发现邻近卵巢有实性团块，同时盆腔中央未见明显子宫回声伴有阴道发育障碍时应该考虑始基子宫，进一步明确诊断则需要经病理活检证实。在病理学上，始基子宫主要的镜下特点为：平滑肌肌束排列紊乱，厚壁血管以及畸形血管，未见明显的宫颈鳞状上皮、腺体及间

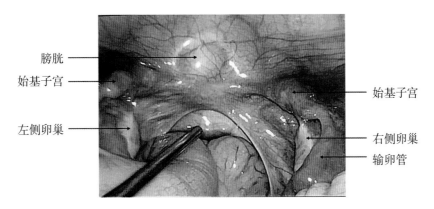

膀胱

始基子宫

左侧卵巢

始基子宫

右侧卵巢

输卵管

图 8-2-4　始基子宫

质组织，未见明显的子宫内膜腺体及间质组织。

3. 处理对于有发育的内膜会引起周期性腹痛的始基子宫通常需要切除。在极少数病例中，一侧或者双侧始基子宫内膜发育较好，宫腔体积较大，这种罕见的功能性始基子宫可以保留，若宫腔过小则失去了保留子宫的价值。保留始基子宫的手术主要是通过去除功能性始基子宫的梗阻因素，使子宫与人工阴道相通，以达到经血引流通畅的目的。

（三）幼稚子宫

幼稚子宫，又称子宫发育不良，系两侧中肾旁管会合后不久即停止发育所致。广义来说，幼稚子宫属于子宫发育不良的范畴，但属于重度子宫发育不良。而幼稚子宫与一般意义上的子宫发育不良又有着本质的区别，它并非单纯形状大小问题，而是在细胞功能层面有着本质的不同。

1. 临床表现幼稚子宫表现为初潮延迟或月经量极少、痛经、不孕。单纯性子宫小并不一定导致不孕，若合并卵巢发育不良则会导致不孕。

2. 诊断幼稚子宫患者除极少数以外，多可通过治疗而获良好效果，因此临床诊断显得尤为重要。幼稚子宫主要的诊断依据是原发闭经或月经稀发，子宫深度不超过 4.5 cm，子宫体与子宫颈的比例倒置或小于 1，宫腔容积小于 2 ml，此外无阴毛或阴毛稀少不能遮盖皮肤也有一定参考价值。而一般的子宫发育不良子宫深度多在 4.5 cm ～ 6.5 cm 之间，子宫体与子宫颈的比例大于 1，宫腔容积大于 2 ml，阴毛偏稀但能遮盖住皮肤，输卵管多通畅，性激素检测多在正常范围。

3. 处理幼稚子宫的治疗通常主张小剂量雌激素加孕激素周期序贯治疗，通常可自月经第 5 日起每晚口服戊酸雌二醇 2 mg，连服 21 日，第 11 日开始口服地屈孕酮 20 mg，每日 1 次，连服 10 日，连服 4 ～ 6 个周期。此外，中药治疗对幼稚子宫也有较好的疗效。

三、单角子宫与残角子宫

女性胚胎发育过程中，一侧米勒管未发育或发育不良导致单角子宫（unicornuate uterus）的形成。常合并有未发育侧的卵巢、输卵管和肾发育不全，70% 的单角子宫伴有同侧肾发育不全，70% ～ 89% 的单侧肾发育不全患者伴有生殖道发育异常。单角子宫的患病率为 0.03% ～ 0.1%，在米勒管发育异常中占 5% ～ 20%（Bhagavath et al，2017）。单角子宫常位于右侧，约 65% 合并残角子宫（rudimentary uterine horn）。残角子宫系一侧米勒管中下段发育缺陷，发育侧宫旁有一个小子宫及其附件。AFS 分类法中单角子宫与残角子宫共同属于 II 类中肾旁管发育异常，两者的组合分为 4 个亚组：①单角子宫合并有与宫腔相通的残角子宫（II A-1a 型）；②单角子宫合并有与宫腔不相通的残角子宫（II A-1b 型）；③单角子宫合并无宫腔的残角子宫（II A-2 型）；④单角子宫不合并残角子宫（II B 型），以上四种亚组分别占 10%、22%、33%、35%（Bhagavath et al，2017）。

1. 临床表现　多无明显症状，仅少数患者可表现为痛经、原发不孕、不良妊娠结局或异位妊娠。

（1）单角子宫若合并非交通性有腔的残角子宫时，患者可因痛经、慢性盆腔痛、原发不孕而就诊。

（2）单角子宫患者可出现流产、妊娠中期子宫破裂以及早产。

（3）异位妊娠可发生在残角子宫内（图8-2-5），极少数残角子宫妊娠可至足月，但常发生胎位不正、过期妊娠、临产后宫口不开触不到羊膜囊及胎先露或产程停滞、死胎等情况。残角子宫最严重的并发症是妊娠残角子宫破裂，偶有经剖宫产获得活婴的报道。也有患者会出现残角子宫侧输卵管妊娠（图8-2-6）。

2. 诊断　残角子宫与单角子宫临床表现不典型，容易漏诊和误诊，影像学检查有助于这两种异常的诊断和鉴别诊断。宫腔镜联合腹腔镜检查是诊断子宫发育异常的金标准，近年来随着微创手术的进步和发展，该检查已经在临床上广泛使用。

（1）超声检查：超声对单角子宫与残角子宫诊断的关键在于对子宫内膜横断面进行连续扫查，当发现子宫底部内膜短小偏向一侧、两侧子宫角内膜不对称或不满意时，应考虑宫腔形态存在异常。单角子宫、残角子宫各亚型的超声特点如下。①ⅡA-1a型：子宫体外形呈梭形，一侧可见一实性等回声的肌性突起，其内可见内膜样的回声，内膜与单角子宫的内膜相通；宫腔内膜呈管状，向肌性突起的另一侧稍弯曲；可见正常卵巢。②ⅡA-1b型：子宫体的外形呈梭形，一侧可见一实性等回声的肌性突起，其内可见内膜样的回声，内膜与单角子宫的内膜不相通；宫腔内膜呈管状，向肌性突起的另一侧稍弯曲；可见正常卵巢。③ⅡA-2型：子宫体的外形呈梭形，一侧可见一横径较小的实性等回声的肌性突起，此突起与子宫一侧的肌层紧相连，突起内无内膜回声，宫腔内膜呈管状，向肌性突起的另一侧稍弯曲；可见正常卵巢。④ⅡB型：子宫外形呈梭形，横径较小，子宫两侧未见实性等回声的肌性突起，宫腔内膜呈管状，向一侧稍弯曲，同侧可见正常卵巢。

（2）MRI：优势在于具有良好的软组织分辨率，无辐射、无痛，且能多参数、多角度及多平

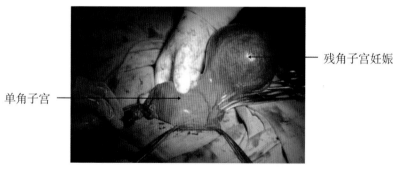

单角子宫　　　　　　　　　　　　　　残角子宫妊娠

图 8-2-5　残角子宫妊娠

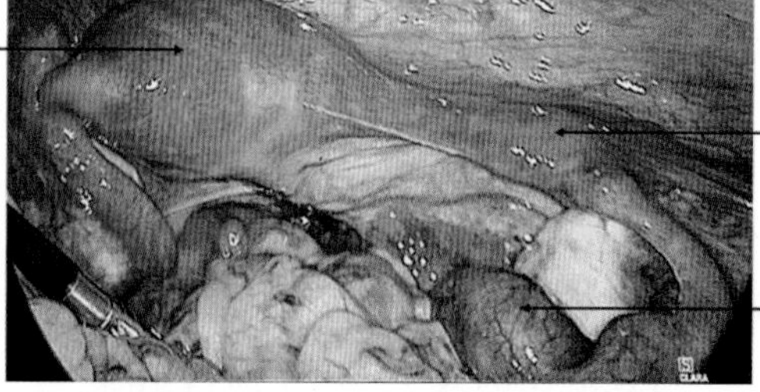

单角子宫

残角子宫

输卵管妊娠

图 8-2-6　残角子宫合并同侧输卵管妊娠

面成像，可准确诊断单角子宫和残角子宫的各个亚型，同时与其他类型子宫畸形相鉴别。

（3）输卵管造影：单角子宫在输卵管造影检查中的特征性表现为：输卵管上连接着一个很小的偏离的"香蕉状"的子宫，这个子宫通常有一个很小的宫颈。输卵管造影的局限性在于不能很好地显示单角子宫合并有宫腔不相通的残角子宫的情况。

3. 处理 单角子宫和残角子宫的诊断和分型是处理的基础。

（1）ⅡA-2型、ⅡB型通常不需要处理。

（2）ⅡA-1a、ⅡA-1b型患者若表现为重度顽固性痛经、慢性盆腔痛时，为防止复杂或危险性妊娠，建议对含有子宫内膜的残角子宫，即ⅡA-1a、ⅡA-1b型残角子宫进行手术治疗。

（3）残角子宫妊娠一经确诊应尽早手术，以防破裂，可行开腹或腹腔镜探查术。手术方式应根据患者内出血情况确定，若有明显内出血应首选开腹探查术，同时行同侧输卵管切除术并将圆韧带固定于子宫角处，防止妊娠后子宫扭转。若内出血不明显可行腹腔镜探查术。需要注意的是残角子宫妊娠易和输卵管妊娠相混淆，二者的区别为：残角子宫妊娠子宫破裂常发生于妊娠中期，多在妊娠20～21周左右，而输卵管妊娠破裂通常在孕8～12周时。单角子宫妊娠应被列为高危妊娠，常于孕32～34周发生子宫破裂，先兆破裂症状可表现为上腹痛，因此在此期间若发生腹痛应高度警惕子宫破裂（吴明升等，2018）。

四、双子宫

双子宫是由于两侧米勒管完全未融合，最终各自发育形成两个子宫和两个宫颈的一种特殊类型的子宫畸形（图8-2-7）。双子宫可合并阴道纵隔或斜隔，其中阴道纵隔又分为完全性阴道纵隔或不完全性阴道纵隔，当合并完全性阴道纵隔时称为双阴道双子宫畸形。双子宫的患病率为0.03%～0.1%，占所有米勒管发育异常的5%，约占子宫发育异常的15%～25%（Bhagavath et al，2017）。双子宫在妊娠后容易发生各种并发症，因而需要引起临床医生的高度重视。

1. 临床表现 双子宫患者一般无自觉症状，且有正常的月经周期，因而常不易被发现。但是双子宫妊娠时具有较高的流产率、早产率、难产率，且在妊娠过程中容易并发子宫破裂、子宫扭转、胎膜早破、胎盘早剥及产后大出血等围产期并发症。双子宫患者双侧子宫各有一套独立的系统，可发生单侧子宫妊娠，亦可发生双侧子宫妊娠，双侧子宫妊娠时可同期受孕，也可异期受孕，因而会增加诊断的难度。

2. 诊断 宫腹腔镜联合检查在明确观察子宫腔内部形态的同时可以直视子宫的外部形态，能够准确地诊断子宫发育异常的类型，是诊断双子宫的金标准。

（1）超声检查：是首选检查方法，在超声图像上，经连续多个纵切面扫查，可先后显示两个子宫；横行扫查时，在宫底水平有两个子宫，中间有间隙，两侧子宫内分别见宫内膜回声，宫体部水平呈分叶状或哑铃状，有两个宫内膜回声，两个宫腔呈单角型；宫颈水平横径较宽，有两个宫颈管回声；阴道水平横径较宽，可有两条气线的阴道；两子宫大小相近或其中之一较大（图8-2-8）。在三维超声下可识别子宫基底部的裂缝，用于区别纵隔子宫。无论是通过临床诊疗过程中

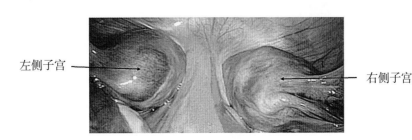

左侧子宫 ———— 右侧子宫

图8-2-7 双子宫畸形

的检查还是通过超声检查，必须看到两个宫颈口才能确诊为双子宫（图 8-2-9）。

（2）输卵管造影：如果同时对两个宫颈进行输卵管造影检查，这种异常表现为两个独立的子宫颈管分别通向两个发散的非交通性子宫内膜腔，每个子宫内膜腔连接一条输卵管。然而，如果在检查中忽略了两个子宫颈，仅通过一侧子宫颈行输卵管造影检查，那么就有可能误诊为单角子宫。

（3）MRI：可清晰显示子宫形态及宫腔内积血情况，具有较高的敏感性（100%）和特异性（79%），与宫腔镜、腹腔镜和开腹手术相比具有较高的一致性（100%）。

诊断双阴道双子宫畸形时需注意与子宫纵隔畸形（子宫纵隔 - 双宫颈 - 阴道纵隔畸形）及阴道斜隔综合征（双子宫、双宫颈、双阴道合并一

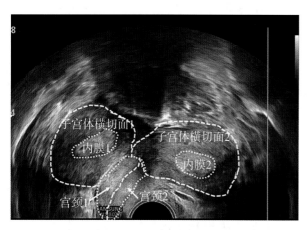

图 8-2-8　双子宫二维超声图像

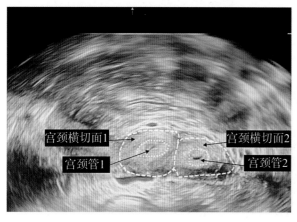

图 8-2-9　双子宫双宫颈三维超声图像

侧阴道完全或不完全闭锁的先天性畸形）等相似畸形相鉴别。

3. 处理

（1）双子宫是否需要行矫形术目前尚未达成共识，若发生反复流产，应在排除染色体、黄体功能以及免疫因素等其他导致复发性流产的病因后再行矫形手术。

（2）双子宫的患者孕前应完善检查，通过指导妊娠增加受孕可能，多数患者可顺利完成妊娠及分娩。①对于已受孕者，应明确孕囊所着床的子宫侧别并除外双侧子宫均妊娠可能，孕期加强监护，积极防治流产、早产及高危并发症；②分娩前注意常规备血及准备作用较强的子宫收缩剂，及时与儿科医师沟通，协助做好抢救新生儿的准备；③分娩时，应以减少母婴并发症为原则，根据胎儿大小、产力、产道、胎位等因素综合考虑决定，对于无产道梗阻、胎位异常、胎儿宫内窘迫者应首选阴道试产，若合并有胎位异常、胎儿宫内窘迫等情况时，应酌情放宽的剖宫产指征；④产后酌情对患者未孕侧宫腔行刮宫术，预防因蜕膜脱落、阴道出血时间长而增加的产褥感染机会。

（3）双子宫合并完全阴道纵隔若不影响性生活、妊娠及分娩的通常不做处理，这类患者常表现为一侧阴道相对宽大，若影响到性生活或者分娩时阻挡胎先露下降，通常需要行阴道纵隔切除术，术中阴道前后壁应留有 0.5 cm 的残端，以防止损伤尿道和直肠，创面行间断缝合以防粘连。

（4）由于双子宫患者具有两个单角、狭长的宫腔形态、子宫壁薄等特点，不宜放置宫内节育器避孕，如果患者有再生育要求，建议选择短效避孕药或安全套等方法，若无再生育要求可行输卵管结扎术。如需要终止妊娠，于孕早期可选择米非司酮联合米索前列醇药物流产（孕 7 周前）或行人工流产术。建议人工流产术在超声监测下进行，以避免手术时漏吸、吸宫不全及子宫穿孔的发生。

五、双角子宫与弓形子宫

双角子宫（bicornuate uterus）是一种常见的

对称性子宫发育不全，系两侧米勒管未完全融合所致，两条互相分离的米勒管连接于同一个宫颈，分离的程度各不相同，有的甚至直接到达宫颈内口（Edgar et al，2018）。双角子宫的患病率约为0.3%，占所有米勒管发育异常的10%（Bhagavath et al，2017）（图8-2-10）。弓形子宫（arcuate uterus）也是由于米勒管发育异常引起，主要是由于子宫阴道纵隔吸收不全所致。AFS分类系统将弓形子宫列为一种独立的类型，其子宫底部内膜与双侧宫角内膜形成角为钝角，底部向宫腔有一个小的隔状凸出（< 1.5 cm），子宫外形轮廓可凸起或平坦。

1. 临床表现

（1）双角子宫和弓形子宫患者多无临床症状，少数双角子宫患者会表现为月经量多伴有痛经。

（2）双角子宫妊娠后流产的风险增加，流产的发生与两个宫角的分离程度相关。也可能发生早产、胎儿畸形、胎儿宫内生长受限甚至子宫破裂，妊娠后的双角子宫其宫颈功能不全的危险性也会增加。

（3）弓形子宫可能与妊娠中期流产以及妊娠期横位相关。

2. 诊断 双角子宫的诊断可采用超声检查、MRI以及输卵管造影。鉴别双角子宫和纵隔子宫的金标准是宫腔镜联合腹腔镜检查。对于弓形子宫的诊断通常使用超声检查、输卵管造影检查。

（1）超声检查：双角子宫超声图像为子宫底部浆膜层向内凹陷，内陷的深度大于宫壁厚度的50%，凹陷深度达到宫颈内口处为完全性双角子宫，凹陷深度未达到宫颈内口处为不完全性双角子宫；子宫呈两角状，其内分别可见子宫内膜回

声，宫体下段、宫颈水平横切面表现无异常（图8-2-11）；纵向连续移行扫查时，其宫底部声像表现如双子宫，但仅有一个宫颈、阴道。弓形子宫的超声图像为：子宫外形基本正常，宫底外形无切迹，宫腔底部内膜呈弧形内凹，呈Y型；在三维冠状切面上，连接两侧宫角部内膜顶点的连线，与宫底内膜凹陷最低点的距离小于1 cm，两侧内膜间的夹角α大于90°（图8-2-12）。需要注意的是，妊娠后弓形子宫宫腔增大饱满，弓形常不明显，分娩后或者妊娠过程中发生流产行清宫术中，由于子宫收缩，弓形反而明显，故在清宫手术过程中B超医生或临床医生对于弓形子宫的诊断率明显高于术前超声诊断率。

（2）MRI：临床医生通过MRI可以了解宫

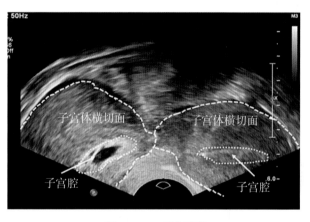

图 8-2-11 双角子宫

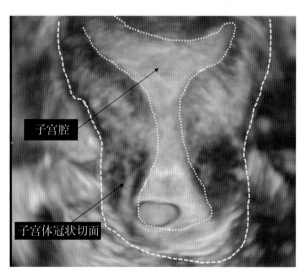

图 8-2-12 弓形子宫三维超声图像

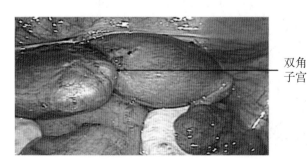

图 8-4-10 双角子宫

底外形、宫底部是否下陷，宫底下陷的深度和双侧宫腔分开的角度，有助于手术时达到满意的效果，减少手术并发症。

（3）输卵管造影：有助于了解宫腔形态，评估双侧输卵管通畅与否。双角子宫在输卵管造影图像下表现为分离的纺锤形的子宫角，但是输卵管造影不能反映出子宫的外部轮廓，对于双角子宫与单角子宫、纵隔子宫等的鉴别诊断有一定困难。

3. 处理

（1）双角子宫的治疗适用于多次中期流产或早产的患者，但关于双角子宫矫形手术的必要性尚存在争议。双角子宫的手术治疗过去常使用开腹子宫矫形术，将子宫底部两侧宫角中线切开，直到暴露宫腔，再将左右两侧切口纵向对缝，形成一个形态正常的子宫，即"横切纵缝"。随着微创技术的进步，也可尝试宫腹腔镜联合矫形术，该术式具有解剖恢复良好、失血少、重建了一个宽敞均匀的宫腔、住院时间短、瘢痕愈合好、术后盆腔粘连发生率更低等优点。双角子宫患者如有孕晚期自然流产史，须考虑合并宫颈功能不全因素存在的可能，必要时可在子宫矫形术的同时行宫颈环扎术，或妊娠后选择合适的时机进行宫颈环扎。

（2）弓形子宫患者常无临床表现，且对于妊娠结局的影响尚不明确，故对于弓形子宫患者通常不需要处理。

六、纵隔子宫

纵隔子宫（septate uterus）是胚胎发育第 10 ～ 12 周双侧米勒管融合后再吸收障碍所致的女性生殖道畸形，患病率为 0.9% ～ 2%，在米勒管发育异常中占 55%，占子宫发育异常的 35% ～ 57.5%（Bhagavath et al，2017）。纵隔子宫又可进一步分为完全纵隔子宫和不全纵隔子宫。其中完全纵隔子宫指纵隔从宫底到宫颈内口或外口，不全纵隔子宫指纵隔从宫底到宫颈内口以上的任何部位。完全纵隔子宫常伴有阴道纵隔、泌尿系统发育不全，少数有一侧阴道闭锁。不全纵隔子宫可伴有双宫颈。

1. 临床表现　纵隔子宫是最常见的子宫发

育异常，可导致不孕、流产、胎位异常和早产。流产常发生在孕 13 周以前，流产率为 26% ～ 94%。流产可能是由于胚胎种植到纵隔隔膜上受精卵血液供给不足而引起；也可能是由于纵隔肌纤维增多导致的不协调收缩而引起，在电子显微镜下可以看到纵隔内膜的形态学未达到可以着床的标准。早产发生率为 10% ～ 33% 是由于纵隔子宫常伴随宫颈肌肉与结缔组织比例失衡，增加了宫颈功能不全的发生率，进而导致早产。其他临床表现包括胎儿宫内生长受限、胎盘早剥和胎儿畸形等。

2. 诊断　根据欧洲人类生殖与胚胎学会和欧洲妇科内镜学会 2013 年关于女性生殖道畸形的分类共识，纵隔子宫的诊断要点主要包括两个方面：①宫底内轮廓凸向宫腔的深度大于宫底肌层厚度的 1/2；②宫底外形可以稍有凹陷，但凹陷的深度小于肌层厚度的 1/2。从上述纵隔子宫的定义可知纵隔子宫的诊断需要结合宫腔内和宫底外形情况才可以确诊。

（1）超声检查：在二维超声图像上纵隔子宫外形正常，但宫底横径较宽，宫底水平横切面显示宫内中部纵隔，回声较肌层稍低，其两侧各有一梭形宫内膜回声（图 8-2-13）。在三维冠状切面上，在两侧宫角部内膜顶点做一连线，该连线与宫底内膜凹陷最低点的距离大于 1 cm，两侧内膜间的夹角 α 小于 90°，当宫腔内膜呈 Y 形时为不完全纵隔子宫（图 8-2-14），当内膜腔呈 V

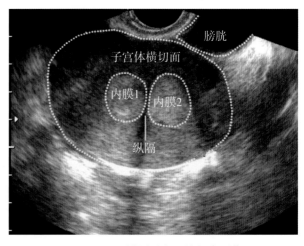

图 8-2-13　纵隔子宫二维超声图像

形，则为完全纵隔子宫（图 8-2-15）；若有宫底浆膜层内陷时，内陷深度小于宫壁厚度的 50%；部分纵隔一直延续到宫颈管，为双宫颈管完全纵隔畸形。三维超声是诊断纵隔子宫非常重要的无创方法，不仅能显示子宫外形及内膜形态，而且能够准确测量子宫纵隔的深度和角度。另外，三维超声还对经宫颈子宫纵隔切除术（transcervical resection of septum，TCRS）后是否需要再次手术有很好预测价值。

（2）MRI：具有良好的软组织分辨力，可在成像时区别纵隔的性质，若纵隔为纤维性的通常显示子宫内膜低回声信号，若为肌肉性的则显示高回声信号，通常在二维超声诊断不清楚或者没有三维超声的情况下使用。

（3）宫腔镜检查：在宫腔镜检查下可以看到

猫眼图像（图 8-2-16），每侧宫腔可见一个输卵管入口，该检查不仅可以了解宫腔的纵隔情况，还可以了解是否同时存在其他宫腔内病变。宫腔镜检查本身不能够确诊纵隔子宫，必须要结合宫底外形才可以确诊。

（4）腹腔镜检查：随着三维超声、MRI 等无创检查的运用，目前有创的腹腔镜检查已很少专门用于诊断目的。但当宫底的情况无法用以上的影像学检查来确定或者患者合并有盆腔病变需要处理时仍然选择腹腔镜检查。

（5）子宫输卵管造影：子宫输卵管造影可以用于评估子宫纵隔的大小和范围，但是在进行子宫输卵管造影时常因看到两个宫腔而误诊为双子宫。通常认为两个子宫角之间的距离如果小于 75° 时提示纵隔子宫，但是这也并非绝对性的结论。输卵管造影显示的是宫腔内情况，不能显示子宫的外部轮廓且输卵管造影的成像是平片，分析结果时常常需要结合拍摄角度，因此诊断纵隔子宫的价值不大。

（6）其他：三维盐水灌注宫腔超声造影术（3-dimensional saline infusion sonohysterography）在诊断纵隔子宫时的准确度、敏感性、特异性、阳性预测值、阴性预测值均为 100%。但是该检查为有创操作，可根据患者具体情况酌情选择。

3. 处理 纵隔子宫患者若无明显临床症状

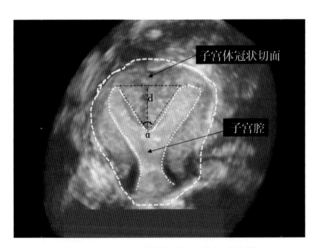

图 8-2-14 不全纵隔子宫三维超声图像

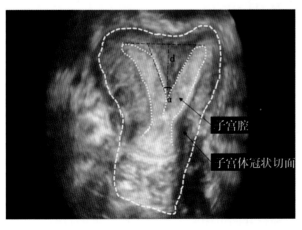

图 8-2-15 完全纵隔子宫三维超声图像

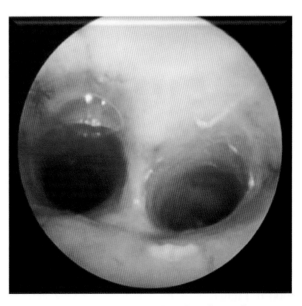

图 8-2-16 纵隔子宫宫腔镜下猫眼图像

及生育问题，无须治疗；如有 2 次或 2 次以上自然流产、早产等不良孕产史则需手术治疗。手术治疗的原则是恢复子宫的正常解剖结构，提供生育条件，目前被广泛接受的手术方式是 TCRS。

（1）TCRS 切口位于纵隔的下缘，位置在子宫前壁和子宫后壁之间等距处，由子宫纵隔下缘向宫底，沿纵隔水平中线横行对称切割渐进式水平切除，直到子宫底（图 8-2-17），子宫纵隔组织致密且基本不含血管，而宫底的肌层含有血管，为网格状、粉红色，该特点在宫腔镜术中也可协助判断纵隔是否已经切除或者是否切除过深达到宫底肌层。

（2）TCRS 应在超声监测下进行，以减少持续性纵隔和子宫穿孔的风险，对于复杂的病例，特别是宫底外形情况无法明确时，可以在腹腔镜监护下进行手术；若没有 B 超或腹腔镜监测的条件则可以按以下几点进行判断：①当宫底外形正常或扁平的情况下，应分别切除，至宫底内轮廓凸向宫腔最明显处位于双侧输卵管口连线水平下 0.5 cm、1 cm 处停止手术；②当宫底外形凹陷向宫腔方向，应当于宫底凸向宫腔最明显处在双侧输卵管口连线水平下（1+ 宫底外形凹陷向宫腔深度）cm 处停止手术。

（3）术后实施防止宫腔粘连的措施主要有：放置宫内节育器（intrauterine device，IUD）、放置 Foley 球囊、雌孕激素人工周期治疗、羊膜移

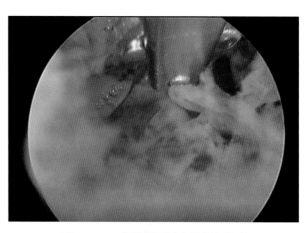

图 8-2-17　宫腔镜下子宫纵隔切除术

植、放置可吸收抗粘连膜及干细胞治疗等，但各种治疗方法的实际效果仍存在争议。

（4）术后 2 个月需要行三维超声检查，记录是否有残留纵隔，目前普遍认为超过 1 cm 的残留纵隔需要行二次宫腔镜探查及手术。

另外，在妊娠期不建议在清除妊娠物的同时行子宫纵隔切除术，因为妊娠期子宫血供丰富，术中容易水中毒、宫腔变大，且妊娠可能导致宫腔形态左右不对称，术后容易导致宫腔粘连等。

致谢：

衷心感谢马永红老师为本文提供超声图像以及在本文写作过程中的悉心指导和无私帮助。

（韩雪松　龙熙翠）

第三节　宫颈发育异常

一、病因与分类

（一）病因

宫颈发育异常（congenital cervical anomalies）是一种罕见的生殖道发育异常，是由于两侧中肾旁管尾段分化发育过程中出现异常而引起的。1900 年 Ludwig 首次报道了 1 例，之后文献中也多为个案报道，近年来随着辅助诊断技术的进步，报道例数逐渐增加。

（二）分类

宫颈发育异常包括先天性宫颈不发育（agenisis，即无宫颈）和先天性宫颈发育不良（dysgenisis or atresia，即宫颈闭锁）两大类。先天性宫颈闭锁按其胚胎学发生可分为两类，一类为先天性宫颈闭锁合并阴道闭锁或阴道不同深度的盲端，一类为宫颈闭锁，阴道正常。按解剖学国内外有多种

分类方法，其中以 John 于 2003 年提出的分类法应用较为广泛，该分类法将先天性宫颈闭锁分为四型（郝焰等，2016）。①Ⅰ型为颈管口阻塞型：宫颈外形基本正常，颈口闭锁，有部分颈管内腔存在；②Ⅱ型为纤维索型：宫颈为实性纤维组织，其长度和直径不一，可能有少量颈管上皮和腺体；③Ⅲ型为中部狭窄型：宫颈中部狭窄，末端形成球状，且没有可以辨认的内腔；④Ⅳ型为碎片型：宫颈呈碎片状，宫体下可以触到部分宫颈，不与子宫下端相连（Roberts et al，2011）（图 8-3-1）。

二、临床表现

宫颈发育异常患者常表现为青春期后原发闭经、周期性腹痛及盆腔痛，病史长者可发展为卵巢型和腹膜型子宫内膜异位症、子宫腺肌病。患者多数伴有阴道发育不全，也可合并双子宫或双角子宫、纵隔子宫、单角子宫等。少数患者也伴有泌尿系统畸形，如一侧肾发育不良、肾下垂、双输尿管等。

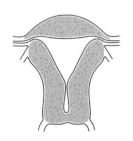

Ⅰ型：颈管口阻塞型

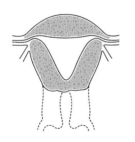

Ⅱ型：纤维索型

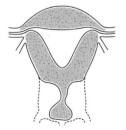

Ⅲ型：中部狭窄型

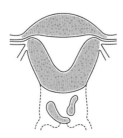

Ⅳ型：碎片型

图 8-3-1 先天性宫颈闭锁解剖学分型

三、诊断方法

1. 妇科检查 可见阴道顶端为盲端或有部分宫颈发育，但宫颈口阻塞，此时以探针探查宫颈管无法进入宫腔。

2. 影像学检查 B 超是方便实用的检查方法，经腹或经阴道 B 超图像上可显示生殖道畸形积血梗阻的部位，也可直接显示有无宫颈或宫颈段结构不清、宫颈形状不规整、宫颈积液、小宫颈等。当积血的囊块距离阴道前庭较近时，B 超易误诊为阴道下段闭锁或处女膜闭锁，使术者对手术的复杂性估计不足。盆腔 MRI 有助于判断宫颈闭锁的类型及选择恰当的治疗方案，应积极推荐。总之，临床表现、妇科检查、影像学技术在宫颈发育异常的诊断中发挥了重要作用，但最终仍需手术明确。

四、治疗

（一）处理时机

手术最佳时机是月经来潮时，此时积血最多，囊块的下极距阴道外口近，有助于建立人工穴道。

（二）处理原则

1. 先天性无宫颈的患者缺乏宫颈的结构，且无宫颈腺体，术后容易发生粘连再狭窄，应首选子宫切除术。若患者保留生育功能愿望强烈，可行子宫阴道吻合术。

2. 对于纤维索型、中部狭窄型、碎片型这 3 种类型的先天性宫颈闭锁，特别是合并先天性阴道闭锁时，建议首选子宫切除术。如患者强烈要求保留子宫及宫颈，应与患者及家属充分沟通，告知再次粘连狭窄、继发积血和感染的风险，极有可能再次手术切除子宫而导致手术的失败。试行保留生育功能的手术，包括宫颈端 - 端吻合术、阴道 - 宫颈吻合或切除宫颈组织后行阴道 - 子宫吻合术。

3. 由于宫颈管口阻塞型患者具有相对完整的宫颈及内膜，可行宫颈管腔成形术。先经阴道或经腹确定宫颈的中心点，以穿刺针在中心点穿刺与阴道交通后，扩张棒扩张，再以中厚皮瓣、全厚皮瓣、膀胱黏膜、大隐静脉、腹膜或肠管等内衬或外套于成形的宫颈管，并加引流管支撑宫颈管和宫腔，以防发生粘连、狭窄和再闭锁。这类患者相比纤维索型、中部狭窄型、碎片型的宫颈闭锁，保留生育的机会要多；若怀孕，宜在孕12周时进行宫颈环扎术以支持宫颈功能。

（三）先天性宫颈闭锁复发的预防措施

宫颈闭锁切开术后再粘连是手术失败的主要原因，可能需要二次手术或子宫切除术。初次手术前可考虑应用促性腺激素释放激素类似物（gonadotrophin releasing hormone analogue，GnRHa），减轻子宫内膜异位症的发生，减少术后宫颈闭锁复发的风险，需要强调的是青少年处于生长发育和骨密度增加的特殊时期，GnRHa可能会影响骨骼的矿化。因此，在青少年中使用GnRHa应特别慎重。除此之外，术后宫颈留置支架，保持宫腔引流通畅也非常重要。

先天性宫颈闭锁，处理困难且易复发，因此临床上应结合患者的年龄、闭锁类型、经济条件、患者及家属的依从性等综合考虑，术后应加强随访，警惕宫颈再次粘连或闭锁。

（韩雪松　龙熙翠）

第四节　阴道发育异常

一、病因

阴道由中肾旁管（Müllerian管，又称米勒管）和尿生殖窦发育而来。在胚胎第6周，在中肾管（Wolffian管，又称午非管）外侧，体腔上皮向外壁中胚叶凹陷成沟，形成中肾旁管。双侧中肾旁管融合形成子宫和部分阴道。胚胎6～7周，原始泄殖腔被尿直肠隔分隔为尿生殖窦。在胚胎第9周，双侧中肾旁管下段融合，其间的纵行间隔消失，形成子宫阴道管。尿生殖窦上端细胞增生，形成实质性的窦-阴道球，并进一步增殖形成阴道板。自胚胎11周起，阴道板开始腔化，形成阴道。其间任何因素引起中肾旁管的形成与融合异常，都会导致尿生殖窦发育成阴道的过程异常。阴道发育异常按临床表型可分为：先天性无阴道、阴道闭锁、阴道横隔、阴道纵隔和阴道斜隔综合征。阴道发育异常的临床表现常常为闭经、痛经、慢性盆腔痛、异常阴道分泌物、性生活障碍、不孕等。

二、分类

阴道发育异常分类有两种，即AFS分类与ESHRE/ESGE分类（表8-4-1），两者从解剖学描述看大同小异，只是前者更侧重于从组织胚胎学起源分类，而后者则直观解剖描述。临床应用中采用解剖学异常的分类更为便捷可行。

临床上可见以下几种异常。

（一）MRKH综合征

MRKH综合征（Mayer-Rokitansky-Küster-Hauser syndrome），在存活女婴中发病率为1/5000～1/4000，是双侧中肾旁管未发育或其尾端发育停滞而未向下延伸所导致的以始基子宫、无阴道为主要临床表现的综合征。特征为单侧或双侧实性始基子宫结节，少部分患者虽然有子宫内膜但子宫发育不良，基本无生育潜能；阴道完全缺失，或前庭处有一穴状浅凹；染色体、性腺、第二性征均为正常女性（Zhu et al，2019；Liu et al，2019）。

1. 分型　MRKH综合征主要分为两型。Ⅰ型（图8-4-1）：单纯型：单纯子宫、阴道发育异常，而泌尿系统、骨骼系统无伴发畸形。此型常见，约占64%。Ⅱ型（图8-4-2）：复杂型。除子宫、阴道发育异常外，伴有泌尿系统或骨骼系统发育畸形。其中，除中肾旁管发育异常外，如

表 8-4-1	阴道发育异常的国际分类比较	
分类系统	类型	描述
AFS	中肾旁管发育不良	无阴道/阴道完全闭锁
	尿生殖窦发育不良	阴道下段闭锁
	中肾旁管垂直融合异常	阴道横隔
	中肾旁管侧面融合异常	阴道纵隔
	中肾旁管垂直-侧面融合异常	阴道斜隔
ESHRE/ESGE	V0	正常阴道
	V1	非梗阻性阴道纵隔
	V2	梗阻性阴道纵隔
	V3	阴道横隔
	V4	阴道闭锁

同时合并泌尿系统及颈胸段体节发育畸形者称为 MURCS 综合征（Müllerianaplasia, renalaplasia, and cervicothoracic somite dysplasia，即中肾旁管发育缺失、一侧肾发育缺失及颈胸段体节发育异常）（Rall et al，2015）。

2. 临床表现

（1）原发性闭经：患者幼年时无症状，青春期后女性第二性征发育正常，但无月经来潮，常以原发性闭经就诊。

（2）性交困难：少数患者以婚后性交困难就诊，其中有些患者因性生活时反复顶压可形成顶端为盲端的阴道，也有患者因盲目顶压而出现尿道扩张，甚至会阴直肠瘘。

（3）周期性下腹痛：极少数 MRKH 综合征患者存在有功能的子宫内膜，青春期后可随月经周期出现周期性下腹痛，常影响正常工作和生

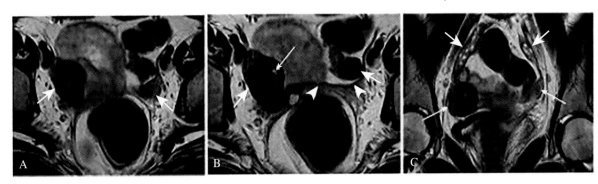

图 8-4-1　MRKH 综合征患者内生殖器；**A.** 双侧始基子宫（粗箭头）；**B.** 双侧始基子宫（粗箭头）仅有纤维状组织连接（箭头），其中右侧始基子宫可见宫腔（细箭头）；**C.** 双侧正常卵巢组织（粗箭头）邻接双侧始基子宫（细箭头）

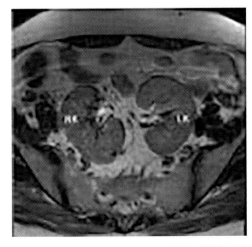
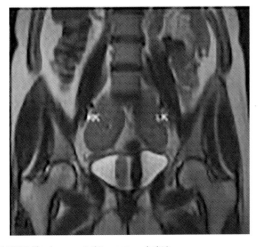

图 8-4-2　MRI 显示双肾位于盆腔骶骨前（LK，左肾；RK，右肾）

活。这类患者往往就诊早，易被早发现。

（4）合并其他器官畸形或异常：在伴随的其他畸形中，以泌尿系统畸形最常见，占 34% ～ 58%，包括单侧肾缺如、盆腔肾、马蹄肾等；骨骼系统畸形占 13% ～ 44%，主要为脊柱发育畸形，少数患者可合并面部及肢端骨骼发育畸形；其他系统畸形或异常包括心脏畸形、听力及视力障碍等。

3. 体征

（1）一般检查：注意女性第二性征的发育情况，如身材、体态、毛发分布及乳房发育等是否与年龄和性别相符，以排除性发育异常。本病患者的第二性征发育与正常女性无差异。

（2）妇科检查：女性外阴，阴道前庭仅有尿道开口而无阴道开口，有时呈一深 1 ～ 3 cm 浅凹。肛查子宫缺如，或仅可扪及一个或两个肌性结节（始基子宫）或小子宫（即有功能性子宫内膜但子宫发育不良）。

4. 辅助检查

（1）实验室检查：染色体核型正常（46，XX），性激素检测也表现为正常女性水平。

（2）影像学检查

①盆腔 B 超：简单、易行，可作为首选。B 超能显示子宫缺如，或膀胱顶部后方可探及一个或两个实性小结节，即为始基子宫。对于少数存在有功能性子宫内膜但子宫发育不良的患者可显示为盆腔包块（或积血的子宫），卵巢一般显示为正常大小。

②泌尿系统 B 超：可正常，也可发现如一侧肾缺如或发育不良、异位肾、盆腔融合肾等泌尿系统发育异常。

③盆腔 MRI：常作为进一步检查的手段，对子宫颈、子宫体的结构检查更为清晰，尤其对于存在功能性子宫内膜但子宫发育不良的患者，具有精确诊断的价值（Yoo et al，2013）。

④X 线和 CT 检查：有助于排查可能合并的骨骼系统畸形，常用全脊柱正、侧位拼接相检查，可发现脊柱侧弯、椎体发育不良或融合、脊柱裂、骶椎隐性裂等脊柱发育畸形，也可发现胸廓、肋骨等发育畸形（Shivalingappa et al，2016）。

⑤腹腔镜检查：对于可疑合并盆腔或卵巢子宫内膜异位症或少数存在功能性子宫内膜的患者，腹腔镜兼有诊断和治疗的双重价值，但并非常规的诊断手段。

5. 治疗　为体现更好的人文关怀，治疗开始的时间应在患者有性生活的意愿时进行。非手术治疗可以在患者情感成熟后的任何时间进行，手术治疗的最佳时间一般在 18 ～ 21 岁。但对于少数存在功能性子宫内膜的患者，因较早期即可出现周期性下腹痛的症状，应在明确诊断后尽早治疗，及时切除子宫，也有保留子宫并与人工阴道贯通的报道。术后需要正确佩戴模具或支架，否则容易粘连或挛缩，导致手术失败。人工阴道成形术的时机应掌握在患者婚前半年左右。

（1）非手术治疗：即顶压扩张法，应推荐为一线治疗。系直接用模具在发育较好的阴道前庭舟状窝区域即尿道口后方与阴唇后联合之间（相当于阴道开口处）向内顶压的方法。用不同大小的模具，由小到大逐号压迫，循序渐进，直至达到理想的阴道长度，一般认为达 7 ～ 9 cm 深，宽 2.5 ～ 3 cm 即可。模具应选用光滑、舒适、耐磨不易碎、对人体无害的材质，可为木质、玻璃、塑料或其他合成材料。顶压法应在医生或专业护士的指导下进行，如方法不当可导致泌尿系统感染、局部流血或直肠损伤等并发症。对于外阴发育较好、组织松软、有 2 ～ 3 cm 阴道浅凹者，更易顶压成功，成功率可达 90% ～ 100%。顶压成功后需要长期佩戴模具 3 ～ 6 个月，直至每周有 2 次以上的性生活为止，否则可因人工阴道变浅而失败。本方法创伤小、费用低，无严重并发症，适用于依从性较好的初治患者。

（2）手术治疗：适用于非手术治疗失败或拒绝顶压法的患者。手术方式包括 Vechietti 阴道成形术、腹膜代阴道成形术、肠代阴道成形术（回肠或乙状结肠）、生物补片代阴道成形术、皮瓣法代阴道成形术、Williams 阴道成形术、羊膜代阴道成形术等 20 余种。各种术式均有利有弊，决定因素主要是患者的自身条件及医生团队的擅长，目前尚无最佳术式。Vechietti 阴道成形术、以罗湖术式为代表的腹膜代阴道成形术以及肠代阴道成形术（主要为乙状结肠代阴道）为目前临床上应用较多的术式。

① Vecchietti 阴道成形术（也称前庭黏膜上提术）：将外阴舟状窝顶端用缝线牵引上提，通过盆腔固定于前腹壁，定期上提，从而达到扩张"阴道"的目的。该术式于 1969 年由 Vecchitti 首创，适合初次行阴道成形术且尿道口位置较高的患者。1992 年，Gauwerky 等将腹腔镜技术应用于此术式，大大增加了手术的安全性，降低了并发症的发生率，实现了真正意义上的微创。术后需要长期佩戴阴道模具，预防术后粘连狭窄。

② 腹膜代阴道成形术：可经开腹、腹腔镜或经阴道途径完成，目前较为常用的是腹腔镜途径，游离盆底腹膜的方法可整片下推或分片下拉。手术方法相对简单，创伤小，但是术后需要定期扩张，远期有人工阴道再狭窄或粘连的可能。有严重盆腔粘连者不适宜本术式。主要步骤：腹腔镜探查盆腔：盆腔两侧近盆壁处均可见始基子宫，双侧始基子宫之间为一条索状增厚的腹膜，双侧卵巢及输卵管往往发育正常。主要手术步骤：探查完毕，于盆腔中部条索状腹膜下方，注入 0.9% 氯化钠注射液 100 ～ 200 ml，以分离盆底腹膜。于盆腔中央的条索状腹膜处横行剪开，分离腹膜前后叶各长 8 ～ 10 cm，前片以锐性分离为主，后片以钝性分离为主。前片腹膜于膀胱两侧打开；后片腹膜在两侧输尿管内侧分离、切开，使之三面游离，此时前后片腹膜均已经充分游离，呈"H"形。在阴道前庭"阴道口"凹陷处设计"U"形切口，于尿道-膀胱与直肠间隙注入水垫、钝性分离造穴，长 9 ～ 10 cm，宽 2 ～ 3 横指，使其与腹腔相通。将已游离的前后片腹膜顶端用缝线标记，拉入"阴道"穴中，游离前后片腹膜的远端边缘缝合固定于新阴道口周围的前庭黏膜上。阴道顶端的形成：于腹腔镜下将膀胱及直肠表面的浆膜形成创面并间断缝合，关闭腹腔并形成阴道顶端，连续缝合盆腔腹膜以加固盆底。术毕穴道放入硬质模型（郎景和，2004）。

（3）罗湖术式：是罗光楠教授团队首创的腹膜代阴道成形术的系列术式，罗湖一式、二式主要针对 MRKH 综合征，罗湖一式是造穴后利用推进器将腹膜自腹腔向会阴部顶压，二式在其基础上改良，目前临床上应用较多。罗湖二式主要

步骤为先将穿刺针在尿道-膀胱与直肠间隙注入水垫，钝性分离间隙形成可容 2 ～ 3 横指隧道，之后模具经隧道向盆底腹膜推进，腹腔镜下电凝切开模具顶端腹膜及盆底组织，经隧道下拉腹膜断端缝合于外阴前庭黏膜，形成人工阴道下端，腹腔镜下缝合隧道顶端腹膜，形成人工阴道顶端，放置并固定模具。后续罗湖三式是指闭锁宫颈切除＋腹腔镜腹膜代阴道成形（罗湖二式）＋子宫-人工阴道吻合术，主要应用于阴道闭锁 II 型。罗湖四式是指在腹腔镜下将闭锁阴道切开＋腹膜阴道成形术（罗湖二式），主要应用于高位阴道闭锁 I 型。罗湖系列术式在避免术中副损伤及保留患者生理功能方面有一定优势。

（4）腹腔镜腹膜代阴道成形术：如果始基子宫小，又不影响腹膜的游离，可以不切除，以减少手术步骤，保留尽量多的腹膜。如果始基子宫较大，且较靠近盆腔中央，可以切除以利于腹膜的游离。切除始基子宫操作较为简单，但要注意尽量保留包括始基子宫表面的盆底腹膜。另外，子宫畸形可导致子宫动脉和输尿管位置发生改变，故需要谨慎操作，避免子宫动脉和输尿管的损伤。充分游离腹膜，足够长的腹膜对减少腹膜片放入穴道后的张力十分重要，故应尽量游离腹膜，长度一般需 8 ～ 10 cm；但是，始基子宫之间的条索状腹膜到膀胱反折腹膜处的长度大多为 4 ～ 6 cm。术中利用腹膜的伸展性，采用增加宽度代替长度，从两个始基子宫之间切开腹膜，宽度可达 12 cm 左右，这样可保证前片游离腹膜的足够宽度。另外，因前片腹膜伸展度较后片好，易分离，前壁分离腹膜的切口可在索状腹膜缘的前下方选择切口，为后片让出 1 cm，目的是保证后片的长度（因正常阴道后壁较前壁长，所以应保证后片有足够的长度）。先天性无阴道患者阴道前庭距盆底的距离为 4 ～ 6 cm，平均（5.4±0.76）cm，所以术中如果在打开的盆底腹膜处缝合，阴道长度只有 5 ～ 6 cm，故所有患者均需行阴道延长。可先置入 9 ～ 10 cm 的模型，在模型顶端缝合膀胱顶和直肠前壁的腹膜，这样可以延长阴道 3 ～ 4 cm，使新形成的人工阴道达 9 ～ 10 cm，以保证成形阴道的长度。盆膈的处理是保证术后阴道宽度的关键，盆膈的分离宽度

应＞3 cm 或达三指，如宽度不够，术后不能将模具轻松地置换和插入延长段阴道，可能导致上段阴道的挛缩或成"废区"，可使阴道长度减少3～4 cm。要完全封闭阴道顶端，与开腹手术相比，腹腔镜阴道顶端封闭有一定难度，而如果顶端封闭不够，理论上有可能使盆腹腔器官脱出或上行性盆腔感染，可能造成严重后果。故阴道顶端应行双层缝合，必要时行盆腔完全腹膜化。手术结束时妥当放置阴道模具：对保持阴道顶端的完整性，避免盆腹腔器官疝的形成有一定预防作用。预防损伤是保证手术安全、有效的重点。造穴时要注意避免损伤尿道、膀胱及直肠；游离腹膜时，注意避免损伤膀胱、输尿管及直肠；切开前腹膜时，注意膀胱的边界，在膀胱外侧，以剪刀剪开为好，也可用超声刀。如果用单极电凝器械切开，应使用较低功率（20～25 W）的电刀；切开后腹膜时，应看清输尿管的走行，在输尿管内侧切开，也不能太靠近直肠；延长阴道及封闭阴道顶端时，在膀胱及直肠浆膜形成创面时不宜过深，缝合时也要注意只在浆肌层。术后护理要点：术后要保持外阴清洁，自术后3天起阴道冲洗每日1～2次，保留尿管7天，第5天夹尿管，定时开放。术后进流质、少渣半流食3～4天，控制大便5～6天后用缓泻剂软化并促进排便，7天后取出阴道内纱布模型，每日1次用0.1%的碘伏灌洗阴道，无明显出血及感染者，更换硬质阴道模具。出院前教会患者正确放置、更换和消毒模具的方法及注意事项。未婚者需要昼夜放置模具3～6个月，以后可仅在夜间放置，已婚者复查阴道伤口完全愈合后方能开始性生活（李宝艳，2013；罗光楠等，2016）。

（5）乙状结肠代阴道成形术：腹腔镜下乙状结肠代阴道成形术术后阴道不易挛缩，不会发生粘连，重建阴道具有足够的宽度和长度，其组织结构、外观和感觉能力与自然阴道相似；性生活时人工阴道有黏液产生，有天然润滑作用，并有收缩功能，更利于性生活的进行。但该术式操作复杂，有发生肠道并发症的可能性；且术后初期有异味的肠液分泌会给患者带来不便；术后也有发生人工阴道脱垂的可能，多用于其他成形术后失败的患者，或同时完成阴道成形和直肠瘘的

修补。

手术步骤如下（图 8-4-3）：

①取膀胱截石位，建立气腹取头低右倾位。

②全面探查盆腹腔，在盆腔可见两个未发育的始基子宫结节和发育较好的卵巢和输卵管。

③探查肠系膜下动脉及其分支乙状结肠动脉的走行情况，钛夹标记拟截取乙状结肠肠段的位置，拟截取的乙状结肠肠段下端通常为乙状结肠与直肠交界处，截取肠管的长度通常为 10～12 cm，超声刀游离乙状结肠系膜，保留乙状结肠动脉主干及肠襻血管弓。在拟截取肠段的近端再充分游离出一定长度，准备置入吻合器钉座以备与直肠上端行端端吻合。

④于阴道前庭"阴道口"位置设计手术切口，以含有 1∶1 000 000～1∶2 000 000 肾上腺素的生理盐水 200～300 ml 打水垫，以分离尿道-膀胱与直肠间隙。

⑤"阴道口"处横弧形切开，钝性分离间隙，后方以纱布卷定位标记直肠壁，前方以导尿管标记尿道，指扩穴腔达可容纳 3～4 指，深部可触及直肠膀胱陷凹处腹膜，腹腔镜监测下可见"人工穴腔"顶端的盆底腹膜，充分止血并用纱条填塞穴腔。手术路径有多种选择，可在脐部单孔置入多通道或腹部多孔置入单通道，也可在"人工阴穴"处置入单孔多通道 Trocar（也称 V-NOTES），造穴成功后取出直肠内定位的纱布卷，备会师手术。

⑥待腹腔镜组将乙状结肠游离出足够的长度后，在乙状结肠与直肠交界的钛夹标记部位以直线切割闭合器，切断肠管。

⑦将肠道端端闭合器钉座经脐部、腹部或人工穴腔送入腹腔，纱布卷填塞穴腔，重建气腹。

⑧腹腔镜组在拟移植肠段近端标记位置向上（头端）适当游离系膜，用超声刀切开肠壁，将钉座送入近端保留侧肠腔，荷包缝合肠壁，只保留钉座的引导杆在肠腔外。判断肠管无扭曲、旋转后，将带有钉座的肠管向下与自肛门伸入直肠的端端肠道吻合器对接，完成肠管吻合。检查吻合口完整后，经阴通过穴腔将截取的肠段下拉，此过程在腹腔镜下由两组人员小心进行，务必保证肠段及其血管蒂不发生扭转和过度牵拉。肠管

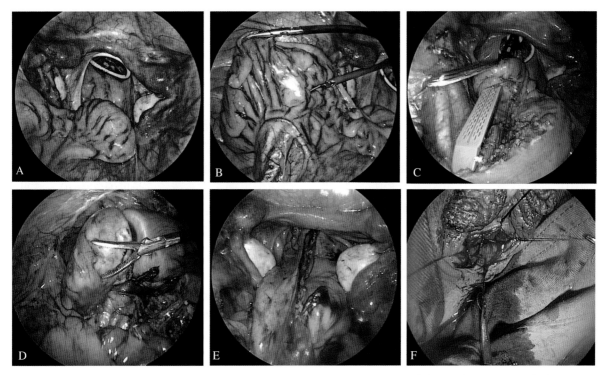

图 8-4-3　乙状结肠代阴道成形术手术步骤。**A.** 会阴部向盆腔造穴；**B.** 选取带血管蒂的肠管；**C.** 截取肠管自阴穴拉出；**D.** 乙状结肠远端与直肠端端吻合；**E.** 近端自阴穴拉出；**F.** 肠管，与外阴缝合

到达适当位置后，将肠段上端适当缝合固定于盆底，腹腔镜下关闭肠系膜切口。

⑨将截取肠段的外口与再造阴道之阴道口缝合固定，缝合时注意适当行折刀式缝合以避免环形狭窄，缝合后肠管内填塞碘伏、凡士林纱条或纱布模型，无菌敷料包扎。

⑩常规冲洗盆腹腔，查无出血后在盆腔留置引流管自下腹部引出，缝合腹部各穿刺口。

乙状结肠代阴道成形术的注意事项：

①手术途径可选择传统多孔腹腔镜，也可选择单孔腹腔镜。脐部单孔腹腔镜（NOTES）的优点是可以利用脐部的天然瘢痕联合会阴部辅助完成肠管游离和吻合，术后脐部天然凹陷而不留瘢痕，更加美观，但是由于"筷子效应"操作空间小，对术者的手术技巧要求高。有研究回顾性分析单孔腹腔镜组（37 例）与传统腹腔镜组（28 例）肠管代阴道成形术术中、术后情况，得出结论，单孔腹腔镜联合阴道造穴乙状结肠代阴道成形术安全可行（王丽娜等，2019）。

②肠管的选择：因乙状结肠位于盆腔，截取

带蒂肠段后易于拉出至会阴，有利于阴道成形术的操作和完成。另外，乙状结肠管腔较粗，可容 2～3 指，与阴道的生理容积接近，故与穴腔附贴好，成形后的新阴道可在较短时间内（如 3 个月）达仿真阴道状态。缺点是术后早期黏液分泌较多，半年以后会明显减少。回肠也可应用于阴道成形，优点是肠段游离度好，易截取，肠腔细菌少，术中不易污染，但缺点是距离会阴远，带蒂肠段不易拉出，肠腔较细，管壁较薄，术后需要模型扩张才能达到性生活需求，故一般不作为肠代阴道的首选。

③下置肠段的位置与摆放：截取的乙状结肠肠段如游离度允许，尽量达到从外阴向阴道的逆蠕动摆放，即腹腔镜组将肠段顺时针 180° 旋转并下移至人工穴腔内，系膜缘缝合固定于外阴 6 点，游离缘 12 点。逆蠕动放置的好处在于可预防远期的肠段脱垂，有利于和谐的性生活。

术后护理要点：术后保留胃管胃肠减压，可口服阿片酊，减少肠道蠕动，为吻合口愈合创造良好条件，同时避免过早排便污染会阴区伤口。

排气后（约3天）拔除胃管，可进食少量流食，并逐渐过渡为半流食，直至普食。保留导尿管至少一周，避免尿液污染术区，直至换硬质模型可自解小便为止。为避免肠管吻合口迟发瘘，腹腔引流管可在术后一周拔除，术后预防性应用抗生素。

（6）生物补片法阴道成形术：造穴后选用无抗原性的生物材料填充在人工穴腔表面，可同时切取阴道前庭黏膜的小块组织，并将其剪碎，作为种子细胞撒在制备好的生物补片上，置入穴道并固定于外阴。本方法的优点是手术简单易行，手术时间短，阴道黏膜化时间也较短，生物补片已成品化，没有供区瘢痕，符合患者美观需要，保护患者隐私；缺点是费用较为昂贵，远期效果尚有待大样本研究的结果。

（7）皮瓣法或皮片法阴道成形术：即McIndoe法。此方法切取带蒂的大小阴唇皮瓣、腹股沟皮瓣，或自体腹部、大腿的中厚皮片，作为人工阴道的衬里移植物。皮瓣法或皮片法手术较为复杂，多为整形外科医生采用。皮瓣法术后不需要佩戴模具。最大的缺点是供皮区瘢痕明显，不符合患者审美要求；另外，术后有毛发生长、皮瓣脱垂，成形的阴道较臃肿、干涩等缺点，现已较少应用。

（8）Williams阴道成形术：将两侧大阴唇和后联合做一"U"形切口，并将两阴唇内侧皮缘会于中线，可吸收线间断缝合，形成一深7～8 cm、能容2个手指的"袋管"，从而向外延伸阴道。该术式所形成的阴道与正常阴道的角度、轴向相差较大，仅用于其他阴道成形手术失败者。

（9）其他：还有口腔黏膜法等人工阴道成形术、Sheares成形术等，目前国内研究较少。

（二）阴道闭锁

阴道闭锁（atresia of vagina）为尿生殖窦及米勒管末端发育异常而未形成贯通的阴道所致。患者表现为外阴发育正常，阴道下段或全长闭锁，伴或不伴有子宫颈发育异常，通常有一个发育正常的宫体，且子宫内膜有功能，输卵管及卵巢发育正常（Zhu et al，2019）。

1. 分型（图8-4-4）　Ⅰ型阴道闭锁（即阴道下段闭锁）：患者有发育正常的阴道上段、子宫颈及子宫体，子宫内膜有功能（图8-4-4A）。

Ⅱ型阴道闭锁（即阴道完全闭锁）：多合并子宫颈发育缺陷，子宫体发育正常，或虽有畸形，但子宫内膜有功能（图8-4-4B）。

2. 临床表现　主要表现为青春期后无月经来潮，有周期性腹痛以及盆腔包块。症状出现的早晚、严重程度与子宫内膜的功能有关。阴道下段闭锁患者子宫正常，子宫内膜功能好，症状出现较早且严重；而阴道完全闭锁患者往往子宫发育及子宫内膜功能均稍差，症状可能出现较晚。

体征如下。

（1）阴道下段闭锁：外阴外观正常，但前庭无阴道开口或仅见一浅凹。闭锁处黏膜表面色泽正常，不向外隆起。阴道上段扩张积血，严重时可伴发子宫颈、子宫腔及输卵管积血。检查时发现包块位于直肠前方，可凸向直肠，包块下极未达处女膜水平，可能距离肛门2～5 cm不等。若经血得到及时引流，可降低输卵管积血及盆腔子宫内膜内异症的发生率。

（2）阴道完全闭锁：外阴表现与阴道下段闭锁相同。多合并子宫颈发育不良，部分患者可合并子宫体发育异常。通常因子宫腔积血而致子宫体增大。由于经血逆流严重，常导致输卵管积血、卵巢子宫内膜异位囊肿以及重度盆腔粘连，查体时可在附件区触及包块，病程长者可同时伴有子宫腺肌病。

3. 辅助检查　B超和MRI检查有利于术前诊断和评估。阴道闭锁患者，尤其是阴道完全闭锁者经常合并泌尿系统发育异常，建议常规行泌尿系统超声检查。必要时行腹腔镜探查有助于明确合并的子宫颈及子宫体发育异常以及继发的盆腔子宫内膜异位症情况。

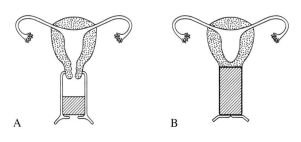

图8-4-4　**A.** Ⅰ型阴道闭锁；**B.** Ⅱ型阴道闭锁

（1）盆腔 B 超检查：阴道下段闭锁患者的阴道上段扩张积血，部分患者可合并子宫腔积血和输卵管积血。阴道完全闭锁患者的子宫颈未探及或仅见条索样组织，常有子宫增大、子宫腔积血，可合并输卵管积血、卵巢囊肿以及盆腔积液。

（2）泌尿系统 B 超检查：可发现一侧肾缺如或发育不良、异位肾等泌尿系统发育异常。

（3）盆腔 MRI 检查：对评估子宫颈及阴道上段的结构异常更为精确，尤其是 B 超及常规查体难以明确诊断时，盆腔 MRI 检查可作为重要的鉴别诊断方法，有助于发现合并的泌尿及生殖系统畸形，对评估宫颈的发育及决策子宫的去留有参考价值。

（4）X 线和 CT 检查：脊柱正、侧位片最为常用，有助于排查合并的骨骼系统畸形。复杂的或常规检查不能明确的泌尿系统发育异常，也可通过静脉肾盂造影或泌尿系统三维重建协助诊断。

4. 治疗　阴道闭锁一经诊断，应尽早手术。手术原则为解除梗阻、重建阴道和预防再次闭锁。

（1）Ⅰ 型阴道闭锁：一般选在经期手术，先穿刺抽出积血以明确方向，再切开闭锁的部分，尽量扩张切开的腔隙，贯通闭锁段阴道并使腔面内衬完整衔接，再通的阴道以能容两指为度。遵循穿刺 - 切开 - 引流的方法，手术中应贯彻"穿、切、扩、引、修"五字方针。

穿刺：选择最囊性、最膨出的部位，可以触诊感觉明确并以手指为标志，准确地进行。刺入后轻轻抽吸，若无内容，可边退边吸或边进边吸，一旦有积血抽出，则固定好穿刺针。只有准确的穿刺，才能有准确的切开；穿刺不确定，切开亦不准确，甚至会误入歧途，导致损伤。穿刺后紧接着切开，切不可抽出穿刺针。

切开：最好以小尖刀，顺着穿刺针进入，一见到积血，也不要先抽出尖刀，而以长弯血管钳顺势插入，明确在囊腔内。

扩张：扩大创口，使积血充分引流。可以血管钳扩张，也可以尖刀切割扩张。

引流：充分扩张和暴露才能达到充分的引流。

修剪与贯通：若 Ⅰ 型闭锁患者闭锁部分短、创面小，可缝合前庭黏膜与阴道上段黏膜，术后留置模型扩张直至完全愈合，会对月经及性生活无明显影响。

由于闭锁长度不同，治疗方式与预后不同，有学者建议将阴道闭锁长度以 ≥ 3 cm 为界（秦成路等，2016）。对于闭锁阴道长度 < 3 cm，即 Ⅰ 型低位阴道闭锁，行单纯闭锁阴道切开成形术，下拉闭锁段阴道壁与阴道口黏膜直接吻合；对于高位阴道闭锁，即闭锁阴道长度 > 3 cm，行闭锁阴道切开 + 人工阴道成形术，如罗湖四式（腹腔镜下闭锁阴道切开游离 + 腹膜阴道成形 + 阴道与后穹隆吻合术），或肠道、人工生物补片代阴道成形术，宫腔置"T"管或其他支架引流管从阴道模型引出。术后在阴道创面未完全上皮化之前，应坚持放置模具，以防止重建阴道或阴道与宫颈吻合处狭窄或再次闭锁，之后可间断放置阴道模具直至有规律的性生活。

（2）Ⅱ 型阴道闭锁：建议于月经期、子宫腔积血较多时进行手术。处理前应与患者及其家庭成员充分讨论并决定是否保留子宫。对子宫颈发育差、子宫畸形、子宫发育差及合并重度盆腔子宫内膜异位症的患者，不建议保留子宫。对子宫颈发育较好、无子宫体畸形、不合并或仅合并轻中度盆腔子宫内膜异位症的患者，可考虑行阴道、子宫颈成形及贯通术。

手术方法：在尿道 - 膀胱与直肠间隙造穴，必要时可切开积血的子宫，明确子宫腔下段盲端的位置，重建宫颈，明确阴道穿刺和切开的方向。手术过程中应注意避免对尿道、膀胱与直肠的损伤，可在腹腔镜监视下完成人工阴道造穴。人工阴道成形手术的创面大，与子宫颈贯通后，可用生物补片、腹膜或肠段等作为人工阴道衬里，头端与宫颈间置吻合，尾端与外阴固定衔接。重建的阴道内置有孔模具，待其阴道上皮化并保持引流通畅；同时子宫腔内放置引流管或其他支架，作为成形子宫颈的支撑并引流经血，预防术后子宫颈粘连。

手术特点及术后注意事项：保留子宫的阴道 - 宫颈成形及贯通术的术式复杂，术中损伤邻近器官的风险大，术后发生再次粘连的概率较高。术中留置的子宫颈支撑物可能增加子宫腔及盆腔感染的风险。

此类患者应依据术中情况和手术方式决定放

置阴道模具的种类及时间，术后应严密随诊，了解术后成形的阴道及子宫颈的通畅情况，及早发现并处理术后的再次粘连，必要时及时切除难以保留的子宫。

对于阴道完全闭锁的患者，仅有少数患者术后能保持月经通畅并完成生育。术后达适宜生育年龄时需要及早指导、积极促孕甚至采用辅助生殖技术，保持与家属沟通并尽早完成生育（陈娜，2017）。

（三）阴道横隔

阴道横隔（transverse vaginal septum）在临床上少见，发生率为 1/2100～1/72 000，阴道横隔为两侧中肾旁管会合后的尾端与尿生殖窦相接处未贯通或部分贯通所致。阴道横隔可位于阴道内的任何部位，常见于 3 个部位：阴道上 1/3、阴道中段及阴道下 1/3，分别称为高、中和低位阴道横隔，发生率依次为 46%、40% 和 14%。根据横隔上是否有孔，阴道横隔又分为完全阴道横隔和不全阴道横隔。其中以后者居多。根据横隔距离处女膜缘的距离分为下段（< 3 cm）、中段（3～6 cm），和上段（> 6 cm）横隔。根据横隔的厚度分为：薄（< 1 cm），厚（> 1 cm）两种类型。常合并泌尿生殖系统和消化系统畸形：如异位输尿管伴肾发育不良、肾盂积水、膀胱阴道瘘、双角子宫、纵隔子宫、肛门闭锁和肠旋转不良等；也可合并骨骼畸形、主动脉缩窄或房间隔缺损等（Tiwari et al，2016）。

1. 临床表现

（1）完全性阴道横隔（complete transverse vaginal septum）：患者儿童期常无症状，青春期后可出现阴道积液和（或）积血，因经血潴留导致阴道上段、子宫甚至输卵管积血，临床上出现原发闭经和周期性腹痛（Oloyede et al，2017），甚至出现排尿、排便困难，也可因盆腔积血继发输卵管卵巢脓肿和子宫内膜异位症（Mirzaei et al，2018）。

（2）不完全性阴道横隔（partial transverse vaginal septum）：隔上中间有孔，如部位较高，不影响性生活，经血亦能流出，故临床可无症状而不被发现，可在分娩时误以为"宫口"迟迟不开而被发现。若横隔位置较低，也可因性生活不

满意而就诊。隔上孔极小时，可能因经血引流不畅而表现为月经过少但淋漓不尽，或隐经、痛经、不孕等，若继发感染则出现脓血性白带，有异味或恶臭等。有时伴发膀胱阴道瘘，表现为漏尿或经期血尿（Dilbaz et al，2014；司浩，2017）。

2. 诊断

根据症状及体征，阴道横隔不难诊断。当横隔无孔且位置较高接近宫颈时，应了解有无先天性宫颈闭锁或发育不良，经阴道、经直肠或经腹部超声均可发现阴道上段、子宫及宫颈有无扩张，会有助于该病的诊断并判断横隔的位置和厚度。MRI 是诊断阴道横隔的金标准，它可判断阴道的深度、隔的厚度和子宫 - 输卵管扩张的程度。做 MRI 时阴道放置软模具，对诊断有帮助。阴道横隔需要与处女膜闭锁、阴道闭锁及宫颈发育不良相鉴别。

3. 治疗

早诊早治非常重要，可避免经血潴留或引流不畅导致的子宫内膜异位症、盆腔感染、肾积水及不孕症等。术前评估横隔的厚度和位置对制订恰当的手术计划有帮助。

（1）非手术治疗：较薄、有孔、位置较低的阴道横隔可用阴道扩张器解决；而拟行手术的阴道横隔（位置高、隔厚无孔者）也可在术前应用阴道扩张技术，以降低手术难度，改善手术效果。术后应用模具进行阴道扩张也可预防横隔处的阴道狭窄和瘢痕形成。

（2）手术治疗：厚度 < 1 cm 的阴道横隔，行横隔切除及阴道上皮端端吻合或 Z 字切开成形术即可（OPOKU et al，2011）。厚度 > 1 cm 的阴道横隔，应在术前行阴道扩张的预处理，纵向 Z 字切开成形术以减少术后瘢痕形成和局部挛缩。球囊尿管可置于横隔上方向下牵拉以缩短横隔与阴道口之间的距离，有利于黏膜的切开和错位缝合，减少术后阴道狭窄的发生。尤其是高位阴道横隔操作困难，置入球囊下拉横隔可降低手术难度。

基本手术步骤包括横隔切除、上下阴道黏膜的端端吻合，但较厚的横隔会在术后因环状瘢痕形成而狭窄，继而再次闭锁及经血潴留、阴道变短及性交困难。应在初次手术时精细操作，尽量避免再狭窄或闭锁。

术式一：Z 字成型术（图 8-4-5）

①阴道横隔两层，上层为腺上皮或鳞状上

皮，下层为鳞状上皮，于中间纤维组织内注射 1 ：1 000 000 ～ 1 ：2 000 000 肾上腺素生理盐水。

② "X" 字切开下层，切到阴道侧壁，避免损伤膀胱和直肠，根据横隔的薄厚不同，两层之间有蜂窝状组织。由于阴道积血的存在，下层切

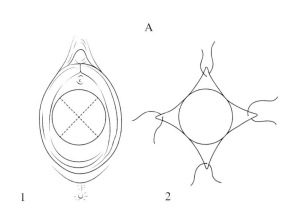

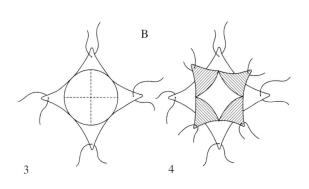

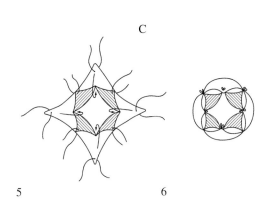

图 8-4-5 阴道横隔 "Z" 字切开术手术步骤。**A.** 下层鳞状上皮作 "X" 字切口形成 4 个皮瓣；**B.** 上层的十字切口与下层皮瓣上的先前切口成直角；**C.** 可吸收线上下层缝合，"之" 字形包绕阴道，每个皮瓣顶端与两个皮瓣交点相接（Suman Pradeep et al，2015）。横隔厚度大于 1 cm 时，需要两边做皮瓣或添加衬里保留在模具上以作为移植物

开后，上层凸显。假如隔厚，切开其间蜂窝组织暴露上层；假如有阴道积血，上层表现为紫蓝色膨胀的膜，"十" 形切开上层，与下层切口呈直角交叉，又形成四个三角形皮瓣。3-0 可吸收线缝合上下层黏膜，"Z" 字形包绕阴道，每个皮瓣顶端与两个皮瓣交点相接。

术式二（图 8-4-6）：

①在隔膜的上部，尿道口后方 3 ～ 4 mm 处进行水平切口。从这个切口向后两个斜切口朝向阴道外侧壁，分别在 5 点和 7 点位置，以便远离直肠形成梯形瓣。保持皮瓣完整，使其血液供应来自阴道后壁（图 8-4-6A、B）。

②在瓣的尖端处上下两层黏膜的顶端留置两个缝线（一个在近端黏膜上，另一个在远端黏膜上）（图 8-4-6C）。

③将一片挨着另一片缝合上下两层以增加阴道口径和阴道后壁的长度，同时保持上皮的连续性（Lorber et al，2018）（图 8-4-6D、E）。

术式三：

阴道横隔为上下两层，反转 Y 形切开外层，形成的三个皮瓣上提至中间层的阴道侧壁，在上层做第二个 Y 形切口，与上一切口呈 180 度，最后内层皮瓣翻转与外层皮瓣交叉形成 Z 形对接，上下缝合（Arkoulis et al，2016）。

术式四：如需要保留处女膜完整，可用宫腔镜代替阴道内镜完成横隔的切开，缝合可用腹腔镜完成（Scutiero et al，2018）。

4. 术后随访及预后 术后坚持用模具扩张阴道，以减少阴道狭窄。模具可放置 5 ～ 8 个月，以后夜间放置。之后如无规律的性生活，仍应间断放置模具，对患者的健康教育、定期随诊十分重要（Gupta et al，2015）。

（四）阴道纵隔

阴道纵隔（longitudinal vaginal septum）是由于胚胎时期中肾旁管下端发育异常，双侧中肾旁管会合后其中隔未消失（形成完全性阴道纵隔）或未完全消失（形成不完全性阴道纵隔）所致（Alural，2015），分为完全性阴道纵隔及不完全性阴道纵隔。前者纵隔一般附着在阴道前、后壁的正中线上纵向行走，此时两侧的阴道孔道等大；

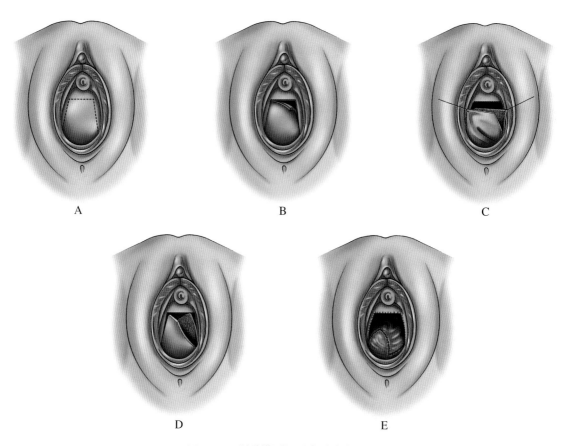

图 8-4-6 阴道横隔切开术手术步骤

若纵隔不在中线上，而是偏于一侧，则一侧孔道大，一侧孔道小。后者是指隔膜未将阴道完全分开，通常仅隔开阴道下端，上段阴道仍相互交通（Niga et al，2010）。

阴道纵隔有时会合并其他生殖系统畸形，如双子宫、双宫颈、完全子宫纵隔等。当纵隔偏向一侧并导致该侧阴道闭锁时可有经血潴留需与阴道斜隔鉴别。另外需要注意的是，阴道完全性纵隔可能偏离中线，性生活时有可能进到不排卵侧的阴道，此时会有生育问题（FrançaNeto et al，2014）。

1. 诊断 根据症状分为阴道阻塞性纵隔和非阻塞性纵隔，绝大多数阴道纵隔并无症状，有些是婚后性生活困难才就诊，另一些可能晚至分娩时产程进展缓慢才发现。但当遇到①妇科检查时发现阴道中间有隔膜；②性交困难；③分娩时第二产程进展缓慢或受阻；④阴道一侧积血，宫腔积血，有周期性腹痛，B超检查见积血包块；

⑤不孕患者（Yong-hao gai et al，2016）要想到阴道纵隔的可能。

2. 治疗 无症状的阴道纵隔不需要处理，当完全性或部分性阴道纵隔导致经血潴留、妨碍性生活或阻碍分娩时需要切除纵隔。

手术时机选择：择期手术常在月经干净后 3 ～ 7 天进行，孕前未发现而分娩时影响产程进展时应立即手术。术前需要 B 超了解子宫、附件及泌尿系统情况，看是否存在生殖和泌尿系统其他畸形。必要时行阴道内镜检查以了解并验证阴道和子宫发育情况、有无纵隔及纵隔类型。

手术步骤及技巧如下。

（1）传统手术：用两把直止血钳在距离阴道前后壁各 0.5 m 处，平行于阴道壁自外向内一次或分次钳夹阴道纵隔。沿止血钳，在两钳中间剪除阴道纵隔。术中出血可用电凝或缝扎止血。若隔膜较薄，可直接用电刀切开，以减少出血。在切割时要注意避免损伤前方的尿道及膀胱、后方的直肠。用 0 号可吸收缝线由里向外连续或间断缝合切缘，如果纵隔很薄，切开无出血，亦可不缝。如果在分娩过程中发现阴道纵隔，可以从纵隔中央剪开，纱布压迫止血，等胎儿及胎盘娩出后，检查创缘如上法缝合。要注意妊娠时剪开的阴道纵隔可有退缩，故剪除时不要太靠近阴道壁。术后阴道填塞凡士林纱布防止粘连。

（2）宫腔镜阴道纵隔切开术：与子宫纵隔切除方法相同，切开纵隔，不去除纵隔组织。这一技术的原理是通过阴道纵隔切开完成两个半阴道的胚胎性融合（Marton et al，2016）。

与子宫纵隔切除一样，从纵隔远端向近端切除，沿纵隔中线，最后到达两个宫颈。由于纵隔是由纤维结缔组织构成，正确的切割不会有明显的出血，如有出血提示可能是远离中线或接近阴道壁，应提高警惕，避免损伤。（Di Spiezio et al，2007；Mazzon et al，2019；Chatzipapas et al，2016）

术后处理如下。

（1）碘伏纱布填塞阴道，术后 12 ～ 24 小时取出。

（2）保持外阴清洁，预防感染，大小便后用苯扎溴铵（新洁尔灭）棉球擦洗尿道口及阴道口。

（3）术后禁止性生活 30 天。需要注意的是阴道纵隔的患者往往合并子宫完全纵隔，可同时行宫腔镜下的子宫纵隔切除术（Perez-Milicua et al，2016）。

（五）阴道斜隔综合征

阴道斜隔综合征（oblique vaginal septum syndrome，OVSS），又被称为 Herlyn-Werner-Wun-derlich 综合征（HWWS）或 OHVIRA 综合征（obstructed hemivagina and ipsilateral renal anomaly），是一种罕见的女性泌尿生殖道畸形。按照美国生殖学会（ASRM）米勒管畸形的分类，可以认为是 I 类（阴道异常）和 III 类（子宫异常）的结合；按照欧洲人类生殖及胚胎协会 / 欧洲妇科内镜协会即 ESHRE/ESGE 分类：U3bC2V2。其主要临床特征为：双子宫、双宫颈畸形、双阴道、一侧阴道完全或不完全闭锁，绝大多数患者同时伴有闭锁阴道侧的肾、输尿管等畸形（斜隔同侧肾发育不全，以肾发育不良、肾缺如多见，多囊肾、肾发育不良、输尿管异位、异位肾亦有报道）。临床表现复杂多样。此病于 1922 年首先由 Purslow 报道，我国于 1985 年由卞美璐等将此病正式命名为"阴道斜隔综合征"，目前国际上此疾病的名称尚不统一。据文献报道，OVSS 发生率为 0.1% ～ 3.8%，占同期因生殖道畸形入院手术病例的 3.7%，占先天性梗阻性生殖道畸形的 7.4%。

1. 诊断

（1）通常分为 3 型（图 8-4-7）。

I 型（无孔斜隔型）：一侧阴道完全闭锁，隔后的子宫与外界及对侧子宫完全隔离，两子宫间和两阴道间无通道，宫腔积血积聚在隔后阴道腔内。

II 型（有孔斜隔型）：一侧阴道不完全闭锁，隔上有一个直径数毫米的小孔，隔后子宫亦与对侧隔绝，经血可通过小孔流出，经常引流不畅。

III 型（无孔斜隔合并宫颈瘘管型）：一侧阴道完全闭锁，在两侧宫颈之间或隔后阴道腔与对侧宫颈之间有一瘘管，隔侧的经血可通过另一侧

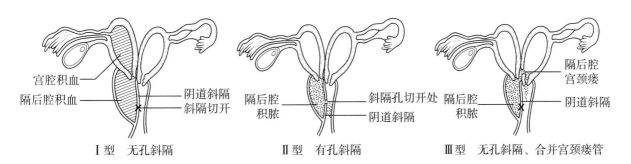

I 型　无孔斜隔　　　　　　　II 型　有孔斜隔　　　　　　III 型　无孔斜隔、合并宫颈瘘管

图 8-4-7　阴道斜隔综合征分型

宫颈排出，但引流不畅（陈娜等，2018；华克勤，2017）。

新类型：类阴道斜隔综合征，即无孔斜隔合并一侧子宫颈闭锁型，其特点为：无孔斜隔，斜隔后子宫颈闭锁，对侧子宫发育正常，两子宫完全分离，相距较远，同时伴有闭锁子宫颈侧的肾缺如，曾经被归为 OVSS 4 型。亦有文献报道 OVSS 合并先天性尿道阴道瘘，且瘘孔位于闭锁的阴道斜隔内，说明 OVSS 的表现具有复杂性、多样性和隐匿性的特点，且与泌尿系统畸形密切相关（Ghafri et al，2018）。

（2）临床表现及体征：青春期前通常无症状，月经初潮后平均间隔 1.7 年才会出现症状。以无孔型阴道斜隔就诊最早，进行性痛经、经期延长或阴道流脓、阴道壁肿物是主要临床特征。

1）进行性加重的痛经：Ⅰ 型多以痛经为主诉，就诊时间较 Ⅱ、Ⅲ 型者早。

2）经期延长或阴道流脓：Ⅱ、Ⅲ 型常以月经淋漓不尽，经期或经后反复的阴道流脓、发烧为主诉。

3）阴道壁肿物：各型均可出现，Ⅰ 型明显，肿块较大，直径可达 10 ～ 15 cm，部分患者因囊性包块位置较高而被误诊为盆腔包块。Ⅱ、Ⅲ 型肿块较小，还可见到阴道顶端或侧壁有脓液流出。

4）盆腔包块：Ⅰ 型由于斜隔阻塞侧阴道内经血逆流，表现为宫腔积血和（或）输卵管积血，甚至出现腹腔积血或盆腔子宫内膜异位症。Ⅱ、Ⅲ 型由于开口较小，经血引流不畅，可致阴道积血感染，甚至盆腔脓肿，患者可表现为急性发作的腹痛、发热、恶心、呕吐等。

5）一侧肾缺如：以右侧更易累及，占 52% ～ 72%，原因不明。但也有双侧正常肾、肾旋转异常、双集合系统及双输尿管、肾发育不良伴患侧异位输尿管的报道。

6）性交困难：少数患者由于阴道壁包块或斜隔致性交困难而就诊，发生率约 5%。

7）尿失禁、排尿困难、急性尿潴留：症状多为盆腔包块压迫膀胱引起。

8）不孕及异常妊娠：不孕发生率约 35%，即使能成功妊娠，其早产和流产率分别可达 22% 和 74%。有学者报道 OVSS 患者即使有很高的胎儿存活率，但胎膜早破、胎儿宫内发育迟缓等异常妊娠仍需要引起重视。

9）其他：部分患者因宫腔和阴道存在积液、积血、积脓，会出现严重的全身症状，如发热、腹痛、恶心、呕吐等（Attar et al，2013）。

（3）辅助检查

1）超声检查（图 8-4-8）：双子宫图像，伴或不伴宫腔积液；一侧宫腔及宫颈下方可见无回声区或内见密集均匀的光点，可合并附件区包块；阴道斜隔侧肾缺如，对侧肾正常或代偿性增大。

2）子宫输卵管碘油造影（HSG）：Ⅰ 型患者常表现为单角子宫及单侧输卵管；Ⅱ 型患者表现

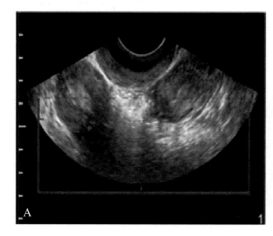
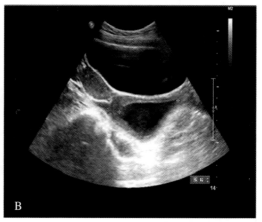

图 8-4-8　阴道斜隔综合征超声表现。A. 对称发育的子宫；**B.** 患侧宫腔或宫颈阴道积液

为单角子宫及单侧输卵管，同时经斜隔小孔注入碘油后，隔后腔可显影；Ⅲ型患者表现为一侧单角子宫，碘油经子宫颈瘘管可使对侧子宫和隔后腔显影。但是 HSG 可引起逆行性感染，且具有一定放射性，因此青春期患者及急性盆腔感染时不宜使用。

3）核磁共振成像（图 8-4-9）：目前盆腔 MRI 被推荐作为影像学诊断的金标准（Hamidi et al，2018）。

4）宫腹腔镜联合探查：可对 OVSS 患者的生殖器官做出全面直观的评估，同时可以进行相应的手术治疗。

5）有关肾畸形的相关检查：锝 -99m- 二巯基琥珀酸肾扫描、静脉肾盂造影、阴道对比成像等方法都有助于诊断。慢性脓性阴道分泌物可能是异位到阴道的输尿管合并肾发育不良的症状，应引起重视（Ilyas et al，2018；Granta et al，2018）。

2. 鉴别诊断　OVSS 属临床罕见病，如临床表现不典型，则极易误诊。Ⅰ型易被误诊为原发性痛经、阴道壁囊肿、盆腔包块。Ⅱ型和Ⅲ型（尤其是Ⅱ型）主要以阴道脓性或血性分泌物为主诉，易被误诊为青春期功能失调性子宫出血、阴道炎、盆腔炎、阴道壁囊肿、盆腔包块等。值得注意的是，切勿因"盆腔包块"盲目行剖腹探查术，更应避免错误地切除患侧子宫（Albulescu et al，2018）。

（1）与痛经相关疾病的鉴别：原发性痛经常在青春期出现，多在初潮后 1 ~ 2 年，但妇科检查无阳性体征。继发性痛经需要与子宫内膜异位症、子宫腺肌病、盆腔炎等疾病相鉴别。因Ⅰ型 OVSS 患者和阴道闭锁患者均可有阴道壁囊性包块和经血潴留，应注意鉴别，可进一步检查以明确诊断。

（2）与经血不尽、阴道排液相关疾病的鉴

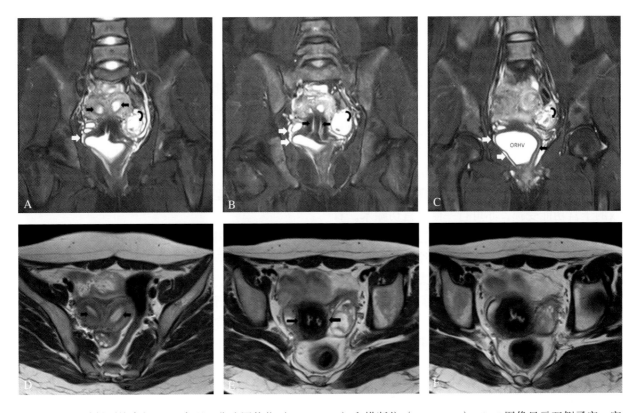

图 8-4-9　阴道斜隔综合征 MRI 表现。盆腔冠状位（**A、B & C**）和横断位（**D、E & F**）T2WI 图像显示双侧子宫、宫颈和阴道（黑色箭头）。右侧阴道扩张明显（**C：ORHV**）。扩张的右侧阴道外侧有小管状结构，内部为液体信号，代表异位输尿管盲端（中肾残余）（白色箭头）。左侧附件可见血性囊肿（弧形箭头）。在横断位（**F**）中可以清晰地看到两个宫颈之间的连通。

别：如青春期功血、阴道炎、盆腔炎及流产等。通过妇科检查和超声即可鉴别。

（3）与阴道壁囊（脓）肿的鉴别：I型OVSS患者经血积聚的阴道壁囊肿张力较大，但在月经后会逐渐缩小；II或III型患者斜隔后积血导致的阴道壁囊（脓）肿可在挤压后变小，并可见瘘孔或对侧宫口有血性或脓血性分泌物流出。而阴道壁囊肿不会随月经出现周期性变化，也不会因挤压而变小。细针穿刺抽出陈旧性血液应警惕阴道斜隔综合征的可能。

（4）与生殖系统以外疾病的鉴别：如急性阑尾炎，多会有转移性腹痛和麦氏点压痛，腹痛与月经周期无关。急性下泌尿道感染，可存在发热或尿急、尿频、尿痛，但合并一侧肾缺如时应想到OVSS的可能。另外，注意切勿把盆腔异位肾当作卵巢肿瘤切除。

3. 治疗　宫腔镜或阴道内镜下阴道斜隔切除术是最理想的术式，也是解除生殖道梗阻最有效的方法。阴道内镜无须放置阴道窥器，可保持处女膜的完整性，尤其适用于青春期、尚无性生活的女性，无须扩宫，却能详细探查阴道、穹隆、宫颈外口、宫颈管及宫腔的情况，大大降低了患者的痛感和心理负担，花费也少（Niyazi et al，2015）。

宫腹腔镜联合是常用术式，腹腔镜可了解腹腔内子宫的形态、输卵管积血程度、卵巢巧囊及盆腔子宫内膜异位等情况。腹腔镜下还可以祛除内异症病灶，如对侧子宫发育不良或反复感染导致的子宫功能受损，亦可行一侧子宫切除术。有条件的话，宫腔镜手术时应同时行超声监测，以保障手术的安全性，也可以更好地找到阴道斜隔的最佳切口位置。可根据患者有无性生活、生育要求及盆腔情况，决定只行阴道斜隔切除术还是同时进行宫腹腔镜联合手术。

手术技巧：选择在月经刚结束、阴道壁肿物张力较大时手术。暴露后先找到正常宫颈，斜隔侧阴道壁膨隆，黏膜较平滑，缺少皱襞；沿宫颈向斜隔侧寻找切开点，若无瘘孔，可先长针穿刺抽吸出积血后沿针头切开小孔，进入隔后腔；或在超声引导下找到阴道内包块最突出处切开，自上而下切除斜隔要足够长，上至穹隆，下至囊肿

最低点。

对于合并斜隔侧子宫颈闭锁的患者，应行闭锁侧子宫切除术。术中应注意尽量多地保留并保全健侧子宫体及子宫颈组织，避免切除宫颈共壁的部分。阴道内合并异位输尿管开口时，据患侧和对侧肾的发育情况决定下一步处理。

4. 手术效果　术后通常不影响性生活和生育，但有双子宫畸形者其流产、早产和胎位异常发生率会增高。北京协和医院1986—2015年共诊断OVSS109例，术后约80%患者成功妊娠，活产率为69.4%，多数以剖宫产结束分娩。在所有成功妊娠的患者中并未发现妊娠并发症或合并症。这与其他文献报道类似。OVSS畸形纠正后的生育能力相比于其他畸形更好，活产率能达到89%，早产率略高于正常人群。

综上所述，OVSS因为其罕见且缺乏特异性的临床表现而常常被误诊，对于肾畸形、痛经及急性腹痛的青春期患者，应常规超声排除OVSS及其他生殖道畸形。青春期尤其在儿童期诊断本病更具有挑战性，除非表现为急症且出现了影像学的改变，才想到本病的可能。如果产前诊断或者新生儿出现一侧肾发育不全，应考虑到生殖道畸形的风险。相关领域的医生应充分熟悉OVSS的特点，并重视对健侧肾的保护，推荐给有经验的团队及时进行矫治手术，以保护生育功能并预防远期并发症（Aswani1 et al，2016）。

典型病例　II型阴道闭锁

II型阴道闭锁患者多合并宫颈发育不全，由于阴道完全缺如，需要进行阴道重建及宫颈成形术。术后宫颈、阴道粘连、狭窄发生率较I型阴道闭锁高，选择合适的组织衬里进行阴道重建，以及术后留置宫颈支架和阴道模具预防宫颈管及阴道狭窄、粘连是手术成功的关键。

患者李某，13岁。主因周期性下腹痛半年于2012-6-20当地医院就诊。患者自幼无月经来潮，于半年前无明显诱因出现下腹痛，为持续性隐痛，可耐受，伴有憋胀感，无其他部位放射痛，无阴道出血，无里急后重及恶心、呕吐。持续1~2天自行缓解，此后间隔28~30天出现以

上一次症状。末次腹痛为 2012-6-20。查体：身高 162 cm，体重 60 kg，发育正常，女性外观，双乳房发育良好，无骨骼系统畸形。肛门指诊：幼女外阴，未见阴毛，大小阴唇发育良好，可见处女膜环，闭锁，不膨出，似可触及宫颈结节，子宫前位，大小约 5 cm×4 cm×4 cm。TRS（2012-7-31）：子宫体前位，大小约 5.18 cm×4.67 cm×3.11 cm，宫壁回声不均匀，外形平滑，宫腔宽约 0.95 cm，内为暗区及少量不规则强回声，暗区内散在细小点状强回声。宫颈呈盲端，目前未探及正常大小宫颈回声，双侧卵巢未见明显异常。

初步诊断：阴道闭锁Ⅱ型，宫颈闭锁。鉴别诊断：阴道横隔、Ⅰ型阴道闭锁，两者根据位置不同、积血大小以及下段阴道长度不同，且这两种情况患者宫颈多发育正常，体格检查、超声和 MRI 可以鉴别。

行腹腔镜下乙状结肠间置宫颈吻合阴道成形术（图 8-4-10），术后应用宫腔引流管 2 周，拔除后放置吉尼环预防宫颈粘连。阴道佩戴模具，半年后定期阴道扩张，随访 9 年经血通畅。

阴道闭锁属于生殖道梗阻性疾病，主要表现为青春期无月经来潮、周期性腹痛以及盆腔包块。症状出现的早晚、严重程度与子宫内膜的功能有关。Ⅱ型阴道闭锁者子宫发育及内膜功能稍差，症状出现较晚，由于阴道为完全闭锁，经血易通过输卵管逆流至盆腔，形成输卵管积血及子宫内膜异位症。处理的关键为是否要保留子宫，宫颈 - 阴道贯通术后若出现狭窄、粘连可引起宫腔积血、积脓，导致手术失败。因此选择合适的宫颈 - 阴道重建方式，以及术后保持宫颈 - 阴道通畅是手术成功的关键。乙状结肠是理想的重建阴道的组织衬里，成型宫颈后将待移植的肠管套袖式环型缝合于子宫下段处浆肌层，于宫腔内放置球囊尿管保持宫颈 - 阴道贯通，阴道放置顶端带孔模具保持阴道扩张，撤除球囊后可以放置"吉尼环"保持 - 宫颈阴道通畅。此外由于梗阻性生殖道畸形患者多合并子宫内膜异位症，术中应仔细探查，及时发现早期子宫内膜异位症，并给予长期管理。

（孟　丽　许　新　张明乐　闫　璐　黄向华）

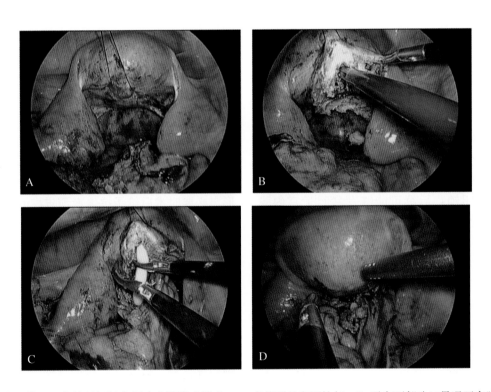

图 8-4-10　腹腔镜下乙状结肠间置宫颈吻合阴道成形术。**A.** 术前可见宫颈缺如；**B.** 子宫下部造口贯通至宫腔；**C.** 宫腔内留置球囊管，自重建阴道（移植的肠管）引出；**D.** 乙状结肠间置宫颈吻合

第五节　外生殖器发育异常

一、病因

女性外生殖器发育异常是由于外生殖器分化发育过程中受到内源性染色体的改变或大量外源性雄激素影响，使得尿生殖窦腔化异常，导致正常管道形成受阻所致。

二、分类

女性外生殖器发育异常较常见的有处女膜发育异常、外生殖器男性化，及小阴唇融合等，前者多见。

（一）处女膜发育异常

1. 亚分类　包括处女膜闭锁（imperforate hymen）、微孔处女膜、分隔处女膜、筛孔处女膜等。

2. 临床表现

（1）腹痛：由于处女膜的发育异常使阴道和外界隔绝，故阴道分泌物或月经初潮的经血排出受阻，积聚在阴道内，甚至宫腔积血、输卵管积血、盆腔积血等，引起周期性下腹坠痛，呈进行性加剧。严重者可引起肛门或阴道部胀痛、尿频等症状。

（2）腹部坠胀感：有时经血可经输卵管倒流至腹腔。若不及时切开，反复多次的月经来潮使积血增多，发展为子宫腔积血，输卵管可因积血粘连而伞端闭锁；后续可能继发盆腔子宫内膜异位症或慢性盆腔炎症，患者即可出现腹部坠胀感。

3. 辅助检查

（1）妇科检查：可见处女膜膨出，表面呈蓝紫色；肛诊可扪及阴道膨隆，凸向直肠，并可扪及盆腔肿块，用手指按压肿块可见处女膜向外膨隆更明显。偶有幼女因大量黏液潴留在阴道内，导致处女膜向外凸出而确诊。

（2）影像学检查：

①经肛门彩色超声多普勒检查：可见子宫和阴道内有积液，腹痛时行经会阴超声检查能测量出阴道内积血与阴道外口的距离，往往很薄，3～5 mm，呈一层隔膜的厚度。

②盆腔磁共振检查：超声等检查不能诊断时，可进一步辅助磁共振检查以评估阴道积血情况、处女膜开口情况等。

4. 诊断与鉴别诊断　根据上述典型病史特点，结合妇科检查与超声报告，可初步诊断此病，尤其当腹痛最剧烈时检查见到阴道口膨隆，处女膜呈紫蓝色外凸，则可基本确诊（图8-5-1）。但需要与下述疾病鉴别：

（1）阴道闭锁：也可表现为周期性下腹痛或腹部坠胀感，但由于闭锁的阴道厚度一般为2～3 cm，阴道膨隆不明显，经肛门检查时可扪及其上方高张力的囊性包块。诊断困难时可辅助磁共振检查。

（2）MRKH综合征：患者先天性无子宫、无阴道，但前庭发育正常，患者无阴道积血，无周期性腹痛等表现。一般情况下妇科检查与超声检查可鉴别。

5. 治疗　患者多在青春期发病，一经确诊应尽快手术治疗。先用粗针穿刺处女膜膨隆部，抽出积血可以送检进行细菌培养及抗生素敏感试验，而后再"X"形切开，排出积血，常规检查宫颈是否正常，切除多余的处女膜瓣，修剪处女膜，再用可吸收缝线缝合切口边缘，使开口呈圆形，必要时术后给予抗生素预防或治疗感染。

（二）外生殖器男性化

1. 亚分类

（1）真两性畸形（true hermaphroditism）：染色体核型多为46，XX；46，XX/46，XY嵌合体。46，XY少见。患者体内性腺同时存在睾丸和卵巢两种组织，又称卵睾（ovotestis）；也可能是一侧卵巢，另一侧睾丸。真两性畸形患者外生殖器形态很不一致，以胚胎期占优势的性腺组织决定外生殖器的外观形态，多数为阴蒂肥大或阴茎

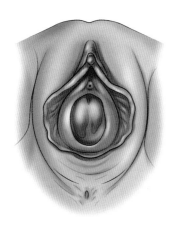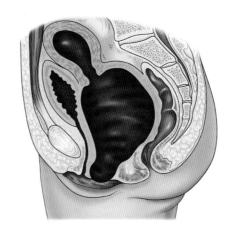

图 8-5-1　处女膜闭锁示意图

偏小。

（2）先天性肾上腺皮质增生（congenital adrenal hyperplasia，CAH）：为常染色体隐性遗传性疾病。系胎儿肾上腺皮质合成皮质醇或皮质醇的酶（如 21- 羟化酶、11β- 羟化酶与 3β- 羟类固醇脱氢酶）缺乏，不能将 17α- 羟孕酮羟化为皮质醇或不能将孕酮转化为皮质醇，因此其前体积聚，并向雄激素转化，产生大量雄激素。

（3）外源激素类药物：雄激素或有雄激素作用的合成孕激素对尿生殖窦最敏感，可使女性外生殖器男性化。妊娠早期服用雄激素类药物，可发生女性胎儿阴道下段发育不全、阴蒂肥大及阴唇融合等发育异常；妊娠晚期服用雄激素可致使阴蒂肥大。

2. 临床表现　阴蒂肥大，有时显著增大似男性阴茎。严重者伴有阴唇融合，两侧大阴唇肥厚有皱褶，并有不同程度的融合，类似阴囊，会阴体距离增加。检查时应了解阴蒂大小，尿道口与阴道口的位置，有无阴道和子宫。同时检查腹股沟与大阴唇，了解有无异位睾丸。

3. 实验室检查　疑为真两性畸形或先天性肾上腺皮质增生时，应检查染色体核型。前者染色体核型多样，后者则为 46，XX，血雄激素呈高值，并伴有血清 17α- 羟孕酮升高和尿 17- 酮及 17- 羟含量增加。必要时可通过性腺活检，确诊是否为真两性畸形。

4. 诊断　根据患者阴蒂肥大、两侧大阴唇

肥厚多皱褶等典型症状，可以作出诊断。

5. 治疗　一经诊断，择期手术治疗。建议青春期或婚前半年手术，按女性生活意愿安排手术，切除肥大的阴蒂部分，注意保留局部血管与神经，同时手术矫正外阴部其他畸形，使阴蒂及大、小阴唇恢复正常外阴形态。

若为真两性畸形，建议将不必要的性腺切除，保留与外生殖器相应的性腺，并以此性别养育。若为先天性肾上腺皮质增生，应先给予肾上腺皮质激素治疗，减少血清睾酮含量至接近正常水平，再做阴蒂整形术和其他畸形的相应矫正手术。

（三）小阴唇融合

1. 临床表现　小阴唇融合（synechia vulva，labia fusion）患者由于小阴唇不同程度地遮蔽了尿道口与阴道外口，可表现为经血与尿液经同一孔道流出，误诊"周期性血尿"；病程长者可能伴有阴道或宫腔积血、盆腔肿块，或泌尿系感染、输尿管积水、肾积水等。

查体时发现会阴裂口小，阴道前庭、尿道、阴道开口不能暴露，表面被覆一层皮肤组织。肛查可及正常子宫颈、子宫体与双侧附件。但如果经期检查有时可扪及积血膨大的阴道。

经肛门超声检查或经会阴超声检查可见子宫颈、子宫体与双侧附件的结构存在，有时可见阴道或宫腔积血。

2. 诊断　根据上述典型症状，结合查体与超声所见，基本可以诊断。

3. 治疗　一经诊断，择期手术治疗。建议经期操作，有利于根据经血流出路径判断阴道开口位置；困难时可采用超声监护下用细小探针指引寻找阴道开口路径。术中切开融合的会阴体，术后积极防治局部粘连。

（华克勤）

参考文献

陈娜，等，2018．阴道斜隔综合征的诊治．实用妇产科杂志，34（9）：641-643．

陈娜，2017．阴道闭锁的特点和处理．中国计划生育和妇产科，9：3-7．

丰有吉主编，2013．实用妇产科学．北京：人民卫生出版社，630．

郝焰，等，2016．各种类型先天性宫颈闭锁的诊断与治疗方式探讨．中国妇幼健康研究，27（07）：869-871．

华克勤，等，2006．三种不同术式人工阴道成形术治疗先天性无阴道的研究．中华医学杂志，86（27）：1929-1931．

华克勤，等，2006．三种不同术式人工阴道成形术治疗先天性无阴道的研究．中华医学杂志，86（27）：1929-1931．

华克勤，等，2009．阴道发育异常的分类及诊治．实用妇产科杂志，9：513-515．

华克勤，2017．阴道斜隔综合征的诊治．中国计划生育和妇产科，9（9）：1-2．

黄向华，2009．先天性无阴道的手术治疗．实用妇产科杂志，25（9）：516-518．

郎景和，2004．妇科手术笔记（第二卷）．北京：中国科学技术出版社：58-61．

李宝艳，2013．腹腔镜腹膜阴道成形术（罗湖二式）手术方法和临床结局介绍．中国计划生育和妇产科，5：21-26．

李波，等，2011．应用宫腔镜诊治青少年阴道斜隔综合征—附9例病例分析．中国医药指南，09（12）：73-75．

梁炎春，等，2014．ESHRE/ESGE 关于先天性女性生殖道发育异常的分类共识．国际生殖健康/计划生育杂志，33（1）：68-71．

罗光楠，等，2016．罗湖术式在女性先天性生殖道畸形手术治疗中的应用及相关问题探讨．妇产与遗传（电子版），6（4）：23-25．

秦成路，等，2016．罗湖四式治疗合并功能性子宫的阴道闭锁（I型）5例报告．中国微创外科杂志，16（10）：927-930．

司浩，2017．高位不全阴道横隔7例临床分析．现代妇产科进展，1：52-54．

王丽娜，等，2019．单孔腹腔镜联合阴道造穴乙状结肠代阴道成形术治疗先天性无阴道患者的可行性研究．实用妇产科杂志，35（4）：302-305．

吴明升，等，2018．输卵管妊娠误诊为单角子宫残角妊娠1例并文献复习．妇产与遗传，8（03）：62-64．

张宁，等，2014．性发育疾病分类及诊治的研究进展．中华医学杂志，94（7）：554-557．

中华医学会妇产科学分会，2015．关于女性生殖器官畸形统一命名和定义的中国专家共识．中华妇产科杂志，50（9）：648-651．

中华医学会妇产科学分会，2015．女性生殖器官畸形诊治的中国专家共识．中华妇产科杂志，50（10）：729-733．

邹倩，等，2015．阴道内镜在青春期阴道斜隔综合征诊治中的应用价值．妇产与遗传（电子版），5：29-32．

Acień P, et al, 2011. The history of female genital tractmalformation classifications andproposal of an updated system.HumReprod Update, 17（5）：693-705．

Albulescu DM, et al, 2018. The Herlyn-Werner-Wunderlich triad（OHVIRA syndrome）with good pregnancy outcome-two cases and literature review, Rom J Morphol Embryol, 59（4）：1253-1262．

Alur S, et al, 2015. Longitudinal vaginal septa with associated uterine anomalies：a case series.Longitudinal vaginal septa with associated uterine anomalies：a case series.Female Pelvic Med Reconstr Surg, 21（3）：e23-6．

American Fertility Society, 1988. The Amerian Fertility Society classifications of adnexal adhesions, distal tubal occlusion, tubal occlusion secondary to tubal ligation, tubal pregnancies, mullerian anomalies and intrauterine adhesions. Fertil Steril, 49（6）：944-955．

Amitay Lorber, et al, 2018. Double mucosal flap for the reconstruction of transverse vaginal septum-A novel surgical approach using the vaginal septal tissue. Urology Case Reports 16: 92-94.

Antonio Henriquesde Frana Neto, et al, 2014. Intrapartum Diagnosis and Treatment of Longitudinal Vaginal Septum. Case Rep ObstetGynecol, 2014: 108973.

Aruna Nigam, et al, 2010. Septate uterus with hypoplastic left adnexa with cervical duplication and longitudinal vaginal septum: Rare Mullerian anomalyJ Hum Reprod Sci, 3 (2): 105-107.

Aziza Al Ghafri, et al, 2018. Obstructed Hemivagina and Ipsilateral Renal Anomaly (OHVIRA) Syndrome. Oman Medical Journal, 33, (1): 69-71.

B K Opoku, et al, 2011. Huge Abdominal Mass Secondary to a Transverse Vaginal Septum and Cervical Dysgenesis. Ghana Med J, 45 (4): 174-176.

Berna Dilbaz, et al, 2014. Concomitant Imperforate Hymen and Transverse Vaginal Septum Complicated with Pyocolpos and Abdominovaginal Fistula.Case Reports in Obstetrics and Gynecology, 2014: 406219.

Bhagavath B, et al, 2017. Uterine malformations: an update of diagnosis, management, andoutcomes. Obstetrical and Gynecological Survey, 72 (6): 377-392.

Brnnstrm M, et al, 2015. Live birth after uterus transplantation. Lancet, 385: 607-616.

Campbell Granta, et al, 2018. Atypical presentation of obstructed hemivagina and ipsilateral renal anomaly. Urology Case Reports, 19: 70-71.

Charu Tiwari, et al, 2016. Low complete transverse vaginal septum, vesico-ureteric reflflux and low anorectal malformation: Case report and review of Literature. International Journal of Pediatrics and Adolescent Medicine, 3, 81-84.

Chatzipapas I, et al, 2016. Complete longitudinal vaginal septum resection. Description of a bloodless new technique. Clin Exp Obstet Gynecol, 43 (2): 209-211.

Di Spiezio Sardo A, et al, 2015. The comprehensiveness of the ESHRE/ESGE classification of female genital tract congenital anomalies: a systematic review of cases not classified by the AFS system. Hum Reprod, 30 (5): 1046-1058.

Di Spiezio Sardo A1, et al, 2007. Office vaginoscopic treatment of an isolated longitudinal vaginal septum: a case report. J Minim Invasive Gynecol, 14 (4): 512-515.

Edgar Gulavi, et al, 2018. Successful pregnancy outcome after open strassmanmetroplasty for bicornuateuterus.Case Rep ObstetGynecol, 2018: 4579736.

Fageeh W, et al, 2002. Transplantation of the human uterus. Int J GynaecolObstet, 76: 245-251.

Fang-Ping Chen, et al, 2006. Term pregnancy at the site of atresia following vaginal canalization in a case of uterus didelphys with hemivaginal atresia and ipsilateral renal agenesis. Taiwan J Obstet Gynecol, 45 (4): 366-368.

Friedler S, et al, 2016. The reproductive potential of patients with Mayer- R okitansky-Kuster-Hauser syndrome using gesta- tional surrogacy: a systematic review. Reprod Biomed Online, 32 (1): 54-65.

\Gennaro Scutiero, et al, 2018. Management of Transverse Vaginal Septum by Vaginoscopic Resection: Hymen Conservative Technique.Rev Bras Ginecol Obstet, 40: 642-646.

Grimbizis GF, et al, 2013. The ESHRE/ESGE consensus on the classification of female genital tract congenital anomalies. Hum Reprod, 28(8): 2032-2044.

Grimbizis GF, et al, 2013. The ESHRE/ESGE consensus on the classification of female genital tract congenital anomalies. Hum Reprod, 28 (8): 2032-2044.

Grimbizis GF, et al, 2013. The ESHRE/ESGE consensus on theclassification of female genital tractcongenital anomalies. HumanReported, 28 (8): 2032-2044.

Hammoud AO, et al, 2008. Quantification of the familial contribution to Mülleriananomalies. Obstet Gynecol, 111: 378- 384.

Hidayatullah Hamidi, et al, 2018. Late presentation, MR imaging features and surgical treatment of Herlyn-WernerWunderlich syndrome (classification 2.2): a case report. Hamidi and Haidary BMC Women's Health 18: 161.

Liu YB, et al, 2019. Female reproductive system dysplasia: a clinical study of 924 cases. Zhonghua Fu Chan Ke Za Zhi, 54: 166-172.

Mahboubeh Mirzaei, et al, 2018. 14-year-old girl Urinary presentations of a posttraumatic vaginal septum in a 14-year-old girl. Turk J Urol; 44 (5): 441-444.

Marton I, et al, 2016. Intrapartal resection of the double cervix and longitudinal vaginal septum after hysteroscopic resection of the complete uterine septum, resulting in a term vaginaldelivery: A case report. Case Rep Womens Health, Aug 12, 11: 1-4.

Mazzon I, et al, 2019. The Technique of Vaginal Septum as Uterine Septum: A New Approach for the Hysteroscopic Treatment of VaginalSeptum. J Minim Invasive Gynecol, 20, pii: S1553-4650 (19) 30132-3.

MohdIlyas, et al, 2018. Herlyn-Werner-Wunderlich syndrome-a rare genitourinary anomaly in females: a series of four cases. Pol J Radiol, 83: e306-e310.

Naina Kumar, et al, 2014. Successful pregnancy outcome in an untreated case of concomitant transverse complete vaginal septum with unicornuate uterus. J Hum Reprod Sci, 7 (4): 276-278.

Nikolaos Arkoulis, et al, 2016. Vaginal Reconstruction with Interdigitating Y-flaps in Women with Transverse Vaginal Septa. PRS Global Open: 108-109.

Niyazi TuG, et al, 2015. Treatment of Virgin OHVIRA Syndrome with Haematometrocolpos by Complete Incision of Vaginal Septum without Hymenotomy. Journal of Clinical and Diagnostic Research, 9 (11): QD15-QD16.

Nutan Jain, et al, 2013. Complete imperforate tranverse vaginal septum with septate uterus: A rare anomaly.J Hum Reprod Sci Jan-Mar, 6 (1): 74-76.

O. Oloyede, et al, 2017. A Case report of premenarchial transverse vaginal septum at the university college hospital, IBADAN. Ann Ibd, 15 (2): 130-132.

Oppelt P, et al, 2005. The VCUAM (Vagina Cervix Uterus Adnex-associated Malformation) Classification: a new classification for genital malformations.Fertil Steril,84(5): 1493-1497.

Perez-Milicua G, et al, 2016. Longitudinal Vaginal Septum Resection Using the Ligasure Device.J Pediatr Adolesc Gynecol, 29 (6): e95-e96.

Rall K, et al, 2015. Typical and Atypical Associated Findings in a Group of 346 Patients with Mayer-Rokitansky-Kuester-Hauser Syndrome. J Pediatr Adolesc Gynecol, 28: 362-368.

Ridhima Gupta, et al, 2015. Management of Recurrent Stricture Formation after Transverse Vaginal Septum Excision. Case Reports in Obstetrics and Gynecology Volume 2015: 975463.

Roberts CP, et al, 2011. Surgical methods in the treatment of congenital anomalies of the uterine cervix. Current Opinion in Obstetrics and Gynecology, 23 (4): 251-257.

Rukset Attar, et al, 2013. Uterus didelphys with an obstructed unilateral vagina and ipsilateral renal agenesis: A rare cause of dysmenorrhoea. J Turkish-German Gynecol Assoc, 14: 242-245

Sanjay Mhalasakant Khaladkar, et al, 2016. The Herlyn-Werner-Wunderlich Syndrome-A Case Report with Radiological Review. Pol J Radiol, 81: 395-400

SardesaiSumanPradeep, et al, 2015. Double Cross Plasty for Management of Transverse Vaginal Septum: A 20-Year Retrospective Review of Our Experience.The Journal of Obstetrics and Gynecology of India, 65 (3): 181-185.

Shivalingappa SS, et al, 2016. Mayer-Rokitansky-Kuster-Hauser (MRKH) syndrome with unilateral pulmonary agenesis-a rarity indeed: radiologic review. BJR Case Rep, 2: 20150157.

The American Fertility Society classification of adnexal adhesions, distal tubal occlusion, tubal occlusion secondary to tubal ligation, tubal pregnancies, müllerian anomalies and intrauterine adhesions. Fertil Steril, 1988, 49 (6): 944-955.

Yashant Aswani1ABCDEF, et al, 2016. Wolffian Origin of Vagina Unfolds the Embryopathogenesis of OHVIRA (Obstructed Hemivagina and Ipsilateral Renal Anomaly) Syndrome and Places OHVIRA as a Female Counterpart of Zinner Syndrome in Males. Pol J Radiol, 81: 549-556.

Yong HaoGai, et al, 2018. Ultrasonic evaluation of congenital vaginal oblique septum syndrome: A study of 21 cases. Experimental and therapeutic medical: 2066-2070.

Yoo RE, et al, 2013. Magnetic resonance evaluation of Mullerian remnants in Mayer-Rokitansky-Kuster-Hauser syndrome. Korean J Radiol，14：233-239.

Z. Sleiman，et al，2017. Uncommon presentations of an uncommon entity：OHVIRA syndrome with hematosalpinx and pyocolpos.Facts Views Vis obgyn，9（3）：167-170.

Zhu L，et al，2018. Chinese expert consensus on the diagnosis and treatment of Herlyn-Werner-Wunderlich syndrome，Mayer-Rokitansky-Kuster-Hauser syndrome and vaginal atresia. Zhonghua Fu Chan Ke Za Zhi，53：35-42.

第九章

男性泌尿生殖系统发育异常

男性的泌尿生殖系统发育包括泌尿系统和生殖系统这两部分的发育。泌尿系统发育包括上泌尿道的胚胎发育和下泌尿道的胚胎发育，简单介绍如下。

上泌尿道的胚胎发育主要指肾的胚胎发育。肾的胚胎发育可分为3个独立的阶段，即前肾、中肾和后肾。前肾出现在胚胎第3周末。当前肾退化时，中肾在生肾索内开始发生。在男性，中肾管是输精管、精囊腺和射精管的前体。后肾为人体永久肾，形成于胚胎第5周末。胚胎第7周，在输尿管芽的作用下，后肾芽基发育为肾单位。输尿管芽在中肾嵴内继续延伸，反复分支形成输尿管、肾盂、肾盏和集合管。

下泌尿道的胚胎发育可分为4个阶段：①泄殖腔的形成；②泄殖腔被分隔为背侧和腹侧两个部分；③膀胱、尿囊和尿生殖窦的形成；④腹侧膀胱和膀胱尿道部的形成，以及尿生殖窦的分化。尿生殖窦分为3段：上段较大，发育为膀胱；中段狭窄，于男性形成尿道的前列腺部和膜部；下段于男性形成尿道海绵体部（郭应禄等，2003）。

男性的生殖系统发育，是从妊娠4～6周时体腔上皮外层形成泌尿生殖嵴开始的。泌尿生殖嵴随后发育为肾、肾上腺皮质、性腺和生殖道。原始生殖细胞在形成性腺前具有双向分化的潜能，SRY作为转录因子诱导SOX9表达，继而SOX9触发和维持原始性腺在妊娠6周的较窄时间窗中分化为睾丸。

最初，中肾管和米勒管同时存在。中肾管来源于中肾的排泄管，睾丸间质细胞分泌的睾酮使中肾管发育为附睾、输精管、射精管和精囊。同时，睾丸支持细胞分泌的抗米勒管激素（anti-Müllerian hormone，AMH）抑制同侧米勒管使其退化。睾丸分泌的另一种激素——胰岛素样因子3（Insl3）介导睾丸由原肾周位置经腹腔下降，而睾酮则促进睾丸下降到阴囊。

在外周靶组织中，睾酮转化为双氢睾酮（dihydrotestosterone，DHT）。DHT促进尿道皱襞融合形成阴茎海绵体和尿道。DHT也促进生殖结节发育为阴茎头，唇囊肿融合形成阴囊。

正常发育依赖于激活和抑制因子在时间-空间上的精准调控。一旦在上述程序中出现偏差，就可能出现泌尿和生殖系统的分化和发育异常（白文俊等，2017）。

男性泌尿生殖系统发育异常包括泌尿系统和生殖系统两方面，详见表9-0-1。男性泌尿生

表 9-0-1　男性泌尿生殖系统发育异常

	类型	临床常见疾病
泌尿系统发育异常	肾和输尿管发育异常	多囊肾、马蹄肾、重复肾盂输尿管等
	膀胱和尿道发育异常	膀胱外翻、尿道上裂、尿道下裂等
生殖系统发育异常	阴茎发育异常	先天性阴茎缺如、隐匿阴茎、蹼状阴茎、小阴茎等
	阴囊及睾丸发育异常	阴茎阴囊转位、无睾症、隐睾症、先天性睾丸发育不全综合征等
	输精管、附睾、前列腺、精囊腺发育异常	前列腺发育不全、精囊发育不良、精囊缺如等

殖系统发育异常与性功能及生育能力有着密切关系，不但影响婚姻和生育，也会出现由社会、心理因素而引发的精神障碍，应及时处理。下面就几种常见男性泌尿生殖系统发育异常进行论述。

第一节 肾和输尿管发育异常

一、孤立肾和肾发育不全

（一）病因及流行病学

孤立肾（solitary kidney）又称单侧肾不发育，一般无临床症状，往往都是在查体中或因其他疾病而做检查时发现（图 9-1-1）。肾发育不全（renalhypoplasia）指肾体积小于正常 50% 以上，但肾单位的发育及分化正常，输尿管亦正常。节段性肾发育不全（Ask-Upmark 肾）是指在正常肾的中段有一深瘢痕，可能是发育缺陷或因反流、缺血造成的瘢痕。

根据尸检统计，孤立肾的发病率是 1∶1000，应用排泄性尿路造影进行的临床调查显示其发病率是 1∶1500，男女比例为 1.8∶1，这可能与男性 Wolffian 管分化比女性 Müllerian 管分化早有关。

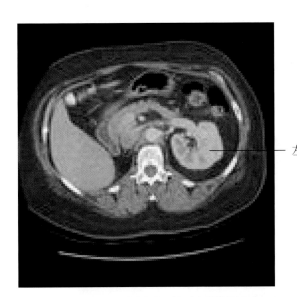

图 9-1-1 左侧孤立肾（右侧肾缺如）

左肾不发育多于右肾。

一侧肾缺失与输尿管芽有关，一侧输尿管芽的缺失导致该侧后肾胚基不能发育成熟为正常肾，而与后肾管异常关系不大。男性近段 Wolffian 管和女性 Müllerian 管缺失或异常，影响输尿管芽的发育。这多发生于妊娠第 4 周或第 5 周之前，该侧虽有肾胚基发生，但因无正常输尿管芽刺激，肾胚基往往发育不良或呈现多囊状，并在出生前消失。

（二）症状及诊断

一半以上患者肾缺失侧输尿管完全缺失，其余者输尿管发育不全。常伴发对侧输尿管异位、旋转不良及输尿管反流，而双侧肾上腺多发育正常。

孤立肾的功能良好，一般无临床症状，常在检查时意外发现。临床上当有其他畸形存在时，应考虑孤立肾的可能。膀胱镜检时只能看到一侧输尿管口或三角区不对称。X 线平片可见孤立肾的阴影代偿性增大，对侧肾影缺如。B 超和排泄性尿路造影及肾核素扫描有助于诊断。

肾发育不全无症状，只有在对侧肾有病变，或因高血压行检查时才被发现；如系双侧病变时，则可导致慢性肾功能不全。主要检查方法有 B 超、静脉尿路造影和肾核素扫描等。

（三）治疗

因孤立肾功能一般正常，无须特殊治疗，其临床意义在于病肾切除前，应查清对侧肾情况，避免孤立肾切除后，术后引起尿毒症。节段性肾发育不全常伴有高血压，如对侧肾功能良好，切除病肾后血压可恢复正常，儿童期手术效果要好于成年患者（郭应禄等，2003）。

二、多囊肾

（一）病因及流行病学

多囊肾（polycystickidney）是一种先天性遗传性疾病，分婴儿型和成人型。婴儿型多囊肾属常染色体隐性遗传，少见，发病率为1/10 000，儿童期可有肾或肝功能不全的表现。成人型多囊肾属常染色体显性遗传，是常见的多囊肾病（图9-1-2），发病率约为1/1250，占晚期肾病的10%。多为双侧型，初期肾内仅有少数几个囊肿，以后发展为全肾布满大小不等囊肿，压迫肾实质，使肾单位减少。该病发病机制不明，认为可能与肾小管梗阻，或肾单位不同部位的局部扩张有关。

（二）症状及诊断

成人型多囊肾，大都至40岁左右才出现症状，其主要临床表现为疼痛、腹部肿块与肾功能损害。若伴发结石或尿路感染者，可出现血尿、脓尿、发热、肾区疼痛等相应症状。1/3的患者有肝囊肿，但无肝功能变化。并发症包括尿毒症、高血压、心肌梗死和颅内出血。体检可在两侧肾区扪及巨大囊性感肾，结合B超和CT可确诊。

（三）治疗

对肾功能正常的早期患者，采用对症及支持疗法，包括休息、低蛋白饮食、避免劳累、药物治疗，重点在于控制血压、预防尿路感染及肾功能的进一步损害。对中期患者采用囊肿去顶术，有助于降低血压，减轻疼痛和改善肾功能，伴有结石梗阻者施行取石术。晚期出现尿毒症可考虑长期透析，因囊壁能产生促红细胞生成素，患者常无贫血，透析治疗较佳。有条件者也可行同种异体肾移植术。合并严重高血压或出血、感染者，在施行肾移植前宜切除患肾（郭应禄等，2009）。

三、马蹄形肾

（一）病因

马蹄形肾（horseshoe kidney）是指两肾下极在腹主动脉和下腔静脉前相互融合，形成马蹄状畸形。峡部一般为肾实质组织，较厚，有时由纤维组织组成。患肾大多旋转不良，使肾盂面向前方，肾盏向后，肾血管多变异（图9-1-3）。马蹄肾可伴发骨骼、心血管及中枢神经系统等方面的畸形，如神经管缺失、18-三体综合征、Turner综合征、肛门直肠发育不良、尿道下裂、睾丸下降不全、女性双角子宫和阴道分隔畸形、双输尿管和膀胱输尿管反流等。

（二）症状及诊断

2/3患者无临床表现，临床症状多与继发的肾积水、感染和结石有关，最常见症状是腹部隐痛，可向下腰部放射。部分患者有恶心、呕吐等

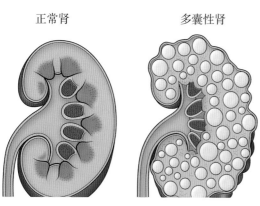

正常肾　　　　　多囊性肾

图 9-1-2　多囊肾

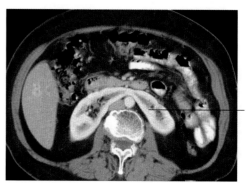

马蹄形肾

图 9-1-3　马蹄形肾（郭应禄. 外科学. 北京：北京大学医学出版社. 2003）

胃肠道症状。30% 患者有尿路感染症状，20% ～ 80% 伴发尿路结石，1/3 由肾盂输尿管连接部梗阻引起肾积水，5% ～ 10% 患者可于腹部触及肿物。

影像学检查是确定其诊断的最主要依据。静脉尿路造影可见肾位置较正常低，肾下极靠近脊柱，并可见肾下极的肾小盏指向脊柱及输尿管移位。有时在平片上可见轴线不正常的肾及峡部的阴影，B 超检查很有帮助，肾核素扫描可了解峡部有无肾实质组织。

（三）治疗

如无症状及合并症者无须治疗。有合并症者需要根据具体情况处理。如有严重腹痛、腰痛和消化道症状，是由于肾峡部压迫腹腔神经丛所致，或存在合并症，如梗阻、结石、肿瘤、感染等，可采取分离峡部、肾盂切开取石以及解除梗阻的相应整形手术等。如有肾盂输尿管连接部梗阻，则行肾盂成形术或行输尿管膀胱再吻合术，以纠正输尿管反流。单纯切开峡部手术，因对改善引流、矫正肾及输尿管位置的作用不大，现已少用（郭应禄 等，2003）。

四、肾下垂

（一）病因

正常肾位置是肾门对着第 1、2 腰椎横突，右侧略低于左侧。立位时，肾可下降 2 ～ 5 cm，约相当于一个椎体，超过此范围者，称为肾下垂（nephroptosis）。正常肾位于腹膜后，脊柱两旁的浅窝中。肾依靠脂肪囊、肾筋膜、肾蒂血管和腹内压力维持正常的位置。如果肾窝浅，肾周围脂肪减少，分娩后腹壁松弛使腹内压降低，都可以引起周围组织对肾的支持不力，使肾的移动幅度加大，从而造成肾下垂。

少数患者，肾被腹膜包裹而肾蒂松弛，能在腹部较大范围移动，有的降到下腹部或盆腔，有的跨过中线到对侧腹部，此类肾下垂又称游走肾（floating kidney）。肾下垂和肾异位（renalectopia）不同，患者的肾开始位于正常位置，有正常的血管供应，后来因向下移动造成肾

下垂，而异位肾是先天性肾位置异常。

肾下垂使尿流不畅、肾血管扭转或牵拉时才会出现病理改变。输尿管扭曲、尿流受阻可引起肾盂积水、肾盂感染、肾结石等。肾移动过大可引起肾血管扭转，导致肾淤血，甚至肾萎缩。肾下垂常伴有其他内脏下垂。

（二）症状

肾下垂多发生于 20 ～ 40 岁瘦高体型的女性，右侧多于左侧。患者症状的轻重与肾移动的幅度不完全一致。腰痛是主要症状，呈钝痛或牵扯痛，久坐、久站或行走时加剧，平卧后消失。肾蒂血管或输尿管扭转时，可发生 Dietl 危象，表现为肾绞痛、恶心、呕吐、脉搏增快等症状。立位时可因肾蒂血管被牵拉，肾血流量减少而引起高血压。肾移动幅度大时，因肾受挤压而发生血尿；因输尿管扭曲导致肾积水或上尿路感染，可出现尿频、尿急等膀胱刺激症状。肾移动过大时，对腹腔神经丛的牵拉常会引起消化不良、腹胀、嗳气、恶心、呕吐等消化道症状。部分患者精神较紧张，伴有失眠、眩晕、心悸、乏力等症状。

（三）诊断

根据病史和临床表现，诊断并不困难。体检依次在平卧、侧卧及直立位时触诊肾，确定肾的位置及移动度。超声在平卧位、立位时测量肾的位置，并做对比。静脉尿路造影先后在平卧位和立位摄片，了解肾盂的位置，如肾盂较正常下降超过一个椎体可诊断为肾下垂。肾下垂程度分为三度：如下降到第 3 腰椎水平为 Ⅰ 度，降至第 4 腰椎为 Ⅱ 度，降至第 5 腰椎或以下者为 Ⅲ 度。同时，静脉尿路造影还可显示有无肾盂、输尿管积水（郭应禄 等，2009）。

鉴别诊断：①先天性异位肾，多位于下腹部或盆腔，位置固定，平卧后肾不能复位；②肾上极或肾外肿瘤压迫推移使肾位置下降。超声、静脉尿路造影、CT 或 MRI 检查均可鉴别。

（四）治疗

症状不明显，体检偶然被发现肾下垂者，一般不需要治疗。有腰痛、血尿者，应加强腹肌锻

炼，增加营养，强壮身体，使用紧束弹性宽腰带或肾托。如症状较重，平卧或托肾后症状无明显好转，并有肾积水感染者，应施行肾悬吊固定术（nephropexy），但决定手术应慎重。

五、重复肾盂、输尿管

（一）病因及诊断

重复肾盂、输尿管是指一个肾有两个肾盂和两条输尿管（图 9-1-4）。这种畸形是由于胚胎早期中肾管下端发出两个输尿管芽进入一个后肾胚基造成的。大都发生于一侧，也可发生于两侧。重复肾盂、输尿管在外表是一个完整的肾，有一共同包膜，表面有一浅沟将肾分成上下两部，每一部分有它本身的肾盂、输尿管和血管。上半肾较小而下半肾较大，两条输尿管分别引流上、下半肾尿液，多数融合一起后，以一个输尿管口通入膀胱。也可有两条输尿管分别开口于膀胱。有时上肾盂延伸的输尿管可向膀胱外的器官内开口，称为异位输尿管（ectopicureters）开口。

（二）治疗

无症状的重复肾在检查时偶尔发现者，无须治疗。若上半肾感染、肾盂积水、结石形成以及输尿管异位开口引起尿失禁者，可行上半病肾及输尿管切除术。若重复肾功能尚好，且无严重肾盂、输尿管积水和（或）感染、结石等合并症，可采用异位开口的重复输尿管膀胱移植术（张国喜 等，2016）。

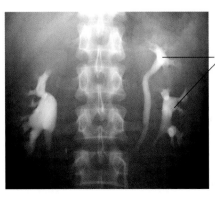

图 9-1-4　左侧肾盂和输尿管重复畸形

──左侧重复肾盂和输尿管

六、肾盂输尿管连接处梗阻

（一）病因

肾盂输尿管连接处梗阻（ureteropelvic junction obstruction，UPJO）的病理机制主要是壁层肌肉内螺旋结构的改变，可能是先天性缺陷或由于外在因素如迷走血管、纤维束带对肾盂输尿管连接处的压迫造成梗阻，使肾盂蠕动波无法通过，逐渐引起肾盂积水（图 9-1-5）。UPJO 是儿童腹部肿块或肾积水常见的病因，左侧多见。

（二）症状及诊断

一般无症状，偶有腰部钝痛或轻微不适或输尿管区有疼痛或压痛，继发感染、结石或肿瘤时，可出现相应症状。在婴儿，腹部肿块可能是唯一的体征。

B超可诊断肾积水，但需要与肾囊肿鉴别。静脉尿路造影可显示梗阻部位、范围，也能了解肾积水程度。延迟拍片显示患侧肾盂排空延迟，伴肾盂肾盏不同程度扩张，甚至不显影。放射性核素肾图可了解肾的血运情况及其分泌、排泄功能。

（三）治疗

对进行性加重的肾积水，肾功能持续下降，

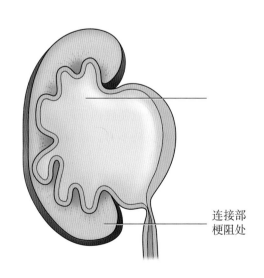

图 9-1-5　右侧肾盂输尿管连接处梗阻

──连接部梗阻处

特别合并感染、结石、肿瘤者应考虑手术治疗。凡能保全肾功能的 1/5 以上者，应尽量保肾，施行肾盂输尿管连接狭窄切除、多余肾盂部分切除、输尿管与肾盂整复吻合术，并根据手术时发现的病理情况及手术者的经验选择是否做肾造瘘及吻合口支撑管放置和肾折叠术。大多数病例需要在术后 3 个月及 1 年时随访，行静脉尿路造影（郭应禄 等，2003）。

七、先天性巨输尿管

（一）病因

先天性巨输尿管又称为原发性巨输尿管症，是由于输尿管末端功能性梗阻，致使输尿管肾盂扩张，而病变部位（输尿管远端）尚没有发现任何器质性梗阻（图 9-1-6）。病变常在输尿管盆腔段，病因不明。本病多为单侧，也可双侧同时发病。男孩多于女孩，胎儿期超声即可发现肾盂积水，出生后复查超声发现输尿管扩张。

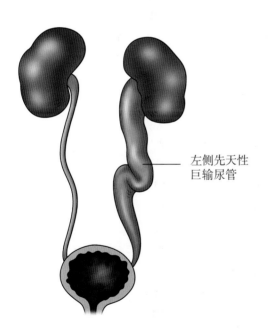

左侧先天性巨输尿管

图 9-1-6 左侧先天性巨输尿管

（二）症状及诊断

1. 腹部包块，位于中下腹，为输尿管扩张、积水所致。

2. 尿路感染，年龄稍大的患儿可诉说腰部、腹部不适。

3. 消化道症状，如恶心、呕吐等。

4. 婴儿多为产前超声检查发现肾积水，出生后超声随访发现输尿管扩张。超声检查、静脉肾盂造影、CT 及 MRI 检查，均有助于诊断。

（三）治疗

临床症状反复发作，肾积水加重，如有症状及感染、结石，并影响肾功能者，或有明显输尿管梗阻者需手术治疗。手术可行输尿管裁剪和抗反流输尿管膀胱再植术。

八、肾和输尿管其他异常

（一）异位肾（ectopic kidney）

根据肾停留部位不同分为盆腔肾、腹部肾及交叉异位肾等。临床重要性是腹部肿块的鉴别，以避免误将异位肾切除。

（二）输尿管狭窄

狭窄部位大多在肾盂输尿管连接处或在输尿管膀胱连接处，严重者需手术整形。

（三）输尿管囊肿（ureterocele）

是指输尿管末端的囊性扩张，囊肿的内层为输尿管黏膜，外层为膀胱黏膜，中层则为少量平滑肌和纤维组织，囊上有小的输尿管开口，治疗可通过膀胱镜切除囊肿。

（四）下腔静脉后输尿管

右侧上段输尿管经过腔静脉之后，再绕过下腔静脉前方下行，由于输尿管受压迫而引起上尿路梗阻，严重者需手术治疗。

第二节　膀胱和尿道发育异常

一、膀胱外翻

（一）流行病学及表现

膀胱外翻（bladder exstrophy）是少见的先天畸形，每1万~5万新生儿中有1例发生，近来的统计资料显示每10万新生儿中有3.3例，男女比例为2.3:1。

膀胱外翻表现为下腹壁和膀胱前壁的完全缺损（图9-2-1），膀胱黏膜外露易擦伤出血。膀胱后壁膨出部分可见输尿管开口及间歇喷尿。男性患者常伴有完全性尿道上裂和外生殖器的畸形。几乎所有膀胱外翻患者都有耻骨联合增宽，髋臼后侧位引起下肢外旋，导致蹒跚行走步态。腹壁和脐也存在畸形。男性患者阴茎海绵体前部的长度较正常人短，阴茎海绵体后部的直径较正常人粗，阴茎曲度和尿道沟短，严重者龟头接近到精阜。约40%男性病例合并隐睾。上尿路通常正常，输尿管进入膀胱角度有变化，闭合膀胱后有逆流。

膀胱外翻黏膜由于长期慢性炎症和机械性刺激，常发生溃烂、变性，甚至恶变，常伴上尿路感染和肾积水。

（二）治疗

膀胱外翻凭外观即可诊断。治疗目的是保护肾功能，控制排尿，修复膀胱、腹壁及外生殖器。膀胱外翻患儿出生后，由于黏膜娇嫩，易受伤，应用不黏的敷料包裹，要防止膀胱黏膜接触衣服和尿垫，用生理盐水冲洗黏膜，不能用凡士林，及时转运至专科医院进一步治疗。

外科处理分为闭合膀胱、修复尿道上裂、膀胱颈重建3期。典型的膀胱外翻的主要目的是将膀胱外翻变成完全的尿道上裂，膀胱闭合后要保持膀胱出口无梗阻，预防感染，保护肾功能。2~3年后测量膀胱容积达50~60ml时，再行阴茎和尿道重建。严重肾积水是手术禁忌。现有学者主张，在闭合膀胱后，如果膀胱容积大于100ml，最好一期完成手术处理膀胱颈，重建阴茎和尿道。但缺点是一个步骤失败，可能危及整个修复过程（郭应禄等，2009）。

二、尿道上裂

（一）流行病学及病因

尿道上裂（epispadias）表现为阴茎体短小，

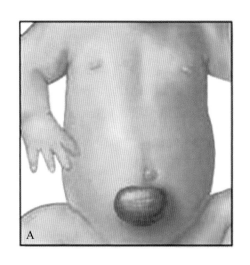
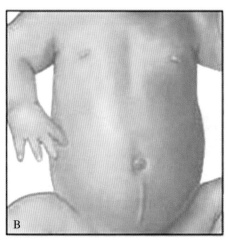

图 9-2-1　膀胱外翻。A. 手术前；**B.** 手术后

向背侧弯曲，包皮悬垂于阴茎腹侧，阴茎头扁平，尿道口位于阴茎背侧，严重尿道上裂可伴有膀胱外翻和腹壁缺损（图9-2-2）。尿道上裂是一种罕见的先天畸形，每11 700名男性和48 400名女性有1例尿道上裂，男女比例为3∶1。其发生原因尚不十分清楚，可能是在胚胎第8周，生殖结节始基向后移位过多，尿生殖窦末端连接的尿道沟的位置靠前，使以后形成的尿道位于初阴体背侧，如果尿道沟不在中线汇合，就形成尿道上裂，常与膀胱外翻并存（Wood et al，2011）。

（二）分型

临床根据畸形程度和尿道口位置的不同，将男性尿道上裂分为三型，即阴茎头型、阴茎体型及完全型（可伴有膀胱外翻）三类。男性完全型尿道上裂常伴有外生殖器异常，耻骨联合分离，尿道控制能力缺失，输尿管膀胱连接部先天异常，输尿管反流发生率30%～40%。

（三）治疗

对这类患者也应在学龄前期进行手术矫正，以防因并发症而使患者早夭。治疗的目的是：获得尿道控制能力，保护上尿路系统，重建有功能和外观相对正常的外生殖器。手术采用整形重建术，具体方法与膀胱外翻手术相同（郭应禄 等，2003）。

三、尿道下裂

（一）流行病学及特征

尿道下裂（hypospadias）是男性下尿路及外生殖器常见的先天性畸形。尿道下裂因前尿道发育不全而导致尿道外口位置异常，是由于生殖结节腹侧纵行的尿生殖沟自后向前闭合过程停止所致，其发病率约为8/1000。其畸形有四个特征：①尿道开口异常；②阴茎向腹侧屈曲畸形；③阴茎背侧包皮正常而阴茎腹侧包皮缺乏；④尿道海绵体发育不全，从阴茎系带部延伸到异常尿道开口，形成一条粗的纤维带。

尿道下裂其基本解剖学特征为：尿道外口位置异常，阴茎下弯于腹侧，包皮异常分布与系带缺如。阴茎下弯的主要原因是：①尿道口远端尿道板纤维组织增生及尿道周围海绵体本身纤维化；②阴茎体部尿道腹侧皮下各层组织缺乏，由此导致阴茎海绵体背、腹两侧不对称，产生阴茎下弯。阴茎包皮的异常分布，是因阴茎腹侧包皮未能在中线融合，使阴茎腹侧中央呈"V"形皮肤缺损，而在阴茎背侧包皮呈帽状堆积。

（二）分型

尿道下裂的分型是以尿道外口的位置为原则，通常可分为四型（图9-2-3）：冠状沟型（包括阴茎头型）、阴茎体型、阴囊型及会阴型。冠

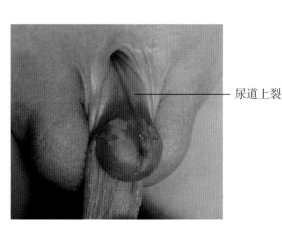

图9-2-2　尿道上裂

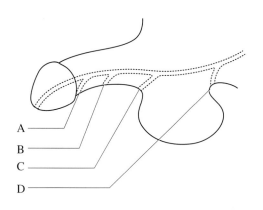

图9-2-3　男性尿道下裂四种类型
A．冠状沟型；**B**．阴茎体型；**C**．阴囊型；**D**．会阴型

状沟型尿道下裂约占 87%，阴茎体型占 10%，而严重的如阴囊型及会阴型仅占 3%。后三种类型可能影响性功能和性行为，生活中需要取坐位排尿，患者洗澡时回避旁人以免被看见畸形生殖器等实际问题，会给患者带来巨大心理负担。

（三）诊断及鉴别

一般患儿应于出生后不久即到医院就诊，以便对患儿做出明确的诊断，除外两性畸形。针对患儿发育的具体情况设计治疗方案。会阴型尿道下裂，阴部外表类似女性，应在婴儿期确定性别，以免被误认而到成年期造成更严重的心理和生理障碍。诊断在查体时即可确定。但对重度尿道下裂如阴茎严重下弯、阴茎发育不良、阴囊对裂、伴双侧隐睾等患儿，需要与两性畸形儿相鉴别。主要依赖于如下检查：①对部分病例应做染色体检查，以确定为男性。②对疑为女假两性畸形者，应检查血睾酮（T）、促卵泡生成素（FSH）、促黄体生成素（luteinising hormone, LH）和尿 17- 羟、17- 酮类固醇检查；进行腹部超声检查，以明确诊断。③对上述检查仍不能确定性别时，必要时可做性腺活检。

（四）治疗

尿道下裂需做整形手术，以恢复正常站立排尿和成年后正常性生活，睾丸有生精功能者还可获得生育能力。对阴茎或阴茎头发育不良者，可在术前 3～6 个月用绒毛膜促性腺激素治疗一个疗程（HCG1000 U 每周一次，肌内注射，连用 10 周），可使部分患儿阴茎及阴茎头增粗增大。对重度尿道下裂，应经尿道口行逆行造影，以了解有无其他合并畸形。

尿道下裂患者因存在尿道外口位置异常、阴茎下弯、不能站立排尿、痛性勃起及成年后不能生育等症状与表现，而必须手术治疗。治疗标准以充分矫正阴茎下弯，使尿道外口在正常位置及阴茎外观满意，即能站立排尿、成年后能进行正常性生活为准。

尿道下裂手术分两步骤：①矫正阴茎下弯，②尿道成形。可分期手术，也可一期完成。目前多趋于一期完成。但必须根据患儿的具体情况，

若畸形严重，甚至合并阴囊对裂者，多分两期手术。对有合并隐睾或腹股沟疝者，条件允许时可同时手术。

目前尿道下裂手术治疗方法有 200 多种，但因其术后并发症多，术后效果不满意，尚无统一公认的术式为广大医生所接受。在考虑患儿具体情况的同时，也考虑医生掌握术式情况，以最终达到满意治疗效果为准。手术宜在学龄前施行，一般情况下，多数选择 2～3 岁手术，这样既不影响孩子学前教育，也不影响孩子的身心健康。最迟也要在学龄（6 岁）前完成手术（郭应禄等，2009）。

四、尿道瓣膜

（一）临床表现

尿道瓣膜（urethral valves）是先天性下尿路梗阻的最常见原因。小儿依其梗阻的严重程度不同，而表现不一。有的新生儿期即可出现排尿费力、尿淋漓，甚至急性尿潴留等，更严重者新生儿期即可出现呼吸窘迫综合征、呼吸困难、泌尿系感染、尿毒症、电解质紊乱等，严重者可致死。大多数患儿随年龄增长主要症状是排尿困难，表现为尿线细、尿无力、尿淋漓及充盈性尿失禁。有的患儿长期尿潴留致膀胱输尿管反流，甚至造成肾盂肾盏扩张。

（二）分型及诊断

根据尿道瓣膜的位置分为前尿道瓣膜和后尿道瓣膜。前尿道瓣膜较少见，并常合并尿道憩室。后尿道瓣膜常位于精阜附近，瓣膜近侧尿道扩张，膀胱颈肥厚，有小梁和假性憩室形成。目前由于超声诊断技术水平的不断提高，当发现胎儿双肾积水伴双侧输尿管扩张时，应注意到此病。

（三）治疗

尿道瓣膜的治疗原则是解除梗阻、控制感染、保护肾功能。手术方法很多，如经尿道瓣膜切除术、耻骨联合上经膀胱后尿道瓣膜切除术、

会阴部切开尿道瓣膜切除术、经内镜激光后尿道瓣膜切除术等。目前首选的方法是经尿道电切镜瓣膜切除术，此法效果确切，损伤小，而为广大医生及患者所接受。

尿道瓣膜小儿术前病情较重，常合并电解质紊乱或肾功能不全，又因小儿尿道较细，术后常出现尿道狭窄等并发症，因此要格外小心。

第三节　阴茎发育异常

阴茎发育异常可分为大小异常及位置异常，多与其他畸形同时出现。

一、先天性阴茎缺如

（一）病因及表现

先天性阴茎缺如（congenital absence of penis）是极其罕见的先天性畸形，是由于在胚胎发育期间生殖结节及尿生殖窦发育异常所致。患者除无阴茎外，多合并尿道畸形，还可能合并其他泌尿生殖器、直肠与肛门、心血管系统以及下肢畸形等。

阴茎完全缺如者50%伴有其他泌尿生殖系统的异常，如睾丸、肾、前列腺、膀胱发育不良或发育异常，肾积水，膀胱输尿管反流，直肠膀胱瘘或直肠尿道瘘等。一般在婴儿出生时即被发现外阴异常，如果婴儿肥胖可能暂时被忽略，表现为阴囊上方不能触及阴茎。若双侧睾丸下降，阴囊和肛门发育正常；如一侧或双侧睾丸下降不全，两侧阴囊不对称或呈扁平状。染色体检查呈46，XY型。阴茎缺如需要与隐匿阴茎、小阴茎、尿道上裂、尿道下裂、假两性畸形等相鉴别。

（二）治疗

先天性阴茎缺如治疗主要为阴茎重建成形术，可应用其他部位皮瓣重建阴茎，包括前臂游离皮瓣、前外侧股部皮瓣、背阔肌皮瓣等。但该手术治疗相当困难，施行阴茎重建成形术大多效果不理想。对于能够成活下来的患者来说，最好的治疗方法是转归为女性，其手术包括切除睾丸，作尿道阴道成形术，青春期后以雌激素维持

女性性征（张国喜 等，2016）。

二、隐匿阴茎

（一）病因及临床表现

隐匿阴茎（buriedpenis）是一种先天性外生殖器发育异常，其特征为阴茎隐匿于皮下，外观短小，包皮口与阴茎根部距离短，而阴茎体发育正常。

隐匿阴茎是由于耻骨前皮下脂肪肥厚，而附着于阴茎体的皮肤不足，使发育正常的阴茎被埋藏于耻骨上脂肪垫或阴囊皮肤内，随着发育过程中脂肪减少，阴茎才暴露出来。肉膜筋膜发育不良，失去弹性，进而限制阴茎的伸展，可能也是引起本病的原因之一。

本病流行病学调查发现，我国儿童隐匿阴茎的发病率为0.67%。临床表现为阴茎体外形短小，仔细触摸可以触及正常大小的阴茎体，如用手挤压阴茎周围皮肤，即可显露阴茎。由于几乎所有隐匿阴茎患者包皮均覆盖阴茎头或合并包茎，需仔细鉴别包皮过长和包茎，不能简单的行包皮环切术。另外隐匿阴茎外观短小，需与小阴茎鉴别，鉴别要点是挤压阴茎周围皮肤时，隐匿阴茎外露改善，而小阴茎无明显改善（Hadidi et al，2014）。

明确隐匿阴茎的病因，对选择合理的治疗方法及手术方式具有重要意义。隐匿阴茎多见于肥胖体型的人，肥胖的年长儿及青少年，下腹部尤其是耻骨联合前脂肪堆积，而使阴茎呈隐匿状。患者常因肥胖导致阴茎发育异常，出现包茎及阴茎发育短小等表现，除影响排尿外，对性生活影

响也较大。

（二）治疗

隐匿阴茎需手术治疗。研究发现阴茎海绵体被长期埋藏在皮下组织内，导致海绵体结构发生改变，即海绵体平滑肌减少及胶原纤维增多。因此隐匿阴茎应早期手术治疗，以免影响以后的阴茎发育。目前对于隐匿阴茎的手术时机选择上还存在争议。有观点认为，部分小儿隐匿阴茎会随着年龄的增长和体重的减轻逐渐改善甚至痊愈，早期不施行手术对阴茎发育影响不大，因此可推迟到患儿雄激素水平逐渐提高、阴茎发育较快及外观改变较大、会阴部脂肪重新分布的 12 ～ 14 岁以后。其治疗方法是进行综合性减肥治疗，在此基础上若无改善再手术治疗。另有观点认为，隐匿阴茎自愈几乎不可能，隐匿阴茎经常合并包茎，进而反复发生包皮龟头炎；且隐匿阴茎会影响阴茎发育，造成心理和生理上的障碍，应及早手术治疗（潘连军 等，2015）。

目前隐匿阴茎手术方法有很多，包括 Devine 术式及其改良方式、Maizels 术式及其改良方法、Johnston 术式等阴茎皮肤及肉膜松解、Shiraki 术式、Byars 皮瓣修复、阴茎腹侧或背侧"V-Y"成形术等。对腹壁脂肪堆积和松弛下垂、耻骨前脂肪堆积的患者，在行隐匿阴茎成形术的同时抽脂或去除脂肪，提高阴茎外露程度。无论采用何种术式，手术关键是充分松解阴茎肉膜及纤维索条，重塑阴茎皮肤外形。

三、蹼状阴茎

（一）病因

蹼状阴茎（webbed penis）是指阴囊中缝皮肤与阴茎腹侧皮肤相融合，使阴茎与阴囊无法完全分离，呈蹼状而失去正常阴茎阴囊角的形态（图 9-3-1）。阴茎阴囊之间的蹼状皮肤影响阴茎勃起时充分外露，程度较重的蹼状阴茎影响性生活。

蹼状阴茎多为先天性畸形，病因尚不明确。有观点认为胚胎期阴茎阴囊皮肤分离不完全、早

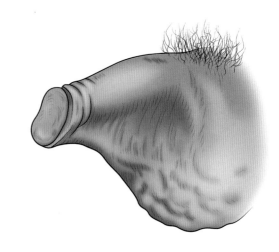

图 9-3-1　蹼状阴茎

期阴茎腹侧和阴囊之间可能存在膜样组织吸收不完全等，是出现先天性蹼状阴茎的可能原因。

（二）临床表现

蹼状阴茎在临床上并不少见，但蹼状阴茎患者常以伴发的其他畸形为主诉而就诊，包括包皮过长、包茎、阴茎阴囊转位、阴茎下弯、隐匿阴茎、尿道下裂等，极少因单纯蹼状阴茎而就诊。程度较轻（蹼状皮肤不超过阴茎体中段）的患儿随着年龄增长和阴茎海绵体发育，阴茎皮肤向后退缩并有良好的伸展性，阴茎海绵体发育及勃起功能一般不受影响，成年后也不会影响性生活。

程度较重（蹼状皮肤超过阴茎体 2/3 以上）的蹼状阴茎患儿，因阴茎勃起时阴茎腹侧皮肤下拉而使阴茎向下弯曲，甚至影响阴茎海绵体发育，使患者心理健康受到影响，成年后可造成性交困难。另外，在阴茎勃起时由于蹼状皮肤的牵拉作用，阴囊随之上提，有牵拉不适感并影响阴茎充分外露，势必影响性生活。如果蹼状阴茎非常严重，阴茎阴囊融合非常紧密使排尿时尿线朝向下方，无法站立排尿，会严重影响日常生活和心理健康（Wood et al，2011）。

（三）治疗

程度较轻的蹼状阴茎患儿、阴茎勃起时无明显牵拉不适感及不影响性交者，无须治疗。蹼状皮肤超过阴茎体 2/3，或伴有其他阴茎阴囊畸

形的蹼状阴茎患儿，以及成年后阴茎勃起时有明显牵拉不适感或影响性交者，需手术矫正。手术治疗的目的是离断阴茎与阴囊之间的蹼状皮肤连接，重建阴茎阴囊的正常角度。目前矫正蹼状阴茎的手术方法有多种，包括纵切横缝，"W"形、"V-Y"或倒"V-Y"成形术，楔形切除成形术等。虽然手术方法简单、效果满意，但要注意患有蹼状阴茎的患者绝大多数为以其他阴茎畸形而就诊，需根据其他合并畸形、蹼状皮肤的多少，以及阴茎阴囊发育情况采取相应术式（王晓华等，2013）。

四、阴茎扭转

（一）病因及临床表现

阴茎扭转即阴茎体旋转障碍，几乎全部阴茎体扭转都是逆时针旋转的（即左旋），影响外观。阴茎扭转的病因尚不明确，可能与尿道下裂或阴茎发育正常的背侧帽状包皮畸形有关。

正常情况下阴茎有发育完全的包皮和位于阴茎体正中的阴茎缝，但约10%的男性阴茎缝发生偏移，可能伴随阴茎扭转、阴茎下弯畸形。很多情况下由于阴茎大小正常，阴茎扭转只有在包皮环切术或包皮翻下时才被发现。大多数阴茎扭转，阴茎体中缝是斜的，而且偏向左侧。

（二）治疗

根据阴茎扭转角度、阴茎海绵体和尿道海绵体方向，采用不同的治疗方法。阴茎扭转角度小于60°～90°时无须矫正。阴茎扭转角度大于90°，阴茎根部的阴茎海绵体和尿道海绵体朝向正常时，可通过阴茎皮肤脱套，使阴茎中缝恢复正常。如果简单的皮肤整形无明显效果时，需要切开阴茎和尿道海绵体周围纤维索条或退化组织。如果仍有扭转，则需要用不可吸收缝合线将旋转方向对侧的阴茎海绵体的根部固定于耻骨联合上（郭应禄 等，2009）。

五、重复阴茎

（一）病因及分型

重复阴茎又称双阴茎畸形（diphallia），是一种极为罕见的先天性生殖器畸形，可分为分叉形阴茎、完全重复阴茎（图9-3-2）及另一异常阴茎这三种情况。重复阴茎常同时伴有重复尿道、重复膀胱。除外形异常外，患者可出现排尿、性交及射精障碍。

重复阴茎的病因可能是在胚胎时期受特异环

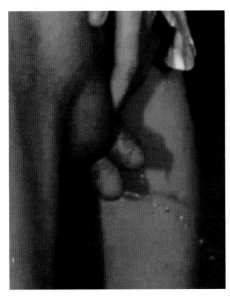
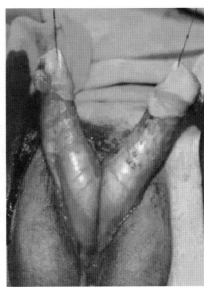

图9-3-2 完全重复阴茎（摘自：前尿道融合术治疗完全型双阴茎畸形一例报告并文献复习，中国泌尿外科杂志，2012，33（5）：378-381）

境或遗传因素影响，导致泄殖腔膜的纵行重复，其头侧中胚层增多形成两个生殖结节，各自发育成一个阴茎，或生殖结节延长形成阴茎时发生融合缺陷，形成分支阴茎。

（二）临床表现及诊断

重复阴茎一般在出生后即被发现，但也有在出生很长时间后才被发现。因重复阴茎的类型不同，临床表现也不一样。分支形阴茎，是阴茎被纵隔分割成两个，分离也可能仅限于阴茎头部，而阴茎体是一个。对这种阴茎异常，以手术整形将隔开的两半阴茎相互缝合在一起即可。而真性双阴茎即为两个完全基本完整的阴茎，两个阴茎可能是完全分成两半。两个尿道可分别进入膀胱，也可各自引流各自的膀胱，即双膀胱畸形，并各自连接同侧输尿管和引流同侧肾的尿液。尿道口通常是正常的，但也可合并尿道上裂和尿道下裂。真性双阴茎通常合并耻骨联合分离、脊椎重复、肾发育异常、肛门直肠和心血管等畸形。如重复阴茎呈纵向排列，重复阴茎位于相对正常阴茎与肛门之间。

单纯的重复阴茎诊断比较容易，但需要进一步明确双阴茎之间的关系以及彼此与膀胱的关系。因此可选择性进行置入导尿管、尿路造影、超声核磁等检查，明确泌尿生殖系统和其他器官有无合并畸形（郭应禄 等，2003）。

（三）治疗

重复阴茎本身对身体健康无影响，但性交时有一定障碍，对心理影响比较大。对于重复阴茎治疗，应根据局部情况及伴发的畸形来做出轻重、缓急的具有个体性的治疗方案。重复阴茎本身进行手术整形，尽可能恢复功能与正常外观，主要为切除发育较差的阴茎，保留发育较好的阴茎。

六、小阴茎

（一）定义及病因

小阴茎是指阴茎具有正常的解剖结构和外观形态，但长度小于同龄人群阴茎长度平均值2.5

个标准差以上，且无尿道下裂、尿道上裂、蹼状阴茎及两性畸形等阴茎阴囊畸形者。我国成年男性阴茎疲软时长度平均为 5 ~ 6 cm，牵拉长度（大致与勃起长度相当）平均为 11 ~ 13 cm，但尚缺乏各年龄组阴茎长度的参考值范围。一般认为成人阴茎疲软时长度＜ 4 cm，牵拉长度＜ 7 cm即为阴茎短小，小儿阴茎牵拉长度＜平均值 – 2.5个标准差时可认为小阴茎（白文俊，2018）。

小阴茎的病因复杂，涉及遗传、内分泌、分子生物学等多种因素，目前主要观点分以下几种。

1. 促性腺激素分泌不足的性腺功能减退 这类病变位于下丘脑或垂体。

（1）脑组织结构异常：因下丘脑或垂体发育和功能缺陷，不能分泌足够的促性腺激素，从而不能有效地促进阴茎生长，包括无脑畸形、先天性垂体不发育、胼胝体发育不全、其他涉及性腺发育不良的脑缺陷，如枕部脑膨出、伴共济失调的小脑畸形等。

（2）无脑组织异常的先天性促性腺激素释放激素缺乏：具体病因不明，多表现为多种综合征，比如 Kallmann 综合征、Laurence-Moon-Biedl 综合征、Prader-Wille 综合征等。此类小阴茎患者脑组织结构正常，但促性腺激素释放激素（GnRH）缺乏，可以是孤立的 GnRH 缺乏，也可以是同时伴有生长激素、皮质激素和甲状腺激素缺乏。

2. 促性腺激素分泌过多的性腺功能减退 这类病变主要在睾丸本身，如先天性睾丸缺如、睾丸下降不全等，而下丘脑和垂体分泌功能均正常。睾丸病变致睾酮分泌减少，通过负反馈途径使促性腺激素释放过多。有的患者睾丸大小正常，但其黄体生成素（LH）受体异常，致睾酮分泌不足。

3. 雄激素不敏感 这类疾病可能是从睾丸分泌睾酮到靶组织上相应的受体结合并产生效应的整个过程中的某一环节出现障碍所致，如 5α还原酶缺乏、雄激素受体异常及基因突变等。

4. 染色体异常小阴茎 患者可有性染色体异常，主要染色体特征为：1 条 Y 染色体，2 条或 2 条以上 X 染色体，常见核型为（47，XXY）（Klinefelter 综合征），其他核型还有（48，XXYY）

（47，XXY/46XY）（47，XXY/46XX）（49，XXXXY）等。常染色体异常可见于 21- 三体综合征和部分 7q 三体、14 号长臂缺失等染色体异常。另外，染色体易位、缺失等其他染色体异常也可能出现小阴茎，但这些染色体异常引起小阴茎的具体机制尚不清楚。

5. 原发性小阴茎　有些患者下丘脑 - 垂体 - 睾丸轴的激素分泌正常，但有小阴茎畸形，到了青春期阴茎可自发地生长到足够长度。病因不清楚，可能是胚胎后期促性腺激素刺激延迟、一过性睾酮分泌下降等原因所致（Wiygul et al, 2011）。

（二）诊断

小阴茎诊断并不困难，尽管医生和患者的共同愿望是早期诊断和治疗，但对于未成年患者而言，今后阴茎能否长大、有无正常的第二性征和生育能力的判断则较为困难，因此需要注意小阴茎的诊断和治疗时机。

1. 小阴茎一般从形态即可做出初步诊断，但由于不同种族、不同地域人群阴茎大小不同，年龄相同但性成熟程度可能不同，因此诊断小阴茎时需要根据同龄正常值及性发育程度来判断。目前国内尚无统一的儿童阴茎平均长度标准，故需要与同龄且性发育相当的平均值比较，如低于平均值 –2.5 个标准差以上才可诊断。国外有关各年龄组男性阴茎长度参考值可见表 9-3-1（白文俊，2017，2018）。测量阴茎长度需严格规范，即用手上提阴茎头拉直阴茎，使其接近充分勃起时的长度，推挤阴茎根部脂肪使尺子贴近耻骨联合，从阴茎背侧测量耻骨联合到阴茎头前端的距离，即为阴茎的牵拉长度。

2. 为明确病因，首先判断下丘脑 - 垂体 - 睾丸轴是否异常，通过激素水平测定检测该性腺轴功能是目前确定小阴茎病因的常用手段。由于小儿性腺轴发育尚不完善，学龄期及之前利用放免法测定血清促卵泡素（follicle-stimulating hormone，FSH）、LH 和睾酮水平几乎无临床意义，需要先进行人绒毛膜促性腺激素（human chorionic gonadotrophin，HCG）刺激试验、GnRH 刺激试验来评价性腺轴功能。

（1）HCG 刺激试验：对 FSH 和 LH 增高而睾酮低者，应怀疑原发性睾丸功能低下，可用 HCG 刺激试验来证实。现临床多采用标准 3 日 HCG 激发试验：HCG1000 ~ 1500 U，每日 1 次肌内注射，连续 3 次，在注射前及第 3 次注射后的 24 h 测定血清 T。睾丸功能正常者睾酮水平增加可达 2 倍以上，无反应或反应低下者多为原发性睾丸功能不全或无睾丸，继发性睾丸功能减退患者的反应取决于下丘脑或垂体受损的程度，性发育延迟者常呈正常反应，反应迟钝而经多次 HCG 兴奋后血清睾酮能上升时，可排除睾丸本身的功能不全。

（2）GnRH 刺激试验：当 FSH、LH 和睾酮水平均低下时，应怀疑低促性腺激素性腺功能低下，首先通过 HCG 刺激试验判断睾丸功能，若睾丸功能正常，再行 GnRH 刺激试验判断垂体功能。当男孩骨龄大于 14 岁，先给予十一酸睾酮软胶囊 40 mg/d，口服 7 天后，肌内注射 GnRH 或 GnRH 拟似物（GnRHa）。由于 FSH 值

表 9-3-1　正常男性的阴茎牵拉长度（cm）

年龄	均值 ± 标准差	均值 –2.5 个标准差
新生儿（孕30周）	2.5±0.4	1.5
新生儿（孕34周）	3.0±0.4	2.0
0~5个月	3.9±0.8	1.9
6~12个月	4.3±0.8	2.3
1~2岁	4.7±0.8	2.6
2~3岁	5.1±0.9	2.9
3~4岁	5.5±0.9	3.3
4~5岁	5.7±0.9	3.5
5~6岁	6.0±0.9	3.8
6~7岁	6.1±0.9	3.9
7~8岁	6.2±1.0	3.7
8~9岁	6.3±1.0	3.8
9~10岁	6.3±1.0	3.8
10~11岁	6.4±1.1	3.7
成人	13.3±1.6	9.3

在 GnRH 刺激试验时对诊断意义不大，主要观察 LH 变化。GnRH 注射前及注射后 30、60、90 分钟各采血检测 LH 峰值，当 LH < 5 U/L 时可考虑促性腺激素缺乏；GnRHa 注射前及注射后 4 小时检测 LH 水平，当 LH < 8 U/L 时可诊断促性腺激素缺乏（白文俊，2017，2018）。

（3）雄激素抵抗综合征：当 HCG 刺激试验及 GnRH 刺激试验提示下丘脑 - 垂体 - 睾丸功能均为异常时，应考虑雄激素抵抗综合征，包括 5α 还原酶缺乏症和雄激素不敏感综合征，进行相应检查。5α 还原酶缺乏症是由于编码该酶的基因 *SRD5A2* 发生突变所致，雄激素不敏感综合征由位于 Xq11 ～ 12 的雄激素受体的基因突变所致。

（三）治疗

对小阴茎患者的治疗，应根据病因、年龄、第二性征发育程度等决定治疗方案，治疗目的是尽量恢复正常阴茎长度，满足其生理功能及有利于心理健康。

1. 内分泌治疗　是治疗小阴茎的主要方法，但治疗时机、药物选择、给药途径、剂型、剂量、疗效及不良反应等方面仍存在分歧。

（1）治疗时机：目前对内分泌治疗小阴茎的年龄尚无定论，有研究认为婴幼儿期、青春前期及青春期给药均可获得满意疗效，但也有研究表明早期使用新技术虽可使阴茎暂时增长，但亦可使阴茎雄激素受体（AR）下调并加速 5α 还原酶活性丢失，最终成年后阴茎长度及重量均达不到正常水平。因此多数学者建议 12 ～ 13 岁青春期发育开始时才给药。

（2）药物选择：目前治疗小阴茎的药物主要有 2 种类型，即促进睾酮产生的促性腺激素（如 HCG、GnRH）、睾酮或双氢睾酮等睾酮替代物。由于睾酮及双氢睾酮存在抑制下丘脑 - 垂体 - 睾丸轴、内分泌系统紊乱、骨骺过早闭合等不良反应，现多倾向于使用上游激素，包括 HCG、LH、GnRH 等。这类激素不仅对下丘脑、垂体病变有效，还可以促进睾丸产生睾酮，常用于治疗促性腺激素分泌不足所致的小阴茎、小睾丸，可诱发第二性征，有较好的疗效。其中应用最广泛的是 HCG。HCG 可用于诊断性治疗和初步判断病因，

目前比较公认的 HCG 治疗方案为：HCG 1000 U 起，肌内注射，每周 2 次，6 周为 1 个疗程，总剂量 10 000 ～ 15 000 U。应用 HCG 后，如血清睾酮水平升高，阴茎增长，则为促性性激素分泌不足，可继续使用 HCG；如阴茎增长不明显，可再给予 1 个疗程。GnRH 刺激试验明确病变在下丘脑或垂体的患者，应用 GnRH 后，LH 不升高提示病变位于垂体，可用 LH 治疗；如 LH 升高提示病变位于下丘脑，可用 GnRH 治疗。如果血清睾酮浓度无升高，阴茎无明显增长，提示病变在睾丸，无法产生足够的睾酮以维持血清睾酮水平，可予以睾酮制剂。若血清睾酮浓度升高而阴茎无明显改变，可能原因是 5α 还原酶缺乏或 AR 异常，临床上二者难以鉴别，可进一步用双氢睾酮进行鉴别；用双氢睾酮后阴茎增大者为 5α 还原酶 2 缺乏，可用双氢睾酮治疗；如阴茎无增大，则为 AR 异常，可考虑性别转换。对于特发性小阴茎，单次给予 GnRHa 后 4 小时测定 LH 及 24 小时睾酮水平，如 LH 及睾酮明显升高，可诊断为青春期发育延迟，可自发进入青春期发育期而随访观察；如 LH 及睾酮无明显增高，则诊断为促性腺激素分泌不足性腺功能减退，可早期给予治疗（郭应禄 等，2009；白文俊，2018）。

2. 手术治疗　用于内分泌治疗无效者，适用于青春期后阴茎仍短小者，但由于手术的效果往往不能令人满意，选择手术治疗应慎重。大多数认为成年男性阴茎疲软状态下 > 4 cm 或牵拉状态下 > 7 cm 才考虑手术，不主张应用于婴幼儿。目前常用手术方式主要为阴茎延长术，包括耻骨弓前阴茎海绵体延长法、切断阴茎浅悬韧带法等。合并其他生殖器畸形时需要行相应手术，如合并隐睾者行睾丸下降固定术，合并尿道下裂者行尿道下裂修复术等。性别转换者行双侧睾丸切除、外阴成形术及雌激素替代治疗等。

七、巨大阴茎

（一）病因及表现

巨大阴茎极为罕见，是指与同龄人相比阴茎过于粗大，性生活时因阴茎过大而插入阴道受

影响，甚至不能完全插入，使配偶感觉不适或疼痛。有些阴茎巨大患者，勃起时阴茎海绵体内需要大量血液灌注，如合并阴茎血管异常时可合并阴茎勃起功能障碍。

巨大阴茎是由于种种原因致使阴茎海绵体过度生长或阴茎海绵体血管瘤样增长所致，常见的原发因素有青春期发育过早、先天性痴呆、垂体功能亢进、肾上腺性腺综合征等。

（二）治疗

手术是唯一有效的治疗方法，但需要注意的是继发巨大阴茎的患者可能合并输尿管异位开口、阴茎血管瘤等疾病，应针对不同的病因采取不同的治疗。手术主要是切除过长阴茎海绵体，可通过将阴茎头从阴茎海绵体游离后切段部分阴茎海绵体；或游离阴茎海绵体后，于阴茎远端切除阴茎海绵体。术中要注意游离和保护尿道海绵体，阴茎背神经和动、静脉，阴茎海绵体切除长度根据患者的阴茎长度而定，一般切除后长度保留在 7 ～ 9 cm，勃起长度约 13 cm 为宜（Wood et al，2011；郭应禄 等，2009）。

八、包茎

（一）表现及分型

包茎（phimosis）是指包皮外口过小，紧箍阴茎头部，使包皮不能上翻暴露阴茎头（图9-3-3）。在小儿，包皮可以保护阴茎头以及尿道口，防止尿布摩擦引起擦伤和溃疡。因此，小儿包皮过长是一种生理现象，而非病理现象。

包茎分为先天性包茎和后天性包茎。大多数新生儿常常伴有包皮口的相对狭窄，使包皮不能上翻显露阴茎头，即先天性包茎。仅有 4% 的新生儿包皮能够完全上翻。3 ～ 4 岁时由于阴茎及阴茎头的生长和包皮下上皮碎屑逐渐堆积，加之阴茎间断性勃起，包皮口逐渐扩大，包皮可自行

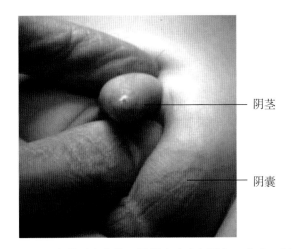

阴茎

阴囊

图 **9-3-3** 包茎（白文俊. 男科疾病病例精解. 北京：科学技术文献出版社，2018）

向上退缩，外翻包皮可以很容易显露龟头。3 岁时约 90% 的包茎自愈。17 岁以后仅不足 1% 有包茎（白文俊 等，2017）。

（二）危害

①影响阴茎正常发育；②包皮垢积聚引起包皮及阴茎头炎症，常可引起尿道外口炎症、狭窄，严重者可引起尿路感染，以致肾功能损害；③成年后可引起性交疼痛。由于包皮强行上翻，而又未及时复原，使狭小的包皮口紧箍在阴茎冠状沟上方，引起远端包皮和阴茎头血液回流障碍而发生局部水肿、淤血，此种情况称包皮嵌顿。嵌顿包皮应及时采用手法复位，但局部水肿严重，已不能手法复位者，宜行手术；④包茎内积聚的包皮垢，长期慢性刺激可诱发阴茎癌，包皮垢的长期刺激也可诱发配偶宫颈癌（王晓华 等，2013）。

（三）治疗

包茎的有效疗法是尽早行包皮环切术，在儿童期就手术对预防阴茎癌有利。包皮过长宜经常上翻清洗，保持局部清洁。

第四节　阴囊及其内容物发育异常

一、阴囊发育异常

阴囊的先天畸形比较少见，可分为大小异常及位置异常，多与其他畸形同时出现。其治疗方法视情况选择不同的整形手术。

（一）阴茎阴囊转位

1. 病因及表现　正常的阴茎阴囊解剖位置是阴茎位于阴囊上方或前方，当两者的位置发生颠倒时称为阴茎阴囊转位，又称阴囊分裂、阴茎前阴囊。阴茎阴囊转位患者合并多种畸形，合并重要脏器严重畸形者大多数在分娩前和产后短期内死亡。能生存到 12 岁以上者，说明合并其他严重畸形的可能性比较小，部分患者可合并阴茎弯曲、尿道下裂、隐匿阴茎或蹼状阴茎等畸形。

阴茎阴囊转位的病因尚未完全明确，可能与胚胎发育中生殖结节下移融合异常、尿生殖窦发育迟缓、雄激素反应不足、遗传因素、孕期持续发热或某些药物刺激等有关。

临床上主要表现为阴茎阴囊外观异常及由此而造成的心理影响。由于阴茎阴囊转位往往不影响阴茎大小发育及勃起功能，故不被重视。近年来随着心理健康理念的改变才日益受到关注。阴茎阴囊转位根据转位程度的不同，可分为完全性和部分性阴茎阴囊转位。完全性的阴茎阴囊转位在临床上较少见，是指阴茎和阴囊的位置完全颠倒，阴茎完全位于阴囊的下方或后方，而阴囊完全位于阴茎的上方；阴茎可以发育正常，如阴茎不发育同时伴有隐睾的患儿阴囊酷似阴唇，需与两性畸形鉴别。部分性阴茎阴囊转位指阴茎位于阴囊的中部，阴囊部分位于阴茎的上方，表现为两侧阴囊裂开，阴茎位于两侧阴囊之间的中后部，阴囊中隔皮肤向两侧分开达阴茎根部两侧，临床上以该类型为多见。如先天性阴茎阴囊转位合并阴囊型、会阴型尿道下裂时，往往出现排尿姿势的改变。

2. 治疗　阴茎阴囊转位根据其程度决定是否需要手术矫正，手术矫正的目的是恢复阴茎阴囊的正常位置，解除患者的心理影响。虽然目前有采用"M"形、"U"形或"V-Y"切口及其改良方法等多种手术方式，但需要根据阴茎阴囊转位是部分性还是完全性、有无合并阴茎弯曲及其程度、尿道下裂及其程度、皮肤充裕程度及阴囊发育情况，采取不同的矫正方法。对于不完全性阴茎阴囊转位伴轻度尿道下裂者，可Ⅰ期修复；对完全性阴茎阴囊转位或合并重度尿道下裂时，根据局部皮肤条件及术者经验可同时或Ⅱ期修复（郭应禄 等，2009）。

（二）新生儿鞘膜积液

1. 临床表现　鞘膜积液（hydrocele of tunica vaginalis）是指在阴囊及腹股沟区出现局部肿块，无疼痛，增长缓慢，较大者可有坠胀感。常在活动后增大，晨起可有萎瘪，一般无全身症状。新生儿鞘膜积液，如在发育过程中鞘状突管自行闭塞，鞘膜积液亦随之消失。足月男婴鞘膜积液的发病率为 6%，大部分鞘膜积液在 1 岁前可自行吸收。

2. 病因　在胚胎发育早期，下腹部腹膜形成一突起进入腹股沟并延伸至阴囊底部，称为鞘突管。腹膜鞘状突闭塞过程出现异常，保持开放，腹腔液经闭合异常的鞘突管在某一水平积聚，形成临床所见的鞘膜积液。鞘状突在不同部位闭合不全，可形成各种类型的鞘膜积液（图9-4-1）。

3. 诊断　查体时阴囊或腹股沟部肿块呈囊性，透光试验阳性，无蒂。睾丸鞘膜积液扪不清睾丸。辅助检查：B超检查可明确诊断。临床上应与腹股沟斜疝和睾丸肿瘤相鉴别。

4. 治疗　1 岁以内有自行消退可能，不急于手术；小儿 2 ~ 3 岁肿物仍不消失，可行手术治疗。但若张力较高，可能影响睾丸血运者，则手术不受年龄限制。手术方法：对积液量大伴有明显症状者，行睾丸鞘膜翻转术；对交通性鞘膜积

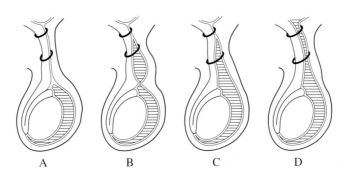

图 9-4-1　不同类型鞘膜积液

A. 睾丸鞘膜积液；**B.** 精索鞘膜积液；**C.** 睾丸、精索鞘膜积液（婴儿型）；**D.** 交通性鞘膜积液（先天性）

液，切断通道在内环外高位结扎鞘突；继发性睾丸鞘膜积液，行病因治疗＋鞘膜翻转术（张国喜等，2016）。

二、睾丸发育畸形

（一）睾丸位置异常

1. 病因及流行病学　异位睾丸又称隐睾症（cryptorchidism），是指睾丸在发育下降过程中偏离正常途径，未进入阴囊，而异位停留在腹膜后、腹股沟管或阴囊入口处等部位（图9-4-2）。

早产儿的隐睾发病率为 30%，新生儿为 4%，1 岁时仅为 0.66%。这表明新生儿出生后睾丸仍有下降可能。

隐睾的可能病因包括：①内分泌失调：妊娠 6 ~ 7 个月母体血液中促性腺激素含量增高，其刺激了睾丸激素的分泌，胎儿睾丸的下降与母体血液中的促性腺激素有关。母体促性腺激素不足，可影响睾丸正常下降。出生后促性腺激素治疗，可能使睾丸下降。②睾丸本身发育不良或存在某种缺陷。先天性睾丸发育不全，睾丸对性激素不敏感，失去了激素对睾丸下降的动力作用。③解剖上的机械障碍。胚胎时期牵引睾丸下降的索带异常或缺如，睾丸与腹膜粘连，腹股沟管过窄，皮下环过紧，阴囊入口处脂肪填塞等。

2. 危害　阴囊的舒缩能调节温度低于体温 1.5 ~ 2℃，以维持睾丸生精小管的正常生精功

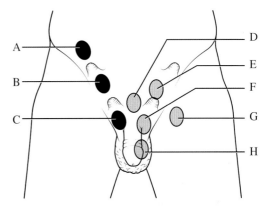

图 9-4-2　隐睾部位（**A-G.** 可能的隐睾部位；**H.** 睾丸正常位置）

能，而隐睾则受温度影响而导致精子发生障碍。双侧隐睾症引起不育达 50% 以上，单侧隐睾达 30% 以上。隐睾易发生恶变，尤其是位于腹膜后者，隐睾恶变的概率较普通人高 20 ~ 35 倍。隐睾就睾丸本身主要是曲细精管的病变，如曲细精管的减少，周围胶原纤维增生，精原细胞减少。近年来研究表明，隐睾的上述病理改变从 2 岁起就有明显改变，5 岁以后明显加重。因此目前认为，隐睾的手术应在 1 岁以后，2 岁以前最为适宜，可提早，不可过晚。原因如下：①精神创伤。患儿自己随年龄增长而产生自卑心理。尤其对不育的忧虑会更加痛苦。早做手术可减轻这种压力。②不育。目前已证实睾丸受温度的影响很大，在腹腔或在腹股沟内都可使曲细精管发生退

行性变。双侧隐睾的成年人，无论精液分析或睾丸活检均未发现正常精子，因此没有生育能力。单侧隐睾的生育能力主要取决于对侧睾丸的生精能力。③鞘突未闭发生率极高，即隐睾常合并腹股沟斜疝或鞘膜积液。④睾丸位于腹股沟管内或耻骨结节附近，表浅，易发生直接外力损伤。⑤睾丸扭转：睾丸未降至阴囊，在腹股沟内上下活动，发生扭转的概率明显高于阴囊内睾丸。⑥睾丸恶变：睾丸肿瘤发生隐睾者占8%～15%，发育不良睾丸恶变概率更高。手术将隐睾放入阴囊虽不能防止以后恶变，但日后若恶变较容易发现（张国喜 等，2016）。

3. 症状及诊断　隐睾可发生于双侧或单侧，单侧多见，右侧略高于左侧。一般无自觉症状，主要为患侧阴囊空虚，检查不能触及睾丸。于患侧腹股沟可能触到包块，不能牵拉到阴囊，也可能触不到包块。隐睾常伴有不同程度的发育不全，如体积明显小于对侧、质软；有的病例伴有附睾发育不良，与睾丸分离或附睾头与输精管分离或缺如。

隐睾大多数从查体即可确定。但须与下列情况鉴别：①睾丸回缩：小儿提睾反射比较活跃，睾丸重量又轻，提睾肌收缩可将睾丸提至腹股沟内，但查体或热敷后，可将睾丸推至阴囊内。此种情况，小儿随年龄增长，睾丸重量逐渐增加，当其克服提睾肌力量时，睾丸可达阴囊底。②睾丸异位：睾丸下降至阴囊以外部位，如耻骨部、会阴部、对侧阴囊。对不可触及的隐睾还应做其他辅助检查，如彩超。对不可触及的隐睾可能为腹腔型隐睾、睾丸发育不良或睾丸缺如，此种情况也可做手术以确定睾丸的有无，以防日后恶变而不知情。

4. 治疗　一岁内的睾丸有自行下降可能，若一岁以后睾丸仍未下降，可短期应用HCG，每周1000单位，肌内注射。10次为一疗程，术前应用1～2个疗程。经HCG治疗，使睾丸下降或部分下降者约为30%。过量使用有导致骨骺早闭的可能。也有报道应用黄体生成素释放激素，为鼻喷给药，无任何痛苦，但疗效报告极为悬殊。

若2岁以后睾丸仍未下降，应采用睾丸固定术（orchidopexy）将其拉下。隐睾的手术方法很多，我国普遍采用的有两种方法，一种是1931年Cabot和Nesbit介绍的睾丸牵引固定法，此法将丝线穿过睾丸并引出阴囊，用橡皮筋或粗丝线固定在大腿的内侧。这样做容易使医生对精索游离不够充分，而用线或橡皮筋勉强牵引，使在拆除牵引线后睾丸有回缩；更严重的是，本来拉长的睾丸动脉就有一定张力，管腔变窄，血管痉挛，管腔更窄，最后导致睾丸血运障碍，造成睾丸进一步萎缩。因此建议此法应该摒弃。另一种是Laltimer于1957年介绍的肉膜囊睾丸固定术，此法为当今国内外所采纳。它主要强调手术过程包括：分离提睾肌、横断鞘状突并游离至高位结扎、并沿精索血管于腹膜后走形游离，远侧可断睾丸引带，然后再固定睾丸。经过这几个步骤，可延长精索5 cm左右，前三步骤，每一步可延长1～2 cm，而且从腹膜后游离效果最为明显。此法大多数可使睾丸在无张力的情况下置入阴囊并固定于阴囊底。

若睾丸萎缩，又不能被拉下并置入阴囊，而对侧睾丸正常，则可将未降睾丸切除。双侧腹腔内隐睾不能下降复位者，可采用显微外科技术，行睾丸自体移植术。

（二）睾丸大小异常

1. 睾丸由于发育不全而小于正常者，多非孤立症状，比如先天性睾丸发育不全综合征，又称Klinefelter综合征。

Klinefelter综合征其主要临床表现为：两侧睾丸小，不发育，青春发育延迟。成年期80%左右出现乳房女性化，不长胡须，阴毛、腋毛稀少，无喉结，发音尖细，皮肤细白，皮下有较多脂肪堆积等女性化性征。大多具有一定性功能，但由于精液中无精子而没有生育力。细胞核型分析为47，XXY而确诊（白文俊，2018）。

治疗可采用雄激素补充治疗，以促进男性第二性征发育、维持性欲和性功能。

2. 睾丸如增生变大，应警惕肿瘤发生，如睾丸畸胎瘤。

3. 睾丸先天萎缩。

（三）睾丸数量异常

1. 无睾症 罕见，大概由于胚胎发育期某些原因造成睾丸分化不完全，于是睾丸萎缩变性。本症多合并输精管、附睾缺失。但因为尚存部分间质细胞，所以患者可有男性外生殖器和外貌。要注重与双侧隐睾症鉴别。本症特点为血中黄体 LH 增高，绒毛膜促性腺激素后血浆睾酮水平不升高。青春期后应规律给予雄激素替代治疗，否则会出现类宦官综合征。可进行睾丸移植手术，采用同胞兄弟或异体睾丸移植。

2. 睾丸融合 指两侧睾丸在腹腔内或阴囊内融合为一体，易被误认为隐睾或单睾症，多合并肾畸形。

3. 单睾丸 大多不需特殊治疗，手术检查的目的是为了找出可能存在于腹腔内的隐睾，以防癌变。

4. 多睾丸 指出现 3 个或更多的睾丸。

第五节 输精管、附睾、前列腺、精囊腺发育异常

一、输精管、附睾发育异常

输精管来源于中肾，在胚胎早期，若中肾管停止发育或有缺陷，可导致输精管发育异常，甚至缺如。由于输精管、附睾、精囊和射精管均同源于中肾管，因此常伴有这些器官的发育不全或缺如，而睾丸发育正常，这是由于睾丸来源于生殖嵴之故。

输精管畸形可分为先天性缺失、与输尿管相交通及重复输精管等多种情形。部分隐睾患者可伴有附睾发育不良，与睾丸分离或附睾头与输精管分离或缺如。睾丸、附睾附着异常，可使精子通过障碍，造成不育。二者连接不好，易发生睾丸扭转，甚至因供血缺乏造成组织坏死。如果不并发其他畸形，只是单纯性输精管缺如，患者性欲和性功能均正常，唯一问题是不育。阴囊检查睾丸体积正常，而输精管触摸不清。临床表现为无精症，但血清激素水平均正常，可经睾丸活组织检查证实（白文俊，2018）。

本病引起的不育症，对部分输精管附睾发育不全者，可行手术治疗，将输精管残端与附睾进行吻合。对输精管附睾缺损严重者，可采用附睾或睾丸抽取精子行卵胞浆内单精子注射、体外受精、胚胎移植而获生育。

二、前列腺、精囊腺发育异常

前列腺发育不全多与其他性器官发育不全合并存在，前列腺囊肿可并发排尿困难。当前列腺囊肿较大且处于中线附近时，可能阻碍双侧射精管精子流出道，造成少精症甚至无精子症。

精囊发育不良常伴有输精管、射精管及部分附睾的缺如；一侧精囊发育不良，可能出现对侧精囊缺如、囊性畸形。超声表现为：单侧或双侧精囊外形偏小，内部结构不清，精囊前后径 < 5 mm。

精囊缺如由于先天发育异常所引起，见于先天性双侧输精管缺如（congenital bilateral absence vasadeferens，CBAVD），本病与囊性纤维化（cysticfibrosis，CF）有关，多以无精子为常见症状（白文俊，2018）。精浆果糖很低或"0"，这是因为精囊缺如而不能分泌果糖所致。精囊腺缺如合并不育症可由精浆果糖水平极低和精液量少做出初步判断，并根据输精管精囊腺造影术确诊。

（肖 飞 白文俊）

参考文献

白文俊，2018. 男科疾病病例精解. 北京：科学技术文献出版社：46-51，88-101，204-252.

白文俊，等，2017．现代男科学临床聚焦．北京：科学出版社：1-35，71-74．

郭应禄，等，2003．外科学．北京：北京大学医学出版社：685-695．

郭应禄，等主译，2009．坎贝尔-沃尔什泌尿外科学（第九版）．北京：北京大学医学出版社：3680-3792，3893-3992．

潘连军，等，2015．小阴茎与隐匿阴茎．//李宏军，黄宇烽．实用男科学．2版．北京：科学出版社：212-223．

邵宏祥，等，2012．前尿道融合术治疗完全型双阴茎畸形一例报告并文献复习．中国泌尿外科杂志，33（5）：378-381．

王晓华，等，2013．阴茎先天性疾病．//于满．阴茎疾病外科诊疗新技术．北京：人民军医出版社：74-129．

张国喜，等，2016．男科学教程．北京：中华医学电子音像出版社：217-226．

Hadidi AT，2014．Buried penis：classification surgical approach．J Pediatr Surg，49（2）：374-379．

Wood D，et al，2011．Penile anomalies in adolescencn．Scientific World Journal，11：614-623．

Wiygul J，et al，2011．Micropenis．Scientific World Journal，11：14．

第十章

肛门直肠系统发育异常

与肛门直肠系统发育异常有关的疾病可分为几类，其中最常见的是先天性直肠肛门畸形和先天性巨结肠，相对少见的有骶尾部先天性肿物如畸胎瘤、发育性囊肿等；同时还有一类疾病的发生与先天性发育有关，如骶尾部藏毛窦及其囊肿，以下章节将对上述疾病的诊断以及治疗进行详细叙述。

第一节　先天性直肠肛门畸形

先天性肛门直肠畸形（anorectal malformation，ARM）的发病率国外报道为 1/5000 ~ 1/2000（Torres et al，1998），国内报道约为 1/2800，其中 1/3 ~ 2/3 的患儿伴发其他畸形，男性患儿略多于女性（1 : 0.68）。男性肛门直肠畸形常并发直肠膀胱瘘、直肠尿道瘘、直肠会阴瘘等各种相关疾病（图 10-1-1）；女性肛门直肠畸形则常并发直肠膀胱瘘、直肠阴道瘘、直肠舟状窝瘘、直肠会阴瘘等各种相关疾病（图 10-1-2）。

该病的病因现今仍不十分清楚。但许多学者都倾向于利用胚胎学或基因学观点来解释这一疾病的发生。属于胚胎学的观点主要有：泄殖腔转型异常、细胞凋亡作用异常、直肠迁移论、尾肠退化异常论（贾慧敏等，2003）、胚胎细胞动力缺失以及内外胚层分化信号缺失论等；而基因学则主要使用 Hox 通路异常（Carter et al，2009）和 Sonichedgehog 通路异常（Zhang et al，2009）来解释疾病的发生。

先天性肛门直肠畸形的分类方法较多，现介绍两种较常用的分类方法。

1. Wingspread 分类法　1984 年，Stenphens 等提出了 Wingspread 法，其根据直肠盲端的位置与肛提肌的关系，将 ARM 分为高位，中位，低位三种类型。

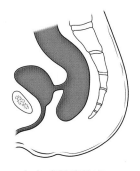 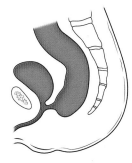 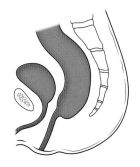

（1）直肠膀胱瘘　　　　（2）直肠尿道瘘　　　　（3）直肠会阴瘘

图 10-1-1　男性肛门闭锁并发瘘

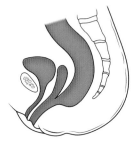
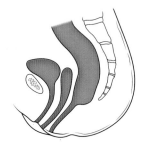
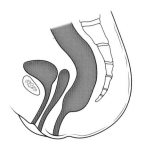

（1）直肠阴道瘘　　　（2）直肠舟状窝瘘　　　（3）直肠会阴瘘

图 10-1-2　女性肛门闭锁并发瘘

①高位畸形：直肠末端位于耻骨直肠肌以上；

②中间位畸形：直肠末端位于耻骨直肠肌水平；

③低位畸形：直肠末端低于耻骨直肠肌以下。

2. Krinkenbeck 分类法　2005 年在德国肛门直肠畸形诊疗分型国际会议上确定了 Krinkenbeck 分类法，该分类法根据瘘管的不同进行分类并增加了罕见分类，具体详见表 10-1-1。

与 Wingspread 分类法相对应，会阴瘘、前庭瘘、肛门狭窄属于低位畸形，尿道球部瘘、肛门闭锁（无瘘）和多数直肠阴道瘘属于中位畸形，前列腺部瘘、膀胱颈部瘘、一穴肛属于高位畸形。

表 10-1-1　肛门直肠畸形 Krinkenbeck 分类法

主要临床分组	罕见畸形
会阴（皮肤瘘）	球形结肠
直肠尿道瘘	直肠闭锁/狭窄
前列腺部瘘	直肠阴道瘘
尿道球部瘘	"H" 瘘
直肠膀胱瘘	其他畸形
直肠前庭（舟状窝）瘘	
一穴肛（共同管长度＜3 cm、＞3 cm）	
肛门闭锁（无瘘）	
肛门狭窄	

一、先天性肛门直肠狭窄

先天性肛门直肠狭窄（congenital anorectal stenosis，CAS）是因胚胎发育异常，从而导致肛门直肠口径较小的一种疾病，男女均可见，具体表现为不同程度的排便不畅。

（一）病因病理

先天性肛门直肠狭窄可以发生于肛门、直肠的各个区段，大体可分为肛门狭窄、肛管狭窄、肛管直肠交界处狭窄、直肠狭窄和肛管直肠狭窄等。除肛门狭窄临床多见外，其他各型都极为罕见。其中肛门狭窄属于低位畸形，是由于胚胎发育后期，肛膜吸收不全或生殖皱襞过度融合，从而遮盖部分肛门而出现的一种疾病。其狭窄部位多见于肛管或肛门口，范围短，多呈环形，故又称肛门膜状狭窄。肛管狭窄也属低位畸形，其肛管口径都较窄小，且狭窄段呈管状。而肛管直肠交界处狭窄则属于中间位畸形，该病的肛管与直肠发育基本正常，但肛管皮肤与直肠黏膜连接处有一环状或镰状的索带。直肠狭窄属于高位畸形，多发生于直肠壶腹上部，呈环状或管状。肛管直肠狭窄则多波及肛门口至直肠下段数厘米长，呈管状狭窄，患者直肠多已通过耻骨直肠肌环，其起始部位也常位于肌环处，因此也多属于高位畸形。

（二）临床表现与诊断

该病的临床症状因狭窄程度不同而表现各

异。重度狭窄患儿出生后即有排便困难，表现为排便时努挣，啼哭，可在数日至数月内出现低位肠梗阻征象。轻度狭窄者能正常排出稀软便，仅在大便成形时出现排便费力等症状，粪便多成细条形，同时有经常性便秘，甚至可发生粪嵌塞。有时也可见直到成年后才因长期排便困难而就诊者。长期的排便不畅可引起近端直、结肠逐渐扩大，从而继发巨直结肠症，肛门局部可见肛门狭小，甚至仅有一小孔，连导尿管也不能插入。高中位狭窄肛门外观可正常，但指检时小指不能通过狭窄段。

该病的诊断主要结合排便不畅史和局部检查来进行确诊。在难以判断狭窄区段时，可用钡或碘水灌肠摄片帮助确诊。

（三）治疗

在治疗上，根据畸形部位的不同应遵循的治疗原则也有不同。

1. 低位直肠肛门狭窄　一般来说，患者各肌肉发育较正常，且直肠肛门已发育完成控便的大多数重要结构，简单的会阴成形术或有限的矢状切口肛门成形术，均可使患者获得良好的控便能力，合并肛门会阴皮肤瘘者则可行瘘管切除加肛门成形术。

2. 中高位的直肠肛门狭窄　由于患者常伴发内外括约肌、肛提肌发育不良（程度与畸形的程度正相关），使得患处解剖位置异常，故中高位直肠肛管畸形的治疗较低位狭窄困难，术后并发症多且严重。因此术中要合理利用现有的肛门内外括约肌、肛提肌与直肠来重建恢复解剖部位，从而达到良好的控便能力。另一方面，中高位先天性肛门闭锁患者多为低体重儿，手术时间过长可能会危及患儿生命，因此手术一般分三步，结肠造瘘 - 肛门成形 - 关闭瘘。出生后可先行横结肠造瘘，待患儿体重达 5 ~ 5.5 kg 后可考虑手术。具体术式则可选择肛管 Y-V 皮瓣成形术及纵切横缝术等。

二、肛膜闭锁

肛膜闭锁（atresia of the anal membrane，AAM）又称肛门膜状闭锁，是因肛膜未破，肛门与直肠间被一层薄膜完全分隔，不能排粪而导致的一种先天畸形。

（一）病因病理

肛膜闭锁属于低位畸形，常因胚胎后期发育障碍，原始肛与直肠末端肛膜吸收异常所致。有时可合并向肛前走行的皮下潜行瘘管，患者肛管直肠发育基本正常，一般不合并其他畸形。

（二）临床表现与诊断

临床表现为患儿出生后无胎粪排出，啼哭不安，呕吐，腹胀。在正常肛门位置有明显凹陷，肛管被一层隔膜覆盖。隔膜有时很薄，能透过它看见存留在肛管直肠内的深蓝色胎粪。患儿哭闹时隔膜明显向外膨出，手指触及有明显冲击感，刺激肛周可见括约肌收缩。当出现上述症状，且在行穿刺检查后发现膜的厚度多在 0.5 cm 以内，触诊患儿哭闹时肛区有明显冲击感时即可确诊。一般不需要做倒置位摄片。

（三）治疗

该病位置较低，手术操作容易，一经确诊，即可行肛膜切开或切除术。

1. 肛膜切开术　于会阴肛区凹陷处取前后纵切口或十字切口切开肛膜，使肛门内外相通。然后扩肛至能放入示指即可。术后早期即需要开始扩肛，直到排便正常为止。该术式较简单易行，但因仅单纯切开肛膜，远期效果不好，常常因后遗肛门狭窄而再次手术治疗，所以在临床上已较少使用该法。

2. 肛膜切除术　切开肛膜，吸尽胎粪后，沿肛缘剪去肛膜，扩肛使肛管能通过示指，稍游离直肠下端黏膜，然后将直肠黏膜松弛地缝于肛周皮肤。术后 10 天开始扩肛，每周 2 ~ 3 次，直至肛门无狭窄，排便通畅为止。

三、遮盖性肛门

遮盖性肛门（screened anus，SA）又称隐蔽性肛门、肛门隔膜、肛门遮盖性畸形，临床较为常见，是由于生殖皱襞异常融合，遮盖于肛门外口，致使肛管与外界不通而导致的一种疾病。

（一）病因病理

遮盖性肛门属于低位畸形，在胚胎发生后期，由于患者的会阴巨状突发育不全，生殖皱襞增生肥大形成会阴，过度肥大的生殖皱襞在会阴中线融合时覆盖于正常肛门部位，遮盖了肛门出口从而出现此病。此类畸形出现时其直肠的发育正常，耻骨直肠肌及肛门外括约肌的发育和排列也基本正常，因此一般不合并其他畸形。

（二）临床表现与诊断

该病临床症状较为突出，表现为患儿出生后无肛门，无胎粪排出或仅见点状粪迹，很快出现低位肠梗阻表现。会阴中央略为高突，有一色素较深的皮肤小嵴沿会阴中缝线向前延伸到阴唇后联合，或阴囊根部，甚至到阴茎根部。可合并皮下细小瘘管，外口较小，可开口于中缝线的任何部位。开口处可见溢出的少量粪便，形成"蝇粪斑"样外观。有时瘘管表面仅覆盖一层很薄的皮肤，其下方有狭窄的暗绿色胎粪形成的"珍珠串"样改变，与前端的小开口连通（国际分类：肛门皮肤瘘）。也有一些病例，在正常的肛门位置上，有一细小的孔隙，胎粪从遮盖物两侧挤出。若为女性患儿，则会出现条索状物将肛门外口拉向前方，有时可抵达阴唇系带处，形成类似异位肛门的状况。

该病诊断较为简单，患儿出生后可有无肛，会阴中缝线有条索样皮肤小嵴等表现，若有合并瘘管者，可经瘘口插入探针，探针紧挨皮下向背侧行走到肛区凹陷处，手指于肛区凹陷处即可触及探针头即可确定瘘管位置，X线倒置位摄片通常显示肠道盲端位于耻骨尾骨线下方。穿刺检查时盲端距肛门区皮肤多在1 cm以内。若出现以上表现即可确诊该病。

（三）治疗

遮盖性肛门一般采用隔膜切除会阴肛门成形术治疗，合并肛门前异位者，参照肛门前异位治疗。

隔膜切除会阴肛门成形术：从阴囊根部或阴唇后联合处后，将会阴区皮嵴连同下方瘘管一起切除，也可仅从瘘管外口处切除皮嵴。在正常肛门位置十字形切开皮肤，经外括约肌中心与上方肛管连通。剪除皮瓣上的纤维索带隔膜，注意尽量保留肛缘的正常皮肤，将肛缘皮瓣与上方肛管皮肤缝合，如有张力可适当游离肛管直肠末端。术后两周起开始扩肛，持续3～6个月，以防止瘢痕挛缩后引起狭窄。

四、肛门前异位

肛门前异位（prorsad dystopia of anus，PDA）又称会阴前肛门、外阴部肛门、肛门移位。临床常见，主要表现为肛门开口位置异常，可伴有狭窄或失禁。

（一）病因病理

肛门前异位属于低位畸形，是由于胚胎发育后期患者会阴发育不全，肛门未正常后移所致。患者直肠发育基本正常，一般可穿越耻骨直肠肌环，但其下段位置靠前，开口于正常肛门位置前方，而外括约肌发育通常已有相当的厚度。

（二）临床表现与诊断

患儿常表现为肛门外形与正常肛门相似，肛缘皮肤有放射性皱襞，色素较深，但其位置靠前侧，一般位于正常肛区与阴囊根部或阴唇后联合之间，称为会阴前肛门。部分女性患儿开口可紧靠阴唇后联合处的外阴部，因此又有前庭肛门、外阴部肛门之称。肛管覆以上皮，一般都有外括约肌环绕，其排便功能可以完全正常而无其他临床症状，部分患儿由于开口较窄小而有排便困难的表现。少数病例因肛管未穿越外括约肌中心，常有流粪等部分失禁的表现。

若患儿肛门形态与正常肛门相似，但开口位置异常，且肛管内有上皮覆盖，即可诊断该病。

（三）治疗方法

肛门轻度前异位，排便功能基本正常者，不需要治疗。若开口较小，排便不畅，可用扩肛法治疗，但由于扩肛不能矫正肛管前倾畸形，有些病例仍存在一定程度排便困难，对反复扩肛后难维持正常排便，或开口太小，排便困难者，可作肛门后切术，纠正肛管前倾畸形，扩大肛门口径。对肛管未穿过外括约肌而有流粪漏液者，宜到患儿半岁以后行肛门后移术。

1. 肛门后切术 沿前移肛门外口后侧后切1～2 cm至正常肛门位置，切开肛管后壁，扩肛至示指能顺利插入，稍微游离直肠后壁，将直肠后壁与切开之肛门后方皮肤对合，间断缝合。也有作者主张仅在肛门后皮肤纵行切开，不游离直肠，仔细止血后伤口不作缝合，术后反复扩肛，待到5岁左右，根据排便控制情况，部分病例可不作处理，部分病例可行二期肛门移位术。

2. 肛门后移术 沿前移肛门口环形切开肛缘皮肤，向上游离肛管约2 cm，然后以正常肛区外括约肌环形收缩的中心区为中点，X形切开皮肤约1.5 cm，分离皮下组织，仔细寻找外括约肌，用血管钳经括约肌中心向上钝性分离，扩张，使之形成肌管隧道，经括约肌上方将游离肛管引入肌管隧道，在肛管四周与外括约肌固定数针，肛管外口与新建肛门皮瓣交叉对合缝合固定，前侧切口分层缝合。

五、肛门闭锁

肛门闭锁（anal atresia，AA）又称低位肛门直肠闭锁，是由于原始肛发育异常，未形成肛管致使直肠与外界不通而出现的一种疾病。

（一）病因病理

肛门闭锁属于中位畸形，临床上较为常见。主要病因为原始肛发育障碍，未向内凹入形成肛管。患儿直肠发育基本正常，其盲端在尿道球海绵肌边缘，或阴道下端附近，耻骨直肠肌包绕直肠远端。会阴往往发育不良，呈平坦状，肛区为完整皮肤覆盖。可合并尿道球部、阴道下段或前庭瘘管。

（二）临床表现与诊断

一般来说，该病患儿出生后无胎粪排出，很快出现呕吐、腹胀等低位肠梗阻症状，局部检查，可见会阴中央呈平坦状，肛区部分为皮肤覆盖。部分病例有一色素沉着明显的小凹，并有放射状皱纹，刺激该处可见环肌收缩反应。婴儿哭闹或屏气时，会阴中央有突起，手指置于该区可有冲击感，将婴儿置于臀高头低位，在肛门部叩诊为鼓音。出现上述症状即可诊断该病。

（三）治疗

确诊后应尽早行手术治疗，一般施行会阴肛门成形术，也可采用骶会阴肛门成形术。

1. 会阴肛门成形术 在正常肛门位置作"十"字或"X"形切口，切开皮肤及皮下组织，从外括约肌中心处向上分离寻找到直肠盲端，并紧贴肠壁做分离，注意保护好尿道。充分游离直肠，缝合时注意皮肤切口四个皮瓣尖端插入到盲端十字形切口的间隙中，缝合直肠黏膜与皮肤边缘，直肠黏膜与皮肤缝合应无张力（段全红，2005）。

2. 骶会阴肛门成形术 患儿处俯卧位，自骶后入路，切除或劈开尾骨，切开骶后各肌层，找到直肠盲端，分离直肠周围，结扎并切断瘘管，充分游离直肠，并自耻骨直肠肌环中心拖出，固定直肠四壁，将直肠盲端与肛穴部皮肤作两层缝合，然后将切断的肌层重新按解剖关系组合（可用电针刺激以了解各肌块的走行及相互关系），缝合骶后皮肤，术后清洁肛门，2周后开始扩肛，并定时训练排便功能，为时3个月至半年；如发现重新出现排便困难时，仍需要继续扩肛（王果，1994）。

六、肛门直肠发育不全

肛门直肠发育不全（anorectal hypoplasia，AH）可有肛门闭锁、直肠闭锁、无直肠肛门畸形等表现，是因为肛门直肠未完全形成，肠道与肛门不通而出现的一类疾病。

（一）病因病理

该病在分类中属于高位畸形，发病原因为在胚胎发育早期尿生殖膈形成阶段，直肠窦与原始肛发育紊乱，肛门和直肠下段均未正常形成。直肠呈盲管状，直肠盲端的位置各不相同，有些已接近正常位置，有些仅到腹膜反折处，距肛门较远，罕有肛管发育正常。若仅直肠下降不全，与肛管不通，则称为直肠闭锁。如直肠完全未发育，则为无直肠畸形。肛门直肠发育不全的直肠盲端位置较高，多在肛提肌上方，肛门外括约肌也有不同程度的发育不良或有偏位，常合并泌尿生殖系畸形及瘘管，骶骨发育及骨盆肌肉的神经支配也多有缺陷。

（二）临床表现与诊断

该病临床症状与肛门闭锁相似。局部可见会阴平坦，无肛门，正常肛区皮肤色素较深，可有一浅窝，患儿哭闹或增加腹压时，该处不外突，扪及此处也无冲击感。直肠闭锁的患儿肛门外观正常，刚出生时不易发现其畸形，多于 2～3 天后因无胎粪排出或出现肠梗阻症状才被发现。若通过肛门插入小指头，可在 1～2 cm 处受阻，其肛管上端为完整盲管，有些离直肠很近，可有冲击感。若为无直肠畸形，则临床表现基本同直肠闭锁一致。

诊断方面，若患儿无肛或肛管上端为盲管，倒置位 X 线侧位片示直肠盲端位于耻尾线上方，甚至于直肠缺如；B 超示直肠盲端距肛门皮肤 2 cm 以上，则可判断为该病。

（三）治疗

对于肛门直肠闭锁和无直肠畸形，一般建议采用腹会阴肛门成形术。若患者全身情况和技术条件允许，则多主张在婴儿出生后 1～2 天内即行一期腹会阴肛门成形术。如患儿伴有其他严重畸形或并发症或系早产儿，以及就诊较晚，病情较重，不能耐受一期腹会阴肛门成形术者或无行此种手术条件时，则应作结肠造口术以解除梗阻，待到 6 个月后再行二期腹会阴肛门成形术。直肠闭锁的治疗一般同肛门直肠闭锁，但如直肠盲端与肛管已很接近，仅有很薄的组织分隔，可经肛门行闭锁切开术。

2000 年 Georgeson 等曾报道应用腹腔镜辅助治疗 ARM，该术式不仅切口小，损伤小，术后恢复快，而且手术从盆底可清楚显示直肠盲端

和尿道瘘管的位置，准确放置直肠于肛提肌与外括约肌中央，不需要劈开横纹肌复合体，肛门括约肌功能可得到最大限度的保存，术后近期排便功能良好。因此，该手术在国内外逐渐开展，早期报道多数集中于腹腔镜在中/高位 ARM 治疗中的作用，后续则逐渐应用于中位甚至是低位 ARM 的治疗。近年来有关腹腔镜用于 ARM 治疗的报道越来越多，虽然随着病例的增加、经验的积累和随访时间的不断延长，学界对不同类型 ARM 的操作过程、并发症和疗效都有了更加清楚的认识，但是对于哪些 ARM 临床类型患者适合腹腔镜手术并没有达成共识，以及患者术后排便功能是否优于传统手术仍然存在较大争议。2015 年 Bischoff 和 Pena 等回顾了 1998-2015 年间发表的所有腹腔镜治疗 ARM 的文献，针对每篇文献报道的畸形类型、合并畸形、手术方式、术后评估指标、并发症、研究类型等进行了深入详细的总结分析，是目前最全面的关于腹腔镜治疗 ARM 的系统综述。分析结果显示瘘管位置越低，操作越困难，尿道憩室或尿道损伤等的并发症就越多。腹腔镜辅助下肛门成形术的最佳适应证是需要开腹手术的直肠膀胱瘘。直肠尿道前列腺部瘘单独应用腹腔镜辅助和后矢状入路肛门成形术均可以完成手术。而直肠尿道球部瘘、直肠阴道瘘、直肠前庭瘘、直肠会阴瘘或无瘘患儿则是后矢状入路肛门成形术的适应证，通过后矢状切口入路可以顺利完成手术，应用腹腔镜手术将使得盆底的游离广泛且困难，而且可能发生更多的并发症，因此这些类型的畸形不适用于腹腔镜辅助下肛门成形术。腹腔镜一穴肛手术适用于少数直肠盲端位置高的患儿，阴道和尿道成形术需要结合后矢状切口完成手术。目前并没有证据显示腹腔镜辅助下肛门成形术后患儿的排便功能优于后矢状入路肛门成形术。近期 Tainaka 等（2018）发现腹腔镜辅助下肛门成形术后患儿的直肠黏膜外翻和尿道憩室的发生率高于后矢状入路肛门成形术，而术后远期排便功能并不优于后矢状入路肛门成形术。

李龙等（2004）率先在国内报道了腹腔镜辅助治疗 ARM，使该术式在国内逐渐开展。近十几年来，越来越多的医院相继报道了腹腔镜辅助

下肛门成形术的临床疗效。2017年中华医学会小儿外科学分会外科内镜学组发布了腹腔镜肛门直肠畸形手术操作指南，随着病例数不断积累，临床经验不断增加，文献报道了不断完善和改良的腹腔镜肛门直肠畸形手术技术，逐渐扩大于适应证。但由于手术开展时间仍较短，缺乏长期排便功能评估和远期随访资料，手术适应证难以达成共识，因此新生儿一期腹腔镜辅助肛门成形术治疗中高位肛门闭锁远期排便功能与传统手术比较结果如何，目前仍难以定论。

七、先天性肛门直肠闭锁并膀胱瘘

直肠膀胱瘘为肛门直肠发育不全，直肠盲端异常开口于膀胱而导致的一类疾病。该病几乎都发生于男孩，临床较为常见。

（一）病因病理

该病属于高位畸形，其发病原因是在胚胎发育早期，尿生殖膈在形成或下降过程中遇到障碍，尿生殖窦与直肠窦之间相通，致直肠开口于膀胱，患儿瘘口多位于膀胱三角区，男孩多同时合并尿道下裂、隐睾等畸形，骶骨发育与盆腔肌肉的神经支配常有缺陷。罕见的女婴直肠膀胱瘘病例多同时合并双角子宫或双子宫。因直肠发育不全，其盲端位于耻骨直肠肌上方。

（二）临床症状与诊断

临床症状：①正常肛门位置被皮肤覆盖，患儿哭闹时，会阴部不外突，触诊此处无冲击感，从尿道口排气和胎粪为主要表现。②因胎粪进入膀胱与尿液混合，患儿在排尿全过程中尿液呈绿色，后段尿部分颜色更深，同时可排出膀胱内气体，若压迫膀胱区，则胎粪和气体排出更多。不排尿时，因受膀胱括约肌控制，无气体排出。③由于瘘管粗细不同，或瘘口被黏稠胎粪堵塞，因此粪便排出的程度是不同的，有的甚至完全不出现肉眼粪尿，因此常规检查尿液中有无胎粪成分是很必要的，一次粪检阴性也不能完全排除瘘管的存在。由于瘘管细软，且几乎都有肠梗阻存在，粪便污染可继发泌尿系感染。

诊断方法：①无肛门，粪便、气体从尿道口排出，尿液全程混有胎粪；②X线腹部平片示膀胱内有气体或液平面，肠腔内有钙化影。尿道膀胱造影摄片，造影剂往往充填瘘口部，出现憩室样阴影，如造影剂能直接进入直肠，则可显示瘘管走行及直肠盲端与肛门皮肤的距离。

（三）治疗

以手术治疗为主，常用的手术方式有腹会阴肛门成形术。也有观点认为腹会阴入路直肠不易穿过耻骨直肠肌，术后大便控制差，而主张采用腹骶会阴肛门成形术。对术后大便控制差者，可行二期肛门外括约肌重建术。

1. 腹会阴肛门成形术 作耻骨上膀胱造瘘，经会阴探查后，从左下腹旁正中切口进入腹腔。游离直肠前壁时应仔细寻找瘘管，直肠膀胱间瘘管多位于膀胱三角区基底部、输尿管开口附近。分离出瘘管后，在距膀胱较远处结扎、切断，以避免造成输尿管口狭窄，断端用石炭酸处理。直肠端瘘口暂时封闭，缝线留作牵引线。有时瘘管太短，或粘连严重，可先切开直肠盲端，沿瘘口环形切开肠壁，游离翻开直肠后再分离结扎瘘管。然后，继续游离直肠和乙状结肠至所需要的长度，建立肌性隧道，直肠下降，肛门成形，关闭腹部切口。

2. 腹骶会阴肛门成形术 取俯卧位，按骶会阴肛门成形术方式，建立耻骨直肠肌、外括约肌隧道，并在其中穿过牵引带，一端留在会阴切口，然后关闭骶部切口。置患儿于仰卧位，从左下腹旁正中进入腹腔，游离直肠，处理瘘管。向下分离，与耻骨直肠肌、外括约肌隧道相通。以隧道内牵引带作导引，下降直肠至会阴切口。然后按腹会阴肛门成形术步骤作肛门成形。

八、先天性肛门直肠闭锁并阴道瘘

先天性直肠肛门闭锁并直肠阴道瘘是由于肛门直肠发育不全，直肠异常开口于阴道而导致的一类疾病，该病临床患病率较低，但对患者生活质量影响非常严重。

（一）病因病理

该病是由于胚胎发育早期，尿生殖膈形成或下降过程障碍所致，属高位或中间位畸形。若为高位畸形则表现为肛门发育不全，直肠末端位于耻骨直肠肌上方，向前开口于阴道后穹隆部，又称高位直肠阴道瘘，常伴有外括约肌、外生殖器发育不良。如果是中位畸形则肛门未发育，直肠末端已下降到耻骨直肠肌环内，开口于阴道后壁下 1/3 段，又称低位直肠阴道瘘，此种类型较多见。

（二）临床表现与诊断

该病可表现为患儿正常肛门位置被皮肤覆盖，哭闹时会阴部不外突，触诊此处无冲击感。因无括约肌控制，粪便从阴道流出。瘘口较大者，患儿早期基本能维持正常排便，对发育影响不大，甚至较大儿童或成人患者也能排便，或只有部分失禁；瘘口较小者多在出生后几个月内出现不同程度的排便困难，尤其在患儿大便由稀软逐渐变干成形后，排便不畅越来越重，可逐渐继发巨结直肠症，表现腹部膨隆，左下腹常可触及巨大粪块，患儿全身情况不佳，有慢性中毒表现，影响其生长发育，如合并处女膜闭锁，则粪便积存于阴道内，处女膜膨胀外突，切开处女膜则有粪便流出。由于粪便污染常可继发阴道炎、尿道炎以及泌尿、生殖道的逆行感染。

若出现以下表现即可确诊：无肛门，粪便从阴道排出；或处女膜闭锁外突，内有胎粪。但须进一步确定其位置高低。用鼻窥镜从阴道外口看到瘘口位置及大小，直肠阴道下段瘘有时直接从阴道外口即能看到瘘管外口。X 线倒立位摄片或经瘘口插管造影摄片可以了解直肠末端位置以及与耻骨直肠肌的关系。瘘口位于阴道后穹隆，直肠末端在耻线以上为高位畸形；瘘口位于阴道下 1/3 段，直肠末端位于耻尾线或其稍下方者为中间位畸形。

（三）治疗

以手术治疗为主。少数患儿瘘口较大，排便无困难，可暂不行手术，注意加强护理，积极治疗和预防泌尿生殖道感染，待到 3～5 岁再手术，这样既有利于手术操作，也增加成功的机会。低位直肠阴道瘘如瘘口较小，但尚能排便者，可用瘘口扩张术扩大瘘口，维持到半岁后再手术。若瘘口较小，或高位直肠阴道瘘无法行瘘口扩张术者，则需要在梗阻发生前手术治疗，治疗方式一般选择骶会阴肛门成形术。低位直肠阴道瘘也可采用瘘管后移肛门成形术，高位直肠阴道瘘还可采用腹会阴或腹骶会阴肛门成形术。

九、先天性直肠肛门闭锁并直肠尿道瘘

该病可分为肛门闭锁型和肛门直肠闭锁型，是由于直肠盲端异常开口于尿道球部或前列腺部而导致的一类先天性疾病。多见于男婴，临床较为常见。

（一）病因病理

肛门闭锁型属于中间位畸形，肛门直肠闭锁型属于高位畸形。肛门闭锁的病例，直肠发育基本正常，其末端已降至耻骨直肠肌环内，位置较低，瘘管开口多位于尿道球部（又称直肠尿道球部瘘）。肛门直肠闭锁的病例直肠的末端位置较高，在耻骨直肠肌上方，瘘管开口多位于尿道前列腺部（又称直肠尿道前列腺部瘘）。常伴有尿道下裂、隐睾等，骶骨发育与会阴神经支配可有缺陷。

（二）临床表现与诊断

患儿肛门局部表现与肛门闭锁、肛门直肠闭锁相同，尿液中混有胎粪为其主要特征。但与直肠膀胱瘘的全程粪尿不同，直肠尿道瘘仅在排尿开始时混有少量的胎粪排出，尿的中后段基本澄清，因无括约肌控制，尿管口排气与排尿动作无关。同时由于瘘管及尿道细小，排粪不畅，出生后早期即可发生肠梗阻。还常发生逆行尿路感染。

诊断上主要根据以下症状确诊：无肛，前段尿含有胎粪，中后段尿澄清，如瘘管较粗，经尿道插入导尿管，可沿尿道后壁经瘘管进入直肠，造影可显示瘘管及直肠盲端位置。如粪迹不明显尿液显微镜检查，可了解有无粪质成分。尿道造影时，造影剂可能填充瘘管或进入直肠，但阴性结果仍不能否定瘘管存在。影像学上 X 线倒立位摄片可以确定直肠盲端高度，这对判断瘘管位置的高低有所帮助。

（三）治疗

该病以手术治疗为主，以往直肠尿道球部瘘多采用会阴肛门成形术，直肠尿道前列腺部瘘多采用腹会阴肛门成形术。但是会阴肛门成形术和腹会阴肛门成形术暴露耻骨直肠肌和处理瘘管都较困难，近年来很多学者都主张采用骶会阴肛门成形术。若为骶部切口入路可以比较清晰地辨别耻骨直肠肌，游离直肠和处理瘘管也比较容易。患儿手术适宜年龄为 6 个月以上。由于直肠尿道瘘的瘘管较纤细，很容易发生肠梗阻，尿路感染也在所难免，因此新生儿期须先作结肠造瘘，待肛门成形术后 3 个月，再闭合造瘘口。

该病也可采用横口尾路肛门成形术，此法适用于治疗中间位畸形的直肠尿道瘘、直肠阴道瘘、直肠前庭瘘或直肠会阴瘘。切口长约 5 cm，两侧达骶骨，切断尾骨连同肛提肌向下拉开。暴露并分离直肠，结扎瘘管。直肠经肛提肌较厚处的分裂孔向下拖出，会阴部肛门成形。这一方法暴露直肠清楚，游离比较充分，新生儿期亦可一期完成。少数患儿术后有直肠回缩、切口粪瘘、前庭瘘复发、暂时性尿潴留或腹泻等。术后一般排便功能基本满意，但由于肛门直肠内感觉功能不健全，偶有不自觉排便，腹泻时较明显。

十、先天性直肠肛门狭窄直肠尿道瘘

直肠肛门狭窄直肠尿道瘘是由于肛门或肛门直肠狭窄，同时直肠肛门异常开口于尿道球部或前列腺部而形成的一类疾病（吴印爱，2006）。

（一）病因病理

直肠尿道瘘可合并于肛门狭窄或肛门直肠狭窄，前者属于中间位畸形，后者属于高位畸形。肛门狭窄的病例，患儿直肠发育基本正常，若位置较低，则瘘管开口多位于尿道球部（又称直肠尿道球部瘘）；若肛门直肠狭窄位置较高，则瘘管开口多位于尿道前列腺部（又称直肠尿道前列腺部瘘）。患儿常伴有尿道下裂、隐睾等，骶骨发育与会阴神经支配可有缺陷。

（二）临床表现与诊断

患儿肛门局部表现与肛门狭窄、肛门直肠狭窄相同，大便困难，同时以尿液中混有胎粪为主要特征。但与直肠膀胱瘘的全程粪尿不同，直肠尿道瘘仅在排尿开始时混有少量的胎粪排出，尿的中后段基本澄清。如肛管直肠重度狭窄，由于瘘管及尿道细小，排粪不畅，出生后早期即可发生肠梗阻。还常发生逆行尿路感染。轻度狭窄者尿液中少许大便样物，大便舒畅无明显困难，在大便成形或便秘时，尿液中混有粪便样物，同时可发生肠梗阻。

该病诊断可依据以下表现：肛门外观存在，有排便不畅和粪便从尿道排出史，结合局部检查即可确诊。前段尿含有胎粪，中后段尿澄清，如瘘管较粗，经尿道插入导尿管，可沿尿道后壁经瘘管进入直肠，造影可显示瘘管及直肠盲端位置。如粪迹不明显，尿液显微镜检查，可了解有无粪质成分。尿道造影时，造影剂可能填充瘘管或进入直肠，但阴性结果仍不能否定瘘管存在。重度狭窄或长期便秘可引起近端直、结肠逐渐扩大，导致继发性巨结肠症。肛门局部可见肛门狭小，甚至仅有一小孔，连导尿管也不能插入，高中位狭窄，肛门外观正常，但指检时第 5 指不能通过狭窄段。由于粪便污染常可继发尿道炎以及泌尿、生殖道的逆行感染。

（三）治疗

该病的治疗以尿道瘘为主，具体可见本章第一节十部分介绍。

十一、先天性肛门会阴瘘

先天性肛门会阴瘘表现为肛管与会阴、外阴或前庭外有异常开口，又称肛门皮肤瘘、肛门外阴瘘、肛门前庭瘘，通常合并于肛膜闭锁、遮盖性肛门等（喻德洪，1997）。

（一）病因病理

先天性肛门会阴瘘属于低位畸形，是在胚胎发育后期，肛管直肠未在正常肛门位置与外界相通所致，其盲端在会阴部、外阴部或阴道前庭部形成异常开口，瘘管多位于皮下。患儿直肠发育基本正常，穿行于耻骨直肠肌环内，外括约肌分布及发育也基本正常，一般不合并其他畸形。

（二）临床表现与诊断

临床表现：患儿出生后无肛门，正常肛区有一凹陷，皮肤常可见放射性皱纹，刺激该区可见有括约肌的环形收缩，婴儿哭闹或腹压增高时凹陷外突，扣及该处有明显的冲击感，有时肛区仅为一层薄膜覆盖，能隐约看到肠道的胎粪。男婴瘘口常位于正常肛区与阴囊根部之间。女婴瘘口则多位于正常肛区与阴唇后联合之间，也有位于外阴部大阴唇后侧或位于阴道前庭处。瘘口从针尖大小到 1 cm 左右不等，大者在婴儿期通过瘘口尚可维持排便，小者出生后即有不同程度的排便困难，有些病例很快出现低位肠梗阻。瘘口周围常有粪便存留，如护理不当，粪便污染可引起生殖道、泌尿道感染，尤其是女婴多见。若出现无肛，则正常肛区位置有一凹陷，为一层皮肤或纤维条索物，或薄膜覆盖，增加腹压时该处有明显的冲击感。经瘘口轻柔插入探针至肛管，显示瘘管位于皮下，方向指向患儿背侧，肛区可扣及探针头。穿刺检查，肠道盲端到肛门皮肤的距离在 1 cm 以内，即可确诊。倒置位 X 线片或经瘘口造影均显示肠道盲端位于耻骨线之下方。

（三）治疗

该病多采用手术治疗，手术时机取决于瘘口的大小以及对排便的影响。①少数患儿瘘口较大，无排便困难，可以不必早期手术，注意会阴区的清洁，加强护理，防止和积极治疗生殖道、泌尿道的感染。偶有便秘时，可给予行气宽肠、润肠通便的中药，如麻仁丸等，也可给予轻泻剂。待到 4 岁左右再作瘘管切除肛门成形术，这样更有利于手术操作，便于护理，可以增加成功的机会。②临床上多数病例瘘口在 0.5 cm 左右，

新生儿期尚能勉强维持排便，以后则不可避免地发生排便困难。这类患儿宜从早期开始用瘘口扩张术扩大瘘口。为防止排便困难引起低位梗阻或继发巨直、结肠症，一般维持到半岁以后再行手术。若瘘口很小，出生后即有排便困难者，或保守治疗期间发生排便困难者都须及时手术。瘘口距肛区较近的患儿，可采用瘘口后切术；瘘口距肛区在 1 cm 以上的病例可采用瘘管切除肛门成形术，但前方肛瘘应慎重切除瘘管。

1. 瘘口后切术 与肛门后切术相似，沿瘘口后切 1.5 cm 左右，切开瘘管和肛门外口，修整肛门周围皮瓣，将肛管皮肤与肛缘皮肤对合缝合。

2. 瘘管切除肛门成形术 沿瘘管走向切开皮肤皮下组织，剔除瘘管。然后在肛区十字切开，与肛管相通，稍游离肛管皮肤，与肛缘 4 个皮瓣交叉对合缝合，闭合瘘管切口。

十二、先天性直肠前庭瘘

直肠前庭瘘又称直肠舟状窝瘘，是由于肛门发育不全，直肠末端异常开口前庭部而导致的一类疾病，临床上比直肠阴道瘘多见。

（一）病因病理

直肠前庭瘘属于中位畸形，肛门肛管未发育，直肠盲端位于阴道下端附近，其瘘管开口于阴道前庭舟状窝部，耻骨直肠肌已包绕直肠远端。

（二）临床表现与诊断

该病一般表现为会阴无肛门，正常肛门部位稍凹陷，患儿哭闹时凹陷处可外突，扣之有冲击感。前庭舟状窝处可有粪便存在，仔细检查可在阴道口后方正中或稍侧面发现瘘口。瘘口大小不一，大者婴儿早期基本可以维持排便，瘘口窄小者则可在几天内很快出现低位肠梗阻症状。由于瘘口无括约肌制约，经常有粪便流出，污染外阴部，可致外阴部皮肤潮湿糜烂，容易继发生殖、泌尿道感染。

诊断：①患儿出生后无肛门，前庭部瘘口可见流粪；②探针检查：经瘘口插入探针后，探针向患儿头侧方向走行，肛区不能触及探针头；③经

瘘口造影摄片或倒置位 X 线摄片，直肠末端正位于耻尾线或稍下方。

（三）治疗

以手术治疗为主，手术时机同肛门会阴瘘，一般选用瘘管后移肛门成形术。在新生儿期行此手术较易失败，造成瘘管复发，应尽可能在 6 个月后进行。也可采用骶会阴肛门成形术。

十三、先天性直肠阴道瘘

直肠阴道瘘为肛肠科常见的一种疾病，其中又以先天性直肠阴道瘘多见，主要表现为直肠和阴道两上皮表面之间形成的先天性通道。

（一）病因病理

肛门肛管和直肠由内胚层、中胚层和外胚层发生，胚胎发育时期两侧中胚层的皱襞合成泌尿直肠膈，将内胚层、泄殖腔分成两部，前部是尿生殖窦，以后生成泌尿生殖器官；后部是后肠，演变成直肠。阴道后壁由尿生殖窦的上皮生成，如有先天缺陷，则生成先天性直肠阴道瘘（张拂晓，2006）。

（二）临床表现和诊断

该病一般临床表现为：粪便积于阴道内，经阴道排出，稀便时更明显，因此阴道内往往不经意感染，也有极小瘘孔虽未见粪便自阴道排出，但有阴道排气现象存在，若出现以上症状即可确诊。

（三）治疗

先天性直肠阴道瘘的手术方式有经肛门直肠、经阴道及经会阴等多种途径。一般中低位的单纯性直肠阴道瘘，经阴道途径修补操作容易，成功率高；高位瘘及复杂型瘘孔多经腹进行修补。近年来有用尼龙补片或复合组织瓣修复复杂型瘘的手术方式，另外也有经腹腔镜进行手术修补的报道。具体术式可以瘘口直径 1.5 cm 为界，采用不同术式治疗。对直径大于 1.5 cm 者，采用瘘管切除、局部阴道黏膜瓣转移修复术；小于或等于 1.5 cm 者，以瘘管切除、直接缝合术治疗，均可有满意效果（苏志红 等，2011）。

第二节　先天性巨结肠症

一、概述

先天性巨结肠症（congenital megacolon）又称肠管无神经节细胞症（aganglionosis）。由于 Hirschsprung（1886）将其详细描述，所以通常称之为先天性巨结肠（Hirschsprung's disease，HD）。HD 在人群中的发生率报告不一，目前多数文献报告为 1∶5000。此病的发生率高低不但与地区不同有关，而且与人种也有关。白种人发生率明显高于黑种人，尤其是长段型及全结肠型巨结肠。HD 性别男多于女，男女之比为（3～5）∶1，其原因尚不明了。男女之比率与病变类型也有区别，短段型为 4.7∶1，长段型男∶女为 1.5∶1，男女之比与病变累及肠段的长短明显相关，病变

肠段越长，其女婴发病率逐渐增高。

二、病因及病理学

HD 病因并不完全清楚，可能与基因突变、家族性及遗传因素、肠神经系统发育的内在环境因素有关，常合并其他畸形，主要有脑积水、先天愚型、甲状腺功能低下、肠旋转不良、内疝、直肠肛门闭锁、隐睾、唇裂、肺动脉狭窄、马蹄足、肾盂积水等等。在诸多畸形中，中枢神经畸形发生率最高，其次是心血管系统、泌尿系统和胃肠道。尤其是先天愚型，占 2%～3.4%，至于中枢神经系统畸形多见的原因可能是神经细胞对有害环境耐受力低，并同时被相同因素损害。

先天性巨结肠症的受累肠段可以见到典型的改变，即明显的狭窄段和扩张段。狭窄段位于扩张段远端，一般位于直肠乙状结肠交界处以下，距肛门 7～10 cm。狭窄肠管细小，与扩大肠管直径相差悬殊，其表面结构无甚差异。在与扩大结肠连接部形成漏斗状的移行区（即扩张段远端移行区），此区原属狭窄段，由于近端肠管的蠕动，推挤肠内容物向远端滑动，长期的挤压促使狭窄段近端肠管扩大成漏斗形。扩张段多位于乙状结肠，严重者可波及降结肠、横结肠。该肠管异常扩大，其直径较正常增大 2～3 倍，最大者可达 10 cm 以上。肠壁肥厚、质地坚韧如皮革状。肠管表面失去红润光泽，略呈苍白。结肠带变宽而肌纹呈纵形条状被分裂。结肠袋消失，肠蠕动极少。肠腔内含有大量积粪，偶能触及粪石。切开肠壁见原有的环形肌、纵形肌失去正常比例，甚至出现比例倒置。肠壁厚度为狭窄段 2 倍，肠黏膜水肿、光亮、充血而粗糙，触之易出血，有时可见有浅表性溃疡。

先天性巨结肠症的主要病理改变如下。

1. 神经节细胞缺如 狭窄段肌间神经丛（Auerbach 丛）和黏膜下神经丛（Meissner 丛）内神经节细胞缺如，其远端很难找到神经丛。神经纤维增粗，数目增多，排列整齐呈波浪形。有时虽然找到个别的神经节细胞，形态亦不正常。狭窄段近端结肠壁内逐渐发现正常神经丛，神经节细胞也渐渐增多。黏膜腺体呈不同程度的病损，结肠固有膜增宽，并伴有淋巴细胞、嗜伊红细胞、浆细胞和巨噬细胞浸润，有时可见浅表性溃疡。

2. 胆碱能神经系统异常 病变肠壁副交感神经节前纤维大量增生增粗，肠壁内乙酰胆碱异常升高约为正常之 2 倍以上，乙酰胆碱酯酶活性也相应增强，以致大量胆碱能神经递质作用于肠平滑肌的胆碱能神经受体，引起病变肠管持续性强烈收缩，这是造成无神经节细胞病变肠管痉挛收缩的主要原因。

3. 肾上腺素能神经（交感神经）异常 交感神经纤维（节后纤维）减少、增粗、蜿蜒屈曲呈波浪状，失去原有的网状结构。

4. 非肾上腺能非胆碱能神经（NANC）异常 病变肠段 VIP（血管活性肽）、SP（P 物质）、ENK（脑啡肽）、SOM（生长抑素）、GRP（胃泌素释放肽）、CGRP（降钙素基因相关肽）等均可发生紊乱，都有不同程度的缺乏甚至消失。

先天性巨结肠症的病理改变是由于狭窄肠段无神经节细胞，胆碱能受体或肾上腺能 β 受体的含量均较正常肠段明显减少，从而造成病变肠管及内括约肌痉挛狭窄和缺乏正常的蠕动功能，形成功能性肠梗阻。本应与神经节细胞建立突触联系的副交感神经节前纤维在无神经节细胞肠段大量增生变粗，大量释放乙酰胆碱被认为是引起肠段痉挛的主要原因之一，胆碱能神经节细胞缺乏后，阻断了正常的节段性运动和节律性推进蠕动；而来自骶部副交感神经又直接作用于肠壁肌细胞，因而使病变肠管产生持续性强直收缩。此外，也由于神经节细胞缺如，增生的交感神经中断原有的抑制通路，不能由 β 抑制受体去影响胆碱能神经，从而产生肠壁松弛，而是直接到达平滑肌的 α 兴奋受体产生痉挛。壁内 NANC 系统抑制神经元也缺乏，因而失去有效的松弛功能。内括约肌长期处于收缩状态，直肠、内括约肌保持在持续性收缩状态，导致肠道的正常推进波受阻。最后形成粪便潴留、腹胀、大便不能排出。检查时可见结肠正常蠕动波不能下传。在发生肠蠕动受阻的过程中，无神经节细胞肠管近段处不但缺乏神经节细胞，肌间神经纤维的数目、特别是交感能神经的数目也为之减少。这种几乎完全处于无神经支配的状态（Cannon 定律），导致肠管强直性挛缩。久之，近端正常肠段疲惫不堪，发生代偿性、继发性扩大肥厚。神经节细胞亦产生退化变性直至萎缩，以致减少或消失。这种长期慢性梗阻的结果必然导致患儿食欲不佳，营养吸收障碍，生长发育差，贫血、低蛋白血症等。最后因抵抗力低下感染衰竭或肠炎穿孔而危及生命。

关于病理分型，先天性巨结肠症的分型还未完全统一，参照病变范围，结合治疗方法的选择、临床及疗效的预测暂作如下分型。

1. 超短段型 亦称内括约肌失弛缓症，病变局限于直肠远端，临床表现为内括约肌失弛缓状态，新生儿期狭窄段在耻尾线以下。

2. 短段型　病变位于直肠近、中段，相当于第 2 骶椎以下，距肛门距离不超过 6.5 cm。

3. 常见型　无神经节细胞区自肛门开始向上延至第 1 骶椎以上，距肛门约 9 cm，病变位于直肠近端或直肠乙状结肠交界处。

4. 长段型　病变延至乙状结肠或降结肠。

5. 全结肠型　病变波及全部结肠及回肠，距回盲瓣 30 cm 以内。

6. 全肠型　病变波及全部结肠及回肠，距回盲瓣 30 cm 以上，甚至累及十二指肠。

上述分型方法有利于治疗方法的选择，并对手术效果的预测和预后均有帮助。以上各型中常见型占 75% 左右，其次是短段型。全结肠型占 3% ~ 5%，亦有报道高达 10%。

三、临床表现及诊断

（一）临床症状

1. 一般情况　患儿全身情况不良，呈贫血状，胃纳差。由于长期营养不良，患儿消瘦，发育延迟，年龄愈大愈明显。患儿抵抗力低下，经常发生上呼吸道及肠道感染。加之肠内大量细菌繁殖毒素吸收，心、肝、肾功能均可出现损害。严重时患儿全身水肿，以下肢、阴囊更为显著。

2. 不排胎便或胎便排出延迟　多数患儿出生后 48 小时内不排胎便或延迟，伴有不同程度的梗阻症状，常需要经过洗肠或其他处理后方可排便。数日后症状复发，帮助排便的方法效果愈来愈差，以致不得不改用其他方法，久后又渐失效。便秘呈进行性加重，腹部逐渐膨隆。常伴有肠鸣音亢进，尤以夜晚明显。患儿也可能出现腹泻，或腹泻、便秘交替。便秘严重者可以数天，甚至 1 周或更长时间不排便。患儿常合并低位肠梗阻症状，严重时有呕吐，但呕吐次数不多，其内容为奶汁、食物。最后由于肠梗阻和脱水而急诊治疗，经洗肠、输液及补充电解质后病情缓解。经过一段时间后上述症状又复出现。少数病例因为粪便积贮过久，干结如石，虽结肠灌洗也不能洗出粪便，腹胀更加严重，以致不得不做结肠造瘘以解除肠梗阻。

3. 腹胀　患儿都有程度不同的腹胀，腹胀轻重程度根据病情的发展及家庭护理是否有效而定。患儿腹部呈蛙形，早期突向两侧，继而全腹胀大。腹围明显大于胸围，腹部长度亦大于胸部。腹胀如便秘一样呈进行性加重，大量肠内容物、气体滞留于结肠。腹胀严重时膈肌上升，影响呼吸。患儿呈端坐式呼吸，夜晚不能平卧。

4. 肠梗阻　无神经节细胞肠段持续性痉挛狭窄，使患儿长期处于不完全性低位梗阻状态，随着便秘的加重和排便措施的失效，病情可转化为完全性肠梗阻，而须立即行肠造瘘术以缓解病情。个别患者虽平时能排除少量稀便或气体，但肠腔内已有巨大粪石梗阻。

（二）体征

腹部高度膨大、腹壁变薄，缺乏皮下脂肪，并显示静脉曲张。稍有刺激即可出现粗大的肠型及肠蠕动波。腹部触诊有时可以扪及粪石。听诊时肠鸣音亢进。肛门指诊常可查出内括约肌紧缩，壶腹部有空虚感。如狭窄段较短，有时可以触及粪块。当手指从肛管拔出时，常有气体及稀便伴随排出。

（三）并发症

小肠结肠炎是引起死亡最多见的原因，占 20% ~ 58%，重型病例其死亡率极高。肠炎可以发生在各种年龄，但以 3 个月以内婴儿发病率最高。90% 的肠炎病例发生于 2 岁以内，以后逐渐减少。即使在根治术后或结肠造瘘术后亦有出现结肠炎之可能。肠炎的原因和机制至今尚不十分明了，可能有以下几个。

1. 肠梗阻　Swenson 最早提出肠炎是由于梗阻所致。无神经节细胞肠管痉挛狭窄，缺乏蠕动功能，因而促使肠炎发生。所以国外均主张 HD 一经诊断立即造瘘，但这一理论不能解释造瘘术后梗阻已经解除仍有肠炎发生。

2. 细菌毒素　巨结肠患者大便潴留，细菌大量繁殖，菌群失调。由于细菌毒素侵袭肠壁血管，使血管通透性增加，大量液体渗出流入肠腔，造成水泻、腹胀，毒素吸收后出现高烧（39℃-40℃），严重患儿进而产生败血症、休克衰竭、DIC 等症状而死亡。

3. 过敏反应 HD 小肠结肠炎，无论手术与否均可发生。常常病情凶猛、发展迅速。有的患儿即使一直住在医院进行细心的洗肠补液，甚至术后亦可突然发病而死亡，有学者怀疑这些患儿是由于肠黏膜对某些细菌抗原有超敏反应，加之细菌侵入而发生败血症死亡。

4. 局部免疫功能低下 肠黏膜屏障由三层保护层组成①细胞前保护层：主要由杯状细胞分泌黏液所形成的一道物理屏障及正常菌丛形成的微生物屏障和分泌型 IgA；②肠细胞保护层：由肠细胞及多糖蛋白复合物构成；③细胞后保护层：由细胞下结缔组织、毛细血管和淋巴管共同构成。近年来有人提出，小肠结肠炎系局部免疫系统损害所致，巨结肠发生肠炎时破坏了正常的免疫反应，因而导致肠炎反复发作。这些患儿抵抗力低下也容易发生上呼吸道感染。

肠炎发生时进行结肠镜检查，可以见到黏膜水肿、充血以及局限性黏膜破坏和小型溃疡。轻擦也容易出血。病变加重时向肌层发展，出现肠壁全层水肿、充血、增厚，在巨大病灶的浆膜层可见有黄色纤维膜覆盖。如病变进一步发展即可发生肠穿孔，并导致弥漫性腹膜炎。其病理检查可见隐窝脓肿、变性、绒毛炎性细胞浸润以及淋巴滤泡增生。

在有严重肠炎时，患儿有频繁呕吐、水样腹泻、高烧和病情突然恶化。腹部异常膨胀并呈现脱水症状。进而发生呼吸困难、衰竭，全身反应极差。少数患儿虽未出现腹泻，当进行肛门指检或插入肛管时迅即见有大量奇臭粪水及气体溢出。腹胀可随之消减，但不久又行加重。小肠结肠炎往往病情凶险，治疗若不及时或不适当可导致死亡。

由于肠炎时肠腔扩张，肠壁变薄缺血，肠黏膜在细菌和毒素的作用下产生溃疡、出血甚至穿孔，形成腹膜炎，肠炎并发肠穿孔死亡率更高，尤其是新生儿。

四、诊断

凡新生儿时期出现胎便出异常，以后反复

便秘，肛门指检壶腹部空虚，随之有大量气便排出症状缓解者，均应怀疑有先天性巨结肠症之可能。较大儿童诊断多无困难，除顽固性便秘进行性加重外，腹胀、肠型、肠蠕动波都可帮助诊断。先天性巨结肠确诊进一步的辅助检查。

（一）X线检查

1. 直立前后位排片 平片上可以看到低位性肠梗阻，瘀胀扩大的结肠及液平，这种积气的肠段往往从骨盆开始，顺乙状结肠上行，而其远端则一直未见气体。新生儿时期结肠扩张不如儿童明显，单靠平片诊断比较困难，必须结合病史及其他检查。

2. 钡剂灌肠 钡剂灌肠仍是很有价值的诊断方法之一，病变肠段肠壁无正常蠕动，肠黏膜光滑，肠管如筒状，僵直、无张力。如果显示典型的狭窄与扩张段和移行段，即可明确诊断，其准确率达 80% 左右。对于新生儿及幼小婴儿，因结肠被动性扩张尚不明显，与狭窄段对比差异不大，或因操作不当均可造成诊断错误，应注意以下事项：①钡剂灌肠前不应洗肠，尤其对新生儿，以免由于结肠灌洗后肠内容物排出，扩大肠段萎瘪，致使扩张肠段消失而影响诊断；②注钡肛管宜用细导尿管，粗大肛管可将狭窄部扩大，影响狭窄肠管直径对比，导管也不可插入过深，以致钡剂注入乙状结肠以上，而病变部分未能显影；③钡剂压力切勿过高，不宜使用灌肠流筒，可用 50 ml 注射器，将稀钡缓慢推入，当出现狭窄扩张段时立即拍片；④拍片宜摄侧位为好，因正位时直肠上端向后倾斜，影像重叠，以致了解狭窄长度和距肛门距离不够准确；⑤如遇疑难患儿不能确诊，应在 24 小时后重复透视以观察钡剂滞留情况，如果钡剂潴留，仍有确诊价值；⑥偶尔有个别病例钡灌肠及 24 小时排钡情况仍不能诊断时，可以口服钡剂，追踪观察钡剂在肠道的运行及排出情况多可做出正确诊断。

（二）CT检查或超声波检查

对病情紧急或无法行钡剂灌肠检查者可行 CT 检查或超声波检查参考。

（三）肛管直肠测压

正常新生儿由于各种原因，如早产儿等，可在出生后数天内不出现内括约肌松弛反射。如首次检查阴性者，应在7天～14天再次检查以肯定诊断。

（四）直肠活体组织检查

患儿麻醉后取出直肠壁全层，切片染色，检查有无神经节细胞，如确无神经节细胞存在，即可诊断为先天性巨结肠症（这是诊断的金标准）。如果取材够大，部位适当，病理医生经验丰富，其诊断是相当准确的。但由于小儿肛管细小，组织应在距肛门4 cm以上取出（齿线上2 cm以内为正常缺神经节细胞区），操作必须在麻醉下施行，术中可能出血较多，术后或有肠穿孔的危险，有时取材浅表，很难明确判断，亦可造成误诊。

（五）直肠黏膜吸引活检

用特制吸取器，在齿线1.5～2 cm上吸取黏膜及黏膜下组织直径4 mm，厚1 mm，切片HE染色，注意新生儿此操作易引起穿孔。

（六）乙酰胆碱酯酶定性检查

先天性巨结肠症者可以看到狭窄部（无神经细胞段）出现乙酰胆碱酯酶阳性的副交感神经纤维，通常于靠近黏膜肌处分支最为丰富，可见直径增粗数目众多的阳性纤维，根据其数目多少、粗细，可判为（+）～（+++）；如与临床症状不符，必要时应进行复查。本法简单易行，已列入HD常规诊断方法之一（关凤玲等，2007）。

（七）肌电图检查

正常婴儿和儿童直肠和乙状结肠远端的肌电图可见有慢波和峰波（肠壁峰电位），先天性巨结肠症患儿波形与正常不同，其波低矮、光滑，出现次数少而不规则，缺乏峰电位。肌电图可作为病例筛查诊断先天性巨结肠症的辅助方法之一，但肌电图的生理差异较大，各种波形的判断存在一定技术误差，且受直肠内粪便、小儿哭闹和外括约肌电波形的影响。

鉴别诊断

在诊断先天性巨结肠症的同时，需要与下列几种疾病相鉴别。

1. 巨结肠同源病 长期以来人们均将小儿的顽固性便秘、钡灌肠结肠远端狭窄、近段扩张，诊断为先天性巨结肠（HD）而施行根治术，1958年Ravith发现其症状酷似巨结肠，但有神经节细胞存在，故称谓HD同源性疾病（Hirschsprung`s disease allied disorder HAD），两者鉴别非常困难（Masayuki K，2006）。

HD的病理改变为结肠远端（直肠）无神经节细胞存在，以致丧失蠕动功能、痉挛狭窄。Scharli等报道巨结肠手术115例，回顾性病理复查，HD仅占2/3左右，国内有人报道占44.3%。HD同源病（HAD）占35.1%。HAD有神经节细胞，然而其细胞数量、质量异常。由于HD与同源病HAD的病理改变、治疗及预后等方面，都有相当多的差异，所以术前诊断鉴别非常重要。HD出生后90%以上不排胎便或排出延迟。顽固性便秘进行加重，腹部明显膨胀，可见肠型及蠕动波。钡灌肠：见狭窄、扩张段，24小时拍片复查钡剂潴留。测压检查无内括约肌松弛反射，直肠黏膜组化检查AchE呈阳性反应+～+++。术后病理检查狭窄段无神经节细胞存在（孙晓毅，2008）。HAD患儿的特点是出生时多数可排胎粪，无便秘，或有胎粪排出延迟，在生后数月或一年后发生便秘，腹胀不明显。便秘逐渐加重或有短期缓解。扩张段依病情长短不一，一般局限于直肠及乙状结肠，测压检查85%以上的患儿都存在直肠肛管抑制反射（RAIR）。但与正常组相比，其反射波波形发生明显改变，如反射阈值增大、迟缓，波幅恢复变慢，出现特征性的"W""U"波形。有时反复多次刺激后才能出现反射波。钡灌肠常不能发现明显的狭窄、移行段，但有明显的结肠扩张，常可见到直肠远端紧缩。24 h钡剂滞留。组化检查取材表浅，多呈（阴性），最后需要病理切片甚至免疫组化检查才能肯定。

HAD病理特点：①巨大神经丛、神经节细胞增多（每个节内多于7个细胞）；②乙酰胆碱酶活性升高；③可见到异位孤立的神经节细胞；④免疫组化检查可确定为肠神经元发育不良症

(intestiinol neuronal dysplasia，IND）神经节细胞减少症（hypoganglionosis）、神经节细胞未成熟症（Immature ganglionosis）、神经节细胞发育不全（hypogenesis）。

HD 为先天性病变，但 HAD 是先天性或后天性尚存在争议。有些现象表明至少有部分 HAD 可能为后天获得性的，例如患儿发病年龄普遍较大，出生时无便秘和胎粪排出延迟史；测压检查中绝大多数患儿有 RAIR，提示存在神经反射通道等等；但 Kobayashi 等（2004）认为它可继发于肠道炎性病变，Galvez 等（2004）则证明可继发于慢性梗阻等，近来有报道剔除同源盒基因 HOXIILI 及内皮素 β 受体基因造成类似 IND 模型鼠。近年许多研究发现成人的肠道也存在包括肠神经元发育不良或节细胞减少症这样的 HAD 性质的病变，文献称之为"成人先天性巨结肠同源病"，病理学检查也证实 HD 和 HAD 空肠也存在不同程度的病变，二者可以共存。

此外，近年来小儿及成人慢性传输性便秘发病率明显增加，病因复杂，有器质性、内分泌性、药物性等等，手术疗效不佳，更增加了诊断鉴别的难度。HAD 的治疗一直存在争议，早期和轻型者倾向于非手术治疗。晚期及病变广泛者则行巨结肠根治术式。Banani 报道一组 215 例 HD 根治术术后复发 20 例（9.3%），再次手术检查证明全部为 HAD。病理研究提示，HAD 的肠道神经系统的病变要比 HD 广泛，并非像 HD 无神经节病变只局限结肠远端，继发近端扩张。因此，传统的巨结肠根治术式仅切除狭窄段肠管，常遗留病变，易导致复发。

值得指出的是，临床上已多次发现新生儿临床症状酷似 HD，行造瘘术时取活检见神经节细胞减少，数月后测压有反射，钡灌肠上、下肠管 24 小时均排空，故行关瘘术，术后每日排便。甚至有一例疑为全结肠型 HD，行造瘘术，除病理报告神经节细胞减少外，术后行测压无反射波，AchE 检查阳性神经纤维（+++），呈典型的 HD 改变，然而数月后钡灌肠 24 小时排空，故施行关瘘术，术后每天排便两次发育良好。由此，HD 及便秘患儿不但病因复杂、诊断困难，其治疗方法更需要依靠实际情况而定，有时简单的钡灌肠甚至比病理、免疫组化更为实用。

2. 获得性巨结肠　毒素中毒可导致神经节细胞变性，发生获得性巨结肠。最有代表性的是南美洲发现的锥体鞭毛虫病（Chages 病）。由于毒素的影响，不但结肠扩大，而且可出现巨小肠、巨食管。组织学检查贲门肌呈慢性改变。钡餐检查从食管到结肠全部扩张。此外还有人报道 VitB₁ 缺乏和结核性肠炎可引起神经节细胞变性发生巨结肠。Chron 病引起中毒性巨结肠者约占 6.4%。

3. 继发性巨结肠　先天性直肠肛管畸形，如直肠舟状窝瘘、肛门狭窄和先天性无肛术后等引起的排便不畅均可继发巨结肠。这些患儿神经节细胞存在，病史中有肛门直肠畸形及手术史，结合其他检查诊断并不困难。而 HD 合并直肠肛门畸形者亦偶有发生。

4. 神经系统疾病引起的便秘　患有先天愚型、大脑发育不全、小脑畸形和腰骶部脊髓病变者常可合并排便障碍、便秘或失禁。患儿都有典型的症状和体征，必要时可作黏膜组化检查及直肠肛管测压和脊椎拍片，确诊后对症治疗。

5. 内分泌紊乱引起的便秘　甲状腺功能不全（克汀病）或甲状腺功能亢进均可引起便秘。患儿除便秘外尚有全身症状，如食欲不振和生长发育不良等。经内分泌及其他检查可明确诊断，前者可口服甲状腺素，后者须手术治疗。

6. 退化性平滑肌病　1992 年 Rode 等报道 18 例儿童，年龄 6 个月至 9.5 岁，其症状为便秘、慢性进行性腹胀和肠梗阻。其中 11 例有间断性腹泻。18 例中除结肠扩张外亦有小肠扩张甚至胃、食管扩张。直肠肛门测压可见有正常反射。病理检查肠管变薄，肌细胞退化坏死和肌纤维再生，并可见炎性病灶、神经节细胞和神经丛移位。此病的原因尚待研究，作者认为很可能为毒素引起，发现有炎症存在者占 5%。另有 5% 患结核病。其治疗方法须用增强肠蠕动的药物、无渣饮食等保守治疗，必要时手术治疗，但效果不佳。

五、治疗

先天性巨结肠的治疗除了一部分短段型和超

短段型巨结肠外，一般均应以巨结肠根治手术治疗为主。近来根治术的年龄渐趋向在新生儿期完成，可减少合并症的发生，手术并无大困难，关键是正确处理新生儿围术期的各种变化。

在无条件行根治手术或准备作根治术之前的处理有：纠正患儿全身营养状况、清洁灌肠、扩肛，各种泻剂、开塞露等辅助应用。其中清洁灌肠是一项既简便又经济的有效措施。可以解除积贮的粪便，减少小肠结肠炎的发生，又可作为根治术前的肠道准备。灌肠液要用等渗的温盐水，反复冲灌抽吸直到流出液不含粪汁，须每日或隔日进行，灌肠时需注意保暖，助手应按结肠解剖行径在腹部按压帮助下扩大肠段中粪便灌注出。一部分短段型或超短段型巨结肠可试用强力扩肛，一般需要在麻醉下进行。扩肛目的在于扩张短段病变区肠壁肌层，包括内括约肌，可在门诊或家庭中进行，一般应隔天一次或每周两次，连续 3 ～ 6 个月。少数病例效果不佳者可作直肠肌层部切除术（Lynn 手术）治疗。对伴有小肠结肠炎的巨结肠或全身条件较差或全结肠型巨结肠的患儿应先作结肠造口术。有些作者认为新生儿巨结肠早期作结肠造口，待 1 岁左右再施行根治手术。结肠造口应在无神经节细胞肠段的近端。一般在乙状结肠近端或右侧横结肠，全结肠型应作末端回肠造口。在作造口术时应取近端造口处肠管全层病理活检，必须是有正常神经节细胞存在，否则术后会产生一些不必要的麻烦（王果，1991；王吉甫，2000）。

巨结肠根治术的目的是针对无神经节细胞的肠段，将其切除或将其隔外。现介绍采用几种常见的手术方式（王吉甫，2000）。

（一）经肛门巨结肠手术

1998 年 Torre DL 报道经肛门分离切除无神经节细胞肠段，并将近端正常结肠拖出与肛管吻合。此手术不必开腹、损伤小、出血少、术后次日即可进食。全身情况恢复快、住院时间短、费用低、腹部无伤口瘢痕、美观。我国自 2001 年开展该术式以来，有条件的医院已普遍应用。该术式适用于常见型及短段型巨结肠，占 HD 的 50% 左右。长段型及重型巨结肠同源病（HAD）

因病变肠管切除不够，术后症状容易复发，或者术中被迫中转开腹手术或腹腔镜手术。因此不可过度强调其优越性而忽视其局限性。

1．截石位、置放导尿管，双下肢一并消毒包裹吊起。

2．扩肛、直肠内消毒，肛管松弛直肠呈轻度脱垂状，放射状缝合齿状线及周围皮肤共 8 针，结扎后直肠呈外翻状。

3．在齿状线上方注射肾上腺生理盐水于黏膜下一周，背侧齿线上 0.5 cm 处用针状电极 "V" 形或环状切开一周，分离直肠黏膜边分边缝线，待全周分离后将缝线集中牵引，以防单线撕裂黏膜。用刀柄钝性继续向近端分离，如有出血可电灼止血。

4．当黏膜管分离至 5 ～ 6 cm 时，可见直肠肌鞘呈折叠的袖套状环行包绕于黏膜管周围，此时已进入腹腔的腹膜反折处，术者向上再稍加分离，并使肌鞘拖出肛门。

5．小心切开前壁肌鞘及腹膜，证明已进入腹腔后紧贴肠管将肌鞘全部切开一周，慎勿损伤膀胱及两侧的输尿管及输精管。

6．牵拉直肠、分离结扎直肠上动静脉，血管近端均应缝扎两道。继续向上分离肠系膜，一般可分离至乙状结肠、降结肠连接部，由于肠管弹性大，强力牵拉时伸展长度可延长一倍以上，因此测量切下肠管的长度，明显长于实际长度。注意保留靠肠壁的血管弓，直至正常肠段可以无张力地拖出肛门吻合，并保证血供良好。切除扩大结肠。

7．在正常段肠取全层肠壁快速切片，以选择正常神经分布肠段并确定吻合部位。如为环形分离黏膜，在齿线上 0.5 ～ 1 cm 处纵形劈开直肠肌鞘后壁，使呈 "V" 形，行 "心" 形吻合，以防肌鞘收缩狭窄。将正常结肠浆肌层与直肠肌层缝合一周，切除多余结肠，用可吸收线将结肠全层与直肠黏膜肌层缝合一周。

8．为防止内括约肌切除过多，引起污粪或保留过多术后痉挛狭窄，国内多采用此 "心" 形吻合，与原术式不同的是手术开始切开黏膜时不采用环形切开而用 "V" 形切开黏膜。待直肠翻出，吻合时后壁剪开亦呈 "V" 形，然后行前高后低的心形吻合，效果满意。

（二）腹腔镜辅助下手术

1994 年 Smith 在腹腔镜辅助下成功为一例 2 岁巨结肠患儿施行 Duhmel 式拖出术，之后国内外相继开展（严志龙等，2008），多采用 Soave 术式。亦有人施行心形斜吻合术，效果更为满意。

1．用 Veress 针在脐环上部穿入腹腔，新生儿脐静脉尚未完全闭锁，宜采用脐窝下切口。注入 CO_2 建立气腹（压力 10～12 mmHg，婴幼儿在 10 mmHg 以下，流量 2.8 L/min）。

2．右上腹置套管放入腹腔镜，左上腹及右下腹置套管，放分离钳、超声刀、吸引器等器械。小儿腹壁薄，Trocar 易移动或脱出，必要时缝线固定。

3．腹腔检查确定狭窄的长度、扩张段近段的位置以及需要切除结肠的长度并作缝线标记（取全层肠壁作冰冻切片），超声刀游离结肠系膜，保留肠侧血管弓，用钛夹钳闭乙状结肠动静脉，使移行段近端正常结肠可无张力地拖至肛门外吻合。紧靠肠壁向盆腔游离，避免损伤输尿管。游离直肠侧韧带及后间隙直至齿状线上 0.5 cm。

4．会阴部扩肛，将结肠用腹腔镜辅助经肛管推出至肛门外。切开直肠肌鞘，将近段扩大结肠拖出，直至正常肠管标记处，切除巨大结肠。

5．直肠肛管背侧纵切至齿线上 0.5 cm 处，结肠直肠浆肌层缝 4 针，12、3、6、9 作为标准线，然后呈心形缝合一周。切除多余肠管，全层吻合，均如心形吻合术。

术中难点及注意事项如下。

1．术中应做冰冻快速切片，以确定神经节细胞之正常存在，否则如拖出吻合之结肠为病变肠管，则术后症状复发需再次手术。

2．术中应先决定切除肠管范围后再结扎乙状结肠血管，然后紧靠肠壁向直肠及肛门分离，切勿离肠壁过远，以免伤及输尿管，分离时由助手将手指放至肛门，以了解分离是否充分，避免因分离未到齿线，多次拖出拖回直肠而反复操作。

3．术中难点在于确定保留肠管的神经分布及质量判断，尤其是巨结肠同源病。笔者遇一例术前检查乙状结肠扩张，横结肠、降结肠蠕动尚

好，病理检查降结肠中段可见正常神经节细胞，术后症状复发，再次手术见横结肠、降结肠均为肠神经元发育不良。

4．一般认为腹腔镜手术术后粘连少为其优点之一，但此术式降结肠及盆腔剥离面均未修复，有时小肠堕入盆腔粘连，造成严重梗阻，因此盆底腹膜应适当修复。

（三）直肠黏膜剥除、鞘内结肠拖出术（Soave 手术）

此术式之优点是不需要游离盆腔，结肠经直肠鞘内拖出，不易发生吻合口漏，对盆腔神经损伤少。但是它保留了无神经节细胞的肠管，直肠段为双层肠壁，常导致内括约肌痉挛症候群。直肠黏膜如剥离不完整，遗留黏膜于夹层内生长，分泌黏液，可引起感染及脓肿。此术式除用于 HD 根治术外，也常用于结肠息肉症及其他再手术者。

（四）经腹结肠切除、结肠直肠吻合术（Rehbein 手术）

此术式的特点是腹腔内操作，盆腔基本未分离，内括约肌未切除，无肛门失禁、污粪并发症。但是这一术式保留了 5 cm 左右的无神经节细胞肠段，相当于短段型 HD，常有内括约肌痉挛及便秘复发。

（五）拖出型直肠结肠切除术（Swenson 手术）

此手术的特点是经腹腔游离直肠至皮下，在腹腔内切断直肠上端切除扩大结肠。封闭两端断端，然后将直肠内翻结肠由直肠腔内拖出肛门外进行环状吻合。由于分离面广泛，出血多，术后并发症多，如吻合口漏、狭窄、尿潴留、盆腔感染、便秘、失禁等。虽然国内目前已少有人使用此法，但此术式为 HD 根治术的首创手术，许多手术均在此基础上加以改进，故仍予以介绍。

（六）直肠壁、内括约肌切除术

自 1989 年开始，对新生儿及小婴儿短段型 HD 用经肛门右前侧内括约肌切除术，此术式简单可行，适用于超短段型巨结肠及 HAD。

（七）全结肠无神经节细胞症（TCA）手术

1. 回肠降结肠侧侧吻合术（Martin 术）

（1）剖腹探查，切除升结肠、横结肠，回肠游离，由直肠骶前间隙拖出至肛门口。

（2）回肠、降结肠均在系膜及血供对侧纵形剖开，将两肠管前后壁对齐缝合两层，形成一新的肠腔。肠腔一侧为结肠，有吸收水分功能，另一侧为回肠，有蠕动排便的功能。近年来有人认为升结肠吸收水分、电解质功能更佳，故行切除横结肠、降结肠，保留升结肠吻合的改良术式。回肠后壁与肛管吻合，其前壁与直肠后壁钳夹，钳夹应有足够的长度，以超过两肠管已吻合的下缘。否则肠腔内遗留隔膜，影响通畅，需要再次手术切除或钳夹。

（3）结肠直肠吻合后，成形之肠腔一侧肠壁为回肠，另一侧为结肠。

2. 升结肠回肠侧侧吻合术（Boley 手术） Martin 手术切除整个升结肠、横结肠，其结肠功能受到巨大损失。根据研究，右半结肠吸收 80% 液体水分、90% 的钠和氯化物及部分重碳酸钠，所以切除右半结肠后易发生水电解质紊乱、污粪、腹泻及肛周糜烂等。Boley 将其改为切除降结肠和乙状结肠，以升结肠及部分横结肠（长 15 ~ 20 cm）与正常回肠侧侧吻合。回肠末端留 5 ~ 10 cm，将直肠黏膜剥除，回肠由直肠鞘内拖出。Martin 本人经过 32 例总结并不赞成这一改进。

（八）再手术

再次手术的原因多为吻合口漏、粘连性肠梗阻、术后肠套叠、伤口崩裂等。术后便秘需要附加内括约肌切除者约占 12%；而根治手术失败需要再次手术者占 8%。再次手术前必须对前次手术资料认真复习阅读，进行详细的询问检查，力求全面掌握复发过程，找出症状复发真正的原因。钡剂灌肠以了解扩张肠管之粗细、长度，以决定术时切除范围及吻合方法。进行组织化学或黏膜吸引活检，以了解肠壁病理改变性质。纤维结肠镜检了解肠道黏膜及蠕动状态。术前应进行全面讨论，最好有前次术者参加，患儿应做好充分准备，纠正水、电解质失衡，低蛋白血症，检查心、肝、肾功能，改善营养及体质。术前应充分估计术中可能遇到的危险及困难，并拟出各种应变术式及克服方法。手术应由经验丰富、技术熟练的医生施行，力求成功，不再出现并发症。

第三节　骶前发育性肿物

一、概述

骶前发育性肿物是指发生在骶前或直肠后间隙的一种先天性组织来源多样的肿物。因此部位与肛门直肠位置毗邻，且常与肛肠系统的先天性病变同时发生，临床上常一起处理，因此，放于本章进行描述。骶前肿物相当罕见，往往呈无痛性生长并缺乏典型的临床症状，所以这些疾病的早期发现非常困难，很多患者就诊时肿物已经体积巨大，给治疗提出了巨大的挑战。骶前肿物少见，多个大型治疗中心报道临床发病率仅为 1/40 000（Whittaker L D，1938）。Spencer 和 Jackman（1962）在 20 851 例直肠病患者中只发现了 3 个骶前囊肿。Jao 等（1985）所在的梅奥诊所在 19 年的临床工作中也仅发现 120 例患者，是目前文献报道的数量最大的单中心研究。

骶前肿物分为先天性病变和后天性病变。其中 2/3 是先天性病变，这其中 2/3 是良性病变，1/3 是恶性病变。骶前病变的胚胎学来源比较复杂，骶前间隙最初由结缔组织，神经，脂肪和血管构成。骶前间隙含有的胚胎干细胞具有分化成三胚层细胞的潜能，因此有多种类型的肿瘤均可发生在该部位。1975 年，Uhlig 和 Johnson（1975）首先对骶前肿物进行分类，他们将骶前肿物分为了先天性、神经源性、骨源性和其他类型，这种分类方法已经广泛使用了很多年。2003 年，Dina

LC 等在原有分类基础上加入了良恶性，使骶前肿物的分类更加完善。

二、病理

表皮样囊肿：由神经管闭合期间外胚层细胞移行异常所致，由复层鳞状上皮细胞构成，不含由皮肤附属器，是典型的良性肿瘤。

皮样囊肿：起源于外胚层，但组织学上含有复层鳞状上皮细胞和皮肤附属器，通常为良性，表皮样囊肿和皮样囊肿一般局限性生长，呈圆形，有很薄的囊壁。通常，皮样囊肿与皮肤相连可出现特征性的肛后酒窝，也正因为如此，有时皮样囊肿容易被误认为是肛周脓肿而切开引流，这也解释了为何这些囊肿感染率居高不下。

肠源性囊肿：来源于后肠发育中的间隔，如果跟直肠相关，也称为囊性直肠重复畸形。肠源性囊肿来源于内胚层，它们可以覆有鳞状、立方状、柱状或移行上皮细胞。一般为多叶性的，有一个主要病变和其他卫星囊肿。多见于女性，虽然为良性肿瘤，但是有恶变的倾向（Springall et al，1990）。

尾肠囊肿：又称囊状错构瘤、多房性囊肿，这类囊肿可包括肠道全层的所有细胞形态，所以腺细胞的存在可以区分尾肠囊肿和表皮囊肿、皮样囊肿。尾肠囊肿由扁平、柱状或移行上皮构成。尾肠囊肿也可发生癌变，已经有文献报道恶变率为 13%（Caropreso et al，1975）。

骶前畸胎瘤：起自于尾部细胞团中全能细胞的残余。骶尾部神经管的发育不同于其他部位神经管的发育，它是由尾部细胞团块发育而来，尾部细胞团块由神经管尾端与脊索融合而成。畸胎瘤多含有两个以上胚层的多种多样的组织成分，结构排列混乱。瘤体中可含有软骨、牙齿、毛发、骨等组织。根据外观可分为囊性、实性两种；根据其组织分化程度的不同，分为良性畸胎瘤及恶性畸胎瘤。和其他先天性骶前肿瘤一样，畸胎瘤女性发病率高于男性，小孩高于成人。畸胎瘤的恶变在成人中发生率为 40% ~ 50%（Waldhausen et al，1963），不完整切除或未遵循"无瘤原则"可能增加恶变的可能性。畸胎瘤可能因为被当作

直肠周围脓肿或肛瘘误诊，从而发生感染。其诊断也往往被延误，有时，在确诊时，这些肿瘤可能已经长得相当巨大。

脊索瘤：是骶前肿物中最为常见的恶性肿瘤。这些肿瘤被认为起源于胚胎时期从后枕骨延续到位于胚胎尾部的原始脊索。它可以发生在脊柱的任何地方，但是好发于颅底的枕部和骨盆的骶尾区，超过半数发生在骶骨。主要见于 40 岁以下的男性（Fuchs et al，2005）。这些肿瘤可以是质硬、质软或者是凝胶状，能侵犯破坏周围骨组织和软组织。脊索瘤的临床表现极其没有特异性，常见的症状包括：骨盆、臀部或下背部疼痛，坐位时加重，站立或行走时缓解。

骶前脊膜膨出：一种先天性的囊性结构，是硬脊膜先天性缺陷所致。可能与骶前囊肿或脂肪瘤同时存在。位于骶前间隙内，它通过一个狭窄的颈与硬脊膜囊相交通，并可穿过一个较大的、光滑的骶骨缺损。骶前脊膜膨出常常伴随其他先天性发育异常，如脊柱裂、脊髓栓系综合征、子宫阴道重复畸形、尿道或肛门畸形。

有些骶前肿物可以作为先天性疾病综合征的一部分呈现，如 Currarino 综合征（Currarino et al，1981），即骶前肿物、肛门直肠畸形和骶骨发育不良三者的总称。在 Currarino 综合征中，骶前肿物最常见的类型是硬脊膜膨出，畸胎瘤也有 20% ~ 40% 的可能（Kochling et al，1996）。

三、临床表现

因为骶前肿物往往呈无痛性生长，所以经常在盆腔或者直肠的体检中偶然发现。肿瘤最初位于直肠后骶骨前，可向盆腔腹膜后、向前方、向下后方生长，如肿瘤向前生长发展，可将直肠膀胱向一侧推移，压向耻骨联合而引起直肠、膀胱或尿道的机械性梗阻症状，如下腹坠痛、便秘、排尿困难和尿潴留。绝大多数病例，肿瘤向下方发展，可有股后部、会阴部疼痛，坐位时感觉麻木不适。梅奥诊所的研究观察到恶性病变的疼痛发生率比良性病变更高（Glasgow et al，2005）。偶尔也有患者主诉肛周、骶尾部反复的肿胀和分泌物，这些症状和体征极易被肛周脓肿或藏毛窦

混淆。

所有的患者均应接受全面的体检，特别是直肠检查和肛后小凹的评估。有文献报道称97%的骶前肿物患者直肠指检可以触及到肿物（Jao, et al，1985），直肠指检同时还可初步评估肿块的上界、移动度和与其他盆腔脏器的关系。肿块各部的质地可不同，有囊性部分和实质性部分，可摸到坚硬的骨质组织，囊性部分表面，则皮肤稍呈蓝色，基底部宽阔而固定。少数病例的肿瘤有蒂与骶尾部相连，悬垂于大腿之间。

四、诊断

体积巨大的肿物由骶尾部突出，容易诊断。小型无症状的应做各种检查。直肠指诊在直肠后方可摸到肿块，表面平滑分叶，活动或固定，直肠被推向前方，直肠镜直肠黏膜正常，可见黏膜向前突起，如果有瘘管形成则可见瘘内口和外口，瘘口有毛发。

（一）实验室检查

除术前常规准备检查外，还应作血清甲胎蛋白的测定，近年来人们发现，不仅卵黄囊瘤或卵黄囊癌伴有血清甲胎蛋白升高，恶性畸胎瘤血清甲胎蛋白也会升高。但是畸胎瘤内并无卵黄囊的成分存在，有人认为在胚胎瘤组织中可能有小部分变化为卵黄囊癌，是恶性畸胎瘤血清甲胎蛋白升高的原因。

（二）影像学检查

骶前肿物的确诊主要依靠CT、MRI和直肠腔内超声。腹部平片虽然因作用不大而使其使用受到限制，但是当有骶骨的破坏或肿物内部有钙化时可以显示。在那些骶骨前脑膜膨出的患者，腹部平片可以看到经典的"弯刀征"，但是确诊还需要横断层面的影像学检查。出生前诊断，骶前畸胎瘤可在小儿出生前采用B型超声显像检查做出诊断，B超可显示胎儿骶尾部肿块，其内有不同强回声区和多个无回声区。近些年来，CT和MRI已经极大地改变了骶前肿块的评估方法，成为骶前肿物患者最重要的影像学检查。CT能判断

肿块的囊实性和周围组织的结构，同样也可以评估有无骶骨骨质的破坏。MRI具有多平面的成像能力和更好的软组织分辨能力，在明确诊断、了解肿瘤侵犯解剖层面及选择手术入路上有着不可替代的作用（Lee et al. 1988）。和其他影像学检查相比，MRI因其能展示更多细节而更受青睐，这些细节包括肿瘤位置、大小、形态、边缘及与周围组织的关系。MRI显示的骶前肿物与骶骨的位置关系决定了手术是选择前方入路、后方入路还是前后联合入路。同时，在MRI上可以很清晰地分辨出肿物是囊性还是实性，但是，如果是肿物内有一些微小的结节或者存在隔膜的情况，则需要更多的相关信息来确定骶前肿物的亚型。恶变的肿物在MRI上十分容易确定，因为肿物边界侵袭浸润骶骨或骨盆现象十分明显。与CT相比，MRI在确定肿瘤是否侵袭直肠固有肌层方面（尤其是骶前脊索瘤）有着得天独厚的优势。一个良好的骶前肿物的手术干预包括直肠整体切除、骶骨部分切除及动脉的重建，而MRI提供的这些细节让需要多模式及多学科干预的术前评估变得更加容易。对于一些体积巨大血供丰富的肿块，还可以通过选择性血管造影了解肿块的血液供应、血管来源等，可经脐动脉或股动脉造影。

对于一些慢性窦道感染的患者，骶前肿物也可能是感染源，必要时可采用窦道造影来明确诊断。直肠腔内超声对于评估肿物与直肠壁肌层的关系更有优势（Scullion et al，1999）。

关于术前活检，目前仍然有两个问题亟待解决：术前的病理活检是否与术后局部高复发率有关联？关于术前病理活检是否真正对骶前肿物的治疗有推动作用？过去许多学者认为骶前肿物禁忌术前穿刺活检，仅有少数学者认为所有的实性肿物术前均应该穿刺活检。随着影像学和肿瘤生物学的发展以及新辅助治疗的出现，有些骶前肿物的患者可以从术前的放化疗中获益，特别是一些体积比较大的肿物，通过术前的放化疗可以使肿物的体积缩小，从而使手术的切除变得更加容易。因此对于一些实性的肿物，术前的活检是有意义的。而骶前囊性的肿物术前一般无须活检。骶前囊性肿物只有在经验丰富的影像科医生阅完

MRI 之后仍然对肿物的性质有疑问的情况下才需要病理活检。

比较明确的是经直肠或阴道途径对骶前肿物进行活检是不推荐的。对于囊性肿物来说，经直肠或者阴道途径行术前的穿刺活检可使肿物感染，从而使手术切除变得更加困难。对于骶前脊膜膨出行经直肠穿刺可导致严重的后果，如脑脊膜炎甚至死亡。此外，恶性肿瘤如果需要将穿刺针道连同肿物一并切除，将导致本来可以被保留的直肠或阴道不得不被切除。

对于骶前肿物的活检应该由对盆腔解剖有丰富诊疗经验的放射科医生完成，对于活检路径的选择，应该同时考虑到肿物的边缘，以便把肿物连同穿刺针道一起切除。活检通道同时应该避免经过神经血管区域。

五、治疗

除非肿物不可切除或者已有证据显示肿物恶变并已有广泛远处转移，所有骶前肿物均应手术切除，因为 30% ~ 40% 的骶前肿物是恶性的，同时，良性的骶前肿物也有恶变的风险。此外，高达 10% 的囊肿可发生慢性感染，从而使治疗变得复杂。

（一）术前准备

术前准备的关键在于明确手术切除范围：肿物直接浸润直肠固有肌层的患者必须行直肠切除术；有骨浸润的患者则须考虑部分骶骨切除术；存在骨盆侧壁浸润的患者则可能需要术中放疗及血管或输尿管的重建。对于骶前肿物的术前准备需要一个由结直肠外科、泌尿外科、神经外科、妇科、血管外科及整形外科组成的多专科团队来进行（Maccarty et al，1965）。

（二）外科入路

外科入路的选择需要考虑以下几个方面：肿物位置、肿物形态以及是否侵犯盆腔内其他脏器。总体上来说，为了方便手术方式的选择，根据骶前肿物的位置，可将骶前肿物分为：①显著型：肿物几乎全部在骶前间隙之外，呈球状突出

在尾部；②隐匿型：肿物位于直肠和骶骨之间，在盆腔内发展，压迫直肠和尿道，而不向臀部生长；③混合型：肿瘤向臀部和盆腔内生长，将直肠推向前方，尾骨向后倾且被肿瘤包绕。在国外一些医疗机构也推荐，位于第 4 骶椎下方的小型肿物可由骶尾部切除，位于第 4 骶椎上方的和突入腹腔的肿瘤可行腹骶联合切除术，如术后复发可再次切除。目前常用的手术入路有经腹入路切除术、经骶旁入路切除术、经腹骶联合切除、经腹会阴联合切除等。

经骶旁入路切除术（后方入路）多采用折刀位。

手术步骤：①切口：患者折刀位，根据肿瘤位置于左右骶骨旁作一个从骶骨下部和尾骨向下到肛门的切口，同时注意避免损伤外括约肌，切开皮肤及皮下组织。②游离肿物：切开筋膜达肿物固有包膜，沿包膜直视下锐性或钝性分离。臀部肌肉尽量保留。游离肿物后部后，分离肿物前部，前部与直肠相邻，在分离时，助手可将手指置于直肠内，在术者分离时起到指示作用，直到达到肿物上界，注意保护直肠，以免造成损伤。③尾骨部分的处理：当肿物较大到达尾骨内侧或肿物位于尾骨内侧时，有时需要切断尾骨，以暴露术野。沿肿物包膜向上分离达尾骨部，充分暴露尾骨后，切断尾骨组织。注意尾骨前骶正中动静脉的走形，给予确实结扎。如果肿物与尾骨连接紧密，无法剥离，应在第 4、5 骶椎处连同肿物一起切断。④修补骶前间隙：肿物切除后，骶前间隙残留腔隙较大，应尽量闭合此间隙。在腔隙内直视下仔细止血后，将直肠周围组织与骶前筋膜缝合数针，将腔隙闭合。恢复盆腔组织解剖关系，腔隙内放置一枚引流管。⑤缝合：逐层缝合，加压包扎，术毕。

经骶旁入路切除术在临床应用较为普遍，尤为适用于第 4 骶椎以下肿瘤体积较小者，且损伤小、术后恢复快，术后通畅的引流是保证愈合的关键。若为恶性肿瘤侵犯骶骨者，可请骨科医师协助切除，第 3 以上的骶骨不能切除，否则会损伤双侧 S3 骶神经而导致患者大便失禁。

经腹入路（前方入路）常采用截石位。

手术步骤：①切口：耻骨上横切口，逐层切开皮肤和皮下组织。②探查肿物并切除：进腹后

根据肿物部位切开直肠后间隙，分离过程尽量避免破坏直肠系膜及直肠血管，骶前分离要注意骶前静脉的位置，在间隙分离肿物，避免盲目切割组织造成骶前大出血。分离过程中出血较多时可结扎骶动、静脉。③缝合：骶前间隙置管引流后，逐层缝合，加压包扎，术毕。

经腹骶联合入路一般采用先仰卧位后侧卧位。手术步骤：①切口：同经腹入路；②探查肿物并切除：同经腹入路；③分离肿物：仔细分离肿物到达直肠中上段高度，后逐层缝合切口；④骶部手术：同骶骨旁入路。如侵及直肠和（或）乙状结肠部分组织，可将肿物与部分直肠和（或）乙状结肠切除后，行乙状结肠、直肠吻合术。

此术式常应用于较大的肿物，多跨越骶骨岬。先行腹部手术充分游离，最好到达直肠中上部后缘，逐层缝合腹部切口，再行骶部手术。术中如发现肿物浸润直肠或乙状结肠时，可同时切除部分被浸润的肠管，后行肠端端或端侧吻合。

经腹会阴联合入路常采用截石位。若肿物恶变并侵犯直肠和（或）肛管组织，位置较低时，可行经腹会阴联合切除术，此术式同直肠癌 Miles 术式（直肠经腹会阴联合切除，永久性乙状结肠造口术）。另外，还有经直肠入路或经阴道侧壁入路切除骶前肿物的报道。

六、预后

（一）恶性病变

据在一篇纳入了 87 名进行骶前肿物切除患者的文献报道（Messick et al, 2013），总体复发率约为 16%，然而恶性病变的复发率为 30%，在复发的肿瘤患者中，所有的患者均为远处转移，他们的术后平均生存时间为 47.5 个月。然而在肿物未完整切除或手术中未遵循"无瘤原则"的患者，复发率则高达 65% 甚至更高。

文献中对脊索瘤患者生存率的报道有很大的差距，从 15% 到 76%。Chiu 等报道了 5 年和 10 年生存率分别为 80% 和 50%。Cody 等报道了 24 例恶性骶前肿瘤的随访结果，其中 9 例为脊索瘤，60% 的患者接受术前活检，5、10、15 和 20 年生存率分别为 69%、50%、37% 和 20%。Lev-Chelouche 等报道了 21 例恶性骶前肿瘤，其中 9 例为脊索瘤，没有患者接受了术前活检，几乎所有的患者为直肠指诊可触及的病变，其中 15 例恶性病灶被完全切除，大多数复发出现在 6 例能完全切除的患者中，长期生存率为 50%。Wang 等报道了 22 例恶性骶前肿瘤患者，其中 5 例为脊索瘤，7 例为平滑肌肉瘤，肿瘤大小介于 1.5 ～ 40 cm，平均大小为 17 cm，96% 可通过直肠指检触及，没有患者术前活检，5 例完全切除和 17 例不完全切除，总的 5 年生存率为 41%。

（二）良性病变

梅奥诊疗中心报道了 49 例先天性囊性病变，其中包括 15 例表皮样囊肿，16 例黏液分泌囊肿，15 例畸胎瘤和 2 例脊膜膨出。大多数病变为女性，畸胎瘤中有 3 例为恶性，囊肿的平均大小为 4 cm ～ 7 cm，几乎所有囊性病变患者采取后方入路切除。在 66 例骶前良性肿瘤患者，10 例术后出现了复发（4 例骨巨细胞瘤，6 例先天性良性囊肿），补救性切除后治愈。

Lev-Chelouch 等报道了 21 例骶前良性肿瘤病变，在 10 年的随访中，所有病例无一例复发。Singer 等（2003）报道了 7 例骶前囊肿，所有患者均曾被当作藏毛窦囊肿、直肠周围脓肿、肛瘘、产后疼痛或心理障碍治疗，患者在手术前平均接受过 4 次以上的治疗，7 例均通过后方入路治愈。

七、总结

骶前肿物发病率低、类型多样，早期诊断困难。对这类疾病要保持高度警惕。骶前肿物一经发现和组织病理确诊，无论良恶性均应接受治疗。CT 和 MRI 检查能帮助区分肿物的良恶性、囊实性和判断周围脏器和骨组织有无被侵犯，从而指导我们的手术方案。一般来说，囊性肿物术前无须活检，除非怀疑恶性病变。实性肿物和不均质肿物应该行术前活检，以明确肿物的良恶性，从而指导肿物的治疗方案并设计手术切除范围。

第四节　骶尾部藏毛窦

一、概述

藏毛窦疾病（pilonidal sinus disease）是一种多见于骶尾部皮下软组织的感染性疾病，可表现为慢性窦道或急性脓肿反复发作，部分病变内含毛发是其特征之一。藏毛窦在我国尚没有完善的流行病学统计数据。藏毛窦疾病在欧美人群中的发病率约为 26/100 000，男性发病率约为女性 2.2 倍（Sondenaa et al，1995），白种人发病率高于黑种人及黄种人（Silva et al，2000）。

二、病因学及病理学

长期以来，藏毛窦的病因始终没有确定的结论。最初关于藏毛窦成因的猜想有几种假说，包括 Tourneaux 提出的骶尾部髓管囊性残留等学说认为骶尾部藏毛窦是一种先天性疾病。然而 1946 年 Patey 在一位理发师的手部发现了本病，对先天性病因提出了质疑。近年来随着对本病发生过程研究的逐步深入，主流观点认为其属于后天获得性疾病。现在被广泛认可的病因为：来源于毛囊或皮肤隐窝中的中线小凹是主要的发病因素，局部潮湿的环境导致皮肤损伤，继而组织的吸引力将毛发吸入，在发病过程中可见运动改变（图 10-4-1），局部形成窦道、感染灶（Karydakis，1973）。其他被观察到与骶尾部藏毛窦发病相关的因素还包括性别、肥胖、多毛体征、久坐、骶尾部摩擦及损伤等，中线小凹在骶尾部藏毛窦的发病中扮演着重要的作用（Bascom，1983）。病灶中常见的致病菌有厌氧菌、葡萄球菌、链球菌和大肠埃希菌（Harlak et al，2010）。藏毛窦形成后病理表现包括瘘管窦道、纤维组织增生及内含毛发等。

三、临床表现

骶尾部藏毛窦常见于青壮年男性，静止期

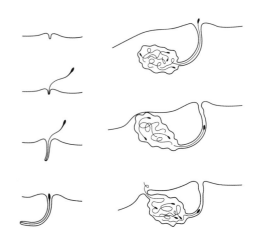

图 10-4-1　藏毛窦的形成
左图：沟内有一小窝．毛发逐渐穿入；右图：毛发穿入较多，最后皮肤窦道形成

可没有明显症状，偶有骶尾部隆起或疼痛。急性期脓肿形成时可有明显疼痛，亦可表现为蜂窝织炎。病灶往往反复发作或经常溢液而形成窦道或瘘管。绝大多数骶尾部藏毛窦可在骶尾部中线附近发现直径为 1～3 mm 的中线小凹，此为本病的特征性表现。手术中约 50% 的患者可以在病灶中发现毛发。

四、诊断和鉴别诊断

藏毛窦的主要诊断标志是骶尾部急性脓肿或慢性窦道和外口，通常可见至少一个中线小凹。大部分藏毛窦由症状和体征容易诊断，但应与疖、肛瘘和炎症性肠病鉴别。疖、痈生长在皮肤，由皮肤突出，顶部呈黄色，内有坏死组织。肛瘘瘘管走行向肛门，触诊有索状物，肛管内有内口。同时应注意，骶尾部藏毛窦的走行方向多向头侧，极少向尾侧延伸（图 10-4-2）。

骶尾部藏毛窦的影像学检查方法包括超声、X 线窦道造影、CT、MRI 等。超声影像下病灶位于臀间裂皮下组织内纵向走形，为低回声或混合

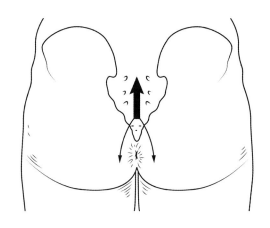

图 10-4-2 藏毛窦的走行方向，约 95% 向头侧走行；5% 向尾侧及肛周走行

回声，可呈囊实性或实性表现，部分病灶可见毛发样结构回声（吴国华，2014），超声对本病的诊断较为方便易行。CT 可见病灶位于骶 5 至尾 1 椎体水平的皮下脂肪内，通常与肌肉呈等密度，增强扫描可有均匀稍强化，本病病灶一般不与骶尾椎椎管或肛管相通。MRI 对软组织的分辨率最高，对本病诊断优势明显，对病灶与周围组织的关系有较强的辨识能力，且可以对骶尾部其他疾病作出鉴别诊断，但费用较高。

五、治疗

（一）无症状中线小凹

骶尾部中线小凹无任何症状，不需要治疗，观察其转归即可。

（二）藏毛窦合并急性脓肿

当骶尾部藏毛窦伴有急性感染及脓肿时，无论首发或复发，切开引流是治疗方法之一。由于毛发植入皮肤可能在骶尾部藏毛窦的发病中起到了一定作用，故同时应做骶尾部皮肤毛发剃除，并注意局部卫生（Johnson et al，2019）。在 Steele 等（2013）的研究中，相较于多种手术治疗，单纯切开引流可减少住院时间，而且相对安全。Jensen 等（1988）对 73 名藏毛窦合并脓肿的病人进行单纯切开引流并进行 5 年随访，发现

57% 的患者可一次性治愈，其余患者需再次手术治疗，10% ~ 15% 的患者出现愈合后再次复发，其中存在多发小凹及侧方窦道与复发相关。Vehadian 等（2005）发现，在切开引流的同时，对脓腔进行搔刮并清除炎性组织，可提高术后短期愈合率，并显著降低远期复发率。此外，抗生素在本病中的作用尚有争议，多数临床随机对照研究认为，围术期使用抗生素并未起到提高愈合率、减少并发症的作用。

（三）慢性藏毛窦

手术是主要的治疗方法，但有急性炎症时则禁忌，应在炎症消退后再行手术。手术方式主要包括两大类：完全切除病灶后一期缝合和切除病灶后敞开延期愈合。通常病灶切除后一期缝合有更快的切口愈合时间（Rouch，2016），但复发率高于病灶切除后敞开愈合，两种方式在切口感染等并发症的发生率上无明显差异（Mccallum et al，2010）。进行病灶切除后一期缝合时，选择偏中线缝合比中线缝合有更短的切口愈合时间、更少的切口并发症及更低的复发率（Sevinç et al，2016）。对于一期缝合的切口，Tritapepe 等（2002）研究认为术后应常规放置引流管，可减少切口积液、加快切口愈合，但没有观察到可以降低复发率。

（四）复杂性及复发性藏毛窦

当病变复杂、病灶体积较大，或为复发性藏毛窦时，可考虑使用皮瓣转移技术来应对切除过多皮肤后缝合张力过大的问题，转移皮瓣的目的包括减小缝合张力和抬高臀沟。目前针对复杂性藏毛窦切除的皮瓣转移方法有多种，外科医生在选择合适的手术方式时需要较丰富的经验和技巧，然后结合患者的实际情况进行选择。但是，皮瓣转移术相比于单纯切开引流等手术方式，操作过程相对复杂，切口长度一般较长，一旦出现手术并发症，后果往往也更为严重。尽管有些研究认为通过这些手术方式，可以更彻底地清除病灶，从而降低复发率，但针对患者术后生活质量的满意程度，包括大范围缝合切口的美观程度，以及术后局部牵扯感、神经切除后的骶尾部麻木

感等，尚缺乏有效、系统的评估。因此，手术方式的科学选择，是藏毛窦手术治疗的重点和难点，外科医生在做手术方式选择时应充分告知患者，慎重选择。现有的术式种类有很多，对皮瓣技术的研究有很大的相似性，因此下面仅介绍几种常用术式。

1. Limberg 皮瓣　由 Limberg 在 1946 年首次提出，具体操作要义：将所有病灶窦道呈菱形整体切除，切除深度需要达骶骨筋膜，在切除病灶的左侧或右侧游离皮瓣，并转移填补臀沟缺损，最后间断褥式缝合皮肤，通常于皮瓣下留置引流管。手术方法如（图 10-4-3）所示，术区采用菱形切口，延长切口至 e 点，使 d-e 的距离等于 b-d 的距离。作 e-f 使之与 d-c 平行，皮瓣向下切至筋膜层旋转，然后间断缝合。最近部分随机对照研究认为，相较于单纯切除缝合，Limberg 皮瓣复发率更低（Arnous et al，2019）。需要认识到的是，Limberg 皮瓣需要转移的皮瓣范围较大，切口较长，切口瘢痕较大，出现切口相关并发症后果可能也较严重，尽管近期的随机对照研究未见与其他术式的显著差异（Dahmann et al，2016）。此外，如果病变组织距离中线较远处，或者朝向头侧的方向，皮瓣较大，转移的皮瓣可能会缺乏良好的血供从而导致皮瓣部分甚至全部坏死。

2. Karydakis 皮瓣　该术式于 1973 年由 Karydaki 首次详细论述，属一期缝合手术。手术方式如（图 10-4-4）所示，在中线侧方至少 1 cm 处作椭圆形切口，使椭圆形切口长轴与中线平行。椭圆形切除所有病灶深达骶骨筋膜，游离靠近中线一侧的皮瓣并做偏中线缝合。在 Karydakis（1992）研究的 6545 例接受本手术的病例中，复发率小于 2%，切口并发症的发生率约为 8%。在一项纳入多个前瞻性随机对照研究的荟萃分析中（Prassas et al，2018），Karydakis 皮瓣与 Limberg 皮瓣在复发率、切口并发症发生率方面没有观察到明显差异。在 Keshvari 等（2015）的研究中，Karydakis 皮瓣技术比敞开愈合的复发率更低。但与 Limberg 皮瓣相同，本术式的选择更多基于外科医生的经验。

3. Bascom 术　Bascom 认为，骶尾部潮湿的环境、局部缺氧导致厌氧菌滋生是藏毛窦的主要病因，而瘘管组织在可以搔刮并充分引流的情况下，未必需要完全切除，故藏毛窦的治疗根本在于消除骶尾部的高危环境，而非单纯扩大切除范围。主要手术方法如（图 10-4-5）所示：在臀裂旁 1 cm 处的脓肿表面做一纵行切口，切除慢性脓肿及毛发等异物，切口可不缝合通畅引流，并切除中线处的小凹，无须切除原发灶与外口之间的纤维条索窦道。Senapati 等（2002）研究发现 Bascom 术比 Limberg 皮瓣切除病灶体积更小，但在切口并发症等方面没有明显差异。

总之，藏毛窦治疗方法多种多样，各种治疗方法均有其优缺点。同时，藏毛窦可以有不同的表现方式，如急性脓肿、慢性窦道、复杂性瘘管和复发性脓肿，所以没有一种治疗方法可以适用于所有类型的疾病。一个合理治疗方案的选择需要临床医生在治疗前详细评估每一个患者具体的病变范围、特点以及患者的情况。

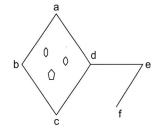

图 10-4-3　Limberg 皮瓣示意图（汪建平，中华结直肠肛门外科学）

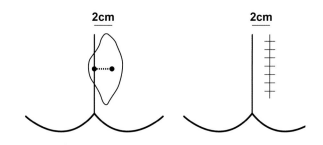

图 10-4-4　Karydakis 皮瓣示意图（汪建平，中华结直肠肛门外科学）

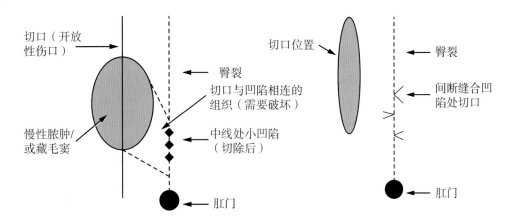

图 10-4-5 Bascom 术示意图

A. 侧方切口和清除感染坏死组织；**B.** 清除侧方组织后切除中线小凹，缝合中线处伤口，同时开放侧方伤口（汪建平，中华结直肠肛门外科学）

（谢尚奎　童　鸿　颜禄斌　张　迪　邹　齐）

参考文献

白玉作，2018. 肛门直肠畸形治疗的热点问题探讨. 第三军医大学学报，36（23）：2122-2125.

关凤玲，等，2007. 先天性巨结肠症及其同源病神经标志物的表达以及图形测量定量研究. 中华小儿外科杂志，28：358-361.

贾慧敏，等，2003. 肛门直肠及畸形发育胚胎学研究进展. 中华小儿外科杂志，24（2）：166-167.

李龙，等，2004. 腹腔镜在高位肛门闭锁成形术中应用价值的探讨. 中华小儿外科杂志，5，420-422.

苏志红，等，2011. 先天性直肠阴道瘘的手术治疗. 中国伤残医学杂志，19（4）：16-17.

孙晓毅，2008. 神经标志物免疫组化方法与先天性巨结肠症及其同源病研究. 中华小儿外科杂志，29：628-630.

王果，1991. 直肠肛管纵切、心形吻合术 - 巨结肠根治术的改进. 中华小儿外科杂志，12：344.

王吉甫，2000. 胃肠外科学. 北京：人民卫生出版社：817-840.

吴国柱，等，2014. 超声对藏毛窦的诊断价值. 中国超声医学杂志，30（9）：855-856.

严志龙，等，2008. 先天性巨结肠微创化手术治疗研究. 临床小儿外科杂志，4：21-22.

张拂晓，2006. 手术治疗先天性直肠阴道瘘. 中国实用医

药，36（5）：47-48.

Arnous M，et al，2019. Excision with primary midline closure compared with Limberg flap in the treatment of sacrococcygeal pilonidal disease：a randomised clinical trial. Ann R Coll Surg Engl，101（1）：21-29.

Bascom J，1983. Pilonidal disease：Long-term results of follicle removal. Diseases of the Colon & Rectum，26（12）：800-807.

Caropreso PR，et al，1975. Tailgut cyst-a rare retrorectal tumor：report of a case and review. Dis Colon Rectum，18（7）：597-600.

Currarino G，et al，1981. Triad of anorectal，sacral，and presacral anomalies. AJR Am J Roentgenol，137（2）：395-398.

Carter TC，et al，2013. Anorectal atresia and variants at predicted regulatory sites in candidate genes. Ann Human Gene，77（1）：31-46.

Dahmann S，et al，2016. Comparison of Treatments for an Infected Pilonidal Sinus：Differences in Scar Quality and Outcome Between Secondary Wound Healing and Limberg Flap in a Prospective Study. Handchir Mikrochir Plast Chir，48（2）：111-119.

Fuchs B，et al，2005. Operative management of sacral

chordoma. The Journal of bone and joint surgery American volume, 87 (10): 2211-2216.

Galvez Y, et al, 2004. Evidence of secondary neuronal intestinal dyspjagia in a rat model of chronic intestinal obstruction. J Invest Surg, 17: 31-39.

Glasgow SC, et al, 2005. Retrorectal tumors: a diagnostic and therapeutic challenge. Dis Colon Rectum, 48 (8): 1581-1587.

Harlak A, et al, 2010. Sacrococcygeal pilonidal disease: analysis of previously proposed risk factors. Clinics, 65 (2): 125-131.

Jao SW, et al, 1985. Retrorectal tumors. Mayo Clinic experience, 1960-1979. Dis Colon Rectum, 28 (9): 644-652.

Johnson EK, et al, 2019. The American Society of Colon and Rectal Surgeons' Clinical Practice Guidelines for the Management of Pilonidal Disease. Diseases of the Colon & Rectum, 62 (2): 146-157.

Jensen SL, et al, 1988. Prognosis after simple incision and drainage for a first-episode acute pilonidal abscess. Br J Surg, 75 (1): 60-61.

Kobayashi H, et al, 2004. Inflammatory changes secondary to postoperative complications of Hirschsprung's disease as a cause of histpathologic changes typical of intestinal neuronal dysplasia. J Pediatr Surg (Jpn). 39: 152-156.

Kochling J, et al, 1996. The Currarino syndrome-hereditary transmitted syndrome of anorectal, sacral and presacral anomalies. Case report and review of the literature. European journal of pediatric surgery, 6 (2): 114-119.

Karydakis G. E, 1973. New approach to the problem of pilonidal sinus. The Lancet, 302 (7843): 1414-1415.

Karydakis G, 2010. Easy and successful treatment of pilonialsinus after explanation of its causative process. Anz Journal of Surgery, 62 (5): 385-389.

Keshvari A, et al, 2015. Karydakis flap versus excision-only technique in pilonidal disease. Journal of Surgical Research, 198 (1): 260-266.

Lev-Chelouche D, et al, 2003. Presacral tumors: a practical classification and treatment of a unique and heterogeneous group of diseases. Surgery, 133 (5): 473-478.

Lee KS, et al, 1988. The role of MR imaging in the diagnosis and treatment of anterior sacral meningocele. Report of two cases. Journal of neurosurgery, 69 (4): 628-631.

Maccarty CS, et al, 1965. Surgical treatment of sacral and presacral tumors other than sacrococcygeal chordoma. Journal of neurosurgery, 22 (5): 458-464.

Messick CA, et al, 2013. Lesions originating within the retrorectal space: a diverse group requiring individualized evaluation and surgery. J Gastrointest Surg, 17 (12): 2143-2152.

Mccallum I, et al, 2010. Healing by primary versus secondary intention after surgical treatment for pilonidal sinus. Cochrane Database Syst Rev, 65 (4): CD006213.

Masayuki K, 2006. Hirschsprung's Disease and Allied Disorders: Their Pathogenes is Based on Electrophysiological Studies. J Pediatr. Surg(Jpn),38(6): 666-671.

Prassas D, et al, 2018. Karydakis flap reconstruction versus Limberg flap transposition for pilonidal sinus disease: a meta-analysis of randomized controlled trials. Langenbecks Archives of Surgery: 1-8.

Rouch JD, et al, 2016. Short- and Long-term Results of Unroofing and Marsupialization for Adolescent Pilonidal Disease. JAMA Surgery.

Spencer RJ, et al, 1962. Surgical management of precoccygeal cysts. Surgery, gynecology & obstetrics, 115: 449-452.

Springall RG, et al, 1990. Malignant change in rectal duplication. Journal of the Royal Society of Medicine, 83 (3): 185-187.

Scullion DA, et al, 1999. Retrorectal cystic hamartoma: diagnosis using endorectal ultrasound. Clin Radiol,54(5): 338-339.

Singer MA, et al, 2003. Retrorectal cyst: a rare tumor frequently misdiagnosed. J Am Coll Surg, 196 (6): 880-886.

Sndenaa K, et al, 1995. Patient characteristics and symptoms in chronic pilonidal sinus disease. International Journal of Colorectal Disease, 10 (1): 39-42.

Silva J HD, 2000. Pilonidal cyst - Cause and treatment.

Diseases of the Colon & Rectum, 43 (8): 1146-1156.

Steele SR, et al, 2013. Practice parameters for the management of pilonidal disease. Diseases of the Colon & Rectum, 56 (9): 1021-1027.

Sevin B, et al, 2016. Randomized prospective comparison of midline and off-midline closure techniques in pilonidal sinus surgery. Surgery, 159 (3): 749-754.

Senapati A, 2002. Failed pilonidal surgery: new paradigm and new operation leading to cures. Archives of Surgery, 137 (10): 1146.

Torres R, et al, 1998. Anorectal malformations and Down's syndrome. JPediatrSurg, 33 (2): 194-197.

Tritapepe R, et al, 2002. Excision and primary closure of pilonidal sinus using a drain for antiseptic wound flushing.

American Journal of Surgery, 183 (2): 209.

Uhlig BE, et al, 1975. Presacral tumors and cysts in adults [J]. Dis Colon Rectum, 18 (7): 581-589.

Vahedian J, et al, 2005. Comparison between drainage and curettage in the treatment of acute pilonidal abscess. Saudi Medical Journal, 26 (4): 553.

Whittaker LD, et al, 1938. Tumors Ventral to the Sacrum. Ann Surg, 107 (1): 96-106.

Waldhausen JA, et al, 1963. Sacrococcygeal Teratoma. Surgery, 54: 933-949.

Zhang J, et al, 2009. Down-regulation of Shh/Bmp4 signalling in human anorectal malformations. J Inter Med Res, 37 (6): 1842-1850.

第四篇

下尿路症状及下尿路疾病

第十一章

下尿路症状

第一节 流行病学

从解剖结构的定位上来说，下尿路包含了膀胱及尿道。但是下尿路症状（lower urinary tract symptoms，LUTS）可泛指因病理性因素或特发性因素的影响导致的一系列盆腔脏器功能障碍的症候群。在早期的临床诊治中，医生往往认为男性下尿路症状的发生率较高，而且与前列腺疾病相关，故而在描述此类症状时使用前列腺病（prostatism）一词。而后，英国及美国的一些研究提示，女性尤其是老年女性类似症状的发生率也很高，如果继续沿用"前列腺疾病相关症状"或"良性前列腺增生相关症状"就显得不太适合了，所以 1994 年 Paul Abrams（1994）教授提出了 LUTS 这一新的名词，取代了原先沿用已久的前列腺病这一描述，从此忽略了病因、年龄、性别等因素对该类症状描述时的限制。目前 LUTS 业已被广大临床医生所接受。LUTS 的发现可来自于患者自己的主诉，也可在就诊时由医学专业人员总结归类。LUTS 包括储尿期症状、排尿期症状、排尿后症状及其他泌尿生殖道症状，这些不适症状主要对患者的生活质量产生巨大影响，具体表现我们将在第三节中继续讨论。

随着 LUTS 这一新名词被不断细化并广泛应用于临床，越来越多的医生开始着手这一症状的流行病学研究。2006 年，Irwin（2006）及其课题组第一次使用国际尿控协会（International Continence Society，ICS）2002 版症状定义，对加拿大、德国、意大利、瑞典及英国 5 个国家的 18 岁以上居民的尿失禁（urinary incontinence，UI）、膀胱过度活动症（overactive bladder，OAB）及其他下尿路症状进行了横断面随机电话采访。随访采用的 CATI 问卷（computer-assisted telephone interview，CATI），由研究小组的临床及流行病学专家制订，主要是在国际前列腺症状评分（international prostate symptom score，IPSS）的基础上添加了尿失禁方面的问题。最终共 19165 人接受了访问，64.3% 的受访者最少存在一种 LUTS。其中最常见的下尿路症状是夜尿，男性发生率为 48.6%，女性为 54.5%。OAB 的发生率约为 11.8%，且无性别差异。

2009 年，Coyne 博士（2009）及其他研究者发起了一项更大规模的国际性 LUTS 横断面流行病学调查。参与的国家包括美国、英国及瑞典，共纳入有效调查人数 30 000 例，其中美国 20 000 例，英国 7500 例，瑞典 2500 例。受调查者平均年龄为 56.6 岁（40～99 岁），白种人占比 82.9%，黑种人占比 6.7%，亚裔人种占比 < 4.4%。调查的内容除了基本的人口学、合并疾病等信息外，主要包括了 LUTS 发生的频率及影响程度，填写的症状相关问卷主要包括：SF-12 健康量表（SF12 Physical and Mental Health Summary Scales）；患者膀胱状态感知量表（Patient Perception of Bladder Condition，PPBC）；医院焦虑抑郁量表（Hospital Anxiety and Depression Scale）；女性性生活质量问卷（Sexual Quality of Life instrument for females）；性功能调查问卷（Abbreviated Sexual Function Questionnaire）；男性性功能调查问卷（Male Sexual Health Questionnaire to Assess Ejaculatory Dysfunction；早泄指数量表（Index of Premature

Ejaculation）；国际勃起功能指数问卷表及国际前列腺症状评分（Erectile Function domain of the International Index of Erectile Function 及 IPSS）。疾病特异性健康相关生命质量（Health-Related Quality of Life，HRQL）量表包括了：膀胱过度活动症问卷见表以及修正工作受限量表。

调查结果显示，至少存在一种 LUTS 且频次为"有时"（sometimes）的患者，男性为 72.3%，女性为 76.3%；如频率升级为经常（often）时，男性 47.9%，女性为 52.5%。对于大多数下尿路症状，至少一半的患者自觉症状"有时"出现的频率即可对生命质量产生轻微（somewhat）或更加严重的影响，当症状"经常"（often）出现时，这一比率可超过 70%。最终数据显示，排尿期症状更多见于男性，储尿期症状则更多发生于女性，但总的 LUTS 发生率男女相当，且随着年龄的增加发病率呈逐渐上升趋势。

随后，我国也发起了针对于 LUTS 的流行病学调查。2011 年，许克新教授（2011）及其研究小组发表了中国地区 OAB 相关的患病率、危险因素及对生命质量影响的调查报告。采访最终共纳入 18 岁以上受访者 14 844 例，符合 ICS 2002 版 OAB 诊断标准的患者将被要求追加填写 King 氏健康问卷，以评估其对健康相关生命质量的影响。调查结果显示：中国 18 岁以上 OAB 的患病率为 6.0%，其中男性为 5.9%，女性为 6.0%。但随着年龄的增加，OAB 的患病率亦随之增加。50 岁以上男性的 OAB 患病率为 14.8%，女性为 16.1%。2015 年，王建龙医生（2015）发表了关于中国主要城市泌尿外科门诊良性前列腺增生（benign prostatic hyperplasia，BPH）患者 LUTS 的诊断及治疗现状的报道。资料来源于全国 14 个城市共 57 家医院的 6200 例泌尿外科门诊患者，其中 2940 例（47.4%）存在 LUTS/BPH 病史。

尿频（72.0%）、尿急（53.0%）及夜尿（48.0%）仍是患者就诊的主要原因。IPSS 的总平均分为 14.98 分（6～35）分，中度（7～18 分）及重度（19～35 分）症状的患者比例分别为 59.0% 及 26.0%。生命质量评分平均为 4.12 分（1～6 分）；膀胱过度活动症评分（overactive bladder symptom score，OABSS）平均为 5.78 分（3～15 分）。其中度膀胱过度活动症（6～11 分）比例为 56.0%，重度（≥12 分）比例为 3.0%。

同样在 2015 年，朱兰教授（2015）在 *European Urology* 发表了另一项关于中国成年女性下尿路症状发病率、危险因素及对生命质量影响的调查报告。调查采用了女性下尿路症状国际尿失禁标准问卷（即修订版布里斯托问卷 -IQ-FLUTS）。该调查问卷涵盖了 10 种 LUTS，包括：夜尿、尿频、尿急、急迫性尿失禁、压力性尿失禁、其他类型尿失禁、尿痛、排尿踌躇、排尿费力及间歇排尿，并最终收集有效信息 18 992 例。研究结果显示中国成年女性 LUTS 的患病率为 55.5%，且随年龄增长患病率呈上升趋势。储尿期症状发生率较排尿期高，分别为 53.9% 与 12.9%，这与之前的研究结果一致。在此次调查的 10 种症状中，夜尿仍是最常见的症状（23.4%），其次是尿急及压力性尿失禁，发生率分别为 23.3% 及 18.9%。大多数 LUTS 对患者的生命质量仅产生无或轻度影响，但有 14.6%～29.9% 的患者认为影响为中 - 重度，其中尿急及急迫性尿失禁是产生中度（分别为 18.5% 及 16.8%）及重度（分别为 11.5% 及 10.8%）影响的最常见症状。相较于男性患者，排尿费力是女性最少见的 LUTS，发生率仅为 3.3%。因此在成年女性中，排尿期症状相较于储尿期症状而言一般不会引起对生命质量的中重度困扰。

第二节　病因学

LUTS 是一系列症状的总称，其病因非常复杂，同一症状可起因于不同疾病，而同一疾病又可产生不尽相同的 LUTS。

一、非神经源性因素

（一）良性疾病导致的流出道梗阻

可引起流出道梗阻的良性疾病主要包括：良性前列腺梗阻（benign prostatic obstruction，BPO）、女性原发性膀胱颈梗阻（primary bladder neck obstruction，PBNO）、尿道狭窄、尿道发育畸形、包茎、尿道肉阜、膀胱膨出等，此类良性疾病可导致膀胱流出道管腔变窄或折叠成角，使排空阻力增加，从而产生一系列排尿期症状，如排尿踌躇、排尿费力、尿流中断等，膀胱排空不全及长期反复的膀胱腔内压力增高，又可引发储尿期症状如尿频、尿急、夜尿增多等。

（二）炎症性因素

1. 致病微生物　细菌或其他病原微生物的侵入和（或）宿主防御机制的下降均可导致泌尿道感染的发生，多由肠道菌群经尿道上行感染所致，少部分也可经血行感染，梗阻的存在、解剖结构的异常可增加感染的风险，主要包括膀胱炎、尿道炎、尿道憩室炎、前列腺炎等。感染可导致上皮充血、水肿、通透性增加甚至上皮脱落，从而诱发 LUTS 的出现，主要包括了尿频、尿急、尿痛及盆腔疼痛等。

2. 腺性膀胱炎　腺性膀胱炎的病因和发病机制目前尚不完全清楚，但大多数学者认为与下尿路的感染、梗阻及其他慢性炎症刺激相关，如结石、留置尿管等。正常膀胱黏膜经过一个反复而渐进的过程，即尿路上皮单纯增生→Brunn 芽→Brunn 巢→囊性膀胱炎（中华腔镜泌尿外科杂志，2019．13卷第4期．P271 也曾引用），最终转变为腺性膀胱炎。患者可表现为尿频、尿急、尿痛、排尿困难、性交痛、耻骨上及会阴区疼痛等，严重时还可引发急性尿潴留（Zouari et al，2018）。

3. 间质性膀胱炎/膀胱疼痛综合征（interstitial cystitis/bladder pain syndrome；IC/BPS）　IC/BPS 目前病因不明，考虑与膀胱局部因素导致的尿路上皮及保护机制的破坏（如尿路上皮表面黏多糖，即 GAG 层的消失）（Lokeshwar et al，2005）、神经性炎症有关；也可能是某种全身性疾病的局部表现。目前 IC/BPS 与感染之间存在关联的证据尚不充分，但是童年或青春期反复泌尿系感染的患儿成年后更易罹患 IC/BPS（Peters et al，2009）。IC/BPS 患者以伴随膀胱充盈而出现或加重的下腹部、腹股沟区、会阴区的疼痛/不适感为核心症状，同时可伴有尿频、排尿急迫感及性交痛等，诊断时还需要鉴别并排除其他拥有相似症状的疾病（van de Merwe et al，2008）。

（三）肿瘤因素

膀胱、尿道、前列腺及周围组织器官的良/恶性肿瘤均可引起 LUTS。弥漫性膀胱原位癌及浸润性膀胱癌均可因肿瘤组织对神经末梢的刺激而产生储尿期症状，如尿频、尿急等；接近颈部生长的膀胱肿瘤或尿道癌、前列腺癌/肉瘤，毗邻器官或组织的肿瘤性疾病（如宫颈癌、直肠癌、盆腔间质来源肿瘤等），也可导致膀胱流出道梗阻或直接压迫膀胱，从而引发尿等待、排尿费力、尿频等一系列 LUTS。

（四）结石因素

尿路的梗阻、感染及异物是诱发结石形成的主要局部因素，此外，某些药物也可导致结石的发生，如氨苯蝶啶、磺胺类抗生素、维生素 C 和皮质激素等。输尿管下段结石除可引起腰腹疼痛、发热等上尿路梗阻症状外，还可导致尿频、尿急等储尿期症状。膀胱结石最常见的 LUTS 是尿频、排尿困难及耻骨上区疼痛。三分之二的成年男性患者会出现类似于逼尿肌过度活动的症状，如尿频、尿急，在结石直径大于 4 cm 时尤为明显（Smith et al，1975；Millan-Rodriguez et al，2004）。

（五）特发性疾病

1. 膀胱过度活动症（overactive bladder，OAB）　OAB 目前病因不清，考虑可能与中枢/外周神经中膀胱传入神经的异常或膀胱逼尿肌细胞功能的紊乱有关，其他可能的因素还包括炎症、膀胱流出道梗阻、高龄、精神疾患等。OAB 患者以尿急为核心症状，常伴有尿频和夜尿，伴或不伴有急迫性尿失禁。诊断时应排除尿路感染、结石、肿瘤等明确的病理改变。

2. 膀胱活动低下症（underactive bladder，UAB）　UAB 是下尿路功能障碍的一种常见类型，但目前发病机制不明，推测可能与年龄、神经源性、肌源性或其他特发因素相关。临床可表现为尿等待、尿流缓慢、排尿费力，伴或不伴有尿不尽感，排空障碍明显时还可出现储尿期症状，如尿频等（Chapple et al，2018）。

（六）其他因素

夜尿症是常见的 LUTS 之一，其病因及病理生理机制复杂，主要包括了 24 小时总尿量增加、夜间尿量增多、功能膀胱容量减少、睡眠障碍或紊乱及其他混合性因素。主要症状为夜尿增多，随着原发病因的不同，可同时合并尿频、尿等待、排尿困难、尿不尽感等其他 LUTS（夜尿症临床诊疗中国专家共识编写组，2018）。

盆腔脂肪增多症是一种罕见的良性疾病，至今病因不明。但有 50% 的患者随着病程的发展可出现尿频、尿急、尿痛、排尿不畅、尿不尽感等储 / 排尿期症状，极端状态下可发生急性尿潴留。最常见的 LUTS 为尿频、排尿困难和夜尿增多，这可能与膀胱流出道的梗阻及增生性膀胱炎（75% ～ 100% 合并腺性膀胱炎）有关。

其他因素还包括药物（如利尿剂、胆碱能受体阻滞剂、镇静及抗焦虑药物、α 受体激动剂等）、盆腔器官脱垂（如子宫脱垂、阴道前壁脱垂等）、心因性因素、年龄、绝经、便秘、妊娠等，以上因素均可导致 LUTS 的发生。其中老龄女性合并盆腔器官脱垂则是 LUTS 很强的预测因子。而既往有多胎自然分娩史的女性较单胎自然分娩者出现储尿期症状以及中 / 重度 LUTS 的风险更高。剖宫产史则不会增加任何一种 LUTS 的罹患风险（Zhang et al，2015）。

二、神经源性因素

所有影响储尿和（或）排尿神经调控的疾病都有可能造成膀胱和（或）尿道功能障碍，从而引起 LUTS。

（一）中枢神经系统因素

目前几乎所有中枢神经系统疾患，包括：脑血管意外、创伤性脑损伤、颅脑肿瘤、脑瘫、智力障碍、基底节病变（如帕金森病）、多系统萎缩、多发性硬化以及椎间盘疾病等，均可引起下尿路症状。表现以储尿期症状为多，如尿急、尿频、尿失禁等，排尿期症状则多见于多系统萎缩的 Shy-Drager 综合征（Dusejovská，2010）及部分椎间盘疾病（Dong，2006）。

（二）外周神经系统因素

外周神经病变的病因包括：糖尿病、酗酒、药物滥用、卟啉症及骶神经根病变等。25% ～ 85% 的糖尿病患者可随着病程的延长逐渐出现糖尿病性膀胱（Changolkar et al，2005；双卫兵等，2006；Bansal et al，2011）。早期通常以尿频、尿急、急迫性尿失禁等储尿期症状为主，发展至晚期则表现为膀胱感觉减退及逼尿肌肌力下降，进而出现排尿困难等排尿期症状，由于残余尿量的增加及慢性尿潴留等，还可继发上尿路损害（Wittig et al，2019）。氯胺酮的滥用可导致（吴芃等，2008；夏昕晖等，2011）尿频、尿急、尿痛、排尿困难或急迫性尿失禁等 LUTS，即俗称的氯胺酮相关性膀胱炎（ketamine cystitis，KC）。

（三）感染性疾病

人类获得性免疫缺陷病毒在感染人体的单核细胞后，可通过血脑屏障进入中枢神经系统并直接损害大脑、脊髓及周围神经，当病变累及支配膀胱尿道的中枢和（或）周围神经系统时，也可导致 LUTS 的出现。吉兰 - 巴雷综合征（Guillain-Barré Syndrome，GBS）患者一般 LUTS 出现较少，多以排尿期症状为主，伴有大量残余尿，急性期通常需要留置尿管。此外，带状疱疹、莱姆病、脊髓灰质炎、Ⅲ期梅毒等感染性疾病也可导致不同类型、不同程度的 LUTS（Greenstein et al，1988；Garber et al，1990；Chancellor et al，1993；Johnson et al，1996；Murphy et al，1997；Chen et al，2002）。

（四）医源性因素

脊柱手术、根治性盆腔手术、区域脊髓麻醉等外科操作也可引起 LUTS 的发生。研究显示 50% 以上接受经腹会阴直肠切除术的患者术后会出现下尿路功能障碍。主要原因是手术过程中损伤了盆神经支配逼尿肌的纤维、阴部神经或直接损伤了尿道外括约肌（Hollabaugh et al，2000）。根治性子宫全切除术可造成子宫支持韧带中来源于下腹下神经丛的自主神经及神经节损伤（Sekido et al，1997）。前列腺根治性切除术后尿失禁的最主要原因是直接损伤括约肌，其次是神经血管束损伤导致的括约肌功能不全（马合苏提等，2013）。膀胱颈狭窄是手术后出现排尿期症状以及充溢性尿失禁的主要原因。目前认为，术中注意膀胱和 / 或尿道支配神经的保护可降低术后出现下尿路症状以及神经源性膀胱的风险。此外，区域脊髓麻醉中使用阿片类药物也是患者术后出现急性尿潴留的相关风险因素（Hinman et al，1986）。

（五）其他原因

其他病因均较少见，包括 Hinman 综合征、Fowler 综合征、重症肌无力及系统性红斑狼疮等。其中 95% 的 Hinman 综合征患者有严重的梗阻症状并有半数以上合并尿急、尿频和夜尿症（Groutz et al，2001）。Fowler 综合征病因不明，多见于女性，多数存在尿潴留，但体检一般无法发现明显的解剖学或神经功能异常。重症肌无力患者的 LUTS 主要表现为排尿困难等储尿期症状，尿动力学检查可提示逼尿肌肌力下降甚至无收缩（Sandler et al，1998）。系统性红斑狼疮所致神经源性膀胱的发病率为 1.0% ~ 2.2%，常提示预后不良（Sakakibara et al，2003；Koh et al，2015）。

第三节　临床表现

正如我们之前讨论的那样，LUTS 涵盖了一系列症状，而症状则可能是某种疾病或功能异常的主观反应，并成为患者进一步求诊的原因。症状的描述可以来自于患者的主动叙述，也可以来自于就诊时医务人员的问诊。而且，各种 LUTS 并不是某种疾病和（或）功能异常所特异的，并不能直接诊断或排除相应诊断，换言之，同一种疾病可表现为不同的 LUTS，而同一种 LUTS 又可以来源于完全不同的疾病种类。

在早期的"prostatism"时代，学者将下尿路症状简单地分为"刺激症状"及"梗阻症状"。但刺激症状往往暗示着某种"刺激源"，即病理因素（如感染、结石、肿瘤等）的存在，从而忽略了功能异常的因素；另一方面，根据研究显示（Schafer et al，1988），接近三分之一的尿流率下降患者经核实并无膀胱流出道梗阻，而是因为膀胱逼尿肌肌力下降。这一现象目前推断与衰老相关且与性别无关，故 PaulAbrams 教授提出以"储尿期症状"及"排尿期症状"这两个全新名词分别替代了"刺激症状"及"梗阻症状"，而目前大家普遍接受的分类方式是将 LUTS 分为储尿期症状、排尿期症状及排尿后症状三大类（Abrams et al，2002）。

一、储尿期症状

即膀胱在储尿期（充盈期）所出现的临床症状，除尿急、尿失禁外，还包括了日间尿频及夜尿症等。

（一）日间尿频（increased daytime frequency）

患者自认为白天排尿过于频繁即可认为存在日间尿频，在许多国家的文献中经常与"pollakisuria"一词混用，是最常见的泌尿系症状之一。具体来说，尿频通常指排尿间隔缩短（< 2 小时）且单次尿量减少。成人每日排尿 5 ~ 6 次，一般不大

于 7 次（即 ≤ 7 次），单次排尿量约 300 ml。如果排尿次数增多但尿量较大则定义为多尿。尿频的原因可以是产尿增多或是功能性膀胱容量下降。如患者为多尿则需要排查有无糖尿病、尿崩症或是摄入水分过多。膀胱有效容量下降的病因包括出口梗阻导致的残余尿量增多、膀胱顺应性下降，外部的压力传导及焦虑等。

（二）夜尿症（nocturia）

患者夜间因排尿行为而被迫苏醒一次或以上即可称为夜尿症。需要注意的是，夜尿症（nocturia）与夜间尿频（night time frequency）的内涵并不相同。夜尿症频次的计算范围仅包括了入睡后至起床前的排尿次数；而夜间尿频还需包括就寝后至入睡前，以及黎明前因其他问题不能继续就寝而发生的排尿次数。通常成人夜尿不超过 2 次，即 ≤ 1 次。当夜尿次数增多时常与产尿量增多及膀胱有效容量下降相关。单纯日间尿频而不合并夜尿症的患者，常由于心理因素导致，如焦虑等。同时，夜尿症也需要与其他原因导致的夜间排尿或夜尿增加相鉴别，如失眠、充血性心力衰竭、外周组织水肿、晚间液体摄入量过大或睡前服用利尿剂等。随着患者年龄的增加，肾的浓缩功能下降，也会导致夜间的产尿总量增加。

（三）尿急（urgency）

尿急是指突然出现的强烈的排尿欲望，且很难被主观意志所延迟。尿急经常与尿频症状伴随出现。

（四）尿失禁（urinary incontinence，UI）

尿失禁是指任何不自主的尿液漏出，但这一定义并不一定适用于婴幼儿，甚至是小儿。在描述任意一个个体病例时，都应对相应的尿失禁情况进行细分，如：尿失禁的类型、频次、严重程度、诱发因素、对社交活动、卫生习惯、生活质量等有无影响，患者是否已因为尿失禁症状采取了预防措施或存在寻求医疗帮助的意愿。其实，ICS 对尿失禁的原始定义就是"对社交活动或是卫生习惯产生影响的不自主漏尿现象"。这一定义中就已关注到了尿失禁对于生活质量的影响。

除此以外，尿失禁还应与局部的出汗及尿道分泌物增多相鉴别。

详细的病史采集往往可确定尿失禁的类型及病因，具体来说，尿失禁可分为如下几种类型。

1. 压力性尿失禁（stress urinary incontinence，SUI） SUI 是指在打喷嚏、咳嗽或运动等腹压增高的情况下出现的尿液自尿道外口不自主漏出。在此过程中，腹压的增加导致膀胱内压在短时间内超过尿道内压力，从而造成尿液突然但是少量的漏出。压力性尿失禁是女性在妊娠或绝经后最常见的尿失禁类型。部分患者查体可在增加腹压时观测到尿液不自主地从尿道口漏出。尿动力学检查可表现为充盈期膀胱测压时，在腹压增加而逼尿肌稳定性良好的情况下出现漏尿。女性 SUI 发生的原因主要是与尿道失去阴道前壁的支撑及盆底整体支持结构的松弛相关，而男性患者往往是因为外科治疗对尿道括约肌本身和（或）其支配神经的直接损伤，所以药物治疗的效果往往差强人意，对于症状严重的患者，常需要外科手术治疗。

2. 急迫性尿失禁（urgency urinary incontinence，UUI） UUI 是指伴有尿急的尿液自尿道外口不自主漏出，也可在尿急后即刻出现。UUI 的形式多种多样，既可表现为两次排尿间隔期的多次少量漏尿，也可出现一次"灾难性"的漏尿，直至完全排空膀胱。UUI 常见于严重的膀胱炎、神经源性膀胱及由于长期梗阻导致膀胱顺应性下降的病患。

对 SUI 及 UUI 进行鉴别诊断是非常重要的，其原因有二：① UUI 大多具有潜在病因，在开始治疗前应尽量明确，如是否存在膀胱炎或膀胱出口梗阻（bladder outlet obstruction，BOO）等，针对病因的治疗可使部分 UUI 患者的症状缓解；② UUI 患者较多适宜接受药物治疗以增加膀胱的顺应性和（或）尿道阻力，仅部分有明确适应证的患者应考虑手术治疗。

3. 混合性尿失禁（mixed urinary incontinence，MUI） MUI 是指患者在尿急和咳嗽、喷嚏、运动等腹压增高时均可出现尿液自尿道外口不自主漏出的情况。

4. 遗尿（enuresis）与夜间遗尿（nocturnal

enuresis） 遗尿是指任何不自主的尿液漏出。如果为了特指睡眠中的尿失禁，还应在"遗尿"前加用"夜间"这一定语，即夜间遗尿，即指于夜间睡眠状态下发生的不自主漏尿症状，常见于3岁以内的婴幼儿，也可见于青少年。

此种情况需要与持续性尿失禁相鉴别。持续性尿失禁在日间及夜间均可发生，在年轻女性患者常需要考虑异位输尿管开口的可能。所有6岁以上的夜间遗尿患者均应接受泌尿系统的检查，虽然最终绝大部分患者都未发现明显异常。

5. 持续性尿失禁（continuous urinary incontinence，CUI） 持续性尿失禁是指尿液连续不断的漏出，无间歇性。持续性尿失禁的病因多是位于尿道括约肌近端的尿路器官与其他通路之间（如阴道、直肠等）形成瘘管，最常见的就是继发于手术、放疗或是产伤后的膀胱阴道瘘。相对较为少见的还包括输尿管阴道瘘、膀胱直肠瘘等。第二常见的病因就是异位输尿管开口，如直接开口于括约肌远端尿道或阴道。异位开口的输尿管往往承自于重复肾畸形中发育不良的上位肾段，所以虽然尿液持续漏出但总量较少，这种情况可能会导致医生将持续性尿失禁常年误诊为阴道分泌物增多。诊断明确后如将发育不良的上位重复肾切除后，尿失禁的情况也可随之消失。

6. 其他类型尿失禁 均为偶发情况，如性交过程中出现的尿失禁或 Giggle 尿失禁（即紧随发笑而突然出现的不自主漏尿情况，于其他腹压增加时则无尿失禁发生）。

二、排尿期症状

即膀胱在排尿期所出现的临床症状，包括尿流细弱、尿分叉或喷洒、间歇排尿、尿等待、排尿费力等。

（一）尿流细弱（slow stream）

尿流细弱多是患者主观感受，即自觉排尿速度较他人或是自身之前的排尿状态有所下降，即尿流变细、射程变短等。

（二）尿分叉或喷洒样排尿（splitting or spraying）

尿线不能呈现单一水流，而出现开叉或是分散的情况，甚至可表现为花洒样。

（三）间歇排尿（intermittent stream / intermittency）

患者在排尿过程中出现尿流中止后又重新开始，不能连续排尿并反复一次或以上时即称为间歇排尿。

（四）排尿踌躇或尿等待（hesitancy）

当患者做好排尿准备并自身下达排尿指令后，因启动排尿困难从而造成尿流排出延迟的情况即称为尿等待或排尿踌躇。通常尿液排出在尿道外括约肌松弛1秒以后开始，但合并膀胱流出道梗阻时患者可出现上述症状。

（五）排尿费力（straining）

排尿费力是指在启动、维持排尿动作或是提高排尿速度时需主动收缩肌肉以增加腹压的情况。脊髓损伤或膀胱无力症患者常需借助 Credé 手法，即耻骨上按摩并加压的方法辅助排空膀胱。值得一提的是，逐渐变细的尿流常常无法引起患者即刻注意排尿状态的改变，很多情况下，当尿流无法再继续呈抛物线向前射出，而是直接垂直滴向地面的时候患者才会发现。

（六）尿末滴沥（terminal dribble）

当排尿终末尿流渐缓并呈间断尿滴后，此一阶段明显延长即称为尿末滴沥。

三、排尿后症状

即在排尿后即刻出现的临床症状，包括了尿不尽感及排尿后滴沥。

（一）尿不尽感（feeling of incomplete emptying）

尿不尽感是患者在排尿后的一种主观感受，其与患者真实残余尿量的相关性较差。

（二）排尿后滴沥（post micturition dribble）

排尿后滴沥是指患者完成全部排尿动作后很快出现的不自主尿液漏出，其不同于尿末滴沥，男性常出现在离开卫生间时，而女性常出现在起身动作时。

四、其他症状

（一）急性尿潴留（acute urinary retention，AUR）

急性尿潴留的定义为突然出现的完全不能排尿的现象，此类患者在耻骨上可触及胀大的膀胱，局部叩诊浊音并伴有疼痛。在追溯病史时多数患者可询问出既往存在 LUTS，而有些患者则完全没有类似主诉。急性尿潴留时疼痛的原因可能与膀胱逼尿肌过度牵张或是继发感染相关。

（二）慢性尿潴留（chronic urinary retention，CUR）

慢性尿潴留是指患者虽然可自行排尿，但不能排空膀胱并产生较多残余尿，局部可触及胀大膀胱并出现叩诊浊音，但无疼痛。慢性尿潴留的患者还可伴有尿失禁的症状。慢性尿潴留多由渐进性梗阻或是膀胱无力症导致，此时即使膀胱容量达到 1000 ml 以上，仍不会出现类似于急性尿潴留的膀胱区疼痛症状。

（三）尿痛（odynuria / dysuria）

尿痛是指排尿时自觉疼痛，通常由炎症引起，常伴有尿频、尿急。疼痛的部位通常不会高于膀胱的解剖位置，更多见于尿道，并向尿道口放射。排尿初始即感觉到疼痛往往提示炎症位于尿道，而在排尿末期才出现疼痛则提示病变位于后尿道、三角区或膀胱。

五、临床表现与诊断

由多个症状组合的综合征常提示下尿路的功能障碍。在临床诊疗中，基于下尿路症状、查体及初步辅助检查结果（如尿常规）的经验性诊断常常作为先期治疗的基础。

如果患者以尿急为主要症状，并常伴有尿频和夜尿，同时伴或不伴有急迫性尿失禁，那么应该考虑 OAB 诊断。这些症状的组合提示在尿动力学检查时可能存在可证实的逼尿肌过度活动。当然，这些症状也可能来源于其他尿道 - 膀胱的功能紊乱。如果最终证实未存在感染或其他病理生理因素，就可诊断为膀胱过度活动症。

UAB 以尿流细弱、尿等待以及排尿费力为典型症状，可伴或不伴有尿不尽感，有时患者还会合并储尿期症状。但 UAB 储尿期症状的表现可能多种多样，甚至可能发生率远超我们的预期，包括夜尿症、日间尿频、膀胱充盈感下降以及尿失禁。合并储尿期症状的原因可能是多种多样的，但大多与残余尿量的明显增加相关（Chapple et al，2018）。

第四节　评　估

LUTS 的表现多种多样、纷繁复杂，我们通过一系列的评估手段，主要是想达到以下目的，包括：进一步明确或鉴别 LUTS 产生的原因并做出诊断；评价疾病进展风险；制订治疗计划；预测及随访治疗效果等。

一、病史采集

完整而详细的病史的重要意义已被广大医生所接受和认可（Novaraa et al，2006；McVary et al，2011），在开始任何治疗前，我们都应该首先详细了解患者的一般状况、LUTS 的可能病因、严重程度、对患者生活质量的影响，尤其是患者是否有治疗的意愿及对疗效的预期，其他还包括合并的基础疾病及用药情况、生活习惯、精神及心理情况、既往病史［尤其是盆腔器官及神经系统疾病病史和（或）治疗史，包括放疗及手术史］，患者的性功能和肠道功能情况、吸烟史、每日乙醇及咖啡因的摄入情况等，在尽量明确LUTS产生的潜在病因的前提下，在反复权衡治疗方案存在的风险及获益后，方能开始着手治疗。

作为病史采集的一部分，医生还可指导患者完成一些调查问卷，以使患者的LUTS更加具体化及定量化。而对于患有尿频、夜尿症或以其他储尿期症状为主的患者，连续3天或以上的排尿日记对于确立诊断或是随访疗效，都具有非常重要的辅助作用及意义。

二、体格检查

一般来讲，体格检查的目的是在病史采集的基础上，进一步寻找并明确LUTS产生的潜在病因。查体的重点区域应包括耻骨上、外生殖器、会阴及下肢等。具体来说，查体应包括一般体格检查、泌尿及生殖系统检查及神经系统检查。

（一）一般体格检查

包括患者的生命体征、身高体重指数（body mass index，BMI）、意识状态、认知及精神状态、能否行走及步态等。了解患者的智力、意识及精神状态等信息有助于后期制订治疗计划。

（二）泌尿及生殖系统检查

所有LUTS患者均应进行标准的、完整的泌尿系统体格检查，包括肾投影区、输尿管走行区、耻骨上区、尿道及外生殖器等的常规体检，男性患者应常规进行直肠指诊，了解肛门括约肌张力、有无便秘及前列腺的情况。女性患者应注意是否合并盆腔器官脱垂或膨出等疾病。具体来说可包括如下方面。

1. 皮肤的检查　应检查耻骨上区、会阴区有无皮肤破损、皮疹、感染或既往手术瘢痕，特别是可能会影响后续治疗的部位，如下腹部、会阴区及阴囊处。

2. 常规腹部查体　触诊有无包块，特别是耻骨上有无胀大的膀胱，腹股沟区有无疝。

3. 外生殖器检查　应包括包皮及尿道外口的情况，明确有无包茎或尿道外口狭窄；阴囊内有无异常，如鞘膜积液、睾丸占位等。

4. 直肠指诊　可了解肛门括约肌的张力及肛管的排空情况，对于尿失禁或是怀疑神经系统疾病的患者应同时嘱患者收缩肛门以检查盆底肌群的力量，如患者的肛门括约肌松弛或是肌力减弱，以及不能随意控制都是神经受损的表现。触诊前列腺可获得其体积、质地、有无结节等大致信息。

（三）神经系统检查

1. 感觉和运动功能检查　怀疑神经系统疾病的患者应检查躯体感觉平面、运动平面，以及上/下肢感觉运动功能和上/下肢关键肌的肌力、肌张力，脊髓损伤患者应确定损伤平面。检查时应特别重视会阴及鞍区感觉的检查。

2. 神经反射检查　根据患者的病史及症状可包括膝腱反射、跟腱反射、腹壁反射、提睾肌反射、肛门反射、球海绵体肌反射及各种病理反射（Hoffmann征/Babinski征）等。球海绵体反射检查可评估 $S_2 \sim S_4$ 反射弧的完整性。提睾反射弧评估的是 $L_1 \sim L_2$ 感觉神经节。反射的消失往往提示存在该节段神经的损害。

（四）特殊检查

对于尿失禁的患者，可选择性加用如下特殊检查。

1. 压力诱发试验　对于存在尿失禁症状的患者，在上述查体项目完成后，可嘱患者咳嗽或用力以观察有无尿液自尿道外口不自主漏出。如果患者存在压力性尿失禁的病史，但是截石位压力诱发试验阴性，应嘱患者取站立位重复上述试验。观察者应注意患者漏尿的发生与腹压增加是否呈相同的时相性，即漏尿随腹压的升高出现，随腹压恢复正常而消失，同时应询问患者发生漏尿时是否伴有尿急和（或）排尿感，若有则可能为急迫性尿失禁或合并有急迫性尿失禁。

2. 膀胱颈抬举试验　对于女性患者，当截石位压力诱发试验阳性时,则将示指及中指插入患者阴道内并放置于膀胱颈水平尿道两侧的阴道壁上。嘱患者再次咳嗽或通过其他方式增加腹压,有尿液漏出时用手指向头腹侧轻微抬举膀胱颈,如漏尿停止即为阳性。阳性结果则提示压力性尿失禁的发病机制与膀胱颈和近端尿道明显下移有关。检查时应注意手指不要直接压迫尿道,否则会出现假阳性。

3. 棉签试验 亦仅适用于女性尿失禁患者,检查时患者取截石位,消毒后经尿道外口逆行缓慢插入无菌棉签并超过膀胱颈水平。嘱患者增加腹压,无应力状态下和应力状态下棉签活动角度超过30°则提示膀胱颈过度活动。

三、实验室检查

(一)尿液分析

尿液分析应作为所有 LUTS 患者的常规筛查项目。通过对尿液分析中各项结果的分析,我们可以获取多种信息,如:白细胞及亚硝酸盐提示有无感染,尿糖情况提示有无糖尿病,尿潜血或红细胞增多提示有无结石甚至肿瘤性疾病的存在,尿比重可反映患者液体的摄入情况,其他还包括酸碱度及有无酮体等(Staskin,2005)。如尿液分析的指标存在异常则应做进一步评估,可选的检查包括:尿培养、泌尿系统超声或其他影像学检查,必要时应考虑膀胱尿道镜检。

对于拟行外科治疗的患者,术前应常规行尿常规及培养检查,如存在泌尿道感染应予以详细评估并彻底治疗。

(二)血液检测

是否需要血液检测及检测项目应根据每个患者的具体情况决定,如糖尿病患者应进行血糖及肾功能方面的检查。基线前列腺特异性抗原(prostate-specific antigen,PSA)水平不仅与前列腺的体积及生长速度相关(Roehrborn et al,2000;Bohnen et al,2007),还可预测急性尿潴留及前列腺相关外科治疗的风险(McConnell et al,2003;Roehrborn,2006)。此外,对于怀疑

或不能排除前列腺癌原发/复发风险的患者也应进行 PSA 的检查。肾功能的评估,无论是通过血肌酐水平或是肾小球滤过率,均非必需项目。但是对于怀疑存在肾功能受损、检查提示肾积水或是拟行外科治疗的患者,均应进行肾功能的检查。尤其是肾功能损害高风险的神经源性膀胱的患者,由于肾衰竭是对此类患者构成生命威胁的主要并发症,故而肾功能的检查和监测是神经源性膀胱患者诊断治疗的重要内容,尤其是存在储尿期膀胱高压的患者(廖利民 等,2014;Pannek et al,2018)。

(三)尿脱落细胞学检查

对怀疑存在尿路上皮肿瘤的患者应进行尿液脱落细胞学检查。

四、残余尿量的测定

残余尿量(post-voiding residual,PVR)应在患者排尿后,通过导尿或腹部超声的方式来测定,目前推荐作为多种下尿路症状的初始评价项目(Tubaro et al,2005)。超声是测定 PVR 最无创的方法,特别是低容量时(< 200 ml),其精确度与导尿相当(Ding et al,1996)。对于残余尿量的正常值范围,目前无循证医学支持的统一标准(Staskin,2005)。根据美国卫生保健政策与研究署(the Agency for Health Care Policy and Research,AHCPR)指南的界定:PVR 小于 50 ml 可认为排空充分,大于 200 ml 考虑为排空功能障碍。当测得的残余尿结果异常时,应重复测定,因为 PVR 结果的稳定性较差(Stoller et al,1989)。如果患者残余尿量明显增加则提示存在排尿功能障碍。膀胱流出道的梗阻可能会导致慢性尿潴留,少部分还会伴发尿路感染、双肾积水、肾功能不全及夜间遗尿。

五、尿垫试验

尿垫试验就是检测一段时间内是否发生了尿失禁并量化漏尿情况的辅助检查方法。尿垫可用于诊断尿失禁但不能确定病因,也不能用来鉴别

尿失禁的类型，但可以量化患者漏尿的情况并分级，或许还可参考测得的结果来制订治疗计划。

关于 1 小时尿垫试验的研究最多，如果可以尽可能统一膀胱容量（虽然 ICS 推荐的 1 小时尿垫试验统一要求患者在试验开始前 15 分钟饮水 500 ml，但是具体到每位患者，其产生尿液的速率和总量会有差别）和运动方式（针对于每位患者，其运动的频率和幅度可能也会存在不同），那么 1 小时尿垫试验也许是最可靠的尿垫试验，并且可兼顾临床数据的获取与患者依从性之间的平衡。

持续时间较长的尿垫试验可在家中进行，目的是使尿失禁的发生状态与漏尿量的测定更加接近日常生活。而且无论是 SUI 或 UUI，都可量化评估，但随着尿垫试验持续时间的延长，患者的依从性明显下降。

六、影像学检查

（一）泌尿系超声

既往研究认为，LUTS 患者与普通人群相比，上尿路恶性肿瘤及异常的发生率并没有明显增加（Wilkinson et al，1992；Koch et al，1996；Grossfeld et al，2000；Thorpe et al，2003），但对于残余尿量增多、血尿或是既往结石病史的患者，应考虑泌尿系超声检查。超声检查无创、简便易行且价格低廉，通过检查可同时获取双侧肾、输尿管、膀胱、前列腺的形态及残余尿量等信息，包括：肾的大小，肾皮质厚度，有无肾畸形、积水，有无尿路结石、肿瘤，前列腺的大小、形态、质地，腹膜后与输尿管情况等。肾积水和（或）输尿管扩张提示下尿路严重病变，但超声本身并不能鉴别功能性抑或器质性病变，也不能证实膀胱输尿管反流的存在及其程度，经常需要其他影像学检查进一步明确。但超声确是一种评估肾积水和（或）输尿管扩张的严重程度、监测病情进展、评价治疗效果的首选检查（Podnar et al，2001；Jayawardena et al，2004；Kaufmann et al，2012；廖利民 等，2014；廖利民，

2015；Panicker et al，2015；Averbeck et al，2015；Çetinel et al，2017；Pannek et al，2018）。

（二）泌尿系平片、静脉尿路造影及膀胱尿道造影

1. 泌尿系平片及静脉尿路造影检查　此两项检查均为传统影像学检查方法，可了解有无隐性脊柱裂等腰骶椎发育异常、是否合并泌尿系阳性结石，还可用于评估双肾、输尿管、膀胱的形态以及粗略分析肾功能。静脉尿路造影在肾功能异常时应谨慎使用，以免加重肾功能损害（Podnar et al，2001；Kaufmann et al，2012；廖利民 等，2014；廖利民，2015；Averbeck et al，2015；Çetinel et al，2017；Pannek et al，2018）。

2. 膀胱尿道造影　该项检查可了解膀胱及尿道的形态、流出道是否存在梗阻及梗阻部位、是否存在膀胱输尿管反流并可对反流的严重程度进行分级，配合同步 / 非同步尿动力学检查还可明确是否存在逼尿肌 - 括约肌协同失调等情况。

（三）泌尿系电子计算机断层扫描及核磁水成像

1. 泌尿系电子计算机断层扫描（computed tomography，CT）　泌尿系 CT 扫描可提供较为直观的解剖学信息，包括肾皮质厚度、肾盂积水及输尿管扩张的程度、有无泌尿系结石和（或）新生物等，较超声和静脉尿路造影可更清晰地显示上尿路器官及膀胱的形态，了解泌尿系统毗邻器官及组织的情况（如妇科脏器、肠道及腹膜后或盆腔间叶来源组织等），但肾功能不全时应慎重选择增强扫描。

2. 泌尿系核磁水成像（magnetic resonance urography，MRU）　MRU 对上尿路的评估价值与 CT 相似，无须使用造影剂即可在矢状面、冠状面等多个维度清晰、完整地显示肾盂、输尿管、膀胱的尿路形态变化，并可对上尿路积水扩张的程度进行分级。虽然 MRU 不受患者肾功能的影响，但当患者体内存有心脏起搏器、冠脉支架、骶神经刺激器或骨科内固定物等金属植入物时，应在甄别植入物的金属材质、检查部位及磁体强度后方可谨慎考虑核磁检查的可行性。

（四）核素检查

核素检查包括肾图、利尿肾图及肾动态检查，可较准确地反映肾灌注状态及分肾功能情况。利尿肾图可用来鉴别上尿路梗阻的类型是机械性抑或动力性，但检查结果易受多种因素的影响，当怀疑上尿路梗阻存在时推荐采用利尿肾图联合膀胱引流综合判断（O'Reilly，1992；焦先婷等，2014；Averbeck et al，2015）。

（五）尿动力学检查

尿动力学检查（urodynamic study，UDS）的主要目的是明确 LUTS 产生的病因以及导致疗效欠佳的可能危险因素，并以此为依据与患者共同商讨下一步的治疗计划。检查指征可包括：①确定引起下尿路功能障碍的病因及相互联系；②评估下尿路功能障碍对上尿路的影响；③预测或评估某种治疗方案的临床疗效；④剖析前期治疗失败的原因。目前很多的专业术语也均基于尿动力学检查的结果，比如：逼尿肌过度活动（detrusor overactivity，DO）、低顺应性、BOO 等。日常工作中我们应用最为广泛的就是充盈期膀胱压力 - 容积测定（cystometrogram，CMG）和排尿期的压力 - 流率测定（pressure flow studies，PFS）。

1. 尿流率　检测尿流率可反映患者尿流速度的曲线变化，虽然此项检查价格便宜、易于实施，且完全无创，但是更重要的是，医生必须知道如何解读这些检查结果并用来诊断和鉴别 LUTS 产生的可能病因。急剧上升的尿流率可能提示 OAB 的存在；而曲线缓慢上升并有明显拖尾则提示梗阻的可能。建议在检查时将尿流率检测重复 2 次或以上，以尽量保证能够客观地反映患者平时的排尿情况（Reynard et al，1996）。

2. 充盈期膀胱压力 - 容积测定　CMG 是模拟生理状态下膀胱在充盈过程中，即储尿期的压力随容积的变化，并以曲线的形式进行记录。CMG 可记录下膀胱充盈期的各种感觉、膀胱顺应性、逼尿肌稳定性、有无漏尿以及膀胱容量等指标。膀胱顺应性反映的是膀胱容量变化与逼尿肌压力变化之间的关系，其计算公式为 $\triangle V/\triangle Pdet$，单位为 ml/cmH_2O，有些学者建议

以 $20 \sim 40\ ml/cmH_2O$ 作为正常成年人膀胱顺应性的参考值。CMG 亦可证实 DO 的存在，一个功能正常的膀胱应具有良好的稳定性，即使在应激情况下也不会发生逼尿肌无抑制性收缩。目前已有研究证实了 BOO 与 DO 的相关性。在前列腺体积增大的患者中，61% 存在着 DO，而高龄及梗阻程度是发生 DO 的独立危险因素（Oelke et al，2008；Oh et al，2011）。

患者在膀胱充盈期进行各种增加腹腔压力的动作过程中，在没有逼尿肌收缩的情况下，出现漏尿时的膀胱内压（即腹腔内压与逼尿肌压力之和），称为腹压漏尿点压力（abdominal leak point pressure，ALPP）。这一指标反映了尿道的闭合功能（即括约肌的力量）。如果出现漏尿则证明括约肌张力不足。一种比较特殊的情况就是咳嗽诱发的逼尿肌过度活动性尿失禁。这种情况一般在患者咳嗽时发生，咳嗽诱发了 DO，而此时患者漏尿的真正原因是逼尿肌收缩导致的膀胱内压升高，而并非咳嗽导致的腹压升高。虽然从临床症状看起来与 SUI 极其类似，但是尿动力学检查却可以显示潜在的逼尿肌不自主收缩。

3. 排尿期的压力 - 流率检测　PFS 反映了膀胱逼尿肌与尿道括约肌的功能及其协同状况，是二者在排尿过程中共同作用的结果。PFS 主要用来确定患者是否存在 BOO，其典型的尿动力学表现是"高压低流"，即膀胱逼尿肌压升高但尿流率较低。然而单纯的 PFS 检查无法区别机械性梗阻抑或功能性梗阻，如逼尿肌 - 尿道括约肌协同失调等。此外，PFS 可以用来鉴别 BOO 与逼尿肌活动低下（detrusor underactiviy，DU）。DU 的尿动力学典型表现是在排尿过程中出现低膀胱逼尿肌压，同时合并较低的尿流率。

对于严重尿失禁的患者，由于膀胱充盈困难，可考虑预先留置尿管，通过利用球囊堵塞膀胱颈以获得膀胱容量、顺应性及有无逼尿肌过度活动等信息。

4. 肌电图与尿道压力测定　肌电图（electromyogram，EMG）主要用来记录尿道外括约肌、尿道旁横纹肌、肛门括约肌或盆底横纹肌的肌电活动，从而间接评估上述肌肉的功能状态，常于充盈期膀胱测压或压力 - 流率测定时同

步检测，可反映逼尿肌与尿道括约肌活动的协调性，对于诊断逼尿肌 - 括约肌协同失调有重要价值（Blaivas et al，1981a，1981b；Weld et al，2000）。尿道压力测定可分为尿道压力分布图描记（urethral pressure profile，UPP）及定点尿道压力测量，UPP 主要用以评估尿道括约肌宽度及力量，以及尿道有无解剖性狭窄等。膜部尿道的定点尿道压力测量则用于辅助诊断逼尿肌 - 括约肌协同失调。但尿道压力测定过程的影响因素较多，目前对其测定结果的意义有待进一步研究（Thind，1995；Braing et al，1999；陈真等，2013）。

5. **影像尿动力学检查** 影像尿动力学检查（videourodynamics，VUDS）可提供更多的解剖学及功能学信息，当临床医生认为有助于明确病因时可考虑此项检查。

（六）内镜检查

多数情况下，内镜检查是不需要的。但如果怀疑患者存在尿道狭窄、憩室、肿瘤或其他泌尿系统疾患时，则需要追加此项检查。同时，内镜检查还可评估尿道外括约肌的残留功能，辅助选择治疗方式，或是鉴别抗尿失禁手术失败的原因。如果吊带或是人工尿道括约肌等植入物因感染、侵蚀等因素被移除后，再次行植入手术前应通过内镜的方式评估尿道恢复的情况，明确有无尿道狭窄、憩室或是其他尿道并发症（Harris et al，2009）。

第五节 治 疗

一、保守治疗

（一）观察等待

对于非神经源性病因导致的下尿路症状患者，观察等待（watchful waiting，WW）是推荐的保守治疗方式之一，它适用于下尿路症状轻微，暂时无须药物或外科治疗的 LUTS 患者，因为在此类患者中，只有极少数会出现疾病进展，而大多数可在数年间保持症状稳定（Ball，1981；Isaacs，1990；Kirby，2000）。

（二）行为治疗

行为治疗可单独应用或考虑与其他治疗方式联合应用，包括：

1. 针对于患者所患疾病的宣传教育。

2. 治疗前需要反复确认患者 LUTS 的病因并非肿瘤等致命性因素。

3. 叮嘱患者需要定期复查、随诊。

4. 生活方式的指导（Isaacs，1990；Netto et al，1999；Brown et al，2007；Yap et al，2009）。

（1）控制饮水：在特殊时间段或场合减少液体摄入，以降低尿频所带来的困扰（如夜晚睡眠期间或需要出席社交场合时等）。

（2）避免或减少乙醇及咖啡因的摄入：乙醇及咖啡因均有利尿及膀胱刺激作用，可增加尿量并加重尿频、尿急及夜尿症状。

（3）学会放松及二次排尿技术：这一排尿方法非常适用于那些主诉"尿不尽感"或是排尿后短期内需要再次如厕的患者。具体方式如下（以坐姿为例）：选择舒服的坐姿且身体微向前倾，将双手置于膝盖或大腿上，放松括约肌，集中精神于下腹部并尽可能排空膀胱。在第一次排尿结束后留在原地 20 ～ 30 秒，而后稍稍增加前倾幅度并二次排尿。

（4）反复由后向前挤压尿道（urethral milking）：通过此种方法可排净尿道内的残余尿液，以防止排尿后滴沥的发生。

（5）转移注意力：通过挤压阴茎、调整呼吸或压迫会阴区等方式将患者的注意力自膀胱或是"上厕所"的意愿上转移开，以达到控制储尿期症状的目的。

（6）调整用药：患者应自行梳理所用药物，根据药理作用制订最佳的服药时间；或是更换为对泌尿系作用较小的替代药物，尤其是对于应用利尿剂的患者。

（7）必要的支持：当患者存在行动不便或是心理问题时，应给予及时的支持和疏导。

（8）便秘及体重：应积极治疗便秘，肥胖者应减重。

5．膀胱训练

（1）延迟排尿：属于膀胱再训练的方法之一，即患者自觉尿急时鼓励患者暂不排尿并尽量延长排尿间隔时间、增大膀胱容量。治疗的原理是重新训练并掌握控制排尿的技能；打断精神因素的恶性循环并降低膀胱的敏感性。但对于低顺应性膀胱或充盈期末膀胱内压大于 40 cmH$_2$O 的患者应视为禁忌。

（2）定时排尿：可减少患者尿失禁次数，提高生活质量。定时排尿的计划应根据排尿日记制订。

6．盆底肌训练及生物反馈治疗　盆底肌肉训练（pelvic floor muscle training，PFMT）的雏形及理念最早由 Kegel 于 1948 年首次报道，故又称 Kegel 训练。虽然截至目前，许多研究结果都支持 PFMT 用于治疗 SUI 和 OAB 并推荐作为初始治疗方式，但至今没有大家公认的统一的训练计划。可供选择的方案是：每次持续收缩及放松的时间间隔均为 6 ～ 8 秒，每组 10 ～ 12 次，每天 3 ～ 5 组，隔日进行，持续 3 个月以上。生物反馈是采用一系列治疗步骤，利用电子仪器准确测定神经，肌肉和自主神经系统的活动，并把这些信号有选择地放大成视觉和听觉信号，反馈给受试者。在目前三个不同的 Cochrane 分析中，都没有可靠的证据支持单纯应用 PFMT 或是生物反馈性训练（Moore et al，2001；Hay-Smith et al，2002；Hunter et al，2004）。而且，这种物理治疗的有效性与患者积极性及依从性等这些不可控因素有密切的关系。

7．其他行为治疗如改善夜间睡眠等。

（三）辅助排尿

1．**扳机点排尿**　通过叩击耻骨上膀胱区、挤压阴茎、牵拉阴毛、摩擦大腿内侧、刺激肛门等方法，诱发逼尿肌收缩和尿道括约肌松弛从而达到排空膀胱的目的。诱发排尿反射的基础是骶反射弧的存在（Abrams et al，2010）。扳机点排尿并不是一种安全的排尿模式，需要长期随访以确保上尿路安全。

2．**Credé 手法排尿及 Valsalva 排尿**　以上两种排尿方式仅适合尿道阻力较低的患者群体，故应严格把握指征，慎重选择，并严密随访以确保上尿路安全。Credé 手法的正确方式是：先触摸胀大的膀胱，将双手置于耻骨联合上方膀胱顶部，缓慢由轻到重向膀胱体部挤压，将尿液排出（Aslan et al，2002）。

以上方法主要应用于膀胱排空障碍且无流出道梗阻的患者。因辅助排尿可能导致膀胱腔内压力超过安全范围，故推荐前须除外膀胱输尿管反流，应用期间亦应严密随访，确保上尿路安全。禁忌证主要包括膀胱输尿管反流、BOO、逼尿肌 - 括约肌协同失调、症状性泌尿系感染、合并疝气等。

（四）导尿治疗

1．**间歇导尿**　间歇导尿是膀胱训练的一种重要方式，也是协助膀胱完全排空方法中的"金标准"，主要用于膀胱排空障碍的患者。膀胱间歇性充盈与排空，有助于神经源性膀胱患者反射的恢复，以及降低因残余尿过多造成的感染、结石及上尿路损害风险。间歇导尿包括无菌间歇导尿（sterile intermittent catheterization，SIC）和清洁间歇导尿（clean intermittent catheterization，CIC）。无菌间歇导尿更有助于减少泌尿系感染和菌尿的发生，

2．**留置导尿和膀胱造瘘**　留置导尿及膀胱造瘘主要应用于膀胱排空障碍或尿失禁的患者。短期留置导尿是安全的，但长期留置导尿或膀胱造瘘均可引发较多并发症，如泌尿系感染、结石等。女性患者可选择长期留置尿管；男性患者如需长期留置，则更倾向于使用膀胱造瘘的方法。对长期留置导尿或膀胱造瘘的患者每年至少随访一次，导尿管也应根据尿管材质的不同定期更换。

3．**外部集尿器**　男性 SUI 患者可选择使用外部集尿器，但过度肥胖、阴茎萎缩或回缩的患者佩戴外部集尿器会比较困难。长期使用外部集尿器可导致菌尿及局部湿疹性皮炎。但一项前瞻

性随机对照研究证实，外部集尿器与常规留置尿管相比，二者在菌尿及尿路感染的发生率上无差别，且使用外部集尿器的患者耐受性更好（Saint et al，2006）。在另外一项针对于男性尿失禁患者生活质量的短期交叉随机对照研究中，Chartier-Kastler 发现相对于使用尿垫而言，使用外部集尿器的患者生活质量更好（Chartier-Kastler et al，2011）。临床治疗时应定期检查患者能否在保持膀胱低压的前提下良好排空，且是否存留残余尿。通过定期更换器具、维持膀胱低压排空，良好的卫生护理等方式能够有效减少合并症的发生（Kramer et al，1994；Abrams et al，2010）。

（五）其他尿控产品

其他尿控产品还包括：尿垫、纸尿裤、防止和减少漏尿的阴茎夹（penile clamp）等。

二、物理治疗

电刺激的原理是利用神经细胞对外来电刺激的应答来传导外加的人工电信号，使患者产生局部肌肉的收缩或松弛。尿道括约肌和（或）盆底肌的收缩、肛门舒张、会阴部紧张及身体活动均可反射性抑制排尿（Christ et al，1980；De Wachter et al，2003）。阴部神经电刺激也可对排尿反射及逼尿肌收缩产生强烈抑制作用（Prévinaire et al，1998）。具体可包括：外周临时电刺激、膀胱腔内电刺激、盆底肌电刺激及外周阴部神经电刺激。以上治疗可在改善膀胱顺应性、排空障碍及无抑制 DO 方面发挥一定作用。

三、药物治疗

（一）口服药物

1. 降低膀胱出口阻力的药物

（1）α 受体阻滞剂：α 受体阻滞剂可阻断内源性去甲肾上腺素对尿道的作用，从而达到降低膀胱出口阻力、改善排尿困难等排尿期症状，并减少残余尿量的目的。同时，α 受体阻滞剂也可部分改善尿频、尿急、夜尿增多等储尿期症状，

减低自主神经反射异常的发生率（Swierzewski et al，1994；Chancellor et al，1994；Schulte-Baukloh et al，2002；Abrams et al，2003；Yucel et al，2005；Takeda et al，2011）。安慰剂对照实验显示：α 受体阻滞剂在治疗非神经源性 LUTS 患者时可降低 IPSS 评分 30% ～ 40%，同时提升最大尿流率 20% ～ 25%（Michel et al，1998）。对逼尿肌 - 膀胱颈协同失调（detrusor bladder neck dyssynergia，DBND）的患者应用 α 受体阻滞剂，可降低逼尿肌漏尿点压力，且副作用较少（Schulte-Baukloh et al，2002；Abrams et al，2003）。临床常用的 α 受体阻滞剂有坦索罗辛、阿夫唑嗪、赛洛多辛、特拉唑嗪、多沙唑嗪、丙哌维林、曲司氯铵以及萘哌地尔等。此类药物最常见的副作用为乏力、眩晕及体位性低血压。

（2）5α 还原酶抑制剂：在男性中老年患者中，良性前列腺增生导致的 BOO 可表现为 LUTS。Ⅱ型 5α 还原酶主要分布于前列腺组织，并通过将睾酮转化为双氢睾酮从而诱发前列腺组织的增生反应。5α 还原酶抑制剂可将前列腺内的双氢睾酮浓度降低 85% ～ 90%，长期服用可通过诱导前列腺上皮细胞凋亡的方式使前列腺体积缩小 18% ～ 28%（Rittmaster et al，1996；Naslund et al，2007），IPSS 评分下降接近 15% ～ 30%，最大尿流率上升 1.5 ～ 2.0 ml/s（Andersen et al，1995；Lepor et al，1996；Nickel et al，1996；Marberger，1998；McConnell et al，1998；Roehrborn et al，2002；Kirby et al，2003；Roehrborn et al，2008；Roehrborn et al，2010）。临床常用的 5α 还原酶抑制剂主要有两种：非那雄胺及度他雄胺，其副作用主要与性功能相关，最常见的是性欲下降及勃起功能障碍。

2. 缓解逼尿肌过度活动的药物

（1）毒蕈碱受体拮抗剂：毒蕈碱受体拮抗剂是治疗膀胱过度活动症及神经源性逼尿肌过度活动的一线药物（M 受体拮抗剂临床应用专家共识编写组，2014），它可以通过阻断膀胱局部的 M_2 及 M_3 受体亚型，达到抑制逼尿肌不自主收缩或促进舒张的目的，从而增加膀胱的顺应性，降低储尿期膀胱压力，保护上尿路和膀胱的功能。目前国内临床应用的 M 受体拮抗剂包括托特罗定、

索利那新、丙哌维林、奥昔布宁及曲司氯铵等。此类药物总体上有良好耐受性，应用人群广泛，但这类药物均有不同程度的口干、便秘等副作用，高选择性的 M 受体拮抗剂可以减少副作用的发生率（Horstmann et al，2006；Abrams et al，2007；Madhuvrata et al，2012）。

（2）β₃ 肾上腺素受体激动剂：β₃ 肾上腺素受体是调节膀胱逼尿肌松弛的最主要的 β 受体亚型。近年的研究证实了 β₃ 受体激动剂治疗非神经源性 OAB 的有效性和安全性，可明显缓解尿频、尿失禁的症状；同时耐受性良好，无口干、便秘、认知功能损害等 M 受体拮抗剂常见的副作用（Welk et al，2018）。但该药治疗神经源性膀胱仍需进一步研究。

（3）磷酸二酯酶抑制剂（phosphodiesterase 5 inhibitors，PDE5Is）：磷酸二酯酶抑制剂可增加细胞内单磷酸鸟苷的浓度，从而降低膀胱、前列腺及尿道平滑肌的张力。他达拉非每日 5 mg 可改善非神经源性膀胱患者的储尿期及排尿期症状，改善 IPSS 评分 22% ~ 37%（Oelke et al，2012）。伐他那非可改善脊髓损伤患者的尿动力学指标（Gacci et al，2007）。PDE5Is 在缓解 LUTS 的同时，还可改善患者的勃起功能，但目前尚无女性患者的用药经验。禁忌证包括需要口服硝酸酯类药物及 α 受体阻滞剂（多沙唑嗪、特拉唑嗪）的患者，其他还包括不稳定心绞痛患者，以及近期出现过心肌梗死（3 个月内）或卒中（6 个月内）的患者。

3. 治疗逼尿肌收缩无力的药物　毒蕈碱受体激动剂（如：氯贝胆碱）及胆碱酯酶抑制剂（如：溴吡斯的明）可改善逼尿肌收缩力、增强膀胱排空。常见的副作用包括恶心、呕吐、腹痛、腹泻、支气管痉挛等。总体来看，此类药物疗效证据不充分、副作用明显，间歇导尿仍是治疗此类排空障碍疾病的首选治疗（Wyndaele，2002）。

4. 减少尿液产生的药物　去氨加压素是一种人工合成类精氨加压素的类似物，具有抗利尿剂作用，可与 V₂ 受体特异性结合，通过减少肾尿液的产生、减少尿量，进而缓解下尿路症状，主要用于夜尿症、遗尿和尿崩症（Hashim et al，2007；Panicker et al，2010；施维风 等，2015）。

主要的副反应为严重的低钠血症。

5. 增加膀胱出口阻力的药物　α₁ 受体激动剂及 5- 羟色胺去甲肾上腺素再摄取抑制剂均可增加膀胱出口阻力。α₁ 受体激动剂（如盐酸米多君）可选择性激活膀胱颈和后尿道的肾上腺素受体，使平滑肌收缩，增加尿道阻力。5- 羟色胺去甲肾上腺素再摄取抑制剂（如度洛西汀）则可能通过特异性阻断骶髓 Onuf's 核内去甲肾上腺素以及 5- 羟色胺的再吸收，提高上述两种神经递质的浓度，引起尿道括约肌张力增加，从而减少尿失禁的发生。另外，横纹括约肌张力增加可同时引起膀胱逼尿肌的松弛（Boy et al，2006）。需要注意的是，这种临床应用并不在说明书标明之列，且治疗经验均来自治疗女性中 / 重度压力性尿失禁（Mariappan et al，2007），故开始治疗前需要向患者交代清楚。α₁ 受体激动剂最常见的副作用是血压升高，严重者可发作脑卒中；而 5- 羟色胺去甲肾上腺素再摄取抑制剂最常见的副反应，而且也是中断治疗最常见的原因就是恶心。

四、手术治疗

对于患有 LUTS 患者进行手术治疗的决定应审慎做出，医生应依据每例患者不同的基础病因、病理生理机制、症状的严重程度及治疗阶段给出相应的治疗推荐，首要目标是保护上尿路功能，其次是提高患者的生命质量，同时应考虑患者的身体状况、认知情况、风险及获益等。手术治疗前应与患者及家属充分沟通，讲明手术治疗的目的、原因及利弊，将患者及家属的治疗预期控制在合理的范围内。手术治疗可依据治疗目的大致分为：①改善储尿功能的术式，通过扩大膀胱容量和（或）增加控尿能力实现；②改善排尿功能的术式，通过增加膀胱收缩力和（或）降低流出道阻力实现；③同时改善储尿和排尿功能的术式；④尿流改道术。

（一）改善储尿功能的术式

1. 增加控尿能力的术式　因增加流出道阻力可能会导致膀胱内压力升高，从而继发上尿路损害，故而在手术前应明确患者有无未被良好控制的逼尿肌过度活动和（或）膀胱输尿管反流。尿道吊带术多用于男性轻/中度及女性中/重度压力性尿失禁的治疗，但置入的位置及原理稍有不同，女性多放置在尿道中段，目的是在腹压增加时承托尿道；男性吊带则固定于尿道球部，目的是使尿道外括约肌"复位"并压迫球部尿道。对于女性压力性尿失禁患者，还可考虑阴道悬吊术或自体筋膜尿道悬吊术。后者较前者有效率更高但是术后并发症发生率也更高，尤其是排尿功能障碍及反复的泌尿系感染（Albo et al，2007）。对于尿失禁症状较轻但对生命质量要求较高的患者，还可考虑行填充剂注射术，为提高或维持疗效，患者常需要反复接受治疗（Lightner et al，2001；Kylmälä et al，2003；Imamoglu et al，2005；Secin et al，2005）。而人工尿道括约肌植入术目前仍是治疗中重度压力性尿失禁，尤其是尿道固有括约肌功能缺陷（intrinsic sphincter deficiency，ISD）患者的金标准。

2. 扩大膀胱容量的术式 A型肉毒毒素膀胱壁注射术可用于治疗药物等保守治疗方法无效的OAB及高张性神经源性膀胱的患者。治疗后膀胱最大容量、顺应性、逼尿肌稳定性均可明显改善，尿失禁次数减少，但相当一部分患者需配合间歇导尿，故术前应告知患者及家属相关风险并提前加以训练（Reitz et al，2004；Schurch et al，2005；Rovner，2014；Ellsworth et al，2014）。最常见的并发症是下尿路感染和残余尿量增加，甚至发生尿潴留。膀胱内抗毒蕈碱药物灌注可以降低神经源性膀胱患者的逼尿肌过度活动，且较口服药物而言不良事件发生率更低（Buyse et al，1998；Schröder et al，2016）。其他膀胱灌注的可选药物还包括辣椒辣素及其类似物（RTX）。膀胱扩大术可包括自体膀胱扩大术（即逼尿肌切除术）、肠道膀胱扩大术，目前也有学者在进行生物材料膀胱扩大术方面的探索。主要适用于保守治疗和（或）A型肉毒毒素注射治疗无效的神经源性DO，特别是合并膀胱挛缩、膀胱输尿管反流的患者，术后可降低膀胱内压，稳定肾功能并预防上/下尿路功能恶化，但大多数患者须配合间歇导尿，并终身随访（Kumar et al，2005；Krebs et al，2016；Biardeau et al，2016）。

（二）改善排尿功能的术式

1. 降低流出道阻力的术式 对于男性良性前列腺梗阻的患者，依据前列腺的大小可采用经尿道前列腺切开术（transurethral incision of prostate，TUIP）、经尿道前列腺切除术（transurethral resection of prostate，TURP）及开放前列腺切除术。目前应用等离子或激光的切除或汽化方式正在研究中，总的来讲中短期疗效相当，且出血等并发症更低，住院时间更短。女性原发性膀胱颈梗阻或男性膀胱颈挛缩的患者可行膀胱颈切开术（Perkash，1998）。而对于功能性流出道梗阻，特别是男性神经源性疾病的患者，可选择括约肌化学去神经支配或者手术介入，但术后常因出现尿失禁而需要配合外部集尿器。术式主要包括A型肉毒毒素尿道括约肌注射术、尿道外括约肌切断术、尿道支架置入术等。A型肉毒毒素尿道括约肌注射术可降低排尿期最大逼尿肌压力，减少残余尿量（Chancellor，2010；Soljanik，2013），虽然疗效仅维持6个月左右，但可重复进行，且不良事件几乎没有（Utomo et al，2014；Huang et al，2016）。尿道外括约肌切断术为不可逆的破坏性手术，主要适用于逼尿肌-外括约肌协同失调（detrusor external sphincter dyssynergia，DESD）的患者，通过分阶段切开的方式，可降低膀胱流出道阻力而不会导致完全性尿失禁（Schurch et al，2005）。由于术后常需要配合使用外用集尿器，故该术式不适于女性患者和由于阴茎短小无法配戴外用集尿器的男性患者。尿道支架植入术的适应证包括良性前列腺增生梗阻、尿道狭窄及DESD等疾病，具有出血少、住院周期短、可逆等优点（Shah et al，2003；Denys et al，2004；Mehta et al，2006；Seoane-Rodríguez et al，2007；Gamé et al，2008；van der Merwe et al，2012），主要并发症有会阴部疼痛、支架的变形和移位等。

2. 增加膀胱收缩力的术式 横纹肌重建膀胱术主要包括腹直肌转位膀胱重建术、背阔肌逼尿肌成型术、腹内斜肌瓣逼尿肌成型术等。主要适用于膀胱逼尿肌无力且膀胱流出道阻力较低的排尿功能障碍患者。并发症包括尿潴留、上尿路损害等，术后需长期随访。

（三）同时改善储尿和排尿功能的术式

1. 骶神经后根切断术 + 骶神经前根电刺激术　骶神经后根切断可有效减少 DO，而骶神经前根电刺激的目的则是刺激逼尿肌产生收缩。该技术已在高度选择的患者中取得了良好疗效，但术后应加强对上尿路的随访。

2. 骶神经调控术　骶神经调控术通过刺激传入神经，以达到恢复下尿路神经系统兴奋与抑制信号平衡关系的目的。骶神经调节术目前已被广泛应用于难治性 OAB、非梗阻性尿潴留、神经源性膀胱及间质性膀胱炎的治疗，可有效改善尿频、尿急、急迫性尿失禁，提高尿流率并减少膀胱残余尿量，提高患者的生命质量。主要并发症包括电极植入部位疼痛、感染、腿部感觉异常、电极移位等（Hijaz et al，2006），但这些并发症极为有限。

（四）尿流改道术

当以上所有治疗方法无效时，为保护上尿路功能、提高患者生命质量，需要考虑尿流改道术。尿流改道的方式包括了可控尿流改道术（如阑尾输出道可控性回肠膀胱术等）及不可控尿流改道（如经典的回肠膀胱术或单纯输尿管皮肤造口术等）。术后患者均能获得较通畅的上尿路引流，达到保护双肾功能并提高生命质量的目的。

（张晓鹏）

参考文献

陈真，等，2013．女性尿道中静态尿道压力分布特点的研究．临床泌尿外科杂志，28（3）：189-192．

靳宏勇，等，2013．尿控技术用于经耻骨后前列腺癌根治术 80 例分析．中国男科学杂志，27（1）：35-37．

焦先婷，等，2014．核素利尿肾动态显像在儿童神经源性膀胱诊断和随访中的应用．上海交通大学学报，34（5）：710-713．

廖利民，等，2014．神经源性膀胱诊断治疗指南．// 那彦群，叶章群，孙光主编．中国泌尿外科疾病诊断治疗指南．北京：人民卫生出版社：370-409．

廖利民，2015．神经源性膀胱患者上 / 下尿路功能障碍的全面分类标准．中华泌尿外科杂志，36（2）：84-86．

M 受体拮抗剂临床应用专家共识编写组，2014．M 受体拮抗剂临床应用专家共识．中华泌尿外科杂志，35（2）：81-86．

施维凤，等，2015．10 例尿崩症导致上尿路积水患者的诊治体会．第三军医大学学报，37（6）：523-526．

双卫兵，等，2006．糖尿病膀胱研究进展．中华泌尿外科杂志，27（3）：213-215．

王建龙，等，2015．中国 14 城市泌尿外科门诊良性前列腺增生患者下尿路症状调查．中华全科医师杂志，14（4）：256-260．

吴芃，等，2008．氯胺酮相关性泌尿系统损害．中华泌尿外科杂志，29（7）：489-492．

夏昕晖，等，2011．氯胺酮相关性膀胱炎五例报告．中华泌尿外科杂志，32（12）：857．

夜尿症临床诊疗中国专家共识编写组，2018．夜尿症临床诊疗中国专家共识．中华泌尿外科杂志，39（8）：561-564．

Averbeck MA，et al，2015. Follow-up of the neuro-urological patient：a systematic review. BJU Int，115 Suppl 6：39-46.

Abrams P，et al，2010. Fourth International Consultation on Incontinence Recommendations of the International Scientific Committee：Evaluation and treatment of urinary incontinence，pelvic organ prolapse，and fecal incontinence. Neurourol Urodyn，29（1）：213-240.

Aslan AR，et al，2002. Conservative management in neurogenic bladder dysfunction. Curr Opin Urol，12（6）：473-477.

Abrams P，et al，2003. Tamsulosin：efficacy and safety in patients with neurogenic lower urinary tract dysfunction due to suprasacral spinal cord injury. J Urol，170（4Pt1）：1242-1251.

Andersen JT，et al，1995. Can finasteride reverse the progress of benign prostatic hyperplasia? A two-year placebo-controlled study. The Scandinavian BPH Study Group. Urology，46（5）：631-637.

Abrams P，et al，2003. Tamsulosin：efficacy and safety in patients with neurogenic lower urinary tract dysfunction due to suprasacral spinal cord injury. J Urol, 170 (4Pt1): 1242-1251.

Abrams P, 1994. New words for old: lower urinary tract symptoms for "prostatism". The British Medical Journal, 308 (6934): 929-930.

Abrams P, et al, 2007. Muscarinic receptor antagonists for overactive bladder. BJU Int, 1100 (5): 987-1006.

Albo ME, et al, 2007. Burch colposuspension versus fascial sling to reduce urinary stress incontinence. N Engl J Med, 356 (21): 2143-2155.

Boy S, et al, 2006. Facilitatory neuromodulative effect of duloxetine on pudendal motor neurons controlling the urethral pressure: a functional urodynamic study in healthy women. EurUrol, 50 (1): 119-125.

Buyse G, et al, 1998. Intravesical oxybutynin for neurogenic bladder dysfunction: less systemic side effects due to reduced first pass metabolism. J Urol, 160 (3 Pt 1): 892-896.

Biardeau X, et al, 2016. Risk of malignancy after augmentation cystoplasty: A systematic review. Neurourol Urodyn, 35 (6): 675-682.

Bansal R, et al, 2011. Urodynamic profile of diabetic patients with lower urinary tract symptoms: association of diabetic cystopathy with autonomic and peripheral neuropathy. Urology, 77 (3): 699-705.

Bohnen AM, et al, 2007. Serum prostate-specific antigen as a predictor of prostate volume in the community: the Krimpen study. EurUrol, 51: 1645-1652.

Blaivas JG, et al, 1981. Detrusor-external sphincter dyssynergia. J Urol, 125 (4): 541-544.

Braing A, et al, 1999. Alpha1-adrenoceptors in Urethral Function. Eur Urol, 36 (suppl 1): 74-79.

Ball AJ, et al, 1981. The natural history of untreated "prostatism". Br J Urol. 53 (6): 613-616.

Brown CT, et al, 2007. Self management for men with lower urinary tract symptoms: randomised controlled trial. BMJ, 334 (7583): 25.

Blaivas JG, et al, 1981. Detrusor-external sphincter dyssynergia: a detailed EMG study. J Urol, 125 (4): 545-548.

Çetinel B, et al, 2017. Risk factors predicting upper urinary tract deterioration in patients with spinal cord injury: A retrospective study. Neurourol Urodyn, 36 (3): 653-658.

Changolkar AK, et al, 2005. Diabetes induced decrease in detrusor smooth muscle force is associated with oxidative stress and overactivity of aldose reductase. The Journal of Urology, 173 (1): 309-313.

Chapple CR, et al, 2018. Terminology report from the International Continence Society (ICS) Working Group on Underactive Bladder(UAB). Neurourol Urodyn, 37(8): 2928-2931.

Coyne KS, et al, 2009. The prevalence of lower urinary tract symptoms (LUTS) in the USA, the UK and Sweden: results from the Epidemiology of LUTS (EpiLUTS) study. BJU Int, 104 (3): 352-360.

Chancellor MB, et al, 1993. Urinary dysfunction in Lyme disease. J Urol, 149 (1): 26-30.

Chapple CR, et al, 2018. Terminology report from the International Continence Society (ICS) Working Group on Underactive Bladder(UAB). Neurourol Urodyn, 37(8): 2928-2931.

Chen PH, et al, 2002. Herpes zoster-associated voiding dysfunction: a retrospective study and literature review. Arch Phys Med Rehabil, 83 (11): 1624-1628.

Chartier-Kastler E, et al, 2011. Randomized, crossover study evaluating patient preference and the impact on quality of life of urisheaths vs absorbent products in incontinent men. BJU Int, 108 (2): 241-247.

Chancellor MB, et al, 1994. Prospective evaluation of terazosin for the treatment of autonomic dysreflexia. J Urol, 151: 111-113.

Christ KF, et al, 1980. Treatment of neurogenic bladder dysfunction in multiple sclerosis by ultrasound-controlled bladder training. Arch PsychiatrNervenkr, 228 (3): 191-195.

Chancellor MB, 2010. Ten years single surgeon experience with botulinum toxin in the urinary tract: clinical observations and research discovery. Int Urol Nephrol, 42 (2): 383-391.

Denys P, et al, 2004. Urethral stent for the treatment of detrusor-sphincter dyssynergia: evaluation of the clinical, urodynamic, endoscopic and radiological efficacy after more than 1 year. J Urol，172（2）：605-607.

De Wachter S，et al，2003. Quest for standardisation of electrical sensory testing in the lower urinary tract：the influence of technique related factors on bladder electrical thresholds. Neurourol Urodyn，22（2）：118-122.

Dusejovská M，et al，2010. Shy-Drager syndrome. Cas Lek Cesk，149（5）：225-228.

Dong D，et al，2006. Urodynamic study in the neurogenic bladder dysfunction caused by intervertebral disk hernia. Neurourol Urodyn，25（5）：446-450.

Ding YY，et al，1996. Clinical utility of a portable ultrasound scanner in the measurement of residual urine volume. Singapore Med J，37（4）：365-368.

Ellsworth P，et al，2014. Onabotulinum toxin A：a therapeutic option for refractory neurogenic detrusor overactivity and idiopathic overactive bladder. Urol Nurs，34（4）：165-171.

Greenstein A，et al，1988. Acute urinary retention in herpes genitalis infection. Urodynamic evaluation. Urology，31（5）：453-456.

Garber SJ，et al. Voiding dysfunction due to neurosyphilis. Br J Urol，66（1）：19-21.

Groutz A，et al，2001. Learned voiding dysfunction（non-neurogenic，neurogenic bladder）among adults. Neurourol Urodynam，20（3）：259-268.

Grossfeld GD，et al，2000. Benign prostatic hyperplasia：clinical overview and value of diagnostic imaging. Radiol Clin North Am，38（1）：31-47.

Gacci M，et al，2007. Vardenafil improves urodynamic parameters in men with spinal cord injury：results from a single dose，pilot study. J Urol，178（5）：2040-2043.

Gamé X，et al，2008. Outcome after treatment of detrusor-sphincter dyssynergia by temporary stent. Spinal Cord，46（1）：74-77.

Hinman F，1986. Nonneurogenic neurogenic bladder（the Hinman syndrome）：15 years later. J Urol，136（4）：769-777.

Hollabaugh RS，et al，2000. Neuroanatomy of the pelvis：implications for colonic and rectal resection. Dis Colon Rectum，43（10）：1390-1397.

Huang M，et al，2016. Effects of botulinum toxin A injections in spinal cord injury patients with detrusor overactivity and detrusor sphincter dyssynergia. J Rehab Med，48（8）：683-687.

Hijaz A，et al，2006. Complications and troubleshooting of two-stage sacral neuromodulation therapy：a single-institution experience. Urology，68（3）：533-537.

Horstmann M，et al，2006. Neurogenic bladder treatment by doubling the recommended antimuscarinic dosage. Neurourol Urodyn，25（5）：441-445.

Hashim H，et al，2007. Novel uses for antidiuresis. Int J Clin Pract Suppl，155：32-36.

Harris SE，et al，2009. Urethral erosion of transobturator male sling. Urology Feb，73（2）：443. e19-20.

Hunter KF，et al，2004. Conservative management for post-prostatectomy urinary incontinence. Cochrane Database Syst Rev，（2）：CD001843.

Hay-Smith J，et al，2002. Physical therapies for prevention of urinary and faecal incontinence in adults. Cochrane Database Syst Rev，（2）：CD00319.

Isaacs JT，1990. Importance of the natural history of benign prostatic hyperplasia in the evaluation of pharmacologic intervention. Prostate Suppl. 3：1-7.

Imamoglu MA，et al，2005. The comparison of artificial urinary sphincter implantation and endourethralMacroplastique injection for the treatment of postprostatectomy incontinence. EurUrol，47（2）：209-213.

Irwin DE，et al，2006. Population-based survey of urinary incontinence，overactive bladder，and other lower urinary tract symptoms in five countries：results of the EPIC study. European Urology，50（6）：1306-1314.

Johnson VY，et al，1996. Urologic manifestations of postpolio syndrome. JWOCN，23（4）：218-223.

Jayawardena V，et al，2004. Significance of bacteriuria in neurogenic bladder. J Spinal Cord Med，27（2）：102-105.

Kaufmann A，et al，2012. Diagnosis of neurogenic bladder dysfunction. Urologe A，51（2）：168-178.

Koch WF，et al，1996. The outcome of renal ultrasound in the assessment of 556 consecutive patients with benign prostatic hyperplasia. J Urol. 155（1）：186-189.

Koh JH，et al，2015. Lupus cystitis in Korean patients with

systemic lupus erythematosus: risk factors and clinical outcomes. Lupus, 24 (12): 1300-1307.

Kylmälä T, et al, 2003. Treatment of postoperative male urinary incontinenceusing transurethral Macroplastique injections. J Endourol, 17 (2): 113-115.

Krebs J, et al, 2016. Functional outcome of supratrigonal cystectomy and augmentation ileocystoplasty in adult patients with refractory neurogenic lower urinary tract dysfunction. Neurourol Urodyn, 35 (2): 260-266.

Kumar SP, et al, 2005. Detrusor myectomy: long-term results with a minimum follow-up of 2 years. BJU Int, 96 (3): 341-344.

Kirby RS, 2000. The natural history of benign prostatic hyperplasia: what have we learned in the last decade? Urology, 56 (5 Suppl 1): 3-6.

Kramer GH, et al, 1994. The Canadian National Calibration Reference Centre for In-Vivo Monitoring: thyroid monitoring. Part V: Minimizing placement error in a thyroid monitoring system. Can J Med Radiat Technol, 25 (4): 125-128.

Kirby RS, et al, 2003. Efficacy and tolerability of doxazosin and finasteride, alone or in combination, in treatment of symptomatic benign prostatic hyperplasia: the Prospective European Doxazosin and Combination Therapy (PREDICT) trial. Urology, 61 (1): 119-126.

Lepor H, et al, 1996. The efficacy of terazosin, finasteride, or both in benign prostatic hyperplasia. Veterans Affairs Cooperative Studies Benign Prostatic Hyperplasia Study Group. N Engl J Med, 335 (8): 533-539.

Lightner D, et al, 2001. A new injectable bulking agent for treatment of stress urinary incontinence: results of a multicenter, randomized, controlled, double-blind study of Durasphere. Urology, 58 (1): 12-15.

Lokeshwar VB, et al, 2005. Urinary uronate and sulfated glycosaminoglycan levels: markers for interstitial cystitis severity. J Urol, 174 (1): 344-349.

McVary KT, et al, 2011. Update on AUA guideline on the management of benign prostatic hyperplasia. J Urol. 185: 1793-1803.

McConnell JD, et al, 2003. The long-term effect of doxazosin, finasteride, and combination therapy on the clinical progression of benign prostatic hyperplasia. N Engl J Med, 18; 349 (25): 2387-2398.

Millán-Rodríguez F, et al, 2004. Urodynamic findings before and after noninvasive management of bladder calculi. BJU Int, 93 (9): 1267-1270.

Murphy EL, et al, 1997. HTLV-associated myelopathy in a cohort of HTLV-I and HTLV-II-infected blood donors. Neurology, 48 (2): 315-320.

Mariappan P, et al, 2007. Duloxetine, a serotonin and noradrenaline reuptake inhibitor (SNRI) for the treatment of stress urinary incontinence: a systematic review. EurUrol, 51 (1): 67-74.

Madhuvrata P, et al, 2012. Anticholinergic drugs for adult neurogenic detrusor overactivity: a systematic review and meta-analysis. EurUrol, 62 (5): 816-830.

Mehta SS, et al, 2006. Memokath stents for the treatment of detrusor sphincter dyssynergia (DSD) in men with spinal cord injury: the Princess Royal Spinal Injuries Unit 10-year experience. Spinal Cord, 44 (1): 1-6.

Moore KN, et al, 2001. Conservative management of post prostatectomy incontinence. Cochrane Database Syst Rev, (2): CD001843.

Michel MC, et al, 1998. Comparison of tamsulosin efficacy in subgroups of patients with lower urinary tract symptoms. Prostate Cancer Prostatic Dis, 1 (6): 332-335.

Marberger MJ, 1998. Long-term effects of finasteride in patients with benign prostatic hyperplasia: a double-blind, placebo-controlled, multicenter study. PROWESS Study Group. Urology, 51 (5): 677-686.

McConnell JD, et al, 1998. The effect of finasteride on the risk of acute urinary retention and the need for surgical treatment among men with benign prostatic hyperplasia. Finasteride Long-Term Efficacy and Safety Study Group. N Engl J Med, 338 (9): 557-563.

Nickel JC, et al, 1996. Efficacy and safety of finasteride therapy for benign prostatic hyperplasia: results of a 2-year randomized controlled trial (the PROSPECT study). PROscar Safety Plus Efficacy Canadian Two year Study. CMAJ, 155 (9): 1251-1259.

[93Netto NR, et al, 1999. Evaluation of patients with bladder outlet obstruction and mild international prostate symptom score followed up by watchful waiting. Urology, 53 (2): 314-316.

Naslund MJ, et al, 2007. A review of the clinical efficacy and safety of 5alpha-reductase inhibitors for the enlarged prostate. Clin Ther, 29 (1): 17-25.

Novaraa G, et al, 2006. Critical Review of Guidelines for BPH Diagnosis and Treatment Strategy. EurUrol Suppl, 4: 418-429.

O'Reilly PH, 1992. Diuresis renography. Recent advances and recommended protocols. Br J Urol, 69 (2): 113-120.

Oelke M, et al, 2008. Age and bladder outlet obstruction are independently associated with detrusor overactivity in patients with benign prostatic hyperplasia. EurUrol,54(2): 419-426.

Oelke M, et al, 2012. Monotherapy with tadalafil or tamsulosin similarly improved lower urinary tract symptoms suggestive of benign prostatic hyperplasia in an international, randomised, parallel, placebo-controlled clinical trial. EurUrol, 61 (5): 917-925.

Oh MM, et al, 2011. Is there a correlation between the presence of idiopathic detrusor overactivity and the degree of bladder outlet obstruction? Urology, 77 (1): 167-70.

Panicker JN, et al, 2015. Lower urinary tract dysfunction in the neurological patient: clinical assessment and management. Lancet Neurol, 14 (7): 720-732.

Podnar S, et al, 2001. Protocol for clinical neurophysiologic examination of the pelvic floor. Neurourol Urodyn,20 (6): 669-682.

Pannek J,et al. The European Association of Urology (EAU) Neuro-Urology Guidelines (2018).

Perkash I, 1998. Use of contact laser crystal tip firing Nd: YAG to relieve urinary outflow obstruction in male neurogenic bladder patients. J Clin Laser Med Surg,16(1): 33-38.

Prévinaire JG, et al, 1998. Is there a place for pudendal nerve maximal electrical stimulation for the treatment of detrusor hyperreflexia in spinal cord injury patients? Spinal Cord, 36 (2): 100-103.

Panicker JN, et al, 2010. Rehabilitation in practice: neurogenic lower urinary tract dysfunction and its management. Clin Rehabil, 24 (7): 579 -589.

Peters KM, et al, 2009. Childhood symptoms and events in women with interstitial cystitis/painful bladder syndrome. Urology, 73 (2): 258-262.

Rovner E, 2014. Chapter 6: Practical aspects of administration of onabotulinumtoxinA. Neurourol Urodyn, 33 (3): S32-37.

Reitz A, et al, 2004. European experience of 200 cases treated with botulinum-A toxin injections into the detrusor muscle for urinary incontinence due to neurogenic detrusor overactivity. Eur Urol, 45 (4): 510-515.

Rittmaster RS, et al, 1996. Evidence for atrophy and apoptosis in the prostates of men given finasteride. J Clin Endocrinol Metab, 81 (2): 814-819.

Reynard JM, et al, 1996. The value of multiple free-flow studies in men with lower urinary tract symptoms. Br J Urol, 77 (6): 813-818.

Roehrborn CG, et al, 2000. Serum prostate specific antigen is a strong predictor of future prostate growth in men with benign prostatic hyperplasia. PROSCAR long-term efficacy and safety study. J Urol, 163 (1): 13-20.

Roehrborn CG, 2006. Alfuzosin 10 mg once daily prevents overall clinical progression of benign prostatic hyperplasia but not acute urinary retention: results of a 2-year placebo-controlled study. BJU Int, 97 (4): 734-741.

Roehrborn CG, et al, 2008. The effects of dutasteride, tamsulosin and combination therapy on lower urinary tract symptoms in men with benign prostatic hyperplasia and prostatic enlargement: 2-year results from the CombAT study. J Urol. 179 (2): 616-621.

Roehrborn CG, et al, 2010. The effects of combination therapy with dutasteride and tamsulosin on clinical outcomes in men with symptomatic benign prostatic hyperplasia: 4-year results from the CombAT study. EurUrol, 57 (1): 123-131.

Roehrborn CG, et al, 2002. Efficacy and safety of a dual inhibitor of 5-alpha-reductase types 1 and 2 (dutasteride) in men with benign prostatic hyperplasia. Urology,60 (3): 434-441.

Secin FP, et al, 2005. Limited efficacy of permanent injectable agents in the treatment of stress urinary incontinence after radical prostatectomy [in Spanish] . Arch Esp Urol, (5): 431-436.

Schulte-Baukloh H, et al, 2002. Alfuzosin in the treatment of high leak-point pressure in children with neurogenic bladder. BJU Int, 90 (7): 716-720.

Swierzewski SJ, et al, 1994. The effect of terazosin on bladder function in the spinal cord injured patient. J Urol, 151 (4): 951-954.

Schulte-Baukloh H, et al, 2002. Alfuzosin in the treatment of high leak-point pressure in children with neurogenic bladder. BJU Int, 90 (7): 716-720.

Schurch B, et al, 2005. Botulinum toxin type A is a safe and effective treatment for neurogenic urinary incontinence: results of a single treatment, randomized placebo controlled 6-month study. J Urol, 174 (1): 196-200.

Schröder A, et al, 2016. Efficacy, safety, and tolerability of intravesically administered 0.1% oxybutynin hydrochloride solution in adult patients with neurogenic bladder: A randomized, prospective, controlled multi-center trial. Neurourol Urodyn, 35 (5): 582-588.

Soljanik I, 2013. Efficacy and safety of botulinum toxin A intradetrusor injections in adults with neurogenic detrusor overactivity/neurogenic overactive bladder: a systematic review. Drugs, 73 (10): 1055-1066.

Schurch B, et al, 2005. Botulinum toxin type a is a safe and effective treatment for neurogenic urinary incontinence: results of a single treatment, randomized, placebo controlled 6-month study. J Urol, 174 (1): 196-200.

Shah DK, et al, 2003. Experience with urethral stent explantation. North American Study Group. J Urol, 169 (4): 1398-1400.

Seoane-Rodríguez S, et al, 2007. Long-term follow-up study of intraurethral stents in spinal cord injured patients with detrusor- sphincter dyssynergia. Spinal Cord, 45 (9): 621-626.

Smith JM, et al, 1975. Vesical stone: the clinical features of 652 cases. Irish Med J, 68 (4): 85-89.

Sekido N, et al, 1997. Lower urinary tract dysfunction as persistent complication of radical hysterectomy. Int J Urol, 4 (3): 259-264.

Sandler PM, et al, 1998. Detrusor areflexia in a patient with

myasthenia gravis. Int J Urol, 5 (2): 188-190.

Sakakibara R, et al, 2003. Urinary dysfunction in patients with systemic lupus erythematosis. Neurourol Urodyn, 22 (6): 593-596.

Staskin DR, 2005. Overactive bladder in the elderly: a guide to pharmacological management. Drugs Aging, 22 (12): 1013-1028.

Stoller ML, et al, 1989. The accuracy of a catheterized residual urine. J Urol, 141 (1): 15-16.

Saint S, et al, 2006. Condom versus indwelling urinary catheters: a randomized trial. J Am Geriatr Soc, 54 (7): 1055-1061.

Tubaro A, et al, 2005. The effect of bladder outlet obstruction treatment on ultrasound-determined bladder wall thickness. Rev Urol, 7 Suppl 6: S35-42.

Takeda M, et al, 2011, . Predictive factors for the effect of the alpha1-D/A adrenoceptor antagonist naftopidil on subjective and objective criteria in patients with neurogenic lower urinary tract dysfunction. BJU Int108 (1): 100-107.

Thorpe A1, et al, 2003. Benign prostatic hyperplasia. Lancet, 19: 361 (9366): 1359-1367.

Thind P, 1995. The significance of smooth and striated muscles in the sphincter function of the urethra in healthy women. Neurourol Urodyn, 14 (6): 585-618.

Utomo E, et al, 2014. Surgical management of functional bladder outlet obstruction in adults with neurogenic bladder dysfunction. Cochrane Database Syst Rev, 5: CD004927.

van de Merwe JP, et al, 2008. Diagnostic criteria, classification, and nomenclature for painful bladder syndrome/ interstitial cystitis: an ESSIC proposal. EurUrol, 53 (1): 60-67.

van der Merwe A, et al, 2012. Outcome of dual flange metallic urethral stents in the treatment of neuropathic bladder dysfunction after spinal cord injury. J Endourol, 26 (9): 1210-1215.

Welk B, et al, 2018. pilot randomized-controlled trial of the urodynamic efficacy of mirabegron for patients with neurogenic lower urinary tract dysfunction. Neurourol Urodyn, 37 (8): 2810 -2817.

Wyndaele J. J, 2002. Intermittent catheterization: which is

the optimal technique? Spinal cord，40（9）：432-437.

Wilkinson AG，et al，1992. Is pre-operative imaging of the urinary tract worthwhile in the assessment of prostatism? Br J Urol，70（1）：53-57.

Weld KJ，et al，2000. Clinical significance of detrusor sphincter dyssynergia type in patients with post-traumatic spinal cord injury. Urology，56（4）：565-568.

Wittig L，et al，2019. Diabetic bladder dysfunction：A review. Urology，123：1-6.

Yuliang Wang，et al，2011. Prevalence，risk factors，and impact on health related quality of life of overactive bladder in China. Neurourol Urodyn，30（8）：1448-55.

Yap TL，et al，2009. The impact of self-management of lower urinary tract symptoms on frequency-volume chart measures. BJU Int 104（8）：1104-1108.

Yucel S，et al，2005. Can alpha-blocker therapy be an alternative to biofeedback for dysfunctionalvoiding and urinary retention? A prospective study. J Urol，174（4 Pt 2）：1612-1615.

Zhang L，et al，2015. A Population-based Survey of the Prevalence，Potential Risk Factors，and Symptom-specific Bother of Lower Urinary Tract Symptoms in Adult Chinese Women. Eur Urol，68（1）：97-112.

Zouari S，et al，2018. Acute urinary retention due to benign prostatic hyperplasia associated with cystitis glandularis in a 22-year-old patient. Pan Afr Med J，30：30.

第十二章

女性压力性尿失禁

第一节　流行病学

女性压力性尿失禁（stress urinary incontinence，SUI）是指在没有逼尿肌收缩的情况下，由于腹压的增加（如咳嗽、喷嚏、大笑、运动时）导致尿液不自主的溢出。包含一个症状：即用力时（泛指腹压增大的各种运动）发生经常的不自主的漏尿；一个体征：腹压增大时可看见尿道内有尿液溢出；一个条件：指膀胱内压超过最大尿道压时发生不自主漏尿，且逼尿肌无收缩。

随着人口老龄化，SUI越来越受到关注，并成为一个普遍的社会和卫生问题。SUI的发生影响了患者的生活质量，对女性健康产生负面影响。SUI患病率由于调查方法及研究人群不同，各国家和地区报道相差较大，为15.7%～51.1%。中国的大规模流行病学调查还较少，宋岩峰等

（2005）在2004年对福州地区4684名20岁以上女性应用布里斯托问卷进行调查，SUI的患病率为16.6%，并与年龄、分娩、肥胖、绝经等因素相关。朱兰等（2006）对北京20岁以上的5300名女性进行整群分层随机抽样调查，SUI的整体患病率为22.9%，与年龄呈正相关。北京协和医院（2015）牵头在国内开展了目前最大的横断面调查，在全国范围内以人群为基础，采用问卷调查与体格检查的方式，共调查了18 992例女性，结果显示SUI在我国女性中的患病率为18.9%，并随年龄的增长而增加，在50～59年龄段SUI的患病率最高（28.2%）。且不同区域患病率不同，城市患病率（16.4%）低于农村（21.4%）。

第二节　病　因　学

一、尿控相关因素

下尿路的两个功能是膀胱内储尿和定时经过尿道排尿。自主储尿和排尿的机制复杂，中枢和外周神经系统，膀胱壁、逼尿肌、尿道以及盆底肌肉组织任何一个水平出现功能异常，都会导致不同类型的下尿路功能异常。在静息状态下，尿道的阻力来自尿道平滑肌、尿道壁的弹性和血管分布以及尿道周围横纹肌的相互作用。任何一方面的作用都占尿道内压的1/3。平滑肌和血管弹

性组织提供了维持尿道张力的恒定量，尿道周围条纹状的泌尿生殖括约肌的功能主导了尿道远端1/2的功能。多种临床因素，例如年龄、生育史都能影响尿道组成的功能。

（一）肌肉和支持组织

1. 结缔组织　研究已经证明结缔组织的质量对盆底功能障碍的作用。未产妇尿失禁患者，其与控尿相关的结缔组织中，胶原含量明显减少，Ⅰ型与Ⅲ型胶原蛋白比值降低。

2. 膀胱 在膀胱充盈的生理过程中，尽管尿量增加，但膀胱内压几乎不增加，此过程称为"适应性调节"，主要是由于平滑肌以及膀胱壁的结缔组织有被动的弹性和黏弹性的特性。膀胱壁、括约肌或者膀胱神经支配的异常，都会导致尿失禁（主要是逼尿肌过度活动，特发性或神经源性的，或二者皆有）或排尿异常。

3. 尿道

（1）尿道的支持结构：尿道位于阴道前壁的上方，阴道前壁的支持结构直接影响到尿道的支撑，肛提肌为盆腔内器官提供关键支持，包括尿道。尿道、阴道、肛门通过泌尿生殖裂隙穿过肛提肌，在静息状态下，肛提肌就像脊柱的姿势肌一样保持收缩。这种收缩的作用在远端将尿道中段、阴道远端、直肠拉向耻骨，在近端可对抗腹部静水压力。

（2）尿道的走形和接合：女性尿道长 3.5 ～ 4.5 厘米，至少 2/3 在肛提肌上面。平滑肌在尿道内壁和泌尿生殖膈起到控尿的作用，并参与尿道的长度和周围血管丛的构建，在尿道管腔的连接中起重要作用。尿道正常情况下是一个柔韧的结构，它的管腔必须完全闭合才能保持控尿。尿道壁必须要足够柔软，这样外力作用才能使其有效地关闭。如果尿道经过多次手术或放疗会变得僵硬，导致其关闭性能下降。

（3）尿道括约肌：为环行的肌肉包绕在尿道管腔周围，在女性尿道括约肌只占 1/3。其他的女性尿道括约肌是尿道收缩肌和尿道阴道括约肌。

4. 肛提肌 肛提肌包括髂尾肌、耻尾肌和耻骨直肠肌。耻尾肌（也称为耻骨尾骨）肌肉是由三个部分组成：耻骨会阴体肌（插入到会阴体），耻骨阴道肌（插入到阴道壁），耻骨肛肠肌（插入肛管内括约肌中）。耻尾肌和耻骨直肠肌收缩时关闭泌尿生殖裂孔和压缩尿道、直肠和阴道，给尿道提供了坚实的靠板。

5. 肛提肌和尿道周围肌（杆状括约肌、尿道收缩肌、尿道阴道括约肌）在维持控尿方面具有双重作用，一方面提供了尿道的静息张力和辅助支撑（慢反应纤维），另一方面又在腹压增加时快速收缩（快反应纤维）。这两群躯体肌肉的综合作用对正常的控尿是至关重要的。在腹压快速增加和排尿中断时，尿道周围肌出现自主和反射性地收缩，主要是尿道中段和远端的尿道压增加。

（二）下尿路的神经生理学

1. 传入和传出通路 膀胱平滑肌主要由副交感神经支配，而尿道和膀胱颈的平滑肌是由交感神经支配的。阴部神经的分支支配尿道外括约肌中的骨骼肌。这些神经是脊髓到下尿路的传出神经通路的基本构成。

支配逼尿肌的副交感神经从脊髓的骶 2 ～ 4 发出，前神经节的神经递质是乙酰胆碱，但后神经节的神经递质随着靶器官的不同而变化。尿道平滑肌的后神经节副交感神经递质是 NO，而逼尿肌平滑肌的神经递质是乙酰胆碱和三磷酸腺苷等。

交感神经系统的作用是松弛膀胱和收缩尿道。脊髓由胸 10 至腰 2 发出交感神经控制膀胱，经后神经节、下腹神经传达到靶器官。如果该神经被有目的或无意的切断（如骶前神经切除术），都会使控制下尿路的副交感神经过度活动。

传入到下尿路的躯体神经主要是来自阴部神经，它是由脊髓骶 2-4 发出的。脊髓骶 2-4 节段的运动神经元位于 Onuf's 核。神经递质乙酰胆碱在尿道外括约肌中的横纹肌中与烟碱受体发挥作用。

副交感、交感和躯体神经传出通路也是下尿路向脊髓和中枢神经系统传入感觉的中继站。副交感神经的感觉受体（Aδ 和 C 纤维）同时传递储尿时膀胱容量、排尿时收缩幅度两种信息。提示副交感神经既控制起始排尿，又在排尿过程中维持膀胱收缩。

2. 协同反射 中枢神经系统和下尿路之间的相互作用，副交感神经兴奋引起逼尿肌收缩继而尿道松弛，这种反射抑制交感神经的活动以及躯体神经控制的尿道平滑肌的收缩。当膀胱充盈时，牵张感受器把信号传入到脊髓，在脊髓阴部躯体神经也被刺激激活。随着膀胱容量增加，传入脊髓的信号增强；同时由脊髓传出到尿道外括约肌的传出信号也相应增强以维持控尿。同时，控制逼尿肌收缩的副交感神经冲动被抑制，而交感神经激活使得逼尿肌松弛、尿道平滑肌收缩。

总的来说，越来越多的证据表明不仅仅是解剖学改变，神经肌肉功能障碍也是导致女性尿失禁的重要原因。

二、女性尿失禁的机制

女性尿失禁机制的理论分为两类：尿道支撑结构的缺陷和尿道括约肌功能的障碍。这两种机制哪个是导致女性尿失禁的主要原因仍不清楚。1961 年 Enhorning（1976）提出压力传导理论（the pressure transmission theory），即正常控尿的女性尿道始终位于正常腹腔压力带内，在能控尿的女性，腹腔内增加的压力能均等地传递到膀胱和尿道。随着年龄的增加或生育的影响导致盆底支持不足时，膀胱颈及近端尿道逐渐下移出现过度移动的症状。当阴道前壁支撑缺陷，膀胱的基底部下降，在腹腔内压力增加时尿道发生转动，腹压增加时，压力只传到膀胱，膀胱压力迅速增加，使得相对膀胱而言，传导到尿道的压力减少，尿道压力没有相应增加，膀胱压大于尿道压，因此发生尿失禁。所以导致 SUI 的主要病理生理问题是向尿道的压力传导有缺陷（图 12-2-1）。

尿失禁的严重程度取决于静息最大尿道压的异常、尿道压与腹腔内压的比值、尿道对持续性压力的反应。现在还没有压力传导比率与尿道高活动度测量之间相关性的研究尝试，因此也不知道是否压力传导缺陷是导致尿道过度活动、异常的尿道肌肉收缩反射的因素。

膀胱尿道造影术也发现尿道和膀胱角度在 90 ～ 100° 是女性 SUI 的必要的解剖特点。

Snooks 和 Swash（1984）以及其他作者的研究发现，阴部神经运动传导潜伏期（是一种神经功能的测定方法）在女性尿失禁患者是延迟的，这提示尿失禁的发生是有神经性原因的。由于神经、肌肉功能异常导致尿失禁的理论是与那些认为尿失禁的出现是因为某些解剖缺陷的假设有区别的。内在括约肌缺陷可视为尿道括约肌功能丧失导致 SUI 的一种亚型，可能是神经肌肉损伤的结果。

三、尿失禁发病的整体理论

出现了两个理论来试图将支撑学说和括约肌学说整合以说明女性尿失禁的根源。由 Petros 和 Ulmsten（1990）提出的整体理论不但试图整合这两个理论，而且也努力解释了急迫性尿失禁的症状。第二个理论，即吊床假说，由 DeLancey（1994）提出，综合了解剖学的工作得出的支撑结构和括约肌功能的概念，并作为独立的理论提

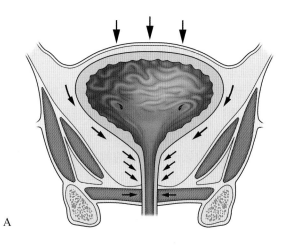 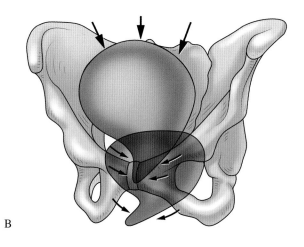

图 12-2-1　压力传导理论。**A.** 对于自主控尿的女性，腹压均匀的传导至膀胱及尿道；**B.** 对于阴道前壁支持缺陷的女性，当腹内压增加时，膀胱底下降，尿道发生旋转，传导至尿道的压力低于膀胱的压力，因此发生尿失禁

出来，是对现代女性盆腔解剖理解的反应。

整体理论阐述的是"压力性和急迫性尿失禁都是来自同一解剖缺陷——阴道松弛"（Petros and Ulmsten，1990）。这个理论指出阴道具有双重功能，一方面传递自主和非自主的肌肉收缩，同时也支持"假设"在近端尿道和三角区的牵张感受器都涉及膀胱颈和尿道的关闭。Petros和Ulmsten看到阴道具有两个不同的节段，共同的功能是维持控尿和支撑膀胱的感觉。耻骨尿道韧带在两个节段之间作为一个支点。除此之外，这个理论提出了2个尿道正常关闭的机制——一个在于尿道，另一个在于膀胱颈。还有第三个尿道关闭机制，虽正常情况不是必需的，但正常机制失效时可以通过盆底肌肉的锻炼来辅助控尿。第一个尿道关闭的机制位于尿道口与耻骨尿道韧带间的阴道，即"吊床"。第二个也是最重要的尿道关闭机制位于耻骨尿道韧带与膀胱颈之间。吊床部分的阴道是垂直起源的，而阴道上段部分几乎是水平的。注意，整体理论的吊床和吊床假说中的解剖组成元件是不对应的。尿道的关闭依靠耻尾肌和位于吊床部分阴道的尿道外括约肌的收缩。耻尾肌的收缩将阴道的吊床部分和尿道都向前侧方牵拉。上提肌阴道的一部分是"关键的弹力带"，位于膀胱底假定的伸展受体下方。膀胱颈的关闭依靠阴道的这种弹性部分，随着上提肌

的收缩，向后下方牵拉，像铰链一样把膀胱颈关闭。阴道、肛提肌和肛门间的连接成分促进了这种铰链机制。关键弹性区需要恰当的完整性，然而，也支持假设的伸展受体。失去这个完整性将导致伸展受体的异常激活和逼尿肌过度活动的症状。总之，这些与控尿有关的解剖结构间复杂的相互影响可能会改变和失去功能。在这种复杂性和想像的解剖结构间，整体理论陈述的内容也暴露出不足。

吊床假说（DaLancey，1994）：阴道前壁被肛提肌的耻尾肌及其附着筋膜支持，形成吊床，支持尿道。当腹压增加时，盆筋膜周围与盆筋膜腱弓相连的肛提肌收缩，拉紧"吊床"结构，尿道被压扁，尿道内压能有效抵抗升高的腹内压，而控制尿液排出。如果这些起支持作用的"吊床"被破坏，膀胱尿道产生过度移动，腹压增加时，尿道不能正常闭合而增加抗力，从而发生尿失禁（图12-2-2）。

尿道支撑仍被认为是一个重要的维持女性尿控的因素，它的作用可能是年轻人最为明显，而固有尿道功能的因素可能对老年妇女更加重要。

四、盆底损伤的机制

鉴于已经认识到的女性控尿的许多因素，以

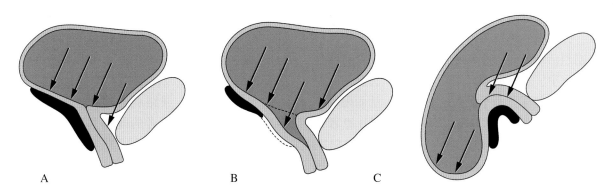

图12-2-2　吊床假说。**A.** 腹压（箭头所示）增加时，尿道紧靠在稳固的支撑结构（黑色粗线所示）上，尿道保持关闭；**B.** 支撑结构不稳固时（虚线所示），不足以对抗腹压，尿道开放；**C.** 尿道位置下降，出现膀胱尿道脱垂时，如果尿道下方的支撑结构稳固，可以提供足够对抗腹压的力量，则尿道关闭

及它们之间的协调机制，生育潜在的影响不但涉及控尿的结构因素，也涉及神经和肌肉的因素。不同的种族因为遗传素质不同，胶原蛋白组成不同，可能使一些妇女的盆底功能在分娩时招致更多的伤害。活动、绝经、老化、肥胖或分娩等可能产生对控尿机制的持续损害，导致盆底的骨骼、肌肉或神经的损伤，这些结构单一或者复合的损伤，都会导致尿失禁和其他盆底障碍。

内在括约肌缺陷：涉及尿道关闭的肌肉可以非常松弛，或者僵硬有瘢痕。内在括约肌缺陷的原因是多重因素的，主要是神经源性、肌源性，和（或）结缔组织功能的变化联合导致了临床病变。内在括约肌缺陷不应该视为独特的病理生理过程，而是一个有多种原因的临床诊断。患有内在括约肌缺陷的患者通常尿失禁很严重，站立或者稍有运动即发生漏尿。这些患者的尿动力学检查一般最大尿道闭合压低（< 20 cmH$_2$O）、漏尿点压力低（< 60 cmH$_2$O）。

多种生理因素构成了女性控尿的机制，其中一个是尿道支撑结构。其他重要的因素包括了肛提肌的力量（体现了神经和肌肉的整体功能）和尿道括约肌的能力，反映了神经、肌肉和软组织的整体性。这些因素的不同组合，能共同导致功能失调，产生每一位妇女"独特"的尿失禁问题。

SUI 的病因比简单地认为分娩造成解剖和神经损伤的理论要复杂得多。一般情况下，孕妇的特点、胎儿大小和胎位、分娩的特点以及产科的处理使得解剖和神经的损伤是相似的。这些损伤暴露出 SUI 的易感性，如遗传性（组织强度、机械和解剖的关系）和行为性（营养、吸烟、锻炼）。虽然当今吊床理论显示出观察到的解剖特点和阴道、尿道、膀胱功能最符合，但是整体理论诱导我们思考解剖因素如何促进膀胱过度活动症。同时，涵盖膀胱、尿道和阴道外形和功能关系的是神经生理机制，它进一步模糊了压力性和急迫性尿失禁的不同。

第三节　诊断与评估

一、临床表现

腹压增加时出现不自主漏尿是 SUI 最典型的临床表现，而尿急、尿频、急迫性尿失禁及排尿后膀胱区胀满感、排尿不尽感等几乎所有的下尿路症状都可以是 SUI 的症状。轻度的 SUI 多在咳嗽、打喷嚏、跑跳等活动时出现不自主漏尿，减少剧烈活动或者治疗咳嗽后可不发病或者有明显缓解。中、重度的 SUI 可在上下楼梯甚至站立位时即出现漏尿，而平卧位时无漏尿，从而限制了患者的日常活动。此外，约 80% 的 SUI 患者伴有阴道膨出，所以许多阴道症状也可见于 SUI，如腰骶部酸胀、下坠感，外阴肿物脱出及外阴胀满感等，也可随着阴道膨出加重而尿失禁的症状减轻或者消失，称为隐匿性 SUI。

二、确定诊断

（一）采集详细病史

了解患者的全身情况，包括一般情况、智力、认知、是否发热等。仔细询问患者的 SUI 症状，如大笑、咳嗽、喷嚏或行走等各种程度腹压增加时尿液是否溢出；停止加压动作时尿流是否随即终止，以及泌尿系其他症状包括疼痛、血尿、排尿困难、尿路刺激症状，下腹或腰部不适等。充分了解患者的既往病史、月经生育史、生活习惯、活动能力、并发疾病和使用药物等。

（二）体格检查

1. 患者一般状态评估　包括生命体征、步态、身体活动能力及对事物的认知能力。进行全身体检。

2. 神经系统检查 包括下肢肌力、会阴部感觉、肛门括约肌张力及病理征等。

3. 腹部检查 注意有无尿潴留体征。

4. 妇科检查 了解患者外生殖器有无盆腔器官膨出及程度；外阴部有无长期感染所引起的异味、皮疹；双合诊了解子宫水平和大小、盆底肌收缩力等；直肠指诊检查肛门括约肌肌力及有无直肠膨出。还可补充其他特殊检查，如压力诱发试验。

（三）排尿日记

连续记录 24 小时排尿情况，包括每次排尿时间、每次尿量、每次饮水时间、每次饮水量、每次排尿的伴随症状，如表 12-3-1 所示。

（四）国际尿失禁咨询委员会尿失禁问卷表简表（international consultation on incontinence questionnaire-short floor disorders，ICIQ-SF）

记录尿失禁及其严重程度，对日常生活、性生活和情绪的影响。

（五）实验室检查

血尿常规、尿培养和肝肾功能等一般实验室常规检查。

（六）尿道功能的特殊检查

尿道压力描记、压力 - 流率测定、影像尿动力学检查等侵入性尿动力学检查；膀胱尿道造影、超声、静脉肾盂造影，CT 等影像学检查。怀疑膀胱内有肿瘤、憩室、膀胱阴道瘘等疾病时需要行膀胱镜检查。

三、程度诊断

（一）临床症状主观分度

采用 Ingelman-Sundberg 分度法。

1. 轻度 一般活动及夜间无尿失禁，腹压增加时偶发尿失禁，不需携带尿垫。

2. 中度 腹压增加及起立活动时，有频繁的尿失禁，需要携带尿垫生活。

3. 重度 起立活动或卧位体位变化时即有尿失禁，严重影响患者的生活及社交活动。

（二）尿失禁问卷调查

ICIQ-SF。

（三）尿垫试验

推荐 1 小时尿垫试验（表 12-3-2）。

尿垫试验 ≥ 2 g 为阳性（中华医学会妇产科学分会妇科盆底学组，2017）。

（1）轻度：2 g ≤漏尿≤ 5 g。

（2）中度：5 g < 1 h 漏尿 < 10 g。

（3）重度：10 g ≤ 1 h 漏尿 < 50 g。

（4）极重度：1 h 漏尿 ≥ 50 g。

四、分型诊断

分型诊断并非必需，但对于临床表现与体格检查不甚相符，以及经初步治疗疗效不佳患者，建议进行尿失禁分型。

（一）解剖型/ISD型

主要分为尿道过度移动型和解剖型 / 尿道内在括约肌缺陷（intrinsic urethral sphincter defect，ISD）型 SUI，影像尿动力学可将 SUI 分为 ISD 型。也有作者采用最大尿道闭合压（maximum urethral closure pressure，MUCP）进行区分（< 20 或 30 cmH$_2$O 提示 ISD 型）。

（二）按尿动力学检查分型

1. 0型（type 0）SUI 有典型 SUI 病史，临床和尿动力学检查未能诱发 SUI，影像尿动力学示膀胱颈后尿道位于耻骨联合下缘上方，应力状态下膀胱颈开放并有所下降，腹压漏尿点压力（abdominal leak point pressure，ALPP）> 120 cmH$_2$O。

2. I型（type I）SUI 静止状态膀胱颈关闭并位于耻骨联合下缘上方，应力状态下膀胱颈开放并下移，但下移距离 < 2 cm，应力状态下常出现尿失禁，无或轻微膀胱膨出，ALPP

表 12-3-1 排尿日记

姓名：		入睡时间：		起床时间：		
排尿		尿急（0-5分）	漏尿（是/否）	备注	饮水类型和数量	
时间	尿量（毫升）					
早6：00						
中午12：00						
下午18：00						
午夜24：00						

签名： _____   日期： _____

日记填写注意事项：

1、排尿一次记录一行，注明排尿时间（24小时制），如：13：00。

2、尿量：以计量尿杯为准。

3、尿急：一种急于上厕所的感觉。程度分为5级，请打分衡量。

（0分代表不急，5分代表很急，1～5分表示尿急程度逐渐增加，请您选择对应的数字）

0	1	2	3	4	5
不急					很急

4、尿失禁：尿急无法忍受，在赶到厕所前尿液就已经解出。

5、备注填写的内容：影响排尿的情况，如导尿等。

6、饮水类型：水，茶，咖啡，汤等

表 12-3-2	1 小时尿垫试验

1 小时尿垫试验

准备：500 ml 水、卫生巾 1 个，不排小便

步骤：

1. 称重卫生巾：　　g

2. 垫上卫生巾；

3. 5 ~ 10 分钟内喝完 500 ml 水（记时间：　　）

4. 第 30 ~ 60 分钟按顺序进行下列活动（中途不解小便）：

　（1）上下楼梯四层共四次

　（2）蹲下起立 10 次

　（3）弯腰拾物 10 次

　（4）原地跑步 1 分钟

　（5）冷水洗手 1 分钟

　（6）用力咳嗽 30 次

5. 1 小时后（记时间　　）
　取下卫生巾称重量：　　g

结果：尿垫称重差值：　　g

$\geqslant 90 ~ 120$ cmH$_2$O。

3. ⅡA 型（type ⅡA）SUI　静止状态下膀胱颈关闭并位于耻骨联合下缘之上，应力状态下膀胱颈和后尿道开放，下移距离 > 2 cm，应力状态下通常会出现尿失禁，ALPP > 60 ~ 120 cmH$_2$O。

4. ⅡB 型（type ⅡB）SUI　静止状态下膀胱关闭并位于耻骨联合下缘或其之下，应力状态下膀胱颈和后尿道开放，旋转性下移，并出现尿失禁，ALPP > 60 ~ 120 cmH$_2$O。

5. Ⅲ 型（type Ⅲ）SUI——ISD　静止状态逼尿肌未收缩时膀胱颈和近段尿道即处于开放状态，ALPP $\leqslant$ 0 ~ 60 cmH$_2$O。

五、单纯性女性压力性尿失禁（SUI）的术前评估

SUI 是女性的常见病，当女性患者确诊为 SUI 后，其治疗应从相对保守的方案开始考虑，在行初次尿道中段悬吊术之前，美国妇产科医师学会和美国妇科泌尿协会推荐在初次尿道中段悬吊术前对有症状的单纯性 SUI 患者进行以下六步基本评估：询问病史，尿常规检查，体格检查，验证 SUI 症状，评估尿道移动度，测量残余尿量。

（一）询问病史

1. 明确尿失禁（urinary incontinence，UI）的类型　UI 一般分为 SUI、急迫性尿失禁、体位性尿失禁、持续性尿失禁（完全性尿失禁）、无意识尿失禁、与性交相关的尿失禁、与尿潴留相关的尿失禁（过去称之为充盈性尿失禁）、遗尿或上述类型的任意组合。

2. 评估膀胱储尿功能和排尿功能相关症状　采集病史时应了解各方面的问题，包括 UI 的类型（压力性，急迫性或混合性）、诱发 UI 的事件、UI 发生的频率、严重程度、尿垫使用情况以及症状对患者日常生活的影响。储尿期症状包括尿频、夜尿、尿急和 UI；排尿期症状包括排尿踌躇、尿线细、排尿中断、腹压排尿、尿线分叉、尿不尽感、短时间内重复排尿、排尿末期滴沥、体位依赖性排尿以及排尿困难。

3. 评估症状对生活质量的影响　使用已验证有效的调查问卷来评估患者症状对其生活的困扰程度和疾病的严重程度，并了解这些症状是源自急迫性尿失禁还是 SUI。单纯性 SUI 的典型症状是用力或体力劳动时发生漏尿，与此相反，急迫性尿失禁表现为尿急时或紧接其后发生漏尿，患者通常无法及时赶到厕所。

4. 合并其他病史　详细了解患者的医疗史、手术史、妇产科病史和神经系统疾病病史，认知功能障碍是导致复杂性尿失禁的典型功能性因素，近期有盆腔手术史或辐射暴露史的女性出现持续性尿失禁则很有可能是瘘道形成。糖尿病或神经系统疾病也可导致 UI。此外，还应详细了解患者的用药史（包括非处方药物），以判断是否由于某种药物影响了膀胱或尿道功能从而导致 UI 或排尿困难。可影响下尿路功能的药物包括利尿剂、咖啡因、乙醇、麻醉镇痛剂、抗胆碱能药物、抗组胺药物、治疗精神病药物、α 受体阻滞剂、α 受体激动剂和钙通道阻滞剂。

（二）尿常规检查

诊治 UI 前应当进行尿常规检查以鉴别有无尿路感染并及时给予治疗，如果尿常规检查结果为阴性，则患者的情况符合单纯性 SUI。

（三）体格检查

体格检查主要目的在于排除尿失禁诊疗中的混杂或影响因素，如尿道憩室（尿道管腔内向外的袋状间隙）可导致 UI 或排尿后滴沥，阴道分泌物有时被误认为是 UI，罕见的瘘道形成或异位输尿管开口可导致尿道外 UI，如果体格检查中没有发现上述情况，则患者可能属于单纯性 SUI。

由于盆腔器官脱垂（pelvic organ prolapse，POP）可导致尿道相对梗阻从而阻碍膀胱排空，故伴有超过处女膜环的脱垂符合复杂性 SUI 诊断，因此，推荐同时检查盆底支持的各个部分（前壁、后壁和顶端）。盆腔器官脱垂可掩盖或暂缓 SUI 症状的严重程度，即形成隐匿性 SUI，若用非阻塞式的子宫托或大棉签将 POP 复位，SUI 症状便会显现或加重。

（四）验证压力性尿失禁（SUI）症状：咳嗽压力诱发试验

咳嗽的同时可见尿液自尿道口流出是 SUI 的诊断要点，若咳嗽后才出现尿液流出则判定咳嗽压力诱发试验结果为阴性，提示漏尿是由咳嗽引发逼尿肌过度活动造成的。体格检查时，首先于患者平卧位行咳嗽压力诱发试验，如果试验中未见尿液流出，则可于患者站立位在膀胱充盈的条件下（容量至少 300 ml）重复咳嗽压力诱发试验，以增加其灵敏度。

行站立位咳嗽压力诱发试验时，要求患者站于检查台旁，一只脚踩在台阶上，检查者屈身分开患者阴唇暴露尿道口，在嘱患者咳嗽的同时检查者直接观察尿道口。若未见尿液流出，检查者仍需通过测量排尿量确定患者在接受检查时已处于膀胱充盈状态，并通过导尿或膀胱超声检查测量残余尿。必要时检查者可行膀胱灌注至患者诉膀胱明显充盈感或容量达 300 ml 以上，然后再重复站立位咳嗽行压力诱发试验，若此时试验结果仍为阴性，尽管患者确实存在 SUI 症状，推荐行多通道尿动力学检查。

（五）评估尿道移动度

对于存在尿道下移，平卧截石位用力时尿道与水平面夹角超过 30° 的女性患者，抗尿失禁手术的成功率更高，相反，若未见尿道下移，行治疗 SUI 的尿道中段悬吊术手术失败率增加 1.9 倍，即存在尿道下移的患者为单纯性 SUI。棉签试验（Q-Tips）是测定尿道移动度的传统方法（图 12-3-1），其他评价方法还包括测量 POP-Q 系统中的 Aa 点，视诊、触诊和超声检查。对于不存在尿道下移的患者，尿道注射填充剂治疗可

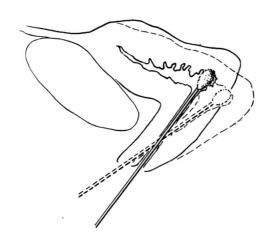
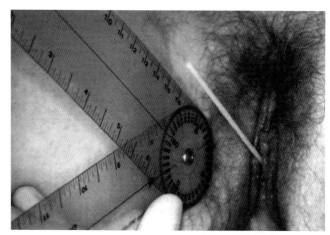

图 12-3-1 棉签试验

能比悬吊术或耻骨后抗 UI 手术更有效。

（六）测量残余尿量

在尿动力学评价中，只有当患者的残余尿量指标小于 150 ml 时才符合定义设想的单纯性 SUI。残余尿量增多提示患者存在膀胱排空异常或与慢性尿潴留相关的 UI（过去称之为充盈性尿失禁）。残余尿量增多且不伴 POP 提示病情较复杂，需要评价患者膀胱排空功能是否存在异常，常用的方法是压力 - 流率测定。

病史询问中，若患者没有如下的症状：如不以尿急为主、无尿不尽、无与慢性尿潴留相关的 UI（过去称之为充盈性尿失禁）、无膀胱功能不全或持续性漏尿等症状，或者没有持续存在尿不尽症状，则判断患者为单纯性 SUI（表 12-3-3）。

六、常见合并疾病评估

（一）膀胱过度活动症

怀疑合并有膀胱过度活动症（overactive bladder，OAB）者参照 OAB 诊治指南进行评估，推荐行尿动力学检查。

（二）盆腔器官脱垂

常与 SUI 同时存在，若患者具有脱垂症状或有阴道内容物脱出，应行妇科检查进一步评估。

（三）排尿困难

高度推荐尿流率及残余尿量测定，必要时可行侵入性尿动力学检查。

表 12-3-3　单纯性 SUI 与复杂性 SUI 的基本评估结果 [*]

	单纯性	复杂性
病史	尿失禁，于用力、体力劳动、打喷嚏或咳嗽时出现尿液不自主流出	存在尿急、尿不尽、与尿潴留相关的尿失禁、膀胱功能不全或持续性漏尿等症状
尿路感染	无反复发作的尿路感染	反复发作的尿路感染
尿路手术史	无抗尿失禁手术史	既往有抗尿失禁手术史或复杂的尿道手术史
盆腔手术史	无盆腔大手术史	既往有盆腔大手术或根治性盆腔手术史（如根治性子宫切除术）
排尿期症状	无排尿期症状	存在排尿期症状：排尿踌躇、尿线细、排尿中断、腹压排尿、尿线分叉、尿不尽感、短时间内重复排尿、排尿末期滴沥、体位依赖性排尿及排尿困难
其他疾病	不存在可影响下尿路功能的病史	存在神经源性疾患、控制不佳的糖尿病或老年痴呆
体格检查	查体未见超过处女膜环的阴道包块无尿道畸形	查体存在超过处女膜环的阴道包块或已知盆腔器官脱垂、存在泌尿生殖道瘘或尿道憩室
测定尿道移动度	存在尿道下移	不存在尿道下移
残余尿量	<150 ml	≥150 ml
尿常规/尿培养	无尿路感染及血尿	

[*] 应详细了解患者的用药史（包括非处方药物），以判断是否由于某种药物影响了膀胱或尿道功能从而导致尿失禁或排尿困难。反复发作的尿路感染是指12个月内有三次感染记录或6个月内有两次感染记录

第四节 治 疗

一、非手术治疗

UI 的非手术治疗包括保守治疗和药物治疗。20 世纪末，第一届国际尿失禁咨询委员会（International Consultationson Incontinence，ICI）建议的 SUI 诊疗原则，将行为疗法和盆底康复（pelvic floor rehabilitation，PFR）作为 UI 首选的基本治疗方法，最初是以改善盆底肌肉张力和收缩性为目的，从而支持盆腔器官和膀胱颈、增加尿道括约肌力量、抵抗盆腔内压力的增加。主要包括盆底康复的行为治疗和物理治疗两个方面。非手术治疗的优点是并发症少，风险小，尤其适合老年患者；虽不能治愈但可减轻症状。

非手术治疗方法有盆底肌肉训练、生物反馈、电刺激和药物治疗等。

（一）物理治疗

1. 盆底肌训练（pelvic floor muscle exercise，PFME） PFME 于 1948 年首次由美国妇科医生 Kegel 描述，是以锻炼耻骨尾骨肌为主的一种盆底康复方法。患者通过自主的、反复的盆底肌肉群的收缩和舒张，增强支持尿道、膀胱、子宫和直肠的盆底肌张力，增加尿道阻力、恢复松弛的盆底肌，达到预防和治疗女性 UI 和生殖器官脱垂的目的。PFME 被证实是一种简单、易行、无痛苦和有效的方法，因损伤最小、风险最低而作为轻中度女性 UI 初次治疗的首选方案。正确的方法首先为识别所要进行锻炼的盆底肌群，指导患者将示指和中指放置于阴道内，收缩肛门时，手指周围感觉到有压力包绕，即为正确的肌群收缩；也可在排尿时收缩盆底，使尿流终止，放松时继续排出，亦表示为正确的肌群收缩。在收缩盆底肌群的同时要尽量避免大腿、背部和腹部肌肉的收缩。训练前应对肛提肌的强度和收缩情况等做全面评价，制订出个性化的训练方案。训练的强度和时间可以逐渐增加，开始每次收缩尿

道、肛门和会阴 5 ~ 10 s 后放松，间隔 5 ~ 10 s 重复上述动作，连续 5 min，每日 2 次。以后逐渐增加训练量，Kegel（1951）建议每天收缩 300 次，分 6 个时段进行；而 Bourcier 等（1994）推荐每日 3 次，每次收缩 20 次，过度的收缩有弊无利。训练可以在一天中的任何时间进行，取站立、仰卧和坐位等任何体位进行，训练前排空膀胱、双膝并拢、呼吸深而缓，至少 8 ~ 10 周。对于产后的 SUI 患者，坚持锻炼 3 个月，而其他患者应终身进行，一旦停止，容易复发。适应证为轻、中度 SUI 和轻、中度盆腔器官脱垂患者，产后 SUI 及无法耐受或不愿手术的患者。

盆底肌训练的效果受多种因素影响，患者的年龄、产次、体重、盆腔手术史、症状严重程度、肛提肌的强度和收缩情况以及尿道内压力均在不同程度上影响疗效。有肛提肌的损伤、最大尿道压 < 30 mmH$_2$O（0.294 kPa）以及重度 SUI 患者，疗效明显降低。

2. 生物反馈治疗（biofeedback，BFB） 与 PFME 一样，BFB 也是一种主动的盆底康复功能方法，用以指导患者正确地收缩盆底肌肉以及自主性地抑制膀胱逼尿肌的不正常收缩。其原理是借助置于阴道或直肠内的电子生物反馈治疗仪，监视盆底肌肉的肌电活动，同时也可监测腹部肌肉活动和逼尿肌活动，将这些肌肉活动的信息转化为听觉和视觉信号反馈给患者，指导患者进行正确的、自主的盆底肌肉训练，并形成条件反射。生物反馈仪可以进行压力生物反馈（manometric biofeedback，MM BFB）或肌电图生物反馈（electromyographic biofeedback，EMG BFB），前者通过放置于阴道和直肠内的探头直接测定所选定肌肉的收缩强度和持续时间，后者测定盆底肌和腹压收缩时的电活动，以肌电图的形式反映出来。生物反馈辅助仪可通过测量表面肌电信号对盆底肌肉收缩和舒张的功能状况进行精确测量、记录并进行分析，再以声学和影像信

号反馈给医生及患者,帮助医生为患者制订个性化的分类、分级治疗方案及训练计划,让患者在视听系统的指导下逐步完成训练计划,以增强盆肌肉张力,控制膀胱,达到康复盆底肌肉、治疗UI的目的。生物反馈仪的使用是为了加强盆底肌肉训练的效果,如掌握了正确的方法,并形成条件反射可改为PFME,长期坚持。文献报道的疗效可达70% ~ 80%。适应证与PFME相同。

3. 功能性电刺激治疗(functional electrical stimulation,FES) FES是一种被动的盆底康复方法,属物理疗法,近年来在UI和盆腔器官脱垂时使用比较广泛,但FES的机制尚不完全明了。对UI的治疗可能从两方面发挥作用,一是刺激肛门括约肌收缩,通过神经回路进一步增强尿道括约肌收缩,加强控尿能力;二是刺激神经和肌肉,通过形成冲动,兴奋交感通路并抑制副交感通路、抑制膀胱收缩和降低膀胱收缩能力。电刺激的电极有表面电极、腔内电极(如阴道电极和直肠电极)和放置于神经根处的植入性电皮肤极,女性患者以阴道电极最为常用。刺激的方法有快速最大功能电刺激(acute maximal functional electrical stimulation,AMFES)和慢速低频刺激(chronic low intensity stimulation,CLIS)。AMFES使用高电流、低频电刺激,脉冲频率推荐0 ~ 5 Hz,电流最高不超过80 mA(患者可以忍受的最大电流),刺激时间1 ms ~ 2 s,间隔时间4 s,每次刺激20 ~ 30 min,一天2 ~ 3次,持续数个月。作用为降低盆神经反射、降低膀胱逼尿肌敏感性、增加膀胱容量,用于治疗膀胱过度活动和急迫性尿失禁。CLIS采用高频(35 ~ 50 Hz,推荐50 Hz)、持续电刺激,每次使用1 ~ 12 h(甚至24 h),持续3 ~ 5个月,可以刺激阴部神经,使盆底肌肉收缩,增强力度,起到盆底肌训练的作用,适用于SUI和盆底肌薄弱者。适应证为伴有或不伴有SUI的盆底肌薄弱者;压力性、急迫性及混合性尿失禁和膀胱过度刺激症患者;原发性括约肌功能不全者。电刺激疗法无绝对禁忌证。妊娠、重度盆腔器官脱垂、阴道炎症和出血为相对禁忌证。电刺激疗法的近期疗效可达50% ~ 80%,而远期疗效有待进一步观察。

4. 阴道锤(vaginalcone) 阴道锤是1985年Plevnik介绍的加强盆底肌的新方法,具备简单、易行、安全、有效、无副作用等特点。一套阴道锤由3 ~ 5个带有金属内芯的塑料球囊组成,球囊的形状和体积相同,而重量从20 ~ 70 g不等。训练时从最轻的球囊开始,在阴道内保留1 min,逐渐延长保留的时间。当患者可以保留10 min以上,在咳嗽、大笑、跑步等情况下仍不脱出后,增加球的重量。推荐的方案为每次15 min,每天2 ~ 3次,持续3个月,80%的患者可获成功。

5. 尿道和阴道装置 尿道装置,为一柔软的嵌入物或类似尿管的装置,封闭尿道防止UI,在排尿前需要取出,之后再复位。使用该装置的患者有很多出现尿道刺激症状、血尿和尿路感染。目前尚未在临床上广泛使用。阴道装置又称控尿环,是置于尿道下方有手柄的子宫托,可通过增强阴道前部、膀胱颈和尿道的支撑来改善症状。控尿环必须合适,不能阻塞尿道,在排尿期仍正常放置而无须取出。由于其疗效有限、阴道刺激和分泌物增多等副作用,并未被广大患者和医生所接受。

(二)药物治疗

1. 雌激素

(1)激素对下尿路症状的影响:雌激素在控尿机制中起重要作用。随着年龄的增长,妇女尿流率降低,残余尿量增加,具有更高的灌注压,膀胱容积缩小,最大排尿压降低。雌激素可通过增加尿道阻力(刺激尿道上皮的生长,增加尿道黏膜下静脉丛血供,影响膀胱尿道旁结缔组织的功能),提高膀胱感觉阈值,及增加尿道平滑肌α肾上腺能受体敏感性而影响排尿调节。另外,外源性雌激素可增加绝经后妇女阴道中间和表面细胞的数量,这些变化在膀胱和尿道中也可观察到。

雌孕激素水平在月经周期中的变化亦可导致尿动力学和下尿路症状的周期性变化,经前下尿路症状加重。心脏和雌/孕激素替代研究——一项4年的随机试验评估了雌激素替代治疗(estrogen replacement therapy,ERT)(Grady,

2001；Steinauer，2005）对预防缺血性心脏病的作用。该研究中，55%的妇女主诉每周至少有一次UI发生，她们分别被随机分到每日口服结合雌激素加安宫黄体酮组或安慰剂组，尽管两组妇女昼夜排尿频率、夜尿及尿路感染率无显著差异，但联合雌孕激素替代组加重了压力性和急迫性尿失禁的症状。

（2）雌激素治疗UI：雌激素制剂多年来被用于治疗UI，尽管其确切的疗效存在争议。过去的研究多为无对照的观察性研究，并使用多种剂型、剂量及用药途径的雌激素，致使结果难以解释。为使事实清晰，激素和尿生殖治疗（HUT）委员会（1994）进行了一个荟萃分析，对英国1969—1992年间166篇英文论文进行分析，其中仅6篇为对照性实验，17篇为无对照研究。荟萃分析显示雌激素治疗对所有患者及仅有尿动力学的SUI患者的主观症状均有显著性作用。随机对照实验患者的雌激素治疗主观症状改善率为64%～75%，尽管安慰剂组为10%～56%，无对照研究患者显示主观改善率为8%～89%，而尿动力学的SUI患者为34%～73%。然而评估客观漏尿量却未显示有显著性的效果。

（3）雌激素治疗SUI：除了HUT荟萃分析的研究，另有一些作者研究了雌激素对仅有尿动力学的SUI患者的治疗作用，结果显示口服雌激素增加最大尿道闭合压并使65%～70%的患者症状缓解，尽管有其他研究未证实此结果。近期的两个安慰剂对照研究显示，用口服结合雌激素配伍安宫黄体酮及单用戊酸雌二醇对绝经后尿动力学的SUI患者的主观和客观症状均无显著性的作用。而且，一个包括8个对照研究、14个无对照的前瞻性实验的综述认为雌激素治疗对SUI，但可能对尿急尿频症状缓解有效。这些证据说明雌激素对SUI似乎无效，但其在联合治疗中可能有协同作用。两项安慰剂对照研究分别调查了口服或阴道用雌激素配伍α-肾上腺能激动剂盐酸去甲麻黄碱及单用雌激素的效果，均发现联合用药组疗效明显优于单一用药组，虽然各组患者的主观症状均有缓解，而只有联合用药组有客观症状的改善，此结论可对轻度UI女性提供可选择性的保守治疗。

（4）雌激素治疗急迫性尿失禁：雌激素用于治疗尿急和急迫性尿失禁已经多年，尽管仅有少数的对照实验证实其疗效。而一项对主诉有尿急症状的绝经后妇女用雌三醇（3 mg/d）进行的双盲、多中心研究却显示：治疗组有主观症状及客观指标的改善，但和安慰剂组无显著性的差别。雌三醇是天然弱雌激素，尽管被用于治疗泌尿生殖道萎缩，但其对子宫内膜影响小，不能预防骨质疏松。患者主观症状的改善仅代表雌激素对泌尿生殖道的局部逆转作用，而不是其对膀胱功能的直接影响。近期一个随机、平行对照实验比较了雌二醇释放阴道环（Etring，Pharmacia，Uppsala，Sweden）和雌三醇阴道栓治疗绝经后下尿路症状的疗效，低剂量阴道用雌二醇和雌三醇对急迫性尿失禁（58% vs. 58%）、SUI（53% vs. 59%）、夜尿症（51% vs. 54%）下尿路症状均有效，尽管阴道环可接受性更好。

为明确雌激素在治疗急迫性尿失禁中的作用，HUT委员会发布了应用雌激素治疗"膀胱过度活动"的荟萃分析。在这个包括了10个安慰剂对照实验的综述中，发现雌激素组在缓解急迫性尿失禁、尿频、夜尿的症状方面明显优于安慰剂组，而阴道用雌激素对尿急治疗效果明显，雌激素组在膀胱初感觉和膀胱容量方面较安慰剂组有显著性改善。

2.　治疗急迫性尿失禁的药物　急迫性尿失禁可用药物治疗。药物主要有抗胆碱能药物、三环类抗忧郁药、前列腺素抑制剂、α肾上腺能拮抗剂、离子通道类药物等。

抗胆碱能药物：膀胱、逼尿肌收缩主要通过激活M受体介导，M受体阻断剂可阻断乙酰胆碱与M受体结合，抑制逼尿肌的不自主收缩，降低膀胱兴奋性，有效治疗急迫性尿失禁和OAB。盐酸奥昔布宁是治疗UI的常用药物，具有温和的抗胆碱作用和较强的平滑肌解痉作用，直接作用于膀胱平滑肌，增加膀胱容量，使UI得以缓解。临床上用于治疗尿急、尿频、尿失禁。托特罗定是对膀胱具有高度选择性的竞争性M受体阻断剂，能竞争性与M受体结合，阻断神经递质乙酰胆碱与M受体的结合，可有效抑制逼尿肌的收缩，从而缓解尿频、尿急和急迫性尿失禁等症状。常见不良反应为口干、便秘、消化不良、泪液减少及皮肤干燥等。达非那新是毒蕈碱 M_3 受体拮抗剂，它对于膀胱的选择性高于对心脏、中枢神经系统以及唾液腺的选择性，用于治疗 UI。

3. 作用于肾上腺素受体的药物　尿道主要受 α 肾上腺素交感神经系统支配，在膀胱颈和尿道基底部存在大量 α 肾上腺素受体，特别是 $α_1$A 肾上腺素受体亚型，α 肾上腺素能激动剂可以刺激尿道和膀胱颈部的平滑肌收缩，增大尿道出口阻力，提高控制排尿的能力，因此可用于治疗 SUI。代表性药物为盐酸米多君，多中心双盲对照研究显示，SUI 发生的频度低于安慰剂组，疗效发生在用药 4 周内。交感神经受体全身分布，服用 α 肾上腺素能激动剂可以发生恶心、口干、疲乏和头疼等副反应。高血压、心血管疾病、甲状腺功能亢进、哮喘患者禁用。α 肾上腺素能激动剂因副反应较大，不主张长期终身用药。临床上用于轻到中度 UI 患者，规律用药后评价患者主观和客观症状的改善情况，如果有效，指导患者在特殊阶段或参加社交等场合前服用。

近年来，一种治疗 SUI 的新型药物度洛西丁（duloxetine）逐渐用于临床。早期的研究发现单胺类的神经递质在控尿方面有重要作用。在控尿功能的骶髓中的 Onuf 神经元中发现一种运动神经元，具有不同于其他神经元的特性。它较周围的运动神经元小，且有树突，具有很强的同步兴奋和抑制作用，其次具有单一的神经化学特性，具有大量的去甲肾上腺素和血清素末梢。Onuf 神经元中的 α-肾上腺受体和血清素（5-羟色胺）受体能引起括约肌收缩。去甲肾上腺和 5-羟色胺作用的增强能够增强括约肌的收缩，从而改善 SUI 的症状。度洛西丁是一种去甲肾上腺和 5-羟色胺重吸收的抑制剂，可通过刺激骶髓中的运动神经元从而达到增强尿道括约肌收缩的作用。在有 16 个国家联合度洛西丁双盲、对照和随机研究中，其副作用有恶心、口干、无力、失眠、头痛、腹泻等，发生率 5%。副作用为轻度-中度、早期发生，并且为非进展性和短期的。疗效评价指标为每周漏尿频率、平均漏尿时间间隔、尿失禁生活质量问卷评分（IQOL）等，用药后上述指标均有改善。在不同程度的 UI 患者中，度洛西丁的治疗效果都有效。度洛西丁的作用机制是通过选择性刺激支配尿道括约肌的神经，增加尿道关闭压，从而治疗 UI。作用在储尿期，而非排尿期。故不增加排尿困难的发生，但有尿路梗阻病史的患者度洛西丁治疗时应更为慎重。美国和加拿大学者对等待 TVT 手术的 SUI 患者进行度洛西丁的治疗，共有 109 例患者接受治疗，54 例安慰剂组，55 例治疗组，用量 80 mg/d 治疗 4 周后，120 mg/d 再治疗 4 周。治疗组 33.3% 症状改善，安慰剂组只有 7.7%，20% 患者药物治疗后对手术重新考虑。剂量增加至 120 mg 时，有效性增加，而没有增加副作用。作用起效在 1～5 d 开始，2 周内全部起效。

二、压力性尿失禁（SUI）的手术治疗

手术目的：一为恢复膀胱颈后尿道的正常解剖位置，二为增加后尿道内压力，提高后尿道的括约肌作用。

（一）阴道前壁修补

阴道前壁修补术是最古老的治疗 UI 的手术。优点为避免了腹部切口，可和其他阴道手术如阴式子宫全切同时操作，手术方式为正中切开尿道外口下 0.5 cm 至阴道穹隆的阴道壁黏膜，向两侧分离阴道壁达尿道两侧深部，自尿道内口水平开始平行褥垫式缝合尿道两侧耻骨膀胱颈筋膜，同时可以行阴道前壁修补术。长期治愈率 35%～65%。目前认为阴道前壁修补适用于轻型 SUI 需要行膀胱前壁修补的患者。

（二）耻骨后路径的抗SUI手术

自 1949 年，Marshall 等第一次描述应用耻骨后膀胱尿道悬吊术治疗 SUI 后，耻骨后路径已经被证实有持久的治疗效果。耻骨后悬吊术是指应用腹腔镜或者开腹小切口直接进入 Retzius 间隙（耻骨后间隙），研究最多也是最流行的三种经耻骨后路径的方法是：Burch 阴道悬吊术、耻骨后尿道固定术（Marshall-Marchetti-Krantz，MMK）、阴道旁缺陷修补术。目前 MMK 术基本

很少使用。

1. 治疗机制 耻骨后悬吊术抬高并稳定膀胱颈和近端尿道，将其固定在一个较高的耻骨后的位置，在腹压增加时，部分导致尿道压向抬高及稳定的阴道前壁，或者压向耻骨联合后上方。术后膀胱尿道功能在尿动力学上的主要改变是，在腹压增加的过程中，增加了向尿道传导的压力。尿道静息压力和功能尿道长度没有改变，这表明尿道的固有功能并没有被这种手术方式明显的改变。膀胱颈和尿道的适当抬高，伴随着压力传导比例接近 100%，在大多数患者中可以达到控尿。Penttinen 等（1989）的一项研究支持这个观点。他们发现术后膀胱颈的活动度和压力传导比率之间有显著的负相关。这表明纠正尿道膀胱解剖结构上的异常可以消除功能上的异常，并恢复控尿。

2. 耻骨后路径的手术适应证 耻骨后膀胱尿道悬吊术适用于女性尿动力学诊断的 SUI 及膀胱颈和近端尿道过度活动者。尽管耻骨后路径手术也可以应用于尿道固有括约肌缺损伴有尿道过度活动引起的 SUI，但是尿道中段悬吊术可能长期疗效更好。

选择经耻骨路径（和经阴道路径相比）取决于许多因素，例如需要开腹手术或者腹腔镜手术来治疗其他盆腔器官脱垂或疾病，盆腔器官脱垂的数量，尿道固有括约肌的情况；患者的年龄和健康状态；既往吊带或网片的并发症；对未来生育的要求；手术者的偏好和专长；以及患者的倾向性。

3. 手术步骤和进入耻骨后间隙的常规路径
患者仰卧位，双腿轻微外展，留置 16F 或者 20F 的三腔 Foley 导尿管，向球囊内注入 20～30 ml 液体。导尿管的引流端应为其重力端，导尿管的进水端应和无菌水相连，根据术中需要，其内有或者没有蓝色的染料。在手术前一小时之内应经静脉预防性应用抗生素预防感染。

术中可以行一个小的下腹横切口。在腹腔内手术完成后，暴露耻骨后间隙，术者的手一直紧靠在耻骨的后方，进入耻骨后空间，将膀胱和尿道轻柔地向下分离。为了能使膀胱界限看得更清楚，可以向膀胱内注入含有美兰或靛胭脂的无菌液体 100 ml。

如果患者既往有耻骨后或其他膀胱颈悬吊手术史，在阴道前壁、膀胱壁、尿道与耻骨联合之间经常会存在致密的粘连或网片片段。分离粘连或网片，使耻骨上粘连的膀胱前壁、尿道、阴道前壁游离，移除网片。如果确定尿道或膀胱的低位边界比较困难，可以行膀胱切开术。这样一个手指放在膀胱内，可以帮助确定膀胱的低位边界，以便更方便的解剖、移动和抬高。

（1）Burch 阴道悬吊术：进入耻骨后间隙后，不能在尿道中线上或膀胱尿道连接处进行任何解剖分离，避免手术创伤。术者的一只非主要操作的手应位于阴道内，掌心朝上，示指和中指位于近端尿道的两侧，用力上抬，直到能够看见尿道周围的白色筋膜和阴道壁。尿道旁分离完成后，通过阴道内的手指向前向上抬举阴道前壁来充分判断阴道的移动性之后，应用 0 号或 1 号延迟吸收或不可吸收缝合线在阴道前壁内尽可能远地向两侧缝合，每侧缝合两针。缝合的最远端位于近端 1/3 尿道的侧旁约 2 cm 处。近端的一针位于膀胱壁侧旁约 2 cm 处，或者稍微靠近膀胱尿道连接处的水平。缝合应该用针平行于尿道缝合阴道壁的全层，但不包括上皮层。在每一边的两针都缝合好之后，再穿过 Cooper's 韧带，这样确保缝合的四针都是从韧带上方穿出，助手应该首先打远端的结，然后是打近端的结，与此同时，术者应用阴道内的手指上抬阴道壁。在缝线的两点之间可以看到线"桥"。在缝合线打结之后，术者可以很轻松地在耻骨后和尿道之间插入 2 个手指，从而防止尿道压向耻骨。阴道悬吊和尿道支撑更多的是依靠纤维组织、尿道旁的瘢痕、闭孔内肌上方的阴道组织和肛提肌筋膜，而不是缝合材料本身（图 12-4-1）。

（2）阴道旁缺陷修补术：阴道旁缺陷代表阴道从骨盆筋膜腱弓撕裂或者是骨盆筋膜腱弓从闭孔内肌上撕裂，阴道旁缺陷修补术的目的是将双侧阴道前外侧沟与其上方覆着的盆内筋膜，在盆筋膜腱弓的水平重新连接到耻尾肌和闭孔内肌及其筋膜上。进入耻骨后间隙后，将膀胱和阴道从中间充分下推，从而使耻骨后间隙两侧看得更清楚，包括闭孔内肌和肛提肌，包含闭孔神经血管

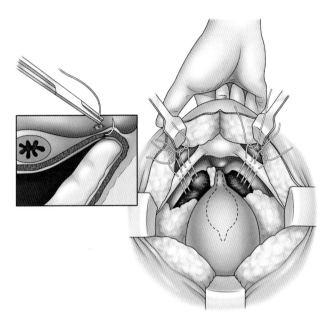

图 12-4-1 Burch 阴道悬吊术

束的闭孔窝。从此处的背面钝性分离直到能够触诊到坐骨棘。

术者的非主要操作的手插入阴道内。轻柔地从中线部位回纳膀胱和阴道壁后，术者抬高阴道的前外侧沟。从阴道顶端附近开始，缝合第一针，首先穿过阴道壁的全层（不包括阴道的上皮层），然后深深地缝合闭孔内肌筋膜或盆筋膜腱弓，此处在其起始端坐骨棘前面 1 ~ 2 cm。第一针打结之后，另外的（3 ~ 5 针）缝线应向着耻骨支方向，沿着阴道壁及其筋膜缝合然后缝合进闭孔内肌，缝针间距大约 1 cm，最远端的缝合线应该尽可能靠近耻骨支，位于耻骨尿道韧带内；或者，如果患者有 SUI，可以在尿道和膀胱颈水平进行双侧的 Burch 缝合。带有中等大小锥形针的 2-0 号或 0 号不可吸收缝合线通常用于阴道旁修补术。在耻骨联合和近端尿道之间应留有空隙，但是稳定的支撑确保了在腹压突然增加时，近端尿道和膀胱底部的下移。

如果手术医生担心缝合会导致膀胱或输尿管梗阻发生，术中膀胱镜检查可以确认输尿管的尿液喷出情况。耻骨后负压引流仅仅适用于术中止血不完全，而又担心术后血肿的情况。通常需要常规保留导尿管 1 ~ 2 天，拔除尿管后监测残余尿量。

（3）经腹腔镜路径：经腹腔镜暴露膀胱颈和骶耻骨韧带，游离尿道和阴道前壁，助手用手指从阴道将尿道膀胱连接部抬高，使之与韧带接近，再将膀胱颈两侧的阴道壁全层（不包括黏膜）分别缝合固定于两侧的盆内筋膜缝线上（Cooper's韧带），共缝 4 针，最近端缝线位于膀胱颈两侧，近端第二针位于膀胱颈尿道结合部，远端第三及第四针位于近端尿道两侧。

4. 临床疗效 早期研究报道有超过 90% 的女性在阴道旁修补术后主观上控尿良好。然而，在一项前瞻性随机研究中，Columbo 等（1996 年）发现，和 Burch 术后 100% 控尿相比，阴道旁缺陷修补术后 3 年仅有 61% 的女性排尿是可控的。

2012 年 Cochrane（2012）的综述结果，开腹 Burch 阴道悬吊术治疗 SUI 是有效的，特别是长期疗效。术后 1 年控尿率为 85% ~ 90%，术后 5 年约为 70%。在 2010 年，Novara 等（2010）发表的系统综述，对阴道悬吊术和其他所有吊带手术的可比性数据进行了荟萃分析，结论是经耻骨后尿道中段吊带手术的患者比 Burch 阴道悬吊术的患者治愈率稍高，但是前者膀胱穿孔更常见。

Brubaker 等（2008）发现无论患者是否有

SUI，在行开腹骶骨阴道固定术的同时行 Burch 术可以提高患者控尿率。行开腹骶骨阴道固定术的同时行 Burch 术的优点还没有被广泛报道，所以在行开腹骶骨阴道固定术的同时预防性实施抗尿失禁手术仍是有争议的。尿道中段悬吊术常和开腹骶骨阴道固定术同时实施来治疗显性和隐匿性 SUI。来自韩国的一项队列研究（Moon et al，2011）表明，行开腹骶骨阴道固定术的患者同时行经闭孔悬吊术比同时行 Burch 手术治愈率更高，功能结局更好。

增加耻骨后阴道悬吊术失败风险的临床情况有：以尿急为主、肥胖、绝经雌激素水平低下——未经过激素替代治疗、子宫切除术史、抗尿失禁手术史和重度盆腔器官脱垂。高龄和同时行子宫切除术与阴道悬吊术治愈率低并不相关。尿道内在括约肌缺损的患者，如果尿道是高移动性的，也许更适合吊带手术；如果尿道不过度移动，更适合尿道注射填充剂。

在尿动力学表现为 SUI 的患者中有 30% 合并逼尿肌过度活动或急迫性尿失禁，常用混合性尿失禁来描述。另外，尿动力学表现为 SUI 的患者，术前有稳定的膀胱内压图，在进行阴道悬吊术后，约有 15% 的患者会出现新发逼尿肌过度活动。

Burch 手术也许倾向于将尿道过度抬高并固定在耻骨后的位置。Hilton and Stanton（1983）发现成功进行 Burch 手术的术后患者的加压尿道压力描记图与排尿可控的受试者的加压尿道压力描记图并不相同，在接近尿道一半处压力传导比例显著超过 100%。患者还会出现尿流率降低，在最大尿流率时增加逼尿肌的压力。这些发现提示一个额外的机制结果，也许是尿液部分流出受阻。Bump 等（1988）证实术后排尿异常和逼尿肌不稳定的患者，都存在压力传导比例显著超过 100%。这支持一个假说，即梗阻也许在抗 UI 手术后排尿功能异常和逼尿肌不稳定中有一定作用。阴道旁缺陷修补术并不会将膀胱颈和近端尿道过度抬高，因此，该术式对 SUI 治愈率较低，但是术后尿急和排尿功能障碍的问题也会少。

5. 并发症

（1）排尿困难：Burch 阴道悬吊术后极少发生输尿管梗阻，发生的原因是抬高阴道和膀胱底使输尿管发生伸展或扭曲。一项研究报道了在 483 例行 Burch 阴道悬吊术的患者中，有 3 例出现单侧输尿管梗阻和 3 例双侧输尿管梗阻（1.2%）。在拆除缝线或放置输尿管支架后所有患者都成功治愈。尚没有输尿管被切断的报道。

阴道悬吊术可以改变原始的排尿模式，而且增加了一个梗阻的元素，这个元素打破了排尿力量和抵抗尿液流出力量之间的平衡，导致了术后立即发生的及迟发的排尿困难。尿动力学检查可以发现阴道悬吊术后的变化，包括尿流率降低，在最大尿流率时逼尿肌的压力增加，以及尿道阻力增加。

尿动力学检查也许可以用于预测术后早期排尿困难，尽管它的预测价值还没有被普遍证实。Kobak 等（2001）的一项研究显示，Burch 阴道悬吊术后延迟排尿的危险因素包括高龄、既往 UI 手术史、膀胱排尿初感觉迟钝、残余尿量多和术后膀胱炎。排尿过程中增加腹压和术后排尿时间延长无相关性。

（2）OAB：OAB 是公认的耻骨后手术后并发症。术前尿动力学证实的 SUI 和膀胱稳定的患者，行 Burch 阴道悬吊术后随访 5 年，充盈期膀胱压力测定证实的逼尿肌过度活动发生率为 7% ～ 27%。在有膀胱颈手术史或术前既有逼尿肌过度活动又有 SUI 的患者中，术后 OAB 更常见。导致这种现象的机制尚不明确。正如前所述，过度提高尿道或压迫尿道可以导致部分尿液流出受阻，从而引起尿急。无论发生机制是什么，术后 OAB 预计会发生在一小部分但很重要的患者中。进行耻骨后尿道固定术的患者应该明白，这个手术即使治愈了 SUI，也可能会导致尿急和急迫性尿失禁。

（3）肠疝和直肠膨出：行 Burch 阴道悬吊术可能会增加未来阴道顶端和阴道后壁脱垂的风险。这个观察和其他阴道重建手术一样，对阴道某个部位进行悬吊术可以导致其他未修补部分的新的脱垂。因此，在进行耻骨后阴道悬吊术时同时行子宫直肠窝封闭术，比如子宫骶骨韧带缩短术、Moschcowitz 术式、McCall 后穹隆成形术，来预防肠疝的形成，尽管这种预防性措施的实际有效率尚不清楚。

（三）膀胱颈黏膜下填充剂注射治疗SUI

1. 手术指征

（1）膀胱颈后尿道无明显下移的Ⅲ型 SUI。

（2）曾行其他手术失败，疗效欠佳，但膀胱颈后尿道位于相对正常的位置。

（3）膀胱颈后尿道黏膜无明显的瘢痕化。

2. 手术方法　穿刺针进入距膀胱颈 0.5 cm 的黏膜下，大约位于黏膜下层的层次，注射填充剂 2～4 ml，以隆起的黏膜占据一半左右的后尿道空间为适度，同时进行另一侧膀胱颈黏膜下注射。治疗结束嘱患者咳嗽，观察是否有尿液漏出，如仍有 SUI，可再行膀胱颈黏膜下注射填充剂直至膀胱颈两侧黏膜完全闭合，咳嗽无尿失禁发生。对某些后尿道腔较大的患者，可能需要注射两次以上。

（四）生物材料膀胱颈吊带治疗SUI

使用患者自体组织作为吊带放置在尿道下方始于 20 世纪初，近 20 余年才得以发展，虽然开始是取之患者的自体组织，但目前使用各种类型的生物材料，包括同种异体移植物、异种异体移植物。最常见的阴道旁吊带仍为自体腹直肌筋膜。治疗原理是支持远端尿道和膀胱颈，长期疗效不是取决于悬吊缝合的完整性，而是吊带穿过盆内筋膜纤维的过程。

（五）合成材料尿道中段吊带术

合成材料尿道中段吊带术（synthetic midurethral slings，MUSs）因为其高效、微创、并发症少、恢复快等优点，已经成为 20 世纪最常用的治疗 SUI 的手术。1990 年发明了耻骨后MUS，手术在于悬吊直肠近端尿道和膀胱颈，而 UImsten 和 Petros 于 1995 年基于整体理论，强调尿道中段悬吊，及无张力悬吊。第一个耻骨后MUS 的吊带是无张力阴道吊带手术（ension free vaginal tape，TVT，gynecare somerville，NJ），穿刺路径从下（经阴道）到耻骨上（bottom-up），后续有其他种类的吊带套盒，包括从上往下（top-down），穿刺器从前腹壁到阴道切口，如 SPARC

（American Medical Systems，Minnetonka，MN）。Ogah 等（2009）的荟萃分析显示，TVT 与 SPARC 相比，主观和客观治愈率 TVT 分别为 85% 和 92%，高于 SPARC 的 77% 和 87%，且排尿困难、膀胱穿孔、网片暴露的并发症更低。

1. 耻骨后尿道中段吊带术

（1）手术指征：首次和二次压力性尿失禁手术，尿道高度移位，尿道内在括约肌功能障碍，伴随 POP 的压力性尿失禁，复发性尿失禁。

（2）禁忌证：绝对禁忌包括有生育要求和计划怀孕的患者，现行抗凝血治疗，前次盆腔手术可能存在严重盆腔粘连，下中央型疝，妊娠。相对禁忌包括盆腔粘连（可能小肠固定于耻骨后方），尿路感染，神经源性膀胱如脊柱裂。

（3）操作方法：（以 TVT 为例）：推荐阴道前部尿道处和耻骨联合前部局部麻醉加静脉注射镇静剂，或采用腰麻或硬膜外麻醉。用 18F Foley 导尿管排空膀胱，导管囊确定膀胱颈位置，测量尿道长度。在腹部耻骨联合上 1～2 cm，距离中线两侧 2～3 cm 做两个腹部切口。在尿道中部水平做一个阴道中线切口长 1.5 cm。利用组织剪分离尿道和阴道间隙，将引导器插入 18F Foley 导尿管，重新放置 18F Foley 导尿管，向同侧的小腿移动手柄，导针从同侧通过尿道旁筋膜，进入耻骨后间隙，从腹部切口穿出。导针每次穿过后，进行膀胱镜检查，如果穿孔，取出再穿刺。去除吊带护套前，调节吊带的张力，在吊带和尿道之间插入钝性器械如组织剪，拉动吊带的腹部端使组织剪和吊带微微接触，保证吊带无张力（图 12-4-2，图 12-4-3）。

（4）并发症：术前准确诊断，推荐尿动力学检查了解膀胱逼尿肌功能，是否有残余尿。绝经后患者注意阴道壁状况，必要时使用雌激素。膀胱穿孔：发生率 3%～5%，膀胱镜检查时，膀胱应充盈到 250～300 ml，穿孔通常发生在膀胱前壁 1 点到 11 点的位置，术中发现膀胱穿孔，取出穿刺器重新穿刺，术后保留导尿管 7 天。如果尿道损伤，最好等待尿道愈合后再行手术，防止侵蚀尿道。阴道出血：如果阴道出血持续存在，直接按压 5～10 分钟；如果持续大出血，应进一步检查。耻骨后血肿：多数为静脉血肿，如血

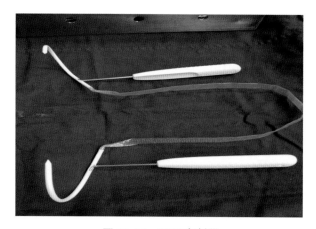

图 12-4-2　TVT 穿刺器

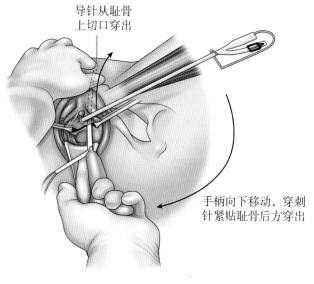

导针从耻骨上切口穿出

手柄向下移动，穿刺针紧贴耻骨后方穿出

图 12-4-3　TVT 穿刺路径

肿小于 4 ~ 5 cm，无须手术治疗；如血肿大于 6 cm，应考虑局麻下引流。术后不能排尿：术前排出逼尿肌功能障碍，术后保留尿管 24 ~ 72 小时。术后 5 ~ 10 天不能排尿，可局麻下打开尿道切口，将吊带网片下拉。10 天后仍不能排尿，通过局麻下的阴道切口，从中线剪断吊带。尿道损伤：不能放置网片。吊带侵蚀：缝合不当，早期性交，感染，阴道萎缩或损伤均可造成网片暴露，使用抗生素和雌激素治疗可治愈，部分患者需要剪除突出网片。血管损伤：穿刺时太过贴近

盆壁，或者患者定位时小腿过度弯曲均可造成血管损伤。当小肠粘连固定于耻骨联合后方时可能发生肠紊乱，术前加强评估，穿刺导针紧贴耻骨后间隙。

2. 经闭孔尿道中段吊带术（TVT Obturator，TVT-O）　因为耻骨后 MUS 需要盲操作，虽然膀胱穿孔，血管损伤和肠损伤的风险很低，但为了避免这些并发症，法国医生 Delorme 在 2001 年提出经闭孔的尿道中段悬吊术，并于 2002 年发表论文（Delorme，2002），2003 年 de Leval（2003）报道了从内向外的手术。经闭孔吊带（transobturator tape，TOT）特殊设计的穿刺针或者从腹股沟到阴道切口（从外到内），或从阴道切口到腹股沟（从内到外），TOT 对 SUI 的作用机制与 TVT 相同。

（1）手术指征：基本同 TVT，对于 ISD 患者建议 TVT。TOT 多和 POP 手术同时进行。

（2）操作方法及手术程序（以从内向外为例）：患者平躺在手术台上时臀部应和手术台边水平，患者的双腿应该被放置在膀胱截石位的位置并且髋骨过度弯曲在腹部之上。推荐阴道前部尿道处和耻骨联合前部局部麻醉加静脉注射镇静剂，或采用腰麻或脊髓硬膜外麻醉。用 18F Foley 导尿管排空膀胱，导管囊确定膀胱颈位置，测量尿道长度。标记大腿出口点，在尿道中部水平做一个阴道中线切口，长 1.5 cm。利用组织剪分离尿道和阴道间隙，45 度角锐性分离至闭孔膜并打孔。插入蝶形导引杆后插入螺旋手柄，然后移走蝶形导引杆，处于中心位置时旋转螺旋手柄。帮助器械经过闭孔内肌、闭孔膜、闭孔外肌、大收肌、短收肌、阔筋膜、皮下，经皮肤切口穿过。抓紧塑料套管尖端并且稳定套管，然后从相反方向撤除螺旋导杆。拔出塑料套管，使吊带完全通过皮肤。同法处理对侧。调整吊带松紧度，抽出塑料外套，关闭切口（图 12-4-4，图 12-4-5）。

（3）手术疗效：大样本的随机对照研究（Richiter et al，2010），比较了经闭孔 MUS 与耻骨后路径对 SUI 的治疗效果，经闭孔 MUS 客观治愈率略低于耻骨后 MUS（84%/88%，RR0.96，95%CI 0.93-0.99，n=2434，17 个研究），但经闭孔 MUS 的排尿功能障碍，出血和膀胱穿孔的

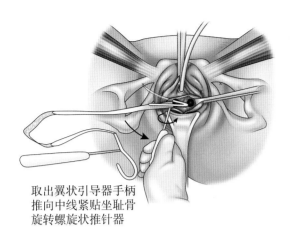

取出翼状引导器手柄
推向中线紧贴坐耻骨
旋转螺旋状推针器

图 12-4-4　TVT-O 穿刺路径

比率低于经耻骨后 MUS（0.3%/5.5%，RR0.14，95%CI 0.07-0.26），手术时间也较短。前瞻性队列研究（Nilsson et al，2008）显示 TVT 11 年随访结果，客观治愈率达到 77%。既往耻骨后 MUS 与开腹 Burch 疗效比较的荟萃分析，结果显示疗效相当。

多数研究显示，ISD 患者采取 TVT 手术，疗效更好。Schierlitz 等（2012）对于 164 名 ISD 的患者随机采取 TVT 或 TOT 对照研究，结果显示，手术后 3 年 TOT 组 20% 和 TVT 组 1.4% 的患者行第二次手术，Pradhan 等（2012）综述分析复发型的 SUI 患者的再次手术疗效，显示 TVT 的成功率高于 TOT 手术。

系统综述（Jain et al，2011）分析了 MUS 手术对于混合型尿失禁疗效，发现其对 SUI 有很好的疗效（85% ~ 97%），但对于尿急和急迫性尿失禁的治愈率低（30% ~ 85%），TVT 和 TOT 手术疗效相当。

（4）并发症：TOT 手术后有 4% ~ 8% 的患者发生暂时的排尿功能障碍，新发尿急和急迫性尿失禁的比率为 6%（Ogah et al，2009），处理同 TVT。腹股沟区疼痛为 10% ~ 15%，通常在患者外展和内收大腿时发生，术后可以使用局麻药、非类固醇抗炎药止痛，必要时去除吊带。TVT-Abbrevo 吊带不穿过腹股沟肌群，可避免腹股沟疼痛。吊带暴露时可发生性交痛，剪除吊带。

3. 单切口小吊带　为了减少耻骨后 MUS 膀胱穿孔的风险和 TOT 手术后腹股沟区的不适和疼痛，单切口小吊带于 2006 年进入临床，吊带铆钉于闭孔内肌或盆内筋膜上，但美国 FDA 要求提供更长期的有效性和安全性研究。

（六）尿道注射治疗

尿道注射可以增加尿道旁组织的体积，促进尿道壁的闭合，最终导致尿失禁患者尿流阻力的增加。一些研究也发现尿道注射治疗后尿道括约肌收缩力的增加。理想的尿道注射治疗所用的材

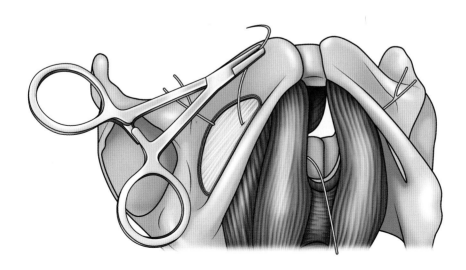

图 12-4-5　TVT-O 穿刺路径解剖

料需要具备以下条件：非转移性、抗炎性、低致敏性、降解慢及抑制纤维化，遗憾的是目前尚未发现具备以上所有特点的注射材料。目前常用的材料包括聚丙烯酰胺凝胶、牛胶原蛋白凝胶等。其他生物材料，包括培育后的自体细胞注射，尚在研究当中。

1. 手术指征　同 TVT。

2. 操作方法及程序

（1）患者平躺在手术台上时臀部应和手术台边水平，患者的双腿应该被放置在膀胱截石位的位置并且髋骨过度弯曲在腹部之上。

（2）尿道局部麻醉：20 ml 2% 利多卡因凝胶推入尿道内。

（3）用 18F Foley 导尿管排空膀胱。

（4）选择注射点，通常初次注射选择尿道的3点和9点位置，对于一些患者单点注射也是可行的。

（5）注射 1% 利多卡因溶液 0.5 ml 加强麻醉，患者先感受到针刺感，然后是烧灼感，最后感觉消失。

（6）填充剂注射，每个注射点填充剂注射不应超过 0.5 ml。

（7）再次排空膀胱。

第五节　SUI的随访

对于盆底肌锻炼及药物治疗的轻中度 SUI 患者，在治疗后 2 ~ 6 个月内进行评估。评估内容包括主观自我评价和客观评价。主观评价推荐使用问卷，如国际尿失禁咨询问卷（International Consultation on Incontinence Questionnaire，ICIQ）、性功能问卷（Prolapse and Incontinence Sexual Function Questionnaire，PISQ）。客观评价可使用排尿日记、尿垫试验及尿动力学检查。

对于行抗 UI 手术的患者，推荐在术后 6 周内至少进行一次随访，主要了解近期并发症。6周以后主要了解远期并发症及手术疗效。手术疗效的主观指标推荐患者使用问卷进行自我评价，指标包括 UI 次数和量、生活质量评分等。客观指标推荐排尿日记及尿垫试验；可选尿动力学检查，如尿流率测定及 B 超测定残余尿量。术后还需随访近期和远期并发症。术后近期并发症包括出血、血肿形成、感染、膀胱尿道损伤、尿生殖道瘘、神经损伤、排空障碍等。远期并发症有：生殖器官脱垂、性交痛、UI 复发、慢性尿潴留及吊带的侵蚀等。

（杨　欣　汪　莎　刘　巍　谈　诚）

参考文献

中华医学会妇产科学分会妇科盆底学组，2017．女性压力性尿失禁诊断和治疗指南（2017）．中华妇产科杂志，52（5）：289-293.

中华医学会尿控学组，2014．女性压力性尿失禁诊治指南．中华外科杂志，11（20）：1550-1552.

朱兰，等，2006．北京地区成年女性尿失禁的流行病学研究．中华医学杂志，86（11）：728-731.

Bourcier A，1994. Physiologic therapy for female pelvic floor disorders . Curt Opin Obstet Gynecol，6：331-335.

Brubaker L，et al，2008. Two-year outcomes after sacrocolpopexy with and without Burch to prevent stress urinary incontinence. Obstet Gynecol，112：49.

Bump RC，et al，1988. Dynamic urethral pressure profilometry pressure transmission ratio determinations after continence surgery：understanding the mechanism of success，failure，and complications. Obstet Gynecol，72：870.

Columbo M，et al，1996. A randomized comparison of Burch colposuspension and abdominal paravaginal defect repair for female stress urinary incontinence. Am J Obstet Gynecol，175：78.

Dargent D，et al，2002. Insertion of a sub-urethral sling

through the obturating membrane for treatment of female urinary incontinence. Gynecol Obstet Fertil, 30: 576.

DeLancey JOL, 1994. Structural support of the urethra as it relates to stress urinary incontinence: the hammoch hypothesis . Am J Obstet Gynecol, 170: 1713.

de Leval J, 2003. Novel surgical technique for the treatment of female stress urinary incontinence: transobturator vaginal tape inside-out. Eur Urol, 44: 724.

Enhorning Ge, 1976. Concept of urinary continence [J] . Urolint, 31 (1-2): 3-5.

Fantl JA, et al, 1994. Estrogen therapy in the management of urinary incontinence in postmenopausal women: a meta-analysis. First report of the Hormnnes and Urogenital Therapy Committee, Obstet Gynecol, 83: 12-18.

Grady D, el al, 2001. Postmenopausal hormones and incontinence: the Heart and Estrogen/Progestin Replacement Study, Obstet Gynecol, 97: 116-120.

Health N, 2013. Urinary Incontinence in Women: The Management of Urinary Incontinence in Women. Rcog Press, 60 (8): 906-911

Hilton P, et al, 1983. A clinical and urodynamic evaluation of the Burch colposuspension for genuine stress incontinence. Br J Obstet Gynaecol, 90: 934-939.

Jain P, et al, 2011. Effectiveness of midurethral slings in mixed urinary incontinence: a systematic review and meta-analysis. Int Urogynecol J, 22: 923.

Kegel AH, 1951. Physiologic therapy for urinary incontinence Jam Med ASSOC, 146: 915-917.

Kobak WH, et al, 2001. Determinants of voiding after three types of incontinence surgery: a multivariable analysis. Obstet Gynecol, 97 (1): 86-91.

Lapitan MC, et al, 2012. Open retropubic colposuspension for urinary incontinence in women. Cochrane Database Syst Rev, Jun 13; 6: CD002912.

Moon YJ, et al, 2011. Comparison of Burch colposuspension and transobturator tape when combined with abdominal sacrocolpopexy. Int J Gynaecol Obstet, 112: 122.

Nilsson CG, et al, 2008. Eleven years prospective follow-up of the tension-free vaginal tape procedure for treatment of stress urinary incontinence. Int Urogynecol J Pelvic Floor Dysfunct, 19: 1043.

Novara G, et al, 2010. Updated systematic review and meta-analysis of the comparative data on Colposuspensions, Pubovaginal Slings, and Midurethral Tapes in the surgical treatment of female stress urinary incontinence. Eur Urol, 58 (2): 218-238.

Ogah J, et al, 2009. Minimally invasive synthetic suburethral sling operations for stress urinary incontinence in women. Cochrane Database Syst Rev, 4: CD006375.

Penttinen J, et al, 1989. Colposuspension and transvaginal bladder neck suspension in the treatment of stress incontinence. Gynecol Obstet Invest, 28 (2): 101-105.

Petros P, et al, 1990. An integral theory of female urinary incontinence. Acta Obstet Gynecol Scand, 153 (suppl): 7.

Practice Bulletin No, 2015. 155: Urinary Incontinence in Women [J] . Obstet Gynecol, 126 (5): e66-e81.

Pradhan A, et al, 2012. Effectiveness of middurethral slings in recurrent stress urinary incontinence: a systematic review and meta-analysis. Int Urogynecol J, 23: 831.

Richiter HE, et al, 2010. Retropublic versus transobturator midurethral slings for stress incontinence. N Engl J Med, 362: 2066

Schierlitz L, et al, 2012. Three-year follow-up of tension-free vaginal tape compared with transobturator tape in women with stress urinary incontinence and intrinsic sphincter deficiency. Obstet Gynecol, 119 (2pt1): 321.

Stanislav P, 1985. New Method for Testing and Strengthening of Pelvic Floor Muscles, International Continence Society, 15th Annual Meeting.

Steinauer JE, el al, 2005. Postmenopausal hormones therapy: dose it cause incontinence?, Obstet Gynecol, 106: 940-945.

Snooks SJ, et al, 1984. Abnormalities of the urethral striated sphincter musculature in incontinence. Br J Urol, 56: 401.

Zhang L, et al, 2015. A Population-based Survey of the Prevalence, Potential RiskFactors, and Symptom-specific Bother of Lower Urinary Tract Symptoms in Adult Chinese Women. Eur Urol, 68 (1): 97-112.

Zhang W, et al, 2005. Prevalence and Risk Factors of Lower Urinary Tract Symptoms in Fuzhou Chinese Women. Eur Urol, 48 (2): 309-313.

第十三章

急迫性尿失禁

第一节 流行病学

尿失禁（urinary incontinence，UI），国际尿控协会（International Continence Society，ICS）将其定义为"任何尿液不自主地流出"，被世界卫生组织认为是威胁成年女性身心健康的 5 种主要慢性疾病之一，其全球各地发病率为 5% ~ 69%（Minassian et al，2003；Cerruto et al，2013）。

急迫性尿失禁（urge urinary incontinence，UUI）指伴随突然而强烈的尿意出现的不自主尿液自尿道外口溢出，急迫排尿感未被抑制或未及时到达厕所而发生尿失禁，且常出现膀胱完全排空。尽管这一疾病为非致死性疾病，但会给患者带来焦虑、尴尬和沮丧等不良情绪，导致患者社交障碍，严重影响患者的工作和生活。

汇总分析包括美国、欧洲、亚洲和非洲的总调查人数超过 5 000 例的 21 项研究，在 18 ~ 20 岁以上女性中，急迫性尿失禁发病率为 1.6% ~ 22.8%，在 30 ~ 40 岁以上女性人群中，发病率为 7.0% ~ 30.3%（Milsom et al，2014）。各地区发病率的报道不一，初磊等对上海 7 884 例成年女性的尿失禁流行病学研究显示，急迫性尿失禁发病率为 2.1%，急迫性尿失禁合并压力性尿禁发病率为 2.5%（初磊等，2015）。卢实等对武汉 1 067 例 40 ~ 65 岁城镇妇女进行流行病学统计得出，急迫性尿失禁人群比率高达 21.6%（卢实等，2016）。此外，本病发病率随年龄增大而上升，Amundsen 等对美国 2 245 例中老年女性的统计结果显示，45 岁以上女性的急迫性尿失禁发病率为 17%，而 75 岁以上女性的发病率增加为 27%（Amundsen et al，2015）。

第二节 病 因 学

目前，临床上对 UUI 的病因并不十分明确，按发病机制不同分两类：①逼尿肌过度活动（detrusor overactivity，DO）：逼尿肌不稳定（detrusor instability，DI）、逼尿肌反射亢进（detrusor hyperreflexia，DHR）；②膀胱感觉过敏：膀胱初始尿意容量 < 100 ml。

有学者对老年妇女膀胱逼尿肌的超微结构进行电镜观察，以明确膀胱逼尿肌是否存在特异形态学改变及其与逼尿肌过度活动、低张性及不稳定性的相关性。研究结果表明急迫性尿失禁是由伴随年龄增大所致的膀胱退行性改变造成的（Caraway et al，2010）。

有观点认为，脑血管因素在老年妇女急迫性尿失禁中具有重要作用，应引起足够重视。有学者认为大脑额叶皮质是排尿控制中枢，大脑前额叶皮质直接投射纤维到下丘脑、中脑导水管周围灰质，前额叶纹状体通路也可能发挥重要作用。临床观察发现前额叶及周围大脑皮质的损伤将导致显著的下尿路功能障碍，这些研究已被脑功能成像研究所证实（Sakakibara et al，2010；Fowler et al，2009）。

此外，还发现了组织的缺血-再灌注会导致急迫性尿失禁的发生，并可在膀胱组织中检测到低氧诱导因子、转化生长因子β、血管内皮生长因子、神经生长因子等的表达上调（Compérat et al，2006）。

另有研究发现，在急迫性尿失禁患者和无症状健康人群膀胱内均有多种细菌定植，但菌群不同，当菌群改变时可导致急迫性尿失禁的发生，菌群的多样性丢失与急迫性尿失禁的症状严重程度相关（Karstens et al，2015）。

第三节　临床表现

根据ICS的定义，当有强烈尿意，又不能由意志控制而尿液经尿道流出，患者经常说"我必须马上去卫生间，但有时还没等我到卫生间就尿出来了"。急迫性尿失禁的临床特点是在尿意感后立即发生的尿失禁，受活动及环境，如流水声、寒冷刺激等诱发，有的伴有尿频等症状。尿频通常是指24 h内排尿≥8次，夜间排尿≥2次，每次尿量<200 ml，常在膀胱排空后仍有排尿感。膀胱过度活动症（overactive bladder，OAB）是由尿频、尿急、急迫性尿失禁等症状组成的症候，这些症状既可单独出现，也可以任何复合形式出现。

第四节　病情评估

一、病史

①典型症状：包括排尿日记评估；②相关症状：排尿困难，尿失禁，性功能，排便状况等；③相关病史：泌尿及男性生殖系统疾病及治疗史，月经、生育、妇科疾病及治疗史，神经系统疾病及治疗史。仔细询问有无血尿、脓尿及发生尿失禁的诱因、频率、每次尿失禁的尿量、严重程度等，有助于了解尿失禁的类型。

二、体格检查

1. 一般体格检查　包括血压、脉搏、心率、呼吸等检测及心肺听诊、腹部体检如触诊等检查。

2. 特殊体格检查　包括泌尿系统、神经系统、女性生殖系统等等。腹部和盆腔检查应注意有无外伤及手术瘢痕。肾区的叩诊、输尿管走行处有无压痛点等检查有助于泌尿系疾病的检出。外阴及大腿内侧皮疹提示尿失禁病程长短。妇科检查应观察是否有盆腔器官脱垂。诱发试验、棉签试验有助于鉴别压力性尿失禁。同时需要行神经系统检查：双下肢肌力是否下降，会阴部感觉是否缺失，球海绵体肌反射是否存在、肛门括约肌张力有无亢进或减退等。

3. 辅助检查　实验室检查包括尿常规、尿培养、血生化等。

尿液分析是患者最基础的检查项目，可以明确尿路有无感染及出血，若考虑有尿路感染，疑有泌尿或生殖系统炎症者应进行尿液、尿道及阴道分泌物的病原学检查及常见抗菌药物的药敏试验。若考虑泌尿系肿瘤的可能，需要行尿细胞学检查，在膀胱癌中，根据期别不同，尿细胞学检查阳性率为29%～84%（Caraway et al，2010）。

近年来，已发现BTA stat、BTATRAK、NMP22、BLCA-4、Survivin等多种分子标志物能提高尿细胞学检查的阳性率，并已进入临床应用（Schmitz-Dräger et al，2015）。

怀疑泌尿系其他疾病者根据情况行KUB、

IVU、泌尿系内腔镜、CT 或 MRI 检查。X 线造影检查能发现膀胱结石、憩室和瘘管等。膀胱镜检查膀胱内有无炎症、结石、肿瘤、憩室等，并且可对可疑部位活检。

尿动力学检查是诊断和鉴别诊断尿失禁的最可靠检查手段，通过测定膀胱容量、充盈期膀胱压力、尿道压力、漏尿点压力、膀胱逼尿肌是否稳定、尿流率、残余尿量等指标，能有效鉴别压力性、急迫性和混合性尿失禁，并能对急迫性尿失禁作出分型诊断。尿动力学检查指征：尿流率减低或残余尿增多；首选治疗失败或出现尿潴留；在任何侵袭性治疗前，对筛选检查中发现的下尿路功能障碍需进一步评估。

急迫性尿失禁分为感觉急迫性尿失禁和运动急迫性尿失禁。感觉急迫性尿失禁对温胀等变化敏感，通常膀胱容量下降，达到一定容量时即出现强烈尿意并漏尿。运动急迫性尿失禁充盈期间可见自发或诱发的无抑制性膀胱逼尿肌收缩伴尿液漏出。

典型的 UUI 尿动力特点：①运动急迫性尿失禁可见自发性或诱发性的无抑制逼尿肌收缩、不稳定膀胱、低顺应性膀胱等压力曲线；②感觉急迫性尿失禁可见膀胱容量下降，感觉敏感，达到一定容量时有强烈的排尿要求，不能忍耐，逼尿肌强烈收缩而出现尿失禁；③尿道压力正常；④可进行逼尿肌漏尿点压力检测。

逼尿肌活动度指在膀胱充盈过程中逼尿肌表现出的活动性，其中包括 DO，即在储尿期出现逼尿肌无抑制性收缩，DO 伴随尿液漏出，则是急迫性尿失禁的表现（张晓薇等，2017）。

第五节 治 疗

一、特发性OAB的治疗原则

（一）首选治疗

1. 盆底肌训练　盆底肌训练能增强盆底肌的收缩力及尿道闭合压，还可以反射性或自主性地抑制逼尿肌过度活动，减少逼尿肌不自主收缩而引起的漏尿。推荐的盆底肌训练方案为：每日收缩盆底肌 100 次左右，分 3 次完成。每次用最大力量收缩 5 ~ 6 s，放松 10 s，连续 30 次，持续锻炼 8 ~ 12 周。盆底肌训练不受时间及场地限制，简单，无不良反应，但需要医生指导，不要在收缩盆底肌的同时收缩腹肌及腿部肌肉。

2. 排尿行为治疗　对于频繁排尿患者，可有意识逐渐延长排尿的时间间隔，在出现尿意时，通过反复盆底肌收缩或深而慢的呼吸及转移注意力等方法，等待尿意感消除后再去排尿。可每周延长排尿间隔时间 15 ~ 30 min，逐步延长到排尿间隔 2 ~ 3 h。

3. 物理治疗

（1）手法按摩：可疏通经络、调气血、补虚弱、舒筋通络、活血祛瘀，使小腹肌力增强，盆腔及下肢的循环得到改善，提高患者盆底肌肉张力及自控尿能力，降低或避免尿失禁的发生，同时还可增加阴道紧缩程度，更有利于夫妻生活的改善。

（2）盆底康复治疗仪：通过给予阴道内放置的电极不同参数而发挥电刺激的作用，使患者盆底肌肉被动进行收缩与放松，从而唤醒肌肉本体的感受器，达到恢复盆底肌力，提高患者自控尿能力的目的。孙梅芳等采用盆底肌电刺激治疗及盆底肌肉锻炼治疗 158 例盆底功能障碍性疾病（pelvic floor dysfunction，PFD）患者，结果显示患者盆底器官功能明显改善（孙梅芳等，2015）。

（3）生物反馈治疗：生物反馈技术是利用电极（通常是阴道电极）采集体表肌电信号或者用压力传感器采集阴道张力，通过数字化信号处理后，用语音或者图像等直观形式将膀胱活动反馈给患者，患者则根据提示直接感知膀胱活动，并有意识地进行自我控制，达到抑制膀胱收缩的目的。Herderschee 等研究发现，生物反馈联合盆底肌训练比单纯盆底肌训练更能有效治愈或改善尿失禁症状（Herderschee et al，2011）。Olivera 等的一项系统性回顾分析研究发现，生物反馈联合盆底肌训练对尿频、尿急等主观症状的改善效果优于电刺激联合盆底肌训练及单纯盆底肌训练（Olivera et al，2016）。

（4）电/磁刺激：周围神经电刺激或磁刺激也被提倡，所采用的位点有肛门、阴道、大腿和胫后神经区域（经皮电刺激）。一般来说，随着刺激位点与中枢神经系统距离的加大，临床效果将逐渐降低。电/磁刺激：研究发现电刺激能重组脊髓反射，调节大脑皮质活动，在动物实验中，能通过抑制副交感神经，使膀胱松弛。电刺激还能协调盆底肌收缩能力，改善盆腔内血液循环等内环境，促进损伤神经功能的恢复及神经反射的建立（Schreiner et al，2013；陈欢等，2018）。磁刺激是一种体外非侵入性的能够传输电流激活深层组织层的神经的技术，使用磁场在体内产生电流，无痛，与电刺激不同，其为非侵入性操作，实施更为方便。对患者每周2次，连续5周治疗，50%以上的患者有所改善，膀胱容量显著增加（Barker et al，1987）。Lo等研究了49例磁神经刺激的压力性尿失禁的患者和44例膀胱过度活动症的患者，用电磁椅持续9周，每周两次的刺激，结果发现48%的膀胱过度活动症患者和33%的压力性尿失禁患者的症状得到了改善（没有紧迫感、尿频或失禁），21例患者未能完成治疗（Lo et al，2013）。

4. 药物治疗 首选托特罗定，也可选用其他抑制逼尿肌收缩药物。

（1）抗胆碱药物：治疗急迫性尿失禁的一线药物，其作用机制为阻断副交感神经释放的乙酰胆碱和M受体的结合，从而抑制膀胱逼尿肌收缩、增加膀胱容量，改善患者尿频、尿急、夜尿及尿失禁现象。第3届国际尿失禁咨询委员会综合对药物的评估后，A级推荐的抗毒蕈碱药物有：托特罗定、曲司氯铵、达非那新、索利那新、奥昔布宁、丙哌维林。

①托特罗定：竞争性M胆碱受体拮抗剂，对膀胱有部分选择性，对膀胱的选择性高于唾液腺，因而不良反应小，其耐受性高于奥昔布宁（Azimine-koo et al，2014）。

②奥昔布宁：M胆碱能受体阻滞药，能竞争性抑制膀胱平滑肌上的乙酰胆碱和神经节后胆碱能受体结合位点，可使膀胱平滑肌松弛，已在临床应用多年，其有效性得到广泛证实，但约有80%患者出现口干等药物不良反应，高达83%的患者因不能耐受不良反应而停药。对老年患者，还可能出现便秘、晕厥、心肌缺血等严重不良反应（Gibson et al，2014）。针对其不良反应多，目前临床已有奥昔布宁凝胶制剂，2009年已通过美国FDA批准，疗效与口服制剂相当，不良反应明显减少（Wagg，2012；Vozmediano-Chicharro et al，2018）。

③曲司氯铵：季胺类化合物，作用于胆碱能神经所支配效应器上的M受体，能拮抗乙酰胆碱对M受体的作用，具有解痉作用。其副交感神经阻滞作用可引起膀胱平滑肌的舒张，使膀胱容量增加。本品脂溶性低，不易通过血脑屏障，不会产生中枢神经系统不良反应，疗效与奥昔布宁相当，不良反应明显少于托特罗定（Singh-Franco et al，2005）。

④达非那新（darifenacin）：选择性M_3受体阻滞剂，对M_3受体的选择性比其他受体亚型高数十倍，抑制膀胱收缩的同时，不产生认知功能损害及心血管的不良反应，临床耐受性好，是老年患者的理想药物（Kay et al，2008）。

⑤琥珀酸索利那新：在膀胱，M_2受体是主要的胆碱受体，而M_3受体在功能上更加重要，直接介导逼尿肌收缩。M_2受体可能通过几种机制调节逼尿肌收缩，主要在病理状态下引起膀胱收缩，如神经损伤、糖尿病和老化。治疗膀胱过度活动症的药物应对M_3受体有良好的拮抗作用，且对M_3受体有高度选择性。琥珀酸索利那新是一种新型的特异性M_3受体阻滞剂，其对膀胱M_3受体的亲和力是对唾液腺的6.5倍左右，可以选择性拮抗乙酰胆碱与M_3受体的结合能力，其主要的机制为诱发钙离子耦合激活膀胱肌、逼尿肌，能够明显缓解膀胱过度活动症患者的尿频、尿急和急迫性尿失禁症状，并且副作用少，很少出现视力模糊、皮疹、心悸、口干等症状，不良反应率低。从半衰期看，琥珀酸索利那新半衰期较长，可达到68 h，每天给药一次即可，可提高

患者治疗依从性,值得在临床推广(Choi et al,2018;Schiavi et al,2018;刘艳霞等,2016)。

泌尿道上皮表面有许多大分子蛋白聚糖,在膀胱黏膜的表面形成一层保护膜,称之为黏多糖(glycosaminoglycan,GAG)层。GAG层的主要作用是调节膀胱黏膜的通透性,同时具有抗黏附的屏障作用。GAG层主要成分有透明质酸、硫酸肝素和硫酸软骨素。透明质酸钠是一种独特的线性聚糖,由N-乙酰葡萄糖胺与葡萄糖醛酸二糖单位反应交替联接而成,可以修补膀胱上皮细胞的氨基多糖GAG层缺损,阻滞毒性物质渗透到肌层,对逼尿肌产生毒性作用,减少对上皮下神经末梢的刺激,从而达到缓解OAB的症状,甚至治愈的目的。基于这些理论,近年来逐渐有应用透明质酸、硫酸软骨素等膀胱灌注修复GAG层,从而达到治疗膀胱疾病的目的。

索利那新联合透明质酸钠膀胱灌注对女性重度膀胱过度活动症短期效果满意(秦美英,2019),研究组口服琥珀酸索利那新片,10 mg/d,8周,同时每周行膀胱灌注治疗一次。所有患者灌注治疗前禁水至少8 h,患者前一天晚上22:00后禁水、禁食。无菌透明质酸钠液及生理盐水均加温至20~30℃。治疗前嘱患者排空尿液,依导尿术常规留置16号三腔导尿管,自冲洗端注入无菌透明质酸钠液(40 mg/50 ml),嘱患者变动体位,以使药物在膀胱壁分布均匀。保持平卧位、左侧卧位、右侧卧位、俯卧位、站立至少各10 min,药物在膀胱内共保留1 h。留置导尿管前口服抗生素预防感染,1 h后生理盐水膀胱冲洗,注意观察有无血尿等异常情况,无异常则拔除导尿管。

一项关于抗胆碱能制剂治疗OAB的有效性的回顾性研究表明,60%~75%的患者服药后症状显著改善。

抗胆碱治疗失败的可能的药物原因包括:①剂量不够;②副作用限制了足够的剂量;③阿托品抵抗性收缩;④用高选择性M_3受体时,非M_3受体介导的收缩;⑤M_3或M_2受体的上调;⑥肌源性而非神经源性病因;⑦患者的基因变异,在一特殊患者应用的某一种药物的效果可能不如另一患者。

初始药物治疗失败后患者的治疗选择包括:①重新确认;②更多的行为调节,加强盆底肌训练;③增加药物剂量;④更换制剂,如口服奥昔布宁不能耐受者换用奥昔布宁凝胶制剂;⑤换用另一种药物,如口服奥昔布宁效果不佳可以更换为琥珀酸索利那新;⑥推荐患者进行重新评价;⑦改变治疗方法,如索利那新联合透明质酸钠膀胱灌注(沈周俊等,2014)。

(2)β_3肾上腺受体激动剂:米拉贝隆于2012年6月被FDA批准为治疗膀胱过度活动症的新药,其作用机制是兴奋膀胱β_3受体,增大膀胱容量、抑制膀胱不自主收缩,其不良反应主要有高血压、口干、便秘、头痛,但口干的发生率较低(Vij et al,2015)。因其不良反应少,安全性高,故适用于不能耐受其他药物不良反应的患者和体质衰弱的老年人。

国外通过对患者长达1年的跟踪调查研究证明米拉贝隆的安全剂量为50 mg/d时,其副作用可以降到最低,可以达到M受体拮抗剂药物的疗效却提高了治疗的持续性。在患者因为M受体阻滞剂的副作用而不能持续用药时,可以改用米拉贝隆(Chapple et al,2013)。

(3)中医治疗:尿失禁属于中医学"小便不禁"的范畴,病因病机当属肾气不足、膀胱失约、气化无权、开阖失常。肾阳不足、下焦虚寒,肾和膀胱的气化功能失常,膀胱开合失司,则小便不利,淋漓不净。中药敷脐疗法属中医外治范畴,理论基础为脏腑学说和中医经络学说,脐为胚胎发育过程中腹壁最后闭合处,表皮角质层薄弱,药物易渗透角质层,穴位贴敷是一种无创无痛穴位疗法,具有作用直接、简单易学、价廉药简等优点,中药贴敷刺激神阙、气海、关元三穴,可温补元阳、健运脾胃、升发阳气、导赤通淋,达到治疗尿失禁的目的(张莘等,2012)。胡斌应用中药穴位贴敷,"补肾固泉散",选用乌药、益智仁温肾祛寒、涩缩小便;桑螵蛸、金樱子补肾助阳、固本缩尿;丁香、肉桂甘辛大热、补火助阳;补骨脂补肾、壮阳、缩尿。全方用药多归肾、脾二经,具有补肾、壮阳、止遗、缩尿之功效(胡斌等,2015)。

贾民应用中药敷脐联合盆底肌训练治疗53

例女性膀胱过度活动症患者，治疗后尿急、夜尿、急迫性尿失禁、每日排尿次数均减少。敷脐药物组成：乌药 10 g，黄芪 15g，白及 10g，益智仁 10 g，炒乳香 5g，炒没药 5g。药物均捣碎研成粉状，混匀。敷脐时取 3 g 药粉用陈醋调成糊状（宁稠勿稀），直接敷于患者脐窝内，覆以纱布，后脱敏胶布固定，随即用暖水袋（40℃左右）熨于纱布上，热熨每日 2 次，每次 30 min，每日换药 1 次。治疗周期为 4 周。选用的药物均为研粉外用，乌药行气止痛，温肾散寒；黄芪益气运阳，健脾养肾；白及收敛止血，生肌消肿；益智仁温肾助阳，固精缩尿；乳香、没药行瘀行气，止痛生肌，合用时互增疗效；用陈醋调敷可以加快脂溶性成分的溶解和吸收，同时还可以起到引经作用，使药物直达病所。诸药合用，使肾气充足，调整膀胱逼尿肌与括约肌功能，使膀胱平滑肌松弛，改善不稳定膀胱症状，增加膀胱容量，减轻尿急等症状，达到治疗 OAB 目的（贾民等，2016）。

（二）二线治疗

适用于首选治疗无效者，有效但不能耐受者或首选治疗禁忌者。改变首选治疗的指征：①无效；②患者不能坚持治疗或要求更换治疗方法；③出现不可耐受的副作用；④可能出现不可逆的副作用；⑤治疗过程中尿流率明显下降或剩余尿量明显增多。

1. 膀胱灌注辣椒辣素　研究发现，无髓鞘的 C 传入神经纤维参与神经反射，促进或启动排尿反射，辣椒辣素能使 C 传入神经纤维不敏感，通过调节膀胱感觉机制来控制尿失禁。辣椒辣素不良反应少，膀胱疼痛轻，能扩大膀胱容量（Guo et al，2013）。Lazzeri 等的研究显示，膀胱内灌注辣椒辣素治疗效果及耐受性良好（Lazzeri et al，2004）。

辣椒辣素及其类似物（resiniferatoxin，RTX）膀胱内灌注后可以降低膀胱的敏感性，对严重的膀胱感觉过敏者可以试用该方法。辣椒辣素膀胱灌注可使膀胱感觉神经元无法达到兴奋状态，从而减少对膀胱的刺激，减少排尿的次数（Kullmnn et al，2008）。

辣椒辣素在膀胱注射后的 30 d，神经源性 OAB 的症状得到明显改善，辣椒辣素对神经源性 OAB 的患者具有明显的短期疗效，且患者耐受性也令人满意。1 mol/100 ml 的辣椒辣素溶液稀释 30% 后对于 80% 的神经源性 OAB 患者有效（de Sèze et al，2006），长期疗效有待确定。

2. 膀胱注射 A 型肉毒毒素　肉毒毒素是由革兰阳性厌氧芽孢梭菌属肉毒杆菌在生长繁殖过程中产生的一种细菌外毒素，能抑制副交感胆碱能神经末梢乙酰胆碱的释放，从而产生肌肉松弛性麻痹等去神经支配效应，起到缓解痉挛和强直的治疗作用。最近也有研究证明 A 型肉毒毒素能影响膀胱的传入神经，抑制三磷酸腺苷和 P 物质的释放，减少辣椒辣素和嘌呤受体的表达。研究表明肉毒毒素只有在外周血中浓度较高时才能通过血脑屏障，局部注射治疗 OAB 时患者外周血浓度较低，并不会产生中枢毒性，副作用能达到最小限度。因此采用局部注射肉毒毒素有较好的耐受性，可以较好地维持治疗的持续性。A 型肉毒毒素膀胱逼尿肌多点注射对严重的逼尿肌不稳定具有疗效。常见的临床药物有衡力、BOTOX 和 Dysport。经膀胱镜逼尿肌注射 A 型肉毒毒素后，对膀胱的感觉和运动的抑制作用是一致的。A 型肉毒毒素通过作用于膀胱逼尿肌，可在约 75% 的患者取得疗效（Kuo，2004）。

（1）术前准备：在行注射治疗时预防性应用抗生素是必要的。

（2）注射方法及技巧：治疗时取截石位，用 10 g/L 利多卡因棉签放置女性尿道内 10 min 后，经尿道插入膀胱镜，在膀胱镜引导下进行逼尿肌注射。注射位点主要分布于膀胱底部、两侧壁及顶部，避开输尿管口位置。一般来说，由于膀胱三角区边界的输尿管口附近注射可能会影响上尿路功能，引起膀胱输尿管反流，因而注射部位不宜选择输尿管口周围。

有学者经过两年的随访，认为 A 型肉毒毒素的疗效与骶神经调节术相当，并且满意度更高，但是下尿路感染发生率高于骶神经调节术（Amundsen et al，2018）。此外，其还有助于改善患者性生活质量（Balzarro et al，2018）。

注意事项：注射深度为黏膜下肌层，深入肌

肉约 2 mm，避免穿透膀胱壁，共注射 20 ～ 30 个点，衡力和 BOTOX 注射剂量一般采用每位患者 100 ～ 300 U，Dysport 则为 500 ～ 750 U。注射位点间相距 1 cm，每个位点注射 0.5 ml。少部分患者在膀胱内注射 A 型肉毒毒素后会产生一些副作用，但是主要集中在神经系统和泌尿系统，例如闭眼困难、上睑下垂、重影、流泪等副作用，但是这些症状临床表现轻微，持续时间较短，一般情况下无需治疗。泌尿系统常见的副作用主要是因为长期注射所产生的，如急性尿路感染、肉眼血尿和急性尿潴留等。然而，没有明显的证据表明用药剂量与副作用之间有明确的联系（Bauer et al，2011）。

Mouttalib 等对 42 例采用肉毒毒素注射疗法患者的尿液进行培养分析。在注射治疗后的第一周到第六周，下尿路感染率有 7% 上升。培养结果显示主要的感染细菌为大肠埃希菌，因此建议在行注射治疗时预防性应用抗生素。

针对膀胱壁注射 A 型肉毒毒素会增加残余尿和尿路感染存在风险，Kuo 等使用膀胱内灌注脂质体 A 型肉毒毒素，明显减轻了不良事件的发生率（Kuo et al，2014）。Kuo 等的研究表明，残余尿 > 100 ml、注射剂量 > 100 U 是注射肉毒毒素治疗 OAB 感染风险增加的危险因素。

3. 骶神经调节　膀胱逼尿肌和尿道外括约肌受 S_2-S_4 控制，主要为 S_3。因此，使用适当的电流对上述神经进行刺激可改变膀胱逼尿肌和尿道外括约肌的舒缩状态，从而控制排尿。骶神经调控（sacral neuromodulation，SNM）是利用介入技术将低频电脉冲连续施加于特定骶神经，调节异常的骶神经反射弧，旨在恢复膀胱神经功能的一种神经调节技术。骶神经调节的具体原理尚不完全清楚。目前 FDA 批准其用于治疗尿急—尿频综合征、急迫性尿失禁及非梗阻性尿潴留（Drake et al，2016）。该技术是在 S_3 骶孔植入电极，电极在皮下与内部脉冲发生器连接，内部脉冲发生器发射脉冲使电极释放电能，从而刺激骶神经，抑制膀胱逼尿肌收缩，缓解患者症状。这项技术是在 20 世纪 80 年代后期由 Tanagho and Schmidt 开发用于治疗膀胱功能障碍性疾病。在欧洲，1989 年有人第一次成功将电刺

激装置植入患者骶孔（vanVoskuilen et al，2006；Dmochowski et al，2011）。研究尚未确定任何一个临床变量能可靠地预测神经调节的有效性（Tahseen，2018）。

（1）手术适应证：因其费用高且具有侵入性，仅适用于行为治疗和药物治疗效果不佳或难以耐受药物不良反应的严重急迫性尿失禁患者及伴有以下症状且长期保守治疗无效的患者：膀胱逼尿肌受损的患者；骶上脊髓损伤所导致 OAB；伴有间质性膀胱炎；严重尿频尿急综合征；严重盆底疼痛。

（2）骶神经调节的禁忌证：有严重下尿路机械性梗阻伴膀胱过度活动者；低顺应性膀胱已出现严重膀胱输尿管反流者；已安置或即将安置心脏起搏器者。孕妇不适宜该方法，因为目前尚不知道神经刺激是否对胎儿产生影响。需要告知患者注意的是，植入调节器后做 MRI 检查应该征得专科医师同意。

（3）术前准备：患者在接受手术植入 InterStim 设备之前，需要进行测试以评估治疗是否成功。这个测试阶段叫体外测试阶段。在此阶段，空心针电极经皮插入清醒患者的 S_2、S_3 和 S_4 骶骨孔（图 13-5-1）。针插入时的定位需要被评估：①患者在生殖器和会阴部位的感觉没有不适；②对针的刺激会引起肛提肌收缩和踇趾的跖屈。选好穿刺点位置后空心针会被一个尖端带有四个刺激点的电极电极代替。这些电极将与能产生连续电

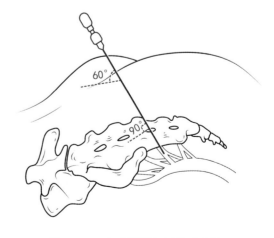

图 13-5-1　经皮骶神经评估示意图

脉冲的外部刺激器相连，并可以在强度和频率上进行调整。

（4）手术步骤：SNM 的治疗分为 2 个阶段：第一阶段为体外试验性刺激阶段：经皮穿刺试验刺激，如症状缓解超过 50% 则可进入第二阶段；第二阶段为永久性电极植入，采用不同公司生产的骶神经刺激系统。电极的电压和频率可以根据患者症状进行调节，调节方法分为 On-demand 间断刺激及持续刺激，On-demand 间断刺激似乎可以取得相同的临床效果，但是延长了电池的寿命，降低了治疗费用。

体外试验性刺激一般在门诊局麻下进行。患者取俯卧位，下腹部放置 1 ～ 2 个枕头；常规碘酒、乙醇消毒骶尾部，触诊确定骶骨标志，1% 利多卡因局麻，将一绝缘刺针经皮穿入 S_3 或 S_4 骶神经孔，电刺激以试验感觉和运动神经根的应答。典型的感觉应答是震颤感或阴道、直肠的牵拉感，典型的运动应答是肛提肌紧缩和蹈趾的跖屈运动。当获得典型的应答后，将一根绝缘导丝经穿刺针插入骶神经孔作为暂时电极；拔除穿刺针，固定导丝并与外部刺激器相连接，患者可以回家，自行调节刺激强度，以舒适为度，同时记录排尿日记 3 ～ 7 天。试验刺激操作完成后应立即行 X 线检查以确定电极导丝的位置，3 ～ 7 天后拔除导丝，并继续记录排尿日记 1 周，确定患者是否重新回到初始的排尿状态。比较患者试验刺激前、后的排尿日记，如果急迫性尿失禁次数等客观指标有大于 50% 的客观改善，及主观症状明显改善，那么可以考虑永久性植入电刺激器。

试验性刺激成功的患者可以考虑植入永久性电刺激器。植入手术前患者必须完全了解该方法可能带来的益处及其风险，以及刺激器电池的有限寿命。

（5）术后效果：治疗成功定义为症状改善50%。vanVoskuilen 等研究了经过 SNM 治疗的149 例患者，平均随访 63 个月，报道了 129 例再次手术的患者和 21 例移除体内刺激器的患者（van Voskuilen et al，2006）。Siegel 等观察了 152例膀胱过度活动症的患者，其中 36 例患者存在设备相关技术故障，并有 60 例患者需要再次进行手术，在 5 年的时间里这 60 例患者接受了额外的 110 次手术。尽管如此，在治疗后的 5 年时间里，70% 的患者仍受益于这种治疗（Siegel et al，2000）。

据 Brazzelli 等报道，通过骶神经调节术治疗，80% 的患者术后尿失禁症状明显缓解，但有33% 的患者因疼痛和感染造成的电极迁移而需要二次手术，相信未来随着技术的进步这一现象将逐步减少（Brazzelli et al，2006）。

2002 年，倒刺电极的问世，确保刺激电极术后不发生移位，患者创伤小，感染机会少，恢复快（卫中庆，2012）。

（6）并发症：经皮试验性刺激是非常安全的，目前尚无神经损伤的报道。在试验刺激过程中出现的主要问题是电极移位，发生率约 15%，经皮放置的电极导丝由胶带固定于皮肤，因此有可能随患者的运动而移位。若电极移位发生较早，则应该进行另一次试验刺激。

SNM 植入术后一年最常见的并发症是刺激器部位疼痛（15.3%）、新出现的疼痛（9%）、可疑电极移位（8.4%）、感染（6.1%）、一过性电休克（5.5%）、电极部位疼痛（5.4%）、肠道功能改变（3%）。在 1 组 157 例 SNM 患者的临床观察中，51 例（33%）需要通过外科途径纠正并发症，包括暂时或永久性取出装置、更换装置、电极或刺激器的复位等；外科修正的可能性在该研究的前 6 个月为 29%，后 6 个月下降为 12.1%，外科修正的可能性似乎随时间延长而下降，或许代表了学习效应。尽管如此，仅 5.7% 的患者因感染和皮肤刺激导致刺激器取出；目前尚没有 SNM植入术导致永久性神经损伤或明显的神经创伤的报道（廖利民等，2002；T Hoen et al，2017）。SNM 技术似乎应该从以下方面加以改进：进一步大幅度降低费用、简化操作以便应用于更多的患者；如果刺激器体积能够显著减小、永久性电极能够经皮穿刺放置而不移位，那么 SNM 装置的植入将变得更加容易，甚至可以在门诊局麻下完成手术。

近年来，不同的医疗中心开始尝试新的技术来提高骶孔的精准穿刺，随着 3D 打印技术在医学领域的应用越来越广，有研究利用 3D 打印技术制造个体化穿刺导航模板辅助 SNM，显著提高了手术效率和穿刺的准确性，减少了术中辐射暴露及患者疼痛，满足了精准化、个性化需求，尤其适用于肥胖、骶骨骨折变异、骶孔狭小的患者，但需要借助 CT 三维重建及计算机辅助技术打印导航模板，患者需要额外支付较高的导航模板费用，增加了时间及经济成本，影响大范围推广使用（顾寅珺等，2016；Cui et al，2018）。

超声能实时提供骶孔的三维立体信息，通过超声探头纵切、横切观察，帮助手术医生快速定位 S₃ 骶孔，通过设计穿刺引导线辅助目标骶神经定位，提高了穿刺精准度；且术前无须 X 线透视确定 S₃ 骶孔皮肤进针点，减少了射线暴露剂量。超声引导骶孔定位技术的使用显著减少了穿刺进针次数，避免穿刺损伤神经周围血管导致术中及术后穿刺点渗血，极大减少了患者痛苦；术中调控测试时间缩短可避免骶神经因短时间内反复电刺激出现疲劳，导致应答反应不理想。

4. 其他神经调节术　胫神经包含 $L_4 \sim S_3$ 的神经纤维，与支配膀胱和盆底的神经纤维源于同脊髓节段，因此胫神经可以影响膀胱功能，经皮胫神经刺激（percutaneous tibial nerve stimulation，PTNS）已于 2000 年被 FDA 批准用于临床。经皮胫神经调节术可有效改善急迫性尿失禁的症状，成功率为 71%（Finazzi-Agrò et al，2010）。相比于骶神经调节术，经皮胫神经调节术安全性能高、不良反应小、费用低，老年人接受程度相对高。PTNS 和 SNM 各有优缺点，两者的选择需要医生与患者良好的沟通来决定。此两种方法目前仍需要进一步的临床研究。

5. 外科手术　对于难治性 OAB 的外科手术应严格掌握指征，仅适用于严重低顺应性膀胱，膀胱容量过小，且危害上尿路功能，经其他治疗无效者。手术方法包括膀胱周围去神经术、逼尿肌横断术、膀胱自体扩大、肠道膀胱扩大术、尿流改道术。

膀胱周围去神经术并不是真正的去神经，因为它难以破坏节后的副交感纤维，术后 18 ~ 24 个月后复发率高达 100%，因此该手术现在很少应用。膀胱扩大成形术能治疗难治性的膀胱储尿

问题，但有较高的侵入性，并发症较多，会带来尿潴留的危险（Kelly et al，1998；Niknejad et al，2000）。Awad 随访了因非神经源性急迫性尿失禁而接受了膀胱扩大成形术的 51 名妇女，在 75.4（36 ~ 109）个月的平均随访时间中，完全尿失禁 27 例（53%），偶发性尿失禁 13 例（25%），急迫性尿失禁持续 9 例（18%），经常需要尿垫。20 名（39%）患者需要定期进行自我导尿，而其余患者则无或仅有少量残余尿而被充分排空，12（24%）例患者必须使用其他药物治疗。三名患者后来出现压力性尿失禁，并采用筋膜吊带术进行处理（Awad et al，1998）。

尿流改道术的方法包括不可控尿流改道、可控尿流改道，原位新膀胱。目前不可控尿流改道术式中，回肠膀胱术和乙状结肠膀胱术应用较广。回肠膀胱术的早期并发症可达 48%，包括肾盂肾炎、输尿管回肠吻合口漏或狭窄、尿路感染；15 年并发症高达 94%，包括上尿路功能和形态学改变（Nieuewenhuijzen et al，2008；Madesbacher et al，2003）。乙状结肠膀胱可作为回肠膀胱的替代术式，适用于患有原发性肠道疾病或严重放射性盆腔炎和不愿意接受可控性膀胱术的患者。可控性贮尿囊必须高容量低压，能抗反流和控尿，便于患者自行插管和导尿。早晚期并发症分别为 12% 和 37%，晚期并发症有输尿管狭窄或梗阻、尿失禁、导尿困难、尿路结石、代谢综合征等（Lampel et al，1996）。原位新膀胱术式使用末端回肠的较多，不需要腹壁造口，缺点是夜间尿失禁和排尿失败需要导尿或间歇性自我导尿，约 22% 的患者存在并发症如输尿管肠道吻合口狭窄或梗阻、尿潴留、代谢综合征等（Stein et al，2004）。2016 年，Hoag 报道了 4 例因膀胱原位回肠，新膀胱过度活动而膀胱壁注射 A 型肉毒毒素的患者（Hoag et al，2016）。

膀胱扩大成形术、尿流改道术等具有毁损性，仅作为最后的治疗选择，只适用于各种保守治疗失败并愿意长期使用间歇性清洁自我导尿装置的患者（廖利民等，2008）。国际尿失禁咨询委员会（International Consultation on Incontinence，ICI）于 2012 年提出，膀胱扩大术的适应证为任

何病因导致的膀胱容量及顺应性的下降，或难治性（所有保守治疗失败）膀胱过度活动症的治疗。

二、其他疾病中有关OAB的治疗原则

（一）合并膀胱出口梗阻（bladder outflow obstruction，BOO）的OAB诊治原则

膀胱出口梗阻的常见病因有女性膀胱颈梗阻等，患者排尿困难，最大尿流率< 15 ml/s，残余尿> 50 ml；充盈期及排尿期膀胱压力测定可提示BOO。治疗上主要针对膀胱出口梗阻，如经尿道膀胱颈切开等，根据逼尿肌收缩功能状况制订相应的治疗方案：逼尿肌收缩功能正常、过强者可适当辅助使用抗OAB的治疗，逼尿肌收缩功能受损者慎用抗OAB治疗。梗阻解除后仍不缓解者应行进一步检查，治疗可按特发性OAB处理。

（二）神经源性OAB的治疗要点

常见病因有脑卒中、脊髓损伤和帕金森病等。

1. 积极治疗原发病，如脑卒中，脊髓损伤和帕金森病、糖尿病等。

2. 原发病稳定，无下尿路梗阻的OAB，诊治原则同特发性OAB。

3. 有神经源性下尿路梗阻者诊治原则同继发于BOO的OAB。膀胱扩大术也用于脊髓损伤、多发性硬化症、脊髓发育不良等导致的难治性神经源性膀胱功能障碍（Biers et al，2012）。

（三）合并逼尿肌收缩力受损的OAB

1. **筛选检查** 发现以下情况应高度怀疑OAB伴逼尿肌收缩力受损：①排尿困难；②存在明显影响逼尿肌功能的疾病，常见病因有脑卒中、脊髓损伤和帕金森病、糖尿病等；③有逼尿肌功能可能受损的指征，如肛门括约肌松弛和会阴部感觉明显减退等；④最大尿流率< 10 ml/s，且图形低平；⑤排尿困难严重，尿流率明显减低或有大量剩余尿。

2. **选择性检查诊断标准** ①压力 - 流率测定提示低压低流；②无BOO。

3. **首选治疗** ①积极治疗原发疾病，行排尿训练，定时排尿；②在检测剩余尿基础上适当使用抗OAB药物（如索利那新、托特罗定等）；③压腹辅助排尿。④必要时采用间歇导尿或其他治疗。

4. **二线治疗** ①骶神经调节；②暂时性或永久性尿流改道。尿流改道术仅作为最后的治疗选择，只适用于各种保守治疗失败并愿意长期使用间歇性清洁自我导尿装置的患者（廖利民等，2008）。

（四）合并压力性尿失禁（stress urinary incontinence，SUI）的OAB

1. **筛选检查** 发现以下情况者应怀疑可能同时存在SUI：①病史提示既有急迫性尿失禁（尿频，尿失禁前后伴明显尿急），又有SUI（咳嗽等腹压增高时出现尿失禁，其前后无明显尿急）；②生育前后和绝经前后控尿出现明显变化；③如两者兼有，需要评估OAB和SUI症状各自的严重程度；④女性盆腔器官膨出。

2. **选择性检查** ①体检：膀胱颈抬举试验和棉签试验；②尿动力学检查：膀胱测压，腹部漏尿点压力或尿道压力描记；③排尿期膀胱尿道造影（膀胱颈和近端尿道关闭不全、下移或活动过度）。

3. **治疗原则** ①以OAB为主要症状者首选抗OAB治疗，如盆底肌训练、减肥、口服M受体阻断剂（托特罗定等）及β_3肾上腺受体激动剂（米拉贝隆）；②OAB解除后，SUI仍严重者，采用针对SUI的治疗，如无张力尿道中段悬吊术、Burch阴道壁悬吊术、膀胱颈悬吊术等（金锡御等，2002，2011）。无张力尿道中段悬吊术治疗混合性尿失禁的有效率为85%（Rezapour et al，2001）

（五）其他疾病引起的OAB诊治要点

其他可以引起或伴随OAB症状的泌尿生殖系统疾病有急、慢性泌尿系特异性和非特异性感染、泌尿系肿瘤、膀胱结石等等。其诊治要点有：

1. 尿常规见红细胞者应行尿细胞学、超声、IVU、膀胱镜检查，必要时行输尿管镜、CT 和 MRI 等除外泌尿系肿瘤及结石。

2. 尿常规见红、白细胞，尿培养阴性者，尿找结核菌、IVU 等除外泌尿系结核。

3. 患有泌尿系感染、泌尿系肿瘤、膀胱结石等疾病的患者应积极治疗原发病，同时使用抗 OAB 药物如索利那新、托特罗定等以缓解症状。在膀胱结核、先天畸形等疾病导致的低容量、低顺应性膀胱的治疗中，膀胱扩大术也占有一席之地。

急迫性尿失禁在老年女性中具有较高的发病率，严重影响其生活质量。在治疗中，由于老年患者常伴多种疾病，可能存在多种因素共同导致的尿失禁，故在疾病诊断时应全面分析患者的症状、体征、异常的检查结果。应注意鉴别其他以尿频、尿急等为主要症状的疾病，如糖尿病、尿崩症、尿道综合征、药物不良反应等。治疗上首选行为治疗、电刺激及生物反馈等安全、不良反应少的无创措施。在药物治疗时，须注意药物对其他疾病的影响及患者服用的多种药物之间的相互作用。药物治疗可从最经典的奥昔布宁或托特罗定开始，进一步可以应用选择性更高、不良反应更小的索利那新、曲司氯铵、达非那新等等。临床上期待能有更多的新型药物。对药物治疗无效的患者，神经调控术有较好的疗效，但费用较高，且有侵入性。磁刺激目前在临床实践中未被广泛应用，必须进行进一步的研究以确定其长期疗效。

综上所述，妇女急迫性尿失禁的病因复杂，治疗应在充分了解患者及家属期望的基础上，采取个体化的综合性治疗。

（马 乐 吴意光）

参考文献

陈欢，等，2018. 膀胱过度活动症神经电刺激研究进展 [J]. 海南医学，29（14）：2009-2013.

初磊，等，2015. 上海市成年女性尿失禁的流行病学研究 [J]. 现代妇产科进展，27（6）：421-424.

顾寅珺，等，2016. 3D 打印技术在骶神经调控术中精准穿刺的应用评估研究 [J]. 临床泌尿外科杂志，31（12）：1057-1059，1063.

胡斌，等，2015. 中药穴位贴敷治疗女性急迫性尿失禁 30 例 [J]，28（12）：109-110.

贾民，等，2016. 中药敷脐联合盆底肌训练治疗女性膀胱过度活动症疗效观察 [J]. 河北中医，38（10）：1495-1497.

金锡御，等，2002. 膀胱过度活动症临床指导原则 [J]. 中华泌尿外科杂志，23（5）：311-313.

金锡御，等，2011. 膀胱过度活动症诊断治疗指南 [M] // 那彦群，叶章群，孙光主编. 中国泌尿外科疾病诊断治疗指南. 2011 版，北京：人民卫生出版社，135-141.

廖利民，2002. 骶神经调节：一种治疗排尿功能障碍的革新方法 [J]. 中国康复理论与实践，8（5）：308-311.

廖利民，2008. 膀胱过度活动症及其研究进展 [J]. 中国康复理论与实践，14（3）：288-290.

刘艳霞，等，2016. 琥珀酸索利那新治疗女性患者膀胱过度活动症的有效性及安全性的研究 [J]. 中国实用医药，11（19）：221-222.

秦美英，等，2019. 索利那新联合透明质酸钠膀胱灌注对重度女性膀胱过度活动症的治疗效果 [J]. 中国妇产科临床杂志，20（2）：108-111.

沈周俊，等，2014. 膀胱过度活动症的治疗新进展 [J]. 现代泌尿外科杂志，19（10）：640-643.

孙梅芳，等，2015. 盆底肌电刺激联合盆底肌肉锻炼治疗产后盆底器官功能障碍的疗效观察 [J]. 中国计划生育学杂志，23（1）：29-31.

卫中庆，2012. 电刺激 / 调节技术在神经源性膀胱尿道功能障碍的临床应用 [J]. 中华临床医师杂志（电子版），6（13）：24-27.

张莘，等，2012. 基于数据挖掘的穴位贴敷疗法运用特点研究 [J]. 针刺研究，37（5）：416-421.

张晓薇，等，2017. 女性尿失禁患者尿动力学检查报告解读 [J]. 中国实用妇科与产科杂志，33（10）：1025-1030.

钟家雷，等，2019. 超声引导下骶孔精准穿刺技术在骶神经调节术中的应用 [J]. 临床泌尿外科杂志，34（2）：132-136.

钟霜霜，等，2016. 老年妇女急迫性尿失禁的诊治进展 [J/CD]. 中华老年病研究电子杂志，3（2）：26-30.

Amundsen CL, et al, 2018. Two-Year Outcomes of Sacral Neuromodulation Versus nabotulinumtoxinA for Refractory Urgency Urinary Incontinence: A Randomized Trial. Eur Urol, 74 (1): 66-73.

Amundsen CL, et al, 2016. Onabotulinumtoxin A vs sacral neuromodulation on refractory urgency urinary incontinence in women [J]. JAMA, 316 (13): 1366-1374.

Awad SA, et al, 1998. Long-term results and complications of augmentation ileocystoplasty for idiopathic urge incontinence in women [J]. Br J Urol, 81 (4): 569-73.

Aziminekoo E, et al, 2014. Oxybutynin and tolterodine in a trial for treatment of overactive bladder in Iranian women [J]. J Family Reprod Health, 8 (2): 73-76.

Balzarro M, et al, 2018. OnabotulinumtoxinA detrusor injection improves female sexual function in women with overactive bladder wet syndrome [J]. Eur J Obstet Gynecol Reprod Biol, 225: 228-231.

Barker AT, et al, 1987. Magnetic stimulation of the human brain and peripheral nervous system: an introduction and the results of an initial clinical evaluation [J]. Neurosurgery, 20 (1): 100-109.

Bauer RM, et al, 2011. Patient-reported side effects of intradetrusor botulinum toxin type a for idiopathic overactive bladder syntrome [J]. Urol Int, 86 (1): 68-72.

Biers SM, et al, 2012. The past, present and future of augmentation cystoplasty [J]. BJU Int, 109 (9): 1280-1293.

Brazzelli M, et al, 2006. Efficacy and safety of sacral nerve stimulation for urinary urge incontinence: a systematic review [J]. J Urol, 175 (3 PT 1): 835-841.

Caraway NP, et al, 2010. A review on the current state of urine cytology emphasizing the role of fluorescence in situ hybridization as an adjunct to diagnosis [J]. Cancer Cytopathol, 118 (4): 175-183.

Cerruto MA, et al, 2013. Prevalence, incidence and obstetric factors' impact on female urinary incontinence in Europe: a systematic review [J]. Urol Int, 90 (1): 1-9.

Chapple CR, et al, 2013. Randomized double-blind, active-controlled phase 3 study to assess 12-month safety and efficacy of mirabegron, a β3-adrenoceptor agonist, in overactive bladder [J]. Eur Urol, 63 (2): 296-305.

Choi H, et al, 2018. Clinical efficacy of solifenacin in the management of diabetes mellitus-associated versus idiopathic overactive bladder symptoms: a multicenter prospective study [J]. Int Neurourol J, 22 (1): 51-57.

Compérat E, et al, 2006. Histologic Features in the urinary bladder wall affected from neurogenic overactivity-a comparison of inflammation, oedema and fibrosis with and without injection of botulinum toxin type A [J]. Eur Urol, 50 (5): 1058-1064.

Cui Z, et al, 2018. A novel three-dimensional printed guiding device for electrode implantation of sacral neuromodulation [J]. Colorectal Dis, 20 (1): 26-29.

de Sèze M, et al, 2006. Intravesical glucidic capsaicin versus glucidic solvent in neurogenic detrusor overactivity: A double blind controlled randomized study [J]. Neurourol Urodyn, 25 (7): 752-757.

Dmochowski RR, et al, 2011. Update on the treatment of overactive bladder [J]. Curr Opin Urol, 21 (4): 286-290.

Drake MJ, et al, 2016. Neurogenic lower urinary tract dysfunction: Clinical management recommendations of the Neurologic Incontinence committee of the fifth International Consultation on Incontinence 2013 [J]. Neurourol Urodyn, 35 (6): 657-665.

Finazzi-Agrò E, et al, 2010. Percutaneous tibial nerve stimulation effects on detrusor overactivity incontinence are not due to a placebo effect: a randomized, double-blind, placebo controlled trial [J]. J Urol, 184 (5): 2001-2006.

Fowler CJ, et al, 2009. A decade of functional brain imaging applied to bladder control [J]. Neurourol Urodyn, 29 (1): 49-55.

Gibson W, et al, 2014. Are we shortchanging frail older people when it comes to the pharmacological treatment of urgency urinary incontinence [J]? Int J Clin Pract, 68 (9): 1165-1173.

Guo C, et al, 2013. Intravesical resiniferatoxin for the treatment of storage lower urinary tract symptoms in patients with either interstitial cystitis or detrusor overactivity: a meta-analysis [J]. PLoS One, 8 (12):

e82591.

Herderschee R, et al, 2011. Feedback or biofeedback to augment pelvic floor muscle training for urinary incontinence in women [J]. Cochrane Database Syst Rev, 7: CD009252.

Hoag N, et al, 2016. Intravesical Onabotulinumtoxin A Injection for Overactive Orthotopic Ileal Neobladder: Feasibility and Efficacy [J]. Int Neurourol J, 20 (1): 81-85.

Karstens L, et al, 2016. Does the urinary microbiome play a role in urgency urinary incontinence and its severity [J]? Front Cell Infect Microbiol, 6: 78-83.

Kay GG, et al, 2008. Preserving cognitive function for patients with overactive bladder: evidence for a differential effect with darifenacin [J]. Int J Clin Pract, 62 (11): 1792-1800.

Kelly JD, et al, 1998. Long-term results and complications of augmentation ileocystoplasty for idiopathic urge incontinence in women [J]. Br J Urol, 82 (4): 609-10.

Kullmnn FA, et al, 2008, Activation of muscarinic receptors in rat bladder sensory pathways alters reflex bladder activity [J]. J Neurosci, 28 (8): 1977-1987.

Kuo H, et al, 2014. Pilot study of liposome-encapsulated on a botulinumtoxina for patients with overactive bladder: a single-center study [J]. Eur Urol, 65 (6): 1117-1124.

Kuo HC, 2004. Urodynamic evidence of effectiveness of botulinum A toxin injection in treatment of detrusor overactivity refractory to anticholinergic agents [J]. Urology, 63 (5): 868-872.

Lampel A, et al, 1996. Continent diversion with the Mainz pouch [J]. World J Urol, 73 (2): 51-54.

Lazzeri M, et al, 2004. Intravesical vanilloids and neurogenic incontinence: ten years experience [J]. Urol Int, 72 (2): 145-149.

Lo TS, et al, 2013. Effect of extracorporeal magnetic energy stimulation on bothersome lower urinary tract symptoms and quality of life in female patients with stress urinary incontinence and overactive bladder [J]. J Obstet Gynaecol Res, 39 (11): 1526-1532.

Lu S, et al, 2016. Prevalence and risk factors of urinary incontinence among perimenopausal women in Wuhan [J]. J Huazhong Univ Sci Technolog Med Sci, 36 (5): 723-726.

Lukacz ES, et al, 2017. Urinary Incontinence in Women: A Review [J]. JAMA, 318 (16): 1592-1604.

Madesbacher S, et al, 2003. Long-term outcoming of ileal conduit diversion [J]. J Urol, 169 (3): 985-990.

Milsom I, et al, 2014. Global prevalence and economic burden of urgency urinary incontinence: a systematic review [J]. Eur Urol, 65 (1): 79-95.

Minassian V, et al, 2003. Urinary incontinence as a worldwide problem [J]. Int J Gynaecol Obstet, 82 (3): 327-338.

Monteiro S, et al, 2018. Efficacy of pelvic floor muscle training in women with overactive bladder syndrome: a systematic review [J]. Int Urogynecol J, 29 (11): 1565-1573.

Nieuewenhuijzen JA, et al, 2008. Urinay diversions after cysterectomy: the association of clinical factors, complications and functional results of four different diversions [J]. Eur Urol, 53 (4): 834-844.

Niknejad KG, et al, 2000. Bladder augmentation techniques in women [J]. Int Urogynecol J Pelvic Floor Dysfunct, 11 (3): 156-69.

Olivera CK, et al, 2016. Nonantimuscarinic treatment for overactive bladder: a systematic review [J]. Am J Obstet Gynecol, 215 (1): 34-57.

Rezapour M, et al, 2001. Tension-free vaginal tape (TVT) in women with mixed urinary incontinence -a long term follow-up [J]. Int Urogyncol J Pelvic Floor Dys-funct, 12 (supple. 2): S15-S18.

Sakakibara R, et al, 2010. Real-time measurement of oxyhemoglobin concentration changes in the frontal micturition area: an fNIRS study [J]. Neurourol Urodynam, 29 (5): 757-764.

Schiavi MC, et al, 2018. Efficacy and tolerability of treatment with mirabegron compared with solifenacin in the management of overactive bladder syndrome: a retrospective analysis [J]. J Obstet Gynaecol Res, 44 (3): 524-531.

Schmitz-Dräger BJ, et al, 2015. Molecular markers

for bladder cancer screening，early diagnosis，and surveillance：the WHO/ICUD consensus ［J］．Urol Int，94（1）：1-24．

Schreiner L，et al，2013．Electrical stimulation for urinary incontinence in women：a systematic review ［J］．Int Braz J Urol，39（4）：454-464．

Sherburn M，et al，2011．Incontinence improves in older women after intensive pelvic floor muscle training：An assessor-blinded randomized controlled trial ［J］．Neurourol Urodyn，30（3）：317-324．

Siegel SW，et al，2000．Long-term results of a multicenter study on sacral nerve stimulation for treatment of urinary urge incontinence，urgency- frequency，and retention ［J］．Urology，56（6 Suppl 1）：87-91．

Singh-Franco D，et al，2005．Trospium chloride for the treatment of overactive bladder with urge incontinence ［J］．Clin Ther，27（5）：511-530．

Stewart E，2018．Assessment and management of urinary incontinence in women ［J］．Nurs Stand，33（2）：75-81．

Stein JP，et al，2004．The orthotopic T pouch ileal neobladder：experience with 209 patients．J Urol，172（2）：584-587．

T Hoen LA，et al，2017．Intermittent sacral neuromodulation for idiopathic urgency urinary incontinence in women ［J］．Neurourol Urodyn，36（2）：385-389．

Tahseen S，2018．Role of sacral neuromodulation in modern urogynaecology practice：a review of recent literature ［J］．Int Urogynecol J，29（8）：1081-1091．

Tse V，et al，2016．Conjoint urological society of Australia and New Zealand（USANZ）and urogynaecological society of Australasia（UGSA）guidelines on the management of adult non-neurogenic overactive bladder ［J］．Bju Int，117（1）：34-47．

van Voskuilen AC，et al，2006．Long term results of neuromodulation by sacral nerve stimulation for lower urinary tract symptoms：a retrospective single center study ［J］．Eur Urol，49（2）：366-372．

Vij M，et al，2015．Clinical use of the β 3 adrenoceptor agonist mirabegron in patients with overactive bladder syndrome ［J］．Ther Adv Urol，7（5）：241-248．

Vozmediano-Chicharro R，et al，2018．Efficacy of Transdermal Oxybutynin in the Treatment of Overactive Bladder Syndrome：Does It Make Sense Using It in 2017 ［J］?Adv Urol，2018：6782736．

Wagg A，2012．Clinical utility of transdermal delivery of oxybutynin gel via a metered-dose pump in the management of overactive bladder ［J］．Res Rep Urol，4：57-64．

第十四章

神经源性排尿功能障碍

第一节　流行病学

神经源性膀胱（neurogenic bladder，NB）是一类由于神经系统病变导致膀胱和（或）尿道功能障碍［即储尿和（或）排尿功能障碍］，进而产生一系列下尿路症状及并发症的疾病总称（European Association of Urology，2006，2008）。根据神经病变的程度及部位的不同，神经源性膀胱有不同的临床表现。此外，神经源性膀胱可引起多种长期并发症，最严重的是上尿路损害、肾衰竭（Manack et al，2011）。

神经源性膀胱的临床表现和长期并发症往往不相关，因此早期诊断并且对出现后续并发症的风险进行早期评估与预防具有非常重要的意义。

第二节　病　因　学

一、病因

所有可能影响储尿和（或）排尿神经调控的疾病都有可能造成膀胱和（或）尿道功能障碍，神经源性膀胱的临床表现与神经损伤的位置和程度可能存在一定相关性，但并无规律性，目前尚缺乏大样本的神经源性膀胱的流行病学研究数据。

（一）中枢神经系统因素

1. 脑血管意外　脑血管意外（cerebro-vascularaccident，CVA）可引起各种类型的下尿道功能障碍。最常见的排尿异常表现为尿失禁，尿失禁多是短暂的，但尿失禁消失后可能会出现其他形式的排尿障碍（Linsenmeyer et al，2012）。46.7%的患者存在膀胱储尿功能障碍，23.3%的患者存在膀胱排尿功能障碍（Yum et al，2013）。

2. 颅脑肿瘤　24%的颅脑肿瘤患者可发生下尿路功能障碍（lower urinary tract dysfunction，LUTD）。其症状与肿瘤累及程度和范围有关。一般认为肿瘤发生在额叶部位才可能造成神经源性膀胱，额叶皮质的肿瘤患者30%存在排尿困难，患有脑胶质瘤的儿童尿潴留的发病率高达71%。

3. 压力正常的脑积水　压力正常的脑积水（normal pressure hydrocephalus，NPH）是指脑脊液压力正常而脑室扩张，患者有进行性的痴呆、步态不稳等代表性症状的综合征。约95%NPH患者存在逼尿肌过度活动（detrusor overactivity，DO）。

4. 脑瘫（cerebral palsy，CP）　是一种非进行性的脑损伤疾病。成人脑瘫患者中也有很高比例的患者发生尿失禁（Marciniak et al，2014）。1/4的脑瘫患儿存在膀胱功能障碍问题（Novak et al，2012）。

5. 智力障碍　智力障碍也是造成神经源性膀胱的原因之一。感染、中毒、围产期损伤、代谢紊乱（高钙血症、低血糖、苯丙酮酸尿）、畸形（脑积水、小头畸形等）、遗传疾病（Down 综合征）和脑瘫都可以导致智力障碍。智力障碍主要分为两种类型：先天性精神发育迟滞和后天获得性痴呆（如老年痴呆症）。智力障碍患者的尿频、尿失禁和排尿困难的发生率显著增高（Yang et al，2010）。

6. 基底节病变　基底节是一组解剖结构关系紧密的皮质下核团的总称，具有广泛、复杂的功能，有排尿调控的作用。

帕金森病是最常见的基底节病变，是中脑黑质和纹状体内的神经递质多巴胺减少所致。27% ～ 70% 的帕金森病患者可因神经源性膀胱导致排尿异常。下尿路症状可以和震颤同时出现，但多数出现在疾病的进展期。尿急和尿频是 PD 患者最常见的下尿路症状（Sakakibara et al，2012），尿动力表现为 DO 和（或）外括约肌功能障碍。也有报道认为 PD 患者 LUTD 并不具有疾病特异性，而是和年龄相关。

7. 多系统萎缩　多系统萎缩（multiple system atrophy，MSA）是基底节、脑干、小脑、脊髓和自主神经多部位多系统变性的一组综合征，包括橄榄体 - 脑桥 - 小脑萎缩、纹状体 - 黑质变性、Shy-Drager 综合征和小脑脊髓变性病等。多系统萎缩患者出现排尿异常的症状早，且很严重。在多系统萎缩的不同进展期，排尿异常的表现各异。

8. 共济失调　深感觉、前庭系统、小脑和大脑损害都可发生共济失调，分别称为感觉性、前庭性、小脑性和大脑性共济失调。一般临床上的"共济失调"，多特指小脑性共济失调。小脑参与调控排尿反射，故小脑疾患可以导致人类排尿功能障碍。共济失调患者常见尿动力学表现为 DO，伴 / 不伴逼尿肌 - 尿道括约肌协同失调（detrusor-sphincter dyssynergia，DSD）。

9. 神经脱髓鞘病变（多发性硬化症）　多发性硬化症（multiple sclerosis，MS）系自身免疫作用累及中枢神经系统的神经髓鞘，形成少突胶质细胞，导致受累的神经发生脱髓鞘变性，这种脱髓鞘病变最常累及颈髓的后柱和侧柱，但也常累及腰髓、骶髓、视神经、大脑、小脑和脑干。

超过 90% 的患者整个病程的某一阶段可能出现下尿路症状，其临床表现多样，尿频和尿急是最常见的症状。MS 患者的排尿症状并非一成不变，常随累及神经部位的变化和病程的演变而发生相应的变化。

10. 脊髓病变　多种病理性因素可以导致脊髓损伤，如外伤、血管性疾病、先天性疾病和医源性损伤等。几乎所有脊髓损伤（spinal cord injury，SCI）性病变都可以影响膀胱尿道功能。不同节段、不同程度的 SCI 会导致不同类型的 LUTD，在损伤后的不同时间段临床表现也有所不同。

11. 椎间盘疾病　椎间盘突出症可导致神经源性膀胱。1% ～ 15% 腰椎间盘突出症患者的骶神经根会受到影响，尿潴留是最常见的症状，并且即使实施了椎间盘手术，术后排尿功能的异常也不能完全恢复。

12. 椎管狭窄

（1）腰椎管狭窄：一般不会引起膀胱尿道功能障碍，可是一旦出现症状往往呈进展性发展，且多与马尾神经受压有关。伴有难治性下肢疼痛的腰椎管狭窄患者中约 50% 有可能发生神经源性膀胱。

（2）颈椎病：是一种退行性疾病。严重的脊髓型颈椎病患者会发生神经源性膀胱和肠道功能障碍。

（二）外周神经系统因素

1. 糖尿病　糖尿病是最常见的一种代谢性疾病。糖尿病膀胱作为糖尿病引起的泌尿系统并发症，发病率高，占糖尿病患者的 25% ～ 85%，其具体机制尚不清楚，一般认为主要与糖尿病外周神经病变在膀胱的表现，以及肌源性异常（即逼尿肌功能损害）等因素有关。

2. 酗酒　酗酒会导致周围神经病变，目前报道酗酒引起神经源性膀胱的患病率差别很大，有报道为 5% ～ 15%，也有报道为 64%。酗酒所致的肝硬化患者更容易引发神经源性膀胱，该类患者副交感神经的损害要比交感神经损害严重。

3. 药物滥用　氯胺酮是苯环己哌啶的衍生物，临床上主要用于小儿麻醉，因其英文名为

Ketamine，俗称"K粉"，是一种新型毒品。氯胺酮滥用可导致膀胱等泌尿系统损害，但具体机制尚不清楚，可能与免疫反应和外周神经、血管损伤有关。主要表现为下尿路刺激症状、急迫性尿失禁和血尿。其发病率尚无统一认识。

（三）感染性疾病

神经系统的感染性疾病，如获得性免疫缺陷综合征、带状疱疹、急性感染性多发性神经根炎等。获得性免疫缺陷综合征引起神经系统病变的发生率很高，感染 HIV 的单核细胞可通过血脑屏障进入中枢神经系统，直接损害大脑、脊髓和周围神经，当神经病变累及支配膀胱尿道的中枢和（或）周围神经系统时，也会导致相应的排尿异常。受累神经部位不同，排尿功能障碍的表现亦有所不同。

带状疱疹病毒可侵犯腰骶神经，除可造成相应神经支配部位皮肤簇集水泡外，还可导致盆丛及阴部神经受损，进而影响膀胱及尿道功能，此症导致的排尿异常多为暂时性。

急性感染性多发性神经根炎，又称吉兰-巴雷综合征（Guillain-Barré syndrome，GBS），是由于病毒或接种疫苗引起的自发、多发性的神经根疾病，6% ~ 40% 的 GBS 患者有排尿异常症状。一般神经系统症状较为严重，而下尿路症状相对较轻。

（四）医源性因素

若手术操作损伤了与膀胱尿道功能相关的神经，亦会产生相应的排尿异常。很多脊柱手术，如颈椎或腰椎的椎板减压术、椎间盘切除术、椎管肿瘤摘除术等，手术牵拉、压迫或切割等对神经的刺激，术后可能产生不同类型和程度的排尿异常，其中骶骨脊索瘤实施骶骨切除术后导致神经源性膀胱的发生率高达 74%。一些盆腔的手术，如子宫颈癌根治术、直肠癌根治术等，若损伤盆神经或阴部神经，也会导致排尿异常（Blaivas et al，1995b）。这些医源性损伤导致的神经源性膀胱可以是一过性的，但经常也有难以恢复的情况。

二、病理生理

（一）不同水平的神经病变引起的尿路病理生理学改变

1. 脑桥上病变　脑桥上病变由于损伤了大脑的抑制中枢，尽管下尿路神经反射通路完整，但大脑皮质无法感知膀胱充盈，DO，不能随意控制排尿，往往出现尿失禁症状；由于脑桥排尿中枢是完整的，逼尿肌括约肌协同性通常正常，很少发生 DSD，因此对上尿路的损害通常较小。常见的脑桥上病变的原因是脑卒中、帕金森病和痴呆等。

2. 骶髓以上的脊髓损伤　骶上脊髓损伤患者，中枢调节排尿的下行通路被阻断，这种协调膀胱、肠道、括约肌功能的反射通路因此被打乱；同时，完全脊髓损伤后膀胱尿道感觉的上传通路被中断，括约肌的保护性反射以及中枢对逼尿肌自主反射的抑制作用丧失。所导致 LUTD 的典型模式是 DO 及 DSD，产生逼尿肌高压、残余尿增加、尿失禁及泌尿系感染等表现，进而导致膀胱输尿管反流（vesicoureteral reflux，VUR）、输尿管扩张、肾积水及肾瘢痕化等上尿路损害，严重者导致肾功能不全，甚或尿毒症。

3. 骶髓损伤　骶髓损伤患者根据逼尿肌神经核和阴部神经核损伤情况不同，临床表现也不同。如果逼尿肌神经核损伤而阴部神经核完整，表现为逼尿肌松弛或无反射、膀胱容量增大且压力低，由于外括约肌痉挛，从而导致尿潴留，这类患者对上尿路损害相对较小，出现尿失禁情况也少。如果阴部神经核损伤而逼尿肌神经核完整，则表现为括约肌松弛、DO 或者痉挛、膀胱容量降低，由于膀胱出口阻力较低，很少引起上尿路损害，但尿失禁症状比较严重。如果逼尿肌神经核和阴部神经核同时损伤，则出现混合的改变。

4. 骶髓以下及周围神经病变　排尿骶反射中枢受损，或者相关外周神经受损，均可累及支配膀胱的交感和副交感神经，或同时累及支配尿道括约肌的神经，导致逼尿肌反射及收缩力减弱或消失、和（或）尿道内外括约肌控尿能力减低，出现排尿困难或尿失禁。

不同水平的神经病变导致的神经源性膀胱其病理生理改变具有一定规律性，但并非完全与病变水平相对应。同一水平病变、不同病因、不同患者或同一患者在不同病程，其临床表现和病理生理改变均可能有一定差异。另外，神经源性膀胱患者储尿障碍与排尿障碍常常并存，必须从储尿、排尿及其协同性多方面来分析病理生理改变。影像尿动力学（video-urodynamics，VUDS）是揭示神经源性膀胱患者下尿路及上尿路病理生理改变及其规律性的准确方法、"金标准"，也是分类的基础。

（二）尿路不同部位的病理生理学改变

1. 下尿路病理生理改变　Madersbacher 根据神经损伤部位、充盈以及排尿阶段膀胱逼尿肌和尿道外括约肌的功能状态，提出了一个分类图（图 14-2-1），描述了多种神经源性膀胱的类型，是对下尿路病理生理改变的直观描述与总结。

2. 上尿路病理生理改变　神经源性膀胱患者的下尿路病理生理变化过程中，DO、DSD、膀胱顺应性（bladder compliance，BC）降低等因素均可导致膀胱内压升高，产生肾积水、输尿管迂曲扩张，也可破坏抗反流机制、新发 VUR。膀胱高压、慢性感染等因素可导致逼尿肌纤维化、膀胱壁增厚，发生壁段输尿管狭窄梗阻，进而导致输尿管迂曲扩张和肾积水。另外，DO 或括约肌功能不全可导致尿失禁，加重泌尿系感染。上尿路积水扩张、VUR、慢性感染等可逐渐导致肾实质丢失、肾瘢痕化，最终发展为肾衰竭，这对于神经性膀胱患者来说是一毁灭性转归，应该尽量避免。

由此可见神经源性膀胱治疗的黄金法则是：确保储尿期和排尿期逼尿肌压力均保持在低压安全范围内，这将明显降低源于泌尿系统并发症的致死率。尿失禁直接关乎患者生活质量，影响患者回归社会，是治疗决策中必须考虑的一个重要因素。另外，由于神经源性膀胱的病理生理状态随病程延续而不断变化，因此定期及时随访、尤

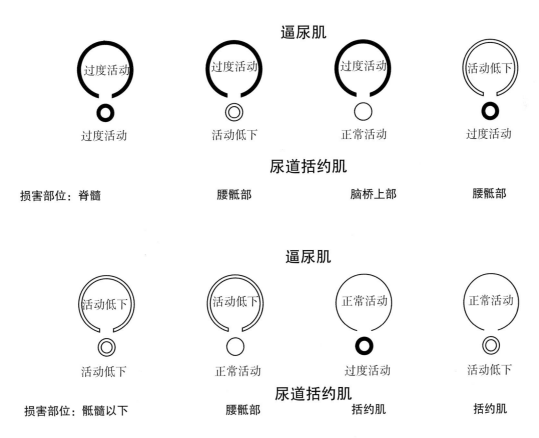

图 14-2-1　Madersbacher 典型神经病变所致下尿路功能障碍类型图

其是对上尿路功能的随访将伴随患者终身。

综上所述，科学、客观、全面地评估上/下尿路功能（特别是上尿路功能）是治疗决策、实施及疗效随访的前提，因此临床实践亟需一种能够全面反映上/下尿路功能状态的分类标准。一种理想的神经源性膀胱分类标准应包含以下内容：①以尿动力学结果作为分类基础；②反映临床症状；③反映相应的神经系统病变；④全面反映下尿路及上尿路的功能状态。目前尚缺乏非常理想的分类方法：欧洲泌尿外科学会（European Association of Urology，EAU）和国际尿控协会（International Continence Society，ICS）基于尿动力学结果，仅将 LUTD 按储尿期和排尿期进行分类（表 14-2-1），较好反映了膀胱尿道的功能状态及临床症状，但没有反映上尿路状态及相应神经系统病变。笔者在此基础之上，提出了一种

涵盖上/下尿路功能状态的全尿路功能障碍的新分类方法（Liao et al，2014；Liao 2015）（表 14-2-2），其中对肾盂输尿管积水扩张提出了新的分度标准，弥补了部分空缺，但仍然缺乏对相应神经系统病变的描述；尽管如此，此分类方法可为评估、描述、记录上/下尿路的病理生理变化，制订治疗及随访方案提供全面、客观和科学的基础，具有临床推广潜力。

表 14-2-2 中 VUR 的分级沿用已被广泛接受的国际反流研究小组标准，分为 I-V 级。然而对上尿路扩张（upper urinary tract dilation，UUTD）程度判断既往并无统一标准，目前使用胎儿泌尿协会的超声分度系统来对肾积水进行分度；但存在主观抽象的缺点，且仅包括肾积水，而无输尿管扩张。有鉴于此，笔者基于磁共振尿路成像（magnetic resonance urography，MRU）提出一个新

表 14-2-1　ICS 下尿路功能障碍分类

储尿期	排尿期
膀胱功能	**膀胱功能**
逼尿肌活动性（detrusor activity）	逼尿肌收缩性
正常或稳定（normal detrusor function）	正常（normal）
过度活动（detrusor overactivity）	低下（underactive）
特发性（idiopathic）	无收缩（acontractile）
神经源性（neurogenic）	**尿道功能**
膀胱感觉（bladder sensation）	正常（normal）
正常（normal）	梗阻（obstruction）
增强或过度敏感（increased or hypersensitive）	过度活动（urethral overactivity）
减弱或感觉低下（reduced or hyposensitive）	机械梗阻（mechanical obstruction）
缺失（absent）	
非特异性（non-specific）	
膀胱容量	
正常（normal）	
高（high）	
低（low）	
顺应性	
正常（normal）	
高（high）	
低（high）	
尿道功能	
正常（normal）	
不全（incompetent）	

表 14-2-2　廖氏神经源性膀胱患者全尿路功能障碍分类方法

下尿路功能		上尿路功能
储尿期	排尿期	
膀胱功能	膀胱功能	**膀胱输尿管反流**
逼尿肌活动性	逼尿肌收缩性	无
正常	正常	有：单侧（左/右），双侧
过度活动	收缩力低下	程度分级
	无收缩	I
膀胱感觉	**尿道功能**	II
正常	正常	III
增加或过敏	梗阻	IV
减退或感觉低下	功能性梗阻（尿道过度活动）	V
缺失	逼尿肌-尿道外括约肌协同失调	
	逼尿肌-膀胱颈协同失调	**肾盂输尿管积水扩张**
逼尿肌漏尿点压力	括约肌过度活动	无
≥ 40 cmH$_2$O	括约肌松弛障碍	有：单侧（左/右）
		双侧
< 40 cmH$_2$O	机械梗阻	程度分度
		1
膀胱容量		2
正常（300～500 ml）		3
增大（>500 ml）		4
减小（<300 ml）		
安全膀胱容量		**膀胱壁段输尿管梗阻**
		无
膀胱顺应性		梗阻：单侧（左、右），双侧
正常（20～40 ml/cmH$_2$O）		
增高（>40 ml/cmH$_2$O）		**肾功能**
降低（<20 ml/cmH$_2$O）		正常
		GFR≥50 ml/min，左肾、右肾
尿道功能		肾功能不全
正常		GFR<50 ml/min
		左肾、右肾
括约肌无收缩		代偿期：
功能不全		GFR，左、右肾；血肌酐<132.6 μmol/L
膀胱颈（内括约肌）		失代偿期：
外括约肌		GFR，左、右肾；血肌酐≥132.6 μmol/L

注：1 cmH$_2$O=0.098 kPa

的 UUTD 分度标准，分为 1 ~ 4 度（表 14-2-2）。0 度：MRU 示中央肾复合体无分离、输尿管无扩张（图 14-2-2A）。1 度：MRU 示中央肾复合体轻度分离、输尿管轻度扩张（直径 < 7 mm）（图 14-2-2B）。2 度：MRU 示肾盂进一步扩张，少数肾盏呈可视化、输尿管扩张（直径 < 10 mm）（图 14-2-2C）。3 度：MRU 示肾盂扩张，液体充满肾脏全部肾盏，肾盏肾实质变薄（肾实质丢失 < 50%），输尿管迂曲、直径 < 15 mm（图 14-2-2D）。4 度：MRU 示肾盂重度扩张，液体充满肾脏全部肾盏，肾盏肾实质变薄（肾实质丢失 > 50%），输尿管严重迂曲、直径 > 15 mm（图 14-

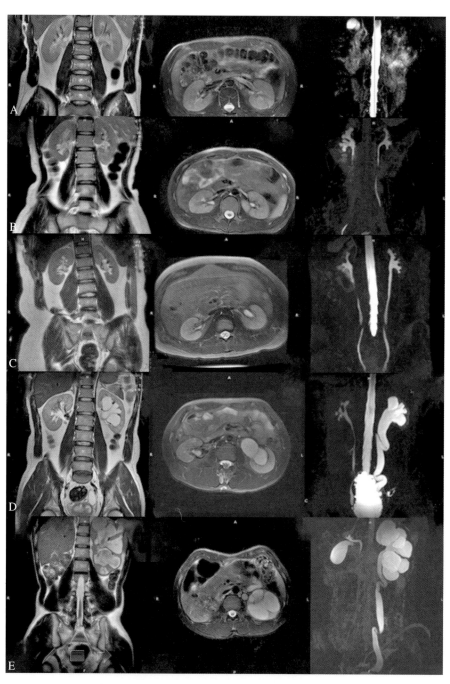

图 14-2-2　依据磁共振尿路成像的上尿路积水扩张（MRU-UUTD）分度
A. 0 度；**B.** 1 度（左侧）；**C.** 2 度（左侧）；**D.** 3 度（左侧）；**E.** 4 度（左侧）

2-2E）。逼尿肌纤维化、膀胱壁增厚常导致壁段输尿管狭窄及梗阻（图14-2-3A），这是产生肾积水和输尿管迂曲扩张的重要因素，可导致慢性肾衰竭，但此改变常被临床医生忽略，且不能通过留置尿管来解除，必须通过膀胱扩大、输尿管成形及输尿管膀胱再植术加以解决。表14-2-2中逼尿肌漏尿点压力若高于40 cmH$_2$O则被视为上尿路损毁的危险信号，低于此压力的膀胱容量被称为"安全膀胱容量"，这些指标为保护上尿路功能提供了客观依据。

表14-2-2中分肾功能由同位素肾图获得的肾小球滤过率（glomerular filtration rate，GFR）评价，总肾功能通过血肌酐水平进行判断。通过对总肾功能和分肾功能的评估，可以明确患者的肾功能状态，为进一步治疗策划提供客观依据，比

如既往理论认为肠道膀胱扩大术指征仅局限于肾功能不全代偿期，笔者通过120例患者长期随访证明部分失代偿期患者术后也可获得很好的结果，图14-2-3B及图14-2-3C为一例患者术前术后UUTD分度的对比。

三、分类

神经源性膀胱分类标准应包含以下内容：①以尿动力学结果作为分类基础；②反映临床症状；③反映相应的神经系统病变；④全面反映下尿路及上尿路的功能状态。

目前尚无理想统一的神经源性膀胱分类方法。ICS仅将下尿路功能与功能障碍分为储尿期和排尿期两部分描述，并基于尿动力学结果针对

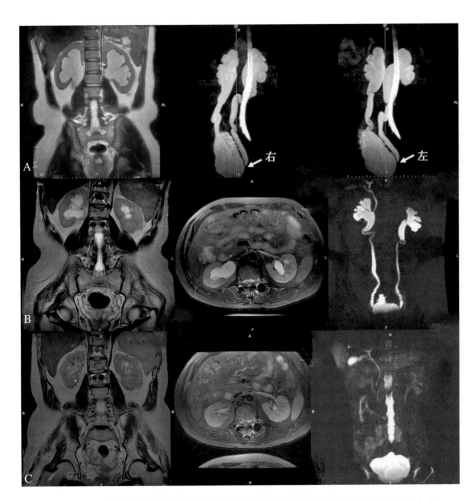

图14-2-3 磁共振尿路成像和膀胱扩大术前后上尿路积水扩张（UUTD）分度
A. MRU显示的膀胱壁段输尿管梗阻；**B.** 膀胱扩大术前双侧UUTD均为3度；**C.** 术后右侧改善为0度、左侧为1度

患者储尿期和排尿期的功能提出一个分类系统（表14-2-1），该分类可以较好地反映膀胱尿道的功能及临床症状，但其没有反映上尿路状态，也需要补充相应的神经系统病变的诊断。

廖利民在既往LUTD分类方法的基础之上，提出了一种包含上尿路功能状态的神经源性膀胱患者全尿路功能障碍的新分类方法（Liao et al，2014；Liao，2015），其中对肾盂输尿管积水扩张提出了新的分度标准。此分类方法可为评估、描述、记录上尿路及下尿路的病理生理变化、制订治疗方案提供全面、科学及客观的基础。

表14-2-2对VUR的分级参照国际反流分级标准：①Ⅰ级：反流至不扩张的输尿管；②Ⅱ级：反流至不扩张的肾盂肾盏；③Ⅲ级：输尿管、肾盂肾盏轻中度扩张，杯口变钝；④Ⅳ级：中度输尿管迂曲和肾盂肾盏扩张；⑤Ⅴ级：输尿管、肾盂肾盏重度扩张，乳头消失，输尿管迂曲（图14-2-4）。许多神经源性膀胱患者并无VUR存在，却经常出现肾盂肾盏积水扩张和输尿管迂曲扩张。廖利民依据静脉肾盂造影或泌尿系MRU检查，新提出了肾盂输尿管积水扩张分度标准（图14-2-2）：①1度：肾盂肾盏轻度扩张、输尿管无扩张；②2度：肾盂肾盏中度扩张、杯口变钝，输尿管轻度扩张；③3度：肾盂肾盏中度扩张和

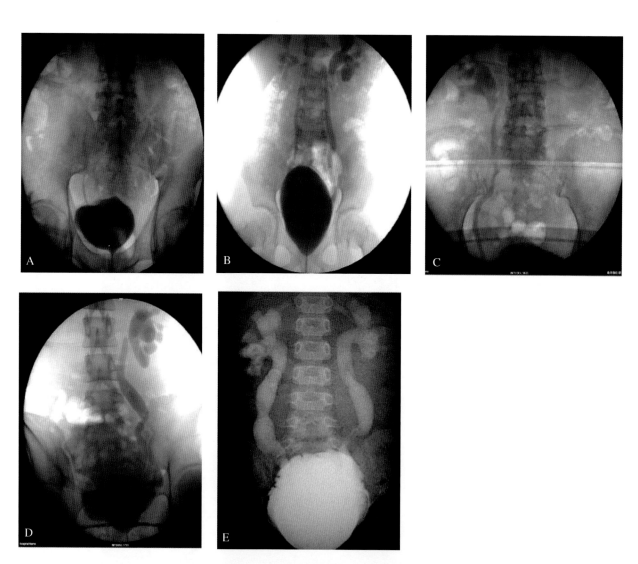

图14-2-4　膀胱输尿管反流国际分级

A. Ⅰ级：反流未至肾盂；B. Ⅱ级：反流至肾盂，无集合系统扩张；C. Ⅲ级：输尿管扩张；D. Ⅳ级：输尿管迂曲，肾穹隆变钝；E. Ⅴ级：输尿管扩张迂曲明显，集合系统明显扩张

输尿管中度扩张迂曲；④4度：肾盂肾盏重度扩张、乳头消失，输尿管重度扩张迂曲。上述肾盂输尿管积水扩张经常源自膀胱壁增厚导致的壁段输尿管狭窄梗阻（图14-2-3）。此方法最后对患者肾功能的损害程度也进行了分类。总之，新提出的神经源性膀胱患者全尿路功能障碍分类方法具有以下临床价值：①明确下尿路及上尿路的病理生理改变与状态；②为治疗方案的制订和实施、疗效评估、预后判断提供客观科学依据；③为全面长期随访提供指导，以免遗漏项目。此方法也可为非神经源性膀胱LUTD患者提供参考。

第三节　临床表现

神经源性膀胱的早期诊断和客观评估非常重要，只有早期诊断才能尽早及时治疗，防止并发症的产生与进展。神经源性LUTD的出现有时可能并不伴随神经系统症状，但却仍然提示有神经系统病变存在的可能。早期诊断及治疗，能有效避免不可逆的下尿路、甚至上尿路病变的发生与进展。神经源性膀胱的诊断主要包括3个方面（廖利民 等，2011；Pannek et al，2012）：

1. 原发神经病变的诊断即对于导致膀胱尿道功能障碍的神经系统病变的性质、部位、程度、范围、病程等，通过神经系统疾病相关的病史、体格检查、影像学检查和神经电生理检查明确，必要时请神经科医生协助诊断。

2. 下尿路和上尿路功能障碍以及泌尿系并发症的诊断如LUTD的类型、程度，是否合并泌尿系感染、结石、肿瘤，是否合并肾积水、输尿管扩张迂曲、VUR等上尿路损害。应从相应的病史、体格检查、实验室检查、尿动力学检查和影像学检查、膀胱尿道镜加以明确。

3. 其他相关器官、系统功能障碍的诊断如是否合并性功能障碍、盆腔器官脱垂、便秘或大便失禁等，应通过病史、体格检查、实验室检查、影像学检查加以明确。

在进行任何侵入性检查之前，必须进行详尽的病史采集与全面的体格检查。对于怀疑神经源性膀胱的患者而言，必须在侵入性检查之前完成病史采集、排尿日记以及体格检查，这些初诊资料对于长期的治疗及随访很有必要。

一、病史

详尽的病史采集是神经源性膀胱的诊断首要步骤。大多数患者在就诊时已经知道自己患有神经系统疾病，神经源性膀胱的病因、病理生理及分类已在上节作了较为详细的阐述，除此之外还应询问患者的生活方式、生活质量等内容。

（一）遗传性及先天性疾病史

如脊柱裂、脊髓脊膜膨出等发育异常疾病。

（二）代谢性疾病史

如糖尿病史，注意询问血糖治疗及控制情况，是否合并糖尿病周围神经病变、糖尿病视网膜病变等并发症。

（三）神经系统疾病史

如带状疱疹、吉兰 - 巴雷综合征、MSA、老年性痴呆、帕金森病、脑血管意外、颅内肿瘤、脊柱脊髓肿瘤、腰椎间盘突出症等病史。

（四）外伤史

应详细询问自出生至就诊时外伤（尤其是SCI）的时间、部位、方式，伤后排尿情况及处理方式等。

（五）既往治疗史

特别是用药史、相关手术史，如神经系统手术史、泌尿系手术史、盆腔及盆底手术史、抗尿失禁手术史等。

（六）生活方式及生活质量的调查

了解吸烟、饮酒、药物成瘾等情况，评估 LUTD 对生活质量的干扰程度等。

（七）尿路感染史

应询问感染发生的频率、治疗方法及疗效。

（八）女性还应询问月经及婚育史

初潮年龄可能提示代谢相关疾病。

二、症状

（一）泌尿生殖系统症状

1. 下尿路症状 症状开始出现的时间非常重要，可为分析与神经系统疾病的因果关系提供依据。下尿路症状包括储尿期症状、排尿期症状和排尿后症状。储尿期症状含尿急、尿频、夜尿、尿失禁、遗尿等；排尿期症状含排尿困难、膀胱排空不全、尿潴留、尿痛等；排尿后症状含尿后滴沥等。上述症状推荐以排尿日记的形式加以记录。

2. 膀胱感觉异常 如有无异常的膀胱充盈感及尿意等。

3. 泌尿系管理方式的调查 如腹压排尿、叩击排尿、挤压排尿、自行漏尿、间歇导尿、长期留置尿管、留置膀胱造瘘管等。

4. 性功能障碍症状 生殖器有无缺损；生殖器区域敏感性；男性注意是否存在勃起功能障碍（erectile dysfunction，ED）、性高潮异常、射精异常等，女性注意是否存在性欲减退、性交困难等。

5. 其他 如腰痛、盆底疼痛、血尿、脓尿等。

（二）肠道症状

频繁排便、便秘或大便失禁；直肠感觉异常、里急后重感；排便习惯改变等。

（三）神经系统症状

包括神经系统原发病起始期、进展期及治疗后的症状，包括肢体感觉运动障碍、肢体痉挛、自主神经反射亢进、精神症状及理解力等。

（四）其他症状

如发热，以及血压增高等自主神经功能障碍症状。

第四节　病情评估

一、体格检查

（一）一般体格检查

注意患者精神状态、意识、认知、步态、生命体征等。重要的认知功能障碍和记忆混乱与异常排尿行为密切相关。了解患者的精神状态、意识和智力、运动功能状态等有助于制订治疗策略。

（二）泌尿及生殖系统检查

所有怀疑神经源性膀胱的患者均应进行标准的、完整的泌尿系统体格检查，包括肾、输尿管、膀胱、尿道、外生殖器等的常规体检，还要注意腰腹部情况。应常规进行肛门直肠指诊，了解肛门括约肌张力和大便嵌塞。女性要注意是否合并盆腔器官脱垂等。男性还要检查前列腺，了解软硬程度和是否有波动，因前列腺炎症和前列腺脓肿在神经功能障碍的男性并非少见，特别是长期留置导尿管的患者。

（三）神经系统检查

1. 感觉和运动功能检查 SCI 患者应检查躯体感觉平面、运动平面、SCI 平面，以及上下肢感觉运动功能和上下肢关键肌的肌力、肌张力。

感觉平面是指身体两侧具有正常感觉功能的最低脊髓节段，感觉检查的必查部分是身体两侧各自的 28 个皮节的关键点。运动平面的概念与此相似，指身体两侧具有正常运动功能的最低脊髓节段。SCI 平面通过如下神经学检查来确定：①检查身体两侧各自 28 个皮节的关键感觉点；②检查身体两侧各自 10 个肌节的关键肌。应特别重视会阴及鞍区感觉的检查。脊髓节段的感觉关键点体表分布见图 14-4-1、图 14-4-2。

2. 神经反射检查 包括膝腱反射、跟腱反射、提睾肌反射、肛门反射、球海绵体肌反射、各种病理反射（Hoffmann 征和 Babinski 征）等，常用反射所对应的脊髓节段见图 14-4-3。

3. 会阴部 / 鞍区及肛诊检查 此项检查可以明确双侧 $S_2 \sim S_5$ 节段神经支配的完整性。会

阴部 / 鞍区感觉检查范围从肛门皮肤黏膜交界处至两侧坐骨结节之间，包括肛门黏膜皮肤交界处的感觉，通过肛门指诊检查直肠深感觉。运动功能检查是通过肛门指诊发现肛门括约肌张力、有无自主收缩。也可进行球海绵体反射（bulbocavernosus reflex，BCR）检查，即男性轻轻挤压阴茎或女性轻轻地将阴蒂挤压到耻骨联合，同时将手指置于直肠中感觉肛门括约肌的收缩，可以评估 $S_2 \sim S_4$ 反射弧的完整性。通过针刺肛门皮肤黏膜交界处的方法检查肛门括约肌收缩，可以评估 $S_2 \sim S_5$ 的完整性。提睾反射弧评估的是 $L_1 \sim L_2$ 感觉神经节。不完全性 SCI 指在神经损伤平面以下、包括最低位的骶段保留部分感觉或运动功能；反之，如果最低位的骶段感觉和运动功能完全消失则确定为完全性 SCI。

二、实验室检查

（一）尿常规

可了解尿比重、尿中红细胞、白细胞、蛋白水平，是否存在泌尿系感染等，并间接反映肾功能状况。

（二）肾功能检查

通过血肌酐、尿素氮水平反映总肾功能状况，反应上尿路功能受损程度，为进一步拟定治疗方案和合理选择影像学检查提供依据。肾功能异常时患者用药应相应调整药物剂量。

（三）尿细菌学检查

通过检查明确病原菌种类，并根据药物敏感试验结果选择敏感药物。

三、影像学检查

（一）泌尿系超声

此检查无创、简便易行，通过检查重点了解肾、输尿管、膀胱的形态及残余尿量。B 型超声可用来评估肾及输尿管解剖的许多特征，包括肾

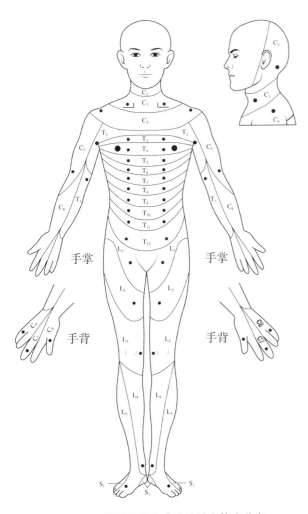

图 14-4-1 脊髓节段的感觉关键点体表分布

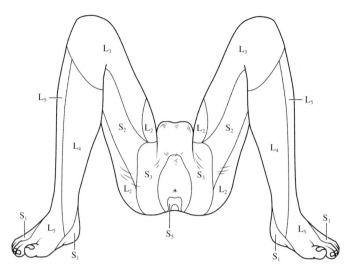

图 14-4-2　脊髓节段的感觉关键点体表分布（会阴、鞍区和下肢）

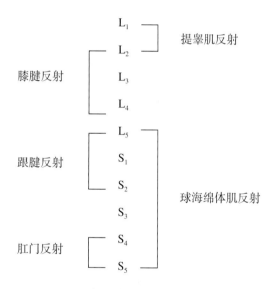

图 14-4-3　常用神经反射所对应的脊髓节段

大小、肾积水、肾皮质厚度、肾畸形、肾结石和肿瘤、输尿管扩张等。在神经源性下尿路障碍患者，检测肾积水及输尿管扩张极其重要，可提示下尿路严重病变，但超声不能辨别功能及器质性梗阻，也不能证实 VUR 及其程度，经常需要其他影像技术进一步明确。超声是一种测定肾积水及输尿管扩张程度、观察病情进展、评估治疗反应的有效工具。

（二）泌尿系平片

可了解有无隐性脊柱裂等腰骶骨发育异常、是否合并泌尿系结石等。

（三）静脉尿路造影

这是一个传统的了解肾、输尿管、膀胱形态以及分侧肾功能的影像学方法，检查的成功依赖于足够的肾功能，且在肾功能异常时应慎重使用造影剂，以免加重肾的损害。

（四）泌尿系CT

CT 扫描为上尿路解剖提供有用的信息，能够较直观地了解肾皮质厚度、肾盂积水的形态改变、输尿管扩张程度、泌尿系结石和新生物等。增强扫描能更清楚地显示解剖特征（依赖于肾功能）。与 B 超和静脉肾盂造影相比，能更清楚地显示上尿路及膀胱形态，了解泌尿系统邻近器官情况，但肾功能异常时应慎重选择增强扫描。螺旋 CT 泌尿系统三维重建（图 14-4-4）技术可以在冠状面等多个层面非常清晰地完整显示肾的大小、皮质厚度、肾盂积水形态、输尿管迂曲扩张、壁段输尿管狭窄、膀胱形态等尿路形态变化，并对上尿路积水扩张程度进行分度。

（五）泌尿系MRU

MRU 对上尿路的评估与 CT 相似，该检查无须使用造影剂即在冠状面等多个层面非常清晰地完整显示肾盂积水形态、输尿管迂曲扩张、壁段

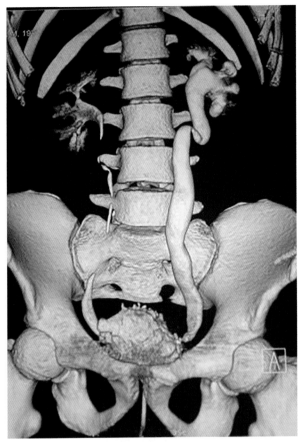

图 14-4-4 螺旋 CT 泌尿系统三维重建示左侧输尿管迂曲扩张、壁段输尿管狭窄

输尿管狭窄、膀胱形态等尿路形态变化，并对上尿路积水扩张程度进行分度，且不受肾功能影响（图 14-4-5）。泌尿系 MRU 检查还可辅助诊断硬脊膜粘连或脊椎手术形成的脊髓栓系综合征。当患者体内有心脏起搏器、骨折内固定等金属植入物时禁用。

（六）核素检查

包括肾图、利尿肾图或肾动态检查，可反映分侧肾功能情况，明确肾供血状态（图 14-4-6）。利尿肾图可以鉴别上尿路梗阻（如壁段输尿管梗阻）的性质是机械性或动力性梗阻，但检查结果受到利尿剂注射时间、水合作用和利尿作用、膀胱是否充盈和膀胱内压力等的影响，当怀疑有上尿路梗阻性疾病时推荐采用利尿肾图联合膀胱引

流综合判断。

（七）膀胱尿道造影

可以了解膀胱尿道形态、是否存在 VUR，并对反流程度进行分级，是否存在 DSD 等情况；尿动力学检查时可同期行此项检查，即为 VUDS 检查。

四、膀胱尿道镜检查

此检查对明确膀胱尿道的解剖性异常具有诊断价值，长期留置导尿管或膀胱造瘘管的患者推荐定期行此项检查以除外膀胱肿瘤。

五、尿动力学检查

（一）概述

尿动力学检查能对下尿路功能状态进行客观定量的评估，是揭示神经源性膀胱患者 LUTD 的病理生理学基础的唯一方法，在神经源性膀胱患者的诊疗与随访中具有不可替代的重要位置。患者病史、症状及体检结果是选择尿动力检查项目的主要依据，鉴于大部分尿动力学检查项目为有创性检查，因此应当先行排尿日记、自由尿流率、残余尿测定等无创检查项目，然后再进行充盈期膀胱测压、排尿期压力流率测定、括约肌肌电图（electromyography，EMG）检查、神经电生理检查等有创检查项目。VUDS 是证实神经源性膀胱患者尿路功能障碍及其病理生理改变的"金标准"。

在尿动力学检查过程中，认识和排除由受检者、检查者和仪器设备等因素产生的干扰，对正确分析和解释检查结果具有重要意义。在进行尿动力学检查之前，患者应当排空大便。鉴于神经源性膀胱患者多存在便秘，故建议在检查前一晚进行灌肠，以清除直肠内的粪块。如果治疗允许，应停用作用于下尿路的药物 48 小时以上，如不能停用，必须在判读检查结果时记录分析。对于高位 SCI 的患者，检查过程可能诱发自主神

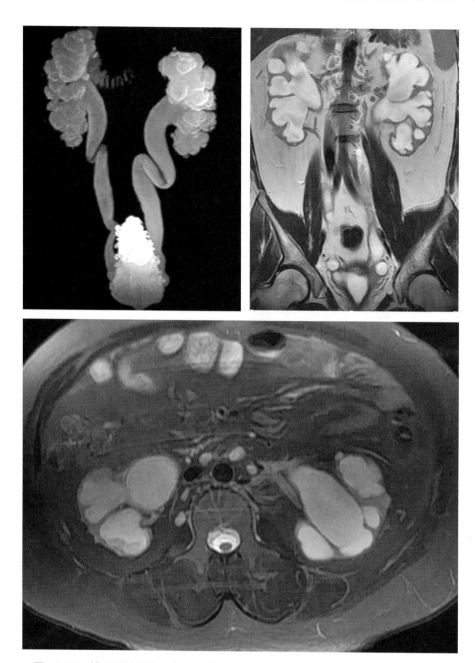

图 14-4-5 神经源性膀胱患者上尿路 MRU 示双肾积水、萎缩、双输尿管迂曲扩张

经反射亢进，建议在尿动力学检查中监测血压。对存在泌尿系感染高危因素的患者在行尿动力学检查之前或之后可选择性使用抗生素预防感染。

（二）常用尿动力学检查项目

1. 排尿日记 是一项半客观的检查项目，建议记录 2～3 天以上以得到可靠的结果。此项检查具有无创性和可重复性。

2. 自由尿流率 该检查项目的结果是对下尿路排尿功能状态的客观和综合反应，但不能反映病因和病变部位。一般在有创的尿动力学检查前进行，并重复测定 2～3 次以得到更加可靠的结果。

3. 残余尿测定 建议在排尿之后即刻通过超声、膀胱容量测定仪（图 14-4-7）及导尿等方法进行残余尿测量，这对于神经源性膀胱患者的

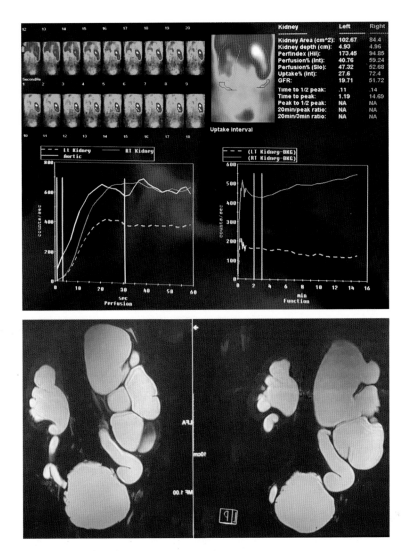

图14-4-6　神经源性膀胱患者核素检查及上尿路MRU示双肾积水、双输尿管迂曲扩张，右肾GFR=19.7 ml/min，左肾GFR=51.7 ml/min，呈高水平梗阻曲线

下尿路功能状态初步判断、治疗策划及随访具有重要价值。

4. 充盈期膀胱压力 - 容积测定（cystometrogram，CMG）　此项检查是模拟生理状态下的膀胱在充盈和储尿期的压力 - 容积变化，并以曲线的形式记录下来，能准确记录充盈期膀胱的感觉、BC、逼尿肌稳定性、膀胱容量等指标，同时，也要记录膀胱充盈过程中是否伴随尿急、疼痛、漏尿、自主神经反射亢进等异常现象（图14-4-8）。正常膀胱应具有良好的顺应性，在充盈过程中只有很小的膀胱压力改变，即使在诱发条件下也不发生逼尿肌的无抑制性收缩。BC 反映的是膀胱容量变化与逼尿肌压力变化之间的关系，其计算公式为 $\triangle V / \triangle P_{det}$，单位为 ml/cmH$_2$O。检查前应排空膀胱，充盈膀胱速率应与生理状况相似，最好是以 10 ml/min 或更慢的速度充盈膀胱，充盈膀胱所用盐水应加热至体温。过快或者用室温盐水充盈膀胱会刺激膀胱，影响检查结果的准确性。正常 BC 的标准值很难建立，有人建议正常成年人 BC 的参考值为 20 ～ 40 ml/cmH$_2$O。实际膀胱充盈压可能比顺应性的计算更有价值，原因是 BC 变化较大，其值主要取决于如何确定计算顺应性时膀胱充盈的起始和终止这 2 个点，以及相对应的压力和容量

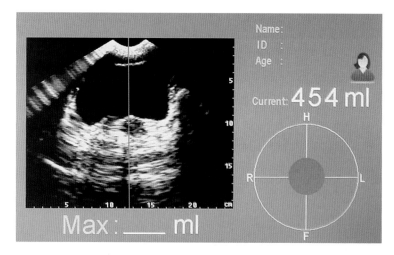

图 14-4-7 超声膀胱容量测定仪

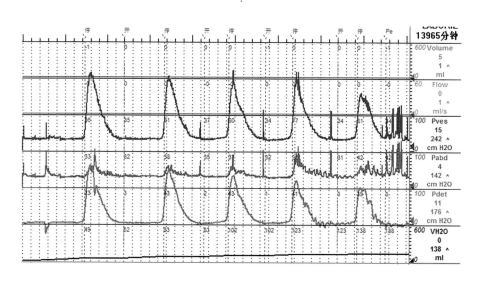

图 14-4-8 神经源性膀胱患者期相型逼尿肌过度活动的膀胱测压曲线。患者男性，58 岁，2017 年 11 月行直肠癌根治术，2 个月前出现排尿困难伴尿频、尿急、尿不尽。CMG 表现：充盈期分别在灌注至 49 ml、83 ml、102 ml、123 ml 和 138 ml 时，逼尿肌出现期相型过度活动，灌注至 138 ml 诉其憋胀不适，停止灌注。结果分析：①逼尿肌过度活动（期相型）；②膀胱测压容积减小

值，如果顺应性的定义被过分简化，则会出现潜在的错误结论。

5. 漏尿点压测定

（1）逼尿肌漏尿点压（detruser leak point pressure，DLPP）测定：DLPP 是指在无逼尿肌自主收缩及腹压增高的前提下，膀胱充盈过程中出现漏尿时的最小逼尿肌压力，可用以预测上尿路损害危险，当 DLPP ≥ 40 cmH_2O 时上尿路发生继发性损害的风险显著增加。在无逼尿肌自主收缩及腹压改变的前提下，灌注过程中逼尿肌压达到 40 cmH_2O 时的膀胱容量称为相对安全膀胱容量（图 14-4-9）。严重的 VUR 可缓冲膀胱压力，这种情况下，若反流出现在逼尿肌压力达到 40 cmH_2O 之前，则相对安全膀胱容量为开始出现反流时的膀胱容量。因此将 DLPP ≥ 40 cmH_2O 作为上尿路损害的危险因素，其在神经源性膀胱的处理中具有重要意义。近年来有研究认为以 DLPP ≥ 40 cmH_2O 作为上

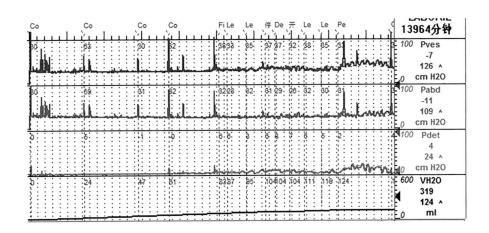

图 14-4-9　先天性脊髓栓系松解术后患者 DLPP 的测定。患者男性，10 岁，2008 年行脊髓栓系松解术，排尿困难伴尿失禁。CMG 表现：充盈期膀胱压力较稳定，随着灌注量的增加，逼尿肌未出现无抑制性收缩，灌注至 87 ml 开始出现漏尿，逼尿肌漏尿点压力（DLPP）为 6 cmH_2O，逼尿肌顺应性 BC=87/6=14.5 ml/ cmH_2O。结论：①低顺应性膀胱；②逼尿肌反射减弱；3. 膀胱容量减小

尿路继发性损害的预测指标存在一定局限性，尚需结合其他指标综合判断（Linsenmeyer et al，1998；Ozkan et al，2005；Wang et al；2006）。

（2）腹压漏尿点压（abdominal leak point pressure，ALPP）测定：ALPP 指腹压增加至出现漏尿时的膀胱腔内压力，主要反映尿道括约肌对抗腹压增加的能力，该指标在部分由于尿道括约肌去神经支配所致的压力性尿失禁患者中具有意义，对于其他神经源性膀胱患者中的临床应用价值有限。

6.　**压力 - 流率测定（pressure flow study，PFS）**　该检查反映了逼尿肌与尿道括约肌的功能及协同状况，是二者在排尿过程中共同作用的结果，主要用来确定患者是否存在膀胱出口梗阻（bladder outflow obstruction，BOO），特别是有无机械性或解剖性因素所致的 BOO。然而，大部分神经源性膀胱患者的 BOO 类型为功能性梗阻，如 DSD、尿道括约肌松弛障碍、膀胱颈松弛障碍等，因此此项检查在神经源性膀胱患者应与括约肌 EMG 检查或影像学检查联合同步进行，才能更正确地诊断功能性 BOO，更具有临床意义。

7.　**肌电图（EMG）检查**　用以记录尿道外括约肌、尿道旁横纹肌、肛门括约肌或盆底横纹肌的肌电活动，间接评估上述肌肉的功能状态。尿动力学检查中的 EMG 一般采用募集电位

EMG，通常使用肛门括约肌贴片电极记录 EMG，反映整块肌肉的收缩和舒张状态。检查时常规同步进行充盈期膀胱测压或压力 - 流率测定，可反映逼尿肌压力变化与尿道外括约肌活动的关系、排尿期逼尿肌收缩与外括约肌活动的协调性，对于诊断 DSD 有重要价值（图 14-4-10）。同心圆针电极 EMG 仅在特殊情况使用。更精细的 EMG 检查如运动单位 EMG、单纤维 EMG 等，更多应用于神经生理方面的研究。

8.　**尿道压力测定**　可分为尿道压力描记（urethral pressure profile，UPP）及定点尿道压力测量，UPP 是测量和描记压力沿后尿道的分布，此项检查主要用以测定储尿期尿道控制尿液的能力，反映的是尿道括约肌的状态，以及尿道有无瘢痕狭窄等。而位于膜部尿道的定点尿道压力测量，即膀胱压力 - 尿道压力 -EMG 联合测定对于诊断 DSD 具有重要价值（图 14-4-11）。值得注意的是尿道压力测定的影响因素较多，测定结果有时存在较多变异。

9.　**影像尿动力学检查（VUDS）**　此项检查是将充盈期膀胱测压、压力 - 流率测定等尿动力学检查与 X 线或 B 型超声等影像学检查相结合，结合的形式可以是完全同步或非同步两种。影像尿动力检查，特别是结合 X 线的影像尿动力检查是目前诊断逼尿肌 - 外括约肌协同失调（detrusor-

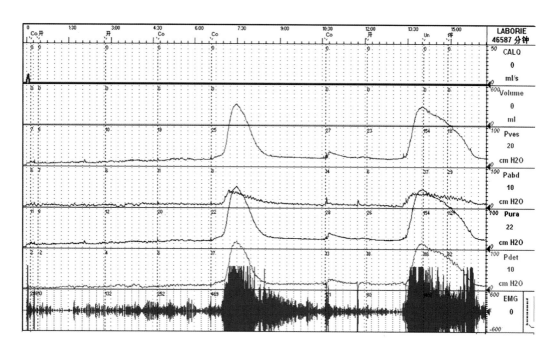

图 14-4-10　膀胱 - 尿道同步测压示逼尿肌 - 括约肌协同失调（DSD）。患者男性，T_4 SCI，膀胱充盈期膀胱压力 -EMG 联合测定：图中 EMG 记录表现为括约肌 EMG 随膀胱充盈出现 2 个阶段性逼尿肌过度活动性收缩，与此相对应，外括约肌 EMG 活动出现节律性增强、减弱，为典型的逼尿肌 - 括约肌协同失调（DSD）模式

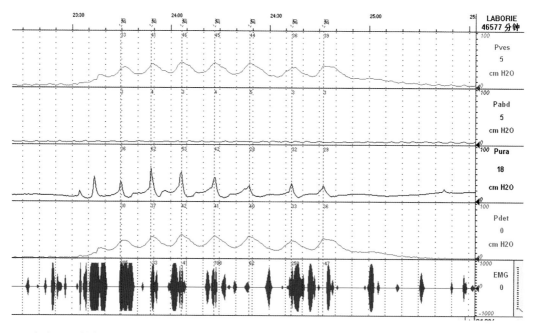

图 14-4-11　膀胱 - 尿道同步测压示逼尿肌 - 尿道外括约肌协同失调（DESD）。患者男性，21 岁，C_4 脊髓损伤 7 个月，B 超示：右肾积水、左肾输尿管扩张。膀胱 - 尿道同步测压结果：充盈期尿道压力维持一定高度，排尿期随着逼尿肌间断收缩，尿道括约肌同步收缩，表现为 Pdet 及 Pura 同步升高与下降，EMG 相应增强、减弱，并出现间断漏尿。表现为典型的逼尿肌 - 尿道外括约肌协同失调（DESD）

external urethral sphincter dyssynergy，DESD）、逼尿肌 - 膀胱颈协同失调（detrusor-bladder neck dyssynergia，DBND），判断 VUR 和漏尿点压力等神经源性膀胱患者尿路病理生理改变最准确的方法（图 14-4-12 ～图 14-4-16）。在膀胱充盈和储尿过程中观察 VUR 及发生反流时的压力变化是该检查项目的重要内容，VUDS 可以对反流程度进行分级，也可分为高压反流与低压反流。VUDS 对漏尿的观察也很灵敏，对 DLPP 和 ALPP 的判断更加简便。DLPP ≥ 40 cmH$_2$O 是上尿路损毁的危险因素，根据 DLPP 及 VUR 发生前的膀胱容积可确定安全膀胱容积。在排尿阶段，在高压 - 低流状态下，影像尿动力学检查可以更精确地确定梗阻部位，可以直观地观察到排尿时括约肌的活动，尤其在 EMG 检查效果不佳或不能明确诊断的情况下判断 DESD 及 DBND。同时还

可以观察膀胱形态异常、后尿道形态变化和膀胱尿道结石等重要病变和病理生理改变。推荐有条件的医院针对神经源性膀胱患者积极开展影像尿动力检查。

10. 膀胱诱发实验　为确定有无逼尿肌反射存在、以及鉴别神经损伤平面位于上位神经元还是下位神经元，可在充盈期膀胱测压过程中行诱发试验。DO 往往可以通过增加腹压、改变体位、快速灌注刺激性介质、注射拟胆碱药物等方式诱发出来。

（1）冰水实验（ice water test，IWT）：指充盈期膀胱测压过程中应用冰盐水快速灌注膀胱，以诱发逼尿肌收缩的出现。IWT 用于鉴别神经损伤位于上位神经元还是下位神经元方面有一定价值，也可判断膀胱感觉功能。逼尿肌反射弧完整的上位神经元损伤患者 IWT 可以诱发出逼尿肌

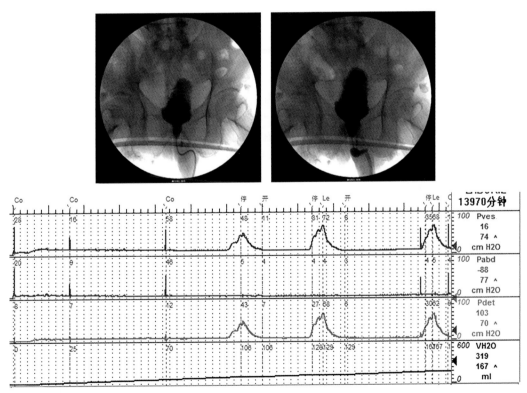

图 14-4-12　T$_{10}$ 脊髓损伤者影像尿动力学检查结果示逼尿肌 - 尿道外括约肌协同失调（DESD）。患者男性，57 岁，腰椎损伤 3 年。影像尿动力学表现：充盈期逼尿肌压力不稳定，分别灌注至 106 ml 和 129 ml 出现逼尿肌过度活动并漏尿。影像学示：逼尿肌收缩时膀胱颈开放，尿道外括约肌处存在明显的造影剂显影缩窄，为典型的逼尿肌 - 尿道外括约肌协同失调（DESD），无膀胱输尿管反流（VUR），残余尿为 80 ml。结果分析：①逼尿肌过度活动；②逼尿肌 - 尿道外括约肌协同失调（DESD）；③膀胱测压容积减小

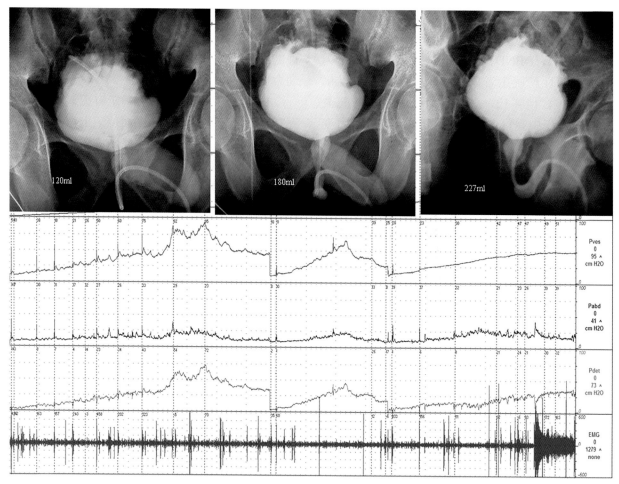

图 14-4-13　T$_8$脊髓损伤患者影像尿动力学检查示逼尿肌 - 尿道外括约肌协同失调（DESD）和逼尿肌 - 膀胱颈协同失调（DBND）。患者男性，44 岁。T$_8$脊髓损伤 5 年。影像尿动力学检查结果示：膀胱充盈后逼尿肌压力平稳增高，表现为 DO，膀胱颈开放不全、前列腺尿道扩张，130 ml 时出现漏尿，LPP 为 54 cmH$_2$O，227 ml 时漏尿明显，表现为前列腺尿道及球部尿道之间存在造影剂显影缩窄，表现为典型的逼尿肌 - 尿道外括约肌协同失调（DESD）、逼尿肌 - 膀胱颈协同失调（DBND）。

收缩，但结果存在假阳性和假阴性的可能，应结合其他检查项目对结果进行解释。

（2）氯贝胆碱超敏实验（bethanechol supersensitivity test，BST）：该实验的原理是基于一种观察到的现象，即当一种机体组织结构发生去神经损伤时，该组织对来自损伤的神经系统所传递的神经递质具有增高的敏感性。对于逼尿肌而言，其副交感神经的递质为乙酰胆碱，因此，皮下注射拟乙酰胆碱药物（如氯贝胆碱），可诱发逼尿肌的收缩，从而证实膀胱支配神经的受损。BST 可用来鉴别神经源性和非神经源性逼尿肌无反射，BST 阳性结果通常提示神经源性逼尿

肌无反射。但此实验具有局限性，结果应综合其他检查结果进行解释。此外，BST 阳性对于预测口服氯贝胆碱的治疗效果具有一定意义。

六、神经电生理检查

（一）概述

神经电生理检查是对神经系统物理检查的延伸，目前已有专门针对下尿路和盆底感觉和运动功能的神经通路的电生理学检查，对神经源性膀胱患者的膀胱和盆底功能障碍进行评估，为治疗

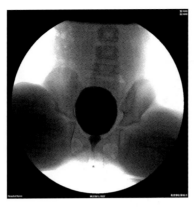

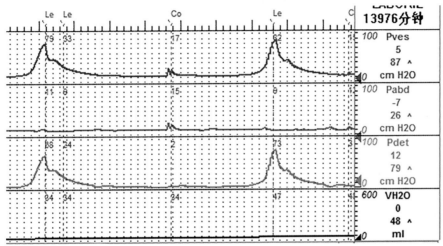

图 14-4-14　T_2 脊髓损伤患者影像尿动力学检查示逼尿肌 - 膀胱颈协同失调（DBND）。患者男性，8 岁，T_2 脊髓损伤 3 年，双下肢感觉运动功能障碍，大小便功能障碍。CMG 表现：充盈期分别灌注至 34 ml 和 47 ml 出现膀胱无抑制性收缩及漏尿。影像示膀胱颈处造影剂显影缩窄，表现为典型的逼尿肌 - 膀胱颈协同失调（DBND）

方案的制订和患者的预后判断提供参考。

（二）神经电生理学检查

下尿路及盆底神经电生理检查项目（图 14-4-17）有尿道括约肌或肛门括约肌 EMG、阴部神经传导速率、BCR 潜伏期、阴部神经体感诱发电位等。

1. 球海绵体反射（BCR）潜伏期　BCR 是通过电刺激阴茎或阴蒂神经，记录球海绵体肌在刺激后的电位变化（女性患者以肛门括约肌电位变化为参考），测定其潜伏期。该检查主要用于评估下运动神经元损伤患者 $S_2 \sim S_4$ 阴部神经反射弧的完整性。然而，目前国内外健康人群 BCR 潜伏期尚无统一标准，但通常认为典型均值为 33 ms。若所测患者的 BCR 潜伏期超过均值 $\pm 2.5 \sim 3$ 倍标准差或波形未引出，可判断为异

常。BCR 潜伏期在正常范围并不能排除骶髓反射弧轴突存在损伤的可能性。脊髓栓系综合征和骶髓上 SCI 患者的 BCR 潜伏期经常可缩短。

2. 阴部神经体感诱发电位（pudendal somatosensory evoked potential，PSEP）　PSEP 是检测脉冲刺激通过阴茎背神经（或阴蒂神经）、阴部神经沿脊髓传导至大脑皮层的速度，从阴部神经刺激点到大脑皮层整个传导通路上存在损害，可以导致诱发电位波峰、潜伏期、波幅的变化（图 14-4-18）。它反映了神经冲动沿阴部神经传入纤维到达骶髓后，沿脊髓上行传导到大脑皮层通路的完整性。目前，国内外健康人群 SEP 潜伏期尚无统一标准，典型值为 39 ms，延长或缺失可判断为异常。

3. 阴部神经运动诱发电位（motor evoked

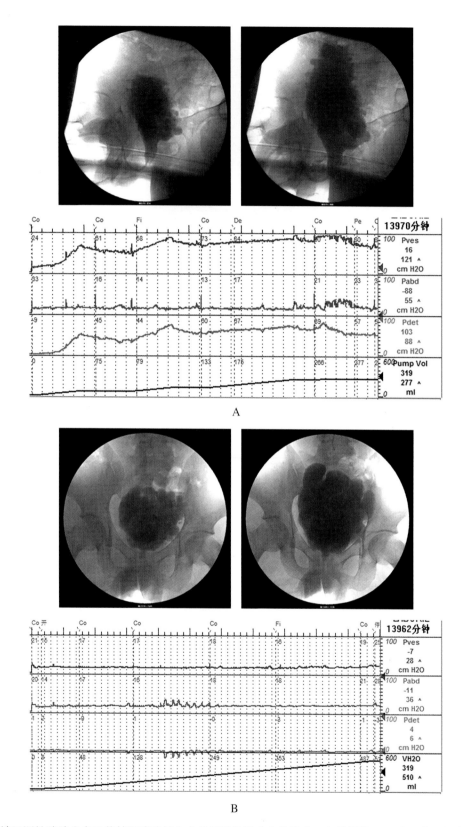

图14-4-15 神经源性膀胱患者乙状结肠膀胱扩大术前后影像尿动力学检查。患者男性,22岁,先天性脊髓栓系,患者在笔者所在科室接受乙状结肠膀胱扩大术。**A.** 图为术前影像尿动力学检查结果,显示膀胱感觉过敏、膀胱顺应性降低、多个膀胱憩室形成;**B.** 为术后1年影像尿动力学复查结果,显示膀胱顺应性良好,膀胱容量增大,膀胱感觉延迟,膀胱形态显著改善

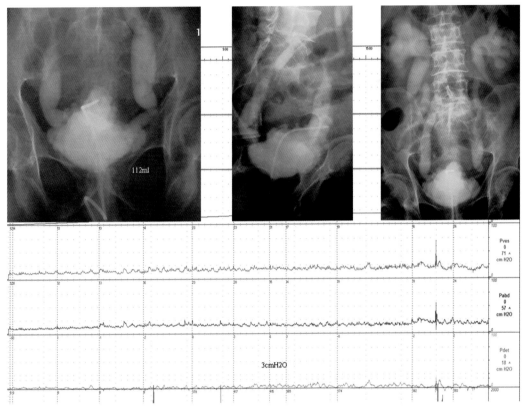

图 14-4-16　脊膜膨出患者影像尿动力学检查示双侧输尿管 V 级反流。患者男性，34 岁。自幼排尿困难，排尿费力，腹压排尿，诊断为脊膜膨出、肾积水。VUDS 检查结果示：膀胱充盈至 80 ml 出现双侧输尿管反流，逼尿肌压力在整个膀胱测压过程中稳定在 3 cmH₂O 左右，至 112 ml 时停止灌注，表现为低压反流。双侧输尿管、肾盂肾盏重度扩张，乳头消失，输尿管重度迂曲，为 V 级输尿管反流

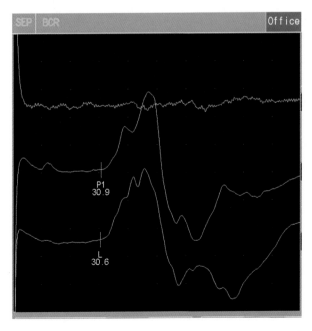

图 14-4-17　C₅ 脊髓损伤患者球 - 海绵体反射（BCR）测定示潜伏期正常。患者 3 个月前因高处坠落致 C₅ 脊髓完全性损伤，四肢感觉运动功能障碍及二便功能障碍。查体：鞍区感觉消失，直肠深感觉消失，球 - 海绵体反射（+），肛门反射消失。盆底电生理测定：刺激阴茎背神经，球 - 海绵体肌及肛门括约肌均记录到动作电位，BCR 潜伏期为 30.9 ms，潜伏期正常，但皮质未记录到动作电位（体感诱发电位阴性）

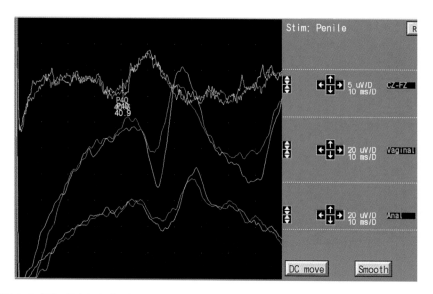

图 14-4-18　尿频尿痛患者体感诱发电位（SEP）检查。患者出现尿频尿痛、排尿感觉减退、排尿费力 2 年余，于外院 B 超检查双肾积水，给予抗感染治疗后症状缓解。大便正常。1 次 / 天。查体：鞍区感觉存在，直肠深感觉存在，肛门括约肌收缩力正常。盆底电生理测定：体感诱发电位（SEP）测定，使用阴茎刺激电极刺激阴部神经，使用头皮表面电极记录皮层诱发电位，可记录到诱发电位，P40 潜伏期为 40.9 ms，SEP 正常

potential，MEP）测定　从大脑皮层沿脊髓下传到盆底部的运动传导通路的完整性，从大脑皮层到盆底整个传导通路上的损害，都可以导致诱发电位波峰、潜伏期、波幅的变化。目前国内外健康人群 MEP 潜伏期尚无统一标准。

4. 阴部神经传导测定（nerve conduction studies，NCS）　包括运动传导和感觉传导的测定。尽管神经传导测定在下尿路神经病变的数据较少，但此技术对于鉴别膀胱病变的神经缺陷方面是有价值的。

（1）运动神经传导（motor nerve conduction，MNC）：使用特殊的 StMark's 阴部神经电极，示指尖端为刺激电极，示指末端为记录电极，测定运动动作电位的潜伏期及波幅。潜伏期正常小于 5 ms，多为 2 ms，波幅为 1 mV，延长或缺失为异常。

（2）感觉神经传导（sensory nerve conduction，SNC）：使用 2 对贴片电极，刺激电极贴于阴茎尖端、记录电极贴于阴茎根部，可测定感觉电位传导的潜伏期、波幅及传导速度。典型潜伏期为 1.5 ms，波幅为 5 μV，传导速度为 40 m/s，延长或缺失为异常。

5. 自主神经反应测定

（1）副交感神经：使用特定的气囊尿管环形刺激电极及肛塞记录电极，刺激膀胱颈或尿道黏膜，记录肛门应答，可测定副交感反应的潜伏期。刺激后感觉电位的典型潜伏期为 55 ~ 70 ms。延长或缺失为异常。

（2）交感神经：皮肤交感反应（skin sympathetic response，SSR），使用贴于阴茎或阴蒂的表面记录电极，刺激手掌正中神经，在阴茎或阴蒂记录应答，可测定交感反应的潜伏期与波幅。刺激后 SSR 的典型潜伏期为 1.5 s、波幅为 2 ~ 3 mV。延长或缺失为异常。SSR 是人体在接受引起神经电活动的刺激之后出现的皮肤反射型电位，可有外源性和内源性刺激诱发产生。SSR 可以评价下尿路相关交感功能的完整性，下尿路传入冲动在唤醒主观尿意感觉的同时能诱发 SSR，其可作为判断膀胱感觉的指标，有助于判断膀胱颈功能的健全与否，以及是否存在协同失调。

第五节　治　疗

神经源性膀胱的治疗目标：①保护上尿路功能；②恢复（或部分恢复）下尿路功能；③改善尿失禁；④提高患者生命质量。其中，首要目标是保护肾脏功能、使患者能够长期生存；次要目标是提高患者生命质量。在治疗策划过程中应进一步考虑以下问题：患者的残疾状况、治疗成本、技术复杂性以及可能出现的并发症。

研究已证实 SCI 患者的首要致死原因是肾衰竭，因此保护上尿路功能至关重要。治疗的黄金法则是：确保逼尿肌压力在储尿期和排尿期都保持在低压安全范围内，这将明显降低此类患者源于泌尿系统并发症的致死率。尿失禁治疗对于患者回归社会非常重要，并直接影响生命质量，生命质量是任何治疗决策中必须考虑的一个重要组成部分。

对于在充盈期（DO、低顺应性）或在排尿期（DSD、其他原因引起的 BOO）逼尿肌压力过高的患者，治疗的具体措施是：将一个过度活动的、不稳定的高压膀胱转变成一个被动的低压储尿囊（尽管会导致大量的残余尿），使尿失禁得以控制，然后采用间歇导尿等低压排尿方法来排空膀胱。

神经源性膀胱的治疗原则：①首先要积极治疗原发病，在原发的神经系统病变未稳定以前应以保守治疗为主。②选择治疗方式，选择应遵守先保守后外科的次序，遵循逐渐从无创、微创，再到有创的循序渐进原则。③单纯依据病史、症状和体征、神经系统损害的程度和水平不能明确下尿路功能状态，VUDS 检查对于治疗方案的确定和治疗方式的选择具有重要意义。制订治疗方案时要综合考虑患者的性别、年龄、身体状况、社会经济条件、生活环境、文化习俗、宗教习惯、潜在的治疗风险与收益比，在患者及家属充分讨论后，结合患者个体情况制订个性化治疗方案。④神经源性膀胱患者的病情具有临床进展性，因此治疗后应定期随访，随访应伴随终身，病情进展时应及时调整治疗及随访方案。

一、保守治疗

在神经源性膀胱的治疗中，保守治疗占有十分重要的地位。相对于手术治疗，其侵入性小，低廉实用，若使用得当，几乎很少有严重的不良反应，能够有效延缓神经源性膀胱的进展，改善患者生活质量。下述的各种保守治疗手段及理念应贯穿于神经源性膀胱患者的各个处置阶段。

（一）辅助排尿

1. 扳机点排尿　通过叩击耻骨上膀胱区、挤压阴茎、牵拉阴毛、摩擦大腿内侧、刺激肛门等刺激，诱发逼尿肌收缩和尿道括约肌松弛排尿。扳机点排尿的本质是刺激诱发骶反射排尿，其前提是具备完整的骶神经反射弧。扳机点排尿并不是一种安全的排尿模式，仅适用于少数骶上 SCI 的患者，方案实施前需要运用尿动力学测定来确定膀胱功能状况，并在尿动力检查指导下长期随访，以确保上尿路安全。

2. Crede 手法排尿　适合手法辅助排尿的患者群有限，只适用于骶下神经病变患者，故应严格掌握指征，慎重选择，除外已有 VUR 的病例。应在尿动力学检查结果允许（尿道压力较低）的前提下才能施行，并严密随访观察上尿路安全状态。Crede 手法排尿法：先触摸胀大的膀胱，将双手置于耻骨联合上方膀胱顶部，缓慢由轻到重向膀胱体部挤压，将尿液挤出。

3. Valsalva 排尿　指排尿时通过 Valsalva 动作（屏气、收紧腹肌等）增加腹压。将尿液挤出。适宜人群同 Crede 手法排尿，应严格掌握指征，慎重选择；同样要在尿动力学检查结果允许（尿道压力较低）的前提下才能施行，并严密观察上尿路安全状态。

上述三种排尿法，特殊情况下对于部分病情稳定患者适用。对已经接受尿道括约肌切断术、A 型肉毒毒素尿道括约肌注射术等降低膀胱出口阻力治疗的患者，可通过 Crede 手法和 Valsalva

法促进排空，通常两法联合使用。由于辅助排尿可能导致膀胱压力超过安全范围，故实施这类辅助排尿前必须通过 VUDS 检查明确上尿路功能状态，除外 VUR，以确保其安全性。不推荐常规使用此类方法。应用期间必须长期严密随访，严格的 VUDS 检查是相当必要的。该类方法的禁忌证主要包括存在 VUR、BOO、DSD、肾积水、盆腔器官脱垂、症状性泌尿系感染、合并疝气等。

（二）下尿路康复

1. 膀胱行为训练 膀胱行为训练主要包括定时排尿和提示性排尿。定时排尿是指在规定的时间间隔内排尿，主要适用于由于认知或运动障碍导致尿失禁的患者，同时也是针对大容量、感觉减退膀胱的首选训练方法（例如糖尿病神经源性膀胱）。提示性排尿指教育患者想排尿时能够请求他人协助，需要第三方的协助方能完成，该方法适用于认知功能良好、但高度依赖他人协助的患者。

推荐将膀胱行为训练作为其他治疗方法的辅助。具体膀胱训练方案目前尚无统一定论，应根据患者具体情况，参照排尿日记、液体摄入量、膀胱容量、残余尿量、以及尿动力学检查结果等指标制订。一般情况下，日间每 2 小时排尿 1 次，夜间每 4 小时排尿 1 次，每次尿量小于 350 ml。

2. 盆底肌肉锻炼 盆底肌肉锻炼主要包括 Kegels 训练和阴道重力锥训练等。ArnoldKegel 医生于 1950 年将 Kegels 训练应用于产后尿失禁患者，以加强盆底肌肉收缩力，大约 1/4 的患者尿失禁得以改善。阴道重力锥训练较 Kegels 训练复杂，该方法将阴道锥置入患者阴道内、肛提肌以上，当重物置于阴道内时，会提供感觉性反馈，通过收缩肛提肌维持其位置，保证阴道锥不落下，依次增加阴道锥重量，从而提高盆底收缩力。该方法的患者满意率为 40% ～ 70%。其优点在于可以自我学习且不需要仪器的监测；缺点为阴道锥置入困难、阴道不适感、阴道流血等。对于不完全去神经化的神经源性尿失禁及神经源性逼尿肌过度活动（neurogenic detrusor overactivity，NDO）患者，推荐使用该类方法以增强盆底与括约肌力量，从而改善尿失禁，抑制

DO。

3. 盆底生物反馈 通过装置建立外部的反馈通路，部分代偿或训练已经受损的内部反馈通路，采用模拟的声音或视觉信号来反馈提示盆底肌肉活动状态，经过训练提高盆底肌肉 / 肛提肌强度、体积及功能的治疗，达到盆底康复治疗的目的。该方法有利于排尿习惯改变。通过生物反馈，教会患者充分认识放大躯体行为，患者能体会到通常情况无法体会的信息，同时训练躯体行为达到治疗效果，患者必须配合训练，学习增强自我意识和自我调节的方法，并不断练习，如同学习乐器。一般经过 3 个月可达稳定效果，躯体 - 精神和谐正常。操作时先作盆底表面肌电评估（Glazer 评估），全面了解盆底神经肌肉的功能状态，预测其治疗效果。治疗方案常采用的是每日 2 ～ 3 次，每次 20 min，总共 3 ～ 6 个月。生物反馈仪有医院用型和家庭用型。盆底生物反馈也可结合其他盆底锻炼方法。推荐应用 EMG 生物反馈指导训练盆底肌，能够加强肌肉收缩后放松的效率和盆底肌张力，巩固盆底肌训练的效果。

（三）导尿治疗

1. 间歇导尿 间歇导尿是膀胱训练的一种重要方式，膀胱间歇性充盈与排空，有助于膀胱反射的恢复，是协助膀胱排空的金标准。长期的间歇导尿包括无菌间歇导尿和清洁间歇导尿（clean intermittent catheterization，CIC）；也包括自家间歇导尿（图 14-5-1）和他人完成间歇导尿；自家清洁间歇导尿（self-clean intermittent catheterization，SCIC）更有助于患者回归社会。间歇导尿适应证是逼尿肌活动性低下或收缩力减弱的患者，或 DO 被控制后存在排空障碍的患者。CIC 对于神经源性膀胱患者近期和远期的安全性已经得以证实，无菌间歇导尿有助于减少泌尿系感染和菌尿的发生，多适用于住院患者；CIC 因其经济易行等优点更适合于非住院患者；SCIC 更有利于保护患者隐私。间歇导尿的注意要点：①选择适当粗细的导尿管：推荐使用 12 ～ 14 Fr 的导管（女性可以选用 14 ～ 16 Fr），婴幼儿可选用更细的导管（6 ～ 8 Fr）。②无菌导

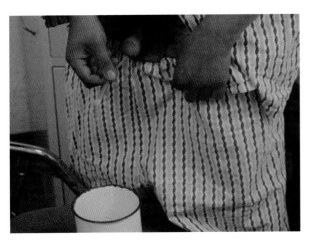

图 14-5-1　一膀胱扩大术后患者进行自家清洁间歇导尿

尿应按照标准导尿术进行消毒，CIC 应先清洗双手，女性清洗会阴、男性清洁尿道外口。③充分润滑尿道：使用润滑剂或者亲水涂层导尿管，能够有效地减少泌尿系感染，减少尿道损伤，减轻尿道疼痛感，推荐使用预润滑型亲水涂层导尿管（Gardenas et al，2011；Li et al，2013）。④轻柔操作：缓慢插入导尿管，避免损伤尿道黏膜。⑤完全引流尿液后，轻微按压耻骨上区，同时缓慢拔出导尿管，尿管完全拔出前夹闭尿管末端，完全拔出尿管，防止尿液反流。⑥导尿频率平均每天 4 ~ 6 次，根据尿动力学检查确定的安全膀胱容量来决定每次导尿量及导尿间隔时间；成人每次导尿量的推荐值为 400 ml 左右，既要避免因尿量过多导致膀胱过度膨胀，也要减少尿量过少导致的导尿频次增加；安全膀胱容量过小者应采取药物及外科治疗扩大膀胱容量，为实施间歇导尿创造条件。导尿培训期推荐采用超声膀胱容量测定仪测定膀胱容量，依据容量决定是否导尿。⑦适当控制饮水，使每日尿量在 2000 ml 左右。⑧必须加强患者及陪护对于间歇导尿的教育与训练，使其掌握并长期坚持间歇导尿；⑨对于间歇导尿的患者每年至少应随访一次，随访内容包括体检、实验室检查、泌尿系 B 超及尿动力学检查。

2. 留置导尿和膀胱造瘘　留置导尿和膀胱造瘘对于神经源性膀胱患者而言，在原发神经系统疾病的急性期，短期留置导尿是安全的，但长期留置导尿或膀胱造瘘均可有较多并发症。长期

留置尿管者菌尿（10^5 个 /ml）比例可高达 100%，多种细菌寄生，并具有耐药菌。女性患者可选择长期留置尿管；不推荐男性患者长期留置尿管、但可选择性使用膀胱造瘘方法。对长期留置导尿或膀胱造瘘的患者每年至少随访一次，随访内容包括尿动力检查、肾功能检测、全尿路影像学检查。成人留置导尿推荐使用 12 ~ 16 F 全硅胶或硅化处理的尿管，无菌导尿技术有助于保持闭合引流系统的无菌状态，水囊注水 5 ~ 10 ml 固定尿管，减少球囊对膀胱颈的压迫并延长其被尿沉渣堵塞的时间。导尿管应定期更换，硅胶导尿管应为首选，2 ~ 4 周更换一次；而（硅胶涂层）乳胶导尿管每 1 ~ 2 周需更换一次。

推荐在阻塞或感染发生前定期更换尿管，不推荐将膀胱灌洗和预防性使用抗生素作为常规控制泌尿系感染的方法，有症状的泌尿系感染推荐尽量使用窄谱抗生素治疗。推荐对留置导尿或膀胱造瘘超过 10 年、严重肉眼血尿、慢性顽固性泌尿系感染的患者进行膀胱癌的筛查，每年例行膀胱镜检查，应防止由于膀胱挛缩而导致的上尿路积水扩张。

（四）外部集尿器

男性尿失禁患者可选择使用阴茎套和外部集尿器，对于已经接受尿道外括约肌切断术的男性患者推荐使用外部集尿器，但过度肥胖、阴茎萎缩或回缩的患者佩戴外部集尿器会比较困难。为防止乳胶过敏，可选择使用具有自黏功能的硅胶外部集尿器。长期使用外部集尿器会导致菌尿、局部湿疹性皮炎，但其引起泌尿系感染的风险并不比其他方法高。应定期检查佩戴外部集尿器后是否能够低压排空膀胱，是否有残余尿。通过定期更换器具，维持膀胱低压，良好的卫生护理能够减少合并症的发生。

（五）腔内药物灌注治疗

用于膀胱腔内灌注治疗的药物主要有抗胆碱能药物和 C 纤维阻滞剂。膀胱腔内灌注抗胆碱能药物（M 受体阻断剂）抑制 DO，此方法因其不同的药物代谢途径而有效地降低抗胆碱能药物的全身副作用。目前可选择用于腔内灌注的抗

胆碱能药物有奥昔布宁、托特罗定等。树脂毒素（resiniferatoxin，RTX）为 C 纤维阻滞剂，通过使 C 纤维脱敏，减少 DO。有文献报道选择性使用 RTX 治疗 NDO；但是临床研究表明，与 A 型肉毒素逼尿肌注射相比 RTX 膀胱灌注具有一定的临床局限性。

（六）电刺激

1. 概述 利用神经细胞对电刺激的应答来传递外加的人工电信号，通过外电流的作用，在神经源性膀胱患者产生局部的肌肉收缩或松弛。各种电刺激装置通过适当的电极从体表、组织或细胞获得生物电信号，能控制或调整它们的频率、电压等参数，必须符合科学性、安全性、适用性及持久性的原则，以确保临床运用的疗效。

尿道括约肌和（或）盆底肌的强烈收缩、肛门舒张、会阴部紧张及身体活动均可反射性抑制排尿。然而，强烈收缩尿道括约肌和（或）盆底肌的作用机制是受传出神经激活影响的，其余均是由传入神经激活产生的。阴部神经电刺激可对排尿反射及逼尿肌收缩产生强烈抑制作用。这种刺激可能是在脊髓和脊髓以上水平达到兴奋和抑制性输入之间的平衡，这意味着对于不完全损伤患者将可能有效，但是对于完全损伤患者则无法达到效果。

2. 外周临时电刺激 胫神经刺激（图 14-5-2）和外部临时电刺激（如阴茎/阴蒂或阴道/直肠腔内电刺激）在急性刺激时可抑制 NDO（陈国庆等，2014；Chen et al，2015）。两种方法在

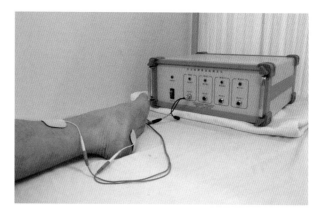

图 14-5-2 胫神经电刺激

由于 MS 导致的神经源性膀胱患者测试中显示出持续的长期效应（分别为 3 个月和 1 年）。在 MS 患者中，将神经肌肉电刺激与盆底肌肉训练及生物反馈相结合可使得 LUTD 的发生率大幅度下降；此外，这种组合治疗方式明显优于单独电刺激治疗。另外，经皮足底电刺激也能够增加神经源性膀胱患者的膀胱容量，改善顺应性（Chen et al，2015）。

3. 膀胱腔内电刺激（图 14-5-3） 膀胱腔内电刺激（intravesical electrical stimulation，IVS）是通过带有刺激电极的尿管插入膀胱内，以生理盐水作为介质刺激逼尿肌，通过逼尿肌与中枢间尚存的传入神经联系通路，诱导膀胱产生排尿感觉，从而继发性增加传出通路神经冲动，促进排尿或提高控尿能力。推荐常用刺激参数为脉冲幅度 10 mA、周期 2 ms、频率 20 Hz，每天刺激 90 min，为期至少 1 周。IVS 的适应证为神经

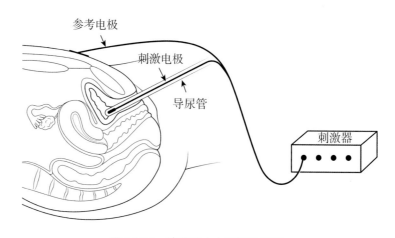

参考电极
刺激电极
导尿管
刺激器

图 14-5-3 膀胱腔内电刺激示意图

源性膀胱感觉减退和（或）逼尿肌收缩力低下的患者。目前对于中枢或外周神经不完全性损伤患者，IVS是唯一既能够改善膀胱感觉功能、又能够促进排尿反射的治疗方法。只有当逼尿肌与大脑皮质之间的传入神经通路完整（至少部分存在），并且逼尿肌尚能收缩时，IVS才可能有效。

IVS可增强膀胱灌注时的感觉，促进排尿，并有可能修复逼尿肌的神经控制。有文献报道，对于不完全SCI或脑脊膜脊髓膨出患者IVS可增加膀胱容量、改善BC、延迟膀胱充盈感觉。在神经源性逼尿肌收缩无力的患者中，IVS可改善排尿效率，减少残余尿量。研究表明IVS对于外周神经病变患者的疗效最佳，但前提是逼尿肌必须无损伤，并且逼尿肌与大脑仍然存在传入连接。同时，刺激电极定位及膀胱充盈程度也是决定疗效的重要参数。

4. 盆底肌电刺激　盆底肌群在尿液控制中起重要作用，其功能状况影响着尿液储存和排出，同时盆底肌群通过复杂的神经通路联系着尿路和其他器官，尤其是与膀胱的相互作用。其主要通路有两条：一为阴部神经-胸髓-腹下神经反射（交感通路），另一为阴部神经-骶髓-盆神经反射（副交感通路）。其主要作用机制为电流通过刺激尿道外括约肌及阴部神经，一方面加强尿道括约肌收缩，增强尿道关闭功能；另一方面形成神经冲动，通过局部神经回路及神经反射，产生对膀胱及尿道的双重作用，通过抑制膀胱逼尿肌、激活尿道括约肌而达到控尿目的。目前盆底肌电刺激采用的途径多是经阴道或肛门插入电极，以间歇式电流刺激盆底肌肉群。一般刺激参数为：电流4～10 mA，频率20～50 Hz，每天治疗2次，共8～12周，其适应证主要用于治疗尿失禁。文献报道，达到增加尿道张力和强化膀胱抑制的最佳状态的电刺激频率分别是20～50 Hz和5～10 Hz；使用50 Hz的经阴道电刺激技术，其膀胱内压在治疗前后未见改变，而功能尿道长度和最大尿道闭合压得到改善。然而，目前临床上尚无法针对不同类型尿失禁分别施以不同的电刺激频率，从而获得最佳疗效。

研究报道盆底肌电刺激获得的尿失禁治愈率和有效率分别达到34.5%和27.5%，主要表现在初始感觉的膀胱容量和有效膀胱容量的增加，以及尿失禁发生次数的减少；但也有随机、双盲的对照研究发现：对照组和电刺激组患者在满意率、60 min尿垫测试以及尿动力学参数的差别并未达到显著界值，因而对阴道内电刺激治疗作为单一的治疗手段提出了质疑。盆底肌电刺激的主要副作用为反复操作而可能引发的阴道感染或激惹。

5. 外周阴部神经电刺激　挤压阴茎头部可以产生膀胱逼尿肌的抑制现象，认为膀胱收缩抑制的机制是通过阴部-盆神经反射引起的，刺激阴部神经后可以经由β肾上腺素系统激活交感神经，或是激活骶髓的中间神经元（其可释放抑制性神经递质如γ-氨基丁酸、脑啡肽等），从而抑制膀胱收缩。使用方法：在阴部神经的表面分支中，阴茎背神经是最接近于皮肤的分支；因此男性患者将阴极置于其阴茎根部、阳极置于距阴极1 cm远处，在女性患者阴极置于阴蒂处、阳极置于耻骨联合处。通常电刺激参数为15 Hz、持续90 s，波宽范围150～300 μs，理想状态是恰好未引出DO。

6. 针灸　中医认为神经源性膀胱患者是由督脉受损、下焦之气阻滞、气滞血瘀或肾气受损、膀胱气化功能失调所致。临床以补中益气、通调下焦为治疗方法。针灸疗法具有易于操作、痛苦小、经济等优点，如果能够探索到疗效确切且安全性好的治疗穴位及刺激强度，针灸可作为改善神经源性膀胱的方法之一。针刺对膀胱功能调节的作用机制：①调节高级中枢：通过针刺调节膀胱排尿中枢，使其兴奋或抑制作用实现，不同穴位在主治功效上的差异也是由于针刺时在中枢引起的变化不同所致；②调节低级中枢：通过针刺作用于骶髓排尿中枢，从而影响膀胱排尿功能。通过神经反射调节交感和（或）副交感神经对膀胱逼尿肌和尿道括约肌的影响，协调膀胱逼尿肌和尿道括约肌，调节膀胱的贮尿、排尿功能，这可能就是针灸通经理气、司助膀胱气化的主要机制。针刺疗法也可改善SCI患者损伤部位的微循环，加强组织的新陈代谢，减轻受损组织的水肿，从而缓解脊髓病变所致的下尿路症状。

常用腧穴：目前最常用的穴位是八髎、三阴交（图14-5-4）和中极。八髎穴为膀胱经腧穴，

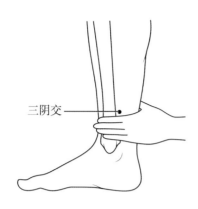

三阴交

图 14-5-4 三阴交穴位针灸示意图

实际是刺激穴下的阴部神经末梢和来自膀胱的传入神经末梢，被动引起逼尿肌和尿道括约肌节律性收缩舒张运动，协调两者之间的功能；三阴交是足三阴经交会穴，足三阴经循行少腹或阴器，能通调下焦气机；中极为膀胱之募穴，亦为治疗此病之要穴。

二、药物治疗

应用单一药物治疗神经源性膀胱的疗效有限，包括药物治疗在内的联合治疗才能获得最大疗效。

（一）治疗逼尿肌过度活动的药物

1. M 受体阻断剂 M 受体阻断剂是治疗 NDO 的一线药物（M 受体拮抗剂临床应用专家共识，2014）。M 受体阻断剂可以稳定逼尿肌、抑制 DO、增加 BC，达到保护肾和膀胱的目的。控制 NDO 的药物剂量要比控制特发性 DO 的剂量大，该类药物也有可能影响逼尿肌收缩力，导致残余尿量增加。因此大部分神经源性膀胱患者在服用 M 受体阻断剂的同时，需要配合间歇导尿来排空膀胱；也有部分残余尿量较少的患者可以联合使用 α 受体阻断剂来辅助膀胱排空。

目前国内临床应用的 M 受体阻断剂：托特罗定与索利那新最为常用，另外，奥昔布宁、丙

哌维林及曲司氯铵也有应用，达非那新仅见国外使用。此类药物总体上有良好耐受性，应用人群广泛，包括儿童及老年患者，可显著改善神经源性膀胱患者尿动力学指标（包括增加最大膀胱容量、抑制 DO、降低储尿期膀胱压力等）。其中，只有奥昔布宁在小儿患者中的应用得到了批准（Reddy et al，2008；Schulte-Baukloh et al，2012）。

托特罗定、奥昔布宁、盐酸曲司氯铵、盐酸丙哌维林对于治疗神经源性逼尿肌过度活动具有肯定疗效，但均显示出不同程度的口干等副作用；而新一代 M 受体阻断剂索利那新等以其较高的 M 受体亚型及膀胱组织选择性，在神经源性膀胱治疗中展现出良好的应用前景。这些药物具有不同的耐受曲线，若一种药物无效或副作用过大，仍可尝试另一种该类药物。黄酮哌酯对于治疗神经源性逼尿肌过度活动无效。

2. 磷酸二酯酶 5 型抑制剂（phosphodiesterase type 5 inhibitor，PDE5I） 磷酸二酯酶抑制剂药物包括西地那非、伐他那非、他达那非和阿伐那非。已经证实此类药物治疗 DO 有显著疗效，伐他那非可以改善 SCI 患者的尿动力学指标。这些都支持膀胱是 PDE5I 的作用靶器官，PDE5I 是治疗神经源性膀胱可能的替代药物或辅助用药。

（二）治疗逼尿肌收缩无力的药物

M 受体激动剂药物（氯贝胆碱）及胆碱酯酶抑制剂药物（溴地斯的明）虽然可以改善逼尿肌收缩力、增强膀胱排空，但因其频发、严重的副作用，因此没有常规用于临床。目前尚无有效的药物能够治疗逼尿肌收缩无力，间歇导尿仍是治疗逼尿肌无反射的首选治疗。

（三）降低膀胱出口阻力的药物

α 受体阻滞剂可以降低膀胱出口阻力，改善排尿困难等排尿期症状，也可部分改善尿频、尿急、夜尿等储尿期症状。对 DBND 的患者应用 α 受体阻滞剂，可降低 DLPP，其副作用较少。临床常用的 α 受体阻滞剂有坦索罗辛、阿夫唑嗪、特拉唑嗪、多沙唑嗪和萘哌地尔等。

（四）增加膀胱出口阻力的药物

α受体激动剂（如米多君）可增加膀胱出口阻力，但无证据支持其在神经源性膀胱治疗中的有效性。目前尚无治疗神经源性尿道括约肌功能不全的有效药物。

（五）减少尿液产生的药物

去氨加压素（desamino-d-arginine vasopressin，DDAVP）为一种合成抗利尿剂，可以减少肾尿液的产生、减少膀胱内尿量，进而缓解下尿路症状，主要用于夜尿症、遗尿和尿崩症（施维凤等，2015）。多个临床试验证实了DDAVP在神经源性膀胱过度活动（overactive bladder，OAB）治疗中的有效性，尤其是尿频、夜尿明显的患者。DDAVP可用于神经源性膀胱已致上尿路积水扩张、肾功能损害的夜间产尿量增多的患者，减少夜尿。一些尿崩症患者经常产生严重的上尿路积水扩张，被误诊为神经源性膀胱，DDAVP对于非肾性尿崩症患者可以缓解上尿路功能的损害。

（六）其他药物

β_3 肾上腺素受体是人膀胱上分布最为广泛的β肾上腺素受体亚型，也是调节膀胱逼尿肌放松最主要的β受体亚型。相关实验已经证实其在动物DO模型中的有效性。近年的研究证实了β_3受体激动剂治疗非神经源性OAB的有效性和安全性，可以缓解尿频、尿失禁的症状，稳定逼尿肌；同时，耐受性良好，并无口干、便秘、认知功能损害等M受体阻断剂常见的副作用。但神经源性OAB并不是该药临床试验的受试对象，因此其在NDO中是否有类似疗效值得进一步研究。

三、手术治疗

神经源性膀胱的手术治疗方法分为治疗储尿功能障碍的术式、治疗排尿功能障碍的术式、同时治疗储尿和排尿功能障碍的术式和尿流改道术式四大类，本文仅阐述在神经源性膀胱治疗中应用的临床常用术式。

重建储尿功能可以通过扩大膀胱容量和（或）增加尿道控尿能力两条途径实现，重建排尿功能可以通过增加膀胱收缩力和（或）降低尿道阻力两条途径实现。需要特别指出的是：鉴于神经源性膀胱的病因、病理生理机制、临床症状及病程演进的复杂性和多样性，治疗的首要目标是保护上尿路功能，提高患者生活质量而不是单纯提高控尿和（或）排尿能力（Nambiar et al，2014），因此在选择任何手术治疗方法之前都应与患者充分沟通，将患者的治疗期望值控制在合理的范围以内。

（一）重建储尿功能的术式

1. 扩大膀胱容量的术式 针对神经源性膀胱患者施行该类术式的目的在于：扩大膀胱容量、抑制DO、改善膀胱壁顺应性，为膀胱在生理安全的压力范围内储尿创造条件，从而降低上尿路损害的风险。术式的选择要遵循循序渐进的原则。

（1）A型肉毒毒素膀胱壁注射术：A型肉毒毒素（botulinum toxin A，BTX-A）是肉毒杆菌在繁殖中分泌的神经毒素。其注射于靶器官后作用在神经肌肉接头部位，通过抑制周围运动神经末梢突触前膜的乙酰胆碱释放，引起肌肉的松弛性麻痹，这是一种可逆的"化学性"去神经支配过程，注射后靶器官局部肌肉的收缩力降低，随着时间推移，神经轴突萌芽形成新的突触接触，治疗效果逐渐减弱，直至消失。

BTX-A膀胱壁注射术的适应证：药物等保守治疗无效、但膀胱壁尚未严重纤维化的NDO患者。对于同时合并肌萎缩侧索硬化症或重症肌无力的患者、怀孕及哺乳期妇女、过敏性体质者以及对本品过敏者禁用BTX-A治疗。使用BTX-A期间禁用氨基糖苷类抗生素。

目前包括中国在内的多个国家均生产临床使用的BTX-A。文献报道治疗成人神经源性DO的剂量为200～300 U，部分BTX-A药品规格不同，需要相应调整剂量，使用时将200～300 U的BTX-A溶于10～15 ml注射用水中，在膀胱镜下通过特制的注射针分20～30个点（图14-5-5）、每点0.5 ml，将其均匀注射于膀胱顶部、体部、两侧壁的逼尿肌内，注射时避开输尿管口周

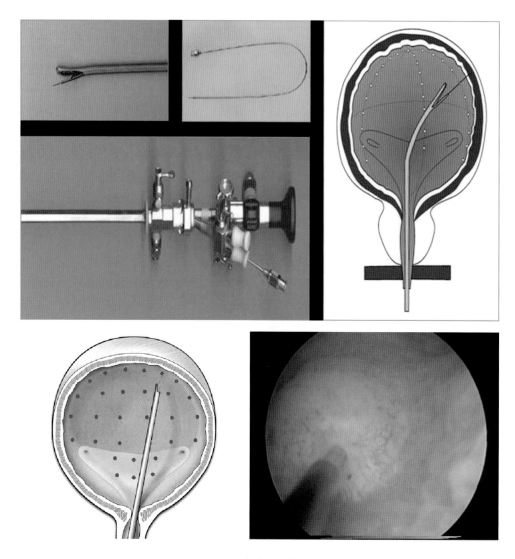

图 14-5-5 BTX-A 膀胱壁注射术手术方法

围和膀胱壁大血管，注射部位覆盖膀胱三角区者比避开膀胱三角区者似乎更有优势，能更好地改善尿失禁及尿动力学参数。黏膜下注射与肌内注射效果差异不大，黏膜下注射能更好地定位。对于神经源性 DO 患者，200 U 和 300 U 两种剂量对患者尿动力学指标、尿失禁、生活质量并无显著差异。

患者取截石位，手术区域碘伏消毒、常规铺无菌巾。麻醉（麻醉方式由研究者决定）满意后，术者向尿道内灌注利多卡因凝胶 10 ml，将 F21 号膀胱镜经尿道置入膀胱腔，缓慢充盈膀胱，同时观察膀胱腔内有无异常情况及输尿管开口位置，膀胱充盈至适宜容量（200 ml 左右）停

止灌注，并通知手术室护士进行 A 型肉毒毒素配置。手术室巡回护士使用 10 ml 的注射器抽取 10 ml 的无菌生理盐水，向 1 制品（试验药品或安慰剂）瓶中缓慢注入 2 ml 生理盐水，轻柔混匀直至完全溶解后使用另外一注射器（5 ml）将西林瓶内液体抽吸至一小无菌杯（容积约 50 ml）中，将前一注射器中剩余的 8 ml 生理盐水反复冲洗制品瓶，吸干西林瓶后将溶液注入该小无菌杯中，混匀，配成注射溶液。手术助手使用另一 5 ml 注射器将配制好的溶液缓慢从小无菌杯中吸出 5 ml，并将交给术者。术者经膀胱镜操作通道置入 F6 膀胱镜专用注射针（美国 COOK 公司生产），外接上述装有 5 ml 注射液的注射器。在膀

胱镜引导下分两个 5 ml（共 10 ml）将注射液分 20 个注射点均匀注射于膀胱壁黏膜下或黏膜下肌层。注射位点分布及注射顺序为：膀胱三角区（3 点）→左侧壁（5 点）→右侧壁（5 点）→膀胱底部（5 点）→膀胱顶部（2 点），避开输尿管口及膀胱颈口周围，注射深度为黏膜下或黏膜下肌层（注射处黏膜出现隆起），避免穿透膀胱壁；注射位点间相距 1 cm 左右，每个点注射溶液 0.5 ml（含 5 个单位 A 型肉毒毒素），共注射 20 点。最后一针注射器内抽吸 0.5 ml 生理盐水向膀胱壁注射以便将注射针内溶液全部注射于膀胱壁黏膜下。注射毕，检查无活动性出血，缓慢退出膀胱镜。

（2）自体膀胱扩大术（逼尿肌切除术）：自体膀胱扩大术（逼尿肌切除术）通过剥除膀胱壁肥厚增生的逼尿肌组织，同时保留膀胱黏膜的完整性，形成一"人工憩室"（图 14-5-6），从而改善 BC，降低储尿期膀胱内压力，达到保护上尿路的目的。该术式的主要目的在于抑制 DO，术中应切除脐尿管周围膀胱顶、后壁、两侧壁的大约占总量至少 20% 的逼尿肌组织，以期更有效地抑制 DO。

自体膀胱扩大术的适应证：经过 M 受体阻断剂等药物、或 A 型肉毒毒素注射治疗无效的 NDO 患者，推荐术前膀胱测压容量成人不应低于 200 ～ 300 ml、或同年龄正常膀胱容量的 70%，术后大多数患者须配合间歇导尿。一般术

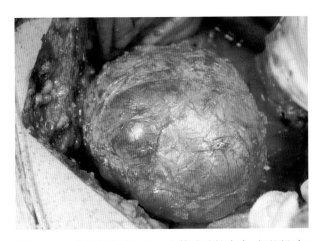

图 14-5-6　自体膀胱扩大术。自体膀胱扩大术（逼尿肌切除术）通过剥除膀胱壁肥厚增生的逼尿肌组织，同时保留膀胱黏膜的完整性，形成一"人工憩室"

后 1 ～ 2 年膀胱容量可以达到稳定状态，在膀胱容量未达到稳定状态前可配合应用抗胆碱能制剂。大约 2/3 的患者术后长期疗效稳定，术后效果不佳的患者仍可接受肠道膀胱扩大术（Biardeau et al，2015）。推荐应用本术式治疗 NDO。

主要并发症有膀胱穿孔、保留的膀胱黏膜缺血纤维化等。但由于该术式不涉及肠道，避免了尿液与肠道直接接触导致的肠黏液分泌、电解质重吸收等并发症，手术创伤较肠道膀胱扩大术小，并发症发生率低。腹腔镜自体膀胱扩大术目前尚处于探索阶段。

（3）肠道膀胱扩大术：肠道膀胱扩大术通过截取一段肠管，所截取的肠管沿对系膜缘剖开，按"去管化"原则（即 Laplace's 定律）折叠缝合成"U""S"或"W"形的肠补片，将肠补片与剖开的膀胱吻合形成新的有足够容量的储尿囊，从而达到扩大膀胱容量、低压储尿、防止上尿路损害的目的。肠管的选择可以采用回肠、回盲肠、乙状结肠等，空肠因易造成严重代谢紊乱（低钠、高钙及酸中毒等）而禁忌使用。目前最为常用的仍然是乙状结肠及回肠膀胱扩大术。

下面以乙状结肠膀胱扩大术为例说明手术步骤（图 14-5-7）。下腹正中切口，腹膜外分离膀胱，分离范围应超过膀胱上半部。中线切开腹膜，选择游离适当的乙状结肠肠袢，估计该肠袢游离后必须与膀胱吻合时没有张力，而且游离系膜中保存的乙状结肠动、静脉分支应能维持肠袢足够的血运。游离肠袢的长度 15 ～ 20 cm，切断肠管。将乙状结肠的近端与远端吻合，以恢复其连续性。吻合前应将两断端附近的脂肪垂剥离，以免嵌入吻合口影响愈合，形成肠瘘。向截取的游离肠腔内注入无水乙醇溶液，破坏肠黏膜有助于减少术后肠黏液分泌，用生理盐水反复冲洗，直至冲洗液清晰为止。将所截取的乙状结肠沿对系膜缘剖开，按"去管化"原则（即 Laplace's 定律）折叠缝合成"U"或"S"形的肠补。沿正中矢状面或冠状面中线剖开膀胱，注意剖开后重建的吻合口要宽大。将"去管化"的肠补片与剖开的膀胱吻合进行膀胱扩大。重建的膀胱留置膀胱造瘘管。从留置尿管注入生理盐水，检查缝合口有无漏水。用细丝线缝合乙状结肠系膜的缺

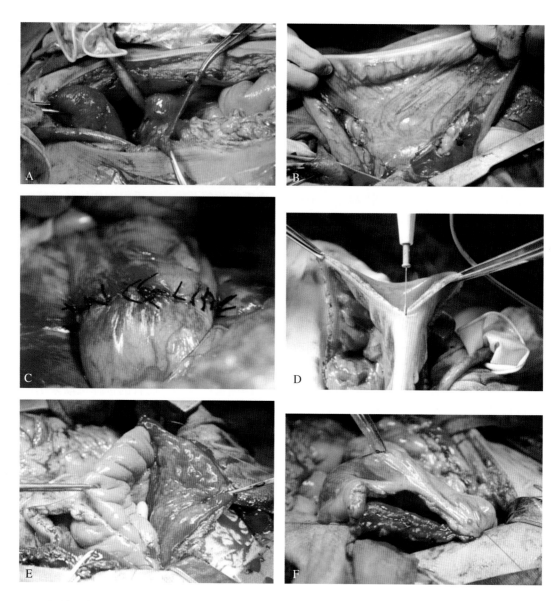

图 14-5-7　乙状结肠膀胱扩大术 + 输尿管再植术。**A.** 离断双侧输尿管及膀胱；**B.** 截取 25 cm 长的乙状结肠；**C.** 肠吻合、恢复肠道连续性；**D.** 纵行剖开乙状结肠、U 形成型；**E.** 纵向剖开膀胱、与乙状结肠吻合；**F.** 膀胱造瘘

口，将结肠襻固定于后腹壁，以防肠襻扭转。缝合后腹膜，将乙状结肠肠襻膀胱的吻合口置于腹膜外。冲洗创面，放置耻骨后间隙放置引流、腹腔引流管，将耻骨后间隙引流管、膀胱造瘘管、腹腔引流管引出腹壁，最后逐层缝合腹壁切口。

　　肠道膀胱扩大术的适应证：严重 DO、逼尿肌严重纤维化或膀胱挛缩、BC 极差、合并 VUR 或壁段输尿管狭窄的患者。术前应常规行影像尿动力检查，评估患者膀胱的容量、稳定性、顺应性以及尿道括约肌和膀胱出口的功能，判断是否

合并 VUR。可使用 B 超、静脉尿路造影或泌尿系 MRU、同位素肾图等检查了解上尿路形态及积水扩张程度，判断分侧肾功能。

　　肾功能不全的患者接受肠道膀胱扩大术前应充分引流尿路以期降低血肌酐（creatinine，Cr）水平，严重肾功能不全的患者应慎用该术式。其他的禁忌证有合并 Crohn 病或溃疡性结肠炎等肠道炎症性疾病、既往因接受盆腔放疗或腹部手术导致的严重腹腔粘连等。当合并 VUR 时，是否需要同期行输尿管抗反流再植目前存在争议。有

文献报道单纯行肠道膀胱扩大术，Ⅰ～Ⅲ级 VUR 的改善率为 100%，Ⅳ级反流的改善率为 87.5%，Ⅴ级反流的改善率为 61.5%。低等级反流和（或）高压反流的患者在单纯行肠道膀胱扩大术后，VUR 通常会自动消失。但也有文献推荐Ⅲ～Ⅴ高等级 VUR 合并上尿路积水时应积极行同期输尿管抗反流再植术，以及时、最大限度地保护上尿路功能。有鉴于此，作者推荐对于程度严重的 VUR [高等级反流和（或）低压反流] 在实施肠道膀胱扩大术时应同期行输尿管抗反流再植术（图 14-5-8、图 14-5-9）。

合并严重括约肌功能不全的患者可选择配合膀胱颈闭合术、膀胱颈悬吊术或人工尿道括约肌（artificial urinary sphincter，AUS）植入术。因尿道狭窄、接受膀胱颈闭合术、肢体畸形、过度肥胖等原因术后无法经尿道间歇导尿的患者，可选择同期行可控腹壁造口术（阑尾或回肠）。膀胱挛缩导致的壁段输尿管狭窄患者在肠道膀胱扩大术时应同期行输尿管成形及输尿管抗反流再植术。

肠道膀胱扩大术长期疗效确切，目前仍然为膀胱扩大的"金标准"，高度推荐应用本术式治疗严重的神经源性膀胱，尤其是严重 DO、逼尿肌纤维化或膀胱挛缩所致严重低顺应性膀胱、合并上尿路损毁的患者。术后患者须配合间歇导尿。主要并发症有肠道分泌黏液阻塞尿路、尿路感染、结石形成、肠梗阻、肠道功能紊乱、高氯性酸中毒、维生素 B_{12} 缺乏、电解质紊乱、储尿囊破裂、血栓形成、储尿囊恶变等（Correia et al，2015）。术后可能仍有部分患者漏尿（尤其是早期），仍需要口服 M 受体阻断剂治疗。此手术在保护肾功能、提高生活质量、改善尿动力学参数方面和 BTX-A 膀胱壁注射术类似，但疗效更长久。

笔者回顾性分析了中国康复研究中心北京博爱医院泌尿外科 2005 年 7 月至 2016 年 7 月期间接受肠道膀胱扩大治疗的 173 例膀胱功能障碍患者的疗效和并发症，其中男性 136 例、女性 37 例（Wang et al，2017）。对患者的基本临床资料、核磁水成像、影像尿动力参数和术后并发症情况进行收集整理，并采用廖利民 UUTD 分级系统和国际 VUR 分级系统对患者上尿路功能进行

评价。结果表明：患者平均年龄为 26.5 岁，平均病史为 12.3 年。术后最大膀胱测压容积较术前显著增加 [（124.2±115.3）至（485.1±102.9）ml，$P < 0.01$]，BC 显著增大 [（6.4±7.4）至（40.0±21.1）ml/cmH$_2$O，$P < 0.01$]，最大逼尿肌压力显著降低 [（38.0±28.6）至（14.0±9.2）cmH$_2$O，$P < 0.01$]，血肌酐水平显著降低 [（221.9±87.7）至（180.5±116.4）μmol/L（慢性肾功能不全组），（80.2±21.9）至（73.55±19.9）μmol/L（正常组）$P < 0.05$]。另外，上尿路扩张程度较术前明显改善。术后发生输尿管反流持续复发 1 例（0.6%），膀胱输尿管吻合口狭窄 14 例（8.23%），肠梗阻 11 例（6.36%）[其中需要开腹手术 4 例（2.31%）]，尿路结石 16 例（8.67%），代谢性酸中毒 6 例（3.47%）。本研究结论：肠道膀胱扩大治疗难治性膀胱功能障碍是有效并安全的；另外，本中心对联合输尿管形成术及输尿管再植术所采取的指征也是非常合理的。阴道膀胱扩大术＋输尿管成形术＋输尿管再植术是本中心创新性提出的新术式，可以极大限度保护肾功能。

鉴于神经源性膀胱而行肠道膀胱扩大术患者的年龄往往较小，因此术后的长期随访十分重要，高度推荐对术后患者进行终身随访。目前，微创外科技术的快速进步致使腹腔镜和机器人在膀胱扩大术中得到较好发展和运用，未来微创外科可能是膀胱扩大术的主流方式。

2. 增加尿道控尿能力的术式 任何增加尿道控尿能力的术式都会相应地增加排尿阻力，因此这类术式对于神经源性膀胱的主要适应证为：因尿道括约肌功能缺陷（intrinsic sphincter deficiency，ISD）导致的尿失禁，各种原因导致的膀胱颈或尿道外括约肌去神经支配均可发生压力性尿失禁。在实施该类手术前应通过 VUDS 检查明确膀胱的容量、稳定性、顺应性、收缩能力，以及是否存在 VUR、肾积水等上尿路损害。

（1）填充剂注射术：填充剂注射术通过在内镜直视下，将填充剂注射于后尿道黏膜下，使尿道腔变窄、延长，增加后尿道闭合能力。应用的填充剂有：硅胶颗粒、多聚糖酐、多聚四氟乙烯、胶原、自体脂肪等。目前多聚四氟乙烯、胶原被弃用，而多聚糖酐使用广泛（Veeratterapillay et

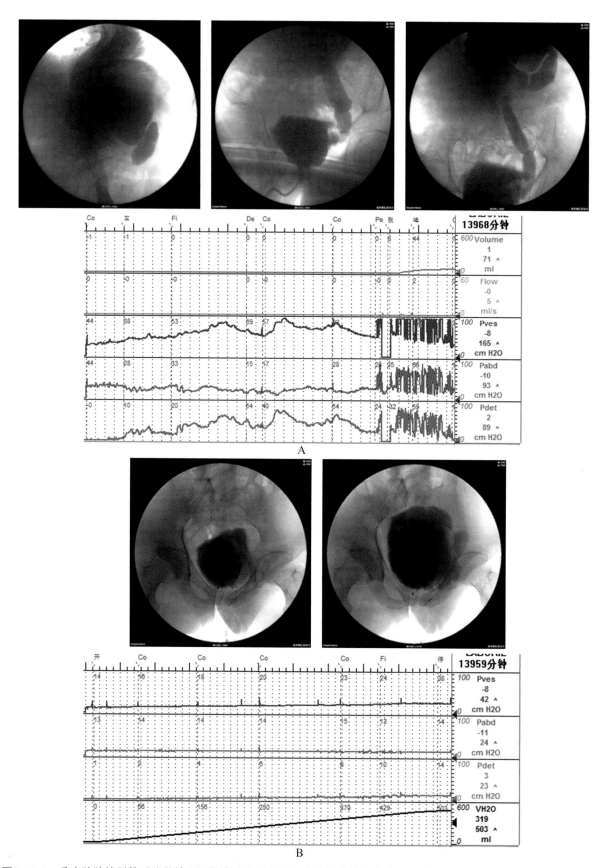

图 14-5-8 重度膀胱输尿管反流的神经源性膀胱患者接受乙状结肠膀胱扩大术 + 左输尿管成形术 + 左侧输尿管再植术。**A.** 为术前影像尿动力学（VUDS）结果，左侧 V 级膀胱输尿管反流（VUR）、DO；**B.** 为术后结果，显示 VUR 消失、膀胱容积增大、DO 消失、膀胱顺应性（BC）显著改善

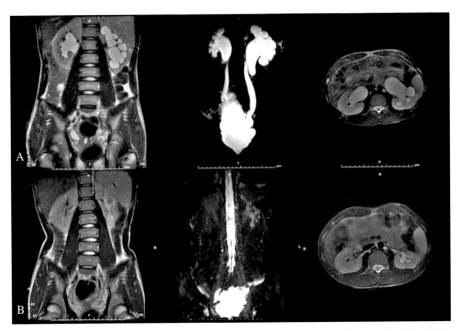

图 14-5-9　重度肾盂输尿管积水扩张的神经源性膀胱患者接受乙状结肠膀胱扩大术 + 双输尿管成形术 + 双侧输尿管再植术。**A.** 为术前泌尿系核磁水成像结果，左右分别为 4 度及 3 度肾盂输尿管积水扩张、输尿管明显迂曲；**B.** 为术后结果，显示肾盂输尿管积水扩张消失。

al，2013）。

适应证：ISD，但逼尿肌功能正常的患者，通过注射增加尿道封闭作用，提高控尿能力。填充剂注射后 Valsalva 漏尿点压力增加，但并不影响 DLPP 和排尿压力。反复注射疗效不确切，但不影响其他治疗。文献报道该术式应用于儿童神经源性尿失禁患者的近期有效率 30%～80%，远期有效率 30%～40%，远期疗效欠佳，儿童可选择使用。目前缺乏填充剂注射治疗成人神经源性尿失禁的大宗报道，因此不推荐该术式应用于成人患者。填充剂注射后应注意随访，如果尿失禁复发则提示病情有反复。

（2）尿道吊带术：尿道吊带术是指通过吊带自膀胱颈或中段尿道下方将膀胱颈或尿道向耻骨上方向悬吊，固定膀胱颈及中段尿道（在女性患者），或者压迫球部尿道（在男性患者），以提高控尿能力。

适应证：在神经源性膀胱中应用的指征为尿道闭合功能不全的患者。术前膀胱的容量、稳定性、顺应性良好或可以控制，术后排尿问题可以通过间歇导尿解决。因此在明确适应证的条件

下，推荐使用本方法。

吊带材料可选用自体筋膜以及合成材料（Basiri et al，2013）。该术式在女性神经源性尿失禁患者中的成功率高于男性，但近年来，随着尿道吊带手术方式的改进以及更加严格的适应证选择，其对男性神经源性尿失禁的疗效得到一定提高（Groen et al，2012）。男性适用于症状轻微至中等程度患者，否则仍然首选 AUS 植入术。主要并发症有吊带断裂或松弛、吊带过度压迫导致尿道侵蚀、感染、导尿困难、直肠损伤等。部分神经源性尿失禁患者术后因膀胱出口阻力增加影响了逼尿肌稳定性，可能造成 BC 恶化，因此术后要严密随访，必要时应配合使用 M 受体阻滞剂、膀胱扩大术等方法降低膀胱压力、扩大膀胱容量，改善 BC。

（3）AUS 植入术：目前临床广泛使用 AMS800 型 AUS，由袖套 - 储水囊 - 控制泵在管道的连接下构成的 3 件套装置，其原理是利用包绕尿道的袖套充盈来压迫尿道，利用在储水囊调节和控制泵控制下排空袖套、释放对尿道的压迫进而实现排尿（图 14-5-10）。

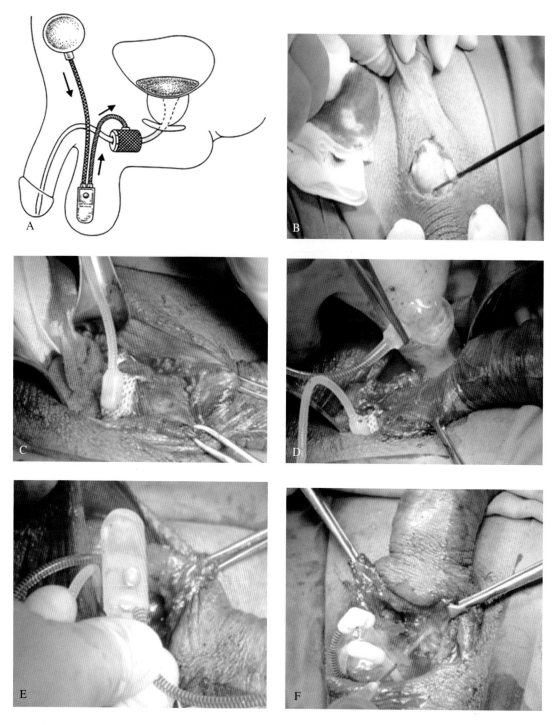

图 14-5-10 人工尿道括约肌植入术。**A.** 连接示意图；**B.** 阴囊单切口；**C.** 袖套植入；**D.** 水囊植入；**E.** 控制泵植入；**F.** 连接上述 3 个部件

适应证：尿道括约肌去神经支配导致的神经源性括约肌功能不全（Yates et al，2013）。所有准备接受该术式的患者术前均应行 VUDS 检查，以评估尿失禁的类型、程度以及膀胱的感觉、容量、顺应性、稳定性和收缩性，排除尿道狭窄、BOO 和 VUR 等异常。对于存在 DO 及 BC 差的患者术前应加以纠正。术前通过膀胱尿道镜检查证实膀胱颈和球部尿道的腔内结构正常，必须排除泌尿生殖系统感染，可能导致感染的诱因（如泌尿系统解剖畸形、泌尿系结石等）必须在术前予以纠正。准备接受 AUS 植入的患者必须具有正常智力及生活自理能力、双上肢功能良好、能够独立使用 AUS 装置。

因神经源性尿道括约肌功能不全而接受 AUS 植入术的患者，术后总体控尿率在 70% ~ 95%，AUS 装置翻修率在 16% ~ 60%，装置取出率在 19% ~ 41%。AUS 植入术在神经源性尿失禁患者中的总体疗效不如非神经源性尿失禁患者，主要远期并发症包括感染、尿道侵蚀、尿道萎缩、机械故障等。部分神经源性膀胱患者有可能在接受 AUS 植入术后因膀胱出口阻力增加，膀胱内压力超过安全范围进而导致肾积水、VUR 等并发症，因此术后应及时复查 VUDS 及上尿路影像学检查，必要时应配合使用 M 受体阻滞剂、自体膀胱扩大术、肠道膀胱扩大术等方法降低膀胱压力、扩大膀胱容量，改善 BC。长期间歇导尿、术前反复泌尿系感染、年龄大于 70 岁、盆腔放疗均可能是该手术失败的风险因素。

（二）重建排尿功能的术式

1. 增加膀胱收缩力的术式

（1）骶神经前根刺激术：骶神经前根刺激术（sacral anterior root stimulation，SARS）通常使用 Brindley 刺激器，电极安放于 S_2 ~ S_4 骶神经前根（硬膜外），皮下部分接收器置于侧腹部易于患者掌控处，通过导线与电极相连。植入电极刺激骶神经前根诱发膀胱收缩。Brindley 技术包括 Brindley 骶神经前根刺激器 + 骶神经后根切断术。此术式在配合骶神经后根完全性切断术（sacral deafferentation，SDAF）的条件下，可选择应用于骶髓以上完全性 SCI 患者，要求患者支

配膀胱的传出神经功能必须存在。不推荐不完全性 SCI 患者接受此手术。

（2）逼尿肌成形术：该类术式主要包括腹直肌转位膀胱重建术、背阔肌逼尿肌成型术（latissimus dorsi detrusor myoplasty，LDDM）、腹内斜肌瓣逼尿肌成型术等，其主要机制为腹直肌或背阔肌转位后，进行显微外科术行神经血管的吻合，利用腹直肌或背阔肌收缩及腹压增高的力量排尿。逼尿肌成形术的适应证：逼尿肌无反射，且膀胱出口阻力较低的神经源性膀胱患者。手术最常见的并发症是持续尿潴留、上尿路损毁、盆腔脓肿、供皮区皮下积液等。施行该类手术的前提是必须解决尿道阻力过高的问题，术后需要长期随访患者以避免形成或加重上尿路损毁。

2. 降低尿道阻力的术式　降低尿道阻力的术式主要包括尿道外括约肌切断术、尿道支架置入术、BTX-A 尿道括约肌注射术等，用于骶上 SCI 或脊膜膨出患者 DESD 等排尿障碍的治疗。通过阻断尿道外括约肌和（或）尿道周围横纹肌不自主性收缩，改善膀胱排空能力，纠正膀胱内病理性高压状态，从而达到保护上尿路的目的。通常由于术后出现尿失禁而需要配合外部集尿器，因此这类手术主要适合男性神经源性膀胱患者。

（1）A 型肉毒毒素（BTX-A）尿道括约肌注射术：BTX-A 尿道括约肌注射术是一种可逆的"化学性"括约肌去神经支配手术，根据后尿道阻力增高的部位分为尿道外括约肌注射术与尿道内括约肌（膀胱颈）注射术。BTX-A 的一般应用剂量为 100 ~ 200 U，注射前将其溶于 5 ~ 10 ml 注射用水中，在膀胱镜下通过特制的注射针于 3、6、9、12 点位将其分为 8 ~ 10 个点，分别注射于尿道外括约肌内和（或）尿道内括约肌（膀胱颈）内。

适应证：保守治疗无效的 DESD 患者，儿童建议剂量是 100 U。

BTX-A 尿道内括约肌或膀胱颈注射术的适应证：成人保守治疗无效的逼尿肌无反射、逼尿肌收缩力减弱、尿道内括约肌（膀胱颈）松弛障碍或痉挛、DBND 等治疗。

根据情况部分患者可行 BTX-A 尿道括约肌

及膀胱颈联合注射术，注射剂量可适当增加。文献报道术后大多数患者残余尿量减少，排尿期最大逼尿肌压力降低患者尿动力学参数和生活质量得到显著改善。术后疗效平均维持约 6 个月，随着时间推移治疗效果逐渐下降，但可重复注射。该手术的并发症为短暂压力性尿失禁、需要间歇导尿，尿潴留和无症状尿路感染等。推荐应用此可逆方法来降低神经源性膀胱患者的膀胱出口阻力，改善排尿困难、尿频及尿潴留等症状，但药品应按规定严格管理。

（2）尿道外括约肌切断术：尿道外括约肌切断术为不可逆的破坏性手术，该手术主要目的在于降低 DESD 导致的病理性膀胱内高压状态。

适应证：主要指征是男性 SCI 患者 DESD，次要指征有频繁发作的自主神经反射亢进、因 DESD 导致的残余尿量增多与反复泌尿系感染发作、因尿道假道或狭窄而间歇导尿困难、因膀胱引流不充分导致严重上尿路损害的患者（Utomo et al，2014）。

由于术后患者需要配合使用外用集尿器，因此该术式不适用于女性患者和由于阴茎萎缩配戴外用集尿器困难的男性患者。应用针状或环状电极电刀、激光（如钬激光）实施尿道外括约肌 12 点位切断，切口自精阜近端延伸到尿道球部近端，深度直至所有尿道外括约肌肌纤维被切断。具有逼尿肌 - 膀胱颈协同失调或严重良性前列腺增生的患者应同时进行膀胱颈切开或前列腺切除术。术后 70% ~ 90% 的患者膀胱排空功能和上尿路的稳定性都可以得到改善。患者自主神经反射障碍的改善率可达 90% 以上。大约 14% 的患者初次手术效果不理想，需二次手术。远期由于尿道外括约肌切断不充分、逼尿肌收缩力低下、膀胱颈狭窄、尿道瘢痕狭窄等原因的再次手术率为 30% ~ 60%。主要近期并发症有术中和术后出血、复发、感染（甚至菌血症）、勃起功能的损害、射精障碍、尿外渗等。行尿道外括约肌 12 点位切断，尽量减少横向切口可使出血和潜在的 ED 并发症降到最低。近年来随着间歇导尿观念的普及与 BTX-A 的临床应用，尿道外括约肌切断术的应用日趋减少，但对于部分特定患者群体（例如 DESD 合并残余尿量增多的男性四肢截瘫

患者），该术式仍有其应用价值。

（3）膀胱颈切开术：神经源性膀胱患者实施经尿道外括约肌切断术时，如果合并 DBND、膀胱颈纤维化或狭窄，可同期行膀胱颈切开术。也有文献报道对一些逼尿肌无反射或收缩力减弱的神经源性膀胱患者进行尿道内括约肌切断术，其远期疗效尚缺乏证据支持，重要问题是术后膀胱颈瘢痕化导致重复手术、膀胱结构损毁可能破坏残存的排尿反射。

（4）尿道支架置入术：尿道支架置入术可以部分替代尿道外括约肌切断术，目前使用的主要是记忆合金的网状支架。

尿道支架置入术的适应证同尿道外括约肌切断术。与尿道外括约肌切断术相比，尿道支架置入术具有出血少、住院时间短、对残存勃起功能影响小、持久可逆等优点。术后排尿期最大逼尿肌压力和膀胱漏尿点压力降低，残余尿量减少，自主神经反射亢进和泌尿系感染的发生率也显著降低。尿道支架置入术的禁忌证：尿道近端阻塞（膀胱颈病变、良性前列腺增生症等）。主要并发症有会阴部疼痛、支架的变形和移位、支架腔表面形成结石、支架对尿道组织的侵蚀、尿道损伤、支架刺激诱发尿道上皮增生导致继发性梗阻、支架取出困难等；由于上述难以克服的并发症，此方法的远期疗效受到质疑，尤其在 BTX-A 广泛应用后，其临床价值大为受限。

（三）同时重建储尿和排尿功能障碍的术式

1. 骶神经后根切断＋骶神经前根刺激术（SDAF+SARS）　1978 年 Brindley 实施了第一例 SDAF+SARS 术，即 Brindley 刺激器植入术，此术式包括完全切断 S_2、S_3 及 S_4 神经后根，同时在 S_2 ~ S_4 骶神经前根植入 Brindley 电极（图 14-5-11）。

SDAF+SARS 术的适应证：DESD 合并反射性尿失禁、残余尿增多的骶髓以上完全性 SCI 患者。通过完全切断骶神经后根可以改善 BC、抑制逼尿肌无抑制收缩，因此膀胱壁严重纤维化的患者不适合此术式。由于 Brindley 电极释放的刺激电流超过了正常人的疼痛阈值，因此该术式不适用于不完全 SCI 患者。

SDAF+SARS 术的手术方法：包括电极植入和完全性后根切断去传入 2 个手术。

（1）安装电极 2 个途径：①经 $L_4 \sim S_2$ 椎板切开，安放在硬膜内 $S_2 \sim S_4$ 前根（用硬膜内电极），称为 SARS；②安放在骶管内硬膜外的 $S_2 \sim S_4$ 神经上（用硬膜外电极），称为骶神经电刺激（解剖学上后根神经节以远称骶神经，以近称骶神经根）。皮下接收器一般安放在有感觉的侧胸部。

（2）骶部去传入 3 个途径：①经 $L_4 \sim S_2$ 椎板切开，在硬膜内马尾神经出口处切断 $S_2 \sim S_4$ 后根；②在骶管内硬膜外切断 $S_2 \sim S_4$ 后根神经节；③经 $T_{12} \sim L_2$ 椎板切开，在脊髓圆锥部切断圆锥背侧最远端的 31 mm。常用的组合方式有 3 种。早期以 Brindley 法应用较多，如最早的 464 例中有 442 例采用硬膜内安装法。目前 Barcelona 法（Sarias，1993）最常用，优点是操作简单，既不会损伤前根纤维，又能达到完全性去传入的目的。

Brindley 电刺激利用尿道括约肌和膀胱逼尿肌不同的生物学特性，产生一种"刺激后排尿"模式。大约 80% 的患者可以获得足够的膀胱收缩，产生有效排尿，但术后应加强对上尿路的随访。电刺激也可能引发患者排便和勃起。主要并发症有完全切断骶神经后根导致患者残存的勃起和射精功能损害、便秘症状加重、电极装置故障、电极植入部位感染和疼痛、脑脊液漏等。由于该术式创伤较大，有可能导致患者残存勃起和射精功能、以及排便功能的丧失，因此临床应用受到一定限制。

2. 骶神经调节　术骶神经调节术（sacral neuromodulation，SNM）是利用介入技术将低频电脉冲连续施加于特定骶神经，以此兴奋或抑制神经通路，调节异常骶神经反射弧，进而影响并调节膀胱、尿道/肛门括约肌、盆底等骶神经支配靶器官功能，从而达到治疗效果的一种神经调节技术。SNM 是近年发展起来的一种治疗慢性排尿功能障碍的新方法，适应证为急迫性尿失禁、严重的尿急-尿频综合征和无 BOO 的原发性尿潴留（陈国庆等，2014）。

目前美国 FDA 尚未将神经源性膀胱列入常规适应证，但研究提示，SNM 对于部分神经源性膀胱（如隐性骶裂、不全 SCI、多发硬化等）也有治疗作用。

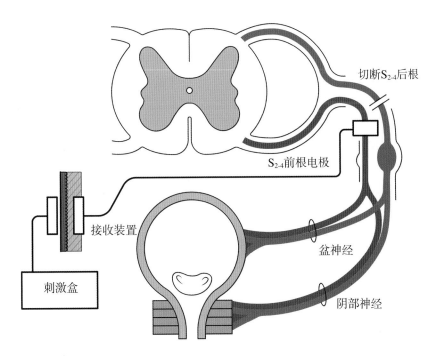

图 14-5-11　SDAF+SARS 手术示意图。完全切断 S_2、S_3、S_4 神经后根，在骶神经前根植入 Finetech-Brindley 膀胱控制系统的电极

SNM 通过刺激传入神经，可以恢复尿路系统兴奋和抑制信号的正常平衡关系。早期 SNM 治疗可以减少尿路感染的机会、保持膀胱容量正常、改善逼尿肌过度活动和尿失禁，同时 SNM 并无神经损伤。目前 SNM 既可以体外实施、也可体内永久植入装置。体外刺激即通过穿刺将电极置入 S_3 神经孔，而电刺激发生装置于体外，刺激仅是临时性的。目前临床广泛使用电刺激装置永久植入的方法，也称为 InterStim 疗法。该方法分两阶段进行：第一阶段，将永久性电极穿刺法植入 S_3 神经孔，进行体外电刺激，测试阶段通过排尿日记、残余尿量和症状改善程度评估疗效，测试期通常为 1 ～ 3 周（不超过一个月），如患者主观症状以及客观观察指标改善 50% 以上，即可进入第二阶段，即电刺激的永久植入术，将永久性刺激器植入臀部外上象限，并与永久电极相连接。应用患者及医用程控仪来调节各刺激参数（如频率、电压、波宽及频道等），也可开关装置。根据日常刺激电压的高低及时间长短，装置植入后数年应更换内置电池。测试期间刺激装置有较高的细菌感染率，注意预防。电极植入后可能会发生位移，所以 X 线摄片可对比前后电极位置、判断位移情况，必要时可以再次固定。主要并发症有电极植入部位疼痛、感染、腿部疼痛 / 麻木 / 反应消失、电极移位、电极被包裹纤维化等，但这些并发症极为有限。SNM 对于那些体外测试获得良好效果的神经源性膀胱患者应积极行刺激器永久植入术；一些患者虽然不能完全改善储尿与排尿功能，但在储尿功能改善后可配合间歇导尿解决膀胱排空；SNM 对一些神经源性膀胱患者的大便功能也有较好改善。另外，SNM 并不影响置有心脏起搏器患者的心率。SNM 在治疗神经源性膀胱患者中可以较好地提高尿流率、降低残余尿量、改善尿频尿急和急迫性尿失禁症状、改善便秘，显著提高患者的生命质量。总之，由于神经源性膀胱的复杂性，SNM 疗法的临床研究（包括适应证选择、疗效观察、远期随访等）才刚刚开始，并展现出很好的前景。

（四）尿流改道术

尿流改道包括可控尿流改道和不可控尿流改道两类。可控尿流改道的适应证有：①神经源性膀胱合并膀胱肿瘤；②膀胱严重挛缩合并膀胱出口功能不全；③患者长期留置尿管产生尿道瘘、骶尾部压疮等严重并发症；④患者因肢体畸形、尿道狭窄、尿道瘘、过度肥胖等原因经尿道间歇导尿困难者。主要禁忌证有合并肠道炎症性疾病、严重腹腔粘连等。所选用肠道必须遵循 Laplace's 定律去管化重建成高容量低压的可控储尿囊，同时能满足抗反流、控尿、能自行插管导尿的原则。短期内可控尿流改道的控尿率超过 80%，常见的并发症有肠黏液分泌、感染、电解质紊乱、腹壁造口狭窄、输尿管与储尿囊的吻合口狭窄等。利用肛门控制尿液的术式禁忌用于神经源性膀胱患者经腹壁造口自行间歇导尿困难，或因上尿路积水、严重肾功能损害等原因无法接受可控尿流改道时（可选择不可控尿流改道）。回肠膀胱术是最常用的术式，主要缺点为需要终身佩戴集尿袋，主要并发症有感染、电解质紊乱、肠梗阻、小肠远端梗阻、营养吸收不良、肠粘连、吻合口漏、吻合口狭窄、腹壁造口狭窄、造口旁疝、结石形成等。尿流改道术在神经源性膀胱治疗中的应用极为有限，应严格掌握适应证。

第六节　神经源性膀胱常见泌尿系并发症的处理

一、膀胱输尿管反流的处理

VUR 分为原发性和继发性，本文仅阐述神经源性膀胱继发 VUR 的处理。治疗目的和神经源性膀胱一样，首先保护患者的肾功能。在纠正继发性 VUR 之前，必须首先纠正 DSD、低顺应性膀胱、膀胱内病理性高压、泌尿系统感染等导致 VUR 的诱发因素。部分继发性 VUR 随着

DSD 的纠正、膀胱顺应性的改善可以减轻甚至消失。纠正了诱发因素后仍然存在的 VUR，可以考虑微创或开放手术治疗。膀胱镜下输尿管口填充剂注射抗反流术治疗 VUR 具有微创优点，应严格选择填充剂种类。于程度较重的反流 [高等级和（或）低压反流] 在行膀胱扩大术的同期行输尿管抗反流再植术（图 14-6-1），输尿管粗大迂曲者应行裁剪或折叠，即输尿管成形术。

二、泌尿系感染的处理

泌尿系感染或尿路感染（urinary tract infection, UTI）是神经源性膀胱的常见并发症之一。研究表明约 33% 的 SCI 患者在任何时候都存在菌尿，反复发作的尿路感染可导致神经源性膀胱患者肾功能损害、生活质量下降、预期寿命缩短，必须积极控制。神经源性膀胱患者尿路感染有许多病因、诱因及危险因素，在开始治疗 UTI 前或治疗和预防过程中应积极寻找并去除。低膀胱压、排空膀胱、处理 VUR、纠正不正确的排尿方式、去除泌尿系统结石等措施应贯穿于神经源性膀胱患者 UTI 治疗与预防的整个过程。间歇导尿可降低部分神经源性膀胱患者尿路感染发生率。大部分无症状性菌尿患者无须抗生素治疗。对于临床诊断的 UTI 患者在开始经验性治疗前进行尿培养，根据药敏试验选择性使用抗生素。每日适量饮水有利于预防 UTI。常用口服蔓越莓提取物、乌洛托品、L 蛋氨酸酸化尿液等方法来预防神经源性膀胱患者 UTI。常规膀胱冲洗，尤其是抗生素盐水进行常规膀胱冲洗来预防神经源性膀胱患者 UTI。常规预防性使用抗生素来防治神经源性膀胱患者 UTI。

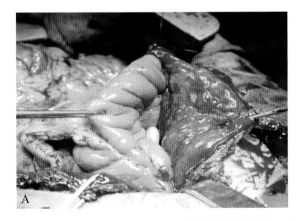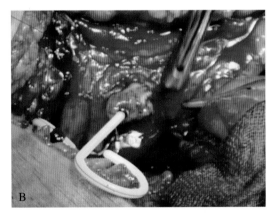

图 14-6-1　乙状结肠膀胱扩大术 + 输尿管成形术 + 输尿管抗反流再植术

第七节　神经源性膀胱患者的随访

神经源性膀胱是一种不稳定状态，甚至可以在短时期内发生很大变化，因此高度推荐进行长期规律的随访。通过随访可以了解膀胱尿道功能状况和泌尿系统有无并发症发生，并根据随访结果对治疗方案做出相应调整。

根据基础神经病变的类型和当前神经源性膀胱的稳定程度，全面检查评估的间隔时间一般不超过 1 ~ 2 年。对于高危患者，复查间隔时间还应缩短。应以患者的症状为指导，定期进行尿液分析。对于高危患者，应定期进行上尿路超声检查，至少 1 次 /6 个月；同时每年均应进行体检和尿液的实验室检查。任何明显的临床变化均应进行进一步有针对性的研究。

复查内容包括：尿常规（1 次 /2 个月）；泌

尿系超声及残余尿量测定（1 次 /6 个月）；肾功能及尿动力学检查（1 次 / 年）；高度推荐采用影像尿动力学检查。

总之，神经源性膀胱是一个多元化的复杂疾病，需要个性化治疗与动态随访。在治疗之前必须对患者进行全面、具体的诊断，并把当前医疗水平、患者心理状况及其对未来期望值等因素都考虑进去。临床医生可以从丰富的治疗方法中进行选择，并与患者及其家属共同确定恰当的治疗方案；每种方案各有优劣，即使某种治疗取得成功，终身密切随访也是必需的。

（邓　函　廖利民）

参考文献

陈国庆，等，2014. 经表面电极电刺激胫神经治疗脊髓损伤后神经源性逼尿肌过度活动. 中国脊柱脊髓杂志，24（12）：1060-1063.

陈国庆，等，2014. 骶神经调节术临床应用中国专家共识. 中华泌尿外科杂志，35（1）：1-5.

廖利民，等，2011. 神经源性膀胱诊断治疗指南 // 那彦群，叶章群，孙光主编：中国泌尿外科疾病诊断治疗指南. 北京：人民卫生出版社：177-208.

施维凤，等，2015. 10 例尿崩症导致上尿路积水患者的诊治体会. 第三军医大学学报，6：523-526.

M 受体拮抗剂临床应用专家共识编写组，2014. M 受体拮抗剂临床应用专家共识. 中华泌尿外科杂志，35（2）：81-86.

Blaivas JG, et al, 1995b. Practical Neurourology. Boston, Butterworth- Heinemann, 155-164.

Biardeau X, et al, 2015. Risk of malignancy after augmentation cystoplasty：A systematic review. Neurourol Urodyn.

Basiri A, et al, 2013. Adjustable male sling：our experiences with placement of adjustable male sling, including a case of exstrophy-epispadias：initial report. Urol J, 10（1）：802-806.

Chen G, et al, 2015. The possible role of percutaneous tibial nerve stimulation using adhesive skin surface electrodes in patients with neurogenic detrusor overactivity secondary to spinal cord injury. Int Urol Nephrol, 47（3）：451-455.

Chen G, et al, 2015. Electrical Stimulation of Somatic Afferent Nerves in the Foot Increases Bladder Capacity in Neurogenic Bladder Patients after Sigmoid Cystoplasty. BMC Urology, 15（1）：26.

Correia C, et al, 2015. Management of pregnancy after augmentation cystoplasty. BMJ Case Rep, 20；2015.

European Association of Urology, 2006. Guidelines on neurogenic low urinary tract dysfunction. Website：www. uroweb. org

European Association of Urology, 2008. Guidelines on neurogenic low urinary tract dysfunction. Website：www. uroweb. org

Groen LA, et al, 2012. The advance male sling as a minimally invasive treatment for intrinsic sphincter deficiency in patients with neurogenic bladder sphincter dysfunction：A pilot study. Neurourology and Urodynamics, 31（8）：1284-1287.

Gardenas DD, et al, 2011. Intermittent Catheterization With a Hydrophilic-Coated CatheterDelays Urinary Tract Infections in Acute Spinal Cord Injury：A Prospective, Randomized, multicenter trial. PM R, 3（5）：408-417.

Liao L, et al, 2014. New grading system for upper urinary tract dilation using magnetic resonance urography in patients with neurogenic bladder. BMC Urol, 14：38.

Liao L, 2015. A new comprehensive classification system for both lower and upper urinary tract dysfunction in patients with neurogenic bladder. Urol Int, 94（2）：244-248.

Linsenmeyer TA, et al, 1998. The impact of urodynamic parameters on the upper tracts of spinal cord injured men who void reflexly. J Spinal Cord Med, 21（1）：15-20.

Linsenmeyer TA, 2012. Post-CVA voiding dysfunctions：clinical insights and literature review. NeuroRehabilitation, 30（1）：1-7.

Li L, et al, 2013. Impact of Hydrophilic Catheters onUrinary Tract Infectionsin People With Spinal Cord Injury：Systematic Reviewand Meta-Analysis of Randomized Controlled Trials. Arch Phys Med Rehabil, 94（4）：782-787.

Manack A，et al，2011. Epidemiology and healthcare utilization of neurogenic bladder patients in a US claims database. Neurourol Urodyn，30（3）：395-401.

Marciniak C，et al，2014. Urinary incontinence in adults with cerebral palsy：prevalence，type，and effects on participation. PM R，6（2）：110-120.

Nambiar A，et al，2014. Chapter 4：Guidelines for the diagnosis and treatment of overactive bladder（OAB）and neurogenic detrusor overactivity（NDO）. Neurourol Urodyn，33 Suppl 3：S21-5.

Novak I，et al，2012. Clinical prognostic messages from a systematic review on cerebral palsy. Pediatrics，130（5）：1285-1312.

Ozkan B，et al，2005. Which factors predict upper urinary tract deterioration in overactive neurogenic bladder dysfunction? Urology，66（1）：99-104.

Pannek J，et al，2012. Guidelines on neurogenic low urinary tract dysfunction. European Association of Urology. Website：www. uroweb. org

Reddy PP，et al，2008. Long-term efficacy and safety of tolterodine in children with neurogenic detrusor overactivity. J Pediatr Urol，4（6）：428-433.

Sakakibara R，et al，2012. Pathophysiology of bladder dysfunction in Parkinson's disease. Neurobiol Dis,46(3)：565-571.

Schulte-Baukloh H，et al，2012. Urodynamic effects of propiverine in children and adolescents with neurogenic bladder：Results of a prospective long-term study.

Journal of Pediatric Urology，8（4）：386-392.

Utomo E，et al，2014. Surgical management of functional bladder outlet obstruction in adults with neurogenic bladder dysfunction. Cochrane Database Syst Rev，5：CD004927.

Veeratterapillay R，et al，2013. Augmentation cystoplasty：Contemporary indications，techniques and complications. Indian J Urol，29（4）：322-327.

Wang Z，et al，2017. Effectiveness and complications of augmentation cystoplasty with or without non-refluxing ureteral reimplantation in adult patients with long-standing bladder dysfunction A single center 11-year experience in 173 cases. Journal of Urology.

Wang QW，et al，2006. Is it possible to use urodynamic variables to predict upper urinary tract dilatation in children with neurogenic bladder-sphincter dysfunction? BJU Int，98（6）：1295-300.

Yates DR，et al，2013. Robot-assisted laparoscopic artificial urinary sphincter insertion in men with neurogenic stress urinary incontinence. BJU Int，111（7）：1175-1179.

Yum KS，et al，2013. Pattern of voiding dysfunction after acute brainstem infarction. Eur Neurol，70（5-6）：291-296.

Yang PY，et al，2010. Voiding dysfunctions in children with mental retardation. Neurourol Urodyn，29（7）：1272-1275.

第十五章

膀胱活动低下症

第一节 流行病学

膀胱活动低下症（underactive bladder，UAB）在诊断标准及发病机制方面尚未达成明确共识。EAU 欧洲泌尿外科学会（EAU）在 2015 年对 UAB 的定义为：一种包括多个症状的综合征，通常表现为排尿时间延长，可伴随排尿不尽感，常有尿等待、憋尿感觉减弱、尿流变细（Chapple et al，2015）。国际尿控协会（International Continence Society，ICS）在 2002 年提出的——逼尿肌活动低下（detrusor underactivity，DU）是"膀胱逼尿肌收缩力减弱和（或）收缩时间缩短，导致膀胱排空时间延长，和（或）在正常排尿时间内难以有效排空膀胱"（Abrams et al，2002）。

随着年龄增长，UAB 发病率增高（Dubeau，2006）。1986 年，Diokno 发现 60 岁以上人群中 22% 男性及 11% 女性有排尿困难（Diokno et al，1986）。Jeong 对 1179 例 65 岁以上有下尿路症状的非神经源性排尿功能障碍患者的调查显示：UAB 在老年男性中的患病率为 40.2%，老年女性为 13.3%，且都随着年龄增高而升高（Jeong et al，2012）。从尿动力结果来看，UAB 的男性患病率高于女性。

第二节 病 因 学

为了更好地阐明 UAB 的发病机制，首先需要明白膀胱充盈及排空的正常生理过程。逼尿肌和膀胱颈、尿道、尿道平滑肌构成两个排尿的动力系统，由脑神经元和脊髓共同协调来调控这两个动力系统，尿道内外括约肌放松继而膀胱逼尿肌收缩，膀胱内压升高，从而完成自主排尿过程。

排尿的神经反射由脑干的脑桥排尿中枢（pontine micturation center，PMC）沿脊髓延髓通路介导，这个神经反射决定排尿前的膀胱容积，也就是最大的膀胱容量（de Groat，2006）。排尿反射的激活和维持依靠从膀胱到高级神经中枢的传入神经传递。膀胱充盈感经 Aδ- 传入神经纤维传入中枢神经系统。排尿的控制包括很多神经递质，如乙酰胆碱、去甲肾上腺素、多巴胺、5-羟色胺、ATP、一氧化氮（NO）、神经肽等（de Groat et al，2006）。储尿是由交感神经末梢释放的去甲肾上腺素介导，而膀胱排空主要由乙酰胆碱作用于逼尿肌的 M 受体启动（Tyagi et al，2003）。同时，膀胱有效排空也依赖于尿液流入尿道，导致尿道传入神经激活神经中枢，进一步辅助逼尿肌收缩；尿流停止时，同样的神经通路抑制逼尿肌收缩（de Grout et al，2001）。

UAB 病因很多，常见的有老龄、膀胱出口梗阻、糖尿病等导致的肌源性损害，帕金森、脊髓损伤、多发性硬化症、感染性神经系统疾病（如

AIDS、疱疹病毒感染等）等导致的神经源性损害，盆腔手术或药物副作用等导致的医源性损伤等（Miyazato et al, 2013）。

UAB 的发病机制可分为功能性及解剖性因素，也可以分为肌源性因素及神经源性因素。肌源性因素指膀胱逼尿肌无足够的收缩力排空膀胱；神经源性因素主要指膀胱传入神经或排尿反射中枢或两者皆异常导致 UAB。外周感觉神经功能异常、轴突传导或突触递质的减弱、中枢兴奋性下降或抑制性增强、逼尿肌收缩力下降等都可能是 UAB 的发病机制。

1. 肌源性 UAB 这一机制认为 UAB 是由于膀胱逼尿肌兴奋收缩耦联过程病变导致兴奋性及收缩力量下降所致，可能是肌细胞自身问题，也可能是胞外基质的问题（Andersson et al, 2004）。逼尿肌超微结构也发现了 UAB 逼尿肌的特征性病变——UAB 患者逼尿肌中破碎细胞是正常患者的 4 倍以上，且并非与年龄相关，可能是

UAB 逼尿肌力量下降的原因之一（Brierly et al, 2003）。

2. 神经源性 UAB 神经系统对整个排尿过程进行调控，而排尿反射的传出神经、感觉传入神经、神经中枢中任一神经通路的病变都可能导致 UAB。例如，在糖尿病膀胱病变中，由于尿路上皮释放神经递质的变化及其偶联的上皮下间质细胞传入神经网络的变化导致了膀胱充盈感觉随年龄增长而下降（Azadzoi et al, 1992）；糖尿病晚期尿道传入感觉下降也导致排尿反射下降或提前终止（Yang et al, 2018），从而导致糖尿病膀胱病变患者的膀胱排空效率下降。膀胱充盈过程中的自主逼尿肌活动产生膀胱感觉，而这种自主收缩的缺失反过来会抑制膀胱传入信号的启动，从而导致 UAB（Andersson, 2014）。

当然，很多患者中神经源性因素和肌源性因素是共存的，即逼尿肌收缩活动的减少可能导致膀胱传入神经信号减少，进而导致 UAB。

第三节　临床表现

UAB 患者最主要的临床特征是排尿时间延长及部分或完全尿潴留，由尿动力学检查证明逼尿肌收缩力下降或消失可明确诊断。然而，其症状及严重程度因人而异，也可能完全没有临床症状，或者其临床症状无法同 UAB 联系起来，因此，临床医生准确诊断出 UAB 非常重要。

1. 症状 排尿困难症状包括：尿等待、尿流细弱、尿流中断、尿后淋漓、尿不尽感、再次或多次排尿、腹压辅助排尿、尿频且量小。

另一个常见症状为膀胱排空障碍合并的充溢性尿失禁，表现为持续少量漏尿，且进一步检查证实大量残余尿（post-voiding residual，PVR）。

此外，UAB 还可表现为反复发作的泌尿系统感染，尤其合并 PVR 增多时，要考虑存在 UAB；也可表现为耻骨上区胀痛，查体可及扩张的膀胱；偶可表现为继发于双侧肾积水的侧腹痛或背痛；也可无任何症状，此时可能为膀胱感觉丧失。

2. 体征 当 UAB 无任何临床症状时，通过体格检查鉴别此类患者就更重要，如耻骨上巨大包块可能为充盈的膀胱。也可在常规体检行腹部超声、CT、MRI 时偶然发现充盈扩张的膀胱，可伴随双侧肾积水，此时，UAB 也需要作为一项鉴别诊断考虑。

第四节　评　估

1. 病史采集 对于初诊患者，需详细询问排尿相关症状并记录是否存在尿等待、尿流变

细、尿流中断、尿后淋漓、腹压排尿、尿不尽感等。以急性尿潴留就诊者，需仔细询问尿潴留病

因：也许对于老年男性患者是良性前列腺增生（benign prostatic hyperplasia，BPH）或尿路狭窄导致长期梗阻性病变；也许是相关手术导致术后尿潴留；也许是因其他疾病使用了某些可能抑制逼尿肌收缩从而诱发尿潴留的药物，如减少上呼吸道充血的 α 受体激动剂、抗胆碱能药物、镇静剂、抗抑郁药物、毒麻药等。若患者已留置尿管或正进行间歇导尿，或检查发现 PVR 增多，则需要进一步明确是否存在脊髓损伤、脑血管病变、帕金森病、多发性硬化症、脊柱裂、糖尿病神经病变等神经源性疾病的可能（Miyazato et al，2013）。

还有其他非神经源性的原因导致 UAB，例如超过需要量的过度饮水又不及时排尿（Purohit et al，2008）。膀胱充盈时如不能及时排空会导致逼尿肌过度扩张，这可能是 UAB 的原因之一，也是产程延长的产妇留置尿管的原因。既往下尿路相关手术史也可能是 UAB 相关的重要病史。根治性子宫切除术可能损伤膀胱的运动神经从而导致 UAB（Seski et al，1977）。各种尿失禁手术如果产生过大的尿道阻力导致膀胱出口梗阻，长期不解除也可能导致 UAB。老年男性 BPH 患者如果有严重下尿路症状或 PVR 明显增多时，需要行经尿道前列腺切除术（transurethral resection of prostate，TURP）；但术后仍有一部分患者症状或 PVR 没有缓解，究其原因，其 PVR 多为原发 UAB 或继发于长期梗阻的 UAB 所致（Ignjatovic et al，2016）。

2. 体格检查 UAB 患者的全面体格检查对于其整体评估很重要。首先包括对其一般情况和认知的评估，如患者行动不便则可能导致其无法及时排尿。神经系统检查需要覆盖帕金森病、脑血管病变、多发性硬化症、脊髓病变、脊柱裂等。腹部检查重点为耻骨上区视触诊，明确是否有膀胱过度充盈。肾区叩诊轻叩痛则可能提示肾积水。外阴生殖器的检查对于 UAB 疑似病例是必需的，皮肤红斑、抓痕甚至溃疡可能是由于慢性尿垫刺激导致的。直肠指诊可判断肛门括约肌肌力及自主收缩能力。男性患者前列腺触诊可判断其大小、触痛、结节等，但直肠指诊判断的前列腺大小不一定与其排尿症状正相关。女性患者

还需要进行阴道检查，以判断有无萎缩性阴道炎及盆腔器官脱垂。咳嗽或腹部用力可诱发盆腔器官脱垂，同时也可诱发漏尿，以提示压力性尿失禁；窥器检查可判断盆腔器官脱垂程度及性质，前壁膨出提示膀胱膨出，后壁膨出提示直肠脱垂，穹隆下降提示肠脱垂，严重程度可由 POP-Q 分期判定（Diokno et al，2005）；严重阴道脱垂的患者由于其慢性尿道梗阻可能会导致慢性尿潴留。对于患者会阴区及鞍区精细感觉的检查可除外某些脊髓损伤导致的局部感觉缺失性疾病，而 UAB 可能是其伴发疾病之一。

3. 实验室检查 尿常规可提示是否存在脓尿、菌尿，如果怀疑感染，则需进一步行尿培养和药敏试验；尿糖水平可提示是否存在糖尿病及糖尿病周围神经病变；尿蛋白阳性则提示肾病；尿比重反映了肾浓缩功能。尿崩症患者可因长期膀胱过度充盈导致 UAB（Lemack，2006）。血液检查则更倾向于反映 UAB 患者整体情况，如肾功能检查（肌酐、尿素氮、肾小球滤过率）、白蛋白水平、电解质分析、血糖或糖化血红蛋白水平等。

4. 影像学检查 便携式膀胱扫描仪可以简便快捷地测量膀胱 PVR，避免了导尿测量 PVR 的创伤、疼痛甚至感染的风险。推荐进行 2 次或 2 次以上 PVR 测量，结果更可靠。ICS 定义慢性尿潴留为 PVR > 300 ml 或超过膀胱功能容量的 40%。并不确定 PVR 高于多少需行间歇导尿，一般认为 200～300 ml 以上为异常。多认为在膀胱功能下降的老年人，若没有泌尿系感染或明显症状，可能 PVR 更高也不需要处理。也有人认为 PVR 不能单纯用数字来衡量，需要对照膀胱功能性容量。ICS 最近提出了测量 PVR 需在排尿后立刻进行，尤其患者处于利尿状态，且推荐超声检查替代导尿测量（Asimakopoulos et al，2016）。PVR > 200～300 ml 可能预测膀胱功能差，且手术治疗疗效差。

此外，患者因其他疾病行腹盆腔 B 超、CT、MRI 时如果发现过度充盈的膀胱，需要询问患者上次排尿时间，必要时再次行 PVR 测量。

5. 内镜检查 怀疑 BPH、膀胱颈挛缩、尿道狭窄等情况可进一步行膀胱尿道镜检，若明确

有尿路狭窄提示 UAB 为继发表现。尿动力学检查若提示膀胱逼尿肌仍有收缩，则一旦解除尿路梗阻，逼尿肌肌力很可能有所提高；即使未发现逼尿肌有收缩，解除梗阻仍有积极意义，经过一段时间恢复期后仍有逼尿肌肌力一定程度恢复的可能性。

6. 尿动力学检查　尿动力学检查是诊断 UAB 的主要依据。目前尚无普适性的尿动力学 UAB 诊断标准，ICS 对于逼尿肌收缩力下降或逼尿肌无收缩的尿动力学诊断指标尚未达成共识（Abrams et al，2002）。

对于 UAB 的诊断，Schaefer 曾提出一简单判定标准：$Pdet.Qmax < 40 \text{ cmH}_2\text{O}$；$Qmax < 15 \text{ ml/s}$（Schäfer et al，1990）。此外，有多种方法判断逼尿肌收缩力，包括 LinPURR 图、逼尿肌收缩系数（detrusor contraction coefficient，DECO）、瓦特因子、膀胱收缩指数（bladder contractility index，BCI）。

（1）Abrams-Griffiths 图（A-G 图）：A-G 图由三个区组成，根据最大尿流率（Qmax）和最大尿流率时逼尿肌压（Pdet.Qmax）将患者分为梗阻、可疑、无梗阻三类。目前已演变为 ICS 暂定标准压力流率图（图15-4-1）。此外，通过膀胱出口梗阻指数（bladder outlet obstruction index，BOOI）$= Pdet.Qmax - 2Qmax$ 也可对梗阻进行连续分级，$BOOI > 40$ 考虑存在膀胱出口梗阻，$20 \sim 40$ 为可疑，< 20 考虑不存在梗阻（Griffiths et al，1997；Abrams，1999）。

（2）LinPURR 图（线性被动尿道阻力关系图）：现广泛用于评估逼尿肌收缩力及梗阻程度。采用该图可得出半定量的梗阻严重程度和逼尿肌收缩力，便于临床诊断。LinPURR 图将纵轴标记尿流率，横轴标记逼尿肌收缩力，将梗阻程度分为七级：$0 \sim VI$，$0 \sim I$ 为无梗阻，II 为轻度梗阻，$III \sim VI$ 随着分级增加梗阻程度逐渐增加（Schaefer W，1990）。该图还考虑了逼尿肌收缩力的作用，分为 VW（很弱），W −（弱减），W +（弱加），N −（正常减），N +（正常加）和 ST（强烈）共六个等级。根据患者的 Qmax 及 Pdet.Qmax 于坐标中所在区域半定量判断患者逼尿肌收缩强度及梗阻程度。

（3）逼尿肌收缩系数（DECO）：是由 Schaefer 提出的定量判断逼尿肌收缩强度的指标，由 $DECO = (Pdet.Qmax + 5Qmax)/100$ 公式计算。$DECO > 1$ 认为逼尿肌收缩力正常（Liu et al，2018）。

（4）膀胱收缩指数（BCI）：可以与 LinPURR 图相结合，$BCI = Pdet.Qmax + 5Qmax$，$BCI > 150$ 为收缩力过强，$BCI = 100 \sim 150$ 为收缩力正常，$BCI < 100$ 为收缩力下降（图15-4-2左）。与 ICS 暂定标准压力流率图结合可得到复合列线图（图15-4-2右），根据 3 种梗阻状态和 3 种膀胱收缩力状态分为 9 个区，将存在异常患者分为 8 类（Abrams，1999）。

（5）瓦特因子（watts factor，WF）：为定量衡量逼尿肌收缩强度指标，由于其计算复杂，通常用于科研。WF 可由下列公式计算。

$$WF = [(Pdet + a)(Vdet + b) - ab] / 2\pi ；其中，$$
$$Vdet = Q / \{2 [3 (V + V_0) / 4\pi]^{2/3}\}，a = 25 \text{ cmH}_2\text{O}，$$
$$b = 6 \text{ mm/s}，\text{and } V_0 = 10 \text{ ml}。$$

通常计算最大尿流率时 WF（WFmax），认为 $WFmax < 7 \sim 10 \text{ W/m}^2$ 为逼尿肌活动低下（DU）的诊断标准（van Koeveringe et al，2011）。

（6）逼尿肌等容收缩压（Pelet.ios）：测量得到的逼尿肌收缩功能可能小于实际收缩力，因为逼尿肌收缩同时产生了尿流及压力两个效应。为解决这一问题，有人提出了逼尿肌等容收缩压这一概念。根据膀胱输出关系（bladder output relation，BOR），尿流停止时逼尿肌收缩力达到最大，因此在尿流率最大（Qmax）时进行停止实验（stop test）——中断尿流，此时可

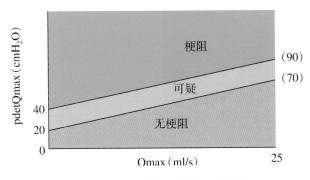

图15-4-1　ICS暂定标准压力流率图

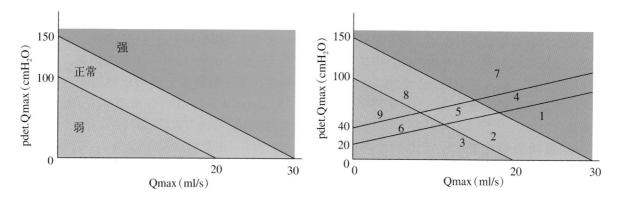

图 15-4-2 膀胱收缩指数图

计算得 Pdet.iso = WFmax × 10。一般认为 Pdet.iso < 50 cmH₂O 可作为 DU 诊断标准（Osman et al, 2014）。

（7）Maastricht-Hannover 图：基于下尿路症状（low urinary tract symptoms，LUTS）男性患者建立的新列线图，横纵坐标分别为 BOOI 和 WFmax（图 15-4-3）。可鉴别 DU 及 BOO 并判断 DU 患者膀胱出口梗阻程度。推荐 25th 线作为男性 DU 的诊断标准，25th 线下为 DU 患者（Oelke et

al，2016）。然而，针对女性患者的收缩力-梗阻程度列线图仍有待探究（Rademakers et al，2016）。

UAB 的检查措施还包括非侵入性的 PVR 或尿流率检查，但是无法作为 UAB 的直接诊断依据。因为 UAB 与 BOO 从症状、PVR 升高、尿流率减少方面难以鉴别，因此尿动力学检查是主要的诊断方式。然而，尿动力学检查仍有一定局限性，还需寻找 UAB 筛查及诊断的生物标志物及其他非侵入性检查。

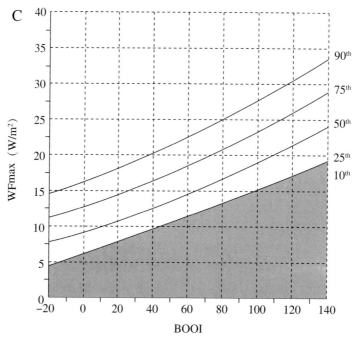

图15-4-3 Maastricht-Hannover图

第五节　治　疗

一、保守治疗

UAB 治疗的目的是改善下尿路功能、保护上尿路功能、提高生活质量（Stohrer et al，2009）。通过治疗做到按时规律排空膀胱，降低膀胱内压，避免膀胱过度扩张，从而改善膀胱血流灌注，提高膀胱功能、避免感染。UAB 目前常用的治疗方法仅可延缓疾病进展，但并无真正逆转疾病的功效，而药物治疗又有太多的副作用。更有前景的治疗方式尚在探索中。

本节重点讨论 UAB 患者的导尿、行为训练、促膀胱排空装置及尿失禁产品等非手术非药物治疗方法。

1. 留置尿管　对于选择留置尿管还是间歇导尿无明确结论，可根据患者个人生活习惯选择。建议在解剖、功能或家庭因素等限制间歇导尿时再考虑选择留置尿管。

对于 UAB 的短期或长期治疗，留置尿管都是可选择方案之一。留置尿管可选择常规经尿道或耻骨上膀胱穿刺留置尿管。其并发症包括菌尿、导管相关泌尿系感染、导管相关生物被膜形成、导管结壳、败血症、尿道损伤等。

2. 清洁间歇自家导尿（clean intermittent self-catheterization，CIC）　清洁间歇导尿是一种采用清洁的方式（而非无菌的方式）通过自己每天数次置入尿管来排空膀胱的技术，每次膀胱排空后即刻取出尿管。对于 CIC 的频率，目前并无一个明确的数值，只要可以及时排空膀胱，避免膀胱过度扩张即可。

根据欧洲泌尿外科学会（EAU）推荐，间歇导尿为膀胱不能有效排空、其他非侵入疗法无效时的金标准治疗。推荐使用 French 12 ~ 14 号尿管，每天导尿 4 ~ 6 次。有研究对比留置导尿、CIC、自主排尿和耻骨上留置尿管出现泌尿系相关并发症的时间，CIC 是最安全的方法。

CIC 是 1972 年由 Lapides 提出的，Lapides 认为 CIC 可以预防尿路感染或帮助改善已有的感染状态（Lapides et al，1974）。数项美国的研究发现，对于神经源性膀胱患者，他们更愿意选择 CIC（Tubaro et al，2012；Newman et al，2011）。对于膀胱排空障碍患者，CIC 较留置导尿或耻骨上穿刺留置尿管更好些。相对于留置尿管，CIC 的优势包括：提高了患者的独立性及自理能力，减少对设备的需求，对于性生活的影响较少，引发的下尿路症状较轻。根据循证医学指南，膀胱排空障碍的患者也更倾向于选择 CIC 而非留置尿管或耻骨上膀胱穿刺留置尿管。

CIC 的并发症包括出血、尿道炎、尿道狭窄、形成假道、附睾炎、泌尿系感染、膀胱结石等（Jamison et al，2013）。CIC 的关键是要维持膀胱低压，避免膀胱过度扩张。

因为 UAB 患者尿常规白细胞计数与 UAB 患者的症状并不平行，单纯通过尿常规白细胞计数判断泌尿系统感染与否并不准确。UAB 患者因为感觉神经传入系统的病变，并不会呈现出泌尿系统感染的典型症状。如果接诊医生发现 UAB 患者存在提示泌尿系统感染的症状，则需要行尿培养。对于清洁间歇导尿有不同尺寸和种类的尿管。清洁间歇导尿不适合尿道梗阻、狭窄患者。CIC 尿管可分为需要润滑剂和自润滑两种。研究认为自润滑尿管相对传统需要润滑剂的尿管可以减少尿道损伤，降低感染发生率。成人用 CIC 尿管通常选择 14 ~ 22 Fr，男用尿管约 30 cm，女用尿管约 15 cm。CIC 尿管材料种类与留置尿管相同，最常用的为聚氯乙烯。导管尖也有不同种类：直头、弯头、一孔、两孔、可置入导丝管尖等。

医生会根据患者的不同情况推荐不同种类的导尿管，考虑的因素包括手部灵活性、视觉灵敏度、尿道感受、性别、年龄等。患者可以试用不同的导管后再选用最适合自己的导尿管。

3. 行为训练　行为康复训练包括按时排尿

（膀胱训练）、生活习惯调整等。需注意的是，不推荐 Valsalva 动作、按压腹部、诱发反射排尿等辅助排尿动作，因为这些动作可能造成膀胱内压升高，对膀胱及肾功能造成危害（Stohrer et al，2009）。21 天的瑜伽训练对于患者减少 PVR、提高排尿量及睡眠质量有明显效果；9 周的盆底肌肉训练对于改善下尿路症状和生活质量有益（McClurg et al，2008）。

对于 UAB 患者的治疗需要个体化，医生、护士需教授清洁间歇自家导尿方法、尿管选择方案、行为训练等，以使患者得到最高的生活质量。

二、药物治疗

UAB 的治疗主要集中在两方面：提高逼尿肌能力及降低尿道阻力。提高逼尿肌能力包括提高对现存有收缩能力肌肉的神经刺激，增加肌肉量，和提高肌肉工作效率。降低尿道阻力包括药物或手术降低膀胱颈、前列腺、括约肌部位的阻力或者导尿。

DU 的定义更多地暗示了是逼尿肌自身缺陷致病，因此既往药物治疗更多关注在提高逼尿肌收缩力。然而，与预想不同的是，旨在治疗 UAB 的胆碱能激动药物大多是无效的（Smith et al，2014，Krishnamoorthy，2009），可能与 UAB 有很多肌源性以外的其他病因有关。

正常逼尿肌收缩主要的通路为副交感能神经递质乙酰胆碱（ACh）作用于膀胱逼尿肌毒蕈碱受体（M 受体），导致逼尿肌收缩（Hegde et al，2006）。膀胱逼尿肌与其他平滑肌一样，共有五种亚型的 M 受体分布：M_1-M_5（Yamaguchi et al，1996）。M_1 受体主要在排尿过程中的长时高频电活动中被激活，M_1 受体同样存在于突触接头前，此种受体兴奋可通过自发易化机制显著增加 ACh 释放，进一步促进膀胱完全排空（Somogyi et al，1999）。M_2 受体激活主要抑制 ACh 释放（Somogyi et al，1996；Somogyi et al，1992；Braverman et al，1998）。M_2：M_4 作为抑制性受体，更多在储尿期间激活，通过自身反馈作用介导短时低频电活动，抑制逼尿肌的胆碱能收缩作用（Somogyi et al，1992）。这种通过选择性

激活或抑制不同种类突触接头前受体来调节神经递质释放的特点对于选择 UAB 新药是很有裨益的。

ACh 不足会导致逼尿肌收缩力或时长不足。ACh 的减少可包括副交感能神经纤维末梢释放减少、神经突触内乙酰胆碱酯酶降解增多，或二者兼而有之。另一原因是逼尿肌组织对神经递质刺激的反应下降，如手术麻醉后发生的急性尿潴留（Barendrecht et al，2007）。

目前 UAB 的药物治疗主要为通过补充 M 受体激动剂（如乌拉胆碱、卡巴胆碱）或抑制胆碱酯酶（如溴地斯的明、吡啶斯的明、新斯的明）来提高胆碱数量（Tyagi et al，2014）。然而，抑制胆碱酯酶药物起效的前提是至少体内可合成部分内源性乙酰胆碱，此时才可通过抑制胆碱酯酶对胆碱的降解来发挥作用。M 受体激动剂则无须这一前提，即使体内无胆碱合成，也可通过补充胆碱促进逼尿肌收缩。当然，无论是 M 受体激动剂还是胆碱酯酶抑制剂，其起效有个共同的前提，即逼尿肌需至少部分保留对 ACh 的反应性。

1. 胆碱能药物治疗　目前已有研究表明，拟副交感神经药物在治疗或预防 UAB 方面几乎没有益处（Barendrecht et al，2007）。很多国家现有的临床药物之所以能上市主要是因为当时并不需要随机临床试验的验证。

Madeiro 等对照乌拉胆碱和西沙比利在预防根治性子宫切除术后患者 UAB 的作用发现，西沙比利作为 5-HT_4 受体激动剂，间接促进肠神经系统乙酰胆碱的释放，术后开始用药 30 天后重复尿动力学检查。乌拉胆碱和西沙比利合用组膀胱容量减少、最大尿流率增大，PVR 减少。因此作者认为，根治性子宫切除术后早期合用乌拉胆碱和西沙比利对于提高膀胱逼尿肌功能有帮助（Madeiro et al，2006）。

Manchana 等报道了一项根治性子宫切除术后氯贝胆碱对照安慰剂的随机对照试验。实验组为术后第 3 ~ 7 天口服氯贝胆碱 20 mg tid，主要观察终点为术后 7 天尿管拔除率。若拔除尿管后 PVR > 30% 排尿量，则重置尿管且继续口服药物不超过 1 个月。治疗组 68%、对照组 39% 于术后 7 天拔除尿管（P=0.04），且治疗组尿管留

置中位时间要少于对照组。但术后 1 个月的 PVR 及泌尿系感染发生率两组间无明显差异。治疗组 29%（9 例）发生恶心、腹胀、腹部痉挛性疼痛的副作用，但对照组只有 1 例存在副作用。根治性子宫切除术后服用氯贝胆碱可减少尿管留置时间，副作用可对症处理（Manchana et al，2010）。

胆碱能药物起效的前提是逼尿肌对 ACh 等神经递质有反应，而部分 UAB 患者表现为逼尿肌"无反应"状态。因此，直接作用于逼尿肌致逼尿肌收缩的药物可能对这部分患者起效，而目前尚无此种药物。

目前拟副交感神经药物的临床应用剂量相对于逼尿肌起效的剂量都偏小，原因包括大剂量会引起恶心、呕吐、潮红、腹泻、胃肠道痉挛性疼痛、支气管痉挛、流涎、多汗、头痛、视觉适应障碍等。还有部分罕见但致命的副作用，包括急性循环衰竭、心梗等。因此，特异性膀胱拟副交感神经药物亟待研发（Chancellor et al，2016）。

目前尚无有力证据表明 M 受体激动剂在治疗 UAB 方面有效果。有报道有效果的研究也需仔细权衡严重副作用的风险。目前在 UAB 的预防和治疗中，拟副交感神经药物并非常规推荐药物。

2. 减少尿道阻力药物 UAB 患者临床应用 α_1 肾上腺素能受体拮抗剂可通过减少尿道梗阻提高膀胱排空，降低 PVR（Ito et al，2006）。非胆碱能非肾上腺素能一氧化氮（NO）作用于尿道内括约肌可导致尿道出口开放，从而协助膀胱排空（Takeda et al，1995）。治疗心绞痛药物消心痛可增加 NO 释放，据报道消心痛对于脊髓损伤患者尿道压下降有帮助（Mamas et al，2001）。

三、手术治疗

UAB 手术治疗目前大致可分为两个方向，一是促进膀胱排空的手术，二是降低尿道阻力的手术。

目前对于膀胱逼尿肌收缩力差并无很好的治疗手段，于 UAB 膀胱壁内注射肌原细胞是安全且可能有效的，目前正进行二期临床试验；膀胱减容术的病例数有限，其有效性目前仍有争议；膀胱逼尿肌整形术包括以骨骼肌肌瓣提高膀胱功能，在目前的研究中证明有效，但仍需进一步观察；组织工程再生膀胱目前处于试验阶段，但前景较广阔。

鉴于尚无明确药物或手术治疗可显著提高逼尿肌收缩力，UAB 的手术治疗曾一度重点关注通过减少膀胱流出道阻力来帮助 UAB 患者更容易地完成排尿过程。经尿道膀胱颈切开需有尿动力学检查确认存在膀胱颈部解剖或功能性梗阻；尿道扩张可以降低流出道阻力，但其疗效较短暂；括约肌切开术失败率较高，可能由各种因素导致；括约肌肉毒素注射操作最简单，报道成功率较高，但目前尚未批准用于 UAB 治疗。

1. 逼尿肌成形术 膀胱逼尿肌成形术是促进 UAB 患者排尿的一种重要术式。Stenzl 等报道了 3 例膀胱无收缩的患者，通过带微神经血管的自体背阔肌移植至膀胱以增强其收缩性，供应背阔肌的主要神经和血管是吻合到供应腹直肌最低位运动神经上和腹壁下血管上。需要转移的肌肉纵向或螺旋状包裹膀胱，除膀胱三角区外，最终包裹膀胱 75% 区域。患者有尿意时通过主动收缩下腹部肌肉来排尿。术后 1 年，患者最大尿流率为 18 ~ 26 ml/s，PVR 0 ~ 90 ml，逼尿肌最大压力为 21 ~ 23 cmH$_2$O（Stenzl et al，1998）。

Gakis 等 2011 年报道了采用背阔肌行逼尿肌成形术良好的结果。24 例 UAB 患者进行了此项手术，随访时间为 46 个月，其中 67% 患者重获自主排尿能力，不再需要间歇导尿，3 例可减少导尿频率（Gakis et al，2011）。

2. 膀胱颈切开术及前列腺切除术 手术切除或切开膀胱颈及前列腺可通过解除梗阻或降低尿道阻力来减轻 UAB 患者排尿的后负荷。经尿道膀胱颈切开或切除术最初在以下两种神经源性患者中开展：① UAB；②膀胱颈或近段尿道解剖或功能性梗阻，这些患者必须通过腹部用力排空膀胱。目前认为，无论是否存在神经源性膀胱，膀胱颈或近段尿道水平的真正不协调并不常见。经尿道膀胱颈切开或切除术的适应证主要为经尿动力学证实的真正的膀胱颈或近段尿道梗阻。原发性膀胱颈梗阻（primary bladder neck obstruction，PBNO）是一个尿动力学的诊断，表现为膀胱高压、低流，影像学提示膀胱颈处梗阻，且不伴尿道外括约肌或远端尿道梗阻（Padmanabhan et al，2007）。手术通常为在5点和（或）7点方向电烧灼或激光切开（Huckabay et al，2005），从膀胱基底至精阜水平全层切开，包括加深切口直到看见残留的前列腺小囊纤维间隙的脂肪小球。膀胱颈切开或切除术的主要问题是可能出现逆行射精，多数人认为逆行射精或射精减少的发生率在15%～50%（Norlen et al，1986）。

膀胱颈Y-V成形术曾是膀胱颈梗阻的手术方式，虽然此手术为较成熟的术式，但事实上这种术式只是对膀胱颈前部的修复，因为其未涉及膀胱颈后壁。但随着内镜下膀胱颈切开术的普及，目前已很少进行此种术式，只有当膀胱颈需切除或电切，同时必须行开放手术治疗合并疾病时，才会推荐这种手术方式。

3. 尿道括约肌肉毒毒素注射 肉毒毒素（BoNT）是横纹肌内体神经肌接头处释放乙酰胆碱的抑制剂，小剂量尿道括约肌注射可降低局部肌肉张力、降低膀胱出口阻力。与尿道外括约肌切开和尿道支架植入相比，BoNT注射具有微创、易行、并发症率低及可逆性等优势。BoNT的化学性去神经化是暂时的，也可根据注射剂量做到部分程度地降低尿道阻力。

利用肉毒毒素注射使尿道去神经化可用于降低尿道阻力（Kuo et al，2007）。

Chen等报道尿道括约肌注射肉毒毒素来治疗UAB，可以提高自主排尿率，改善肾积水，并且没有明显的并发症（Chen et al，2019）。有研究报道采用50-100 U BoNT A行尿道括约肌注射对UAB的有效率为48%（13/27），并且认为尿道括约肌肉毒毒素注射不仅降低膀胱出口阻力，同时可以通过抑制尿道传入神经对膀胱逼尿肌的抑制作用而改善排尿（Kuo et al，2007；2003）。

尿道括约肌肉毒毒素注射治疗UAB目前尚无已经注册的临床试验。尽管目前BoNT治疗UAB疗效较好、安全性高，但仍需前瞻性随机对照临床试验来全面评估其临床效果。

四、神经调节

目前有多种治疗UAB的神经调控方法。骶神经调控（sacral neuromodulation，SNM）或骶神经刺激（sacral nerve stimulation，SNS）需经皮植入电极及脉冲发生器；Brindley装置为直接刺激骶神经前根。其他处于探索阶段的神经调控方法包括神经改道术、经尿道膀胱腔内电刺激等（Chancellor et al，2000）。

1. 骶神经调控 SNM目前被美国FDA批准的适应证包括急迫性尿失禁、尿频尿急、非梗阻性尿潴留以及便失禁（Noblett et al，2014）。骶神经刺激治疗需通过一微创手术埋入电极，通过2～4周的观察（Ⅰ期测试）证明其长期有效性及安全性。

有趣的是，骶神经调控治疗既能改善急迫性尿失禁或膀胱过度活动症患者情况，又能提高特发性尿潴留的UAB患者的自主排尿功能。SNM通过对脊神经根传入神经元的电刺激调节中枢神经系统排尿和控尿反射（Leng et al，2005），而非直接作用于肌肉，因其刺激的强度不足以引起肌肉收缩。对于UAB患者，SNS可通过抑制异常的"保护反射"治疗非梗阻性尿潴留（Chancellor et al，2016）。

一项随访四年的研究评估了UAB患者SNS的疗效。51个UAB患者中，61%不再需要导尿，另外16%减少了一半以上尿管使用。取出SNS 6个月后，平均每次导尿量再次达264 ml（van Kerrebroeck et al，2007）。对特发性非梗阻性尿潴留患者的疗效及生活质量调查发现，90%植入脉冲发生器后可自行排尿，不再需要导尿，平均排尿量从48 ml提高到198 ml，PVR从135 ml降低到60 ml，90%称生活质量也有显著提高（Aboseif et al，2002）。

对于UAB患者行SNM的预后指标，有研究表明非梗阻性尿潴留患者术前排尿量>50 ml相对于无法排尿患者是疗效良好的预后指标（Goh et al，2007）。Bertapelle等发现不可逆性膀胱逼尿肌病变或完全性神经病变导致的逼尿肌无收缩不适合骶神经调控治疗（Bertapelle et al，2008）。

UAB患者行SNS后起效可能较慢，推荐进行更长时间的Ⅰ期测试评估，永久植入脉冲发生器后进行4周以上的评估。此外，对于单侧SNM测试治疗效果不佳的UAB患者，推荐考虑行双侧SNM（Pham et al，2008；van Kerebroeck et al，2005）。

骶神经调控治疗对保守疗法（如膀胱功能训练、盆底生物反馈及药物治疗等）效果不佳的下尿路功能障碍的患者是个福音。骶神经调控的技术还在进步，其适应证也在不断扩宽，未来，更多的UAB患者会从这一微创手术中获益。

2. Brindley骶神经前根电刺激　过去的二十余年间，Brindley等推进了对骶神经前根直接电刺激治疗排尿功能障碍的发展（Brindley et al，1986）。Brindley骶神经前根电刺激目前仍广泛用于脊髓损伤患者膀胱功能的恢复。患者的入选标准包括：①骶髓髓核和膀胱间盆神经的完整；②膀胱收缩力的存在。同时刺激膀胱和尿道外括约肌的方法已被骶神经后根完全切断术替代，该手术常能完全消除反射性尿失禁并改善膀胱的低顺应性。但对于存在生殖区感觉和勃起功能的患者，是无须离断神经的。如果不进行后神经根切断，电刺激序列及参数的设定以减少尿道括约肌收缩为准。

Brindley总结了使用该装置治疗500名患者的经验，其中95例需再次手术，6例取出刺激器，其他病例都得到了良好的效果（411例用于排尿，其中很多同时用于排便，只有13例仅用于排便）。使用者对效果感到满意。365例完全性传入神经阻断患者中，2例出现上尿路功能恶化；而在135例不完全性或未进行传入神经阻断患者中，10例上尿路功能恶化（Brindley et al，1993）。van Kerrebroec等报道了进行骶神经后根切断术并完成6个月随访的37例患者，其中73%可达到白天控尿，86%可夜间控尿，所有患者的膀胱顺应性和膀胱容量都有显著增加，PVR显著减少。并发症包括23例患者出现脑脊液漏，后均自行愈合；1例出现神经损害，后治愈；1例因电线断裂导致植入失败，最后得以修复（van Kerrebroeck et al，2005）。Hohenfellner等总结了刺激膀胱各种术式的不同，认为脊髓损伤患者进行骶神经前根电刺激的成功率可达75%（Hohenfellner et al，2000）。

Tanagho等应用硬膜外刺激治疗19名重度顽固性神经性排尿功能障碍患者，采用扩大范围的背侧脊神经切断术，在S_3或S_4位置放置刺激器并选择性切除部分外周神经（Tanagho et al，1989）。42%患者完全成功，能储尿、控尿，并能在电刺激后低压排尿，PVR量低。10例患者部分成功，部分恢复了储尿和控尿功能。

3. 神经改道重建排尿反射　手术治疗UAB的另一种思路是通过显微手术建立新的排尿反射神经通路以恢复排尿功能，而非直接作用于逼尿肌（Xiao et al，2006）。肖传国提出，可以通过建立人工"皮肤 - 中枢神经系统 - 膀胱"反射通路帮助脊髓损伤患者重获自主排尿功能。手术希望体神经反射弧运动神经元可以在自主神经节前纤维处再生，继而重建膀胱副交感神经节细胞，将体神经反射活动传入逼尿肌。此"皮肤 - 中枢神经系统 - 膀胱"反射通路是一种体神经反射弧，其中传出神经的分支改道至膀胱，将神经传出信号传入膀胱收缩逼尿肌，通过此种神经改道使患者摩擦皮肤来启动排尿反射（Xiao et al，2006）。

前期动物实验首先在大鼠体内进行了"皮肤 - 中枢神经系统 - 膀胱"神经改道，通过硬膜内左侧L_4和L_6腹侧神经根显微吻合支配膀胱和尿道外括约肌，L_4背侧神经根保留作为排尿反射传入神经（Xiao et al，1999）。结果显示一段时间轴突再生后，左侧L_4神经刺激可激活吻合口远端L_6神经元，膀胱压与对照组相似，表明体神经运动神经元成功再生接入盆神经。通过摩擦L_4支配区域皮肤可产生膀胱收缩（Xiao et al，1999；2006）。

肖氏手术的首批临床试验在15例神经源性逼尿肌过度活动和膀胱尿道协同失调的脊髓损伤者中进行。患者进行单侧椎板切除，然后进行L_5和S_2/S_3的腹侧神经根显微吻合，L_5背侧神经根保留完整，作为排尿反射传入神经。67%的患者于术后12～18个月获得满意效果，平均PVR从332 ml降至31 ml，尿动力学复查指标显示膀胱反射及逼尿肌压几乎恢复正常，泌尿系感染和充溢性尿失禁等症状消失、肾功能恢复正常（Xiao et al，2003）。随后进行了20例脊柱裂神经源性膀胱的儿童患者的神经改道手术，其中85%术后尿动力学指标有改善。部分患者存在L_4、L_5神经运动功能的部分缺失，轻则肌肉力量部分下降，重则表现为足下垂（Xiao et al，2005）。最近一项研究报道了9例脊柱裂患者的神经改道1年随访效果，2例完全不再需要导尿，78%患者刺激皮肤区域可引起膀胱内压增高，所有患者都停用了抗胆碱能药物，但没有患者可达到完全控尿；多数患者便失禁症状有改善；术后1个月时89%患者有不同程度的下肢肌力下降，1年后恢复正常。神经改道手术需多学科讨论，权衡利弊，术后患者需要更长时间随访（Peters et al，2010）。

也有学者认为，腰椎腹侧神经根为体神经和部分自主神经的混合性神经，肖氏神经改道手术离断此神经根会导致下肢肌力不可逆性下降；即使骶神经通路可重塑成功，也只有1/8的骶神经传入神经纤维支配到膀胱。此外，脊柱裂患者的尿失禁可能是逼尿肌过度活动、尿道括约肌失神经支配、膀胱顺应性下降等多方面因素导致，而单纯一支骶神经腹根的再生是否能解决所有这些问题尚有待商榷（Thüroff，2011）。

肖氏手术为膀胱神经损伤患者提供了恢复自主排尿功能的一种思路，但此术式尚处于实验阶段，只有通过审批才能进行。

4. 经尿道膀胱腔内电刺激 经尿道电疗法也曾一度比较流行，其目的也是通过微创方法恢复神经源性膀胱排尿功能，理论基础是通过经尿道对膀胱进行电刺激，以建立大脑内意识控制性排尿反射，从而排空膀胱（Ebner et al，1992）。不完全性中枢或周围神经病变的患者（如脊柱裂患者）仍保留与中枢神经系统的部分联系，但这些神经不足以使膀胱收缩完全。经尿道膀胱电刺激希望通过电刺激激活膀胱壁机械感受器，将传入信号放大至中枢神经系统，通过反复刺激不断加强传出通路，使膀胱产生足够的收缩力（Kaplan，2000）。

（1）经尿道膀胱腔内电刺激操作：通过特制尿管进行直接的膀胱腔内单极电刺激，膀胱内灌注生理盐水保证电流可传播至整个膀胱内壁，尿管头安置感受器可感知并显示逼尿肌收缩情况。只有脊髓部分损伤且大脑皮层完整、尚存足够的膀胱内感受器且逼尿肌收缩力完好的患者可行此操作。一般需每日进行一次膀胱内电刺激，每次持续90分钟，共进行数周至数月。

（2）经尿道膀胱腔内电刺激疗效：Kaplan于1989年报道了对88例脊髓发育不良儿童进行经尿道膀胱电刺激的疗效观察。对于存在部分逼尿肌收缩力的儿童患者，80%称有部分尿动力学指标达到膀胱恢复的标准，而对于完全无逼尿肌收缩者，仅有33%可部分达到恢复标准（Kaplan et al，1989）。但随后大家对这项技术的热情逐渐减退，对其可最终获得自主排尿的期望逐渐消失。1993年，对17例神经源性膀胱病变的患者进行经尿道膀胱内电刺激研究发现，尽管多疗程的治疗后所有患者都表现出了逼尿肌收缩，但几乎没有控尿能力及膀胱容量的提高（Lyne et al，1993）。

典型案例

疾病名称：膀胱活动低下症

基本信息：男性，65岁

第一次入院

主诉：间断排尿困难6年，膀胱造瘘术后2个月

现病史：患者6年前因良性前列腺增生症于当地医院行前列腺电切术，术后排尿困难较前好转，规律复查残余尿逐渐增多，排尿困难症状加重。患者2个月前复查彩超残余尿400 ml，自诉尿等待、尿细，遂就诊于当地医院因尿潴留行耻骨上膀胱造瘘。患者造瘘术后1周后开始出现尿急、尿痛、活动后血尿，患者排尿量逐渐减少，予口服抗炎治疗后症状好转，转诊于我院门诊行尿动力检查后提示逼尿肌活动低下，残余尿量356 ml，为行进一步诊治收住我科。

入院检查：IPSS储尿期4分，排尿期18分，QOL6分。

术前尿动力学检查（检查日期2019年4月23日）：逼尿肌活动低下，最大尿流率时逼尿肌压力22.4 cmH_2O。

残余尿量356 ml，排尿量47 ml。

入院诊断：逼尿肌活动低下，前列腺电切术

尿动力学检测报告

医院	病人：某某	患者号码：
泌尿外科	性别：男	年龄：65
尿动力室	检测日期：	

病史：前列腺电切术后6年。3个前无明显诱因出现排尿不畅，夜尿2-3次。无糖尿病病史，无中枢神经系统疾病病史，高血压病史。膀胱造瘘术后1个月。

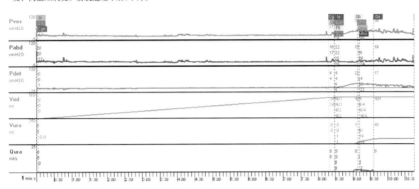

压力-流率测定：

储尿期图形：

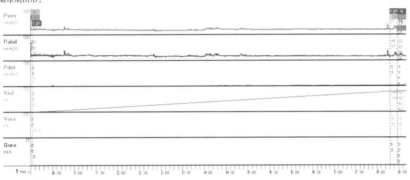

储尿期结果：

	膀胱容量	逼尿肌压
初始尿意	403ml	4cmH2O
强烈尿意	——ml	——cmH2O
急迫尿总	——ml	——cmH2O
最大膀胱容量	404ml	4 cmH2O
膀胱顺应性：		
灌注开始-灌注结束：79 ML/cmH2O		
灌注开始-初始尿意：79ML/ cmH2O		
初始尿意-第一次尿急：——ML/cmH2O		
第一次尿急-灌注结束：——ML/cmH2O		

排尿期图形：

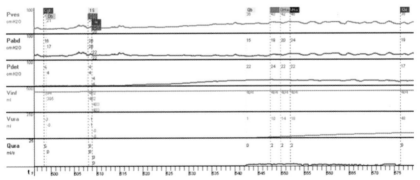

排尿期结果：

最大尿流率：2.2ml/s	最大尿流率时膀胱压：cmH2O
排尿初始膀胱压：20.6cmH2O	最大尿流率时逼尿肌压：22.4cmH2O
平均尿流率：1.6ml/s	最大道尿肌压：24.2cmH2O
排尿量：47ml	尿流时间：29s
排尿时间：34s	残余尿量：356ml

后，前列腺增生，膀胱造瘘术后，泌尿系感染。

治疗经过：2019-5-24 腰麻下行膀胱镜检查 + 经尿道前列腺电切术，术后长期留置膀胱造瘘管（此次治疗目的是尽可能降低膀胱出口阻力，为后期的骶神经调节术奠定基础）。

第二次入院

主诉：间断排尿困难 6 年，二次前列腺电切术后 5 月。

现病史：2019-5-24 腰麻下行膀胱镜检查 + 经尿道前列腺电切术，现患者长期留置膀胱造瘘管，出现反复泌尿系感染，排尿量逐渐减少，依靠膀胱造瘘导尿，为求进一步诊治收住我科。

术前尿动力学检查（检查日期 2019 年 10 月 17 日）：逼尿肌活动低下，最大尿流率时逼尿肌压力 24.4 cmH$_2$O。

残余尿量 360 ml，排尿量 43 ml。

治疗经过：2019-10-18 局麻下行骶神经调节术（一期）（此次治疗目的是观察骶神经调节术对患者的疗效。对于 UAB 患者，建议观察更长的时间，一般 4 周左右以确定疗效）。

第三次入院

主诉：骶神经调节术（一期）术后 10 天。

现病史：2019-10-18 局麻下行骶神经调节术（一期），术后患者诉排尿困难症状明显改善，现患者为求二期手术进一步诊治收住我科。

治疗经过：2019-10-31 局麻下行骶神经刺激器永久置入术。

术后 IPSS 储尿期 4 分，排尿期 10 分，QOL 1 分。残余尿 50 ~ 200 ml，较骶神经调节术前明显改善（由于骶神经调节术 I 期的疗效很好，因此进行 II 期植入术）。

后续随访

术后 1 个月、3 个月、12 个月、18 个月时随访，患者的残余尿量稳定在 100 ~ 120 毫升，不需要间歇导尿，生活质量明显改善，对治疗效果非常满意。

（许克新）

参考文献

Aboseif S，et al，2002. Sacral neuromodulation as an effective treatment for refractory pelvic floor dysfunction. Urology，60（1）：52-56.

Abrams P，et al，2002. The standardisation of terminology of lower urinary tract function：report from the Standardisation Sub-committee of the International Continence Society. Am J Obstet Gynecol，187（1）：116-126.

Abrams P，1999. Bladder outlet obstruction index, bladder contractility index and bladder voiding efficiency：three simple indices to define bladder voiding function. BJU Int，84（1）：14-15.

Andersson KE，et al，2004. Urinary bladder contraction and relaxation：physiology and pathophysiology. Physiol Rev，84（3）：935-986.

Andersson KE，2014. The many faces of impaired bladder emptying. Curr Opin Urol，24（4）：363-369.

Apostolidis A，et al，2008. The use of botulinum neurotoxin type A（BoNTA）in urology.J Neural Transm（Vienna），115（4）：593-605.

Asimakopoulos AD，et al，2016. Measurement of postvoid residual urine. Neurourol Urodyn，35（1）：55-57.

Azadzoi KM，et al，1992. Diabetes mellitus impairs neurogenic and endothelium-dependent relaxation of rabbit corpus cavernosum smooth muscle. J Urol，148（5）：1587-1591.

Barendrecht MM，et al，2007. Is the use of parasympathomimetics for treating an underactive urinary bladder evidence-based?. BJU Int，4（99）：749-752.

Bertapelle P，et al，2008. Detrusor acontractility in urinary retention：detrusor contractility test as exclusion criteria for sacral neurostimulation. J Urol，180（1）：215-216.

Braverman AS，et al，1998. Prejunctional M1 facilitory and M2 inhibitory muscarinic receptors mediate rat bladder contractility. Am J Physiol，274（2）：R517-R523.

Brierly RD，et al，2003. A prospective controlled quantitative study of ultrastructural changes in the underactive detrusor. J Urol，169（4）：1374-1378.

Brindley GS，et al，1986. Sacral anterior root stimulators for bladder control in paraplegia：the first 50 cases. J Neurol Neurosurg Psychiatry，49（10）：1104-1114.

Brindley GS，1993. History of the sacral anterior root stimulator，1969-1982. Neurourol Urodyn，12（5）：481-483.

Brindley GS，1993. Physiological considerations in the use of sacral anterior root stimulators. Neurourol Urodyn，12（5）：485-486.

Chancellor MB，et al，1999. Sphincteric stent versus external sphincterotomy in spinal cord injured men：prospective randomized multicenter trial. J Urol Jun，161（6）：1893-1898.

1Chancellor Mb，et al，2016. The Underactive Bladder. Berlin：Springer International Publishing.

Chancellor MB，et al，2000. Preliminary results of myoblast injection into the urethra and bladder wall：a possible method for the treatment of stress urinary incontinence and impaired detrusor contractility. Neurourol Urodyn，19（3）：279-287.

Chapple CR，et al，2015. The underactive bladder：a new clinical concept?Eur Urol，68（3）：351-353.

Chen G，et al，2019. Efficacy and safety of botulinum toxin a injection into urethral sphincter for underactive bladder. BMC Urol，19（1）：60.

de Groat WC，et al，2001. Neural control of the urethra. Scand J Urol Nephrol Suppl，（207）：35-43；discussion 106-125.

de Groat WC，et al，2006. Mechanisms underlying the recovery of lower urinary tract function following spinal cord injury. Prog Brain Res，152：59-84.

Diokno AC，et al，2005. A new vaginal speculum for pelvic organ prolapse quantification（POPQ）. Int Urogynecol J Pelvic Floor Dysfunct，16（5）：384-388.

Diokno AC，et al，1986. Prevalence of urinary incontinence and other urological symptoms in the noninstitutionalized elderly. J Urol，136（5）：1022-1025.

Dubeau CE，2006. The aging lower urinary tract.J Urol，175（3Pt2）：S11-S15.

Ebner A，et al，1992. Intravesical electrical stimulation--an experimental analysis of the mechanism of action. J Urol，148（3）：920-4.

Gakis G，et al，2011. Functional detrusor myoplasty for bladder acontractility：long-term results. J Urol，185（2）：593-599.

Goh M，et al，2007. Sacral neuromodulation for nonobstructive urinary retention--is success predictable?. J Urol，178（1）：197-199，199.

Griffiths D，et al，1997. Standardization of terminology of lower urinary tract function：pressure-flow studies of voiding，urethral resistance，and urethral obstruction. International Continence Society Subcommittee on Standardization of Terminology of Pressure-Flow Studies. Neurourol Urodyn，16（1）：1-18.

Hegde SS，2006. Muscarinic receptors in the bladder：from basic research to therapeutics. Br J Pharmacol,147 Suppl 2：S80-S87.

Hohenfellner M，et al，2000. Sacral neuromodulation for treatment of lower urinary tract dysfunction. BJU Int，85 Suppl 3：10-19.

Huang M，et al，，2016. Effects of botulinum toxin A injections in spinal cord injury patients with detrusor overactivity and detrusor sphincter dyssynergia. J Rehabil Med，48（8）：683-687.

Huckabay C，et al，2005. Diagnosis and treatment of primary bladder neckobstruction in men. Curr Urol Rep，6（4）：271-275.

Ignjatovic I，et al，2016. Simultaneous self-created transobturator tape and laparoscopic extraperitoneal vaginal support in patients with stress urinary incontinence and prolapse of the anterior and apical vaginal compartments. Eur J Obstet Gynecol Reprod Biol，204：117-121.

Ito T，et al，2006. Incomplete emptying and urinary retention in ultiple-system atrophy：when does it occur and how do we manage it? Mov Disord，21（6）：816-823.

Jamison J，et al，2013. Catheter policies for management of long term voiding problems in adults with neurogenic bladder disorders［J］. Cochrane Database Syst Rev（11）：D4375.

Jeong SJ，et al，2012. Prevalence and Clinical Features of Detrusor Underactivity among Elderly with Lower Urinary Tract Symptoms：A Comparison between Men and Women. Korean J Urol，53（5）：342-348.

Kaplan WE, et al, 1989. Intravesical transurethral bladder stimulation to increase bladder capacity. J Urol, 142（2 Pt 2）：600-602.

Kaplan WE, 2000. Intravesical electrical stimulation of the bladder：pro. Urology, 56（1）：2-4.

Krishnamoorthy S, et al, 2009. Detrusor underactivity：To tone or not to tone the bladder? [J] . Indian J Urol, 25（3）：407-408.

Kuo HC, 2003. Botulinum A toxin urethral injection for the treatment of lower urinary tract dysfunction. J Urol, 170：1908-1912.

Kuo HC, 2007. Recovery of detrusor function after urethral botulinum A toxin injection in patients with idiopathic low detrusor contractility and voiding dysfunction. Urology, 69（1）：57-61.

Kuo HC, 2007. Recovery of detrusor function after urethral botulinum A toxin injection in patients with idiopathic low detrusor contractility and voiding dysfunction. Urology, 69：57-61

Lapides J, et al, 1974. Followup on unsterile intermittent self-catheterization. J Urol, 111（2）：184-187.

Lapides J, et al, 1972. Clean, intermittent self-catheterization in the treatment of urinary tract disease. J Urol, 107（3）：458-461.

Lemack GE, 2006. Urodynamic assessment of bladder outlet obstruction in women. Nat Clin Pract Urol, 3（1）：38-44.

Leng WW, et al, 2005. How sacral nerve stimulation neuromodulation works. Urol Clin North Am, 32（1）：11-18.

Liu D, et al, 2018. Comparative study of the maximum Watts factor and Schafer contractility grade, bladder contractility index in male patients with lower urinary tract symptoms. Medicine（Baltimore）, 97（44）：e13101.

Madeiro AP, et al, 2006. The effects of bethanechol and cisapride on urodynamic parameters in patients undergoing radical hysterectomy for cervical cancer. A randomized, double-blind, placebo-controlled study. Int Urogynecol J Pelvic Floor Dysfunct, 17（3）：248-252.

Mamas MA, et al, 2001. Augmentation of nitric oxide to treat detrusor-external sphincter dyssynergia in spinal cord injury. Lancet, 357（9272）：1964-1967.

Manchana T, et al, 2010. Long-term lower urinary tract dysfunction after radical hysterectomy in patients with early postoperative voiding dysfunction. Int Urogynecol J, 21（1）：95-101.

Mcclurg D, et al, 2008. Neuromuscular electrical stimulation and the treatment of lower urinary tract dysfunction in multiple sclerosis-a double blind, placebo controlled, randomised clinical trial. Neurourol Urodyn, 27（3）：231-237.

Miyazato M, et al, 2013. The other bladder syndrome：underactive bladder. Rev Urol, 15（1）：11-22.

Newman DK, et al, 2011. Review of intermittent catheterization and current best practices [J] . Urol Nurs, 31（1）：12-28, 48, 29.

Noblett KL, et al, 2014. Sacral nerve stimulation for the treatment of refractory voiding and bowel dysfunction. Am J Obstet Gynecol, 210（2）：99-106.

Norlen LJ, et al, 1986. Unsuspected proximal urethral obstruction in young and middle-aged men. J Urol, 135（5）：972-976.

Oelke M, et al, 2016 . Unravelling detrusor underactivity：Development of a bladder outletresistance-Bladder contractility nomogram for adult male patients with lower urinary tract symptoms. Neurourol Urodyn Nov, 35（8）：980-986.

Osman NI, et al, 2014. Detrusor underactivity and the underactive bladder：a new clinical entity? A review of current terminology, definitions, epidemiology, aetiology, and diagnosis. Eur Urol, 65（2）：389-398.

Osman NI, et al, 2014. Contemporary concepts in the aetiopathogenesis of detrusor underactivity. Nat Rev Urol, 11（11）：639-648.

Osman NI, et al, 2014. Detrusor underactivity and the underactive bladder：a new clinical entity ? A review of current terminology, definitions, epidemiology, aetiology, and diagnosis. EurUrol, 65（2）：389-398.

Padmanabhan P, et al, 2007. Primary bladder neck obstruction in men, women, and children. Curr Urol Rep, 8（5）：379-384.

Peters KM, et al, 2010. Outcomes of lumbar to sacral nerve

rerouting for spina bifida. J Urol，184（2）：702-707.

Pham K，et al，2008. Unilateral versus bilateral stage I neuromodulator lead placement for the treatment of refractory voiding dysfunction. Neurourol Urodyn，27（8）：779-781.

Purohit RS，et al，2008. The pathophysiology of large capacity bladder. J Urol，179（3）：1006-1011.

Rademakers K，et al，2016. Recommendations for future development of contractility and obstruction nomograms for women. Neurourol Urodyn，35（2）：307-311.

Schfer W，1990. Principles and clinical application of advanced urodynamic analysis of voiding function. Urol Clin North Am，17（3）：553-566.

SeskiJC，et al，1977. Bladder dysfunction after radical abdominal hysterectomy. Am J Obstet Gy G necol，128（6）：643-651.

Smith PP，et al，2014. Advanced therapeutic directions to treat the underactive bladder. Int Urol Nephrol，46 Suppl 1：S35-S44.

Somogyi GT，et al，1992. Evidence for inhibitory nicotinic and facilitatory muscarinic receptors in cholinergic nerve terminals of the rat urinary bladder. J Auton Nerv Syst，37（2）：89-97.

Somogyi GT，et al，1999. Function，signal transduction mechanisms and plasticity of presynaptic muscarinic receptors in the urinary bladder. Life Sci，64（6-7）：411-418.

Somogyi GT，et al，1996. M1 muscarinic receptor-induced facilitation of ACh and noradrenaline release in the rat bladder is mediated by protein kinase C. J Physiol，496（Pt 1）：245-254.

Stenzl A，et al，1998. Restoration of voluntary emptying of the bladder by transplantation of innervated free skeletal muscle. Lancet，351（9114）：1483-1485.

Stohrer M，et al，2009. EAU guidelines on neurogenic lower urinary tract dysfunction. Eur Urol，56（1）：81-88.

Takeda M，et al，1995. Nitric oxide synthase in dog urethra：a histochemical and pharmacological analysis. Br J Pharmacol，116（5）：2517-2523.

Tanagho EA，et al，1989. Neural stimulation for control of voiding dysfunction：a preliminary report in 22 patients with serious neuropathic voiding disorders. J Urol，142（2 Pt 1）：340-345.

Thuroff JW，2011. Words of Wisdom. Re：outcomes of lumbar to sacral nerve rerouting for spina bifida. Eur Urol，59（1）：173-175.

Tubaro A，et al，2012. The treatment of lower urinary tract symptoms in patients with multiple sclerosis：a systematic review. Curr Urol Rep，13（5）：335-342.

Tyagi AK，et al，2003. Silibinin down-regulates survivin protein and mRNA expression and causes caspases activation and apoptosis in human bladder transitional-cell papilloma RT4 cells. Biochem Biophys Res Commun，312（4）：1178-1184.

Tyagi P，et al，2014. Pathophysiology and animal modeling of underactive bladder［J］. Int Urol Nephrol，46 Suppl 1：S11-S21.

van Kerrebroeck EV，et al，2005. European experience with bilateral sacral neuromodulation in patients with chronic lower urinary tract dysfunction. Urol Clin North Am，32（1）：51-57.

van Kerrebroeck EV，et al，2005. European experience with bilateral sacral neuromodulation in patients with chronic lower urinary tract dysfunction. Urol Clin North Am，32（1）：51-57.

van Kerrebroeck PE，et al，2007. Results of sacral neuromodulation therapy for urinary voiding dysfunction：outcomes of a prospective，worldwide clinical study. J Urol，178（5）：2029-2034.

van Koeveringe GA，et al，2011. Detrusor underactivity：a plea for new approaches to a common bladder dysfunction. Neurourol Urodyn，30（5）：723-728.

Xiao CG，et al，1999. "Skin-CNS-bladder" reflex pathway for micturition after spinal cord injury and its underlying mechanisms. J Urol，162（3 Pt 1）：936-942.

Xiao CG，et al，2003. An artificial somatic-central nervous system-autonomic reflex pathway for controllable micturition after spinal cord injury：preliminary results in 15 patients. J Urol，170（4 Pt 1）：1237-1241.

Xiao CG，et al，2005. An artificial somatic-autonomic reflex pathway procedure for bladder control in children with spina bifida. J Urol，173（6）：2112-2116.

Xiao CG，2006. Reinnervation for neurogenic bladder：historic review and introduction of a somatic-autonomic reflex pathway procedure for patients with spinal cord injury or spina bifida. Eur Urol，49（1）：22-28.

Yamaguchi O，et al，1996. Evaluation of mRNAs encoding muscarinic receptor subtypes in human detrusor muscle. J Urol，156（3）：1208-1213.

Yang TH，et al，2018. Urodynamic characteristics of detrusor underactivity in women with voiding dysfunction. PLoS One，13（6）：e0198764.

第十六章

女性膀胱出口梗阻

第一节 流行病学

女性膀胱出口梗阻（bladder outlet obstruction，BOO）显著少于男性，但是仍然有一些因素导致女性膀胱出口梗阻较难诊断。首先，通常对于女性，医生往往不怀疑有膀胱出口梗阻。除了存在一些明确的解剖学病因，比如盆腔器官脱垂或压力性尿失禁术后可能会考虑梗阻以外，功能性梗阻的因素还不太清楚，仍需要对排尿障碍有更多了解。其次，女性主诉为典型的膀胱出口梗阻症状（例如尿线细弱，尿等待，尿滴沥等）比男性少得多。部分原因可能是女性的排尿环境相较于男性更私密，无从与其他女性比较，从而更难于发现自己的排尿异常（Bass et al，1991）。而且有膀胱出口梗阻的女性通常伴有储尿期症状，比如尿频、尿急、急迫性尿失禁以及反复的泌尿系感染（Massey et al，1988）。最后，对于女性膀胱出口梗阻来说，没有类似于男性那样被广泛接受的尿动力学标准。因此，需要更精确的标准来定义女性膀胱出口梗阻，使得临床医生能够准确地诊断和治疗不同原因造成的女性膀胱出口梗阻。

女性膀胱出口梗阻的流行病学并不清楚，其发病率可能被严重低估。大宗的回顾性研究报告其发生率为 2.7% ~ 29%（Blaivas et al，2000）。统计数字相差如此之大，原因是缺乏明确的女性膀胱出口梗阻的诊断标准。

第二节 病因学

女性膀胱出口梗阻的病因相当宽泛，可以大致分为解剖性和功能性（表16-2-1）。能够导致女性膀胱出口梗阻的病因包括但不限于膀胱颈瘢痕形成（常继发于尿道或阴道前壁手术）、进展性的盆腔器官脱垂、神经性原因引起的逼尿肌括约肌协同失调、原发性膀胱颈梗阻、尿道狭窄、盆底肌过度活动，以及功能异常排尿。有些文献统计了一些常见病因导致的女性膀胱出口梗阻的发生率（表16-2-2）。

解剖性梗阻的最常见原因为抗尿失禁手术。手术可以影响膀胱颈或更远端的尿道（中段尿道），其中，自体组织悬吊术后梗阻的发生率为 1% ~ 33%（Dmochowski，2005）。在尿道中段悬吊术中，大约46.6%的经闭孔术式患者和约42.7%的经耻骨后术式的患者术后有排尿困难，但这些患者并没有令人信服的证据证明是明确的梗阻（Richter et al，2010）。解剖性梗阻的另一常见原因是盆腔器官脱垂（特别是Ⅲ期或以上），包括阴道前壁脱垂。膀胱的下移使尿道发生扭曲，造成梗阻。其他少见的原因包括尿道良性和恶性肿物、尿道憩室、结石、输尿管口膨出、尿道狭窄或其他医源性因素，包括尿道内注射填充

表 16-2-1　女性膀胱出口梗阻的病因（McCrery et al，2006）
解剖性
妇科因素：平滑肌瘤，恶性或子宫极度转位
术后瘢痕形成
盆腔器官脱垂
原发性膀胱颈梗阻
膀胱肿瘤
尿道狭窄
尿道肿物
尿道肉阜
感染
结石
异物
尿道瓣膜
功能性
骶上神经疾病（逼尿肌外括约肌协同失调）
功能异常排尿
盆底肌痉挛
药物性

表 16-2-2　女性膀胱出口梗阻常见病因的发生率（Blaivas et al，2000；Nitti et al，1999）	
手术史	14%～30%
盆腔器官脱垂	28%～29%
尿道狭窄	15%
原发性膀胱颈梗阻	10%～16%
逼尿肌外括约肌协同失调	6%
获得性排尿功能障碍	6%～33%
尿道憩室	4%

物等。也有报道怀孕女性子宫压迫尿道导致尿潴留（Silva et al，1986）。

功能性梗阻可由任何损害膀胱颈和尿道外括约肌松弛功能的原因导致。功能异常排尿可以是症状性梗阻 Hinman-Allen 综合征是最典型病例，发生于小儿，无神经异常发现，在排尿时无法松弛外括约肌，导致排尿时膀胱高压以及逼尿肌过度活动（Nijman，2004）。类似的，在成年女性，Fowler 综合征也会导致外括约肌松弛障碍。Flower 综合征的典型诊断为 20 ～ 30 岁女性，发现大量残余尿（常超过 1 L，而无膀胱充盈感或不适），异常肌电图显示外括约肌松弛障碍，导尿不适（特别是尿管拔除时）（Hoeritzauer et al，2016）。单纯的盆底肌包括外括约肌高张力也可以造成梗阻。原发性膀胱颈梗阻是指在排尿时膀胱颈无法张开。可能的解释是交感张力增加，导致膀胱颈的横纹括约肌舒张功能障碍（Yalla et al，1977）。大宗尿动力学资料表明，在有下尿路症状的女性中，膀胱颈梗阻约占 4.6%（Nitti，2005）。

梗阻的神经源性因素包括逼尿肌 - 外括约肌和膀胱颈协同失调（常见于多发性硬化和脊髓外伤）、帕金森病（假性协同失调），以及其他少见的神经病变。不论是膀胱颈的平滑肌还是骨骼肌横纹括约肌所造成的协同失调，都是由神经病变所引起。Sirls 等（1994）报道了一组女性多发性硬化患者，其中 25% 有逼尿肌 - 外括约肌协同失调。

第三节　临床表现

据统计，女性膀胱出口梗阻患者中，有梗阻主诉的占 40%～84%，而有刺激主诉的占 36%～99%（Cross et al，1998；Goldman et al，1999）。其中许多患者两种症状均有。女性的排尿症状与真正的尿道梗阻证据仅有很弱的相关性（Rees et al，1975）。当然，即使患者主诉以储尿期症状为主，排尿期症状也不应被忽视，有研究表明，如果仔细询问有下尿路症状（low urinary tract symptoms，LUTS）的女性患者有无排尿期症状，71%～76%的患者有较明显的排尿期症状（Groutz et al，2000）。很多患者会以反复的泌尿系感染为主诉，特别是那些膀胱不能完全排空的患者。

第四节　评　估

一、病史

女性膀胱出口梗阻的评估应从详细的询问病史开始。病史应包括患者现在的排尿症状，特别要询问患者有无以下相关症状：压力性尿失禁，尿急，尿频，急迫性尿失禁，用力排尿，尿潴留，尿线细弱，尿等待，尿滴沥以及重复排尿等。如果患者有任何的泌尿道和（或）阴道手术史，应确定患者LUTS症状的开始与加重是否与手术相关。其他有用的信息包括神经系统症状或疾病，脊柱外伤或手术史，糖尿病，用药情况，以及是否有反复泌尿系感染史。

二、体格检查

对于怀疑膀胱出口梗阻的女性患者，体格检查应着重在盆腔。嘱患者排尿后，先检查尿道口有无异物、肉阜等，继而留置一细的气囊导尿管，测量残余尿。用手触摸气囊位置（即膀胱颈），注意在静息和用力时尿道和膀胱颈的位置变化。棉签试验有助于观察尿道活动度。借助阴道窥器，观察有无盆腔器官脱垂，同时观察静息时和用力时的变化。有时候子宫肌瘤会影响排尿，因此必要时要进行双合诊检查。神经系统检查需要注意骶神经的感觉和运动功能，包括肛门括约肌张力，会阴部感觉，阴蒂海绵体肌反射，下肢力量，以及深部腱反射（膝和踝）（Patel et al，2001）。

三、其他检查

除病史和体格检查外，有几项简单的检查对诊断很有帮助。常规进行尿常规检查，必要时行尿培养。排尿日记非常重要，有助于对症状，排尿习惯，尿量及排尿次数，尿失禁情况（急迫性，压力性及无意识失禁）进行量化。自由尿流率以及残余尿是评估排空状况的有效检查，应把这两项检查作为有LUTS症状或怀疑梗阻的"筛选性检查"（Patel et al，2001）。需要注意的是，排尿是一个涉及生理和心理的过程，又受外界因素的影响，所以尿流率和残余尿检查可能不准确，必要时需重复检查。另外，如果怀疑有尿道或膀胱颈肿物，或尿道狭窄，膀胱尿道镜是非常重要的辅助检查。

四、尿动力学检查

尿动力学检查，尤其是影像尿动力学，是诊断女性膀胱出口梗阻的最重要手段。通过尿动力学检查，可以了解患者逼尿肌收缩，腹压排尿，膀胱颈及外括约肌功能等情况，还可以发现一些神经功能病变所导致的异常，比如逼尿肌-外括约肌协同失调。对于怀疑梗阻的患者，尿动力学检查的目的是发现典型的高逼尿肌收缩压及低尿流率，同时发现更多的支持临床怀疑梗阻的证据（例如透视影像发现尿道中段悬吊术后膀胱颈及尿道后段扩张）。

压力-流率测试还可以排除逼尿肌功能减退造成的低尿流率。在检查时，应给患者提供私密的环境和足够的时间，使患者尽量做出真实的排尿。暗淡的光线和适当的流水声有助于患者排尿。患者排尿时测试者尽量不要打扰，必要时测试者可以离开房间。如果不能提供适当的排尿环境，无法启动逼尿肌反射，有些害羞的患者可能被误诊为无张力膀胱。有些患者无法在公众场合下排尿，包括在做尿动力学检查时，这种情况在原发性膀胱颈梗阻的患者中并不罕见。

对于怀疑膀胱出口梗阻的女性患者，进行尿动力学检查的适应证仍然没有明确的标准。有些学者推荐仅在排除了引起梗阻的常见病因和初始保守治疗失败之后再进行尿动力学检查（Dmochowski，2005）。例如，一个有高张力盆底肌功能障碍的患者，由于做了抗尿失禁吊带手术，导致症状加重，尿频和尿急，可以在实验性物理治疗无效之后进行尿动力学检查；相反，另一位患者在吊带手术之后立即出现梗阻症状和残余尿增多，由于诊断比较明确，就不一定需要做尿动力学检查。只有在梗阻和手术之间的关系并不明确，或存在更多不确定情况下（比如吊带手术后盆底功能异常），尿动力学才能帮助确定这些情况。在某种意义上，尿动力学检查可能对于诊断和评估功能性梗阻更有意义，因为这类患者很难只通过病史和体格检查明确梗阻的原因，而

适当的尿动力学检查可能能够明确梗阻的部位和其他情况（比如帕金森病患者外括约肌的延迟开放）。有时候单靠尿动力学检查也并不能明确诊断，例如，神经源性逼尿肌-括约肌协同失调和非神经源性功能异常排尿在尿动力学曲线上是极其相似的，而且透视影像都显示梗阻位于外括约肌处。这时就需要结合病史以及神经系统检查以及试验性治疗（例如盆底肌物理治疗）来鉴别是否存在骶上神经系统病变。当然，尿动力学检查还能够发现与梗阻同时合并的其他下尿路障碍，如逼尿肌过度活动等，从而对疾病进行更全面的评估。

目前尿动力学诊断女性膀胱出口的最大问题是没有一个公认的标准定义。有很多学者根据自己的研究确定了一些标准，包括尿动力学参数指标和影像学证据（表16-4-1），但由于女性生理解剖结构的特点，排尿时膀胱压力与尿道阻力之

表 16-4-1　诊断女性膀胱出口梗阻的不同尿动力学参数指标

研究	Pdet.Qmax	Qmax	备注
Massey和Abrms（1988）	>50 cmH₂O	<12 ml/s	
Axelrod和Blaivas（1987）	>20 cmH₂O	<12 ml/s	
Bass和Leach（1991）		<15 ml/s	
Chassagne et al（1998）	>20 cmH₂O	≤15 ml/s	
Lemack和Zimmern（2000）	≥21 cmH₂O	≤11 ml/s	
Defreitas et al（2004）	≥25 mH₂O	<12 ml/s	
Nitti et al（1999）			在逼尿肌持续收缩的情况下有影像学梗阻证据
Groutz et al（2000）	>20 cmH₂O	<12 ml/s（自由尿流率）	
Blaivas和Groutz（2000）	>20 cmH₂O	<12 ml/s（自由尿流率）	在持续逼尿肌收缩超过20 cmH₂O时有影像学证据或在不稳定收缩排尿时持续收缩力大于20 cmH₂O
Di Grazia et al（2004）	≥21 cmH₂O	≤13 ml/s（自由尿流率）	
	≥38 cmH₂O（最大Pdet）	≤13 ml/s（自由尿流率）	
Kuo（2004）	≥30 cmH₂O		
	≥35 cmH₂O	<15 ml/s	

Pdet.Qmax．最大尿流率时的逼尿肌压力；Qmax．最大尿流率；Pdet．逼尿肌压力

间的关系非常不确定，即使在临床证据非常充分的情况下（例如女性尿道悬吊术后），其排尿时的逼尿肌压力也近乎"正常"（所谓低压排尿）。这就为尿动力学诊断女性膀胱出口梗阻带来了非常大的困难。

Blaivas 和 Groutz（2000）建立了女性膀胱出口梗阻的尿动力学列线图（图 16-4-1），试图像男性 P-Q 图一样，用来诊断女性膀胱出口梗阻。他们根据最大逼尿肌压力和自由尿流率将患者分为 4 组，根据列线图可以很容易鉴别中度梗阻（最大逼尿肌压力超过 57 cmH$_2$O）和重度梗阻（最大逼尿肌压力超过 107 cmH$_2$O）。对于最大逼尿肌压力小于 57 cmH$_2$O 组，可以发现，有梗阻的患者大部分位于左上方，而无梗阻患者基本位于右下方。根据作者的经验，女性膀胱出口梗阻的患者，逼尿肌压力并不会太高，大部分位于下方框内（图 16-4-2）。

Chassagne 等（1998）研究了不同尿动力学指标诊断女性梗阻的敏感性和特异性。他们对 Pdet.Qmax 在 25 ~ 30 cmH$_2$O 之间而 Qmax 在 10 ~ 15 ml/s 之间的尿动力学指标进行计算，发现在 Qmax ≤ 15 ml/s 和 Pdet.Qmax > 20 cmH$_2$O 时，诊断梗阻的敏感性为 74.3%，特异性为 91.1%。Lemack 等（2000）提出的标准更加严格，为 Qmax < 11 ml/s，而 Pdet.Qmax > 21 cmH$_2$O。Defreitas 等（2004）的标准为 Qmax < 12 ml/s，Pdet.Qmax > 25 cmH$_2$O。

有学者发现，女性梗阻和非梗阻患者，在 Qmax、Pdet.Qmax 和残余尿方面有显著性差异，即便女性梗阻在症状上可能以排尿期症状为主，但在膀胱容量和逼尿肌不稳定方面差异不大（表 16-4-2）。那么，能否采用一些尿动力学指标来预测有无梗阻，甚至梗阻的严重程度呢？ Emissary 等（2013）对此进行了研究。他们将尿动力学参数和患者的症状结合，将患者分为 4 组：无梗阻组，定义为无梗阻症状，有正常的最大尿流率和正常的逼尿肌压力，无明显的残余尿（< 100 ml）；早期梗阻组，定义为有梗阻症状，尿流率正常，无明显残余尿，但逼尿肌压力升高；代偿期梗阻组，定义为有梗阻症状，低尿流率（< 15 ml/s），逼尿肌压力升高（> 30 cmH$_2$O），有明显残余尿（> 100 ml）；晚期失代偿梗阻组，定义为有梗阻症状，低尿流率，低或正常逼尿肌压力，以及明显残余尿。四组的尿动力学参数对比见表 16-4-3。而且，作者还将各尿动力学指标分别计算预测梗阻的敏感性和特异性，从 ROC 曲线来看，发现 Qmax 和最大排尿量两个指标最好，以 Qmax < 15 ml/s 来预测梗阻的敏感性和特异性分别为 91% 和 72%，以最大排尿量 < 170 ml 为指标来预测梗阻的敏感性和特异性分别为 73% 和 68%（图 16-4-3）。笔者认为这篇文章提出的概念是很重要的，因为梗阻是一个病理生理过程，在梗阻没有解除的情况下，膀胱的形态和功能会逐渐发生变化，从轻度向代偿期和失代偿期过渡。当然，梗阻的轻重程度不一样，这个过程的

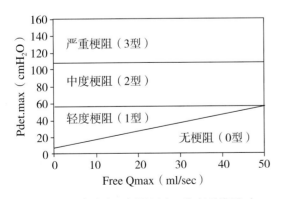

图 16-4-1　女性膀胱出口梗阻压力 - 流率列线图（Blaivas 和 Groutz，2000）。Pdet.max. 最大逼尿肌压力；Free Qmax. 最大自由尿流率

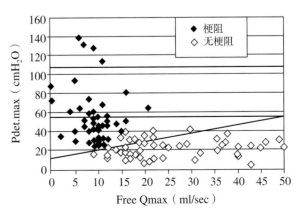

图 16-4-2　梗阻和非梗阻患者在列线图中的分布（Blaivas 和 Groutz，2000）。Pdet.max. 最大逼尿肌压力；Free Qmax. 最大自由尿流率

表 16-4-2	女性梗阻和非梗阻患者尿动力学参数对比（Nitti et al，1999）		
尿动力学参数	梗阻患者（n=76）	非梗阻患者（n=185）	P 值
Qmax（ml/s）	9.0±6.2	20.1±10.0	<0.001
Pdet.Qmax（cmH$_2$O）	42.8±22.8	22.1±11.3	<0.001
残余尿（ml）	157±183	33±91	<0.001
膀胱容量（ml）	381±170	347±147	0.11
逼尿肌不稳定	45%	41%	0.62

Qmax．最大尿流率；Pdet.Qmax．最大尿流率时的逼尿肌压力

表 16-4-3	梗阻和无梗阻女性尿动力学参数对比（Emissary et al，2013）				
	Qmax（ml/s）	最大排尿量（ml）	残余尿（ml）	Pdet.Qmax（cmH$_2$O）	Pves（cmH$_2$O）
无梗阻	19.74（9.07）	316.3（119.5）	16.63（12.84）	26.35（13.40）	58.29（21.04）
梗阻	13.30（5.69）	228.1（124.6）	156.9（44.29）	38.21（17.33）	75.08（21.53）
P值	<0.001	0.001	0.001	<0.001	<0.001
早期梗阻	21.98（9.5）	338.5（116）	10.77（2.60）	40.4（9.6）[b]	73.6（22.0）[b]
代偿期梗阻	10.80（3.5）[a]	207.7（123）[b]	115.6（69.9）[b]	48.7（16.4）[b]	80.6（20.7）[b]
晚期失代偿梗阻	9.95（3.1）[a]	179.6（105）[c]	168.2（49.3）[b]	18.6（7.9）	60.1（19.1）[b]

a-P<0.05，b-P=0.001，c-P<0.001；Qmax．最大尿流率；Pdet.Qmax．最大尿流率时的逼尿肌压力；Pves．膀胱内压力

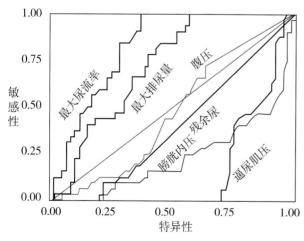

图 16-4-3 ROC 曲线，显示不同尿动力学参数预测女性梗阻的敏感性和特异性（Emissary et al，2013）

阶段，从而采用不同的治疗方法。例如，梗阻发展到失代偿期，可能会出现急性或慢性尿潴留。这个时候由于膀胱逼尿肌处于极度扩张状态，是没有收缩力的，所以如果短时间内做尿动力学检查，往往会误诊为无张力膀胱。正确的做法是先留置尿管，膀胱持续引流，2～3个月后，再行尿动力学检查，大部分患者逼尿肌功能会恢复，从而得到正确的尿动力学结果。

影像学为诊断膀胱出口提供了另一个选择。Nitti 等（1999）证明了影像学梗阻标准对于评估女性膀胱出口梗阻是有效的（例如，在排尿时膀胱颈关闭或狭窄，同时存在低尿流率和残余尿增加）。在有持续的逼尿肌压力时，透视影像能够显示梗阻位于膀胱颈至尿道远端的任何部位。即使在缺乏严格的压力-流率标准的情况下，影像学也是非常有效的方法。另外，影像学也能提供额外的信息，比如膀胱输尿管反流。

时间也会不一样。当患者就诊的时候，可能处于梗阻的不同阶段，临床医生也应根据不同的症状和尿动力学结果，尽量准确判断处于梗阻的真实

目前诊断女性膀胱出口梗阻有太多的尿动力学标准，单靠尿动力学要得出明确的诊断是不现实的。只有结合患者的症状（储尿期和排尿期），尿动力学各参数，以及其他可以应用的各种手段（如膀胱尿道镜检查），并综合考虑，才可能有较为清晰的诊断和评估。

第五节　治　疗

由于女性膀胱出口梗阻的病因不同，有不同的发病机制和病理生理过程，因此目前没有统一的治疗方法。除了出现急性或慢性尿潴留应予留置导尿之外，应根据不同的病因和评估结果进行有针对性的治疗。下面简要介绍几种常见的典型疾病的治疗方法。

一、盆腔器官脱垂

盆腔器官脱垂包括子宫脱垂、膀胱膨出、肠道膨出和直肠膨出，都会对下尿路功能产生影响。除比较常见的症状如尿频、尿急和急迫性尿失禁之外，还会造成膀胱出口梗阻和不同程度的尿潴留。患者往往主诉排尿时需要采用某种特定的姿势（例如向背侧倾斜或蹲着排尿），或用手将膨出推回才能排尿。

脱垂的脏器可能引起阴道前壁脱垂（膀胱膨出），从而导致尿道扭曲，或脱垂的器官直接压迫尿道，导致膀胱出口梗阻。器官脱垂的程度以及引起梗阻的程度可以用影像尿动力学检查来评估，而且，在尿动力学检查时，可以采用子宫托或阴道塞将脏器复位，再次进行尿动力学检查，从而判断排尿的变化。利用这种方法，Romanzi 等（1999）发现，在Ⅰ度和Ⅱ度膀胱膨出的患者中，有4%存在膀胱出口梗阻；而Ⅲ度和Ⅳ度的膨出患者，有58%存在梗阻。应用子宫托后，有94%的患者恢复了正常排尿。

对于有症状的盆腔器官脱垂，包括梗阻和排空不全的治疗分为保守治疗和手术治疗。保守治疗一般采用子宫托使脱垂的脏器复位，缓解梗阻，改善膀胱排空，是有效的方法。手术治疗应修复所有脱垂的脏器，目的是恢复正常的排尿，恢复阴道的轴线和深度，并保持控尿功能。脱垂的脏器复位后，可能之前被掩盖的固有括约肌缺陷和压力性尿失禁暴露出来（之前存在潜在的压力性尿失禁），所以，在术前进行尿动力学检查时应考虑到这一点（Chaikin et al，2000）。如果术前发现有潜在的压力性尿失禁，应在手术同时行抗尿失禁手术。

左侧为脱垂时压力 - 流率曲线，在 Pdet 为 30 cmH$_2$O 时，尿流率极低（左侧箭头），同步透视尿道未见（被膨出的膀胱遮挡），符合梗阻的表现；右侧为应用子宫托后膨出复位后的压力 - 流率曲线，可见在排尿时，Pdet 仅轻微升高，但尿流率很好（右侧箭头），同步透视尿道可见（下方箭头），提示梗阻缓解（图 16-5-1）。

二、尿失禁手术后梗阻

尿失禁手术，不论是传统的耻骨后膀胱颈悬吊术，还是经阴道的膀胱颈悬吊术以及现在占主流的尿道中段悬吊术，在改善控尿的同时，都有潜在的造成医源性梗阻的可能。梗阻原因通常与技术因素有关，例如缝合和吊带悬吊的位置和（或）张力的因素。缝合时太靠近中线会造成尿道移位，扭曲或尿道周围组织瘢痕化；而太远则会造成尿道扭曲和尿道中远段梗阻。然而，近年来造成梗阻的最常见原因为吊带张力太紧，"过度悬吊"，从而导致膀胱颈和尿道近端梗阻。

尿失禁术后梗阻的真实发病率目前并不清楚，预估发病率差异很大，为 2.5% ~ 24%（Patel et al，2001），差异如此之大的原因可能是诊断过低或随访不够。大宗的经阴道耻骨吊带术病例随访资料显示术后梗阻的发生率为 1% ~ 2.4%（Morgen et al，2000）。

尿失禁术后梗阻的常见表现为不能排尿，或

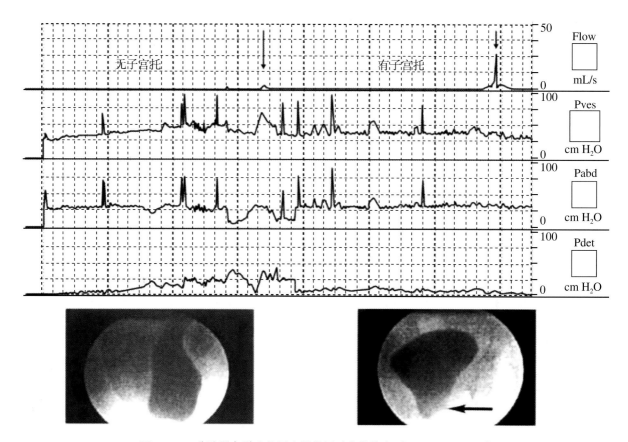

图 16-5-1　盆腔器官脱垂的同步影像尿动力学检查（Patel et al，2001）

间断尿潴留。对于尿潴留患者，术前排尿正常和有膀胱正常排空的病史是最重要的确诊指标。查体可以发现尿道过度复位或过度悬吊，尿道和尿道口耻骨移位并相对固定。但也有许多患者查体时并不显示上述表现。查体时检查有无盆腔器官脱垂很重要，因为有可能加重梗阻。

尿动力学检查可能显示典型的高压低流，但实际上，10% ～ 64% 的尿失禁术后尿潴留女性在尿动力学检查时没有收缩力，而且，即使做了尿道松解术，也没有发现任何尿动力学参数改变（Carr et al，1997）。尿动力学评估最有意义的应用在于那些术后主诉以储尿期症状为主的患者。典型的尿动力学表现见图 16-5-2。

膀胱尿道镜检查可以发现尿道呈现瘢痕，狭窄，阻塞，扭曲或移位。应仔细寻找尿道或膀胱有无侵蚀的线头或吊带材料，以及是否有瘘形成。

治疗分为保守治疗和手术治疗。保守治疗在术后 2 周内，可以实行尿道扩张。手术治疗主要有尿道松解术（可经耻骨后或阴道入路）和吊带切断术。尿道松解术的成功率为 65% ～ 93%（Goldman et al，1999），吊带切断术的成功率为 85%（Ghoniem et al，1995）。术后尿失禁的复发为 0 ～ 19%（Goldman et al，1999）。某些患者虽然尿失禁术后有梗阻，但担心解除梗阻后尿失禁复发，也可以采用间断自家清洁导尿的方法。

三、逼尿肌-括约肌协同失调

通常情况下，在排尿反射启动时，膀胱逼尿肌收缩，随即外括约肌松弛。骶上神经病变可以导致脊髓传入抑制丧失，会引起膀胱不自主收缩（逼尿肌反射亢进）。而且，括约肌的传入被中断，导致膀胱和括约肌的联系失调。这种现象称为逼尿肌 - 尿道外括约肌协同失调（detrusor-external sphincter dyssynergia，DESD）（Blaivas

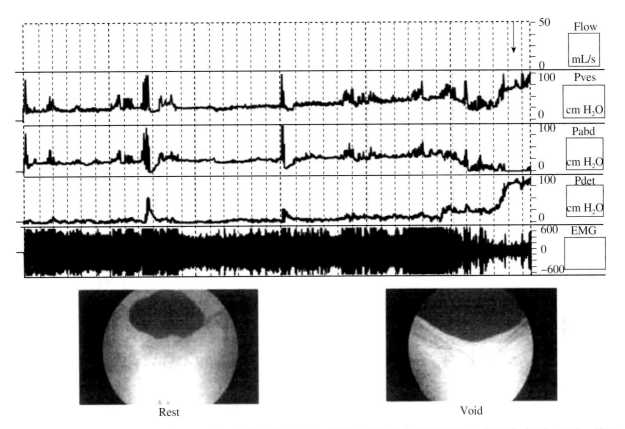

图 16-5-2　同步透视影像尿动力学可见典型的高压低流表现。影像表现为静息时膀胱颈向内侧凹陷（下方左图），排尿时未见膀胱颈开放（下方右图）

et al，1981）。如果病变位于交感神经节（T_{10}-L_1）以上，还会发生逼尿肌 - 内括约肌协同失调。在尿动力学表现上，以逼尿肌括约肌同时收缩为特征，还可以发现逼尿肌不自主收缩，甚至引起尿失禁。尿动力学显示逼尿肌不自主收缩时括约肌肌电图活动性增强，有尿失禁表现。在不自主收缩时同步透视显示膀胱颈和近端尿道开放，横纹括约肌处尿道变窄（图 16-5-3）。

　　DESD 的治疗以间断清洁自家导尿为主，对于瘫痪或行动不便的患者，也可长期留置尿管或膀胱造瘘，但远期合并症比较多（Weld et al，2000）。对于尿急和急迫性尿失禁，可口服抗OAB 药物治疗，也可以行膀胱黏膜下肉毒毒素治疗。肌肉松弛剂，如安定、丹曲洛林、巴氯芬等基本无效（Wein et al，1998）。

四、原发性膀胱颈梗阻

　　原发性膀胱颈梗阻的特征是在正常或增高的逼尿肌压力情况下，膀胱颈不能开放。其具体发生机制仍不清楚，有理论认为是由于膀胱颈平滑肌肥厚或胶原沉积增加（Mayo，1982）。也有理论认为是后尿道平滑肌频繁的痉挛导致膀胱颈强直。也有人认为是 α 受体的数量增加导致排尿时膀胱颈不能松弛。女性原发性膀胱颈梗阻的典型表现是先出现储尿期症状，经常被按照 OAB 治疗。随后排尿期症状越来越明显，甚至发生周期性的尿潴留或残余尿量增多。反复发作泌尿系感染也比较常见。原发性膀胱出口梗阻的影像尿动力学表现为在逼尿肌持续收缩，压力正常或升高时，膀胱颈不能开放或延迟开放或开放不全（不能形成漏斗样）（图 16-5-4）。

　　原发性膀胱颈梗阻的治疗主要为药物或手

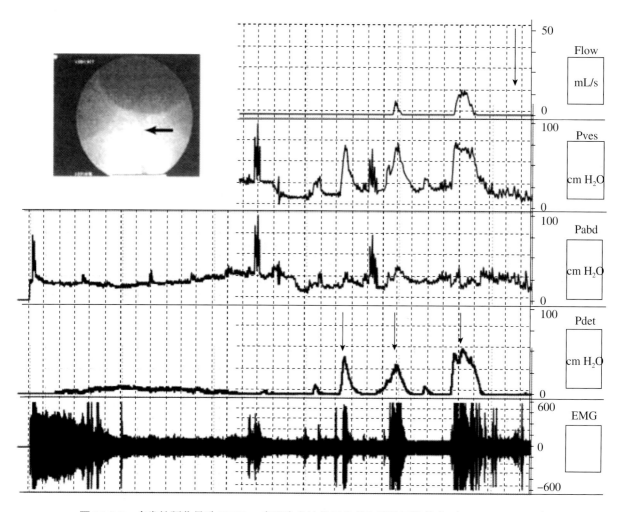

图 16-5-3　多发性硬化导致 DESD，表现为急迫性尿失禁和膀胱不能排空（Patel et al，2001）

术。药物治疗以 α 受体阻滞剂为主，能够改善症状，增加尿流率和减少残余尿量，但对尿潴留患者效果不佳。手术治疗包括膀胱颈内切开术和 V-Y 膀胱颈成形术（Gronbaek et al，1992）。

五、女性尿道狭窄

女性尿道狭窄相较于男性要少得多，即使在女性膀胱出口梗阻的病因中，也不太常见。尿道狭窄的部位通常位于尿道外口或尿道的中远段三分之一。病因目前并不十分清楚，可能与以下原因有关：先天畸形，尿道外伤，之前曾有尿道手术史，反复发作的泌尿系感染，或导尿操作不当引起的尿道纤维化（Schwender et al，2006）。尿道外口的狭窄较易诊断，通常很难置入一根很细的导尿管。如果能够置入测压管，可以进行影像尿动力学检查。典型的尿动力学表现是逼尿肌压力增高，排尿时同步透视可见膀胱颈及尿道括约肌开放良好，尿道中远段有狭窄，狭窄的近端尿道可见扩张（图 16-5-5）。需要指出的是，同步透视影像尿动力学是确诊尿道狭窄的最佳手段，但是对设备的要求比较高，可能国内有很多医疗机构达不到。笔者认为，也可以采用普通尿动力学结合排尿期膀胱尿道造影来进行非同步影像尿动力学，虽然不同步，但仍然可以收到一定的效果（图 16-5-6）。尿道狭窄需要与一些功能性梗阻（例如逼尿肌外括约肌协同失调）相鉴别。有趣的是，女性尿道的口径与尿动力学梗阻并不呈

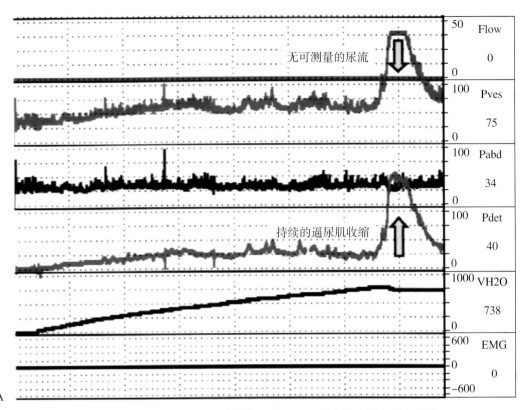

无可测量的尿流

持续的逼尿肌收缩

50	Flow	
0		
100	Pves	
	75	
100	Pabd	
	34	
100	Pdet	
	40	
1000	VH2O	
	738	
600	EMG	
0	0	
−600		

A

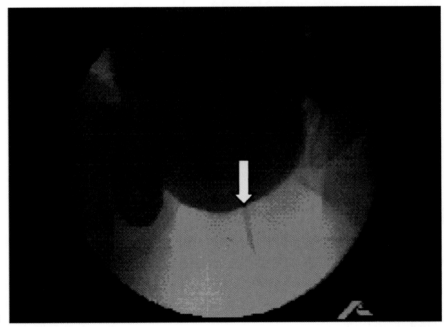

B

图 16-5-4　A. 原发性膀胱颈梗阻患者的尿动力学曲线，可见在持续逼尿肌压力显著增高的情况下，无尿流排出；B. 同步透视图（Blaivas 和 Groutz，2000）。同步透视可见在逼尿肌压力最大时膀胱颈未开放（箭头处）

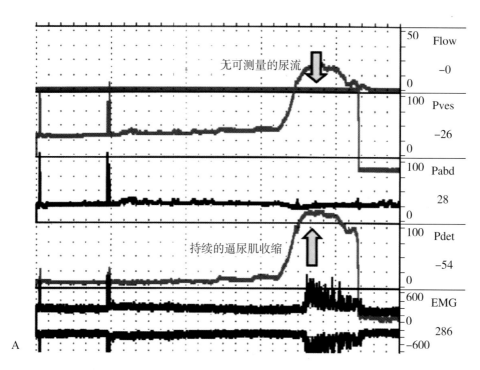

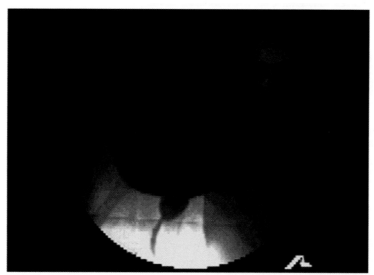

图16-5-5 **A.** 尿道狭窄的尿动力学曲线。可见在持续逼尿肌压力显著升高的情况下，无尿流排出；**B.** 同步透视图（Blaivas 和 Groutz，2000）。同步透视可见膀胱颈开放，中远段尿道狭窄，近段尿道扩张

显著相关性，除非尿道的口径小于10 Fr(Tanagho et al，1971)。

如果是单纯的尿道外口狭窄，简单的行尿道外口切开术即可。对于尿道内的狭窄，通常采用尿道扩张或尿道内切开的方法，与男性尿道狭窄类似。需要注意的是，女性尿道扩张比男性的口径要大，最大可以达到45 Fr，仅仅像男性一样扩

到24 Fr基本没有效果。另外，无论是尿道扩张还是内切开，都有可能造成尿失禁，需要注意。有的患者尿道扩张需要反复进行，因为复发比较常见。有研究者认为在扩张后局部应用雌激素治疗，能够提高疗效（Massey et al，1988）。如果保守治疗无效，最后可以采用各种方式的尿道成形术，效果令人满意（Schwender et al，2006），但手

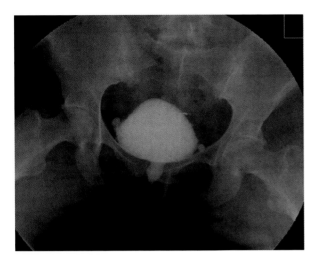

图 16-5-6 排尿期膀胱尿道造影。可以清晰显示出尿道远段狭窄，中近段尿道扩张，膀胱颈开放良好，以及膀胱憩室

术复杂，难度较高，可能发生尿瘘等并发症。

六、Fowler综合征

20 世纪 50 年代，一组以括约肌肥大排尿困难的女性病例被首次报道（Moore et al，1953）。20 世纪 70 年代，Raz 等（1976）报道了 3 例无法解释的尿潴留年轻女性，尿道闭合压显著增高，作者称之为"外括约肌痉挛综合征"，认为此类疾病的发生被显著低估。到了 20 世纪 80 年代，Fowler 和她的同事报告了 11 例无法解释的尿潴留年轻女性，采用同轴针刺电极测量外括约肌肌电图，发现显著的肌电图异常（图 16-5-7）。之后此类患者被称为 Fowler 综合征。后来又有学者发现此类肌电图异常可能影响到更广泛的区域如盆底（Webb et al，1992）。虽然 Fowler 综合征的报道并不少见，但基本为少量病例，具体的病因和发病率仍不清楚。Fowler 综合征的典型病史和临床特征见表 16-5-1。

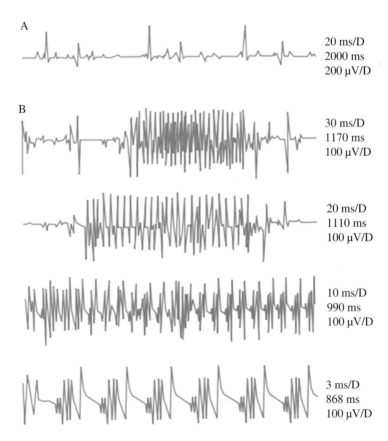

图 16-5-7 Fowler 综合征的肌电图表现。**A.** 正常女性静息状态电刺激肌电图波形；**B.** Fowler 综合征女性不同电刺激肌电图波形（Swinn et al，2002）

表 16-5-1　Fowler 综合征的临床评估典型特征（Osman et al，2014）

检查	表现	文献
病史	年轻女性，有月经，20～30岁有触发因素（如手术，急病等）	Fowler et al，1984
	有多囊卵巢或多囊卵巢综合征	Swinn et al，2002
	无痛性尿潴留，残余尿＞1000 ml	
	大部分患者在拔除尿管时疼痛明显	
泌尿，妇科以及神经评估	无结构性或神经源性病因	Kavia et al，2006
尿动力学检查	巨大的膀胱容量	DasGupta et al，2004
	膀胱感觉减退	
	逼尿肌收缩力减弱或消失	
	尿流率减低或消失	
	膀胱颈开放，尿道中段变窄以及近端扩张	
同轴针刺尿道括约肌肌电图	复合性重复放电以及放电减少	Fowler et al，1984
经阴道括约肌超声	括约肌体积增加	Wiseman et al，2002
尿道测压	最大尿道闭合压增加	Wiseman et al，2002

关于 Fowler 综合征的治疗，α 受体阻滞剂效果不佳。尿道扩张对部分患者有效，如果扩张无效，可以考虑清洁间歇导尿。但很多患者导尿疼痛，可以采用可控尿的耻骨上膀胱造瘘配合间断导尿来解决。值得注意的是，有高达 44% 的患者相信其症状来源于精神因素，在治疗时应予以考虑（Swinn et al，2002）。有报道采用磷酸二酯酶抑制剂西地那非治疗 Fowler 综合征，其理由是磷酸二酯酶抑制剂可能能够增强一氧化氮介导的横纹括约肌舒张。但随机对照双盲药物研究发现，西地那非与安慰剂无论在最大尿流率，残余尿量，还是症状评分和排尿日记的改善方面均无显著性差异（Datta et al，2007）。也有学者尝试采用肉毒毒素进行括约肌内注射的方法治疗 Fowler 综合征，但效果不佳（Fowler et al，1992）。

近年来，神经调控在医疗领域有很大的发展，就下尿路功能障碍来说，骶神经调控（sacral nerve stimulation，SNM）在治疗 OAB 及非梗阻性尿潴留方面有很好的效果（骶神经调控术临床应用专家共识编写组，2018）。有关 SNM 治疗 Fowler 综合征的研究也逐渐增多。Fowler 综合征患者，由于外括约肌无法松弛，通过增强脊髓的控尿反射性抑制逼尿肌收缩，导致膀胱的传入信号受阻，无法到达大脑，以致逼尿肌无法启动收缩和尿道松弛。SNM 可以阻断尿道的传入冲动，使膀胱恢复感觉，逼尿肌收缩，恢复排尿。有些患者在电极植入后几个小时即恢复膀胱感觉，能够自行排尿。但研究发现，植入前后患者的括约肌仍松弛不良，肌电图及最大尿道闭合压也无明显改变，这提示 SNM 直接刺激的传出效应可能性不大，更可能是恢复了脊髓的传入冲动所致（Kavia et al，2010）。由于 SNM 属于手术操作，所以相关的临床研究很难做到随机对照。目前比较公认的永久植入的标准是排尿日记的尿频、排尿量、导尿次数和导尿量改善＞50%。目前的研究表明，SNM 治疗 Fowler 综合征的近期和远期疗效都是不错的（Swinn et al，2000；Datta et al，2008；De Ridder et al，2007）。

女性膀胱出口梗阻是一类复杂的疾病，从病因到发病机制、从诊断到治疗都存在很多未知。而且，这类疾病涵盖了泌尿科、妇科以及神经科的广泛领域，这就要求临床医生要有跨学科的丰富知识，对尿动力学以及相关的下尿路影像学有深刻的理解，必要时互相学习，互相借鉴，互相合作。只有这样，才能对女性膀胱出口梗阻做出精确的诊断和恰当的治疗，切实改善患者的生活质量。

（肖云翔）

参考文献

骶神经调控术临床应用专家共识编写组，2018. 骶神经调控术临床应用中国专家共识再版. 中华泌尿外科杂志，39（11）：801-804.

Axelrod SL，et al，1987. Bladder neck obstruction in women. J Urol，137：497-499.

Bass JS，et al，1991. Bladder outlet obstruction in women. Probl Urol，5：141-145.

Bass JS，et al，1991. Bladder outlet obstruction in women. Problems in Urology，5：141-154.

Blaivas JG，Groutz A. Bladder outlet obstruction nomogram for women with lower urinary tract symptomatology. Neurourol Urodyn 2000，19：553-564.

Blaivas JG，et al，1981. Detrusor-external sphincter-dyssynergia：a detailed EMG study. J Urol，125：545-548.

Carr LK，Webster GD. Voiding dysfunction following incontinence surgery：diagnosis and treatment with retropubic or vaginal urethrolysis. J Urol 1997，157：821-823.

Chaikin D，et al，2000. Predicting the need for anti-incontinence surgery in continent women undergoing repair of severe urogenital prolapse. J Urol，163：531-534.

Chassagne S，et al，1998. Proposed cutoff values to define bladder outlet obstruction in women. Urology，51：408-411.

Cross CA，et al，1998. Transvaginal urethrolysis for urethral obstruction after anti-incontinence surgery. J Urol，159：1199-1201.

DasGupta R，et al，2004. Urodynamic study of women in urinary retention treated with sacral neuromodulation. J. Urol，171：1161-1164

Datta SN，et al，2008. Sacral neurostimulation for urinary retention：10-year experience from one UK centre. BJU Int，101，192-196

Datta SN，et al，2007. Results of double-blind placebo-controlled crossover study of sildenafil citrate（Viagra）in women suffering from obstructed voiding or retention associated with the primary disorder of sphincter relaxation（Fowler's Syndrome）. Eur Urol，51：489-495

De Ridder D，et al，2007. The presence of Fowler's syndrome predicts successful long-term outcome of sacral nerve stimulation in women with urinary retention. Eur. Urol，51：229-233.

Defreitas GA，et al，2004. Refining diagnosis of anatomic female bladder outlet obstruction：comparison of pressure-flow study parameters in clinically obstructed women with those of normal controls. Urology，64：675-681.

Di Grazia E，et al，2004. Proposed urody- namic pressure-flow nomogram to diagnose female bladder outlet obstruction. Arch Ital Urol Androl，76：59-65.

Dmochowski R，2005. Bladder outlet obstruction：etiology and evalua- tion. Rev Urol，7 Suppl 6：S3-13.

Elmissiry MM，et al，2013. Different urodynamic patterns in female bladder outlet obstruction：Can urodynamics alone reach the diagnosis?Arab J Urol，11（2）：127-30.

Fowler CJ，et al，1988. Abnormal electromyographic activity of the urethral sphincter，voiding dysfunction，and polycystic ovaries：a new syndrome? BMJ，297，1436-1438.

Fowler CJ，et al，1992. Botulinum toxin in the treatment of chronic urinary retention in women. Br J Urol，70，387-389.

Ghoniem GM，et al，1995. Simplified surgical approach to bladder outlet obstruction following pubovaginal sling. J Urol，154：181-183.

Goldman HB，et al，1999. The efficacy of urethrolysis without resuspension for iatrogenic urethral obstruction. J Urol，161：196-199.

Goldman HB，et al，1999. The efficacy of urethrolysis without re-suspension for iatrogenic urethral obstruction. J Urol，161：196-199.

Gronbaek K，et al，1992. The treatment of female bladder neck dysfunction. Scand J Urol Nephrol，26：113-118.

Groutz A，et al，2000. Bladder outlet obstruction in women：definition and characteristics. Neurourol Urodyn，19：213-220.

Hoeritzauer I，et al，2016. Fowler's syndrome of urinary retention：a retrospective study of co-morbidity. Neurourol Urodyn，35（5）：601-603.

Kavia RB，et al，2006. Urinary retention in women：its causes and management. BJU Int，97：281-287.

Kavia R，et al，2010. A functional magnetic resonance imaging study of the effect of sacral neuromodulation on brain responses in women with Fowler's syndrome. BJU Int，105：366-372.

Kuo HC，2004. Urodynamic parameters for the diagnosis of blad- der outlet obstruction in women. Urol Int，72：46-51.

Lemack GE，et al，2000. Pressure flow analysis may aid in identifying women with outflow obstruction. J Urol，163：1823-1828.

Massey JA，et al，1988. Obstructed voiding in the female. Br J Urol，1：36-39.

Mayo ME，1982. Primary bladder neck obstruction. Surg Rounds，5：66.

McCrery RJ and Appell RA，2006. Bladder outlet obstruction in women：iatrogenic，anatomic，and neurogenic. Curr Urol Rep，7：363-369.

Moore，T，1953. Bladder-neck obstruction in women. Proc. R. Soc. Med，46：558-564.

Morgan TO，et al，2000. Pubovaginal sling：4-year outcome analysis and quality of life assessment. J Urol，163：1845-1848.

Nijman R，2004. Role of antimuscarinics in the treatment of oneuro-genic daytime urinary incontinence in children. J Urol，63（3 Suppl 1）：45-50.

Nitti VW，et al，1999. Diagnosing bladder outlet obstruction in women. J Urol，161：1535-1540.

Nitti VW，2005. Primary bladder neck obstruction in men and women. Rev Urol，7（S8）：S12-17.

Osman NI，et al，2014. Fowler's syndrome—a cause of unex- plained urinary retention in young women? Nat Rev Urol，11（2）：87-98.

Patel R，et al，2001. Bladder outlet obstruction in women：prevalence，recognition，and management. Curr Urol，Rep，2：379-387.

Raz S，et al，1976. External sphincter spasticity syndrome in female patients. J. Urol，115：443-446.

Rees DL，et al，1975. Urodynamic findings in adult females with frequency and dysuria. Br J Urol，47：853-860.

Richter HE，et al，2010. Retropubic versus transobturator midurethral slings for stress incontinence. N Engl J Med，362（22）：2066-2076.

Romanzi L，et al，1999. The effect of genital prolapse on voiding. J Urol，161：581-586.

Schwender CE，et al，2006. Technique and results of urethroplasty for female stricture disease. J Urol，175：976-980.

Silva PD，et al，1986. Retroverted impacted gravid uterus with acute urinary retention：report of two cases and a review of the lit-erature. Obstet Gynecol，68：121-123.

Sirls LT，et al，1994. Role of limited evaluation and aggressive medical management in multiple sclerosis：a review of 113 patients. J Urol，151：946-950.

Swinn MJ，et al，2000. Sacral neuromodulation for women with Fowler's syndrome. Eur. Urol，38：439-443.

Swinn MJ，et al，2002. The cause and natural history of isolated urinary retention in young women. J. Urol，167：151-156.

Tanagho EA，et al，1971. Pressure and flow rate as related to lumen caliber and entrance configuration. J Urol，105：583-585.

Webb RJ，et al，1992. Electromyographic abnormalities in the urethral and anal sphincters of women with idiopathic retention of urine. Br. J. Urol，70：22-25.

Wein AJ，1998. Neuromuscular dysfunction of the lower urinary tract and its treatment. In Campbell's Urology. Edited by Walsh PC，Retik AB，Vaughan ED Jr.，et al. Philadelphia：WB Saunders，953-1006.

Weld KJ，et al，2000. Effect of bladder management on urological complications in spinal cord injured patients. J Urol，163：768-772.

Wiseman，OJ，et al，2002. Maximum urethral closure pressure and sphincter volume in women with urinary retention. J. Urol，167：1348-1351.

Yalla SV，et al，1977. Functional striated sphinc-ter component at the bladder neck：clinical implications. J Urol，118：408-411.

第十七章

女性尿道憩室

第一节　流行病学

　　女性尿道憩室（urethral diverticulum，UD）是指位于尿道周围与尿道相通的囊性腔隙病变（Alan et al，2016）。本病最早于19世纪报道，在20世纪50年代由Davis和Cian进行对尿道憩室的描述。在过去的几十年中，文献中对于女性尿道憩室的报道日渐增多。但总体来讲，因其非特异性的临床表现，本病的发现率和诊断率仍较低。女性尿道憩室的确切发病率尚不清楚，文献报道的1%～6%发病率被认为大大低于实际情况。随着相关辅助检查手段的进步，尤其超声和MRI，为人们更加深入地理解尿道憩室做出了很大贡献。

第二节　病　因　学

一、女性尿道解剖

　　正常女性尿道是连接膀胱颈和尿道外口的肌肉筋膜构成的管状结构，长度3～4cm。尿道结构的稳定由盆侧壁和盆筋膜通过结缔组织的尿道骨盆韧带来实现。尿道骨盆韧带由2层融合的盆筋膜组合而成，向两侧骨盆侧壁延续开来。尿道骨盆韧带分为腹侧面（盆底筋膜）和阴道侧面（尿道旁筋膜），在这两层之间容纳着尿道和大部分的尿道憩室。

　　尿道近心端表面覆盖尿路上皮、远端被覆非角化鳞状上皮。尿道周围由平滑肌、骨骼肌和纤维弹性组织包绕。在尿道血管固有层/黏膜下层中存在尿道周围腺体。管泡状的尿道周围腺体存在于尿道背外侧的全长，但大多数存在于尿道远段的2/3，并且主要腺体引流进入尿道远端的1/3。Skene腺体是尿道周围腺体中最大并且位于最远端的腺体。

　　尿道肌层内部为纵行的平滑肌层，外层为环状平滑肌层和骨骼肌层。骨骼肌层在尿道全长都有，主要位于尿道中段，呈现U形结构，背侧缺损。充分了解尿道内括约肌的解剖非常重要，因尿道憩室的修复范围会与尿道括约肌交叉，这对术后并发症的出现有重要影响。

　　尿道的血供来自两个部分，近端尿道血供与邻近膀胱的血供相仿，远端尿道的血供来自膀胱下动脉穿过阴道供应动脉的终支。近端尿道的淋巴引流至髂内髂外淋巴结，远端尿道的淋巴引流至浅腹股沟和深腹股沟淋巴结。尿道神经支配来自S_2至S_4的阴部神经，传入神经为盆腔内脏神经。

二、尿道憩室的病理生理

　　尿道憩室的概念由Young于1996年阐述，

尿道憩室代表在尿道盆腔筋膜内存在的囊腔性结构，囊腔样结构有缺损处并且通常通过单一细小通道（开口/憩室颈）与尿道相通。复杂尿道憩室也可表现为多种存在形式，可呈沙袋状/环状包绕部分或全部尿道（图17-2-1）。除体积较大外，囊内具有分隔或具有多于一处的开口也会使得尿道憩室的诊治变得更为复杂。

尿道憩室的确切起源仍然没有定论，主要争论发生在20世纪上半叶，焦点在于尿道憩室是先天的还是后天获得的病变。尽管本病在儿童中也有存在，但与成人完全不同。Marshall在1981年报道了5例小儿女性尿道憩室，其中3例出现自发持续退变。遗传性小儿男性前尿道囊肿相关报道很多，但此病与女性尿道憩室完全不同。遗传Skene腺体囊肿也有报道，但发生率极低。儿童尿道憩室往往伴随其他一系列先天发育异常，包括重复肾、输尿管异位开口。绝大部分尿道憩室仍然被归为后天获得性的尿道憩室，发生于成年女性。在早期的2项报道中均无小于10岁的患者（Davis et al，1958），支持了后天获得的理论。产伤被认为可能与尿道憩室形成相关，此假说认为，在生产过程中，因阴道分娩压迫导致尿道黏膜层血管内产生血栓，进而导致黏膜的损伤，并逐步发展成为尿道憩室。但有20%～30%的患者为未经产的女性。生产过程中应用产钳、经尿道注射物质导致尿道憩室都有文献报道（Castillo-Vico et al，2007）。

尿道周围腺体感染，形成尿道周围脓肿，脓肿破溃入尿道，这是目前对尿道憩室的主流成因假说之一。尿道周围腺体被认为很可能是尿道憩室的形成位置，既往解剖学研究发现尿道周围腺体主要位于尿道背外侧，引流入尿道远端1/3处开口（Huffman et al，1948）。引流的腺管周围和腺管内的炎症表现很常见，因此尿道周围腺体感染可能是导致尿道憩室的原因。致病菌可能包括奈瑟菌、大肠埃希菌等。反复发作的感染、炎症、反复憩室开口的梗阻最终导致患者出现临床症状和憩室的不断增大。当憩室逐渐向腹侧扩大，最终会出现环形包绕尿道或马鞍状围绕尿道的情况，同时在阴道前壁检查时可以被触及。在

某些憩室颈出现梗阻的患者，憩室可能出现与尿道完全不相通的情况。尿道周围腺体感染这一假说虽然可以解释尿道憩室的很多临床情况，但仍然存有争议；包括并没有发现与尿道憩室相仿的患者存在尿道周围脓肿等等。

尿道憩室腔内表面可能为尿道上皮、鳞状上皮、柱状上皮或立方上皮，或混合上皮。一些病例中憩室内壁上皮缺失而仅有纤维组织。三分之二尿道憩室病理存在炎性改变。绝大多数尿道憩室表现为组织病理学良性，但恶性尿道憩室或伴随恶性改变的尿道憩室也有报道。大约十分之一的尿道憩室病理学发现异常改变，包括恶变、退变或肿瘤。目前文献中有报道的尿道憩室伴随恶变的病例不超过100例。最常见的恶性病例表现为腺癌，其次为移行细胞癌和鳞状细胞癌（Thomas et al，2008）。由于存在恶性改变的可能，所以非切除法治疗尿道憩室，比如观察、去上皮化或腔内切开等治疗，都需要取活检以除外恶性。目前对于这部分患者的治疗尚未达成一致，但仅作局部治疗复发率较高（Rajan et al，1993）。检查方法超声和CT都无法分辨出较小的恶变病灶，MRI对恶性病灶分辨率更高。目前本中心实际情况是40例尿道憩室患者中无明确恶性肿瘤者，仅有1名患者病理标本具有上皮非典型增生，后续随访中。

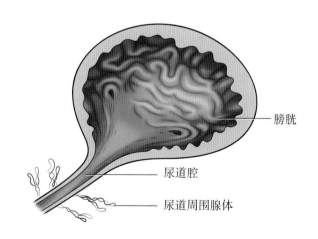

图17-2-1　尿道及尿道周围腺体

第三节　临床表现

尿道憩室多发现于中老年女性，30～70岁多见。临床表现和体征极不典型，因而很容易误诊为其他疾病。据文献报道在获得尿道憩室的正确诊断之前，患者平均已经于6～9位医生处就诊过，平均获得正确诊断的时间为5.2年（Romanzi et al，2000）。既往文献报道尿道憩室的经典表现为3D（dysuria尿痛、dyspareunia性交痛、dribbling尿后滴沥），但后续越来越多的文献报道中发现这些只是尿道憩室的不罕见的表现，并非特异性表现。后续也有文献陆续报道，尿道憩室患者完全可以不具备3D中的任何一种表现。尽管尿道憩室的表现多种多样，但常见的表现如下：尿路刺激症状包括尿频尿急、下尿路症状、疼痛和感染。性交痛发生在12%～24%的患者中（Davis et al，1958），5%～32%的患者存在尿后滴沥（Ganabathi et al，1994），压力性尿失禁出现在约33%的患者中。此外，尿道憩室患者常见反复发作性膀胱炎或泌尿系感染，因此在反复发作泌尿系感染的女性患者中，需要接受尿道憩室筛查。其他表现包括疼痛、阴道肿物、血尿、性交困难、膀胱出口梗阻、尿失禁等。一些发现阴道前壁有囊性肿物的患者，在向腹侧挤压囊性肿物时，可能出现从尿道口流出（憩室内潴留的）尿液或脓液的情况。需要注意的是，大约20%的尿道憩室患者无任何临床症状。

尿道憩室的大小与临床症状无相关性。即使非常大的尿道憩室也可以不具有任何临床症状，而即使体积很小的尿道憩室也可以引发明显的临床症状。此外，也有孕期尿道憩室的报道。

作者所在单位回顾性研究发现好发症状包括：泌尿系感染、尿频、尿急、阴道异物感、排尿困难、阴道漏液、尿潴留、压力性尿失禁、血尿；而具有典型3D症状的患者仅有1/40。

第四节　诊　断

尿道憩室的诊断需要结合病史、体检、尿常规及尿培养、膀胱尿道镜检查以及选择性的影像学检查来综合判断。尿动力学检查评估患者排尿功能也具有意义。

一、病史

详细的病史采集对诊断至关重要。尽管尿道憩室没有特异性临床表现，但通过收集患者的下尿路症状、体征、既往诊断资料和治疗的效果都对后续的诊断有帮助。既往手术史、生育史、有无尿道旁操作史都需要详细采集。

二、体征

体检时阴道前壁肿物需要仔细探查，包括大小、质感、张力、位置、按压有无尿液或脓液流出等，与尿道憩室可能相关的表现都需要详细记录。大部分尿道憩室位于尿道中远段侧方，距离阴道外口内侧1～3 cm处。出现于尿道远端的病变会像Skene腺囊肿或脓肿一样将尿道口挤压向一侧。尿道憩室也可以位于近端尿道或向腹侧部分或全部包绕尿道及膀胱颈。这类尿道憩室可能导致膀胱出口梗阻。这类包绕膀胱颈部的尿道憩室在手术过程中需要注意保护膀胱颈和输尿管，以避免术后压力性尿失禁或术中输尿管损伤。部分位于尿道远端的憩室与Skene腺囊肿或脓肿查体表现相仿，需要其他检查来辅助鉴别。大约1/3的患者可以从阴道前壁触及质软的阴道前壁肿物。若可触及质地坚硬的阴道前壁肿物，则暗示尿道憩室具有钙化或可能存在恶性成分，此时需要进一步检查。在查体中可能发现尿道口有脓性液体或潴留于憩室腔内的尿液流出，尽管类似表现常有描述，但并不是一个特征性的表现，大部分患者并不存在这种临床表现。

阴道壁的条件需要仔细评估，是否明显萎缩退变、失去弹性，若有相应的特殊表现需要记录，因为阴道前壁组织可能在后续手术切除和重建过程中作为转移瓣使用。若萎缩很明显，术前可以考虑局部应用雌激素改善阴道条件。此外，阴道腔隙是否足够宽敞以实施经阴道手术也是很重要的需要术前评估的内容。

三、辅助检查

其他常用的临床检查包括尿常规和尿培养、膀胱尿道镜、尿动力学检查等。影像学检查目前尚无金标准，而是多种影像学检查的综合应用。历史上曾经应用双球囊尿管造影。双球囊中一个球囊位于膀胱颈部，另一个位于尿道外口，当球囊充盈起来，在尿道中获得密闭状态，再通过向两个球囊之间的腔隙注入造影剂，因为具有一定压力，在密闭腔隙里的造影剂更容易灌入憩室中。在X线下可出现尿道憩室的显影。本检查方法可以获得良好的尿道和憩室的形态图像。但这种特殊的球囊应用并不广泛。排尿期的尿道造影也可以提供良好的憩室形态资料，本检查简便易行，应用相对广泛，文献报道对尿道憩室的敏感性为44%～95%（Ganabathi et al，1994）。对需要同期评估上尿路的患者而言，增强CT（图17-4-1）或静脉肾盂造影是可选择的检查，可以同期评估是否具有上尿路发育异常。随着MRI检查精度的不断提高，盆腔MRI，尤其排尿后增强

MRI对尿道憩室的诊断敏感性很高，目前是广泛应用的检查之一。此外，还有腔内核磁等特殊的检查手段，敏感性和特异性都非常高，远高于尿道造影和双腔尿管造影。对于有经验的超声专业医生，尿道B超可以获得同盆腔MRI相仿的诊断率，而且简单无创，目前在本中心应用普遍，在后续寻找尿道憩室开口的操作中也有很大的意义。

根据影像学检查，可以获得尿道憩室的形态学特征，根据不同的形态，可以进行尿道憩室的分类。经典的分类方式为Leach等于1993年报道的L/N/S/C3分类系统（Leach et al，1993）。评判指标包括位置、数目、大小、形态特点、与尿道联通的位置、患者控尿状态等指标。虽然这一分类系统尚存在争议，但通过标准的分类，对患者的尿道憩室可以获得相对全面的评估。还有其他分类系统，根据憩室位置，尿道远端憩室采用去上皮化方法治疗，近心端憩室采用切除和尿道重建的方法进行治疗（Ginsburg et al，1983）。Leng等于1998年将尿道憩室按照是否存在尿道周围筋膜层分成2类，对于一些先前接受过妇产科或盆腔手术的患者，可能并不具有尿道周围筋膜层，这部分尿道憩室若常规进行切除和重建，更容易出现尿道重建的并发症，因而需要进行其他组织瓣的转移，在尿道和阴道间进行阻隔。

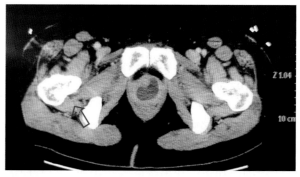

图 17-4-1 尿道憩室的CT表现（图片版权归北京大学第一医院泌尿外科所有）

第五节　治　疗

尽管尿道憩室往往有临床症状，但并不是所有的尿道憩室都需要手术切除。无临床症状、在做其他检查时偶然发现的尿道憩室可能并不需要手术治疗。但是目前缺乏对于不进行手术处理而只是长期随访的资料，因而并不清楚患者不进行治疗，经过长期随访，这部分患者的尿道憩室究竟会如何变化。综合既往文献中多有关于尿道憩室合并恶性成分的报道，因而尿道憩室即使不手术也需要进行细致的随访。此外，不手术的患者可应用小剂量的抗生素结合排尿后按压阴道前壁以挤出憩室内残留的尿液，避免感染。

对于存在临床症状的尿道憩室患者，目前仍主张手术治疗。合并压力性尿失禁者有切除尿道憩室同期进行压力性尿失禁手术治疗的报道。

尿道憩室的手术方式多种多样，大体可以分成憩室全切除和不完全切除两大类别。憩室完全切除主要为将尿道憩室完全切除和尿道重建。目前尿道憩室完全切除和重建虽然是国际上主流应用的手术方式，但非完全切除法的手术时间、手术创伤、失血量、术后恢复和术后并发症等方面都较完全切除法具有明显优势。所以手术方式的选择需要结合具体病例和术者习惯进行综合决策。

不完全切除手术方式包括经阴道行憩室去顶术、内镜下经尿道去顶术、电灼法（Saito et al，2000）、切开后以氧化纤维素或聚四氟乙烯硬化治疗（Mizrahi et al，1988）、电凝法（Saito et al，2000）。本中心积累了20年非完全切除法手术治疗尿道憩室的经验，将于下文中进行详细阐述。

非完全切除法治疗女性尿道憩室手术经验：术前准备无特殊，预防感染、创造良好的阴道条件。体位采用平卧截石位。手术具体步骤可分为"六步法"（图17-5-1）。

术前1天傍晚及手术当天晨起常规应用生理盐水行会阴区冲洗。术前半小时常规输注抗生素预防感染。手术体位取平卧截石位，头低脚高25～30度，便于显露阴道前壁。手术过程如下。

1. 阴道及膀胱尿道探查，确定开口位置（图17-5-2）　首先以阴道重锤向下牵开阴道后壁，便于更好地显露前壁，因前壁是主要手术操作部位。以特制小S形拉钩向上牵开阴道前壁两侧，便于显露阴道前壁正中与尿道走行区相对应的部位。充盈膀胱后，按压膀胱，使憩室充盈。一般采用肾镜或短输尿管镜进行尿道镜检查，镜检过程中需要保证盐水冲开尿道，便于清晰的观察。通过观察，发现女性尿道存在固有的解剖标志，尿道6点位置往往存在尿道正中嵴样结构，在正中嵴两侧存在对称的尿道旁沟。尿道内瘘口往往位于两侧的尿道旁沟中，即5点或7点位置。水平位置位于尿道中远段。

2. 倒U形切开阴道前壁，分离阴道皮瓣　平尿道中段水平倒U形切开阴道前壁全层，U形皮瓣的头端需要越过瘘口，因为阴道内瘘口周围无论憩室壁还是阴道壁都很薄弱，因而需要通过后续的裁剪，使最终缝合关闭的阴道皮瓣具有一定厚度，便于组织愈合，降低阴道瘘的发生风险。

3. "一"字切开尿道周围筋膜及憩室壁　阴道壁与尿道之间存在尿道周围筋膜组织，尿道憩室主体位于其中。因尿道憩室的囊性压迫，尿道周围筋膜与憩室壁在一部分患者中难以大范围地分离开来，在这一部分患者中，可以将尿道周围筋膜和憩室壁一起切开。在压迫效应不太强的患者中，可以将尿道周围筋膜和憩室壁分离开来，这样有助于裁剪成更多的组织瓣，便于后续加固尿道、隔离尿道和阴道。一般采用"一"字切开憩室壁，便于后续叠瓦状缝合。

4. 直视下确认尿道憩室开口位置，烧灼并严密关闭憩室开口　确定尿道内瘘口位置（见步骤1）。确定后以电刀烧灼窦道和窦道周围憩室壁。以4-0薇乔线间断缝合关闭尿道开口。

5. 处理憩室腔内壁　以电刀喷洒模式烧灼憩室内壁，实现去上皮化。保留憩室壁主要目的是为后续关闭切口，实现更好的阻隔。邻近尿道部位的憩室壁予以保留，而阴道内瘘口周围的憩室壁则常规切除。主要原因有以下几点考虑：贴

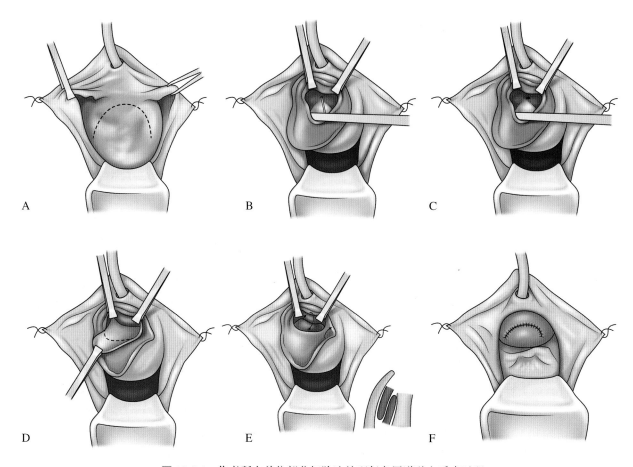

图 17-5-1　作者所在单位部分切除法处理复杂尿道憩室手术过程
A. 阴道及膀胱尿道探查确定开口位置；**B.** 倒 U 形切开阴道前壁，分离阴道皮瓣；**C.** "一"字切开尿道周围筋膜及憩室壁；**D.** 直视下确认尿道憩室开口位置，烧灼并严密关闭憩室开口；**E.** 处理憩室腔内壁；**F.** 三层法关闭切口

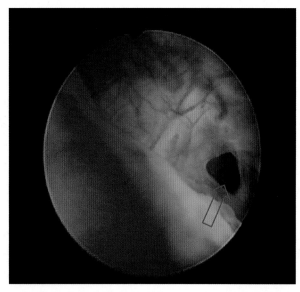

图 17-5-2　术中尿道镜检确定憩室开口位置（图片版权归北京大学第一医院泌尿外科所有）

近尿道部位的憩室壁与尿道关系密切，完整切除憩室壁后往往需要进行尿道的修补甚至重建，对术后控尿影响很大。

6. 三层法关闭切口　尿道周围筋膜和电灼后的憩室壁，以上下两部分进行叠瓦式缝合。最后将阴道组织瓣进行裁剪后缝合。裁剪阴道前壁的目的是缝合后可以提供一定的阴道张力，便于止血，减少液体在术区的积聚。

术后处理：术后阴道常规填塞碘仿纱条，保留 24～48 小时后拔除。常规行阴道冲洗。术后输注抗生素 3～5 天。保留尿管 2～3 周。

作者所在单位总结了 39 例女性有症状复杂尿道憩室的手术治疗经验，手术创伤小、围术期恢复迅速、术后并发症极低。同时通过术中打开憩室腔进行仔细探查及留取病理活检，避免了漏诊恶性病变。女性复杂性尿道憩室的诊断和治疗具有挑战性，需要结合临床症状、特定检查及严密查体才能提高本病确诊率。非完全切除法治疗尿道憩室的手术过程确切可行，术后疗效良好、并发症少、学习曲线短，值得推广应用。

完全切除法术前准备：包括术前通过抗生素应用使患者尿液无菌，处于急性期的尿道感染患者无法接受手术治疗。术前可嘱患者排尿后按压阴道前壁、排空憩室腔内的尿液。但非连通的尿道憩室和疼痛明显的尿道憩室患者可不必应用此方法。对于一些老年患者，阴道壁萎缩明显，可在术前局部应用雌激素软膏改善阴道条件。尿道憩室手术过程往往具有挑战性，手术过程复杂。术前需要注意与患者充分沟通，某些困扰患者的症状如疼痛、性交困难、排尿障碍、反复泌尿系感染、尿失禁等并不一定在术后消失。患者不能对术后改善临床症状抱有过高期望。

手术过程：患者采取截石位，阴道充分消毒、阴道重锤和拉钩牵开阴道。尽管尿道憩室多位于尿道中远段，但部分无经阴道生产史的患者可能需要会阴侧切来实现更好的显露。留置尿管。倒U形切开阴道前壁，U形皮瓣近心端需要到达膀胱颈或更远处，近端位于尿道远端。U形基底需要宽于顶端以确保良好的血供。圈层游离阴道皮瓣，可以通过注射盐水垫来辅助分离阴道壁。注意保持层次清晰，尽量保护尿道周围筋膜，避免非预期地进入憩室腔隙内。"一"字形切开尿道周围筋膜，分离尿道周围筋膜和憩室间的层次，以Allis钳将憩室完全切除。切除憩室囊后首先以可吸收线吻合尿道破损处，再"一"字缝合关闭尿道周围筋膜，最后连续缝合关闭阴道壁。三层式缝合互相不重叠，降低了尿道阴道瘘的出现（图17-5-3）（Alan et al，2016；Reeves et al，2014）。但全切除方法往往术中会出现较大的尿道缺损、薄弱处容易形成尿道阴道瘘，针对这种情况，有转移会阴Martius瓣进行重建的报道

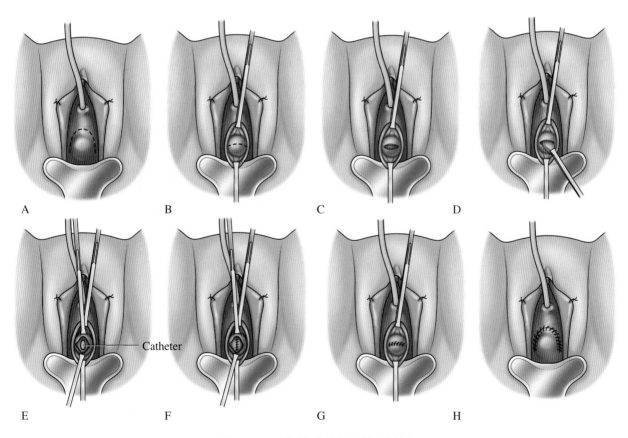

图 17-5-3 全切除法手术治疗尿道憩室
A. 标记倒U形阴道前壁切口；**B.** 切开阴道前壁，显露憩室位置；**C.** "一"字形切开尿道周围筋膜；**D.** 游离并切除憩室壁；**E.** 切除憩室壁后尿道有缺损；**F.** 纵向关闭尿道缺损；**G.** 水平关闭尿道周围筋膜；**H.** 关闭阴道前壁切口

（Reeves et al，2014）。本术式具有挑战性，难度较高，学习曲线较长。

综上所述，女性尿道憩室临床表现不典型，容易与多种泌尿及妇产科疾病混淆，在遇到反复泌尿系感染、下尿路症状、阴道异物感等表现的成年女性患者时，需要考虑本疾病存在的可能，避免漏诊。其次，提高对女性尿道憩室的认识，增加对尿道憩室诊治的经验积累，有助于提高尿道憩室的发现率和治愈率。手术适应证和手术方式的选择需要结合患者的预期、术者经验和习惯等综合选择。

（杨　洋　吴士良）

参考文献

Alan JW，et al，2016. Campbell Walsh Urology 11th Edition.

Castillo-Vico MT，et al，2007. Periurethral granuloma following injection with dextranomer/hyaluronic acid copolymer for stress urinary incontinence. Int Urogynecol J Pelvic Floor Dysfunct，18（1）：95-97.

Davis HJ，et al，1958. Urethral diverticula：an assay of 121 cases. J Urol，80（1）：34-39.

GinsburgD，et al，1983. Suburethral diverticulum：classification and therapeutic considerations. Obstet Gynecol，61（6）：685-688.

Ganabathi K，et al，1994. Experience with the management of urethral diverticulum in 63 women. J Urol，152：1445-1452.

Huffman JW，1948. The detailed anatomy of the paraurethral ducts in the adult human female. Am J Obstet Gynecol，55（1）：86-101.

Leach GE，et al，1993. L N S C3：a proposed classification system for female urethral diverticula. Neurourol Urodyn，12（6）：523-531.

Mizrahi S，et al，1988. Transvaginal，periurethral injection of polytetrafluoroethylene（polytef）in the treatment of urethral diverticula. Br J Urol，62（3）：280.

Rajan N，et al，1993. Carcinoma in female urethral diverticulum：case reports and review of management. J Urol，150（6）：1911-1914.

Romanzi LJ，et al，2000. Urethral diverticulum in women：diverse presentations resulting in diagnostic delay and mismanagement. J Urol，164（2）：428-433.

Rovner ES，et al，2003. Diagnosis and reconstruction of the dorsal or circumferential urethral diverticulum. J Urol，170（1）：82-86.

Reeves FA，et al，2014. Management of symptomatic urethral diverticula in women：a single-centre experience. Eur Urol，66（1）：164-172.

Saito S，2000. Usefulness of diagnosis by the urethroscopy under anesthesia and effect of transurethral electrocoagulation in symptomatic female urethral diverticula. J Endourol，14（5）：455-457.

Thomas AA，et al，2008. Urethral diverticula in 90 female patients：a study with emphasis on neoplastic alterations. J Urol，180（6）：2463-2467.

第十八章

宫颈癌术后下尿路症状

第一节　流行病学

　　子宫颈癌是第三位女性常见的恶性肿瘤，全球每年约有宫颈癌新发病例53.0万，2015年仅美国就新发宫颈癌患者1.29万人（Morris et al，2015），且宫颈癌的年轻化趋势也日趋明显，35岁以下宫颈癌患者占宫颈癌患者的30%左右。随着子宫颈癌三阶梯筛查的普及，早期宫颈癌检出率明显提高，且临床治疗技术水平不断完善，早期宫颈癌患者行宫颈癌根治术后5年生存率可超过90%（Arbyn，2011）。广泛性子宫切除术（radical hysterectomy，RH）及盆腔淋巴结切除术仍是对已完成生育的Ⅰb-Ⅱa期患者的标准术式。广泛性子宫切除术后及放化疗后，宫颈癌患者盆底功能严重受损，包括排尿功能、排便功能和性功能，严重影响患者术后生活质量（Atallah，2015），这也是临床工作中棘手的主要术后并发症。研究表明，子宫切除术后患者盆底功能明显低于未手术者，广泛子宫切除手术患者盆底功能更低于单纯子宫切除术后患者（Selcuk，2016）。现代医学的综合治疗理念，要求在治疗疾病的基础上，同时兼顾患者的生存质量，广泛性子宫切除术后患者的盆底功能状况现在越来越被临床医生关注，患者术后盆底功能的康复治疗亦成为临床研究工作中新的热点。

　　下尿路症状（lower urinary tract symptom，LUTS）是各种因素引起患者排尿不适的总称。LUTS的临床症状包括储尿期症状、排尿期症状以及排尿后症状。储尿期症状包括尿频、尿急、尿失禁以及夜尿增多等；排尿期症状包括排尿踌躇、排尿困难以及间断排尿等；排尿后症状包括排尿不尽、尿后滴沥等。有学者报道，以下尿路为主的泌尿功能障碍是广泛性子宫切除术后最常见的并发症，总发病率为72%（Plotti et al，2011），主要表现为排尿感觉减退，尿量及膀胱顺应性降低，残余尿量增加，并伴有尿失禁，术后6～12个月53%的患者术后出现尿不尽感，59%的患者术后有尿急症状（Derks，2016）。

　　广泛性子宫切除术会引起宫颈癌患者盆底功能障碍，尤其是排尿功能障碍。但由于随访时间不同，它对生活质量产生负面影响程度仍有争议，还有待于进一步研究。

第二节　病因学

一、宫颈癌手术种类

　　宫颈浸润癌广泛性子宫切除术及盆腔淋巴结切除术可以保留年轻患者的卵巢功能，且腹腔探查及切除的子宫、附件、淋巴结等标本可供组织病理学检查，明确有无宫旁浸润，包括脉管内癌栓、淋巴结是否转移、手术切缘是否有癌灶浸润等，为术后辅助治疗或对预后评估提供依据（刘新民，2005）。除疾病分期外，是否施行广泛性子宫切除术还要考虑患者年龄、有无重要脏器病变或其他并发症、能否耐受手术等综合因素。

（一）广泛性子宫切除术类型

自最早报道的宫颈癌手术至今已有100多年历史，根据手术范围，国内学者将宫颈癌子宫切除分为"次广泛""广泛"及"超广泛"三种，其中次广泛指宫旁组织及阴道上段切除 ≥ 2 cm，广泛则指宫旁组织及阴道上段切除 ≥ 3 cm，而超广泛则包括输尿管末段或部分膀胱和直肠连同子宫、宫旁组织、附件及盆腔淋巴结一并切除（刘新民，2005）。而国际上较常用的分类和范围主要有以下几种。

1. Piver-Rutledge-Smith 分类 1974年Piver-Rutledge-Smith分类方法将根治性子宫切除术分成5类（表18-2-1）（Piver et al，1974），从切除范围最小的筋膜外子宫切除术，到切除范围最广的扩大根治术，在国内外得到广泛应用，见图18-2-1～图18-2-7。但是这种分类方法也存在不足，如该分类未纳入保留神经的根治术和保留生育功能的手术方式，有待改进和完善。

2. Q-M 分类 由Querleu及Morrow于2007年提出（表18-2-2），该分类是以解剖为基础，根据手术切除的侧向范围而定，阴道长度不影响分类（Querleu et al，2009）。淋巴结切除被单独

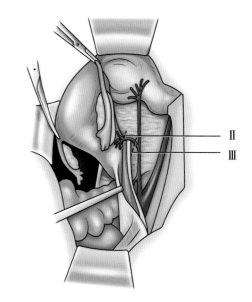

图 18-2-1 Piver-Rutledge-Smith Ⅱ型子宫切除手术，在输尿管内侧处理子宫血管，Ⅲ型子宫切除手术，在髂内动脉分支处结扎子宫血管

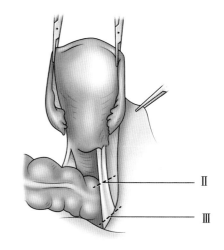

图 18-2-2 Ⅱ型子宫切除手术在子宫与骶骨附着端中位切断子宫骶韧带，Ⅲ型子宫切除手术在靠近骶骨附着处切断宫骶韧带

考虑，并根据根治程度及与动脉解剖的联系分成4级。该分类对每一种类型的关键特征和潜在的主要并发症来源进行了描述，且考虑了保留神经和宫颈旁淋巴结的切除术，适用于开腹、经阴道

表 18-2-1 Piver-Rutledge-Smith 根治性子宫切除术分类	
分型	手术切除范围
Ⅰ 型	筋膜外子宫切除，切除所有宫颈组织
Ⅱ 型	改良根治术，切除50%主韧带和子宫骶韧带，在输尿管内侧处理子宫血管
Ⅲ 型	相当于经典的Wertheim-Meigs手术，切除子宫和全部宫颈，靠盆壁切除主韧带、骶韧带、宫旁以及阴道旁组织和阴道上1/3，常规盆腔淋巴结切除，输尿管游离至进膀胱处
Ⅳ 型	从耻骨膀胱韧带分离输尿管，结扎膀胱上动脉，切除阴道上1/3
Ⅴ 型	扩大根治术，同时行直肠、膀胱或输尿管切除

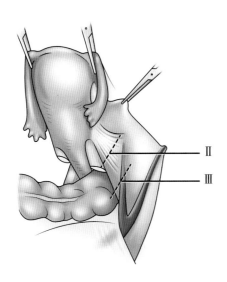

图 18-2-3　Ⅱ型子宫切除手术切除 50% 子宫阔韧带，Ⅲ型子宫切除手术在靠近盆壁处切断子宫阔韧带

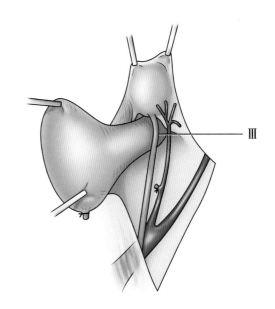

图 18-2-5　Ⅲ型子宫切除手术中输尿管被耻骨膀胱韧带分为上、中、下三部分。耻骨膀胱动脉的一外侧部分被保留下来，维持输尿管远端血供

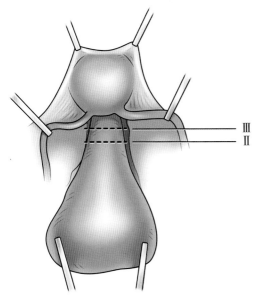

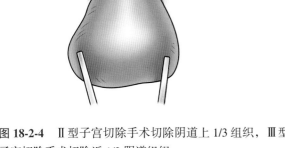

图 18-2-4　Ⅱ型子宫切除手术切除阴道上 1/3 组织，Ⅲ型子宫切除手术切除近 1/2 阴道组织

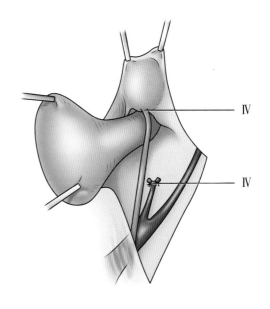

图 18-2-6　Ⅳ型从耻骨膀胱韧带分离输尿管，结扎膀胱上动脉

及腹腔镜或机器人手术。

3. Cibula 分类　该分类包含了保留神经的根治性子宫切除术，并运用解剖学标志从三个方向来规范宫旁切除的范围，包括腹侧宫旁、背侧宫旁、外侧宫旁（表 18-2-3）。其中腹侧宫旁包括子宫上方及下方部分，有输尿管通过；背侧宫旁与直肠间有骶骨子宫间隙，与髂血管之间有直肠旁窝间隔；外侧宫旁的解剖标志为子宫深静脉

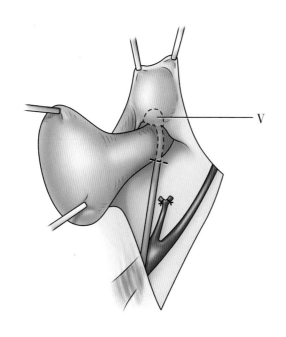

图 18-2-7　V 型扩大根治术，同时切除受侵部分的膀胱或远端输尿管

（Cibula et al，2011）。

二、广泛性子宫切除术后盆底功能障碍的发病机制

一般来说，临床所指的广泛性子宫切除术 + 盆腔淋巴结切除术属于 Piver-Rutledge-Smith 的 Ⅲ 型及 Q-M 分类和 Cibula 分类的 C 型。目前对于广泛性子宫切除术后盆底功能障碍的发病机制，主要有以下几种学说。

（一）神经损伤学说

分布于盆腔器官及盆底肌肉的自主神经主要来源于盆神经丛。该神经丛位于骨盆的深部盆腔脏器的两侧，由来自于腹下神经（交感神经 T_{10}-L_2）、盆神经（副交感神经 S_{2-4}）和躯体神经的神经纤维组成，其最重要的功能就是协调膀胱和

分型	切除范围	输尿管处理
A 型（宫颈旁最少切除型）	宫颈旁组织切除至输尿管内侧，但在宫颈外侧；宫骶韧带及膀胱子宫韧带基本不切除；阴道切除最少（一般 < 1 cm），不切除阴道旁组织	输尿管处理触诊或直接可视（打开输尿管隧道，但不游离于输尿管床）
B 型（切除宫颈旁组织达输尿管）	宫颈旁组织切除达输尿管隧道水平，部分切除宫骶及膀胱子宫韧带；不切除宫颈旁组织中子宫深静脉下方的骶神经丛；阴道切除至少1 cm	暴露并推向外侧
B1	如上描述	
B2	如上描述并宫旁淋巴结切除	
C 型（切除宫颈旁组织至与髂内血管系统交界处）	切除宫骶韧带在直肠水平；切除膀胱子宫韧带在膀胱水平；切除距肿瘤或宫颈下缘1.5～2 cm 的阴道及与之相关的阴道旁组织	完全游离
C1	保留自主神经	
C2	不保留自主神经	
D 型（外侧扩大的切除）	切除宫颈旁组织达盆壁，血管达髂内血管系统以上，暴露坐骨神经根	完全游离
D1	切除宫颈旁组织达盆壁	
D2	D1 加下腹下血管及附属筋膜或肌肉组织（盆腔内扩大切除）	

表 18-2-2　Querleu 及 Morrow 根治性子宫切除术分类

注：所有根治性子宫切除术都与淋巴结切除相结合，淋巴结切除分级如下。1级：髂内及髂外淋巴结；2级：髂内、髂外、髂总及骶前淋巴结；3级：2级加主动脉肠系膜下淋巴结；4级：3级加主动脉肾下淋巴结

表 18-2-3　Cibula 根治性子宫切除术分类

	名称	切除范围	输尿管处理
A型	筋膜外全子宫切除	切除全部宫颈旁组织至阴道穹隆部	不需暴露
B型	改良根治性全子宫切除	不需识别自主神经，下腹下神经丛完整保留。腹侧—输尿管在经过宫旁处暴露，仅能切除腹侧宫旁组织中叶的一小部分；外侧—水平切除1~1.5 cm；背侧—目标是水平切除宫颈背侧1~2 cm，纵向切除边缘在阴道切除水平，但深度不能超过输尿管	暴露并从宫颈分离
C型	C1保留自主神经	外侧—横向边缘：C1、C2外侧界达髂内静脉及动脉的中部水平；纵向边缘：C1阴道静脉（子宫深静脉），C2盆壁（骶骨）腹侧—横向范围：C1 横向切除1~2 cm；C2完全切除至膀胱壁；纵向范围：C1至子宫下方下腹下神经丛膀胱分支；C2根据阴道及阴道旁组织切除水平决定	暴露并从宫颈及外侧宫旁组织分开，仅部分与腹侧宫旁分离（1~2 cm）
	C2不保留自主神经	背侧—横向范围：C1、C2靠近直肠切除至直肠子宫韧带；纵向范围：C1从直肠子宫及直肠阴道韧带中分离下腹下神经，主要的下腹下神经分支被保留，同时直肠子宫韧带及直肠阴道韧带切除的尾侧限制在阴道切除水平的切面；C2 在直肠连接处下方的尾侧宫旁组织全部切除	C2从腹侧宫旁组织至膀胱壁完全游离
D型		与 C2 不同之处仅在外侧宫旁组织切除范围。外侧需结扎髂内动静脉并切除髂内动静脉以及分支，包括臀部、阴部内及闭孔血管等。外侧切除界限由腰骶神经丛、梨状肌、闭孔内肌组成	与 C2 相同，完全游离

肠管的肌肉收缩和舒张（吴义勋等，1994）。通过免疫组化染色发现广泛性子宫切除术神经破坏的程度明显高于全子宫切除手术（Maas et al，2005）。有研究表明，广泛子宫切除手术术后患者下尿路的交感与副交感神经症状可能与术中宫骶韧带、直肠阴道韧带、宫颈旁组织、膀胱子宫韧带尾侧以及阴道组织的切除有关，这也是子宫广泛切除术后膀胱功能障碍的神经源性发病机制（图 18-2-8）（Laterza et al，2015）。

1. 阴道切除长度　有研究显示膀胱功能障碍主要取决于阴道切除长度，而与两侧宫旁组织的切除程度关系不大，故主张手术范围限于阴道上 1/3，避免因切断膀胱阴道韧带中走行的自主神经纤维致膀胱功能障碍（Zullo，2003）。

2. 切断子宫骶韧带　广泛性子宫切除手术术中切断子宫骶韧带导致腹下神经的部分分支破坏，这些被破坏的神经纤维组织中有大部分汇入骨盆神经丛，而骨盆神经丛中有来自第Ⅱ、Ⅲ和Ⅳ骶神经的副交感神经纤维，并含有向心传导的

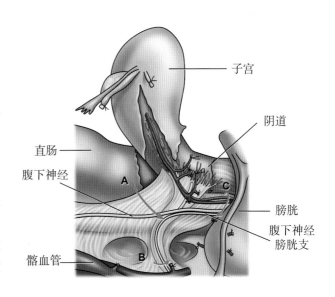

图 18-2-8　手术会损伤的盆腔神经。在广泛性子宫切除术中，A 切断子宫骶韧带及直肠阴道韧带时常常会引起腹下神经的损伤或横断，B 切断主韧带中的子宫深静脉时会损伤盆腔内脏神经，C 结扎及切断阴道血管（阴道旁组织）时会损伤腹下神经丛的膀胱支

感觉神经纤维，这部分神经支配膀胱、肠管和阴道，故术后将不同程度上影响膀胱、肠管和阴道的功能（Todo，2006）。

3. 切断膀胱宫颈韧带 腹下神经丛末梢部分位于膀胱宫颈韧带后部，进入膀胱和邻近的阴道部。广泛子宫切除手术在打开子宫膀胱宫颈间隙时需切断膀胱宫颈韧带，从而切断腹下神经丛的血管和神经，使阴道组织缺乏血管和神经丛供给，造成性功能障碍（图 18-2-9）（Katahira et al，2008）。

4. 切断主韧带 腹下神经丛于主韧带切除部位形成分支进入盆腔深部，术中不可避免地会对浅表神经丛造成破坏。1980 年，Forney 等首先提出避免过度切割主韧带可提高术后膀胱功能的观点，有学者提出使用超声刀切除宫旁组织可显著减少自主神经损伤（Raspagliesi，2004a）。

（二）宫旁组织损伤学说

盆底整体理论用两种稳定状态描述正常尿道和直肠功能，即关闭和开放需定向肌力作用。广泛性子宫切除术损坏了锚定点结缔组织，使得肌力遭到破坏，无法实现力传导，造成器官开放、闭合功能发生障碍。同时，大范围地切除子宫、阴道和宫旁组织，导致膀胱失去支撑而后屈，向骶骨窝过度伸张，膀胱底部与尿道后段形成锐

角，尿液积聚于膀胱不易排出，形成尿潴留（邱晓媛，2008）。而手术过程中未对残留的阴道重新给予足够的韧带支持，或整个盆底功能的薄弱导致了会阴部组织支持能力的下降，可以造成阴道直肠壁的脱垂以及肠疝和直肠膨出，引起排便功能紊乱。此外，术后由于阴道顶端的韧带和筋膜损伤，潜在地改变力的分布，造成力施加于薄弱阴道，易导致阴道顶端膨出。

（三）脏器损伤学说

广泛性子宫切除术中对周围脏器的牵拉或损伤，都会引起一定程度的功能障碍。Ivana 等研究了 536 名因宫颈肿瘤接受广泛性子宫切除术的患者术后泌尿系的并发症发现，术中输尿管及膀胱损伤的发生率分别为 1.32% 及 1.49%，而术后早期膀胱阴道瘘及输尿管阴道瘘的发生率分别为 2.61% 及 2.43%，且疾病的分期、糖尿病、术后感染是这些并发症的高危因素（Ivana S. Likic，2008）。另有学者发现术后由于附着在子宫下段及阴道前壁处大面积被分离而形成的膀胱薄弱部分，及术中被手术者挤揉（拉钩的挤压）所致膀胱组织水肿均会引起膀胱收缩功能减弱（Raspagliesi，2004b）。同时，术中的神经牵拉和压迫、膀胱血供受影响等因素会引起支配的神经发生节段性脱髓鞘病变，从而导致会阴神经终端

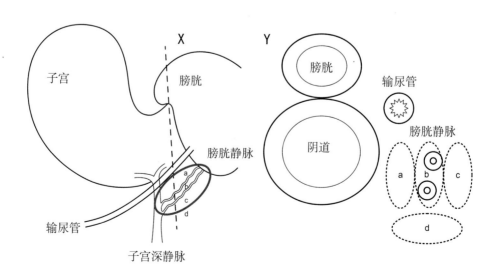

图 18-2-9 膀胱宫颈韧带周围神经节分布。X- 侧切面：a. 内侧；b. 静脉间；c. 外侧；d. 背侧。Y- 横切面：a. 内侧；b. 静脉间；c. 外侧；d. 背侧

运动电位时相延长等改变，继而发生术后尿潴留（Tien-Yow Chuang，2003）。一项基于 1950 年至 2013 年的 meta 分析显示，子宫广泛切除术后的泌尿系统合并症的出现主要源于膀胱、输尿管解剖支持结构的缺失以及局部组织的损伤，膀胱输尿管功能障碍的严重程度与广泛性子宫切除手术的切除范围密切相关（Atallah et al，2014）。

（四）血管损伤学说

有研究认为术中可能因广泛分离等各种原因造成的盆底血管损伤、血流灌注不足，导致肌肉萎缩变性，进而引发盆底支持结构改变，导致女性盆底功能障碍（female pelvic floor dysfunction，FPFD）（Jackson，2006）。

（五）其他相关因素

部分患者在广泛性子宫切除术后，未能很好休息，并过早用力活动，或同时伴慢性咳嗽、便秘等导致腹压升高，进而导致盆底长期受压，此时除盆底筋膜、肌肉、神经被不断牵拉，处于紧张状态不能得到松弛外，盆底局部血供也将受影响，造成上述组织营养不良、变性失去弹性，最终发生盆腔器官脱垂（pelvic organ prolapse，POP）（Arya，2005）。另外，营养因素也与下尿路症状发生密切相关。BMI 及腰、臀围比值增加的肥胖者易发生 LUTS（Swift，2005）。

第三节　临床表现

目前下尿路症状（low urinary tract symptom，LUTS）被用来描述任何年龄、不同性别患者的各种尿路症状，分为尿频、尿急、夜尿增多和尿失禁等储尿期症状，尿线细、射程短、排尿中断、排尿末滴沥和尿潴留等排尿期症状以及排尿后滴沥等排尿后症状三类。

盆底的肌肉、结缔组织和神经成分组成相互关联的有机整体，执行着正常的开合功能，其中结缔组织的作用是被动的，且最易损伤，肌肉的收缩作用是主动的，神经成分像发动机一样起加速作用（Petros，2011）。盆底结构间的非线性作用模式，使得最轻微的结缔组织损伤可以在不同患者中表现为极其不同的症状，从无症状到严重症状，症状的表现形式完全依赖于盆底各组成成分之间的平衡状态。

Katepratoom 等（2014）研究发现广泛性手术的患者多见排尿功能障碍，特别是残余尿量增多及腹压排尿，而放化疗多见储尿功能障碍，如膀胱顺应性下降及膀胱感觉过敏，但两组在下尿路功能障碍的总发生率及尿失禁发生率上并无明显差异。既往研究中（吕爱明等，2017），宫颈癌患者广泛性子宫切除术后 3 ～ 6 个月内主要以排尿功能障碍为主，发生频率最高的是尿不尽（19.28%），而术后 3 ～ 24 个月后则主要以储尿功能障碍为主，在术后 7 ～ 12 个月（28.13%）以及 13 ～ 24 个月（29.71%）内漏尿发生频率最高，此期间患者 1 小时尿垫试验结果亦多于术后 3 ～ 6 个月随访患者。尿急症状（20.29%）则在术后 13 ～ 24 个月内发生频率高于其他随访区间。

除 LUTS 以外，广泛性子宫切除术后便秘发生率亦较术前明显增加（Vierhout，1993）。通过肛肠压力测定，Barnes 等（1991）发现 15 例 I 期宫颈癌患者术前肠道压力及功能均正常，而术后则均出现内括约肌松弛的改变及感觉的减退，且长期随访显示 20% 的患者术后排便问题会持续超过 1 年。而另一项 11 例患者参与的回顾性研究中，Sood 等（2002）证实术后 6 个月的括约肌静息及收缩压均较基线下降，结合其阴部神经末端运动潜伏期均有延长，考虑可能与阴部神经病变有关。同时，他们还发现术后直肠顺应性及感觉阈值有下降的趋势，这是导致患者排便功能紊乱的关键因素，该研究中约 10% 的患者出现继发于肛肠功能异常的中～重度行为改变。由于样本量较小，他们无法评价放疗是否影响排便功能。

但之前的研究显示放疗会引起肛门外括约肌损伤进而导致肛肠运动障碍（Kim，1998）。

另外，妇科肿瘤患者术后性功能障碍普遍存在。广泛性子宫切除术中切断膀胱宫颈韧带的同时也会切断腹下神经丛的血管和神经，使阴道组织缺乏血管和神经丛供给，造成性功能障碍。此外，生殖系统恶性肿瘤的手术常与严重的性心理障碍有关。这些女性不仅仅要克服疾病诊断、治疗及预后带来的恐惧和焦虑，还要面对复发引起的持续恐惧。由于缺乏与医生及同伴的交流，加上性伴侣的恐惧，多数时候患者都不会意识到手术对性功能的影响。Handa 等（2004）描述了性功能障碍的 4 种特征，即性欲下降、阴道干燥、性交痛和性高潮缺失。Jensen 等（2003）一项大规模前瞻性研究对比了 173 例接受广泛性子宫切除术的患者与年龄匹配的对照组的性功能情况，结果发现虽然手术对患者的性兴趣及润滑有持续

的负面影响，但其他的性生活及阴道问题都会随着时间逐渐消退。此外，Grumann 等（2001）采用问卷形式对比了 20 例行广泛性子宫切除术的 I b 期宫颈癌患者与 18 例因妇科良性疾病而行全子宫切除术的患者及 20 例未行手术的健康女性的性功能，结果发现术前宫颈癌组的性功能较其他两组稍高，但又随着术后时间增加而逐渐下降，相反，良性疾病组患者性功能却在稳定提高。Plotti（2011）也采用了相同的研究方法，结果发现 76% 的宫颈癌患者及 83.7% 的良性疾病患者在术后恢复性生活，虽然宫颈癌患者术后在症状感受、身体形象及阴道功能方面的症状较对照组更严重，但其总的性行为及性享受评估与良性疾病患者相比无显著差异。另一项研究证明，相比于根治性放疗或放化疗组，广泛性子宫切除手术组患者术后性生活更加活跃，且性功能障碍发生率更低（Noronha et al，2013）。

第四节　病情评估

女性 LUTS，同一病因可导致不同的临床症状，而同一临床症状也可能是不同的病因所致，因此全面的临床评估有助于帮助医生作出正确的诊断，进行针对性的治疗，提高治愈率。

一、尿动力学检查

（一）尿流率检查

尿流率测定可间接反映排尿过程中膀胱的收缩和尿道括约肌协同开放情况，可用于评估膀胱、尿道的功能。根据尿流率曲线形态可以判断患者是否存在腹压排尿：尿流率曲线呈多个间断波形，中间停顿，排尿时间延长。正常女性尿流率曲线表现为连续平滑的钟形曲线，采用尿量 ≥ 150 ml 时 Qmax < 15 ml/s 和（或）残余尿量 > 50 ml 作为女性排尿困难的判定标准，但现在还暂无对于广泛性子宫切除术后患者的标准尿流率曲线划定，以及排尿困难的判定标准。虽然尿

流率不能判定排尿困难的原因，不管是逼尿肌收缩力低下还是膀胱出口梗阻，且尿流率检查结果容易受到外界或患者自身因素的干扰，但作为一种无创性、性价比高的检查项目，尿流率仍是门诊对 LUTS 的一线筛查项目，并且可以根据尿流率结果判定哪部分患者需要进一步检查或治疗。

（二）充盈期膀胱压力-容积测定

充盈期膀胱压力 - 容积测定（cystometrogram，CMG）是最常见的尿动力学检查项目，主要测试储尿期膀胱逼尿肌的功能。目前多数尿动力仪都能同时测定膀胱压、直肠压、逼尿肌压和括约肌肌电图，其主要检测项目有压力（膀胱压、直肠压、逼尿肌压），膀胱感觉（最初排尿感、正常排尿感、强烈排尿感、急迫排尿感和疼痛），膀胱容积（最大膀胱测压容量、功能性膀胱测压容量、最大膀胱容量），膀胱顺应性，膀胱活动性（正常、过高如逼尿肌过度活动），膀胱收缩性。同时可以测定逼尿肌漏尿点压力（detrusor leak point pressor，DLPP）和腹压漏尿点压力（abdominal leak point pressure，ALPP），其中前者主要用于预测神经源性膀胱患者上尿路发生损害的危险性，当 DLPP ＞ 40 cmH$_2$O 时，就有可能危害上尿路。

在子宫广泛切除术后 7 ～ 24 个月的患者中，储尿期症状患病率常高于排尿期症状，临床上 CMG 主要用于检测膀胱过度活动症（overactive bladder，OAB）和压力性尿失禁（stress incontinence，SUI）。逼尿肌过度活动主要用于判断 OAB，但部分 OAB 患者的 CMG 检测并未发现有逼尿肌过度活动的证据，而是膀胱感觉传入神经过敏所致，亦可能有其他原因；且膀胱感觉对检测者和被检测者来说都是较难理解判定的，所以逼尿肌过度活动不能作为 OAB 诊断的金标准。尿动力学检查中的 ALPP 主要用来测定 SUI，常用的 ALPP 测定方法有 2 种，即 Valsalva 漏尿点压力（valsalva leak point pressure，VLPP）测定和咳嗽诱导漏尿点压力（cough-induced leak point pressure，CILPP）测定。有研究认为，在子宫广泛切除术后患者中，尿道括约肌压力的异常变化是漏尿发生的关键因素，也可作为术后尿动力评估的关注点之一（Laterza et al，2015）。

（三）排尿期压力-流率测定

排尿期压力 - 流率（pressure - flow rate during urination，P/Q）测定可以检测排尿期逼尿肌收缩功能和流出道阻力，是目前对排尿功能进行定量分析的最好方法，ICS 和国际前列腺增生咨询委员会均推荐其为诊断膀胱出口梗阻（bladder outlet obstruction，BOO）的标准方法；CMG 和 P/Q 的连续测定可以测试逼尿肌与尿道括约肌的协同性，临床上常将这两个阶段的测定连续完成，以完整、充分地反映下尿路功能。

目前尚未建立广泛认可的女性 BOO 诊断标准，更没有子宫广泛切除术后女性的 BOO 诊断标准，在排尿情况下，如果逼尿肌收缩良好，而膀胱颈不开放或开放不全，判断为原发性膀胱颈梗阻；如果逼尿肌收缩及膀胱颈开放均良好，而尿道膜部开放不良，则判断为尿道外括约肌痉挛或假性逼尿肌外括约肌协同失调；如果逼尿肌收缩无力，膀胱颈开放良好而膜部开放不良，则为外括约肌痉挛症或远端尿道缩窄症；以上 3 种异常均为膀胱出口功能性梗阻。国内瞿创予教授等认为 P/Q 测定、Schaefer 列线图、AG 数等可用于女性 BOO 的诊断，但在梗阻定性时需行改良，大致降低 I 级，即 0 级无梗阻，I 级为可疑梗阻（灰区），II ～ VI 级为梗阻。采用改良苄胺唑啉尿道压力分布测定试验能确定内括约肌水平的功能性梗阻，用 α 阻滞剂后尿道闭合压下降，尿流率增加，残余尿减少，此试验较之单纯膀胱颈不开放的影像学改变更能说明功能性梗阻的本质（瞿创予 等，2000）。

（四）尿道压力测定

尿道压力测定主要反映储尿期女性近端尿道和男性后尿道的尿液控制能力，因此可用于各种尿失禁和遗尿症患者的检查；同时通过检查储尿期可以间接反映排尿期的尿道功能，为膀胱出口梗阻的诊断及梗阻定位提供参考。常用的有静态尿道压力描记（rest urinary pressure profile，RUPP）、加压尿道压力描记、排尿性尿道压力描记等，其中最常用的是 RUPP，其各项参数中，被广泛认可的是最大尿道闭合压。

在女性急迫性尿失禁患者中，通常无异常 RUPP 曲线出现；而在女性 SUI 检测中，RUPP 可以提供有意义的信息，但 RUPP 结果受年龄、绝经与否的影响，可产生较大的个体差异，导致其对女性 SUI 的诊断出现假阳性或假阴性，因此 RUPP 不能作为 SUI 的诊断标准。

（五）肌电图检查

盆底及尿道外括约肌的肌电图检查可以反映尿道外括约肌的功能状态，当怀疑或已确定存在外周或中枢神经系统疾病、功能性排尿障碍时，在行尿动力学检查时可以同时进行肌电图检查。在储尿期，外括约肌肌电活动自发性下降或消失，应考虑为不稳定尿道；如在排尿期肌电活动不消失或消失不全，则可能存在逼尿肌－尿道外括约肌协同失调。

二、B型超声检查

经腹超声残余尿量测定是排尿后立即B型超声测定膀胱内残余尿量。膀胱残余尿测定一般用椭圆形体积公式计算，即膀胱残余尿量=1/2（上下径×左右经×前后径）。正常人群排尿后膀胱残余尿量≥50 ml时即尿潴留，子宫广泛切除术后患者，尿潴留判定标准为≥100 ml。残余尿的出现表示患者膀胱排尿功能已经代偿不全，残余尿量与下尿路梗阻程度成正比。在治疗过程中，重复测残余尿量可用来判断疗效。超声法测量残余尿量方法简易、报告迅速，无须导尿，被公认为一种常规的残余尿量测量方法，特别是在子宫广泛切除术后患者的临床监测中广泛应用。

三、盆底神经电生理检查

盆底功能分为基础的盆底电生理功能和压力控尿功能、张力支持功能、生殖与性功能，在出现压力控尿功能障碍症状——漏尿、张力支持功能障碍症状——盆腔器官脱垂、生殖与性功能障碍症状——阴道痉挛或性冷淡等之前，盆底电生理功能已经发生相应功能障碍变化。当盆底肌肉在受到腹腔压力增加或者是重力增加时，抑或是盆底肌肉筋膜结构直接受到手术等因素损伤时，盆底肌肉代偿性增加肌肉收缩的力度或时间，当盆底肌肉长久超负荷收缩时，肌肉微循环障碍，势必有缺血缺氧改变，失代偿后，肌肉的收缩使肌肉的疲劳度增加，造成肌肉的持续收缩能力下降。

（一）盆底神经电生理检查方法

盆底功能客观指标检测具体方法（法国VIVALTIS公司生产的U8及8-plusPHENIX神经肌肉刺激治疗仪为例）：将压力探头置于患者阴道内，设定检测方案，收缩1 s、放松1 s、5次为一组，共连续检测4组；收缩6 s、放松10 s、1次为一组，共连续检测4组；组间休息20 s，测得盆底压力信号。再将肌电探头置于患者阴道内重复上面检测，测得盆底肌电信号。最大肌电位值计算方法：盆底肌肉最大力收缩时，所有参与肌纤维去极化电位的组合中的最大瞬间值。电生理疲劳度用面积法计算：一定时间内肌肉收缩时肌电位综合值除以理论值的百分比，单位是0-负值%。正常Ⅰ类肌纤维肌力是要求肌肉在规定的6秒内，用最大肌力的40%持续收缩6秒，见图18-4-1；正常Ⅱ类肌纤维肌力是要求肌肉在规定的15秒内，最大力收缩1秒，然后休息1秒，连续5次，见图18-4-2。盆底肌力测定是将电子张力器置入患者阴道内，缓慢张开度数，测得患者收缩曲线和张力值；将电子张力器角度调整为5度状态，嘱患者用最大力收缩盆底肌，并保持10秒，得出5度收缩力；再将电子张力器角度调整为10度，同法得出10度收缩力，见图18-4-3。

盆底肌电及盆底张力判断标准：盆底动态压力正常值为80～150 cmH$_2$O，盆底肌电位值正常值为20～30 μv，盆底Ⅰ类及Ⅱ类肌纤维肌力正常值为4～5级，Ⅰ类及Ⅱ类肌纤维疲劳度正常值为0。盆底肌静态张力正常值为221～295 g/cm^2，盆底肌动态张力正常值为450～600 g/cm^2，5度时盆底肌收缩力正常值为200 g/cm^2，10度时盆底肌收缩力正常值为200 g/cm^2，Ⅱ类肌纤维反射角度正常值为＜5度。

（二）宫颈癌患者RH术后盆底电生理特点

在2017年针对广泛性子宫切除术后患者盆底功能的研究中（吕爱明等，2017），半数以上患者在术后3～24个月内的盆底肌电及盆底张力测定结果低于正常，其中，盆底肌电位［（10.34±5.50 μv）］、Ⅰ类肌纤维疲劳度［（3.62±3.83）%］在广泛切除术后7～12个月最差，而阴道动态压力则在术后13～24个月降至最低［（73.76±27.00）cmH$_2$O］。盆底电生理指标因为其较盆底功能障碍疾病临床症状出现早，可以作为宫颈癌患者术后盆底功能障碍的筛查和早期诊断指标。因为各种因素造成的术后盆底功能障碍均会出现上述指标改变，通过去除诱因和增加电生理功能治疗，这些指标可以恢复到正常或改善，所以上述指标也可以作为宫颈癌患者广泛性子宫切除术后盆底功能障碍的预防和治疗评价指标。

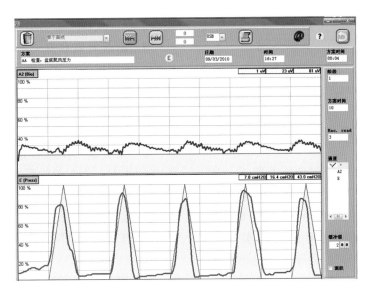

图 18-4-1 I 类肌纤维肌力检测图

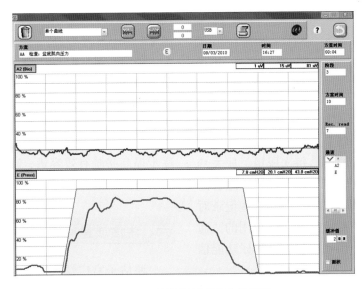

图 18-4-2 II 类肌纤维肌力检测图

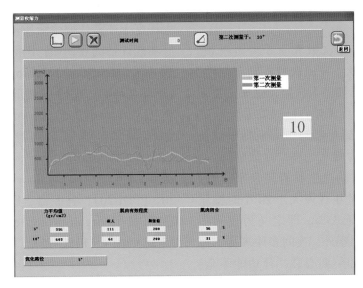

图 18-4-3 盆底张力检测图

四、尿垫试验

尿垫试验指一定时间内，被试者在主观抑制排尿的前提下，通过进行某些特定的运动后出现的尿液漏出而造成的尿垫重量增加的现象。临床上主要用于诊断压力性尿失禁。目前常用 1 小时尿垫试验。

1 小时尿垫试验（国际尿控协会推荐方案）为：试验持续 1 小时，试验一旦开始患者不能排尿。试验前：预先在会阴放置经称重的干燥尿垫。试验初期 15 分钟：患者喝 500 ml 白开水，卧床休息。以后的 30 分钟，患者行走，上下台阶。以后 15 分钟，患者应坐立 10 次，用力咳 10 次，跑步 1 分钟，拾起地面 5 个小物体，再用自来水洗手 1 分钟。在试验 60 分钟结束时，将放置的尿垫称重，要求患者排尿并测尿量。

五、排尿日记

排尿日记又称频率/尿量表，指在不改变生活状态和排尿习惯的基础上，连续记录（一般 72 小时）摄入液体和排尿时间、每次尿量、尿失禁次数及漏尿量等指标，它较为客观地反映患者的排尿状态；记录尿急和漏尿的次数，这些记录对评估排尿异常和随访治疗效果是非常有用的。通过排尿日记，可以评估得到很多患者泌尿功能信息，例如：

1. 多尿 如 24 小时尿量大于 40 ml/kg 体重即可确定多尿。结合液体摄入量，来鉴别生理性与病理性多尿。

2. 尿频 日间排尿次数大于 8 次为尿频。结合每次尿量伴随症状、夜尿次数鉴别多尿性、意识性与病理性尿频。如白天尿频，夜尿正常则考虑尿频与意识有关，需调整自己的排尿行为。

3. 夜尿 从入睡到早起被迫醒来排尿称夜尿，大于等于 2 次即为异常，称"夜尿症"。与"夜间多尿"不同，尿的产生具有昼夜节律性，昼多夜少，如夜间尿量年轻人大于 24 小时排尿量的 20%，老年人大于 33%，即定义为夜间多尿。在排除液体摄入因素外，夜间多尿多提示存在体内水潴留因素，如早期心衰、肾功能不全、胸腹腔积液及一些血管功能障碍性疾病。

4. 膀胱有效容量（功能容量） 膀胱每次排出的平均尿量，正常成人 300 ~ 500 ml。如每次尿量均小于 300 ml，甚至不足 150 ml，提示膀胱有效容量缩小，表现尿频、尿急、甚至排尿困难等许多症状。

5. 尿失禁 排尿日记可以提供诊断尿失禁类型的线索，如在搬物品或大笑等腹压增高时出现的漏尿多提示压力性尿失禁。听到水声或去卫生间的途中出现的漏尿多提示急迫性尿失禁。如膀胱有效容量缩小也要考虑是否为充溢性尿失禁。

6. 肾功能 了解肾功能的方式很多，排尿日记也是一种自测方法，多饮后多尿，尿色清亮；少饮时尿少，尿少时色重、异味，这是肾浓缩与稀释功能肾良好的表现，并非病态。

同时，排尿日记作为一种行为治疗手段，在医生指导下使患者认识、改变自己的不良排尿模式，起到一种反馈性治疗的效果。以基线时的排尿日记为对照，逐步延长排尿间隔，并学习抑制尿急感觉，恢复到间隔 3 小时的正常排尿模式，逐步提高膀胱有效容量，减少排尿次数，提高生活质量。

六、生活质量问卷

评估子宫广泛切除术后患者 LUTS，除了客观量化的检查手段，如 B 超、尿动力学检查、尿垫试验等，衡量患者术后主观感受生活质量，很大程度上还需依据生活质量评估问卷，常用的盆底功能评估问卷，如：国际尿失禁咨询委员会问卷（the International Consultation on Incontinence Questionnaire，ICIQ）、膀胱过度活动症症状评分表（overactive bladder symptom score，OABSS）、盆底障碍影响简易问卷 7（pelvic floor impact questionnaire-short form 7，PFIQ-7）、盆底功能障碍问卷（pelvic floor distress inventory form 20，PFDI-20）、盆腔器官脱垂/尿失禁性功能问卷（Pelvic organ prolapse/urinary incontinence questionnaire，PISQ-12）。

第五节　临床治疗

临床上对于子宫广泛切除手术后患者尿潴留的常规护理为长期留置导尿，并辅以膀胱训练、盆底肌肉训练、物理治疗、药物治疗等多种手段综合治疗。而对于患者术后远期出现的尿失禁、尿不尽等症状，临床上则通常会根据患者个体情况，选择物理治疗或行为训练等无损伤性的治疗手段。

一、行为训练

LUTS 在子宫广泛切除术后患者中常见，严重影响患者生活质量，而行为训练即是针对 LUTS 的一种简单且有效的治疗方法。行为训练包括生活方式的干预、膀胱训练和盆底肌肉训练等。

（一）生活方式干预

生活方式干预包括控制水的摄入量和摄入时间，全天饮水量要均匀分配，避免一次性大量饮水，一般要分 6 ~ 8 次饮用，睡前不宜饮水；要限制含乙醇、碳酸、甜味剂、茶碱、咖啡因食物及饮料的摄取；养成良好的排便习惯，多摄入膳食纤维，保持大便通畅，规律排便，避免长期便秘过度腹部加压排便；保持合理体重，避免超重，增加盆底压力；戒烟限酒。

（二）膀胱训练

膀胱训练的主要目的是抑制膀胱不稳定收缩，增加膀胱容积，白天适当多饮水，定时排尿，尽量延长排尿间隔时间，尿意感明显时要设法分散注意力，待尿意感消失或减轻后再排尿。可以通过缓慢腹式呼吸或简单的自我激励来分散尿急时注意力。

（三）盆底肌肉训练

盆底肌肉训练即 Kegel 训练，是由阿诺尔德·凯格尔（ArnoldKegel）博士于 1948 年发明的，用于治疗尿失禁而进行的耻 - 尾骨肌肉群锻炼方法，以达到增加尿道阻力之目的，还可以恢复骨盆肌的紧张力，并且可以刺激生殖器区使其增加血流量，从而改善性功能。

Kegel 训练具体方法为，训练者仰卧于床上，将一个手指（亦可采用阴道哑铃等代替手指）轻轻插入阴道，尽量将身体放松，然后主动收缩肌肉夹紧阴道内手指，在收缩肌肉时吐气，即能够感到肌肉对手指的包裹力量；当放松肌肉时吸气，集中精力感受肌肉的收缩与放松。当可以确切地通过收缩肌肉夹紧阴道内手指后，即可不再借用阴道内手指感觉训练。每次肌肉持续收缩 3 秒钟，放松 3 秒钟。Kegel 训练熟练后，不必固定为仰卧位训练，在任何时候都可以进行 Kegel 练习，可采取仰卧位、半卧位、坐位、站立位等任何体位练习。Kegel 训练每次训练 15 分钟，每天两次，目的在于逐渐能够增多肌肉收缩次数增加收缩强度，逐渐从紧缩肌肉 3 秒钟到收缩 5 ~ 6 秒钟。Kegel 训练时应避免腹肌加压，训练过程也可以结合阴道哑铃等训练器材练习。

虽然行为训练是一种非常有效又简单可行的治疗方法，但对于一些患者有时还是需要配合药物治疗或神经肌肉刺激治疗。

二、药物治疗

（一）尿潴留

针对子宫广泛切除术后尿潴留的药物治疗主要以增强膀胱平滑肌收缩为机制，如溴地斯的明等，但由于子宫广泛切除手术主要引起神经损伤，所以对于增强术后尿潴留患者膀胱平滑肌收缩的药物治疗效果有限，可酌情应用。

（二）急迫性尿失禁

1. 抗胆碱药物　是治疗急迫性尿失禁的一线药物，其作用机制为竞争性抑制乙酰胆碱与胆碱能受体的结合，从而抑制膀胱逼尿肌收缩、增加膀胱容量，改善患者尿频、尿急、夜尿及尿失禁现象。第3届国际尿失禁咨询委员会（ICI）综合对药物的评估后，A级推荐的抗毒蕈碱药物有：奥昔布宁（oxybutynin）、托特罗定（tolterodine）、曲司氯铵（trospiumchloride）、达非那新（darifenacin）、索利那新（solifenacin）、丙哌维林（propiverine）。

（1）奥昔布宁：是M胆碱能受体阻滞药，能竞争性抑制膀胱平滑肌上的乙酰胆碱和神经节后胆碱能受体结合位点，松弛膀胱平滑肌，已在临床应用多年，其有效性得到了广泛证实，但约有80%患者出现口干等药物不良反应，高达83%的患者因不能耐受不良反应而停药。目前临床已有奥昔布宁凝胶制剂，2009年通过美国FDA批准，疗效与口服制剂相当，不良反应明显减少（Vozmediano-Chicharro，et al，2018）。

（2）托特罗定：为竞争性M胆碱受体拮抗剂，对膀胱的选择性高于唾液腺，因而不良反应小，其耐受性高于奥昔布宁。

（3）曲司氯铵：是季胺盐化合物，作用于胆碱能神经所支配的效应器上M受体，能拮抗乙酰胆碱对M受体的作用，具有解痉作用。其副交感神经阻滞作用可以舒张膀胱平滑肌，增加膀胱容量。本品脂溶性低，不易通过血脑屏障，不会产生中枢神经系统不良反应，疗效与奥昔布宁相当，但不良反应明显少于托特罗定。

（4）达非那新：是选择性M_3受体阻滞剂，对M_3受体的选择性比其他受体亚型高数十倍，抑制膀胱收缩的同时，不产生认知功能损害及心血管的不良反应，临床耐受性好，是老年患者的理想药物。

（5）琥珀酸索利那新：在膀胱，M_2受体是主要的胆碱受体，而M_3受体在功能上更加重要，直接介导逼尿肌收缩。M_2受体主要在病理状态下引起膀胱收缩，如神经损伤、糖尿病和老化。治疗膀胱过度活动症的药物应对M_3受体有良好的拮抗作用，且对M_3受体有高度选择性。琥珀酸索利那新是一种新型的特异性M_3受体阻滞剂，其对膀胱M_3受体的亲和力是其对唾液腺的6.5倍左右，可以选择性拮抗乙酰胆碱与M_3受体的结合能力，其主要的机制为诱发钙离子耦合激活膀胱逼尿肌，能够明显缓解膀胱过度活动症患者的尿频、尿急和急迫性尿失禁症状，并且副作用少，很少出现视力模糊、皮疹、心悸、口干等症状，不良反应率低。从半衰期看，琥珀酸索利那新半衰期较长，可达到68小时，每天给药一次即可，可提高患者治疗依从性，值得在临床推广。

抑制抗胆碱治疗失败的可能的药物原因包括：①剂量不够；②副作用限制了足够的剂量；③阿托品抵抗性收缩；④用高选择性M_3受体时，非M_3受体介导的逼尿肌收缩；⑤M_3或M_2受体上调；⑥肌源性而非神经源性病因；⑦由于患者的基因变异，在一特殊患者应用的某一种药物的效果可能不如另一患者。

初始药物治疗失败后患者的治疗选择包括：①重新确认；②更多的行为调节；③增加药物剂量；④加用另一种药物；⑤更换制剂；⑥改变治疗方法；⑦推荐患者进行重新评价（沈周俊等，2014）。

2. β₃肾上腺受体激动剂　米拉贝隆于2012年6月被FDA批准为治疗膀胱过度活动症，其作用机制是兴奋膀胱β₃受体增大膀胱容量、抑制膀胱不自主收缩，不良反应主要有高血压、口干、便秘、头痛，但口干的发生率较低。因其不良反应少，安全性高，故适用于不能耐受其他药物不良反应的患者和体质衰弱的老年人。

子宫广泛切除术后患者急迫性尿失禁的药物治疗选择应从最经典的奥昔布宁或托特罗定开始，进一步再使用选择性更高，不良反应更小的索利那新、曲司氯铵、达非那新等。

三、物理治疗

（一）神经肌肉电刺激治疗

1. 不同盆底电刺激治疗方案对宫颈癌广泛性子宫切除术后患者近期盆底功能的作用　对于宫颈癌广泛性子宫切除术后尿潴留的治疗，其低频电刺激的原理是，通过放置于腹部皮肤的电极，应用脉冲电流形成刺激因素，强化整个盆底肌群，使膀胱肌肉产生运动而引起膀胱逼尿肌收缩和尿道内括约肌松弛，引起排尿；经低频电刺激治疗后，盆底肌力得到了极大的加强；此外，低频电刺激还同时改善包括膀胱、尿道在内的盆腔组织的血液循环，促进手术创伤的愈合；再者，电流刺激膀胱的支配神经，也可加快支配膀胱和尿道的神经功能的恢复（王平，2012）。

手术后神经损伤的治疗存在两种机制：一种是由于膀胱逼尿肌乏力导致的尿潴留，主要的治疗是促使膀胱逼尿肌活跃，由于膀胱逼尿肌与内括约肌受交感与副交感神经支配，而在排尿期，交感神经的作用比较其次，副交感神经占主导作用，骶 2～4 神经发出的盆神经中富含副交感神经纤维的兴奋可使逼尿肌收缩、膀胱内括约肌松弛，促进排尿（陈丽君，2009），故此治疗是将神经肌肉刺激治疗仪 A1 通道连接两个大电极片，将电极片分别放在 S_3 神经位置和耻骨上膀胱区位置，电刺激频率为 35 Hz，脉宽 200 μs，每次治疗 30 分钟，每日两次；二是采用内啡肽镇痛程序，放松腹部及盆底肌肉，并含镇痛效果（张巍颖等，2012），从理论上说，对于产后和一般手术后由于疼痛、感染因素导致的肌肉紧张（Zhong，2011）较实用，其治疗程序为电刺激频率为 1/4/1 Hz，脉宽 270/230/270 μs，每次治疗 30 分钟，每日两次。针对 RH 术后盆底功能电刺激治疗的研究结果表明（吕爱明，2017b），在广泛性子宫切除术后尿潴留的预防性治疗中，采用第一种方案效果更佳，可能的原因是宫颈癌患者术后尿潴留的主要原因是手术中盆底组织、血管、神经的损伤，而并非患者术后肌肉紧张，所以采用神经肌肉修复电刺激方案更能缩短患者术后保留尿管时间，并且提高术后盆底综合肌电指标。

2. 盆底电刺激治疗对宫颈癌广泛性子宫切除术后患者近期排尿功能的影响　盆底电生理治疗基于治疗方法的无创性，越来越被广大盆底功能障碍患者所接受。盆底肌肉的电刺激治疗，可以改善神经、肌纤维、血管周围的缺血缺氧情况，增加肌肉血供，增加盆底横纹肌中抗疲劳的肌纤维数量，增加肌纤维的肌力，改善神经传导，引起神经肌肉电生理改变。分析应用低频电刺激改善患者 LUTS 的原理是：①通过电刺激尿道括约肌收缩，促进自主排尿功能的恢复；②

电流还可刺激骶神经等膀胱的支配神经，从而促使神经功能及膀胱肌肉恢复以达到促进手术后膀胱功能的恢复，改善患者术后 LUTS；③在治疗时，放置于腹部的电极可通过不同频率的电流刺激，反射性增强盆底肌的收缩，在使整个盆底肌群得到强化的同时，也改善了包括膀胱、尿道在内的控制肌群，且盆腔组织的血液循环得到改善，对促进膀胱表面手术创伤的愈合，促进膀胱功能的恢复也起到了重大的作用。

国内 2017 年一项针对子宫广泛切除术后患者尿潴留治疗的前瞻性研究中（吕爱明，2017b），基于患者术后近期阴道内伤口尚未愈合的考虑，采用经皮电刺激治疗，将电极片置于膀胱区及骶 3 区，通过膀胱充盈时给予患者不同参数的电刺激治疗，刺激膀胱压力感受器，促进尿道括约肌收缩，促进患者自主排尿功能的恢复。另一方面，电流也同时刺激患者骶 3 区神经，这一区域神经也支配、营养着盆底脏器与肌肉，促使膀胱功能的恢复，提高患者术后盆底功能，有效预防术后尿潴留的发生。研究中干预组 1 术后尿管留置时间短于其他两组；干预组 1 及 2 术后 14 天 B 超测量的残余尿量均少于对照组；干预组 1 术后 28 天最大尿流率、平均尿流率均高于对照组。说明给予宫颈癌患者早期盆底电刺激干预性治疗，能够显著提高患者术后近期的排尿功能，且干预组 1 方案（35 Hz/200 μs/20 min）治疗效果更佳。此研究结果使得宫颈癌患者术后早期常规进行康复治疗，改善排尿功能成为可能。

另一方面，女性盆底功能障碍性疾病发病过程中，盆底电生理特性改变是盆底组织损伤的早期表现，当易感个体暴露于外界致病因素环境条件下，盆底损伤的发病过程为：盆底组织细胞出现生物化学变化（细胞缺血血氧性改变等）→细胞电生理特性改变（肌电信号等）→组织生物力学变化（盆底动态压力等）→盆腹动力学发生变化→盆底脏器出现病理解剖学变化→影响机体生理功能→临床出现一系列变化。盆底电生理改变是先于患者临床症状出现的，而从根本上改善患者盆底电生理指标，也可以从源头预防盆底障碍性疾病的发生。

3. 低频电刺激在肿瘤患者中应用的安全性

研究 生物电现象是生命活动的基本属性，机体的一切生活中都伴随着生物电的产生，生理强度电刺激对多种细胞的细胞迁移行为可产生重要影响，不同的电流、脉宽、频率及强度对细胞的影响也不尽相同。低频电流对肿瘤细胞究竟会产生怎样的影响？是否会促进肿瘤细胞的侵袭转移？国内体外细胞实验结果表明，低频电刺激对宫颈癌细胞的增殖力、侵袭转移力无明显影响，通过给宫颈肿瘤动物模型直接进行电刺激，与对照组相比，并未促进肿瘤明显增长（王世言 等，2016）。国外研究者应用电刺激帮助恶性肿瘤患者治疗和术后康复至今已有十余年，尚未发现电刺激治疗可诱发肿瘤细胞生长的证据（Yang et al，2012）。现今普遍的认识是，完全切除肿瘤，所有治疗完成后，可以行电刺激等康复性治疗。

四、手术技术改进

子宫广泛性切除手术虽然在一定程度上提高了患者生存率，但由于手术范围大，术后盆底功能障碍，特别是 LUTS 等并发症，严重影响患者生活质量，其主要原因即是术中切断或损伤了支配膀胱和直肠的自主神经。近年来，女性宫颈癌发病年龄趋于年轻化，保留盆腔自主神经的广泛性子宫切除术（never sparing radical hysterectomy，NSRH）因为其既可以降低患者术后并发症发生率，又可以提高患者术后生活质量，亦不影响手术根治效果，在临床工作中越来越被关注。NSRH 对于改善术后膀胱功能障碍的疗效以及手术的安全性已经在国内外研究中得到证实，是一种体现了个体化、人性化的手术模式。

NSRH 的手术目的是在达到子宫广泛切除手术范围的情况下，最大限度保留盆腔自主神经，术中应注意以下几方面：处理骶韧带时避免损伤其外侧的腹下神经；贴近盆壁切断主韧带时避免损伤盆腔内脏神经；在处理膀胱宫颈韧带、阴道组织时，避免损伤其膀胱支和下腹下神经丛。

通过 NSRH 术式，可以改善宫颈癌患者术后膀胱功能、直肠功能和性生活质量，效果显著，但目前该术式尚不成熟，未形成标准术式。对术者的手术技巧要求较高：不但要有丰富的 RH 手术经验，还要充分掌握盆腔自主神经解剖结构和功能基础。另外，NSRH 术式是否会影响宫颈癌患者远期生存率和复发率，还需要进一步研究和循证医学的论证。

子宫广泛切除术后 LUTS 的发生发展主要由于手术特殊损伤造成，术后 LUTS 治疗还是以物理康复、药物辅助治疗为首选。当然，对于合并盆腔器官脱垂或 SUI 的病例，针对盆腔器官脱垂的矫正手术是合理需要，但手术应充分考虑上一次子宫广泛切除手术对于患者盆底结构的改变影响，个体化设计手术方案。对于术后合并急迫性尿失禁的患者，因手术治疗费用高且具有侵入性，骶神经调控（sacral neuromodulation，SNM）仅适用于行为治疗和药物治疗效果不佳或难以耐受药物不良反应的严重急迫性尿失禁患者及伴有以下症状且长期保守治疗无效的患者：膀胱逼尿肌受损的患者；骶上脊髓损伤所导致 OAB；伴有间质性膀胱炎；严重尿频尿急综合征；严重盆底疼痛。SNM 及膀胱镜引导下逼尿肌 A 型肉毒毒素注射术，可以应用于子宫广泛切除术后患者急迫性尿失禁的治疗，但尚需大样本数据支持。

（王建六 吕爱明）

参考文献

陈丽君，2009. 生物反馈联合电刺激疗法预防和治疗Ⅲ型子宫切除术后下泌尿道功能障碍 [J]. 实用医学杂志，25（15）：2477-2478.

瞿创予，等，2000. 女性原发性膀胱颈梗阻 [J]. 江苏医药，26（6）：420-422.

刘新民，2005. 妇产手术学 [M]. 3 版. 北京：人民卫生出版社：253-294.

吕爱明，等，2017. 子宫颈癌患者Ⅲ型子宫切除术后盆底功能状况调查 [J]. 中国妇产科临床杂志，18（2）：117-119.

邱晓媛，2008. 经腹全子宫切除手术对盆底功能的影响 [J]. 国际妇产科学杂志，35：92-94.

沈周俊，等，2014. 膀胱过度活动症的治疗新进展 [J]. 现代泌尿外科杂志，19（10）：640-643.

王平，2012. 宫颈癌保留盆腔自主神经的广泛性子宫切除术［J］．中华妇幼临床医学杂志，6（8）：262-263.

王世言，等，2016．低频电刺激对人子宫颈癌 SiHa 细胞增殖及迁移能力的影响［J］．中国妇产科临床杂志，17（2）：151-153.

吴义勋，等，1994．宫颈癌根治术对盆丛神经的损伤及其预防［J］．中华肿瘤杂志，16：465-468.

张巍颖，等，2012．经皮低频脉冲电刺激治疗女性慢性盆腔痛 35 例临床观察［J］．临床医药实践，21（6）：422-424.

Arbyn M，et al，2011. Worldwide burden of cervical cancer in 2008［J］．Ann Oncol，22（12）：2675-2686.

Arya LA，et al，2005．Pelvic organ prolapse，constipation，and dietary fiber intake in women：A case-control study［J］．Am J Obstet Gynecol，192（5）：1687-1691.

Atallah D，et al，2014．Lomplications urinaires fonctionnelles après chirurgie utérine radicale.［J］．J Med Liban，62（3）：156-167.

Barnes W，et al，1991．Manometric characterization of rectal dysfunction following radical hysterectomy［J］．Gynecol Oncol，42（4）：116-119.

Chuang TY，et al，2003．Neurourological changes before and after radical hysterectomy in patients with cervical cancer［J］．Acta Obstetriciaet Gynecologica Scandinavica，82（10）：954-959.

Cibula D，et al，2011．New classification system of radical hysterectomy：emphasis on a three-dimensional anatomic template for parametrial resection［J］．Gynecol Oncol，122（2）：264-268.

Derks M，et al，2016. Long-term Pelvic Floor Function and Quality of Life After Radical Surgery for Cervical Cancer：A Multicenter Comparison Between Different Techniques for Radical Hysterectomy With Pelvic Lymphadenectomy［J］．Int J Gynecol Cancer，26，8：1538-1543.

Fujii S，et al，2007．Anatomic identification and functional outcomes of the nerve sparing Okabayashi radical hysterectomy［J］．Gynecol Oncol，107（1）：4-13.

Grumann M，et al，2001．Sexual functioning in patients following radical hysterectomy for stage IB cancer of the cervix［J］．Int J Gynecol Cancer，11（5）：372-380.

Handa VL，et al，2004．Sexual function among women with urinary incontinence and pelvic organ prolapse［J］．Am J Obstet Gynecol，191（3）：751-756.

Jackson KS，et al，2006．Pelvic floor dysfunction and radical hysterectomy［J］．Int J Gynecol Cancer，16（1）：354-363.

Jensen PT，et al，2003．Does radical hysterectomy have an impact on sexual function of early stage cervical cancer patients?［J］．Int J Gynecol Cancer，13：22-23.

Katahira A，et al，2008．Vesicouterine ligament contains abundant autonomic nerve ganglion cells：the distribution in histology concerning nerve-sparing radical hysterectomy［J］．Int J Gynecol Cancer，18（1）：193-198.

Katepratoom C，et al，2014. Lower urinary tract dysfunction and quality of life in cervical cancer survivors after concurrent chemoradiation versus radical hysterectomy［J］．Int Urogynecol J，25（1）：91-96.

Kim GE，et al，1998．Sensory and motor dysfunction assessed by anorectal manometry in uterine cervical carcinoma patients with radiation-induced late rectal complication［J］．Int J Radiat Oncol Biol Phys，41，4：835-841.

Laterza RM，et al，2015．Bladder function after radical hysterectomy for cervical cancer［J］．Neurourol Urodyn，34（4）：309-315.

Likic IS，et al，2008. Analysis of urologic complications after radical hysterectomy. Am J Obstet Gynecol，199（6）：644.e1-3.

Maas CP，et al，2005. Anatomical basis for nerve-sparing radical hysterectomy：immunohistochemical study of the pelvic autonomic nerves［J］．Acta Obstet Gynecol Scand，84（9）：868-874.

Morris E，et al，2015．Genital Cancers in Women：Cervical Cancer［J］．FP Essent，438：18-23.

Noronha AF，et al，2013. Treatments for invasive carcinoma of the cervix：what are their impacts on the pelvic floor functions?［J］．Int Braz J Urol，39（1）：46-54.

Petros PE，2011．The female pelvic floor-function，dysfunction and management according to the integral theory［J］．Bju Intenational，107（3）：495-496.

Piver MS，et al，1974．Five classes of extended hysterectomy for women with cervical cancer［J］．Obstet Gynecol，44（2）：265-272.

Plotti F, et al, 2011. Update on urodynamic bladder dysfunctions after radical hysterectomy for cervical cancer [J]. Crit Rev Oncol Hematol, 80 (2): 323-329.

Plotti F, et al, 2011. Quality of life and sexual function after type C2/type III radical hysterectomyfor locally advanced cervical cancer: a prospective study [J]. J Sex Med, 3: 894-904.

Querleu D, et al, 2009. Classification of radical hysterectomy [J]. Gynecol Oncol, 115 (2): 314-315; author reply 315-316.

Raspagliesi F, et al, 2004a. Nerve-sparing radical hysterectomy: a surgical technique for preserving the autonomic hypogastric nerve [J]. Gynecol Oncol, 93 (2): 307-314.

Raspagliesi F, et al, 2004b. Nerve-sparing radical hysterectomy: a surgical technique for preserving the autonomic hypogastric nerve [J]. Gynecol Oncol, 93 (2): 307-314.

Selcuk S, et al, 2016. Effect of simple and radical hysterectomy on quality of life-analysis of all aspects of pelvic floor dysfunction [J]. Eur J Obstet Gynecol Reprod Biol, 198: 84-88.

Fujii S, et al, 2007. Anatomic identification and functional outcomes of the nerve sparing Okabayashi radical hysterectomy [J]. Gynecologic Oncology, 107 (1): 4-13.

Sood AK, et al, 2002. Anorectal dysfunction after surgical treatment for cervical cancer [J]. J Am Coll Surg, 195 (4): 513-519.

Swift S, et al, 2005. Pelvic organ support study (POSST): the distribution, clinical definition, and epidemiologic condition of pelvic organ support defects [J]. 192, Am J Obstet Gynecol, (3): 795-806.

Todo Y, et al, 2006. Urodynamic study on post-surgical bladder function in cervical cancer treated with systematic nerve-sparing radical hysterectomy [J]. Int J Gynecol Cancer, 16: 369-375.

Vierhout ME, et al, 1993. Severe slow-transit constipation following radical hysterectomy [J].Gynecol Oncol,51(3): 401-403.

Vozmediano-Chicharro R, et al, 2018. Efficacy of Transdermal Oxybutynin in the Treatment of Overactive Bladder Syndrome: Does It Make Sense Using It in 2017 [J]. Adv Urol, 2018: 6782736.

Yang EJ, et al, 2012. Effect of a pelvic floor muscle training program on gynecologic cancer survivors with pelvic floor dysfunction: a randomized controlled trial [J]. Gynecol Oncol, 125 (3): 705-711.

Yang ZS, et al, 2011. Combination therapy of biofeedback with electrical stimulation for chronic prostatitis or chronic pelvic pain syndrome [J]. Zhonghua Nan Ke Xue,17(7): 611-614.

Zullo MA, et al, 2003. Vesical dysfunctions after radical hysterectomy for cervical cancer [J]. Critical Review in Oncology/Hematology, 48, 3: 287-293.

第十九章

前列腺术后下尿路症状

第一节　流行病学

一、前列腺增生术后下尿路症状

下尿路症状（low urinary tract symptoms，LUTS）对老年男性生活质量造成严重影响，包括储尿期症状、排尿期症状和排尿后症状。储尿期症状包括尿频、尿急、尿失禁以及夜尿增多；排尿期症状包括排尿踌躇、排尿困难等；排尿后症状包括尿不尽、尿后滴沥等。

我国 LUTS 临床数据目前主要来自中华医学会泌尿外科学分会、中华医学会泌尿外科学会尿控学组及中国膀胱过度活动症诊断治疗促进联盟发起的中国泌尿外科门诊患者 LUTS 现状调查（LUTSChina）。目前已经于 2016 年完成 LUTS China V。这是我国迄今为止最大规模的针对我国泌尿外科下尿路手术后患者 LUTS 诊疗现状的调查。

LUTS China V 由全国 32 个城市 142 家医院 220 名医生共同完成，总共纳入 2706 名患者，包括了年龄 ≥ 18 岁接受过膀胱、前列腺、尿道相关手术的患者，或留置双 J 管的患者。手术治疗的疾病包括良性前列腺增生（benign prostatic hyperplasia，BPH）、前列腺癌、结石、膀胱相关疾病、神经源性膀胱、尿失禁等。手术方式主要包括 BPH 微创手术、腹腔镜前列腺癌根治术、经尿道上尿路手术后留置双 J 管、抗压力性尿失禁手术等。

BPH 微创手术后留置导尿管期间 LUTS 的调查结果：针对留置导尿管期间患者的尿意感、疼痛感和膀胱痉挛症状进行评估，轻度尿意感为无或轻微憋胀感、中度表示膀胱憋胀感、重度表示急迫排尿感。调查结果显示术后留置导尿管期间 58.2% 患者存在中重度尿意感。术后留置尿管期间有 89.2% 患者存在疼痛感。术后留置导尿管期间 51.1% 患者存在膀胱痉挛症状。其中每天出现 5 ~ 6 次膀胱痉挛的患者占 5.5%，60% 的患者生活质量受到膀胱痉挛症状的较大影响。仅有 51.3% 的留置导尿管患者接受了药物治疗，接受药物治疗的患者中使用 M 受体拮抗剂、α 受体阻滞剂及联合应用二者的比例分别为 26.1%、33.1% 和 26.1%。

BPH 微创手术后拔除尿管且未留置双 J 管患者的 LUTS 调查情况：97.6% 患者存在 LUTS，其中尿频、尿急分别为 41.5% 和 28.5%，为患者术后主要症状。应用 AUA-SI 评分评估，相较于术前，38.5% 的患者 LUTS 症状从中重度改善为轻度，但仍然有 56.6% 的患者受到中重度 LUTS 症状的困扰。相比术前膀胱过度活动症评分（overactive bladder symptom score，OABSS），35.1% 的拔除尿管后患者症状从中重度膀胱过度活动症（overactive bladder，OAB）症状改善为无或轻度症状，但仍然有 34.4% 的患者受到中重度 OAB 症状的困扰。51.4% 的患者接受药物治疗，7.1% 的患者接受单纯行为治疗，41.5% 的患者未接受任何治疗。接受 M 受体拮抗剂、α 受体阻滞剂及联合应用二者的比例分别为 28.5%、36.1% 和 28.5%。出院 6 周后随访的 LUTS 评估方案：BPH 微创手术患者出院 6 周仍有 66.1% 的患者存在 LUTS，储尿期症状以尿频尿急为主，百分比分别为 46.1% 和 25.7%。AUA-SI 评分提示 47.8% 的患者 LUTS 为中重度，OABSS 评分提示 23.7% 的患者 OAB 症状为中重度。应用 M 受体拮抗剂、α 受体阻滞剂及联合应用二者的比例分别为 16.5%、54.8%、22.6%（张大磊等，2017）。国外文献报道经尿道前列腺切除术（transurethral resection of prostate，TURP）术后下尿路症状发生率为 20% ~ 50%（Nitti et al，1997）。

下尿路手术术后 LUTS 发生率高，但接受治疗的比例相对低，应提高对前列腺术后 LUTS 的重视，加强持续治疗，改善患者生活质量。

BPH 是男性最易罹患的泌尿系统疾病，随着年龄增长发生率逐渐增高，40 ~ 49 岁的男性患病率约为四分之一，而 70 ~ 79 岁男性患病率则超过 80%。BPH 在组织学上表现为平滑肌和上皮的增殖，并不是所有 BPH 患者都具有临床症状。有 15% ~ 25% 的 60 ~ 65 岁男性具有严重影响日常生活的 LUTS（Thorpe，2003）。经尿道前列腺电切术是治疗 BPH 的经典手术手段，前列腺电切术后 LUTS 在部分患者中可能持续存在，虽然目前治疗前列腺增生的手术手段在不断增加，包括各类激光剜除等手术方式在内的各种手术技术，术后出现 LUTS 的比例相仿。TURP 术后，因长期慢性梗阻导致膀胱胶原蛋白、组织因子和受体表达均与正常膀胱相差较大。尽管雄激素受体同样在尿路上皮中存在，但性激素在 LUTS 中的作用尚不明确。绿激光剜除术后因组织坏死可能导致更严重的刺激性排尿症状。评估通过术后病史和查体、应用国际前列腺症状评分（international prostate symptom score，IPSS），通过尿培养除外感染后来确定。尿流率、残余尿、尿动力学检查和膀胱镜检都可应用于评估 LUTS。

经尿道前列腺电切术后下尿路症状的病理生理学机制：流行的病因学假说为当通过电切术移除了梗阻的源头，膀胱需要从慢性梗阻状态下进行组织重塑。慢性膀胱出口梗阻（bladder outlet obstruction，BOO）导致膀胱肌肉肥大、进而导致膀胱容量变小、顺应性变差。持续的高压会诱导膀胱肌肉缺血。对血管会造成影响的慢性病如糖尿病、高血压、高脂血症等主要在 LUTS 的发展中发挥作用（Ponholzer et al，2006）。一项来自中国台湾团队的研究成果证实，与非糖尿病者相比，糖尿病患者在前列腺电切术后 3 个月中有更高的持续应用抗胆碱能类药物的比例，在 3 ~ 12 个月中有更高的应用 α 受体阻滞剂的比例（Lin et al，2017）。

导致前列腺电切术后出现持续 LUTS 的原因可能包括感染、尿道狭窄、膀胱颈挛缩或前列腺组织再度生长。前列腺电切术后有 1% ~ 20% 的泌尿系感染发生率，1% ~ 7% 的附睾炎，2% ~ 10% 的尿道狭窄发生率，主要是继发于大管径的电切镜在尿道内进行操作导致。膀胱颈部挛缩的发生率 0.3% ~ 9%，通常出现在体积较小的前列腺电切术后。24 个月内再次手术率绿激光剜除术后约为 9%，单极前列腺电切术后约为 7.6%（Kim et al，2018）。

针对前列腺电切术后 LUTS 的治疗，首先是通过仔细评估判断出现 LUTS 的病因、结合症状出现的时机进行治疗方法的选择。对于术后早期即出现的严重的 LUTS，非甾体抗炎药可以使用。有研究证实非甾体抗炎药物可以改善 IPSS 评分和最大尿流率。但目前关于长期有效性方面的研究尚缺乏。若患者术后尿流率和残余尿都无梗阻表现，而仅表现为储尿期症状，则可应用抗胆碱能药物或 β_3 受体激动剂，同时结合盆底肌肉训练。如若术后膀胱镜和尿动力学检查提示 BOO 仍然存在，比如电切不完全或者前列腺组织再度增生，则可进行再次手术或应用 α 受体阻滞剂。因膀胱颈部挛缩或尿道狭窄导致的下尿路症状同样可以通过手术处理来解决，但需要注意避免术后压力性尿失禁的出现。如患者逼尿肌无收缩功能，则需要考虑间歇自家导尿（Kim et al，2018）。

二、前列腺癌根治术后下尿路症状

前列腺癌是欧美男性最常见的泌尿系肿瘤和第 2 位致死性的男性肿瘤，我国最近随着民众生活质量的提高、体检的普及，前列腺癌的诊断数量逐年攀升。尽管存在多种多样的治疗手段，前列腺癌根治性切除仍然是局限性前列腺癌的主要治疗手段之一。近年来随着器械的发展、手术技术的提高，前列腺癌根治性切除术日趋微创，但根治术后最常见的两个并发症仍如影随形，它们就是尿失禁和勃起功能障碍。尽管压力性尿失禁在前列腺根治术后尿失禁中占主要成分，但随着研究的深入，发现术后 OAB（有或没有急迫性尿失禁）发生率高达 37.8%（Matsukawa et al，2018；Peyronnet et al，2018）。目前对这种情况出现的确切机制尚没有定论，但普遍认为是前列腺外科切除的手术操作和多因素的病理生理学机制共同导致。

前列腺癌根治术后因去除了主要的解剖学上导致 BOO 的结构，术后患者排尿症状倾向于改善，相对的储尿期症状则会凸显出来。尽管文献有限，目前认为前列腺癌根治术后 OAB 的发生率有 15.2% ~ 37.8%，对术后接受放疗的患者而言比例还会翻倍（Hosier et al，2016）。尿急已经被认为是超过三分之一的前列腺癌根治术后患者出现尿失禁的主要原因。如同前列腺术后压力性尿失禁的情况，术后早期出现的储尿期的 LUTS 在术后 12 个月时能够得到缓解。对前列腺癌根治术后患者进行尿动力学检查发现术后存在逼尿肌过度活动的比例为 3% ~ 63%，术前存在逼尿肌过度活动是术后出现 OAB 的主要危险因素（Bianco et al，2015）。

一项关于耻骨后前列腺癌根治性切除术前术后膀胱尿道功能的文献报道，逼尿肌收缩力减弱很少单独出现，往往与内在括约肌受损同时存在。关于膀胱充盈期感觉、膀胱容量、逼尿肌稳定性、逼尿肌收缩功能受损、BOO 等相关数据有限，并且争论很多。其中逼尿肌过度活动发生在 2% ~ 77% 从开始逼尿肌收缩功能就低下的患者中。膀胱顺应性差发生在 8% ~ 39% 的患者中，其中 50% 的患者术前膀胱顺应性即差。逼尿肌收缩功能受损出现在 29% ~ 61% 的患者中，其中 47% 术前即存在，有大约 50% 患者逼尿肌收缩功能受损得到恢复。关于术后膀胱功能的改变，炎症、感染、膀胱几何形态的改变都可能是原因。然而缺乏术后持续性的对这部分患者进行跟踪复查尿动力随访，使得难以确定手术过程如何对膀胱功能造成这些影响。因此提倡前列腺癌根治手术前后和随访中应用尿动力学检查，来更好地评估和分析膀胱功能的改变（Porena et al，2007）。

第二节　病因学

为获得更好的治疗效果，了解前列腺术后 LUTS 的潜在病理生理机制十分必要。在过去 20 年间，对导致前列腺术后 OAB 的多因素病理生理机制的研究已经日渐深入。尽管确切机制尚不能完全阐明，但手术切除前列腺这一操作本身就使得原本导致 OAB 的多因素病理生理机制变得更加复杂。

一、括约肌过度活动

历史上逼尿肌过度活动这一因素曾被认为是前列腺癌根治术后出现 OAB 的唯一原因（Hanna-Mitchell et al，2014），但因后续研究中发现有超过半数的患者并无逼尿肌过度活动的表现，因而提示了多种机制均可能参与术后 OAB 的形成。逼尿肌过度活动在前列腺癌根治术后患者的尿动力检查中十分常见（Bianco et al，2015）。这可能与术中医源性的损伤盆神经导致膀胱的部分去神经支配有关。然而，对前列腺癌根治术后 OAB 和它对尿失禁和储尿期 LUTS 的真实相关性的研究数据却存在矛盾（Porena et al，2007）。既往研究报道的逼尿肌过度活动和膀胱顺应性降低与前列腺术后严重的尿失禁相关可能是人为因素所致，与尿动力学检查时非生理的过度充盈有关。

二、尿道源机制

内在括约肌功能不全（intrinsic sphincter

deficiency，ISD）在前列腺癌根治术后常见，主要原因是手术过程中医源性损伤肌肉纤维和（或）支配的神经（Ficazzola et al，1998）。ISD 通常被认为是前列腺术后压力性尿失禁的主要原因，这一缺陷也可能是术后导致 OAB 和逼尿肌过度活动的因素。在 20 世纪早期，Barrington 描述了猫的排尿反射中的多项影响因素。尿道中流过的水会诱发反射，通过阴部神经和盆腔传入传出神经导致膀胱强力收缩（BarringtonJung，1931）。Jung 等在动物模型中发现通过向尿道内灌注刺激尿道传入神经可以模拟排尿反射，因而提出假设，压力性尿失禁患者的尿道近端进入尿液，可能刺激尿道传入神经，诱导和（或）增加逼尿肌过度活动（Jung et al，1999）。此后在健康志愿者身上，这一假说得到进一步证实，确实存在尿道膀胱反射（Shafik et al，2003）。在过去的一些年中，关于前列腺癌根治术后 OAB 的尿道源机制的研究有了更多的证据。Mastukawa 等发现基线水平最大尿道闭合压低，术后最大尿道闭合压降低更显著，是术后 OAB 的强预测因素。这说明了尿道相关机制可能对前列腺癌根治术后储尿期 LUTS 做出贡献。通过对前列腺癌根治术后患者进行 MRI 检查，Haga 等发现尿道积尿（定义为静息时存在膜部尿道的尿液）与尿急强烈相关，这一表现可能与尿液刺激尿道传入神经进而易化了排尿反射相关（Haga et al，2014）。

最近一篇关于前列腺癌根治术后 LUTS 的治疗文章中提到，越来越多研究支持前列腺癌根治术后 OAB 的出现与尿道相关机制有关，认为前列腺癌术后压力性尿失禁中导致的尿道膀胱反射的增强是很多前列腺癌术后 OAB 的成因。内在括约肌损伤在根治术后患者中经常出现，因医源性损伤肌肉纤维和（或）支配神经，这被认为是术后压力性尿失禁的主要原因，同样发现内在括约肌损伤也是逼尿肌过度活动的原因。20 世纪早期有关于猫的排尿反射研究，在此基础上，Jung 等发现通过充盈尿道而兴奋尿道传入神经可以易化排尿反射。因而提出了前列腺术后患者的压力性尿失禁可以通过近端尿道充盈而刺激尿道传入神经，进而诱导 / 促进逼尿肌过度活动的出现（Jung et al，1999）。此后该假说在健康志愿者身

上得到证实，人类也存在这种反射。Mastukawa 等发现最大尿道闭合压力在基线时即较低，同时术后最大尿道闭合压降低幅度更大者，更容易出现前列腺癌根治术后 OAB。这一现象的出现支持了尿道机制可能在前列腺癌根治术后出现储尿期 LUTS 的病理生理机制中占有一席之地。此外，持续严重压力性尿失禁会导致膀胱长期处于空虚状态而出现废用性膀胱。正如在一些终末期肾病无尿患者中出现的情况。

三、医源性膀胱去神经化

其他可能的病理生理机制还包括由于术中损伤盆腔神经，导致膀胱部分去神经化，进而造成了医源性的膀胱去神经化；此外，严重的压力性尿失禁也可能导致膀胱功能受损，BOO 也可能是原因之一。对前列腺癌根治术后 OAB 的评估需要将目标设定为寻找潜在的机制，这对后续的治疗非常重要。不同的病因需要不同的治疗方法，比如因严重压力性尿失禁所致的 OAB 就需要压力性尿失禁手术辅以 OAB 治疗药物来进行处理。目前广泛认可的治疗药物包括索利那新、托特罗定和肉毒毒素。术前通过何种处理手段可以预防术后 OAB 的出现目前尚无报道（Peyronnet et al，2018）。尿急被认为是前列腺术后尿失禁的主要原因，大约占三分之一的比例。如同压力性尿失禁一样，前列腺癌根治术后出现的储尿期 LUTS 在术后 1 年时会减轻。前列腺术后尿动力学上存在逼尿肌过度活动的比例为 3% ~ 63%。术前即存在逼尿肌过度活动是术后出现 OAB 主要的危险因素。

逼尿肌收缩功能低下被国际尿控协会定义为逼尿肌收缩强度下降或者持续时间缩短，导致难以完全排空膀胱。逼尿肌收缩功能低下发生在约 40% 前列腺癌根治术后患者，绝大多数与手术过程中造成的神经损伤有关。因膀胱功能低下的患者常出现尿急的表现，所以这部分患者需要尿动力学检查来评估。

四、膀胱出口梗阻（BOO）

前列腺癌根治术后的 BOO 主要由 2 个原

因造成：一为膀胱颈挛缩，二为术后尿道狭窄。在一项大规模研究中发现前列腺癌根治术后 10 年仍然有高达 20.3% 的患者有 BOO 的表现（Jarosek et al，2015）。BOO 导致 OAB 已经获得确定结论，主要通过非完全性排空膀胱或者导致神经源性逼尿肌过度活动而引起。因此，症状上若高度提示 BOO 则需要进一步检查确定膀胱颈部情况和尿道狭窄的情况，以便后续治疗。

五、其他机制

除上述可能的病生理机制外，代谢综合征、心因性原因、放疗等都可能是前列腺癌根治术后 LUTS 的发生原因之一。代谢综合征是 OAB 和膀胱癌的常见危险因素之一，是前列腺癌根治术后 OAB 常见的伴随疾病。代谢综合征在很大比例的前列腺癌患者中与 OAB 的病理生理改变相关（Gacci et al，2016）。此外，高达 40% 的前列腺癌根治术后患者存在心理痛苦的情况。OAB 对患者生活质量造成的影响可能导致患者情绪焦虑和抑郁，而目前已经研究证实焦虑和抑郁与 OAB 具有双向相关性。焦虑抑郁同 OAB 具有相仿的潜在生物学机制，如 5- 羟色胺降低、中枢高敏感性、促肾上腺皮质激素释放因子降低（Vrijens et al，2015）。在一些前列腺癌根治术后 OAB 患者中，传入机制受损可能是另一个共存的病理生理因素，这些因素应该被充分评估以求达到更好的治疗效果。前列腺癌根治术后接受放射治疗的患者会具有更加严重的储尿期 LUTS。化疗还会导致更加复杂的表现，如膀胱顺应性降低、顽固的膀胱颈挛缩等。对 OAB 治疗的反应效果在未接受过放疗的患者和接受放疗的患者中也应区分开来。

第三节　临床评估

全面的病史采集和体格检查对评价前列腺术后 LUTS 及指导后续治疗非常重要。需要在患者第一次就诊时就行 IPSS 问卷调查。前列腺手术后拔除尿管即刻出现的 LUTS 往往被视作手术后恢复的正常过程。恰当采集病史十分重要，因为患者可能在拔除尿管后 4 ~ 6 周仍然存在 LUTS 并且不断加重。前列腺电切术后患者常在术后 6 ~ 12 周症状出现缓解，术后 3 个月若仍存在 LUTS 则被判定为持续性的 LUTS。对于前列腺癌根治性切除术患者，术后 3 个月也是重要的时间节点。

TURP 术后出现持续 3 个月以上的 LUTS 需要与以下情况相鉴别：泌尿系感染（TURP 术后泌尿系感染发生率 15.5%、激光前列腺剜除术后感染 1% ~ 20%），尿道狭窄（前列腺术后发生率约为 6%）、膀胱颈部挛缩（TURP 术后约 3.2%）。需要注意术前就存在逼尿肌收缩功能低下、膀胱憩室、术中手术时间长和电切镜身较粗的患者（Fujita et al，1988；Tasci et al，2011）。

此外，采集病史时要尤其重视那些可能与排尿症状相关的情况，如代谢综合征（肥胖）、放疗病史、精神系统疾病史等。尿流率和残余尿测定是区分逼尿肌收缩无力或 BOO 最为基础有效的检查。查体时需要通过咳嗽诱发腹压增加来检查有无压力性尿失禁存在。如果存在压力性尿失禁，尿垫试验有助于评估严重程度。

尿动力学检查对于评估前列腺术后 OAB 和术后尿失禁的意义目前仍有争议。尿动力学检查可以帮助评估逼尿肌收缩功能低下或括约肌不完整。膀胱镜在评估前列腺术后 LUTS 中简单直接，可用于表现出排尿症状、尿流曲线低平或者残余尿多的患者。对于 BPH 的研究比较了术前和术后 6 个月接受 TURP、激光汽化切除和气化电切术三种方式的尿动力学参数，结果组别间均未达到统计学差异。目前专家建议将尿动力学检查应用于考虑进行手术干预或尿失禁持续 6 个月以上的患者。尿动力学检查对于指导进一步诊断和治疗具有临床意义（Rassweiler et al，2006）。

膀胱镜检查对一些患者是必要的，但膀胱镜检对评估 OAB 的意义在各个指南中的描述区别十分大。在前列腺癌根治术后出现的 OAB 患者中，膀胱镜检查是必要的，尤其对那些具有排尿症状、最大尿流率降低或残余尿增加的患者，需要行膀胱镜检查来除外解剖上的狭窄和膀胱颈部挛缩。此外，一些刺激症状严重的患者也需要接受膀胱镜检查以除外其他恶性疾病或放射性膀胱炎。TURP 术后 3 ~ 6 个月患者症状未消失，保守治疗无效时考虑行膀胱镜检查。尿道等狭窄、膀胱颈部挛缩、异物、结石、术后残留可能引起梗阻的组织、膀胱肿瘤等均可在膀胱镜下发现（Chughtai et al，2014）。

其他可选择的检查还包括泌尿系超声、PSA 化验等。

第四节　治　疗

初次就诊即需要除外泌尿系感染，若无感染证据，前列腺增生术后 LUTS 应首先观察。一些 TURP 术后的刺激症状原因为前列腺梗阻导致的逼尿肌过度活动、电切后前列腺窝的愈合、内镜操作后的尿道刺激。一项从 1979 年持续至 2005 年纳入超过 9000 例患者的研究发现，30% ~ 40% 的患者术后早期会出现急迫性尿失禁（Rassweiler et al，2006）。建议患者生活过程中避免压力、定时排尿、限制入液量、避免摄入刺激性食物。

如果通过一段时间的观察及生活方式调整，若症状无缓解，先行无创的残余尿和尿流率检查，判断是否存在梗阻的可能性。若无梗阻可能性，则可开始持续 2 ~ 4 周的抗胆碱能药物治疗（Roehrborn et al，2008；Weissbart et al，2012），应用过程中需要提醒患者注意可能的药物副反应。应用抗胆碱能的患者，可以联合应用 α 受体阻滞剂缓解症状。药物治疗前列腺症状（medical therapy of prostatic symptoms，MTOPS）研究认为 5α 还原酶抑制剂可以与 α 受体阻滞剂合用缓解 OAB/LUTS。β₃ 受体激动剂在储尿期具有剂量依赖的逼尿肌舒张作用，也被认为可以应用于术后 LUTS 患者。若患者不适合应用抗胆碱能药物，则可考虑盆底肌训练 / 生物反馈。TURP 术后患者进行 12 周盆底肌训练后 LUTS、IPSS 评分、最大尿流率等均有显著改善（Hou et al，2013）。

如果同时存在压力性尿失禁，则可选择先处理压力性尿失禁，或在对 OAB 初次治疗效果欠佳时选择治疗压力性尿失禁。先处理哪一种症状取决于两者所占比例和患者症状的严重程度。对于存在膀胱颈挛缩的患者需要先对挛缩进行处理。处理后若因此而导致 OAB 则会自行缓解。对于无缓解的患者再进行后续治疗。

盆底肌训练 / 生物反馈治疗对前列腺术后压力性尿失禁的治疗效果已经得到充分证实。同样对于前列腺癌根治术后混合型尿失禁患者中的压力性尿失禁成分，应用盆底肌训练治疗也同样应该有效，尽管目前报道不多。小规模报道了根治术后应用 3 ~ 6 个月生物反馈治疗后 OAB 症状也获得了改善。

需要在仔细评估出现 LUTS 的原因基础上加以处理，比如在解除膀胱颈挛缩或尿道狭窄的同时给予药物治疗，目前药物包括 M 受体拮抗剂、α 受体阻滞剂、β₃ 受体激动剂、非布司他等，其中 M 受体拮抗剂是 OAB 治疗的经典药物。

M 受体拮抗剂、磷酸二酯酶抑制剂、α 受体阻滞剂对前列腺癌根治术后急迫性尿失禁有治疗效果。磷酸二酯酶 5 的表达在下尿路中已经有充分的研究，包括前列腺尿道中。Patel 等研究了前列腺癌根治术后接受了 9 个月他达拉非治疗的患者，发现他达拉非可以显著改善前列腺癌根治术后尿失禁的症状。也有不一致的研究结果，一项包括 129 例患者的 RCT 研究中，前列腺癌根治术后患者接受药物治疗后并未显著改善术后尿失禁的症状（Canat et al，2015）。前列腺癌根治术后逼尿肌过度活动治疗的药物选择方面，一项针对索利那新和安慰剂对照的多中心 RCT 研究中，患者术后到恢复控尿的时间长短上无显著区别，但研究中患者每日应用尿垫数量和生活质量评分上，均为应用索利那新组更具优势（Bianco et al，2015）。β₃ 受体激动剂米拉贝隆对膀胱过度活动症的治疗显示出了极具前途的疗效，但是在前列腺癌术后尿失禁的人群中的应用尚缺乏大规模研究报道（Radadia et al，2018）。作为 FDA 和 EMA 首个批准的 β₃ 受体激动剂，米拉贝隆因不存在口干的副作用，因而被认为安全性高，但其在部分人群中具有升高血压和心脏事件发生的潜在风险（Michel et al，2016）。

此外，度洛西汀是 5- 羟色胺和去甲肾上腺素再摄取抑制剂，可以增加传向尿道括约肌的刺激，可以增加尿道横纹括约肌的张力和逼尿肌的舒张，对由于内在括约肌损伤而导致的压力性尿失禁具有一定疗效。度洛西汀对前列腺癌根治术后压力性尿失禁的治疗效果有文献报道，但目前对储尿期 LUTS 的治疗效果并无报道。但对女性膀胱过度活动症的尿频和尿急有良好疗效（Steers et al，2007）。

其他治疗手段还包括经尿道向尿道括约肌注射 A 型肉毒毒素，这种治疗手段也已经在 2014 年获得美国 FDA 批准用于治疗 OAB，我国目前尚未获批。在一项包括 11 例前列腺癌根治术后尿失禁的患者中，Habashy 等观察到了采用经尿道注射 A 型肉毒毒素的患者中有 45% 的急迫性尿失禁得到缓解。此外，骶神经调节也被认为可能对前列腺术后 OAB 的治疗有效（Culkin et al，2012），但需要在其他治疗手段不能取得良好效果时、结合性价比再综合考虑是否应用。

（杨　洋　吴士良）

参考文献

张大磊，等，2017. 中国泌尿外科下尿路术后患者 LUTS 现状调查—LUTS China V 期调研结果. 中华泌尿外科杂志，第 38 卷增刊：27-28.

Barrington FJF，1931. The component reflexes of micturition in the cats，parts 1 and 2. Brain，54：177-88.

Bianco FJ，et al，2015. A randomized，doubleblind，solifenacin succinate versus placebo control，phase 4，

multicenter study evaluating urinary continence after robotic assisted radical prostatectomy. J Urol，193：1305-1310.

Culkin DJ，et al，2012. Diagnosis and treatment of overactive bladder（non-neurogenic）in adults：AUA/SUFU guideline. J Urol，188（6 Suppl）：2455-2463.

Chughtai B，et al，2014. Evaluation and management of post-transurethral resection of the prostate lower urinary tract symptoms. Curr Urol Rep，15（9）：434.

Canat L，et al，2015. Effects of threetimes-per-week versus on-demand tadalafil treatment on erectile function and continence recovery following bilateral nerve sparing radical prostatectomy：results of a prospective，randomized，and singlecenter study. Kaohsiung J Med Sci，31：90-95.

Fujita K，et al，1988. Epididymitis after transurethral prostatectomy. Clin Ther，10：56-59.

Ficazzola MA，et al，1998. The etiology of post-radical prostatectomy incontinence and correlation of symptoms with urodynamic findings. J Urol，160（4）：1317-1320.

Gacci M，et al，2016. The impact of central obesity on storage luts and urinary incontinence after prostatic surgery. Curr Urol Rep，17（9）：61.

Hou CP，et al，2013. Use of the SF-36 quality of life scale to assess the effect of pelvic floormuscle exercise on agingmales who received transurethral prostate surgery. Clin Interv Aging，8：667-673.

Hanna-Mitchell AT，et al，2014. Pathophysiology of idiopathic overactive bladder and the success of treatment：a systematic review from ICI-RS 2013. Neurourol Urodyn，33（5）：611-617.

Haga N，et al，2014. Association between postoperative pelvic anatomic features on magnetic resonance imaging and lower tract urinary symptoms after radical prostatectomy. Urology，84（3）：642-649.

Hosier GW，et al，2016. Overactive bladder and Storage Lower Urinary Tract Symptoms Following Radical Prostatectomy. Urology，94：193-197.

Jung SY，et al，1999. Urethral afferent nerve activity affects the micturition reflex：implication for the relationship between stress incontinence and detrusor instability. J Urol, 162 (1): 204-212.

Jarosek SL, et al, 2015. Propensity-weighted long-term risk of urinary adverse events after prostate cancer surgery, radiation, or both. Eur Urol, 67 (2): 273-280.

Kim SJ, et al, 2018. Lower Urinary Tract Symptoms Following Transurethral Resection of Prostate. Curr Urol Rep, 19 (10): 85.

Lin YH, et al, 2017. Is diabetes mellitus associated with clinical outcomesin aging males treated with transurethral resection of prostate for bladder outlet obstruction: implications from Taiwan Nationwide Population-Based Cohort Study. Clin Interv Aging, 12: 535-541.

Michel MC, et al, 2016. Safety and tolerability of β3-adrenoceptor agonists in the treatment of overactive bladder syndrome-insight from transcriptosome and experimental studies. Expert Opin Drug Saf, 15 (5): 647-657.

Matsukawa Y, et al, 2018. De novo overactive bladder after robot-assisted laparoscopic radical prostatectomy. Neurourol Urodyn, 37 (6): 2008-2014.

Nitti VW, et al, 1997. Voiding dysfunction following transurethral resection of the prostate: symptoms and urodynamic findings. J Urol, 157: 600-603.

Ponholzer A, et al, 2006. The association between vascular risk factors and lower urinary tract symptoms in both sexes. Eur Urol, 50: 581-586.

Peyronnet B, et al, 2018. Management of Overactive Bladder Symptoms After Radical Prostatectomy. Curr Urol Rep, 19 (12): 95.

Rassweiler J, et al, 2006. Complications of transurethral resection of the prostate (TURP) -incidence, management, and prevention. Eur Urol, 50 (5): 969-979.

Roehrborn CG, 2008. BPH progression: concept and key learning from MTOPS, ALTESS, COMBAT, and ALF-ONE. BJU Int, 101Suppl 3: 17-21.

Radadia KD, et al, 2018. Management of Postradical Prostatectomy Urinary Incontinence: A Review. Urology, 113: 13-19.

Shafik A, et al, 2003. EI-Sibai O, Role of positive urethrovesical feedback in vesical evacuation. The concept of a second micturition reflex: the urethrovesical reflex. World J Urol, 21: 167-170.

Steers WD, et al, 2007. Duloxetine compared with placebo for treating women with symptoms of overactive bladder. BJU Int, 100 (2): 337-45.

Thorpe A, Neal D. Benign prostatic hyperplasia. Lancet, 2003, 361: 1359-1367.

Tasci A, et al, 2011. Transurethral resection of theprostate with monopolar resectoscope: single-surgeon experience and long-term results of after 3589 procedures. Urology, 78 (5): 1151-1155.

Vrijens D, et al, 2015. Affective symptoms and the overactive bladder-a systematic review. J Psychosom Res, 78 (2): 95-108.

Weissbart SJ, et al, 2012. Acetylcholine for maleLUTS. Curr Urol Rep, 13 (6): 413-419.

第五篇

盆腔器官脱垂

第二十章

盆腔器官脱垂概述

第一节 病因及流行病学

盆腔器官脱垂（pelvic organ prolapse，POP）是指盆腔器官或相邻阴道壁的位置下降及功能改变，是多种因素导致盆底支持组织损伤而引发的疾病。POP属于盆底功能障碍性疾病（pelvic floor dysfunction，PFD），主要表现为阴道内肿物脱出，伴有盆腔压迫感或外阴坠胀感，平卧时可减轻，活动后则加重。严重时出现脱出部位疼痛、溃烂、伴大小便排出困难。临床上包括阴道前壁脱垂或膀胱脱垂（前盆腔脱垂）、子宫脱垂或切除子宫后阴道穹隆脱垂（中盆腔脱垂）以及阴道后壁脱垂或直肠脱垂（后盆腔脱垂）等不同形式，可伴有膀胱膨出、肠膨出及肠疝。有些患者可能出现前、中、后盆腔脱垂中两种或以上的联合脱垂。POP虽不威胁生命，但其症状严重常影响女性正常工作和社会活动，文献报道约58%的患者出现脱垂症状，49%的患者可自觉阴道肿物脱出，27%的患者自觉有下坠感（Dietz et al，2018）。研究显示，POP患者可能表现出不同形式的性功能障碍，如阴道干涩（53%）、阴道不适（56%）、有阻塞感（59%）等（Jha et al，2016）。由于病程较长，患者可逐渐出现社会活动受限、焦虑感增加，易产生自卑、沮丧、性欲低下等身心障碍（王建六 等，2007），严重影响患者的生活质量。这在一定程度上造成社会劳动力数量的减少和劳动效率的降低，近年来受到越来越多的关注。

一、病因

盆腔器官脱垂（POP）是一种复杂的多因素疾病，其病因及发病机制至今尚未完全阐明，目前主要认为是由环境和遗传因素共同作用而引发的一种盆底肌肉退行性疾病。其中，妊娠、分娩是导致盆腔器官脱垂最重要的危险因素。另外，激素水平改变、肥胖、衰老、长期腹压增加等因素也与盆腔器官脱垂的发生密切相关。

（一）盆底组织松弛与妊娠分娩损伤

妊娠是女性盆底组织松弛与损伤最常见的原因之一。妊娠期随着胎儿的逐渐增大，机械性压迫以及在妊娠期松弛素作用下，盆底肌肉及韧带持续受压变得松弛，产生盆底组织结构功能的变化。妊娠期肛提肌处于一个长期的超负荷的等张收缩状态，最终致使肌肉无力，影响膀胱和尿道的血流及神经的支配，而出现盆底功能障碍（王建六 等，2008）。一项前瞻性研究系统性评价了整个妊娠期的盆腔器官支持情况，结果发现初孕未产者的POP-Q分期高于未妊娠者，妊娠晚期者又高于妊娠早期（Tegerstedt et al，2005）。多胎妊娠妇女妊娠期间及产后更易并发尿失禁（Goldberg et al，2005）。由此认为妊娠是独立于分娩以外导致盆腔器官脱垂的高危因素。阴道分娩是公认导致盆腔器官脱垂的高危因素，尤其是难产会不同程度损伤会阴神经、肛提肌及盆内筋膜等盆腔支持组织（O'Boyle et al，2005）。其中第二产程延长、巨大儿、产钳、胎头吸引等助产器械使用不当也会导致阴道及盆底组织的肌纤维过度拉伸甚至撕裂，出现阴道壁松弛、神经损伤，使盆底组织的张力下降（Lien et al，2005）。

Gyhagen 等对 5236 例初产妇在产后 20 年回访发现，经阴道分娩盆腔器官脱垂的发生率是剖宫产妇女的 2.55 倍。Trutnovsky 等研究显示，与未生产女性相比，自然分娩与胎吸/产钳助产组发生盆腔器官脱垂的风险分别增加 3.9 倍和 4.5 倍（Trutnovsky et al，2013）。此外，多项研究也表明经阴道分娩次数与盆腔器官脱垂发生具有相关性。与单次分娩相比，分娩 2 次的女性发生盆腔器官脱垂风险升高 60%，且重度盆腔器官脱垂患者的患病风险随产次的增加而升高（万纷纷 等，2017）。

（二）绝经

POP 在老年妇女中普遍存在，一项针对盆腔器官脱垂患病率及危险因素的横断面研究显示，随着年龄每增加 10 岁，盆腔器官脱垂的患病风险约增加 40%（Steven et al，2005）。研究表明绝经后低雌激素水平是引起盆腔器官脱垂的危险因素之一。盆底筋膜及肛提肌内均存在雌激素受体（estrogen receptor，ER），雌激素对于维持盆底支持组织的张力、血供、胶原含量和弹性具有重要作用。盆腔器官脱垂患者血清雌激素水平及盆底支持结构中 ER 明显低于未脱垂患者。绝经后雌激素及其受体含量下降，盆底肌肉和筋膜组织血管收缩，血供减少而萎缩变薄，引起盆底组织松弛，弹性减低，致使盆腔器官脱垂的易患性增加（龚天柳，2016）。虽然目前认为盆底支持组织是雌孕激素作用部位，但是受体分布的情况与激素水平变化的关系以及激素对盆腔器官脱垂发病的影响机制仍需要进一步研究证实。

（三）慢性腹压增加

慢性腹压增加也是引起盆腔器官脱垂的主要病因之一。常见引起腹压增加的因素有：慢性咳嗽、长期便秘、重体力劳动等。正常静息时，上腹部压力为 8 cmH$_2$O，下腹为 20 cmH$_2$O。当咳嗽、呕吐、负重时，腹内压可增到 80 cmH$_2$O，剧烈咳嗽时，压力可瞬间增加到 150 cmH$_2$O（沈文洁 等，2006）。有研究发现，在静息状态下盆腔器官脱垂组与对照组肛提肌裂隙面积比较无明显差异，但最大腹压时，盆腔器官脱垂组肛提肌裂孔较对照明显增大（柯桂珠 等，2008）。一项意大利研究发现绝经后妇女用力排便和便秘与盆腔器官脱垂发生有关，可能的原因是慢性便秘增加了腹内压，长期压迫整个盆底，增加了肌肉和神经的损伤（Spence et al，2010）。

（四）遗传因素

POP 患者明显家族聚集现象早在 150 多年前就引起了人们的关注。除阴道分娩、年龄、肥胖和既往盆腔手术史等公认盆腔器官脱垂危险因素外，仍有部分患者的患病与上述原因无关。如盆腔器官脱垂可见于一些年轻未生育女性，盆腔器官脱垂的发生与阴道分娩相隔数十年。并非所有经阴道分娩或有多产史的女性都会发生盆腔器官脱垂。由此推测盆腔器官脱垂发生还可能与先天或遗传性因素相关（载毓欣 et al，2009）。有研究显示盆腔器官脱垂患者一级亲属发生盆腔器官脱垂或压力性尿失禁的风险将增加 2～3 倍，且有盆腔器官脱垂家族史的患者发病早，病程进展迅速（Alexander et al，2011）。盆腔器官脱垂患者一级亲属和三级亲属的发病风险分别是家族史阴性女性的 4.15 倍和 1.24 倍（Norton et al，2013）。循证医学研究也表明，与家族史阴性的女性相比，有盆腔器官脱垂家族史的女性其患病风险显著增加。一项针对单卵双胎姐妹的综合评估发现，每对双胞胎的盆腔器官脱垂患病情况基本一致，并且与是否有阴道分娩史无关联（Buchsbaum et al，2010）。Altman（2008）等通过对 3376 名同卵双胞胎及 5067 名异卵双胞胎分别建模分析，发现同卵双胞胎发生盆腔器官脱垂的一致性高于异卵双胞胎。且定量分析结果显示遗传因素占 43%。以上证据都支持盆腔器官脱垂的发生与遗传易感性存在关联。目前有关盆腔器官脱垂的遗传学相关基因研究主要集中在胶原蛋白编码基因，如Ⅰ型胶原蛋白编码基因 COL1A1、Ⅲ型胶原蛋白 COL3A1、基质金属蛋白酶 MMP1/MMP2/MMP9 以及可能对胶原蛋白的功能产生影响的基因（Rufus et al，2015）。Ⅰ型与Ⅲ型胶原蛋白基因尤其是 COL1A1 与 COL3A1 的多态性成为众多研究者关注的热点。HOX 基因又称Ⅰ型同源异形盒基因，是一类调控细胞正常增殖和分化的主控基因。其中，HOXA11 参与调控胶原蛋白与金属基质蛋白代谢与平衡，其信号的减少能够使子宫骶韧带强度发生改变，导致盆腔器官脱垂的发生。表观遗传学研究发现，盆腔器官脱垂患者 HOXA11 表达受到 miR-30d 与 181a 的抑制，为未来针对盆腔器官脱垂病因的基因治疗提供了潜在的分子靶点。

（五）其他因素

1. 年龄　许多流行病学研究结果显示，年龄是盆腔器官脱垂发生的高危因素。美国的调查（Ingrid et al，2008）发现，成年女性中有 30% ~ 40% 患有不同程度的盆腔器官脱垂，40 岁以上女性中患有不同程度盆腔器官脱垂的高达 50%。Swift 等（Swift et al，2005）的调查显示，随着年龄的增长，子宫脱垂的发生风险逐渐升高，以每隔 12 年划分年龄段后，每个年龄段较前一个年龄段的患病风险增加了 40%。我国 2014 年进行的全国女性盆腔器官脱垂患病现状调查显示，随着年龄的增加，盆腔器官脱垂的患病率与患病风险也呈增加趋势（图 20-1-1）。其中城市女性中与 40 ~ 49 岁女性相比，50 ~ 59 岁女性患症状性盆腔器官脱垂的风险增加 32.2%，60 ~ 69 岁女性患病风险增加 60.3%，而 70 岁以上女性患病风险增加了 82.4%（Li et al，2019）。

2. 肥胖　肥胖可以导致腹压增加，且脂肪在组织间隙的广泛蓄积，降低了盆底肌肉的紧张度，导致盆底支持组织功能减退，从而易导致盆腔器官脱垂的发生（胡金露 等，2014）。体重指数及腰臀比值增加的肥胖患者容易诱发盆腔器官脱垂。有研究发现，超重患者发生盆腔器官脱垂风险是体重正常患者的 1.36 倍，肥胖患者发生盆腔器官脱垂风险是体重正常患者的 1.47 倍（Giri et al，2017）。在中国人群中的研究也显示出类似的结果，超重人群患盆腔器官脱垂风险是正常体重人群 1.25 倍，肥胖人群患盆腔器官脱垂的风险是正常体重人群 1.44 倍（毛巧玲 等，2018）。一项大样本研究表明，与 BMI 正常患者相比，超重和肥胖增加不同类型盆腔器官脱垂的发生风险。超重女性发生膀胱、子宫、直肠脱垂发生率分别增加 32%、43%、37%，肥胖女性发生膀胱、子宫、直肠脱垂发生率分别增加 48%、69%、58%（Shah et al，2008）。减轻体重不能改善因肥胖导致的盆底支持结构的异常，不能降低脱垂的客观指征，也不能改善脱垂症状（Lee et al，2017），即肥胖对盆腔器官脱垂的影响是不可逆的。推测脱垂发生时已存在一系列不可修复的问题，包括盆腔韧带松弛、组织胶原性质改变、肌肉张力减弱等。

3. 既往盆腔手术史　盆腔手术可破坏尿道膀胱正常解剖位置，造成周围神经损伤，易导致盆底功能障碍性疾病的发生（Nicola，2011）。阴道穹隆脱垂是子宫切除术后较常见的远期并发症，全子宫切除手术本身原因需要切除各组固定

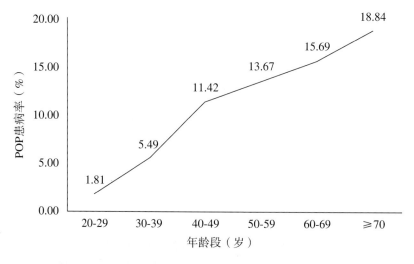

图 20-1-1　中国地区女性不同年龄症状性盆腔器官脱垂的患病率

子宫的韧带及阴道穹隆周围结缔组织，在一定程度上削弱了盆底组织的支持功能（Moalli et al，2003）。子宫切除后阴道穹隆脱垂的另一常见因素是术后未能充分休息，过早用力活动，或者同时伴有慢性咳嗽、便秘等情况。国外有研究显示，经腹全子宫切除术会造成患者盆腔神经损伤和盆腔器官组织移位，从而增加盆底功能障碍性疾病的发生风险（Selcuk et al，2016）。另外，全子宫切除术不仅切断子宫主韧带和骶韧带，而且还要下推膀胱和直肠，影响膀胱、直肠的神经支配，改变盆底整体结构与生理状态，易导致盆腔器官脱垂的发生（Abdel et al，2004）。Smith 等（2010）通过研究发现，子宫切除术后由于直肠移位、肛门直肠自主性神经支配功能障碍等因素易导致患者出现严重便秘，而长期便秘可造成盆腔器官脱垂和膨出。Model 等（2010）对既往曾行子宫切除术的 PFD 患者进行回顾性分析，发现术中耻骨直肠肌的损伤可能是术后复发的重要因素。国内的研究显示，宫颈癌患者广泛性子宫切除术后 28 天及术后 3 个月与术前相比，盆底 Ⅰ 类纤维肌力无统计学差异，而至术后 6 个月则有显著性差异（周妍，2016）。说明广泛性子宫切除术对于宫颈癌患者盆底肌力有明显的损伤且临床症状出现较为迟缓，这也体现了盆腔器官脱垂的发生是机体对手术损伤的一个慢性反应过程。

二、流行病学

POP 属于女性常见疾病，可伴有膀胱膨出或肠膨出。世界范围内，由于调查方法、诊断标准及目标人群等差异，各国报道的盆腔器官脱垂患病率存在较大差异。近年来，有关 POP 的流行病学报道主要是根据妇科检查结果或仅根据患者的症状定义脱垂，综合考虑客观及主观症状定义 POP 并做流行病学的研究较少。美国妇女健康协会（Women's Health Initiative，WHI）的调查显示（Wu et al，2015），美国症状性盆腔器官脱垂患病率为 2.9% ～ 5.7%，而基于临床查体的盆腔器官脱垂患病率介于 23.5% ～ 49.4% 之间。荷兰的调查（Slieker et al，2009）显示，其盆腔器官脱垂总患病率为 11.4%。澳大利亚报道（Zeleke

et al，2016）的症状性盆腔器官脱垂的患病率为 6.8%。韩国一项针对 50 岁以上住院患者的现况调查（Yuk et al，2018）显示，盆腔器官脱垂患病率仅为 0.18%。Walker 等（2018）针对发展中国家的流行病学调查显示，盆腔器官脱垂的平均患病率为 19.7%。非洲坦桑尼亚的调查显示，Ⅱ度以上盆腔器官脱垂的患病率高达 64.6%。由此可见，POP 在西方发达国家的患病率相对较低，而在发展中国家患病率相对较高。

我国由于人口基数、城乡差别、医疗水平及肥胖率等差异，盆腔器官脱垂的患病率在不同地方也存在差别。全国调查（Li et al，2019）显示，我国绝经后女性有症状性盆腔器官脱垂的患病率为 14.8%；肥胖女性有症状性盆腔器官脱垂患病率为 15.84%，城市女性盆腔器官脱垂平均患病率为 9.67%，而 70 岁以上人群高达 26.11%。各地区的调查显示，北京农村中老年女性盆腔器官脱垂患病率为 11.2%（孙小红 等，2015）。厦门社区人群盆腔器官脱垂患病率为 22.07%，且患病率随年龄增加而上升（丁峰 等，2012）。温州城市女性盆腔器官脱垂患病率为 17.0%，农村女性为 18.3%（陈聪 等，2016）。甘肃 20 岁以上成年女性盆腔器官脱垂总体患病率为 19.31%，且随着年龄的增大而增大（万纷纷，2017）。

多数研究表明，高龄、阴道分娩及肥胖是盆腔器官脱垂发生的高危人群。国外人口统计学研究（Ingrid et al，2008）显示，40 岁 ～ 59 岁女性症状性盆腔器官脱垂患病率为 26.5%，60 岁 ～ 79 岁者患病率上升至 36.8%，80 岁以上者患病率高达 49.7%。我国大样本流行病学调查（Li et al，2019）显示，40 岁 ～ 49 岁女性症状性盆腔器官脱垂患病率为 9.53%，50 岁 ～ 59 岁者患病率为 12.65%，60 岁 ～ 69 岁者患病率上升至 15.67%，70 岁以上者患病率上升至 18.97%。Hendrix 等（2002）通过研究指出，第一次分娩可能使子宫脱垂和阴道前后壁脱垂的风险增加 1 倍，且分娩每增加 1 次，脱垂的风险将增加 10% ～ 21%。Whitcomb 等研究发现，随着体重指数的增加，症状性 POP 的患病率呈增加趋势，体重指数位于 30 ～ 35 kg/m² 时，POP 的患病率为 7%；位于 35 ～ 40 kg/m² 时，POP 的患病率为 9.9%；大于 40 kg/m² 时，其 POP 的患病率上升至 12.7%（Whitcomb et al, 2009）。我国的研究显示，女性体重指数由正常上升至肥胖时，其 POP 患病率由 12.54% 上升至 20.66%。

总之，随着人口老龄化的到来，盆腔器官脱垂的患病率呈逐渐增加趋势。同时，随着人们物质生活水平的不断提高，盆腔器官脱垂的就诊率也呈逐年上升趋势。

（刘　青　毛宝宏）

第二节　病理生理

一、肌肉损伤

盆腔脏器的解剖支持主要来自肛提肌复合体以及与盆腔脏器相连的结缔组织（即盆腔内筋膜）。这些结构中的一个或多个发生功能紊乱或组织断裂就可能导致盆底支撑力的降低，最终造成盆腔器官脱垂。肛提肌复合体由耻尾肌、耻骨直肠肌、髂尾肌组成（Kearney et al，2004）。这些肌肉在静息状态时会紧张性收缩，从而关闭生殖裂孔，为盆腔脏器提供一个稳定的平台。由于去神经作用或肌肉的直接损伤，正常的肛提肌张力下降，导致泌尿生殖道裂孔开放以及肛提肌板水平方向的力量减弱，最终形成盆底的碗状结构（Singh et al，2003；DeLanceyet al，2005）。这种解剖结构在盆腔器官脱垂的妇女中比在正常支持的妇女中更为常见。DeLancey 等（2003）的一项 MRI 研究发现，有 20% 的初产妇在经阴道分娩后发现了肛提肌复合体中耻骨和髂尾骨区域的明显缺陷，这在未产妇中没有发现，表明阴道分娩通过损伤肛提肌导致盆腔器官脱垂。

二、神经损伤

除肌肉的直接损伤外，阴道分娩也会导致肛提肌的神经病理性损伤。Weidner 等（2006）对 58 名初产妇在妊娠晚期、产后 6 周和 6 个月时的肛提肌进行了同心针肌电图检查，发现 6 周和 6 个月时神经肌肉功能障碍，分别为 24% 和 29%。阴道分娩的妇女在 6 个月时的盆底缺陷比例略高于行择期剖宫产的妇女，后者几乎没有任何损伤。与剖宫产分娩相比，自然分娩与肛提肌外侧群功能障碍的关系更大，而手术助产的阴道分娩对肛提肌内侧群损伤更大。另外，慢性便秘也与盆腔肌肉去神经化有关（Spence-Jones et al，1994）。肌肉的过度牵拉和与之相关的会阴膨出被认为会导致阴部神经的牵拉损伤并进而导致神经病变（Lubowski et al，1988）。

三、筋膜损伤

盆腔内筋膜是一种结缔组织网，它包裹着骨盆内的所有器官，并将它们松散地连接到盆底的支持结构即肌肉组织和骨骼上。这一网状结构将阴道和子宫保持在其正常解剖位置的同时还可以有一定的活动性，以实现尿液和粪便的蓄存、性交、分娩和排便等各项功能。这些结缔组织在阴道分娩或子宫切除术时可能面临过度拉伸及断裂。有证据表明，结缔组织和结缔组织修复的异常可能导致一些女性盆腔器官脱垂。一些脱垂的个体可能伴有胶原代谢的异常改变，包括 I 型胶原减少和 III 型胶原增加（Moalli et al，2005）。目前尚不清楚这种改变是否是盆腔器官脱垂的原因或会对脱垂造成影响。关节过度活动的妇女比关节正常活动的妇女有更高的脱垂率。同样，患有结缔组织疾病（如 Ehlers-Danlos 或 Marfan's 综合征）的个体更容易出现盆腔器官脱垂（Carley et al，2000）。在基因敲除小鼠上的研究得出的数据也表明，弹性蛋白稳态异常也可能通过组织对损伤的异常反应促进疾病的发展（Liu et al，2006）。

四、阴道平滑肌损伤

盆腔器官脱垂的女性阴道壁平滑肌也会发生改变。在这些患者中，阴道壁由杂乱无序的平滑肌束组成，肌层内平滑肌部分面积较具有正常盆底支持力的对照组减少（26% vs 48%；$P \leq 0.05$）。组织学上，肌层的神经束和神经节也有减少（Boreham et al，2002a，2002b）。目前，还无法明确阴道壁平滑肌的这些变化是否与盆腔器官脱垂的发生有关，或是与该疾病相关的机械力作用的结果。

五、骨盆

骨盆轴的方向和骨盆形状的变化与盆腔器官脱垂的发生、发展也有关系。具体来说，腰椎前凸消失和骨盆入射角小的女性发生盆腔器官脱垂的概率更大。盆腔入射角小被认为会造成腹腔内压力的向量发生改变，向量通常向前（即耻骨联合方向）发生位移，从而使更多的力量指向盆腔脏器及盆底结缔组织和肌肉。同样，骨盆入口横径较宽的女性也更容易出现盆腔器官脱垂，较宽的骨盆入口为腹压传递到盆底提供了较大的通道。随着时间的推移，会逐渐削弱盆底结构对盆腔脏器的支持作用。骨盆形态和方向的变化也是影响产妇分娩时软组织损伤和神经损伤的重要因素（Handa et al，2003）。

（刘　青）

第三节　临床表现

盆腔器官脱垂的女性可能仅表现出一种症状，如阴道壁膨出或相应的压迫症状，也可能出现许多包括膀胱、肠道和盆腔在内的一系列不适症状。Ellerkmann 等（2001）对 237 名盆腔器官脱垂的女性进行评估，发现 63% 的女性有膨出的症状、73% 有尿失禁、86% 有尿急和尿频、62% 有排尿功能障碍、31% 有粪便失禁症状。有些脱垂相关的症状是脱垂的阴道壁（及相应脏器）引起的，有些则是由膀胱、下消化道相关功能障碍引起的。表 20-3-1 列出了中重度盆腔器官脱垂女性的常见症状。除阴道膨出症状外，没有一种是脱垂特有的。因为盆腔器官脱垂与其他盆底疾病存在相当大的重叠，临床医生在接诊患者时应注意鉴别诊断。

一般而言，脱垂的严重程度与特定症状（如膨出、下坠和排尿功能障碍等）之间只有程度弱到中等的相关性。处女膜是与脱垂症状关系紧密的一个重要解剖结构。Swift 等（2003）通过评估 477 名妇女的症状与脱垂程度发现，I 期患者的平均脱垂相关症状为 0.5 个，一旦脱垂最远点超出处女膜缘，则症状明显增加，达 2.1 个。

随着盆腔器官脱垂程度的进展，患者会出现一些"膨出"症状。患者就诊时常会主诉"阴道内有东西掉出""感觉到阴道和会阴有膨胀感""盆腔下坠感"等。尽管这些症状与脱垂的存在与严重程度有一定的相关性，但只有一个症状与重度脱垂明确相关——患者可以看到或感觉到的阴道壁膨出。其他如压迫感、下坠感等不太精准的症状与脱垂的相关性较弱（Barber et al，2003）。

盆腔器官脱垂的妇女常伴随有下尿路症状。阴道前壁支撑膀胱和尿道，失去这种支持会导致尿道高活动性和膀胱膨出。尿道高活动性是压力性尿失禁发生的主要病理机制。因此，盆腔器官脱垂和压力性尿失禁并存十分常见，尤其是在膀胱膨出较轻的情况下。值得注意的是，随着膀胱膨出的加重，尤其是当脱垂最远点超出处女膜之外时，由于尿道扭曲、梗阻，腹压漏尿的程度反而减轻。此种情况下患者更常表现为下尿路梗阻症状，如尿等待、排尿间断、尿线无力、排尿不尽感、手动回纳脱垂后方能开始或解尽小便，少数情况下还会出现尿潴留。尿潴留的机制是由于

表 20-3-1　女性盆腔器官脱垂相关症状
阴道
● 膨出或胀感
● 压迫感
● 下坠感
泌尿道
● 失禁
● 尿频
● 尿急
● 尿无力或延长
● 排尿踌躇
● 排尿不尽感
● 手动回纳脱垂后方能开始或解尽小便
● 体位改变后方能开始或解尽小便
肠道
● 排气、排便失禁
● 排便不尽感
● 排便紧张
● 排便急迫
● 手指入肛疏解完成排便
● 推压阴道或会阴后方能开始或解尽大便
● 排便时感觉梗阻
性行为
● 性交困难
● 性生活不满意

尿道扭曲引起的机械性梗阻，这种扭曲伴随着阴道前壁脱垂的程度的加重而出现。多达 30% 的Ⅲ期或Ⅳ期脱垂患者的膀胱残余尿体积增加（＞100 ml）（Coates et al，1997）。较严重的阴道后壁脱垂也可直接压迫尿道造成机械性阻塞。

盆腔器官脱垂的女性还常伴有肠道功能紊乱的相关症状，包括排便不尽、排便紧张、排便急迫、排便失禁以及推压阴道或会阴后方能开始或解尽大便的情况。在研究肠道功能紊乱与脱垂的发生以及严重程度之间的关系时，研究认为阴道后壁支持与特异性肛直肠症状之间相关性较弱，甚至可以说没有联系（Barber et al，2003；Burrows et al，2004；Ellerkmann et al，2001）。与阴道后壁脱垂最相关的排便症状是需要压迫阴道或会阴来排便。但是多数直肠膨出的患者并无手助排便症状，而有些没有明显阴道后壁脱垂的女性也会通过手压会阴或阴道来帮助排便。7% ～ 31% 的盆腔器官脱垂女性有粪失禁症状（Nichols，2004）。尽管直肠脱垂是粪便失禁的一个公认原因，但阴道脱垂并不会促进粪失禁的发展。相反，粪失禁和盆腔器官脱垂有时共存，因为它们有共同的危险因素，如年龄增大、衰老带来的影响，及阴道分娩后盆底的神经病变和肌肉损伤等（Bump，1998）。

盆腔器官脱垂患者的性生活质量与无脱垂的同龄女性相当。有 1/3 处于性活跃年龄的盆腔器官脱垂患者抱怨脱垂干扰了性功能。然而，通过使用经验性的性功能问卷来比较有脱垂和无脱垂个体的性功能，结果发现两组之间在性交频率、性欲、阴道干燥、性交困难、性高潮功能或总体性功能方面没有明显统计学差异（Barber，2002）。另据报道，夫妻关系亲密的盆腔器官脱垂女性的性满意度较高（81% ～ 84%）（Weber，1995）。

虽然盆腔器官脱垂患者有时将后背部和盆腔疼痛归咎于脱垂，但盆腔器官脱垂引起疼痛证据不足。临床医生应在对 POP 女性的疼痛主诉归因于脱垂疾病本身之前，积极寻找其他可能引起疼痛的来源（Heit et al，2002）。

（谢静燕　杨　阳）

第四节　诊断方法

全面的盆腔器官脱垂诊断应包括常规病史及妇产科病史，体格检查及辅助检查，主要包括家族史、既往史、现病史、体格检查及 POP-Q 分期和影像学及器械检查。

一、病史

（一）家族史

家族病史的询问对于揭示盆腔器官脱垂的易感性具有重要意义。对一级家族成员、异卵和单卵双胞胎等的研究表明，遗传因素对脱垂发病的影响很大（Kerkhof et al，2009；Lince et al，2012）。不同的研究团队正在进行遗传学研究，以确定与这种易感性相关的基因多态性（Kluivers et al，2009；Sun，et al，2016）。这方面的研究结果可以在今后的病情评估及治疗方案的选择中发挥重要作用。

（二）既往史

妊娠、分娩、绝经状态、衰老、盆腔手术、神经系统和一些慢性疾病与盆腔器官脱垂的发生和发展密切相关。

流行病学、功能学和病理学等研究发现阴道分娩可引起盆腔神经分布、肛提肌及盆底韧带改变。胎次和出生体重能直接和间接损伤盆底支撑结构，与盆腔器官脱垂密切相关。胎儿通过生殖裂孔这一过程可能对盆底结构造成永久性拉伤和破坏，其损伤与缺氧和坏死变化有关。近年来，妊娠和分娩对盆底结构造成的改变是研究热点（Gyhagen et al，2013）。

绝经和衰老本身是盆腔器官脱垂发生的重要危险因素。绝经加重脱垂的机制可能与雌激素缺乏有关，雌激素缺乏相关症状可能表现在盆腔结缔组织变化上。衰老则表现在盆底结缔组织胶原蛋白的流失，胶原蛋白比例也发生改变，由Ⅰ型转为Ⅲ型，引起盆底结缔组织支持力的衰弱，最终导致盆底支持与悬吊组织的强度和弹性丧失。为评估每种因素的确切作用而展开的研究结果目前仍有争议。

既往因 POP 行修复手术的患者比有其他手术病史的患者再发盆腔器官脱垂的风险更高（Marchionni et al，1999）。

引起慢性腹压升高的疾病，如肥胖、慢性呼吸道疾病和便秘，是 POP 发病和加重的危险因素。腹压的增加使盆底肌肉和韧带结构持续紧张，这种慢性损伤导致盆底肌肉和韧带逐渐进展为器质性损坏。长期吸烟也被认为是 POP 发展的危险因素，但其损伤机制不是咳嗽引起的腹内压升高，而与烟中所含化学物质对盆底组织的作用有关。

神经系统疾病和一些慢性病相关并发症与盆腔器官脱垂有关，如糖尿病、帕金森病、多发性硬化症；突发性疾病如脑血管意外，都可导致外周神经病变，从而影响盆腔脏器的支持。

药物因素如成人的许多常用药可通过改变膀胱容量和敏感性来影响下尿路症状。其中降压药、抗抑郁药物和抗精神病药物是最常见的，应该进行全面检查评估。

（三）现病史

1. 临床病史　询问患者的主要症状，了解发病年龄、持续时间、严重程度非常重要。盆腔器官脱垂患者的症状往往具有多样性。

（1）脱垂症状："下坠感"是一种非特异性症状，POP 妇女常见，但在其他一些疾病中也常见，如下尿路感染、腰背痛和肠道疾病，其与脱垂的程度无明显关系。

"膨出感"是典型的脱垂症状，常表现为感觉外阴有异物膨出。该症状多与脱垂的严重程度相关，Ⅲ期和Ⅳ期的患者更为明显。医生要仔细询问患者脱垂程度，脱垂进展过程，是否伴随疼痛或出血，症状是否与举重或爬楼梯等活动有关，是否与膀胱或肠道功能障碍有关，是否与性生活和其他社会活动有关。

询问患者是否需要手动还纳脱垂肿物或对会阴、阴道或直肠施加压力，以促进排尿和（或）排便。

腰部疼痛与支配肾和输尿管的感觉神经有关，有时与中重度盆腔器官脱垂带来膀胱排空阻碍引起上尿路扩张有关。

（2）与脱垂程度相关的典型下尿路症状

1）储尿功能障碍

①压力性尿失禁：随着腹内压力的增加，轻度脱垂时的尿失禁症状可能会比较明显。重度脱垂的情况下，还纳脱垂使阴道壁恢复正常解剖位置后，尿失禁症状得以显现，称之为"隐匿性尿失禁"。

②急迫性尿失禁：一种与急迫感相关、突发且无法控制的尿失禁。女性患者就诊时常描述其还没来得及赶到洗手间，就有少量尿液不自主溢出，甚至全部尿液排出。

③尿频：排尿频率增加，它通常与下尿路感染有关，但也可能与引起膀胱残余尿量增多的阻塞性疾病有关。

2）排尿功能障碍

①尿等待：排尿初始阶段较困难，它可能与尿道梗阻或膀胱移位有关。

②排尿不尽：排尿后膀胱没有完全排空的感觉。膀胱或直肠的移位可能会伴随尿道压迫，使尿液无法排尽。若未能及时诊断及治疗，可导致因尿潴留引起的慢性尿路感染及输尿管尿液反流引起的上尿路损伤。

③间断性排尿

排尿后滴沥：排尿后尿液滴沥通常与尿道憩室有关，但也与膀胱膨出或逼尿肌过度兴奋有关。

④排尿费力：为了开始排尿及维持排尿动作而使肌肉收缩，它通常与膀胱膨出导致的尿道扭曲有关。

⑤排尿缓慢：排尿梗阻时需改变脱垂物的位置或采取特殊体位来排空膀胱。

3）排尿感觉障碍

①急迫：一种强烈的突然想要排尿的需求。

②排尿困难：排尿疼痛或不舒服，通常是剧烈的烧灼感。

③感觉缺失：膀胱无充盈感，即使膀胱充盈也无尿意。

（3）肠道症状：便秘是与脱垂有关的最常见的排便症状，但同时也是引起腹压慢性升高的一个原因。如果是由于阴道后壁脱垂引起的，则解剖性肠膨出可能阻碍或减缓生理性排空。

排便问题：重度脱垂患者可能会被迫采取特定的体位，手动还纳脱垂或使用手指疏通肛直肠后进行排便。

（4）性生活异常症状

1）性交痛：性交前后及过程中表现出持续性或反复发作的生殖器疼痛。

2）性交时尿失禁：性交时漏尿，无论是在阴茎插入时还是在高潮时。在阴道前壁脱垂的女性中，由于尿道膀胱颈解剖的改变，经常在阴茎插入时发生尿失禁。

性功能与生殖器脱垂密切相关。POP 女性会因疼痛或者脱垂物阻塞而避免性交，或者因脱垂肿物所致会阴部的不美观而拒绝性交，这都极大地影响夫妻生活质量。而患者经过手术后，无论女性还是男性的性功能都得到了改善，这验证了性功能与生殖器脱垂相关这一观点（Glavind et al，2015）。

2. 临床问卷　运用合理的方法进行问卷调查和结构化访谈是有效的措施，能调查脱垂症状以及在不同方面对生活质量的影响。在问卷和访谈中设置各个方面症状相关的问题，并且对每个问题进行评分。问卷调查与访谈的主要区别在于，问卷调查由患者自行填写，访谈由医生进行。

排尿日记可以记录患者的排尿频率和每次排尿量及尿失禁发生情况。

二、妇科检查和POP-Q评估

（一）妇科检查

1. 外阴　先从外阴皮肤检查和外阴阴道黏膜营养状况评估开始，在大多数绝经的老年女性中可观察到外阴有中度至重度的萎缩。另外，需让患者排空膀胱后查看是否有尿道膨出。

2. 阴道　患者需取膀胱截石位来评估阴道前壁、阴道后壁、阴道穹隆及子宫脱垂的程度。如果截石位脱垂未达到最大程度，或患者所述症状与医生检查体征不相符合，则让患者站立位重新检查。重度脱垂时，患者处休息体位时即可观察到脱垂肿物，轻度脱垂时，医生应要求患者咳嗽或深吸气后屏气，再用力呼气（Valsalva 动作），以达到最大脱垂程度。

在妇科检查时，可将阴道前壁脱垂分为两种类型：中央型和旁侧型（Nichols et al，1996）。耻骨宫颈筋膜是支持膀胱底的筋膜，一旦耻骨宫颈筋膜中线变薄或破裂，则阴道前壁特有的皱襞会消失，即阴道前壁中央型膨出。当耻骨宫颈筋膜从盆筋膜腱弓上病理性脱离（阴道旁缺陷），其脱垂阴道前壁皱襞仍存在。

3. 宫颈及子宫　检查时应注意鉴别宫颈延长与子宫脱垂：宫颈延长指子宫颈较长，可至阴道口，甚至脱出于阴道外。通过双合诊或三合诊，医生会发现子宫体位置正常。B超也可测量宫颈的长度从而辅助诊断宫颈延长。

另外，通过双合诊可以排除盆腔包块，评估子宫大小和是否存在子宫肌瘤等其他情况。

（二）POP-Q评估系统

1. 泌尿生殖器官脱垂分级方法　在过去的几十年里，已先后出现了数个评价系统来对泌尿生殖器官脱垂的程度进行评估及分级。最常见的分级系统是在 1972 年由 Baden 和 Walker 提出的半程分级法（Baden et al，1972）。该评价系统指患者在最大 Valsalva 状态下，通过测量每个脱垂器官与处女膜的位置关系来确定脱垂分期，包括尿道、膀胱、子宫或阴道穹隆及直肠。同时使用以下术语：尿道膨出、膀胱膨出、子宫脱垂或穹隆脱垂、肠膨出和直肠膨出。脱垂按严重程度分为 4 级（0-4 级）。如果受检器官在检查过程中始终保持原有位置，则表示受检器官没有脱垂，属于 0 级。如果受检器官超过坐骨棘水平，但不超过坐骨棘水平线与处女膜水平连线的中点，则为 I 级脱垂，而如果该器官位于坐骨棘水平与处女膜水平连线下 1/2 段，则为 II 级脱垂。超出处女膜的脱垂则为 III 级和 IV 级。特别注意的是，III 级脱垂时脱垂肿物不超过处女膜与最大脱垂水平连线的中点。

1980 年发布的 Beecham 分级方法是基于盆腔器官相对于阴道口的下降程度：

- I 级：脱垂不超过阴道的中 1/3。
- II 级：脱垂到达阴道口，但不超过。
- III 级：脱垂位于阴道口外。

在使用这些分级系统时出现的主要问题是有一定的主观性，因此很难在观察者之间比较数据。但 Baden-Walker 半程分级系统因其简单、直观的特点，在临床上被广泛应用。

2. POP-Q 分期系统　POP-Q 分期系统是 1996 年由国际尿控协会（ICS）、美国妇科泌尿协会（AUGS）和美国妇产科医师协会（ACOG）共同提出并批准。POP-Q 分期系统可量化盆腔器官脱垂程度，较其他分期系统具有更好的客观性。

（1）POP-Q 分期方法：POP-Q 分期系统通过在最大 Valsalva 动作下定位女性生殖道解剖结构上的 6 个特定的标记点，并以厘米计算脱垂程度。位于处女膜以上用负数表示，与处女膜平行以 0 表示，处女膜以下则用正数表示。这些标记点在阴道前壁上有两个（Aa，Ba），阴道顶端部分有两个（C，D），阴道后壁上有两个（Ap，Bp）。同时测量阴裂（gh）、会阴体（pb）和阴道总长度（tvl）（图 20-4-1）。

1）Aa：阴道前壁中线距尿道外口（和处女膜）上方 3 cm 处；范围 -3 ~ +3 cm。Aa 点的下降表明尿道膀胱连接处的缺陷，并且有专家指出，其可能与尿失禁的发生率增加有关。

2）Ba：阴道顶端到 Aa 点之间阴道前壁上脱垂最远点。无脱垂时，位于 -3 cm 处。其描述了膀胱膨出的严重程度。

3）C：宫颈或穹隆最远端。其描述了子宫脱垂（或穹隆脱垂）的严重程度。

4）D：对应于后穹隆（或道格拉斯窝），其代表子宫骶骨韧带的附着点。有子宫切除术病史的患者可省略此点。C 点与 D 点间的距离代表宫颈长度。

5）Ap：阴道后壁中线距处女膜 3 cm 处，范围在 -3 ~ +3 cm。

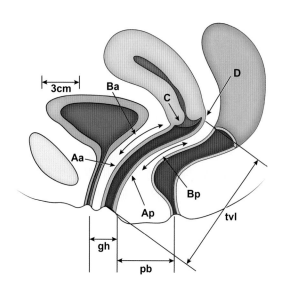

图 20-4-1 POP-Q 6 个点解剖位置及阴裂、会阴体、阴道长度示意图

6) Bp：阴道顶端到 Ap 点之间阴道后壁上脱垂最远点。无脱垂时，位于 –3 cm 处。其描述了直肠脱垂的严重程度。

7) gh（生殖道裂孔）：从尿道外口中点到处女膜后缘之间的距离。

8) pb（会阴体）：从生殖道裂孔下缘中点到肛门中点之间的距离。

9) tvl（阴道总长度）：处女膜到阴道最深处的距离，在脱垂复位后测量。

上述 6 个点的位置以及阴裂、会阴体、阴道长度可以记录在 POP-Q 3×3 格表中（表 20-4-1）。

（2）POP-Q 分期：在 POP-Q 分期系统中，脱垂按严重程度分为 5 期（0 到 4），如表 20-4-2 所示。为了补偿阴道的延展性及内在测量上的误差，在 0 和 Ⅳ 期中的 tvl 值上允许有 2 cm 的缓冲区。

（3）POP-Q 分期注意事项

1）在进行体格检查时，行直肠阴道检查对识别直肠阴道隔较高部分的缺陷有一定的帮助，这部分的缺陷可形成肠疝。

2）在膀胱充盈时行咳嗽压力测试可客观评价相关的压力性尿失禁。据报道，盆腔器官脱垂同时伴有压力性尿失禁患者的比例随脱垂程度的加重而下降，如盆腔器官脱垂 Ⅱ 期患者中同时伴有压力性尿失禁的患者约占 55%，而盆腔器官脱垂 Ⅳ 期患者中同时伴有压力性尿失禁的患者仅占 33%。但如果使用子宫托、海绵支架或窥器使脱垂部位复位时，高达 80% 的患者被证实存在隐匿性压力性尿失禁（Reena et al，2007）。

在与膀胱膨出相关的压力测试是阳性时，进一步行 Bonney 测试（指压实验）可预测阴道前壁修补术治疗压力性尿失禁的可能性。在患者膀胱充盈时，检查者把示指和中指放置在患者尿道的两侧以提升膀胱颈，同时要求患者咳嗽或做 Valsalva 动作：如果没有尿液漏出，则提示压力性尿失禁是由于膀胱颈下降所致，并可能从阴道前壁修补术中获益，而有尿液漏出（压力测试持续阳性）则表明固有括约肌存在缺陷。但 Bonney 测试的结果难以标准化，因此，有学者认为指压实验价值有限（Ellström et al，2011）。

表 20-4-1　　POP-Q 3×3 格表		
阴道前壁	阴道前壁	宫颈或穹隆
Aa	Ba	C
阴裂	会阴体	阴道总长度
gh	pb	tvl
阴道后壁	阴道后壁	阴道后穹隆
Ap	Bp	D

表 20-4-2　　盆腔器官脱垂 POP-Q 分期	
分期	描述
0期	无脱垂 Aa、Ap、Ba、Bp = –3 cm，C 或 D ≤ –(tvl-2) cm
Ⅰ期	脱垂最远端在处女膜上 > 1 cm，即量化值 < –1 cm
Ⅱ期	脱垂最远端在处女膜上 < 1 cm，即量化值 ≥ –1 cm，但 ≤ +1 cm
Ⅲ期	脱垂最远端超过处女膜平面 > 1 cm，但 < 阴道总长度 –2 cm，即量化值 > +1 cm，但 < (tvl-2) cm
Ⅳ期	下生殖道全部外翻，脱垂最远端超过阴道总长度 –2 cm，即量化值 ≥ (tvl-2) cm

3）尿道和膀胱颈的活动度可通过将无菌润滑的棉拭子（Q-tip）插入尿道至尿道膀胱连接处来评估。在 Valsalva 期间使用测角仪测量由拭子的远端相对于水平面形成的角度。当该角度 > 30° 时，提示了尿道膀胱连接处过度运动。Q-tip 测试可用于区分压力性尿失禁的类型并提示最适合的手术方式。因此，Q-tip 测试阴性可被认为是尿失禁手术失败的风险因素（Bergman et al，1989）。

三、影像学检查

（一）超声检查

1. 经会阴超声特点　超声检查在盆底缺陷成像中起着主导作用。其操作简单，安全无创，费用相对较低，因此在 POP 患者中广泛使用。不同的超声探头经阴道、腹部、会阴和直肠对盆底进行二维、三维和四维的重建。经会阴超声由于无阴道下降的干扰，是研究盆腔器官脱垂较好的无创检查方法。动态研究可评估盆腔器官脱垂患者在静息状态下和行 Valsalva 动作后脱垂程度，使脱垂程度得到详细的量化。

2. 经会阴超声方法　膀胱颈、宫颈或穹隆以及直肠壶腹分别是前盆腔、中盆腔和后盆腔的前缘（图 20-4-2）。评估盆腔器官下降的基准由耻骨联合的下缘表示。

（1）经会阴超声时，患者需排空膀胱和直肠。取膀胱截石位，会阴探头放于会阴（即耻骨和肛门边缘之间）。频率为 3.5 ~ 6 MHz 的超声探头用手套或薄膜覆盖，以免污染，放置在会阴的正中矢状平面上，且施加在探头上的压力必须尽可能低，以免掩盖或低估脏器下降程度。在该位置可见膀胱、尿道、阴道壁、子宫、肛管和直肠等结构。

（2）动态检查包括盆腔脏器的静息状态、Valsalva 动作和肛提肌收缩动作。

3. 经会阴超声各腔室检测

（1）前盆腔：超声显示最大 Valsalva 动作期间尿道和膀胱脱垂情况，为 POP 患者体格检查提供有用的补充信息。将超声探头置于尿道口处，矢状面显示尿道膀胱颈部及耻骨联合，近端尿道与膀胱后缘在矢状面所形成的夹角即为膀胱尿道后角。1960 年 Green 最早指出膀胱后角可区分两种不同的 POP 状态：膀胱膨出和膀胱尿道膨出。膀胱膨出定义为孤立性膀胱脱垂且膀胱后角正常（90° ~ 120°），与排尿功能障碍有关，但很少伴有尿失禁。膀胱尿道膨出，膀胱后角 > 140°，且以压力性尿失禁为特征表现。相关研究显示放射学和超声数据之间有良好的一致性。

（2）中盆腔：对于中盆腔的相关研究较少，因其临床检查已经足够详细和精确。动态超声可清晰显示宫颈的下降情况，有助于研究移位的子宫体与阴道前壁或后壁的关系，更好地了解不同的临床表现，解释排尿功能障碍或排便障碍的症状。对于子宫切除术后伴随直肠膨出或肠疝的穹隆脱垂患者，超声检查具有一定的困难。

（3）后盆腔：超声可为临床评估阴道后壁脱垂的病因提供重要信息。阴道后壁脱垂应与以下疾病进行鉴别：与直肠阴道隔缺损相关的直肠膨出、无解剖损伤的过度膨胀、肠疝及直肠膨出与肠疝共同存在。直肠膨出是直肠脱入阴道，而肠疝一般是小肠或乙状结肠脱入阴道。会阴超声也能鉴别直肠肠套叠，发现直肠壁内翻进入直肠腔。会阴超声具备精确识别与脱垂相关损伤的可能性，为医生决定是否进行更多的侵入性操作及确定最佳的治疗方法提供依据。对直肠膨出和直肠肠套叠的诊断超声与 X 线诊断具有相同的价值，但超声具有更高的耐受性和经济性。

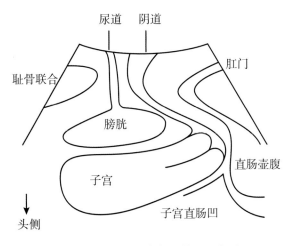

图 20-4-2　会阴超声标准截面示意图

4. 其他与生殖器脱垂有关的重要参数

（1）膀胱残余尿（PVR）：B超测定膀胱残余尿量对合并排尿功能障碍的中重度膀胱膨出患者非常重要。评估膀胱残余尿量常用的为以下三个公式：① Haylen：体积（ml）= 高度 × 深度 × 5.9-14.6；② Dietz：体积（ml）= 高度 × 深度 × 5.6；③ Dicuio：体积（ml）= 高度 × 深度 × 宽度 ×0.5。

研究结果显示，三种方法测定的膀胱容积与实际膀胱容积一致。

（2）膀胱壁厚度（BWT）：前盆腔脱垂可因慢性阻塞导致膀胱过度活跃，BWT测量可用于评价膀胱功能。BWT值的增加与膀胱过度活跃有关，也可能与术后新发尿失禁有关。由于膀胱膨胀使膀胱壁延伸，可能会导致 BWT 的数值发生变化，所以应该在容积 ≤ 50 ml 的情况下进行测量，尽管目前还没有相关标准。测量时应对前壁、三角区、穹隆三个部位进行测量，并计算平均值。

（二）MRI

当体格检查无法解释患者的症状时，可通过 MRI 进一步分析 POP 患者脱垂情况。

MRI 软组织成像能力好，可多平面、全方位显示盆底组织情况。与放射性造影成像如膀胱尿道造影（voiding cystourethrography）、直肠排泄造影（evacuation proctography）和膀胱造影（cystocolpoproctography）相比，MRI 无电离辐射，更安全，更简单，更舒适。

做 MRI 时，患者取仰卧和直立体位，在静息状态或用力排便时成像。分别在不使用造影剂、阴道和直肠内使用造影剂时、直肠、阴道、尿道和膀胱内都使用造影剂时成像。因 POP 只有在腹压增加时才能明确，应动态评估 POP 患者盆腔器官脱垂情况。静息状态和用力排便时图像之间的变化有助于确定支撑缺陷的部位和严重程度。

（谢静燕　杨　阳）

第五节　治疗原则

盆腔器官脱垂的治疗尚无统一的标准。越来越多的专家得出共识，认为 POP 的治疗应该基于其影响生活质量的症状，而不是局限于脱垂的临床所见。手术也从单纯的解剖复位逐渐侧重于功能恢复。对于没有症状或者症状轻的患者，更合理的处理方案是选择观察而不是干预性治疗。

一、非手术治疗

非手术治疗适用于无症状或症状较轻的轻度和中度的脱垂患者，以及希望保留生育功能、不适宜手术、不能耐受手术及拒绝手术的患者。非手术治疗包括行为疗法、盆底肌肉锻炼、使用子宫托等。

1. 行为疗法

（1）保持足够的水分摄入并且在规律的时间间隔排空膀胱可以降低泌尿系统感染的发生，缓解尿频、尿急、尿失禁症状。

（2）每日纤维摄入的标准量是 25 ～ 30 g，摄入足够的水分和纤维可以缓解排便费力的症状。

（3）避免一过性或慢性的腹腔内压力增高，如负重、慢行咳嗽、排便时过分用力。

（4）超重者减轻体重。身体超重（尤其是腹型肥胖）是诱发和加重盆底功能障碍性疾病的危险因素。控制体重可以改善或消除尿道高活动性压力性尿失禁。

2. 盆底肌锻炼

盆底肌肉训练（peliv floor musle training，PFMT）可以增强盆底肌肉的张力及功能，有助于防止脱垂症状加重，改善脱垂特有症状如阴道坠胀感和一些伴随症状如大小便失禁。PFMT 在轻中度 POP 时被认为是一线治疗，对重度脱垂患者没有治愈作用，但可缓解脱垂症状。近 10 年来，有人认为 PFMT 与手术有协同作用，但暂无资料表明围术期 PFMT 与单纯手术的效果有明显差异（Lakeman et al，2013）。

（1）盆底肌肉训练的理论基础

1）改善盆底的结构支持，可使盆腔脏器和肛提肌位置升高，缩小盆腔出口径，增加盆底肌肉（PFM）韧度及强度。

力量性动作训练：每周训练2～4次，每次做8～12组尽力收缩盆底肌肉的动作。

2）在引起腹压增加的动作如咳嗽或其他强体力活动之前及过程中，自主性收缩盆底肌肉，从而预防POP。

技巧性动作训练：教患者学会自主收缩盆底肌肉技巧，将PFM活动与增加腹部压力的不同运动（如咳嗽、打喷嚏、体力活动）联系起来，通过反复收缩加强骨盆肌，从而形成自主动作来拮抗盆腔器官脱垂。

PFMT中上述两种训练都可应用，但暂无PFMT治疗脱垂的最佳方案，最佳的收缩重复次数、每日训练频率、收缩时间和持续时间类型的运动仍有争议，因此训练方案差异较大。

（2）盆底肌肉训练与脱垂康复：盆底肌肉训练无不良反应，研究表明，PFMT在腹压升高前后收缩盆底肌肉，可以有效地支持盆腔脏器在正常解剖位置的力量、耐力和协调性。此外，骨盆底肌肉的结构支撑也通过PFMT得到显著改善。

多项研究都表明PFMT结合动作技巧可改善脱垂症状，即骨盆会阴肌肉在预期腹内压力增加时收缩。同时建议在排便时减少用力、减少繁重的活动和积极减肥等生活方式的改变。但具体标准和具体疗效尚有争议。

3. 子宫托的使用　子宫托（pessary）一词来源于希腊语pessos，指一种椭圆形的石头，最早用于插入骆驼的子宫以防止受孕，后用于人类自身支持阴道壁和防止盆腔器官脱垂。现在常用硅胶材质的子宫托，其优点在于：无异味、不吸收分泌物、半衰期长、耐高压、可反复清洗、低过敏性及不致癌。

子宫托因为品牌、型别、大小不同而有多种类型（图20-5-1），因此患者可根据自身需求购买，且可使用多种子宫托以适应自身需求。据报道（DeLancey et al，2005）每个患者平均有3.5个子宫托。对于患者来说，子宫托最好的尺寸是不

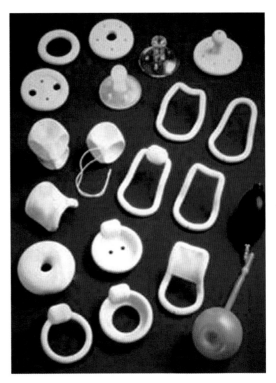

图20-5-1　不同类型的子宫托

会从阴道脱出的最小尺寸，在做Valsalva动作时不会脱出，也不会影响大小便，在子宫托四周可容纳一个手指。

子宫托可以阻止盆腔脏器从阴道口脱出，弥补解剖上的不足，降低症状的发生频率和严重程度，避免或延迟手术。子宫托的适应证：手术禁忌证患者，包括全身状况较差不能耐受手术者和未生育妇女等，以及孕期POP患者等。以下情况禁止使用：不明原因的异常阴道出血；活动受限，有痴呆等神志不清等疾病，会忘记或不能及时取出子宫托，以及不能达到长期随访要求的。相对禁忌证：严重的阴道萎缩，持续的阴道糜烂或溃疡，难治性外阴阴道感染。

对POP患者来说，子宫托是一个安全的治疗选择方案，但长期使用时，还是会有并发症，影响使用满意度。多数并发症并不严重，可通过定期取下子宫托并局部治疗来解决，而且一般有自理能力的患者很少发生。

子宫托使用者阴道分泌物有异味伴随阴道感染概率增加相对常见。有研究（Alnaif，2000）表明32%的子宫托使用者患有细菌性阴道病

（BV），而对照组只有10%。最常见的并发症是阴道糜烂或溃疡，随访时应始终检查阴道黏膜溃疡情况，据报道（Clemons et al，2004），女性在使用子宫托2个月后就可能出现溃疡，溃疡发生率在2%～24%之间。此外，不仅在组织糜烂或溃疡的情况下，甚至在取出子宫托后，也要关注有无阴道瘘形成。尽管此类并发症不严重，也需密切随访。

不常见但较严重的并发症通常是忘记取出子宫托引起，文献中报道的有膀胱阴道瘘、子宫阴道瘘、直肠阴道瘘和尿路并发症，如由于来自膀胱三角的压力引起尿道受压、膀胱入口梗阻从而导致输尿管梗阻，最终导致急性肾盂肾炎等。因此医生应记录使用子宫托的患者名单及随访记录，从而一旦她们住院或精神状态有变，院方和监护人可获知她们使用子宫托的情况。

子宫托可能与宫颈病变有关，长期放置子宫托可导致鳞状上皮化生和异常改变。还有报道子宫托与阴道癌有关，文献中所有相关的阴道癌病例均发生在子宫托与阴道壁接触部位，最终结论是可能与长期接触导致慢性炎症有关（Martin，2013）。

使用子宫托不仅改善脱垂症状，还能改善大小便问题，如排尿问题、尿频、尿急和急迫性尿失禁等。也有研究表明部分无尿路症状的患者使用子宫托后会出现排尿相关问题，可能是隐性压力性尿失禁问题被发现。随着全球人口的老龄化，子宫托是一个简单、便宜、可行、实用的保守治疗方案。

二、手术治疗

一般情况下，手术治疗适用于不愿接受保守治疗或尝试过保守治疗而效果不满意的患者。主要适应证为有症状的脱垂或脱垂Ⅱ期以上伴有明显进展的患者。依据脱垂的程度和部位，手术可分为前盆腔脱垂手术、中盆腔脱垂手术及后盆腔脱垂手术。也可依据手术性质分为应用自体组织的重建性手术、利用移植物代替的重建性手术和封闭性手术（阴道封闭术或部分封闭术）。手术可选择的路径包括经阴道、经腹部和腹腔镜（机

器人）手术。盆腔器官脱垂手术尚无统一的规范。手术选择基于患者具体脱垂情况、意愿、性功能考虑以及经济状态综合而定。2017年国际尿失禁协会（ICI）提出了盆腔器官脱垂的手术治疗管理路径（图20-5-2）。

（一）前盆腔手术

1. 阴道前壁修补术 阴道前壁脱垂传统上用修补术。首先要将阴道黏膜与下面的肌纤维结缔组织（耻骨宫颈筋膜）分离（图20-5-3）。解剖必须横向向前，到达耻骨降支的边缘。然后是耻骨宫颈筋膜的中线折叠。通常使用延迟可吸收缝线降低阴道损伤的风险，但是一些专家会根据患者组织的强度选择使用永久性缝线材料。如果缺陷较大，可以分两层进行折叠，然后修剪多余的黏膜，用延时可吸收缝线以连续的方式缝合黏膜。

当存在明显的旁侧部缺损时，阴道旁修复可以通过进入膀胱旁间隙并用3～5条可吸收或不可吸收缝线将耻骨宫颈筋膜的侧边缘缝合到盆筋膜腱弓（白线）来完成。

前壁修补术总体报告的解剖复发率差异很大，从10%～60%（Shull et al，1994；Weber et al，2001），但在大多数重复手术率较低的病患中，患者的主观症状改善和满意度均较高（Jonsson et al，2013）。

2. 经阴道前盆腔网片植入术 为了减少手术失败率，提高患者的生活质量，重建盆腔解剖结构，恢复盆腔器官的功能，需要寻求安全有效的手术方式。受到普通外科医生腹部脏器疝修补术的启发，妇科医生通过使用网片来恢复盆底结构和功能。20世纪90年代中期首个用于矫正压力性尿失禁（SUI）的经阴道合成吊带问世，推动了POP相关特定材料的发展。随着网片生产日益繁荣，第一个专门用于POP相关手术的网片产品（Gynemesh PS TM Ethicon）在2002年通过了美国食品药品监督管理局（Food and Drug Administration，FDA）的批准。在业界的大力推动下，越来越多的套装网片在美国和欧洲市场推出，至2010年市场上的套装网片达到近100款。大多数成套器材使用穿刺针将网片或移植材料向

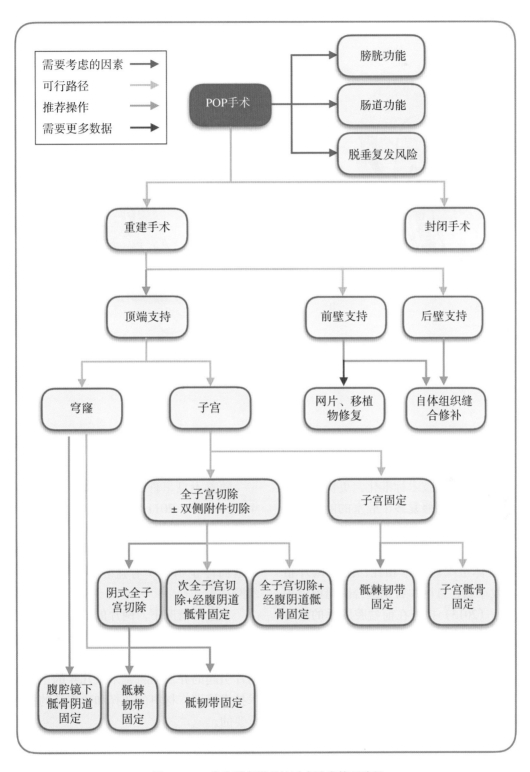

图 20-5-2 盆腔器官脱垂的手术治疗管理路径

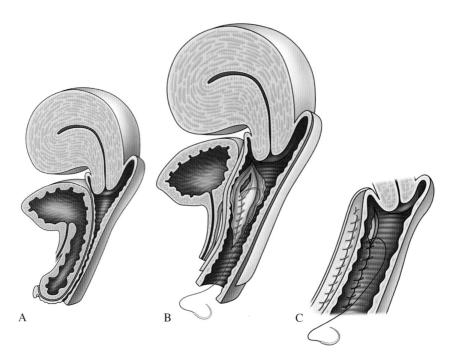

图 20-5-3　阴道前壁自体组织修补
A. 阴道前壁脱垂；**B.** 缝合耻骨宫颈筋膜；**C.** 缝合阴道黏膜

两侧固定在盆筋膜腱弓或骶棘韧带上，网片形成一个吊床样结构来承托盆底组织。套装网片的优点包括减少手术创伤、技术标准化、更快的学习曲线以及通过阴道入路修复多个腔室的能力。盆底外科医生尤其推荐将阴道网片用于 POP 术后复发的患者。

与阴道自体组织修补术相比，阴道网片植入术术后复发率低，且网片特别适合阴道前壁手术。Milani 等（2013）报道在前盆腔脱垂的患者中，阴道网片植入术在主观和客观治愈率方面都优于阴道自体组织修补术，但两者在改善患者生活质量方面无明显差异。

随着网片使用的日益普及，关于网片相关并发症的报道逐渐增加。从 2008 年 -2010 年，FDA 报告的关于使用网片常见并发症包括：网片暴露、侵蚀、挛缩、疼痛（包括性交痛）、感染、泌尿问题（新发 SUI）、出血和器官穿孔。还有报道提示使用网片可引起反复脱垂、神经肌肉问题、阴道瘢痕挛缩和情绪问题。在 2008 年 -2010 年，据报道有 7 起与 POP 修复有关的死亡事件，其中 3 例与网片相关（两次穿孔，一次出血），另外 4

例死亡是由于术后医疗并发症，与网片放置无直接关系。

随着不良事件不断增加，美国 FDA 在 2008 年、2010 年、2011 年、2016 年多次发布了"安全警告"，并指出使用阴道网片患者将作为重点关注的对象。直至 2019 年 4 月，美国 FDA 要求制造商停止销售所有盆腔器官脱垂阴式重建手术网片。

在这种情况下，网片的确切作用仍然存在争议，许多患者从中受益也是有目共睹的。由于网片相关的并发症是限制其应用的主要焦点，预防网片引起的并发症将是未来几年的工作重点。手术技术培训、材料的选择和适应证的把握是至关重要的。

（二）中盆腔手术

中盆腔支持缺陷以子宫或阴道穹隆脱垂以及肠膨出、道格拉斯窝疝形成为特征。许多报道显示阴道顶端支持在维持骨盆整体正常解剖结构和提高手术成功率中占据重要的地位，所以在行 POP 手术时，增强阴道顶端支持非常关键。无论子宫是否存在，都必须要对顶端的支持力进行评估。没有良好的子宫支撑或子宫切除术后阴道顶端的张力，前壁和后壁就暴露在腹压下，腹压会驱使这些组织向阴道口移动。由于顶端对阴道支撑的重要性，所以除非顶端得到充分支持，否则前壁和后壁的手术矫正失败率很高。

1. McCall 后穹隆成形术（高位骶韧带悬吊术） 1957 年，McCall 描述了阴式子宫切除术时关闭道格拉斯窝以防止肠膨出的技术。从那时起，其他外科医生改进了手术技术，加固子宫骶韧带以支持顶端。这是最常用的关闭后路的方法，特别是在为解决盆腔器官脱垂所行的外科手术中（包括阴式全子宫切除术）。

改进的 McCall 方案是将 1 根或 2 根延迟可吸收线穿过子宫骶韧带，经过腹膜和阴道穹隆，并最终将缝线穿过对面的子宫骶韧带。目前还不确定不可吸收缝线是否能提供更高的治愈率；然而，它们确实会导致更多的缝合线侵蚀（Kasturi et al，2012）。许多专家提倡在每例阴式子宫切除术中均采用这种方法（即使是没有脱垂的患者），以尽量减少将来顶端脱垂的发生。

McCall 高位骶韧带悬吊术的风险包括输尿管梗阻或损伤，故术中建议静脉注射靛蓝或亚甲蓝以确认输尿管通畅。

2. 骶棘韧带固定术（SSLF） 是最常见的顶端修复术，特别是穹隆脱垂。主要固定单侧（图 20-5-4），没有证据表明行双侧固定会有更好的结果。对于重度子宫脱垂，通过将子宫颈固定在韧带上实现保留子宫，也可以在阴式子宫切除术时进行 SSLF。

经阴道后壁的手术路径颇受欢迎，通常需要切开并高位关闭肠疝疝囊。钝性分离进入直肠旁间隙，在触诊坐骨棘后确定骶棘韧带。最佳缝合位置为坐骨棘内侧 1.5 ～ 2.0 cm，以避免损伤阴部神经血管束，缝线的数量和类型没有共识，通常用 1 ～ 3 根延迟吸收或不吸收的缝线均可。

行骶棘韧带固定的一侧可能会出现术后臀部疼痛，这可能与经过尾骨肌 - 骶棘韧带复合体的支配肛提肌的神经受压有关，疼痛通常在对症处理后 1 个月内缓解。

3. 髂尾肌筋膜固定术 髂尾肌是肛提肌复

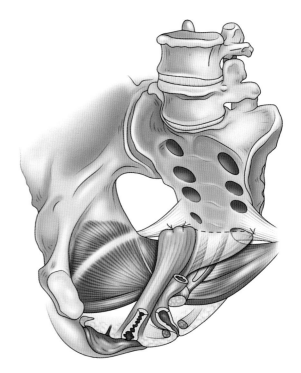

图 20-5-4　骶棘韧带固定术

合体的一部分，起源于肛提肌腱弓，向后附着在尾骨的最后 2 个节段上。该术式是将阴道穹隆固定在髂尾肌筋膜上。双侧髂尾筋膜固定可以保持正常的阴道轴线和阴道长度，能降低诸如骶棘韧带固定引起的阴道轴线偏向不足，减少因后倾失平衡而造成的前盆腔再次脱垂的发生概率。另外，髂尾肌筋膜位于坐骨棘前方、直肠侧方，由于其周围没有特殊结构，因血管损伤造成的出血及神经损伤造成的术后持续性疼痛等副损伤风险降低。一项前瞻性研究报告，在 5 年的中位随访中，双侧髂尾筋膜固定术总的主客观治愈率为 84%（Meeks et al，1994）。髂尾肌筋膜固定术手术适应证与骶棘韧带固定术（SSLF）相似，但无须特殊器械且易学，主客观成功率与 SSLF 相仿，尤其适用于阴道长度偏短、操作困难无法完成 SSLF 的患者，是一项较好的自体组织修复手术。

4. 骶韧带悬吊术 子宫骶韧带悬吊术（USLS）的目的是将宫骶韧带牢固的部分附在直肠阴道筋膜和耻骨宫颈筋膜上，从而将穹隆悬挂在坐骨棘水平或以上来提供足够的阴道长度和支撑力（图 20-5-5）。使用 Alice 钳轻轻牵引韧带，

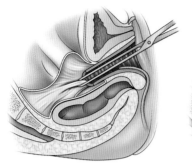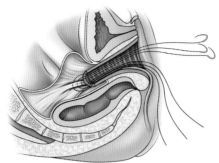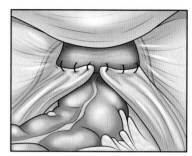

图 20-5-5　骶韧带固定术

用单丝 0 号延迟吸收缝线进行双侧 USL 三重缝合，最低的缝线放置在坐骨棘的水平，后面两条缝线各放置 1 cm 以上，两侧总共放置六条缝线。然后，将悬挂缝线依次连接到阴道的前壁和后壁，包括腹膜。最远端的 USL 缝线横向穿过，近端缝线居中穿过，中间缝线在前一缝线之间穿过。所有缝线都收紧，以便关闭道格拉斯窝。在进行 USL 悬吊术时，外科医生必须对输尿管损伤有很高的警觉性。术中进行膀胱检查是必要的。

5. 阴道骶骨固定术（SC）　是公认的治疗 POP 的优选手术方式，是阴道穹隆脱垂的 A 级推荐手术。也适用于多腔室 POP 和 POP 手术失败的复发性脱垂患者。对于较年轻和有 POP 症状的性活跃的女性，阴道骶骨固定术通过放置无菌网片保持阴道长度和轴线，恢复盆腔解剖结构，且性交困难发生率低，网片侵蚀、暴露和感染的发生率也较低（图 20-5-6）。

阴道骶骨固定术自 1962 年问世以来，在中盆腔脱垂修复方面显示出有效和持久的效果。尽管经腹阴道骶骨固定术多年来一直是标准技术，但微创手术，包括腹腔镜手术（LSC）和机器人手术（RASC）的出现改变了手术方法，使其在过去十年中成为应用最广泛的技术之一。目前，腹腔镜下阴道骶骨固定术已被广泛采用，并有许多报道显示其疗效持久。但是，适应证和技术方面没有统一标准。此外，由于需要较多缝合，该项技术具有一定的难度。机器人辅助下阴道骶骨固定术有更好的视觉效果、更好的机动性、更容易的缝合和更高的效率。因此，机器人辅助下阴

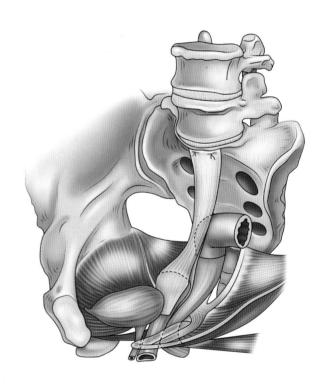

图 20-5-6　阴道骶骨固定术

道骶骨固定术在 POP 患者中的应用越来越多。

RASC、LSC 及 SC 治疗 POP 的手术效果类似。但 RASC 费用较高和手术时间更长。虽然 RASC 可能有其他优势，如减少学习曲线和增加人体工程学或灵活性，但仍然有待证明。

（三）后盆腔手术

后盆腔的手术主要有阴道后壁修补和会阴体的重建。

阴道后壁修补需在后壁中线做切口，切口延伸至阴道顶端。直肠阴道筋膜和阴道黏膜从中线的折叠处用间断或连续的可吸收缝线缝合（图20-5-7）。许多作者还描述了术中肛提肌的折叠，但必须强调的是，这可能导致阴道变窄并导致性交困难。术后性交困难的很大一部分可能与肛提肌折叠有关，在性活跃的女性中不必进行肛提肌折叠。类似于前壁所描述的，直肠阴道筋膜必须重新附着到顶端和会阴体上。

正常情况下，会阴体长 3 ~ 4 cm，是盆底许多肌肉和筋膜的集合点。在后盆腔缺陷的患者中很多部分都会发生由于过度拉伸导致的会阴体断裂或变薄，可能导致阴道远端脱垂。会阴缝合应在会阴肌肉分离的情况下进行，这也有助于骨盆中阴道的自然向后偏转。切开后，松解会阴浅肌和球海绵体肌的末端，使它们在中线重新缝合。

（四）阴道封闭术

阴道封闭术常常单独归为一类，因其是目前少数能用一次手术解决 3 个腔室及 3 个水平脱垂症状的术式。对于有严重内外科合并症和性生活不活跃的老年患者，阴道切除加封闭术是一种相对较简洁的手术，且手术时间短、创伤小、术后满意度高，适合一部分无性生活需要、手术耐受能力差的老年患者。

所有阴道封闭术都包括去除阴道黏膜，然后将黏膜下的组织缝合在一起，形成起支撑作用的组织隔膜。阴道封闭术包括阴道全封闭术和部分封闭术，随着时间的推移衍生出许多改良式式。不同术式间通常是在阴道黏膜去除的大小、数量和位置上作出改变。由于缺乏对比研究，还不清楚阴道封闭术在脱垂治疗方面是与骶棘韧带固定术或骶韧带固定术孰更成功。

阴道封闭术之后的成功率在90% ~ 100%（DeLancey et al，1997；Hoffman et al，2003）。阴道封闭术后因丧失性交能力而感到后悔的情况不多见，从0%到12.9%不等。目前还不清楚解剖结构的恢复是否有利于除了性功能以外的任何其他功能（即泌尿和肠道）的恢复。

（谢静燕）

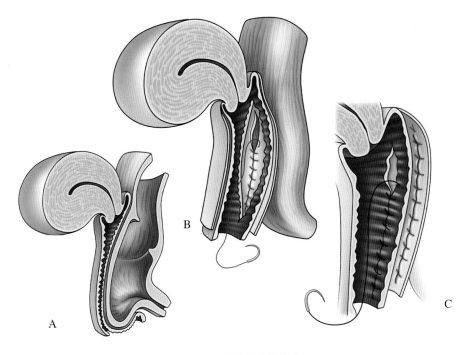

图 20-5-7　阴道后壁修补术

参考文献

陈聪，等，2016. 温州女性盆底功能障碍性疾病流行病学研究. 温州医科大学学报，46（3）：194-198.

丁峰，等，2012. 厦门社区女性盆腔器官脱垂流行病学研究. 中国卫生统计，29（6）：797-800.

龚天柳，2016. 女性盆底功能障碍性疾病的临床研究进展. 中国临床新医学，9（7）：662-665.

胡金露，等，2014. 盆底功能障碍性疾病的研究进展. 实用医学杂志，（6）：997-999.

柯桂珠，等，2008. 盆腔器官脱垂患者肛提肌的动态MRI研究. 现代妇产科进展，17（7）：525-529.

马乐，等，2009. 妇科泌尿学. 北京：科学出版社，8（1）：418-424 513-514

毛巧玲，等，2018. 超重及肥胖与盆腔器官脱垂发生风险关系 Meta 分析. 中国实用妇科与产科杂志，34（9）：82-86.

沈文洁，等，2006. 盆腔器官脱垂发病相关因素研究进展. 国际妇产科学杂志，33（3）：188-191.

孙小红，等，2015. 北京农村地区中老年妇女盆腔器官脱垂的初步调查. 实用老年医学，（8）：669-671.

万纷纷，2017. 甘肃女性盆腔器官脱垂患病现况及影响因素研究. 甘肃省中医药大学.

万纷纷，等，2017. 女性生育相关因素及体质指数对盆腔器官脱垂的影响. 中国妇幼保健，32（14）：3311-3313.

王建六，等，2007. 北京郊区女性尿失禁及盆腔器官脱垂发病情况及其对生活质量影响的抽样调查. 中国妇产科临床杂志，8（1）：5-9.

王建六，等，2008. 女性盆底功能障碍性疾病的诊疗进展. 中国实用妇科与产科杂志，24（1）：30-33.

载毓欣，等，2009. 盆腔器官脱垂相关因素研究进展. 中国实用妇科与产科杂志，（5）：392-394.

周妍，2016. 宫颈癌患者术后盆底功能障碍调查及相关干预研究. 广州医科大学：1-55.

朱兰，等，2008. 女性盆底学. 北京：人民卫生出版社：53-54.

Abdel-Fattah M, et al, 2004. Effect of total abdominal hysterectomy on pelvic floor function. Obstetrical & Gynecological Survey, 59（4）：299-304.

Alexander V G, et al, 2011. Family history of nocturnal enuresis and urinary incontinence：results from a large epidemiological study. Journal of Urology, 185（6）：2303-2307.

AltmanabD, et al, 2008. Genetic Influence on Stress Urinary Incontinence and Pelvic Organ Prolapse. European Urology, 54（4）：918-923.

Alnaif B, et al, 2000. Bacterial vaginosis increases in pessary users. Int Urogynecol J, 11：219-223.

Baden WF, et al, 1972. Physical diagnosis in the evaluation of vaginal relaxation. Clin Obstet Gynecol, 15：1055-1069.

Barber MD, et al, 2002. Sexual function in women with urinary incontinence and pelvic organ prolapse. ObstetGynecol, 99：281-289.

Barber M, et al, 2003. Association of the magnitude of pelvic organ prolapse and presence and severity of symptoms.J Pelvic Med Surg, 9：208.

Beecham CT, 1980. Classification of vaginal relaxation. Am J Obstet Gynecol, 136（7）：957-958.

Bergman A, et al, 1989. Negative Q-tip test as a risk factor for failed incontinence surgery in women. J Reprod Med, 34（3）：193-197.

Boreham MK, et al, 2002. Morphometric properties of the posterior vaginal wall in women with pelvic organ prolapse. Am J ObstetGynecol, 187：1501-1508.

Boreham MK, et al, 2002. Morphometric analysis of smooth muscle in the anterior vaginal wall of women with pelvic organ prolapse. Am J ObstetGynecol, 187：56-63.

Buchsbaum G M, et al, 2010. Incontinence and pelvic organ prolapse in parous/nulliparous pairs of identical twins. Neurourology& Urodynamics, 27（6）：496-498.

Bump RC, et al, 1998. Epidemiology and natural history of pelvic floor dysfunction. ObstetGynecol Clin North Am, 25：723-746.

Carley ME, et al, 2000. Urinary incontinence and pelvic organ prolapse in women with Marfan or Ehlers Danlos syndrome. Am J ObstetGynecol, 182：1021-1023.

Clemons JL, et al, 2004. Risk factors associated with an unsuccessful pessary fitting trial in women with pelvic organ prolapse. Am J Obstet Gynecol, 190（2）：345-350.

Coates KW, et al, 1997. Uroflowmetry in women with urinary incontinence and pelvic organ prolapse.Br J Urol, 80：217-221.

DeLancey, J O, 1993. Anatomy and biomechanics of genital prolapse. Clinical Obstetrics & Gynecology, 136：897-909.

DeLancey JOL, et al, 1997. Total colpocleisis for vaginal eversion. Am J Obstet Gynecol, 176：1228-1235. discussion 1232-1235.

DeLancey JO, et al, 2003. The appearance of levator ani muscle abnormalities in magnetic resonance images after vaginal delivery. ObstetGynecol, 101：46-53.

DeLancey JO, 2005. The hidden epidemic of pelvic floor dysfunction：achievable goals for improved prevention and treatment. Am J Obstet Gynecol, 192：1488-1495.

Dietz H P, et al, 2018. Is a "dragging sensation" a symptom of female pelvic organ prolapse?. Int Urogynecol J, 29(5)：703-707.

Ellerkmann RM, et al, 2001. Correlation of symptoms with location and severity of pelvic organ prolapse. Am J ObstetGynecol, 185：1332-1337.

EllströmEngh AM, et al, 2011. Can de novo stress incontinence after anterior wall repair be predicted? Acta ObstetGynecol Scand, 90 (5)：488-493.

Geoffrey D. Towers, 2004. The pathophysiology of peivic organ prolapse. Journal of pelvic medicine and surgey, 10 (3)：109-122.

GiriA, Hartmann K E, et al, 2017. Obesity and pelvic organ prolapse：a systematic review and meta-analysis of observational studies. American Journal of Obstetrics & Gynecology, 217 (1)：11-26.

Glavind K, et al, 2015. Sexual function in women before and after surgery forpelvic organ prolapse. Acta ObstetGynecol Scand, 94 (1)：80-85.

Goldberg R P, et al, 2005. Urinary incontinence after multiple gestation and delivery：impact on quality of life. Int Urogynecol J Pelvic Floor Dysfunct, 16 (5)：334-336.

Gyhagen M, et al, 2013. Prevalence and risk factors for pelvic organ pro-lapse 20 years after childbirth：a national cohort study in singleton primiparae after vaginal orcaesarean delivery. BJOG, 120 (2)：152-160.

Handa VL, et al, 2003. Architectural differences in the bony pelvis of women with and without pelvic floor disorders. ObstetGynecol, 102：1283-1290.

Heit M, et al, 2002. Is pelvic organ prolapse a cause of pelvic or low back pain? ObstetGynecol, 99：23-28.

Hendrix S L, et al, 2002. Pelvic organ prolapse in the women's health initiative：Gravity and gravidity. American Journal of Obstetrics & Gynecology, 186 (6)：1160-1166.

Hoffman MS, et al, 2003. Vaginectomy with pelvic herniorrhaphy for prolapse. Am J Obstet Gynecol, 189：364-70. discussion 370-371.

Ingrid N, et al, 2008a. Prevalence of symptomatic pelvic floor disorders in US women. Jama, 300 (11)：1311-1316.

Ingrid N, et al, 2008b. Prevalence of symptomatic pelvic floor disorders in US women. Jama, 300 (11)：1311.

Jha S, et al, 2016. Prolapse or incontinence：what affects sexual function the most?. Int Urogynecol J, 27 (4)：607-611.

Jonsson Funk M, et al, 2013. Long-term outcomes of vaginal mesh versus native tissue repair for anterior vaginal wall prolapse. Int Urogynecol J, (8)：1279-1285.

Kasturi S, et al, 2012. High uterosacral ligamentvaginal vault suspension：comparison of absorbable vs permanent suture for apical fixation. IntUrogynecol J, 23：941-945.

Kearney R, et al, 2004. Levator ani muscle anatomy evaluated by origin-insertion pairs. ObstetGynecol, 104：168-173.

Kerkhof MH, et al, 2009. Changes in connective tissue in patients with pelvic organ prolapse-a review of the currenst literature. Int Urogynecol J Pelvic Floor Dysfunct, 20 (4)：461-474.

Kluivers KB, et al, 2009. COL3A1 2209G > A is a predictor of pelvic organ prolapse. Int Urogynecol J Pelvic Floor Dysfunct, 20 (9)：1113-1118.

Lakeman MM, et al, 2013. Peri-operativephysiotherapy to prevent recurrent symptoms and treatment following prolapsed surgery：supported by evidence or not? IntUrogynecol J, 24 (3)：371-375.

Lee U J, et al, 2017. Obesity and pelvic organ prolapse. Current Opinion in Urology, 27 (5): 428-434.

Lien K C, et al, 2005. Pudendal nerve stretch during vaginal birth: A 3D computer simulation. American Journal of Obstetrics & Gynecology, 192 (5): 1669-1676.

Lince SL, et al, 2012. A systematic review of clinical studies on hereditary factors in pelvic organ prolapse. IntUrogynecol J, 23 (10): 1327-1336.

Liu X, et al, 2006. Failure of elastic fiber homeostasis leads to pelvic floor disorders. Am J Pathol, 168: 519-528.

Lubowski DZ, et al, 1988. Increase in pudendal nerve terminal motor latency with defaecation straining. Br J Surg, 75: 1095-1097.

Li Z, et al, 2019a. An epidemiologic study of pelvic organ prolapse in postmenopausal women: a population-based sample in China. Climacteric, 22 (1): 79-84.

Li Z, et al, 2019b. An epidemiologic study of pelvic organ prolapse in rural Chinese women: a population-based sample in China. Int Urogynecol J: doi: 10.1007/s00192-00018-03859-00199.

Maher C, et al, 2017. Surgical management of pelvic organ prolapse. In: Abrahams P, Cardozo L, Wagg A, WeinA, ed. International Consultation on Incontinence. 6th ed. ICUD ICS, Tokyo, Japan: 1855-1992.

Marchionni M, et al, 1999. True incidence of vaginal vault prolapse.Thirteen years of experience. J Reprod Med, 44 (8): 679-684.

Martin C, et al, 2013. What is hiding behind the pessary? Int Urogynecol J, 24: 873-875.

Masenga G G, et al, 2018. Prevalence and risk factors for pelvic organ prolapse in Kilimanjaro, Tanzania: A population based study in Tanzanian rural community. Plos One, 13 (4): e0195910.

McCall CM, 1957. Posterior culdoplasty, surgical correction of enterocele during vaginal hysterectomy; a preliminary report. Obstet Gynecol, 10: 595-602.

Meeks GR, et al, 1994. Repair of vaginal vault prolapse by suspension of the vagina to iliococcygeus (prespinous) fascia. Am J Obstet Gynecol, 171 (6): 1444-1452; discussion 1452-4.

Moalli P A, et al, 2003. Risk factors associated with pelvic floor disorders in women undergoing surgical repair. Obstetrics & Gynecology, 101 (5): 869-874.

Milani AL, et al, 2013. The use of mesh in vaginal prolapse. Ned TijdschrGeneeskd, 157 (31): A6324. Review.

Moalli PA, et al, 2005. Remodeling of vaginal connective tissue in patients with prolapse. ObstetGynecol, 106: 953-963.

Nichols CM, et al, 2004. Anal sphincter injury in women with pelvic floor disorders. ObstetGynecol, 104: 690-696.

Nichols DH, et al, 1996. Vaginal surgery. 4th ed. Baltimore: Williams and Wilkins.

Nicola P, 2011. Pelvic floor disorders 5-10 years after vaginal or cesarean childbirth. Obstetrics & Gynecology, 118 (4): 777.

Norton P A, et al, 2013. The familiality of pelvic organ prolapse in the Utah Population Database. Int Urogynecol J, 24 (3): 413-418.

O'boyle A L, et al, 2005. Pelvic organ support in pregnancy and postpartum. International Urogynecology Journal & Pelvic Floor Dysfunction, 16 (1): 69-72.

Reena C, et al, 2007. Occult stress incontinence in women with pelvic organ prolapse. Int JGynaecol Obstet, 97 (1): 31-34.

Rufus C, et al, 2015. Systematic review and metaanalysis of genetic association studies of urinary symptoms and prolapse in women. American Journal of Obstetrics & Gynecology, 212 (2): 199.e191-199.e124.

SelcukS, et al, 2016. Effect of simple and radical hysterectomy on quality of life-analysis of all aspects of pelvic floor dysfunction. European Journal of Obstetrics Gynecology & Reproductive Biology, 198: 84-88.

Shah A D, et al, 2008. The age distribution, rates, and types of surgery for pelvic organ prolapse in the USA. Int Urogynecol J, 19 (3): 421-428.

Singh K, et al, 2003. Three-dimensional magnetic resonance imaging assessment of levator ani morphologic features in different grades of prolapse. Am J ObstetGynecol, 188: 910-915.

Slieker-Ten Hove M C, et al, 2009. Symptomatic pelvic organ prolapse and possible risk factors in a general population.

American Journal of Obstetrics & Gynecology，200（2）：184.e181-184.e187.

Smith A N，et al，2010. Disordered colorectal motility in intractable constipation following hysterectomy. British Journal of Surgery，77（12）：1361-1365.

Snooks SJ，et al，1990. Effect of vaginal delivery on the pelvie floor：a 5-year follow-up. Br J Surg，77：1358-1360.

Spence-Jones C，et al，1994. Bowel dysfunction：a pathogenic factor in uterovaginal prolapse and urinary stress incontinence. Br J ObstetGynaecol，101：147-152.

Spence-Jones C，et al，2010. Bowel dysfunction：a pathogenic factor in uterovaginal prolapse and urinary stress incontinence．Bjog An International Journal of Obstetrics &Gynaecology，101（2）：147-152.

Steven S，et al，2005. Pelvic Organ Support Study（POSST）：the distribution，clinical definition，and epidemiologic condition of pelvic organ support defects．American Journal of Obstetrics & Gynecology，192（3）：795-806.

Swift SE，et al，2003. Correlation of symptoms with degree of pelvic organ support in a general population of women：what is pelvic organ prolapse? Am J ObstetGynecol，189：372-377.

Swift S，et al，2005. Pelvic Organ Support Study（POSST）：The distribution，clinical definition，and epidemiologic condition of pelvic organ support defects．American Journal of Obstetrics & Gynecology，192（3）：795-806.

TegerstedtG，et al，2005. Prevalence of symptomatic pelvic organ prolapse in a Swedish population．Int Urogynecol J Pelvic Floor Dysfunct，16（6）：497-503.

TrutnovskyG，et al，2013. Pelvic floor dysfunction--does menopause duration matter?．Maturitas，76（2）：134-138.

Walker G J A，et al，2011. Pelvic organ prolapse and incontinence in developing countries：review of prevalence and risk factors．Int Urogynecol J，22（2）：127-135.

Weber AM，et al，1995. Sexual function in women with uterovaginal prolapse and urinary incontinence. Obstet Gynecol，85：483-487.

Weber AM，et al，2001. Anterior colporrhaphy：a randomizedtrial of three surgical techniques. Am J Obstet Gynecol，185：1299-1306.

Whitcomb E L，et al，2009. Prevalence and degree of bother from pelvic floor disorders in obese women．Int Urogynecol J，20（3）：289.

Wu J M，et al，2015. Urinary，fecal，and dual incontinence in older U.S. Adults．Journal of the American Geriatrics Society，63（5）：947-953.

Yuk J S，et al，2018. The prevalence and treatment pattern of clinically diagnosed pelvic organ prolapse：a Korean National Health Insurance Database-based cross-sectional study 2009-2015．Sci Rep，8（1）：1334.

Zeleke B M，et al，2016. Symptomatic pelvic floor disorders in community-dwelling older Australian women．Maturitas，85：34-41.

第二十一章

盆腔器官脱垂非手术治疗

非手术疗法是盆腔器官脱垂患者首先推荐的一线治疗方法。通常用于 POP-Q Ⅰ～Ⅱ度（或传统Ⅰ～Ⅱ度轻）有症状的患者，也适用于希望保留生育功能、不能耐受手术治疗或者不愿意手术治疗 POP-Q Ⅲ～Ⅳ度（或传统Ⅱ度重～Ⅲ度）的重度脱垂患者，以及重度脱垂患者手术治疗前后的辅助治疗。非手术治疗的目标为提高盆底肌的肌力、耐力，增加盆底支持力，缓解症状，预防脱垂加重，避免或延缓手术干预，预防术后复发。目前非手术治疗方法包括生活方式调节、盆底康复治疗（pelvic floor rehabilitation，PFR）、药物治疗等，常用的盆底康复治疗方法有：盆底肌训练、电疗法、生物反馈疗法、子宫托，以及传统中医治疗等。

第一节 生活方式调节

生活方式调节是对盆腔器官脱垂患者的基本要求。本文分别从衣、食、住、行等方面逐一简述。

一、衣着

盆腔器官脱垂患者应宽松着装，避免穿紧身内衣，尤其带弹力的塑形衣，容易增加腹压，加重盆底负担，加重脱垂症状。产后腹肌无力或腹直肌分离、腹部松弛的盆腔器官脱垂患者，在活动时，适当使用无弹性的托腹带，改善腹壁下垂症状，避免过度膨出的腹壁对身体姿势、盆底肌、盆腔器官等影响；产后耻骨联合分离合并盆腔器官脱垂者，在物理治疗的同时，需佩戴骨盆带减轻疼痛。

二、饮食

肥胖是盆腔器官脱垂的病因之一，流行病学研究表明，体重指数增加是女性所有类型尿失禁和盆腔器官脱垂的独立危险因素（Subak LL et al，2009），合理膳食是促进身体健康的基本要求，也是控制体重、防治便秘的一个方面，对 POP 患者尤为重要。

1. 摄入量 体重正常者，可以按照中国居民膳食指南要求（图 21-1-1），每天摄入适量的各种食物，均衡分配到一日三餐（表 21-1-1）。体重超重者，可以选择膳食指南中推荐摄入量下限，少吃多餐，注意不能以水果代替蔬菜；体重过轻者，可以摄入推荐量的上限。

2. 饮食搭配

（1）总体要求：一般情况下，要合理分配一日三餐的摄入量，适当分配少量作为早、中、晚加餐（表 21-1-1）。

（2）了解食物血糖指数（glycemic index，GI），根据 GI 挑选食物，多选择低 GI 食物，或高 GI 食物与低 GI 食物相互搭配，能有效控制血糖，控制体重。

食物生血糖指数：含 50 g 碳水化合物的食物与等量碳水化合物标准谷物在一定时间内（一般

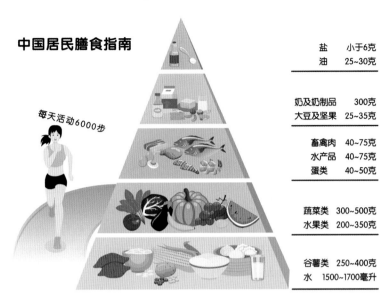

图 21-1-1　参考《中国居民膳食指南（2016）》

表 21-1-1　每日餐次及摄入量的分配

餐次	时间	摄入量（占总量的比例）	食物种类
早餐	7：00左右	30%	种类要多
上午加餐	9：00～10：00	5%	部分食物种类
午餐	11：30～12：00	35%	种类要齐全
下午加餐	15：00～16：00	5%	部分食物种类
晚餐	18：30左右	20%	种类要齐全
睡前加餐	21：00左右	5%	部分食物种类

2 小时）体内血糖应答水平的百分比值。小于 55 为低 GI；55~70 为中 GI；大于 70 为高 GI（以葡萄糖、白面包为基准值：GI=100）。

3. 膳食原则　针对 2 岁以上的所有健康人群，推荐以下 6 条核心建议。

（1）食物多样，谷类为主：①每天的膳食应包括谷薯类、蔬菜水果类、畜禽鱼蛋奶类、大豆坚果类等食物；②平均每天摄入 12 种以上食物，每周 25 种以上；③每天摄入谷薯类食物 250 ～ 400 g，其中全谷物和杂豆类 50 ～ 150 g，薯类 50 ～ 100 g；④食物多样、谷类为主是平衡膳食模式的重要特征。

（2）吃动平衡，健康体重：①各年龄段人群都应天天运动、保持健康体重（成人健康体重是指体重指数维持在 18.5 ～ 23.9 kg/m^2）；②食不过量，控制总能量摄入，保持能量平衡；③坚持日常身体活动，每周至少进行 5 天中等强度身体活动，累计 150 min 以上；主动身体活动最好每天 6000 步；④避免久坐，每小时起来动一动。

（3）多吃蔬果、奶类、大豆：①蔬菜水果是平衡膳食的重要组成部分，奶类富含钙，大豆富含优质蛋白质；②餐餐有蔬菜，保证每天摄入 300 ～ 500 g 蔬菜，深色蔬菜应占 1/2；③天天吃水果，保证每天摄入 200 ～ 350 g 新鲜水果（超重患者，每天水果摄入量不超过 200 g），果汁不能代替鲜果；④吃各种各样的奶制品，相当于每天液态奶 300 g；⑤经常吃豆制品，适量吃坚果。

（4）适量吃鱼、禽、蛋、瘦肉：①鱼、禽、蛋和瘦肉摄入要适量。②每周吃鱼 280 ~ 525 g，畜禽肉 280 ~ 525 g，蛋类 280 ~ 350 g，平均每天摄入总量 120 ~ 200 g；③优先选择鱼和禽；④吃鸡蛋，不弃蛋黄；⑤少吃肥肉、烟熏和腌制肉制品。

（5）少油少盐，控糖限酒：①培养清淡饮食习惯，少吃高盐和油炸食品。每天食盐不超过 6 g（一啤酒瓶盖），每天烹调油总计 25 ~ 30 g；②控制糖的摄入量，每天摄入不超过 50 g，最好控制在 25 g 以下；③每日反式脂肪酸摄入量不超过 2 g；④足量饮水，成年人每天 7 ~ 8 杯（1500 ~ 1700 ml），提倡饮用白开水和茶水；不喝或少喝含糖饮料；⑤孕妇、乳母不应饮酒。成人如饮酒，女性不超过 15 g。

（6）杜绝浪费，兴新食尚：①珍惜食物，按需备餐，提倡分餐不浪费；②选择新鲜卫生的食物和适宜的烹调方式；③食物制备生熟分开、熟食二次加热要热透；④学会阅读食品标签，合理选择食品；⑤多回家吃饭，享受食物和亲情；⑥传承优良文化，兴饮食文明新风。

三、居住

房间通风明亮，布置温馨简洁，温度适宜，有利于心情舒畅。睡眠规律，不熬夜，睡眠时间充足、质量好，以利机体恢复，促进健康。

四、运动

行动灵活，适量运动，控制体重。

1. 运动目的 降低胰岛素抵抗，增加代谢率，控制体重；提高肌力，预防随年龄增长，出现的肌少症。

2. 控制运动强度 POP 患者，在盆底肌功能良好前提下，运动强度控制在轻、中度即可，避免重度剧烈运动。运动强度是否合适，可以通过以下方式进行控制：

（1）运动时心率：健康成年人，中等强度运动心率应达到 150- 年龄（次 / 分钟），不宜超过 170 - 年龄（次 / 分钟）；高强度不宜超过 220- 年龄（次 / 分钟）。老年人或有基础疾病、妊娠者不适用，根据体质状况和运动中的感觉来调整运动强度。

（2）身体感觉：若是运动中有疲劳感，但是运动后恢复较快，精神状态良好、体力充沛、睡眠好、食欲佳，说明运动量合适；若运动后感到十分疲乏、四肢酸软沉重，次晨仍较疲劳，并且感到头晕、周身无力、食欲欠佳、睡眠不佳，对运动有厌倦的感觉，说明运动量过大，需要及时调整。

3. 运动方式 运动方式的选择应根据身体状况、体力、精力、财力选择，脱垂患者应避免采取跑、跳等增加腹压的运动方式，以免症状加重。可以选择游泳、散步、骑车等方式，或者传统运动方式，如太极拳、气功、八段锦、易筋经等。如果核心肌群薄弱，需专业人员指导，在改善盆底肌功能后，适当进行核心肌群的训练，缓解对盆底的压力。

4. 运动频次 建议每周有效运动 3 ~ 5 次，每次 30 ~ 60 min，或者每周达到 150 min 为宜。注意运动前准备和运动后的放松、拉伸，防止运动损伤。

5. 运动时间选择 宜上午 9 ~ 10 点，下午 4 ~ 5 点。晚上运动建议不超过 9 点，避免影响睡眠质量，影响健康。

6. 保持正确的坐、行、躺姿势，注意不同体位或活动时身体姿势平衡正确，避免不良负重方式加重对盆底支持组织的损伤。

五、其他

1. 定期检查，了解健康状况，及时筛查、早期治疗。

2. 积极治疗慢性咳嗽、哮喘、便秘等疾病，以减少慢病引起腹压增高，对盆底和盆腔器官位置的影响。

第二节　盆底肌训练

盆底康复（pelvic floor rehabilitation，PFR）是运用康复医学知识和康复治疗技术，改善盆底功能障碍所致的盆腔器官位置改变和功能异常，促进盆底功能恢复，提高生活质量。在临床应用中，通过盆底肌训练，提高盆底肌的肌力、耐力，增加对盆腔器官的支持力，缓解临床症状，预防或防止脱垂症状加重，避免或延缓手术干预。

常用的康复治疗技术有主动的运动疗法（盆底肌训练），通过低频脉冲电疗法、生物反馈技术等协助盆底肌训练，借助盆底康复器进行盆底肌抗阻训练，利用辅助器具如子宫托恢复盆腔器官位置，以及传统康复方法。本节主要介绍盆底肌训练，其他物理治疗方法在第三节、第四节阐述。

盆底肌训练（pelvic floor muscle training，PFMT），是《盆腔器官脱垂的中国诊治指南（草案）》推荐的康复治疗方法，方法简单、方便易行，可以加强薄弱的盆底肌肉力量，增强盆底支持力，改善并预防轻、中度脱垂及其相关症状的进一步发展。当脱垂超出处女膜水平以外，单纯盆底肌训练效率降低，可以在重度患者的术前进行盆底肌训练改善盆腔状况，术后继续盆底肌训练，巩固手术疗效，预防复发。

一、盆底肌训练的理论基础

（一）骨盆底解剖

1. 盆底结构和功能　骨盆底是由多层肌肉和筋膜构成，封闭骨盆出口，承托并保持盆腔脏器（内生殖器、膀胱和尿道及直肠）于正常位置；控制尿道、阴道、肛门闭合；构成并维持稳定腹内压；协助维持骨盆脊柱稳定性。若盆底结构和功能异常，可导致盆腔脏器膨出、脱垂或盆腔器官功能障碍。

2. 盆底肌　骨盆底分为外、中、内3层，外层有球海绵体肌、坐骨海绵体肌、会阴浅横肌、肛门外括约肌；中层为泌尿生殖膈，有会阴深横肌和尿道括约肌；内层为盆膈，主要有肛提肌（耻尾肌、髂尾肌、坐尾肌）。盆底肌均是骨骼肌，有持续的基础张力并能进行自主收缩。

（二）肌肉的运动学基础

1. 肌肉的组成　肌肉由肌束组成，肌束由肌纤维组成，每个肌纤维又由肌小节组成，肌小节是具有收缩性的结构单位，由许多相互穿插的肌丝组成，肌丝分为粗丝和细丝两种，粗丝主要由肌球蛋白组成，细丝主要由收缩蛋白和调节蛋白组成。

（1）肌小节：是肌力产生的功能单位，它们以串联和并联的方式排列，肌纤维内部含有丰富的肌管系统，肌管系统是与肌纤维收缩功能密切相关的另一重要结构。

（2）肌肉周围的结缔组织：主要包括肌膜、肌腱和韧带等。肌膜包含胶原纤维和弹性纤维，包裹着肌肉的收缩成分，呈并联关系。肌腱位于肌肉的两端，由弹性纤维平行排列而成，有一定弹性，与肌肉呈串联关系，它和韧带相融合，将肌肉固定在骨上。这两种弹性成分，保证肌肉随时可以收缩，具有一定张力；保证肌肉收缩结束后能恢复原状；当肌肉收缩成分松弛时，使其不会被过度牵伸，减少肌肉损伤的危险。这些结缔组织具有保护肌肉舒缩活动、传递肌力和协调肌肉运动的功能。

（3）肌肉的类型：肌肉中肌纤维可分为红肌纤维和白肌纤维两类，前者对刺激产生较缓慢的收缩反应，也称为慢肌；后者对刺激常产生快速地收缩反应，也称为快肌。与白肌相比，红肌具有较丰富的血液供应，能够承受长时间的连续活动。而白肌能在短时间内产生巨大张力，即爆发力，但随后极易陷入疲劳。红肌和白肌的神经支配不同。

根据肌肉的收缩特点，肌纤维又可分为快缩

纤维（fast-twitch fiber）和慢缩纤维（slow-twitch fiber），与前面白肌纤维和红肌纤维相一致。快缩纤维也称 II 型肌纤维，具有较高糖酵解能力和收缩速率快的特点，快缩纤维又分 IIa 型即快速氧化 - 糖原分解型（FOC）和 IIb 型即快速 - 糖原分解型（FG）两类。慢缩纤维也称 I 型肌纤维或缓慢 - 氧化型（SO），其收缩速度仅为 II 型肌纤维的一半。由于慢缩纤维具有较多的线粒体和高浓度的氧化酶，可以持续地进行有氧代谢。

肌纤维的特性与功能关系密切。不同特性的肌纤维，在不同功能肌群中的组成成分各不相同或比例不同，从而表现出各肌群不同的运动特性。在盆底肌中，深层的肛提肌主要是 I 型肌纤维，收缩时，维持时间长且连续，不易疲劳，能较好发挥支撑作用；浅层、中层肌主要是 IIA 和 IIB 型肌纤维和少量 IIC 型肌纤维，收缩快速，易疲劳，在控尿、控便、性功能发挥中起重要作用（马萍，2018；张扬 等，2018）。

（三）肌肉功能状态指标

肌肉收缩必须有完好的神经支配，一个前角细胞和它的轴突和轴突分支，以及它们所支配的肌纤维群，合称为运动单位。运动单位是肌收缩的最小单位。肢体不运动时，每块肌肉也有少数运动单位轮流收缩，使肌肉处于一种轻度持续收缩状态，保持一定的肌张力，以维持躯体姿势。

运动通过不同肌群协调有序地延长与缩短来实现。良好的肌肉功能状态是运动的基础。反映肌肉功能或状态的指标有肌力、肌爆发力、肌耐力和肌张力，是影响运动能力和运动质量的重要因素。

1. 肌力（muscle strength）　是指一次肌肉收缩所能产生的最大力量，以肌肉最大兴奋时所能负荷的重量来表示。肌力体现肌肉主动收缩或对抗阻力的能力，反映肌肉最大收缩水平。肌力异常主要表现为肌力减退。

2. 肌爆发力（muscle power）　是指在最短的时间内发挥肌力量的能力，采用最大力量与达到最大力量的时间之比来评定。爆发力由肌力和肌肉收缩速度两个因素所决定，肌力是基础，收缩速度是爆发力关键。

3. 肌耐力（muscle endurance）　是指肌肉持续维持收缩，或多次重复收缩的能力，反映肌肉持续工作的能力，体现肌肉对抗疲劳的水平。其大小可以用从肌肉开始收缩到出现疲劳时已经收缩的总次数或所经历的时间来衡量。

4. 肌张力（muscular tension）　是指肌肉在安静时所保持的紧张度。肌张力常通过被动运动感知处于放松状态的肌肉阻力程度进行测评。肌张力异常是肌肉失神经支配（如脊髓损伤）和（或）调节功能障碍（如脑损伤）的结果。肌张力异常有两种，即肌张力增强和肌张力减退（马萍，2018）。

（四）肌肉的运动适应性

1. 肌肉训练的结构基础　在一定的神经兴奋状态下，肌力的大小与所能形成的横桥总数成正比。增强肌力训练，可以增加肌纤维中肌凝蛋白含量，以及其他蛋白质、供能物质、结缔组织和毛细血管数量，肌纤维增粗、生理横断面增大，其产生肌力越强。

肌力训练还可以使肌肉的功能得到提高，表现为：①肌肉相关功能蛋白的合成增加，糖酵解功能增强，对乳酸的耐受能力增强；②肌肉毛细血管和线粒体的数量增加，肌肉对氧的利用能力增强，ATP 生成和利用能力也显著增强；③肌肉的反应时间缩短，弹性改善，力量与耐力增强；④肌肉自我调节能力增强，恢复时间缩短。

肌肉的结构和功能变化受运动强度和运动方式的影响，这是康复运动训练的基础。

2. 肌肉运动的适应性　也称为 SAID 原则（特定需求的专门性适应原则），是指肌肉对施加于自身的负荷产生特定的适应现象，使肌肉更好应对更大的负荷。表现为运动增强导致的肌增大或增生、力量增强，也可以因运动不足而呈现肌萎缩和力量衰减。运动早期，肌力的增加主要因为神经肌肉适应性反应，随着肌肉运动负荷的增加，神经系统发出更高频率的刺激信号以募集更大运动单位，产生足够的力量以抗阻；肌肉肥大一般需要 6 ~ 7 周的阻力训练；从解剖和生理方面来看，当成人肌肉超过其最大产力能力 60% ~ 70% 的强度做功时，就会出现总肌肉体积（横截面积）和力量增加的适应性结果。

肌肉的运动适应性受运动负荷、运动时间和运动频次影响。运动训练可以改变肌肉收缩的张力 - 速度曲线，表现在相同的力量下，可以发挥更快的速度，或者在相同的速度下，产生更大的力量（马萍，2018；励建安，2018）。

（五）影响肌力的主要因素

1. 自身因素

（1）肌肉结构的完整性

（2）肌肉的生理横断面：肌力训练可以使肌纤维增粗、肌肉生理横断面增大，肌力增强；同时，伴随肌纤维中结缔组织增加，影响肌肉的延展性、弹性，间接影响肌肉的收缩速度。

（3）肌肉的初长度：即肌肉收缩前的长度。在生理限度内，肌肉收缩前被牵拉至适宜的长度时，收缩时的肌力较大。当肌肉被牵拉至静息长度 1.2 倍时，肌纤蛋白和肌凝蛋白的重叠程度最大，发生横桥的数目最多，肌小节功能最佳，产生的肌力最大。

（4）不同类型肌纤维的比例：每一块肌肉有不同肌纤维类型，有快肌，也有慢肌，比例由基因决定，因人而异。维持姿势为主的骨骼肌中慢肌纤维比例较高，而以动力性活动为主的骨骼肌中慢肌纤维比例较低。快肌比例高、横断面大的肌肉，收缩力也大，受肌力训练的影响，快肌和慢肌的纤维横断面积和收缩力可以发生相应的改变。

（5）肌纤维走向与肌腱长轴的关系：一般肌纤维走向与肌腱长轴相一致，但在一些肌肉中，部分肌纤维与肌腱形成一定角度而呈羽状连接，这种羽状连接纤维越多，成角也较大，肌肉较粗，能产生较大的力。

2. 神经系统功能状态

（1）神经冲动频率：肌肉收缩时，同时投入收缩的运动单位数量越大，肌力越大，称为肌肉的募集。肌肉的募集受神经系统的支配。当运动神经元发放的冲动频率增高时，募集的运动单位增多，肌肉的收缩力量就会增加，反之，肌肉的收缩力量下降。

运用物理因子的电刺激方法刺激骨骼肌，可以促进神经兴奋的传导与运动单位的募集，有延缓肌萎缩，增强肌力的作用。治疗时应掌握刺激强度、时间和频率，以免产生肌肉收缩的疲劳，影响治疗效果。

（2）运动中枢调控作用：运动中枢通过神经传导准确传达中枢对骨骼肌产生兴奋或抑制的指令，使主动肌、拮抗肌与协同肌之间的工作更加协调。如果运动中枢损伤则使这种调节能力明显下降，影响肌肉收缩，使运动功能发生障碍。

力量训练可以使运动中枢的调控功能得到改善，产生强而集中的兴奋过程，发放同步的高频兴奋冲动，使肌收缩力量增强。

3. 理化因素　肌肉的内在功能状态与能量、氧供应、离子、激素、温度及其内环境因素有关。

康复治疗中常采用冷刺激（冰水）或温热疗法（蜡疗、砂疗）等物理方法缓解肌痉挛、松解粘连与减少疼痛（马萍，2018）。

4. 运动形式对肌肉结构的影响　不同运动形式对骨骼肌的形态结构、特性、代谢和功能均有影响。力量与耐力训练使骨骼肌纤维横断面积增大，肌红蛋白增加，线粒体体积增大与数量增多、ATP 酶活性增加、肌结缔组织增厚、毛细血管增多与肌中脂肪减少等。力量运动（阻力运动）可使肌力增强、爆发力增加；耐力运动可使肌耐力增加，抗疲劳增强。

不同的肌肉收缩方式产生的肌力不同，通常离心性收缩所产生的肌力要大于向心性收缩；肌肉收缩的速度越慢，肌肉募集数量越多，产生的肌力越大。快速离心收缩产生的力量最大，按照产生力量的大小，对应的收缩方式为：快速离心收缩、等长收缩、缓慢向心收缩、快速向心收缩。

5. 年龄和性别　成年女性的肌力一般为男性的 2/3，女性达到最大肌力约 20 ~ 25 岁左右；50 ~ 70 岁，每年下降速率 1% ~ 1.5%；到 60 岁，肌肉减少 20% ~ 40%；70 岁后每年下降 3%（窦娜，2019）。

6. 心理因素　肌力容易受心理因素影响。在肌力训练中，暗示、大声命令和有积极训练目的时，训练者所发挥的肌力比自主最大收缩力大 20% ~ 30%。

（六）肌力训练技术

1. 定义　肌力训练是根据超量负荷的原理，通过肌肉的主动收缩来改善或增强肌肉的力量。

2. 方法　肌力训练方法分为非阻力运动和阻力运动，非阻力运动包括传递神经冲动训练、助力运动和主动运动；按照肌肉收缩形式，分为等长运动、等张性运动（向心性、离心性）和等速性运动（张扬 等，2018）。

（1）传递神经冲动训练：通过语言等方式鼓励患者努力配合，大脑皮层运动区发出运动信号，通过神经通路传递，促使损伤的神经再生、重塑，尽力引发肌肉的主动收缩，从而逐渐恢复运动功能。此训练适用于神经损伤，肌力 0 ~ 1 级患者。对于神经肌肉功能障碍导致的肌力低下、失调，肌肉的短缩等，可以采取本体感觉神经肌肉促进技术（proprioceptive neuromuscular facilitation，PNF），通过对本体感受器进行刺激从而促进神经、肌肉反应能力，促进肌力恢复。

（2）助力训练：在治疗师或康复器具辅助下开展训练。适用于肌力 1 ~ 3 级的患者。

（3）等长收缩：为肌肉主动训练方式。保持关节不动，肌肉长度不变，进行不同强度的收缩，预防肌萎缩，促进肌力恢复。根据肌力恢复程度，2 ~ 5 级肌力患者均可进行。可采用"tens 法则"，即全力或近全力肌肉收缩维持 10s，休息 10s，重复 10 次为 1 组，每次练习重复 10 组。

（4）等张收缩：为常用的肌肉主动训练方式。利用肌肉等张收缩进行渐进抗阻训练，分别按照肌肉收缩承受最大负荷的 1/2、3/4、1 进行抗阻训练，可以逐渐增加阻力（Delorme 方法）或逐渐减少阻力（Oxford 方法），常用连续 10 次等张收缩所能承受的最大负荷（10 redpetition maximum，10RM）。根据肌肉长度变化，分为肌肉长度被拉长的离心性等张收缩和肌肉长度缩短的向心性等张收缩。每次训练 3 组，组间休息 1 min，重复 10 次。适用于肌力 3 级或以上患者。

3. 肌力训练的基本原则（林彩娜，2019）

（1）特异性原则：针对运动项目或特殊目的所需发展的能量系统，设计合理的训练处方，才能获得训练成就。

（2）渐进阻力原则：肌力 3 级或以上时，进行抗阻训练增强肌力，在抗阻训练中，需渐进增加阻力，使肌肉处于超负荷范围内，有效增加肌力。阻力主要来自抵抗肌肉自重、外加的阻力等。

（3）超量恢复原则：肌肉和肌群适量的训练后，产生适度的疲劳，肌肉先经过疲劳恢复阶段，然后达到"超量恢复"阶段，如在"超量恢复"阶段开始下一次肌肉训练或给予新的负荷刺激，能以"超量恢复"阶段的生理水平为新起点，巩固和叠加超量恢复的作用，进一步增大肌肉体积，逐步提高肌力。超量恢复常在运动后 1 ~ 2 天内出现。因此，合理的训练频率应为每天 1 次或隔天 1 次。训练中需注意适度的运动强度，避免过度疲劳，对肌肉造成损伤。

二、盆底肌训练方法

盆底肌训练（pelvic floor muscle training，PFMT）是在盆底肌功能评定的基础上，根据肌力，结合临床症状，有针对性地进行盆底肌力量运动或耐力运动，以提高盆底肌的肌力、爆发力、耐力，调节肌张力，改善临床症状。盆底肌为骨骼肌，盆底肌肌力训练遵循肌力训练的基本原理，进行"阶梯式渐进训练"，但是由于特殊的盆底结构，盆底肌训练方法与其他部位骨骼肌训练略有不同。

（一）不同肌力盆底肌训练方法选择

1. 肌力 0 ~ 1 级　低频电刺激疗法、传递神经冲动训练、针灸、推拿等。

2. 肌力 1 ~ 2 级　低频电刺激疗法、肌电生物反馈疗法、助力训练。

3. 肌力 3 ~ 5 级　不同阻力或负荷下，主动盆底肌训练，多结合肌电生物反馈疗法或配合呼吸运动、核心肌群运动等进行抗阻训练。

4. 肌力 4 ~ 5 级　进行模拟生活场景训练，如咳嗽时盆腹协调训练、尿急状况下盆底肌训练、性功能异常的盆底肌训练、便秘患者的盆底肌训练等，恢复盆腔器官生理功能。常利用肌电生物反馈技术实施。

（二）常用盆底肌训练方法

盆底肌训练应在盆底肌功能测试的基础上，根据主动盆底肌训练目的选择相应的盆底肌训练方法。本章节重点介绍主动盆底肌训练方法，低频电刺激疗法、手法、肌电生物反馈疗法等其他物理治疗方法，将在后续章节中详细阐述。

1. 恢复盆底肌本体感觉

（1）低频电刺激疗法：该疗法是盆底肌训练中常用的方法，通过不同频率、脉宽和波形的低频电刺激，促进不同类型肌肉募集，让训练者感受 I 型肌和 II 型肌的收缩，恢复本体感觉。

（2）结合言语指令、意识控制训练等引起肌肉收缩，恢复盆底肌本体感觉。常通过大笑、咳嗽、吹蜡烛等感受腹压增高对盆底肌的压力；通过在会阴部放置毛巾类物品，想象抓取物品，感受盆底肌的位置等；通过中断排尿，感受盆底肌收缩（不推荐用此方法进行盆底肌训练）。

（3）手法：通过神经肌肉促通技术、传统推拿手法提高肌肉的敏感性，恢复盆底肌本体感觉。

2. 初级盆底肌训练　保持平静呼吸，不屏气，不增加腹压情况下，进行盆底肌训练。

（1）I 型肌训练：缓慢收缩阴道和肛门，达最大力，持续至少 5 ～ 10 s，缓慢放松，持续 5 ～ 10 s，重复 10 次为 1 组，重复 3 ～ 5 组，休息 1 ～ 2 min，连续 10 组，每次训练 15 ～ 30 min，每天 1 ～ 2 次，6 ～ 8 周为 1 疗程。

（2）II 型肌训练：最大力快速收缩阴道和肛门后立即放松（收缩 0.5 s，放松 0.5 ～ 1.5 s），连续收缩 - 放松 5 ～ 10 次，再放松 10 ～ 20 次，重复 10 次为 1 组，组间休息 2 ～ 3 分钟，训练 5 ～ 10 组，大约每次训练 15 ～ 30 min，每天 1 ～ 2 次，6 ～ 8 周为 1 疗程。

3. 强化盆底肌训练（林彩娜，2019；窦娜，2019）

（1）盆底肌主动负荷训练：是盆底肌训练常用训练方法，等长收缩或等张收缩，按照盆底肌最大用力收缩的肌电位为最大负荷肌电位，以其 40% ～ 60%、60% ～ 80%、100% 进行渐进负荷训练。常通过生物反馈仪进行训练（见生物反馈疗法章节）。

1）增加肌耐力训练：选择 40% 最大肌力，收缩 5 ～ 10 s，放松 5 ～ 10 s，重复 10 ～ 20 次为 1 组，每次训练 3 ～ 5 组，组间休息 1 min，重复 5 ～ 10 次，每次训练 30 min 左右，不超过 1 h，每周 3 ～ 5 次。随着肌耐力的增加，可以逐渐延长每次收缩时间至出现疲劳，再放松相同时间，重复次数也可以逐步增加，以不出现运动疲劳为度。

2）增加肌力、爆发力训练方法：①渐进式负荷训练：分别以最大肌力的 40%、60%、80% ～ 100%，收缩 5 ～ 10 s，放松 5 ～ 10 s，重复 5 次为 1 组；②阶梯式递增负荷训练：从最大肌力 20% 开始，逐渐增加负荷，40%、60%、80%、100% 等（可以选择 3 ～ 5 个等级），呈阶梯式上升训练，每个负荷收缩 2 ～ 3 s，达最大负荷后快速放松，休息 10 s，重复 3 ～ 5 次为 1 组；③阶梯式递减负荷训练：快速收缩达最大力，阶梯式递减负荷或缓慢递减放松，每个负荷持续 2 ～ 3 s，重复 3 ～ 5 次为 1 组，训练 3 组，组间休息 2 ～ 3 min；④II 型肌快速收缩训练：最大力快速收缩阴道和肛门后立即放松（收缩 0.5 s，放松 0.5 ～ 1.5 s），连续收缩 - 放松 5 ～ 10 次，再放松 10 ～ 20 s，重复 10 次为 1 组。各种形式可根据需要交替进行，每次选取其中 2 ～ 3 种训练方式，训练 3 ～ 5 组，组间休息 1 ～ 3 min，大约每次训练 30 min 左右，每周 3 ～ 5 次。

（2）通过呼吸运动和核心肌群运动增加腹内压，增加盆底肌的收缩阻力，达到更好的盆底肌训练效果（见呼吸运动与盆底肌训练章节）。

4. 场景训练　盆底肌力增强后，利用不同生活场景，进行强化肌力训练，如咳嗽时盆底肌训练、尿急时盆底肌训练、盆腹协调性训练等（见肌电生物反馈疗法章节）。

5. 注意事项　①在进行盆底肌训练时，先训练 I 型肌的肌力和耐力，在 I 型肌力、耐力提高后，再开始 II 型肌的肌力和耐力训练，并逐渐增加训练难度，进行盆底肌整体功能增强训练。②避免过度疲劳。肌力训练中，过度疲劳会造成暂时性或永久性功能减弱，训练中应监测运动强度和时间，出现运动速度、运动幅度下降等现象时，及时减少运动量。③训练前进行详细病史询问和全身体格检查，有心血管疾病或年龄较大者，避免在抗阻训练时过度屏气和用力，避免意外。④无痛训练，疼痛可反射性抑制肌肉收缩，训练前如有盆底肌或盆壁肌高张、痉挛，应先恢复盆底肌或盆壁肌张力；训练中产生疼痛，应及时查找原因，避免运动损伤。⑤盆底肌训练需因人而异，运动量逐渐增加，循序渐进、适时、适量，持之以恒（林彩娜，2019）。

6. 盆底肌训练的临床应用效果 盆底肌训练作为 POP 的一线治疗方法，能有效改善 POP 患者的主观感觉、脱垂症状评分和 POP-Q 分度，亦有文献表明盆底肌训练能增强 POP 患者的盆底肌肌力和耐力。1948 年美国 KEGEL AH（1948）综述当时临床研究，发表论文"渐进式阻力训练对会阴肌肉功能恢复的影响"，提出产后会阴肌肉锻炼促进产后立即恢复正常肌肉功能和促进受累器官恢复正常位置，维持育龄妇女的会阴肌肉功能。Li C 等（2016）通过系统回顾和荟萃分析发现，接受 PFMT 的妇女在脱垂症状方面有较大的主观改善，而 POP 严重程度则有客观的改善。Braekken IH 等（2010）研究显示，对 109 例 POP-Q 分期Ⅰ～Ⅲ期的有症状患者，单用生活方式干预，8% 患者获得症状改善，而联合生活方式干预和盆底肌训练，19% 患者获得症状改善，且经超声测量，该组患者膀胱和直肠的位置较对照组平均恢复了 3～5 mm。Hagen S 等（2014）报道，447 例 POP-Q 分期Ⅰ～Ⅲ期的有症状患者，经盆底肌训练，其脱垂相关症状，尤其是站立时的不适感和腹部坠胀感显著改善。段利侠等（2014）认为盆底肌锻炼对产妇的盆底肌功能可得到一定的恢复，预防子宫脱垂的发生率，其严重程度也得到明显改善。但是由于临床上许多女性不能进行正确的盆底肌训练，而且缺乏耐心坚持训练，往往会影响治疗效果。盆底康复治疗配合其他非手术治疗方法，可以提高临床治疗效果。

7. 存在问题

（1）研究表明，10%～～30% 的妇女无法正确识别盆底肌，收缩方法不正确。

（2）肌肉收缩协调性差，收缩盆底肌的同时使用腹肌、臀部肌肉或下肢肌收缩，影响治疗效果，需要辅助其他方法协助进行盆底肌训练。

（3）长期不良的生活习惯、不良的体态和姿势对盆底功能和盆底肌训练效果也有影响，需在进行盆底肌训练同时予以纠正，才能达到更好的较持久的治疗效果。

三、呼吸运动与盆底肌训练

不同的呼吸模式对盆底肌的训练起到不同的作用。对于初步学习盆底肌训练者，一般采用平静呼吸，不增加盆底肌训练负荷。为进一步提高盆底肌肌力，可以结合不同呼吸类型，以增加盆底肌训练负荷，提高盆底肌训练效果；或通过强化膈肌训练，减低腹内压，改善盆腔脏器脱垂症状。

（一）呼吸运动

呼吸运动是呼吸肌收缩、舒张引起胸廓节律性扩大和缩小，包括吸气运动和呼气运动。由吸气肌、呼气肌和辅助肌群参与。主要吸气肌为膈肌和肋间外肌；呼气肌为肋间内肌、肋间最内肌、胸横肌。用力呼气时腹肌参与。用力吸气时，辅助吸气肌包括斜角肌、胸锁乳突肌、斜方肌、胸大肌等。

（二）呼吸运动类型

1. 根据呼吸运动的深度，分为平静呼吸和用力呼吸。

（1）平静呼吸：安静状态下，呼吸运动平稳缓和，频率为 12～18 次 / 分，称为平静呼吸。此时，吸气运动主要是由膈肌和肋间外肌的收缩，胸廓扩大，肺扩张引起吸气；呼气运动是膈肌与肋间外肌舒张，膈穹窿、肋骨、胸骨回弹，胸廓缩小，肺内压增高，产生呼气。吸气是主动的，呼气运动是被动的。

（2）用力呼吸：机体活动时，呼吸加深加快，称为用力呼吸或称深呼吸。此时吸气运动除吸气肌收缩外，借助辅助吸气肌，扩展胸廓上部，腹部肌群放松膨隆，进一步扩大胸腔，增加吸气量。用力呼气时，吸气肌和辅助吸气肌舒张，呼气肌收缩，同时腹肌收缩增加腹内压，上推膈肌，使胸廓进一步缩小，增大排气量。用力吸气和用力呼气均为主动过程。

2. 按照呼吸形式分为胸式呼吸、腹式呼吸和胎息。胎息为练气功时的一种调息形式，临床较少应用，此处不阐述。

（1）胸式呼吸：是通过肋间肌收缩、放松使肋骨和胸骨运动，引起的呼吸运动，吸气时胸廓隆起，呼气时胸廓放松复原，腹部无明显起伏。

（2）腹式呼吸：即膈肌呼吸。通过膈肌收缩、舒张引起的呼吸运动，伴有腹壁的起伏。吸气时膈肌收缩下移，腹部隆起；呼气时，膈肌舒张，腹部回落。健康成人呈腹式、胸式混合式呼吸，女性妊娠时，膈肌活动受限，以胸式呼吸为主。在特殊呼吸训练中，腹式呼吸又分为顺腹式呼吸和逆腹式呼吸。一般呼吸运动提及的腹式呼吸是指顺腹式呼吸，即吸气时腹部隆起，呼气时腹部缩回；而逆腹式呼吸则相反，吸气时腹部回缩，呼气时腹部膨出。

（二）不同呼吸模式下盆底肌状态

1. 胸式呼吸　吸气、呼气时膈肌变化不大，盆底肌放松（图 21-2-1）。

2. 腹式呼吸

（1）吸气：平静吸气运动时，膈肌收缩下降，腹膨隆，盆底肌略膨隆；用力吸气时，腹部、盆底肌膨隆明显（图 21-2-2）。

（2）呼气：膈肌放松、上抬，腹部凹陷，盆底肌放松；用力呼气时，盆底肌收缩，增加腹压，协助排出胸腔内气体（图 21-2-4）。

（三）借助呼吸运动进行强化盆底肌训练

1. 腹式呼吸　在腹式呼吸中，用力呼气时，通过增加腹部收缩力，增加腹压，此时最大力盆底肌同步收缩的负荷增加，达到盆底肌负荷训练的目的，还可以通过一些肢体活动增加腹压，进一步增加盆底肌收缩负荷（图 21-2-5）。

2. 逆腹式呼吸和提肛呼吸（齐凤军 等，2016）

（1）逆腹式呼吸：逆腹式呼吸运动与顺腹式呼吸相反，吸气时腹部回缩，呼气时腹部膨隆。

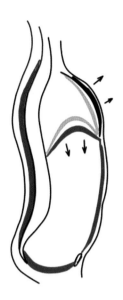

图 21-2-1　胸式呼吸（吸气运动）示意图
吸气时胸廓打开，膈肌略下降，盆底肌放松状态

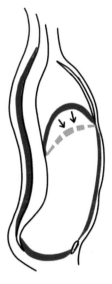

图 21-2-2　腹式呼吸（平静吸气运动）示意图
吸气时膈肌收缩下降，腹、盆底略膨隆

初学者以顺腹式呼吸为主，逆腹式呼吸需要在专业人员指导下进行专门训练。在气功练习中，吸气时内气上行至百会，呼气时，引气下行，聚于丹田，推动气机运行。

（2）提肛呼吸：是指在逆腹式呼吸基础上，配合提肛动作（盆底肌收缩），吸气时有意识地

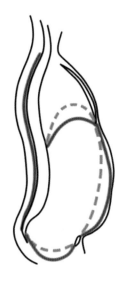

图 21-2-3　腹式呼吸（用力吸气运动）示意图
吸气时膈肌收缩下降，腹、盆底略膨隆
（图中灰色虚线表示吸气前膈肌、腹肌和盆底肌位置，红色表示用力吸气后的位置）

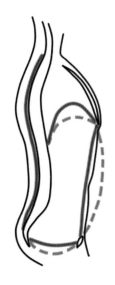

图 21-2-4　腹式呼吸（用力呼气运动）示意图
呼气时膈肌放松上抬，腹肌、盆底收缩
（图中灰色虚线表示呼气前膈肌、腹肌和盆底肌位置，红色表示用力吸气后的位置）

使会阴部肌肉收缩，呼气时放松会阴。常在气功练习时选用，有利于内部气机运行。提肛呼吸可用于治疗中气下陷的各种疾病，如内脏下垂及脱肛、痔疮等。对于盆底肌训练者，逆腹式呼吸

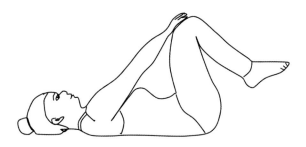

图 21-2-5　腹式呼吸中，缓慢呼气，收缩盆底肌、腹肌，抬高双下肢，双手置于双膝，缓慢下推双下肢，增加腹部压力，保持 10 ~ 20 s，放松 10 ~ 20 s，重复 10 次为 1 组，连续 5 ~ 10 组

时，盆底肌处于膨隆离心状态，此时进行提肛呼吸，盆底肌收缩，可以提高盆底肌训练效果（盆底肌离心收缩）。

（3）注意事项：

1）体位：卧位、坐位、站位均可，身体自然放松。

2）提肛呼吸是特殊呼吸形式的一种，是为达到一定治疗目的的呼吸形式。在常用呼吸形式的基础上，经过专门调息训练，慢慢练成，要循序渐进，不可一蹴而就。

3）从胸式呼吸经过调息，逐渐过渡到腹式呼吸，一般都是过渡到顺腹式呼吸。其方法是以意识引导，在吸气时，随着气息下降，加强腹部的起伏运动。吸气时，轻轻用意念放松腹肌，腹部自然隆起（切忌有意挺肚子）；呼气时，轻轻用意念收缩腹肌，腹部自然凹下。经过慢慢的锻炼，腹肌起伏逐渐加大，腹部取代胸部，逐渐形成顺腹式呼吸。逆腹式呼吸的训练需经过专业老师指导下进行，难度较大一些。在逆腹呼吸锻炼逐渐熟练后，再配合提肛运动（盆底肌训练），进行提肛呼吸训练。在训练中注意盆腹协调性，有利于提高盆底肌训练效果。

3. 腹部减压技术

（1）定义：腹部减压技术（abdominal hypopressive technique，AHT）是指在腹式呼吸中，呼气末屏气，吸气肌收缩，打开胸廓，进一步上抬膈肌穹窿，减少盆腹腔内压力，反射性引起盆底肌、腹肌肌力增高的一种训练方法。

（2）方法：在顺腹式呼吸中：①呼气末（膈

肌放松、膈穹窿上抬，盆底肌、腹肌放松）→②屏住呼吸（不吸气）→③吸气肌收缩，扩展胸廓，减低胸腔内压力；→④膈肌穹窿进一步上抬，减低盆腹腔内压力，反射性引起膈肌、盆底肌、腹肌收缩，同时上提盆腹腔器官，改善盆腔器官脱垂症状和体征（图21-2-6）。

（3）AHT作用机理

1）直接上提作用：盆腹腔是由脏层和壁层腹膜构成的一个不规则潜在性腔隙，通过腹膜形成的韧带、系膜、网膜固定和支持盆腹腔脏器，上与膈肌相连，随着膈肌穹窿抬高，盆腹腔内的器官被动上提。

2）抽吸作用：在呼吸过程中，盆腹腔类似一个活塞装置，膈肌类似活塞，呼气末屏气、吸气肌收缩，胸腔增大，胸腔内压力减小，引起放松回弹的膈肌上抬，盆腹腔内压力相应减少呈相对负压状态，此时，阴道作为盆腹中相对薄弱之处，被抽吸向盆腹腔内移位，减轻阴道前后壁膨出和子宫脱垂程度。

3）对肌筋膜作用：①呼气末屏气，膈肌被

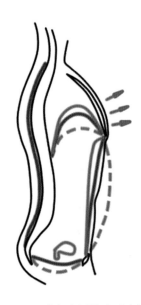

图21-2-6 腹部负压技术示意图

在腹式呼吸中，呼气末屏气，吸气肌收缩，打开胸廓，膈肌进一步上抬，减低盆腹腔内压，反射性引起腹肌、盆底肌收缩

（图中灰色虚线表示呼气前膈肌、腹肌和盆底肌位置，红色表示呼气后的位置，绿色表示胸廓打开、进一步膈肌上抬、腹部凹陷明显）

动上抬时，盆腹腔内低压状态，反射引起盆腹腔周围相关肌肉，尤其盆底肌、腹肌等产生牵伸、被动收缩，有利于恢复肌肉的本体感觉，募集肌纤维、促进肌纤维增粗、增加肌力；②通过不断的姿势控制和运动控制训练，不仅有助于恢复正常的神经调控能力，也有利于恢复正常的肌筋膜结构和正常的生物力学。对肌筋膜的这种治疗效果，需要在反复训练中才能获得，获得后可以维持较长久的临床治疗效果。

（4）腹部减压术的临床应用效果：1997年Marcel Caufriez，结合呼吸训练、腹部减压技术、神经肌肉促进技术等，编著《腹部减压操》。主要是通过腹部减压技术，形成盆腹腔负压状态，利用不同姿势下（站姿、坐姿、跪姿、仰卧、俯卧等）的肢体运动控制，引起下腹部和会阴的反射活动、增强肌力，达到松弛高张的背部肌肉，促进盆底修复、腹部肌肉修复，以及整体肌肉筋膜结构的张力正常化，不仅有效预防和治疗产后盆腔脏器脱垂（尤其阴道前壁膨出），长期训练能防治产后压力性尿失禁，也有助于维持腰骶部脊柱的稳定性，辅助性治疗腰痛等。《腹部减压操》的难度分成1至4级，每个阶段都是按照难度编排，需顺序训练4～6个月以达到最佳效果，是拉丁美洲和欧洲广泛公开的产后康复技术。尤其受到国内外社会运动康复机构的认可和应用推广。但是国内相关临床研究很少，在国外的一些临床研究和系统综述分析中，结论各不相同。Juez L等（2019）进行的一项前瞻性队列研究表明，与PFMT相比，AHT在肛提肌厚度和满意度方面有更高的改善。不过也提出由于研究的局限性，需要进行进一步的随机临床试验。Jose-Vaz LA等（2020）对105例UI女性进行的一项单盲随机对照研究，在SUI症状、生活质量和PFM功能方面均有改善，但PFMT优于AHT。Resende AP等（2012）的一项研究，没有发现在PFMT中增加AHT对PFM最大收缩力、耐力和肌力有益；Bernardes BT等（2012）的一项随对照试验，对58名患有II期POP的女性进行了为期12周的AHT+ PFMT干预，结果发现增加AHT组，对PFM的横截面积或PFM强度没有额外影响。Ruiz de Viñaspre Hernández R（2018）

对 AMH 在女性盆底康复中的功效系统评价中，纳入了 4 项临床试验，在 PFM 肌力、厚度和肛门提肌裂孔大小等方面，AHT 不如 PFMT 有效，PFMT 仍然是盆底功能障碍的一线治疗方法。缺乏评估 AMH 效果的高质量临床试验。有待进一步深入研究。

笔者认为 Marcel Caufriez 提出的腹部减压体操，是在 AMT 的基础上，通过姿势控制、运动控制，利用神经肌肉促通技术，反射性引起核心肌力的提高，这是一个循序渐进的过程，短时间内不能获得很明显效果，这也是目前许多临床研究不能得到预期效果的主要原因。而在一些社会运动康复机构的一对一训练中，经过有序训练，反而能达到预期目标，因此很受社会运动康复机构及其训练者的认可。在医院内，由于受人力、物力、收费等限制，比较难普遍开展，可用于运动指导后，居家训练。

第三节 其他物理治疗

一、概述

1. 定义 物理治疗学（physical therapy/physiotherapy，PT）是研究如何通过功能训练、物理因子、手法治疗来提高人体健康，预防和治疗疾病，恢复、改善或重建机体功能的一种医学相关类学科。物理治疗是康复治疗的基本构成，是康复医学的重要内容。

2. 分类 物理治疗分为三大类

（1）运动治疗或运动疗法：以功能训练为主要手段，是物理治疗主要内容，包括肌力训练、肌肉牵伸训练、关节活动训练、平衡与协调训练、神经生理治疗技术等和传统运动疗法；盆底肌训练是盆底功能障碍常用的治疗方法之一，在上一节中已经阐述。传统运动疗法中，常用的方法有：太极拳、八段锦、易筋经、五禽戏、六字诀等，通过练意识、调气息，动静结合，做到意、气、体密切配合，内养脏腑气血，外壮筋骨皮肉，逐步消除机体功能障碍，恢复机体正常功能。

（2）理疗：以各种物理因子，如电、光、声、磁、冷、热、水等的物理能量，通过神经、体液、内分泌等生理调节机制作用于人体，预防和治疗疾病的方法，近来还有生物反馈疗法、压力疗法、石蜡疗法及低温疗法等；在盆底康复治疗中常根据患者情况，个体化，综合运用。

（3）手法治疗：包括现代物理治疗技术中的关节松动技术、推拿术、按摩术和传统康复方法中的推拿等。

二、电疗法

电疗法（electrotherapy，ET）是应用电流治疗疾病的方法。根据所用电流频率的不同分为低频、中频、高频三大类。盆底康复治疗常用低频脉冲电疗法。

1. 低频脉冲电疗法应用基础

（1）定义：使用频率在 1000 HZ 以下的脉冲电流，作用于人体来治疗疾病的方法称为低频脉冲电疗法（low frequency electrotherapy）。盆底康复治疗中应用较多的是神经肌肉电刺激（neuromuscula electrical stimulation，NMES）、经皮电刺激（transcutaneous electrical nerver stimulation，TENS）和功能性电刺激（functional electrical stimulation，FES）等。因哺乳类动物运动神经的绝对不应期多在 1 ms 左右，为了刺激肌肉收缩，每隔 1 ms 给予一次电刺激，即频率不能超过 1000 Hz，因此，临床用于刺激肌肉的电刺激均为低频电流。

（2）作用：①兴奋神经肌肉组织，增加肌肉本体感受器敏感性；②增加募集运动单元数目，增强肌肉力量，协助患者进行盆底肌训练；③缓解肌肉痉挛，恢复正常肌张力，临床常用于镇痛治疗；④促进局部血液循环。对于盆腔器官脱垂患者，通过电疗法提高患者盆底肌本体感觉，协助盆底肌训练。

（3）特点：①频率低、电流小、电解作用弱；②电流强度可根据不同人的感受进行调节，临床应用方便；③对感觉神经和运动神经有较强的刺激作用；④无明显热作用。

（4）主要作用机理：①电刺激方法刺激骨骼肌，可以促进神经兴奋的传导与运动单位的募集，有延缓肌萎缩，增加骨骼肌本体感觉，增强肌力的作用；在盆底功能障碍治疗中，通过电刺激，增强尿道括约肌收缩，加强控尿能力；②神经和肌肉受到刺激后形成冲动，兴奋交感通路并抑制副交感通路，抑制膀胱收缩，降低逼尿肌活动度；③低频电流可以刺激神经，通过神经系统对痛觉的调节，以及神经 - 体液对痛觉的调节，达到镇痛效应；④使用低频电流，一方面刺激神经直接产生血管舒张、促进细胞因子释放扩张血管，改善循环；另一方面，通过刺激肌肉，产生肌肉节律收缩，直接起到泵的作用，促进血液循环，另外，肌肉运动产生的代谢产物，如乳酸、ADP、ATP 等，扩张血管，改善循环。

（5）临床应用：电刺激可有效地逐渐帮助患者恢复正常的神经反射，局部电刺激加速肌肉收缩和神经传导运动，使得机体血液循环加速，直接改善盆腔的血液循环。同时通过局部低频电刺激，提高盆底肌肉强度和弹性，从而使部分神经单元激活，神经细胞功能得到恢复，进而提高神经反应能力，可有效提高控尿能力及盆底肌肉力量，最终使患者的压力性尿失禁与盆腔脏器脱垂等症状得到改善。由于该方式操作简单、无毒副作用，因此在临床上得到了广泛的应用（刘玲等，2018）。

2. 常用类型

（1）神经肌肉电刺激：通常指采用低频脉冲电流刺激运动神经或肌肉，使骨骼肌或平滑肌收缩以恢复其运动功能的一种电刺激治疗方法。在盆底功能障碍患者种应用较多。

（2）经皮神经电刺激疗法：也称周围神经电刺激疗法，在 19 世纪后期出现，到 20 世纪 70 年代飞速发展，主要用于疼痛治疗，现治疗范围不断扩大。主要有 3 种治疗方式：常规方式、针刺样方式、短暂强刺激方式。

（3）功能性电刺激疗法：用低频脉冲电流，刺激失去神经控制的肌肉，使其收缩，以代替或矫正器官及肢体已经丧失的功能。现在临床应用广泛，不仅用于功能丧失患者，也用于肌肉功能低下患者，但是被刺激肌肉要具有完整神经支配。

3. 常用电刺激参数

（1）盆底肌电流参数

1）I 型肌纤维：干扰电或交流电、双相的长方波。频率：8 ~ 33 Hz，脉宽：320 ~ 740 μs，休息时间 R= 工作时间 T；总时间 15 min。

2）II 型肌纤维：交流电、双相的长方波。II A 肌纤维采用频率：20 ~ 50 Hz，脉宽：160 ~ 320 μs，R=2T；II B 肌纤维采用频率：40 ~ 80 Hz，脉宽：20 ~ 160 μs，R=3T，总时间 10 ~ 15 min。

（2）不同的神经类型电流参数对不同的电刺激频率产生的效应不同。

1）运动神经：1 ~ 10 Hz 可引起肌肉收缩，20 ~ 30 Hz 引起不完全强直收缩，50 Hz 引起完全强直收缩。

2）感觉神经：50 Hz 可以有震颤感，10 ~ 200 Hz 产生镇痛和中枢神经镇静作用。

3）自主神经：1 ~ 10 Hz 电流兴奋交感神经，10 ~ 50 Hz 电流兴奋迷走神经。

4. 电极位置

（1）表面电极：放于神经点或运动点、痛区、穴位、病灶同节段的脊柱旁，沿着周围神经走向、病灶上方节段等，可以并置、对置、近端 - 远端并置、交叉等；

（2）阴道电极：是表面电极的一种，对女性盆底功能障碍患者可以用阴道电极，有多种式样，电极位置有环形、条状等，使用水平条状电极时注意将电极（金属部位）放于靠近盆底肌肉的位置，刺激肌肉收缩效果更佳（Keshwani N，2015）。

（3）肌肉内电极：由不锈钢线圈制成，置于肌肉内，对单个肌肉选择性好，但是有感染和电极断裂的风险，电极寿命只有 2 年。

（4）植入电极：刺激器埋于体内，直接刺激神经，具有很好的临床治疗效果，但是需要熟练手术技巧，还有局部神经损伤的可能。

5. 电疗法使用注意事项

（1）使用前需全面进行盆底功能评估，选择正确的治疗参数。

（2）治疗中电流强度从弱开始，慢慢增加，以病人舒适感为度，不能有刺痛感。

（3）产后阴道黏膜充血明显，需适当药物治疗，减轻炎症后再治疗。

（4）围绝经期女性，阴道黏膜萎缩变薄，伴有点状充血者，需给予局部消炎和雌激素软膏外用，增加局部抵抗力，症状缓解后再行电疗法。

（5）因盆底肌训练需长期坚持，一般电疗法需结合肌电生物反馈疗法、盆底肌训练，效果更佳。

6. 适应证

（1）止痛作用与促进血液循环作用：各种扭挫伤、肌筋膜炎、瘢痕、粘连、慢性炎症等软组织疾病；颈椎病、腰椎间盘突出症、各种骨关节疾病、脉管炎等血管疾病等；

（2）兴奋神经肌肉作用：各种神经炎、脑与脊髓损伤所致的肢体瘫痪、废用性肌萎缩、尿潴留、肌张力低下、弛缓性便秘、癔症性瘫痪、外周神经损伤等。

7. 禁忌证

（1）全身情况：出血倾向、癫痫，传染性疾病、各种重要脏器疾病急性进展期和危重期。

（2）局部情况：金属异物及结核病灶局部，有心脏起搏器、心前区、颈动脉窦区、孕妇腰腹部等特定部位，皮肤过敏、破损、感染、皮疹等区域。

8. 治疗效果评价　电刺激疗法能提高盆底肌的本体感觉，协助患者学会盆底肌训练方法。但是由于单纯的被动电刺激疗法对盆底肌力的改善疗效不持久，临床很少应用单纯的电刺激疗法，一般与肌电生物反馈疗法联合应用，协助学会盆底肌训练，提高盆底肌训练效果。

三、生物反馈疗法

1. 建立生物反馈条件

（1）需使用将生物信息转换为声、光、图像等信号的电子仪器。

（2）有人的意识参与，构成完整反馈环，来进行有效的训练。

2. 生物反馈疗法　是应用电子仪器，将人体内正常的或异常的生理活动信息转换为可识别的光、声、图像、曲线等信号，以此训练患者通过控制这些现实的信号，来调控那些不随意（或不完全随意）通常不能感受到的生理活动。以达到调节生理功能及治疗某些身心疾病的目的。

3. 生物反馈疗法在盆底康复治疗中的应用（燕铁斌，2019）　利用生物反馈疗法的原理，用于盆底康复治疗，常用肌电生物反馈技术，把肌电信号以图像形式表现，既可以用此技术进行盆底功能的评估，也可以根据运动治疗的原理及盆底疾病发病机理，设置相关训练图形或生活中场景进行有效的盆底肌训练，临床上对于盆底肌力低于 3 级者，常结合电疗法，唤醒盆底肌本体感觉，提高肌力，学会盆底肌训练后，再行借助生物反馈技术进行盆底肌强化训练。还可以在程序中增加游戏、图像等环节，增加训练的趣味性，比单纯盆底肌训练效果更高。常利用肌电生物反馈技术进行盆底肌训练有如下类型。

（1）Ⅰ型肌训练：缓慢收缩阴道和肛门，达最大力，持续至少 5 ~ 10 s，缓慢放松，持续 5 ~ 10 s，重复 10 次为 1 组，训练 3 ~ 5 组，组间休息 1 ~ 2 min，重复 5 ~ 10 次，每次训练 30 min 左右，每周 3 ~ 5 次。随着肌耐力的增加，可以逐渐延长收缩持续的时间，相应增加相同放松时间（图 21-3-1）。

（2）Ⅱ型肌训练：最大力快速收缩阴道和肛门后立即放松（收缩 0.5 s，放松 0.5 ~ 1.5 s），连续收缩 - 放松 5 ~ 10 次，再放松 10 ~ 20 s，重复 10 次为 1 组，组间休息 2 ~ 3 分钟，训练 5 ~ 10 组，大约每次训练 30 min 左右，每周 3 ~ 5 次（图 21-3-2）。

（3）Ⅰ型肌 +Ⅱ型肌训练的整体训练、盆底肌强化训练：根据肌力训练技术原理，将盆底肌训练的运动处方，用图像形式展现，指导患者进行有效盆底肌强化训练。通常在训练时需要同时监测腹肌的肌电活动，训练盆底肌和腹肌的协调性，提高盆底肌训练效果。也可以根据患者训练

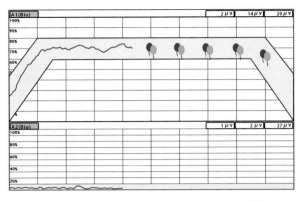
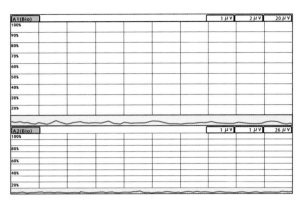

图 21-3-1　Ⅰ型肌训练

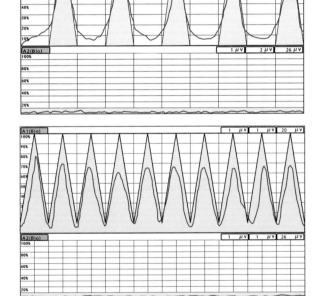
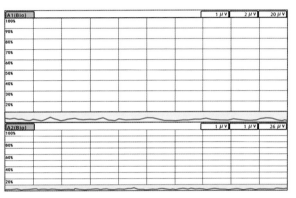
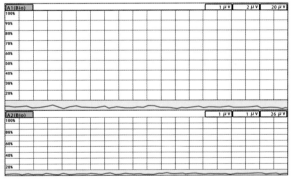

图 21-3-2　Ⅱ型肌训练

情况设计个性化图案进行训练。各种训练模式可以根据需要交替选择使用（图 21-3-3、图 21-3-4、图 21-3-5、图 21-3-6）。

（3）场景训练：根据生活中遇到的尿急、咳嗽后漏尿等特殊场景，进行强化盆底肌训练（图 21-3-6、图 21-3-7）。

四、膀胱训练

在电疗法联合生物反馈疗法进行盆底肌训练的基础上，当肌力提升后，可以开始膀胱训练。训练过程中，注意生活方式调整。主要用于 POP 患者合并尿频、尿失禁者。

1. 延迟排尿，逐渐使每次排尿量大于 300 ml。

（1）治疗原理：重新学习和掌握控制排尿的

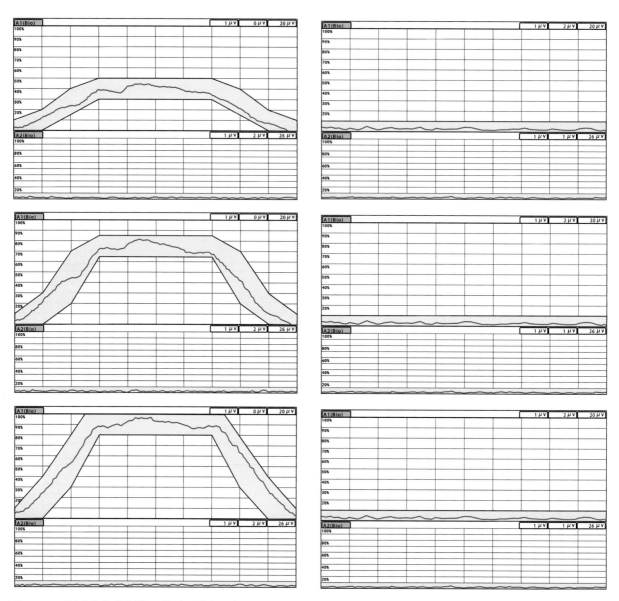

图 21-3-3　渐进式负荷训练：分别以最大肌力的 40%、60%、80% ~ 100%，收缩 5 ~ 10 s，放松 5 ~ 10 s，重复 5 次为 1 组

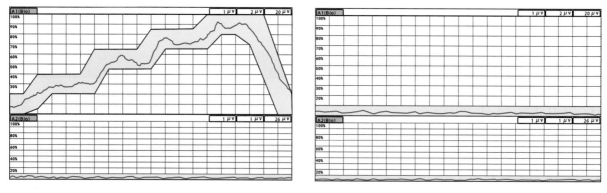

图 21-3-4　阶梯式递增负荷训练：从最大力 20% 开始，逐渐增加负荷，40%、60%、80%、100% 等（可以选择 3 ~ 5 个等级），呈阶梯式上升训练，每个负荷收缩 2 ~ 3 s，达最大负荷后快速放松，休息 10 s，重复 3 ~ 5 次为 1 组

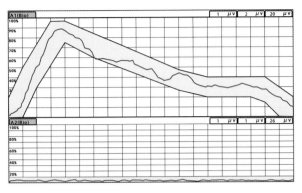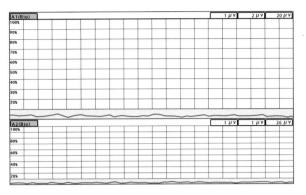

图 21-3-5　阶梯式递减负荷训练：快速收缩达最大力，阶梯式递减负荷或缓慢递减放松，每个负荷持续 2 ~ 3 s，重复 3 ~ 5 次为 1 组，训练 3 组，组间休息 2 ~ 3 min

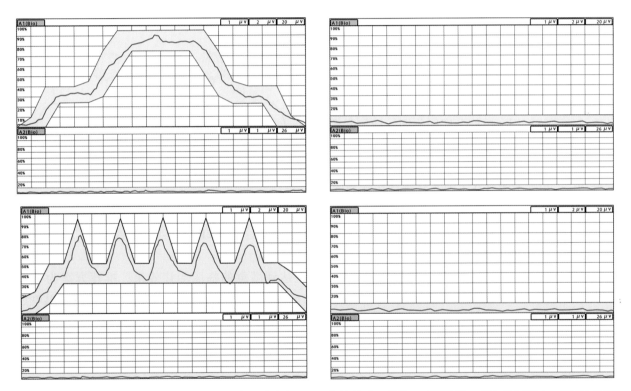

图 21-3-6　尿急时控尿训练：通过盆底肌强直收缩或在 I 型肌收缩基础上强化 II 型肌训练，增加控尿能力，同时加强膀胱抑制反射，抑制膀胱逼尿肌兴奋性，减轻尿急症状

技能；打断精神因素的恶性循环；降低膀胱的敏感性。

（2）禁忌证：低顺应性膀胱，充盈期末逼尿肌压大于 40 cmH$_2$O。

（3）要求：充分的沟通；记录排尿日记；生活规律。

2. 定时排尿，恢复正常排尿次数，每昼夜小于等于 7 次

（1）目的：减少尿失禁次数，提高生活质量。

（2）适应证：尿失禁者。

（3）禁忌证：伴有严重尿频。

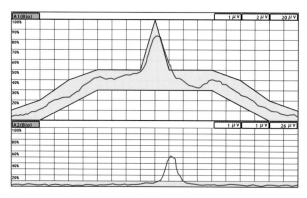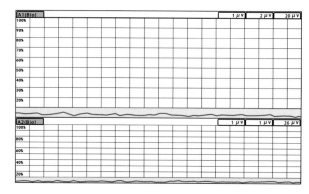

图 21-3-7　突然腹压增加时控尿训练：通过模拟突然咳嗽或打喷嚏时漏尿现象，进行盆底肌收缩和 突然腹压增高协调性条件反射训练。即在腹压突然增加前，快速收缩盆底肌，有效控尿训练

五、盆底肌肉康复器（又称阴道锥体、阴道哑铃）

1. 原理　利用放入阴道内的盆底康复器本身重量的下坠作用，迫使盆底肌收缩，增加盆底肌训练的难度，提高盆底肌训练的效果。

2. 规格　盆底肌肉康复器一般每套 5 个，重量 20 ～ 70 g 不等（从 1 到 5 号重量依次每个增加 12 g 左右），大小、形状一致（图 21-3-5）。

3. 使用方法　从最小号开始，或者根据盆底肌的评定结果选择开始型号，在阴道内保留至少 5 min，同时进行盆底肌训练，随着肌力提高，逐渐延长保留的时间，当患者保留 15 min 以上，在咳嗽、大笑或上下楼梯等腹压增加情况下仍不脱出，逐级更换大 1 号的盆底肌肉康复器，直

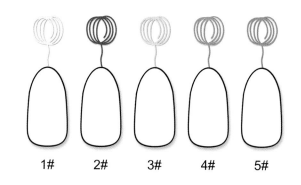

图 21-3-5　阴道锥体型号

至达到满意的临床治疗效果。推荐方案为每次 15 min，每天 2 ～ 3 次，持续 3 个月。可以单独使用，也可以在电疗法结合肌电生物反馈疗法的同时使用，增加疗效。

第四节　子宫托

　　子宫托是一种放置在阴道内支托子宫和阴道壁的工具，可以缓解因盆底支持结构薄弱引发的盆腔器官的位置改变和功能异常。随着人们对盆腔解剖的了解和对盆底功能障碍相关疾病的逐步认识，子宫托的临床应用经历兴盛、低谷、再认识的过程，子宫托的形状和材质也随科技发展不断变化。现常用硅胶制作，部分类型添加塑料嵌子，使子宫托具有较好的柔韧度和支撑力。根据不同病症和个体差异，可选用的子宫托的类型和大小规格各不相同。治疗盆腔器官脱垂常用的子宫托有支撑型和填充型。临床应用范围逐步扩大，也用于治疗女性压力性尿失禁、孕期预防早产等（预防早产的盘型子宫托不在本节阐述）。

一、概述

"子宫托"一词来源于希腊语的 pesso 和拉丁语的 pessarium，意思是卵圆形的石头。

近年来，子宫托的重要性开始重新被认识，因其具有适用人群广、花费低、损伤小、安全有效、操作简单等诸多优点，这种古老而保守的治疗方式，在盆腔器官脱垂治疗中再次得到较广泛应用。成为盆腔器官脱垂治疗的一线治疗方法，对于轻中度盆腔器官脱垂患者可以改善症状，延缓手术干预时间，副作用小。根据 Miceli A 等（2019）进行的一项前瞻性观察性研究，对比重度盆腔脏器脱垂（POP）患者（无子宫切除史、已绝经）采用环形子宫托保守与手术两种疗法的比较发现，即使是重度盆腔脏器脱垂且未进行子宫切除的女性患者（已绝经）采用子宫托方法保守治疗的疗效好，治疗中出现的并发症更少。年老患者，尤其对子宫托护理有困难者，如身体条件可耐受创伤小的手术，可直接选用手术治疗。

二、子宫托分类与选择

随着科技的进步，子宫托的形状和材质经历多种变化，目前，子宫托除了充气球形子宫托（In-flatoball）是乳胶材质的以外，大多使用医用硅胶制造。硅胶主要的优点：是惰性的，不易导致过敏；不吸收分泌物，使用时阴道异味少；能耐受高压灭菌和绝大多数杀菌剂的腐蚀，对试用的子宫托可消毒后再次利用，降低了消费成本。子宫托的类型变化较多，应用范围逐步扩展，既能用盆腔器官脱垂，也用于女性压力性尿失禁、孕期预防早产等治疗。

（一）子宫托分类

治疗盆腔器官脱垂的子宫托有：支撑型（support pessary）和填充型（space-occupying pessary）两类。

1. 支撑型子宫托　包括无隔膜环形子宫托（也称为开放型环形子宫托）（图 21-4-1）、有隔膜环形子宫托（也称为有支撑型环形子宫托）（图 21-4-2）、Gehrung 子宫托和杠杆形子宫托。

有隔膜环形子宫托临床应用较多。

2. 填充型子宫托　包括牛角形子宫托（也称为环形带角子宫托）（图 21-4-3）、立方体形子宫托、面包圈形子宫托（图 21-4-4）和充气球形子宫托。目前多用牛角形子宫托。

（二）常用的子宫托规格及临床应用

1. 环形子宫托　环形子宫托是治疗盆腔脏器脱垂最常用的一种，用硅胶制作，其中装填塑料嵌子，增加子宫托的硬度和支撑力，使得子宫托既柔软又有一定韧度。有隔膜环形子宫托（图 21-4-2）是在环中央增加了有孔膜，可以解决宫

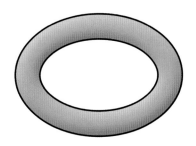

图 21-4-1　无隔膜环形子宫托

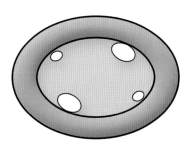

图 21-4-2　有隔膜环形子宫托

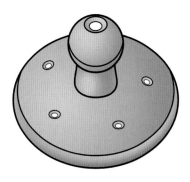

图 21-4-3　牛角形子宫托

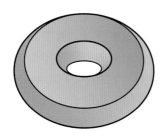

图 21-4-4　面包圈形子宫托

颈脱垂问题，膜上的孔有利于阴道分泌物的流出。而无隔膜环形子宫托（图 21-4-1）使用时，宫颈可从环的中间脱出，影响治疗效果。临床上常用有隔膜环形子宫托。

（1）规格：环形子宫托从小到大包括 0 ～ 13 号，共 14 个型号，直径 44 ～ 127 mm，其中，直径 51 mm、58 mm、64 mm、70 mm、76 mm 这 5 个规格基本可以满足临床大多数患者需求。

（2）适应证：主要适用于 POP-Q 评估系统中 I ～ II 度脱垂（或传统 I ～ II ～度轻）患者。

（3）优点：方便患者自行放置、取出和护理，取出间隔较长，且不影响性生活（患者掌握放置和取出技能后，可以根据自己需要晚上取出清洗、晾干，早晨放置）。

（4）缺点：较严重脱垂患者的治疗效果欠佳，无隔膜型环形子宫托不能改善宫颈延长的患者。

2. 牛角形子宫托　牛角形子宫托（也称为环形带角子宫托）（图 21-4-3），质地较硬，子宫托的基底部是有凹陷的圆形，隆起面中部连接圆柱形球柄，球柄中央和圆形基底都有几个等距的孔眼，以便阴道分泌物流出。

（1）规格：有 9 ～ 11 种尺寸，基底部直径 38 ～ 95 mm，其中，直径 51 mm、57 mm、64 mm、70 mm、76 mm 这几种规格临床应用较多。

（2）适应证：适用于 POP-Q 评估系统中 III 度～ IV 度脱垂（或传统 II 度重～ III 度）患者。

（3）优点：支持效果好，使用时间长。一项对 311 位重度 POP 患者的研究显示牛角形子宫托是所有子宫托中持续使用最久的一种类型（Wolff B et al，2017）

（4）缺点：会阴松弛者不适用；不能进行性

生活；体积大吸力大，取出较困难；球柄易损伤阴道后壁，引起黏膜溃疡、疼痛。

3. 面包圈形子宫托　面包圈形子宫托的形状与轮胎的内胎相似，高度大于环形子宫托，内径小于环形子宫托。临床使用较少，见图 21-4-4。

（1）适应证：适用于 POP-Q 评估系统中 III 度～～ IV 度脱垂（或传统 II 度重～～ III 度）患者。

（2）优点：体积大，承托力好；不影响分泌物流出。

（3）缺点：体积不能缩小，置入、取出稍困难；不能进行性生活。

4. 抗尿失禁子宫托　抗尿失禁子宫托是在环形或盘型子宫托的基础上增加球形结，对尿道增加机械性的支撑，达到减轻尿失禁症状。常用类型有支撑尿道类和支撑尿道和膀胱类，很早以前出现的以钟形支撑尿道的 Uresta 子宫托已经很少应用。

（1）支撑尿道类：带结无隔膜环形子宫托（图 21-4-5），易弯曲，方便放置和取出，不影响性生活；但是支撑力较小，适用于单纯压力性尿失禁患者。

（2）支撑膀胱和尿道类：带结盘型子宫托和带结有隔膜环形子宫托（图 21-4-6），支撑力大，不仅能支撑尿道，对合并膀胱膨出也有较好的改善作用，因此目前临床常用带结盘型子宫托。缺点：比较坚硬，且放入阴道后球结的位置必须放置尿道下方，才能起到很好支撑作用，放置和取出比较困难。

（3）适应证：压力性尿失禁患者、膀胱膨出伴有压力性尿失禁患者。

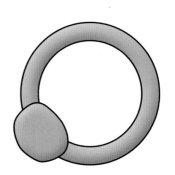

图 21-4-5　带结无隔膜环形子宫托

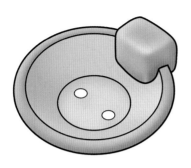

图 21-4-6　带结盘型子宫托

（三）子宫托的使用禁忌证

放置子宫托的禁忌证包括：①不明原因阴道出血；②阴道炎；③严重的阴道溃疡和阴道异物；④盆腔炎症性疾病；⑤依从性差，不能确保随访的患者；⑥对子宫托材料过敏者。

三、子宫托的放置与护理

（一）放置前准备

1. 健康宣教　告知患者盆腔器官脱垂的程度和可能的影响因素，讲解使用不同类型子宫托的优缺点、使用方法和使用注意事项，强调建立良好的生活方式对缓解症状的重要性，建立良好的医患沟通关系。

2. 妇科检查　检查阴道清洁度，有无阴道炎和慢性子宫颈炎，有无盆腔炎性疾病，进行宫颈细胞学检查排除宫颈病变。核实盆腔器官脱垂的程度。

3. 选择合适的子宫托类型和型号　测量阴道总长度、阴道穹隆处阴道的宽度（前后穹隆间宽度），根据测量的结果和盆腔器官脱垂的程度，选择合适类型和规格的子宫托。

4. 放置前不用完全排空膀胱，但不要憋尿，便于放置子宫托后检查是否影响排尿。

5. 放置前患者需清洗外阴，膀胱截石位（在家自行放子宫托可以选择仰卧于床上），两腿屈曲分开。

6. 戴手套（如患者自行放置，洗净双手即可），先将脱垂子宫轻轻推入阴道内。

7. 自来水冲洗子宫托（如果子宫托表面没有粉末，可以不用冲洗），擦干后涂抹少量润滑剂以利于放置。

（二）常用子宫托放置、取出方法

1. 环型子宫托　以有隔膜环形子宫托为例。

（1）有隔膜环形子宫托放置方法

①将环形子宫托沿两个较大孔对折（图 21-4-7A）；

②一手分开小阴唇暴露阴道，另一手将子宫托沿着阴道后壁慢慢放入阴道内（图 21-4-7B），放置时，应保持子宫托的折叠状态（图 21-4-7C）；

③子宫托一侧达到后穹隆后，松开子宫托，用食指将子宫托另一侧上推至近阴道前穹隆处（约膀胱颈处），托起宫颈，再用食指检查子宫托是否展平，是否放置在指定位置、是否托起宫颈（图 21-4-7D）。

（2）环形子宫托取出：清洗外阴，洗净双手，可以选择蹲位、侧坐位、卧位。取托时，食指伸入阴道中，触及环形内圈凹处（图 21-4-8），轻轻把子宫托平稳的牵拉到阴道口后取出。

2. 牛角型子宫托

（1）放置方法：放置前准备后，按照如下步骤：

1）一手用拇指和食指握住环形带角子宫托的球柄（图 21-4-9A）；

2）另一手分开小阴唇，压住阴道口后缘，将子宫托从阴道一侧略倾斜放入阴道口（图 21-4-9B）；

3）一旦子宫托的前缘进入阴道，用一定的压力沿着阴道后壁推进子宫托（图 21-4-9C），直到子宫托另一侧通过耻骨支，达到近膀胱颈处，检查子宫托是否放在正确的位置上、是否托起宫颈（图 21-4-9D），分开小阴唇应能看见球柄末端。放置后轻轻收缩阴道，体会有无不适感，再起身站立，稍用腹压，试验子宫托是否会脱出，有无压迫感，了解子宫托型号是否合适。

（2）取出：因牛角形子宫托的吸附力较强，一般需要由专业的医务人员取出，经常佩戴者，可以尝试学会自行取出。清洗外阴，洗净双手，可以选择蹲位、侧坐位、卧位；取托时，先用食

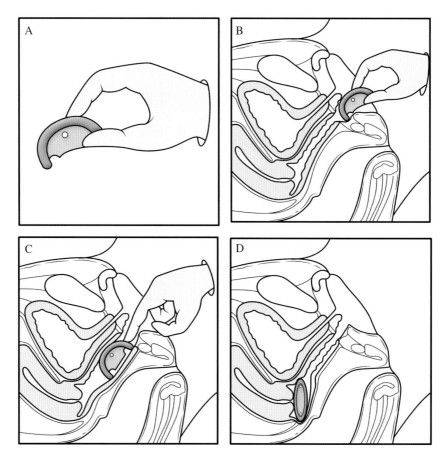

图 21-4-7 放置环形子宫托示意图。**A.** 环形子宫托沿两个较大孔对折；**B.** 一手暴露阴道，另一手将子宫托沿着阴道后壁慢慢放入阴道内；**C.** 放置时，保持子宫托的折叠状态；**D.** 检查子宫托是否放置到位

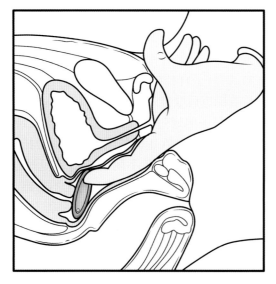

图 21-4-8 取子宫托（用食指勾住子宫托一边，轻轻牵拉取出子宫托）

指慢慢从阴道前壁伸入阴道内，触及子宫托圆盘一侧，轻轻下按，减轻圆盘和宫颈之间的吸附力，再用手牵拉子宫托的球柄，将子宫托按照置入的相反顺序从阴道取出。

3. 抗尿失禁子宫托（盘型带结子宫托） 放置和取出方法同环形子宫托，需注意放置前，需对折子宫托（图 21-4-10A 所示），放入后，球结应置于阴道前壁（图 21-4-10B），慢慢置入，托起宫颈，球结位于膀胱尿道下方，近膀胱颈处（图 21-4-10C）。

（三）放置后检查

1. 放置后轻轻收缩阴道，再稍用力屏气，检查有无子宫托脱出，体会有无不适感。再起身站立，稍用腹压，再试验子宫托是否会脱出，有

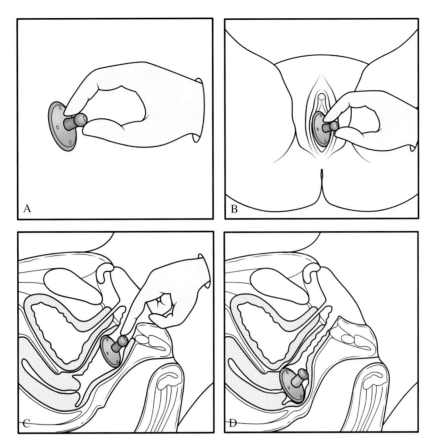

图 21-4-9　放置牛角形子宫托示意图。**A.** 一手拇指和食指握住子宫托球柄；**B.** 一手暴露阴道，另一手将子宫托从阴道一侧略倾斜放入阴道口；**C.** 用一定的压力沿着阴道后壁推进子宫托；**D.** 检查子宫托是否放置到位

无压迫感，是否影响走路，了解子宫托型号是否合适。合适的型号，子宫托和阴道壁之间能容一指，患者感觉不到子宫托的存在。

2. 放置检查后，嘱其排尿，了解是否影响排尿功能。

（四）放置后护理

1. 围绝经期及绝经后患者，阴道黏膜萎缩、干涩，可以在放置子宫托前后，给予局部雌激素软膏外用，减轻阴道壁损伤和不适。

2. 使用子宫托后，注意避免过度增加腹压（剧烈运动、提重物等），保持大便通畅，注意用力排便时，如感到子宫托有移动，可用手放于阴道口，防止子宫托的脱出。

3. 每天注意会阴清洁，不必阴道冲洗，如出现阴道分泌物增多，有异味，可以到医院进一步检查、处理。

4. 不同类型材质的子宫托需要取出清洗的时间间隔不同，根据购买时的产品说明，按时取出清洗。自行清洗可以使用肥皂水清洗后，清水冲洗干净，用 0.5% 碘伏消毒，再用清水冲洗干净，晾干即可。

5. 使用子宫托过程中，最常见的不适是分泌物增多、黏膜损伤引起疼痛、大小便困难、不能自行取出等，需及时到医院处理。少见因处理不当、遗忘未及时定期取出清洗等，引起的较严重并发症，如子宫托嵌顿、膀胱阴道瘘或直肠阴道瘘、感染，甚至败血症等，以及严重的泌尿系统并发症如肾积水和脓尿等。

6. 不同子宫托都有不同使用期限，如超过期限，需更换，或出现子宫托大小不合适情况时，也需要及时更换类型和规格。

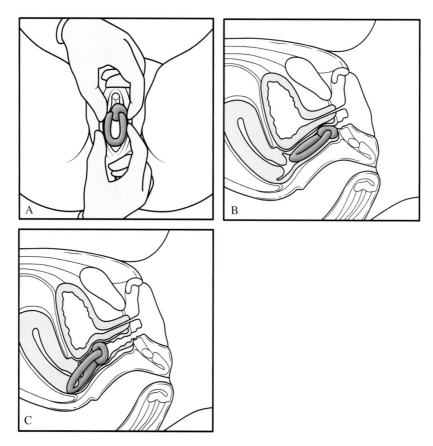

图 21-4-10 抗尿失禁子宫托放置方法。**A.** 放置前对折子宫托；**B.** 调整球结于阴道前壁；**C.** 球结位于膀胱尿道下方，近膀胱颈处

（五）子宫托使用后随访

1．建议患者初次使用子宫托后的第 1 ~ 2 周、3 个月、6 个月和 1 年时进行随访，1 年后如果患者学会自行放置、取出和护理，可以每年随访一次。

2．出现子宫托相关的异常情况：分泌物增多、黏膜损伤引起疼痛、大小便困难、不能自行取出等情况，应及时诊治。

3．随访内容

（1）生活质量评估，了解使用子宫托前后的满意度；

（2）妇科检查，了解有无生殖道损伤、炎症；

（3）评估脱垂程度，了解子宫托是否合适，是否需要更换；

（4）必要时进行阴道分泌物和宫颈细胞学检查。

四、子宫托临床应用效果及影响因素

子宫托是 POP 非手术治疗常用方式的一种。子宫托治疗 POP 的疗效，短期内满意度较高，回访率好，子宫托治疗 POP 后的初次随访成功率大于 85%（Lamers BH et al, 2011），12 个月的成功率超过 52%（Jones KA et al, 2010）。长期随访中，有报道成功佩戴子宫托的 POP 患者，多数能持续使用 5 年（Lone F et al, 2011）；年老患者或性生活较少者使用子宫托的时间较长，Ramsay S 等（2016）的一项 12 年的回顾性研究发现 65 ~ 74 岁 POP 患者平均使用子宫托 7 ~ 8 年。重度脱垂患者，使用子宫托后脱垂症状改善比轻度脱垂者明显，能坚持使用时间更长。在子宫托类型方面，Wolff B 等（2017）报道，牛角型子宫托是使用时间较长的一种。另外，在多数研究中用盆底功能障碍问卷（pelvic floor distress inventory，PFDI），还有盆底影响问卷（pelvic floor impact questionaire，PFIQ）、自我形象量表（body image scale，BIS）等（de Albuquerque Coelho SC et al，2016）问卷调查，均提示改善患者生活质量，满意度较高。研究表明，患者对子宫托的满意度约为 70% ~ 92%（Clemons JL et al，2004；Bai sw et al，2006）。脱垂引起的不适感从 90% 下降到 3%，盆腔压迫症状和用手辅助排尿、排便从 49% 下降到 3%（Clemons JL et al，2004）。

在分析 POP 患者放置子宫托失败的原因，多与下列因素有关：阴道长度 < 6 cm（Manchana T，2011）、阴裂大于 4 指宽（Manchana T，2011；Cheung RYK et al，2018）、重度脱垂、阴道穹窿

脱垂（Cheung RYK et al，2018）、既往有子宫切除术史（Friedman S，2011），显示会阴支持薄弱是影响子宫托放置成功的主要原因。另外，不能持续使用子宫托的常见原因有：阴道后壁脱垂（Maito JM et al，2006）、患者年龄 < 65 岁（Mutone MF，2005）、尿失禁（Mutone MF et al，2005；Friedman S et al，2010）、患者感到不适（Mutone MF et al，2005）。

综上所述，子宫托治疗 POP 显示出较好的疗效及较少的不良影响，通过放置和取出子宫托技能的学习，以及护理知识的宣教，可以避免和减少应用子宫托的不适，提高使用子宫托的依从性。对轻、中度盆腔脏器脱垂患者，或者重度不愿意手术的患者，均可建议使用子宫托。

第五节　传统康复方法

传统康复方法指在中医理论指导下，以改善和促进人体功能、维护和提升健康状态为目标的系列传统治疗方法和措施，包括针灸、推拿、中药内外治法以及传统运动疗法等。传统康复方法是我国的特色与优势，在慢病管理与健康维护中起到很重要的作用。既要有"治未病"的意识，预防疾病发生，也要在康复治疗中，以"功能"为导向，在积极治疗病因、逆转病理、消除症状的同时，致力于保存、改善和恢复因伤、病影响的身心功能，最大限度地发挥其潜在的能力。整体观、辩证观、功能观的中医学理论贯穿诊疗过程。

盆腔器官脱垂在古代医籍中称为"阴挺""阴挺下脱""阴脱""阴薑""阴菌""阴痔"等。晋代《脉经》有记载，如："少阴脉弦者，白肠必挺核"。这里"白肠挺核"是以状如核来形容子宫颈从阴道口暴露的症状。《景岳全书》曰："妇人阴中突出如菌如芝，或挺出数寸，谓之阴挺"。《三因极一病证方论》指出："妇人趣产，劳力努咽太过，至阴下脱，若脱肛状，及阴下挺出，逼迫肿痛，举重房劳，皆能发作，清水续续，小便淋露。"均是对盆腔器官脱垂的形象描

述。因本病多发生在产后，故又称"产肠不收"。据文献报道，大多数医家认为本病的病机是以"虚"为本，因虚致陷，因陷致脱。认为脾虚气陷、肾虚失固，或素体肝旺，夹有湿热，或因子宫脱垂挺出于阴门之外，屡经摩擦，继发湿热感染等。因此，中医医家多以益气升提、温阳益肾固脱为其治疗原则，"虚者补之，陷者举之，脱者固之"。早在公元752年《外台秘要》中就提出了多种内治和外治法。目前临床上，常根据该病治疗原则，结合患者情况和各单位的各项技术开展情况，综合应用针灸、推拿、中药内外治法以及传统运动疗法。

各类临床应用的文献报道较多，夏桂成（2019）推荐脾虚气陷症者用补中益气汤（《脾胃论》）加减，补气提升；肾虚失固证用大补元煎（《景岳全书》）加减，补肾固脱。认为采用内服外治综合措施治疗子宫脱垂，尤其是针对子宫脱垂 II - III 度者效果较好，能更好地减少复发概率。建议综合应用：熏洗法，乌头 10 ~ 20 克，五倍子 10 ~ 20 克，醋 60 毫升。将乌头、五倍子加水 1.5 kg，煮沸后，再文火煮 10 min，倒入预置的陶瓷内，事先加醋 60 毫升，趁热熏洗，

一日 2-3 次，每次约 30 min。针灸：在熏洗同时进行针灸治疗，针上加灸，每日 1 次，两组穴位交替使用。第 1 组穴位：中极、三阴交（双）；第 2 组穴位：曲骨、足三里（双）。上两组穴位均可加入维胞、子宫等穴备用。操作方法：中极、曲骨以三进一退的烧山火的手法，足三里平补平泻，三阴交补法。灸法：针刺得气后，在留针期间，用针尾裹艾绒温灸，三壮为度，或用艾条灸，以热为度。还可以用乌及散阴道塞药：生川乌 10 克，白及 10 克，共研细末和匀。以纱布包川乌、白及粉 10 ～ 15 克，做成带线纱球，于熏洗针灸后塞入阴道深部。以后每隔 7 日换药一次，一般用药 5 次。塞药后熏洗、针灸可继续进行。注意点：妊娠、经期及子宫不规则出血时，不宜塞药。宫颈炎、阴道炎未见出血者，不忌阴道塞药，但需加强观察，如有不适不宜再用。在外治同时配合内服药，可改善机体状况，利于痊愈和巩固治疗。

陈红（2012）以补中益气丸合胚宝胶囊治疗女性盆底功能障碍性疾病，治疗组总有效率为 85.19%，对照组为 68.63%（P < 0.05）。韩宁（2012）用补中益气汤联合生物反馈电刺激治疗盆底器官脱垂，结果显示，单用补中益气汤和生物反馈电刺激治疗均有效，两组间差异无统计学意义，而补中益气汤联合生物反馈电刺激治疗组效果优于单一治疗组，差异有统计学意义。梁学军等应用荣络固脱方配合针灸治疗，治疗后总有效率 93.3%，生活质量得到改善（梁学军 等，2017）。

综上所述，对于盆腔脏器脱垂的非手术治疗中，应在对患者进行综合、全面评定的基础上，根据患者的自身情况和意愿，结合施治者的技术能力和单位各种技术应用情况，给患者提供综合治疗方法，生活方式改善是基础，其他康复治疗方法，包括盆底肌训练、电疗法联合生物反馈疗法、子宫托、中医药传统治疗等保守治疗方法，灵活应用。重度患者需要手术治疗时，在术前的子宫托使用或康复治疗，可改善盆底状况，暂时缓解脱垂症状，延缓手术干预时机，术后继续非手术治疗，可以巩固手术疗效。临床中，应针对不同患者的不同需求，制定综合的个性化治疗方案，改善盆底功能，达到更好的患者满意度和生活质量的提高。

（葛 环 从 静）

参考文献

Bai sw, et al, 2005. Survey of the characteristics and satisfaction degree of the patients using a pessary. Int Urogynecol J, 16（3）：182-186.

Baskett TF, 1996. On The Shoulders of Giants：Eponyms and Names in Obstetrics and Gynecology. London：RCOG Press，94：215-217.

Bell WB, 1910. The Principles of Gynecology. London：Longmans，Green and Co.：189.

Bernardes BT, et al, 2012. Efficacy of pelvic floor muscle training and hypopressive exercises for treating pelvic organ prolapse in women：randomized controlled trial. Sao Paulo Med J, 130（1）：5-9.

Braekken IH, et al, 2010. Can pelvic floor muscle training reverse pelvic organ prolapse and reduce prolapse symptoms? An assessor-blinded, randomized, controlled trial. Am J Obstet Gynecol, 203（2）：170. e1-170. e1707.

Caufriez M，1997. Gymnastique abdominale hypopressive. Ed. Bruxelles.

Cheung RYK, et al, 2018. Predictors for dislodgment of vaginal pessary within one year in women with pelvic organ prolapse. Maturitas, 108：53-57.

Clemons JL, et al, 2004. Patient satisfaction and changes in prolapse and urinary symptoms in women who were fitted with a pessary for pelvic organ prolapse. Am J Obstet Gynecol, 190（4）：1025-1029.

de Albuquerque Coelho SC, et al, 2016. Female pelvic organ prolapse using pessaries：systematic review. Int Urogynecol J, 27（12）：1-7.

Deger RD, et al, 1993. Vaginal pessay：past and present. Postgrad Obstet Gynecol, 13：1-7.

Friedman S, et al, 2010. Factors influencing long-term pessary use. Int Urogynecol J；21（6）：673-678.

Goodell W, 1889. Lessons in Gynecology. 3rd ed. Philadelphia：PA. Davie：155-214.

Hagen S, et al, 2014. Individualised pelvic floor muscle training in women with pelvic organ prolapse (POPPY): a multicentre randomised controlled trial. Lancet, 383 (9919): 796-806.

Jones KA, et al, 2010. Pessary use in pelvic organ prolapse and urinary incontinence. Rev Obstet Gynecol, 3 (1): 3-9.

Jose-Vaz LA, et al, 2020. Can abdominal hypropressive technique improve stress urinary incontinence? an assessor-blinded randomized controlled trial. Neurourol Urodyn, 39 (8): 2314-2321.

Juez L, et al, 2019. Hypopressive technique versus pelvic floor muscle training for postpartum pelvic floor rehabilitation: A prospective cohort study. Neurourol Urodyn, 38 (7): 1924-1931.

KEGEL AH, 1948. Progressive resistance exercise in the functional restoration of the perineal muscles. Am J Obstet Gynecol, 56 (2): 238-248.

Keshwani N, et al, 2015. State of the art review: Intravaginal probes for recording electromyography from the pelvic floor muscles. Neurourol Urodyn, 34 (2): 104-112.

Lamers BH, et al, 2011. Pessary treatment for pelvic organ prolapse and health-related quality of life: a review. Int Urogynecol J, 22 (6): 637-644.

Li C, et al, 2016. The efficacy of pelvic floor muscle training for pelvic organ prolapse: a systematic review and meta-analysis. Int Urogynecol J, 27 (7): 981-992.

Lone F, et al, 2011. A 5-year prospective study of vaginal pessary use for pelvic organ prolapse. Int J Gynecol Obstet, 114 (1): 56-59.

Ludwig A. Pelvic organ prolapse: four thousand years of treatment. EMGE and DURFEE: 997-1032.

Maito JM, et al, 2006. Predictors of successful pessary fitting and continued use in a nurse-midwifery pessary clinic. J Midwifery Womens Health, 51 (2): 78-84.

Manchana T, 2011. Ring pessary for all pelvic organ prolapse. Arch Gynecol Obstet, 284 (2): 391-395.

Miceli A, et al, 2019. Effectiveness of ring pessaries versus vaginal hysterectomy for advanced pelvic organ prolapse. A cohort study. Int Urogynecol J; 30 (12): 2161-2169.

Mutone MF, et al, 2005. Factors which influence the short-term success of pessary management of pelvic organ prolapse. Am J Obstet Gynecol, 193 (1): 89-94.

Ramsay S, et al, 2016. Natural history of pessary use in women aged 65~74 versus 75 years and older with pelvic organ prolapse: a 12-year study. Int Urogynecol J, 27(8): 1201-1207.

Resende AP, et al, 2012. Can hypopressive exercises provide additional benefits to pelvic floor muscle training in women with pelvic organ prolapse? Neurourol Urodyn, 31 (1): 121-125.

Ruiz de Viñaspre Hernández R, 2018. Efficacy of hypopressive abdominal gymnastics in rehabilitating the pelvic floor of women: A systematic review. Eficacia de la gimnasia abdominal hipopresiva en la rehabilitación del suelo pélvico de las mujeres: revisión sistemática. Actas Urol Esp (Engl Ed), 42 (9): 557-566.

Skene AJC, 1949. Treatise on disease of women, New York: D. Appleton, 1889: 334-342.

Subak LL, et al, 2009. Weight loss to treat urinary incontinence in overweight and obese women. N Engl J Med, 360 (5): 481-490.

Van Deventer H, 1716. The Art of Midwifery Improved. London: E. Cull: 145.

Wolff B, et al, 2017. Pessary types and discontinuation rates in patients with advanced pelvic organ prolapse. Int Urogynecol J; 28 (7): 993-997.

陈红, 2012. 补中益气丸合胚宝胶囊治疗女性盆底功能障碍性疾病54例. 浙江中西医结合杂志, 22 (4): 296.

窦娜, 2019. 肌力训练技术. // 燕铁斌. 物理治疗学. 北京: 人民卫生出版社.

段利侠, 闫素芹, 2014. 高海拔地区kegel盆底肌功能训练预防产后子宫脱垂的临床效果观察. 青海医药杂志, 44 (5): 21-22.

韩宁, 2012. 补中益气汤联合生物反馈电刺激治疗盆底器官脱垂30例. 中医研究, 25 (7): 67-69.

励建安, 毕胜, 黄晓琳, 2018. 物理医学与康复医学. 北京. 科学技术出版社.

梁学军, 等, 2017. 荣络固脱方配合针灸治疗子宫脱垂临床疗效观察. 中国煤炭工业医学杂志, 06: 723-725.

林彩娜，2019．肌力训练技术．// 黄洁，公维军．康复治疗师临床工作指南——运动治疗技术．北京：人民卫生出版社．

刘玲，等，2018．电刺激治疗绝经后女性轻中度盆腔器官脱垂的疗效观察．云南医药，39（1）：49-50．

马萍，2018．肌肉的基本结构与功能．// 黄晓琳，敖丽娟．人体运动学．北京：人民卫生出版社：37-51．

齐凤军，等，2016．基本操作．// 刘天君，章文春．中医气功学．北京：中国中医药出版社：68-72．

卫生部《常用康复治疗技术操作规范》（2012年版）（卫办医政发（2012）51号）．

夏桂成，2019．子宫脱垂．// 夏桂成实用中医妇科学．北京：中国中医药出版社：528-532．

燕铁斌，2019．物理治疗学．北京．人民卫生出版社．

张扬，等，2018．肌肉骨骼功能学概述．// 岳寿伟．肌肉骨骼康复学．北京：人民卫生出版社：14 -29．

中国营养协会，2016．中国居民膳食指南（2016版）．北京：人民卫生出版社．

第二十二章

前盆腔脱垂手术治疗

前盆腔脏器的正常位置主要是依靠筋膜组织的支撑，这种解剖关系使得阴道前壁及膀胱膨出的发生率较高，也是盆腔器官脱垂手术治疗中最困难和最易复发的部位。前盆腔功能障碍主要是阴道前壁的脱垂，同时合并或不合并尿道及膀胱膨出，可伴下尿路症状。阴道前壁脱垂可表现为阴道上 2/3 段的膀胱膨出和下 1/3 段的尿道膨出。临床上两种类型的膨出常同时存在。尿道膨出与压力性尿失禁密切相关，膀胱膨出与压力性尿失禁无关。重度膀胱膨出患者可出现排尿困难，有时需要将膨出的膀胱复位来促进膀胱排空。选择手术时一定要明确解剖缺陷的具体部位。

第一节　前盆腔脱垂的类型及手术治疗

一、前盆腔脱垂相关解剖

1. 阴道前壁　3 条横沟与两条侧沟是阴道前壁手术的重要解剖标志。

（1）尿道下沟：位于尿道后上部约 0.6 cm，是相当于泌尿生殖膈的部位。

（2）阴道横沟：部位相当于尿道内口处，是膀胱筋膜与阴道筋膜相紧密融合所形成一条横行凹陷，即阴道横沟。

（3）膀胱沟：位于宫颈的阴道前壁部位之横沟，称之膀胱沟。它是阴道段宫颈与膀胱交界的标志。

阴道前壁正常解剖除上述 3 条横沟外，往往被忽略的是侧沟是否存在，若侧沟消失提示阴道侧方支持组织损伤。侧沟检查是在膀胱截石位，在患者向下屏气用力时，用单叶阴道拉钩牵拉后阴道壁以观察阴道前壁尿道膀胱联合处深陷横沟存在与否。

2. 阴道前壁脱垂与膀胱及尿道膨出的局部解剖　阴道前壁上 2/3 段与膀胱紧密相连，而尿道则与阴道前壁下 1/3 相连。若阴道前壁脱垂或膨出发生于中、上部，则膀胱随之膨出，若阴道前壁下 1/3 也随之膨出，则提示同时伴有尿道膨出。通常阴道前壁脱垂也称膀胱膨出，可不合并尿道膨出。阴道前壁、膀胱膨出，可单独存在，也可合并子宫脱垂和（或）阴道后壁脱垂。

阴道前壁紧贴膀胱和尿道，主要由耻骨膀胱宫颈筋膜及泌尿生殖膈深筋膜支持。膀胱位于耻骨膀胱宫颈筋膜上方，其筋膜包绕全阴道壁，筋膜两侧固定于骨盆侧壁的盆腱弓（白线）上。包绕前阴道壁的耻骨宫颈筋膜像"吊床"一样悬吊膀胱与尿道。若分娩发生损伤引起一侧前侧方阴道筋膜白线附近处撕裂（右侧常见），可导致一侧阴道脱垂。若系双侧撕裂，则全部阴道脱垂伴有膀胱远端和尿道近端（尿道膀胱结合部）脱垂，即导致尿道和膀胱膨出而发生 SUI。

盆筋膜腱弓是由闭孔内肌筋膜会聚增厚而形成，其上方附着于宫颈和主韧带，下段通过会阴膈膜附着于耻骨后，即在大体解剖上自耻骨后延至坐骨棘，颜色发白而又称白线，在前盆腔悬修补术时，白线与耻骨宫颈筋膜撕脱是阴道前壁旁组织缺陷进行修补的目标所在。阴道上 1/3 段通过主韧带的向下延伸部而悬吊在盆腔内。阴道中 1/3 段则通过白线附着于盆壁（即阴道旁组织）。阴道下 1/3 段是与周围组织紧密相连接，在前方通过会阴部膈膜附着于耻骨上；在后方和会阴体融合；在两侧与肛提肌中间部分附着在一起。由此可见，阴道前壁旁组织缺陷的修复与白线（腱弓）密切相关。

经阴手术时寻找腱弓（白线），术者手指触摸坐骨棘，坐骨棘位于闭孔正后方 7 ～ 8 cm 处。闭孔内侧为闭孔内肌及筋膜，其外上方可摸到闭膜管（闭孔管），类似纽扣的扣眼，其闭膜管有闭孔血管和神经通过，手术穿刺时务必避开此处（易于避开）。寻找腱弓可自耻骨后端较易识别，后部走行至坐骨棘。然而，在坐骨棘端，腱弓在闭孔水平以下 1.5 ～ 2 cm 处。在经腹修补缝合腱弓时，需助手在阴道内置手指顶起阴道侧穹隆及其上方的尿道旁、膀胱颈侧周围组织推至白线正常附着处，缝针不穿透阴道黏膜而将白线与耻骨宫颈筋膜（阴道外膜前方的结缔组织和附着组织所形成一层的筋膜）进行缝合连接（经腹手术修补阴道旁缺陷）。所谓"关键的一针"，即手术最关键的部位是与坐骨棘相连的膀胱旁间隙。

3. 阴道前壁脱垂　与阴道筋膜 4 种类型损伤有关。

（1）侧向：阴道旁缺陷。耻骨宫颈筋膜附着于盆壁腱弓处撕脱，除前阴道壁膨出，还可出现压力性尿失禁（stress urinary incntinence，SUI）。即为轻至中度膀胱膨出，尿道膀胱连接处下降引起。

（2）横向：横向缺损。在宫颈前方，耻骨宫颈筋膜与宫颈周围连接组织环的附着处相分离。表现为阴道前壁及重度膀胱膨出，阴道前穹隆消失，排尿困难。

（3）中央：中央或中线缺损。是阴道、膀胱和（或）尿道之间的筋膜分离。表现为阴道前壁及膀胱脱垂、尿道膀胱连接处缺失致 SUI。

（4）远侧：耻骨尿道韧带缺损。位于耻骨联合下方的耻骨尿道韧带外部。表现为尿道缩短，出现 SUI 及尿道括约肌功能缺陷。

4 种缺陷可单独发生或同时出现，但其中以阴道旁缺损为多，为 75% ～ 80%，以往阴道前壁脱垂修补术后复发率较高，可能系仅修复了中央区域缺陷，忽略及（或）未正确修复侧旁缺损。故对各种损伤术前务必辨认清楚以便正确修补重建。见图 22-1-1。

二、前盆腔脱垂的类型

（一）尿道膨出

膀胱底部和尿道紧贴阴道前壁。耻骨膀胱宫颈韧带起自耻骨联合后方，经膀胱底部止于宫颈

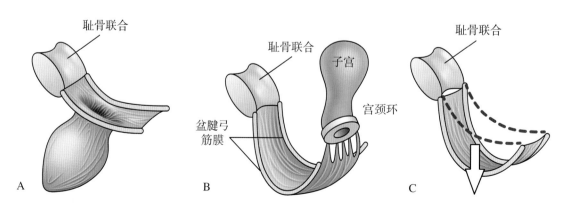

图 22-1-1　不同缺陷之间的结构差异

A. 膀胱膨出；**B.** 脱位的宫颈环，高位膀胱膨出；**C.** 阴道旁缺陷

（引自：罗来敏，主译. 女性骨盆底. 上海：上海交通大学出版社. 2006）

前部，从底部给予膀胱有力的支持；肛提肌的内侧为耻骨尾骨肌，起自耻骨降支内侧，经阴道及直肠两侧向后止于尾骨，对膀胱及尿道给予有力的支持并维持阴道的正常位置；在尿道内口水平，膀胱筋膜与阴道筋膜相互融合并在尿道后面向下延伸至尿道外口，将尿道附着于阴道前壁称为尿道后韧带，维持着尿道与膀胱颈的位置。在经阴道分娩的过程中，阴道及盆底的扩张必然使上述肌组织、筋膜及韧带伸展，过度伸展势必造成损伤且在产后不易完全恢复，可使支持膀胱及尿道的力量减低或丧失；同时由于胎头对膀胱尿道的过度挤压，也可使膀胱颈和尿道自耻骨后附着的部位分离、脱位，形成阴道前壁脱垂。当尿道后韧带及耻骨膀胱宫颈韧带前部损伤，则可以使尿道及阴道的下 1/3 部分以尿道外口为固定点，向阴道外口脱出，形成尿道膨出。轻症者可无任何症状；重症者可感到有物堵于阴道口。检查时可见在尿道外口后方的阴道壁凸起，重者可形似半粒枣样，触之软。诊断时应注意与阴道前壁囊肿相鉴别。尿道膨出多与膀胱膨出伴发。

（二）膀胱膨出

当耻骨膀胱宫颈韧带及肛提肌前部肌纤维撕裂，使膀胱底部失去支持，膀胱逐渐由扩大的膀胱宫颈间隙连同阴道前壁上段向阴道内脱出，形成膀胱膨出。患者多感阴道有物堵塞并脱出于阴道口，有坠胀感；当使用腹压时或膀胱积尿时脱出物增大；平卧时上述症状减轻或消失。膀胱膨出多合并有尿道膨出，可使尿道与膀胱颈部的夹角（膀胱后角）的角度改变，加之尿道括约肌的松弛，往往形成压力性尿失禁，在咳嗽或用力时发生漏尿。当膨出的膀胱低于尿道内口水平以下时则可发生排尿困难或尿潴留。检查时可见阴道前壁呈囊袋样向阴道内凸起，触之柔软。诊断时需与阴道壁囊肿相鉴别，可以金属导尿管置入膀胱，将端头转向后下方，在膨出的囊内触到导尿管即可明确诊断。

三、前盆腔脱垂手术治疗

（一）阴道前壁修补术

阴道前壁修补术（anterior colporrhaphy）是一种纠正阴道前壁脱垂的手术，它主要是通过阴道前壁的修补和紧缩，以增强膀胱及尿道后壁的力量，达到治疗膀胱膨出和压力性尿失禁的目的。由 1913 年 Kelly 的阴道前壁缝合术发展而来。修整阴道黏膜，将切口两侧多余的阴道壁对称切除，间断缝合阴道前壁。阴道前壁修补术简单易行，但对于压力性尿失禁的患者，术后 1 年治愈率约为 30% 左右，并随时间推移而下降。阴道前壁修补术如合并压力性尿失禁时应同时行尿道膨出修补。

（二）阴道旁修补术

1909 年，George White 提出膀胱膨出不仅是因为阴道壁及膀胱本身支持结构的过度伸展、变薄造成的，而且还可能是因为两侧固定膀胱的耻骨宫颈筋膜在骨盆侧壁的白线被撕裂，形成阴道旁组织缺陷所引起。1976 年，Richardson 提出膀胱膨出、尿道膨出或者膀胱尿道膨出是孤立的阴道前筋膜断裂所致，而且这种筋膜的断裂多数是在盆腔筋膜附着于骨盆侧壁的位置。其研究证实 85% ～ 90% 的膀胱膨出是由阴道旁缺陷所造成。此类修补术多经阴道完成，也可经腹操作。

（三）加用网片的阴道前壁修补术

目前多数学者主张对严重的膀胱膨出，或手术后又复发者可考虑采用自体筋膜或合成材料的网片以加固阴道前壁的支持。替代材料主要有自体组织、同种异体移植物、异种移植物及人工合成材料 4 种。加用阴道移植物的方法、样式有多种，有梯形片、T 形、长方形，有两侧如翼状的双翼形，有吊床形，有吊带补片结合型等。多数学者认为应将移植物与其下方组织进行适当的缝合固定，但也有学者报道仅缝 4 个角或两点，甚至不固定，也可取得良好手术效果。需要强调的是移植物缝合时不应有张力。采用梯形片者，使用前需要测量好坐骨棘间距、耻骨结节间距及耻骨结节到坐骨棘的距离。这些距离一般约为9 cm×4 cm×5 cm大小。补片的大小应在各径线实际测量值上再加上1 cm，裁剪后的补片成梯形，于膀胱下缝合固定到两侧的盆筋膜腱弓上，在其表面缝合阴道前壁黏膜。对于膀胱膨出同时又伴有压力性尿失禁采用吊带补片结合法，效果较佳。吊带固定在耻骨后Cooper韧带上，补片则覆盖在膀胱上。

四、结论

外科修补阴道前壁脱垂的主要指征有：缓解已经出现的症状，或作为重建盆腔完整性步骤中的一部分。目前，通常认为传统的阴道前壁修补术术后复发率高，但多数发表的文献是无对照研究，而且复发的定义并不明确。阴道前壁脱垂是盆腔器官脱垂手术后最易复发的部位，因此术前正确的诊断及术中正确的处理对于降低术后复发率至关重要。1976年，Richardson等证实了85% ~ 90%的膀胱膨出是因阴道旁组织缺陷引起。1994年，Shull等报道了尸解研究和临床手术发现阴道旁组织缺陷有3种状态，以及有关经阴道行阴道旁修补（VPVR）手术。从而不仅证实了阴道旁组织缺陷确实存在，而且又说明了传统的阴道前壁和膀胱膨出修补术，仅仅对中央区域缺陷修补有效，而同时存在阴道旁组织缺陷者术后有高的复发率，甚至折叠缝合牵拉后促进旁

组织缺陷加重。故针对合并阴道旁组织缺陷进行修补，确实能够较好地纠正阴道前壁和膀胱膨出效果。因此，对于POP患者，尤其需要治疗阴道前壁和膀胱膨出者，术前、术中应仔细检查是否存在阴道旁组织缺陷，有缺陷者务必进行阴道旁修补术。但目前存在的问题是，对盆腔器官脱垂的解剖和功能的新理念，医师缺乏足够的了解和认识，未能建立、重视阴道旁组织缺陷的存在，诊断被忽略，膀胱膨出缺陷的修补则必然遗漏和（或）未能掌握手术技术而妥善进行缺陷修补。

术后复发受诸多因素的影响。比如患者年龄、病情轻重程度、是否伴有糖尿病、患者以往是否接受过修补术等情况，以及对阴道前壁和膀胱膨出，术前及术中对其膀胱周围筋膜组织缺陷，如中央区域缺陷、横向缺陷、远端缺陷、阴道旁缺陷是否做了全面诊断，而术中是否行缺陷全面修复重建。以往失败的原因最多的是仅仅修复了中央区域缺陷，而遗漏了85% ~ 90%同时伴有的旁组织缺陷的修复。因此，手术者技术水平的差异无疑会影响其成功率。另外，阴道前壁和膀胱膨出很少单独存在，往往同时伴中盆腔和（或）后盆腔组织缺陷，即使前盆腔组织缺陷中，除了阴道前壁和膀胱膨出外，也可同时伴有SUI。在阴道前壁修补术中除以往膀胱筋膜折叠缝合外，特别将阴道黏膜纵切口延至尿道外口下1 cm，并对尿道与膀胱颈筋膜适当缝合，意在预防隐性SUI，也可纠正轻至中度SUI。

（王凤玫 宋岩峰）

第二节 经阴道前盆网片置入术

经历盆腔器官脱垂或尿失禁的手术的女性，其中30%会复发，其中部分需要再次手术。有不少术者为了改善复发的手术效果，推荐复发者及重度易发生术后复发者手术时加用替代材料。替代材料的应用最早始于疝的修补，已获得成功。盆腔器官膨出某种意义上近似于外科疝，是女性盆腔支持结构损伤、缺陷及功能障碍造成的

疾患。盆底重建手术中应用替代材料是建立在此基础上的新术式。因此，需用新的理念和方法来评价包括手术治疗在内的各种处理。替代植入材料符合盆底重建手术"3R"原则，即修复、结构重建，应用替代材料（repair，reconstruction，replace），发挥了越来越大的作用。

盆底重建手术选择何种移植物的争论由来已

久。一般来说，合成材料性质稳定、材料坚固、应用方便，但可能存在并发症，如感染、暴露和黏膜磨损。自体组织移植物无黏膜磨损及疾病传播的危险，并且感染率较低，但可能会存在与筋膜采集相关的并发症。有学者认为，患者盆腔器官脱垂的发生与自身结缔组织的薄弱有关，故取其自身薄弱筋膜作重建材料并不适合。异种移植物在泌尿外科及整形等其他外科中已有应用，但在女性盆底重建外科中的应用，资料尚不成熟。合成生物材料首先应用在腹股沟疝的修补中。1959 年，聚乙烯补片开始引入临床，之后又制成了聚丙烯网片和其他的一些人工合成材料。从 1901 年第 1 例应用吊带治疗 SUI，到 1949 年的耻骨后尿道固定术，到 1961 年的 Burch 手术，至今的各种吊带补片应用，提供了更多的治疗选择。2004 年法国的 Cosson 在全盆底重建的构想基础上，提出了全盆底重建术，可按前、中、后进一步分为前盆底、后盆底和全盆底重建术。客观治愈率约为 97.7%，主观满意率为 97.6%。

一、相关解剖结构

1. 耻骨宫颈筋膜 阴道前壁脱垂在盆腔器官脱垂中最常见，也是最容易复发的。这是由于前盆腔器官膀胱的正常位置主要依靠一层薄薄的筋膜组织即耻骨宫颈筋膜支撑。耻骨宫颈筋膜是从宫颈及阔韧带底部向中部延伸，类似吊床的不规则四边形的组织薄片，侧面附着在骨盆两侧壁的盆筋膜腱弓（白线）。膀胱底依附在耻骨宫颈筋膜，膀胱三角植入在耻骨宫颈筋膜内。尿道被耻骨宫颈筋膜包绕。在膀胱颈水平，尿道横切耻骨宫颈筋膜在尿道外口位置正切进入耻骨宫颈筋膜下面。发生在骨盆侧壁沿盆筋膜腱弓附着处断裂的旁缺陷，或紧靠宫颈的横向缺陷最常见。前盆腔网片重建术就是通过植入人工合成网片重建耻骨宫颈筋膜样的吊床样结构，以纠正和修复各种类型的前盆腔缺陷。

2. 盆筋膜腱弓（白线） 盆筋膜腱弓是耻骨宫颈筋膜及其下方的肛提肌板在侧盆壁的附着点，为增厚的筋膜组织，是重要的盆底解剖结构。盆筋膜腱弓自耻骨弓向后延伸至坐骨棘，长

度为 7.5 ～ 9.5 cm。由于盆筋膜腱弓横跨闭孔窝，因此植入网片手术前壁网片的浅支和深支分别于近耻骨弓处及近坐骨棘处的白线附着处穿出闭孔窝，拉伸后网片形成类似耻骨宫颈筋膜的吊床样结构。

3. 闭孔 闭孔为耻骨支和坐骨支结合在骨盆前方围成的一对卵圆形大孔，直径约为 3 cm。内侧为耻骨下支、耻骨体、耻骨上支。闭孔被闭孔膜封闭，闭孔内侧为闭孔内肌覆盖，外层为闭孔外肌及大腿内侧的内收肌群覆盖。在闭孔窝的外上方形成一潜行的裂隙称为闭孔管，闭孔神经及闭孔血管穿行其中，并在耻骨下方前面外侧 2.5 ～ 3 cm 处穿出闭孔窝。闭孔神经穿出闭孔窝后分为前后两支，前支走形于长收肌和短收肌之间，后支走形于短收肌和大收肌之间。闭孔动静脉分为前后两支，前支沿闭孔内侧骨性结构边缘走行，后支在闭孔后缘走行。

二、适应证

1. 美国妇产科医师协会（ACOG）和美国妇科泌尿协会（AUGS）于 2019 年发表了声明，建议经阴道网片植入治疗盆腔器官脱垂可用于以下情况：①复发病例；②有并发症不能耐受开腹或者腔镜手术患者。同时要求在充分知情同意及考虑利大于弊的情况下使用，强调规范手术资格认证。

2. 中华医学会妇产科学分会妇科盆底学组在《盆腔器官脱垂的中国诊治指南（2020 年版）》中，将 TVM 盆底重建手术的主要适应证定为：① POP 术后复发的患者；② 60 岁以上重度 POP（阴道前壁脱垂为主）的初治患者，特别是不能耐受经腹手术的患者。对于阴道内大面积放置人工合成网片的盆底重建手术对性生活的影响，目前尚无循证医学结论，故在年轻人、性生活活跃的患者选择时应慎之又慎。

三、禁忌证

最近的国际妇科泌尿协会（international urogynecological association，IUGA）的会议上，认为手术禁忌证包括以下几个方面。

1. 有严重的内外科并发症，无法耐受手术

和麻醉，如严重心脏病、高血压、肾炎、糖尿病、肝硬化、肝功能损伤、活动性肺结核、肺功能不全、严重贫血等。

2. 系统性红斑狼疮等自身免疫性疾病。

3. 有生育要求及妊娠妇女。

4. 网片术后对性生活的影响尚不明确，对性生活活跃的脱垂患者应慎重选用。

5. 患者本身盆底血供可能受到影响的情况：①盆腔的放射治疗史；②严重的阴道萎缩。

6. 造成患者易感染的因素：如全身激素的使用、急性阴道炎、阴道溃疡等。

7. 吸烟、肥胖（BMI > 30）等。

四、手术步骤（保留子宫盆底重建术）

1. 患者取截石位，臀部位于手术台边缘，大腿屈曲与床面成 90°。

2. 术者牵拉宫颈暴露阴道内膨出部位。Allis 钳钳夹距离尿道口 4 cm 处阴道前壁，另一把 Allis 钳钳夹宫颈上缘阴道前壁。

3. 阴道前壁黏膜下注射生理盐水，进行水分离。（若患者血压正常，可给予注射止血水进行水分离，配比为 0.5 ml 肾上腺素加入 500 ml 盐水，若存在高血压、青光眼等并发症，可单纯使用生理盐水进行水分离）。

4. 自阴道前壁正中纵行切开黏膜至水分离

层次，切口下端距离尿道处口 3 cm（预留压力性尿失禁手术区域，以利于术后隐匿性尿失禁发生的处理），上端距离阴道断端或宫颈 1 cm。

5. 分离膀胱阴道间隙。锐性分离间隙，使宫颈耻骨筋膜保留于阴道壁上，钝锐结合分离组织达到坐骨棘及闭孔内肌，并进一步扩大膀胱旁间隙及阴道旁间隙（分离层次正确，使宫颈耻骨筋膜保留于阴道壁上。识别层次正确的方法通常有：可见黄色脂肪组织，出血较少，致密筋膜附着于阴道壁内层）。

6. 于宫颈环处留置缝线，于尿道下方耻骨宫颈筋膜留置缝线，相距约 1 cm。（缝线固定位置确切固定于宫颈环及耻骨宫颈韧带，以良好固定补片）。

7. 同法处理对侧。

8. 双侧尿道口水平，闭孔前内侧（约于大腿内侧皱褶处），皮肤切口大小约 4 mm。另外两个切口为前述切口的外侧 1 cm，下方 2 cm，长度约 4 mm（切口不易过深，切开皮肤即可，避开皮下小血管）（图 22-2-1）。

9. 标记皮肤穿刺点，浅带穿刺点为双侧生殖股皮褶尿道外口水平，用于放置网片的浅带；深带穿刺点位于第一穿刺点外 1 cm，下 2 cm，用于放置网片的深带。切开各穿刺点皮肤，以阴道拉钩拉开膀胱，充分暴露阴道旁间隙。以手指在膀胱阴道间隙内做指引，用闭孔穿刺针经皮肤

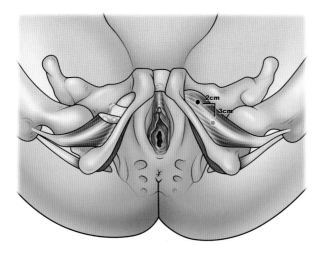
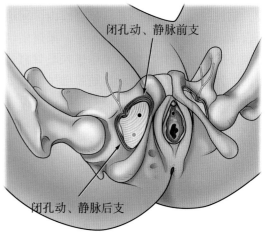

图 22-2-1 前盆腔穿刺点

穿刺口沿闭孔内缘向分离后的膀胱阴道间隙穿刺，将两侧的网片浅、深带引出皮肤。

穿刺网片浅带时，将膀胱阴道间隙的手指置于距耻骨弓 1 cm 的盆筋膜腱弓处做指引。穿刺针水平刺入，在耻骨下支的边缘经闭孔膜的前内侧缘穿入阴道旁间隙。穿刺网片深带时，将膀胱阴道间隙的手指置于坐骨棘处做指引。穿刺针方向向下朝向闭孔后外侧缘的坐骨棘，于坐骨棘前 1 cm 穿出。

10．调节网片呈无张力状态平铺于膀胱阴道间隙，将网片体部下端固定于膀胱尿道连接处，上端固定于阴道断端或宫颈上，上托前壁网片，调整网片位置，使前壁网片进入膀胱阴道间隙，并无张力地衬垫于膀胱下方。调整后膀胱恢复正常解剖位置。

11．剪去皮肤外的多余网片，缝合各穿刺口。

12．可吸收线连续套索缝合阴道前壁黏膜。

五、术后护理

1．监测生命体征。

2．严密观察阴道出血及外阴和会阴部有无渗血、渗液、血肿等。术后 48 小时取出阴道内压迫纱条，观察阴道出血情况。

3．术后第 2 天可进流食，之后进普食，鼓励患者多进食蔬菜、水果等粗纤维食物，保持大便通畅。

4．手术当日鼓励患者床上翻身活动，术后第 1 日下床活动。

5．排尿护理同 TVT 手术。

6．保持外阴部清洁与干燥。

7．预防网片侵蚀。术后阴道内短期使用雌激素软膏，避免网片侵蚀。

8．出院指导同 TVT 手术。

六、并发症及处理

（一）术中并发症

1．周围脏器损伤

（1）前盆腔操作常发生膀胱、尿道损伤（常发生在术者优势手的对侧），术中穿刺点有液体渗出，穿刺路径近膀胱尿道处出血活跃应警惕，多以膀胱镜或亚甲蓝检查诊断，一旦发现，积极修补，若膀胱穿孔不大，可放置尿管数天待其自行愈合。若膀胱损伤切口较大，应可吸收线双层缝合，术后留置尿管 7～14 天。尿道损伤修复后一般放置尿管 7 天。

（2）损伤原因：分离膀胱阴道间隙时，由于层次不对造成。

（3）穿刺过程中由于分离膀胱阴道间隙不充分，尤其是耻骨下支后方的游离不充分，膀胱邻近盆腔侧壁未充分分离，导致膀胱损伤；未将膀胱向对侧拉开，未充分牵拉暴露降支后间隙；穿刺路径不熟悉。以上均可能导致前路穿刺时穿刺针穿过膀胱，造成损伤。

（4）避免方法：找到正确的膀胱阴道间隙，充分游离膀胱阴道间隙和耻骨后间隙。在切开阴道壁前，首先在膀胱阴道间隙内打水垫，可以扩大膀胱与阴道壁间的间隙，使局部解剖层次更清晰。切开阴道壁全层至水分离层后进行膀胱阴道间隙的分离。分离膀胱阴道间隙时，可沿水分离层锐性分离，也可采用手指钝性分离，运用侧向压力分离避免脏器损伤，至耻骨降支后用手指内侧较平的部位以摆动方式进行组织分离，分离范围为中线到达耻骨联合后缘，两边到达坐骨棘。穿刺过程中建议阴道拉钩拉开膀胱，充分暴露分离后的耻骨后间隙。术者要熟悉穿刺路径解剖。

2．出血或血肿形成　前、中、后路分离或穿刺时偏离规定路径，耻骨降至前外侧缘的闭孔血管前支也是容易损伤的血管。多发生于穿刺过程中。为避免损伤发生，首先确定闭孔窝穿刺点位置是否合适。标记穿刺点后，可将一手指置入阴道内，另一只手在阴道外，对捏穿刺点局部，感受穿刺点位置是否位于闭孔窝耻骨降支外侧。另外，穿刺过程中注意穿刺针行进方向，应邻近耻骨降支，向其外侧的闭孔窝行进，注意避免刺向耻骨降支（因为闭孔血管前支走行于耻骨降支前外侧缘前方）。因此，如刺向耻骨降支，可能损伤闭孔血管前支，造成局部出血、血肿的发生。

（二）术后并发症

1. 排尿障碍　盆底重建术后均有排尿习惯改变，如尿线细和排尿散开。术后主要并发症包括排尿困难和尿潴留，新发尿失禁［包括压力性尿失禁（隐匿性尿失禁），急迫性尿失禁（短暂，不需处理）］。排尿困难分为暂时性和永久性，暂时性的原因包括组织水肿、血肿、尿道痉挛、泌尿道炎症、伤口疼痛、膀胱过度充盈、情绪紧张等；永久性原因有吊带放置过紧、尿道周边组织纤维化、外物压迫、盆腔器官脱垂、神经源性膀胱等。长期糖尿病、使用抗乙酰胆碱药物、膀胱逼尿肌功能异常是术后发生排尿困难的高危人群。术后可用无创的超声或直接导尿测定残余尿，并同时明确是否为网片过紧所致。若为网片过紧，处理参考以下：用尿道扩张器下压，松动过紧的网片，为术后即刻的处理；阴道网片松解术，即切开阴道原切口，找到植入网片，血管钳下来松解；或剪开膀胱颈下方网片和阴道侧壁吊带旁侧切断的侧切法。

2. 网片侵蚀暴露／侵蚀

（1）临床表现和诊断：任何在阴道检查时见到网片，均称网片暴露。在膀胱镜和直肠镜检查及阴道外其他部位见到网片，称为网片侵蚀。症状与受累器官有关，表现为植入的网片突出黏膜外，可伴有反复发作的感染、分泌物增多、阴道流液、性交疼痛及出血、局部息肉形成，少数可能形成局部脓肿。

（2）发生率：网片暴露率各文献报道不一，发生率为3.4%～12%。网片的暴露一般发生在手术后6周至12个月，甚至长达10年以上。随机对照研究（1级证据）显示经阴道网片暴露率平均为13.1%。目前少量回顾性研究显示有远期膀胱或直肠网片暴露发生。

（3）危险因素：患者年龄、术者经验、吸烟、肥胖等，同时也与伤口局部感染和血肿有关，与是否同时行子宫切除有关。非多孔性（非Ⅰ型）网片、多股编织的缝线、黏膜创伤、张力过度、萎缩严重是网片侵蚀的高危因素。对于糖尿病和皮质醇激素的应用、免疫抑制治疗、既往盆腔放射治疗史、既往网片暴露史、阴道萎缩

等，目前研究尚未发现与网片暴露有明显关系，但在其他手术中显示未良好控制的糖尿病是术后感染的高危因素。

（4）预防：为了减少网片的暴露，首先在手术操作中要确切止血，注意无菌操作；网片无张力放置，可保证阴道黏膜的血供，从而减少侵蚀的发生。其次注意网片的类型对网片暴露发生有影响。不可吸收网片中，网片暴露率聚酯网片高于聚丙烯网片，多股编织的聚丙烯网片高于单股编织的聚丙烯网片，小孔径单股编织的聚丙烯网片高于大孔径单股编织的聚丙烯网片。聚丙烯与羟乙酸乳酸聚酯的复合网片似乎并不能减少网片的暴露率。但部分文献显示，轻体的网片、钛或胶原包被的网片可以显著减少阴道网片的暴露率。

（5）处理：以往网片暴露（mesh expose）是指阴道内＜1 cm的外露，网片侵蚀（mesh erosion）是指阴道大面积吊带外露（＞1 cm）吊带移位至其他脏器。典型的"暴露"没有肉芽形成，多无症状的，可有性交不适。可在诊室剪除暴露网片，绝经后患者涂抹局部雌激素。伴有感染者阴道侵蚀面积较大、有肉芽形成，分泌物增多伴有腰骶坠胀和性交不适。膀胱暴露者有尿频尿急等膀胱刺激症状，可形成膀胱结石。需经膀胱镜切除网片和取出结石，肠道网片暴露者多行腹腔镜或开腹取出网片。膀胱暴露的临床表现为术后反复泌尿系感染、血尿，经膀胱镜检查可证实，应在膀胱镜下剪除暴露之网片。肠道网片暴露较少，多为肠镜发现。这类有症状患者应再次手术剪除暴露网片，无张力缝合黏膜，必要时可加用生物补片和阴道皮瓣（flaps）覆盖。

3. 疼痛　术后近期疼痛多为网带穿刺路径的神经损伤或水肿所致。网片挛缩（mesh shringe or contraction）可引起疼痛，表现为网片挛缩处局部压痛感。术前详细向患者解释，术后使用非甾体类药物、局部雌激素和抗感染药对症治疗。手术后远期疼痛，可能因网带穿刺路径的神经损伤（闭孔肌的深、浅神经分支，肛提肌上神经）所致，可考虑使用非甾体类药物、局部麻醉镇痛药注射，并拆除有触痛的网带。

4. 性功能障碍／性交困难　一项前瞻性研究指出，阴道前壁网片修补术后患者性交困难的发

生率为 20%[19]。但另一项研究结果显示，阴道前壁植入网片修补术后患者性交困难较术前明显缓解。还有研究报道，该手术后随访 1 年，患者性生活质量既没有明显提高，也没有明显下降。北京协和医院的资料提示阴道植入网片的 POP 术后随访 6 个月，性交困难发生率为 35.7%。术中网片平铺、无张力，不修剪过多阴道黏膜，不抬高会阴体是减少此类并发症的预防措施。

5. 感染　手术切口在阴道内，手术后无法密切观察切口的愈合情况。患者多为老年女性，在机体损伤后修复存在差别。预防主要是抗感染治疗，如形成脓肿，必要时在 B 超引导下穿刺或手术引流。

七、前盆腔应用解剖

由于经阴道无张力网片的放置，穿刺过程为盲穿，是最难掌握和控制的部分。在开展该术式前，一定要熟悉盆底相关解剖，熟悉解剖标识，严格按照操作步骤和要点进行操作，否则穿刺路径偏移，可能造成脏器或血管损伤、术后复发及其他并发症的发生。如果能在新鲜尸体上进行练习后再进行实际操作可能有助于更好地实施该术式。

（一）手术体位

经闭孔穿刺的手术均需采用髋关节屈曲、外展、外旋位。该体位可以使闭孔经前支远离闭孔穿刺部位。

（二）前盆腔无张力网片穿刺路径解剖

尸体解剖显示前盆底重建术前部网片的浅带穿刺部位距离闭孔神经、血管 3.23 ～ 3.5 cm，而深带的穿刺部位距离坐骨棘 2 ～ 2.2 cm。在耻骨后间隙（Retzius 隙）间隙内，放置的网片边缘紧邻骨盆筋膜腱弓，并且使阴道前壁紧靠着腱弓。网片从耻骨联合外侧 1 ～ 2 cm 处，一直延伸到坐骨棘前方 2 ～ 2.2 cm。

网片浅带在依次穿出大腿的皮肤、皮下层和阔筋膜和股薄肌，而深带穿过大收肌。随后网片穿过闭孔外肌。网片深带穿过闭孔筋膜后沿着耻骨降支走行。由于前部网片的深带穿刺点距离坐骨棘较近，因此在穿刺该点时一定要注意正确的技巧。

八、手术效果

（一）复发

如何减少术后复发一直是盆底重建手术面临的关键问题，网片产品正是为了解决这个问题而设计的。目前，前瞻性随机对照、回顾性及多中心的研究均显示，对 Ⅱ 期及以上的盆腔器官脱垂患者，阴道网片植入较传统阴道前壁修补术在解剖复位上更有效。尤其阴道前壁的修补上，统一的 1 级证据显示，与自体组织修补及生物网片相比，聚丙烯网片有更好的解剖复位和客观治愈率。2013 年，一项荟萃分析回顾了 10 个自体组织盆底重建术和 TVM 术的随机对照研究，结果也显示，在前壁修补术中，自体组织前壁修补术较聚丙烯网片添加修补术复发的风险高，复发再手术高。同时，值得关注的是，在主观治愈率及患者生活质量上，随机病例对照研究并没有显示出阴道网片添加有明显的改善作用；相反，网片特有的并发症及由此导致的再次手术的风险却显著增加。

（二）手术失败

术后短期内尤其是术后半年内，盆腔器官如子宫再次发生脱垂，应考虑手术失败。2016 年 Maher C 等对 33 项关于前盆腔脱垂手术疗效的研究结果进行了分析，共纳入 3332 人。分析结果显示，生物补片以及可吸收网片在前盆腔器官脱垂的治疗中与自然组织修复相比，复发率明显降低。可吸收网片的复发率为 26%，自然组织修复后复发率为 27% ～ 43%。而使用不可吸收网片治疗前盆腔脱垂，复发率仅为 13%。

九、经阴道无张力网片的选择

植入材料可以分成以下两类。

1. 人工合成网片

（1）人工合成网片（synthetic mesh）又可分

为可吸收网片、不可吸收网片、混合型网片。

（2）用于替代和支持自身组织的人工合成材料的力学特性使其在体内发挥了重要作用，理解这些特性有助于在临床上选择最合适的材料。合成网片的力学特性依赖于编织纤维丝的结构，不可吸收（永久性）合成网片的张力强度很大程度上依赖于纤维类型、面积体重比和编织方式。

（3）临床疗效：自从1995年网片被用于经阴道治疗尿失禁手术后，近年来渐用于盆腔器官脱垂手术。人工合成网片在经阴道治疗盆腔器官脱垂方面发展迅速，由于经阴道途径手术，所以术后病率较低，手术较易操作，可重复性较好，远期临床效果好。

对于复发且年龄偏大的POP患者，尤其是前盆腔膨出的患者，经阴道植入材料的POP修复手术相对于其他术式有提高解剖恢复的优势。前盆腔重建的手术中，2008年一个Meta分析总结了49项研究，有4500多例患者参与，结果得出加用材料的阴道前壁修补术，不可吸收合成网组术后复发率（8.8%）要低于可吸收合成网片组（23.1%）和生物补片组（17.9%）。Altman等2011年发表在《新英格兰杂志》的一篇有关Ⅱ度以上的膀胱膨出患者手术加用网片与不加网片的RCT研究，证实加用网片的POP手术可明显提高手术有效性（Altman et al，2011）。该类观点认为，在第一次手术前就应考虑POP手术方法的长期性及有效性，应该选用一次解决问题的手术（"one-step" operation）。Nguyen（2008）对38例进行传统阴道前壁修补术的患者与37例进行加用聚丙烯网片的阴道前壁修补术的患者进行了随机对照研究，术后随诊12个月发现，手术成功率分别为55%和87%，差异有统计学意义。2010年一篇循证医学回顾对比了加用网片与否的阴道前壁修补术，结果得出加用了聚乙醇酸网片的阴道前壁修补术的客观复发率较低。Altman在（2011）进行一个大样本研究得出结论，200例患者行加用聚丙烯网片套盒的阴道前壁修补术，189例进行传统阴道前壁修补术，成功率分别为61%和34.5%，可以看出，网片组成功率要高。作者认为比起传统的阴道前壁修补术，使用标准的阴道植入网片套装器械进行阴道前壁修补的近

期手术成功率较高。同样的结果见于另一个121例加用网片行阴道前壁修补术的大样本研究，术后随访12个月，主客观手术成功率为79%。

对于盆底重建术中是否植入网片，一直存在着争议。如前述研究结果显示，与利用自然组织手术相比植入网片手术，脱垂的治愈率明显升高，复发率明显降低。但是相对应植入网片相关的不良反应也随之而来，如网片暴露、侵蚀、疼痛等，乃至美国FDA两次警示网片在盆底重建术中的应用，甚至禁止销售部分网片。因此临床治疗中，何时使用网片，需要严格筛查适应证、患者的年龄、脱垂程度、并发症。对于术者来说，是否经过规范培训，是否具有治疗的临床经验，这些也是影响手术效果的重要因素。

2. 生物补片

（1）生物补片（biological graft）又可分为自体补片、同种异体补片和异种补片。

（2）自体组织作为修补材料常常用于盆底支持结构缺陷疾病的手术，避免了疾病的传播，不会产生组织反应如排斥、侵蚀现象，但所用的自身筋膜组织往往存在薄弱，作为重建修补材料并不是最理想的。同种和异种补片总体来说具有避免了获取自身组织取材相关的手术并发症的优点，但是也要权衡有可能会带来排斥的潜在风险。不过这个风险应该很低，因为这些材料作为重建修补材料的基本点是成为具有生物相容性的细胞外支架，能使具有一定再生功能的宿主细胞穿透渗入并随之能够替代这些材料。最近，异种补片在盆底重建手术中使用得越来越广泛，主要是因为较同种异体补片易于获得，携带和传播病毒和朊病毒的风险较低。另外，异种补片如猪真皮近10年来已用于其他外科手术如心脏和普外的手术，已经被证明是安全而有效的。

（3）生物补片应用于前盆腔器官膨出的研究多数是回顾性研究、前瞻队列研究，RCT研究为数不多，并且结果互不一致。2005年RCT研究结果发现，阴道前壁修补术加用生物材料（尸体皮allograft）与传统阴道前壁修补术相比，术后13个月，生物材料组复发率为21%，传统术式组为29%，差异没有统计学意义，并且术后症状改善的比例没有差别。此研究的结果未能证实生物

材料 allograft 在改善前壁脱垂复发方面有意义。2007 年，一个多中心的 RCT 研究来评价异种生物补片（猪真皮胶原 pelvicol）与传统阴道前壁修补术的疗效，纳入 POP-Q II 期以上的患者进行第一次手术修补阴道前壁，以膀胱膨出的客观复发率来评价疗效。术后 12 个月，pelvicol 组复发率为 7%，小于传统手术组（19%，$P = 0.019$）。在盆腔器官脱垂的主观症状、尿失禁、膀胱过度活动、性交困难方面则没有统计学差异。因此作者得出结论，pelvicol 安全有效，相对于传统手术，确实能降低阴道前壁脱垂的复发率。与这个结果不一致的是，Hviid U（2010）进行的一项 RCT 研究中发现，61 例患者加用 pelvicol 进行阴道前壁修补术与传统阴道前壁修补术相比，术后 12 个月随访，客观复发率分别为 7% 和 15%，差异没有统计学意义。两组的生活质量都有明显的改善（King's 健康问卷）。Dahlgren（2011）的多中心 RCT 研究报道显示，加用异种生物补片（猪真皮胶原 pelvicol）进行阴道前壁及后壁修补术后的主观和客观结局，与传统术式相比，术后 3 年两组的复发率相似（58% vs 67%，$P > 0.05$）。作者认为加用异种生物补片猪真皮胶原进行阴道壁修补并不增益。

总体来说，植入材料的应用能增加盆底重建手术的成功率，但因其特性不同，临床上需严格掌握手术适应证，目前较推荐对于盆腔器官脱垂治疗后复发、年龄大的患者加用植入材料。

附录　典型病例

（一）病例介绍

患者，65 岁，主诉：自觉阴道肿物脱出 30 年，近 1 年症状加重伴阴道出血半年。现病史：40 年无明显诱因自觉阴道有肿物脱出，平卧时能自行还纳，提重物时为甚，无尿频、尿急、尿痛，咳嗽时偶有漏尿，无尿不尽感，无里急后重感，无头痛、头晕，近 1 年脱垂症状加重，同时无明显诱因下出现阴道出血，无阴道异常排液，无异味。既往史：否认高血压、糖尿病病史，否认手术史，否认药物过敏史。生育史：5-0-0-5，顺产，结扎。体格检查：一般状态可，体

温 36.8℃，脉搏 89 次 / 分，呼吸 18 次 / 分，血压 125/81 mmHg。自行步入病房，心肺检查无异常，腹部膨隆，无压痛，肝脾肋下未及。双下肢无水肿。妇科盆底专业检查：外阴老年型，阴道前壁完全脱出于阴道口，黏膜角化，宫颈轻度糜烂，下降至阴道口外 1 cm，阴道后壁松弛。盆腔未及包块。POP-Q 分期见表 22-2-1。其余检查见图 22-2-2，图 22-2-3。

辅助检查：盆腔彩超：行彩超（妇科）检查提示：双侧卵巢呈正常萎缩声像，绝经后子宫未见明显异常，前腔室：膀胱颈移动度增大，膀胱后角开放，尿道内可呈漏斗状，尿道多发钙化灶，膀胱膨出声像。中腔室：子宫脱垂声像，后腔室：未见直肠膨出声像，肛提肌裂孔扩张声像；未见肛提肌及肛门括约肌断裂声像。病理（细胞学）检查提示：无上皮内病变或恶性病变。HPV 阴性未见异常。

泌尿系彩超：未见异常。尿流动力学检查：

表 22-2-1　患者 POP-Q 分期

+3	+5	+8
6	1.5	8
0	−1	−3

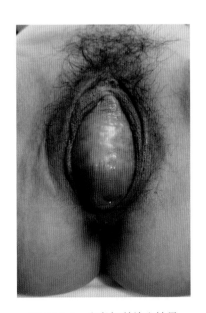

图 22-2-2　患者妇科检查结果

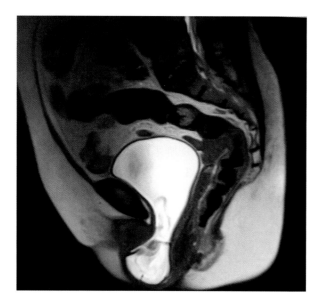

图 22-2-3　患者磁共振影像结果

残余尿无，充盈期膀胱稳定，膀胱顺应性正常，初感 230 ml，最大膀胱充盈 450 ml，无漏尿。余辅助检查未见异常。

（二）治疗措施

患者因重度子宫阴道脱垂，子宫检查未见异常，行保留子宫植入网片前盆腔重建术加阴道后壁修补术。

（三）诊疗思维

1. 老年患者出现外阴肿块的原因多见于阴道壁膨出、子宫脱垂。分娩损伤是导致盆底支持组织受损从而引起盆底功能障碍的主要原因。多数患者有多产、产程延长及不适当的阴道手术及助产史，造成盆底支持组织韧带筋膜、肌肉神经的损伤导致生殖器官的脱垂。绝经后雌激素降低可进一步使盆底组织萎缩退化而支撑力减弱。长期腹腔内压力增加已被公认是造成盆腔器官脱垂的重要诱因之一，常见增加腹压的因素有：慢性咳嗽、长期便秘、腹水、盆腔肿瘤、重体力劳动、举重等，盆底的筋膜、肌肉、神经被不断牵拉处于紧张状态而引起松弛，盆底局部的血液供应受到影响，直接造成上述盆底组织的营养不良、变性而失去弹性，最终发生盆腔器官脱垂。因此需仔细询问患者每次分娩的经过及产后休养

情况、职业情况及绝经年龄，是否存在内科合并症如慢性气管炎，习惯性便秘等引起腹腔压力长期增高的因素。

2. 盆腔器官脱垂患者特别易继发排尿困难，有研究表明，约有 4% 的 Ⅰ、Ⅱ 期阴道前壁脱垂患者，58% 的 Ⅲ、Ⅳ 期阴道前壁脱垂患者存在尿道梗阻，出现排尿延迟、尿频、排空不完全等排尿困难症状，常常需用手指将阴道肿块回纳后才能使排尿变畅。另据报道，盆底组织和筋膜薄弱也可使压力性尿失禁的发生率增加 2.4 倍，压力性尿失禁的发生率随着膨出组织的增多而增加。据文献报道盆腔器官脱垂合并尿失禁的发生率约为 50%，往往需要同时手术治疗。随着盆腔器官脱垂的加重，阴道后壁也可以脱垂，常伴有便秘、大便失禁等排便功能异常及性功能异常。因此，还需要详细询问患者排尿、排便习惯有否改变、排尿异常出现的时间、严重的程度及缓解的方法等。

3. 绝经后阴道流血常见的原因有生殖道炎症、肿瘤、外伤等，详细询问阴道流血的性状及伴随症状，有无诱因如服药、外伤等，必要时还需询问既往月经周期及经期情况。

4. 盆腔器官膨出者多为老年妇女，往往合并有心血管及代谢方面的疾病，应询问是否合并高血压病、糖尿病及心脏病等内科基础疾病及治疗用药的情况。

该患者病史询问结果为：患者经阴道分娩 5 次，无难产史，但最后 1 次分娩后即有阴道脱出物感，未行治疗。50 岁绝经，30 年来咳嗽或用力、长期站立时阴道肿块脱出，平卧能减轻。上述症状 1 年来有加重趋势，伴有少量阴道流血，色鲜红，多为手纸拭擦时出现，无腹痛及阴道流液，既往月经规则。

（四）体格检查

经过病史询问后初步考虑患者有阴道壁膨出及子宫脱垂，需进行全面体格检查，重点在于认真的妇科检查明确诊断，并评估疾病的严重程度。目前多按照盆腔器官脱垂定量分期法（POP-Q）来评估器官脱垂的严重程度及定位。分期应在向下用力屏气时，以脱垂完全呈现出来

时的最远端部位计算。应针对每个个体，先用3×3表格量化描述，再进行分期。为了补偿阴道的伸展性及内在测量上的误差，在0和Ⅳ期中的TVL值允许有2 cm的误差。仔细检查外阴、阴道、宫颈，注意宫颈长度及子宫大小、活动度、双附件是否有异常。盆腔器官脱垂时因组织易受衣裤摩擦引起局部出血、继发感染、溃疡形成，应注意溃疡的大小、深浅，必要时应对可疑病灶进行活检。嘱患者膀胱充盈时咳嗽，观察有无溢尿，行压力试验、膀胱颈抬高试验，观察有无尿液溢出，判断是否合并存在有压力性尿失禁或隐匿性尿失禁。

进行全面体格检查来评估手术耐受性及安全性，重点包括心、肝、肺、肾等重要脏器功能。查体后发现：患者心肺检查未发现异常，妇科检查：外阴老年型，阴道前壁完全脱出于阴道口，黏膜角化，宫颈轻糜，下降至阴道口外1 cm，阴道后壁松弛。盆腔未及包块，Aa 0，Ba+5，Ap-1，Bp-3，C+2，POP-Q分期考虑子宫脱垂Ⅳ期，阴道前壁脱垂Ⅳ期，阴道后壁脱垂Ⅱ期。压力试验阴性。

（五）进一步的检查与诊断

尿常规及尿培养检查可协助排除尿路感染引起的尿频及尿急。若有溢尿则需进一步行尿动力学检查，有助于诊断尿失禁的类型。

常规需行阴道分泌物检查排除生殖道炎症。患者有阴道流血，可能与子宫脱垂继发宫颈溃疡有关，需结合宫颈细胞学检查（薄层液基细胞学检查）及盆腔B超检查进一步排除上述宫颈、子宫的其他严重病变，根据病情决定是否行分段诊断性刮宫等有创性辅助检查。绝经后阴道流血者若B超提示子宫内膜厚度超过0.4 cm，建议行分段诊刮，排除子宫内膜病变。

除了常规的血常规、凝血功能、肝肾功能、电解质、血糖等检查外，对于老年患者尤其有内科基础疾病者需进一步行X线胸片、肺功能测定、心超等检查协助评价心肺等重要脏器功能。

阴道分泌物检查未提示阴道炎症，宫颈液基细胞学检查未见上皮内瘤变，盆腔B超提示子宫萎缩，内膜0.2 cm，双附件未见异常。心肺功能

可，能耐受手术。尿动力学检查无漏尿，压力试验阴性。

（六）治疗

盆腔器官脱垂严重影响患者生活质量时需要进行治疗。根据患者的症状、对生育和性生活的要求、生活质量受影响的程度、器官脱垂的程度及身体的状况，决定采取非手术治疗和（或）手术治疗。

非手术治疗适用于POP-Q分期Ⅰ、Ⅱ期症状轻微的患者，包括行为治疗、物理治疗及药物治疗，如避免增加腹腔压力的劳动、保持大便通畅、减少站立时间。推荐持续盆底肌肉训练（如Kegel训练），有条件的还可借助生物反馈、盆底电刺激、电磁刺激等治疗来提高疗效。其他如放置子宫托等可一定程度缓解症状。

手术治疗适用于POP-Q分期Ⅲ期及以上的器官脱垂者或保守治疗无效者，手术目的是恢复盆腔器官的生理解剖结构和功能。有资料显示纠正盆腔器官脱垂的手术率随着年龄的增长而增加，60～90岁为高峰期。

子宫脱垂的传统手术治疗主要是经阴道器官切除术，随着近年来对盆腔解剖结构、功能及基础研究的深入，发现传统手术扭曲或损害了盆腔解剖，术后阴道缩窄、疼痛及影响性生活质量，未能改善阴道上段的缺陷，术后容易复发，特别是穹隆膨出的复发率高。据文献报道子宫切除术后阴道穹隆膨出的发生率为5%～45%，尤其是重度子宫脱垂患者单纯子宫切除术后的阴道穹隆膨出发生率更高。因而提出了盆腔重建理论，其相关理论包括整体理论及吊床理论。将盆腔分为3腔室3个水平：前腔室（包括阴道前壁、膀胱和尿道），中腔室（包括阴道顶部、子宫），后腔室（包括阴道后壁、直肠）。DeLancey于1994年详细阐述了子宫阴道支持结构的3个水平：水平Ⅰ为顶端支持，由主韧带、宫骶韧带复合体垂直支持子宫及阴道上1/3；水平Ⅱ为水平支持，由耻骨宫颈筋膜附着于两侧腱弓形成白线和直肠阴道筋膜肛提肌中线，支持膀胱、阴道上2/3和直肠；水平Ⅲ为远端支持，耻骨宫颈筋膜体和直肠阴道筋膜远端延伸融合于会阴体，支持尿道远

端。不同腔室和水平之间相对独立又相互影响，这对术式选择具指导意义。"吊床学说"则是指盆底以肛提肌肌群及其筋膜组成了上提平台或篷架样结构，或称"吊床"，以托撑盆底部。

盆底重建手术的基本原则即解剖的维持或缺损修补、结构重建及替代物（补片）的应用。强调联合手术整体修复。以微创的方法，采取合适的个体化治疗方案，进行特异点损伤缺陷的修复，在3腔室、3个水平上重建，全面的修复、恢复解剖结构及纠正功能障碍。

手术途径主要有经阴道、经腹和腹腔镜3种，必要时不同途径之间可以联合手术。手术途径的选择取决于多种因素，如POP的病因、类型、部位和程度，医生的技术和经验，患者的年龄、基础疾病、生育要求及患者对手术途径的偏好和对结果的期望值等。多数情况下将涉及多个区域，如阴道前、后壁、穹隆、会阴甚至膀胱颈或肛门括约肌，故常需数种手术一次性完成。通常阴道后壁脱垂的手术采用经阴道途径，穹隆和阴道前壁的手术则既可采用经阴道，也可采用经腹途径。就微创程度而言，经阴道手术明显优于开腹手术。前者出血、并发症少，术后疼痛轻，住院时间短，花费较低。经腹是否比经阴道修补更有效、更持久尚有争议。与前两种途径相比较，腹腔镜的优势也未得到充分的证实。腹腔镜因住院时间短所带来的花费少的益处，常被增加的手术时间和腹腔镜器械的高花费所抵消。

对于年龄较轻需要保留子宫的患者，如伴有宫颈延长、肥大、糜烂者的子宫脱垂，可采用曼氏手术，包括阴道前后壁修补、宫颈部分切除、缝合主韧带于宫颈前方，保留子宫，手术简单，不进腹腔，恢复快。

前盆腔组织缺陷主要是指阴道前壁的膨出或脱垂，同时合并或不合并尿道及膀胱膨出。重度膀胱膨出可出现排尿困难，需将膨出的膀胱复位来促进膀胱排空。重度膀胱膨出患者可以掩盖压力性尿失禁的症状，需将膨出组织复位后明确诊断。无压力性尿失禁的阴道前壁脱垂可采用阴道旁侧修补术或阴道前壁修补术加补片置入术。阴道前壁脱垂伴有压力性尿失禁可采用阴道前壁修补术加尿道中段悬吊带术（TVT或TVT-O）或

Burch手术。

因此需注意：①在POP的修补时注意在轴向平面进行；②水平的修复，可能更需要加强或用有良好组织相容性的替代物代替；③肛提肌的加强、有效紧缩，以恢复肛提肌肌板的能力；④会阴体的强固，也支持阴道的延伸和成角，以及会阴体的美学考虑。特别要根据损伤、缺陷及功能障碍的水平选择加强宫骶韧带，加强直肠阴道筋膜及肌肉，或修复会阴体，有时要在3个水平上全面修复。

没有哪种术式可以适合于所有患者，要根据年龄、对性功能要求、脱垂程度、有无并发症等综合考虑，为患者选择更适合的整体化手术方案。随着材料工艺的发展，各种合成材料（如聚丙烯）制成的吊带（tape和sling）、补片得以应用于POP的重建手术，其作用是紧固周围组织或替代缺陷组织及"搭桥"作用，能保持解剖的正常位置和筋膜的弹性，以及适应邻近器官（膀胱、阴道、直肠）的活动性。理想的补片应该是无过敏和炎症反应、无菌、不吸收、不致癌、保持一定的张力和缩复性，易于使用。目前存在主要的问题是补片腐蚀阴道和感染。何种材料网片更佳、手术的远期疗效等均有待于大规模前瞻性病例对照研究验证长期随访。因此，应根据患者年龄、对生育功能、性功能保留的要求、阴道壁膨出程度、宫颈长度和病变、有无子宫和附件其他疾病、并发症及以往治疗情况，结合经济状况等综合分析提出个体化手术方案。

本例患者为65岁，目前有性生活要求可能，子宫检查未见异常，阴道前壁脱垂Ⅳ期，子宫脱垂Ⅳ期。建议行经植入网片的保留子宫前盆底重建术＋阴道后壁修补术。手术经过顺利。术后的随访：患者恢复良好，排尿畅，无溢尿，术后随访1年，疗效满意。

（七）总结

老年患者出现外阴肿块的原因多见于阴道壁膨出、子宫脱垂。分娩损伤是导致盆底支持组织受损从而引起盆底功能障碍的主要原因，需仔细询问患者每次分娩的经过、职业情况及绝经年龄，是否存在内科并发症如慢性气管炎、习惯性

便秘等引起腹腔压力长期增高的因素，还需要详细询问患者排尿、排便习惯有否改变、排尿异常出现的时间、严重程度以及缓解的方法。进行全面体格检查及仔细的妇科检查明确诊断，并评估疾病的严重程度。子宫脱垂的治疗需要考虑患者的症状和脱垂的程度，子宫脱垂轻微和（或）症状轻的患者可以采用非手术疗法。子宫脱垂程度较重和症状明显者应采用手术治疗。对于生育年龄的妇女是否有生育要求至关重要。同时应了解患者目前的性功能状况和术后患者所期望的性功能状况。综合分析子宫大小、其他并存病变及其他器官脱垂的情况，结合患者的整体健康状况及经济状况等提出个体化手术方案。

（王凤玫　宋岩峰）

第三节　前盆腔缺陷的自体组织修复

2008 年，美国 FDA 发出警示，在过去 3 年中接到超过 1000 例来自 9 个外科网片制造厂的并发症的报告，这些并发症与使用外科网片修补 POP 和 SUI 相关。最常见的合并症包括阴道上皮侵蚀、感染、疼痛、泌尿系统问题和脱垂、尿失禁的复发，也有肠道、膀胱和血管的穿孔。一些病例出现阴道瘢痕形成和网片侵蚀导致的不适。疼痛包括性交困难明显降低患者的生活质量。2011 年 FDA 发出二次通告，据 FDA 器械不良反应注册数据库调查，2008 年至 2010 年间发生了 2874 例使用网片修复相关的损伤、死亡和失效病例；其中 1503 例与盆腔器官脱垂手术有关，较 2005-2007 年间病例增加了 5 倍。最常见的并发症是阴道网片暴露、疼痛、感染、排尿问题、神经肌肉问题、阴道瘢痕挛缩和患者感受问题。其中很多并发症需要进一步的药物或手术治疗。继美国 FDA 就合成网片的安全性和有效性发出警告之后，盆底自体组织修复的手术比例增加。有研究已表明自体组织的修复能够改善患者的生活质量，提高患者的满意度。因此，本节主要讲述前盆腔器官缺陷的自体组织修复。

前盆腔缺陷的处理原则如下：

1. 阴道前壁脱垂不伴有压力性尿失禁　可采用阴道前壁修补术、阴道旁侧修补术、阴道前壁修补术加补片修补术。

2. 阴道前壁脱垂伴有压力性尿失禁　可采用的术式有阴道前壁修补术加尿道中段悬吊带术、Burch 手术（重度可辅加阴道前壁修补术）。

3. 前盆腔缺陷合并中盆腔缺陷的处理　有 50% ～ 60% 的阴道前壁脱垂被认为是顶端下降，这表明中盆腔缺陷是阴道前壁脱垂的一个关键因素。此外，MRI 研究表明高达 77% 的阴道前壁脱垂可归因于顶端脱垂和阴道前壁长度。前盆腔缺陷合并中盆腔缺陷时，是否需要同时修复另一个缺损。根据术前查体情况，如果主骶韧带支持作用较强，仅行阴道前壁修补即可。相反，如果阴道前壁脱垂合并明显的中央盆腔缺陷，则中央盆腔缺陷修复也是必要的。

一、中央型缺陷的修复

中央型缺陷是指膀胱和阴道之间筋膜的前后分离、支持作用减弱而导致阴道前壁脱垂，伴有或不伴有压力性尿失禁。

尽管我们在前盆腔缺陷的理解上有了进展，但前盆腔的修复仍然是一个挑战。前盆腔缺陷的修复旨在恢复支撑盆腔器官的解剖结构。手术修复分为自体组织修复（native tissue repair，NTR）和增强修复（augmented repair，AR）。自体组织修复是指仅用盆腔器官支持组织进行修复；增强修复是指使用其他材料（假体或移植物）来加固缺损的支持系统。就解剖结果而言，许多研究已经表明网片修补优于自体组织修复。但近期研究表明，自体组织修复的患者功能预后更好、生活质量更高。2016 年 Cochrane 系统回顾了前盆脱垂的手术，结果显示接受自体组织修复的患者较网片修补的患者更易复发。一项纳入 40 项 RCT 研究、共计 3773 例患者的 Meta 分析显示，对于阴道前壁脱垂，传统的阴道前壁修补术术后膀胱膨出复发的风险比加用合成补片（RR1.39，95%CI 1.02 ～ 1.90）及加用生物补片（RR2.72，95%CI 1.20 ～ 6.14）的术后复发率要高，但缺乏关于治愈率和其他临床结局的资料。相反，另一项 RCT 则表明网片修复并没有优于自体组织修复。本部分则主要讲述中央型缺陷的自体组织修复内容。

前盆腔中央型缺陷的自体组织修复通常是指阴道前壁、膀胱周围筋膜的中央折叠术。手术入路以经阴手术途径为主，主要手术方式有阴道前壁修补术、Kelly 手术、经阴道尿道膀胱颈筋膜褥式缝合术。合并压力性尿失禁的患者，可辅以 Burch 手术。一项前瞻性研究比较了阴道前壁中央型缺陷的 3 种手术修补方式的临床效果。138 例诊断为阴道前壁中央型缺陷的患者中，72 例接受了传统的经阴修补，28 例接受了聚丙烯网片的经阴修补，38 例接受了经腹手术修复（经腹切开 5 cm 的切口，分离耻骨宫颈筋膜至膀胱三角区，缺陷区域用 2-0 号肠线缝合），之后均随访至少 1 年。三组在体温、阴道侵蚀、逼尿肌活跃性及排尿障碍等方面均无明显差异，但是网片修补术后发生尿道感染的概率较高。经腹修复组围术期血红蛋白水平较高，切口感染概率较高。经腹修复组术后 1 年的复发率较高，而经阴网片修补与传统的经阴修补之间比较差异无统计学意义。因此，对于前盆腔中央型缺陷的患者，经阴道手术修复比经腹手术修复更有效，而传统的经阴道手术较经阴网片修补术的术后并发症更少。

1. 阴道前壁修补术 阴道前壁修补术是 1913 年由 Kelly 提出的一种纠正阴道前壁脱垂的手术，该术式简单易行，主要是通过阴道前壁的修补和紧缩，以增强膀胱颈及尿道后壁的力量。

（1）适应证及禁忌证

①适应证：Ⅱ期以上的阴道前壁脱垂。

②禁忌证：外阴、阴道炎症，膀胱尿道感染，重度宫颈糜烂，应在控制炎症后再行手术；经期、妊娠期、哺乳期妇女；严重内外科并发症不宜手术者，应控制好病情后再酌情评估。

（2）术前准备

①若膨出阴道壁有破溃或糜烂，应先行高锰酸钾坐浴。

②术前雌激素软膏阴道黏膜给药，可促进阴道黏膜增厚，有利于术后的愈合。

③增强盆底肌肉的锻炼，增加其张力。

④有慢性咳嗽、便秘者应治疗好转后方行手术。

⑤充分准确地判断患者的脱垂程度，评估患者有无合并其他缺陷，有无合并压力性尿失禁。

（3）手术步骤

①患者取膀胱截石位，常规消毒外阴阴道，铺无菌洞巾，暴露会阴部手术视野。

②阴道拉钩置于阴道后壁上，组织钳夹于宫颈前唇，暴露阴道前壁及宫颈。于阴道膀胱间隙注入生理盐水水垫，自阴道横沟下纵行切开阴道前壁至宫颈附着点做"⊥"形切口，切口深达膀胱筋膜层，两侧达穹隆部。

分离阴道前壁：两把组织钳对称钳夹阴道前壁，将阴道前壁自宫颈向上和自中间向两侧逐渐与膀胱筋膜分离。

充分暴露膀胱：分离阴道膀胱间隙直至膀胱侧面充分暴露。分离膀胱宫颈结缔组织，于膀胱附着于宫颈的最低处，剪断该处结缔组织，上推膀胱。

膀胱筋膜折叠缝合：根据膀胱膨出程度不同，在膀胱膨出部位行膀胱表层筋膜的间断褥式缝合，或多个荷包缝合，以缝合加固膀胱。

修剪多余的阴道前壁组织：将切口两侧多余的阴道壁对称切除，2-0 号可吸收线连续或间断缝合阴道前壁，阴道内置入碘伏纱布条填塞。

（4）术后护理

①详细了解术中情况，主要包括：麻醉方式，术中出血情况，是否输血，术中尿量、输液及用药，以及术后有无特殊护理要求及注意事项。及时测量体温、脉搏、呼吸、血压并观察其变化。

②严密观察阴道出血量、颜色及性质，阴道内碘伏纱布条于术后 24 小时取出，注意观察纱布条取出后阴道出血的情况。

③饮食：无特殊医嘱要求，术后 6 小时禁饮食，排气后半流质饮食，排便后普通饮食。鼓励患者多食蔬菜、水果等粗纤维食物，保持大便通畅，避免便秘等腹压增加的情况影响手术效果。

④尿管的观察与护理：术后留置尿管 72 小时，保持尿管通畅，观察尿量、颜色及性质。留置尿管期间，应鼓励患者多饮水，以稀释尿液起到自行冲洗膀胱的作用。拔除尿管后应测残余尿，如发生尿潴留，继续保留尿管，配合理疗、中药等辅助治疗，同时遵医嘱给予防止泌尿系感染的药物。

⑤预防感染：保持外阴清洁干燥，每天碘伏溶液擦洗外阴两次。注意预防上呼吸道感染，避免咳嗽、打喷嚏等增加腹压的情况出现。

⑥出院指导：患者术后 3 个月避免重体力及腹压增加的劳动，积极治疗咳嗽、慢性鼻炎、便秘等腹压增加的疾病，以免造成疾病复发；指导患者坚持进行凯格尔运动，锻炼盆底肌肉，增强盆底肌肉的张力；选择富含蛋白质、维生素、粗纤维素的饮食，保持大便通畅；指导患者术后 6 周至 3 个月随诊复查。

（5）并发症

①尿瘘：膀胱及尿道损伤时可出现尿道阴道瘘、膀胱阴道瘘等情况。弧形横切口时取点应在膀胱附着点稍下处，分离阴道壁时，应在阴道膀胱间隙间进行，切口过高或超过间隙的分离均会造成膀胱损伤，发现损伤需要及时修补。

②出血：在阴道膀胱筋膜间隙分离阴道前壁时，若解剖层次不清易出血。出血时可压迫止血、电凝止血、及缝扎止血。

③尿潴留：理疗、中药等治疗可辅助治疗尿潴留，鼓励患者多饮水，起到膀胱冲洗的作用。

④感染：包括切口感染及泌尿系感染，术中给予预防性抗生素，术后注意外阴擦洗，保持外阴清洁及干燥。

⑤术后复发：阴道前壁修补术对中央型缺陷为主的阴道前壁脱垂相当有效。而修补术后复发多因为阴道旁缺陷及中央型缺陷同时存在。也就是说阴道前壁脱垂与中央、侧方和上方（膀胱阴道）筋膜和支持组织缺损均有相关性，如仅仅修补中央缺损，而其他缺损未予以矫治，则修补术

后可导致阴道前壁脱垂的复发。

2. Kelly 手术　位于膀胱和尿道之间的盆底筋膜损伤或削弱，导致膀胱尿道的支持组织作用减弱，从而致使阴道前壁脱垂。Kelly 手术即通过增加膀胱尿道后壁的作用，缩小尿道内径以达到治疗目的。在传统的阴道前壁修补术中，因受损而削弱的阴道和膀胱之间的组织是通过反折结构来重新纠正和加强的。本质上讲，这一手术试图自下方获得微弱支撑并将膨出的组织推回上方，希望该结构能长期保持张力和固定的位置。虽然阴道前壁缝合术对某些患者来说长期效果很好，但多数医生运用了特殊技术，熟练地分离盆内筋膜、大胆地进行深部缝合、从下方到耻骨的永久缝合固定，其本质是经阴道耻骨后膀胱颈悬吊。

（1）适应证及禁忌证

①适应证：阴道前壁脱垂（膀胱疝）；联合施行于其他盆底重建手术及妇科手术中。

②禁忌证：外阴、阴道炎症，膀胱尿道感染，重度宫颈糜烂，应在控制炎症后再行手术；经期、妊娠期、哺乳期妇女；严重内外科并发症不宜手术者，应控制好病情后再酌情评估。

（2）术前准备

①若膨出阴道壁有破溃或糜烂，应先行高锰酸钾坐浴。

②术前雌激素软膏阴道黏膜给药，可促进阴道黏膜增厚，有利于手术及术后的愈合。

（3）手术步骤

①患者取膀胱截石位，常规消毒外阴阴道，铺无菌洞巾，暴露会阴部手术视野，置导尿管。

②阴道拉钩置于阴道后壁上，离阴道顶端 1 ~ 2 cm，将两把鼠齿钳夹两侧阴道壁，两钳轻轻牵拉以形成张力，于两者间的阴道壁横向切开，第三鼠齿钳于中线处离此切口 3 ~ 4 cm 远处提起阴道壁。

③剪刀尖端插入阴道黏膜下，随着剪刀的张合在阴道膀胱筋膜间隙平面上轻柔地向前分离至远端鼠齿钳处。将分离好的阴道黏膜沿中线剪开。

④向两侧分离阴道黏膜至耻骨支。

⑤传统阴道前壁修补术：采用丝线或可吸收

线将尿道及膀胱下纤维肌层折叠缝合至阴道壁全长中线处，纤维肌层的反折为膀胱和尿道创建了一个双层的支持。当缝合线扎紧时，术者轻柔地上推膀胱并远离切口处。必要时也可以在第一层反折缝合结构外侧进行第二次反折缝合。

⑥将切口两侧多余的阴道壁对称切除，2-0号可吸收线连续或间断缝合阴道前壁，阴道内置入碘伏纱布条填塞。

（4）术后护理：同阴道前壁修补术。

（5）并发症：同阴道前壁修补术。Kelly手术术后尿潴留或泌尿系感染比较常见。很多学者建议残余尿＞200 ml再进行膀胱引流，并嘱患者术后6～8周伤口愈合再进行性生活。

3. 经阴道尿道膀胱颈筋膜褥式缝合术　尿道膨出通常与膀胱膨出相伴，患者常发生压力性尿失禁。传统的手术治疗是行阴道前壁修补术＋Kelly缝合术（耻骨宫颈筋膜对折缝合术）。经阴道尿道膀胱颈筋膜褥式缝合术，或称耻骨宫颈筋膜对折缝合术，是于1913年由Kelly的阴道前壁缝合术发展而来。该手术是基于膀胱尿道支持组织减弱，是由于位于膀胱尿道之间的盆内筋膜损伤或薄弱所造成的这一假说。对于压力性尿失禁的患者，加用膀胱颈部位折叠缝合的阴道前壁修补术，术后1年治愈率约为30%左右，并随着时间推移而下降。阴道前壁修补后，尿道折叠消失，尿道变直，从解剖学上的改变反而易导致尿失禁。故单纯行阴道前壁修补术并不能真正解决尿失禁问题，相反，部分患者术后很快因压力性尿失禁症状加重而就诊。所以合并压力性尿失禁的阴道前壁脱垂患者不能只行阴道前壁修补术。

（1）适应证及禁忌证

①适应证：SUI合并阴道前壁脱垂及尿道膨出者。

②禁忌证：外阴、阴道炎症、膀胱尿道感染、重度宫颈糜烂，应在控制炎症后再行手术；经期、妊娠期、哺乳期妇女；严重内外科并发症不宜手术者，应控制好病情后再酌情评估。

（2）术前准备

①尿动力学检查：排除神经源性膀胱或逼尿肌不稳定，若为两者其一，手术治疗无效。手术可能加重排尿困难，故术前应测定膀胱残余尿量。

②术前雌激素软膏阴道黏膜给药，可促进阴道黏膜增厚，有利于手术及术后的愈合，可缓解10%～30%的绝经后或雌激素低下而导致的压力性尿失禁。

③了解有无尿路感染，有感染者应先给予抗生素控制感染。

（3）手术步骤

①患者取膀胱截石位，常规消毒外阴阴道，铺无菌洞巾，暴露会阴部手术视野，置导尿管。

②显露尿道：自尿道外口下0.5 cm处，用Allis钳夹阴道黏膜并向上方作牵引，再于尿道膀胱颈交界处（即阴道横沟）阴道黏膜用Allis钳夹膀胱侧黏膜向下方作牵引，从此尿道部阴道壁被伸展。

③切开阴道黏膜：于两把组织钳中间切开阴道黏膜。为了避免切开过深损伤尿道，宜于切开前向阴道膀胱间隙内注射催产素盐水。尿道部阴道筋膜与尿道筋膜愈着在一起，合成尿道后韧带，此注射难达间隙内。然而，压力性尿失禁常伴有阴道前壁脱垂而适宜，故先逐渐切开膀胱颈后部阴道黏膜。

④分离阴道黏膜：组织钳钳夹已切开的阴道黏膜，并向两侧牵拉。用脑膜剪刀分离膀胱颈部阴道膀胱间隙，尿道部阴道壁常需用刀锐性分离，直至尿道两侧深部。此时可显露被撕裂的尿道膀胱外筋膜及尿道与膀胱交界处。为了以后的筋膜缝合应向膀胱内置入16号Folley尿管，尿管气囊充液后向外牵拉，可清楚了解膀胱颈部。

⑤褥式缝合尿道旁筋膜：用1-0号延迟可吸收缝线或4号丝线，自尿道外口下方开始按"U"字缝合法，平行褥式缝合尿道两旁筋膜（耻骨膀胱子宫颈筋膜），缝线对应打结时，以抽动16号导尿管稍紧为宜。

⑥缝合阴道黏膜：剪除多余的阴道壁，阴道切口用2-0号可吸收线或1-0号肠线间断缝合。进针和出针时宜捎带些黏膜下的筋膜组织（耻骨宫颈筋膜），以防止可能形成渗液妨碍愈合。

⑦术后留置尿管1周。

（4）术后护理：同阴道前壁修补术。

（5）并发症：同阴道前壁修补术。

（6）术后复发：一般手术治愈率统计在50%左右，而未治愈极大的可能是由于阴道旁缺损或膀胱阴道上缺损未能修复。为了修复尿道肌肉筋膜支持组织，在平行褥式缝合尿道旁耻骨膀胱宫颈筋膜时，不仅仅缝合中线部位缺损，还应自上而下（从尿道口下至膀胱颈），一针比一针更向外侧进针，全部缝合完毕最后打结，以使尿道下、膀胱颈和膀胱底部产生的支持作用更大。或者中央部平行缝合一层后，再行向外侧的第二层褥式加固缝合，以尽量把膀胱颈的位置提高，恢复其膀胱尿道后角的解剖。此术缺点除远期效果仅为50%外，尚可引起术后阴道瘢痕狭窄，使手术失败者再行抬高膀胱颈的手术更为困难。

二、阴道旁缺陷修复

阴道旁缺陷是指悬吊阴道于盆壁的阴道旁结缔组织被过度拉伸或撕裂，盆筋膜腱弓与骨盆侧壁及耻骨宫颈筋膜分离导致阴道前壁脱垂。

Richardson等学者率先证实了阴道旁缺陷在解剖学上的存在。对大量尸体解剖研究证明，75%～80%的膀胱膨出病例属于阴道旁缺损，缺损多出现在右侧，出现在左侧或双侧的15%～20%。主要分为3种类型：耻骨宫颈筋膜（PCF）与盆筋膜腱弓（ATFP）分离，而ATFP仍附着于盆壁；ATFP与盆壁分离，而PCF与ATFP仍相连；ATFP发生断裂，一部分与盆壁相连，一部分撕脱并与PCF相连。这种解剖的异常在手术中可以肉眼观察到。无论何种阴道旁缺陷，手术目的均是将PCF、ATFP与盆壁组织重新连接起来，以达到恢复解剖的根本目的。手术入路可分为如下。

经腹手术：可选择开腹或腹腔镜耻骨后途径行阴道旁固定术。若合并压力性尿失禁可同时行耻骨后阴道悬吊术。

经阴手术：可经阴行阴道旁固定术。压力性尿失禁可通过尿道下吊带悬吊的术式（自体性；异体性无张力性；TVT，TVT-O）。

手术入路的选择受以下因素影响：术前对患者脱垂的评估、是否合并其他阴道支撑结构缺陷、是否有前次脱垂或抗尿失禁手术史、患者身体状况、手术医师的临床技能及经验等。

1. 阴道旁修补术　George R White医生于1911年首次提出了经阴道阴道旁缺陷修补术，但直到SHULL等在1994年第20届美国妇产科年会上报告了经阴道阴道旁修补术（vaginal paravaginal repair，VPVR）治疗阴道前壁脱垂，受到广泛关注。在70年代，由Cullen Richardson医生改进并推广了经腹手术途径。阴道旁修补术可通过经腹、腹腔镜或经阴等多种途径完成。一项研究汇总了Medline数据库1949-2015年阴道旁修补术的文献报道，发现阴道旁修补术长期随访总体有效率为54%～95.8%，其中经腹阴道旁修补术（APVR）、经阴道阴道旁修补术（VPVR）和腹腔镜阴道旁修补术（LPVR）的有效率分别为60%～94.4%、54%～97%、60%～89%。经阴道路径目前应用较为普遍，切口位于阴道内，创伤小，可同时进行中央型及后盆腔缺陷的修补，但手术视野局限，盆筋膜腱弓定位常有偏差，年老患者阴道切口不易愈合，增加感染概率。经腹路径手术视野清晰、可以触诊、易于止血，但手术创伤大，术后恢复慢，患者接受性较差。腹腔镜路径保留了经腹路径的优点，同时具备创伤小、切口美观、恢复快的优势，并且可保持阴道黏膜的完整性。对于腹腔镜阴道旁修补术的评价目前研究报道尚存在争议：有研究推荐将腹腔镜阴道旁修补术作为治疗侧方缺陷引起的阴道前壁脱垂的一线治疗方法。然而，也有研究表明经腹与经阴道路径在修复效果上无明显差异，而腹腔镜路径组因修复效果差而中止。另一项研究随访了223例接受腹腔镜阴道旁修补的患者，发现修复效果并不理想，约79%的患者再次出现Ⅱ期以上的脱垂，58%的患者再次出现症状，48%的患者需再次手术。阴道旁修补术无论采用何种手术路径，其解剖学要求是一致的。

（1）手术适应证及禁忌证

①适应证：Ⅱ期以上的阴道前壁脱垂、患者症状明显、由脱垂导致的上尿道功能障碍、患者意愿、患者身体状况。理论上，凡阴道旁缺陷导致的阴道前壁脱垂均为阴道旁修补术的适应证。

②禁忌证：外阴、阴道炎症，膀胱尿道感染，重度宫颈糜烂，应在控制炎症后再行手术；经期、

妊娠期、哺乳期妇女；严重内外科并发症不宜手术者，应控制好病情后再酌情评估。

（2）术前准备

①患者心理准备：需仔细向患者讲明脱垂修复手术的客观临床指标跟患者主观感受可能存在不一致的情况。一些患者术后体格检查解剖完全恢复正常，但是症状可能持续存在。

②术前详细评估患者身体状况，排除可能影响术后恢复的状况。如 COPD 等慢性疾病需在稳定期，改善阴道局部的低雌激素状态，给患者充分的知情同意。常规的术前检查项目是必需的，此外，ICS（international continence society）推荐对于中至重度脱垂患者术前进行尿动力学检查。最后，术前还应进行尿液分析及尿液的细菌培养，确保术前尿液细胞培养结果为阴性。

（3）经腹阴道旁修补术的手术步骤

①患者取膀胱结石位，暴露腹部及会阴部手术野。

②Foley 导尿管排空膀胱。

③取耻骨上横行 / 竖行切口。

④用手指、剪刀或分离钳钝性分离将膀胱侧部和尿道从盆壁上游离，上提膀胱暴露耻骨后膀胱侧旁间隙，辨认耻骨、闭孔肌、闭孔窝及神经血管丛。

⑤继续钝性分离辨认阴道旁、尿道及坐骨棘。

⑥正常情况下可以观察到阴道侧壁自耻骨上支至坐骨棘附着于骨盆侧壁，如果阴道侧壁自附着处撕脱，可以观察到阴道侧旁缺陷的存在。

⑦术者左手（非优势手）置入阴道，向一侧上方顶对侧阴道沟，达到其应该正常附着于盆筋膜腱弓的位置。这时可辨认阴道侧沟内分布的血管，同时也能够看清阴道旁缺陷和盆筋膜腱弓。用非吸收线穿过侧阴道沟缝合阴道壁，阴道内手触诊协助，在盆筋膜腱弓相应位置进针，缝合打结。一般来说，需要间断缝合 3 ～ 4 针。最近心端的一针应在坐骨棘前 1 cm 处，最外侧的一针在近尿道膀胱连接处 1 ～ 2 cm。第一针缝合的阴道侧壁组织应用足够的厚度（勿缝穿黏膜层），将其固定在盆筋膜腱弓和坐骨棘稍高处的肛提肌筋膜。缝好第一针后，约每隔 1 cm 一针。同法缝合对侧。

⑧对合并尿失禁的患者，可同时行治疗尿失禁的手术，比如 Burch 膀胱颈悬吊术，因阴道旁修补术对尿失禁的治疗有限，术后尿失禁的发生率很高。

⑨膀胱镜检查膀胱完整性及有无缝合线穿透。

⑩对于盆筋膜腱弓从盆壁撕脱发生阴道旁缺陷而导致的阴道前壁脱垂，经典的将耻骨宫颈筋膜缝合至盆筋膜腱弓的阴道旁修补术并不能修补阴道旁缺陷，这部分患者在腹腔镜下可清楚看见盆筋膜腱弓从盆壁撕脱，对这部分患者可在腹腔镜下采用改良阴道旁修补术，将耻骨宫颈筋膜缝合至耻骨疏韧带上。

（4）经阴道阴道旁修补术（VPVR）的手术步骤

①分离耻骨后间隙：患者取膀胱截石位，置导尿管。沿阴道前壁中线行倒 U 形或倒 V 形切口或双侧平行切口，分离出阴道壁黏膜与膀胱筋膜间隙，游离两侧阴道黏膜。与一般阴道前壁修补术所不同的是，需沿两侧阴道黏膜继续向两侧旁及上下分离，直至进入耻骨后间隙。从耻骨颈（膀胱周围）至耻骨降支内侧缘锐性分离结缔组织。耻骨后间隙是通过耻骨内筋膜进入的。

②暴露盆筋膜腱弓：耻骨颈筋膜与盆骨侧壁分离，显露闭孔筋膜和盆筋膜腱弓。盆筋膜腱弓沿耻骨支后部一直延伸至坐骨棘。因盆腔筋膜腱弓的外观为白色，又称白线。

闭合阴道旁缺陷：完全暴露白线后，于盆腔筋膜腱弓与下方闭孔膜的外侧和耻骨宫颈筋膜的内侧之间用 4 号丝线缝合 4 ～ 6 针，留线。缝合线从耻骨后部远端至尿道膀胱交界处，近端至坐骨棘。对侧同法缝合。然后，缝线按顺序从远端向近端方向打结，从一边向另一边交替打结，即将两侧阴道旁的缺陷部位闭合，膨出的膀胱随即被缩回、抬高。缝合结束后，如膀胱膨出纠正的仍不满意，提示患者同时还有膀胱中央型缺陷，可采用传统的阴道前壁修补术，在膀胱阴道筋膜处加用折叠缝合或荷包缝合，以加强效果。

缝合阴道残端：一旦所有缝合线都缝合好并系好后，修剪游离多余的阴道上皮组织，1 号肠线间断缝合阴道前壁，再连续缝合阴道残端。

（5）经腹腔镜阴道旁修补术的手术步骤

①全身麻醉后，于脐部及下腹部置入腹腔镜腹壁穿刺套管（trocar），患者头低足高位，遮挡周围肠管，暴露耻骨后间隙。

②分离耻骨后间隙，从盆筋膜腱弓脱离处可见阴道周围缺损。向中线游离膀胱，暴露耻骨宫颈筋膜。术者在进行腹腔镜检查时用手指放入阴道可以触到坐骨棘。

③缝合前，电凝处理阴道纵轴走行的尿道旁血管丛。第一针缝合时，要通过阴道指诊和腹腔镜确定坐骨棘，避免损伤阴部血管和神经。阴道悬吊的第一针应紧贴坐骨棘，经过白线，约在坐骨棘腹侧 1 ~ 1.5 cm 处。也有术者直接缝合至 Cooper 韧带。完成第一针缝合后，之后的缝合通过阴道沟，并带上表面筋膜和腱弓筋膜向腹侧至耻骨联合，最后一针尽量靠近耻骨支。悬吊膀胱颈部，可结束手术。

（6）术后护理

①详细了解术中情况，主要包括：麻醉方式，术中出血情况，是否输血，术中尿量、输液及用药，以及术后有无特殊护理要求及注意事项。及时测量体温、脉搏、呼吸、血压并观察其变化。

②严密观察腹部刀口及阴道出血的情况，术后第二天给予腹部刀口换药，注意腹部道口有无红肿、硬结及渗液。

③饮食：无特殊医嘱要求，术后 6 小时禁饮食，排气后半流质饮食，排便后普通饮食。鼓励患者多食蔬菜、水果等粗纤维食物，保持大便通畅，避免便秘等腹压增加的情况影响手术效果。

④尿管：保持尿管通畅，观察尿量、颜色及性质。术后第二天可拔尿管，鼓励患者多饮水，尽早排尿。

⑤鼓励患者术后第 1 天下地活动，有助于胃肠功能的恢复。

⑥预防感染：保持外阴清洁干燥，每天碘伏溶液擦洗外阴两次。注意预防上呼吸道感染，避免咳嗽、打喷嚏等增加腹压的情况出现。

⑦阴部及下肢神经损伤的护理：观察患者有无腰腿痛、会阴部疼痛等症状，必要时给予营养神经的药物、镇痛药物、理疗等方法治疗。

（7）并发症

①邻近周围脏器损伤：包括膀胱、尿道、闭

孔、阴部及会阴神经丛损伤。总的来说，膀胱穿孔的发生率约在 3.5%，腹股沟区疼痛的发生率约 2.5%。长时间的膀胱结石位、手术的过程中同时进行骶棘韧带固定术可能会导致 3% 的患者产生神经性疼痛，对下尿道功能及性生活的影响。

②出血及感染：手术感染的风险在 2% ~ 4%，绝大多数与泌尿系统感染相关。大出血的发生率在 0.5% ~ 3%。根据 SCIP（surgical care improvement project）制订的指南，患者需进行抗生素预防感染治疗。

③尿潴留：可能与缝合膀胱尿道连接处分第一针的高度有关。

④术后新发压力性尿失禁：发生率约 10%，与膀胱修复后膀胱颈的改变有关。

2. 阴道前壁黏膜瓣悬吊术　阴道前壁黏膜瓣悬吊术是利用自体组织修补的术式之一，其中阴道旁侧悬吊术可治疗阴道旁侧缺陷，阴道黏膜瓣加固膀胱下组织可治疗中央型膀胱膨出。该术式由法国的 Michel Cosson 医生首先报道，国内很多研究者发现其与传统阴道前壁修补相比，客观治愈率较高，复发率较低，患者生活质量也有一定改善。

（1）手术适应证及禁忌证

①适应证：阴道旁缺陷导致的阴道前壁脱垂的绝经后妇女。患者症状明显、由脱垂导致的尿道功能障碍、患者意愿、患者身体状况良好。

②禁忌证：严重的逼尿肌功能障碍患者；外阴阴道炎、膀胱尿道感染应在控制炎症后再行手术；经期、妊娠期、哺乳期妇女；严重内外科并发症不宜手术者，应控制好病情后再酌情评估。

（2）术前准备

①对萎缩性阴道炎的患者术前雌激素软膏阴道黏膜给药，可改善阴道整体环境，并且提高阴道的抗张力。

②常规的术前检查项目是必需的，术前需进行尿动力学检查、盆底超声等检查。

③阴道前壁黏膜瓣悬吊术手术步骤：患者取膀胱截石位，导尿，暴露脱垂的阴道前壁；组织钳夹选定切除的阴道前壁黏膜瓣四角（黏膜瓣大小根据前壁脱垂程度而定）；阴道前壁黏膜下两侧膀胱侧方的间隙中注入生理盐水；钳夹宫颈向

下牵拉，放射状牵拉4把组织钳，展开阴道壁，切开钳夹部位之间的阴道黏膜；提起阴道黏膜瓣外侧阴道壁切缘，向两侧及上下分离阴道壁黏膜和膀胱筋膜间隙，直至进入耻骨后间隙，再紧贴耻骨联合，用剪刀分别打开左右膀胱侧窝。沿耻骨下支分离盆腔内筋膜直至坐骨棘前1 cm处，显露盆腔筋膜弓；电凝阴道黏膜瓣表面的黏膜组织（发白即可）；阴道黏膜瓣左右两侧各有3个悬吊点，第一个悬吊点是将阴道前壁黏膜瓣的最上角悬吊于耻骨支下方。其余两个悬吊点分别是中部和最下角，分别悬吊点于坐骨棘前方粗壮的盆筋膜腱弓上。待6个悬吊点都缝好后，从上至下逐一打结；连续缝合阴道前壁黏膜组织，覆盖阴道黏膜瓣。

（3）术后护理

①详细了解术中情况，主要包括：麻醉方式，术中出血情况，术中尿量、输液及用药，以及术后有无特殊护理要求及注意事项。及时测量体温、脉搏、呼吸、血压并观察其变化。

②严密观察阴道流血流液的情况。

③饮食：无特殊医嘱要求，术后6小时流质饮食，排气后普通饮食。鼓励患者多食蔬菜、水果等粗纤维食物，保持大便通畅，避免便秘等腹压增加的情况影响手术效果。

④术后24小时取出阴道纱布。

⑤尿管：保持尿管通畅，观察尿量、颜色及性质。术后第二天可拔尿管，鼓励患者多饮水，勤排小便。拔尿管后观察排尿情况，并测残余尿。

⑥预防感染：保持外阴清洁干燥，每天碘伏溶液擦洗外阴两次。注意预防上呼吸道感染，避免咳嗽、打喷嚏等增加腹压的情况出现。

⑦定期随访。

（4）并发症

①继发性阴道黏液囊肿

②阴道壁潴留囊肿：电凝功率太小。

③阴道狭窄：选定的阴道黏膜瓣太大。膀胱损伤：电凝功率太大。

④尿潴留：损伤膀胱神经、阴道黏膜瓣第一个悬吊点缝合过高。

3. 耻骨后膀胱尿道悬吊术 于1961年由Burch首先提出，与TVT术并称为治疗压力性尿失禁的"金标准"。耻骨后膀胱尿道悬吊术的术式很多，阴道侧穹隆筋膜-髂耻韧带悬吊术（Burch手术）与尿道筋膜耻骨后骨膜悬吊术（又称Marshall-Marchetti-Krantz，MMK手术）是目前使用最为广泛的经耻骨后的手术，但所有术式均需遵循以下两个基本原则：①缝合尿道旁或阴道周围组织，使膀胱尿道交界处提高；②加强缝合的部位多选择在相对结实和持久的结构上，最常见的为缝合固定于Cooper韧带（称为Burch手术），也可缝合固定于耻骨联合骨膜、闭孔筋膜、耻骨筋膜的弓状缘、直肠筋膜附着处及耻骨支骨膜。耻骨后膀胱尿道悬吊术可通过经腹、腹腔镜/机器人途径等方式完成。初次实施该手术治疗压力性尿失禁的长期有效率在70%～90%。腹腔镜Burch手术术后1年治愈率在90%左右，与开腹治愈率基本相似。

（1）手术适应证及禁忌证

①适应证：中-重度压力性尿失禁患者。

②禁忌证：多次手术失败者；接受过放射治疗的患者；尿道括约肌损伤的患者；老年性萎缩性阴道炎、膀胱尿道感染应在控制炎症后再行手术；经期、妊娠期、哺乳期妇女；严重内外科并发症不宜手术者，应控制好病情后再酌情评估。

（2）术前准备

①仔细核对患者病史，排除多次手术失败、接受过放射治疗及尿道括约肌损伤等不适宜行该术式的患者。

②对萎缩性阴道炎的患者术前雌激素软膏阴道黏膜给药，可改善阴道整体环境，并且提高阴道的抗张力。

③常规的术前检查项目是必需的，术前需进行尿动力学检查、尿液分析及尿液的细菌培养，确保患者为压力性尿失禁及尿液细胞培养结果为阴性。

（3）经腹Burch手术步骤

①麻醉：以全身麻醉为佳，如果有必要的话可采用硬膜外麻醉。

②患者体位：患者取截石位，暴露会阴部及下腹部手术视野。

③导尿：插入Foley尿管，并在尿管内注入20 ml无菌水球囊，以便于膀胱颈部和尿道的识别。

④取下腹部横切口，切开腹直肌筋膜，充分暴露耻骨后间隙。用示、中指置于尿道两侧游离膀胱前耻骨后间隙，避免损伤耻骨后静脉，显露膀胱颈及尿道。一个手指放入阴道中并轻轻上抬，用 4 号丝线从尿道近端侧方的骨盆筋膜进针，穿过其下方的部分阴道前壁层，不包括阴道黏膜，再从 Cooper 韧带上出针，应注意稍远离尿道，若距尿道太近易导致尿道狭窄。一般针距 1 cm，缝 2～3 针。

⑤耻骨后间隙放置引流。

⑥膀胱镜检查：为了排除膀胱或尿道损伤行膀胱镜检查，确保膀胱尿道完整性。

（4）腹腔镜 / 机器人 Burch 手术步骤

①患者取膀胱截石位，暴露腹部及会阴部手术野。

②在脐孔部穿刺，经气腹针注入 CO_2 气体建立气腹，用 10 mm 套管针穿刺置入腹腔镜镜头，于左侧腹部各置入第 2、3 套管，于右侧腹部置入第 4 个套管针。

③为了更好地看清膀胱边界及将膀胱向骶尾部拉离分离区域，有些手术者推荐充盈膀胱。膀胱内充入 200～300 ml 无菌生理盐水，辨清膀胱上缘，在膀胱上缘上 3 cm 处打开腹膜。

④充分游离膀胱前耻骨后间隙，显露耻骨联合，排空膀胱，继续向下钝性分离耻骨后筋膜，暴露双侧耻骨支内面和闭孔内肌筋膜。

⑤一个手指放入阴道中并轻轻上抬，将膀胱移动至尿道旁筋膜的中间。

⑥在尿道旁区暴露膀胱阴道筋膜。通过膀胱导尿管精确定位尿道和膀胱尿道交界区。这一点非常重要，即使不做耻骨后阴道悬吊术，为了避免因膀胱颈上举造成的尿潴留及急迫性尿失禁，一定要准确定位转换区。

⑦在膀胱阴道筋膜和盆筋膜腱弓之间向两侧暴露阴道旁缺损。

⑧阴道固定术：在阴道旁用 2-0 号不可吸收线紧密缝合膀胱阴道筋膜，另一端缝至同侧的腱弓。为了覆盖缺损部位，总共需要四道缝线。避免在膀胱尿道转化区进行缝合。通常情况下可以辨别腱弓。在每一个病例中，外侧沟处的缺陷通常不同，因此需要将膀胱阴道筋膜的外侧近乎接

近闭孔肌的筋膜，以覆盖缺陷部位。

⑨同法处理对侧。

⑩膀胱镜检查膀胱完整性。

（5）MMK 手术的步骤

①与 Burch 手术相似，经腹分离耻骨后间隙，充分暴露耻骨后间隙 - 膀胱颈 - 尿道。

②为利于近端尿道的缝合，助手一个手指放入阴道中并轻轻上抬。将尿道膀胱连接部附近组织用 4 号丝线连续贯穿缝合，缝合固定于耻骨后骨膜上或软骨上。一般缝合 2～3 针，注意两侧要对称缝合。

（6）术后护理

①持续心电监护直至患者生命体征平稳。

②严密观察腹部刀口及阴道出血的情况，术后第二天给予腹部刀口换药，注意腹部道口有无红肿、硬结及渗液。

③饮食：无特殊医嘱要求，术后 6 小时禁饮食，排气后半流质饮食，排便后普通饮食。鼓励患者多食蔬菜、水果等粗纤维食物，保持大便通畅，避免便秘等腹压增加的情况影响手术效果。

④尿管：保持尿管通畅，观察尿量、颜色及性质。术后第一天可拔尿管。如果患者不能排空或有较高残余尿量（＞ 200 ml），可行间歇导尿术。

⑤引流管护理：保持引流管通畅，观察引流液的颜色、量及性质。若引流液颜色变浅、量 ＜ 10 ml 可考虑拔出。

⑥出院指导：患者通常在手术后的第一天出院，出院 6 周内不做腹压增加的负重运动或性活动。

（7）并发症

①尿道缩短：术中需注意缝合技巧。

②切口感染：患者需进行抗生素预防感染治疗。

③术后排尿障碍：观察患者有无排尿费力、抬高臀部排尿、排尿不尽等症状。出现排尿困难时不要再过度饮水，以免膀胱过度充盈，影响功能恢复，同时采取措施，如通过温水洗外阴，听水声等诱导方法刺激排尿。轻度排尿困难多为短暂性，经 1 个月左右可恢复，不需特殊处理。

④尿潴留：可能与缝合膀胱尿道连接处分第

一针的高度有关。评估患者是否出现尿频、尿不尽感，下腹胀满不适及超声检查提示膀胱残余尿增多。发生尿潴留者可用 M 受体激动剂增加逼尿肌收缩。经非手术治疗无效者可松解或拆除缝线。

⑤出血、耻骨后血肿、耻骨炎、膀胱输尿管损伤、膀胱颈过度抬高而引起输尿管扭曲或尿道受压和逼尿肌不稳定。

⑥邻近器官损伤：膀胱损伤是腹腔镜下 Burch 手术最常见并发症，观察术后有无血尿发生，膀胱损伤者需持续留置尿管 2 周。

4. 自体筋膜耻骨阴道吊带手术　自 20 世纪 40 年代首次被提出，于 1978 年由 McGuire 及 Lytton 推广用于治疗尿道内括约肌功能障碍导致的压力性尿失禁（SUI）患者。40 余年，仍然是治疗女性压力性尿失禁的一个很好的选择。有学者主张，应给所有考虑手术治疗 SUI 的妇女提供自体吊带手术作为可供选择的术式之一。虽然最近合成的尿道中段吊带（MUS）得到了广泛的应用，并且目前仍是治疗 SUI 患者的一种选择，但 FDA 最近的警告增加了对所有用于脱垂或尿失禁手术合成材料（包括 MUS）的审查。因此，自体筋膜耻骨阴道吊带（PVS）重新成为一种可行的、经过充分研究的治疗方法，虽然 PVS 有其自身的风险和并发症，但确实避免了使用 MUS 固有的一些风险。两种最常用的自体筋膜是腹直肌筋膜或阔筋膜，大多数术者首选腹直肌筋膜吊带，原因可能是更熟悉腹壁解剖和相对容易获得，但两种自体筋膜吊带有相同效果。

（1）手术适应证及禁忌证

①适应证：渴望手术的压力性尿失禁患者；存在严重内源性括约肌缺陷的脊髓损伤患者；无论是否合并尿道阴道瘘或憩室修复的压力性尿失禁患者。

②禁忌证：严重的逼尿肌功能障碍患者；外阴阴道炎、膀胱尿道感染应在控制炎症后再行手术；经期、妊娠期、哺乳期妇女；严重内外科并发症不宜手术者，应控制好病情后再酌情评估。

（2）术前准备

①常规的术前检查项目是必需的，术前需进行尿液分析、体格检查，了解盆腔检查中 SUI 患者的表现及评估残余尿量。

②尿动力学检查明确尿失禁的类型，不仅对于那些先前手术失败的患者有帮助，而且能够更好地评估排尿功能及那些混合性尿失禁。

③术前预防性应用抗生素，包括第一代或第二代头孢菌素或克林霉素或甲硝唑等。

④告知患者手术及自体筋膜取材的相关风险。

（3）自体筋膜耻骨阴道吊带（PVS）手术步骤

①腹直肌筋膜吊带的制备：于耻骨联合上方 2 ～ 4 cm 处做横切口，切口长度为 6 ～ 8 cm，根据术者习惯，切口可选择中线两侧各 3 ～ 4 cm 或中线处取 1 cm 向左侧或右侧延长至 6 ～ 8 cm。沿皮下组织向下切开过程注意不要损伤腹直肌筋膜。分离覆盖的脂肪及结缔组织，充分暴露 2 cm × 6 cm 大小的腹直肌筋膜。取材应沿直肌纤维方向，避免向内侧腹股沟环或腹股沟神经侧延伸。标记吊带获取部位后，在吊带外侧边各置 3-0 号可吸收线，尽量减少对筋膜的操作。然后，切开吊带筋膜，迅速从肌肉中分离出来，用 1-0 号聚二氧六环酮缝线缝合筋膜缺损。可以局部注射麻醉药品（布比卡因）来控制疼痛。清除耻骨上方 1 cm 至筋膜切口下方区域中线上覆盖的脂肪和结缔组织以便缝合。用生理盐水浸泡过的纱布保护切口，然后迅速处理获取的筋膜吊带上残留的脂肪，从吊带侧面以水平垫的形成穿过 1- 聚丙烯。吊带的两端分别用一根缝线单次缝合，缝线需保持足够的长度以便穿过耻骨后间隙并保证能将两端固定住。于吊带中线处做好标记，然后将吊带用无菌生理盐水浸透的纱布包起来放在一边，转行阴道手术。注意在开始阴道部分手术之前必须完成吊带的准备工作，特别是在穿骨盆内筋膜进入耻骨后间隙之前，因为这期间可能会出血。

②阔筋膜吊带的制备：阔筋膜取材主要适用于病态肥胖、腹疝修补史、腹部整形史的患者。通常从患者卧侧的另一侧获取阔筋膜。患者处于截石位，在进行阴道手术之前先收集筋膜。在大腿外侧髂胫束髌骨上方 2 cm 处做 2 ～ 3 cm 纵行切口，分离至阔筋膜水平。推荐筋膜获取点的远端使用电灼或冷刀进行横切，允许一个自由端，在每个末端上置入 3-0 可吸收缝合线，以减少筋膜操作。从下面肌肉中分离 6 cm × 1.5 ～

2 cm 大小的筋膜，缝合刀口前仔细检查取材区有无出血。于取材处放置一引流管，冲洗伤口后两层缝合，不封闭阔筋膜。

③吊带手术：患者取适度头低足高位，置入 Foley 尿管，窥开并暴露阴道。牵引 Foley 尿管，标记膀胱颈部水平。用稀释肾上腺素或生理盐水进行水分离，于阴道的尿道下部行倒 U 形切口，并沿阴道皱褶至膀胱颈部。阴道黏膜被提拉分离至膀胱颈部，分离尿道周围筋膜，向同侧肩部进行剥离，穿通盆腔内筋膜。若出血，可用凝胶海绵棒或同时行阴道内及耻骨后加压出血。及时放置吊带和缝合伤口通常会控制出血，缩短分离及穿刺过程中的止血时间。膀胱排空后，示指紧贴耻骨从内侧扫向外侧穿透盆腔内筋膜，直至游离膀胱颈和近端尿道，两个指尖几乎可以在只有筋膜的情况下相触（一个在耻骨上切口，另一个在阴道切口）。在有耻骨后瘢痕的情况下，盆腔内筋膜需行锐性分离。吊带经由耻骨上切口、筋膜取材点下方、距中线外侧一指宽处穿出阴道切口。吊带末端缝线由穿刺针拉至筋膜上方。缝合线的耻骨上端用血管钳夹紧，吊带以尿道近端为中心，用 4-0 号可吸收缝合线间断缝合 4 ~ 5 针固定于尿道周围筋膜上，使吊带紧贴尿道。然后用 2-0 号可吸收线缝合阴道切口。于两侧腹直肌筋膜上方 2 cm 处用靴形直角器加住收紧缝合线。切忌将缝合线系于腹直肌筋膜上。然后使用可吸收线关闭耻骨上切口，并将于放入阴道中置入碘伏纱条。

（4）术后护理

①持续心电监护直至患者生命体征平稳，手术当天根据需要适当给予镇痛药物。

②严密观察腹部刀口及阴道刀口的情况，术后第二天给予腹部刀口换药，注意腹部道口有无红肿、硬结及渗液，阴道有无流血。保持外阴部清洁干燥，每日给予外阴擦洗。

③饮食：无特殊医嘱要求，术后 6 小时禁饮食，排气后半流质饮食，排便后普通饮食。鼓励患者多食蔬菜、水果等粗纤维食物，保持大便通畅，避免便秘等腹压增加的情况影响手术效果。

④尿管：保持尿管通畅，观察尿量、颜色及性质。术后第一天可拔尿管，鼓励患者自己排尿，若排尿障碍，可重置尿管出院，一般 5 ~ 7 天后返院拔除尿管。

⑤阴道纱条：术后第一天可将阴道纱条取出，取出后注意观察阴道流血情况。

⑥尿潴留：术后尿潴留可能有许多暂时性因素引起，如局部疼痛、水肿、耻骨后血肿、全身麻醉和麻醉药对膀胱功能的影响。大多数患者在 1 周内均可恢复自发排尿。

⑦引流管护理：保持引流管通畅，观察引流液的颜色、量及性质。术后 24 小时拔除阔筋膜引流管，术后 10 ~ 14 天指导患者返院拆线。

⑧出院指导：患者出院 6 周内不做腹压增加的运动，6 周内避免性活动及盆浴。

（5）并发症

①尿路感染：压力性尿失禁患者手术后出现尿路感染的情况并不少见，术后 6 周内至少有一次尿路感染发作，此外，间歇性导尿可增加尿路感染的风险。

②排尿功能障碍：4% ~ 10% 的患者在阴道悬吊手术后出现持续排尿功能障碍，约 6% 的患者因术后持续排尿功能障碍需要解除吊带。

③术后急迫性尿失禁：术前无尿失禁的患者中，约 18% 的患者在 PVS 术后出现了新的尿失禁。术前急迫性症状、逼尿肌过度活动和（或）之前使用抗胆碱能药物均可增加术后急迫性尿失禁的风险。

④切口感染：术后的伤口并发症很少见。对 500 例使用自体筋膜吊带的患者进行回顾性分析时发现，1% 的患者存在腹部伤口相关并发症，包括伤口感染、切口疝等，大部分发生在术后早期。

（宋岩峰　王凤玫）

参考文献

韩劲松，2016. 女性盆腔器官脱垂手术治疗学. 北京：北京大学医学出版社.

金玲，等，2005. 盆腔器官脱垂术后复发相关因素分析. 中国妇产科临床杂志，6（1）.

刘新民，等，2009. 妇科阴道手术学. 北京：人民卫生出版社.

鲁永鲜，2005．经阴道旁修补术在阴道前壁及膀胱膨出中的应用．中华妇产科杂志，40（30）：154-158

罗来敏，2007．女性骨盆底．上海：上海交通大学出版社．

王建六，等，2007．女性盆底功能障碍性疾病诊疗进展．北京：人民军医出版社：140-150．

王建六．妇科泌尿学与盆底重建外科（3版）（精）．北京：人民卫生出版社，2008．

徐惠成，等，2016．腹腔镜下阴道旁修补术治疗阴道前壁脱垂//中华医学会第一届全球华人妇产科学术大会暨第三次全国妇产科中青年医师学术会议．

游珂，等，2007．传统阴式手术治疗盆腔器官脱垂术后疗效研究．中国微创外科杂志，7（12）：1192-1194．

朱兰，2008．女性盆底学．北京：人民卫生出版社．

Altman D，et al，2011. Transvaginal Mesh Group. Anterior colporrhaphy versus transvaginal mesh for pelvic-organ prolapse. N Engl J Med，364：1826-1836.

Altman D，et al，2006. A three-year prospective assessment of rectocele repair using porcine xenograft. Obstet Gynecol，107（1）：59-65.

Brun JL，et al，1992. Physical and biological characteristics of the main biomaterials used in pelvic surgery. Biomed Mater Eng，2：203-225.

Burger JW，et al，2004. Long-term follow-up of a randomized controlled trial of suture versus mesh repair of incisional hernia. Ann Surg 240（4）：578-583；discussion 583-585.

Chaudhry AR，et al，2005. Posterior Colporrhaphy With Alloderm Graft Augmentation：Anatomical and Functional Outcomes. Journal of Pelvic Medicine and Surgery，11（2），67-68.

Collinet P，et al，2006. Transvaginal mesh technique for pelvic organ prolapse repair：mesh exposure management and risk factors. IntUrogynecol J Pelvic Floor Dysfunct，17（4）：315，320.

Fatton B，et al，2007. Transvaginal repair of genital prolapse：preliminary results of a new tensionfree vaginal mesh（Prolift technique）-a case series multicentric study. Int Urogynecol J Pelvic Floor Dysfunct，18（7）：743-752.

Maher C，et al，2016. Surgery for women with anterior compartment prolapse. Cochrane Database Syst Rev，11：CD004014.

Menefee SA，et al，2011. Colporrhaphy compared with mesh or graft-reinforced vaginal paravaginal repair for anterior vaginal wall prolapse：a randomized controlled trial．Obstetrics & Gynecology，118（6）：1337-1344．

Nieminen K，et al，2010. Outcomes after anterior vaginal wall repair with mesh：a randomized, controlled trial with a 3 year follow-up. Am J Obstet Gynecol，203：235.

Tate SB，et al，2011. Randomized trial of fascia lata and polypropylene mesh for abdominal sacrocolpopexy：5-year follow-up.Int Urogynecol J，22（2）：137，143.

Weber AM，et al，2001. Anterior colporrhaphy：A randomized trial of three surgical techniques．American Journal of Obstetrics and Gynecology，185（6）：1299-1306．

第二十三章

中盆腔脱垂手术治疗

第一节 中盆腔脱垂的评估及手术方式选择

一、中盆腔脱垂的评估

（一）中盆腔脱垂的症状

中盆腔脱垂主要是指宫颈或者阴道顶端的下降，在脱垂的早期或脱垂未达处女膜缘时，多数患者并没有太多症状。在脱垂进展到处女膜水平或者处女膜水平以下时，患者常伴有下腹部及阴道坠胀感，进一步加重后可出现排尿排便困难、性交困难和因为长期摩擦而出现宫颈或阴道顶端的糜烂出血，甚至感染等。对于症状的评价可以反映脱垂的严重程度及对排尿、排便及性生活质量的影响，对于制订治疗方案和评价手术满意度有高度的指导性意义。目前临床上常用的有关中盆腔的盆底功能障碍（PFD）问卷主要有：盆底功能障碍性疾病症状问卷（PFDI-20）、盆底疾病生活质量影响问卷短表（PFIQ-7）、脱垂生活质量量表（P-QOL）问卷等。

（二）体格检查

盆腔器官脱垂（pelvic organ prolapse，POP）的发病在多数患者表现为缓慢的逐渐加重的过程，少数患者因为某些原因，如突然腹压增加而出现脱垂。轻度的POP没有症状，不被认为是病理性的，往往通过妇科检查诊断。

Swift（2000）在研究中指出，脱垂在人群中分布呈钟形曲线，多数妇女，尤其是经产妇，基本上都有不同程度的盆底松弛，但这些妇女通常没有症状。只有当脱垂加重时，尤其是达到或超过处女膜缘时才出现症状（Swift et al，2010）。症状是对POP患者评估最重要的部分。因为没有症状的POP多数不需要治疗。患者对症状的耐受程度以及疾病对生活质量的影响是选择手术时机以及手术方式的关键因素（S.Robert et al，2010）。

妇科检查多采用膀胱截石位。分开小阴唇可以帮助进行脱垂的评估（图23-1-1）。在截石位时，使用双叶窥阴器，在患者进行Valsava动作或者反复咳嗽时，使用窥器的后叶或阴道后壁拉钩下拉阴道后壁检查顶端和前壁（图23-1-2），然后窥器后叶翻转或者使用阴道前壁拉钩，将其支持前壁，检查后壁和会阴体（图23-1-3）。检查阴

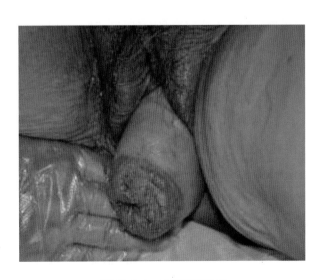

图 23-1-1　子宫Ⅳ期脱垂

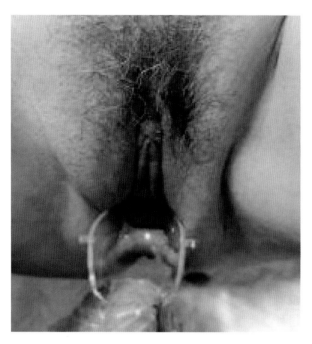

图 23-1-2　窥器检查阴道前壁

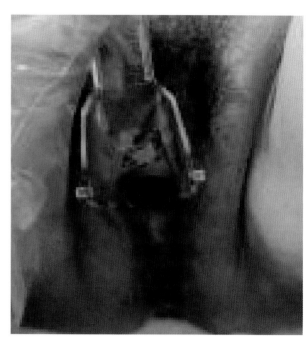

图 23-1-3　窥器检查阴道后壁

道顶端时，窥器后叶抵住阴道后壁，卵圆钳可以抵住前壁中线位置，嘱咐患者用力，同时缓慢抽出卵圆钳和窥器，抽出过程中仔细观察是否有阴道顶端或子宫颈脱垂。如果阴道顶端或子宫颈下降超过 2 cm，则可诊断顶端或子宫颈脱垂。为进一步核实，可以将卵圆钳将阴道顶端推向骶骨中部方向，嘱咐患者用力，如果脱垂程度减轻，考虑阴道顶端或子宫颈脱垂（S.Robert et al，2010）。对于顶端脱垂不能完全显示到最大时，可以采取站立位检查（图 23-1-4）。对于合并小肠疝者，分别将两只手的示指或一只手的示指 / 中指和拇指分别插入直肠和阴道内，触摸两指之间内容物，如果为小肠疝则可感到疝囊的滑动。对于大的肠疝，在直视下能看到脱垂肿块内的肠蠕动（图 23-1-5，图 23-1-6）。临床上常用妇科检查和症状调查问卷相结合的方法，将主观感觉和客观检查相互验证以提高诊断的准确性。

　　POP-Q 分期方法对中盆腔脱垂的指示点主要为 C 点和 D 点。C 点定义为子宫脱垂的最远端或者子宫切除术后阴道残端的最远端。D 点定义为有子宫的患者的后穹隆或者道格拉斯窝，也

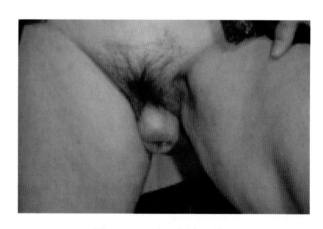

图 23-1-4　站立位检查脱垂

表示在子宫脱垂时骶韧带在子宫颈的附着点（朱兰等，2008）。C 点与 D 点的距离有助于区分中盆腔缺陷是源于骶主韧带的悬吊缺陷还是宫颈延长。此方法有一定的临床参考意义，必要时也可以加上影像学或子宫探针探宫颈长度的方法加以判定。C 点的范围可以是 -TVL ~ +TVL。O 期为无脱垂，Ⅰ期为 C 点距离处女膜平面上大于 1 cm，Ⅱ期为 C 点距离处女膜平面 –1 cm 到 +1 cm 之间，包括 –1 cm 和 +1 cm。Ⅲ期为 C 点脱出阴道

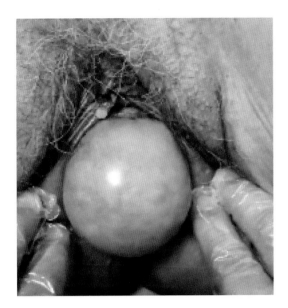

图 23-1-5 典型肠疝的阴道检查所见

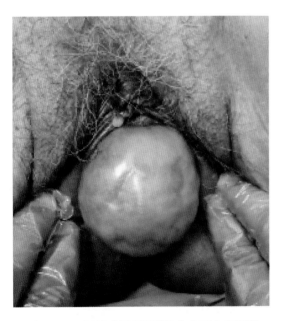

图 23-1-6 肠蠕动所致阴道肿物表面出现肠形

外 1 cm 以上，但小于阴道总长度减 2 cm。Ⅳ期为子宫阴道完全外翻。对于 D 点的测量，学者们意见尚不统一，骶韧带附着点临床有时候也难以仅凭触觉确认，所以通过 POP-Q 分期方法诊断宫颈延长有一定难度。尤其是在 POP Ⅲ期的诊断中，C 点数值区间大，难以仅通过分期判断出具

体的脱垂程度，也是 POP-Q 分期方法的一个不足和有待改进之处。在进行盆腔器官脱垂的量化时，通常同时还会对盆底张力、会阴体的移动度进行评价。盆底的临床物理全面评价还包括咳嗽压力试验、肛门括约肌收缩力以及盆底会阴的神经反射等检查。进行评估检查的时候阴道顶端脱垂会被前后壁脱垂掩盖，建议多次 Valsava 动作或活动直到达最大脱垂程度后进行检查，必要时直立位检查、器械辅助甚至麻醉下检查。

（三）辅助检查

近年来，随着妇科泌尿学的发展，各种影像技术已经逐渐应用于妇科泌尿学中，尤其是超声和磁共振成像（magnetic resonance imaging，MRI）检查在 POP 的诊断中越来越广泛。针对中盆腔的超声检查，经会阴超声不仅可观察子宫的位置及相对运动情况，且以宫颈外口最低点为标记点，以耻骨联合后下缘水平线为参考线，通过测量宫颈或穹隆与该参考线的垂直距离，可定量评估子宫的脱垂程度，并与临床 POP-Q 的标准相关性良好。Dietz（2001）等采用经会阴超声测量静息状态下最大 Valsava 动作下子宫颈外缘与耻骨联合之间的距离，发现该距离为 15 mm 时，与重度子宫脱垂的症状、体征显著相关。

MRI 无电离辐射，具有高质量、高清晰的软组织分辨力，能同时显示三个盆腔腔室，并在同一时间显示盆腔的支持肌肉和器官形态。动态 MRI 可综合评价盆腔器官脱垂，清晰显示动态位和静息位时盆底肌肉和筋膜组织结构及功能上的变化（崔国策等，2011），测量下降的盆腔器官与盆腔相对固定的解剖学标志之间的距离，可以了解 POP 的严重程度。随着 MRI 在 POP 检查中的应用进展，逐步出现了多种评价系统。其中的耻尾线（Pubcoccygeal Line，PCL 线）、耻骨中线（Midpubic Line，MPL 线）、会阴线、H 线、M 线等是重要的参考线。Yang（1991）最早报道动态核磁阐述盆腔内器官移动与耻尾线、耻骨联合和骶骨的关系。Pannu（2000）提出了 HMO 评价系统。MRI 检查中，以宫颈前唇代表中盆腔指示点，再以指示点到各检查线之间的距离来定义脱垂的程度。至于以上哪条线的应用最好，目前暂

无统一定论，均可作为临床参考值加以运用。中盆腔脱垂的鉴别诊断中，MRI 有明显优势。MRI 能显示子宫的结构形态，对于子宫脱垂是否合并宫颈延长可以明确诊断，对于术式选择起到指导作用。同时对于子宫脱垂可疑合并道格拉斯窝疝的病例，动态 MRI 能给予诊断并指导术中是否需要同时行后陷凹成形术，提高手术成功率，减少复发。由于 MRI 检查费用高，目前并没有推荐作为常规检查手段，仍应限于临床诊断有困难者。

中盆腔脱垂典型病例

患者李某，57 岁女性，因"子宫脱垂手术治疗后 10 年复发 1 年"就诊。

一、还需要了解哪些重要病史？

1. 记录此次脱垂术后症状发生的时间及症状，是否有诱因，对患者的困扰程度及治疗过程，是否合并排尿排便功能障碍，有无生活方式的改变，是否限制了病人的活动，是否影响到性功能

2. 常规内外科病史，有无脱垂复发高危因素：如 BMI 过高，慢性咳嗽、便秘病史，妇产科病史，分娩史，月经史

3. 盆腔手术史

4. 脱垂家族史，雌孕激素治疗史

患者 57 岁，绝经 14 年。10 年前因子宫脱垂行经阴道子宫切除 + 阴道前后壁修补术。当时术前子宫及阴道前后壁膨出均为 II 期。1 年前脱垂复发，阴道内肿物脱出至阴道口外，逐渐增大，目前已鸡蛋大小，休息后肿物可消失，活动后肿物脱出阴道口外。近 2 年偶尔有咳嗽后漏尿，不需要佩戴尿垫，伴尿频，白天 8 ～ 10 次 / 天，夜间 1-2 次，否认排尿排便困难，大便正常，有性生活，约 10 天同房 1 次。孕 2 产 1，1984 年自然分娩一女婴，新生儿出生体重 3300 g。有糖尿病病史。无脱垂家族史，未接受雌孕激素治疗。

二、体格检查需要注意什么？

1. 体重指数（BMI）

2. 腹部检查，排除盆腔包块诊断

3. 评估阴道黏膜状态，是否合并阴道黏膜萎缩及溃疡

4. 盆腔器官脱垂的 POP-Q 分期系统进行脱垂精确分期，鉴别是否存在肠疝

5. 尿失禁及隐匿性尿失禁的评价，包括咳嗽压力试验，指压试验，脱垂还纳后 1 小时尿垫实验，3 天排尿日记

6. 盆底肌肉和神经的评价

患者 BMI：24.9，盆腹部检查无明显异常。阴道检查：外阴：老年改变，阴道黏膜薄，两指松，阴道前后壁可见上次手术瘢痕，无溃疡，会阴体完整，肛门括约肌完整，收缩有力。骨盆底肌肉收缩力 4 级，神经反射正常。

POP-Q 分期表		
Aa: +1.5	Ba: +2	C: +3
gh: 3.5	pb: 2.5	tvl: 8
Ap: -1.5	Bp: -1.5	D: /

排尿日记：白天排尿次数 8 ～ 10 次，夜尿 3 次，每次尿量 100 ～ 200 ml，无咳嗽漏尿，无急迫漏尿。脱垂还纳后 1 小时尿垫试验 1 g，盆底功能简易问卷 7（PFIQ-7）得分 66.66 分，盆底功能障碍问卷（PFDI-20）得分 103.2 分，性功能问卷得分（PISQ-12）26 分。OABSS 问卷得分 0 分，无急迫性尿失禁。

三、还需要做哪些重要辅助检查？

1. 血、尿常规，盆腔器官及泌尿系 B 超，必要时残余尿量测定

2. 为鉴别是否有肠疝，应行 B 超或动态盆腔核磁共振检查。血尿常规正常，盆腔器官及泌尿系 B 超无异常，无残余尿。患者 57 岁，无尿失禁，未行尿动力学检查。患者妇科检查未见后壁膨出，临床及影像学检查未提示有肠疝。

四、初步诊断

1. 子宫脱垂手术后复发

2. POPQ III 期：阴道前壁脱垂 III 期，穹隆脱垂 III 期，阴道后壁脱垂 I 期

3. 膀胱过度活动症

4. 糖尿病

五、对于治疗有什么建议？

1. 对于复发的病例，需告知再次手术仍有脱垂复发的风险。

2. 患者相对年轻，有性生活要求，首先应选择重建类手术方案，排除封闭类手术。

3. 患者 57 岁，合并糖尿病，尽管 2019 年 FDA 宣布美国停止销售现有的经阴道网片 POP 修补产品，但某些外科医生可能会为某些患有前壁和顶端 POP 的患者提供经阴道网片植入手术。盆腔器官脱垂的阴道网片修补术应仅限于使用网片获得的好处大于风险的人群，例如复发性脱垂（尤其是前壁或顶端）或患有需避免更具创伤性和较长时间的开放性和内镜手术的内科并发症患者。在将合成网片经阴道植入在阴道前壁之前，患者应在评估手术的益处和风险并讨论其他修复方法后，提交知情同意书。我国的盆腔器官脱垂治疗指南中未完全禁止网片的经阴道（TVM）使用，但严格了手术适应证，主要针对于复发和 60 岁以上患者，此患者合并糖尿病，口服药物控制病情稳定，但可能增加网片并发症的发生概率，且患者仍有性生活要求，在与患者充分知情同意下，患者有思想顾虑，故未选择经阴道网片的前壁修补。

4. 患者临床无尿失禁病史，脱垂还纳后 1 小时漏尿试验阴性，不推荐预防性抗尿失禁手术。如果手术后出现尿失禁，可考虑 3 个月后再次性抗尿失禁手术。

5. 选择盆腔重建类手术，其中骶棘韧带固定术、骶韧带悬吊术、穹窿骶骨固定术均为阴道顶端悬吊的金标准术式。对于本例为复发的病例，需同时解决阴道前壁及顶端脱垂，减少脱垂的复发。对于顶端脱垂，使用自体组织的子宫骶韧带悬吊和骶棘韧带悬吊具有相同治疗的手术效果（Barber et al，2014）。穹窿骶骨固定术与使用自体组织的顶端悬吊术相比，采用合成网片的穹窿骶骨固定术在解剖上成功率更高，不在 FDA 的通告之列，且阴道顶端支持还可以解决大多数轻到中度阴道前壁缺陷。使用合成网片的经腹阴

道骶骨固定术有较低的 POP 复发风险，故综合考虑到患者全身情况好，有性生活要求，脱垂复发患者，体重指数不是过重，从患者的年龄和对手术耐受性和牢靠程度权衡后，选择了穹窿骶骨固定术。手术前告知了患者手术优势利益与风险比，且经腹加用网片的阴道骶骨固定术的网片暴露率低于经阴道网片手术（TVM）。

综合考虑后建议患者选择合成网片的经腹小切口穹窿骶骨固定术。手术顺利完成，术中术后无并发症，术后恢复好，按期出院。

患者术后 3 年随访结果均无脱垂的主客观复发，C 点 -7.5，GH：3.5，PB：2.5，阴道容 2 指松，无网片暴露侵蚀，性生活无不适。

二、中盆腔脱垂的术式选择

中盆腔顶端悬吊术在整个盆腔器官脱垂手术中的地位有一个发展过程，20 世纪 30 年代就曾经有专家提出过相应的术式，当时并未被临床认识与接受，因手术难度大而没有得到普及。20 世纪 90 年代后，阴道顶端悬吊术的重要性才逐步被临床认识并推广起来。目前的研究及循证医学结果认为在整个盆腔器官脱垂当中，阴道顶端即中盆腔是盆腔器官脱垂关键点，如果能做到中盆腔阴道顶端的悬吊，整个手术就成功了一半。阴道顶端在阴道中盆腔的最高点，位于坐骨棘上方 1.6 ± 0.5 cm，之所以能维持在这个位置，主韧带和骶韧带起了关键作用，它们构成的宫颈周围环维持了中盆腔阴道顶端的位置，支持了子宫和阴道上段。主 - 骶韧带复合体是 1994 年 DeLancey 提出的盆底三水平支持结构中的 I 水平支持。当中盆腔顶端支持结构薄弱时，出现子宫脱垂，无子宫时出现阴道顶端的穹窿脱垂。具有临床意义的中盆腔缺陷总伴随有阴道前后壁的膨出，反之，在阴道前壁脱垂最远端超过处女膜的女性中又几乎均伴有不同程度的中盆腔缺陷。当阴道前壁脱垂最远端超出处女膜外 2 cm 时，80% 的阴道顶端可脱垂至处女膜内 2 cm，55% 的顶端可脱垂至处女膜外 2 cm。Summers（2006）和 Lowder（2008）等的研究显示，50% 的前盆腔支持来自

中盆腔的阴道顶端，顶端复位可解决 55% 的前壁和 30% 的后壁膨出，中盆腔顶端复位同时可有助于纠正阴道前、后壁的膨出。临床实践表明，30% ～ 50% 的轻度阴道前、后壁膨出在中盆腔顶端复位后不再需要修补，达到了事半功倍的效果。

（一）阴道/子宫骶骨固定术（sacrocolpopexy，SC，sacrohysteropexy，SHP）

该手术于 1950 年由 Shuguier 和 Scali 首次报道，1962 年 Lane 首次报道了采用合成网片施行该手术。经过 50 余年的不断改进，此术式已经成为了纠正中盆腔脱垂手术疗效持久的三个标准术式之一。

适应证：①阴道顶端的中、重度脱垂伴阴道前后壁轻到中度膨出者；②阴道手术禁忌者；③有高危复发因素者，如 < 60 岁、前次手术复发；④患者相对年轻、要求保留性功能者；⑤能够较好耐受手术及并发症者。

禁忌证：因该手术无论经腹还是经腹腔镜途径均需要腹腔内操作及气腹，再加之骶前的分离易损伤血管神经，有大出血、神经损伤机会，创伤要大于经阴道的途径手术，故对有网片暴露高危因素、相对年老（≥ 75 岁）、不能耐受开腹或腹腔镜手术者应慎重考虑。

手术关键点：①分离出阴道顶端的前后壁及骶前区域；②利用自身筋膜或合成网片，剪成"Y"形，将网片两头分别缝于阴道顶端前后壁，另一边固定于骶前的前纵韧带处；③网片一般需要长 15 cm，宽 2 cm，选择不可吸收性缝合线间断缝合，缝合时避免张力性缝合；④缝合完成后查看阴道内有无缝线。

并发症：①出血：骶前出血的主要原因是骶前静脉丛和骶正中动脉在分离暴露骶骨前纵韧带时被撕裂，尤其在骶 3-4 水平时出血更容易发生；②盆腔感染、脓肿、切口感染；③肠道和输尿管的损伤，部分患者可出现术后新发尿失禁；④网片侵蚀或移位，网片侵蚀患者经阴道取出部分暴露网片后，缝合阴道黏膜多可治愈；⑤肠梗阻；⑥膀胱阴道瘘等。

有学者主张如有肠疝倾向者同时进行子宫陷凹成形术，可加强手术效果并防止肠疝的发生。

近 3 年美国西南医学中心 J. Schaffer 教授提出经腹小切口骶骨固定术，这种术式既体现了腹腔镜微创的优势美观，也结合了开腹手术操作灵活确切省时的优点，解放军总医院第四医学中心近 3 年已进行了 25 例经腹小切口 SC 手术，5 例穹隆脱垂，5 例保子宫，15 例子宫脱垂者，所有患者均术后恢复良好，尚未见复发病例。

（二）骶棘韧带固定术（sacrospinous ligament fixation，SSLF）

该手术 1958 年由德国的 Sederl（1958）首次提出，Richter（1967）于 1968 年在欧洲推广了这项技术，到 1971 年，Randall 和 Nichols（1971）将这项技术引入了美国，此后在美国及欧洲得到广泛应用，过多次改良后，现已成为盆腔器官脱垂常用和标准术式，据报道成功率在 90% 以上。英国 Zacche 等（2018）从近 9 年的 29、228 例脱垂手术发展趋势的研究中发现，SSLF 手术率增加了 3 倍。

适应证：①中盆腔 I 期水平脱垂是其主要适应证；②子宫脱垂同时伴有主骶韧带松弛者；③前盆腔脱垂需同时行顶端悬吊者。

手术关键点：①经阴道后路经直肠旁间隙到达坐骨棘，暴露骶棘韧带；②用 Deschamps 针或 Capio 缝合器带不可吸收线，在距坐骨棘内侧 1 ～ 2 cm 处缝合骶棘韧带，再缝合于阴道穹隆，从而将阴道悬吊固定于骶棘韧带；③使用特制的缝合器可方便操作，减少副损伤，也有少数人报道行双侧固定。但目前为止，尚无证据表明双侧 SSLF 比单侧更有效，且将明显增加副损伤机会，可能仅适用于阴道足够宽，手术复发者。因多数手术医生均为右势手，为手术方便，减少乙状结肠直肠周围的分离，多行右侧固定。

并发症：①出血（2%）；②感染（5%）；③肠道和膀胱损伤（0.8%）；④泌尿问题（2.9%）；⑤神经损伤（2%）：选择离坐骨棘 2 cm 的骶棘韧带处作为缝合部位，可减少阴部内血管神经束损伤；⑥臀部疼痛（10% ～ 15%）（M.Beer et al，2005，Klauschie JL et al，2012）：其原因可能是由于穿过尾骨 - 骶棘韧带复合体的小神经损伤引起的，多数为自限性，数天至 6 星期内可自然好转，但也有少数需长达数月才好转者。

（三）高位子宫骶韧带悬吊术（high uterosacral ligament suspension，HUS）

1957 年 McCall（1957）发明了经阴道在中线折叠缝合两侧子宫骶韧带及其间的腹膜，同时关闭子宫直肠窝的术式来治疗子宫脱垂。1961 年 Mayo 进行了改良的 McCall 手术，即在子宫切除后，将阴道顶端悬吊缝合于骶韧带上（uterosacral ligament，USL），又称阴道骶韧带悬吊术（uterosacral ligament suspension，USLS）。Shull（2000）等在 2000 年正式提出了 HUS 手术，选择在坐骨棘水平以上 1～3 cm 缝合 USL 以悬吊阴道穹隆，保证了阴道的长度，成为与 SSLF 并列的经阴道顶端自体组织悬吊的标准术式之一，而在临床受到广泛重视和普遍应用。经过近 20 年时间的验证，该手术已经和 ASC、SSLF 共同成为了顶端悬吊的"金标准"术式。解放军总医院第四医学中心自 2004 年至今行 HUS 治疗单独中盆腔阴道顶端脱垂及重度前盆腔伴顶端脱垂患者 1000 余例，对手术术式反复进行了改进，并总结了一套成功可推广的经验（沈文洁 等，2007；鲁永鲜 等，2013；张迎辉 等，2019）。在 2017 年我们对其中 104 例随访 9 年的患者随访结果进行了分析报告（段磊 等，2017），HUS 主、客观成功率分别为 95.2% 和 91.3%，顶端成功率达 100%，且无因脱垂复发再次手术及使用子宫托者。2019 年我们又对 42 例脱垂复发患者采用 HUS 治疗，5 年随访取得了临床治愈（沈文洁 等，2019）。其他学者也报告了类似结果（Milani R et al，2018）

适应证：①中盆腔Ⅰ水平的顶端脱垂；②前盆腔重度脱垂需同时行顶悬吊者；③经阴道途径还可适用于 POP 的多部位修补及无法耐受开腹和腹腔镜手术者。

手术关键点：①需很好地了解骶韧带局部解剖，最好有一套不同规格的有 Breisky-Navratil 阴道拉钩，有助于手术暴露。找到宫骶韧带处，于坐骨棘水平以上 1～3 cm 缝合 USL；②不可吸收性线在每侧骶韧带上分别缝合 2～3 针，再将宫骶韧带缝线按上部线缝合阴道残端中部、下部缝合于阴道残端两侧来悬吊阴道残端上；③骶韧带线打结前一定要行膀胱镜检查双侧输尿管的通畅性。

并发症：①输尿管梗阻或损伤：因输尿管在宫骶韧带的前外侧，紧邻宫骶韧带，故此并发症最容易出现，文献报道的发生率为 0.5%～11%，笔者所在医院及最近文献报告在 2.6%～2.9%（鲁永鲜 等，2013；段磊 等，2017；Milani R et al，2018），其中约 2/3 的患者拆除缝线后即可解决，为减少输尿管损伤，HUS 术中的膀胱镜检查非常必要，已成为 HUS 手术中的常规；②膀胱损伤及肠管损伤；③术后神经痛的发生率为 1.1%～6.9%：因 HUS 宫骶韧带的最高缝合点接近第 3 骶椎（S3）神经，如果缝合过高有可能造成神经损伤，并产生相应的临床疼痛症状（Montoya TI et al，2013）。

手术可经阴道、经腹、腹腔镜下及腹膜外途径，对腹腔内有粘连且需要顶端悬吊者可选择腹膜外 HUS，可避免进入腹腔，对盆腹腔手术史及腹腔内有粘连需要分离时，可避免分离，且干扰小，术后病率低。腹膜外途径因膀胱及输尿管被阴道拉钩拉向前方，被认为可降低输尿管损伤概率，但对解剖要求高。

（四）髂耻韧带固定术（pectopexy）

德国医生 Banerjee 和 Noee KG（2011）在 2010 年因患者肥胖骶骨阴道固定困难开发了髂耻韧带固定术治疗 POP 的术式，并在 12 例肥胖患者中成功实施此类手术，没有发生任何手术并发症，手术时间短，故得出结论，认为髂耻韧带固定可对 POP 提供稳定持久的修复，腹腔镜降低了发病率。

适应证：针对肥胖患者的中盆腔Ⅰ期水平的顶端脱垂。

手术关键点：利用网片将阴道顶端或宫颈悬吊于两侧髂耻韧带的外侧部分，可保留子宫，也可行子宫次全切除后实施。手术途径多在腹腔镜下完成，也可开腹完成。

并发症：①出血；②感染；③肠道和膀胱损伤；④神经损伤；⑤网片暴露。髂耻韧带固定与骶骨阴道固定术相比，因不涉及骶前区域，故可明显减少术中发生骶前大出血和腹膜后神经损伤的机会，总体创伤小，网片暴露机会也少。

由于髂耻韧带固定术临床应用时间尚短，病例数尚少，还缺乏远期效果及随机对照研究，其临床疗效还有待临床进一步的研究验证。有学者认为此术式悬吊后阴道轴向偏前，不利于后盆腔支持，有可能会造成远期的后盆腔缺陷、肠疝等，故不适用于已有后盆腔缺陷倾向者。

（五）曼市手术（The Manchester procedure）

是一种传统保留子宫的术式，经 Fothergill 改良，又称做 MF 手术，MF 术在 1888 年发明后联合阴道前后壁修补，到现在仍是治疗脱垂伴明显宫颈延长者可选择的术式，且应用有增多之趋势，在术后病率、满意度及生活质量方面都有很好的结果（Oversand et al，2018）。

适应证：①年轻希望保留子宫，Ⅰ期、Ⅱ期子宫脱垂伴明显宫颈延长者；②年老切除子宫耐受能力差者，可配合顶端悬吊达到解剖复位。

局限性及相对禁忌证：①阴道长度不够理想；②大于Ⅲ期脱垂，其解剖复发率 4.1%～7.6%，术后 2～6 年，6～12 年的再次手术率分别为 4%，21%（Khunda A et a，2013）；③有生育要求者。

手术关键点：①切断延长之宫颈；②将主韧带折叠缝合固定于残留的子宫颈断端之前方；③可同时行阴道前后壁修补、肛提肌缝合及会阴体修补。

并发症：①宫颈狭窄（0～11.3%），但其发生率的差异与手术对象及缝合术技巧有关；②术后尿潴留（11%～33%）；③生育率的下降及流产、早产率的增加；④可能有以后的子宫及宫颈病变，需继续防癌筛查；⑤脱垂复发（图 23-1-7）；⑥其他少见并发症如尿失禁，发热，感染，膀胱直肠损伤等。

（六）阴道封闭术（Colpocleisis）

该手术起源于欧洲，1823 年 Geradin 最早提出了阴道闭合术的设想，1877 年 LeFort 首次创建了阴道半封闭术，并形成了经典。1901 年 Edebohls 提出了第一例阴道全封闭术，即阴式

全子宫切除术后加阴道全封闭手术。2019 年由美国妇产科学院（ACOG）和美国妇科泌尿协会（AUGS）最新盆腔器官脱垂临床处理 214 号指南中提出，封闭性手术是有效治疗 POP 的术式，应当考虑作为一线手术治疗那些有医学合并症且无阴道性交或保留阴道愿望的妇女（B 级证据）（ACOG 2019）

适应证：①年老体弱（≥ 75 岁）；②合并严重内科疾病无法耐受盆腔重建长时间手术及麻醉且无阴道性生活要求者；③重度子宫脱垂或阴道穹隆脱垂无性生活要求者；④脱垂手术后复发，重度复杂 POP 无阴道性生活要求，包括对阴道瘘的治疗。

手术关键点：①部分阴道封闭术为保留子宫的阴道封闭术，分别切除阴道前后壁黏膜，但在阴道两侧保留 2～3 cm 黏膜，以作为以后的引流通道，阴道黏膜的切除不能超过膀胱尿道沟，逐层缝合阴道前后壁黏膜；②全阴道封闭术是指切除子宫后的阴道封闭术，切除阴道后壁处女膜缘上 2～3 cm 和阴道前壁膀胱尿道口以上的全部阴道上皮，再逐层从里到外缝合阴道黏膜关闭阴道；③切除子宫后或穹隆脱垂者也可以行阴道

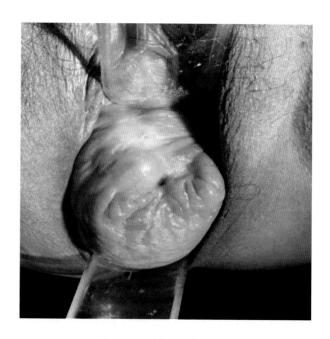

图 23-1-7　曼市手术后复发

部分封闭手术，以阴道残端为起点，保留两侧阴道黏膜，这样可减少阴道两旁血管区的出血及手术创伤；④封闭手术时要注意阴道黏膜缝合的面积及两侧黏膜通道的大小，缝合面积过少可导致手术失败。遇到阴道前壁脱垂明显不对称的病例，缝合时应逐渐进行调整到前后壁阴道黏膜最后完全关闭；⑤术前应评价尿失禁情况，必要时应同时行抗尿失禁术

　　并发症：①出血或血肿：术中止血应彻底，局部的血肿感染可导致手术失败；②术后尿失禁：手术时分离阴道黏膜超过膀胱尿道沟或术前存在隐匿性压力性尿失禁，术后可能发生显性压力性尿失禁；③术后后悔：有文献报道该手术后悔率为 3% ~ 9%，术前与患者的沟通交流手术指证的掌握是提高封闭术主观满意度的关键。

（七）经阴道后路悬吊带术（posterior intravaginal slingplasty，P-IVS）

　　1997 年澳大利亚学者 Petros 首次报道（Petros et al, 1997），认为此术式有悬吊阴道顶端的作用，创伤小、安全、有效，总体治愈率 91%。但因后路吊带所用的聚丙烯材质的产品问题，泰科经销商已停止对此后路吊带的销售，但现在市场上仍有盆底重建手术厂家经销阴道后路网片及吊带以起到临床顶端悬吊的作用。一种是全盆腔重建补片（图 23-1-8），聚丙烯表面涂有钛涂层的材质，用其后路吊带穿过两侧骶棘韧带达到悬吊阴道顶端。还有一种是模仿骶韧带的吊带（图 23-1-9），用合成聚偏二氟乙烯材质的吊带替代患者自己薄弱的骶韧带以悬吊，其中 CESA 是从宫颈替代骶韧带固定于骶骨，另一种是 VASA 从阴道残端替

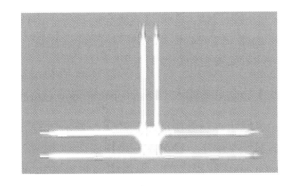

图 23-1-8　全盆腔重建补片（Tiloop Total 6）

代骶韧带固定于骶骨。这两种后路悬吊阴道顶端吊带与自体组织的 SSLF、USLS 的疗效相比，目前还缺乏大样本前瞻随机对照研究，以进一步确定其临床适应证及地位。

　　适应证：①中重度子宫或穹隆脱垂者，因为使用吊带穿过牢固的骶棘韧带或用合成吊带代替薄弱的宫骶韧带为宫颈阴道顶端提供，从而起到阴道顶端悬吊的作用；②重度前壁膨出需同时行顶端悬吊者。

　　手术关键点：①使用导针分别经两侧直肠侧窝进入，经过两侧骶棘韧带穿入阴道，同时在导针尖端穿入后路吊带，退回导针时将吊带从两侧坐骨直肠窝及皮肤带出；②肛查确保吊带在直肠外方，如有直肠穿孔或导针距离直肠过近，视情况重新穿刺或放弃穿刺，拔出吊带，改用其他方法；③调节吊带张力，吊带不宜过紧；④聚偏二氟乙烯合成宫颈阴道骶骨固定吊带方法参照阴道、宫颈骶骨固定术及手术说明。

　　并发症：①直肠损伤；②出血、血肿；③感

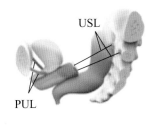

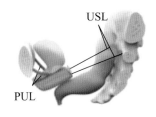

图 23-1-9　聚偏二氟乙烯合成宫颈阴道骶骨固定吊带

染；④吊带侵蚀；⑤阴道直肠会阴瘘等。因此类手术也属于 TVM 术式，应严格筛选适应证，及充分的术前告知和知情同意。

（八）全盆底重建术（Total pelvic reconstruction）

也属于顶端悬吊的式式之一，是采用阴道网片的盆底重建术。经典术式是由法国学者 Michel Cosson 2004 年提出的，即后来强生公司生产的 Prolift 全盆底重建套盒，其使用的网片为不可吸收的、轻薄、单孔、单股编织的聚丙烯网片系材质，可以对前、中、后三个区域进行盆腔重建。强生 Prolift 退市后，陆续有几家欧洲盆底重建聚丙烯网片套盒产品入市，如意大利的赫美，德国的钛乐、德迈等产品。他们在聚丙烯网片的质量、孔隙、编织形状及涂层上都做了改进，以期减少网片并发症，但网片套盒的穿刺路径并没有变化，都沿用了最初发明者所采用的穿刺点。期间美国医疗公司和美国波士顿科学公司设计了网片面积更加小、不穿过皮肤从盆腔内直接固定在骶棘韧带上的微小盆底重建网片，最初的文献报道成功率为 92% ~ 96%，复发率为 4%（Arthur et al，2006），但由此增加的网片并发症，限制了其在临床重的应用。相关网片在 TVM 中的应用也正在研究中。

适应证：①全盆腔多腔室严重脱垂，伴有膀胱、直肠症状；②年龄大对性生活要求不高者③脱垂手术后反复复发要求保留阴道功能者。

手术关键点：①全盆腔网片套盒有四个臂，分为阴道前壁和后壁，前壁网片两个臂分别由经闭孔浅支和深支穿出；②后壁两支由直肠柱两侧经肛门下两侧坐骨直肠窝穿出；③网片大小需根据患者个体情况进行适当裁剪；④网片需放置平整无张力。

并发症：可分为近期和远期并发症，近期并发症：①导针穿刺部位的出血和血肿；②局部感染、脓肿；③腹股沟、臀部及阴道内等部位的疼痛；④膀胱和直肠损伤。

远期并发症：①慢性盆腔痛；②性交困难、性交痛；③不同程度及部位的网片暴露及侵蚀；④术后尿失禁等。

聚丙烯网片作为一种盆底重建修补的合成材料，降低了盆底修补术后的复发率，在过去的 20 年中成为盆底重建手术的主要方法之一，但其并发症仍是国内外关注的焦点。美国食品药品监督管理局（FDA）针对经阴道放置网片或吊带暴露并发症带来的不良影响于 2008 年和 2011 年两次提出了警告，2019 年又对美国两家上市公司做出了禁止在美国销售经阴道网片的警告，关于网片术后并发症问题现在已经引起了国内外的关注，因此应严格网片适应证，对所有拟接受网片修补手术的患者术前应做详细的知情告知、权衡利弊，并签署知情同意才可实施。

综上所述，治疗中盆腔脱垂的术式有很多种，应根据患者盆腔器官脱垂程度、年龄、性生活情况、生育要求、有无内科合并症和手术者自身对各种手术的熟练程度等采用个体化选择及治疗。在各种术式中还有很多问题存在争议，这还需要妇科泌尿专业的医生不断地进行临床实践、总结及探讨。

典型病例

罗××，女，65 岁，因"阴道内肿物脱出 16 年，加重 1 年"住院。

一、还需要了解哪些重要病史？

1. 脱垂发生的时间和症状
2. 有无排尿困难及尿失禁
3. 有无排便困难及粪失禁
4. 生育史及个人史
5. 性生活情况
6. 既往内科疾病及手术史

患者病史：该患者自觉阴道内肿物脱出 16 年，近 1 年加重，严重影响日常生活，伴尿频，10 余次/白天，夜尿 1-2 次，无尿急、尿痛，无漏尿。有轻度排尿困难，伴尿不尽感，改变姿势及阴道肿物回纳后排尿畅，无排尿淋漓，无排便困难及便失禁。患高血压 1 年，口服药物控制良好，无糖尿病史。性生活每月 2 次左右。绝经 13 年，G1P1，顺娩 1 次，出生体重 3350 g，否认难产史。否认吸烟史。配偶健在。

二、下一步如何评价？

查体评价全身情况及专科情况

1. 一般查体：体温 36/5 ℃，血压 120/80 mmHg，心率 80 次/分，呼吸 20/分，身高 160 cm，体重 65 Kg，BMI：25 kg/m²，心肺听诊无异常，腹软，无压痛及反跳痛。

2. 专科检查：外阴已产型，阴道前壁脱垂，最远端超出处女膜缘 3 cm，宫颈超出处女膜缘 4 cm，黏膜表面光，子宫绝经后大小，双附件未触及异常。阴道旁缺陷、中线缺陷、横向缺陷均存在，会阴陈旧性裂伤，肛门括约肌完整，肛提肌强度和收缩力均为 4 级，尿道段无明显膨出。

POP-Q 分期		
Aa：0	Ba：+3	C：+4
gh：5	pb：3	tvl：8
Ap：-2	Bp：-2	D：-3

三、下一步需要进行哪些辅助检查？

妇科超声、泌尿系超声、3 天排尿日记及 1 小时尿垫试验，必要时行盆腔核磁共振确定是否有宫颈延长，盆底功能障碍调查问卷评分确定临床症状困扰程度。

辅助检查结果：

妇科超声：绝经后子宫，双卵巢未见。

泌尿系超声：双肾、输尿管、膀胱未见异常。

排尿日记：初始排尿感时膀胱容量：50～100 ml；常态排尿感时膀胱容量 250～300 ml；强烈排尿感时膀胱容量 400 ml。最大膀胱容量 500 ml，脱出物还纳后 1 小时尿垫漏尿试验结果为 0。

盆底障碍影响简易问卷 7（PFIQ-7）：60 分，评价盆底功能障碍问卷（PFDI-20）：24 分，盆腔器官脱垂对性功能的调查问卷（PISQ-12）17 分。

初步诊断：

①盆腔器官脱垂：子宫脱垂Ⅲ期，阴道前壁脱垂Ⅲ期；②宫颈延长；③会阴陈旧性裂伤；④高血压病 2 级。

四、该患者的治疗建议

该病例特点：①中老年女性，65 岁；②专科查体评价脱垂以前盆腔、中盆腔为主，伴会阴体陈旧裂伤；③无尿失禁症状，无排便异常；④仍有性生活，2 次/月；⑤合并高血压 2 级；⑥BMI 25，患者偏胖。

1. 盆腔器官脱垂治疗：保守治疗和手术治疗

（1）保守治疗的选择：可使用子宫托治疗，向患者说明和选择佩戴适合自己型号的子宫托，并告知患者子宫托佩戴的注意事项。

（2）手术治疗的选择：主要包括封闭类和重建类手术两种。封闭类手术多考虑年龄大于 75 岁，且无性生活要求者，该患者年龄 65 岁，目前仍有性生活，每月 2 次，暂不考虑封闭类手术。主要应选择以盆腔重建类的手术为主。保留阴道功能，包括自体组织修补术和加用网片的盆腔重建类手术，是否保留子宫可征求患者意见，但患者全身情况可耐受切除子宫手术，且切除子宫手术的远期疗效有更多的循证医学证据。该患者无尿失禁症状及病史，脱垂还纳后 1 小时尿垫试验为 0，故不考虑同时行抗尿失禁手术。术前查体以前盆腔、中盆腔脱垂为主，前盆腔膀胱膨出达Ⅲ期，应同时行中盆腔顶端悬吊手术。按照美国及中国子宫脱垂的指南，60 岁以上的重度前壁脱垂伴中盆腔脱垂，且伴肥胖复发高危因素者可考虑前壁放置网片予以加固，但需向患者说明经阴道加用网片的利弊，需有患者签署关于加用网片的知情同意书后才能实施。患者 BMI 25，合并高血压，但无糖尿病，无吸烟史，目前无明显放置网片的禁忌证。腹腔镜和经腹穹隆骶骨固定也是可考虑的种手术选择，但对患者心肺功能要求较高，创伤相对大，如大出血、神经损伤等风险。

该患者 65 岁，合并高血压，且要同时修补阴道前壁，经阴道一条途径修补对患者更适合，故暂不考虑阴道骶骨固定术。阴道手术创伤相对小，适用年龄范围较宽，老年者也多可耐受，尤其适用于前盆腔重度脱垂者。经阴道途径还可适用于 POP 的多部位修补及无法耐受开腹和腹腔镜手术者，如可同时行阴道前壁修补及会阴体修补，此患者阴裂 5 cm，循证医学证据表明会阴体修补在防止脱垂复发上有重要的辅助作用，切除子宫问题，患者有强烈切除子宫意愿，目前保子宫的顶端悬吊手术临床证据尚不足。综合上述讨论，建议该患者行经阴道盆底重建手术（TVH+HUS+阴道前壁修补手术＋会阴体修补＋膀胱镜检查，前壁修补是否加用网片待与患者沟通后决定）。

五、治疗过程

该患者拒绝子宫托保守治疗，坚决要求手术治疗，并在了解了阴道网片利弊后签署了知情同意书后择期行了经阴道全子宫切除＋高位骶韧带悬吊＋合成网片加固的阴道前壁修补术＋会阴体修补＋膀胱镜检查治疗。手术过程顺利。术后无发热情况，3 天拔除尿管，排尿排便正常，术后 7 天如期出院。术后已定期随访 2 年，患者阴道长 7.5 cm，黏膜完整，无网片暴露，容 2 指松，阴裂 3.5 cm，会阴体 3.5 cm，已有性生活，无性交痛，无新发尿失禁，患者对手术非常满意。

六、术后建议

1. 建议术后控制体重，尽力保持在 BMI 24 以内；

2. 术后 2 个月、6 个月、1 年门诊复查，此后每年随访一次；

3. 禁性生活、盆浴、游泳 2 个月；

4. 术后 6 个月内避免提重物、慢性咳嗽及便秘；

5. 如出现异常阴道出血、分泌物、性交疼痛、尿血、盆腔及下腹部会阴部疼痛等建议随时门诊就诊。

（王文英　牛　珂　鲁永鲜）

参考文献

崔国策，等，2011．盆腔器官脱垂的动态 MRI 研究进展．世界华人消化杂志，19（24）：2515-2520.

段磊，等，2017．经阴道子宫骶韧带高位悬吊术的长远期疗效．中华妇产科杂志，52（6）：363-368.

鲁永鲜，等，2007．经阴道子宫骶骨韧带高位悬吊术治疗子宫脱垂的临床探讨．中华妇产科杂志，42：797-801.

鲁永鲜，等，2013．经阴道子宫骶骨韧带高位悬吊术治疗重度盆腔器官脱垂的长期疗效．中华妇产科杂志，48（8）：564-569.

沈文洁，等，2019．经阴道高位宫骶韧带悬吊术治疗复发性盆腔器官脱垂的疗效分析．中华妇产科杂志，54（4）：232-238.

张迎辉，等，2019．经阴道宫骶韧带高位悬吊术为主体术式的自体组织修补手术治疗中盆腔缺陷的五年疗效．中华妇产科杂志，54（7）：445-451.

朱兰，等，2008．女性盆底学．北京：人民卫生出版社．

S.Robert Kovac，等译，2010．经阴道手术和盆底重建手术外科学．1 版．天津：天津科技翻译出版公司：37-47.

Arthur Mourtzinos，et al，2006. Repair of vaginal vault prolapse and pelvic floor relaxation using polypropylene mesh．Curr Opin ObstetGynecol，18（5）：555-559.

Banerjee C，et al，2011. Laparoscopic pectopexy: a new technique of prolapse surgery for obese patients.Arch Gynecol Obstet，284（3）：631-635.

Barber MD，et al，2014. Comparison of transvaginal surgical approaches and perioperative behavioral therapy for apical vaginal prolapse: the OPTIMAL randomized trial．JAMA，311（10）：1023-1034.

Committee Opinion No，2017. 694: management of mesh and graft complications in gynecologic surgery．Obstet Gynecol，129（4）：e102-e108.

Dietz HP，et al，2001. Ultrasound in the quantification of female pelvic organ prolapse.Ultrasound Obstet Gynecol，18（5）：511-514.

Khunda A，et al，2013，New procedures for uterine prolapse. Best Pract Res Clin Obstet Gynaecol，Jun；27（3）：363-379.

Klauschie JL，et al，2012. Surgical treatment of vaginal vault prolapse: a historic summary and review of outcomes.Female Pelvic Med Reconstr Surg，18：10-17.

Lowder JL，et al，2008．The role of apical vaginal support in the appearance of anterior and posterior vaginal prolapse．Obstet Gynecol，11（1）：152-15. 770-771.

M. Beera，et al，2005. Surgical techniques for vault

prolapse：a review of the literature. European Journal of Obstetrics & Gynecology and Reproductive Biology（119）：144-155.

McCall ML，et al，1957．surgical correction of enteroc ele during vaginal hysterectomy；a preliminary report. ObstetGynecol，10（6）：595-602.

Milani R et al，2018. Outcomes of Transvaginal High Uterosacral Ligaments Suspension：Over 500-Patient Single Center Study. Female Pevic Medicine&Reconstructive Surgery，24，（3）：203-206

Montoya TI，et al，2013. Functional and anatomic comparison of 2 versus 3 suture placement for uterosacral ligament suspension：a cadaver study. Am J Obstet Gynecol，209（5）：486.El-5.

Oversand SH，et al，2018. The Manchester procedure：anatomical，subjective and sexual outcomes. Int Urogynecol J；29（8）：1193-1201.

Pannu HK，et al，2000. Dynamic MR imaging of pelvic organ prolapse：spectrum of abnormalities. Radiographics，20：1567-1582.

Pelvic organ prolapseACOG Practice Bulletin No.214，2019. American College of Obstetricians and Gynecologists and the American Urogynecologic Society. Obstet Gynecol，134：e126-42.

Petros PE，1997．New ambulatory surgical methods using an anatomical classification of urinary dysfunction improve stress，urge and abnormal emptying，Int Urogynecol J Pelvic Floor Dysfuction，8（5）：270-277.

Randall CL，et al，1971. Surgical treatment of vaginal

inversion. Obstet Gynecol，38：327e32

Richter K，1967. The surgical treatment of the prolapsed vaginal fundus after uterine extirpation. A contribution on Amreich's the sacrotuberal vaginal fixation. Geburtshilfe Frauenheilkd，27：941e54.

Sederl J，1958. Zur Operation des Prolapses der blind endigenden Sheiden. Geburtshilfe Frauenheilkd 18：824-828.

Sederl J，1958. Surgery in prolapse of a blind-end vagina. Geburtshilfe Frauenheilkd，18：824e8.

Shull BL，et al，2000. A transvaginal approach to repair of apical and other associated sites of pelvic organ prolapse with uterosacral ligaments. Am J Obstet Gynecol，183（6）：1365-1374.

Summers A，et al，2006. The relationship between anterior and apical compartment support. Am J Obstet Gynecol，194：1438-1443.

Swift SE，et al. Pelvic organ prolapse：defining the disease. Female Pelvic MedReconstr Surg：16：201.

Swift SE.The distribution of pelvic organ support in a population of women presenting for routine gynecologic healthcare.Am J Obstet Gynecol.2000；183：277.

Yang A，Mostwein JL，Rosenshein NB，et al.Pelvic floor descent in women：dynamic evaluation with fast MR imaging and cinematic display.Radiology 1991；179：25-33.

Zacche MM，et al. Trends in prolapse surgery in England.Int Urogynecol J，2018 Nov；29（11）：1689-1695.

第二节　高位骶韧带悬吊术

一、经阴道宫骶韧带高位悬吊术

经阴道宫骶韧带高位悬吊术（transvaginal high uterosacral ligament suspension，HUS）是由直肠子宫陷凹成形术以及其改良的 Mayo 子宫陷凹成形术演变而来。前者是由 McCall 在 1938 年发明并在 1957 报道后得到推广的，故又称为 McCall 后陷凹成形术。改良术式中应用最广泛是 Mayo 手术即宫骶韧带缝合术，其设计是在缝合宫骶韧带、关闭直肠子宫陷凹后，再将阴道穹隆悬吊于其上。近 10 余年来，为了使宫骶韧带缝合术后有足够的阴道深度及进一步改善性生活质量和巩固手术效果，Shull 等（2000）学者提出了HUS 术式，即在坐骨棘水平或宫骶韧带的中段缝合、悬吊阴道穹隆并同时重建宫颈周围环。阴道顶端悬吊是盆底重建手术（reconstructive pelvic surgery，RPS）中的关键步骤，即纠正盆腔第一水平支持结构的缺陷，现已成为共识。诸多研究（Summers et al，2006；Lowder et al，2008）证实，50%的前盆腔支持来自于阴道顶端，顶端复位可解决55%的前壁和30%的后壁膨出，顶端复位有利于阴道前、后壁膨出的改善。而临床实践也表明，30%～50%的轻度阴道前、后壁膨出在顶端复位后不再需要修补，达到了事半功倍的效果。目前公认的阴道顶端悬吊的"金标准"术式有3种，即骶骨阴道固定术（sacrocolpopexy，SC）、骶棘韧带固定术（sacrospinous ligament fixation，SSLF）和HUS。在美国食品药品监督管理局两次对经阴道RPS中使用网片的并发症和不良事件发布通告之后，采用自体组织悬吊的手术越来越受到关注。较之SC和SSLF，经阴道HUS更加微创、更符合阴道生理功能，并可经一条途径解决多部位缺陷，故而更多地被临床认可和采用。

（一）经阴道高位骶韧带悬吊术的适应证

经阴道HUS的适应证主要为中盆腔缺陷，即子宫、穹隆脱垂。POP常常影响多个部位，临床见到的脱垂很少为单一部位；资料显示患者常伴有多方向、多部位缺陷，一半以上的膀胱膨出合并有子宫、穹隆脱垂。研究还发现，具有临床意义的中盆腔缺陷几乎总是伴随有阴道前后壁膨出；在前壁膨出最远端超过处女膜的女性中几乎均伴有不同程度的中盆腔缺陷。当前壁膨出最远端超出处女膜≥2 cm时，80%的顶端可脱垂至处女膜内2 cm，55%的顶端可脱垂至处女膜外2 cm。这些研究均显示中重度POP存在中盆腔缺陷的普遍性，且与前后壁膨出密切相关；强调重度POP术中重建顶端支持的必要性；否则容易导致其他部位修补手术的失败。悬吊穹隆同时修补阴道前后壁膨出，可使手术效果互为加强，甚至阴道前后壁轻度膨出者，仅行HUS就可解决所有问题。HUS手术因基本不改变阴道轴向及容积，可与阴道前后壁修补术同时进行，故几乎适用于所有类型的POP。而SSLF因将阴道拉向后方，

且需要有足够的阴道黏膜而不适用于重度膀胱膨出及阴道不够宽敞者。另外，HUS也有预防和治疗子宫切除术后穹隆脱垂的作用。目前，国内鲁永鲜、沈文洁等（2007）已将经阴道HUS辅以阴道前后壁修补手术用于要求盆底重建又缺乏顶端牢固悬吊的脱垂手术后复发者，并初步取得了满意的效果。而在HUS术后复发病例中，也有再次使用宫骶韧带悬吊成功的报道。

（二）经阴道高位骶韧带悬吊术要点及操作技巧

患者取膀胱截石位，按阴道手术常规消毒。子宫及附件切除后，有需要者先行阴道前壁修补及无张力阴道吊带术。上提阴道残端，排垫肠管后，用Breisky阴道拉钩（图23-2-1）分别暴露出两侧宫骶韧带，在腹腔内触摸及确认坐骨棘及其走行于其上方1～5 cm的输尿管后，暴露从坐骨棘内后侧向骶骨方向走行的宫骶韧带。用长组织钳或骶韧带钳（图23-2-2）在后腹膜5点和7点平坐骨棘水平处钳夹双侧宫骶韧带残迹后向上、向尾侧反复牵拉，使其伸张，然后顺此残迹沿侧盆壁向骶骨方向清楚摸到一条明显增厚、纵向走行的结缔组织样韧带，此即宫骶韧带。同法钳夹对侧宫骶韧带。再次触摸并确认钳尖周围2 cm组织内无输尿管后，长弯针持夹持小圆针，全部采用双针7号或10号丝线及Prolene线于坐骨棘水平上下螺旋缝合法分2针缝合两侧宫骶韧带，必要时缝合其间的直肠子宫反折腹膜（图23-2-3～图23-2-5）。拉紧双侧宫骶韧带缝线，先行膀胱镜检查，输尿管喷尿正常后，宫骶韧带缝合打结后留线。再行膀胱镜检查，确认两侧输尿管口喷尿及尿色有无异常。为方便膀胱镜下评价输尿管通畅情况，可静脉输注靛胭脂（Indigo Carmine）或水溶性维生素或于术前口服B族维生素等使尿液变色，同时给予呋塞米，使输尿管口喷尿更有力，更有利于辨别输尿管梗阻（图23-2-6）。确认双侧输尿管无损伤后，用宫骶韧带的留线缝合至阴道前、后壁残端的耻骨宫颈筋膜和直肠阴道筋膜，然后逐一打结，并常规缝合阴道残端。

打结时上推阴道穹隆至宫骶韧带缝合处。宫

骶韧带缝线缝合阴道前后壁黏膜下组织时需够深够宽，以保证穹隆悬吊的牢靠度。需行阴道后壁和会阴体修补者按常规进行。

经阴道 HUS 术中对宫骶韧带的正确识别至关重要。术中可用长组织钳在后腹膜 5 点和 7 点处反复钳夹、辨认宫骶韧带残端，沿残端向上钳夹，并向上、向外牵拉，使其伸张，有助于宫骶韧带的确定，或采用在宫骶韧带切断时留线作标记的方法。Karram 等（2001）报道的 202 例中，有 6 例因未能鉴别出肠膨出及充分暴露直肠子宫陷凹而未找到宫骶韧带，进而改行单侧 SSLF。Barber 等（2000）报道的 46 例中，有 1 例因直肠周围粘连而未能找到左侧宫骶韧带，故仅行了单侧 HUS。手术的另一难点在于 HUS 的缝合，因其位置深，操作有一定难度。为了良好暴露及避免肠损伤，缝合前最好用纱垫挡开肠管，充分照明，同时需配备合适的拉钩、组织钳和针持，这是手术成功的保证。术中应注意是否存在肠膨出，应同时予以处理。

对年轻、性活跃、无肠膨出者，可采用同侧宫骶韧带自行折叠，再缝合悬吊到同侧阴道残端的方法。这样有利于保持阴道穹隆宽度，增加性生活满意度，同时可减少直肠损伤及输

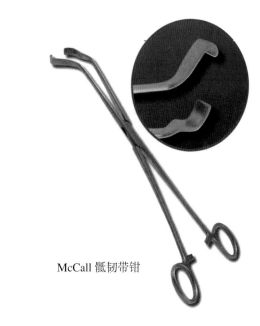

McCall 骶韧带钳

图 23-2-2　McCall 宫骶韧带残端抓钳

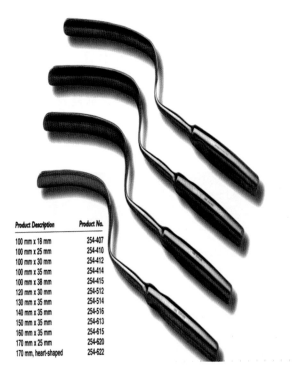

Product Description	Product No.
100 mm x 18 mm	254-407
100 mm x 25 mm	254-410
100 mm x 30 mm	254-412
100 mm x 35 mm	254-414
100 mm x 38 mm	254-415
120 mm x 30 mm	254-512
130 mm x 35 mm	254-514
140 mm x 35 mm	254-516
150 mm x 35 mm	254-613
160 mm x 35 mm	254-615
170 mm x 25 mm	254-620
170 mm, heart-shaped	254-622

图 23-2-1　不同规格的 Breisky-Navratil 阴道拉钩

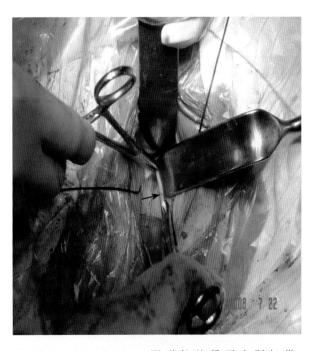

图 23-2-3　Breisky-Navratil 阴道拉钩暴露宫骶韧带；McCall 宫骶韧带残端抓钳和长组织钳钳夹宫骶韧带（黑色箭头所示）

尿管扭曲机会。

（三）经阴道高位骶韧带悬吊术疗效分析

经阴道 HUS 悬吊穹隆位置高，不仅解决了脱垂问题，而且术后能获得足够的阴道深度和宽度，术后有性生活者满意度可以明显得到改善。

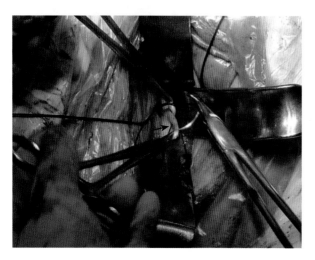

图 23-2-4　采用双针 7 号或 10 号丝线及 Prolene 线于坐骨棘水平上下螺缝合分 2 针缝合两侧宫骶韧带（黑色箭头所示）

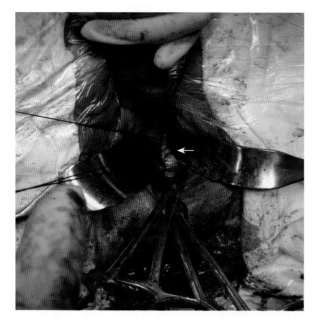

图 23-2-5　缝合两侧宫骶韧带并拉紧（白色箭头所示），待膀胱镜检查确认输尿管通畅后打结

术后阴道长度有赖于穹隆悬吊的高度和耻骨宫颈筋膜与直肠阴道筋膜的长度。Shull 等（2002）认为，加行阴道前后壁中线折叠缝合还可加长阴道长度。此外，会阴体修补也可延长阴道 2 ~ 3 cm。性功能改善除了阴道深度外，还受弹性、轴向的影响，较其他 RPS 相比，HUS 是最少改变阴道生理状况的手术之一。与 SSLF 比较，两者对于悬吊阴道顶端均有良好作用，成功率相似，但 HUS 术后阴道前壁脱垂程度低。国外文献报道（Kurram et al，2001），HUS 和 SSLF 术后阴道前壁脱垂的发生率分别为 6% 和 21%，原因在于前者更好地保持了阴道的自然轴向，预防了阴道其他部位的继发膨出。与补片比较，HUS 则是完全利用自体组织，无补片导致的阴道壁僵硬、弹性减弱、补片侵蚀等副作用。

近年有多篇文献报道了数千例有关 HUS 的 2 年内疗效的研究结果。Vallabh-Patel 等（2016）比较了经阴道 HUS 和机器人腹腔镜 HUS 的近期疗效，经阴道 HUS 随访 9.5 个月时的手术总体成功率达 85.7%；该研究采用的手术成功标准中加上了顶端下降至阴道全长 1/2 这一指标，更有利于顶端支持效果的量化评价。Rondini 等（2015）报道了 61 例经阴道 HUS 的 1 年疗效，阴道前壁、后壁、顶端的解剖学成功率分别为 66.0%、93.7% 和 82.0%，再次手术率为 17.0%。Barber 等（2014）报道了 188 例 HUS 术后 2 年的手术效果，阴道前壁、后壁、顶端的手术成功率分别为 84.5%、95.5% 和 95.5%，脱垂复发后采用

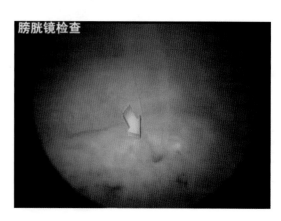

图 23-2-6　膀胱镜检查输尿管喷尿情况（绿色箭头所示）

子宫托或再次手术治疗率为 5.0%。Margulies 等（2010）对 HUS 手术效果进行了荟萃分析，中位随访时间为 25 个月，阴道前壁、后壁、顶端脱垂的解剖学成功率分别为 81.2%、87.4% 和 98.3%。这一系列关于经阴道 HUS 的近中期解剖学成功率的数据充分证明了 HUS 对于脱垂，尤其是顶端脱垂的复位显著有效。

RPS 的长期疗效是评判手术优劣的最重要指标。Silva 等（2006）对 72 例 HUS 术后 5.1 年的手术效果进行分析，顶端的解剖学成功率达到 97.2%。最近的研究（Unger et al，2017）结果表明，983 例经阴道 HUS 术后 6 年时的总体复发率低于 256 例腹腔镜 SC 和 142 例机器人腹腔镜 SC（分别为 43%、57% 和 49%），患者自觉阴道膨出感的发生率也低于其他两组（分别为 34%、49% 和 44%），HUS 术后脱垂最远端平齐或超出处女膜的发生率和再次手术率分别为 34% 和 14%。国内鲁永鲜课题组近 10 余年采用经阴道 HUS 治疗重度 POP 700 余例，取得了满意的疗效。2013 年鲁永鲜等在国内首次报道了经阴道 HUS 5 年的长期疗效，2017 年更是对经阴道 HUS 术后随访平均达 9 年患者进行了疗效分析，手术总体成功率为 91.3%，单独阴道前壁、顶端、后壁以及多部位脱垂的复发率分别为 6.7%、0、2.9% 和 1.0%。搜索 PubMed 数据库目前尚未发现关于 HUS 随访长达 9 年或以上远期疗效的报道。

2019 年，课题组在国内继续报道了单独采用经阴道 HUS 为主体的自体组织修补手术治疗中盆腔缺陷为主的中重度 POP 患者的 5 年疗效分析，进一步肯定了 HUS 对于中盆腔缺陷的良好重建效果。研究结果表明，对于以阴道中盆腔缺陷为主，且顶端复位后阴道前后壁膨出明显减轻的 POP 患者，采用经阴道 HUS 辅以自体组织阴道前后壁修补术疗效较持久，并且经济、微创、更无网片相关并发症，值得临床推广应用。

鲁永鲜课题组认为，经阴道 HUS 远期解剖学成功率与以下因素有关：①术前脱垂的严重程度：这已成为公认的影响 RPS 术后疗效的重要因素之一。Vergeldt 等（2015）的系统综述证明，术前脱垂 POP-Q Ⅲ或Ⅳ期是术后 POP 复发的明确高危因素。Richter 等（2016）则发现，D 点位置与脱垂的程度密切相关，即 D 点位置越低，脱垂程度越重，手术前 D 点每下降 1 cm，术后 C 点降低 0.21 cm；术前 D 点 ≥ −4.25 cm 者术后 1 年时的顶端失败率高于 D 点 < −4.25 cm 者，因此，作者将术前 D 点 −4.25 cm 作为界值来预测术后顶端的复发概率。②缝合位置：应确保阴道顶端悬吊在宫骶韧带而非周围其他的结缔组织上。③阴道前后壁修补：这是影响 RPS 整体效果的重要因素。Rondini 等（2015）比较了 SC 与 HUS 各腔室的解剖学成功率，两者对阴道顶端、后壁的手术效果并无显著差异，而 SC 的阴道前壁解剖学成功率明显高于 HUS，这与 SC 所采用的"Y"形网片对于阴道前壁有一定的支持作用有关。阴道顶端与阴道前后壁膨出的关系已有较为深入的研究，即顶端的复位可解决 55% 的前壁和 30% 的后壁膨出，但对于阴道前、后壁重度膨出者则无法解决。由于阴道前壁是手术后最易复发的部位，为减小阴道前后壁达到处女膜的复发率，对Ⅲ期及以上重度前壁膨出者同时加用网片修补，可在一定程度上提高手术成功率。④抗尿失禁吊带手术：有学者认为，此术对阴道前壁的复位也有一定的作用。⑤缝线材料：Chung 等（2012）对不可吸收线和延迟可吸收线缝合宫骶韧带进行了研究，延迟可吸收缝线组脱垂超出处女膜缘的发生率比不可吸收线组高 5%，而脱垂复发率在宫骶韧带的缝针数上并无区别，故得出了手术复发主要应归因于缝线材料而非缝针数的结论。Unger 等（2015）则发现，缝线材料的不同对近期疗效影响不大，宫骶韧带上的缝针数不是单独影响手术复发率的因素。此外，经阴道 HUS 客观成功率还与手术技巧、宫骶韧带缝合部位准确性、附加子宫切除及阴道前后壁修补、会阴体修补以及患者为初次手术等有关。

（四）经阴道高位骶韧带悬吊术中常见副损伤及其处理

由于 HUS 的宫骶韧带缝合不需要任何组织分离，不会造成组织的创伤，其术后病率仅与同期所行的其他手术有关。输尿管梗阻是 HUS 最常见的副损伤，发生率为 0 ~ 10.9%。术中及时发现和处理输尿管损伤可降低术后发病率，最大程度地减少肾功能丧失以及后期肾造瘘的可能。与输尿管损伤术后延误诊断相比，其早期发现也减少了输尿管阴道瘘的发生。由于输尿管紧邻宫骶韧带，其走行时有变异，因而容易损伤。手术中常需注意以下几点：

1. 熟知输尿管与宫骶韧带的解剖关系　宫骶韧带与输尿管的解剖关系密切相关。输尿管进入盆底深部后便沿着宫骶韧带外侧向前内方向进入主韧带，并在位于宫颈内口水平外侧 1.5 cm 处经过子宫动脉下方，转而向前通过阴道前穹窿中间到达并进入膀胱壁，潜行约 1.5 cm 后开口于膀胱三角区的两侧外上方输尿管嵴处。相关的尸体解剖研究发现，输尿管在宫颈内口、坐骨棘以及骶骨水平距离宫骶韧带的平均距离分别为 0.9 ± 0.4 cm、2.3 ± 0.9 cm 以及 4.1 ± 0.6 cm。Stiff 等（2018）在对 11 具无防腐女性尸体的解剖研究中进一步发现，双侧宫骶韧带从坐骨棘向骶骨每移动 1 cm，输尿管则向外侧移动远离宫骶韧带约 0.2 cm。Elkins 等（1995）研究也发现，宫骶韧带自宫颈向骶凹方向延伸过程中是逐渐远离输尿管的，二者距离在穹窿水平为 1.4 cm，在直肠旁中段为 4.1 cm，近骶凹段为 8.1 cm。而 HUS 悬吊穹窿通常在直肠旁中段，正常情况下应距输尿管 3～4 cm 左右。此外，双侧输尿管在宫颈部位并非完全对称，早在 1869 年就曾有学者在最早的输尿管解剖报告中强调了此点，并指出左侧输尿管比右侧输尿管更靠近宫颈。1982 年，断层荧光镜电影照相技术证实了盆腔中输尿管末端的不对称性。Hurd 等（2001）通过盆腔 CT 还发现，约 12% 女性的输尿管距离宫颈仅有 0.5 cm 或更短，意味着这些女性在 RPS 中更易出现输尿管损伤。

2. 膀胱截石位时输尿管走行发生变异　由于阴式 RPS 时患者需从仰卧位转至膀胱截石位，此位置变换可明显旋转骨盆并改变盆腔内软组织的相对解剖关系，这对于 POP 患者更是如此。有鉴于此，Aronson 等（2005）在对 HUS 的研究中指出，由于骨盆在膀胱截石位时发生旋转，相对于直立位置时的宫骶韧带高位缝合，在膀胱截石位时应体现为低位深部缝合，即向深部缝合子宫骶骨韧带以尽量远离输尿管，可明显降低输尿管

梗阻发生率。据统计，此方法可明显降低输尿管损伤率。

3. HUS 手术中对宫骶韧带牵拉方向不同也可造成输尿管位置变异　向患者尾部方向牵拽，使主韧带以及其间的输尿管被牵拉，易损伤；而向上、向患者腹侧方向牵拉时，宫骶韧带将向下延伸走行，并与头部呈 30 度，此时向后下，即向患者背侧方向缝合宫骶韧带，常可避免输尿管损伤。

4. 宫骶韧带进针方向　多数学者的经验表明，从宫骶韧带外侧垂直进针，平行于盆底走行，再从内侧出针的方式缝合宫骶韧带，进针点更易于控制，不易损伤输尿管。

5. 输尿管触摸法　也可采用在宫骶韧带外上方直接触摸输尿管的方法来避免损伤。如果在距离夹持宫骶韧带的钳尖 2 cm 内不能触及输尿管，则可确保钳尖周围 2 cm 组织内无输尿管。但此法对术者经验有较高的要求。

6. 膀胱镜检查　通常情况下，开腹或腹腔镜手术中疑有输尿管损伤时，可在直视下沿输尿管走行探查，但在阴式手术中却难以进行。Visco 等（2001）曾指出，若术中输尿管损伤发生率超过 1.5%，则术中常规采用膀胱镜检查的效益成本核算就是值得的。事实上多数文献报道，阴式 RPS 术中输尿管梗阻发生率超过了此值。而膀胱镜操作相对简单、耗时短、损伤小，因而越来越多的学者已将术中膀胱镜检查纳入阴式 RPS 中。

为减少输尿管损伤，HUS 术中的膀胱镜检查非常必要，已成为 HUS 手术中的常规。尽管偶有报道术中膀胱镜检查可能会漏掉部分输尿管梗阻病例，但多数文献表明，术中膀胱镜下静脉注射靛蓝二磺酸钠评估输尿管完整性是一项安全而准确的检查方法，其敏感度和特异度达到了 94.4% 和 99.5%。输尿管通畅性检查前可静脉给予 5～10 ml 靛蓝二磺酸钠，通过观察蓝色尿液从双侧输尿管开口的喷出情况来评估其完整性。有时两侧输尿管喷尿的细微差异也提示一侧可能存在部分梗阻，但要考虑到术前即存在肾或输尿管疾患所造成的假阳性结果。在年龄较大、肾功能较差以及血容量不足的情况下，观察到蓝色尿

液的时间相对较长。在充分补液的情况下，给予利尿剂可以加速染料排泄。值得注意的是，短时间内尿液产生过多、尿流过快可能会掩盖部分输尿管不全梗阻的情况。尽管术中膀胱镜下静脉注射靛蓝二磺酸钠对于输尿管梗阻的诊断具有很高的准确性和特异性，但临床上确有假阴性结果报道，其假阴性率约为0.3%，原因可能与膀胱镜无法检测出的输尿管部分梗阻有关。因此，仍需密切观察患者术后的异常情况，如发热、腰痛、持续漏尿、肾盂肾炎、腹膜炎、肠梗阻、无尿以及血清肌酐和尿素氮水平升高等。

经阴道HUS中输尿管损伤多为宫骶韧带缝合线结扎导致的输尿管梗阻，绝大多数可通过膀胱镜检查发现，故膀胱镜在经阴道HUS手术中有不可替代的作用。妇科医生应该熟练掌握并学会识别各种形状的输尿管开口及喷尿状态，一旦发现梗阻，应及时拆除缝线，多可缓解。即便如此，仍有大约5%的患者没有症状，而是在晚期由于肾盂积水或无功能肾才得到诊断。

输尿管梗阻的治疗目的是解除梗阻，恢复正常的排尿通路，保护肾功能，在恢复输尿管完整性的同时尽量减少局部狭窄和尿瘘的形成。当输尿管轻微损伤或一过性损伤且基本未影响功能时可自行恢复。距离输尿管太近的缝合可能造成输尿管轻度扭曲和阻塞，但通常能及时恢复；而对于术中膀胱镜明确诊断为梗阻者，则需立即在术中去除缝线并重新放置。约90%的患者可由术中剪掉缝线而解除梗阻。对于术后发生症状而被确诊为输尿管部分梗阻的患者，常需解除缝线并逆行放置输尿管支架以确保其通畅性。然而，由于重度脱垂以及其他修补手术引起的局部解剖改变，可能造成去除缝线前输尿管支架放置困难或失败，强行放置则容易导致输尿管穿孔，逆行放置输尿管支架失败者可经皮肾盂造口引流并顺行放置。支架可选择不易上下移动的双J导管并维持4~6周。HUS术中因输尿管梗阻最终导致输尿管膀胱吻合的病例较少见。

（五）经阴道高位骶韧带悬吊术中的其他少见副损伤

1. 神经损伤 近年来，有学者报道HUS术后神经痛的发生率为1.1%~6.9%，这可能与术中宫骶韧带缝合位置偏高偏深有关。但通常术后疼痛程度较轻，多可自行恢复，很少需要拆除缝线。研究（Siddique et al, 2006）发现，宫骶韧带分别在坐骨棘上方平均0.9 cm、1.5 cm、2.6 cm、3.9 cm水平处越过S_4、S_3、S_2、S_1神经丛主干。偶尔，S_2~S_4神经丛主干更容易在宫骶韧带悬吊中损伤。这些结构穿行于中部的宫骶韧带之下，而此处通常是放置缝线的部位。HUS术中宫骶韧带的最高缝合点常接近第3骶（S_3）神经，如果缝合过高有可能造成神经损伤，并产生相应的临床疼痛症状。Maldonado等（2017）解剖10具女性新鲜尸体并以骨盆骨性标记（坐骨棘、耻骨联合下方、尾骨尖）界定HUS术中宫骶韧带缝线可能损伤的范围，以坐骨棘为骨性标记，缝合位置超过4.6 cm将增加神经的损伤风险；认为在避免骶神经损伤中使用骨性标记可能与缝合深度和缝合角度一样重要。

2. 血管损伤 宫骶韧带周围重要的血管分布较少，对于靠近宫骶韧带的血管也有损伤的潜在可能。相关的尸体解剖研究（Vu et al, 2010）发现，位于臀上动脉内侧的臀上静脉刚好位于韧带骶骨部分的正下方；直肠中动脉则刚好位于宫骶韧带下缘附近。然而在实际的临床操作中，经阴道HUS引起这些血管损伤较为罕见。

3. 直肠损伤 虽然罕见宫骶韧带缝线损伤直肠的文献报道，但由于二者解剖关系邻近，经阴道HUS中依然存在损伤直肠的潜在风险。一项解剖学研究（Wieslander et al, 2007）发现，宫骶韧带阴道缝合中缝线距直肠腔1.0~1.3 cm，直接穿透的风险约为4.2%。Stiff等（2018）利用11具未防腐的女性尸体在膀胱截石位下对宫骶韧带与直肠关系的进一步研究发现，在宫骶韧带缝合的目标区域内，直肠距右侧宫骶韧带1.9~2.6 cm，距左侧宫骶韧带约1.5 cm；且每向骶骨移动1 cm，直肠就会向内侧远离右侧宫骶韧带约0.2 cm，而与左侧宫骶韧带基本保持相同的距离。

尽管在经阴道HUS手术中对宫骶韧带周围的直肠、血管及神经的损伤少之又少，但熟悉宫骶韧带与周围解剖的关系将最大限度地减少术中

（六）经阴道高位骶韧带悬吊术后的常见问题及处理

阴道残端存在不可吸收线暴露是 HUS 术后较为常见的问题，并在一定程度上困扰着患者。IUGA 和 ICS 并未对自体组织相关并发症的处理进行解释和详细说明。临床中通常无法仅凭肉眼判断线头是顶端悬吊的丝线还是子宫切除时宫旁结扎线。一般情况下游离脱落的线头予以摘除，而对线头牢固无法摘除者，暂予保留，留待术后半年时再对有持续性线头问题的患者进行拆除。

（七）经阴道高位骶韧带悬吊术演化而来的其他术式

国内朱兰等（2014）报道了宫颈部分切除加腹腔镜下 HUS 治疗年轻（年龄 ≤ 50 岁）伴宫颈延长重度 POP 的中期疗效。49 例患者随访 54 个月，解剖成功率和患者满意率都为 100%，术后6 个月时 39 例患者完成了性功能问卷，评分较术前显著提高，提出对于育龄期年轻 POP 伴宫颈延长希望保留子宫者，宫颈部分切除加腹腔镜下 HUS 治疗的中期解剖和性功能结果是满意的。最近 Milani（2016）尝试了 20 例经阴道保留子宫的 HUS 术，随访 33.2 个月，复发 5 例（25%），其中 2 例（40%）为宫颈过度延长造成的。但中国台湾卢佳序等（2015）认为，治疗 POP 保留子宫术式之后的宫颈延长是引起脱垂复发的主要因素。ACOG/AUGS 最新指南（2017 年 185 号）B级推荐证据指出，与切除子宫相比，保留子宫的子宫骶韧带悬吊治疗脱垂的安全性及有效性证据较少，但可作为一种可选择的手术方案。

澳大利亚 Ow 等（2017）在 IUGA 会议上，展示了子宫切除后经腹膜外行 McCall 及宫骶韧带的穹隆顶端悬吊术式，之后又报告了前壁加用网片的腹膜外骶韧带悬吊与 SC 治疗子宫切除后穹隆脱垂的随机对照 4 年随访的结果。结果显示，经阴道腹膜外骶韧带悬吊 123 例，随访 2年，其解剖成功率为 85.5%；12 个月时的复合成功率 SC 组稍好于经阴道腹膜外骶韧带悬吊组，尤其是 C 点高于后者，但在 4 年的所有时间点上，

两者的主观满意度没有显著差异。经阴道腹膜外骶韧带悬吊优势在于可避免进入腹腔，对有多次腹腔内手术史造成腹腔内粘连需要分离粘连者，可避免分离粘连，减少术后病率。同时经阴道腹膜外骶韧带悬吊途径因膀胱及输尿管被阴道拉钩拉向前方，在一定程度上可降低输尿管损伤概率。

总之，经阴道 HUS 作为目前公认的阴道顶端悬吊的"金标准"术式之一，治疗中盆腔脱垂疗效持久，尤其是在顶端支持力度上显示出了其固有的优势，副损伤及并发症少、创伤小、经济、术后病率低、适应证广，尤其适于老年体弱患者，极具临床推广和应用价值。

典型病历

患者 ×××，女，69 岁，因"阴道外口脱出肿物 2 年，加重伴行走摩擦感 3 个月"求诊。

问题 1：此患者需要采集哪些重要病史？

患者主诉症状是什么？从何时发生的？何种情况下症状会加重或缓解？患者的生育史；平素身体健康状况如何？是否合并内科疾病？目前控制情况如何？

患者主要因"阴道外口脱出肿物 2 年，加重伴行走摩擦感 3 个月"就诊我院。2 年前患者清洗外阴时可触及阴道口外脱出肿物，直径约 2 cm，休息或平卧时消失，活动时加重。近 3 个月自觉外阴脱出肿物逐步增大，伴行走时明显的外阴摩擦感，有时内裤上有血迹。患者既往有高血压病史 5 年，口服降压药物治疗，控制平稳。2 型糖尿病 10 年，胰岛素治疗，血糖控制平稳。体型偏胖，缺乏锻炼，能完成日常生活。阴道顺娩 3 次，有 1 例巨大儿分娩史（4200 g）。患者近 2 年性生活 1 ~ 2 次 / 月，而近 3 个月因 POP 未行性生活。

问题 2：下一步需要对患者完成什么评估？

对患者进行全面体格检查，评估患者一般状况及 POP 程度。

患者体重 65 kg，身高 155 cm，体重指数（BMI）27.1 kg/m^2。一般体格检查未见异常。妇

科检查：外阴、阴道未见异常，宫颈外口表面局部可见一 2 cm×2 cm 充血浅溃疡面，子宫前位，绝经后大小，双侧附件区未触及异常。患者行 Valsalva 动作，可见宫颈脱出至处女膜外 5 cm，阴道前壁尿道段轻度膨出，后壁未见明显膨出。附 POP-Q 分期表：

Aa：-2	Ba：-2	C：+5
gh：6	pb：2.0	tvl：9.5
Ap：-3	Bp：-3	D：+2

问题 3：考虑诊断是什么？

初步诊断：① POP-Q Ⅲ期；② 阴道少量出血原因待查：宫颈摩擦后溃疡？③ 高血压；④ 2 型糖尿病

问题 4：根据初步诊断，还需要获取哪些重要信息并完善哪些相关检查？

泌尿系及肠道相关症状；脱垂相关症状严重程度及其对生活质量的影响；与患者沟通手术对性生活的影响；阴道出血原因的排查。

POP 患者常合并泌尿系症状，最常见的症状之一就是压力性尿失禁。患者虽有巨大儿阴道分娩史，妇科检查也提示尿道段有轻度膨出，但患者否认既往有咳嗽漏尿症状，脱垂加重后也无排尿困难或需要还纳脱垂组织后方能排尿的情况。采用子宫托或油纱卷将脱垂组织还纳后行压力咳嗽试验阴性，1 小时尿垫试验 0 g，基本排除合并压力性尿失禁的可能。患者无排尿困难，测量残余尿量 20 ml，提示膀胱功能基本正常。患者无复杂泌尿系相关症状，无须行膀胱镜及尿动力学检查。

POP 患者也常合并有肠道症状，多表现为梗阻性排便，常由于阴道直肠隔组织松弛断裂所致，需要术中同时进行修补，故术前需要详细采集相关病史并有针对性进行检查。对于功能性所致的排便功能障碍，无论在术前还是术后，都要对患者进行饮食、行为等方面的指导。该患者平素排便规律，脱垂后也无排便困难；妇科检查未见阴道后壁脱垂，直肠指诊未发现有明显直肠阴道隔缺损。

脱垂相关症状可以对患者的生活质量产生一定的影响，这也是促使患者就诊的主要原因。通过 POP 相关的调查问卷可对患者脱垂相关症状及其对患者生活质量的影响进行量化评估，也可以在术后用于对手术效果的评价。

POP 患者常常合并性功能异常。但这个问题相对复杂，患者年龄、性伴侣身体状况、脱垂相关症状及性交过程中机械性困难等都是影响性生活的因素。对 POP 本身而言，治疗目的就是尽量恢复盆腔脏器的解剖及其生理功能。而这些问题的解决往往会明显改善性生活质量。手术后脱垂的盆腔器官对性生活造成的机械性障碍会消失，但手术后性快感缺失的问题往往不容易解决，而且术后瘢痕还可以引起新的不适。因此，患者术后能够进行性生活已经是对手术实现了预期的重要部分，不能使患者有过高的期望值。在盆底重建手术前，医生要充分获取患者的信任，了解患者目前性生活状况以及对术后性生活恢复的预期，如实告知患者手术对术后性生活的潜在影响。

最后，患者绝经后、女性、超重、合并高血压及糖尿病，对于阴道出血需提高警惕，应排除宫颈及子宫内膜病变，宫颈病变应行宫颈刮片及 HPV 检查。患者妇科 B 超检查未发现子宫内膜及宫腔占位；宫颈细胞学及 HPV 检查也排除了宫颈病变可能，最终考虑阴道出血主要是宫颈摩擦破溃出血所致。

问题 5：子宫脱垂需要和哪些疾病进行鉴别？

针对此患者的单纯子宫脱垂，最主要需与宫颈延长相鉴别。宫颈延长可单独存在，也看同时合并子宫脱垂。有症状的单纯宫颈延长可采用曼市手术治疗。若合并子宫脱垂，仅行曼市手术则会导致治疗失败，因此术前需要予以明确。单纯的体格检查有时较难诊断，常需借助 B 超或 MRI 测量宫颈长度。

问题 6：在手术选择上还需要考虑哪些因素？

患者性生活情况；是否保留子宫。

治疗中盆腔器官脱垂的术式包括盆底重建类手术及封闭类手术。患者有性生活需求，故而采取保留阴道功能的盆腔重建类手术。HUS、

SSLF、SC 是目前治疗中盆腔脱垂的"金标准"盆腔重建术式，对中盆腔脱垂的疗效是肯定的，选择何种术式更多需要综合其他因素，比如患者年龄、脱垂程度、身体状况、手术期望值、手术创伤及并发症、医生的手术优势等。就本例而言，该患者年龄偏大，体型偏胖，合并高血压及糖尿病，手术耐受能力相对较差，且有网片暴露高危因素，容易出现网片相关并发症（阴道壁僵硬、网片侵蚀、阴道出血或分泌物增多、异物感、疼痛等），影响患者性生活，故而选择 SC 需要慎重。标准的两种自体组织顶端悬吊创伤小，并发症少，可作为此患者优先选择的术式。虽然 OPTIMAL 试验中 SSLF 和 USLS 对 POP 的顶端悬吊有同样的效果，但我们认为 SSLF 术对阴道轴向改变更大，有增加阴道前壁远期脱垂复发的风险，且我院积累了丰富的经阴道高位骶韧带悬吊术经验，故选择 HUS 治疗患者的子宫脱垂更有把握。经阴道 HUS 利用自体组织经自然生理通道完成手术，无须顾虑网片并发症，且经济、微创、并发症少，不改变阴道生理轴向，最大程度地减少了对性生活的影响，故而更适合本例患者。尽管该术式有输尿管损伤顾虑，但熟练掌握膀胱镜的使用方法，多数可在术中及时发现及处理损伤。

盆底重建手术中是否需要保留子宫一直多有争议，需视具体情况而定。对于较年轻、脱垂程度较轻、无子宫疾患且具有较好随访条件或年龄更大不能耐受子宫切除的 POP 患者可以考虑保留子宫。但术前也要充分告知患者保留子宫可能存在的诸多不利因素：如脱垂复发；需要定期检查子宫及附件情况；可能增加再次手术难度，目前手术结果证据尚少等。该患者年龄偏大，且当地随访条件较差，要求切除子宫，以降低脱垂复发及因其他子宫或附件疾患而再次手术的风险。故本患者实施了经阴道子宫切除术 + HUS + 膀胱镜检查，手术经过顺利，术后恢复好。术后 2 个月、1 年、2 年、3 年随访均无脱垂的主客观复发，C 点位于 −7.5 cm，GH 3.5 cm，PB 3 cm，阴道容 2 指松，性生活无不适。

（张迎辉　鲁永鲜）

二、腹腔镜下高位骶韧带悬吊术

高位骶韧带子宫颈 / 阴道断端悬吊术，可以通过开腹、腹腔镜、经阴道途径实施，随着手术技术的改进，目前经开腹途径实施者较少，多通过经腹腔镜或经阴道实施，腹腔镜下 HUS 微创、术野清晰，在保证该术式疗效的同时可减少输尿管损伤并发症的发生。

（一）适应证

以中盆腔缺陷为主的盆腔器官脱垂，表现以子宫脱垂为主，可同时合并有阴道前、后壁上段的轻度膨出。

（二）禁忌证

1. 盆腔粘连严重，无法分离出骶韧带解剖结构。

2. 伴有明显的前盆腔、后盆腔缺陷。

3. 保留子宫者若合并有宫颈延长，需同时做宫颈部分切除。

（三）手术步骤

1. 腹腔镜高位骶韧带阴道断端悬吊术　提拉阴道断端右侧缘的主骶韧带断端向前上方牵拉，将右侧骶韧带牵拉出张力，利于暴露骶韧带走行，在骶韧带外侧看清腹膜后右侧输尿管走行（图 23-2-7）。

在右侧输尿管和骶韧带之间，打开后腹膜；将输尿管向外侧推开，充分显露右侧骶韧带中下段（图 23-2-8）。

在腹膜后找到骶骨岬，作为判定高位悬吊骶韧带的参照点，一般高位骶韧带悬吊的起始点在骶骨岬下方 4 cm 处（图 23-2-9）。

再次向上牵拉阴道顶端右侧，感受阴道顶牵拉后的骶韧带张力；用不可吸收或延迟可吸收线连续缝合骶韧带中下段至阴道顶端右侧，注意不可吸收线不要穿透阴道黏膜（图 23-2-10 ～图 23-2-12）。

相同方法做左侧高位骶韧带悬吊（图 23-2-13A、B）。

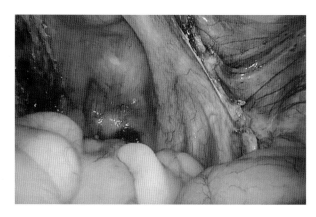

图 23-2-7 暴露骶韧带走行，在骶韧带外侧明确腹膜后右侧输尿管走行位置

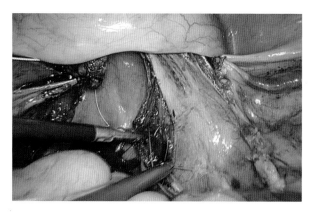

图 23-2-10 将阴道顶端右侧固定至骶韧带中下段

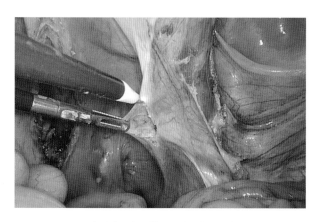

图 23-2-8 在右侧输尿管和骶韧带之间打开后腹膜

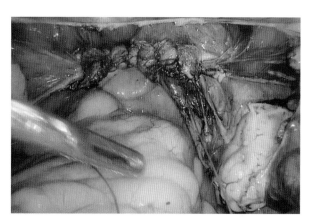

图 23-2-11 将阴道顶端右侧固定至骶韧带中下段

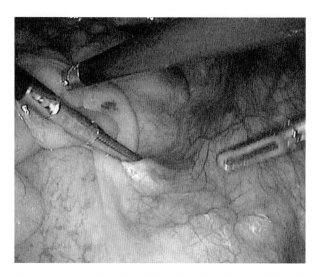

图 23-2-9 在腹膜后找到骶骨岬作为判定高位悬吊骶韧带的参照点

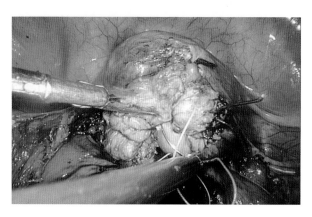

图 23-2-12 将阴道顶端右侧固定至骶韧带中下段

拉紧缝线，结扎。

若术前检查存在或术中发现存在子宫直肠窝凹陷腹膜疝明显，用可吸收线缝合直肠前壁腹膜、两侧腹膜及阴道后方腹膜，自疝囊底部至宫骶韧带附着处，逐一缝合打结关闭子宫直肠窝。避免手术后发生肠疝（图 23-2-14A、14B）。

还有学者选择分离双侧骶韧带后，对缝两侧骶韧带，分次与阴道断端缝合固定，远离阴道顶端的上端骶韧带缝合在阴道断端中部，也起到悬吊阴道顶的作用。

2. 腹腔镜高位骶韧带子宫颈悬吊术　若实施保留子宫的高位骶韧带悬吊手术（Maher et al，2001），骶韧带缝线需固定在子宫颈后壁，缝线不穿透子宫颈。腹腔镜高位子宫骶韧带子宫颈悬吊术手术步骤（图 23-2-15A ～ E）同高位骶韧带阴道悬吊术，游离骶韧带后，不可吸收线连续缝合宫骶韧带；缝合宫颈后壁；拉紧、结扎缝线。

相对而言，腹腔镜高位韧带悬吊手术术式简单，手术学习曲线短，易于掌握，适应证明确，视脱垂患者的个体情况可单独或结合其他盆底重建手术同时实施。手术中涉及的解剖关系明晰，发生并发症的风险低，是易于开展的手术方式。

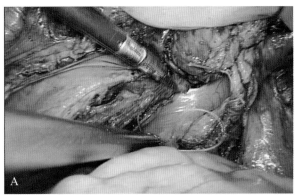

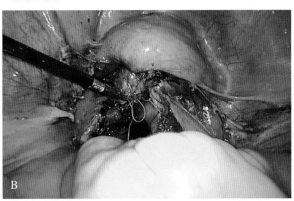

图 23-2-13　左侧高位骶韧带悬吊

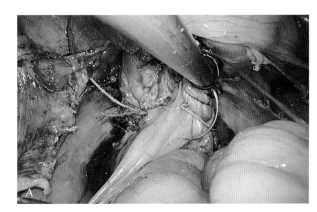

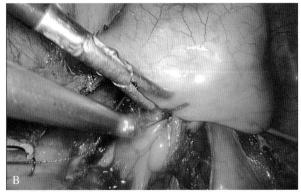

图 23-2-14　可吸收线缝合直肠前壁腹膜、两侧腹膜及阴道后方腹膜，自疝囊底部至宫骶韧带附着处，逐一缝合打结关闭子宫直肠窝

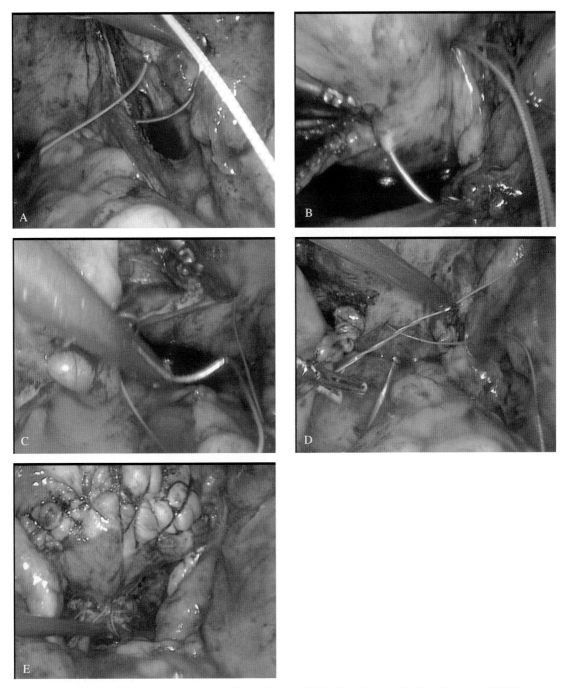

图 23-2-15　游离骶韧带后，不可吸收线连续缝合宫骶韧带；缝合宫颈后壁；拉紧、结扎缝线

（张　坤　杨俊芳　韩劲松）

参考文献

鲁永鲜，等，2007．经阴道子宫骶骨韧带高位悬吊术治疗
　　子宫脱垂的临床探讨．中华妇产科杂志，42：797-801．
鲁永鲜，等，2013．经阴道子宫骶骨韧带高位悬吊术治疗
重度盆腔器官脱垂的长期疗效．中华妇产科杂志，48
（8）：564-569．
商晓，等，2018．宫骶韧带悬吊术的中国女性在体生物力
学研究．中华妇产科杂志，53（10）：700-704．

沈文洁，等，2019. 经阴道高位骶韧带悬吊术治疗复发性盆腔器官脱垂的疗效分析. 中华妇产科杂志，54（4），529-567.

张迎辉，等，2019. 经阴道宫骶韧带高位悬吊术为主体术式的自体组织修补手术治疗中盆腔缺陷的 5 年疗效. 中华妇产科杂志，54（7）：445-451.

张迎辉，等，2011. 阴式盆底重建手术中的输尿管梗阻. 中华妇产科杂志，46：70-72.

Barber MD, et al, 2014. Comparison of 2 transvaginal surgical approaches and perioperative behavioral therapy for apical vaginal prolapse：the OPTIMAL randomized trial. JAMA, 311（10）：1023-1034.

Vu D, et al, 2010. Surgical anatomy of the uterosacral ligament. Int Urogynecol J, 21：1123-1128.

Larson KA, et al, 2012. 3D analysis of cystoceles using magnetic resonance imaging assessing midline, paravaginal and apical defects. Int Urogynecol J, 23（3）：285-293.

Lo TS, et al, 2015. long-term outcome of native tissue reconstructive vaginal surgery for advanced pelvic organ prolapse at 86 months：hysterectomy versus hysteropexy. J Obstet Gynaecol, 41：1099-107.

Lowder JL, et al, 2008. The role of apical vaginal support in the appearance of anterior and posterior vaginal prolapse. Obstet Gynecol, 111（1）：152-157.

Ow LL, 2017. 42nd IUGA Annual Meeting：20-24, June, et al. RCT of vaginal extraperitoneal uterrosacral ligament suspension（VEULS）with anterior mesh versus sacrocolpopexy：4 year outcomes Int Urogynecol J. 2018.

Montoya TI, et al, 2013. Functional and anatomic comparison of 2 versus 3 suture placement for uterosacral ligament suspension：a cadaver study. Am J Obstet Gynecol, 209（5）：486. E1-5.

Maldonado PA, et al, 2017. Proximity of uterosacral ligament suspension sutures and S3 sacral nerve to pelvic landmarks. Int Urogynecol J, 28（1）：77-84.

Ramanah R, et al, 2012. Anatomy and histology of apical support：literature review concerning cardinal and uterosacral ligaments. Int Urogynecol J, 23（11）：1483-94.

Rondini C, et al, 2015. High uterosacral vault suspension vs Sacrocolpopexy for treating apical defects：a randomized controlled trial with twelve months follow-up. Int Urogynecol J, 26（8）：1131-1138.

Richter LA, et al, 2016. Does pelvic organ prolapse quantification examination D point predict uterosacral ligament suspension outcomes?. Female Pelvic Med Reconstr Surg, 22（3）：146-150.

Shull BL, et al, 2002. A transvaginal approach to repair of apical and other associated sites of pelvic organ prolapsed with uterosacral ligaments. Am J Obstet Gynecol, 186：852-853.

Summers A, et al, 2006. The relationship between anterior and apical compartment support. Am J Obstet Gynecol, 194：1438-43.

Siff LN, et al, 2018. Surgical Anatomy of the Uterosacral Ligament Colpopexy. Female Pelvic Med Reconstr Surg, 24（5）：380-382.

Unger CA, et al, 2015. Incidence of adverse events after uterosacral colpopexy for uterovaginal and posthysterectomy vault prolapse. Am J Obstet Gynecol, 212（5）：603. E1-7.

Vergeldt TF, et al, 2015. Risk factors for pelvic organ prolapse and its recurrence：a systematic review. Int Urogynecol J, 26（11）：1559-1573.

Vallabh-Patel V, et al, 2016. Subjective and objective outcomes of robotic and vaginal high uterosacral ligament suspension. Female Pelvic Med Reconstr Surg, 22（6）：420-424.

第三节　骶骨固定术

一、腹部小切口骶骨阴道固定术

骶骨阴道固定术（sacrocolpopexy，SC）是治疗中盆腔缺陷，即顶端脱垂的金标准术式之一，该手术将子宫或者阴道顶端与骶前纵韧带通过移植物桥接起来，治疗子宫脱垂或穹隆脱垂的远期有效率可达74%～98%。根据手术路径的不同，可选择经腹、经腹腔镜或机器人辅助腹腔镜途径，每种途径各有其适应证和禁忌证，作为盆底泌尿外科医生应当根据患者情况，个体化选择合适路径进行手术。经腹骶骨阴道固定术（abdominal sacrocolpopexy，ASC）存在需开腹、创伤大、分离广泛、术后病率较高等不足；而腹腔镜途径虽然微创，但存在缝合困难、耗时长、气腹和头低脚高位对心肺要求高等缺陷，尤其是脱垂多为年老体衰患者，内科合并症多，全身状况往往无法满足腹腔镜的要求（Campbell P，2016年；Freeman R，2013年）。机器人辅助腹腔镜途径虽然解决了缝合问题，但仍需气腹及头低脚高位，且费用极为高昂（Lee R，2014年；Serati M，2014；De Sa M，2016）。故多数学者仅将SC应用在年轻、能耐受较大手术或初次术后脱垂复发的患者中。腹部小切口骶骨阴道固定术结合了经腹途径和腹腔镜途径的优势，采用6 cm的下腹部横切口为入路，既相对微创，又规避了腹腔镜的气腹和特殊体位对老年或体弱患者的限制（沈文洁等，2021）。

（一）骶骨阴道固定术的发展史及现况

1957年法国的Arthure和Savage首次报道了经腹切口将阴道后穹隆直接固定于骶骨前纵韧带上，称之为骶骨阴道固定术，并在临床中逐渐推广应用。随后Embrey应用患者自体腹部筋膜作为悬吊物将阴道穹隆固定于骶骨。1962年Lane进一步指出悬吊物强度的重要性，并以人工合成网片将阴道残端与骶前纵韧带连接。其后更多的报道证实了经腹骶骨阴道固定术是纠正阴道穹隆脱垂最有效和最持久的方法之一。1991年，Snyder和Krantz将移植物延长至整个阴道直肠隔，以解决低位直肠膨出。随着腹腔镜技术的兴起，1994年Nezhat等首次报道了腹腔镜下骶骨阴道固定术（laparoscopic sacrocolpopexy，LSC），2004年Marco采用机器人辅助腹腔镜下骶骨阴道固定术（robotic assisted laparoscopic sacrocolpopexy，RSC），解决了腹腔镜下缝合困难的问题，大大缩短了手术时间。其后逐渐发展出保留子宫或保留宫颈的骶骨固定术。近年来，美国西南医学中心J Schaffer教授提出经腹小切口SC术，这种术式既体现了微创手术的优势和美观，也结合了开腹手术操作灵活、缝合牢固、经济、省时的优点。

（二）骶前区解剖

从骶骨阴道固定术发展至今，最具争议的问题之一是骶骨缝合固定的位点。1973年Birncf对阴道轴向的正常解剖位置进行了描述，认为阴道顶端正常解剖位于S3～S4水平，提出了固定点应位于S3～S4的骶骨上，此时阴道轴向最符合生理，但该部位术中出血率高。1981年Sutton对该术式进行改进，提出将网片固定在S1～S2骶骨水平，认为该平面容易避开骶正中动脉及骶前静脉丛，减少术中出血性损伤的风险。

1. 前纵韧带　前纵韧带位于人体脊柱椎体前面，纵贯脊柱全长，是椎体前面延伸的一束坚固的纤维束，是人体内最长而又坚韧的韧带，有防止脊柱过度后伸和椎间盘向前脱出的作用，见图23-3-1。骶骨由5块骶椎融合而成，随着骶椎体往下，该韧带逐渐变薄，即骶前纵韧带从S1至S5逐渐变薄，韧带的强度与刚度逐渐变小。国外及国内学者（Guvencer M，2009年；张晓薇等，2009年）的研究表明，S1处的前纵韧带最厚，强度及刚度也最大，从力学角度来讲S1是骶前阴道固定术最佳的缝合固定部位。

2. 骶前区血管　由于骶前区血管丰富，术中易发生骶前区出血，甚至导致难以控制的大出血而危及生命。所以了解骶前区血管解剖非常重要。

骶前区血管网主要由骶正中血管及骶前静脉丛组成，其前方为骶前筋膜，背侧紧贴前纵韧带或骶骨骨膜（Wieslander CK，2006年；Baque P，2004年）。

（1）骶正中血管：包括一支骶正中动脉及一或两支骶正中静脉。骶正中动脉较细，自腹主动脉后壁发出，沿第4～5腰椎体的前面、经骶岬向下至尾骨尖，行走于骶骨骨盆面。骶正中静脉与骶正中动脉伴行，汇入左髂总静脉或左右髂总静脉，见图23-3-2。

（2）骶前静脉丛：骶前静脉丛主要由骶正中静脉、骶外侧静脉干、横干静脉以及相互的交通静脉组成一网状静脉丛。骶外侧静脉在骶前孔内侧缘，骶交感干的外侧，多为2支型，由骶前孔外出的脊支静脉汇成，并通过骶前横静脉支与骶正中静脉相吻合，斜向上方汇入髂内静脉。

每个骶椎体的表面通常有1支横行的骶前横静脉支，通常位于骶椎的中上1/3处，由其连接着两侧的骶外侧血管（或直接是髂内静脉）与中线附近的骶正中血管，呈"楼梯"状，见图23-3-3。由于椎静脉系统和腔静脉系统均无静脉瓣膜，二者的血液可相互流通，故一旦骶前区静脉损伤，下腔静脉系统的血液也将参与出血过程。当骶前区血管损伤时，血液迅速灌满盆腔，造成术

中处理困难，甚至可引起致命性的大出血。

（3）骶前区域血管解剖特点：由于骶前区动脉及静脉的变异度大，因此，有必要充分了解骶前区域血管解剖的特点，对骶前区手术安全区域进行评估，以降低手术中骶前区出血性损伤。2004年Baque等对10具新鲜尸体标本骶前静脉丛研究发现，大部分尸体的骶前血管区分布有规律可循：位于骶前区中线上、距离骶骨岬3 cm、边长也是3 cm的正方形的四个顶点附近为相对无血管区（或无重要血管的区域）。2009年张晓薇等的研究也发现第一骶椎体盆腔面无血管区域最大，是骶骨阴道固定术相对安全的缝合固定区域；相对安全区域上界为骶岬下10 mm、下界为骶岬下方40 mm、宽度为15 mm，即为30 mm × 15 mm的矩形区域。但上述的研究例数较少，尽管存在一定的规律，但每个个体之间仍存在较大的解剖学变异。因而术中应仔细辨认骶正中血管，可在直视下避开该血管，而骶前静脉丛术中难以辨认，尽量在安全区内进行缝合。第3～4骶椎水平的骶前静脉丛丰富、变化多，更容易损伤引起出血，所以应尽量避免。

（三）手术适应证与禁忌证

1. 适应证　有症状的阴道顶端中、重度膨出患者，包括子宫脱垂和穹隆脱垂（POP-Q ≥ Ⅱ

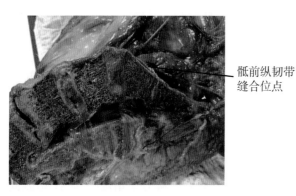

图 23-3-1　骶骨前纵韧带

骶前纵韧带缝合位点

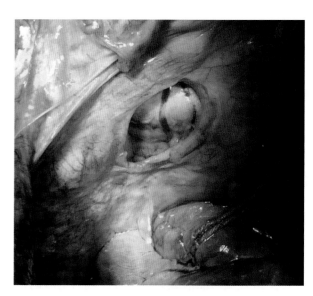

图 23-3-2　骶正中血管（新鲜尸检标本）

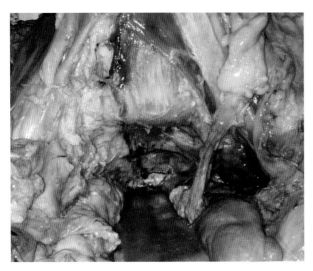

图 23-3-3　骶前血管网（新鲜尸检标本）

期），尤其适用于以下几种情况。

（1）年龄相对较轻（小于 60 岁），性活跃的患者。

（2）存在 POP 复发危险因素，例如慢性腹内压增高的情况（哮喘、慢支、慢性便秘）、需体力活动者、Ⅲ 或 Ⅳ 期脱垂、体重指数大于 26 kg/m^2 等。

（3）合并盆、腹腔内病变。

（4）脱垂修补术后复发性阴道顶端脱垂，特别是伴有阴道缩短及以往瘢痕形成者，由于 SC 不受阴道长度和宽度的限制，所以，对于阴道明显狭窄或变短的患者，也可以施行该术式。

（5）多发性疝或结缔组织薄弱者。

2. 禁忌证

（1）盆腔炎性疾病、阴道炎、阴道溃疡等生殖道急性感染者。

（2）人工网片相关并发症风险升高的妇女，如长期使用类固醇者、吸烟者。

（3）严重内科合并症不能耐受手术者，由于经腹小切口骶骨阴道固定术避免了气腹和头高脚底位，因而对心肺要求不高，只要能够耐受开腹手术者均能耐受。

（4）未完成生育者，应完成生育后再行重建手术。

3. 相对禁忌证

（1）腹部疝修补术后腹壁有网片。

（2）肠梗阻病史者。

（3）多次盆腹部手术史和严重盆腔粘连者。

（四）手术技巧

1. 术前准备

（1）手术前日晚流食，当日禁食水。术日晨灌肠一次。

（2）麻醉方式：可采用气管插管或喉罩的全身麻醉，也可选择腰麻、硬膜外联合针麻醉。

（3）体位：患者取低位膀胱截石位，即患者平卧，双腿置于腿架，大腿与腹部处于同一水平面，双腿稍分离，腿间可容纳一人。手术床左侧略倾斜 15 度左右，有利于结肠左移，充分暴露出右侧结肠旁区。

（4）常规腹、会阴联合消毒、铺单，放置导尿管。

2. 切口选择　取下腹部横切口，位于耻骨上 2 ~ 3 横指。精确选择切口的位置有利于手术操作的便捷。可采用下述两种办法确定切口：对于体型消瘦的患者，如能够在下腹部触及骶骨岬，则腹部切口选择在骶骨岬下方 2 cm 左右；如无法触及骶骨岬，可在两侧髂前上棘连线与耻骨上缘的中点处做一横切口。如切口过于偏下，在分离骶骨前区域时暴露困难；如切口过于偏上，则不利于阴道前后壁的分离和缝合。切口长约 6 cm（图 23-3-4），逐层切开皮肤、皮下组织及筋膜，分离腹直肌，打开腹膜进入腹腔。放置欣皮护，大纱垫排垫肠管，充分暴露手术野（图 23-3-5）。

3. 骶骨阴道固定术

（1）有子宫者按常规步骤先行子宫切除术或子宫次全切除术，酌情行双附件切除术。切除子宫过程中，打开膀胱子宫腹膜反折，下推膀胱至宫颈下方，视前壁脱垂程度，打开膀胱阴道间隙，一般长 3 ~ 4 cm，宽 3 ~ 4 cm，原则上不超过尿道横沟。打开后腹膜，向下分离直肠阴道间隙，一般长 3 ~ 4 cm、宽 3 ~ 4 cm，视后壁脱垂程度，最深可达耻骨直肠肌筋膜近会阴体处。充分止血。切除子宫，缝合阴道残端。

穹隆脱垂者需打开腹膜后仔细辨别阴道顶端，避免在分离膀胱阴道间隙和直肠阴道间隙过程中损伤膀胱或直肠（Lee W，2019）。

（2）放置网片：可以应用成品 Y 型网片（图 23-3-6），或将合成聚丙烯网片（10 cm × 15 cm）剪为两片宽 2.5 ～ 3.5 cm 的长条形以代替 Y 网。不可吸收缝线（4 号丝线或 2-0 爱惜康 Ethicon）或延迟可吸收缝线分 3 排（每排间隔约 1 cm）、每排 3 ～ 4 针间断缝合，将两片网片分别固定于分离后的阴道前、后壁上，阴道后壁下段膨出严重时可向下延伸网片位置，将网片固定于会阴体。注意不可吸收缝线不能穿透阴道黏膜层。如为自行裁剪网片，在穹隆处将前后壁网片间断缝合、固定在一起。将网片缝合至阴道前壁过程中，助手可将圆柱形塑胶阴道棒置于阴道内，有

助于暴露、缝合阴道前壁。为便于将网片缝合固定于阴道后壁，可将圆柱形阴道棒更换为扁平型，如 S 型拉钩，这样有利于暴露阴道后壁空间。

（3）暴露右侧结肠旁及骶前区域：将乙状结肠推向左侧，暴露右侧结肠旁区域，触摸、辨认骶岬，纵行打开骶岬前腹膜，暴露骶前区域，在骶岬下方 1 ～ 4 cm 处钝性或锐性分离骶前区域，暴露出白色的骶前纵韧带，取 S1 椎体前无血管区作为缝合位点。辨认右侧输尿管，在右侧输尿管内侧沿右侧宫骶韧带打开侧腹膜至阴道穹隆处。也可在骶前区域和后穹隆区域之间分离腹膜下组织，形成腹膜下隧道，将缝合至阴道残端的网片自该隧道连通至骶前区域。

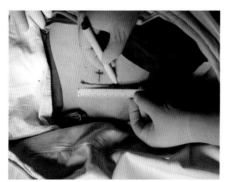
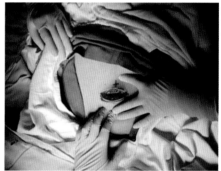

图 23-3-4 下腹部横切口

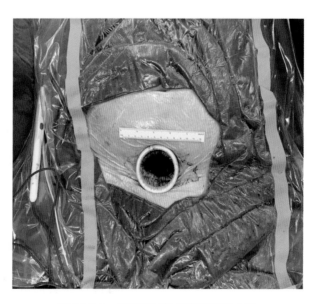

图 23-3-5 设置切口保护套暴露手术野

助手将圆柱形塑胶阴道棒放置在阴道内，上举穹隆，根据穹隆至骶骨岬的距离，将网片修剪至合适长度，用不可吸收的 2 个 0 号爱惜邦缝线将网片另一端无张力的、间断缝合固定于 S1-S2 椎体前方无血管区的前纵韧带上，一般固定 2～3 针，缝合深度应包含前纵韧带全层，并将网片充分展平。注意网片悬吊固定后阴道应没有过多张力。2-0 可吸收线连续缝合、关闭后腹膜，将网片包埋于腹膜后。

4. 保留宫颈的骶骨固定术　为减少网片阴道侵蚀问题，部分术者（Myers EM，2015）采用子宫次全切除手术、保留宫颈，将网片固定于宫颈前后唇。因为保留了宫颈，因而阴道内无切口存在，故避免了术后网片在阴道内的暴露。但术后面临残存宫颈病变再次手术问题。因而保留宫颈者术前需行宫颈筛查，包括宫颈 TCT 和 HPV 检查，排除宫颈病变。

5. 保留子宫的骶骨固定术　一些年轻的脱垂患者，希望保留生育功能、维持体像并担心切除子宫对性功能有负面影响，拒绝切除子宫，则可采用保留子宫的骶骨子宫固定术（Rexhepi S，2018）。该术式术前检查必须包括：宫颈 TCT 和 HPV 检查以排除宫颈病变，B 超检查子宫内膜厚度以排除子宫内膜病变，必要时需行诊断性刮宫。与全子宫切除后的骶骨阴道固定术相比，骶骨子宫固定术的优势包括手术时间更短、出血更少、网片侵蚀的发生率更低、性生活更为满意。但也存在术后发生宫颈或子宫体病变，再次手术时面对如何处理网片等一系列新的问题。二者相

比，复发问题尚无定论。

保留子宫的骶骨固定手术步骤与骶骨阴道固定术基本相似，不同之处在于：

（1）阴道内放置圆柱型阴道棒，上举子宫，打开膀胱子宫腹膜反折，下推膀胱，视前壁脱垂程度，下推膀胱至宫颈下方 3～4 cm，打开膀胱阴道间隙，一般长约 3 cm、宽约 3 cm，原则上不超过尿道横沟。

（2）打开后腹膜，在两侧骶韧带间向下分离直肠阴道间隙，一般长约 3 cm，宽约 3 cm，视后壁脱垂程度，最深可达耻骨直肠肌筋膜近会阴体处。

（3）在子宫两侧阔韧带无血管区打洞，贯通阔韧带前后叶。先将网片缝合在骶韧带附着宫颈处的宫颈周围环上，再将网片自后方向前方牵出，缝合固定于宫颈前唇，必要时延伸至阴道前壁。其余步骤与切除子宫的骶骨固定术相同。

6. 经阴道联合腹腔手术　为了缩短手术时间方便手术，有的术者采用经阴道联合腹腔或腹腔镜途径进行手术（Nosti PA，2016；Davidson ERW，2019）。首先经阴道切除脱垂子宫及双侧附件，并分离膀胱阴道间隙及直肠阴道间隙，经阴道放置前后壁网片并缝合固定。最后在腹腔将网片悬吊在 S1 前纵韧带上。该术式明显缩短了手术时间，但是在分离膀胱阴道间隙和直肠阴道间隙过程避免采用 T 型切口，因为研究显示，如果阴道前后壁存在纵行切口，则大大增加了阴道网片暴露机会。

7. 注意事项　骶骨固定术主要针对中盆腔

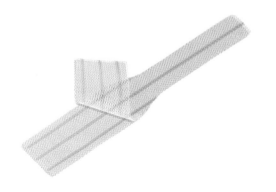
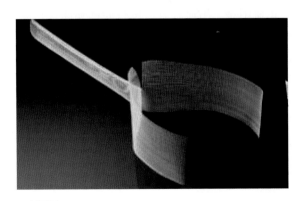

图 23-3-6　Y 型网片

缺陷，因为后壁网片可延伸、缝合固定至会阴体处，因而后壁脱垂及肠膨出可以得到很好地缓解。但是，对于严重的膀胱膨出以及张力性尿失禁，尤其是前壁的旁缺陷，本术式效果欠佳。所以术前应准确判断缺陷的部位和程度，有指征时应行其他附加手术，如阴道旁修补、Burch 手术、尿道中段悬吊术以及会阴体修补术等（Baessler K，2005）。

8. 围术期管理　术后患者留置尿管 2 ~ 5 天，拔出尿管后评估自主排尿功能。围术期建议预防性使用抗生素，老年患者或有高凝危险者给予抗凝治疗。如采用阴腹联合手术，术后阴道内放置压迫纱条 1 ~ 2 天有助于止血。绝经后阴道黏膜薄者建议术后适当使用局部雌激素制剂。建议术后 2 个月内避免提重物、便秘等增加腹压的情况。禁性生活和盆浴 2 个月，或者阴道黏膜痊愈为止。

9. 随访　首次随访时间为术后 6 ~ 8 周，此后为术后半年、一年，至每年随访。建议术后规律随访至终生，及时发现复发和处理手术并发症。

（五）并发症的处理和预防

1. 术中并发症

（1）出血：本术式最严重的并发症就是骶前静脉破裂引起的大出血，出血量可高达数千毫升，甚至是致命性出血（Unger CA，2014 年；朱兰，2011 年）。正如前文所述，由于骶前区域血管交通支丰富，椎静脉系统和腔静脉系统均无静脉瓣膜，二者的血液可相互流通，故一旦骶前区静脉损伤，下腔静脉系统的血液也将参与其中。当骶前区血管损伤时，血液迅速灌满盆腔，造成止血困难。出血轻者可试行局部喷涂蛋白凝胶并压迫止血，可能见效。如继续出血或出血过多，可试行缝合、银夹夹闭、烧灼、骨腊等方法止血。如果这些方法无法有效止血时，可以应用无菌的不锈钢止血钉止血（Kumar S，2007）。手术应在充分分离的情况下选择无血管区进行缝合，以避免引起大出血。充分了解骶前区血管解剖，有助于防止骶前静脉丛的损伤。

（2）肠道和泌尿系损伤：与本术式关系密切的结构包括右侧输尿管和乙状结肠，术中应注意

辨识清楚两者走行并将其游离后拉向侧方，以避免损伤。对于切除子宫后的穹隆脱垂，在分离膀胱阴道间隙和直肠阴道间隙过程中，需打开盆底腹膜后仔细辨别阴道顶端，避免分离过程中损伤膀胱或直肠（Biler A，2018；Coolen AL，2013）。

2. 术后并发症

（1）网片相关并发症：包括网片挛缩、暴露和侵蚀等，发生率 2.7%（0 ~ 9%），与随诊时间有关（Biler A，2018；Tan-Kim J，2011）。与经阴道网片修补比较，ASC 仅有阴道顶端切口，无阴道壁切口，因而阴道网片暴露机会明显降低。为减少暴露，对于无宫颈延长的患者，有些术者选用保留宫颈的次全子宫切除术，阴道穹隆处网片暴露的风险会进一步降低，但是该术式存在残留宫颈病变再次手术的风险。阴腹联合途径 SC，如果存在阴道前后壁纵行切口，网片经阴道暴露率较单纯 ASC 升高。手术时强调阴道端网片需充分展平，无张力放置，避免阴道壁 "T" 形切口，分离阴道壁不应过薄，减少血肿及感染，以减少网片暴露的发生。网片暴露主要发生在阴道，文献有罕见的网片侵蚀至肠管的报道（Nygaard IE，2004），肠道侵蚀症状可以发生在手术数年后，通常表现为急性下腹痛和血便，个别病例可以完全没有症状，只是在直肠镜检查时发现网片侵蚀。必须注意腹腔内的网片必须完全腹膜化，避免与肠管接触，以减少网片侵蚀肠管的机会。虽然 SC 术后网片侵蚀发生率低于经阴道放置网片手术，但发生侵蚀后处理难度增大，侵蚀往往位于阴道顶端，切除侵蚀网片后会否影响手术效果尚需大样本的疗效观察。如果侵蚀至肠管，则处理往往更为棘手（Biler A，2018）。

（2）肠梗阻：肠梗阻是较严重的并发症，术前应充分告知患者。术后肠梗阻的发生率为 3.6%（1.1% ~ 9.3%），需要手术治疗的患者约为 1.1%（0.6% ~ 8.6%），发生时间从术后 11 天到 5 年不等（Nygaard I，2013）。主要原因有网片表面未充分腹膜化，肠管嵌顿于网片下方空间导致的机械性肠梗阻；其次，分离缝合骶前区域时损伤骶前神经丛，导致术后出现麻痹性肠梗阻。因此腹腔内的网片必须完全腹膜化，避免肠梗阻等相关并发症。既往腹部手术史是术后肠梗阻的高危因

素，可能与粘连形成有关。

（3）排尿、排便异常：主要有新发急迫和压力性尿失禁，发生率为17.8%（2.4%~44%）（Coolen AL，2013）。前者与手术操作、尿路感染和膀胱过度活动症有关，新发压力性尿失禁不排除术前即存在隐匿性尿失禁，症状重时可以考虑再次行抗尿失禁手术。术后肠道功能障碍，如便秘、肛门痛以及大便失禁等的发生率9.8%（0~25%），可能与饮食结构不合理、胃肠功能失调、植入网片有关，加强此方面的宣教，改善生活方式，使用缓泻剂可以缓解便秘症状。

（4）性功能障碍：SC术后性功能障碍的发生率为7.8%（0~47%）。

（5）此外还有少见的神经损伤、骶前脓肿和骶骨骨髓炎的报道（Collins SA，2011）。

（六）疗效评价及复发

目前普遍认为骶骨阴道固定术是一种治疗阴道顶端脱垂疗效肯定的、临床常用的手术方式，能较好地恢复阴道轴向和保持阴道长度，治疗中盆腔缺陷的中长期疗效显示客观治愈率83.3%~90%，主观治愈率95%~95.3%（Nygaard I，2013；Lee W，2019）。Meta分析表明，相对于经阴道盆底重建手术，经腹阴道骶骨固定术的复发率更低，同时由于骶骨固定术阴道无切口，避免了因纤维瘢痕组织增生、手术切口感染等，因而性功能障碍的发生率低，性生活满意度高，但手术时间长、术后恢复慢、费用高（R ondini C，2015；Campbell P，2016）。总复发率7%~16%，复发的部位多在前后壁的Aa和Ap。多数学者认为，复发的原因可能与阴道端网片放置部位过浅有关。顶端复发率1.5%~3%。

腹部小切口骶骨固定术取下腹部横切口，长度约6 cm，其优点有以下几点：

（1）具备经腹手术优点，可触及骶骨岬，有触摸感，准确定位骶前区域，并能将网片精准、牢固地缝合固定于阴道前后壁及骶前纵韧带上，术后复发率低，对于初学者来说，易于掌握，学习曲线短（Akladios CY，2010）。

（2）扩大手术适应证：年老体弱、存在内科合并症的患者往往不能耐受腹腔镜的气腹和头低脚高位（Unger CA，2014），而常规腹部骶骨固定术创伤大、疼痛重、恢复慢，导致术后卧床时间延长。腹部小切口骶骨固定术既相对微创又规避了腹腔镜的缺点，扩大了手术适应证。

（3）术后疼痛减轻：本术式采用6 cm的腹部横切口，术后患者疼痛感低，无须应用止痛药。横切口张力低，术后起、卧时牵拉较轻，因此，术后疼痛的程度较轻；由于切口位置低，切口的横弧线型正与皮肤纹理相符，看起来更为美观；尤其对于腹壁厚、较为肥胖的老年患者，横切口比纵切口的术后病率低、伤口愈合好。同时避免了腹腔镜使用气腹和能量器械所特有的并发症，无腹腔镜术后出现的右肋区及颈肩部痛（Vandendriessche D，2017）。

总之，腹部小切口骶骨固定术具有成功率高、术后复发率低、对性生活质量影响少、网片侵蚀率低、学习曲线短、患者耐受性好、恢复快、手术时间短等优点，是治疗阴道穹隆脱垂、子宫脱垂标准术式之一。

典型病历　腹部小切口阴道骶骨固定术

患者×××，女，72岁，因"盆腔器官脱垂修补术后5年，阴道内肿物脱出3年，加重半年"求诊。

一、此患者需要采集哪些重要病史？

- 患者前次手术前的脱垂程度及部位？
- 这次的主诉症状是什么？
- 脱垂对泌尿的影响及程度，有无漏尿史，有无尿频、尿急，有无排尿困难、尿淋漓等？
- 脱垂对排便的影响及程度，有无排便困难、辅助排便、便失禁等？
- 有无脱垂复发高危因素？
- 上次脱垂手术术式？
- 有无内科合并症及用药情况？
- 患者是否仍有性生活？老伴是否健在及身体情况

患者主因"盆腔器官脱垂修补术后5年，阴

道内肿物脱出 3 年，加重半年"就诊。患者于 5 年前因子宫脱垂、膀胱膨出在当地医院行阴式子宫切除 + 阴道前后壁修补 + 会阴体修补术，术前脱垂的确切部位及程度不详。3 年前发现阴道内肿物脱出，最初如核桃大小，立位加重，卧位时可自行还纳至阴道内。曾就诊于外院门诊，给予环形子宫托治疗，但患者试戴子宫托半年，因反复脱落及护理不便，拒绝继续使用。近半年阴道脱出物增大至鸡蛋大小，卧位时不能自行还纳，同时出现腰部坠痛、排尿淋漓、尿不尽感，需用手还纳肿物协助排尿，无尿频、尿急、尿痛，无咳嗽后漏尿。同时伴便秘、排便困难，需用手还纳肿物协助排便，无大便失禁。

患者患高血压 20 余年，口服氢氯噻嗪及氨氯地平，血压控制好。心脏支架放置后 5 年，口服抗凝药物，因准备手术改为皮下注射依诺肝素。

患者 52 岁绝经，阴道顺娩 2 次，最大胎儿 3700 g。无须重体力劳动，丈夫健在，性生活约 1 次 /1 ～ 2 个月。

二、下一步如何对此患者进行体格及妇科检查？

- 妇科专科检查，关注阴道黏膜厚度、有无黏膜溃疡、陈旧性会阴裂伤等
- 评估脱垂累及腔室及程度，有无尿道段膨出？有无肠疝？必要时立位评估，记录 POP-Q 表格
- 憋尿情况下，评估尿失禁情况，包括咳嗽诱发实验、膀胱颈抬高试验以及棉签试验，需注意评估应在将膨出的膀胱还纳后进行
- 排尿日志及 1 小时尿垫试验进一步评价有无尿失禁及其类型、程度（还纳脱垂后进行）
- 全面体格检查

患者体重 61 kg，身高 160 cm，体重指数（BMI）23.8 kg/m²。一般体格检查未见异常。妇科检查：外阴老年型，会阴体可见手术瘢痕，阴道残端愈合好，黏膜薄，前后壁隐约可见瘢痕，略僵硬，双侧附件区未触及异常。患者行 Valsalva 动作，可见阴道残端脱出至处女膜外

7 cm，阴道前壁尿道段轻度膨出。

POP-Q 分期表		
Aa：+2	Ba：+7	C：+7
gh：6	pb：3.5	tvl：7.5
Ap：+1	Bp：+6	D：/

采用油纱卷将脱垂组织还纳后行咳嗽诱发试验阴性。患者排尿日记：初始尿意正常，最大排尿量 520 ml。采用油纱卷将脱垂组织还纳后，1 小时尿垫试验：0。

三、考虑诊断是什么？

初步诊断：1. 穹隆脱垂 POP-Q IV 期（前壁、顶端、后壁）；2. 阴式子宫切除 + 阴道前后壁修补 + 会阴体修补术后脱垂复发；3. 冠心病、心脏支架术后；4. 高血压

四、还需要获取哪些重要信息并完善相关检查？

- 脱垂相关症状问卷调查，包括泌尿系、肠道、性功能等相关症状及临床困扰程度
- 尿常规，尿培养，残余尿测定
- B 超进一步了解妇科、泌尿系是否有异常情况
- 患者心脏支架术后 5 年、高血压，应行超声心动图、肺功能等围术期评估

泌尿系及经阴道 B 超未见异常，回纳脱垂后测残余尿 90 ml。尿培养阴性。超声心动图提示：左心收缩功能略减弱。肺功能正常。盆底疾病生活质量影响问卷短表（PFIQ-7）总分：204.7 分，其中：膀胱或排尿症状对生活质量影响评分为 85.7 分，阴道或盆腔症状对生活质量影响评分 85.7，大便或直肠症状对生活质量评分 33.3 分。盆底功能障碍性疾病症状问卷（PFDI—20）总分为：205.3 分，其中：POPDI-6（脱垂症状）为 91.7 分，CRADI-8（结直肠症状）为 40.6 分，UDI-6（泌尿症状）：66.7 分。盆腔器官脱垂/尿失禁对性功能影响的调查问卷（PISQ-12）：25 分。

五、在手术选择上需要考虑哪些因素?

• 患者因素:患者年龄、内科合并症、性功能等;

• 脱垂因素:脱垂累及腔室、脱垂程度、尿失禁、肠疝情况等;

• 医生因素:医生盆腔手术培训情况、手术喜好及擅长术式;

• 手术途径:经阴道、经腹腔、经腹腔镜或机器人辅助途径;

• 手术材料:应用自体组织还是应用人工合成网片或生物网片进行修补;

• 复发性脱垂:应评估上次脱垂手术方式、部位及途径。

本例患者特点:

1. 脱垂情况:经评估患者脱垂程度重,为全盆腔 IV 期脱垂,以中盆腔穹隆脱垂为主。IV 期脱垂本身为复发的高危因素,脱垂术后复发也是高危因素之一。因而手术要对盆腔三个腔室同时进行修补。

2. 上次手术情况:患者是盆腔器官脱垂经阴道子宫切除及前后壁自体组织修补术后复发,为穹隆脱垂,评估上次手术记录,考虑盆腔重建术后脱垂复发因素如下:一是缺乏顶端悬吊;二是自体组织薄弱。

3. 患者情况:高龄,合并冠心病及高血压,丈夫健在史等,无明显应用人工合成网片的禁忌和高危因素。向患者及家属交代应用人工网片的利弊,同意应用网片行经腹阴道骶骨固定术。

基于上述特点,考虑到患者为经阴道脱垂修补术后复发、穹隆脱垂、程度重,不适宜选择再次经阴道自体组织修补,由于性生活存在,也不适宜选择阴道封闭类手术。鉴于患者无应用人工合成网片的禁忌和高危因素,拟为其选择加用合成网片的骶骨阴道固定术,确保此次手术的牢靠性。考虑到患者高龄,合并冠心病及高血压,不能耐受腹腔镜的气腹和头低脚高位,而采用常规腹部切口则创伤偏大、分离广泛、术后病率较高,而该患者为穹隆脱垂,无须切除子宫,阴道无切口,可减少手术后的阴道网片暴露,体重适中(BMI 23.8 kg/m²),有条件实施经腹小切口骶骨阴道固定术,由此可减少创伤、疼痛,增加了

患者的手术耐受性,同时直接近距离徒手操作可增加缝合的牢固性、同时又能缩短手术时间,有利于患者术后快速康复出院。

六、手术技巧及注意事项

患者取与低位膀胱截石位,床位向左侧略倾斜,在两侧髂前上棘连线与耻骨上缘的中点处做一横切口,长 6 cm。逐层打开进入腹腔,放置一次性切口牵开固定器,分离粘连后大纱垫排垫肠管,充分暴露手术野。阴道内放置树脂圆柱形阴道棒顶起阴道残端,打开阴道残端腹膜,分离膀胱阴道间隙,长约 4 cm、宽约 3 cm,打开直肠阴道间隙,达肛提肌近会阴体处。将"Y"网前、后支分别用小针 4 号线分三排间断缝合固定在阴道前、后壁黏膜上。检查缝线未穿透阴道壁。

将乙状结肠向左侧拉开,辨认右侧输尿管后,在两者之间打开后腹膜。触摸、辨认骶岬,纵行打开骶岬下方腹膜,暴露骶前区域,在 S1-S2 水平分离骶前疏松结缔组织,暴露出白色的骶前纵韧带,取 S1 椎体前无血管区作为缝合位点。再将"Y"网向上向后牵拉至分离出的骶前区域,展平网片,助手轻轻上举阴道内的圆柱形塑胶阴道棒,顶起阴道穹隆,根据穹隆至骶骨岬之间距离,将网片修剪至合适长度,在无张力情况下,用不可吸收的 2-0 号爱惜邦缝线将网片间断缝合固定于 S1 椎体前方无血管区的前纵韧带上,固定 2-3 针。检查无出血,2-0 可吸收线连续缝合后腹膜及盆底腹膜。术毕测量阴道深 7.5 cm,阴道容两指松。

术后患者疼痛轻,未应用止痛药,次日排气,无术后病率,拔尿管后排尿正常。术后随访 2 年脱垂无复发,阴道壁无网片侵蚀。

(沈文洁　鲁永鲜)

二、经腹腔镜阴道/子宫骶骨固定术

(一)腹腔镜骶骨阴道固定术的发展史及现况

1994 年 Nezhat 等报道 15 例腹腔镜阴道

骶骨固定术，首次提出腹腔镜阴道骶骨固定术（laparoscopic sacrocolpopexy，LSC），认为该术式是治疗阴道穹隆脱垂的标准方法。随后多项观察性研究证实LSC具有手术操作视野清晰、创伤性小、主客观治愈率高和术后恢复快等优点，认为LSC是中盆腔脱垂的金标准术式。从LSC手术类型可分为：腹腔镜阴道骶骨固定术（LSC）、腹腔镜子宫颈骶骨固定术（laparoscopic sacral cervicopexy，LSCC）和子宫骶骨固定术（laparoscopic sacral hysteropexy，LHSC）。一项有关阴道顶端支撑手术30项临床观察结果的荟萃分析资料显示：阴道骶骨固定术与骶韧带高位悬吊术、骶棘韧带固定术和TVM比较，前者阴道顶端支撑的效果更好，但开腹手术存在手术时间长、术后恢复慢的劣势（Gouveia，2016）。张晓薇等观察POP IV期患者行阴腹联合LSC术，其术后客观治愈率为前盆腔90%（47/52）、中盆腔100%（23/23）、后盆腔95%（20/21）；网片暴露率4%；术后脱垂复发6例（11%，6/53），其中5例阴道前壁复发，均为POP-Q II期，无脱垂相关症状，均无再次手术。认为阴道前壁脱垂IV期伴重度膀胱膨出的患者仍存在一定的复发风险（梁雪早，张晓薇等，2019）。Athanasiou S对94例因重度POP行阴腹联合LSC的患者进行中位随访时间为7年（3～7年）的随访，发现阴腹联合LSC总的客观治愈率为95.7%，认为阴腹联合LSC治疗重度POP长期疗效显著（Athanasiou S，2018）。LHSC和保留子宫TVM术比较虽然手术时间延长（174 vs 64 minutes，P < 0.0001），随访1年两组主、客观治愈率无差异，网片暴露率分别为2.6% vs 6.6%；远低于TVM手术。腹腔镜组术后满意度更高（Gutman RE，2017）。LHSC与LSC比较可缩短手术时间，降低网片暴露率，但LHSC主客观治愈率相对降低。LSC同时行子宫切除术可能会增加术后阴道残端网片暴露率（Leron E 2001；Nair R 2017），目前仍缺乏LSC与LHSC随机对照的研究。由于机器人辅助下手术不断普及，研究显示机器人辅助下的LSC（robotic ASC，RASC）有缝合定位更精确、缩短手术操作时间、术者培训周期短等优点。回顾性队列研究450例POP患者，LSC

232例，RASC 226例，中位随访时间13周，两组主客观治愈率无差异，其中12例（2.6%）复发，因POP再次手术6例，其中3例阴道后壁修补术，2例再次行ASC；1例阴道侧旁修补。网片暴露率11.4%。术后肠道并发症14例，多数患者通过保守治疗治愈（Mueller MG，2016）。另外两项随机对照研究发现RASC与LSC比较，短期疗效和并发症发生率相似，但RASC手术时间延长（24～67分钟），医疗费用更高（Paraiso MF 2011，Anger JT 2014）。总之，LSC和LHSC已公认为中盆腔缺陷的标准术式。本章节将详细介绍LSC和LHSC。

（二）术前病情评估

1. 盆腔缺陷评估 详细询问患者既往盆腔手术及盆底修复手术史，根据POP-Q分度法了解POP患者的脱垂程度，确定脱垂最严重的腔室。因为POP-Q分度法评估POP程度与器官膨出严重程度不平衡，所以术前应评估器官膨出的程度。临床上详细的妇科检查，包括分叶窥器分别检查阴道前、后壁和子宫/阴道顶端脱垂及阴道侧旁缺陷情况。肛直检了解是否存在直肠前突或直肠疝，结合动态盆底超声或动态MRI检查进一步了解膀胱膨出及阴道侧旁缺陷的程度，是否存在腹膜疝、小肠疝和低位直肠疝等，这对拟订LSC手术网片阴道端放置位置和疝囊修复与否至关重要。

2. 子宫情况评估 保留子宫盆底修复手术其术后子宫病变的风险为2%～3%。骶骨固定术同时切除子宫可减少术后疼痛和子宫病变的风险。对于年轻或强烈要求保留子宫的患者，术前需要通过宫颈癌筛查、妇科阴道彩超等检查排除宫颈和子宫病变。若伴有异常子宫出血病史，需要行分段诊断性刮宫或宫腔镜检查下子宫内膜活检，必要时盆腔核磁共振等。

3. 手术耐受性评估 POP患者大部分为中老年女性，尤其过度肥胖，体重指数 ≥ 30 kg/m^2、肺部疾病和胸脊椎疾病史的患者，除了完善常规的术前检查外，尤其需关注患者心、肺、肝、肾功能及凝血功能情况；因盆底重建手术后深静脉栓塞风险超过10%，所以术前深静脉栓塞风险评估和出血风险评估也是非常必要的。因腹腔镜手术时需要使用 CO_2 气腹和头低臀高 20°的 Trendelenburg 体位，术前充分评估患者心、肺功能状态的评估尤其重要。对年龄较大者（60 岁及以上）或既往有心肺部疾病史者需行肺通气及弥散功能检查、动脉血气分析和心脏彩色超声检查等，这也是决定能否行经腹径 POP 修复手术主要考虑因素之一。Stepp KJ 等报道 267 例 ≥ 75 岁盆底手术患者的围术期并发症率达 26%，常见严重并发症包括：出血、肺水肿、心衰和静脉栓塞等，主要风险因素为：手术时间、冠状动脉疾病和外周血管疾病等。

4. 下尿路功能评估

（1）病史询问：POP 超过 30% 的患者合并 UI，术前需要详细询问有关下尿路症状，如尿频、尿急、尿失禁、OAB 症状、排尿困难、排尿不尽感、是否需还纳器官才能排空膀胱等。

（2）尿失禁相关检查：上子宫托后排尿日记、还纳脱垂器官后行诱发试验、膀胱颈抬举试验、了解尿失禁和尿道下移情况。还纳脱垂器官后观察尿失禁情况，3 天的排尿日记对患者的膀胱最大容量、有无尿潴留、是否有效排尿、尿失禁发生情况可作出初步判断。POP 患者常因脱垂的膀胱颈与尿道折叠，使原有的尿失禁症状消失或减轻，称之隐匿性尿失禁（Occult SUI），此时的诱发试验阳性预测值是偏低的。

（3）尿动力学检查：尽管术前常规行尿动力学检查仍存在争议。在评估过程中因脱垂器官复位不全、膀胱膨出和下尿路解剖改变等，往往影响尿动力学检查结果的解读。但是，术前将脱垂物还纳复位后行尿动力学检查可以帮助排除隐匿性尿失禁及了解膀胱功能状态。若怀疑膀胱功能障碍时，尿路吊带手术最好在修复手术后进行再次的评估，根据患者术后尿失禁程度选择二期手术。

（4）超声检查：了解下尿路下移情况，排除尿道憩室、膀胱结石、膀胱肿瘤等。

（5）膀胱镜检查：排除尿道憩室、膀胱憩室、膀胱结石、膀胱肿瘤和膀胱结核等。

5. 肛肠功能评估

当患者出现排便不尽感、分次排便、排便困难时应注意排除低位肠膨出、小肠疝、直肠疝和后腹膜疝等，可以借助肛直肠

检查、影像学检查辅助诊断，如动态盆底超声，动态盆腔 MRI 检查。

（三）手术适应证及禁忌证

1. 手术适应证

（1）根据 POP-Q 分度法评估患者前盆腔（阴道前壁）、中盆腔（子宫、宫颈或阴道穹隆）或后盆腔（阴道后壁）脱垂程度，以中盆腔缺陷为主 POP ≥ Ⅲ 期。尤其适用于以中盆腔缺陷为主，或伴阴道前壁脱垂和（或）阴道后壁脱垂较重不宜行骶韧带高位悬吊或骶棘韧带固定相对年轻的患者。

（2）有 POP 相关症状阴道穹隆脱垂 ≥ Ⅱ 期者。如盆腔下坠感、阴道肿物膨出、需还纳肿物排尿或伴排便困扰者，阴道穹隆脱垂合并腹膜疝者。

（3）POP 修复手术后复发者。LSC 不受阴道狭窄或阴道长短的限制，对于复发患者多次手术造成阴道狭窄或阴道缩短，尤其有优势。

2. 手术禁忌证

（1）严重心、肺、肝、肾功能不全，凝血功能障碍和急性生殖道炎症是绝对禁忌证。

（2）全身结缔组织病和不能控制的糖尿病患者因术后感染及网片侵蚀机会增加，不适宜行加用网片的骶骨固定术。

（3）过度肥胖，BMI ≥ 35 kg/m²，手术难度明显增加，为相对禁忌证。

（4）对于未完成生育的 POP 患者，一般建议完成生育后再行盆底重建手术，但有症状、影响性生活的患者行保留子宫的子宫骶骨固定术仍是一种选择。

（5）年龄 > 70 岁的患者为相对禁忌证，应视患者全身情况及手术者的熟练程度综合考虑，一般认为手术时间控制在 2 小时以内更安全。

（6）恶性肿瘤术后接受过盆腔放疗的患者。

（四）术前准备

确定手术方式后，充分的术前准备是围术期安全和术后顺利恢复的重要保证。对于需要行经腹阴道 / 子宫骶骨固定术者，术前准备包括患者及家属的知情同意告知、肠道准备和患者个体化

准备等。

1. 患者及家属的知情同意告知 充分的手术知情同意告知和签署知情同意书是术前准备的重要环节之一。通过知情告知，让患者及其家属对病情、可选择的手术方式、手术风险和术后恢复等有全面的认知，对手术效果具有恰当的期待值，以减少对医生和对手术效果的误解。内容包括术前诊断、手术方式选择、手术风险和应对策略、网片相关的并发症和术后 POP 复发等。阴道／子宫骶骨固定术是需要植入网片的手术，应向患者充分告知网片使用的意义、材料性质、生产厂家、价格和可能发生的相关并发症如网片暴露、侵蚀、疼痛、性交痛、感染等。阴道骶骨固定术中有可能造成膀胱、直肠、输尿管等邻近器官和骶前区血管损伤，一旦发生损伤，应有术中和术后的解决方案。是否同时行抗尿失禁手术，告知该患者有关尿失禁的术前评估结果，吊带手术的益处与风险，术后可能出现的问题如排尿困难、手术无效、术后复发、吊带暴露或侵蚀等。若患者要求保留子宫，需告知保留子宫可能远期存在的问题。

2. 肠道准备 阴道／子宫骶骨固定术属于盆腔深部手术，POP 患者往往较肥胖，术野暴露困难，所以肠道准备是必要的，这有利于在手术操作中视野的暴露和减少肠道并发症的发生。一般可选择清洁灌肠或口服和爽液促进肠道排空。

3. 阴道准备 使用合适的子宫托将脱出的器官还纳，以改善阴道壁和宫旁组织水肿、减轻阴道上皮角化、减少阴道脱出物溃疡或出血。一旦阴道壁溃疡需还纳阴道脱出物，做局部消炎和雌三醇软膏处理。使用雌三醇软膏改善阴道黏膜菲薄的状态，雌三醇软膏术前用两周以上，每天予高锰酸钾盆浴一次，使外阴和阴道保持清洁。

4. 患者个体化准备 对于高血压病 II 期或以上的患者，需请心内科评估风险，术前调整降压药，使血压控制平稳。糖尿病患者血糖波动时，术前需要借助药物或胰岛素控制血糖，血糖控制稳定后才能手术。术前服用抗凝药物时，应停用抗凝药物 10 ~ 14 天。

（五）手术相关解剖

1. 骶前区域血管解剖 骶骨从 S1 至 S5，其骶骨以第一骶椎椎体面最宽和最高，高度平均 4.3 cm，从两侧骶外侧孔间距离平均 3.2 cm。选择第一骶椎为缝合固定网片位置是相对安全的区域。张晓薇等于 2009 年通过女性尸体骶前区血管灌注研究发现，骶前血管网位于骶前筋膜的深部，骶正中血管位置变异度很大。为了避免骶前区血管损伤，建议骶前区缝合安全区域为：第一骶椎体面上界位于骶岬下 10 mm，下界位于骶岬下 40 mm，水平宽度为 15 mm，骶正中血管居中和偏左时，缝合安全区在骶正中血管的右侧，骶正中血管偏右时，缝合安全区在骶正中血管的左侧（如图 23-3-7 ~ 图 23-3-9）。另外，有关骶前纵韧带生物力学研究（陈礼全 2011）发现，骶前纵韧带在骶椎椎体间连接紧密，从骶 1 至骶 5 骶前纵韧带观察，骶 1（S1）处为厚度最厚、强度及刚度最大的部位，从生物力学角度骶 1（S1）处骶前纵韧带为阴道骶骨固定最佳的缝合固定部位。

（六）手术步骤

1. 体位、消毒及麻醉 取截石位，常规消毒腹部皮肤、会阴部和阴道等部位，铺无菌手术巾。选择气管插管全身麻醉，CO_2 气腹腹腔内压控制在 12 ~ 13 mmHg。

2. 经腹腔镜或经阴切除子宫 操作要点：LSC 同时行腹腔腹全子宫切除术时，操作与常规操作相同，在断离阴道残端时应注意多保留宫颈周围环组织，缝合阴道残端时缝合足够的残端组织，避免拉线过紧，以免影响残端愈合和增加术后阴道残端网片暴露概率。也可行经阴道全子宫切除。

3. 腹腔镜下阴道骶骨固定手术步骤

（1）患者体位采用头低臀高 20 度（Trendelenburg）体位，大腿高度尽量平腹壁水平，以利于镜下手术辅助通道的操作。

（2）切口选择 腹腔镜入路切口：骶前区部分患者骶窝的凹度个体差异较大，建议腹腔镜的入路切口在脐窝上缘 2 cm，选用 30 度腹腔镜，以便更好地暴露第一骶椎椎体面。辅助操作通道切口：多采用 3 个操作通道，操作通道可选择主刀侧（患者左侧）两个 5 mm，第一操作通道切口选用左锁骨中连线外 2 cm 脐窝下 2 ~ 3 cm，第

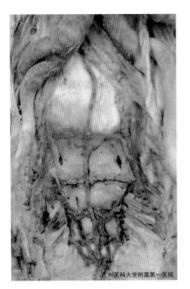

图 23-3-7 骶正中血管居中

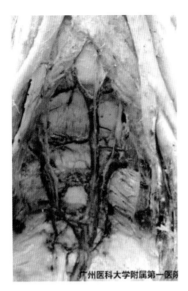

图 23-3-8 骶正中血管偏左

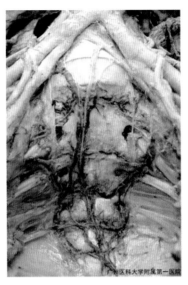

图 23-3-9 骶正中血管偏右

二切口在第一切口下 5 cm 左锁骨中连线交点处；第三切口位于患者右侧锁骨中连线与平脐窝下 3 cm。也可根据术者手术时站立体位及操作习惯调整辅助操作通道切口位置。

（3）腹腔镜阴道骶骨固定术网片的选择：建议 LSC 选用 Ⅰ 型聚丙烯轻质人工合成网片，临床应用中发现其侵蚀率低，文献报道：LSC 网片暴露率 3% ~ 7%。而生物补片存在补片材料降解问题，术后复发率远比人工合成网片高，其临床应用的有效性仍缺乏循证证据。

网片裁剪方法：①自裁剪网片的方法：将 Ⅰ 型聚丙烯轻质人工合成网片自裁剪成前、后各一片网片，前叶网片裁剪成大小 3.5 cm × 12.0 cm 的靴形，靴底长宽为 5 cm × 4 cm；后叶网片为长宽 12.0 cm × 3.5 cm 的长方形，根据患者脱垂程度调整网片大小；② Ⅰ 型聚丙烯轻质 Y 型网片：Y 型网片修剪方法："Y"网阴道端前后片根据患者脱垂程度修剪其长度，一般为前片 4 ~ 5 cm 长度，后片 7 ~ 12 cm 不等。若阴道后壁脱垂无低位肠膨出者后片网片长度 7 cm，有低位肠膨出者长度为 12 cm，网片远端需固定在距会阴体上缘 1 cm 肛提肌筋膜上。"Y"网腹腔端长度为 9 ~ 10 cm，宽度 3 ~ 3.5 cm，术中可根据网片张力进行适当调整，如图 23-3-10 ~图 23-3-11。

（4）暴露后盆腔及骶前区：完成全子宫切除术缝合阴道残端后，采用大"S"拉钩经阴道上举阴道残端。采用肠吻合针自左侧第一操作通道切口向外旁开 2 cm 穿入腹腔，镜下缝合乙状结肠左侧的肠脂垂，寻找腹腔内长针的入针部位，从入针附近自腹腔内穿出前腹壁，腔外打结悬吊乙状结肠和直肠，暴露后盆腔及骶前区，如图 23-3-12 ~图 23-3-13。

（5）分离膀胱阴道间隙：腹腔镜下锐性加钝性分离阴道膀胱间隙，避免分离层次过深破坏阴道浅筋膜层，下推膀胱达膀胱颈水平，注意避免膀胱损伤。锐性加钝性分离直肠阴道隔上 2/3 段，注意避免损伤直肠。

（6）在骶岬上 1 cm 打开后腹膜，采用超声刀或电凝剪沿骶韧带内侧打开骶前区盆腹膜达骶韧带最远端，注意远离右侧输尿管 2 cm 以上，避免网片与输尿管的粘连和侵蚀。锐性加钝性分离骶前间隙疏松结缔组织，暴露骶岬及骶前中动脉、静脉和骶前纵韧带，暴露 S1 椎体面骶前中动、静脉，如图 23-3-14 ~图 23-3-15。

（7）将网片前叶平铺于阴道前壁，用 2-0 号可吸收线将前片网片固定于阴道前壁上，缝合 8 ~ 9 针，也可用 2-0 免打结线缝合。网片后叶平铺于阴道后壁，用 2-0 号可吸收将网片后叶固

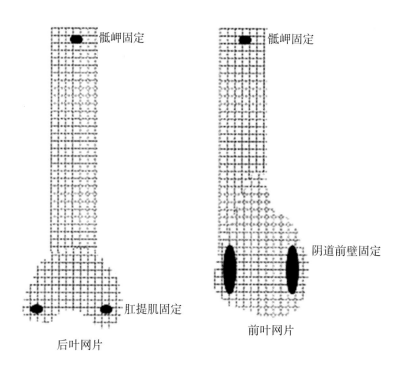

图 23-3-10 自裁剪前叶和后叶网片

骶岬固定

骶岬固定

阴道前壁固定

肛提肌固定

后叶网片

前叶网片

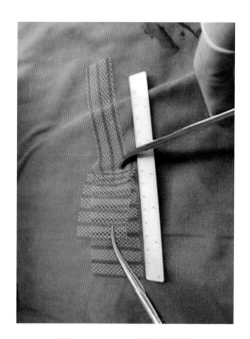

图 23-3-11 Y 型网片裁剪

定于阴道后壁上，缝合 6 ~ 8 针，也可用 2/0 免打结线缝合，如图 23-3-16 ~ 图 23-3-17。

（8）缝合固定阴道端前后片网片后，用 2/0

号可吸收线缝合阴道残端的盆腹膜，使之完全腹膜化。以阴道顶端 C 点 –7 cm 为标准无张力放置骶前区网片，以调整合适的网片张力，如图 23-3-18。

（9）助手经阴道用中指和示指上抬阴道，在无张力下用 0/2 号不吸收线将骶前区网片缝合固定于第一骶椎骶前纵韧带上，缝合 2 ~ 3 针，针距 1 cm，如图 23-3-19 ~ 图 23-3-20。

（10）骶前区全腹膜化，避免网片外暴露在腹腔，预防术后肠粘连和网片肠侵蚀。盆腹腔创面予防粘连膜，如图 23-3-21 ~ 图 23-3-22。

（11）视患者会阴体情况决定是否同步行会阴体重建术。

4. 阴腹联合阴道骶骨固定术阴道端网片固定方法

（1）"Y"型网片固定方法：1/1000 000 肾上腺素液体水压分离膀胱阴道间隙，向上锐性分离膀胱阴道间隙达阴道横沟水平，操作过程重注意避免膀胱损伤。将网片前叶宽 5 cm、长 4 ~ 5 cm平铺于阴道前壁，网片远端达阴道横沟，用 2-0可吸收线将前片网片 8 ~ 9 针，将网片缝合固定

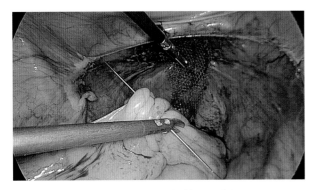

图 23-3-12　悬吊乙状结肠和直肠

于阴道前壁上，如图 23-3-22。将"Y"型网片送进腹腔，缝合关闭阴道残端。腹镜下缝合固定后叶网片，如图 23-3-23。

（2）自裁剪网片固定方法：根据患者阴道前后壁脱垂程度进行网片的个体化裁剪，前叶网片，3.5 cm × 12.0 cm 的靴形，靴底长宽为 5 cm × 4 cm；靴底部位网片缝合至阴道前壁 8 ~ 9 针，后叶网片宽 3.5 cm，根据阴道后壁脱垂程度裁剪后叶网片长 12.0 ~ 15.0 cm，缝合阴道后壁网片

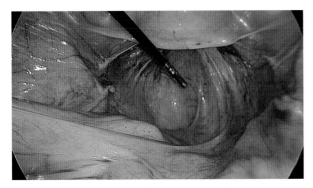

图 23-3-13　暴露骶前区及后盆腔

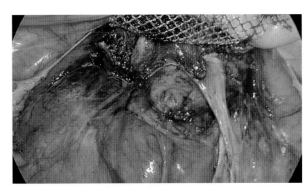

图 23-3-16　打开直肠阴道间隙下推直肠图

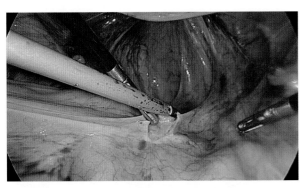

图 23-3-14　在骶岬上 1 cm 打开后腹膜

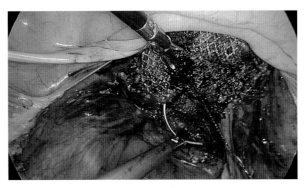

23-3-17　缝合固定网片后叶于阴道后壁

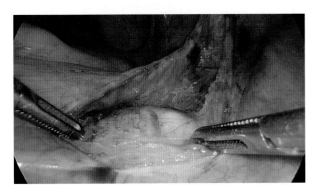

图 23-3-15　暴露骶前区血管

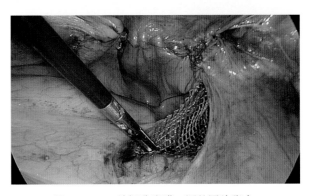

图 23-3-18　关闭盆腹膜，调整网片张力

深度 5 ～ 7 cm。将前、后叶网片置入腹腔，或先用不吸收缝线对合前后叶网片，裁剪成"Y"形网片再置入腹腔，随后缝合阴道残端。

（3）阴道后叶网片固定于会阴体方法（图

23-3-24）：对于阴道后壁脱垂重度伴低位肠膨出患者，阴道后叶网片固定于会阴体上方 1 cm，以解决低位肠膨出，网片固定可采用以下方法。在阴道后壁距处女膜缘上 3 cm 处，水压分离直肠阴道隔，纵行切开阴道后壁下段，向上钝性分离直肠阴道膈，达阴道下 1/3 段暴露直肠阴道陷窝腹膜。阴道内放置大"S"拉钩上举阴道顶端，腹腔镜下锐性加钝性分离直肠阴道间隙，使阴道后壁切口直接与腹腔贯通。经阴道后壁切口拉出"Y"型网片后叶平铺于阴道后壁。同法行骶前腹腔端的网片固定，腹腔内腹膜化，最后将后叶网片的远端采用 2-0 可吸收缝线固定在两侧肛提肌筋膜上。也有术者直接在腹腔镜下分离直肠阴道

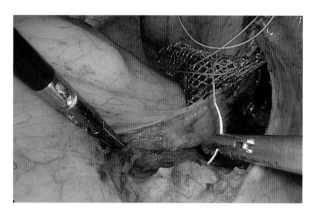

图 23-3-19　缝合骶前丛韧带

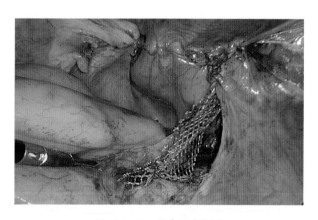

图 23-3-20　缝合固定网片

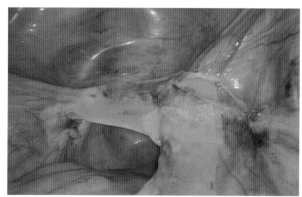

图 23-3-22　腹膜创面贴附防粘连膜

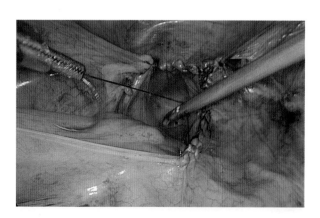

图 23-3-21　骶前区全腹膜化

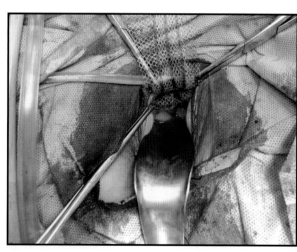

图 23-3-23　经阴缝合固定前叶网片

间隙至两侧肛提肌筋膜处。

5. 子宫骶骨固定术手术操作步骤

（1）采用杯状举宫器上举子宫，有利于膀胱阴道间隙和直肠阴道间隙的分离，以超声刀或单极电钩打开子宫膀胱反折腹膜，钝性＋锐性结合向下推离膀胱，分离膀胱阴道间隙和两侧膀胱侧窝疏松结缔组织，对于同时伴有膀胱膨出者分离膀胱阴道间隙达平膀胱颈水平，以同时解决前盆腔筋膜缺陷问题。打开子宫直肠反折腹膜，钝、锐结合向下推离直肠，分离直肠阴道间隙至阴道穹隆下 4 ~ 5 cm，如图 23-3-25 ~ 图 23-3-26。

（2）在骶岬上 1 cm 打开骶前区后腹膜，与右输尿管行程保留 2 cm 的宽度，以避免网片与输尿管的粘连和侵蚀。钝、锐结合分离骶前间隙，暴露骶岬及骶前中动脉、静脉和骶前纵韧带（方法同上）。

（3）参照上述自裁剪网片的方法，将网片裁剪成前叶网片和后叶网片，用 2-0 不吸收线缝合前片靴形网片于宫颈周围环前方，网片靴形端放置在阴道前壁表面，用 2-0 可吸收线缝合固定前叶网片。后叶网片同样用 2-0 不吸收线缝合固定于宫颈周围后方，再用 2-0 可吸收线将后叶网片的阴道端缝合数针固定在阴道后壁上。在子宫右侧阔韧带无血管区打孔，前叶网片从前往后经右阔韧带打孔穿出，将前叶网片近端引出至骶前区，如图 23-3-27 ~ 图 23-3-28。

另一方法可将网片裁剪成"T"形，在两侧阔韧带打孔，网片两侧端末端经同侧从阔韧带打

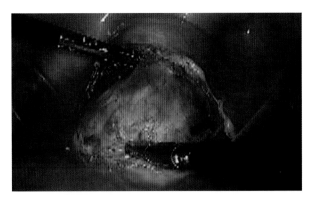

图 23-3-25　腹腔镜下分离膀胱阴道间隙

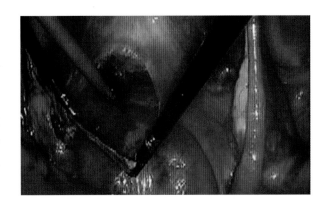

图 23-3-26　腹腔镜下分离直肠阴道间隙

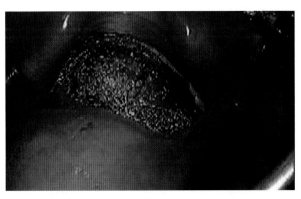

图 23-3-27　腹腔镜下缝合固定前叶靴形网片

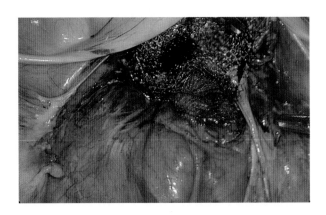

图 23-3-24　腹腔镜下缝合固定后叶网片

孔处自后往前穿出，用不可吸收线缝合固定于宫颈周围环前方，同时缝合固定宫颈周围环后方的网片。

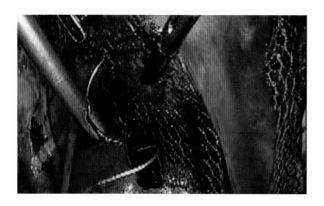

图 23-3-28　腹腔镜下缝合固定后叶网片

（4）用 2-0 可吸收缝线缝合关闭子宫前、后方创面使之腹膜化。

（5）以宫颈 C 点 -7 cm 和宫底部平骶岬水平为标准调整骶前区网片张力。助手上举子宫，在无张力下用 2-0 不吸收线将骶前区网片缝合固定于第一骶椎骶前纵韧带上，一般缝合 2～3 针，骶前区全腹膜化。

（6）当患者存在陈旧性会阴裂伤，则同期行会阴体重建术。

（七）术后管理

1．术后阴道塞纱布 48 小时，让网片与组织更好地粘合。

2．阴道局部涂雌激素软膏，雌三醇软膏 1 个月内每天一次，1 个月后每周两次，有利于阴道创口愈合，促进阴道黏膜增厚，以降低网片暴露风险。

3．术后留置尿尿管 48 小时左右。拔除尿管后鼓励患者下床活动。注意观察膀胱残余尿量，作排尿日记，观察每次排尿量和排尿频率。若排尿量少于膀胱容量 2/3，残余尿量 ≥ 300 ml，需要重新留置尿管 2～3 天，以减少医源性膀胱逼尿肌受损。

4．术后患者饮食及肠道管理：术后第一天低渣半流质饮食，一般在术后 24～48 小时内肛门排气，排气后恢复普食，进食易消化食物，避免进食过量食物，有利于术后肠道康复。术前有便秘史者可选用乳果糖类药物促进排便。

5．术后合理使用抗生素预防感染。

6．术后尽量避免长期咳嗽和搬重物等增加腹压的活动，手术 1 个月后可行盆底肌训练。

7．术后随访：术后 3 个月、半年，随后每年一次随访。随访内容：询问症状包括有无尿失禁症状、小便不尽感、便秘困惑、下腹部或盆腔疼痛、外阴不适或阴道分泌物异常等症状；体检包括妇科检查和 POP-Q 分期，观察有无网片暴露或者网片侵蚀等情况。完成与 POP 和 SUI 相关的问卷。对患者进行控制体重、避免重体力活动和排便管理的健康教育。

（八）术后并发症的防治

LSC 的术后并发症包括阴道残端愈合不良、下尿路感染、网片暴露、盆腔或骶前区感染、网片侵蚀、术后疼痛、复发、骶椎椎间盘炎和骨膜炎、生殖道瘘等。大部分并发症是可以预防的。并发症发生的原因及预防措施如下。

1．术后阴道残端愈合不良　术后阴道残端愈合不良发生率为 1%～3%。可能的原因：术前阴道炎症；术中操作违反无菌原则；阴道残端缝合处组织张力过大；局部组织血循环差；前、后片网片放置不对称形成了阴道残端对合张力增大等。因此，术前充分的阴道准备、术中遵循无菌原则和术后禁性生活 3 个月等有可能降低阴道残端愈合不良的发生。

2．下尿路感染　术后下尿路感染率为 30%～50%。可能的原因：下尿路感染与术中反复导尿管插入、导尿过程尿道黏膜损伤、尿管质量和口径过大、停置导尿管时间过长等有关。预防措施包括：尽量避免术中及术后反复插导尿管；缩短术后留置导尿管时间；做好术后膀胱管理，如拔除导尿管后，注意观察患者排尿情况，作排尿日记，观察每次排尿量，有条件用超声膀胱容量测量仪有利于动态观察术后残余尿量，若残余尿量低于 300 ml 则鼓励患者排尿，若残余尿量大于 300 ml 则重插导尿管，避免术后急性尿潴留。

3．术后网片暴露　LSC 与 TVM 手术相比，网片暴露率低（3%～16% vs 10%～20%），LSC 网片暴露原因与网片的类型、术中网片放置的层次、术后血肿形成与否、术后感染及术者的操作经验及患者术后管理有关。术中对于同时切除子宫是否增加网片暴露的风险，目前仍有争论。有学者认为同时切除子宫的患者发生阴道顶端网片暴露的概率增加至 16%。文献报道后叶网片缝合在会阴体部位会增加网片暴露率，暴露率从 7% 增加到 40% 不等（Visco AG 2001，Su KC 2007），可见网片暴露率的差异与术者经验有关。Nygaard I 等的研究提示缝线暴露和网片暴露的发生率会随着时间的延长而增加，随访 2 年缝线暴露的发生率分别为 0.9% 和 1.2%，随访到 7 年网片暴露的发生率分别为 5.3% 和 7.1%（Nygaard I 2013）。因此，LSC 术后长期随访是必要的。我们的经验：正确分离解剖层次非常重要，强调网片应放置于阴道浅筋膜层深部；放置网片时避免网片折叠；在行全子宫切除时采用腹腔镜筋膜内子宫切除，尽可能保留宫颈周围环筋膜组织，以减少因阴道残端组织过薄或阴道残端组织愈合不良造成术后阴道残端网片暴露。网片暴露的处理：暴露网片最大直径小于 1 cm 时，可给予雌激素软膏局部处理；若暴露网片最大径线大于 1 cm，伴有阴道异常分泌物或出现性生活不适感时，应及时行暴露网片清除术。术后 3 个月内发现网片暴露时，先进行 PP 坐盆和阴道抗炎、雌激素软膏处理，网片清除手术选择术后 3 个月后，将暴露和折叠的网片清除，不宜过早行网片清除手术，以免增加术后复发率和生殖道瘘的机会。阴道顶端网片暴露宜麻醉下充分暴露术野时进行清创。

4. 术后网片侵蚀　术后网片侵蚀是网片向邻近器官侵蚀，其发生属罕见，文献均为案例报道。网片侵蚀膀胱时可出现尿频、尿急、尿痛、血尿或尿路结石等症状，需要行膀胱镜、输尿管镜等检查明确诊断。网片侵蚀肠道时可出现排便疼痛、血便或急腹症等，多需 MRI 和肠镜检查进一步明确诊断。文献报道部分肠道网片侵蚀患者可无任何症状，而在例行肠镜检查发现。本院曾报道了 1 例 71 岁患者因 POP ≥ Ⅲ度行 LSC，术后 37 个月因肠梗阻在笔者所在医院行经脐部单孔腹腔镜探查 + 病变回肠切除，术中见：回肠末段距离回盲部 10 cm 处有一段粘连成团的肠袢，盘旋肠段 3 周，形成梗阻。术后诊断：

回肠嗜酸性肠炎，小肠梗阻。术后 41 个月出现乙状结肠阴道瘘。体检：BMI 14.3 kg/m²，阴道壁黏膜菲薄，阴道残端左侧可见一瘘口，直径 3 mm。盆腔 MR 提示：阴道残端左侧壁与乙状结肠瘘道形成，瘘周围形成环形强化区域，考虑局部感染、脓肿形成。经开腹手术清除网片及结肠造瘘术，术后 3 个月还纳结肠后治愈（Lin XT，2018）。网片侵蚀的预防关键是在于预防。手术操作者需要对盆腔器官及盆底解剖有充分的认识，分离层次要清晰，若术中怀疑有邻近器官损伤时，需要充分检查及时确诊，一旦发生邻近器官损伤时，膀胱损伤时行修补术后，需根据损伤程度及部位谨慎考虑是否继续植入网片，术者应该评估术后膀胱阴道瘘的风险综合考虑，必要时手术台上找相关科室会诊。一旦术中发生直肠损伤，因术后存在术后直肠阴道瘘的风险，且临床处理困难，所以不建议采用网片重建手术，选择自身组织修补术式为宜。术后诊断膀胱阴道瘘者，首先明确瘘口部位，瘘口与输尿管开口的距离以及网片侵蚀情况，如怀疑合并输尿管网片侵蚀则应该行输尿管镜检查。术后的膀胱阴道瘘修补术建议选择时机为手术 3 个月后，术后网片膀胱小面积侵蚀可采用膀胱镜下激光网片去除术或分次激光网片去除术。若大面积网片膀胱侵蚀则需膀胱部分切除术。术后发现肠侵蚀时，应行侵蚀网片清除同时修补被侵蚀直肠或行侵蚀肠段的部分切除。可见避免术后网片侵蚀并发症关键还是在于术中预防。

5. 新发压力性尿失禁　张晓薇等报道重度 POP 患者（81 例）行改良腹腔镜下阴道骶骨固定术，术后能明显改善的尿频、尿急症状。对于术前有 SUI 症状或隐匿性尿失禁的患者，加用抗尿失禁手术（TVT/ TVT-O）可明显改善压力性尿失禁症状（许丽张晓薇，2013）。有研究比较了 ASC+Burch（58 例）和 ASC+Sing（55 例）两组术后 SUI 成功率无统计学差异（Albo ME，2007）。ASC 同时行 Burch 术后长期随访发现 SUI 的发生率是明显降低的。近期也发现 LSC 同时行 Sling 手术后长期的 SUI 发生率明显降低。但目前对于 POP 修复手术是否同步行预防性 Sling 手术存在争议。我们的经验：术前 POP 有 SUI 症状的患者，术前评估排除 Sling 手术禁忌证则可同步行抗 SUI 手术。隐匿性尿失禁者多不同步手术，但术前需充分知情告知。术后出现明显症状者，按新发 SUI 处理。

6. 术后复发　目前术后多采用术后半年脱垂最低点 POP-Q 分期 ≥ 0 cm、阴道顶端下移超过阴道下 1/2 为复发标准。从复发的部位判断分为原修复部位和非原修复部位复发。文献报道 LSC 术后 POP 复发率为 0.8%～15.4% 不等。LSC 手术阴道顶端部位复发少见，复发部位多数位于阴道前壁，以 Aa 点为主。张晓薇等报道 LSC 手术患者（66 例），术后随访时间 6～57 个月，中位随访时间 16 个月，主观治愈率 95%，客观治愈率 90%，6 例患者复发（10%，6/63），其中前壁 Aa 点复发 5 例，后壁 Pa 点复发 1 例，顶端复发为 0，再次手术率为 0。作者认为复发的可能原因：①阴道远端的网片放置不到位，导致阴道前壁或后壁远端的复发，尤其对于术前合并重度膀胱膨出或低位肠膨出者；②合并有阴道侧旁缺陷者；③采用生物补片进行 LSC，其复发率高达 20%，原因多为生物补片的降解所致；④骶前纵韧带缝合固定不到位，骶前缝线滑脱；⑤术前会阴裂 ≥ 8 cm 患者，术后复发风险明显增高；⑥术后长期腹压增高如咳嗽、便秘、从事重体力劳动等。

7. 骶椎椎间盘炎和骶骨骨膜炎　骶椎椎间盘炎和骶骨骨膜炎为罕见并发症，案例报道、尸体解剖及 MRI 研究提示 L5～S1 椎间盘正好是骶岬部位，LSC 手术中缝合骶前区固定网片时，若在骶岬部位缝合骶前纵韧带容易发生骶椎椎间盘炎和骶骨骨膜炎，有报道认为也可能为上行感染（Grimes CL 2012，Good MM 2013，Paraiso MF）。

典型病例

患者 ×××，52 岁，在某医院因子宫脱垂 Ⅲ 期、阴道前壁脱垂 Ⅲ 期于 2018 年 9 月 28 日行 LSC 手术，术后 8 天患者出现寒战、高热，术后 10 天发现阴道脓性分泌物，诉腰骶部疼痛难忍，走路困难。血常规血象升高，中性粒细胞水平升高，B 超示盆腔积脓。MRI 提示骶前脓肿；S1 骶

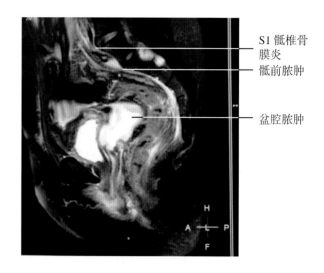

图 23-3-29　LSC 术后盆腔脓肿和骶前脓肿形成

椎骨膜炎和盆腔脓肿，见图 23-3-29。经盆腔放置引流，抗炎治疗感染仍能控制。经泰能＋万古霉素抗炎治疗 2 周后，再行骶前网片清除术后治愈。

LSC 术后骶椎椎间盘炎和骶骨骨膜炎时，临床多以腰背部疼痛为主要症状，急性感染期患者表现为发热、急性腰骶部疼痛和（或）下腹疼痛，部分患者出现行走困难。盆腔超声检查可用于排除盆腔脓肿，必要时 B 超引导下盆腔脓肿穿刺，脓液细菌培养指导抗生素的使用。腰骶部位 MRI 是确诊骶骨骨膜炎或椎间盘炎的主要诊断手段，可观察到腰骶各椎体及骨膜、腰骶椎间盘及骶前区炎症及积脓等影像学特征。大部分患者需要在使用有效抗手素治疗后行开腹或腹腔镜下网片彻底清除及清创手术，清创术后患者结局良好。

综上所述，LSC 是中盆腔缺陷为主的 POP 患者标准盆底修复手术之一，它具有中 - 长期的主客观治愈率高、复发率低、网片相关并发症发生率在可接受范围等优点，严重并发症仍属罕见，一旦出现严重并发症则需要多学科联合诊治。

（张晓薇　王　苏　梁雪早）

三、经阴道子宫（阴道）骶骨固定术

Lane FE 等（1962）首次报道了经腹阴道骶

骨固定术（sacrocolpopexy，SC）之后手术入路不断演变，出现了包括腹式、腹腔镜辅助、阴式、机器人辅助等。多项研究发现不同途径手术均可达到相似的手术效果，但经腹途径失血量多，手术时间和术后恢复时间长（Maher CF et al，2004）；腹腔镜或机器人辅助的手术会增加患者经济成本（Lee RK et al，2014）。阴式手术相对于其他两种术式具有皮肤无瘢痕、更美观，创伤小、术后疼痛轻、恢复快、住院时间短，且肠道干扰少等优势，但手术视野狭小，暴露困难，操作不方便，技术要求高，同时缺少阴式手术专用特殊器械，尤其是子宫大、活动度差、盆腔有粘连时，手术失败和并发症的机会增多，限制了经阴道入路手术的普及。但随着手术技术的发展，上述困扰不断被解决，目前经阴子宫（阴道）骶骨固定术主要包括经阴道骶骨固定术（vaginal sacrocolporectopexy）和经阴道单孔腹腔镜（V-NOTES）的阴道骶骨固定术。

（一）经阴道骶骨固定术

Andreas Kavallaris 等（2005）首先提出了经阴道骶骨固定术，手术通过单纯缝合将阴道顶端固定在骶骨的前纵韧带上，类似于直肠固定术，术后直肠位置被固定住，最大化恢复和固定阴道的自然解剖位置；而且不使用网片，无网片暴露的风险，同时充分发挥阴式手术的优势，为POP的微创治疗提供一种新的途径。

Charles R 等（2017）详细地描述了手术步骤：阴式子宫切除后，在阴道顶端做斜切口进入道格拉斯窝，经阴道置入 2 ~ 3 个 Breisky 窥器暴露出阴道直肠窝，并用纱垫把直肠推向左侧，暴露骶前区。再用双极凝固骶前腹膜，暴露出骶骨前纵向韧带区域，顿锐性分离出 S2 骶正中血管旁的前纵韧带区域；0 号不可吸收的单股缝线穿过阴道残端后壁的组织缝合一针，留线尾固定；接着朝着骶前区域方向，单纯连续缝合数针右侧直肠旁腹膜沟的组织至骶前区域，缝合长度共 6 ~ 8 cm，上述针线缝合 2 针固定在分离出的骶前韧带上。缝线缝合固定在前纵韧带后，重新朝着返回阴道残端后壁方向单纯连续缝合，通过右侧直肠旁腹膜沟的组织，最后一针钩在阴道残

端后壁。拉紧缝线，与之前阴道残端后壁组织缝合线留下的线尾一起打结。最后关闭阴道残端，如有必要，使用其他阴式手术修复前盆腔和后盆腔。本手术方式需使用到的特殊的阴道手术器械主要有 Breisky 阴道窥器（图 23-3-30）180 mm × 40 mm，230×40 mm（特制型号）；30 cm 的外科解剖钳；28.5 cm Nelson 剪刀；30 cm 双极电凝；30 cm 持针器；27 cm Wertheim 或 Masson 持针器。

本手术的成功率高达 92.3%（Rüdiger Klapdor et al，2017）；损伤并发症率低，主要包括膀胱损伤和骶前血管出血，若术中及时发现并做修补，术后无后遗症；手术出血少，无患者需要输血，血红蛋白平均下降 1.9 mg/dl（Hermann Hertel et al，2012）。术后 96.3%（Rüdiger Klapdoret al，2017）的患者对手术效果和术后性生活质量满意；术后 25 个月复发率为 3.6%（Rüdiger Klapdor et al，2017），复发率较低；此外手术采取正中入路，这样可避免损伤下腹下丛神经损伤和盆腔内脏神经，大大降低术后出现新发盆底功能障碍的可能。由此可见阴式阴道骶骨固定术是一种安全的手术。Hermann Hertel 等（2012）前瞻性分析101 例患者的围术期资料得出，切除子宫的经阴

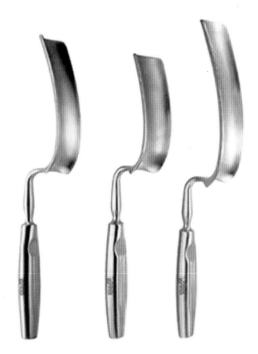

图 23-3-30　Breisky 阴道窥器

道骶骨固定术平均手术时间76分钟（40～219分钟），不需切除子宫的手术时间为70分钟（28～165分钟）；不需切除子宫组的手术学习曲线是40台手术，之后手术时间会明显缩短，而需要切除子宫组尚未得出学习曲线，因部分患者盆腔情况复杂，受需要行腹腔镜下子宫切除手术时间长的干扰。

（二）经阴道腹腔镜下阴道骶骨固定术

经阴道腹腔镜（vNOTES）是通过阴道置入软性内镜，提高腹腔、骶前、腹膜后的解剖可视性，降低手术难度；且vNOTES建立后腹膜隧道更利于网片放置和松紧度的调节，在一定程度上可缩短手术时间，同时兼备阴式手术的其他优势。自2017年4月起，国内学者团队开始逐渐应用经阴道腹腔镜于阴道骶骨固定，王延洲和刘娟医生团队分别成功完成13例（王延洲等，2018）和23例（Liu J al，2019）手术，分别平均随访至术后10个月、6个月（符华影等，2019）发现患者POP-Q评分中各解剖位点和生活质量明显恢复及改善，暂未发现网片暴露、感染等并发症，说明该术式安全性高，术后1年内疗效好，长期疗效需进一步扩大样本量及延长随访时间评估，病例的适宜选择是vNOTES骶骨固定术成功的关键。vNOTES对术者的手术技能要求较高，术者不仅需掌握阴式手术，且在能够熟练的操作多孔腹腔镜手术后，才能进一步掌握单孔腹腔镜技术，有一定的手术培训周期。单孔腹腔镜手术没有助手协作完成，暴露、牵拉、切割、止血等手术操作均需独立完成，手术操作要求非常精确，以减少术中的出血。

1. 术前评估

完整的术前评估应包括以下几个方面。

（1）详细的病史及症状：包括年龄，是否绝经等；是否合并排尿、排便及性功能异常；既往盆腹腔手术病史、妇科疾病史（帮助判断盆腔情况）。

（2）妇科检查：POP-Q分期，主要脱垂部位，子宫的大小、位置及活动度等。

（3）辅助检查：是否伴有尿失禁，必要时行尿动力学、尿垫试验检查；盆底超声、动静态盆腔MRI辅助评估脱垂的部位、程度及盆底支持情况。

（4）其他检查检验：血尿常规、肝肾功能、心电图、胸片等；对于年老患者，针对性地行心脏彩超、肺功能检查等排除手术禁忌证。必要时行诊刮、宫腔镜、宫颈癌筛查排除子宫其他疾病。

2. 术前准备

（1）阴道准备：建议术前2周高锰酸钾片坐浴，每天一次；术前日备皮，术前晚和术前使用黏膜消毒剂（如聚维酮碘）消毒阴道，特别注意阴道深处、前后穹隆的分泌物。

（2）术前常规禁饮禁食，肠道准备。

（3）围术期预防性使用抗生素（推荐36小时）。

（4）充分医患沟通，签署相关知情同意书。

（5）完善术前检查检验，排除手术禁忌证。个体化准备，必要时请相关科室会诊，完善术前综合评估。

3. 适应证

（1）能耐受腹腔镜手术者。

（2）以中盆腔缺陷为主的POP，包括子宫脱垂、阴道穹隆脱垂（POP-Q分期在Ⅲ度及以上），特别适合于年龄相对较轻、性生活活跃的患者。

（3）宫骶韧带薄弱者。

（4）盆腔器官脱垂术后阴道顶端脱垂复发者（有症状，且POP-Q Ⅲ度以上）。

（5）其他手术方式失败者。

4. 禁忌证及相对禁忌证

（1）年龄大为单孔腹腔镜的相对禁忌证。

（2）过度肥胖导致阴式手术骶前区暴露困难为相对禁忌证者。

（3）子宫腺肌症、深部内异症或盆腔炎致直肠窝封闭者。

（4）盆腔及阴道炎症急性发病期者。

（5）有生育要求应完成生育后再行重建手术。

（6）凝血功能障碍，严重心、肺功能不全，严重肝、肾功能不全等内科合并症不能耐受手术者。

（7）其他，包括全身结缔组织病，绞窄性肠梗阻，大的腹壁疝或膈疝，弥漫性腹膜炎，腹腔内大出血者等。

（8）保留子宫的患者应除外子宫颈和子宫内膜病变者。

5. 手术步骤详解（以 vNOTES 阴式子宫切除＋阴道骶骨固定术为例）

（1）术前体位和标记：麻醉成功后，停留尿管，取截石位，再次行妇科检查评估子宫的位置、大小、活动度和 POP-Q 分期。术野皮肤常规消毒后铺巾，用双齿钳钳夹子宫颈前后唇，向外牵拉宫颈。测量阴道前后壁长度及阴道总长度 TVL。

（2）阴式切除子宫：自阴道前后壁注射适量的稀释肾上腺素盐水（0.5 mg 配 0.9% 生理盐水 500 ml）在阴道前后壁形成水垫，用电刀在宫颈与阴道交界处环切宫颈，深达宫颈筋膜层，出血点用电凝止血，向阴道前壁分离膀胱阴道间隙，推开膀胱直达膀胱子宫反折腹膜，组织剪打开腹膜，7 号丝线提吊腹膜。向阴道后壁分离直肠阴道间隙，分离直肠达子宫直肠窝反折腹膜，组织剪打开腹膜，7 号丝线提吊腹膜。暴露宫颈的主韧带、骶韧带，用电刀电凝切断骶韧带，同法处理主韧带及子宫血管，向外牵拉宫颈，靠近宫体钳夹、切断圆韧带、阔韧带及宫旁组织。用长弯血管钳与子宫角侧壁平行钳夹、切断输卵管及卵巢固有韧带，切除子宫。

（3）用 Allis 钳钳夹阴道残端两侧，阴道前壁注射稀释肾上腺素盐水在阴道前壁形成水垫，从阴道残端分离至前壁 Aa 点，同法处理阴道后壁。

（4）阴道前壁网片处理：裁剪阴道前壁网片使之与阴道前壁等长，2-0 抗菌薇乔将网片固定于阴道前壁，缝合过程注意不穿透阴道黏膜。

（5）阴道后壁网片处理：修建阴道后壁网片，2-0 抗菌薇乔固定于阴道后壁。2-0 多股不可吸收线（强生爱惜邦 w6977）于网片对折处缝合 4 条预留线，打结备用，注意可通过线尾长短等区分 4 条预留线的左右顺序。

（6）建立经阴道单孔通道：于右侧骶韧带终点处打开部分腹膜后隧道，置入切口保护膜密闭切口，顺利形成气腹，维持腹内压 11-14 mmHg。以直径 0.5 cm Trocar 进入腹腔置镜观察盆腹腔

情况。

（7）建立后腹膜隧道：于骶前区与阴道顶端间形成腹膜后隧道，腹膜后隧道位于直肠右侧与右侧输尿管之间。单孔腹腔镜直视下超声刀切除双侧附件。

（8）分离暴露骶前区：在骶岬水平下 2 cm 用超声刀纵行剪开分离骶前区，钝性分离直肠后间隙，继续用超声刀锐性分离腹膜下脂肪组织，完全打开腹膜后隧道，过程中仔细辨认右侧髂外、髂内动静脉，右侧输尿管，骶正中动脉及静脉，暴露骶岬、第 1 骶椎椎体面及骶前纵韧带，分离过程始终暴露右输尿管。

（9）测量网片长臂长度：用腔镜血管钳尖端置于骶前区骶前纵韧带，测量此点至处女膜口总长度 L，阴道总长度为 TVL。修剪 Y 形网片的长臂为（L-TVL+1）cm，调整网片处于无张力状态。将 Y 形网片长臂穿过隧道至骶前韧带处。

（10）缝合网片：在骶前区以 2-0 多股不可吸收线（强生爱惜邦 w6977）缝合固定骶骨端的网片 2 针。

（11）关闭腹膜及缝合阴道前后壁：用 2-0 可吸收线缝合骶前区腹膜及盆腹膜、使腹膜完全覆盖 Y 型网。以 3-0 号倒刺线直视下缝合后腹膜至隧道入口处。取出保护套，3-0 倒刺线继续关闭腹膜。检查盆腔无活动性出血并以生理盐水冲洗。将 4 条预留线固定于阴道前壁网片上，以 2-0 可吸收线缝合阴道前后壁。术毕，阴道留置碘纱一条。

6. 术后注意事项

（1）监测体温；保持外阴清洁与干燥，每天予络合碘溶液冲洗 1～2 次。预防性用抗生素。

（2）术后 24 小时拔除阴道塞纱，注意观察阴道流血、流液情况，注意外阴和会阴有无渗血、渗液、血肿等形成。

（3）排尿护理：术后 48 小时拔出尿管，嘱患者尽早排尿，观察尿量及排尿情况。

（4）有研究表明术前和术后连用雌三醇乳膏可减少手术创伤，促进术后恢复，毒副作用较小。术后无阴道流血时开始短期内阴道涂抹雌三醇凝胶（魏来等，2015），促进创面愈合。

（5）予术后健康教育；禁性生活 3 个月。保

持大便通畅，避免长期站立、蹲位、负重、剧烈运动等增加腹压等情况。

（6）定期复查，注意追踪主观症状包括排尿、排便、性生活等情况，妇科检查有无复发等。

7．并发症及处理

（1）近期并发症

①出血：解剖骶前韧带时，尤其是骶 3-4 水平易损伤骶前静脉丛和骶正中动脉，分辨清楚骶前区解剖，手术时选择骶骨岬旁的平坦无血管区，可减少术中出血。此外，缝针穿透骨膜也可相对减少损伤血管的机会。局部压迫可暂时止血，但除去压迫后可能再次出血，压迫也有可能进一步伤害小血管，若发生出现也可以尝试使用双极电凝、血管夹、骨蜡等控制出血。若出血无法控制，需立即中转开腹，必要时多学科协同诊疗。

②膀胱和输尿管损伤：多与暴露不充分及解剖不清晰有关，多发生于膀胱阴道间隙分离的过程中；其次为缝合时可无意穿刺膀胱壁，术中需仔细操作探查。如果出现膀胱损伤，应使用可吸收缝线分层缝合膀胱，留置大号尿管至术后 1 月，必要时行膀胱镜检查，请泌尿外科协助诊疗，一般恢复良好，无特殊后遗症。

输尿管损伤多见于右侧输尿管，主要发生暴露骶骨或后穹隆成型时，术后可行膀胱镜检查确诊，必要时需请外科会诊，插输尿管支架。

③肠道损伤：多发生与松解粘连肠管或分离直肠阴道间隙中。术前注意彻底的肠道准备，术中注意充分分离乙状结肠，排垫肠管，清晰暴露手术视野会减少这类并发症。术中若有肠管损伤，有粪便污染，则不宜再继续放置补片。

④感染：包括切口感染、泌尿系感染等。Cosson 等（2002）报道的 11.68% 腹腔镜骶骨固定术后 24 小时内出现了发热伴下尿道感染。因为阴道为有菌环境，术前应充分阴道准备，如阴道抹洗。术中注意无菌操作，围术期合理应用抗生素。

⑤尿潴留：可能与阴道上抬后尿道位置改变，或手术损伤了盆腔自主神经有关。部分患者短期留置尿管，辅以电刺激、药物等保守治疗可逐渐恢复排尿，如上述治疗无效可能需要耻骨上留置尿管。

⑥肠梗阻：可能与网片前后臂交叉有关，采取腹膜包埋网片的方式可以减少肠梗阻的发生。

（2）远期并发症

①新发尿失禁：新发压力性尿失禁不排除术前即存在隐匿性尿失禁，盆底重建手术过程中是否同时进行预防性抗尿失禁手术，仍有争议。

②性交不适：大多与阴道缝合后阴道外口狭窄相关。少数与阴道内线头未吸收相关，必要时门诊手术剪出暴露的线结并拉出风险即可；如果缝线隐藏得更深，也可以在短效麻醉下取出。

③排便障碍：可能与腹下神经丛受损有关，也可能由于阴道后壁修补或直肠固定术引起。

④复发性阴道穹隆脱垂：需要再次手术修补或子宫托等保守治疗。

⑤网片相关并发症：既往报道有难治性盆腔疼痛、化脓性椎间盘炎、网片侵蚀到肠和膀胱等。笔者团队对进行该术式的患者进行短期随访（术后 6 个月），暂未发现网片相关并发症，仍缺乏长期随访研究。建议术中应充分缝合网片到阴道壁，分离阴道壁不宜过薄，以减少网片侵蚀到邻近脏器。此外，关闭骶前间隙及盆腹膜时需用可吸收线缝合，避免网片外露至盆腹腔内，造成网片对肠管的侵蚀。若发生网片暴露，面积较小，未损伤周围脏器，可考虑保守治疗，局部应用雌激素软膏；若暴露面积过大，或发生血尿、血便等侵及周围脏器，则应考虑去除网片再闭合阴道黏膜。

8．手术难点及技巧

（1）v-NOTES 阴道骶骨固定术中建议使用超声刀、血管夹等快速止血设备，但注意避免热损伤等。

（2）术中缝合、打结较多时应采取体外打结技术，减少手术时间，降低手术难度（孙大为，2015）。

（3）分离骶前区域时，患者应向左侧倾斜，头高较低，覆盖骶岬的腹膜用腹腔镜剪或用超声刀纵向切开直到道格拉斯陷凹骶韧带内侧。

（4）注意区分缝合网片前后壁，缝线要小心不要穿过黏膜。骶前区以 2/0 号不可吸收线缝合网片到骶骨前纵韧带，保持网片无张力状态，网片多余的部分可剪除，可吸收肠线关闭后腹膜保证网片腹膜化。如果补片仍露在外边，可以用乙状结肠的脂肪缝合遮盖。

（5）如果阴道前壁有缺陷，可行阴道旁修补术。如果阴道后壁有缺陷，可行阴道后壁修补术，但注意有无合并疝形成。如果存在直肠脱垂，可行直肠悬吊术，可同时行乙状结肠悬吊术。

（6）切除子宫前充分分离阴道直肠间隙可使阴道前后壁暴露范围更长，将网片向下延伸至脱垂平面远端，可同时纠正 Ⅱ 水平缺陷，减少远期阴道壁脱垂复发风险。

9. 总结与展望　在手术有效性的基础上，单孔腹腔镜比传统多孔腹腔镜更加符合微创理念，在价格上比机器人腹腔镜更具有优势，所以POP 手术的应用方面非常具有前景，但关于术后患者恢复情况尚需进一步扩大样本及长期随访以全面评估。

（刘　娟　陈硕臻）

参考文献

陈礼全，等，2011. 骶前纵韧带生物力学实验研究. 中国实用妇科与产科杂志，27（1）：27-30.

符华影，等，2019. 经阴道自然腔道内镜阴道骶骨固定术治疗盆腔器官脱垂疗效研究. 中国实用妇科与产科杂志，35（6）：686-688.

梁雪早，等，2019. 阴腹联合"腹腔镜阴道骶骨固定术治疗Ⅳ度盆腔器官脱垂的中期疗效，54（3）：160-165.

沈文洁，等，2021. 腹部小切口阴道骶骨固定术治疗重度盆腔器官脱垂的临床分析. 中华妇产科杂志，56（5）：328-334.

孙大为，2015. 妇科单孔腹腔镜手术学. 北京：人民卫生出版社：19.

王延洲，等，2018. 单中心经自然腔道腹膜外骶骨子宫固定术临床研究. 中华腔镜外科杂志（电子版），11（05）：286-289.

魏来，等，2017. 雌三醇在绝经后女性盆底功能障碍性疾病围手术期的应用时机研究. 实用药物与临床，20（09）：1015-1018.

许丽，等，2013. 改良腹腔镜下阴道骶骨固定术对重度盆腔器官脱垂下尿路症状影响的研究. 中华妇产科杂志，48（8）：570-574

张晓薇，等，2009. 阴道 - 骶骨固定术手术区域应用解剖研究. 中国实用妇科与产科杂志，25（8）：590-593.

张晓薇，等，2009. 阴道骶骨固定术手术区域应用解剖研究. 中国实用妇科与产科杂志，8（25）：590-593.

朱兰，2011. 改良腹腔镜阴道骶前固定术治疗重度盆腔器官膨出及其并发症的处理和预防. 中华腔镜外科杂志（电子版），4（3）：160-162.

Akladios CY，et al，2010. Laparoscopic sacrocolpopexy for female genital organ prolapse：establishment of a learning curve. Eur J Obstet Gynecol Reprod Biol；149：218-21.

Albo ME，et al，2007. Burch colposuspension versus fascial sling to reduce urinary stress incontinence. N Engl J Med，356：2143.

Anger JT，et al，2014. Robotic compared with laparoscopic sacrocolpopexy：a randomized controlled trial. Obstet Gynecol；123：5.

Arthure HG，et al，1957. Uterine prolapse and prolapse of the vaginal vault treated by sacral hysteropexy. J Obstet Gynaecol Br Emp；64（3）：355-360.

Athanasiou S，et al，2013. The vaginally assisted laparoscopic sacrocolpopexy：a pilot study（J）. Int Urogynecology Journal，24（5）：839-845.

Athanasiou S，et al，2018. Severe pelvic organ prolapse. Is there a long-term cure？[J]. Int Urogynecol J.

Baessler K，et al，2005. Sacrocolpopexy for vault prolapse and rectocele：do concomitant Burch colposuspension and perineal mesh detachment affect the outcome [J]. Am J Obstet Gynecol，192（4）：1067.

Baque P，et al，2004. Anatomy of the presacral venous plexus：implications for rectal surgery. Surg Radiol Anat，26（5）：355-358.

Biler A，et al，2018. Perioperative complications and short-term outcomes of abdominal, laparoscopic sacrocolpopexy, and laparoscopic pectopexy for apical prolapse. Int Braz J Urol；44：996-1004.

Birnbaum SJ，1973. Rational therapy for the prolapsed vagina. Am J Obstet Gynecol；115（3）：411-9.

Brubaker L，et al，2008. Two-year outcomes after

sacrocolpopexy with and without burch to prevent stress urinary incontinence. Obstet Gynecol, 112：49.

Brubaker L, et al, 2012. 5-year continence rates, satisfaction and adverse events of burch urethropexy and fascial sling surgery for urinary incontinence, 187：1324.

Burgio KL, et al, 2007. Bladder symptoms 1 year after abdominal sacrocolpopexy with and without Burch colposuspension in women without preoperative stress incontinence symptoms. Am J Obstet Gynecol, 197：647. e1.

Campbell P, et al, 2016. Abdominal Versus Laparoscopic Sacrocolpopexy：A Systematic Review and Meta-analysis. Obstetrical and Gynecological Survey, 71 (7)：435-42.

Charles R, et al, 2017. Vaginal Sacral Colpopexy：A Natural Orifice Approach to a Gold Standard Procedure. The Journal of minimally Invasive Gynecology, 5：47-52.

Collins SA, et al, 2011. Complex sacral abscess 8 years after abdominal sacral colpopexy. Obstet Gynecol, 118 (2 Pt 2)：451-454.

Coolen AL, et al, 2013. A comparison of complications between open abdominal sacrocolpopexy and laparoscopic sacrocolpopexy for the treatment of vault prolapse. Obstet and Gynecol Int；2013：528636.

Coolen AWM, et al, 2017. Laparoscopic sacrocolpopexy compared with open abdominal sacrocolpopexy for vault prolapse repair：a randomised controlled trial. Int urogynecology journal, 28 (10)：1469-79.

Coolen AWM, et al, 2017. Laparoscopic sacrocolpopexy compared with open abdominal sacrocolpopexy for vault prolapse repair：a randomised controlled trial. Int Urogynecol J, 28：1469.

Cosson M, et al, 2002. Laparoscopic sacrocolpopexy, hysterectomy, and burch colposuspension：feasibility and short-term complications of 77 procedures. JSLS：6：115-9.

Costantini E, et al, 2016. Laparoscopic Versus Abdominal Sacrocolpopexy：A Randomized, Controlled Trial. J Urol, 196：159-165.

Cundiff GW, et al, 2008. Risk factors for mesh/suture erosion following sacral colpopexy. Am J Obstet Gynecol, 199 (6)：688. 1-5.

Davidson ERW, et al, 2019. Route of hysterectomy during minimally invasive sacrocolpopexy does not affect postoperative outcomes. Int Urogynecology Journal, 30 (4)：649-655.

De Gouveia De Sa M, et al, 2016. Laparoscopic versus open sacrocolpopexy for treatment of prolapse of the apical segment of the vagina：a systematic review and meta-analysis. Int Urogynecol J, 27：3.

De Sa M, et al, 2016. Laparoscopic versus open sacrocolpopexy for the treatment of prolapse of the apical segment of the vagina：a systematic review and meta-analysis. Int Urogynaecol J, 27：3-17.

De Sa M, et al, 2016. Robotic versus laparoscopic sacrocolpopexy for treatment of prolapse of the apical segment of the vagina：a systematic review and meta-analysis. Int Urogynaecol J, 27：355-366.

Freeman RM, et al, 2013. A randomised controlled trial of abdominal versus laparoscopic sacrocolpopexy for the treatment of post-hysterectomy vaginal vault prolapse：LAS study. Int Urogynecol J, 24：377.

Geller EJ, et al, 2008. Short-term outcomes of robotic sacrocolpopexy compared with abdominal sacrocolpopexy. Obstet Gynecol, 112：1201.

Good MM, et al, 2013. Preventing L5-S1 discitis associated with sacrocolpopexy. Obstet Gynecol, 121：285.

Grimes CL, et al, 2012. Sacral colpopexy followed by refractory Candida albicans osteomyelitis and discitis requiring extensive spinal surgery. Obstet Gynecol, 120：464.

Guiahi M, et al, 2008. Sacrocolpopexy without concomitant posterior repair improves posterior compartment defects. Int Urogynecol J Pelvic Floor Dysfunct, 19：1267.

Gutman RE, et al2017. Vaginal and laparoscopic mesh hysteropexy for uterovaginal prolapse：a parallel cohort study. Am J Obstet Gynecol, 216 (1)：38e.1-11.

Guvencer M, et al, 2009. Surgical anatomy of the presacral area. Surgical and radiologic anatomy, 31 (4)：251-7.

Hermann Hertel, et al, 2012. Vaginal sacrocolporectopexy for the surgical treatment of uterine and vaginal vault prolapses：confirmation of the surgical method and perioperative results of 101 cases [J]. Arch Gynecol Obstet, 286: 1463-1471.

Higgs PJ, et al, 2018, 2005. Long term review of laparoscopic sacrocolpopexy. BJOG, 112: 1134.

Jelovsek JE, et al, 2018. A randomized trial of uterosacral ligament suspension or sacrospinous ligament fixation for apical pelvic organ prolapse: Five-year outcomes. JAMA, 319 (15): 1554.

Jeon MJ, et al, 2008. Is hysterectomy or the use of graft necessary for the reconstructive surgery for uterine prolapse? Int Urogynecol J Pelvic Floor Dysfunct; 19: 351.

Judd JP, et al, 2010. Cost-minimization analysis of robotic-assisted, laparoscopic, and abdominal sacrocolpopexy. J Minim Invasive Gynecol, 17: 493.

Kavallaris A, et al, 2005. Repair of prolapse with vaginal sacrocolporectopexy: technique and results. Eur J Obstet Gynecol Reprod Biol, 122: 237-242.

Klauschie J, et al, 2009. A comparison of laparoscopic and abdominal sacral colpopexy: objective outcome and perioperative differences. Int Urogynecol J Pelvic Floor Dysfunct, 20: 273-279.

Klauschie JL, et al, 2009. A comparison of laparoscopic and abdominal sacral colpopexy: objective outcome and perioperative differences. Int Urogynecol J Pelvic Floor Dysfunct, 20: 273.

Kumar S, et al, 2007. Control of presacral venous bleeding, using thumbtacks. Arch Gynecol Obstet, 276: 385-6.

LANE FE, 1962. Repair of posthysterectomy vaginal-vault prolapse. Obstet Gynecol, 20 (6): 72-7.

Lane FE, 1962. Repair of posthysterectomy vaginal-vault prolapse. Obstet Gynecol, 20 (6): 72-77.

Lee R, et al, 2014. A review of the current status of laparoscopic and robotic assisted sacrocolpopexy for pelvic organ prolapse. Eur Urol, 65: 1128-1137.

Lee RK, et al, 2014. A review of the current status of laparoscopic and robot-assisted sacrocolpopexy for pelvic organ prolapse [J]. Eur Urol, 65: 1128-1137

Lee W, et al, 2019. Surgery for Apical Vaginal Prolapse After Hysterectomy: Abdominal Sacrocolpopexy. Urol

Clin N Am, 46 (1): 113-121.

Leron E, et al, 2001. Sacrohysteropexy with synthetic mesh for the management of uterovaginal prolapse. BJOG, 108: 629.

Liu CK, et al, 2014. A comparative study of laparoscopic sacrocolpopexy and total vaginal mesh procedure using lightweight polypropylene meshes for prolapse repair. Taiwan J Obstet Gynecol, 53 (4): 552-8.

Liu J, et al, 2019. Transvaginal Natural Orifice Transluminal Endoscopic Surgery for Sacrocolpopexy: A Pilot Study of 26 Cases. J Minim Invasive Gynecol. May-Jun, 26 (4): 748-753.

Lucot JP, et al, 2018. Safety of Vaginal Mesh Surgery Versus Laparoscopic Mesh Sacropexy for Cystocele Repair: Results of the Prosthetic Pelvic Floor Repair Randomized Controlled Trial. Eur Urol, 74 (2): 167-176.

Maher CF, et al, 2011. Laparoscopic sacral colpopexy versus total vaginal mesh for vaginal vault prolapse: a randomized trial. Am J Obstet Gynecol, 204 (4): 360. 1-7.

Maher CF, et al, 2004. Abdominal sacral colpopexy or vaginal sacrospinous colpopexy for vaginal vault prolapse: a prospective randomized study. Am J Obstet Gynecol, 190: 20-26.

Myers EM, et al, 2015. Differences in recurrent prolapse at 1 year after total vs supracervical hysterectomy and robotic sacrocolpopexy. Int Urogynecol J, 26 (4): 585-589.

Nair R, et al, 2017. Clinical outcomes in women undergoing laparoscopic hysteropexy: A systematic review. Eur J Obstet Gynecol Reprod Biol, 208: 71.

Nezhat CH, et al, 1994. Laparoscopic sacral colpopexy for vaginal vault prolapse. Obstet Gynecol, 84 (5): 885-8.

Nosti P, et al, 2014. Outcomes of abdominal and minimally invasive sacrocolpopexy: a retrospective cohort study. Female Pelvic Med Reconstr Surg, 20: 33-37.

Nosti PA, et al, 2016. Transvaginal versus transabdominal placement of synthetic mesh at time of sacrocolpopexy. Female Pelvic Med Reconstr Surg, 22 (3): 151-5.

Nygaard I, et al, 2013. Long-term outcomes following abdominal sacrocolpopexy for pelvic organ prolapse.

JAMA, 309 (19): 2016-24.

Nygaard I, et al, 2013. Long-term outcomes following abdominal sacrocolpopexy for pelvic organ prolapse. JAMA, 309 (19): 2016-24.

Nygaard IE, et al, 2004. Abdominal scarocolpopexy: a comprehensive review. Obstet Gynecol, 104: 805-823.

Orhan A, et al, 2019. Long-term follow-up of laparoscopic sacrocolpopexy: comparison of two different techniques used in urology and gynecology. Int Urogynecol, 30 (4): 623-632.

Osmundsen BC, et al, 2012. Mesh erosion in robotic sacrocolpopexy. Female Pelvic Med Reconstr Surg, 18(2): 86-8.

Paraiso MF, et al, 2011. Laparoscopic compared with robotic sacrocolpopexy for vaginal prolapse: a randomized controlled trial. Obstet Gynecol, 118: 1005.

Paraiso MF, et al, 2011. Laparoscopic compared with robotic sacrocolpopexy for vaginal prolapse: a randomized controlled trial. Obstet Gynecol, 118: 1005.

Paraiso MF, et al, 2005. Laparoscopic and abdominal sacral colpopexies: a comparative cohort study. Am J Obstet Gynecol, 192: 1752.

Patel M, et al, 2009. A comparison of costs for abdominal, laparoscopic, and robot-assisted sacral colpopexy. Int Urogynecol J Pelvic Floor Dysfunct, 20: 223.

Rexhepi S, et al, 2018. Laparoscopic bilateral cervicosacropexy and vaginosacropexy: new surgical treatment option in women with pelvic organ prolapse and urinary incontinence. J Endourology, 32 (11): 1058-1064.

Rondini C, et al, 2015. High uterosacral vault suspension vs Sacrocolpopexy for treating apical defects: a randomized controlled trial with twelve months follow-up. Int Urogynecol J, 26: 1131-1138.

Rüdiger Klapdor, et al, 2017. Postoperative anatomic and quality-of-life outcomes after vaginal sacrocolporectopexy for vaginal vault prolapse. Int J Gynaecol Obstet, 137(1):86-91.

Serati M, et al, 2014. Robot-assisted sacrocolpopexy for pelvic organ prolapse: a systematic review and meta-analysis of comparative studies. Eur Urol, 66: 303-18.

Snyder TE, et al, 1991. Abdominal-retroperitoneal sacral colpopexy for the correction of vaginal prolapse, 77 (6): 944-9.

Stepp KJ, et al, 2005. Incidence of perioperative complications of urogynecologic surgery in elderly women. Am J Obstet Gynecol, 192: 1630.

Su KC, et al, 2007. Abdominovaginal sacral colpoperineopexy: patient perceptions, anatomical outcomes, and graft erosions. Int Urogynecol J Pelvic Floor Dysfunct, 18: 503.

Sutton GP, et al, 1981. Life-threatening hemorrhage complicating sacral colpopexy. Am J Obstet Gynecol, 40 (7): 836-7.

Tan-Kim J, et al, 2011. Prevalence and risk factors for mesh erosion after laparoscopic-assisted sacrocolpopexy. Int Urogynecol J, 22 (2): 205-12.

Unger CA, et al, 2014. Perioperative adverse events after minimally invasive abdominal sacrocolpopexy. Am J Obstet Gynecol, 211 (5): 547-8.

Vandendriessche D, et al, 2017. Complications and reoperations after laparoscopic sacrocolpopexy with a mean follow-up of 4 years. Int Urogynecol J, 28 (2): 231-9.

Visco AG, et al, 2001. Vaginal mesh erosion after abdominal sacral colpopexy. Am J Obstet Gynecol, 184: 297.

White WM, et al, 2009. Single-port laparoscopic abdominal sacral colpopexy: initial experience and comparative outcomes. Urology, 74: 1008.

Wieslander CK, et al, 2006. Vascular anatomy of the presacral space in unembalmed female cadavers [J]. Am J Obstet Gyneco, 195 (6): 1736-174.

Wu JM, et al, 2017. Cumulative Incidence of a Subsequent Surgery After Stress Urinary Incontinence and Pelvic Organ Prolapse Procedure. Obstet Gynecol, 129: 1124.

第四节　骶棘韧带固定术

一、概述

骶棘韧带固定术（sacrospinous ligament fixation，SSLF）是将阴道顶端固定于骶棘韧带的一种有效修复中盆腔缺陷的手术方式。1951年奥地利的Amreich提出了将脱垂的阴道顶端缝合固定在骶结节韧带上的手术构想。1967年Richer进行了改进，将阴道顶端缝合固定在骶棘韧带上，即骶棘韧带固定术，又称Richer手术，20世纪70年代在美国及欧洲各国广泛应用，由最初的单侧阴道残端固定在骶棘韧带到目前保留子宫的双侧骶棘韧带固定术，经过了不断的技术改进。目前骶棘韧带固定术有经阴道、经腹及腹腔镜途径，前者应用最多，同时还可以行阴道前后壁修补等脱垂相关的手术。

二、适应证及禁忌证

（一）适应证

1. POP-Q分期为Ⅱ～Ⅳ期的子宫脱垂。
2. 子宫切除术后的阴道穹窿脱垂。
3. 其他盆腔重建术中的联合手术方式。

（二）禁忌证

1. 阴道炎、阴道溃疡等急性生殖道感染者。
2. 阴道狭窄者。
3. 合并严重的内外科疾病无法耐受手术者。

三、术前及围术期的注意事项

1. 术前评估患者阴道条件，绝经后患者一般阴道上皮薄、血供差，应给予雌激素局部外用，改善阴道的血供及阴道黏膜的厚度。
2. 术前术中应识别同时存在的盆底支持缺陷并进行修补，术中视情况灵活选择术式。

四、骶棘韧带的局部解剖

见图23-4-1至图23-4-3。

五、手术方法

（一）经阴道骶棘韧带固定术

可以分为单侧的骶棘韧带固定术及双侧的骶棘韧带固定术，临床多数为单侧SSLF术。从手术路径上，又可以根据不同的穿刺路径又分为经阴道前路及经阴道后路的骶棘韧带固定术。在固定使用的材料上，可以使用不可吸收线悬吊于骶棘韧带上后直接将此悬吊线缝合固定于阴道残端或宫颈肌层，必要时或双侧固定时可使用"U"形网片，将"U"形网片的中段固定在宫颈肌层（保留子宫的患者）或者固定阴道残端，将悬吊于骶棘韧带的不可吸收线至"U"形网片的两翼中穿出，分别牵引至两侧骶棘韧带固定处。

以保留子宫的经阴道前路的双侧骶棘韧带固定术为例说明经阴骶棘韧带固定术的手术方法。（临床中如果行单侧骶棘韧带固定术时，则只需进行一侧的穿刺固定即可）

1. 留置导尿管，宫颈钳钳夹宫颈，牵引子宫，在阴道前壁黏膜下注射生理盐水，形成水垫。如果患者没有高血压等禁忌证，可用肾上腺素或者垂体后叶素加入生理盐水中稀释后（浓度在1∶1 000 000～1∶2 000 000）代替生理盐水，以减少出血。

2. 在宫颈前唇上方约1 cm处横行切开约3 cm阴道黏膜，组织钳钳夹切开的黏膜边缘，向上牵引，根据手术医生手术习惯，也可做阴道前壁纵行切口，对于使用网片的患者，我们推荐使用横行切口，可以保留阴道前壁的血管和神经，利于术后的伤口愈合，从而减少网片外漏的概率。

3. 使用薄的手术剪锐性分离膀胱宫颈间隙，

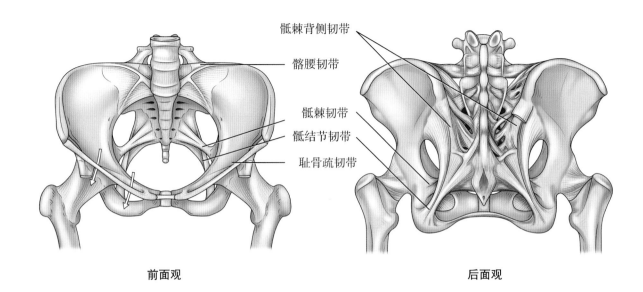

前面观　　　　　　　　　　　　　后面观

骶棘背侧韧带
髂腰韧带

骶棘韧带
骶结节韧带
耻骨疏韧带

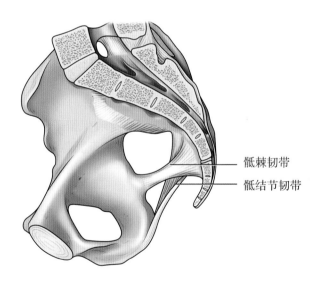

骶棘韧带
骶结节韧带

侧面观

图 23-4-1　骶棘韧带局部解剖

上推膀胱，手指由 3 点及 9 点的位置分别游离阴道膀胱间隙的疏松结缔组织至坐骨棘位置（图 23-4-4），如果此处结缔组织较致密，也可使用薄的手术剪帮助游离。在游离过程中，尽避免子宫血管的损伤。

4. 触摸坐骨棘和骶棘韧带，至坐骨棘开始往骶骨方向游离出 1 ~ 1.5 cm 的骶棘韧带，将爱惜邦或丝线（7 号或 10 号）自该处骶棘韧带上穿出，骶棘韧带较坚韧，不可吸收线缝合固定在韧带上的话，牵拉缝合线很有固定感，不易拉动，可以牵引该缝合线手指头在骶棘韧带上感知是否固定于骶棘韧带上。

5. 同法处理对侧，然后分别将穿过两侧的骶棘韧带的缝合固定线穿过宫颈肌层，并分别留

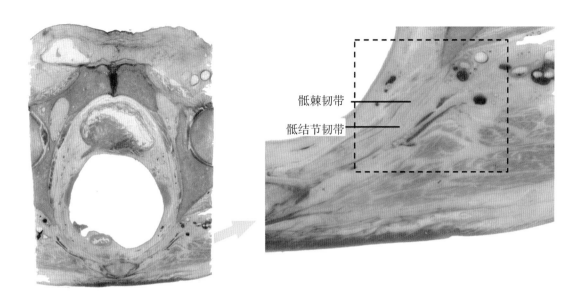

图 23-4-2　骶棘韧带的局部解剖图

骶棘韧带位于骶结节韧带的前方，呈三角形，起自骶骨和尾骨的外侧缘，向外方与骶结节韧带交叉后，止于坐骨棘。局部解剖可见大的神经和血管位于坐骨棘的后方，被坐骨棘所保护，骶棘韧带宽度 6.5 cm，在距离坐骨棘内侧 1 ～ 1.5 cm 处没有大的血管和神经通过，是进行骶棘韧穿刺比较安全的部位

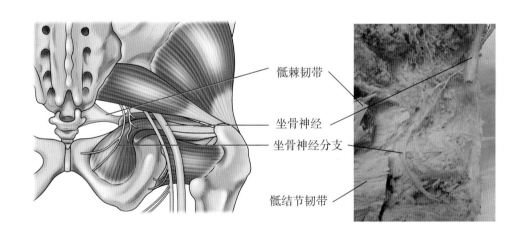

图 23-4-3　骶棘韧带处的神经绘图。对于盆底的神经分布，主要是坐骨神经和阴部神经的分支，大的分支至盆底肌中间穿行，仅有少部分人解剖可见有小的分支如臀上神经等自骶棘韧带下通过，在穿刺过程中对该处神经的损伤可能是患者术后臀部及大腿持续疼痛的原因

置于阴道创面的两侧（对于宫颈延长的患者可以同时性宫颈部分截除术）。采用 2-0 号可吸收线连续缝合阴道黏膜，最后将两侧的骶棘韧带缝合线分别打结，将宫颈牵拉至阴道内 5 cm 处，剪断打结线，并将线结回纳入阴道创面内。手术结束后，常规观察尿袋内尿液颜色是否清亮，行肛门指检，可以证实缝线未穿透直肠，同时可以了解宫颈至骶棘韧带处的张力。

缝合骶棘韧带时有很多种方法，最常用的是常规的深部拉钩暴露出骶棘韧带区域，不可吸收

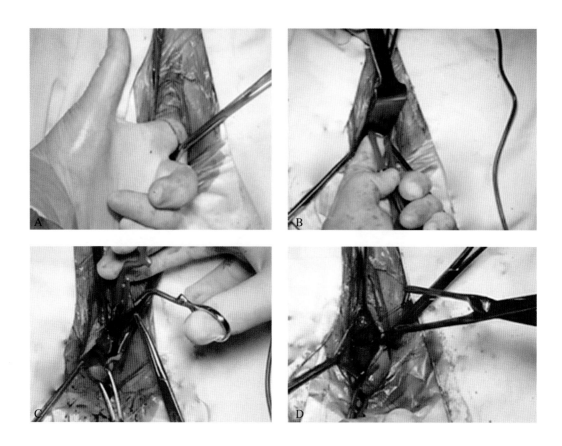

图 23-4-4　骶棘韧带固定术手术步骤
A. 分离间隙；B. 触摸骶棘韧带；C. 缝线缝合到骶棘韧带；D. 将缝线牵出

线直接缝合，因为骶棘韧带本身的解剖位置比较深，周边肌肉、血管比较丰富，所以用常规器械缝合是比较困难的，也影响了该手术的普及。20世纪 70 年代后不同国家的妇产科医生发明了不同的缝合器，多数医生希望通过触摸韧带进行缝合，以此来减小组织分离所造成的创面，降低缝合难度，从而减少手术中的出血和损伤，缩短手术时间。比较典型的是 1971 年 Randall 和 Nichols 提出的应用长柄的 DesChamps 针及 1987 年 Miyazaki 提出的应用 Miya 钩来缝合骶棘韧带，但这些缝合器仍需分离较大的创面来充分暴露骶棘韧带，所以术中的出血较多，手术时间较长仍是该手术较难普及的一个原因。2015 年及 2017 年 Neymeyer 参照缝纫机的原理发明了第一代和第二代的 ARSD-Ney 缝合器（图 23-4-5 ~ 图 23-4-7）。它的主要优点是可以使用普通的不可吸收线进行操作，在分离间隙时只需使用一个手指

头游离骶棘韧带穿刺区域，缝合器顺着手指到达穿刺区域后进行穿刺，然后退出穿刺点，即可将缝合线悬吊于骶棘韧带上。因为穿刺所需间隙小，穿刺损伤小，从而手术间缩短，手术出血减少。

由于缝合器的改进，使得骶棘韧带固定术的手术时间和出血均较以往减少，考虑到单侧骶棘韧带固定术后所导致的阴道轴的倾斜，部分有经验的盆底医生逐渐开始行双侧骶棘韧带固定术来支持盆腔顶端，从而保持正常的阴道轴向，维持盆底正常的力学衡（图 23-4-9）。

（二）腹腔镜下骶棘韧带固定术

1. 患者取膀胱截石位，导尿，留置导尿，放置杯状举宫器，制造人工气腹，常规 4 个切口进入腹壁套管，探查腹盆腔。

2. 钝性分离耻骨后间隙至双侧耻骨支，分

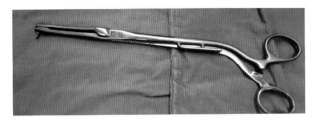

图 23-4-5　第一代 ARSD-Ney 缝合器

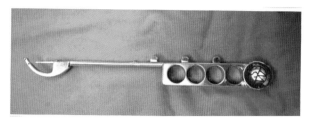

图 23-4-6　第二代 ARSD-Ney 缝合器

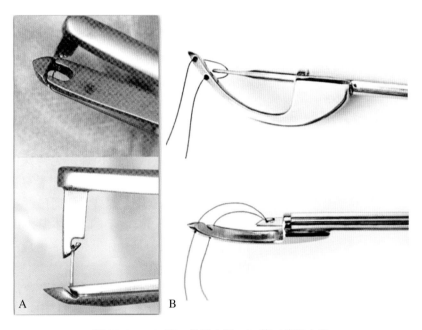

图 23-4-7　A. 第一代缝合器；B. 第二代缝合器

离暴露双侧闭孔血管神经束，Cooper's 韧带和骨盆筋膜腱弓后继续向背侧分离至坐骨棘，分离坐骨棘内后侧表面的疏松组织，暴露出骶棘韧带，骶棘韧带较坚韧，牵拉韧带很有固定感，不易拉动。

3. 2-0 号不可吸收线在坐骨棘内侧 1 ～ 1.5 cm 处缝穿骶棘韧带，缝穿骶棘韧带的不可吸收线缝合于阴道残端（保留子宫者将缝穿骶棘韧带的不可吸收线缝合于宫颈肌层），打结。注意避免缝合阴道时缝穿阴道黏膜，打结前注意调整所留缝线的长度以避免过度牵拉阴道顶端，造成过大的阴道张力。可根据术者的习惯同法进行对侧骶棘韧带固定术。

4. 检查尿袋内尿液是否清亮，常规肛门指检看是否有缝线穿透直肠。检查创面无出血，排空气腹，拔出腹壁套管，缝合腹腔镜穿刺孔，术毕。

与经阴路径的骶棘韧带固定术相比较，经腹腔镜下的骶棘韧带固定术具有可直视的优点，利于止血及寻找解剖位点，但因为骶棘韧带位于盆底较深的解剖位置，且周边有丰富的神经和血管，在游离和缝合过程中容易出血，且腹腔镜下欠缺对于骶棘韧带的触觉，易造成骶棘韧带的辨别错误，把缝线缝合固定在其他组织上，从而造成脱垂复发。

六、术后护理

1. 严密观察患者生命体征，注意观察阴道出血量、颜色、性状，观察外阴及会阴部有无渗

超测残余尿，一般残余尿＜ 100 ml，我们认为排尿功能恢复正常，如果残余尿＞ 100 ml，重置尿管，一般保留 24 ～ 72 小时后再拔除测残余尿，直至残余尿＜ 100 ml。在留置尿管过程中，也可与盆底康复治疗等药物治疗（对于窦性心动过缓，哮喘的患者禁用新斯的明），促进膀胱功能恢复。

3．会阴、臀部疼痛或麻木的护理：部分患者术后会出现手术侧会阴，臀部疼痛或者麻木，多数患者的疼痛来源于手术区域局部的炎症反应，多半患者 3 ～ 7 天会自行缓解，疼痛较严重者可考虑给予消炎镇痛治疗，也有极少数患者的疼痛来自于穿刺过程中神经的损伤，一般也可于 2 ～ 3 个月内自行缓解，如果患者疼痛无法缓解，可以考虑拆除缝线。

4．饮食的护理：无特殊医嘱要求，术后 6 小时可进食普食，鼓励患者多进食蔬菜、水果等粗纤维食物，保持大便通畅。

5．预防感染监测体温，每日会阴抹洗，注意排尿困难并尿潴留患者，应注意预防泌尿系感染发生。

6．对于使用网片的患者，我们建议常规使用抗生素预防感染，对于绝经后使用网片的患者，可以使用雌激素软膏，减少网片侵蚀和外露的概率。

7．出院指导：指导患者加强盆底肌锻炼，尽量避免重体力劳动，避免增加腹压的生活习惯，对于合并慢性咳嗽，便秘的患者，指导其及

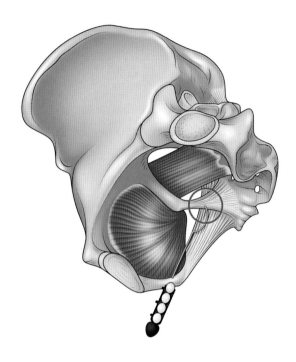

图 23-4-8　第二代 ASRD-Ney 穿刺骶棘韧带穿刺点

血，渗液及血肿等。根据术中出血情况，一般术后填塞络合碘纱布 24 ～ 48 小时。保持外阴部清洁与干燥。

2．排尿护理：因为骶棘韧带固定术使顶端复位后，膀胱的解剖位置也会随之有所改变，因而多数患者的排尿功能需要重新调节适应，所以术后常规留置导尿管 3 ～ 5 天后拔除导尿管，嘱患者适量饮水，观察排尿有无异常，必要时行 B

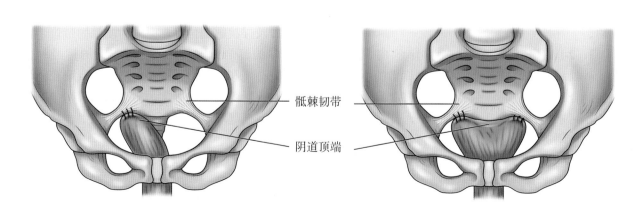

骶棘韧带

阴道顶端

图 23-4-9　骶棘韧带固定术示意图
左：单侧骶棘韧带固定术固定点；右：双侧骶棘韧带固定术固定点

时治疗。患者术后禁性生活 3 个月，遵医嘱定期复查。

七、术后并发症及其处理和预防

1. 出血及血肿形成 发生率低于 1%，出血部位可能来自于分离及穿刺路径上阴部内动静脉、臀下动静脉及髂内静脉丛及其分支。手术对术者缝合技能要求高，缝合位置和深度必须合适，缝合位置推荐骶棘韧带的中 1/3 处，过深或过高均可能造成阴部血管的损伤。

术中如发现直肠侧窝或者膀胱侧窝小的血管破裂出血，可先予局部 3 ～ 5 分钟的压迫止血。如果压迫后仍有出血，则应予缝合止血。如果大出血缝合止血困难，则可以考虑在压迫的基础上行血管造影栓塞止血或者髂内血管下行支结扎止血，甚至结扎髂内动脉止血。

2. 阴道、会阴及臀部疼痛 部分患者术后会出现手术侧阴道、会阴、臀部疼痛或者麻木，多数患者的疼痛来源于手术区域局部的创伤反应，多半患者 3 ～ 7 天会自行缓解，疼痛较严重者可考虑给予消炎镇痛治疗，也有极少数患者的疼痛来自于穿刺过程中的小神经分支的损伤，这类小的神经损伤多为自限性的，2 ～ 3 个月内自行缓解，对于疼痛较剧烈，给予对症处理无明显好转的患者，则有可能怀疑有坐骨及阴部神经分支损伤的患者，建议尽早手术拆除缝线，以避免不可逆的神经损伤。

3. 膀胱损伤 多发生在经阴道前路行骶棘韧带固定术时，在膀胱未充分排空的情况下穿刺更容易损伤到膀胱。在术中如果发现尿袋呈现红色或者在手术野中见有尿液溢出，可行亚甲蓝试验协助诊断及查找瘘口位置，必要时行膀胱镜检进一步确定瘘口位置及与输尿管开口的关系。术中一旦确诊，即行膀胱修补术，修补术后建议再次行亚甲蓝试验及膀胱镜检查证实创面是否修补成功。术后留置导尿 10 ～ 14 天，常规予抗生素预防感染。

4. 直肠损伤 多发生在经阴道后路行骶棘韧带固定术时。有些患者由于分娩时直肠旁瘢痕组织形成，或者穿刺部位游离不够，在分离及穿刺过程中没有正常的组织间隙，容易引起直肠损伤。

对于直肠损伤，我们强调及时发现，及时修补。如怀疑直肠损伤，应行直肠指检，必要时行亚甲兰实验协助诊断，一旦明确诊断，建议直接修补。术后予无渣饮食。如能及时发现和修补，术后多无并发症。

5. 术后尿潴留 对于顶端脱垂行骶棘韧带固定术的患者，由于盆底解剖结构的改变，少数患者需要 3 ～ 20 天的时间恢复正常的排尿功能。建议术后 24 ～ 72 小时拔除尿管，测残余尿，如果术后残余尿 > 100 ml，建议重置尿管，一般保留 3 ～ 7 天后再拔除，可同时予盆底康复治疗。拔除尿管后需再次测量残余尿，直至 < 100 ml。对于单纯行骶棘韧带固定式的患者均可恢复正常的排尿，但对于同时因阴道前壁脱垂行阴道前壁修补的患者，特别是行了网片修补的患者，术后如果出现顽固性的尿潴留，我们需要考虑是否膀胱颈处的缝线过紧或者放置前盆网片过紧，必要时需要拆除此处的缝合线或者网片。

6. 新发的压力性尿失禁和阴道前壁脱垂 少数患者行骶棘韧带固定术后，出现新发的压力性尿失禁和阴道前壁脱垂，可能为术前存在的隐匿性尿失禁被脱垂掩盖，亦可能是由于手术固定阴道顶端后拉直膀胱颈角度，术后阴道轴后偏，使阴道前壁过多承受腹内压力，所以少数患者出现压力性尿失禁和阴道前壁脱垂。症状较轻的患者可考虑行盆底康复治疗，严重患者可在术后 3 个月后行手术治疗。

7. 新发粪失禁 发生率很低。有文献报道，在单侧骶棘韧带固定术后为 1.9% ～ 5.6%，双侧悬吊术后尚未有文献报道。

8. 网片侵蚀和外露 对于使用"U"形网片行双侧骶棘韧带悬吊的患者，有 1% 左右的网片外露的报道，建议术前术后予以雌激素局部用药，术后常规予以抗生素抗感染治疗 7 天，术中注意解剖层次清晰，避免阴道壁过薄，增加外露的风险。

9. 其他并发症 包括泌尿系感染等，给予抗生素治疗后可缓解。罕见的并发症还包括坐骨直肠窝脓肿、会阴坏死性感染、会阴疝等。

对于单侧和双侧 SSLF，其总的并发症发生率是否存在明显差异尚无文献报道。

八、手术疗效及评估

骶棘韧带固定术是支持中盆腔，也就是支持第一水平非常有效的一种手术方式，随着穿刺缝合器的进一步改进，该手术方式的手术时间缩短，手术中的出血减少。它提供了一种手术时间短，术后恢复快，可以不用移植物，力量可靠的方法。

优点：①恢复阴道及宫颈于正常解剖位置，有效纠正中盆腔缺陷；②经阴道骶棘韧带固定术为自然腔道手术，创伤小，出血少，手术时间短，术后恢复快；③利用特制的手术器械，大大降低了手术难度，减少了并发症，同时降低了复发；④手术不需要用昂贵的一次性医疗耗材，不需网片植入，降低了医疗费用；⑤骶棘韧带本身坚韧无弹性、无伸展性，悬吊力量可靠，疗效持久；⑥恢复阴道顶端正常解剖轴，保持了正常的阴道长度宽度，恢复阴道功能，不影响性生活；⑦若同时合并宫颈或子宫病变，可视情况经同一腔道切除子宫；⑧经同一手术腔道可同时行阴道前后壁和会阴陈旧性裂伤的修补，也可同时行矫正尿失禁和肠膨出的手术。

虽然骶棘韧带固定术有它多方面的优点，但该手术仅纠正中盆腔缺陷，对前盆腔和后盆腔缺陷并无修复功能，对合并膀胱或直肠脱垂者，仍需另外修补。因骶棘韧带位于盆底较深的位置，无论经阴道或者经腹腔镜手术，均对手术医师有较高的要求，需对盆底解剖非常了解，经过严格培训方能进行操作。

（肖斌梅　Kurt Lobodasch　张　瑜）

参考文献

朱兰，等，2014. 女性盆底学. 2 版. 北京：人民卫生出版社：144-151.

夏志军，等，2016. 女性泌尿盆底疾病临床诊治. 北京：人民卫生出版社：202-207.

第五节　髂耻韧带固定术

阴道骶骨固定术是目前大家公认的治疗顶端脱垂及缺陷的"金标准"术式，具有复发率低、更符合阴道生理轴向等优势，远期成功率可达74%～98%。但对于肥胖患者及初学者来讲，该手术需经过专业的盆底相关解剖知识的培训、学习周期长、骶骨前区域解剖复杂、血管变异多、对缝合技术要求更高。此外，手术本身创伤较大，如骶骨前出血、神经损伤、慢性盆腔疼痛、排便障碍、老年患者难以耐受等，这些因素在一定程度上限制了该手术的推广和临床应用。因此，临床医生们也在寻求更简便、更安全及更少不良反应、操作更简单且容易掌握的手术方法。2007 年，Banerjee 等率先为肥胖患者提供了腹腔镜下髂耻韧带固定术治疗中盆腔缺陷。该术式应用长条形网片将阴道顶端（穹隆或宫颈）沿双侧了宫圆韧带方向缝合固定于髂耻韧带的外侧部分，模拟子宫圆韧带对子宫所起的悬吊及前倾作用来设计的手术方式，取得了良好的手术效果，更适合于合并复杂情况的中盆腔缺陷的患者。

髂耻韧带固定术不存在骶骨前狭小空间的干预，网片沿子宫圆韧带放置，没有穿过肠道、输尿管、重要血管等部位的风险。同子宫骶骨韧带固定术的手术指征一样，通常认为在肥胖女性或其他一些复杂情况导致骶骨前纵韧带暴露困难时，选择髂耻韧带固定术仍可以成功施术。2011年 Banerjee 等首次报道腹腔镜下髂耻韧带固定术用于治疗中盆腔缺陷的数据及随访资料，随访结果显示取得较好的临床疗效。

髂耻韧带固定术是新式的腹腔镜下纠正中盆腔缺陷的手术方式，该手术使用网片将子宫或阴道残端与双侧髂耻韧带连接起来，抵御盆腹腔压力所造成的顶端脱垂或缺陷。由于髂耻韧带位于盆腔内较浅表部位，易于分离及定位，手术并发症少，手术区域远离盆腔内重要的脏器和血管、更适合于肥胖患者，尤其是体重指数（body mass index，BMI）$\geq$ 25 kg/m^2、腰臀比$\geq$ 0.85 的肥胖患者，有利于推广及临床应用。髂耻韧带固定术有望成为肥胖和合并其他复杂情况盆腔器官脱垂患者的替代治疗方案。目前该手术方式引入我国时间尚短，尚缺乏我国自己的多中心、前瞻性的大样本手术资料和中长期的随访数据。现将该术式相关情况介绍如下。

一、手术前病情评估

盆底手术治疗前的病情评估是非常重要的，对预防过度治疗或治疗不足并为手术后质量控制提供有价值的信息。除常规妇科手术前各项评估外，还需进行全面的妇科泌尿学相关检查及评估。手术前评估主要包括以下各项内容。

1. 症状的评估　阴道内肿物脱出是盆腔器官脱垂的首发症状。轻症患者可自行回缩，一般无其他不适。重度盆腔器官脱垂的患者可因盆底器官的移位、压迫或充盈，盆底肌肉筋膜的松弛，以及韧带受牵连、盆腔充血等出现不同程度的腰骶部酸痛或下坠感。此外，通常还会出现涉及排尿、排便习惯的改变和相关症状，如排尿、排便困难、尿潴留或便秘、尿不净感或粪失禁，需上推或还纳脱出物帮助排尿或排便等，部分脱垂严重的患者甚至经手也很难还纳。就诊患者可填写盆底功能障碍问卷（PFDI-20），对最近 3 个月的盆腔、膀胱和肠道的症状进行评分。症状的严重程度与脱垂程度和解剖学位置改变的程度似乎无直接关系，一些严重脱垂的患者可能并没有症状。对于一些非特异性症状，术前要告知患者不一定能通过改变脱垂状态而缓解。长期暴露在外的宫颈或阴道黏膜与衣物及皮肤摩擦可导致溃疡和出血，合并感染者有脓性分泌物或异味。对于绝经后女性，在术前排除子宫、宫颈恶性病变的前提下给予雌激素软膏，必要时联合抗生素软膏局部涂抹 1 ~ 2 周，待溃疡或糜烂明显好转后

考虑手术治疗。

在进行盆腔器官脱垂相关手术前，应该对尿失禁的情况进行判断。部分患者因为脱垂器官的位置改变在术前并没有尿失禁的症状，但严重盆腔器官脱垂的患者都应该进行尿失禁的相关检查，以排除隐匿性尿失禁。有研究表明，高达 60% 的盆腔器官脱垂患者手术后新发压力性尿失禁或隐匿性尿失禁。也有患者之前发生的压力性尿失禁在发生盆腔器官脱垂后自行缓解的病例，提示我们部分盆腔器官脱垂的患者膀胱尿道解剖关系的改变，使尿道发生了折叠形成夹角，这些患者在解剖位置异常得到纠正后就可能发生隐匿性尿失禁。评估隐匿性尿失禁时可使用纱布卷、棉签、子宫托等工具将脱垂器官复位或抬高，减轻脱垂后发生的尿道折叠，通过简单的屏气用力或咳嗽等增加腹压的动作检测有无压力性尿失禁的发生。通常使用压力试验、指压试验作为初筛方法，尿垫试验作为定量的方法来判断是否存在压力性尿失禁及严重程度。若存在压力性尿失禁，术前确诊后可根据情况综合评估手术时是否同时行抗压力性尿失禁的治疗，以减少术后发展成为显性的压力性尿失禁。手术前除判断是否合并压力性尿失禁之外，还需要全面评估患者泌尿系功能，掌握患者的排尿习惯，通常使用的检查方法为 24 小时排尿日记和尿动力学检测。以上各项检查方法还可以判断及排除急迫性尿失禁和充盈性尿失禁，对这两种尿失禁不可以通过放置 Sling 吊带对症治疗。因此，术前的排他诊断非常重要，以防止术后症状不能改善。

2. 全身情况的评估　盆腔器官脱垂的患者往往多为中老年患者，而选择髂耻韧带固定术的更以肥胖患者，尤其是腹型肥胖患者居多。此类患者常合并多种内外科疾病或代谢综合征如心脑血管疾病、糖尿病等。术前需仔细评估各种基础疾病的状态，如高血压患者，术前应监测血压波动情况，控制血压平稳，避免出现剧烈波动。许多中老年患者，无基础疾病也常规服用阿司匹林以预防血液高凝状态，术前均需停服 4 ~ 7 天，必须使用者可以替换为低分子肝素预防血栓形成。糖尿病患者需监测空腹、三餐后 2 小时及睡前血糖，维持血糖稳定。围术期血糖水平的高低

与术后感染、网片侵蚀、暴露及排异、切口愈合不良等密切相关。近期曾有心脑血管疾病急性发作的患者建议稳定半年以上再行手术治疗。如盆腔器官脱垂严重，暂时不能行手术治疗患者，建议先使用子宫托保守治疗，减轻脱垂症状及相关器官的梗阻症状。合并慢性便秘患者，指导其调整饮食结构，适当使用通便药物保持大便顺畅；合并慢性咳嗽患者也应积极治疗原发疾病；肥胖患者应指导并宣教适当减重、控制饮食并合理运动，减轻腹压，以避免及减少手术后盆底疾病的复发。总之，对盆腔器官脱垂患者术前全面评估内外科并发症，必要时多学科会诊，评估病情是否可以耐受手术及麻醉风险，积极控制及稳定原发疾病，保障围术期的平稳过渡。

3. 盆底功能评估　盆腔器官脱垂指阴道前壁、阴道后壁、子宫或宫颈、子宫切除手术后的阴道残端中的一个或多个器官的部分或全部脱垂。盆底功能的评估包括：女性盆腔器官脱垂定量分期系统（POP-Q 分期）、盆底器官的影像学检查和生活质量的评估、盆底障碍影响简易问卷（PFIQ-7）、盆腔器官脱垂/尿失禁性功能问卷（PISQ-12）等。

二、髂耻韧带解剖及理论基础

髂耻韧带又称耻骨梳韧带（pectineal ligament）、Cooper's 韧带，Cooper's 韧带是为了纪念伦敦 Guy's 医院的解剖学家与外科学家 Astley Paston Cooper 而命名。腹外斜肌腱膜下缘在髂前上棘至耻骨结节间向后上方反折形成腹股沟韧带，韧带内侧端的一小部分纤维向下后方，并向外侧转折成为腔隙韧带，也叫陷窝韧带。腔隙韧带向外侧延续附着于耻骨梳上的部分，称为耻骨梳韧带，是由以下结构形成：腔隙韧带（Gimbernat 韧带）的部分纤维、耻骨上支的骨膜和筋膜、髂耻束反折的纤维和腹股沟韧带。经典的纠正压力性尿失禁的耻骨后膀胱颈悬吊术（Burch 手术），即将膀胱颈周围筋膜缝合于 Cooper's 韧带的前外侧，而在该韧带的后外侧延伸部位是纠正脱垂固定网片的主要筋膜结构。用于髂耻韧带固定术的后外侧韧带部分位于子宫圆韧带、闭孔神经、髂耻

带组成的三角形区域，而髂耻韧带为该三角形的底边（图 23-5-1）。

该手术路径为沿双侧子宫圆韧带前方打开侧腹膜，近子宫圆韧带入腹股沟处，在髂外静脉的内侧分离疏松的结缔组织暴露髂耻韧带，该区域避开了肠道、输尿管及盆腔主要血管对手术操作的影响，不会与肠管及输尿管发生交叉，同时远离了腹主动脉干的影响，也无重要的盆腔器官和血管，不会缩窄骨盆容积，因此不易发生术后肛肠及下尿路功能异常（图 23-5-2）。解剖学上，用于悬吊固定的髂耻韧带后外侧段位于盆腔两侧较浅表部位，易于分离及定位；悬吊高度位于 S_2 水平，符合女性阴道顶端正常的轴向及悬

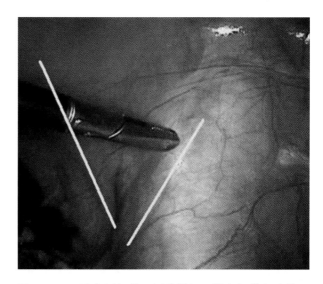

图 23-5-1　子宫圆韧带、闭孔神经、髂耻韧带组成的三角形区域

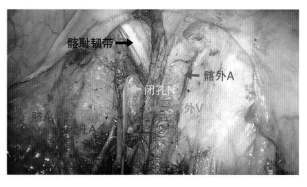

图 23-5-2　髂耻韧带及周围血管神经解剖

吊高度；Cosson M. 等（2003）对新鲜尸体髂耻韧带进行分离定位及循环应力试验显示：生物力学上髂耻韧带的强度显著大于骶棘韧带和盆筋膜腱弓。双侧网片的固定模式模拟飞机两翼、飞禽翅膀，可以使盆腹腔的压力更均匀地分布于网片上，更有利于肥胖患者增加的盆腹腔压力。尤其在面对肥胖及其他受限制的复杂情况的脱垂患者时，仍可以成功实施手术，并为手术的顺利实施提供一个相对开阔的手术视野。但分离髂耻韧带及缝合固定时要小心走行于其上的死亡冠血管，它是介于髂外动脉、腹壁下动脉和闭孔动脉之间的异常血管吻合支，又称闭孔副血管，距耻骨联合外 4 ～ 6 cm，跨过 Cooper 韧带。有大量文献报道称，术中此血管如果损伤，血管断端可能回缩至闭膜管内，造成难以控制的大出血，甚至患者死亡，因此而得名（图 23-5-3）。

三、手术步骤及注意事项

髂耻韧带固定术可经开腹、腹腔镜、单孔腹腔镜及机器人辅助腹腔镜途径完成。尽管手术途径不同，手术的基本步骤都是一样的。腹腔镜手术在不增加手术并发症的前提下，对患者的术后恢复具有更明显的优势。该手术的适应证：症状性子宫或阴道穹隆脱垂 POP-Q 分期 ≥ Ⅲ 度以上，以及盆底重建术后顶端脱垂复发的 POP-Q 分期 ≥ Ⅱ 度以上症状性、伴有或不伴有压力性尿失禁

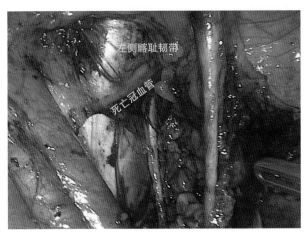

图 23-5-3　闭孔副血管走行

和阴道前后壁膨出的患者。尤其是对以中盆腔脱垂为主的肥胖患者更显优势，而该术式对于单纯前盆腔、后盆腔膨出，不合并中盆腔缺陷的治疗疗效欠佳。术前常规检查排除有泌尿系统或盆腔器官恶性肿瘤患者、神经系统疾病史者、严重的腰椎疾病史者、生殖系统有未控制感染者、凝血功能严重障碍者、可疑盆腔内广泛粘连（尤其是乙状结肠和子宫切除术后残端区域致密粘连分离困难）的患者。

术前 3 天常规阴道准备，以无渣饮食为主，并于术前晚清洁灌肠以减少术中肠管的扩张。术前 0.5 ～ 1 小时静脉应用抗生素预防感染。患者全身麻醉成功后，患者双腿搭在脚蹬上，取膀胱截石体位，方便阴道内操作。膀胱内置入导尿管以排空膀胱。使用的悬吊网片为不可吸收的聚丙烯单丝网片，其规格为长 18 cm、宽 4 cm 的长条形网片（图 23-5-4）。对于无成品网片的医疗机构在施行该手术时，也可使用自行裁剪后的网片，但最短长度不得低于 16 cm。目前德国最新使用的网片为"十"字形网片，该网片将"十"字交叉的中央固定于阴道残端，除悬吊固定至髂耻韧带的网片两翼外，网片的另外两翼可缝合固定于阴道前后壁上，此种网片可同时将中盆腔脱垂伴有阴道前后壁膨出、膀胱及直肠膨出的脏器脱垂一并纠正，减少了术后阴道前后壁膨出复发所带来的二次手术率（图 23-5-5）。

髂耻韧带固定术具体手术方法如下：

1. 如需切除子宫，可经阴式或腹腔镜途径切除子宫。经阴式子宫切除后，将条形网片中央缝合固定于阴道残端前后壁上，一般为前后壁各缝合固定两针，网片的其余部分上推进入腹腔，可吸收线缝合关闭阴道残端。应注意避免网片折叠缠绕及缝线缠绕。经腹腔镜下子宫切除缝合残端后或既往切除子宫后的穹隆脱垂，助手可以先于阴道内放置纱卷上推残端，以方便进行阴道顶端的操作。之后再于腹腔镜下钝性下推膀胱、直肠，将网片中央缝合固定于阴道前后壁上，前后壁各缝合固定两针。已施行子宫次全切除术的患者，将网片中央缝合固定于保留的宫颈残端上（图 23-5-6）。有保留子宫需求的患者可先于腹腔镜下打开膀胱反折腹膜，下推膀胱，将网片中央

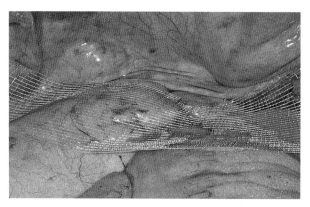

图 23-5-4 用于髂耻韧带固定术的网片

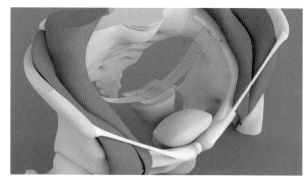

图 23-5-6 子宫次切除术后髂耻韧带悬吊模拟图

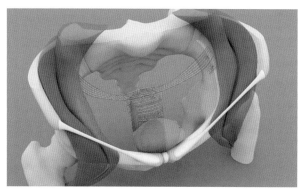

图 23-5-5 "十"字形髂耻韧带固定网片模拟图

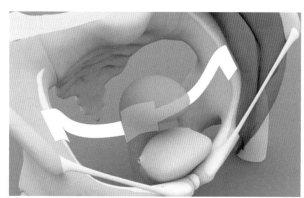

图 25-5-7 保留子宫的髂耻韧带悬吊模拟图

缝合固定于宫颈管前壁，网片缝合上缘平宫颈内口水平（图 23-5-7）；伴发宫颈延长的患者可先行部分宫颈切除后再于腹腔镜下操作此步骤。缝合固定的缝线推荐使用延迟可吸收线。

2. 腹腔镜下沿双侧子宫圆韧带前方打开腹膜（图 23-5-8），至子宫圆韧带入腹股沟处，缝合固定的髂耻韧带部分位于子宫圆韧带前方腹膜的浅表入口与髂外静脉交界，在髂外静脉的内侧钝性分离韧带上覆盖的疏松结缔组织，暴露髂耻韧带缝合部位，分离髂耻韧带的面积为 3 cm×3 cm 即可（图 23-5-9）。分离髂耻韧带过程中注意观察闭孔副血管的走行，避免发生损伤。

3. 腹腔镜下使用两个分离钳将网片两端贴近分离暴露的双侧髂耻韧带处，模拟双侧网片缝合于髂耻韧带上后的盆腔张力及形态。此时评估

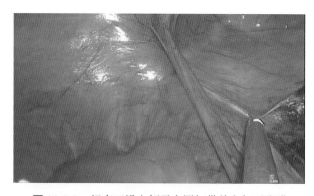

图 23-5-8 超声刀沿左侧子宫圆韧带前方打开腹膜

阴道残端的位置及悬吊高度以决定缝线缝合部位与网片边缘的距离，以适合不同体型的人群。评估后，对合并前后壁膨出和（或）压力性尿失禁患者同时行相应的手术方式以全面纠正缺陷，恢

复解剖及功能；若不需要行阴式手术，则开始以下步骤。

4. 为避免过度矫正顶端位置，一般将顶端位置悬吊于 POP-Q 0～Ⅰ期的位置高度，相当于骶骨 S_2 水平并保持网片的无张力状态（图23-5-10）。使用不可吸收缝合线将网片两侧缝合固定于髂耻韧带上，因双侧髂耻韧带的特殊位置及走向，即位于双侧骨盆侧壁上，一般的缝合技巧可能并不适合。右手握住持针器，使针尖在髂耻韧带后方平行穿行约 1.0 cm 后再旋转持针器出针，缝线及网片即被固定在此位置。穿行距离过短可能造成悬吊力度不足或使韧带撕脱风险。一般根据韧带的大小及宽度，单侧可选择缝合 2～3 根缝线固定网片（图23-5-11）。针距之间宽度约1 cm，通常缝合顺序为先右后左，也可根个人习惯决定缝合顺序。

5. 检查创面无异常出血及渗血，以可吸收线连续或间断缝合打开的盆腔腹膜包埋网片，针

距约 1 cm。注意要完全覆盖盆腔内网片，避免网片暴露（图23-5-12）。上述腹腔镜下操作步骤完成后，若需会阴裂修补术，可于此时进行。

6. 术后管理：手术结束时阴道内填充纱布卷。术后注意严密观察生命体征、阴道出血量及尿量、尿色、性质，观察切口有无渗血、渗液、血肿等。术后 24～48 小时取出阴道纱卷及留置的尿管，观察阴道出血情况并锻炼膀胱功能，尽快恢复自主排尿。注意保持外阴部清洁及干燥。若手术中无大面积渗血及出血，术后 6 小时即开始注射低分子肝素并鼓励患者麻醉清醒后尽早开始下床活动，以减少下肢静脉血栓形成风险，促进肠道功能恢复。术后 4～6 周内阴道壁涂抹雌激素软膏 0.5～1.0 g，隔日 1 次或一日 1 次。禁止性生活至术后 3 个月或确认阴道残端及阴道内切口黏膜完全愈合。

7. 随访及手术后的长期管理：注意生活方式的调整，减少增加腹压的活动及积极治疗增

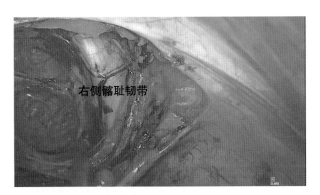

图 23-5-9　分离暴露右侧髂耻韧带缝合部位

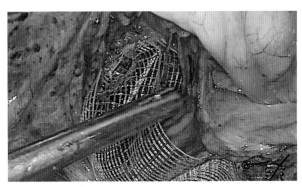

图 23-5-11　左侧髂耻韧带双重缝合固定

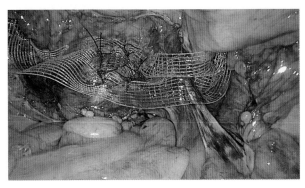

图 23-5-10　髂耻韧带固定后网片位置及盆腔

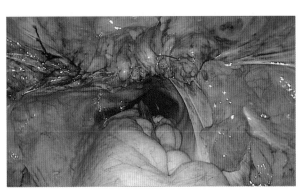

图 23-5-12　腹膜完全包埋网片后的盆腔

加腹压的慢性咳嗽及便秘，体重指数超标的患者要进行体重的管理，减轻体重至标准体重范围内并长期保持，可以预防脱垂的复发，维持手术效果。定期返院检查，及早发现术后并发症，评估手术效果，了解手术后新发症状。推荐术后6周内返院做第1次随访，以后为术后3个月、半年返院检查，之后为每年1次至终身随访及维护。随着女性绝经时间的延长，卵巢功能衰退直至最终无功能，雌激素水平稳定维持于低水平，阴道壁黏膜逐渐菲薄、萎缩，不利于放置网片的包埋及术后愈合。临床曾见到放置网片手术后10年发生网片暴露的案例，与雌激素水平的降低可能存在关联。推荐在围术期后，若患者年龄小于60岁，绝经10年以内，排除激素使用的禁忌证，可以激素补充治疗以增加阴道壁弹性及厚度，防止阴道壁黏膜过度萎缩引起局部网片的暴露及复发，并预防泌尿系统的反复感染及绝经生殖泌尿综合征的发生，长期规范的绝经激素治疗对提高生活质量、减少盆底网片暴露有一定疗效。

四、髂耻韧带固定术的疗效评价

自2011年，Banerjee等首次报道12例腹腔镜下髂耻韧带固定术用于治疗中盆腔缺陷的数据及随访资料后，国内外的专家学者不断进行该手术相关资料的收集及随访数据分析。Noé等（2013）报道了髂耻韧带固定术和骶骨固定术患者的短期随访结果：两组患者在BMI、平均年龄、平均住院日、术后便秘发生率等方面均无显著差异，两组患者均无严重的手术并发症，但在平均手术时长（43.1分钟 vs 52.1分钟）和术中失血量（4.6 ml vs 15.3 ml）方面髂耻韧带固定术组明显优于骶骨固定术组（$P < 0.001$）。随后该团队于2015年，报道了一项关于髂耻韧带固定术和骶骨固定术的前瞻性随机对照临床试验，对进行手术的患者进行了手术后的短中期随访，术后随访12~37个月比较两组手术的术后效果，结果发现前者术后排便障碍发生率明显低于后者（0 vs 19.5%），差异有统计学意义。而两者患者术后新发尿失禁及膀胱脱垂、直肠膨出的发生率，差异无统计学意义；顶端缺陷复发率髂耻韧带固定术

组低于骶前固定术组，但无统计学意义。手术时间及术中失血量前者明显低于后者。最终结果显示，两种术式治疗子宫脱垂疗效、并发症及复发率差异无统计学意义，而术后排便障碍的发生率髂耻韧带固定组更低，认为髂耻韧带固定术更具优势和实用性，可作为治疗中盆腔缺陷的新方法。

鉴于髂耻韧带较前纵韧带更易缝合，手术视野更容易暴露，成功实施的可能性更大，Sauerwald等（2016）对髂耻韧带固定术的术中缝合方式进行了研究和改进，提出通过简化髂耻韧带缝合步骤以缩短手术时间。该团队在8具平均年龄为75岁的老年女性尸体骨盆上进行了33次缝合试验后指出，修补质量和术后固定强度的主要影响因素为手术医师所选择的网片类型，而非手术中的缝合方式。对于将网片固定于两侧髂耻韧带的缝合方式的选择，连续缝合较间断缝合并无明显优势，两者所能承受的最大机械拉力差异无统计学意义（$P > 0.05$）。而且在间断缝合中，缝合一针和间断缝合两针对于整体的脱垂固定效果也无明显差异（$P > 0.05$）。而由于使用单针缝合简化了术中操作步骤，较连续缝合的方式明显缩短手术时间，使患者获益。

Kale. A（2017）观察随访了7例中盆腔缺陷行髂耻韧带固定术患者的手术时间、出血、围术期并发症及术后6个月排尿排便及脱垂复发情况，认为该术式有手术时间短、出血少、并发症少、复发率低等优点，可能成为"骶骨固定术"的替代治疗方案。周伟等（2017）对采用髂耻韧带固定术治疗子宫脱垂术后6个月患者的临床观察及随访，指出该术式治疗中盆腔缺陷的主客观治愈率高，对合并重度阴道前后壁膨出的患者需同时行阴道前后壁修补术。

Biler等（2018）对82例实施骶骨阴道固定术的患者和28例实施腹腔镜下髂耻韧带固定术的手术资料及随访数据进行了比较分析，82例实施骶骨阴道固定术的患者中，68例为开腹途径施术，14例为腹腔镜下施术。结果指出腹腔镜下髂耻韧带固定术的平均手术时间（74.9分钟）明显低于其他两组（$P < 0.01$），但围术期并发症等与其他两组无明显区别。鉴于盆腔器官脱垂除了

解剖学位置异常以外，还同时影响生理功能，因此关注盆腔器官脱垂不可避免地需要关注性生活质量。有国外统计数据显示，37% ～ 64% 到妇科泌尿专科门诊就诊的盆腔器官脱垂女性同时伴随性功能方面的问题。Tahaoglu 等（2018）通过性生活调查问卷统计分析 22 例腹腔镜下髂耻韧带固定术后 6 个月的脱垂患者的性功能及生活质量情况，结果显示除短期随访结果同之前的学者相似之外，患者的性生活及生活质量均显著提高。性功能指数由术前的（17.21±3.1）分提升至（23.63±4.67）分（$P < 0.01$），但由于其评分仍 < 26.55 分，依旧报告为性功能障碍。张莹等报道了 7 例腹腔下髂耻韧带固定术患者的手术数据，手术均于 60 ～ 120 分钟内完成，平均时间（77.2±12.7）分钟。术中失血 20 ～ 120 ml，平均失血量（57.2±17.1）ml。术后随访无不良事件发生，无明显主客观复发。

陈飞等（2019）报道了使用网片实施腹腔镜下髂耻韧带固定术 32 例的短期手术效果。结果显示手术时间 52 ～ 75 分钟，平均（59.22±29.21）分钟；术中出血量 10 ～ 400 ml，平均（83.75±78.89）ml；围术期发生无症状性下肢静脉肌间静脉血栓 1 例（3.12%）；坠积性肺炎 1 例（3.12%），随访期间出现盆腔不适感 1 例（3.12%），以上并发症经积极治疗后均缓解，其余患者均无并发症发生。术前与术后随访 POP-Q 分期进行比较，Aa、Ba、Ap、Bp、C 等各指示点比较差异均有统计学意义，术前与术后 3 个月的盆底功能障碍性疾病症状问卷 -20（PFDI-20）（68.55±35.05）*vs*（7.66±6.50）、盆底功能影响问卷简表（PFIQ-7）（77.56±40.87）*vs*（7.87±10.92），评分比较差异有统计学意义（$P < 0.05$）。

五、手术并发症的预防和管理

1. 阴道顶端网片暴露 阴道顶端网片暴露的主要症状是阴道排液、阴道出血、分泌物异味、同房异物感等，偶有无症状仅于术后定期随访时意外发现。处理阴道网片暴露，手术和非手术处理的成功率不同。局部雌激素涂抹和修剪暴

露网片是常用的初始治疗方法，通常后续仍需将暴露的网片剪除或修补缝合。发现网片暴露要考虑取出或修补网片的时机和取出多少网片这两个重要问题。按照以往的经验，一般选择在悬吊手术后 3 个月再行修剪网片或缝合修补手术。网片暴露的危险因素主要包括同时行子宫切除术、吸烟、术后性生活开始过早、糖尿病、绝经后雌激素低水平、残端血肿形成、感染等。不同手术者的网片暴露率也有差异，这与手术者的经验、术中细节的处理、术后的规范管理等密切相关。对于小于 1 cm 的网片暴露，通常可以局部麻醉下在诊室中完成修补过程（图 23-5-13）。因为顶端悬吊固定后再下拉相对困难，网片暴露面积大于 1 cm 的局部麻醉不能满足需求，选择全身麻醉或腰硬联合麻醉通常能达到盆底肌肉松弛方便施术的目的。修补过程中注意避免暴力下拉残端，以免引起缝合固定韧带的撕脱。通常选择的方法是注射肾上腺素生理盐水稀释液形成水垫，钝性及锐性分离网片周围阴道壁，修剪暴露网片周围的

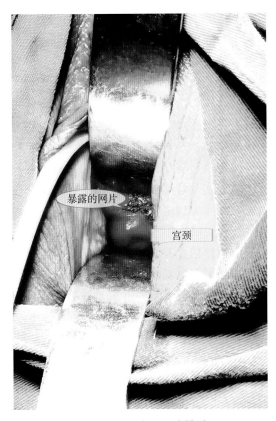

暴露的网片

宫颈

图 23-5-13 术后网片暴露

瘢痕组织形成新鲜创面，并减去已经暴露的网片部分，再以可吸收线间断缝合周围阴道壁组织包埋创面；而对于网片皱缩则需修剪皱缩的网片之后再缝合。伴发局部感染者则需充分引流及抗感染治疗后再考虑修补或修剪网片。修补后仍需局部应用雌激素软膏至创面愈合。

2. 术中出血及血肿形成　髂耻韧带固定术手术区域远离腹主动脉干及其分支，术区也无重要的血管，造成大量失血及形成血肿的概率极低。但同时实施纠正其他缺陷手术时的出血可能会影响手术时间及术中失血量。笔者曾在实施曼市手术＋腹腔镜髂耻韧带固定术时发现左侧宫旁形成血肿，术中及时寻找出血部位，可靠的止血缝合技术是手术成功的关键。因此手术中一定要规范操作、彻底止血，及时发现血肿并处理，缝合腹膜包埋网片前仔细检查手术野，避免二次手术止血情况的发生。

3. 术后继发的膀胱膨出或压力性尿失禁　盆腔器官脱垂的全面纠正是很重要的，因为重度脱垂的移位可能严重影响到盆腔器官的功能和患者的生活质量。网片皱缩、器官损伤、骨盆和腹膜相邻器官的刺激等问题被认为是脱垂手术治疗失败的主要原因。在有些情况下，部分患者面临再次手术或脱垂复发的风险。术后继发的膀胱膨出或压力性尿失禁，无症状者不需手术干预。对于严重的膀胱膨出或漏尿严重的患者则需详细评估后慎重决定手术时机及手术方案，以提高二次手术成功率，减少再次复发对患者造成的生理、心理的伤害及经济损失，最主要的是避免反复手术造成的创伤及各项并发症。术后继发的膀胱膨出或压力性尿失禁多发生于术前即存在膀胱膨出或隐匿性尿失禁而手术时未同时纠正的患者。因此术前全面评估盆腔器官脱垂的严重程度及功能障碍，详细了解患者的主要痛苦及症状，与患者沟通病情了解其最主要的诉求及对手术后效果的预期，在一定程度上可预防该并发症的发生，提高手术成功率及患者的满意度。

4. 尿潴留　术后尿潴留的发生可能与手术后膀胱及尿道解剖位置的改变有一定关系。部分患者在膀胱脱垂位置纠正后出现不同程度的尿潴留、尿不净感，通常经过留置尿管、锻炼膀胱功能、配合针灸理疗、局部热敷等综合措施可恢复自主排尿。对于长期留置尿管不能自主排尿的患者，要积极排除是否有泌尿系感染、泌尿系梗阻性疾病，必要时需行膀胱镜检查及手术治疗。在施行髂耻韧带固定术同时行子宫切除术、阴道前壁修补＋尿道中段无张力悬吊手术时，一定将纠正压力性尿失禁的吊带放置位置选择在尿道中段，避免因同时行子宫切除术＋阴道前壁修补术，阴道前壁的长度变短，选择放置吊带位置临近尿道口，术后抬高尿道，造成患者排尿习惯改变及尿潴留的发生。

5. 子宫直肠窝疝或肠疝　髂耻韧带固定术沿子宫圆韧带放置网片，模拟子宫圆韧带的拉力，使拉力方向前倾，更有利于对前盆腔、中盆腔的悬吊及位置的稳定。当前盆腔与中盆腔缺陷得以纠正后，盆腔最低点子宫直肠凹陷相对成为最薄弱环节，而此处也是女性直立位时的盆腔最低点，盆腹腔压力可能通过此处传导造成肠管自此处脱出形成腹膜疝或小肠疝。因此手术前要重视后盆腔缺陷程度的评估，必要时可于患者麻醉状态下、手术开始前再次评估后盆腔的缺陷程度，增加后盆腔缺陷的修补手术，以解决患者整个盆腔的缺陷。对于缺陷严重的可于手术中同时行高位子宫骶韧带悬吊、缝合关闭子宫直肠陷凹或后穹隆成形术，预防肠疝的形成。在手术中若发现子宫直肠窝疝囊，要同时行疝囊高位结扎或修补手术。

近年来，中盆腔缺陷的纠正和治疗及手术效果的长期维持，一直是妇科盆底专家不懈努力和追求方向。目前腹腔镜下骶骨固定术被视为纠正中盆腔缺陷、修复缺损的最佳手术方式。许多研究显示骶骨前方固定是最接近于正常阴道生理轴的部位，也是最适当的方法。然而，骶前固定术受肠道、输尿管等重要器官的影响，骶骨前血管变异多，解剖结构复杂，一定程度上限制了该手术在基层医院的推广和实施。而髂耻韧带固定术与骶骨固定术相比较，具有以下优势：手术关键步骤操作相对简单，学习周期短，掌握腹腔镜下缝合技巧的医生经规范的培训即可开展；手术操作区域远离肠道及输尿管，不会与体内重要的血管神经发生交叉，不会影响真骨盆容量，因此术后不易发生肛肠症状及泌尿系统功能异常；骶耻韧带用于悬吊治疗已经近半个世纪的历史，韧带力量强壮、承载的拉力大，因此符合盆腔悬吊手术的力量和位置选择；双侧网片的缝合固定使盆腹腔压力分布更均匀，悬吊高度符合阴道的生理轴向及位置；远离输尿管，乙状结肠和盆腔重要的动静脉，手术不良反应少，安全性更高。骶耻韧带固定术为妇科医生提供了一个应对复杂盆腔器官脱垂时的替代选择方案，但是目前骶耻韧带固定术的研究仍有一些局限性需要突破和改进。最突出问题表现在该术式仅对阴道顶端部位进行悬吊和固定，合并膀胱、直肠脱垂的患者往往需要术中同时加做阴道前后壁修补术。网片沿子宫圆韧带走形放置，加强了前盆腔及中盆腔的悬吊力量，为脱垂器官提供前倾拉力。此时后盆腔相对成为缺陷部位，容易发生直肠脱垂或肠疝。

总之，对盆底整体理论的逐渐深入研究及维持中盆腔稳定性在整体理论中的重要性被逐渐肯定，势必推动腹腔镜下悬吊手术及纠正中盆腔缺陷术式的全面开展及推广。女性对生活质量及维持器官完整性需求的不断增高，更多的患者希望保留子宫以提高生活质量。腹腔镜手术技术的不断提高，使子宫脱垂患者保留子宫成为可能。腹腔镜下骶耻韧带固定术作为一种新式的纠正中盆腔缺陷的手术方式，可能作为骶骨前悬吊手术的替代方案在全球范围内逐渐开展。但规范手术各项流程，严格掌握适应证、禁忌证并做好手术的长期管理及随访，才能在临床工作中得以更好地应用。目前骶耻韧带固定术的研究仍主要局限于欧洲西方白种人妇女人群中，缺少对亚洲妇女的多中心研究以验证种族差异对于该术式的影响。同时由于该手术方式在我国临床应用时间较短，国内报道的资料多为短期、单中心的随访资料，长期、多中心随访的国内相关数据目前尚未见结果，因此其能否成为中盆腔缺陷治疗的新标准术式，是否有特殊或特异的手术后并发症，仍需进一步的数据支持。

典型病例

患者，女性，62岁。于2019年10月26日以"发现阴道脱出物3年，加重伴尿频1月"为主诉入院。

现病史：3年前无明显诱因出现久站后阴道脱出物，如乒乓球大小，清晨时脱出物小，下午及傍晚脱出物增大，可自行还纳，伴有阴道分泌物增多。无排尿困难、尿频等症状，无夜尿增多、咳嗽大笑后漏尿，未就诊及治疗。1月前阴道脱出物增大，如鸡蛋大小，不能自行还纳，活动后加重，伴有尿频、腰骶部下坠感、外阴瘙痒及分泌物增加，无排尿困难及夜尿增多。无饮食及大便习惯改变。

既往史：高血压病13年，口服缬沙坦（1片/日），血压控制可；患慢性支气管肺炎10年；2004年因子宫肌瘤行腹式子宫切除术；无糖尿病、心脏病及传染病史；无过敏史。

月经史：子宫肌瘤行腹式子宫切除术后绝经16年。

婚育史：孕3产3，分别于39年前、37年前顺产两女婴，30年前顺产一男婴，新生儿出生体重均 < 4000 kg，分娩过程顺利，无难产及产后出血病史。

家族史：母亲身体健康，父亲因病已去世。1姐2弟均高血压，2妹身体健康，丈夫身体健康。

妇科检查：外阴：发育正常，呈老年性改变，阴毛女性分布；阴道：畅，容2指，黏膜萎缩菲薄，阴道残端未见明显异常；盆腔：空虚，未触及包块，无压痛及反跳痛。

身高：166 cm；体重88 kg；BMI：31.93 kg/m²；腰围：109 cm；臀围：112 cm；腰臀比：0.97。

神经系统检查：会阴感觉正常，球海绵体肌反射及肛门反射均存在。

压力试验：患者膀胱充盈状态下，取膀胱截石位，做咳嗽、打喷嚏等增加腹压的 Valsalva 动作，观察尿道口无尿液漏出，压力试验阴性。

盆底功能影响问卷简表评分（PFIQ-7）：9.52分。

盆腔器官脱垂及尿失禁性功能问卷评分

（PISQ-12）：39 分。

盆底功能障碍问卷评分（PFDI-20）：45.8 分。

POP-Q 分期：

+2	+3	0
6	2	8
0	0	

初步诊断：①阴道前壁脱垂Ⅲ度；②阴道后壁脱垂Ⅱ度；③阴道穹隆脱垂Ⅱ度；④高血压病；⑤子宫切除术后

入院后检查：

1. 入院后各项常规检查无异常。

2. 尿动力学检查提示：符合压力性尿失禁尿流动力学表现，尿道内压迫性膀胱出口梗阻。

3. 盆底彩超：①膀胱颈活动度增大，尿道旋转角增大，膀胱后角完整，漏斗形成，膀胱膨出Ⅲ型；②子宫切除术后，未见阴道残端脱垂；③肛提肌裂孔扩张，未见肛提肌断裂声像；④未见直肠膨出声像，未见肛门括约肌断裂声像。

4. 尿垫试验：放置子宫托前 1 小时尿垫试验 0 g；放置子宫托后 1 小时尿垫试验 1 g。

5. 24 小时排尿日记提示：24 小时内饮水量 2000 ml，排尿量 1500 ml，排尿次数 6 次，其中夜尿 1 次，排尿时无伴随症状，无漏尿情况。

完善以上相关检查及术前准备后，患者及家属要求不处理隐匿性压力性尿失禁，充分沟通后于 2019 年 10 月 30 日行"腹腔镜下阴道残端髂耻韧带固定术＋双侧输卵管切除术＋阴道前后壁修补术"

术后诊断：①阴道前壁脱垂Ⅲ度；②阴道后壁脱垂Ⅱ度；③阴道穹隆脱垂Ⅱ度；④隐匿性压力性尿失禁；⑤高血压病；⑥子宫切除术后。

术后予预防感染及预防血栓形成等对症支持治疗，术后第 2 天拔出尿管，测膀胱残余尿量 0 ml，术后 6 天如期出院。

出院注意事项：①禁盆浴及性生活 3 个月；②阴道壁涂抹雌激素一日 1 次，至术后 6 周内返院复诊时调整用法；③避免负重及增加负压的动作，如咳嗽、便秘、提重物等；④减轻体重；⑤有不适症状随时复诊。

随访及复查：术后 5 周时门诊复查：妇科检查阴道残端距离处女膜缘约 6 cm，残端愈合好；调整阴道壁涂抹雌激素为隔日 1 次，持续 3 个月。术后 13 周时门诊复查：阴道残端距离处女膜缘 6 cm，阴道残端愈合良好，无异物；调整阴道壁涂抹雌激素为每 3 日一次，持续 3 个月。目前仍规律随访中。

（李　蕾　王鲁文）

参考文献

陈飞，等，2019．髂耻韧带固定术纠正中盆腔缺陷的短期疗效评价．中国实用妇科与产科杂志，35（5）：584-588.

程思瑶，等，2016．阴式中盆腔重建术治疗以中盆腔缺陷为主的盆腔器官脱垂临床疗效研究．中国实用妇科与产科杂志，32（05）：481-484.

王凤玫，等，2017．盆腔器官脱垂的盆底缺陷诊断．中国实用妇科与产科杂志，33（10）：1005-1008.

杨欣，等，2012．北京大学盆腔器官脱垂诊疗指南（草案）．中国妇产科临床杂志，13（2）：155-157.

张莉亚，等，2017．老年女性阴道穹隆脱垂的手术治疗进展．中国临床保健杂志，20（4）：473-476.

周伟，2017．腹腔镜下髂耻韧带悬吊术治疗子宫脱垂的临床分析．皖南医学院．

Alkatout I，et al，2014. Laparoscopic hysterectomy and prolapse：a multiprocedural concept. JSLS，18（1）：89-101.

Banerjee C，et al，2011. Laparoscopic pectopexy：a new technique of prolapse surgery for obese patients. Arch Gynecol Obstet，284（3）：631-635.

Banerjee C，et al，2011. Laparoscopic pectopexy：a new technique of prolapse surgery for obese patients.Arch Gynecol Obstet，284（3）：631-635.

Biler A，et al，2018. Perioperative complications and short-term outcomes of abdominal sacrocolpopexy, laparoscopic sacrocolpopexy, and laparoscopic pectopexy for apical prolapse. Int Braz J Urol，44（5）：996-1004.

Cosson M，et al，2003. A study of pelvic ligament strength. Europ J Obstet Gynecol，109（1）：80-87.

DeLancey JO，1993. Anatomy and biomechanics of genital prolapse.Clin Obstet Gynecol，36（4）：897-909.

Friedman T，et al，2018. Risk factors for prolapse recurrence：systematic review and meta-analysis.Int Urogynecol J，29（1）：13-21.

Jha S，et al，2016. Prolapse or incontinence：what effects sexual function the most?. Int Urogynecol J，27（4）：607-611.

Kale A，et al，2017. Laparoscopic pectopexy：initial experience of single center with a new technique for apical prolapse surgery. International braz j urol，43（5）：903-909.

Lan Zhu，et al，2018. An epidemiologic study on symptomatic pelvic organ prolapse in obese chinese women：a population-based study in china. Diabetes，Metabolic Syndrome Obesity，11：761-766.

Li-Yun-Fong RJ，et al，2017. Is pelvic floor dysfunction an independent threat to sexual function? A cross-sectional studying women with pelvic floor dysfunction.J Sex Med，14（2）：226-237.

Noé KG，et al，2015. Laparoscopic pectopexy：a prospective，randomized，comparative clinical trial of standard laparoscopic sacral colpocervicopexy with the new laparoscopic pectopexy-postoperative results and intermediate-

term follow-up in a pilot study. J Endourol，29（2）：210-215.

Noé KG，et al，2015. Laparoscopic pectopexy：a prospective，randomized，comparative clinical trial of standard laparoscopic sacral colpocervicopexy with the new laparoscopic pectopexy-postoperative results and intermediate-term follow-up in a pilot study.J Endourol，29（2）：210-215.

Noé KG，et al，2013. Laparoscopic pectopexy：a randomised comparative clinical trial of standard laparoscopic sacral colpo-cervicopexy to the new laparoscopic pectopexy. Short-term postoperative results. Arch Gynecol Obstet，287（2）：275-280.

Sauerwald A，et al，2016. Laparoscopic pectopexy：A biomechanical analysis. PLoS One，11（2）：e0144143.

Tahaoglu A E，et al，2018. Modified laparoscopic pectopexy：short-term follow-up and its effects on sexual function and quality of life. International urogynecology journal，29（8）：1155-1160.

Tahaoglu AE，et al，2018. Modified laparoscopic pecto-pexy：short-term follow-up and its effects on sexual function and quality of life. Int Urogynecol J，29（8）：1155-1160.

第六节　曼市手术

一、概述

曼彻斯特手术（Manchester operation），简称曼市手术，是针对子宫脱垂的一种传统术式，手术范围包括宫颈部分切除、主韧带缩短及阴道前后壁修补。

曼市手术最早由 Archibald Donald（英国曼彻斯特市）于1888年施行，距今有100余年的历史。工业革命的推广使曼彻斯特市自18世纪起就成为一个著名的工业城市，纺织厂数不胜数，长期超负荷工作使纺织厂女工们年纪轻轻即

出现盆腔器官脱垂。由于年轻女性再生育和性生活的需求，保留子宫的脱垂手术在当地颇为流行，Donald 提出用宫颈部分切除以及阴道前后壁修补术来治疗子宫脱垂，被称为"Manchester operation"，即"曼市手术"，以曼彻斯特市这个城市的名字来命名。

在之后的几十年里，术式被不断地改良，以 Donald 的同仁 W. E. Fothergill 及学生 Shaw 为代表，首先在宫颈上做环形切口，分离阴道上皮，类似于经阴道全子宫切除的第一步，钳夹并切断双侧主韧带后切除部分宫颈，将主韧带断端固定于宫颈前方，以缩短主韧带、加

强盆底支持，再通过阴道黏膜包绕宫颈外口再造宫颈。1933年，Shaw将这个改良术式命名为"Manchester operation"，也"Donald-Fothergill-Shaw operation"，现存的术式多为这种改良曼市手术，手术主要步骤包括宫颈部分切除、主韧带缩短及阴道前后壁修补术。

20世纪初期时，曼市手术被认为是一种简单、安全、经济、有效的术式，是治疗子宫脱垂的标准手术，应用广泛。

在漫长的应用过程中，很多学者对曼市手术的疗效进行了大量的研究比较，Conger和Keettel（1958）对960例曼市手术患者的临床疗效进行分析，结果显示，脱垂复发率为4.3%，再次手术率为21%，再次手术原因包括脱垂复发、异常出血及宫颈病变。Thomas等（1995）回顾性比较了88例曼市手术和105例经阴道全子宫切除加阴道前后壁修补术的患者，在随访的2.5年中，曼市手术患者复发率为6%，对照组患者随访资料中未见复发数据。随着19世纪30年代青霉素的发现，围术期由于感染造成的死亡率显著下降，加之盆腔器官脱垂患者多为老年女性，无保留子宫的意愿，经阴式子宫全切加阴道前后壁修补术逐渐成为盆腔器官脱垂的主流术式。从19世纪50年代起曼市手术逐渐被阴式子宫切除术所取代，阴道前后壁修补术和阴道部分闭合术等其他传统术式也在慢慢开展。

近15年随着材料技术及手术技术的不断发展和改进，使用网片添加的新技术新术式越来越多，腹腔镜和机器人等技术也已广泛应用于现代的盆底重建术中，因此曼市手术的应用逐渐减少。纵观历史，曼市手术被诟病的主要原因是术后较高的复发率，但仔细分析，无选择性地应用于治疗各类脱垂才是其较高的复发率的根源所在。所以现在也有很多学者呼吁，如果严格规范适应证及注意事项，作为一种经典术式，曼市手术的临床应用仍然是有广阔前景的。

二、手术介绍

1. 适应证　适用于伴有宫颈延长的子宫脱垂Ⅰ度、Ⅱ度，希望保留子宫或者要求保留生育

功能的患者。

2. 禁忌证

（1）合并无法耐受手术的严重全身性疾病。

（2）阴道炎、阴道溃疡。

（3）存在宫颈及宫体病变无法保留子宫者。

（4）以宫体脱垂为主，并非宫颈延长者。

部分子宫颈切除后，宫颈功能不全，有宫颈、阴道性难产或早产风险，希望生育者应慎重考虑。

3. 手术原理　该手术切除部分延长的子宫颈，紧缩下部的主韧带，并使阴道前后壁修补的瘢痕组织围绕残留的子宫颈，形成支持阴道的新的中心，恢复盆底的支托力。

4. 术前病情评估　曼市手术的术前病情评估主要包括：对适应证的把握、对麻醉和手术风险的评估。

术前通过POP-Q分期系统准确诊断子宫脱垂的程度，判断是否存在宫颈延长非常重要。子宫脱垂Ⅰ期、Ⅱ期，希望保留子宫的患者，同时合并宫颈延长者均可进行该手术；此外，一定要明确患者的生育要求，同时结合患者的实际年龄及意愿，综合考虑是否可行该手术。

其次要评估患者全身重要器官的状态，如是否合并糖尿病、高血压、肾病等内外科疾病。如存在相关疾病，术前应详细行相关检查，并请相关科室会诊进行术前评估，是否能耐受麻醉及手术。该术式对全身状态的要求低于经阴道全子宫切除术。

5. 术前准备　在术前详细评估病情的基础上，做好充分的术前准备是手术成功和术后恢复的重要保证。

（1）患者及家属知情同意：术前向患者及家属充分交代手术相关风险及注意事项、签署手术知情同意书十分重要。

应详细地向患者及家属解释手术方式，充分向患者及家属交代术后盆腔器官脱垂复发情况以及宫颈狭窄的可能。

（2）术前相关辅助检查：主要包括血、尿常规，凝血功能，生化检查，心电图，X线胸片，传染病系列等化验及辅助检查。

对于某些特殊患者应行针对性辅助检查、如

血糖血压监测、超声心动图、动态心电图及肺功能、下肢静脉超声等。

（3）术前肠道准备：主要的目的是以防术中的肠道损伤，术前 1 日可肥皂水灌肠或口服聚乙二醇电解质散剂。

（4）术前阴道准备

1）绝经后女性可视阴道黏膜状态酌情给予雌激素软膏局部上药，使萎缩的阴道黏膜增厚以利于手术及术后愈合。

2）术前 3 天开始阴道上药，每日碘伏擦洗阴道。

3）凡有阴道宫颈黏膜溃疡者，每日外涂康复新液及雌激素软膏于溃疡面。病情较重者局部上药后再用 1～2 块纱布填入阴道，使宫颈复位，每日局部用药，直至溃疡愈合后再行择期手术。

4）手术野的准备：备皮范围包括耻骨联合、外阴、大腿上 1/3 内侧面及肛门周围。

手术时机：手术选择在排卵前期，绝经后患者可于任何时间进行；术前 6～8 小时禁食水，术前晚给予镇静药以保证患者安静入睡。

6. 麻醉

（1）腰硬联合麻醉：相较于硬膜外麻醉，腰硬联合麻醉阻滞效果完善，该术式的麻醉主要涉及子宫韧带和肌肉的松弛。

（2）全身麻醉：全麻主要作用于中枢神经系统，通过对大脑的抑制，使大脑对外周刺激的感知力降低来达到麻醉的目的。因此，有可能不能达到满意的子宫松弛度。

（3）联合麻醉：有学者认为，由于全麻在阴式手术中的不足，硬膜外阻滞麻醉可阻断子宫及周围组织的神经支配，从而使麻醉效果明显提高，认为硬膜外阻滞复合静脉全麻可满足手术肌肉松弛与充分镇痛的要求，且术中血流动力学较稳定，安全性有保障，是阴式子宫全切手术有效、安全、可行的麻醉方式。

（4）麻醉过程中注意事项：曼市手术需采用截石位，椎管内麻醉操作后要重视体位摆放及其对呼吸、循环的影响。另外，此类手术常常需要局部注射肾上腺素等收缩血管并反复多次牵拉宫颈，应注意处理药物引起的血压高、心率快和迷走神经反射引起的心率减慢。术中应根据术前灌肠次数及术中出血量及时补液（邓小明 等，2015）。

采用全麻时可应用刺激较小的喉罩通气道。

7. 具体手术步骤

（1）碘伏消毒、铺巾、固定大小阴唇，再次消毒后探宫腔，再次评估宫颈的长度，阴道前壁黏膜下注射 1∶1 000 000 ～ 1∶2 000 000 肾上腺素生理盐水 20 ml（图 23-6-1）。

（2）阴道前壁切口范围：自尿道口下 2 cm 左右至宫颈外口上 1 cm，呈梭形，剥除阴道黏膜（图 23-6-2，图 23-6-3）。

（3）沿膀胱宫颈间隙上推膀胱底，切断膀胱宫颈韧带，1-0 可吸收线缝扎，膀胱宫颈韧带断端固定膀胱底。环形切开宫颈外口上方 1 cm 黏膜，分离黏膜，暴露主骶韧带；切断主骶韧带，1-0 吸收线双重缝扎，保留末端（图 23-6-4）。

（4）修补膀胱膨出：3-0 吸收线由内向外做数圈荷包缝合（具体数目视膨出程度而定），再以 2-0 吸收线"U"形缝合膀胱外筋膜层及阴道筋膜

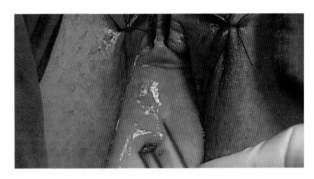

图 23-6-1 阴道前壁打水垫

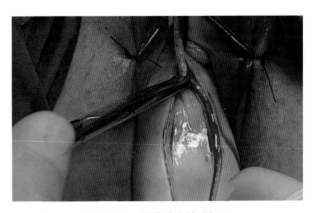

图 23-6-2 阴道前壁梭形切口

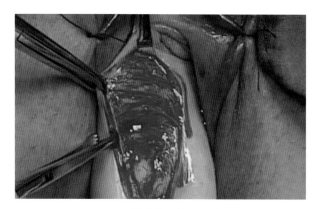

图 23-6-3　阴道前壁梭形切除黏膜

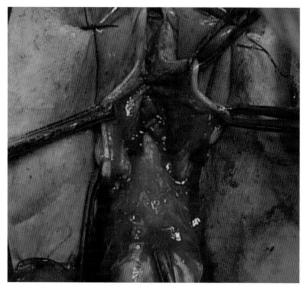

图 23-6-5　修补膀胱膨出

（图 23-6-5）；

（5）切除部分宫颈：评估游离的宫颈长度，保留主骶韧带缝线交叉缝合固定于重新形成的宫颈前唇上，其下 1 cm 锥形切除部分宫颈，残端以碘伏消毒 2 次，探宫颈可容 6 号扩张棒，1-0 号吸收线荷包缝合或者 Standerf 法缝合宫颈黏膜于残端上，形成新宫颈（图 23-6-6，图 23-6-7，图 23-6-8）。

（6）缝合阴道黏膜：2-0 吸收线连续锁边缝合阴道黏（图 23-6-9）。

（7）修补阴道后壁：钳夹小阴唇下端，对合两钳间可容两指，阴道后壁黏膜注射 1∶1 000 000 ～ 1∶2 000 000 稀释肾上腺素生理盐水 20 ml。剪开两钳间黏膜与皮肤边缘，分离阴道黏膜及直肠间隙，长度视脱垂情况及阴道总长度而定，梭形切除阴道黏膜，暴露肛提肌。3-0 吸收线荷包缝合直肠外筋膜及阴道筋膜层，2-0 吸收线"U"字形加固，1-0 吸收线间断缝合两侧肛提肌 2 针，打

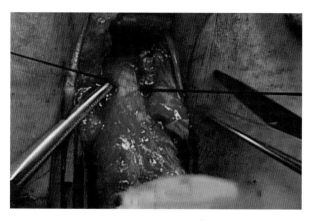

图 23-6-6　交叉缝合

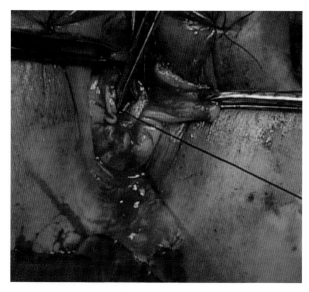

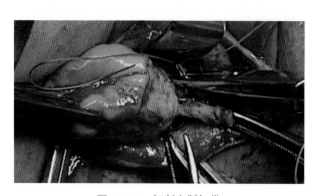

图 23-6-4　切断主骶韧带

图 23-6-7　缝合宫颈

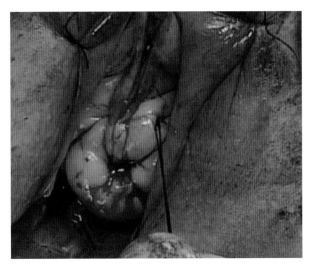

图 23-6-8　形成新宫颈

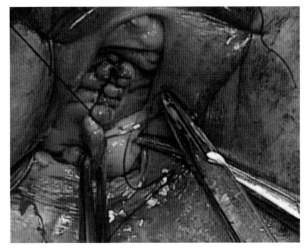

图 23-6-10　缝合阴道后壁黏膜

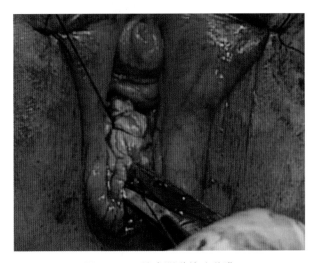

图 23-6-9　缝合阴道前壁黏膜

结，2-0 可吸收线连续锁边缝合阴道后壁黏膜，3-0 吸收线间断缝合会阴体的皮下组织及皮肤，酌情外缝线数针（图 23-6-10）。

8. 术中注意事项

（1）避免膀胱损伤：曼市术中发生膀胱损伤的报道较少，Conger（1958）报道的 960 例曼市手术中，出现 3 例膀胱损伤。2008—2012 年，在土耳其伊斯坦布尔 Kanuni Sultan Süleyman 研究与教学医院的泌尿妇科，49 例患者接受了曼市手术作为保留子宫的子宫脱垂手术，其中 1 例患者手术时膀胱穿孔，术中修补穿孔，继续导尿 7 天，预后良好。Ayhan 等（2006）回顾的 204 例曼市手术中膀胱损伤共 2 例。

正确分离阴道壁与膀胱间隙的关键在于开始分离时，准确切开阴道壁全层，起点应在膀胱附着点稍下处。切透的阴道断面呈灰白色，仔细观察可以识别。在分离过程中，必要时以金属导尿管指引，反复确定膀胱与阴道之间的间隙，则可避免损伤膀胱。

一旦发现膀胱损伤，应仔细检查破口的大小及位置，并将膀胱破口周边适当游离，然后缝合修补，缝合修补前后均应行膀胱镜检查。

（2）减少出血：剥离阴道黏膜面过深或过浅，挫伤膀胱壁或阴道壁肌层时容易出血，应注意解剖层次。此外阴道黏膜与膀胱侧缘处血供丰富，术中易出血。注意分离时不要太靠近侧方，遇出血点应立即结扎或电凝，渗出面可进行压迫或缝扎止血。对于无禁忌证的患者可采用 1∶1 000 000 ～ 1∶2 000 000 肾上腺素生理盐水打水垫来辅助手术，术中使用浸泡肾上腺素盐水的纱布均可明显减少出血；如术中止血不彻底，术后逐渐形成血肿者，小的可待其自行吸收，大的须拆除缝线止血。

（3）因接受该术式的患者均有不同程度的宫颈延长，主骶韧带可能需多次钳夹切断，每次缝扎时，应与前次缝合的断端缝合结扎在一起，避免每次缝合断端之间有遗留组织，容易发生渗血。将每次切断的主韧带断端缝合在一起，一并固定在宫颈两侧，将更好地缩短主韧带，提升阴道穹隆，增强手术效果。

（4）宫颈部分切除术后，要进行宫颈成形，游离足够多的黏膜面来覆盖宫颈创面,将阴道黏膜呈荷包反折包裹于宫颈创面,避免宫颈管黏膜外翻,避免宫颈管狭窄及粘连。

(5)有学者提倡在宫颈成形前,用不可吸收线环形缝合宫颈,缩紧宫颈管,避免宫颈管松弛。如果患者有生育要求,则有必要,但在行宫颈环扎时,最好在颈管放置6号Hegar宫颈扩张器,避免宫颈管狭窄。

9. 术后处理

(1)遵守阴道手术后常规。

(2)保留尿管1~3天,每日外阴擦洗2次,特殊情况视需要而定。

(3)阴道放置的碘伏纱布24小时后取出。

(4)尽早下床活动、双腿按摩,视患者的静脉血栓评估风险情况,可酌情采取双下肢气压式血液循环驱动、穿弹力袜等措施以防止静脉血栓形成。

(5)拔除尿管后,每日碘伏擦洗外阴1次,酌情继续局部使用雌激素,鼓励患者多饮水,勤排尿。

(6)避免腹压增加的活动。

(7)禁止性生活3个月。

(8)积极治疗便秘及慢性咳嗽等腹压增加的疾病,以免脱垂复发。

10. 术后主要并发症及处理

(1)尿潴留等泌尿系统并发症:术后拔除尿管后仍不能自行排尿或虽能自行排尿,残余尿≥100 ml,腹部可触及胀大的膀胱,压之有胀痛感即可确诊。

应与下列情况进行鉴别:①术后拔除尿管后未能及时补水,可能因为尿量过少而未排尿,此时检查膀胱空虚的,应及时补充水分;②患者拔除尿管后自诉多次排尿,但每次排尿量较少且不畅,此时应注意是否有尿潴留引起的假性尿失禁。原因是膀胱过度充盈,压力增加,当膀胱内压力超过尿道内括约肌时便有尿液溢出。

曼市术后发生尿潴留的主要原因包括:手术神经损伤、膀胱尿道角度改变、精神因素、麻醉药物因素及泌尿系感染,发病率为2%~22.05%。Conger等(1958)报道的960例曼市手术中,最主要的术后并发症是尿潴留,有15.2%的患者术后尿潴留时间超过了9天。Ayhan等(2006)回顾的204例曼市手术中有45例(22.05%)术后出现尿潴留。张立芳等(2015)观察北京妇产医院的50例改良曼市手术的患者,术后发生尿潴留1例。Alkış等(2006)观察的49例曼市手术患者中,1例出现尿潴留,这与北京妇产医院数据相似。

一旦出现尿潴留,应及时做好解释工作,以解除患者的顾虑和紧张情绪,鼓励自解小便,或用温热水冲洗外阴及水声诱导排尿。

也可使用抗胆碱酯酶药物,以抑制胆碱酯酶活性而发挥完全拟胆碱作用,促进膀胱平滑肌收缩。常用新斯的明,每次肌内注射0.5~1 mg,注射后10~15分钟见效;也可用新斯的明0.25 mg分别注射双侧足三里,15分钟后见效,疗效优于肌内注射。也有报道使用α受体阻滞剂,如酚妥拉明,通过解除α受体括约肌的兴奋作用而解除尿道括约肌痉挛,促进逼尿肌收缩,从而增加尿流量,恢复正常排尿。

物理疗法包括电刺激治疗和针灸等,如上述保守治疗方法仍无效,可保留尿管长期开放,使膀胱充分排空,膀胱肌肉、神经得到充分休息和调整,恢复其生理功能,保留尿管时间3~7天,拔除尿管前可酌情定期开放,每2~4小时开放一次,充分膀胱锻炼后拔除,一般即可恢复正常排尿功能。

(2)周围组织损伤:除了膀胱损伤,曼市手术术中行阴道后壁修补时有发生直肠损伤的报道。Conger等(1958)报道的960例曼市手术中,出现2例直肠损伤,其中1例直肠损伤术后由于感染出现了直肠阴道瘘而需要二次手术处理。周围组织脏器损伤与术中的经验及技术水平有非常大的关系。

(3)出血及血肿:术时血管或创面止血不彻底,术后短时间内可发生多量出血,应拆开阴道壁缝线,寻找出血血管,重新缝扎;如果少量出血,可用纱布填塞阴道压迫止血,并局部应用止血药物。

(4)创面感染:感染重在预防,术前注意阴道上药,术中注意无菌原则,围术期及时使用抗生素,保持外阴清洁。对于合并糖尿病患者应于围术期严密监测血糖。一般不会引起严重感染。如术后发现局部创面有脓性分泌物时，应每日于严格消毒后局部应用康复新液冲洗及浸泡，数日后即可恢复。

（5）宫颈狭窄、粘连或功能不全：切除宫颈的长度应适宜，达宫颈内口以下即可，以免影响宫颈功能。缝合时应注意宫颈成形，游离足够的黏膜面来覆盖宫颈创面，以防术后发生粘连和狭窄，引起宫腔积血、积脓等。

Ayhan 等（2006）报道的 204 例曼市手术患者平均年龄（34.68±4.24）岁，术后宫颈狭窄的发生率高达 11.27%，大部分以盆腔痛、痛经、月经过少或闭经为主要症状。诊断后均于麻醉下行宫颈扩张治疗，有 1 例在术后 1 年由于扩张宫颈失败而行全子宫切除术。Claire Noor 等（2012）报道了 1 例曼市手术后严重宫腔积血的案例。所以，曼市手术时一定要警惕宫颈狭窄的可能，需提前告知患者手术的相关风险。围绝经期女性，行曼市手术后无月经来潮，不要想当然地认为是自然绝经，一定要排除宫颈粘连的可能性。

（6）脱垂复发：文献报道，曼市手术后的复发率很不一致，可能与各中心研究组患者的病情程度，手术适应证不够严格有关。

Ayhan 等（2006）对 1985—2004 年在该中心由于子宫脱垂接受曼市手术的 204 例盆腔器官脱垂患者进行回顾性研究，结果显示，术后子宫脱垂的复发率为 3.9%，膀胱膨出的复发率为 1.47%。Tolstrup CK 等（2017）对 1996—2014 年间的 9 个临床研究进行总结，比较了曼市手术与经阴道全子宫切除术的术后复发率，发现曼市手术后复发极为罕见，而经阴道全子宫切除术后的复发率为 4% ~ 7%。北京妇产医院张立芳等（2015）比较了曼市手术与网片手术术后 1 年的复发率，两组术后 1 年复发均为零。

典型病例

患者，女性，43 岁。主因"发现阴道脱出物 11 年"就诊。患者平素月经规律，11 年前经阴道分娩一足月男活婴，体重 4.6 kg，产程顺利，总产程时间约 12 小时，无阴道助产及胎盘滞留

等异常情况。产后 2 周大便时发现阴道脱出物，似乒乓球大小，平卧位可回纳，感阴道分泌物增多，无下腹坠胀、腹痛、尿频尿急等不适，就诊于某医院，诊断为子宫脱垂，建议行盆底康复治疗，未遵医嘱，未定期复查。之后逐渐出现站立时即感子宫脱出，平卧位不能回纳，阴道分泌物增多明显，白色，每日需更换 3 ~ 4 次内裤，严重影响生活和工作。1 个月前就诊于我院门诊，予以放置子宫托治疗，自觉压迫感明显，拒绝使用，要求手术治疗入院。

术前半个月因"子宫内膜增厚"于我院行宫腔镜下子宫内膜息肉切除术，术后病理结果提示早泌期子宫内膜，部分腺体增生及息肉样增生，无月经改变。

既往体健，否认内外科慢性病史，孕 2 产 1，14 年前孕早期人工流产 1 次，11 年前自娩一次，个人史及家族史无特殊。

入院查 POP-Q 分期见表 23-6-1 和图 23-6-11。

表 23-6-1　患者术前 POP-Q 分期		
Aa -1	Ba +1	C+5
gh 6	pb 4	tvl 8.5
Ap -3	Bp -3	D-4

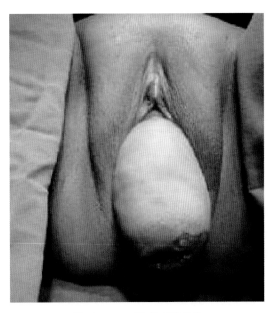

图 23-6-11　患者术前查体

嘱患者屏气用力后未见尿液流出。

入院超声提示：子宫及双侧附件未见异常回声。

入院诊断：盆腔器官脱垂：阴道前壁脱垂Ⅱ度，子宫脱垂Ⅲ度，宫颈延长。

行曼氏手术，过程顺利，术中出血 20 ml，术后随访 32 个月，患者满意，达到治愈。

术后 POP-Q 分期见表 23-6-2。

表 23-6-2　患者术后 POP-Q 分期		
Aa	Ba	C
−3	−3	−4
gh	pb	TVL
5	3	8.5
Ap	Bp	D
−3	−3	−5

病例分析：该患者病程较长，宫颈慢性炎症明显，术前给予充分的阴道上药准备，因子宫内膜较厚，术前专门行宫腔镜手术排除了子宫内膜病变，为保留子宫提供了必备条件。

因患者年轻，保留子宫意愿强烈，在充分向患者及家属交代手术相关风险的情况下选择了曼市手术，曼市手术将膀胱宫颈韧带断端固定于膀胱底，两侧主骶韧带断端多次缝扎并固定于宫颈残端，阴道前后壁黏膜切除后分层缝合，尤其注重阴道膀胱筋膜及阴道直肠筋膜的加固，从盆腔前、中、后三方面进行加固，手术疗效确切，手术时间短，出血少。

三、有关曼市手术的相关问题

（一）宫颈延长的相关问题

子宫从解剖上分成宫体和宫颈两部分，青春期起宫体与宫颈之比为 2∶1，宫颈管长 2.5 ～ 3 cm。有先天性宫颈延长的报道，但均为个案，主要是阴道部宫颈延长，具体病因不清（金杭美，2013）。

临床上以宫颈延长为主要表现的中盆腔缺陷患者并不少见。一般认为，盆腔器官脱垂通常伴随着宫颈延长。

宫颈延长的诊断在中盆腔缺陷患者的手术抉择中起着非常重要的作用。

首先，宫颈长度在区分顶端缺陷和单纯宫颈延长方面有重要的鉴别意义；其次，曼市手术本身是以宫颈部分切除为主要手术步骤的手术方式，术前对宫颈长度有比较准确的判断能够帮助我们决定术中阴道前后壁分离深度以及切除宫颈的长度。

关于宫颈延长的研究对于宫颈的测量尚有争议，宫颈延长的诊断目前尚缺乏定论。

1. 宫颈长度的测量　目前尚无统一和明确的方法来测量宫颈的长度，一般用探针测量宫颈管长度，如果长度＞ 3 cm 的，或 B 超下测量宫颈内口至宫颈外口的距离＞ 3 cm 的，或在超声检查无明确宫腔增大的情况下探查子宫深度＞ 9 cm 的则可诊断宫颈延长。

随着 POP-Q 分期系统的建立，研究发现 C 点和 D 点间的差值可以反映宫颈的长度，将宫颈长度的术前测量进一步地量化。北医三院引入 MRI 测量宫颈长度以及宫体和宫颈的比例，发现与 POP-Q 分期相比较，MRI 测量有良好的可靠性和相关性。也曾有研究纳入超声测量宫颈长度，但结果发现超声测值与临床测量及 POP-Q 测量的相关性都较差。

值得注意的是，POP-Q 分期的 C、D 两点的差值不能作为宫颈长度的唯一测量值。Berger 等（2012）引入 MRI 进行宫颈长度的测量后发现，子宫脱垂组中宫颈的长度仅与 POP-Q 的 C 点测量值呈正相关，而不是 C、D 点之间的差值。Dancz 等（2014）比较 POP-Q 分期与子宫切除术后宫颈的解剖学测量值也发现，两者存在相关性，但是相关性较差。Williams 等（2018）在最近的一个研究中也提出，随着脱垂 POP-Q 分期的加重，根据 POP-Q 得出的宫颈长度测算值与子宫切除术后宫颈的解剖学测量值之间的相关性更差。国内广大学者在临床应用中也有类似发现。

因此，目前全面的宫颈长度测量方法应当包括妇科查体（POP-Q 分期）和 MRI 检查，超声测量的准确性有待进一步研究证实。

2. 宫颈延长的诊断　宫颈延长在 ICD 的诊

断编码中是一个特定诊断，但是缺乏统一诊断标准。有专家提出成年人的宫体与宫颈比例达到1∶1时可以诊断，另有专家提出阴道前后壁无明显膨出，宫体仍在盆腔内，脱出物为明显延长的宫颈即可以诊断。普通生育年龄女性的宫颈长度约为3 cm。

Berger 等（2012）于2012年利用MRI测量宫颈长度，比较了通过POP-Q分期诊断的51例盆腔器官脱垂的患者和46例正常女性，通过对照组宫颈长度的95%置信区间，定义正常宫颈长度的上限为宫颈33 mm、宫体63 mm及宫颈宫体比0.79，将宫颈长度>33 mm、宫颈宫体比例超过0.79定义为宫颈延长。该研究发现40%的脱垂女性有宫颈延长，脱垂组患者的子宫体和宫颈均较正常对照组延长，其中宫颈比正常对照组长36.4%（8.4 mm），宫颈和宫体的比例在脱垂组比对照组高21.8%。

Dancz 等（2014）发表的一个前瞻性研究纳入了119例因良性病变切除子宫的女性，其中108例行经阴道超声测量。研究分别比较了术前POP-Q分期、超声测量宫颈长度和子宫切除术后解剖学测量的结果后，将97.5%置信区作为诊断宫颈延长的参考值，定义宫颈延长为解剖学长度>5 cm，POP-Q分期C、D点差距>8 cm。但实际上，Dancz的研究并不是完全基于无脱垂的正常人群，在这些患者中，有39.7%合并顶端脱垂Ⅰ期，34.4%的人为顶端脱垂Ⅲ期，因此该研究中提出的宫颈延长的定义有待于进一步商榷。

北京大学第三医院韩劲松团队研究发现，从2001年2月至2015年3月共实施曼市手术32例，患者多伴有不同程度的宫颈延长，术前除了POP-Q分期，她们团队一般以宫颈外口至宫颈宫体交界处的长度作为宫颈术前测量长度，术前临床测量的宫颈长度平均为（5.9±1.7）cm，术后直接测量切除宫颈的长度为（4.6±1.4）cm，故而她们建议拟选择曼市手术治疗子宫脱垂的患者宫颈长度至少在5 cm以上，POP-Q测量D点位置在-4 cm以上或坐骨棘以上水平（韩劲松2016）。

（二）术中保留宫颈长度的评估

北京妇产医院行曼市手术中，依据术前探宫腔的深度决定切除宫颈的长度，一般保留宫腔7.0～7.5 cm。

曼市手术可以适用于年轻妇女甚至青少年由于遗传、营养障碍、产伤等非年龄性因素导致的中盆腔缺陷中以宫颈延长为特点的子宫脱垂，使用子宫托等保守治疗方式无效或不能坚持进行者。由于保留了子宫和部分宫颈，能够满足患者的生理及生育功能，手术时间短，出血少，损伤少，住院时间短，无须使用替代材料，围术期并发症少。要想达到良好的疗效关键在于严格把控适应证，选择合适的患者。曼市手术有其限制性，并不适用于合并严重前、后盆腔缺陷的患者。

总之，具体治疗方案需根据患者的年龄、病情、意愿和术者的技术条件制订。

（张宁迪　郑　萍）

参考文献

邓小明，等，2015. 现代麻醉学. 第4版. 北京：人民卫生出版社.

金杭美，2013. 曼彻斯特手术价值的再评价. 北京大学人民医院妇产科建科70周年庆典暨学术交流会议论文集：85-90.

韩劲松，2016. 女性盆腔器官脱垂手术治疗学. 北京：北京大学医学出版社.

刘新民，等，2009. 妇科阴道手术学，北京：人民卫生出版社.

马凯蕾，等，2013. 腹腔镜辅助下阴式子宫全切手术麻醉的临床分析. 医学信息（下旬刊），26（12）：347.

王建六，2017. 妇科泌尿学与盆底重建外科. 北京：人民卫生出版社.

张立芳，等，2015. 改良曼氏手术治疗重度盆腔器官脱垂伴宫颈延长的短期疗效. 中国妇产科临床杂志，16（2）：100-104.

朱兰，等，2001. 女性盆底学. 北京：人民卫生出版社.

Alkış I, et al, 2014. The outcome of Manchester-Fotergill operation for uterine decensus repair：a single center experience. Arch Gynecol Obstet, 290 (2): 309-314.

Ayhan A, et al, 2006. The Manchester operation for uterine prolapse.Int J Gynaecol Obstet, 92 (3): 228-233.

Berger MB, et al, 2012. Is cervical elongation associated with pelvic organ prolapse?Int Urogynecol J, 23 (8): 1095-1103.

Conger GT, et al, 1958. The Manchester-Fothergill operation, its place in gynecology; a review of 960 cases at University Hospitals, Iowa City, Iowa.Am J Obstet Gynecol, 76 (3): 634-640.

Dancz CE, et al, 2014. Comparison of the POP-Q examination, transvaginal ultrasound, and direct anatomic measurement of cervical length.Int Urogynecol J, 25 (4): 457-464.

Hedenqvist, et al, 2014. Anaesthesia in medetomidine premedicated New Zealand White rabbits: a comparison between intravenous sufentanilmidazolam and isoflurane anaesthesia for orthopaedic surgery.Laboratory Animals, 48 (2): 155-163.

Mahne AT, et al, 2014. Clinical and pharmacokinetic effects of regional or general anaesthesia on intravenous regional limb perfusion with amikacin in horses. Equine Veterinary Journal, 46 (3): 375-379.

Noor C, et al, 2012. An unusual case of hematometra in a postmenopausal woman associated with Manchester repair. J Low Genit Tract Dis, 16 (2): 162-164.

Tolstrup CK, et al, 2017. The Manchester procedure versus vaginal hysterectomy in the treatment of uterine prolapse: a review.Int Urogynecol J, 28 (1): 33-40.

Williams KS, et al, 2018. Putting POP-Q to the test: does C-D=cervical length?Int Urogynecol J, 29 (6): 881-885.

第七节　阴道封闭术

阴道封闭术，也称阴道切除术（colpectomy, vaginectomy），或称阴道穹隆封闭术（obliteration of vaginal vault）或阴道封闭加阴道切除术（obliteration and total excision of vagina），上述各种名称又分别可再分为全部或部分阴道封闭或切除术，部分封闭术常以其发明人名称而称为LeFort部分封闭术或LeFort手术。无论何种称谓，都是指切除全部或部分阴道黏膜后，将阴道前后壁黏膜下组织进行缝合从而达到在处女膜水平以上关闭阴道的目的。

阴道全封闭术可用于子宫切除术后阴道穹隆脱垂或重度子宫阴道脱垂的治疗。阴道全封闭术通常指的是切除尿道外口内下方 0.5 ～ 2.0 cm 至穹隆顶端的大部分阴道前壁黏膜及处女膜缘后 0.5 ～ 2.0 cm 至穹隆顶端的阴道后壁黏膜。阴道半封闭术或 LeFort 术，指切除处女膜缘内 2 ～ 3 cm 至阴道穹隆处的中间部分阴道前、后壁黏膜，两侧各保留 2 ～ 3 cm 的阴道黏膜以分别形成两个通道，以便宫颈或其他上生殖器分泌物的排出。多不切除子宫，以阴道前后壁中间部分的黏膜下组织缝合后关闭中间大部分阴道。行阴道封闭术的同时行全子宫切除术最初的目的是消除子宫内膜及宫颈病变的风险，同时消除 LeFort 术后由于两边通道封闭造成宫腔积脓的风险。

一、历史回顾

虽然早在古代就有关于重度脱垂的描述，治疗常用阻塞性异物比如阴道内放置填充物或子宫托；或将患者双脚吊起，利用重力作用使脱垂肿物复位；以及将腐蚀性的物质放进阴道内促使阴道瘢痕化。直到近 150 年前，才对脱垂患者开始行较为安全有效的手术治疗。最早的手术方法主要包含两种思路，包括切除脱垂肿物或缩小阴道入口。后者即缝合大阴唇的下 1/3 或将阴道口周围组织剥离出来并整个缝合在一起。由于早期手术仅通过切除阴道壁任其裸露的创面粘连愈合（不缝合），因此也使得术后脱垂很容易复发。早期阴道封闭术的报道皆源于欧洲，阴道半封闭术及其改良术式在美国也逐渐被认可。

最早的阴道封闭术报道可能是源于 Geradin，他在 1823 年提出将阴道口的阴道前后壁剥离出来并将其缝合在一起。

1867 年，Neugebauer 在阴道口剥离了阴道前后壁约 3 cm×6 cm 的区域，并在阴道较高的位置将其缝合在一起，但直到 1881 年才将其成文发表。

该术式的发展始于 1877 年，LeFort（图 23-7-1）发表并提出他的阴道封闭术。正如 Adair 和 Dasef 所报道的，LeFort 的创新方法源于他的一种观点，即女性分娩会导致阴道前壁松弛下坠，已经松弛的阴道壁会进一步影响周围阴道壁，最终加重阴道前后壁组织松弛的程度并扩大松弛范围。去除松弛的阴道壁及松弛的会阴体则有可能纠正脱垂。他假设将阴道前后壁对合，缝合形成阴道"纵隔"，可以阻挡子宫和阴道前后壁向阴道口外脱出。他提出术后如果形成"纵隔"旁较宽的腔道，会影响手术效果，进而推断生殖裂孔扩大可能促进阴道及子宫脱垂。因此，他的第一次手术分为两个阶段进行，第一步行阴道封闭术，第二步在术后 8 天行会阴体修补术。

1881 年，Berlin 报道了 3 例阴道封闭术，这是美国首次报道阴道封闭术。在这 3 例中，有 1 例失败是由于没有同时进行会阴体修补。随着 LeFort 阴道半封闭术的广泛开展，一些改良式也逐渐出现。主要改进包括：缩小两侧通道，尽

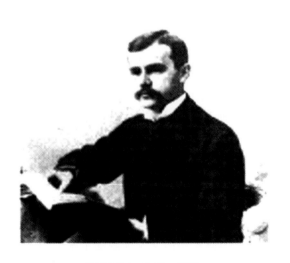

图 23-7-1　LeFort 医生

可能使阴道前后壁对合面扩大，以有助于减少脱垂复发；改良缝线材料；会阴体缝合时将中线的肛提肌及其筋膜包埋缝合起来；在行阴道半封闭术的同时行宫颈截除术；将阴道黏膜分离至尿道外口等。当时阴道半封闭术主要关注是去除阴道大面积黏膜然后缝合以减少复发，而忽略了若将阴道黏膜分离至尿道外口，术后新发压力性尿失禁的并发症，将是很难处理的问题。

1901 年，Edebohls 报道了首例阴式全子宫切除术后阴道全封闭病例。到 1911 年，共计实施该手术 11 例。该术式在切除子宫和阴道黏膜后，用 5～8 根肠线将剥离出的阴道前后壁柱状缝合。最后缝合会阴部位的肌肉。随后的一系列病例报告均表明，该术式的治愈率较高，效果等同于 LeFort 阴道半封闭术。

1932 年，Labhart 提出了由他改良的阴道半封闭术（图 23-7-2）。该术式首先将阴道后壁部分切除，然后将双侧小阴唇部分切除，再用可吸收线缝合部分阴道后壁及双侧小阴唇。该手术进一步加强了对盆底缺陷的支持和修补。Labhart 强调在术中缝合双侧小阴唇时，务必在尿道口附近保留合适的空间，以保证排尿不受影响。

阴道封闭术的成功在于将大量的阴道组织缝合在一起，从而创造了一个起支撑作用的隔膜。该手术使得正常阴道解剖闭合，患者因此不能性交。Goodall 和 Power（1937）提出了一种可保持阴道性交功能的 LeFort 术式的改良。改良术式中，并没有切除一个长方形的阴道上皮，而是切除一个三角形的上皮，它的底部靠近子宫颈，顶端在阴道口处，像这样同时切除阴道前后壁的黏膜。宫颈水平的横向缝合与 LeFort 术相似，前后壁三角形的两侧分别对缝，从而在阴道的上 1/3 处形成双通道，阴道的下 2/3 仍然能够容纳性交。该术式仅适用于绝经后或无生育意愿的女性。该报道描述了采用这样术式的 24 例患者，但未明确指出手术满意度。该手术的不足之处在于实施该手术后将无法检查宫颈和子宫，尤其无法及时发现和处理宫颈和子宫病变，但这些缺点并未引起当时医生的重视。

1951 年，Conill 在 LeFort 术式的基础上改良了阴道半封闭术（图 23-7-3），并提出了阴道全

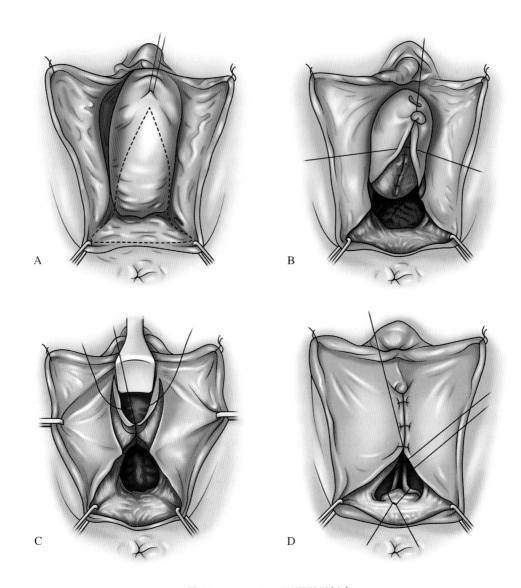

图 23-7-2 Labhart 阴道半封闭术
A、B. 切除部分阴道后壁；C. 切除双侧部分小阴唇；D. 缝合部分阴道后壁及双侧小阴唇

封闭的想法。该术式的特点是在分离阴道前后壁黏膜的同时切除双侧小阴唇，部分切除双侧大阴唇组织。然后将阴道前后壁创面边缘缝合，其侧边与大阴唇内侧边对齐缝合，最后将双侧大阴唇缝合，完全关闭阴道外口。该手术很大程度上减少了 POP 复发，但术后并发症较多限制了该手术的推广。

Cox（Cox，1952）提出了一种较为有趣的经阴道全子宫切除术的改良式式，即在阴道前后壁部分切除术及子宫切除术后，膀胱和直肠仍保留在盆腔原位，同时碘伏纱布填塞阴道，8 天后取出纱布，此时阴道已经挛缩成一个小而硬的腔道，里面长满肉芽组织。3 ～ 4 周后，整个阴道变粗糙，表面上皮化。Thompson 等（1961）报道了经这种改良版术式治疗的 11 例患者的手术疗效，其中 10 例术后 5 年内无脱垂复发。

二、适应证及禁忌证

通常认为，POP 程度重、无阴道性交要求、合并多种内科疾病而又不能耐受手术创伤是阴道封闭术的适应证。未绝经、有性生活要求、有生

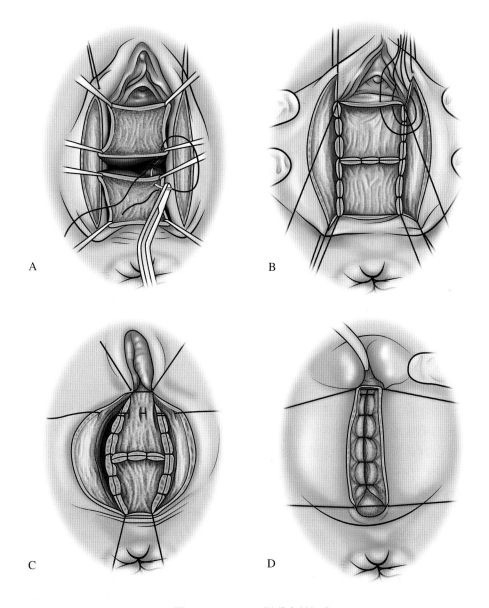

图 23-7-3 Conill 阴道半封闭术

A. 分离阴道前后壁黏膜；**B.** 部分切除双侧大阴唇组织；**C.** 阴道前后壁创面边缘缝合、阴道创面侧边与大阴唇侧边对齐缝合；**D.** 缝合双侧大阴唇，关闭阴道外口

殖系统恶性病变或癌前病变及严重心、脑、肺功能障碍则为阴道封闭术的禁忌证。但有关阴道封闭术适应证，如患者的年龄、体弱程度、脱垂类型和程度及性功能等问题仍有争议，因为目前尚无具体的定量标准。

1. 年龄因素 不同的学者对年老有不同的定义。Shah 等（2008）把 60 ~ 79 岁的女性划为绝经后组，80 岁及以上者划为老年组。文献报道的阴道封闭术患者的平均年龄为 75 岁。DeLancey

（1997）报道的在同期阴道穹隆脱垂患者中，行阴道封闭术者约占 1/10。Menard 等（2008）回顾了 2000—2006 年间发表的 7 篇文献，总计 394 例年龄＞70 岁患者所采取的 POP 术式，其中阴道封闭类手术 145 例，占 36.8%。由此可以看出，阴道封闭术在老年重度 POP 患者的治疗中仍占有重要地位。年龄≥75 岁的重度 POP 患者可考虑采用阴道封闭术。当然，在体弱、多病、丧偶、自我形象感知下降和对盆腔重建类手术有禁忌证者中，其年龄可适当降低（51～62岁）；反之，如患者虽高龄，但身体较好且配偶健在，在文献报道中年龄可达86～101岁才实施创伤小的封闭术（2008）。有学者认为，切除子宫的阴道全封闭术和阴道半封闭术之间在创伤上差异不大，且全封闭术能预防以后的子宫疾病，因而提倡在老年患者中应尽量行切除子宫的阴道全封闭术。但大多数学者的研究结果显示，切除子宫的阴道全封闭术在手术时间、出血量和创伤上都大于部分阴道封闭术，因此认为，对于高龄（>80岁）或手术耐受性极差者，宜选择不切除子宫的阴道半封闭术。

2. 脱垂类型及程度 女性盆底重建手术方式的选择需要考虑以下因素：患者是否耐受手术、术中及术后并发症、术后恢复时间、手术辅助材料的风险、对性生活的要求等。医生对患者术后疗效的评价除了手术成功率以外，应更多关注患者对手术的期待值及生活质量的要求。目前对盆底重建手术的疗效的评价，从原来关注患者客观指标的改善度，转向更多地关注患者对手术的期待与目标的满意度，这对医生手术方式的选择有指导意义。阴道封闭术对于中盆腔缺陷是最好的选择之一，以POP-Q为Ⅲ～Ⅳ期子宫脱垂为主，但也可应用于前、中、后盆腔均有缺陷的患者。老年POP患者即使POP-Q为Ⅱ期，但阴道长度<5 cm、阴裂长度≥8 cm、伴有脱垂症状或阴道重建手术失败的患者亦适于行阴道封闭术（2010）。

3. 性功能问题 一项有关老年人健康与性方面的调查显示，年龄段分别为57～64岁、65～74岁和75～85岁的女性有性活动的比例分别为62%、40%和17%（2007）。近年来一些学者对性活动的理解也提出了一些他们自己的看法。他们认为性活动不仅包括阴道性交，还包括对自身形象的感知和其他相关性活动，如双方生殖器的抚摸、手淫和出现性活动的意念等。他们调查了48例接受阴道封闭术的患者，平均年龄80岁，术前由于自身无兴趣或疼痛不适而无性活动者占15%，由于无配偶或配偶无兴趣而无性活动者占71%，术后则分别升至25%和75%。据Huang等（2009）统计，年龄≥65岁的女性约30%有中度的性要求。因此，临床上在选择阴道

封闭术时，除需了解患者对当前和将来有无阴道性交的要求外，还应征得其对阴道本身的保留及自身形象方面的意见。此外，还需考虑有部分患者术前因重度脱垂而造成对性活动无兴趣，而术后随着此问题的解决而重新有了性活动要求的可能性。

三、术前评估

阴道封闭术是相对于盆底重建手术而言的，其主要特点是封闭阴道，改变正常的阴道解剖结构，患者术后失去阴道性交能力，亦称"阴道闭塞性手术"（vaginal obliterative procedure）。正是由于阴道封闭术的这个特点，术前要求医生仔细评估、充分告知可以选择的盆底重建术式及封闭术的利弊。患者及配偶要明确知情，自愿选择和坚决要求使用阴道封闭术方可实施，以避免患者术后后悔，影响家庭和谐、导致发生医疗纠纷。

1. 脱垂程度评估 评估方法详见第20章盆腔器官脱垂概述中介绍的分期方法。建议使用POP-Q分期法，因为其客观、准确，有很好的可信性和可重复性，可用于临床评估和科研交流。需要注意的是，一定要正确评估患者的脱垂程度，即评估脱垂的最大程度。但由于患者多为老年体弱女性，无法充分做Valsalva动作配合评估。因此，可让患者下地活动直至她认为脱垂已达最重程度时再做检查。既往阴道封闭术主要用于前后壁脱垂一致的盆腔脏器完全脱垂的患者。然而，临床上发现，很多POP患者阴道前后壁的脱垂程度并不一致，并且主要以阴道前壁重度脱垂为主，阴道后壁轻或中度脱垂。一些临床医师认为（朱馥丽，2011），阴道前后壁脱垂程度不同的患者并不影响其做阴道封闭术。换言之，阴道封闭术适用于各部位POP-Q Ⅲ期以上的盆腔器官脱垂患者。

2. 症状评估 盆底的症状在不同患者间可以有很大的差异，这些差异与解剖和功能两者之间的关系错综复杂，需要辨识和采用那些有助于制订最优治疗方案的辅助检查。另外，由于POP的临床症状虽然与其分期有密切关系，但并不总是相关。因此，在术前，除了对POP患者进行客

观解剖评价外，更应该重视对患者临床症状及生活质量的评估。后者才是临床医师决定手术治疗的关键因素。目前多数专家认为有症状的POP-Q Ⅲ～Ⅳ期是手术治疗的适应证，即无论是哪一个部位，脱垂的最远端超出处女膜水平1 cm以上且伴有不同的临床症状，患者要求缓解症状时方可考虑手术治疗。因此，手术治疗应该是针对严重影响生活的、有症状并要求手术治疗的POP患者进行的。POP的症状主要包括下泌尿道、下生殖道和下消化道3个方面。调查问卷在评价POP的症状程度上可以起到重要作用，可以对各种症状获得系统、量化的评估。因此，临床医师应熟悉调查问卷内容。术前对患者进行相关症状评分，不仅可以作为决定手术方式的重要依据，也可以作为术后疗效评价的重要指标。目前临床上常用的POP问卷为PFDI-20短表，共20个问题。该生活质量问卷针对POP的下泌尿道、下生殖道和下消化道常见症状对生活质量的影响进行系统的评估。尿动力学检查在阴道封闭手术前被广泛应用，但是缺乏证据支持对于高龄且有其他并发症的人群是否有必要。因为一些隐匿性尿失禁在一些梗阻性脱垂患者中可能被掩盖，这些患者解剖结构上出现尿道扭曲，应用简单的膀胱压力容积测定有助于发现隐匿性尿失禁。方法是在还纳脱垂后让患者进行Valsalva动作，这个检查可以看出有无压力性尿失禁，而不需要尿动力学检查。Pechman（2003）阐述了重度脱垂患者有较高比例的隐匿性尿失禁。他的研究显示，92例患者中75例做了尿动力学检查，48%有压力性尿失禁，17%存在逼尿肌不稳定，21.3%有混合性尿失禁。Fitzgerald等（2003）的研究显示术后27%患者有新发尿失禁。对在阴道封闭术过程中同时行尿道中段悬吊术的做法有一些争论，有些学者认为此举可能增加了老年女性患者排尿功能异常的比例。Abbasy等（2009）评估了38例老年女性患者，术前诊断了压力性尿失禁，在封闭术中同时行尿道中段悬吊术，发现无论是术前的膀胱残余尿量还是术后发生尿潴留和排尿功能障碍的比例均下降。综上所述，国内一些专家的建议是对于有严重尿失禁症状的患者，术前需要行排尿日记、尿垫试验，查体时进行尿失禁诱发试验和指压试验。如有条件，术前行尿动力检查；如条件不允许，需行残余尿测定及尿流率检查以评估尿失禁的类型。如判断为重度压力性尿失禁（SUI），可同时行抗SUI手术。对于轻至中度及无尿失禁的患者，可不同时行抗尿失禁手术，术后观察尿失禁变化。部分患者术后尿失禁症状会改善，如症状加重或出现隐匿性尿失禁，再进行系统评估，如为SUI，可再行抗SUI手术。因此，在阴道封闭术中，要注意保留尿道口内3 cm的阴道，为抗SUI手术预留出手术位置。

3. 性活动评估　术前性活动的评估可以采用简单的问诊方式，了解患者性活动的频率、方式及质量。对于现在无阴道性交的患者一定要询问原因，评估今后对性活动的可能要求。推荐尽量采用性生活问卷，这样可以对性活动进行系统客观评估。

4. 耐受性评估　因为行阴道封闭术的POP患者多为老年人。老年人各器官、系统的生理功能退化，基础代谢及体温调节能力降低，对创伤的应激能力降低，对手术耐受力差；而且患者常合并多种内科疾病，增加了围术期的复杂性和危险性。因此，术前对老年POP患者手术及麻醉耐受性的评估具有重要意义。手术耐受性评估应建立在全面病史回顾、体格检查及辅助检查的基础上。常规的术前检查项目，包括血常规、尿常规、粪常规、电解质、肝肾功能、凝血功能、心电图、X线胸片等检查，主要是为初步评估患者心肺及肝肾提供依据。由于老年患者本身特点及所患疾病与并发症是围术期死亡的主要原因，因此，除了对老年患者做常规检查外，还需根据老年患者的特点及相关并发症，选择性加做腹部超声、超声心动图、肺功能测定、血气分析等特殊检查，并根据情况请相应科室进行术前评估和治疗。对于重度脱垂患者，可能会发生尿潴留，少数患者还可能继发输尿管扩张及肾积水，因此术前还应进行膀胱残余尿测定及双肾输尿管B超检查。阴道封闭术后如发生子宫内膜病变、子宫腔积脓及宫颈病变等，由于无法经阴道检查早期诊断，所以考虑行阴道封闭术之前要排除宫颈及内膜病变。对于合并症多、一般情况差的患者还需请麻醉科进行麻醉评估。对于ASA-Ⅲ级的患者，需要与患者沟通后决定是否切除子宫行全封闭术，而对于 ASA-Ⅳ级的患者不建议同时切除子宫，尽量行半封闭术。通过系统的术前评估，积极处理围术期并发症，最终使患者各器官及各系统在围术期保持最佳状态。

四、阴道封闭术手术步骤

1. 阴道全封闭术

（1）有子宫的患者先常规经阴道切除子宫，无子宫的穹隆脱垂要先确定以往子宫切除的穹隆残端。

（2）组织钳钳夹阴道穹隆至阴道口外，寻找左右骶主韧带复合体断端形成的凹陷。

（3）横行切开两凹陷处的阴道黏膜，向上分离阴道前壁黏膜至尿道下 3 cm 尿道膀胱沟处，为今后实施尿失禁手术留出手术空间。从中线剪开，平行向两侧分离至阴道侧边（图 23-7-4A）。

（4）在阴道后壁处女膜内 1 ～ 3 cm 处同样做一横切口，自切口向上分离阴道后壁阴道黏膜至穹隆切缘，从中线剪开，两边分离至与前壁分离处汇合（图 23-7-4B）。

（5）分离时应紧贴阴道黏膜，尽可能多地留下膀胱及直肠前筋膜，注意彻底止血。分 4 部分切除全部阴道黏膜。

（6）丝线或延迟吸收缝线以荷包缝合法自穹隆起逐层缝合、打结、上推膀胱及直肠前筋膜组织。层间距约 1 cm，共计缝合 6 ～ 8 层。不完全或不对称的脱垂者，可间断褥式逐层缝合，边缝合边调整阴道前后壁上的进针点，以保证前后壁在同一相应部位的缝合，直至脱垂突出的阴道壁被完全送回盆腔（图 23-7-4C）。

（7）2-0 号薇乔线缝合剩余的阴道黏膜。

2. 阴道半封闭术（LeFort 手术）

（1）组织钳钳夹阴道穹隆或宫颈，尽可能牵拉至阴道口外。

（2）在阴道前壁和后壁上标记大致相等的矩形区域（图 23-7-5A、B），矩形大小取决于阴道壁的长度。一般来说，最靠近宫颈的横向切口应该距宫颈 1 ～ 2 cm，阴道远端的切口应在前方距尿道外口 2 ～ 3 cm，后方距处女膜缘 2 ～ 3 cm。矩形的宽度应使保留在阴道前壁和后壁矩形的纵向边缘之间的阴道黏膜留足 1 ～ 2 cm。保留的这些黏膜将最终缝合形成侧向引流通道。分离阴道黏膜，保留膀胱及直肠前筋膜。

（3）稍游离宫颈外口前后切缘处阴道壁残端约 1 cm，间断对位褥式缝合残端阴道壁边缘，将宫颈、子宫包埋于穹隆顶端并形成一条能引流宫

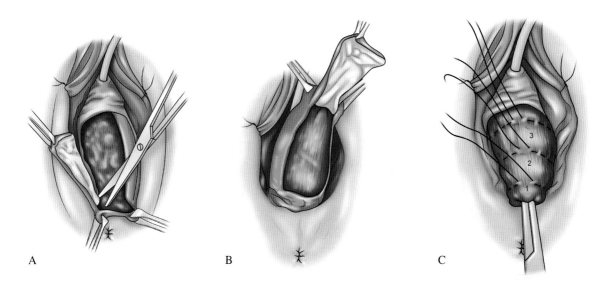

图 23-7-4　阴道全封闭术
A. 分离阴道前壁黏膜；B. 分离阴道后壁阴道黏膜；C. 自穹隆起逐层荷包缝合、打结、上推膀胱及直肠前筋膜组织

颈分泌物的通道（图 23-7-5C）。

（4）丝线或延迟吸收缝线逐层间断褥式缝合阴道前、后壁黏膜下组织，使得前后矩形的匹配角能对合在一起。

（5）可吸收线逐步缝合两侧保留的阴道黏膜，直至阴道前后壁黏膜残端处，由此两侧便各留有一约 1 cm 的阴道黏膜通道（图 23-7-5D）。

（6）2-0 号薇乔线缝合剩余的阴道黏膜。

3. 肛提肌折叠术及会阴缝合术 在完成阴道封闭术后同时行肛提肌折叠术和高位的会阴缝合术可以缩小阴裂的大小，减少脱垂复发。

（1）两把组织钳钳夹阴裂两侧的阴唇系带边缘处。

（2）从靠近阴道后壁外端向会阴皮肤画一个菱形的皮瓣。标记的会阴皮肤和阴道黏膜锐性切除。

（3）阴道后壁外端向两侧分离至肛提肌。2-0 号薇乔线缝合两侧肛提肌至中线水平，这样能够减少阴道外口的径线（图 23-7-6）。

（4）会阴体用 2-0 号薇乔线缝合重建，这样能够减少会阴裂孔的大小。阴道和会阴皮肤用 3-0 号薇乔线间断或连续缝合。

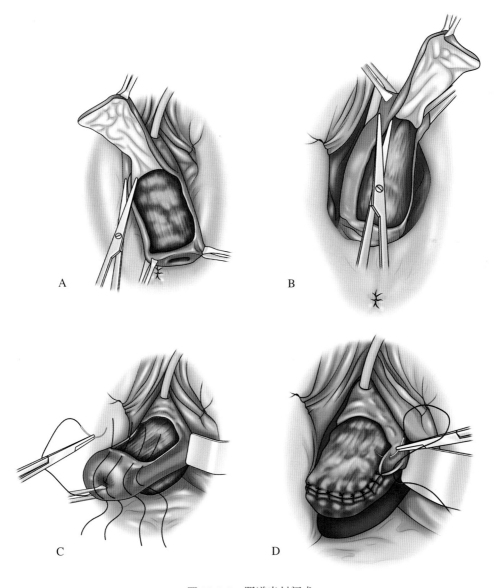

A B C D

图 23-7-5 阴道半封闭术

A、B. 阴道前壁和后壁上标记大致相等的矩形区域，分离阴道黏膜，保留膀胱及直肠前筋膜；C. 间断对位褥式缝合残端阴道壁边缘，将宫颈、子宫包埋于穹隆顶端；D. 逐步缝合两侧保留的阴道黏膜，两侧各形成约 1 cm 的阴道黏膜通道

会阴缝合至尿道口高度被认为能减少向下压迫尿道的牵引力，该牵引力被认为是阴道封闭术后压力性尿失禁的原因之一。另外，有些医生认为重建阴道后壁可以支撑阴道穹窿和尿道来预防压力性尿失禁。然而目前还没有关于肛提肌折叠术及会阴缝合术是预防脱垂复发的正式研究临床，因此这些手术在预防术后尿失禁方面的作用尚不清楚。

4. 手术技巧及注意事项 正如前文所述，既往阴道封闭术主要用于前后壁脱垂一致的盆腔器官脱垂患者。然而，临床上很多POP患者阴道前后壁的脱垂程度并不一致；即使前后壁脱垂程度相对一致，但亦可因特定缺陷部位不同而表现出不同的临床类型。临床较为常见的脱垂病例大致可分为4种类型：①前后壁脱垂相对一致但以

纵向脱垂为主；②前后壁脱垂相对一致但以横向脱垂为主；③前后壁脱垂不一致以前壁脱垂为主；④前后壁脱垂不一致以后壁脱垂为主。因此针对不同类型的脱垂，手术切口的设计也应个性化。

（1）前后壁脱垂相对一致的纵向脱垂：这种类型多因宫颈周围环结构薄弱，使耻骨宫颈筋膜和直肠阴道筋膜与宫颈周围环组织相分离，脱垂的程度相对较重且常伴有阴道前后穹窿消失。因此，修复的理论依据也是通过在垂直方向上缝合加固上述筋膜组织，以期在阴道内形成"纵隔"结构来实现封闭脱垂器官的目的。故而在设计阴道壁切口时，应设计为纵向长方形（图23-7-7）。

（2）前后壁脱垂相对一致的横向脱垂：这种类型多为阴道旁缺损，即耻骨宫颈筋膜和直肠阴道筋膜从盆筋膜腱弓附着处撕脱。因此，手术的关键在于将阴道侧沟与两侧的盆筋膜腱弓等筋膜组织相固定，以期在阴道内形成"横隔"结构来达到封闭脱垂器官的目的。故而在设计阴道壁切口时，宜设计为横向长方形，且分离的横向阴道黏膜应够宽，才能在缝合时使前后壁的筋膜更接近于两侧的盆筋膜腱弓，增加组织强度（图23-7-8）。

（3）前后壁脱垂不一致以前壁脱垂为主：这种类型多为阴道前壁中央或中线缺损，是阴道、膀胱和（或）尿道之间的筋膜分离所致，表现为阴道前壁脱垂为主。因阴道前后壁脱垂不对称，除了缝合加固阴道、膀胱间的筋膜外，应着重加强阴道前壁筋膜纵向的折叠。这样可以使得在最终关闭阴道黏膜后，剩余阴道前后壁的长度基本相同。故而在设计阴道壁切口时，应设计为前壁纵向长方形，后壁短宽的倒梯形（图23-7-9）。

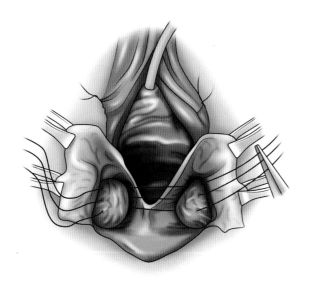

图23-7-6 肛提肌加固术
两侧远端肛提肌向中线折叠缝合

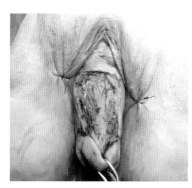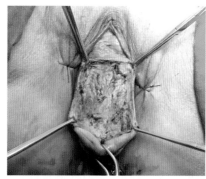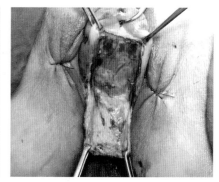

图23-7-7 纵向脱垂为主时，手术切口选择应为纵向长方形

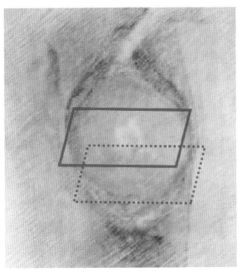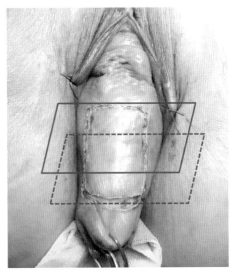

图 23-7-8　横向脱垂为主时，手术切口选择应为横向长方形

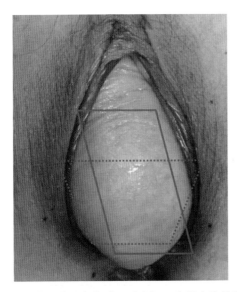

图 23-7-9　前壁脱垂为主时，手术切口选择应为前壁纵向长方形，后壁短宽的倒梯形

（4）前后壁脱垂不一致以后壁脱垂为主：这种类型常见于阴道后壁中央或中线缺损，多是阴道直肠筋膜分离所致，表现为阴道后壁脱垂为主。同前壁脱垂为主的修复理念一样，除了缝合加固阴道直肠筋膜外，还应着重加强阴道后壁筋膜纵向的折叠，故而在设计阴道壁切口时，应设计为后壁纵向长方形，前壁短宽的倒梯形。直肠指诊可诊断低位的阴道直肠筋膜分离，若除阴道后壁脱垂外，还伴有宽大的后穹隆膨出时，应注意有无合并高位小肠疝的发生。合并高位小肠疝，在分离阴道后壁黏膜时应尽量分离至道格拉斯窝，还纳疝内容物后着重加固该处的前后壁筋膜，关闭疝囊底修复Ⅰ平面。此外，还应该找到两侧骶韧带远端附着点的位置，将两侧骶韧带对缝，进一步关闭道格拉斯窝，加固疝囊底的结构，达到更好的手术效果。

无论是哪种脱垂类型，半封闭手术的预期效果应该是在修复薄弱筋膜组织、封堵脱垂器官的同时，尽量保证术后阴道前后壁的相对对称（图23-7-10），这样可以均衡张力，最大程度地保证手术效果，减少术后复发。同时，前后壁阴道黏膜宜保留处如边缘内 2 ~ 3 cm，这样可减轻缝合后张力对尿道及直肠的牵拉，降低术后排尿、排便不适感。

五、手术疗效

一些阴道封闭术相关的报道记录年代较为久远，因此对术前症状、体征和术后疗效的描述及术后患者的随访都不完整。许多术式至少有 30 年的历史，其并发症发生率可能不适用于现代的

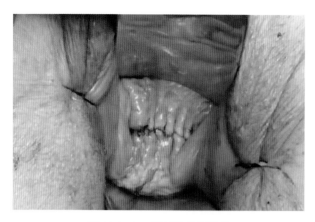

图 23-7-10　半封闭术后效果

术式。基于对这些有限病例研究的结果持保留态度，对于重度脱垂，阴道封闭术是个有效的术式，自 1980 年以来报道的成功率一般在 91%～100%。

Hanson（1969）发表了迄今为止样本量最大的阴道封闭术系列报道，包括了 1932—1956 年间 288 名行阴道半封闭术的患者。未能到诊室随诊的患者，医生通过信件的方式询问是否存在任何脱垂症状、尿失禁或阴道出血情况。在 216 例患者中，75% 有术后随访，其中大多数至少随访到手术后 5 年。3 例（1%）患者在术后 2 周至 5 个月脱垂完全复发，并再次行 LeFort 术式进行治疗。10 例（5%）患者有较轻程度的脱垂复发，只有 1 例接受了二次手术。总体而言，92% 的患者认为自己的长期疗效"良好或优秀"，而 7% 的患者认为自己只是略有改善或没有效果。1 例患者阴道封闭术后 3 年患子宫内膜癌，予以腔内放疗。

近 25 年的阴道封闭术病例研究本应详细描述，但大致描述的结果与早期报道一致。1981 年，Goldman 描述了 118 名接受 LeFort 阴道封闭术患者的疗效。这些患者平均住院时间为 8 天，91% 的患者术后取得"良好的解剖学效果"。据报道，脱垂完全复发 1 例（1%），部分复发 2 例，失败原因可能是术后阴道雌激素治疗不足。

DeLancey 等（1997）对 33 例行阴道全封闭术的患者进行术后随访，平均随访时间为 34 个月。所有患者术后均得到治愈，虽然目前对治愈的概念并无明确的定义。仅有 1 例（3%）患者术后 1 年出现复发。

Von Pechmann（2003）报道了在 1988—2000 年间行阴道全封闭术的 92 例患者情况。治愈的客观定义为脱垂在处女膜缘内，根据此定义，90 例（98%）患者术后得到治愈。在术后 64 个月（平均 12 个月）的随访时间内，只有 1 例患者需要再次手术。研究人员还发现有 2 例（2%）患者在术后 6 个月内出现直肠脱垂。

FitzGerald（2003）回顾分析了在 2000—2002 年间行阴道部分封闭术（类似于 LeFort 术式）和会阴缝合术的 64 例患者情况。在术后 2～56 周（平均 12 周）的随访时间内，有 2 例（3%）患者出现复发，脱垂部位超过处女膜缘。1 例患者术后 15 个月出现完全复发，脱垂程度达 Ⅳ 期。

Harmanli（2003）报道了 41 例行阴道全封闭术和会阴缝合术的患者情况。在术后 5～65 个月（平均 29 个月）的随访时间内，无一例患者出现复发。

同样，Hoffman（2003）等回顾分析了 54 例行阴道封闭术患者情况。这些患者术后随访由专门的医生或护士负责。其中 40 例（70%）患者有相关随访资料。在术后 6～56 个月的随访时间内，无一例患者出现复发情况。研究人员还通过比较 38 例仅行阴道封闭术的患者和 13 例行阴道封闭术联合子宫切除术的患者发现，同时行子宫切除术组的手术时间、术中出血量及住院时间均明显高于仅行阴道封闭术组。

六、围术期并发症

与其他涉及老年患者的手术类似，围绕阴道封闭术最急迫的问题是术后并发症的发生率和死亡率。阴道封闭术相关并发症发生率为 19%～22%，包括围术期心肺脑血管并发症，输尿管、膀胱损伤等手术相关近期并发症以及尿失禁、子宫积脓、盆腔积脓、直肠脱垂等远期并发症。虽然有关报道显示的数据不一致，但阴道封闭术后并发症的发生率和死亡率是不可忽视的问题。

1. 一般并发症　阴道封闭术后心肺脑血管疾病发生率约为 5%。发热性疾病和肺炎在早期系列文章中被考虑为并发症，在晚期系列文章中被考虑为输血相关反应（在 Von Pechmann 系列文章中占 22%，这可能与有心脏病史的老年患者持续存在较高血红蛋白水平有关）。对于持续性阴道出血、发热和术中输尿管阻塞等并发症相关报道较少。老年患者手术主要并发症为心肺脑血管疾病，发生率约为 2%。由于手术本身引起的主要并发症发生率约为 4%，并且主要与同时行子宫切除术有关。关于次要手术并发症如尿路感染、阴道血肿、发热和血栓性静脉炎等发生率相关报道不一致，但可能发生率约为 15%。自 1980 年以来，仅有 3 例阴道封闭术后死亡相关报道，一个是由于多系统器官衰竭，虽然与手术部位并发症没有直接关系，但可能与手术者经验有关。其他 2 例死亡原因分别是胆汁性肝硬化和肺癌，与手术无关。因此，阴道封闭术死亡率约为 1/400。有回顾性研究显示，行阴道封闭术的同时行全子宫切除术可增加术后并发症的发生率。

VonPechman（2003）观察研究了 92 例行阴道封闭术的患者，其中 37 例同时行子宫切除术，发现同时行子宫切除术对手术成功率没有显著的影响。对 52 名患者进行主观随访，发现 90% 的患者对手术效果满意或非常满意。但同时行子宫切除术组，平均手术时间延长 52 分钟（$P < 0.01$），且有 2 例（5%）转开腹手术（其中 1 例因术中出血，另 1 例因憩室脓肿破裂）。同样，在 Hoffman（2003）的研究中，13 例患者接受了阴道封闭术联合子宫切除术，38 例患者仅接受了阴道封闭术。同时行子宫切除术组术中平均出血量（250 ml vs 150 ml），手术时间（120 分钟 vs 90 分钟），术后住院天数（两组均为 3 天）均明显高于未同时行子宫切除术组（$P < 0.05$）。事实上，在行阴道封闭术的患者中，心肺脑血管事件的发生是可以预测的，所以医务人员应尽一切努力阻止事件的发生。相关措施包括选择合适的麻醉方式包括使用区域和局部麻醉技术，仔细的围术期肺部护理，谨慎的静脉补液，血栓的预防，术前抗生素的使用，术中尽可能减少出血，必要时输血以避免贫血和心脏损害等。根据阴道封闭术后并发症的相关报道，是否同时行子宫切除术是一个值得探讨的问题。一般情况下，若非同时存在宫颈或子宫病变，不建议同时行子宫切除术。

2. 生殖系统并发症　包括早期的输尿管、膀胱、直肠等手术相关损伤。盆底解剖结构复杂，前有膀胱、尿道，后有直肠，两侧毗邻输尿管，脱垂患者因器官膨出导致解剖结构变异大，且阴道空间狭小，不容易暴露术野，因而极易发生损伤。此外，盆底功能障碍性疾病的治疗与妇科其他疾病，尤其是肿瘤性疾病的治疗有着显著区别，后者是以去除病灶、改善疾病状态、延长生命为目的，采取的是手术切除方式，其手术成功的标准是完全切除肿瘤。而盆底功能障碍性疾病是以改善生活质量为主要目的，通过解剖重建达到功能重建。因此手术要求更高，术者必须熟悉解剖结构，精细操作。术中视情况行膀胱镜检查以明确有无膀胱损伤，直肠指诊以明确有无穿透直肠。膀胱直肠损伤一般及时发现及时修补，术后加强使用抗生素，多无大碍（李宝恒，2011）。中后期主要包括子宫积脓，盆腔积脓等感染性疾病。常见于阴道全封闭或阴道半封闭但两侧黏膜通道较小的患者。各种感染引起盆腔炎、子宫内膜炎，因阴道封闭，感染引起的脓性分泌物无法经阴道通畅引流而积聚在宫腔或盆腔，从而形成脓肿。发现脓肿后，一是要早期足量应用抗生素，二是要注意通畅引流。为防止此类并发症，术中应注意适当保留两侧黏膜通道的宽度，以达到术后充分引流。另外，因阴道黏膜封闭后无法暴露检查，可能延误宫颈疾病的筛查诊断；无法诊刮，容易延误子宫内膜恶性病变的早期发现。因此术前应注意对宫颈、子宫的评价，排除癌前病变。此外，术后反复阴道排液，除了考虑手术并发症以外，也要考虑生殖道病变的可能。

3. 泌尿系统并发症　尿失禁是阴道封闭术后常见的并发症，但很少有报道对其进行量化。Hoffman（2003）报道中 27 例行阴道封闭术的患者中有 3 例（11%）术后出现新发混合性尿失禁症状，这些患者在术前无泌尿系统症状和尿潴留情况。在 Hanson（1969）的报道中 288 例中有 22 例（7%）患者在阴道封闭术后出现新发尿失禁或尿失禁加重情况。阴道封闭术后尿失禁的问题是目前患者和医生所共同面临的棘手问题之一。术后新发压力性尿失禁主要有两个原因：①重度 POP 患者存在隐匿性尿失禁；②在尿道接近阴道后壁肌层处时，尿道被向下牵引。在早期，盆底医生专注于改进 LeFort 阴道封闭术，以降低术后新发压力性尿失禁的发生率。改进的措施包括将阴道封闭术切口前缘移至离尿道外口至少 1.5 cm 的位置，并通过肛提肌缝合术和高位会阴体修补术增强尿道支撑力。因患者术后存在尿潴留的风险，是否需手术治疗显性或隐性 SUI 存在一定的争议。老年患者群体中逼尿肌功能可能受损，许多患者在术前存在膀胱排空不足情况，即尿潴留（这可能是无症状的，只有通过 B 超测定膀胱残余尿发现）。但目前即使是复杂的尿动力学测试也无法可靠地区分尿潴留是因为逼尿肌收缩力低下导致的，还是因为脱垂引起的尿路阻塞导致的。虽然盆底医生的临床经验显示部分尿潴留通常在重度脱垂被纠正后就会消失，但关于这方面的报道较少。据 Fitz Gerald 报道，在 36 例因重度盆腔器官脱垂行手术治疗的患者中，有 34 例患者尿潴留问题得到解决或改善。同样，在 Fitz Gerald（2000）报道中行阴道封闭术的 64 患者术后膀胱残余尿量均正常，其中有 23 名（36%）患者术前有尿潴留症状。这与 Hoffman（2003）的报道形成鲜明对比，在 Hoffman 报道中，17 名行阴道封闭术的患者中，只有 11 名患者术前尿潴留症状部分得到缓解。对尿失禁和尿潴留问题的关注促使许多临床医生在治疗盆腔器官脱垂时同时行治疗压力性尿失禁手术，如尿道折叠术，这种手术不太可能导致尿潴留，但也不太可能治愈压力性尿失禁。其他尿失禁手术还包括尿道下吊带植入术、在尿道周围注射填塞剂等。但由于病例间的异质性、术前膀胱功能不明确、术后随访时间有限，他们之间无法进行比较。重要的是，即使压力性尿失禁在术前得到确认并得到处理，有些患者压力性尿失禁的症状也会在术后持续存在。这些患者不但承担了尿潴留的风险，而且没有受益于压力性尿失禁的预防。当术后出现暂时性尿潴留时，一些阴道封闭术患者无间歇性自我导尿能力，通常需要留置尿管。由于缺乏重度脱垂患者在行脱垂手术同时行尿失禁治疗对泌尿系统功能影响的相关前瞻性研究，特别是阴道封闭术，所以对于下尿路手术治疗的外科决策仍存在争议。针对上述情况，目前专家

们对是否行尿道中段悬吊术存在争议，一些专家认为尿道中段悬吊术可解决患者压力性尿失禁问题，同时引起排尿功能障碍的风险较低。

4. 肠道系统并发症　目前关于阴道封闭术对患者肠道功能影响的研究不多。在 von Pechman（2003）报道中，2 例患者在行阴道封闭术后不久出现直肠脱垂。但没有进一步的资料解释这些直肠脱垂病例是术前未被诊断的，还是术后新发症状。Gutman（2010）等采用结直肠 - 肛门困扰量表（Colorectal-Anal Distress Inventory，CRADI）和结直肠 - 肛门影响问卷（colorectal-anal impact questionnaire，CRAIQ）分析了 152 例平均年龄 79 岁、POP Ⅲ～Ⅳ期接受部分或全阴道封闭术的患者术前及术后 1 年的肠道症状，发现 77% 的患者术前伴有不同种类的肠道功能障碍，其中梗阻、失禁和疼痛刺激性症状分别占 17%～26%、12%～35% 和 3%～34%，但封闭术后一年，上述症状均有明显缓解，尤其是梗阻和失禁症状，缓解率达到 50%～100%，新发肠道症状仅有 0～14%。

5. 术后 POP 复发　关于阴道封闭术后复发性脱垂的治疗相关文献很少。据报道（Hanson，et al，1969；DeLancey，et al，1997），对于阴道封闭术后复发患者，再次行阴道封闭术或会阴缝合术是不错的选择。专家也指出这两种方法是阴道封闭术后复发再次手术中最常见的两种术式，可很好地缓解患者脱垂症状。

七、阴道封闭术后懊悔情况

阴道封闭术需要切除和闭合阴道，因而必然牺牲阴道功能，导致患者性功能障碍。阴道封闭术主要影响阴道性交功能，其他如生殖器抚摸、手淫等性活动亦会收到一定影响。Espuna Pons（Espuna Pons，2009）调查发现 70 岁及以上妇女中仍有 30% 有性活动。Duecy 等（Duecy，et al，2009）调查了 48 例接受了阴道封闭术的患者，平均年龄 80 岁，术前因自身无兴趣或疼痛不适而无性生活者占 15.4%，术后升至 24.4%。

有报道显示部分 POP 患者术后会后悔选择阴道封闭术。在 Urbach（Urbach，1973）的报

道中，在 141 例行阴道封闭术的患者中有 2 例患者希望恢复性生活，其中 1 例通过阴道扩张术实现，另外 4 例患者表示他们丈夫对同意这个手术感到后悔。在 Von Pechman（Von Pechman，2003）报道中，92 例行阴道封闭术的患者中有 8 例（9%）患者对性交能力的丧失表示后悔，如果可以再次选择，8 例患者中有 4 例仍会选择行阴道封闭术，3 例不确定，1 例不会。年龄和阴道封闭术后后悔之间无明显关系。相比之下，在 Harmanli（Harmanli，2003）报道中的 41 例患者和 DeLancey（DeLancey，1997）报道中的 33 例患者，在术后随访中无任何患者对阴道封闭术后性功能丧失表示遗憾。因此，总体来说，阴道封闭术后的满意率非常高，后悔率较低，在 3% ~ 9%。

目前针对阴道封闭术后压力性尿失禁的预防或治疗决策并不完善。术后尿失禁可能由尿道功能不全引起，也有少数患者是因逼尿肌功能障碍而继发的尿失禁。虽然临床医生可以在术前行膀胱测压指导手术方式选择，但术前测试对预测术后尿失禁的敏感性尚不清楚。在这种情况下，许多盆底医生试图根据脱垂的严重程度、患者的活动水平、支持结构和手术熟练程度对潜在的术后尿失禁患者进行个性化治疗。根据目前情况，医生有必要在适当的情况下与患者及其家属讨论尿失禁/尿潴留的风险与益处，并尝试做出最佳选择。同时，也需进一步研究这些并发症的相关危险因素。阴道封闭术对肠道功能的影响目前仍不十分清楚。但便秘和大便失禁在老年患者中很常见，因此这个问题值得进一步研究。关于阴道封闭术后后悔的相关问题目前无正式研究。在选择阴道封闭术前，医生应有意识地与患者沟通术后性功能丧失和自身形象改变等相关问题。

这些问题中的许多都可以通过前瞻性队列研究来找出答案。前瞻性队列研究对潜在易受伤害的患者构成的风险或负担较少，并可提示阴道封闭术对患者有利或不利的方面。例如，虽然相关报道已充分描述了术后尿失禁，但由尿失禁引起的困扰程度和对生活质量的影响尚无报道。如果术后尿失禁是常见的，并对生活质量有很大影响，那么未来尿失禁管理的随机研究是值得进行的。但正式的研究可能表明，术后尿失禁对这组

患者来说并不麻烦，比术后发生尿潴留或排尿困难的可能性更易接受。所以在这种临床背景下，很难证明在行阴道封闭术时对尿失禁进行管理的随机试验是正确的。

但就目前的数据来说，阴道封闭术对于不愿意行重建手术、内科合并症严重、没有性生活要求的重度盆腔器官脱垂的患者仍是一种有效和持久的手术方式。阴道全封闭术和部分封闭术（Le Fort 术）在患者中有非常高的治愈率和满意率，无论做哪种手术，患者和术者均需要对脱垂疾病的过程和手术预期进行讨论，术式的选择应该个性化。

典型病例

患者，79 岁，丧偶。因"外阴肿物膨出 10 年，阴道出血伴有排尿困难 3 个月"就诊。现病史：患者 10 年前无明显诱因下自觉外阴肿物膨出，彼时肿物较小，久立时如乒乓球大小，平卧后可还纳，无尿频、尿急、漏尿、排尿困难等不适，故未予进一步处理。后肿物逐渐增大，偶有淡粉色阴道分泌物。近 3 个月来肿物膨出加重，最大时约如拳头大小，平卧后不能自行还纳。排尿困难伴不尽感，擦拭外阴可见鲜红色血。既往史：高血压、糖尿病多年，不规律用药，血压、血糖控制一般。否认药物过敏史，否认手术史。月经婚育史：初潮年龄 16 岁，52 岁绝经，3-0-2-3，顺娩，结扎。体格检查：身高 153 cm，体重 68 kg，体温 36.5 ℃，脉搏 80 次/分，呼吸 20 次/分，血压 140/100 mmHg。神志清，精神可，心肺未及明显异常，腹部膨隆，见结扎手术瘢痕，无压痛、反跳痛。专科检查：外阴老年型，Valsalva 动作最大屏气时见阴道前壁完全脱出于阴道口，表面角化，近宫颈外口见 1 cm × 2 cm、2 cm × 2 cm 大小破溃，触之易出血，阴道后壁松弛；宫颈肥大，糜烂样改变，宫颈最远端位于处女膜缘下 5 cm；盆腔未及明显包块。POP-Q 分期见表 23-7-1。

该患者系老年肥胖女性，盆腔脏器重度脱垂，考虑需手术治疗。患者因阴道前壁脱垂久，现已有嵌顿不能自行还纳；阴道黏膜亦因暴露角化，局部反复摩擦破溃出血。患者有排尿困难症

表 23-7-1　患者 POP-Q 分期

Aa	Ba	C
+3	+6	+5
gh	pb	tvl
6	1.5	9
Ap	Bp	D
+0	+1	+2

状，行泌尿系超声检查：右侧肾盂轻度扩张，膀胱残余尿 210 ml。接诊后予放置尿管保留导尿，然后行手法复位还纳脱垂肿物。患者拟进一步行手术治疗，但阴道黏膜角化严重且破溃，需进一步黏膜准备。雌激素可能对子宫内膜产生影响，故在使用阴道雌激素制品前需完善妇科超声：子宫内膜厚 3.5 mm，子宫及卵巢符合绝经后超声表现。患者超声检查未见子宫内膜异常，故可使用雌激素乳膏（雌三醇乳膏为佳）行阴道黏膜涂抹，在破溃周缘避开溃疡创面可配合局部涂抹金霉素眼膏或其他抗菌凝胶等帮助控制感染。视阴道黏膜角化及破损情况，每日使用雌三醇乳膏 1 ~ 2 次，持续 2 周。

2 周后患者返院复诊，黏膜准备已完成，收入院进一步手术治疗。患者入院后行阴道灌洗上药，继续涂抹雌激素乳膏。患者合并高血压、糖尿病，入院后监测血压、血糖。血压波动在 130 ~ 150/90 ~ 110 mmHg，餐前空腹血糖 12 ~ 20 mmol/L。因患者血糖控制欠佳，院内联系内分泌科会诊，予安置胰岛素泵调整血糖。完善血常规、尿常规、粪常规、ABO 血型、肝功能、肾功能、电解质、凝血功能、肿瘤指标、心电图、超声心动图、胸部 X 线、肺功能检查，并请相关心血管内科、呼吸内科、麻醉科会诊评估术前。患者盆腔脏器重度脱垂，高龄、丧偶且有内科合并症，与患者及家属行术前沟通后决定施行阴道封闭术。阴道封闭术后宫颈及子宫内膜等病变不易发觉，故术前须仔细行相关检查。该患者宫颈检查：TCT 无上皮内病变或恶性病变，HPV 阴性。雌激素使用 2 周后复查超声子宫内膜厚 3.8 mm，未见明显异常。妇科相关肿瘤指标亦未见明显异常。

完善术前谈话，着重强调封闭术后阴道性交功能丧失（配偶在世患者需取得其配偶知情同意）。

（谢静燕　杨　阳）

参考文献

李宝恒，等，2011. 阴道全封闭 / 半封闭手术的并发症及处理. 现代妇产科进展，(7)：521-522.

鲁永鲜，2011. 阴道封闭术. 中华妇产科杂志，46（3）：227-229.

朱馥丽，等. 阴道封闭 / 半封闭手术的术前必要检查和评估. 现代妇产科进展（7）：518-521.

Abbasy S, et al, 2010. Obliterative procedures for pelvic organ prolapse. Clin Obstet Gynecol, 53（1）：86-98.

AbbasyS, et al, 2009. Urinary retention is uncommon after colpocleisis with concomitant mid-urethral sling. International Urogynecology Journal & Pelvic Floor Dysfunction, 20（2）：213-216.

Adair FL, et al, 2011. The Le Fort colpocleisis. Am J Obstet Gynecol, 32：218-226.

Berlin F, 2000. Three cases of complete prolapus uteri operated upon according to the method of Leon LeFort. Am J ObstetGynecol, 14：866.

Cox KE, et al, 1997. Colpocleisis. Am J Obstet Gynecol, 65：583-591.

DeLancey JO, et al, 1997. Totalcolpocleisis for vaginal eversion. Am J Obstet Gynecol, 176：1228-1232.

Duecy EE, et al, 2009. Sexuality and sexual activity in women after colpocleisis. Int Urogynecol J Pelvic Floor Dysfunct, 20：S83-S84.

Edebohls GM, 1991. Panhysterokolpectomy：a new prolapses operation. Trans Am Gynecol Soc, 26：150-162.

Espuna Pons M, 2009. Sexual health in women with pelvic floor disorders：measuring the sexual activity and function with questionnaires-a summary. Int Urogynecol J Pelvic Floor Dysfunct, 20：S65-S71.

Fitzgerald MP, et al, 2003. Colpocleisis and urinary incontinence. American Journal of Obstetrics and Gynecology, 189（5）：1241-1244.

Fitzgerald MP, et al, 2000. Postoperative resolution of urinary retention in patients with advanced pelvic organ prolapse. Am J ObstetGynecol, 83: 1361-1364.

Geradin R, 2001. Memoire presente a la societemedicale de Metz en 1823. Arch Gen Med, 8: 1825.

Goldman J, et al, 2000. The Neugebauer-Le Fort operation: a review of 118 partial colpocleises. Eur J Obstet Gynecol Reprod Biol, 12: 31-35.

Goodall JR, et al, 2001. A modification of the Le Fort operation for increasing its scope. Am J ObstetGynecol, 34: 968-976.

Goode PS, et al, 2008. Enhancing participation of older women in surgical trials. J Am Coll Surg, 207: 303-311.

Gutman RE, et al, 2010. Effects of colpocleisis on bowel symptoms among women with severe pelvic organ prolapse. Int Urogynecol J, 21: 461-466.

Hanson GE, et al, 2003. The Neugebauer Le Fort operation(a review of 288 colpocleisis). ObstetGynecol, 34: 352-357.

Harmanli OH, et al, 2003. Total colpocleisis for severe pelvic organ prolapse. The Journal of reproductive medicine, 48 (9): 703-706.

Hoffman MS, et al, 1997. Vaginectomy with pelvic herniorrhaphy for prolapse. Am J Obstet Gynecol, 189: 364-371.

Huang AJ, et al, 2009. Sexual function and aging in racially and ethnically diverse women. J Am Geriatr Soc, 57 (8): 1362-1368.

Lindau ST, et al, 2007. A study of sexuality and health among older adults in the United States. N Engl J Med, 357 (8): 762-774.

Mennard JP, et al, 2008. Pelvic organ prolapse surgery in women aged more than 70 years: a literature review. Gynecol Obstet Fertil, 36: 67-73.

Shah AD, et al, 2008. The age distribution, rates, and types of surgery for stress urinary incontinence in the USA. Int Urogynecol J Pelvic Floor Dysfunct, 19: 89-96.

Ubachs J M H, et al, 1973. Partial colpocleisis by a modification of LeFort's operation. Obstetrics and Gynecology, 42 (3): 415-420.

Von Pechmann WS, et al, 1999. Total colpocleisis with high levator plication for the treatment of advanced pelvic organ prolapse. Am J ObstetGynecol, 189: 121-126.

Von Peschmann W, et al, 2002. Retrospective analysis of total colpocleisis for the treatment of advanced pelvic organ prolapse: a twelve-year experience. Proceedings, Annual Scientific Meeting of the American Urogynecologic Society, San Francisco: 17-19.

第二十四章

后盆腔脱垂手术治疗

第一节 后盆腔脱垂的评估及手术方式选择

一、概述

后盆腔缺陷主要涉及阴道后壁脱垂伴有（或不伴有）直肠膨出，以及会阴体部的缺陷。

传统意义上讲，阴道后壁脱垂主要与盆底Ⅱ水平有关，阴道后壁由阴道直肠筋膜支撑，也称 Denonvilliers 筋膜，由结缔组织和平滑肌组成。阴道直肠筋膜与肛提肌筋膜构成Ⅱ水平支持（Level Ⅱ）（DeLancey，1999）。盆底Ⅱ水平支持薄弱可导致直肠疝，即直肠前突，如果缺损延伸至阴道后壁近端，脱垂也可表现为小肠疝或肠膨出。盆底支持Ⅲ水平是由会阴体和直肠阴道隔组成，会阴体承载阴道肌群和盆底肌肉，为阴道后壁提供远端支撑。盆底支持Ⅲ水平薄弱可导致会阴体缺陷或低位直肠膨出。然而，Haylen（2014，2016）的研究发现，阴道后壁脱垂的患者更多的解剖学缺陷位于阴道穹隆（盆底支持Ⅰ水平）和会阴体缺陷（盆底支持Ⅲ水平），而不是盆底支持Ⅱ水平，并指出有 55% 的阴道中段松弛与阴道穹隆松弛有关。由此也可以解释小肠疝和高位直肠疝的患者临床上表现为阴道后壁脱垂。因此盆底支持Ⅰ、Ⅱ、Ⅲ水平缺陷均可导致后盆腔脱垂。临床上前、中、后 3 个腔室的脱垂相互影响，对于脱垂的病因不能简单的归因为具体哪个水平的缺陷，往往是以某一部位脱垂为主，而多个部位多个水平同时有不同程度缺陷。临床常见以阴道后壁脱垂或直肠脱垂为主表现的患者，往往同时合并阴道前壁和（或）子宫（穹隆）的脱垂。

二、诊断及评估

（一）症状特点

1. 盆腔器官脱垂特异症状 患者能看到或感到阴道口有组织脱出，组织脱出的程度可以随活动量、体位及负重等而变化。

2. 非特异的症状 阴道及盆腔坠胀不适，腰酸下坠等。

3. 肠道症状 阴道后壁脱垂患者可合并不同程度的肛肠功能异常，如排便不尽感、排便困难、手助排便等，患者还可能同时伴便秘、排尿困难等症状。

4. 性功能障碍 包括不同程度的性交困难、性高潮缺失、性冷淡、性交疼痛，严重者无法性交。

POP 的发病往往是个隐匿的过程，多数患者表现为缓慢的逐渐加重的过程，仅少数患者因为某些原因而突然出现脱垂。轻度的 POP 没有症状，往往通过普通妇科检查或体检时诊断。大多数患者出现临床症状的时候，脱出物最远点可位于处女膜缘上下 0.5 cm 左右。一项回顾性调查显示，通过症状诊断 POP 的发病率比通过临床体格检查低 3% ~ 6%。症状是对 POP 患者评估最重要的部分。因为没有症状的 POP 多数不需要特殊治疗。患者对症状的耐受程度及疾病对生活质量的影响是选择手术时机及手术方式的关键因素。

（二）妇科检查

可以发现盆腔器官脱垂程度，主要检查内容：

1. 外阴阴道　有无萎缩表现，测量阴裂大小。

2. 盆腔器官脱垂情况　用标准的双叶窥器检查，观察阴道壁有无脱垂，并进行测量（详见POP-Q分期）。在患者进行 Valsalva 动作时或者反复咳嗽时，将窥器单叶或者阴道前壁拉钩，将阴道前壁支撑，检查后壁和会阴体。对于合并小肠疝者，分别将两只手示指插入直肠和阴道内，触摸两指之间内容物，如果为小肠疝则可感到疝囊的滑动。

3. 会阴体的移动度　用一手指放在阴道或直肠内，向检查者方向轻拉会阴体，如果移动 > 1 cm，提示移动度过大。

4. 肛门和直肠检查　评估会阴体的完整性及肛门括约肌的张力，需同时检测直肠黏膜是否光滑，肠管内是否有质硬大便（提示有便秘），是否有直肠前突，局部是否存在肿物。存在直肠前突的患者，直肠指检能触及直肠前壁薄弱松弛区，阴道检查可发现阴道后壁脱垂。

5. 盆底肌力评估　将一手示指和中指放在阴道内，紧贴阴道后壁中段 4、8 点位置，检查者可以感知基础肌张力，收缩时是否张力增加，还可以感知收缩强度、持续时间和对称性。肌肉张力和强度可分级评分为 0 ~ 5 分，5 分为正常，0 分完全没有张力和收缩（牛津评分系统）。还应该进行直肠阴道三合诊检查来评价肛门括约肌复合体的基础肌张力和收缩时的肌张力。

POP-Q 分期法是当前国际上通用的定量分期方法，经临床应用被证实具有客观、重复性好等优点。通过详细的 POP-Q 测量，不但可以明确患者脱垂的程度，而且可以了解到主要缺陷的部位。对于手术方案的选择有指导意义。另外，POP-Q 测量也用来评估术后的解剖学复位水平，监测患者病情的进展和解剖学的变化。对后盆腔脱垂的指示点主要为阴道后壁的 Ap、Bp 两点和会阴体的长度（pb）。但 POP-Q 分期也有其局限性，如对于阴道旁缺陷及高位小肠疝无法评估。

（三）辅助检查

后盆腔脱垂的辅助检查有多种，根据每个患者的具体情况选择应用。可以通过辅助检查进一步明确是否有直肠前突、肠疝、膀胱疝等，并能评价便秘及粪失禁的类型，为手术方案制订提供客观依据。

1. 排粪造影　是盆底疾病的最佳检查方法之一，尤其是功能性出口梗阻性便秘；同时能直观地观察肠疝、膀胱疝及盆底下降等盆底疾病。排粪造影能显示器质性病变及功能异常，弥补临床和其他物理检查手段的不足，对盆底疾病的治疗，尤其手术方案的制订意义重大。

（1）排粪造影对直肠前突的诊断：女性患者直肠前突系排粪时直肠前壁突入阴道的一种病理状态。正常排粪，腹肌收缩、腹压升高，盆底各组成肌肉松弛，肛直角变钝，肛管在最低点，盆底变漏斗状，粪便排出。由于脊柱骶曲存在，促使粪块外排的力分为垂直分力和水平分力，其中垂直分力为排粪动力，水平分力使直肠前壁向前突出。直肠前突为直肠前壁呈囊袋状向前突出，正常男女用力排便时，于直肠肛管交界的前上方偶尔可观察到深度为 5 mm 的前突，故通常将 ≤ 5 mm 定为正常范围。其严重程度在临床上用深度作为衡量指标，轻度 ≤ 15 mm，中度处于 16 ~ 30 mm，重度 ≥ 31 mm，经临床实践，此种用深度来衡量指标切实可行（夏德新等，2005）。当直肠前突深度 > 15 mm 时，往往引起便秘、大便干结、便不尽感、排便费力、腹痛腹胀、会阴部坠胀不适等症状（Ellis et al，2012；Dietz et al，2015；Podzemny et al，2015），部分患者甚至需要手助排便。排粪造影可直接显示排便时直肠前下壁呈囊袋状突向前方及相应部位直肠阴道隔移位（Hall et al，2014）。

（2）排粪造影对内脏下垂的诊断：内脏下垂即是盆腔内的脏器，如乙状结肠、小肠和子宫等的下端下垂至耻尾线之下，通常发生在力排时，此时乙耻距为正值。这时乙状结肠或者小肠疝进直肠膀胱窝或者直肠子宫窝里就形成了乙状结肠疝或小肠疝。

（3）直肠黏膜内脱垂或直肠内套叠：在临床

诊断时非常困难，临床指引或内镜时套叠或脱垂的黏膜已经复位，很难发现异常。排粪造影力排时脱垂黏膜为凹陷状，多个凹陷时可状如羽毛，而直肠肛管的结合部位其后端光滑，当直肠黏膜脱垂在直肠里呈现深度 > 3 mm 环状套叠，出现这类现象，即是直肠内套叠。在 X 线下直肠黏膜脱垂和直肠内套叠两者很难鉴别，所以把直肠内套叠征象认定为黏膜内脱垂加重的现象（宏伟等，2013）。

2. 动态磁共振成像（MRI） 尽管症状在后壁脱垂的诊断中起着重要作用，但是临床上仍缺乏直肠前突的循证诊断标准。临床实践中，早期的后壁脱垂并没有症状，这使得人们忽视疾病的存在，相应的高危因素得不到重视及纠正，从而使脱垂越来越重。而动态 MRI 越来越多地应用于临床，显示盆腔器官解剖，并进行客观测量。Suzan（2009）认为动态 MRI 对后盆腔缺陷有意义，而前、中盆腔的结果与临床评估等价。

（1）盆底 MRI 的临床应用

扫描准备：由于分辨率的要求，通常盆底 MRI 使用 3T MR 成像仪，体部相控线圈；受试者应除外宫内节育器、幽闭恐惧症等其他 MRI 检查禁忌证。嘱受试者检查前半小时排空膀胱，训练其均匀呼吸及最大屏气用力动作并保持，同时减少躯干活动。取仰卧位，还纳脱垂器官，阴道注入无菌耦合剂 15 ～ 20 ml，均匀分布于阴道内；排便相关的后盆腔排便造影，可于直肠注入无菌耦合剂 100 ～ 150 ml，无须肠道准备。体部线圈置于受试者下腹，中心定位于耻骨联合处，绑带固定，确定扫描区的中心并将检查床定位于磁体的中心点进行检查。

扫描参数：对于磁共振扫描方案，各仪器供应商依据不同技术各自命名使用序列，但总体均包括两个部分：常规磁共振成像及动态磁共振成像。常规静息相（矢冠轴因 MR 扫描仪不同需个体化调整）使用 T2 FRFSE 序列分别行轴位、冠状位和矢状位扫描，TR 3000.0 ms，TE 102.0 ～ 108.9 ms，ST 4.0 mm，GAP 1.0 mm，FOV 26 ～ 28 cm，NSA 2，带宽 325.508，采集角 90°，矩阵 512×512。动态 MRI（Valsalva 或 Kegel 动作时）行 CINE Fiesta 序列行正中矢状位

扫描，TR 3.7 ms，TE Min Full，ST 7 mm，FOV 26 cm，翻转角 45°，NSA 1，矩阵 512×512。通常为保证动态应力状态下 MRI 图像质量，需于扫描前对患者进行 POP-Q 分期，保证扫描过程中受试者与 MRI 扫描者口令配合一致，保证图像中脱垂状态与 POP-Q 检查时一致，通常需要重复 3 次或以上获得可靠的图像。

（2）阴道后壁脱垂基本测量参考线：临床评价盆底支持结构的参考线有耻骨尾骨线，即耻骨联合下缘中点至骶尾关节的连线（PCL 线）（图 24-1-1）。而苗娅莉等（2010）对盆腔器官脱垂患者进行动态 MRI 扫描，以耻尾线分别测量膀胱颈（或最低点）、宫颈外口、阴道后壁在静息状态和最大屏气用力时与 PCL 的垂直距离，结果发现 PCL 可以更好地反映子宫脱垂的程度，优于POP-Q 分期法，对阴道前壁脱垂有一定价值，而对后壁脱垂存在相对局限性。

也有以下参考线：①肛管中线（mid-anal line）；②肛门内括约肌线（internal anal sphincter line），即肛门内括约肌腹侧前缘；③（肛提肌）裂孔线（hiatus line），耻骨联合后缘至耻骨直肠肌上缘、肛提肌板前缘的最短距离；④会阴体线（内）（perineal line），即耻骨联合内后缘至会阴体前腹侧缘最短距离；⑤会阴体线（外），即耻骨联合外缘至会阴体前腹侧缘最短距离；⑥耻骨联合

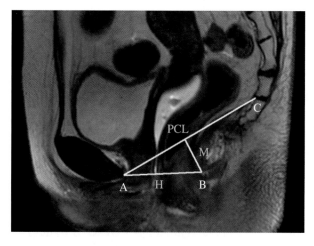

图 24-1-1 HMO 评估系统
PCL 线 . 耻骨尾骨线；A. 耻骨联合下缘；C. 骶尾关节前缘；B. 耻骨直肠肌下缘；H. 裂孔线；M H. 线末端向 PCL 垂线

中线（mid-pubic line），即通过耻骨联合前、后缘尖端的连线；⑦水平线（horizontal line），即通过耻骨联合下缘的水平切线；⑧前后径（anterior-posterior diameter）直肠前缘最前突位置至耻骨直肠肌上缘、肛提肌板前缘的最短距离；⑨暴露阴道长度（exposed vaginal length），即阴道前后壁分离点至会阴体前腹侧缘的阴道壁长度，Xie B 的研究提示暴露阴道长度在诊断及量化方面显示出了优势（图 24-1-2）（Xie B et al，2019）。

3. 盆底超声 评价后盆底组织结构多采用直肠超声或经会阴超声。此法已经确定为诊断结直肠疾病发展的奠基石。三维直肠超声可用于评价肛管解剖结构。通常把肛管分成在轴平面上分成 3 个水平面评估：最上部平面相当于耻骨直肠肌高回声悬带至肛门括约肌低回声圆环之间，中间平面包括表面的肛门外括约肌（混合回声的中心带），连接的纵层，肛门内括约肌完整的环和横向的会阴肌，最底层相当于肛门外括约肌的皮下。超声主要用作对直肠前突、肠疝及粪失禁的诊断。

（1）超声对直肠前突的诊断：有学者（耿京等，2018）选择应用盆底超声检查来评估阴道后壁脱垂患者是否合并直肠前突，即直肠膨出，是因为其具有安全、简便、接受度高的特点，同时与盆底磁共振检查及排便造影检查具有很高的一致性（Rodrigo et al，2011）。

（2）超声鉴别"真性"和"假性"直肠膨出：真性直肠膨出是直肠阴道隔的真性缺损，发生的区域紧邻肛门直肠连接处，通常是横向的（Hans et al，2011）。真性直肠膨出与大便排泄障碍有关，症状主要有反复习惯性便秘、用力排便、越用力阴道膨出物越明显。而假性直肠膨出又称会阴过度运动，没有筋膜缺损，是会阴体整体往下运动，两者的超声表现、临床症状、治疗方式有所不同。假性与真性直肠膨出的鉴别要点是：肛管直肠内括约肌直带状连续性存在，肛管直肠没有形成90°，直肠壶腹部垂直往下移动超过参考线 15 mm，是没有真正的直肠内容物疝入阴道的直肠壶腹部的下移（金美英等，2015）。

（3）超声对肠疝的诊断：经会阴超声诊断后

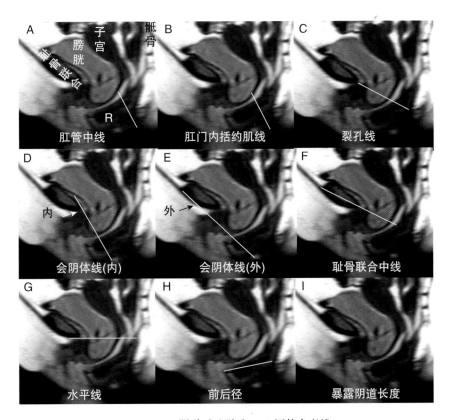

图 24-1-2 阴道后壁脱垂 MRI 评估参考线

盆腔功能障碍性疾病的一个优势之一就是很容易将直肠膨出和肠疝区别开来（Dietz et al，2005）。由于盆底支撑组织薄弱，特别是阴道穹隆处薄弱，在阴道后壁与直肠前壁之间小肠膨出，将直肠壶腹部与阴道分离，疝出物超过参考线下方，有时可见到其内小肠的蠕动。肠疝比较罕见，偶可发生于子宫全切患者。

（4）超声对粪失禁的诊断：粪失禁是指无意识地排出粪便。阴道分娩时肛门括约肌损伤和阴部神经损伤是粪失禁最常见因素。经直肠超声是评估肛管形态学重要检查，它可以区分无括约肌损伤和有括约肌损伤（缺失、留下永久损伤性瘢痕、变薄、变厚和萎缩）失禁患者。检查时可根据环状回声中断判断为撕裂，而瘢痕以失去正常结构为特征，常常是一片低折射模糊区域。三维直肠超声可以测量括约肌长度，括约肌厚度，矢状面和冠状面的括约肌缺损、括约肌损伤体积。括约肌检查时应该报告损伤数目及环状和纵向损伤程度，建议应用多维直肠超声并采用 Starck 等（2003）提出的评分系统明确括约肌损伤程度：0 表示没有损伤，而 16 表示损伤＞180°（包括双侧括约肌全部损伤）。近年来，Noderval 等（2009）报道一个评估缺损简化系统：最高分 7 分表示双侧肛门外括约肌和肛门内括约肌在轴平面上损伤超过 90°，并累及每侧括约肌一半以上。与 Starck 等的评分系统相比其评分等级更少，但无法评定部分肛门内括约肌损伤。直肠超声对于检测分娩后临床隐性肛门括约肌损伤同样有重要作用。Oberwalder 等（2004）报道经历过阴道分娩的年长女性其粪失禁与括约肌损伤有关，经直肠超声显示 71% 患有迟发型粪失禁女性存在括约肌损伤。三维经会阴超声也可以用于评定肛门括约肌形态学特征和正常寿命并且检测解剖损伤（Valsky，et al，2007；Weinstein，et al，2009）。与经直肠超声相比，经会阴超声的优点在于避免腔内探头使肛管变形，减少测量时人为改变。

4. 直肠肛门测压　与后盆腔脱垂相关的排便症状主要为便秘和大便失禁，而肛管直肠测压则是排便自制功能障碍患者的一种安全、无创、客观的检测方法，临床首选（Soh，et al，2015）。

肛管直肠压力测定是通过压力传感器将肛管直肠的压力信号转变为电信号，经计算机处理后，获得有关肛管直肠动力的信息，以此了解、量化和评估肛管、直肠的生理功能，并为研究某些肛管、直肠疾病和排便异常等提供病理生理学依据。

测压可获得肛门内、外括约肌的功能，同时还可测定直肠壁的感觉功能和顺应性等。测压内容包括：①肛管静息压、最大收缩压、收缩时限；②肛门括约肌长度；③直肠肛管抑制反射；④模拟排便时压力变化；⑤直肠感觉功能；⑥直肠顺应性等。

阴道后壁脱垂主要临床表现为出口梗阻型便秘，包括排便费力、排便不尽感、需要指抠或盆底支持方能排便等症状及便失禁，其中以排便困难更为常见。许多患者出现出口梗阻性排便困难的临床症状，往往需在肛门周围加压，或手指伸入阴道堵塞膨出口协助排便（Lior，et al，2012），其主要是由于固定阴道的宫骶韧带和直肠阴道筋膜薄弱所致，使得与其紧密相连的直肠前壁经薄弱点向阴道内膨出，造成解剖学异常或排便功能失调（SI，et al，2016）。直肠肛管压力测定是针对盆底肌肉及直肠的特异性功能检测方法，它常常被用于评价各类型排便困难的诊断（Choi，et al，2009），效果肯定。

尹一童（2018）等的研究发现盆腔器官脱垂的患者由于盆底肌肉张力减弱，多伴有直肠内压力及阴道内压力变化。其中，盆底肌肉最大张力、肛管静息压、肛管收缩压较阴性对照组降低，提示患者多存在盆底肌肉松弛，尤其是以肛提肌为主的骨骼肌松弛。直肠力排压的降低提示部分盆腔器官脱垂可能合并直肠阴道筋膜的损伤。临床上表现为直肠前凸及阴道后壁脱垂。直肠阴道筋膜附着于子宫颈环与会阴体间，是盆腔重要的功能性筋膜结构。由于直肠阴道筋膜的缺损，导致排便应力过程中，直肠内压力产生向阴道方向的侧向应力，使直肠内压力增加有限，而肛管力排压的增高，则提示存在部分盆底失迟缓现象，促进了排便困难的发生。

肛管直肠测压能够区分 POP 是否合并便失禁（梁硕等，2013），对于便失禁，肛管直肠测压有助于揭示其病理生理机制。便意急迫为便失禁患者最常见的症状，经测压显示与直肠感觉功能异常相关。球囊充气时，便失禁患者的直肠壁僵硬，扩张缓慢，感受容积变化的能力下降，导致肛管压力无法随直肠容积变化反射性地降低。直肠感觉阈值容量和最大耐受容量显著下降，即直肠敏感性异常升高，且单纯便失禁组的敏感性异常比例较尿、便双重失禁组升高（43% vs 22%，$P < 0.05$）（Lacima et al，2002）。多因素分析显示，直肠感觉阈值容量、直肠初始便意容量、年龄和肛管静息压是便失禁的危险因素，即随着年龄增大、肛管静息压下降、感觉容量指标改变，便失禁的风险增大（Ciriza-de-Los-Rios et al，2010）。因此，有学者结合患者年龄、肛管压力、直肠最大耐受容量及粪便质地建立模型预测女性便失禁，被证明具有良好的敏感性（86%）和特异性（68%）（Lam et al，2012）。

三、手术方式选择

后盆腔脱垂的手术方式包括重建性和封闭性两种，需要保留阴道功能者应进行重建手术，包括自体组织修复和后盆网片植入。如患者年龄大、无性生活要求或有严重并发症、手术风险大者，则可行阴道封闭或半封闭术。而且，在后盆修复术中应重视顶端修复，阴道顶端修复对 Ⅱ 和 Ⅲ 水平也有很大的提升（Haylen et al，2018）。

直肠前突的修复手术有经阴道、经直肠和经会阴 3 种路径，手术目标是减轻脱垂症状，改善解剖支持并恢复肠和性功能。手术的选择及术前评估必须充分的了解患者不适症状，症状对患者生活质量的影响程度。Juan（2019）指出，直肠前突的修复手术中，经阴道修复为最佳路入，不仅复发率低，解剖和功能上也恢复良好。在预防脱垂复发方面，经阴道修补比经肛门修补更有效。Mowat（2018）的研究也指出，经阴道修补组客观和主观成功率较经直肠修复组高，术后排便障碍少，性功能改善度高。

（一）经阴道自体组织修补术

Grimes（2019）建议，伴有直肠前突和排便障碍症状的阴道后壁脱垂，首选经阴道的自

体组织修复，可以有效地恢复解剖并症状缓解。Paraiso（2006）和 Sung（2012）的研究指出，自体组织修补较移植物修补在解剖和功能恢复方面效果更好。

1. 阴道直肠筋膜折叠缝合术　是自体组织修复主要术式。分为经阴道后壁正中修复和针对某一部位缺陷的修复。前者主要步骤为打开阴道黏膜，充分暴露阴道直肠筋膜，将阴道壁及阴道直肠筋膜折叠缝合（图 24-1-3）。如果发现为某一部位的缺陷，也可进行特殊部位缺陷修复（图 24-1-4），遇到这种情况中，在阴道操作的同时，手指的直肠内指示也是必要的，确定缺陷部位并用可吸收线做横向或垂直方向的间断缝合（图 24-1-5）（Juan et al，2019）。

Maher（2004）评价了阴道后壁正中阴道直肠筋膜折叠缝合术治疗直肠前突，结果显示术后 1 年主观成功率和客观成功率分别为 97% 和 87%，术后 2 年主观成功率和客观成功率分别为 89% 和 79%。关于阴道后壁正中修复和某一部位缺陷的修复两种术式，Maher（2017）的研究显示，无论是否同时肛提肌加固术，前者的手术成功率

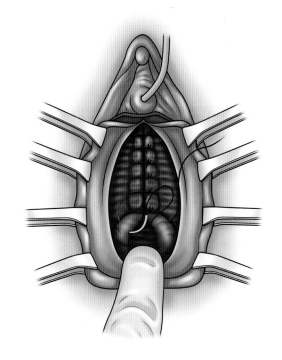

图 24-1-3　可吸收线于阴道后壁中线进行间断折叠缝合术，以加固直肠前壁

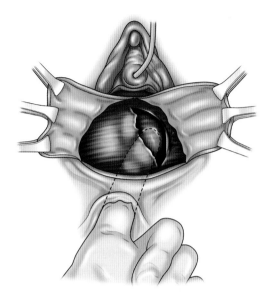

图 24-1-4　用非优势手的食指做指示，暴露阴道壁的薄弱部位，进行特定部位的修复

都高于后者，而 Mowat（2018）的研究指出两者间成功率无显著差异。

2. 阴道后壁桥式修补术　是 Petros 基于整体理论提出（2001），该术式保留了自体多余的阴道后壁黏膜，并使之成为"衬垫"，用以修补阴道直肠筋膜的缺损，起到了"桥"的作用，加固了阴道后壁的薄弱区。值得注意的是，此手术方法在缝合过程中，一定要折叠缝合游离的自身阴道壁，并缝合在耻骨尾骨肌筋膜上加固阴道后壁，不能单纯包埋，否则会使本身薄弱的后壁改变方向突向直肠内，导致直肠前壁黏膜的脱垂。在该手术中，"桥"体黏膜用单极电凝处理

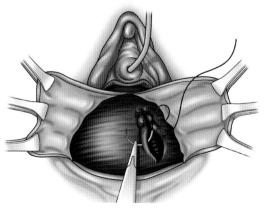

图 24-1-5　阴道壁肌层的缺损可用吸收线间断缝合

后，可破坏黏膜的分泌功能，术后无包涵囊肿形成的风险。阴道后壁桥式修补术利用患者黏膜组织不改变其正常解剖位置，具有良好弹性、自然张力和组织相同性的特点完成修复，具有手术范围小、时间短、创伤小、术后感染机会少等优势，有效减少了术后并发症的发生（Endress et al，2015；Teleman et al，2015）。Welk 等（2015）研究指出，与直肠阴道筋膜加固缝合术相比，自体阴道后壁桥式修补能够有效减少直肠损伤和瘘的出现，并发症发生率为 6.8%。

3. 肛提肌加固术　也是后壁修补的手术方式之一，联合阴道直肠筋膜缝合，可以有效弥补Ⅲ水平缺陷，使得修复效果更确切。然而，肛提肌加固术也会引起术后疼痛和性交困难（Weber et al，2000）。Kahn 和 Stanton 的研究也发现该术式会引起更高的肠道不适症状和性交困难。Vijaya（2011）的研究比较了单纯阴道直肠筋膜缝合术和阴道直肠筋膜缝合联合肛提肌加固术，结果显示两组间术后生活质量及性生活质量无显著差异，而在肠道功能恢复方面，前者较后者缓解明显。因此，后壁修补也可不同时行肛提肌加固术（Maher et al，2020）。

4. 会阴体修补术　是外科医生常用术式，通常与其他脱垂修复手术一起完成，用可吸收线将球海绵体肌和会阴横肌向中心缝合（图 24-1-6），需注意缝合力度，既要保持组织的连续性，又要避免缝合过紧所致排便困难。大多数医生（60%）在脱垂修复的同时行球海绵体肌和会阴横肌修复，30% 的医生同时行球海绵体肌或会阴横肌的修复。目的是缩小阴裂，减少复发（Guanzon et al，2018），同时也有紧缩阴道生殖整复的作用（Houman et al，2017）。

（二）后盆腔移植物置入术

随着对盆底解剖认识的深入，植入材料的发明应用和手术方式创新使得盆底修复手术有了突破性进展，通过骶棘韧带悬吊及直肠阴道隔的重建，修补了薄弱区域，盆底结构得以重建，从而使直肠阴道壁受力面积增大，单位盆底面积压强下降，恢复了正常的排便功能。后路移植物置入分为合成材料网片置入和生物网片置入。

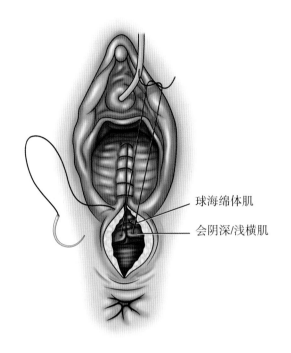

图 24-1-6　可吸收线将球海绵体肌和会阴深 / 浅横肌向会阴中线处折叠缝合，向上与直肠前突修复手术相延续

- 球海绵体肌
- 会阴深/浅横肌

式，临床应用已逾百年。LeFort 于 1877 年首先报道了阴道部分封闭术，故常命名为 LeFort 部分阴道封闭术或 LeFort 术（2006）。Edebohls 于 1901 年又提出阴道完全封闭术。两种手术方式都能达到在处女膜以上封闭阴道的目的。通常认为，目前和未来无阴道性交要求、POP 程度重而又不能耐受手术创伤的年老体弱妇女是阴道封闭术的适应证。Menard 等（2008）复习了 2000—2006 年发表的 7 篇文献共 394 例年龄 > 70 岁 POP 患者的术式，其中阴道封闭术 145 例，占 36.8%。与盆底重建术相比，阴道封闭术风险小、并发症少、出血少、复发率低，明显改善患者生活质量，已成为年老体弱、合并较多内科并发症、无性生活要求的重度 POP 患者常用术式之一。其术后 2 周至 15 年的手术成功率为 91% ～ 100%（鲁永鲜等，2010），主观满意度为 90% ～ 95%（Wang et al，2017）。

（李晓伟　孙秀丽）

后路 IVS 术是由 Petros（1997）首次描述，据 Farnswoth（2002）报道采用该术式治疗阴道重度脱垂的有效率达 91%。Paraiso（2006）的研究显示移植物置入与自体组织修复相比，在解剖和功能上恢复相似，而且均可以明显缓解症状，提高患者的生活质量和性生活质量。Sung（2012）比较了生物补片与自体组织修复治疗直肠前突，结果显示两者在症状缓解和解剖学恢复上无显著差异。

Mowat（2018）研究表明，没有证据支持生物移植物修补较自体组织修补更好，反而并发症更高。Glazener（2017）的一项多中心随机对照研究显示，经阴道的移植物置入与自体组织修复相比，不但未能在解剖和功能恢复方面显示优势，而且会使患者面临移植物并发症。

因此，对于经阴道后壁移植物置入，临床上应结合患者情况做综合的评估，对于伴有肠疝或者严重的后盆腔脱垂情况来说，还是可以显示出其优越性。

（三）阴道封闭术

阴道封闭术（colpocleisis）作为一种传统术

参考文献

耿京，等，2018. 盆底超声评估女性阴道后壁脱垂的初步研究. 中国超声医学杂志，34（3）：261-264.

宏伟，等，2013. 排粪造影诊断排粪功能障碍的应用. 医学影像学杂志，23（1）：160-161.

金美英，等，2015. 经会阴超声诊断在女性后盆腔功能障碍性疾病中的应用. 浙江实用医学，20（2）：123-125.

梁硕，等，2013. 肛管直肠测压在女性盆底疾病临床研究中的应用进展. 现代妇产科进展，22（1）：67-69.

鲁永鲜，等，2010. 阴道封闭术治疗老年性重度盆腔器官脱垂的临床疗效. 中华妇产科杂志，45（5）：331-337.

苗娅莉，等，2010. 动态磁共振成像测量骨盆耻尾线评估盆腔器官脱垂程度的临床价值. 中华妇产科杂志，45（12）：900-903.

夏德新，等，2005. 排粪造影对直肠前突的诊断价值. 医药产业资讯，21（15）：21-23.

尹一童，等，2018. 直肠压力测定联合盆底肌肉张力测定在阴道后壁脱垂诊断中的价值分析. 中国现代医学杂志，28（25）：66-70.

Alex Mowat, et al, 2018. Surgery for women with posterior

compartment prolapsed. Cochrane Database of Systematic Reviews, 3: CD012975.

Blayne Welk, et al, 2015. The effect of pelvic factures on future stress incontinence and pelvic organ prolapse surgery. International Urogynecology Journal, 26 (6): 805-811.

BroekhuisSR, et al, 2009. A systematic review of clinical studies on dynamic magnetic resonance imaging of pelvic organ prolapse: the use of reference lines and anatomical landmarks. IntUrogynecol J Pelvic Floor Dysfunct, 20(6): 721-9.

Cara L Grimes, et al, 2019. Surgical interventions for posterior compartment prolapse and obstructed defecation symptoms: a systematic review with clinical practice recommendations. International Urogynecology Journal, 30: 1433-1454.

Ciriza-de-Los-Rios C, et al, 2010. Differences in the pressures of canal anal and rectal sensitivity in patients with fecal in-continence, chronic constipation and healthy subjects. Rev EspEnferm Dig, 102 (12): 683-690.

DeLancey JOL, 1999. Structural anatomy of the posterior pelvic compartment as it relates to rectocele. Am J Obstet Gynecol, 180 (4): 815-823.

Dietz HP, et al, 2005. Posterior compartment prolapse on two-dimensional and three -dimensional pelvic floor ultrasound: the distinction between true rectocele, perineal hypermobility and enterocele. Ultrasound ObstetGynecol, 26: 73.

Dietz HP, et al, 2015. How large does a rectocele have to be to cause symptoms? A 3D/4D ultrasound study. IntUrogynecol J, 26 (9): 1355-1359.

Edebohls GM, 1901. Panhysterokolpectomy: a newprolapsusoperation. Med Red NY, 60: 561-564.

Ellis CN, et al, 2012. Treatment of obstructed defecation. Clin Colon Rectal Surg, 25 (1): 24-33.

Endress Eva, et al, 2015. Levator avulsion is not associated with symptom bother of female pelvic organ prolapse. Archives of Gynecology and Obstetrics, 292 (3): 629-633.

Farnsworth BN, 2002. Posterior intravaginalslingplasty for severe posthysterectomy vaginal vault prolapse-a preliminary report on efficacy and safety. Int Urogynecol J Pelvic Floor Dysfunct, 13: 4-8

FitzgeraLd MP, et al, 2006. Colpocleisis: a review. Int UrogynecoL J Pelvic Floor Dysfunct, 17 (3): 261-271.

Glazener CM, et al, 2017. Mesh, graft, or standard repair for women having primary transvaginal anterior or posterior compartment prolapse surgery: two parallel-group, multicentre, randomised, controlled trials (PROSPECT). Lancet, 389 (10067): 381-392.

Guanzon A, et al, 2018. Increasing Anteroposterior Genital Hiatus Widening Does Not Limit Apical Descent for Prolapse Staging During Valsalva's Maneuver: Effect on Symptom Severity and Surgical Decision Making. Female Pelvic Med Reconstr Surg, 24 (6): 412-418.

Hall GM, et al, 2014. Symptomatic rectocele: whatare the indications for repair?Am J Surg, 207 (3): 375-379.

Hans Peter Dietz, et al, 2011. 盆底超声学图谱. 北京: 人民卫生出版社: 61.

Haylen BT, et al, 2014. Posterior repair quantification(PR-Q) using key anatomical indicators (KAI)? Preliminary report. IntUrogynecol J, 25: 1665-1672.

Haylen BT, et al, 2018. Posterior vaginal compartment repairs: Does vaginal vault (level I) fixation significantly improve the vaginal introital (level III) repair? Neurourology and Urodynamics, 37: 2740-2744.

Haylen BT, et al, 2016. Posterior vaginal compartment repairs: Where are the main anatomical defects? IntUrogynecol J, 27: 741-745.

Juan M. et al, 2019. Posterior Vaginal Wall Prolapse: Suture-Based Repair. UrolClin N Am, 46: 79-85.

Justin Houman, et al, 2017. Native Tissue Repairs for Pelvic Organ Prolapse. Curr Urol Rep, 18: 6.

Lacima G, et al, 2002. Clinical, urodynamic, andmanometric findings in women with combined fecal and urinary incontinence. Neurourol Urodyn, 21 (5): 464-469.

Lam TJ, et al, 2012. Anorectal function evaluation and predictive factors for fecal incontinence in 600 patients. Colorectal Dis, 14 (2): 214-223.

Lior Lowenstein, et al, 2012. The impact of dispositional optimism on symptoms and treatment choices in patients with pelvic floor disorders. International Urogynecology Journal, 23 (3): 295-298.

Maher C, et al, 2017. Pelvic organ prolapse surgery. In: Adams P, Cardoza L, Khoury S, WeinA editor (s). Incontinence: 5th International Consultation on Incontinence. Paris: ICUDEAU.

Maher CF, et al, 2020. Summary: 2017 International consultation on incontinence evidence-based surgical pathway for pelvic organ prolapse. Female Pelvic Med Reconstr Surg, 26 (1): 30-36.

Maher CF, et al, 2004. Midline rectovaginalfascial plication for repair of rectocele and obstructed defecation. Obstet Gynecol, 104 (4): 685-689.

Menard JP, et al, 2008. PeLvic organ proLapse surgery in women aged more than 70 years: a literature review. Gynecol Obstet FertiL, 36 (1): 67-73.

N. Rodrigo, et al, 2011. Rectal intussusception is associated with abnormal levatorani muscle structure and morphometry. Techniques in Coloproctology, 15 (1): 39-43.

Naeem Raza, et al, 2009. Discriminative value of anorectalmanometry in clinical practice. DigestiveDiseases and Sciences, 54 (11): 2503-2511.

NordervalS, et al, 2009. Three-dimensional endoanal ultrasonography: intraobserver and interobserver agreement using scoring systems for classification of anal sphincter defects. Ultrasound Obstet Gynecol, 33: 337-343.

Oberwalder M, et al, 2004. The association between late-onset fecal incontinence and obstetric anal sphincter defects. Arch Surg, 139: 429-432.

Paraiso MF, et al, 2006. Rectocele repair: a randomized trial of three surgical techniques including graft augmentation. Am J Obstet Gynecol, 195 (6): 1762-1771.

Paraiso MF, et al, 2006. Rectocele repair: a randomized trial of three surgical techniques including graft augmentation. Am J Obstet Gynecol, 195 (6): 1762-1771.

Petros PE, 2001. Vault Prolapse II: Restoration of Dynamic Vaginal Supports by InfracoccygealSacropexy, an Axial Day-Case Vaginal Procedure. International Urogynecology Journal, 12 (5): 296-303.

Petros PE, 1997. New ambulatory surgical methods using an anatomical classification of urinary dysfunction improve stress urge and abnormal emptying. Int Urogynecol J

Pelvic Floor Dysfunct, 8: 270-277.

Podzemny V, et al, 2015. Management of obstructed defecation. World J Gastroenterol, 21 (4): 1053-1060.

Si Yu, et al, 2016. Comparison of laparoscopic subtotal colectomy with posterior vaginal suspension and laparoscopic subtotal colectomy with transvaginal repair for patients with slow-transit constipation complicated with rectocele: a non-randomized comparative study in a single center. Surgical Endoscopy, 30 (7): 2759-2765.

Soh JS, et al, 2015. The diagnostic value of a digital rectal examination compared with high-resolution anorectalmanometry in patients with chronic constipation and fecal incontinence. Am J Gastroenterol, 110 (8): 1197-1204.

Sung VW, et al, 2012. Porcine subintestinalsubmucosal graft augmentation for rectocele repair: a randomized controlled trial. Obstet Gynecol, 119 (1): 125-133.

Sung VW, et al, 2012. Porcine subintestinalsubmucosal graft augmentation for rectocele repair: a randomized controlled trial. Obstet Gynecol, 119 (1): 125-133.

Teleman P, et al, 2015. Relationship between thepelvic organ prolapse quantification system (POP-Q), the pelvic floor impact questionnaire (PFIQ-7), and the pelvic floor distress inventory (PFDI-20) before and after anterior vaginal wall prolapse surgery. International Umgynecology Journal, 26 (2): 195-200.

Valsky DV, et al, 2007. Postpartum evaluation of the anal sphincter by transperinealthreedimensional ultrasound in primiparous women after vaginal delivery and following surgical repair of third-degree tears by the overlapping technique. Ultrasound Obstet Gynecol, 29: 195-204.

Vijaya G, et al, 2011. A prospective randomised trial comparing two surgical techniques for posterior vaginal wall prolapse using subjective and objective measures (Abstract number 52). Neurourology and Urodynamics, 30 (6): 872-873.

Weber AM, et al, 2000. Sexual function and vaginal anatomy in women before and after surgery for pelvic organ prolapse and urinary incontinence. Am J Obstet Gynecol, 182 (6): 1610-1615.

Weinstein MM, et al, 2009. Transperineal 3-dimensional

ultrasound imaging for detection of anatomical defects in the anal sphincter complex muscles. ClinGastroenterolHepatol, 7：205-211.

Xiaojuan Wang, et al, 2017. Pelvic Symptoms, Body Image, and Regret after LeFortColpocleisis：ALong-TermFollow-Up. J Minim Invasive Gynecol, 24（3）：415-419.

Xie B, et al, 2019. Comparison of measurement systems for posteriorvaginal wall prolapse on magnetic resonance imaging. IntUrogynecol J, Aug；30（8）：1269-1277.

第二节　经阴道后盆腔网片植入术

后盆腔组织缺陷主要指直肠膨出和会阴体组织的缺陷。近 10 年较以往更关注对后盆腔解剖结构缺陷的手术恢复方法，并认识到了会阴体或直肠阴道隔缺陷可导致整个盆腔连接组织系统的退化。有学者提出，因盆腔其他部位病变需行手术时，不论合并何种程度的会阴体松弛，最好能同时予以修补，这样有利于盆底的支持及恢复阴道的正常轴向，并视会阴体为防止 POP 发生的最后一道防线。

目前，手术治疗仍被认为是重度阴道后壁脱垂一线治疗方法。手术方式包括自体组织阴道后壁修补（后壁桥式缝合术）、定点缺陷部位修复、后壁网片置入。手术可经肛门修补、经阴道途径修补、经腹途径修补（开腹、腹腔镜或机器人技术）等。采用人工合成网片的经阴盆底重建术（transvaginal placement of surgical mesh，TVM）有 20 多年历史，因其解剖修复程度高、功能恢复理想、治愈率高、操作简便及创伤较小等特点，一经推出便吸引了包括妇科、泌尿医师、医疗技术团队及患者等各方的注意，一时发展迅速。2011 年美国的 FDA 公布了经阴道植入网片的盆腔器官脱垂手术术后的并发症较高，从而引起的潜在的健康问题。并且，分别于 2008 年和 2012 年两次提出与经阴道网片不良反应有关的安全警示。这使得网片在盆底重建术中备受争议。2019 年 4 月美国 FDA 公布停止发售用于经阴道放置的网片。针对当前国际上 TVM 的使用现状，目前 TVM 应用大幅减少，尤其是后盆腔 TVM。但一些特殊情况下后路 TVM 仍有优势。正确的患者选择以及外科手术技术的改进对于优化网片修复的成功至关重要，应正确认识 FDA 近期新发通告，不能盲目停止此类手术。

一、适应证及禁忌证

（一）适应证

1. 伴有症状性的高位阴道后壁重度膨出（图 24-2-1）。

2. 伴有复发高危因素的直肠膨出患者，尤其是性生活不活跃的患者。

（二）禁忌证

下列患者慎重使用网片：慢性免疫抑制性疾病、吸烟、盆腔疼痛、盆底紧张性肌痛、间质性膀胱炎、外阴痛、纤维肌痛及性功能障、尤其是有性交痛和盆腔痛病史的患者。

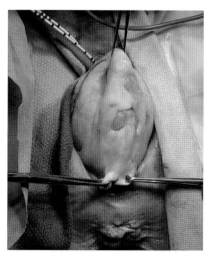

图 24-2-1　阴道后壁脱垂

二、术前准备

术前详细评估的基础上做好术前准备是患者手术成功和术后恢复的重要保证。术前准备是针对术中和术后可能出现的问题进行准备，包括常规的准备和个体化准备。

（一）术前病情评估

主要是对缺陷部位及功能障碍的评估，及对手术和麻醉风险评估。

（二）患者及家属的知情同意

术前向患者及家属告知及签署手术同意书是术前准备中十分重要的一步。可以通过充分的向患者及家属告知、知情及同意，可以帮助患者及家属对其手术的方式、术后恢复及疾病的转归及术后需要的注意事项有一个现实而恰当的期待，减少术后的误解及减少医患矛盾。手术知情同意书的内容应该包括以下内容。

1. 手术指征 盆底重建各种术式的利弊充分告知，患者知情同意选择。

2. 手术方式 必须明确告知术中需要在患者体内植入永久性的异物。

3. 手术获益及手术所要解决的问题。盆底重建恢复解剖，恢复功能。

4. 手术并发症 需要特别强调永久性异物植入可能出现的情况。

5. 术中可能出现的意外发现等。

6. 告知患者和家属手术并发症和意外发现时，术者对其的预防和应对措施。

7. 告知实施手术者，以减少患者对手术的担忧，同时增加患者对医护的信任。

8. 签署输血知情同意书，充分告知输血可能存在的风险。

（三）术前常规实验室检查

术前完善各项常规检查：包括血（尿）常规、便常规及便潜血、凝血项、肝肾功能常规以及血糖、乙肝五项、HIV、梅毒、血型及血交叉、心电图、胸片和X线排粪造影检查、盆底超声、必要时盆腔动态MRI检查，以明确患者的基本情况和排除手术禁忌证。因盆底功能障碍性疾病患者多半是高龄且常合并内科疾病特殊患者，还应该针对性检查超声心动图、24小时动态心电图、肺功能测定及心、脑、肾等脏器的特异性检查。

（四）术前阴道准备

1. 绝经者于术前2周进行雌激素软膏外用，以增加患者的阴道黏膜厚度，便于手术处置。

2. 术前3天每天进行阴道擦、冲洗。

3. 术前备皮，清洁灌肠。

（五）术前肠道准备

主要目的是预防术中有意或意外的肠管损伤，因此术前肠道准备一直是作为盆腔手术的常规。但过度的肠道准备可能造成大量的肠液丢失，引起患者术前的不适。经阴道后盆腔网片植入术，因需要在阴道直肠间隙操作，因此术前肠道准备是至关重要的。

（六）术前个体化准备

在手术治疗日趋规范化的前提下，术前评估、治疗和控制患者的内科并发症是术前准备中最具个体化的内容。因盆底功能障碍性疾病患者多半是高龄且常合并内科疾病特殊患者，术前请相关内科、麻醉科和重症监护病房会诊是减少术中和术后并发症的主要措施之一。

1. **对于有心脏并发症的患者** 术前常规请心脏专科医师会诊，检查、评估心脏功能。实施针对性的治疗，积极控制心率、血压、治疗心律失常、降低肺动脉高压等。必要时需要临时放置心脏起搏器、冠状动脉内支架放置、冠状血管重建等，以减少围术期心脏并发症发生。

2. **合并有呼吸系统疾病患者** 术前充分评估及减少肺部并发症至关重要。主要措施有：停止吸烟至少8周以上；对于有慢性阻塞性肺疾病及支气管哮喘患者治疗和改善气道阻塞；如有合并感染存在患者，使用抗生素和必要时延期手术；术前教会患者做促进肺部扩张的动作等。

3. **合并糖尿病患者** 糖尿病是盆底疾病老年患者最常见的并发症。术前积极控制血糖和治疗糖尿病是保证术后减少感染、促进切口愈合等并发症的重要措施。对于盆底疾病老年患者的术前常规空腹血糖、三餐后 2 小时及睡前血糖的监测，以筛查糖耐量异常和诊断糖尿病患者。对于血糖控制不理想的患者，请内分泌科会诊，调整胰岛素的用量，必要时延期手术。

4. 合并有慢性肾功能损害患者　围术期不应该加重患者肾功能进一步减退。术中和围术期的急性失血、低血压、感染、脱水及部分药物的作用等都有可能发生及加重肾功能减退。

5. 合并有血液高凝状态患者　全球性大型流行病学研究显示 VTE 主要发生在老年人群。随着年龄的增长，静脉血栓栓塞（VTE）、深静脉血栓形成（DVT）和肺栓塞的发生率均明显升高。VTE 发生的最显著危险因素是 VTE 病史、血栓形成倾向、大手术、年龄＞60 岁、近期恶性疾病、制动及卧床。术前进行危险分层，纠正可干预的危险因素及进行围术期血栓预防十分重要。因此需要术前充分评估，药物性预防与机械性预防联合使用可以预防性抗凝治疗。

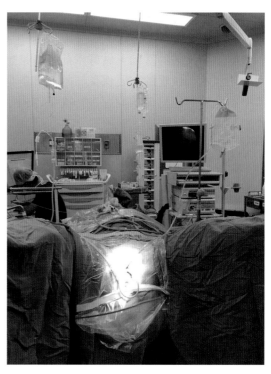

图24-2-2　手术体位及手术室场景

三、手术步骤详解

1. 所有患者可在联合腰麻或者全身麻醉下以截石位行后盆腔重建术。

2. 手术体位采用截石位，并在传统截石位的基础上进行了改良，髋关节屈曲 80 度，膝关节屈曲 80 ~ 90 度，托腿架支托患者腘窝外，将小腿稍向上倾斜，臀部超出床沿 10 cm，以利于手术操作（图 24-2-2）。

3. 术前 30 分钟预防性使用抗生素预防感染。

4. 术前按经阴道手术要求消毒手术区域 3 遍。使用碘伏棉球进行会阴和肛周术区的常规消毒，铺无菌巾和洞巾，再次消毒外阴、阴道以及手术野，铺无菌单，使用阴道拉钩暴露阴道，再次消毒。

5. 留置导尿管排空膀胱。

6. 手法探查直肠、宫颈位置，术中进一步评估盆腔缺陷部位及确立手术区域（图 24-2-3）。

7. 取阴道后壁中点，以此点作为唯一进针点分别向近端、左和右推送生理盐水 60 ~ 80 ml，在阴道壁全层下方的潜在间隙内形成水垫层，以

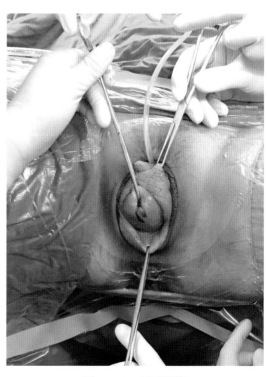

图 24-2-3　暴露视野

全层分离直肠阴道间隙。

8．在阴道后壁顶端与处女膜缘之间做 1 个纵行切口，切开阴道后壁全层。切口深达水垫层，可见清亮生理盐水流出（图 24-2-4）。

9．分别向左、右两侧于阴道直肠侧间隙，以手指钝性推进获取穿刺途径至两侧骶棘韧带近坐骨棘处。

10．使用盆底网片及其配套工具来完成穿刺，皮肤穿刺点位于肛门外、下 3 cm 处，穿刺针自上述穿刺点穿入，并在手指引导下穿过骶棘韧带，将用于后盆的网片支带引出体外（图 24-2-5，图 24-2-6）。

11．调整网片松紧，剪除外露的多余吊带，平铺网片，并以 2-0 号薇乔线可吸收缝线缝合阴道壁（图 24-2-7）。

12．术后阴道填塞碘伏纱条，并安置导尿管。

四、术后注意事项

1．术后患者禁食、水，去枕平卧 6 小时，麻醉清醒后进流质饮食 3 天，以控制大便。

2．术后给予抗生素注射以预防控制感染，给予肠内营养治疗以维持水、电解质和酸碱平衡，控制血糖。

3．术后第 2 天取出阴道填塞的碘伏纱条，并每天进行清洁手术部位换药。

4．保留导尿 3～5 天。

5．住院期间教育患者忌烟酒、忌辛辣刺激性饮食，多食用粗纤维类谷物和蔬果，保持大便通畅。

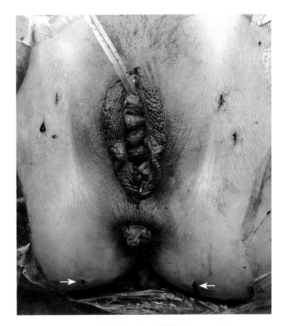

图 24-2-5　穿刺点

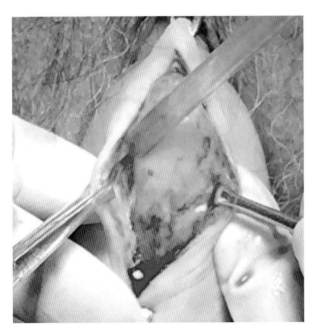

图 24-2-4　切开阴道壁全层

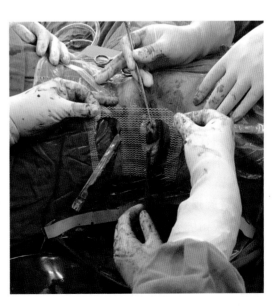

图 24-2-6　裁剪网片

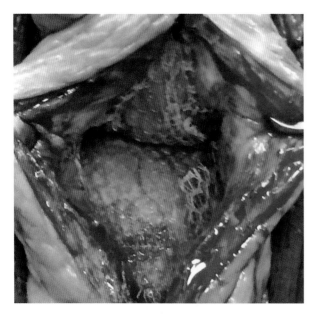

图 24-2-7　平铺网片

6. 绝经者术后继续使用雌激素软膏，每周2 次。

7. 3 月内禁性生活；避免身体负重。

8. 术后定期随访，检查直肠脱垂的纠正及阴道愈合情况。

五、并发症及处理

（一）脏器损伤

与盆底重建手术相关的组织损伤包括膀胱损伤、直肠损伤、尿道及输尿管损伤和神经损伤等。盆底重建手术以阴式手术为主，视野有限，与传统的直视下手术不同，网片添加手术更多的是盲目穿刺，如果对盆底解剖及相邻器官的解剖不熟悉，则有发生损伤的风险。因此，该并发症的发生与术者的手术经验及手术技巧、手术掌握熟练程度密切相关。

1. 膀胱损伤　分离或穿刺过程中可能造成膀胱损伤，精确的水分离和解剖层次正确是预防膀胱损伤的关键。手术当中如果发现导尿管中尿液明显变红或者有小气柱需考虑发生膀胱损伤，膀胱镜检查能够明确诊断。穿刺器穿入膀胱导致的损伤仅需留置导尿管 1 周即可修复，如分离阴

道前壁时剪破膀胱可用 3-0 或 2-0 可吸收线连续缝合破口，再留置导尿管 1 周。如果术中发现膀胱损伤严重，建议不加用合成补片（图 24-2-8）。

2. 尿道及输尿管损伤　尿道损伤常见于盆底重建同时行尿道中段悬吊术时，术中要注意阴道黏膜分离层次，治疗方法同膀胱损伤。输尿管损伤很罕见，易发生在膀胱脱垂严重的患者，该类患者输尿管向下移位明显；或常常是因为患者既往创伤或手术导致输尿管走行异常，一旦发生需专科医生处理。

3. 直肠损伤　直肠损伤易发生在分离阴道后壁直肠间隙及后路穿刺时。阴道直肠间隙注入水垫可减少分离时直肠损伤机会。后路穿刺时，游离直肠肛提肌间隙要充分，穿刺时可用示指在阴道内推开直肠或者用拉钩拉开直肠，并充分暴露。穿刺后一定要行肛查，如果术中发现直肠损伤要及时请外科医师进行修补，术后禁食水、静脉高营养 10～14 天。如是术后发现直肠阴道瘘，则需要二次手术修补甚至造瘘。

4. 神经损伤　神经损伤多见于闭孔神经和会阴神经损伤，其原因同相伴行的血管损伤，如血肿压迫神经、穿刺损伤神经等。也有报道患者因腿部固定于腿架上时间过长导致腓总神经损伤。绝大部分患者住院期间疼痛逐渐减轻或消失，少数患者疼痛持续，可行理疗、针灸、营养神经药物等处理。一般在 3 个月内可缓解及消失。

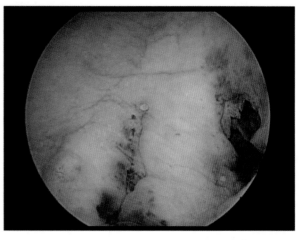

图 24-2-8　膀胱损伤

（二）出血

出血并发症包括：需要输血、大出血及血肿形成，在合成及生物补片放置手术中，其发生率为 0～3%。减少出血量首先是要做到黏膜下层次分离准确，分离过深不仅增加脏器损伤风险，也会增加出血量。分离阴道壁前可用生理盐水稀释的去甲肾上腺素作水分离，能起到收缩血管、减少出血的作用。阴道后壁修补术中，过度分离尾骨肌上方或坐骨棘侧方，损伤了臀下血管、髂内静脉丛及阴部内血管时，可导致严重出血，危及生命。

手术者操作熟练，缩短手术时间能够减少患者失血。术中出血首先建议直接压迫止血，放置引流管，建议皮肤穿刺点不缝合，以利于引流。术中止血困难时，可行血管栓塞治疗。术后注意选择大小合适的纱卷填塞阴道，过小的纱卷不能起到压迫止血的目的。盆腔器官脱垂患者多为老年女性，其中一部分人因心血管疾病长期服用华法林等抗凝药物，术前要停药，围术期给予低分子肝素抗凝过渡治疗。

（三）感染

盆底重建术后感染高危因素包括网片种类、手术操作不当、年龄及内科合并症。感染可表现为局部炎症、脓肿、窦道或瘘形成或者盆腔炎。如感染伴有网片侵蚀，需要剪除外露的网片，同时全身应用抗生素治疗，局部也可以使用雌激素促进网片侵蚀处愈合。窦道或瘘形成较为罕见，这种情况下必须拆除网片，同时剪除窦道或瘘的壁，一般治疗结果良好。术中严格消毒外阴、阴道、肛门部位覆盖无菌垫、围术期抗生素的使用也能减少侵蚀的发生。

（四）网片暴露与侵蚀

应用网片治疗，在获得明显优于传统手术方式疗效的同时，不可回避地面临着感染和暴露、侵蚀等问题。网片暴露（mesh exposure）与补片侵蚀（mesh erosion）的确切定义尚不统一，网片暴露多指网片外露于阴道，多发生于手术后近期，而网片侵蚀多指网片侵入器官，多发生于远期，为严重的补片并发症。任何在阴道检查、膀胱镜或直肠镜检查时见到补片，均称为暴露，且症状与受累器官有关。

网片暴露与侵蚀的危险因素与网片的编织方式有关，目前多股编织的 IVS 吊带在临床上已不建议使用；阴道暴露由多种因素引起，包括补片放置不当、切口感染、切口愈合不良、异物反应严重等。而且阴道过度萎缩和损伤，网片未放置于阴道全层下方，阴道壁切口过大，修剪过度，缝合形成张力，网片折叠，术后有感染和血肿形成等因素，均增加网片暴露和侵蚀的风险。所以应在手术中注意预防，绝经后妇女术前后阴道局部使用雌激素乳膏，可有效预防感染，有助于伤口愈合，降低暴露和侵蚀率（图 24-2-9）。

TVM 术后需要定期检查，观察阴道有无脱垂复发、阴道黏膜愈合情况、有无感染或暴露存在，争取做到早发现、早治疗，尽量将感染、暴露导致的并发症降低到最小。一旦发现补片暴露，首先可考虑保守治疗。保守治疗过程中，需要定期复查，若疗效不理想，需要及时采用其他治疗方法。多数学者更推荐将补片去除及手术修补来治疗补片暴露。通过适合的治疗措施，一般均能获得较好的预后。取出补片的主要指征是严重的疼痛，尤其是排便和性交痛。疼痛的确切病因不清，但与补片缺乏弹性及显著的纤维化有关。术中严格消毒外阴、阴道、肛门部位覆盖无菌垫、围术期抗生素的使用也能减少侵蚀的发

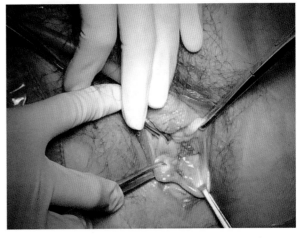

图 24-2-9　网片阴道暴露

生。网片的选择也很重要，建议选用单丝大孔的聚丙烯补片，在合成补片的安全性和有效性确定前，不推荐常规使用补片进行盆底重建手术。术中保留子宫及尽量减少阴道分离的面积可减少侵蚀的发生（图 24-2-10）。

（五）术后疼痛

术后疼痛发生的原因是多方面的。首先，与患者自身因素有关，年龄大，脱垂程度重，病史长，合并骨性疾病如骨质疏松、骨病、骨代谢疾病、脊柱、神经来源疾病如椎间盘突出等，都可以诱发术后疼痛。其次，与手术相关的疼痛，如网片置入部位不当，当网片置入肌肉中时，亦可引起术后疼痛，而不一定是术中损伤神经。植入网片后部分患者可出现大腿内侧、臀部及盆腔疼痛，发生率为 1.9% ～ 24.4%。术后疼痛与网片穿刺过程中损伤肌肉及神经相关，一些病例是因为穿刺不当，穿入肛提肌，术后肛提肌活动时与网片摩擦产生疼痛，若网片与闭孔神经、会阴神经或骨膜过近，也会导致疼痛。也有部分患者术后疼痛是因为术后网片收缩导致牵拉过紧。检查这类患者时在宫颈一侧或两侧可触及条索状物，伴有明显的压痛，可用手指用力上压条索状物数下，以使网片松解，部分患者疼痛可以立即缓解，如果无效则需手术松解。术中缝合阴道壁后同法上压宫颈侧方数下能预防因网片牵拉过紧导致的疼痛。

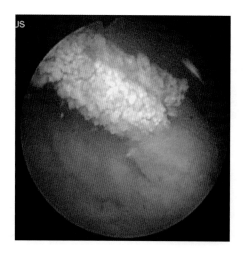

图 24-2-10　网片侵蚀膀胱

盆腔肌肉痉挛和盆底张力肌痛可表现为慢性盆腔痛，与网片相关的疼痛难以分别，两者均可采用非手术治疗，如盆底物理治疗。在保守治疗失败后再选择手术治疗，而且手术取出网片后患者依然可能有疼痛症状。所以在手术前需要与患者进行手术风险的沟通，尤其是出血、感染、邻近脏器损伤、新发或疼痛不缓解及脱垂复发。网片放置术后持续的直肠疼痛、肠蠕动障碍在使用网片的发生率为 1% ～ 10%，主要原因是因为放置后路吊带及网片过紧，可行物理治疗，顽固性疼痛及直肠持续压力感可行网片切开或去除网片。

（六）血栓发生

接受盆底手术的患者大多为老年女性，是血栓发生的高危人群，盆腔操作、手术中膀胱截石位体位，以及术后静卧也易形成血栓，因此需要重视血栓性疾病的预防。对年龄大于 65 岁的患者术后可常规使用低分子肝素 15 000 U 肌内注射 3 天，同时术后可以辅助患者下肢被动运动以预防下肢血栓。

（七）下尿路症状

文献报道 15% ～ 80% 的 POP 患者合并尿频、尿急、排尿困难及尿失禁等下尿路症状，盆底重建手术可改善下尿路症状，但网片植入可导致患者术后排尿困难，生物网片的发生率为 1% ～ 28%，合成网片单纯放置为 0 ～ 12% 膀胱过度活动和急迫性尿失禁在生物补片和合成网片的发生率分别为 18% 和 28%，对于术后新发生膀胱过度活动症的患者建议使用抗胆碱能药物，以提高患者术后的满意度。对于网片植入相关的排尿困难，应行网片部分剪除，缓解排尿困难。对症治疗、膀胱训练、物理治疗（盆底电刺激和生物反馈治疗、热敷理疗）、局部雌激素应用等方法是处理盆底重建后下尿路症状的常用处理方法。

（八）性交困难

盆底重建手术后患者的性功能评估缺乏相关的数据。术后网片挛缩会造成阴道狭窄、性交痛或性生活困难，对于性生活困难的统计数据差异较大，为 1.33% ～ 45%，国内研究中性生活困难发生率低于国外，这可能与国内老年女性性生活较少及对性生活要求较低有关。国外研究得到一个有趣的结果，患者放置网片后，其性伴侣性困难程度明显下降，性生活满意度上升。

以下危险因素可使患者在盆底重建手术后出现新发的性交困难和性交痛，如有盆腔内永久性缝合或放置植入物的手术史，慢性盆腔疼痛史（如间质性膀胱炎、慢性腰痛、坐骨神经痛、纤维肌痛和子宫内膜异位症）。一般性生活活跃的年轻患者尽量不放置网片，特别是阴道后壁放置网片后对性生活影响更明显，手术中需注意不要过多切除阴道壁组织，重建会阴体时也不能修补得过高。

（九）术后盆腔器官脱垂复发

以术后 12 个月为界，全盆腔重建术后复发率国外为 4.9% ~ 10%，国内为 0 ~ 10.4%，阴道后壁复发占 18.5%。盆腔重建术后复发因素有患者因素及医生因素。一般多发生于以下情况：盆腔缺陷部位诊断不准确导致手术方式选择不当；手术操作过程中分离、穿刺、网片的悬吊和固定不到位、中盆腔宫颈（穹隆）处理不到位；术后

便秘、过劳等慢性腹压持续增加；伴有腹疝和（或）术中未发现、未处理的隐性的穹隆疝。针对复发患者的处理，如果是无症状性复发，可以选择非手术治疗，如子宫托佩戴、盆底康复治疗；必要时需手术治疗。手术治疗需要根据复发部位决定下一步术式，以创伤最小、微创手术为首选。

对于盆底重建术后复发的预防，主要还是需要术前对疾病的全面认识，并充分、正确评估缺陷部位。其次，根据缺陷部位选择正确的手术方式，手术操作准确到位，术后管理也很重要，应注意饮食，避免便秘、咳嗽，术后适当运动，盆底肌功能训练及康复等。

总之，移植物的使用尤其是全盆底重建系统使盆底重建手术简单化和标准化，降低了患者术后的复发率，但是与移植物相关的并发症尤其是对患者术后远期功能有影响的并发症，随着移植物的广泛使用，逐渐被临床医师发现和认识，应引起高度重视。然而，随着越来越多关于经阴网片术后并发症的报道，FDA 分别在 2008 年和 2011 年就经阴网片置入术发出警告。目前，由于缺乏后盆重建术后并发症等文献报道，且无统一量化指标，因此急需大量相关高质量研究结果。

（吴桂珠）

第三节　阴道后壁自体组织修补术

一、概述

阴道后壁脱垂手术治疗方式主要包括有自体组织修复、网片植入术及闭合手术等。越来越多的医生认为阴道后壁的自体组织修复成功率与阴道后壁网片植入手术相当，因此阴道后壁补片应用越来越少。

阴道后壁自体组织修补术主要包括两种：阴道后壁缝合术和特异性位点缺陷修补术。阴道后壁缝合术（posterior colporrhaphy）于 19 世纪出现，其目的是缩窄阴道和生殖裂孔，提供板状的阴道内支撑。阴道后壁 - 会阴体缝合术（posterior

colpoperineorrhaphy）是盆底重建手术中的重要一环，目前仍被妇科泌尿医生广泛使用。阴道后壁缝合术将阴道后壁在中线进行缩窄缝合，增加了阴道后壁中线的纤维结缔组织。因阴道后壁缝合术后阴道紧缩，术后可能出现性交困难或性交疼痛，所以对阴道口径的评估尤为重要，需要综合考虑患者的性意愿和配偶身体情况。Cullen 提出直肠前突的病理生理基础为阴道直肠隔结缔组织缺损，特异位点修补术（site-specific defect repair）以此为理论基础，提出通过针对阴道直肠隔的缺损进行特异位点的修补来治疗直肠前突（Cullen，1974）。阴道直肠隔的缺损可能发生于

阴道后壁正中、两侧、近端或远端，常同时发生数个部位的缺损。特异位点修补术的优点在于减少了对阴道后壁的缩窄，从而减少了术后性交困难的比例。阴道后壁缝合术通常和会阴体加固同时进行，可以提高手术的有效性并且减少复发，但需要注意的是，阴道后壁 - 会阴体缝合术并不能解决所有问题，如肛提肌板下降导致的阴道后壁脱垂，需要进行顶端修复。

二、术前咨询与准备

阴道后壁脱垂可能导致多种临床症状，包括疼痛、排便费力、排便不尽感、手助排便等。一般治疗包括增加体力锻炼，调整饮食，避免服用可能导致便秘的食物或药物，保守治疗包括粪便膨松剂等。以上治疗可以帮助减轻便秘相关症状，但不能改善阴道膨出的症状。近期的研究也发现使用子宫托不能明显改善阴道后壁脱垂的相关症状。所以，手术治疗逐渐成为症状性阴道后壁脱垂的主要治疗方法（Guzman，2019）。

阴道后壁缝合术和特异位点修补术的手术适应证非常广泛，被用于治疗Ⅱ期及以上的阴道后壁脱垂和症状性直肠前突，但具体的手术适应证没有报道。一些研究发现，严格控制手术的适应证可以有助于提高疗效（Glenn，2014）。近年来越来越多的女性开始关注自身生活质量，会有患者因阴道松弛症、性生活不满意要求行手术治疗，此类手术实则是阴道后壁自体组织修补术 + 会阴体重建。因为阴道后壁自体组织修补术治疗直肠前突并不能改善所有的肠道症状，所以术前详细的评估和了解患者对手术效果的预期非常重要。如果一位患者仅有轻度的直肠膨出或Ⅱ期以下的阴道后壁脱垂，但合并严重的排便困难，那么直肠前突可能不是导致排便困难的唯一原因。这类患者的排便困难在术后也许不会缓解甚至可能加重，应该通过非手术治疗，如饮食习惯改变或生物反馈治疗。

如果患者有严重的便秘，术前使用清洁灌肠可能会对术后康复有帮助，但并不必要。以往为避免术中粪便排出污染手术区域，常给予患者清洁灌肠或口服导泻药物，可能带来一系列并发

症，如腹胀、乏力、心慌等，严重的可能因灌肠导致直肠损伤。近年来越来越多的学者不主张术前进行灌肠或导泄治疗，仅在有严重便秘的患者术前使用单次灌肠保证患者术前进行一次排便。

近期的一项随机对照试验表明，清洁灌肠的患者围术期肠道症状有改善，但满意度下降，且不会改善手术视野的清洁程度（Ballard et al，2014）。另一项国内的随机对照试验也表明，肠道准备（口服导泻药物）增加术中手术视野污染的可能，并增加了患者的不适感（邓浩，2019）。

阴道后壁修补术 + 会阴体重建手术可缩窄阴道及阴道口，对于阴道松弛症患者有提高性生活满意度的作用。但缝合肛提肌及会阴体也有造成疼痛尤其性交痛的风险，因此对于有性生活意愿的患者，应详细沟通术后性功能障碍的可能。

三、阴道后壁自体组织修补的解剖学基础

阴道后壁的支持结构被称为直肠阴道筋膜，或 Denonvilliers 筋膜。在阴道后壁自体筋膜组织修补的解剖学研究中发现，直肠阴道筋膜由中等强度的结缔组织和平滑肌组织构成（Farrel，2001）。DeLancey 将阴道中段的直肠阴道筋膜及肛提肌筋膜定义为Ⅱ水平的支持结构。其上方连接于宫骶韧带复合体，也就是Ⅰ水平支持结构；其下方连接于会阴体和直肠阴道隔。会阴体是盆底肌肉和阴道肌肉在阴道远端的锚定点，维持阴道的形态和位置。但对于直肠阴道筋膜的解剖也有不同观点。笔者经验是在阴道后壁的上 1/3 至宫骶韧带之间是疏松的结缔组织，没有结实的"筋膜"样组织存在。阴道后壁中上段的解剖位置的维系主要靠主骶韧带。因此一水平的悬吊特别重要。

四、阴道后壁缝合术步骤

麻醉完成后患者取膀胱截石位，按阴道手术常规消毒。在进行阴道后壁修补前应完成其他手术步骤，以减少对手术视野的污染。含有 1% 利多卡因和 1:1 000 000 ~ 1:2 000 000 稀释的肾上腺素生理盐水可以用来进行水分离。两把组织钳

钳夹会阴体皮肤与阴道黏膜交界处，根据阴道宽度调整两把组织钳之间的距离，使修复术后阴道可容纳两指。会阴皮肤倒三角形切除，底边为两把组织钳之间，同时三角形切除部分阴道后壁黏膜，底边也为两把组织钳之间，即形成一菱形创面（图24-3-1）。阴道后壁切口顶端到阴道后壁上1/3。钝锐性分离黏膜与直肠间隙向两侧达侧盆壁至筋膜组织在肛提肌上的附着点（图24-3-2）。分离时避免损伤直肠，尤其是曾接受阴道后壁缝合术或阴道裂伤缝合术有瘢痕组织的患者。分离充分后识别阴道直肠隔的筋膜组织，此时如果手术医生可以发现孤立的阴道直肠筋膜缺损，可以同时行特异位点修补术；如果发现有疝囊则应先行疝囊的高位缝扎。如果不能辨认出孤立的缺损，则进行阴道直肠隔正中的纵行缝合。通常我们使用0号或2-0号的薇乔缝合可吸收缝线线，也可以使用延迟可吸收缝合线或不可吸收缝线。笔者的经验是可吸收缝线优于永久缝线。如果直肠前突严重可先荷包缝合缩小膨出，再行筋膜的间断垂直褥式缝合。缝合顺序为从近心端向远心端。也有医生建议缝合部分肛提肌以加强后壁支

持，进一步缩小阴道孔径，尤其是对于因阴道松弛性生活不满意者（Lemack，2000）。缝合肛提肌术后疼痛发生率高，部分患者有性交困难，因此缝合时避免缝扎肛提肌过深，打结时需要注意不要过度收紧线结。缝合结束后应进行阴道宽度的评估，阴道全程应能宽松的容纳两横指，并在阴道内感受有无狭窄环。使用2-0可吸收缝合线连续或间断缝合阴道后壁黏膜。注意对合处女膜缘及会阴后联合，重建舟状窝。再行会阴体修补术。

五、特异位点修补术

　　阴道后壁与直肠间隙注射1∶1000 000稀释的肾上腺素生理盐水，切口及分离方法同前。对阴道后壁的充分游离十分重要，两侧需要到达阴道后壁附着的盆筋膜腱弓。仔细检查黏膜下纤维结缔组织的缺损，此时进行直肠指诊可以帮助辨认缺损，用Allis钳判断残存筋膜组织的韧性。对缺损周围的纤维结缔组织进行荷包缝合或间断缝合，加固缺损的部位。通常使用不可吸收线

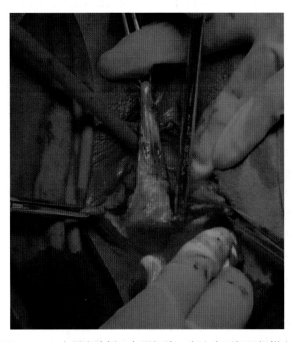

图24-3-1　会阴皮肤倒三角形切除、底边为两把组织钳之间，同时三角形切除部分阴道后壁黏膜，形成一菱形创面

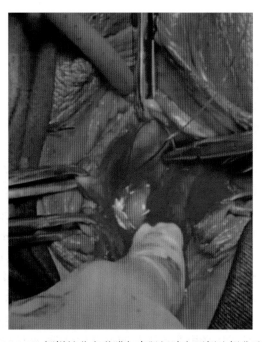

图24-3-2　顿锐性分离黏膜与直肠间隙向两侧达侧盆壁至筋膜组织在肛提肌上的附着点

（4 号丝线）或延迟可吸收线或 2-0 可吸收缝线进行缝合。当缺陷的位置靠近阴道口时，建议使用可吸收缝合线，能减少术后性生活困难的概率。在缝合结束后，应再次进行直肠指诊以判断直肠前突是否被纠正或是否还存在其他缺陷位置。如患者局部筋膜组织薄弱，可同时行阴道后壁缝合术，将阴道直肠隔的结缔组织延中线进行间断内翻缝合。当缺陷的位置处于阴道后壁下 1/3 时，使用不可吸收线或延迟可吸收线缝合两侧肛提肌和会阴深浅横肌进行加固，可以减少术后复发的可能，但要避免缝合肛提过深使阴道口缩窄，后者可导致性生活困难，故需要在术后评估阴道口宽度，或应用于没有性生活要求的女性。缝合肛提肌时需要注意检查缝线的张力，如张力过大形成如山脊一样的结构，则应拆除对应的缝线。如保留张力过大的缝线可能使肌肉瘢痕形成，导致术后慢性疼痛。

在对阴道后壁进行修补的同时，恢复阴道顶端的支持也很重要。方法包括有骶棘韧带固定术、高位骶韧带悬吊术等。恢复顶端支持可以获得更好的解剖和功能的恢复。

六、会阴体修补术

会阴体修补术（perineorrhaphy）是直肠前突修补中的重要步骤，通过缝合球海绵体肌、会阴浅横肌及其周围的结缔组织对会阴体进行加固，为直肠阴道隔的筋膜组织附着提供锚点。缩短的会阴体（pb ≤ 2 cm）或在 Valsalva 状态下扩张均提示会阴体薄弱需要修补。可以将手指放在肛门内触诊会阴体的缺陷程度和位置。

会阴体修补术的第一步是评估修补后的阴道口宽度。将两把 Allis 钳夹于阴道后壁处女膜缘的两侧，并向中线对合，并使用手指对阴道口宽度进行测量。保留的阴道口宽度应根据患者的年龄、性生活意愿和性伴侣身体情况个体化选择。一般情况下，阴道口应能宽松容纳两指通过。以两把 Allis 钳夹的位置为底边，做一个倒三角形切口，切除部分会阴皮肤。使用可吸收线（2-0）由深至浅间断褥式缝合两侧的球海绵体肌和会阴浅横肌。如患者合并接近会阴体的直肠前突，应注意直肠阴道隔筋膜是否与会阴体分离。如果是，则可将筋膜固定于球海绵体肌。如果同时合并肛门括约肌损伤，则同时行肛门括约肌成型术。

会阴体修补术的主要缺点是可能导致性交困难，所以操作的全程应注意保留足够的阴道口宽度。修补完成后，使用可吸收线连续缝合阴道壁和会阴皮肤。

七、术后注意事项

术后常规留置 Foley 尿管，阴道内填塞碘伏纱布可以减少伤口渗血及血肿形成，并在术后 24 ~ 48 小时取出。在放置纱布的过程中注意使用阴道拉钩保护伤口，避免揉搓伤口。纱布放置和取出均应清点数量，以免遗漏在阴道内，必要时可做阴道检查明确。

术后 1 周内可以给予患者粪便软化剂以减轻排便时肛周的疼痛感。术后 3 个月内应避免增加腹压及提重物等活动，并给予患者长期的饮食、运动指导以减轻便秘。术后 6 周内避免性生活、阴道冲洗或使用卫生棉条等可能影响阴道伤口愈合的行为。对于绝经后女性，可于术后 1 个月开始应用阴道雌激素软膏，有乳腺癌或子宫内膜癌等雌激素依赖性肿瘤病史者禁用。

阴道后壁修补术后的疼痛管理十分重要，疼痛后影响患者对手术的满意度。在手术结束的前 24 小时，药物镇痛是必要的，常用的药物包括 NSAIDs 类药物和吗啡类药物。以患者的要求为中心的给药方案可以更好的镇痛，提高患者的满意度，同时不会增加副反应的比例（Crisp，2012）。其他的镇痛方案包括环氧合酶 -2 特异性抑制剂、术后即刻的局部浸润麻醉、术后局部冰敷均有临床研究证实其有效性，但尚需高等级的循证医学证据支持。

八、手术疗效评价

使用自体组织的阴道后壁修补术有良好的有效性。阴道后壁传统修补术的解剖治愈率为 76% ~ 96%，特异位点修补术的解剖治愈率为

69% ～ 100%。一项纳入 38 例患者的前瞻性研究（Maher，2004）提示阴道后壁修补术在 24 个月的解剖治愈率为 79%，主观满意度为 89%，并且排便费力症状显著改善。

除队列研究之外，还有一些设计良好的随机对照试验比较阴道后壁自体组织修补术和网片修补术。与生物网片对比，阴道后壁自体组织修补术在客观治愈率和减少复发方面均有优势。Paraiso 等（2006）的研究纳入了 106 例直肠前突的患者，随机进行阴道后壁传统修补术、特异位点修补术和阴道后壁网片修补术。在术后 12 个月，网片组患者的解剖学复发（Bp > – 2）为 46%，显著高于阴道后壁传统修补术（14%）和特异位点修补术（22%）。其他的研究也有相似的结果。针对阴道后壁自体组织修补术和网片修补术的系统综述（Maher，2013）提示使用网片并不能改善手术的预后，并带来 16.9% 的网片侵蚀风险。

经肛门的直肠前突修补术是肛肠外科医生常用的手术方式。对于低位的直肠前凸可以进行经肛门的修补手术，但对于高位的直肠前突，因暴露困难，所以经肛门手术有一定的局限性。与经肛门手术相比，经阴道手术的解剖学治愈率更高，复发率更低，但术中出血更多，术后需要使用镇痛药物更多（Maher，2013）。即便如此，手术医生仍应选择擅长的手术方式以改善疗效、减少并发症。

对于直肠前突修补手术来说，更好的解剖学治愈率并不完全代表症状的改善或患者的满意。总体来说，症状的改善对于患者满意度的贡献更大。因为排便困难的发生机制和相关因素比较复杂，所以针对症状改善的研究相对更加困难。后续的研究应在解剖与功能的角度全面的评估几种常见的手术方式，并使用设计严格的研究方法提供高质量的循证医学证据。

九、手术并发症及处理

手术的短期并发症包括疼痛和排便费力。血肿、手术区域感染十分罕见。远期的并发症主要为性功能障碍和排便功能异常。研究显示阴道后壁缝合术后性功能障碍的发生率为 18%（5% ～ 45%），排便功能异常的发生率为 17%（8% ～ 36%）（Karram，2013）。

术中直肠损伤虽然罕见（0.5% ～ 0.7%），但相对于其他盆底重建手术，阴道后壁自体组织修补术的直肠损伤更为多见。直肠损伤较常发生于有过前次阴道后壁修补手术的患者。损伤又分为直肠切开和缝线穿透两种。当怀疑出现直肠损伤时，使用手指在直肠内进行检查和指示，以发现小的破口。直肠切开可以使用可吸收线连续缝合两层，通常不需要留置引流管。修补术后可以通过注射器向直肠内灌注气体，伤口表面喷洒生理盐水，如没有气泡则代表修补满意。既往的研究没有发现直肠修补后出现远期并发症。缝线穿透可以通过直肠指诊发现，需要完全拆除穿透肠壁的缝线。术中没有识别的直肠损伤可能导致直肠阴道瘘，所以术中的识别非常重要。在术前将碘伏纱布放置于直肠内可以帮助识别直肠损伤，并可以减少直肠损伤后对创面的污染。术后的直肠检查即使对于手术经验丰富的医生也是必要的。

十、总结

目前为止，尚没有 I 类证据（随机对照试验）证实使用移植物的阴道后壁修补术优于阴道后壁自体组织修补术。因此，阴道后壁自体组织修补术仍为治疗直肠前突的优选方案。虽然阴道后壁自体组织修补术可以经阴道手术、经会阴手术和经直肠手术，但对于妇科泌尿医生经阴道手术是最常见且最优的手术入路。近期的临床研究也提示经阴道手术具有最好的解剖和功能的改善效果，且复发率最低。对于有经验的手术医生来说，阴道后壁自体组织修补术安全有效。全面了解患者的症状和预期，尽可能阐明解剖与症状之间的关系，充分与患者沟通手术的预期效果，精准的手术操作，准确识别和处理手术并发症，完备的术后康复系统都对患者手术的效果有密切关系。手术方案和疗效的改善依赖于对解剖与生理的更深理解，高危因素的识别及高质量的循证医学证据。

典型病例

直肠膨出合并出口梗阻性便秘

患者，女性，76 岁。主诉排便费力 15 年，伴有排便不尽感，发现阴道脱出物 1 年。30 年前因子宫肌瘤行开腹全子宫切除术。近 15 年感到排便费力逐渐加重，伴有排便不尽感，需要将手指于会阴体处挤压协助排便。粪便性状为成型软便。近 1 年发现阴道脱出物。合并高血压，药物控制可。G5P3，阴道分娩 3 次，无巨大儿分娩史，无难产史。配偶因脑血管病长期卧床，无性生活要求。梗阻性便秘评分问卷（longo's obstructed defecation scoring system）得分 12 分。体格检查提示肥胖，BMI 34 kg/m^2。POP-Q 分期：Ap 0，Bp +3，C 0，Aa -2，Ba -2。直肠指诊提示直肠前突，盆底超声提示直肠前突、肠疝。

诊断：盆腔器官脱垂（阴道前壁脱垂Ⅰ期；阴道穹隆脱垂Ⅱ期；阴道后壁脱垂Ⅲ期）；直肠前突；阴道穹隆疝；出口梗阻性便秘；高血压；肥胖；全子宫切除术后。

鉴别诊断：对于直肠前突合并便秘的患者，首先应对其便秘的类型进行鉴别。结肠慢传输性便秘的特点为排便次数减少，粪便性状为硬块，使用药物治疗效果通常好，通常不出现手助排便症状。结肠传输试验可以进行证实。如结肠传输试验结果不确切，可试验性药物治疗。出口梗阻性便秘表现为排便费力、排便不尽感、手助排便，粪便多为软便，但难以排出或排净。混合性便秘可能具有以上两种类型的特点，对于不典型的病例需要告知患者综合治疗的必要性。对于出口梗阻性便秘，临床上仍应对其进行详细评估，除外其他可能原因，如直肠内脱垂、肛门失迟缓、盆底痉挛综合征等。

手术方式：阴道后壁缝合术＋肛提肌缝合加固＋会阴体修补术。术中见直肠向阴道后壁脱垂形成疝囊（图 24-3-1 上方组织钳夹位置），直径 4 cm，两侧可达肛提肌筋膜（图 24-3-2，图 24-3-3）。

术后随访：术后 1、3、6、12 个月定期随访，解剖学复位好，出口梗阻性便秘症状明显改善。

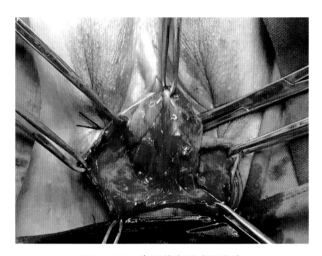

图 24-3-3　直肠前突形成的疝囊

专家解析：患者的症状为典型的出口梗阻性便秘：排便费力、排便不尽感、手助排便，同时大便性状为软便。ODS 评分 12 分，属于严重的出口梗阻性便秘。结合患者体格检查结果，提示直肠前突为最有可能的原因，手术后症状改善可能性大。然而患者具有长时间的腹压增加状态，且合并肥胖，属于复发高危的患者，需要告知患者术后需要控制体重并对便秘进行长期管理。因患者无性生活要求，进行阴道后壁自体组织修补时，可行阴道后壁-会阴体缝合术，术中进行肛提肌缝合加固，减少复发。

小结：直肠前突多见于中老年女性，绝大部分有阴道分娩史，在盆腔器官脱垂的患者中约 20% 合并直肠前突。该疾病可出现多种临床症状，包括疼痛、排便费力、排便不尽感、手助排便等。约有 50% 的直肠前突患者出现出口梗阻性便秘，部分患者可合并精神系统症状，如焦虑、抑郁等。了解和管理患者对于治疗效果的预期十分重要。

（谈　诚　孙秀丽）

参考文献

邓浩，等，2019. 盆腔器官脱垂手术前常规肠道准备与无肠道准备的前瞻性随机单盲对照研究. 中华妇产科杂志，54（2）：97-102.

Ballard AC，et al，2014. Bowel preparation before vaginal prolapse surgery：a randomized controlled trial. Obstetrics and gynecology，123（1）：232-238.

Conyers CL，et al，1974. Correction of rectal prolapse by anterior resection. West J Med，121（4）：270-273. PMID：4419246；PMCID：PMC1130213.

Crisp CC，et al，2012. Patient-controlled versus scheduled，nurse-administered analgesia following vaginal reconstructive surgery：a randomized trial. Am J Obstet Gynecol，207（5）：433.

Hall，et al，2014. "Symptomatic rectocele：what are the indications for repair？." The American Journal of Surgery，3：375-379.

Juan M. et al，2019，Michele Fascelli，Sandip P. Vasavada .Posterior Vaginal Wall Prolapse. Urologic Clinics of North America，46（1）：79-85.

Karram M，et al，2013. Surgery for posterior vaginal wall prolapse. Int Urogynecol J，24：1835-1841.

Lemack GE，et al，2000. The levator myorrhaphy repair for vaginal vault prolapse. Urology，56（6 Suppl 1）：50-54.

Maher CF，et al，2007. Midline Rectovaginal Fascial Plication for Repair of Rectocele and Obstructed Defecation. Obstetrics & Gynecology，104（4）：685-689.

Maher，C，2010. Surgical management of pelvic organ prolapse in women. Cochrane Database of Systematic Reviews.

Marie Fidela R Paraiso，et al，2011. Muir，et al. Rectocele repair：A randomized trial of three surgical techniques including graft augmentation. American Journal of Obstetrics & Gynecology，195（6）：1762-1771.

第四节　高位小肠疝手术治疗

一、定义

在妇产科学中，"小肠疝"至今尚未见明确定义，国内第9版妇产科学本科教材（人民卫生出版社，2018）有一个类似的概念："阴道后壁脱垂又称为直肠膨出，阴道后壁脱垂常伴随子宫直肠陷凹疝，如内容物为肠管，称之为肠疝"，定义略显简略，后续介绍篇幅有限，但这一类的疾病临床处理的难度很大，因此有必要从外科学的范畴中寻找相关知识。

在外科学概念中，小肠疝属于盆底疝（pelvic floor hernia）的一种，为了厘清小肠疝与其他外科疝的关系，需明确"盆底疝"这一外科学概念。盆底疝是指疝囊在骨盆盆缘以下的腹内或腹外疝。根据解剖部位及疝内容物的不同可以将盆底疝分为以下4种类型。

1. 坐骨孔疝（ischiatic hernia）　是指腹腔、盆腔脏器或组织途经坐骨大孔、小孔脱出。疝囊经梨状肌上或梨状肌下，或坐骨棘下脱出盆腔，沿阻力最小的坐骨神经向下进入股部，在臀大肌的下缘或大腿的后侧出现。

2. 闭孔疝（obturator hernia）　是指腹膜外脂肪或肠祥由闭孔膨出，偶尔沿闭孔血管和神经由闭孔管疝出，其中疝内容物可能是膀胱、输卵管、阑尾等盆腔脏器。闭孔疝是一种少见的腹外疝，仅占疝的0.05%～0.70%。

3. 会阴疝（perineal hernia）　多指子宫及附件切除后，腹腔内容物途经空间增大薄弱的盆底直肠前腹膜陷凹突出于盆腔，并在会阴区域形成异常突起。疝内容物包括小肠、结肠及膀胱等，多见于60岁以上的老年女性，是子宫切除后的常见并发症（图24-4-1）。

4. 盆底腹膜疝（peritoneocele）　是指盆腔腹膜突入阴道后壁与无腹膜的直肠前壁之间，又称Douglas陷凹疝（图24-4-2）。此类疝的内容物多为小肠、乙状结肠或大网膜，在女性疝的内容物有时是子宫及附件。若疝内容物为小肠有学者称之为小肠疝（enterocele），为乙状结肠则称之为乙状结肠疝（sigmoicele）。

按照盆底外科专家常规理解，"小肠疝"通

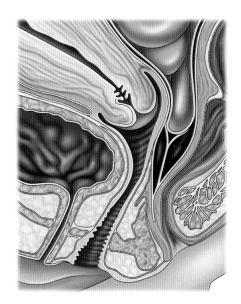

图 24-4-1 盆底腹膜疝

常是指小肠通过阴道顶端的薄弱部位，沿阴道口方向向盆底下方疝出。对比以上外科学分类，可以认为小肠疝应该属于盆底腹膜疝中的小肠内容物型（图 24-4-1），同时在切除子宫的病例中，也属于会阴疝中的小肠内容物型（图 24-4-2）。因此，在女性盆底外科中，初步可以将小肠疝定义为：盆底腹膜以小肠为主要内容物，也常包括结肠或网膜，从 Douglas 陷凹往下延伸形成疝囊，造成阴道顶端脱垂，或疝囊深入到直肠阴道间隙

造成阴道后壁脱垂，统称为小肠疝。

因此我们可以这样理解这一定义，小肠疝可以通过两种通路疝出于盆腔之外：一条通路是子宫切除之后，通过阴道穹隆形成的疝囊疝出于盆腔之外；另一条通路是在有子宫的情况下，通过直肠阴道间隙疝出于盆腔之外。

有一种特殊情况值得注意：小肠疝的内容物可能会发生随机变化。这是因为部分患者在静息状态下虽然有疝囊，但其中并无疝内容物，只是在用力排便等腹内压增加时，乙状结肠、小肠、大网膜甚至子宫等才会进入疝囊，而且在不同检查时期，其疝囊内容物可能不同，如有时候是小肠，有时候是乙状结肠或大网膜等（杨新庆，2002）。实际上该情况不属于严格意义的小肠疝，但在临床处理同小肠疝。对于子宫切除后的阴道顶端脱垂无小肠等内容物称为阴道穹隆脱垂（Webb et al，1998），只有当小肠等内容物疝入时才被称作小肠疝（Ross et al，1997）。由于这种小肠、乙状结肠或大网膜的"随机"疝入情况，没必要专门将其定义为"乙状结肠疝""大网膜疝"等，处理也基本等同于小肠疝，因此大部分学者都将这种盆腹腔内容物进入疝囊的情况归于小肠疝的范畴，本章节也按照这一概念进行介绍。

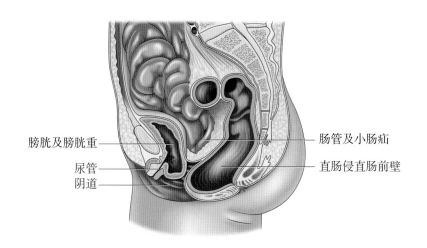

膀胱及膀胱重 ——————————— 肠管及小肠疝

尿管 ———————

阴道 ——————— 直肠侵直肠前壁

图 24-4-2 会阴疝（外科学概念）

二、流行病学

小肠疝由 Bueerman 于 1932 年首次描述，自从 Kinzel 在 1961 年系列报道了 265 名患者的诊治以来，相关文献才逐渐增多。但临床上仍然大部分被忽视（Haest et al，1979），因此目前缺少充分的流行病学数据。对于切除子宫后的小肠疝的发生率，国内尚未见报道，国外数据为 0.1% ~ 16%，发生率的巨大差异在某种程度上提示了小肠疝的诊断和治疗较为困难（Ranney et al，1981）。而对于未切除子宫的小肠疝的发生率，国内外均未见报道。这种情况说明，临床小肠疝的诊断较为困难，被忽略掉的较多，必须重视这一现况，如果小肠疝的诊断被忽略，常常造成临床处理的偏差，最终导致复发。

三、发病机制及危险因素

关于小肠疝的发病机制尚未明确，且相关研究及报道较少。目前存在两种理论推测：一种理论认为小肠疝的发生与阴道后壁与直肠连接处的筋膜缺损有关（Miklos et al，1998），因为直肠阴道筋膜在低于宫颈的水平分为阴道壁筋膜和直肠前筋膜，而在阴道后壁与直肠连接处仅有一层筋膜支撑，当在组织萎缩退化、腹内压增高及阴道后壁上段手术等因素作用后，均可导致在该部位发生膨出或疝，且具有多产、难产等分娩史也是该处发生缺损或疝发生的危险因素。但也有学者通过组织学解剖证实小肠疝患者的阴道壁肌层筋膜发育良好，没有局部"缺陷"的发生，相反缺陷部位的平滑肌组织反而较没有脱垂处的平滑肌组织更厚，可能是由于长期应对腹腔内压力增加所致，犹如高血压患者动脉壁内的平滑肌代偿性肥大一样。另一种理论认为发生小肠疝的原因是由于阴道顶端的支撑缺失或阴道轴改变所致，如阴道轴向前倾，导致腹腔压力大部分作用于后盆底，即阴道后壁上，从而导致小肠疝，对于此类患者，手术应着重于修复脱垂的阴道段和恢复正常的阴道轴（Tulikangas et al，2001）。

盆底手术史也是发生小肠疝的危险因素之一，有文献提示 Burch 手术与小肠疝的形成有关，这是由阴道前壁的抬高后导致阴道后壁的轴向发生变化，从而导致腹内压的传导发生变化，使得该类患者容易发生肠膨出（Burch，1961），而在一项对 131 名患者进行阴道闭锁手术的研究中，22% 的女性需要行直肠前突修补术，至少 10% 的女性在初次手术后 3 年需要行肠膨出（疝）修补术（Wiskind et al，1992）。实际临床中对于纠正前盆腔及中盆腔缺陷的患者，术后随访确实存在阴道后壁的代偿性膨出现象，也提示盆底手术可能是小肠疝发生的危险因素，提示在手术评估时需考虑手术方式对阴道轴向的影响。

子宫切除及直肠相关手术也是发生阴道顶端脱垂和肠疝的风险因素。M.G. Lapalus 等发现小肠疝患者比非小肠疝患者的既往子宫切除的比例更高（60% *vs* 20%）（Cruikshank et al，1999），原因可能是经腹或经阴道子宫切除术都会导致宫颈周围环的缺失，从而引起盆底中心部位——阴道顶端组织薄弱，在腹内压的作用下导致阴道穹隆脱垂（Ranney et al，1981）；另一种因素是子宫切除后，由于医源性的阴道支持组织破坏，可能导致阴道轴的变化（Cruikshank et al，1999）或丧失纤维结缔组织连续性。除了子宫切除术，膀胱固定术、前盆重建术也是导致小肠疝的危险因素（29% *vs* 13%）。这些均提示在对阴道上段进行手术时需注意对于阴道顶端黏膜、阴道后壁筋膜及骶主韧带复合体的缝合及直肠窝的封闭（Cruikshank et al，1999）。

另外，肥胖、多产、吸烟、遗传等因素可能也与小肠疝的发生相关，但也有研究提出了相反的观点，认为年龄、分娩次数、胎儿大小、会阴裂伤等因素在小肠疝和没有小肠疝的盆底脱垂患者相比是没有差异的（Lapalus et al，2004）。

总之，可把这些因素大致分为两类：一是先天或后天等各种因素引起的腹内和（或）盆腔内压的升高，此类比较常见，包括肥胖、习惯性便秘、长期吸烟或肺部疾患引起的咳嗽，以及妊娠等；二是手术或非手术因素造成的盆底筋膜组织损伤，此类多见于女性多产、难产、腹盆腔手术等。

四、临床表现

小肠疝的典型临床表现为阴道肿物脱出，表现为患者蹲位做排便动作时，自行发觉阴道后壁有组织脱出及两侧大阴唇隆起，并能用手触摸到，咳嗽时还能感觉到突出包块的冲击感，这是大多数患者就诊的首要原因。此外，小肠疝也具有一些较为特异的排便异常临床表现，如大便排空困难、便次频繁及便后不适等；小肠疝也可能表现为类似其他盆底疝的非特异性临床表现，如盆腔疼痛、坠胀感和、阴部胀痛等。Tomoko Takahashi 等（Tomoko et al，2006）的研究中104 例具有小肠疝的患者中，伴有大便排空困难约 59%，便后不适 52%，盆腔痛 27%，下腹坠胀感 17%，部分描述压抑的感觉 10%，另有 9% 的患者伴有大便失禁及 4% 患者里急后重感；而在 Lapalus 等的研究中 136 例具有小肠疝的患者常伴有直肠前突约 25%，膀胱膨出约 42%，子宫脱垂约 28%，直肠内翻约 52%，直肠脱垂约 4%和会阴体脱垂约 30%（Lapalus et al，2004）。而在这些患者中临床症状包括阴道内异物感、阴道口异物感、下腹坠胀感及慢性盆腔不适，其中有14 名患者（4.6%）伴有大便失禁；但也有学者认为唯一与小肠疝显著相关的症状是阴道脱垂本身。

五、专科检查

小肠疝可以单独发生，亦可合并其他盆底功能障碍性疾病，因此在给普通盆底功能障碍性疾病患者查体时需警惕合并有小肠疝的可能，需结合视诊、双合诊、三合诊和直肠指诊等检查来进行初步诊断。

视诊：患者膀胱截石位，观察阴道后壁上段、中段和下段有无膨出情况，然后嘱患者做Valsalva 运动，观察阴道后壁有无往阴道外膨出的表现，严重患者在静息状态下阴道后壁也会明显脱出体外。

双合诊：用右手示指和中指下压阴道后壁两边，嘱患者做 Valsalva 运动，可在示指与中指间触及膨出的囊性包块，典型者可扪及肠管蠕动。

三合诊：示指置于阴道内，中指置于肛门内，在两手指间触摸直肠阴道间隔有无增厚，如无增厚，嘱患者做 Valsalva 运动，两手指间感觉有无组织物疝入直肠阴道间隔，若有组织物疝入，即可考虑小肠疝的诊断，若扪及蠕动的肠管，则可能性更大。

Bdward 法：1946 年 Bdward 等报道了对于肠疝和（或）合并直肠前突的检查方法，强调双合诊、三合诊及窥器的联合应用，至今仍是简单有效、不需特殊器械的经典方法，在妇科检查时窥器深深地插入阴道，首先暴露宫颈及前后穹隆，并用窥器后叶压迫遮挡阴道后壁，同时右手示指伸入直肠内到宫颈水平，在检查过程中手指与直肠前壁（阴道后壁）接触，在缓慢取出窥器过程中触摸直肠壁与阴道壁间是否存在直肠前突或者两者之间是否有小肠或回肠。如果有小肠疝，那么从宫颈以下（即阴道上段）开始出现阴道壁膨出，并逐渐扩大并可能到达阴道壁下段，同时能够在直肠前壁与阴道壁间触及肠管等内容物；但如仅有直肠前突，阴道壁前突的部位往往在阴道中下段，因为突出的部位是由前直肠壁疝入阴道形成的（图 24-4-3）。

对于阴道肿物明显脱出的小肠疝患者，左手示指深入阴道，向阴道前壁或会阴体方向触诊，然后右手即可于直肠内触诊突出肿物，如两者之间无组织，且可考虑直肠前突或阴道后盆脱垂，如扪及滑动肠管或组织疝入其间，即可诊断肠疝。我们在临床中行肠疝检查时也基本采用此方法，注重双合诊及三合诊结合，且注意触诊直肠前壁与阴道后壁有无组织疝入。

六、辅助检查

目前女性盆底功能障碍性疾病的检查方法有盆底超声（pelvic floor ultrasound，PFU），磁共振（magnetic resonance imaging，MRI），排粪造影，电子计算机断层扫描（computed tomography，CT），尿流动力学检查等，其中盆底超声是重要的影像学检查方法，具有便捷、廉价、无辐射、患者容易接受并且分辨率高的优点，而近年来随着 MRI 技术的发展及普及应用，MRI 在对盆底

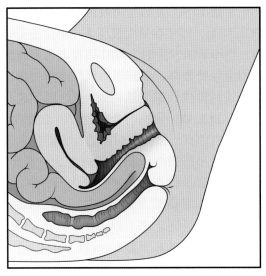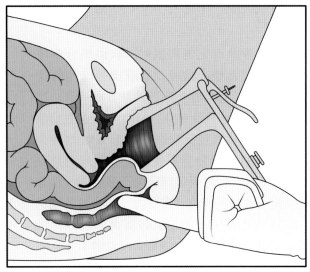

图 24-4-3　Bdward 法

功能障碍性疾病的诊断方面具有重要作用，两者均对 PFD 患者盆腔器官脱垂情况评估效果较好。以上辅助检查的目的是帮助明确小肠疝的诊断，明确疝囊位置和疝内容物，若明确疝内容物为小肠者即可确诊小肠疝。

（一）盆底超声检查

20 世纪 80 年代 Dietz 率先将经会阴超声应用于研究女性尿失禁和盆腔器官脱垂的诊断（Grischke et al，1986；Kohorn et al，1986），随着技术的提高及超声设备的更新换代，目前盆底超声技术在诊断盆底功能障碍等疾病方面非常成熟，发挥了重要作用（Dietz et al，2014），特别是近年来三维及四维超声成像技术的发展，更使得盆底超声技术在该领域的应用进入了一个新的时代，在女性盆底疾病诊断方面有着潜在的巨大优势（雷凯荣等，2017）。虽然国内有许多医院开展该技术，但缺乏盆底超声参数参考值范围的大样本研究。

盆底超声检查前受检者需排空小便，取截石位，暴露会阴，容积探头置于会阴部，二维超声对比静息状态及 Valsalva 状态变化，观察有无尿道内口漏斗形成，有无漏尿，膀胱逼尿肌是否增厚并测量残余尿，前中后盆腔器官下移距离，小肠、乙状结肠或直肠是否疝入子宫直肠凹陷，尿道旋转角，膀胱后角，肛直角，提肌板角等。三维 / 四维超声观察 Valsalva 动作盆腔器官和肛提肌裂孔的变化，测量肛提肌裂孔面积；观察缩肛动作时盆腔器官和肛提肌裂孔的变化；应用超声断层成像（tomographic ultrasound imaging，TUI）逐层观察缩肛动作时肛提肌是否有损伤并测量肛提肌厚度；探头旋转 90° 并向后下倾斜，显示肛管横断面，四维缩肛动作观察肛管及直肠壶腹部运动，应用 TUI 观察缩肛动作时肛门内外括约肌是否有损伤及其周围是否有病变（雷凯荣，等，2017）。

有研究认为，盆底超声可有效评估前盆腔、中盆腔及后盆腔器官的状态，对诊断盆腔器官脱垂有利，且经会阴超声可充分利用超声实时性的优点，观察患者静息状态与最大 Valsalva 动作时相关指标变化情况，进而发现盆腔器官脱垂（木其尔等，2017）。对于穹隆脱垂或小肠疝患者，在 Valsalva 运动时，腹盆腔脏器下移疝入子宫直肠凹陷，经会阴二维超声可见小肠位置低于耻骨联合后下缘，超声可测量小肠膨出最低点距离耻骨联合后下缘的距离。盆底超声检查技术简便、可重复性好，既可定性也可定量测量，为首选诊断方法。研究认为，超声诊断盆腔器官脱垂和盆底肌群，与磁共振显像具有较好的一致性（Notten et al，2017）。

（二）MRI

MRI 检查具有无电离辐射、软组织分辨率高、能同时显示整个盆腔及盆底支持结构等优点，在盆底功能障碍性疾病的诊断方面具有一定优势，目前广泛应用于临床。MRI 对于盆底功能障碍性疾病的检查包括静态和动态 MRI 两种类型。静态 MRI 是指静息期使用静态序列对盆腔进行扫描成像，即患者取仰卧位于静息屏气状态下完成整个盆腔多方位（横断面、矢状面及冠状面）扫描。动态 MRI 的定义目前尚未统一，可以指在静息、屏气用力（Valsalva 动作）2 个时期对盆底结构进行扫描成像，也可以包括在静息、肛提肌收缩、屏气用力、排便 4 个时期对盆底结构进行扫描成像（唐连等，2016）。肛提期、屏气用力期及排便期需采用快速序列扫描正中矢状位图像，嘱患者做提肛、Valsalva 动作及排便动作，观察盆底器官的动态变化。动态 MRI 在 1 次检查中既进行静息状态的评估又进行屏气用力状态的评估，能发现可能引起患者症状的潜在异常（Rosenkrant et al，2014）。Morakkabati-Spitz 等（2008）及大部分国内研究（陈永康等，2015）仅采用静息期和屏气用力期进行动态 MRI 检查。Morakkabati-Spitz 等（2008）认为，严重的 PFD 能在最大屏气用力时得出诊断，而不需要进行排便期检查。仰卧位非患者正常生理排泄体位，且不利于作 Valsalva 动作，检查结果可能与实际情况存在一定偏差，开放性 MRI 的应用解决了这一问题，患者在生理性排泄体位下完成检查，但 Bertschinger 等（2002）认为两种成像体位对评估盆底功能障碍性疾病的结果没有显著性差异。

检查前半小时嘱患者排空膀胱并饮水 200 ～ 300 ml，使患者作动态 MRI 检查时膀胱处于半充盈状态，并训练患者屏气状态下用力作 Valsalva 动作。目前，评估用力程度的标准尚未建立。

小肠疝的诊断需在动态 MRI 正中矢状位图像上进行测量，正中矢状位图像可同时显示盆底各腔室器官及其支持结构的解剖和功能改变，常用参考标准线为耻尾线（PCL）（图 24-4-4），即正中矢状位上耻骨联合下缘至末节尾骨关节的连线。正常情况下，直肠与阴道距离较近，小肠位于 PCL 线上，即使在最大腹压下小肠位置变化也很小。当小肠疝发生时，MRI 图像上可见直肠前壁与阴道后壁分离，直肠阴道间隙增宽变深，小肠进入该间隙内，深度达阴道上 1/3 以下或小肠位置低于 PCL 线，可同时合并脂肪、乙状结肠向下疝入。当伴有子宫脱垂时阴道标志的位置发生改变，此时小肠疝的诊断应以 PCL 为参照标准。小肠疝按疝囊最低点的位置可分为轻、中、重 3 度。轻度，疝囊最低点位于 PCL 以下 3 cm；中度，疝囊最低点位于 PCL 以下 3 ～ 6 cm；重度，疝囊最低点超过 PCL 下方 6 cm 以上。

MRI 对于小肠疝的诊断价值较高，但研究发现 MRI 仍有一定漏诊率，导致 MRI 漏诊的可能原因：MRI 检查时患者处于仰卧位状态，可能不利于作 Valsalva 动作，屏气用力期患者腹压未达最大限度将直接影响检查结果的准确性；患者做 Valsalva 动作时屏气时间具有一定限度，而 MRI 扫描也需要一定时间，造成 MRI 成像时 Valsalva 动作幅度减小（刘萍等，2017）；患者 Valsalva 动作配合欠佳，MRI 无法在一次屏气用力时间内完成快速扫描，出现运动伪影干扰而影响观察。虽然 MRI 有漏诊可能，但其诊断灵敏度、阴性预测值、准确率均高于经会阴超声，其原因是经会阴超声对组织分辨率不高，而 MRI 可检出更多异常腔室，对于多腔室器官脱垂诊断有利（雷凯荣等，2017）。另外，MRI 可通过盆底组织器官解剖细节的显露而提供更为全面的诊断，并利用解剖位点及基于体轴的标准测量线使多腔室异常也可有效检出，于后续手术治疗有积极意义。经会阴超声及 MRI 均能辅助确诊，但 MRI 可更全面诊断盆腔器官脱垂患者各异常腔室，减少漏诊，于盆底功能障碍性疾病的诊断价值更高。国外的多项研究也表明 MRI 技术的发展使该技术成为研究盆底解剖及功能的精确成像工具（Tunn et al，2001；Goh et al，2000；Barbaric et al，2001）。

（三）排粪造影

排粪造影是排粪功能障碍患者最理想的检查手段，能用于小肠疝的诊断、分度，还能够很好

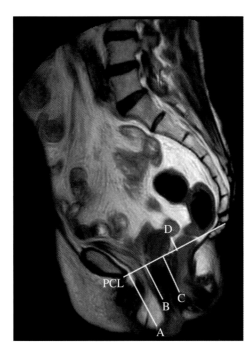

图 24-4-4　PCL 线标识图

膀胱最低点（A）、宫颈（B）、肛直肠连接点（C）均明显向下移位于 PCL 下，此病例为盆底腹膜疝表现，检查时乙状结肠和大网膜疝入疝囊，而小肠在检查时并未疝入，小肠最下缘（D）位于 PCL 上

地显示肛管直肠部器质性病变和功能性异常。检查前 1 天嘱患者服下泻药以清除积粪，检查当天空腹服下对比剂（如硫酸钡淀粉混悬剂）以显示消化道结构，2～3 小时后对比剂行至回盲部，然后经肛门注入对比剂 300～400 ml 行排粪造影检查。患者取侧位坐于排便桶上，分别摄取静息、力排（用力排便，肛门开大）相侧位。小肠疝的诊断标准为力排时小肠向下移位疝入 Douglas 陷凹内，小肠下缘低于 PCL 水平，可同时合并乙状结肠下疝。按其下移程度分为轻、中、重 3 度，轻度为力排相时小肠下缘低于 PCL 下 3 cm 以内，中度为小肠下缘位于 PCL 下 3～6 cm，重度为小肠下缘超过 PCL 下 6 cm 以上。排粪造影为标准生理性排泄体位，检查结果准确可靠。

（四）盆底腹膜腔造影

盆底腹膜腔造影是确诊盆底腹膜疝的可靠方法。盆底腹膜疝多发生于 Douglas 陷凹，疝内容物可为小肠、结肠、直肠、腹膜、网膜及其脂肪

组织等。

检查时患者取头高足低斜卧位，透视下经右下腹穿刺点注入非离子对比剂 20 ml 入腹膜腔内，嘱患者取立位深呼吸使造影剂进入 Douglas 陷凹内，再摄取盆腔站立正位及坐侧位盆腔静息、屏气用力时平片。

虽然盆底腹膜腔造影不能诊断小肠疝，但因为盆底腹膜疝内容物可为小肠、乙状结肠或大网膜等盆腹腔内容物，鉴于这一类不同内容物的疝处理是一致的，因此取得盆底腹膜疝的影像学客观证据就具有重要的临床意义。从某种意义上说，通过盆底腹膜腔造影确诊盆底腹膜疝，即可完全达到对后续临床处理的指导价值。但为了进一步明确盆底腹膜疝疝囊内容物，可以采用盆底腹膜腔造影联合排粪造影检查的方式。

（五）排粪造影联合盆底腹膜腔造影

张胜本等（1993）报道采用同步排粪造影和盆底腹膜腔造影，行力排相、排后黏膜相检查，均可见明显的 Douglas 窝疝囊，疝囊内容物为小肠和（或）乙状结肠，其下缘达到耻尾线以下。因此排粪造影联合盆底腹膜腔造影能同时明确盆底腹膜疝的诊断和了解其内容物，不失为诊断小肠疝的好方法之一，并且与动态 MRI 相比，上述造影检查时患者取坐位，更接近患者生理状态下正常排泄过程，检查简单易行，诊断简单，结果可靠，能同时动态观察肛直肠的功能性病变，但具有一定辐射性，且对合并其他脏器脱垂评估受限。

（六）MRI 联合排粪造影

虽然盆底腹膜腔造影联合排粪造影是确诊小肠疝的可靠方法，但是盆底腹膜腔造影属于侵入性检查，近年来的应用逐步减少，并且被 MRI 替代，因此目前诊断小肠疝，通常采用 MRI 联合排粪造影检查的方式。

七、诊断

关于小肠疝的诊断标准目前尚未统一，需结合临床表现、查体及辅助检查等综合考虑，

Nichols and Randall 描述为在直肠和阴道之间的疝囊，分开直肠和阴道，内容物为小肠和网膜（Nichols et al，1996），该诊断标准较为模糊，临床上应用较为困难，故可能遗漏部分小肠疝的诊断。有学者从临床和解剖学的角度将阴道穹隆的正常位置定义为距离肛门直肠角 3 cm 的水平，当小肠下降超过这个水平则被认为是小肠疝（Tomoko Takahashi et al，2006），这也是目前对于小肠疝诊断最直接和清楚的定义，不仅明确了发生的部位，也明确了疝囊及疝内容物，同时更清楚的明确了下降的距离，具有参考意义（图24-4-5）。

也有学者认为诊断可依据排粪造影检查来确定，如造影结果发现阴道与直肠之间的距离 > 5 mm（Kruyt et al，1990），或乙状结肠、小肠下缘在耻尾线以下即可作出小肠疝的诊断（卢任华等，1990），这些均提示小肠的下降程度是诊断小肠疝的重要因素。

八、治疗

（一）非手术治疗

目前对于小肠疝的非手术治疗中，无药物治疗选项，而盆底康复治疗仅是针对轻度的盆腔器官脱垂，且有效率不足 60%，对于小肠疝这种严重的盆腔器官脱垂，尚未见盆底康复治疗有效的报道。因此非手术治疗还是以选择子宫托为主，对于高龄、心肺功能差、各种原因不能手术的患者，子宫托是首选治疗方案。目前有多种类型的子宫托，如环型、盘型、抗尿失禁子宫托等。上托之前患者可以选择各种模型、不同型号试戴 15 分钟，以佩戴舒适，各种体位不脱落为选择标准。但遗憾的是，小肠疝患者，特别是切除子宫后的小肠疝患者，通常合并较重的阴道松弛，非常容易脱落，特别是下蹲和腹压增加的时候，往阴道方向疝出的疝囊可以"轻松"地将子宫托推出体外，临床亟需专门针对小肠疝患者设计特殊子宫托供医生及患者选择。

（二）手术治疗

手术治疗目前是小肠疝的最可靠、最确切的治疗手段。但在盆腔器官脱垂的手术治疗中，小肠疝手术难度大、复发率高，因此有待盆底外科医师和盆底修复材料的研究者们努力探索，最终获得并发症少、复发率低的理想的手术治疗方案。手术治疗包括疝囊的清除，阴道壁的重建及加固（Comiter et al，2001），临床上可选择的手

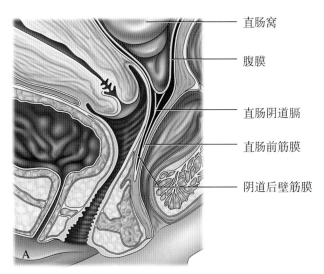
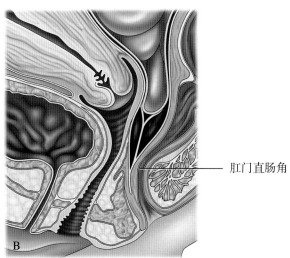

直肠窝

腹膜

直肠阴道膈

直肠前筋膜

阴道后壁筋膜

肛门直肠角

图 24-4-5　小肠疝的诊断标准
A. 正常盆底，小肠高于肛门直肠角上方 3 cm 水平；B. 小肠疝，小肠低于肛门直肠角上方 3 cm 位置

术方式包括骶韧带高位缝合术，改良的 McCall 式，经阴道盆底重建术，腹腔镜下盆底重建术等，随着腹腔镜技术、阴道手术技术的不断发展，盆底外科医师亦逐步摸索出一些新的或改良的术式，亦随着疝修补材料的不断更新换代，各种具有良好的抗牵拉强度、抗感染能力及防止脏器粘连的新型生物和合成材料的不断研发，小肠疝的临床诊治手段也可能相应发生变化。

1. 腹膜高位缝合术（Moschowitz 术式）

（1）手术理念：常于子宫切除后，在盆腔尽可能高的地方荷包层层缝合直肠浆膜和膀胱腹膜，同时将两侧主骶韧带复合体缝合在一起，达到封闭直肠窝的目的，该术式于 1912 年由 Moschowitz 报道。

（2）手术步骤：切除子宫后，先缝合两侧主骶韧带复合体，然后从疝囊的底部开始做荷包缝合，针距 1.5 ~ 2 cm，可做 3 ~ 8 个荷包缝合，缝合深度可带有一定的肠道筋膜，以便彻底关闭疝囊和预防复发，最后缝合的荷包固定在两侧的圆韧带断端上（Haest et al，1979）。如果没有切除子宫，缝合线可以缝合在子宫的后壁。从而高位封闭直肠窝（图 24-4-6）；如果是经阴道途径先行子宫切除后，也是从高位缝合前膀胱腹膜和直肠浆膜，然后层层往下荷包缝合，然后缝合两

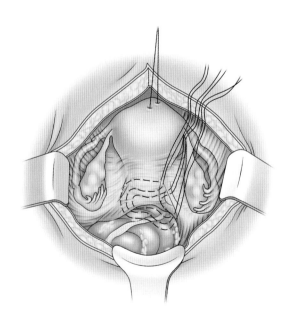

图 24-4-6　腹膜高位缝合术

侧主骶韧带，最后关闭阴道。

2. 经腹子宫直肠陷凹封闭术（Halban 术式）

（1）手术理念：经腹切除子宫后，再封闭子宫直肠陷凹。和 Moschowitz 术式一样的目的，只是具体方法不同，是用纵向缝合疝囊的方法来封闭直肠陷凹。

（2）手术步骤：①经腹行全子宫切除；②显露子宫直肠陷凹；③不可吸收线在直肠前筋膜和阴道残端之间进行矢状面的间断缝合或者荷包缝合，需从子宫直肠陷凹底部缝合到骶韧带附着处，并且尽可能多带上骶韧带。该术式报道较少，在手术疗效、并发症等方面的了解较少。且未见腹腔镜下手术的报道，可能不符合微创趋势的大背景，所以应用较少。

3. 骶韧带高位缝合术（McCall 术式） 骶韧带高位缝合术，由 Milton McCall 于 1957 年提出，因此又称为 McCall 术式，最早应用于预防子宫切除术后阴道顶端脱垂和肠疝，开始采用经阴道途径，后来可经腹、经腹腔镜完成。

（1）手术理念：暴露膨出部位及打开疝囊，减少疝囊内容物，缝扎疝囊基底部，去除多余腹膜并缝合骶韧带和阴道断端。即在阴式子宫切除后用不可吸收线将两侧骶韧带缝合到一起，从而起到提升阴道后壁，维持阴道正常轴向的作用。

（2）手术步骤：手术过程有内缝合和外缝合两部分，切除多余的疝囊腹膜后，首先使用 0 或 1 号不可吸收线做内缝合，目的是封闭子宫直肠陷凹，内缝合时第一针从左侧骶韧带靠近阴道断端处进针，出针后连续带着切除疝囊后剩下的腹膜缝合至右侧骶韧带的相同位置，然后第 2 针平行于第 1 针缝合左侧骶韧带、腹膜、右侧骶韧带予以加固，根据情况可缝合 2 ~ 3 针，收紧后即可封闭疝囊及 Douglas 陷凹；接下来行外缝合，外缝合的目的是将阴道顶端固定在骶韧带上，以达到悬吊阴道顶端的作用，外缝合使用 0 或 1 号可吸收线，外缝合时第一针从阴道后壁黏膜进针进入腹腔后穿过骶韧带，再从阴道顶端侧角的阴道前壁黏膜穿出，同法缝合对侧并加固。

McCall 术式在预防肠疝方面有一定优势。McCall 认为缝线每针的位置都应比上一针更高一些，后来在文献中描述成在缝合的时候尽可能往

患者头侧或较高的位置缝合，但考虑到输尿管与韧带及骨盆的解剖关系，该手术方式在缝合时可能使缝合线靠近输尿管，所以后来有文献报道在缝合时需向患者的"深层"缝合，即向患者的背部/后部缝合，增加手术安全性，如此可减少损伤尿管的可能（Aronson et al，2005）。

4. 改良 McCall 术式

（1）手术理念：与传统的 McCall 术式相比较，改良的 McCall 术式把骶主韧带缝合在阴道顶端的中心，而传统的术式则是靠近阴道角。

（2）手术步骤：使用两条连续的可吸收线进行子宫骶骨的缝合，在右侧阴道后壁偏中间的位置，从阴道壁外进针，针进入盆腔后，在坐骨棘水平穿过右侧骶韧带（坐骨棘水平与骶韧带的中下 1/3 相对应），再带上疝囊的腹膜，缝合到左侧，穿过左侧骶韧带，最后从左侧阴道后壁偏中间位置穿出，而缝合后收紧缝合线，由于丝线的牵拉可暴露出骶韧带的上部；同法再通过第 2 针缝合线缝合左右侧骶韧带，也带上疝囊的腹膜并收紧，其针距与第 1 条缝合线相距 1 cm。通过这样的缝合，后盆腔的直肠前腹膜、直肠阴道隔顶点和阴道后壁及前盆腔的膀胱腹膜、膀胱阴道筋膜和前阴道壁被收紧且固定到了阴道中线上，而主骶韧带复合体也被缝合到了一起而固定到了阴道中线上，最后纵向关闭阴道残端（图 24-4-7）。

5. Mayo McCall 术式

手术理念：Mayo McCall 术式方法基本同 McCall 术式，差别在于关闭子宫直肠陷凹腹膜的同时，折叠缝合并缩短骶韧带，再将阴道穹隆缝合悬吊在缩短的骶韧带上。该手术方式在一项有 693 例患者的研究中，有 95% 的患者接受了 Mayo McCall 术式，其中，对手术效果满意的患者达 82%，有 36 例（5.2%）因为脱垂复发再次进行了手术，手术并发症包括直肠和膀胱损伤（2.3%），穹隆血肿（1.3%），阴道断端感染（0.6%），输尿管并发症（0.6%）。该术式复发率较低，且在长期随访的患者中较多患者实现了顶端阴道支持的解剖修复的目的（Webb et al，1998）。

目前应用较广，效果确切，并发症相对较少。

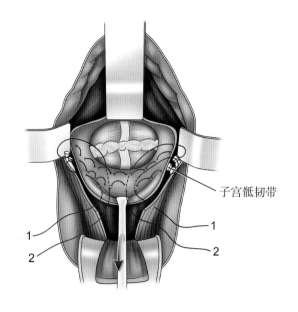

子宫骶韧带

图 24-4-7 改良 McCall 术式

6. Shull 术式

（1）手术理念：该术式于 2000 年由 Shull 报道，也属于改良的 McCall 术式，特点是同时缩短骶韧带和缝合阴道残端，手术简略，快速，并且对子宫切除后的穹隆脱垂效果确切。

（2）手术步骤：左右侧骶韧带各用 3 根不可吸收 0 号缝线缝合固定，共 6 条缝线；进针方向从前向后，即从腹侧到背侧，这样可便于更好地控制缝合位置，同时降低输尿管缝合的风险。第 1 针缝合时缝线穿过骶韧带时应位于坐骨棘水平，而后面的两条缝线相应位于前一条缝线上方 1 cm 处。这样可以达到骶韧带的中上 1/3 均有缝线缝合加固。每根悬吊缝合线的一端固定直肠前腹膜、直肠阴道隔顶点和阴道后壁，而另一端固定膀胱、腹膜、膀胱阴道筋膜和阴道前壁。缝合线穿过阴道壁时，缝线在阴道角处时应位于最低位置，而相应在阴道壁中点处时位置最高，两者之间的缝线处于两者之间，这样在收紧缝线后，阴道断端和前后壁能保持良好的对合（Shull et al，2000）。

对于伴有小肠疝的患者，具体步骤：①采用 T 形倒置纵向后阴道切开术进入直肠阴道间隙，解剖出肠膨出的疝囊；②分离肠膨出囊并打开以允许进入腹膜腔；③用纱布将肠管推开暴露手术区域，以便识别双侧骶韧带，且可用组织钳轻轻牵引以提高骶韧带的识别；④每侧骶韧带均缝合3针，从腹侧到背侧缝合，以降低输尿管夹闭的风险（Manodoro et al，2018）。最低缝合线位于坐骨棘水平，以下缝合线分别位于第一条缝合线上方1 cm和2 cm处；⑤每一根缝合线均进行标记，以便于正确定位；⑥取出纱布，切除多余阴道壁的黏膜，使前阴道壁和后阴道壁一样长，切除小肠疝囊；⑦在阴道后壁顶点的中线处穿过一条缝线作为标志；⑧骶韧带缝线的腹端穿过腹膜、耻骨宫颈筋膜顶点和阴道前黏膜，背端穿过腹膜、直肠阴道筋膜顶点和阴道后壁黏膜。远端缝

合线从侧面穿过，近端缝合线从内侧穿过，中间缝合线在前两条缝合线之间穿过；⑨所有缝合线均收紧以闭合腹膜，重建前、后筋膜顶端，横向闭合及悬吊阴道顶点；⑩术后膀胱镜检查双侧输尿管是否通畅（图24-4-8）。

7. 经阴道肛提肌缝合术

（1）手术理念：由Rodolfo Milani等于2017年报道，目的是将直肠阴道间隙两侧的肛提肌缝合到直肠阴道间隙中间，从而加固直肠阴道筋膜。

（2）手术步骤：①从阴道顶端到处女膜缘，倒T形切开阴道后壁，向两侧分离直肠阴道间疏松组织，直到两侧直肠旁间隙；②同时游离出小

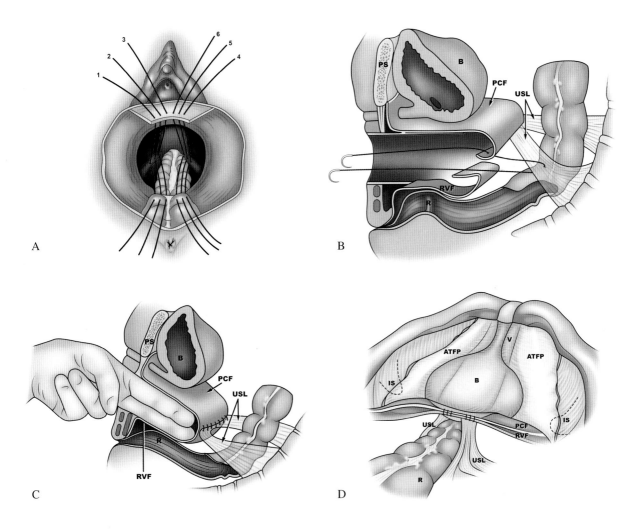

图24-4-8　Shull术式。B. 膀胱；PCF. 耻骨宫颈筋膜；USL. 子宫骶骨韧带；RVF. 直肠阴道筋膜；R. 直肠；ATFP. 盆筋膜腱弓；IS. 坐骨棘

肠疝囊，高位打开疝囊，由高到低，用荷包线缝合封闭小肠疝囊和道格拉斯陷凹，有直肠膨出的也用荷包缝合减轻直肠前突；③直视暴露两侧耻骨直肠肌，位于直肠外侧，坐骨棘远端；④将5条双臂单丝可吸收缝线分别缝合在两侧的耻骨直肠肌肉上。第一针缝线缝合在阴道顶端的位置，然后从上到下依次缝合，下一针距上一针的距离约1 cm，然后收紧缝合线打结，完成从阴道顶端到会阴体的固定，并且每一条缝合线都用不同的器械进行标记，最后每根缝线打结，将两侧耻骨直肠肌向中间牵拉，固定在阴道的中线上，最高的一根固定在阴道顶点，最低的一根固定在靠近处女膜缘肛提肌最浅表的位置；⑤最后关闭阴道壁，及会阴体成形（Milani et al，2018）。

8. 经腹、腹腔镜下肛提肌缝合术

（1）手术理念如上，肛提肌缝合的手术方式也可以通过经腹或腹腔镜方式实现，但腹腔镜暴露比经腹及经阴道更为清晰（Ross et al，1997）。

（2）手术步骤：于道格拉斯陷凹的黄白交界处打开直肠阴道间隙，向两侧充分游离直肠侧窝，暴露出两侧肛提肌，从阴道远端开始缝合两侧肛提肌，间断缝合到阴道顶端水平，最后封闭疝囊及道格拉斯陷凹，方法和经阴道的肛提肌缝合术刚好相反（图24-4-9）。

9. 经阴道后盆底重建术

（1）手术理念：在外科疝修补观念中，目前公认通过移植物材料来加强筋膜组织来治疗疝气，治疗效果最为确切，复发率最低。而在妇科领域，早在1962年，Lane 既将植入材料疝修补观念引入了小肠疝的处理策略，报道了经腹部网片置入修复子宫切除后的穹窿脱垂（Lane et al，1962）。而后发展起来的后盆底重建术（Amrute et al，2007；Murphy et al，2013）也是通过移植物材料植入直肠阴道间隙，从而达到加强 Douglas 陷凹和重建直肠阴道隔的目的。因此，对于小肠疝、直肠疝患者，也具有相对确切的治疗效果，复发率低于传统手术，但后盆底重建特有的并发症如网片侵蚀、疼痛、性交不适等相关问题限制了该术式的应用，目前普遍的共识是对于复发性和重度肠疝，后盆底重建仍旧是可靠的手术方式，并且推荐适应证为年老，性生活要求低的患

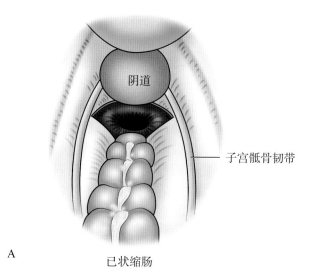

A

子宫骶骨韧带

已状缩肠

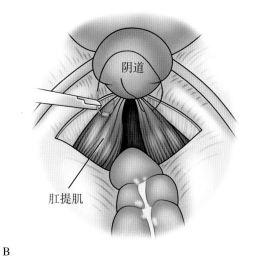

B

肛提肌

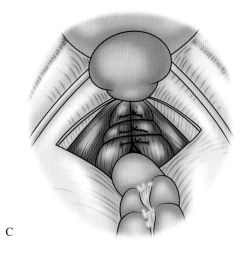

C

图 24-4-9 经腹/腹腔镜肛提肌缝合术

者人群。手术主要包括通过骶棘韧带悬吊和重建直肠阴道隔两部分，对医生技术要求相对较高。

（2）手术步骤：纵行切开阴道后壁黏膜，上达宫骶韧带宫颈结合部、下达会阴体，暴露直肠阴道筋膜，充分游离阴道后壁暴露疝囊，并分离两侧直肠窝；荷包缝合直肠阴道筋膜，将膨出的直肠壁压回直肠方向，直至直肠阴道筋膜基本平整；分离两侧直肠侧窝，并游离两侧骶棘韧带；于肛门口外下 3 cm 处做一 0.4 cm 切口，用盆底穿刺器向盆腔内穿刺，途经坐骨直肠窝，到达两侧骶棘韧带中点，然后从骶棘韧带的盆腔内侧面穿入，置入引导线，牵引两侧引导线，使网片的深支经过骶棘韧带并固定，同时将网片顶端固定在宫颈后壁骶韧带附着处，从而将阴道顶端上提；经臀部相同皮肤切口，向肛提肌处穿刺，置入引导线，牵引拉出另两条牵引浅支。最终 4 条牵引支可以将网片平铺于直肠阴道间隙（图 24-4-10），亦有较多学者省略掉两条牵引浅支，将网片底端平铺在肛提肌缘即可。最后缝合两侧肛提肌，修建多余阴道后壁，缝合阴道后壁，阴道纱条填塞，术毕。

该手术的操作经验需对盆底解剖，包括直肠侧窝，坐骨直肠窝，坐骨棘，骶棘韧带，肛提肌及周围的神经血管等充分了解利于手术操作，手术操作上需充分水分离直肠阴道间隙，避免疝囊内的肠管因直肠阴道筋膜破损进入腹腔，同时避免因筋膜破损肠管突出阴道和体外，增加手术难度、损伤及感染风险，减少对肠道的干扰以便于

加快恢复；同时因保留足够厚度的阴道后壁，减少网片的暴露发生率；荷包缝合能够起到回纳疝囊，利于网片平铺，同时还能起到加固直肠阴道筋膜的作用；穿刺途经坐骨直肠窝及肛提肌，为后盆重建的穿刺的经典部位及途径，具有可操作性及安全性。

目前常用的盆底修复植入物材料主要分为两种：①以聚丙烯（poly propylene）为主体的高分子材料；②异质脱细胞基质生物材料（extracellular matrix，ECM），通常来源于猪、牛等动物的真皮、小肠、膀胱等组织。高分子材料的优点是不可吸收，如果手术放置到位，则效果可靠，但缺点是组织相容性较差，存在近期或远期的组织侵蚀问题；而 ECM 组织相容性好，但会在体内降解，体内降解期通常为 6 ~ 12 个月，存在远期复发的问题。

10. 腹腔镜下后盆底重建术　腹腔镜后盆底重建术术式推广晚于经阴道后盆底重建，因此严格地说是经阴道后盆底重建术的一种改良。因为行经阴道后盆底重建术时，需要打开阴道后壁，找对层次，正确进入直肠阴道间隙，然后放置聚丙烯网片，如果网片放置不到位，则网片侵蚀及性交痛的发生率较高，对术者的技术要求较高，并且多次受到 FDA 警告。而腹腔镜下的后盆底重建术则从一定程度上减少了网片侵蚀和性交痛的发生率。腹腔镜下的后盆底重建术和经阴道的后盆底重建术原理一样，通过骶前悬吊达到阴道顶端固定，通过直肠阴道间隙放置网片达到加

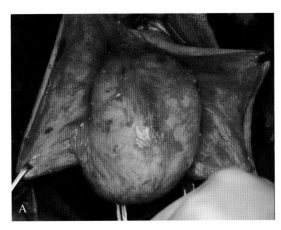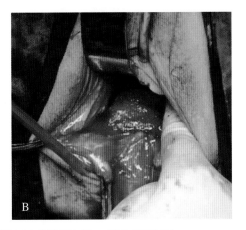

图 24-4-10　A. 小肠疝疝囊；B. 采用网片平铺于直肠阴道间隙，压迫疝囊还纳

固、重建后盆底这两个方面的目的，来防止小肠疝入后盆腔，并且同时能防止直肠前突及中盆腔缺陷。

自从2013年强生Artisyn-Y形网片上市以来，腹腔镜后盆底重建术逐渐得到完善，Y形网片通过包绕阴道顶端，网片前叶平铺在膀胱阴道间隙，能纠正膀胱疝，网片后叶平铺于直肠阴道间隙，能纠正直肠疝和小肠疝，同时使前、中、后盆底3个部位得到加强，能同时做到I水平和II水平的解剖复位，因此成为了中盆腔缺陷术式的"金标准"，其后叶部位网片的植入不仅加强了直肠阴道筋膜，而且还有良好的顶端支持，实际上达到了后盆底重建的目的。

手术步骤：①首先行腹腔镜下全子宫切除，与普通全子宫切除不同的是，下推膀胱时，需游离膀胱阴道间隙，到达阴道前穹隆下方3～4 cm，子宫后方需打开直肠阴道间隙，直到肛提肌水平；②全子宫切除术后，缝合阴道残端；③于骶髂关节处打开后腹膜，进入骶前间隙，暴露前纵韧带；④沿右侧输尿管内侧直到右侧骶韧带水平打开阔韧带后叶；⑤将Artisyn-Y形网片的前后叶交汇处固定到穹隆顶端，前叶裁剪到合适大小，平整伸入到膀胱阴道间隙，固定之；后叶裁剪到合适大小，平整伸入到直肠阴道间隙，直达肛提肌水平，固定之；⑥提拉网片，将阴道顶端提拉到合适位置，将网片中央支固定到S_2-S_1椎体表面的前纵韧带上；⑦完整关闭腹膜，包裹网片于腹膜外（图24-4-11）。

Artisyn-Y形网片阴道骶前固定术效果可靠，复发率低，并发症少，是目前盆底手术的"金标准"术式，但也不是可以代替其他所有方法的完美术式，其中最严重的并发症是阴道菌群通过

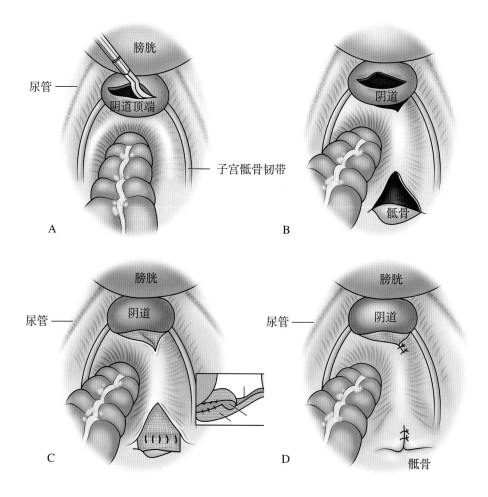

图24-4-11 腹腔镜下Y形网片的后盆底重建术

阴道残端感染上行，引起骶前区感染，严重者导致脊柱炎、椎间盘炎等较为凶险的并发症，另外残端愈合不良，导致阴道顶端网片暴露并非罕见，因此有学者倾向于暴露宫颈，只行子宫次全切术，行宫颈骶前固定术，使感染的风险大大减小，但给今后宫颈病变的手术带来困难。亦有学者主张行保留子宫的子宫骶前固定术，该术式保留子宫，也不存在阴道残端网片暴露和感染上行的问题，且手术步骤相对简化，安全可靠，但子宫骶前固定术也不适合于子宫有病变的患者。

Artisyn-Y 形网片阴道骶前固定术的另一个难点是网片后叶在直肠阴道间隙的平整置入的问题，理论上后叶网片的下端应缝合到肛提肌水平，但在腹腔镜下实际操作难度较大，一是不容易缝合到肛提肌水平，二是在直肠阴道间隙中，镜下很难做到网片完整平铺缝合。一定程度上影响了手术效果，甚至造成后壁不规则增厚，影响性生活。亦可先经阴道缝合前后叶网片，再关闭阴道残端，最后再在腹腔镜下缝合骶前支，但这一步骤增加了感染机会。我们对 Artisyn-Y 形网片阴道骶前固定术做了一定改进，可以做到后叶网片的完整平铺，且无须缝合，还可调整网片张力，能很好地加强后盆底，防止术后发生小肠疝，操作熟练后，大大缩短手术时间（刘禄斌等，2019）。具体步骤介绍如下：同常规的骶前固定手术步骤，打开直肠阴道间隙至肛提肌水平；将 Artisyn-Y 形网片修剪成型：从网片交汇处到后叶末端中，留出足够的长度，正好等于阴道顶端到直肠阴道间隙肛提肌水平长度，以便完全平铺于整个直肠阴道间隙。将后叶末端多余网片部分再从中间剖开，修剪成左右两支浅支，连接好引导线，这两个浅支的目的是穿出到体外牵引用（图 24-4-12）。再于肛门口外下 3 cm 处做一 0.4 cm 切口，用穿刺锥于切开处向盆腔内穿刺，途径肛提肌及坐骨直肠窝，于阴道内 2 cm 左右穿出肛提肌，进入直肠阴道间隙，腹腔镜下牵引出 Artisyn-Y 形网片的左、右两侧浅支，并体外调整左右直肠支的张力，从而能使整个后叶完整平铺到直肠阴道间隙。然后将长臂向上提拉，用爱惜邦不可吸收缝线将补片固定于 S_1 椎体前纵韧带上，将顶端悬吊于合适位置，并根据后壁的膨出

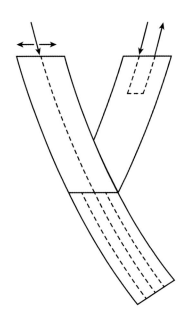

图 24-4-12　自裁剪 Y 形网片

程度调整两支浅支至后壁重建至满意程度。

如果遇到小肠疝合并子宫脱垂患者，行保留子宫的后盆底重建，可将 Artisyn-Y 形网片的前叶从中间剖开成为宫颈支，术中将宫颈支从后到前，两边包绕子宫峡部，起到顶端支撑的作用，而后叶的裁剪方法及手术处理同前述。

该术式能够较好的同时处理中盆腔缺陷和小肠疝等后盆腔缺陷，首先骶骨固定对于中盆腔或后盆腔缺陷的患者而言能够起到很好的顶端支撑，通过网片的置入能够修补直肠阴道间筋膜的组织缺损，消灭薄弱区，从而达到矫正或重建的手术目的，并可减少复发。网片在直肠阴道间隙能够达到完全的平整平铺（图 24-4-13），因网片平整，可能减少网片发生暴露的机会，术后患者性生活影响较小；另外，因自裁的网片具有 2 支浅支，在网片紧张程度及平整程度上具有可调节性，操作灵活。另外，该术式恢复了肛管直肠的角度，可以缓解及治疗患者便秘、便不净感，同时可以预防子宫骶骨固定术后代偿性的后壁膨出，但该手术需要充分了解盆底解剖，具有较强的腹腔镜基础，穿刺时需注意手指在直肠及阴道内引导，同时在腹腔镜下监视以避免损伤肠管及穿透阴道壁，且患者术后便秘症状能否改善仍需

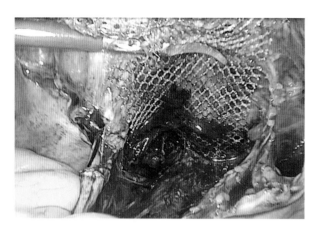

图 24-4-13　网片平铺于直肠阴道间隙

长期随访，能否更加简化手术步骤，也需更多病例研究。

九、并发症

对于小肠疝的手术治疗，目前尚无统一固定术式，加之往往合并其他盆底功能障碍，手术治疗时需结合其他手术方式，故手术的损伤或并发症，可能与其他盆底功能障碍手术治疗的并发症一致，包括血肿、感染、输尿管、直肠损伤等，在这些并发症中，输尿管梗阻较为常见，早在 1990 年 Bruce H 等就提出了关于 McCall 术式可能存在潜在问题及预防措施；文献报道的其他的并发症还包括直肠撕裂、膀胱损伤、阴道穹隆脓肿，直肠旁血肿及臀部疼痛（Natale et al，2008，2010；Töz et al，2015）。

另外，并发症与手术方式及患者的个体差异相关，如子宫骶骨悬吊术治疗肠膨出可能发生的严重并发症包括小肠和输尿管损伤（Karram et al，2001）。骶韧带悬调的严重并发症比较少见，主要是输尿管损伤，发生率约 1% ~ 2.4%（Shull et al，2000）。因小肠疝常伴有其他盆底功能障碍，对于小肠疝的手术治疗往往需与其他手术方式联合应用，从而达到个体化诊治的目的，故对于手术的确切效果，近远期并发症，术后复发率，患者生活质量的改善等方面，仍然有待进一步分析，这也提示对于小肠疝这类特殊疾病，有待妇科、泌尿、肛肠、影像等多学科协作和多中心研究，才利于获得完善的、客观的解剖学和功能学方面的资料及数据，从而有利于这类特殊疾病的临床诊治。

（刘禄斌　赵成志）

参考文献

陈永康，等，2015．动态磁共振成像在女性盆腔器官脱垂诊断中的应用价值．中国实用妇科与产科杂志，31（7）：653-656．

雷凯荣，等，2017．盆底超声在女性盆底功能障碍性疾病诊断中的应用．中国实用妇科与产科杂志，33（10）：1008-1014．

卢任华，等，1990．排粪造影的临床应用．中华放射学杂志，24（3）：170-174．

刘萍，等，2017．磁共振成像盆底三维重建的方法及意义．中国实用妇科与产科杂志，33（10）：1014-1018．

木其尔，等，2017．超声评估盆腔器官脱垂的进展．中国介入影像与治疗学，14（12）：772-775．

唐连，等，2016．动态 MRI 检查在盆底功能障碍性疾病诊断和治疗后随访中的应用进展．中华妇产科杂志，（9）：714-717．

杨新庆，2002．盆底疝的诊断与治疗．中国实用外科杂志，22（12）：717-718．

张胜本，等，1993．直肠内脱垂的诊治进展．中国实用外科杂志，13（12）：715-717．

赵成志，等，2019．腹腔镜下自裁 Artisyn-Y 型网片同时纠正中盆腔及后盆腔缺陷的术式报道．国际妇产科杂志．

Amrute KV, et al, 2007. Analysis of outcomes of single polypropylene mesh in total pelvic floor reconstruction. Neurourol Urodyn, 26（1）：53-58.

Aronson MP, et al, 2005. Low risk of ureteral obstruction with "deep"（dorsal/posterior）uterosacral ligament suture placement for transvaginal apical suspension. Am J Obstet Gynecol, 192（5）：1530-1536.

Barbaric ZL, et al, 2001. Magnetic resonance imaging of the perineum and pelvic floor. Top Magn Reson Imaging, 12（2）：83-92.

Bertschinger KM, et al, 2002. Dynamic MR imaging of the pelvic floor performed with patient sisting in an openmagnet unit versus with patient supine in a closed-magnet unit. Radiology, 223 (2): 501-508.

Burch, JC, 1961. Urethrovaginal fixation to Cooper's ligament for correction of stress incontinence, cystocele, and prolapse. Am J Obstet Gynecol, 81: 281-290.

Cruikshank SH, et al, 1999. Randomized comparison of three surgical methods used at the time of vaginal hysterectomy to prevent posterior enterocele. Am J Obstet Gynecol, 180 (4): 859-865.

Comiter CV, 2001. Repair of enterocele and vault prolapse: transvaginal culdosuspension. Tech Urol, 7 (2): 146-151.

Dietz HP, 2014. Translabial ultrasound in the assessment of pelvic floor and anorectal function in women with defecatory disorders. Tech Coloproctol, 18 (5): 481-494.

Grischke EM, et al, 1986. A new study method: the perineal scan in obstetrics and gynecology. Ultraschall Med, 7 (4): 154-161.

Goh V, et al, 2000. Dynamic MR imaging of the pelvic floor in asymptomatic subjects. AJR Am J Roentgenol, 174 (3): 661-666.

Haest JW, et al, 1979. Abdominal surgical treatment of enterocele. Eur J Obstet Gynecol Reprod Biol, 9 (1): 55-56.

Karram M, et al, 2001. Highuterosacral vaginal vault suspension with fascial reconstruction for vaginal repair of enterocele and vaginal vault prolapse. Am J Obstet Gynecol, 185 (6): 1339-1342.

Kohorn EI, et al, 1986. Ultrasound cystourethrography. Obstet Gynecol, 68 (2): 269-272.

Kruyt RH, et al, 1990. Selection of patients with internal intussusception of the rectum for posterior rectopexy. Br J Surg, 77 (10): 1183-1184.

Lapalus MG, et al, 2004. Enterocele: clinical risk factors and association with others pelvic floor disorders (about 544 defecographies). Gynecol Obstet Fertil, 32 (7-8): 595-600.

Lane FE, 1962. Repair of posthysterectomy vaginal-vault prolapse. Obstet Gynecol, 20: 72-77.

Manodoro S, et al, 2018. Tips and tricks for uterosacral ligament suspension: how to avoid ureteral injury. Int Urogynecol J, 29 (1): 161-163.

Miklos JR, et al, 1998. Site-specific fascial defects in the diagnosis and surgical management of enterocele. Am J Obstet Gynecol, 179 (6 Pt 1): 1418-1422.

Milani R, et al, 2017. Transvaginalsacrospinous ligament fixation for posthysterectomy vaginal vault prolapse repair. Int Urogynecol J, 28 (7): 1103-1105.

Milani R, et al, 2018. Transvaginal levator myorrhaphy for post hysterectomy vaginal vault prolapse repair. Int Urogynecol J, 29 (6): 913-915.

Morakkabati-Spitz N, et al, 2008. Dynamic pelvic floor MR imaging at 3 T in patients with clinical signs of urinary incontinence-preliminary results. Eur Radiol, 18 (11): 2620-2627.

Murphy AM, et al, 2013. Utility of postoperative laboratory studies after female pelvicreconstructive surgery. Am J Obstet Gynecol, 209 (4): 363. e1-5

Natale F, et al, 2008. High levatormyorrhaphy for transvaginal suspension of the vaginal apex: long-term results. J Urol, 180 (5): 2047-2052.

Natale F, et al, 2010. Highlevatormyorraphy versus uterosacral ligament suspension for vaginal vault fixation: a prospective, randomized study. Int Urogynecol J, 21 (5): 515-522.

Notten KJB, et al, 2017. Diagnostic Accuracy and Clinical Implications of Translabial Ultrasound for the Assessment of LevatorAni Defects and LevatorAni Biometry in Women With Pelvic Organ Prolapse: A Systematic Review. Female Pelvic Med Reconstr Surg, 23 (6): 420-428.

Nichols DH, et al, 1996. Vaginal surgery. 4th ed. Baltimore: Williams& Wilkins, 336-350.

Ranney B, 1981. Enterocele, vaginal prolapse, pelvic hernia: recognition and treatment. Am J Obstet Gynecol, 140 (1): 53-61.

Ross, JW, 1997. Techniques of laparoscopic repair of total vault eversion after hysterectomy. J Am Assoc Gynecol Laparosc, 4 (2): 173-83.

Rosenkrantz AB, et al, 2014. Prevalence of pelvic organ prolapse detected at dynamic MRI in women without history of pelvic floor dysfunction: comparison of two reference lines. Clin Radiol, 69 （2）：e71-77.

Shull BL, et al, 2000. A transvaginal approach to repair of apical and other associated sites of pelvic organ prolapse with uterosacral ligaments. Am J Obstet Gynecol,183(6)：1365-1373.

Takahashi T, et al, 2006. Enterocele：what is the clinical implication?. Dis Colon Rectum, 49 （10 Suppl）：S75-81.

Töz E, et al, 2015. Outcomes of vaginal hysterectomy and constricting colporrhaphy with concurrent levatormyorrhaphy and high perineorrhaphy in women older than 75 years of age. Clin Interv Aging, 10：1009-1015.

Tulikangas PK, et al, 2001. Enterocele：is there a histologic defect? Obstet Gynecol, 98 （4）：634-637.

Tunn R, et al, 2001. Visibility of pelvic organ support system structures in magnetic resonance images without an endovaginal coil. Am J Obstet Gynecol, 184 （6）：1156-1163.

Webb MJ, et al, 1998. Post hysterectomy vaginal vault prolapse：primary repair in 693 patients. Obstet Gynecol, 92 （2）：281-285.

Wiskind AK, et al, 1992. The incidence of genital prolapse after the Burch colposuspension. Am J Obstet Gynecol, 167 （2）：399-404.

第二十五章

盆腔器官脱垂与下尿路症状

第一节　隐匿性尿失禁

一、流行病学

1983 年 Richardson 首先提出了隐匿性压力性尿失禁（occult stress urinary incontinence，OSUI）这一概念，他用子宫托回纳脱垂的盆腔脏器后，发现部分原本排尿正常的患者在 Valsalva 动作时出现漏尿，且尿道闭合压较脱垂矫正前显著下降，这也解释了盆腔器官脱垂（pelvic organ prolapse，POP）患者经盆底重建手术后出现的漏尿现象。OSUI 在文献中有多种名称，包括掩盖的 SUI，潜在的 SUI，隐藏的 SUI，复位后的 SUI，术后或新发尿失禁（post-operation occult stress urinary incontinence，POSUI）等。2010 年，国际妇科泌尿协会（international urogynecological association，IUGA）和国际尿控协会（international continence society，ICS）联合提出的隐匿性压力性尿失禁的定义是：当前无尿失禁症状的盆腔器官脱垂患者，在脱垂复位后的检查中存在尿失禁症状，以及既往曾有一过性尿失禁史，脱垂发生或加重后尿失禁症状消失，在盆底复位手术后再次出现了临床显性尿失禁症状者。

不同文献报道盆腔器官脱垂中隐匿性压力性尿失禁筛查阳性率在 10.7% ～ 35.8%（朱兰，等，2005）。筛查阳性率波动大的原因与筛查方法、研究人群特征、评估标准不同等有关。临床上隐匿性尿失禁的发生和盆腔器官脱垂密切相关。女性一生中因盆腔器官脱垂而接受手术治疗的概率为 11.8%（Olsen et al，1997），在盆腔器官脱垂手术后出现新发尿失禁的概率为 11% ～ 40%

（Svenningsen et al，2012）。目前普遍认为隐匿性尿失禁是术后新发压力性尿失禁的主要因素。合并隐匿性尿失禁的盆腔器官脱垂患者修复手术后压力性尿失禁发生率升高，达到 13% ～ 67.4%，但仅 5.3% ～ 15.8% 的患者需再次手术治疗（Jundt et al，2012）。

二、病因学

（一）隐匿性尿失禁的发病机制

隐匿性尿失禁的发病机制目前尚未完全阐明，主要考虑以下几点。

1. 尿道梗阻　盆腔器管脱垂患者的膀胱尿道连接部位会成角，尿道扭曲受压，甚至出现尿道梗阻，导致尿道阻力增加，漏尿症状被掩盖。Richardson 等（1983）认为隐匿性尿失禁是盆腔器官脱垂纠正后解除了尿道的解剖学梗阻状态所致。Kuribayashi 等（2012）的研究表明，尿道梗阻是隐匿性尿失禁的独立高危因素，认为这类患者术前存在因膀胱脱垂造成的下尿道梗阻，当梗阻解除后出现隐匿性尿失禁。此外，Nguyen 等（2007）认为阴道后壁脱垂也可能掩盖尿失禁症状，其机制可能为腹压增加时，脱垂的阴道后壁向前施加压力，使得尿道压力增加，从而获得"控尿"效果。

2. 尿道括约肌收缩障碍　研究表明盆腔器官脱垂合并压力性尿失禁或隐匿性尿失禁者的最大尿道压力（maxmum urethral pressure，MUPP）

明显低于无压力性尿失禁组患者，MUPP 反映了尿道的闭合压力，提示隐匿性尿失禁的发生与黏膜萎缩及尿道内括约肌功能不良有关（Long CY，et al，2004；宋晓晨，等，2014）。

3. 神经损伤　盆腔器官脱垂手术造成的尿道括约肌的支配神经和尿道周围血管丛的损伤可能与 OSUI 有关。

（二）与隐匿性尿失禁相关的危险因素

据相关文献报道，高龄，阴道分娩史（生育次数多、初次生育年龄大、阴道分娩并使用器械、巨大儿），盆腔手术操作史，糖尿病病史，便秘，肠道功能紊乱和低雌激素水平，肥胖，种族，遗传因素，饮酒，吸烟，咖啡因摄入，慢性咳嗽等是目前比较明确的尿失禁的危险因素，增加盆底重建术后新发尿失禁的发生率。（Cheater et al，2000；Maral et al，2001；Al-Hayek et al，2004；Tuncay et al，2006；Moore et al，2009；Waetjen et al，2009）。

1. 阴道分娩史　目前经阴道分娩导致盆底功能障碍的机制尚未明确，分娩时盆底肌肉、组织、血管、神经的损伤，不仅会导致盆腔器官脱垂，还会增加远期尿失禁的发生。盆腔器官脱垂手术后虽然可以达到脱垂器官如子宫、阴道或膀胱、直肠的解剖学上的复位，但并没有全面改善盆底的缺陷，故术后有新发压力性尿失禁可能。

2. 盆腔手术操作史　随着对盆底解剖研究的深入，盆腔手术包括剖宫产、盆腔良恶性肿瘤手术无论经阴、经腹或腹腔镜操作，都可能会造成盆腔肌肉神经的损伤，尤其是阴部神经的损伤，从而影响尿道括约肌的正常功能，导致低漏尿压，发生术后新发尿失禁。

3. 盆底重建手术　盆腔器官脱垂修复手术可能导致术后腹腔压力的传导发生改变，从而新发压力性尿失禁。骶棘韧带固定术、经腹阴道顶端骶骨固定术、经阴道植入网片的盆底重建手术、阴道前壁修补术后新发尿失禁发生率分别为 26.6%～33.0%、9.4%～44.1%、12.3%～32.0%、6.3%～8.0%（宋晓晨等，2014）。骶棘韧带固定术后阴道穹隆被拉向后方而引起膀胱尿道连接处过度伸直、尿道闭合压降低而易导致术后压力性尿失禁，阴道顶端骶骨固定术后新发尿失禁可能与腹腔压力改变及膀胱角度改变有关。阴道前壁修补术术后尿失禁的发生率最低，有一定的抗尿失禁的效果。骶棘韧带固定术和阴道顶端骶骨固定术是术后新发尿失禁的高危因素。

4. 糖尿病病史　糖尿病会导致机体微血管和神经的损伤，包括损伤支配膀胱的神经，改变逼尿肌肌肉功能，引起移行细胞功能障碍，进而损伤尿自控机制，导致尿失禁的发生。研究发现有糖尿病病史的患者术后尿失禁的发生率更高。Rizk 等（Rizk et al，2006）等提出了糖尿病性膀胱病概念，动物实验表明糖尿病性膀胱病是逼尿肌超微结构和微血管损伤造成的肌肉、神经组件损伤而最终导致的逼尿肌肌肉功能改变。

5. 术前有主观尿失禁存在　术前有主观尿失禁患者术后发生客观尿失禁的比例为 56.25%，而术前没有主观尿失禁的患者术后发生尿失禁的比例为 14.88%（孙秀丽等，2013；Lensen et al，2012）。

6. 肥胖、便秘及慢性咳嗽病史　肥胖、便秘及慢性咳嗽病史使得长期腹压增高，导致术后易新发压力性尿失禁。

三、评估

评估隐匿性尿失禁首先应从病史采集和查体入手，通过一系列的检查从而明确诊断。评估时需详细询问无明显脱垂症状前有无压力性尿失禁史。体检中应注意患者是否有尿道脱垂，即 POP-Q 中 Aa 点的位置是否有下移，同时考虑隐匿性尿失禁对生活质量的影响和患者治疗期望。国际妇科泌尿协会及尿控协会（IUGA/ICS）目前尚未对隐匿性尿失禁诊断时的检查方法、膀胱容积、患者体位等进行标准化定义。筛查方式不同可导致隐匿性尿失禁的发生率不同。

（一）脱垂器官复位后压力诱发试验

脱垂器官复位后压力诱发试验是目前最常用的筛查方法，此方法敏感性性低，但特异性高（杨翔等，2011）。通常在逼尿肌无收缩的状态下，纠正器官脱垂后增加腹压或做 Valsalva 动作时有漏尿表现，即可诊断隐匿性尿失禁。为使筛查方法更为准确，在进行压力试验时，需要注意以下问题。

1．体位：患者体位采用膀胱截石位，也可取坐位或站立位。

2．膀胱充盈：膀胱充盈容积建议膀胱充盈液体 300 ml 时进行压力试验，如患者膀胱最大容积 < 300 ml 时，应在患者膀胱实际测得的最大容积时进行，以避免过度诊断。

3．脱垂复位方法：常用的脱垂复位方法有放置子宫托、手法复位、放置卵圆钳、放置窥阴具、大棉签、阴道填塞纱布卷等。筛查多在诊室进行，而子宫托可用于筛查日常生活中的隐匿性尿失禁。将子宫托置入阴道内数天以明确是否有新发尿失禁，若出现新发尿失禁，则为隐匿性尿失禁筛查阳性；但部分患者，尤其是既往盆腔手术后有解剖学改变、阴道口宽、阴道短、阴道萎缩等，其放置子宫托成功率较低且依从性差。操作时应尽量减少人为因素所致的尿道梗阻或膀胱尿道连接部过度伸直。

筛查结果的可重复性取决于脱垂的类型：对于前盆腔脱垂为主的患者，完全复位时容易引起膀胱尿道后角过度伸直，而易导致结果假阳性；前盆腔支持结构良好的患者，因手术无需处理阴道前壁和膀胱膨出，更易获得可重复性的结果。

值得注意的是，术前的各种筛查方法都有局限性，无法完全模拟术后脱垂器官的解剖学复位。Borstad 等（1989）研究表明，子宫托与其他 4 种方法（手法复位、大棉签、卵圆钳、窥阴器）相比，预测术后压力性尿失禁的敏感度低（分别为 5%、18%、33%、17%、39%），但特异度高（分别为 96%、90%、93%、84%、74%）；有报道，延长放置子宫托至数天，可较好模拟盆腔器官复位后情况，提高敏感性约 20%。此外，术前几种方法联合筛查，能增加隐匿性压力性尿失禁的诊断准确性。宋晓晨等（2017）认为 POP 术中行压力试验可提高隐匿性压力性尿失禁检查的可靠性。

（二）尿动力学检查

伴有隐匿性尿失禁的患者中，尿动力学检查（urodynamic study，UDS）常提示有尿道闭合功能障碍及尿道内括约肌功能减退。通过尿流率测定、压力流率同步测定及尿道压力测定，采用压力传导率作为标准，即咳嗽时尿道压增高值与膀胱压增高值的比值，隐匿性尿失禁中此压力传导率比值大多 < 0.9。王润之等（2016）认为尿动力学检查的隐匿性尿失禁的检出率约为 52.3%。Araki 等（2009）研究认为对于明确合并有压力性尿失禁的盆腔器官脱垂患者，除外其他复杂的下尿路症状后，应在盆底重建手术同时行抗尿失禁手术，尿动力学检查不影响术式选择，可以不做。而对于盆腔器官脱垂无尿失禁症状的患者，推荐术前行尿动力学检查，有助于发现隐匿性尿失禁患者，对是否同时行抗尿失禁手术有指导意义。但是杨翔等（杨翔，等，2011）否认上述观点，认为尿动力学检查预测隐匿性尿失禁的价值有限。

（三）影像学检查方法

目前主要的影像学检查方法有经会阴三维彩超和磁共振成像技术（MRI）。会阴彩超或 MRI 下测量尿道长度、膀胱尿道后角、尿道倾斜角、肛提肌裂孔大小、肛提肌尿道间隙等对尿失禁合并盆腔器官脱垂的鉴别有一定意义。李彤等（李彤等，2017）研究表明，盆腔器官脱垂术后漏尿组肛提肌裂孔的扩张程度及尿道周围组织损伤程度较术后无漏尿组严重，认为 Aa，Ba 增大、肛提肌裂孔面积增大及膀胱颈移动度增大，对隐匿性尿失禁有一定预测价值。

（四）POP 患者术前脱垂情况

Aa、Ba 属于阴道前壁的脱垂指示点，能很好地反映前盆腔的脱垂情况（Aa 点相对应的位置是尿道膀胱沟处；Ba 点反应膀胱脱垂程度），而前盆腔功能障碍又与下尿道功能障碍关系密切。当 Aa、Ba 指示点发生改变时，阴道前壁及对应的膀胱颈解剖结构也随之发生位移，影响了尿道后壁的解剖位置，使功能尿道长度、膀胱底与尿道后角的角度及尿道倾斜角等发生变化，可引起相应的下尿路症状。刘成等（2015）研究表明，针对盆腔器官脱垂合并隐匿性压力性尿失禁者，选择 + 1.5 cm 作为 Aa 点预测术后新发压力性尿失禁阈值时，敏感度为 88.9%，特异度为 73.9%。选择 + 2.5 cm 作为 Ba 点预测术后新发压力性尿失禁的阈值时，敏感度为 66.7%，特异度为 82.6%。李彤等（2017）研究表明，选取 + 2.5 cm 为 Aa 指示点预测是否合并隐匿性压力性尿失禁的阈值，敏感度为 75.6%，特异度为 52.6%；选择 +3.5 cm 为 Ba 指示点预测是否合并隐匿性压力性尿失禁的阈值，敏感度为 92.7%，特异度为 60.5%。故 Aa、Ba 指示点并在盆底重建手术后新发尿失禁的风险预测方面有一定价值。

四、诊断与临床表现

隐匿性尿失禁的诊断大多根据患者主观症状来判断，症状为 POP 术后或脱垂器官还纳后一些原本没有表现出漏尿症状的患者出现了不自主漏尿症状。部分合并尿失禁的盆腔器官脱垂患者，随着脱垂症状的加重，尿失禁症状反而减轻或消失，在手术纠正了盆腔器官脱垂后，尿失禁又重新出现。

体征是盆腔器官脱垂术后或脱垂器官还纳后在增加腹压的同时，能观察到尿液不自主地从尿道口流出。

五、治疗

脱垂手术前隐匿性尿失禁对患者并无影响，因此治疗的重点是预防术后新发尿失禁的出现及针对脱垂修复术后的新发尿失禁的治疗。由于目前对于预测术后新发尿失禁尚缺乏一致性的方法，因此建议对所有盆腔器官脱垂患者手术前均应交代有术后新发尿失禁的风险。

（一）预防性抗尿失禁手术

可分为同期手术和分期手术。同期手术是指脱垂修复手术同时实施预防性抗尿失禁手术；分期手术治疗指先行纠正脱垂的手术，术后 3 个月左右对有尿失禁的患者进行检查，对有指征的患者再行抗尿失禁的手术。这两种方法，临床上尚无统一建议，两者均有应用。隐匿性尿失禁筛查

阳性的盆腔器官脱垂患者术后新发压力性尿失禁发生率高，但并不等于盆腔器官脱垂术后一定新发压力性尿失禁。筛查阳性患者是否同期行预防性抗尿失禁手术需权衡利弊后决定。盆腔器官脱垂术前尿失禁程度越重、膀胱膨出越重、既往曾有压力性尿失禁症状、联合筛查提示的高危患者，同期实施抗压力性尿失禁手术获益大。可降低二次手术的创伤、风险及医疗费用。对于术前没有尿失禁症状，或隐匿性尿失禁程度轻的盆腔器官脱垂患者，术后出现尿失禁症状再做二次抗尿失禁手术也是一种临床决策。

同期预防性尿失禁手术的术式选择：尿道中段悬吊带术 MUS 和 Burch 手术均为抗压力性尿失禁的有效术式。有研究（Meschia et al，2004）显示，经阴道盆腔器官脱垂重建术 + MUS 与经阴道盆腔器官脱垂重建术 +Burch 相比，术后压力性尿失禁发生率低（分别为 4%，36%）。MUS 并发症率较 Burch 低。

1. 经腹骶骨固定术 ± 耻骨后尿道悬吊术（即 Burch 手术）的临床研究 2006 年的阴道固定术及复位术效果研究（CARE）中入组了 322 例术前无尿失禁表现的盆腔器官脱垂患者，随机对照分组行经腹骶骨固定术 ±Burch 术，Burch 术组术后 3 个月的尿失禁发生率 23.8%，未行 Burch 手术的对照组尿失禁发生率为 44.1%，两组有统计学差异。结论认为虽然预防性 Burch 手术与经腹骶骨固定术同期进行，可以减少术后新发尿失禁的发生，但因未行 Burch 手术术后患者无尿失禁发生率高达 55.9%，预防性 Burch 手术对近 1/4 的患者无效（23.8%），故认为预防性 Burch 手术将导致 50% 以上的患者过度治疗，所以不建议经腹骶骨固定术同期加做 Burch 手术。Costantini 等（2017）报道了随机对照研究经腹骶骨固定术 ±Burch 后的临床效果，入组 66 例术前无尿失禁表现、同时筛查阴性的盆腔器官脱垂患者，术后随访时间 12 ~ 74 个月（平均 39.5 个月），Bruch 手术组术后 35% 的患者出现尿失禁，而对照组仅 9.4%。结论也不支持常规加用 Burch 手术，认为术前无尿失禁表现的患者同期行预防性抗尿失禁 Burch 手术是过度治疗。

2. 经阴道盆腔器官脱垂重建手术 ±MUS 手

术的临床研究　Wej 等（2012）研究术前无压力性尿失禁表现的 337 例盆腔器官脱垂患者随机分组行经阴道盆腔器官脱垂重建术 ±MUS 手术。MUS 手术组手术后 3 个月，12 个月压力性尿失禁的发生率为 23.6% 和 27.3%，对照组为 49.4% 和 43.0%，两组差异有统计学意义。MUS 手术组术后膀胱穿孔、尿道感染、血肿形成、术后 6 周膀胱排空障碍的发生率是 6.7%、31.0%、3.1%、3.7%，对照组是 0、18.3%、0、0，两组差异有统计学意义。Sohierlitz 等（2014）的研究 80 例隐匿性压力性尿失禁患者行经阴道盆腔器官脱垂重建术 ±MUS 手术，术后随访 6 ~ 24 个月。MUS 手术组（37 例）术后 6 个月压力性尿失禁发生率为 0，对照组（43 例）术后 6 个月尿失禁发生率 7%，两组差异有统计学意义。MUS 手术组中有 2% 的患者发生术后排尿障碍，而对照组为 0，两组差异有统计学意义，认为经阴道盆腔器官脱垂重建手术同期加 MUS 手术可减少术后压力性尿失禁的发生，但增加了手术并发症，对同期 MUS 手术仍应持谨慎态度。

3. 腹腔镜下改良阴道骶骨固定术／骶韧带高位悬吊术／骶棘韧带固定 +MUS 手术的临床研究同期或一步治疗　许丽等（2016）回顾性分析 2009 年 1 月至 2014 年 9 月 36 例术前有压力性尿失禁或隐匿性压力性尿失禁的重度盆腔器官脱垂患者，分两组行腹腔镜下改良阴道骶骨固定术 ±MUS。MUS 组术后压力性尿失禁发生率 5%（1/18），无新发压力性尿失禁病例。对照组术后压力性尿失禁发生率 44.4%（8/18）。其中有 23.8% 的新发病例。两组差异有显著性。两组患者术后压力性尿失禁症状程度较轻，无一例补充抗尿失禁手术。结论认为对于术前有尿失禁症状或隐匿性尿失禁的盆腔器官脱垂患者，加用 MUS 可明显改善术后压力性尿失禁症状。张小龙等（2014）回顾性分析了 2003 年 6 月至 2012 年 12 月 78 例重度盆腔器官脱垂合并隐匿性压力性尿失禁患者行盆腔器官脱垂复位手术（骶韧带高位悬吊术、骶棘韧带固定及骶骨阴道固定术），其中 37 例同期行抗尿失禁手术（MUS，24 例轻中度压力性尿失禁行 TVT-O，13 例中重度压力性尿失禁行 TVT），41 例患者未行抗尿失禁手术，

术后 2、6、12 个月随访。MUS 组术后压力性尿失禁累计发生率分别为 2.7%、2.7%、2.7%。对照组术后压力性尿失禁累积发生率分别为 12.2%、14.6%、17.1%，两组差异有显著性。但两组无一例补充抗压力性尿失禁治疗。结论认为对于隐匿性压力性尿失禁程度重的盆腔器官脱垂患者，建议脱垂复位手术同时行抗压力性尿失禁手术，对于隐匿性压力性尿失禁程度轻的盆腔器官脱垂患者，术后出现尿失禁症状再做二次手术也是一种临床决策。

4. 盆腔器官脱垂合并隐匿性尿失禁患者术前进行尿垫试验的临床研究　Chang 等（2014）的研究入组 92 例重度膀胱膨出患者行盆腔器官脱垂重建术，22 例术前尿失禁，脱垂复位后 20 分钟尿垫试验＜ 8 g 者未同期行尿道中段悬吊术，仅有 1 例患者（4.5%）在随访期间接受了尿道中段悬吊术。21 例隐匿性尿失禁，脱垂复位后 20 分钟尿垫试验＜ 8 g 者，未同期行尿道中段悬吊术，仅有一名患者（4.8%）在随访期间接受了尿道中段悬吊术；19 例明显的压力性尿失禁，脱垂复位前 20 分钟尿垫试验≥ 8 g 者和 4 例隐性压力性尿失禁，脱垂复位后 20 分钟尿垫试验≥ 8 g 者均行同期尿道中段悬吊术，术后无一例患者需要二次尿道中段悬吊术。结论认为对于盆腔器官脱垂术前压力性尿失禁症状很明显、20 分钟尿垫试验≥ 8 g 或脱垂复位后 20 分钟尿垫试验≥ 8 g 的患者，建议同期抗尿失禁手术。

（二）脱垂术后转为显性尿失禁的治疗

对于脱垂修复手术后尿失禁症状明显的患者，应采取积极的治疗措施。

1. 心理干预　尽管尿失禁不会危及患者的生命，但对患者的身心、社会、家庭及性生活等方面都可能会造成不良的影响。因此，对于尿失禁的治疗应包括对患者进行心理干预，通过积极与病人沟通，了解患者当前心态、困难，取得患者信任，耐心解释病情，提高患者疾病认知水平。积极宣教，告知治疗方案先进性，以利于患者积极配合治疗。

2. 健康教育　鼓励患者多食高蛋白、高维生素、高纤维、易消化的食物，多吃新鲜蔬菜和

水果，保持排便通畅。多饮水，达到内冲洗的目的，防止尿路感染，及促使排尿功能早日康复。保持适当的体重，避免肥胖引起的腹内压增加；鼓励患者坚持每日自主进行盆底肌功能锻炼，适当运动，培养患者健康生活心态，使患者根据自身情况积极改变生活方式，减少尿失禁的高危因素、避免和减少增加腹压的活动，如减轻体重、戒烟、保持大便通畅，积极治疗慢性咳嗽等。

3. 药物治疗

（1）西药：选择性 α_1 肾上腺素受体激动剂（如盐酸米多君等），可通过激活尿道平滑肌 α_1 肾上腺素受体及躯体运动神经元，增加尿道阻力。丙米嗪通过抑制肾上腺素能神经末梢的去甲肾上腺素和 5- 羟色胺再吸收，增加尿道平滑肌收缩力，还可抑制膀胱平滑肌收缩，以缓解急迫性尿失禁。对绝经后妇女，阴道局部使用雌激素治疗，可帮助缓解绝经后尿失禁及下尿路症状。

（2）中药：依据不同的脉络空虚论、肾气亏虚、脾虚气陷等理论及辨证施治法则，可内服荣络固浮汤、加味八珍汤、补中益气汤等治疗。利用健脾益气、补肾固涩类中药熏洗，穴位贴敷等中药外治的方式辅助治疗压力性尿失禁。

4. 物理治疗 盆底肌肉锻炼（PFMT）包括经典 PFMT（又称 Kegel 运动）、改良式 PFMT 和传统提肛运动 3 种。此外还有整体姿势重塑运动，瑜伽运动和排尿中断训练等方式。间断排尿法，在排尿过程中患者控制暂停排尿 3～5 秒，在每次排尿时训练。提肛运动，患者取立、坐或侧卧位，与呼吸运动相配合。使用盆底训练辅具，如盆底电刺激治疗及盆底磁刺激治疗。

5. 针灸疗法 如"骶四针"疗法等，对压力性尿失禁也有一定的治疗作用（杨丹华，等，2017）。

6. 手术治疗 对于尿失禁症状较重，对生活质量影响大的患者可以行抗尿失禁手术治疗。

7. 干细胞治疗 动物实验证实经鼠尿道膀胱颈黏膜下注射脂肪干细胞（ADscs）能改善压力性尿失禁的解剖异常及尿失禁症状。或采用 RNA 激活的方法，用小片段双链 RNA 能激活 MyoD 基因的表达，并促进实验动物脂肪干细胞向平滑肌细胞分化。也有学者通过人体应用自体

肌源性干细胞（MDSCs），改善尿失禁症状。干细胞治疗可能是未来尿失禁的一种治疗方法，但目前尚未应用于临床。

（三）预防措施

1. 孕妇应定期进行产前检查，控制体重，以免胎儿过大。均衡营养，产后应尽早进行适当活动并及时行盆底功能筛查和康复治疗，进行盆底肌功能锻炼如 Kegel 运动等，以增强盆底肌群的张力，预防产后尿失禁的发生。

2. 医护工作者应加强个人和团队技术培训。行盆腔手术时，手术操作正确规范，注意保护盆底组织。积极实施宣讲和教育工作。

综上所述，对于合并有尿失禁危险因素的盆腔器官脱垂患者，可采取积极的预防措施，盆腔器官脱垂术前要全面评估患者的全身病情、手术意愿及手术预期值，加强与盆腔器官脱垂患者的术前沟通，充分告知隐匿性压力性尿失禁的可能、术后新发尿失禁的风险及预防性抗压力性尿失禁手术本身存在的风险，既要避免盲目的预防性抗压力性尿失禁手术，又要尽量减少二次手术风险，以期减少不必要的医疗纠纷。

典型病例

患者，女性，69 岁。主诉：阴道脱出肿物 1 年余。现病史：1 年前无诱因始阴道脱出一乒乓球大小肿物，质软，平卧时可还纳至阴道内，劳累后复脱出，因无其他不适，未诊治。阴道脱出肿物渐增大，现自觉行走时摩擦不适，遂来我院。患者述既往脱出包括不大时偶有咳嗽漏尿，随着脱出包块增大咳嗽漏尿症状消失。无异常阴道出血、排液，无腹痛腰酸及排便困难等症状。婚育史：20 岁结婚，配偶体健，夫妻关系和睦。孕 4 产 3，引产 1 次，足月阴道分娩 3 次，无巨大儿分娩史。既往体健，40 年前行双侧输卵管结扎术，无神经系统疾病史，无药物过敏史，个人史、家族史无特殊。妇科检查：外阴：发育正常，已婚已产式；阴道：畅，黏膜光滑，屏气用力时无尿液外溢，以单叶窥阴器还纳脱垂的膀胱后咳嗽未见漏尿。阴道前壁全部脱出阴道口外，

黏膜光滑，阴道后壁松弛，膨出最远端达处女膜水平，未脱出阴道口外，会阴陈旧性裂伤，未达肛门外口；宫颈：屏气后见宫颈位于处女膜缘内1 cm处，萎缩，轻度糜烂；宫体：萎缩，质中，活动可，无压痛；双附件：未触及明显异常。辅助检查：彩超示绝经后子宫肌壁钙化，右侧卵巢囊性回声。POP-Q分期见表25-1-1。

表 25-1-1　患者的 POP-Q 分期

Aa	+2	Ba	+4	C	-1
gh	6	pb	3	tvl	8
Ap	0	Bp	0	D	-4

初步诊断：阴道前壁脱垂Ⅲ期，子宫脱垂Ⅰ期，阴道后壁脱垂Ⅱ期，陈旧性会阴裂伤Ⅱ期。隐匿性尿失禁？诊治经过：计划行腹腔镜下全子宫+双附件切除术+阴道残端骶骨固定术+会阴修补术。向患者交代术后可能尿失禁症状再次出现甚至加重，建议同时行抗尿失禁手术，患者拒绝。仅行脱垂修复手术。手术顺利。术后抗炎支持治疗，术后4天常规出院。术后复查：患者术后1个月，术后3个月复查时均无异常，自诉排尿正常。术后6个月复查时自诉近2个月咳嗽、漏尿症状明显。无尿频尿急及夜尿增多。妇科检查：阴道残端愈合好，阴道前后壁及穹隆无膨出，术后POP-Q分期见表25-1-2。

表 25-1-2　患者术后6个月的 POP-Q 分期

Aa	-3	Ba	-3	C	-8
gh	3	pb	4	tvl	8
Ap	-3	Bp	-3	D	-

咳嗽试验阳性，指压试验阳性。1小时尿垫试验：10 g。尿动力学检查结果提示：LAPP：52 cmH$_2$O（图25-1-1）。

诊断：中度压力性尿失禁，盆腔器官脱垂修

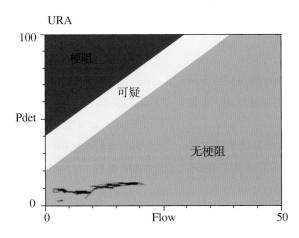

1. 最大尿流率 20 ml/s；
2. 残余尿 10 ml；
3. 膀胱压力测定：中速灌注
   膀胱顺应性正常、稳定性正常。
   初感尿意 210 ml，强烈尿意 350 ml。
   膀胱感觉、容量正常；
Cough、Valsalva 动作诱发漏尿。
/LPP 52 cmH$_2$O；
4. 排尿期压力-流率测定：逼尿肌
   收缩持尿. 最大逼尿肌压力 6 cmH$_2$O。

意见：1. 压力性尿失禁；
　　　2. 逼尿肌收缩力弱。

图 25-1-1　患者术后尿动力学检查报告单

复术后。

处理：盆底重建手术后新发压力性尿失禁（POP 术前无尿失禁症状，术后出现新发尿失禁），考虑术前有隐匿性尿失禁。因患者尿流率 20 ml/s，残余尿 10 ml，ALPP 52 cmH$_2$O（图 25-1-1），建议行抗尿失禁手术 TVT-E。患者拒绝手术，要求先试行保守治疗，经 20 次盆底康复治疗后，患者自觉尿失禁症状有明显改善，但盆底康复治疗结束后 2 个月，对患者进行电话随访，患者诉重新出现明显咳嗽漏尿症状，影响生活质量。术后 1 年来我院行抗尿失禁手术（TVT-E），术后漏尿症状消失。

经验教训：该患者从症状上判断术前存在隐匿性压力性尿失禁。术前还纳脱垂后未发现咳嗽漏尿，可能与还纳方法有关。如采用子宫托后行 1 小时尿垫试可能会有阳性发现。

（吴衡慧）

参考文献

方露雪，2017. POP 患者盆底重建手术后新发压力性尿失禁相关影响因素分析. 第三军医大学：53-54.

李彤，等，2017. 会阴三维超声结合 POP-Q 分期在评价重度盆腔器官脱垂中隐匿性尿失禁的临床应用. 中国临床研究，30（2）：236-239.

刘成，等，2015. Aa、Ba 指示点对盆底重建手术时隐匿压力性尿失禁的诊断及预后价值. 中华妇产科志，（6）：415-419.

王润之，等，2016. 盆腔器官脱垂患者术前尿动力学检查的价值探讨. 中国妇产科临床杂志，17（2）：103-105.

许丽，等，2016. 改良腹腔镜下阴道骶骨固定术对重度盆腔器官脱垂下尿路症状影响研究. 中国实用妇科与产科杂志，32（12）：1210-1213.

宋晓晨，等，2014. 隐匿性压力性尿失禁的诊治进展. 中华妇产科杂志，49（11）：870-872.

孙秀丽，等，2013. 全盆底重建术后新发压力性尿失禁临床分析. 中国妇产科临床杂志，14（2）：102-105.

朱兰，等，2005. 阴道无张力尿道中段悬吊术治疗压力性尿失禁临床效果分析. 中国实用妇科与产科杂志，21：169-171.

张小龙，等，2014. 重度盆腔器官脱垂复位手术同时治疗隐匿性压力性尿失禁的疗效. 中华妇产科杂志，49（6）：432-436.

杨翔，等，2011. 盆底重建术后压力性尿失禁的临床决策. 现代妇产科进展，20（2）：149-152.

杨丹华，等，2017. 盆底肌锻炼联合穴位按摩治疗产后压力性尿失禁的效果观察. 中国妇幼保健，34（12）：2548-2550.

中华医学会妇产科学分会妇科盆底学组，2011. 女性压力性尿失禁诊断和治疗指南（试行）. 中华妇产科杂志，46（10）：796-798.

Araki I，et al，2009. Incontinence and detrusor dysfunction associated with pelvic organ prolapse：clinical value of preoperative urodynamic evaluation. Int Urogynecol J Pelvic Floor Dysfunct，20：1301-1306.

Al-Hayek S，et al，2004. Women's lower urinary tract function and dysfunction：definitions and epidemiology. Minerva Ginecol，56：311-325.

Altman D，et al，2007. Hysterectomy And risk of stress urinary-incontinence surgery：Nationwide Cohortstudy. Lancet，370：1494-1499.

Borstad E，et al，1989. The risk of develop in gurinary stress-inContinence after vaginal repair incontinent women. Aclinicalanduro dynamic follow-upstudy. Acta ObstetGynecol Scand，68（6）：545-549.

Bump RC，et al，1988. The mechanism of urinary continence in women with severe uterovaginal prolapse：results of barrier studies. Obstet Gynecol，72（3 Pt 1）：291-295.

Bais W，et al，2002. Relationship between stress urinary incontinence and pelvic organprolapse. Intur-ogynecolj pelvic floor dysfunct，13：256-260.

Borstad E，et al，1989. The risk of develop in gurinary stress-inContinence after vaginal repair incontinent women. Aclinicalan durodynamic follow-up study. Acta Obstet Gynecol Scand，68（6）：545-549.

Bmbaker L，et al，2006. Abdominal sacrcolp pexy with Burch colposuspension to reduce urinary stress incontinence. N Engl J Med，354：1557-1566.

CostanIini E，et al，2007. Must colposuspension be associated with sacropexy to prevent postoperative urinary incontinence. EurUrol, 51：788-794.

Cheater FM, et al, 2000. Epidemiology and classification of urinary incontinence. Baillie res Best Pract Res Clin Obstet Gynaecol, 14：183-205.

Chang TC, et al, 2014. Utilizing preoperative 20 minute pad testing with vaginal gauze packing for indicating concomitant midurethral sling during cystocele repair. Eur J Obstet Gynecol Reprod BiO1, 172：127-130.

Ennem oser S, et al, 2012. Clinical relevance of occult stress urinary incontinence (OSUI) following vaginal prolapse surgery：long-term follow-up. Int Urogynecol J, 23：851-855.

Forsgren C, et al, 2012. Vaginalhys-Terectomy and risk of pelvic organ prolapse and stress urinary Incontinence surgery. Inturogynecolj, 23：43-48.

Jundt K, et al, 2010. 0ccult incontinence in women with pelVic organ prolapse—Does it matter? Eur J Med Res, 15：112-116.

Kuribayashi M, et al, 2013. Predictor of de novo stress urinary incontinence following TVM procedure：a further analysis of preoperative voiding function.Int Urogynecol J, 24, 407-411.

Ellen JM Lensen, et al, 2013. Urinary incontinence after surgery for pelvic organ prolapse. Neurourology and Urodynamics, 32 (5)：411-415.

Long CY, et al, 2004. Urodynamic comparison of continent and incontinent women with severe uterovaginal prolapse. J Reprod Med, 49：33-37.

Lakemanm M, et al, 2011. Predicting the development of stress urinary incontinence3 Years after hysterectomy. Int UrogynecolJ, 22：1179-1184.

Moore RD, et al, 2009. Minimally invasive treatment for fem ale stress urinary incontinence (SUI)：a review including TVT, TOT, and mini-sling. Surg Technol Int, 18：157173.

Maral I, et al, 2001. Prevalence of stress urinary incontinence in both sexes at or after age 15 years：a cross-sectional study. J Urol, 165：408-412.

Meschia M, et al, 2004. A randomized comparison of tension-free vaginal tape and endopelvic fascia plication in women with genital prolapse and occult stress urinary incontinence. Am J Obstet Gvnecol, 190：609-613.

Nguyen JN, et al, 2007. Urodynamicevaluation of urethral compete ncyin women with posteriorvagiNal support defects. Urology, 69 (1)：87-90.

Olsen AL, et al, 1997. Epidemiology of surgically managed pelvic organ prolapse and urinary incontinence. Obstet Gynecol, 89：501-506.

Ramanah R, et al, 2012. Effects of Pelvic Organ Prolapse Repair on Urinary Symptoms：A Comparative Study Between the Laparoscopic and Vaginal Approach. Neurourology and Urodynamics, 31：126-131.

Rizk DE, et al, 2006. Ultra-structural morphological abnormalities of the urinary bladder in streptozotocin-induced diabetic female rats. International Urogynecology Journal, 172)：143-154.

Richardson DA, et al, 1983. The effect of Uterovaginal prolapse on urethrovesical pressure dynamics. Am JObstet Gynecol, 146 (8)：901-905.

Roovers JP, et al, 2007. Clinical relevance of urodynamicinvestigation tests prior to surgical correction of genitalprolapse；a literature review. Int Urogynecol J Pelvic Floor Dysfunct, 18 (4)：455-460.

Roovers JP, et al, 2007. Does urody-namic investigation improve outcome in patients undergo-ing prolapse surgery. Neurourol Urodyn, 26：170-175.

Svenningsen R, et al, 2012. Occult incontinence as predictor for postoperative stress urinary incontinence following pelvic organ prolapsed surgery.Int Urogynecol J, 23：843-849.

Schierlitz L, et al, 2014. Pelvic organpmlapse su。gery with and without tension—free vaginal tape in women with occult or asymptomatic umdynamic stressincontinence：a randomised controlled trial. Int Umgynecol J, 25：33-40.

Tuncay MF, et al, 2006. Rick factors for urinary incontinence in Turkish women：A crosssectional study. Saudi Med J, 27 (11)：1688-1692.

Wolter CE, et al, 2011. Mixed incontinence and cystocele：postoperative urge symptoms are not predicted by Preoperative urodynamics. Int Urogynecol J, 22：321-325.

Waetjen LE, et al, 2009. Association between menopausal transition stages and developing rinary incontinence. Obstet Gynecol, 114 (5): 989-998.

Wej JT, et al, 2012. A midurechml sling foreduce inconcinence after vaginal pmlapse repair. N Engl J Med, 366: 2358-2367.

第二节 盆底重建手术前后下尿路症状

一、流行病学

下尿路症状（lower urinary tract symptoms, LUTS）包括储尿期症状、排尿期症状和排尿后症状。国际尿控协会（ICS）在 2002 年规定 LUTS 储尿期症状有尿频、尿急、夜尿、夜间遗尿、尿失禁（压力性尿失禁、急迫性尿失禁、遗尿、夜间遗尿等）、膀胱感觉异常，排尿期症状包括尿流缓慢、排尿踌躇、间歇排尿、排尿费力、终末滴沥。排尿后症状表现为尿不尽感和排尿后滴沥（Abrams et al, 2002）。

在 50 ~ 79 岁年龄段妇女中，约 40% 有不同程度的脱垂症状（Banoletti et al, 2007）。而尿频、尿急、漏尿、排尿不尽等症状与盆腔器官脱垂常相互伴发，文献显示，15% ~ 80% 的 POP 患者合并有尿频、尿急、排尿困难等 LUTS（Ignjatovic et al, 2008），31% ~ 60% 的尿失禁患者合并有盆腔器官脱垂（杨欣，2007）。另有文献报道，盆底重建术后患者出现新发 LUTS，尿频 14.5%，尿急 8.6%，排尿困难 7.5%，排尿不尽 8.2%，咳嗽漏尿 8.3%，点滴漏尿 7.5%（于海洋等，2011）。

二、病因

多种因素可增加 LUTS 患病率及对女性的不良影响，如年龄、绝经、肥胖、便秘，以及盆腔器官脱垂均可增加罹患任何一种 LUTS 的概率，而老龄合并盆腔器官脱垂则是罹患 LUTS 很强的预测因素。

与男性不同，女性排尿通常是通过放松盆底完成，女性膀胱、尿道紧邻生殖器官，随着盆腔器官脱垂程度加重，患者主观 LUTS 更加明显。

盆腔器官脱垂患者会出现耻骨膀胱宫颈筋膜和泌尿生殖隔深筋膜等组织结构损伤和改变，长期排尿不畅（高压低流现象）引起膀胱逼尿肌肌源性增生、胶原纤维增多、膀胱失代偿；当参与支配膀胱尿道的多个神经反射弧受到影响，特别是负责刺激传出神经的逼尿肌的敏感性增加或降低，患者就会出现与储尿期或排尿期相关的 LUTS。

盆底重建术后因解剖结构变化、损伤下尿路、损伤泌尿系血管神经、网片等植入物挛缩移位、感染及其他原因出现术后 LUTS，包括术后排尿障碍、术后尿失禁、膀胱过度活动症及泌尿系感染等。

三、评估

盆底重建手术前后 LUTS 病因复杂，单一的临床表现难以明确原因，需要联合病史、体格检查、问卷调查评分、实验室检验，必要时行影像学检查、尿动力学检查和膀胱镜检查综合评估。

1. 病史 详细了解病史，仔细询问患者最主要的症状、症状持续时间、持续还是间断性，并要重点关注患者有无盆底手术史，要重视相关疾病的诊断，排除盆底其他器官疾病影响，LUTS 往往是由多种因素引起，患者可能合并其他系统疾病如糖尿病、神经系统疾病、消化泌尿系统和妇科良恶性肿瘤压迫占位、侵犯神经，询问并记录患者手术病史，部分患者 LUTS 于手术后出现，与盆底手术或中枢神经系统相关手术有关。询问患者尿频的时间和频次，询问其排尿间隔时间长短和每日排尿次数，以此判断患者病情严重程度，如果患者仅是日间排尿次数增多，无夜尿增多症状，属于日间尿频，一般与膀胱功能改变无关。

问诊过程中医生要了解患者就诊的主要目的，是否以下尿路症状为主要诉求就诊，部分患者自觉下尿路症状轻微，以其他妇科疾病就诊，门诊检查发现LUTS，询问患者是否有尿失禁、尿困难、尿频，必要时通过记录排尿日记及相关调查问卷帮助医生更为准确地了解病情。

2. 体格检查 包括一般检查、泌尿生殖系统和神经系统检查。如腹部触诊检查、女性泌尿生殖系统检查、棉签试验、压力诱发试验、诱发试验和膀胱颈抬举试验，对合并POP患者可阴道放置子宫托后评估，神经系统检查包括运动和感觉功能检查、神经反射检查及肛诊检查。

3. 实验室检查 包括血常规、血糖监测、尿常规、尿培养及药敏试验、肾功能等。

（1）尿动力学检查：包括储尿期和排尿期检查，测试指标有膀胱压、腹压、逼尿肌压、初尿意容量、正常尿意容量、急迫尿意容量、膀胱最大容量、膀胱顺应性、膀胱感觉、逼尿肌活动过度、腹压漏尿点压（ALPP）、逼尿肌漏尿点压、膀胱颈压、静态膀胱尿道测压、排尿期尿道测压、最大尿道压、充盈期膀胱压力-容积测定、压力-流率测定、尿流率、尿流时间、平均尿流率、尿道压力测定、膀胱诱发实验等。

（2）影像学检查：包括泌尿系统超声、盆底超声、泌尿系统平片、静脉肾盂造影、中枢神经系统MRI、腰椎CT、泌尿系CT/MRI/MRU等。

（3）膀胱镜检查：对于长期膀胱充盈后下腹疼痛可疑间质性膀胱炎或不除外膀胱病变引起的LUTS者推荐行膀胱镜检查。

（4）神经电生理检查：包括阴部神经测定、自主神经反映测定和中枢神经系统检查。

上述检查手段并非要用于每位患者。要根据换患者的具体情况酌情采用。尿动力学是评估LUTS的重要的检查方法，可模拟并检测储尿期和排尿期下尿路压力、流率和电生物活动，对膀胱和尿道功能进行客观评估，对LUTS进行鉴别诊断。尿动力学检查不是LUTS常规筛查手段，仅在必要时进行检查，尿动力学指标易受许多因素的干扰，患者如有下尿路感染或口服神经系统相关药物如抗抑郁药、抗胆碱能类药物等，需停药等待药物代谢排出体外后检测，患者检查过程

中过度紧张不能配合、检查人员经验不足也会影响尿动力学结果。

残余尿（post-void residual，PVR）测定在诊断LUTS也起重要的作用，安全无创，也可用于排除严重的尿潴留。PVR > 100 ml被认为有异常，PVR的数值不能判断病因，且PVR的多少与疾病严重程度不成正比，无症状患者的PVR > 100 ml，而PVR正常的患者仍有LUTS的可能。自由尿流率是诊断女性排尿障碍重要的筛查工具，可以显示尿流速度、时间和排尿模式。盆底超声可检测手术前后Valsalva动作前后膀胱颈移动度、尿道倾斜角、尿道膀胱后角、有无尿道漏斗形成、术后吊带位置等协助诊断。膀胱镜及尿道探子检查可以观察尿道外口和尿道是否狭窄，有助于膀胱出口梗阻的诊断。

女性排尿机制较男性复杂，包括腹部用力、盆底松弛、逼尿肌收缩，研究表明很多女性在逼尿肌压力很低的情况下就可以排尿。女性尿动力学不同于男性，必须个体化，结合病史、各项检查、PVR和尿流率等综合进行诊断。患者因生活地域、个人观念不同，对LUTS主观评估与临床分级往往存在偏差，要结合尿动力学等检查结果综合评估。

四、POP疾病合并LUTS的诊治

（一）膀胱过度活动症

膀胱过度活动症（over active bladder，OAB）为一种以尿急症状为特征的症候群，并非一种疾病，常伴有尿频和夜尿症状，可伴或不伴急迫性尿失禁，不包含尿路感染或膀胱、道局部症状所导致的症状。OAB主要为膀胱的感觉异常和逼尿肌不自主收缩引起，病因可为先天性、神经源性逼尿肌过度活动、膀胱出口阻塞、收缩受损引起逼尿肌过度活动等。常规POP手术对OAB并无改善，部分患者盆底重建术前并无OAB，盆底重建术后，可能因部分支配膀胱功能神经被破坏，逼尿肌功能不全引起OAB。

治疗方法主要为非手术治疗，分为非药物治疗及药物治疗。

1. 非药物保守治疗　即行为训练和生活方式干预。生活方式干预包含减少液体摄入量，睡前禁饮，减少酒精、咖啡因摄入，减肥、戒烟，保持心情愉悦。膀胱训练包括延迟排尿和定时排尿，从而达到增大膀胱容积，减少排尿次数目的。盆底肌训练作为膀胱训练补充方法需要长期坚持，保持盆底肌正常功能，生物反馈治疗也有一定效果。日常生活保持会阴清洁，避免分泌物刺激尿道。

液体摄入管理用于控制 OAB 症状。为减少尿急、尿频和夜尿次数，应减少 25% 液体摄入量，睡前 3 ～ 4 小时禁饮，Wyman 等（2012）建议每日摄水量约 1500 ml 或 30 ml/（kg·24 h），保证 24 小时尿量在 1200 ～ 1500 ml 即可。感觉性尿频即患者有尿频，但没有尿急，或经常有尿意，临床药物治疗常效果不好，需配合行为治疗，行为治疗联合药物治疗可以提高治疗效果。

2. 药物治疗　通过降低膀胱副交感神经兴奋性及阻断膀胱传入神经发挥作用，M 受体阻滞剂如奥昔布宁、托特罗定和索那利新等，$β_3$ 受体激动剂米拉贝隆已临床应用并证实有效，雌激素局部应用对于绝经后妇女缓解症状效果较好。一般非手术治疗方案可以显著改善症状，当治疗不满意或治疗失败可以考虑采用手术治疗，包括骶神经刺激疗法、膀胱内灌注疗法、膀胱成形术、去神经手术和尿流改道等。

（二）神经源性膀胱

神经源性膀胱是由神经控制机制出现紊乱而导致的下尿路功能障碍，由神经系统疾病所致，常见于盆腔器官脱垂患者合并脑血管疾病、脊髓损伤、脊柱手术、糖尿病或根治性盆腔手术史等。根据疾病种类的不同，可出现逼尿肌反射亢进的急迫性尿失禁或反射无力的充溢性尿失禁两种。神经源性膀胱临床表现包含储尿期尿急、尿频、尿失禁、遗尿症状；排尿期排尿困难、膀胱排空不全、尿潴留、尿痛；排尿后尿滴沥等。

常规 POP 手术对神经源性膀胱亦无改善作用，神经源性膀胱治疗目的为保护上尿路功能，恢复下尿路功能和改善提高患者生活质量，积极治疗原发病。保守治疗包括手法辅助排尿、康复训练、导尿治疗、腔内药物灌注、电刺激等。药物治疗根据尿动力学等检查结果，针对逼尿肌过度活动可采用 M 受体阻滞药、磷酸二酯酶峰抑制剂等，逼尿肌收缩无力可用 M 受体激动药，降低膀胱出口阻力用 α 受体阻滞药，增加膀胱针出口阻力可用 α 受体激动药。手术治疗首要目标在于保护上尿路功能，重建储尿功能可扩大膀胱容量和增加尿道控尿能力，有 A 型肉毒毒素膀胱壁注射、肠道膀胱扩大术、后尿道填充剂注射术、尿道吊带术；重建排尿功能术式与上述术式相反，如逼尿肌成形术、A 型肉毒毒素尿道括约肌注射、膀胱镜切开术、骶神经前根刺激术等。对需同时进行重建储尿功能和排尿障碍患者可采取骶神经后根切断 + 骶神经前根刺激或骶神经调节术。尿道改流术作为上述术式补充治疗，应用范围较窄，需严格把控适应证，谨慎选择。

（三）压力性尿失禁和混合型尿失禁

压力性尿失禁（stress urinary incontinence, SUI）是腹压增加情况下由于腹压升高下传到膀胱，膀胱内压升高超过膀胱颈和尿道括约肌产生的阻力而导致的漏尿，膀胱本身无收缩，主要表现为尿道闭合功能不全，具有典型的腹压增高时如咳嗽、大笑后漏尿的症状。压力性尿失禁和急迫性尿失禁可同时出现，表现为混合型尿失禁。POP 疾病本身阴道前壁、阴道后壁等的脱出，可导致尿道的生理解剖变化，导致其张力增加，尿液不自主排出，同时部分患者由于子宫及阴道前壁的脱垂压迫尿道，导致患者排尿困难等。部分盆腔器官脱垂患者既往曾有一过性压力性尿失禁史，脱垂发生或加重后尿失禁消失。盆底重建手术可以通过改变原有的盆底解剖结构功能来影响排尿情况。如果手术方法不科学或不适用，不仅不能纠正尿失禁，甚至可能出现更严重尿失禁症状。故盆腔器官脱垂患者术前体格检查时，需要恢复脱垂器官正常解剖后评估有无尿失禁情况。

不同盆腔器官脱垂手术悬吊的张力可能导致术后腹腔压力的传导发生改变，从而新发压力性尿失禁。骶棘韧带固定术、经腹阴道顶端骶骨固定术、经阴道植入网片的盆底重建手术、阴道前壁修补术术后新发尿失禁发生率分别为 26.6% ～ 33.0%、9.4% ～ 44.1%、12.3% ～ 32.0%、6.3% ～ 8.0%（宋晓晨等，2014）。骶棘韧带固定术后阴道穹隆被拉向后方而引起膀胱尿道连接处过度伸直、尿道闭合压降低而易导致术后压力性尿失禁，阴道顶端骶骨固定术后新发尿失禁可能与腹腔压力改变及膀胱角度改变有关。阴道前壁修补术术后尿失禁的发生率最低，有一定的抗尿失禁的效果。骶棘韧带固定术和阴道顶端骶骨固定术是术后新发尿失禁的高危因素。

对 POP 合并压力性尿失禁和以压力性尿失禁为主的混合型尿失禁患者，可采取保守治疗，如减轻体重、盆底肌训练、电刺激治疗、生物反馈、阴道哑铃训练等。药物治疗主要原理在于增加尿道闭合压，有 α_1 肾上腺素受体激动剂、去甲肾上腺素再摄取抑制剂、雌激素。手术治疗包括尿道填充物注射、CO_2 阴道激光、阴道前壁折叠术、Burch 手术、尿道中段悬吊手术等，目前经闭孔和耻骨后尿道中段吊带手术为推荐术式，尿道填充物注射适用于尿道固有括约肌功能障碍型尿失禁、尿道中段悬吊术后效果不满意、不能耐受手术或暂不能接受网片手术患者。盆腔器官脱垂患者术前尿失禁程度越重、膀胱膨出越重、或既往曾有压力性尿失禁症状者，盆底重建术同期加抗尿失禁手术获益越大。

（四）POP 手术后尿瘘

尿瘘是指泌尿系统与其他系统和器官之间存在异常通道，主要包括膀胱阴道瘘、尿道阴道瘘、输尿管阴道瘘等。盆底重建手术有泌尿系损伤可能，患者临床表现为漏尿、局部刺激症状、尿路感染合并尿频尿急及下腹不适症状。漏尿可表现为持续漏尿、体位性漏尿或腹腔引流液多等。

非手术治疗仅限于手术后 1 周内发生的膀胱阴道瘘和输尿管小瘘孔，留置导尿管或行输尿管支架置入术，4 周至 3 个月有愈合可能。对需长期放置导尿管患者可行耻骨上膀胱造瘘，进行膀胱引流。引流期间要注意治疗外阴皮炎和泌尿系感染，绝经后妇女可以给予雌激素促进阴道上皮增生，伤口愈合。对合并泌尿系感染和外阴症状患者同时对症处理。手术治疗要注意时间的选

择，早期发现的直接损伤尿瘘应尽早手术修补；其他原因所致尿瘘应等待 3 ～ 6 个月，待组织水肿消退、局部血液供应恢复正常再行手术；瘘修补失败后应等待 3 个月后再次手术。膀胱阴道瘘和尿道阴道瘘的手术修补首选经阴道手术，不能经阴道手术或复杂尿瘘者，应选择经腹或经腹 - 阴道联合手术。输尿管阴道瘘的治疗的目的包括保护肾功能、解除尿路梗阻、恢复输尿管的完整性和防止泌尿系感染。一旦确定输尿管阴道瘘的诊断，应立即明确输尿管梗阻的程度和瘘孔的位置。逆行输尿管肾盂造影，既有利于诊断，还可同时放置输尿管支架。支架放置成功，既解除了尿路梗阻、保护了肾功能，又使输尿管能够自然生长愈合。对于单侧输尿管损伤但未断离，继发轻、中度梗阻的病例，通常可以通过放置输尿管支架来治疗。一旦输尿管支架放置失败，即应开腹行输尿管吻合或输尿管膀胱种植术。

（五）POP 疾病合并尿路感染

女性尿道相对较短，靠近阴道和直肠，易受菌群侵袭。盆底重建手术因手术留置尿管、行中段尿道悬吊、膀胱镜检查等操作，患者术后易患尿路感染，术前术后出现尿路感染患者出现 LUTS，会干扰患者尿失禁诊断，对尿道口进行护理，合理清洁消毒可降低围术期尿路感染发生率。近年来越来越多的文献报道女性尿急或急迫性尿失禁与细菌感染有关，下尿路感染是影响治疗储尿期症状（如尿频、尿急等）的关键因素之一。

女性初次下尿路感染多为单纯性膀胱炎，临床常见的尿路感染细菌为克雷伯菌、大肠埃希菌、铜绿假单胞菌等，急性膀胱炎多为单一细菌感染，多为革兰氏阴性杆菌。临床表现为尿频、尿急、排尿困难和耻骨上区疼痛等，下尿路感染一般无全身感染症状，可表现为低热。可选取尿常规＋尿细菌培养联合筛查，治疗急性膀胱炎选可选用半合成青霉素或头孢菌素类抗生素，如阿莫西林、氧氟沙星口服三天，可同时口服碳酸氢钠片碱化尿液、抑制细菌生长。

复杂性尿路感染是指患者伴有导致尿路感染发生或者治疗失败风险增加的合并症，存在尿

路结构或功能异常，或其他潜在疾病。包括围术期和术后尿路感染。临床表现复杂多样，差异很大。部分患者可为无症状性菌尿，也可表现为尿路感染常见症状，严重者可出现肾功能损伤。用药选择经肾排泄药物，用药前首先进行尿培养及药敏试验，根据尿培养及药敏结果制订治疗方案。治疗时间 10 ～ 14 天，初始经验性治疗可选用氨基青霉素、β- 内酰胺酶抑制剂、第二 / 三代头孢菌素，初始治疗失败或严重病例经验治疗可选用哌拉西林、β- 内酰胺酶抑制剂、第三代头孢菌素、碳青霉烯类等。真菌感染选用氟康唑，耐药可给予伊曲康唑、氟胞嘧啶，可考虑应用两性霉素 B，单用或联合应用。

反复发作尿路感染指在 12 个月内出现尿路感染 3 次或 3 次以上，女性复发性下尿路感染多为再感染，由不同种细菌引起，治疗前可酌情做尿培养，抗生素治疗疗程 7 ～ 10 天，女性下尿路感染反复发作抗生素预防用药指征为下尿路感染 > 6 个月或在 12 个月内发作 ≥ 3 次，预防性治疗需在根治性抗生素治疗 1 ～ 2 周后，并且尿培养结果转为阴性方可实施。用药方法包括小剂量连续预防性用药、性交后预防性用药等。

绝经后女性下尿路感染，因绝经后雌激素水平低，盆腔器官脱垂、尿道憩室、性行为、糖尿病、会阴卫生不良、盆底手术为绝经后尿路感染易感因素，急性膀胱炎的治疗与绝经前女性相似，但不推荐单剂给药。反复发作尿路感染，推荐应用雌激素治疗的基础上预防性应用抗生素。

（六）逼尿肌活动低下

2002 年国际尿控协会将逼尿肌活动低下（detrusor underactivity，DU）定义为膀胱逼尿肌收缩力减弱和（或）收缩时间减少，导致膀胱排空时间延长或在正常排尿时间内不能有效排空膀胱。欧洲泌尿外科学会（EAU）在 2015 年对膀胱无力症（under active bladder，UAB）的定义为：一组症状的综合征，通常表现为排尿时间延长，可伴随排尿不尽感，常有尿等待、憋尿感觉减弱、尿流变细口。膀胱无力症患者多为巨大膀胱且难以有效排空，逼尿肌活动低下是依据尿动力学检查得出的逼尿肌收缩力下降的诊断。临床表现主要为排尿时间延长及部分或完全尿潴留。包括排尿困难如尿等待、尿流变细、尿流中断、尿量小、二次排尿、尿后淋漓、尿不尽感等。排尿障碍同时合并充溢性尿失禁，残余尿测定显示大量尿液，也可表现为耻骨上区胀痛、侧腹痛、背痛、膀胱无感觉或反复泌尿系感染。

逼尿肌活动低下是 LUTS 的常见原因，多数逼尿肌活动低下的病因不清楚，目前只能通过侵入性的尿动力学检查来诊断逼尿肌活动低下，对其尚缺乏全面的研究及有效的治疗方法。

对膀胱无力症诊断需要结合其症状、体征。病史及体格检查，合并其他疾病，可能使用某些抑制逼尿肌收缩药物诱发尿潴留，如 α 受体激动剂、抗胆碱能药物、镇静剂、抗抑郁药等，神经源性疾病也可导致患者残余尿增多，如脊髓损伤、脑血管疾病、帕金森病、糖尿病神经病变、多发性硬化症等，既往子宫切除或抗尿失禁手术是膀胱无力症的重要病史。

以下治疗方法可以参考使用。

1. 非药物非手术治疗　①日常生活中及时排空膀胱，避免大量饮水后憋尿，在盆腔或其他手术麻醉后采取导尿等措施以防膀胱过度充盈；②行为训练包括促排尿、按时排尿和生活方式调节，规律排尿，避免膀胱过度充盈，适当增加腹压、松弛盆底肌如耻骨弓加压（Crede 动作）或腹压加压（Valsalva 动作）有助于排尿；③留置导尿和间歇清洁导尿，尿道内自主性尿泵作为新的技术方法，有效性有待进一步临床观察。

2. 药物治疗　目的在于提高逼尿肌能力和降低尿道阻力包括 M 受体激动剂和 α 受体阻滞剂，后者可以降低尿道阻力。

3. 神经调节　如骶神经调节和阴部神经刺激。

4. 手术治疗　如膀胱减容术、逼尿肌整形术、尿道扩张术等。

（七）女性膀胱出口梗阻

女性膀胱出口梗阻（bladder outlet obstruction，BOO）并不少见，尿动力学诊断 BOO 缺乏统一标准，不同研究提出的标准不一致，Hoffman 等（Hoffman，et al，2016）提出女性 BOO 应做影像尿动力学检查帮助诊断并定位，概括目前文献的诊断标准（Meier，et al，2016）有：排除神经源性疾病；尿流动力学提示尿流率< 12 ~ 15 ml/s，且压力> 20 ~ 50 cmH$_2$O（1 cmH$_2$O = 0.098 kPa）。女性膀胱出口梗阻分为解剖性膀胱出口梗阻和功能性膀胱出口梗阻。

1. 膀胱出口解剖性梗阻　大多继发于固定的梗阻，针对病因治疗即可。解剖性的梗阻病因有妇科疾病（盆底脱垂、平滑肌瘤、肿瘤），抗尿失禁手术，盆底脱垂手术，尿道炎，尿道狭窄，尿道憩室，尿道填充物注射，尿道手术，膀胱结石，女性生殖器肿瘤等。POP疾病合并膀胱出口解剖性梗阻治疗中，需明确病因，如膀胱膨出压迫尿道可行进行盆底重建，如经阴道前盆重建手术或单纯阴道前壁修补手术。部分尿道梗阻患者为盆底手术后因阴道放置网片移位挛缩、网片脱落、手术前后尿道折叠扭曲、修补术后局部张力过大等压迫尿道，根据患者症状出现时间和症状，可行间歇导尿、尿道扩张等，不能缓解或症状改善不明显行尿道松解、吊带切除手术。术后早期的尿排空障碍多由于尿道水肿所致，持续导尿1周多可治愈，因此，理论上通过扩张尿道可以将吊带向下移动从而改善患者的排尿困难症状。在扩张尿道的同时，建议使用增加膀胱收缩力的药物，如口服M受体兴奋剂（收缩逼尿肌）如溴吡斯的明及α受体阻滞剂（扩张膀胱颈）如酚妥拉明，将有助于改善排尿困难症状。压力性尿失禁吊带术后2 ~ 3周吊带调整亦可作为解决TVT术后尿潴留，即直接在全身麻醉下再次打开阴道黏膜用弯钳直接向下拽吊带5 mm，术后4 ~ 6周后持续存在的尿潴留可能需采用吊带松解术进行外科干预（曾海燕，2017）。对非网片放置术后解剖型梗阻患者，必要时可行尿道远端切开术或尿道口前移术，避免损害上尿路功能。

2. 膀胱出口功能性梗阻　随着膀胱充盈，膀胱内压和尿道内压均升高，在排尿过程中，外括约肌和盆底肌松弛，膀胱内压高于尿道内压，产生正常排尿过程功能性梗阻多在排尿过程中才能诊断，其病因为逼尿肌持续收缩时膀胱颈、尿道括约肌或盆底肌不能松弛，有以下几种类型。

（1）原发性膀胱颈部梗阻（primary bladder neck obstruction，PBNO）：特征为排尿时膀胱颈部平滑肌不松弛所造成。具体病因不明，可能为膀胱颈部的平滑肌排列异常或后尿道平滑肌持续痉挛引起，α肾上腺素能受体增加使排尿时平滑肌不能放松也是可能病因。原发性膀胱颈部梗阻诊断包括尿流动力学、影像学和几点检测，尿动力学表现为排尿压力增高和尿流率降低，影像学表现为膀胱颈不开放，排尿时肌电图示肌电活动不增加，有些患者表现为PVR增多。治疗方法有口服α受体阻滞剂、尿道扩张术、膀胱颈肉毒素注射和骶神经调节，经尿道膀胱颈部切开术后有新发压力性尿失禁可能，需行盆底康复训练。

（2）Fowler's综合征：是患者排尿时尿道括约肌松弛障碍导致的排尿障碍，需排除其他系统疾病，如泌尿系统、妇科或神经系统疾病。肌电图、尿道压力测定和尿动力学检查有助于疾病诊断，多发生于20 ~ 30岁年轻女性，可导致尿潴留。患者大多有某一诱因触发导致疾病发生，如全身麻醉、分娩、妇科手术、尿路感染。Swinn等（2002）研究91例完全尿潴留患者，2/3的患者发生于妇科手术后，35%的患者为自发性。可采用肉毒素注射和骶神经调节治疗（Amarenco et al，2006；Peeters et al，2014）。

（3）失调性排尿：ICS和IUA定义为尿道周围横纹肌和肛提肌不自主间歇性收缩导致间歇性尿流，患者无神经系统病变。表现为神经功能正常患者在自主排尿时尿道外括约肌活动增加，出现间断或波动的尿流。生物反馈治疗为一线治疗，其改善率为81%（Combs et al，1998），间歇清洁导尿结合口服抗胆碱能药物可改善膀胱高压，保护上尿路功能，口服巴氯芬可改善外括约肌痉挛状态，β受体阻滞剂也可以改善症状，肉毒素注射可以治疗该病（高轶，2014），但是这些方法尚处于试验阶段。

五、POP手术后发生LUTS的评估与医患沟通

手术是治疗POP疾病的重要临床手段，POP疾病低致死性及症状多样性、手术治疗的创伤性

及高风险性，导致 POP 手术是妇科医疗纠纷的重灾区。

POP 疾病患者术前常合并 LUTS，POP 手术难以彻底解决全部 LUTS，在恢复盆底正常解剖结构的同时，部分患者在 POP 术后甚至有可能新发 LUTS。因此，POP 疾病患者手术治疗前，结合患者 POP 疾病合并 LUTS 的情况、体格检查及辅助检查，充分评估，制订个体化的手术方案，告知手术的预期目标；POP 手术前需针对不同手术方式对盆底解剖结构变化情况，对手术后 LUTS 改善情况及可能新发的 LUTS 进行预判及详细的沟通，告知对不同 LUTS 的处理方案，做到术前知情，减少术后 LUTS 相关的纠纷。针对不同的 POP 情况及症状，制定个体化的手术方案，亦是降低 POP 术后 LUTS 发生的有效措施。

（吴衡慧）

参考文献

高轶，等，2014．A 型肉毒毒素治疗失调性排尿的临床观察．中国医药导报，(16)：38-41．

宋晓晨，等，2014．隐匿性压力性尿失禁的诊治进展．中华妇产科杂志，49（11）：870-872．

于海洋，等，2011．盆腔器官脱垂手术对下尿路症状影响的前瞻性研究．中华妇产科杂志，46（8）：570-573．

杨欣，等，2007．盆腔器官脱垂治疗进展．中国妇产科临床杂志，8：34．

曾海燕，2017．耻骨后路径阴道无张力尿道中段悬吊术治疗女性压力性尿失禁研究进展．实用妇产科杂志，33（7）：498-501．

Abrams P, et al, 2002. The standardisation of terminology of lower urinary tract function: report from the Standardisation Sub. committee of the International Continence Society. Neurourol Umdyn, 21: 167-178.

Amarenco G, et al, 2006. Evidence of occult dysautonomia in Fowler, s syndrome: alteration of cardiovascular autonomic function tests in female patients presenting with urinary retention. BJU Int, 97: 288-291.

Banoletti R, 2007. Pelvic organ prolapse: a challenge for the urologist. Eur Urol, 5l: 884-886.

Combs AJ, et al, 1998. Biofeedback therapy for children with dysfunctional voiding. Urology, 52: 312-315.

Hoffman DS, et al, 2016. Female Bladder Outlet Obstruction. Curr Urol Rep. 17: 31. D

Ignjatovic I, et al, 2008. Reutilization of the Prolift system for the simultaneous corection of prolapse and incontinence in patients with pelvic organ prolapse and stress urinary incontinence. Eur J Obstet Cynecol Reprod Biol, 14l: 79-82.

Meier K, et al, 2016. Female bladder outlet obstruction: an update on diagnosis and management. Curr Opin Urol, 26: 334-341.

Peeters K, et al, 2014. Long·term follow-up of sacral neuromodulation for lower urinary tract dysfunction. BJU Int, 113: 789-794.

Wyman JF, et al, 2009. Practical aspects of lifestyle modifications and behavioural interventions in the treatment of overactive bladder and urgency urinary incontinence. Int J Clin Pract, 63: 1177-1191.

Swinn MJ, et al, 2002. The cause and natural history of isolated urinary retention in young women.J Urol,167(1)：151-156.

第三节　盆底重建手术与泌尿系损伤

一、概述

女性生殖器官与泌尿系统器官紧密相邻，盆底重建手术多经阴道操作，手术视野小、空间窄、解剖不清、部分操作是在触摸下进行，因此术中泌尿系统损伤情况时有发生。不同的手术发生膀胱、输尿管及尿道损伤的风险不同。以膀胱损伤最常见，其次为输尿管损伤，损伤与手术方式和手术范围有直接关系。而尿道损伤几乎均阴式手术相关损伤。解剖异位、粘连、能量器械使用不慎等原因均可引起泌尿系统损伤。虽然各种盆腔手术均有泌尿系损伤风险，但较多发生在某几种手术或某几种术式。如膀胱损伤多发生于经阴道盆底重建手术及耻骨后尿道中段悬吊术；输尿管损伤较多发生在子宫切除术、骶前固定术及高位骶韧带悬吊术。因子宫血管靠近输尿管，腹腔镜下子宫切除术时主韧带电凝过度而导致的输尿管损伤，远高于经腹子宫全切除术。尿道损伤较易发生在尿道中段悬吊术或阴道修补术中。这些损伤只要术中及时发现，立即进行手术矫治，绝大多数预后良好，严重并发症是可以避免的。如果术中不能及时发现处理可致术后尿瘘发生。一旦形成尿瘘，多需手术治疗，其中膀胱阴道瘘宜在局部炎症消退后进行手术处理，通常多在术后 3 个月进行，而输尿管阴道瘘大多数无需等待（详见生殖器官瘘管的手术）。本章将重点讲述与盆底重建手术相关的膀胱和输尿管损伤的诊断和治疗。

二、盆底重建手术相关的膀胱和输尿管损伤的发生率

在所有妇科手术中膀胱和输尿管损伤发生率为 1% ～ 2%。考虑到未报道病例、部分性输尿管梗阻的自发缓解，实际发生率可能更高。美国每年行子宫切除约 500 000 例，每年有 5000 名妇女经历膀胱或输尿管损伤。关于生殖泌尿系瘘的研究显示，膀胱与输尿管损伤的比例大约是 5 : 1。同样，大多数损伤在术中未能识别，导致形成生殖泌尿系瘘。在国内，输尿管损伤最多见的是初期开展宫颈癌广泛性子宫切除术，其发生率在 0.2% ～ 1.9% 或更高。北京协和医院报道 1990—2001 年妇科手术中发生泌尿系统损伤共 42 例，其中输尿管损伤的发生率为 0.09%，膀胱损伤的发生率为 0.24%，腹腔镜手术输尿管和膀胱损伤发生率分别为 0.13% 和 0.07%。与文献相比，泌尿系统损伤发生率稍低。高位骶韧带悬吊术（high uterosacral ligament suspension，HUS）术中的输尿管损伤是其特有的围术期并发症，文献报道的发生率为 0.5% ～ 11.0%。其中约 2/3 的

患者拆除缝线后即可解决，严重时偶有需要输尿管再植的报道。Jackson 等（2015）回顾性分析发现，阴道前壁修补者的输尿管梗阻风险增加 10 倍。Richter 等发现，经验少及手术量小的医师行 HUS 时，输尿管梗阻的发生率要明显高于经验多及手术量大的医师。为减少输尿管损伤，HUS 术中的膀胱镜检查非常必要，已成为 HUS 手术中的常规。解放军总医院第一附属医院采用经阴道 HUS 治疗的重度盆腔器官脱垂（POP）患者 118 例，术中输尿管梗阻 3 例（2.9%）（段磊，2017）。目前文献报道的经阴道高位骶韧带悬吊术，输尿管损伤的发生率为 4.60%。北京大学人民医院 286 例阴道完全封闭术与阴道部分封闭术患者发生围术期并发症 25 例中，包括术中膀胱损伤 1 例（鞠蕊，2019）。苗娅莉等（2017）报道 100 例腹腔镜阴道骶骨固定术，无一例泌尿系损伤。

三、膀胱损伤

（一）膀胱损伤发生原因

1. 经腹途径手术 开腹手术膀胱损伤可发生于膀胱的任何部位，损伤多与术者操作经验和膀胱与周围组织严重粘连有关。在膀胱充盈、盆腔粘连或子宫颈或盆腔下部肿瘤导致膀胱上移等情况下，可能在切开腹壁时不慎直接切入膀胱；盆腔粘连严重腹膜与膀胱界限不清时，可能在分离盆腔粘连过程中损伤膀胱肌层；膀胱与子宫粘连，分离膀胱宫颈间隙及膀胱阴道间隙时有损伤膀胱可能；膀胱宫颈间隙及膀胱阴道间隙分离不充分时，缝合阴道残端或固定网片时有伤及膀胱风险。

2. 经阴道途径手术 现代盆底重建术中膀胱损伤比较常见。经阴道网片置入术时损伤多由于穿刺时膀胱分离不充分、穿刺方向不正确造成。经阴道子宫切除术时切口位置的选择很重要，如切口部位过高可直接切入膀胱，如切口位置过低，因此部位没有很好的间隙，可能因分离膀胱阴道间隙、膀胱宫颈间隙有误或粘连导致解剖层次不清而导致膀胱损伤。对于有剖宫产手术

史的患者尤其要提高警惕。

3. 腹腔镜手术 腹腔镜手术损伤膀胱的特点类似于开腹手术。此外，尖锐套管针或任何辅助器械均可损伤膀胱；或因术前膀胱充盈未留置导尿管（膀胱内留尿 100 ml 即有外伤危险），套管针穿刺时有可能损伤；或剪开反折腹膜过深、分离耻骨后间隙或因粘连使组织层次不清，分离时锐性损伤或热辐射损伤。

（二）膀胱损伤临床表现

1. 术中膀胱破损 术野有淡红色血水样或清亮液体不断溢出，导尿管引出血性尿液，应考虑膀胱损伤。腹腔镜手术过程中损伤膀胱，最直接的证据就是连接导尿管的尿袋内充满气体。如见膀胱黏膜外露或膀胱内术前留置的导尿管，如破口较大，试以金属导尿管探查可见导尿管从损伤处露出得以确诊。手术过程中如怀疑损伤膀胱，除常规探查外，可行美蓝试验确诊。

2. 术后膀胱阴道瘘 经阴道手术术中膀胱损伤如未及时发现，术后可形成膀胱阴道瘘，表现为术后阴道有水样液体流出。经腹或腹腔镜手术后的膀胱损伤可表现为引流管中有大量淡黄色液体，如子宫切除尿液可自阴道断端流出，表现为阴道不自主液体流出。可伴有腹胀不适甚至发热等症。腹腔镜手术能量器械的热损伤多发生于术后 7～10 天。

（三）辅助检查

1. 膀胱亚甲蓝试验 可疑膀胱损伤时可行亚甲蓝试验，0.5% 亚甲蓝溶液注入膀胱内，如见膀胱壁蓝染，是为膀胱壁部分损伤。如蓝色染料漏入盆腔手术野，表明膀胱穿孔或裂伤。经阴道手术经尿道向膀胱内注入 0.5% 亚甲蓝溶液，可见阴道内有亚甲蓝溢出。注意彻底检查膀胱壁的完整性膀胱内需注入 200～300 ml 扩充液；如果无亚甲蓝液也可用无菌奶或婴儿配方奶来代替；可用单腔或双腔尿管充盈膀胱；在困难病例，需经尿道留置三腔管气囊导管有利于膀胱的反复排空和充盈。

2. 膀胱镜检查 可经尿道或耻骨上行膀胱镜检查。膀胱镜检查可以发现膀胱损伤的位置和程度，以及它们与输尿管和尿道的关系，还可以去除异物。膀胱镜检查必须充分的扩张膀胱，这有助于确定膀胱壁的损伤。腹腔镜手术如果膀胱镜下检测到气泡应怀疑泌尿系损伤，应立即从留置导尿管注入亚甲蓝溶液证实。

3. 膀胱切开术 在无膀胱镜情况下，必要时在膀胱顶的腹膜外部分行膀胱切开术，彻底检查膀胱内壁有无损伤。

（四）膀胱损伤的治疗

1. 术中发现膀胱损伤的处理 一旦发现膀胱破损，立即修补。根据损伤的类型、程度和位置选择不同的修补途径，经阴道损伤者首选经阴道修补，困难者可改开腹或腹腔镜手术。

（1）膀胱肌层部分损伤：如仅有较多出血而无溢尿，往往不易被发现，此时止血缝合切忌过深缝扎，避免穿透黏膜。可用 3-0 号可吸收线或延迟吸收线连续或间断缝合 1 层或 2 层膀胱黏膜外裂伤。

（2）膀胱贯穿裂伤：应当分 2 层修复，用 3-0 号可吸收线或延迟吸收线间断或连续缝合，先缝合肌层，然后再将浆膜及部分肌层包盖缝合一层，避免穿透黏膜以防发生结石（图 25-3-1）。也可用可吸收线全层缝合破口（腹腔镜多用此法）。

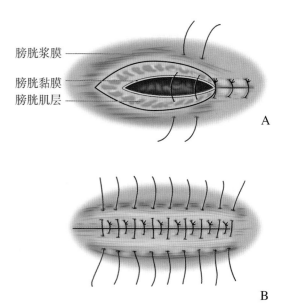

膀胱浆膜
膀胱黏膜
膀胱肌层

A

B

图 25-3-1 膀胱损伤修补术。**A.** 缝合肌层；**B.** 缝合深肌层

此外，应当用一层腹膜或网膜瓣覆盖裂伤，以网膜带入独立血供的新组织，以达到保护性修复。

（3）由穿刺针造成的膀胱损伤：破口处可不缝合，只需退出穿刺针，术后持续留置尿管1周，即可自行愈合。若破口较大，则须给予缝合，术后持续留置尿管7～10天。如果术后方才发现损伤，则须依照术后时间、破口大小、位置及临床表现决定是否行二次手术修补。

（4）对能量器械损伤：膀胱全层裂伤者可在腹腔镜下膀胱修补术。电凝坏死但未穿透者，切除坏死组织后修补。小的挫裂伤、穿孔、烧伤也可不缝合，留置导尿待其自愈。

（5）手术要点：①因有尿液浸泡，膀胱伤口不结痂，要求缝合严密，松紧适度，止血充分；②注意输尿管开口位置，避免缝闭输尿管开口，造成输尿管梗阻；③如瘘孔离输尿管较近，为避免术后组织水肿挤压输尿管开口造成输尿管梗阻，在缝合前插入输尿管导管；④肌层完全损伤的膀胱修补术，术后留置导尿管至少1周，持续开放。保持导尿管持续通畅是十分关键的。术后第3天可用1∶5000呋喃西林溶液行低压膀胱冲洗，每日1次，至可拔除导尿管。

2. 术后发现膀胱损伤的处理

（1）腹腔镜或开腹手术后发现的膀胱内瘘处理：首先采用保守治疗。较小的腹膜内膀胱损伤可行保守治疗，保留尿管长期开放，预防性应用抗生素，一般可以自行愈合；大的穿孔应开腹手术或腹腔镜下修补。术后保留尿管或耻骨上引流7～14天，给予抗生素预防感染。拔管前应行膀胱镜检查以确认穿孔已愈合。

（2）膀胱阴道瘘处理：多从阴道行瘘修补。

①经腹膀胱内修补：术后发现膀胱阴道瘘，因伤口水肿，不宜立即从阴道修复，如需立即手术，可经腹膀胱内修补。手术中注意避开输尿管开口，如离输尿管开口近，需插输尿管导管。

②经阴道修补：需保守治疗3个月，待瘘口局部炎性反应基本消失，瘢痕软化后再行修补。在等待手术期间，加强支持治疗，合理应用广谱抗生素预防感染，注意会阴局部清洁，外阴擦洗每日1次。为减少因漏尿造成患者生活质量严重受损，可行双肾盂造瘘，减少膀胱内尿量。也可留置菌状导尿管，因尿管开口在尿道内口，位置低，可防止或减少尿液从瘘口流出。

（五）膀胱损伤的预防

盆底手术中泌尿系损伤应以预防为主。

1. 术者应经过盆底手术专业培训，熟悉盆腔解剖，提高操作的基本技术技能，对粘连严重的手术应由有经验的医师施行。

2. 经阴道手术，良好的麻醉、合适的体位、器械、充分暴露、严格执行无菌操作是无可替代的。使用头灯、带光吸引冲洗器、光学拉钩能够改进照明；合适的阴式手术器械，如附件钩钳，有时会起到事半功倍效果。

3. 把握易造成损伤的环节如开腹手术切开腹膜，部位应高、腹膜薄而透明时切开，如剖宫产术后，膀胱可能通过其腹膜反折被上提至前腹壁的下方，在分离膀胱粘连时，进入腹腔后应当探查内脏、恢复正常解剖关系、暴露手术部位，必要时可膀胱亚甲蓝液充盈以示膀胱轮廓发现损伤。锐性分离膀胱优于钝性分离。切开阴道壁时可使用水垫分离，以减少出血，解剖层次清楚，增加阴道膀胱间隙厚度。同样，耻骨后吊带术可在穿刺针经过耻骨后间隙注水，穿刺术后即刻行膀胱镜检查，防止和及时发现膀胱损伤等。

4. 在手术操作的过程中，应该始终留置尿管或导尿，并高度关注是否有透亮液体流出。如可疑膀胱损伤尚不能确定，则应在手术结束前进行膀胱镜检查以明确诊断。

5. 腹腔镜手术分离膀胱或宫旁组织时遇到活动性出血需要止血应将电凝功率调小，鼓点式电凝，以免发生膀胱及输尿管热损伤。如高度怀疑但是看不到明显损伤部位，可术中注射亚甲蓝液或膀胱镜检查以帮助诊断。此外，正确看待中转开腹，及时果断的中转开腹并非意味着手术失败，恰恰能最大限度避免更为严重的并发症及不良后果的发生。

四、输尿管损伤

（一）输尿管损伤发生原因

1. 经腹途径手术　盆腔粘连、输尿管异位或异常，以及术者解剖不熟、经验不足可导致误伤输尿管。此类情况可占 43.8% 的输尿管损伤。如盆腔粘连致骨盆漏斗韧带或宫骶韧带与输尿管贴近，若粘连分离不足即行钳切扎而损伤。子宫动静脉或主韧带处出血，或漏斗韧带断端出血，止血心切，盲目钳夹电凝，是最多发生输尿管损伤的部位。妇科医生应当关注输尿管，在手术过程中时刻关注输尿管的位置并使其远离病灶处是非常重要的。在关闭道格拉斯陷凹、折叠缝合宫骶韧带、宫颈或阴道骶前固定术时，应当小心避免输尿管损伤。

2. 经阴道途径手术　经阴道手术，很难看到输尿管。经阴道子宫切除术，子宫膀胱陷凹腹膜横切口过长有可能损伤输尿管；经阴道子宫切除，在宫颈炎、宫颈增粗情况下，主韧带宜分离 1 cm 以上，紧贴宫颈分次钳切可避免钳切或缝扎输尿管；在子宫脱垂时应想到输尿管变位，打开盆腔时，有经验者可能朝骶韧带外侧方向触摸到输尿管，在进行器官脱垂手术（尤其是骶韧带悬吊术）和广泛的后陷凹成形术时这是非常重要的方法。如果对输尿管或膀胱完整性有任何怀疑，应当行膀胱镜检查。

3. 腹腔镜手术　造成输尿管损伤的主要原因是局部解剖不清，反复电凝止血或使用单极电凝设备，致输尿管表面电热损伤，术后表面组织缺血坏死而导致迟发性的输尿管阴道瘘，术中往往不易发现。多见于距输尿管膀胱连接部 2 ~ 3 cm 处或骨盆边缘处。有较大子宫肌瘤，尤阔韧带或宫颈肌瘤可使输尿管移位，或有盆腔粘连如子宫内膜异位症等使卵巢黏附于盆腔侧壁分离止血时有损伤输尿管风险。子宫骶韧带区域使用电灼控制出血，或烧灼子宫内膜异位症时容易损伤输尿管。在腹腔镜子宫切除时处理子宫血管时，或高位骶韧带悬吊时，钳夹钳闭或缝扎偏靠外侧，未能远离输尿管等易发生损伤。如果怀疑输尿管损伤、应当术中插入输尿管导管。输尿管损伤多不术中发现，而是手术后 4 ~ 5 天，迟则 2 ~ 3 周出现腰部及盆腔疼痛，经静脉肾盂造影确诊。

（二）输尿管损伤诊断

1. 临床表现　输尿管损伤可表现为钳夹、切断、缝扎或缝线吊挂，或烧灼坏死等表现。

（1）术中发现：输尿管壁锐性破损所致可见手术野流出多量淡红色或基本清亮液体，仔细探查输尿管走行部位可发现无出血的管状断端并有液体溢出。

（2）术后发现

①无尿：双侧输尿管被结扎，术后立即无尿，血尿素氮和肌酐上升，出现尿毒症体征，背痛、双侧肋脊角触痛，甚至肾衰竭；此时，若行 B 超检查该侧有输尿管及肾盂积水；借助膀胱镜，该侧输尿管膀胱开口无喷尿，插入输尿管导管不通畅来证实；如烧灼伤，输尿管导管可以表现通畅。

②一侧输尿管若完全或部分缝结扎或烧灼后很快结束手术，当时未被发现时，则术后表现为该侧腰痛、腹痛、肾区叩痛或伴发热，其他症状及实验室检查不明显。

③输尿管瘘：输尿管壁受损、感染、缺血、继发坏死，常于术后 9 ~ 11 天发生，临床表现根据瘘口位置决定。输尿管瘘的表现：①瘘，包括内瘘和外瘘，内瘘：瘘孔与阴道不通，尿液直接漏于盆腔，后果严重；外瘘：瘘孔与阴道相通，尿液经阴道流出，形成输尿管阴道瘘。②痛，因腹膜直接受尿液刺激所致。③胀，尿液刺激肠管后，抑制肠蠕动，出现肠胀气导致腹胀，术后排气后再发生肠胀气应警惕输尿管瘘的发生。④热，尿液渗入盆腹腔，腹膜刺激或继发感染可出现发热。⑤块，尿液刺激局部炎性增生，组织包裹、粘连，形成盆腔包块。

④术后尿瘘诊断检查方法：血、尿和引流液的电解质、尿素和肌酐比较：当腹水或引流液中的水平比血液中的水平明显增加、接近尿中水平时，可以诊断尿瘘。敏感性可达 100%。

（三）输尿管损伤的特殊检查

1. 亚甲蓝试验　在高度怀疑泌尿系统损伤

时，阴道内置入消毒纱布，膀胱内注入 0.5% 亚甲蓝溶液，纱布蓝染，即可诊断膀胱阴道瘘，否则为输尿管瘘。

2. 静脉尿路造影　使用造影剂注射液 20 ml 静脉注射后，可观察输尿管损伤位置、损伤侧别及肾功能等。注意观察输尿管有无狭窄、扩张或梗阻存在；放射影像学提供图像以记录结果。

3. 经尿道逆行膀胱输尿管造影　该方法适用于输尿管走行无明显改变时，当输尿管因损伤走行明显偏位时，可能无法进行该检查。

若切断后开放溢尿（液）可被及时发现。若完全被结扎（包括切断后）则结扎部近输尿管充盈，蠕动增强。拆除缝线后溢尿可被证实，也可插入输尿管导管来证实。

4. 输尿管内亚甲蓝试验　将亚甲蓝液注入手术部位以上的输尿管腔内能够证实各侧输尿管的完整性。可以应用 22 号标准口径针将其尖端指向膀胱的方向。注入染料有阻力表明输尿管梗阻；染料外渗表明输尿管壁损伤。再次确定有蓝色尿液通过而没有注射阻力或尿液外渗。

5. 静脉内腔靛胭脂试验　正常情况下静脉内注射靛胭脂（缓慢注射 5 ml）会在 5 ~ 10 分钟内出现蓝色尿液。如果注射染料的同时增加输液量或应用甘露醇或利尿药，那么染料的分泌可能加快。可以再次加入靛胭脂（5 ml），但是靛胭脂可能具有血管活性，不推荐给予第 3 次剂量。

当应用静脉靛胭脂时，流出蓝色尿液意味着至少一侧肾单位有功能。为判断哪侧肾单位有功能，需行膀胱镜检查。蓝色尿液至术野是尿路损伤的证据。

尽管术中膀胱镜下静脉注射靛胭脂对于输尿管梗阻的诊断具有很高的准确性和特异性。但临床上确有假阴性结果报道，其假阴性率约为 0.3%，原因可能与膀胱镜无法检测出的输尿管部分梗阻有关。因此，仍需密切观察患者术后的异常情况。如发热、腰痛、持续漏尿、肾盂肾炎、腹膜炎、肠梗阻、无尿及血清肌酐和尿素氮水平升高等。即便如此，仍有大约 5% 的患者没有症状，而是在晚期由于肾盂积水或无功能肾得到诊断。

6. 输尿管导管　术中通常经膀胱镜放置输尿管导管，也可经输尿管切开放置。当行膀胱镜或输尿管切开时，可以应用小的儿科鼻饲管、输尿管导管或支架作为输尿管导管。儿科鼻饲管更容易通过输尿管管腔，术中通常利用导管判断输尿管的完整性，也能够用于术后短期输尿管引流。输尿管双"J"形支架是最理想的输尿管引流，因为上段"J"形管维持导管位于肾盂内，下段"J"形管维持导管位于膀胱内。这些导管未暴露于外界环境中。

输尿管导管通路有阻力表明输尿管扭曲或梗阻。经导管引流出尿液证实肾功能存在。当存在梗阻、挤压伤或输尿管修补时将导管或支架留在原位以引流肾的尿液，有助于预防输尿管缩窄，促进愈合。

7. 膀胱镜检查　可经尿道行膀胱镜检查。膀胱镜检查前静脉注射亚甲蓝（5 ml）使检查者能判断输尿管功能，证据是输尿管口喷蓝色尿液。输尿管不能喷蓝色尿液时必须判断原因。

8. 输尿管镜检查　多数术中输尿管损伤症状不典型，传统的静脉尿路造影及 CT 等影像学检查容易延误诊断，造成多种术后并发症，甚至肾功能永久性损害。输尿管损伤多不易早期诊断主要原因有：①输尿管位置隐蔽，术中不易早期发现。②约 1/2 的患者症状不典型，甚至数年后才因肾无功能或肾积水就诊。③尿瘘多发生在输尿管损伤后 2 ~ 3 周。随着输尿管镜等泌尿系内镜的不断普及和技术完善，越来越多的泌尿科医师采用输尿管镜进行输尿管损伤的诊断及治疗。输尿管镜检查在直视下进行，能直观地观察输尿管的各种病变，可明确诊断。在术中疑似输尿管有损伤后即时行输尿管镜检查，可观察到不同程度的输尿管损伤表现。镜下可见输尿管成盲端样改变、输尿管离断、输尿管切开、输尿管撕裂及输尿管黏膜水肿、充血、血肿，局部缺血呈苍白色改变。对早期超声刀、电凝钩及双极电凝等造成输尿管组织热损伤，有助诊断。输尿管镜同时也可指导治疗，对输尿管撕裂、小的切开、缺血损伤者仅行输尿管内支架管留置术，支架留置 3 个月后拔除。

输尿管内支架拔除时观察内容：①输尿管黏膜是否完整、光滑；②是否存在黏膜水肿、充血、血肿；③是否存在管腔狭窄，管腔是否连续；④是否可见黏膜下乃至浆膜下组织，如蛛网状组织，或黄色脂肪颗粒（输尿管旁脂肪），以确定是否需要进一步治疗。但需注意，在输尿管镜手术过程中因操作不当或输尿管局部病变造成医源性损伤也有报道，输尿管硬镜手术损伤率为 $4\% \sim 8\%$，严重损伤率为 $0.5\% \sim 1\%$。

9. 膀胱切开 是观察膀胱内部的另外一种方法。最理想的切开应当位于膀胱顶的腹膜外部分。如果应用静脉内腔胭脂，输尿管开口有蓝色尿液喷出，有助于判定输尿管的完整性。

（四）输尿管损伤的治疗

1. 输尿管损伤的处理原则

（1）术中发现者：应立即处理。

①输尿管扭曲或打折引起的明显梗阻：予以松解即可。

②钳夹损伤：若误夹立即松钳，输尿管有轻度压伤，可通过膀胱镜插入输尿管支架（双"J"形管）$10 \sim 12$ 天引流尿液，还可预防压伤部位狭窄。若血管钳压迹明显不能自然恢复，为避免发生输尿管坏死应切除受损的输尿管节段，根据输尿管与膀胱的距离，行输尿管端-端吻合术或输尿管膀胱植入术。其中输尿管膀胱植入术成功率高，不易出现术后输尿管吻合口狭窄。吻合口应无张力，断端血供良好，黏膜对黏膜无扭曲，以防止术后输尿管狭窄。

③缝扎部分输尿管者：拆除缝线即可，如骶韧带高位悬吊术中缝扎输尿管。

④完全缝结扎损伤者：术时发现，则拆除缝结扎线，观察结扎部位蠕动及血供有无变化，蠕动、血运良好者可不作切除处理，但应置入输尿管支架，$10 \sim 12$ 天后取出，如果结扎时间较长，缝扎局部运动不佳，上段输尿管增粗，或顾虑结扎部分局部痉挛等，宜行该输尿管节段切除，行输尿管端端吻合术或输尿管膀胱植入术。

④切断损伤：视与膀胱的距离行端-端吻合术或与膀胱植入术。

⑤烧灼伤：术中常难发现，术中高度怀疑者可放置输尿管支架，明显损伤者宜行该输尿管节段切除，行输尿管端-端吻合术或输尿管膀胱植入术。

（2）术后发现者：由于输尿管损伤后果严重，术后一旦发现，必须尽早处理，应给予抗生素控制感染，无须等待。

在保护肾功能的前提下，对术后输尿管瘘患者，首先采用保守治疗，一般可以自行愈合。

①治疗前需行膀胱镜及逆行造影或输尿管镜检查，明确损伤侧别与瘘口位置。

②经膀胱镜行患侧输尿管插管，放置输尿管支架，$3 \sim 6$ 个月取出。

③当双"J"形管置入困难、置入后症状不能缓解、保守治疗无效时，应尽早手术治疗。应行输尿管端-端吻合或输尿管膀胱植入术。术中放置双"J"形导管，术后 6 个月取出。术后加强管理、预防感染、保持引流的持续通畅，尤为重要，不建议夹闭尿管，以防吻合口在张力增大时再次出现漏尿。拔除尿管后注意自觉症状，必要时测残余尿。

2. 手术治疗 可经腹或腹腔镜下手术，腹腔镜下手术技术上可以完全保证患者输尿管膀胱的连续性，具有术后恢复快、并发症少等优点，具有一定的安全性及可行性。

根据累及的输尿管节段，可采取不同手术方式。由于妇科手术造成的输尿管损伤多位于其远端 $4 \sim 5$ cm，盆底损伤更接近于膀胱，因而大部分可通过输尿管膀胱植入术修复。只有低于盆腔边缘的损伤可以行横向输尿管端-端吻合术或输尿管膀胱植入术修复。而高出盆腔的损伤不推荐输尿管膀胱植入术。

（1）输尿管膀胱植入术：适用于输尿管近膀胱的损伤（输尿管终端 $4 \sim 5$ cm）。既往开放输尿管膀胱植入术是处理输尿管损伤的金标准。随着腹腔镜技术的发展，越来越多的输尿管损伤采用腹腔镜手术来处理。膀胱黏膜下隧道缝合是输尿管膀胱植入手术的关键技术之一。手术步骤如下。

①检查游离损伤输尿管：查清输尿管损伤的部位，确系靠近膀胱。游离损伤段输尿管长 $5 \sim 6$ cm，注意保留附着其上面的腹膜，以避免损伤其鞘膜（图 25-3-2）。

②切断输尿管：将损伤部位输尿管切除，保留输尿管端被切成斜面，无活力的节段应切除，

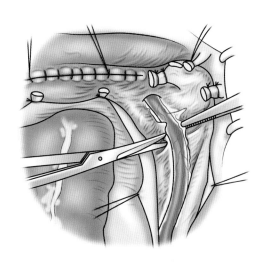

图 25-3-2　游离损伤输尿管

损伤远端的输尿管用 7 号丝线结扎或电凝闭合。于输尿管切断端近侧向肾盂插入输尿管支架（双"J"形导管）达肾盂（图 25-3-3）。

③切开膀胱：在损伤输尿管膀胱处稍上方膀胱肌层纵行切开膀胱长约 3 cm，切口上部其下黏膜纵行切开长约 1 cm，保证隧道 1.5 cm，以术后形成潜行隧道，防止尿液反流。输尿管支架另一端置于膀胱（图 25-3-3）。

④输尿管膀胱吻合：将输尿管游离端背侧纵向切开 0.5 ~ 1 cm，与膀胱黏膜切口相一致以防

狭窄（图 25-3-4）。输尿管放进膀胱，用 3-0 号延迟吸收缝线间断黏膜对黏膜缝合，输尿管纵切口末端与膀胱黏膜切口下端先缝合，继之缝合输尿管凸面与膀胱黏膜切口上端，然后完成整个吻合（图 25-3-5）。用 3-0 号延迟吸收缝线间断缝合膀胱浆肌层，完成黏膜下隧道（图 25-3-6）。

⑤检查输尿管有无张力过紧现象，有则再适当游离吻合处上段输尿管或游离膀胱而使之松弛。术后是否放置输尿管支架，观点不同。应当放置腹腔引流管引流吻合位置。输尿管支架在术后 2 ~ 3 月经膀胱镜检查取出，留置尿管至少 7 天。

（2）输尿管端 - 端吻合术：适合输尿管损伤部位高、范围小、断端血运良好、局部无感染的损伤。

当输尿管节段缺失时，可能需要游离膀胱或肾、膀胱扩展术、横向输尿管端 - 端吻合术，或插入小肠节段。手术步骤如下。

①游离损伤输尿管：游离损伤的输尿管两端，使其有足够活动范围（≥ 4 cm），端 - 端吻合后无张力（图 25-3-2）。

②斜向修剪吻合口：将结扎、钳夹或能量损伤部位按 45° 斜向剪去，保留端血运良好。使吻合的上、下两端斜面对应，以增大输尿管愈合面，防止吻合口狭窄（图 25-3-7，图 25-3-8A）。

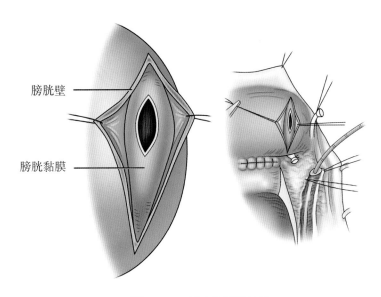

膀胱壁

膀胱黏膜

图 25-3-3　插入输尿管导管

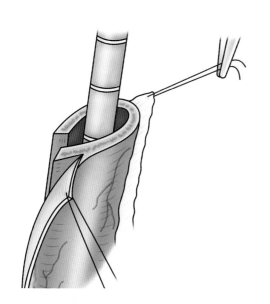

图 25-3-4 输尿管纵向切开 0.5 ～ 1 cm

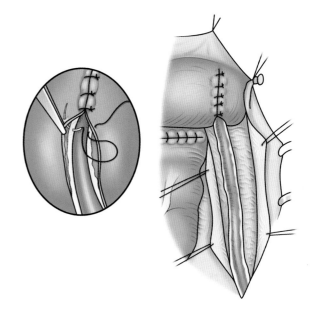

图 25-3-6 缝合膀胱壁

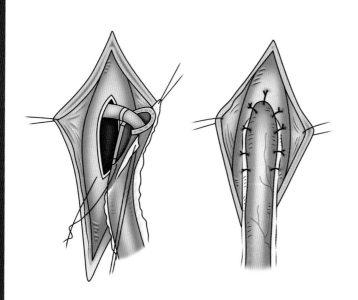

图 25-3-5 输尿管膀胱吻合

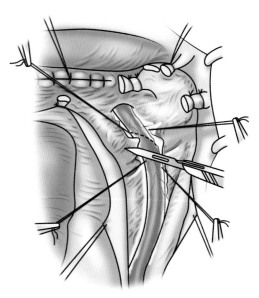

图 25-3-7 斜向修剪吻合口

如估计仍有狭窄可能，可于斜切面凹点处再纵向 0.3 ～ 0.5 cm（图 25-3-9A）。

③置入输尿管支架：支架一端通过上段输尿管到达肾盂，另一端置入下段输尿管创口直到进入膀胱（图 25-3-10 ～ 图 25-3-12）。输尿管支架的作用：一是便于术中缝合，尤其是腹腔镜下手

术时；二是术后作为引尿导管；三是避免输尿管吻合口局部水肿、痉挛影响排尿及吻合口愈合。

④输尿管创面端 - 端吻合：在两端输尿管不扭曲状况下，用 3-0 可吸收缝线贯穿缝合吻合口两侧边（斜面凸点与对侧凹点）并留线，两侧各间断全层缝合 2 ～ 3 针（图 25-3-8B、C，图 25-

3-9B、C）。注意缝合不宜过密与过疏，以防输尿管狭窄或尿渗漏。

⑤缝合输尿管鞘膜：于输尿管吻合口两端之外的输尿管鞘膜进行垂直、间断、褥式包埋缝合6～8针（图25-3-13），使吻合口愈合创面再次增大而有利于愈合，同时避免尿外渗。

⑥检查吻合口有无补缝之处，观察吻合口张力是否过紧，血供是否良好。如无异常，则清洗局部可能渗尿，拭净后关闭后腹膜及腹壁。为防

止吻合口处渗液感染，可在吻合部位放置腹膜外引流管引流，以阻止血液、血清或尿液沉积，直至移除输尿管支架（图25-3-12）。

术后输尿管支架应当留置至少7天。通常推

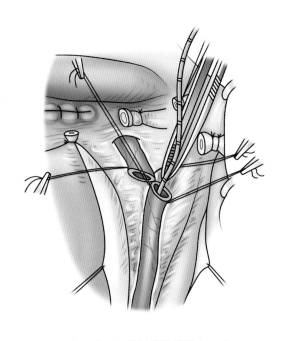

图 25-3-10 输尿管导管插入肾盂

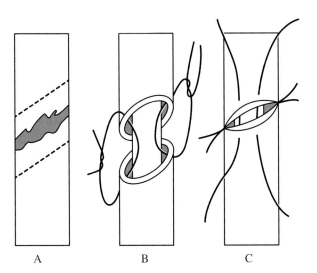

图 25-3-8 修剪吻合输尿管

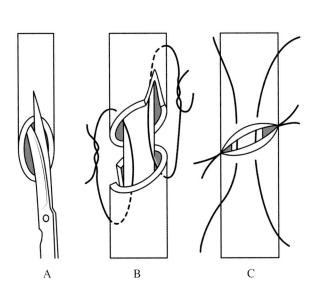

图 25-3-9 修剪吻合输尿管

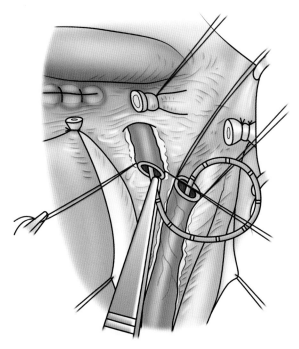

图 25-3-11 输尿管导管插入膀胱

荐术后留置尿管 1 周。

（3）膀胱腰大肌悬吊术：输尿管膀胱植入术及输尿管端 - 端吻合术关键技术之一是吻合部位应当无张力。轻度的张力可通过分离耻骨后空隙（Retzius）使膀胱自后联合附着处游离，使其能够向修复部位移动。如果分离后在吻合部位仍有

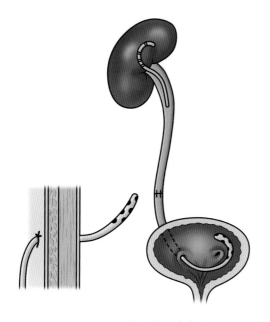

图 25-3-12　输尿管吻合术后

一定的张力，或无法直接行输尿管膀胱植入术，应当考虑行膀胱腰大肌悬吊手术。

手术方法：游离两侧膀胱底及附着腹膜，将膀胱推向欲行输尿管修补侧的腰大肌，相当于髂总动脉分叉水平上方外侧腰大肌上，缝合固定。当断定移位能够行无张力修复时，2-0 号或 1-0 号延迟吸收线间断将膀胱外层肌壁缝合至腰大肌，之后将腰大肌前腹膜拉回覆盖。膀胱缝合至腰大肌也必须无张力，以防止缝线周围的压力性坏死和膀胱的过早脱落。如吻合后仍有张力，膀胱切口可取横切竖缝来解决（图 25-3-14 ～图 25-3-16）。如果耻骨后空间的分离及腰大肌悬吊不能给予足够的活动度以完成满意的输尿管植入或吻合术，可考虑行输尿管 - 对侧输尿管吻合术或输尿管回肠吻合术。

（4）输尿管 - 对侧输尿管吻合术：适用于当输尿管损伤过于严重以至于不可能行输尿管膀胱植入术或输尿管端 - 端吻合术时。

手术方法：游离损伤侧输尿管，于腹膜后经过肠系膜下动脉的下方及大血管的前方到达对侧输尿管。纵向切开对侧输尿管，用 3-0 号可吸收线进行全层端侧吻合。注意缝合不宜过密与过疏，以防输尿管狭窄、缺血或尿渗漏。术后应当留置腹膜外引流管对吻合部位进行引流。术后可留置或不留置输尿管导管。

（5）输尿管回肠、回肠膀胱吻合术：适用于

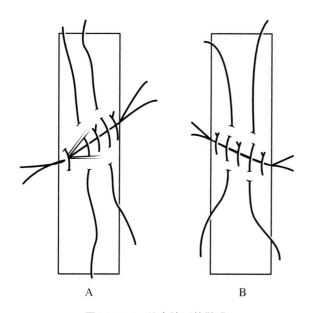

图 25-3-13　缝合输尿管鞘膜

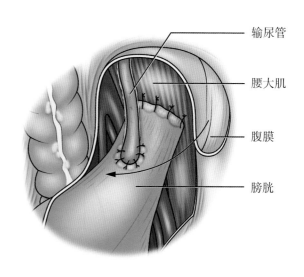

图 25-3-14　膀胱腰大肌悬吊术后

输尿管高位损伤，不能吻合者；或下段坏死，形成输尿管瘘后，坏死输尿管周围形成瘢痕组织，使输尿管下部不易分离，不宜植入者；长段输尿管缺损不能植入或吻合者；可利用比缺损长度略长的肠段进行替代输尿管，可保证手术成功。术前

准备及术后处理参考外科肠吻合术。

手术步骤如下：

①开腹：可经原切口或选用新的下腹部切口长 25～30 cm 进入腹腔。

②取一段回肠：测量输尿管至膀胱缺损长度，于距回盲部 15～25 cm 处选取略长于缺损长度的回肠，系膜内保留 2 支主要血管弓，并尽量向根部游离，缝线标记肠管远端，结扎肠系膜上的出血点，关闭系膜裂孔（图 25-3-17）。

③回肠端端吻合：将切断的回肠断端使用直线切割缝合器吻合（图 25-3-18）。

④缝闭游离段回肠近端：使用稀释碘伏水浸泡游离肠段，用小圆针 4 号丝线间断或连续全层缝合游离段回肠近端，第二层做浆肌层褥式包埋缝合（图 25-3-19）。回肠远端留着与膀胱吻合，

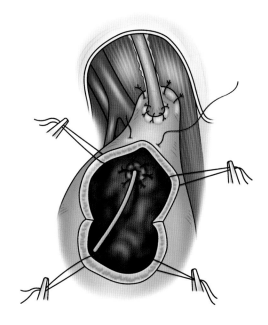

图 25-3-15 横切膀胱

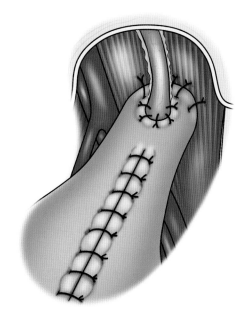

图 25-3-16 竖缝膀胱

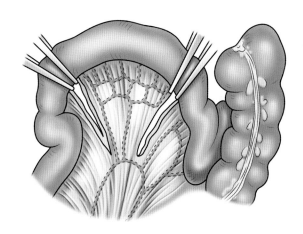

图 25-3-17 取一段回肠

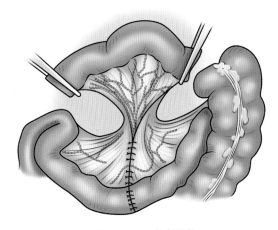

图 25-3-18 吻合肠管

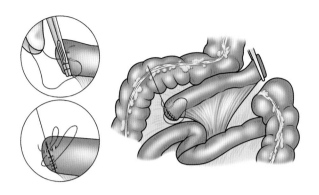

图 25-3-19　封闭游离段回肠端

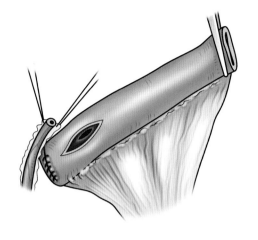

图 25-3-21　切开肠管

以保证肠管顺利蠕动。

⑤游离输尿管：游离损伤输尿管上段长 4 ～ 5 cm，注意保留其上附着的腹膜，切断输尿管结扎其远端（图 25-3-20）。对左侧输尿管损伤，需经过腹膜后乙状结肠系膜根部再到达乙状结肠系膜腹侧。

⑤输尿管回肠吻合：摆正游离回肠段勿使扭曲，于其近侧端肠管游离缘上做长 2.5 ～ 3 cm 的纵切口，先切开肠管浆肌层，然后在切口下部切开肠黏膜约 1 cm（图 25-3-21），将游离的输尿管背面剪开 0.5 ～ 1 cm 长以扩大吻合口，插入输尿管导管上至肾盂，另一端送入回肠段切口内（图 25-3-22）。摆正输尿管，对准回肠切口后，以 3-0 号可吸收缝线做输尿管与肠黏膜吻合（图 25-3-23），以 1 号丝线间断缝合肠壁浆肌层，并带输尿管上腹膜，将输尿管末端包在肠壁肌层缝线内

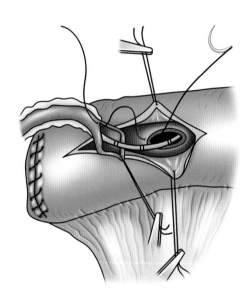

图 25-3-22　插入输尿管导管

（图 25-3-24，图 25-3-25）。

⑦回肠膀胱吻合：在膀胱后壁做斜切口与肠腔等大，将下端输尿管导管自肠腔经膀胱切口处送入膀胱内。理顺回肠下端切口与膀胱切口关系后，可用 3-0 号可吸收线将肠壁及膀胱壁全层间断缝合。为预防膀胱内尿液反流，将回肠断端做挽袖状缝合后，再与膀胱吻合，使乳头式回肠位于膀胱内，用 1 号丝线间断缝合膀胱肌壁与肠管浆肌层（图 25-3-26）。

⑧闭合固定肠系膜及腹膜：用 1 号丝线将游

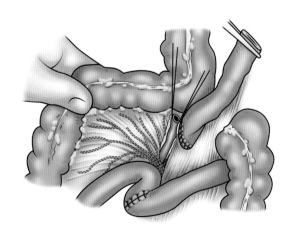

图 25-3-20　游离输尿管

离段回肠及肠系膜间断缝合于就近后腹膜上，缝合输尿管游离处的后腹膜（图 25-3-27）。

⑨于近端及远端吻合口各留置引流管 1 根，逐层关腹。术后因肠腔分泌物较多，如阻塞导尿管可用灭菌生理盐水冲洗膀胱，术后 2 周拔尿管，输尿管内导管可一并拔除。其余术后处理同肠道手术。

（6）经皮输尿管造口术或肾穿刺造口术：当

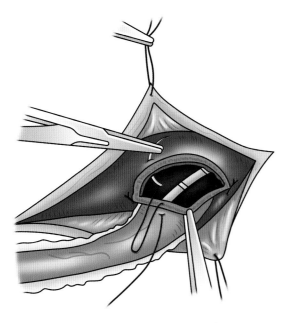

图 25-3-23 吻合输尿管与肠黏膜

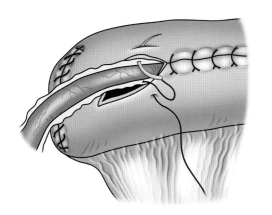

图 25-3-24 缝合肠壁浆肌层

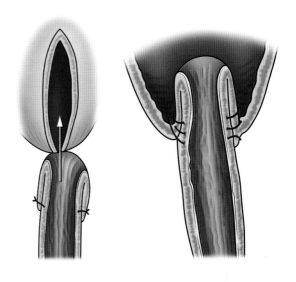

图 25-3-26 回肠断端挽袖状与膀胱吻合

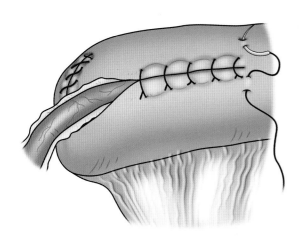

图 25-3-25 缝合肠壁浆膜层

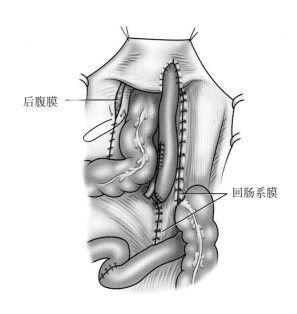

后腹膜

回肠系膜

图 25-3-27 闭合固定肠系膜及腹膜

患者全身或局部条件不宜修补或吻合者，或医生不准备实施更为确定的修补术时，为保护肾功能，可以进行该术式。经皮输尿管造口术是通过皮肤自腹膜后取出输尿管断端，并行输尿管-皮肤吻合。不应将经皮输尿管切开术视为尿道改道的永久性措施。

（五）输尿管损伤预防

1. 熟练掌握输尿管解剖知识、术前讨论、评估手术中的难点、做好思想重视和准备。

2. 大的盆腔肿瘤或严重粘连者术前了解输尿管与病变的关系，必要时术前放置输尿管导管，术中可来回抽动输尿管导管，提示输尿管位置，以避免损伤。

3. 术中发现输尿管走行区粘连重时，应在正常解剖部位先找到输尿管，再沿输尿管外膜外分离，甚至游离部分输尿管，避免损伤。

4. 如遇到出血多时，不要盲目结扎，应沉着冷静，寻找出血点，明确解剖关系后再彻底结扎止血避免慌乱中夹闭输尿管。

5. 经腹全子宫切除术时应注意膀胱推离应至宫颈外口下方，使输尿管向外侧游离；在结扎子宫动脉时不要过于靠近子宫动脉根部以免破坏输尿管区的侧支循环，造成输尿管壁坏死。

6. 经腹或腹腔镜高位骶韧带悬吊术（HUS）时，输尿管是常见的副损伤。术中先探查双侧输尿管走行，于输尿管与宫骶韧带之间的腹膜下打水垫，推开输尿管，于宫骶韧带外侧打开腹膜至宫颈内口水平，缝合时尽量向后内侧骶骨方向进针，可远离输尿管，避免输尿管成角和折叠。骶前固定术中打开侧腹膜时应注意输尿管走行方向。

7. 应用能量器械，如超声刀、单双极电凝、LigaSure等。防止过度止血，尽量少用单极电凝，必要时用冷剪刀，减少热损伤。能量器械损伤术中不能轻易发现，因此术后放置腹腔引流管尤为重要，并注意引流液的颜色及量，发现异常及时处理。若术中疑有输尿管损伤立即行膀胱镜检查及输尿管插管至术后2个月。

8. 经阴道子宫切除术时，注意充分推开膀胱、输尿管，处理主韧带时紧贴子宫方向切断主韧带可避免损伤输尿管。经阴道HUS时有学者经阴道游离骶韧带即改良骶韧带悬吊术。有学者主张HUS及尿道中段悬吊术术后常规行膀胱镜检查。

9. 术后密切关注患者尿液情况、发热、腰痛情况，必要时行泌尿系统超声等检查。

（六）输尿管术后的处理

应当在输尿管吻合口处放置腹膜外引流管，但并不接触吻合口，充分引流吻合口附近的血液、血清、淋巴液和尿液。直到去除所有输尿管导管和支架时才停止引流。

当行膀胱切开、输尿管膀胱植入或输尿管端-端吻合术时，应当留置尿管，无论经尿道或耻骨上途径。在后两类手术未进行膀胱切开时，可以在去除输尿管导管或支架前去除导尿管。输尿管损伤修复后应当行静脉内泌尿系影像学检查，以判断修复的完整性和是存在否狭窄。

（米　鑫　王文慧）

参考文献

彭萍，等，2002. 妇科手术泌尿系统损伤42例临床分析. 中华妇产科杂志，37（10）：595-597.

丁岩，等，2014. 盆底重建术并发症的准确描述及防治. 国际妇产科学杂志，41（2）：93-97.

段磊，等，2017. 经阴道宫骶韧带高位悬吊术的远期疗效研究. 中华妇产科杂志，52（6）：363-368.

苗娅莉，等，2017. 腹腔镜阴道骶骨固定术治疗盆腔器官脱垂的疗效评价. 实用妇产科杂志，33（2）：105-109.

梁旭东，等，2009. 妇科手术泌尿系损伤的诊断与防治. 实用中国妇产科临床杂志，10（2）：109-112.

郎景，等，2010. 妇产科临床解剖学. 济南：山东科学技术出版社，287-292.

刘新民，2010. 妇产科手术学. 第3版. 北京：人民卫生出版社，731-745.

刘新民，等，2010. 妇产科手术难点与技术图解. 北京：人民卫生出版社，261-269.

刘沛，等，2015. 回肠代输尿管术治疗医源性长段输尿管损伤. 北京大学学报（医学版），47（4）：643-647.

龙棣，等，2006. 腹腔镜子宫切除术中预防输尿管损伤方法探讨. 中国妇幼保健，21（13）：1773-1774.

鞠蕊，等，2019．老年重度盆腔器官脱垂患者阴道完全封闭术与阴道部分封闭术围手术期情况比较．中华妇产科杂志，54（1）：33-37．

嵇福荣，等，2017．腹腔镜下膀胱腰大肌悬吊输尿管再植术处理妇科输尿管损伤的初步研究．中华腔镜泌尿外科杂志（电子版），11（6）：407-410．

张迎辉，等，2011．阴式盆底重建手术中的输尿管梗阻．中华妇产科杂志，46（1）：70-72．

张晓薇，等，2014．妇科手术中泌尿系损伤的预防．中国实用妇科与产科杂志，30（7）：514-516．

张坤，等，2013．腹腔镜下高位骶韧带悬吊术治疗子宫脱垂的疗效探讨．中国妇产科临床杂志，14（2）：106-109．

陈晓红，等，2014．腹腔镜子宫全切术输尿管及膀胱热损的原因探讨．中国优生优育，20（5）：316-317．

宋磊，等，2013．女性尿瘘治疗方式的选择．实用妇产科杂志，29（7）：494-495．

王建六主译，2008．妇科泌尿学与盆底外科．第3版，北京：人民卫生出版社，405-411．

王玉玲，等，2014．腹腔镜下高位宫骶韧带悬吊术与经阴道骶棘韧带固定术治疗年轻子宫脱垂患者的临床效果评价．实用妇产科杂志，30（4）：273-277．

王焕，等，2013．膀胱镜检术在妇科腹腔镜手术输尿管损伤预防及早期诊断中的作用．中华腔镜泌尿外科杂志（电子版），7（5）：48-50．

王芬，等，2014．输尿管插管在预防妇科三、四级腹腔镜手术中输尿管损伤的应用价值．中国微创外科杂志，14（4）：301-303．

Jackson E, et al, 2015. Risk factors for ureteral occlusion during transvaginal uterosacral ligament suspension. Int Urogynecol J, 26（12）：1809-1814.

Richter LA, et al, 2016. Intraoperative ureteral kinking during uterosacral ligament suspension：effect oftraining level on occurrence. J Reprod Med, 61（1-2）：17-21.

第二十六章

盆腔器官脱垂修复手术效果评估

Ⅲ期及以上盆腔器官脱垂（pelvic organ prolapse，POP）的主要治疗方法是修复手术，手术后效果评估非常重要。科学的评估方式可以正确评价手术效果，指导临床治疗。而且POP修复手术方法繁多，用科学的方法比较不同术式的优劣变得非常重要。修复手术效果的评估一般从两个方面来进行，一方面是解剖学复位情况，即客观标准。另一方面是功能恢复情况，即主观标准，包括脱垂症状的恢复、下尿路功能和肛肠功能的恢复、性生活质量的恢复和整体生活质量的恢复。从这两方面进行评估后，还要在评估的基础上进行疗效判定，最终判定手术失败或是成功，以统计手术的成功率。

第一节　盆底修复手术后解剖复位评估

目前最常用的盆腔器官脱垂评估方法，是国际尿控协会（ICS）联合美国妇科泌尿协会（AUGS）于1996年公布的POP量化分期法（pelvic organ prolapse quantitation，POP-Q）（Bump et al，1996）（详见第二十章第二节）。POP-Q全面、量化的评估了子宫、阴道和外阴的脱垂情况，获得广泛应用。通过POP-Q可以全面了解POP的情况，指导手术方案的设计，也能更科学地进行术后评估，所以获得了广泛应用。同时也可用于评估术后解剖复位的标准。

中国传统分度方法是根据我国在1981年"两病"科研协作组意见，将子宫脱垂分为以下3度。

Ⅰ度轻型：宫颈外口距处女膜缘＜4 cm，未达处女膜缘；重型：宫颈已达处女膜缘，阴道口可见宫颈。

Ⅱ度轻型：宫颈脱出阴道口，宫体仍在阴道内；重型：部分宫体脱出阴道口。

Ⅲ度：宫颈与宫体全部脱出阴道口外。

阴道前壁脱垂中国传统分度为以下3度。

Ⅰ度：阴道前壁形成球状物，向下突出，达处女膜缘，但仍在阴道内。

Ⅱ度：阴道壁展平或消失，部分阴道前壁突出于阴道口外。

Ⅲ度：阴道前壁全部突出于阴道口外。

阴道后壁脱垂中国传统分度为以下3度。

Ⅰ度：阴道后壁达处女膜缘，但仍在阴道内。

Ⅱ度：阴道后壁部分脱出阴道口。

Ⅲ度：阴道后壁全部脱出阴道口外。

POP-Q分期较我国传统分度方法，首先将前、中、后盆腔分度方法进行了统一，简化后利于临床应用。其次，将分期分为5个，更加细化，特别在阴道前后壁脱垂分度上优于我国传统分度。但是POP-Q分期也有缺点，分期方法和症状不能很好吻合，处女膜上或下1 cm都不是很好的截断值（cutoff-point），不如处女膜水平合适。一般公认处女膜是POP发展的截断点，是症状有无、是否对患者造成影响的分界。

应用较多的盆底修复手术后解剖复位的评估标准是2001年美国国立卫生研究所（NIH）根据

POP-Q 分期确定的解剖复位成功的标准：POP-Q 0 期是理想的解剖复位，Ⅰ期是满意的解剖复位，Ⅱ期及以上是不满意的解剖复位。最终确定手术治疗后 0 和Ⅰ期属于治愈，Ⅱ期及以上是手术未治愈（Weber et al，2001）。

关于这一标准有较多争议（Chmielewski et al，2011；Dias et al，2016）。因以 POP-Q 分期 0 和Ⅰ期作为治愈标准过于严格，以 0，Ⅰ和Ⅱ期作为治愈标准又过于宽松。因此也有学者提出将Ⅱ期分为Ⅱa（–1 cm 到处女膜）和Ⅱb（处女膜到 +1 cm），这样就可以把Ⅱa 归为手术治愈，Ⅱb 归为手术失败（Haylen et al，2016）。但是这样Ⅱa 和Ⅱb 期仅包括 1 cm 的脱垂范围，而且使 POP-Q 分期进一步复杂，目前尚未被学术界普遍接受。另外，还有提议将 –1 cm 到处女膜归入Ⅰ期，处女膜到 +1 cm 归入Ⅲ期，这些观点都未被接受（Abrams et al，2017）。目前，国际妇科泌尿协会（IUGA）和国际尿控协会（ICS）正在收集总结各种相关资料。很多研究者认为该标准主要有两方面缺点：①解剖学定位过于严格。Swift 等（Swift et al，2005）报道，在没有脱垂主诉的健康体检女性中，大于 75% 的女性都处于Ⅰ期及更重，接近 40% 的女性均处于Ⅱ期及更重，所以把Ⅱ期就作为手术不成功的标准是过于苛刻的。除了Ⅱ期脱垂的女性人数比例比较大，另外，Ⅱ期脱垂的女性很多也没有脱垂症状，没有症状一般也不影响生活质量。从解剖位置和症状吻合的角度来讲，处女膜水平才更合适。国内的 POP 诊治指南（中华医学会妇产科分会妇科盆底学组，2014）也提出，脱垂最低点达到或超过处女膜水平后才开始有自觉症状。②只用解剖学标准来定义治愈标准过于单一。因为 POP 的最终后果是影响生活质量，生活质量的改善才是判定治愈的最终标准。而和生活质量直接相关的是脱垂的症状，而不是子宫及阴道的解剖位置（Barber et al，2005）。所以治愈标准中首先应该考虑的是脱垂症状的缓解与否，然后才是解剖学

复位情况。美国国家儿童健康与人类发育研究所（NICHD）建议全面的治愈标准应该包括：没有脱垂症状、解剖复位和没有再治疗的意愿，而且应以处女膜及以上作为解剖复位的标准（Barber et al，2005）。

Chmielewski 等（2011）用新的治愈标准对 10 年前的研究进行重新分析。新的治愈标准是临床相关的，包括：①脱垂没有超出处女膜水平；②没有脱垂的相关症状；③没有再治疗的意愿。结果发现，使用新的治愈标准，使各种术式的治愈率均提高。比较不同术式的治愈率，发现采用 2001 年 NIH 的治愈标准，使用补片的重建手术治愈率大于单纯的阴道前壁修补术（93.3% vs 61.5%）。而使用新的治愈标准，两种手术的治愈率差别并不大（91.3% vs 89.2%）。进一步分析发现，两种术式 1 年后患者 POP-Q 分期为Ⅲ和Ⅳ期、有脱垂症状和有再治疗意愿的例数并无显著差异。

POP 修复手术治愈标准的另一个争议点是穹隆部脱垂是否采用和阴道前后壁相同的标准。因为穹隆部下降 7 ~ 9 cm 才会脱垂到处女膜，阴道前后壁下降 3 cm 就会脱垂到处女膜了。所以有些研究者采用术后穹隆部在阴道长度 1/2 或 1/3 以上作为手术治愈的标准。系统回顾统计，穹隆部脱垂手术修复的临床观察中，采用的解剖复位标准各不相同：阴道上 1/3（16.7%）；阴道上 1/2（27.8%）；处女膜缘 –1 cm 以上（38.9%）；处女膜以上（16.7%）（Meister et al，2017）。笔者本人观点认为，因为手术效果评估的核心是考虑疾病是否对患者造成影响，是否还需再治疗。如果脱垂没有超过处女膜，患者没有症状，手术就是成功。很多健康女性，或者产后妇女，子宫颈或穹隆部都会脱垂超过阴道总长度一半，但是没有症状，是不需要手术治疗的。所以，以处女膜作为穹隆部脱垂手术后解剖复位成功的标准仍然是合理的。

（黄　亮　卢　丹）

第二节　盆底修复手术后功能恢复评估

POP 主要是影响盆腔器官的功能，最终影响患者生活质量。术后对功能恢复的评估非常重要。功能恢复的评估首先是症状评估，包括下尿路症状、生殖道症状和肛肠症状；其次是生活质量评估；最后是性生活评估。性生活是生活质量中的特殊又重要的部分，一般专门进行评估。临床工作中，主要询问患者有无脱垂症状，有无下腹及阴部不适、大小便异常，以及性生活是否改善即可。进行临床研究则需要各种标准化的量表来评估。

由国际尿控协会（ICS）和国际妇科泌尿疾病咨询会（ICUD）共同发起召开的国际控制咨询会对各种相关量表进行了评级（Abrams，et al，2017）。将目前应用的 POP 方面的量表分为不同的推荐级别，分别为 A、B 和 C 级。

A 级推荐：

盆底疾病症状问卷（Pelvic Floor Distress Inventory，PFDI）

盆底影响问卷（Pelvic Floor Impact Questionnaire，PFIQ）

脱垂生活质量问卷（Prolapse Quality of Life Questionnaire，P-Qol）

盆腔器官脱垂尿失禁性生活问卷（Pelvic Organ Prolapse Urinary Incontinence Sexual Questionnaire，PISQ）

盆腔器官脱垂尿失禁性生活问卷 IUGA 修订版（Pelvic Organ Prolapse Urinary Incontinence Sexual Questionnaire-IUGA Revised，PISQ-IR）

国际控制咨询会问卷阴道症状问卷（International Consultation on Incontinence Modular Questionnaire vaginal symptoms questionnaire，ICIQ-VS）

B 级推荐：

奥地利盆底问卷（The Austrian Pelvic Floor Questionnaire，AFPQ）

盆底症状困扰问卷（Pelvic Floor Symptom Bother Questionnaire，PFBQ）

电子个人评估问卷 - 盆底（Electronic Personal Assessment Questionnaire-Pelvic Floor，ePAQ-PF）

C 级推荐：

盆底功能失调问卷（Pelvic Floor Dysfunction Questionnaire）

丹麦脱垂问卷（Danish Prolapse Questionnaire）

以下重点介绍 3 份 A 级问卷的中文版本。

盆底疾病症状问卷简洁版（Pelvic Floor Distress Inventory-short form，PFDI-20）中文版本（Chan et al，2011）由香港威尔斯亲王医院陈丞智提供，内容详见表 26-2-1 问卷分为三部分，共 20 个问题。分别为脱垂症状、尿道症状和肠道症状。脱垂症状包括：下腹坠胀感、下腹沉重、阴道脱出物、脱垂影响排便、排尿不尽和脱垂影响排尿。肠道症状包括：排便困难、便不净、便失禁、大便疼痛、急迫、不自主排气和肠管脱垂。尿道症状包括：尿频、尿急迫、尿失禁、排尿困难和尿痛。这份问卷比较全面的覆盖了盆底疾病的常见症状，并且根据症状的影响大小加以量化，0 分为最低，每个栏目最高 100 分，总分最高 300 分。

盆底影响问卷简洁版（Pelvic Floor Impact Questionnaire-short form，PFIQ-7）中文版（Zhu，et al，2011）由北京协和医院朱兰提供，内容详见表 26-2-2。分别评估了尿道、生殖道和肠道对家务劳动、体力活动、娱乐活动、交通、社交活动、情感和情绪问题的影响，每个栏目 7 个问题，共 21 个问题。根据影响大小加以量化，0 分为最低，每个栏目最高 100 分，总分最高 300 分。不包括性生活问题。

盆腔器官脱垂尿失禁性生活问卷简洁版（Pelvic Organ Prolapse Urinary Incontinence Sexual Questionnaire short form，PISQ-12）中文版（Su，et al，2010）由中国台湾马偕纪念医院苏聪贤提供，内容详见表 26-2-3。共 12 个问题，包括：性交频率、有无性高潮、性兴奋、性满意度、性交痛、性交漏尿、有无性交受限、有无负面情绪、

表 26-2-1　盆底疾病症状问卷简洁版（PFDI-20）

请回答以下所有问题，这些问题关于您是否有肠道、膀胱和盆底症状，以及这些症状对您生活的影响。请在相应位置标明答案，并根据最近3个月的情况回答问题。

答案格式：

您有

□ 0没有；□ 有，如果有，对您影响如何：

□ 1根本没有；□ 2有点影响；□ 3有些影响；□ 4影响很大

盆腔器官脱垂症状（POPDI-6）

1．您的下腹经常感到压力吗（　　）

2．您的盆腔位置经常感到沉重吗（　　）

3．您会经常看到或感到阴道位置有东西凸出或下坠出来吗（　　）

4．您需要经常推阴道或肛门附近以辅助或完成排便吗（　　）

5．您会经常觉得未完全排净小便吗（　　）

6．您有否曾经用手把阴道的凸出物推高以开始或完成小便吗（　　）

肠道症状（CRADI-8）

7．您觉得您需要使用很大的力气以进行排便吗（　　）

8．大便后，您会觉得未能完全排净便吗（　　）

9．当大便是团体时，您会经常大便失禁吗（　　）

10．当大便是流质或松散时，您会经常大便失禁吗（　　）

11．您会经常不自主地排气吗（　　）

12．您会经常在排便时感觉到疼痛吗（　　）

13．您有经历强烈的急迫感觉而需要冲入洗手间去排便吗（　　）

14．您的肠管有没有曾经在排便时或排便后从肛门凸出来（　　）

尿道症状（UDI-6）

15．您会经常频繁小便吗（　　）

16．您会经常经历由急迫感觉引致的小便失禁吗这是一个强烈地觉得需要去洗手间的感觉吗（　　）

17．您会经常经历由咳嗽、打喷嚏或笑引致的小便失禁吗（　　）

18．您会经常经历小量的小便失禁吗（如数滴）（　　）

19．您小便时会经常有困难吗（　　）

20．您的下腹部和生殖器官位置会经常感到疼痛吗（　　）

总评分（算出每栏目的平均分，再乘以25，为每栏的总分；三栏目的总分相加为总评分）

配偶有无勃起困难和早泄，以及性高潮强度。根据每个问题的频率和强度加以量化，最低分为0分，最高分为48分。这些量表可以全面、量化的评估术后功能恢复情况，也可以和术前进行比较，以观察手术是否改善盆底器官的功能。

多数患者，使用各种推荐的量表来评估功能恢复情况即可。针对特殊患者可以采取以下一些特殊的功能学检查。

1．泌尿道功能检查　合并排尿障碍患者检测尿流率和残余尿；合并尿频患者记录排尿日记；合并尿失禁患者行尿垫试验检查；复杂、持续及复发的尿失禁行膀胱镜及尿动力检查；其他出现复杂下尿道症状患者可以选择尿动力学检查和神经生理学检查。

2．肠道功能检查　肛门直肠测压、排便动态磁共振检查等评估肛门直肠功能；肛肠超声和磁共振检查等评估肛门括约肌功能；复杂的肠道症状选择神经生理学检查。

表26-2-2　盆底功能影响问卷简洁版（PFIQ-7）

有些妇女发现，膀胱、肠道和阴道的不适会影响她们的日常活动、人际关系和个人情感。请根据最近3个月的情况，在以下问题的相应位置标明答案以恰当描述影响程度。

这些部位的不适→ 是否经常影响你↓	膀胱或尿道	大、小肠或直肠	阴道或盆腔
1. 做家务时，如做饭、打扫、洗衣服	☐没有影响 ☐有一点儿影响 ☐相当影响 ☐非常影响	☐没有影响 ☐有一点儿影响 ☐相当影响 ☐非常影响	☐没有影响 ☐有一点儿影响 ☐相当影响 ☐非常影响
2. 体力活动时，如散步、游泳或者其他体育锻炼	☐没有影响 ☐有一点儿影响 ☐相当影响 ☐非常影响	☐没有影响 ☐有一点儿影响 ☐相当影响 ☐非常影响	☐没有影响 ☐有一点儿影响 ☐相当影响 ☐非常影响
3. 娱乐活动时，如看电影或者去听音乐会之类的	☐没有影响 ☐有一点儿影响 ☐相当影响 ☐非常影响	☐没有影响 ☐有一点儿影响 ☐相当影响 ☐非常影响	☐没有影响 ☐有一点儿影响 ☐相当影响 ☐非常影响
4. 乘汽车或公交离家30分钟以上	☐没有影响 ☐有一点儿影响 ☐相当影响 ☐非常影响	☐没有影响 ☐有一点儿影响 ☐相当影响 ☐非常影响	☐没有影响 ☐有一点儿影响 ☐相当影响 ☐非常影响
5. 对家庭以外社交活动的参与程度	☐没有影响 ☐有一点儿影响 ☐相当影响 ☐非常影响	☐没有影响 ☐有一点儿影响 ☐相当影响 ☐非常影响	☐没有影响 ☐有一点儿影响 ☐相当影响 ☐非常影响
6. 情感健康，如神经紧张或情绪低落之类的	☐没有影响 ☐有一点儿影响 ☐相当影响 ☐非常影响	☐没有影响 ☐有一点儿影响 ☐相当影响 ☐非常影响	☐没有影响 ☐有一点儿影响 ☐相当影响 ☐非常影响
7. 感到沮丧	☐没有影响 ☐有一点儿影响 ☐相当影响 ☐非常影响	☐没有影响 ☐有一点儿影响 ☐相当影响 ☐非常影响	☐没有影响 ☐有一点儿影响 ☐相当影响 ☐非常影响

评分标准如下：0. 没有影响；1. 有一点儿影响；2. 相当影响；3. 非常影响

总评分：（算出每栏目的平均分，再乘以100/3，为每栏的总分；三栏目的总分相加为总评分）

表 26-2-3　盆腔器官脱垂尿失禁性生活影响问卷简洁版（PISQ-12）

以下问题是关于您和伴侣的性生活，所有问题均严格保密。您保密的回答仅用来帮助医生了解患者的性生活中什么是重要的。请在适当位置选择最合适您的答案。请根据最近6个月的性生活情况回答问题。谢谢您的帮助！

每天4分，每周3分，每月2分，超过1个月1分，没有0分

1. 您会想要与性伴侣同房的频率，这种感觉可能包括想要同房，计划要同房，因为没有性生活而感到沮丧吗

　　　　　　　　　　分

常常4分，经常3分，有时2分，很少1分，没有0分

2. 您与您的性伴侣同房时会达到高潮吗　　　　　　　　　　分
3. 与您的性伴侣有性行为时，您觉得兴奋吗　　　　　　　　　　分
4. 您对目前各种性行为感到满意吗　　　　　　　　　　分

没有4分，很少3分，有时2分，经常1分，常常0分

5. 您在同房时觉得疼痛吗　　　　　　　　　　分
6. 您在发生性行为时会有尿失禁（漏尿）吗　　　　　　　　　　分
7. 您会因为害怕尿失禁或大便失禁，而限制您的性行为吗　　　　　　　　　　分
8. 您会因为阴道膨出，而避免同房吗（包括膀胱、直肠或阴道脱垂膨出）　　　　　　　　　　分
9. 当您与您的性伴侣同房时，您会有负面的情绪反应，如害怕、恶心、羞耻或罪恶感吗　　　　　　　　　　分
10. 当您的性伴侣有勃起问题，会影响到您的性行为吗　　　　　　　　　　分
11. 当您的性伴侣提早射精时，会影响到您的性行为吗　　　　　　　　　　分

强很多得4分，比较强得3分，一样强得2分，比较弱得1分，弱很多得0分

12. 与过去性高潮情形作比较，您在过去6个月达到高潮的强度如何　　　　　　　　　　分

总评分（所有问题得分相加得出总分）

（黄亮 卢丹）

第三节　盆底修复手术后解剖复位和功能恢复的关系

多数患者随着解剖复位，脱垂症状、大小便功能及性生活都会得到改善。但少数患者解剖复位和功能恢复并不一致，要根据具体问题进行分析。

极少部分患者手术后的解剖复位和脱垂症状不一致，患者自述有脱垂或下腹坠胀感，但查体后发现并无脱垂。可能性有两种：一是患者过于紧张，主观感觉有误；二是查体时患者并不是脱垂最重的状态所致。另外，NIH提出的POP修复手术治愈的标准也在方法学上增加了这种不一致性，当脱垂到距处女膜缘 -1 cm 时，就定义为解剖复位不成功，判定为手术失败或复发。但此类患者常无脱垂症状，也不需再治疗。人为造成了主观症状和客观查体不一致。

POP手术治疗后，解剖复位正常，约1/4的患者会发生压力性尿失禁（stress urinary incontinence，SUI）（Jelovsek et al，2016）。包括两种情况：一种是术前合并有SUI，POP修复手术后仍然持续存在，被称为持续SUI。其原因是盆底整体的解剖复位了，但膀胱颈部局部缺陷未纠正，表现为膀胱颈的高活动性，术后仍然存在SUI。另一种是术前没有SUI表现，POP修复术后新产生SUI，被称为新发SUI（de novo SUI）。这种情况是因为POP患者术前存在膀胱及尿道折叠，掩盖了SUI的症状，即隐匿性SUI。术后解决了折叠问题，SUI就表现出来了。系统回顾显示，术前合并SUI的POP患者，在脱垂修复手术后，发生有临床意义的SUI的相对风险是40%；术前评

估有隐匿性 SUI 的 POP 患者，在脱垂修复手术后，发生有临床意义的 SUI 的相对风险是 15%（van der Ploeg et al，2018）。

POP 术后性生活质量下降的原因有两方面：一是术后阴道狭窄、网片挛缩、暴露等原因导致性交痛；二是患者误以为术后性交不利于疾病而不敢进行性生活。其实规律的性生活对盆底是有益处的。

（黄　亮　卢　丹）

第四节　存在问题及展望

POP 修复手术的标准化评价是一个亟待解决的问题（朱兰，2017）。近年来，POP 的网片治疗争议较多。一般认为，网片治疗在解剖复位方面有优势，术后脱垂复发率较低；但是对盆底功能负面影响较大，并发症较多。所以使用一个单纯依靠解剖标准，而且要求过高的标准会使网片治疗的优势增加。近年来，越来越多学者提出新的 POP 手术治疗的治愈标准。Lee 等（2011）认为 POP 的治愈标准应该包括四个方面：解剖上无脱垂，下尿路、肠道及性功能正常，生活质量上满意及无手术并发症。并提出解剖上应该以处女膜为分界点，而且这 4 个方面中患者的主观情况最重要，而不是解剖位置。Meaini 等（2015）提出了 S.A.C.S 评分系统，分别从患者满意度、解剖位置、失禁情况及安全性 4 个方面来量化评估，并指出解剖位置不是最重要的方面。Nygaard 等（2013）分别采用解剖上失败和症状上失败来定义失败率。解剖上失败是指阴道前壁或后壁脱垂超出处女膜，宫颈或穹隆脱垂超出阴道上 1/3。只要有其中一种失败，均计入失败率。Barber 等（2014）则按照 4 个方面定义治愈：①阴道穹隆脱垂没有超出阴道上 1/3；②阴道前后壁脱垂没有超出处女膜；③没有脱垂相关症状；④没有再治疗意愿。

制订新的 POP 手术治疗的治愈标准是必要的。首先，有无脱垂症状应是新标准第一考虑因素，即以无脱垂症状作为第一治愈标准。因为 POP 本身并不造成身体残障，主要是影响生活质量，而有无脱垂症状直接决定了是否影响生活质量。生活质量的评估因人而异，而且涉及多个方面，多需要量表进行测量，不利于临床应用。直接以有无脱垂症状作为是否治愈的指标，简单而有效，也能基本代表生活质量。当然如果做临床研究，还是需要全面评估生活质量。

其次，解剖上以脱垂最远端没有超出处女膜作为第二治愈标准。脱垂未超出处女膜，98% 的患者都没有症状，也没有心理和生活影响（Swift et al，2015）。以处女膜作为治愈标准，和盆底功能良好的相关度是 94%，和没有治疗意愿的相关度是 97%，和没有脱垂症状的相关度是 92%（Barber，2009）。以脱垂超过 POP-Q Ⅰ期就列为手术失败是过高的标准，不符合 POP 的疾病本质和实际临床工作。

最后，患者无再治疗意愿作为第三治愈标准。再治疗包括手术及保守治疗。有无再治疗的意愿，代表 POP 对患者生活质量影响的大小。不推荐将并发症的有无作为治愈标准，因为并发症有轻有重，而且有的并发症可以缓解。手术治疗需要观察并发症的发生率，但将其列为是否治愈的标准并不合适。

笔者认为"三无"即治愈。无脱垂症状、无超出处女膜的脱垂物、无再治疗意愿，即可认为 POP 临床治愈。这样的标准符合 POP 的疾病本质，简单易用，全面科学，便于临床应用（黄亮等，2015）。

POP 属于慢性病，POP 手术修复后需要长期随访及管理。国际上也推荐长期随访（Abrams，2017）。通常在手术后 1 ~ 2 个月复查，以确定手术成功与否，之后长期随访。鉴于 POP 多以老年行动不便者为多，随着时间延长，就诊率会下降。如果评估的方法主观和客观基本一致，不能到医院检查的患者，通过电话随访可以基本替代妇科查体，将有利于患者长期管理。

综上所述，迫切需要提出一个结合了解剖复位和功能恢复的手术治愈标准。当然，这样的标准需要国际统一，才能利于国际间的临床研究进行比较。另外，POP 分期的方法也有待于完善，最好能使其分期和脱垂症状一致，以便于治疗方案的确定和疗效判定。

（黄　亮　卢　丹）

参考文献

黄亮，等，2015．盆腔器官脱垂手术治疗的治愈标准．实用妇产科杂志，12（31）：906-908．

中华医学会妇产科分会妇科盆底学组，2014．盆腔器官脱垂的中国诊治指南．中华妇产科杂志，49（9）：647-651．

朱兰，2017．亟待推进盆腔器官脱垂修复手术的标准化评价．中华妇产科杂志，52（6）：361-362．

AbramsP，et al，2017．Incontinence：6th International Consultation on Incontinence，Bristol UK：584-585．

Barber MD，et al，2009．Defining success after surgery for pelvic organ prolapse．Obstet Gynecol，114（3）：600-609．

Barber MD，et al，2014．Comparison of 2 transvaginal surgical approaches and perioperative behavioral therapy for apical vaginal prolapse：the OPTIMAL randomized trial．JAMA，311（10）：1023-1034．

Bump RC，et al，1996．The standardization of terminology of female pelvic organ prolapse and pelvic floor dysfunction. Am J Obstet Gynecol，175（1）：10-17．

Chan SS，et al，2011．Chinese validation of Pelvic Floor Distress Inventory and Pelvic Floor Impact Questionnaire．Int Urogynecol J，22：1305-1312．

Chmielewski L，et al，2011．Reanalysis of a randomized trial of 3 techniques of anterior colporrhaphy using clinically relevant definitions of success．Am J ObstetGynecol，205（1）：69. e1-e8．

Dias MM，et al，2016．Two-years results of native tissue versus vaginal mesh repair in the treatment of anterior prolapse according to different success criteria：A randomized

controlled trial．Neurourol Urodyn，35（4）：509-514．

Haylen BT，et al，2016．An International Urogynecological Association（IUGA）/International Continence Society（ICS）joint report on the terminology for female pelvic organ prolapse（POP）．Int Urogynecol J，27（4）：655-684．

Jelovsek JE，2016．Predicting urinary incontinence after surgery for pelvic organ prolapse．Curr Opin Obstet Gynecol，28（5）：399-406．

Lee U，et al，2011．Emerging concepts for pelvic organ prolapse surgery：What is cure. CurrUrol Rep，12（1）：62-67．

Lee U，et al，2012．Native tissue repairs in anterior vaginal prolapse surgery：examining definitions of surgical success in the mesh era．Curr Opin Urol，22（4）：265-270．

Mearini L，et al，2015．The S.A.C.S.（Satisfaction-Anatomy-Continence-Safety）score for evaluating pelvic organ prolapse surgery：a proposal for an outcome-based scoring system．Int Urogynecol J，26（7）：1061-1067．

Meister MR，et al，2017．Definitions of apical vaginal support loss：a systematic review．Am J Obstet Gynecol，216（3）：232. e1-e14．

Nygaard I，et al，2013．Long-term outcomes following abdominal sacrocolpopexy for pelvic organ prolapse．JAMA，309（19）：2016-2024．

Su TH，et al，2010．Validation of a Chinese version of the short form of the pelvic organ prolapse/urinary incontinence sexual questionnaire．J Sex Med，7：3940-3945．

Swift S，et al，2005．Pelvic Organ Support Study（POSST）：the distribution，clinical definition，and epidemiologic condition of pelvic organ support defects．Am J Obstet Gynecol，192（3）：795-806．

van der Ploeg JM，et al，2018．Prolapse surgery with or without incontinence procedure：a systematic review and meta-analysis．BJOG，125（3）：289-297．

Weber AM，et al，2001．The standardization of terminology，for researchers in female pelvic floor disorders．Int Urogynecol J Pelvic Floor Dysfunct，12（3）：178-186．

Zhu L，et al，2011．Chinese validation of the Pelvic Floor Impact Questionnaire Short Form．Menopause，18：1030-1033．

第六篇

生殖道损伤性疾病

第二十七章

泌尿生殖瘘

第一节　流行病学

泌尿生殖瘘是指泌尿系统与生殖系统之间存在的异常通道。该病部分由先天形成，但以后天获得者居多，常为女性生育的并发症。关于泌尿生殖瘘的记载最早大约是在1923年，在埃及木乃伊身上发现了第一例膀胱阴道瘘而后泌尿生殖瘘才逐渐被广泛认识并报道。据世界卫生组织统计，发展中国家中产科泌尿生殖道瘘的发病多达350万人，就非洲撒哈拉以南的农村每年就有33 000例新病例的发生，非洲大陆每年有67 000例（Rogers et al，2016；Brittany et al，2015）。主要表现为阴道不自主漏尿，严重影响女性的生活质量，包括身心健康、社交和患者的性生活等。本章仅对损伤性泌尿生殖瘘进行描述。

第二节　病　因　学

损伤是造成泌尿生殖道瘘的最主要病因。在过去产科瘘是最常见的，尤其在发展中国家，因妇女获得围产期专业护理的机会有限，其产科瘘的发病率可高达90%。这在非洲、亚洲及大洋洲等较不发达地区是一个严重的卫生问题。

近年来，随着围产监护的改进和急诊剖宫产流程的落实，产科瘘的发病率越来越低，在美国、斯堪的纳维亚和西欧等发达国家和地区，产科相关的瘘管的发病率几乎为零，故其泌尿生殖瘘主要病因是来源于妇科手术的并发症。近年，据梅奥诊所发布的一项大型系列统计显示，82%的泌尿生殖道瘘为妇科手术后的并发症，8%为产科因素，6%为放射所致，4%为外伤引起。其中，妇科良性疾病相关手术并发症所致尿瘘者占妇科瘘的74%，恶性肿瘤手术引起的泌尿生殖道瘘占14%，12%的泌尿生殖道瘘原因不明（Sunesh et al，2017）。

一、产科瘘的病因

（一）难产

难产（第二产程护理不当或延长）是造成膀胱、尿道和阴道损伤的常见原因，其发生率约为0.1/1000～5.39/1000。因头盆不称、骨盆过小、胎儿过大、胎位异常、阴道畸形或阴道瘢痕等因素导致产程延长、滞产，胎头长期压迫，造成膀胱、阴道及尿道等盆底组织缺血、水肿、坏死，形成瘘孔。胎头梗阻发生在骨盆的不同位置而出现不同类型的瘘，如梗阻发生于骨盆入口时，多导致宫颈、膀胱三角区以上不同部位及输尿管的损伤；梗阻发生在中骨盆时，可导致宫颈、膀胱三角区、尿道损伤；梗阻发生在骨盆出口时，可使阴道前壁及全程尿道坏死。

在发展中国家中，尤其经济水平落后的地区，产科因素是泌尿生殖瘘的主要病因。由于贫困、医疗条件不足、人群缺乏教育，对疾病缺乏正确认知。产科瘘的妇女多为文盲、年幼结婚、早育、长期营养不良和无法获得基本的医疗保健。提高了难产的发生率，而导致了产科瘘发病率的增高（Brittany et al，2015）。

（二）产科手术损伤

产科助产或手术助产常常是因为产程异常，所以尿瘘的产生有滞产和手术助产的混合因素同时存在。产科助产中部分操作粗暴，所用产钳、穿颅器等器械可直接损伤阴道前壁、膀胱、尿道等组织，是产生医源性产科瘘的主要原因。随着产科技术的发展，产科的子宫破裂目前已非常少见，产科因素的膀胱瘘发病率仅占 1% ~ 4%。近年来，随着二胎政策的开放，前置胎盘、胎盘植入的病例逐渐增多，剖宫产损伤成了膀胱阴道瘘发病的主要原因（Rogers et al，2016）。部分胎盘植入可穿透子宫累及膀胱肌层，手术中出血多，解剖关系模糊，容易造成膀胱损伤。部分患者因术中胎头位置低，娩出困难，致子宫下段切口向下撕裂累及膀胱，或在缝扎子宫血管时由于不熟悉解剖或解剖结构变异导致膀胱损伤，倘若术中损伤未被发现或术后血肿膨胀造成膀胱破裂会导致膀胱阴道瘘、膀胱子宫瘘的发生。

剖宫产所致的尿瘘中还可见输尿管瘘，包括输尿管腹腔瘘和输尿管子宫瘘，常由子宫下段切口向侧方撕裂损伤到输尿管未被发现或被误缝扎造成损伤。

二、妇科瘘的病因

尿瘘发生的最常见原因是妇科手术，在所有的妇科手术中，输尿管损伤的发生率为 0.5% ~ 2.5%（Longmang，2017），而 75% 的输尿管损伤由妇科手术引起，其次包括泌尿外科、肛肠外科、血管外科手术等。膀胱阴道瘘的发病因素中以良性疾病（子宫肌瘤、子宫腺肌病、盆腔子宫内膜异位症等）的子宫切除术为主。

（一）术中直接损伤

盆腔粘连严重导致解剖变异的疾病，如子宫内膜异位症、盆腔炎、恶性肿瘤等，在这些手术中，因粘连使解剖结构辨识不清或粘连分离困难，可导致直接损伤到膀胱或输尿管：如切除子宫或附件时，直接损伤膀胱或输尿管，且术中未发现或发现后修补不当，术后将出现尿瘘。部分术者切除子宫时，术中游离膀胱不到位或两侧角部分离宽度不足时，在残端缝合时也容易缝扎到输尿管。手术中输尿管容易损伤的部位包括：①骨盆漏斗韧带处，切除附件缝扎骨盆漏斗韧带时损伤；②主韧带内，输尿管从主韧带内在子宫血管下方穿行，在切断子宫血管时损伤；③阴道上端，输尿管进入膀胱入口段处，在离断阴道上端和缝合阴道残端时损伤。有文献报道，左侧输尿管更容易受损。根据术中输尿管损伤方式的不同，输尿管的损伤类型可分为：①输尿管误夹、误扎和误断；②术中输尿管的大段游离，导致输尿管血供受损，局部缺血坏死形成瘘；③输尿管周围神经损伤，使输尿管蠕动无力，管腔扩张，内压增大导致溃破而形成尿瘘；④妇科腹腔镜手术因能量器械的使用，电凝或电切引起输尿管热损伤。

尿道阴道瘘的发生率较低，多数尿道阴道瘘发生在尿道憩室切除、膀胱脱垂重建、抗尿失禁手术后。据统计，尿道憩室切除术后尿道阴道瘘的发生率在 0.9% ~ 5%（Rogers et al，2016）。阴道前壁手术，如阴道壁囊肿切除术、阴道前壁脱垂修补手术、处女膜切开、阴道闭锁切开、先天性无阴道造穴等手术操作不当，分离层次不清而误伤尿道未被发现或修补失败而形成尿道阴道瘘，部分因缝合创面时误缝入尿道，术后组织坏死、血肿或感染导致尿瘘形成。另外，阴道手术后瘢痕再切开或人工阴道成形术失败后再手术时，由于瘢痕的形成、层次不清，阴道造穴困难，术中极容易出现泌尿道损伤。近年来，抗尿失禁手术中尿道中段悬吊带术逐渐普及，术后尿瘘的发生率再度升高，其原因可能是术中分离尿道间隙时损伤到尿道，使得吊带进入尿道引起尿瘘，或因术后吊带悬吊过紧长期压迫尿道导致局部缺血坏死而出现尿道阴道瘘（Rogers et al，2016）。

手术范围越大，术中泌尿系统损伤的风险越高，宫颈癌根治术后发生尿瘘的概率最高（1/87），而因脱垂行阴式子宫全切术后的发生率最低（1/3861）。不同手术的途径将影响术后尿瘘的发生率。相对于开放手术，腹腔镜手术更容易发生输尿管阴道瘘（潘铁军，2017）。经腹途径的子宫切除术术后膀胱阴道瘘的发生率为0.18%，而阴式子宫切除术后的膀胱阴道瘘为0.025%（Kumar et al，2017）。患者身体的基础状态和年龄也是影响术后尿瘘发生的因素，在妇科良性疾病行子宫切除术的患者中，年龄≥50岁的患者术后尿瘘的发生率低于年龄<40岁的患者（Hilton et al，2012）。

（二）肿瘤侵蚀或放射性损伤

生殖道晚期肿瘤患者术后复发，肿瘤组织直接侵蚀膀胱或尿道，肿瘤细胞坏死脱落可形成瘘；晚期生殖道肿瘤经系统放射治疗后导致照射野内组织血供减少，继发缺血、溃疡形成甚至坏死形成尿瘘。放射治疗导致的尿瘘通常为迟发性，可在放射治疗结束数月甚至数年后发生（Rebecca et al，2016）。放射瘘的发生率与所给辐射的总剂量成正比；健康的阴道组织可承受多达8000 J/kg的辐射剂量。放射治疗所致的瘘，因辐射造成的

血管受损和瘢痕形成使瘘的修补工作较普通创伤所致的瘘会困难得多。

三、泌尿生殖道外伤

性暴力伤，一项涵盖1219名泌尿生殖瘘的回顾性分析统计得出，因性暴力所致的泌尿生殖道瘘约占1.4%（Mukwege et al，2018）。其他原因的损伤还包括阴道内放置腐蚀性药物、子宫托的嵌顿、膀胱结石、结核等原因所致的泌尿生殖道瘘约占7.5%。骑跨伤、锐器伤、撕裂伤等直接贯通致尿瘘或修补失败后漏尿。骨盆骨折也可导致膀胱、尿道和输尿管的直接损伤引起泌尿生殖道瘘。

四、泌尿系统先天畸形

泌尿系统先天畸形的尿瘘较为少见，临床上相对以异位输尿管开口多一些，女性异位输尿管可开口于膀胱颈、尿道、前庭、阴道及宫颈部位等，这些患者自幼年起就有持续性漏尿的症状，常合并同侧肾发育畸形；先天性膀胱阴道瘘更为少见。先天性泌尿阴道瘘的患儿常合并直肠肛门的畸形，需要通过手术进行修补和结构重建。该原因引起的尿瘘治疗将不在本章中进行讨论。

第三节　分　类

根据瘘管发生部位不同，主要有以下几种分类法。

一、根据解剖定位分类

可分为膀胱阴道瘘、输尿管阴道瘘、尿道阴道瘘、膀胱子宫瘘、输尿管子宫瘘、膀胱宫颈瘘、输尿管宫颈瘘（图27-3-1）。

二、根据涉及的器官数目分类

1. 涉及2个器官　膀胱阴道瘘、输尿管阴道瘘、尿道阴道瘘、膀胱子宫瘘、输尿管子宫

瘘、膀胱宫颈瘘、输尿管宫颈瘘。

2. 涉及3个器官　输尿管-膀胱-阴道瘘、输尿管-膀胱-子宫瘘、膀胱-尿道-阴道瘘。

三、根据瘘口大小、数目、有否放射治疗等，分为单纯性瘘和复杂性瘘

单纯性瘘：单个，瘘口直径≤0.5 cm，非放射治疗导致。

复杂性瘘：既往手术修补失败或瘘口直径≥2.5 cm，多由放射治疗或其他慢性疾病导致。

多数学者将中等大小的瘘（直径在0.5～2.5 cm）也归入复杂性瘘的范畴。

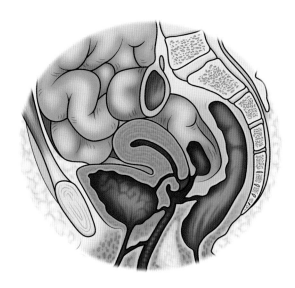

图 27-3-1　不同部位的泌尿生殖道瘘

第四节　临床表现

　　泌尿生殖瘘的主要症状为漏尿和漏尿所致的并发症。诊断主要依靠病史、临床表现、体格检查，必要时依靠一些特殊检查和辅助检查手段。

一、病史及临床表现

　　泌尿生殖瘘患者需仔细询问病史，包括尿瘘发生之前是否有外伤、难产、手术、放射治疗、盆腔感染史，或既往有盆腔恶性肿瘤，其他部位肿瘤盆腔转移史。患者不适症状出现的时间与上述病症的关系等。常见的临床表现如下。

（一）漏尿或阴道流液

　　损伤性泌尿生殖道瘘的典型症状为相关手术、分娩或外伤后出现持续性或间断性漏尿或阴道流液。表现形式因瘘孔所在的部位不同而不同，如膀胱阴道瘘、输尿管阴道瘘通常表现为尿液由阴道内不自主漏出；高位的膀胱阴道瘘或膀胱宫颈瘘的漏尿症状只发生在膀胱高度充盈或平卧位时；若膀胱内瘘孔小或瘘管曲折则表现为患者处于某种体位时发生漏尿。伤及尿道内口者，

因尿道括约肌损伤，其漏尿症状雷同于尿道括约肌障碍型压力性尿失禁，为站立或体位改变时即有漏尿，极易误诊；瘘口大者，阴道流液量多，正常排尿量显著减少；瘘口小者，可仅在晨起及久坐站起时有少量阴道流液，患者仍可自主排尿，尿量减少不明显。

　　术中输尿管损伤可立即出现手术野渗液或输尿管扩张，有时候可见明显的尿液自损伤处流出。术中静脉注射靛胭脂，可见蓝色液体自输尿管破损处流出即可明确诊断。

　　手术造成的创伤性尿瘘常在手术后就开始漏尿；胎头压迫软产道所致的坏死性尿瘘多在产后 5 ～ 7 天开始漏尿；缝合阴道残端时缝线穿透膀胱，则可在术后 5 ～ 10 天出现阴道漏尿，但也有迟至术后 4 ～ 6 周发生；输尿管阴道瘘多发生于妇科手术中的损伤，漏尿通常发生在术后 1 周，短则术后 4 ～ 5 天，长则术后 2 周左右；根治性子宫切除术输尿管分离段的坏死引起的瘘最长可达 30 天后发生。放射治疗导致的瘘为迟发性，发生于放疗后数月或数年，有文献报道间隔最长者发生于放射治疗后 20 年，实属罕见。

（二）感染

尿路感染时，尿液污染外阴、阴道可导致外阴、阴道的感染症状。输尿管瘘先形成腹膜后尿外漏，继发感染后发生腹腔内感染。输尿管瘘伴狭窄时可导致肾盂扩张积水和肾盂肾炎，继而引起全身性感染。

由于尿液对皮肤的长期刺激，患者的外阴、臀部出现红肿、刺痒等症状，搔破后可继发皮肤感染。

（三）腹痛腹胀

当输尿管损伤，在输尿管阴道瘘管形成之前，尿液先进入腹腔则可出现尿液性腹膜炎，表现为腹痛、腹胀、恶心、呕吐、腹水、发热等，甚至肠梗阻。当输尿管与阴道之间形成瘘管直接相通后则出现阴道漏尿，腹痛、腹胀等症状可消失。

（四）瘢痕形成与狭窄

对接受瘘管修补手术后的阴道可能形成瘢痕与狭窄，导致患者不能性交或性交疼痛。

（五）心理症状

对接受瘘管修补手术的妇女心理健康状况的研究发现，抑郁症的发病率高得惊人。在一项埃塞俄比亚妇女的研究中，97%的产科瘘患者的抑郁症筛查得分很高，重度抑郁症的发生率高达38.8%。抑郁和焦虑感的原因是由于失去孩子、无法履行妻子或子女的角色及由于尿液不断泄漏而产生的羞耻感（Brittany，2015）。

（六）闭经

尿瘘患者有10%～15%继发闭经或月经稀少，主要是因为漏尿痛苦及精神创伤所致。

二、体格检查

首先观察患者的内裤，是否有液体浸湿，液体颜色应区分是否为血性、黄色分泌物或清亮液体，是否有尿臭味。妇科检查取膀胱截石位，观察外阴，有无长期接触尿液导致的皮疹等皮肤改变。其次，注意与压力性尿失禁鉴别，需评估尿道本身的活动度和控尿情况。在寻找瘘口前建议先行压力试验和指压试验，排除压力性尿失禁后再行阴道窥诊。妇科查体为方便观察也可嘱咐患者胸膝卧位，用窥阴器下叶做单页拉钩上提患者的阴道后壁，暴露宫颈、阴道前壁及穹隆部，观察阴道穹隆处有无液体积聚及液体色泽，必要时棉签擦拭阴道后观察有无液体再流出，必要时将阴道内积蓄的液体收集起来做特殊检查。观察阴道壁黏膜是否光滑、完整。若存在瘘口，通常在瘘口周围的阴道黏膜上有瓣状的肉芽形成。瘘口大者，常有鲜红色的膀胱黏膜外翻，窥诊时较易发现。瘘口较小者，则需要借助特殊检查方法或其他辅助检查手段明确。窥诊发现瘘口后，应注意有无液体流出。若未发现有活动性的流液，可嘱患者做Valsalva动作或咳嗽，有时可见液体自瘘口流出（图27-4-1）。但仅凭窥诊看到有阴道流液，并不能区分液体是来自于膀胱还是输尿管，需进一步检查方能确定。

可疑尿道阴道瘘患者可行尿道探子检查。尿道探子由尿道外口探入，小的瘘口可于瘘口处触到或看到探子。若瘘口较大，探子可经瘘口直接进入阴道。瘘口远端尿道有闭锁或狭窄时，则尿道探子通过受阻。

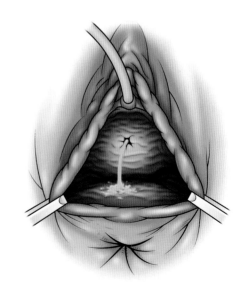

图27-4-1 患者做Valsalva动作或咳嗽时可见液体自瘘口处喷出

第五节　评　估

对可疑泌尿生殖瘘的患者，评估需要从全面的既往史和体格检查开始。询问有无难产史、盆腔手术史、恶性肿瘤病史、放射治疗史、外伤史等。此外，还需要注意患者漏尿出现的时间，明确尿瘘形成的原因、部位和严重程度，对制定手术修复的方法非常重要。

一、特殊检查方法

（一）亚甲蓝染色试验

为明确膀胱阴道瘘部位及瘘口大小，可行亚甲蓝试验。患者胸膝卧位，自尿道插入导尿管，将亚甲蓝生理盐水溶液 200 ～ 300 ml 通过导尿管注入膀胱，按上述妇科检查方法观察阴道、穹隆、宫颈是否有液体流出。如自宫颈流出蓝色液体者可能为膀胱宫颈瘘或膀胱子宫瘘，若流出仍为清亮液体需考虑是否为输尿管瘘。若观察不清，可在阴道内塞纱布卷或棉球，通过纱布或棉球上蓝染的部位来确定瘘口的部位。输尿管阴道瘘因瘘口位于输尿管，亚甲蓝试验呈阴性，而膀胱阴道瘘的无菌纱条则可被染成蓝色。需要注意的是，若患者拔除导尿管后，在腹压下若有有色液体自患者外阴皮肤漏出，不排除输尿管异位开口可能，建议进一步行静脉肾盂造影或 CT 尿路造影（computed tomography urography，CTU）辅助确诊。

（二）靛胭脂试验

若膀胱亚甲蓝试验阴道内无蓝色液体流出，尤其无法明确膀胱阴道瘘是否同时合并输尿管阴道瘘时，可进一步行靛胭脂试验。静脉注射靛胭脂，10 ～ 15 分钟后如看见蓝色尿液流入阴道，可确诊存在输尿管阴道瘘。若亚甲蓝试验和靛胭脂试验均可见阴道内蓝色液体，则应考虑同时存在膀胱阴道瘘和输尿管阴道瘘。

（三）阴道流液生化检查

若怀疑阴道流液为尿液时，可取阴道内的液体行肌酐及尿素氮检测，同时测定血及尿液肌酐、尿素氮进行对比。若检测值接近尿液样本，则提示阴道内液体为尿液，尿瘘诊断存在。若收集液体的肌酐、尿素氮水平接近血液水平，则需考虑液体可能为其他来源，如腹腔镜检查的液体、淋巴液、输卵管分泌物或阴道分泌物。口服苯氮嘧啶也有助于鉴别是否为尿液。

二、辅助检查

（一）尿常规及尿培养

尿常规及培养检查可明确患者是否合并尿路感染及感染的病原体类型，若患者有尿路感染症状，药敏试验可指导后续的用药。

（二）血常规、C 反应蛋白检测

血常规中白细胞总数、中性粒细胞比例增高，以及 C 反应蛋白增高，有助于判断是否存在感染。同时可明确是否合并贫血及严重程度。

（三）肾功能检查

若血肌酐、尿素氮检测值升高，提示存在肾受损，多见于输尿管阴道瘘。输尿管瘘口处狭窄可导致上段输尿管积水扩张及肾盂扩张，继发肾功能损害。

（四）超声检查

膀胱阴道瘘患者可见膀胱空虚，伴有或不伴有腹腔内积液，向膀胱内注液后，可见瘘口位置喷射现象，而患者双肾及输尿管正常。输尿管瘘伴狭窄患者，超声检查可见输尿管局部狭窄，狭窄段以上输尿管扩张及同侧肾盂积水，膀胱充盈良好。

（五）静脉肾盂造影

输尿管瘘的患者可借助静脉肾盂造影（intravenous pyelogram，IVP）判断损伤部位、肾盂及输尿管是否扩张，可根据肾的显影时间了解肾脏功能。根据输尿管损伤部位和梗阻程度的不同，输尿管瘘可表现为不显影或输尿管与膀胱的连接中断。若输尿管走行自然，无狭窄及扩张，造影剂外溢至阴道内，则考虑诊断为膀胱阴道瘘。

（六）CT尿路造影和尿路磁共振

CT尿路造影（computed tomography urography，CTU）利用肾排泄功能，将造影剂排入尿路，是一种更精确、更快捷的影像学检查，对不能排除膀胱阴道瘘合并输尿管阴道瘘者，CTU可进一步明确尿路形态、位置、走行、瘘口的位置、有无尿外渗及外渗范围等。图像可三维重建，立体、直观地显示瘘口部位，可取代IVP。尿路磁共振（urinary magnetic resonance，MRU）适合对肾功能差、不能耐受IVP及CTU的患者。同样能够清晰显示尿路图像，更具有无辐射、不需使用造影剂，同时可以减少过敏反应等优点，目前已在临床上广泛使用。

（七）膀胱镜检查

所有怀疑输尿管瘘、膀胱瘘或尿道瘘的患者均需行膀胱镜检查，镜下可见缺损部位。若缺损不明显，但膀胱黏膜不规则也是提示瘘口位置的特征，一旦膀胱镜检查确定瘘口，还要明确其位置、大小、与尿道口及输尿管开口距离。如果瘘口与一侧或双侧输尿管口接近，就需要考虑在修复尿瘘之前先行输尿管导管置入术。此外，还可评估膀胱容量、膀胱内是否存在异物等；一侧输尿管瘘的患者在膀胱镜下可表现为患侧输尿管口无喷尿，膀胱镜下可行输尿管插管，插管受阻部位即为瘘口位置，可测量瘘口至膀胱的距离。

（八）输尿管镜检查

对确定有输尿管受损者，可行输尿管镜检查。可明确输尿管损伤部位、狭窄程度，若系缝线缝过所致的可拆除缝线，并且在检查后可同时置入输尿管导管，起到引流上段输尿管及肾盂的积水、保护肾功能的作用。多数输尿管损伤在置管期间能自行修复愈合，无须再次手术。

（九）肾图

放射性核素肾图可了解输尿管瘘发生部位的狭窄或梗阻情况，以及了解双侧肾功能情况。通过肾图检查有助于明确诊断及处理。

（十）骨盆X线检查

骨盆骨折后并发膀胱、尿道损伤所致的尿瘘，有必要行骨盆X线检查，以选择手术路径，了解骨盆骨折后的变化，骨折碎片的部位等。合并有阴道缩窄或闭锁者，可经X线鉴别阴道内是否存在结石。

第六节 治 疗

本节就常见的膀胱阴道瘘、输尿管阴道瘘、尿道阴道瘘的治疗分别进行简述。

一、膀胱阴道瘘的治疗

（一）保守治疗

对部分瘘口较小的患者，留置导尿管持续引流，让膀胱空虚，瘘口有自行愈合可能。留置导尿的时间通常需3～4周或更长时间（Elkins，et al，1999）。在膀胱阴道瘘瘘口直径＜3 mm的患者中，通过持续膀胱引流，有13%的患者瘘口可自然愈合。另据报道，若瘘口较小，且通过留置导尿后，阴道流液情况消失者，留置导尿3周其瘘口有较高的自行愈合概率。

研究发现，膀胱阴道瘘自然愈合者通常需要

具备以下条件：术后 7 天内诊断膀胱阴道瘘并开始治疗者；瘘口直径 < 1 cm；持续膀胱引流至少 4 周；患者未患恶性肿瘤，未接受放射治疗。另有研究发现，初始膀胱引流的时间距初次手术时间的间隔长短与保守治疗成功率密切相关。术后 3 周内开始引流者，成功率达 39%，术后超过 6 周才开始引流者，成功率仅 3%。引流延迟可导致瘘口边缘上皮化，阻碍自然愈合过程（Bazi，2007）。

瘘口直径在 1 ～ 3 mm 的膀胱阴道瘘推荐经膀胱或经阴道瘘管电灼术治疗，术后留置导尿管 2 周以上，但电灼也有使瘘口进一步扩大的风险。有多个小样本病例报道使用纤维蛋白封堵剂封闭瘘管有成功的病例，但尚缺乏大样本数据支持临床的广泛开展（Kanaoka，2001；Lazarou，2006）。

（二）术前准备

对瘘口较大的膀胱阴道瘘患者或非手术治疗未愈合者，需行手术治疗。术前要做血、尿常规、膀胱镜、尿液细菌培养等检查，明确有无全身或局部炎症。有炎症者，需先给予抗炎治疗，待炎症控制后再行手术治疗。绝经后的患者，阴道黏膜菲薄，阴道菌群失调，会导致创口愈合能力下降。对无禁忌证的患者术前 2 周可在阴道局部涂抹雌激素软膏，调节阴道菌群，促进阴道上皮增生，增强阴道黏膜愈合能力。术前 3 天用 1：1000 苯扎溴铵冲洗阴道。

（三）手术时机

有关膀胱阴道瘘手术在何时进行存在一定争议。随着抗生素、手术缝线、手术技术的不断改进和进步，越来越多的医生尝试早期修补尿瘘，已有多篇文献报道及时的手术修补是安全有效的，膀胱阴道瘘的修补在诊断后即可进行，并有较高的成功率（Zhang，2013）。但还需要更多大样本研究数据来支持这一观点。不可否认，早期手术治疗可显著减少患者身心痛苦及降低医患矛盾，但从另一角度来说，一旦确定诊断即进行手术治疗，可导致一部分本可通过留置导尿就达到治愈的患者接受了不必要的手术，并由于存在一

些感染因素，导致手术修补失败率增高。对于术后 24 小时内诊断的膀胱阴道瘘，局部组织比较新鲜，在无明显感染的情况下可以早期进行手术修补。

总体来说，建议对单纯性膀胱阴道瘘在保守治疗 4 ～ 6 周无效后可进行手术修补；复杂的膀胱阴道瘘在术后 12 周左右手术修补；对于修补失败者，需等待至少 3 个月后再次修补；放射治疗导致的膀胱阴道瘘需等待 6 ～ 12 个月后方可修补。

（四）手术途径及方法

膀胱阴道瘘的修补可经阴道、经腹（包括腹腔镜）途径完成。经阴道手术利用自然腔道，不需额外切口，具有创伤小，术后恢复快，患者接受度高的优点，是广大妇产科医生首选的手术途径。Zambon 等（2010）认为，大多数膀胱阴道瘘能通过经阴道手术修复，经阴道途径是一种费用低、易掌握、成功率高的手术途径。但对于阴道有狭窄、瘘口位置高且阴道活动度差或合并有输尿管等腹腔内脏器损伤者，宜采取经腹或腹腔镜手术途径。已有越来越多的膀胱阴道瘘修补手术在腹腔镜下完成的报道，腹腔镜下膀胱阴道瘘修补术的成功率可高达 98%（Chu et al，2015；Utrera，2012；Miklos et al，2015）。

经阴道膀胱阴道瘘修补者应先行膀胱镜检查以明确瘘管的位置、大小、数目、与输尿管的关系及其瘘口周围有无炎症的情况（图 27-6-1A、B），然后根据瘘口所在的位置调整合适的体位后进行手术。瘘口位于阴道顶端者，可采取膀胱截石位。瘘口位于阴道前壁者，采取俯卧位更有利于手术视野的暴露。

既往膀胱阴道瘘修补术采取离心分离法，自瘘口开始往周围分离阴道壁及膀胱，再分层缝合瘘口黏膜、膀胱肌层及阴道壁黏膜，成功率相对较低。现多采用向心分离法，使手术成功率显著提高，可达 85% ～ 98%（图 27-6-2）。

1. 向心分离法膀胱阴道瘘修补术手术要点　暴露瘘孔，将小号的 Foley 导尿管自瘘孔插入膀胱内，向气囊内充注 5 ml 生理盐水后往外牵引该导尿管，可以清晰地暴露瘘口及周围组织。用镰

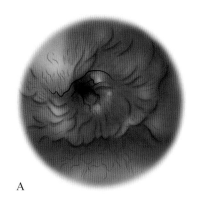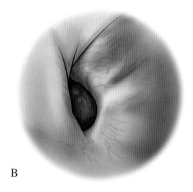

A   B

图 27-6-1 膀胱镜下膀胱阴道瘘所见
A. 急性炎症期的瘘口，B. 非炎症期的瘘口

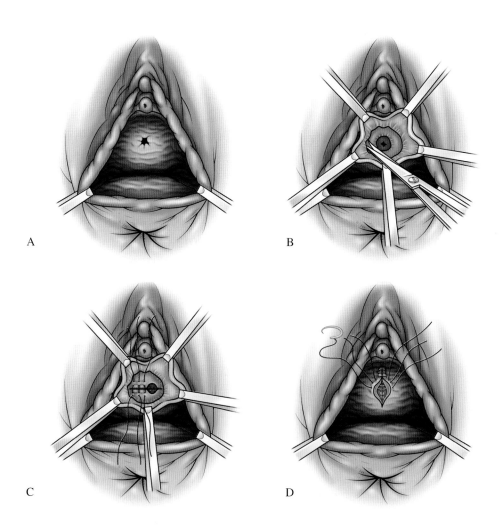

A   B

C   D

图 27-6-2 经阴道膀胱阴道瘘向心分离法修补术
A. 牵引阴道壁，暴露瘘口；B. 距瘘口边缘外 0.5 cm 处做环形切开，向外侧游离阴道壁与膀胱壁；C. 修剪瘘口组织后，间断缝合膀胱瘘口周围黏膜组织，再间断缝合膀胱肌层；D. 缝合阴道黏膜切口

型刀片或小圆刀片在瘘孔外缘 0.5 cm 处做一环形切口，切开阴道壁全层，分离阴道壁与膀胱壁间隙。切开时应避免切得太浅，分离阴道壁时阴道壁太薄造成撕裂，但也要避免切得太深损伤到膀胱肌层。

瘘孔周围组织游离必须充分，至少游离 2 cm以上，甚至可游离 2 ~ 3 cm，为后续无张力缝合创造条件。瘘口周边组织瘢痕明显时，可剪除瘢痕组织，保持缝合口周围组织新鲜及血供良好。为保持良好的血供，创面应避免电凝止血。采用分层缝合法，瘘孔周围的膀胱黏膜用 3-0 号可吸收线缝合，缝合时两个顶点处需注意不可遗漏空隙。瘘口较小时，可先缝合两个顶端，缝线不打结，以免影响暴露，导致中间瘘口漏缝，待中间几针缝合完成后退出 Foley 导尿管，再将缝线打结。缝线间距以 2 ~ 3 mm 为宜，间距过小易导致血供不良，影响创面愈合，间距过宽则导致创面密闭性不够，仍有尿液溢出。瘘口缝合完成后，再以 4 号丝线或 2-0/3-0 号可吸收线间断缝合膀胱的肌筋膜层。这两层缝合完成后，需要行膀胱亚甲蓝充盈试验。膀胱充盈后，检查瘘口有无蓝色液体溢出。膀胱灌注时需注意灌注量，太少可能出现假阴性，太多则有可能造成瘘口裂开，要根据患者膀胱容量来决定灌注量。若膀胱容量正常，通常灌注 250 ~ 300 ml 液体。确认缝合后的瘘口无渗漏再用可吸收的 1-0 号线将阴道壁切口的黏膜缝合，可以单层缝合，缝合方法可以间断也可以连续缝合，但阴道壁切口缝合方向应与瘘口缝合的方向错开保持垂直。瘘口修补最关键点是要保持各缝合点处于无张力状态。当瘘口接近输尿管开口时，应先在膀胱镜下行输尿管导管置入，缝合瘘口时需特别注意，避免缝到输尿管导致新的并发症发生。如瘘孔特别靠近输尿管开口时，需请泌尿外科会诊，必要时行输尿管移植术。

对于复发的、瘘孔较大或多发的，局部组织薄弱，利用局部组织修复困难者，需使用周边组织填充缺损部位并增加局部的血供，经阴道修补手术常会用到大阴唇肌膜瓣，文献报道还有使用股薄肌瓣、阴股沟区皮瓣、阴唇肌皮瓣、腹直肌瓣、游离膀胱黏膜瓣、游离颊黏膜瓣及生物工程材料补片等进行修补以提高成功率。

经阴道修补失败后仍可采用经阴道（Angioli，2003）或经腹腔途径进行修补。影响手术方法选择的不仅是瘘孔的大小、位置，而且应根据手术者的经验和自身手术的特长来决定手术途径和方法。

对于瘘孔较大、多发或合并输尿管等腹腔内脏器损伤时，可采取经腹开放性途径修补瘘孔。经腹途径包括经膀胱和经腹腔两种。经膀胱途径是在腹膜外进行，打开膀胱顶后可暴露瘘口的位置和与输尿管开口之间的关系。但这一手术方式通常由泌尿外科医生完成，妇产科医生极少采用。经腹腔途径，对瘘口紧贴输尿管者，可行瘘口修补或输尿管膀胱再植术。为提高瘘修补的成功率，术中常使用大网膜瓣。大网膜瓣的优点是活动度好，延展性强，血供丰富，有丰富的淋巴系统，抗感染力强，容易上皮化。经腹途径修补瘘孔和腹腔镜下膀胱阴道瘘修补术大多数也是由泌尿外科医师来完成。

恶性肿瘤放射治疗后导致的膀胱阴道瘘修补时要特别注意，首先要通过各项检查排除局部肿瘤病灶残存。其次修补时机要严格掌握，一般在出现漏尿后 6 ~ 12 个月进行。再者，修复时多需要采取周边血供丰富的组织来填充瘘口。最后，若局部放射损伤严重无法修补时，则需考虑尿流改道术以改善患者生活质量，必要时可请泌尿外科医师协助手术。

2. 经阴道膀胱阴道瘘修补术的注意事项

（1）术中膀胱镜检查十分必要，以明确瘘口的位置和数量；如瘘孔接近输尿管开口时，应先进行输尿管导管置入，防止缝合瘘孔时缝扎到输尿管。

（2）暴露好瘘孔的位置，必要时膀胱内充盈亚甲蓝液体以显示瘘口，这对于小的瘘口有用。如果瘘口的位置较高或凹陷建议在瘘口内插入一根 8 号的气囊导尿管，注入 5 ml 生理盐水，然后牵拉导尿管暴露瘘口。

（3）切开瘘孔周边的阴道壁应在正确的间隙中，避免分离层次不对导致出血过多和损伤；一般情况下不用电凝止血，可减少瘢痕、保证组织的血供。

（4）充分游离瘘口周围的阴道壁组织达瘘口外 2～3 cm，修剪瘘孔周围瘢痕及缺血坏死组织，再次手术者，要将瘘口周围残留缝线或异物取出。

（5）瘘孔的黏膜层可用 3-0 号可吸收线连续缝合，但必须注意瘘口的两个角部，也可间断缝合，针间距约 2～3 mm。然后将瘘孔周围的膀胱肌筋膜层连续缝合覆盖瘘口。如果瘘口较大者，应选用周边血供丰富的组织填充修复以减轻张力。

（6）修补后即行亚甲蓝膀胱内充盈试验，确认缝合到位、无渗漏。

（7）错位将阴道黏膜切口缝合关闭，缝合的间距适宜，不可过密或过疏，张力适中，保证组织不出血并且不缺血，无缝线重叠，保持切口无张力状态。

（8）术后留置导尿管 10～15 天，保持通畅并抗感染治疗。

3. 经腹腔镜膀胱阴道瘘修补术的注意事项

（1）术前膀胱镜检查评估，以明确瘘口的位置和数量。

（2）腹腔镜进入腹腔，在膀胱顶部用超声刀切开膀胱，观察膀胱内情况，暴露好瘘孔的位置，经尿道将二根输尿管导管插入膀胱，在腹腔镜直视下进行双侧输尿管导管插管置入，防止缝合瘘孔时缝扎到输尿管。

（3）找到膀胱瘘口，将瘘口与阴道残端缝合处分离。充分分离瘘口周边的膀胱黏膜与筋膜分界达瘘口外 2 cm 以上，修剪瘘口周围瘢痕及缺血坏死组织。将膀胱瘘口处的黏膜肌层用 3-0 号可吸收线间断缝合，间距不宜过大。

（4）下拉大网膜，将部分大网膜放到分离的瘘口周围的膀胱黏膜与阴道筋膜之间固定几针以减轻瘘的张力，同时提供更好的血液供应，以利创口的愈合。

（5）用 2-0 号可吸收线连续缝合膀胱肌层，最后将切开的膀胱顶部肌层缝合。插入"18～20"号的导尿管 1 根，经导尿管向膀胱内注入含亚甲蓝的生理盐水 300 ml，观察膀胱缝合处有无渗出，如无渗出，放置盆腔引流管 1 根。观察盆腔操作处无出血撤镜，把输尿管导管从尿道口拔除，手术结束。术后保持导尿管通畅并抗感染

治疗。

4. 机器人腹腔镜膀胱阴道瘘修补术 近年来，机器人手术在国内各大城市广泛开展，手术机器人能提供宽阔视野和精准、灵活的控制能力，能够清楚呈现组织、器官的解剖构造和血管的走行，能进行精细的分离，3D 视野下的准确缝合能保证吻合的质量。目前泌尿外科和妇产科手术是机器人手术的重要来源。Bora 等（2017）报道 30 例患者行机器人膀胱阴道瘘修补术，其中 11 例为复杂性瘘（9 例修补术后失败，1 例放疗后，1 例梗阻性难产导致的巨大缺损），平均手术用时（133±48）分钟，平均出血 50 ml，均未行膀胱造瘘，平均住院 7.5 天。经平均 38 周的随访，治愈率达 93.3%。机器人手术在手术时间、术中出血、住院时间等方面显示了极大优势，但昂贵的费用致使这一技术未能得到广泛推广。

（五）术后管理

术后需加强患者的营养支持以促进创面愈合，并给予抗生素预防感染。术后需留置导尿，并保持绝对引流通畅。如果术后尿色清，则不需持续膀胱冲洗。但若术后尿色红，则系创面局部渗血，可能形成血凝块堵塞导尿管，需留置三腔导尿管，生理盐水持续低压灌洗，直至尿色转清。术后需严密关注保证导尿管绝对引流通畅，若导尿管堵塞则会致使膀胱充盈膨胀，瘘口裂开，导致手术失败。因此不仅医生、护士需关注尿管及尿量情况，还要叮嘱家属密切关注尿袋内尿液量，若有一段时间尿量无增多，需及时通知医生，查找原因，排除尿管堵塞因素。术后保持足够液体摄入量，保持每天尿量在 3000 ml 以上，记录液体进出量。此类患者通常术后 2～3 天即停止静脉补液，需叮嘱患者多饮水，保持持续尿液形成，冲洗膀胱。术后留置导尿的时间需根据导致尿瘘原因及瘘口大小而定，手术损伤者，推荐留置导尿 10～15 天。产科梗阻因素导致的，建议留置导尿 25 天。拔除尿管后，若无阴道流液，则提示手术成功。需告知患者术后 3 个月内禁止阴道窥诊、阴道冲洗、使用卫生棉条及性生活。若有生育要求，今后的分娩方式建议剖宫产。

（六）术后并发症

膀胱阴道瘘修补术后常见并发症有尿路感染、发热、血尿、膀胱阴道瘘修补后再漏尿等。

（七）预防

膀胱损伤的预防关键在于术者应熟悉膀胱、子宫、阴道的解剖与妇科手术的关系。术前仔细分析患者病情，充分评估病灶、手术野与膀胱的关系，术中操作谨慎，对于盆腔粘连严重、病灶巨大或恶性肿瘤需行根治性手术者，术前应行 IVP、CTU 等检查明确膀胱是否病变及病灶是否累及等情况，必要时术前行膀胱镜检查，预防术中损伤。

术中充分暴露手术野，分离好膀胱与宫颈和阴道上段并留有足够的缝合空间。手术结束前仔细检查膀胱肌层情况，如局部有肌层损伤，组织较薄时应注意尿色，也可用亚甲蓝溶液 300 ml 充盈膀胱观察，及时发现异常。腹腔镜下子宫切除术，如术中发现尿袋里有气体饱胀，应高度怀疑有膀胱损伤，用亚甲蓝溶液 300 ml 充盈膀胱观察检查找到破口，行黏膜层间断缝合，肌层连续缝合，留置导尿 7 ～ 10 天，预后良好。

二、输尿管阴道瘘的治疗

（一）治疗原则

输尿管阴道瘘的治疗原则是恢复输尿管的连续性，保护患肾功能，引流外渗尿液（吴阶平，2005）。

（二）治疗方法

输尿管阴道瘘的治疗取决于输尿管损伤的部位、时间和程度。

1. 保守治疗 输尿管阴道瘘患者行膀胱镜下输尿管插管有双重作用：①引流尿液、减少尿液外渗，防治腹腔内粘连，减少输尿管狭窄、梗阻；②保护患侧肾功能，对于术后发现的输尿管阴道瘘进行内镜下留置输尿管支架管是非常必要的，可减少输尿管狭窄和尿液的外渗，并有很高的治愈希望。内镜下留置输尿管支架管的适应证

包括：单侧输尿管损伤较轻，输尿管连续性较好，患侧肾无感染，患者依从性高。可通过输尿管镜置入输尿管支架，推荐留置输尿管支架管的时间为 1 ～ 3 个月，输尿管支架管留置期间应加强抗感染，部分瘘口较小的患者可通过输尿管支架引流完全自愈（中华医学会泌尿外科学分会女性泌尿学组，2018）。原则上在输尿管膀胱再植术前，可尝试防治性双"J"形管置入进行保守治疗，但若治疗无效或无法置入输尿管支架管则应尽早行手术治疗。

膀胱镜下逆行输尿管插管的方法：在膀胱镜下，将导丝置入输尿管，在导丝引导下将双"J"形管用助推管自患侧输尿管口逆行插入输尿管内，尾部留 3 ～ 6 cm 于膀胱内。如插入时阻力明显，可使用 F5-F7 输尿管导管，扩张狭部后插入，然后固定助推管，拔出导丝，取出助推管和膀胱镜，术后留置导尿。输尿管置管常见的不良反应为反流性感染，因此输尿管插管的患者应同时留置导尿，减少膀胱内压力，从而降低置管侧输尿管反流的概率。

2. 手术治疗 对于输尿管损伤严重如输尿管完全离断或接近离断，以及输尿管损伤段完全闭锁等情况，或双"J"形管无法置入时，推荐积极的手术治疗，手术方式包括输尿管膀胱再植术、输尿管端端吻合术、膀胱壁肌瓣输尿管吻合术、输卵管代输尿管术及输尿管皮肤永久造口术等。

（1）手术时机：术中发现输尿管损伤的应立即修复，术中输尿管的损伤往往较为严重，如输尿管完全离断等，一般输尿管周围血供破坏不严重时，及时的修复成功率很高。对于延迟发生的输尿管阴道瘘的处理时机仍然存在争议，越来越多的学者认为应尽可能早地修复，因为早期处理可降低输尿管狭窄导致的肾功能损害的可能性，缩短患者的治疗周期，降低患者因尿瘘带来的生理上和精神上的伤害，且延迟手术存在输尿管引流不畅或完全梗阻有导致肾功能丧失的危险。主张延迟治疗的理由包括输尿管血供 3 个月后可得到改善且瘘有自行愈合的可能；近期内连续两次手术对患者身心造成打击等（潘铁军，2017）。综合上述情况，手术时机的选择需考虑输尿管损

伤的时间和类型、盆腔组织累及的情况及患者一般状况，同时患者的原发病情及相关后续治疗也应作为综合参考依据（中华医学会泌尿外科学分会女性泌尿学组，2018）。

（2）术前准备：术前完善各项检查，包括输尿管造影检查，明确病变段的部位和长度，以指导术式及手术途径的选择。

（3）手术方法选择的原则：一般情况下，非放射因素所致的输尿管瘘患者，瘘修补术的成功率可近达100%，手术医生可根据自身经验选择经腹开放性手术或者经腹腔镜术式。复杂的病例可采取经腹的开放性术式，并可用于治疗伴随的盆腔疾病。成人输尿管全长25～30 cm，输尿管病变部位是影响手术入路的关键因素之一。据统计，输尿管中上段病变与下段病变所采用的手术方式差异具有统计学意义。中上段病变可行经后腹腔入路手术，也可经腹腔入路处理；膀胱附近的输尿管阴道瘘最好行经腹的输尿管膀胱再植术（Lo et al，2018）。如损伤输尿管长度 > 3 cm时，则可出现输尿管缝合张力过大的可能性，不宜行端 - 端吻合术。无论何种手术方式均应遵循以下几点原则：①瘢痕的充分切除；②充分游离输尿管，确保无张力吻合；③有效的抗反流机制；④术后引流通畅和局部炎症控制。

（4）几种简单常用的术式介绍如下。

①输尿管膀胱再植术

a．黏膜下隧道法

Politano-Leadbetter膀胱内输尿管再植术：在耻骨联合上两横指处做横切口进腹，或行经下腹正中切口，将腹横筋膜和腹膜从膀胱顶部推开。在膀胱颈以上2 cm切开膀胱中线，切口下缘与腹直肌前筋膜缝合。游离输尿管，在输尿管断端开口上下方置线牵引，在原输尿管口上内方约2.5 cm处确定做一新裂孔，以血管钳做裂孔处黏膜下分离，从膀胱内将新裂孔处的黏膜和肌层切开，形成隧道凹槽，然后轻轻撑开，使新裂孔足够大，将输尿管从新裂孔处经隧道拖入膀胱内，输尿管经新隧道进入并缝合至原开口处（图27-6-3）（闵志廉，2007）。

Lich-Gregoir膀胱外输尿管再植术：在输尿管膀胱再植术中，黏膜下隧道法最常见，即

Lich-Gregoir术。膀胱保持完整，在膀胱外游离输尿管，从膀胱外切开膀胱浆肌层至膀胱黏膜下层，向两侧潜行分离暴露膀胱黏膜，形成长3～4 cm隧道凹槽，距输尿管末端约3 cm处将输尿管浆肌层缝合固定于膀胱切口近端浆肌层。行输尿管黏膜对膀胱黏膜吻合并膀胱肌层包埋，该方法抗反流效果肯定，成功率较高。

b．乳头法：将输尿管末端纵行劈开，外翻成2 cm长的乳头，将输尿管末端乳头和双"J"形管远端一起经膀胱壁切口完全植入膀胱内，从而实现抗反流，该法无需分离黏膜下隧道，操作简单，术后吻合口再狭窄发生少。其抗反流原理为随着膀胱内储存尿液容量的增加，膀胱内的压力随之升高，输尿管末端乳头因压力作用自行闭合，阻止尿液反流。另外，输尿管末端乳头化可有效减少开口粘连以及再狭窄的发生率。

③漂浮法：也称插入法，即将输尿管末端游离性植入膀胱内，长度为1.0～1.5 cm，利用膀胱充盈时内压增加，"漂浮"的输尿管壁受力不均而起到关闭管腔的作用，阻止了膀胱内尿液的反流。输尿管膀胱缝合固定时应注意缝合不宜过多，5～6针为宜，否则易导致缝合处狭窄。

②输尿管端 - 端吻合术

a．经后腹腔入路的腹腔镜手术方法：手术体位采用完全健侧卧位，于腋前线肋缘下、腋中线髂嵴上方2 cm、腋后线第12肋下分别置入3个Trocar建立腹膜后通道，打开气腹注入CO_2气体压力维持在10～15 cmH_2O，置入腹腔镜与操作器械。首先游离扩大腹膜后间隙，然后打开Gerota筋膜，于腰大肌前寻及输尿管及其病变部位。探查病变原因，于狭窄或梗阻段上方剪开扩张的输尿管，将病变部位切除，修剪切除部位上下端直至显露正常输尿管黏膜，之后于两侧断端行斜行劈开，用5-0号可吸收线行端端缝合。先吻合后壁，置入双"J"形管并调整好位置后，再用同样方法缝合前壁。彻底止血后，于髂嵴上方通道留置伤口引流管。退出操作器械，缝合各通道，最后固定伤口引流管（黎亚 等，2018）。

吻合技术包括多种类型：见图27-6-4。

圆形吻合：输尿管做横型切断后对端吻合，口径小，吻合口易纤维化狭窄。

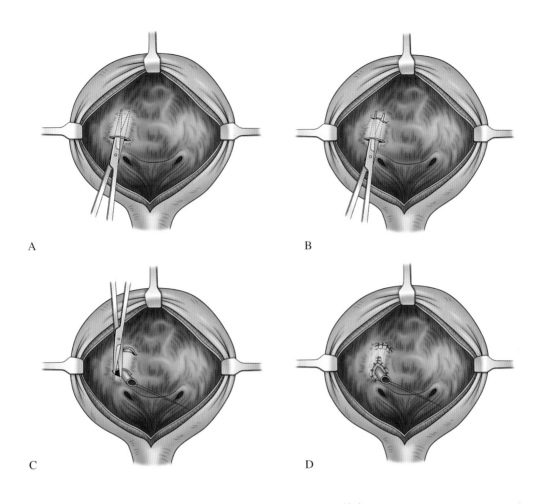

图 27-6-3　Politano-Leadbetter 技术

A. 血管钳插入新开口，在黏膜下挖隧道 2.5 cm 到上方黏膜切口；**B.** 扩大裂孔；**C.** 拖入输尿管；**D.** 新裂孔处肌肉下唇切开数毫米，消除输尿管进入隧道处成角，缝合切口

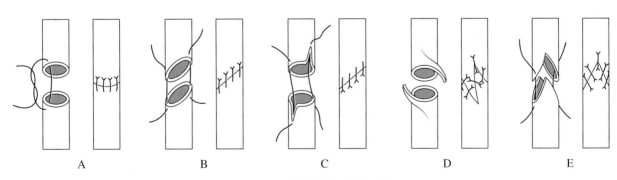

图 27-6-4　输尿管端 - 端吻合术

A. 圆形吻合；**B.** 斜形吻合；**C.** 匙形吻合；**D.** "Z" 字形整形吻合；**E.** 鱼嘴形吻合

斜形吻合：输尿管两断端做对等斜45°的修剪，斜面的长度约1 cm，做间断缝合，可提供一宽大椭圆形的吻合口。

匙形吻合：对两断端输尿管较小口径的吻合效果较好，先将病变段的上下两端切成对应的斜面，再在斜面上个做一对应的纵切口，常为1～1.5 cm，形成宽阔的匙形吻合。

"Z"字形行整形吻合：应用整形外科"Z"字形伸长的原理，可使吻合后的管径增大。

鱼嘴形吻合：将两断端做弧形修剪成鱼嘴状断面，以增加管径。

以上吻合以匙形吻合最为常用（张炜等，2012）。

b．腹腔入路的腹腔镜手术方法：于脐下缘做一长约1 cm的弧状切口，置入气腹针，注入CO_2气体，建立人工气腹，压力维持在12～14 mmHg，然后通过此切口置入直径10 mm的Trocar，置入腹腔镜摄像头。在腹腔镜直视下在脐与髂前上棘连线中点及锁骨中线第12肋缘水平分别穿刺放置5 mm Trocar。建立通道后，固定好患者，先取患侧20°～30°斜卧位，然后将手术台整体向健侧方向倾斜30°，最终使患者身体与水平面成50°～60°斜卧位。置入操作器械，首先沿结肠旁沟打开侧腹膜，使结肠倒向患者健侧，充分暴露腹膜后肾周筋膜与腰大肌。之后用超声刀打开肾周筋膜，游离肾周脂肪，向下暴露病变的输尿管，余下步骤与经后腹腔手术方法相同。术中均于输尿管内放置双"J"形管支架，1～3个月后拔除。术毕放置伤口引流管引流腹腔或后腹腔体液。引流量<10 ml时拔除引流管（黎亚 等，2018）。

c．经腹腔入路开放性手术方法：适用于髂部输尿管吻合，对于输尿管盆腔瘘，腹膜后间隙局部有炎症水肿、纤维增生粘连，经腹膜外途径不易显露输尿管，可采用仰卧位，经腹腔路径较为有利。

输尿管吻合处的组织能否生长良好，与手术入路的选择无明显关系，而主要取决于吻合口是否有张力，无张力对合后才能使吻合部位血供良好。所以术前要预先估计输尿管的损伤的长度，再做切除吻合。一般切除在3 cm内的可做端-吻合。吻合的两断端需行斜行剪裁，以扩大吻合面积。损伤后期或输尿管有炎症性狭窄的手术时，要从广泛的瘢痕组织中解剖分离出输尿管的两个断端，切除周围瘢痕组织，避免吻合后被瘢痕组织包埋造成再次狭窄。术中确保行"黏膜对黏膜"的吻合，否则术后可能愈合不良。术中及术后都必须在输尿管内置入双"J"形管，术后留置导尿管至少2周，以防止尿液反流引起上行性感染。上述两种手术途径对吻合成功率无明显影响。

综上所述，腹腔镜下输尿管吻合术可分为经腹腔入路与经后腹腔入路，其中输尿管下段病变宜经腹腔途径手术；而输尿管中上段病变既可由经后腹腔入路手术，也可由经腹腔入路手术。有报道经腹腔入路的在术中裁剪缝合时间、术后高碳酸血症发生率方面少于经后腹腔入路，而后者术后肛门排气时间早于前者。

③改良膀胱壁瓣输尿管成形术：也称改良Boari术，主要用于骨盆缘以下或下1/3输尿管的全程替代。游离血供正常的输尿管残端1～2 cm，根据输尿管缺损长度设计合适的梯形膀胱壁瓣以保证血供，顶部宽度3～4 cm，基底部比顶部宽约1 cm，翻转膀胱壁瓣包绕1根16 F导尿管缝合成管状，管状瓣长度7～10 cm。将输尿管残端插入管状瓣内1～2 cm，内置双"J"形管，输尿管残端黏膜与管状瓣黏膜缝合2～3针，膀胱管状瓣的浆肌层与输尿管缝合3～4针，必要时可将管状瓣与腹直肌缝合悬吊减张。检查管状瓣无张力、固定好后，留置引流管和导尿管，注水充盈膀胱后无漏尿再缝合膀胱壁。

目前国内很多移植中心采用膀胱壁瓣肾移植的肾盂吻合术（等同Boari术）治疗移植肾输尿管坏死，疗效较为满意。但仍存在以下缺点：①吻合口大量漏尿或狭窄时有发生，可导致手术失败甚至严重感染；②术后膀胱肾盂反流和逆行感染发生率较高，如长期使用抗生素，易导致慢性的移植肾失去功能。改良Boari术，将移植肾输尿管插入自体膀胱管状瓣内1～2 cm，不做吻合，仅行黏膜和浆肌层缝合加固，可以较好地避免吻合口漏尿、术后尿液反流和逆行感染，手术操作更简单（沈弋桢 等，2014）。

④输尿管皮肤造口术：由于输尿管和膀胱重建或成型手术技术的进展，输尿管皮肤造口术的应用已逐渐减少，在梗阻性肾衰竭时为了挽救肾功能，及时解除下尿路梗阻或反流，在不宜施行较大手术时，输尿管皮肤造口术显得尤为重要。

永久性输尿管皮肤造口的指征：无法纠正的膀胱出口梗阻；神经源性膀胱；膀胱肿瘤伴有输尿管扩张积水。

手术方法：患者平卧位，一侧高位输尿管皮肤造口取45°斜卧位。常规进腹后，将输尿管游离至髂血管交界处10～15 cm，将对侧输尿管绕过后腹膜拉到造口侧（如仅行单侧输尿管造口或双侧输尿管分别造口则省略此步骤），输尿管内插入双"J"形管以便于提拉及保护，于脐至髂前上棘连线的中点腹壁皮肤切一与输尿管管径相仿的小口，然后用血管钳沿此孔戳通全层腹壁，将输尿管近端由此道引至腹壁外1.5 cm左右（此过程可先在输尿管管口处穿一根丝线方便实施）（图27-6-5A），输尿管壁与腹外斜肌筋膜缝合固定2～3针输尿管近端开口纵行全层剪开0.5 cm，然后用可吸收线将输尿管与皮肤创口做外翻缝合（图27-6-5B）。用组织钳提起穿出点腹壁肌肉，剪一直径1.5 cm的钮孔，将左右输尿管由穿出点凿孔引出，注意保持两输尿管不交叉、不扭曲。术中的注意点是，游离输尿管时要注意保留周围组织，锐性分离以保证输尿管血供防止输尿管末端缺血坏死造成漏尿及乳头外口狭窄。

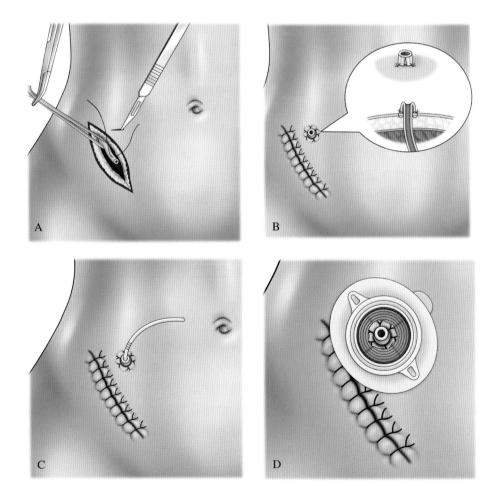

图 27-6-5　输尿管皮肤造口术

A.先在输尿管口处穿1根丝线以便穿过腹壁；B.可吸收线将输尿管与皮肤创口做外翻缝合；C.输尿管内置双"J"形管；D.输尿管皮肤造口，输尿管外翻，不易形成狭窄

同时尽量从腹膜后向上分，使输尿管不扭曲、不成角，成弧形以防梗阻。输尿管穿过腹壁肌肉的钮孔时要平行不能扭曲。可并排缝外膜3针固定，用细丝线将两输尿管外膜层分别与腹横肌膜和腹外斜肌腱膜纵形缝合固定4～6针，避免阻断血供。术毕常规于输尿管内置双"J"形管，外接集尿袋（图27-6-5C、D）（陆俊杰，2008）。

⑤输卵管代部分输尿管术：适用于输尿管损伤较长，膀胱较小，取材困难时，具有手术简便、安全，肾功能恢复快等优点。术后输尿管内留置双"J"形管1个月，使吻合部位度过急性水肿期，同时放置输尿管双"J"形管有助于输尿管吻合部位的愈合，防止术后狭窄、扭曲和粘连（王亮 等，2019）。

（三）术后护理及注意事项

术后需加强患者的营养支持治疗，以促进创面愈合，并给予抗生素预防感染治疗3～5天。术后需留置导尿，并保持绝对引流通畅。关注尿管及尿量情况，密切关注尿袋内尿液量，若有一段时间尿量无增多，应及时查找原因，排除尿管堵塞因素。术后保持足够液体摄入量，保持每天尿量在3000 ml及以上，记录液体进出量。需叮嘱患者多饮水，以保持持续尿液形成。

（四）术后并发症

输尿管膀胱再植术后常见的并发症有尿路感染、发热、血尿、肠梗阻、输尿管漏等。

（五）预防

输尿管损伤的预防关键在于术者应熟知输尿管的解剖与妇科手术的关系。术前仔细分析患者病情，充分评估病灶、手术野与输尿管关系，术中操作谨慎。对于估计盆腔粘连严重、病灶巨大或恶性肿瘤需行根治性手术者，术前应行IVP、CTU等检查明确输尿管走行、输尿管是否病变及病灶是否累及输尿管等情况，必要时术前行双"J"形管置入，预防术中输尿管损伤。术中充分暴露，明确输尿管走行后再行手术。输尿管易发生损伤的部位包括输尿管跨过髂血管处、输尿管与子宫动脉交叉处、输尿管进入隧道及入膀胱处。术中高位离断骨盆漏斗韧带时，必须打开侧腹膜至髂总动脉分叉处，直至输尿管完全暴露后再行钳夹切断。行盆腔淋巴结清扫时，易将输尿管误认成髂总动脉分叉处的淋巴结分离损伤，故清扫前一定先辨认输尿管，将输尿管用小"S"形拉钩向内上方拉开暴露髂总动脉再做淋巴结分离切除，以免损伤输尿管。输尿管与宫骶韧带相邻，切除子宫后如果宫骶韧带缝合过高容易损伤输尿管。子宫动脉与膀胱之间的末端3～4 cm是输尿管损伤最常发生的部位。在处理子宫血管及主韧带时，务必先处理宫骶韧带、完全分离宫颈与膀胱，将前、侧、后阔韧带腹膜下推时，输尿管自然会向外后方下移位。宫颈肥大行子宫切除术时，阴道残端与输尿管位置很近极易受损，故必须充分分离宫颈与膀胱两侧的侧角。对于盆腔内巨大肿瘤或盆腔粘连严重者，需明确输尿管位置与走行。处理输尿管附近出血时，切勿盲目钳夹止血。若需要分离输尿管时不要打开输尿管鞘膜，过度游离会损伤输尿管鞘膜内的营养血管与神经，术后出现输尿管阴道瘘的概率较大。

术中及时发现输尿管损伤并及时进行修补，避免严重的术后并发症。术后尽早发现输尿管的损伤，术后第1周输尿管损伤的征象包括患侧腹痛、不明原因发热、阴道漏尿、尿量少、下腹部包块等，怀疑有输尿管阴道瘘时，尽早行辅助检查，如IVP、B超等检查以明确诊断。

三、尿道阴道瘘的治疗

（一）治疗原则

尿道阴道瘘发生率不高，凡尿道阴道瘘未损伤尿道内括约肌者，瘘口较小，可留置导尿，加强抗感染治疗，有助于瘘孔的挛缩自愈。对于较大的瘘孔可行经阴道分层修补，尿道阴道瘘手术修补的成功率可高达90%以上（Mukwege et al，2018）。

（二）治疗方法

1. 保守治疗 对于较小的尿道阴道瘘可经阴道用苯酚烧灼瘘孔，留置导尿，加强抗感染治疗有自愈的可能。如果在产后立即发现的尿道瘘口也可以尝试保守治疗。世界卫生组织建议留置适当大小的膀胱导尿管 4～6 周（Foley，16～18）。同时加强会阴和阴道护理，每日 2 次，需大量液体摄入，每天高达 5 L，并治疗感染，定期清除阴道区域的坏死组织，有 30% 左右的简单或小瘘管可通过上述方法自然闭合。在一项研究中，265/1761 名（15%）妇女单独接受导尿管治疗和护理，治愈率达到 97%（Brittany，2015）。

2. 手术治疗　尿道阴道瘘表现为尿失禁的患者均需要进行手术修补。手术根据瘘口位置、大小、有无瘢痕等有不同的选择。对于尿道瘘孔 < 2 cm，位于尿道中、下段，阴道瘘孔周围组织松软无瘢痕、血供良好者可行单纯尿道瘘修补术。单纯的尿道瘘修补术，通过分层（尿道黏膜、尿道阴道组织和阴道黏膜）无张力关闭瘘孔，能成功修补一个非放射性的、原发的瘘。对于放射性瘘或复发瘘，建议在尿道与阴道之间放置阴唇脂肪垫。若瘘口在近端尿道或膀胱颈，患者往往控尿失常，建议同时或分期行抗尿失禁手术—尿道中段悬吊带术。当瘘孔较大时，可能存在血供不足，阴唇脂肪垫可以放置于尿道和吊带之间或分期手术。

3. 术前准备　术前阴道冲洗。对于绝经后的患者，术前可局部应用雌激素软膏 3～4 周，有利于手术及术后伤口愈合。

4. 手术方法与步骤

（1）单纯尿道阴道瘘修补术：先行膀胱尿道镜检查明确瘘口特点。患者取膀胱截石位或俯卧蛙泳式体位，插入 18～22 号导尿管，经阴道明确瘘口部位，通过瘘口可见尿道内导尿管（图 27-6-6）。于阴道前壁黏膜下注射生理盐水或稀释的含肾上腺素的生理盐水，有助于解剖分离和减少出血量。在阴道前壁正中切开，延伸到尿道缺损的两侧。钳夹阴道边缘，锐性分离阴道与耻骨宫颈筋膜，分离至两侧耻骨降支，完全游离尿道，达到无张力闭合状态。采用细的延迟可吸收线外翻间断缝合尿道黏膜边缘，避开尿管。第一层缝线反过来缝合第二层，与耻骨宫颈筋膜融合在一起。用 2-0 号延迟可吸收线间断关闭阴道切口。

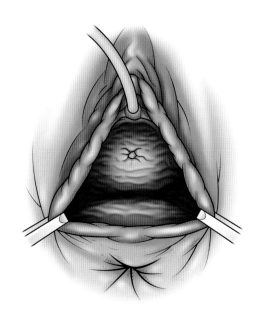

图 27-6-6　经阴道可见瘘口处裸露的导尿管

（2）尿道端 - 端吻合术：适用于瘘口较大，瘘口远端尿道狭窄，但尿道长度基本正常，有完整的膀胱颈部，否则手术后可发生完全性尿失禁或严重压力性尿失禁。手术多经阴道途径或经耻骨联合阴道途径，切除瘘口周围瘢痕组织，充分游离尿道断端行端 - 端吻合，术后需定期尿道扩张预防尿道狭窄。

（3）其他：对于尿道膀胱阴道瘘，采用向心性与离心性相结合的方法：取偏"V"字形切口，"V"字形底尖端宜离开尿道处偏向一侧，锐性分离阴道与尿道间隙，"V"字形内侧黏膜向心性分离，外侧离心性分离，"V"字形一侧的向心分离距离应长于离心侧，"V"字形另一侧的向心分离距离宜短于离心侧，如此以实现两侧切缘对缝时错位，分别排列在尿道两侧不相重叠以利于创面愈合。"V"字形切口内侧黏膜翻转后用 3-0 号可吸收线间断缝合，缝合尿道内括约肌。第二层将离心性分离的阴道黏膜与对侧间断缝合（图 27-6-7）（夏志军，2016）。

对于尿道及膀胱颈完全缺损、膀胱容量正常、阴道壁缺损不严重者，可行尿道重建术。对于尿道严重缺损、阴道壁缩窄或闭锁、阴道感染不能控制的患者，可行尿流改道术，这是一种永

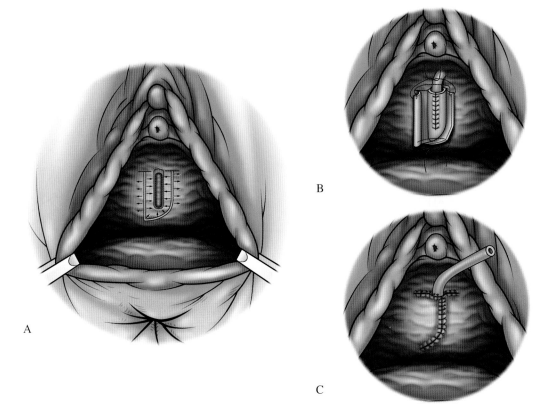

图 27-6-7　尿道膀胱阴道瘘的向心性与离心性相结合修补法

A. 残留尿道外做偏"V"字形切口；**B.** 翻转缝合第一层黏膜形成尿道及准备缝合第二层；**C.** 第二层黏膜缝合完毕

久性的破坏性手术。

（三）术后护理及注意事项

1. 术后留置 20 号导尿管，充分保证尿液引流。一方面使膀胱尽可能处于空虚状态，避免尿液渗出影响创面愈合，另一方面较粗的导尿管起到支撑作用，避免术后发生尿道粘连、狭窄。

2. 术后积极使用抗生素预防感染。

3. 术后避免阴道擦洗，以免影响创面愈合。

（四）术后并发症

1. **感染**　尿道手术术后可发生切口部位感染、上尿路感染、生殖系统感染等。后两者感染可用药物抗感染治疗，但切口感染可致伤口裂开、继发出血、手术失败。因此，需术前评估病灶，以排除局部感染及上尿路和生殖系统感染，如宫颈炎、阴道炎等；术中谨慎操作，止血彻底，

引流完全，术后积极应用抗生素治疗。

2. **出血**　术后出血多因手术操作不当引起，如止血不彻底，缝合不缜密。术后可行阴道纱布填塞加压创面，以预防出血，但不宜填塞过紧。

3. **漏尿**　术后早期出现漏尿者，可在排除导尿管因素后，首先考虑为创面裂开；对于轻度漏尿者，保持导尿管通畅引流、加强抗感染有可能自愈；对于严重者需行二次手术。

4. **尿道狭窄**　尿道狭窄往往为术后切口出血、继发感染所致。轻者可行尿道扩张治疗；重者致排尿困难时则需行二次手术。

5. **尿失禁**　女性尿道手术后，可因尿道缩短、张力下降或膀胱后角变大致控尿能力下降出现尿失禁，或患者瘘孔接近膀胱颈，术后瘢痕挛缩影响控尿。轻度压力性尿失禁患者可行保守治疗，如针灸、盆底物理治疗等。尿失禁严重者需行抗尿失禁手术（金锡御，2004）。

典型案例

案例一

患者，女性，43岁。因"全子宫切除术后2年伴有阴道流液"于2017年12月18日入院。2年前患者因"巨大子宫肌瘤"在某县中医院行"经腹子宫全切术"，手术经过尚顺利，术后留置导尿1周。拔除导尿管后患者自觉有阴道流液，色清，每天需更换4片厚卫生巾。给予重插尿管1个月，插尿管期间阴道流液量少，但尿管拔除后仍然阴道流液。1个月前患者至某市级医院就诊，CTU检查提示：两肾形态大小如常，肾实质未见明显异常密度灶，两侧肾盂、输尿管未见明显扩张积水，膀胱充盈良好，未见明显阳性结石影，注射对比剂并延迟后两侧肾盂、肾盏显影，输尿管内对比剂充盈，未见充盈缺损，膀胱内可见少许气体密度影。子宫未见显示。阴道内可见对比剂充盈，矢状位可见细线样与膀胱相通。检查意见：子宫未见，阴道内对比剂充盈（图27-6-8），膀胱阴道瘘考虑，膀胱内少许积气。

入院妇科检查可见阴道顶端右侧有一直径约0.5 cm的肉芽样组织，观察可见液体流出，诊断为"子宫全切术后，膀胱阴道瘘"收入院。

妇科检查：外阴已婚经产式，阴道通畅，阴道穹隆处有中等量积液，色清，有尿臭味。阴道顶端可见一直径约0.5 cm的瘘口，可见少量液体流出，瘘口处有一枚0.3 cm色红的肉芽。用含亚甲蓝生理盐水200 ml灌注膀胱后见阴道顶端瘘口处有蓝色液体流出。诊断：子宫全切术后，膀胱阴道瘘。住院后完善各项检查，排除手术禁忌后在硬膜外麻醉下行膀胱镜检查。膀胱镜下可见膀胱形态无殊，两侧输尿管开口见喷尿。膀胱三角区可见一瘘孔，大小约0.8 cm×0.5 cm，与阴道相通（图27-6-9A、B），瘘孔周围组织色稍白，局部黏膜无明显充血水肿。瘘孔与右输尿管开口有1.0 cm的距离。

行经阴道膀胱阴道瘘修补术：膀胱截石位，用组织钳钳夹牵拉阴道残端的上端，再次消毒阴道壁和阴道残端。用阴道拉钩暴露阴道顶端，可见阴道顶端有一直径约0.5 cm的瘘口，可见尿液流出，用"8"号导尿管自瘘口插入膀胱，向气囊内注入5 ml的生理盐水后牵拉尿管将瘘口充分暴露。以瘘孔外0.5 cm处做环形切开阴道黏膜及黏膜下组织，直至膀胱筋膜层，向外锐性分离2.0 cm，使瘘口周围无张力。将瘘孔内的尿管减压拔除。修剪瘘口周边明显的炎性增生组织及瘢痕组织，用3-0号可吸收线间断缝合膀胱黏膜层，再用3-0号可吸收线间断缝合膀胱筋膜肌层。亚甲蓝溶液300 ml充盈膀胱，未见瘘口处有蓝色

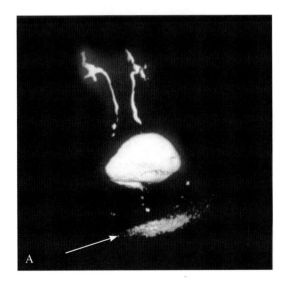
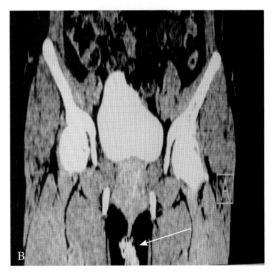

图 27-6-8　CTU 检查所见
A、B.均可见膀胱内造影剂外泄至阴道内（箭头所指）

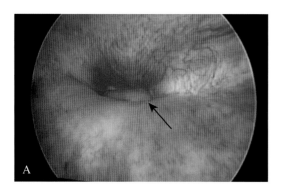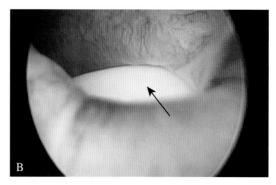

图 27-6-9　术中膀胱镜检查
A. 可见膀胱阴道瘘瘘口（箭头所指）；**B.** 膀胱镜检查时，左手伸入阴道内，用手指（箭头所指）将瘘孔顶起，观察瘘孔

液体渗出。用 2-0 号可吸收线连续缝合阴道黏膜。再次置入膀胱镜检查：膀胱黏膜完整，瘘口周围未见出血，双侧输尿管开口喷尿可见，撤镜结束手术。

术后留置 20 号导尿管长期开放，补液、头孢呋辛酯 1.5 g 静脉滴注 2 次/日预防感染治疗 48 小时。术后体温正常，未超过 37.5℃，第 12 天拔除尿管，排尿畅，控尿好，无阴道流液，治愈出院。术后 1 个月及 3 个月来院随访复查，患者无阴道流液，控尿良好，血、尿常规检查无异常。疗效评估：治愈。

案例二

患者，女性，36 岁，已婚，0-1-1-1。因"子宫全切术后 10 天，阴道流液 3 天"入院。10 天前患者因痛经 6 年进行性加剧伴有肛门坠胀就诊，诊断为"子宫腺肌病、盆腔子宫内膜异位症Ⅳ期"。于全身麻醉下行"腹腔镜下全子宫切除术 + 双侧输卵管切除术 + 双卵巢囊肿剥除术"。术中可见双侧输尿管周围粘连，行输尿管周围粘连分解术。术后诊断"子宫腺肌病，盆腔子宫内膜异位症Ⅳ期"。术后恢复良好。3 天前患者在无明显诱因下出现阴道不自主流液，淡粉色，无异味，量较多，可湿透内裤，无其他不适。拟诊"阴道残端感染，子宫全切术后"。

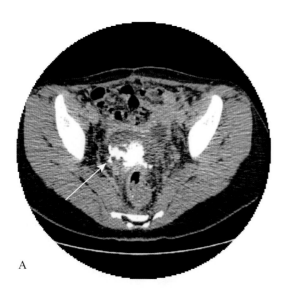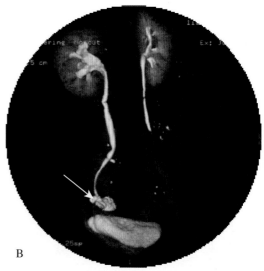

图 27-6-10　CTU 检查所见
A、B. 均为输尿管瘘，箭头所指为右输尿管盆腔段的造影剂渗出影像

入院查体腹软，无压痛反跳痛。妇科检查可见阴道内少量淡粉色积液，无异味。

CTU 检查：右侧输尿管盆腔段周边可见造影剂呈片状渗出，其余腹段输尿管粗细及途径未见异常；膀胱充盈适中，未见明确充盈缺损征象（图 27-6-10）。

入院诊断：输尿管阴道瘘，子宫全切术后。完善各项检查，排除手术禁忌后拟在全身麻醉下行膀胱镜检查＋输尿管支架置入术。膀胱镜可见膀胱黏膜完整，色粉红，无破损，无异常赘生物，双侧输尿管开口可见，左侧输尿管喷尿正常，右侧输尿管开口处略膨隆，插入输尿管导管约 2 cm 后受阻无法插入，诊断右侧输尿管损伤狭窄。告知家属后决定行腹腔镜检查。腹腔镜下可见部分肠管与阴道残端、膀胱及腹膜广泛粘连，周围有积液。盆腔腹膜水肿增厚明显，阴道残端缝线完整，双侧输尿管与周围组织粘连致密，暴露困难。在腹腔镜监视下试行右侧输尿管插管，可见导丝自右侧盆腔组织粘连处穿出，输尿管镜插管失败。在腹腔镜下自右侧骨盆入口处分离暴露右侧输尿管至盆腔段原子宫动脉水平，该水平以上输尿管扩张，下方长约 1.5 cm 输尿管局部色质苍白，管径变细，组织脆弱。静脉注射呋塞米（速尿）后见输尿管局部有小孔溢出尿液。继续分离暴露和游离右侧输尿管中上段，修建并切除输尿管局部色白处长约 2 cm，见输尿管近膀胱段 2 cm 的组织新鲜，质地柔软。在膀胱镜下放置输尿管支架管，在腹腔镜引导下将双"J"形管一端插入右输尿管上段达肾盂，另一段留在膀胱内，镜下行右输尿管端端吻合术。用 3-0 号可吸收缝线间断缝合输尿管断端吻合口共 5 针，然后再将输尿管鞘膜层间断加强缝合。用稀释的 PVP 及生理盐水反复冲洗盆腔后，检查盆腹腔内各残端无活动性出血，无组织物残留后，吸净腹腔内液体。在左下腹输尿管吻合处置入引流管 1 根，检查各穿刺孔无活动性出血，吸气撤镜结束手术。

术后补液、舒普深 2.0 g 静脉滴注 2 次／日预防感染治疗 48 小时。术后最高体温 38.0℃，下腹部不适，尿培养示白色念珠菌生长，予伊曲康唑抗感染＋小苏打片碱化尿液；留置尿管长期开放 15 天，拔除尿管后无漏尿。术后 3 个月经超声

评估后在膀胱镜下拔除双"J"形管，患者无腹痛腹胀、无阴道流液，控尿良好。疗效评估：治愈。

案例三

患者，女性，44 岁，1-0-3-1。因"尿道憩室切除术后排尿自阴道内流出 3 月余"入院。3 个月前，患者因用力时溢尿伴有排尿后滴沥 4 年要求治疗，初步诊断为"尿道憩室"。当时术前检查可见尿道下方阴道前壁下段有一 3.5 cm× 2.5 cm×2.0 cm 囊性包块，经挤压阴道前壁的囊肿，可见稍混浊的液体自尿道口溢出。超声检查提示阴道前壁下段有 3 cm 的囊性包块。MRI 检查提示：尿道憩室。行"经阴道尿道憩室切除术"，手术过程顺利。切除物病理诊断：纤维囊性结构上覆移行上皮，符合尿道憩室。术后 12 天拔除导尿管，无漏尿，无阴道出血，治愈出院。但术后 20 天患者自觉排尿时小便自阴道内流出，伴有尿急感，尿色清，有时咳嗽和用力时有阴道少量流液，无尿痛，无血尿，无腰背酸痛，无下腹痛，无发热等不适。

术后 3 个月以"尿道憩室切除术后、尿道阴道瘘？"收治入院。查体：外阴皮肤无异常，阴道分泌物无异常气味。阴道窥阴器检查：阴道内无积液。让患者胸膝卧位，用窥器下叶做叶页拉钩上提患者的阴道后壁，暴露宫颈、阴道前壁及穹隆。见阴道前壁下段可见一皱褶凹陷。让患者用力屏气和咳嗽时在这个皱褶处见到少量尿液溢出。

术前准备后行膀胱镜检查：患者取膀胱截石位，常规会阴部手术野消毒铺巾，插镜见尿道中段轻度充血，距膀胱颈 2.5 cm 处可见一窦道开口，直径约 0.3 cm，周围组织轻度挛缩、隆起，膀胱内壁及输尿管开口和喷尿无特殊。诊断：尿道憩室术后、尿道阴道瘘。硬膜外麻醉成功后，患者采取胸膝卧位，常规臀部、会阴部手术野消毒铺巾，行"经阴道尿道阴道瘘修补术"。手术过程：经尿道插入 20 号导尿管并留置。暴露阴道前壁，在阴道前壁距处女膜缘内约 2 cm 处可见凹陷的瘢痕组织，范围约 1.5 cm×1.0 cm，拨开后其间可见到插入的导尿管壁（图 27-6-11）。用组织钳轻提上述瘢痕组织，沿其外侧用小刀片切开一圈达筋膜层，锐性分离阴道与尿道的筋膜

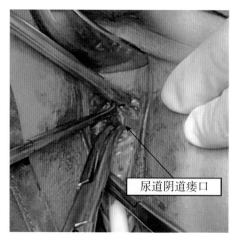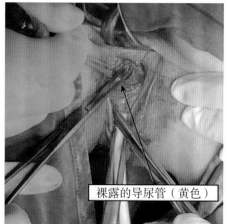

尿道阴道瘘口

裸露的导尿管（黄色）

图 27-6-11 尿道阴道瘘口及瘘口处暴露的导尿管

组织达瘘口外 1.5 cm 使瘘口无张力。用 3-0 号可吸收缝线沿尿道纵行间断缝合尿道瘘口处黏膜，间距 2 mm 一针，注意两端不留空隙。3-0 可吸收线纵行间断缝合尿道筋膜层；再用 2-0 号可吸收缝线横行锁边 + 间断缝合阴道黏膜。术毕阴道填塞 PVP 纱条 1 块，留置导尿术毕。

术后给予抗生素预防感染，阴道纱布 24 小时取出；留置导尿管 14 天拔除，排尿畅无漏尿。患者分别于术后 3 个月和 6 个月进行随访检查，无漏尿，控尿满意。治疗评估：治愈。

（金杭美 钟霜霜）

参考文献

金锡御，2004. 尿道外科学. 北京：人民卫生出版社.

黎亚，等，2018. 不同入路腹腔镜下输尿管对端吻合术的回顾性比较. 国际泌尿系统杂志，38（4）：598-602.

陆俊杰，2008. 输尿管皮肤造口术在全膀胱切除术后尿流改道的应用. 浙江大学：外科学.

闵志廉，主译，2007. 泌尿外科手术学. 北京：人民卫生出版社：1039-1040.

潘铁军，2017. 女性输尿管阴道瘘的外科治疗进展. 中华泌尿外科杂志，38（10）：725-727.

沈弋桢，等，2014. 改良膀胱壁瓣输尿管成形术治疗婴幼儿供肾肾移植术后输尿管坏死的临床分析. 中华移植杂志，8（4）：27-30.

王亮，等，2019. 腹腔镜输尿管膀胱再植术的研究进展. 赣南医学院学报，39（2）：195-199.

吴阶平，2005. 吴阶平泌尿外科学. 济南：山东科学技术出版社：845-846.

夏志军，2016. 女性泌尿盆底疾病临床诊治. 北京：人民卫生出版社：514-515.

杨勇，等，2007. 女性泌尿外科学、泌尿妇科学及排尿功能障碍. 北京：人民卫生出版社：669-680.

张炜，等，2012. 泌尿外科手术彩色图解. 江苏：江苏科学技术出版社：132-134.

中华医学会泌尿外科学分会女性泌尿学组，2018. 膀胱及输尿管阴道瘘诊治专家共识. 中华泌尿外科杂志，39（9）：641-643.

Angioli R, et al, 2003. Guidelines of how to manage vesicovaginal fistula. Critical Reviews in Oncology/hematology, 48（3）：295-304.

Bai SW, et al, 2006. Urinary tract injuries during pelvic surgery：incidence rates and predisposing factors. International Urogynecology Journal, 17（4）：360-364.

Bazi T, 2007. Spontaneous closure of vesicovaginal fistulas after bladder drainage alone：review of the evidence. International Urogynecology Journal, 18（3）：329-333.

Bodner-Adler B, et al, 2017. Mana- gement of vesicovaginal fistulas（VVFs）in women following benign gynaecologic surgery：A systematic review and meta-analysis. PloS One, 12（2）：e0171554.

Bora GS, et al, 2017. Robotassisted vesicovaginal fistula

repair: a safe and feasible technique. International Urogynecology Journal, 28 (6): 957-962.

Chu L, et al, 2015. Laparoscopic repair of iatrogenic vesicovaginal and rectovaginal fistula. International Journal of Clinical & Experim- ental Medicine, 8 (2): 2364-2370.

De R D, 2009. Vesicovaginal fistula: a major healthcare problem. Current Opinion in Urology, 19 (4): 358-361.

Eilber KS, et al, 2003. Tenyear experience with transvaginal vesicovaginal fistula repair using tissue interposition. J Urol, 169: 1033-1036.

Hampton BS, et al, 2015. Urinary Fistula and Incontinence. Semin Reprod Med, 33: 47-52.

Hilton P, et al, 201. The risk of vesicovaginal and urethrovaginal fistula after hysterectomy performed in the English National Health Service a retrospective cohort study examining patterns of care between 2000 and 2008. BJOG2, 119 (12): 1447-1454.

Hilton P, 2001. Obstetric fistulae. In: Cardozo L, Stask- in D, editors. Textbook of female urology and urogynaecology. London: Isis Medical Media Ltd: 711-719.

Kanaoka Y, et al, 2001. Vesicovaginal fistula treated with fibrin glue. International Journal of Gynaecology & Obstetrics the Official Organ of the International Federation of Gynaecology & Obstetrics, 73 (2): 147-149.

Kumar Sunesh, et al, 2017. Urinary fistula-A continuing problem with changing trends. Original Investigation: 15-19.

Lazarou, et al, 2006. Transvaginal Injection of Fibrin Sealant for Closure of Vesicovaginal Fistula. Journal of Pelvic Medicine & Surgery, 12 (6): 335-337.

Lee D, et al, 2015. Longterm funct- ional outcomes following non-radiated urethrovag-inal fistula repair. World J Urol, DOI 10. 1007/s00345-015-1601-9.

Lengmang Sunday J, et al, 2017. Chima, Edwin Oseni-Momudu. Ureterovaginal fistula following spontaneous vaginal delivery, repaired by vaginal ureteroneocystostomy in a low resource setting. J Surg Case Rep, 2017 (7): rjx143.

Lo TS, et al, 2018. Ureterovaginal fistula: A complication of a vaginal foreign body. Taiwan J Obstet Gynecol, 57 (1): 150-152.

Miklos JR, et al, 2015. Laparoscopic extravesical vesicovaginal fistula repair: our technique and 15-year experience. International Urogynecology Journal, 26 (3): 441-446.

Mukwege D, et al, 2018. Panzi score as a parsimonious indicator of urogenital fistula severity derived from Goh and Waaldijk classifications. Int J Gynaecol Obstet, 142 (2): 187-193.

Rogers Rebecca G, et al, 2016. Curr- ent Diagnosis and Management of Pelvic Fistulae in Women. Clinical Expert Series, 128 (3): 635- 650.

Utrera EJ, 2012. Laparoscopic vesicovaginal fistula repair. Archivos Espaoles De Urología, 65 (10): 887-890.

Zambon JP, et al, 2010. Do we need new surgical techniques to repair vesicovaginal fistulas?. International Urogynecology Journal, 21 (3): 337-342.

Zhang Q, et al, 2013. Laparoscopic transabdominal transvesical repair of supratrigonal vesicovaginal fistula. International Urogynecology Journal, 24 (2): 337-342.

第二十八章

直肠阴道瘘

第一节　流行病学

直肠阴道瘘（rectovaginal fistula，RVF）是直肠与阴道之间形成的异常病理通道（图 28-1-1），仅占肛门直肠瘘的 5%（Mahmoud et al，2017）。直肠阴道瘘可以是先天性的，而成人直肠阴道瘘多为后天获得。本章仅讨论损伤性直肠阴道瘘。

直肠阴道瘘主要病因是产科损伤，其次是 Crohn 病、恶性肿瘤、辐射和其他医源性并发症。临床上约 88% 的直肠阴道瘘由产科因素引起（Andreas et al，2012），产伤性直肠阴道瘘在发展中国家发病率较高。近年来随着剖宫产的比例增高、产科护理的改善和分娩过程中的保护性干预，产伤所致的生殖道瘘发生率在一定程度上有所降低。临床统计提示当前源于阴道分娩损伤的直肠阴道瘘的发生率仅为 0.1% ~ 0.5%（Andreas et al，2012；邵万金 等，2016）；此外，慢性炎症性肠病（尤其是 Crohn 病）患者中直肠阴道瘘发生率为 0.2% ~ 2.1%。在医源性因素中，随着超低位直肠癌保肛手术的开展，直肠癌术后吻合口直肠阴道瘘的发生率为 0.9% ~ 9.9%，低位直肠切除术后直肠阴道瘘发生率可达 10%（王烈 等，2007）；妇科手术是仅次于肛门结直肠手术的另一重要原因，宫颈癌、子宫内膜癌等妇科肿瘤手术及阴式手术均存在损伤直肠阴道隔的风险。绝经女性阴道壁菲薄，组织修复能力差，当术后存在亚临床瘘、局限性脓肿形成等因素时，老年女性患者直肠阴道瘘的发生概率明显增加。

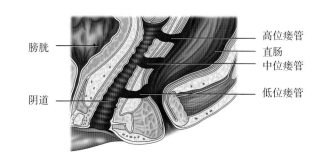

膀胱　　　　　　　　　　　高位瘘管
　　　　　　　　　　　　　直肠
　　　　　　　　　　　　　中位瘘管
阴道　　　　　　　　　　　低位瘘管

图 28-1-1　直肠阴道瘘

第二节　病因和病理

直肠阴道瘘又称粪瘘，表现为粪便经阴道排出，稀便时更为明显；如果瘘孔很小，则可能仅表现为阴道排气而无粪便自阴道排出。由于病变部位解剖结构的特殊性和复杂性，瘘管的存在使阴道感染的可能性增加，由此导致的阴道疼痛、不自主控制的阴道排便、脓性分泌物、恶臭等使患者的生活质量明显下降。临床上几乎所有患者都存在性生活障碍，加上长期治疗的经济负担，使患者承受巨大的精神压力，且常伴有自卑与焦虑等情绪。

一、病因

（一）产科损伤

产科分娩损伤是直肠阴道瘘最常见的病因，产伤所导致的直肠阴道瘘占全部发病的85% ~ 92%（杨俊红，等，2013）。由于梗阻性难产或滞产胎先露压迫软产道时间过长而导致局部缺血性坏死，从而导致产后直肠阴道瘘；阴道助产可以直接损伤阴道和直肠等软组织，严重的阴道撕裂伤（Ⅲ~Ⅳ度）明显增加了直肠阴道瘘的发生风险。产后Ⅳ度会阴撕裂伤的发生率约为1.7%，直肠阴道瘘的发生率为0.5%（Andreas et al，2012；Lo Tsia-Shu et al，2016；Bidhan et al，2016）。产伤所致的直肠阴道瘘多为中低位瘘，常合并肛门括约肌的损伤，粪失禁的发生率较高；产钳损伤或胎先露压迫则多形成高位直肠阴道瘘。

（二）手术损伤

盆腔、会阴部及直肠手术亦可导致直肠阴道瘘的发生。特别是阴式子宫切除术、低位直肠前切除术、经会阴直肠前突修补术、阴道后壁脱垂修补术、阴道成形术及不规范的直肠周围注射等，其主要继发于肛门直肠手术和妇科手术。肛门直肠手术包括肛门直肠周围脓肿切开术、直肠膨出修补术、痔切除术、吻合器痔上黏膜环切术（procedure for prolapse and hemorrhoids，PPH）、直肠肿瘤局部切除术和直肠前下段切除术等。近年来肛门直肠术后直肠阴道瘘的发生率有所增加，特别是直肠手术中吻合器使用，由于肠管端端吻合时因距离阴道很近，如果损伤阴道或吻合口愈合不良，组织坏死可穿透直肠阴道隔导致直肠阴道瘘的发生。经肛门肛管或低位直肠肿物局部切除术、三度以上内痔的痔上黏膜环切术操作不当、肛周脓肿切开或引流不当、脱肛修补术损伤直肠等均可导致直肠阴道瘘。妇科手术如宫颈癌广泛性全子宫切除术、子宫内膜癌全面分期手术、卵巢癌全面分期手术或减灭术、阴道肿瘤切除术等妇科肿瘤手术，以及深部子宫内膜异位症手术均易导致直肠阴道瘘的发生；阴道后壁脱垂修补术、变性手术或阴道成形等手术时的损伤、先天性无阴道行阴道成形造穴过程中穴道偏向直肠侧或因术者手术不熟练、解剖层次不清等都会导致直肠阴道瘘的发生。

（三）炎性肠病

炎性肠病（如克罗恩病，溃疡性直肠炎）可以引起复杂的直肠阴道瘘。炎症性肠病包括克罗恩病和溃疡性结直肠炎，克罗恩病的病理特点是贯穿肠壁各层的全壁性严重性病变，溃疡性结直肠炎主要累及黏膜与黏膜下层，因此克罗恩病更易导致直肠阴道瘘。直肠阴道瘘在女性Crohn病的患者中发生率高达10%（Ruffolo et al，2010）。Crohn病引起的直肠阴道瘘最常见的部位是直肠阴道隔的中部。低位瘘的发病过程通常较缓慢，症状表现也不太明显；而高位瘘起病较急，症状严重。在近肛门的直肠Crohn患者中，瘘管可延伸至阴道或会阴的最末端。Crohn病合并肛门阴道瘘或直肠阴道瘘的患者，常需行直肠切除或回肠造口术。Crohn病引起的直肠阴道瘘临床表现差异较大，肛管直肠透壁性炎性反应造成直肠阴道隔组织坏死，形成瘘管，常伴有肛周脓肿、肛瘘、瘢痕形成和肛管直肠狭窄。

（四）感染

局部感染可导致的直肠阴道瘘。发生在直肠阴道隔内的感染如前侧隐窝腺感染形成脓肿后，可压迫并穿透阴道后壁形成瘘管。肛腺感染导致的直肠周围脓肿、巴氏腺囊肿感染穿孔、直肠癌前切除吻合口的感染、憩室炎均可导致直肠阴道瘘。此外，直肠阴道瘘还可继发于一些少见的感染，如肛周、盆腔结核、病性淋巴肉芽肿、吸虫病等（Greenwaid et al，1978）。

（五）肿瘤与放射治疗

晚期内生殖器、盆腔内恶性肿瘤局部浸润转移可致直肠阴道肿瘤性瘘道形成。这可能与位于直肠前侧壁的肿瘤侵犯阴道后壁、手术操作时极易损伤阴道后壁有关。肿瘤位置越低，则直肠分离、结直肠吻合、直肠残端闭合等手术操作的难度越大,损伤阴道后壁的可能性也越大。肿瘤分期越晚,肿瘤扩散范围越广,手术时需要切除的范围越大,则阴道后壁损伤的风险越大。子宫内膜癌、宫颈癌或阴道恶性肿瘤在接受放射治疗后,约有6%以上的患者发生直肠阴道瘘,大多数辐射诱发的直肠阴道瘘发生在放射治疗后的6～24个月内(Bidhan et al,2016;Mahmoud et al,2017),同时与辐射剂量有明显相关性,当放射线总量超过5000 Gy时,瘘的发生率明显增高(Debeche-Adams et al,2010)。阴道壁的慢性放射性损伤导致进行性炎性损伤和组织缺血缺氧坏死,最终可导致瘘管形成。对有盆腔肿瘤史的患者,判断直肠阴道瘘是肿瘤源性还是放射源性非常重要,在放射治疗的过程中,较早出现粪瘘者多为恶性肿瘤侵蚀破坏所致,而较晚出现症状者则多为放射治疗对局部组织的损伤,常伴有直肠狭窄。

(六)其他

长期放置子宫托、深部子宫内膜异位症、直肠和会阴部贯通伤及暴力性侵犯等均可导致直肠阴道瘘;其他罕见的病因也有报道,包括粪便嵌塞、阴道的扩张、人类免疫缺陷病毒(HIV)患者的病毒和细菌感染等。

二、病理

直肠或阴道壁的持续炎症、感染或肿瘤的侵蚀破坏直肠阴道壁,病变侵蚀邻近组织或器官,使阴道和直肠相通而形成瘘管。瘘管由反应性的致密纤维结缔组织包绕,近管腔处为炎性肉芽组织(图28-2-1),晚期腔内可上皮化。除了原发病病理表现外,还伴有急性炎症反应,急性炎症可由多种因素共同引起,如引起瘘管的病因(憩室疾病、恶性肿瘤、Crohn病等)、肠道内容物对瘘管组织的刺激及病原微生物感染等。瘘管处可以合并有其他的组织病理改变,如放射引起的慢性炎症形成的慢性肉芽组织、Crohn病、恶性肿瘤组织,或外部损伤造成的坏死病变,可因不同病因而呈现不同病理改变。

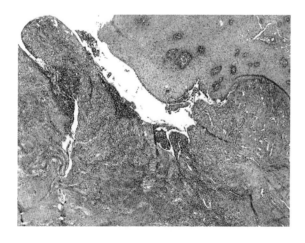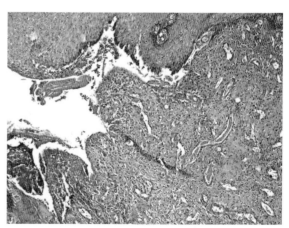

图28-2-1 阴道壁表皮下可见漏管,瘘管由反应性的致密的纤维结缔组织包绕,内壁没有上皮覆盖,为肉芽组织伴有大量炎症细胞浸润瘘管炎症形成的肉芽组织(×40,×100)

第三节　临床表现

一、症状

阴道排气排便为主要症状，临床常表现为不同程度的溢粪。先天性直肠阴道瘘伴随肛门狭窄或肛门闭锁时则表现为慢性不完全性肠梗阻。后天性直肠阴道瘘可见明显的阴道内粪便流出，常因明显的局部刺激症状而就诊，主要症状如下。

（一）阴道排气排便

患者常自诉阴道排气、排便或脓性分泌物。非排便时肛门括约肌关闭，直肠处于高压高张状态而阴道压力较低，因此直肠内容物（粪便、气体等）常在上述因素作用下会经直肠瘘孔排入阴道，再经阴道排出体外。当瘘口较小时（直径小于 3 mm）阴道内可无粪便污染，但常有气体排出，成形粪便一般不经由阴道排出，但当患者发生腹泻或稀便时则发生阴道排稀便或成形粪便的现象。瘘孔较大者（直径 > 1 cm），成形粪便可经阴道排出。另外，还有部分患者由于肛门括约肌功能受损，会同时出现大便失禁的现象。有些患者同时存在腹泻、便血、黏液便、腹痛等症状，通常提示直肠阴道瘘的潜在病因为炎症性肠病（Hannaway et al，2008）。

（二）局部刺激与感染

粪便等污染物持续刺激瘘孔，常导致局部炎症，急性期常呈现局部充血、水肿、流脓等症状。同时由于粪便等污物浸渍，患者的会阴体及肛周皮肤也常出现皮肤损伤与隐形脓肿，可进一步发展形成新的瘘道。部分患者在瘘孔较大粪便排出通畅的情况下，炎症表现不明显。

（三）疼痛

直肠阴道瘘常表现为会阴、肛周部位疼痛，可以表现不典型。急性期由于炎症反应较重，疼痛比较明显。疼痛原因较复杂，感染、分娩导致的会阴、肛门的损伤，手术的损伤，药物腐蚀或异物，肿瘤侵蚀或放疗均是导致疼痛的原发或继发因素。

（四）瘢痕形成与狭窄

直肠阴道瘘进行修补术后，阴道、直肠可能形成瘢痕与狭窄，导致患者排便困难、不能性交或性交痛。

二、分类

（一）根据发病因素

1. 先天性直肠阴道瘘　先天性直肠阴道瘘患儿常合并泌尿生殖系统和直肠肛门的畸形，需要通过手术进行修补和结构重建。若患儿出生后无明显排便障碍，可延缓手术治疗时间至 3～5 岁时进行，同时需要加强护理、积极预防感染，保证手术安全性。

2. 后天性直肠阴道瘘　常继发于产科分娩损伤、妇科和外科手术损伤、炎症性肠病、药物腐蚀、异物、恶性肿瘤侵蚀、放射治疗等。后天性直肠阴道瘘病因较复杂，往往需要根据病因、瘘口大小及位置进行综合评估后选取有效治疗方式。

（二）根据瘘口所处的位置

根据瘘口所处的位置，直肠阴道瘘一般分为高位瘘、中位瘘及低位瘘 3 种类型，这是一种较简单的分型。高位直肠阴道瘘是指阴道侧瘘口位于宫颈平面（阴道上段）或高于宫颈平面，直肠侧的瘘口位于直肠上段；低位直肠阴道瘘是指直肠侧瘘口位于远端直肠（齿状线或其以下），而阴道侧瘘口位于阴唇系带或低于阴唇系带，常穿过括约肌复合体之间；中位瘘直肠阴道瘘的瘘口介于高、低位两者之间。

（三）根据瘘口的大小、位置和病因综合考虑

1. 单纯性直肠阴道瘘　单纯性直肠阴道瘘的瘘口直径小于 2.5 cm，位于阴道下半部，主要由创伤或感染等因素引起。该类型发病因素较单一，治疗中可先尝试保守治疗，手术修补通常采用瘘管切除后分层缝合方式，修补后一般能够达到较好的治疗效果。

2. 复杂性直肠阴道瘘　复杂性直肠阴道瘘的瘘口直径大于或等于 2.5 cm，位于阴道上半部分，主要由肿瘤、放射治疗、盆腔手术并发症或炎症性肠病所导致。复杂性瘘发生后往往无法通过单纯保守治疗而治愈，需要根据病因综合治疗，单纯修补复发率较高。

该分类方法是目前国际上最常用的分类形式，通常可通过该分类方法大致确定患者的基本治疗手段。修补失败的复发性瘘多是复杂性直肠阴道瘘，复发性直肠阴道瘘瘘口较大，多次手术会导致瘘管周围的瘢痕形成、组织血供不足等，手术治愈率较低，给患者带来长期的痛苦和生活的不便。因而，瘘口首次发现后的正确评估与治疗极为重要。

三、体征

直肠阴道瘘的体征通过一般体格检查及阴道直肠双合诊即可明确，结合 B 超及 MRI 等影像学检查更有助于发现隐蔽的瘘口及明确周围组织的情况。

直肠阴道瘘瘘口较大且处于低位时，妇检时可见粪便从阴道排出。大的瘘孔在阴道窥器暴露下可见，也可通过指诊触及；瘘孔较小时，有时可见小的鲜红的肉芽组织，可用子宫探针探查瘘口，另一手指伸入肛门时，指端可触及探针。瘘管探查可以明确直肠阴道瘘的诊断，但是在检查时需要注意操作轻柔，以免形成假道。

第四节　诊断及鉴别诊断

一、诊断

直肠阴道瘘一般阴道有排气或粪样液体流出或粪便排出，腹泻或排稀便时尤为明显，可伴有低热、阴部疼痛等症状。通过影像学检查可发现阴道和直肠之间有完整的瘘管。在诊断的过程中应详细了解既往有无分娩损伤史、炎症性肠病、外科手术史、盆腔手术史、放射治疗史等。

（一）体格检查

直肠及阴道指检并结合肛门镜和阴道镜检查非常重要。首先应检查会阴部，肛诊确认肛门括约肌有无损伤，其次触诊了解会阴部是否有瘢痕、窦道、肿块或有波动感的隆起及吻合口是否狭窄。如果发现可疑的溃疡、肿块或肿胀的黏膜应取活检以排除恶性肿瘤浸润。低位直肠阴道瘘通过视诊即可确定瘘口大小及位置（图 28-4-1）。高位且瘘口小的直肠阴道瘘常用亚甲蓝灌肠，若阴道内见亚甲蓝染色即可确诊。

（二）影像学检查

目前用于评估直肠阴道瘘的影像学技术包括直肠腔内超声、MRI、阴道造影、钡剂灌肠等。其中诊断价值最高的是直肠腔内超声及 MRI。

1. 直肠腔内超声　直肠腔内超声以其对直肠阴道瘘的高诊断率、高灵敏度、高特异性以及简单无创等优点在临床被广泛应用。直肠腔内超声采用同一探头两种扫查模式，可明确地显示瘘管的大小、位置、走向、支管分布及与肛门内外括约肌的关系（图 28-4-2）。直肠阴道瘘的超声征象为：凸阵模式下可见直肠阴道隔连续性中断，瘘管位置清晰可见，条索形低回声贯穿直肠前壁与阴道后壁。

2. 磁共振直肠阴道造影　近年来直肠内MRI 被广泛应用于直肠阴道瘘的评估。其较高的软组织分辨率与多平面成像能清晰显示如直肠阴

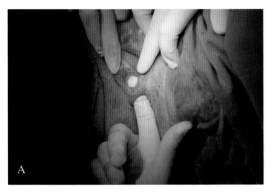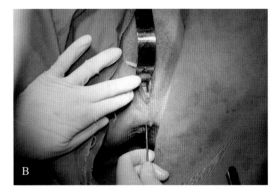

图 28-4-1　低位直肠阴道瘘临床诊断方法
A. 手指指示大的直肠阴道瘘口；B. 子宫探针穿过瘘管

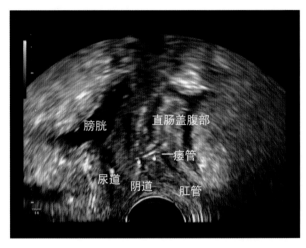

图 28-4-2　直肠阴道瘘超声诊断
直肠阴道隔连续性中断，条索样低回声贯穿直肠前壁与阴道后壁，可测得病变范围及瘘口宽度

道脓肿、分支瘘管及括约肌损伤等直肠周围组织结构及伴发病变。MRI 的矢状位扫描利于观察瘘管的位置及直肠肛管、阴道、瘘管三者的解剖关系，同时结合轴位图像可准确评估瘘口的数量与大小。直肠阴道瘘常见的 MRI 征象为 MR T2WI 上，瘘管内充盈超声耦合剂后呈高信号，而瘘管壁因含纤维组织表现为不均匀的线状低信号。若盆腔存在积液，则阴道内可见气体影或气液平征（图 28-4-3）。

二、鉴别诊断

（一）膀胱阴道瘘与输尿管阴道瘘

膀胱阴道瘘为泌尿系统与相邻阴道之间形成的通道，又称尿瘘，持续漏尿为主要症状。尿瘘一般发生在损伤的 10 天或 2 周内，其严重程度取决于瘘道的位置与大小。尿液长期浸渍刺激导致外阴及臀部尿性皮炎，患者容易发生尿路感染。膀胱镜检查可以明确瘘孔的部位、大小、膀胱容量、黏膜情况等。输尿管阴道瘘者可在膀胱镜下行逆行输尿管导管检查。膀胱阴道瘘与输尿管阴道瘘并存时，通过膀胱镜及输尿管插管检查多可明确诊断。膀胱镜检查找不到输尿管开口时，可行静脉肾盂造影，有助于明确输尿管损伤侧别、部位及肾功能状况，以及损伤侧输尿管有无狭窄、扩张或梗阻等。

（二）阴道后壁溃疡

阴道后壁溃疡病因繁多且复杂，一般认为与感染和自身免疫异常有关。溃疡面形状不规则，边缘不整齐，有脓血性分泌物，与直肠不相通。会阴部皮肤潮红伴有牵引痛，逐步引起生殖器受损。目前尚无特异性的血清学、病理学诊断方法，主要为临床诊断，临床以秋水仙碱为首选药物缓解临床症状，减少脏器受损。具有口、眼、生殖器损害（三联征）或加上皮肤损害（四联征）者可确定诊断。

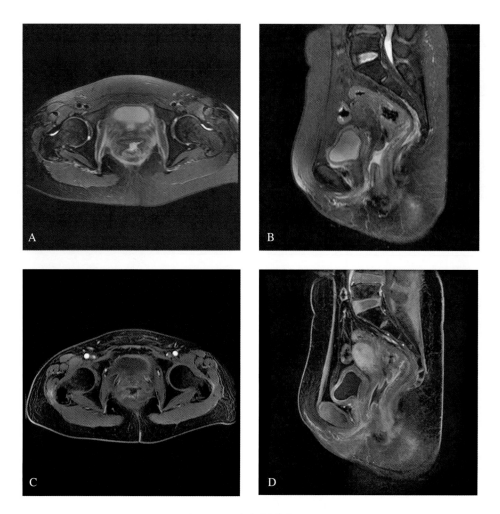

图 28-4-3　直肠阴道瘘 MRI

直肠、子宫阴道、膀胱形成盆腔"三间室"，能清晰显示三者之间关系，直肠与阴道之间可见一瘘管相连，其内充盈对比剂。**A、C.** 轴位图像；**B、D.** 正中矢状位图像

（三）直肠前庭瘘

直肠前庭瘘多见于小儿，常为先天性高位或中间位肛管直肠畸形。直肠与会阴前庭之间有瘘管相通，大便可经前庭排出。患儿出生后无肛门，正常肛门位置稍凹陷。患儿哭闹时凹陷处往外突，扣之有冲击感，前庭舟状窝处可能有粪便残留，常有不完全性低位结肠梗阻症状。检查可在阴道口后方或稍侧面发现大小不一的瘘口。

第五节　治　疗

总体治疗原则：根据直肠阴道瘘的病因、位置、大小、周围组织的完好程度、肛门括约肌功能状况及手术修补史制订针对性强的个体化治疗方案和手术方式（彭慧 等，2016）。

手术时机：依据 ASCRS 操作指南工作组发表的 2016 年《肛周脓肿、肛瘘和直肠阴道瘘治疗指南》，对于患者整体情况良好的产科相关瘘、良性疾病手术相关瘘以及症状轻微的瘘可行保守治疗（Corte et al，2015）。及时发现的因手术损伤、轻度的外伤、产伤形成的瘘可立即修补。未及时发现的或迟发性瘘需等待术区局部充血水肿消退、感染控制、脓肿充分引流、上皮覆盖、瘘管纤维化成熟、瘢痕软化（3～6个月）后手术，如因产程过长、异物导致压迫性坏死或炎症性瘘需等炎症消退、瘢痕软化后手术；局部情况差、巨大瘘、复杂性瘘，应行粪便转流，待阴道无粪便排出后再行修补手术，为手术修补创造良好条件，但目前对于术中转移性造口存在争议。修补失败者应继续观察6个月后再次评估是否存在瘘口，如果瘘口仍存在可再次行修补手术。

一、急性感染期的处理

严重外伤常伴有直肠大出血，应先急诊处理出血问题，在控制出血的前提下根据具体情况可进行一期修补，也可择期修补；急性感染患者应等待3～6个月后，感染和局部充血、水肿完全消退后，上皮覆盖、瘘管成形、瘢痕软化（Andreani et al，2007）后进行修补手术。炎症期需要做适当的引流，并配合全身抗生素治疗。感染控制后可外用高锰酸钾溶液坐浴或者使用生理盐水冲洗，其目的主要是为了保持局部清洁，防止反复感染。

（一）伤口换药及清创

以0.5%碘伏消毒阴部、肛周及直肠、肛管和阴道，将新鲜创面进行修整，切除多余组织，然后将阴道和直肠内两侧瘘道伤口上均敷0.1%雷夫诺尔纱条，每日换药；红外线照射结合温润烧伤膏可以有效地缩短伤口的愈合时间，提高治疗效果。

（二）中医药的治疗

直肠阴道瘘在中医中属"交肠"病的范畴，治宜清热利湿，方剂用萆薢渗湿汤和二妙丸加减，外用清热解毒、消炎止痛的药膏如马应龙痔疮膏涂抹，饮食忌肥甘厚味、助湿生痰，应以清淡蔬菜为宜；治宜扶正祛邪，方剂用托里消毒散加减，另外还应加强营养及其他支持疗法，以利

伤口早日愈合。据记载，以苦参、蛇床子、白鲜皮、土茯苓、黄柏各15 g，花椒6 g，每剂加水500 ml，煎水坐浴有一定功效。

二、转流性结肠造口

直肠阴道瘘患者转流性造口是通过瘘口上端的回肠或结肠连通腹壁，使粪便改道，使"下游"或远端的肠管得以休息和愈合，从而达到促进其延续性恢复的目的，可分为暂时性和永久性转流性造口术。目前学者对直肠阴道瘘患者行转流性造口术的疗效存在争议，有学者认为，对于瘘口较小的直肠阴道瘘患者，行转流性造口术能有效地给瘘口创造一个无菌、良好的环境，更有利于瘘口的生长，甚至是自愈（Kosugi C et al，2005）。而对于局部情况差，等待手术时间长的患者、复杂型瘘尤其是放射治疗后直肠阴道瘘的患者、晚期肿瘤术后发生直肠阴道瘘的患者，大部分专家建议应行转流性肠造口术，为手术修补创造良好的条件。

（一）暂时性粪便转流

直肠阴道瘘手术失败或者术后复发的主要根源是手术后切口的局部感染，其导致的手术失败率可高达90%（《现代肛肠外科学》，2014）。暂时性肠造瘘主要针对此问题，通过手术方式使粪便不经直肠流出，从而达到控制瘘口感染，有效促进瘘口愈合的目的，待瘘口愈合或者好转后可行造瘘口还纳术或造瘘口修补术。

1. 造口位置的选择 造口位置对于患者术后生活质量十分重要，太低容易被腹壁脂肪所遮挡，位于皮肤褶皱中则容易造成粪水污染性皮炎，应结合患者情况谨慎选择。临床上造口的选择点往往根据瘘口的位置而定，应选择在病患能看到且手能触及之处，即肚脐下方脂肪最高之处，且患者坐、立、躺或左右倾斜时无不适感。符合这些条件的位置，大半都在肚脐略下，腹直肌靠外缘的左、右部位，同时应远离骨骼隆起部位、瘢痕或肚脐及皮肤的皱褶凹陷处，也不能选择在系腰带的横线上，大多数外科医生往往选择脐与髂前上棘连线中上1/3交界处，此处为较理想的

位置，但也可以根据实际情况进行位置的调整。

2. 肠管的选择　多以横结肠或者乙状结肠为宜，具有操作简单、快速、造口易关闭、易还纳等优点。

3. 术前准备　同一般的肠道手术，术前3天进无渣半流饮食，口服肠道抑菌药物甲硝唑0.2 g顿服，并服用甘露醇或复方聚乙二醇导泻进行术前清洁灌肠。术前1天进流质，术前12小时禁食，4～6小时禁水。

4. 术中操作　以改良横结肠双腔造口（图28-5-1）为例。患者取仰卧位，采用连续硬膜外麻醉或全身麻醉后，选择右上经腹直肌切口或右上腹横切口。切开腹膜后显露横结肠，将横结肠提出切口，至少高出皮面3 cm，将近端肠管放在脐侧，远端肠管放在剑突侧，以生理盐水纱布垫围护，将确定外置部分的横结肠的大网膜分离，结扎出血点，随即将大网膜放回腹腔。将横结肠系膜缘对折后间断缝合2～3针，后依次以腹膜层、腹白线、皮肤3层固定肠管，具体步骤为将横结肠浆肌层与腹膜层间断缝合，再将横结肠浆肌层与腹白线间断缝合。随后顺结肠袋切开横结肠约3 cm，用3-0号可吸收线将肠壁全层与皮肤间断缝合。术后贴造口袋（陈铁等，2013）。

5. 术后注意事项及护理　若患者术前营养状态良好，术后则不必给予肠外营养支持治疗，术后可慢慢恢复饮食，术后给予抗感染治疗。首先要注意观察患者的术后排便情况，患者术后排便方法分为：①自然排便法，即用造口袋直接贴在腹部造口皮肤后，收集大便。②规律排便法，嘱患者每日早晨喝1杯温开水或者采用造口专用的灌洗系统，从造口的近端灌入少许温开水，以刺激肠道引起反射性排便，从而培养定时排便习惯。其次要注意造口周围的皮肤护理，造口周围皮肤容易受肠内容物及分泌肠液的污染，容易引起皮肤损伤，应嘱患者每次排便后用清水擦洗干净，并观察造口周围皮肤有无红肿、破溃、疼痛等现象（刘蔚枫，2014）。

（二）永久性转流性肠造口

永久性转流性肠造口主要是针对于身体状态较差、晚期癌症患者的姑息性治疗，主要是为了改善其生活质量。对于局部放射性治疗引发的直肠阴道瘘患者应行永久性转流性肠造口（陈纲，等，2012）。

三、围术期管理

（一）术前管理

1. 饮食管理　大部分直肠阴道瘘多因产伤和手术所致，患者一般状态差，免疫力低下，应适当辅以高营养饮食，增强机体免疫力；在大便干结时可多食用膳食纤维丰富的食物如青菜，水果等、忌食辛辣刺激性食物（武传慧等，2013）。

2. 日常大便管理　大便管理是直肠阴道瘘

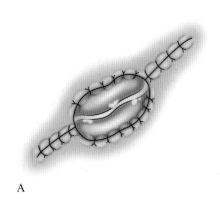 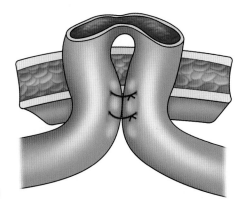

图28-5-1　改良横结肠双腔造口术效果图。
A. 正面观；B. 侧面观

患者管理中最重要的一个环节，大便中含有很多细菌，往往很容易造成瘘口及阴道污染，稀便更容易进入瘘口污染阴道，而大便干结又容易滋生细菌，因此，直肠阴道瘘的患者应严格管理好大便，保持排便通肠，既保持大便成形又不能干结，对于稀便者可以适当使用大便成形剂，对于便秘者，可适当用麻仁丸、番泻叶等缓泻药，或采用生理盐水灌肠，保持良好的生活习惯。

3. 肠道准备　手术前必须进行完整的肠道准备，包括聚乙烯糖基溶液和口服抗生素，以减少肠道细菌，避免手术中因肠道存在粪便造成污染，将手术的感染风险降至最低。术前72小时开始，患者应进清淡流质饮食。在术前1天流质或禁食，术前夜晚口服甘露醇以清洁肠道，手术前行清洁灌肠，患者可在手术前3天开始甲硝唑片200 mg顿服。

4. 阴道冲洗　手术时机的选择应避开月经期，通常选择月经结束后3～5天。遵循无菌操作原则，清洗会阴部，术前3天可予复方碘溶液冲洗阴道，每晚用高锰酸钾溶液坐浴，手术当日使用高锰酸钾坐浴后进手术室，以利阴道手术切口的清洁。

（二）术后管理

1. 预防感染　手术结束后，应常规监测患者生命体征，直至病情平稳。妥善固定导尿管，防止扭曲受压，保持尿管通畅，并可用高锰酸钾溶液冲洗导尿管周围及会阴部，防止尿道感染及逆行感染。术后严密观察伤口有无渗血，同时取侧卧位，避免伤口因受压而愈合不良。保持伤口及周围清洁干燥，并随时清洁阴道内分泌物，防止感染。

2. 大便管理　手术后保持肠道空虚数日对术后瘘孔的愈合非常重要，控制饮食的同时可应用肠蠕动抑制药物。术后第一次排便应控制在术后5～6天，可口服液状石蜡以润滑大便，保持良好的排便习惯，便秘者可适当服用麻仁丸等通便剂（武双智，2013）。但不应灌肠或开塞露纳肛，以免损伤伤口。

3. 饮食指导　手术后为避免过早排便，污染伤口，造成感染，影响术后伤口愈合及手术修补效果，术后需禁食3天，对于癌症患者或机体情况较差的患者，必要时应用肠外营养。手术后3～5天应清淡流质饮食，接下来几周改为软质的低渣饮食。尽可能在手术后避免直肠末端及肛管留有粪质，在4～5天内避免使用轻泻药，使黏膜缝合处充分愈合。

4. 患者心理健康指导　由于直肠阴道瘘临床症状的特殊性，并且涉及隐私部位，往往给患者造成了沉重的心理压力和生理上的痛苦，给患者在生活、社交上造成诸多不便，使患者产生焦虑、紧张、自卑及忧郁等心理。针对患者的心理情况，医生要多与患者沟通，让其对该疾病有充分的了解，理解术后可能发生的并发症，缓解患者紧张、焦虑的情绪，增强其治疗的信心，取得治疗中的配合。积极、耐心的医患交流也是减少医患纠纷的关键（晏建华等，2016）。

5. 出院指导　指导患者出院后的饮食和生活。饮食方面，应少食多餐，注重饮食营养，多食高热量、多纤维的食物。保持大便通畅，便后清洗会阴部，内裤以宽松、全棉为主，适度的体育锻炼，增强抵抗力，3个月内禁止性生活，并定期复查瘘孔愈合情况。

四、手术治疗

手术修补是直肠阴道瘘的主要治疗方法，疗效肯定。不同的病因导致的直肠阴道瘘术后并发症、手术成功率及复发率等不同，选择合理的手术方案，对于减少术后并发症，提高手术成功率，降低术后复发率至关重要。

治疗直肠阴道瘘的手术入路和手术方式较多，在文献报道中术式命名也各有不同，但由于多数研究是单中心、回顾性研究，缺乏对于直肠阴道瘘的标准化评估和随机对照研究，一直未形成基于高级别证据的临床治疗指南。2016年11月美国结直肠外科医师学会（American Society of Colon and Rectal Surgeons，ASCRS）操作指南工作组发表了《肛周脓肿、肛瘘和直肠阴道瘘治疗指南》，首次加入了直肠阴道瘘的相关内容。目前，对于最常见的妇产科因素导致直肠阴道瘘的治疗尚缺乏妇产科专家共识。笔者根据多年的临床经验，参考大量近年来国内外文献，对直肠阴道瘘手术治疗进行了总结，一个合理的手术方案应该是在明确的术前诊断基础上，对患者进行全面的术前评估，最终依据术者经验个体化选择手术方案。主要内容包括选择合适的手术时机和根据各种术式的特点选择合理的手术入路及重视围术期的规范管理。

（一）术前评估

全面的术前评估对于选择合理的手术方式至关重要，是保证良好治疗效果的前提。术前评估主要包括针对病因学的评估，瘘孔的解剖学结构及其周围组织的评估，以及患者全身状况的评估。手术方式的选择取决于直肠阴道瘘形成的病因（如产科因素损伤、Crohn 病、先天性畸形、放射性损伤、肿瘤形成、手术创伤等），瘘孔的解剖特点（包括位置、大小与数量及瘘口距肛缘和阴道口的距离），肛周结构的完整性和肛门括约肌的功能，局部手术史和患者自身的整体健康状况等因素，医生应当根据术前患者的具体病情，结合自身经验和手术技巧，个性化制订手术方案。

1. 针对病因学的评估

（1）产科因素：经阴道分娩产妇中的直肠阴道瘘发病率不到 1%（Oakley，2015），产道损伤是直肠阴道瘘最常见的病因，Ⅲ～Ⅳ度会阴裂伤和不恰当的会阴侧切术是最主要的两个危险因素，主要发生于会阴阴道炎症、水肿所致阴道弹性差，胎儿过大或急产，以及不适当干预产程和接产时未保护好会阴或操作不当的产妇中，常于阴道分娩后出现直肠阴道瘘的相关症状。但由于组织水肿较重，在产妇产后住院期间出现阴道排气、排便症状较少，多在出院数月后由于组织水肿消退，出现阴道排气、排粪等症状。因此，详细询问病史和专科查体，尤其是阴道分娩过程及术后并发症等情况，有助于明确病因和损伤程度。阴道镜、经阴道超声及盆底磁共振等检查有助于准确评价瘘管及其周围组织损伤情况（Ann C，2016）。值得注意的是，产伤导致的直肠阴道瘘常常合并肛门括约肌的损伤，然而，不少患者在就诊时，绝大多数结直肠外科医生的关注点

在于瘘管位置和瘘口大小，却很少考虑术前患者存在肛门失禁的情况，但这对于手术成功率、术后并发症等尤其关键。对于产后合并有会阴撕裂伤的患者，应及时缝合修补创伤，积极控制或预防感染。但对于产后阴道直肠瘘的患者，不宜马上行瘘口修补术，因组织炎症、水肿严重，瘘口很难修复愈合，应任其自然形成陈旧性直肠阴道瘘，3～6个月后再行直肠阴道瘘修补术。

（2）炎性肠病：炎性肠病尤其是 Crohn 病是引起直肠阴道瘘的另一常见病因，但此类患者至妇产科就诊较少，较多见于结直肠外科。St.Mark 医院一项历时 30 年的研究发现，女性 Crohn 病患者中约有 10%（Radcliffe AG et al，1988）会发展为直肠阴道瘘。对于明确诊断为 Crohn 病的患者，充分评估炎性肠病是否处于活动期及是否合并直肠炎是影响手术成败的关键因素，术者应仔细询问患者炎性肠病病史、大便情况、病程发展过程及既往病史等。Crohn 病炎性活动期不宜手术（Stamatakos，2014）。因此，对已知或者可疑的炎性肠病患者，尤其是有 Crohn 病既往史的患者，建议行术前全结肠镜检查，从而使术者可以对患者的肠道功能进行充分评估，以降低术后复发率。

（3）肿瘤侵犯及放射性损伤：对于有卵巢、子宫、宫颈及阴道和直肠肿瘤病史，手术治疗史和放射性治疗史的患者，应首先考虑是否肿瘤复发的可能性，其次应排除妇科恶性肿瘤和肛门直肠恶性肿瘤侵犯直肠阴道组织的可能性，对有放射性治疗和恶性肿瘤病史的患者需要通过血液学和影像学检查或多处组织活检来进行全面的评估。对可疑的黏膜炎症、肿块，必要时应进行病理学检查，以避免恶性肿瘤的漏诊。直肠镜不仅有助于显示直肠内瘘口，更有助于鉴别放射性或炎性肠病及直肠肿瘤，对于直肠阴道瘘的诊断和鉴别诊断有重要价值。

（4）先天性畸形：对于年龄较小的先天性直肠阴道瘘的患者，应考虑是否合并泌尿生殖系统和直肠肛门的畸形。先天性直肠阴道瘘的患儿若出生后无明显排便障碍，应注意加强护理、积极预防泌尿生殖系统感染，可待患儿 3～5 岁（任东林，2016）时再行手术治疗。也有学者认为，

为了避免手术进行过早造成的阴道狭窄，对于女性先天性阴道直肠瘘患者应选择在患者 15 岁左右月经来潮后再行手术。各种人工阴道成形术是治疗先天性无阴道的主要方法，现在有越来越多的医院和医生开展阴道成形手术（严沁，2010），但是，在阴道造穴过程中容易造成直肠损伤或直肠阴道瘘形成，经验不足的术者往往不知如何处理，甚至处理不当造成更大的损伤。由于直肠阴道瘘局部解剖的特点，常用的修补手术容易失败，一次手术失败后再次修补，不仅增加了手术难度，而且容易导致再次失败。对于此类患者应充分评估患者手术条件和局部发育情况。

2. 针对瘘的解剖学结构及其周围组织的评估

（1）瘘的评估：直肠阴道瘘的解剖学评估对选择合理的手术方式和手术路径至关重要。对于直肠阴道瘘瘘管解剖的评估及周围组织的结构完整性评估主要包括以下方面：①瘘口的直径大小，新鲜的小的阴道直肠瘘（主要是源于外伤、产伤或手术损伤）可通过饮食调节和保守治疗使其愈合；②瘘管的数目，会阴撕裂伤导致的直肠阴道瘘常有多个瘘孔；③瘘口距肛缘和阴道口的距离；④是否合并直肠阴道隔和会阴体的活动性炎性反应或脓肿；⑤直肠的顺应性及临近直肠黏膜的健康情况；⑥肛周结构的完整性和肛门括约肌的功能。细致的专科体检是初步进行患者病情评估的基础，可评估约 74% 的直肠阴道瘘状况（Baig MK et al，2000）。体格检查可初步评估会阴体的厚度及有无瘢痕，阴道直肠双合诊可触摸窦道、凹陷、周围组织的顺应性及估计肛门括约肌张力。严重的肛周感染及脓肿等应充分控制感染，积极引流。直肠阴道瘘修补术常因为继发感染，反复手术等原因导致手术修补难度增大。肛周感染或炎性疾病引起的直肠阴道瘘，由于直肠会阴部周围组织充血水肿等炎症反应，很难找到直肠阴道之间的正确层面，不适合立即手术修补。应改在患者肠功能得到改善，3～6 个月后炎症控制，充血、水肿消退后再考虑手术。新鲜的手术创伤或外伤所引起的直肠阴道瘘原则上应立即进行修补。小的或高的瘘管可能很难单靠体格检查来识别，相对于体格检查，影像学检查更有助于发现隐蔽的瘘并明确周围组织的情况。学

者们（Scoglio et al，2015；Baig et al，2000）普遍认为亚甲蓝棉条检查、经阴道、直肠超声，肠镜，CT 扫描和磁共振等影像学检查可以协助我们对直肠阴道瘘和周围组织的情况进行精确的标准化评估。使用生理盐水稀释的 5% 亚甲蓝直肠灌肠 60 ml，阴道内置入棉条，鼓励患者在周围走动 15 分钟后，取出阴道内的棉条，并可通过测量棉条染色距离，从而指示瘘管的位置，经阴道窥器也可见瘘口。

（2）肛门括约肌的评估：肛门括约肌功能的术前评估对于直肠阴道瘘的手术成功率和术后并发症具有重要意义。随着影像学检查的进展，许多客观的生理学功能评估和解剖学评估手段已经取得巨大进展。然而，大多数患者经仔细询问病史和体格检查就可以评估括约肌功能，关键在于明确解剖上的损伤和神经功能状态。术前若忽视对肛门括约肌功能的评估，可能导致持续大便失禁，甚至恶化，也可引起手术失败。进一步评估的方法可以使用传统的肛门失禁的评估方法，如盆底肌电描记术，肛门内超声图，阴道内超声，盆腔 MRI 及排粪造影检查，可对肛门括约肌功能和盆底神经支配做出客观评估。影像学检查可以发现体格检查不能发现的解剖学损伤及肠道异常，这对于直肠阴道瘘的瘘管及周围组织的评估有一定的价值。

（二）术前注意事项

直肠内有大量的细菌，术前应行充分的肠道准备，注意清洁肠道，手术时严格消毒肠道和阴道。如合并糖尿病等影响伤口愈合的内科疾病，应在病情得以控制、稳定后再行修补。有月经周期的患者应在月经后 3～7 天手术。选择适宜的治疗时机、术后胃肠道的营养管理以及抗感染治疗是影响手术治疗效果和瘘管是否复发的关键因素。组织压迫坏死而产生的瘘孔，应等待 3～6 月后再行手术。复杂性直肠阴道瘘、高位巨大直肠阴道瘘、合并尿瘘、前次手术失败或阴道瘢痕严重的患者，应先行乙状结肠造瘘，之后再行修补手术。血供差、瘢痕及缝合张力是影响愈合的主要因素。有修补史者其局部血供相对较差，所以对多次修补失败或复发性直肠阴道瘘，可考虑

行组织植入术或经腹修补术。术前应行严格的肠道准备，口服肠道抗生素。术后予以静脉高营养，并同时口服肠道蠕动抑制药物。术后3天严格流质饮食，术后5～7天逐渐从流质饮食过渡到低渣软食，并服用大便软化剂3周，保持会阴清洁。术后1周内可使用红外线照射会阴部，每天3次。

（三）手术方式

1. 经会阴修补术

（1）直肠推移瓣修补术

①适应证：直肠推移瓣修补术是修复无肛门括约肌缺损型瘘管的理想选择（Stamatakos et al，2014），早期手术成功率为78%～95%，此术式在胃肠外科最先应用，Noble G H（1902）首先应用直肠推移瓣修补治疗直肠阴道瘘，后被Laid（2014）所推广应用于肛门括约肌良好的直肠阴道瘘。直肠推移瓣修补术的原理是利用部分直肠瓣覆盖直肠阴道隔的缺损，需要提起由黏膜、黏膜下层和部分内括约肌组成的直肠瓣，并将向下组织推进肛管以覆盖瘘孔。直肠推移瓣修补术是20世纪80年代治疗低位直肠阴道瘘的主流术式，是炎症性疾病或分娩创伤引起的低位直肠阴道瘘且括约肌功能正常患者的首选治疗方法，在修复直肠壁高压侧和保护直肠壁弹性上优势显著，现今大多数手术方式均是在该术式基础上进行改良。该术式最常用于修复单纯性直肠阴道瘘，适用于瘘口直径小于2.5 cm且直肠炎症处于消退期的中低位瘘，但近年来有研究表明其对复发性瘘管也有一定作用，并且可与括约肌成形术或经会阴修补术相结合，用于直肠阴道瘘并发肛门括约肌障碍的修补。在手术前，必须对括约肌功能进行精确评估，为了避免不良预后，可能需要额外行括约肌成形术。

②手术方法：推移瓣修补术手术操作步骤见图28-5-2。患者取俯卧折刀位，经肛管充分暴露直肠前壁。用稀释肾上腺素氯化钠溶液在瘘口周围及直肠黏膜下注射水垫，以减少出血，也可局部注射生理盐水，利于组织分离。首先自瘘口远端4 cm（Stamatakos，2014）向瘘口近侧方向游离一片梯形直肠瓣，该直肠瓣基底部宽度通常为顶端宽度的2～3倍，游离范围包括黏膜层、黏膜下层和环形肌层，这一步的目的是确保血供和无张力缝合，这是避免术后缝合张力过高和黏膜坏死的关键步骤。然后，切除游离黏膜肌瓣下端含瘘口部分，将黏膜肌瓣向下推移缝合修补，先用2-0号可吸收缝线缝合关闭瘘口并修复肌层缺损，再将游离的直肠瓣向下牵引覆盖瘘口，用3-0号可吸收缝线分别间断缝合直肠瘘的顶端及两侧。

直肠推移瓣修补术治疗单纯性直肠阴道瘘具有以下优点：①避免粪便转流，不需切开会阴体，最大限度保存其解剖完整性，减轻术后疼痛，瘘口愈合快；②可保护会阴和括约肌功能，不需切开会阴或切断括约肌，不会引起肛门失禁；③避免了锁眼畸形；④不需作保护性造口，手术径路表浅直达、操作空间开阔、利于手术的精准操作、创伤小、风险低等，失败后不影响再次手术等。该术式缺点是因该术式直接切开直肠黏膜及黏膜下层，故术中易发生手术视野污染、术后易并发伤口感染，游离黏膜肌瓣的操作较困难，若皮瓣血供差，则容易出现坏死，且易致黏膜外翻等。

我们在直肠推移瓣修补术的基础上进行改良，形成了直肠袖套移行术。直肠袖套移行术是经直肠推移瓣修补术的改进术式，该术式包括环状游离远端直肠及对瘘管肛门侧的覆盖黏膜进行向前移行，适用于多发性瘘、Crohn病引起的肛门直肠黏膜完整的低位瘘，以及瘢痕形成或肛门狭窄较严重的患者，但前提条件是Crohn病完全缓解。主要操作步骤包括：黏膜/黏膜下层皮瓣从直肠的齿状线开始游离，该皮瓣以健康的黏膜覆盖所有远端开口，经肛门暴露直肠后，经齿状线在直肠中游离出圆柱形皮瓣，向瘘口近侧方向4 cm在直肠黏膜下层游离出圆柱形皮瓣，切除皮瓣的远端，经健康的黏膜/黏膜下层缝合至齿状线，该术式的优点是肛门瘘口开口可被直肠全层覆盖，避免了直肠阴道隔中的组织插入，使术后发生性交障碍的风险降到了最低，降低括约肌损伤风险等。但是该手术操作复杂，缝合技术要求高，局部血供差，易致皮瓣坏死等。

（2）小的阴道直肠瘘的修补方法：小的

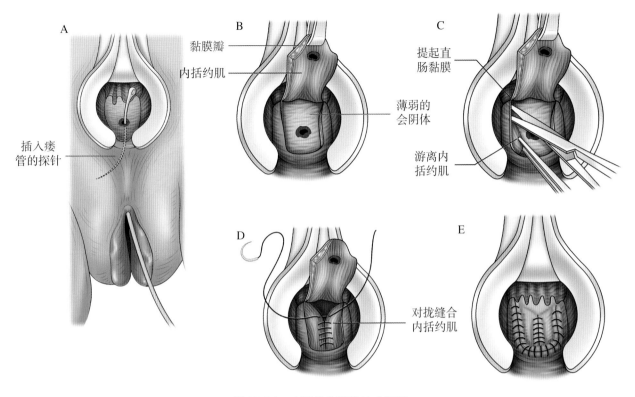

图 28-5-2　直肠推移瓣修补术图解

A. 将探针穿过瘘管；**B.** 包含内括约肌的直肠内皮瓣被抬起；**C.** 游离直肠黏膜和内括约肌；**D.** 对拢缝合内括约肌；
E. 推进皮瓣并将皮瓣缝合在适当位置，切除皮瓣末端

阴道直肠瘘可通过分层荷包缝合法进行修补
(Telinde's，1996)。具体方法如下（图 28-5-3）：
沿阴道内的小瘘管边缘做环状切口。用锐利的尖
剪刀，充分分离阴道黏膜，可注射生理盐水以便
于分离止血。用 3-0 号可吸收缝线在瘘口周边黏
膜边缘数毫米处进针进行荷包缝合，即第一层
黏膜下荷包缝合。操作过程中应小心避免穿透肠
壁，进行荷包缝合打结时，瘘管的边缘应埋入肠
腔内。第二个荷包缝合围绕第一个荷包缝合在肌
层中进行缝合，即第二层肌层荷包缝合。如此时
无张力，可再进行第三层荷包缝合。再用 2-0 号
可吸收缝线将瘘管两边组织从中线间断缝合。
切除多余的阴道黏膜，用 3-0 号缝合线连续锁边
缝合。

当瘘管的肠道开口过大则不适合用荷包缝合
方法修补，应选择横向褥式缝合，缝合方向要平
行于瘘管边缘，最好不进入肠腔。瘘口两侧的缝
合要谨慎，缝合范围应保证超出瘘口的两端。第

一层使用 3-0 号或 4-0 号可吸收缝线，缝合方式
选择垂直褥式连续缝合，并将瘘管边缘翻入肠腔
内。第二层缝合黏膜下层，使用间断褥式缝合方
式，将第一层埋入肠腔。第二层缝合应轻轻对齐
并拢两侧，用 2-0 号可吸收线尽可能多地缝合两
边组织，如此可避免坏死、促进愈合。另外，可
将耻骨直肠肌折叠以进一步加固修补，也可以修
复肛门括约肌损伤。阴道黏膜选用 3-0 号缝合线
连续缝合以关闭阴道侧瘘口，以缝合的黏膜为
中线，咬合瘘管下面的组织以关闭潜在性的无
效腔。

（3）会阴直肠切开伴有分层缝合术及经会阴
瘘管切开术

①适应证：会阴直肠切开术伴分层修补是低
位直肠阴道瘘最常用的术式，可同时修复肛门括
约肌。

②手术方式：会阴直肠切开术，即将瘘管转
化为会阴 4 度撕裂伤，然后进行多层缝合和重叠

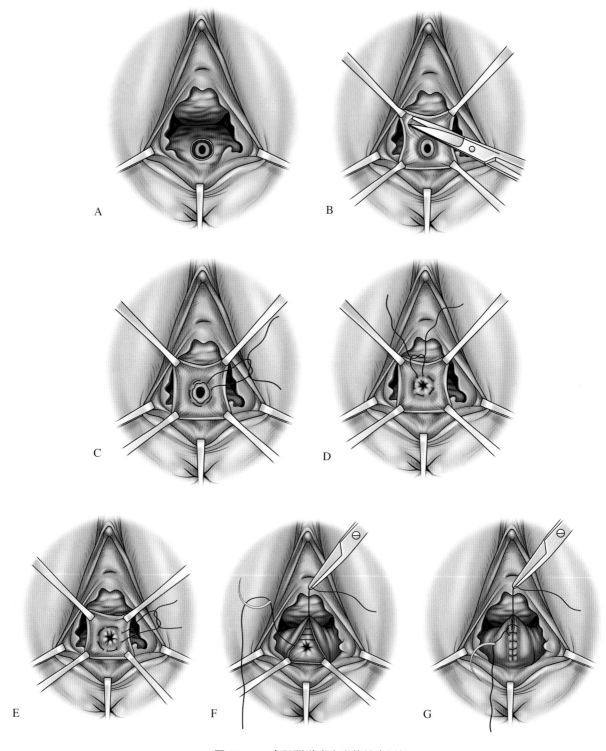

图 28-5-3 直肠阴道瘘小瘘修补术图解

A. 在瘘管周围的阴道黏膜做一个同心环状切口；B. 在瘘管边缘 2 cm 处，沿同心环进行分离，游离阴道黏膜；C. 用 3-0 号可吸收线，在瘘管的开口处进行荷包缝合；D. 将第一个荷包缝合打结，并将瘘管开口内翻，然后做第二个荷包缝合，准备打结；E. 将第二个荷包缝合打结，准备做第三个荷包缝合；F. 将直肠周围的筋膜和肌肉缝合，需使用 2-0 号可吸收线做并拢缝合；G. 用 3-0 号可吸收线做连续扣锁缝合，关闭阴道黏膜的同心环状切口

括约肌成形术（图 28-5-4），适用于修复直肠阴道瘘伴肛门括约肌损伤。

在会阴直肠切开术中，将阴唇系带与瘘管开口之间的连接切断，使瘘管成为Ⅳ度会阴撕裂伤，切除瘘管边缘的疤痕组织，然后按照完全性会阴撕裂的修复方法作分层缝合修补，必要时进

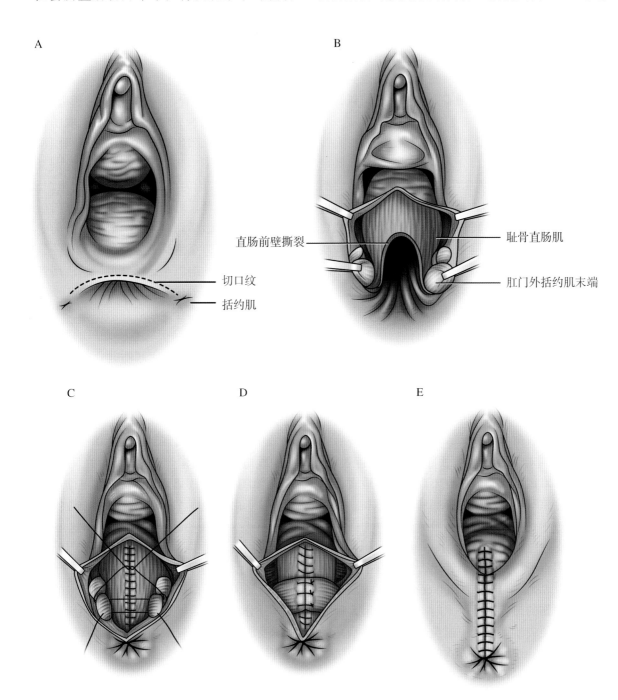

图 28-5-4　会阴直肠切开术伴分层修补手术图解

A. 在阴道和直肠黏膜的连接处做小的横向切口；**B.** 仔细锐性分离，使直肠壁与阴道壁分离开，识别肛门外括约肌的两末端，然后用鼠齿钳夹起；**C.** 用 3-0 号可吸收缝合线肛门黏膜关闭缺损处进行连续缝合。然后对黏膜下层及肌层的分层进行加固缝合。缝合时，把第一层黏膜翻入肠腔内，以修补肛门内括约肌。用可吸收缝线将括约肌的两端并拢并缝合 3～4 针；**D.** 将肛门外括约肌缝合后，用 2-0 号可吸收缝线在深部间断缝合耻骨直肠肌。**E.** 进行会阴体的重建，用 3-0 号可吸收缝线进行连续扣锁缝合黏膜，接着进行连续皮下缝合以关闭会阴皮肤伤口

行重叠括约肌成形术（Telinde's，1996）。

阴道后壁与直肠交界处作横向切口或弧形切口。切口的侧缘延长到肛门外括约肌断端所形成的自然凹陷处，肛门外括约肌可通过回缩至肛管侧壁的纤维束来识别，若要精准确定其解剖学边缘，则需要做括约肌回缩功能试验：示指插入肛门，用鼠齿钳夹持括约肌两侧缘，可感受到肌束收缩感；若未感觉到，则需要变换夹持位置，直到能感觉到收缩感。

沿阴道后壁的 1/2 中线切开，用鼠齿钳夹持阴道黏膜和直肠黏膜，分离两层间隙，将直肠壁做充分的游离，两侧锐性分离至肛门外括约肌处需切除直肠黏膜的瘢痕组织，然后用 3-0 号可吸收缝合线对肛门黏膜切口作连续缝合。此切口不应作间断缝合，以避免来自结肠的细菌、粪质进入缝合间隙而造成感染影响组织愈合。第二层缝合黏膜下层及肌层（含有肛门内括约肌），将第一层的黏膜缝合线翻向肛管的肌层内。1-0 号或 2-0 号可吸收线间断缝合肛门括约肌末端。近肛门括约肌缝合 3～4 针。然后，沿着肛管和肠壁的侧面连续分离，以游离耻骨直肠肌的中段边缘。对合缝合耻骨直肠肌，并使耻骨直肠肌充分折叠，以避免术后粪失禁。再用 2-0 号缝合线间断缝合，将肌肉拉向中线，尽可能并拢整齐后缝合，可达到对肛管及直肠颈部的良好支持效果，以提高手术成功率，但注意不要使得阴道直径缩小，过分狭窄可引起瘢痕疼痛和性交疼痛。会阴体成形过程是将会阴横肌折叠缝合，以加强对会阴体的支持，增加会阴体高度，重建会阴体。

会阴直肠切开术在瘘管闭合方面有很好的成功率，从 78%～100%（Hull et al，2011）。当对括约肌损伤的患者进行手术时，也可以很大程度地改善大便失禁。手术应避免过度阴道狭窄，以免性交困难。这种手术方式的缺点是当括约肌存在且功能正常时，要将其横向切断然后修补，这可能会延缓愈合、导致瘢痕形成，从而使括约肌功能下降。

（4）横向经阴道修补低位直肠阴道瘘

①适应证：Lawson 在 1886 年（Telinde's，2005）采用完全性会阴缝合术修补直肠阴道瘘，取得了满意的结果。具体方法如下：沿肛门与阴道之间的会阴体中线做一横切口，分离直肠与阴道间隙，显示出瘘管全层侧，然后分别对阴道瘘管及直肠瘘管开口进行缝合，并重建会阴体。

横向经会阴修补法适用于修补低位直肠阴道瘘且能保留肛门括约肌的完整性（Telinde's，2005）。此手术中可能会损伤肛门和肛周任何结构，但不会损伤肛门括约肌。这一手术可用于 Crohn 病引起的瘘管，而且不需做结肠造口术。

②手术方式：见图 28-5-5。手术取膀胱截石位，皮下注射无菌生理盐水，使各层组织在手术中容易分离。不主张皮下注射血管收缩剂（肾上腺素加压素），因为血管收缩剂可引起组织缺血，影响局部微循环，可能引起感染。在肛门括约肌上方会阴体上做横切口。充分分离直肠前壁与阴道后壁的组织，至瘘管上方数厘米，充分分离瘘管两侧及周围的组织至足够宽度，游离瘘管。切除瘘管阴道开口处的瘢痕组织，用 3-0 号可吸收缝线做纵向间断缝合，然后在阴道黏膜下进行第二层间断缝合。切除瘘管直肠开口的瘢痕组织，用 3-0 号可吸收缝线横向间断缝合关闭瘘管直肠开口，将瘘管边缘放入直肠并且进行无张力缝合，缝合范围要超过开口两侧的顶端。再在直肠前壁第二层行加固间断缝合。

组织包括耻骨直肠肌，用 2-0 号可吸收缝线沿中线缝合会阴体，如果需要可在阴道后壁分离球海绵体肌并做交叉缝合。如此可彻底关闭瘘管，对于由于瘢痕、放射治疗和感染性疾病会造成血供差，若在阴道和直肠之间作这层交叉缝合，可以改良血供。同时也可以作肛门外括约肌修补。

直肠阴道瘘横向经会阴修补法手术的关键在于充分分离阴道后壁和直肠前壁间隙、游离周围组织及成功找到瘘管，相比于其他常规手术方法具有较多的优势。

手术的要点：逐层缝合阴道黏膜、阴道下筋膜；清楚暴露直肠瘘口开口的边缘，并仔细缝合；充分游离直肠瘘口边缘进行无张力缝合，周边筋膜组织对缝减少瘘口缝合张力；对瘘管的阴道开口进行纵向缝合，对瘘管直肠开口进行横向缝合，尽量使相交缝线减少到最少，耻骨直肠肌超过修补处做对合缝合，可使得修补更加牢固安全。还可以使用球海绵体肌瓣填充可形成又一保护层，并且有利于血管再生；如果肛门括约肌撕裂，同样做切开修补。

（5）外括约肌重叠修补术：重叠括约肌成形术可在修复括约肌缺损的同时消除瘘管，通过肛门和阴道口之间的会阴曲线切口进行。从直肠和阴道两侧切开瘢痕组织和肌肉复合体。肌肉末端重叠，重建会阴体。皮肤用可吸收缝线间断缝

合，在切口中心留下一个小孔，以便引流。

Rahman 等（2003）对 8 例产科因素（产伤）造成的直肠阴道瘘和大便失禁患者进行了评估，这些患者接受了会阴直肠切开术和括约肌成形术的联合治疗。8 名患者中有 2 名在术后立即出现不同程度的大便失禁，但这些症状在 8 周后完全消失。随访至少 6 个月，未发现瘘管持续存在或复发。在所有接受不同类型瘘道修复的研究组

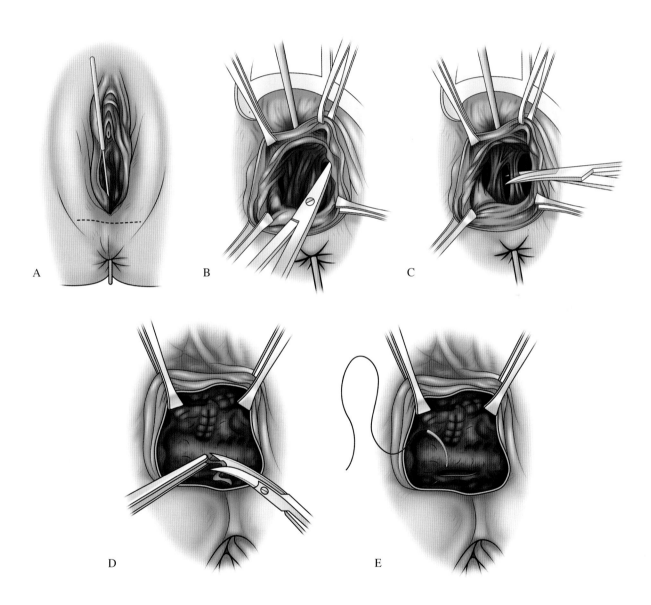

图 28-5-5　横向经阴道修补低位直肠阴道瘘手术图解

A. 用金属探针确定瘘管部位，虚线表示经会阴横向切口，在做切口之前先在该部位组织中注入生理盐水，使组织容易分离；**B.** 用剪刀将瘘管周围的阴道后壁与直肠前壁分离；**C.** 钝性分离并完全剪开瘘管，广泛分离阴道后壁及直肠前壁，特别是瘘管的上面和侧面的组织；**D.** 缝合阴道黏膜及阴道下筋膜，切除瘘管直肠开口处皮肤的瘢痕组织；**E.** 用 3-0 可吸收缝线间断缝合，以关闭直肠前面的缺口，第一层缝线要超过瘘管的侧缘；（待续）

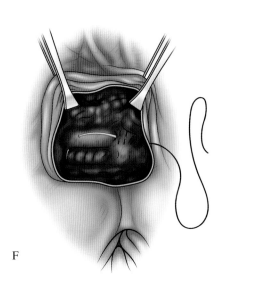
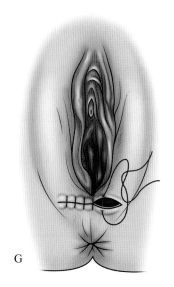

图 28-5-5（续）　横向经阴道修补低位直肠阴道瘘手术图解

F. 用 2-0 可吸收缝线对会阴体组织（包括耻骨直肠肌）做并拢褥式缝合，关闭瘘管；G. 用 4-0 可吸收线横向缝合会阴皮肤以关闭切口，如在缝合期间发现会阴组织薄弱，则要重建会阴体。纵向缝合关闭会阴皮肤切口，增加会阴厚度，起到加固作用

中，所有组的随访总时间范围为 6 个月至 8 年。55 个研究机构数据显示，在接受括约肌成形术的直肠阴道瘘和大便失禁患者中，瘘管闭合率为 84%，大便失禁改善了 44%（Tsang，1998）。

2. 经腹手术治疗　经腹修补术适用于由结肠直肠吻口瘘引起的高位直肠阴道瘘，瘘口位于阴道后穹隆。经腹手术常见的术式有：改良 Bacon 术、经腹肛拖出式直肠切除术（Maunsell-Weir 手术）等。术前要充分评估患者瘘管的位置、大小、病因，医生严格掌握手术指征，并制定确切的个体化治疗方案。

（1）改良 Bacon 术

①适应证：改良 Bacon 术适用于发生于阴道高位（瘘口距阴道口 5～7 cm），或瘘口直径大于 2.5 cm，或由炎性肠病、放疗或肿瘤引起的瘘及修补失败的复杂型直肠阴道瘘修补，特别是复发性直肠阴道瘘的外科修补，是一种保留肛门括约肌功能的手术方式。该术式区别于其他术式的优势在于：可避免盆腔感染、术后不存在吻合口、可能避免保护性肠造口、减少手术创伤等。但对于结肠系膜肥胖的患者，可能发生结肠拖出困难，或因勉强拖出后系膜血管受压，影响肠管血供，术后早期可能出现肛门控制排便功能欠佳，故应控制饮食，减重后再行手术。近年来，随着腹腔镜技术在结直肠手术中的普及，改良 Bacon 术逐渐微创化。

②手术方法：患者取膀胱截石位，经肛门镜或阴道扩张器可见瘘口。采用下腹正中切口进腹。探查后于根部离断肠系膜下动静脉，游离直肠至盆底达外科肛管上缘，并在此处离断肠管，向上游离降结肠及结肠脾曲，确定末端结肠血供良好，并可无张力地拉出肛门外 10～12 cm 的条件下，准备将结肠经肛门拉出。会阴处缓慢扩肛至 5 指，并维持扩肛状态 5 分钟，用电刀切除或烧毁肛管齿状线以上残留的肠黏膜，然后轻轻将降结肠经肛门拉出体外 5～7 cm，结肠系膜朝向背侧。检查拖出的肠管，血供良好则切除多余结肠，肛门外保留肠段约 3 cm。将 1 根乳胶引流管放在骶前经右下腹引出固定。阴道缺损不予修补（黄平等，2009）。术后患者取半靠卧位，此期间每 2 小时可改换姿势或体位保持 10～20 分钟后还原。2 天后根据体力情况适当下床活动，

待水肿完全消退后，术后 2 ～ 3 个月切除肛门外多余结肠。改良 Bacon 术的实质是保留了外科肛管并将大肠远端经外科肛管拉出，用正常的直肠或结肠取代有瘘口的直肠，并且不存在吻合口，成功率高。

（2）经腹肛拖出式直肠切除术（Maunsell-Weir 手术）

①适应证：适用于复杂的直肠阴道瘘，尤其是中、高位直肠阴道瘘。该术式的优点是保留了正常的排便反射及肛门括约肌的功能、手术成功率高、患者易接受等。其缺点是手术较复杂。常见的并发症有腹腔感染、尿潴留、盆腔脓肿等。

②手术方法：术前患者取膀胱截石位，行持续硬膜外麻醉，分为腹腔及阴道两部分手术同时进行。阴道手术组：经阴道纵行切开阴道后壁向周围分离直肠壁和阴道壁后，切除阴道壁瘢痕组织。腹腔手术组：取左下腹经腹直肌切口，游离乙状结肠、降结肠、直肠至肛提肌上缘，在瘘口及瘢痕组织上方 5 cm 处结扎且切断直肠，充分扩肛将远端翻出肛门外，然后将游离的直肠从肛门中拖出。同时切除肛门侧全部瘢痕组织，修整切缘，于齿状线上方 1.0 ～ 1.5 cm 处用 1 号丝线行浆肌层间断缝合，用 3-0 号编织吸收性缝线行间断全层缝合，吻合满意后送回盆腔。此时，阴道手术组用 3-0 号编织吸收性缝线缝合阴道后壁（避开直肠），完成直肠阴道瘘修补术。于直肠后壁吻合口处放置 1 根乳胶管经腹腔从腹壁引出。术后每日行扩肛、阴道擦洗各 1 次，在进食排便后若无引流物自引流管流出即可拔除（刘训等，2003）。

手术的注意事项：①术前行静脉营养支持、调节肠内营养环境，进行充分的肠道准备，使机体处于正常的内稳态环境；②完全切除瘢痕组织、狭窄环、瘘口；③吻合口要无张力，大小适当、尽可能保证血供，在游离肠管时，长度要适度、避免损伤主要血管，亦不要扭曲吻合；④分离直肠壁与阴道壁要耐心细致，避免因多次手术造成的解剖层次不清和瘢痕组织增生等影响操作而造成副损伤；⑤吻合口要在齿状线以上 2 cm，避开瘘口及周围的瘢痕炎症组织，过低可使吻合困难或导致术后大便失禁。

3. 自体组织植入术

（1）改良 Martius 皮瓣术

①适应证：该术式最早用于膀胱阴道瘘和尿道阴道瘘的治疗，同样适用于低位直肠阴道瘘、Crohn 病引起的直肠阴道瘘或复发的复杂直肠阴道瘘。

1928 年，Martius 首先提出球海绵体肌及其周围的血管化组织蒂是闭合瘘管的最佳组织，使用来自自体大阴唇下方，位于球海绵体肌及坐骨海绵体肌之间的带血管蒂的纤维脂肪组织修补直肠阴道瘘的方法，称之为改良 Martius 法（Kniery et al，2015）。解剖学显示此部位组织的前侧方血液供应来自阴部外动脉，后侧方血液供应来自于阴部内动脉。该术式的优点是复发率低、功能和美容效果极佳、患者满意度高、可显著提高生活质量。但手术操作较复杂、损伤较大、且会出现阴唇部创伤问题（发生率 < 10%）、会阴部位感染及败血症等。采用此术式缝合时应注意进行无张力缝合，防止伤口裂开而致复发率升高。

②手术方法：术中取膀胱截石位，于阴道瘘口 5 cm 上取探查切口，阴道周围瘢痕组织质硬，直肠阴道隔间隙薄弱。术者将手指伸入直肠做指引，使用冷刀完整切除瘘管周围 0.5 cm 的全层组织，同时分离出周边组织阴道与直肠的间隙，继续分离左侧阴道黏膜下间隙并打隧道至左侧大阴唇腔隙。反复冲洗创面，使用 3-0 号可吸收线间断内翻缝合直肠黏膜。之后切开左侧大阴唇表面皮肤，游离大阴唇和球海绵体肌脂肪垫，达长 6 cm 宽 1 cm 的水平，注意保留下端的血液供应。将游离的球海绵体肌脂肪垫经过皮下隧道植入直肠阴道隔，使用 3-0 号可吸收线上下左右方向各缝合 4 针将其固定于 0、3、6、9 点处。冲洗创面，使用 1-0 号可吸收线连续锁边缝合阴道黏膜层，并用 1 个油纱卷填塞阴道。3-0 号可吸收线顺次间断缝合左侧大阴唇脂肪组织及皮肤（图 28-5-6）。术后使用抗生素 5 天预防感染，留置尿管 1 周，禁食 1 周后逐渐过渡饮食，保持外阴清洁干燥。术后 1 周查看患者阴道内组织瓣，色泽红润即说明患者术后恢复良好（Kniery et al，2015）。

改良 Martius 法成功修补直肠阴道瘘的关键

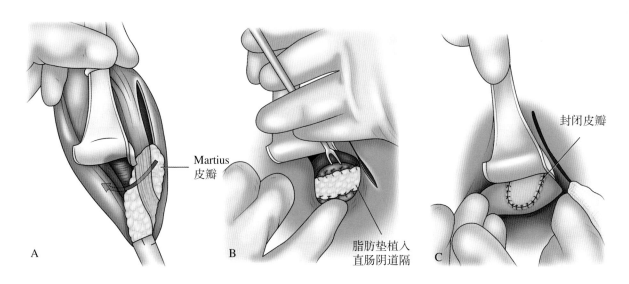

图 28-5-6　改良 Martius 皮瓣术

A. 切开左侧大阴唇表面皮肤，游离大阴唇和球海绵体肌脂肪垫；**B.** 将游离的球海绵体肌脂肪垫经过皮下隧道植入直肠阴道隔；**C.** 将阴道皮瓣封闭在球海绵体瓣上方

因素在于：①控制基础疾病并选择合适的手术时机。对于炎性疾病（如 Crohn 病），应控制病情稳定，而对于妇科恶性肿瘤或放射治疗导致的直肠阴道瘘，手术修补前需排除原发肿瘤的复发。必要时行肠造瘘改道粪便，降低直肠组织的污染；②术中充分游离组织瓣，保护好血液供应，分层无张力缝合；③加强围术期管理，术前肠道准备，阴道冲洗，口服抗生素，术后禁食，延迟推迟排便，会阴冲洗，保持局部清洁（王丹等，2017）。

（2）股薄肌转移修补术（GMT）

①适应证：使用股薄肌肌肉转移皮瓣用于治疗会阴伤口缺损。

Garlock 等于 1928 年首先描述此术式，其方式是将股薄肌旋转到瘘管区域。此后，腹部、臀部和大腿的各种肌肉被用于治疗会阴伤口缺损。RVF 的治疗中，使用肌肉转移皮瓣最早由 Byron 等（1969）描述，成功率为 88%～94%，后来有学者对 68 例患者进行的 9 项研究显示其成功率为 73.5%。Wexner 等（2008）用股薄肌转移修补术来治疗直肠阴道（尿道）瘘，成功率达 78% 以上。该术式的优点是切取股薄肌对肢体功能影响小、取材方便、手术时间短、创伤小、成功率高，适合高位且缺损大的复杂性瘘，但术后复发率较高，约为 29.0%。同时，GMT 术后易诱发二便失禁、植入部位感染、尿路感染、股薄肌坏死等并发症。因此，GMT 术后需注意预防感染，保持伤口的干燥清洁以利恢复。

②手术方法：股薄肌的选取：沿大腿内侧股薄肌走行方向行 2～3 个 3～5 cm 的纵行切口，于胫骨粗隆部位切断股薄肌腱，保留血管神经组织，股薄肌游离反转经皮下隧道至会阴，缝合切口。a. 暴露术野，游离瘘道先行肛门直肠指检，结合指诊确定瘘口位置，判断瘘口直径大小，瘘口周围组织炎症和瘢痕形成情况。患者取俯卧折刀位后行会阴横切口，在直肠尿道 / 阴道处完全游离出瘘道，清除周围坏死组织，闭合直肠尿道 / 阴道部位缺损。b. 股薄肌的放置：将采集的股薄肌经过皮下隧道游离至会阴部并反转到直肠尿道壁和阴道壁修补好的腔隙间固定，关闭切口。c. 术后禁食 3 天，控制大便 5～7 天，给予肠外营养，并给予抗生素预防性治疗（Wexner et al，2008）。

注意事项：股薄肌的远端浅层没有肌皮血管通过，因此其下端 1/3 通常不宜作为选取的范围，近端 1/3 因为有来自闭孔动脉的旋股内侧动脉滋养，可以较理想地用于手术修补。股薄肌处肌肉较厚，移除后对肢体局部功能基本无影响，同时其采集较为方便，手术时间短，创伤小，相比球海绵体肌和臀大肌更适合于高位、缺损较大的直肠尿道/阴道瘘修补手术。术中应认真止血，以免手术区域积血增加对直肠侧缝合处的压力，不利于创口的愈合。对股薄肌进行游离时，注意保护供应股薄肌的血管和神经束，以免牵拉或损伤导致其远端供血障碍，造成修补手术失败。术后放置引流管，可以采用乳胶引流管，一方面可引流减轻内压；另一方面如若发生感染，可以经此引流管进行双套管冲洗。为了减轻瘢痕组织张力的影响，修复时需清除瘘道周围坏死和瘢痕组织，并用可吸收缝合线缝合血供良好的黏膜以缩小瘘管口直径。修补手术后禁食1周，肠内给药抑制肠蠕动以减轻对瘘口区域的压力，通过肠营养支持，避免贫血、低蛋白等因素影响手术伤口的愈合（Kaoutzanis et al，2013）。

4. 人工合成材料修补术　该术式是在瘘管或直肠阴道隔上植入补片、生物网塞、纤维蛋白胶等人工材料以达到修补封闭瘘口的目的。主要包括生物补片填塞术和Surgisis TM网片封闭术。

（1）生物补片材料：聚丙烯补片具有优良的稳定性和机械性能，是妇科手术当中应用最广泛的生物移植材料。众多研究表明，与可吸收补片、复合补片、生物补片相比，聚丙烯补片虽然生物相容性相对较差，但其在生物体内可以长期保持良好的强度和机械稳定性，可显著降低术后复发风险。

无论使用何种修复材料，通常需要根据手术需要和患者具体情况对生物补片材料进行预处理后植入体内以完成对缺损组织的修复和重建。生物补片材料具有封闭缺损、切断感染源、加固薄弱区、微创、保护创面、不损害肛门外形及功能的优点，但手术费用高、材料获取较困难、对术者要求高。该术式并发症不多，但应注意排异反应。

生物补片是指将哺乳动物的膜性材料，通过脱细胞处理后，去除抗原成分，留下的以细胞外基质为主要成分的生物支架。植入体内后，支架结构吸引宿主细胞在支架上生长，同时分泌新的细胞外基质成分，形成自身组织，完成对缺损组织的修复和重建（Sclafani et al，2001）。

（2）Surgisis TM 封闭术：Surgisis TM 封闭术是通过植入生物相容性网状物，让宿主细胞替代和修复损伤或有缺陷的组织。初次手术总体成功率为71%。具有疗效好、复发率低等优点，但易并发阴道炎、尿路感染等。

手术方式：术前进行完整的肠道准备和标准结肠直肠预防性抗生素给药，麻醉后插入Foley导管。所有修复均采用经会阴和经括约肌后路矢状位（TPSR）修复，具体取决于患者的临床表现和症状严重程度。TPSR需要采取俯卧的折刀位体位，助手用胶带将臀部分开。从尾骨延伸穿过直肠后壁和包括括约肌复合体的肛管，形成严格的中线切口后切除尾骨以增加暴露。术中需使用Peña肌肉刺激器（Integra Neuroscience Implants SA Sophia Antipolis，France）来识别耻骨直肠肌、肛提肌和外括约肌纤维；使用缝线标签标记肛管（肛门边缘和齿状线）和耻骨直肠肌的两端；使用自固位Lone Star TM 牵开器（Lone Star Medical Products，Stafford，TX，USA）缩回直肠黏膜和黏膜下层。在此手术视野下可以很容易识别瘘管开口，切除瘘口边缘进行快速病理切片检查以排除恶性肿瘤。直肠的全层前壁在瘘管开口周围向四周扩开，形成直肠瓣。泌尿道/阴道中的瘘开口主要使用可吸收的单丝闭合。然后通过应用纤维蛋白密封剂（Tisseel TM，Baxter，Deerfield，IL，USA）和一小块4层的Surgisis TM 网（Cook Medical，Bloomington，IN，USA）来加强修复瘘口，并在闭合的尿道瘘开口和直肠瘘开口之间使用纤维蛋白密封剂。前直肠皮瓣的瘘管开口分为两层即固有肌层黏膜下层，最后剪断吸收缝线（Lupinacci et al，2010）。

（洪莉　刘瑾）

参考文献

陈纲，2012. 直肠癌术后直肠阴道瘘诊治进展. 临床军医杂志，40（4）：978-980.

陈铁，2013. 改良横结肠双腔造口术17例分析. 交通医学，（6）：679-679，681.

黄平，等，2009. 低位直肠癌保肛术式的选择. 中华普通外科杂志，24（11）.

李芳，等，2016．红外线照射结合新型敷料与湿润烧伤膏在直肠阴道瘘伤口中的应用观察．中国现代医生，54（23）：68-70．

刘蔚枫，2014．结肠癌术后结肠造口患者的护理研究．中外医学研究，（30）：80-81．

刘训，等，2003．经腹肛拖出式直肠切除术治疗高位直肠阴道瘘三例，中华普通外科杂志，18（9）：566．

孟庆成，2013．直肠阴道瘘行转流性肠造口术15例疗效分析．中国煤炭工业医学杂志，16（9）：1429-1431．

彭慧，等，2016．直肠阴道瘘的诊断治疗现状．中华胃肠外科杂志，19（12）：1324-1328．

彭慧，等，2016．直肠阴道瘘的诊断治疗现状．中华胃肠外科杂志，19（12）：1324-1328．

邵万金，2016．直肠阴道瘘的诊断和手术治疗．中华胃肠外科杂志，19（12）：1351-1354．

陶凤杰，等，2014．直肠阴道瘘经肛门修补术辨证施护．辽宁中医药大学学报，16（9）：210-211．

王丹，等，2017．改良Martius法修补车祸后复杂直肠阴道瘘伴阴道瘢痕狭窄一例．中华妇产科杂志，52（7）：494-494．

王烈，等，2007．低位直肠癌全直肠系膜切除术后直肠阴道瘘的病因和防治．第二军医大学学报，28（12）：1386-1387．

武双智，2013．麻仁润肠丸治疗便秘的临床体会．中国卫生产业，（4）：178．

《现代肛肠外科学》征编启示，2014．中国中西医结合外科杂志，20（3）：326．

谢幸，2018．妇产科学．第9版．北京：人民卫生出版社．

严沁，等，2010．先天性无阴道、有子宫或无子宫的腹腔镜手术技巧及并发症防治．实用妇产科杂志，26（5）：2112-2114．

晏建华，2016．直肠癌根治术后直肠阴道瘘保守治疗的疗效分析．遵义医学院：42．

杨春来，2003．铁林迪妇科手术学．山东：山东科学技术出版社：1140-1150．

袁芬，2013．磁共振直肠阴道造影对于直肠阴道瘘的诊断价值．临床放射学杂志，32（4）：539-542．

张士虎，等，2016．复杂型直肠阴道瘘15例治疗经验．中华普通外科杂志，31（11）：924-926．

张渭仁，等．直肠阴道瘘切开术合并挂线疗法的观察．河北医学，1998（5）：85-86．

朱兰，等，2018．关于阴道斜隔综合征、MRKH综合征和阴道闭锁诊治的中国专家共识．中华妇产科杂志，53（1）：35-42．

Abu Gazala Mahmoud，et al，2017．Management of rectovaginal fistulas and patient outcome．Expert Rev Gastroenterol Hepatol，11：461-471．

Aetiology，2014．evaluation and management of rectovaginal fistula：A rare entity and a major surgical challenge．Hellenic Journal of Surgery，86（2）：72-82．

Andreani SM，et al，2007．Rectovaginal fistula in Crohn's disease．Dis．Colon Rectum，50：2215-22．

Ann C，2016．Management of rectovaginal fistula．Journal of Seminars in Colon and Rectal Surgery，27：64-68．

Baig MK，et al，2000．Simple rectovaginal fistulas．Int J Colorectal Dis，15（5-6）：323-327．

Byron RL，et al，1969．Sartorius muscle interposition for the treatment of the radiation-induced vaginal fistula．Am J Obstet Gynecol，104：104-107．

Chassang M，et al，2010．Utility of vaginal and rectal contrast medium in MRI for the detection of deep pelvic endometriosis．Eur Radiol，20：1003．

Das Bidhan，et al，2016．Rectovaginal Fistulae．Clin Colon Rectal Surg，29：50-56．

Dwarkasing S，et al，2004．Anovaginal fistulas：evaluation with endoanal MR imaging．Radiology，231：123．

Ellis CN，2008．Outcomes After Repair of Rectovaginal Fistulas Using Bioprosthetics．Diseases of the Colon & Rectum，51（7）：1084-1088．

Garlock J，1928．The cure of an intractable vesicovaginal fistula by the use of pedicled muscle flap．Surgery Gynecol Obstet，47：255．

Gupta PJ，2005．Ano-perianal tuberculosis--solving a clinical dilemma．Afr Health Sci，5（4）：345．

Hull T L，et al，2011．Surgeons Should Not Hesitate to Perform Episioproctotomy for Rectovaginal Fistula Secondary to Cryptoglandular or Obstetrical Origin．Diseases of the Colon & Rectum，54（1）：54-59．

Hussain SM，et al，1995．Anal sphincter complex：endoanal MR imaging of normal anatomy．Radiology，197：671．

Kaoutzanis C，et al，2013．Use of gracilis muscle as

a "walking" flap for repair of a rectovaginal fistula. Journal of Plastic, Reconstructive & Aesthetic Surgery, 66 (7): e197-e200.

Kniery K, et al, 2015. How I Do It: Martius Flap for Rectovaginal Fistulas. Journal of Gastrointestinal Surgery, 19 (3): 570-574.

Kosugi C, et al, 2005. Rectovaginal fistulas after rectal cancer surgery: Incidence and operative repair by gluteal-fold flap repair. Surgery, 137 (3): 329-336.

Lo Tsia-Shu, et al, 2016. Rectovaginal fistula: Twenty years of rectovaginal repair. J. Obstet. Gynaecol Res, 42: 1361-1368.

Lupinacci RM, et al, 2010. Treatment of fistula-in-ano with the Surgisis ( ) AFP (TM) anal fistula plug. Gastroenterol Clin Biol, 34: 549-553.

M Stamatakos, et al, 2014. Aetiology, evaluation and management of rectovaginal fistula: A rare entity and a major surgical challenge. Hellenic Journal of Surgery, 86 (2): 72-82.

Malakorn S, et al, 2017. Ligation of Intersphincteric Fistula Tract for Fistula in Ano: Lessons Learned From a Decade of Experience. Diseases of the Colon & Rectum, 60 (10): 1065-1070.

MS Rahman, et al, 2003. Surgical treatment of rectovaginal fistula of obstetric origin: a review of 15 years' experience in a teaching hospital, Journal of Obstetrics and Gynaecology, 23 (6): 607-610.

Noble GH, 1902. A new operation for complete laceration of the perineum designed for the purpose of eliminating danger of infection from the rectum. Journal of the American Medical Association, xxxIx (6): 302-U4.

Oakley SH, et al, 2015. Practice Patterns Regarding Management of Rectovaginal Fistulae: A Multicenter Review From the Fellows' Pelvic Research Network. Journal of Pelvic Medicine and Surgery, 21 (3): 405-408.

Ommer A, et al, 2012. German S3-Guideline: rectovaginal fistula. GMS German Medical Science.

Park SH, et al, 2019. Update on the Natural Course of Fistulizing Perianal Crohn's Disease in a Population-Based Cohort. Inflamm Bowel Dis, 152 (5): 1054.

Radcliffe AG, et al, 1988. Anovaginal and rectovaginal fistulas in Crohn's disease. Diseases of the Colon & Rectum, 31 (2): 94-99.

Rahman MS, et al, 2003. Surgical treatment of rectovaginal fistula of obstetric origin: a review of 15 years' experience in a teaching hospital. Journal of Obstetrics & Gynaecology, 23 (6): 607.

Rojanasakul A, et al, 2007. Total anal sphincter saving technique for fistula-in-ano: the ligation of intersphincteric fistula tract. JOURNAL-MEDICAL ASSOCIATION OF THAILAND, 90 (3): 581.

Scarpa M, et al, 2010. A systematic review on advancement flaps for rectovaginal fistula in Crohn's disease: transrectal vs transvaginal approach. Colorectal Dis, 12: 1183-1191.

Sclafani AP, et al, 2001. Evaluation of acellular dermal graft (AlloDerm) sheet for soft tissue augmentation: a 1-year follow-up of clinical observations and histological findings. Arch Facial Plast Surg, 3: 101-103.

Scoglio D, et al, 2015. Management of Rectovaginal Fistula Gastrointestinal Surgery. Springer New York.

Scott W, 2015. Te Linde's Operative Gynecology, 11th Edition.

Sudol-Szopinska I, et al, 2003. Usefulness of hydrogen peroxide enhancement in diagnosis of anal and anovaginal fistulas. Eur Rad iol, 13: 1080-1084.

Tsang CB, et al, 1998. Anal sphincter integrity and function influences outcome in rectovaginal fistula repair. Diseases of the Colon & Rectum, 41 (9): 1141.

Wexner SD, et al, 2008. Gracilis Muscle Interposition for the Treatment of Rectourethral, Rectovaginal, and Pouch-vaginal Fistulas. Annals of Surgery, 248 (1): 39-43.

Wexner Steven D, et al, 2008. Gracilis muscle interposition for the treatment of rectourethral, rectovaginal, and pouch-vaginal fistulas: results in 53 patients. Ann Surg, 248: 39-43.

第七篇

妊娠及分娩与盆底损伤

第二十九章

妊娠及分娩引起盆底损伤的机制

盆底功能障碍性疾病是以盆底结构损伤导致的一类疾病的总称，包括盆腔器管脱垂、压力性尿失禁、粪失禁（大便失禁）、性功能障碍等，其中妊娠和分娩是导致盆底功能障碍性疾病的最重要的原因之一。本章将就妊娠及分娩引起盆底损伤的机制进行论述。

子宫及阴道的支持需要肌肉、筋膜及神经组织保持完整性，其中任何组织受到损伤都将导致盆底功能障碍性疾病（pelvic floor dysfunction, PFD）的发生。其发病机制在于各种原因所致的盆底支持结构薄弱，也就是盆底损伤包括盆底肌肉的损伤、神经的损伤及盆底筋膜的损伤，进而引起盆腔脏器解剖位置及功能的异常（朱兰 等，2008；王建六 等，2017）。有关的确切机制尚不明确，但在女性的一生中，很多事件都可能损伤其盆底肌肉和盆腔器官支持组织，其中妊娠和分娩对盆腔解剖结构和生理功能有明显影响，是导致盆底功能障碍性疾病的重要因素。目前系统化、精细化的研究集中在妊娠、分娩对盆底损伤的主要风险环节上，其为研究如何预防和化解这些风险提供理论基础，最终目的是能够防止或减少盆底功能障碍性疾病的发生。

第一节　妊娠及分娩对盆底的损伤

一、妊娠期女性盆底解剖及功能变化

女性盆底（pelvic floor）是由多层肌肉及筋膜构成，承托盆腔脏器。盆膈封闭骨盆出口的大部分，尿道、阴道和直肠贯穿其中，肌肉、筋膜、韧带及神经互相协同，维持子宫、膀胱和直肠等脏器在盆腔的正常位置和功能，若结构或功能异常，可影响盆腔脏器位置及功能。现代盆底结构解剖学提出了盆底整体理论的新概念，认为女性盆底的结构与功能是一个相互联系动态的解剖学整体。附着于盆壁与器官的韧带、肌肉和筋膜共同形成盆腔支撑。肌肉收缩牵拉筋膜和韧带，维持盆腔功能。其中任何一个结构的损伤都可能引起盆底支持缺陷（图29-1-1）。

妊娠期孕妇会发生一系列生理改变。其中泌尿生殖系统和盆底肌肉神经解剖及生理在胎儿生长、子宫增大和内分泌激素影响下发生很大变化，这些变化多在产后7～8周恢复至孕前状态。正常女性的腹腔压力在内脏器官上是按照"液体静力学"定律而分布的，即压力平均分布在各个内脏器官上，压力指向腹腔的侧方周围，吸气时在膈肌周围形成负压区。研究证明，吸附力可达2 kg，使得腹腔内多数脏器均被吸附悬吊于膈肌下，子宫承受的压力并不大，也不会因正常的活动导致腹压变化而引起子宫脱垂。非妊娠期女性正常的生理弯曲使腹腔压力和盆腔脏器的重力轴指向骶骨，子宫多为前倾前屈位，以此保持子宫纵轴与阴道纵轴呈90°～100°，且女性站立时子宫体几乎呈水平位，阴道的上2/3保持在盆底支持第二水平的位置。当腹压增加时，其压力作用在子宫后壁，盆腔器官的重力作用与盆底支撑力的合力是向后下方向并以向后为主，使得由子

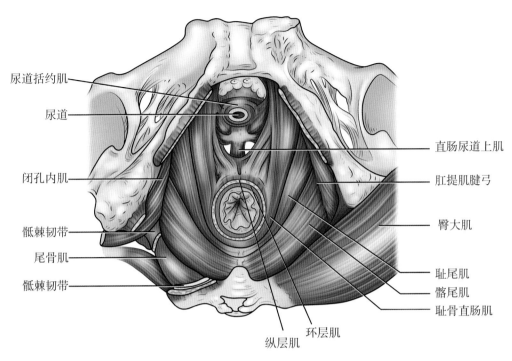

图 29-1-1　女性骨盆底

宫主韧带、骶骨韧带以及膀胱宫颈韧带构成的宫颈环受力向后而远离生殖裂孔。妊娠期子宫的重量随妊娠进展而逐渐增加，致使孕妇腰部向前凸出，腹部向前、向下突出，重力轴线向前移动。妊娠子宫在盆腹腔的位置也由水平位逐渐变为垂直位，孕晚期时子宫几乎变成垂直的器官，从而使腹腔压力和盆腔脏器的重力指向盆底肌肉，导致盆底支持结构负担增加，容易出现疲劳状态；加之盆底的神经肌肉和胶原纤维在孕期激素的影响下逐渐扩张伸展，发生张力性松弛，以适应阴道分娩的需要；宫颈环受到的合力虽仍是向后下方向，但以向下为主，并作用于生殖裂孔。总之妊娠期盆底已经发生了不同程度的改变，以盆底张力性松弛为主（图 29-1-2）。国外的研究发现，

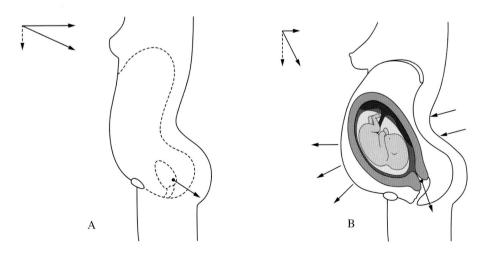

图 29-1-2　妊娠与盆底承受力
A. 显示正常体位时；**B.** 显示妊娠时（自制）

有 46% 的孕妇在孕晚期发生不同程度的盆腔器官脱垂（Sze et al，2002），如果产后不能及时修复，就有可能发生一系列盆底障碍性疾病，包括压力性尿失禁、粪失禁和盆腔器官脱垂、会阴损伤、性交困难等（张晓红，2015）（表 29-1-1）。

表 29-1-1　产后盆底功能障碍性疾病患病率

盆底功能障碍性疾病	患病率（%）
产后 3 个月后性生活困难	23
阴道分娩后 3～18 个月后疼痛	10
粪失禁	3～10
尿路症状	24
盆腔器官脱垂	32

二、妊娠与分娩对盆底肌肉、筋膜的损伤

（一）肛提肌损伤

盆底肌肉是盆底支持结构中的主要成分，其中肛提肌在盆底整体中起着极为重要的支持作用。肛提肌由 3 块走行不同的肌肉组成，即耻尾肌、耻骨直肠肌和髂尾肌，这些骨骼肌的张力在维持盆底支持功能中发挥重要作用。

1. 妊娠期负荷性损伤　妊娠是女性盆底肌肉松弛与损伤最常见的原因之一。妊娠期随着胎儿的长大和羊水量的增多，子宫的体积和重量不断增大，至妊娠晚期其子宫内容物比非妊娠期增加约数百倍，子宫重量增加近 20 倍，从而使更大的力量直接作用于盆底的支持结构，加之解剖学变化引起盆底损伤；同时，胎头会直接压迫牵拉盆底肌肉和神经肌肉接头组织，增大的右旋子宫压迫右髂静脉引起血液回流障碍，使盆底组织缺血、缺氧，出现肌力下降和功能减退；此外，妊娠期女性体内激素水平发生改变，尤其到孕晚期，盆底结缔组织在激素作用下进一步松弛；这些均减弱了盆底支持力，而增加盆底损伤的概率。孕中晚期受胎儿及增大的子宫长时间机械性压迫及在妊娠期松弛素作用下，盆底肌逐渐松弛从而产生盆底组织结构功能的变化。此外，子宫增大及母子重量的增加使肛提肌处于一个长期超负荷的等张收缩状态，最终导致肌力减退甚至无力。

2. 分娩期牵拉性损伤　Lien 等（2004）利用复杂的成像和工程学技术构建了一个生物力学模型来描述胎头下降通过阴道时肛提肌发生的变化（图 29-1-3），位于中间位置的耻骨尾骨肌的拉伸比率（拉伸比率的定义为在拉伸力作用下组织的长度与原始状态下组织长度之比）发生明显改变，达到了 3.26，作者认为，这一比率超出耻骨尾骨肌的最大拉伸比例（1.5）的 217%，这种最大拉伸比例是通过非孕妇的肌肉被动拉伸来测定的。研究发现胎头直径每增加 9%，耻骨尾骨的拉伸也会增加相同的比率。此模型提示在第二产程过程中耻骨尾骨肌是所有肛提肌中最易受到损伤的肌肉；另有组织学研究发现，阴道分娩后产妇肛提肌既有肌源性改变又有神经源性改变，既有急性期改变又有慢性期改变，这就提示了妊娠期和分娩时胎头对盆底肌肉和神经的压迫和牵拉会对肛提肌造成损伤，急性期的改变可能发生在阴道分娩过程中以耻骨联合为支点的胎头旋转时伴随着肌纤维的向前向后运动，其会阴后部的伸展延长（图 29-1-4），导致耻尾区域的动态延长，造成肛提肌机械性损伤；而慢性期的改变可能是妊娠期神经和肌肉长时间受到牵拉和压迫造成的。有研究还发现肛提肌损伤与会阴正中侧切无关，而与阴道分娩过程中的第二产程延长及非枕前位等有关，当胎儿最大头径到达肛门括约肌水平时，其压力最大，认为肛提肌损伤在会阴侧切之前就已经出现（Speksnijder et al，2019）。

3. 相关病理生理机制　关于妊娠期盆底肌肉损伤的机制，目前的研究认为，胎儿娩出过程提供了一个理想的缺血 / 再灌注损伤模型。缺血期以第二产程为代表，期间激活补体系统增加黏附分子的表达，使中性粒细胞进入肌肉，大量中性粒细胞在肌肉中产生氧自由基，细胞膜脂质过氧化随之发生，导致盆底结构和功能损伤。研究证实，肌酸磷酸激酶（CPK）是一种非特异性组织和肌肉损伤标志物，血清 CPK 可以作为盆底损伤的血清标志物，变化最明显是出现在再灌注阶段（分娩后 1 小时），其表达水平与缺血期持

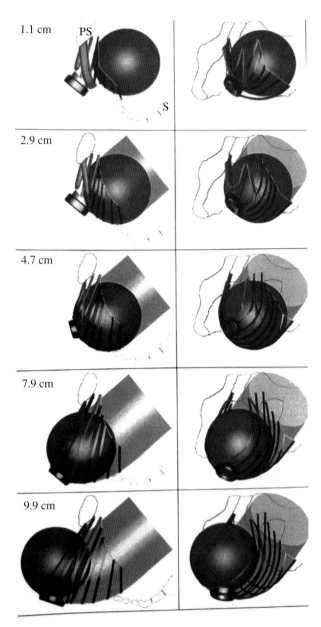

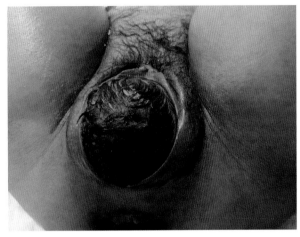

图 29-1-4　胎头在骨盆底水平处

CPK 的增加呈正相关。

　　妊娠分娩除可损伤盆底的肌肉系统还可以导致盆底和尿道周围组织松弛，膀胱颈和尿道支撑结构破坏，出现阴道前壁脱垂，从而导致产后尿失禁（Petros et al，1990）；有研究测量诱发试验（valsalva）中尿道膀胱颈连接部移动度（mobility of urethrovesical junction，UVJM）在产后 12 ～ 14 周的初产妇中显著增大（＞ 1 cm），尤其以向后明显，UVJM 增大及膀胱颈下降与阴道分娩显著相关（King et al，1998）。尸体组织学研究也证实阴道分娩次数与盆底肌肉组织被纤维组织代替程度呈正相关（朱兰等，2007），通过临床检查平均盆底肌肉力量或阴道内压力测定研究均证实阴道分娩后盆底肌肉力量减弱，第二产程延长可能是肌肉收缩力下降的危险因素。

（二）肛门括约肌损伤

　　通过肛门内超声检查和肛门内测压检查提示妊娠本身似乎对肛门括约肌的形态和功能没有影响，所有括约肌功能的改变是由于临产和经阴道分娩的机械性损伤造成的，而与妊娠期激素的变化无关。

　　有研究证实，35% 经阴道分娩的初产妇在产后 6 周肛门内超声检查时被发现有括约肌缺陷，因此经阴道分娩会引起肛门括约肌损伤，并且这种缺陷持续到产后 6 个月（Dietz et al，2006）。Snooks 等（1990）调查了 62 例因阴道分娩造成

图 29-1-3　在第二产程胎头下降对于肛提肌的刺激作用。最上端左侧图显示圆形的胎头位于耻骨联合（PS）下后方和骶骨（S）的前方；左侧依次的 5 张图显示胎头沿骨盆轴下降到坐骨棘下 1.1 cm、2.9 cm、4.7 cm、7.9 cm 和 9.9 cm 时的状态（图中灰色透明的部分为骨盆轴向产道）。右侧依次的 5 张图是从左前方 3/4 方向对左侧图的显示（已授权）

续时间长度有关。美国的研究发现（Conner et al，2006），产妇从入院到分娩后 1 小时血清 CPK 明显增高，且阴道分娩产后第 1 天血清 CPK 明显高于剖宫产产妇，同时，第二产程延长与血清

粪失禁的妇女，经肛门超声检查显示90%存在肛门外括约肌损伤，65%存在肛门内括约肌损伤。伦敦StMark医院对202例女性在孕34周、分娩后6周、分娩后6个月分别进行了观察，通过肛门超声、肛门测压、会阴测压、神经电生理等检查，发现在127例阴道分娩孕妇中，初产妇79例，其中78例分娩前无粪失禁和肛门括约肌损伤，经产妇48例，其中9例分娩前已存在括约肌损伤，分娩后无论是初产妇还是经产妇，均发生了肛门静息压和收缩压下降、会阴体下降、阴部神经传导潜伏期延长。超声检查显示28例初产妇（35%）和21例经产妇（44%）发生了肛门括约肌损伤，在损伤的21例经产妇中有19例是在前次阴道分娩中发生的。表明第一次阴道分娩造成肛门括约肌损伤的风险最大。产后6个月时检查发现这些损伤仍然存在，说明这一结构损伤是持久性的。而在23例经剖宫产分娩的产妇中无上述改变，肛门压力、收缩力和括约肌形态均无变化（Sultan et al，1993）。

分娩时肛门括约肌的损伤可能是肌肉直接分离的结果。引起显性和隐性肛门括约肌损伤的危险因素包括产钳助娩、第二产程延长、新生儿出生体重过大、枕后位和会阴正中切开（表29-1-2），也可能是盆底神经受损的结果。从其功能上来说，通过肛门直肠测压及感觉功能的检测证实阴道分娩会对肛门括约肌功能有影响，Chaliha等（2000）的研究发现，阴道分娩后肛门收缩时的压力和松弛时的压力比分娩前都有所降低。此外，阴道分娩时肛门括约肌撕裂的发生率为1%～24%。平均会阴裂伤发生率为：会阴正中切开术6.5%（0.4%～23.9%），会阴中侧切开术1.3%（0.5%～2.0%），未进行会阴切开术1.4%（0%～6.4%），但是，会阴中侧切开并不对肛门括约肌损伤具有保护作用，非限制性会阴中侧切开显著增加产妇阴道损伤和缝合的机会。有研究表明与有选择的会阴中侧切开相比，非限制性会阴切开产妇直肠损伤的风险更高。将181名初产妇随机分为常规侧切组和严格掌握指证侧切两组，常规侧切组89例中5例发生了直肠损伤（5.6%），而严格掌握指证侧切组没有1例发生直肠损伤（Harrison et al，1984）。另一研究数据将

1000名妇女随机分为随意使用会阴侧切组（侧切率51%）和严格指证使用侧切组（侧切率10%），结果发现随意使用侧切组女性发生阴道损伤和需进行缝合的比例明显增加（Sleep et al，1984）。

表 29-1-2　阴道分娩后发生肛门括约肌损伤的预测因素

危险因素	调整的 OR 值[*]
会阴正中切开	4.9～16.5
初产妇	2.5～4.0
手术助产	2.5～3.5
新生儿出生体重≥4000 g	1.5～2.5
枕后位	1.2～1.8

注：[*]指医学文献中报道的最小值和最大值

（三）会阴体损伤

关于会阴体的作用，以及它与肛门括约肌、肛提肌复合体的关系，一种尚未证实的理论认为：会阴体的结构是一种"熔丝连接"，当受到外力作用时，它首当其冲会扩展和（或）发生撕裂，以保护其他盆底组织减少其过度拉伸，如附着于耻骨的肛提肌部分，而既往认为后者的发生更早（Ashton-Miller et al，2009）。会阴中心腱不只是显露在外的会阴平面部分，还包括深部的空间和直肠肛门部本身（Woodman et al，2002），它同样是阴道和直肠之间的屏障。晚孕期会阴体的长度是3.8～4.6 cm（Rizk et al，2000；Dua et al，2009），类似的研究也证实在妊娠早期和妊娠晚期会阴体的长度会发生适应性的变化（O'Boyle et al，2002），而会阴体越短，阴道分娩时肛门括约肌发生损伤的风险越大。当会阴体的长度低于2.5 cm时，损伤风险增加了10倍，证实了这一理论的推导（Deering et al，2004）。

（四）盆底筋膜的损伤

在盆底肌群中，肛提肌的提肛筋膜白线协助耻骨宫颈筋膜支持尿道膀胱连接部。分娩过程中对肛提肌产生的巨大牵拉和剪切力，将直接导致这些特殊结构的破坏，引起真性压力性尿失禁和阴道脱垂。胎头通过泌尿生殖膈间隙（肛提肌

之间的空隙）时的仰伸，导致耻尾肌的高度扩张和神经肌肉软组织损伤，破坏邻近的筋膜，这一机械损伤已得到影像学的证实（Hoyte et al，2007）。

女性生殖器官、盆底支持结构中富含胶原及弹性纤维，对维持盆底支持组织的弹性和韧性，维持盆腔器官的正常位置起到了重要作用，盆底筋膜的结缔组织主要由Ⅰ型胶原和Ⅲ型胶原组成胶原蛋白，是构成细胞外基质的结构蛋白质。Ⅰ型胶原、Ⅲ型胶原和弹性硬蛋白的数量及质量通过合成、翻译后修复和降解之间的精确平衡来维持，并决定着盆底结缔组织的生物学行为特征，在妊娠和分娩过程中，胶原纤维发生压力性松弛、分子改组、纤维移动以达到生理性伸张。胶原纤维细胞增殖受到抑制，胶原分子之间的共价交联减少，强度有所降低，其结果是妊娠晚期妇女盆底组织Ⅰ、Ⅲ型胶原含量减少（帅翰林 等，2007a，2007b；王晓玉，2007）。特别是尿道旁和阴道旁组织。而现在认为导致这种损伤的原因多种多样，而且像妊娠纹一样常见。

三、妊娠与分娩对盆底神经的损伤

经阴道分娩，特别是第二产程是否对支配盆腔器官、盆底组织、膀胱和直肠肛门的神经造成负面影响一直是令人关注的问题。有学者提出，神经损伤是由于骨盆的神经直接受压损伤和分娩时产道的伸展牵拉共同作用的结果。

1. 牵拉性损伤　肛提肌是一组宽厚的骨骼肌复合体，而骨骼肌分布着丰富的神经纤维，其活动均受神经末梢的支配，骨骼肌肉可以承受相当于200%的自身原始长度的牵拉，而神经仅可承受7%～22%（胡洁媚 等，2010）。有学者用电脑模拟分娩过程时发现，在分娩过程中肛提肌的拉伸达3.3倍，而神经的拉伸达0.33倍，推测支配这些盆底支持组织的任何神经受到的损伤如果没有得到恢复，其所支配的肌肉都会出现萎缩，导致支持力下降，从而盆底组织松弛出现器官脱垂。阴道分娩引起的损伤主要发生于第二产程，当胎头遇到盆底肌阻力时，随着胎先露的下降，胎头对盆底肌和神经产生机械压迫和扩张，

使这些肌肉神经被牵拉和损伤，导致其所支配的肌纤维功能缺陷（Lien et al，2005）。

2. 直接受压性损伤　动物实验和尸体解剖认为肛提肌神经支配来源于S_3-S_5的骶神经分支（Bremer et al，2003），通过人体神经阻滞发现阻断阴部神经后肛提肌肌电图改变，认为阴部神经也参与支配肛提肌（Guaderrama et al，2005）。而阴部神经受压是盆底神经损伤的主要机制，阴部神经从阴部神经管（Alcock's canal）穿过，这一部位是阴道分娩过程中胎头压迫的潜在位置（表29-1-3）。胎头着冠可使会阴体极度扩张而损伤阴部神经，第二产程延长、器械助产和分娩巨大儿时，胎头对盆底肌和神经的机械压迫和扩张将更持久，损伤作用更强烈；若超出生理性改变所能适应的范围，则会造成盆底组织结构的永久性损伤（宋岩峰，2003）。阴部神经损伤会导致盆底骨骼肌、尿道和肛门括约肌去神经支配，是阴道分娩极度扩张、软产道直接损伤与牵拉损伤联合作用的结果，也是产后粪失禁和尿失禁的发病基础。

表 29-1-3	阴部神经损伤
项目	阴部神经损伤
Troncular损伤	Alcock阴部神经管是阴道分娩过程中胎头压迫的潜在位置
末端损伤	随着胎先露的下降，胎头对盆底肌和神经产生机械压迫和扩张

3. 相关病理生理机制　分娩所导致的盆底神经组织重塑包括盆底组织部分去神经化以及随后发生的盆底神经的再支配，这是围产期发生自然演变的过程。实验证实球海绵体肌神经及耻尾肌神经的复合神经动作电位（compound nerve action potentials，CNAP）在多产的动物模型中降低，组织学检查发现受损神经轴突的髓鞘受损较多。因此认为多次分娩主要影响盆腔神经的髓鞘形成及降低传导速度（Castelán et al，2018）。Allen 等学者（1990）进行了一项前瞻性研究，对96位孕妇的肌电图和会阴部神经终端传导的现象进行分析，发现了盆底神经的部分去神经化及去神经后盆底肌肉神经的再分布改变。北京协

和医院研究也证实，妊娠和阴道分娩的产妇肛提肌既有肌源性改变又有神经源性改变，由于支配肛提肌的盆底神经受到损伤，引起肌肉的去神经支配，导致妊娠和分娩后肛提肌 I 型 III 型肌纤维比例发生改变，研究还发现 POP 患者的阴道黏膜层神经丝蛋白的分布表达低于对照组，推测阴道黏膜神经分布有明显减少趋势，盆底支持功能下降（陈娟 等，2004）。

第二产程延长和产钳助产者盆底骨骼肌、括约肌去神经支配现象会更明显，电生理学研究也证实了临产和分娩是造成阴部神经损伤的重要危险因素，而妊娠却不是其危险因素。阴部神经末梢运动潜伏期（pudendal nerve terminal motor latencies，PNTML）延长是阴部神经损伤的电生理学表现，反映了盆底肌肉的去神经支配，Sultan 等（1994）对妊娠期和分娩后妇女进行比较，发现妊娠期 PNTML 无明显变化，但阴道分娩后显著延长，阴道分娩后 PNTML 在初产妇及厉产妇均延迟，对阴道分娩与剖宫产妇女进行的对照发现阴道分娩孕妇 PNTML 延长，临产后剖宫产的女性同样存在会阴部神经终端传导延迟的现象，而择期剖宫产的女性没有出现此现象。

Gregory 等（2004）采用定量肌电图（quantitative electromyography）的方法观察了 23 例初次阴道分娩的妇女，证实存在肌肉神经的损伤。肛门括约肌同步针式肌电图（concentric needle electromyography，CN-EMG）的研究显示 80% 阴道分娩的产妇运动单位电位（motor unit potential，MUP）平均时限从产前的 3.3 毫秒增加到产后 2 个月的 5.2 毫秒，MUP 时限延长与去神经支配有关，在神经损伤后再修复时出现。因此，阴道分娩可引起大部分妇女盆底发生部分去神经化，严重的病例中去神经化与尿失禁和粪失禁有关。Snooks 等（1990）对产后女性进行了 5 年的随访，通过神经电生理研究得出的结论是：分娩造成盆底肌肉组织部分去神经支配和阴部神经障碍在盆腔器官脱垂患者尤为明显，神经障碍可导致局部肌肉萎缩变薄，张力降低，阴部神经损伤可同时合并有部分神经再支配的肛门外括约肌损伤；产后 5 年有压力测量的和神经生理学的证据表明，盆底肌肉收缩力减弱，并且这种收缩

力减弱是由于阴部神经病变导致的盆底局部去神经支配引起的。而这些变化在尿失禁和粪失禁的患者中同样明显，提示分娩引起的阴部神经损伤病变持续存在，可能成为今后发生大、小便失禁的基础。与去神经化相关联的严重损伤表现为产后随即发生的尿失禁和粪失禁。有研究还比较了剖宫产和阴道分娩组在产前和产后的情况，进一步证实阴道分娩导致去神经分配。多产、产钳助产、第二产程延长，新生儿出生体重过大和会阴三度裂伤是引起阴部神经损伤的主要因素，其中第二产程延长，新生儿出生体重过大对阴部神经的损伤更大。

总之，阴道分娩，特别是首次阴道分娩对盆底组织的拉伸延长和盆底神经损伤产生了重要影响，这种损伤是否长期存在，以及是否对盆底功能障碍性疾病的发生有影响仍需进一步研究。

四、剖宫产与盆底损伤

近年来剖宫产对盆底是否有保护作用一直是争议的焦点（罗新，2008；Klein et al，2012）。自从 1993 年 Sultan 等报道了分娩方式对盆底功能、尿失禁、便失禁、性功能的影响后，因恐惧分娩后盆底功能异常而选择剖宫产的孕妇日益增多，母亲因素的剖宫产也不仅仅是中国才出现的问题。基于盆底疾病高风险孕妇，英国国家健康与临床学会（National Institute for Health and Care Excellence，NICE）并没有反对选择性剖宫产。Yang 等（2019）荟萃分析纳入 9 项原始研究，包括 1527 名经剖宫分娩产妇及 4491 名阴道分娩产妇，通过评估盆底肌力、阴道肌肉肌电值、最大尿流率、压力性尿失禁患病率及盆腔器官脱垂患病率，发现与阴道分娩相比，剖宫产对盆底损伤更小。选择性剖宫产组与阴道分娩组间肛提肌肌力的差异与肛提肌神经损伤差异有关，前者引起肛提肌损伤与妊娠相关，后者引起肛提肌神经损伤不仅与妊娠有关，还与分娩时胎头下降，会阴切开等所致的机械损伤有关，需要较长时间恢复。

但是我们不能简单地认为剖宫产可以避免盆底损伤，有研究认为，可能剖宫产可以降低盆

腔器官脱垂风险，有较好的性生活满意度，但对压力性尿失禁保护作用不明显；最近的大量研究还表明，剖宫产对盆底没有保护作用（靳翠平，2017），尽管剖宫产较少损伤盆底肌肉、血管及神经，对于膀胱、会阴体组织的影响较小，但仍不可避免妊娠和产程中盆底肌肉已发生不同程度的损伤（Strinić et al，2007）。Pascon 等（2013）研究初产妇剖宫产和阴道分娩产后 2 年尿失禁和盆底肌肉功能情况，220 例病例分别为选择性剖宫产和阴道自然分娩，随访 2 年，评估尿失禁症状，阴道指诊和会阴肌肉测量仪测量盆底肌肉功能，结果显示阴道分娩组和剖宫产组尿失禁发生率分别为 17% 和 18.9%，盆底肌肉功能也没有显著性差异。有资料显示产后尿失禁的总发生率为 18.6%，选择性剖宫产后尿失禁发生率为 16%，正常阴道分娩尿失禁发生率为 19.8%，故从以上数据可看出，选择性剖宫产并没有降低产后尿失禁发生风险（Chitra et al，2011）。有学者对赖氨酰化氧基因敲除小鼠进行研究发现，剖宫产分娩虽然推迟了盆腔器官脱垂的发生，但并未避免其发生（Gustilo-Ashby et al，2010）。国内研究也显示，选择性剖宫产并未减少产后压力性尿失禁的发生，对耻骨直肠肌收缩功能的保护作用有限，其与阴道自然分娩妇女均在产后 12 周存在生殖裂孔形态和肛提肌肌力及弹性的改变，与分娩方式无关（淦亚萍等，2011）。因此，如何选择分娩方式最终还应由产科专科医师决定，且剖宫产也可能面临相应的近期和远期的风险。

（刘　青）

第二节　妊娠与分娩对盆底损伤的影像学特征

盆底结构的影像学检查方法主要有 MRI、CT 及经会阴超声检查等。MRI 检查软组织分辨率高，能从形态、结构、功能等方面全面评估盆腔软组织的情况（图 29-2-1），但检查时间较长，不宜作为盆底常规检查方法；CT 检查存在辐射，软组织对比度较差，也不宜在产后行盆底检查。

一、妊娠及分娩与盆底MRI特征

MRI 对早期诊断无症状盆底损伤、盆腔器官脱垂，尿失禁以及评估盆底重建手术的疗效有重要参考价值。Lammers 等（2013）认为，MRI 测量比其他影像检查可靠、客观。目前，静态的和动态的 MRI 技术已经用于盆底支持结构异常的诊断。

（一）盆底动态MRI

适当的脉冲列与多种成像参数结合可以清楚地反映病变组织的范围、病变的程度和病变的特征。耻骨直肠肌撕裂及其撕裂后导致的盆腔器官脱垂的发生率增加，动态盆底 MRI 可以探测和描述盆底形态学和功能学的异常，充分证明耻骨直肠肌肉撕脱为盆底脏器脱垂的危险因素（图 29-2-2 ～ 图 29-2-4）。尾骨肌 - 耻骨直肠肌复合体从一侧盆壁出发向后围绕肛门直肠连接部位，再返回对侧盆壁，形成 "V" 字形吊带，为盆腔脏器提供 "棚架" 样支持（图 29-2-2）。肛提肌裂孔内前方有尿道，中部有阴道，后部有直肠穿过，在 MRI 基础上合成的计算机模型显示胎头着冠时肛提肌复合体的前部和中部的伸展率达到 3.26 倍（Ashton-Miller et al，2009）。可以预想到多数产妇分娩时都会发生盆底肌肉损伤，在分娩过程中胎头通过泌尿生殖膈间隙（肛提肌裂隙）时的仰伸可导致耻骨直肠肌的高度扩张和神经肌肉损伤，并破坏邻近筋膜组织，这一机械损伤已得到 MRI 的证实（图 29-2-3）（DeLancey et al，2003）。Hoyte 等（2007）采用 MRI 观察了未生育妇女和阴道分娩后妇女的盆底

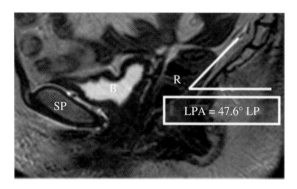
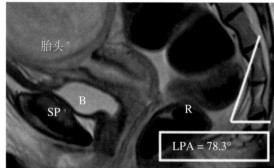

图 29-2-1 正常人正中矢状位显示肛提肌板（LP）：LP 为两侧耻骨直肠肌在直肠后面和骶尾骨前面交织融合形成。LP 与水平线的夹角，此角度为肛提肌板角度（LPA）。妊娠晚期腹压增高，正中矢状位示肛提肌板角增大。SP 耻骨联合；B 膀胱；R 直肠

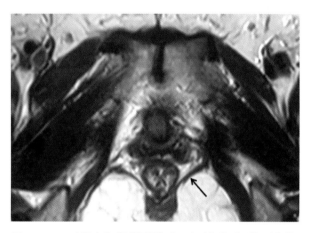

图 29-2-2 正常人肛提肌裂隙（LH）呈"V"形，尿道、阴道和直肠清晰可见（箭头所指）

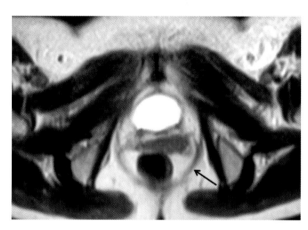

图 29-2-3 脱垂患者两侧耻骨直肠肌明显薄弱，腹压作用下肛提肌裂隙明显增大，呈"O"形（箭头所指）

解剖，发现阴道分娩后发生肛提肌断裂，在 MRI 成像中表现为肛提肌裂隙增宽，左右侧耻骨直肠肌不对称以及髂尾肌变薄。采用动态 MRI 成像技术评估盆底肌功能，观察 Valsalva（腹部加压）动作时盆腔器官的运动情况，发现阴道分娩后妇女膀胱颈和宫颈的移动度较未生育组妇女明显增大，说明存在盆底肌损伤和松弛，盆腔器官支撑薄弱，这是日后发生盆腔器官脱垂的解剖基础。比较三维重建后 MRI 图像发现与正常女性相比，尿失禁和盆腔器管脱垂女性肛提肌体积和泌尿生殖裂孔宽度都有统计学意义（图 29-2-4）。Heilbrun 等（2010）利用 MRI 研究产后 6 ~ 12 个月的初产妇肛提肌损伤与粪失禁、POP 和尿失禁之间的关系，发现具有肛门外括约肌和肛提肌损伤的患者更容易发生尿失禁、粪失禁和盆

腔器官脱垂等盆底功能障碍疾病。Unterweger 等（2001）采用动态 MRI 研究阴道分娩前后妇女的盆底，发现阴道分娩后患者膀胱颈和宫颈的移动度较未育女性明显增大，说明妊娠和分娩对盆底肌造成的损伤最终会导致盆底结构的松弛，导致盆底功能障碍的发生。

（二）盆底MRI功能成像

除了多方位的软组织成像外，MRI 还可进行一些功能成像，以助于病变的检出及功能分析，比如高分辨率 MRI 可以显示女性尿道周围韧带。扩散张量成像（diffusion tensor imaging，DTI）和纤维束示踪技术作为新兴技术，在 PFD 中盆底支持结构的评价研究中有重要地位，该技术可以使各种特异性组织（如肌纤维成像），可显示盆

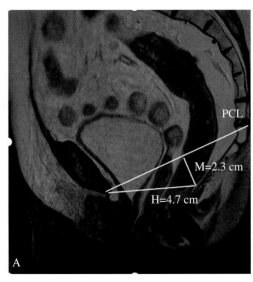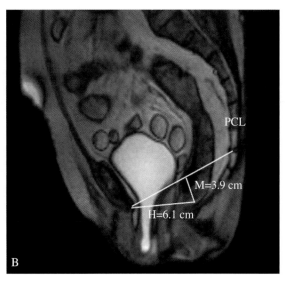

图 29-2-4 POP 患者盆底肛提肌薄弱，增加腹压时肛提肌裂隙增大，表现为肛提肌裂隙前后宽度增加，MRI 上表现为 H 线延长；肛提肌板在腹压增加时下降，表现为肛提肌裂隙的垂直宽度增加，MRI 上表现为 M 线延长。**A.** 静息位；**B.** Valsalva 时，可见 H 线和 M 线于最大腹压时均延长。PCL. 耻骨尾骨线

底支持组织畸变的显微结构，Zijta 等（2012）利用这种技术对盆底支持组织进行了研究，为女性盆底组织的细微变化引起的盆底功能障碍性疾病提供了更多的证据。因其无电离辐射损伤，可用于孕妇及产妇检查，成为研究妊娠及分娩过程对盆底组织损伤的方法之一。最新研究表明，DTI 参数能够量化诊断产妇肛提肌主要分支（耻骨内脏肌）的损伤情况，损伤肌肉将出现 FA 值的减低及 ADC 值的升高，揭示了产妇耻骨内脏肌损伤的病理生理改变，提供常规 MRI 技术无法观察到的肌肉的微观结构信息（Strauss et al，2015）。

二、妊娠及分娩与经会阴超声检查特征

MRI 应用于盆底结构的成像中虽然有明显的组织对比性，但是因其检查价格昂贵，检查时间较长，使广泛应用受到限制。目前，肛提肌损伤的超声诊断方法主要有经会阴二维及三维超声，二维超声（two dimensional，2D）正中矢状切面可清晰显示女性盆腔器官的位置和形态，定量分析盆腔器官的运动（图 29-2-5），三维超声（three dimensional，3D）进行多平面成像、动态图像采集，对盆膈裂孔进行重建和显示，可以多

切面、连续、直观地观察盆膈裂孔形态（图 29-2-6），为临床提供更多的参照信息。

（一）盆底二维超声

早在 2004 年 SMorkved 等（2004）即应用经会阴二维超声对女性盆底肌肉进行检查，并测量其厚度，提出二维超声检查肛提肌的可行性，王慧芳等（2013）运用二维腔内超声测量肛提肌群中的耻骨直肠肌厚度，结果显示在收缩状态下耻骨直肠肌左、右侧前部的增厚率均大于同侧的中部和后部，并证实收缩时耻骨直肠肌是自背侧向腹侧运动，且前部的收缩力度（即弹性）变化最大，在以往研究的基础上进一步解释了耻骨直肠肌损伤好发于前部的原因（Dietz et al，2006）。

（二）盆底三维超声

经会阴三维超声检查的方法主要是测量盆底各径线，评估肛提肌收缩功能（刘丽等，2013）。有学者研究确定了应用盆底三维超声观察盆底解剖结构的可靠性，以及对图像重建和测量结果的精准性，提出三维超声能有效评估盆底肌功能及观察肛提肌裂孔，且具有很好的可重复性，膀胱、子宫和直肠 3 个器官的最低点在经会阴超声

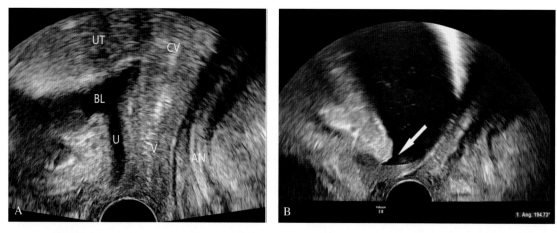

图 29-2-5　**A.** 静息状态下，经会阴二维超声正中矢状切面图像；**B.** 膀胱脱垂并尿失禁患者 Valsalva 动作后，经会阴二维超声正中矢状切面图像，箭头所指为尿道内口呈"漏斗状"开放。膀胱（BL）、尿道（U）、阴道（V）、宫颈（CV）、子宫（UT）、肛管（AN）

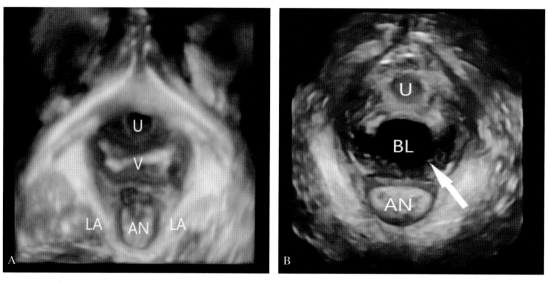

图 29-2-6　**A.** 正常女性盆底三维超声图像，泌尿生殖裂孔面积较小；**B.** 膀胱脱垂患者，泌尿生殖裂孔面积增大，箭头所指为膀胱脱入阴道内。尿道（U）、阴道（V）、子宫（UT）、肛管（AN）、膀胱（BL）

的正中矢状切面易于识别，其位置的变化代表 3 个腔室内器官的运动情况，可反映相应腔室支持组织的松弛情况及功能状态（Weinstein et al，2007）。经会阴盆底超声包括：测量盆底各径线，评估肛提肌收缩功能；测量肛提肌裂孔面积和肛提肌尿道间隙，评估肛提肌损伤程度；经会阴超声断层成像（tomographic ultrasound imaging，TUI）动态观察肛提肌及肛门括约肌损伤程度（图 29-2-7）。

（三）妊娠分娩盆底超声特点

研究发现年轻的尚未妊娠女性做 Valsalva 动作时泌尿生殖裂孔面积可以从 6 cm² 伸展到 36 cm²。妊娠时胎头最小径线平均面积 70 ～ 100 cm²，分娩时泌尿生殖裂孔要极度伸展和变形。有研究者对 544 例肛提肌损伤的患者进行测量，提出肛提肌裂孔量化诊断标准：最大 Valsalva 动作后，肛提肌裂孔面积 < 25.0 cm² 为正常表现，25 ～ 29.9 cm² 为轻度扩张，30.0 ～ 34.9 cm² 为中

度扩张，35.0～39.9 cm² 为重度扩张，≥ 40.0 cm² 为严重的气球样扩张；肛提肌裂孔面积越大，患者临床症状越明显，提示肛提肌损伤程度越严重（Dietz et al，2008）。Kashihara 等（2012）研究认为经会阴实时三维超声断层成像模式可以评估肛提肌损伤，2011 年 Dietz 等（2011）又采用经会阴三维超声断层成像的方法诊断耻骨直肠肌损伤，即以最小肛提肌裂孔平面为基准平面，调节层间距为 2.5 mm，获得该平面上方 5 mm 及其下方 12.5 mm 共 8 幅连续断层图像，在这 8 幅连续的断层图像中至少 3 幅或 3 幅以上连续层面存在肌纤维回声异常才能诊断耻骨直肠肌完全撕裂伤，少于 3 个连续层面则诊断为部分损伤。

国内研究应用三维超声技术观察对中国未育女性和妊娠晚期女性盆膈裂孔内结构的声像图表现特点，发现在妊娠期女性盆膈裂孔形态结构发生一系列的变化，包括盆膈裂孔的形态趋于圆形，位置发生偏移；耻骨直肠肌的走行弯曲，可发生撕脱；盆底结缔组织疏松；阴道的形态改变、异常；盆底器官的位置下降，发生轻度脱垂。这些表现在有尿失禁症状的孕妇中更明显和多见。认为妊娠期盆膈裂孔的这些形态学改变是对盆底松弛的提示，与妊娠期盆底功能异常有密切关系（李勤等，2012）。

总之，盆底的肌肉、结缔组织和神经组成相互关联的有机整体，执行着正常的开合功能，其中结缔组织的作用是被动的且最易损伤，肌肉的收缩作用是主动的，神经成分像发动机样起到加速作用。盆底结构间的非线性作用模式使得最轻微的结缔组织损伤可以在不同患者中表现为不同的症状，从无症状到严重症状。症状的表现形式完全依赖于盆底各组成成分之间平衡状态，引起盆底结缔组织损伤的主要原因是分娩，而衰老和先天性胶原缺陷也是其致病因素。盆底功能与功能障碍的形成既包含机械学因素，又包含外周神经学因素，两者在动态中取得平衡，膀胱底的牵拉感受器和沿宫骶韧带分布的无髓鞘神经是外周神经学因素，它们和机械学因素一样，同样需要强有力的结缔组织支持以防止过早激活，从而避免急迫症和盆腔疼痛，当阴道及其支持韧带中结缔组织发生损伤时，盆底的平衡被打破，功能障碍因此而发生。

以往盆底损伤的就诊率较低，尤其是粪失禁，在经济相对不发达地区几乎很少患者能自愿就诊，近年来随着盆底医学的进步及女性对生活质量的要求提高，主动就诊率逐渐上升。PFD 不论是尿失禁还是粪失禁，非手术治疗均有很高的成功率，盆底康复治疗包括 Kegel 盆底肌锻炼、生物反馈、电刺激、磁神经调节等物理疗法和排尿、排便训练等行为疗法，是产后早期防治盆底

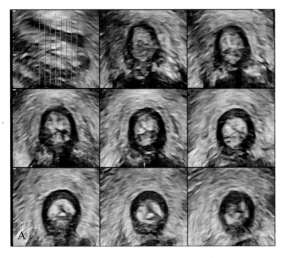 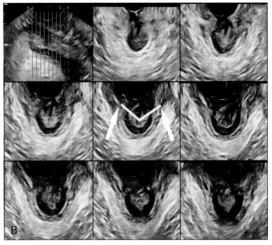

图 29-2-7　A. 正常肛门括约肌经会阴超声断层成像；B. 肛门括约肌损伤超声断层成像，箭头所指为肛门括约肌损伤位置，直线所指为肛门括约肌损伤范围

功能障碍的理想方法，该类治疗可帮助括约肌功能锻炼，协调盆底肌活动，改善阴部神经功能。经过长期临床研究证实，早期盆底康复治疗对盆底软组织损伤、神经损伤、循环改善、性器官功能恢复等方面具有明显效果，能够预防和减少PFD 的发生。

（刘 青 钱吉芳 马 斌）

参考文献

陈娟，等，2004．压力性尿失禁患者阴道黏膜的神经表达．中华妇产科杂志，39（4）111-114．

淦亚萍，等，2011．不同分娩方式对生殖裂孔形态和肛提肌功能的影响．广州医科大学学报．

胡洁媚，周丽华，2010．盆腔器官脱垂（POP）与神经肽（VIP、NPY）关系的探讨．解剖科学进展，16（5）：467-470．

靳翠平，2017．妊娠与分娩相关盆底损伤的研究进展．实用临床医学，18（5）：102-103．

李勤，等，2012．妊娠晚期女性盆膈裂孔的超声影像学表现．中华超声影像学杂志，21（6）：496-499．

罗新，2008．妊娠和选择性剖宫产对盆底结构功能的影响．中华妇幼临床医学杂志（电子版），4（2）：69-75．

刘丽，等，2013．经会阴超声评价女性产后肛提肌损伤的研究进展．中华医学超声杂志（电子版），13（2）（2）：26-29．

帅翰林，等，2007．妊娠晚期妇女与同龄妇女盆底胶原组织的对比研究．中国妇幼保健，（36）：5204-5206．

帅翰林，等，2007．晚期妊娠与围绝经期盆底松弛患者子宫主骶韧带Ⅲ型胶原含量的变化．中国妇幼保健，22（36）（30）：66-68．

宋岩峰，2003．女性尿失禁诊断与治疗．北京：人民军医出版社．

王慧芳，等，2013．腔内超声观察未育女性耻骨直肠肌的初步研究．中华超声影像学杂志．

王建六著，2017．妇科泌尿学与盆底重建外科．北京：人民卫生出版社．

王晓玉，2007．妊娠晚期妇女与同龄妇女盆底胶原组织的对比研究．中国妇幼保健，（36）：5204-5206．

张晓红，2015．不同分娩方式对于盆底功能影响及康复治疗．中国实用妇科与产科杂志，31（2）：169-173．

朱兰，等，2007．女性盆底功能障碍性疾病的防治策略．中华妇产科杂志，（12）：105-107．

朱兰，等，2008．女性盆底学．北京：人民卫生出版社．

A G，et al，2013．丁曙晴等译．盆底疾病影像学及多学科临床实践．北京：人民卫生出版社．

ALLEN RE，et al，1990．Pelvic floor damage and childbirth：a neurophysiological study．Br J Obstet Gynaecol，97（9）：770-779．

ASHTON-MILLER JA，et al，2009．On the biomechanics of vaginal birth and common sequelae．Annu Rev Biomed Eng，11：163-176．

BAMBERG C，et al，2012．Human birth observed in real-time open magnetic resonance imaging．American Journal of Obstetrics & Gynecology，206（6）：794-800．

BREMER RE，et al，2003．Innervation of the levator ani and coccygeus muscles of the female rat．Anatomical Record Part A Discoveries in Molecular Cellular & Evolutionary Biology，275A（1）：1031-1041．

CASTELáN F，et al，2018．Multiparity affects conduction properties of pelvic floor nerves in rabbits．Brain and Behavior，8（10）：e01105．

CHALIHA C，et al，2000．Midline episiotomy and anal incontinence．Training is needed in the recognition and repair of perineal trauma．Bmj，320（7249）：1601．

CHITRA T V，et al，2011．Child Birth，Pregnancy and Pelvic Floor Dysfunction．J Obstet Gynaecol India，61（6）：635-637．

CONNER E，et al，2006．Vaginal delivery and serum markers of ischemia/reperfusion injury．Int J Gynaecol Obstet，94（2）：100-102．

DEERING SH，et al，2004．Perineal Body Length and Lacerations at Delivery．Journal of Reproductive Medicine，49（4）：306-310．

DeLancey JOL，et al，2003．The appearance of levator ani muscle abnormalities in magnetic resonance images after vaginal delivery．Obstetrics and Gynecology，101（1）：50-53．

DIETZ，et al，2006．Pelvic floor trauma following vaginal delivery．Current Opinion in Obstetrics & Gynecology，18（5）：528-537．

DIETZ HP, et al, 2011. Minimal criteria for the diagnosis of avulsion of the uborectalis muscle by tomographic ultrasound, 22 (6): 699-704.

DIETZ HP, et al, 2008. Ballooning of the levator hiatus. Ultrasound in Obstetrics & Gynecology the Official Journal of the International Society of Ultrasound in Obstetrics & Gynecology, 31 (6): 676-680.

DUA A, et al, 2009. Perineal length: norms in gravid women in the first stage of labour. International Urogynecology Journal, 20 (11): 1361-1364.

GREGORY W T, et al, 2004. Quantitative Electromyography of the Anal Sphincter After Uncomplicated Vaginal Delivery. Dkgest of the World Latest Medical Information, 104 (2): 327-335.

GUADERRAMA N M, et al, 2005. Evidence for the Innervation of Pelvic Floor Muscles by the Pudendal Nerve. Obstetrics and Gynecology, 106 (4): 774-781.

GUSTILO-ASHBY A M, LEE U, et al, 2010. The Impact of Cesarean Delivery on Pelvic Floor Dysfunction in Lysyl Oxidase Like-1 Knockout Mice. Female Pelvic Medicine & Reconstructive Surgery, 16 (1): 21-30.

HARRISON RF, et al, 1984. Is routine episiotomy necessary?. Br Med J (Clin Res Ed), 288 (6435): 1971-1975.

HEILBRUN ME, et al, 2010. Correlation between levator ani muscle injuries on magnetic resonance imaging and fecal incontinence, pelvic organ prolapse, and urinary incontinence in primiparous women, 202 (5): 4880-4884.

HOYTE L, et al, 2007. Magnetic Resonance-Based Female Pelvic Anatomy as Relevant for Maternal Childbirth Injury Simulations.

KASHIHARA H, et al, 2012. Can we identify the limits of the puborectalis/puboviseralis muscle on tomographic translabial ultrasound?. Ultrasound in Obstetrics & Gynecology the Official Journal of the International Society of Ultrasound in Obstetrics & Gynecology, 40 (2): 711-716.

KING JK, et al, 1998. Is antenatal bladder neck mobility a risk factor for postpartum stress incontinence?. Br J Obstet Gynaecol, 105 (12): 1300-1307.

KLEIN CM, 2012. Cesarean Section on Maternal Request: A Societal and Professional Failure and Symptom of a Much Larger Problem. Birth, 39 (4): 305-310.

LAMMERS K, et al, 2013. Correlating signs and symptoms with pubovisceral muscle avulsions on magnetic resonance imaging. American Journal of Obstetrics & Gynecology, 208 (2): 148. e141-148. e147.

LIEN KC, et al, 2004. Levator Ani Muscle Stretch Induced by Simulated Vaginal Birth. Obstetrics & Gynecology, 103 (1): 31-40.

LIEN KC, et al, 2005. Pudendal nerve stretch during vaginal birth: A 3D computer simulation. American Journal of Obstetrics and Gynecology, 192 (5): 1669-1676.

Morkved S, et al, 2004. Pelvic floor muscle strength and thickness in continent and incontinent nulliparous pregnant women. International Urogynecological Journal, 15 (6): 384-390.

O'BOYLE AL, et al, 2002. Pelvic organ support in nulliparous pregnant and nonpregnant women: a case control study. Am J Obstet Gynecol, 187 (1): 99-102.

PASCON BAM, et al, 2013. Prevalence of urinary incontinence and pelvic floor muscle dysfunction in primiparae two years after cesarean section: cross-sectional study. Sao Paulo Medical Journal, 131 (2): 95-99.

PETROS PEP, et al, 1990. An integral theory of female urinary incontinence. Acta Obstetricia Et Gynecologica Scandinavica Supplement, 69 (S153): 7-31.

RIZK DEE, et al, 2000. Relationship Between the Length of the Perineum and Position of the Anus and Vaginal Delivery in Primigravidae. International Urogynecology Journal of Reproductive Medicine, 11 (2): 79-83.

SLEEP J, et al, 1984. West Berkshire perineal management trial. Br Med J, 289 (6445): 587-590.

SNOOKS SJ, et al, 1990. Effect of vaginal delivery on the pelvic floor: A 5-year follow-up. British Journal of Surgery, 77 (12): 1358-1360.

SPEKSNIJDER L, et al, 2019. Association of levator injury and urogynecological complaints in women after their first vaginal birth with and without mediolateral episiotomy. Am J Obstet Gynecol, 220 (1): 93. e91-93. e99.

STRAUSS S, et al, 2015. Current Clinical Applications and Future Potential of Diffusion Tensor Imaging in Traumatic Brain Injury. Topics in Magnetic Resonance Imaging Tmri, 24 (6): 353-362.

STRINIĆ T, et al, 2007. Epidemiology of pelvic floor disorders between urban and rural female inhabitants, 31 (2): 483-487.

SULTAN AH, et al, 1993. Anal-Sphincter Disruption during Vaginal Delivery. N Engl J Med, 329 (26): 1905-1911.

SULTAN AH, et al, 1994. Pudendal nerve damage during labour: Prospective study before and after childbirth. Bjog An International Journal of Obstetrics & Gynaecology, 101 (1): 22-28.

SZE EHM, et al, 2002. Pregnancy, labor, delivery, and pelvic organ prolapse. Obstetrics & Gynecology, 100 (5-part-P1): 980-986.

UNTERWEGER M, et al, 2001. Ultrafast MR Imaging of the Pelvic Floor. Ajr Am J Roentgenol, 176 (4): 959-963.

WEINSTEIN M M, et al, 2007. The reliability of puborectalis muscle measurements with 3-dimensional ultrasound imaging. American Journal of Obstetrics and Gynecology, 197 (1): 680-684.

WOODMAN PJ, et al, 2002. Anatomy and physiology of the female perineal body with relevance to obstetrical injury and repair. Clinical Anatomy, 15 (5): 321-334.

YANG XJ, et al, 2019. Comparison of caesarean section and vaginal delivery for pelvic floor function of parturients: a meta-analysis. Eur J Obstet Gynecol Reprod Biol, 235: 42-48.

ZIJTA FM, et al, 2012. Evaluation of the female pelvic floor in pelvic organ prolapse using 3.0-Tesla diffusion tensor imaging and fibre tractography. European Radiology, 22 (12): 2806-2813.

第三十章

产伤性会阴裂伤及肛门括约肌损伤

妊娠与分娩是绝大部分育龄妇女所经历的生理活动，可能带来的并发症之一为分娩导致的会阴裂伤，严重的会引起肛门括约肌损伤，统称为产伤性会阴裂伤及肛门括约肌损伤。

产伤性会阴裂伤指原发于分娩造成的自发性生殖道撕裂伤或继发于手术切开会阴伤口延裂造成的损伤，最常发生于分娩时，产妇在分娩中，子宫收缩使胎儿先露部逐渐下降，一旦先露部降至盆腔，则会对盆底各组织造成直接影响，导致会阴体厚度自原来的 5 cm 降至 2 ~ 4 mm，阴道皱襞也随先露下降、伸展变得更加菲薄；肛提肌向下及两侧扩展，肌纤维变长、肌束分离；此时一旦受到胎头急性挤压或外因干扰则极易导致组织裂伤的发生。

产伤性肛门括约肌损伤（obstetric anal sphincter injuries，OASIS），也是由于分娩导致的并发症，是会阴裂伤的一种严重表现，即会阴裂伤从会阴皮肤、黏膜层深达肛门括约肌层，导致肛门括约肌的部分或全部断裂；发生后，患者会出现产后大便失禁、会阴痛、性交困难等盆底疾病。此外，如分娩时未及时发现并修补或修补失败，出现陈旧性裂伤，则肛门失去对排便和排气的控制功能，导致持续的大便失禁，严重影响妇女的日常生活（Gurol-Urganci et al，2013），更为严重的会合并直肠阴道瘘及肛瘘等并发症，带来患者的难堪与痛苦。为此，及时正确地处理产伤性会阴裂伤及肛门括约肌损伤是改善女性生活质量的重要举措。

第一节　流行病学

产伤性会阴裂伤及肛门括约肌损伤在医疗不发达的发展中国家，发生率居高不下，但随着社会经济的发展，人们对于生活质量的要求日益增加，这一问题已引起社会关注，广大的医务工作者也竭尽全力，力求减低发生率，但我们依然看到，在阴道分娩过程中会阴裂伤是阴道分娩最常见的并发症之一，多见于初产妇，临床发生率在0.6% ~ 20%（张玮，2014），据文献报道，产伤性会阴裂伤在初产妇发生率约为90%，即使在严格把握会阴切开指征的情况下，仍有70%产妇分娩时发生损伤并需要缝合。杨志娟（2017）的研究表明，Ⅰ度裂伤和Ⅱ度裂伤的产妇均主要为第一胎妊娠产妇，其次，会阴裂伤与产妇会阴弹性密切相关，弹性好裂伤发生率低，且程度较轻，会阴体厚且弹性差则裂伤发生率高，且发生程度较严重；年龄也是会阴裂伤的影响因素，张玮（2014）研究发现，35 岁以上的初产妇，由于年龄大会阴弹性差，影响分娩时会阴扩张，造成会阴撕裂的比率增高；会阴裂伤还与产妇耻骨弓低（耻骨弓角度＜90°）有关；此外，由于巨大胎儿对会阴机械性过度扩张而未做会阴侧切也更易造成会阴裂伤，关春华（2019）的研究表明，胎儿体重 ≥ 4000 g 的产妇会阴裂伤发生率高于胎儿体重＜ 4000 g 的产妇；当然，如急产或产妇用力不当，胎头娩出时会阴保护不利，会阴组织不能充分扩张，同样会造成会阴撕裂，仲肖静（2013）

的研究就充分证明急产时会阴阴道会因为未能充分扩张而造成会阴裂伤。

对于 OASIS，Gurol-Urganci l 的研究显示，在初产妇中，OASIS 的发生率为 5.9%；经肛门超声检查，1/3 的初产妇有一定程度的肛门外括约肌（external anal sphincter，EAS）或肛门内括约肌（internal anal sphincter，IAS）损伤；应用三维内镜检查时，肛门括约肌损伤的发生率为 11%；尽管大多数患者有肛门括约肌损伤却没有出现大便失禁的症状，但是，当排便紧迫时或直肠中存储稀便时，估计有三分之一的患者会发生失禁；此外，多胎分娩中肛门括约肌损伤的概率高达 12.1%。

Groutz 等（2011）的报告指出：阴道分娩后会阴Ⅲ度或Ⅳ度裂伤发生率为 0.25%，临床确诊产伤性肛门括约肌损伤患者大便失禁的发生率高达 40%～47%。程文瑾等（2018）报道，中国女性初次妊娠孕晚期大便失禁比例为 4.6%，阴道分娩产后 8 周和 6 个月大便失禁的比例分别为 6.3% 和 4.4%，而一胎剖宫产术后 8 周和 6 个月大便失禁的比例分别为 1.3% 和 1.8%；孕期未出现大便失禁的孕妇在阴道分娩和剖宫产后 6 个月大便失禁的比例分别为 1.49% 和 0.19%；分娩后临床诊断肛门括约肌损伤患者的大便失禁发生率达 40%～47%；此外，临床未诊断括约肌损伤的产妇，产后超声发现括约肌损伤比例达 9.6%～35.0%，此部分患者被归为隐匿性肛门括约肌损伤。

另有研究指出：现已报告的 OASIS 患病率范围广泛，为 0.2%～19%，取决于会阴切开术的类型（正中切开术或会阴侧切术）、手术阴

道分娩率、尤其是产钳分娩率；还有的研究表明，临床中有低估产后会阴Ⅲ度裂伤的可能性（陈姗等，2011），主要是医务人员错误地将部分或完全肛门外括约肌损伤判定为Ⅱ度会阴裂伤（Allison Eubanks et al，2017），RCOG 指南的观点认为：若不确定Ⅲ度损伤的程度分级，则可将其归为更高级别的损伤中，而不是低一级别。所以，妇产科医生应尽可能在所有的病历中记录 EAS 的损伤程度（以 50% 为分界点），如果不能确认损伤是否超过 50%，应诊断为Ⅲb 度裂伤，以免低估其损伤范围。肛门内括约肌（IAS）在维持正常排气排便中起重要作用，其损伤可影响肛门失禁的发生，一项对 531 例患者的前瞻性研究指出，与Ⅲa、Ⅲb 度会阴裂伤的患者相比，Ⅲc、Ⅳ度会阴裂伤的患者更易发生肛门失禁（anal incontinence，AI）（$P < 0.05$），其排便反应、肛门测压结果及相关的生活质量都显著差于Ⅲa、Ⅲb 度裂伤的患者；另一项前瞻性研究对 500 例患者进行了 3 个月随访，结果显示内层肛门括约肌的缺损程度对于严重肛门失禁的发生具有预示意义（OR 5.1）。

OASIS 初次修复后 AI 发生率介于 15%～61%，平均约 39%，部分进行了括约肌修复的患者仍有残留修补缺陷和 AI 症状的可能性，症状的发作可能在分娩后即刻或几年后发生甚至出现在老年时，这种慢性损害需引起我们高度重视，此外，有 OASIS 的女性对未来妊娠及分娩产生担忧，从而出现一定的心理问题，而临床错过的裂伤或修复失败也可能成为医学相关诉讼的潜在来源。

第二节　病　因

一、概述

（一）会阴体

广义的会阴体是指封闭骨盆出口的所有软组

织（图 30-2-1），狭义的会阴体是指位于阴道口和肛门之间的楔形软组织，厚 3～4 cm，会阴伸展性大，其妊娠晚期的柔韧性增加有利于产道扩展，故分娩时需保护会阴，避免裂伤，一旦撕裂延至下方组织，包括肛门括约肌，就会出现严重

并发症。

（二）肛门括约肌

肛门括约肌分为内、外两部分，是围绕肛门的环形肌束（图30-2-2）。

肛门内括约肌是直肠壁横肌纤维延续到肛管部增厚变宽而成，属于平滑肌，内括约肌的作用主要是参与排便，当直肠内粪便达到一定量时，通过直肠内的压力感受器和齿状线区的排便感受器，反射性引起内括约肌舒张排出粪便，排便中止时，内括约肌收缩，可使肛管排空，排便结束后，内括约肌维持在收缩状态，保持一定的张力，内括约肌属不随意肌，保持平滑肌特性，受到刺激容易痉挛。

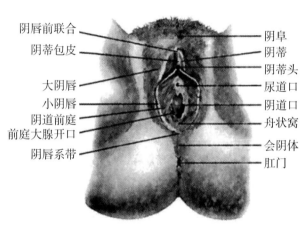

图 30-2-1　会阴体

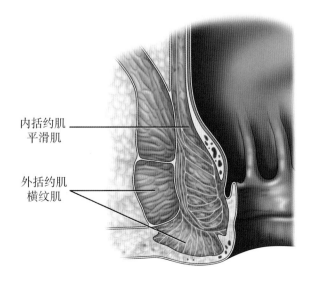

图 30-2-2　肛门括约肌

肛门外括约肌是横纹肌，位于皮下可以触知，其上缘与内括约肌下缘相邻，肛门外括约肌深部呈圆形环绕于内括约肌和直肠纵肌的外面，与耻骨直肠肌合并，平时能闭合肛管，排粪时舒张以帮助排粪，损伤可引起肛门失禁。

（三）会阴裂伤分度与肛门括约肌损伤的关系

会阴损伤包括会阴前部损伤和后部损伤，前部损伤主要包括阴蒂、尿道口、阴道前壁、阴唇等，这些组织肌肉含量较少，并且受耻骨联合下缘、坐骨、两侧耻骨降支等骨质部分的保护，如果产时注意保护，受损程度一般较轻，目前尚缺乏统一评判标准；会阴后部损伤主要指阴道后壁、会阴体、肛门括约肌，甚至直肠前壁的损伤，如果损伤上延会涉及阴道穹隆、宫颈、子宫下段和阴道旁间隙，会阴后部因缺乏强有力的保护而损伤发生率较高。

临床上以裂伤程度及累及组织加以分级，英国皇家妇产科医师学会2015年发布的指南将会阴裂伤分度如下：

Ⅰ度为仅会阴皮肤受累及阴道入口黏膜撕裂。

Ⅱ度为会阴肌层受累，但是不累及肛门括约肌。

Ⅲ度为肛门括约肌受累：Ⅲa为外括约肌裂伤的深度＜50%，Ⅲb为外括约肌裂伤的深度超过50%，Ⅲc为内外括约肌同时受累。

Ⅳ度为累及内外括约肌和直肠黏膜。

由此可见，肛门括约肌损伤是会阴裂伤的严重表现形式，这就是会阴裂伤与肛门括约肌损伤的关系。

此外，Johns Hopkins 医院的 Rosonshoin 等将会阴及直肠阴道壁损伤进行分类的改良（图30-2-3），以更好地了解其解剖关系并修复损伤，其内容如下。

Ⅰ型损伤会阴呈部分撕裂，包括肛门外括约肌的前面肌纤维损伤，耻骨直肠肌最低纤维和直肠周围筋膜的损伤和会阴横肌的损伤，该类损伤最常见。

Ⅱ型损伤会阴体撕裂更加严重，包括Ⅲ度撕裂（会阴裂伤至肛门括约肌完全断裂）或者是Ⅳ度撕裂（会阴裂伤至肛门括约肌完全断裂和直肠黏膜撕裂），撕裂在当时未修补或者修补后又裂

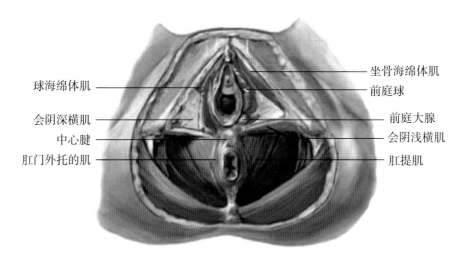

图中标注：
球海绵体肌　坐骨海绵体肌　前庭球
会阴深横肌　前庭大腺
中心腱　会阴浅横肌
肛门外托的肌　肛提肌

图 30-2-3　会阴解剖

开也包括在内。

Ⅲ型损伤除了会阴体缺损外，还存在较低部位的直肠阴道瘘。

Ⅳ型损伤在直肠阴道壁下 1/3 部位存在直肠阴道瘘，而会阴体完整，多半是由于会阴Ⅳ度裂伤修补后，在修复的顶端未愈合形成瘘，也有少部分是由于其他手术损伤引起。

Ⅴ型损伤在阴道壁的中 1/3 位置发生直肠阴道瘘，少见。

Ⅵ型损伤直肠阴道瘘累及直肠阴道上 1/3，往往是由难度较大的全子宫切除术引起的。

另外，2015 年 6 月 12 日英国皇家妇产科学院（RCOG）发布了Ⅲ、Ⅳ度会阴裂伤管理指南（以下统称 RCOG 指南），将直肠黏膜伴完整的肛门括约肌损伤表现，称之为是直肠扣眼撕裂而不称之为Ⅳ度撕裂。

二、发病机制

（一）产伤性会阴裂伤发生机制

孕妇软产道组织有一定的生理伸展性，但人体的这种能力是有限的，在分娩过程胎儿通过产道时，孕妇软产道会随着胎头持续下降压迫而伸展，会阴体局部膨起变薄缺血，直到伸展至极致，如果胎儿对产道的机械性扩张过度，则会导致这种伸展崩溃，出现会阴各层次的裂伤。

如产程过快，会阴体尚不能适应这种变化，或胎头过大，会阴体的扩张不足以使胎头娩出，则会阴只能通过撕裂使胎儿娩出，其中，孕妇会阴发育不良，弹性不佳及产时胎位不正，助产会阴保护不利均是造成会阴裂伤的高危因素。

（二）产伤性肛门括约肌损伤发生机制

肛门括约肌复合体（anal sphincter muscle complex，ASMC）是骨盆底部环绕肛管的横纹肌群的总称，主要由耻骨尾骨肌、耻骨直肠肌和肛门内外括约肌等组成，它们的肌纤维相互连续交错，在形态上构成一个整体，在控制排便中起到重要的作用，ASMC 的主要结构形式为一呈双"U"形肌袢，在直肠与肛管交界处维持一个 90° 的肛直肠角，耻骨尾骨肌袢近水平位，收缩时，它可从水平方向将肛直肠角固定于盆底平面（耻 - 尾线上），使耻骨直肠肌袢呈垂直位，并从侧方压迫直肠向前向上，使肛直肠角变小，类似闸门的作用，阻止粪便下行至肛管。

近年来，学者们普遍认为：在控制排便方面，肛门括约肌活动的有效性关键在于维持正常的肛直肠角，因此，肛门直肠控制排便的功能依赖于盆底肌、耻骨直肠肌、肛门内外括约肌及其支配神经的结构和功能的完整；正常的直肠感觉、肛管感觉、肛门皮肤感觉和直肠肛管抑制反射及肛管的完整闭合、肛管直肠的正常容量和顺应性。产伤性肛门括约肌损伤原因复杂，但主要为可能存在的会阴神经损伤及可以肯定的肛门括约肌损伤两种。

1. 神经损伤　会阴体的神经支配大部分来源于阴部神经，发自于 S2-S4，齿状线以上的感觉及肛门内括约肌受到下腹下丛的子宫阴道部神经支配，为内脏神经；直肠下神经在坐骨棘附近从阴部神经分支，支配肛门外括约肌的运动，并负责齿状线以下的感觉。Gowers（1877）首次描述了直肠肛管抑制反射，肛管上部具有丰富的神经末梢和感受器，这是反射形成的基础；当直肠扩张时肛门内括约肌发生短暂的松弛，以区分液体与气体，对肛门控便具有重要作用；另有研究发现，阴道分娩或器械助产的产妇较剖宫产患者肛管感觉减退明显，阴部神经潜伏时间延长，这一结果表明神经损伤确实存在（Fernando et al，2013）。会阴神经损伤主要发生在阴道分娩中盆底神经的拉伸和第二产程胎头下降胎儿娩出过程中，此外，部分健康个体存在盆底神经功能性不均匀分布，其中，肛门括约肌的神经分布不均匀，虽在通常情况下无临床意义，但在产时肛门括约肌断裂后则会明显加重肛门失禁的症状（Faltin et al，2006）。

2. 肛门括约肌损伤　Parks 首先发现肛门失禁（anal incontinence，AI）的产妇有括约肌退行性变和纤维结缔组织增生；Burnett 等（1991）通过腔内 B 超检查彻底更新了传统的观点，在既往诊断女性"自发性肛门失禁"患者中，有 90% 患者伴有明确的肛门内、外括约肌损伤或复合损伤，大多数为产伤所致。

肛门括约肌损伤是产后肛门失禁最常见、最重要的原因，包括隐性和显性两种，隐性肛门括约肌损伤指临床检查不易发现，需要依赖超声显像诊断的肌撕裂；初次分娩后隐性括约肌损伤是二次阴道分娩后肛门失禁的高危因素，如在产后诊断明确后即行括约肌修补术能降低产后 3 个月和 1 年的肛门失禁发生率。显性括约肌损伤为临床检查就能发现，其中，内括约肌断裂可发生被动性肛门失禁，粪便排出时不自知；外括约肌断裂会出现肛门紧急失禁，即出现不能控制的粪便漏出。

由此，Toglia 等汇总文献报道后得出结论为：盆底肌、括约肌的损伤为原发因素，神经损伤随年龄增长而逐渐加剧，分娩造成的神经损伤有可能造成多年后出现的肛门功能不全（刘连杰 等，2000）。

三、常见病因

（一）产妇因素

1. 产妇骨盆发育不良　出口狭窄，特别是耻骨弓低、窄，胎儿分娩时利用骨盆出口后三角区受阻，导致会阴体过度受压和伸展而造成会阴撕裂。

2. 会阴条件不良　产妇会阴发育不佳，弹性差、畸形或会阴组织水肿、硬韧、肥厚、组织扩张困难，会阴体过长、过短，既往手术感染所致的会阴体陈旧性瘢痕，均可导致分娩时因不能充分伸展而裂伤；另外，经常活动的职业产妇（特别是初产妇），其骨盆的可动性及会阴组织的弹性较好，有利于分娩；而活动量小的产妇，会阴组织伸展性差，发生裂伤的概率较大。

3. 阴道异常　阴道先天性畸形及既往手术瘢痕导致的阴道狭窄，炎症等，也易发生会阴裂伤。

4. 产妇年龄　年龄过大的初产妇会阴弹性较差，分娩时会阴体常不能充分扩张，肌肉伸展性差，易造成会阴裂伤；年龄过小的产妇外阴发育尚不完全成熟，阴道皱襞少，也易造成会阴裂伤；研究表明，肛门括约肌损伤患者产后 6 个月大便失禁的危险因素就包括产时高龄（Meriwether et al，2016）。

5. 人为因素　在胎儿娩出时，产妇不配合，臀部抬高，易造成裂伤。

（二）胎儿因素

1. 胎儿发育异常　巨大儿、过期儿、脑积水等先露部位径线过大的胎儿，因颅骨较硬，胎头颅骨重叠，变形困难，需以较大的周径通过产道，因软产道组织生理性伸展有限，导致分娩时会阴过度膨胀而引起会阴裂伤；另外，巨大儿的胎头娩出后，显著增大的双肩容易造成肩难产，也增加了裂伤的机会。

2. 胎位异常 胎位异常导致继发性宫缩乏力，使产程延长，常需手术助产，容易发生软产道损伤，如持续性枕横位、枕后位、臀位分娩，胎头需以更大的径线通过产道，会阴阴道扩张超出其生理限度导致会阴裂伤；枕后位胎头俯屈不良时，因胎头以较大的枕额周径旋转，胎儿娩出更加困难；再如面先露颏前位时，因胎儿颜面部不能紧贴子宫下段及宫颈，常引起子宫收缩乏力，致使产程延长，颜面部骨质不能变形，导致会阴裂伤发生。

（三）助产因素

1. 接生技术不当或不熟练 如接产人员不能准确掌握产程进展，产程观察不足、在胎头拨露时未及时保护会阴和帮助胎头充分俯屈、保护会阴过分用力和连续压迫会阴，使会阴部血流不畅、水肿；胎儿肩部娩出时，忽略了继续保护会阴等因素，会导致会阴裂伤，甚至撕裂到肛门括约肌及更深部，引起严重损伤。

2. 手术助产不当及对会阴切开术的认识不足或方法不当 如臀牵引、胎头吸引术、钳产等，会阴侧切过小亦可导致分娩时切口向下撕裂达肛门括约肌、直肠；术者或与保护会阴的助手配合不协调，用力过猛或不按分娩机转助产等也会引起会阴裂伤，严重的会导致会阴Ⅲ度以上裂伤。

会阴切开术是否在分娩时获益，因缺乏客观的循证数据证明，因此目前已经不推荐广泛使用，因为会阴切开术的一个后果是切口延裂甚至穿透肛门括约肌复合体，特别是行会阴正中切开术；目前，更趋向于如果有产科指征，需要行必要的会阴切开术时，采用会阴侧切术来降低OASIS的发生风险。

3. 临床经验不足或产程观察不够细心 未能及时或提前发现产妇的异常情况而采取正确的诊断及处理方式，如静脉滴注催产素引产的产妇宫缩过强，产程进展过快，未能正确估计胎儿的大小等会导致分娩时会阴裂伤，另外过早干预（过早用力、过早人工破膜、人工扩张宫颈）的产妇，会阴裂伤的发生率明显升高。

（四）其他因素

1. 急产或胎儿娩出过快 急产的宫缩过频过强，产程过短，产妇用力过猛，都使会阴来不及充分伸展，导致胎先露未能按正常分娩机转娩出，接生者未能及时保护至会阴裂伤。

2. 滞产 初产妇（尤其是高龄初产妇）由于精神过度紧张使大脑皮质功能紊乱、体力消耗过多；或因头盆不称、胎位异常导致胎先露下降受阻；子宫收缩乏力，使产程延长或停滞，在此种情况下，胎先露会长时间压迫软产道，至产道淤血、水肿、坏死，局部组织脆弱而胎头娩出时引起裂伤。

美国妇产科医师学会（ACOG）和英国皇家妇产科医师学会（RCOG）发布的指南中指出：会阴重度裂伤的风险因素包括胎头吸引术、产钳助产、巨大儿、会阴正中切开术、初产妇、枕后位，临床医师应当对危险因素要有充分的认识，但同时需注意危险因素并不能完全准确预测Ⅲ、Ⅳ度会阴裂伤的发生。

第三节 诊 断

产伤性会阴裂伤及肛门括约肌损伤的诊断有赖于患者的临床表现（包括问卷）、专科检查及必要的辅助检查精准确定。

一、产伤性会阴裂伤及肛门括约肌损伤的临床表现

Ⅰ度会阴裂伤为会阴皮肤受累，Ⅱ度为会阴浅表肌层受累，但Ⅲ度以上有肛门括约肌受累及

出现产伤性肛门括约肌损伤（OASIS），更严重会出现直肠黏膜损伤，OASIS被认为是女性肛门失禁和肛门直肠症状最常见原因之一，严重威胁女性身心健康。产伤性会阴裂伤及肛门括约肌损伤的临床表现如下。

（一）会阴伤口出血与疼痛

会阴伤口撕裂，会出现伤口出血甚至大量出血，产时需与第三产程胎盘剥离出血相鉴别，其时必须认真、仔细检查软产道，避免忽略会阴裂伤；此外，会阴裂伤会带来产妇的局部疼痛甚至严重疼痛，需尽快缝合，以恢复解剖结构而止痛，但缝合过密、感染会加重疼痛症状，故需正确操作，加强抗炎；临床上还发现，疼痛会导致产后尿潴留和排便障碍的发生。

（二）肛门失禁

会阴裂伤严重至Ⅲ度以上出现OASIS，则表现为液体粪便失禁，严重时固体粪便失禁，伴有不自主肛门排气，其时，肛提肌、阴道筋膜、肛门括约肌甚至直肠下段均可发生损伤而撕裂，甚至支配肛门肌肉的会阴神经也出现损伤，导致肛门部分或完全失禁，患者失去控制排便的能力，大便随时排出，污染阴道甚至尿道，炎症感染给正常生活带来难言的痛苦，还由于影响性生活质量致夫妻关系尴尬且苦恼；如未当时修复或手术失败，随着年龄的增长，绝经后激素缺乏和组织的衰老，肛门肌肉的强度逐渐消失，肛门控便功能越来越差，直肠失去承托，逐渐脱垂至肛门外，长期反复脱垂将加重阴部神经损伤，致使大便失禁症状越来越重。

（三）大便紧迫症状

会阴裂伤修复后如愈合良好，一般不会引起其他不适，但如未修复或修复后伤口感染、愈合不佳，则以上临床表现难以消失，还常常会出现里急后重、肛门坠胀、大便紧迫等不适，且随着患者年龄的增长，会丧失代偿控制排便的能力，临床症状逐渐加重，为此甚至会丧失劳动能力。

（四）盆底功能障碍性疾病

由于盆底肌损伤，OASIS患者常常伴有压力性尿失禁，盆腔器官脱垂、性功能障碍、慢性盆腔痛等盆底功能障碍性疾病。

（五）隐性肛门括约肌损伤

大部分发生于初产妇，Gjessing等及Vaizey等发现，虽然初产妇阴道分娩时仅临床诊断0.5%～2.5%发生括约肌断裂，但通过腔内B超发现，临床未诊断括约肌损伤的产妇，产后超声发现的括约肌损伤比例达9.6%～35.0%，即高达1/3的产妇有临床上很难发现的肛门括约肌的隐性损伤，在这当中只有部分产妇近期发展为肛门失禁，另一部分则在更年期激素改变后出现肛门失禁，这可能与并存的神经变性有关，此部分患者被归为隐性肛门括约肌损伤，隐性括约肌损伤可能与临床判断不足有关，也就是临床上将部分或完全肛门外括约肌损伤判定为Ⅱ度会阴裂伤，而在产后超声检查中，可明确看到肛门外括约肌损伤的影像。

（六）持续OASIS女性的心理问题

Ⅰ～Ⅱ度会阴裂伤未修复或修复后愈合不佳患者出现的不适症状相对较轻，患者仅表现为外阴外观难看及轻度的日常生活不适及盆底功能障碍，但Ⅲ度以上裂伤，出现OASIS，如未修复或手术失败，则由于患者临床症状较重，且患者难以启齿，会导致不敢社交，远离社会，继而出现孤独、焦虑、封闭自己，生活痛苦不堪。

二、妇科检查及辅助检查

诊断方法包括产时的产道检查、产后的妇科检查、肛门视诊及直肠指检、腔内超声检查、直肠肛管测压、问卷调查等。

（一）产时及产后的妇科检查

胎儿娩出后，注意检查产妇一般情况（是否自诉伤口特别疼痛），注意阴道出血量，认真检查软产道，第一时间发现是否有会阴裂伤及判定程度，如产时发现会阴裂伤并修复后，在产后的检查中，要多次观察伤口的愈合及功能恢复情况，并及早发现愈合不佳及失败的病例；如产时发现会阴裂伤未予手术修复，产后的妇科检查一定不能忽视，在要求患者及时手术的同时严防并发症的发生；对于隐性肛门括约肌损伤，因为患者可能无明显临床表现或症状被忽略，故要求产妇产后的相关 B 超检查十分重要。

（二）肛门视诊、直肠指检

传统的会阴裂伤尤其是 OASIS 的诊断主要靠直肠指检，是临床上最为简单明确而重要的检查方法，能及时对肛门内、外括约肌是否受损及其功能给予较准确的评价，肛门视诊可见肛周皮肤放射状皱襞消失，手指触及肛门括约肌可感觉薄弱，如完全断裂，手指触及直肠前壁肛门括约肌感觉消失，并在 3 点、9 点处可触及肌肉断端。但由于经验及医疗条件等局限，基层产科医生及助产士有可能忽略部分隐性肛门括约肌断裂的患者，导致未能及时准确的手术修复，对产妇产后生活质量造成不利影响。

（三）超声检查

产后 I ～ II 度会阴裂伤因位置表浅直视就能明确诊断，故行超声检查无特别优势，但 III 度以上的会阴裂伤因有肛门括约肌缺损，尤其是产后未治疗或手术失败形成瘢痕后无法直视诊断的病例，则超声检查可起到很大的作用，可通过超声，观察括约肌缺损的位置、厚度、长度，观察肛门括约肌损伤的严重程度。产后肛门括约肌缺损的超声检出率为 19% ～ 67%，包括经肛门超声、会阴超声和阴道超声，不同的超声检查途径对于肛门括约肌的损伤判断亦存在一定差异，但经直肠超声被公认为最为准确。

（四）直肠肛管功能检查

直肠肛管测压法是直肠肛管功能的检查，用来检测肛门括约肌缺损的敏感指标；肛门反射和球海绵体反射有助于检查骶反射活动，是最简单常用的神经反射检查，肛门反射是轻触肛周皮肤

会引起肛门括约肌收缩，球海绵体反射包括拍打或挤压阴蒂时反射性引起球海绵体和坐骨海绵体的收缩（图 30-3-1）。

要同时评估肛门括约肌的静息张力和主动收缩力，伴有肛门外括约肌断裂者的会阴体在大体外观上就存在异常，静息张力消失提示肛门内括约肌断裂和（或）支配它的交感神经损伤（如盆丛损伤），强有力的肛门括约肌主动收缩表示外阴神经支配和肛门外括约肌是完好的，肛门括约肌张力和主动收缩力的减弱或消失提示可能存在骶神经或会阴神经损伤，静息张力存在而主动收缩力消失提示骶上神经损伤。

（五）问卷调查

最常用的问卷调查法为 Wexner 肛门失禁评分（表 30-3-1）及生活质量量表（表 30-3-2），是用来评定肛门功能变化的标准化调查表，Wexner 肛门失禁评分共 20 分，总评分 0 分为正常，20 分为完全性肛门失禁，分值高低代表肛门失禁的严重度，评分 1 ～ 2 分为轻度肛门失禁，评分 > 9 分则定义为严重的肛门失禁。有数据表明，产后 6 个月 Wexner 肛门失禁评分与超声内镜缺损评分呈正相关（Ampt AJ，et al，2013）；生活质量量表也是通过患者的相关感受评估会阴裂伤对生活的影响程度及治疗前后的不同，意义非凡。

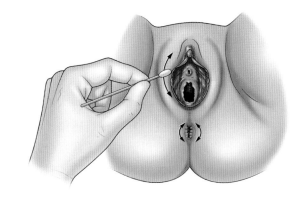

图 30-3-1　球海绵体反射

表 30-3-1 肛门失禁 Wexner 评分系统

肛门失禁类型	频率				
	从不	很少	有时	经常	总是
固体	0	1	2	3	4
液体	0	1	2	3	4
气体	0	1	2	3	4
卫生垫	0	1	2	3	4
生活方式改变	0	1	2	3	4

注：0 = 正常；20 = 完全失禁；从不 = 0（从不）；很少 ≤ 1/月；有时 ≤ 1/周，≥ 1/月；
经常 ≤ 1/天，≥ 1/周；总是 ≥ 1/天

表 30-3-2 粪失禁生活质量评分（FIQL）

Q1：总的来说您觉得自己的健康状况如何？	量化评分				
	特别好	很好	好	一般	很差
	1	2	3	4	5

Q2：漏粪使您感到以下困扰的程度如何？	量化评分				
	总是	有时	很少	没有	不清楚
1. 我害怕外出	1	2	3	4	☐
2. 我避免见朋友	1	2	3	4	☐
3. 我避免外出过夜	1	2	3	4	☐
4. 我不能外出看电影、逛街等	1	2	3	4	☐
5. 出门前我会少吃东西	1	2	3	4	☐
6. 出门后我会尽量待在离厕所近的地方	1	2	3	4	☐
7. 我严格按照排便规律安排日常活动	1	2	3	4	☐
8. 我尽量避免外出旅游	1	2	3	4	☐
9. 我担心不能及时赶到厕所	1	2	3	4	☐
10. 我觉得不能控制排便	1	2	3	4	☐
11. 赶到厕所前漏粪	1	2	3	4	☐
12. 我意识不到漏粪	1	2	3	4	☐
13. 我待在厕所附近防止漏粪	1	2	3	4	☐

Q3：漏粪使您遭受的困扰程度如何？	量化评分				
	总是	有时	很少	没有	不清楚
1. 我觉得羞耻	1	2	3	4	☐
2. 我放弃了很多想做的事情	1	2	3	4	☐
3. 我担心发生漏粪	1	2	3	4	☐
4. 我觉得沮丧	1	2	3	4	☐
5. 我担心旁边的人会闻到我身上的粪臭味	1	2	3	4	☐

续表

6. 我觉得我不是一个健康的人	1	2	3	4	□
7. 我觉得生活乐趣变少了	1	2	3	4	□
8. 我有意识减少性生活频率	1	2	3	4	□
9. 我觉得自己跟其他人不一样	1	2	3	4	□
10. 我总担心会发生粪漏	1	2	3	4	□
11. 我害怕性生活	1	2	3	4	□
12. 我尽量避免乘飞机或火车出行	1	2	3	4	□
13. 我尽量避免外出就餐	1	2	3	4	□
14. 在新环境中，我会特别注意厕所的位置	1	2	3	4	□

Q4：过去 1 个月，您是否因漏粪而感到伤心、气馁、无望或者怀疑自己努力的价值？

1. □完全就是我的感受，我快要放弃了

2. □非常强烈的同感

3. □很多时候会这样

4. □有时是这样，已经干扰了我的生活

5. □很少有这种情况

6. □从来没有这种情况

FIQL评分说明：

分值从 1～5，数值越低代表生活质量越低。各评分的数值为各题得分的平均分（空缺项不计算在内）

评分1代表生活方式，包括10题：Q2-1、Q2-2、Q2-3、Q2-4、Q2-5、Q2-7、Q2-8、Q3-2、Q3-12、Q3-13；

评分2代表应对/行为，包括9题：Q2-6、Q2-9、Q2-10、Q2-11、Q2-13、Q3-3、Q3-8、Q3-10、Q3-14；

评分3代表情绪/自我知觉，包括7题：Q1、Q3-4、Q3-6、Q3-7、Q3-9、Q3-11、Q4（Q1的分值反着计算）；

评分4代表尴尬程度，包括3题：Q2-12、Q3-1、Q3-5

第四节　会阴裂伤治疗

一、手术治疗

会阴裂伤的治疗以手术为主，目前有 3 种方法用于修补完全性会阴裂伤：分层修补术、Warren 皮瓣法和 Noble 法，最常见的是分层修补术。本章将介绍的是分层修补完全性的会阴裂伤及括约肌成形术的基本步骤。

（一）适应证及禁忌证

1. 适应证　①新鲜及陈旧性的Ⅰ～Ⅳ度会阴裂伤；②首次修补失败 6 个月后，待局部炎症水肿充分消退后。

2. 禁忌证　①急性生殖道炎症及全身疾病不能耐受手术；②修补失败 6 个月内；③局部炎症未完全控制。

（二）手术方法

1. 术前准备　产时损伤需立即手术，很少数情况下，手术可以推迟到产后 12 小时（Nordenstam et al，2008）。对于产时未行手术的患者，术前充分的准备，有利于促进伤口愈合，故需重视。内容包括如下。

（1）控制炎症。

（2）肠道准备，所有患者入院后均先半流食，有便秘史者可每日口服缓泻药促进肠道排空；术前3天进半流食、流食、禁食各一天，同时给予抗生素口服，抑制肠道细菌，手术前晚清洁灌肠。

（3）外阴及阴道准备，术前3天每日外阴阴道冲洗。

2. 手术步骤　肛门括约肌弹性差，围绕肛门口的2点和10点处有凹隙，是括约肌两端回缩的部位，损伤时会阴横肌随着回缩使会阴体变薄，肛门直肠失去连接的锐角，因此这类患者进行修补时，肛门括约肌的两回缩端、会阴筋膜、耻骨直肠肌和会阴横肌都要缝合，并恢复肛门直肠连接的锐角，规范的Ⅳ度会阴裂伤手术步骤如下。

（1）体位及消毒：手术取膀胱截石位，常规消毒外阴及阴道。

（2）切口的选择：①两把组织钳分别钳夹阴唇系带的5点和7点；②在阴道后壁与直肠交界处做一"V"形切口，切口两端直至肛门括约肌回缩所形成的凹隙处，并形成一个三角形皮片，暴露薄弱的会阴体（图30-4-1）；③仔细检查裂伤情况、看清解剖关系，沿裂痕切除所有瘢痕组织；④靠近阴道黏膜进行锐性分离使阴道后壁完全与直肠前壁分离；⑤两侧分离至肛门外括约肌处，分离并分辨肛门内外括约肌，肛门内括约肌是平滑肌，位于肛周内上方并向下延拓呈环状结构，它是肛门直肠黏膜与肛门外括约肌之间的一层白色平滑组织（图30-4-2），裂伤后，环形结构消失；⑥肛门外括约肌为横纹肌，位于内括约肌的外下方，也呈环状结构，常与内括约肌一起损伤行"—"字表现，如肛门括约肌未完全断裂，可采用7号丝线将断裂部分加固对合缝合，如完全断裂并延裂至直肠黏膜，则采用下面步骤进行。

（3）断裂肛门括约肌缝合：缝合的方法有断端吻合缝合法和断端交迭缝合法两种，妇科专家多选择前者，而肛肠外科专家愿意选择后者。具体方法如下：①用组织钳在直肠两侧凹陷处钳夹肛门括约肌断端，向中线拉拢；②用1-0可吸收

缝线间断或"U"形缝合，为减少肛门括约肌缝合后的张力，可加用中或粗丝线穿过两侧肛门括约肌断端做减张缝合（图30-4-3），缝合长度要超过3～5 cm。

（4）直肠前壁裂伤缝合：用圆针3-0可吸收线自直肠黏膜裂伤边缘顶上1 cm处，内翻间断缝合直肠壁，把线结打在肠腔内，并再次加固缝

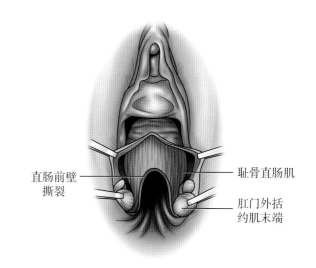

图30-4-1　手术切口选择
以阴唇系带的5点和7点，做一"V"形切口，形成一个三角形皮片，暴露薄弱的会阴体

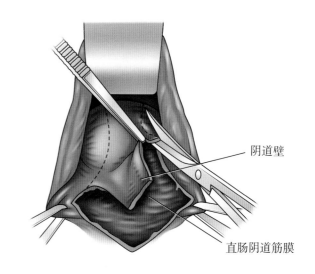

图30-4-2　辨认解剖结构
仔细锐性分离直肠壁和阴道壁，并找出肛门外括约肌回缩的断端，并夹持

783

合（图30-4-4）。

　　肛管内会形成一个4 cm长的高压区域，通过端端间断缝合肛门外括约肌，再接合肛门内括约肌使之闭合无效腔，同时缝合关闭肛门黏膜层，以降低黏膜层的张力，如果缺损小或者肛门外括约肌分离，则考虑选择重叠缝合肛门外括约肌，缝合后以手指插入肛门呈环形结构，提示肛门括约肌已缝合完好，并同时检查直肠缝合情况。

　　（5）缝合会阴体肌层：一旦括约肌重新接合，会阴重建手术的剩余部分应该包括会阴浅横肌和球海绵体肌的断端的对合缝合，以支持和提高会阴体，正常情况下，两侧的耻骨-直肠肌在直肠和阴道之间是互相不接触的，要避免过分的折叠缝合（图30-4-5），因为如果过分的折叠会造成后壁组织粘连，引起性交疼痛，用2-0可吸收线对应间断缝合两侧肛提肌、会阴深浅横肌及球海绵体肌等组织（图30-4-6）。

　　（6）缝合阴道黏膜：用2-0可吸收线间断或连续锁边缝合阴道黏膜，至处女膜痕对合处。

　　（7）会阴皮下组织及皮肤：用2-0可吸收线作皮下缝合，修补术完成后，阴道后壁应与会阴

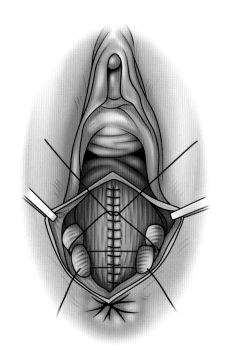

图30-4-4　直肠前壁裂伤缝合

3-0可吸收线连续缝合肛门黏膜关闭缺损处；继行黏膜下及肌层的分层加固缝合；缝合时第一层黏膜翻入肠腔内，并再次加固缝合

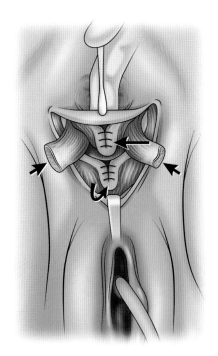

图30-4-3　断裂肛门括约肌缝合。患者取膀胱截石位，对两端外括约肌（短箭头）进行端端或折叠缝合，肛提肌（弯箭头）也可以端-端或折叠缝合

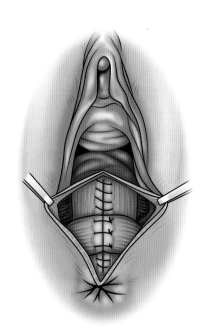

图30-4-5　缝合会阴体肌层

缝合肛门外括约肌后，2-0号可吸收线深部间断缝合耻骨直肠肌

体垂直（图 30-4-7）。

（8）检查直肠及阴道：阴道应可容两指；肛门通过一指略松，且有括约肌收缩感，肛门太紧可引起排便困难，术时应注意。

（9）术毕阴道内填入碘伏纱布，24 小时取出。

如会阴裂伤Ⅲ度，则手术步骤为（1）（2）（3）（5）（6）（7）（8）（9）；

如会阴裂伤Ⅱ度，则手术步骤为（1）（2）（5）（6）（7）（8）（9）；

如会阴裂伤Ⅰ度，则手术步骤为（1）（2）（6）（7）（8）（9）。

一般会阴体修补多在直肠修补恢复阴道轴向、重建肛提肌与会阴中心腱的连接、恢复正常泌尿生殖膈时进行，当会阴有特殊的疝并且阴唇系带和肛门间距增加时，应行规范的会阴缝合术，会阴修补的指征基于患者的排便障碍，如严重的便秘和需要徒手压迫会阴才能有效排便，手术为会阴体整体重建，是用于治疗会阴裂伤的独立手术，也是全盆底重建手术过程中一个较为重要的步骤。目前，对于合并会阴Ⅰ～Ⅱ度裂伤的患者，在行盆底重建手术的同时，加行会阴体修补术，可使得盆腔器官脱垂的治疗效果更佳；对于Ⅲ～Ⅳ度会阴裂伤的患者，因其围术期处置方法与Ⅱ度以下会阴裂伤不同，故不建议与盆底重建手术同时进行，而应行肛门括约肌缝合手术，方可有效地解除和缓解患者症状。

（三）手术注意事项

1. 会阴Ⅲ度和Ⅳ度裂伤修补术应该由经过规范培训的医师施行，手术应在发现时进行，但如有特殊原因延迟至 8～12 小时进行，一般不会造成不良影响。

2. 术前一定要进行肛诊检测，查体同时应让患者做缩肛运动，肛门外括约肌的断端在缩肛时应使肛周皮肤产生凹陷，该凹陷提示括约肌复合体断裂的位置，如果皮肤没有凹陷，患者可能同时伴有神经损伤，则有可能简单的手术修复无法改善大便失禁症状，需后期加行神经康复治疗才能有好的结果，此外，术前直肠内超声检查可以帮助医生明确病灶缺损范围、位置及程度。

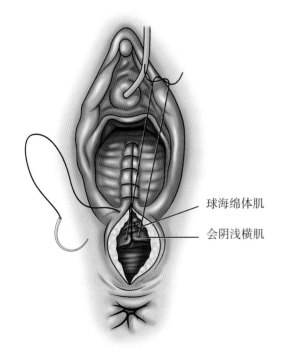

球海绵体肌
会阴浅横肌

图 30-4-6　缝合会阴体肌层
会阴体重建，球海绵体肌和会阴浅横肌在中线部位用可吸收线折叠缝合

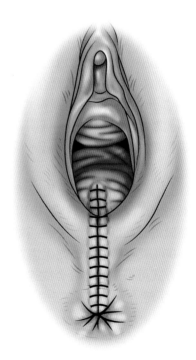

图 30-4-7　会阴皮下组织及皮肤缝合
2-0 可吸收线连续锁边缝合阴道黏膜，然后皮下缝合关闭会阴皮肤切口

3. 修补应在满意的麻醉、照明设施和设备完善的手术室内完成。

4. 明确解剖层次，仔细分辨肛门括约肌、肛提肌、阴道后壁黏膜等，准确对合。

5. 术中注意无菌操作及充分止血，以免发生感染或血肿，如会阴体伤口较深，缝合时要注意关闭无效腔。此外，还需注意缝合后不能使阴道口过窄过紧，避免性交困难。

6. 肛门括约肌损伤的缝合大多数关注在外括约肌，通常端-端缝合肌肉断端，但折叠缝合也被接受，而外括约肌的修复一定要缝合包括括约肌鞘才牢固，这是手术的要点所在，若外层肛门括约肌全层撕裂，在进行修补时，应将线结埋于表层会阴肌肉之下，以减少术后缝线迁移，Cochrane 系统评价指出，端-端缝合和重叠缝合术后患者在会阴疼痛、性交困难、肛门失禁及生活质量方面差异没有统计学意义，但重叠缝合患者术后 12 个月发生肛门失禁恶化的风险更低；但重叠缝合仅能用于外括约肌全层撕裂，因重叠缝合需有两个游离的断端，且在缝合过程中会有更大的张力。外层肛门括约肌部分撕裂（Ⅲa 度和Ⅲb 度），则应采用 1-0 或 2-0 延迟可吸收线进行端-端缝合。

当肛门指检发现内层肛门括约肌撕裂时，需用 1-0 或 2-0 延迟可吸收线对内层肛门括约肌进行单独缝合，肛门内层括约肌缝合首先由 Sultan 等于 1999 年提出，需间断缝合或褥式的端-端缝合，避免两侧断端重叠。有研究证明，对内层肛门括约肌进行单独缝合可有效降低术后肛门失禁的发生。

7. 肛门直肠黏膜裂伤可使用连续或间断缝合技术。传统的直肠黏膜修补是指用肠线对撕裂的直肠黏膜进行间断缝合，并将线结埋于肛管内。如用 3-0 可吸收线缝合，则无需对线结进行包埋，缝合方式可采用间断缝合或连续缝合，但需避免"8"字缝合，因"8"字缝合稳固过紧，或可造成黏膜缺血坏死。

8. 修补后应立即进行肛门指捡，以确保肛门可容一指。

9. 术后感染是决定手术成败的重要因素，在修补前，应充分进行术区消毒，术中严格无菌操作，术后给予广谱抗菌药。

10. 如果修补术后再次裂开，传统的处理方法为延期至少 8 周，最好 6 个月后进行二期修补，这样有充分的时间让炎症反应消退，同时缺损的边缘也可以恢复足够的血液供应，但很多外科医师推崇更早期的修补，因为这样能使患者避免长时间的不适，但治疗效果有待于进一步了解。

（四）术后管理

术后管理是保证手术成功的重要环节。

1. 术后观察：手术完成时见肛门皮肤皱褶呈放射状，术后排气有响声。

2. 修补术后使用广谱抗生素 3～5 天，以降低产后感染和伤口裂开的风险。Cochrane 综述显示，Ⅲ、Ⅳ度会阴裂伤患者预防性应用抗生素、使用安慰剂及不使用抗生素的情况，结果发现在Ⅲ、Ⅳ度会阴裂伤后预防性使用抗生素有助于预防会阴裂伤并发症的发生。

3. 术后 6 小时开始使用抑制肠蠕动药物如易蒙停、止泻药并禁食，控制阻止排便，至术后 5 天左右，术后第 6 天口服油剂润滑肠道并让患者排稀便。

4. 保持外阴清洁，术后每日常规冲洗外阴两次，并于便后及时冲洗，如出现会阴肿胀、淤血、排气不畅等不适则需对症处理。

5. 禁食时给予必要的支持疗法。

6. 术后第 6 天先流食，继而进无渣半流食，慢慢过渡到进一般饮食。

7. 伤口未愈合前，排便忌用腹压；推荐术后使用缓泻药和通便药以防止干燥的大便损害修补的组织 3 个月，减少伤口裂开的风险。

8. 建议患者手术后 3 个月，在检查伤口愈合良好时进行盆底康复训练，因为这一措施有利于患者盆底肌力的加强，进一步改善排便不适感，并同时治疗其他盆底功能障碍症状。

9. 术后随访：建议患者手术后 1～2 周、术后 1 个月、3 个月、6 个月、12 个月及以后的每 6～12 个月均来院复查，内容为了解伤口愈合情况、日常生活对伤口愈合的影响、排便状况、有无疼痛及其他不适等，如无异常，建议患者术后 3 个月可以恢复性生活，手术后 6 个月复查时了解性生活情况；如果随访时患者主诉大便失禁或疼痛及其他不适，应考虑手术愈合不佳、发生肛管阴道瘘甚至失败的可能，为防止诊断误差，必要时，可请有经验的妇科医生、肛肠外科医生、影像科专家一起会诊。

10. 会阴裂伤再次妊娠和分娩方式的建议：Ⅰ～Ⅱ度患者手术愈合后对再次妊娠和分娩影响较小；对Ⅲ度以上裂伤未手术或手术失败后再次阴道分娩的患者进行风险评估时发现，17%的患者会发生更加严重的排便失禁症状，因此应选择性剖宫产；但在成功修复的Ⅲ度以上裂伤，大多数妇女可以在未来的妊娠中安全的顺产，仅有部分妇女出现阴道分娩时再次裂伤，故对于会阴裂伤手术并愈合良好的患者，再次妊娠和分娩方式的建议则需根据患者手术后时间、修复情况及胎儿大小等因素综合评估，个体化处理。

11. 患者心理认知状况：对患者手术前后的心理疏导是重要的辅助治疗手段，术前向患者说明手术方法、预期及术后注意事项对手术的成功十分有益，术后的心理安慰、出现不适症状的正确对待其至手术失败的心理承受，也是整个治疗过程的组成部分，只有指导患者保持乐观的心态，才能最终得到最优的治疗效果。

（五）术后并发症

会阴Ⅲ度以上裂伤修补后的并发症发生率约15%，除手术失败外，最常见的是会阴脓肿、肛门功能不全、性交困难，肛管阴道瘘和会阴疼痛，并发症的易发因素主要是感染后伤口裂开、缝合技术不当造成伤口对合不佳或术后血肿；此外，贫血、营养不良、术后不当的排便方法等全身性因素和心理因素也是术后并发症发生的原因之一。

二、非手术治疗

要维持正常的排便功能，需能感知直肠的膨胀感和主动收缩或舒张盆底肌肉，阴道分娩如直接损伤肛门括约肌，单纯的括约肌手术仅能复原解剖结构，但难以达到盆底肌力加强等功能的改善，在有神经损伤可能时，手术将无法完全恢复排便功能，需其他非手术治疗加强神经的修复，才能达到良好的效果，治疗措施包括盆底功能电刺激、生物反馈治疗等，电刺激可强化盆底肌群，增强盆底肌收缩，并刺激盆底支配神经，达到损伤神经的修复；生物反馈作为产后盆底功能康复锻炼的一种有效方法，能提升人体感觉的敏感度、加速肌肉对感觉的反应速度、增强肛门外括约肌的收缩力，其他治疗方法还有骶神经调节术，长期有效率可达90%，也是手术后一种很有力的辅助手段。

第五节　会阴裂伤的预防

一、预防措施

会阴裂伤的关键在于预防。应注重健康教育，从妊娠期和分娩期两个环节采取相应的预防措施。

（一）健康教育

健康教育即包括对孕妇，也包括对产科医生和助产士。加强产前健康教育及分娩常识宣传工作，把心理咨询、疏导、普及孕产期知识纳入产科工作程序，帮助产妇消除恐惧、焦虑、急躁等不良因素，以最佳的心理状态待产，使分娩自然正常健康完成；做好围产期保健工作，鼓励孕妇做适量运动，减轻身体的不适，伸展会阴部肌肉，以增加弹性，孕期注意预防并及早治疗外阴炎、阴道炎，加强会阴自我护理的宣教；建立高危妊娠的管理，正确估计胎儿大小，合理掌握剖宫产指征，创建安全分娩的条件，妊娠期间如检查发现胎儿过大或既往分娩巨大儿者，应检查孕妇有无糖尿病，若为糖尿病，应积极治疗，制定合理的饮食计划。

1. 加强产时监护　进入产程后专人护理，观察胎心、宫缩、羊水性质，使用催产素者，注意催产素的浓度、滴速，及时了解宫口开大及先露下降情况，严密观察产程进展，同时与产妇多交流，做好心理护理，减轻产妇对分娩的恐惧心理，增加产妇对工作人员的信任及自身的安全感，保持最佳心态面对分娩。

2. 饮食　鼓励产妇少量多次进食高热量、易消化的食物，并摄入足够的水分，以增加体力，避免因乏力而致产程延长，胎头长时间压迫软产道，引起软产道充血、水肿、局部组织弹性减弱，导致胎儿娩出时会阴裂伤。

3. 严格掌握催产素的应用指征　合理使用催产素，以最小浓度，滴速逐渐调整，严密监测宫缩及胎头下降情况，避免宫缩过强、过频，防止胎儿娩出过快过猛而造成会阴裂伤。

4. 正确处理第二产程　指导产妇正确运用腹压与助产士相配合，杜绝胎儿娩出时不恰当的腹部加压及让胎儿过快通过产道，避免第二产程过快及医源性急产；产妇进入第二产程时，予宫缩时向下屏气用力，宫缩间歇身体放松休息，调节体力；胎头着冠时，张口哈气，胎头着冠即将娩出前在宫缩间歇期嘱产妇向下用力，在助产士指导下，于宫缩间歇期以最小径线娩出胎头，通过此种方法，避免产妇用力过猛过急，使会阴来不及充分扩张而发生会阴裂伤。

5. 产时密切观察胎儿大小，评估会阴发育情况　巨大儿临产时，试产不宜过久，估计胎儿体重 > 4500 g，中等骨盆大小，以剖宫产终止妊娠为宜；识别会阴裂伤的诱因，如会阴水肿，会阴过紧，缺乏弹力，耻骨弓低，胎儿大，胎儿娩出过急过快等。

6. 在接产前应做出正确的判断　选择适宜的会阴侧切时机，不宜过早切开而导致出血量多，且会阴未得到充分扩张和伸展，也不宜切开过迟，造成裂伤危险；如会阴体高及伸展性差时，可选择会阴侧切，切口要足够大，长 4 ~ 5 cm；角度要控制在自会阴后联合中线向左（或右）侧

45° 方向（若会阴充分扩张，角度应选择 60°），有资料显示，侧切距中线角度每增加 6°，发生重度裂伤的风险就降低 50%；另外，会阴正中切开，虽剪开组织少，出血量少，术后局部组织肿胀及疼痛减轻，但切口有自然延裂导致会阴裂伤Ⅲ度以上的危险，故接生技术不熟练者不宜采用；接产时，接产者需动作轻柔，并适当保护会阴，正确掌握阴道助产术的适应证，术者与助手应紧密配合，熟练接生操作规程，严格按分娩机转进行，正确处理阴道分娩的难产，防止会阴裂伤的发生。

7. 双侧会阴阻滞麻醉及会阴扩张与托肛相结合保护会阴　当宫口开全，胎先露达 +2 时，应施行会阴阻滞麻醉，松弛会阴部组织，减少胎头下降阻力，增加会阴弹性；采用会阴扩张与托肛法相结合的会阴保护法，即多次徒手扩张会阴后，在胎头拨露期产妇会阴阴唇后联合紧张时，开始托肛保护会阴，目的是协助胎头俯屈，控制胎头娩出速度，宫缩时张口呼气，接产者右手随着宫缩的起伏自然托起，宫缩间歇放松，以免压迫过久引起组织水肿，但保护会阴的手不可离开原位，以防宫缩时产妇突然用力时助产者来不及保护会阴造成会阴裂伤；胎头着冠时，托肛的同时指导产妇与接产者配合，帮助胎头仰伸，宫缩时张口呼气，宫缩结束时接产者右手托肛，左手助胎头仰伸缓慢娩出；胎头娩出后，接产者右手仍应注意保护会阴，然后协助胎头复位及外旋转，使胎儿双肩径与骨盆出口前后径一致，双肩娩出后，接产者右手方可放松停止托肛。

（二）会阴按摩

会阴按摩可以增加会阴肌肉及其周围软组织的柔韧性和弹性，促进阴裂松弛而增大出口，减少阻力。Beckmann 等的系统评价指出初产妇从孕 34 ~ 35 周行一周 1.5 次的会阴按摩可降低会阴切开率，而经产妇产前会阴按摩并不能减少会阴损伤的发生，但可以降低产后 3 个月会阴疼痛的发生率。Aasheim 等的系统评价表明第二产程会阴按摩有助于减少Ⅲ度和Ⅳ度裂伤。由此可见，产前及产时会阴按摩能有效降低分娩期的会阴损伤，但目前国内外关于会阴按摩的研究较局

限，缺乏针对使用方法如按摩的强度、频率、手法及使用时机的设计严谨的随机对照试验研究，故产生的效果有待于进一步数据说明。

（三）产前运动

1. 全身运动 孕期的全身运动可以使肌肉及身体柔韧性得到锻炼，腰部和腿部运动，可加强骨盆肌肉的弹性和张力，松弛关节韧带，分娩时有利于胎儿通过产道而自然分娩，减少难产和降低阴道助产率及产道损伤发生率；运动方式包括散步、快走、游泳、体操、产前瑜伽等。2013年美国运动医学会（ACSM）建议：孕妇如无运动禁忌证，应每周至少进行 4 次，每次至少 30 分钟的中等强度运动；孕期规律的运动还可以将产程时间缩短 3 个小时、预防软产道损伤和产后出血；但目前国内尚无关于孕妇妊娠期的运动指南，故医护人员应根据每一位孕妇的具体情况，个体化指导孕妇进行安全的孕期运动，提高她们的运动水平和依从性，进而改善妊娠结局。

2. 产前盆底肌肉锻炼 Du 等的系统评价显示（2015），产前盆底肌肉锻炼可缩短初产妇第一、二产程时间，美国妇产学院委员会认为，在没有禁忌证情况下，应鼓励孕妇参加规律的盆底肌肉锻炼。国内学者的研究结果也认为（万忠艳等，2011）产前盆底肌锻炼可增强产妇盆底肌肉韧性、提高盆底肌群肌力、增加产道的弹性、降低阴道助产率和会阴侧切率及产道裂伤的风险。

3. 分娩球运动 分娩球柔软而富有弹性，孕妇坐其上，可使盆底肌肉充分放松（图30-5-1）。国内外学者均指出：产前坐于分娩球上左右摇晃，上下摆动，可以帮助产妇按摩会阴体，增加弹性，松弛盆底肌和韧带，降低会阴切开率，减轻分娩疼痛，减少会阴撕裂伤的发生。

（四）自由体位

自由体位是指在产程中产妇可以采取卧、走、立、跪、坐、趴、蹲等一系列体位分娩，国内肖青青（2017）的系统评价表明初产妇采用自由体位分娩可有效缩短总产程，提高自然分娩率，降低产后出血和会阴Ⅲ度裂伤及宫颈裂伤的发生率。国外专家的系统评价（Gupta et al,

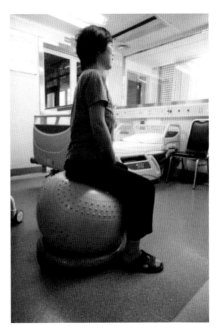

图 30-5-1 分娩球运动

2015）对比直立位和仰卧位对分娩结局的影响，认为直立位降低了会阴切开率和阴道助产率，但是有可能会增加会阴轻度裂伤和产后出血的风险。Shorten 等（2002）的回顾性研究对 2891 名产妇的不同体位进行了对比结果为：传统体位的会阴切开率高达 9.6%，侧卧位分娩会阴切开率为 5.4%，蹲位分娩会阴切开率为 4.8%；在会阴的完整性上，传统体位达 54%，侧卧位 66%，蹲位仅 42%；由此可见，自由体位对减少会阴损伤有积极作用，但是产程中实施自由体位并不是简单的指导产妇被动摆出一系列姿势，而是有针对性的个案指导，以产妇的舒适度和用力效果作为评价标准，灵活机动，适时调整为原则，尽量规避不同体位可能造成的风险。当然，目前自由体位分娩在国内的开展还不广泛，需通过医务人员的宣教使孕妇接受，并通过大量的数据资料来评估该分娩方式的优异性。

（五）椎管内分娩镇痛

椎管内分娩镇痛是国外常用的一种镇痛方法，是指在产妇分娩过程中给予一定的麻醉药品来减轻痛觉，对一些不能耐受疼痛的妇女是一个很好的选择。美国的分娩镇痛率达 85%，英国达 90%，法国达 96%，我国的分娩镇痛率仅为

1%。两项系统评价和一项纳入了 16852 例研究的回顾性研究均指出，低浓度硬膜外麻醉并不影响产程和阴道助产率，不会增加会阴重度裂伤和产后出血的发生，代少勉等（2017）的研究显示分娩镇痛后产妇盆底肌和宫颈口松弛，会阴皮肤最大程度拉伸，胎头下降过程中阻力小，同时产妇配合度较高，会阴损伤发生率较低；国外有报道（Fong et al，2014）指出，椎管内分娩镇痛能够大幅度减少产后出血量，可能与无痛分娩下产妇宫颈及阴道壁张力较小，产道损伤较轻，导致出血量减少相关。目前，产时麻醉用药尚未规范化，药物的选择、浓度、容量、使用时间等都缺乏共识，随着麻醉学科的发展，规范麻醉用药、优化麻醉方案是镇痛分娩未来的发展趋势。

（六）第二产程湿热敷

第二产程产妇分娩疼痛大部分集中在会阴部，此时给予温水冲洗，产妇舒适度提高，维护了会阴的清洁，增加了会阴的弹性，改善了会阴的状态。系统评价及 ACOG（2016 版）和 RCOG（2015 版）会阴裂伤指南均指出，第二产程末期采用热敷可明显减少Ⅲ、Ⅳ度裂伤，研究显示（Thiagamoorthy et al，2014）在高危人群中开展会阴湿热敷有利于降低会阴严重裂伤，如年龄 ≥ 35 岁、亚洲人种、采用工具助产、新生儿体质量 > 3500 g，使用热敷效果有显著差异；该方法不使用侵入性操作，易于被接受，适合在临床推广。

（七）会阴侧切术与选择性会阴切开

会阴侧切术指的是在自然分娩过程中将产妇会阴侧向切开，是分娩期第二产程中进行的简便手术，目的是防止产道的严重撕裂伤及减少婴儿胎头受压，关于会阴侧切能否防止Ⅲ、Ⅳ度会阴裂伤的发生，业界尚存在争议，英国医院案例统计机构提供的数据显示，会阴侧切可以有效预防Ⅲ、Ⅳ度会阴裂伤，而另一些研究却报道会阴侧切对于Ⅲ、Ⅳ度会阴裂伤的预防没有统计学意义。但是，有证据表明，会阴侧切在器械助产中能够有助于防止Ⅲ、Ⅳ度会阴裂伤的发生，侧切角度的选择对于减少Ⅲ、Ⅳ度会阴裂伤的发生至关重要，英国国家卫生与临床优化研究所推荐的侧切角度为 45° ～ 60°。Kalis 等的一项前瞻性研究也报道，会阴侧切角度 40° ～ 60° 侧切角最为适宜。

根据在阴道分娩中是否常规应用会阴切开术，可分为常规性和选择性会阴切开术，常规性会阴切开是指对阴道分娩的产妇常行会阴切开术，而选择性会阴切开术应严格遵循手术指征，只对有手术指征的产妇行会阴切开，也称限制性会阴切开术（肖丽等，2013）。系统评价认为选择性与常规性会阴切开组相比，发生严重会阴撕裂机会较低，缝合较少，切口愈合并发症更少，抗生素药物使用也较之降低。选择性会阴切开术还可以减少大约 30% 的会阴或阴道重度裂伤的风险；此外两组产妇间发生严重阴道损伤、性交困难、尿失禁、减少产时出血量和切口感染上无差异，因此，并没有任何确切的证据证明常规性会阴切开术更有益（Carroli et al，2009）。

（八）无保护会阴接产

无保护会阴接产的关键是在第二产程中，是指助产士双手不去托压会阴体，通过控制胎头娩出速度，让胎儿缓慢经阴道娩出的分娩方式。系统评价表明（Aasheim et al，2017），不保护产妇会阴可降低会阴侧切率，在会阴完整率、会阴裂伤方面无差异；国内胡静等（胡静等，2016）的系统评价中也指出，无保护会阴分娩技术可以减少会阴侧切、缩短第二产程时间、不增加会阴裂伤和新生儿窒息率；但另有研究表明"有会阴保护"可以有效减少Ⅲ、Ⅳ度会阴裂伤的发生。由此可见，目前的证据不足以支持全面的无保护实施，它与传统接产理念的撞击，其优势、潜在的风险及对于产妇的适应标准、助产人员的培训要求、医院的医疗支持等影响因素还需要大量的临床数据和循证依据来证实，有些新的接产手段能够降低 OASIS 的发生率，包括：左手降低头部娩出的速度，右手保护会阴，当胎头着冠的时候母亲不要用力；针对高危人群选择正确切开角度的会阴侧切术；在第二产程会阴收缩期和间隙期持续按压会阴的轻微会阴按压等。

（九）对产妇的持续培训辅导

对产妇的持续支持包括产前、产时、产后的连续化服务，即产前分娩教育、分娩过程中陪伴、分娩环境支持如家庭化产房，导乐分娩等内容，成为近年来在国内外逐渐兴起的一种新的临床助产服务模式，这种模式指由专门有分娩经验的助产人员采取一对一的方式对孕产妇提供身体和精神上的安慰和支持，同时，产妇的家属可以参与其中。国外的资料经 meta 分析表明，助产士对产妇持续的支持可降低会阴损伤程度，提高自然分娩率，降低剖宫产率和器械助产率，还可提高新生儿评分。因此，对产妇持续支持，提供产前，产时至产后一体化服务，从生理和心理上帮助母婴，是回归自然分娩，减少会阴损伤的重要手段。

二、减少会阴损伤计划

（一）改进产前助产保健服务

维护产时会阴完整性，降低会阴损伤必须从产前的会阴管理、运动和情绪管理着手，我国部分地区已经开展助产门诊，但系统化教育尚待形成，应鼓励产妇提交分娩计划书，明确助产门诊服务项目和流程及收费标准，完善产前健康教育处方，加强人员配备，建立产前、产时、产后跟踪随访制度。

（二）推进产程中自由体位的开展

当前，平卧位接产仍然是分娩的主导体位，国内各医院开展自由体位分娩质量不一，行业内缺乏非平卧位接产技术的规范，为此，应展开第二产程不同体位接产技术持续培训，针对不同体位的风险建立相应的对策并加强孕妇的训教，使之接受该项分娩方式。但自由体位对产程的改善作用机制尚不明确，盆底组织厚度形状的改变，头盆关系的改善大多依靠助产士的经验判断，实施效果的评估缺乏医疗仪器如超声等的辅助，因此，推动自由体位分娩技术，引入超声等辅助检查仪器势在必行。

（三）建立适合我国国情的分娩镇痛医疗服务体系

我国的椎管内镇痛发展缓慢，应完善医院-麻醉师-助产士主导的分娩镇痛的规模化开展，同时提供多样的非药物和药物分娩镇痛，并加强宣教，使产妇可以根据了解程度、产痛程度、产程进展及经济承受度自主选择分娩镇痛方式。

（四）明确会阴切开评估指标

我国的会阴切开率较国际水平高，某些地区高达 80% ~ 90%，会阴重度裂伤被列入医疗事故范畴；但会阴重度裂伤的诱因包括一些非人为可以改变的因素是客观存在的，故不应一概而论过分强调避免重度裂伤，否则，以此的代价即是高剖宫产率的产生。

（五）改进产时分娩服务模式

国外导乐模式主要有三种，基于医院、社区和私人职业导乐，专业的导乐认证体系使得导乐师具备较强的职业素养；但在我国，大多数是助产士同时承担了导乐的职责，且绝大部分医院未实现待产分娩一体化，家属不能全程陪伴。因此，培养专业的导乐队伍，建立导乐认证体系，为产妇提供更舒适的分娩体验势在必行，其次，改善产房分娩环境，提供更多的家庭化产房，降低床位周转率，真正实现以母婴为主导的自然分娩也需极力提倡。

总之，会阴裂伤是由于分娩导致的并发症，严重者可延裂至肛门括约肌，导致 OASIS 的产生，如不及时有效处理，则会长期影响妇女的生活质量，使其痛苦不堪，为此，预防、认识及正确处理该疾病是保证女性生活幸福的重要举措，必须重视。

典型病例

患者，女性。因产后大便失禁20年于2018年12月23日入院（图30-6-1）。入院前后妇科检查示：外阴发育正常，会阴陈旧性裂伤，直肠前壁外翻，肛查视诊未见皮肤皱褶放射状，肛门收缩不能。B超检查提示肛门内外括约肌连续性中断，患者完善各项术前准备后于2018年12月25日行"会阴Ⅳ度裂伤修补术＋会阴成形术"，手术完成时可见肛门皱褶呈放射状（图30-6-2），术后2天排气，主诉排气时有响声，术后禁排便5天，继于口服液状石蜡后排出稀便，观察2天，每天排稀便1～2次后出院，嘱注意饮食控制，可适量口服大便软化剂，保持软便3个月，患者出院后1周，术后1个月、3个月、6个月复查，大便控制良好，无明显不适，继续随访中，建议患者进行盆底康复治疗，但因患者家在外地，不方便治疗而拒绝。

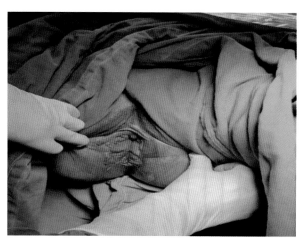

图30-6-1　术前

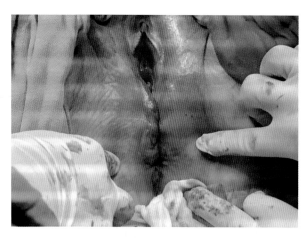

图30-6-2　术后

（李　环　宋　悦　梁金涛　李汉秦）

参考文献

程文瑾，等，2018．会阴体解剖和阴道分娩后肛门括约肌损伤的研究进展．现代妇产科进展，27（5）：387-389．

陈姗，等，2011．产后肛门失禁相关因素研究进展．实用妇产科杂志，27（1）：22-24．

代少勉，2017．2015-2016年仙桃市仁爱医院无痛分娩状况分析．中国妇幼保健，32（18）：4382-4384．

关春华，2019．足月阴道分娩产妇会阴裂伤的状况分析．中国医药指南，17（21）：116-117．

胡静，等，2016．无保护会阴分娩技术用于初产妇会阴分娩效果的Meta分析．中华护理杂志，51（04）：413-419．

刘连杰，等，2000．产伤性肛门括约肌损伤的诊治进展．中华妇产科杂志（2）：118-120．

肖青青，等，2017．第二产程坐式分娩对产妇分娩效果的meta分析．国计划生育学杂志，25（12）：812-819+824．

肖丽，等，2013．会阴切开术在阴道分娩中的应用．实用妇产科杂志，29（9）：659-661．

丘金翠，2019．探讨无保护会阴接生对会阴裂伤程度及侧切率的影响．数理医药学杂志，32（9）：1286-1288．

万忠艳，2011．产前盆底肌功能锻炼对阴道分娩结局的影响．海南医学，22（7）：36-37．

杨志娟，2017．165例产妇足月妊娠阴道分娩会阴裂伤临床分析．中国继续医学教育，9（20）：82-83．

朱兰，等，2013．澳洲妇科泌尿学组Ⅲ、Ⅳ度会阴裂伤相关处理的指南更新与解读．中华妇产科杂志，48（11）：878-880．

仲肖静，2013．2000例产妇足月妊娠阴道分娩会阴裂伤临床分析．中国医学创新，10（30）：115-116．

Eubanks, et al, 2017. Postpartum Management After Obstetric Anal Sphincter Injuries. Obstetrics and Gynecology：Journal of the American College of Obstetricians and Gynecologists, 130（4）：870-872.

Ford JB, et al, 2013. Trends in obstetric anal sphincter injuries and associated risk factors for vaginal singleton term births in New South Wales 2001-2009. Australian and New Zealand Journal of Obstetrics and Gynecology, 53（1）：9-16.

Aasheim V, et al, 2011. Perineal techniques during the

second stage of labour for reducing perineal trauma. Cochrane Database Syst Rev, 7 (12): 66-72.

Andrews V, et al, 2006. Risk factors for obstetric anal sphincter injury: a prospective study. Brith, 33 (2): 117-122.

Abdool Z, et al, 2012. Ultrasound imaging of the anal sphincter complex: a review. Br J Radiol, 85 (1015): 865-875.

Burgio KL, et al, 2007. Risk factors for fecal and urinary incontinence after childbirth: the childbirth and pelvic symptoms study. Am J Gastroenterol, 102 (9): 1998.

Chan SS, et al, 2013. Prevalence of urinary and fecal incontinence in Chinese women during and after their first pregnancy. Int Urogynecol J, 24 (9): 1473-1479.

De Leeuw JW, et al, 2001. Anal sphincter damage after vaginal delivery: functional outcome and risk factors for fecal incontinence. Acta Obstet Gynecol Scand, 80: 830.

De Vogel J, et al, 2012. The effect of a mediolateral episiotomy during operative vaginal delivery on the risk of developing obtetrical anal sphincter injuries. Am J Obstet Gynecol, 206 (5): 404 e1-404 e5.

Du Y, et al, 2015. The effect of antenatal pelvic floor muscle training on labor and delivery outcomes: a systematic review and meta-analysis. Int Urogynecol J, 26 (10): 1415-1427.

Evers EC, et al, 2012. Obstetrical anal sphincter laceration and anal incontinence 5-10 years after childbirth. Am J Obstet Gynecol, 207 (5): 425e1-425e6.

Fernando RJ, et al, 2013. Methods of repair for obstetric anal sphincter injury. Cochrane Database syst Rev, 8.

Fornell EU, et al, 2005. Obstetric anal sphincter injury ten years after: subjective and objective long term effects. BJOG, 112 (3): 312-316.

Faltin DL, et al, 2006. Women's health 18 years after rupture of the anal sphincter during childbirth: I. Fecal incontinence. Am J Obstet Gynecol, 194: 1255.

Fynes M, et al, 1999. Effect of second vaginal delivery on anorectal physiology and faecal continence: a prospective study. Lancet, 354: 983-986.

Fong A, et al, 2014. Temporal trends and morbidities of vacuum, forceps, and combined use of both. J Matern Fetal Neonatal Med, 27 (18): 1886-1891.

Gurol-Urganci I, et al, 2013. Third- and fourth-degree perineal tears among primiparous women in England between 2000 and 2012: Time trends and risk factors. BJOG, 120: 1516-1525.

Groutz A, et al, 2011. Third-and fourth-degree perineal tears: prevalence and risk factors in the third millennium. Am J Obstet Gynecol, 204 (4): 347e1-347e4.

Gurol-urganci I, et al, 2013. Third and fourth-degree perineal tears among primiparous women in England between 2000 and 2012: Time trends and risk factors. BJOG, 120 (12): 1516-1525.

Gundabattula SR, et al, 2018. Risk factors for obstetric anal sphincter injuries (OASI) at a tertiary centre in south India. Int Urogynecol J, 29: 391.

Geller EJ, et al, 2014. Perineal body length as a risk factor for ultrasound-diagnosed anal sphincter tear at first delivery. Int Urogynecol J, 25 (5): 631-636.

Gupta JK, et al, 2017. Position in the second stage of labour for women without epidural anaesthesia. Cochrane Database Syst Rev, (5): CD002006.

Lane TL, et al, 2017. Perineal body length and perineal cerations during delivery in primigravid patients Baylor University Medical Center Proceedings. Taylor Francis, 30 (2): 151-153.

Meriwether KV, et al, 2016. Perineal body stretch during labor does not predict perineal laceration, postpartum incontinence, or postpartum sexual function: a cohort study. Int Urogynecol J, 27 (8): 1193-1200.

Nordenstam J, et al, 2008. Immediate or delayed repair of obstetric anal sphincter tears-a randomized controlled trial. BJOG, 115: 857-865.

Pinta TM, et al, 2004. Sphincter rupture and anal incontinence after first vaginal delivery. Acta Obstet Gynecol Scand, 83 (10): 917-922.

Roos AM hakar R, et al, 2010. Outcome of primary repair of obstetric anal sphincter injuries (OASIS): Does the grade of tear matter? Ultrasound Obstet Gynecol, 36 (3): 368-374.

Ramm O, et al, 2018. Risk Factors for the Development of Obstetric Anal Sphincter Injuries in Modern Obstetric

Practice. Obstet Gynecol, 131: 290.

Raisanen S, et al, 2013. Changing associations of episiotomy and anal sphincter injury across risk strata: results of a population-based register study in Finland 2004-2011. BMJ Open, 3 (8): e003216.

Sultan AH, et al, 1993. Anal-sphincter disruption during vaginal delivery. N Engl J Med, 329 (26): 1905-1911.

Sultan AH, et al, 1995. Obstetric perineal trauma: an audit of training. J Obstet Gynaecol, 15 (1): 19-23.

Sze EH, 2005. Anal incontinence among women with one versus two complete third-degree perineal lacerations. Int J Gynaecol Obstet, 90: 213.

Soga H, et al, 2007. A histotopographic study of the perineal body in elderly women: the surgical applicability of novel histological findings. Int Urogynecol J, 18 (12): 1423-1430.

Shorten A, et al, 2002. Birth position, accoucheur, and perineal outcomes: informing women about choices for vaginal birth. Birth, 29 (1): 18-27.

Thiagamoorthy G, et al, 2014. National survey of perineal trauma and its subsequent management in the United Kingdom. Int Urogynecol J, (25): 1621-1627.

Yang X, et al, 2010. The prevalence of fecal incontinence and urinary incontinence in primiparous postpartum Chinese women. Eur J Obstet Gynecol Reprod Biol, 152 (2): 214-217.

第三十一章

妊娠及分娩与下尿路症状

女性下尿路症状（lower urinary tract symptoms，LUTS）是一组症候群；它影响生活质量、社会功能、性生活质量，可能会产生经济影响，同时给社会公共卫生造成更大挑战。多个国家已经进行了规模较大的关于女性下尿路症状的流行病学调查，患病率在 14% ~ 76%。目前 LUTS 根据国际尿控协会（International Contineace Society，ICS）定义分为：女性下尿路症状含有储尿期症状、排尿期症状、排尿后症状。储尿期症状最主要表现为膀胱过度活动症（尿急、尿频、夜尿增多）、尿失禁（压力性尿失禁、急迫性尿失禁、混合性尿失禁、性交尿失禁等）；排尿期症状是指膀胱排尿期所感受的症状，包括排尿缓慢、尿分叉、尿流中断、排尿无力、尿踌躇及尿滴沥；排尿后症状指的是尿无力及排尿后滴沥。妊娠和分娩相关的下尿路症状发生率随年龄和孕产次的增加逐渐上升。由于 LUTS 在专门章节阐述，故本章仅就妊娠分娩前后最易发生的尿潴留和压力性尿失禁进行介绍。

第一节 产后尿潴留

一、概述

产后尿潴留（postpartum urinary retention，PUR）是指阴道分娩后 6 小时内或子宫下段剖宫产术拔除尿管后无法自行排尿，或尽管有排尿但发现膀胱残余尿量仍超过 150 ml（Yip SK et al，1997）。由于临床上对产后尿潴留的定义及标准不尽相同，各个地区报道的产后尿潴留的发病率出入很大，目前认为发病率为 1.7% ~ 17.9%。由于产后尿潴留对产后子宫收缩的影响很大，增大了产后大出血的风险。故越来越多的人开始关注产后尿潴留的相关因素，只有了解了这些因素，才能从根本上预防产后尿潴留的产生，也能更有效地治疗产后尿潴留，这里就产后尿潴留发生的影响因素、鉴别诊断、疾病的预防及发病后的部分处理措施进行论述。

二、相关因素

1. 分娩方式 有研究表明，剖宫产的产后尿潴留发生率高于阴道分娩。其原因可能由于剖宫产术中会损伤膀胱，以及产妇在术后承受更多的痛苦及使用硬膜外麻醉而导致。有报道提示剖宫产后发生 PUR 的概率是阴道分娩的 1.45 倍，Kermans 等以临床症状为依据诊断产后尿潴留，并发现阴道产产妇产后尿潴留发生率为 2.1%，剖宫产产后尿潴留的发生率为 3.2%，略高于阴道分娩，尽管此类相关研究较少，但分娩方式亦被视为可能的危险因素之一。

2. 年龄 相关调查研究发现，高龄产妇发生尿潴留的概率更高。年龄 > 35 岁的自然分娩产妇产后尿潴留发生率为 5.2%，显著高于 20 ~ 35 岁年龄组 2.0%，具体原因可能与高龄产妇相对较差的产道环境，以及较多的妊娠期并发症有关。

3. 孕产次　初产妇的产后尿潴留率高于经产妇，原因可能与初产妇使用更多的器械助产和会阴侧切术有关，有研究发现初产妇的产后尿潴留要比经产妇高出 26.7%。

4. 产程时间　产程过长是阴道分娩较突出的危险因素之一，已被多位研究者证实。产程延长，受胎头压迫，膀胱三角区黏膜进一步充血水肿，尿道括约肌水肿充血及会阴部肿胀，增加了产后尿潴留的机会。有研究认为，分娩的持续时间与产后尿潴留有直接相关性，现第一产程＋第二产程 ≥ 12 小时的阴道分娩产妇产后尿潴留发生率明显增高。

5. 手术助产　包括胎头吸引术和产钳助产术、臀位助产术。手术助产或暴力向下按压，使膀胱位置下移，可损伤位于子宫骶韧带两侧的副交感神经，致使逼尿肌和膀胱内括约肌功能失调，引起尿潴留；另使用器械助产的产妇由于局部的阻滞麻醉和软产道损伤使局部神经功能障碍，这在产后尿潴留发生中具有重要意义。杨巧玲等研究显示，阴道分娩产妇经手术助产后尿潴留发生率明显升高，可达 25% ~ 30%。

6. 分娩镇痛　分娩镇痛的方法包括硬膜外阻滞、蛛网膜下隙阻滞或腰 - 硬联合阻滞、连续蛛网膜下隙阻滞。常用的分娩镇痛是硬膜外麻醉镇痛法，是在分娩期经腰椎间隙穿刺至硬膜外腔，推入低浓度、小剂量的局部麻醉药，达到镇痛目的；椎管内阻滞由于阻滞了骶神经，可使膀胱逼尿肌和内括约肌暂时失去功能，产生排尿困难。分娩中麻醉药物或是镇痛泵的使用，使患者对排尿反射不敏感，早期不感觉有尿意，而感觉有尿意时，膀胱已过度充盈，导致膀胱逼尿肌及括约肌麻痹而造成尿潴留。

7. 会阴侧切　会阴侧切的产妇一般产程更长或滞产，胎先露的压迫时间过长可导致骨盆神经麻痹及膀胱三角区与尿道内口处黏膜水肿充血，甚至出血。在临床阴道分娩当中，会阴侧切产妇由于改变了泌尿系统生理特性，再加上产妇担心下床活动会出现切口裂开，从而下床活动时间较晚等，都增加了尿潴留的发生率，影响了产后的康复。

8. 产道损伤　妊娠晚期由于子宫增大，膀胱被推向前上方，尿道相应延长，分娩过程中胎先露的压迫或多次阴道检查使膀胱、尿道充血、水肿，尤以滞产时胎先露对膀胱颈及骨盆底长时间压迫者更甚，屏气时膀胱内压力明显升高，膀胱感觉及张力减弱，逼尿肌收缩力减弱，而尿道水肿又使排尿阻力增加，两者协同易发生尿潴留；软产道损伤，累及尿道外口，使之充血，收缩受限，腹内压较低，不能协助排尿，亦导致尿潴留。

9. 妊娠期并发症　妊高征患者往往应用大量的解痉及镇静药物，如硫酸镁、莨菪类药物等，这些药物能降低膀胱肌张力和收缩功能，引起尿潴留，亦有研究发现糖尿病对外周神经的影响也会提高产后尿潴留的发生。

10. 胎膜早破　胎膜早破患者大多数需要臀高位卧床休息，很多孕妇不习惯卧床排尿，容易引起产前尿潴留，以致膀胱过度充盈失去收缩力，从而增加产后尿潴留的发生率。卧床休息可致第一产程延长，胎头长期压迫膀胱区，使膀胱黏膜充血、水肿及肌张力降低、膀胱对内部张力的增加不敏感导致尿潴留；对于单胎头位孕足月胎膜早破，先露衔接良好的孕妇采取传统的待产体位（平卧、侧卧交替）可使骨盆活动度受限，出口径线不能相应增大，胎头下降阻力相对增加，造成产程延长，产妇疲劳，增加产后尿潴留发生率。

11. 产后未及时排尿　研究认为产后膀胱残留容量与产后尿潴留有关。有些产妇身体虚弱，产程过长致过度疲劳，再加分娩后腹直肌分离，腹壁松弛，腹压下降，逼尿肌收缩乏力，敏感度下降而无力排尿，也有一部分产妇因不习惯卧床排尿而未及时排尿从而导致尿潴留。

12. 精神心理因素　无论选择哪种分娩方式，产妇都可能会因害怕伤口疼痛而不敢用力排尿，或担心伤口感染恐惧排尿，以致膀胱过度充盈而失去收缩力，使尿道括约肌因反射性抑制而出现痉挛，增加排尿困难，导致尿潴留。

三、发病机制

膀胱是由平滑肌组织构成的贮存尿液的一个

肌性囊性器官，位于盆腔前部，由逼尿肌、膀胱三角部肌肉组成，伸展性较大，成人尿容量一般为250～400 ml，最大膀胱容量为400～600 ml，人体支配尿道及膀胱的神经有阴部神经、腹下神经及盆神经等，在腰骶部脊髓处有排尿反射的初级中枢神经，副交感神经兴奋时，膀胱逼尿肌产生收缩，膀胱内括约肌出现松弛，从而促进排尿，当交感神经兴奋时，膀胱逼尿肌出现松弛，膀胱内括约肌出现收缩，从而对尿液排出产生抑制作用。

此外，分娩期间因子宫造成的压迫及内分泌环境的改变，可致膀胱、尿道存在水肿、充血及组织增生现象；子宫逐渐增大将膀胱向前推，膀胱由盆腔移位于腹腔，延长了尿道。孕妇黄体酮类激素、松弛素的大量分泌也一定程度抑制了逼尿肌作用，另外，分娩过程中的多种手段助产易导致主韧带及子宫骶骨韧带发生过度伸展，累及副交感神经纤维，从而促进尿潴留发生。

四、临床表现

1. 有明显尿意但无法自主排尿 由于产程中胎头压迫膀胱时间过长，引起膀胱黏膜水肿、充血，如涉及膀胱三角区时，可阻塞尿道，引起尿潴留，表现为产妇有尿意，但不能自行排出。此外，产妇潜意识里已建立平时的排尿习惯，但排尿体位和姿势的改变，使产妇不习惯于床上排尿而影响排尿；大病房中尤其是在缺乏隐蔽的环境中，也会使产妇产生许多压力，影响正常的排尿，这类尿潴留，产妇通常会有尿意，也曾努力尝试排尿，但效果不尽如人意，产妇因而紧张和焦虑，加重了尿潴留。

2. 无尿意但膀胱充盈明显 产妇因妊娠腹壁松弛，膀胱容量增加而肌张力差，腹压下降，膀胱壁上的牵张感受器功能受到抑制，不能及时发出排尿冲动。表现为产妇可能无尿意，但检查发现膀胱充盈，按摩膀胱时产妇可有轻微尿意，由于膀胱过度充盈，使膀胱收缩无力，排尿时，腹肌、膈肌的收缩有助于尿液的排出。此类尿潴留最大的原因是腹肌松弛，腹压下降；此外，应用较大剂量解痉镇静药时，由于药物对排尿中枢

的抑制作用，使膀胱张力降低，牵张感受器不敏感，表现为产妇无尿意，膀胱充盈度高，出现尿潴留表现。

3. 有尿意但排尿不畅 产妇不敢排尿或仅排出少许尿液，膀胱仍充盈，残余尿多。分娩中会阴及尿道口的创伤疼痛反射性引起尿道括约肌痉挛，产妇因惧怕疼痛而不敢用力排尿，表现为产妇有尿意，也有排尿动作，但排不出尿液，或仅排出少许尿液，膀胱仍充盈。

五、诊断

1. 病史 包括询问患者的年龄、孕产次、分娩方式、有无产程过长，尤其是第二产程过长、有无手术助产及会阴侧切、是否分娩镇痛、分娩后有无产道损伤、有无妊娠期并发症如妊高征、胎膜早破等，产后是否及时排尿及患者的精神心理状态。

2. 症状 ①有明显尿意，但试图排尿失败；②产妇无尿意，但膀胱充盈明显；③产妇有尿意，不敢排尿或仅排出少许尿液，膀胱仍充盈。明确患者的临床表现以哪种为主对于分析尿潴留的病因及损伤部位，从而进行有针对性的治疗非常重要。

3. 体格检查 首先要重视生命体征，尤其对于急性尿潴留的患者一定注意有无贫血、休克、感染征象。进行腹部检查，这对于是否合并内外科疾病的鉴别至关重要。检查前要充分沟通，告知该操作的目的和必要性；触摸子宫底高度对于是否存在子宫复旧不良的判断至关重要；触诊有无压痛、反跳痛及肌紧张，明确有无腹膜刺激症状。

4. 辅助检查 血常规和血型检查对于门急诊患者很重要。血常规的检测主要明确是否有贫血和感染，入院后动态监测血常规，有助于鉴别尿潴留与盆腔血肿；由于产后尿潴留会影响到膀胱功能，更有可能造成泌尿系感染，严重者引起产褥感染、膀胱破裂等，因此尿常规的监测十分必要，有助于及时发现有无泌尿系感染、及时治疗，预防不良后果发生；超声检查有助于与盆腔血肿及子宫复旧不全相鉴别；膀胱容量测定仪是

十分简便的残余尿量测定方法，如患者充分排尿后检测残余尿量 > 100 ml，则可以基本确定尿潴留。

综上所述，产后尿潴留的诊断并不难，但一定通过上述的问诊及检查，明确尿潴留的发病原因与类型，并与其他疾病相甄别，从而进行针对性的治疗，才是最重要的。

六、鉴别诊断

1. 子宫复旧不良　产后尿潴留对产后子宫收缩的影响很大，增加了产后出血的风险，临床上需要与子宫复旧不良相鉴别。子宫复旧不良最突出的临床表现是血性恶露持续时间延长，从正常时仅持续 3 天延长至 7～10 天，有时也表现为晚期产后出血，如果为胎盘残留所导致，则血性恶露持续时间更长，而且量也明显增多，恶露浑浊或伴有臭味，有时能见到坏死的残留胎盘组织和胎膜组织随恶露一块排出，双合诊检查常发现宫颈较软，宫颈外口多数至少能通过一指，子宫较同期正常产褥子宫稍大且软，多数子宫呈后屈后倾位，并有轻微压痛。B 型超声检查有助于鉴别。

2. 盆腔血肿　是妇产科手术后比较常见的一种并发症，由于血肿压迫神经和内脏可以引起泌尿系统功能紊乱，当出现排尿困难等症状时需要与产后尿潴留相鉴别。盆腔血肿的患者可有休克症状和体征，腹膜后血肿未渗入腹腔者，可仅有腹部压痛而无明显肌紧张及反跳痛，若血液渗入腹腔后可出现腹肌紧张、压痛和反跳痛，加重肠麻痹，较大血肿时，侧腹部可表现饱满、肿胀，有时出现皮下瘀斑，偶可触及压痛性包块，盆腔腹膜后较大血肿时，患者可有直肠刺激症状；体检触诊腹部可表现饱满、肿胀，叩诊有时可发现腰部或背部有不随体位而改变位置的浊音区，盆腔腹膜后血肿，直肠指检可以触及肿块。产后尿潴留不会出现皮下瘀斑，直肠指诊不会触及肿块，且常表现为下腹正中饱满、肿胀，B 型超声可以明确诊断。

3. 膀胱炎　急性膀胱炎好发于孕龄期女性及老年女性，且起病急，排尿时尿道有烧灼痛、尿频、尿急等典型症状，部分患者可伴有排尿不畅，如伴有尿潴留时，痛感多为持续性钝痛，可有下腹膀胱区压痛，全身倦怠。尿常规常表现为脓尿、血尿、尿液浑浊，尿中亚硝酸盐及白细胞脂酶阳性可以明确诊断。

4. 其他原因　尿潴留女性普通尿潴留常由于各种器质性病变造成尿道或膀胱出口的机械性梗阻造成，如异物、结石、肿瘤、损伤、狭窄及先天性尿道畸形等。急性尿潴留发病突然，胀痛难忍，辗转不安，有时从尿道溢出部分尿液，但不能减轻下腹部疼痛，而慢性尿潴留多表现为排尿不畅，尿频，常有尿不尽感，少数患者虽无明显慢性尿潴留梗阻症状，但往往已有明显上尿路扩张、肾积水、甚至出现尿毒症症状。B 型超声检查可以明确有无泌尿系梗阻，协助鉴别。

七、治疗

（一）物理疗法

1. 诱导排尿　通过听水流声反射性缓解排尿抑制，使产妇产生尿意，促进她们尽快排尿，或者护理人员一边与产妇聊天、一边用水冲洗产妇外阴，并告诉产妇已排出尿等进行诱导，通过条件反射使产妇放松会阴部肌肉以诱导产妇尽快排尿。

2. 按摩腹壁　可刺激腹肌收缩，增加腹内压；按摩膀胱可使膀胱收缩，内压升高，使牵张感受器功能恢复，缓解尿潴留症状。

3. 热敷法　是将热水袋或者热毛巾放于产妇下腹部膀胱区及会阴，借助热力作用使得松弛的腹肌进行收缩，诱发腹压升高，以促进产妇排尿，此方法对于尿潴留时间短膀胱充盈不严重的产妇有较好的疗效。但对于应用较大剂量镇静药的产妇出现尿潴留，采用热敷的效果常常不甚满意，应采用无菌导尿术、肌内注射新斯的明等方法，尽早解除尿潴留。

4. 红外线灯照射　利用红外线对产妇膀胱区进行照射，时间为 15～20 分钟，每天 2 次，通过照射可解除平滑肌痉挛，促进神经传导功能恢复，尤其是生物效应释放热能，进入组织后达到恢复平滑肌功能的效果，达到促进排尿的目的。

5. 热气熏蒸外阴　是用一个高度为 35 ～ 40 cm、口径约 35 cm 的类似家庭坐式马桶的塑料桶，里面放上 2/3 的温开水，水温热度为产妇能承受的微烫的 45 ～ 50℃。产妇坐在桶上，放松心情，由桶内的水蒸气不断熏蒸会阴，并用小毛巾不断将温水淋到会阴与膀胱区，利用水蒸气及温水刺激尿道周围神经感受器，达到促进排尿的效果。

6. 低频脉冲电疗仪治疗　在低频脉冲电疗仪治疗片上涂抹耦合剂，分别放在腹正中耻骨联合处及骶尾部，将治疗能量控制在 80 ～ 90 mA，治疗时间为 30 ～ 50 分钟，促使盆底肌肉与筋膜进行规律运动，同时带动膀胱壁肌肉规律运动，达到良好的排尿效果。患者经过治疗自行排尿后，通过膀胱容量测定仪检测残余尿量，判断治疗效果，若残余尿 < 50 ml，提示膀胱充分排空，若残余尿 > 100 ml，提示膀胱内尿液排空不充分。

低频脉冲电疗仪治疗作用机制为电刺激能提高神经肌肉的兴奋性，唤醒部分受压而功能暂停的神经细胞，促进神经细胞功能的恢复，骶神经的刺激能兴奋膀胱逼尿肌的收缩，促进排尿。

另外，盆底肌肉锻炼电刺激应遵循个体化原则，根据产后尿潴留程度、肌电图的改变、治疗需求设定电刺激参数包括：不同电刺激类型、不同波形、低频频率、脉宽、强度、时间等方面，当盆底电刺激有效时患者会感到盆底肌肉收缩，但不会感到盆底肌肉部位疼痛；无效电刺激则相反，患者无盆底肌肉收缩感觉，但有肌肉部位疼痛感觉。故低频电刺激能够促进盆底神经的修复，增强盆底功能恢复，有效治疗产后尿潴留，其操作方法简单、安全、可重复性，患者无痛苦，可以临床推广应用。

（二）中医疗法

1. 指压穴位　利用右手拇指对利尿穴进行垂直下压，原则为先轻后重、逐渐增压，同时叮嘱产妇放松大约 1 分钟，大多数产妇可自行排尿，可以根据膀胱底高度反复按压，直到排尽为止，这种方法在一些临床实践中应用普遍，被证实属于操作简单、经济高效、无不良反应的方法。

2. 针灸穴位　以透曲骨穴、中极穴、三阴交穴、地机穴等为主要穴位，留针 20 分钟，通常情况下针灸后 40 分钟可自行排尿。

3. 足三里穴位注射　疗法是在无菌操作下，使用一次性 5 ml 6 号针头的注射器抽吸甲硫酸新斯的明注射液 1 mg，垂直快速刺入足三里穴，同时小幅度提插，得气后将药液注入两侧穴位，每侧 0.5 mg，若无效可间隔 30 ～ 60 分钟重复注射 1 次。

（三）药物干预

1. 开塞露塞肛　开塞露塞肛、灌肠帮助排尿已得到较多临床验证，通过排便能促进排尿的神经反射，促使腹肌收缩、腹内压增高，同时逼尿肌收缩，内括约肌松弛、尿道阻力降低而达到顺利排尿的效果。将开塞露开口端连接导尿管，把 20 ～ 40 ml 开塞露液注入直肠 7 ～ 9 cm，能使药液完全保留于肠腔不易外溢，使直肠在短时间内充满药液，刺激肠蠕动进一步增强，促使排便，同时可以引起膀胱逼尿肌快速兴奋，使膀胱逼尿肌的收缩力增强，促进产妇顺利排尿。

2. 甲硫酸新斯的明注射　甲硫酸新斯的明可采取穴位注射或肌内注射，该药物有选择性兴奋膀胱平滑肌的机制，从而促进膀胱平滑肌收缩、排尿。

3. 酚妥拉明肌内注射　酚妥拉明有极强的抗肾上腺素功能，采取肌内注射后可舒张血管，改善微循环，从而缓解黏膜水肿，促进膀胱肌张力的恢复，最终解除尿道括约肌痉挛而达到排尿的目的。邓新征等研究指出，采取肌内注射酚妥拉明+热敷治疗尿潴留，其治愈率高达 93.75%。

（四）导尿及留置尿管

若经过前述方案处理效果不佳，可采取导尿术干预。尤其是急性尿潴留患者，第 1 次导尿量可控制在 1000 ml 以内，一般在 200 ～ 500 ml，避免膀胱内压急剧下降，血液大量滞留在腹腔，导致血压下降而发生虚脱，之后每次放尿 200 ～ 300 ml，待尿液排尽后再继续保留尿管 3 ～ 5 天，留置尿管期间进行膀胱功能锻炼，鼓励产妇多饮水，根据尿意确定放尿时间，待产妇膀胱功能恢复后则将尿管拔除。留置尿管拔除后尿潴留问题也需给予关注。

八、产后尿潴留的预防

1. 做好产程管理　科学合理的产程管理，严密地观察产程，避免产程过长、避免胎儿先露部压迫膀胱尿道时间过久，能有效降低产妇发生产后尿潴留的概率。同时在观察产程过程中，特别注意观察产妇的膀胱充盈状况，督促、协助产妇及时排尿，避免膀胱过度充盈导致尿潴留；严格掌握器械助产适应证，减少不必要的阴道检查，注意保护会阴，操作时动作轻柔，均可减少对软产道的损伤及减少膀胱黏膜充血、水肿及逼尿肌的损伤。产程中尽量少用易诱发尿潴留的药物，尽量缩短第二产程的时间，可有效预防产后尿潴留的发生。

采取自由体位可改善骨盆，骨骼排列，增加骨盆径线，使身体向前倾屈，解除了胎头对骶骨的压迫，并可缓解腰部酸痛，促进胎体、胎头旋转，纠正异常胎位；此外，产妇站立位或坐位因重力作用可促使胎头下降，加快产程进展，促进自然分娩，从而降低产后尿潴留发生率。

2. 第二产程导尿　妊娠末期由于内分泌改变及子宫的压迫，膀胱和尿道均有不同程度的水肿，分娩过程中胎先露的压迫及阴道检查，更使之充血水肿加重，其产程延长者更甚，加之屏气时腹压骤增，膀胱内压明显上升，可致膀胱感觉张力均有所减退，逼尿肌收缩力下降；产妇由于对分娩缺乏正确认识，导致精神过度紧张，引起排尿困难；第二产程频繁的宫缩痛，产妇由于剧痛忽略了排尿；正常孕妇在住院前不会在床上小便，第二产程在床上卧位屏气，由于没有接受过卧位排尿的训练，不习惯此体位排尿。由于以上原因的存在，增加了第二产程中及产后尿潴留的发生率，因此导尿对于第二产程中的孕妇很重要，它既有利于胎先露的下降，又避免膀胱持续充盈引起膀胱肌的麻痹，预防第二产程中及产后尿潴留的发生。

3. 健康教育　护理人员针对产妇缺乏产后康复相关知识的问题，询问产妇病史时要详细，

对产妇心理、生理状态进行严密观察、评估，然后对产妇进行针对性地宣传教育，包括分娩知识及产后保健，讲解分娩中有可能出现的情况，尤其是分娩后及时排尿的重要性和必要性，提高产妇自身保健的意识，尤其对有产后尿潴留高危因素的产妇进行重点教育，纠正错误的观念，避免产后不愿及时排尿的现象。

4. 心理疏导　护理人员加强对产后排尿的观察，缩短产后首次排尿时间，鼓励产妇及时自行排尿，给予相应的指导和监督，以促使排尿功能恢复。针对产妇紧张、害怕切口痛、担心会阴切口感染裂开等不良心理进行心理疏导，讲明产程中配合的重要性及产后可能出现的相关症状，同时通过亲人鼓励及支持，帮助产妇消除紧张、恐惧心理，使产妇保持良好的心理状态，能够主动及时地排尿，这对于预防产妇因情绪因素引起的产后尿潴留是非常有效的。如果产妇在产后4～6小时没有不适症状，护士应鼓励、协助产妇下床适当活动并尽早排尿，避免膀胱过度充盈导致产后尿潴留，如产妇有头晕等不适症状，护士可指导产妇在床上排尿。

5. 饮食和环境干预　十分重要，护士及时给产妇在产后饮食方面指导，鼓励产妇产后进清淡、易消化、营养丰富的流食或半流质饮食，尽量多饮用淡盐水或红糖水，可有助于产妇增加尿量，增加尿意感、提高排尿量；同时产后合理的饮食可促进身体尽快恢复，以高蛋白质、维生素丰富、低脂肪、清淡的食物为宜。为产妇提供安静、良好排尿环境，保护产妇隐私，有条件者可先行床上排尿训练，以适应产后床上排尿，预防因环境因素造成产后尿潴留的发生。

6. 盆底肌训练　对产后尿潴留有特别的意义，据周燕莉等报道，采取一对一指导模式实施讲解及训练可起到良好的效果。训练方法：指导产妇取舒适的体位，嘱产妇吸气与收缩肛门、呼气与放松肛门同时进行，即产妇吸气的同时收缩肛门3～5秒，于呼气的同时放松肛门，这样经过反复练习直到产妇完全掌握为止；产妇训练最佳时间在分娩后2小时开始，采取循序渐进方法，逐渐增加训练次数及延长每次肛门收缩持续时间，直至每次肛门收缩持续的时间达到8～10

秒，每次进行训练时间为 10 ~ 15 分钟；通过盆底肌训练，使产妇正确、有节奏性、有意识的收缩盆底肌，恢复盆底肌张力、增加盆底肌收缩能力，达到有效控尿功能；同时通过盆底肌训练，可以增强产妇的尿道口、阴道、肛门四周肌肉的收缩，促进产妇会阴部血液、淋巴液的循环，帮助尿道及膀胱消肿，达到自主排尿的目的。

7. 出院前评估 不可遗漏。有研究表明，无论是阴式分娩还是剖宫产分娩，出院前予以患者测定膀胱残余尿量，能够及时发现无症状产后尿潴留，并及早治疗，提高疗效。

九、相关争议热点

（一）产后尿潴留相关名词和定义

在阅读文献中我们会遇到以下与产后尿潴留的相关的名词和定义。

1. 产后尿潴留（postpartum urinary retention，PUR） 是指阴道分娩后 6 小时内或子宫下段剖宫产术拔除尿管后无法自行排尿，或出现急性尿潴留的症状，或尽管有排尿但发现膀胱残余尿量仍超过 150 ml。

2. 间歇性导尿术 是指定期经尿道或腹壁窦道插入导尿管以帮助不能自主排尿的患者排空膀胱或储尿囊的治疗方法。

3. 子宫复旧不全（subinvolution of uterus） 产后子宫复旧不全也称产后子宫复旧不良，是指产后 6 周子宫仍未能恢复到非孕状态。子宫复旧不全是产后较常见的并发症。在正常情况下，分娩后，由于子宫体肌纤维收缩及缩复作用，肌层内的血管管腔狭窄，甚至栓塞，使局部血液供应明显减少，子宫肌细胞缺血发生自溶而逐渐缩小，胞质减少，因而子宫体积明显缩小，子宫腔内的胎盘剥离面随着子宫的逐渐缩小而相应缩小，加之子宫内膜的再生使剥离面得以修复，子宫通常在产后 5 ~ 6 周时恢复到接近非孕时状态，这个过程称为子宫复旧（involution of uterus）。当上述复旧功能受到阻碍时，即发生子宫复旧不全（subinvolution of uterus）。

（二）间歇性导尿在产后尿潴留中的应用

间歇性导尿术是指定期经尿道或腹壁窦道插入导尿管以帮助不能自主排尿的患者排空膀胱或储尿囊的治疗方法，间歇性导尿术因其简洁、方便、经济和有效，被公认为是目前科学的尿路管理方法。其不仅适应于神经源性膀胱的管理，同样也适应于非神经源性膀胱的管理。

产后长期的留置尿管开放，会使膀胱括约肌和尿道口处于松弛状态，膀胱储尿功能得不到有效的锻炼，排尿功能及排尿反射较前明显减弱，最终导致患者在拔除尿管后无自主排尿反射及排尿功能。而间歇性导尿术可以在膀胱充盈、放尿的过程中，提高膀胱张力，使膀胱括约肌、尿道口及膀胱功能得到一定的锻炼和恢复，使产妇的排尿功能在拔除尿管后得到明显改善，排尿功能可在短期内恢复正常，提高了自主排尿成功率，减少排尿困难、尿潴留等并发症的发生。越来越多的研究也证明了这一点。另外，间歇性导尿术还可以减少患者泌尿道感染的机会，促进产妇恢复，有利于产科质量提高。

第二节 产后压力性尿失禁

一、概述

压力性尿失禁（stress urinary incontinence，SUI）是女性最常见的一种尿失禁，患者最初的症状多是在咳嗽或喷嚏时尿液不自主流出，其发病与妊娠及分娩有较大关系。产后压力性尿失禁是指育龄女性由于妊娠和分娩诱发导致的压力性尿失禁。但目前这一定义的具体时限仍模糊，即产后多长时间范围内的 SUI 可称为产后 SUI 尚无定论。在国内，产后 SUI 大多是指产后 42 天时发生的 SUI。流行病学调查显示，我国产妇产后尿失禁的发生率为 36.4%，初产妇产后 42 天内 SUI 的患病率为 13.86%，产后 3 个月的患病率为 18.93%，产后 1 年的患病率为 30.5%，目前尚没有我国产后远期尿失禁的流行病学调查。在国外，相对较远期的流行病学调查显示，产妇在产后 6 周 SUI 的患病率约为 6.9%，产后 6 个月的患病率约为 5.0%，在第 1 次分娩 4 年后 SUI 的患病率可达 29%。患病率的差异可能与研究人群的地域、饮食、生理结构及样本量大小有关。

产后 SUI 的概念主要是相对于中老年女性 SUI 及青春期和（或）青春期前 SUI 而言的。其在病因、发病机制及临床诊治方面与后两者均有不同。产后 SUI 多由于妊娠及分娩时胎先露对盆底韧带及肌肉的过度扩张，特别是使支持膀胱底及上 2/3 尿道的组织松弛所致。其不仅影响产妇的生活质量，还有可能增加产妇发生焦虑和抑郁的风险。如产后 SUI 不能尽早发现并进行康复训练，盆底支持组织不能及时恢复，随着年龄的增长，身体生理功能的下降，相应症状及并发症会越来越严重，最后只得依赖外科手术治疗，不但医疗费用增加，治疗效果也不理想。

二、危险因素

女性压力性尿失禁的病因复杂，任何原因影响到盆腔、膀胱颈、尿道正常控尿机制都可能导致尿失禁，包括衰老、不良孕产史如多产、产程过长或难产、子宫切除等，其他可能增加压力性尿失禁风险的因素包括肥胖、儿童期或成年期的排便用力、重体力劳动、家族史、慢性便秘、慢性阻塞性肺病和吸烟等。与产后压力性尿失禁相关的主要危险因素有如下。

1. 妊娠分娩的年龄　育龄妇女压力性尿失禁的发生率随着年龄的增加而增加。高龄产妇产后 3 个月新发的尿失禁增加，这种现象在 35 岁以上的产妇中尤为明显，年龄是除妊娠和分娩之外的独立因素，并且可能会作用于其他产科因素，对盆底肌力产生影响。

2. 孕产次　随着产次的增加，盆底功能损害越严重，尿失禁等盆底障碍性疾病的发生率越高。

3. 分娩方式　阴道分娩过程中，随着胎儿位置逐渐下降及娩出，产道被动扩张，分娩后盆底肌肉、神经、韧带损伤和膀胱颈活动度增加，并导致盆底组织功能的改变，使尿道收缩能力减弱，盆底张力降低，进而引起产后 SUI，而且随着阴道分娩次数的增加、产时发生难产等情况会使这种改变更加明显，压力性尿失禁发生率增加。而剖宫产分娩过程不经过产道，避免了阴道分娩对盆底肌肉和神经的损伤，因此，阴道分娩对盆底肌的损伤概率及产后尿失禁的发生率均高于选择性剖宫产手术。

但是妊娠过程本身也会增加尿失禁的发生概率，这是因为妊娠过程中，女性体内的激素水平变化会引起胶原成分改变，导致体内的尿控机制受到影响。另外，子宫的不断增大也会导致患者盆底肌肉的机械性损伤，因此，剖宫产产妇中也有部分患者发生产后尿失禁。

4. 产程延长　第二产程延长会导致肛提肌的断裂，如果合并会阴 Ⅲ、Ⅳ 度裂伤将会对肛门括约肌造成损害。第二产程中，宫口完全扩张，胎头下降，子宫收缩使宫内压力高达 8 kPa，母体宫缩用力会进一步增加宫内压力可以达到 19 kPa，盆底还要承受 3000 ~ 6000 g 的婴儿体质量，所以如果第二产程延长，这种压迫作用会持续存在，使盆底肌肉神经缺血缺氧，导致组织永久的失神经。

5. 产钳助产　阴道助娩可以使盆底急性损害增加，其中产钳助产肛提肌损伤率在 35% ~ 52.6%。器械助产时胎头对盆底肌肉和神经的持续性机械压迫和扩张时间更持久，损伤作用更剧烈，造成盆底的肌肉、神经、筋膜等组织结构发生永久性损伤，其中主要是损伤了坐骨肌和耻骨尾骨肌，最终导致盆底肌肉收缩减弱，功能下降。

6. 孕产妇体重指数（BMI）　随着体重指数增高，压力性尿失禁的发生率增高。本身并不直接引起压力性尿失禁，但由于产妇自身腹壁脂肪增厚，形成慢性腹压增高，从而使压力性尿失禁发生率增高。另外，肥胖患者多数都会合并血脂或血糖的异常改变，导致盆腔的微血管发生病变以及膀胱神经损伤，均可能参与导致压力性尿失禁的发生。减重可以使盆底障碍性疾病得到缓解也从侧面证实了 BMI 对于盆底功能会产生影响。

7. 新生儿体重　胎头头围及新生儿体重过大时，盆底组织承受的压力也将随之增加，导致盆底肌肉、神经组织及尿道横纹肌肌纤维发生撕裂、离断，以及肌纤维的去神经作用，进而发生产后压力性尿失禁。

8. 产后母乳喂养情况　有研究认为，是否母乳喂养与产后压力性尿失禁的发生存在一定关系，认为在尿道黏膜组织和尿道平滑肌上存在雌激素受体，雌激素可以明显改善膀胱尿道的血液供应，并使尿道黏膜及黏膜下组织的厚度增加，增强尿道平滑肌的弹性，增加尿道阻力，保持了尿道柔软，而产妇母乳喂养可以在一定程度上能够调节雌激素数量，可以使雌激素的水平增加。因此，母乳喂养因提高了哺乳期间的激素水平而在一定程度上具有某些修复和改善尿道平滑肌的作用，增强了尿道支撑组织的高活动性，从而降低了产后压力性尿失禁的发生率。

9. 孕期盆底肌肉训练（PFMT）　孕期盆底组织长时间受到机械性压迫，并且受胎盘激素的影响，结构和功能会产生改变，而且这种改变一直持续到产后。故国际尿失禁咨询委员会（ICI）和英国国家健康与临床卓越研究所（NICE）指南建议初产妇都应在孕期在医师监督下做盆底肌肉训练。

三、病因及发病机制

（一）病因

1. 妊娠及分娩期的盆底损伤　患者在妊娠的过程中，胎儿在逐渐的生长中对盆底肌肉产生过度的压迫，再加上患者经阴道分娩中，受到胎头吸引器或者臀位牵引的影响，盆底组织包括肌肉、韧带、神经等进一步损伤，最终导致产后盆底组织松弛，压力性尿失禁发生。

2. 年龄　随着年龄的增长，产后的身体机能逐渐减退，雌性激素分泌逐渐减少，会引起盆底组织胶原成分改变，导致患者盆底松弛，损害控尿机制，影响尿道的关闭，从而出现压力性尿

失禁。

3. 产后盆腔器官脱垂　患者一旦出现盆腔器官脱垂，提示盆底的支持组织功能障碍，导致进一步形成或加重产后压力性尿失禁。

4. 解剖学改变　产后一部分妇女的功能部分尿道变短，尿道闭合压力降低；另外，尿道固有括约肌机制也是引起压力性尿失禁发生的重要因素。该机制包括尿道平滑肌、横纹肌括约肌数量及功能、黏膜及黏膜下结缔组织结构及功能，以及阴部神经分布及功能。其中任何一种结构或功能的破坏均可导致尿道内括约肌功能不全（intrinsic sphincter deficiency，ISD），从而发生压力性尿失禁。但产后 SUI 患者多于孕期或产后发病，病程相对较短，患者年轻，雌激素分泌旺盛，尿失禁多半由于妊娠分娩过程中盆底支持功能损伤导致，因此尿道固有括约肌系统受累较轻。

5. 盆底神经损伤　神经损伤在产后 SUI 发病中具有不容忽视的重要作用，主要表现在阴部神经末梢反射延迟，潜伏期延长，以及对盆底肌肉的去神经化作用。神经反射功能正常时，尿道括约肌及盆底肌能够在咳嗽或打喷嚏初始，即腹压及膀胱压增高之前（尿液流出之前）即已提前收缩，使尿道在尿液流出之前即已闭合，从而阻止尿液的漏出；而产后 SUI 者由于各种难产及阴道助产时对阴部神经的损伤导致阴部神经反射延迟，使腹压膀胱压的增加不能及时通过神经系统传递到尿道括约肌和盆底肌，致使括约肌收缩延迟，尿液流出时或流出后尿道仍未达到足够的闭合压，最终导致尿失禁的发生。

（二）发病机制

经阴道分娩过程中，随着胎儿身体位置逐渐下降，产道被动扩张，使盆底的正常功能受到一定的限制，从而导致分娩者的盆底神经、盆底肌纤维及结缔组织在这个过程中发生变化或者受到损伤，最终导致盆底肌肉萎缩，组织坏死或者盆底组织周围的血管发生病变，造成结缔组织的支撑作用无法发挥。在盆底肌肉与盆底神经受到损伤与变性的基础上，就会使分娩者的尿道周围组织无法正常发挥对尿道的支撑作用，从而使尿道闭合功能衰弱，最终形成产后压力性尿失禁，在

运动、打喷嚏、咳嗽等腹部受到压力的情况下出现无意识的溢尿现象。

四、临床表现

（一）病史

1. 孕产史　产后尿失禁患者应重点询问孕产史，包括分娩年龄、孕产次、分娩方式、有无产程延长及难产史、阴道助产史、会阴损伤及程度、患者体重、新生儿体重、孕期有无尿失禁等内容。

2. 尿失禁特点及伴随症状　压力性尿失禁的特点是加腹压时尿液不自主自尿道口溢出。根据尿失禁的严重程度漏尿发生的频次不同。如每天都发生或每周数次，一生中偶尔几次尿失禁并无多大临床意义。如患者主诉为夜间尿失禁或伴随尿频尿急等症状，应注意与急迫排尿或泌尿系感染鉴别。还应询问有无排尿困难症状，是否为充盈性尿失禁等。

3. 有无盆腔器官脱垂病史　除此以外，以往妇科手术、激素水平、神经系统病史、儿童期排尿功能不全、用药（尤其是 α 受体阻滞剂）、以往治疗的方法及效果等病史对尿失禁诊断也十分重要。

（二）症状

在咳嗽、喷嚏或持重物等腹内压突然升高时出现不自主漏尿仍然是产后压力性尿失禁的典型症状。症状的严重程度与漏尿的频率和多少密切相关。与中老年女性 SUI 及青春期和（或）青春期前 SUI 略有不同，产后 SUI 有其自身的以下临床特征。

1. 病程相对较短　漏尿严重程度和不良孕产史密切相关。产后 SUI 继发于妊娠分娩，患者妊娠前一般无漏尿症状；如患者有高龄分娩、多次孕产史、第二产程过长、难产史、产钳助产史、新生儿体重过重等不良孕产史，往往漏尿症状较重。

2. 对盆底康复训练敏感　即使漏尿较重或合并有膀胱过度活动症状和（或）急迫性尿失禁，在经过 1 ~ 2 个疗程盆底康复治疗后，漏尿症状也会明显缓解。这是因为产后 SUI 多是由于盆底支持结构损伤导致的解剖型 SUI，而非尿道固有括约肌系统损伤，而且患者年轻，雌激素分泌旺盛，盆底肌肉及韧带损伤后恢复快，因此对产后尽早进行盆底康复训练和治疗是非常必要的。相反，中老年女性 SUI 则患者多为围绝经期女性，一般病史长达数年甚至数十年，雌激素水平低下，盆底肌肉及结缔组织损伤严重直至萎缩，神经末梢退化，营养不良，而且经常合并尿道固有括约肌系统损伤，对盆底康复训练的治疗效果不及产后 SUI，漏尿严重者常需手术治疗。

3. 多为单纯性 SUI，复杂性 SUI 少见　这可能与产后 SUI 病程短有关。而中老年女性 SUI 由于病程长，基础疾病较多，因此经常合并尿痛、尿频尿急、排尿困难、尿不净等其他下尿路症状。对这类复杂性 SUI 者应重点评估其有无排尿功能障碍、有无膀胱过度活动症状，以及有无膀胱疼痛，有无合并下尿路梗阻（尿道狭窄、膀胱颈梗阻）和逼尿肌受损（神经源性膀胱、逼尿肌老化），这类患者应进行尿流率及残余尿量的测定，一般结果为尿流率下降和残余尿量增多，必要时需行尿流动力学检查。

（三）体格检查及专科检查

1. 一般检查　包括生命体征、步态、体重及身体活动能力、精细程度及对事物的认知能力。对产后 SUI 患者尤其应观察其有无性焦虑及抑郁情况。

2. 全身检查　产后 SUI 患者需进行常规全身检查。详细的病史及检查可以发现对尿失禁有直接影响的全身疾病，如糖尿病、血管功能障碍、慢性肺疾病及神经病变，尤其对伴随膀胱过度活动症状、神经性膀胱功能障碍、压力试验阴性、尿常规异常如无法解释的血尿或脓尿、大量残余尿、排尿障碍等，一定要进一步检查，明确诊断，指导下一步治疗。

对产后 SUI 患者腹部视诊及触诊非常重要，能够发现剖宫产手术瘢痕或腹壁肥厚、腹腔扩张，触诊能够发现扩张的器官和触痛，以及腹直肌分离，这些均会影响腹内压力和尿道功能，

Valsalva 动作和咳嗽能发现疝气的存在，产后患者尤其应注意有无尿潴留。

3. 专科检查

（1）妇科检查和三合诊：盆腔双合诊可以排除同时存在的妇科异常如炎症、肿瘤等，直肠检查可进一步评价盆腔情况，并可通过指诊排除直肠肿瘤。检查首选膀胱截石位，并应始终安排在患者膀胱充盈时进行，检查的目的一是结合患者的病史和症状，获得相应的体征，确定可能损伤的部位，从而明确病因，得出诊断，并为下一步治疗提供依据；二是通过检查发现可能的新的病变，观察急迫性或压力性尿失禁症状的变化情况，产后尿失禁患者尤其要注意有无盆腔脏器膨出及程度、外阴部有无长期感染所引起的异味、皮疹、双合诊了解子宫水平、大小、子宫复旧情况和盆底肌收缩力等，以及肛门指诊检查括约肌肌力及有无直肠膨出。

（2）尿失禁的专科检查

1）压力试验（咳嗽试验）：在患者自觉膀胱充盈时检查。患者取截石位，嘱患者连续用力咳嗽数次，观察尿道口有无漏尿现象，如有漏尿则为压力试验阳性，说明存在 SUI；但压力试验阴性不能排除压力性尿失禁（图31-2-1）。

2）指压试验即膀胱颈抬高试验。试验前，嘱患者咳嗽并可见漏尿，勿将两指压在尿道上，试验时，以中指及示指伸入阴道，分开两指置于后尿道两侧，观察患者咳嗽是否漏尿，漏尿为（−），否则为（+），阳性则说明为压力性尿失禁，见图31-2-2。

3）棉签试验：测定尿道轴向及活动度。取膀胱截石位，将一消毒棉签插入尿道，使棉签前端处于膀胱与尿道交界处。测量患者在 Valsalva 动作前后棉棒与水平面夹角的变化。小于15°，解剖支持良好；大于30°，支持结构薄弱；15°～30°，不能确定解剖支持程度（图31-2-3）。

4）尿垫试验：有助于证明漏尿的存在和漏尿量（详见有关章节）。

5）尿常规：目的是排除感染、血尿和代谢异常。需观察尿失禁症状是否因尿路感染的治愈而得以改善。

6）残余尿测定：应用专用膀胱容量测量仪

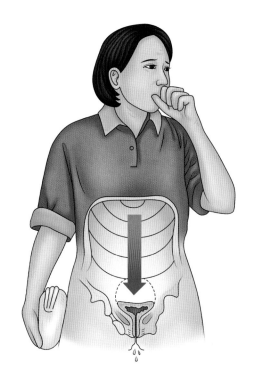

图 31-2-1 Valsalva（屏气）试验（又称加压试验或咳嗽试验）

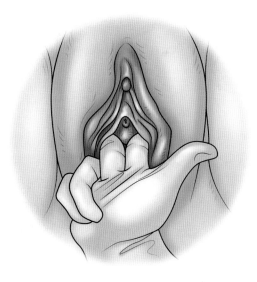

图 31-2-2 指压试验

可以直接测量，方便、无创而且准确，每次测量仅需3秒，误差小于15%（图31-2-4）。应在排尿10分钟内进行检查。结果判定：小于30 ml 为正常；大于100 ml 不正常；30～100 ml 意义不确切。其他测量方法还包括直接插导尿管或超声

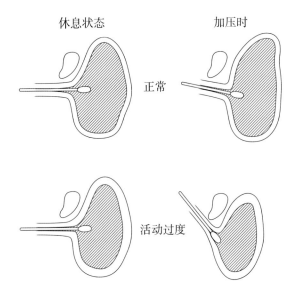

休息状态　　　　　加压时

正常

活动过度

图 31-2-3　棉签试验

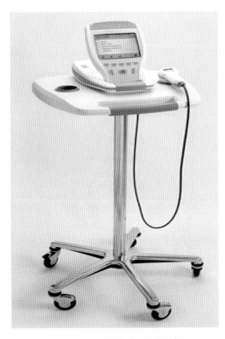

图 31-2-4　膀胱容量测量仪

测定，插导尿管法准确可靠，但给患者造成不适感，不易被患者接受，并且反复插管也易导致病情加重。故目前在临床上已少有应用。

7）排尿日记：是一种相对可靠的研究尿失禁方法，简便易行。其最大意义在于对复杂性尿失禁的临床诊断及评估意义较大。但如记录时间超过 3 天则存在患者依从性不强的问题，并存在记录不准确从而产生误差，甚至误导。具体做法为，嘱记录 1～7 天摄入和排出液体的量和频率，包括 24 小时尿量、每天排尿总次数、夜尿次数、平均排尿量及膀胱功能容量，尿失禁及其相关症状和事件也都需要记录，如咳嗽、急迫和使用尿垫。

8）神经检查：尿失禁有可能是神经系统疾病所表现的症状。神经检查应评价精神状态、双下肢的感觉和运动功能、腰骶神经功能及支配膀胱的神经功能测定，腰骶检查评估应包括：①盆底肌力；②肛门括约肌静息张力；③肛门主动收缩；④会阴感觉。这种检查简单、快速，可作为妇科检查的一部分，当发现异常或怀疑存在神经障碍，就应进行全面的神经检查，尤其是对腰骶神经根的检查。

i．精神状态的判定：要留意患者的意识水平、定向力、记忆力、语言和理解力，有无产后抑郁或焦虑。

ii．感觉和运动系统的评价：可以发现隐藏的神经损伤，或帮助确定已知的损伤水平。通过检查腰骶神经的皮支对轻触觉、针刺和温度的感觉能力来评价感觉功能，应关注的感觉皮支包括会阴和肛周皮肤（外阴神经、S_2—S_4）、阴阜和大阴唇上段（髂腹股沟神经、L_1—L_2）、膝前（L_3—L_4）、足底（S_1）（图 31-2-5），患者要通过屈伸髋部、膝盖和踝部，内翻和外翻足部来检查运动功能。

iii．肛提肌和肛门外括约肌的肌力、肌张力的评价及分级：应用神经肌肉电刺激治疗仪通过对盆底Ⅰ类、Ⅱ类肌肉肌力、疲劳度、阴道动态压力测定来评估盆底肌肉组织的肌力，这组肌肉的薄弱见于神经缺陷或分娩时的直接损伤。

iv．用尿流动力检测仪和肛肠动力检测仪来分别评估膀胱和直肠的内脏感觉，患者的会阴感觉消失伴肠道或膀胱功能障碍，尤其如果是急性的，则提示存在严重的神经问题，需进行神经生理检查和（或）放射学评价来进一步评估。

v．肛门反射和球海绵体反射，有助于检查骶反射活动，是最简单常用的神经反射检查，肛

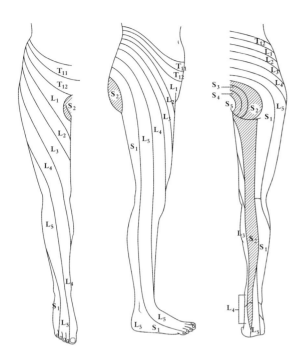

图 31-2-5　下肢和会阴部的感觉神经皮支分布
阴影区代表 S_2—S_4

门反射是轻触肛周皮肤会引起肛门括约肌收缩，球海绵体反射包括拍打或挤压阴蒂时反射性引起球海绵体和坐骨海绵体的收缩（图 30-3-1）。

要同时评估肛门括约肌的静息张力和主动收缩力，伴有肛门外括约肌断裂者的会阴体在大体外观上就存在异常，静息张力消失提示肛门内括约肌断裂和（或）支配它的交感神经损伤（如盆丛损伤），强有力的肛门括约肌主动收缩表示外阴神经支配和肛门外括约肌是完好的，肛门括约肌张力和主动收缩力的减弱或消失提示可能存在骶神经或会阴神经损伤，静息张力存在而主动收缩力消失提示骶上神经损伤。

9）特殊检查

①X 线检查：膀胱尿道造影可了解尿道角度变化、膀胱位置及膀胱颈的改变。

②磁共振成像：在软组织的区别上可产生清晰图像。

③排空膀胱尿道图：用于测定膀胱颈、膀胱基底部的位置及尿失禁程度。

④膀胱镜：嘱患者缓慢用力，若膀胱颈呈漏斗状开放并向后下方移动，则证明解剖性压力性尿失禁。

⑤超声：包括腹部超声、会阴超声、阴道口超声、阴道超声、直肠超声、尿道内超声。经会阴超声检查可观测并证实用力时膀胱颈的开放或过度下降情况，有助于压力性尿失禁的诊断，检查用的超声探头（3.5 MHz）与产前诊断所使用的超声探头相同，很容易得到。

⑥尿流动力学检查：在膀胱充盈和排空过程中测定表示膀胱和尿道功能的各种生理指标（图 31-2-6）。腹压漏尿点压 < 60 cmH_2O，或尿道关闭压 < 20 cmH_2O 可用于尿道内括约肌缺陷的诊断，尿流动力学测定也可帮助区分压力性尿失禁、急迫性尿失禁和混合尿失禁。

五、诊断

产后 SUI 的诊断多半可以很清晰的通过患者的主诉、症状、体征和相关辅助检查中获得。女性压力性尿失禁的主要症状为咳嗽、大笑后的不自主漏尿，该症状与腹压增加相关，与逼尿肌压力增加无关，而且漏出的尿液是经尿道逸出，产后 SUI 的诊断由以上症状即可容易得出。但如伴随其他下尿路症状，如尿频、尿急、尿痛、排尿困难等，则需进一步对排尿功能障碍及膀胱过度活动症状进行评估。而且，应同时考虑这些伴随症状是否为患者就诊的主要诉求、是否为影响患者生活质量的主要因素，以及是否为影响治疗疗效的因素。

有些疾病及病史可能会显著影响膀胱尿道的功能，如：①产伤史及产程异常延长史；②盆腔手术史，可能损伤外周神经；③盆腔放疗破坏膀胱尿道组织结构；④药物史：很多作用于平滑肌的药物可能影响膀胱尿道功能；⑤雌激素水平降低可影响膀胱尿道功能；⑥影响盆底功能神经系统疾病，包括中枢系统损害导致膀胱过度活动症；外周系统损害导致逼尿肌收缩无力；⑦其他影响盆底及膀胱尿道功能的疾病史，如盆腔及膀胱尿道肿瘤等。如产后 SUI 合并以上膀胱尿道功能改变就变成为复杂性 SUI。这类患者应进行尿流率及残余尿量的测定，必要时需行尿流动力学检查。

另外，产后 SUI 如合并不良孕产史，常常在

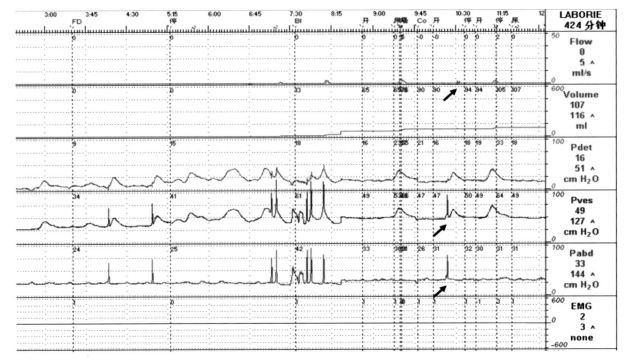

图 31-2-6 压力型尿失禁的尿动力学表现（图中黑色箭头所指处提示加腹压后漏尿）

尿失禁的同时，还合并其他盆底功能障碍疾病，如盆腔器官脱垂、排尿障碍、便秘、便失禁、阴道松弛、反复泌尿生殖道感染、性功能障碍、会阴不同程度裂伤等。上述疾病我们都需要详细询问病史并同时加以诊断和治疗。

六、治疗

压力性尿失禁的治疗有手术和非手术两个方面。产后 SUI 以非手术治疗为主，如漏尿特别严重或合并尿道固有括约肌系统异常，则可考虑手术治疗。

（一）非手术治疗

产后压力性尿失禁患者的治疗以非手术为主，包括行为治疗、物理治疗、电刺激治疗和药物治疗。年轻、轻至中度的尿失禁、有继续生育要求担心手术会影响妊娠和分娩这类患者，非手术治疗是首选治疗方案。从长远看，先选择非手术治疗使患者有时间充分的认识尿失禁对其生活方式的影响是必要的，这也是非手术治疗的优势所在。

1. 物理治疗　包括盆底电刺激、针灸、磁疗等，其中盆底电刺激于 1963 年提出，至 20 世纪 80 年代才大量临床应用，其原理是对阴部神经和盆腔神经提供反射性刺激或对神经肌肉直接刺激，加强肌肉强度。

（1）盆底肌锻炼（pelvic floor muscle training，PFMT）：又称 Kegel 运动，1948 年由 Arnold Kegel 首次提出，是指患者有意识地对以肌提肌为主的盆底肌肉进行自主性收缩以便加强控尿能力及盆底肌肉力量，是最为传统的非手术治疗方法，盆底肌锻炼方法简单，患者容易掌握，但效果有赖于动作正确和长期坚持锻炼，方法是有意识地收缩盆底肌肉即做收紧肛门及阴道的动作 20 ~ 30 次，每次 3 ~ 5 秒，每日 3 遍，坚持 6 ~ 8 周，方可见效，长期坚持则效果持久。其作用机制如下：①在腹压突然增高时，盆底肌肉快速有力收缩关闭尿道，增加尿道阻力从而阻止漏尿；②升高的腹内压会对膀胱和尿道施加一个向下的作用力，肛提肌收缩通过施加一个向上的反作用力，抬举盆内筋膜，使其上的尿道维持位置，并向上方的耻骨联合挤压尿道，使尿道压力上升。③盆底肌肉收缩可以反射性抑制膀胱，目的是获得学习性的反射作用。因此这种盆底肌肉训练与锻炼能够增加对尿道括约肌和逼尿肌的支持，对于大部分接受训练的压力性、急迫性以及混合性尿失禁患者均有效。

针对产后尿失禁的训练方法：详见第三十五章。在使用以上方法时需向患者解释盆底肌训练要持之以恒，必要时也可使用阴道康复器即阴道哑铃来加强盆底肌的训练。

（2）电刺激（electrical stimulation，ES）：盆底电刺激（PFES）是应用较低的电流刺激盆底肌肉使其收缩。PFES 可以收缩盆底肌肉，同时抑制不需要的逼尿肌收缩。其治疗压力性尿失禁的机制为刺激激活盆底肌肉和尿道周围肌肉的阴部传入神经，同时可选择抑制阴部（传入神经）到盆底（传出神经）的和阴部到下腹部的神经反射弧治疗急迫性尿失禁。其优势是可以在患者不用力的情况下，引起肌肉的反射性收缩达到治疗的效果，为患者提供了一种被动的锻炼方式，目的是改善尿道关闭的机制。相关研究显示，盆底肌肉受电刺激的影响有可能和以下几个方面有关：①减轻肌肉丢失，延缓肌肉萎缩进程；②缩短自发性肌肉收缩活动出现的时间和肌肉运动单位电活动；③神经轴突再生速度的加快，肌肉失神支配时间缩短；④运动肌肉功能恢复质量的改进。

（3）生物反馈（biofeedback，BF）：是将膀胱或盆底肌肉活动的生物信号转化为视觉或听觉信号反馈给患者，指导患者进行正确的、自主的盆底肌肉训练（详见第三十四章第四节）。

（4）阴道负重训练（阴道哑铃训练）：是生物反馈技术的一部分，俗称阴道哑铃训练，阴道哑铃是一种带有金属内芯塑料的圆锥形物体，重量逐渐增加，将其置于阴道内，利用康复器的本身重量的下坠作用，迫使阴道肌肉收缩，并教会患者如何收缩盆底肌肉，并增加盆底肌肉力量。研究发现 Kegel 训练联合家庭阴道哑铃康复器训练还能够明显改善产后盆底肌肌力，促进盆底肌及生殖器官的机能恢复，提高生育妇女的生活质量和幸福指数（详见第三十二章第五节）。

（5）膀胱训练：指导患者进行膀胱训练，即起床后排空膀胱，然后根据要求的间隔去排尿，清醒时必须在固定的时间间隔至厕所排尽尿液，晚上睡眠时不需训练，如果在指定时间前有强烈尿意，需转移注意力，可做深呼吸，然后强力收缩盆底肌两次，可以想想轻松愉悦的事情，听轻松的音乐等，如果到指定时间仍无尿意，也要努力排空膀胱，无论尿量多少，与此同时需准确记录排尿日记，并记录尿急时的感受、活动以及是否有漏尿等。嘱患者每周至门诊复查。

（6）联合康复治疗：将不同的针对盆底肌训练的方法有机的、选择性地结合起来进行治疗，效果明显高于单纯使用任何一种康复治疗方法，目前临床当中常常将盆底肌肉训练结合上其他的训练方法，包括结合电刺激治疗、生物反馈治疗、阴道哑铃家用康复训练等以产生协同效应，提高疗效。

（7）激光治疗：激光治疗的作用机制与胶原蛋白热变性有关。胶原蛋白是盆底支撑结构的重要组成部分，通过激光的光热作用可使胶原蛋白受热变性破坏胶原分子间稳定的三螺旋结构，使其沿着纵轴缩短，从而重构胶原蛋白和促进新的胶原蛋白产生。激光处理后的组织更加紧致，盆底肌的收缩能力也明显提高。目前，用于治疗 SUI 的激光主要有二氧化碳激光和 ER：YAG 激光等。多项研究显示激光治疗后 SUI 症状得到明显改善，并提高性生活质量。有荟萃分析认为，与其他用于 SUI 治疗的微创手术相比，需要更严格和充分的试验来评估激光手术的相对益处和不良事件。但作为非侵入性治疗手段，激光治疗尿失禁因操作简单、治疗时间短、安全系数高、微创等优点仍受到临床医师的青睐。

2. 药物治疗　治疗压力性尿失禁的另一方法是药物治疗，其目的是加强尿道括约肌的功能，有 3 类药物可加强括约肌的功能：α 肾上腺素能受体激动剂（如盐酸米多君）、抗胆碱能药物和雌激素，由于是产后哺乳期，药物的应用受到限制。

3. 心理治疗　产后尿失禁可能增加产后抑郁的风险，因此对产后尿失禁患者进行心理治疗尤为重要，医务人员应给与患者树立成功康复的信心，减轻患者心理压力。

（二）手术治疗

压力性尿失禁的手术治疗有 150 余种，手术之间的差异多数仅是对原有手术的改进，使手术过程更简单或减少损伤，手术疗效各家报道很不一致，即便是同一种手术，不同作者报道的疗效也不尽相同，其原因是多方面的，手术适应证、患者的选择和医生的技术水平都可能影响结局，且成功的定义、随访的方法等对结果评价也有很大影响，一般认为问卷随访调查可提供可靠的客观数据。手术方面，迄今报道和争议最多的是手术方式。近年来，随着整体理论及尿道周围支持结构的进一步明晰，目前压力性尿失禁的"金标准"术式为尿道中段无张力悬吊带术（表 31-2-1）。

上述手术方式根据模拟控尿机制分为 3 类：第一类是恢复主动控尿机制（人造尿道括约肌）；第二类是直接或间接的恢复控尿的解剖机制；第三类是恢复控尿的黏膜封闭机制（尿道口或周围充填剂注射），总之，对于压力性尿失禁的妇女有多种不同的治疗方法供选择，为了对各种方法进行有意义的比较，应对定义、随访问卷、治愈标准进行前瞻性、随机性标准化研究。

七、产后尿失禁的预防

1. 仿生物治疗　如前所示，盆底功能障碍性疾病（FPFD）是妇女产后常见病、多发病，尿失禁为 FPFD 最常见症状之一，其次还有盆腔器官脱垂、粪失禁、性功能障碍、慢性盆腔痛及其他盆底疾病，产后盆底组织的结构及功能因妊娠和分娩而受到影响，盆底支撑组织的肌肉、筋膜、韧带在阴道分娩过程常常受到过度牵拉和机械损伤，对盆底组织的结构及功能发生不可逆转的改变，电生理学中证实 80% 的妇女在第一次阴道分娩后盆底组织在神经传导方面发生改变，针对盆底肌肉和膀胱颈尿道括约肌的损伤机制进行仿生物理治疗，能够达到预防和治疗的作用。

以往 FPFD 的治疗方法多为手术治疗，手术治疗虽然对解剖结构恢复方面有效，但对功能恢复效果不佳，且手术创伤较大、术后复发再次手术率高、生活质量受影响等。研究发现，产后盆底功能障碍与中老年妇女 PFD 的发生机制不同，产后盆底功能障碍可通过盆底功能康复治疗得到恢复。近年研究表明，产后严重盆底脱垂患者进行 9 个月康复治疗后完全康复，认为年轻女性亦应尽量选择康复治疗而避免手术。

仿生物理治疗主要是通过不同的方法对受损

表 31-2-1　不同类型压力性尿失禁的手术方法选择

项目	手术方法
尿道高活动性	尿道悬吊带术、Burch术或MMK术
尿道内括约肌缺陷	尿道悬吊带术
尿道括约肌功能正常	
轻中度盆腔松弛	Burch术或MMK术
重度盆腔松弛	尿道悬吊带术十全盆底重建术；Burch或MMK术+阴道修补+骶棘韧带悬吊术（包括腹腔镜Burch尿道悬吊术）；骶棘韧带悬吊术；尿道悬吊带术+阴道修补+骶棘韧带悬吊术
无尿道高活动性	
尿道内括约肌缺陷	尿道悬吊带术或尿道内括约肌周围注射
尿道括约肌功能正常	
年龄>60岁	尿道内括约肌周围注射术；Burch术或MMK术
年龄<60岁	Burch术或MMK术；尿道周围注射术

盆底肌肉、神经进行功能锻炼和物理刺激，帮助盆底肌肉、神经协调收缩及增加肌肉、神经等组织的血液循环，加速组织修复和生理功能恢复，产后早期开始女性盆底功能仿生物治疗，可预防和减少产后盆腔器官脱垂（POP）、女性压力性尿失禁（SUI）等 FPFD 症状，近期效果更显著，且操作方便、无创、经济，已逐渐成为产后女性盆底功能康复的首选方法，值得推广应用。

2. 及时评估产后盆底肌肉功能　产后盆底肌肉检查及评估通常在产后 6 周左右。包括病史询问、妇科检查及盆底肌肉功能评估，病史包括有无合并慢性便秘、慢性咳嗽、糖尿病等高危因素。妇科检查首先了解会阴有无伤口，伤口愈合情况，会阴体弹性，阴道口能否闭合，最大屏气向下用力时会阴平面下移度及同坐骨结节平面的关系，会阴骶神经分布区域的痛温觉；其次，要了解子宫位置及复旧情况。盆底肌肉功能评估主要包括盆底肌力和阴道收缩压。盆底肌力主要评估肌肉收缩强度、能否对抗阻力、肌肉收缩持续时间及疲劳度、对称性，重复收缩能力及快速收缩次数。直肠检查用于评价休息状态及自主收缩状态下的肛门括约肌有无受损，而阴道收缩压表示阴道浅深肌层的综合肌力水平。

3. 重视分娩时会阴损伤的修复　阴道分娩最常见的产道损伤是会阴 1 度和 2 度裂伤，初次阴道分娩后会阴完整率仅为 6%。因此分娩后必须进行仔细的评估，排除更深层的损伤（包括肛门括约肌损伤），并进行准确的修复缝合。肛门括约肌在盆底支持结构中起到非常重要的作用。不仅要有预防 3 度会阴裂伤的措施，一旦发生肛门括约肌损伤更要有恰当的治疗措施。

八、展望

近年来，医学技术的高速发展，为盆底功能障碍性疾病的治疗提供了重要的作用，诸多学者不断加强研究力度，开始关注妊娠和分娩导致的女性盆腹动力学改变，从而研究提出了产后整体康复的理念。在妊娠和分娩过程中，因产妇体型的改变，对盆底组织带来了损伤。表现在：①腹部症状，即产妇腹部出现妊娠纹，肌肉逐渐松弛，脂肪堆积；血循环不良、手术创伤等；②脊柱、骨盆症状，腰椎前突，出现骨盆倾斜度改变，腰背疼痛，尾骨错位或骨折等。③其他方面的症状，产后肠胀气、产后尿潴留、乳房肿胀、子宫收缩不良都有可能酿成盆底功能障碍性疾病。

产后整体康复主要是在健康理念的指导下，借助现代科技手段，针对产妇产后这一特殊实际的生理变化及心理变化等实施系统的康复训练指导，通过专业的康复训练，促使产后机体尽快恢复，避免日后留下后遗症等。产后整体康复的关键在于，综合评估产妇的情况，并进行全面的检查，从而制定针对性治疗和干预计划。

如果患者盆底功能出现症状反应，可采用电刺激、生物反馈训练方法，加强盆底肌肉力量，改善局部神经血管的营养状态，最终达到预防盆底功能障碍性疾病发生的目的。康复训练时间，可依据患者的症状严重程度进行，保证方案的可行性和安全性。

如果患者存在腹直肌分离情况，可采用电刺激腹部肌肉，增强肌肉力量，从而改善症状。此方法一般每周进行两次，但治疗过程中需要注意的是，盆底肌肉力量要达到 3 级以上，避免加重对患者盆底肌肉的损伤程度。

如果患者存在骨盆症状或脊柱症状，可采用耻骨联合分离方法，即产后 24 小时内进行电刺激治疗，达到镇痛和放松内收肌的目的。但为增进疗效，治疗时，需根据患者耐受情况调节电流强度，每次 30 分钟，每天 1 次。

如果患者存在尾骨错位或骨折情况，可采用手法复位进行治疗，具体按摩骶尾骨附着韧带，来减轻对韧带的牵拉，尽快恢复错位的尾骨，还可以采用电刺激方法，纠正错位，缓解疼痛。

（宋　悦）

参考文献

陈霞，等，2010. 产后尿潴留的原因分析及护理进展. 中国误诊学杂志，10：4048.

耿宇宁，2011. 阴道分娩后尿潴留相关因素分析. 现代医学，39：677-679.

娄锋，2008. 产科麻醉与镇痛. 北京：人民军医出版社：128.

Anita Hei-Lam Chai, et al, 2008. Prevalence and associated risk factor so fretention of urineaftercaesarean section. Int Urogynecol J, 19：537-542.

AHLUND S, et al, 2013. Is home - based pelvic floor muscle training effective in treatment of urinary incontinence after birth in primiparous women？ A randomized controlled trial. Acta Obstet Gynecol Scand, 92（8）：909 - 915.

Boyle R, et al, 2014. pelvic floor muscle training for prevention and treatment of urinary and fecal incontinence in antenatal and postnatal women：a short version Cochrane review. Neurourology and Urodynamics, 33（3）：269-276.

Contmra S, et al, 2004. Stress urinary incontinence in the gynecdogicalpracrice. Int J Gynaecol Obstet, 86：S6-16.

Dolan LM, et al, 2004. A study ofquality of life inprimigravidae with urinary incontinence. Int Urogynecol J PelvicFloor Dyauna, 15：160-164.

FEM Mulder, et al, 2012. Risk factors for postpartum urinary retention：a systematic review andmeta - analysis. Bjog An International Journal of Obstetrics Gynaecoloogy, 119：1440-1446.

Glavind K, et al, 2003. Incidence and treatment ofurinaryretentionpostpartum. Int Urogynecol J Pelvic Floor Dysfunct, 14：119-121.

Grodstein F, et al, 2003. Association of age, race, andobetetric history with urinary symptoms am ongwomen in the Nurses' Health Study. Am J Obsta Gynecol, 189：428-434.

Handa VL Blomquist MC, et al, 2012. Pelvic floor disorders after childbirth：efrect of episiotomy, perineallaceration, and operative birth. ObstetGynecol, 19（2）：233-239.

King RB, et al, 1992. Clean and sterile in-termittent catheterization methods in hospitalized patient with spinal cord injury. Arch Phys Med Rehabil, 73：798-802.

Kermans G, et al, 1986. Puerperal urinary retention. Acta Urilogic Belgica, 54：376-3851.

Leach S, 2011. "Have you had a wee yet?" Postpartum urinary retention. The Practising Midwife, 14：23-25.

Liang CC, et al, 2002. Theeffect of epiduaralanalgesia on post partumurinary retention. Int TobstetAnesth, 11：164-169.

Morkved S, et al, 2014. Effect of pelvic floor muscle training during pregnancy and after childbirth on prevention and treatment of urinary incontinence：a systematic review. Br J Sports Med, 48（4）：299-310.

Philippe G, et al, 1998. Influence of urinary management on urologic complications in a spinal cord injury patients. Arch Phy Med Rehabil, 79：1206-1209.

Rodrí guez-Mias NL, et al, 2015. Pelvic organ prolapse and stress urinary incontinence, do they share the same risk factors？ Eur J Obstet Gynecol Reprod Biol, 190：52-57.

Segal S, et al, 2016. Efficacy of FemiScan pelvic floor therapy for the treatment of urinary incontinence. Female Pelvic Med Reconstr Surg, 22（6）：433-437.

Shelly B, 2016. Pelvic muscle exercises using a home trainer for pelvic muscle dysfunction：a case report. UrolNurs, 36（2）：82. 87.

Saultz JW, et al, 1991. Postpartum urinary retention. J Am Board Fam Pract, 4：341-344.

Scarpa K, et al, 2005. Prevalence and correlates of stress urinary incontinence during pregnancy：a survey at UNICAMP Medical School, SãO Paulo, Brazil. Int Urogynecol J Pelvic Floor Dysfunct：Jul 15.

Uustal Fomell E, et al, 2004. Factors associated with pelvic floor dysfunction with emphasis on urinary and fecal incontinence and genital prolapse：an epidemiological study. Acta Obstet Gynecol Stand, 83：383-389.

Ugboma HA, et al, 2004. AnyaSE. Genital prolapse in Port Hatcourt. Nigeria. Niger J Med, 13：124-129.

Woodbury MG, et al, 2008. Intermit tent carla-eterization practices following spinal cord injury：a national survey. Can J Urol, 15（3）：4065-4071.

Walker GJ, et al, 2011. Pelvic organ prolapse and incontinence in developing countries：review of prevalence and risk factors. Int Urogynecol J, 22（2）：127-135.

Yip SK, et al, 1997. Urinary reteution in the postpartum period：the relationship betneen obstetric factors and the postopartum postcoid residual bladder lolume. Acta Obster Gynecol Scard, 76（7）：667-672.

第三十二章

妊娠期盆底功能的损伤和防护

妊娠是绝大多数女性都会经历的生理过程，在此过程中，女性身体从生理结构到激素分泌等很多方面都会发生复杂变化，一些隐匿性的损伤会随之发生，导致许多女性都会不同程度地遭受各种妊娠期并发症、合并症的困扰，对不同女性个体，由妊娠造成的损伤类型不同、程度不同，其中与妊娠相关的盆底结构、功能损伤为共性问题。

我国的生殖健康建设从以"计划生育、控制人口数量"为主题，到后来的"加强母婴安全"，再到现在"保障妇女生殖健康，提高妇女生活质量"，了解妊娠期给妇女带来的伤害，积极开展妊娠期 PFD 的预防，对保障妇女生殖健康与提高妇女生活质量具有重要意义，妊娠期盆底功能的保护至关重要，关乎妊娠期、产时及产后的盆底健康，更可以预防和降低远期妇女在老年时 PFD 的发生，本章节重点阐述妊娠期盆底的损伤及如何保护盆底功能。

第一节 流行病学

已经证实阴道分娩是引起 PFD 的高危因素，选择性剖宫产能够降低 PFD 发生的风险，许多孕妇甚至为了避免盆底功能的损伤而放弃阴道分娩，在无剖宫产指征时选择剖宫产结束妊娠。近年来，妊娠本身引发的 PFD 不断受到关注，越来越多的证据表明妊娠是独立于分娩的 PFD 高危因素，初产妇女 POP-Q 分期高于未曾妊娠者，妊娠晚期孕妇又明显高于妊娠早期（Tegerstedt et al，2005）；调查（Gamble et al，2010）显示，单次或多次妊娠女性发生压力性尿失禁（stress urinary incontinence，SUI）的风险比无妊娠史女性增加 2.5 倍；每增加一次阴道分娩，PFD 的风险就会随之增加 10% ~ 20%（Dietz et al，2005）；妊娠次数 ≥ 4 次的女性尿失禁（urinary incontinence，UI）的发生率为 37.1%（Filiz et al，2006）；妊娠 30 ~ 34 周时，约半数的初产妇及 3/4 的阴道经产妇存在 UI，多胎妊娠的孕妇

妊娠期间及产后更易并发 UI（Goldberg et al，2005）。妊娠本身诱发的 UI 很可能直接预测产后发生 UI 的风险，因为如果妊娠期间没有发生过 UI，首次分娩后出现 UI 的概率极低（Boyle et al，2002）。

随着我国经济的不断发展，高龄、二胎产妇数量越来越多，辅助生殖技术的进步导致的双胎、多胎妊娠率的增加，妊娠期及产后 PFD 的发生率也逐年升高，妊娠期间多种因素的联合，如年龄、肥胖、巨大儿、多次妊娠、便秘、多胎、妊娠前 SUI 和妊娠合并糖尿病等，均增加妊娠期 SUI 的发病（Sangsawang et al，2014），虽然妊娠期及产后的 PFD 大部分可以自然康复，但仍有部分病情长期存在，并可能成为潜在病因，随时间的进展、产妇年龄的增长和生活质量的变化逐渐加重，甚至可能伴随患者一生，而妊娠期发生的 PFD 更是产后 PFD 的独立危险因素。

第二节 病 因

在女性妊娠期间，盆底肌肉、结缔组织及神经均会发生一系列的损伤与重塑，不同个体间的损伤程度及重塑能力不同，当损伤较重使机体处于功能失代偿状态，即表现为 PFD，有直接证据表明，妊娠期妇女的 Valsalva 下膀胱尿道后角，从 12 ~ 16 周的 76.6° 上升至 28 ~ 32 周的83.6°，而未孕组的平均角度为 73.5°（Shek K L et al，2012），随着妊娠过程的进展，孕妇腹中胎儿的长大、羊水量的增多，导致孕妇子宫的重量与体积亦会随之增加，待足月妊娠时，子宫的重量较非孕期增加近 20 倍，这种机械压力的增加及妊娠过程中女性身体激素的变化是妊娠引发 PFD 的重要原因。

一、机械性因素

非孕期女性腹腔内的压力（张珂等，2011）平均分布于各内脏器官上，指向腹腔的侧方周围，吸气时在膈肌下形成负压区，吸附力可达 2 kg，所以腹腔内多数脏器均可吸附悬吊于膈肌下，平时盆底承受的力并不大，不会因日常生活导致的腹压增加而发生 PFD，此时子宫主要是前倾前屈位，保持子宫纵轴与阴道纵轴呈 90° ~ 100°，妊娠期盆底所承受的压力发生改变，腰部向前突起，腹部向前向下突起，随着子宫重量、体积不断增加及子宫在盆腔中的位置逐渐垂直，使原本向后向下的合力更趋向于向下，从而使更大的力量直接作用于盆底组织，导致盆底肌肉收缩的力度和时间代偿性增加，久而久之，收缩由代偿变为失代偿，肌的持续收缩能力降低；当收缩能力降低到一定程度时，就会出现 SUI、POP、性功能障碍等症状。与此同时，随着子宫的增大，右旋的子宫压迫右髂静脉会引起血液回流障碍，使盆底组织缺血、缺氧，间接引起盆底肌肉肌张力下降、收缩力下降、功能减退，甚至撕裂。另外，逐渐增大的子宫和妊娠晚期胎头下降的压迫可能导致组织去神经化，盆底组织的松弛从而改变盆腔脏器的解剖位置，引起 PFD 的发生（郎景和 等，2010）。

二、激素水平因素

妊娠期女性体内雌、孕激素和血清松弛素（relaxin，RLX）均升高，其中以 RLX 的升高与盆底功能的变化最为密切，在非妊娠期，雌激素有促进盆底组织修复、改善盆底血液循环、增加盆底肌力等作用；在妊娠期，雌激素对盆底组织的作用被 RLX 抵消。孕激素在妊娠期间从第 8 周的 24 ng/ml 增加至第 36 周的 150 ng/ml，对于盆底肌肉和泌尿生殖韧带，孕激素受体是一种平滑肌松弛剂，妊娠期大量的孕激素与其受体结合使盆底结构中的平滑肌纤维松弛，改变了盆底组织的生物力学性质。

三、其他相关因素

妊娠期 PFD 的风险与患者自身体重、胎儿体重超标有直接关系，过度肥胖的产妇长期呈持续性的高腹压状态加重了对盆底肌肉组织的损伤，使得盆底胶原纤维松弛、肌肉组织变薄、支撑力下降，孕前体质指数越大，盆底肌群的耐力与支持力就越小。超出妊娠周数对应体质指数的孕妇常合并糖尿病并孕育巨大胎儿，其妊娠期子宫增大程度较孕育正常胎儿的孕妇明显增大，骨盆倾斜度也发生更大改变，使盆腔承受的压力增加，胎头对盆底肌肉和神经的机械性压迫更持久，损伤作用亦更强烈，可能超出妊娠期盆底生理性改变所能适应的范围（Gyhagen et al，2013），故妊娠期糖尿病的孕妇可能因代谢性疾病所致营养缺乏导致体力衰弱、肌肉松弛及盆内筋膜萎缩，盆底支持组织功能减退更易发生 POP（曾洁，2012）。

随着产妇年龄增长，盆底肌肉的收缩反应延迟，持续性收缩能力有所下降，加上分娩时肌肉牵拉，使得盆底支持结构和功能产生不可逆的损伤，增加 PFD 的发生风险。另外，吸烟、饮酒、咖啡因的摄入及负面情绪也与 SUI 发生密切相关（盛琼，2014）。

第三节　临床表现及病情评估

一、临床表现

妊娠期盆底功能受到损害时会出现一系列 PFD 的症状，有时单发，有时同期出现。SUI 多表现为喷嚏、咳嗽、大笑等腹压增大的动作时出现尿液不自主自尿道外口漏出；此外，一旦出现尿急、尿频或排尿感很强时就不能自主地控制尿液自尿道外口漏出，则为急迫性尿失禁（urge urinary incontinence，UUI）（Haylen et al，2010）；POP 是指盆腔器官和与其相邻的阴道壁突入阴道或自阴道口脱出。

二、评估

盆底功能的评估一般包括盆底肌肌力的评估、盆底肌电评估、盆底肌压力功能评估、盆底肌张力功能评估和腹盆腔生物力学功能评估（具体方法可见其他章节）。一般妊娠期患者的盆底功能检测及评估不作为常规产检项目，同时该类检查在一定程度上增加尿路及生殖道感染概率，目前，妊娠期 PFD 盆底功能检查及评估的手段尚未达到专家共识。

第四节　防护措施

妊娠期是女性盆底功能薄弱时期，非孕期诱发 PFD 的因素在此期间的致病性增强，妊娠本身也存在造成 PFD 的诸多因素，同时妊娠期 PFD 的发生也增加产后 PFD 的风险，虽然大多数妊娠期和产后的 PFD 有自限性，盆底结构与功能在产后有自然恢复的趋势，但因个人体质的不同，不同个体间恢复的能力大不相同，并且妊娠期及产后的生活习惯和功能锻炼都会影响恢复程度。

妇女妊娠、分娩后盆底的结构与功能是否能完全恢复至妊娠之前尚需进一步研究，但不可否认的是盆底的康复训练对于盆底损伤的治疗和预防具有重要意义，这种康复训练不应仅在产后进行，在妊娠期对盆底功能的保护就应该已经开始，目前，英、法、美等发达国家已经先后出现了专业的妊娠期妇女盆底功能训练俱乐部或康复中心，并设立盆底康复专科学校，培养专业的盆底肌肉锻炼康复师以参与孕妇在妊娠期开始的盆底功能保护健康教育与训练指导，防治妊娠期及产后 PFD 的发生，从认知及行为双方面敦促女性重视妊娠期盆底功能保护的重要性，以此提高女性生活质量。

一、健康教育

由于社会及广大育龄女性普遍对 PFD 的认知程度较低，参与盆底康复锻炼的专业医护人员不足，医疗机构对 PFD 缺乏良好的随访机制，所以目前我国妊娠期盆底功能保护的宣传仍处在初级阶段，绝大多数孕妇仅重视妊娠、待产期间饮食的搭配及作息情况，对于妊娠期及产后 PFD 的发生机制及可预防性不甚了解，导致孕妇在妊娠期对盆底功能训练的依从性差。为此，我们充分认识到，只有通过科学的健康教育才可以有效加深孕产妇对盆底结构、功能、PFD 的发病原因及功能锻炼的了解，提高其自我锻炼的依从性，尤其近年来，随着计划生育政策变化，二次妊娠、二次分娩的情况逐年增加，妊娠相关的 PFD 发生风险增加，相关医护人员更有必要做好孕期保健宣教工作，呼吁孕期及围产期女性关注盆底健康，指导其进行有效的盆底训练。

提高孕妇对妊娠期盆底功能健康保护的重视程度，首先需强化医护人员自身对宣传妊娠期盆底功能保护的责任感和自觉性，加强医护人员认真学习盆底功能保护锻炼技术的积极性，使医护人员能够自然将妊娠期盆底功能保护的部分放入正规产前检查时的健康宣教里，宣教过程中，孕妇是被动一方，作为参与产前检查工作的医护人员可以通过孕妇学校对孕妇进行指导；孕期保证营养均衡，不吃垃圾食品，限制甜食与水果的摄入，预防妊娠合并糖尿病，避免孕妇体重超重；每日应摄入足够量的水分和纤维，养成良好的排便习惯，避免便秘；同时应减少饮用含咖啡因的饮料、禁止吸烟、避免提重物；此外还应积极治疗慢性咳嗽、哮喘、妊娠合并糖尿病等内科疾病。其次，制作关于妊娠期及产后盆底健康保健内容的手册，内容包括盆底结构、盆底功能、妊娠及分娩对盆底功能的影响、功能损伤时可能出现的症状、影响盆底功能康复的因素、功能锻炼的重要性，通过提升孕产妇对盆底功能与损害的了解提高孕产妇对盆底功能保护相关训练的依从性，对于妊娠期发生 SUI 的患者可能出现焦虑、疑惑甚至恐惧等现象，医护人员应给予孕产妇支持和鼓励。

二、基本保护

（一）妊娠合并糖尿病

在妊娠合并的糖尿病中，90% 以上为妊娠期糖尿病（gestational diabetes mellitus，GDM），其余为孕前糖尿病（pregestational diabetes mellitus，PGDM），因妊娠中晚期孕妇对胰岛素的敏感性下降，此时若胰岛素代偿性分泌不足，孕前血糖正常的孕妇则易发生 GDM，糖尿病对妊娠风险的提高是确定的，常与之同时存在羊水过多、孕

妇过度肥胖，巨大儿的发生率也明显增高，而这些都是妊娠期及分娩时发生 PFD 的高危因素，同时糖尿病的患者因营养的缺乏会导致身体虚弱、肌肉松弛及盆内筋膜萎缩，盆底支持组织功能相对减退。

GDM 患者的饮食管理需由医师亲自指导，内容包括每日摄入总能量的需求，摄入糖类（碳水化合物）、蛋白质、脂肪、膳食纤维、维生素及矿物质的种类和比例，餐次的合理安排。妊娠合并糖尿病的患者必须监测血糖，GDM 患者妊娠期血糖应控制在餐前及餐后 2 h 血糖值分别 ≤ 5.3 mmol/L 和 6.7 mmol/L，夜间血糖不低于 3.3 mmol/L，妊娠期糖化血红蛋白宜 < 5.5%；PGDM 患者的餐前、夜间血糖及空腹血糖宜控制在 3.3 ~ 5.6 mmol/L，餐后峰值血糖 5.6 ~ 7.1 mmol/L，糖化血红蛋白 < 6.0%（谢幸 等，2018），无论 GDM 或 PGDM，经过饮食和运动管理，妊娠期血糖达不到上述标准时，应及时加用胰岛素或口服降糖药物进一步控制血糖，运动疗法是 GDM 的治疗措施之一，适当运动可降低妊娠期胰岛素抵抗，每餐 30 分钟后进行中等强度的有氧运动对母儿无不良影响，步行是最简单有效的有氧运动，GDM 患者可自 10 分钟开始，逐步延长至 30 分钟，其中穿插必要的间歇，每周进行 3 ~ 4 次；GDM 患者进行运动时应随身携带糖果等零食，出现低血糖征兆时及时食用，出现不适症状时及时终止运动（杨慧霞 等，2014），多数 GDM 患者经过合理饮食控制和适当的运动均能控制血糖在满意范围，血糖监测不达标的 GDM 患者首先推荐应用胰岛素控制血糖；但 GDM 患者的运动疗法有一定禁忌，合并心脏疾病、存在大血管和微血管并发症、宫颈机能不全、先兆早产或先兆流产、前置胎盘、胎儿生长受限及合并妊娠期高血压病等患者不适宜运动疗法。

（二）妊娠期慢性咳嗽的治疗

中医称妊娠期的咳嗽为子嗽，咳嗽的时间过长或者程度剧烈，都是引发 PFD 的高危因素，中医常将妊娠期咳嗽分为外感风寒、外感风热、阴虚证、痰饮证等四个常见证型。外感风寒见于咳嗽痰稀、头痛恶寒、声重喉痒、鼻塞流涕，舌

苔薄白，脉浮紧，临床常用中成药通宣理肺口服液、止咳宁嗽胶囊；外感风热见于咳嗽不爽、痰黄而稠、口渴咽痛、身热头痛、汗出恶风，苔薄黄，脉浮数，临床常用中成药桑菊感冒片、川贝枇杷冲剂；阴虚咳嗽见于妊娠期慢性咳嗽，干咳无痰甚至带血、口干咽燥、失眠盗汗、手足心热、舌红少苔，脉细数，常用中成药百合固金丸、罗汉果玉竹冲剂。痰饮证咳嗽见于胸闷气促、甚则喘不得卧，常用中成药复方鲜竹沥治疗痰热咳嗽、痰黄黏稠（陈彧等，2015）。

（三）妊娠期便秘的治疗

女性在妊娠期间，由于身体分泌的孕激素激增，大量孕激素作用于胃肠道使平滑肌张力显著降低，同时这一时期体内消化酶的分泌能力减弱、胃动素减少，都会导致胃肠道蠕动减弱、排空时间过长，粪便中的水分被吸收过多，粪便干结；加之增大的子宫对下段肠管造成压迫等机械因素，常会引起妊娠期便秘；孕妇粗纤维的摄入过少、不及时饮水、运动量的减少为引发妊娠期便秘的诱因，妊娠期便秘常导致孕妇出现腹胀、腹痛及情绪的波动，严重者甚至引发早产，所以孕妇比常人更应注意便秘的预防及治疗。

鉴于对胎儿安全问题的考虑，首选通过调整饮食和生活习惯积极预防及治疗妊娠期便秘，饮食方面要注意营养搭配，除足够的蛋白质等营养物质，要多吃纤维素含量高的新鲜蔬菜和水果；养成每日按时排便的好习惯，一般清晨起床后半小时，因体位的变化和运动量的增加，肠蠕动会明显加快，此时是排便的最佳时机，起床后按时进食可刺激胃肠的蠕动，饭后顺时针按摩腹部亦可达到刺激胃肠蠕动的效果；大便时应集中精力，不应玩手机或看报纸分散注意力；每日保证一定时间的散步、保持愉快的心情和足够的睡眠也有助于便秘的预防，另外，中医足底及耳部的穴位压豆、按摩对妊娠期便秘的防治也有一定作用。

妊娠期便秘必要时仅可使用缓泻药，开塞露、甘油栓及灌肠操作都会引起流产或早产等不良后果，益生菌、乳果糖及小麦纤维可用于妊娠期便秘的治疗（赵德珍，2017）。乳果糖是一种人工合成双糖的渗透性缓泻药，进入小肠时不会被吸收，可以在肠道内出现渗透梯度，同时可以最大限度保留肠道的水分，从而通过渗透作用使粪便软化，在到达体内的结肠处时，经过细菌作用，被转化为醋酸与乳酸，使肠道内酸性值升高，增加肠道的蠕动，促进大便的排泄；小麦纤维以麦麸作为原料，提取小麦纤维素制成的制剂，具有很好的膨胀性，可以增加粪便的体积而促进肠道的蠕动，减少肠中食物的滞留时间，同时也可以吸收大量水分，使大便变软，促进大便的排泄。

三、功能训练

在我国，孕妇参与盆底功能训练的比例较低，对于妊娠期盆底功能训练未足够重视，部分孕妇在妊娠后甚至会停止正常的体力锻炼，减少日常外出活动，不做家务劳动等，以养尊处优的方式度过妊娠期，其实，孕期最好的方式是在医生的专业指导下制订科学的盆底功能训练计划，适合做多长时间、运动量的大小都要根据个体的身体状况而定；孕妇的盆底功能训练要循序渐进，逐渐增加运动量，在训练期间不要太疲惫，以不疲劳、轻松舒适为宜；训练以自愿、无妊娠并发症和合并症的健康孕妇为对象，有妊娠期高血压疾病、胎盘前置、习惯性流产病史、先兆流产或早产、羊水过多的孕妇不宜进行训练；训练期间孕妇如出现阴道流血、流液、腹痛，或者突发疼痛、胸痛、呼吸困难、头晕等问题，一定要立即停止运动。

（一）盆底肌肉锻炼

1. PFMT概述 盆底肌肉锻炼（pelvic floor muscle training，PFMT）又称凯格尔运动（Kegel excercise），1940年由美国妇产科医生Kegel提出，是一套针对产后妇女尿失禁、盆腔脏器脱垂和阴道紧缩度降低等问题创建的盆底肌肉康复锻炼法，加强盆底肌肉锻炼对有效预防和治疗PFD具有重要的理论意义与应用价值，美国妇产学院委员会的研究（吴月莲等，2013）表明，科学、正确的PFMT通过有意识、有节律地收缩尿道口、阴道、肛门周围的肌肉，使盆底肌肉被动运动，增加盆底肌群及筋膜的张力；通过锻炼耻骨尾骨肌，提高肌肉的紧张度和收缩力，增加盆底肌群的血液循环，促进盆底肌张力的恢复；该锻炼还能激发盆底神经的兴奋性，有助于维持运动脏器的形态和功能，促进代偿机制的形成和发展；同时，该锻炼还能改进和纠正盆底肌肉的不良收缩，进而有效促使相关功能的觉醒。在没有禁忌证条件下，孕妇进行合理的 PFMT 有利于顺利地阴道分娩，能有效缩短初产妇第一、二产程的时间，减少初产妇阴道分娩时会阴侧切、会阴撕裂、器械助产的发生，减少剖宫产、难产等情况的发生，降低 SUI、POP、产后性功能障碍等疾病的发生率。王晓光（2008）的研究证实，PFMT 会使孕妇的呼吸运动轻微增强，但又不出现儿茶酚胺释放的明显增加，避免了孕妇和胎儿血管收缩引起的子宫血流改变和胎儿血液灌流降低。进行 PFMT 的孕妇在临产时宫缩的频率增加，宫缩强度不受影响，可能与足月时的子宫敏感性增加有关，虽然宫缩频率增加，但胎儿窘迫发生率未增加；孕妇行 PFMT 时胎心率会有轻微增加以保护胎儿血液氧含量增加，促进胎儿的发育。

2. PFMT 的时机和方法　孕妇妊娠 28 周时开始进行 PFMT 对改善盆底肌力、促进阴道分娩有积极的作用，且不增加早产的发生，但需专业人员对孕妇进行系统、规范的 PFMT 健康教育及指导（李亚等，2010）。

妊娠 28 周时对孕妇进行系统的 PFMT 健康教育包括让孕妇正确了解盆底肌群，认识导致盆底肌功能减退与损伤的因素，明确盆底肌锻炼的方法、目的，并长期坚持锻炼对产前保健和产后康复具有明显的积极影响。此外，还要指导孕妇在进行锻炼时可自行运用不同的姿势，站立、卧位、坐立等不同姿势间切换，从而寻找出适合自己且较容易进行的姿势，坚持长期稳定的锻炼。患者应坚持对自身进行有意识的情境反射训练，促进自己能做到在大笑、打喷嚏、咳嗽等腹压增高时，能够主动且有力地进行盆底肌肉收缩，及时对盆底组织做出保护；孕妇可通过尝试在排尿过程中有意识地中断小便来提高盆底肌的自控能力，使盆底肌肉收缩放松自如，促进盆底肌肉收

缩能力的提高。

3. PFMT 注意事项　孕妇需正确了解盆底肌的位置，临床有些患者在锻炼时收缩的是臀肌、腹肌或大腿肌肉等需要在锻炼时放松的肌肉，而不是盆底肌，不正确的 PFMT 导致锻炼无法发挥真正效果，错误的收缩反而会提高 PFD 的发生风险。为了了解盆底肌肉的具体部位，可以让孕妇将一只手放于腹部，感觉腹部肌肉在盆底肌收缩时是否处于松弛状态。

（二）压力张力器训练法

压力张力器由一个精密的硅树脂气球、一个手动气泵、一个压力显示计、一个放气阀和一个柔软的塑料连接管组成，压力张力器能对盆底肌肉张力进行检测，压力表上的刻度能显示盆底肌肉训练前后肌张力的变化。训练方法：①在医生指导下，孕妇自己将气球的 2/3 插入阴道内，通过轻轻上下滑动气球，孕妇将获得阴道局部肌肉弹性变化的感觉，训练中孕妇要保持放松。一般情况下，完成 3 次训练后孕妇会找到一个适合自己的训练计划；孕妇卧位收缩盆底肌肉时，试着向耻骨方向上顶气球约 6 秒，然后放松 6 秒，如此反复，共训练 10 分钟，有时可根据孕妇自身情况制定训练时间。此方法可通过在收缩盆底肌肉前后观测压力显示计指针读数（1 ～ 5 读数）变化检查训练的效果，孕妇初次练习时可能不会注意到任何可感知的压力变化，一段时间以后就会感觉到累积的训练效果。②孕妇伸展会阴训练：可以逐渐拉伸阴道通道，改善会阴和阴道肌肉的伸缩功能，为分娩做准备，将气球放在阴道内 10 分钟，训练时需慢慢给气球充气，直到孕妇感觉到轻微的针刺感，用这种方法可使盆底肌肉、会阴和分娩通道逐渐轻轻拉伸。在伸展训练最后阶段，允许气球自己从阴道轻轻滑出，放松盆底肌肉，让孕妇提前体验分娩感觉，孕妇可以用测量模板或卷尺确定训练时气球的大小，在气球滑出时，盆底肌肉收缩可能会增强。第 1 次训练宜建议孕妇放出一些空气以缩小气球尺寸，以便更好地配合训练，训练 10 分钟；当孕妇训练有进步时，气球容易滑出阴道，每次训练最长不能超过 30 分钟，1 天只能进行 1 次训练，并能坚持大

约 2 周。如果在使用训练时出现任何并发症或异常状况，应立即咨询相关医护人员（王晓光等，2008）。

（三）阴道哑铃训练法

医生应事先通过指诊检测患者的阴道深度及收缩情况，帮助孕妇选取阴道哑铃的型号，训练时孕妇采取仰卧或蹲位，将两腿分开，由医生或在医生指导下患者自己将阴道哑铃一端插入阴道约 1 cm 深度，将胶绳留在阴道外，嘱咐孕妇收缩阴道肌肉并站立起来，如阴道哑铃不滑出，可以缓慢散步，直至达到孕妇平时走路速度，最初阴道哑铃在孕妇阴道内保持的时间可能很短（3 ~ 5 分钟）（但个体差异明显，有的孕妇初次就可以达到 15 分钟左右），随训练次数增多，孕妇阴道哑铃在体内保持时间也逐渐延长，以训练30 分钟为宜，训练时间太长，孕妇会疲劳；训练时间太短达则不到预期效果，达到这一时间后可更换不同质量的阴道哑铃，阴道哑铃质量随孕妇阴道肌力个体情况不同而变化，随训练时间增加而逐渐增加，一般在 20 ~ 120 g 范围内，欧洲女性多使用 30 ~ 90 g 的阴道哑铃，亚洲女性多使用 20 ~ 70 g 的阴道哑铃，训练结束后，采取仰卧或蹲位，用手轻拉阴道哑铃的胶绳将其取出并注意消毒保存，专人使用（王晓光 等，2008）。

（四）孕期瑜伽

瑜伽起源于印度，基本的瑜伽术由动作、配合呼吸及冥想 3 部分组成，在美国等发达国家，瑜伽已经成为替代医学的重要组成部分，被应用于许多临床疾病的干预，美国妇产科医学会2015 年发布的推荐意见中，鼓励无妊娠期并发症及合并症的孕妇积极从事大于 30 分钟中等强度的运动，瑜伽在推荐之列（Ward-Ritacco et al，2016），近年来，孕期瑜伽也已被国内外许多专业人士及孕产妇认可。孕期进行规律的瑜伽锻炼，可有效提高孕妇盆底肌、腹肌、腰背肌的弹性和张力，并使关节韧带更加松弛柔软，减轻临产时胎先露部位对盆底的压迫及盆底肌的过度拉伸，瑜伽动作和呼吸的配合训练，更能帮助孕妇在生产过程中正确掌握呼吸方法，促进临产后最

大限度地调动孕妇的主观能动性，使孕妇在分娩时控制呼吸和胎儿娩出的速度，从而缩短产程。另外，孕期瑜伽还可有效控制孕妇的体重、减少巨大儿的发生、减轻妊娠及分娩期的紧张焦虑情绪、降低分娩时的疼痛、促进胃肠蠕动而改善妊娠期便秘、缓解妊娠期及分娩期孕妇腰背部疼痛等常见症状、改善睡眠质量；在没有运动禁忌证的条件下，孕妇可从妊娠 13 ~ 16 周时开始进行瑜伽锻炼，因此时强烈的妊娠反应已经缓解消失，孕妇的身体状况相对稳定。

孕期瑜伽是为孕妇量身定制的瑜伽方式，不建议做太多站立体位和扭转体位的动作，应在专业人士的指导下进行动作与呼吸的学习，孕妇根据对锻炼的掌握程度，可以选择自行在家练习，进行孕期瑜伽锻炼的孕妇应按照循序渐进原则，依据个人能力逐步增加锻炼时间至每次 30 分钟，建议不超过 45 分钟，运动过程中可间断休息，每周不少于 5 次锻炼。

孕期瑜伽动作的选择可参考美国妇产科医师学会公布的 26 个孕期瑜伽体式，与盆底功能保护相关的孕期瑜伽体式主要有以下 5 式。

1. 山式（石凤江，2018） 指导孕产妇并拢双足站立，伸展足趾，保持膝盖绷直，肩膀放下，脊柱向上伸展，向后用力，颈部挺直，上举双臂，双臂、双手向上互扣，保持 2 分钟。

2. 桥式（王敏 等，2017） 仰卧、屈膝，腰与背部紧贴垫子调整呼吸；吐气时，视线朝向腹部，慢慢依次抬高臀部、腰部、背部后停留4 ~ 6 个深呼吸，吸气的同时依次将背部、腰部到臀部慢慢贴回地面，重复 4 ~ 6 次。

3. 婴儿式（陈旋 等，2016） 仰卧，双膝屈于胸前，保持弯曲向上举起双足，小腿与地面垂直，双手握住两脚外侧边缘，两腿膝盖靠近腋窝，骶尾部贴紧地面。保持这个姿势，以感觉舒适为度，然后双足放回地面，双膝弯曲。

4. 战斗式（王敏 等，2017） ①双足打开约肩宽，调整呼吸。②双足打开约肩宽 2 倍，抬起双手于左右方向平举，尽量向两侧水平伸直，指尖也要伸直，与地面平行，左足稍微向内侧转，右足向外侧打开。③吐气，慢慢弯曲右膝，视线朝向右手指尖，维持这个姿势，重复 4 次，规律

深呼吸，吸气时慢慢伸直右膝，然后回到步骤①，调整呼吸，另一足也进行同样动作，将注意力集中在骨盆底肌，练习分娩时的用力方式。

5. 合掌椅式（王敏 等，2017） ①双手叉腰，足部打开比肩微宽，足尖朝向外侧，伸展大腿内侧，挺直背部，调整呼吸。②双手在胸前合掌，手肘略打开，挺直背部，挺胸，将肩膀、肩胛向下压，合掌手的位置放到心窝的位置。③吸气，尽量将双手往上伸直，以伸展背部，手肘、指尖均用力伸直，自主收缩肛提肌，锻炼骨盆底肌。④吐气，大腿内侧用力，慢慢弯曲膝盖，下压身体，将重量集中在脚底，尾骨往内侧缩，避免臀部向后凸出，气完闭后，再次吸气，手往上伸直举高，依次重复步骤③④ 3次。

总之，妊娠期孕妇的盆底功能损伤的认识及保护措施的实施是一个崭新的课题，需要我们深入的理解及研究，为此我们将不断地学习与探索。

（刘晓丽 马遇春）

参考文献

陈旋，等，2016. 应用产前瑜伽训练改善初产妇分娩方式的临床研究. 大家健康（学术版），10（8）：203.

陈彧，等，2015. 妊娠期疾病常用中成药使用原则及禁忌. 中国计划生育和妇产科，7（2）：5-8.

郎景和，等，2010. 关于盆底功能障碍性疾病手术的几个问题. 中华妇产科杂志，45（5）：321-322.

李亚，等，2010. 产前盆底肌功能锻炼对妊娠结局的影响. 现代生物医学进展，10（11）：2129-2131.

石凤江，2018. 孕妇瑜伽训练对孕产妇分娩结局的影响分析. 中外女性健康研究，（01）：87-88.

盛琼，2014. 女性压力性尿失禁患者负性情绪影响因素分析. 浙江临床医学，16（2）：280-281.

王建六，主译，2009. 妇科泌尿学与盆底重建外科. 北京：人民卫生出版社：23-25.

王敏，等，2017. 瑜伽对初产妇体重控制、焦虑、疼痛及产程时间的影响. 广西医学，39（11）：1764-1766，1769.

王晓光，等，2008. 妊娠期盆底肌肉功能训练. 中国实用妇科与产科杂志，（8）：581-583.

吴月莲，等，2013. 女性盆底功能障碍性疾病治疗进展. 中国临床新医学，（9）：920-924.

谢幸，等，2018. 妇产科学. 9版. 北京：人民卫生出版社：108.

严斌，等，2008. 胶原蛋白与盆底功能障碍性疾病的研究进展. 国际妇产科学杂志，（6）：422-425.

杨慧霞，等，2014. 妊娠合并糖尿病诊治指南（2014）. 糖尿病天地（临床），8（11）：489-498.

赵德珍，2017. 乳果糖与小麦纤维素治疗妊娠期便秘的临床效果. 现代医药卫生，33（11）：1715-1717.

曾洁，等，2012. 糖尿病与尿失禁. 现代妇产科进展，21（10）：805-807.

张珂，等，2011. 产后盆底功能重建的研究进展. 国际妇产科学杂志：（1）：24-28.

朱兰，2005. 女性盆底结构解剖新观念. 实用妇产科杂志，21（3）：129-130.

载毓欣，等，2009. 盆腔器官脱垂相关因素研究进展. 中国实用妇科与产科杂志，（5）：392-394.

DeLancey, et al, 1992. Anatomie aspects of vaginal eversion after hysterectomy. American Journal of Obstetrics and Gynecology, 166（6）：1717-1728.

DeLancey, et al, 1994. Structural support of the urethra as it relates to stress urinary incontinence：The hammock hypothesis. American Journal of Obstetrics and Gynecology, 170（5）：1713-1723.

Dietz HP, et al, 2005. Levator Trauma After Vaginal Delivery. Obstetrics and Gynecology, 106（4）：707-712.

Filiz TM, et al, 2006. Risk factors for urinary incontinence in Turkish women. A cross-sectional study. Saudi Medical Journal, 27（11）：1688-1692.

Gamble TL, et al, 2010. Urge incontinence：estimating environmental and obstetrical risk factors using an identical twin study. International Urogynecology Journal, 21（8）：939-946.

Goldberg RP, et al, 2005. Urinary incontinence after multiple gestation and delivery：impact on quality of life. International Urogynecology Journal, 16（5）：334-336.

Haylen BT, et al, 2010. An international Urogynecological Association（IUGA）/International Continence Society

(ICS) Joint Report on the Terminology for Female Pelvic Floor Dysfunction. NeurourolUrodynam,29(1): 4-20.

Hendrix SL, et al, 2002. Pelvic organ prolapse in the women\" s health initiative: Gravity and gravidity. American Journal of Obstetrics & Gynecology, 186 (6): 1160-1166.

O" Boyle AL, et al, 2002. Pelvic organ support in nulliparous pregnant and nonpregnant women: A case control study. American Journal of Obstetrics and Gynecology, 187 (1): 99-102.

Petros PEP, et al, 1990. An integral theory of female urinary incontinence. Acta Obstetricia et Gynecologica Scandinavica, 69 (S153): 7-31.

Prevalence and risk factors for pelvic organ prolapse 20?years after childbirth: a national cohort study in singleton primiparae after vaginal or caesarean delivery. BJOG: An International Journal of Obstetrics & Gynaecology, 2013, 120 (2): 152-160.

Sangsawang, et al, 2014. Risk factors for the development of stress urinary incontinence during pregnancy in primigravidae: a review of the literature. European Journal of Obstetrics & Gynecology and Reproductive Biology, 178: 27-34.

Shek KL, et al, 2012. The effect of pregnancy on hiatal dimensions and urethral mobility: an observational study. International Urogynecology Journal, 23 (11): 1561-1567.

Tegerstedt G, et al, 2005. Prevalence of symptomatic pelvic organ prolapse in a Swedish population. Int Urogynecol J Pelvic Floor Dysfunct, 16 (6): 497-503.

Ward-Ritacco C, et al, 2016. Muscle strengthening exercises during pregnancy are associated with increased energy and reduced fatigue. Journal of Psychosomatic Obstetrics & Gynecology, 37 (2): 68-72.

第三十三章

分娩期盆底损伤的防护

　　盆底功能障碍性疾病是以盆腔器官脱垂、压力性尿失禁、粪失禁（大便失禁）、性功能障碍等为主要表现的一类病症，是由于各种原因所致的盆底支持结构损伤和功能障碍引起。妊娠和分娩是导致盆底功能障碍性疾病的最重要的原因之一，所以如何减少妊娠和分娩对盆底的损伤非常重要，本章将就如何减少分娩期盆底肌损伤进行论述。

第一节　流行病学

　　盆底功能障碍如尿失禁、盆腔器官脱垂和粪失禁往往很难评估，由于患病率会因被调查对象（年龄、居住地区、种族），调查方法（问卷、症状、医院诊断），医疗条件的不同，各国、各地区报道而不一致，但是很多学者认为目前的数据仍大大低估了妇女人群中这类疾病的发病率。

　　美国对 7924 例非孕期妇女的体检和调查显示，女性盆底功能障碍的发病率为 25%，其中包括 17.1% 的尿失禁，9.4% 的粪失禁和 2.9% 的盆腔器官脱垂，且其发生率自 2005—2010 年无显著变化（Wu et al，2014）。

（Melville et al，2005）在 30 ～ 90 岁女性和欧洲四国报道年龄 ≥ 18 岁女性尿失禁患病率分别为 45% 和 35%；亚洲地区，日本 1743 名 65 岁以上社区老人入户调查研究表明 UI 发病率为 10%，台湾 1581 名 20 岁以上社区女性以问卷形式进行入户调查，发现 UI 患病率为 53.1%；北京协和医院女性盆底学课题组在 2006 年对中国成年女性调查，尿失禁患病率是 30.9%，说明在中国约有 1/3 的女性人口受尿失禁的影响。尿失禁患病率随年龄的增长而增加，从 20 ～ 29 岁的 7.6% 到 ≥ 90 岁的 64.8%。

一、尿失禁的流行病学

　　国际尿控协会（International Continence Society，ICS）将尿失禁（urinary incontinence，UI）定义为：一种可以得到客观证实、不自主的经尿道漏尿现象，并由此给患者带来社会活动的不便和个人卫生方面的困扰（Sandvik et al，1995）。

　　挪威 EPINCONT（Hannestad et al，2000）大样本女性尿失禁调查和土耳其 ≥ 20 岁女性尿失禁调查患病率分别为 25% 和 25.8%；美国报道

二、盆腔器官脱垂的流行病学

　　Swift 等（Swift et al，2005）对 1004 例 18 ～ 83 例的妇女每年进行的常规妇科体检，采用 POP-Q 量化分期系统评定阴道壁膨出发生率：0 度 24%，1 度 38%，2 度 35%，3 度 2%，而在世界卫生协会（World's Health Initiative，WHI）进行的绝经后女性激素替代治疗临床研究中发现，未切除子宫 16 616 名妇女中发生子宫脱垂的有 14.2%，膀胱膨出 34.3%，直肠膨出 18.6%；切除子宫的 10 727 名妇女中发生膀胱膨出的有

32.9%，直肠膨出的有 18.3%。

三、粪失禁的流行病学

粪失禁的流行病学研究更加具有挑战性，尿失禁让人尴尬，而粪失禁则令人羞于启齿，Leigh 等估计不足一半的患病妇女肯说出这个症状，社区居住的妇女患病率估计在 1%～16%，美国估计超过 550 万人经受着大便失禁的困扰，它可以发生在任何年龄，通常女性多于男性。女性粪失禁最常见的病因是阴道分娩导致的肛门括约肌损伤，在第二产程中，胎头压迫产道，会阴体膨出，除了易造成盆底肌肉和神经的牵拉、撕裂外，常直接造成肛门括约肌断裂。Snooks 等（1990）调查了 62 例因阴道分娩造成粪失禁的妇女，经肛门超声检查显示，90% 存在肛门外括约肌损伤，65% 存在肛门内括约肌损伤。

伦敦 StMark 医院（Sultan et al，1993）的研究中，分娩后无论是初产妇还是经产妇，均发生了肛门静息压和收缩压下降，会阴体下降，阴部神经传导潜伏期延长，美国 2005—2010 年（Townsend et al，2013）对 14 759 名 ≥ 20 岁的社区人群中（其中 49% 为女性）进行流行病学调查，患病率为 8.39%，并且 5 年间保持稳定：2005—2006 年为 8.26%，2007—2008 年为 8.48%；2009—2010 年为 8.41%。但随着年龄增长患病率明显升高，20～29 岁组患病率为 2.91%，而 70 岁以上组患病率达 16.16%；2012 年美国的另一项研究对 1976 年以来 64 559 名 62～87 岁的女性进行问卷调查，液体粪失禁患病率为 7.9%，固体粪失禁患病率为 6.5%，其中 62～64 岁组为 9%，而 85～87 岁组为 17%；葛静等（2010）2010 年对北京 20～79 岁之间 3058 例女性进行的流行病学研究显示，粪失禁患病率为 1.28%；中国台湾 2013 年对 1342 名 65 岁以上老年女性进行粪失禁的问卷调查显示 9.3% 的受访者存在粪失禁。

四、女性性功能障碍的流行病学

对女性性反应的主观感受进行客观评价非常困难，目前对女性性功能障碍（female sexual dysfunction，FSD）的临床诊断需综合病史、体格检查、心理评估、诊断实验等多个方面，没有统一、客观、可以量化的指标，性功能障碍无论在哪个国家，都是社会敏感问题，有文化、宗教、伦理等深刻复杂的社会因素，FSD 调查形式几乎都采用问卷式调查，从调查内容来看，不同研究侧重点不同，在没有一个统一的标准化方法问世之前，各种各样的自制量表被用于研究，但基本都涵盖了女性性功能障碍的 4 个方面：性欲障碍、性唤起障碍、性高潮、性交疼痛障碍，但近年来常用女性性功能指数调查量表（female sexual function index，FSFI）进行调查，在 FSFI 量表中，将其分为 6 种性功能障碍，包括性欲障碍、性唤起障碍、阴道润滑障碍、性高潮障碍、性满意度障碍、性交疼痛障碍。

回顾女性性功能障碍流行病学调查，各个国家学者使用自制量表得到不同的结果：美国女性性功能障碍（FSD）的患病率为 43%，澳大利亚 60.5%，巴西 49%，埃及 46.9%，中国东南沿海 35%，中国香港 54%。

在使用 FSFI 进行调查的研究中，土耳其 18～55 岁女性患病率为 48.3%，伊斯坦布尔 43.4%（界值 ≤ 26），伊朗为 31.5%，芬兰 34.4%，西班牙为 55.7%，哥伦比亚 FSD 患病率为 30%，在亚洲国家，2009 年中国台湾 20～67 岁女性 FSD 患病率在 43.8%；2010 年孙晓光在北京协和医院门诊就诊人群和家属共 328 名年龄在 20～65 岁进行 FSFI 验证调查，采用 DSM-IV 诊断标准，发现 FSD 患病率为 52.4%（Sun et al，2011）；潘连军等在 2008—2009 年于南京市区女性共 609 人（界值 < 25），发现 FSD 患病率为 56.8%（Lianjun et al，2011）；北京协和医院在 2011—2012 年对北京市 6000 名成年女性进行 FSFI 问卷调查（界值 < 26.5）FSD 的总患病率为 63.3%；不同国家地区的 FSD 患病率不同，影响因素复杂，但普遍认为与各国的社会文化宗教背景和对性的传统密切相关。

回顾目前的流行病学调查发现：性欲障碍的患病率为 17.3～66.4%，性唤起障碍的患病率为 11.4%～56.7%，阴道润滑障碍的患病率为 4.8%～60.7%，性高潮障碍的患病率为 8.8%～

52.8%，性满意度障碍的患病率为 7.3% ~ 56.3%，性交疼痛障碍的患病率为 6% ~ 64.1%，其中以性欲障碍和性唤起障碍最为常见。

五、产时会阴裂伤的流行病学

产时会阴裂伤中延伸甚至穿透至肛门括约肌复合体的严重产科裂伤被称为产科肛门括约肌损伤（obstetric anal sphincter injuries，OASIS）。虽然既往大数据报道Ⅲ度及Ⅳ度裂伤的发生率约

为 3.3% 和 1.1%（Friedman et al，2015），但综合分析各项研究估计 OASIS 的实际发生率约为 11%（Dudding et al，2008）。一项包括 22 项研究（研究对象为 651 934 例孕妇，其中 15 366 例发生严重产科裂伤）的 Meta 分析（Pergialiotis，2014）提示，造成 OASIS 最显著的高危因素依次为产钳助产术、胎吸助产术、会阴中切术和胎儿体重过大，其中产钳助产术联合会阴中切术可导致会阴Ⅲ度及Ⅳ度裂伤风险显著增加。

第二节　病　因

一、盆底解剖

盆底肌由一对肛提肌、一对尾骨肌构成，肛提肌作为一个整体发挥作用，肛尾肌或肛提肌板代表尾骨肌在尾骨的融合，盆底肌肉功能正常时，盆腔器官保持在肛提肌板之上，远离生殖裂孔，当腹腔内压力增加时会将盆腔内器官向骶骨窝推挤，而肛提肌板则能防止其下降；盆底韧带、盆底肌肉和会阴肌肉及软组织共同组成一个坚实的横纹肌和筋膜组织，通过这些结构的收缩和紧张来抵抗腹压增加，从而支持盆腔脏器。若这些盆底的支持结构损伤或减弱，在腹压增加时就会出现盆腔器官的脱垂和尿失禁等盆底功能障碍的临床表现（朱兰 等，2014）。

盆底肌为横纹肌，纤维分Ⅰ类和Ⅱ类，Ⅰ类肌纤维的作用主要是支持盆腔脏器，收缩时间长且持久，不易疲劳；Ⅱ类肌纤维的作用主要是参与肌肉的收缩，且为阶段性收缩，快速敏捷，容易疲劳，减少盆底肌损伤需要了解损伤发生的过程。

二、分娩期盆底肌损伤

盆底的神经肌肉和胶原纤维在孕期激素的影响下逐渐扩张伸展，发生张力性松弛，以适应阴道分娩的需要，阴道分娩可引起骨盆底神经肌肉

损害和耻骨宫颈筋膜撕裂损伤，包括神经压迫与牵拉，筋膜断裂与拉长等。此外，分娩期的盆底肌损伤还体现在可能出现会阴体上缘水平下降低于坐骨结节平面的会阴体变短下降，如下降高度 ≥ 2.5 cm 为严重下降。

三、孕期激素变化与盆底肌的关系

有研究（Ulrich D et al，2014）发现，孕期激素的变化将引起盆底组织蛋白成分的改变，从而使盆底结缔组织产生普遍的松弛效应，盆底的结缔组织主要由Ⅰ型和Ⅲ型胶原组成，Ⅰ型胶原与盆底的支撑作用相关，Ⅲ型胶原与盆底的弹性能力相关，妊娠期间盆底结缔组织中胶原的含量、比例、形态结构以及代谢异常均会影响盆底功能，甚至导致 PFD 的发生（黄修治 等，2010），孕期盆底肌的改变与人体内血清松弛素、雌激素、孕激素等激素的含量变化有着重要的联系。

四、神经损伤与盆底肌的关系

在临产和阴道分娩过程中，胎头下降可能导致盆底和相关神经的拉伸和压迫，这个过程可导致神经脱髓鞘及随后的失神经支配（Snooks et al，1984），该损伤机制得到了神经生理学检查的支持，包括同心针极肌电图（electromyography，

EMG）和阴部神经末梢运动潜伏期检测，这些检查表明，40%～80% 的阴道分娩后可能发生耻骨内脏肌和肛门括约肌的失神经支配（Allen et al，1990），其危险因素包括手术分娩、第二产程延长和高出生体重（Snooks et al，1986）。

第三节　如何减少盆底肌损伤

一、孕期体重管理

众所周知，巨大儿及阴道助产是盆底肌损伤的高危因素，孕期有效的体重管理，可以减少巨大儿的出现，也能降低阴道助产率（张洪芹 等，2007；柳亚芬 等，2016）。

妊娠期子宫和胎儿体重使盆底所受压力大大增加，导致盆底肌肉强度及其括约肌功能减退，进而导致膀胱颈和尿道的移动度增加（Aukee et al，2010），同时增大的右旋子宫压迫右髂静脉引起血液回流障碍，使盆底组织缺血缺氧，从而使盆底肌力下降，功能减退，孕期母体生理体重的过度增加可能会影响膀胱和尿道的血流和神经支配，增大膀胱颈和尿道移动性（Sangsawang et al，2013）；据统计，孕期发生的尿失禁中，SUI 发病率最高，初产妇发病率约为 41.7%，经产妇为 38%，多产妇为 20.3%（Dinç et al，2017），并随着孕龄的增加而增加，有研究（Johannessen et al，2018）显示：SUI 的发病率在妊娠期明显高于分娩后，且妊娠晚期尿失禁的出现往往意味着产后 1 年尿失禁的发生。

婴儿出生体重的增加似乎与 POP 风险增加有关，但与尿失禁的关系尚不确定，一项调查研究纳入了在 20 年前有过一次单胎分娩的女性（n=5236），发现婴儿出生体重每增加 100 g，母亲的症状性 POP 发生率就增加 3%（OR1.03，95%CI 1.02～1.05）（Gyhagen et al，2013），相比之下，研究未发现尿失禁与出生体重之间存在相关性；此外，一项纳入 1521 例女性的回顾性研究发现，婴儿出生体重＞4000 g 时，母亲日后发生尿失禁的风险增加 50%（Gyhagen et al，2013）。李元元等（2018）的研究中认为，产后盆底功能损伤与孕期体重、分娩方式及新生儿体重等多种因素相关（李旻等，2016），孕期合理控制体重，避免体重增长过多及巨大儿发生，对保护产妇盆底功能具有重要意义，同时可降低剖宫产率。

二、控制会阴侧切及阴道器械助产

近年来，国内初产妇会阴侧切率高达 90%（陶慧娟，2014），传统观念（韦东梅，2017）认为会阴侧切术可以缩短第 2 产程时间，减少肛提肌的损伤以及会阴撕裂的发生，从而保护盆底肌，但有研究（Oliveira et al，2016）发现两种分娩方式（自然裂伤与会阴侧切）均会对盆底肌造成损伤，会阴侧切只会减少小部分肌肉纤维的损伤，且侧切术后，附着在盆底肌上的压力重塑或重新排列导致它们的局部特性发生改变，因此侧切术后的恢复可能会较慢或较不完全，同时切口的疼痛、会阴部的瘢痕以及直接的阴部神经损伤均会导致产后 PFD。

有数据（韦东梅，2017）显示侧切产后性功能障碍的发生率显著增加，高达 34.62%，同时 Barbara 等（Barbara et al，2016）发现与自然分娩相比，侧切产后在性高潮方面评分明显较低；系统性回顾 28 项前瞻性研究（Bozkurt et al，2014）发现自然裂伤和会阴侧切在产后尿失禁的发生率上没有明显差异；赵娜等（2018）的研究中，自然裂伤组初产妇产后的性唤起、性欲、阴道润滑程度、性生活满意度、性高潮以及性交疼痛评分均明显高于会阴侧切组（$P < 0.05$），自然裂伤组的伤口疼痛以及性生活障碍发生率均明显低于会阴侧切组（$P < 0.05$）。故就目前研究（Giin et al，2016）来看，尚不能证明分娩时会阴侧切对盆底松弛、盆腔器官脱垂和性功能障碍有

保护作用，有文章报道，与自然裂伤相比，会阴侧切对盆底神经和盆底肌肉的损伤程度更大，极易引发产后性生活障碍以及会阴伤口疼痛。因此，临床上对于会阴侧切术的使用应该综合考虑各项母儿因素，严格掌握侧切指征，规范侧切操作。

产钳分娩也常导致肛门括约肌和阴部神经损伤，研究（石俊霞 等，2018）表明，产钳助产可增加阴道复杂裂伤的发生，Sultan 等（1993）报道 13% 的初产妇和 23% 的多产妇患粪失禁或有产后排便急迫感，但肛门超声显示，只有 1 例存在肛门括约肌断裂，肛门括约肌和会阴神经肌肉损伤随会阴切开、产钳、阴道娩出巨大儿增多而增加，故更应该严格掌握产钳助产的指征，避免不必要的盆底肌损伤。

三、产前会阴按摩及Kegel训练

郑颖等（2017）的研究中，将 355 名孕妇随机分组，1 组进行盆底肌肉锻炼 Kegel 训练，2 组行产前会阴按摩，3 组行盆底肌肉锻炼 + 产前会阴按摩，结果发现产前会阴按摩能有效降低产妇会阴裂伤发生率，而孕期行盆底肌肉 Kegel 训练 + 产前会阴按摩产妇会阴裂伤率最低，并且会阴裂伤的程度亦最轻。由此可证实产前会阴按摩和孕期盆底肌训练均增加了产妇阴道内肌肉组织的柔软性和弹性，提高了盆底肌群肌力，有利于分娩过程自然化，并降低了会阴损伤及损伤程度。曾珍等（2017）的研究中，在孕产妇妊娠晚期进行盆底肌锻炼可有效减轻分娩对盆底肌肉及膀胱功能障碍损伤，改善尿动力学水平，利于产后排尿，其原因为在妊娠晚期通过规律、有意识的收缩肛门、阴道及尿道口周围的肌群可带动盆底肌肉进行被动运动，增强盆底肌群的张力，提高控尿能力，同时促进盆底处血液循环，利于盆底肌张力在短时间内得到恢复；且长期规律进行盆底肌训练对盆底神经起到明显的生理刺激，利于长期维持运动器官的功能及形态，并利于产后恢复，增强控尿能力，避免膀胱功能障碍，降低尿潴留及尿失禁发生率（王小榕，2016；王春香 等，2016）。

四、自由体位分娩

王善容等（2018）将孕妇分为平卧位分娩组及俯卧位分娩组，分别于产前 38 周及产后 1 周行各项检查，结果与平卧位分娩相比，俯卧位分娩会阴的损伤率下降，对盆底的影响更小，对产后早期的盆底功能具有一定的保护意义，但是对远期的影响仍需要进一步深入研究，俯卧位分娩产妇膀胱颈移动度、膀胱尿道后角、U-PCL 明显小于平卧位分娩产妇（$P < 0.05$），而且俯卧位分娩产妇产后 1 周 SUI 发生率及肛提肌、内外括约肌损伤率低于平卧位分娩产妇（$P < 0.05$），这说明在妊娠期间激素水平上升，导致骨盆韧带松懈，而在分娩时进一步对盆底的肌肉和筋膜组织造成损伤，对会阴局部的神经也可造成一定的损伤，而在行俯卧位分娩过程中增加了骨盆的出口径线，使得出口面更宽，骶骨活动范围大，对会阴的损伤更小，所以在分娩后产妇膀胱颈移动度、膀胱尿道后角较平卧位分娩产妇的较小，因此 SUI 的发生率降低。

但目前大多数研究都是关于自由体位分娩的实施对母儿结局的影响（江紫妍 等，2016），其对盆底功能的影响研究尚未涉及，更无大规模临床对照研究，因此其对盆底肌的保护尚未得到确切证实。

五、产程中适时的分娩镇痛

无痛分娩符合生理要求，是在轻度麻醉下的分娩，即减轻了分娩疼痛引起的儿茶酚胺增高所致的血管收缩、子宫缺血、血压升高，同时麻醉后盆底组织松弛，宫缩及儿头下降所致的盆底损伤较轻。

杨丽等（2017）研究发现，自控镇痛无痛分娩在减轻分娩疼痛的同时，还可以减轻对盆底组织的损伤，增加孕妇选择无痛分娩的依从性，提高阴道分娩率，降低因社会因素而增加的剖宫产率，可能降低将来发生 PFD 的概率；幸吉娟等（2015）运用椎管内阻滞用于分娩镇痛对产后早期盆底功能的影响，发现无痛分娩组的产妇产后早期盆底功能受损率及 POP、SUI 发生率均低于自然分娩组；孙智晶等（2015）对初产妇产后 6 周盆底电生理指标及盆腔器官脱垂分度状况全国多中心横断面研究，得出使用无痛分娩是 I 类肌疲劳度的保护性因素（$P = 0.04$）。

六、水中分娩

宋玮钗等（2018）研究中，发现水中待产分娩方式能够有效减轻初产妇产后近期盆底电生理指标的损伤情况，对产妇产后近期盆底功能影响较小。其主要原因是产妇在水中有适宜的水温，可以取自由体位，可以帮助消耗大量体力的产妇消除疲劳、舒缓肌肉、放松心情，使产妇无论是在生理上还是心理上都更加适应漫长的产程，减少中转剖宫产的可能性。此外，水中分娩时，在温暖的水中可以减少阴道内、外的压力，促进外阴伸展，减少产道损伤，增加外阴血液循环和减少缺血、缺氧导致的损伤，由于水中待产的产妇盆底肌肉相对松弛，会阴侧切率明显降低，其裂伤主要为 I 度和 II 度的会阴裂伤，这些轻度裂伤也极大程度地保持了盆底单块肌肉的完整性，经过缝合，盆底功能更容易恢复（汤斐等，2017）。然而，汤斐等（2017）的研究也发现，水中分娩对产后女性阴道前后壁膨出的保护作用不明显。

七、产时会阴热敷及按摩

第二产程中的会阴热敷及产时会阴按摩对减少产科裂伤均有较显著效果，在《ACOG 阴道分娩产科裂伤的预防和管理指南》（2018）中分别列为 A 级和 B 级证据。基于包括 1525 例孕妇的 meta 分析（Aasheim，2011）提示，第二产程中的会阴热敷能够显著减少 III 度及 IV 度裂伤的发生率（$RR = 0.48$，$95\%CI\ 0.28 \sim 0.84$），但对会阴完整度的提高并无显著作用（$RR = 1.05$，$95\%CI\ 0.86 \sim 1.26$）。国内关于第二产程中会阴热敷的应用效果已有少量单中心小样本研究报道，结果均提示热敷组会阴裂伤程度及会阴侧切率均显著降低。

八、分娩时会阴保护

英国国家卫生与临床优化研究所曾报道"无会阴保护"和"有会阴保护"两者对于预防 III、IV 度会阴裂伤没有差异（2007），但是越来越多的研究显示，会阴保护可以有效减少 III、IV 度会阴裂伤的发生（HalsE et al，2010；Laine et al，2012）。英国皇家妇产科医师学会（RCOG，2015）指南中会阴保护措施包括如下。

①左手控制胎头下降速度。

②右手进行会阴保护。

③产妇在胎头着冠时切忌用力。

④根据危险人群考虑会阴侧切。

九、积极处理产程

很多研究表明（刘爱凤 等，2018；余金群，2017），第二产程延长可降低产妇盆底肌阴道压力，加重盆底肌纤维损伤和疲劳度，增加盆底功能障碍性疾病的患病风险。不仅如此，尤其是《新产程标准及处理的专家共识》（时春艳等，2014）发布后，新产程执行后一部分产妇的产程时间延长从而避免了剖宫产。但是，在新产程标准执行下，有研究（王红燕 等，2017）表明经阴道分娩初产妇第二产程时间 ≥ 2 小时者产后早期盆底肌肌电值普遍异常，当 $t \geq 3$ 小时（邱丽萍 等，2019）产妇盆底功能疾病发生概率增加，而第二产程延长（周艳红 等，2018）则可使阴道分娩患者产后盆底肌张力降低。因此，为减少分娩期的盆底肌损伤，积极的处理产程，缩短第一产程和第二产程有很大的现实意义。

李妙等（2012）的研究中，在第一产程采用站、蹲、卧、趴、行走等自认为自由舒适的体位，表明第一产程自由体位有效缩短了产程。张志红等（2017）的研究中，水中待产可缩短第一、二产程时间，可减轻初产妇产后近期盆底电生理指标损伤程度、盆腔器官脱垂程度，水中待产可能对盆底功能有保护性作用。刘海燕（2013）和龚月萍等（2015）的研究中，第二产程中用 0.5% 的利多卡因行双侧阴部神经阻滞麻醉联合局部浸润麻醉，相较于仅于分娩时行局部会阴阻滞麻醉，第2产程时间明显减少。此外，有很多的研究（幸吉娟 等，2019；麻睿骏 等，2016；马向莉，2018）证明，分娩镇痛缩短了产程，减弱了产妇的疼痛程度、减小了会阴裂伤程度、保护了盆底结构，并且提高阴道分娩率，降低因社会因素而增加的剖宫产率，可能降低将来发生PFD的概率，但也有研究（杨丽 等，2017）表明分娩镇痛者产程时间无变化。

总之，积极处理产程可以减少分娩期的盆底肌损伤，第一产程采取自由体位待产或水中待产、分娩期使用分娩镇痛、第二产程开始即使用双侧阴部神经阻滞麻醉联合局部浸润麻醉都有可能缩短产程时间。

十、产后及时进行盆底功能评估及治疗

（一）产后盆底功能评估

分娩期盆底肌损伤可通过产后盆底复查来进行评估，参照2015年发表在《中国实用妇科与产科杂志》的"产后盆底康复流程第二部分：康复评估——病史收集、盆底组织损伤及盆底功能评估"（刘娟 等，2015），产后评估从以下几个部分进行。

1. 病史采集 进行产后复查的妇女，首先应对其进行病史采集，其中包括基本信息，如年龄、体重、身高、BMI、家庭住址、职业、长期服务及随访联系方式。除此之外，更重要的是产科病史的采集：包括一般情况，如妊娠次数、分娩次数、分娩日期、分娩方式、婴儿体重、头围、胎位、喂养方式、月经恢复情况。

产科病史最重要的是本次分娩时情况：麻醉方式、是否会阴切开、是否阴道撕裂、是否阴道助产（产钳、胎头吸引术）、胎盘娩出时间、是否有胎盘残留、有无清宫、产时出血（ml）、产后出血（ml）、产后出血止血方式、第一产程时间、第二产程时间，并且还需要询问孕期及产后有关泌尿、生殖、消化道症状：如排尿情况、排便情况等。

（1）排尿情况、排便情况、症状的演变及治疗。

（2）性生活恢复情况是否满意。

（3）采用何种避孕方式。

（4）月经情况：月经周期、月经量、有无痛经、上次月经结束日期。

除产科病史外，需询问既往其他有关病史。

（1）泌尿、消化系统：泌尿系感染、消化道感染、正在进行的泌尿生殖或肛门直肠治疗。

（2）呼吸系统：慢性咳嗽等。

（3）内分泌系统：甲状腺功能亢进、糖尿病、多囊卵巢综合征。

（4）心血管系统：高血压及冠心病史、心脏起搏器等治疗情况。

（5）生活习惯：吸烟、饮酒、咖啡、浓茶、大麻、其他。

（6）其他：过敏性食物、药物使用情况。

2. 盆底功能有关症状调查 盆底功能障碍主要表现在以下几个方面：下尿路、生殖道、下消化道、疼痛、性功能等，临床表现复杂多变，为了更客观的反映产妇有关症状，可使用有关盆底功能症状常用的问卷及对患者生活质量影响情况的问卷来评估，根据产妇具体病情酌情选择相关症状的问卷：其中包括盆底功能障碍问卷、国际尿失禁咨询委员会问卷中国版简表、尿失禁（ICIQ-UI）、尿失禁生活质量问卷（I-QOL）、Cleveland便秘评分系统、便秘患者生活质量量表（PAC-QOL）、大便失禁的严重程度指数评价问卷（the fecal incontinece severity index，FISI）、大便失禁生活质量评价问卷（the validated fecal incontinence quality of life，FIQL）、性生活质量问卷、疼痛问卷、疼痛位置标志示意图、盆底功能随访表等。

3. 体格检查 首先需进行产后常规性检查，然后是专科检查，包括：外阴情况发育是否正常、小阴唇分离情况、处女膜分离情况、会阴体长度、阴裂长度，阴道分泌物情况，宫颈情况，还有阴道口是否松弛，阴道松弛手测分度。

（1）阴道松弛分度。

正常：阴道横径能并列容纳2指以下。

轻度松弛：阴道横径能并列容纳2~3指。

中度松弛：阴道横径能并列容纳3~4指。

重度松弛：阴道横径能并列容纳4指以上，

或合并有会阴Ⅱ度裂伤或阴道前后壁中度以上膨出者。

（2）阴道松紧度分级。

Ⅰ级：阴道中下段弹性好，肛提肌收缩力强，阴道横径可容2指。

Ⅱ级：阴道中段松弛，肛提肌收缩力弱，但阴道口横径可容2指。

Ⅲ级：阴道中下段及阴道口横径均可容2指以上，阴道缩肌收缩力弱或消失。

除静止状态下的专科查体，需嘱患者行Valsalva运动时进行查体：①是否有尿液自尿道口喷出。②是否有尿道下移。③是否有阴道膨出物：阴道前壁（膀胱后壁）、宫颈、穹隆（全子宫切除术后）、阴道后壁（直肠膨出）。④是否有粪便或气体自肛门喷出。⑤会阴体活动度：正常、活动度大。

盆腔器官脱垂：POP-Q分期见表33-3-1。

表 33-3-1 POP-Q 分期记录		
Aa	Ba	C
gh	pb	tvl
Ap	Bp	D

如存在尿失禁症状，需行下尿路评估，包括：棉签试验、诱发试验、膀胱颈抬举试验；如存在大便失禁症状，需行肛门指诊，评估肛门括约肌张力，也可行神经系统检查如骶神经反射（球海绵体反射）。

4. 实验室检查 根据产妇有关病情需要可以进行：尿常规、尿培养、阴道分泌物检查、内分泌、血生化、血糖等实验室检查项目。

5. 影像学评估 盆底组织影像学检查用于了解盆底形态学变化（盆底三维超声、盆底动态磁共振），可以比较客观的了解盆底及盆腔器官解剖信息，其他可能存在的病理情况甚至损伤信息。

6. 盆底电生理及生物力学评估 盆底电生理及生物力学评估是对不同程度慢性盆底组织损伤产妇的功能状况及其水平进行定性和（或）定量描述，对其结果做出合理解释的过程。

（1）肌力的测定

①手测肌力：各类评分方法均有不同的优缺点，国内外的学者们尚在进一步研究探讨统一的盆底肌肌力评定标准，以下介绍两种常用的手测肌力方法。

a. 分类型盆底肌力测试：是国内外比较通用的方法之一，根据盆底肌肉收缩强度及持续的时间来测定盆底肌力，能收缩并持续4～5秒为正常，此方法既可以了解盆底肌收缩的质量，也可以了解盆底肌Ⅰ类肌纤维的持久收缩能力和Ⅱ类肌纤维在一定时间内的快速重复收缩能力，见表33-3-2。

表 33-3-2 盆底肌肌力分级			
分级	收缩质量	保持时间 （Ⅰ型肌，秒）	收缩次数 （Ⅱ型肌，次）
0级	无	0	0
1级	颤动	1	1
2级	不完全收缩	2	2
3级	完全收缩，没有抵抗	3	3
4级	完全收缩，具有轻微抵抗	4	4
5级	完全收缩，具有持续抵抗	5	>5

b. Laycock改良牛津评分法（Modified Oxford Scale，MOS）（Laycock，1994；Schuessler，2002）分为6级：

0 = 没有收缩（nocontraction）。

1 = 收缩感（licker）。

2 = 微弱收缩（weak）。

3 = 中等度收缩伴有盆底肌的上提（moderate with lift）。

4 = 良好的收缩伴有盆底肌的上提（good with lift）。

5 = 强有力的收缩伴有盆底肌的上提（strong with lift）。

②仪器测量：常用测量指标有最大收缩肌电位、Ⅰ类肌纤维耐力及疲劳度、Ⅱ类肌纤维耐

力及疲劳度、盆底肌与腹肌收缩协调性，对盆底肌，可以使用阴道内张力器，通过专用测量仪器，了解盆底肌张力情况，也可运用 Glazer 盆底肌肉评估系统，用仪器对盆底肌肉的前静息肌电、后静息肌电、Ⅰ类肌收缩肌电、Ⅱ类肌收缩肌电进行测量和评估。

7. 随访时间　需重视盆底评估的时间节点，第一个节点是产后 6 周，此时需重点评估产妇的盆底肌损伤类别与程度，制订康复计划；第二个节点是产后 6 个月，此为干预结束的时间，需了解产妇盆底肌恢复情况及症状；第三个节点是产后 12 个月，仍需随访产妇盆底肌恢复情况及症状。

（二）产后盆底康复

盆底康复治疗是指综合运用物理康复治疗手段，促进盆底神经、肌肉、筋膜等的恢复，改善、重建或恢复女性盆底结构和功能，预防和治疗女性盆底功能障碍性疾病的治疗方法，产后盆底康复治疗是产后妇女盆底功能障碍性疾病的首选治疗方法，包括盆底肌肉训练（Kegel）、生物反馈治疗、电刺激治疗、磁刺激治疗、手法按摩等，一般从产后 6 周开始进行盆底康复治疗（详见第三十四章第四节）。

综上所述，孕期良好的体重管理，减少巨大儿的发生率，严格掌握会阴侧切及产钳助产的指征，产前会阴按摩及 Kegel 训练，产程中适时的分娩镇痛均可以减少分娩期盆底肌损伤，但俯卧位分娩及水中待产分娩是否可以降低盆底肌损伤的发生率仍需进一步研究证实，产后及时进行盆底功能的评估和治疗也能尽早地把盆底损伤的不良后果降到最低，以减少产妇远期盆腔器官脱垂和尿失禁的发生，为盆底功能障碍性疾病起到一级和二级预防的作用。

（陆　叶　王　宇）

参考文献

葛静，等，2010. 北京市成年女性粪失禁患病率调查. 中华妇产科杂志，45（9）：669-672.

龚月萍，等，2015. 第二产程双侧会阴神经阻滞麻醉的临床观察及护理. 甘肃科技，（19）：137-138.

黄修治，等，2010. 妊娠与分娩对盆底结构功能的影响. 国际医药卫生导报，16（20）：2554-2557.

江紫妍，等，2016. 自由体位分娩在临床中的应用进展. 中国实用护理杂志，32（22）：1756-1760.

康建萍，等，2016. 雌、孕激素相关受体表达和松弛素水平与妊娠晚期压力性尿失禁相关性研究. 中国妇幼保健，31（11）：2285-2287.

李妙，等，2012. 第一产程自由体位对分娩的影响. 当代医学，（35）：104-105.

李旻，等，2016. 418 例产妇产后早期盆底肌力损伤的相关因素分析. 中国医刊，51（5）：78-82.

李元元，等，2018. 孕期体重管理与产后盆底功能损伤的相关性研究. 中国医学前沿杂志（电子版），10（7）：64-67.

刘爱凤，等，2018. 不同第二产程时间对自然分娩的单胎足月妊娠初产妇盆底功能的影响. 中国计划生育和妇产科，10（10）：81-84.

刘娟，等，2015. 产后盆底康复流程第二部分：康复评估——病史收集、盆底组织损伤及盆底功能评估. 中国实用妇科与产科杂志，5，31（5）：426-432.

刘娟，等，2015. 产后盆底康复流程第二部分：康复评估——病史收集、盆底组织损伤及盆底功能评估. 中国实用妇科与产科杂志，5，31（5）：426-432.

刘海燕，2013. 阴部神经阻滞麻醉联合局部浸润麻醉在第二产程中的应用. 中国医药指南，（11）：20.

柳亚芬，等，2016. 巨大儿发生相关因素及分娩方式选择探讨. 中国性科学，25（8）：100-102.

麻睿骏，等，2016. 椎管内阻滞麻醉对经阴道分娩产妇产后盆底肌功能恢复的影响. 中国性科学，25（12）：109-111.

马向莉，2018. 自控镇痛无痛分娩与传统阴道分娩对母婴结局及产后盆底组织功能的影响分析. 医学理论与实践，31（21）：3254-3255.

穆曦燕，等，2017. 英国皇家妇产科医师学会（2015）的Ⅲ、Ⅳ度会阴裂伤指南解读. 实用妇产科杂志，33（4）：268-271.

邱丽萍，等，2019. 第二产程时长对产妇盆底功能影响的调查研究及产后早期康复治疗的疗效评估. 现代实用医学，31（11）：1484-1486.

石俊霞，等，2018．产钳助产与普通会阴侧切伤口愈合不良因素分析．中国临床医生杂志，46（1）：92-94．

宋玮钗，等，2018．水中待产分娩对初产妇产后近期盆底功能及新生儿安全性的影响．中国现代医学杂志，28（25）：61-65．

宋玮钗，等，2018．水中待产分娩对初产妇产后近期盆底功能及新生儿安全性的影响．中国现代医学杂志，28（25）：61-65．

宋岩峰，2007．妊娠分娩与盆底结构损伤．中国实用妇科与产科杂志，23（6）：478-480．

孙智晶，等，2015．初产妇产后6周盆底电生理指标及盆腔器官脱垂分度状况全国多中心横断面研究．中国实用妇科与产科杂志，31（5）：433-439．

孙智晶，等，2015．初产妇产后6周盆底电生理指标及盆腔器官脱垂分度状况全国多中心横断面研究．中国实用妇科与产科杂志，31（5）：433-439．

汤斐，等，2017．水中分娩对产后女性阴道前后壁膨出的近期影响．中国妇幼保健，32（13）：2852-2853．

汤斐，等，2017．水中分娩对产后女性阴道前后壁膨出的近期影响．中国妇幼保健，32（13）：2852-2853．

陶慧娟，2014．初产妇经阴道分娩时会阴侧切和会阴自然裂伤对盆底功能的影响．北方药学，34（4）：128．

王春香，等，2016．凯格尔锻炼对产妇产后盆底功能的影响．医疗装备，29（24）：59-60．

王红燕，等，2017．新产程标准下初产妇产后早期盆底肌肌电评价及产科影响因素分析．护理与康复，16（7）：713-716．

王善容，等，2018．俯卧位分娩与平卧位分娩对盆底的影响研究．医药前沿，8（36）：9-70．

韦东梅，2017．初产妇产后早期盆底肌力下降相关因素及敢于对策研究进展．护理实践与研究，14（10）：28-30．

王小榕，2016．产后尿失禁与盆底表面肌电的关系及其影响因素研究．中国医药导报，13（36）：133-136．

幸吉娟，等，2015．椎管内阻滞用于分娩镇痛对产后早期盆底功能的影响．临床麻醉学杂志，31（3）：267-269．

幸吉娟，等，2015．椎管内阻滞用于分娩镇痛对产后早期盆底功能的影响．临床麻醉学杂志，31（3）：267-269．

幸吉娟，等，2019．腰麻-硬膜外联合麻醉用于阴道分娩对产后盆底肌电生理功能的影响．检验医学与临床，16（9）：1204-1207．

杨丽，等，2017．自控镇痛无痛分娩与传统阴道分娩对盆底组织功能近期影响的临床研究．中国性科学，26（4）：122-125．

余金群，2017．第二产程时间对分娩镇痛产妇盆底功能的影响．临床合理用药杂志，10（15）：139-140．

曾珍，2017．妊娠晚期盆底肌锻炼对产后膀胱功能障碍的影响．母婴世界，（8）：51，54．

张洪芹，等，2007．孕前肥胖及孕期体重增长过度与妊娠期并发症及分娩结局的关系探讨．实用妇产科杂志，23（2）：117-119．

张志红，2017．不同待产方式对初产妇产后早期盆底功能的影响．郑州大学．

赵娜，等，2018．会阴侧切以及自然裂伤对初产妇第二产程、产后性功能、盆底肌力和肌电位的影响．中国妇产科临床杂志，9（19）5：457-458．

郑颖，等，2011．血清松弛素与孕产妇盆底功能变化的关系．中国妇产科临床杂志，12（2）：96-99．

郑颖，等，2017．分娩前干预对会阴保护结局的影响．中国妇幼保健，32（20）：4914-4916．

周艳红，等，2018．新产程管理下第二产程延长对产后盆底功能的影响．热带医学杂志，18（4）：532-534．

朱兰，等，2014．女性盆底学．第2版．北京：人民卫生出版社：1-4．

Aasheim V，et al，2011．Perineal techniques during the second stage of labour for reducing perineal trauma．Cochrane Database Syst Rev，12：CD006672．

ACOG Practice Bulletin No．198：Prevention and management ACOG Practice Bulletin No．198：Prevention and management．2018，132（3）：e87-e102．

Altman D，et al，2006．Risk of urinary incontinence after childbirth：a 10 year prospective cohort study．Obstet Gynecol，108（4）：873-878．

Allen RE，et al，1990．Pelvic floor damage and childbirth：a neurophysiological study．Br J Obstet Gynaecol，97：770．

Aukee P，et al，2010．Pregnancy，delivery and pelvic floor disorders．Duodecim，126（20）：2381-2386．

Barbara G，et al，2016．Impact ofmode ofdefivery on female postpartum sexual functioning：spontaneous vaginal delivery and operative vaginal dehvery vs．cesarean section．J Sex Med，13（3）：393-401．

Bozkurt M, et al, 2014. Pelvic floor dysfunction and effects of pregnancy and mode of delivery on pelvic floor. Taiwan J Obstet Gynecol, 53 (4): 452-458.

Dinç A, 2017. Prevalence of urinary incontinence during pregnancy and associated risk factors. Low Urin Tract Symptoms, [Epuba head of print].

Dragoo JL, et al, 2009. The effect of relaxin on the female anterior cruciate ligament: Analysis of mechanical properties in an animal model. Knee, 16 (1): 69-72.

Dudding TC, et al, 2008. Obstetric anal sphincter injury: incidence, risk factors, and management. Ann Surg, 247 (2): 224-237.

Friedman AM, et al, 2015. Evaluation of third-degree and fourth-degree laceration rates as quality indicators. Obstet Gynecol, 125 (4): 927-937.

Giini J, et al, 2016. Long· and short-term complications ofepisiotomy. TurkJ Obstet Gynecol, 13 (3): 144-148.

Gregory WT, et al, 2004. Quantitative electromyography of the anal sphincter after uncomplicated vaginal delivery. Obstet Gynecol, 104 (2): 327-335.

Hals E, et al, 2010. A multicenter interventional program to reduce the incidence of anal sphincter tears. Obstet Gynecol, 116 (4): 901-908.

Hannestad YS, et al, 2000. A community based epidemiological survey of female urinary incontinence: The Norwegian EPINCONT Study. J Clin Epidemiol, 53: 1150-1157.

Harvey MA, et al, 2008. Mid-trimester serum relaxin concentrations and post-partum pelvic floor dysfunction. Acta Obstet Gynecol Scand, 87 (12): 1315-1321.

HUANG Xiuzhi, et al, 2010. Effects of pregnancy and childbirth on pelvic floor structure and function. International Medicine and Health Guidance News, 16 (20): 2554-2557.

Johannessen HH, et al, 2018. Prevalence and predictors of double incontinence 1 year after first delivery. Int Urogynecol J, [Epub ahead of print].

Johannessen HH, et al, 2018. Prevalence and predictors of double incontinence 1 year after first delivery. Int Urogynecol J, [Epub ahead of print].

Laine K, et al, 2012. Incidence of obstetric anal sphincter injuries after training to protect the perineum: Cohort study. BMJ Open, 2 (5): e001649.

Laycock J, 1994. Clinical evaluation of the pelvic floor. In: Schuessler B, Laycock J, Norton P, et al. Pelvic floor re-education: principles and practice. Springer: London: 42-47.

Laycock J, 1994. Clinical evaluation of the pelvic floor. In: Schuessler B, Laycock J, Norton P, et al. Pelvic floor re-education: principles and practice. Springer: London: 42-47.

Lianjun P, et al, 2011. Risk factors for low sexual function among urban Chinese women: A hospital-based investigation. J Sex Med, 8 (8): 2299-2304.

Melville JL, et al, 2005. Urinary incontinence in US women: a population-based study. Arch Intern Med, 165 (5): 537-542.

National Institute for Health and Clinical Excellence. Intrapartum care: Care of healthy women and their babies during childbirth. NICE clinical guideline 55. Manchester: NICE: 2007. https://www.nice.org.uk/guidance/cg55?unlid=719852563201626174039.

Oliveira DA, et al, 2016. A biomechanical analysison the impact of episiotomy during childbirth. Biomech Model Mechanobiol, ls (6): 1523-1534.

Pergialiotis V, et al, 2014. Risk factors forsevere perineal lacerations during childbirth. Int J Gynaecol Obstet, 125 (1): 6-14.

Sandvik H, et al, 1995. Diagnostic classification of female urinary incontinence: an epidemiological survey corrected for validity. J Clin Epidemiol, 48: 339-343.

Sangsawang B, et al, 2013. Stress urinary incontinence in pregnant women: a review of prevalence, pathophysiology, and treatment. Int Urogynecol J, 24 (6): 901-912.

Shek KL, et al, 2012. The effect of pregnancy on hiatal dimensions and urethral mobility: an observational study. Int Urogynecol J, 23 (11): 1561-1567.

Snooks SJ, et al, 1986. Risk factors in childbirth causing damage to the pelvic floor innervation. Int J Colorectal Dis; 1: 20.

Snooks SJ, et al, 1984. Injury to innervation of pelvic floor sphincter musculature in childbirth. Lancet; 2: 546.

Snooks SJ, et al, 1990. Effect of vaginal delivery on the pelvic floor: a 5-year follow-up. Br J Surg, 77: 1358-1360.

Sultan AH, et al, 1993. Anal-Sphincter disruption during vaginal delivery. N Engl J Med, 329: 1905.

Sultan AH, et al, 1994. Pudendal nerve damageduring labour: prospective study before and after childbirth. Br J Obstet. Gynecol, 101 (1): 22-28.

Sun X, et al, 2011. Development and validation of Chinese version of Female Sexual Fucton Index in a Chinese population-A pilot study. J Sex Med, 8 (4): 1101-1111.

Swift S, et al, 2005. Pelvic Organ Support Study (POSST): the distribution, clinical definition, and epidemiologic condition of pelvic organ support defects. Am J Obstet Gynecol, 192 (3): 795-806.

Townsend Mk, et al, 2013. Risk factors for fecal incontinence in older women. Am J Gastrenteral, 108 (1): 113-119.

Ulrich D, et al, 2014. Influence of reproductive status on tissue composition and biomechanical properties of ovine vagina. PLoS One, 9 (4): e93172.

Wu JM, et al, 2014. Prevalence and trends of symptomatic pelvic floor disorders in U. S. women. Obstet Gynecol, 123 (1): 141-148.

第三十四章

产后盆底保健

第一节　概　述

一、产后盆底功能的变化规律

妊娠和分娩是女性特有的生理过程,与盆底功能障碍性疾病的发生有着不可分割的关系,多数产后妇女发生盆底功能障碍的程度多为轻、中度。理论上,产前为适应阴道分娩,盆底组织发生的生理性改变,分娩时消耗生殖道组织中大量的弹力蛋白,在产后会逐渐恢复。随着盆底组织的重塑,生物力学的恢复,盆底功能也趋于恢复。但因为缺少对妊娠前后期的完整随访研究,产后盆底功能变化的恢复程度目前尚未完全明确。徐春等(2017)经会阴三维超声监测妊娠晚期及产后不同时期产妇的膀胱颈下降距离以及膀胱后壁与站立位垂直线的夹角大小的变化,发现随着产后时间的推移,所测得的数据越接近于妊娠晚期,这说明产后盆腔内脏器解剖结构在不断的自行恢复。Nygaard(2015)研究发现肛提肌在大多数女性的妊娠和分娩过程中有很大的恢复潜力,其恢复时间大多发生在产后6个月,最多不会持续1年。在不同状态下(静息期、收缩期及 Valsalva 期),从产后6周至6个月膀胱颈部活动度的减少以及肛提肌间隙减小都较为显著,从6个月到12个月后不再有显著的变化。在产后3～5年的随访中发现,初产后的43个月,尿失禁、粪失禁和盆腔器官脱垂的患病率分别约为32%,5%和7%,与产后8周相比,尿失禁发生率增加,粪失禁发生率降低。从现有数据看来,产后盆底结构与功能有着自行恢复的趋势,

且大多发生在产后1年内,但因个人盆底组织内在的固有差异,不同个体间恢复能力大不相同,同时产后不同的生活习惯与护理条件更会影响恢复程度,产后盆底结构与功能是否能完全恢复尚需进一步研究。

二、我国产后盆底功能现状

中国女性盆底功能障碍的发病率随着中国人口老龄化的不断加重和二胎政策的实施逐渐增加。产后女性盆底功能障碍是一类产后发病率较高的疾病,可能会对产妇的生活质量造成严重的影响,由于涉及个人隐私,就诊率较低。邵彤华(2016)对1460例产后妇女进行问卷调查发现,压力性尿失禁占16.16%,子宫脱垂占1.30%,阴道前壁脱垂占23.22%,阴道后壁脱垂占15.21%。现有的医疗措施,对产妇因妊娠和分娩引起的盆底功能障碍,没有特异的根治性药物,也没有形成统一的治疗规范,手术创伤大、适应证范围小、患者接受度低,也非满意的根治方法,临床患者更容易接受非手术治疗。

三、产后盆底功能早筛早诊的意义

世界卫生组织(WHO)指出,产后时期对于产妇、婴儿及家庭来说,在生理、心理、社会层面都是关键的过渡期,系统、积极的康复性措施对产妇身体康复乃至未来的身体健康都有重要

积极的意义。妊娠和分娩过程是盆底功能障碍性疾病发病的重要因素，产后恰好是预防和治疗盆底功能障碍性疾病的特殊有利时机。

产后盆底康复是指宣传推广产后盆底康复的理念，综合运用有关康复治疗技术，恢复、改善或重建女性在妊娠和分娩过程受到不同程度损伤的盆底有关功能，对防治盆底功能障碍性疾病有特殊的意义。产后盆底康复训练能促进妊娠和分娩过程损伤的神经和肌肉恢复，从而改善远期盆底状况，降低因解剖结构改变和年龄增长发生的盆底功能障碍性疾病机会。研究表明，孕期盆底训练可以降低初产妇产后 3 个月的盆底功能障碍发生率，产后康复治疗明显降低产后 6 ~ 12 个月盆底功能障碍性疾病的发生率。

第二节 产后盆底功能的评估

产妇应于产后 6 周去医院常规检查，包括全身检查、妇科检查和盆底功能检查。通过问诊，了解产后恢复情况，有无盆底功能障碍症状；通过妇科检查，运用 POP-Q 分期法，检查盆腔器官脱垂情况，检测肌力和肌肉疲劳度，了解腹部肌肉和盆底肌肉是否协调收缩，尤其可以通过肌电图检查了解盆底功能；肌电图是记录和显示肌肉活动时产生的电位图形，运动神经细胞或纤维兴奋时，其兴奋向远端传导，通过运动终板而兴奋肌纤维，产生肌肉收缩运动，并有电位变化成为肌电图，通过肌电图检查，可以测量盆底肌电位的最大值和最小值，判断是否有下运动神经元损伤存在，判断盆底肌纤维损伤类型，指导医师制订准确的电刺激和生物反馈治疗方案，避免损伤正常肌肉组织。

产后盆底功能检查，可以更清楚地了解正常和异常的神经肌肉功能，在盆底功能障碍的诊断和电生理基础研究中有着较高的价值，有利于医师对盆底功能进行诊断，明确是否需要康复治疗，以及治疗方案的选择，避免了康复治疗中的盲目性。

第三节 产后盆底保健

女性盆底功能障碍已经成为严重影响妇女健康及生活质量的医疗问题和突出的社会问题，大宗流行病学调查表明其发生与妊娠、分娩等因素有关，随着中国全面二孩政策的实施及生育观念的改变，高龄产妇的比例正在不断增加，有研究表明高龄和多产次是盆底功能障碍性疾病发生发展的重要因素，因此有必要开展产后盆底保健研究，并进行适时的产后盆底康复治疗。

女性分娩后都存在一定程度的盆底组织损伤，妊娠和分娩引发的盆底功能障碍，没有特异的根治性药物，手术创伤大，也非满意的根治方法，但是产妇在一定时间内可能临床症状多不明显，从而未引起重视，但如果未能及时恢复盆底功能，在女性进入更年期或绝经期后，性激素水平和身体生理功能下降，就会出现盆腔器官脱垂、压力性尿失禁等盆底功能障碍并发症，给生活带来很大的痛苦，最终只能进行手术治疗，因此要想避免或减少产后盆底功能障碍的发生，一定要做好盆底保健，其目的是坚持产后盆底康复锻炼，促进产后盆底功能恢复，防止盆底功能障碍性疾病的发生。

一、饮食起居

良好的生活方式是预防产后盆底功能障碍的基础，注意休息，至少 3 周以后才能进行家务劳动，避免进行重体力劳动，合理健康饮食，适当控制体重，避免肥胖，鼓励产妇多吃蔬菜及早日下床活动，尽量避免便秘，若发生便秘，可口服缓泻药；如有呼吸系统疾病（如慢性咳嗽）需尽早治疗，禁止使用收腹带，避免增加腹压的体育活动。

二、适当活动及产后康复锻炼

产后尽早适当活动，经阴道自然分娩的产妇，于产后 6～12 小时内即可起床轻微活动，行会阴后 - 侧切开或行剖宫产术的产妇，可适当推迟活动时间，待拆线后伤口不感疼痛时，也应进行适当活动和产后康复锻炼，产后康复锻炼有利于产妇恢复体力、排尿及排便，避免或减少静脉栓塞的发生，能够使盆底肌肉及腹肌张力恢复。产后康复锻炼的运动量应循序渐进，避免过早进行较强的重体力劳动，若由于妊娠与分娩造成盆底组织松弛和损伤、产褥期过早参加重体力劳动、或者妊娠分娩次数过多和（或）间隔时间短，盆底组织难以完全恢复正常，最终将导致阴道壁膨出及子宫脱垂等盆底功能障碍性疾病的发生。

1. 盆底肌肉训练 传统的盆底锻炼方法以凯格尔锻炼（Kegel exercise）为著称，是根据 1948 年 Kegel 推荐的方法，系指有意识地对耻骨 - 尾骨肌群，即肛提肌进行自主性收缩锻炼，以增加尿道、阴道及肛门的阻力，增强尿控能力，并可以提高阴道"吞吮"力度，甚至被称为"爱肌锻炼"，凯格尔锻炼还有利于盆底血液循环，使肌肉健壮富于弹性，防止萎缩无力。Park SH 等（2013）报道 Kegel 运动可以有效预防妊娠期及产后尿失禁及粪失禁的发生，正确收缩盆底肌是治疗成功的关键，但在临床应用中发现有一部分患者不能正确收缩盆底肌群，而是错误的收缩腹部肌肉和臀大肌，这样不仅起不到治疗作用，反而会加重病情，需引起关注，此锻炼可在阴道分娩后 2～3 天，剖宫产术后 15 天进行，一般认为锻炼越早，疗效越好。此外，尚有"膀胱训练"（bladder drill），让患者学会抑制尿急（如交叉双腿并缩夹）而延迟排尿，记录饮水、排尿及功能训练，期望达到 2.5～3 小时排尿 1

次，达到良好的训练效果。

盆底肌肉锻炼只适合于最初的肌肉锻炼，姜桂芳（2017）、王爽等（2017）研究发现，经盆底肌肉训练后，盆底"弹簧床"的弹性比训练前更有优势，其肌纤维的肌力及收缩力度也比训练前增加，且能唤醒盆底的神经和肌肉，增强会阴部及尿道部位肌肉的收缩能力，使阴道恢复至紧缩状态，有效防止产后尿失禁，提高产后女性的性功能，增加性交频率和质量，提高女性生活质量，具体锻炼方法详见第三十五章。

2. 产褥操 是一种保健操，是临床上常于产后恶露排出期间的一种床上运动，适宜产后初期锻炼，从局部运动到全身运动，产妇易于接受。产褥操主要促进腹壁、盆底肌肉张力的恢复及加强。产后应尽早适当活动，再逐渐增加主动运动量，循序渐进，以不感到劳累为度，先做深呼吸、抬头、缩肛、胸部运动、屈抬腿运动、抬臀等运动。产后第 1 天可开始进行腹式呼吸，腹式呼吸是有意识的呼吸训练，是呼吸的同时需腹壁上下起伏配合的运动。正确的呼吸方法也为产后运动的进行打下良好基础；卧位产褥操运动可从产后第 2 天开始，自然分娩的产妇体力恢复较好，可以在床上进行卧位产褥操运动和下床活动。剖宫产则需酌情选择适当的运动方式，逐渐增加活动量。胸部运动训练方法：平卧，两手手臂左右平伸，随着缓慢呼气上举至胸前，两掌相遇，再往后伸展至头部，再伴随吸气回复前胸后回原位，重复 5～6 次，这样可增强胸腹部肌肉力量，增加肺活量，避免乳房松弛下垂。屈抬腿运动训练方法：平卧，双腿屈曲，使大腿尽量靠近腹部，然后复原；吸气时将右腿尽量抬高，足尖下压，膝部不许弯曲，角度可视体能状况渐增，呼气时缓缓放下，依法做另一腿，最后可双腿并拢，一起抬高，重复 5～6 次，这样可促进子宫与腹部肌肉收缩，增强腿部肌肉力量。

产后 4 周后可以开始瑜伽操运动，产后瑜伽操对产妇后期体型和盆底肌肉恢复效果更佳。在产后瑜伽操的最初阶段，先从热身运动开始，使产妇有一个身心相融的过程，运动量逐渐加大，有利于产妇体形和盆底肌肉张力恢复，产后瑜伽操适宜作为产褥后期增加的运动方式，是根据每个产妇的具体情况，在平静呼吸中，有选择性地练习瑜伽的坐姿、站姿和卧姿，采取逐步增加练习强度的方法，在全身肌肉达到锻炼的同时加强盆底肌肉张力的恢复，正确的瑜伽坐姿是改善不良体态的有效方法，伸展整个脊柱、颈部和肩部肌肉，使腰椎前凸、肩关节放松、两肩下垂等因妊娠造成的不良体态得到纠正，达到减少背部脂肪的目的，站姿可使胸部、盆底和腿部肌群力量逐渐增强，胸部扩展，盆底肌群力量不断增强，减少臀部及大腿区域脂肪。

3. 针灸 通过中医辨证取穴，可以达到调理气血，通达冲任的作用，是中医传统的外治方法。通过循经取穴，疏通经络、益气固摄，有助于改善局部组织营养，增强尿道周围组织紧张度，增高尿道括约肌张力，促进肌肉及神经组织再生，恢复膀胱功能详见第三十一章第一节。

三、产后检查

产后检查包括产后访视和产后检查两部分，产妇出院后，由医疗保健人员进行产后访视，了解产妇盆底功能恢复情况，指导其主动进行盆底肌锻炼，进而促进盆底功能尽快尽好地恢复，产后盆底功能检查，可以更清楚地了解正常和异常的神经肌肉功能，有利于医师对产妇盆底功能的诊断及针对性治疗。

四、盆底康复治疗

盆底康复治疗是产后早期防治盆底功能障碍理想的方法，经过长期临床研究证实，早期盆底康复治疗对盆底软组织损伤、神经损伤、循环改善、性器官功能恢复等方面具有明显效果，因此盆底康复治疗能够预防和减少盆底功能障碍性疾病的发生，恢复和提高性器官功能，对于提高女性生活质量和婚姻稳定和谐具有重要的现实意义，目前多数研究认为盆底康复治疗在产后6周子宫复旧完全、恶露干净后开始，按要求全程规范的盆底康复治疗效果是确切的，储小燕等（2012）认为产后6个月内是产后康复治疗的最佳时机，康复治疗包括人工康复疗法、电刺激、

生物反馈（A3反射、生物场景反射等）和其他行为技术，常常联合使用。

1. 人工康复疗法 人工康复疗法只适合于最初的肌肉锻炼，建议同其他技术一起使用，包括以下几阶段。

（1）唤起肌肉知觉：首先，治疗人员将手指按在产妇会阴中心腱上，保持一定的压力，观察中心腱的弹性。建议产妇在家里模仿上述锻炼，即产妇将手指反复按压在会阴中心腱上。其次，以收缩放松反射形式，医师将中指和示指放在阴道内后穹隆，后退1.5 cm处6点钟位置，在盆底深层肌肉群的位置上，以收缩放松反射形式，促进盆底肌肉收缩和松弛，以利于肌肉苏醒。

（2）肌肉收缩质量提高：治疗开始，要求盆底肌单独收缩，手触或者肉眼检查腹部、臀部或大腿肌肉是否参与收缩，教会产妇盆底肌肉收缩时放松腹部、臀部或大腿肌肉。

（3）盆底肌肉锻炼：医师要求患者盆底肌肉收缩练习，运用肌肉不疲劳和肌肉对抗的概念，逐步增加肌肉收缩的持续性。

（4）腹压增加时的训练：患者盆底肌肉肌力恢复4级以上，可练习不同腹部压力增加情况下（如咳嗽、大笑、跳跃、按压腹部肌肉等），患者腹部肌肉和盆底肌肉协调收缩，达到患者腹部增压前和增压中，盆底肌均良好收缩，获得肌肉收缩条件反射。

2. 电刺激 电刺激治疗是通过给予一定的电刺激被动激活、唤醒肌肉收缩能力，促进肌细胞数量增加，改善盆底肌肉局部血液循环及静脉回流，加快盆底肌肉新陈代谢，电刺激能够提供患者不同的盆底功能障碍病理和发生机理相适宜和有效的电流参数，在盆底康复治疗中应用非常广泛，其作用主要包括：唤醒本体感受器；肌肉被动锻炼；抑制膀胱逼尿肌收缩；镇痛；促进局部血液循环。盆底肌属于横纹肌，正常大脑神经系统传给其收缩前的去极化电能量因人而异，每一肌肉去极化阈值有所不同，因此使用神经肌肉电刺激设备进行电刺激治疗时，需要制定个体化的电刺激参数参数，这些参数选择包括：类型、波形、频率1~2000 Hz、脉宽0~2000毫秒、强度0~100 μV、时间1~1439分钟。

3. 生物反馈　生物反馈治疗通过肌电图、压力曲线或其他形式提供的反馈信息，把肌肉活动的信息转化为听觉和视觉信号反馈给患者，指导患者进行正确的、自主的盆底肌肉训练，达到准确地收缩已松弛了的盆底肌群，并形成条件反射，提高治疗效果的目的，生物反馈能够有效的控制不良的盆底肌肉收缩，并对这种收缩活动进行改进或纠正，目前生物反馈的类型最常用的是肌肉生物反馈、膀胱生物反馈、A3 反射、场景生物反馈。肌肉生物反馈是使用最多的生物反馈疗法，该锻炼方法补充了人工康复疗法的不足，通过对盆底肌电信号的记录，同时配合表面电极记录腹肌、内收肌等收缩情况，指导患者进行正确有效地收缩；膀胱生物反馈是连接一种带有声音的肌电图观察法，具有非常好的生理作用，患者在使用盆底肌肉收缩的同时，能够使患者肉眼观察到膀胱收缩的轨迹。多数报道生物反馈治疗有效率为 70%～80%，其效果受年龄、产次、体重、盆腔手术史、症状严重程度、肛提肌的强度和收缩情况，及尿道内压力等多种因素影响。因此在治疗前应对患者进行全面盆底情况评估，根据盆底受损情况制定出不同的个性化治疗方案以提高治疗效果。

4. 盆底康复器（阴道哑铃）　盆底康复器是 1985 年 Plevnik 介绍的加强盆底肌的方法，具备简单、易行、安全、有效、无不良反应等特点，属于初级生物反馈。盆底康复器是一种可以反复使用的圆锥体，放置在阴道内，利用圆锥体本身重量的下坠作用，迫使阴道肌肉收缩，达到盆底肌肉锻炼的目的，盆底康复器可以是形状和体积相等，重量为 20～70 g，或重量相同直径大小不等类型（具体使用方法详见第三十二章）。

目前临床工作中单纯的盆底肌肉锻炼、电刺激、生物反馈治疗已较少应用，多运用联合治疗，多项研究表明电刺激联合生物反馈治疗的效果明显强于单独的盆底肌肉锻炼。冯艳霞等（2016）报道单纯、联合康复治疗对产后盆底康复均有疗效，其中电刺激联合生物反馈治疗、三者联合治疗具有协同效应。

盆底康复治疗中需要注意：学习识别并有意识地控制盆底肌；掌握正确的方法（避免腹部肌肉、臀部肌肉或大腿肌肉参与收缩）；根据盆底肌损伤情况（肌纤维受损的程度和类型）进行有针对性的训练；循序渐进、适时适量、持之以恒。

五、生物力学康复

妊娠期生物力学的改变是妊娠期妇女腹直肌分离、下腰痛和骨盆痛的重要原因之一，孕妇在妊娠中晚期腹部隆起逐渐明显，腰椎前凸增大，腹肌可被伸展拉长导致肌肉软弱无力，功能低下；同时人体活动产生各种姿势转换时，腰背肌被动进行代偿而经常维持较长时间的收缩状态，肌肉负荷日趋加重，易疲劳而导致下腰痛，因此腰腹肌力训练对妊娠相关下腰痛、腹直肌分离的预防和治疗具有重要意义，腰腹肌力的治疗方法一般包括腹式呼吸、核心肌群训练和康复治疗，腰腹肌力自主训练是目前最常用的康复措施，训练方法很多，比如平板支撑：俯卧屈臂支撑，身体挺直，足尖着地，静止不动，尽量长时间坚持；两头起为仰卧垫子上，腿和上体同时上抬，手触足部后复位，每组 10 次左右，每次 3～5 组；俯卧背起为俯卧垫子上，让同伴压住足部，双手屈臂抱头，用力抬起上体，每组 10 次左右，每次 3～5 组；悬垂屈腿又称手握高杠悬垂，为并腿屈体举腿，每组 10 次左右，每次 3～5 组。近年来仿生物电刺激治疗产后腹直肌分离已在临床广泛开展。

产后康复按摩对产后腰痛也有一定作用，产后康复按摩是将传统中医学、现代医学、生物全息论等方面的理论与技术融为一体，通过手法按摩，加速产妇的整体恢复，可以改善腰背部肌肉的营养代谢，促进组织修复，分离粘连，纠正错位，缓解肌肉痉挛，促进炎症介质分解稀释。

对于产后耻骨联合分离引起的疼痛，可根据产妇的分离及疼痛程度采取不同的治疗方法，对于距离＜4 cm 的耻骨联合分离，保守治疗可达到良好的临床及功能转归，比如卧床休息、侧卧位硬板床及辅助行走器等，对于分离较大及错位、疼痛较重，则可采用：

1. 镇痛的电刺激　①TENS 镇痛电流，频率 50～280 Hz，脉宽 100 毫秒，治疗时间 10 分钟；②内源性内啡肽镇痛电流，频率 1 ~ 10 Hz，脉宽 200 毫秒，治疗时间 20 分钟；③镇痛电流，频率 1 ~ 2 Hz，脉宽 300 ~ 400 毫秒，治疗时间 10 ~ 15 分钟。

2. 局部治疗　如糖皮质激素、糜蛋白酶及利多卡因局部注射、中药热敷、针灸等。

总之，对于女性产后保健，临床医务人员需在提高认识的基础上，结合人文关怀，做到预防、训练、治疗相结合的个体化方案的实施，以达到良好的效应，减少盆底功能障碍性疾病的发生。

（王鲁文　吴惠琰）

参考文献

储小燕，等，2012. 生物反馈、电刺激联合盆底肌锻炼. 对产后盆底康复的疗效观察. 现代妇产科进展，21（9）：679-683.

冯艳霞，等，2016. 产后盆底康复治疗研究进展. 中国计划生育和妇产科，8（6）：1-5.

刘萍，等，2016. 孕晚期女性肛提肌及邻近结构磁共振三维结构的变化研究. 中国实用妇科与产科杂志，32（5）：459-462.

林忠，等，2012. 广西地区壮族女性盆底功能障碍性疾病状况调. 中国妇产科临床杂志，13（5）：342-344.

邵彤华，2016. 产后盆底功能障碍性疾病影响因素的回顾分析. 中国妇幼保健，31（24）：5342-5344.

孙利，等，2017. 针灸与康复理疗联合盆底肌锻炼治疗产后早期压力性尿失禁. 辽宁中医杂志，44（4）：828-830.

王爽，等，2017. 产后女性进行盆底肌康复治疗对其性功能障碍的改善效果. 中国健康心理学杂志，25（8）：1152-1154.

王新，等，2012. 孕期妇女盆底功能障碍发生情况及相关因素分析. 理研究，26（6）：1636-1638.

王晓玉，等，2006. 盆底功能障碍的生物反馈治疗和电刺激治疗. 中国实用妇科与产科杂志，22（7）：559-560.

徐春，等，2017. 经会阴三维超声评价经阴道分娩或剖宫产后女性盆膈裂孔变化的临床研究. 临床超声医学杂志，19（3）：178-181.

杨晓，等，2013. 盆底肌肉训练对产后盆底功能障碍的效果分析. 国际妇产科学杂志，40（2）：164-166.

张艳娜，2014. 浅谈初产妇会阴侧切与会阴裂伤效果的比较. 大家健康（学术版），6（12）：230.

Arg A, et al, 2016. Web-based Interventions for chronic back pain：a systematic review. Journal of Medical Internet Research, 18（7）：e139.

Barbosa AM, et al, 2013. Prevalence of urinary incontinence and pelvic floor muscle dysfunction in primiparae two years after cesarean section：cross-sectional study. Sao Paulo Med J, 131（2）：95-99.

Barbara G, et al, 2016. Impact of mode of delivery on female postpartum sexual functioning：spontaneous vaginal delivery and operative vaginal delivery vs. cesarean section. J Sex Med, 13（3）：393-401.

Benjamin DR, et al, 2014. Effects of exercise ondiastasis of the rectus abdominis Muscle in the antenatal and postnatal periods：a systematic review. Physiotherapy, 100（1）：1-8.

Candido G, et al, 2005. Risk factors for diastasis of the rectiabdominis. J Assoc Chart Physiother Womens Health,（97）：49-54.

Cerruto MA, et al, 2013. Prevalence, incidenceand obstetric factors' impact on female urinary incontinence inEurope：a systematic review. Urol Int, 90（1）：1-9.

Chen Y, et al, 2013. The recovery of pelvic organ support during the first year ostpartum. BJOG, 120（11）：1430-1437.

Durnea CM, et al, 2015. Status of the pelvic floor in young primiparous women. Ultrasound Obstet Gynecol,46（3）：356-362.

Li H, et al, 2015. Postpartum pelvic floor function performance after two different modes of delivery. Genet Mol Res, 14（2）：2994-3001.

Gyhagen M, et al, 2013. Prevalence and risk factors for pelvic organ prolapse 20 years afrer child- birth：a national cohort study in singleton primiparae after vaginal or cacsarcan delivery. BJOG, 120（2）：152-160.

Heidari P, et al, 2015. The role of ultrasound in diagnosis of the causes of low back pain：a review of the literature. Asian Journal of Sports Medicine, 6（1）：e23803.

Hills NF, et al, 2018. Comparison of trunk muscle function

between women with and without diastasis recti abdominis at 1 year postpartum. Phys Ther, 98 (10): 891-901.

Kamel DM, et al, 2017. Neuromuscular electrical stimulation and strength recovery of postnatal diastasis recti abdominis muscles. Ann Rehabil Med, 41 (3): 465-474.

Katonis P, et al, 2011. Pregnancy-related low back pain. Hippokratia, 15 (3): 205-210.

Mens JM, et al, 2012. The Active Strai ght Leg Raise test in lumbopelvic pain during pregnancy. Man Ther,17 (4): 364-368.

Michalec I, et al, 2015. The risk factors for pelvic floor trauma following vaginal delivery. Ceska Gynekol,80(1): 11-15.

Ng K, et al, 2017. An observational follow-up study on pelvic floor disorders to 3-5 years after delivery. Int Urogynecol J, 28 (9): 1393-1399.

Nygaard I, 2015. Pelvic floor recovery after childbirth. Obstet Gynecol, 125 (3): 529-530.

Star-Jensen J, et al, 2015. Postpartum recovery of levator hiatus and bladder neck obility in relation to pregnancy. Obstet Gynecol, 125 (3): 531-539.

第三十五章

妊娠期宣教及盆底康复理念的建立

女性盆底功能障碍性疾病是因盆底支持结构缺陷、损伤及功能障碍造成的疾患，主要包括尿失禁、盆腔器官脱垂、慢性盆腔痛、大便失禁和女性性功能障碍等。盆底功能障碍性疾病是一种常见而未被充分认识的疾病，其发生的主要原因是妊娠、分娩造成盆底支持结构损伤；如果盆底功能损伤没有及时康复，随着年龄的增长，身体生理功能的下降，相应并发症会越来越严重，给妇女造成难以言状的痛苦；而最后只能用外科手术治疗，花费比冠状动脉旁路移植手术和血液透析还高，不但医疗费用增加，而且治疗效果也不理想。

一、孕产妇对盆底康复的认知

（一）妊娠、分娩对盆底功能的影响

女性盆底是一个紧密连接的整体，它由封闭骨盆出口的多层肌肉及筋膜组成，其间包含阴道、尿道及直肠。既往研究证实妊娠及阴道分娩均会对女性盆底功能造成不同程度的不良影响，且极易发生压力性尿失禁及盆腔器官脱垂等盆底功能障碍性疾病。

由于部分女性对阴道分娩的恐惧，越来越多的孕妇选择剖宫产分娩，然而关于剖宫产是否能够减少盆底功能障碍性疾病的发生存在较多争议。Rortveit（2014）研究发现择期剖宫产避免了胎儿经过产道时对盆底的损伤，尤其是对肛提肌的损伤，减少了产后盆底功能障碍性疾病的发生率；Li 等（2015）研究表明剖宫产术在产后早期对盆底功能有保护作用，但在产后尿失禁和盆底肌肌力方面两者没有显著差异；Chaliha 等

（2009）发现，择期剖宫产可以预防肛门括约肌的机械损伤，但对于尿道括约肌的保护作用并不明显；Star-Jensen 等（2015）研究认为，产后半年内剖宫产分娩较阴道分娩盆底功能恢复较慢，可能是由于胎儿经阴道分娩后，会有负反馈信号发送至大脑皮层，形成新的神经冲动来支配盆底神经和肌肉，而剖宫产分娩则缺少该反馈，导致产后松弛的盆底组织得不到及时的修复；Qian 等（2016）研究发现剖宫产术对产后性功能障碍的影响较大，尤其是在阴道干涩，产后性交痛，性生活不满意方面发生率较高，同时该研究显示剖宫产术不能减少远期压力性尿失禁的发生。

综上所述，剖宫产术可以减少产后早期某些盆底功能障碍性疾病症状的出现，但不能预防远期盆底功能障碍性疾病的发生，不能因此而作为选择分娩方式的因素。

（二）孕产妇对盆底功能障碍性疾病的认知

大多数妇女对盆底功能障碍性疾病知识相对缺乏，轻度盆底功能障碍性疾病患者一般症状不典型，对患者生活及心理影响不大，由于患者健康知识缺乏，自我保健意识差，不知道盆底功能障碍性疾病是一种疾病，或受封建思想等各种心理因素的影响，加之社会关注不够，导致患者不积极就诊或到不正规诊所就诊而延误病情，当疾病逐渐加重，患者长期受疾病折磨，往往会有烦躁不当情绪，面对这样一种疾病，医务工作者应亲切地对待患者，对患者的疾苦表示理解；根据患者的心理问题做好心理疏导，加强盆底知识宣教，提高患者的医学知识水平，充分告知包括妊娠与分娩对女性盆底功能的影响，分娩方式与盆底功能障碍的关系，以及预防性康复训练对预防

盆底功能障碍的重要性。

二、对临床医师的专业培训

（一）强化盆底解剖知识

解剖学是一门重要的医学基础学科，它为学习其他基础学科、临床医学提供了必要的人体形态学知识，只有熟悉和掌握了人体正常的形态结构，才能更好地分析和理解人体发生疾病时的异常变化，医生才能更好地结合临床知识及必要辅助检查对疾病做出相应的诊断。

解剖学与临床诊断有着不可分割的联系，没有解剖学最基本的知识，就无从了解人体内各脏器、组织的位置和功能，无从解释病变后所表现的一些征象。掌握人体解剖学的基础知识使得医师在临床诊断时，能够全面掌握疾病发生的症状；不了解解剖学知识，诊断就会含糊不清，如果临床医师对人体解剖特点了如指掌，就会增加了临床诊断的思路。盆底解剖学对于学习盆底功能障碍性疾病非常重要，是一门重要的医学基础课，无论是在疾病诊断还是在对疾病的治疗中，都占据着重要的位置，只有掌握了良好的解剖学知识，才能更好地理解和分析人体发生疾病时的病理变化，进而更为准确地诊断和治疗疾病。

（二）正确认识盆底功能障碍性疾病的流行病学和临床症状

流行病学是研究特定人群中疾病、健康状况的分布及其决定因素，并研究防治疾病及促进健康的策略和措施的科学，认识盆底功能障碍性疾病的流行病学特征，对于诊断和治疗盆底功能障碍性疾病有很大帮助；而临床症状是病史的重要组成部分，研究症状的发生、发展及演变，对做出初步诊断或印象，可发挥重要的作用，对于临床医师明确盆底功能障碍性疾病的临床特征，有助于建立和完善正确的诊断思维，因此需要注重流行病学特征和临床症状的培训。

目前盆底功能障碍性疾病的病因及相关因素仍存在争议，近年流行病学调查显示，导致盆底功能障碍性疾病发生的相关因素是多方面的。国

内外资料表明，妊娠、分娩、年龄、肥胖和妇科手术等是导致盆底功能障碍性疾病的危险因素，而其中妊娠与分娩是引起盆底功能障碍性疾病的独立影响因素，其原因与妊娠期间盆底胶原纤维松弛、肌肉组织伸展变薄张力下降及阴道分娩时直接损伤肛提肌、盆腔内筋膜和阴道壁等盆底支持结构有关，还有片面的认识认为阴道分娩是造成盆底功能障碍性疾病的主要原因，从而忽略了剖宫产的近远期并发症及阴道分娩对母儿本身的益处，从而选择剖宫产，事实上阴道分娩和剖宫产对盆底功能的长期影响无明显差异。

国内外既往研究显示，妊娠、分娩会使女性下尿路控尿系统发生一系列的改变，可导致尿失禁，是引起妊娠尿失禁最主要的危险因素，也是导致盆底功能障碍性疾病的高危因素。此外，尚有研究认为年龄是诱发盆底功能障碍性疾病的始发因素，与身体素质下降、雌激素下降、肌肉松弛、神经功能下降等有关，而且盆底功能障碍性疾病的患病率随着年龄的增长而增加。

（三）规范医护人员对盆底功能障碍性疾病的诊疗

盆底功能障碍性疾病是一种常见的女性慢性疾病，但是由于各医院及医师水平不一，难以对盆底功能障碍性疾病进行规范的诊疗，随着人们的物质生活水平、人文素质不断提高，卫生健康知识也随之增长，医学模式亦向"生物-心理-社会"转变，对卫生水平的要求也就越来越高，而实际现状是目前医疗诊疗技术、服务质量、医院管理和科技发展的速度，难以满足日益增长的诊疗需求，滋生了普遍追求优质、低耗、高效的医疗服务和防御性医疗行为与培训不到位之间的矛盾问题。

对于盆底功能障碍性疾病，影响临床医师诊疗行为的因素较多：一是个人因素，如学历、水平问题，专业知识与技能掌握，个人临床经验积累等方面；患者的文化层次、经济状况、对疾病的认知程度等；二是社会因素，如政府投入、舆论导向、经济发展水平及社会公正的评价体系等，因此，通过制定诊疗规范、促进规范落实和建立评价评估体系，形成促进疾病诊疗规范化和

合理用药的良性循环，才能更好地诊治盆底功能障碍性疾病。对于医生的培训，尽可能做到诊疗程序规范化、诊疗流程标准化、诊疗业务熟练化。

三、孕产妇盆底知识宣教

王新团队（2012）选取 2010 年 11 月至 2011 年 5 月在两家南方医科大学附属医院的研究发现：只有 11.7% 的孕妇了解盆底功能障碍性疾病，40.5% 的孕妇了解疾病的高危因素、而仅听说过盆底肌功能锻炼和进一步知道具体锻炼方法分别占 30.7% 和 11.3%。

在一项比利时安特卫普大学医院针对 212 名未产妇女进行的调查问卷横断面研究显示，81% 的受访者从未接触到有关盆底的信息，只有 3% 的人完成了对盆底肌肉锻炼相关培训（Neels et al，2016）；在 2012 年，一项关于产前盆底教育课程的出勤率调查显示，在所有参加课程的孕妇中，只有 25.2%（$n = 2225/8846$）参加了由物理治疗师讲授的标准化教育课程（Daly，et al，2019），但随着生活和医疗水平的提高，人们逐渐关注自身生活质量问题，最新统计 96% 孕妇有兴趣了解盆底肌锻炼的相关知识，由此可见进行妊娠期盆底知识宣教刻不容缓。

（一）目的

通过对妊娠期妇女进行盆底知识宣教以达到盆底功能障碍性疾病防治目的，让更多孕妇了解盆底功能障碍性疾病对生活质量的负面影响（具有不利的社会，身体和心理后果），明白进行盆底疾病防治的重要意义，让更多孕妇积极主动参与到防治工作中，从中获得收益。

（二）宣教内容

针对盆底功能障碍性疾病防治，进行多方面的健康教育，包括向孕妇讲解盆底解剖、产程进展、妊娠及分娩对盆底功能的影响，盆底功能障碍性疾病发病概况、危害、临床表现，明确盆底肌肉锻炼重要性，让孕妇对分娩有正确的认识，其中最重要的是向孕妈妈们宣教关于如何、何时和多久进行自我适应性盆底康复锻炼，进行盆底

康复锻炼潜在益处及不做这些锻炼的可能后果，以及如何在妊娠期进行锻炼以达到训练效果。

（三）产妇盆底的自我适应性康复锻炼

产妇在产后进行预防性康复训练，成功与否的关键在于需要向产妇强调：掌握动作要领才能使盆底肌肉得到科学锻炼，而且这需要在有经验的临床医师指导下进行，相关研究已表明当在有经验的临床医师教导下正确地进行锻炼时，盆底肌肉训练（pelvic floor muscle training，PFMT）可以达到是最好的效果（Lamin et al，2016）。

PFMT 的出现可追溯到 20 世纪 40 年代，又称凯格尔运动（Kegel 运动），是指让患者自主地进行盆底肌肉群的收缩训练，主要是耻骨肌肉群和尾骨肌肉群，进而加强盆底肌肉神经的兴奋度及盆底肌肉的弹力和收缩力，有效恢复盆底肌肉群的正常功能，避免盆底功能障碍性疾病的发生，目前发现该运动在治疗女性尿失禁方面占有重要的地位，并且在压力性尿失禁疾病的治疗中起到关键性的作用。

1. 训练原理　凯格尔运动作为一种盆底肌肉等距收缩程序，是通过关闭尿道括约肌，起到预防压力性尿失禁的作用，训练时，盆底肌肉在静息状态下支撑膀胱颈和尿道，并且在腹内压升高之前和升高期间被激活，尿道阻力增加而防止漏尿；研究表明，适当的收缩可以防止尿道和膀胱颈下降和在腹内压力增加的情况下渗漏；通过有规律的反复锻炼，肌肉会出现肥大，可进一步改善尿道阻力；同样，肌肉训练后盆底肌肉的强度增加也有助于预防盆腔器官脱垂。PFMT 通常与其他行为治疗（膀胱训练和紧急抑制技术）相结合来治疗急迫性尿失禁。而且通过盆底肌肉快速缩放主动收缩括约肌，间接性抑制逼尿肌收缩（Lamin et al，2016）。

2. 具体操作步骤　①嘱患者放轻松，取平卧位，双腿屈曲，张开双腿，收缩盆底肌 5 秒，放松 5 ～ 10 秒后再重复训练，每次 15 分钟，每天 ≥ 1 次；②简易的盆底肌肉运动可以随时进行，以收缩 5 秒、放松 5 ～ 10 秒的规律，在步行时、乘车时、办公时都可进行。

3. 注意事项　①了解盆底肌肉群的具体部

位（尤其是肛提肌）：将两指放入阴道内，感受上述肌肉群的收缩，若指尖感觉到来自侧方的压力，说明收缩有效；另外，另一只手放置于腹部，感觉腹部肌肉是否处于松弛状态；②使收缩准确有力：需要避免收缩臀大肌与腹肌，集中训练阴道与肛门周围的肌肉功能；③采取多种姿势训练：根据个体条件，定位最佳锻炼姿态，坚持锻炼；④锻炼情景反射：进行有意识的情景条件反射训练，在打喷嚏、咳嗽的同时，能够主动有力地收缩盆底肌肉群，避免压力性尿失禁的发生；⑤检测盆底肌：进行排尿训练，通过反复有意识地中断排尿后再次排尿，感受盆底肌肉群肌肉的收放自如（谢迪，谭毅，2014）。

4. 孕期开始执行凯格尔运动的最佳时间段和持续时间　妊娠女性越早进行 Kegel 运动，对盆底功能障碍性疾病的改善率越高，妊娠早期效果好于妊娠晚期，而妊娠晚期进行 Kegel 运动对盆底功能的改善好于产后。因 Kegel 运动是一个需长期坚持的运动，有研究表明，长时间的训练可能导致患者产生疲惫等消极态度，暂不适宜要求妊娠女性整个孕期进行训练。因妊娠晚期胎儿比较平稳，而孕妇的盆底功能障碍的症状更加明显，故妊娠 28 周以后进行训练效果更好，同时许多作者观察到在妊娠期间执行受监督的盆底肌肉训练可预防和治疗尿失禁，在这方面只有 6 周的训练就足够了（Sangsawang，2016），为此，有专家建议将盆底肌肉锻炼可纳入产前课程（Mireia et al，2013）。

5. 盆底肌肉训练的功效性　关于短期预防方面，有大量研究证据表明 PFMT 对分娩后 3～6 个月的尿失禁有预防作用（李妍等，2012；吴素林，2009）。但在长期预防方面，两项试验对妊娠期 PFMT 参与者进行了长期随访，其中 Reilly 等在初次随机分组后 8 年对女性进行随访，发现 PFMT 组 35.4% 的女性与对照组 38.8% 的女性报告出现尿失禁。Boylet 等（2012）人发现，随访六年后，23% 的 PFMT 和 17% 的对照女性患有尿失禁，但是这两项长期随访实验都没有统计学意义。华北理工大学附属医院夏凤艳（夏凤艳，2018）教授团队对纳入研究对象 373 人随机分为观察组及对照组，其中观察组 177 人孕妇由

专人指导自妊娠 28 周开始进行 Kegel 运动，对照组 196 人进行正常产检，不进行 Kegel 运动的指导，结果发现观察组妊娠 28 周、妊娠 32 周尿失禁程度与对照组比较，差异无统计学意义（$P > 0.05$），观察组妊娠 36 周和分娩时尿失禁程度均低于对照组，差异有统计学意义（$P < 0.05$），提示孕期 PFMT 能使产后尿失禁发生率明显下降。总体而言，在预防失禁方面，早孕期开始的 PFMT 可有效减少妊娠晚期和分娩后长达 6 个月的尿失禁，然而，从长远来看，这种效果似乎并不存在，但这可能是因为女性不继续进行 PFMT 运动或有更多的孩子有关。我国学者李亚等（2010）通过 121 例初产妇研究发现，孕期进行 PFMT 可有效改善盆底肌力并促进阴道分娩；李莉等（2011）探讨孕妇不同时期进行 PFMT 的效果，结果表明分娩前后全程均进行 PFMT 能够增强盆底肌肌力，既有利于阴道分娩，又有利于产后恢复。

美国妇产学院委员会认为，在没有禁忌证的情况下，应鼓励孕妇参加规律的盆底肌肉锻炼，促进孕妇盆底血液循环，减少妊娠子宫对下肢静脉的压迫，使骨盆内脂肪沉积减少，调整心态，有利于自然分娩，减少剖宫产率和阴道助产等难产情况的发生，防止压力性尿失禁、子宫脱垂，产后性功能障碍等疾病的发生，且此锻炼方法简单易学，不受条件设备的限制，无药物的使用，安全无不良反应，让产妇能在临产时有效应对，稳定其情绪，能够最大限度地调动产妇的主观能动性，值得推广应用，但有妊娠期高血压疾病、先兆早产、前置胎盘等并发症的孕妇不建议行妊娠期盆底肌训练。

6. 依从性评估手段　既往研究表明自我效能高低与尿失禁治疗的依从率之间存在关系，健忘、缺乏时间、正确执行运动的不确定性和认为练习不帮助都是导致产妇们盆底康复锻炼依从性低和锻炼难以融入他们的日常活动的主要原因（Chiarelli et al，2003）。进一步研究发现，许多治疗结果由于患者的低依从性和缺乏积极参与度，导致患者所需恢复功能止步不前或者进一步倒退，因此在坚持在家锻炼对于保持盆底功能也至关重要。根据班杜拉的说法，人们需要自我效

能信念来积极地关注自己的健康。自我效能被定义为"人们对自己的功能和环境事件进行一定程度控制的能力的信念"，该领域在盆底依从性方面应用已得到多个国家的验证（Masse et al，2006），同时，理论表明自我效能信念是坚持健康相关行为的重要预测因子。Cinara Sacomori 等根据 Bandura 的说法（自我效能由两个维度组成：预期绩效和预期结果，其中第一部分是指人们对个人行为的判断，第二部分是关于某些行为的可能结果的判断，包括正面和负面的行为）制订了Self-Efficacy Scale for Practicing PFEs（SESPPFE），包含 16 个项目。参与者对这些项目的响应范围为 0 ～ 100，其中 12 项评估了预期绩效，4 项评估了预期结果。将对每个项目分配的分数相加以计算用于评估进行盆底功能锻炼的自我效能（附录 1）。同时为了验证 SESPPFE 实用性和预测能力，Cinara Sacomori（2013）和他的同事对 81 名来自社区和 96 名产后妇女进行了 3 个月随访的横断面研究，其中 54.8% 的人抱怨漏尿，结果显示该量表可作为测量骨盆底运动自我效能的有效工具，通过自我效能预测积极或消极结果，同时区分了是否有盆底功能障碍的妇女，让治疗师识别自我效能低的人，并使用策略来提高妇女对治疗益处的信心。

（四）宣教模式

王奇萍等（2016）研究结果发现几乎所有产妇都反映我国大多数医疗机构对于妊娠期间盆底宣教存在很大不足，模式单一化，同时大概由71% 孕产妇希望通过医疗机构来获取知识，同时有 59% 孕产妇希望医院举行专题讲座宣教，这说明绝大部分人认同医疗机构的权威性和专业性，折射出医疗机构对妊娠期盆底宣教承担着重大的责任。目前医疗机构宣教模式主要包括利用产检时间段进行宣教，在产检区布置宣教栏、播放宣教视频（滚动式播放）、发送宣教传单；开设社区义诊宣教，让很多人接触了解宣教内容；以孕妇学校为基地，开展妊娠期盆底知识宣教；建立微信群或公众号平台，不定时与孕妈妈们互动，督促她们执行盆底肌肉训练，同时定期推送宣教治疗（安娜 等，2018），这种若宣教模式过于单

一化，联动性不强，可能导致大部分孕妈妈无法持续坚持下去，最终以失败告终。

最近郑州大学附属医院王新侠等提出多维度宣教模式：由 2 名副高职称医生，2 名主管护师及 1 名主任康复理疗师组成健康宣教管理团队，根据孕妇产前及产后的顺序制定多维度健康教育管理方案，其中包括产前 4 次在孕妇学校开展的现场教育（视频教育、面对面理论教育、书面教育及操作示范教育）及贯穿孕期和产后的微信随访教育。具体如下：①视频教育。从互联网获取盆底功能锻炼相关视频资料，以模型和动画的形式展示孕程、分娩及产后盆底肌群及神经的变化情况、激素代谢水平及盆底泌尿生理变化等情况，观看完成需要 30 分钟，在观看完成后现场答疑。②面对面理论教育。由研究人员对孕妇进行理论授课，内容包括盆底肌解剖学知识，盆底肌锻炼的目的、方法和意义，强调持续规范的盆底肌锻炼对分娩及产后康复的意义，培训时间为1 小时。③一对一示范康复操教育。本研究团队根据广播体操的节奏，并选《高山流水》作为背景音乐制定锻炼操指导音频，结合盆底模型进行教育，流程如下"现在跟我一起做盆底康复操，请平躺在床上，缓慢收缩并提起肛门、会阴及尿道，12345678，放松肌肉再来一次，22345678，再来一次"，音频有 8 个循环，要求孕妇每次锻炼 8 ～ 10 分钟，每日分别在早中晚各进行一次。④书面教育：制定盆底康复锻炼管理手册，在封面设置明显图片和文字提示盆底康复锻炼的意义，手册内容围绕产前、产后进行，包括产前康复知识、锻炼方法（配合音频）、产后盆底功能障碍性疾病的症状、预防和治疗，盆底功能问卷（自我评估）及盆底康复锻炼执行情况登记表。⑤信息化随访教育由研究人员在微信群内发放盆底功能锻炼的相关资讯，分别在每日 8 时、15 时和 20 时提醒产妇进行锻炼，积极与产妇互动，为产妇提供相互交流分享的平台，并积极解决产妇在执行中遇到的问题，随访期限为出院后的 3个月（王新侠 等，2017）。

深圳市宝安第二人民医院总院张文华团队（2018）采取序贯式健康教育模式管理孕产妇盆底康复，具体步骤如下：①从妊娠 28 周起，向

孕产妇介绍产后盆底康复的相关知识，尤其注重介绍妊娠对盆底肌力的影响，提升其对盆底功能康复的认知水平；介绍盆底肌肉锻炼方式，即指导孕产妇对尿道、肛门、会阴部进行收缩，保持10秒，放松，间隔5~10秒，连续5分钟，每天3次，随后逐渐增加训练强度为连续5~10分钟，次数增加至每天3~6次，直至分娩前1周。②分娩前1周，传授孕产妇不同分娩方式的健康知识，健康教育方式包括产前知识讲座、发放产前宣教小册子等，内容包括分娩可能对盆底功能造成的影响、不同分娩方式配合方法等，使孕产妇正确配合分娩，从而减轻分娩对盆底肌力造成的影响。③分娩后3天，通过口头教育形式再次向产妇介绍妊娠与分娩对盆底肌力的影响，指导产妇展开盆底肌肉锻炼，锻炼方式相同，每次5分钟，每天2次，直至产后6周。④产妇出院时，强调坚持盆底功能锻炼的重要意义，并对家属展开健康宣教，指导其协助、监督产妇坚持盆底功能锻炼，告知产妇产后6周返院接受盆底功能检查。⑤产后6周，予以产妇产后盆底肌肉检查，展开电刺激干预：通过低频神经肌肉刺激治疗仪展开干预，干预前向产妇展示人体盆腔解剖图，讲解相关盆底功能障碍性疾病发生的原因，并介绍此项干预的价值，随后依据产妇盆底肌力检查结果予以干预。研究结果显示研究组产后3个月、6个月盆底肌力高于对照组，而且盆底功能障碍性疾病发生率明显低于对照组（2.33% *vs* 16.28%），因此通过序贯式健康教育模式可减轻产后盆底损伤。

三、盆底康复理念

康复医学是一门新兴的学科，是20世纪中期出现的一个新的概念，在1993年WHO的一份正式文件中提出："康复是一个帮助病员或残疾人在其生理或解剖缺陷的限度内和环境条件许可的范围内，根据其愿望和生活计划，促进其在身体上、心理上、社会生活上、职业上、业余消遣上和教育上的潜能得到最充分发展的过程。"因此康复医学是一门研究残疾人及患者康复的医学应用学科，其目的在于通过物理疗法，运动疗

法、生活训练、技能训练、言语训练和心理咨询等多种手段使病伤残者尽快得到最大限度的恢复，使身体残留部分的功能得到最充分的发挥，达到最大可能的生活自理，劳动和工作的能力，为病伤残者重返社会打下基础，在现代医学体系中，已把预防、医疗、康复相互联系，组成一个统一体，现代康复医学是近半个世纪来蓬勃发展起来的，它的发展是人类医学事业发展的必然趋势，也是现代科学技术进步的结果。

近年来，国际各国对女性生殖健康给予了高度重视，并且把女性的健康指标作为实现公共卫生服务均等化的一项重要指标，目前，女性盆底功能障碍性疾病的方向由临床治疗逐渐过渡预防管理，但还是缺乏成熟的、适合我国国情的规范化方案，对此，我国政府对女性盆底功能障碍性疾病也给予高度重视，已将女性盆底疾病防治提到重要的工作日程。早在2008年，在原卫生部妇女保健与社区卫生司的领导支持下，通过多位中华预防医学会、中华医学会妇产科分会该领域的专家们共同调研商讨，了解了我国盆底功能障碍性疾病患者的认知情况及需求，从而构建了"女性盆底功能障碍性疾病综合防治策略"蓝图，而且从国家层面上进行顶层设计，建立了"中国女性盆底功能障碍防治项目"，该项目目标明确，预防在前，探索了仿生物电刺激为主要干预手段对女性盆底功能障碍性疾病防治模式的可行性，并由政府和医院共同协作开展了有规划、有组织的女性盆底功能障碍的防治工作，实现了我国女性盆底功能障碍性疾病防治上零的突破，其时，以广东省作为项目试点区域，逐渐扩展到山西省、江西省、辽宁省、河南省、山东省等多个试点省、市，项目执行单位500多个，技术培训中心、质量控制中心20个，回顾十年来的实施效果，共筛查人数150万余人次、治疗120万余人次，人群中防病意识得到提高，进行主动筛查、治疗的人数逐年增多，呈明显递增趋势，民众有良好的认知度，避免了部分盆底疾病不必要的手术，降低治疗费用，提升妇女生活质量。这10年的努力使中国女性盆底康复已初见倪端，对女性盆底功能障碍性疾病，体现了现代康复医学在女性盆底领域的提高功能、早期预防、早期康

复、全面康复和回归社会的整体康复观（朱兰，2017）。

盆底康复治疗遵循"预防胜于治疗"的国际先进康复理念，对此，建立盆底康复理念需要从多方面着手——建立专业性区域盆底防治中心、构建项目技术教育平台、完善质量控制体系及构建信息化管理平台管理。

（一）建立专业性区域盆底防治中心

盆底防治中心的建立旨在通过相关人员的不断学习、实践，尽快将该中心发展成为可以集筛查、诊断、预防、治疗、教学及科研为一体的专业机构，为未来的全方位开展并实施女性盆底功能障碍性疾病的防治工作打下坚实的基础，通过组织有关工作人员的参观、学习，使从事该项工作的主要人员初步的了解到了盆底康复技术的概念及国内外最新进展，并在专家的指导下，建立区域性的女性盆底功能障碍性疾病的防治项目诊治中心；完善由多学科组成的盆底诊治中心及盆底功能障碍患者信息管理系统；对具有发生盆底疾病的高危人群（如妊娠期女性）进行全方位、多学科宣教和管理；建立一套对盆底功能障碍的完善的诊疗体系；按照相关的标准和要求对场地、人员、设备、专科门诊及相关制度等方面进行了具体的安排和完善。在诊治中心构建多学科合作，包括妇产、泌尿、康复、肛肠等十几个专科（张兰，2014）。

（二）构建项目技术教育平台

医护人员盆底知识教育平台建设，建议：①与国外学术团体建立联盟，推动我国盆底疾病诊治及康复治疗与国际接轨的规范化，提升了我国诊治的整体水平；②与国际技术接轨，学习国外先进技术，组织专业技术人员培训，培养出一支国家级、省级师资队伍；③建立完整的学科知识体系，统一各级培训教材；④公众健康教育，各医疗机构、医务人员在各种渠道开展公众盆底知识健康教育普及（张兰，2014）。

（三）完善质量控制体系

为确保有效地开展项目，由中华预防医学会组织专家研讨、制订出中国妇女盆底功能障碍防治项目《筛查中心建设标准》《防治中心建设标准》《诊治中心建设标准》《质量控制中心建设标准》《技术培训中心建设标准》质量控制的5个标准体系，在全国共建立了质量控制和技术培训中心、诊治中心、筛查中心五百多个，形成了塔形组织的三级网络的系统。

（四）构建信息化管理平台

管理成功的关键指导盆底功能障碍性疾病的高危人群"知道如何做"和坚持性康复预防。近年来，大数据时带动了信息化驱动，其中移动健康应用程序是一个不断发展的领域，它为提供卫生服务提供了新的可能性，使人们能够提高治疗依从性，特别是那些获得医疗保健有限的人，包括经济或地理因素（Araujo et al，2019）。朱兰教授针对于医疗资源地域不均衡问题，也希望通过搭建盆底康复大数据平台，提供基于"互联网"的线上互补互助服务，形成纵向的三级预防和治疗网络，可以有效缓解地域、空间造成的医疗资源分配不合理，在网络上实现有效分诊和疑难会诊，有利于使有限的医疗资源获得最大利益化，打破地域的限制，达到信息和资源的最佳优化和合理分配。

依托信息平台，构建全程防治体系——将信息平台与临床实践相融合，建立了门诊 - 病房 - 家庭三位一体、全程无缝隙的防治体系，该防治体系主要包括4个信息模块：盆底专科电子档案、筛查分诊系统、移动 APP 平台、云端融合平台。将原本需要在线下完成的健康宣教、医患交流、治疗预约、围术期管理、流程控制、居家锻炼、随访监测等工作转移到线上进行（陈洁等2018）。针对于我国孕产妇对盆底康复认知严重不足、盆底肌训练依从性差等问题，国内有单位构建了孕产妇盆底功能康复信息化管理平台，由孕产妇版 APP、医生版 APP 和临床工作平台三者组成。妊娠期期间，孕产妇版 APP 主要提供了健康资讯和居家训练。健康资讯模块提供盆底功能障碍性疾病的相关知识内容，如盆底功能障碍性疾病概论、发生机制、高危因素、与妊娠分娩的关系、临床表现、防治常识、产后预防的重要价值、产后盆底康复技术等，根据循证原则，由专业人员负责并聘请该领域专家对内容进行修改与确认，资讯采用图片、文字、视频等形式呈现；居家训练模块提供居家盆底肌锻炼语音指导助练并生成训练日记，根据不同盆底功能状态的孕产妇日常锻炼需求，语音指导助练共分为5个级别，设置不同的收缩、放松及持续锻炼时间，同时提供语音及图形指导，增加患者居家盆底肌锻炼的趣味性，并自动记录、生成训练日记（王红燕等，2018）。

盆底功能障碍性疾病信息化全程防治体系以女性盆底健康为中心，以覆盖女性全生命周期为主线，通过互联网、物联网、云计算等先进的信息技术手段，实施全程、持续、动态的信息化防治措施，做到预防为先，防治结合，提高了女性对疾病的认知、盆底功能康复的参与度和盆底康复训练的依从性，改善了孕产妇生活质量，同时为科学研究积累了大量临床数据。

（胡　艳　周灿坤　梁金涛）

参考文献

安娜，等，2018．品管圈活动在提高产后盆底康复知识健康宣教效果的应用．世界最新医学信息文摘，18：216，218．

陈洁，等，2018．盆底功能障碍性疾病信息化全程防治体系的建立与实践．中国护理管理，18：1516-1519．

高伟，等，2018．Kegel运动对妊娠晚期、分娩以及产后盆底功能的影响．临床医药文献电子杂志，5（30）：54．

林莉，等，2011．不同时期盆底肌功能锻炼对阴道分娩及产后盆底功能恢复的作用．中国实用医药，6：101-103．

李妍，等，2012．Kegel盆底肌锻炼对产后压力性尿失禁的影响．中国医学创新，09：144-145．

李亚，等，2010．产前盆底肌功能锻炼对妊娠结局的影响．现代生物医学进展，10：2129-2131．

陶慧娟，2014．初产妇经阴道分娩时会阴侧切和会阴自然裂伤对盆底功能的影响．北方药学，34（4）：128．

王红燕，等，2018．孕产妇盆底功能康复信息化管理平台的构建及应用．中华护理杂志，53：801-805．

王奇萍，等，2016．产妇产后盆底康复认知和需求的调查分析与宣教建议．中医药管理杂志，24：14-15．

王新侠，等，2017．多维健康教育模式在孕产妇妊娠及产后盆底肌锻炼中的运用．临床与病理杂志，37：707-712．

吴素林，2009．盆底肌锻炼防治产后尿失禁临床观察．中外健康文摘，6：57-58．

谢迪，等，2014．妊娠期及产后早期盆底肌肉锻炼的研究进展．中国临床新医学，576-578．

张兰，等，2014．融安县女性盆底功能障碍性疾病防治项目实施方案研究．中国保健营养旬刊，3043-3043．

朱兰，2017．中国女性盆底康复发展和方向．实用妇产科杂志，33：481-482．

王新，2012．孕妇盆底功能状况调查及盆底肌锻炼持续性指导效果研究．南方医科大学．

张文华，等，2018．序贯式健康教育模式在孕产妇产后盆底康复中的应用．全科护理，16：4522-4524．

Araujo CC，et al，2019．The Adherence of Home Pelvic Floor Muscles Training Using a Mobile Device Application for Women With Urinary Incontinence：A Randomized Controlled Trial．Female Pelvic Med Reconstr Surg．

Boyle R，et al，2012．Pelvic floor muscle training for prevention and treatment of urinary and faecal incontinence in antenatal and postnatal women．Cochrane Database Syst Rev，10：Cd007471．

Chaliha C，2009．Postpartum pelvic floor trauma．Curr Opin Obstet Gynecol，21（6）：474-479．

Chiarelli P，et al，2003．Acceptability of a urinary continence promotion programme to women in postpartum．Bjog，110：188-196．

Daly D．Learning about pelvic floor muscle exercises before and during pregnancy：a cross-sectional study．International urogynecology journal [J]，undefined：undefined．

Kahyaoglu SH，et al，2016．Effect of pelvic floor muscle exercise on pelvic floor muscle activity and voiding functions during pregnancy and the postpartum period．Neurourology and urodynamics，35：417-422．

Lamin E，et al，2016．Pelvic Floor Muscle Training：Underutilization in the USA．Curr Urol Rep，17：10．

Masse LC，et al，2006．Evaluating the properties of a stage-specific self-efficacy scale for physical activity using classical test theory, confirmatory factor analysis and item response modeling. Health education research, null: i33-46.

Li H, et al, 2015. Postpartum pelvic floor function performance after two different modes of delivery. Genet Mol Res, 14 (2): 2994-3001.

Mireia P, et al, 2013. Pelvic floor muscle training included in a pregnancy exercise program is effective in primary prevention of urinary incontinence: a randomized controlled trial. Neurourology & Urodynamics, 33: 67-71.

Neels H, et al, 2016. Knowledge of the pelvic floor in nulliparous women. Journal of Physical Therapy Science, 28: 1524-1533.

Qian R, et al, 2016. Postpartum adverse effects and sexual satisfaction following cesarean delivery in Beijing. Int J Gynaecol Obstet, 132 (2): 200-205.

Boyle R, et al, 2014. Pelvic floor muscle training for prevention and treatment of urinary and fecal incontinence in antenatal and postnatal women: a short version

Cochrane review. Neurourology and urodynamics, 33: 269-276.

Rortveit G, et al, 2014. Association between mode of delivery and pelvic floor dysfunction. Tidsskr Nor Laegeforen, 134 (19): 1848-1852.

Sacomori C, et al, 2013. The development and psychometric evaluation of a self-efficacy scale for practicing pelvic floor exercises. Braz J Phys Ther, 17: 336-342.

Sangsawang B, et al. Is a 6-week supervised pelvic floor muscle exercise program effective in preventing stress urinary incontinence in late pregnancy in primigravid women?: a randomized controlled trial. Eur J Obstet Gynecol Reprod Biol, 197: 103-110.

Star-Jensen J, et al, 2015. Postpartum recovery of levator hiatus and bladder neck mobility in relation to pregnancy. Obstet Gynecol, 125 (3): 531-539.

Delft K, et al, 2014. Levator ani muscle avulsion during childbirth: a risk prediction model. BJOG, 121 (9): 1155-1163.

第八篇

肛门直肠盆底功能异常疾病

第三十六章

大便失禁

大便失禁（fecal incontinence，FI）一般是指患者不能自主控制排粪和排气，又称控便失禁。根据失禁的程度不同分为完全性失禁（不能控制干、稀粪和气体）和不完全失禁（不能控制稀粪和气体）。也可按失禁的严重程度分为 3 度，一度粪便偶然污染内裤；二度不能控制粪便漏出经常污染内裤，并伴有气体失禁；三度完全失禁。1999 年美国粪失禁治疗共识会议报告将排粪失禁定义为年龄至少四岁，反复出现的不能控制排粪至少 1 个月，认为不带有粪质的气体溢出不构成失禁，但是影响生活质量的频繁气体溢出应予以治疗。

第一节　流行病学

FI 在西方国家已被证明是一种常见的症状。有研究针对 6000 名 45 岁以上女性的调查问卷显示，20% 的女性每年至少有一次大便失禁，9.5% 的女性甚至每月至少有一次（Brown，2012）。但是目前对该病在中国妇女中的流行状况的研究较少。朱兰等（2019）开展了以全国人口为基础的流行病学研究，分析了 2014 至 2015 年来自 6 个省市城市地区的 28 196 名成年女性。大便失禁被定义为在过去至少一次的意外泄漏的气体和（或）液体或固体粪便。中国城市成年女性 FI 患病率为 0.43%，其中报告有固体、液体和气体泄漏分别为 42.96%、82.96% 和 42.22%。随着年龄的增长，大便失禁的总体患病率和固体 / 液体 / 气体泄漏的发生率增加。体重指数 $\geqslant 24$ kg/m^2、盆腔器官脱垂、慢性便秘、慢性咳嗽、饮酒、慢性支气管炎、癌症等身体疾病、妇科炎症等妇科疾病是大便失禁的危险因素。阴道分娩是有分娩史的女性发生 FI 的危险因素。

第二节　病　因　学

大便失禁的病因非常广泛，通常分为非神经源性和神经源性两种类型。非神经源性病因包括：①分娩、肛肠手术、外伤、瘘管和脓肿造成的括约肌损伤；②由长期便秘或产程延长所致的牵张损伤；③直肠炎、低位前切除术或储袋患者直肠顺应性下降；④粪便嵌塞引起反常腹泻；⑤累及盆底和中枢神经系统的神经系统疾病；⑥腹泻。在女性中最常见的表现是非神经源性，即产伤相关的肛门括约肌损伤后大便失禁。此外，一些常用的药物也会导致大便失禁症状，主要是与稀便有关的药物，如二甲双胍等。神经源性病因包括脊髓损伤、脊柱裂和脑血管意外。

第三节　诊　断

一、病史症状

病史症状的收集和体格检查是诊断的关键，也是制订治疗方案的基础。对于大便失禁的患者，详细收集相关信息，主要集中在两点，失禁症状及失禁原因。其目的是了解症状的特点、严重程度以及对患者生活质量的影响。因为众多病因导致的大便失禁，存在较大的个体差异，即大便失禁可能是多因素的，但每个因素的相对作用较难确定。

对于评估失禁症状临床上常用 Wexner 评分表（表 36-3-1）。建议使用这些评价工具，来评测患者的疾病严重程度，并根据结果制订治疗方案，同时也可以随着治疗的进行，评价疗效。问诊的关键点包括失禁发生频率（每 24 小时、每周或每月）、每次不自主排便的量（少量呈污裤改变，较多时呈一次正常排便量）、失禁粪便的性质形态与失禁的相关性（粪便的黏稠程度）、对排气控制的能力等。尤其对于量化排便紧迫感要更详细，对于出现便意到大便排出的时间，应准确记录，少于 1 分钟，5 分钟或者 15 分钟等。详细的病史记录有助于对于各种治疗方案进行前后对比，对于保守治疗的患者，也可以通过量表来建立治疗信心。

在问诊过程中，以下信息需要重视，从而判断大便失禁的病因：妊娠相关情况（产次、生产方式、分娩时长、有无胎头吸引、产钳助产、会阴裂伤、婴儿体重等）、慢性腹泻、糖尿病、既往肛肠手术史、尿失禁、吸烟、肥胖、体力活动受限、会阴部外伤、神经系统等相关病变。

二、体格检查

（一）视诊

肛周皮肤有无糜烂、感染、瘢痕、潮湿等，肛门周围粪便残留、污裤、直肠黏膜脱垂、直肠脱垂、会阴体缺损、会阴下降、瘘管、括约肌损伤等。嘱患者做排便动作，更容易看到整个肛周括约肌、臀肌辅助作用的肌肉协调性以及直肠和（或）黏膜的脱垂情况。

（二）触诊

首先应检查肛门周围感觉，可以使用棉签或针刺轻触肛门周围皮肤初步评估感觉功能；肛门指诊判断肛门的静息张力；嘱患者收缩，评估收缩力，在评估收缩力时，应交代患者多做几次以适应体位和指诊的不适，然后进行力排努挣，注意耻骨直肠肌的功能；指诊触摸有无大便嵌塞、瘘管、局部瘢痕、缺损，直肠前突、黏膜脱垂，以及排除肿瘤。内镜对于视诊直肠黏膜也是必要的，有助于排除肿瘤、肠炎以及孤立性溃疡综合征。

表 36-3-1　Wexner 评分系统

失禁类型	无	极少	有时	经常	总是
固体	0	1	2	3	4
液体	0	1	2	3	4
气体	0	1	2	3	4
衬垫使用	0	1	2	3	4
生活影响	0	1	2	3	4

无，0次；极少：<1次/月；有时：<1次/周且≥1次/月；经常：≥1次/周；总是：≥1次/天。
0完全控制，0-7良好控制，8-14中度失禁，15-19严重失禁，20完全失禁

第四节　评　估

一、影像学

大便失禁指不能随意控制粪便排出，分为被动型（无意识粪便外漏）、急迫型（有意识但主观无法控制）和漏粪（紧随 1 次正常排便后的粪便漏出）三种类型，一般以临床症状作为诊断主要手段。尤其是肛肠动力学检查，对于评估大便失禁的评估意义重大，详见第十一篇，第五十七章。目前影像学主要作为辅助诊断手段，主要包括电子计算机断层扫描（computed tomography，CT）、X 线排粪造影（X-ray defecography，XRD）、磁共振排粪造影（magnetic resonance defecography，MRD）、盆底超声（pelvic floor ultrasound，PFU）等。CT 具有明显辐射、分辨力低等原因，常不作为首选检查。超声检查干扰因素虽然较多，但国内也逐渐开展起来。动态排粪造影是通过向患者直肠注入对比剂，观察患者"排便"时直肠肛管变化，以示直肠肛管功能或器质性病变，为大便失禁主要影像检查。

（一）盆底超声检查

1. 超声检查　受检者排空大小便，取截石位、暴露会阴，容积探头置于会阴部，正中矢状面显示耻骨联合后下缘、尿道、膀胱颈部、阴道、宫颈、肛管和直肠壶腹部，二维超声对比静息状态及 Valsalva 状态变化，观察有无尿道内口漏斗形成、有无漏尿，膀胱逼尿肌是否增厚并测量残余尿、前中后盆腔器官下移距离、尿道旋转角等。三维/四维超声观察 Valsalva 动作盆腔器官和肛提肌裂孔的变化，测量肛提肌裂孔面积；观察缩肛动作时盆腔器官和肛提肌裂孔的变化；应用超声断层成像（tomographic ultrasoundimaging，TUI）逐层观察缩肛动作时肛提肌是否有损伤并测量肛提肌厚度；探头旋转 90° 并向后下倾斜，显示肛管横断面，四维缩肛动作观察肛管及直肠壶腹部运动，应用 TUI 观察缩肛动作时肛门内外括约肌是否有损伤及其周围是否有病变。

2. 超声影像学表现　PFU 常用于盆腔各腔室器官脱垂的评估（具体详见第三十七章、第四节）。大便失禁属于后盆底缺陷，超声不能直接诊断大便失禁，但通过观察肛门括约肌来间接评估。既往评价肛门括约肌主要依赖经肛管超声，如今经会阴三维/四维超声可显示肛门内、外括约肌及会阴体，并且在诊断肛门括约肌损伤方面与二维经肛管超声具有很好的一致性。

（二）磁共振排粪造影

1. 检查方法　检查前 2 h 清洁灌肠，训练患者练习床上排便，解释检查目的，加深患者对检查流程的了解程度以方便完成检查过程。放射科技术员或护士训练患者做相关动作，检查前 1 h 排空膀胱，并确认直肠内无内容物残留，患者取仰卧位，足先进，双手置于胸前或头顶。

扫描方案：耻骨联合位于线圈中心，用 8 通道（相控阵）体（表面）线圈。扫描方式：静态高分辨扫描，包括正中矢状位、肛管斜冠状位及垂直于肛管轴位 T2WI。矢状位扫描范围：包含骶尾椎、膀胱颈、宫颈阴道、直肠下段/肛管（8 ~ 10 cm），单次序列扫描时间约 6 分钟（扫描层数而定）。冠状位扫描范围：自耻骨联合后至尾骨尖前。轴位扫描范围：上缘包含肛提肌腱弓，下缘含肛门外括约肌皮下部。具体磁共振扫描参数详见表 36-4-1。

扫描时嘱患者深吸气，屏住呼吸，增大腹压，以便观察盆膈裂孔打开情况。注入耦合剂后动态扫描，侧卧位超声耦合剂灌肠，剂量 200 ~ 250 ml（以患者耐受情况适当调整）至患者产生便意。正中矢状位动态排便扫描，扫描参数见上图。静息相：正中矢状位，采集 30 s 左右，同时具有查看是否定位准确地功能。提肛相：静息相复制定位，采集 50 s 左右，如果患者配合较差，

表 36-4-1 扫描参数

序列\3平面定位图	TR/TEz（ms）	ETL	NEX	FOV（cm）	矩阵	层厚/层距	用时
SAG_HR_T2WI_FSE	3500/102	24	4	22	288*288	3/0	3 min
COR_HR_T2WI_FSE	3500/102	24	4	22	288*288	3/0	3 min
TRA_HR_T2WI_FSE	3500/102	24	4	22	288*288	3/0	3 min
动态增大腹压扫描							
SAG_FIESTA	3.5/min	FA=60	1	32	192*160	10/0	5S
TRA_FIESTA	3.5/min	FA=60	1	32	192*160	10/0	5S
COR_FIESTA	3.5/min	FA=60	1	32	192*160	10/0	5S
注入耦合剂动态扫描							
R_SAG_FIESTA静息（单层30时相）	3.5/min	FA=60	1	32	192*160	10/0	30S
L_SAG_FIESTA提肛（单层50时相）	3.5/min	FA=60	1	32	192*160	10/0	50S
D_SAG_FIESTA力排（单层70时相）	3.5/min	FA=60	1	32	192*160	10/0	70S

注：以上为中山大学附属第六医院 3.0T GE 设备部分参数，仅供参考

沟通好之后可以重复采集一次。力排相：静息相复制定位，采集 70 s 左右，扫描次数视患者排出情况而定，如果患者排出较好，则加扫排空后黏膜相；如充分沟通后仍未排出，扫描 5 次后终止扫描。

2. 图像评估、测量、诊断（静态及动态矢状位静息相、提肛相、力排相） 最重要径线为耻尾线（pubococcygeal line，PCL），它是指在正中矢状面上，从耻骨联合下缘至尾骨尖之间的连线，其基本相当于盆底位置。肛上距是指肛管直肠结合部中点到耻尾线的垂直距离，当改点在耻尾线以上时为负值，在耻尾线以下为正值。肛直角（anorectal angle，ARA）定义为远端直肠后壁与肛管中心轴线的夹角。肛管长度为肛直联合部中点到肛门的距离。乙耻距及小耻距为乙状结肠或小肠最下缘与耻尾线的垂直距离。骶直间距为直肠后缘至骶骨前缘的距离，包括骶 2-4 椎体、骶尾关节和尾骨尖五个位置。骶骨曲率为骶骨屈度最高处至骶 1-5 椎体连线的距离。骶尾曲率为骶骨屈度最高处至骶 1 椎体与尾骨尖连线的距离。

目前，国内大多采用第二军医大学附属长海医院卢任华教授等制定的标准数值进行评估。静息相时，正常人肛直联合部位于 PCL 或其下 3 cm 之内，经产妇则为 3.5 cm 之内。充盈对比剂的直肠应外形光滑，肛管呈闭合状态，两者构成的肛直角在 62° ~ 155°；在盆底最大收缩时（提肛相），PCL 抬高并且肛直角缩小；当患者用力排便时（力排相），PCL 下降，肛直角增大至 70° ~ 173°，肛管开放并将含有对比剂的肠内容物排除。无论静息相或力排相，乙耻距及小耻距均为负值，即肠管下缘位于 PCL 之上。骶直间距正常在 2 cm 之内，骶骨曲率及骶尾曲率分别在 1.8 cm 及 3.4 cm 之内。

大便失禁患者常表现为患者排便迅速或无法控制，有一定比例患者无法顺利开展此项目，其原因在于无法有意识控制，导致肛管灌注对比剂不成功。磁共振排粪造影重点观察后盆有无结构薄弱区或器官下降。如可以合并会阴下降、内脏下垂，具体包括膀胱、子宫、小肠或乙状结肠等通过薄弱部位向下滑动，形成盆底疝。肛直联合部位于 PCL 以下超过 3 cm，经产妇超过 3.5 cm

则提示会阴下降。主要在力排相的矢状面图像上，可分辨出不同器官疝至耻尾线以下。包括膀胱疝、尿失禁、宫颈阴道脱垂（阴道后穹隆及宫颈阴道连接部在耻尾线以下）、腹膜疝、乙状结肠疝、小肠疝等。

（三）X线排粪造影

1. 检查方法　检查前向患者说明检查步骤，嘱其练习提肛及排便动作，并于检查前 2 h 清洁灌肠，检查前 30 min 排空膀胱。检查时患者左侧卧位，将 250 ~ 300 ml 的对比剂（一般采用钡剂）经肛管灌入至直肠及乙状结肠内。X 线排粪造影检查时患者坐于坐桶器上，采用数字胃肠机设备摄取患者静息、提肛及力排状态下的直肠动态变化过程。

2. 影像学表现　盆底的影像学评估最重要的径线为耻尾线（pubococcygeal line，PCL），它是指在正中矢状面上，从耻骨联合下缘至尾骨尖之间的连线，其基本相当于盆底位置。肛上距是指肛管直肠结合部中点到耻尾线的垂直距离，当改点在耻尾线以上时为负值，在耻尾线以下为正值。肛直角（anorectal angle，ARA）定义为远端直肠后壁与肛管中心轴线的夹角。肛管长度为肛直联合部中点到肛门的距离。乙耻距及小耻距为乙状结肠或小肠最下缘与耻尾线的垂直距离。骶直间距为直肠后缘至骶骨前缘的距离，包括骶 2-4 椎体、骶尾关节和尾骨尖五个位置。骶骨曲率为骶骨屈度最高处至骶 1-5 椎体连线的距离。骶尾曲率为骶骨屈度最高处至骶 1 椎体与尾骨尖连线的距离。

测量方法同上述"磁共振排粪造影"。大便失禁患者通常借助上述参数用于评估有无合并后盆的下降等异常征象，借此辅助临床诊断。

第五节　非手术治疗

一、药物治疗

饮食和药物治疗是大便失禁患者的首要治疗方法。患者调整饮食习惯、液体摄入、排便习惯和药物使用等，22% ~ 54% 的大便失禁患者症状得以改善。药物治疗可以在一定程度上改善失禁患者的生活质量。可以选择的药物主要包括以下 3 种。

（一）膳食纤维

增加膳食纤维摄入有助于控制轻度大便失禁的症状。高纤维饮食的推荐量是 25 ~ 30 g/ 天，可以加强肠道水分的吸收，使大便成形。目前临床上较常使用的药有：小麦纤维素颗粒、欧车前（纯天然水溶性纤维）和甲基纤维素。

（二）止泻药

如吸附剂或阿片类衍生物可减轻大便失禁的症状。常见的吸附剂有白陶土和果胶制剂，代表药物是蒙脱石散。阿片类衍生物可降低肠道蠕动、降低肠道分泌和增加肠道吸收，常见制剂有洛哌丁胺、地芬诺酯、可待因和阿片酊剂。但长期使用阿片类药物和苯乙哌啶，会有药物依赖性和便秘风险，需要针对患者个体权衡获益。

（三）皮肤黏膜保护剂

由于长期大便失禁的患者在一定程度上都存在肛周皮肤的损伤，因此，应加强肛周护理支持措施，包括皮肤清洁，加用皮肤黏膜保护剂，如氧化锌软膏、滑石粉、液体敷料等。还可辅助柔性肥皂和纸巾、除臭剂和衬垫，上述措施作为一种补充也有一定治疗效果。

二、生物反馈治疗

生物反馈训练应被视为大便失禁患者和括约肌保留部分自主收缩患者的基本治疗方法。生物反馈训练或盆底训练为无创性治疗，可作为一线治疗方法，可单独使用，也可在当大便失禁患者在单纯饮食调整、药物治疗和其他护理支持措施无效时辅助使用。

生物反馈训练的目标是降低直肠的敏感性、增加肠壁的顺应性、加强肛门括约肌的持便能力，同时提高盆底肌排便的协同性。在做生物反馈训练的同时，仍然要进行饮食调整、排便习惯调整、肛周护理支持、皮肤保护等措施，才能使疗效达到最佳效果，提高患者的整体生活质量。非随机前瞻性及回顾性病例研究结果显示：64% ~ 89% 的大便失禁患者得到改善。一些随机试验比较了生物反馈训练、盆底训练、健康宣传教育和电话盆底训练指导，无生物反馈训练和假治疗的随机对照试验结果，尽管许多小样本研究结果证实了生物反馈训练治疗大便失禁的优势，但研究设计的缺陷和异质性导致难以作出定论。生物反馈训练治疗的有效性需要较大样本更好的研究设计进一步证实。

三、肠道管理

肠道管理也是大便失禁患者的重要治疗方法。灌肠、肠道水疗等肠道管理可帮助患者排空直肠，可减少直肠大便量，也有助于减少排便频率。对于由于粪嵌塞或长期使用止泻药物导致的继发性便秘大便失禁患者，可辅助使用清洁灌肠或口服诱导排便药物，以减轻直肠充盈肛管持续松弛引起的失禁症状。

第六节　手术治疗

过去二十年对于大便失禁的认识和诊治有新进展，认识到大便失禁不仅是单纯的肠道生理紊乱与局部解剖异常，而是涉及相当多的功能结构。随着行为疗法逐渐发展成熟，其应用价值也得到了肯定。目前外科治疗仅用于重建括约肌的完整性，包括肛门括约肌成形术、股薄肌转移肛门括约肌重建术等。在国外，更多的医学中心开始应用神经调节治疗取代外科治疗，如骶神经刺激、胫后神经、阴部神经或阴蒂背神经刺激治疗。

对于因大便失禁需要行括约肌重建或再造的患者术前必须口服泻药，严格完成肠道准备，并预防性使用抗生素，因其相关手术最常见的并发症是切口感染而致手术失败。对于部分修补术前已经接受过结肠造瘘的患者，注意术前造口远端结直肠灌洗，保持术区洁净。对于有造口的患者，不建议在修复术同期关闭造口，应保留它直到伤口愈合后二期手术，这有利于手术的成功；另一方面，对于复杂的，需要较为广泛重建的患者，是否同期行结肠造口也是需要医生考虑的。笔者所在单位的经验是，对于没有转流造口的患者，可以考虑术后常规采用全肠外营养控制术后早期排便，以保证手术疗效。

大便失禁治疗目标的根本是减少失禁发生的频率，核心是提高患者整体的生活质量。因此，外科医生的任务，不仅是完成解剖学重建，更重要的是完成功能学康复。

一、括约肌成形术

Parks 和 McPartlin 首次完整提出了肛门括约肌修补术（Malouf et al，2000）。对于保守治疗无效，腔内超声显示有明确括约肌损伤的患者可选用该术式。尽管短期大便失禁改善率达 85%，但随着随访时间的延长肛门功能会下降，随访 40 ~ 60 个月的失败率达 50%（Malouf et al，2000）。Glasgow 等（2012）针对 1991 年 1 月至 2010 年 12 月发表在 Embase 和 Medline 的文章进行荟萃分析后得出结论：尽管随着时间的推移，手术失败率越来越高，但大多数患者仍对括约肌成形术后的手术结果感到满意。外科医生应致力于鉴别括约肌修复术后可能表现不佳的患者，并为治疗大便失禁的新技术建立标准化的长期结果基准。同时笔者认为，所有大便失禁的病例均要考虑到是否合并有支配盆底肌神经损伤，因括约肌损伤是大便失禁表现突出的解剖学改变，但隐匿的亚临床神经损伤不能忽视，其可导致支配肌肉的进行性退化，并影响术后疗效。另一方面，女性大便失禁患者常见于阴道分娩及多产损伤肛门括约肌，在完成肛门括约肌修补术的同时，重建了会阴体和阴道后壁，符合生理结构，且手术操作相对标准，创伤小，并发症少，术后患者的性生活及主客观疗效均较满意，故肛门括约肌修补术是患者因括约肌损伤相关大便失禁采用保守治疗失败的标准术式。

（一）手术步骤

由于多数括约肌损伤的病因是经阴道分娩造成的产伤，因此前方括约肌修补术是常用术式（图 36-6-1）。

麻醉成功后留置尿管，体位可根据缺损的位置选择截石位或俯卧折刀位，或者根据术者的操作习惯选择。围绕缺损处的瘢痕和肛门外缘做弧形切口，向侧方游离皮瓣，清楚地暴露下层的肛门外括约肌浅层，充分游离肌肉断端，直至括约肌上缘，当两侧与括约肌相连的瘢痕组织完全游

离后，形成两个肌束。笔者的经验是使用 Lone Star 肛门自动牵开器辅助暴露创面，可以有较好的视野和张力，有利于保护阴道和直肠肛管不受损伤。肌束要向侧方游离直至足够完全重叠缝合。同时也要避免过度游离造成神经损伤。在外括约肌断端游离过程中，寻找困难的情况下，可使用电刺激仪辅助定位。在重建的过程中，可根据情况附加肛提肌折叠术，因为肛提肌呈扇形，折叠后可延长肛管长度，术中注意避免过度折叠造成肛门狭窄或阴道紧缩，造成性交困难。对于需要重建会阴中心腱和（或）需要重建阴道后壁和末端直肠者，双侧的扩大皮瓣是相当有用的。双侧的全厚皮瓣可选择菱形岛状皮瓣、Z 型皮瓣、横切纵缝皮瓣完成。笔者的经验是，皮下留置引流管并负压吸引是必要的。在阴道内置入引流纱条或棉团，可轻柔地压迫止血，且有吸附引流的作用。

此外，也有后方括约肌修补术，由 Parks 教授提出（Parks，1975），又称 Parks 术。他强调重建肛管直肠角的重要性，认为耻骨直肠肌紧张性收缩构成肛管直肠角，产生了活瓣作用，用于维持控便功能，所以又称为耻骨直肠肌成形术。

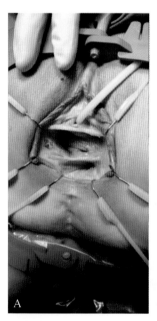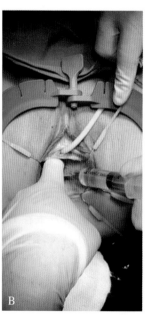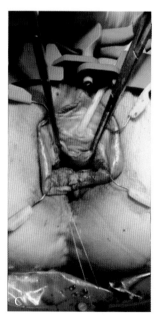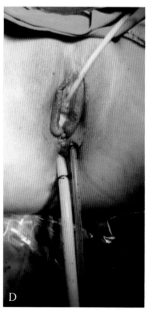

图 36-6-1 括约肌修补术示意图。**A.** 截石位，Lone Star 显露会阴；**B.** 1∶1 000 000 ～ 1∶2 000 000 肾上腺素注射液黏膜下注射；**C.** 游离断端，折叠缝合；**D.** 术毕，留置肛管与创面引流

随后的 10～15 年里，由于缺乏其他有效的方式治疗大便失禁，所以手术的应用逐渐广泛，但是应用期间普遍报道该术式疗效不佳，如今几乎不再使用，尽管有一小部分患者获益。

（二）手术评价

绝大多数行括约肌成形术治疗的病例有阴道分娩史，但只有 1/3 左右的阴道分娩导致的括约肌损伤女性后续发展为大便失禁。值得注意的是阴部神经损伤、多次阴道分娩、三度和四度会阴裂伤、器械辅助的阴道分娩等因素均会引起括约肌损伤，并影响括约肌成形术的成功率（McManus et al，2015）。关于急性产伤时进行重叠缝合还是断端对端缝合修补，尚存在争议，短期内的疗效评价，没有证据明确表示何种选择更优（Stepp et al，2006；Sultan et al，1999）。针对手术时机的选择，有证据显示只要条件允许都应行一期修补，因为与延期修补相比，一期修补有更好的远期生活质量。Tan 等回顾了 1976—2006 年报道的 103 例一期修补和 777 例延期修补，术后 10 年，两者的生活质量指数分别为 5.72 和 3.73，显示一期修补有大约 2 倍的效益（Tan，2008）。对于是否同期行折叠内括约肌的问题，有研究表明，若内括约肌未损伤，折叠内括约肌并不增加括约肌折叠术的耐久性。且没有证据支持，需要对内、外括约肌进行分别修补。所以缝合重建时，手指置入肛管可将狭窄的风险明显降低。此外，在单纯的括约肌修补术中，内括约肌和外括约肌被视为一个结构，尽管没有证据支持，但是并不需要常规对内、外括约肌进行分别的修补。女性患者做会阴体重建时局部是全厚皮瓣的转移，尤其是皮瓣的交错缝合时，皮瓣要充分游离，没有张力，完成缝合后中线要准确位于直肠与阴道之前。

二、股薄肌转位移植术

肛门括约肌损伤后，特别是局部缺损严重时在肛门附近找一条能环绕肛门，替代肛门外括约肌功能最理想的肌肉当属股薄肌。股薄肌是位于大腿内侧的浅肌，属于内收肌群的一部分，位于长收肌的后方。上起耻骨联合下部及耻骨弓下半部，肌肉垂直下行，肌腱较长，经过股骨内髁下方附着于胫骨上端内侧的平台，形成鹅掌的一部分。该肌肌腹长，呈圆锥形，上部宽，下方略微扁平。该肌的作用为内收屈曲和内旋大腿，由闭孔神经的肌支支配。股薄肌的血液供应来自股深动脉，神经血管束从肌肉的上 1/4 进入股薄肌内侧，但该肌尚有动脉小分支形成节段性供血，多见于在肌肉下 1/3 内侧进入肌肉，其血供存在变异性，73%～87% 发自股深动脉或旋股内侧动脉（Hussey et al，2007），血管蒂行走于大收肌与短收肌之间，伴行有两条静脉，位于肌肉近端 1/3 处，在距耻骨联合 8～13 cm 处穿入股薄肌肌束内，血管蒂的长度为 5.5～11 cm。其神经由闭孔动脉支配，长约 11.5 cm（Magden et al，2010）。综上所述，股薄肌皮瓣解剖位置清楚，供区皮瓣隐蔽，切取后无明显功能障碍，创面可以直接缝合，不影响外观；血管蒂恒定，有足够的长度和较粗的口径，神经为闭孔神经前支，包括运动和感觉神经纤维，能够有效重建肌肉的运动功能。

股薄肌移植肛门括约肌成形术即以股薄肌代替丧失功能或因各种问题缺如的肛门括约肌的术式，由 Pickrell 于 1952 年首先提出用于重建儿童肛门括约肌，是治疗肌源性大便失禁的常用方法。主要适用于先天性肛门畸形术后肛门失禁以及外伤相关的括约肌大面积缺损肛门失禁。随着临床应用的不断发展，股薄肌以局部带蒂皮瓣转移的方式，还可用于治疗会阴部缺损，如直肠尿道瘘、直肠阴道瘘或外伤、感染或肿瘤等原因导致的大面积会阴缺损的修复重建。

严格掌握适应证，是影响手术效果的关键（刘贵麟，2012）。第一，通常该术式要求患者至少大于 5 岁。因肛门直肠畸形术后肛门失禁或部分失控的病例，随着年龄增长，大多数患儿的控便功能可不同程度得以恢复，只有肛门括约肌大部损伤时才是括约肌再造的适应证；且因为肌肉移植后，需要患者能够交流配合，才能训练内收大腿的肌肉变成括约肛门的肌肉。第二，术前需全面评估括约肌是否有局部修复的可能。以外伤后大便失禁为例，术前应仔细检查肛门的外形有否狭窄或括约肌松弛伴黏膜外翻，外括约肌是否残存及残存的范围、收缩力。全面评估肛门受损范围，有无局部修复的可能，争取尽量修复受损的括约肌，而不是括约肌再造。另外，恢复肛门外形也是非常重要的早期治疗，只有解决肛门狭窄、扩大、局部瘢痕之后，才能考虑肛门括约肌修复手术还是再造手术的问题，否则手术效果将受到很大影响。第三，评估有无神经源性失禁。如患者肛门有正常外括约肌存在，但因失神经盆底肌和外括约肌不能行使功能则不适宜做肌肉再造手术，包括截瘫患者，或先天性畸形合并骶椎畸形，或骶椎受损伤的病例。

（一）手术步骤

股薄肌移植术的手术步骤主要包括：取肌，环绕，固定。

1. 股薄肌的切取　切口一般为3个，第1个切口在股薄肌上端，当患者大腿屈曲外翻时可清楚地看见一条近似于弦状的长条形肌肉突起在大腿内侧，即内收长肌，紧贴该肌肌腹后方的则是股薄肌。因此，第1个切口做在内收长肌表面，距耻骨向下2 cm处，长约5 cm。股薄肌的主要神经血管束在距耻骨下方4～5 cm处，切开深筋膜后先分离股薄肌，在内收长肌与股薄肌之间可以看到神经血管束，应妥善保护，在分离股薄肌时要注意妥善结扎进入该肌的小动脉。将整条股薄肌游离出来，向下方分离股薄肌，在肌腹中部股薄肌表面做第2个切口。继续向下分离股薄肌，该肌逐渐移行为肌腱。因为该肌肌腱止于胫骨内髁时与其他肌腱共同止于鹅掌，在做第3个切口前必须先以电刺激确定肌腱位置，在进入止点前与肌腱表面做第3个切口。尽量保留肌腱长度，以防移植时长度不够，特别是肥胖患儿。将游离好的肌肉从第1个切口拉出，并妥为保护。

2. 肌肉的环绕　先在距肛缘2 cm处做2个垂直肛门的切口，也可在肛门上下左右做4个垂直肛门的切口，重点是将它们彼此在皮下贯通，然后将游离的股薄肌的肌腱连同肌腹放入隧道中。在环绕的方式上，常用的是"γ"或改良"u"型环绕。笔者的经验是，左侧的股薄肌逆时针旋转，右侧的股薄肌顺时针旋转，因为这样

移植使得较厚的肌腹位于肛门后方，可以类似于耻骨直肠肌的组成，术后该肌的收缩有利于形成新的直肠角。而且优先从肛门后方环绕，对于股薄肌的神经血管束牵拉较小。对于移植肌紧张度的问题，通常是在拉紧移植肌后肛门可以完全关闭，指诊有一定张力即可。要注意在取肌时，大腿必须外展伸直，在完成固定后才可以放松，否则在屈曲位拉紧移植肌固定，大腿再伸直，肌肉会松弛。

3. 肌腱固定　一般将肌腱缝合固定在坐骨结节的骨膜上，如果肌腱过长可继续环绕肛门缝合至对侧的坐骨结节上，避免过度牵拉移植肌，保护其神经血供，避免肌肉缺血坏死，手术失败。

（二）功能训练

股薄肌移植后功能练习对疗效极为重要，必须认真对待。股薄肌功能主要是内收大腿，而肛门外括约肌的作用是收缩肛门，要实现肌肉功能的转变需要通过夹腿动作练习实现闭肛。这一动作需从手术后3周开始，循序渐进，不断增加训练量。对于不理解和难以进行同步训练的患者，可选择生物反馈训练，以提高训练效果。通过训练，绝大部分患者都可达到满意疗效，尤其年长患者效果更佳。Madoff等（2004）的研究表明，采用生物反馈方法可以改善肛门失禁症状。Shi等（2007）的研究也发现，外括约肌广泛损伤经股薄肌移植替代修复手术治疗后的患儿再经短期生物反馈训练能够使移植肌的收缩电活动得到明显加强。

（三）术式评价

对于这项手术，手术知情除常规的手术指征、手术方式、手术获益、手术并发症、术中可能的意外情况外，对于股薄肌移植肛门括约肌成形术务必强调患者及家属康复训练的重要性，要有充分的耐心和恒心，积极配合，提高疗效。尤其是小儿患者需要家属的耐心指导配合。对于有骨盆外伤史及先天性发育畸形的患者，术前应采用CT评估双侧股薄肌形态，电生理评估肌力、肌张力，有无神经受损情况。股薄肌移植并括约

肌成形术最常见的并发症为切口感染和股薄肌坏死。为了防止肛周切口感染，术前通常需要进行严格的肠道准备，必要时采用全肠外营养控制术后早期排粪。术中严格无菌操作，同时尽量减少肛周切口数量。

临床上主要有两种，非刺激性股薄肌移植肛门括约肌成形术和动态刺激性股薄肌移植肛门括约肌成形术，后者由 Cavina 提出，基于 Salmons 和 Henriksson 完成的动物实验中发现，类似股薄肌这类快速收缩肌可以通过电刺激转化为抗疲劳的慢速收缩肌，因此使用电刺激植入联合股薄肌成形术，用于防止股薄肌萎缩（1981）。一个中心总结了这个术式的 53 种并发症（Geerdes，1996），主要原因归咎于肌肉收缩不良导致的手术失败，刺激过程发生的直肠肛管穿孔，刺激器部位感染，本身的故障、侵蚀、断裂、位移，以及顽固性便秘等；且目前尚无高质量的前瞻、随机对照研究比较非刺激性股薄肌成形术与动态股薄肌成形术的优劣。加上目前神经分子学的迅猛发展以及对大便失禁患者支持方法的进步，动态股薄肌成形术并不常用。

股薄肌移植并括约肌成形术中股薄肌在肛周的环绕方式及固定点位置的选择有多种。（Barisic et al，2014），最常用的是"γ"形环绕，即从肛门前绕肛管 1 周缝合到对侧坐骨结节骨膜或耻骨梳韧带上。王晖等（2015）针对该术式处于蹲位时易出现排便困难的情况，尝试了改良的"U"形环绕法，即从肛门后绕肛管近 1 周缝合到同侧耻骨梳韧带上，研究表明，通过比较两组蹲位排便困难情况时发现，股薄肌"U"形环绕较"γ"形环绕患者明显降低了术后蹲位排便困难的发生率，原因可能为"U"形环绕术后的患者下蹲排便时，不会出现股薄肌的紧张，且在排粪内收大腿时，能够使股薄肌充分放松。"U"形股薄肌环绕方法不但减少了蹲位排便困难的发生，而且保证了股薄肌肌腹较厚的部分位于肛门后方，与现代解剖中肛门外括约肌三环系统中的顶环相似，术后该肌的收缩将有利于形成新的直肠角。此外，对于一些特别的病例，可以行双侧股薄肌同时移植（Kumar et al，1995）。

三、骶神经刺激术

骶神经调节术（sacral neuromodulation，SNM）又称骶神经刺激（sacral nerve stimulation，SNS），近年来越来越受到人们关注。SNM 最早是被用来治疗排尿功能障碍（Tanagho，1988）。1995 年德国外科医生 Matzel 等首次对大便失禁的患者进行了 SNS 治疗，治疗效果满意，从而使大便失禁的治疗引入了新的理念即神经调节治疗（neuromodulaiton）。现有的临床研究已经证实，SNM 对肠道功能紊乱有很好的治疗效果，目前美国食品药品监督管理局（FDA）批准 SNM 并用于治疗大便失禁（Groat et al，2015）。Xu 等（2018）比较了美国纽约州骶神经刺激器植入治疗大便失禁手术量变化的趋势，从 2011 年开始，每年的括约肌成形术病例和实施该手术的提供者数量都有显著下降。骶神经刺激治疗大便失禁越来越受欢迎，越来越多的外科医生使用骶神经刺激治疗大便失禁而不是括约肌成形术。但该术式在国内尚未普及，目前采用 SNM 治疗便秘与大便失禁的报道较少。

现有的研究表明，对于保守治疗无效的患者，与其他的外科手术相比，SNM 具有治疗创伤小、效果好、复发率低等优势（叶颖江等，2014）。Thaha 等（2015）回顾既往的文献，均说明了 SNM 治疗的安全性很好。不良事件发生率较低。Kahlke 等（2015）的研究表明，SNM 能够显著减少大便失禁和肠蠕动，明显降低了大便失禁的 Wexner 评分。同样，Patton 等（2017）对 127 例患者的研究，也说明 SNM 治疗能明显改善大便失禁的症状，降低大便失禁 Wexner 评分，明显提高生活质量和患者满意度。它的并发症主要包括植入部位的疼痛、电极植入侧的不适、电极移位以及感染等。除了感染外，大部分并发症可以通过调整刺激参数而改善甚至缓解。由于有电极的植入，不能进行胸腹部 MRI 检查，因为可能导致电极的移位，皮肤灼伤等。

（一）术前准备

在进行 SNM 治疗之前，患者需严格筛选。必须考虑患者的一般健康情况以及预期寿命，其疗效很大程度上取决于患者对于治疗的预期以及依从性，心理障碍的患者治疗失败率高，心理状态评估应在术前完善。高昂的装置费用也需患者知情同意。然后进行基线调查，即所需观测项目的指标，包括排便日记、表明便秘或者排便失禁严重程度的指标与生活质量的调查问卷、详细的病史病因、体格检查，尤其是直肠指诊，除外相关的脱垂情况；还有神经功能评估，局部的括约肌复合体、肛肠动力学、MRI以及排粪造影。此外，操作前常规评估患者是否存在骨骼畸形，骨盆X摄片，必要时做MR检查，评估包括：肛门闭锁、脊柱裂、脊髓脊膜膨出以及既往是否有脊柱手术史。

（二）手术适应证

SNM治疗大便失禁是在保守治疗失败以后进行（Koch et al，2010），大便失禁的保守治疗主要包括改善膳食、括约肌训练、药物和生物反馈等措施。有研究表明（Boyle et al，2009），即使肛门括约肌缺损的角度高达120°，SNM治疗大便失禁也会有很好的效果，括约肌缺损角度越小治疗效果会越好，这说明括约肌缺损不再是SNM治疗大便失禁的禁忌证，括约肌完整不再是行SNM治疗的前提。

（三）手术步骤

手术包括两个阶段：体外体验治疗阶段（PNE阶段）和永久性植入阶段两个部分（图36-6-2，图36-6-3）。

1. PNE阶段 手术采用局部麻醉，术前可口服泻药及灌肠。患者呈俯卧位，垫高下腹部和小腿，使足趾离开台面。在C臂机下定位S3骶

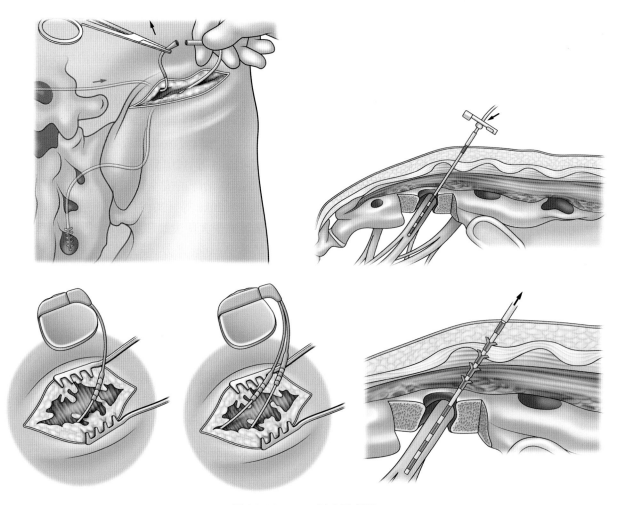

图36-6-2 SNM置入示意图

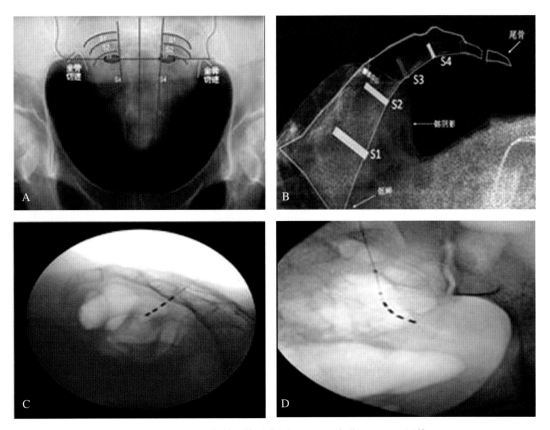

图 36-6-3 SNM 穿刺置管示意图。**A，B.** 定位；**C，D.** 置管

孔：前后位中，以金属细棒状物在骶骨中线处固定，另一金属细棒状物与之垂直，位于双侧骶髂关节连线。两者交点左右旁各 2 cm 处为两侧 S3 神经孔位置。侧位下骶骨与髂骨相交的位置为 S3 神经孔。常规消毒骶尾部，铺单，暴露肛门区以及足部，在 C 臂机下标记的 S3 神经孔上方 2 cm 处作穿刺点，穿刺针与皮肤约呈 60° 角。进入 S3 神经孔后，连接刺激器，测试患者对电极刺激的反应，明确穿刺点位置是否正确。在确定穿刺点位置之后，去除针芯，扩皮后将刺激性电极置入，在 C 臂机下定位其第 3 节位于 S3 神经孔入盆腔处。此时对 4 个电极片进行刺激测试，获得刺激的电极片数量越多，电极的位置越好。经测试效果满意后，在固定电极位置的情况下，拔除导引器套管。在右臀部穿刺点上方，做一 4 ～ 5 cm 长切口，连接植入性调节电调器外接头与外接电源线后包埋于皮下。通过皮下隧道引导至左臀部，常规关闭右侧臀部皮肤切口。按前述的

参数设置电极进行刺激，观察 14 ～ 21 d（何晨翔等，2018）。一般不超过 30 d，除了 X 线透视下的十字定位法，还有坐骨切迹手触定位法和经尾骨尖测量定位法，在术中应答可能会出现穿刺部位与神经反射不相符合的情况，如 X 线透视穿刺在 S4 骶神经孔，但患者出现良好的 S3 骶神经应答，则应选择 S4 骶神经孔作为电极的植入部位。

2. 永久性植入骶神经调节器 同一部位消毒铺巾后，取右臀部原切口，延长至 7 cm。断开植入性电极外接头与外接电源连接线，将外连电源线取出，连接植入性电极与骶神经调节器，调节器完整包埋于皮下，关闭切口。无论 PNE 或是永久植入，均需严格执行无菌操作，术后使用抗生素预防感染。

（四）术后管理

术后随访管理包括三个方面术后程控、术后

随访和并发症处理。

1. 术后程控　基本原则：首要考虑症状改善；调节最佳感觉应答，最小不良反应；在电刺激有效的前提下，尽量选择最省电的电刺激方案。标准程控步骤包括阻抗检查、参数设置／调节。

（1）阻抗检查：在永久性植入骶神经刺激器关闭时、常规程控读取参数后、疗效不明显时，或患者突然失效（电刺激感觉消失）时，均需要实行阻抗检查，确保电刺激通路的完整性。

（2）参数设置：S3 神经刺激成功后，会出现会阴部风箱样运动以及同侧大踇指跖屈（陈国庆等，2014）。电极振幅一般设置为 1～3 V，频率为 19～20 Hz，脉宽 210 μs（Ratto et al. 2015）。Dudding 等（2009）和 Duelund-Jakobsen 等（2012）研究均认为较高的频率（31 Hz）以及较短的脉宽（90 μs），可以提高 SNM 对大便失禁患者的治疗效果。

2. 术后随访　SNM 通常于术后 2 周、3 个月和 6 个月进行随访，应做体格检查、排粪日记、程控刺激参数检测和调整、骶尾部 X 线正侧位片，同时关注患者精神心理状态，必要时行心理评估及干预。

3. 术后并发症的处理　常见的并发症包括植入物位点疼痛、新发疼痛、感染、肠道功能变化、短暂轻度的电击感、电极移位、技术和设备相关问题。常见的并发症处理见表 36-6-1。

4. 其他　除了骶神经刺激以外，神经调节疗法还发展了胫后神经刺激、阴部神经刺激以及阴蒂或阴茎的背神经刺激。多作为骶神经刺激失败后神经调节方案，多为早期疗效报道，且维持的情况各不相同，远期疗效评估缺乏。

四、肠造口术

转流手术能够切实提供患者满意的生活质量，且经济性好，对于严重大便失禁患者仍然是治疗选择之一，尽管很多患者由于担心护理困难和严重影响个人形象和社会活动而拒绝长期使用结肠造口。但调查显示，经结肠造口治疗的大便失禁患者总体生活质量评分高于其他治疗方式（Colquhoun et al，2006）。另有研究报道，大便失禁患者对造口满意度较高，超过 80% 的患者表示如果有再次选择治疗的机会，他们可能或者绝对会再次选择造口术（Norton et al，2005）。虽然多数大便失禁患者不需要实施排粪转流造口术，但其仍是可行、耐受良好并改善生活质量的治疗选择。

对造口而言，手术是一时的，护理是长期的。所以在决定要做肠造口前，外科医生首先要让患者克服对造口的无知与恐惧，偏见与误解会加重患者对造口的抗拒。强调术前专业的造口定位，是手术疗效的重要保证。有研究表明，经由受过专业培训的造口治疗师的术前造口定位以及术前教育，肠造口总体并发症发生率明显减少。如若条件不允许，可寻找已接受造口术并已经适应很好的病友交流，确立患者的康复信心，配合术后护理。

表 36-6-1　永久性骶神经刺激器植入术后长期并发症及处理

并发症	原因	处理
骶神经刺激器部位不适	电极或刺激器感染	移除装置，抗生素治疗，6 周后重新 PNE
	囊袋相关不适（关闭装置，持续存在）	更换刺激器埋置部位
	刺激输出相关不适（关闭装置，消失）	调整参数，持续存在，手术修复
刺激应答和临床效果减弱或消失	装置关闭	重新激活装置
	电池耗尽	更换电池
	断路（阻抗＞4000 Ω）	重新设置参数，失败则手术修复
	短路（阻抗＜50 Ω）	重新设置参数，烘干接头，更换电极
	电极移位	重新设置参数，外科干预

肠造口根据造口位置不同分为回肠造口，横结肠造口，乙状结肠造口，根据病情需要分为临时造口与永久性造口。在大便失禁的治疗中，乙状结肠造口是最适宜的选择。但对于结肠传输功能障碍患者也可考虑回肠造口。临时造口通常应用于重建前的准备，诸如泄殖腔畸形、外伤等情况，笔者的经验临时性造口宜选择双腔袢式造口，一是可以经造口远端进行灌洗、造影、内镜检查，为术前评估提供方便，也为造口关闭时寻找远端带来方便。永久性造口应视为治疗大便失禁的一种方式，而不是承认治疗失败。对于患有严重的神经系统损害、智力低下、年迈体弱难以自理的患者，或者各种原因不能行其他手术方式的患者而言，永久性结肠造口是最理想的选择。很多患者可应用腹腔镜造口以缩短康复时间，但是不论造口选择在哪个象限，造口都应该经腹直肌拉出，或者因为瘢痕、肥胖，患者不能在下腹部造口时可选择在上腹部造口。

总之，虽然肠造口有出血、麻醉相关心肺并发症和造口疝等风险，但是对于严重大便失禁患者仍然是安全有效的治疗手段。

五、其他

除了上述的一些方法，还有针对内括约肌薄弱而波动漏粪的患者通过在肛管上端黏膜下和内括约肌平面注射填充剂治疗或 SECCA 系统的能量射频治疗；以及人工肛门括约肌等。

（一）SECCA

射频能量从 20 世纪 20 年代就开始应用于电外科，用于切割和止血。而 SECCA 系统（mederi therapeutics，Greenwich，CT）就是设计可控温的射频能量传递到肛管内肌肉，诱导其纤维化，适用于改善被动型大便失禁的患者，这部分患者通常合并内括约肌薄弱。

SECCA 是一种有四个镍钛弯曲针电极（22号，6毫米长）的透视装置，提供了温度/阻抗控制的射频能量释放到肛管括约肌复合体，其射频的应用涉及距齿状线 2.5 cm 的肛管，能量通过肛管黏膜进入肛门内括约肌。将该装置旋转 4 次

90°，以覆盖肛管所有表面（Ruiz et al，2010）。SECCA 程序的工作原理是一旦应用于术区，它会导致肛门内括约肌结构的改变，从而导致胶原沉积和纤维化，并可能导致受影响区域的收紧。特别是，频率能量在 200 kHz 到 3.3 MHz 的频率范围内传递给组织时，会引起水分子的振动和随后的摩擦加热（Frascio et al，2017）。在动物模型中应用 SECCA 程序似乎会引起肛门内外括约肌的形态学变化，从而使解剖学状态恢复到正常的括约肌结构（Frascio et al，2014）。此外，SECCA 治疗的主要禁忌证是肛门克罗恩病（Fornaro et al，2009）和远端溃疡性结肠炎，以及以前在局部放射治疗。亦有个案报道其有肛周脓肿的并发症发生。

Frascio 等（2014）系统回顾了 10 项研究共纳入 220 例患者。在大多数临床研究中，SECCA 程序已被证明是一种有效的治疗轻度至中度大便失禁。但是纵观发表的研究样本量均很小，治疗后通过失禁评分的改变也很有限，也没有涉及良好的前瞻随机对照研究开展或有结果报道，目前 SECCA 并不是治疗大便失禁的主流方式。

（二）人工肛门括约肌

人工肛门括约肌的灵感来源自人工尿道括约肌，1987 年，Christiansen 和 Lorentzen 首先对大便失禁患者植入了 AMS 人工尿道括约肌。器械的组成包括一个可膨胀的套囊，套囊固定于直肠上端。套囊与气泵相连，可通过阴唇或者阴囊插入患者体内。气囊与一个储气装置以及压力调节球（约 40 ml）连接，固定于腹壁。液体依靠泵的驱动，使得流向流量得以调节。当患者有意愿排便时，挤压气泵，使肛管内管道内液体流入压力调节球，排出排泄物；排便结束时，气泵放松，接下来液体便自发流回肛管内管道，间接关闭直肠通道。主要适用于不能做标准手术或手术失败的严重大便失禁，是针对除了造口别无选择的患者的另一种替代选择。

尽管人工尿道括约肌被成功应用于尿失禁已久，但人工肛门括约肌的治疗并没有大行其道。其原因主要是装置导致的腐蚀与感染，而且感染是意外发生或者是吻合口的腐蚀，抗生素治疗无效，移除装置是唯一选择，5 年内需要移除设备

而导致失败率达到了20% ～ 40%，再次手术很普遍，现已较少使用。

（万星阳 曹务腾 周智洋
苏 丹 任东林）

参考文献

陈国庆，等，2014. 骶神经调节术临床应用中国专家共识. 中华泌尿外科杂志，35（1）：1-5.

丁克，等，2013. 磁共振排粪造影对盆底功能障碍的诊断价值. 中国中西医结合影像学杂志，11：152-154.

何晨翔，等，2018. 骶神经调节术治疗慢性便秘与排大便失禁的研究进展. 中华胃肠外科杂志，21（4）：476-480.

雷凯荣，等，2017. 盆底超声在女性盆底功能障碍性疾病诊断中的应用. 中国实用妇科与产科杂志，33：1008-1014.

刘贵麟，2012. 股薄肌移植肛门外括约肌成形手术的技术问题. 军医进修学院学报，33（9）：901-902.

卢任华，等，1990. 排粪造影的检查方法和正常测量. 第二军医大学学报，11（3）：244-249.

肖元宏，等，2007. 生物反馈训练对儿童肛门损伤括约肌重建的疗效观察. 军医进修学院学报，28：97-98.

徐速，等，2015. 盆底功能障碍的X线与MR排粪造影临床对照研究. 结直肠肛门外科，21：273-277.

叶颖江，等，2014. 骶神经刺激疗法在治疗排大便失禁中的应用. 中华胃肠外科杂志，17（3）：297-300.

Barisic G, et al, 2014. Adynamic and dynamic muscle transposition techniques for anal incontinence. Gastroenterol Rep（Oxf），2（2）：98-105.

Boyle DJ, et al, 2009. Efficacy of sacral nerve stimulation for fecal incontinence in patients with anal sphincter defects. Dis Colon Rectum, 52（7）：1234-1239.

Brown HW, et al, 2012. Accidental bowel leakage in the mature women's health study：prevalence and predictors. Int J Clin Pract, 66（11）：1101-1108.

Brown SR, et al, 2010. Surgery for faecal incontinence in adults. Cochrane Database Syst Rev,（9）：CD001757.

Colquhoun P, et al, 2006. Is the quality of life better in patients with colostomy than patients with fecal incontience？ World J Surg, 30（10）：1925-1928.

de Groat WC, et al, 2015. Impact of Bioelectronic Medicine on the Neural Regulation of Pelvic Visceral Function. Bioelectron Med：25-36.

Dudding TC, et al, 2009. Improving the efficacy of sacral nerve stimulation for faecal incontinence by alteration of stimulation parameters. Br J Surg, 96（7）：778-784.

Duelund-Jakobsen J, et al, 2012. Functional results and patient satisfaction with sacral nerve stimulation for idiopathic faecal incontinence. Colorectal Dis, 14（6）：753-759.

Fornaro R, et al, 2009. [Chron's disease and cancer]. Ann Ital Chir, 80（2）：119-125.

Frascio M, et al, 2014. The SECCA procedure for faecal incontinence：a review. Colorectal Dis, 16（3）：167-172.

Geerdes BP, et al, 1996. Dynamic graciloplasty. Complications and management. Dis Colon Rectum, 39（8）：912-917.

Glasgow SC, et al, 2012. Long-term outcomes of anal sphincter repair for fecal incontinence：a systematic review. Dis Colon Rectum, 55（4）：482-490.

Hussey AJ, et al, 2007. An anatomical study of the gracilis muscle and its application in groin wounds. Ann Plast Surg, 59（4）：404-409.

Kahlke V, et al, 2015. Sacral nerve modulation for fecal incontinence：results of a prospective single-center randomized crossover study. Dis Colon Rectum, 58（2）：235-240.

Koch SM, et al, 2010. Sacral nerve modulation and other treatments in patients with faecal incontinence after unsuccessful pelvic floor rehabilitation：a prospective study. Colorectal Dis, 12（4）：334-341.

Kumar D, et al, 1995. Bilateral gracilis neosphincter construction for treatment of faecal incontinence. Br J Surg, 82（12）：1645-1647.

Magden O, et al, 2010. Anatomy of gracilis muscle flap. J Craniofac Surg, 21（6）：1948-1950.

Malouf AJ, et al, 2000. Long-term results of overlapping anterior anal-sphincter repair for obstetric trauma. Lancet, 355（9200）：260-5.

McManus BP, et al, 2015. Anterior sphincteroplasty for

fecal incontinence: predicting incontinence relapse. Int J Colorectal Dis, 30 (4): 513-20.

Parks AG, 1975. Royal Society of Medicine, Section of Proctology: Meeting 27 November 1974. President's Address. Anorectal incontinence. Proc R Soc Med, 68 (11): 681-90.

Patton V, et al, 2017. Sacral nerve stimulation for faecal incontinence: medium-term follow-up from a single institution. ANZ J Surg, 87 (6): 462-466.

Pickrell KL, et al, 1952. Construction of a rectal sphincter and restoration of anal continence by transplanting the gracilis muscle: a report of four cases in children. Ann Surg, 135 (6): 853-862.

Ratto C, et al, 2015. Long-term results following sacral nerve stimulation for chronic constipation. Colorectal Dis, 17 (4): 320-328.

Ruiz D, et al, 2010. Does the radiofrequency procedure for fecal incontinence improve quality of life and incontinence at 1-year follow-up? Dis Colon Rectum, 53 (7): 1041-1046.

Salmons S, et al, 1981. The adaptive response of skeletal muscle to increased use. Muscle Nerve, 4 (2): 94-105.

Shi GG, et al, 2015. Two different gracilis loops in gracialoplasty of congenital fecal incontinence: comparison of the therapeutic effects. Int J Colorectal Dis, 30 (10): 1391-1397.

Spinelli M, et al, 2003. New percutaneous technique of sacral nerve stimulation has high initial success rate: preliminary results. Eur Urol, 43 (1): 70-74.

Stepp KJ, et al, 2006. Textbook recommendations for preventing and treating perineal injury at vaginal delivery. Obstet Gynecol, 107 (2 Pt 1): 361-366.

Sultan AH, et al, 1999. Primary repair of obstetric anal sphincter rupture using the overlap technique. Br J Obstet Gynaecol, 106 (4): 318-323.

Tan EK, et al, 2008. A cost-effectiveness analysis of delayed sphincteroplasty for anal sphincter injury. Colorectal Dis, 10 (7): 653-662.

Tanagho EA, 1988. Neural stimulation for bladder control. Semin Neurol, 8 (2): 170-173.

Thaha MA, et al, 2015. Sacral nerve stimulation for faecal incontinence and constipation in adults. Cochrane Database Syst Rev, (8): CD004464.

Yuan Y, et al, 2020. An epidemiology study of fecal incontinence in adult Chinese women living in urban areas. Chin Med J (Engl), 133 (3): 262-268.

第三十七章

出口梗阻型便秘

第一节　流行病学

功能性便秘（functional constipation，FC）是一种全球范围内的常见疾病。流行病学资料显示其发病率在亚洲约为 8.75%，在西方国家则为 27%，在我国为 4% ~ 6%（中华医学会消化病学分会胃肠动力学组，2013；Pohl et al，2008）。2006 年颁布的"罗马Ⅲ - 功能性胃肠病"已明确将出口梗阻型便秘归类至功能性肛门直肠病，称为功能性排便障碍，功能性便秘则特指以结肠传输减慢为主的患者，其典型的症状包括：肠道蠕动减慢、大便干硬以及排便困难。随着生活习惯和饮食结构的改变，慢性功能性便秘的发病率呈上升趋势。我国流行病学统计显示，临床上功能性便秘可分为慢传输型便秘（slow transit constipation，STC）、出口梗阻型便秘（obstructed defecation syndrome，ODS）和混合型便秘（mixed constipation），其中 ODS 占 FC 的 45.5% ~ 56.7%（Ashok et al. 2011）。

第二节　病　因　学

排便是一个由粪便形成、胃肠动力和盆底功能共同作用构成的复杂过程，因此，上述任何一步骤出现功能障碍均可能导致便秘。便秘的危险因素可能包括饮食、药物治疗、神经系统疾病或内分泌疾病、心理社会问题、结肠疾病或盆底结构功能异常。患者通常可能仅有便秘症状而无明确原因。祖国传统医学认为松弛性便秘多由元气不实、脏器衰退、多胎妊娠、肾虚失摄、中气下陷等多因素导致大肠虚脱所致。老年人肌肉松弛、女性多胎妊娠和分娩时盆底肌肉延伸、撕裂等均可造成盆底筋膜和肌肉受损甚至萎缩，进而导致盆底解剖结构的松弛性病变，最终导致排便障碍。结合目前的研究和文献资料，引起 ODS 的可能机制有如下几方面。

1. **性激素与盆底松弛**　除先天性病因及后天损伤以外，中年以后人体内性激素水平下降，导致结缔组织发生一定程度的松弛、变性，这也是全身发生其他多种松弛性病变的基础。这些病变是先天性或后天性导致尚不能完全肯定。但是，根据所涉及病变的程度和范围，似乎更支持先天性改变这一理论，而排便障碍性疾病所致过度用力排便，会加重松弛性病变的程度（陈彤等，2014）。尽管如此，雌激素替代治疗在盆底障碍性疾病患者中的研究结果并不一致。Rechberger 等（1993）报道压力性尿失禁患者阴道膀胱筋膜雌激素受体含量高于对照组的含量，Copas 等（2011）报道压力性尿失禁妇女肛提肌及周围组织雌激素受体含量高于正常对照组的含量，而这是对压力性尿失禁妇女患者给予激素替代治疗的理论依据。而 Wasenda 则发现，给予激素替代治疗并没有给包括脱垂性疾病在内的盆底障碍患者带来明显的益处（Wasenda et al，2017）。因此，性激素目前来说与盆底疾病的发生密切相关，但基于目前激素替代疗法治疗盆底障碍性疾病比较矛盾的研究结果，对性激素在盆底松弛疾病的发生机制中的作用应该更加深入地去进行研究。

2. 妊娠和分娩的因素　有研究认为妊娠期胎体可对盆底脏器产生压迫，受压迫的直肠黏膜发生慢性淤血最终导致直肠壁黏膜张力下降，使之松弛并发生病变。80% 以上的直肠内脱垂发生于经产妇，这一数据也是对这一理论的有力支持。直肠脱垂往往从直肠前壁黏膜开始发生，因直肠前壁承受了来自盆腔器官的大部分压力。如果直肠组织结构发生变性、松弛进而失去支持固定作用，最终会使直肠黏膜与肌层分离，是发生直肠黏膜脱垂的解剖学基础。前壁黏膜脱垂进一步发展可以形成直肠全环内脱垂。随着病情的进一步发展，可以形成直肠全层内脱垂。此时，周围毗邻组织以及盆底周围的支持结构也会随着发生改变，女性患者也比较容易出现直肠前突的病变。

此外，分娩造成的损伤也可导致直肠内脱垂的发生，与之相关的可能因素有：大体重婴儿、产钳在分娩过程中的应用、第二产程的延长，尤其是生产多胎的产妇产后缺乏盆底的恢复性锻炼，容易导致子宫移位。Bartolo（1983）认为盆底障碍性疾病多见于 30 岁以上的经产妇，妊娠和分娩过程中造成的损伤是其主要原因。支配耻骨直肠肌的骶神经行走于盆底肌表面，最后进入耻骨直肠肌，神经容易在分娩过程中造成拉伸损伤。Benson（1993）的研究证明了所有的产妇分娩均会造成阴部神经损伤。产妇初次分娩的损伤可以很快恢复，但多次分娩的产妇则因反复损伤不易恢复。由妊娠和分娩等因素造成盆底的松弛性病变，如果不及时干预恢复盆底的正常功能和解剖，最后均容易造成排便障碍性疾病的发生（Henry et al，1982）。

3. 肠神经系统病变和胃肠调节肽的改变
随着人们对便秘机制研究的深入，特别是近年来分子细胞学证据的发现，越来越多便秘的研究表明：临床上很多"特异性便秘（idiopathic constipation）"或者"功能性便秘（functional constipation）"事实上是由器质上的病理改变所导致的。而这些病变主要是发生在肠神经系统（enteric nervous system，ENS）和 Cajal 间质细胞（interstitial cells of Cajal，ICC）上（Bassotti et al，2011；2013）。ENS 是指肠道壁内由神经节和节间所连接组成的网格结构的神经丛系统，其主要通过分泌神经递质来调节肠管的收缩运动，多种神经递质的共存并进行肠道神经的调控使之成为一个相互制约、相互依存的复杂网络，我们把这个网络称为脑 - 肠轴（brain-gut axis）。我们知道，肠神经节的支持细胞是肠神经胶质细胞，而肠神经胶质细胞可以产生神经营养因子（glial cell line-derived neurotrophic factor，GDNF）和神经营养素，促进肠神经元的发育和维持生存，进而调节肠道肠神经元的表型和基因的表达，最后起到调节肠神经元神经化学信号的作用。有研究表明，出口梗阻型便秘和慢传输型便秘（slow transit constipation，STC）患者的结肠黏膜下神经丛和肌间神经丛的肠神经胶质细胞的数量较正常人对照组数量均显著减少（Bassotti et al，2017）。Bassotti 等（2012）研究发现便秘患者的肠神经节和 ICC 较对照组明显减少，还发现肠神经元凋亡数目的增加可能是导致结肠神经元减少的原因之一。更有研究表明，ENS 的异常可导致神经递质异常释放，这可能也是导致便秘发生的主要机制之一。研究手术切除便秘患者的肠道标本可以发现结肠多种肠神经递质数量表达异常，比如兴奋型神经递质乙酰胆碱数量减少和抑制型神经递质一氧化氮合酶（nitricoxide synthase，NOS）数量增加等（Knowles et al，2011）。综上所述，慢性便秘很可能与 ENS 结构和组织的改变密切相关，也进一步说明了慢性便秘并不是简单的功能性改变，而是存在病理和解剖改变的器质性疾病。

第三节　诊　断

1. 病史　每一个便秘患者都应该进行详细的病史询问及体格检查,应详细询问如下信息:粪便稠度、口径、频率以及症状发作和持续时间。可以使用 Bristol 大便形状分类表来描述粪便的稠度,同时应嘱托患者详细记录粪便的形式和频率并记录在排便日记上,这样可为诊断和治疗提供有价值的数据。问诊时应询问患者食物、液体摄入量和运动习惯,患者可能会提及腹胀、排便疼痛、排便困难及用手辅助排便等症状,这些都可能有助于医生区分便秘亚型。最后,应仔细询问患者既往病史,包括精神疾病和手术史。美国结直肠外科医生协会推荐询问患者是否存在虐待史及性虐史,因美国数据显示便秘患者20% ~ 30% 存在虐待及性虐经历。应注意药物治疗史,包括非处方药、纤维、泻药和灌肠剂。评分系统和便秘特定的生活质量指数可能有助于确定便秘的严重程度和影响。

2. 体格检查　体检虽然很重要,但是便秘患者通常来说没有太多显著的异常,腹部检查应注意患者有无积气,进行直肠指检时应要求患者收缩并放松括约肌,以评估协同失调,同时应注意是否存在直肠前突,肛门镜检查用于评估肛门直肠黏膜的异常情况。应嘱患者在马桶上进行 Valsalva 动作以明确患者是否存在会阴下降和直肠、膀胱或子宫脱垂。

第四节　评　估

一、影像学

动态排粪造影通过向患者直肠注入一定量的对比剂,然后观察患者"排便"时直肠肛管的动、静态变化,以显示直肠肛管的功能性及器质性病变,为临床上评估出口梗阻型便秘提供重要依据。既往针对出口梗阻型便秘患者的影像学检查主要为 X 线排粪造影(X-ray defecography,XRD),并认为是诊断肛直肠功能性疾病的"金标准"(卢任华 等,1990)。随着磁共振成像技术的快速发展,磁共振排粪造影(magnetic resonance defecography,MRD)在出口梗阻型便秘的诊断和评估中越来越受到重视,国内开展迅速,现已成为与 X 线排粪造影并驾齐驱的重要检查方法(练延帮 等,2015)。

(一)检查方法

X 线与磁共振排粪造影检查方法类似(卢任华 等,1993)。检查前均向患者说明检查步骤,消除其紧张情绪,嘱其练习提肛及排便动作,并于检查前 2 h 清洁灌肠,检查前 30 min 排空膀胱。X 线排粪造影检查前 1 ~ 2 h 嘱患者口服稀硫酸钡 150 ml,用于观察是否存在小肠疝。检查时造影前需要进行清洁肠道。用钡糊剂 300 ml 进行灌肠,一般以充盈至降结肠为准,同时涂抹肛门标记肛缘。拍摄侧坐于特制排粪桶上的静息、提肛(肛门紧闭上提时)、力排(用力排粪,肛门开大时)以及正位力排黏膜相。摄片范围应包括骶尾骨、耻骨联合和肛门。

MR 动态排粪造影时,患者采取仰卧位,脚先进,双手放于胸前,膝关节及髋关节保持屈曲约135°。耻骨联合位于线圈中心。先获取肛管正中矢状位图像,在此基础上进行定位,冠状位的定位线需平行于肛管标准长轴,横轴位的定位线需平行于泌尿生殖裂孔开口平面。矢状位的扫描范围位于两侧髂棘之间。冠状位扫描范围包括自耻骨联合后缘至尾骨尖。轴位扫描范围包括自肛提肌腱弓上缘至肛门外括约肌皮下部下缘。首先采集静息相三个平面的图像；然后嘱患者左侧卧位，向肛门内注入超声耦合剂 200 ml，肛门口粘贴造口袋以收集漏出的耦合剂。恢复原位后重新完成标准扫描定位，然后嘱患者做力排动作，采集力排相时的轴位、矢状位和冠状位的图像。每完成一个平面扫描时，嘱患者休息片刻。静态扫描参数：采用静态高分辨的快速自旋回波 T2 加权序列（fast spin echo T2-weighted imaging，FSE-T2WI）：TR 6000 ms，TE 120 ms，FOV 20 cm，NEX 6，ETL 24，矩阵 288×256，层厚 3 mm，层间距 0 mm。分别采集静息状态下的横轴位、冠状位和矢状位的图像。动态扫描参数：采用动态快速平衡稳态进动序列（fast imaging employing steady-state acquisition，FIESTA）进行扫描：TR 4.7 ms，TE minfull，FOV 32 cm，NEX 1，矩阵 256×224，翻转角 60°，层厚 10 mm。分别采集力排下的横轴位、冠状位和矢状位的图像。录制整个成像过程保存以供分析。

（二）盆底径线及正常影像学表现

盆底的影像学评估最重要的径线为耻尾线（pubococcygeal line，PCL），它是指在正中矢状面上，从耻骨联合下缘至尾骨尖之间的连线，其基本相当于盆底位置。肛上距是指肛管直肠结合部中点到耻尾线的垂直距离，当该点在耻尾线以上时为负值，在耻尾线以下为正值。肛直角（anorectal angle，ARA）定义为远端直肠后壁与肛管中心轴线的夹角。肛管长度为肛直联合部中点到肛门的距离。乙耻距及小耻距为乙状结肠或小肠最下缘与耻尾线的垂直距离。骶直间距为直肠后缘至骶骨前缘的距离，包括骶 2-4 椎体、骶尾关节和尾骨尖五个位置。骶骨曲率为骶骨屈度最高处至骶 1-5 椎体连线的距离。骶尾曲率为骶骨屈度最高处至骶 1 椎体与尾骨尖连线的距离。X线及 MR 正常径线测量如图 37-4-1 和图 37-4-2。

目前国内多采用第二军医大学附属长海医院卢任华教授等制定的标准数值进行评估。静息相时，正常人肛直联合部位于 PCL 或其下 3 cm 之内，经产妇则为 3.5 cm 之内。充盈对比剂的直肠应外形光滑，肛管呈闭合状态，两者构成的肛直角在 62°～155° 之间；在盆底最大收缩时（提

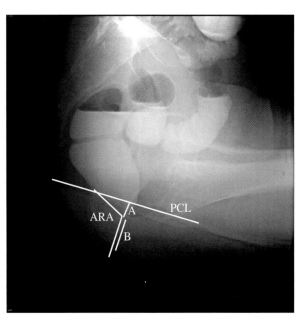

图 37-4-1 X 线排粪造影的径线测量。PCL. 耻尾线；ARA. 肛直角；A. 肛上距；B. 肛管长

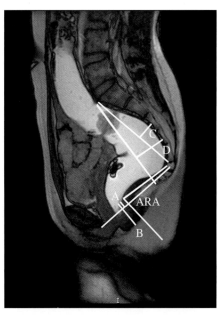

图 37-4-2 MR 排粪造影的径线测量。PCL. 耻尾线；ARA. 肛直角；A. 肛上距；B. 肛管长；C. 骶骨曲率；D. 尾骨曲率

肛相），PCL 抬高并且肛直角缩小；当患者用力排便时（力排相），PCL 下降，肛直角增大至 70°～173°，肛管开放并将含有对比剂的肠内容物排除。无论静息相或力排相，乙耻距及小耻距均为负值，即肠管下缘位于 PCL 之上。骶直间距

正常在 2 cm 之内，骶骨曲率及骶尾曲率分别在 1.8 cm 及 3.4 cm 之内。

（三）异常影像学征象

1. 直肠前突（rectocele，RC） 是造成女性出口梗阻型便秘的首要病因，表现为直肠壶腹部远端前壁向前突出，呈囊袋状（图 37-4-3）。直肠壶腹部远端呈囊袋状突向前方（阴道），深度 ≥ 6 mm。并根据前突的深度可为三度：轻度：前突深度为 6 ~ 15 mm；中度：前突深度为 15 ~ 30 mm；重度：前突深度为 > 31 mm。正常人中也可出现轻度的直肠前突，影像学可以评估直肠前突的大小及程度，也可检测伴随的其他盆底疾病。

2. 会阴下降及内脏下垂 肛直联合部位于 PCL 以下超过 3 cm，经产妇超过 3.5 cm 则提示会阴下降。

内脏下垂是由于盆底腹膜出现局限性薄弱或者松弛，膀胱、子宫、小肠或乙状结肠等通过薄弱部位向下滑动，形成盆底疝（图 37-4-4）。主要在力排相的矢状面图像上，可分辨出不同器官疝至耻尾线以下。

3. 盆底痉挛综合征（spastic pelvic floor syndrome，SPFS） 影像学表现为力排相时耻骨直肠肌痉挛压迹持续存在或逐渐加深，压迹呈半弧形，位于肛直角后缘。SPFS 患者力排时肛直角与提肛相时变化不明显，甚至力排时肛直角变小，这与耻骨直肠肌持续痉挛收缩有关。SPFS 合并 RC 时会出现"鹅征"（图 37-4-3），对 SPFS 合并 RC 有确诊价值。影像学表现为："鹅头"-前突的直肠壶腹部，"鹅嘴"-肛管，"鹅颈"-出现耻骨直肠肌痉挛压迹的直肠壶腹部远段，"鹅身"-直肠近端和乙状结肠。

4. 耻骨直肠肌肥厚症 临床表现与 SPFS 无明显差异，但病理不同，PRMH（Puborectalis muscle hypertrophy）是由于耻骨直肠肌的纤维化、瘢痕形成，且本身厚度增加，其收缩、舒张功能完全丧失，继而导致的出口型梗阻，主要表现为静息、提肛及力排状态下肛直角无明显变化，耻骨直肠肌压迹持续存在，影像学呈"搁架征"（图 37-4-5）。

5. 直肠黏膜脱垂及套叠 表现为增粗、迂曲、松弛的直肠黏膜拥堵于肛管的近端，当直肠前后壁增粗迂曲的直肠黏膜折叠呈环形，堆积于肛管近端则为内套叠（图 37-4-6）。当病变进展时，可见出现直肠黏膜脱出于肛门之外，即直肠外脱垂（图 37-4-7）。

6. 骶直分离（S-RS） 表现为力排状态下，

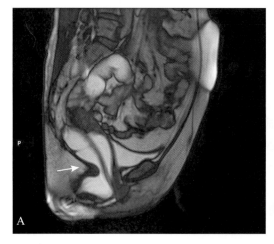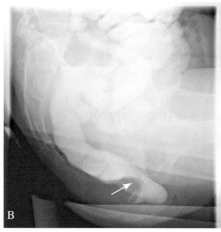

图 37-4-3 直肠前突伴耻骨直肠肌痉挛。力排相可见直肠壶腹部远端前壁呈囊袋状向前突出，且耻骨直肠肌压迹持续存在（箭头），提示耻骨直肠肌痉挛；鹅征：鹅头 - 前突的直肠壶腹部，鹅嘴 - 肛管，鹅颈 - 耻骨直肠肌痉挛压迹，鹅身 - 直肠近端和乙状结肠

骶椎与直肠之间的距离大于 2.0 cm（图 37-4-4）。

（四）盆底超声（pelvic floor ultrasound，PFU）在出口梗阻型便秘中的应用

国外于 20 世纪 80 年代将盆底超声应用于研究女性尿失禁和盆腔器官脱垂。经过数十年的

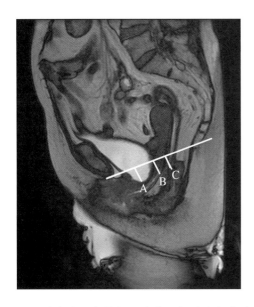

图 37-4-4　盆底疝。力排相示膀胱、宫颈及腹膜到 PCL 线距离（A-C 线），三者均位于 PCL 线以下，提示盆底疝，骶直间距增宽（大于 2 cm）

研究与实践，盆底超声技术已经非常成熟，也发挥了重要诊断作用，特别是三维及四维超声容积成像技术的发展使得盆底超声技术在该领域的应用进入了一个新的时代。我国盆底超声虽然处于起步阶段，但发展迅速。它在女性盆底疾病诊断方面有着巨大的优势，是出口梗阻型便秘的另一影像学检查方法（贺秀红 等，2017；张卫 等，2019）。

盆底超声检查需受检者排空大便、小便。检查是卧位检查床取截石位，暴露会阴，容积探头置于会阴部，正中矢状面显示耻骨联合后下缘、尿道、膀胱颈部、阴道、宫颈、肛管和直肠壶腹部，二维超声对比静息状态及 Valsalva 状态变化，观察肛直肠角、肛管位置、肛管长度的变化，直肠前壁有无膨出，直肠与阴道之间是否有异常回声等。

超声检查和 X 线排粪造影对比研究表明，两种技术均可清晰显示肛管收缩及排便，超声检查低估了直肠肛管连接在各期相的运动，但是其可显示 X 线排粪造影无法显示的软组织细节，而且超声无辐射损伤，因而可延长检查时间。在诊断诊断盆腔器官脱垂方面，超声与磁共振成像具有较好的一致性。另一方面，超声检查时患者需暴露于检查者面前，并且非生理性排便体

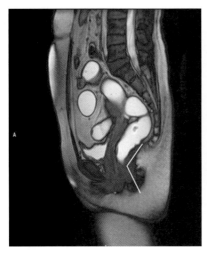

A. 静息相

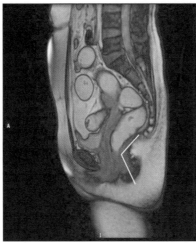

B. 提肛相

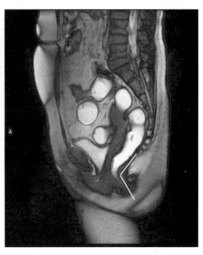

C. 力排相

图 37-4-5　MR 排粪造影提示：静息相、提肛相、力排相肛直角均无明显变化，符合耻骨直肠肌肥厚表现

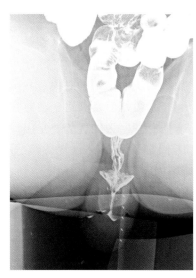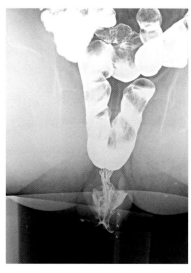

图 37-4-6　直肠内套叠。力排时见直肠黏膜增粗迂曲并向下折叠呈环形，堆积于肛管近端，类似箭头样改变

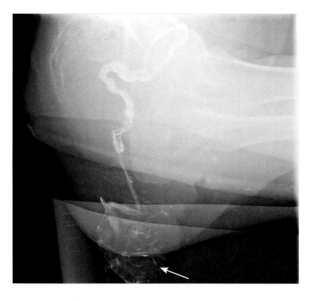

图 37-4-7　直肠外脱垂。力排相示患者直肠黏膜脱出与肛门口之外，骶骨与直肠间距可见增宽

位，难以完成最大 Valsalva 动作，有时不能真实反映病情。

（五）小结

　　X 线排粪造影仍是国内应用于出口梗阻型便秘患者最重要的检查，动态 MRI 排粪造影能提供盆腔脏器和盆壁、盆底功能与形态结构信息，是 X 线片排粪造影的很好补充，对出口梗阻性便秘同时伴发盆腔多间室病变的全面诊断和整体评估具有较好的指导价值。盆底超声操作简便易行，安全快速，同样可以实时观察盆底解剖结构和功能的变化，在未来的研究中蕴含着巨大的发展潜力。

第五节　非手术治疗

　　养成良好的生活方式是改善便秘的基础治疗，推荐的方式有：①加强体育锻炼，提高结肠蠕动；②养成良好的排便习惯，定时排便，有便意时不强忍，不久蹲；③增加液体量及纤维素的摄入。但目前尚没有较高级别的证据证实，通过改变生活方式能改善中重度便秘的症状。因此，出口梗阻型便秘的主要非手术治疗，还包括药物治疗及生物反馈治疗。

1. 药物治疗 因便秘发病因素的多样复杂性，加上相当一部分出口梗阻型便秘患者合并有结肠传输缓慢，因此，在口服药物上两种类型的便秘没有明显差异。但改善出口梗阻型便秘，更强调以诱导灌肠、局部用软化性泻剂的药物治疗为主。

治疗慢性便秘的药物如下所示（表37-5-1）。选用便秘的药物时，应全面考虑药物的安全性、药物依赖性、副作用及效价比等因素，避免长期使用刺激性泻剂。

容积性泻剂（膨松剂）通过吸附水分，增加粪便的含水量及容积，从而起到通便的作用，主要用于轻度便秘患者，服药时应补充足够的液体。

渗透性泻剂可以在肠内形成高渗状态，吸收水分，增加肠内容物容量，从而刺激肠蠕动，代表药物有聚乙二醇、乳果糖，是较为安全、可长期使用的泻剂之一。应用高渗盐类制剂可引起电解质紊乱，老年人和肾功能减退者应慎用。

刺激性泻剂的作用包括，可刺激肠神经系统，加快肠蠕动和刺激肠道分泌，短期内使用通便效果好，但是，若是长期使用，有致癌的风险，并可能导致不可逆的肠神经损害。长期使用恩醌类泻剂可导致结肠黑变病。

促动力剂可作用于肠神经末梢，释放运动性神经递质、拮抗抑制性神经递质或直接作用于平滑肌，增强肠道动力，对STC有较好的效果。有研究表明（Tack et al，2011），高选择性5-羟色胺4受体激动剂普芦卡必利能缩短结肠传输时间，安全性和耐受性良好。

灌肠剂和栓剂通过肛内给药，润滑并刺激肠壁活动，诱发排便反射，适用于粪便嵌塞、干结的患者临时使用，同时可配合黏膜保护剂。长期使用药物刺激诱导灌肠可能会产生依赖性，因此，灌肠液可选择清水或淡盐水替代药物治疗。

2. 生物反馈治疗 循证医学的证据证实生物反馈是盆底肌功能障碍所致便秘的有效治疗方法，应推荐生物反馈治疗作为便秘尤其是出口梗阻型便秘的一线治疗方案。慢传输型便秘不是生物反馈治疗的反指征，即所有类型的便秘均可使用，这可能与生物反馈除了调节盆底肌功能，同时还对中枢神经的排便反射起到一定的调节作用有关。生物反馈能持续改善出口梗阻型便秘患者的症状、心理状况和生活质量（Rao et al，2007）。

生物反馈的作用机制可能是，通过生物反馈的仪器和反馈技术，把相关的生理功能（如肌肉收缩/放松，排便时盆底表面肌电状态）转化成视觉或音频信号，以提供患者及时的反馈。如果运动模式出现偏差或错误可及时进行纠正，使得受试者有条件执行正确的收缩或放松运动。有研究利用生物反馈结合使用骨盆和会阴肌肉的运动疗法，教导便秘患者排便时正确的肌肉收缩和放松的次序，以改善其排便功能（Sharma et al，2017）。此外，有相当一部分肌肉协同障碍性排便障碍的便秘患者伴随直肠感觉减退，生物反馈治疗结合感觉再教育训练效果更佳（Skardoon et al，2017）。

关于治疗的疗程应根据患者的个体情况而定，因为生物反馈属于行为康复治疗的一类，需要长时间的训练配合家庭巩固训练，才能养成

表37-5-1 治疗慢性便秘的药物	
药物类型	**药物**
①泻药	
纤维性泻剂	欧车前，麦麸，甲基纤维素等
容积性泻剂（膨松剂）	乳果糖，聚乙二醇，山梨糖醇，硫酸镁等
渗透性泻剂	蒽醌衍生物：番泻叶，芦荟，蓖麻油
刺激性泻剂	二苯基甲烷衍生物：比沙可啶，匹可硫酸钠
软化性泻剂	液体石蜡（凡士林油），多库酯钠，甘油
②促结肠动力剂	普芦卡必利
③促分泌剂	芦比前列酮，利那洛肽
④胃肠道μ-阿片受体拮抗剂	甲基钠曲酮，阿维莫泮
⑤益生菌	口服双歧杆菌活菌制剂，乳酸菌

新的良好排便习惯。理想的生物反馈治疗通常需要2周或以上的疗程，每周3次左右，每次持续30~60分钟。研究显示生物反馈可改善70%~80%便秘患者的症状，其中有55%~82%患者可维持长期的效应（Skardoon et al，2017）。此外，有研究报告，家居式生物反馈治疗可与基于机构的生物反馈治疗产生相当的治疗效果，并具有更好的成本效益（Rao et al，2018）。

第六节　手术治疗

ODS 是慢性便秘的常见类型之一，其一般具有正常的排便感觉功能，但却出现排便困难，影像学检查有直肠黏膜内脱垂伴/不伴直肠前突，此综合征具有以下特异性表现：排便不尽感、排便疼痛、排便费力、排便姿势改变、需要手法辅助排便（包括抠便、按压阴道后壁以及盆底支持）、需要开塞露或栓剂协助排便等。

ODS 一般采取保守治疗，仅在严格的非手术治疗无效的情况下才考虑手术治疗。ODS 的手术指征参考欧洲制定的标准：①经保守治疗无效（包括不少于1500 ml饮水，高纤维饮食，规律服用缓泻剂以及生物反馈治疗3个月）；②患者至少具有3个或3个以上的ODS特异性症状，即排便不尽感，排便疼痛，排便费力，排便姿势改变，需要手法辅助排便，需要使用灌肠剂；③排粪造影检查需显示直肠黏膜内套叠（>10 mm），伴或不伴直肠前突（Corman et al，2006）。引起出口梗阻型便秘的病因多种多样，目前已确定的可导致ODS的因素包括直肠前突、直肠内套叠、耻骨直肠肌综合征、内括约肌失弛缓征、会阴下降和孤立性直肠溃疡综合征，另有研究表明心理因素也在部分ODS患者中发挥了不可替代的作用。外科手术干预的治疗类型通常为直肠内套叠、直肠前突及耻骨直肠肌痉挛征这三种，三者可独立存在于不同ODS患者中，也可在同一ODS患者中见到多种。国内结直肠肛门外科医生常用的手术方法可大致分为经肛、经腹、经阴道及电刺激术。

一、经肛门入路

传统的经肛门入路直肠前突修补手术分为开放式修补术和闭式修补术，开放式修补术代表性方法主要为 Sehapayak 术和 Khubehandani 术，其主要原理为通过在直肠前壁齿线上游离一纵形黏膜瓣或黏膜肌瓣，然后折叠缝合薄弱的直肠阴道隔。在实际应用中，因为开放式修补术存在游离层面不易把握、出血较多、手术时间长等缺点，目前运用越来越少。闭式修补术的代表方法为 Block 术，其原理为在直肠前壁齿线上纵行作连续锁边、深达肌层的缝合折叠修补薄弱的直肠阴道隔。Block 术操作简便、出血少，但主要适用于较小的直肠前突，因此其使用较为有限。Bresler 术是1993年首先由法国学者 Bresler 进行使用的一种经肛门、运用腔镜切割缝合器治疗直肠前突引起的ODS的微创手术方式，其主要操作为应用腔镜切割缝合器切除病变区域多余的直肠前壁黏膜、黏膜下层及部分肌层，再纵形连续锁边缝合切割线，以达到折叠修补薄弱的直肠阴道隔的作用。其实质上综合了传统的经肛门开放式直肠前突修补和闭式修补法的方法和原理。该法尤其适用于直肠前突导致ODS或者重度直肠前突合并轻度直肠内脱垂的患者。

吻合器痔上黏膜环形切除钉合术（procedure for prolapse and hemorrhoid，PPH 术）最初用于痔病的治疗，后用于轻中度直肠黏膜内脱垂及直肠前突引起ODS患者，通过切除部分直肠脱垂黏膜治疗内脱垂，同时利用吻合器切除黏膜缩小直肠前突的宽度、降低了直肠前壁的顺应性，大大降低了排便不畅的症状。其具有创伤小，操作简便，术后近期效果尚可，但是因其钉仓容积小，切除深度和高度不足，导致切除直肠壁容积受限，远期疗效欠佳。Longo 等受到PPH术启发，于2003年首次提出双吻合器经肛门直肠切除术（stapled transanal-rectal resection by sequentially using double circular stapling devices for the procedure for prolapse and hemorrhoids，PPH-STARR）。该方法以 PPH 工作原理作为基础，通过两把 PPH 吻合器分别切除直肠前突以及内脱垂组织，以达到恢复其正常解剖结构的目的。通过全层切除冗余的直肠组织同时加强直肠阴道隔，PPH-STARR 在治疗直肠前突和（或）内脱垂导致的 ODS 取得了满意的临床效果。但是，经长期临床效果研究发现，由于 PPH 吻合器能够切除的冗余直肠组织体积有限，因此在较大的直肠前突以及直肠内脱垂。此外，在操作中，PPH 及 PPH-STARR 两种手术技术均无法提供操作者充足的术中视野，因此其学习曲线较长，对术者要求较高，相关手术并发症发生率较高。因此，应临床外科医师需求，Contour-Transtar 以及组织选择性经肛门切除技术（tissue selecting therapy-stapled transanal rectal resection，TST-STARR）被开发并应用。Contour-Transtar 通过一个弧形切割吻合器环形完整切除直肠前突以及内脱垂组织，有文献报道显示，即使内脱垂的直肠组织多于 5 cm，此种技术依然能够完整切除。TST-STARR 技术则选择了 36 mm 环形吻合器，其钉仓容积更大，切除直肠组织体积更多。因此，即使患者同时合并严重直肠内脱垂（长度 > 5 cm）及重度直肠前突（Ⅲ度），TST-STARR 技术也同样适用。根据众多临床研究的随访结果来看，STARR 手术是一种较为安全有效的 ODS 治疗方式。关于 STARR 手术治疗 ODS 的短期疗效文献报道为 65% ～ 100%。

目前 STARR 手术的指征主要从以下几方面来考虑制订：经生物反馈等保守治疗无效；具有 ODS 的特异性症状，其中包括排便不尽感、排便疼痛、排便费力、排便姿势改变、需要手法辅助排便以及需要使用灌肠剂；影像学检查提示存在直肠黏膜内套叠伴或不伴直肠前突。2006 年参加罗马国际会议的 STARR 专家小组达成共识并制定指南来规范 STARR 手术的手术适应证，指南提到：排便时间延长或反复排便、排便前后便意频繁、采用手法辅助排便、需使用缓泻或灌肠剂、排便不尽感、如厕时间过长、盆底压迫感、

直肠不适感以及会阴疼痛是 STARR 手术的潜在指征。Liu 等（2016）也总结认为：在作出诊断前，患者既往 3 个月必须至少有以下症状中的两个（或两个以上），而且这些症状需至少出现 6 个月，这些症状包括：至少有 25% 的排便时间感到费力；至少 25% 的大便性状为块状便或硬便；至少有 25% 的排便有排便不尽感；至少 25% 的排便有阻塞感；至少有 25% 的排便需要手法辅助（如指抠和盆底支持压迫等）；每周排便次数少于 3 次。以上这些症状指标常被当做 STARR 手术指征的重要组成部分。STARR 术后的影像学复查也似乎支持这一点，Arroyo 等（2007）的研究结果表明，94.6%ODS 患者的直肠前突以及直肠黏膜内套叠这些解剖异常被有效纠正。但也有研究显示，在正常人群中，也有相当部分的人存在直肠前突及直肠黏膜内套叠（Shorvon et al. 1989）。目前认为，直肠前突深度超过 6 mm 即为异常，直肠黏膜内套叠超过 10 mm 即为异常。但是更进一步的分级标准却是诸多争议的，尚没有普遍接受的标准。牛津脱垂分级标准是较为被认可的标准。该标准根据肠套叠套入部顶端相对于直肠膨出和肛门括约肌下降的程度将直肠内脱垂分为 4 个级别（Collinson et al. 2009）。多个研究也将排粪造影检查需显示直肠黏膜内套叠（> 10 mm）伴或不伴直肠前突作为手术指征（Ohazuruike et al，2014；Renzi et al，2008）。Murthy 等也尝试回答这个问题，他们发现一部分经过筛选的 ODS 患者可以取得良好的手术效果（Murthy et al. 1996）。这些患者具有以下特征：有阴道异物感需要手法辅助排便、在排粪造影检查中造影剂残留（contrast retention on defecography）及存在深的直肠前突。同时，2006 年罗马国际会议也确定了 STARR 手术的禁忌证，包括：直肠外脱垂、会阴部感染、炎症性肠病、直肠阴道瘘、放射性直肠炎、肛门失禁（Wexner 评分 > 7 分）、肛门狭窄、肠疝、直肠存在植入物（如补片）、泌尿生殖盆底病变、无明显与 ODS 相关的解剖学或生理学异常、存在术中影响 STARR 手术完成的因素、明显的直肠或直肠周围纤维化和存在直肠吻合口（Corman et al，2006）。手术区域存在感染会大大提高盆腔感染的概率，甚至

诱发严重的感染，如 Fournier 坏疽（急性坏死性筋膜炎）。因此具有会阴部感染和炎症性肠病等合并症是 STARR 手术的禁忌证。而直肠周围组织、纤维化和瘢痕化会导致局部血供不足进而影响 STARR 手术吻合口的愈合。肠疝的存在会增加 STARR 手术损伤肠管等并发症的风险，但这不是绝对的禁忌证，我们可以通过一些手术技巧和操作来避免类似并发症的发生。具有 ODS 的特异性症状但无明显相关的解剖学异常则提示 STARR 手术治疗的疗效不佳，这是因为 STARR 本身就是被设计来纠正直肠解剖结构和生理学异常来达到治疗 ODS 的目的。

目前 TST-STARR 手术的实施推荐采用降落伞技术。简要手术步骤如下。详见组图 37-6-1。

①会阴部常规消毒、铺巾，肛门指捡判断括约肌张力、直肠黏膜脱垂以及直肠前突情况。

②进行适度扩肛，插入 36 mm 肛门镜并拔除内芯，显露脱垂的直肠黏膜组织。使用纱布拖出试验检查脱垂的程度以及确定脱垂的顶点。

③在直肠脱垂组织的顶端分别用薇乔 2-0 缝线于距截石位 1、3、5、7、9、11 点共 6 点降落伞缝合，即降落伞技术。

④将 6 股牵引线合分成 4 股并于线尾端分别打结。逆时针旋开吻合器的尾翼，待吻合器的钉砧头与吻合器枪身完全松开后，将吻合器的钉砧头置入直肠，钉砧头需超过降落伞缝合处，将 4 股线尾从吻合器侧孔引出，上、下股牵引线合并，左右股牵引线合并后用左手示指和中指适度牵拉线尾来调节直肠脱垂组织的张力，顺时针缓慢旋紧吻合器，待吻合器指示窗的指针显示快进入击发范围后，注意检查女性患者是否有缝住阴道后壁。固定等待 5 ～ 10 s 后继续缓慢旋紧吻合器至安全范围中间继续等待 20 s；用力击发吻合器并保持吻合器平稳，旋开吻合器至钉砧头与吻合器枪身完全分离，分离过程中注意钉砧头不动而让吻合器枪身后退，最后直视下缓缓拔出钉砧头。

⑤仔细观察吻合口有无出血，若有活动性出血则用薇乔 3-0 可吸收线行 8 字缝扎止血。

⑥仔细观察辨认手术切除后标本的黏膜层、肌层以及直肠外脂肪。测量直肠标本的高度以及体积后常规送检病理。

应注意，上述经肛门微创手术术后并发症均有肛门疼痛、坠胀不适、出血等风险，同时可因损伤肛门括约肌造成患者术后排便急促甚至大便失禁的可能，目前并不推荐作为合并术后肛门失禁风险 ODS 患者外科手术治疗首选。

二、经腹入路

经腹手术主要为直肠悬吊术，其主要运用于直肠外脱垂的治疗。传统的直肠前方悬吊固定术（如 Orr-Loygue 术）先彻底游离直肠前、后方，随后将直肠两侧前下壁以补片悬吊并固定于骶岬。比利时学者 D'Hoore 于 2004 年首先报道了其 Hoore 改良的腹腔镜辅助腹侧直肠悬吊术（laparoscopic ventral rectopexy，LVR），该方法仅游离直肠前壁远端后将之用一补片与骶岬悬吊固定，避免了对直肠全方位游离导致的自主神经损伤。其在外脱垂治疗中良好的长期疗效兴起了研究直肠外脱垂患者合并 ODS 的研究，并最终证明 LVR 可改善 80% 直肠外脱垂患者并存的 ODS 及治疗直肠内脱垂和直肠前突中的确切疗效。目前 LVR 已经是治疗 ODS 合并肛门失禁患者的首选。虽然其中出现过直肠后入路分离行直肠固定术，但因直肠后入路分离直肠固定术虽然能够很好地纠正解剖学异常且对比经肛手术术后出现便秘、大便失禁等症状风险降低，但是由于该术式采用了直肠癌手术分离入路，术中可能破坏围绕直肠周围分布的盆腔神经，因此被淘汰。LVR 技术作为一种自主神经保留手术，不但纠正了解剖学异常，而且保留了直肠周围相应神经分布，相比前者具有显著优势。

三、经阴道入路

经阴道入路通常为妇产科医生实施，其最为常用方法为经阴道后壁切开修补术，通过先打开阴道后壁的黏膜，然后再缝合薄弱区的阴道黏膜下肌肉组织。此种方法的优点是创伤小，住院时间短，并发症少，缺点是不能同时处理伴随的肛门直肠疾病，术后并发症的发生以阴道狭窄、直

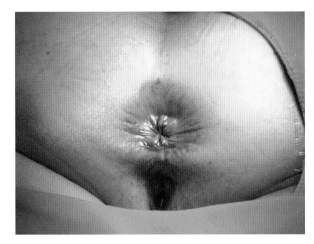

A．术前

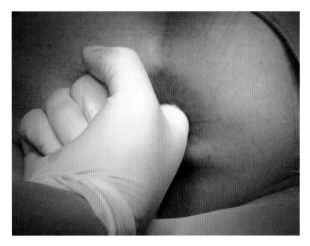

B．肛门指检

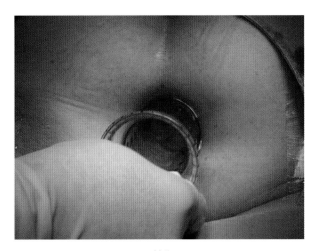

C．扩肛

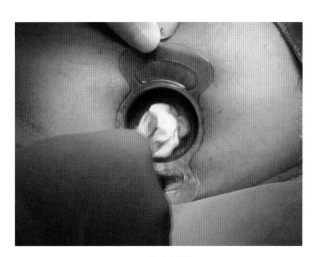

D．拖出试验

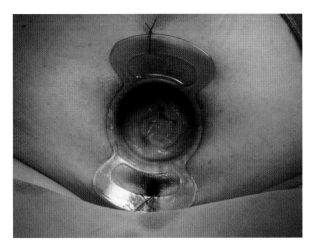

E．充分显露脱垂黏膜

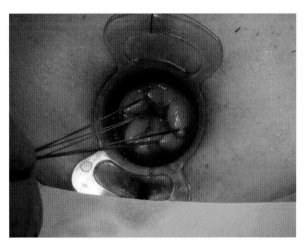

F．降落伞缝合

图 37-6-1　TST-STARR 手术步骤

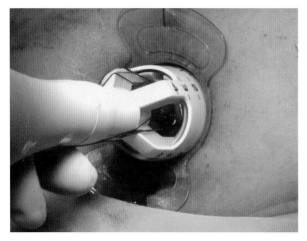

G. 置入 TST-STARR 吻合器

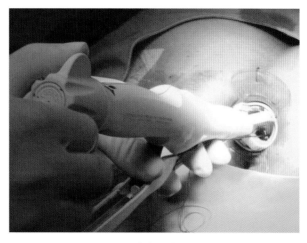

H. 旋紧吻合器

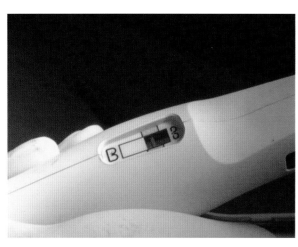

I. 显示刻度线

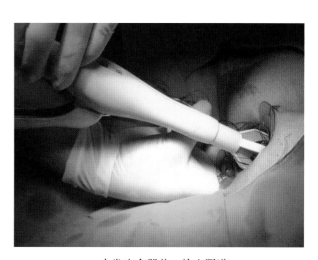

J. 击发吻合器前，检查阴道

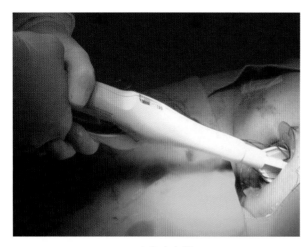

K. 击发吻合器

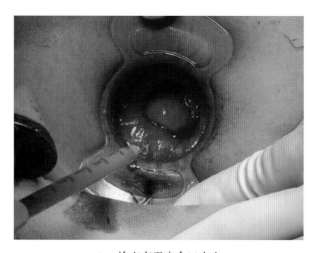

L. 检查有无吻合口出血

图 37-6-1（续） TST-STARR 手术步骤

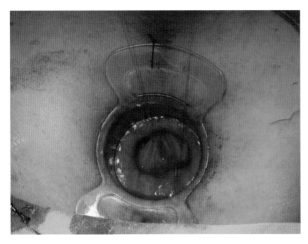

M. 缝扎止血

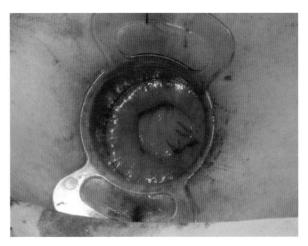

N. 再次检查吻合口情况

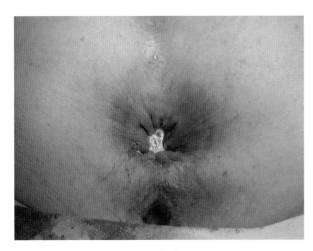

O. 术后

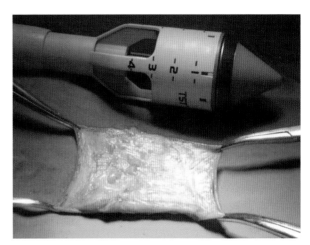

P. 检查标本

图 37-6-1（续）　TST-STARR 手术步骤

肠阴道瘘相对常见。

四、电刺激术

目前最为常用技术为骶神经刺激术（sacral nerve stimulation，SNS），虽初衷为治疗大便失禁而用于临床，但是已有部分学者应用 SNS 尝试治疗 ODS，部分研究认为 SNS 能够缓解顽固性便秘尤其是 ODS 的症状，但是也有研究提示 SNS 治疗重度便秘效果不佳。由于双方论据均为小样本、非随机及回顾性分析，因此 SNS 在 ODS 治

疗中的作用尚属未知。

五、耻骨直肠肌综合征外科治疗

耻骨直肠肌综合征是造成出口梗阻的常见病因，主要因耻骨直肠肌增厚肥大致使肛管内压力增大，难以有效开放，从而造成排便困难。1969年 Wallace 报道了第一例耻骨直肠肌部分切除治疗耻骨直肠肌综合征。虽然随后相继出现挂线松解术、小针刀勾切、经直肠纵切横缝耻骨直肠肌松解术、闭孔内肌移植术、经肛管耻骨直肠肌挑

断术等报道，但是都未能很好地解决术后疼痛、出血、感染、手术瘢痕形成造成便秘复发等问题，目前临床仍以耻骨直肠肌部分切除术为主要手术方式。

（周　杰　周　茜　周智洋　苏　丹

林宏城　任东林）

参考文献

陈彤，等，2014. 盆底康复联合雌孕激素应用于围绝经期妇女盆底功能障碍性疾病的作用研究. 中国妇幼保健，29：2860-2861.

贺秀红，等，2017. 经会阴超声对功能性出口梗阻型便秘的诊断 [J]. 中国医学影像学杂志（4）：305-306.

练延帮，等，2015. 出口梗阻型便秘：动态磁共振排粪造影和 X 线排粪造影对比研究. 影像诊断与介入放射学，24（1）：40-46.

卢任华，1993. 排粪造影的检查方法及临床应用. 中国实用外科杂志，13：708-711.

卢任华，等，1990. 排粪造影的检查方法和正常测量. 第二军医大学学报，11（3）：244-249.

张卫，2019. 超声与 MRI 对女性盆底功能障碍性疾病的诊断价值. 中国 CT 和 MRI 杂志，17（02）：102-104.

中华医学会外科分会结直肠肛门外科学组中国实用乡村医生杂志. 2014（4）：4-8. 中国慢性便秘诊治指南. 2013.

Ashok K. et al, 2011. Deployment-Associated Functional Gastrointestinal Disorders：Do We Know the Etiology？Digestive Diseases & Sciences, 56：3109-3111.

Arroyo A，et al，2007. Evaluation of the stapled transanal rectal resection technique with two staplers in the treatment of obstructive defecation syndrome. J Am Coll Surg, 204（1）：56-63.

Bassotti G，et al，2013. Cellular and molecular basis of chronic constipation：Taking the functional/idiopathic label out. World J Gastroenterol, 19（26）：4099-4105

Bassotti G，et al，2012. An assessment of enteric nervous system and estroprogestinic receptors in obstructed defecation associated with rectal intussusception. Neurogastroenterol Motil, 24（3）：155-161.

Bassotti G，et al，2011. Chronic constipation：no more idiopathic，but a true neuropathological entity. Gastroenterol Hepatol Bed Bench, 4（3）：109-115.

Bassotti G，et al，2007. Colonic neuropathological aspects in patients with intractable constipation due to obstructed defecation. Mod Pathol, 20（3）：367-374.

Benson JT，et al，1993. The effect of vaginal dissection on the pudendal nerve. Obstet Gynecol, 82（3）：387.

Bartolo DC，et al，1983. Differences in anal sphincter function and clinical presentation in patients with pelvic floor descent. Gastroenterology, 85（1）：68-75.

Collinson R，et al，2009. Rectal intussusception and unexplained faecal incontinence：findings of a proctographic study. Colorectal Dis, 11（1）：77-83.

Corman ML，et al，2006. Consensus conference on the stapled transanal rectal resection（STARR）for disordered defaecation. Colorectal Dis, 8（2）：98-101.

Copas P，et al，2001. Estrogen, progesterone, and androgen receptor expression in levator ani muscle and fascia. J Womens Health Gend Based Med, 10：785-795.

Henry MM，et al，1982. The pelvic floor musculature in the descending perineum syndrome. Br J Surg, 69（8）：470-472.

Knowles CH，et al，2011. Gastrointestinal neuromuscular pathology in chronic constipation. Best Pract Res Clin Gastroenterol, 25（1）：43-57.

Liu WC，et al，2016. Transanal surgery for obstructed defecation syndrome：Literature review and a single-center experience. World J Gastroenterol, 22（35）：7983-7998.

Murthy VK，et al，1996. Excellent outcome using selective criteria for rectocele repair. Dis Colon Rectum, 39（4）：374-378.

Ohazuruike NL，et al，2014. Short-term results after STARR versus internal Delorme for obstructed defecation：a non-randomized prospective study. Updates Surg, 66（2）：151-156.

Pohl D，et al，2008. Pharmacologic treatment of constipation：what is new？Current Opinion in Pharmacology, 8, 724-728.

Rao SSC，et al，2018. Home-based versus office-based

biofeedback therapy for constipation with dyssynergic defecation: a randomised controlled trial. *Lancet Gastroenterol Hepatol*, 3 (11): 768-777.

Renzi A, et al, 2008. Stapled trans-anal rectal resection (STARR) by a new dedicated device for the surgical treatment of obstructed defaecation syndrome caused by rectal intussusception and rectocele: early results of a multicenter prospective study. Int J Colorectal Dis, 23(10): 999-1005.

Rao SS, et al, 2007. Randomized controlled trial of biofeedback, sham feedback, and standard therapy for dyssynergic defecation. Clin Gastroenterol Hepatol, 5: 331-338.

Rechberger T, et al, 1993. Female urinary stress incontinence in terms of connective tissue biochemistry. Eur J Obstet Gynecol Reprod Biol, 49: 187-191.

Sharma A, et al, 2017. Constipation: pathophysiology and current therapeutic approaches. Handb Exp Pharmacol, 239: 59-74.

Skardoon GR, et al, 2017. Review article: dyssynergic defaecation and biofeedback therapy in the pathophysiology and management of functional constipation. Aliment Pharmacol Ther, 46 (4): 410-423.

Shorvon PJ, et al, 1989. Defecography in normal volunteers: results and implications. Gut, 30 (12): 1737-1749.

Tack J, et al, 2011. Diagnosis and treatment of chronic constipation-a European perspective. Neurogastroenterol Motil, 23: 697-710.

Wasenda EJ, et al, 2017. Pelvic organ prolapse: does hormone therapy use matter？ Menopause, 24: 1185-1189.

第三十八章

直肠脱垂

直肠脱垂（rectal prolapse，RP）是指直肠全层和部分乙状结肠向下移位脱出肛门外的一种盆底功能障碍性疾病，也称之为完全性直肠脱垂或者直肠外脱垂，中医称之为脱肛。这种疾病最早出现于公元前 1500 成书的 Erbers 纸草文献中（Corman，2016），在中国文献中首见于《五十二病方》（周一某等，1988），称之为"人州出"。

直肠脱垂的病因、病理机制及治疗方法至今仍未完全阐明且充满争议，其治疗可以说是所有致力于结直肠和盆底疾病研究的医生最具挑战性的工作（Gallo et al，2019）。与完全性直肠脱垂相对应的是直肠内脱垂或套叠。本章主要介绍完全性直肠脱垂，文中直肠脱垂即指完全性直肠脱垂。

第一节　流行病学

直肠脱垂确切的患病率和发病率尚不十分清楚（张东铭等，2011）。一项来自芬兰中部的研究显示该地区年发病率 2.5/10 万（Kairaluoma et al，2005）。估计美国妇女包括直肠脱垂在内的盆腔器官脱垂患病率 2.9%（Wu et al，2014），而孟加拉国 16.2%（Islam et al，2016）。最准确的患病率数据来自中国，2015 年中华中医药学会肛肠分会进行的中国成人常见肛肠疾病流行病学调查结果（田振国等，2015）显示中国居民直肠脱垂患病率 0.02%，农村与城市居民患病率无差异，直肠脱垂占所有肛肠疾病的 0.3%。其中内蒙古自治区患病率最高（0.17%），黑龙江省次之（0.1%）。

直肠脱垂在各种年龄均可发病，多见于 50 岁以上患者（Kairaluoma et al，2005；Wijffels et al，2010），男性患者平均年龄低于女性，无阴道分娩史女性平均年龄低于有阴道分娩史者（Wijffels et al，2010）。女性发病高峰年龄在 70 岁以后，男性通常在 40 岁之前出现（Joubert et al，2017）。Wijffels 等（2010）发现随着脱垂程度的增加，相应程度患者的平均年龄显著增加，显示年龄与脱垂程度有很强的正相关性。

儿童直肠脱垂多见于热带和发展中国家，在儿童胃肠门诊患者中约占 2%（Fehri et al，1988），通常 3 岁左右确诊，男女儿童发病率相等（Madiba et al，2005）。

直肠脱垂常见于女性，男女之比大约 1：6（Varma et al，2011）至 1：9（Gallo et al，2018，van der Schans et al，2018）。Wijffels 等（2010）对 531 名患者的研究中发现，11% 为男性，89% 为女性。另一项研究（Kairaluoma et al，2005）显示男性占 10%，女性 90%。

尽管没有确切的统计资料，现有文献显示中国人群直肠脱垂的流行病学特征与世界其他地区尤其是与欧美国家差异显著，多数文献报道男性多于女性（表 38-1-1），女性在直肠脱垂患者中的构成比明显低于欧美国家。有报道（Graham et al，2001；Whitcomb et al，2009）认为种族是盆腔器官脱垂的危险因素，Cheung 等（2019）研究发现亚洲女性更容易患有子宫脱垂，而白种人女性更容易出现后盆腔脱垂，这可能是其中的原因之一。

表 38-1-1　直肠脱垂文献中性别和年龄相关情况

作者	发表年代	总病例数	男性（n/%）	女性（n/%）	年龄
张燕生（1992）	1992	23	5	18	45岁
韩宝（1996）	1996	252	194	58	25～70岁
赵宝明（2000）	2000	42	32	10	21～50岁占59%
李华山（2003）	2003	117	66	51	平均56岁
曹吉勋（2006）	2006	228	106	122	平均58岁
韩宝（2008）	2008	266	202	64	平均46岁
韩宝（2011）	2011	84	52/61.9%	32/38.1%	20～60岁占60.71%
叶宇飞（2014）	2014	452	339	113	46.7±17.6
廖明（2014）	2014	80	58	22	平均44.3
张廷涛（2016）	2016	48	27	21	平均51岁
崔国策（2017a）	2017	151	85	66	54.11±20.29

（孙松朋）

第二节　病因和易感因素

尽管已经提出了诸多直肠脱垂的发病机制或者假说，但到目前为止，其确切病因和发病机制仍未完全阐明（Hotouras et al，2015；Gallo et al，2018）。它可能与解剖学上的异常有关，如 Douglas 窝过深、直肠乙状结肠冗长、直肠与骶骨固定不足、肛提肌分离和洞状肛门括约肌（Madiba et al，2005；Gallo et al，2018；Corman，2016），也可能与分娩次数、神经系统疾病（先天异常、马尾损伤、脊髓损伤及衰老）、结缔组织代谢紊乱、血吸虫病（Abou-Zeid et al，2016）等有关。在某些国家，胃肠炎和寄生虫感染是儿童常见的发病因素（Baky Fahmy et al，2004）。此外，有人发现精神疾病、肥胖（Swift et al，2005；Karasick et al，1997；Goldstein et al，2011）、年龄增长、西班牙裔、体重指数、自然分娩的婴儿体重与脱垂具有强相关性（Swift et al，2005），有研究（Madden et al，1992）发现完全性直肠脱垂与排便异常和腹痛有关，并可能具有家族性倾向。

Douglas 窝是后盆底的薄弱区，通常成人陷窝最低点距离肛门 8～9 cm，但有人距离肛门仅 1～2 cm，陷窝过深将使更多的直肠前壁直接承接腹压，高腹压可将陷窝内直肠前壁推向直肠壶腹内，这是"滑动疝学说"的解剖学基础（张东铭等，2011）。"滑动疝学说"是直肠脱垂发病机制的第一个经典解释（Muir，1955），由 Alexis Moschowitz 在 1912 年提出，他指出在直肠离开腹腔的位置，横肌或盆腔筋膜存在一个天然的薄弱点，腹内压力增加将促使腹膜进入盆腔筋膜向外延长形成的鞘层，然后是直肠前壁的缩进，随着压力的持续，直肠前壁向阻力最小的方向即肛门口移动，首先直肠前壁通过肛门出现，然后是全直肠。他强调直肠脱垂是疝（图 38-2-1），手术应以切除疝囊为目的。Moschowitz 手术强调处理盆腔筋膜，但忽视了肛提肌对直肠脱垂产生的作用。基于"滑动疝理论"产生了大约 50 余种手术方式（Altemeier et al，1971），Altemeier（1971）报告了 106 例手术经验，其中 3 例复发；Ripstein 等（1963）报告了 45 例，1 例复发，手术的效果

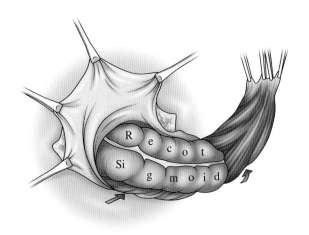

图 38-2-1　Ⅲ型直肠脱垂内环前表面的滑动疝囊

验证了滑动疝理论的合理性。然而 Porter（1962）研究显示此种手术方法的复发率高达 48%，尽管关闭了滑动疝囊，但直肠乙状结肠切除术仍然无法治愈所有的直肠脱垂，由此也对"滑动疝理论"提出了质疑，如果该理论正确，那么脱垂直肠的前壁理论上应该更长，而事实上脱出的直肠呈环形，因此，Douglas 窝过深更有可能是反复肠套叠的结果（Ryan，1980）。

Broden 等（1968）在 1968 年通过 X 线钡造影技术观察排钡的过程，发现肠套叠开始于腹膜反折之上，随着持续排便脱垂的肠管出现于肛门之外，因此 Broden 认为肠套叠是直肠脱垂的主要原因。"肠套叠学说"认为直肠脱垂是因为直肠与乙状结肠之间的固定处由于某种原因受到损伤，在腹内压持续增加时，上部直肠与部分乙状结肠从这个固定处向下部直肠壶腹套叠，直到脱出肛门之外从而形成直肠脱垂。在开腹手术和肠造影中都可以观察到直肠与骶骨分离的现象，直骶分离的原因还不清楚，但是影像学清晰地显示了直肠远离骶骨而下降的过程（Broden et al，1968；Theuerkauf et al，1970；Pomerri et al，2001）。对先天性肛门直肠畸形行乙状结肠肛门直肠成形术的患者，术后直肠脱垂的发生率最高达 38%，从而显示直肠骶骨韧带对于固定直肠的重要性（Brisighelli et al，2014）。Theuerkauf 等（1970）通过影像学和临床观察证实直肠脱垂是一种肠套叠，最初发生在直肠乙状结肠交界处最

接近正常的直肠固定部分之上，直肠从上往下逐渐放松，固定点逐渐变低，最终完全通过肛门脱出（Wijffels et al，2010），所有直肠脱垂的发生都是产生于这一渐进过程。Shafik 等（1999）的病理组织学和放射学研究揭示直肠乙状结肠交界处存在高压区，这个区域似乎是锥形的，其很可能是直肠内翻的起点。直肠骶骨固定术的临床疗效验证了肠套叠理论的合理性（Cadeddu et al，2012），用于固定直肠和骶骨的材料只要不脱落，直肠脱垂便不会复发（Hool et al，1997）。

直肠脱垂在妇女妊娠期和有阴道分娩史的妇女中高发。有研究（Wijffels et al，2010）显示 471 名女性患者中，83% 有经阴道分娩史。张威（2018）采用随机抽样方法调查了 2015—2017 年间浙江省妊娠妇女肛肠疾病患病情况，结果在 390 人中，11.57% 患有直肠脱垂。广州白云区红十字医院（马秋丽等，2013）对本院妊娠保健妇女调查显示，总共 6528 名妊娠妇女中直肠脱垂患病率 0.98%。Ryan 等（1980）强调随着年龄增长、慢性腹压升高和阴道分娩次数增加均可使侧韧带松弛。有研究显示自然分娩导致 4% ~ 6.6% 肛门括约肌损伤（Harvey et al，2015），13% ~ 36% 肛提肌损伤（Schwertner-Tiepelmann et al，2012）。肛提肌损伤致使盆底肌肉力量下降，生殖裂孔增大（Dietz et al，2012；Chan et al，2014），有学者建议在做瓦尔萨尔瓦动作时生殖裂孔面积超过 25 cm^2（Dietz et al，2008b）、前后径超过 6 cm（Pineda et al，2013）可诊断为生殖裂孔扩张，超过 7.5 cm 诊断为重度扩张（Pineda et al，2013），生殖裂孔面积与自然分娩产次呈正相关（Kamisan Atan et al，2015），有研究（Handa et al，2019）显示面积每增加 5 cm^2 发生脱垂的危险性增加 1.52 倍。目前，可以明确肛提肌损伤和生殖裂孔增大与盆腔器官脱垂的发生关系密切，尤其是泌尿生殖系统器官脱垂，但与后盆腔器官脱垂的关系尚不十分清晰（Dietz et al，2012；Chan et al，2014；Dietz，2013；Dietz et al，2008a；Atan et al，2018）。最近有研究（Rodrigo et al，2011b）显示直肠肠套叠与其关系密切，在 953 名妇女中，3.9% 被诊断为直肠肠套叠，其生殖裂孔面积明显大于非肠套叠者（36.9±9.0 vs. 27.4±8.7，

$P < 0.001$）。Andrew 等（2013）认为生殖裂孔扩大是盆腔器官脱垂的致病因素。另外，妊娠和分娩对盆底功能的影响是长期和持续的，Miller 等（2015）研究发现肛提肌损伤者在产后 8 个月时仍未能恢复，瑞典的一项纳入 6148 名在 20 年前仅有一次分娩经历妇女的研究（Gyhagen et al，2014）发现大便失禁、肛门失禁的患病率分别为 13.6%、47%，而经阴道分娩者大便失禁明显高于剖宫产者（14.5% vs 10.6%）。尽管人们普遍认为经阴道分娩是导致直肠脱垂发生的一个高危因素，但也有学者认为（Wassef et al，1986）在没有生育的女性中，直肠脱垂的发生率实际上更高，Lahey 医院经验显示 40% 的患者是未产妇（Jurgeleit et al，1975）。

大便失禁是直肠脱垂的常见并发症，其原因与潜在的括约肌功能减弱或者长期脱垂导致括约肌损伤有关（Goldstein et al，2011）。当内括约肌和外括约肌出现薄弱时，有证据显示其常常伴有阴部神经病变（Kuijpers，1992；Nicholls，1994），有研究发现直肠脱垂患者半数以上伴有阴部神经损伤（Glasgow et al，2006）。Shafik 等（1997）对阴部神经痛患者阴部神经电生理研究发现，直肠脱垂患者阴部神经末梢神经运动潜伏期延长、外括约肌和肛提肌肌电图活性降低。

脊髓损伤患者感觉、运动功能严重受损，结肠运动和肛门直肠功能发生障碍，大便结肠通过时间延长，肛门括约肌失去自主控制，直肠平滑肌与盆底横纹肌协调性紊乱，直肠顺应性下降，形成神经性肠道。高飞等（2012）报道一组 260 名脊髓损伤患者中 32.7% 伴有直肠脱垂。脊髓脊膜膨出和其他神经系统疾病可能导致肛提肌瘫痪，如果腹内压力增加往往导致直肠完全脱垂

（Siafakas et al，1999）。

年轻男性直肠脱垂患者不太可能由年龄、阴部神经损伤、支持韧带松弛等病因所致。有人（Zorenkov et al，2011）通过形态计量学分析研究症状性男性直肠脱垂患者的直肠乙状结肠标本，结果显示年轻男性的肠神经在数量上较正常男性有明显的改变，主要表现为黏膜下神经节过度增生，类似于肠神经元发育不良的组织病理学特征。这些数据表明，在年轻男性直肠脱垂人群，直肠脱垂的发生与肠神经节的形态学改变有关。

另有研究显示直肠脱垂可能与结缔组织代谢障碍有关。Joshi 等（2015）对 20 例直肠脱垂患者和 21 例无脱垂患者测定皮肤弹性蛋白的表达水平，结果显示脱垂与对照组男性皮肤弹力纤维比例为 9%：5.8%（$P = 0.001$），女性为 6.5%：5.3%（$P = 0.05$），严重脱垂（外脱垂）患者的真皮弹性蛋白纤维百分比明显高于内脱垂者，结果显示脱垂患者皮肤弹性蛋白纤维浓度较高，研究表明直肠脱垂可能是弹性蛋白纤维代谢功能障碍的结果。对痔病（Reilly et al，2008）和子宫脱垂（Kerkhof et al，2009）的研究也显示伴有结缔组织代谢障碍。直肠脱垂可见于儿童，提示盆腔结缔组织或括约肌的先天性缺陷也是直肠脱垂的病因之一（Madden et al，1992）。

最近的研究报告指出，行为和（或）精神状况与难以治愈的复发性直肠脱垂有关。直肠脱垂患者有较高的精神疾病发生率，一项针对 50 岁以下直肠脱垂患者的研究显示其中 50% 的患者患有需要长期药物治疗的精神疾病（Marceau et al，2005）。这类频发精神障碍的原因尚不明确。

（孙松朋）

第三节　临床表现和诊断

一、临床特征

直肠脱垂病史漫长，直肠脱出肛门外是其主要症状，脱出的直肠呈圆锥形或圆柱状，外观表现为以直肠腔为中心呈同心圆排列的黏膜环形沟（图38-3-1、图38-3-2），脱出的直肠可以还纳回肛门内。随着病情进展脱出肠壁增多，严重者不仅是在排便的时候，在打喷嚏、咳嗽、劳累、久行、久站时也可脱出。如果肛提肌及肛门括约肌收缩乏力，则需要排便后用手辅助还纳入肛。由于长期反复脱出，可伴有直肠黏膜糜烂、水肿、出血、增生（图38-3-3）和分泌物增多，肛门括约肌变得松弛无力（图38-3-4、图38-3-5），患者可伴有大便失禁（fecal incontinence，FI）、排便困难或便秘、里急后重、尿频、尿失禁、便血、疼痛等症状，对患者的生命质量影响严重

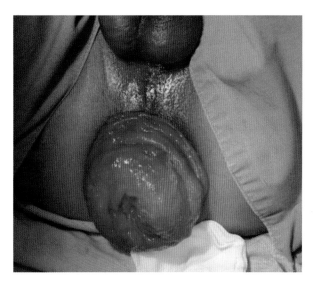

图38-3-1　直肠脱垂（截石位，圆柱状）

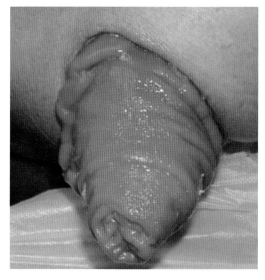

图38-3-2　直肠脱垂（截石位，圆锥形）

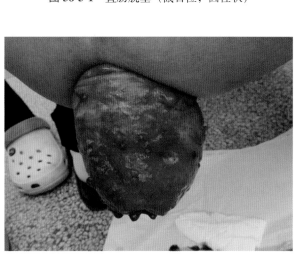

图38-3-3　脱垂直肠黏膜表面的增生组织及分泌物（蹲位）

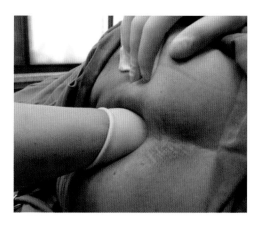

图38-3-4　直肠脱垂患者表现为肛门松弛
注：由中国中医科学院广安门医院李华山教授提供

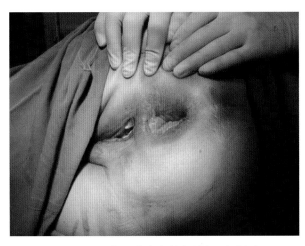

图 38-3-5　直肠脱垂患者表现为肛门松弛

注：由中国中医科学院广安门医院李华山教授提供

够看到不能完全闭合的肛门（图 38-3-4）。

另外，直肠脱垂有可能伴有子宫脱垂（图 38-3-6）、膀胱脱垂等泌尿生殖器官脱垂或者直肠前突（图 38-3-7）。有研究显示生殖器官脱垂或盆腔器官脱垂（pelvic 0rgan prolapse，POP）可能与多达 30% 的直肠脱垂有关（Gonzalez-Argente et al，2001），所以对直肠脱垂临床评估时必须进行阴道检查。

有些患者可能会出现直肠嵌顿甚至绞窄（图 38-3-8、图 38-3-9），表现为一个肿大、疼痛、不能还纳的脱出肛门外的直肠。嵌顿和绞窄（Voulimeneas et al，2010，Nguyen et al，2018）是直肠脱垂最严重的并发症，可在长期脱垂后出

（Carvalho et al，2018）。表 38-3-1 为 Bordeianou 等（2014）根据文献统计的直肠脱垂伴发症状。

表 38-3-1　直肠脱垂相关伴随症状

症状	发生率 %
便秘	25%～50%
黏液便	15%～35%
大便失禁	50%～75%
便血	75%～100%
尿失禁	25%～30%
阴道穹隆脱出	15%～30%
疼痛	100%
生命质量下降	100%

（注：引自文献Bordeianou L，Hicks C W，Kaiser A M，et al. Rectal Prolapse：An Overview of Clinical Features，Diagnosis，and Patient-Specific Management Strategies [J]. Journal of Gastrointestinal Surgery，2014，18（5）：1059-69.）

排便异常是直肠脱垂患者常见的合并症，也有研究显示 15%～65% 的患者合并便秘（Madiba et al，2005），大约半数以上患者伴有大便失禁。大便失禁常出现于直肠脱垂的后期，为直肠脱垂本身、肛门松弛、直肠持续抑制反射伴直肠兴奋反射受损、阴部神经病变等因素共同作用所致，且有可能会伴发不同程度的急迫性尿失禁、被动尿失禁、混合性尿失禁和大便污裤。体检常常能

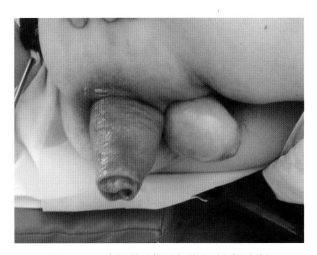

图 38-3-6　直肠脱垂伴子宫脱垂（左侧卧位）

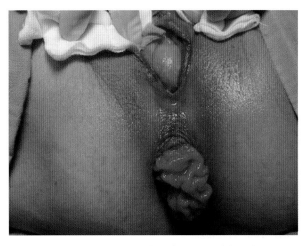

图 38-3-7　直肠脱垂合并直肠前突（截石位）

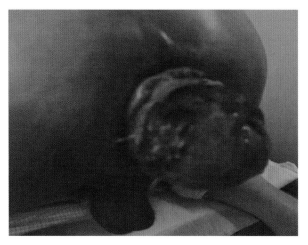

图 38-3-8 绞窄性直肠脱垂（膝胸位）

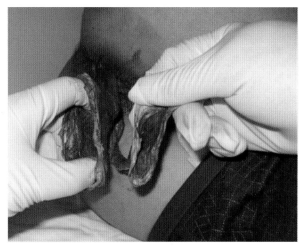

图 38-3-9 绞窄性直肠脱垂（左侧卧位）
（注：图 38-3-8、图 38-3-9 由中国中医科学院广安门医院李华山教授提供）

现，作为一种症状其出现的频率较低。治疗上可以将患者置于头低位，对突出的直肠进行冷压，肛门括约肌局部注射麻醉也可能有帮助，肿胀消退后可进行人工复位。局部使用食糖可以减轻水肿，有助于复位（Myers et al，1991）。如果复位不成功或发生绞窄，需要紧急手术治疗。会阴入路是最合适的选择，绞窄性脱垂采用经会阴手术，可以避免坏死组织对腹膜腔造成污染（Nguyen et al，2018）。

在某些情况下，直肠脱垂需要与环状痔（图 38-3-10）相鉴别，两者均具有脱垂、便血、黏液

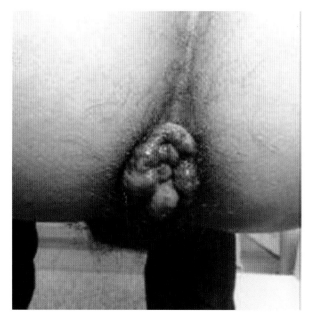

图 38-3-10 混合痔脱出的痔体（蹲位）

分泌、会阴下降等表现。用力时环状痔可以表现为明显隆起的 2～3 个痔体，痔核之间有凹陷，或多或少有分叶样的表现，脱垂部位常常可见鳞状上皮，而直肠脱垂会见到一个同心环状脱出，脱出长度较长，表明覆盖直肠黏膜，指诊可感知肛门括约肌呈松弛状态。

有时也需要和直肠息肉或肛管皮肤缺损或痔环切术后引起黏膜外翻相鉴别。直肠息肉的脱出物为淡红色，有蒂，质坚实，多为单个，容易出血，常混有黏液，与直肠脱垂不难鉴别。肛管皮肤缺损或痔环切术后引起黏膜外翻，易与直肠黏膜脱垂混淆，这类患者有痔病或肛瘘手术的病史，脱出的黏膜为片状或环状，用手推之不能还纳入肛内，由于长期擦损，可有明显的充血、水肿和分泌物增多。

二、直肠脱垂的分类、分型、分级和分度

（一）直肠脱垂的分类或分型

直肠脱垂分类或分型的方法颇多，根据脱垂的内容可以分为完全性直肠脱垂、直肠内脱垂和直肠黏膜内脱垂。根据脱垂的程度可分为直肠外脱垂（external rectal prolapse，ERP）和直肠内脱

垂（internal rectal prolapse，IRP）或直肠内套叠（van der Schans et al，2018），全层直肠脱垂应与仅直肠黏膜脱出的黏膜脱垂区分（Madiba et al，2005）。也有将直肠脱垂分为显性和隐性直肠脱垂，或者直肠黏膜脱垂和全层直肠脱垂。

完全性直肠脱垂也可以称为直肠外脱垂，为直肠壁全层脱出肛门，严重者肛管可外翻出肛门外，脱垂部为两层肠壁组成，两层肠壁之间有腹膜间隙存在。直肠黏膜脱垂（图38-3-11）脱出的内容仅仅为直肠黏膜，可以环形脱出，也可以部分脱出，脱垂部由两层黏膜组成，脱出的黏膜与肛门之间无沟状隙。黏膜脱垂一般是向前的，尽管也有环状脱出的情况，一般与肛门扩张无关，绝大部分能够自动还纳。直肠外脱垂和黏膜内脱垂两者均可独立发生，可能与盆底功能紊乱或者盆底下降有关（Bordeianou et al，2014；Allen-Mersh et al，1987）。

直肠内脱垂又称不完全直肠脱垂，是近年逐渐开始关注的直肠脱垂性疾病，是指直肠壁全部或者部分在直肠或者肛管腔内套叠，而没有脱出肛门外（Cariou de Vergie et al，2017），文献上有时也将其称为直肠内套叠（Rodrigo et al，2011a）。在2002年法国外科会议上盆底功能紊乱被提出之前，这一概念很少被关注，并且没有独立的名称，往往被包含在包括直肠外脱垂在内的直肠脱垂综合征中。直肠内脱垂与直肠外脱垂

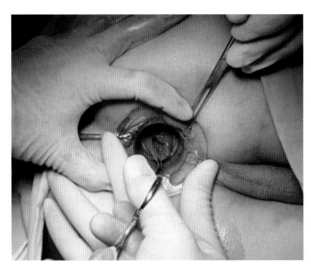

图38-3-11　直肠黏膜脱垂（左侧卧位）

不同，直肠外脱垂几乎总是有明显的症状，而直肠内脱垂可能是无症状的。孤立性溃疡常是由直肠内脱垂引起的（Keighley et al，2013）。直肠内脱垂这一名称目前已经逐渐在临床上得到应用（Bloemendaal et al，2016）。

Altemeier（1971）在1971年提出直肠脱垂分型：Ⅰ型为直肠黏膜层脱出1~3 cm，这是常见类型，实际上并不是真正的脱垂；Ⅱ型实质上是直肠或者直肠乙状结肠全层通过直肠和肛管的肠套叠，与滑动疝无关；Ⅲ型是真正的脱垂或者称为完全性直肠脱垂，是基于滑动疝理论，直肠前壁通过盆膈缺损在直肠或者肛管内形成套叠，通过肛门括约肌脱出肛门。Ⅲ型最常见于某些特殊情况，如儿童或者老年女性。

（二）直肠脱垂的分级或分度

有研究者（Sun et al，2014，Patcharatrakul et al，2018）将直肠脱垂分为4级：Ⅰ级直肠没有脱出；Ⅱ级直肠脱出肛门，可自行还纳；Ⅲ级直肠脱出肛门，不能自行还纳，需要辅助复位；Ⅳ直肠脱垂不能还纳。

直肠脱垂牛津分级（Collinson et al，2009；Cariou de Vergie et al，2017）是直肠脱垂临床研究中应用较广的分级系统（表38-3-2），其根据肠套叠套入部顶端相对于直肠膨出和肛门括约肌下降程度，将直肠内脱垂分为4个级别，分别是高位或低位直肠套叠或肛门套叠，5级脱垂则是直肠外脱垂。Wijffels等（2010）研究显示年龄与牛津分级有强相关性。但是仅仅通过直肠造影进行分级并不十分准确，有时会低估直肠脱垂的程度（Evans et al，2014）。荷兰直肠脱垂管理指南推荐应用此分级系统评价直肠内脱垂（van der Schans et al，2018），3级~5级脱垂是外科手术适应证（席晨辉等，2016）。

1994年国家中医药管理局制定了全国统一的直肠脱垂诊断标准，分为不完全性脱垂、完全性脱垂和重度脱垂3种。

不完全直肠脱垂：也称为Ⅰ度直肠脱垂，多见于排便或努挣时，直肠黏膜脱出，色淡红，长度小于3~5 cm，质软，不出血，便后能自行回纳，肛门功能良好者。

分级		放射学特征	图示
内脱垂	Ⅰ（高位直肠）	肠套叠下降位置在直肠前突位置之上	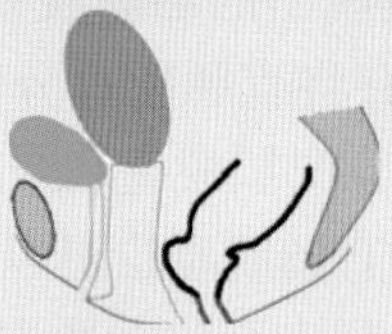
	Ⅱ（低位直肠）	肠套叠下降至直肠前突水平，未进入肛管	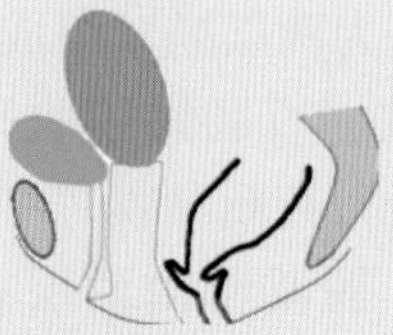
	Ⅲ（高位肛管）	肠套叠下降至肛管或括约肌水平	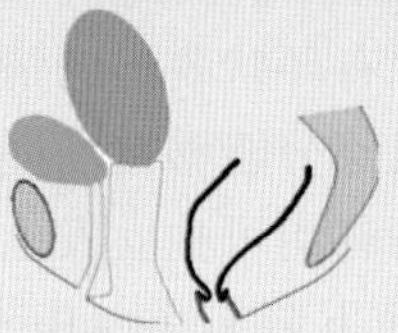
	Ⅳ（低位肛管）	肠套叠下降进入肛管或括约肌水平	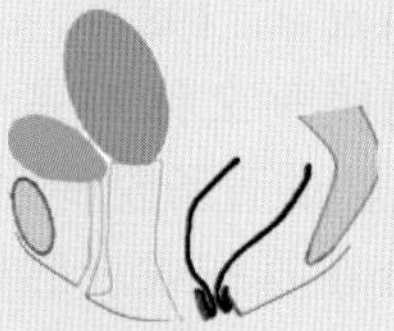
外脱垂	Ⅴ（完全直肠脱垂）	脱出肛门	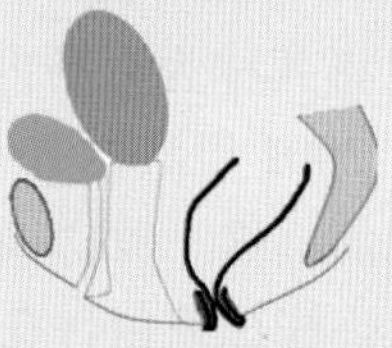

表 38-3-2　牛津直肠脱垂放射分级系统

（注：引自Collinson R，Cunningham C，D'costa H，et al. Rectal intussusception and unexplained faecal incontinence：findings of a proctographic study [J]. Colorectal Dis，2009，11（1）.）

完全性直肠脱垂：也称为Ⅱ度直肠脱垂，排便或腹压增加时，直肠全层脱出，色红，长度在 5～10 cm，圆锥形，质软，表面为环状有层次的黏膜皱襞，便后需手法复位，肛门括约功能可下降。

重度直肠脱垂：也称为Ⅲ度直肠脱垂，排便或腹压增加时，直肠全层或部分乙状结肠脱出，长度大于 10 cm，圆柱形，表面有较浅的环状皱襞，触之很厚，需手法复位，肛门松弛，括约肌功能明显下降。

中华中医药学会肛肠分会（中华中医药学会肛肠分会，2004）于 2002 年制定了直肠脱垂分型分级标准（草案），包括两型三度。一型：不完全性直肠脱垂，即直肠黏膜脱垂。二型：完全性直肠脱垂，即直肠全层脱垂。

二型根据脱垂程度分为三度：

Ⅰ度为直肠壶腹内的肠套叠，即隐性直肠脱垂。排粪造影呈伞状阴影。

Ⅱ度为直肠全层脱垂于肛门外，肛管位置正常，肛门括约肌功能正常，不伴有肛门失禁。

Ⅲ度为直肠和部分乙状结肠及肛管脱出于肛门外，肛门括约肌功能受损，伴有肛门不全性或完全性失禁。

总之，现有的直肠脱垂分类与分度标准，对

指导直肠脱垂的治疗针对性不强，尚缺乏针对直肠脱垂常常合并的盆底功能障碍性疾病的评估，如子宫阴道脱垂、膀胱脱垂、便秘、大便失禁、直肠前突等，亦缺乏盆底神经、肌肉功能和直肠功能的评估，而这些功能的评估可能决定着手术方式的选择，决定着是采用固定直肠还是切除直肠？因此，对更能满足临床实际需求的分类或者分度标准还需要进一步探讨。

（孙松朋）

第四节 评 估

一、症状评估

直肠脱垂患者的临床症状和详细的病史决定着外科治疗策略的制订。直肠脱出是诊断直肠脱垂的重要依据，可以直接在肛门外看到，也可以通过模拟排便动作或者要求患者下蹲促使直肠脱出（Bordeianou et al，2014），可以看到黏膜皱褶呈同心环状排列的直肠从肛门脱出数厘米。在临床评估中，临床医生需要明确直肠脱出的长度和是否能够还纳入肛。脱出长度是手术方法选择的重要参考依据，有学者（Varma et al，2011）建议脱垂超过 5 cm 应选择 Altemeiers 手术，小于 5 cm 可以选择 Delorme 手术。如果不能还纳入肛，这意味着可能会发生直肠脱垂嵌顿甚至出现绞窄（Tou et al，2015）。有时即使无法见到脱出的直肠，也可以将肛门扩张、黏液过多、排粪造影可见直肠套叠作为手术的依据（Keighley et al，2013）。

直肠指诊（digital rectal examination，DRE）和阴道指诊（digital vaginal examination，DVE）是临床评估的重要组成部分。肛门直肠检查可发现粪便污染引起的皮肤擦伤或刺激。用棉签或钝针在所有四个象限轻抚肛周皮肤，评估会阴感觉和皮肤反射，可引起肛门外括约肌反射性收缩，即肛门反射。如果没有肛门反射，应怀疑伴有阴部神经病变。DRE 可探知狭窄、痉挛、压痛、肿块、血或大便。如果有大便，应注意大便的稠度，并应询问患者是否意识到大便的存在。直肠对粪便缺乏感觉可能提示直肠低敏感性。通过要求患者收缩肛门来评估肛门括约肌和耻骨直肠肌的静息压和收缩压是非常有用的，需要注意的是做这项检查时应要求患者做出与排便相同的动作。当患者模拟排便动作时，检查者可以感觉到肛门外括约肌和（或）耻骨直肠肌放松，同时会阴下降。一只手放在腹部可以测量腹部的推力。缺乏这些正常的反应便应该高度怀疑排便协同失调（Tantiphlachiva et al，2010）。DRE 对鉴别排便协同失调的敏感性为 75%，特异性为 87%（Tantiphlachiva et al，2010）。用力排便状态或者直肠阴道双合诊检查有助于对直肠脱垂的诊断。虽然 DRE 是一种有效的临床检查手段，但对其如何用于综合评价仍缺乏认识（Wong et al，2012）。

肛门镜检查时，有时可见孤立性直肠溃疡，占 10%～15%（Madiba et al，2005）。孤立性溃疡的存在提示保守治疗效果可能较差，手术可能是最佳选择（Evans et al，2014）。溃疡是由于直肠脱出时黏膜与肛门边缘摩擦或者自我手法还纳入肛引起的反复创伤所造成。

多达 30% 的直肠脱垂患者可能合并生殖器官脱垂或盆腔器官脱垂（POP）（Gonzalez-Argente et al，2001）（图 38-3-6），因此进行阴道检查是必要的，应充分检查和评估阴道前壁、穹隆和后壁，可以应用 POP-Q 系统对之进行分类和分级（Bump et al，1996）。

直肠脱垂患者常常合并便秘、排便困难和（或）大便失禁。便秘或者排便困难可能在直肠出现脱垂之前已经出现，也可能在脱垂之后出现。便秘可能由直肠套叠造成的出口堵塞所致，而排便动作将会使堵塞程度加重；也有可能由于盆底功能障碍或者结肠传输障碍所致。简单的临床物理检查很难明确诊断是慢传输型便秘还是直肠功能障碍，因此有必要进一步行肛门压力测定、排粪造影、动态核磁扫描和结肠传输试验检查。

大便失禁常出现在直肠脱垂的后期，是直肠脱出、肛门松弛、直肠持续抑制反射伴直肠兴奋反射受损、阴部神经病变等因素共同作用的结果。任何类型的大便失禁都可能伴随有不同程度的急迫性尿失禁、被动性尿失禁、混合性尿失禁和大便污裤，也有可能合并便秘症状。无论大便失禁的类型是什么，都有必要进行直肠腔内超声和肛门直肠压力测定。事实上，根据形态学和功能检查的发现，有助于临床医生对手术方式的选择。

有研究显示，与采取手术治疗的患者相比，如果不进行手术，对于病程在 4 年以上伴有轻微尿失禁的患者，改善症状的可能性不大。这些发现有助于向患者解释手术的必要性（Cunin et al，2013）。

许多直肠脱垂患者合并有泌尿系统疾病，这些可能是由于相关的泌尿生殖器官脱垂所致，但直肠脱垂本身也常会导致排尿障碍，这继发于脱垂直肠产生的压力和牵引力。对于有明显尿失禁或排尿困难的妇女，应在任何手术治疗之前，由泌尿妇科进行评估，因为这些伴随疾病或者症状往往可以与直肠脱垂手术同时处理。

药物引起的便秘对 50 岁以下直肠脱垂患者的功能恢复可能预示着一个较差的治疗效果，有学者建议对于小于 50 岁的患者，可以根据这一危险因素来评估手术疗效（Marceau et al，2005）。

二、心理评估

健康相关生命质量（quality of life，QOL）自 20 世纪 70 年代引入医学界以来，医生和患者越来越重视疾病对生理、心理和社会属性的影响，因此 QOL 评价逐渐成为临床研究中非常重要的观察指标（Lam et al，2005；Bunevicius，2017），美国食品药品监督管理局认为 QOL 可以作为临床研究的独立终点指标（Hassan et al，2007），在外科领域 QOL 也逐渐成为外科干预时需要考虑的一个重要因素（Guest et al，1998）。

但是，据笔者所知，目前尚没有一个经过不同文化调适、信效度得到验证并被广泛应用的评价直肠脱垂患者的疾病特异性 QOL 量表，在目前的临床研究中多采用普适性量表或者与直肠脱垂并发症相关的大便失禁或者便秘的特异性量表作为测量工具。

简明健康调查简表（medical outcomes study 36 item short form health survey，SF36）是目前公认的具有较高信效度的普适性生命质量量表，其中文版的心理性能已经在普通人群（李俊 等，2001）和肛肠良性疾病人群（孙松朋 等，2019）得到验证。Riansuwan 等（2010）在评价经腹和经会阴手术治疗直肠脱垂临床疗效的研究中，采用 SF36 量表评价术后患者的 QOL，结果两种术式之间，采用经腹手术的患者在 SF36 量表的生理领域评分高于经会阴手术者，而心理领域评分相似。

欧洲五维健康量表（Euroqol group 5-dimension self-report questionnaire，EQ-5D）（The EuroQol Group，1990）是另一个得到广泛应用的普适性量表，其中文版已经获得了信效度检验（Wang et al，2005）。Senapati 等（2013）在评价直肠脱垂各种手术临床疗效的研究中应用 EQ-5D 评价患者 QOL，结果在经腹和经会阴、经腹直肠切除和经腹直肠固定术、Altemeier 手术和 Delorme 手术之间，EQ-5D 评分无明显差异，而每一种手术方法均能够明显改善 QOL。

大便失禁和（或）排便障碍（便秘）是直肠脱垂发生率极高的合并症，所以也常常应用大便失禁或者便秘相关的疾病特异性 QOL 量表来评价直肠脱垂患者 QOL 或者评价干预措施的治疗效果。

大便失禁生命质量评分（fecal incontinence quality of life scale，FIQL）（Rockwood et al，2000）是直肠脱垂临床研究中较常用的疾病特异性 QOL 量表，其得分范围 1～5，分值越高表示 QOL 越好。荷兰直肠脱垂管理指南 2017 版（van der Schans et al，2018）推荐 FIQL 作为评估大便失禁对直肠脱垂患者 QOL 影响的测量工具，其中文版心理学性能已经得到验证（高雪晓等，2018）。Emile 等（2017a）评价腹腔镜腹侧补片直肠固定术与 Delorme 手术疗效时，应用 FIQL 测量术后 6 个月的 QOL，结果两组之间无明显差异，且两种手术均能明显改善患者的QOL。Elagil 等（2015）在评价 Altemeier 手术和 Delorme 手术效果的研究中采用便秘严重度指数（the constipation severity index，CSI）和 FIQL 作为观察指标，结果两种手术对患者 QOL 的改善无明显差异，说明两种手术的临床疗效相似。

大便失禁严重程度的评估主要也是应用主观性评价工具，而客观性评价方法主要是用于分析病理机制，与临床症状的相关性有限（van der Schans et al，2018）。大便失禁严重度评分主要有 Pescatori 评分、克利夫兰失禁评分（Cleveland clinic incontinence score，CCIS）、American Medical Systems、Vaizey 评分（1999）、大便失禁严重度指数（the fecal incontinence severity index，FISI）（Rockwood et al，1999）等。其中 CCIS 和 Vaizey 评分在临床研究中应用较多，Senapati 等（2013）、Tschuor 等（2013b）在研究中采用 Vaizey 评分，Riansuwan 等（2010）、Emile 等（2017a）、Cunin 等（2013）在研究中采用 CCIS 作为评价肛门功能的观察指标。Cunin（2013）的研究显示 CCIS 评分小于 7 的患者较大于 7 的患者其肛门控便功能更容易恶化。而 FISI 是荷兰直肠脱垂管理指南 2017 版（van der Schans et al，2018）所推荐的工具。

评估排便障碍（便秘）严重程度或者 QOL 的问卷包括出口梗阻评分（Altomare 评分）、Wexner 评分、症状严重程度评分、便秘患者症状评价量表（constipation symptom assessment questionnaire，PAC-SYM）、便秘患者生命质量自评问卷（patient assessment of constipation quality of life questionnaire，PAC-QOL）、Longo 评分系统等。Altomare 评分（Altomare et al，2008）是专门用于评价出口梗阻综合征症状程度的量表，荷兰直肠脱垂管理指南 2017 版（van der Schans et al，2018）推荐该量表用于评估直肠脱垂患者的排便障碍严重程度。

三、影像学评估

如前所述，直肠脱垂通常仅凭体格检查便可确诊，而辅助检查可用于评估解剖和功能的改变，或排除其他疾病。这些检查包括结肠镜检查、超声、核磁共振、排粪造影、结肠传输试验、肛门测压等。

结肠镜检查主要用于排除额外的结肠病变，而与直肠脱垂相关的病变也可在结肠镜检查中发现，包括由于慢性脱垂导致的直肠溃疡或直肠红斑。

对于有阴道分娩史、直肠手术史或大便失禁的患者，均应该予以直肠腔内超声检查（endoanal ultrasonography，ERUS）。ERUS 已经成为用于诊断后盆腔疾病（大便失禁、排便障碍、阴道后壁脱垂、肛瘘、盆底功能失调和肛周疼痛）的重要工具，既可以评估肛门括约肌，也可以联合经阴道腔内超声（transvaginal ultrasonography，TVS）或者经会阴超声（transperineal ultrasonography，TPUS）评估肛提肌及肛提肌裂隙（Santoro et al，2011）。肛门扩张或者肛管压力下降往往提示应进行 ERUS 检查（Woods et al，2003）。Dvorkin 等（2004）应用 ERUS 测定肛门内括约肌和黏膜下层的厚度和面积，结果显示直肠脱垂患者肛管呈特征性椭圆形，与正常人相比，直肠脱垂患者肛门内括约肌（IAS）和黏膜下层的厚度和面积在肛管的所有区域（尤其是前上象限）都更厚或更大。肛门括约肌复合体的改变，如椭圆形形态、前后黏膜下层变形、内括约肌和黏膜下层厚度增加、括约肌不连续或瘢痕等，这些改变可能预示着尿失禁不会完全恢复。

排粪造影可动态显示直肠脱垂的过程（图 38-4-1），同时可以显示出常见的病变，如直肠黏膜内套叠（图 38-4-2）、肠疝、直肠前突（图 38-4-3）和盆底下降。对伴随的其他盆底疾病的筛查是排粪造影的主要用途，这些伴随的盆底疾病可以在直肠脱垂修复手术中同时得到纠正（Renzi et al，2006）。肠套叠在钡剂灌肠检查中表现为典型的"武士帽"征（图 38-4-2），检查中发现肠套叠是否具有临床意义目前还不确定。16% 的直肠脱垂患者伴有会阴下降异常。虽然排粪造影可能有助于鉴别其他盆底疾病，但其敏感性并不特别高，仅 64% 的直肠脱垂患者在检查时表现为直肠脱垂的征象（Wallenhorst et al，2015）。

有些医学中心用磁共振排粪造影（MR

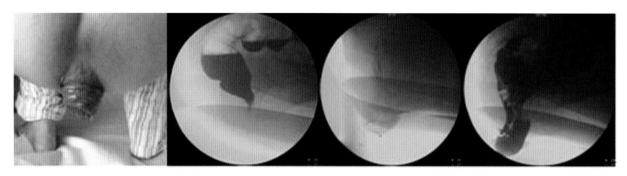

图 38-4-1　直肠脱出照片排粪造影显示静息相，力排相示直肠脱出，小肠造影示小肠脱出
（注：由中国中医科学院广安门医院李华山教授提供）

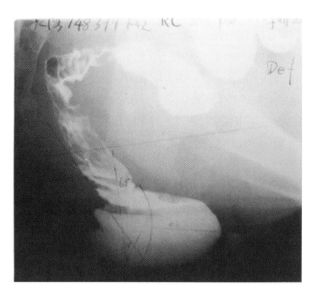

图 38-4-2　直肠黏膜内套叠排粪造影图像
（注：由北京中医药大学东直门医院赵宝明教授提供）

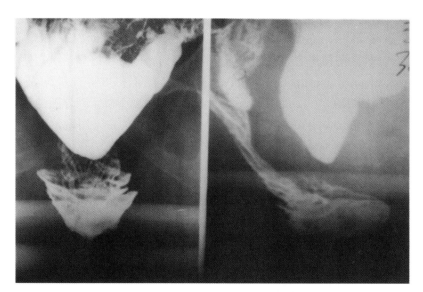

图 38-4-3　直肠前突排粪造影图像
（注：由北京中医药大学东直门医院赵宝明教授提供）

defecography，MD）代替了传统的排粪造影。检查过程包括将 300 ml 的超声凝胶注入直肠，首先进行静态成像，然后进行动态成像，在此过程中，患者被要求努挣然后排便。MD 力排相肛管直肠呈漏斗样表现提示肛门内括约肌薄弱，提肛时扩张的肛管无法缩紧则提示外括约肌功能丧失，这种控便能力的不全还表现为肛门收缩时肛直肠角不再缩小，比较严重的大便失禁常表现为肛管扩张，直肠呈下垂样表现（Hetzer et al，2006）。与传统排粪造影相比，MD 的优势是它提供了额外的解剖学信息，能够同时显示膀胱和阴道。然而，患者在检查过程中需要平卧于检查床上，有些人可能会发现这种姿势很难排便。传统的排粪造影目前仍然是评估排便功能的金标准（Ahmad et al，2015）。

如果同时合并前盆和中盆病变，建议行 MRI 检查，直肠、肛管、尿道、子宫、阴道、会阴肌、会阴体和筋膜内支持组织均可通过动态 MRI 安全、无创地显示出来，盆底裂孔区也可以清晰成像（Pannu et al，2000）。直肠脱垂在 MRI 矢状位图像上的相关表现包括（Gallo et al，2018）：①由于直肠后方的系膜固定不良，直肠向前移位以及直肠套叠；②向前、后或者外侧膨出（直肠前突）；③会阴体伸展和变薄；④肛门直肠交界处相对于耻骨尾骨线下降超过 2 cm。MRI 也能够清晰显示出盆底肌肉的形态、萎缩边界和脂肪成分的多少，可以表现为括约肌变薄、肌肉组织被脂肪所替代。有研究表明肛门外括约肌边界模糊和（或）肛门内括约肌变薄提示括约肌萎缩，阳性预测值为 74%（Fuchsjager et al，2003）。

四、盆底功能评估（生理学检查）

在评估直肠脱垂患者时，有时会进行肛门压力测定和神经传导检查等生理学检测，但在直肠脱垂的情况下，这些结果很难解释，而且这些结果很少会改变手术计划。然而，它们可以在评估直肠脱垂所伴随的便秘或大便失禁时发挥作用，协助制订最佳手术方案，也可用于预测手术效果，尤其是对于年轻患者。

直肠脱垂患者的肛门压力常常表现为静息压和收缩压降低，40% 的直肠脱垂患者在压力测量中表现为括约肌功能下降（Hotouras et al，2013）。虽然肛门压力测定并不能直接影响直肠脱垂的治疗，但其可能具有一定的预测预后的价值，有研究显示对于手术前最大收缩压 > 60 mmHg 的患者，术后大便失禁症状可以获到明显改善（Glasgow et al，2006）。

如果合并中枢或者周围神经系统疾病，神经生理学检查是有用的（Gallo et al，2018）。伴有阴部神经损伤是直肠脱垂手术治疗后大便失禁或尿失禁不能改善的原因之一，其表现为阴部神经末梢神经运动潜伏期延长、外括约肌和肛提肌电图活性降低，通过术后神经末梢运动潜伏期的测量，可以预测直肠脱垂术后肛门控便功能（Birnbaum et al，1996），有阴部神经病变患者手术疗效较无神经病变者要差。

对于那些有严重便秘的患者，结肠传输试验可用于评估结肠运动功能，这将有助于完善手术方案，有可能可以在手术中一并处理。

直肠脱垂的病情评估是对病情综合分析的过程，图 38-4-4 和图 38-4-5 体现了对直肠脱垂个体化评估的流程。

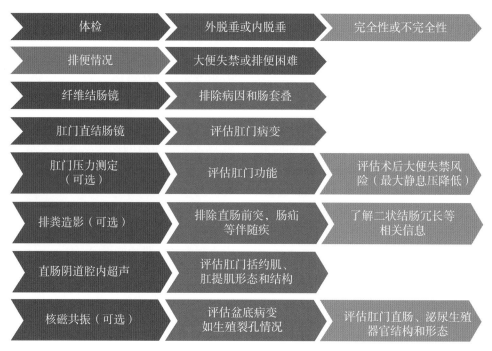

图 38-4-4 直肠脱垂诊断检查流程（Bordeianou et al，2014）

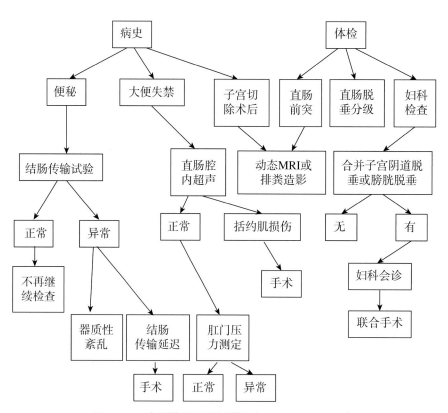

图 38-4-5 直肠脱垂诊治流程图（Pescatori et al，2009）

第五节　手术治疗

直肠脱垂在 4 岁以下的儿童中有可能自愈（Morrison et al，2019），而对于大部分症状性直肠脱垂患者，原则上应选择手术治疗（Bordeianou et al，2014）。如果患者伴有可干预的症状，如慢性便秘伴过度紧张、频繁腹泻、轻微脱垂，或者患者无法进行手术，有时也可以给予药物治疗等非手术治疗。非手术治疗包括膳食咨询、高纤维素摄入和生物反馈等，不幸的是，这些方法往往效果不佳。伴发的便秘也是非手术干预的一个方向，可以给予高纤维饮食、泻药等。一些与直肠脱垂相关的症状可能也会受益于这些保守治疗方法。Cunin 等（2013）开展的研究是目前关于直肠脱垂非手术治疗的唯一证据，他们随访了 42 名因各种问题没有接受手术治疗的患者，尽管予以了膳食咨询、膨胀剂和生物反馈的治疗，但在 4 年的随访中，总体上大便失禁并未改善，2/3 患者失禁症状加重，QOL 评分仍然很低，而且明显比接受手术治疗患者的评分要差。最近，一种三环类抗抑郁药（Livovsky et al，2015）被提议用于治疗直肠脱垂引起的肛门下坠感，效果良好（69% 有效率），其药理作用除了通过 β_2- 肾上腺受体抑制周围神经外，很有可能是通过中枢介导降低直肠的超敏性。

手术是治疗直肠脱垂的唯一有效方法。自 1912 年 Moschcowitz（1912）提出滑动疝理论以来，已经设计了多种不同的手术方法来治疗直肠脱垂，这些手术基本上遵循以下原则：切除脱垂和冗余肠管，缩小肛门，整体重建或加固会阴，腹部悬吊或固定脱垂肠管，关闭疝囊或修补会阴滑动疝。但对于最佳手术方式或每种术式的治疗效果尚未达成共识（Altemeier et al，1971；Carvalho et al，2018）。

直肠脱垂具体手术方法的选择是非常困难的，有 100～300 种治疗方法应用于直肠脱垂的治疗，这一事实表明没有一种方法是能够完全令人满意的（Wilson et al，2011；Michalopoulos et al，2011），手术治疗的最佳方法目前仍然存在

着巨大的争议（Carvalho et al，2018），且仍将持续下去。经腹和经会阴（经肛门）手术是直肠脱垂主要的手术入路选择，也是争议的焦点（Goldstein et al，2011）。同时，患者的年龄、伴随疾病、性别以及是否伴随便秘或大便失禁等诸多因素都是手术决策中需要考虑的因素。对于高龄或有严重并发症的患者，经会阴入路手术常常被作为首选，但现在对于高龄老年患者经腹入路手术也常常被采用。一项对 80 岁及以上患者的前瞻性观察研究表明经腹入路手术是安全的，80 例患者采用经腹腹腔镜直肠固定术，结果并发症发生率 13%，没有死亡病例（Wijffels et al，2011）。意大利结直肠外科学会完全性直肠脱垂管理与治疗共识（Gallo et al，2018）指出，年龄不应该成为选择手术方式的影响因素。在现有的研究中，比较术后复发和手术并发症，经腹与经会阴（经肛门）手术两者之间并无显著差异。Senapati 等（2013）对 293 例患者，进行大型随机对照研究并没有发现经腹和经会阴入路的手术结果有任何差异。相对于开腹手术，腹腔镜手术会使患者恢复更快。如果便秘是主要症状之一，同时切除部分肠管可能会对恢复有所帮助。对于经会阴（经肛门）入路的不同手术方式，其手术疗效亦无明显差异（Tou et al，2015）。直肠脱垂理想的治疗选择最好能够在盆底多学科会议上讨论，尤其是对合并泌尿和结直肠症状者（Mercer-Jones et al，2014），或者合并生殖器官脱垂者。

一、经会阴入路手术

经会阴入路手术包括硬化剂注射、肛门紧缩术、黏膜下环切肌层折叠缝合术、直肠脱垂经会阴切除术、经肛门吻合器直肠切除术（STARR 术）、Gant-Miwa 手术等。本小节主要介绍前四种手术方式。笔者所在医院以消痔灵注射液双层注射联合直肠黏膜柱状缝扎术为基础，有选择地联合应用肛门紧缩术，形成了技术规范、疗效确

切、具有鲜明中国特色的治疗方法，并命名为三联注射固脱术，笔者将对此详细阐述。

1. 三联注射固脱术　硬化注射治疗（injection sclerotherapy，IS）侵袭性小、成本低、安全性高，目前已经成为欧美地区治疗儿童直肠脱垂的首选（Hintz et al，2019）。首先这种治疗需要在手术室全身麻醉下进行，患儿俯卧或仰卧位，最好能够进行肠道准备。有研究显示44%的硬化注射临床研究中选择乙醇作为硬化剂，32.8%应用苯酚，其他硬化剂依次为：盐水、牛奶、右旋糖苷/透明质酸共聚物、葡萄糖（单独或与其他药物联合应用）（Hintz et al，2019）。苯酚经常与杏仁油、甘油、花生油或橄榄油等油性物质混合使用。一般情况下，从齿状线或略高于齿状线开始，用细针将硬化剂分成4个象限送入直肠黏膜下层数厘米。为了避免直肠阴道瘘或者直肠膀胱瘘的发生，有些学者建议应该避免直肠前方的注射（Abes et al，2004；Bahador et al，2008；Fahmy et al，2004）。硬化剂用量1～35 ml，平均0.63±0.5 ml/kg。首次注射成功率在54.7%～96.1%之间，其中乙醇的首次注射成功率最高，为96.1%。高渗盐水治疗效果较差，首次注射成功率为82.4%。5%苯酚治疗效果最差，首次注射治愈率为54.7%（Hintz et al，2019）。硬化注射治疗并发症比较罕见，Bahador等（2008）报道应用乙醇治疗165例患者，4例出现间歇性跛行，2～3天后自然缓解，考虑是由于乙醇从直肠壁渗出至坐骨神经水平所致。尚没有关于感染的报道。

与西方国家不同，由于传统中医药的优势，硬化注射治疗在我国不仅应用于儿童和老年人，也广泛应用于成人完全性直肠脱垂的治疗。所用硬化剂的种类也多种多样，除了各种浓度的乙醇、盐水、葡萄糖、明矾制剂（曹吉勋等，2006）等以外，最常用的是根据"酸可收敛，涩可固脱"的中医理论，由中草药开发研制的消痔灵注射液、芍倍注射液等。注射方法与西方国家区别较大，主要是不仅将硬化剂注射到直肠黏膜下，还要将硬化剂注射到直肠周围，通过药物的刺激作用，产生无菌性炎症以及纤维化病理改变，使直肠黏膜与肌层、直肠壁与周围组织粘连固定，达到收涩固脱的作用，使脱垂的直肠不再

脱出。注射的同时也可以联合直肠黏膜柱状或者点状缝扎以及肛门紧缩术。这种具有中国特色治疗方法，创伤小，并发症少，可重复治疗，临床疗效显著。其中，消痔灵注射液是临床应用最广泛的硬化剂。

消痔灵注射液由史兆歧教授研制，初衷是用于治疗痔病（Shi，1997），自20世纪80年代开始用于治疗直肠脱垂并逐步形成了完整的技术规范（韩宝等，1996）。本节笔者将主要介绍三联注射固脱术（消痔灵注射液双层注射+直肠黏膜柱状缝扎+肛门紧缩术），适用于Ⅰ、Ⅱ度直肠脱垂，对Ⅲ度直肠脱垂手术效果欠佳。注射时需要将消痔灵注射液配成1∶1混合液（1%利多卡因0.3份，生理盐水0.7份，消痔灵注射液1份）。手术时患者截石位，术前需要清洁肠道。

手术步骤：

（1）直肠黏膜柱状缝扎（图38-5-1）：手术中嘱患者用力努挣或者在医生的帮助下使肠管全层脱出（相当于术前脱出长度），碘伏消毒直肠黏膜及肠腔，在截石位3、7、11点位齿状线上方，用组织钳提起松弛黏膜直至脱垂的顶点（根据脱垂的长度可以分次进行），在基底部用大弯血管钳钳夹，7号丝线或可吸收线在钳下进行"U"形缝合结扎形成3条柱状缝扎带，也有人采取右上、右下、左上、左下4条缝扎带。柱状缝扎主要是使缝扎处形成炎症反应，最终沿直肠长轴在直肠内壁形成3条或者4条纤维粘连带，从而对直肠内壁形成支撑，减少直肠黏膜在排便过程中向下外方移动以达到固定直肠的目的。也有人采用多点结扎的方式固定黏膜，一般在一个区域上结扎点不超过三处，结扎后用手指扩肛，直肠必须顺利通过两横指（直径4 cm），以避免术后发生因肠管狭窄而出现的排便困难。

（2）直肠黏膜下注射（图38-5-2）：分为脱出直接暴露下注射和肛门镜下注射法。前一种方法用于重度脱垂（12 cm以上），后一种适用于其他脱垂。

柱状缝扎完成后，术者手托直肠进行操作，在柱状缝扎带之间，用5号细长针头，注射先从脱出肠管最远端黏膜下开始向末端进针，直至齿状线上方，边退针边注射直至针头完全退出，形

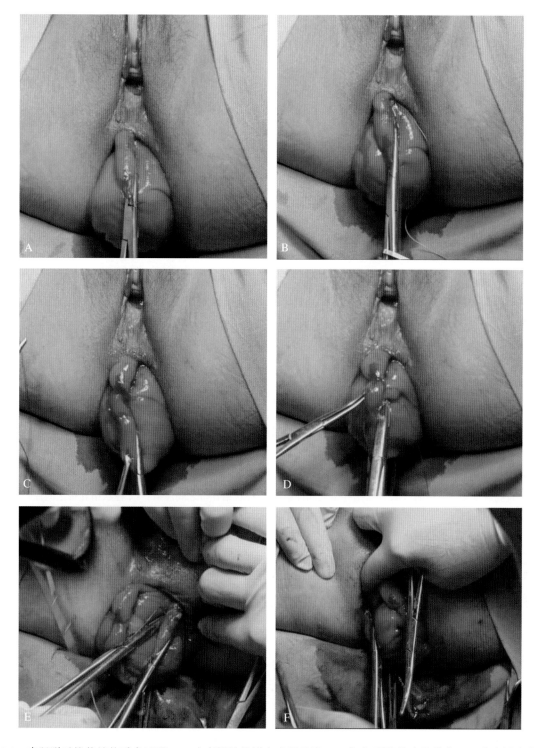

图 38-5-1　直肠脱垂柱状缝扎手术过程。**A.** 大弯钳柱状钳夹直肠黏膜；**B.** "U" 形缝扎直肠黏膜；**C.** 分次钳夹直肠黏膜至脱垂顶端；**D.** 缝扎直肠黏膜形成柱状缝扎带；**E.** 进行第二条柱状缝扎带；**F.** 完成全部的柱状缝扎

成一条条索状黏膜下注射区，根据柱状缝扎带之间的大小可以行多条注射区，每个柱状结扎带之间的黏膜区共注射 1：1 消痔灵注射液 10 ～

20 ml，有时柱状缝扎带下方也可注射。在脱出肠管内腔的黏膜下行点状或扇形注射（图 38-5-3），每点 2 ml，如果位置较高可以在肛门镜下注射

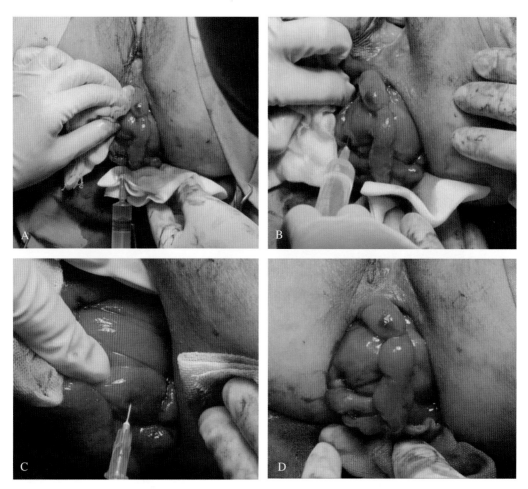

图 38-5-2　直肠脱垂黏膜下注射。**A.** 柱状结扎带之间注射；**B.** 柱状结扎带之间注射；**C.** 柱状结扎带之间注射；**D.** 注射完毕

（图 38-5-4）。肛门镜进入位置较高，可以使注射的位置更高，效果更好。注射从肛门镜内口前方最高点进针，黏膜下方注药，每点约 2 ml，注射后多形成柱状，分布于肠腔内。要求尽量一次性进针，从上至下，由近端至远端（齿线上）一次完成注射。注射总量依脱垂程度不同而定，一般控制在 30～90 ml 之间。最后将脱出肠管还纳复位。

（3）直肠周围扇形三点注射方法（图 38-5-5）：继黏膜下注射后，再次消毒肛周皮肤，分别于截石位 3、6、9 点，肛缘外 1.5～2 cm 以内定位。选用腰穿针，10 ml 或者 20 ml 注射器，并更换手套，严防感染发生。药物选用 1∶1 的消痔灵注射液或者原液共 15～45 ml，每点区域内注射 5～15 ml。进针 3 cm 后，术者用示指进入肛门内，于齿线上方黏膜区域与腰穿针方向一致，摸清针尖位置未穿破直肠壁，针尖与手指尖相距 1 cm 之间为宜。进针深度为 8 cm，边推药边退针，缓慢退至 3 cm 处，约在肛提肌部位上方将药推注 7 ml，然后由本点向外退针至皮下，再分别向上、下两个方向进针，构成扇形（图 38-5-6），分别注药 4 ml，每点区域共 15 ml。

（4）肛门紧缩术：肛门紧缩术适用于直肠脱垂合并肛门松弛者，对于合并肠炎或者直肠黏膜炎症反应较重者不宜应用，常用的具体术式有肛门环缩术（Thiersch 术）和肛门括约肌折叠术。

Thiersch 术：由 Thiersch 在 1891 年首先报道（Gabriel，1948），主要是将各种材料环绕肛门皮下一周，使松弛的肛门紧缩，从而阻止直肠脱出。缩小肛门的材料最开始使用银丝，经过逐

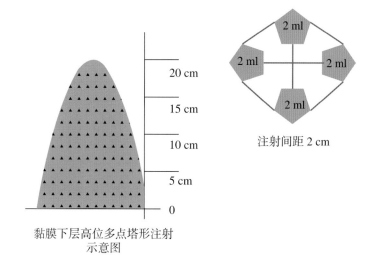

黏膜下层高位多点塔形注射
示意图

注射间距 2 cm

图 38-5-3 直肠黏膜下多点注射，扇形分布示意图
（注：由北京中医药大学东直门医院赵宝明教授提供）

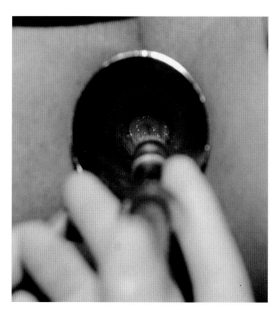

图 38-5-4 肛门镜下直肠黏膜注射

渐改进，现在植入肛门周围的材料主要有丝线、羊肠线、硅橡胶圈、医用钢丝、尼龙网带、涤纶、尼龙、聚乙烯补片、聚四氟、筋膜、肌腱等（Steele et al，2015）。患者取截石位，自 6 点位和 12 点位距肛门约 1.5 cm 处皮肤各作一 0.5 cm 长的手术切口，以中弯钳从 6 点切口进入，在术者示指于肛内引导下，沿皮下间隙向 12 点位切口作绕肛门钝性分离并从 12 点处切口穿出，夹住植入材料一端退回 6 点切口并拉出植入材料。用同样方法自 6 点切口入钳，于对侧作绕肛钝性分离，并从 12 点切口穿出，拉回植入材料的另一端。收紧两端并结扎，使肛门直径以自由进入一示指为度，切口开放或缝合均可。

肛门括约肌折叠术（图 38-5-7）：患者截石位，在肛门后方（6 点位）距离肛缘 1.5 cm 行"V"形切口，长度视肛门松弛程度而定，一般至肛门与尾骨的中点处，切开皮肤皮下组织，游离皮瓣进入肛管内，暴露外括约肌皮下部、浅部和肛管后三角，将松弛的两侧外括约肌牵拉重叠缝合，闭合肛管后三角，以肛管内可伸入一横指为度，将皮瓣行梭形切除，全层缝合切口。如果从后方紧缩效果不佳，亦可从肛门前方重复此操作。肛门括约肌折叠术也可以从肛门两侧操作。术后需要应用 3～5 天广谱抗生素预防感染，控便 3 天。

述评：消痔灵注射液主要由中药明矾和五倍子的有效成分组成。明矾中的主要有效成分是硫酸铝钾，其水溶液中的铝离子能对注射部位局部产生较强的致炎作用，并可促使直肠周围组织纤维化，与五倍子的主要成分鞣酸相配合可延缓组织对有效成分的吸收，促使铝离子最大限度发挥

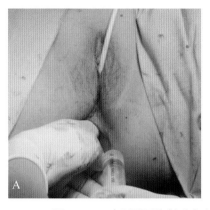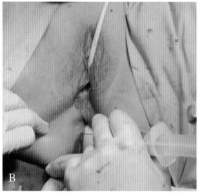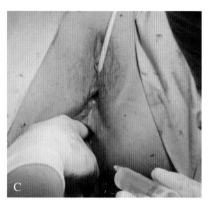

图 38-5-5 直肠周围注射手术步骤。**A.** 左侧直肠周围注射；**B.** 右侧直肠周围注射；**C.** 直肠后间隙注射

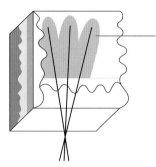

直肠周围注射后形成三扁柱状纤维化组织，起到支持、固定、载托作用

肠周围高位三点扇形注射方法示意图

图 38-5-6 直肠周围注射进针方向示意图
（注：由北京中医药大学东直门医院赵宝明教授提供）

致炎作用。通过药物的刺激作用，在直肠周围可以形成无菌性炎症性应激反应，促进直肠周围肌群的功能恢复，并能使直肠周围组织纤维化粘连固定直肠，从而得以对抗腹压、恢复盆底支持系统的力平衡（李华山 等，2017）。

三联注射固脱术是消痔灵注射液双层注射联合直肠黏膜柱状缝扎和肛门紧缩术，三种手术操作的顺序不能改变，这种操作顺序最有利于手术操作并可以节省用药量。直肠黏膜下注射根据肠套叠理论而设计，通过消痔灵注射加强黏膜与黏膜下层的附着，并通过 3～4 条柱状缝扎进一步阻止黏膜和直肠全层的剥离，直肠周围注射解决了直肠与骶骨之间固定不足的缺陷，肛门紧缩术是为阻止直肠脱出设立的最后一道屏障。笔者认为前两者方式是必不可少的，肛门紧缩术可以

根据患者的肛门松弛程度决定采用与否，如果肛门功能没有受损可以不联合采用此术式。有学者仅仅采用消痔灵双层注射术，也取得了较好疗效（韩宝 等，1996；李华山 等，2003）。消痔灵直肠周围注射的具体部位在直肠的两侧和后方，为了规避直肠阴道瘘或阴道并发症，操作中避开了直肠阴道之间的药物注射，但也有学者为了提高疗效尝试进行直肠阴道间的消痔灵注射，甚至行直肠周围 8 点注射（崔国策 等，2017b），但明显增加了并发症发生率。对于手术中应用消痔灵注射液的浓度，笔者所在医院主张直肠黏膜下注射消痔灵的浓度必须稀释为 1 : 1，直肠周围注射的消痔灵浓度建议为 1 : 1，但在临床实践中笔者所在医院亦有时采用消痔灵原液进行直肠周围注射，术后并没有发生更多的并发症。李华山等（2006）比较了直肠周围注射消痔灵注射液不同浓度的手术效果，一组应用 1 : 1 浓度，另一组应用原液，结果两组的有效率并无差异。

三联注射固脱术有效率在 72.75%～100%（详见表 38-5-1），但笔者认为这一结论有待进一步商榷。韩宝等（2011）报导一组 84 例Ⅱ度直肠脱垂患者，随访 1 年、2 年、3 年的有效率分别为 92.86%、90%、88.16%。叶宇飞等（2014）报道 452 例，随访 1 年、2 年、3 年，复发率分别为 4.73%、6.09%、7.16%。分析现有相关文献，发现关于这种治疗方法的临床研究总体质量不高，存在的问题有：①缺乏有效对照和循证医学证据；②随访时间短，笔者曾经为一位 20 年前

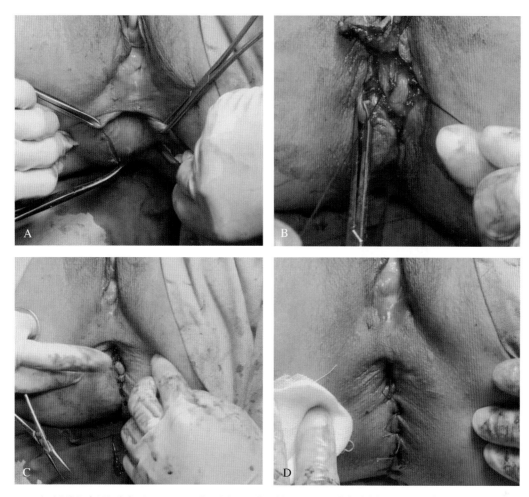

图 38-5-7 肛门括约肌折叠手术过程。**A.** 肛门后方"V"形切口；**B.** 游离皮瓣后重叠缝合外括约肌；**C.** 剪除皮瓣；**D.** 缝合皮肤关闭切口

进行过消痔灵注射治疗的患者再次进行消痔灵注射治疗；③缺少并发症或者不良反应的描述或者描述不够详细。虽然有上述不足，但目前文献所显示的这种治疗方法的有效性和安全性仍然是令人鼓舞的，更关键的是可以反复应用。

三联注射固脱术创伤小，并发症少，总体上是安全有效的。这种方法在临床上已经广泛开展（表 38-5-1），适合各年龄层次，尤其适合儿童和身体虚弱的老年人，笔者曾经为一位 92 岁老年男性患者施行此术式。其并发症多为术后发热，一般持续 3～5 天，少数患者可有血白细胞轻微升高（马树梅，2009，韩宝等，2011）、肛门胀痛（韩宝等，2011）或者坠胀（马树梅，2009）、切口感染（张燕生等，1992）等，对肝肾功能的影响尚未见报道。最严重的并发症是来自马树

梅（2009）报道的血压下降，经处理好转。并发症的发生多数与消痔灵引发的炎症反应有关，炎症反应的程度则与消痔灵注射液的使用剂量、浓度、部位有关。注射剂量增大、局部浓度过高、手术技术不熟练、患者一般状况不佳及病情严重等因素可能是导致术后风险增加的原因。

一个最令人关心的问题是注射过程中能否保证不会把硬化剂注入腹膜腔。李华山（2017）以亚甲蓝注射做引导，高位注射后可见腹膜外蓝染，但未发现注射液进入腹腔。另外，验证性地注射 5 ml 消痔灵，穿刺到顶端不退针的时候，即使注射部位较高，穿透了盆底的腹膜层进入腹腔，亦未见严重并发症。

日本三菱制药公司通过改变消痔灵注射液某些成分（Takano et al，2006）后生产出硬化

表 38-5-1 消痔灵注射联合或不联合柱状缝扎联合或不联合肛门紧缩术的临床研究文献

作者	发表时间	例数	手术	浓度	剂量（ml）	研究类型	随访时间	有效率	并发症（n/%）
张燕生（1992）	1992	23	柱状缝扎（2条）黏膜下注射直肠周围注射括约肌折叠	1∶1	32 30	无对照	3年	100%	排便不畅4例异物感4例伤口感染2例
韩宝（1996）	1996	252	黏膜下注射直肠周围注射	1∶1	115～160	无对照	1～10年	治愈93%复发3%	尿潴留28例发热12例（4.8%）
赵宝明（2000）	2000	42	黏膜下注射直肠周围注射	1∶1	90～120 45	无对照	1～3年	95.8%	发热25例坠胀32例轻度下腹痛3例
张燕生（2004）	2004	67	柱状缝扎（4条）黏膜下注射直肠周围注射括约肌折叠	1∶1	20～32 30	无对照	未描述	治愈66例好转2例	尿潴留8例（12%）排便不畅4例（6%）伤口感染2例（3%）
邵飚（2005）	2005	37	黏膜下注射柱状结扎肛门环缩	1∶1	无	无对照	0.5～2年	无复发	无
马树梅（2009）	2009	35	黏膜下注射直肠周围注射	1∶1 原液	40～60 45～80	无对照	1～30个月	91.4%	血压下降1例发热4例（38.5℃）WBC升高3例便不尽9例排便困难2例坠胀3例
韩宝（2011）	2011	84	柱状缝扎黏膜下注射直肠周围注射括约肌折叠式	1∶1	80～120	无对照	3年	1年92.86%2年90%3年88.16%	发热8.3%坠痛明显者20.24%尿潴留8.33%白细胞升高9.52%
叶宇飞（2014）	2014	452	柱状缝扎黏膜下注射直肠周围注射括约肌折叠术	1∶1	80～120	无对照	3年	复发率1年4.73%、2年6.09%3年7.16%	发热2例尿潴留33例
崔国策（2017a）	2017	151	黏膜下注射直肠周围注射	1∶1	48 55	无对照	中位6年	复发率27.15%	未描述
鞠宗泽（2019）	2019	80	柱状缝扎黏膜下注射	无	<20	随机对照	3个月	消痔灵组95%对照组77.5%	未描述

剂 ALTA（aluminum potassium sulfate and tannic acid，Zione^R），有研究（Hachiro et al，2007）应用 ALTA 注射治疗 14 例直肠脱垂患者，中位随访 6 个月，全部治愈，术中、术后没有并发症发生。另一项回顾性研究（Abe et al，2014）纳入 23 例，5 年复发率 14%。

除了消痔灵注射液外，根据中医理论研制的硬化注射剂还有芍倍注射液（安阿玥 等，2004）、矾藤痔注射液（贺平 等，2010）等。有少量的文献报道治疗直肠脱垂方面与应用消痔灵的疗效近似（廖明 等，2013），但还需要进一步临床探索。

肛门紧缩术复发率高达 44%（Steele et al，2015），可合并粪嵌塞、植入材料断裂等来自不可吸收材料的并发症（Devesa et al，2011），目前在西方已经很少被采用（Keighley et al，2013，Gallo et al，2018）。植入材料的取出或者断裂将会导致脱垂复发，致使肛门紧缩术远期疗效欠佳（Gupta，2002），但是如果将其作为联合术式的组成部分便能够体现出这种式式的价值，其可以暂时将脱垂的肠管限制在肛管内，给予硬化剂完全发挥作用赢得时间，同时可以减轻脱垂引起的症状（Gupta，2002）。便失禁是直肠脱垂的常见并发症，Devesa 等（2011）应用 Thiersch 术治疗 33 例便失禁，中位随访 37 个月，32 例临床症状及 QOL 获得改善。针对不可吸收材料植入后所带来的弊端，改进的措施在持续探索中，Eftaiha 等（2017）在经会阴直肠切除术中，将生物补片植入肛门周围，结果与单纯采用经会阴直肠切除术相比，复发率显著降低。Zutshi 等（2012）应用生物补片（Surgisis^{TM}；6 ply，2 cm×20 cm）包绕肛门治疗 66 例肛门括约肌损伤患者，中位随访 16.3 个月，结果手术后肛门失禁评分和 QOL 评分获得改善，失禁频率降低为每周一次，未出现并发症。有研究（Stojkovic et al，2006）应用颗粒状的生物材料注入齿状线附近治疗便失禁，结果 73 例患者中，30% 症状得到持续性改善，42% 短暂改善，27% 症状没有改善甚至加重。这种称作膨胀剂的颗粒状的生物材料，来自人或者猪的上皮，主要成分是胶原蛋白，通过将其注入肛门括约肌复合体或周围治疗轻度便失禁开展的时间尚短，其原理（Alam et al，2015）被认为是注射膨胀剂能够使肛垫膨胀，改善肛门密闭功能并提高肛门区压力，另外，膨胀剂注射能够改善肛门的形态，使之对称，进而改善肛门的密封性能。除此之外，Gupta 等（2006）利用射频消融方法诱导肛周组织纤维化从而缩窄肛门，同时联合传统的 Thiersch 术，随访 24 个月，38 例直肠脱垂患者中，只有 3 例复发，1 例便失禁没有改善。Warwick 等（2016）行 Delorme 术时联合 Thiersch 术，结果联合 Thiersch 术者复发率 8.3%，未联合者 21.8%，而并发症发生率并没有增加。日本 Abe 等（2014）应用 ALTA 注射联合 Thiersch 术治疗 23 例患者，中位随访 36 个月，复发 3 例，随访 5 年复发率 14%。所以，Thiersch 术在改善直肠脱垂症状、暂时缓解脱垂症状、作为其他手术的辅助措施或者对于年老体弱不宜行创伤较大手术的特定人群仍然发挥着作用。笔者所在医院行三联固脱术治疗直肠脱垂，在肛门紧缩环节，Thiersch 术或者括约肌折叠式均有采用，但更倾向于应用括约肌折叠术，该术式避免了异物留存体内产生不可预估的并发症，也能够使肛门具有一定的张力。而生物材料的植入可能也是将来的发展方向之一。

2. 黏膜下环切肌层折叠缝合术（Delorme 手术）　1900 年 Delorme 在 Whitehead 环切术的基础上首先提出脱垂肠管黏膜环切术（Ehlig et al，1979），后来又增加了肌层折叠缝合（Wu，2009），由此形成了目前的 Delorme 手术（图 38-5-8、图 38-5-9）。Delorme 手术适合于脱垂长度小于 5 cm（Bordeianou et al，2017）的完全性直肠脱垂患者或者 Ⅱ～Ⅲ度直肠脱垂并年老体弱者，手术步骤包括脱垂直肠黏膜袖套样切除和肌层重叠。术前需要清洁肠道，患者截石位或者折刀位，最大限度牵出直肠，黏膜下注射稀释肾上腺素盐水溶液，于齿状线上 1～1.5 cm 处环形切开黏膜，锐顿性将黏膜层从肌层袖状剥离至脱垂顶端，向下翻转黏膜，用 4 号丝线分 6～8 处环直肠纵行穿过黏膜下层和肌层，折叠肠壁，切除多余袖状黏膜，牵紧各条缝线结扎使肠壁肌层折叠，仔细止血，将近端黏膜与齿状线上黏膜间断缝合，将折叠肠壁还纳回肠腔，肠腔填塞油纱条。术后给予广谱抗生素预防感染 3 天，卧床 24

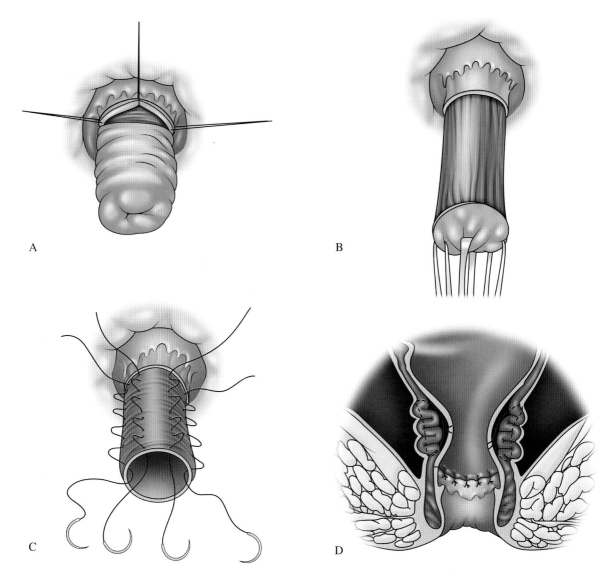

图 38-5-8　Delorme 手术操作过程。**A.** 齿状线上 1.5 cm 环形切开黏膜；**B.** 直肠黏膜剥离；**C.** 纵行肌层折叠；**D.** 缝合黏膜断端。

小时后取出油纱条，控制排便 3 天，便后坐浴。

　　述评：由于操作相对简单，创伤小，Delorme 术常被建议用于脱垂较轻或者腹部手术高危的患者，如腹腔内严重粘连等。Delorme 手术可以避免腹部手术，是年老体弱患者或伴有排便障碍者的选择。Delorme 手术复发率为 4% ～ 30%（Liberman et al，2000；Chun et al，2004a；Altomare et al，2009）（表 38-5-2），与 Altemeier 手术复发率相比统计学上无差异（表 38-5-3）。有报道（Emile et al，2017a）Delorme 手术与腹腔镜腹侧补片直肠固定术的治疗效果相似。

　　从表 38-5-2 可见 Delorme 手术并发症轻微，可处理。Pescatori（1998）报道 33 例中 15 例出现轻微并发症，包括手术切口轻微裂开、伤口轻度感染、尿路感染、肺炎和高血压。严重的并发症罕见，陈朝文等（2012）报道 1 例患者手术后第 7 天吻合口裂开，经再次麻醉下缝合痊愈。Mik 等（2015）报道死亡 1 例。

　　Mahmoud 等（2012a）回顾性分析了 37 名患者，平均随访 27±4.6 个月（15 个月 ～ 48 个

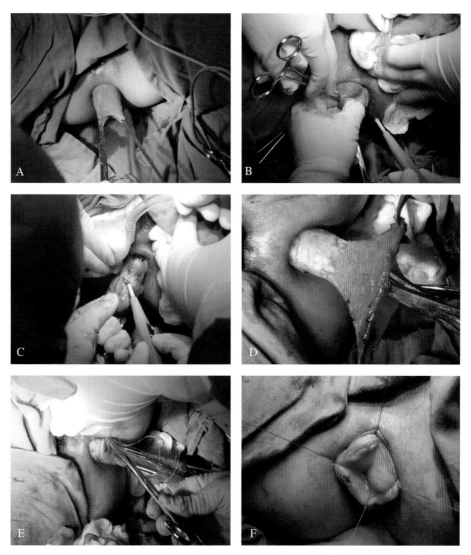

图 38-5-9　Delorme 手术操作步骤。**A.** 牵拉；**B.** 黏膜和黏膜下层分离；**C.** 分离至脱垂的顶点；**D.** 分离的黏膜一般是脱垂长度的两倍；**E.** 垂直折叠肌层；**F.** 黏膜对黏膜端端吻合
（注：由北京大学第三医院陈朝文教授提供）

月），结果 29 例（78.4%）患者满意，不满意的原因是大便失禁的复发和持续。可见在直肠脱垂的治疗中，改善其伴随的便秘和大便失禁相当重要。绝大多数临床研究显示 Delorme 手术能够改善部分患者的便秘和大便失禁，对便秘的改善率在 6.3% ~ 100%，大便失禁的改善率在 25% ~ 75%（Pescatori et al，1998；Yakut et al，1998；Watts et al，2000；Tsunoda et al，2003；Hamrah et al，2011；Lee et al，2012；陈朝文 等，2012；Youssef et al，2013）。

Delorme 术后肛门直肠功能的改善可能与肛门压力的改善有关。Tsunoda 等（2003）报道一组 31 例 Delorme 手术患者，63% 大便失禁获得改善，手术前后肛门静息压从 21.0 cmH$_2$O 提高到 23.5 cmH$_2$O，收缩压从 64.0 cmH$_2$O 提高到 108.0 cmH$_2$O，直肠感觉也获得明显改善。Mahmoud 等（Mahmoud et al，2012）采用 Delorme 手术治疗 37 例患者，其中 11 例伴有大便失禁者中 7 例获得完全改善，全组患者手术前后肛门静息压从 44.13±9.8 mmHg 提高到 52.63±10.5 mmHg（P =0.04），最大收缩压从 74.43±18.44 mmHg 提高到 105.46±21.63 mmHg，直肠最大耐受容积

表 38-5-2　Delorme 手术文献列表

作者	发表 时间	患者 （n）	研究 类型	便失禁 （%）	便秘 （%）	复发率 n（%）	并发症 （n）	随访 （年）
Pescatori（1998）	1998	33	回顾	30（+）	44（+）	6（21）	MC15	3
Yakut（1998）	1998	27	回顾	NS	NA	4（4.2）	0	3.2
Watts（2000）	2000	101	回顾	25（+）	13（+）	30（27）	NS	3
Tsunoda（2003）	2003	31	回顾	63（+）	NA	4（13）	MC4	3.5
Hamrah（2011）	2011	20	回顾	73.3（+）	（+）	2（10）	MC9	5.4
Lee（2012）	2012	19	回顾	75（+）	6.3（−）	3（15）	NS	NS
陈朝文（2012）	2012	25	回顾	62.5（+）	54.5（+）	1（4）	吻合口裂开1	3.5
Youssef（2013）	2013	41	对照	29（+）	9（+）	6（14.28）	出血2	1

注：NS.未描述；NA.不适用；（+）改善；（−）加重。MC.指轻微并发症，包括出血、高血压、粪嵌塞、伤口轻度感染、伤口轻微裂开、肺炎、尿潴留等。

表 38-5-3　Altemeier 与 Delorme 手术效果评价文献列表

作者	Altemeier 手术			Delorme 手术			P 值
	例数	复发率 %	并发症	例数	复发率 %	并发症	
Elagili（2015）	22	9%	22%	53	16%	7%	0.071
Mik（2015）	27	14.8	/	23	8.7%	/	/
Senapati（2013）	102	24%	/	99	31%	/	0.4

（180±7.9）ml 降低到（113±28）ml。

未能加强直肠和骶骨之间的固定是 Delorme 手术设计上的缺陷。针对 Delorme 手术复发率较高的问题，有些学者从加强盆底肌、缩小盆底裂孔的角度对其进行改良。Youssef 等（2013）将 82 例患者随机分为两组，一组予以 Delorme 术，另一组联合肛门后方肛提肌成形术，结果后者的复发率明显低于前者。Osman 等（2015）采用 Delorme 手术联合肛门括约肌折叠成形术治疗伴有大便失禁的直肠脱垂患者，随访 6 个月，全部 13 例 Wexner 评分均有显著改善，结果显示 Delorme 术结合括约肌折叠成形术在解剖和功能方面均能获得满意的结果。

手术前没有合并排便障碍的患者可能在术后发展成便秘，事实上术后便秘是直肠固定手术最常见的难题，经会阴手术导致便秘的原因目前还不清楚，可能与直肠顺应性降低和运动失调有关。顺应性是衡量组织弹性的指标，直肠黏膜袖状切除术后直肠的瘢痕化（Plusa et al，1995）或在经会阴直肠乙状结肠切除术中用乙状结肠取代直肠（Farouk et al，1997）都可造成直肠顺应性的降低，从而导致部分患者出现排便困难。

3. 经会阴直肠切除术或者直肠乙状结肠切除术（Altemeier 手术）　Altemeier 手术已经沿用了 100 多年，但复发率高、创伤相对较大的缺点使其难以被广泛应用。Altemeier 手术由 Mikulicz 在 1889 年首先提出，经过 Miles（1933）的推广、Altemeier 等（1964）的改良才逐渐获得认可。Altemeier 手术可用于保守治疗无效或者绞窄性直肠脱垂的治疗（Gallo et al，2018）。

手术采用截石位或者折刀位，首先将直肠拖出肛门外，钳夹其顶端固定直肠，在齿状线上

1 cm 处环周切开脱垂直肠全层，使脱垂的直肠成为外置的肠襻，由于 Douglas 窝较深，所以切开直肠前面的腹膜后可以直接进入腹膜腔，切开时注意避免损伤有可能进入 Douglas 窝的小肠，将冗长的乙状结肠从打开的疝囊处取出，连续缝合腹膜以消除疝囊。有学者对此做了改良，在缝合疝囊后又施行了肛提肌折叠缝合术。在预定切除处切除肠管，行肠管肛管或远端直肠端端吻合术，也可以使用圆形吻合器端端吻合。手术创面可以不放置引流。

Altemeier 手术 2 年复发率在 16%～31%（Kim et al，1999；Riansuwan et al，2010；Altomare et al，2009；Khawaja et al，2001；Senapati et al，2013），克利夫兰医院 10 年以上随访复发率为 18.5%（Riansuwan et al，2010）。复发的原因可能与切除肠管的长度有关。

Altemeier（1971）回顾了 19 年 106 例 Altemeier 手术，结果显示这种手术是有效和安全的，术后复发 3 例，无死亡病例，即使是高危老年患者，其手术耐受性也很好。

Altomare（2009）于 2009 年总结了 93 例患者，术后无死亡病例。主要并发症 8 例（8.6%），其中盆腔血肿 3 例，吻合口裂开 1 例，乙状结肠穿孔 1 例，肛旁脓肿 1 例，肛门后期狭窄 2 例，次要并发症 13 例（14%）。平均随访 41 个月（12～112 个月），完全复发率 18%（17 例），再次行 Altemeier 手术 6 例、Delorme 手术 1 例、Wells 直肠固定术 1 例、术后修复 1 例、肛管膨胀剂 2 例、骶神经刺激 2 例。术后肛门压力明显改善。术后尿失禁改善 30 例（28%），恶化 2 例，轻度尿失禁 4 例。一般来说，相对于经腹入路手术，接受 Altemeier 手术的患者年龄更大（Riansuwan et al，2010），其并发症明显更多。

Altemeier 手术合并肛提肌折叠术可以降低复发率，有研究（Habr-Gama et al，2006，Chun et al，2004）显示该方法可将复发率从 21% 降低到 7%，肛提肌折叠术通过用缓吸收线在直肠前方或者后方间断重叠缝合肛提肌从而消除盆膈的薄弱点，同时这种手术也能改善排便功能（Chun et al，2004）。患者术后直肠功能的恢复与手术操作使用的器械或者技术如电刀或者超声刀、手

工吻合或者吻合器吻合无关（Boccasanta et al，2006）。

关于 Altemeier 与 Delorme 两种手术临床效果的随机对照研究很少，现有文献显示两种手术的复发率和并发症发生率无明显差异（表 38-5-3）。

Emile 等（2017）对纳入病例超过 10 例以上、随访超过 12 个月以上的经会阴手术治疗完全性直肠脱垂的对照或者队列临床研究文献进行了系统回顾，结果符合标准的文献仅有 39 篇，18 项研究评估了 Altemeier 手术的结果，12 项评估了 Delorme 手术，3 项同时评估了 Altemeier 和 Delorme 手术，6 项研究报告了经会阴吻合器脱垂切除术（perineal stapled prolapse resection，PSR）的结果。纳入的研究包括 24 项回顾性研究、11 项前瞻性观察研究和 4 项随机对照试验（RCT）（Boccasanta et al，2006；Senapati et al，2013；Youssef et al，2013；Emile et al，2017a）。研究所在地区分布（图 38-5-10）如下：对于 Altemeier 手术的研究，欧洲 9 项，美国 8 项，巴西 3 项，日本 1 项；关于 Delorme 手术的研究，欧洲 5 项，埃及 4 项，美国 3 项，日本 1 项，韩国 1 项，埃及和沙特阿拉伯进行了 1 项多中心研究；关于 PSR，在欧洲进行了 4 项研究，以色列 1 项，印度 1 项。Emile 根据结果显示 39 项研究共纳入 2647 名（2390 名女性）患者，平均年龄 69.1 岁，Altemeier 手术、Delorme 手术和 PSR 的中位复发率分别为 11.4%、14.4% 和 13.9%，术后大便失禁改善率分别为 61.4%、69%、23.5%，中位并发症发生率分别为 11.1%、8.7%、11.7%。

关于经会阴与经腹入路手术临床效果的研究也非常少，且争议较大（表 38-5-4），Riansuwan（2010）的研究病例较多，结果显示经腹入路手术优于经会阴入路手术，但该研究中两组样本量差异巨大，证据可信度不足。另外两项随机对照试验在复发率方面均无统计学差异，但证据可信度仍然不足。因此，经会阴入路与经腹入路直肠脱垂的手术疗效目前还不能下结论。

Tou 等（2015）对直肠脱垂经腹和经会阴入路手术进行了 meta 分析，在第三次更新中纳入了 15 个 RCT 研究，共 1007 名患者，1 项研究比

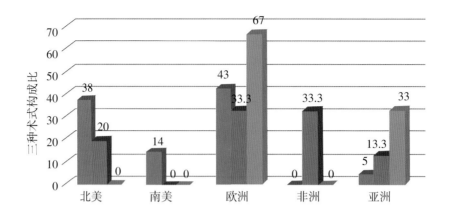

■ Altemeier ■ Delorme ■ 经会阴吻合器脱垂切除术

图 38-5-10　经会阴入路手术相关文献所在地区分布图（引自：Emile S H，Elfeki H，Shalaby M，et al. Perineal resectional procedures for the treatment of complete rectal prolapse：A systematic review of the literature [J]. International Journal of Surgery，2017，46（146-54.）

表 38-5-4　经腹与经会阴直肠脱垂手术效果评价文献列表

作者	经腹手术			经会阴手术			P 值
	例数	复发率 %	并发症	例数	复发率 %	并发症	
Riansuwan（2010）	122	5.2%	22.7%	55	26.5%	12.7%	0.001
Senapati（2013）	19	26%	/	25	20%	/	0.8
Mik（2015）	18	5.6%	22.2%	68	11.8%	19.1%	0.677

较经腹与经会阴入路手术，3 项研究比较了固定方法，3 项研究观察侧韧带切除的效果，1 项研究比较直肠乙状结肠切除术的技术，2 项研究比较腹腔镜与开放手术，2 项研究比较切除与不切除直肠固定术，1 项新的研究比较了经腹腔镜或者开放式直肠固定术和单纯直肠游离术（无直肠固定术），1 项新的研究比较了会阴手术中使用的不同技术，另 1 项研究包括三种比较：经腹手术与经会阴手术、经腹手术切除与不切除直肠固定术以及经会阴手术中使用的不同技术。由于试验目标、干预措施和结果的异质性使分析非常困难。许多审查目标只涉及一项或两项研究，参与者很少。鉴于以上这些因素，没有足够的证据说明哪种手术入路是最有效的，还需要更长的随访时间和更大的严格试验来改善证据。

关于复发性直肠脱垂，Bjerke 和 Mynster（2018）报道了 209 例，平均年龄为 72.8±17.3 岁，其中 129 例首次手术是经会阴手术，总的再手术率为 16%，开腹或者腹腔镜直肠固定术的再手术率为 10%，经会阴手术为 26%（P ＜ 0.001）。最常采用的再次手术方式是腹腔镜直肠固定术，30 天总死亡率为 2.1%，两种治疗方法的死亡率无差异（P= 0.23）。再手术率最高的是经会阴手术。

对于复发性直肠脱垂的治疗，目前尚没有可用的指导方针来支持手术决策（Hotouras et al，2015），重要的是要了解之前的手术方式，无论是经腹还是经会阴的直肠切除手术，外科医生都要考虑再次手术时直肠乙状结肠的血供问题（Murad-Regadas et al，2010）。

Hotouras 等（2015）对有关复发性直肠脱垂手术治疗的文献进行了系统综述，结果显示没有 RCT 研究比较经腹或经会阴入路手术治疗复发性直肠脱垂，144 例接受会阴手术的患者随访时间从 8.8 个月到 81 个月不等，复发率 0～50% 不等，并发症发生率 0～17%，无死亡报告。Altemeier 手术后的 QOL 数据有限。158 例接受腹部入路手术的患者，随访时间 0～23 年，复发率 0%～15%。发病率 0%～32%，死亡率为 4%。没有腹部入路手术的 QOL 数据。

Ding 等（2012）研究直肠脱垂初次手术和再次手术的复发率，两组患者的人口统计学特征、BMI 和 ASA 评分相当，两组手术时间、出血量、肠切除时间、住院时间、随访时间（平均 42.5 个月）相似，总并发症发生率无显著性差异（16.8% vs 17.4%），初次手术复发率明显低于再次手术的复发率（18% 对 39%；P=0.007），分析的所有因素均与两组的复发无关。

4. 经会阴吻合器脱垂切除术（Perineal stapled prolapse resection，PSR） PSR 也是可供选择的经会阴入路手术（Gallo et al，2018），这种手术首次由 Scherer 等（2008）于 2008 年报道，患者在麻醉状态下将脱垂直肠最大限度保持在体外，排除两层肠壁间可能疝入的内容物后，用直线型闭合切割器于 3 点位纵行切开两层肠壁，用半圆形闭合切割器在齿状线上 1～2 cm 分 4～6 次切除并闭合脱垂的肠管。有学者在手术中分别于 3 点和 9 点位用直线型闭合切割器纵行切开（Hetzer et al，2010），这样更利于切除肠管。PSR 适用于高龄、高危患者，较其他经会阴手术操作更简单，手术时间更短（Raahave et al，2016），但是关于 PSR 的长期随访研究较少，绝大多数临床研究纳入的样本量不足，现有文献显示其复发率 0～44%（Tschuor et al，2013a，Bajaj et al，2015）。Scherer 等（2013）于 2013 年报道 3 年复发率为 19.7%，术后 Wexner 失禁评分中位数由 14.5 分改善为 4.0 分（$P < 0.0001$），25 名患者（54%）表示他们术后排便正常。Emile 等（2017b）文献系统回顾研究显示 PSR 的中位复发率分别为 13.9%，大便失禁改善率 23.5%，中位并发症发生率 11.7%。

5. 经肛门吻合器直肠切除术（stapled transanal rectal resection，STARR） STARR 术常用于治疗出口梗阻型便秘，也被用于直肠内脱垂或者直肠黏膜脱垂的治疗，近年有学者尝试采用该技术治疗小于 5 cm 的完全性直肠脱垂，并取得良好的近期疗效（张秋雷等，2015）。Lin 等（2018）采用改良 STARR 技术治疗 25 例，随访 33.6±9.4 月，仅 1 例（4%）复发，Wexner 评分获得明显改善。一家欧洲的 STARR 注册机构在 2009 年发布了治疗出口梗阻型便秘的随访 12 个月的结果（Jayne et al，2009），共 2224 名患者，并发症发生率 36.0%，包括排便急迫感（20.0%）、出血（5.0%）、感染（4.4%）、吻合口并发症（3.5%）和失禁（1.8%）、1 例直肠坏死、1 例直肠阴道瘘。

6. Gant-Miwa 手术 该术式首先见于日本的报道，是日本治疗直肠脱垂常用的方法，可应用于年老体弱患者（Yamana et al，2003）。手术要点是用可吸收缝线将脱垂黏膜层和黏膜下层缝合在一起（缝合 20～40 次），缝合间距 0.5 cm，从而在齿状线以上 1 cm 至脱垂的顶点之间形成一整体，并辅以肛门环缩术。临床结果显示，复发率为 0～31%，无死亡率，几乎没有严重并发症。1 项来自中国的报道（Shen et al，2013）显示，中位随访 2.5 年，26 个患者中复发 2 例。

此外，还有一些经会阴入路手术如盆底复位手术（Roscoe-Graham 术）、经骶尾切除术（Thomas 术）、外部骨盆直肠悬吊术（Express 术），因临床应用较少，不再赘述。

（孙松朋）

二、经腹入路手术

1. 腹腔镜腹侧直肠补片固定术（laparoscopic ventral mesh rectopexy，LVMR） 随着微创技术的普及，直肠脱垂的经腹微创手术也越来越流行，其中腹腔镜腹侧直肠补片固定术（LVMR）近年来尤其受到国内外肛肠科同行的关注和肯定。因其手术时只游离直肠前壁，最大限度地保护了盆腔自主神经；同时不需要切除直肠，保留了直肠的完整性，术后患者的排便功能、性功能都得到了明显改善。该手术在2004年由比利时的 D'Hoore 教授首次报道（A. D'Hoore et al, 2004）。他在 1995—1999 年共为 42 名患者（38 名女性）做了腹腔镜腹侧直肠固定术，中位随访时间 61 个月（29 ～ 98 个月），短期随访结果显示：没有术后早期死亡发生，平均住院日 5.8 天（2 ～ 10 天），没有患者因为术后并发症再次住院。术后患者的大便失禁、便秘均得到明显改善，术后性功能未受到影响，42 人中有 2 人复发。在 2006 年，他们发表了第二篇关于 LVMR 的文章（A. D'Hoore et al, 2006），这篇文章中纳入了更多的直肠脱垂患者，共 109 名，时间跨度也更长；从 1995 年至 2004 年。在这篇文章中，他们详细描述了手术的具体步骤，并且用示意图做演示。D'Hoore 等报道 109 人中仅 4 人需要中转开腹，平均住院时间 5.14 天（2 ～ 10 天），术后没有患者死亡或主要并发症发生，仅 7% 的患者有轻微并发症，术后复发率为 3.66%。自那以后，LVMR 术受到越来越多的关注和肯定，迄今已成为欧洲治疗直肠脱垂手术的首选术式和金标准。

（1）手术适应证：LVMR 主要针对直肠全层外脱垂、能够耐受经腹微创手术的患者。对于经严格内科治疗无效的出口梗阻型便秘患者，也可以尝试做 LVMR 术，因为补片放置在直肠阴道隔之间，对于直肠前突或内套叠导致的出口梗阻性便秘也有一定的效果。对于合并有中盆腔器官脱垂（子宫 / 阴道）的女性患者，LVMR 术可以将阴道后穹隆缝合固定在同一条补片上，也是 LVMR 术的绝佳适应证。

（2）术前准备：因一半以上的直肠脱垂患者都合并有便秘，所以术前建议常规口服泻剂或灌肠，以免乙状结肠或直肠内有成形大便，影响术中牵拉暴露。对于高龄或合并有基础疾病的患者，建议请相关科室会诊，并进行术前预康复，以减少术中、术后并发症风险。对于合并有子宫阴道脱垂或膀胱脱垂的患者，建议组织由肛肠科、妇科、泌尿外科及影像科等相关科室组成的 MDT 团队进行讨论，以制订盆底整体手术计划。

（3）手术步骤：患者全麻后取改良膀胱截石位，留置导尿管，手术野消毒铺巾。

第一步：Trocar 的放置

腔镜观察孔位于脐上，分别在左下和右下腹放置主刀及助手操作孔，Trocar 的布局同直肠癌手术基本一致（图 38-5-11）。

第二步：探查

将手术床调至头低脚高、右侧卧位，将小肠移出盆腔，便于探查及手术操作。腔镜探查的主要目的在于了解有无影响手术操作的盆腔粘连、有无影响手术操作的大的附件囊肿、有无肿瘤等异常。直肠脱垂患者多可以观察到冗长、盘曲的

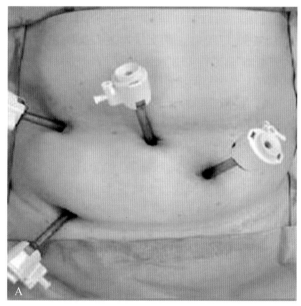

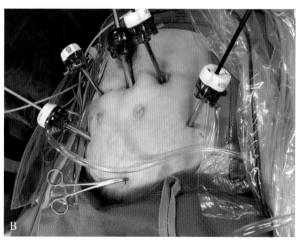

图 38-5-11　A. Trocar 的放置（上面观）；B. Trocar 的放置（尾侧观）

乙状结肠及过深的 Douglas 窝，盆底腹膜多较松弛、增厚。

第三步：暴露手术野

我们习惯将子宫或双附件予以悬吊，悬吊的具体方法可采用荷包线或可吸收缝线分别将子宫和双附件缝合固定在前腹壁和两侧的腹壁，并且在把直肠向头侧拉直后将乙状结肠缝合固定在左下腹壁。这个时候盆腔的器官就处于相对固定的状态，手术野完全显露，也便于助手腾出手来更好的协助主刀手术（图 38-5-12）。

第四步：切开腹膜

在骶骨岬无血管区切开腹膜，沿右直肠旁沟向下，到 Douglas 窝最低点后转向左侧，形成一个倒"J"形的切口。骶骨岬区要注意辨认右侧输尿管，保护右侧腹下神经（图 38-5-13）。

第五步：在直肠前方沿直肠阴道隔（或直肠前列腺间隙）继续向下分离，直至肛缘上 2 cm。分离过程中，有时会难以辨认正确的平面，特别是对于既往有多次经会阴直肠切除术史的患者，直肠下段瘢痕、粘连严重，此时可以让助手顶起阴道后穹隆或做肛门指检，以帮助明确正确的间隙，以免切破阴道后壁或直肠。助手做肛门指检，可以帮助手术者判断是否已经到达分离的最低点（图 38-5-14、图 38-5-15A、B）。

第六步：放置补片

一旦确认已游离到最低点后，就可以开始

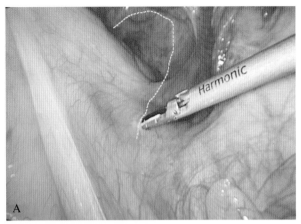

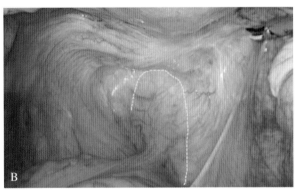

图 38-5-13 在 Douglas 窝最低点切开，然后转向左侧，形成倒"J"形切口

放置补片了。我们一般采用生物补片（COOK，7×20 cm），其组织反应较小，术后出现腐蚀的概率更低。缝线可采用 3-0 的血管缝线或薇乔线，

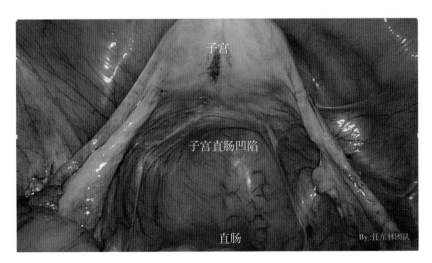

图 38-5-12 暴露手术视野，显露 Douglas 窝

自直肠最远端开始，间断缝合 2 ~ 3 针，共缝合 2 ~ 3 排即可。也有采用倒刺线连续缝合的方法。

若患者同时合并有阴道子宫脱垂，可以将阴道后穹隆或子宫颈一并缝合固定到同一张补片上（图 38-5-16）。

第七步：固定补片近端

补片与直肠固定好后，将补片从直肠右侧绕至近端。适度牵拉，保持适当张力，预估补片固定的位置。在固定之前，请会阴组助手再次确定脱出的直肠是否已完全还纳回肛门内（图 38-5-17）。确定固定点后，可采用不可吸收缝线或腔镜用疝钉将补片近端固定到骶骨岬的位置（图 38-5-18）。

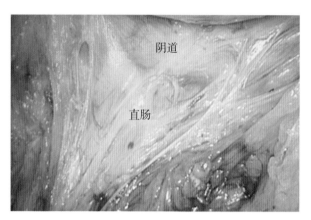

图 38-5-14　沿直肠阴道隔向下分离（女性）

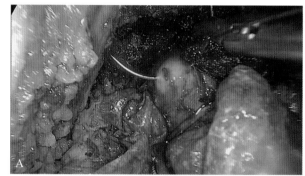

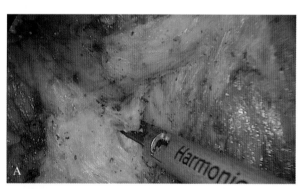

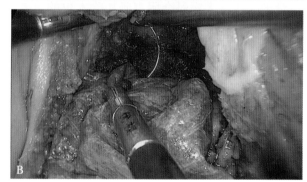

图 38-5-16　A. 缝合深度限于浆肌层；B. 将补片与直肠间断缝合到一起

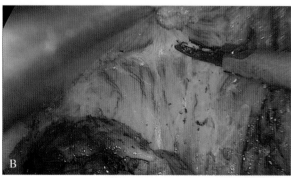

图 38-5-15　A. 对于男性患者，应切断 Denonvilliers 筋膜，进入 Denonvilliers 筋膜与直肠前壁之间的疏松间隙，以最大限度保护 Denonvilliers 筋膜前方的神经（男性）；B. 在 Denonvilliers 筋膜与直肠前壁的疏松间隙内游离，可以保护 Denonvilliers 筋膜前方的自主神经，这些神经与男性的排尿及性功能密切相关

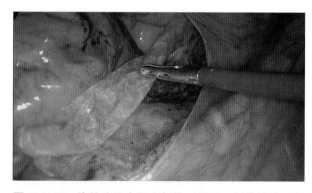

图 38-5-17　将补片从直肠右侧绕至近端，预估补片固定点。在固定之前，请会阴组助手再次确认脱出的直肠是否已完全还纳

第八步：关闭腹膜

用 3-0 倒刺线连续缝合盆底腹膜，既能将补片完全盖住，又能抬高盆底，纠正盆底疝。对于人工合成补片，关闭盆底腹膜后可以防止补片与小肠粘连或腐蚀小肠，引起肠梗阻甚至肠穿孔（图 38-5-19）。

（4）术后护理及注意事项：术后常规给予抗生素、止痛药物及中枢性止呕剂，只要患者没有麻醉药物引起的恶心、呕吐，就可尽快恢复饮食，术后第 3 天拔尿管。患者能自行进食及有自主排便后即可出院。嘱患者保持高纤维素饮食，避免用力排便。

（5）并发症及处理：腹腔镜腹侧直肠补片固定术的术后并发症发生率低，且大多为轻微并发症，这些轻微的并发症并非该手术所特有，如

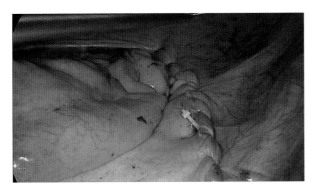

图 38-5-18　用不可吸收缝线将补片近端固定到骶骨岬。缝合务必牢固，因为补片松脱是 LVMR 术后直肠脱垂复发的一个重要原因

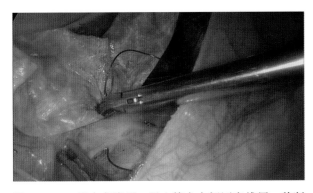

图 38-5-19　缝合完毕后，用血管夹夹闭固定线尾，剪断缝线。倒刺线残端不宜留的过长，以往有过倒刺线残端过长导致小肠梗阻的报道

术后的泌尿系或肺部感染，可以按照常规处理即可。严重的并发症大多与补片有关，如补片腐蚀直肠或阴道、直肠狭窄、直肠阴道瘘、性交痛等（Samaranayake et al，2010）。这些并发症大多可以通过一些局部手术来处理，如缝线拆除、补片的部分切除或完全清除补片。对于一些严重病例，甚至需要做直肠部分切除、结肠肛管吻合及肠造口来处理。从现有的一些回顾性分析的数据来看（Balla et al，2017），似乎合成补片比生物补片的并发症发生率更高。但也有随机对照研究指出，二者在并发症、复发率或术后肠道功能方面无明显差异（Ogilvie JW et al，2014）。

Boons（2010 年）通过回顾性分析发现，LVMR 与传统的缝合固定术相比，有着相似的效果和术后更低的便秘发生率。Samaranayake 等（2010）通过系统性回顾研究对比了 728 名非随机患者分别用后壁游离 / 固定术或腹侧补片固定术治疗直肠脱垂，结果显示接受腹侧固定术的患者有 3.4% 的复发率，术后便秘发生率降低了 23.0%。Esther C. J. Consten 等（2015）回顾性研究报道了 919 名接受腹腔镜腹侧直肠固定术的患者，发现随访 10 年的复发率为 8.2%，补片相关的并发症发生率为 4.6%. 总之，LVMR 是一种安全、有效的治疗直肠脱垂的经腹手术，复发率低，术后便秘、大便失禁等肛门功能均有明显改善，但仍然需要更高质量的多中心 RCT 研究及更长时间的随访来验证其长期有效性。

2. 机器人腹侧直肠补片固定术（robotic ventral meshrectopexy，RVMR） 外科手术机器人是在 20 世纪 90 年代末被引入临床，将微创手术的好处进一步向外扩展。放大的 3D 画面、颤抖过滤、操作更加灵活和精准使手术机器人特别适合于狭窄的空间，如盆腔。目前，传统的腹腔镜腹侧直肠补片固定术（LVMR）已经成为大多数欧洲外科医生和越来越多的美国外科医生治疗直肠外脱垂（ERP）时的选择，因为有越来越多的证据表明 LVMR 的安全性和在功能改善方面的优势。近年来，LVMR 的适应证越来越广泛，因为它也成功地治疗了有症状的一些大的直肠前突和内脱垂（IRP）。分离直肠阴道隔至盆底，并在直肠腹侧尽可能远地缝合补片是腹侧直肠补片

固定术的关键步骤。对于这些关键步骤，机器人是有明显优势的。目前关于机器人腹侧直肠补片固定术（RVMR）的文献还相当有限。

（1）手术适应证：RVMR 的手术适应证跟 LVMR 基本一致，主要针对直肠全层外脱垂和经严格内科治疗无效的出口梗阻型便秘患者，如合并有直肠前突和内套叠。

（2）术前准备：术前建议常规口服泻剂或灌肠行肠道准备，以免乙状结肠或直肠内有成形大便，影响术中牵拉暴露。对于高龄或合并有基础疾病的患者，建议请相关科室会诊，并进行术前预康复，以减少术中、术后并发症风险。对于合并有子宫阴道脱垂或膀胱脱垂的患者，建议组织由肛肠科、妇科、泌尿外科及影像科等相关科室组成的 MDT 讨论，以制订盆底整体手术计划。

（3）手术步骤（图 38-5-20，图 38-5-21）

第一步：患者体位及准备手术机器人

患者取头低脚高的改良截石位，机器人主体位于患者左尾侧。观察孔位于脐上缘，机械手臂 1-3 号和一个附加的 Trocar 分别放置在观察孔的两侧，其中 2 号、3 号臂位于左侧，附加 Trocar 位于观察孔与 1 号臂之间。

第二步：切开腹膜

提起直乙交界处牵向左侧，在骶骨岬处切开腹膜，注意避免损伤右侧输尿管和腹下神经。继续沿直肠右侧向下切开，至 Douglas 窝最低点后转向左侧，形成一个倒 J 形的切口。

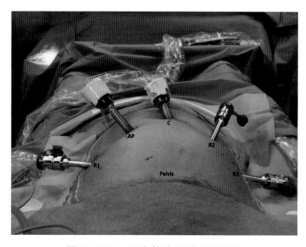

图 38-5-20　患者体位及手术机器人

第三步：游离直肠前壁

打开 Douglas 窝后继续沿直肠阴道隔（女性）或直肠前间隙（Denonvilliers 筋膜与直肠前壁之间的间隙）向下分离，直至肛提肌水平。不分离直肠侧壁或后壁。

第四步：放置补片

用可吸收线将补片（合成或生物补片）间断缝合固定到直肠前壁。可缝合两到三排，每一排固定 2～3 针。若患者合并有阴道/子宫脱垂，可将阴道后穹隆一并固定到补片上。补片近端用不可吸收缝线或疝钉将其固定到骶骨岬位置。机器人在这一步的时候显示出了极大的优势，因为其机械臂在狭小的盆腔里有极好的视野，操作也显得极其灵活（Mehmood, et al, 2014；Van et al, 2016）。

第五步：关闭盆底腹膜

用 3-0 倒刺线将盆底腹膜连续缝合关闭，既能将补片完全盖住，防止其与小肠粘连，又能抬高 Douglas 窝，纠正盆底疝。

（4）术后护理及注意事项：术后护理与 LVMR 无异。若患者无特殊，可直接回普通病房。可尽快恢复饮食，术后 3 天左右拔尿管。患者能自行进食及排便后即可出院。

述评：目前尚没有高质量的随机对照试验对比长期的复发率，但已有报道发现机器人与腹腔镜手术在治疗直肠脱垂方面有着相似的结果（Raftopoulos et al, 2005；Giuro et al, 2006, Byrne et al, 2008）。与腹腔镜相比，机器人手术的缺点是手术时间更长和花费更多（Mäkelä-Ramage et al, 2015；Kaikkonen et al, 2016）。但是两种手术方式做腹侧直肠固定术，二者没有优劣之分。

3. 直肠固定联合乙状结肠切除术　直肠固定联合乙状结肠切除是治疗直肠脱垂的经典手术，也称切除固定术（resection rectopexy）或 Frykman-Goldberg 术，曾经是北美医生治疗直肠脱垂的首选术式（Jonkers et al, 2013；Gurland, 2014），有着低复发率和术后明显改善的肛门直肠功能，特别适合于合并有便秘的直肠脱垂患者（Tous et al, 2008），但术后有新发肛门失禁的风险，因此不适合于本身有肛门失禁的患者（Hsu,

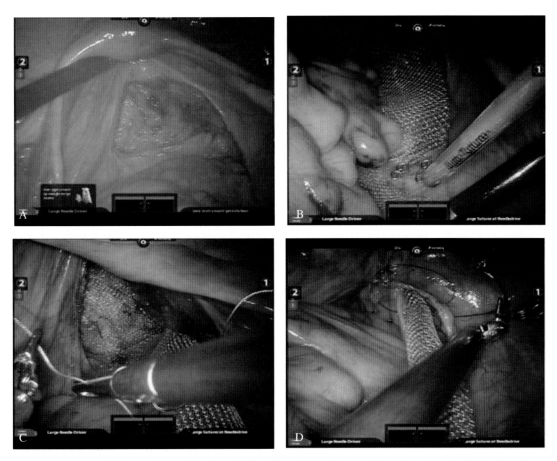

图 38-5-21　RVMR 手术步骤。**A.** 显露术野、切开腹膜、游离直肠前壁；**B.** 放置补片；**C.** 固定补片于骶骨岬；**D.** 关闭盆底腹膜

2007）。该手术需要广泛游离直肠，有损伤盆腔自主神经的风险，特别是男性患者，术后有性功能或排尿功能障碍的可能性。但对于不适合放置补片或发展中国家的病人，该手术仍然是一项安全、可靠的治疗直肠脱垂的术式。随着微创手术的普及，切除固定术现在也更多采用腹腔镜来执行。

（1）手术适应证：主要针对直肠全层脱垂的患者，特别是合并便秘或乙状结肠憩室的患者。术前评估还应注意患者是否能耐受全麻，还有既往腹部手术史，是否有严重的腹腔粘连。但是据以往的经验，直肠脱垂患者即便以往有腹腔手术史，腹腔粘连都不会很严重，所以腹腔手术史不是腹腔镜入路的绝对禁忌证。

（2）术前准备：与患者沟通手术风险，包括吻合口漏、术中 / 术后大出血、感染和术后肠道功能的改变，以及盆腔自主神经损伤相关的并发

症，如性功能或泌尿系功能障碍。直肠脱垂手术的肠道准备尚有争议。大部分外科医生会选择术前 2 ～ 3 天清流质饮食再加术日早上灌肠，也有医生主张口服泻剂行机械性肠道准备。术前半小时到 1 小时开始静脉滴注预防性抗生素。

（3）手术步骤：患者全麻后取改良膀胱截石位，留置导尿管，手术野消毒铺巾。

第一步：Trocar 的放置

腔镜观察孔位于脐下或脐上，在左下或右下腹放置主刀及助手操作孔，Trocar 的布局同直肠癌手术一致。

第二步：探查

将手术床调至头低脚高、右侧卧位，将小肠移出盆腔，便于探查及手术操作。腔镜探查的主要目的在于了解有无影响手术操作的盆腔粘连，有无影响手术操作的大的附件囊肿，有无肿瘤等异常。直肠脱垂患者多可以观察到冗长、盘曲的

乙状结肠及过深的 Douglas 窝。

第三步：暴露手术野

与 LVMR 一样，为了便于手术操作，也可以将子宫或双附件予以悬吊，悬吊的具体方法可采用荷包线或可吸收缝线分别将子宫和双附件缝合固定在前腹壁和两侧的腹壁。

第四步：游离乙状结肠

主刀将乙状结肠牵向右侧，显露乙状结肠旁沟，助手在主刀操作过程中牵拉对侧腹膜以保持张力。可用电刀或超声刀解除侧腹壁粘连后切开腹膜，头侧到降乙交界，尾侧到直乙交界。然后在 Toldts 间隙游离乙状结肠及其系膜，注意辨认及保护左侧生殖血管和输尿管（图 38-5-22）。

第五步：游离直肠

助手右手钳提起肠系膜下血管蒂，左手钳提起直肠向腹侧上提。手术者在骶骨岬处切开肠系膜，沿直肠后间隙的疏松平面向下游离，直到肛提肌水平。然后助手右手钳将乙状结肠向左上方牵拉，左手钳将右盆壁腹膜向外侧牵拉，暴露右侧直肠旁沟。沿右直肠旁沟向下方切开，与后方间隙回合，到 Douglas 窝最低点后转向左侧。此时，助手右手钳将乙状结肠向头侧牵拉，左手钳抬起直肠前方阴道或膀胱，显露左侧直肠旁沟。因为后方已游离，此时左侧只有一层薄的腹膜。向下方切开腹膜，与前方切口汇合。助手左手钳张开，将前方的阴道或膀胱向上顶开，右手换成吸机协助左手钳暴露，也可以在分离前壁时吸引烟雾，保持术野清晰。前方在直肠阴道隔或直肠膀胱间隙向下游离至少 5 cm，男性到精囊腺下方即可（图 38-5-23）。

第六步：切断乙状结肠，完成结肠吻合

直肠游离完毕后，助手将乙状结肠向腹侧提拉，保持一定的张力。手术者在直乙交界处切开系膜，裸化肠管，然后用 ENDO-CUT 切断乙状结肠。沿边缘弓外向头侧离断系膜，此过程可使用能量平台或超声刀，以减少出血。离断乙状结肠系膜至预切除点，预切除点应保证切除足够的冗长乙状结肠，同时吻合无张力。左下腹做 5 cm 反麦氏切口，将乙状结肠提出腹腔。近端切断后放置 29 mm 吻合器钉头，然后将近端肠管放回腹腔，重新建立气腹。助手经肛门放置 29 mm 吻合器，直视下完成结肠吻合（图 38-5-24）。

第七步：直肠缝合固定

抓住吻合口远端直肠，将其向头侧拉直。在骶骨岬处用不可吸收缝线将系膜与骶骨岬骨膜缝合打结。注意避免损伤右腹下神经或骶正中静脉。缝合 1～2 针即可。放置引流管于盆腔，关腹后结束手术（图 38-5-25）。

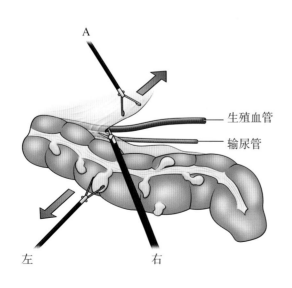

图 38-5-22　游离乙状结肠（Ronan O'Connell，Robert D Madoff，Michael Solomon Operative Surgery of the Colon, Rectum and Anus．Sixth Edition．CRC Press，2015）

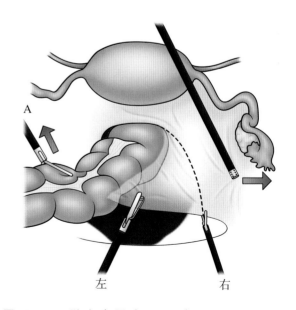

图 38-5-23　游离直肠（Ronan O'Connell，Robert D Madoff，Michael Solomon Operative Surgery of the Colon, Rectum and Anus．Sixth Edition．CRC Press，2015）

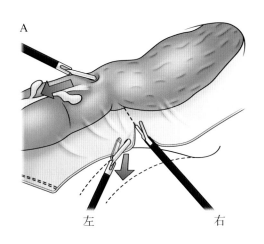

图 38-5-24　助手将乙状结肠拉向头侧，在上段直肠与乙状结肠交界处用闭合器切断肠管

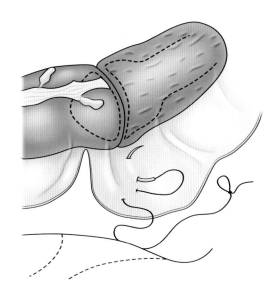

图 38-5-25　采用 29 mm 圆形吻合器完成结 - 直肠吻合，在触发吻合器之前，用 7 号丝线将吻合口远端直肠系膜缝合固定在骶骨筋膜，注意避免损伤骶前静脉及腹下神经

（4）术后护理及注意事项：术后再给一次静脉抗生素预防感染，静脉营养支持及止痛、止呕等处理。术后第 1 天开始流质饮食，待排气后开始慢慢恢复正常饮食，引流管于排气后移除。术后第 1 天拔尿管，让患者尽早下床活动。

（5）并发症处理：术后常见并发症包括出血（2%）、吻合口漏（0 ~ 5%）、感染、肛门失禁、性功能或排尿功能障碍。出血大多跟缝合固定直肠系膜时损伤骶前静脉有关。若出血量少可以保守治疗，予输血、静脉应用止血药物等；若出血量大或出血速度较快时，需要剖腹探查止血。吻合口漏的原因可能跟吻合不牢固、肠管血运差或吻合口张力大有关。若瘘口较小，可以尝试保守治疗，运用抗生素及适当冲洗引流管；若患者出现全腹痛、发热等腹膜炎表现或生命体征不稳定时，应尽早剖腹探查，采用近端结肠造口术。术后肛门失禁的原因有患者本身肛门功能较差，或手术切除乙状结肠或切断直肠侧韧带后加重了肛门失禁，这种肛门功能一般都会随着时间推移而有不同程度的改善。性功能或排尿功能障碍跟盆腔广泛游离损伤盆腔自主神经有关。在游离直肠时保持正确的平面，避免损伤神经可以最大限度避免这个并发症。

述评：大部分患者术后都能顺利康复，平均住院时间 3 ~ 7 天，复发率为 0 ~ 9%（Stevenson et al，1998；Kim et al，1999），Delaney 强调如果患者术前有腹泻、肛门失禁或排便正常，则不应该做乙状结肠切除（Delaney，2007）。Kellokumpu 等通过比较补片直肠固定术与切除直肠固定术的效果，发现两者的效果相同，但切除固定术便秘的发生率较低。此外，避免使用植入物可减少感染的危险，2% ~ 16% 的患者存在术后感染（Kellokumpu et al，2000）。腹腔镜手术似乎比开腹手术更安全。腹腔镜结肠手术的主要优点是能够避免大的切口，尤其是对于直肠脱垂这种良性疾病，可以减少术后疼痛，使肠功能迅速恢复，缩短住院时间，使患者能尽快复原。与开放手术相比，腹腔镜下的切除固定术比单纯的切除术效果更好（Johnson et al，2007；Delaney，2007；Kariv at al，2006；Sezai et al，2005）。

（鲜振宇　苏　丹　任东林）

第六节　儿童直肠脱垂

直肠脱垂在儿童中发病率相对较高，为 0.25% ～ 0.45%（Hintz et al，2019），最常见于婴儿期，多数发生于 4 岁之前（Cares et al，2016），而在出生的第一年发病率最高。在这个年龄，直肠位置往往较低，直肠垂直走行，乙状结肠移动性强，直肠黏膜与肌层粘连松散，直肠瓣膜缺失，尾骨平坦，肛提肌支撑差（Antao et al，2005；Laituri et al，2010），所有这些变异都增加了儿童直肠脱垂发生的风险。便秘、腹泻等是常见的易感因素（表 38-6-1）。儿童直肠脱垂的治疗通常是保守的，旨在纠正潜在的诱发因素。在绝大多数病例中，保守治疗被证明是有效的（Cares et al，2016；Zganjer et al，2008；Mercer-Jones et al，2014），儿童直肠脱垂通常被认为在 4 岁之前有自愈可能（Morrison et al，2019）。保守治疗具体方法包括手法复位、软化大便、会阴部支撑等。对于保守治疗无效的患者，手术治疗是第一位的选择，创伤小是选择手术方式的重要因素（Cares et al，2016）。

儿童直肠脱垂的治疗方法较多，具体方式的选择差异较大，并没有形成规范性共识。美国小儿外科协会的一项全国性调查显示（Trappey et al，2019）：59% 的医生对 2 岁儿童和 6 岁儿童的治疗方法是不同的，对 6 岁儿童更有可能手术治疗，59% 的医生首选硬化注射治疗，8% 采用 Thiersch 术，5% 联合这两种术式。70% 的医生认为如果 1 ～ 3 次治疗失败可以认定局部治疗失败，46% 的医生将会选择经腹直肠固定术、22% 选择经会阴直肠或者直肠乙状结肠切除术、22% 选择经腹乙状结肠切除联合直肠固定术、9% 选择后入路直肠固定术。Morrison 等（2019）对相关文献系统回顾结果显示硬化注射治疗和腹腔镜直肠固定术是治疗儿童直肠脱垂的主要方式。

Lockhart-Mummery（1939）在 1939 年提到一种用于儿童直肠脱垂的烧烫治疗方法，首先在麻醉下将脱垂的直肠全部拉出，用烧成暗红色的烧烙工具环绕环脱垂的直肠纵向烧灼直肠至肛门边缘（图 38-6-1），然后还纳直肠，肠腔内留置一些凡士林并留置橡皮管 24 h，以防止脱垂复发。Hight 等（1982）应用此方法治疗了 73 名患

表 38-6-1　与儿童直肠脱垂相关的易感因素	
易感因素	引起易感因素的具体原因
腹压增加	慢性便秘、慢性咳嗽（百日咳、囊性纤维化）
慢性腹泻	寄生虫感染、炎症性肠病
感染性胃肠炎	细菌性：艰难梭状芽胞杆菌、沙门菌、志贺杆菌 病毒：巨细胞病毒 寄生虫
慢性营养不良	囊包性纤维症、乳糜泻
肛门直肠异常或手术	巨结肠、肛门闭锁、脊髓脊膜膨出
精神行为因素	排便功能障碍、药物继发性便秘
诱发肠套叠因素	直肠息肉、溃疡性结肠炎伴发的假性息肉
其他	创伤、Ehler-Danlos综合征、牛奶蛋白过敏

引自Cares K，El-Baba M. Rectal Prolapse in Children：Significance and Management [J]. Current gastroenterology reports，2016，18（5）：22.

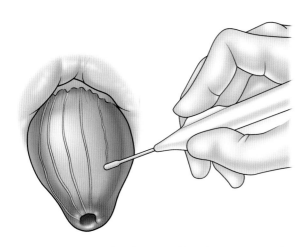

图 38-6-1　平行于脱垂直肠的长轴环直肠线状烧灼直肠黏膜

儿，结果 71 名治愈，其中 5 例予以了再次烧灼治疗。

　　硬化注射疗法是治疗儿童直肠脱垂最常用的治疗方法。Hintz 等（2019）系统分析 1970—2017 年间 19 项研究，结果共纳入患者 1510 例，平均年龄 4.5 岁，女童占 36.2%，多数无合并症，最常用的硬化剂是乙醇（45%），其次是苯酚（33%）。每位患者平均治疗 1.1±0.34 次。单次硬化治疗的总成功率为 76.9%±8.8%，总并发症发生率为 14.4%±2%。Hintz 认为硬化注射治疗儿童直肠脱垂疗效好，风险小，应在选择有创性手术之前考虑。郭翠青（2012）应用消痔灵注射液、吴丹妮（2001）应用明矾、罗亨卿（1996）应用枯矾溶液治疗儿童直肠脱垂也取得了良好的疗效。

　　Thiersch 术也是治疗小儿直肠脱垂的一个有效选择。可以与硬化注射治疗联合应用，也可以单独应用。Chauhan 等（2015）报道 1 例两者联合应用治疗复发性直肠脱垂的个案。Narasanagi 报道了 30 例，29 例疗效满意。有人（Saleem et al，2006）报道了 Thiersch 手术 1 年的患儿，由于植入的金属丝导致感染播散至阴囊的病例，取出金属丝后好转。

　　近 10 年，随着腹腔镜技术的进步，腹腔

镜直肠固定术在很大程度上取代经会阴手术（Morrison et al，2019）。周维模 等（2019）采用腹腔镜直肠缝合固定术治疗 11 例患儿，随访 6 ～ 24 个月，结果 11 例治愈，1 例好转。在一项前瞻性回顾中，Randall 等（2014）研究发现补片直肠固定术与缝合直肠固定术相比，脱垂复发的可能性要低，两者的治疗成功率分别为 96.1%和 81.4%，在腹腔镜补片直肠固定术中并没有发生与补片相关的并发症。但是仍需要警惕植入合成补片所带来的可能风险，包括补片侵蚀、感染、脓毒症以及需要手术取出补片（Morrison et al，2019；Trappey et al，2019）。一项系统回顾研究（Siddiqui et al，2015）发现合成补片的侵蚀率高达 12%，所以有共识建议对于青少年患者优先选择生物补片（Mercer-Jones et al，2014）。

　　Delorme 手术也是治疗小儿直肠脱垂的一种选择。Torre 等（2019）报道，了 14 例，随访 15 ～ 68 个月无复发病例，未发生并发症和控便问题。

（鲜振宇　孙松朋　任东林）

参考文献

安阿玥，等，2004．芍倍注射液注射治疗痔疮的临床疗效观察［J］．中国医药学报，19（z1）：51-53．

曹吉勋，等，2006．复方明矾液、双层注射法配合肛门紧缩术治疗成人完全性直肠脱垂 228 例［M］，中西医结合大肠肛门病诊治新进展 -- 理论与实践；中国广东深圳：5．

陈朝文，等，2012．Delorme 手术治疗 25 例直肠脱垂的疗效分析［J］．中华胃肠外科杂志，15（3）：285-287．

崔国策，等，2017a．消痔灵双层四步注射法治疗成人完全性直肠脱垂的疗效分析［J］．结直肠肛门外科，23（02）：260-263．

崔国策，等，2017b．消痔灵直肠周围间隙八点注射法治疗完全性直肠脱垂的疗效观察［J］．中华中医药杂志，32（05）：2315-2318．

高飞，等，2012．脊髓损伤患者直肠脱垂的手术治疗［J］．中国康复理论与实践，18（3）：282-285．

高雪晓，等，2018．简体中文版粪失禁生活质量问卷信度

和效度分析［J］．中华医学杂志，98（11）：813-817．

郭翠青，等，2012．消痔灵注射治疗儿童直肠脱垂16例［J］．现代中西医结合杂志，21（26）：2924-2926．

韩宝，等，2008．消痔灵注射治疗直肠脱垂266例［J］．人民军医，（03）：165．

韩宝，等，1996．消痔灵注射治疗完全性直肠脱垂252例［J］．人民军医，（12）：21-22．

韩宝，等，2011．经肛门治疗直肠脱垂的临床观察与体会［J］．世界中西医结合杂志，6（05）：413-414．

贺平，等，2010．三联手术治疗Ⅱ、Ⅲ度直肠脱垂临床疗效观察（附25例报告）［J］．结直肠肛门外科，16（1）：30-31．

鞠宗泽，2019．经肛门直肠黏膜柱状缝合术治疗老年病人直肠脱垂疗效观察［J］．医学理论与实践，32（06）：833-835．

李华山，等，2017．李华山教授注射治疗直肠脱垂经验［J］．中国中西医结合杂志，37（12）：1429-1430．

李华山，等，2003．消痔灵双层四步注射治疗成人完全性直肠脱垂117例［J］．大肠肛门病外科杂志，9（3）：183-184．

李华山，等，2006．消痔灵双层4步注射治疗完全性直肠脱垂临床疗效评价［J］．首都医科大学学报，（06）：812-815．

李俊，等，2001．生命质量评价量表SF-36中国量化标准研究［J］．华西医大学报，32（1）：36-38．

廖明，等，2013．芍倍注射液治疗直肠脱垂的临床疗效评价［J］．中日友好医院学报，27（05）：288-290+294．

廖明，等，2014．两种注射术治疗Ⅰ～Ⅱ度直肠脱垂的疗效和安全性比较［J］．中华胃肠外科杂志，17（7）：702-705．

罗亨卿，1996．30例婴幼儿直肠脱垂枯矾注射治疗的分析［J］．湖北医科大学学报，（03）：90-91．

马秋丽，等，2013．围产期肛肠疾病流行病学调查［J］．中国实用医药，8（5）：263-264．

马树梅，2009．消痔灵注射治疗完全性直肠脱垂的临床研究［D］．中国中医科学院．

邵飚，等，2005．综合疗法治疗直肠脱垂37例分析［J］．中国全科医学，8（22）：1886．

孙松朋，等，2019．中文版SF-36量表应用于肛肠良性疾病患者生命质量评价的信度和效度研究［J］．结直肠肛门外科，25（5）：497-505，512．

田振国，等，2015．中国成人常见肛肠疾病流行病学调查［M］．武汉：武汉大学出版社．

吴丹妮，2001．硬化剂注射治疗小儿直肠脱垂60例［J］．云南中医中药杂志，（05）：11．

席晨辉，等，2016．直肠脱垂的外科治疗及进展［J］．上海医药，37（18）：3-7．

叶宇飞，等，2014．注射固脱术治疗直肠脱垂的回顾性分析［J］．中华中医药杂志，29（7）：2343-2345．

张东铭，等，2011．盆底肛直肠外科理论与临床［M］，第2版ed．人民军医出版社：北京．

张秋雷，等，2015．直肠脱垂的手术方式及特点［J］．临床外科杂志，10.3969/j.issn.1005-6483.2015.04.006（4）：262-263．

张廷涛，等，2016．经会阴直肠乙状结肠部分切除手术并发症防治（附48例报告）［J］．中国实用外科杂志，36（10）：1094-1095+1100．

张威，2018．浙江省390例妊娠妇女肛肠疾病的患病现状及其危险因素分析［J］．中国妇幼保健，33（6）：1385-1388．

张燕生，等，2004．消痔灵注射加肛管紧缩术治疗完全性直肠脱垂［J］．北京中医药大学学报（中医临床版），（02）：23-24．

张燕生，等，1992．消痔灵_注射加肛门紧缩术治疗完全性直肠脱垂［J］．中国农村医学，50：49-50．

赵宝明，等，2000．双向高位注射方法治疗完全性直肠脱垂42例［J］．中国中医药信息杂志，（10）：76-77．

中华中医药学会肛肠分会，2004．痔、肛瘘、肛裂、直肠脱垂的诊断标准（试行草案）［J］．中国肛肠病杂志，24（4）：42-43．

周维模，等，2019．腹腔镜下直肠固定术治疗儿童完全性直肠脱垂的临床效果［J］．广西医学，41（08）：1027-1029．

周一某，等，1988．马王堆医书考注［M］．天津：天津科学技术出版社．

Abe T，et al，2014．Combined aluminum potassium sulfate and tannic acid sclerosing therapy and anal encirclement using an elastic artificial ligament for rectal prolapse［J］．Dis Colon Rectum，57（5）：653-657．

Abes M，et al，2004．Injection sclerotherapy of rectal prolapse in children with 15 percent saline solution［J］．Eur J Pediatr Surg，14（2）：100-102．

Abou-Zeid A A, et al, 2016. Complete rectal prolapse in young Egyptian males: Is schistosomiasis really condemned? [J]. World J Gastrointest Surg, 8 (12): 779-783.

Ahmad A N, et al, 2015. A review of functional pelvic floor imaging modalities and their effectiveness [J]. Clin Imaging, 39 (4): 559-565.

Alam N N, et al, 2015. Anal Sphincter Augmentation Using Biological Material [J]. Front Surg, 2: 60-60.

Allen-Mersh T G, et al, 1987. Natural history of anterior mucosal prolapse [J]. Br J Surg, 74 (8): 679-682.

Altemeier W A, et al, 1964. ONE-STAGE PERINEAL REPAIR OF RECTAL PROLAPSE. TWELVE YEARS' EXPERIENCE [J]. Arch Surg, 89: 6-16.

Altemeier W A, et al, 1971. Nineteen years' experience with the one-stage perineal repair of rectal prolapse [J]. Ann Surg, 173 (6): 993-1006.

Altomare D F, et al, 2009. Long-term outcome of Altemeier's procedure for rectal prolapse [J]. Dis Colon Rectum, 52 (4): 698-703.

Altomare D F, et al, 2008. Set-up and statistical validation of a new scoring system for obstructed defaecation syndrome [J]. Colorectal Dis, 10 (1): 84-88.

Andrew B P, et al, 2013. Enlargement of the levator hiatus in female pelvic organ prolapse: cause or effect? [J]. Aust N Z J Obstet Gynaecol, 53 (1): 74-78.

Antao B, et al, 2005. Management of Rectal Prolapse in Children [J]. Diseases of the Colon & Rectum, 48 (8): 1620-1625.

Atan I K, et al, 2018. Levator Avulsion Is Associated With Pelvic Organ Prolapse 23 Years After the First Childbirth [J]. J Ultrasound Med, 37 (12): 2829-2839.

Bahador A, et al, 2008. Effect of submucosal alcohol injection on prolonged rectal prolapse in infants and children [J]. J Indian Assoc Pediatr Surg, 13 (1): 11-13.

Bajaj P, et al, 2015. Perineal Stapled Prolapse Resection [J]. Indian Journal of Surgery, 77 (3): 1115-1120.

Baky Fahmy M A, et al, 2004. Outcome of submucosal injection of different sclerosing materials for rectal prolapse in children [J]. Pediatr Surg Int, 20 (5): 353-356.

Birnbaum E H, et al, 1996. Pudendal nerve terminal motor latency influences surgical outcome in treatment of rectal prolapse [J]. Dis Colon Rectum, 39 (11): 1215-1221.

Bjerke T, et al, 2018. One decade of rectal prolapse surgery: a national study [J]. International Journal of Colorectal Disease, 33 (3): 299-304.

Bloemendaal A L, et al, 2016. Trans-anal endoscopic microsurgery for internal rectal prolapse [J]. Tech Coloproctol, 20 (2): 129-133.

Boccasanta P, et al, 2006. Impact of new technologies on the clinical and functional outcome of Altemeier's procedure: a randomized, controlled trial [J]. Dis Colon Rectum, 49 (5): 652-660.

Bordeianou L, et al, 2014. Rectal Prolapse: An Overview of Clinical Features, Diagnosis, and Patient-Specific Management Strategies [J]. Journal of Gastrointestinal Surgery, 18 (5): 1059-1069.

Bordeianou L, et al, 2017. Clinical Practice Guidelines for the Treatment of Rectal Prolapse [J]. Dis Colon Rectum, 60 (11): 1121-1131.

Brisighelli G, et al, 2014. Classification and management of rectal prolapse after anorectoplasty for anorectal malformations [J]. Pediatr Surg Int, 30 (8): 783-789.

Broden B, et al, 1968. Procidentia of the rectum studied with cineradiography. A contribution to the discussion of causative mechanism [J]. Dis Colon Rectum, 11 (5): 330-347.

Bump R C, et al, 1996. The standardization of terminology of female pelvic organ prolapse and pelvic floor dysfunction [J]. Am J Obstet Gynecol, 175 (1): 10-17.

Bunevicius A, 2017. Reliability and validity of the SF-36 Health Survey Questionnaire in patients with brain tumors: a cross-sectional study [J]. Health Qual Life Outcomes, 15 (1): 92.

Cadeddu F, et al, 2012. Focus on abdominal rectopexy for full-thickness rectal prolapse: meta-analysis of literature [J]. Tech Coloproctol, 16 (1): 37-53.

Cares K, et al, 2016. Rectal Prolapse in Children: Significance and Management [J]. Curr Gastroenterol Rep, 18 (5): 22.

Cariou De Vergie L, et al, 2017. Internal rectal prolapse:

Definition, assessment and management in 2016 [J]. J Visc Surg, 154 (1): 21-28.

Carvalho M E C E M D, et al, 2018. Resection Rectopexy Is Still an Acceptable Operation for Rectal Prolapse [J]. Am Surg, 84 (9): 1470-1475.

Chan S S, et al, 2014. Effect of levator ani muscle injury on primiparous women during the first year after childbirth [J]. Int Urogynecol J, 25 (10): 1381-1388.

Chauhan K, et al, 2015. Successful treatment of recurrent rectal prolapse using three Thiersch sutures in children [J]. BMJ Case Reports, 2015.

Cheung R Y K, et al, 2019. Pelvic organ prolapse in Caucasian and East Asian women: a comparative study [J]. Ultrasound Obstet Gynecol, 53 (4): 541-545.

Chun S W, et al, 2004a. Perineal rectosigmoidectomy for rectal prolapse: role of levatorplasty [J]. Tech Coloproctol, 8 (1): 3-8; discussion 8-9.

Chun S W, et al, 2004b. Perineal rectosigmoidectomy for rectal prolapse: role of levatorplasty [J]. Tech Coloproctol, 8 (1): 3-8; discussion 8-9.

Collinson R, et al, 2009. Rectal intussusception and unexplained faecal incontinence: findings of a proctographic study [J]. Colorectal Dis, 11 (1): 77-83.

Corman M L. Corman colon and rectal surgery [M], 6th. 傅传刚, 等, 译, 2016. 上海: 上海科学技术出版社.

Cunin D, et al, 2013. No Surgery for Full-Thickness Rectal Prolapse: What Happens with Continence? [J]. World journal of surgery, 37 (6): 1297-1302.

De La Torre L, et al, 2019. Transanal endorectal approach for the treatment of idiopathic rectal prolapse in children: Experience with the modified Delorme's procedure [J]. J Pediatr Surg, 54 (4): 857-861.

Devesa J M, et al, 2011. Anal encirclement with a simple prosthetic sling for faecal incontinence [J]. Tech Coloproctol, 15 (1): 17-22.

Dietz H, et al, 2008a. Levator trauma is associated with pelvic organ prolapse [J]. Bjog, 115: 979-984.

Dietz H P, 2013. Pelvic floor trauma in childbirth [J]. Aust N Z J Obstet Gynaecol, 53 (3): 220-230.

Dietz H P, et al, 2012. Avulsion injury and levator hiatal ballooning: two independent risk factors for prolapse? An observational study [J]. Acta Obstet Gynecol Scand, 91 (2): 211-214.

Dietz H P, et al, 2008b. Ballooning of the levator hiatus [J]. Ultrasound Obstet Gynecol, 31 (6): 676-680.

Ding J H, et al, 2012. Perineal rectosigmoidectomy for primary and recurrent rectal prolapse: are the results comparable the second time? [J]. Dis Colon Rectum, 55 (6): 666-670.

Dvorkin L S, et al, 2004. Anal Sphincter Morphology in Patients With Full-Thickness Rectal Prolapse [J]. Diseases of the Colon & Rectum, 47 (2): 198-203.

Eftaiha S M, et al, 2017. Bio-Thiersch as an Adjunct to Perineal Proctectomy Reduces Rates of Recurrent Rectal Prolapse [J]. Dis Colon Rectum, 60 (2): 187-193.

Ehlig B E, et al, 1979. The modified delorme operation: Its place in surgical treatment for massive rectal prolapse [J]. Diseases of the Colon & Rectum, 22 (8): 513-521.

Elagili F, et al, 2015. Comparing perineal repairs for rectal prolapse: Delorme versus Altemeier [J]. Tech Coloproctol, 19 (9): 521-525.

Emile S H, et al, 2017a. Laparoscopic ventral mesh rectopexy vs Delorme's operation in management of complete rectal prolapse: a prospective randomized study [J]. Colorectal Disease, 19 (1): 50-57.

Emile S H, et al, 2017b. Perineal resectional procedures for the treatment of complete rectal prolapse: A systematic review of the literature [J]. International Journal of Surgery, 46: 146-154.

Evans C, et al, 2014. Laparoscopic ventral rectopexy is effective for solitary rectal ulcer syndrome when associated with rectal prolapse [J]. Colorectal Dis, 16 (3): O112-116.

Fahmy M A, et al, 2004. Outcome of submucosal injection of different sclerosing materials for rectal prolapse in children [J]. Pediatr Surg Int, 20 (5): 353-356.

Farouk R, et al, 1997. The evaluation and treatment of patients with rectal prolapse [J]. Ann Chir Gynaecol, 86 (4): 279-284.

Fehri M, et al, 1988. Rectal prolapse in children. Review

of 260 cases [J]. Chir Pediatr, 29 (6): 313-317.

Fuchsjager M H, et al, 2003. Imaging fecal incontinence [J]. Eur J Radiol, 47 (2): 108-116.

Gabriel W B, 1948. Thiersch's operation for anal incontinence [J]. Proc R Soc Med, 41 (7): 467.

Gallo G, et al, 2018. Consensus Statement of the Italian Society of Colorectal Surgery (SICCR): management and treatment of complete rectal prolapse [J]. Tech Coloproctol, 22 (12): 919-931.

Gallo G, et al, 2019. Complete rectal prolapse: still a lot of work to do [J]. Tech Coloproctol, 23 (3): 287-288.

Glasgow S C, et al, 2006. Preoperative Anal Manometry Predicts Continence After Perineal Proctectomy for Rectal Prolapse [J]. Diseases of the Colon & Rectum, 49 (7): 1052-1058.

Goldstein S D, et al, 2011. Rectal prolapse [J]. Clinics in colon and rectal surgery, 24 (1): 39-45.

Gonzalez-Argente F X, et al, 2001. Prevalence and severity of urinary incontinence and pelvic genital prolapse in females with anal incontinence or rectal prolapse [J]. Dis Colon Rectum, 44 (7): 920-926.

Graham C A, et al, 2001. Race as a predictor of urinary incontinence and pelvic organ prolapse [J]. Am J Obstet Gynecol, 185 (1): 116-120.

Group Z E, 1990. EUROQoL-A new facility for the measurement of health related quality of lifeEUROQoL GroupHealth Policy [J]. Health Policy, 16 (3): 199-208.

Gupta P J, 2006. Combined Thiersch's procedure and subanodermal coagulation for complete rectal prolapse in the elderly [J]. Dig Surg, 23 (3): 146-149.

Gupta P J, 2002. Radiofrequency coagulation with Thiersch's operation--a better palliative treatment in prolapse rectum [J]. Curr Surg, 59 (6): 567-569.

Gyhagen M, et al, 2014. Faecal incontinence 20 years after one birth: a comparison between vaginal delivery and caesarean section [J]. Int Urogynecol J, 25 (10): 1411-1418.

Habr-Gama A, et al, 2006. Rectal procidentia treatment by perineal rectosigmoidectomy combined with levator ani repair [J]. Hepato-gastroenterology, 53 (68): 213-217.

Hachiro Y, et al, 2007. Aluminum potassium sulfate and tannic acid injection in the treatment of total rectal prolapse: early outcomes [J]. Dis Colon Rectum, 50 (11): 1996-2000.

Hamrah N, et al, 2011. Complete rectal prolapse in adults: clinical and functional results of Delrome procedure combined with postanal repair [J]. Int J Health Sci (Qassim), 5 (2 Suppl 1): 37-39.

Handa V L, et al, 2019. Pelvic organ prolapse as a function of levator ani avulsion, hiatus size, and strength [J]. Am J Obstet Gynecol, 221 (1): 41.e41-41.e47.

Harvey M A, et al, 2015. Obstetrical Anal Sphincter Injuries (OASIS): Prevention, Recognition, and Repair [J]. J Obstet Gynaecol Can, 37 (12): 1131-1148.

Hassan I, et al, 2007. Quality of life after rectal resection and multimodality therapy [J]. J Surg Oncol, 96 (8): 684-692.

Hetzer F H, et al, 2006. MR defecography in patients with fecal incontinence: imaging findings and their effect on surgical management [J]. Radiology, 240 (2): 449-457.

Hetzer F H, et al, 2010. Functional outcome after perineal stapled prolapse resection for external rectal prolapse [J]. BMC Surg, 10 (1): 9.

Hight D W, et al, 1982. Linear cauterization for the treatment of rectal prolapse in infants and children [J]. Surg Gynecol Obstet, 154 (3): 400-402.

Hintz G C, et al, 2019. Sclerotherapy for rectal prolapse in children: A systematic review and meta-analysis [J]. J Pediatr Surg, 54 (5): 1083-1088.

Hool G R, et al, 1997. Surgical treatment of recurrent complete rectal prolapse: a thirty-year experience [J]. Dis Colon Rectum, 40 (3): 270-272.

Hotouras A, et al, 2013. Assessment of female patients with rectal intussusception and prolapse: is this a progressive spectrum of disease? [J]. Dis Colon Rectum, 56 (6): 780-785.

Hotouras A, et al, 2015. A systematic review of the literature on the surgical management of recurrent rectal prolapse [J]. Colorectal Dis, 17 (8): 657-664.

Islam R M，et al，2016．The prevalence of symptomatic pelvic floor disorders in women in Bangladesh [J]．Climacteric，19（6）：558-564．

Jayne D G，et al，2009．Stapled transanal rectal resection for obstructed defecation syndrome：one-year results of the European STARR Registry [J]．Dis Colon Rectum，52（7）：1205-1212; discussion 1212-1204．

Joshi H M，et al，2015．Histological and mechanical differences in the skin of patients with rectal prolapse [J]．International Journal of Colorectal Disease，30（8）：1117-1122．

Joubert K，et al，2017．Abdominal Approaches to Rectal Prolapse [J]．Clinics in colon and rectal surgery，30（1）：57-62．

Jurgeleit H C，et al，1975．Symposium：Procidentia of the rectum：teflon sling repair of rectal prolapse，Lahey Clinic experience [J]．Dis Colon Rectum，18（6）：464-467．

Kairaluoma M V，et al，2005．Epidemiologic aspects of complete rectal prolapse [J]．Scand J Surg，94（3）：207-210．

Kamisan Atan I，et al，2015．The association between vaginal parity and hiatal dimensions：a retrospective observational study in a tertiary urogynaecological centre [J]．Bjog，122（6）：867-872．

Karasick S，et al，1997．The role of parity and hysterectomy on the development of pelvic floor abnormalities revealed by defecography [J]．AJR Am J Roentgenol，169（6）：1555-1558．

Keighley M R B，et al，2013．Surgery of zhe Anus，Rectum & Colon [M]，3 ed．北京：北京大学医学出版社．

Kerkhof M H，et al，2009．Changes in connective tissue in patients with pelvic organ prolapse--a review of the current literature [J]．Int Urogynecol J，20（4）：461-474．

Khawaja A，et al，2001．Rectal prolapse：A search for the "best" operation [J]．Am Surg，67（7）：622-627．

Kim D S，et al，1999．Complete rectal prolapse：evolution of management and results[J]．Dis Colon Rectum，42（4）：460-466; discussion 466-469．

Kuijpers H C，1992．Treatment of complete rectal prolapse：to narrow，to wrap，to suspend，to fix，to encircle，to plicate or to resect? [J]．World J Surg，16（5）：826-830．

Laituri C A，et al，2010．15-Year experience in the treatment of rectal prolapse in children [J]．J Pediatr Surg，45（8）：1607-1609．

Lam C L，et al，2005．The SF-36 summary scales were valid，reliable，and equivalent in a Chinese population [J]．J Clin Epidemiol，58（8）：815-822．

Lee S，et al，2012．Delorme's Procedure for Complete Rectal Prolapse：Does It Still Have It's Own Role? [J]．J Korean Soc Coloproctol，28（1）：13-18．

Liberman H，et al，2000．Evaluation and outcome of the delorme procedure in the treatment of rectal outlet obstruction [J]．Dis Colon Rectum，43（2）：188-192．

Lin H C，et al，2018．A Modification of the Stapled TransAnal Rectal Resection（STARR）Procedure for Rectal Prolapse [J]．Surg Innov，25（6）：578-585．

Livovsky D M，et al，2015．Tricyclic antidepressants for the treatment of tenesmus associated with rectal prolapse [J]．Colorectal Disease，17（12）：1094-1099．

Lockhart-Mummery J P，1939．RECTAL PROLAPSE [J]．Br Med J，1（4076）：345-347．

Madden M V，et al，1992．Abdominal rectopexy for complete prolapse：prospective study evaluating changes in symptoms and anorectal function [J]．Dis Colon Rectum，35（1）：48-55．

Madiba T E，et al，2005．Surgical Management of Rectal Prolapse [J]．Archives of Surgery，140（1）：63-73．

Mahmoud S A，et al，2012a．Delorme's Procedure for Full-Thickness Rectal Prolapse; Does it Alter Anorectal Function [J]．Indian Journal of Surgery，74（5）：381-384．

Mahmoud S A，et al，2012b．Delorme's Procedure for Full-Thickness Rectal Prolapse; Does it Alter Anorectal Function [J]．The Indian journal of surgery，74（5）：381-384．

Marceau C，et al，2005．Complete rectal prolapse in young patients：psychiatric disease a risk factor of poor outcome [J]．Colorectal Dis，7（4）：360-365．

Mercer-Jones M A，et al，2014．Consensus on ventral rectopexy：report of a panel of experts [J]．Colorectal Dis，

16（2）：82-88.

Michalopoulos A，et al，2011. Surgical management of rectal prolapse［J］. Tech Coloproctol，15：25-28.

Mik M，et al，2015. Rectal Prolapse in Women--Outcomes of Perineal and Abdominal Approaches［J］. Indian Journal of Surgery，77：1121-1125.

Miles W E，1933. Recto-sigmoidectomy as a Method of Treatment for Procidentia Recti［J］. Proc R Soc Med，26（11）：1445-1448.

Miller J M，et al，2015. Evaluating maternal recovery from labor and delivery：bone and levator ani injuries［J］. Am J Obstet Gynecol，213（2）：188.e181-188.e111.

Morrison Z D，et al，2019. A systematic review of management options in pediatric rectal prolapse［J］. J Pediatr Surg，https://doi.org/10.1016/j.jpedsurg.2019.03.002.

Moschcowitz A V，1912. Pathogenesis，anatomy，and cure of prolapse of rectum［J］. Surg Gynecol Obstet，15：7-21.

Muir E G，1955.Rectal prolapse［J］.Proc R Soc Med，48（1）：33-44.

Murad-Regadas S M，et al，2010. The Abdominal Approach to Rectal Prolapse［M］//G. A. SANTORO，A. P. WIECZOREK，C. I. BARTRAM，Pelvic Floor Disorders：Imaging and Multidisciplinary Approach to Management. Springer Milan；Milano：497-508.

Myers J O，et al，1991. Sugar in the reduction of incarcerated prolapsed bowel. Report of two cases［J］. Dis Colon Rectum，34（5）：416-418.

Nguyen X H，et al，2018. Case series：Incarcerated massive rectal prolapse successfully treated with Altemeier's procedure［J］. Int J Surg Case Rep，51：309-312.

Nicholls R J，1994. Rectal prolapse and the solitary ulcer syndrome［J］. Ann Ital Chir，65（2）：157-162.

Osman M M，et al，2015. Delorme's operation plus sphincteroplasty for complete rectal prolapse associated with traumatic fecal incontinence［J］. J Biomed Res，29（4）：326-331.

Pannu H K，et al，2000. Dynamic MR imaging of pelvic organ prolapse：spectrum of abnormalities［J］. Radiographics，20（6）：1567-1582.

Patcharatrakul T，2018. Update on the Pathophysiology and Management of Anorectal Disorders［J］. Gut Liver，12（4）：375-384.

Pescatori M，et al，1998. Delorme's operation and sphincteroplasty for rectal prolapse and fecal incontinence［J］. Int J Colorectal Dis，13（5-6）：223-227.

Pescatori M，et al，2009. Tailored surgery for internal and external rectal prolapse：functional results of 268 patients operated upon by a single surgeon over a 21-year period*［J］. Colorectal Dis，11（4）：410-419.

Pineda M，et al，2013. Can hiatal ballooning be determined by two-dimensional translabial ultrasound?［J］. Aust N Z J Obstet Gynaecol，53（5）：489-493.

Plusa S M，et al，1995. Physiological changes after Delorme's procedure for full-thickness rectal prolapse［J］. Br J Surg，82（11）：1475-1478.

Pomerri F，et al，2001. Defecographic measurements of rectal intussusception and prolapse in patients and in asymptomatic subjects［J］. AJR Am J Roentgenol，176（3）：641-645.

Porter N，1962. Collective results of operations for rectal prolapse［J］. Proc R Soc Med，55：1087-1091.

Raahave D，et al，2016. Primary and repeated perineal stapled prolapse resection［J］. Tech Coloproctol，20（12）：853-857.

Randall J，et al，2014. Laparoscopic rectopexy for external prolapse in children［J］. J Pediatr Surg，49（9）：1413-1415.

Reilly D J，et al，2008. Connective tissue disorder--a new subgroup of boys with slow transit constipation?［J］. J Pediatr Surg，43（6）：1111-1114.

Renzi A，et al，2006. Cinedefecographic findings in patients with obstructed defecation sindrome. A study in 420 cases［J］. Minerva Chir，61（6）：493-499.

Riansuwan W，et al，2010. Comparison of Perineal Operations with Abdominal Operations for Full-Thickness Rectal Prolapse［J］. World journal of surgery，34（5）：1116-1122.

Ripstein C B，et al，1963. Etiology and surgical therapy of massive prolapse of the rectum［J］. Ann Surg，157：259-264.

Rockwood T H，et al，2000. Fecal Incontinence Quality

of Life Scale：quality of life instrument for patients with fecal incontinence [J]. Dis Colon Rectum,43 (1)：9-16; discussion 16-17.

Rockwood T H, et al, 1999. Patient and surgeon ranking of the severity of symptoms associated with fecal incontinence：the fecal incontinence severity index [J]. Dis Colon Rectum, 42 (12)：1525-1532.

Rodrigo N, et al, 2011a. Rectal intussusception is associated with abnormal levator ani muscle structure and morphometry [J]. Tech Coloproctol, 15 (1)：39-43.

Rodrigo N, et al, 2011b. Rectal intussusception is associated with abnormal levator ani muscle structure and morphometry [J]. Tech Coloproctol, 15 (1)：39-43.

Ryan P, 1980. Observations upon the aetiology and treatment of complete rectal prolapse [J]. Aust N Z J Surg, 50 (2)：109-115.

Sailer M, et al, 1998. Quality of life in patients with benign anorectal disorders [J]. Br J Surg, 85：1716-1719.

Saleem M M, et al, 2006. Acute scrotum as a complication of Thiersch operation for rectal prolapse in a child [J]. BMC Surg, 6 (1)：19.

Santoro G A, et al, 2011. State of the art：an integrated approach to pelvic floor ultrasonography [J]. Ultrasound Obstet Gynecol, 37 (4)：381-396.

Scherer R, et al, 2008. Perineal Stapled Prolapse Resection：A New Procedure for External Rectal Prolapse [J]. Diseases of the Colon & Rectum, 51 (11)：1727.

Schwertner-Tiepelmann N, et al, 2012. Obstetric levator ani muscle injuries：current status [J]. Ultrasound Obstet Gynecol, 39 (4)：372-383.

Sehmer D, et al, 2013. Midterm results after perineal stapled prolapse resection for external rectal prolapse [J]. Dis Colon Rectum, 56 (1)：91-96.

Senapati A, et al, 2013. PROSPER：a randomised comparison of surgical treatments for rectal prolapse [J]. Colorectal Dis, 15 (7)：858-868.

Shafik A, 1997. Role of pudendal canal syndrome in the etiology of fecal incontinence in rectal prolapse [J]. Digestion, 58 (5)：489-493.

Shafik A, et al, 1999. Rectosigmoid junction：anatomical,

histological, and radiological studies with special reference to a sphincteric function [J]. Int J Colorectal Dis, 14 (4-5)：237-244.

Shen Z, et al, 2013. Clinical analysis of 31 cases with rectal prolapse undergoing modified Gant-Miwa procedure and anal encircling [J]. Zhonghua Wei Chang Wai Ke Za Zhi, 16 (7)：641-644.

Shi Z-Q, 1997. Xiaozhiling（消痔灵）four-step injection in treating hemorrhoids of stages III and IV - a sclerotherapeutic approach of thrombosing branches of Artery Rectalis Superiorfour-step injection in treating hemorrhoids of stages III and IV - a sclerotherapeutic approach of thrombosing branches of Artery Rectalis Superior [J]. Chinese Journal of Integrated Traditional and Western Medicine, 3 (4)：246-249.

Siafakas C, et al, 1999. Rectal prolapse in pediatrics [J]. Clinical Pediatrics, 38 (2)：63-72.

Siddiqui N Y, et al, 2015. Mesh sacrocolpopexy compared with native tissue vaginal repair：a systematic review and meta-analysis [J]. Obstet Gynecol, 125 (1)：44-55.

Steele S R, et al, 2015. The evolution of evaluation and management of urinary or fecal incontinence and pelvic organ prolapse [J]. Curr Probl Surg, 52 (2)：17-75.

Stojkovic S G, et al, 2006. Intra-anal collagen injection for the treatment of faecal incontinence [J]. British Journal ofSurgery, 93 (12)：1514-1518.

Sun C, et al, 2014. Risk factors and clinical characteristics of rectal prolapse in young patients [J]. J Visc Surg, 151 (6)：425-429.

Swift S, et al, 2005. Pelvic Organ Support Study (POSST)：the distribution, clinical definition, and epidemiologic condition of pelvic organ support defects [J]. Am J Obstet Gynecol, 192 (3)：795-806.

Takano M, et al, 2006. Sclerosing therapy of internal hemorrhoids with a novel sclerosing agent. Comparison with ligation and excision[J]. Int J Colorectal Dis,21(1)：44-51.

Tantiphlachiva K, et al, 2010. Digital rectal examination is a useful tool for identifying patients with dyssynergia [J]. Clin Gastroenterol Hepatol, 8 (11)：955-960.

Theuerkauf F J, et al, 1970. Rectal prolapse. Causation

and surgical treatment [J]. Ann Surg, 171 (6): 819-835.

Tou S, et al, 2015. Surgery for complete (full-thickness) rectal prolapse in adults [J]. Cochrane Database of Systematic Reviews, 10.1002/14651858.CD001758.pub3 (11).

Trappey A F, et al, 2019. Surgical management of pediatric rectal prolapse: A survey of the American Pediatric Surgical Association (APSA) [J]. J Pediatr Surg, https://doi.org/10.1016/j.jpedsurg.2019.02.017.

Tschuor C, et al, 2013a. Perineal stapled prolapse resection for external rectal prolapse: is it worthwhile in the long-term? [J]. Tech Coloproctol, 17 (5): 537-540.

Tschuor C, et al, 2013b. Perineal stapled prolapse resection for external rectal prolapse: is it worthwhile in the long-term? [J]. Tech Coloproctol, 17 (5): 537-540.

Tsunoda A, et al, 2003. Delorme's Procedure for Rectal Prolapse: Clinical and Physiological Analysis [J]. Diseases of the Colon & Rectum, 46 (9): 1260-1265.

Vaizey C, et al, 1999. Prospective comparison of faecal incontinence grading systems [J]. Gut, 44 (1): 77-80.

Van Der Schans E M, et al, 2018. Management of patients with rectal prolapse: the 2017 Dutch guidelines [J]. Tech Coloproctol, 22 (8): 589-596.

Varma M, et al, 2011. Practice parameters for the management of rectal prolapse [J]. Dis Colon Rectum, 54 (11): 1339-1346.

Voulimeneas I, et al, 2010. Perineal rectosigmoidectomy for gangrenous rectal prolapse [J]. World J Gastroenterol, 16 (21): 2689-2691.

Wallenhorst T, et al, 2015. Long-term impact of full-thickness rectal prolapse treatment on fecal incontinence [J]. Surgery, 158 (1): 104-111.

Wang H, et al, 2005. Variation in Chinese population health related quality of life: results from a EuroQol study in Beijing, China [J]. Qual Life Res, 14 (1): 119-132.

Warwick A M, et al, 2016. Recurrence rate after Delorme's procedure with simultaneous placement of a Thiersch suture [J]. Ann R Coll Surg Engl, 98 (6): 419-421.

Wassef R, et al, 1986. Rectal prolapse [J]. Curr Probl Surg, 23 (6): 397-451.

Watts A M, et al, 2000. Evaluation of Delorme's procedure as a treatment for full-thickness rectal prolapse [J]. Br J Surg, 87 (2): 218-222.

Whitcomb E L, et al, 2009. Racial differences in pelvic organ prolapse [J]. Obstet Gynecol, 114 (6): 1271-1277.

Wijffels N, et al, 2011. Laparoscopic ventral rectopexy for external rectal prolapse is safe and effective in the elderly. Does this make perineal procedures obsolete? [J]. Colorectal Dis, 13 (5): 561-566.

Wijffels N A, et al, 2010. What is the natural history of internal rectal prolapse? [J]. Colorectal Dis, 12 (8): 822-830.

Wilson J, et al, 2011. Laparoscopic nonresectional suture rectopexy in the management of full-thickness rectal prolapse: substantive retrospective series [J]. Surg Endosc, 25 (4): 1062-1064.

Wong R K, et al, 2012. The digital rectal examination: a multicenter survey of physicians' and students' perceptions and practice patterns [J]. Am J Gastroenterol, 107 (8): 1157-1163.

Woods R, et al, 2003. Anal sphincter tears in patients with rectal prolapse and faecal incontinence [J]. Colorectal Dis, 5 (6): 544-548.

Wu J M, et al, 2014. Prevalence and trends of symptomatic pelvic floor disorders in U.S. women [J]. Obstet Gynecol, 123 (1): 141-148.

Wu J S, 2009. Rectal Prolapse: A Historical Perspective [J]. Curr Probl Surg, 46 (8): 602-716.

Yakut M, et al, 1998. Surgical treatment of rectal prolapse. A retrospective analysis of 94 cases [J]. Int Surg, 83 (1): 53-55.

Yamana T, et al, 2003. Mucosal plication (Gant-Miwa procedure) with anal encircling for rectal prolapse-a review of the Japanese experience [J]. Dis Colon Rectum, 46 (10 Suppl): S94-99.

Youssef M, et al, 2013. Comparative study between Delorme operation with or without postanal repair and levateroplasty in treatment of complete rectal prolapse [J]. International Journal of Surgery, 11 (1): 52-58.

Zganjer M, et al, 2008. Treatment of rectal prolapse in children with cow milk injection sclerotherapy: 30-year experience [J]. World J Gastroenterol, 14 (5): 737-740.

Zorenkov D, et al, 2011. Morphological alterations of the enteric nervous system in young male patients with rectal prolapse [J]. Int J Colorectal Dis, 26 (11): 1483-1491.

Zutshi M, et al, 2012. Anal encirclement with sphincter repair (AESR procedure) using a biological graft for anal sphincter damage involving the entire circumference [J]. Colorectal Dis, 14 (5): 592-595.

第九篇

性功能障碍及慢性盆腔痛

第三十九章

女性性功能障碍

第一节 概 述

性（sexuality）是人类对性别的确认、性感觉的表达及与此相关的人与人之间的亲密关系等的综合。从生物学角度，性是人类的本能之一，也是人类得以生存和繁衍的基础。从社会学角度，人类的性不仅是生命实体的存在状态，同时也被赋予精神和文化内涵，所以性也是生命健康和幸福的基本要素。

早在 20 世纪 60 年代 Masters 和 Johnson（1966）完整地描述了性反应周期（sexual response cycle），首先提出了"人类性反应周期"的生理概念，并描述了女性正常性行为反应过程的 4 阶段线性模式，即包括性兴奋期、性平台期、性高潮期和性消退期。随后又有一些新的划分女性性反应周期提出，具有代表性的是 20 世纪 70 年代，Helen Kaplan（1979）认为正常性行为反应过程的线性模式应为五个阶段（图 39-1-1A，B），即将性兴奋期这个阶段细分为性欲期、性唤起期两个阶段，强调首先是性欲，然后才能性唤起和诱导性高潮。至今达成共识的女性性反应周期，5 阶段线性模式的命名称谓分为性欲期（sexual desire phase）、性兴奋期（sexual arousal phase）、性持续期（sexual plateau phase）、性高潮期（sexual orgasm phase）和性消退期（sexual resolution phase）。高潮期之后的消退期形式有差异（图 39-1-1B）。男女两性在性交过程中性与生殖器官反应也有各自的特点（表 39-1-1）。

21 世纪，Basson（2001）提出了一个更新定义，认为正常女性的性反应过程是一个非线性动态过程（图 39-1-2），即以亲密为基础的周期模式。

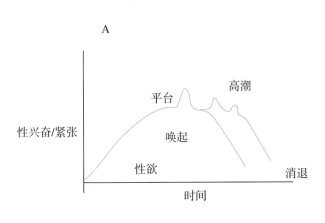
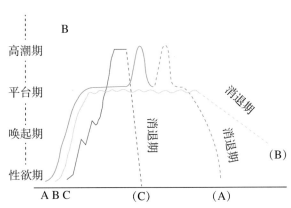

图 39-1-1 女性正常性反应周期。**A.** Masters & Johnson 女性线性模式；**B.** Kaplan 女性线性模式反应的类型

表 39-1-1　人类性反应周期性与生殖器官反应的特点

性周期与生殖器官反应	男性	女性
1. 性欲期	内心对性行为充满向往并且进入爱抚阶段	内心对性行为充满向往并且进入爱抚阶段
2. 兴奋期	阴茎勃起（3～8秒）、延长；阴囊变厚、变扁平、提升；睾丸中度提升、增大	阴道润滑（5～15秒）且延长；阴道壁变厚，大阴唇变扁、隆起；阴道内2/3扩张；宫颈和子宫体抬高
3. 交合期（介于2和4之间的连续过程）	阴茎与龟头周径增大、睾丸增大（1/2～1倍）；睾丸充血提升、旋转30～35度；龟头成紫色；尿道球腺分泌黏液	阴道外1/3形成高潮平台；阴道内2/3充分扩张；宫颈和宫体重合抬高；大阴唇"性皮肤"变色；前庭大腺分泌黏液
4. 高潮期	副性器官收缩，膀胱外括约肌松弛，尿道阴茎部收缩间隔0.8秒，共2～3次；肛门外括约肌收缩（间隔0.8秒，收缩2～4次），性高潮伴射精	骨盆反应，子宫收缩从宫底部开始，向下节段性发展，致宫颈外口略松弛，阴道的性高潮平台收缩间隔0.8秒，共2～3次；肛门和尿道外括约肌收缩
5. 消退期	骨盆充血作用消失，阴茎勃起消失；初始阶段快，后续阶段慢。进入不应期	骨盆充血缓慢消失，迅速恢复到高潮前期。初始快速阶段"性皮肤"颜色和高潮平台消失，持续慢速阶段剩余的盆腔充血消失

这个模式描述了女性内在需求及与性伴侣紧密相连，从而导致性满足感，包括感情、承诺、荣幸、珍爱、尊重性，及双方性生活和非性生活方面的尊敬关系。虽然还在不断完善修改研究结果，但人类性反应周期概念的提出仍然是人类性医学史上最重要的发现之一。女性性反应周期模式研究进程如图 39-1-3 所示。

女性性功能障碍（female sexual dysfunction, FSD）是一种病因复杂的盆底功能障碍性疾病，是指性反应周期中一个或几个阶段功能衰竭，影响着不同年龄阶段女性的生活质量。我国曾在 1994 年将其分类为性欲减退、性交疼痛、阴道痉挛和性高潮障碍这几类。1998 年美国泌尿系统疾病性功能健康委员会综合后又提出了新的分类体系（谢幸等，2018），国际上虽然已经提出了多种不同版本的性功能障碍的分类体系，但是目前最广泛使用的分类方法是世界卫生组织第 10 版（ICD.10）国际疾病分

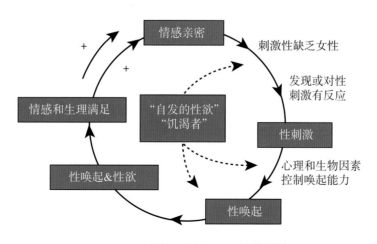

图 39-1-2　亲密基础的 Basson 周期模式

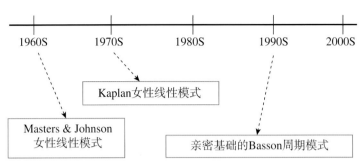

图 39-1-3 女性性反应周期模式研究进程

类和美国精神病学会编写的《美国精神疾病诊断学与统计学手册》（diagnostic and statistical manual of mental disorders，DSM）提出的分类体系，1994 年《美国精神疾病诊断学与统计学手册》第 4 版（diagnostic and statistical manual of mental disorders-iv-text revision，DSM-IV-TR，1994）的分类标准将女性性功能障碍分为 4 类（Grant B et al，1994），分别是：女性性欲障碍（female sexual desire disorder）、女性性唤起障碍（female sexual arousal disorder）、女性性高潮障碍（female orgasmic disorder）和性交疼痛障碍（female sexual pain disorder）。女性性功能障碍均依据性反应周期划分，虽然几经修改，但是由于这是国际上至今最权威的资料，所以我们将着重参考美国 DSM 的有关定义和国内外其他的诊断

和分类，而最新版第 5 版美国精神疾病诊断学与统计学手册（DSM-V-TR，2013）则重新将女性性功能障碍分为 3 类（Mc Cabe et al，2016）分别是：女性性兴趣或性唤起障碍（female sexual interest or arousal disorder）、女性性高潮障碍（female sexual orgasmic disorder）和生殖道盆腔痛或插入障碍（genitopelvic pain or penetration disorder）（表 39-1-2 DSM 的分类）。

表 39-1-2 DSM 的分类

DSM-IV-TR 分类	DSM-V-TR 分类
女性性欲障碍	女性性兴趣或性唤起障碍
女性性唤起障碍	女性性高潮障碍
女性性高潮障碍	生殖道盆腔痛或插入障碍
性交疼痛障碍	

第二节 流行病学

女性性功能障碍是一种常见病，随着年龄的增长，其发病率亦增加。研究报道（Dennerstein et al，2002）显示绝经后的女性性功能障碍的发生率达到绝经前的 3 倍。女性性功能障碍发病率的流行病学资料较少，报道的发病率差异较大。国外报道女性性功能障碍总的发病率为 26% ~ 60%，其中以性欲减退障碍和性高潮障碍较为多见。

一、不同国家流行病学情况

各国发病率差异较大，性功能障碍在女性中发病率较高，甚至有研究报道女性性功能障碍的发病率高于男性性功能障碍。1998 年美国国家老龄委员会对 60 岁以上的 1300 例男性和女性的调查研究报告显示，女性性活跃只占 37%，而男性性活跃占 61%。认为性对夫妻关系很重要占 47%，需要更多性生活占 40%，需要少些性生活占 4%，主要因为性生活减少所导致的性欲缺乏占 26%。美国的 Laumann（1999）曾调查了本国 18 ～ 59 岁女性的性功能障碍的流行病学，结果显示性欲缺乏占 32%，不能达到高潮占 28%，性交痛占 21%，无性愉悦占 27%，性活动焦虑 16%，润滑差占 27%，43% 的女性存在至少一种性功能问题（图 39-2-1），结果同时显示女性性功能障碍的危险因素（图 39-2-2）。

美国的 Laumann（2009）等研究者又以电话随访的方式对 1491 例患者进行调查，其中包括 749 例 40 ～ 80 岁的女性，研究结果显示，在美国性活跃的女性中最常见的性问题是性欲减退约占 33.2%，其次是阴道湿润障碍占 21.5%，有性高潮障碍的约为 20.7%，性快感缺乏者占 19.7%。至少一半的女性报告说她经常或定期经历过这些问题的困扰。在性生活活跃的女性中有 12.7% 经历过性交疼痛。

2007 年德国对 2341 名 18 ～ 93 岁的女性进行了抽样调查（Beutel et al，2008），与以往的大多数研究不同的是，该项研究涵盖了 18 ～ 90 岁以上成年人的整个年龄范围，其中 23.8% 的女性报告性欲障碍。将 40 ～ 80 岁的参与者纳入统计分析时，女性报告性欲障碍为 31.3%。在分组中发现 41 ～ 50 岁的女性中有 4.5% 缺乏性欲；在 51 ～ 60 岁年龄组中，这一比例上升至 12%；在 61 ～ 70 岁组中这一比例上升至 43%，在 70 岁以上的女性中则高达 78%。事实证明，年龄是导致女性性功能障碍发生率上升的一个重要风险因素。

2005 年维也纳对 703 名年龄在 20 ～ 69 岁的妇女样本进行了全国健康和社会生活调查研

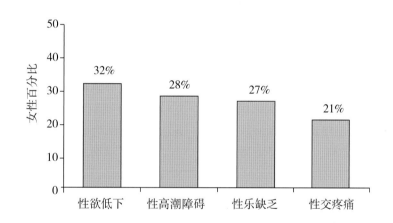

图 39-2-1 美国女性的性功能障碍
（Laumann et al，1999.）

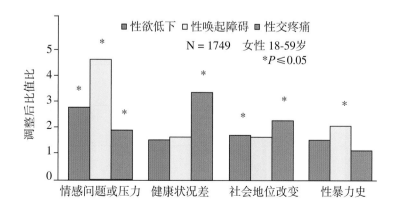

图 39-2-2 女性性功能障碍的危险因素

究（Ponholzer et al，2005），数据报道大约 22% 的人患有性欲减退障碍，35% 的人有唤起障碍，39% 的人报告有性高潮障碍，12.8% 的人报告有性交疼痛障碍。20 ～ 39 岁女性中疼痛障碍的发生率最高，为 12.8%。在 60 ～ 69 岁的女性中，仍有 50% 的女性报告至少"偶尔"有性欲，30% 的女性每月有两次以上的性交。在这个年龄组中，50% 的人认为健康的性生活对他们来说至少是中等重要的。除了年龄以外，很少发现性功能障碍的危险因素，运动活动是唯一与性兴趣和唤醒障碍、性高潮障碍的心理压力相关的。

2016 年英国使用计算机辅助的自我访谈对 15 162 名 16 ～ 21 岁的性活跃女性进行了调查（Mitchell at a1，2016）。在参与者中 13.4% 的女性报告说在过去的一年中性问题持续了 3 个月或更长时间，6.3% 的女性存在性高潮障碍。妇女中最常见的问题是对性缺乏兴趣和难以达到高潮，其中性缺乏兴趣为 22.0%，难以达到高潮为 21.3%。最常见的与痛苦相关的问题是在性交时感到焦虑占 34.7%；由于性交而感到身体疼痛为 35.9%，性唤起障碍为 31.6%。

2007 年法国、德国、意大利和英国四国联合开展了妇女国际健康和性愿望调查（Graziottin et al，2007），估计了性欲障碍、性唤起障碍和性高潮障碍的流行率，观察到了不同国家之间的显著差异，调查中的关键措施是女性性功能状况问卷表（profile of female of sexual function，PFSF）和个人痛苦量表（personal distress scale，PDS），结果有 2467 名年龄在 20 ～ 70 岁的女性接受了此项调查，这些患者包括外科和自然绝经状态下的女性以及绝经前的女性。在所有研究的四个欧盟国家中，性活动均随年龄的增长而减呈现下降趋势。女性性功能障碍的增加，特别是性欲的丧失，与年龄的增加呈直接相关性。然而，与性欲丧失相关的痛苦与年龄却成反比。在不同的欧洲国家，文化因素和环境因素调节了女性性功能障碍的百分比，在 20 ～ 49 岁的卵巢功能正常的妇女中性兴趣或性唤起障碍在国家之间有显著的差异，德国和英国的性功能障碍发病率最高，意大利和法国的性功能障碍发病率最低。

20 世纪，中国缺乏正式、大样本具有代表性的流行病学研究数据。直至 21 世纪初，女性性功能障碍的流行病学研究开始有区域性数据报道。北京对 420 例年龄在 40 ～ 65 岁就诊于北京妇产医院内分泌科的围绝经期女性及女性家属研究显示（金凤羽等，2017），本组女性性功能障碍总体发病率为 84.1%，如图 39-2-3。

上海一项纳入 461 例女性医务工作者性功能

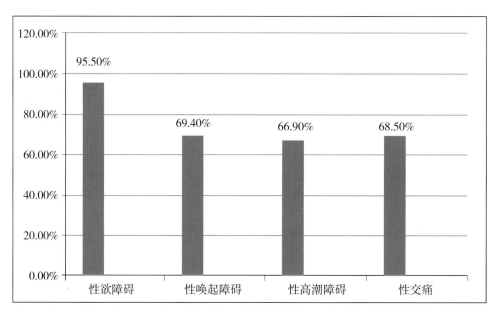

图 39-2-3　北京妇产医院就诊女性患者性功能障碍调查（金凤羽等，2017）

障碍的病情现状抽样调查显示（焦伟等，2019），女性性功能障碍的总体发生率为 63.7%，各维度出现相关问题的比例依次为：性欲低下 58.4%，性唤起困难 52.5%，性高潮障碍 47.3%，阴道润滑困难 45.4%，性交疼痛 45.1%。各个年龄组性功能障碍发生率分别为：< 30 岁组 52.9%；30 岁以上组 59.5%；40 岁以上组 78.0%；> 50 岁组 89.5%。各年龄组间性功能障碍发生率及不同维度问题间的差异均有统计学意义，随着年龄增大，其发病率出现明显的增加（图 39-2-4）。

南京城区一项纳入 582 例年龄在 20 ~ 66 岁的性活跃期女性性功能状况及可能危险因素研究显示（蒯莹莹，等 2017），女性性功能障碍患率为 59.45%。其中，性欲低下 67.18%、阴道湿润障碍 92.96%、性唤起障碍 73.88%、性高潮障碍 72.68%、性交疼痛的现患率 85.74%。结论是南京城区女性性功能障碍的发病率较高，尤其是年龄较大、文化程度较低及肥胖体型女性，其构成比如图 39-2-5。

广州医科大学附属第一医院体检中心，一项以健康 20 ~ 69 岁女性及其女性陪伴人为调查对象的研究显示（何丽芬等，2018），女性性功能障碍占 44.85%，其中性欲低下 42.31%、性唤起困难 23.84%、性交疼痛 20.17%、性高潮障碍 12.98%、阴道润滑困难 8.89%，以性欲低下发生率最高（图 39-2-6）。性伴侣间作息时间冲突、感情关系、避孕忧虑、妇科炎症困扰、尿失禁困扰均为女性性功能障碍的影响因素。因此健康女性发生性功能障碍的问题普遍存在，感情关系、避孕忧虑、妇科炎症困扰是主要影响因素，重视与控制这些因素，有助于减少女性性功能障碍的发生。

2013 年北京协和医院以国际通用的女性性功能量表中文版（Chinese version of female sexual function index，CVFSFI）作为评价工具，针对北京两个区共 6000 位女性进行流行病学调查显示（Lou et al，2017），北京地区成年女性性功能障碍的患病率为 63.3%，其中性欲障碍为 46.5%，性唤起障碍为 80.1%，阴道湿润障碍为 32.4%，性高潮障碍为 29.9%，性生活满意度障碍为 30.3%，性交疼痛障碍为 31.6%。2017 年北京协和医院又在中国大陆进行了更大范围的研究，对 25 446 例参加调研的年龄在 20 ~ 70 岁的女性采用了多级分层、整群抽样、随机抽取的方式，并使用多元 Logistic 回归模型检验社会人口学、生理学、病理学和行为学等因素对女性发生性功能障碍风险的影响，结果显示（Zhang et al，2017），总的患病率为 29.7%，其中性欲障碍为

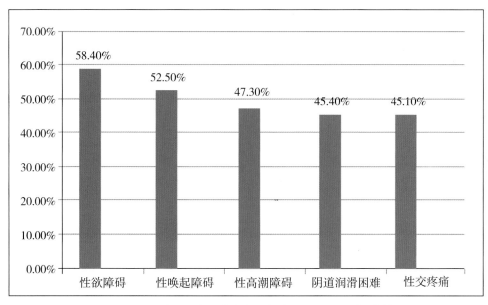

图 39-2-4　上海地区女性医务工作者性功能障碍现况调查（焦伟等，2019）

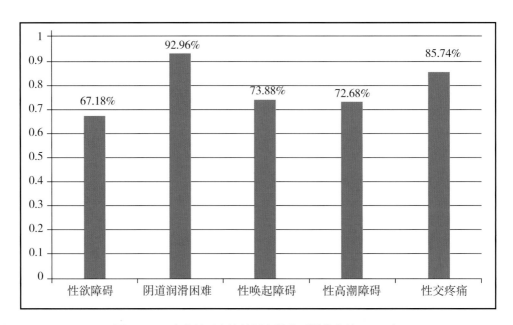

图 39-2-5　南京城区女性性调查报告（蒯莹莹等，2017）

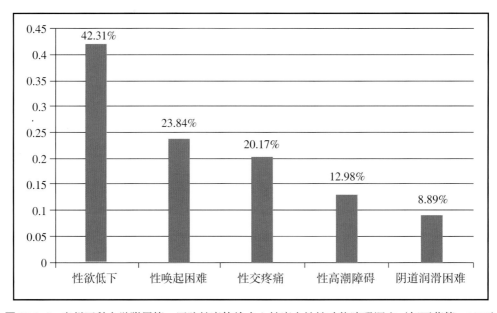

图 39-2-6　广州医科大学附属第一医院健康体检中心健康女性性功能障碍调查（何丽芬等，2018）

21.6%，性唤起障碍为 21.5%，阴道湿润障碍为 18.9%，性高潮障碍为 27.9%，性交痛为 14.1%。少数民族非汉族发生女性性功能障碍的报道比汉族妇女少，而糖尿病、癌症、盆腔炎及盆腔器官的脱垂明显增加了女性性功能障碍的发生。同其他国家的报道一致，在中国女性性功能障碍的发生亦存在区域和社会文化背景的区别，体现了女

性性功能障碍发生的复杂性。

二、性问题宗教文化认识障碍

近年来，妇女活动团体对妇女本身及性活动在性角色的态度、知识和期望方面发生了相当大的变化，引起变化的原因有很多，包括社会变

迁、以性作为生命中心活动控制力的生理学观点得到普及、各种有效避孕方法所提供的便捷，以及一系列性行为研究成果的发表刊出和大众传播媒介，这些无疑在态度转变中起到了重要的作用。女性的性欲受多种因素的共同影响，但是由于宗教、传统文化习俗等社会因素的影响，依然使得部分女性患者往往羞于提及自身的困扰，也难以谈及与性功能相关的问题，亦无法便捷地获得医疗治疗与帮助。英国研究（Basson et al，2003）显示42.3%的女性曾因为性功能障碍而寻求专业帮助，但很少有专业人士为其提供相应的帮助。在另一项具有代表性的社区研究中有41%的女性承认有性功能相关的问题，而在其中有50%的患者希望能够得到专业的医疗帮助。

由此不难推测，性功能障碍疾病本身的复杂性、性医学研究的相对滞后性、医疗资源的缺乏和患者本身对疾病的忽视，均导致了流行病学对女性性功能障碍发病率评估的准确性不高。临床上实际的发病率可能更为广泛，有必要进行更为深入的科普、教育、调研、诊断、预防与治疗。

第三节　病 因 学

现代观点认为性功能低下的原因较多、较复杂，女性性功能障碍的发病相关因素涉及解剖、生理、生化、病理、心理，甚至社会，其中心理社会因素起了重要作用。弗洛伊德学说的早期观点认为性功能低下是一系列潜在意识冲突的表现，这些冲突常常是童年时期生理发育缺陷的结果。而行为学家们则注重于表现出来的性症状，认为近期原因对于症状的持续存在比远期原因所产生的冲突更为重要。近期的一些原因包括：期望不能达到、要求有性行为、害怕遭拒绝而丢脸以及与伴侣间不能良好的沟通和交流等，其病因学因素可以简要地分为如下几组。

一、心理社会因素

羞怯、忧虑、焦虑、畏惧、紧张、憎恨、悲痛等情感因素均可抑制女性性欲和性唤起，引起这些心理反应的原因很多，如受宗教或传统保守观念的影响。一些研究指出，条件性性功能低下与宗教正统观念有关，有些宗教，如犹太教分支和罗马天主教等对性功能有严格的限制，结果造成了一种性活动时会受到严厉惩罚的意念，直到婚后甚至终生一直留存着，由于被禁闭多年，不少人出现性发育障碍。另外，既往痛苦或创伤性的性经历记忆、夫妻关系紧张、家庭成员关系不和睦、工作和生活过度劳累、过于紧张或压力过

大等长期的抑制还可导致性高潮障碍。女性性高潮的形成属于条件反射，但这种条件反射容易受心理因素的影响而受到抑制，当妇女长期受抑制性心理因素的影响，时常在性感觉变得强烈时有意识地抑制这种感觉的产生，经过多次重复以后便可变为无意识抑制，导致即使在受到合适的刺激时也无法达到性高潮。过去认为女性性功能障碍多为心因性，但随着研究的深入，发现女性性功能障碍多有器质方面的原因，导致女性性功能障碍的生理异常可最终引起或加重生理的异常，最终使得临床症状进一步复杂化。随着妇女年龄的增加和绝经，体内的雌激素水平不断下降，出现进行性生殖器官萎缩、盆腔血流量减少及盆底肌肉张力降低等，这些均可导致性兴奋和性高潮障碍，尤其是阴道萎缩和阴道干燥可直接引起性交困难和性交痛，但也有学者认为，绝经后妇女体内雄雌激素比例相对提高，不必再担心意外妊娠等的影响，可能性欲并不下降，部分人可能反而增加。

二、手术因素

各种妇科手术和外科手术有可能通过直接的生理干预而影响女性性功能。尤其是任何可能造成生殖器官神经、血管损伤的盆腔手术，均可导致性功能低下。最常见的是双侧卵巢切除导致

的卵巢去势。外阴根治术直接破坏外生殖器的解剖，对性功能的影响极大。子宫和阴道的手术也可通过改变阴道局部的解剖结构和盆腔血流等原因而影响性功能。会阴侧切、产道撕裂以及女性盆腔或生殖器的任何疼痛性损伤，均可造成性交痛，以后可逐渐发展成为性生活欲望的丧失。阴道口的松弛或挛缩、阴道变短、阴唇感觉神经分支的损伤均可造成阴道滋润度不佳和性交困难，子宫内膜异位症、慢性盆腔炎和阴道炎是器质性原因造成性交困难的代表。涉及生殖器的小手术也可能引起性功能低下，有时甚至连输卵管结扎术也影响性功能，但其原因并不清楚。

三、药物因素

药源性性功能障碍的发生率在 20% 左右。任何能改变精神状态、神经传导、生殖系统血流和或血管舒缩功能及性激素水平的药物均可能影响女性性功能，表 39-3-1 为常见影响性功能的药物，如三环类抗抑郁类药物、治疗高血压的药物、抗消化道溃疡药、抗癫痫药物和镇静安眠药物。酗酒和吸毒也影响性功能，据毒品和乙醇使用者描述，少量的乙醇或使用可卡因、大麻均可通过减少抑制而达到增强性欲和性快感的作用，而大量的乙醇则具有减弱性功能的作用。慢性乙

表 39-3-1	常见影响性功能的药物
抗肿瘤药物	环玲酰胺
抗雄激素制剂	西咪替丁、螺内酯
抗惊厥药物	巴比妥类、水合氯醛和地西泮
抗胆碱能类药物	阿托品、山莨菪碱、东莨菪碱
抗雌激素制剂	他莫昔芬、雷洛昔芬，GnRH类似物
抗组胺药物	苯海拉明、氯苯那敏和异丙嗪等
抗高血压药物	利尿剂、β-受体阻滞剂、钙通道阻滞剂
药物滥用	乙醇、镇静剂、安眠药
止吐药	甲氧氯普胺
抗生素	甲硝唑
口服避孕药	复方炔诺酮片

醇中毒常可损伤性反应，这是乙醇对神经、肝和身体总体损害作用的反映。

四、神经因素

许多中枢或外周神经系统疾病的损伤均可引起女性性功能障碍，如脊髓损伤、多发性硬化、癫痫、糖尿病性神经病变等；骨科老年退行性变导致的脊髓椎体唇形变和椎间盘突出等；多发性硬化症等；这类患者的性功能障碍主要表现为很难达到性高潮，可能源于与性功能相关的中枢神经系统通路脱髓鞘改变和阴部躯体感觉诱发电位异常或缺如，导致性兴奋传导受阻或对性刺激反应的缺如而引起性功能障碍。糖尿病患者因损害了调节阴道平滑肌的肾上腺素能、胆碱能神经递质 NO 的调节机制，从而导致性刺激过程中生理反应不足，患者多自述阴道润滑不足、性交疼痛、性欲低下等。所有脊髓损伤的女患者均可能对视听神经刺激产生不同水平的主观性性唤起，但生理性生殖器充血的情况却取决于 T1 ～ L2 皮肤感觉功能的保留程度。低位脊髓（S2 ～ S3）完全性损伤患者不能获得性高潮，而其他水平脊髓的损伤仍会保留达到性高潮的神经潜能。癫痫妇女可伴随出现性欲障碍、性唤起障碍和性自信心减弱，但以生理性性唤起反应启动异常较为常见，一方面由于女性癫痫患者调节性行为的皮质区有功能和结构的改变，对视听性刺激引起的生殖器血管充血反应减弱，另一方面是由于抗癫痫药物直接作用于大脑皮质区域并影响与性反应相关的性激素水平而导致。

五、血管因素

性兴奋时女性生殖系统的血管都将扩张，局部血供明显增加，这就需要一套健全的血管床，尤其是髂动脉及其分支。缺血可导致胶原沉积，使血管壁增厚，血管平滑肌纤维化，从而影响血管及海绵体松弛扩张。腹主动脉末端的骑跨性血栓（Leriche's syndrome）阻塞了双侧的髂动脉已经证实可引起女性患者的性功能障碍。高血压、高血脂、动脉粥样硬化、心脏病、糖尿病和

吸烟等均可影响髂动脉及其分支的血流，从而减少会阴部血液供应。动脉粥样硬化时，性刺激时流到阴道或阴蒂的血流会明显减少，称为"阴道充血和阴蒂勃起供血不足综合征"。此外，任何导致阴部动脉损伤的女性骨盆骨折、女性骨盆钝性伤、盆腔手术，甚至长期骑自行车的慢性会阴部挤压伤等均可导致阴道和阴蒂血流减少，引起女性性功能障碍。有研究发现，有一半的心肌梗死患者出院后12个月内性生活减少或完全停止，在许多情况下，这与人们的恐惧有关，她们认为性生活是一种剧烈的活动，可能会引起再一次心脏病发作。

六、泌尿生殖器官疾病

生殖器先天结构畸形、泌尿生殖器官炎症、子宫内膜异位症、妇科肿瘤和压力性尿失禁等均可导致女性性功能障碍。

七、妊娠和分娩因素

担心因妊娠及分娩时造成盆底肌肉的损伤及松弛会影响性生活。妊娠期可由于对婴儿的关心和自身体型的改变，引起女性性功能减退。产褥期可因会阴疼痛、阴道分泌物减少及生殖器尚未复旧等因素影响女性性功能。

八、性知识及性技巧缺乏

性欲是一个极复杂、多层次和多含义的概念，性行为根据性满足的程度分为目的性、过程性和边缘性。性行为的连续过程称之为性生活，大致包括性信号的传递、性交前爱抚、性交及性交后爱抚等过程，任何不了解女性性反应的特点、缺乏适当的性刺激、性生活缺乏交流技巧以及选择不适宜的时间和地点等都会引起性功能障碍。人群中的性生活根据骨骼肌的性质，可将性行为频率分为4种类型：损伤频率、依赖频率、自由频率和零频率。研究表明1次大负荷训练后需经过48～72小时的休息，运动员的体能才能完全恢复到原有水平，从而能达到进行下一次大负荷训练要求。如果个体把进行两次性行为之间的间隔时间控制在至少3天，那么在进行性行为过程中产生的运动性疲劳就可以获得完全恢复，相关的盆底肌肉就不会发生肌肉损伤。一般情况下，可以把性行为间隔时间小于1次/3天的性行为频率（即 f > 10次/30天）称为损伤频率。但如果长时间由于工作忙碌、节奏快、压力大、生活过度紧张而忽视了性生活，性行为的依赖不适感就会分阶段消失，个体在已经完全适应一种可以产生肌肉依赖的性行为频率后，突然停止进行性行为，个体会产生依赖症状。如第1～10周，个体将体验到较大程度的性行为依赖症状。第11周，依赖症状明显减轻，第11～20周，依赖症状在已经明显减轻的基础上再次缓慢地减轻。第21～52周，产生的性行为依赖症状基本维持在一个非常低的水平。第52周（12个月）以后，产生的性行为依赖症状将会完全消失。

九、放疗因素

因肿瘤实施的放射治疗可引起卵巢去势、阴道狭窄，甚至阴道粘连闭锁，从而影响性功能。

第四节　临床表现

性是一种复杂的自然和生理现象，与每个成年人的生活息息相关，需要男女双方共同参与配合，因此无论哪一方出现障碍都将影响夫妻双方性生活的和谐。女性的性生活受生理、心理、社会文化环境和情感等诸多因素的影响，正常女性的性功能标准是：女性必须对其性配偶有主动的性反应，女性必须有性唤起和阴道湿润，并且能够通过刺激女性阴蒂或者阴蒂-阴道区域的性敏感区域而达到性高潮的能力。女性性功能障碍会对女性生理尤其是心理产生严重不良影响，产生对丈夫的愧疚心理、自卑感、精神压力等进而直接影响妇女生活质量、家庭关系及人际关系，长此以往将导致夫妻感情及家庭关系破裂，严重威胁妇女身体及心理健康。由于中国妇女长期受封建传统思想教育，对性功能相关问题的公开讨论还羞于启齿，另一方面女性性功能障碍问题尚未引起足够的重视，虽然已有各种客观或量化的物理方法测定女性性反应，但目前女性性功能障碍的诊断主要依据患者的病史、性功能评估及体格检查等。

性功能障碍又可以分为终生性，又称为原发性，是指现实的性期待在任何情况下从未实现；获得性又称为继发性，是指在过去所有阶段都有成功，但现在一个或多个阶段不再有此功能；境遇性又称为情景性，是指在某种环境下有性反应周期，但在其他情况下没有。除此之外还有完全

性、器质性和功能性。需要通过盆腔检查来排除相关脏器的器质性病变，同时要考虑到患者的文化、宗教、社会习俗等相关背景，另外还需要注意患者的症状是否已导致其本人的心理痛苦和影响到了与性伙伴的人际关系。

关于与性相关的问题，在询问病史时医生有必要进行主动问诊，简要的病史询问或深入的病史问卷都是可用的方法（表39-4-1）（曹泽毅，2014）。尽量获取患者详尽的性史，将为体格检查以及恰当的实验室检查提供直接线索。

一、病史及症状

（一）女性性兴趣或性唤起障碍病史

女性性兴趣或性唤起障碍包括低反应性性欲障碍、性厌恶和性唤起障碍。在许多方面，性欲减退是一个个体主观体验的疾病，低反应性性欲

表 39-4-1　病史问卷

您现在经常有性生活吗？

过去是否曾经有过性生活？

您的性伴侣是男性，还是女性，还是二者都有？

请告诉我，您在最近1个月内，有过多少位性伴侣？最近6个月内呢？这一生当中呢？

您对您的性功能满意吗？满意程度如何？对您性伴侣的性功能的满意程度如何？

您（以及您的性伴侣）在性欲，以及性生活的频繁程度方面，是否有什么变化？

您有过（或曾经有过）感染艾滋病病毒的危险因素吗（比如血液传播，针刺伤，静脉注射毒品或药物，性传播疾病，或是性伴侣具有这些危险因素）？

您以前是否患过与性有关的疾病？

您以前检测过艾滋病病毒吗？现在愿意做这样的检测吗？

您是如何保护自己，避免感染艾滋病病毒的呢？

你是如何避孕的？

您现在正准备怀孕（或做母亲）吗？

您有口交（或肛交）的行为吗？

您或您的性伴侣使用一些用品或者药物，来增强性快感吗？

您在容纳和维持勃起的阴茎时有困难吗？在对方射精过程中有困难吗？

在您的性功能方面，您有什么问题要问吗？

在您（或者您性伴侣）的性生活（无论是一个人的，还是两个人的）方面，有没有什么事情，让您想要有所改变？

障碍主要包括持续或反复发生的性幻想或性欲望低下或缺如，并引起心理痛苦。女性性唤起的生理反应依赖于血管和神经系统的完整性，任何对血管和神经系统的损伤都会造成性唤起的困难，如骨盆外伤史、盆腔血管疾病等。体内激素水平改变，特别是雌激素水平的下降，如哺乳期、围绝经期、老年期或卵巢切除术后都会出现性唤起障碍。在性活动中，性趣缺乏或低下，性幻想和性欲持续缺乏，这一障碍会引起显著的痛苦或人际关系困难。应详细询问患者的病史、年龄、受教育程度、职业、自己和配偶现存的问题及有关性历史、生育史、婚姻关系、彼此感情精神病史及其他全身性疾病情况。可以用女性性功能积分表对性功能进行评价，同时应该除外其他精神疾患或人格障碍、其他躯体疾病或某些药物或化学物质的使用。性欲低下既可能是全面的并包容了所有形式的性表达，也可能是境遇性的和限于某个伴侣或某种特定的性活动方式。当性表达机会遭到剥夺时也没有挫折感，也没有寻求刺激和减少挫折的动机。个体通常不会主动发起性活动，只是在伴侣的发动之下不情愿地参与性活动。性欲低下实际上反映出配偶双方在性需求方面的明显差异。一方的性欲低下可能反映出是否双方在性需求方面有明显差异。一方的性欲低下可能反映出另一方的过度需求，双方可能都在正常范围内，但却位于性欲高低的两端。性欲低下并不排除女性在被动接受性活动时达到性唤起和获得性快感的可能性。性欲低下可以是独立的性问题，也可以继发于其他性问题。具有性欲低下的人往往难以与他人建立稳定的性关系，从而容易导致婚姻不满和家庭破裂。性欲低下以心因性为主，由于缺乏有关性欲频率或程度与年龄或性别相关的正常值资料，性欲低下的判断应由医生根据其年龄、人格特征、人际关系的决定因素、生活背景、文化环境等因素作出。临床上患者性交频率一般较低，每个月不足 2 次，持续或反复发生的恐惧性、性厌恶和避免与性伴侣的性接触，并引起心理痛苦称之为性厌恶。

女性性唤起障碍同样可以划分为原发性与继发性、完全性与境遇性等不同类型。原发性指患者从性生活一开始就从未能获得满意的性唤起生理反应，始终缺乏阴道润滑反应。继发性指过去曾有正常的阴道润滑反应而现在却丧失了这种性反应能力。完全性指患者在任何情境或与任何伴侣始终不能获得满意的性唤起生理反应，也即完全缺乏阴道润滑反应。境遇性指患者在某些情境或与某些伴侣能获得满意的性唤起生理反应，但有时或与有些人在一起时却缺乏阴道润滑反应。

（二）女性性高潮障碍病史

性高潮障碍指足够的性刺激和性兴奋后，持续或反复（75% ~ 100%）的场合发生性高潮困难、延迟或缺如，并引起心理痛苦。她们只能获得低水平的性快感，因此很少或很难达到性满足。许多女性喜欢通过同时刺激阴道和阴蒂、口交或是单独刺激阴蒂等方式来达到性高潮，因此并没有性高潮障碍。性高潮障碍可以是原发的，即患者从未体验过性高潮；也可以是继发的，即患者曾经有过良好的性高潮，之后才出现性高潮障碍。性高潮障碍与性欲或性唤起困难是不同的，女性性高潮障碍属于一种独立的综合征。人们目前对女性性功能障碍的认识远远赶不上对男性性功能障碍的认识，由于女性在激发性高潮的刺激类型或强度上存在着广泛的变异性，在临床症状上部分妇女可能出现性高潮能力低于按她的年龄、性经验和她接受的性刺激所应该达到的水平，这一障碍确实引起显著的个人痛苦和人际关系困难，应除外其他可能的原因。性高潮障碍会影响患者的形象、自尊或性关系满意程度。性高潮能力与阴道大小、阴道口位置的高低无关，盆底肌肉的强度一般不影响女性性高潮能力。

（三）盆腔生殖道痛或插入障碍病史

盆腔生殖道痛或插入障碍常以阴道痉挛和性交痛征象表现出来

1. 阴道痉挛是指反复或持续发生阴道外 1/3 段的盆底肌肉的不自主的持续性挛缩以干扰或阻止阴茎的插入，临床上患者常常伴有疼痛，并引起心理痛苦。阴道痉挛可分为原发性、继发性、完全性和境遇性，原发性阴道痉挛占绝大多数，是指从开始建立性关系时起就发生了阴道的痉挛，患者排斥任何种类的阴道插入，在性接触时阴道口完全紧闭抵制阴茎插入，即使在润滑充分的情况下也阻止任何形式的插入。例如不能进行性交，也不能将卫生棉条或其他物体置入阴道，局部性的造成性交痛或其他形式的侵入阴道困难，包括不能放置窥器，无法进行妇科检查。原发性阴道痉挛妇女在她们预期或试图被插入时形容其感受或体验到的疼痛或感觉为"撕裂般""烧灼般"，或"刺痛"，由于疼痛刺激使得患者对阴茎或手指插入毫无兴趣，许多患有阴道痉挛的妇女从未能满意地完成过妇科检查或阴道内用药。少数情况属继发性，是指先前有过正常的性生活史，后来因某种原因而发生了阴道痉挛。童年或青春期的性虐待，也可能导致成年时期的阴道痉挛。如果不理会阴道痉挛的病因包括创伤性的、心理性及特发性的，则一旦这种疼痛以及对疼痛的预感得到确立，很可能就会反复发作，除非能够给予有效的治疗。

2. 性交痛是患者自愿寻求妇科门诊处理最常见的性功能障碍，患者通常在没有明显器质性疾患存在的情况下，由于阴茎向阴道内插入或在阴道内抽动等发生在性交过程之前、之中或之后感受到的生殖器或盆腔经常的、反复的、阴道局部或下腹部等部位轻重不等的疼痛，性交疼痛的特点是剧烈且反复发作的，往往在性交之后数小时疼痛仍不能消失，有时不得不拒绝性交。这种疼痛并非由于阴道干燥缺乏润滑或阴道痉挛所引起，实际上临床上把它看做成一种心理问题。当疼痛伴有明显的器质性疾患时，患者会出现原发性疾病导致的性交痛，例如外阴阴道急性炎症所致性交不能及性交疼痛。

性交疼痛可分为原发性和继发性，原发性性交痛临床症状表现为婚后性生活刚开始时就存在性交痛的情况，多意味着存在某种解剖缺陷或顽固的心理因素。继发性性交疼痛临床症状表现未曾有过满意的性生活，后因种种因素才出现性交疼痛的情况。完全性性交疼痛临床症状表现为在任何场合下性交都会出现疼痛，并且均持续存在，患者往往合并有器质性因素的影响。境遇性性交疼痛临床症状表现为在某些情境下出现疼痛，而在某些情况下却若无其事，一切正常。境遇性性交痛的患者多为心理因素所导致，并且疼痛只发生在性交之后数小时。

二、体格检查

（一）女性性兴趣或性唤起障碍的体格检查

女性的性唤起涉及血管、神经及平滑肌的一系列变化，各种变化既难测量，也难以观察和认识，所以临床工作中，通常使用光学体积描记法来测量阴道血容量和搏动振幅。首先要获得患者详细的性经历描述，主要包括从性接触开始到性结束的具体行为、想法和感受。性唤起生理反应受到损害的女性常常同时合并其他形式的性功能障碍，如性欲低下、无高潮或者性交疼痛等，所以必须采集完整的病史以及性历史，对于生理损伤性性唤起的妇女来说，最好在会见她们的伴侣之前先单独约见她们几次，然后单独约见她们的伴侣，最后再同时接见夫妻双方。医生要获得有关性问题的变化信息，包括自己的手淫情况，也包括与性伴侣的性活动，了解患者过去是否能够达到性高潮？如果能够达到性高潮，是在什么情况下发生的？当患者手淫时触摸自己的什么部位以及如何刺激才能够达到性高潮？通过手指、振荡器或者其他手段？手淫时是否伴有性幻想？最容易性唤起的念头或幻想是什么？与伴侣做爱时是否利用这些性幻想等等。根据患者的主诉需要综合评估影响性功能的各种因素，凡是影响神经、内分泌系统的功能，使血液中雌激素水平降低的疾病，均可使性欲减退。性腺功能低下是性欲低下的重要原因之一，无论是下丘脑性、垂体性还是卵巢自身性的问题，它导致的是器质性性欲低下或完全无性欲。全身性疾病如肝肾功能障碍、慢性感染性体质恶化、全身营养不良性疾病例如蛋白质缺乏和锌缺乏、过度肥胖等均可造成性欲低下。终生性性欲低下发作年龄可起于青春期，更常见的是起于成年期，之前曾有正常的性兴趣后伴有心理紧张、创伤性生活事件或人际交往困难从而导致性欲低下。性欲低下常常伴有性唤起或性高潮困难的问题，也可以是继发于性兴奋或性高潮障碍情绪波动的结果。

患者持续的或反复发生不能获得或维持足够

的性兴奋,并引起心理痛苦。具体表现为性活动时主观上持续缺乏性愉悦和性兴奋,客观上部分或完全缺乏阴道湿润和生殖器充血。在诊断标准中引起心理痛苦较为主观,但是单凭患者的伴侣提出这样的主诉就够了,不再考虑女性自己是否感到痛苦。性唤起障碍也可以导致性交疼痛、性回避、婚姻或性关系障碍。临床上使用的方法包括在实施性刺激的前后分别测量女性生殖道血流、阴道 pH、阴道顺应性以及生殖道震动感应阈值等,或者使用彩色超声多普勒测定阴蒂、阴唇、尿道、阴道和子宫血液流速及静脉舒张期末流速等。

(二)女性性高潮障碍的体格检查

女性经历性高潮的能力似乎受很多因素的影响,包括神经解剖、生理、心理、社会文化以及这些因素的相互作用,但是没有哪种因素的影响被证明是主要的或绝对的,不能因为绝大多数患者为精神心理因素引起的就忽视了器质性疾病的原因,临床上首先需要详细询问患者的病史,结合全面的体格检查,则较易发现器质性疾病,由于患者对性高潮主观定义一致性的差异,因此需要排除对已经出现的性高潮不知晓的可能性,一些女性由于受错误观念的引导,误把性高潮看成是一种神奇的经历,产生期望值过高,因而无法识别自己的性高潮,通常如果医生仔细分析患者对性问题的叙述结合体格检查,就会发现有些自认为经历了性高潮的她们根本没有达到过性高潮,而也有些女性实际上已经经历了性高潮但却没有识别出来。

(三)盆腔生殖道痛或插入障碍的体格检查

生殖道盆腔痛或插入障碍的体格检查包括性交疼痛障碍体格检查和阴道痉挛的体格检查。

1. 性交疼痛障碍的体格检查　性交疼痛障碍通常需要依靠病史,体格检查时患者会诉说阴道插入时产生的疼痛,甚至可能会产生阴茎无法

插入的情况,临床上在进行体格检查时不能以手指刺激阴道,或使用阴道避孕套,以至于不能进行盆腔检查,即窥器即将触碰但还没有触及患者外阴时,她们就可以表现出清晰可见的,阴道口、盆底肌群的痉挛性收缩。体格检查时还可以确认患者有无其他解剖学方面的异常,例如阴道分隔畸形、阴道横隔、阴道纵隔或阴道斜隔等情况。

从解剖学角度来说阴道痉挛妇女的生殖器是正常的,从生理学角度来讲引起盆底肌群痉挛性的收缩与性高潮时经历的节律性收缩是截然不同的。诊断常常是在常规妇科检查时明确的,有些患者可能出现体格检查时无法配合完成双合诊即可观察到明显的肌肉收缩,有时由于收缩强度很严重和收缩时间很长可能造成疼痛甚至妇科检查需要在麻醉的情况下才能顺利完成。有些患者的阴道疼痛,可仅见于性交之时而非妇科检查之时,此外部分患者也可能只发生在性交过程之中。

2. 阴道痉挛的体格检查　阴道痉挛指一种反复或持续发生于阴道外 1/3 的盆底肌的、不自主的持续性挛缩以干扰或阻止阴茎插入,常伴有疼痛,并引起心理痛苦。阴道痉挛是唯一的不经直接盆腔检查就无法作出明确诊断的女性性功能障碍,它不能单凭任何已得到确认的问诊和咨询技术就能无条件地作出判断,即使病史很支持也不能轻易作出诊断。完全性阴道痉挛是指在任何场合下都不能完成阴茎或类似物的插入。境遇性阴道痉挛则指女性可以耐受某些类型的插入如月事杯或窥阴器,但是在阴茎插入时感觉强烈紧张,也指女性可以耐受某些场合、某些伴侣的插入,却不能耐受另外一些场合或其他伴侣的插入,只要预感到将要有阴茎的插入,就会发生阴道痉挛,阴道痉挛往往是特发性的,阴道痉挛可以发生在盆底创伤,例如:疼痛的性交、暴力攻击、粗暴的妇科检查、复杂的外阴切开术、阴道感染、盆腔炎或盆底手术后产生。

第五节　评　估

女性性唤起导致的血管充血、神经和肌肉一系列的变化，包括阴蒂、阴唇、阴道壁充血，阴道腔径增加和润滑。对女性性反应的评估，在临床研究中女性性反应很难被客观量化，所发生的变化不但很难测量，而且经常不易被患者识别和发现。对女性性反应的生理测定常用以下手段，包括以机械手段测量充血肿胀时组织体积的增加和检测与血流量有关的局部温度变化以及用光体积描记法测量毛细血管中血流量的变化或测量热量向毛细血管内的消散变化。高潮期的生理测定直到20世纪70年代以后才出现可行的测量方法和仪器，如利用子宫内气压或水压变化测量高潮时子宫内的变化，也可以在宫腔内置入装有压力传感器的硅胶探子进行测定。对每个患者的评估还应包括完整病史、体格检查、盆腔检查，必要时行激素检测。生理评估应包括女性生殖器血流的测定、阴道pH、阴道伸展度、生殖器的颤动感觉阈值。不管性功能障碍的主诉及原因，性刺激均能明显增加生殖器的血流，所发生的性反应虽然明显，但却不足以使患者主观上观察和察觉到，存在的问题是性反应的生理调定结果与女性的自我知觉感受指标不完全一致，女性主观上的期得可能胜过生理上实际的反应强度。

一、女性性兴趣或性唤起障碍的评估

性唤起是指女性为准备性活动而发生的生理变化，女性性唤起经历了一个广泛而复杂的生理变化模式，它包括盆腔充血、阴道湿润、外生殖器肿胀、阴道管外三分之一变窄及内三分之二增长和扩宽、乳房肿胀和乳头勃起。在所有困扰女性性功能障碍中，女性性唤起障碍是最不受重视的。往往没有把它作为一个单独的、孤立的性功能障碍来对待。女性性兴趣或性唤起障碍的评估应包括详尽完整的病史、体格检查，以判断有无妇科、神经系统、心血管以及内分泌方面的疾患。实验室检查应包括甲状腺功能、空腹血糖、血脂和肝功能。如果怀疑患者有激素方面的问题，则应测定雌激素、催乳素、总睾酮和游离睾酮、性激素结合球蛋白、脱氢表雄酮等的水平。对绝经前妇女进行雄激素水平的测定时，应在28天月经周期的第8～10天雄激素达到峰值时进行抽血检验。

性伴侣间的相互作用往往是发展成性问题的潜在根源，因此医生必须评价患者目前的性伴侣关系并决定其是否具有损害性唤起的可能性，常见的问题包括交流太差、性技巧贫乏、期望值过高得不到满足、夫妻关系冲突、性伴侣的性功能障碍、性伴侣的病理心理问题（不现实的性幻想、常见的移情、未解决的冲突等）。唤起生理反应受到损害的女性常常同时经历其他形式的性功能障碍，例如性欲低下、无高潮以及性交疼痛等。所以必须采集完整的性历史来评价性反应各个周期阶段的表现，医生应该询问是否存在可能导致性功能障碍的任何健康问题。如果有的话，在过去或最近诊断过哪些疾病或接受过哪些手术？服用过哪些药物？抽烟吗？酗酒吗？滥用药物或其他物质？月经正常和规律吗？服用过可能损害性唤起的避孕药吗？围绕患者妊娠、分娩或产后存在的任何问题吗？对于绝经后妇女或那些卵巢功能受损的妇女，需要取得更多的实验室检查结果来综合评估，例如游离睾酮和总睾酮、雌二醇、孕酮、催乳素、黄体生成素以及卵泡刺激素。如果患者还有其他系统合并症则还需要检测甲状腺激素、血常规、血生化、血糖以及糖化血红蛋白等。

二、女性性高潮障碍的评估

性高潮障碍可以由器质性因素、心理性因素或二者共同引起。目前看来主要是心因性的。但并非所有在成年期经历性高潮障碍的妇女都具有早年消极性教育或性创伤历史，而且具有这样历史的妇女也不会都具有性高潮困难。因此在对性高潮障碍的患者进行评估之前，必须首先排除生理、疾病和药物的影响。然而，生理因素的存在并不排除引起性功能障碍的心理因素的存在，心理因素往往会使器质性的病变更严重。很有可能的是单纯的器质性因素或心理因素都不足以引起性高潮障碍，但是二者共同作用则导致患者发生了性高潮障碍。

三、生殖道盆腔痛或阴道插入障碍的评估

无论是阴道痉挛和性交疼痛的哪种主诉，诊断时都应除外单纯的恐惧性性交回避和子宫内膜异位症或阴道炎症等器质性疾病引起的痉挛或插入困难，重要的是需要评估是否存在可能引起、促进或促使生殖道盆腔痛或插入障碍持续存在的器质性因素，所以必要的病史采集、体格检查和实验室检查是不可缺少的。临床上经常遇到这样的情况，即使引起疼痛的躯体或生物学原因得到了治愈，但患者的痉挛性阴道收缩仍可发生并引起部分性的阴道痉挛，从而继续影响患者的工作和日常生活。

第六节　治　疗

女性性功能障碍是一种复杂的身心疾病，受多种因素的影响，其病因复杂性决定了治疗方案的多样性及多学科性。临床医生应该从生物和社会等多个角度阐明导致性功能障碍的原因，这包括生物性，如神经递质失衡、激素异常、药物相关和睡眠不良、心理因素、人际关系问题、伴侣性功能障碍、文化宗教及受教育水平等。既要及时有效地治疗引起女性性功能障碍的器质性疾病，还要注重性功能的性心理治疗，充分考虑女性性反应的复杂性和主观感受，包括心理疗法及器械治疗，而不是单纯依据客观的生理指标。女性性功能治疗方案的选择首先要以患者为中心，治疗方案的选择建议首先尝试心理咨询、行为疗法和非药物治疗等简单、方便、无创的方法。在准备采用药物治疗之前，需要排除诸如心血管疾病、血栓类疾病和乳腺癌风险等方面的禁忌证。

一、心理治疗

在全面掌握患者病情特点，明确诊断患者性功能障碍的类型后，综合分析，准确判断患者性心理障碍的类型和程度，同时结合患者文化宗教背景等，制订有针对性的治疗方案，鼓励夫妻同时治疗。

二、一般治疗

提供有关性的基本知识，鼓励阅读相关书籍，纠正由于社会文学对性的曲解，建议性生活时双方沟通，例如改变性交姿势、性生活时间及地点，或者使用性幻想、背景音乐、视频等，推荐使用润滑剂。

三、行为治疗

行为治疗是在行为主义心理学的理论基础上发展起来的一个心理治疗学派，

是当代心理治疗中影响较大的学派之一。行为治疗已有半个多世纪的历史，其创始人是美国的心理学家华生，它是指按一定的治疗程序来消除和纠正人的不良行为，从而建议一种新的条件反射和行为的心理治疗方法。

（一）性感集中训练

适用于各种性功能障碍的患者，它包括三个阶段：第一阶段为非生殖器性感集中性训练，双方互相抚摸除生殖器和乳房以外的身体其他部位，训练过程中要把注意力集中在皮肤上，引起性感的感觉并逐步过渡到性欲的激发。在顺利通过第一阶段后，可以进入第二阶段，即生殖器性感集中训练，把抚摸的范围转移到女性的生殖器

和乳房上，不过每天的训练还是先从非生殖器开始，切记一开始就直接刺激生殖器，但要避免达到性高潮，刺激停止于引起充分的性唤起。如果适用就可以继续进入下一训练程序即无需求性交阶段，目的在于向性交逐步过渡，抽动训练由女方控制节奏如速度力度，训练切忌急躁，一定要把各个阶段的反应都充分体验，最后再过渡到性交。

（二）系统脱敏疗法

它是行为治疗的方法之一，在治疗某些妇女严重性抑制时疗效较好，特别是那些对性接触呈现高度敌意或焦虑导致性反应无法发生时。针对插入障碍，借助于一系列大小不等的阴道扩张器，从而达到逐渐扩张阴道的作用。

（三）自慰或自我刺激训练

指导患者通过手指或者借助振荡器的方法达到性高潮，可行阴道内 G 点刺激（图 39-6-1）。同时可行自然呼吸法配合阴道紧致的手法按摩、阴道器具、生物化学用品及各类物理技术等来解决性唤起弱、性欲低及阴道干涩等障碍。成功的性高潮体验有助于增强患者性欲和树立自信心，自我刺激成功后可指导性伴侣加入，一起体验性高潮。

（四）盆底肌训练及盆底肌筋膜疗法

训练患者交替收缩和舒张盆底肌肉，可以提高骨盆底的肌群张力和性交时阴道的敏感性。针对盆底肌过度活动导致的性交痛功能障碍，推荐应用肌筋膜疗法作为一线疗法，有盆底肌过度活动的患者，推荐生物反馈联合盆底肌锻炼进行治疗。表面肌电训练可以使过度活动的肌肉恢复正常，表面肌电显示患者无意识状态下的肌肉过度用力，表明存在肌肉过度活动或处在高张力状态。肌肉长期过度活动不能放松，则会导致肌肉力量下降，肌肉兴奋性增高，肌肉过度活动反映了一种低级的活动状态，在体格检查时不易发现，但可以通过表面肌电来确定，重点在教会患者怎样"关闭"他们过度活动的肌肉，常用的方法包括盆底肌肉拉伸和按压肌力训练。当发现肌筋膜触发点时，建议采用按压或针刺的方法治疗。借助疼痛图谱进行触诊，疼痛是看不见的，但却是可以触及的。首先需要与患者建立和谐、信任的关系，使患者感到被尊重和理解。

让患者完成"疼痛分布地图"定位，通过对疼痛的查体，了解疼痛的位置和压痛情况，去复制疼痛。在有限的门诊时间里，通过查体尽可能绘制每位患者的疼痛地图。因病因可能涉及盆腔以外器官，查体需包括站立位、坐位、卧位及膀胱截石位等不同体位、多系统的全面查体。通过检查疼痛及压痛位置复制疼痛，描绘"疼痛地图"（图 39-6-2）。

手法检查具体做法（Julie et al，2010）：单

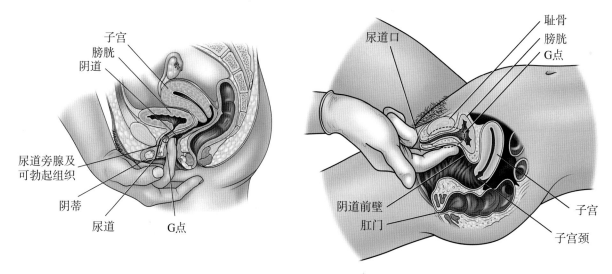

子宫
膀胱
阴道

尿道旁腺及
可勃起组织

阴蒂

尿道　　　　G点

耻骨
膀胱
G点

尿道口

阴道前壁
肛门

子宫
子宫颈

图 39-6-1　阴道内的 G 点

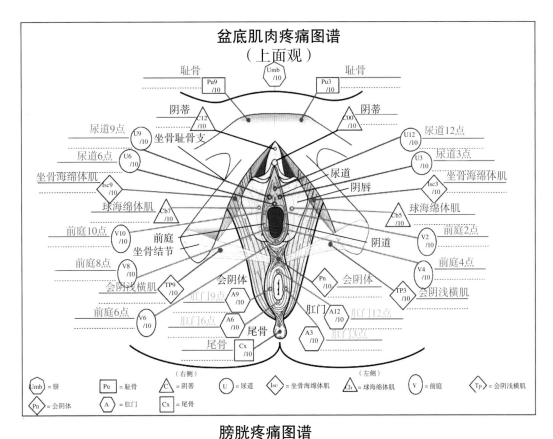

图 39-6-2　盆底肌肉和膀胱疼痛地图

指指腹由浅入深，顺时针检查浅层肌（阴道口内1厘米）、耻骨尾骨肌（阴道口内2.5厘米左侧1～5点，右侧7～11点）、髂骨尾骨肌（阴道穹隆4～8点）、闭孔内肌（示指2～3指节，2点、10点处）和尾骨肌（阴道深处，5点，7点处），触诊压力为 0.4～0.5 kg/cm^2（图39-6-3，图39-6-4）。肌筋膜疗法具体做法：患者取膀胱截石位，经阴道行初次体检，包括整个盆底触诊，即耻骨直肠肌、耻骨尾骨肌、闭孔内肌（图39-6-5）、髂尾肌、尾骨肌、梨状肌。内部肌肉用一个手指治疗拉伸、按压和弹拨，同步配合外部肌肉放松更好，注意初始压力较小，随着患者的适应逐渐增大压力。这种检查可鉴别出重复出现症状的紧绷、压痛或紧绷带和牵涉痛，通过阴道对盆底肌进行按压和拉伸。盆底肌放松顺序：先放松深层盆底肌，然后放松阴道入口处肌肉。

首先进行放松的是髂尾肌，手指进入阴道后，径直向后触诊到的肌肉即为髂尾肌。嘱患者做腹式呼吸，盆膈随着膈的收缩和放松上下运动，随着吸气的进行，腹部升起，盆底下降，手指稳住一定的压力（患者能承受的）按压髂尾肌，注意不是对肌肉进行按摩。按压的压力可以随着患者耐受而增加。肌肉完全放松时，手指能感受到脉搏。做完一侧后，用相同的方法做另一侧髂尾肌。两侧的髂尾肌完全放松后，阴道入口处的肌肉也会放松，以至于可以放入两个手指。将手指屈曲形成钩状，在8点钟的位置，勾住肌肉，随着腹式呼吸的进行，向外拉伸阴道入口处肌肉（图39-6-6）。这一侧完全放松后，再做另外一侧。深部按压法（缺血性按压），即手指持续按压扳机点8～10秒（可重复多次，总时间不超过1分钟），随着疼痛感觉的减轻可逐渐增加压力，扳机点张力减退或不再敏感时，可以去除压力，通过拉伸放松，消除肌肉缺血，恢复血

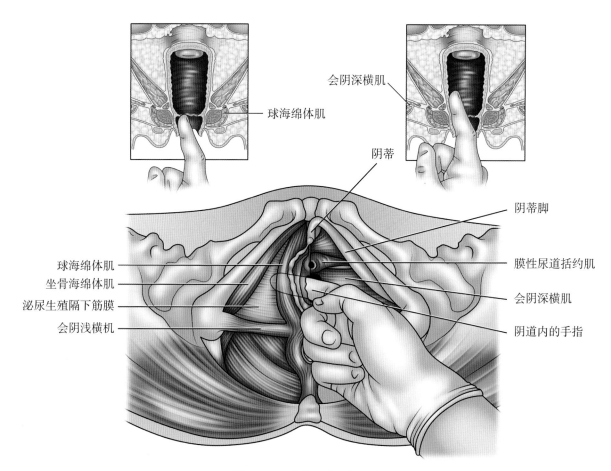

图39-6-3 盆底肌肉浅部触诊

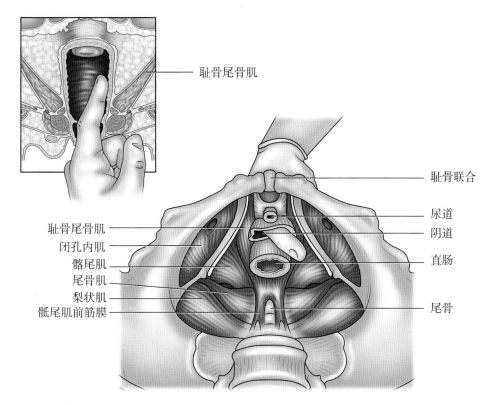

耻骨尾骨肌

耻骨联合

尿道

阴道

直肠

耻骨尾骨肌
闭孔内肌
髂尾肌
尾骨肌
梨状肌
骶尾肌前筋膜

尾骨

图 39-6-4 盆底肌肉深部触诊

闭孔内肌触诊体位

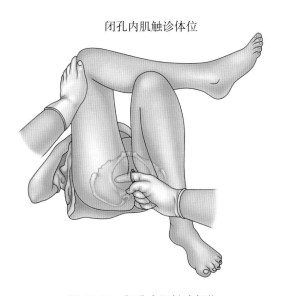

图 39-6-5 闭孔内肌触诊部位

向后拉伸耻骨尾骨肌

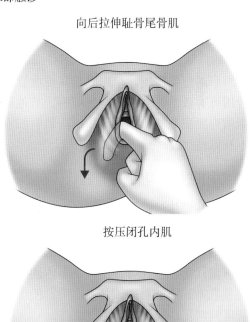

按压闭孔内肌

图 39-6-6 肌筋膜按压和拉伸疗法

液灌注，烧灼感消失（图 39-6-7）。鼓励患者尽可能保持盆底肌放松，并形成一种意识，能感知盆底肌紧张并有意识地去放松。通过降阶梯治疗可以改善性交痛等性功能障碍（放松和失活性训练）。

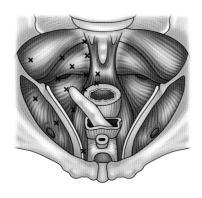
可能的触发点

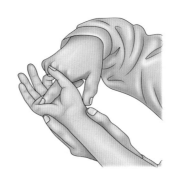
按压手法示意图

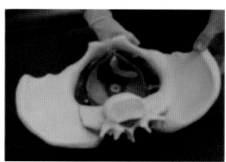
上、下轴面

图 39-6-7 盆底肌扳机点深部缺血性按压

四、药物治疗

（一）外周神经作用药物

主要药物有磷酸二酯酶抑制剂代表药物西地那非和左旋精氨酸，西地那非可以减少第二信使 cGMP 的降解，增强 NO 介导的阴蒂海绵体及阴道平滑肌的舒张作用，单用或与其他血管活性药物合用可有效治疗女性性唤起障碍。其他药物还包括前列腺素 E 等，但外周作用药物对妇女的作用不及男性疗效高。

（二）中枢神经作用药物

多巴胺受体激动剂，左旋多巴是多巴胺的前体物质，可增加多巴胺在脑内的水平及提高多巴胺神经的敏感性。溴隐亭，它是人工合成的麦角生物碱溴代衍生物，可直接抑制垂体前叶合成和分泌催乳素，降低血中催乳素水平，使患者卵巢功能得到恢复，从而改善性功能。

（三）激素全身及局部应用药物

雌激素替代治疗可增加阴蒂的敏感性和性欲，减轻性交疼痛，防止骨质疏松及降低心脏病的危险性，类似药物有戊酸雌二醇片（补佳乐）、戊酸雌二醇片/雌二醇环丙孕酮片（克龄蒙）、雌二醇屈螺酮片（安今益）、普罗雌烯（更宝芬）、氯喹那多-普罗雌烯（可宝净）等。雌激素局部应用可以缓解阴道干涩、灼热感以及尿频、尿急等症状，类似药物有雌三醇乳膏（欧维婷）、雌二醇凝胶（爱斯妥）、结合雌激素乳膏（红利来）等。有乳腺癌者最好局部用药。雄激素替代治疗可用于卵巢功能或肾上腺功能不足而雌激素水平正常的患者，由于有体重增加、阴蒂增大、面部毛发增多等男性化改变及高胆固醇血症等副作用，因此只能作为辅助治疗，不能长期应用。

（四）抗抑郁药物

通过增强多巴胺和抑制 5-羟色胺、催乳素等作用，提高性欲，如丁胺苯丙酮、曲唑闻、氟西汀等。

（五）药物及药物临床试验

提高性欲及改善性唤起的药物国外已有相关药物上市，有的通过了 FDA 的认证，有的未能通过 FDA 的认证，有的药物可能还处在试验中，而有的药物甚至是无效的。相关的药物有：氟班色林（flibanserin）、5-羟色胺 1A 受体激动剂、5-羟色胺 2A 受体拮抗剂、英特丽莎（intrinsa）、利比胶（libiGel）、磷酸二酯酶-5（PDE-5）抑制剂及前列腺素 E_1 乳膏。

五、原发病治疗

许多女性性功能障碍由各种器质性疾病引起，积极治疗原发病有助于消除性功能障碍。

（罗　新　朱小华）

参考文献

曹泽毅，2014．中华妇产科学（3 版）[M]．北京：人民卫生出版社．

何丽芬，等，2018．健康女性性功能障碍 709 例调查及相关因素分析 [J]．广东医学，39（23）：3529-3533．

金凤羽，等，2017．医院就诊女性患者性功能障碍调查 [J]．北京医学，39（11）：1135-1137．

焦伟，等，2019．上海地区女性医务工作者性功能障碍现况调查 [J]．中国男科学杂志，33（2）：36-40．

谢幸，等，2018．妇产科学（9 版）[M]．北京：人民卫生出版社．

蒯莹莹，等，2017．南京城区女性性功能情况调查及分析 [J]．东南国防医药，19（5）：496-499．

Macter EH，et al，1966．Human Sexual Response．Boston，Mass：Little Brown & Co．

Basson R，2001．Female sexual response：the role of drugs in the management of sexual dysfunction．Obstet Gynecol，98（2）：350-353．

Beutel M，et al，2008．Sexual desire and sexual activity of men and women across their lifespans：results from arepresentative German community survey[J]．Sju International，101（1）：76-82．

Basson R，et al，2003．Definitions of women's S sexual dysfunction reconsidered [J]．J Psychosom Obstet Gynaeeol，24（4）：221-227．

Dennerstein L，et al，2002．Hormones，mood，sexuality，and the menopausal transition [J]．Fertility Sterility，77（4）：42-48．

Grant B，et al，1994．Prevalence of DSM-IV alcohol abuse and dependence：United States [J]．Alcohol health and research world，18（3）：243-248．

Graziottin A，2007．Prevalence and evaluation of sexual health problems HSDD in Europe．J Sex Med，4(Suppl 3)：211-219．

Julie SartonDPT，et al，2010．Assessment of the Pelvic Floor Muscles in Women with Sexual Pain [J]．J Sex Med，7：3526-3529．

Kaplan HS，1979．Disorders of Sexual Desire and Other New Concepts and Techniques in Sex Therapy．New York，NY：Brunner/Mazel Publications．

Laumann EO，et al，2009．A population-based survey of sexual activity，sexual problems and associated help-seeking behavior patterns in mature adults in the United States of America [J]．International Journal of Impotence Research，21（3）：171-178．

Laumann E O，et al，1999．Sexual dysfunction in the United States：prevalence and predictors [J]．Jama，281（13）：537-544．

Lou WJ，Chen B，Zhu L，et al．Prevalence and factors associated with female sexual dysfunction in Beijing，China [J]．Chinese Medical Journal，2017，130（12）：1389-1394．

Mc Cabe MP，et al，2016．Definitions of sexual dysfunctions in women and men：a consensus statement from the fourth international consultation on sexual medicine 2015 [J]．J Sex Med，13（2）：135-143．

Mitchell K，et al，2016．Sexual Function in 16- to 21-Year-Olds in Britain．[J]．J Adolesc Health，59（4）：422-428．

Ponholzer A，et al，2005．Female sexual dysfunction in a healthy Austrian cohort：Prevalence and risk factors．Eur Urol，47：366-374．[PubMed]

Zhang C，et al，2017．A Population-Based Epidemiologic Study of female sexual dysfunction risk in mainland China：prevalence and predictors [J]．Journal of SexualMedicine，14（11）：1348．

第四十章

男性性功能障碍

男性性功能障碍是男科疾病中最为常见的疾病，基本可以分为勃起功能障碍（阳痿）和射精功能障碍（以早泄最为常见）。本章主要论述男性性功能障碍的流行病学、诊断和治疗等。

第一节　流行病学

一、阴茎勃起功能障碍（erectile dysfunction，ED）

阴茎勃起功能障碍（ED）是成年男性的常见病。美国马萨诸塞州男性老龄化研究（massachusetts male aging study，MMAS）中，1290名40～70岁男性的ED患病率为52%，其中轻、中、重度ED患病率分别为17.2%、25.2%和9.6%（Lue，Giuliano et al，2004）。随着社会人口老龄化趋势及人们对生活质量要求的不断提高，最新的流行病学数据显示ED在我国患病率也较高。据统计，我国11个城市医院门诊就诊的ED患者中，30～50岁的ED患者占60%以上，中度和重度的ED患者占42.9%和29.9%（刘德风等，2009）。2000年上海市1582名中老年男性［年龄（62.1±9.21）岁］的ED患病率为73.1%（冷静等，2000）。2003年，北京市社区调查1247名已婚男性，其中40岁以上者ED患病率为54.5%（张志超等，2003）；2010年BPC-BPH研究小组调查北京市社区共1644名50～93岁男性［（64.5±9.8）岁］，ED的患病率为90.45%（邵强等，2010）。综合国内现有文献报道，ED的患病率随年龄增加而升高。以上ED的流行病学报告结果波动较大，主要与研究设计和方法，以及被调查者的年龄分布和社会经济地位有关。

二、早泄（premature ejaculation，PE）

PE是射精障碍中最常见的类型，发病率占成人男性的35%～50%（Feldman，Goldstein et al，1994），关于早泄的定义至今没有达成一个共识。目前临床上推荐使用的且具有循证医学基础定义的是国际性医学学会（ISSM）在2008年指出终身性（原发性）早泄的定义：一种男性射精功能障碍，应包括以下三点：①射精，总是或几乎总是发生于插入前或插入后1分钟内；②性交时，阴茎部分或完全进入阴道后，从未或几乎从未能延缓射精；③对患者及其配偶造成情感伤害，如苦恼、烦扰、挫折或回避亲热等（Bocchio，Pelliccione et al，2009）。其他定义如，1984年，美国精神病协会颁布的第3版《精神病诊断和统计手册》（DSM-IV-TR）将不如所愿地插入阴道即发生射精，或者在性刺激最小的情况下就射精确定为早泄。《射精障碍指南》（*Guidelines on Disorders of Ejaculation*）中指出，早泄是指"在阴茎插入阴道之前或之后不能在充足的时间内控制射精"。《早泄的药物治疗指南》（*Guideline on the Pharmacologic Management of Premature*

Ejaculation）认为 PE 即指"射精发生在个人期望之前，不管是插入前还是插入后，并导致对方或双方的苦恼"（李宏军，2010）。上述定义是没有循证医学基础的，但是几乎所有定义都包含三个要素：①射精潜伏期短，出现轻微性刺激后（插入阴道之前，之时或者刚刚插入）即射精，或者主观感到过早地射精；②控制射精能力差；③性满足程度低。

第二节　病因学及分类

一、阴茎勃起功能障碍（ED）

（一）ED的病因

ED 的病因错综复杂，通常是多因素所导致的结果。

阴茎的勃起是神经内分泌调节下一种复杂的血管活动，这种活动需要神经、内分泌、血管、阴茎海绵体及心理因素的密切协同，并受全身性疾病、营养与药物等多因素的影响。其中任一方面的异常均可能导致 ED。

1. 精神心理因素　国内外许多文献报道，精神心理障碍可导致 ED（Hamdan and Al-Matubsi，2009）。心理压力与 ED 密切相关，如日常夫妻关系不协调、性知识缺乏、不良的性经历、工作或经济压力、对媒体宣传的不正确理解、对疾病和处方药物副作用的恐惧所致的焦虑和抑郁性心理障碍和环境因素等；同样，勃起功能障碍作为心理因素，也可引起抑郁、焦虑和躯体症状。

2. 内分泌性病因　内分泌异常可引起 ED。有报道不同年龄组勃起功能障碍患者血清性激素异常的内分泌性 ED 的发生率为 16.1%（Cocco，2009）。常见内分泌疾病有：①性腺功能减退症；②雄激素合成减少或作用障碍；③甲状腺疾病；④其他内分泌疾患。

3. 代谢性病因　代谢性疾病导致的 ED，以糖尿病最为多见，发生率高达 30% ～ 70%，比非糖尿病患者高 2 ～ 5 倍。随着糖尿病患者年龄增长和病程的延长，ED 发生率会明显增加。糖尿病导致的病理生理改变较复杂，包括神经血管等多方面的因素，但实质上，起启动作用的仍可能是内分泌因素。糖尿病患者，可发生不同程度

的自主神经、躯体神经以及周围神经功能性、器质性或神经递质改变。血脂代谢异常也是 ED 重要的危险因素，其机制尚无定论。可能涉及血管结构与功能、内皮细胞、平滑肌及神经等的改变。40 岁以上男性高脂血症患者与 ED 关系更为密切。

4. 血管性病因　正常的血管功能是阴茎生理性勃起的基础。血管性病变是 ED 的主要原因，占 ED 患者的近 50% 并随着男性年龄的增加发病率有明显增加的趋势。

动脉性 ED 是 40 岁以上男性发生 ED 常见的原因之一（贺占举等，2009）。造成 ED 的动脉性原因包括任何可能导致阴茎海绵体动脉血流减少的疾病，如：动脉粥样硬化、动脉损伤、动脉狭窄、阴部动脉分流及心功能异常等。高血压与勃起功能障碍的发生有共同的危险因素，几乎所有能导致高血压的危险因素，如吸烟、高脂血症、肥胖等均能增加 ED 的发病率。

静脉性 ED 的发病率也较高，占 ED 患者的25% ～ 78%，包括阴茎白膜、海绵窦内平滑肌减少所致的静脉漏。静脉病变常见的原因有：先天性静脉发育不全、各种原因造成的瓣膜功能受损（老年人的静脉退化、吸烟、创伤、糖尿病等）可能使静脉受损后出现闭塞功能障碍、海绵体白膜变薄、异常静脉交通支和阴茎异常勃起手术治疗后造成的异常分流等，随着年龄的增加，静脉漏也随之增多。

5. 神经性病因　大脑、脊髓、海绵体神经、阴部神经以及神经末梢、小动脉及海绵体上的感受器病变可引起 ED，由于损伤的部位不同，其病理生理学机制也不同。常见的神经性原因疾病有①中枢神经系统疾病；②脊髓损伤；③周围神

经损伤或病变。

6. 药物性病因 近年来对药物及毒品导致 ED 的认识逐渐提高，但其机制尚未明了。可能引起 ED 的药物有①抗高血压药（如利尿剂和 β-受体阻滞剂）；②抗抑郁药；③抗精神病药；④抗雄激素药；⑤抗组织胺药；⑥毒品（海洛因、可卡因及美沙酮等）。

7. 其他病因 阴茎解剖或结构异常，如小阴茎、阴茎弯曲等可能导致 ED。肿瘤患者常因焦虑、抑郁或因肿瘤伴随疼痛、发热等症状，以及部分肿瘤能分泌激素从而影响内分泌代谢导致 ED。慢性肾功不全可致性腺功能减退致 ED。原发性精索静脉曲张很可能是勃起功能障碍的危险因素，其继发的心理因素，也可以成为勃起功能障碍的心理病因之一（蒲春林等，2011）。阻塞性睡眠呼吸暂停低通气综合征进一步引起间歇低氧血症和睡眠片段化，长期可导致机体多个靶器官的损害，如高血压、缺血性心脏病、脑卒中等。而这些也是 ED 的危险因素，提示两者之间在发病上可能存在一定的联系（Smith，1988）。

8. 混合性病因 通常情况下，ED 是多种疾病不同病理过程中的一种表现，即 ED 可由一种或多种疾病和其他因素引起。常见的如糖尿病、高血压、心脑血管疾病、外伤、手术损伤等原发疾病，以及精神心理、药物、生活方式及社会环境因素等。各种疾病及致病因素通过各自不同的或共同的途径导致 ED 的发生。

（二）阴茎勃起功能障碍分类方法

可依据病史、病理生理机制、发病诱因、发病程度及有无合并其他性功能障碍等不同方法对 ED 进行分类。

1. 按发病时间分类

（1）原发性 ED：指从首次性交即出现不能正常诱发勃起和（或）维持勃起。包括原发心理性 ED 和原发器质性 ED。

（2）继发性 ED：是相对于原发性 ED 而言，是指有正常勃起或性交经历之后出现的勃起功能障碍。

2. 按照是否合并其他性功能障碍分类

（1）单纯性 ED：指不伴有其他性功能障碍

而单独发生 ED。往往仅有轻中度 ED 和 ED 病史较短的患者属于此种类型。

（2）复合性 ED：合并其他性功能障碍的 ED 称为复合性 ED。常见合并发生的性功能障碍包括射精功能障碍和性欲障碍。其他性功能障碍可以和 ED 有共同的致病因素，同时发生，如前列腺癌去势治疗可同时导致性欲减退和 ED；也可序贯发生，如早泄患者长期病变可造成心理性 ED，严重的 ED 患者可造成性欲减退。

二、早泄（PE）

（一）PE的病因

PE 的病因不明确，理论上讲，一切能使射精刺激阈值降低的因素，均可引起早泄。早泄的病因较为复杂，①阴茎龟头敏感性过高，（射精阈值低）表现热觉、触压、痛觉敏感；②射精反射过度活跃（泌精、射精、球海绵体肌反射过快）；③遗传易感因素；④中枢 5-HT 受体敏感性（5-HT2C 受体低敏感，5-HT1A 受体高敏感，受体基因多态性等等）；⑤其他易感因素包括：受教育程度低、健康状况差、肥胖患者、前列腺炎症、甲状腺激素异常、垂体激素异常（TSH ↓、PRL ↓）、情感障碍（焦虑、抑郁）、紧张、ED 等因素均可导致 PE。随着研究深入，发现躯体疾病、神经电生理紊乱等因素也可以导致 PE，而心理环境因素可能强化了 PE 的发展。另外手淫是否会引起 PE，有待进一步研究（梁浩，2012）。

（二）PE的分类

1. 按临床表现分类

（1）原发性 PE：多是由神经生理学原因所致，其临床特征是：①几乎每次性交都出现射精过早的情况；②几乎与任何性伴侣性交时均会出现；③大约从首次性生活后一直存在；④绝大多数（90%）情况下射精时间在 30 ～ 60 s 以内；⑤延迟射精控制能力差，在射精即将来临时抑制精液射出的能力低下或缺乏。

（2）继发性 PE：是后天获得性 PE，有明确的生理或心理原因，其特点是：①患者一生中的某个阶段发生射精过快；②PE之前多数情况下射精潜伏期正常；③PE突然或逐步出现；④射精控制能力差，在射精即将来临时抑制射精的能力降低或消失；⑤射精障碍的出现可能与勃起功能障碍、慢性前列腺炎、甲状腺功能不全等疾病及心理或人际关系问题相关。

（3）自然变异性PE：此类患者的射精时间有长有短，过早射精时而出现，仅偶然条件时发生射精过快，不应该被视为真正的病理性症状。其临床特征是：①没有规律的射精过快；②延迟射精能力低下，在射精即将来临时抑制射精的能力降低或消失；③在延迟射精能力降低的同时，伴有射精潜伏期过短或正常。

（4）PE样射精功能障碍：是指男性实际经历或主诉PE，心理和（或）人际关系问题可能是潜在原因，不应被视为病理性症状。其临床特征是：①性交时主观感受发生射精过快和射精缺乏控制；②实际阴道内射精潜伏期（IELT）在正常范围；③延迟射精能力低下，在射精即将来临时抑制射精的能力降低或消失；④对自己射精控制能力的认识并不是其他疾病所引起。

2. 按病因分类

（1）器质性：①神经性；②泌尿疾病性；③内分泌性；④药物性。

（2）非器质性：①功能性（经验、教育问题所致）；②体制性（心理特质）；③压力诱导性（急性和慢性）；④性心理技巧缺乏。

3. 其他分类

（1）起病分类：①原发性（终身性）；②获得性。

（2）射精时相：①插入前；②插入后。

（3）性伴相关性：①绝对型；②相对型（特定性伴）。

（4）伴发其他性功能障碍（SD）：①单纯型（不伴发其他SD）；②复合型：a. 伴发ED；b. 继发于ED。

第三节　临床表现

一、病史

（一）阴茎勃起功能障碍（ED）

ED的诊断主要依据患者的主诉，因此获得客观而准备的病史是该病诊断的关键。应设法消除患者的羞涩、尴尬和难以启齿的心理状态。应鼓励患者的配偶参与ED的诊断。

1. 发病与病程　发病是否突然，还是缓慢；程度是否逐渐加重；是否与性生活情境相关；有无夜间勃起及晨勃。

2. 婚姻及性生活状况　是否已婚，有无固定性伴侣，性欲如何；性刺激下阴茎能否勃起，硬度是否足以插入；阴茎勃起能否维持到性交完成；有无早泄等射精功能障碍；有无性高潮异常等。偶尔出现性交失败，不能轻易诊断为勃起功能障碍。

3. 精神、心理、社会及家庭等因素　发育过程中有无消极影响与精神创伤；成年后有无婚姻矛盾、性伴侣不和或缺乏交流；有无意外坎坷、工作压力大、经济窘迫、人际关系紧张、性交时外界干扰等情况存在；是否存在自身不良感受、怀疑自己的性能力、自卑、性无知或错误的性知识、宗教和传统观念影响等因素（El-Sakka, Morsy et al，2004）。

4. 非性交时阴茎勃起状况　过去有无夜间勃起及晨勃；性幻想或视、听、嗅和触觉刺激有无阴茎勃起。

5. 伴随疾病、损伤、药物及不良习惯

（1）伴随疾病：①全身性疾病：心血管病、高血压、高脂血症、糖尿病和肝肾功能不全等；②神经系统疾病：多发性肝硬化症、重症肌无力、脑萎缩和睡眠障碍等；③生殖系统疾病：阴茎畸形、阴茎硬结症和前列腺疾病等；④内分泌性疾病：性腺功能低下、高泌乳素血症、甲状腺功能异常等；⑤心理性疾病：抑郁、焦虑、恐惧和罪恶感等。

（2）损伤：①神经系统疾病及损伤：脊髓损伤、脑外伤、交感神经切除术；②骨盆及会阴部损伤：生殖器和骨盆创伤、尿道与前列腺手术、盆腔脏器手术、腹膜后淋巴结清扫术和盆腔放射治疗等。

（二）早泄（PE）

PE 是最常见的射精功能障碍，以性交之始即行排精，甚至性交前即泄精，不能进行正常性生活为主要表现，发病率占成年男子的 1/3 以上（Defacque，Bos et al，2002）。PE 的定义尚有争议，通常以男性的射精潜伏期或女性在性交中达到性高潮的频度来评价，如以男性在性交时失去控制射精的能力，则阴茎插入阴道之前或刚插入即射精为标准；或以女性在性交中达到性高潮的频度少于 50% 为标准来定义 PE，但这些都未被普遍接受。因为男性的射精潜伏期受年龄、禁欲时间长短、身体状况、情绪心理等因素影响，女性性高潮的发生频度亦受身体状态、情感变化、周围环境等因素影响。另外，射精潜伏期时间的长短也有个体差异，一般认为，健康男性在阴茎插入阴道 2 ～ 6 min 后发生射精，即为正常（Lewis，Puyau et al，1986）。

二、体格检查

（一）阴茎勃起功能障碍（ED）

体格检查的重点为①第二性征发育：注意患者皮肤、体型、骨骼及肌肉发育情况，有无喉结，胡须和体毛分布与疏密程度，有无男性乳腺发育等；②生殖系统检查：注意阴茎大小，有无畸形和硬结，睾丸是否正常；③局部神经感觉：会阴部感觉、提睾肌反射等。50 岁以上男性应常规行直肠指诊。既往 3 ～ 6 个月内如患者未行血压及心率检查，应行血压及心率测定。

1. 实验室检查　应根据患者及主诉及危险因素行个体化安排，包括血常规、血生化、黄体

生成素（LH）、泌乳素（PRL）、睾酮（T）及雌二醇（E2）等。对 50 岁以上的或怀疑前列腺癌患者应检测前列腺特异抗原（PSA）。

2. 阴茎夜间勃起测试（nocturnal penile tumescence，NPT）　夜间阴茎勃起是健康男性从婴儿至成年的生理现象，是临床上鉴别心理性和器质性 ED 的重要方法。NPT 是一种能够连续记录夜间阴茎胀大程度、硬度、勃起次数及持续时间的方法，并可以在家中监测。正常人夜间 8 h 熟睡时阴茎勃起 3 ～ 6 次，每次持续 15 min 以上。勃起硬度 > 70% 为正常勃起，40% ～ 70% 为无效勃起，< 40% 为无硬度性勃起。由于该监测方法也受睡眠状态的影响，通常需要连续观察 2 ～ 3 个夜晚，以便更准确地了解患者夜间勃起情况。

3. 阴茎海绵体注射血管活性药物试验（intracavernous injection，ICI）　阴茎海绵体注射血管活性药物试验主要用于鉴别血管性、心理性和神经性 ED。注射药物的剂量常因人而异，一般为前列腺素 E1 10 ～ 20 μg，或罂粟碱 15 ～ 60 mg（或加酚妥拉明 1 ～ 2 mg）。注药后 10 min 之内测量阴茎长度、周径以及勃起阴茎硬度。勃起硬度 ≥ Ⅲ级，持续 30 min 以上为阳性勃起反应；若勃起硬度 ≤ Ⅱ级，提示有血管病变；硬度 Ⅱ ～ Ⅲ级为可疑。注药 15 min 后阴茎缓慢勃起，常表明阴茎动脉供血不全。若注药后勃起较快，但迅速疲软，提示阴茎静脉闭塞功能障碍。由于精神心理、试验环境和药物剂量均可影响试验结果，故勃起不佳也不能肯定有血管病变，需进行进一步检查。如注药后阴茎勃起超过 1 h 患者应及时到医院就诊，避免因异常勃起给患者造成阴茎损伤。

4. 阴茎彩色多普勒超声检查（color doppler duplex ultrasonography，CDDU）　CDDU 是目前用于诊断血管性 ED 最有价值的方法之一。评价阴茎内血管功能的常用参数有：海绵体动脉直径、收缩期峰值流速（peak systolic velocity，PSV），舒张末期流速（end-diastolic velocity，EDV）和阻力指数（resistance index，RI）。目前该方法还没有统一的正常值。一般认为，注射血管活性药物后阴茎海绵体动脉直径 > 0.7 mm 或增

大 75% 以 上，PSV ≥ 30 cm/s，EDV < 5 cm/s，RI > 0.8 为正常，PSV < 30 cm/s，提示动脉供血不足；EDV > 5 cm/s，RI < 0.8，提示阴茎静脉闭塞功能不全。

5. 神经诱发电位检查 神经诱发电位检查包括多种检查，如阴茎感觉阈值测定、球海绵体反射潜伏时间、阴茎海绵体肌电图、躯体感觉诱发电位及括约肌肌电图等。目前应用较多的检查为球海绵体反射潜伏时间（bulbocavernosus reflex，BCR），该法主要用于神经性 ED 的间接诊断和鉴别诊断。该检查在阴茎冠状沟和其近侧 3 cm 处分别放置环状刺激电极，而在双侧球海绵体肌插入同心圆针式电极记录反射信号；由直流电刺激器发出方形波刺激，测量并记录刺激开始至反应起始的潜伏时间。BCR 的正常均值是 30 ~ 45 ms，超过均值三个标准差以上者为异常，提示有神经性病变的可能。

6. 阴茎海绵体灌注测压及造影 阴茎海绵体造影术用于诊断静脉性 ED。阴茎海绵体造影的适应证：①疑有阴茎静脉闭合功能不全，行静脉手术之前；②行阴茎动脉血管重建手术前，排除静脉阻闭功能不全；③疑阴茎海绵体病变者。注入血管活性药物前列腺素 E_1 10 ~ 20 μg（或罂粟碱 15 ~ 60 mg/ 酚妥拉明 1 ~ 2 mg）5 ~ 10 min 海绵体平滑肌松弛，用 80 ~ 120 ml/min 流量快速注入造影剂。静脉功能正常者在海绵体内压 100 mmHg 时，维持灌流速度应低于 10 ml/min，停止灌注后 30 s 内海绵体内压下降不应超过 50 mmHg。观察阴茎海绵体形态，阴茎和盆腔静脉回流情况。在注入造影剂后 30 ~ 60 s、90 s、120 s 及 900 s 时摄前后位片。静脉漏的 X 线表现：①阴茎背深静脉及前列腺周围静脉丛显影；②阴部内、外静脉系统显影；③阴茎浅静脉显影；④尿道海绵体显影；⑤少数患者可发现会阴丛显影。静脉闭塞功能正常者在海绵体外难以见到造影剂影像。先天性或创伤性静脉漏者，可分别在阴茎脚或损伤处显示静脉漏影像。海绵体或白膜病变性静脉漏的典型表现是阴茎所有静脉通道的弥漫性泄露。

7. 阴部内动脉造影 选择性阴部内动脉造影术主要适应证：①骨盆外伤后 ED；②原发性 ED，疑阴部内动脉血管畸形；③ NPT 和 ICI 试验反应阴性，需要进一步诊断者；④彩色多普勒检查显示动脉供血不全并准备行血管重建手术者。选择性阴茎动脉造影可以明确动脉病变部位和程度，并可同时进行扩张或介入治疗。由于该技术并非绝对安全，可造成出血或动脉内膜剥脱等并发症，所以要慎重采用。

（二）早泄（PE）

PE 患者的体格检查包括血管、内分泌和神经系统，以筛查与 PE 或其他性功能障碍相关的基础疾病，如慢性疾病、内分泌病、自主神经病、Peyronie 病（阴茎硬结症）、尿道炎、慢性前列腺炎等。实验室检查或神经生理检查并不一定常规推荐采用（Lue，Hricak et al，1986）。常用检查方法如下。

1. 阴茎体感诱发电位测定法 是用电刺激阴茎背神经末梢，并在头皮记录脑电波变化，以评价阴茎背神经向心性传导功能和脑神经中枢之兴奋的比较客观性检查方法。

2. 其他检查 如阴茎神经电生理检查、阴茎皮肤交感反应测定和球海绵体肌反射潜伏期测定等。

第四节 评 估

一、阴茎勃起功能障碍（ED）

国际勃起功能问卷 -5（international index of erectile function 5，IIEF-5）作为诊断工具。ED 的严重程度可分为轻度、中度和重度（表 40-4-1）。

按阴茎勃起硬度分级（主观法）如图 40-4-1。

Ⅰ级（重度 ED）：阴茎只胀大但不硬；

Ⅱ级（中度 ED）：硬度不足以插入阴道；

表 40-4-1　国际勃起功能问卷 -5（IIEF-5）

您在过去 **3** 个月中

	0	1	2	3	4	5	得分
1．您在性交过程中，对阴茎勃起及维持勃起的信心如何？	无性生活	很低	低	中等	高	很高	
2．受到性刺激后，有多少次阴茎能坚挺地进入阴道？	无性生活	几乎没有或完全没有	只有几次	有时或大约一半时候	大多数时候	几乎每次或每次	
3．阴茎进入阴道后有多少次能维持阴茎勃起？	无性生活	几乎没有或完全没有	只有几次	有时或大约一半时候	大多数时候	几乎每次或每次	
4．性交时保持阴茎勃起至性交完毕有多大困难？	无性生活	非常困难	很困难	困难	有点困难	不困难	
5．尝试性交有多少时候感到满足？	无性生活	几乎没有或完全没有	只有几次	有时或大约一半时候	大多数时候	几乎每次或每次	

注：正常值：各项得分相加，≥22分为勃起功能正常；12～21分为轻度ED；8～11分为中度ED；5～7分为重度ED

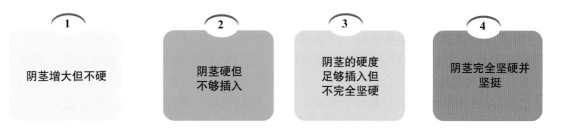

图 40-4-1　阴茎勃起硬度评分表（EHS）

Ⅲ级（轻度 ED）：能插入阴道但不坚挺；

Ⅳ级（勃起功能正常）：阴茎勃起坚挺。

二、早泄（PE）

PE 定义包括三项基本要素：①依据 IELT 评价的射精时间；②自我控制感；③苦恼、射精功能障碍相关人际交往困难。致使其诊断具有多维性。

（一）阴道内射精潜伏期

PE 和非 PE 男性 IELT 有部分重叠，单独采用 IELT 并不足以界定 PE。另外，IELT 还会对射精自我控制感产生显著的直接影响，但不会对射精相关个人苦恼或性交满意度产生显著的直接影响。此外，射精自我控制力对射精相关个人苦恼和性交满意度均有显著的直接影响（两者均可直接影响射精相关人际交往困难）。临床实践中，医生采用自我估算 IELT 法。自我估算和秒表测定 IELT 可互换，可准确判定 PE 状态的敏感性为 80%，特异性为 80%。如联合使用 IELT 与射精控制力和性交满意度（评分范围：0 = 非常差，至 4 = 非常好）以及个人苦恼和人际交往困难（0 = 完全没有，至 4 = 非常好）单项患者报告结果（patient-reported outcome，PRO）时，可进一步提高诊断的特异性，可达到 96%。然而，秒表测定 IELT 仍是临床试验所必需的。

（二）评价问卷

由于评价 PE 的需要，多项基于 PROs 应用的问卷应运而生，并基本能够鉴别出 PE 患者和非 PE 人群，主要包括 PE 诊断工具、阿拉伯早泄指数及中国早泄问卷调查表。尽管这些问卷工具使 PE 药物研究方法学简化了许多，却仍需开展更多的跨文化研究来验证其有效性。

第五节　治　疗

一、阴茎勃起功能障碍（ED）

（一）治疗原则

治疗 ED 前应明确其基础疾病、诱发因素、危险因素及潜在的病因，应对患者进行全面的医学检查后确定适当的治疗方案。尤其应该区分出心理性 ED、药物因素或者不良生活方式引起的 ED，以上原因引起的 ED 有可能通过心理辅导或去除相关因素使之得到改善。器质性 ED 或混合型 ED 通常要借助药物等治疗方法（Chung, Shim et al. 2000）。治疗应该基于患者及其伴侣的预期值、性生活满意度、总体健康满意度等要求。告知可选的治疗方法，有效性和风险，是否有创伤性。对治疗的经济性也应该适当考虑。由于 ED 的影响因素多，治疗方法的选择也应该同时考虑患者的经历、社会背景、家庭状况等社会因素。对不同患者制订个体化的方案会有更好的治疗效果。建议患者改变不良生活方式应在治疗 ED 前或同时进行，特别是有心血管病或代谢性疾病（如糖尿病、高血压等）的患者（Liang, Hao et al. 2010）。

1. 生活方式的调整　生活方式的调整应该是 ED 治疗的首要事项。增加体育运动，合理营养，控制体重，合理补充 omega-3 脂肪酸、抗氧化物、钙等可以改善血管功能和勃起功能；并且可以使患者对 PDE5i 的治疗产生更好的反应。研究发现，地中海饮食（以水果、蔬菜、坚果、五谷杂粮、鱼为主，少量红肉和精细谷物）可以用来减少患心脏病的风险，而心血管疾病和 ED 有着共同的病理基础。

2. 基础疾病的控制　ED 是可以治疗的疾病，而且部分患者是可以治愈的。对于有明确基础疾病的患者，应治疗明确的病因，如心血管疾病、糖尿病、内分泌异常、抑郁症等，并且应该与 ED 同时治疗或先于 ED 治疗。

（1）ED 和冠状血管疾病往往同时存在。50% ~ 70% 的 CAD 患者有 ED。二者有共同的危险因素。内皮功能下降是共同的病理基础。心血管疾病的治疗同样也使 ED 的治疗获益，延缓甚至使勃起功能恢复。心血管症状的治疗和心血管功能的稳定应该早于 ED 的治疗。

（2）糖尿病是 ED 的重要危险因素，糖尿病控制可以延缓 ED 的发生。

（3）性腺功能减退患者，可以通过睾酮补充或替代治疗使血清睾酮达到正常水平，从而改善勃起功能。部分患者需要辅助其他药物，如 PDE5 抑制剂以获得更佳疗效。

（4）前列腺癌根治术（RP）是治疗早期前列腺癌的主要方法。但 RP 术后阴茎勃起功能障碍的发生率很高。保留神经的 RP 手术可以部分保留术后的性功能，尤其是双侧保留神经的 RP 手术。有研究发现 RP 术后早期应用足量西地那非可以保留阴茎海绵体平滑肌的含量。PDE5 抑制剂口服是目前最常采用的方式，包括连续每日服用和按需服用。

3. 心理疏导　与正常人相比，ED 患者更容易出现幸福感降低、自信心和自尊心的下降等心理问题。患者教育或咨询就可能使其恢复良好的性功能。如果患者有明显的心理问题，怀疑有抑郁障碍或其他精神疾患时应该安抚患者并建议患者到精神科咨询（Gokce, Ekmekcioglu, 2010）。对新婚或刚经历性生活的患者的咨询往往可以获得很好的结果。当然，部分这样的患者通过一段时间的 PDE5 抑制剂辅助治疗可能会更好。老年患者往往有很多复杂因素，年龄、伴发疾病、用药、伴侣关系、身体状况、性生活预期、心理社会因素等等，需要多个科室协同诊断和治疗。

4. 性生活指导 应该让ED患者理解性生活是生活质量的重要组成部分，并且应该和其伴侣共同面对这一问题。适当调动患者及其伴侣对性生活的兴趣，并鼓励他们在心理治疗或药物等治疗下适当增加性生活频率。老年患者根据身体健康状况可以以每月1~4次性生活，青壮年可根据自身和伴侣状况每周2~6次性生活。因为个体差异较大，以上频率仅提供参考（Tabak，Toporikova et al，2007）。

（二）药物治疗

1. 5型磷酸二酯酶抑制剂（PDE5抑制剂，PDE5i）治疗 5型磷酸二酯酶（PDE5）抑制剂使用方便、安全、有效，易被多数患者接受，目前作为治疗ED的首选疗法。作用机制：PDE5主要分布在阴茎海绵体平滑肌中，能够特异性降解阴茎海绵体平滑肌细胞内NO诱导下合成的第二信使cGMP，使其浓度降低，抑制阴茎海绵体平滑肌松弛，使阴茎保持疲软状态。性刺激促使阴茎海绵体神经末梢和内皮细胞释放NO，增加cGMP的生物合成。口服PDE5抑制剂后，抑制cGMP的降解而提高其浓度，促使海绵体平滑肌松弛，引起阴茎海绵体动脉扩张，海绵体窦膨胀而血液充盈，强化阴茎勃起。

2. 常用PDE5抑制剂 包括西地那非、伐地那非和他达拉非。三种PDE5抑制剂药理作用机制相同，口服后有足够性刺激才能增强勃起功能，对ED患者总体有效率80%左右。

3. 用药方案 ①长程治疗：长期小剂量口服PDE5抑制剂治疗（如西地那非25 mg/晚，他达那非5 mg/晚，伐地那非5 mg/晚）可改善血管内皮功能，提高血管弹性，有助于促进患者勃起功能正常化；②按需治疗：性生活前1~2小时口服PDE5抑制剂治疗（如西地那非100 mg，他达那非20 mg，伐地那非20 mg）。

三种PDE5抑制剂药物代谢动力学见表40-5-1，不良反应见表40-5-2。

迄今为止，还没有多中心双盲或三盲的比较三种药临床疗效的研究。应让患者了解各种药的效果（短效或长效）和可能出现的副作用。以患者性交的频率和医生个人的经验来决定使用哪种药物（Lotti，Corona et al，2009）。

4. PDE5抑制剂的安全性

（1）心血管安全性：临床试验和上市后的资料证实，接受PED5抑制剂治疗的患者没有增加心肌梗死的发生率。在稳定性心绞痛患者，PDE5抑制剂在运动试验中不影响总的运动时间和缺血时间。根据目前证据，西地那非不影响心肌收缩、心肌耗氧量、心输出量。伐地那非可引起轻度QT间期延长，禁忌与Ia类（奎尼丁、普鲁卡因胺）或Ⅲ类（胺碘酮）抗心律失常药合用。对有QT间期延长病史患者慎用

（2）PDE5抑制剂与硝酸盐类合用是绝对禁忌：有机硝酸盐（如硝酸甘油，单硝酸异山梨酯，硝酸异山梨酯等）与PDE5抑制剂合用可导致cGMP蓄积，引起顽固性低血压。

（3）抗高血压药物：PDE5抑制剂与抗高血压药物（血管紧张素转换酶抑制剂、血管紧张素

表40-5-1 PDE5抑制剂药物代谢动力学			
参数	西地那非 100 mg	他达拉非 20 mg	伐地那非 20 mg
C_{max}	560 μg/L	378 μg/L	18.7 μg/L
T_{max}	0.8~1 h	2 h	0.9 h
$T_{1/2}$	2.6~3.7 h	17.5 h	3.9 h
AUC	1685μg·h/L	8066 μg·h/L	56.8 μg·h/L
蛋白结合率	96%	94%	94%
生物利用度	41%	NA	15%

注释：C_{max}. 最大浓度；T_{max}. 最大血浆浓度达峰时间；$T_{1/2}$. 半衰期；AUC. 药时曲线下面积

表 40-5-2　PDE5 抑制剂的常见不良反应

不良反应	西地那非	他达拉非	伐地那非
头痛	12.8%	14.5%	16%
面部潮红	10.4%	4.1%	12%
消化不良	4.6%	12.3%	4%
鼻塞	1.1%	4.3%	10%
头晕	1.2%	2.3%	2%
视觉异常	1.9%	–	< 2%
背痛	–	6.5%	–
肌痛	–	5.7%	–

受体阻滞剂、钙通道阻滞剂、β受体阻滞剂、利尿剂）合用可产生轻微的协同作用。一般而言，即使服用几种抗高血压药物，PDE5 抑制剂也不会增加不良反应。

（4）α受体阻滞剂：所有 PDE5 抑制剂与α受体阻滞剂有一定相互作用，在某些情况下可能导致体位性低血压。如需联合使用，西地那非和伐地那非建议间隔 4 小时。

（5）视觉障碍：除他达拉非外，西地那非、伐地那非对 PDE6 有选择性抑制作用，可致视觉异常，主要表现为眩光、蓝视。前述不良反应通常是轻微、短暂的。发生任何视觉障碍时，首先建议患者停药，并去眼科就诊。

（6）生殖安全：多项随机对照研究证实，PED5 抑制剂对健康男性的精液量、精液黏稠度、精子密度、精子活动力及精子正常形态无明显影响。

（7）肌痛、背痛：服用他达拉非后，少数患者出现可能出现肌痛、背痛，其病理生理机制不详。

5. 手术或创伤后勃起功能的 PDE5 抑制剂康复治疗　手术或创伤后使用改善勃起的药物在恢复勃起功能方面是非常重要的。一些试验表明在根治性前列腺癌手术后接受药物治疗有助于患者勃起功能恢复。

目前 PDE5 抑制剂是保留神经前列腺癌根治术（NSRP）术后 ED 治疗的首选治疗。手术医生的经验和保留神经的技术是术后维持勃起功能的关键。在 NSRP 术后早期使用足量的西地那非可以保护阴茎海绵体平滑肌功能。术后每日服用西地那非与安慰剂相比，自发性勃起、完成性交的能力有明显差别。西地那非 NSRP 术后的疗效，在不同的试验为 35% ~ 75%。在 NSRP 术后，口服他达拉非 20 mg，勃起功能改善 71%，性交成功率是 52%；安慰剂分别为为 24% 和 26%。

有一项 meta 分析表明，三种 PDE5 抑制剂对脊髓损伤所致的 ED 具有良好的有效性和安全性。

6. PED5 抑制剂无效者的处理　正确使用足量 PDE5 抑制剂，勃起功能无改善者可视为无效。首先检查患者服用的药物是否为正品，因为市面上有假冒 PED5 抑制剂。其次要明确医生是否向患者交代清楚正确的服药方法及服用剂量。主要问题有：性刺激缺乏；服药剂量不足；服药与性生活间隔太长；乙醇或饮食影响了药物的吸收等。处理方法：①指导患者正确使用 PDE5 抑制剂；②更换另一种 PDE5 抑制剂；③联合治疗；④改用其他治疗，如海绵体注射、负压吸引等（Hatzimouratidis，Amar et al，2010）。

（三）海绵体活性药物注射治疗

1. 海绵体内注射　对于口服药物治疗无效的 ED 患者，可以采用海绵体内注射疗法，其有效率高达 85%。①前列地尔（PGE1）是国外第一个也是唯一一个获得批准海绵体内注射治疗 ED 的药物。其作用机制是通过平滑肌细胞表面受体刺激产生腺苷酸环化酶，该酶使 ATP 转化为 cAMP，从而使阴茎海绵体平滑肌细胞内钙离子浓度下降，导致平滑肌松弛。有效治疗剂量为 5～20 µg，开始勃起的时间为 5～15 min，维持时间根据注射量的多少而定。主要副作用是：在注射时或注射后数分钟可引起疼痛。②罂粟碱（papaverine）：罂粟碱是非特异性磷酸二酯酶抑制剂，通过阻断 cGMP 和 cAMP 降解，使细胞内钙离子浓度下降，导致海绵体平滑肌松弛。罂粟碱注射剂量为 15～60 mg，其副作用主要有阴茎异常勃起和海绵体纤维化等。③酚妥拉明（phentolamine）：单独应用无明显改善阴茎勃起功能的效果，常与罂粟碱和前列地尔（PGE1）联合使用。

2. 注射方法　注射时可采用 TB 针头，与皮肤成 45° 角进针，在海绵体侧方，避开表皮血管如图 40-5-1。注射后应局部压迫止血 2 min，全部操作过程应无菌。改良的注射笔可以降低操作难度，也可以防止患者看到针刺过程产生恐惧。

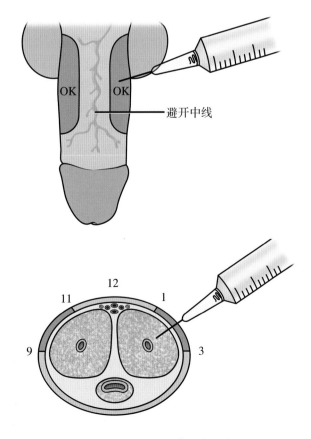

图 40-5-1　阴经海绵体注射部位

若注射后阴茎勃起时间超过 4 小时应立即处理。

3. 中药治疗　中药治疗阳痿有着几千年的历史，积累了宝贵的临床经验及验方。目前市场上治疗阳痿的中成药种类繁多，需要在中医辨病辨证论治的基础上应用，主要针对心理性及轻、中度器质性 ED 患者。常用的中成药有右归丸、左归丸、知柏地黄丸、六味地黄丸、逍遥丸等。

4. 其他药物　①曲唑酮（trazodone）是 5 羟色胺 2 C 受体的激动剂，也是 5-HT1A 受体的阻滞剂。该药除作用于中枢神经系统外，还能阻断 α_2 受体。其发挥作用的机制可能是阻断 α_2 受体，松弛血管及海绵体平滑肌，从而使阴茎海绵体内的血供增加导致勃起。虽然有临床上报道曲唑酮治疗 ED 有效，但国外学者研究结果提示与安慰剂差异无统计学意义。②育亨宾能选择性地阻断突触前的 α_2 受体，促进去甲肾上腺素的释放。它使海绵体神经末梢释放较多的去甲肾上腺素，减少阴茎静脉回流，利于充血勃起。在 PDE5 抑制剂应用治疗 ED 之前，曾经被广泛应用治疗 ED，但其有效性及安全性尚未得到充分的评估（Esposito，Giugliano et al. 2004）。

（四）器械（真空装置）治疗

1. 真空装置按需治疗　真空装置通过负压将血液吸入阴茎海绵体中，然后在阴茎根部套入缩窄环阻止血液回流以维持勃起。该方法适用于 PDE5 抑制剂治疗无效，或不能耐受药物治疗的患者，尤其适用于偶尔有性生活的老年患者。不良反应包括阴茎疼痛、麻木、射精延迟等。使用时应告知患者，负压助勃时间不宜超过 30 min。禁忌证包括自发性异常勃起、间歇性异常勃起和阴茎严重畸形患者。使用真空装置时，凝血障碍或接受抗凝治疗的患者出现瘀点、瘀斑和血肿的风险较高。单独应用 PDE5 抑制剂或真空装置治疗无效的患者，可以联合治疗（Esposito，Giugliano et al，2010）。

2. 手术或创伤后勃起功能的真空装置康复治疗　ED 是前列腺癌根治术（RP）后常见并发症。术后由于海绵体神经损伤和动脉灌注减少，导致海绵体组织缺氧、凋亡和胶原沉积，并最终导致静脉漏。真空勃起装置（vacuum erection device，VED）可通过扩张海绵体动脉，改善缺氧，预防阴茎海绵体组织的凋亡和纤维化。术后早期应用 VED 可促进勃起功能的恢复，保持阴茎长度。VED 通常在术后 1 个月内开始使用，1 次 / 日，每次 10 min，或连续两次负压吸引，每次 5 min，间隔短暂的吸引释放，连续 3 ～ 12 个月。与 RP 术后单独应用 PDE5 抑制剂相比，联合应用 PDE5 抑制剂和 VED 对勃起功能的康复效果更好。在术后 5 年仍然获得自然插入硬度的患者中，60% 患者将 VED 作为阴茎勃起早期康复疗法（Bacon，Mittleman et al，2003）。

（五）阴茎勃起功能障碍的血管手术治疗

1. 阴茎静脉漏的手术治疗 静脉闭塞功能障碍（静脉漏）性 ED 的血流动力学基本明确，但是较难鉴别功能性异常（平滑肌功能障碍）和解剖结构缺陷（白膜异常）。目前，对于静脉闭塞功能障碍性 ED，没有明确的标准化诊断程序，随机对照的临床研究结果并不充分，其手术的有效性尚待验证（Jackson，Montorsi et al，2010）。手术适应证：①单纯静脉漏，海绵体平滑肌及白膜结构及功能正常；②阴茎海绵体动脉供血正常。常用的手术术式：①阴茎背浅静脉结扎术；②阴茎背深静脉结扎术，阴茎背深静脉白膜下包埋术；③阴茎脚静脉结扎术；④阴茎脚白膜折叠 + 静脉结扎术；⑤阴茎背深静脉动脉化手术；⑥阴茎海绵体静脉动脉化；⑦尿道海绵体松解术。手术常见并发症：①阴茎头麻木；②皮肤坏死；③伤口感染；④阴茎弯曲；⑤阴茎短缩；⑥腹股沟疝；⑦阴茎水肿；⑧栓塞后静脉性疼痛。

2. 动脉性 ED 的手术治疗 阴茎动脉重建手术：血管性 ED 的手术治疗已经有 30 多年的历史，手术方式多种多样，但是由于选择标准、疗效评价并未统一，其效果尚存争议，而显微外科技术的应用也未实现标准化，仅作为可选择的方法之一。手术适应证：①年龄小于 55 岁；②不吸烟或已戒烟者；③未合并糖尿病；④无静脉瘘存在；⑤阴部内动脉狭窄。常用术式：①腹壁下动脉—阴茎背动脉吻合术（血管成形）；②腹壁下动脉—阴茎背深静脉吻合术（静脉动脉化）；③腹壁下动脉—阴茎背深静脉吻合 + 静脉结扎术。

（六）假体植入治疗

1. 阴茎假体植入治疗

（1）适应证：①口服药物及其他治疗无效的患者；②不能接受或不能耐受已有治疗方法的患者。手术绝对禁忌证：存在全身、皮肤或尿道感染者。

（2）相对禁忌证：①存在阴茎严重畸形、阴茎发育不良、阴茎血管瘤患者；②未有效治疗的精神心理障碍患者。拟接受阴茎假体植入手术的患者，术前准备的主要目的是降低感染风险。患者手术区域应无皮炎、伤口或其他表皮损伤。对于糖尿病患者，术前应严格控制血糖（Hatzimouratidis，Amar et al. 2010）。

2. 阴茎假体和术式的选择 阴茎假体通常可分为 2 种类型，非膨胀性和可膨胀性。

（1）非膨胀性假体通常也指半硬棒状柱体。非膨胀性阴茎假体适合于严重肥胖或不能灵活操作者，或难以负担可膨胀性假体费用者，以及性交频率较低的老年人。

（2）可膨胀性假体（如图 40-5-2），适合于年龄较轻、社交活动多、性生活频繁的患者，或阴茎硬结症患者，二次假体植入者，以及合并神经病变的患者。

阴茎假体通常通过三种路径植入：冠状沟下、耻骨下和阴茎阴囊交界部，路径的选择通常由假

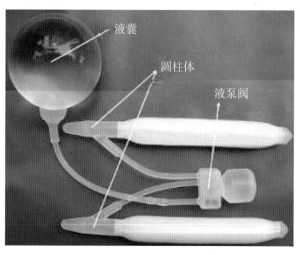

图 40-5-2 阴茎假体三件套图

体类型、患者解剖条件、手术史和术者习惯决定。

3. 阴茎假体植入术并发症 阴茎假体手术的并发症包括：感染、机械故障、三件套假体自发膨胀、龟头膨胀感差、勃起短缩、泵体或水囊移位、柱体糜烂穿入尿道等，其中最主要的两种并发症为感染和机械故障。

阴茎勃起功能障碍的治疗选择见表40-5-3。

表40-5-3　阴茎勃起功能障碍的治疗选择	
基础治疗	生活方式的调整、基础疾病的控制、心理疏导、性生活指导、雄激素治疗
一线治疗	PDE5抑制剂、中成药
二线治疗	真空装置（VED）海绵体活性药物注射（ICI）
三线治疗	动脉手术、静脉漏手术、假体植入

二、早泄（PE）

（一）心理行为治疗

1. 心理咨询 直到20世纪90年代，PE始终被视为心理疾患（而非生理性障碍），因而性心理行为治疗自然是优先的治疗选择，让其认识到PE对患者的实际危害并不严重，是可以治愈的。营造温馨的性生活环境，缓解焦虑情绪，降低交感神经活动强度，从而降低射精阈值。女方也要密切配合，爱抚体贴，使其增强自信心，缓解患者心理紧张（Mirone，Costa et al，2005）。

2. 行为治疗 无论病因如何，性行为治疗在PE治疗中均有重要作用，1956年，泌尿外科医生Semans设计了一种最早的行为治疗方法，命名为停-始疗法（stop-start technique），该方法是由配偶刺激男方的阴茎，到其感觉几乎达到高潮时停止，待射精感觉消退后重复上述刺激动作，直到男方能自主控制射精为止（Kloner，2004）。类似的疗法由性治疗师Masters和Johnson于1970年首创，该法与停-始疗法的不同之处在于停止刺激阴茎后，配偶挤捏男方的包皮系带，使其阴茎发生部分疲软，而后至少在30秒

后恢复刺激阴茎，直至男方获得自主控制射精能力（Lombardi，Macchiarella et al，2009）。性心理治疗的基础是学习延缓射精的技巧，但性行为治疗的主要目的是协助男方获得性功能的自信，减轻操作焦虑，同时化解双方的交流困境，增加互动交流。性行为治疗的早期成功率较高（45%～65%），但疗效多不能持久（Thadani，Smith et al，2002）。Hawton等报道PE患者行为治疗初期的成功率为75%，随访3年后，疗效逐渐减弱。行为治疗更适于精神心理因素或夫妻关系导致的PE患者，联合药物治疗效果可能更好。

如前所述，射精是大脑等脊髓上神经中枢强力控制（strong control）的脊髓反射过程，类似于排尿和排便过程；射精的控制可以通过练习掌握，并受既往经历（经验）和现实状况的影响（Thadani，Smith et al，2002）。

（二）药物治疗

中国国家食品药品监督管理局（State Food and Drug Administration，SFDA）批准用于PE治疗的唯一药物：必利劲；现在常用的药物还有抗抑郁药、表面麻醉药和PDE5抑制剂。

1. SSRI（选择性5-羟色胺再摄取抑制剂）及三环类药物 如舍曲林、氟西汀、帕罗西汀、西酞普兰及氯丙米嗪等有延缓射精的作用，因此被用以治疗PE/射精过快；上述药物的药理特性适合于治疗抑郁症，后者需要血药浓度持续而平稳，以达到最大效应；治疗PE/射精过快理想的药物应是按需服用，多数人并非每天都有性生活；SSRI药物还有不良反应，如性欲减退和ED等；许多SSRI类药物必须逐渐减量（氟西汀除外），以避免撤退症状；停药后，多数患者射精恢复原状。

雄性大鼠实验证实，5-HT2C受体活化的作用是延缓射精，而5-HT1A受体活化的效果是加速射精；Waldinger等认为终身性（lifelong，原发性）PE的病因是神经生物学现象，即5-HT2C受体低敏感和（或）5-HT1A受体超敏感；PE治疗的目标是刺激5-HT2C受体，和（或）抑制5-HT1A受体。

初始服药时，SSRIs阻滞了突触前膜5-HT

的转运，使突触间隙中 5-HT 聚集，进而活化位于神经细胞体的 5-HT1A 和突触前膜的 5-HT1B 自控受体，抑制突触继续释放 5-HT；约 2 周后，5-HT1A 和 5-HT1B 自控受体的敏感性下降，突触间隙中 5-HT 重新聚集，发挥其对突触后膜 5-HT 受体的刺激作用。

由此可见，传统的 SSRIs 治疗 PE 有两种机制，效果可有差异。①急性作用机制：按需服用，药物达峰后起效；②慢性作用机制：连续用药约 2 周后起效。

达帕西汀（Dapoxetine）也叫必利劲，是为治疗 PE 设计的按需服用的强力 SSRI 药物；该药吸收快，Tmax 为 1.5 h，T1/2 为 1.49 h，清除快速，不易蓄积（Bannowsky，Schulze et al，2008）。两项随机、双盲、对照研究（1958 例患者）结果显示，性交前 1 ～ 3 h 服用达帕西汀 30 mg 或 60 mg，IELT 从 0.9 min 延 长 至 2.78 min 和 3.32 min，而安慰剂延长至 1.75min；两种剂量药物使患者的射精控制力分别提高了 51% 和 58%；达帕西汀（30 mg，60 mg）的不良反应有恶心（8.7%，20.1%）、腹泻（3.9%，6.8%）、头痛（5.9%，6.8%）及眩晕（3.0%，6.2%）。

2. 表面麻醉药　局部应用麻醉剂的理论基础是阴茎对性刺激的过度敏感性，局部麻醉剂可降低阴茎头敏感性，延迟射精潜伏期，对射精快感不会产生不良影响（McCullough，Levine et al，2008）。代表性药物有：①利多卡因 7.5 mg + 丙胺卡因 2.5 mg 合剂，提前 5 ～ 10 min 使用，可使患者的 IELT 由 1 min 延至 4.9 min；② SS 霜（隔离霜），由 9 种草药制成，0.2 g 提前 1 h 使用，可使患者的 IELT 由 1.37 min 延至 10.92 min；③达克罗宁 / 前列地尔，阴茎头及尿道口涂抹。用药后需戴安全套或性交前清洗，可能影响性生活的随意性、自然性，降低性唤起能力。

3. 5- 型磷酸二酯酶抑制剂　PDE5 抑制剂可以单独使用，也可与 SSRI 合用治疗 PE/ 射精过快，改善射精潜伏时间；PDE5 抑制剂更适用于继发于 ED 或伴发 ED 的 PE 患者。张贤生等研究发现，在对 PE 患者的治疗中，联合应用西地那非和舍曲林比单用舍曲林疗效要好。这些药物可通过改善勃起功能而减少患者对性功能减

退的焦虑感，并使勃起的性刺激阈值下调至较低水平，而要达到射精阈值则需较高的性刺激水平。然而，对于其作用的多数机制仍处于推测阶段。

4. 其他药物　①α- 受体阻滞剂：抑制输精管管道收缩，能延缓射精，但可能影响泌精过程，导致逆向射精，如西洛多辛、坦索罗辛（主要是中枢作用）可导致不射精。②曲马多：中枢作用，活化阿片受体，抑制 5-HT 及 NA 再摄取，有研究报告其治疗 PE 的疗效（50 ～ 100 mg），可作为备选药物，注意其不良反应（便秘、口干及呼吸困难）和成瘾。

（三）手术治疗

目前国内外还没有充分的数据证明 PE 外科手术治疗的有效性。张春影等认为阴茎感觉过敏或阴茎感觉神经兴奋性增高等器质性因素也是引起 PE 的病因之一，而改良式阴茎背神经切断术治疗原发性 PE 效果良好；毛向明等报道包皮成形术可使射精潜伏期明显延长，效果良好。张世杰等也研究发现包皮过长与 PE 有着直接或间接的关系，包皮环切术是治疗 PE 的有效方法之一。其机制可能是手术方式破坏了部分阴茎上的性感受器，减少了性刺激信号的输入量，降低中枢的兴奋性，延缓了射精潜伏期，但目前缺乏疗效和安全性的循证医学证据。国内外指南共识均未推荐手术治疗 PE。

（四）脱敏带

Wise 等为阴茎敏感度过高的 PE 患者设计了一种脱敏带，每天配戴 30 min，连续 6 周；期间每周手淫 3 次（患者自己或伴侣），每次约 5 min 或患者感到"即将射精"为止。如此刺激 2 次，第 3 次射精；此方法属于物理 + 行为联合治疗。

（五）脉冲式射频（pulsed radiofrequency）神经调制

脉冲式射频神经调制是采用脉冲射频方式对阴茎背神经进行神经调节，治疗的目的是使阴茎背神经脱敏；15 例原发性 PE 患者（IELT ＜ 1 s，常规疗法无效者）的初步研究结果显示治疗后

IELT较治疗基线显著增加（139.9±55 s/ 18.5±17.9 s）；治疗后未发生局部疼痛、阴茎不敏感及ED的并发症（Dalkin and Christopher，2007）。

第六节　预　防

一、阴茎勃起功能障碍（ED）

ED的预防与治疗是一个整体，应根据个体化的原则，采取综合措施。重视对男性人群及ED患者的相关宣教，针对ED危险因素，采取早期干预（Raina，Agarwal et al，2006）。

由于多数中老年男性ED与动脉粥样硬化、高血压、糖尿病等相关，因此，ED的预防与心脑血管疾病的防治是统一及互利的。此外，需兼顾勃起功能与社会心理、神经、内分泌、泌尿生殖疾病和创伤等多种因素关系密切的特点。

ED的预防目标和措施是：对于有ED危险因素但勃起功能正常的男性，控制危险因素，降低发生ED的可能性；对于勃起功能减退的男性，早期干预，恢复和保护勃起功能；对于勃起功能障碍的男性，积极治疗，达到勃起功能的康复，提高性生活质量。

ED的预防措施中，发现和治疗可纠正的病因，改善生活习惯，控制ED相关危险因素最为重要。循证医学证据支持以下预防措施：①戒烟、体育锻炼和减轻体重，低脂肪高纤维素饮食；②控制伴随疾病，如冠心病、高血压、糖尿病、高脂血症、代谢综合征等；③规律的性生活有助于改善勃起功能；④使用PDE5抑制剂如西地那非早期治疗轻度ED。

二、早泄（PE）

目前PE还没有有效的预防方法，更多的学者主张正确认识同房、同房时间与PE，减轻心理负担，加强夫妻双方沟通，缓解紧张压力。

（白文俊　张晓威）

参考文献

贺占举，等，2009．血脂异常与勃起功能障碍．中国性科学，18（2）：6-11．

冷静，等，2000．上海市1582例中老年男子勃起功能障碍流行病学调查．中国男科学杂志，（01）：29-31．

李宏军，2010．早泄的流行病学与病因学．武汉：医学新知杂志：413-416．

梁浩，2012．早泄的诊断及治疗进展．医学新知杂志：119-205．

刘德风，等，2009．近5年来中国11个城市门诊勃起功能障碍患者的流行病学变化．中华男科学杂志，（08）：724-726．

蒲春林，等，2011．原发性精索静脉曲张与阴茎勃起功能障碍的相关性探讨．国际泌尿系统杂志，31（1）：27-28．

邵强，等，2010．BPC-BPH研究小组．北京市社区中老年男性性功能调查报告：BPC-BPH研究结果．中华泌尿外科杂志，31（4）：234-237．

张志超，等，2003．北京市社区已婚男子勃起功能障碍患病情况调查．中华泌尿外科杂志，（12）：63-65．

中国性学会性医学专业委员会男科学组，2011．早泄诊断治疗指南．中华男科学杂志：1043-1049．

AL-Matubsi H，2009．Assessment of erectile dysfunction in diabetic patients．Intern J Androl，32（2）：176-185．

Bacon CG，et al，2003．Sexual function in men older than 50 years of age：results from the health professionals' follow-up study．Ann Intern Med，139（3）：161-168．

Bannowsky A，et al，2008．Recovery of erectile function after nerve-sparing radical prostatectomy：improvement with nightly low-dose sildenafil．BJU Int，101（10）：1279-1283．

Bocchio M，et al，2009．Treatment of erectile dysfunction reduces psychological distress．Intern Androl，32（1）：74-80．

Chung WS, et al, 2000. Hemodynamic insult by vascular risk factors and pharmacologic erection in men with erectile dysfunction: Doppler sonography study. World J Urol, 18 (4): 427-430.

Cocco G, 2009. Erectile dysfunction after therapy with metoprolol: the Hawthorne effect. Cardiology, 112 (3): 174-177.

Dalkin BL, et al, 2007. Preservation of penile length after radical prostatectomy: early intervention with a vacuum erection device. Int J Impot Res, 19 (5): 501-504.

El-Sakka AI, et al, 2004. Coronary artery risk factors in patients with erectile dysfunction. J Urol, 172: 251-254.

Esposito K, et al, 2004. Effect of lifestyle changes on erectile dysfunction in obese men: a randomized controlled trial. JAMA, 291 (24): 2978-2984.

Esposito K, et al, 2010. Dietary factors, Mediterranean diet and erectile dysfunction. J Sex Med, 7 (7): 2338-2345.

Feldman HA, et al, 1994. Impotence and its medical and psychosocial correlates: results of the Massachusetts Male Aging Study. J Urol, 151 (1): 54-61.

Gokce A, et al, 2010. Insight on pathogenesis of lifelong premature ejaculation: inverse relationship between lifelong premium ejaculation and obesity. Int J lmpot Bes, 22 (4): 251-254.

Hatzimouratidis K, et al, 2010. Guidelines on male sexual dysfunction: erectile dysfunction and premature ejaculation. Eur Urol, 57 (5): 804-814.

Kloner RA, 2004. Novel phosphodiesterase type 5 inhibitors: assessing hemodynamic effects and safety parameters. ClinCardiol, 27 (4 Suppl 1): I20-5.

Konstantinos H, et al, 2010. Guidelines on male sexual dysfunction: erectile dysfunction and premature ejaculation. EurUrol, 57: 804-814.

Lewis RW, et al, 1986. Another surgical approach for vasculogenic impotence. J Urol, 136 (6): 1210-1212.

Liang CZ, et al, 2010. Prevalence of premature ejaculation and its correlation with chronic prostatifis in Chinese men. Urology. [Epub ahead of print].

Lombardi G, et al, 2009. Ten years ofphosphodiesterase type 5 inhibitors in spinal cord injured patients. J Sex Med, 6: 1248-1258.

Lotti F, et al, 2009. The association between varicocele, premature ejaculation and prostatitis symptoms: possible mechanisms. J Sex Med, 6 (10): 2878-2887.

Lue TF, et al, 2004. Summary of the recommendations on sexual dysfunctions in men. J Sex Med, 1 (1): 6-23.

Lue TF, et al, 1986. Functional evaluation of penile veins by cavernosography in papaverine-induced erection. J Urol, 135 (3): 479-482.

McCullough AR, et al, 2008. Return of nocturnal erections and erectile function after bilateral nerve-sparing radical prostatectomy in men treated nightly with sildenafil citrate: subanalysis of a longitudinal randomized double-blind placebo-controlled trial. J Sex Med, 5: 476-484.

Mirone V, et al, 2005. An evaluation of an alternative dosing regimen with tadalafil, 3 times/week, for men with erectile dysfunction: SURE study in 14 European countries. EurUrol, 47: 846-854.

Raina R, et al, 2006. Early use of vacuum constriction device following radical prostatectomy facilitates early sexual activity and potentially earlier return of erectile function. Int J Impot Res, 18 (1): 77-81.

Shin HW, et al, 2008. Int J Impot Res, 20 (6): 549-553.

Smith AD, 1988. Psychologic factors in the multidisciplinary evaluation and treatment of erectile dysfunction. UrolClin North Am, 15 (1): 41-51.

Thadani U, et al, 2008. The effect of vardenafil, a potent and highly selective phosphodiesterase-5 inhibitor for the tr88. Padma-Nathan H, McCullough AR, Levine LA, et al. Randomized, double-blind, placebo-controlled study of postoperative nightly sildenafil citrate for the prevention of erectile dysfunction after bilateral nerve-sparing radical prostatectomy. Int J Impot Res, 20: 479-486.

Thadani U, et al, 2002. The effect of vardenafil, a potent and highly selective phosphodiesterase-5 inhibitor for the treatment of erectile dysfunction, on the cardiovascular response to exercise in patients with coronary artery disease. J Am CollCardiol, 40: 2006-2012.

Tom FL, 2007. Campbell-Walsh Urology. 9th ed. Philadlphia: Saunders, 755-760.

Jackson G, et al, 2010. Cardiovascular aspects of sexual medicine. J Sex Med, 7 (4 Pt 2): 1608-1626.

第四十一章

与妇科疾病相关的慢性盆腔痛

第一节 流行病学

慢性盆腔疼痛（chronic pelvic pain，CPP）是指定位于下腹部或盆腔的持续的非周期性疼痛，持续 6 个月以上，引起功能障碍或需要药物、手术治疗的一组综合征（ACOG，2004）。病因涉及泌尿道、生殖道、胃肠道、肌肉骨骼等系统的器质性或者功能性疾病，典型表现为非周期性疼痛、性交痛、慢性疼痛综合征等（Vercellini et al，2009）。

慢性盆腔疼痛在育龄期女性中较常见，近年来已逐渐引起临床医生的重视。国外文献报道（Vercellini，2011），15 ~ 73 岁的女性人群发病率为 38‰，其中只有 1/3 的患者就医，妇科门诊患者中 10% ~ 40% 存在 CPP。在美国，CPP 患者占妇科门诊量的 10%、妇科诊断性腹腔镜的 40%、子宫切除术的 10% ~ 15%。CPP 的发病率高于偏头痛（4‰），与哮喘（37‰）、后背痛（41‰）相近，但是 CPP 的治疗手段远不及这些慢性疾病的治疗策略成熟，许多治疗手段尚在摸索中，至今尚未有针对 CPP 的国际认可的诊治规范。许多 CPP 患者长期忍受疼痛的困扰，生存质量受到严重损害。有文献报道，据估计英国国家卫生系统每年花费 2.74 亿美元来治疗 CPP，美国每年花费 8.81 亿美元用于 CPP 患者的门诊诊治，每年直接和间接成本可能超过 20 亿美元。在中国尚缺乏流行病学证据，但也是妇科、泌尿科、消化科及精神科医生认为最棘手的病症之一。

第二节 病 因 学

许多生殖道、泌尿系统、胃肠道、肌肉骨骼系统和精神神经系统的疾病可能与 CPP 有关。一项基于人群的研究发现（Vercellini et al，2009），来自泌尿和消化系统原因导致的疼痛比生殖系统来源的疼痛更常见，妇科疾病所致的 CPP 只占所有 CPP 的 20%。事实上，CPP 是一种综合征，而不是一种疾病，很少反映一个单一的病理过程。当存在多个因素时，仅对其中一些因素进行治疗可能无法达到治疗效果。如患者可能同时有子宫内膜异位症、间质性膀胱炎、阴部神经痛，以及情绪焦虑等，这几种疾病都参与了疼痛的发生发展，这些复合因素的同时存在导致对 CPP 患者的评估、诊断和治疗非常困难。与急性疼痛不同，CPP 的治疗一般需要接受管理，而不是仅治疗症状。

虽然我们就不同的病因进行阐述，但管理这一类患者时，一定要考虑到多种因素同时存在。

就妇科而言，引起 CPP 的疾病如表 41-2-1 所示（Vercellini，2011）：

本节将就常见的公认的引起慢性盆腔痛的妇科病因进行阐述，因有学者认为应将妊娠及恶性肿瘤这两类特殊情况排除在慢性盆腔痛之外，并

表 41-2-1　慢性盆腔痛的妇科病因

A 级证据	B 级证据	C 级证据
子宫内膜异位症	粘连	子宫腺肌症
妇科恶性肿瘤	良性囊性间皮瘤	非典型痛经
遗留卵巢综合征	子宫切除后输卵管脱垂	附件囊肿
卵巢残余物综合征	子宫肌瘤	宫颈狭窄
盆腔淤血综合征	术后包裹性积液	慢性异位妊娠
盆腔炎性疾病		慢性子宫内膜炎
结核性输卵管炎		子宫内膜或宫颈息肉
		输卵管炎
		宫内节育器
		残余副卵巢
		症状性盆腔松弛

A级．良好的、一致的科学证据表明病因与慢性盆腔疼痛有因果关系；B级．有限的或不一致的科学证据表明病因与慢性盆腔疼痛有因果关系；C级．基于专家意见

且恶性肿瘤主要是针对肿瘤的治疗并且癌痛治疗原则与其他疼痛不同，故本文不对妇科恶性肿瘤这一特殊病因进行阐述。

1. 子宫内膜异位症　子宫内膜异位症是目前为止认为是引起 CPP 的最常见的妇科疾病。引起的疼痛类型包括痛经、深部性交痛、非周期性盆腔疼痛、排尿或（和）排便时腹痛等。

2. 盆腔炎性疾病　30% 的急性盆腔炎患者会出现 CPP 的后遗症，主要影响因素包括输卵管损伤和粘连的严重程度。对于性传播疾病高危人群，盆腔炎性疾病是 CPP 的常见原因（陈娟等，2016）。

3. 盆腔粘连　有学者认为盆腔粘连为引起慢性盆腔痛的第三大病因，但粘连与盆腔痛的关系一直备受争议。争论点在于粘连是否引起疼痛，以及粘连松解术是否能缓解疼痛。

粘连定义为脏层或壁腹膜被本不该有的附着物所附着。这一概念同器官内部的纤维化区分开来。粘连有多种分类方法。通常根据其表型分类，如膜样或致密粘连，不考虑是否有血管形成、形成的粘连是否容易分离，以及粘连的广泛程度。另外，无论膜状 / 致密粘连还是无血管 / 血管粘连均代表粘连带的状况；另外一类是包裹

性粘连，此种粘连无明显粘连带，分离粘连后暴露原始脏器表面也可能形成新的粘连面。

粘连分类系统还应该考虑到先前是否有粘连，以及前次是否有粘连部位的病理以及进行过相应治疗。这些分类系统对于以后评估手术方法、手术技巧如开腹手术还是腹腔镜手术，防粘连材料效果，针对病理进行治疗的疗效非常重要。

Diamond 等（1993）制订了二次探查手术中粘连的分类方法（表 41-2-2）。此分类系统将新形成的粘连与再粘连区分开来，前者是指二探时发现在原来没有的部位形成了粘连，后者指在前次粘连松解的部位又形成了粘连。

新粘连形成又被分为 1a 及 1b。1a 型指非手术部位在二探时发现形成了新的粘连，如由于腹膜干燥、纱布摩擦或组织抓取后造成，又被称为偶然性粘连。1b 是指在原来没有粘连的手术部位形成新的粘连，如子宫肌瘤剔除或剖宫产后子宫切口部位的粘连，卵巢囊肿剔除术后的卵巢粘连以及腹膜子宫内膜异位种植病灶治疗后的粘连。

再粘连也分为 2a 及 2b。2a 指粘连分离部位再形成粘连，如子宫及乙状结肠分离后又形成新的粘连。2b 指分离粘连同时进行病灶治疗之后，在此前粘连部位再粘连，如分离卵巢粘连后同时

表 41-2-2　二次探查术中盆腔粘连的分类
1型新形成粘连
在没有粘连的部位新形成的粘连
1a指非手术部位在二探时发现形成了新的粘连，又被称为偶然性粘连
1b原来没有粘连的手术部位形成新的粘连（如肌瘤剔除，卵巢囊肿剔除），由于组织损伤形成的粘连
2型 再粘连形成
在原有粘连分离部位形成新的粘连
2a 在前次粘连分离部位又形成新的粘连
2b 在粘连分解并行病灶切除的部位又形成新的粘连

行子宫内膜异位囊肿剔除术后卵巢再次粘连。

从 1a 到 1b、2a、2b 粘连发生频率是递增的。另外，防粘连材料的效果在 1a 型更显著，而在 2b 型最差。分类系统的统一对评估手术路径、手术器械以及防粘连材料的效果非常重要。

大多数妇科手术后会形成粘连，尤其开腹手术。在二次探查手术中发现 86% 的患者有粘连。另外，检查新形成的粘连发现在 1/3 的接触部位形成新的粘连。腹腔镜粘连松解手术粘连评分虽然可降低 50%，但术后粘连率仍然很高。

粘连松解术后再粘连形成率高达 85%，而且尽管运用高质量的外科技术，仍有 10% 患者术后粘连评分加重。开腹及腹腔镜术后再粘连形成情况相似。外科手术可能形成新的粘连或原有粘连再次粘连，并且反复手术可能会在入腹或粘连松解过程中造成盆腹腔组织损伤。

盆腔粘连与盆腔疼痛的关系非常难以评估。首先，虽然一些研究者报道识别粘连的方法，如运用影像学方法评估与前腹壁的粘连，但总的来说需要手术探查来评估粘连的存在和部位。第二盆腔痛可由其他妇科原因引起，如子宫内膜异位症或消化道或泌尿系疾病引起。另外，肌肉筋膜病因及腹壁原因，如神经卡压也是引起盆腔疼痛的原因。这些情况可能和盆腔粘连同时存在。这也使得确定粘连是引起盆腔痛的原因十分困难。第三疼痛患者个体间差异很大，耐受性差别也很大，所以对待进行有创手术的态度也不同。

一个一直未解决的问题是如果粘连引起疼痛，为何有些广泛粘连的患者却没有疼痛？答案可能与粘连的部位以及粘连的组织不同有关。一个假设是粘连如果不改变原有解剖部位可能不引起疼痛，而粘连牵拉脏腹膜或器官的浆膜层表面（无论休息或活动如走路、跑步、性交）或将组织固定在非自然的部位可能引起疼痛。

粘连引起疼痛的理论还被一些学者从病理生理的角度加以解释，即粘连组织中存在神经纤维，以此来解释疼痛与粘连的关系（Kligman et al，1993）。但也有学者质疑粘连组织中神经纤维的存在。因为粘连牵拉腹膜，外科医生会把牵拉的腹膜作为粘连的一部分，所以粘连中的神经纤维其实是腹膜中的。

另一种粘连引起疼痛的原因可能不是粘连本身引起，是粘连部位的子宫内膜异位症病灶释放细胞因子、炎症因子引起。

4. 盆腔静脉淤血综合征　该病好发于生育年龄女性，病因不明，无确切的诊断标准，最佳治疗方法尚不明确。主要疼痛特点是钝痛或下坠感，经前及久立后加重、深部性交、性交后疼痛等。影像学检查会发现子宫或卵巢静脉迂曲扩张，血流缓慢。但是存在这些异常也不足以诊断该病，因为卵巢静脉功能不全及扩张是常见的非特异性表现。如果考虑该病的诊断需要综合三方面因素：特征性的症状、体格检查有压痛以及证实盆腔静脉扩张或功能不全。

5. 遗留卵巢综合征（ovarian retention syndrome，or residual ovarian syndrome）和卵巢

残余物综合征（ovarian remnant syndrome） 遗留卵巢综合征是指子宫切除术后保留的一侧或双侧卵巢组织。卵巢残余物是指卵巢完全切除后少量皮质组织无意残留在盆腔。典型症状是周期性腹痛和盆腔肿物，或者持续性疼痛伴急性加重。

6. 外阴疼痛综合征 国际外阴阴道疾病研究会将外阴疼痛综合征定义为：外阴不适，经常为烧灼样疼痛，检查结果通常无异常（ACOG，2016）。通常的诱因是感染和创伤（如分娩、手术），但是疼痛持续时间超过6个月，感染和损伤往往已经愈合，该病机制复杂，治疗棘手。外阴痛分为弥漫性外阴痛和外阴前庭痛两种。弥漫性外阴痛常常持续或者阵发性发作，接触或者压迫能加重疼痛，但并非诱因。而外阴前庭痛是接触或者压迫外阴前庭部位后引起的烧灼样疼痛。

7. 其他 如分娩有关的产伤、子宫平滑肌瘤、输卵管脱垂、妇科恶性肿瘤等妇科疾病也可引发CPP。

第三节　临床表现

一、子宫内膜异位症

（一）病史、症状

子宫内膜异位症定义：子宫内膜异位症是育龄女性的常见CPP病因，最常见的诊断年龄为20～45岁。但是，在青少年疼痛患者中，子宫内膜异位症也是非常常见的病因。也有少部分绝经后女性由于子宫内膜异位症而有疼痛症状，尤其在进行激素替代的患者中。

子宫内膜异位症患者伴随盆腔疼痛，最初在月经时疼痛，随后出现经前和月经中期的排卵性疼痛。伴有疼痛的子宫内膜异位症患者中至少90%发展为CPP。40%～50%的子宫内膜异位症女性存在性交痛。约10%的妇女出现肠道受累，并可能导致便秘、腹泻、腰痛，肛门下坠、里急后重，而且很少出现便血或肠梗阻症状。10%～20%的子宫内膜异位症妇女发生泌尿系受累，通常不会引起膀胱症状，尽管偶尔出现尿频、排尿困难或血尿。

（二）体格检查

一些子宫内膜异位症患者在病灶部位可有触痛，往往三合诊更为确切，但在许多和子宫内膜异位症相关慢性盆腔痛患者中并无阳性体征，甚至有些患者在月经期才能查到触痛，所以高度可疑子宫内膜异位症相关慢性盆腔痛患者可以在月经第一天进行体格检查。

一些特殊体征往往支持子宫内膜异位症的诊断，如：子宫后倾固定，后壁触痛或扪及子宫骶韧带及道格拉斯窝的触痛结节，阴道后穹隆缩窄，或双侧卵巢不对称增大并固定于阔韧带或侧盆壁，宫颈偏于一侧。

二、盆腔炎性疾病及生殖道结核

上生殖道的急性感染，最常表现为输卵管感染（急性输卵管炎），但也可能是子宫内膜（子宫内膜炎）、卵巢（卵巢炎）或腹膜（腹膜炎）的感染。CPP是盆腔炎性疾病（pelvic inflammatory disease，PID）的常见后遗症，发生在30%或更多的病例中，历史上被称为"慢性PID"。然而，这是一个误称，因为在这些病例中通常没有持续感染的证据。

生殖道结核是上生殖道受结核分枝杆菌感染，最常见的发病部位为输卵管及子宫内膜。

（一）症状

估计女性急性PID的发病率为14%，其中大约30%的妇女在PID后发生CPP，这使得PID后CPP非常常见，但是在国外发表的文献中其并不是CPP常见病因（Ness et al，2005）。究其原因，可能由于PID后CPP症状不特异，并且很多患者并未追溯到有明确PID病史。此类疼痛往往是弥散的、不固定，也常伴有性交痛及痛经，既往有 PID 病史可能怀疑、支持此诊断，但仍然不能确诊。几次急性 PID 发作史使其更有可能成为 CPP 的来源，因为多达三分之二的妇女在经历三次或更多急性 PID 发作后发展为 CPP，但需要将急性 PID 复发及 PID 后遗症 CPP 区分开来。

生殖道结核通常表现为不孕（45% ~ 70% 的病例），闭经或异常出血（25% ~ 45% 的病例），但约 25% 的病例表现为盆腔疼痛（Sutherland，1985）。近年来，结核有增多趋势。患者可能有肺结核的病史，但患者往往不知道自己以前接触过肺结核，且通常没有肺部症状。

（二）体征

很多时候，与 PID 后相关的 CPP，都有下腹部压痛以及子宫和附件压痛。偶尔，可扪及附件区肿物。如果粘连严重，子宫可能会固定，通常是后位，并有举摆痛。

生殖道结核患者查体可能有弥散的压痛，腹部有"揉面感"，如有输卵管积水或输卵管卵巢囊肿，盆腔检查有时可扪及附件肿物。粘连严重可能子宫固定，并且有举摆痛。

此类疼痛可由最初的内脏神经痛转化为躯体神经痛及痛觉过敏。体格检查时在下腹部锁骨中线行棉签试验发现，在 T9 至 L1 支配的皮神经区域会出现痛觉过敏，正常人不会诱发疼痛，而在痛觉过敏患者可能诱发严重疼痛。甚至在此神经支配区域出现肌肉筋膜功能障碍，查体时在下腹部或会阴部有相应的"扳机点"。如果有痛觉过敏，在行盆腔检查时不应行传统双合诊检查，应用单指检查是否有盆底肌筋膜的扳机点。

三、盆腔淤血综合征

（一）症状

盆腔淤血综合征是一类以盆腔痛、盆腔静脉曲张、盆腔静脉淤血伴盆腔静脉排空延迟为特点的综合征。

诊断标准包括：盆腔疼痛、盆腔静脉曲张和盆腔静脉淤血。有学者建议除上述标准外，加上盆腔静脉延迟排空，这一诊断标准更为合理。利用前三个诊断标准，一项研究发现盆腔淤血综合征可能是 40% 的盆腔疼痛的病因，并且可能是 30% 的 CPP 患者的唯一病因（Vercellini，2011）。

盆腔淤血综合征通常限定于育龄女性。盆腔痛通常表现为盆腔区域的钝痛、隐痛，类似于大腿静脉曲张造成的腿疼。疼痛在运动后加重。疼痛典型特征是位置不固定。往往月经前症状最重，偶有突发剧痛急诊就诊被误诊为急性阑尾炎或盆腔炎。

深部性交痛是另一个常见症状，在 70% ~ 80% 盆腔淤血综合征患者中有此症状。性交后的盆腔痛可能持续长达 24 小时，也是盆腔淤血综合征的典型症状，可发生于 65% 的患者中。

（二）体格检查

在 75% 的盆腔淤血综合征患者中腹部触诊在卵巢位置有压痛。在检查外生殖器时，可以观察到外阴和外阴旁静脉曲张，但不是所有患者均有此表现。触诊宫颈常有举摆痛。触诊子宫骶骨韧带和宫旁组织也可能诱发疼痛。子宫及附件压痛是盆腔淤血综合征的特征。

四、遗留卵巢综合征

（一）病史

由于子宫切除时保留一侧或双侧卵巢（也被称为残留卵巢综合征）引起的持续性盆腔疼痛或性交痛。

子宫切除术后盆腔疼痛症状出现的时间非常不同，从不足 6 个月到超过 20 年不等。往往患者在子宫切除术前也有盆腔疼痛史，如果子宫切除术前疼痛是由另一种引起盆腔痛的疾病引起，如盆腔淤血、盆腔粘连或子宫内膜异位症，则必须考虑因该诊断而引起的持续或复发性疼痛。子宫切除术后持续疼痛的另一个可能解释是炎症性或神经性疼痛的存在。子宫切除术后遗留卵巢综合征的发生发展与保留一侧还是双侧卵巢无关。

一些患者的疼痛强度可能会呈现周期性变化，但各研究结论不尽一致。保留一侧卵巢的患者通常疼痛也是单侧的，保留双侧卵巢的患者疼痛可能是单侧或双侧。疼痛也可以辐射到下背部，并向下延伸到大腿。至少有 20% 的遗留卵巢综合征患者出现深部性交痛，深部性交痛往往不是一个孤立的主诉，但当它是唯一的症状时，性交疼痛的位置通常是保留卵巢的位置。

（二）体格检查

腹部检查通常无异常，有时下腹部深部触诊时可能有压痛。盆腔检查在阴道穹隆或触及卵巢时有触痛。盆腔检查也可能在触及残余的一侧或双侧卵巢时复制性交时疼痛。

五、卵巢残余物综合征

（一）症状

卵巢残余物是指单侧或双侧卵巢完全切除时少量皮质组织无意地残留在盆腔，与是否切除子宫无关。

卵巢残余物综合征的出现由于在行卵巢切除时无意将部分卵巢组织留在原位，故此类患者有单侧或双侧卵巢切除病史，尤其更多见于全子宫双附件切除患者。如既往曾有卵巢残余物的切除手术史，则应高度怀疑复发性卵巢残余物综合征。

卵巢残余物综合征患者可在卵巢切除术后数月至 5 年或更长时间出现。常发生在育龄女性。

患者通常表现为慢性腹痛。最常见的疼痛部位在盆腔，并与残留物同侧，有时可能扩散或改变位置。有时还会出现深部性交痛。患者甚至会以腰痛为主诉，可能与卵巢残余物造成输尿管梗阻有关，并且由于大多数患者都接受过多次手术，包括子宫切除术和双侧输卵管卵巢切除术，往往不被认为是妇科原因造成的，通常此类患者在诊断前遭受多年的痛苦。

接受双附件切除患者由于无潮热症状而未接受激素替代是诊断卵巢残余物综合征的重要信号，70% 的卵巢残余物综合征患者未接受激素替代而无潮热症状。在一名接受了双侧卵巢切除术但没有切除子宫的患者中，在没有激素替代疗法的情况下，周期性阴道出血可提示卵巢残余物产生内源性雌激素。

（二）体格检查

深部触诊时可能出现压痛，并通常与卵巢残余物同侧。卵巢残余物通常由于太小而在腹部查体时无法扪及。盆腔检查时，外生殖器及阴道视诊通常无雌激素缺乏表现，阴唇大小正常，阴道不干涩、角化良好。盆腔触诊可在一侧或双侧穹隆有触痛，双合诊检查可能触及肿物，但阴性检查不能排除此诊断。如可触及包块，通常包块有触痛，不超过 5 cm，位于一侧盆壁或位于阴道侧穹隆。

第四节 评 估

提示和技巧：
○详细询问病史，推荐使用问卷
○全面体格检查，描绘疼痛地图。阴道检查先行单指检查，尤其对于外阴阴道疼痛患者，不建议先用窥器检查和双合诊。
○根据问诊查体进行有的放矢的辅助检查。
○不要把腹腔镜检查作为诊断的"魔杖"。

一、临床病史采集

慢性盆腔疼痛的临床评估需要详细询问病史、系统全面的查体及有的放矢的辅助检查。在采集病史时，需要有足够的时间和耐心，倾听患者，适当引导。

推荐采用填写问卷的方式，可现场填写或网上填写，有助于获得完整病史，包括患者的一些"难言之隐"。详细记录患者的疼痛情况及与其相关的病史，有助于在门诊短时间内快速捕捉重点、引导诊疗思路，但问卷不能代替医生与患者面对面的交流。国际盆腔痛协会（The International Pelvic Pain Society，IPPS）网站上有盆腔疼痛评估的问卷，内容包括患者的基本信息、疼痛的描述及诱因、不同情况下疼痛的视觉模拟评分（visual analogue scale/score，VAS）、治疗措施、疼痛的人体定位图、月经史、消化道症状、健康习惯、排尿症状、疼痛性质、盆腔淤血综合征问题等。在疼痛评估方面，需要教会患者正确进行 VAS 评分。

如果没有问卷，可选择一些问题进行初筛（表 41-4-1）（贺豪杰等，2016）。在初筛的基础上，还要再次详细询问病史。如疼痛与月经相关，需详细询问具体发生时间，例如是月经期还是排卵期。如为性交痛，需了解是性交时疼还是性交后疼，是阴道口疼、深部阴道疼还是下腹痛，以及疼痛时间。如子宫内膜异位症往往是性交时阴道深部或下腹痛。阴部神经痛可以是性交时开始的阴道口或阴道内疼痛，坐位疼痛加重。疼痛一旦被激发，往往持续至性交后数小时甚至几天。盆腔炎及间质性膀胱炎往往性交后下腹疼痛。如与排尿相关疼痛，应具体询问有无尿频（次数）、尿痛，夜尿增多；有无诱发因素，如辛辣饮食；是否用过抗生素治疗，是否有效等，来区分泌尿系感染及间质性膀胱炎。

二、体格检查

体格检查的目的是了解疼痛的位置和压痛的情况，复制疼痛。体格检查需在不同体位进行相应的检查，包括站位、坐位、平卧位及膀胱截石位，所有查体内容需记录，建议多使用图片记录。

（一）站立位检查

包括有无单腿站姿异常、腹股沟疝、腹股沟压痛、脐疝、切口疝、髂嵴不对称、耻骨联合压痛等。例如，产后耻骨联合分离可导致长期慢性下腹痛，局部关节炎亦可导致类似的疼痛。单腿站立时需要检查有无疼痛或需要支撑。扭髋运动时有无疼痛。检查有无脊柱前凸和后凸异常或脊

表 41-4-1　疼痛临床病史采集初筛 14 个问题	
序号	问题
1	什么时候开始疼痛？最开始疼痛是如何发作的？有什么诱因？
2	使疼痛加重或缓解的因素？
3	疼痛是否引起情绪异常如焦虑或抑郁？
4	你自己曾采取过什么措施来缓解疼痛，哪些有用，哪些不起作用？
5	曾经采用什么治疗？是否有效？
6	以前用过什么药物？现在用什么药物治疗？
7	您认为疼痛的原因是什么？
8	对于疼痛，您最关注什么？
9	疼痛是否与月经周期有关？
10	是否有性交痛？
11	疼痛一旦开始是否有扩散或放射？
12	是否留意到疼痛与皮肤（疼痛、瘙痒、烧灼感）及肌肉关节有关？
13	疼痛是否与排尿相关（尿频、憋尿时疼痛、夜尿增多、尿道口痛）？
14	是否有便秘、腹泻或其他与肠道相关症状有关？

柱侧弯。前屈时及后仰时腰背部有无疼痛、弧度是否正常。最后，自颈项部至下肢检查全身肌肉筋膜压痛点。

（二）坐位检查

可在询问病史时完成，主要是观察患者变换体位时身体是否对称，有无异常的身体语言。

（三）卧位查体

关注于患者腹部查体。首先是望诊，观察腹部是否有包块、瘢痕、切口、膨隆、疝等。然后触诊，腹部有无扳机点，有无压痛、反跳痛、肌紧张及包块，腹股沟压痛、腹股沟肿大、耻骨上压痛、卵巢位置压痛。下腹部还需注意髂腹下神经、髂腹股沟神经及生殖股神经走行部位的疼痛及疼痛过敏现象。如果在这些部位发现扳机点，在扳机点注射局部麻醉药，可以快速缓解疼痛。

另外，还需加做直腿抬高试验、闭孔肌试验、腰大肌试验、Patrick 实验。闭孔肌试验阳性可能出现在闭孔肌缩短、闭孔肌综合征及阑尾炎患者。腰大肌试验阳性可能出现在髂腰肌缩短、髂腰肌综合征、肌肉筋膜扳机点、后位阑尾的阑尾炎等患者。Patrick 试验，也称 4 字试验，主要检查髋关节及骶髂关节的功能。背部、腰骶部及臀部的查体包括脊柱各节段的压痛、骶髂关节的压痛，以及有无扳机点。双下肢的检查包括有无水肿、静脉曲张、感觉过敏、感觉减弱或长度不一致等。

（四）膀胱截石位检查

主要是便于泌尿及妇科相关的查体。首先是观察外阴，有无萎缩、红斑、色素减退、分泌物异常、溃疡、皮疹、肿物、瘢痕、会阴体陈旧裂伤、脱垂等。外阴痛的查体主要包括皮肤捏痛、棉签试验、牙签试验。外阴不同部位的皮肤捏痛对应不同神经的病变，从前至后分别为骶 2、骶 3、骶 4 神经。棉签试验或牙签试验阳性多见于前庭炎、外阴痛及阴部神经痛患者，二者主要是触觉和针刺觉的差别。阴蒂、小阴唇、肛周的疼痛分别对应不同神经，可使用棉签或牙签试验进行疼痛分级。盆腔检查首先进行单指检查。单指检查可评估盆底肌张力情况，可触诊不同肌肉并进行盆腔肌肉疼痛分级，包括闭孔肌、梨状肌、耻尾肌、肛门括约肌。阴部神经管压痛、膀胱区压痛、阴道顶端触痛、宫颈举痛、宫颈摇摆痛、子宫后壁触痛结节、骶韧带触痛结节。然后进行阴道窥器视诊，观察有无阴道黏膜异常、分泌物异常，观察宫颈是否正常，有无糜烂、肿物、肥大。对于切除子宫者，需观察阴道残端是横向闭合还是纵向闭合。对于有盆腔器官脱垂患者，需记录子宫、膀胱及直肠膨出的分度，而后进行双合诊。子宫位置、轮廓、大小、质地、活动度及有无压痛，附件区有无压痛、肿物或粘连。最后一步是三合诊，主要是看直肠有无结节、黏膜病变、触痛、指套染血等。

经过问诊和查体之后，需给出初步评价，寻找出可能诱导疼痛的病因，再制定出下一步的诊疗计划。如患者的膀胱症状及相应阳性体征明显，那么，可安排患者进行排尿日记记录、尿常规、尿细菌培养、膀胱钾离子灌注试验等，指导进一步治疗。

三、特殊检查方法

对于从未进行过任何体格检查和疾病筛查的患者，应进行基本的体检相关检查：如血常规、尿常规、肝肾功能、肿瘤标记物、胸片、腹部及妇科超声、宫颈细胞学检查等一般体检内容。

在填写问卷、问诊、全面查体后，初步判断疼痛的病因，再有的放矢地进行相关的辅助检查。与月经相关的疼痛，可选择查血 CA125、妇科超声，必要时查盆腔 MRI。与排尿相关的疼痛，需完善尿常规、尿细菌培养及泌尿系统的超声检查，如果存在泌尿系统感染，可予抗生素治疗，在足够疗程的治疗后，仍有排尿相关疼痛，可完善膀胱钾离子灌注试验，必要时行膀胱镜下水扩张试验，进一步排查患者有无间质性膀胱炎。与阴部神经相关的疼痛，查体应有阴部神经管压痛，局部阻滞可作为治疗性诊断。与肌肉筋膜和骨骼相关的疼痛，可进行相关的 X 线、CT、MRI 检查，到骨科就诊。与消化系统相关的疼痛，可进行肠镜、消化道造影、直肠电生理等检查。

对于高度可疑子宫内膜异位症或盆腔粘连的患者，可进行腹腔镜探查。腹腔镜可直视盆腹腔的病变情况，并同时进行手术治疗。Howard（2000）报道，大约 40% 的诊断性腹腔镜的检查指征是慢性盆腔疼痛，腹腔镜下慢性盆腔疼痛患者中子宫内膜异位症占 33%，盆腔粘连占 24%，无病理异常为 35%。需要值得一提的是腹腔镜作为一种有创检查，不能作为慢性盆腔痛诊断的"魔杖"。

四、不同疾病的评估特点

（一）子宫内膜异位症诊断及治疗前评估

超声检查是行腹腔镜检查前常用的评估手段，但评估子宫内膜异位症是否有泌尿系或肠道受累较为谨慎。

在怀疑有肠道子宫内膜异位症的患者中，由于大多数患者中侵及浆膜或肌层而不是黏膜，肠镜检查通常无异常。所以，影像学检查在术前发现结直肠受累更为有用。可选择经阴道或经直肠超声、CT 或 MR 检查，选择的倾向在某种程度上取决于放射科医生和妇科医生对该检查的认识掌握程度（Falcone et al，2017）。

怀疑有泌尿系受累的患者，可进行膀胱镜检查和静脉肾盂造影或泌尿系 CT 检查。MRI 和超声成像近年来也有文献报道其在泌尿系子宫内膜异位症中的作用。

（二）盆腔炎及其后遗症的评估

作为 PID 后遗症，CPP 与输卵管损伤及粘连高度相关。单侧或双侧输卵管积水可通过影像学评估，如有积水则证实此前 PID 可能是 CPP 的病因。腹腔镜探查如果盆腔病理学与以往的 PID 明显一致，则诊断特异性较强。例如，输卵管积水、梗阻、肝周粘连与 PID 相关，但盆腔粘连疾病并不一定由此前 PID 引起，可能是由于以前的手术、阑尾炎、炎症性肠病或子宫内膜异位症引起。

对于生殖道结核，影像学研究可能显示输卵管积水征象。子宫输卵管造影常显示输卵管阻塞、积水、宫腔粘连。腹腔镜检查显示盆腔腹膜肉芽肿性改变，常伴有输卵管和卵巢的明显粘连性疾病。胸片往往正常，结核 PPD 试验通常呈阳性的。通过子宫内膜或腹腔镜活检获得的标本通常通过聚合酶链反应或培养抗酸杆菌来诊断结核。

（三）遗留卵巢综合征的评估

基于功能性卵巢是造成遗留卵巢综合征的核心理论，可以运用促性腺激素释放激素类似物（gonadotrophine releasing hormone analogue，GnRHa）抑制卵巢功能来减轻症状。然而，这种方法发表的评价是有限的，但至少可以预测切除卵巢之后症状是否缓解。

腹腔镜检查可用作诊断试验，并兼具诊断和治疗作用。通过腹腔镜，医生可以识别遗留卵巢的任何病理情况。有意识的腹腔镜疼痛定位也可对诊断不明确的盆腔痛有帮助。

（四）卵巢残余物综合征的评估

1. 激素测定 如果双侧卵巢切除术后未进行激素替代患者，间隔 2 ~ 3 周测定卵泡刺激素（follicle-stimulating hormone，FSH）及雌二醇（estradiol，E_2），如 2 次均 FSH < 40 mIU/ml，且 E_2 > 30 pg/ml，考虑此诊断。然而，FSH 及 E2 仅在 50% 患者中处于绝经前水平，如果激素水平与绝经后一致也不能除外此诊断（曹斌融等，2006）。

2. GnRHa 刺激试验 若可疑卵巢残余物综合征，并且 FSH 及 E2 处于绝经后水平，可以采用 GnRHa 刺激试验。促性腺激素释放激素激动剂最初刺激促性腺激素的产生，从而刺激卵巢雌激素的产生。给予 GnRH 激动剂（例如，亮丙瑞林，肌内注射 3.75 mg 一次，或皮下注射 1 mg/d，持续 3 天），然后在 4 ~ 7 天后重复测量雌二醇。如果存在激素反应性卵巢组织，则雌二醇水平将显著升高。

3. 影像学 阴道超声显示超过 50% 的病例有盆腔包块。枸橼酸氯米芬预处理可提高超声诊断的准确性。给予枸橼酸氯米芬每日 100 mg，持续 5 ~ 10 天，90% 患者能刺激卵泡的形成，使超声显示更容易。但并非所有的卵巢残体都有功能性滤泡，所以有假阴性结果。CT 扫描，尤其 CT 尿路成像（CT urography，CTU）对于评价尿路，周围残余卵巢非常有用。如果出现输尿管扩张、肾积水或输尿管移位，很可能卵巢残余物直接位于输尿管上方（Klutke et al，1993）。腹腔镜检查作为诊断，有时非常困难，因为致密的粘连经常掩盖残余卵巢。如果诊断性腹腔镜检查用于评估怀疑有卵巢残余物的患者，外科医生必须做好分离广泛、复杂粘连的准备。最常见的位置是骨盆侧壁和阴道断端，并且卵巢残余物通常被附着的直肠及乙状结肠覆盖（Nezhat et al，2000）。

（五）盆腔淤血综合征的评估

盆腔静脉造影是目前诊断盆腔淤血综合征的"金标准"。虽然是有创的，但它提供了详细的盆腔静脉解剖图、精确测量静脉直径、评估静脉功能障碍和延迟排空以及静脉丛分级。最常见的技术是选择性逆行卵巢静脉造影和经子宫静脉造影。经子宫静脉造影被认为是最精确的方法。通过经宫颈向宫底肌层注入水溶性造影剂 20 ～ 30 ml，第一张图像在注射结束后立即拍摄，20 秒后拍摄第二张图像，40 秒后拍摄第三张图像，60 秒后拍摄第四张图像。Beard 等（1988）描述了一种基于卵巢静脉最大直径、对比消失时间和卵巢丛充血程度的静脉造影评分系统（表41-4-2）。采用 ≥ 5 分作为盆腔淤血综合征的诊断，其敏感性为 91%，特异性为 89%。

也可采用卵巢静脉插管造影，诊断标准包括卵巢静脉 ≥ 10 mm，卵巢静脉丛淤血，外阴或大腿静脉曲张等，但没有经子宫盆腔静脉造影诊断明确及标准化。

其他影像学方法，如超声和 MR 可显示静

表 41-4-2　评估经子宫盆腔静脉造影的评分系统

	评分		
	1	2	3
卵巢静脉最大直径（mm）	1～4	5～8	>8
注药结束后造影剂消失时间（秒）	0	20	40
卵巢静脉丛淤血	正常	中度	广泛

脉曲张，但其用以诊断盆腔静脉曲张的作用尚不能明确。腹腔镜探查术是妇科医生最常用的诊断手段之一，但对盆腔淤血综合征而言并不是一个可靠的诊断方法。即使有时可以看到盆腔静脉曲张，也要认识到，在腹腔镜检查时，无论识别到静脉曲张或阴性发现都不足以对静脉淤血综合征做出阳性或阴性的诊断。

第五节　治　疗

一、针对疼痛的治疗

CPP 的综合治疗可分为四类：药物治疗、手术治疗、神经阻滞或神经电刺激治疗、物理治疗。

（一）药物治疗

治疗慢性盆腔疼痛的药物包括止痛药、激素类药物、抗抑郁药、解痉药等。对于不同个体，药物的疗效各异，但均不持久，多数停药后复发。长期使用同种药物可以引起耐受，使疗效减弱而不得不更改治疗方案。

1. 止痛药分为两类　作用于外周神经系统和作用于中枢神经系统的镇痛药。作用于外周神经的镇痛药包括常见的非甾体类抗炎药如阿司匹林、对乙酰氨基酚等，它们是减轻慢性盆腔疼痛的一线用药，但长期服用需警惕其不良反应，如胃肠道的刺激反应、血小板聚集功能异常等。非甾体类抗炎药物的疗效有较大的个体差异，所以要至少试用 3 种不同类型的非甾体类抗炎药物而效果仍不理想后方可换用中枢类镇痛药物。常用

的非甾体类抗炎药物有双氯芬酸钠肠溶片，最初每日剂量为 100 ～ 150 mg，对轻度患者或需要长期治疗的患者，每日剂量为 75 ～ 100 mg，分 2 ～ 3 次服用。非甾体类抗炎药物很少成瘾。作用于中枢神经的止痛药为阿片类药物，具有强有力的镇痛作用，但阿片类药物长期使用有成瘾的风险，一般只能提供给所有治疗方法均失败后的疼痛患者使用，并且需要严格参照阿片类药物合理使用推荐。另外，阿片类药物可能会加重胃肠道症状，对于肠道症状为主的慢性盆腔疼痛患者可能不适用。

2. 激素类药物　部分 CPP 妇女在绝经后疼痛症状明显缓解，因而使用激素治疗来抑制卵巢功能可能有效，尤其是治疗周期性疼痛。常用的激素类药物包括复合口服避孕药、持续使用孕激素或孕激素受体调节剂、GnRHa 等。激素治疗可抑制下丘脑 - 垂体 - 性腺轴，有益于缓解与月经周期相关的盆腔疼痛，包括子宫内膜异位症、遗留卵巢综合征、卵巢残余物综合征等。目前，愈来愈多医生趋向于先使用药物治疗，而不是先做

腹腔镜。鉴于骨质疏松和药物诱导的绝经期症状等副作用，使用 GnRHa 的时间不宜超过 6 个月，但若使用雌孕激素反向添加治疗，GnRHa 使用时间可延长。

3. 抗抑郁药物 对治疗慢性盆腔疼痛的效果目前没有明确结论，许多研究认为抗抑郁药物的效果与安慰剂无显著性差异，但缺乏大样本多中心的随机对照试验等有力证据。对于难治性 CPP 可以试用三环类抗抑郁药、5 羟色胺再摄取抑制剂（selective serotonin reuptake inhibitors，SSRIs）、5 羟色胺去甲肾上腺素再摄取抑制剂（serotonin noradrenalin reuptake inhibitor，SNRIs）等。不同药物的疗效存在差异并且不良反应各异，每个患者可能对特定的药物反应较好。对于慢性盆腔疼痛可能有效的三环类抗抑郁药包括阿米替林、丙咪嗪、氯丙咪嗪；SSRIs 包括帕罗西汀、氟西汀；在 SNRIs 中，文拉法辛作用最强，但因心脏副作用而使用受限，度洛西汀可能对压力性尿失禁有益。对于有尿道症状者，丙咪嗪和度洛西汀可能效果更佳。

4. 抗惊厥药 如卡马西平和苯妥英钠，对神经病变引起的疼痛效果较好，如术后痛和疱疹后遗神经痛。加巴喷丁在糖尿病外周神经病和疱疹后遗神经痛的研究中显示比安慰剂明显有效，但不能完全缓解疼痛。普瑞巴林的研究结果与加巴喷丁类似。Wiffen 等（2000）针对抗惊厥药治疗急慢性盆腔痛进行了系统综述，共纳入 12 项 RCT，其认为抗惊厥药在治疗神经病变性疼痛方面比安慰剂明显有效，但是没有评价不同解痉药治疗效果的 RCT。抗惊厥药的副作用较常见，如头晕、嗜睡、便秘、恶心、呕吐、共济失调等，在使用时需注意并逐渐加量。

5. 其他治疗慢性盆腔疼痛的药物 包括钠通道阻滞剂（美西律和利多卡因）、N- 甲基 -D- 天（门）冬氨酸受体拮抗剂（金刚烷胺、氯胺酮）、大麻素（Sativex）、alpha-2 肾上腺素受体激动剂（盐酸洛非西定）等，效果皆不确定。

（二）手术治疗

目前缺乏手术治疗慢性盆腔疼痛的大规模临床试验。慢性盆腔疼痛的病理生理变化并不局限

于盆腔，神经 - 体液 - 免疫等机制可能参与其中，故盆腔局部的手术并不是缓解疼痛的有效方法。对于保守治疗失败、有迫切手术意愿且伴严重功能障碍的慢性盆腔疼痛患者可尝试手术治疗。妇科常见手术方式包括子宫切除术 +/- 双侧卵巢切除术、神经切断术、病灶切除术。

1. 子宫切除术 Stovall 等（1990）报道，无子宫外病变 CPP 患者在子宫切除术后 1 年，3/4 的患者疼痛缓解。另一研究中，32 名 CPP 患者子宫切除术 1 年后，90% 患者疼痛缓解。36 名无器质性病变 CPP 患者行全子宫双附件切除后随访 1 年，1/3 患者仍存在盆腔疼痛，其中 1 人疼痛较严重，影响日常生活。在一项前瞻性调查中发现，对于慢性盆腔疼痛妇女行子宫切除术 +/- 双附件切除术，术后随访 3 年，2/3 的妇女疼痛明显改善。子宫切除术在治疗慢性盆腔疼痛方面无 RCT 研究，由于其创伤较大，目前只能作为有切除子宫意愿的妇女的一种选择，需严格评价其适应证。

2. 神经切断术 一般认为，神经切断手术治疗价值有限，且仅对中线疼痛有益。应用较多的是子宫骶神经切断术（laparoscopic uterosacral nerve ablation，LUNA）及骶前神经切断术（presacral nerve ablation，PSN）。PSN 即切断上腹下丛的神经纤维，阻断盆腔脏器的疼痛传导通路。该手术较为复杂，可能的手术并发症包括血肿、大血管损伤、肠管损伤等，术后部分患者出现大小便功能障碍，表现为便秘、尿潴留和（或）大小便失禁。骶前神经切断术适用于严重痛经合并子宫内膜异位症或顽固性 CPP，PSN 对于痛经的效果优于 CPP。Chen 等（1998）回顾分析了 655 名接受腹腔镜下 PSN 的妇女，其中痛经患者 72% 术后缓解，CPP 患者 62% 术后疼痛缓解。子宫骶神经走行于宫骶韧带中，LUNA 即切断宫骶韧带。LUNA 手术相对简单，手术并发症明显比 PSN 少。LUNA 术后很少有患者出现大小便功能障碍，但有增加子宫脱垂的风险。LUNA 术仅适用于痛经患者，可能有一定疗效，无证据支持 LUNA 对 CPP 有疗效。神经切断手术适用于原发性和继发性痛经，但术后随着时间迁移，疼痛缓解的效果越来越差。术后早期的疼痛缓解

能否排除手术的安慰剂效应不得而知。Chen 等（1996）比较了 PSN 和 LUNA 手术效果，发现随访 6 个月二者的效果无显著性差异，而随访 12 个月时 PSN 的效果明显优于 LUNA。目前，由于神经切断手术的创伤较大、并发症多、仅对痛经的效果较好，对于 CPP 患者，不提倡使用神经切断手术。而且，针对疼痛的神经机制方面的研究，提示区域疼痛可能作为诱因引起中枢神经系统的病理生理改变和结构病变，由于中枢致敏化机制的长期存在，仅仅切断局部神经对缓解疼痛并不可靠。

3. 其他手术 如病灶切除术、神经解压术等。施行病灶切除术前，需找到明确的引发疼痛的病灶。由于前庭引起的疼痛，可行前庭切除术或者重建术。由于神经压卡引起的疼痛，可手术解除卡压，如腹股沟瘢痕组织的切除以解除髂腹股沟神经压迫、骶结节韧带切开术或阴部神经管切开术解除阴部神经压迫等。由于肠管或输尿管梗阻引起的疼痛，可手术解除梗阻。由于间质性膀胱炎引起的疼痛，膀胱镜不仅可直接观察到病变，为诊断提供依据，还可进行水扩张试验，损毁膀胱痛觉神经末梢，减少疼痛向中枢神经系统的传导，对 CPP 有一定的治疗作用。另外，粘连可能导致 CPP，腹腔镜或开腹手术中应同时进行粘连松解。

（三）神经阻滞或神经电刺激治疗

当药物及手术治疗效果不佳或者并非首选时，神经阻滞或神经电刺激治疗 CPP 是值得期待的一种疗法。

神经阻滞疗法是指使用药物或物理措施，阻断局部感觉神经纤维的传导功能，以达到缓解或消除疼痛的目的。采用药物即化学性神经阻滞疗法，是将局部麻醉药或破坏神经组织的药物注射到神经局部以阻断或破坏神经纤维的传导功能，达到暂时或者长久的镇痛效果。针对女性 CPP 和痛经的神经阻滞治疗，包括上腹下丛神经阻滞、阴部神经阻滞和交感神经阻滞中的奇神经阻滞和星状神经阻滞，均有一定疗效，在临床上不失为治疗方法的一个选择，但其治疗的适应证的选择、长期效果、副作用都有待进一步研究。

上腹下丛的阻滞多用于治疗盆腔脏器所致的疼痛，阻滞方法包括 X 线、CT、B 超引导下操作以及腹腔镜直视下操作等。上腹下丛神经阻滞有创伤小、易反复操作的特点。文献报道，上腹下丛神经阻滞对于盆腔疼痛的有效率可达 70% ～ 90%，疼痛的最长缓解时间达 2 ～ 3 周。Bosscher（2000）报道，使用 6% 的苯酚进行上腹下丛神经毁损术，36% 的患者疼痛缓解率高于 50%，仅有极轻微的并发症。

阴部神经痛发生在会阴及其周围区域，诊断标准为 Nantes 标准：①阴部神经分布区内疼痛；②坐位时疼痛加重；③夜晚睡觉时不会被痛醒；④临床检查不到感觉丧失；⑤局部麻醉阴部神经可以止痛。阴部神经阻滞可用于会阴痛及阴部神经痛的诊断和治疗，根据入路不同，分为经阴道黏膜和经皮肤两种途径，经皮肤途径又分为经会阴及经臀部入路。Antolak 等（2006）报道，具有膀胱刺激症状的 1 例女性 CPP 患者，查体未发现明显异常，在经过膀胱水扩张、子宫切除术、服用精神类药物、止痛药、骶神经刺激等治疗均无效后，经阴部神经阻滞，其疼痛明显缓解。Thierry 等（2012）对 66 例阴部神经痛的女性患者行阴部神经阻滞术，86.9% 的患者治疗后有至少一种症状的减轻，44.3% 的患者感到至少有一种症状的消失。阴部神经阻滞对盆腔阴部神经痛患者的疼痛缓解具有一定的效果，但是其效果的短暂性在一定程度上限制了其应用。

奇神经节位于骶前孔内侧，骶尾关节的前面，是椎旁交感神经链的末端，支配回盲部、直肠、肛门、尿道等处的痛觉。奇神经节阻滞或毁损术主要用于顽固的会阴痛、肛门痛、骶尾痛等，短期疗效尚可。奇神经节阻滞相关的并发症主要为直肠穿孔、感染、瘘管形成、排便功能异常等。

星状神经节由颈下交感神经节和第 1 胸交感神经节融合而成。阻断星状神经节可减少神经节内的神经肽、神经传导物质的释放，阻滞终止于星状神经节的交感神经感觉纤维。前列腺素是原发性痛经的重要原因，交感神经兴奋后，末梢神经释放前列腺素的数量增加，引起痛经，因此，抑制交感神经紧张、减少神经传导物质的释放，是星状神经节阻滞疗法治疗痛经的基础。文献报道，星状神经节阻滞治疗原发性痛经，有效率高达90%以上，与前列腺素抑制剂效果相当但疗效更持久。星状神经节阻滞的标志为 Horner 征的出现，表现为瞳孔缩小、上睑下垂、颜面潮红、皮温升高、鼻塞等，这也是星状神经节阻滞的并发症。

神经电刺激疗法是将脉冲电流作用于相应神经或者穴位，使神经纤维出现暂时或永久性的传导功能障碍，达到神经阻滞的目的，从而缓解顽固性神经疼痛。与女性 CPP 治疗相关的神经电刺激疗法主要有骶神经电刺激、胫神经电刺激、阴部神经电刺激和经皮穴位电刺激。神经电刺激的途径有介入法和经皮法。文献报道，神经电刺激疗法对治疗女性 CPP 有一定疗效，并发症少。经皮电刺激仪操作简单，较介入电刺激更有优势，方便患者在家按医嘱自行治疗。但长期疗效有待进一步评估。

（四）物理治疗

物理治疗在慢性盆腔疼痛方面的研究证据较少，其效果存在争议。许多慢性盆腔疼痛患者可归因于或伴有盆底肌肉的痉挛，肛提肌的放松治疗、盆底肌肉的锻炼、局部按摩治疗等可改善肌肉的协调性。局部电刺激可以使盆底肌肉震颤而疲劳，打破其痉挛的恶性循环，可能起到使疼痛持续缓解的作用，如经阴道或肛管放置电极行低频交流电刺激等。另外，还可肌内注射肉毒素来对抗肌肉痉挛引起的疼痛。生物反馈疗法可能对外阴疼痛有效，对于改善盆底肌肉痉挛和排尿、排便等功能障碍可能也有益处。慢性盆腔疼痛严重影响患者的日常生活和工作能力，康复治疗在患者自身生存能力方面也是有益的。

针灸、针压疗法正在全世界日渐普及，疼痛是世界卫生组织列出的针灸适应证之一。针灸也可用于治疗 CPP。White（2003）回顾分析了针灸、针压疗法治疗妇科疾病的临床对照试验，有4个研究结果显示针灸或针压疗法对痛经可能有效，其机制可能是针灸引起中枢神经系统神经递质的释放，包括 β 内啡肽和 5 羟色胺，可以起到下行抑制的作用；另外，针灸也可能改善扳机点

敏感化程度，并且引起局部改变如刺激血流等。但是，由于相关研究数量较少且质量普遍较低，尚需要高质量大样本试验加以证实。

二、针对妇科疾病病因的治疗

（一）子宫内膜异位症

1. 药物治疗　子宫内膜异位症可以通过药物或手术治疗。如果临床上认为患者患有子宫内膜异位症而没有子宫内膜异位囊肿，那么可首选药物治疗。

（1）非甾体类抗炎药（nonstroidal anti-inflammatory drugs，NSAIDs）：非甾体抗炎药通常是用于治疗子宫内膜异位症疼痛的一线用药，它通过抑制前列腺素系统起作用。一项 Cochrane 系统评价（Allen et al，2009）回顾了所有分析 NSAIDs 治疗子宫内膜异位症相关疼痛的随机对照试验，仅一项研究符合纳入标准，研究比较了萘普生栓与安慰剂治疗子宫内膜异位症相关疼痛，仅包括24位患者，结果表明，NSAIDs 治疗子宫内膜异位症与安慰剂相比无明显优势，且不阻止内膜种植生长。NSAIDs 治疗原发痛经有明确作用，甲芬那酸比布洛芬及萘普生治疗原发痛经有效，布洛芬及萘普生因是非处方药并且价格便宜、副作用少而常被作为一线治疗原发痛经的止疼药。NSAIDs 共同的副作用是胃刺激。环氧合酶 -2 抑制剂因其有更严重的副作用而不常用。

（2）口服短效避孕药（oral contraceptive pills，OCPs）：OCPs 可用于治疗子宫内膜异位症引起的疼痛，尤其是痛经，且耐受性良好。OCPs 的作用机制可能是使正常和异位的子宫内膜组织蜕膜化，同时减少月经量。一项研究发现（Harada T，2008），OCPs 与安慰剂相比，可显著降低子宫内膜异位症患者痛经。这项研究还表明，口服 OCPs4 个周期可以减少大于 3 cm 子宫内膜异位囊肿的大小。一项比较周期性口服 OCPs 与 GnRHa 治疗子宫内膜异位症相关疼痛的随机对照研究（Vercellini et al，1993）发现，虽然效果没有 GnRHa 显著，但 OCPs 可减少性交困难和盆腔疼痛，而且可长期运用。连续用 OCPs 比周

期性治疗更控制子宫内膜异位症相关痛经效果更好。持续口服避孕药的副作用包括闭经、点滴和突破性出血。没有证据表明不同 OCPs 制剂之间作用有差异。

（3）达那唑：达那唑是 20 世纪 70 年代开始应用于治疗子宫内膜异位症的药物。它是 17- 乙炔基睾酮衍生物，通过高雄及低雌激素环境造成假绝经状态来抑制在位及异位内膜而起到治疗作用。部分患者可能通过抑制垂体促性腺激素分泌而抑制排卵。每天口服剂量 400 ～ 800 mg。一项系统评价（Selak et al，2007）比较了达那唑与安慰剂治疗子宫内膜异位症相关的慢性盆腔痛，其结果表明达那唑可显著减轻子宫内膜异位症相关的疼痛，包括盆腔痛、腰痛和排便痛。使用达那唑治疗子宫内膜异位症的症状改善率在 60% 到 80% 之间，取决于治疗剂量和持续时间。尽管达那唑显著有效，但高达 80% 的患者服用达那唑有严重雄激素相关副作用。最常见的副作用是潮热、痤疮以及由于水钠潴留而造成的水肿。其他副作用包括闭经或突破性出血、对脂代谢影响以及肝功异常。在低剂量的情况下，副作用会降低，但治疗效果也会降低。达那唑是一种已知的致畸剂，服用达那唑的女性也需要避孕。目前，达那唑由于其副作用而极少应用。

（4）孕激素：孕激素也作为一种单一的药物用于治疗子宫内膜异位症，引起子宫内膜异位症病变的蜕膜化和萎缩。在孕激素治疗期间，垂体促性腺激素受到抑制，从而减少卵泡发育和排卵而使雌激素降低。孕激素的疗效与达那唑相似。在一项研究中（Luciano et al，1988），中重度子宫内膜异位症患者服用 50 mg 醋酸甲羟孕酮 4 个月，80% 的患者症状缓解。在治疗的最后一周，行第二次腹腔镜检查，使用美国生殖医学协会分类法（AFS）分期法进行评分，结果显示治疗后分期显著降低。醋酸甲羟孕酮剂量可每日 30 ～ 100 mg 分次给药。也可口服醋酸炔诺酮每日 5 mg，逐渐加量至症状缓解。每天的最大剂量是 15 mg，通常每天 5 ～ 10 mg 的剂量是有效的。

依托孕烯皮下植入系统是将含有孕激素的药棒植入在上臂内侧皮下，期限可达三年。有限的证据表明植入 4 个月后，此植入物可作为醋酸甲

羟孕酮缓释剂来缓解子宫内膜异位症相关痛经、盆腔痛及性交痛。

孕激素治疗最常见的副作用包括闭经、突破性出血、水钠潴留和体重增加，40% ～ 80% 的患者可能会有这些副作用。10% ～ 20% 出现痤疮、乳房疼痛和情绪变化。

左炔诺孕酮宫内节育器（levonorgestrel-releasing intrauterine device，LNG-IUD）每天释放 20 μg 左炔诺孕酮，可保留 5 年，并且其左炔诺孕酮在子宫内膜浓度比口服黄体酮高出许多倍，而在血浆中的水平大约是使用皮埋或口服黄体酮患者的一半。因此，其系统性副作用较少。这种宫内节育器可引起月经过少或闭经，最常见的副作用是不规则出血。六个月的 LNG-IUD 治疗可以如 GnRHa 一样有效减少子宫内膜异位症相关的慢性盆腔疼痛。术后放置 LNG-IUD 与安慰剂相比可有效降低痛经发生率（Abou-Setta et al，2013）。LNG-IUD 治疗阴道直肠隔型子宫内膜异位症相关痛经、盆腔痛及深部性交痛同样有效。

（5）GnRHa：GnRHa 治疗子宫内膜异位症同样有效，特别是给予反向添加后可以将副反应控制降到最低。GnRHa 比内源性 GnRH 半衰期更长并与 GnRH 受体结合时间更长，起始用药可有"点火"效应，刺激垂体释放 LH 及 FSH，最终，GnRHa 引起 GnRH 受体下调并使垂体对内源性 GnRH 更敏感，FSH 及 LH 并不以其常规方式释放，从而抑制滤泡发育和排卵，降低卵巢产生雌激素及孕激素，引起绝经期症状。治疗窗的循环雌激素水平低于 50 pg/ml，治疗过程中甚至低于 30 pg/ml 与绝经期水平相似。高达 75% 的患者治疗 4 周后达到此低雌激素血症水平，治疗 8 周后 98% 患者可达此水平。

与安慰剂相比，GnRHa 可显著降低痛经、盆腔痛及性交痛，并在治疗前后腹腔镜探查相比，可显著降低 AFS 分期。GnRHa 剂型众多，可用那法瑞林每天 200 μg 喷鼻，也可用亮丙瑞林 3.75 mg 每 28 天肌内注射或戈舍瑞林 3.6 mg 每 28 天皮下注射。GnRHa 副作用主要与其低雌激素相关，80% ～ 90% 患者会出现潮热，其他副作用包括体重增加、腹胀、痤疮、情绪低落、头痛、阴道干燥和脂质分泌变化。接受 GnRHa 治

疗的患者也会出现闭经，但停药后月经通常会在60～90天恢复。限制使用 GnRHa 持续时间的主要副作用是骨密度损失，使用 GnRHa 6个月后，骨密度下降4%～6%。

为了避免这些副作用，使用 GnRHa 的患者，尤其是使用6个月以上者应进行反向添加。反向添加的机制是用小剂量的雌激素和（或）孕激素缓解低雌激素造成的副作用，如潮热及骨质丢失。反向添加小剂量激素不会造成异位内膜的刺激生长。反向添加药物包括利维爱每天2.5 mg 或联合/序贯使用戊酸雌二醇1 mg/地屈孕酮10 mg。患者也需要摄入补充钙剂。反向添加不会降低 GnRHa 治疗子宫内膜异位症相关疼痛的疗效。然而，一旦停用 GnRHa，子宫内膜异位症相关疼痛通常会在60～90天内重现，高达75%的患者会出现症状复发。尚无证据证实 GnRHa 联合反向添加超过12个月的安全性。对于对治疗反应良好的患者，一些临床医生选择持续运用 GnRHa，但在这些患者建议每年进行骨密度评估以及定期血脂检测。

建议在黄体中期使用 GnRHa，可降低从早卵泡期开始使用 GnRHa 的点火效应，并且从黄体期开始 GnRHa 也可更快达到降调效果，能够更快达到止痛效果。

（6）芳香化酶抑制剂：子宫内膜异位症患者的新治疗选择是芳香化酶抑制剂。子宫内膜异位患者在位及异位内膜可表达芳香化酶并能产生雌激素。芳香化酶抑制剂通过阻断子宫内膜异位症病变以及身体其他部位的局部雌激素的产生发挥作用。芳香化酶是雌激素生物合成途径中的一种酶，催化 C19 类固醇睾酮和雄烯二酮转化为雌激素雌二醇和雌酮。雌激素产生过多会促进腹膜腔内子宫内膜异位症的存活和增殖。这些病变中增加的雌激素也上调了前列腺素 E2，从而诱导芳香化酶活性，形成一个正反馈。芳香化酶抑制剂，如来曲唑，通过阻断雌激素合成的关键步骤，减少雌激素产生，导致子宫内膜异位症病变萎缩并缓解疼痛。芳香化酶也在脂肪等外周组织中表达。芳香化酶抑制剂抑制了雌激素的外周分泌，导致血浆雌激素水平降低，并在月经周期的卵泡期降低了雌激素对垂体的反馈。这导致促卵

泡激素对卵巢的刺激增加，形成卵巢囊肿。因此，服用芳香化酶抑制剂的患者也应运用防止排卵的药物，如 GnRHa、孕激素或口服避孕药。芳香化酶抑制剂治疗子宫内膜异位症缺乏大样本数据支持，常用的芳香化酶抑制剂包括口服阿那曲唑1 mg/d 或来曲唑2.5 mg/d。芳香化酶抑制剂与 GnRHa 联合应用6个月与单用 GnRHa 相比，可显著降低子宫内膜异位症症状复发率（Soysal et al，2004）。联合治疗比单用 GnRHa 的循环雌激素水平低，但不增加绝经期症状。芳香化酶抑制剂副作用包括骨质丢失，但各研究间报道并不一致。

（7）孕激素拮抗剂及孕激素受体调节剂：已有少数证据支持孕激素拮抗剂及选择性孕激素受体调节剂治疗子宫内膜异位症。其通过抑制子宫内膜异位症进展、抑制排卵以及抑制子宫内膜前列腺素释放起作用。患者用米非司酮50 mg/d 口服6个月可降低盆腔痛及缩小子宫，使子宫内膜异位病灶萎缩，同时因无排卵而导致闭经（Kettel et al，1996）。地诺孕素是同时具有19-去甲基睾酮和孕酮衍生物特性的人工合成孕激素。欧洲一项252例多中心、随机、开放标签、平行研究表明，口服地诺孕素2 mg/d 持续24周，缓解子宫内膜异位症相关疼痛的速度和程度与 GnRHa 相当（Strowitzki et al，2010）。总体来说，药物治疗虽然有效，但30%～70%的患者在停药后会疼痛复发，复发时间6～18个月。因此需要持续治疗及长期管理。

对于合并不孕的子宫内膜异位症患者不推荐药物治疗，药物治疗虽然可抑制子宫内膜异位病灶种植，但不能提高生育率。激素疗法在使用过程中会抑制排卵，从而进一步推迟生育。

2. 手术治疗　当患者药物治疗失败或不能耐受药物治疗时，考虑手术治疗。手术对于子宫内膜异位症来说兼顾诊断与治疗双重目的。腹腔镜通常是首选，因为手术时间短、恢复快，且能更好地将子宫内膜异位症病变可视化。子宫内膜异位症的保守手术指保留卵巢组织的手术。与诊断性腹腔镜相比，子宫内膜异位症的病灶清除术可更好地缓解疼痛。一项比较治疗性腹腔镜手术与诊断性腹腔镜手术的研究（Sutton et al，1997）

发现，腹腔镜下行子宫内异位病灶激光消融术及神经消融术的患者术后6个月疼痛复发率37%，而诊断性腹腔镜高达77%。除了疼痛复发外，保守性手术后有15%～20%患者在2年内接受再次手术。

积极的手术切除可见病灶，然后用GnRHa、达那唑或孕激素进行术后药物治疗，可能会延长疼痛缓解时间或减少疾病复发。在一项研究中（Sutton et al, 1997），接受子宫内膜异位病灶切除手术的患者在2年时复发率约为40%，而接受子宫内膜异位病灶消融术的患者复发率约为77%。手术病灶消融后使用促性腺激素释放激素激动剂可使2年后复发率从77%降至30%左右。然而，对子宫内膜异位症术后药物治疗的meta分析显示，治疗有利于降低疾病复发率，而不是减轻疼痛。

在子宫内膜异位症手术中是否同时行神经切断术尚有争议。有文献（Yeun et al, 2008）对子宫内膜异位症手术中增加骶前神经切除术（PSN）或腹腔镜子宫神经切除术（LUNA）以减轻疼痛进行了评估，将保守腹腔镜手术治疗子宫内膜异位症所致严重痛经时的PSN与未经神经切除的保守手术进行比较，术后6个月，接受PSN治疗的患者痛经明显减少。然而，一些研究显示，PSN术后疼痛无明显差异，仅对中线型疼痛有效。但骶前神经切除术是一种技术上很困难的手术，可导致骶静脉丛严重出血。此外，高达15%的患者在手术后有便秘，5%的患者出现尿急。与单纯手术相比，子宫内膜异位症病灶切除手术中增加LUNA并不能增加额外的疼痛缓解。

外科手术是治疗子宫内膜异位囊肿患者的首选方法。大于1 cm的子宫内膜异位囊肿很难通过药物治疗使其消退。外科手术可以缓解与子宫内膜异位囊肿相关的疼痛，并提供卵巢囊肿的组织学诊断。后者很重要，因为子宫内膜异位囊肿可能少数发展为透明细胞或子宫内膜样卵巢癌。腹腔镜切除子宫内膜异位囊肿和囊肿壁优于囊肿的抽吸。与抽吸相比，囊肿切除术可降低囊肿复发率，减少痛经、性交困难和盆腔疼痛的症状复发，并降低再次手术率。子宫内膜囊肿手术切除后对生育和卵巢储备的长期影响尚不清楚。

然而，囊肿切除术可能导致邻近囊肿壁的卵泡丢失，并可能导致卵巢储备提前减少。

子宫内膜异位症的手术还包括子宫切除术或子宫切除术＋一侧或双侧输卵管卵巢切除术。这样的术式用于不需要保留生育功能的患者，尤其是药物治疗失败或保守性手术失败的患者。一项研究表明行子宫切除术并保留卵巢的患者术后疼痛复发62%，再手术率31%，而子宫切除的同时行卵巢切除术的患者疼痛复发率为10%，再手术率为3.7%。

术后是否行激素替代治疗亦有争议。有学者认为行雌激素治疗可能增加子宫内膜异位症复发，建议雌激素治疗同时添加孕激素，但可能增加乳腺癌风险。一些学者认为单用雌激素除增加子宫内膜异位症风险外，还可能增加异位病灶恶变风险。

（二）盆腔炎及其后遗症

盆腔炎性疾病疼痛特点：疼痛分为伤害性疼痛（包括躯体和内脏）和神经性疼痛。在PID的情况下，由于感染过程引起的炎症，最初主要的疼痛模式是内脏伤害性疼痛。然而，随着时间的推移，可能演变成躯体疼痛。躯体疼痛的特点是持续性，腹壁和会阴异常疼痛，伴发肌肉筋膜疼痛阈值降低。当躯体疼痛模式进一步发展，可能疼痛的程度与病变的程度不一致，如术中发现很小的解剖异常而患者症状很重；而有的患者术中发现肠管及盆腔广泛受累，但疼痛轻微。

盆腔炎性疾病的治疗除了急性炎症期的积极抗炎治疗外，盆腔炎后遗症造成盆腔痛的治疗包括疼痛治疗（首选非阿片类药物）、抑制月经以及手术治疗。

非阿片类止痛药主要为非甾体类抗炎药，用以治疗炎症相关疼痛。由于病情的严重性或在积极的物理治疗过程中疼痛加剧，可能需要增加药物的效力和剂量。在某些情况下，可以考虑使用阿片类药物，但必须慎重评估及严格把控使用的时间。

抑制月经也是此类患者管理的重要方面。因为反复的阴道出血可能加重感染及疼痛。推荐使用短效口服避孕药或GnRHa联合反向添加的管理模式。不建议此类患者用左炔诺酮宫内节育器来抑制月经。口服短效避孕药在使用最初的 2 ～ 3 个月可能会发生突破性出血，但连续用药会达到闭经的效果。

在合并疼痛的患者中决定手术要慎重，除非一些特殊情况，手术并不减轻疼痛。手术可能减轻疼痛的特殊情况包括：卵巢与盆腔粘连造成疼痛；因排卵期卵巢明显增大引起疼痛，手术切除卵巢可减轻疼痛；另外，还有严重输卵管卵巢脓肿患者切除输卵管卵巢。

如患者出现躯体神经痛觉过敏症状及体征，需要包括麻醉师、妇科医生、康复师、精神科医生的综合治疗。

（三）盆腔粘连

事实上，很难评估盆腔粘连松解术是否对治疗盆腔痛有效。所有关于盆腔疼痛粘连松解疗效的报告都无法评估术后粘连发展的程度。因此，对于接受粘连松解术的妇女来说，持续性疼痛是否代表着未找到真正潜在的病因，或者它代表着由于再粘连形成而导致持续疼痛？这种假设与多个报告的观察结果一致：粘连松解与术后最初评估点的盆腔痛立即减少有关，但在术后更长期的评估发现，疼痛的发生率和（或）严重程度已恢复到术前水平。

有两个临床试验对粘连松解术治疗盆腔疼痛的效果进行评估。这两个临床试验因其设计而备受争议。试验均将盆腔痛患者随机分为两组，一组仅限于手术探查，而不进行粘连松解；另一组行粘连松解术。

第一个试验（Peters et al，1992）结果，随机分到开腹探查及粘连松解组的患者相较于对照组而言 9 ～ 12 个月后疼痛并未改善。例外的是严重粘连的患者，致密血管性粘连使小肠或结肠固定在腹膜上的那类患者行粘连松解术后疼痛可改善。

同样，第二个试验（Swank et al，2003）中，患者随机分为腹腔镜探查组（52）及腹腔镜探查及粘连松解组（48），随访 1 年，100 例患者均有疼痛改善趋势，但也并未达到统计学意义。

然而，如果考虑到再粘连形成率如此之高，那么粘连松解的作用将会大打折扣，并会得出可能有争议的结论：粘连松解术本身不起作用。所以提出如下试验设想：重复先前试验，术后运用防粘连材料，可以检验粘连松解后疼痛缓解是否与运用防粘连材料有关，并进行二次探查来评估粘连再形成情况以提供依据。这样的设计可以检验粘连的改善是否与疼痛的缓解有关。

（四）盆腔淤血综合征

1. 药物治疗 盆腔淤血与卵巢功能有关，可能通过雌二醇来介导。抑制卵巢功能可以通过降低扩张的盆腔静脉宽度及改善血流来减轻盆腔淤血。采用孕激素或 GnRHa 联合反向添加激素替代对卵巢进行下调是治疗此类慢性盆腔疼痛的有效方法。另外，研究表明，心理治疗在降低慢性盆腔疼痛妇女疼痛的频率和严重程度方面是有效的。

醋酸甲羟孕酮（MPA）是一种耐受性良好的药物，无抗雌激素副作用。一项研究（Reginald et al，1989）纳入了 22 名经静脉造影证实为盆腔淤血的女性，每天口服 30 mg MPA，比较治疗前后的静脉造影结果以及疼痛评分。治疗后静脉造影评分下降的患者盆腔疼痛评分下降了 75%，而静脉造影评分没有下降的患者盆腔疼痛评分下降了 29%。试验证明盆腔淤血与疼痛相关，并且MPA 治疗可有效减轻症状。

另一项研究（Soysal，2001）比较每天口服MPA30 mg 及每个月给予戈舍瑞林 3.6 mg，持续治疗 6 个月，两组在治疗结束时均有显著疼痛缓解，但戈舍瑞林组在 12 个月后显示出更好的持续缓解率。

一项随机对照试验（Shokeir et al，2009）纳入了 25 名盆腔淤血综合征盆腔痛的患者，旨在研究皮埋治疗盆腔淤血综合征引起盆腔痛的治疗效果。比较皮埋植入前后疼痛评分和静脉造影变化的影响。在 12 个月结束时，治疗组的客观静脉造影评分及疼痛评分均较对照组有所降低。因此，对于盆腔淤血相关的盆腔疼痛患者，皮埋似乎是一种有效的激素治疗方案。

2. 手术治疗 由于功能性卵巢是盆腔淤血引起盆腔疼痛的原因，任何减少或消融功能性卵巢的手术都是有效的。

双侧卵巢切除术联合子宫切除术在大多数病例中可减轻疼痛（85%）。但需要意识到此选择仅适用于小部分其他治疗失败的女性，并且需要让患者意识到外科手术风险以及术后需要 HRT。在一项研究中，只有 4.6% 的慢性盆腔疼痛患者最终选择了子宫及双侧卵巢切除术。

卵巢静脉栓塞也是一种可选择的治疗方法，成功率可达 50% ～ 80%，但仍需大样本的临床试验证实其缓解疼痛的效果。

总之，慢性盆腔疼痛严重影响妇女的身心健康，越来越受到重视。其病因复杂，对其诊断和治疗规范的探索任重而道远。许多治疗手段效果不明确，尚需大样本多中心临床随机对照试验来验证。与盆腔痛相关的妇科疾病主要为子宫内膜异位症、盆腔感染及其后遗症、盆腔粘连、盆腔淤血综合征及遗留卵巢综合征等。若患者存在引起慢性盆腔疼痛的特定病因，采取针对病因的治疗是合适有益的。对于找不到器质性病因的慢性盆腔疼痛患者，缓解疼痛、提高患者的生存质量是治疗的目标，多学科合作综合治疗是最有效的手段。

（贺豪杰）

参考文献

曹斌融，等，2006．残留卵巢综合征与卵巢残余物综合征 [J]．中国实用妇科与产科杂志，22（5）：330-332．

陈娟，等．慢性盆腔痛专题讨论——慢性盆腔痛的分类 [J]．实用妇产科杂志，(5)：321-323．

贺豪杰，等，2016．慢性盆腔痛的临床评估及诊断流程 [J]．实用妇产科杂志，32（05）：8-9．

Abou-Setta AM, et al, 2013. Levonorgestrel-releasing intrauterine device（LNG-IUD）for symptomatic endometriosis following surgery. Cochrane Database of Systematic Reviews, Issue 1. Art. No.：CD005072.

ACOG Committee on Practice Bulletins, 2004. ACOG Practice Bulletin No. 51. Chronic pelvic pain. Obstet Gynecol, 103：589 05.

ACOG Committee on Practice Bulletins, 2016. ACOG Practice Bulletin No. 673. Persisitent vulvar pain. Obstet Gynecol, 128：e78-84.

Antolak SJ, et al, 2006. Failed Sacral Neuromodulation：Simple Tests Demonstrate Pudendal Neuropathy [J]. Journal of Pelvic Medicine and Surgery, 12（1）：35-39.

Allen C, et al, 2009. Nonsteroidal anti-inflammatory drugs for pain in women with endometriosis [M] // The Cochrane Library. John Wiley & Sons, Ltd.

Beard RW, et al, 1988. Clinical features of women with chronic lower abdominal pain and pelvic congestion [J]. British Journal of Obstetrics and Gynaecology, 95（2）：153-161.

Bosscher H, 2001. Blockade of the Superior Hypogastric Plexus Block for Visceral Pelvic Pain [J]. Pain Practice, 1（2）：162-170.

Chen FP, et al, 1996. Comparison of laparoscopic presacral neurectomy and laparoscopic uterine nerve ablation for primary dysmenorrhea [J]. The Journal of reproductive medicine, 41（7）：463-466.

Chen FP, et al, 1998. The Efficacy and Complications of Laparoscopic Presacral Neurectomy in Pelvic Pain [J]. Obstetrics and Gynecology, 90（6）：974-977.

Diamond MP, et al, 1993. Adhesions After Resection of Ovarian Endometriomas[J]. Fertility and Sterility,59(4)：934-936.

Falcone T, 2017. Endometriosis of Nongynecologic Organs and extrapelvic Sites [M]. IN Operarive Techniques in Gynecologic Surgery：Gynecology. 1st ed；Lippincott Williams & Wilkins（LWW）：267-295.

Howard FM, 2000. The role of laparoscopy as a diagnostic tool in chronic pelvic pain [J]. Baillieres Best Pract Res Clin Obstet Gynaecol, 14（3）：467-494.

Harada T, et al, 2008. Low-dose oral contraceptive pill for dysmenorrhea associated with endometriosis：a placebo-controlled, double-blind, randomized trial [J]. Fertility & Sterility, 90（5）：1583-1588.

Kettel LM, et al, 1996. Treatment of endometriosis with the ant progesterone mifepristone（RU486）[J]. Fertil Steril, 65（1）：23-28.

Kligman I, et al, 1993. Immunohistochemical demonstration of nerve fibers in pelvic adhesions [J].

Obstet Gynecol, 82：566-568.

Klutke J, et al, 1993. Laparoscopic Treatment of Ureteral Obstruction Secondary to Ovarian Remnant Syndrome [J]. The Journal of Urology, 149 (4)：827-829.

Luciano AA, et al, 1988. Evaluation of oral medroxyprogesterone acetate in the treatment of endometriosis [J]. Obstetrics and Gynecology, 72 (3 Pt 1)：323-327.

Ness RB, et al, 2005. Effectiveness of Treatment Strategies of Some Women with Pelvic Inflammatory Disease：A Randomized Trial[J]. Obstetrics & Gynecology,106(6)：1414-1415.

Nezhat CH, et al, 2000. Ovarian remnant syndrome after laparoscopic oophorectomy [J]. Fertility & Sterility, 74 (5)：1024-1028.

Peters AAW, et al, 1992. A randomized clinical trial on the benefit of adhesiolysis in patients with intraperitoneal adhesions and chronic Pelvic pain [J]. British Journal of Obstetrics and Gynaecology, 99 (1)：59-62.

Reginald PW, et al, 1989. Medroxyprogesterone acetate in the treatment of pelvic pain due to venous congestion [J]. British Journal of Obstetrics and Gynaecology, 96 (10)：1148-1152.

Selak V, et al, 2007. Danazol for pelvic pain associated with endometriosis [J]. Cochrane database of systematic reviews, 4 (3)：CD000068

Shokeir T, et al, 2009. The efficacy of Implanon for the treatment of chronic pelvic pain associated with pelvic congestion：1-year randomized controlled pilot study [J]. Arch Gynecol Obstet, 280：437-443.

Soysal ME, 2001. A randomized controlled trial of goserelin and medroxyprogesterone acetate in the treatment of pelvic congestion [J]. Human Reproduction, 16 (5)：931-939.

Soysal S, et al, 2004. The effects of post-surgical administration of goserelin plus anastrozole compared to goserelin alone in patients with severe endometriosis：a prospective randomized trial [J]. Human Reproduction, 19 (1)：160-167.

Stovall TG, et al, 1990. Hysterectomy for chronic pelvic pain of presumed uterine etiology [J]. Obstetrics & Gynecology, 75 (4)：676-679.

Strowitzki T, et al, 2010. Dienogest is as effective as leuprolide acetate in treating the painful symptoms of endometriosis：a 24-week, randomized, multicentre, open-label trial [J]. Human Reproduction, 25 (3)：633-641.

Sutherland AM, 1985. Gynaecological tuberculosis：analysis of a personal series of 710 cases [J]. Aust N Z J Obstet Gynaecol, 25：203-207.

Sutton CJ, et al, 1997. Follow up report on a randomized controlled trial of laser laparoscopy in the treatment of pelvic pain associated with minimal to moderate endometriosis. Fertil Steril, 68 (6)：1070-1074.

Swank DJ, et al, 2003. Laparoscopic adhesiolysis in patients with chronic abdominal pain：a blinded randomised controlled multi-centre trial [J]. The Lancet.

Thierry V, et al, 2012. Response to Pudendal Nerve Block in Women with Pudendal Neuralgia [J]. Pain Medicine, 13 (4)：596-603.

Vercellini P, 2011. Chronic Pelvic Pain [M]. 1st ed. Wiley-Blackwell. Oxford. UK.

Vercellini P, et al, 2009. Chronic pelvic pain in women：etiology, pathogenesis and diagnostic approach [J]. Gynecological Endocrinology, 25 (3)：149-158.

Vercellini P, et al, 1993. A gonadotropin-releasing hormone agonist versus a low-dose oral contraceptive for pelvic pain associated with endometriosis [J]. Fertility & Sterility, 60 (1)：75-79.

White RA, 2003. A review of controlled trials of acupuncture for women-reproductive health care [J]. Journal of Family Planning and Reproductive Health Care, 29 (4)：233-236.

Wiffen PJ, et al, 2000. Anticonvulsant drugs for acute and chronic pain [J]. Cochrane database of systematic reviews (Online), 3 (2)：CD001133.

YeunPP, et al, 2008. The Laparoscopic Management of Endometriosis：A Systematic Review [J]. Journal of Minimally Invasive Gynecology, 15 (6)：71-72.

第四十二章

间质性膀胱炎/膀胱疼痛综合征

间质性膀胱炎 / 膀胱疼痛综合征（interstitial cystitis/painful bladder syndrome，IC/PBS）是一类原因不明、慢性非感染性疾病，表现为与膀胱充盈相关的耻骨上区疼痛或不适感。可伴发尿频、夜尿增多等症状，同时需排除泌尿系感染等已知疾病。IC/PBS 目前病因不明，可能的机制包括尿路上皮氨基葡聚糖（glycosaminoglycans，GAGs）缺失、自身免疫、炎症、隐匿感染、神经源性机制等。目前 IC/PBS 治疗方式较多，但均以缓解症状为主要目的，缺乏治愈性治疗措施，且症状易反复。

第一节 定 义

1887 年 Skene 首次将女性患者中一种膀胱黏膜的慢性炎症性损伤描述为间质性膀胱炎（interstitial cystitis，IC）。1918 年 Hunner 首次报道一类膀胱镜下膀胱特异性炎症性溃疡，被后人称为 Hunner 溃疡，这一里程碑事件影响 IC/PBS 诊断和治疗至今。1930 年 Bumpus 决定采纳 Skene 的定义，认为 IC 的描述更符合膀胱炎症改变的普遍特征，从此 IC 概念被广泛接受。1949 年 Hand 对 224 例患者研究中发现，IC 患者的膀胱镜及组织学病理表现存在显著的异质性，自此认识到 IC 不是单一病种，而是一类异质性疾病。

由于经典的 IC 诊断标准要求典型的膀胱镜下表现，大量的膀胱区疼痛患者得不到确诊，而膀胱疼痛综合征的描述更适合这类疾病的临床表现。IC 最初是用于描述一类膀胱镜下有特殊类型溃疡的膀胱炎症性疾病，但事实上有大量具备 IC 样症状的患者缺乏特征的 IC 病理学表现。有一些学者尝试扩大 IC 的定义，另外一些研究人员尝试采用 PBS 或 BPS（bladder pain syndrome）来指代具备 IC 样症状但缺乏 IC 病理学特征的患者。所以可以看到 IC、BPS、PBS，或者它们的组合（IC/PBS，IC/BPS，PBS/IC，BPS/IC）同时出现在文献里，用于指代 IC 和有 IC 样症状的患者。

2002 年 ICS 将 IC 定义修正为 BPS/IC："与膀胱充盈相关的耻骨上区疼痛，伴有尿频及夜尿增多，排除感染等其他病变"。随着对 IC/PBS 发病机制研究的深入，许多研究发现慢性盆腔痛的患者中间质性膀胱炎、肠易激综合征、慢性疲劳综合征、纤维肌痛等慢性疼痛往往合并存在，从而推测其有着共同的发病机制。PBS 被认为是慢性盆腔痛在膀胱上的一种表现，而经典的 IC 是 PBS 的一种形式，PBS 更符合目前对于这类疾病的认知，但是由于 IC 有着悠久的历史，贸然删除 IC 可能导致研究和认知上的混乱，所以在过渡期内多采用 IC/ PBS 的诊断。

另外存在的一个问题是 BPS 与 PBS 名称里中均包含疼痛，容易让人误以为 IC/PBS 患者必须表现为疼痛症状。事实上 IC/PBS 患者最常见的症状是尿频（98.3%），其次是尿急（62%），仅有 41.6% 的患者表现为耻骨上区疼痛（Ito Tet et al，2007）。在最新版的 AUA 与 EAU 指南里，在 IC/PBS 定义中均采用了不适感（包含疼痛、压迫、不适等）取代疼痛。

2014 年日本学者了提出了一个新的命名系统来指代 IC/PBS。他主张将只具备 IC/PBS 症状的患者和同时具备症状及病理学表现的患者分别命名，采用阶梯式命名的规则（图 42-1-1）（Homma et al，2014）。

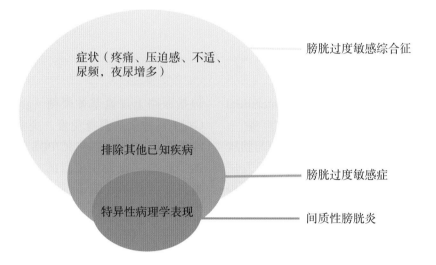

图 **42-1-1**　高敏感性膀胱及其相关名词的相互关系
注：病理学表现指膀胱水扩张后 Hunner 溃疡或小球状出血点

第二节　发病机制

目前 IC/PBS 病因不明，被广泛接受的理论有膀胱黏膜上皮表面氨基黏多糖缺失学说、自身免疫学说、炎症学说、感染学说、神经源性学说等。

1. GAGs 缺失学说　膀胱是一个中空的储尿器官，在长期的进化中，膀胱尿路上皮发展成为一个对水及离子低通透性的渗透屏障，以隔绝膀胱组织及尿液中的有害物质。膀胱黏膜表层的屏障是保护层的主要组成部分。渗透屏障主要由伞细胞的紧密连接、尿路上皮特异蛋白（uroplakin）层及黏膜表面致密的 GAGs 层构成（Kreft，2005）。GAGs 层缺失学说是目前 IC/PBS 病因假说中最为主要的学说。GAGs 由硫酸乙酰肝素、硫酸软骨素、硫酸软骨素 B、透明质酸组成。既往的许多研究都证实 IC/PBS 患者的尿路上皮的渗透性明显升高，例如核磁共振成像发现

IC/PBS 患者尿路上皮摄取 Gd-DTPA 的比例升高（Towner et al，2015）；膀胱灌注乳果糖，IC/PBS 患者血清乳果糖浓度是对照组的四倍（Erickson et al，2000）。此外，膀胱灌注硫酸鱼精蛋白破坏 GAGs 层是构建 IC/PBS 动物模型的重要方法之一。

2. 自身免疫学说　自身免疫可能是重要的致病因素，目前的研究发现在 IC/PBS 患者的尿路上皮中 IgM 和 IgA 抗体显著升高。同时在 IC/PBS 患者的尿液中也发现针对正常尿路上皮的自身抗体阳性率增高。尿路上皮特异蛋白基因家族蛋白是一类特殊的组成刚性层状结构覆盖于哺乳动物和人尿路移行上皮表面的跨膜蛋白。在雌性小鼠皮下注射尿路上皮特异蛋白肽致敏，5 周后小鼠排尿次数显著增多，最大膀胱容量下降明显（Altuntas et al，2012）。但是到目前为止，在

IC/PBS 患者中尚未发现针对膀胱组织的特异性抗体存在。另外，目前的研究也很难确定，自身免疫是 IC/PBS 的致病因素还是 IC/PBS 的结果。

3. 感染学说　感染学说是 IC/PBS 最古老的学说，最初 IC/PBS 被认为是慢性感染所致，但是迄今为止还没能成功确定任何一种致病病原体。相反，目前排除泌尿系感染成为诊断 IC/PBS 的必要条件，同时有关指南都不支持长时间全身应用抗生素治疗 IC/PBS。目前依然无法明确，感染是否促进了 IC/PBS 的进展。但是流行病学调查显示儿童时期的泌尿系感染病史是 IC/PBS 的独立危险因素（Peters et al，2009），且约 30% 的 IC/PBS 患者发病初期伴随泌尿系感染（Warren et al，2008）。事实上，在 IC/PBS 患者中无法明确感染证据，就得出感染不是 IC/PBS 的致病因素是非常不严谨的。研究证实尿路上皮致病性大肠埃希菌感染后疼痛反应可长时间维持，从而可能是 IC/PBS 的病因之一（Rosen et al，2014）。此外，有些病原体可能通过常规检测手段无法确诊，通过专业的检测手段发现，约 40% 的 IC/PBS 患者尿液中纳米细菌阳性（Zhang et al，2010）。

4. 神经源性因素　分布于尿路上皮黏膜下的 C-fiber 无髓神经纤维是一种慢纤维，传导慢（0.2 ～ 2 m/s），持续时间长，传导痛觉，广泛分布于内脏。正常情况下，绝大多数传入神经纤维处于极化状态。但当长时间处于慢性刺激状态下，C-fiber 被激活从而产生慢性疼痛症状。钾离子敏感试验（potassium sensitivity test，PST）中，GAGs 层缺失，钾离子渗透入膀胱壁激活 C-fiber 产生疼痛症状（Duh et al，2018）。

5. 遗传因素　研究表明一级亲属中有 IC/PBS 的人群患病率是对照人群的 17 倍。同时一位女性患病，同卵双生的姐妹患病风险显著高于异卵双生组（Warren et al，2004）。

6. 系统疾病的局部表现　研究人员发现 IC/PBS 患者的病理生理学表现与其他一些机制不明的疾病类似，如炎症性肠病、肠易激综合征、外阴痛等，它们往往与 IC/PBS 伴随发生。还有其他一些与非膀胱相关疾病，如抑郁症、焦虑症、干燥综合征、偏头痛、过敏、哮喘等也与 IC/PBS 的发生相关，而与此同时非溃疡性 IC/PBS 患者中抑郁症、焦虑症的发病率也显著升高（Peters et al，2011）。因此，研究人员推测这些相伴发生的疾病可能不是独立的疾病，而是一种疾病在不同患者中的不同临床表现。

第三节　流行病学

由于 IC/PBS 的诊断缺乏客观指标，主要依靠症状诊断，且目前缺乏统一的诊断标准，目前文献中报道的 IC/PBS 的流行病学调查差异较大。一项荟萃分析显示，女性 IC/PBS 患病率 52 ～ 500/100 000，男性患病率 8 ～ 41/100 000（Davis et al，2014）。随年龄增高，IC/PBS 发病率升高，且女性发病率约为男性的 3 ～ 12 倍（Clemens et al，2005）。目前国内尚缺乏相关的数据。一个值得注意的问题是，许多学者主张，男性中 IC/PBS 的发病率被低估。研究显示 IC/BPS 的加权患病率为 1.9% ～ 4.2%，慢性前列腺炎 / 慢性盆腔疼痛综合征（chronic prostatitis/chronic pelvic pain syndrome，CP/CPPS）患病率为 1.8%。在诊断 IC/PBS 或 CP/CPPS 的男性患者中，17% 的患者同时符合两者的诊断标准（Suskind，2013）。事实上，在男性患者中，很难根据症状鉴别 IC/PBS 和 CP/CPPS。由于 CP/CPPS 在男性的发病率较高，因此我们有理由相信，男性中大量 IC/PBS 患者未得到及时诊断。

第四节　病　理

IC/PBS 患者需不需要膀胱黏膜活检存在一定争议，一般认为膀胱黏膜活检有助于鉴别膀胱原位癌。多数溃疡型 IC/PBS 患者可见溃疡，膀胱黏膜炎症水肿明显。但是炎症较为表浅，局限于黏膜固有层以上。溃疡常呈楔形，纤维化明显。溃疡周围组织大量淋巴浆细胞浸润，常常形成一个生发中心。同时黏膜固有层及逼尿肌内肥大细胞明显增多，尿路上皮表层往往脱落或漂浮在黏膜表面。其中溃疡型患者表现更明显。膀胱黏膜脱落可能与膀胱镜检机械损伤相关，但是 IC/PBS 患者由于基底膜 IV 型胶原蛋白缺失，黏膜更为脆弱。黏膜水肿往往伴随间质出血及小血管增多迂曲，血管及神经周围炎症细胞浸润。但是出血和炎症细胞浸润并非 IC/PBS 的特有表现，膀胱癌、放射性膀胱炎等患者也有类似表现。大约只有 10% 的患者会出现显著的逼尿肌纤维化，且多见于溃疡型患者中。有研究认为神经束内纤维化是 IC/PBS 的特征性表现，但还需要进一步证实（Larsen et al，1982）。

非溃疡型患者膀胱黏膜病理学改变较轻，90%IC/PBS 患者表现为小球状出血点。83% 的患者黏膜脱落，且局限于黏膜固有层，不伴显著的炎症性改变。黏膜脱落可能与黏膜下出血及尿路上皮结构缺失相关。多数非溃疡型患者膀胱黏膜炎症较轻，但是水肿和血管扩张较为常见（Kim et al，2016）。

有研究认为肥大细胞是 IC/PBS 的组织学标志，且建议逼尿肌内 $\geq 28/mm^2$ 为 IC/PBS 诊断阈值（Johansson et al，1994）。在一些非溃疡型 IC/PBS 患者中 uroplakin 蛋白免疫组化显示尿路上皮表层伞细胞呈非连续性，是 IC/PBS 潜在的病理学标志之一。而尿路上皮特异蛋白 III 的剪切变异体尿路上皮特异蛋白 III -δ4 在间质性膀胱炎中表达显著上调，可作为非溃疡型 IC/PBS 的生物标志物（Zeng et al，2007）。

病理研究发现 IC/PBS 患者膀胱组织中含浆细胞，且这些患者血浆中 IgG4 及 IgG4/ IgG 阳性率高达 60%，从而怀疑 IC/PBS 是系统性 IgG4 相关性疾病膀胱表现，为 IC/PBS 的研究提供了新的思路（Crumley，2013）。

溃疡型 IC/PBS 与非溃疡型 IC/PBS 病理学表现差异较大，累及膀胱全层的炎症、B 细胞显著扩增、尿路上皮剥脱是溃疡型 IC/PBS 的特征性表现。

第五节　诊　断

1. 临床表现　IC/PBS 患者的主要症状有疼痛（63% ~ 95%）、尿急（69% ~ 98%）、尿频（80% ~ 97%）、夜尿增多（61% ~ 97%）、性交不适（45%-57%）、尿失禁（26%）（Dell JR et al，2009）。疼痛虽然不是 IC/PBS 最常见的症状，但在临床应用中往往作为 IC/PBS 区别于其他类似疾病最重要的临床表现。IC/PBS 患者的疼痛可以是轻度到中度的疼痛，但很多患者往往是剧烈而持续的疼痛。且疼痛与膀胱充盈相关，排尿后症状略缓解。与膀胱充盈相关的疼痛被视为 IC/PBS 的特征性表现。盆腔是 IC/PBS 最常见的疼痛部位，但是超过 2/3 的患者合并其他部位的疼痛。与健康人群相比 IC/PBS 患者的疼痛症状可发生于全身任何部位。疼痛概率从高到低排序是：子宫、阴道、膀胱区（70.5%）；腹部（66.3%）；臀部（49.7%）；股部及膝盖（44.0%）；腰部（35.8）等。疼痛部位的数量与疼痛剧烈程度及疼痛对生活质量的影响呈正相关，与患者生活质量呈负相关（Tripp et al，2012）。

尿频、尿急是 IC/PBS 另一重要的临床表现。与膀胱过度活动症不同，IC/PBS 排尿次数更多，平均排尿量和最大排尿量小于膀胱过度活动症患者。这是因为 IC/PBS 患者由于膀胱慢性炎症而致膀胱容量缩小，以致膀胱充盈时牵拉膀胱壁出现尿急及疼痛感。因此 IC/PBS 患者排尿模式比较固定，排尿量及排尿间隔均波动较小。

值得注意的是 IC/PBS 患者起始多表现为单一症状（89%），从单一症状到同时出现疼痛、尿急、夜尿增多大约需要 2 年时间。起病早期因为症状不特异，患者多被误诊为泌尿系感染，其次是前列腺腺炎、子宫内膜异位症等。

2. 诊断

（1）病史：病史采集是诊断 IC/PBS 的第一步，IC/PBS 患者的症状多样，但是慢性进展性病史能为诊断提供重要依据。前面已经论述尿频、尿急、夜尿增多、与膀胱充盈相关的疼痛是 IC/PBS 的常见临床表现。需要注意的是有些患者可能自诉无疼痛症状，而是膀胱区压迫等不适感，这可能是疾病早期的一些表现。患者下尿路症状的发作往往与性交、月经周期、特定的食物及精神压力等相关。根据 NIDDK 标准，缺乏尿频症状是 IC/PBS 的排除标准。事实上在疾病初期，往往缺乏夜尿增多症状，随着疾病进展，逐渐出现（Driscoll et al，2001）。

既往病史也是重点采集内容，既往反复下尿路感染史，儿童或青少年时期尿急、尿潴留、排尿、排便异常等病史都对诊断有一定意义。

（2）体检：对于有性生活史的女性患者，阴道指诊具有重要的临床意义。阴道指诊按压阴道前壁、膀胱颈、尿道、双侧附件、直肠。按压膀胱颈及肛提肌往往能触发疼痛症状。

由于 IC/PBS 与肌筋膜痛相关，因此还需检查肌筋膜触发点，闭孔内肌、髂骨尾骨肌、耻骨直肠肌等都需检查。

（3）排尿日记：排尿日记有助于评估患者功能排尿量及排尿次数，评估患者病情严重程度，且可以用于疗效评估。IC/PBS 患者平均排尿量为 86 ～ 174 ml，远小于正常女性人群（289 ml）。日排尿次数 17 ～ 25 次，远大于正常女性人群（6

次）（Teichman et al，2007）。排尿日记同时有助于 IC/PBS 的鉴别诊断。一项对门诊患者排尿日记的回顾性研究报道，49 例 IC/PBS 患者无一例发生急迫性尿失禁，而 301 例 OAB 患者中 144（47.8%）例有急迫性尿失禁出现。相对于 OAB 患者，IC/PBS 患者日排尿次数更多，排尿间隔更短，平均排尿量和最大排尿量更小（Kim et al，2014）。

（4）辅助检查：IC/PBS 患者的临床表现与泌尿系感染很接近，因此完善尿细菌培养等检查必不可少。

①钾离子敏感试验（PST）。基于 GAGs 缺失学说。当 GAG 缺失时，尿液中钾离子渗入到膀胱肌层中，刺激感觉神经产生痛觉。检查前留置尿管，将生理盐水或氯化钾溶液注入膀胱。检查前后分别使用 5 分制模拟量表评测患者尿急及疼痛症状。如果灌注氯化钾比灌注生理盐水评分升高两分以上即 PST 实验阳性。PST 曾广泛应用于 IC/PBS 患者的辅助诊断中，同时也被作为 GAGs 替代治疗的筛选检查，PST 阳性患者被认为更适合 GAGs 替代治疗。

PST 阳性支持 IC/PBS 诊断，但是膀胱感觉神经纤维被激活也常发生在其他疾病中，例如细菌性膀胱炎、放射性膀胱炎等。而即使根据 NIDDK 标准诊断的 IC/PBS 患者 PST 阴性率仍高达 26%（Parsons et al，1998）。因此 PST 阴性不能排除 IC/PBS，而应进一步完善膀胱镜检查。

②麻醉下膀胱镜检 + 膀胱水扩张术。是 IC/PBS 最重要的辅助检查和治疗手段之一。Hunner 溃疡可能是膀胱镜下 IC/BPS 患者唯一特征性的表现，小球状出血点虽可见于大多数 IC/PBS 患者中，但是也见于细菌性膀胱炎、子宫内膜异位症、放射性膀胱患者中。

③尿动力学检查。是 IC/PBS 患者可选辅助检查之一，关于 IC/PBS 患者尿动力学检查的研究较少，尿动力学对明确诊断的意义有限。NIDDK 标准曾将逼尿肌过度活动作为 IC/PBS 的排除标准，但是 AUA 对这一观点持否定态度。据报道，12% ～ 20% 的 IC/PBS 患者尿动力学表现为逼尿肌过度活动（Nigro et al，1997）。

（5）诊断标准的制订：IC/PBS 目前的诊断

主要是基于症状和排他性诊断。NIDDK 标准是第一个系统的被广泛应用的诊断标准。NIDDK 标准最初只是用于基础和临床研究的标准。NIDDK 诊断标准的核心要求是：①患者有与膀胱相关的疼痛或尿急症状，持续 9 个月以上；②麻醉下 80 ~ 100 cmH$_2$O 膀胱扩张 1 ~ 2 分钟后，膀胱镜检可见弥漫性膀胱小球状出血或 Hunner 溃疡；③同时需要排除其他已知疾病。值得注意的是弥漫性小球状出血点要求至少 3/4 象限的黏膜面积有出血表现，且每个 1/4 面积出血点不少于 10 个。

膀胱镜下病变分级（Nordling et al，2004）：

0 级：正常膀胱黏膜

Ⅰ级：两个象限以上有出血点

Ⅱ级：大片的黏膜下出血（瘀斑）

Ⅲ级：散在、多发的黏膜出血

Ⅳ级：黏膜撕裂，伴或不伴出血 / 水肿

事实上，Hunner 溃疡阳性率不足 5%，膀胱黏膜小球状出血特异性不高，在细菌性膀胱炎和放射性膀胱炎患者中也可能出现。此外 NIDDK 标准同时排除了年龄小于 18 岁和膀胱容量大于 350 ml 的人群，不利于青少年及疾病早期患者的诊断。由于 NIDDK 标准过于严苛而漏诊了部分患者，为了降低漏诊率，从而制定了间质性膀胱炎数据库（Interstitial Cystitis Data Base，ICDB）标准用于临床诊断，在 ICDB 标准中不再要求麻醉下膀胱镜表现。目前关于 IC/PBS 的诊断没有一个客观统一的标准。

（6）诊断流程：2008 年欧洲间质性膀胱炎研究学会（European Society for the Study of Interstitial Cystitis，ESSIC）制定了间质性膀胱炎的诊断流程（van de Merwe et al，2008）。

①筛选可疑患者，有与膀胱相关的盆腔疼痛、压迫、不适感持续 6 个月以上，同时伴随至少一项其他下尿路症状（例如尿急、尿频等）的患者。

②排除其他已知疾病，如泌尿系感染、泌尿系结石、泌尿系肿瘤、妇科肿瘤、妇科感染性疾病等。

③IC/PBS 分型。ESSIC 主张根据患者膀胱水扩张下膀胱镜表现及活检病理结果，将 IC/BPS 分为不同的类型（表 42-5-1）。

IC/PBS 的分型是 IC/PBS 治疗中的一个巨大进步，目前越来越多的研究显示 IC/PBS 是一类异质性疾病。IC/PBS 患者对治疗的反应不同，疾病的自然病程差异较大。IC/PBS 的分型诊断有利于对疾病病因的研究及制订合理的治疗方案。

表 42-5-1　根据膀胱镜下膀胱水扩张表现及活检病理结果的 IC/BPS 分型

	膀胱水扩张后膀胱镜检			
	未做	正常	小球状出血点 [a]	Hunner 溃疡 [b]
组织活检				
未做	XX	1X	2X	3X
正常	XA	1A	2A	3A
结果不明确	XB	1B	2B	3B
阳性 [c]	XC	1C	2C	3C

注：a. 膀胱镜下小球状出血点Ⅱ-Ⅲ级；b. 有或无小球状出血点；c. 组织病理示：炎症浸润/逼尿肌肥大细胞增多/肉芽组织形成/肌束纤维化

第六节 治 疗

迄今为止尚无对所有患者都有效的治疗方案,患者往往需要尝试多种治疗方案,直至获得症状缓解。且目前无治愈性方案,绝大多数治疗方案的目标均是缓解患者症状,提高生活质量。IC/PBS 患者的治疗类似于糖尿病、高血压治疗,往往需要长期治疗维持才能取得理想的效果。根据目前美国泌尿外科学会最新版指南(2014),IC/PBS 治疗选择被分为六线,但是这种划分不是依据疗效或者证据等级,而是权衡潜在获益和治疗风险而得出的,简而言之,IC/PBS 的治疗应从创伤小的治疗方案开始尝试。

1. 患者教育和行为管理 所有患者均应接受患者教育和行为管理治疗。焦虑、抑郁、压力应激等是诱发 IC/PBS 因素之一,充分的患者教育可以缓解患者的焦虑情绪,提高患者依从性,对治疗起到辅助作用。

某些食物或者饮料可能会加重 IC/PBS 患者的临床症状,最常见的有:含乙醇饮料、辛辣食品、碳酸饮料等等。最近一项关于咖啡因对健康受试者影响的前瞻性试验显示,高浓度咖啡因可以诱发尿急、尿频症状(Staack et al, 2015)。童年时期长时间的压力应激人群盆腔疼痛的发生率更高,而急性压力应激可能是 IC/PBS 患者致病或诱发加重因素之一。动物实验显示,经历 10 天的避水应激实验后,Wistar-Kyoto 大鼠有膀胱反应性增高表现并持续数月(Lee et al, 2015)。在一项大样本、多中心、随机临床对照实验中显示,与对照组对比,45% 的初诊 IC/PBS 患者经过标准的患者教育和行为干预治疗后有中度以上症状缓解。且与阿米替林联合患者教育和行为干预治疗组相比,缓解率无显著统计学差异(Yang et al, 2014)。

2. 口服药物治疗 目前口服治疗 IC/PBS 的药物较多,其中研究较多的有阿米替林、甲氰咪胍、戊聚糖多硫酸酯(pentosan polysulfate, PPS)等等。遗憾的是这些药物都存在疗效有限、作用时间短等缺点,目前没有任何一种口服药物能达到长期缓解的作用。

(1)阿米替林:阿米替林作为一种三环类抗抑郁药,常被用于胆碱能神经元及镇静剂,同时阿米替林具有稳定肥大细胞的作用。IC/PBS 患者下尿路中传入神经纤维活动度上调,阿米替林可以显著下调传入神经纤维活动度。起始剂量为 10 ~ 25 mg 每晚,效果不佳时,剂量可加倍。多中心随机对照实验显示小剂量的阿米替林作用与患者教育 + 安慰剂治疗组相比疗效无显著差异,当阿米替林用量提升至每天 50 mg 以上时才具备显著的临床效果。且仅有症状但缺乏膀胱镜下表现的患者和同时具备症状和膀胱镜下典型表现的患者相比,阿米替林疗效无显著差异(Sun et al, 2014)。

(2)西米替丁:西米替丁为一种 H_2 受体拮抗剂,能明显地抑制食物、组胺或五肽胃泌素等刺激引起的胃酸分泌,被广泛应用于消化系统疾病中。20 世纪 90 年代,西咪替丁被尝试应用于治疗 IC/PBS,研究发现西咪替丁治疗 IC/PBS 可能与抑制肥大细胞脱颗粒相关。西咪替丁推荐剂量为 400 mg,每日两次。一项随机对照研究报道,与安慰剂组相比口服西咪替丁每日两次,每次 400 mg,能显著缓解患者夜尿增多,疼痛症状(Antolak et al, 2003)。观察性研究显示,口服西咪替丁 200 mg,每日三次,2 年缓解率高达 57%(Seshadri et al, 1994)。西咪替丁治疗 IC/PBS 的临床研究时间久远,样本量小,高质量的研究极少。目前很难明确西咪替丁的确切疗效,但是西咪替丁口服应用临床时间较长,不良反应发生率较低。在没有确切的治疗方案前,依然作为 IC/PBS 的备选方案之一。

(3)羟嗪:羟嗪与西咪替丁类似,具有显著抗组胺作用,对组胺相关的变态反应疾病有效。可以起到解除平滑肌痉挛和抑制分泌作用。羟嗪具有较强的镇静作用,常用于治疗精神紧张、焦虑不安和情绪激动等精神障碍及神经官能症；抗过敏抗平滑肌痉挛，治疗皮肤过敏及胃肠道痉挛性疾病。羟嗪一般起始剂量在 10 ~ 25 mg/d，可逐渐加量至 50 ~ 100 mg/d，12 岁以下小儿推荐每日睡前 5 ~ 10 mg。随机对照实验证实，口服羟嗪治疗数周后（剂量采用滴定法从 10 mg/d 逐渐加量至 50 mg/d），与安慰剂组对比，羟嗪治疗 IC/PBS 疗效不显著（23% vs 13%，$P > 0.05$），但羟嗪与戊聚糖多硫酸酯联合使用，患者症状缓解率可达 40%（Sant et al，2003）。羟嗪主要的副作用为嗜睡和乏力，且多数患者症状轻微。羟嗪尤其适用于有过敏史的 IC/PBS 患者。

（4）戊聚糖多硫酸酯（PPS）：戊聚糖多硫酸酯可以同时发挥抑制肥大细胞脱颗粒和修复 GAGs 层，而成为治疗 IC/PBS 的明星药物，也是目前唯一被 FDA 批准用于治疗成人 IC/PBS 患者的药物。研究显示 PPS 治疗 IC/PPS 的疗效主要跟治疗时间相关，而与服用剂量关系不大。一般 PPS 的推荐剂量为 200 ~ 300 mg/ 日，可分为 2 ~ 3 次服用，3 ~ 6 个月起效。开始服用至起效时间之前，不应中断服用 PPS，但可依据患者症状，辅助其他治疗方式。主要的副作用有腹痛、腹泻，发生率均在 10% 左右。目前尚缺乏 PPS 在小儿患者中的应用研究，但是动物实验和临床实践都提示，PPS 治疗 IC/PPS 是安全的。在既往安慰剂对照的临床实验中，PPS 对 IC/PBS 的疗效并不确切。在最近一项包含 368 位成年 IC/PBS 患者的随机、双盲、多中心、安慰剂对照临床试验中，6 个月的随访期中，PPS 组和安慰剂组中，ICSI 评分无显著性差异（Nickel et al，2015）。详细分析相关文献，PPS 治疗无效的试验倾向于入组了症状轻微的患者，而 PPS 治疗取得阳性结果的实验，往往是采取了更加严格的基于膀胱镜检查的入组标准。

目前口服药物对 IC/PBS 的疗效仍缺乏有力的证据，一项针对既往 RCT 的 meta 分析显示口服阿米替林及环孢素可以显著缓解 IC/PBS 患者的下尿路症状。但是这些研究的诊断标准不一，患者症状严重程度异质性较大，研究的可信度不高（Giannantoni，2012）。

3. 膀胱灌注治疗　透明质酸、二甲基亚砜（dimethyl sulfoxide，DMSO）、肝素、利多卡因膀胱灌注被推荐为 IC/PBS 的二线治疗方案。

（1）透明质酸：GAGs 层缺失理论是最广为接受的理论，因此 GAGs 修复治疗也是目前最重要的治疗方案之一。目前用于 GAGs 修复治疗的药物有硫酸软骨素、肝素、透明质酸、PPS，国内常用透明质酸钠。早在 1996 年，透明质酸膀胱灌注已被应用于 IC/PBS 的治疗中。在 12 周的随访期内，71% 的患者取得了完全或部分缓解（Morales et al，1997）。除直接修复 GAGs 外，透明质酸还可以促进 GAGs 的合成，同时抑制 IL-8 及 IL-6 的释放，从而抑制免疫细胞对尿路上皮细胞的渗透（Rooney et al，2015）。既往研究显示短期内透明质酸膀胱灌注有效率 30% ~ 80%（Cervigni，2015）。5 年期长期随访显示 50% 的患者可以维持症状完全缓解（Engelhardt et al，2011）。

（2）肝素膀胱灌注治疗：IC/PBS 有效率在 40% ~ 56% 之间。事实上由于 GAGs 层重建需要一段时间，GAGs 修复治疗并不能使患者症状立即得到缓解。利多卡因可以降低膀胱壁感觉感受器活动度，从而立刻缓解患者下尿路症状，因此逐渐成为 GAGs 修复治疗的补充。膀胱尿路上皮对小分子及带电离子的通透性差，因为尿液的 pH 在 5 ~ 6 之间，95% 的利多卡因分子处于电离状态。如果我们把 pH 升至 8 左右，约 67% 的利多卡因将处于分子状态，更利于利多卡因的吸收（Henry et al，2015）。因此，临床上常使用碳酸氢钠碱化尿液以促进利多卡因的吸收。多中心、随机、双盲、安慰剂对照实验显示，碱化利多卡因联合肝素膀胱灌注 12 小时后患者疼痛及尿急症状缓解明显（Parsons et al，2012）。长期随访显示肝素、利多卡因、碳酸氢钠联合膀胱灌注治疗 IC/PBS 总体有效率在 60% 左右，但是随时间延长有效率逐渐下降（Parsons et al，2015；Nomiya et al，2013；Welk et al，2008）。因此，碱化利多卡因联合肝素膀胱灌注治疗 IC/PBS 需长期维持，多数临床研究中常采用提高灌注频率的方式以弥补作用时间短的不足，一般采用每周灌注 2 ~ 3 次的方式持续灌注数月。但作为一种侵入性操作，膀胱灌注有致泌尿系感染的风险，所以在联合灌注药物中加入抗生素不失为一种选择。

（3）二甲基亚砜：迄今为止DMSO是唯一被FDA批准用于IC/PBS患者膀胱灌注治疗的药物。DMSO可以通过溶解胶原蛋白、抑制肥大细胞脱颗粒、抑制过敏反应、抗炎、松弛肌肉等作用缓解IC/PBS患者的症状。据报道，膀胱灌注DMSO后，53%的患者下尿路症状显著缓解，显著高于安慰剂组（18%）（Perez-Marrero et al，1988）。但即便如此，在AUA指南里，DMSO也仅仅是C级推荐，证据等级较低。即便没有被批准，在日本约30%的医疗机构采用了DMSO膀胱灌注治疗IC/PBS，是最常用的膀胱灌注治疗药物（Yamada et al，2015）。基于既往的研究，DMSO可能是最有效的膀胱灌注药物，值得我们注意的是IC/PBS伴或不伴Hunner溃疡患者对DMSO膀胱灌注治疗反应不一，DMSO对伴发Hunner溃疡的患者治疗效果更好，对无Hunner溃疡患者作用较弱或无显著临床作用（Tomoe H，2015）。目前研究人员认为，无Hunner溃疡的IC/PBS异质性较高，ICS倾向于将不伴Hunner溃疡的IC/PBS患者依据有无膀胱镜下小球状出血点分为两类。这也许是无Hunner溃疡的IC/PBS患者对DMSO灌注反应不佳的原因之一。近年来，DMSO常与其他药物联合膀胱灌注治疗IC/PBS，常见的组合药物有：皮质醇、利多卡因、肝素等。联合用药的有效率在60%左右，膀胱镜下小球状出血点、尿动力学膀胱肌肌力下降、麻醉后膀胱容量小于675 ml是治疗失败的独立预测因素（Stav et al，2012；Hung et al，2012；Gafni-Kane et al，2013）。由于DMSO对膀胱壁有很强的渗透性，联合灌注时DMSO可以增加其他药物的吸收，因此可能增加膀胱灌注治疗的不良反应发生率，因此与DMSO联合灌注时，需注意剂量的调整。

（4）卡介苗膀胱内灌注：这是一种已经淘汰的治疗方式。卡介苗膀胱内灌注在20世纪90年代曾被用于治疗间质性膀胱炎，有效率60%左右，但是随机双盲对照临床试验显示，与DMSO相比，BCG患者尿频、最大膀胱容量、疼痛症状均无明显缓解（Peker et al，2000）；且50%的

患者卡介苗膀胱内灌注后出现严重的尿路刺激症状，因此AUA不再推荐使用卡介苗膀胱内灌注治疗IC/PBS。

4. 膀胱逼尿肌肉毒素注射　肉毒杆菌毒素是肉毒杆菌合成的神经毒素，可以抑制胆碱能神经末梢释放乙酰胆碱，导致肌肉松弛型麻痹。逼尿肌内注射肉毒菌素A（botulinum toxin A，BTXA）可以使神经肌肉接头麻痹而缓解IC/PBS患者的下尿路症状。目前已有很多研究证实了逼尿肌内BTXA注射的有效性，包括一些高证据等级的RCT和前瞻队列研究，但仍有很多未能明确的问题。例如：注射的深度、注射的位置、注射的剂量等细节问题，目前都未能明确。目前几乎所有的临床试验均采用尿路上皮下注射，注射位点不低于20点，包含或不包含膀胱三角区。在一项只在三角区注射的临床研究中，尿频、夜尿增多、最大膀胱容量等指标也在3～6个月的随访期内取得显著缓解（Pinto et al，2013）。随机对照试验证明BTX-A 200 U + 膀胱水扩张疗效不优于BTX-A 100 U + 膀胱水扩张组，相反的高剂量组不良事件的发生率显著上升（Kuo et al，2009）。之后多项研究显示，单用BTX-A逼尿肌内注射或联合膀胱水扩张均能取得较好的临床疗效，而同时不良事件的发生率可控。研究证明BTX-A逼尿肌内注射平均作用时间为3.72个月，因此需重复注射以维持疗效（Smith et al，2004）。临床研究显示，每6个月重复注射BTX-A疗效优于单次注射，同时术前症状较重的患者往往疗效更好（Lee et al，2015）。需要注意的是逼尿肌内注射BTX-A可能带来一些不良反应，最常见的是排尿困难（约25%），甚至有部分患者最终需要留置导尿。所有接受BTX-A注射的患者均应有术后留置导尿的心理准备。

5. 麻醉下镜检及膀胱水扩张　麻醉下膀胱镜检及膀胱水扩张最初是IC/PBS最重要的确诊手段。随着研究的深入，发现膀胱镜下的表现缺乏特异性，且与患者临床症状的相关性较差，而不再作为IC/PBS的诊断标准。但直至今日麻醉下膀胱水扩张仍是IC/PBS的重要诊断及治疗手段。由于IC/PBS患者膀胱壁呈病理学改变，麻醉后膀胱水扩张存在膀胱破裂穿孔等相关风险。

目前常采用低压（80～100 cmH₂O）短时程（小于 10 min）膀胱水扩张方案。膀胱镜检＋膀胱水扩张可以同时发挥多个作用：①明确诊断：水扩张后 Hunner 溃疡及小球状出血点是 IC/PBS 的特征表现之一，且可以排除膀胱肿瘤、结石、慢性感染等疾病；②治疗：膀胱水扩张是 IC/PBS 重要的治疗方案之一。IC/PBS 患者往往由于肌层纤维化等原因致膀胱容量显著缩小，膀胱水扩张可以通过机械方式破坏肌肉传入神经末梢，从而短时间显著增大最大膀胱容量，从而使患者下尿路症状减轻，但对于逼尿肌过度活动及麻醉下膀胱水扩张膀胱最大容量小于 200 ml 的病例治疗效果较差。时间延长症状缓解率迅速下降。研究显示膀胱水扩张后 1 个月症状缓解率为 30%～54%，在既往的研究中，6 个月后缓解率降至 0～7%（Erickson et al，2007；Cole et al，2005；Fall et al，2006）。在临床实践中常采用麻醉下膀胱水扩张术明确诊断及初始治疗 IC/PBS，然后联合其他治疗方案以取得更好的临床效果。

6. 骶神经调节/阴部神经调节治疗　20 世纪 80 年代，Schmidt 等发现将短脉冲的电流刺激连续施加于骶神经上，可以剥夺神经细胞本身的电生理特性，人为激活或抑制神经通路，抑制异常的骶神经反射弧，从而调节膀胱逼尿肌、尿道括约肌、盆底等效应器官的行为，起到神经调节的作用。临床实践证明，刺激 S3 或 S4 神经根，可以有效抑制逼尿肌的不随意收缩，增强盆底及尿道括约肌的收缩力，从而抑制逼尿肌过度活动，缓解尿失禁。目前已证实对于急迫性尿失禁、尿频、非梗阻性尿潴留患者骶神经调节是一种有效的治疗手段，且已被 FDA 正式批准用于临床。但是 IC/PBS 目前尚不在适应证之列。鉴于 IC/PBS 患者也合并尿频、尿急、急迫性尿失禁症状，研究人员也在不断探索骶神经调节在 IC/PBS 患者中的应用。目前关于骶神经调节在间质性膀胱炎中应用的研究仍较少，小样本的临床研究显示难治性 IC/PBS 患者双侧骶神经调节半年有效率约 42%（Schmidt et al，1979）。回顾性研究显示骶神经调节治疗 5 年后，52%（11/21）女性 IC/PBS 患者仍能维持良好疗效（Ghazwani et al，2011）。

对于骶神经调节治疗失败的患者，特别是骶神经调节效果良好，但是出现局部感染需拔除电极的患者，可以尝试阴部神经刺激治疗。一项随机交叉设计的临床研究显示，随访 6 个月后，66% 接受阴部神经刺激的患者症状缓解程度优于骶神经调节（Peters et al，2007）。后续的随访显示，随访 14 个月后 94% 的患者膀胱容量、尿频、排尿量、夜尿、疼痛症状均有不同程度的缓解。基于目前临床研究证据，严格把握适应证，骶神经调节和阴部神经刺激治疗 IC/PBS 可以取得良好的效果。由于神经调节刺激疗法创伤较小，并发症少（如感染、脑脊液漏等），神经调节刺激治疗有望成为 IC/PBS 主要治疗方案之一。需要注意的是神经调节刺激治疗对尿频、尿急较为效，对疼痛症状缓解有限，若患者以疼痛症状为主，需谨慎采用神经调节刺激疗法。

7. 手术治疗　如果膀胱镜发现 Hunner 溃疡存在，那么经尿道 Hunner 溃疡切除将是一种可靠的治疗方式。研究显示 Hunner 溃疡切除后 42 个月，IC/PBS 患者疼痛缓解率高达 100%，尿频缓解率为 70%（Fall et al，1985）。经尿道 Hunner 溃疡切除是 IC/PBS 患者治疗少有的疗效明确的治疗方案。

膀胱扩大术和代膀胱术对于膀胱容量缩小，而保守治疗无效的患者，是可选择的治疗方案之一。对于麻醉下膀胱容量较小的患者可以更加积极地采用膀胱扩大治疗或代膀胱术。膀胱扩大和代膀胱术的材料多选用自体肠道，但笔者所在单位对于膀胱容量较大的患者尝试采用生物补片膀胱扩大，也取得了良好的疗效。代膀胱术中是否保留患者膀胱三角区目前争议较大，因为膀胱三角区也可能是 Hunner 溃疡的发生部位。保留三角区面临一定术后疼痛及 Hunner 溃疡复发的风险，但是切除三角区增加了术后尿潴留的可能（Linn et al，1998）。对于描述疼痛部位位于尿道、膀胱镜检无 Hunner 溃疡及麻醉下最大膀胱容量较大的患者，膀胱扩大及代膀胱术成功率较低。

对于严格选择的难治性患者，保留或不保留膀胱的尿流改道手术也是备选方案之一。对于以尿频为主要症状的患者，尿流改道可以迅速改善症状。但是对于疼痛的治疗要复杂得多，IC/

PBS 的疼痛机制复杂，研究显示即使行膀胱+尿道全切除，患者的疼痛症状可能依然不能缓解（Lotenfoe et al，1995）。

8. 其他治疗方案　尽管健康教育与行为治疗、口服药物治疗、膀胱灌注治疗、膀胱水扩张治疗等方案均被广泛应用于 IC/PBS 的治疗中，迄今为止仍没有一种方案能根治 IC/PBS 患者的膀胱区疼痛症状。因此，目前还有很多新的治疗方案在探索中。

干细胞治疗是最具希望的治疗方案之一，研究发现间充质干细胞培养中含有大量有益于膀胱尿路上皮重建的生长因子、细胞因子和营养物质（Adamowicz et al，2014）。在大鼠模型中单次膀胱壁内注射人脐带血间充质造血干细胞足以稳定地逆转 IC/PBS 症状（Song et al，2015）。

口服药物生物利用度较低，往往需要较大剂量才能起到治疗作用。而膀胱灌注治疗容易被持续产生的尿液稀释，短时间内排出体外，作用时间较短。同时膀胱灌注药物难以穿透膀胱黏膜屏障。为解决上述问题，研究人员提出了药物释放系统（drug delivery systems，DDSs）的概念。脂质体有与人类细胞膜类似的双层磷脂结构，很容易突破细胞膜，同时对脂溶性药物和水溶性药物都具有较强的亲和力。在一项开放标签的非对照实验中，脂质体包被的 PPS 治疗 IC/PBS 取得了良好的疗效（Lander et al，2014）。另外一个研究较多的 DDSs 是聚合物凝胶，它可以为膀胱灌注药物提供一个保护环境，延长药物释放时间。我们知道利多卡因作用迅速但是持续时间较短，经过特殊设计的利多卡因释放装置可以持续稳定地释放利多卡因达 14 天以上，2 周有效率为 64%（Nickel et al，2012）。

关于 IC/PBS 的病因、诊断标准和治疗方案尚存在较多的争议，IC/PBS 患者的管理对泌尿外科医生而言依然是巨大的挑战。鉴于 IC/PBS 患者自然病史不同，临床表现各异，对治疗反应不一，我们有理由怀疑这是一类异质性疾病。长期以来，人们尝试各种各样的方案治疗 IC/PBS，但是没有任何一种方案是治愈性的。既往多数研究受限于样本量较小、入组标准不一、缺乏对照组而证据等级不高，缺乏可比性。目前我们还需要更多设计良好的 RCT 或队列研究以应对 IC/PBS 带给我们的挑战。

典型案例

间质性膀胱炎 / 膀胱疼痛综合征

患者信息：女性，57 岁

主诉：憋尿时下腹痛 5 年，加重半年。

现病史：患者 5 年前无明显诱因出现憋尿时下腹部疼痛，小便后缓解，伴尿频、尿急，无尿痛，患者遂至当地医院就诊，膀胱镜检查发现"膀胱白斑"，切除后患者诉症状明显缓解。半年前患者出现排尿困难加重，憋尿时下腹部疼痛，伴尿频、尿急、尿痛，夜尿 7～8 次，无发热、寒战等其他不适。患者为求进一步诊治就诊于我院，门诊以"间质性膀胱炎"收住我科。

术前尿动力检查：膀胱有效容量下降，膀胱逼尿肌肌力下降，灌注至 67 ml 时出现下腹疼痛。

术前诊断：间质性膀胱炎 / 膀胱疼痛综合征

术前 ICPI 16 分；ICSI 19 分；PUF 症状评分 23 分；PUF 困扰评分 12 分

手术记录：患者取截石位，常规消毒铺无菌单，置入 70° 膀胱镜，提示麻醉下膀胱容量约 200 ml，膀胱内尿液黄色、清亮。膀胱壁未见小梁或憩室形成，未见明显占位性病变。双侧输尿管开口位置正常，未见喷血。膀胱三角区未见异常。膀胱颈口未见狭窄。经水囊扩张 3 分钟后，膀胱内壁可见点簇状黏膜下出血，可见多处瀑布征样出血点，考虑为 Hunner 溃疡，于左后壁局部取活检。更换置入 24# 电切镜，于膀胱溃疡处电凝烧灼膀胱黏膜。仔细止血后，再次观察输尿管开口，见双侧输尿管喷尿正常。留置尿管，术毕。手术过程顺利，出血少。患者返回病房，予输液、抗感染治疗。膀胱活检组织送病理检查。

术后病理：（膀胱）活检标本：送检组织可见大量淋巴细胞及中性粒细胞，伴炎性肉芽肿形成，周围可见大片出血。

术后每周定期膀胱灌注西施泰治疗。

术后三个月 ICPI 3 分；ICSI 8 分；PUF 症状评分 12 分；PUF 困扰评分 3 分。

尿动力学检测报告

北京大学人民医院 泌尿外科 尿动力室	病人：赵某某　　患者号码：727590 性别：女　　年龄：57 检测日期：2019年11月4日

病史：憋尿时下腹部疼痛6个月。

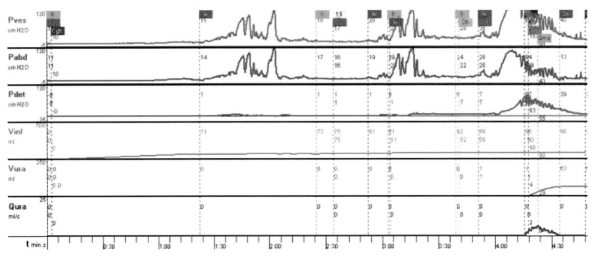

压力-流率测定：
储尿期图形：

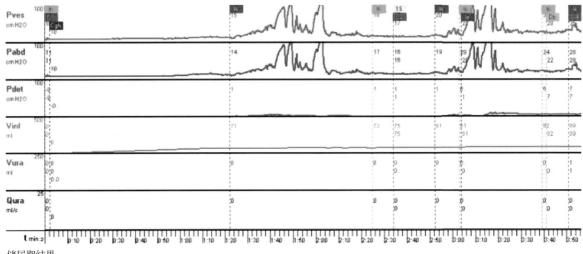

储尿期结果：

	膀胱容量	逼尿肌压
初始尿急	75 ml	1 cmH₂O
强烈尿急	—— ml	—— cmH₂O
急迫尿急	—— ml	—— cmH₂O
最大膀胱容量	88 ml	7 cmH₂O

膀胱顺应性：
灌注开始 - 灌注结束：17 ml/cmH₂O
灌注开始 - 初始尿意：39 ml/cmH₂O
初始尿意 - 第一次尿急：—— ml/cmH₂O
第一次尿急 - 灌注结束：—— ml/cmH₂O

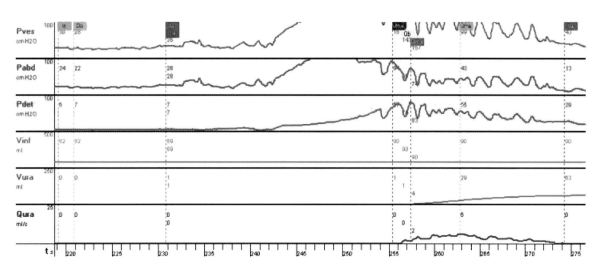

排尿期结果：	最大尿流率时膀胱压：98 cmH2O
最大尿流率：6.5 ml/s	最大尿流率时逼尿肌压：55.4 cmH2O
排尿初始膀胱压：67.2 cmH2O	最大逼尿肌压：82.8 cmH2O
平均尿流率：3.6 ml/s	尿流时间：17 s
排尿量：62 ml	残余尿量：26 ml
排尿时间：18 s	

诊断结果：1.膀胱逼尿肌肌力下降　2.膀胱有效容量下降　灌注 67 ml 时，主诉下腹部疼痛

报告者：许克新
日期：2019年11月4日

（许克新）

参考文献

Altuntas CZ，et al，2012．Autoimmunity to uroplakin II causes cystitis in mice：a novel model of interstitial cystitis．Eur Urol，Jan 61（1）：192-200．

Antolak SJ，2003．Re：Sacral neuromodulation for the symptomatic treatment of refractory interstitial cystitis：a prospective study．J Urol，170（5）：1956；author reply 1956．

Adamowicz J，et al，2014．Conditioned medium derived from mesenchymal stem cells culture as a intravesical therapy for cystitis interstitials．Med Hypotheses，82（6）：670-673．

Clemens JQ，et al，2005．Prevalence and incidence of interstitial cystitis in a managed care population．J Urol，173（1）：98-102．

Cole EE，et al，2005．Are patient symptoms predictive of the diagnostic and/or therapeutic value of hydrodistention．Neurourol Urodyn，24（7）：638-642．

Crumley S，et al，2013．Interstitial cystitis：another IgG4-related inflammatory disease．Ann Diagn Pathol，17（5）：403-407．

Cervigni M，2015．Interstitial cystitis/bladder pain syndrome and glycosaminoglycans replacement therapy．Transl Androl Urol，4（6）：638-642．

Driscoll A，et al，2001．How do patients with interstitial cystitis present．J Urol，166（6）：2118-2120．

Davis NF，et al，2014．Interstitial cystitis/painful bladder syndrome：epidemiology，pathophysiology and evidence-based treatment options．Eur J Obstet Gynecol Reprod Biol，175：30-37．

Dell JR，et al，2009．Differentiating interstitial cystitis from similar conditions commonly seen in gynecologic practice．Eur J Obstet Gynecol Reprod Biol，144（2）：105-109．

Duh K, et al, 2018. Crosstalk between the immune system and neural pathways in interstitial cystitis/bladder pain syndrome. Discov Med, 25 (139): 243-250.

Erickson DR, et al, 2007. Changes in urine markers and symptoms after bladder distention for interstitial cystitis. J Urol, 177 (2): 556-560.

Engelhardt PF, et al, 2011. Long-term results of intravesical hyaluronan therapy in bladder pain syndrome/interstitial cystitis. Int Urogynecol J, 22 (4): 401-405.

Erickson DR, et al, 2000. A new direct test of bladder permeability. J Urol, 164 (2): 419-422.

Fall M, et al, 2006. What is the value of cystoscopy with hydrodistension for interstitial cystitis. Urology, 68 (1): 236; author reply 236-237.

Fall M, 1985. Conservative management of chronic interstitial cystitis: transcutaneous electrical nerve stimulation and transurethral resection. J Urol, 133 (5): 774-778.

Gafni-Kane A, et al, 2013. Measuring the success of combined intravesical dimethyl sulfoxide and triamcinolone for treatment of bladder pain syndrome/interstitial cystitis. Int Urogynecol J, 24 (2): 303-311.

Ghazwani YQ, et al, 2011. Efficacy of sacral neuromodulation in treatment of bladder pain syndrome: long-term follow-up. Neurourol Urodyn, 30 (7): 1271-1275.

Giannantoni A, et al, 2012. Contemporary management of the painful bladder: a systematic review.Eur Urol,61(1): 29-53.

Henry RA, et al, 2015. Beyond a Simple Anesthetic Effect: Lidocaine in the Diagnosis and Treatment of Interstitial Cystitis/bladder Pain Syndrome. Urology, 85 (5): 1025-1033.

Hung MJ, et al, 2012. Risk factors that affect the treatment of interstitial cystitis using intravesical therapy with a dimethyl sulfoxide cocktail. Int Urogynecol J, 23 (11): 1533-1539.

Homma Y, 2014. Hypersensitive bladder: a solution to confused terminology and ignorance concerning interstitial cystitis. Int J Urol, 21 Suppl 1: 43-47.

Ito T, et al, 2007. Recent trends in patient characteristics and therapeutic choices for interstitial cystitis: analysis of 282 Japanese patients. Int J Urol, 14 (12): 1068-1070.

Johansson SL, et al, 1994. Pathology of interstitial cystitis. Urol Clin North Am, 21 (1): 55-62.

Kreft ME, et al, 2005. Urothelial injuries and the early wound healing response: tight junctions and urothelial cytodifferentiation. Histochem Cell Biol, 123 (4-5): 529-539.

Kuo HC, et al, 2009. Comparison of intravesical botulinum toxin type A injections plus hydrodistention with hydrodistention alone for the treatment of refractory interstitial cystitis/painful bladder syndrome. BJU Int, 104 (5): 657-661.

Kim SH, et al, 2014. Voiding diary might serve as a useful tool to understand differences between bladder pain syndrome/interstitial cystitis and overactive bladder. Int J Urol, 21 (2): 179-183.

Kim HJ, 2016. Update on the Pathology and Diagnosis of Interstitial Cystitis/Bladder Pain Syndrome: A Review. Int Neurourol J, 20 (1): 13-17.

Lander EB, et al, 2014. Intravesical instillation of pentosan polysulfate encapsulated in a liposome nanocarrier for interstitial cystitis. Am J Clin Exp Urol, 2 (2): 145-148.

Lee CL, et al, 2015. Long-Term Efficacy and Safety of Repeated Intravescial OnabotulinumtoxinA Injections Plus Hydrodistention in the Treatment of Interstitial Cystitis/Bladder Pain Syndrome. Toxins (Basel), 7 (10): 4283-4293.

Linn JF, et al, 1998. Treatment of interstitial cystitis: comparison of subtrigonal and supratrigonal cystectomy combined with orthotopic bladder substitution. J Urol, 159 (3): 774-778.

Lotenfoe RR, et al, 1995. Absence of neuropathic pelvic pain and favorable psychological profile in the surgical selection of patients with disabling interstitial cystitis. J Urol, 154 (6): 2039-2042.

Lee UJ, et al, 2015. Chronic psychological stress in high-anxiety rats induces sustained bladder hyperalgesia. Physiol Behav, 139: 541-548.

Larsen S, et al, 1982. Mast cells in interstitial cystitis. Br J Urol, 54 (3): 283-286.

Morales A, et al, 1997. Intravesical hyaluronic acid in the treatment of refractory interstitial cystitis. Urology,49(5A Suppl): 111-113.

Nickel JC, et al, 2012. Continuous intravesical lidocaine treatment for interstitial cystitis/bladder pain syndrome: safety and efficacy of a new drug delivery device. Sci Transl Med, 4 (143): 143ra100.

Nigro DA, et al, 1997. Associations among cystoscopic and urodynamic findings for women enrolled in the Interstitial Cystitis Data Base (ICDB) Study. Urology, 49 (5A Suppl): 86-92.

Nordling J, et al, 2004. Primary evaluation of patients suspected of having interstitial cystitis (IC). Eur Urol, 45 (5): 662-669.

Nomiya A, et al, 2013. On-and post-treatment symptom relief by repeated instillations of heparin and alkalized lidocaine in interstitial cystitis. Int J Urol, 20 (11): 1118-1122.

Nickel JC, et al, 2015. Pentosan polysulfate sodium for treatment of interstitial cystitis/bladder pain syndrome: insights from a randomized, double-blind, placebo controlled study. J Urol, 193 (3): 857-862.

Nigro DA, et al, 1997. Associations among cystoscopic and urodynamic findings for women enrolled in the Interstitial Cystitis Data Base (ICDB) Study. Urology, 49 (5A Suppl): 86-92.

Peters KM, et al, 2009. Childhood symptoms and events in women with interstitial cystitis/painful bladder syndrome. Urology, 73 (2): 258-262.

Peters KM, et al, 2011. Are ulcerative and nonulcerative interstitial cystitis/painful bladder syndrome 2 distinct diseases？ A study of coexisting conditions. Urology, 78 (2): 301-308.

Peters KM, et al, 2007. A prospective, single-blind, randomized crossover trial of sacral vs pudendal nerve stimulation for interstitial cystitis. BJU Int, 100 (4): 835-539.

Peeker R, et al, 2000. Intravesical bacillus Calmette-Guerin and dimethyl sulfoxide for treatment of classic and nonulcer interstitial cystitis: a prospective, randomized double-blind study. J Urol, 164 (6): 1912-5; discussion 1915-1916.

Parsons CL, et al, 2012. Alkalinized lidocaine and heparin provide immediate relief of pain and urgency in patients with interstitial cystitis. J Sex Med, 9 (1): 207-212.

Parsons CL, et al, 2015. Heparin and alkalinized lidocaine versus alkalinized lidocaine for treatment of interstitial cystitis symptoms. Can J Urol, 22 (2): 7739-7744.

Perez-Marrero R, et al, 1988. A controlled study of dimethyl sulfoxide in interstitial cystitis. J Urol,140 (1): 36-39.

Parsons CL, et al, 1998. The role of urinary potassium in the pathogenesis and diagnosis of interstitial cystitis. J Urol, 159 (6): 1862-1866; discussion 1866-1867.

Pinto TL, et al, 2013. Clinical response to intra-trigonal Onabotulinum toxin A injections is not related to the presence of ulcers in Bladder Pain Syndrome/Interstitial Cystitis patient, AUA abstract.

Rosen JM, et al, 2014. Mechanisms of pain from urinary tract infection. Int J Urol, 21 Suppl 1: 26-32.

Rooney P, et al, 2015. Hyaluronic acid decreases IL-6 and IL-8 secretion and permeability in an inflammatory model of interstitial cystitis. Acta Biomater, 19: 66-75.

Suskind AM, et al, 2013. The prevalence and overlap of interstitial cystitis/bladder pain syndrome and chronic prostatitis/chronic pelvic pain syndrome in men: results of the RAND Interstitial Cystitis Epidemiology male study. J Urol, 189 (1): 141-145.

Schmidt RA, et al, 1979. Feasibility of controlled micturition through electric stimulation. Urol Int,34 (3): 199-230.

Smith CP, et al, 2004. Botulinum toxin a has antinociceptive effects in treating interstitial cystitis. Urology, 64 (5): 871-875.

Stav K, et al, 2012. Predictors of response to intravesical dimethyl-sulfoxide cocktail in patients with interstitial cystitis. Urology, 80 (1): 61-65.

Sun Y, et al, 2014. Effect of amitriptyline in treatment interstitial cystitis or bladder pain syndrome according to two criteria: does ESSIC criteria change the response rate. Neurourol Urodyn, 33 (3): 341-344.

Seshadri PEL, et al, 1994. Cimetidine in the treatment of

interstitial cystitis. Urology, 44 (4): 614-616.

Sant GR, et al, 2003. A pilot clinical trial of oral pentosan polysulfate and oral hydroxyzine in patients with interstitial cystitis. J Urol, 170 (3): 810-815.

Staack A, et al, 2017. Prospective study on the effects of regular and decaffeinated coffee on urinary symptoms in young and healthy volunteers. Neurourol Urodyn, 36 (2): 432-437.

Song M, et al, 2015. Mesenchymal Stem Cell Therapy Alleviates Interstitial Cystitis by Activating Wnt Signaling Pathway. Stem Cells Dev, 24 (14): 1648-1657.

Towner RA, et al, 2016. A Feasibility Study to Determine Whether Clinical Contrast Enhanced Magnetic Resonance Imaging can Detect Increased Bladder Permeability in Patients with Interstitial Cystitis. J Urol, 195 (3): 631-638.

Tripp DA, et al, 2012. Mapping of pain phenotypes in female patients with bladder pain syndrome/interstitial cystitis and controls. Eur Urol, 62 (6): 1188-1194.

Tomoe H, 2015. In what type of interstitial cystitis/bladder pain syndrome is DMSO intravesical instillation therapy effective. Transl Androl Urol, 4 (6): 600-604.

Teichman JM, et al, 2007. Contemporary clinical presentation of interstitial cystitis. Urology, 69 (4 Suppl): 41-47.

van de Merwe JP, et al, 2008. Diagnostic criteria, classification, and nomenclature for painful bladder syndrome/interstitial cystitis: an ESSIC proposal. Eur Urol, 53 (1): 60-67.

Warren JW, et al, 2008. Urinary tract infection and inflammation at onset of interstitial cystitis/painful bladder syndrome. Urology, 71 (6): 1085-1090.

Warren JW, et al, 2004. Prevalence of interstitial cystitis in first-degree relatives of patients with interstitial cystitis. Urology, 63 (1): 17-21.

Welk BK, et al, 2008. Dyspareunia response in patients with interstitial cystitis treated with intravesical lidocaine, bicarbonate, and heparin. Urology, 71 (1): 67-70.

Yang W, et al, 2014. Estimating the efficacy of an interstitial cystitis/painful bladder syndrome medication in a randomized trial with both non-adherence and loss to follow-up. Stat Med, 33 (20): 3547-3555.

Yamada Y, et al, 2015. A survey on clinical practice of interstitial cystitis in Japan. Transl Androl Urol, 4 (5): 486-490.

Zhang QH, et al, 2010. Decreased nanobacteria levels and symptoms of nanobacteria-associated interstitial cystitis/painful bladder syndrome after tetracycline treatment. Int Urogynecol J, 21 (1): 103-109.

Zeng Y, et al, 2007. Uroplakin III-delta4 messenger RNA as a promising marker to identify nonulcerative interstitial cystitis. J Urol, 178 (4 Pt 1): 1322-1327.

第四十三章

慢性肛门直肠痛

疼痛是一种"令人不愉快的感觉和情绪方面的体验，这种感觉和体验是与实际或潜在的伤害相联系的"，这是人体的一种保护性反应，尚无精确的定义来描述疼痛的程度。通常疼痛超过三个月称为慢性疼痛，常合并身心异常，严重者会出现焦虑、抑郁和行为改变。

功能性肛门直肠痛（Functional Anorectal Pain，FARP）是指发生在肛门和（或）直肠部位的非器质性特发性疼痛，有时向会阴、阴道、骶尾部、下腹部放射，常伴有排便和排尿障碍等，涉及肛肠、妇科、泌尿、消化、疼痛等多个学科，需要合作诊治。

自1994年罗马诊断标准首次将功能性肛门直肠痛列入功能性胃肠疾病以来，历经了二十余年的发展，目前多采用2016年版的罗马Ⅳ标准。根据疼痛发作持续的时间和疼痛特点，将功能性肛门直肠痛分为三个亚型：肛提肌综合征（levator ani syndrome）、痉挛性肛门痛（proctalgia fugax）和非特异性肛门直肠痛（unspecified functional anorectal pain）。

本章节以此分类论述。

文献中还常使用的病名包括：慢性肛门直肠痛（chronic proctalgia）、肛门直肠疼痛综合征（anorectal pain syndromes）、盆底肌痉挛（pelvic tension myalgia）、耻骨直肠肌综合征（puborectalis syndrome）、慢性原发性会阴痛（chronic idiopathic perineal pain）、梨状肌综合征（pyriformis syndrome）、尾骨痛（coccygodynia）、阴部神经病（pudendal neuralgia）和肛门直肠神经官能症等。

第一节　流行病学

一、肛提肌综合征

1990年美国一项问卷调查（Drossman et al，1993）显示，肛门痛的发生率约占整体人群的11.6%，但是仅有约三分之一的患者选择就医。肛提肌综合征患者的疼痛表现为肛门直肠部坠胀或钝痛，发作常超过半小时，坐位时疼痛加剧，牵拉耻骨直肠肌可加重或诱发，在直肠或阴道可触及压痛或敏感点。肛提肌综合征的患病率为6.6%，女性为7.4%，男性为5.7%，其中大约11.5%的患者诉说由于症状严重无法工作或学习。另有多项大样本流行病学调查（Satish et al，2016）显示，该病的患病率为1.0% ~ 8.0%，以女性多见。

国内尚缺乏大样本的流行病学调查数据。南京市中医院盆底疾病中心对2009—2019年8536例盆底功能障碍性疾病患者资料统计，功能性肛门直肠痛1061例，占12.4%，其中女性771例，占72.6%，为男性的2.66倍，女性发病年龄为58.5（20-87）岁，男性为50.2（28-80）岁。

肛提肌综合征患者可伴随其他盆底疾病或症状，常不以肛门痛为主要诉求就诊。南京市中医院盆底中心（高丽洁等，2018）对100例以排便困难为主诉的女性盆底功能障碍患者资料分析，合并功能性肛门直肠痛 75 例（75%），对 100 例以功能性肛门直肠痛为主诉的女性盆底功能障碍患者资料分析（张娇娇等，2018），45 例（45%）确诊为肛提肌综合征。

二、痉挛性肛门痛

1883 年 Myrtle 首先报道痉挛性肛门痛，1935 年 Thaysen 正式将其命名为"痉挛性肛门痛"（proctalgia fugax，PF），这是发生在肛门直肠区域的反复发作的一过性疼痛，疼痛持续仅数秒至数分钟，发作无定时，患者常在夜间痛醒。由于超过一半的患者每年发作不超过 5 次，通常能自行缓解，不遗留任何不适，直至症状再次发生，因此只有 17% ~ 20% 的患者会向医生咨询。

痉挛性肛门痛在美国和加拿大（Drossman et al，1993；Thompson et al，2002）的患病率为 2% ~ 8%，英国（Thompson et al，1980）为 13.6%（$n=301$），澳大利亚（Boyce et al，2006）为 6.5%（$n=762$，符合罗马 Ⅱ 诊断标准），其中女性占 58%。

痉挛性肛门痛患者常伴随胃肠疾病或盆底疾病就诊。在 1809 例各种胃肠疾病（Vincent et al，2006）和 302 例盆腔器官脱垂和尿失禁患者中观察（John et al，2005）发现，痉挛性肛门痛分别占 3% 和 5%。南京市中医院盆底中心观察，占盆底疾病的 5%，结果相似。

三、非特异性肛门直肠痛

非特异性肛门直肠痛患者肛门直肠区域疼痛及发作无规律，牵拉局牵拉局部肌肉，无明显不适感。为排他性诊断，尚无确切患病率数据。

第二节 病 因 学

功能性肛门直肠痛的发病机理尚不明确，是一种心身疾病，属于功能性疾病。不同学科对此疾病认识有差异，涉及消化科、肛肠科、疼痛科、妇科、泌尿科和骨科等。

一、不同学科对病因的认识

（一）功能性肛门直肠痛是功能性胃肠病

消化病学科将功能性肛门直肠痛归于功能性胃肠病（functional gastrointestinal diseases，FGIDs）范畴，从 1994 年的罗马 Ⅰ ~ 2016 年的罗马 Ⅳ 标准中均包括了功能性肛门直肠痛的亚型分类，见表 43-2-1。

功能性胃肠病是以消化系统症状为临床表现，应用生化、影像学和内镜检查等并未发现有器质性病变或不能用器质性疾病解释症状的一组胃肠道疾病，包括整个胃肠道，从口腔至肛门。随着人们对该类疾病病因认识（Chiarioni et al，2011）的深入，认为这一类疾病的病因之一

表 43-2-1 功能性肛门直肠痛罗马标准分类演变

罗马 Ⅰ（1994 年）	罗马 Ⅱ（1999 年）	罗马 Ⅲ（2006 年）	罗马 Ⅳ（2016 年）
肛提肌综合征	F2功能性肛门直肠痛	F2功能性肛门直肠痛	F2功能性肛门直肠痛
痉挛性肛门直肠痛	F2a肛提肌综合征	F2a慢性肛门痛	F2a肛提肌综合征
	F2b痉挛性肛门直肠痛	F2a1肛提肌综合征	F2b非特异性肛门直肠痛
		F2a2非特异性肛门直肠痛	F2c痉挛性肛门直肠痛
		F2b痉挛性肛门直肠痛	

是脑-肠轴之间的互动作用所致，即肠神经系统和中枢神经系统之间因为一些来自生理和心理的因素触发而高度敏感和兴奋，产生肠道功能紊乱的症状和焦虑抑郁情绪，反复刺激，互相影响，最终形成身心症状的恶性循环。生活压力和精神紧张是重要的影响因素，导致患者出现疼痛、腹泻、抑郁焦虑等共病。

（二）功能性肛门直肠痛是慢性盆腔痛

随着对盆底疾病病因整体观的发展，功能性肛门直肠痛被纳入慢性盆腔痛（chronic pelvic pain，CPP）的范畴，慢性盆腔痛的诊治指南（Engeler et al，2016）定义为：发生在女性/男性的盆底慢性、持续性疼痛；涉及结直肠肛门、下泌尿道、性或妇科功能障碍；伴有消极认知及行为、精神心理障碍，排除感染性及其他器质性病变（功能性），疼痛持续超过 6 个月。并且采用轴分类体系定义慢性盆腔痛（axis system classification of CPP），涵盖了泌尿、妇科、肛肠三大领域及其他盆底肌肉神经异常引起的疼痛，这是多学科共同研究的成果。从此分类体系可以看到，在"轴Ⅱ"体系归于胃肠病分类中包括肠易激综合征、慢性肛门痛及间歇性慢性肛门痛（痉挛性肛门直肠痛），这种分类方式除了与功能性胃肠病罗马标准有共同的病因认识外，从另一侧面也说明功能性肛门直肠痛常与腹痛和其他盆底痛共病。

（三）功能性肛门直肠痛是身心疾病

慢性盆腔痛的心理生理学模式显示（Baranowski et al，2009）：疼痛与心理精神障碍存在共病性，盆底痛可能作为一种躯体化症状，随着抑郁和（或）焦虑等精神心理障碍的发展而持续存在，随后疼痛的发生发展又加重紧张、焦虑、抑郁、惊恐等异常反应，加上外来刺激、内在炎症等诱发因素，导致肌筋膜缺血，引发疼痛。由于肌筋膜间的连续延展，临床常表现为直肠痛、阴道痛、膀胱痛等，疼痛位置模糊，并形成恶性循环。有人进行了 500 例慢性盆底痛患者的调查研究（Carters et al 1998），发现有 80% 的患者存在心理问题，抑郁是最主要的原因。有研

究显示（Renzi etal，2000）部分功能性肛门直肠痛患者是完美主义者、焦虑患者，和（或）疑病患者，疼痛的发作往往伴随紧张的生活事件。

（四）功能性肛门直肠痛是盆底肌功能异常

盆底是一个功能整体，盆底肌也是一个包括肌肉、筋膜和韧带的小系统。盆底肌功能的完整除了肌肉本身的结构和功能外，还需要完整的神经支配及反射、肌肉与骨骼的连接及性激素水平等协同作用。盆底肌本身有三大生理功能：支持盆腔器官、控制肛门和尿道启闭和维持性功能。肛提肌是盆底肌的核心组成部分，也称提肌板肌群，呈分层叠瓦状封闭骨盆下端，有尿道、阴道和直肠贯穿通过，肛提肌由盆膈上下筋膜包裹，本身可以看成一块肌肉，临床根据肌肉的起止点不同，人为命名为耻骨尾骨肌、髂骨尾骨肌、耻骨阴道肌等，肛提肌与耻骨直肠肌、会阴浅横肌、肛门内外括约肌和联合纵肌等协同作用，共同完成上述盆底肌三大功能。耻骨尾骨肌向前上方牵拉直肠，对直肠壶腹起承托作用；而耻骨直肠肌向后水平方向牵拉，形成肛管直肠角；联合纵肌与肛管外括约肌皮下部和会阴体形成向下方牵拉的力量，固定肛管位置。

盆底肌主要由两类肌肉纤维构成，包括耐疲劳的Ⅰ型肌纤维，属于需氧慢反应型肌，可以维持肌肉持续收缩状态，主要起支持盆腔器官的作用（子宫、膀胱、肠道）；和不耐疲劳的Ⅱ型肌纤维，属于厌氧快反应型肌，不能持续收缩，主要完成盆底肌快速收缩，与性活动相关。肛门和尿道的启闭控制主要由上述两种类型的肌纤维混合构成，协同工作。盆底肌中耐疲劳的慢肌（Ⅰ型肌纤维）大约占三分之二，在持续耐力收缩时主要以Ⅰ型肌功能主导，在快速收缩时主要以Ⅱ型肌为主，若两种肌纤维功能异常就会导致盆底肌功能障碍，出现高张力或低张力或肌肉舒缩不协调。

盆底肌高张力或过度活动除了造成肌肉反复收缩和疲劳损伤外，还会引起盆底神经（会阴神经）受卡压和局部血流减慢；同时盆底肌过度收缩的信号会传入骶髓、脑桥、大脑皮层，作为神经反馈，中枢神经系统就会增强或减弱盆底区域

的传出信号，使盆底肌收缩或放松，因此疼痛信号的异常传入和传出常导致盆底痛（Baranowski et al，2009），其中高张力被公认为功能性肛门直肠痛最主要的病因（Chiarioni et al，2011）。

盆底肌肉、韧带及筋膜均属于结缔组织，共同承托盆腔器官的功能位置并保持器官间移动度的平衡，而非脏器间固定无法活动或活动度过大造成脏器脱垂。随着女性盆底整体理论研究的深入（Petros 2010，2011），盆腔各组韧带及筋膜在维持盆腔脏器功能中的作用得到证实。如果韧带及筋膜松弛，承托盆腔脏器的力量失衡或下降，会造成一系列的盆底功能障碍症状，包括：盆腔器官脱垂，盆底疼痛，排便及排尿不全或失禁等。经过临床观察及理论推断，功能性肛门直肠痛与宫骶韧带和直肠阴道隔的薄弱相关性较大，盆底功能障碍与大便失禁、排便障碍、尿频、尿急等共存。由于盆底筋膜的连续性和延展性以及共同的神经支配，不难解释盆底肌肉筋膜疼痛为什么会牵涉直肠、膀胱和阴道，也会牵涉腹部、下背部、腹股沟及腿部。

（五）功能性肛门直肠痛是复杂盆底功能障碍症候群

南京市中医院团队自2005年开始对功能性肛门直肠痛开展系列研究，认为该疾病是一类复杂的盆底功能障碍性疾病症候群。以整体观来看，涉及多系统：

1. 盆底肌系统 盆底肌的过度活动及活动低下均能引起疼痛。

（1）盆底肌高张力：盆底肌包括横纹肌和平滑肌。肛提肌、耻骨直肠肌及肛管外括约肌属于横纹肌，肠道及肛管内括约肌属于平滑肌。盆底肌痉挛、张力增高是功能性肛门直肠痛的主要病因。因此肛管直肠测压表现为肛管静息压增高，模拟排便时盆底肌肉无法放松，肛管压力逆向增高。南京市中医院盆底中心（薛雅红 等，2017）分析了2010—2013年146例慢性功能性肛门直肠痛患者的肛管直肠测压，其中女性为115例，与正常对照组（匹配性别年龄）比较，26.6%的患者肛管静息压增高，65.6%的患者盆底肌运动不协调，患者伴发盆底失弛缓、直肠高敏等。

（2）盆底肌低张力：上述146例研究同组资料，30.5%的患者肛管内括约肌张力下降，外括约肌收缩无力，57.1%的患者直肠推动力不足，表现为括约肌低张力，低收缩力。因此证明盆底肌松弛也是功能性肛门直肠痛的主要病因，这是该团队提出的病因新观点。研究还结合盆底超声检查，发现该组患者42.4%伴有直肠前突、直肠黏膜内脱垂/内套叠、33.4%伴有膀胱脱垂、会阴下降等盆底松弛的表现。以老年女性多见，伴发松弛型排便障碍、张力性尿失禁等。

2. 筋膜韧带系统 主要与宫骶韧带松弛和直肠阴道隔薄弱相关。

（1）盆底整体力学失衡：1990年，Petros和Ulmsten首先提出了女性"盆底整体理论"，将盆腔分为前中后三个腔室，分别包括前盆的膀胱尿道/中盆的子宫阴道和后盆的直肠肛门，由肌肉、韧带以及外周中枢神经调控等共同构成盆腔器官间的力学平衡，这是解剖结构与功能的动态力平衡。由于韧带筋膜肌肉的松弛导致器官间的承托力失衡，因此产生盆底功能障碍的各种症状。

（2）主要与宫骶韧带松弛有关：用盆底整体理论解释功能性肛门直肠痛的病因，其属于后盆症状，多与宫骶韧带松弛相关（Badiu et al，2018）。由于脏器脱垂，重力作用牵拉刺激宫骶韧带末端的神经纤维，这些神经纤维来自T12-L1和S2-4的内脏神经，因此会造成上述神经支配区域的疼痛和不适。判断的方法包括让患者平躺，采用手法或子宫托支撑松弛的宫骶韧带，即托举宫颈或阴道穹隆处，患者坠痛症状立刻减轻。因宫骶韧带松弛造成的慢性肛门直肠坠胀疼痛常合并下腹牵拉痛，多见于右侧，白天疼痛加重，平躺后缓解，性交后阴道深部痛，宫颈或后穹隆触诊时可诱发疼痛，常伴随尿频、尿急、夜尿、排便不尽等。作者（Ding et al，2014）以此理论指导通过经阴道支撑盆底韧带后测肛管直肠压力，可提升肛管静息和收缩压。作者以此思路手术治疗13例复杂性盆底功能障碍松弛型患者，均合并肛门直肠痛，经阴道缝合缩短宫骶韧带（Petros，2010），用自体组织加强直肠阴道隔及会阴体，9例获得满意疗效，随访疗效维持已超过3年。

3. 神经系统　主要为阴部神经和骶丛神经反射功能障碍。

（1）阴部神经功能异常：一些学者提出，功能性肛门直肠痛与阴部神经管卡压有关。日本一项研究（Takano et al，2005）观察了68例痉挛性肛门直肠痛患者，对这些患者进行全面仔细的指诊，其中55例在阴部神经区域有触痛点，像一条索状硬结，其走向和阴部神经相同，而且用手指刺激该点所引起的疼痛可放射到阴部神经支配的区域，对触痛点进行神经阻滞治疗有效，表明本病的发生可能与阴部神经的改变相关。南京市中医院团队在临床观察中也发现约三分之一的患者会出现同样的触痛点，但采用不针对此触痛点的治疗方法，患者症状缓解后触痛点消失，因此很难判断阴部神经卡压症状是原因还是结果。

（2）骶丛神经和反射障碍：简单来说，没有感觉信号输入至神经系统"司令部"，肌肉就不能协调运动，这就是完整的反射通路。参与疼痛调节的神经纤维主要有Aβ纤维、Aδ纤维和C纤维。Aβ纤维，有髓鞘，髓鞘厚，纤维粗，传导速度快，以传导轻刺激，无伤害性刺激为主；Aδ纤维，有髓鞘，髓鞘薄，纤维细，传导速度慢，以传导痛觉为主，刺痛；C纤维，无髓鞘，纤维特别细，传导速度特别慢，以传导痛觉为主，钝痛，慢痛，烧灼痛。神经纤维存在于会阴皮肤、盆底肌肉和器官中，神经纤维收到刺激信号后传入骶髓交感、副交感神经节（S2～S4）后上传至大脑中枢，痛觉中枢位于丘脑和大脑皮层，由下行抑制系统对疼痛的传入信号调制。骶反射的调控既受大脑控制，也受位于S2～S4的骶髓控制，可以称为一级和二级调控，两者相对独立又互相协调，共同完成对盆底感觉和运动功能的控制。如果骶反射正常，当刺激肛周皮肤，肛门外括约肌就会迅速反射性收缩，称为肛门皮肤反射，如果刺激阴蒂、尿道等也会引出类似的肛门外括约肌收缩，这一反射由双重调控，我们可用这一方法初步判断骶反射是否完整。如果大脑对

外周传入的伤害刺激或疼痛信号反馈过度，就会造成痛觉过敏，疼痛加重。因此骶丛神经调节的目的就是下调或上调传入和传出的信号，使其趋于平衡。通过针灸、电刺激和磁刺激等方法调节治疗疼痛有效也证明骶神经参与调节的作用机制。

4. 脊柱相关骨关节系统　功能异常是从脊柱力学观点出发研究脊柱与盆底疼痛关系。目前研究的内容集中在脊柱骨关节轻度位移，或应力集中，组织增生，压迫刺激周围的血管神经，而致肌张力失衡等症状。人体直立时上身负荷直接作用于骶骨，再经骶髂关节传递至双髋及下肢。女性孕期或产后常因体位和关节韧带连接松弛等原因造成耻骨联合分离和骶髂关节功能紊乱，因此造成骨盆旋移，附着的肌筋膜牵张疼痛。这一原因已受到临床关注（Susanne et al，2019），采用正骨或整脊的方法矫正，多见于产前产后的盆底康复。

肌肉、筋膜、神经、骨骼与精神心理等多重因素的影响使功能性肛门直肠痛的病因纷繁复杂。执繁就简，肌筋膜和神经调节可能是打破这一疾病恶性循环的入口。感觉神经由皮下浅部进入深部时，必须穿过筋膜，肌肉紧张或痉挛时也会牵拉筋膜，如果筋膜和肌肉之间、筋膜和皮下组织之间存在粘连时，各种原因所致的牵拉和张力就可以刺激或压迫感觉神经，并因此引起疼痛及放射痛，病情持续较久时，感觉神经本身也可发生继发性改变，形成痛觉敏感点，使临床症状多样。基于这一思路下的临床方案是本章叙述的重点。

该病在中医学中也有涉及，认为与劳倦、七情、年老、损伤有关，可以概括为"不通则痛，不荣则痛"。气机失调，瘀血阻滞，痰凝结聚致"不通则痛"；或因脏腑精血不足，气血亏虚，筋脉失濡致"不荣则痛"。"不通"与"不荣"夹杂，互为因果，以虚为主，本虚标实，易迁延不愈。

第三节 诊 断

功能性肛门直肠痛的诊断主要根据患者的症状，通过查体和专科检查，排除相关器质性疾病所致的疼痛来确诊。由于该病病因涉及肌肉、筋膜、神经、骨骼与精神心理等多重因素的复合影响，单一症状表现较少，常合并排便、排尿等障碍，因此明确为慢性功能性疼痛后还需要通过盆底特殊检查，整体诊断和评估复杂盆底功能障碍的程度，涉及多系统和多学科。

一、病史、症状

1. 疼痛相关病史 包括①病程：数月或数年；②疼痛性质：坠胀、钝痛、刺痛、灼热痛、跳痛、蚁行感等；③发作时间：白天或夜间或无规律，数分钟或数十分钟或持续存在；④是否有牵涉痛：是否伴有阴道痛、尿道痛、腹痛、腰痛等；⑤加重和缓解因素：久坐、焦虑加重或坐浴、休息缓解等。

2. 疼痛伴随症状 是否伴有排尿或排便障碍等，如排便不尽，手助排便，尿等待，夜尿增多、咳嗽漏尿等症状。

3. 女性经孕胎产史 特别询问是否有产伤撕裂、使用产钳、产程延长等情况。

4. 外伤史和手术史 包括肛肠、妇科、泌尿、颅脑或脊髓手术损伤等。

二、体格检查

1. 肛门直肠指检 告知患者需要配合，取左侧卧位，双膝屈曲，先观察肛周，看是否有外痔、直肠脱垂、肛裂、肛周皮肤病、污粪、瘢痕等，手指涂上润滑油后轻柔插入肛门，旋转示指，是否有肿物、狭窄、粪便潴留等，首先排除肛裂、痔、肛周脓肿、直肠狭窄和直肠肿瘤等所致的肛门疼痛。

（1）耻骨直肠肌牵拉：明确是否存在牵拉后疼痛，以帮助鉴别诊断肛提肌综合征和非特异性肛门直肠痛。

（2）直肠内特殊触痛点：指诊触及直肠内坐骨棘周围异常敏感或触痛点（刘彦，2016），约有三分之一的患者右侧可及触痛点，大多沿阴部神经分布。

（3）肛管直肠肌肉功能：异常示指敏感的触觉可以模拟肛管直肠测压判断肌肉功能，临床实用，不可替代。首先，示指轻轻放入肛管内，感知放松状态下肛管肌肉张力（正常／增高／降低），这反映肛管内括约肌功能；然后嘱患者收缩肛门并持续收缩，感知压力变化，持续收缩肛门10秒，判断肛管外括约肌收缩力量（正常或低下）；然后嘱患者做模拟排便动作，感受耻骨直肠肌或肛管直肠角的运动（是否能放松或矛盾收缩），判断盆底肌肉运动的协调性。慢性肛门痛常伴有出口梗阻型排便障碍，直肠内脱垂、耻直肌矛盾收缩多见（Chiarioni，et al，2011）；因此指诊模拟用力排便时，可观察是否存在直肠前突、直肠黏膜松弛套叠（示指黏膜绕指感）、是否存在子宫和膀胱脱垂等，有助于治疗方案的选择。

（4）肛门皮肤反射：用棉棒或针轻刺肛周皮肤，患者应能感知，随后肛门肌肉迅速收缩。如果感觉缺失或肛门肌肉不能收缩，说明感觉或运动神经反射通路存在异常，提示神经损伤。

2. 阴道检查 由于该病女性多见，因此阴道指诊除了需要常规排除妇科器质性原因所致疼痛外，还要探查盆底肌肉是否有特殊触痛点、盆底肌活动及脱垂情况等。

（1）会阴体：观察其弹性、厚薄、损伤、瘢痕等情况。

（2）触痛点：指诊外阴、前庭、宫颈及阴道穹隆处是否有触痛点。

（3）盆底肌：右手示指和中指置于靠近阴道后穹隆处，嘱患者收缩阴道肌，感知盆底肌收缩强度、持续时间及肌肉力量是否对称（判断是否有肛提肌损伤）。

（4）脱垂情况：用阴道窥器观察阴道前后壁、穹隆、子宫，逐步外移窥器，用力努挣后观察阴道黏膜、膀胱及子宫等松弛脱垂情况。

3. 其他 有些与骨盆移位有关。需要患者站立位姿势，检查脊柱是否侧弯和骨盆不稳定；身体检查开始前注意观察患者呼吸时的腹壁，是否存在呼吸过快过浅；还可以触诊下背部、臀部、腿部和腹部的肌肉张力是否对称等。

三、诊断标准

临床诊断可根据上述症状特点及查体信息，符合功能性胃肠疾病 - 功能性肛门直肠痛罗马Ⅳ诊断标准（Simren et al，2017），分为肛提肌综合征、非特异性肛门直肠痛及痉挛性肛门直肠痛三个亚型：

1. 肛提肌综合征（必须包括以下所有条件） ①慢性或复发性直肠疼痛；②每次发作持续至少30分钟；③耻骨直肠肌牵拉痛；④排除导致直肠疼痛的其他原因，如炎性肠病、括约肌肌间脓肿、肛裂、血栓性痔、前列腺炎、尾骨痛及盆底严重器质性病变。

2. 非特异性肛门直肠痛 符合肛提肌综合征诊断标准，但牵拉耻骨直肠肌无疼痛。

3. 痉挛性肛门直肠痛（必须包括以下所有条件） ①反复发作的直肠疼痛，与排便无关；②每次发作持续数秒至数分钟，不超过30分钟；③在发作间期无疼痛；④排除导致直肠疼痛的其他原因，如炎性肠病、括约肌肌间脓肿、肛裂、血栓性痔、前列腺炎、尾骨痛及盆底严重器质性病变。

上述症状超过3个月符合临床诊断。

四、鉴别诊断

经直肠指诊、结肠镜、盆底超声或磁共振等排除肛肠器质性和解剖结构改变等原因，有些疑难患者需要妇科、泌尿科等医生联合诊断。一项227例的研究（Chiarioni et al，2010），经过此流程，85%的患者病因不明，我们称为"功能性"疼痛综合征。

需排除以下原因引起的疼痛。

1. 肛门直肠疾病 ①内痔脱垂：肿物脱出、肛门坠胀，痔核回纳后肛门坠胀好转；②肛裂：肛门刺痛，便后加重，便血染纸，热水坐浴可明显缓解；③肛瘘、肛周／肌间脓肿：慢性感染位置较深时表现为肛门坠胀，有时指诊无法分辨，可做超声或磁共振排除；④肛直肠肿瘤：有时直肠肿瘤无便血和便次增多等典型表现，指诊也无法触及，需结肠镜排除；⑤直肠炎或炎性肠病：便中混有黏液或血液，结直肠镜不难鉴别，需要注意的是临床常将功能性肛门直肠痛诊断为肛窦炎、直肠炎、肛乳头炎等；⑥肠易激综合征：症状与排便相关，便后减轻，功能性肛门直肠痛常与肠易激综合征便秘型、腹泻型和腹痛型等并见；⑦肛门直肠术后影响：痔注射或吻合器悬吊手术后虽未存在吻合口狭窄，但由于硬化剂或金属钉异物刺激，致内括约肌痉挛、直肠顺应性下降或直肠高敏等，造成坠胀。

2. 妇科疾病 ①慢性盆腔炎：下腹坠胀、肛门坠胀、腰骶部酸痛，疼痛在劳累、性交后或月经前后加重，无明显感染，常与功能性肛门直肠痛混淆或并存；②直肠子宫内膜异位症：疼痛与经期有关，盆腔超声可发现肿块，有时需要腹腔镜下诊断，特征性改变为疼痛随月经周期或激素治疗而改变；③外阴阴道炎、前庭炎：阴道无异常分泌物，属于阴道痛。

3. 泌尿系疾病 ①前列腺炎：除了排尿不适外，还有后尿道、会阴、肛门坠胀不适等，前列腺液实验室检查有助于鉴别；②前列腺增生、泌尿系肿瘤等。

4. 其他 ①尾骨痛：可有尾骨压痛及异常移动和外伤史；②骶尾部肿瘤：特征性的症状和体征超声和磁共振可发现；③腰椎间盘突出：腰4-5和腰5-骶1椎间盘突出易于出现肛门直肠周围疼痛，可用CT或MR进行鉴别。

第四节 评 估

一、症状评估

（一）症状特点

南京市中医院牵头制定功能性肛门直肠痛国家中医临床路径及诊疗方案，先观察300余例患者资料（丁曙晴 等，2012），后又系统观察100例女性功能性肛门直肠痛患者（张娇娇 等，2018），主要症状特点如下。

1. 疼痛特点 ①以肛内直肠坠胀不适为主，占56.5%～87.5%；②排便、劳累、久坐为主要加重或诱发因素，占62%；③发作无定时，晨轻暮重，疼痛绵绵，一天中疼痛超过6小时占81%；④疼痛牵及会阴、阴道、尿道、小腹和背部占20%，痛处模糊，喜温喜按；⑤中重度疼痛为主：占67%，疼痛评分5.1±2.19（2～10）分；⑥严重影响生活质量：占26%。

2. 症状重叠 单纯肛门痛症状仅占19%，合并一至四种盆底功能障碍症状占81%，最常见合并症状为排便障碍（70%），其次分别为尿失禁（48%）、尿频、夜尿症、排尿障碍（14%）、大便失禁（11%）、阴道痛（10%）。

（二）疼痛严重度评估

临床常用视觉模拟评分法，由患者自我评估，分值区间0～10分，0分表示"无疼痛"，10分表示"最剧烈疼痛，无法忍受"。得分0～3分为轻度疼痛，4～6分为中度疼痛，7～10分为重度疼痛。

使用时需要注意的是：由于此评估来源于患者的主观感受，无法客观量化，因此评估前医生需要确认患者理解疼痛的含义，有患者理解疼痛为刺痛锐痛，对存在的坠胀不适不知如何表达，因此导致分值低判，影响评估的准确性和疗效评估。医生可以询问患者总体感觉的痛苦程度，按0至10分评定记录。

（三）生活质量评估

随着对慢性身心疾病"生物 - 心理 - 社会"医学模式的认识和发展，疾病的评估除了以医生为主导的临床症状、实验室检查等客观指标外，患者的自我感觉、生活质量的高低是另一重要的评估方法，用于对疾病的研究和疗效评价。

主要通过患者填写问卷量表的方法评估，量表分为通用生活质量量表和疾病专属生活质量量表两类。目前尚缺乏功能性肛门直肠痛专用量表，因此采用通用生活质量量表SF-36（short form-36）来评估。中文版SF-36（刘朝杰 等，2001）在原量表基础上根据中国国情对个别条目进行了修正和补充，在中国人群中有较好的可信度、效度和适用性。量表从生理功能（physical functioning，PF）、生理职能（role-physical，RP）、躯体疼痛（bodily pain，BP）、总体健康（general health，GH）、活力（vitality，VT）、社会功能（social functioning，SF）、情感职能（role-emotional，RE）、精神健康（mental health，MH）这8个方面对被调查者的生活质量进行一个全面的评估，评分越高生活质量越好。该量表多为研究用。南京市中医院盆底中心统计，患者治疗前分值为74.49±31.31，治疗后评分升高至92.6±19.6。

（四）心理评估

主要通过患者填写心理评估量表，包括SCL-90症状自评量表、汉密尔顿焦虑 / 抑郁量表（SAS/SDS）等。

二、影像学评估

（一）盆底超声

功能性肛门直肠痛为复杂盆底功能障碍性疾

病，经会阴、经阴道、经直肠等多项盆底超声技术可静态和动态观察盆底结构和功能障碍，由于比传统排粪造影提供更多重要信息，且无射线暴露，比磁共振经济，可以作为慢性肛门痛患者首选的影像学检查方法。

1. 排除肛管直肠周围感染等所致疼痛　可采用经直肠 360° 腔内探头扫查有优势，特别是括约肌间和括约肌上间隙感染的诊断有优势，患者耐受性好。

2. 静态观察肛管内外括约肌和肛提肌　采用 360° 腔内探头三维成像，经直肠探查肛管内外括约肌有优势，经阴道探查肛提肌有优势，可静态测量肌肉的损伤、增厚、薄弱等。

3. 动态观察前中后盆的功能状态　特别对女性慢性肛门痛患者，需要评估是否伴有膀胱脱垂和张力性尿失禁等明显的前盆腔功能障碍，有无明显子宫脱垂，以及是否合并出口梗阻型便秘的超声特征。根据医生对操作技术的熟悉程度、设备不同及观察目的选择，可采用 360° 探头经直肠或经阴道扫查或采用经阴道特殊线阵凸阵变频探头或经会阴扫查，各有优势。经会阴动态超声操作简便，实用性好，重点介绍。

4. 动态经会阴超声

（1）探头要求：二维凸阵探头，频率 3 ~ 6 MHz，扫描范围至少 70°，可分别进行矢状面和冠状面成像。

（2）操作方法：检查前无须肠道准备，患者取截石位，膀胱适当充盈，将探头轻轻放置在阴阜与肛门边缘之间的会阴部，行纵、横切面扫描。在矢状面成像时，可以观察到前盆、中盆、后盆的几乎所有解剖结构，从腹侧到背侧依次为：耻骨联合、膀胱、膀胱颈部、尿道、阴道前壁、阴道、阴道后壁、直肠及肛管。

（3）测量指标：①膀胱颈移动度（bladder neck descent，BND）：取耻骨联合下缘水平线为测量基线，测量膀胱颈到耻骨联合下缘水平线的距离（bladder symphysis distance，BSD），分别测量静息状态及最大 Valsalva 动作时的 BSD，两者差值为 BND，用于评估膀胱颈的位置和活动度，临床上 > 25 mm 认为存在膀胱过度活动，考虑与压力性尿失禁密切相关。②膀胱尿道后角

（retrovesical angle，RVA）：膀胱后壁与近端尿道轴线夹角，正常值为 90 ~ 120°，最大 Valsalva 动作时，RVA > 140°，膀胱底部和尿道几乎在一平面时，临床上考虑膀胱尿道脱垂，与压力性尿失禁密切相关；RVA 正常，膀胱最低点明显低于膀胱颈时，临床考虑单纯性膀胱脱垂，与脱垂症状相关。③肛直角（ARA）：肛管、直肠后缘切线的夹角。通过静息状态、最大 Valsalva 动作时角度的变化，判断是否存在耻骨直肠肌的矛盾收缩。④直肠前突：Valsalva 动作时直肠远端突出最顶端至肛管内括约肌延长线的垂直距离，临床上 > 1 cm 有诊断意义。⑤直肠黏膜内套叠：患者最大 Valsalva 动作时，可见松弛的直肠壁内陷至直肠腔内。⑥肠疝：超声下可见小肠或乙状结肠环疝入直肠阴道隔，疝内容物常表现为不规则均匀回声或毛玻璃样外观。

南京市中医院盆底中心（薛雅红 等，2016）对 33 例女性慢性肛门痛患者的经会阴超声特征观察，超声结果显示：33.4% 合并膀胱尿道脱垂，42.4% 存在直肠前突与直肠黏膜内套叠，21.2% 存在盆底失弛缓。Xue（2017）对 30 例女性功能性肛门直肠痛患者采用三维经直肠超声（B-K，探头 2050）观察肛管内括约肌、外括约肌和耻骨直肠肌厚度和运动，发现耻骨直肠肌增厚，肛直角静息状态缩小，排便状态无法放松，认为耻骨直肠肌增厚和矛盾收缩是功能性肛门直肠痛的重要特征，超声具有较好的诊断价值，同时从另一方面印证了肛管直肠测压结果，从影像学角度说明女性慢性肛门痛患者常同时伴有盆腔器官脱垂、压力性尿失禁和盆底肌运动不协调。

（二）磁共振

采用磁共振静态扫描可排除盆腔器质性疾病，探查和测量肛管内外括约肌和肛提肌的损伤，采用动态排粪造影可同时观察盆底三腔室的脏器活动度及肌肉运动的协调性，测量方法与超声类似，可以显示肛门直肠痛患者合并存在直肠前突、直肠黏膜内套叠、会阴下降、肠疝、盆底失弛缓、膀胱和子宫脱垂等影像学征象，有利于功能性肛门直肠痛患者盆底功能障碍的综合评估。

当然，盆底超声和MR等影像学检查结果需要结合患者的临床症状、医生肛门指诊发现和功能学检查结果，综合分析和判读。

三、盆底功能评估

（一）肛管直肠测压

1. 肛管直肠测压指标　虽然有经验的医生可以通过肛门指诊获得直接的肛管肌肉功能评估，但是肛管直肠测压无疑是一种安全、无创和客观的检查方法。我们可以根据患者的症状及指诊获得的信息，结合肛管直肠测压指标所代表的临床意义，综合分析患者的功能异常类型，理解疾病的发病机制。通过检测肛管静息压、最大收缩压、排便弛缓反射、直肠感觉功能等，为临床提供四种类型盆底功能障碍的排列组合并存的丰富信息（丁曙晴，2016），包括：括约肌功能障碍（高张力/低张力）、盆底肌肉运动协调性障碍（反常收缩/无法控制）、感觉功能障碍（高敏/低敏）及直肠推动力（足够/不足）等。根据潜在的动力学机制可以分为三个亚型，即高张力（或）盆底肌运动不协调型；低张力/盆底肌松弛型；张力正常型，这有助于选择不同的治疗策略。

2. 功能性肛门直肠痛肛管直肠测压表现　南京市中医院盆底中心分析了2010—2013年146例慢性功能性肛门直肠痛患者的肛管直肠测压资料，其中女性115例，与性别年龄相匹配的正常对照组比较，26.6%为高张力型，65.6%为盆底肌运动不协调型，30.5%为低张力型，57.1%为盆底松弛型，31%表现为直肠高敏感性，各类型可兼见。可以以此为依据定制不同的训练方案，提高疗效。

（二）盆底表面肌电

盆底表面肌电（pelvic floor sEMG）是采用经阴道/肛门电极记录盆底横纹肌潜在运动电位，经过精确的信号处理技术，分析出肌电的振幅、变异性、活动速度、运动的肌纤维类型等，能够反映神经、肌肉的活动，用于评估盆底肌功能异常，并指导基于表面肌电信号的盆底生物反馈方案的制订和训练。南京市中医院盆底中心采用经肛门电极和Glazer评估方案（Glazer protocol）测量146例功能性肛门直肠痛患者，对照125例无症状人群（薛雅红等，2012，2014）。

1. Glazer评估方案　测试者取斜躺仰卧位120°，双脚分开，与肩等宽，臀部旋转脚尖向外60°，身体放松，经肛门电极（T6051，thought-technology）采集肌电信号。探头顶部可涂少许专用凝胶，检测前医生须向患者介绍评估方法，包括检查目的、步骤要领、注意事项，移除患者身上的电子物件以免影响肌电信号，嘱患者收缩时只运动盆底肌，辅助肌（臀肌、腹肌、四肢肌肉）不参与收缩。共包括5个步骤：①放松阶段：充分放松腹肌、臀肌及肛门部肌肉，进行1 min基线记录，测试肌电波幅、肌电变异性、中值频率；②快速收缩阶段：先全身放松10 s，然后根据电脑指令快速收缩盆底肌后立即放松，共完成5次动作，计算快速收缩时肌电波幅和反应时间，反映盆底肌快肌（Ⅱ型肌）功能；③持续收缩阶段：先全身放松10 s，根据电脑指令持续收缩盆底肌10 s后放松10s，共5次，计算平均收缩波幅、肌电变异性、中值频率，反映盆底肌慢肌（Ⅰ型肌）功能；④耐久收缩阶段：全身放松10 s后根据电脑指令持续收缩盆底肌并保持60 s，计算平均收缩波幅、肌电变异性、中值频率，反映盆底肌耐疲劳程度；⑤再次放松阶段：充分放松肛门，再进行1 min基线记录，并与测试第一阶段数据进行比较，观察肌肉疲劳状态后的恢复功能。

2. 功能性肛门直肠痛的盆底表面肌电特征　薛雅红等（2014）发现两种类型的异常：一类为过度活动，静息肌电升高＞4 μv，不能持续收缩，肌电活动不稳定，另一类为活动低下，静息肌电正常或下降＜4 μv，收缩波幅减弱，不能持续收缩，肌电活动不稳定。Ⅰ型肌功能异常说明慢肌无法持久收缩，稳定性差；Ⅱ型肌功能异常说明肌肉快速反应速度和收缩弱，表现为收缩反应时间延长，收缩波幅低。此外，两种亚型的共同特征和特异性指标是变异系数高，而非波幅，说明盆底肌慢肌活动稳定性差是功能性肛门直肠痛的特征。这一指标也是判断治疗效果的关键因素。因此，临床采用 Kegel 盆底肌康复训练时关注盆底肌稳定性的训练疗效更好。

第五节 治 疗

功能性肛门直肠痛属于复杂盆底功能障碍疾病，"痛"只是冰山一角，症状重叠，涉及前、中、后盆，治疗棘手。根据症状特点及潜在的病因，针对肌肉筋膜和神经功能调节的中西医结合治疗方案可能是打破这一身心疾病的捷径。本节以此为重点叙述。

中西医结合的治疗方法以非手术非药物的盆底康复为主，其中盆底生物反馈、针刺及骶神经刺激治疗各有优势。其他方法包括：基础及认知治疗、药物治疗、中医辨证论治等。个性化多种疗法的结合也可扬长避短，提高疗效。应避免长期使用阿片类止痛药。对于一部分经过严格评估的患者可以选择肉毒素注射和盆底悬吊手术。

一、一般治疗

功能性肛门直肠痛属于身心疾病，疗效的提高离不开患者对疾病的认知和参与治疗。一些家庭治疗方法安全，患者可自行操作，辅助缓解症状。

1. 温热水坐浴 40℃的温水坐浴可以使肌肉放松，改善局部血流，适合盆底肌高张力痉挛性疼痛者暂时缓解症状。安全无副作用，为基础治疗。

2. 提肛运动 基于女性盆底整体理论的研究（Petros et al，2001），正确的提肛运动有助于改善盆底肌功能，从上、下、前方加强盆底肌肉和韧带的力量，并能融入患者的日常生活，成为家庭治疗的一部分。患者坐在"瑜伽球"上，全身放松，每次肛门持续收缩 - 放松各 10 s 为一次，连续完成 20 ~ 30 次，早晚各一次。适合盆底肌低张力患者和产后康复。

3. 精神调摄 通过调整呼吸、自我暗示、音乐和冥想等方法改变患者焦虑和紧张状态。

4. 饮食疗法 调整饮食结构，改善排便；避免饮酒和辛辣刺激之品诱发。此外依据"药食同源"，经过中医体质辨识后可用饮食调理，如气虚体质者，服用山药、大枣、黄芪等，改善体质。

二、盆底生物反馈

盆底生物反馈的实质是训练大脑控制盆底肌群协调收缩和放松的技术，是重新建立条件反射的过程，属于"行为医学"。盆底生物反馈的成功四要素依次包括：① 细致的诊断（盆底肌肉神经功能评定）及治疗方案；②患者的良好认知和治疗依从性；③治疗师的专业指导；④治疗设备的精巧易用。

由于功能性肛门直肠痛患者存在盆底肌筋膜高张力、低张力和运动不协调的差异，这些潜在的病因造成各种盆底症状的重叠，所以治疗并非局限于"止痛"。盆底生物反馈治疗就是解决盆底症状的共性问题，而非局限于某一疾病，因此该疗法是功能性肛门直肠痛的一线和首选治疗方法。

（一）治疗方法

1. 治疗原理 盆底生物反馈主要通过测压或肌电设备采集盆底肌肉运动的信号，让患者感知理解肌肉的收缩和放松（通过屏幕看到或通过声音听到），从而建立大脑和盆底肌之间的联系（理解错误动作和信号与症状的关系），重建外部条件反射（纠正错误并强化），训练或部分代偿已经受损的内部反馈通路的过程（形成条件反射并固化）。患者通过不断学习和重复，最终能自如控制盆底肌，重新获得尿便控制、盆腔器官承托、感觉和性活动等功能。

2. 方案及实施 盆底生物反馈方案的实施对患者的要求高，需要患者具有良好的认知能力和积极配合，其依从性与疗效直接相关。单纯生物反馈治疗存在周期较长、患者配合度、成本及花费、便利度等影响，疗程从最短两周强化至长程3个月不等，共性特点是：在院治疗时治疗师一对一指导，每次45~60 min，主要帮助患者理解信号与肌肉运动的关系，学习设备操作等，训练过程主要由患者采用家庭装置在家自行练习，治疗师每间隔1~2周指导1次，共4~6次完成治疗，通过症状积分和盆底表面肌电来评估训练效果，至6个月时再巩固指导随访1次。我们将此治疗引入国内的过程中，考虑患者的依从性、疾病的严重度、医疗支付和治疗师的需求等因素，通过观察短期和长期疗效，最终采用以生物反馈治疗为主，每日治疗1次，每周五次，四周共20次的中等强化治疗方案，疗效稳定可复制。流程如下。

（1）帮助患者定位训练的盆底靶肌肉：主要是肛提肌和耻骨直肠肌。患者模拟努挣排便动作时错误或不知道使用盆底肌，而依靠腹肌、臀肌和大腿内收肌群。指导患者用手指纳入直肠或阴道内引导感知自己盆底肌收缩或放松，或采用经肛、经阴道探头低频电刺激和阈上电刺激触发，或经肛球囊充气感觉刺激等方法建立盆底肌本体感觉。可使用另外通道监测盆底肌运动时腹部臀部肌肉或内收肌不参与。

（2）训练盆底Ⅰ型肌的稳定性：对盆底失弛缓、盆底松弛所致功能性肛门直肠痛的盆底表面肌电研究发现，共性特征是：盆底Ⅰ型肌持续收缩稳定性差，表现为变异度高，提示Ⅰ型肌慢性疲劳。由于盆底肌群Ⅰ型肌占70%～75%，因此重视此类肌肉稳定性的训练与疗效直接相关。根据评估时患者的基础值设定训练难度，例如：Kegel模板训练方案设为10 s收缩–10 s放松，波幅高度根据测试持续收缩10 s的平均波幅一半设定。患者斜坡卧位，双腿稍外展呈120°，调整呼吸全身放松，置入直肠或阴道探头后，使用最大收缩力量的二分之一至三分之一夹紧肛门或阴道10 s并保持，同时腹肌和其他辅助肌不能参与收缩，然后放松10 s，之后反复120次。在此

练习过程中治疗师指导和鼓励患者正确完成动作并形成记忆，结束在院的设备训练后当天需要根据记忆采用球囊或探头在家强化训练半小时，便于更快熟悉和掌握动作要领。如患者治疗依从性好，通常训练6～8次后症状会改善，患者建立信心，此后不断强化，使动作完成越来越规范。这一过程形成条件反射维持长期疗效需要4周。部分患者静息状态下肌电基线增高，还需配合呼吸等放松训练，之后才能更好地完成稳定性训练。

（3）训练盆底肌Ⅰ型肌和Ⅱ型肌的协调性：盆底功能障碍的第二共性特征是快肌募集速度差及波幅低。因此在完成Kegel模板训练的过程中，先关注肌肉持续收缩的稳定性，而非收缩波幅的高低，之后再关注快速收缩的精准性，即对照模板肌肉收缩时曲线上升的直角和高度是否平滑吻合。

（4）训练盆底肌肌力，同时改善直肠的便意感：这一过程可以通过阴道哑铃或直肠球囊辅助训练，循序渐进。根据训练目的决定阴道哑铃的重量或直肠球囊注气量的逐渐增加或减少，维持长期疗效需要1～2个月。

生物反馈的训练方案依据盆底表面肌电的检测结果个体化调整。目前用于治疗的生物反馈方案有Kegel模板训练、放松训练、触发电刺激等。生物反馈的核心是Kegel模板训练的完成质量，看起来简单的模板训练的掌握过程就是获得疗效的捷径，所谓"大道至简"，主要锻炼盆底肌的稳定性，同时可降低肌肉疲劳和盆底交感神经的兴奋性，缓解盆底肌肉痉挛。放松训练主要针对高张力型患者，降低盆底肌张力，更好地进行稳定性训练。触发电刺激主要用于低张力型和感觉减退的患者，电刺激可刺激阴部神经的传出纤维，重建神经肌肉兴奋性，从而增强肛提肌及其他盆底横纹肌的收缩力量，也可以改善局部血液循环，减轻缺血引起的疼痛。

治疗师要以患者为核心，充分理解盆底生理和病理特点、熟悉行为疗法、心理治疗及各种评估技术，根据患者的情况建立个体化指导，提高患者治疗的依从性，帮助患者建立疗效的合理预期，根据症状分别采用单纯家庭训练和在院治疗

及在院强化综合治疗等。

（二）最佳适应证

丁曙晴（2017）认为生物反馈治疗盆底功能障碍最佳的适应证包括：①盆底功能障碍以肌源性为主；②盆底松弛型，不伴有严重的直肠、子宫和膀胱等脏器脱垂；③盆底失弛缓型非严重神经原性损伤所致；④患者认知及精神状况能与治疗师配合；⑤治疗依从性好。

（三）疗效及评价

美国和欧洲的胃肠神经生理和动力学会发布的专家共识意见（Rao et al，2015）将盆底生物反馈用于肛提肌综合征列为二类证据，B级推荐。肛提肌综合征中85%存在盆底肌运动不协调，大部分合并排便功能障碍，因此，盆底肌运动不协调被认为是肛提肌综合征的潜在病理机制。因此原因所致排便障碍的生物反馈疗法在该共识意见中已列为一类证据，A级推荐。

一项157例功能性肛门直肠痛的前瞻性随机对照研究（Chiarioni et al，2010）比较了生物反馈、电刺激和肛提肌按摩的有效率，分别为87%、45%和22%，盆底生物反馈疗效持续达12个月，优势明显。郑玲等（2016）的一项142例功能性肛门直肠痛生物反馈治疗疗效的回顾性研究显示，其近、远期疗效分别为85.9%和75.2%，患者近、远期总满意率分别为92.3%和84.2%。

虽然随机对照研究是评价治疗方法获得证据级别和推荐强度最高的方法，已成为"金标准"，但是生物反馈疗法并不适合此评价方法，因此影响对该疗法的评价。近年来，随着实用性随机对照研究设计的发展，更适合于该疗法复杂干预的特点，因此改变评价的方法学、通过临床设计及大数据采集和分析，将会帮助医患更好地了解和实施这一安全有效的疗法。

三、针刺及骶神经刺激

针刺在镇痛方面的作用已被广泛证实，中医善用针刺治疗慢性疼痛，甚至针刺麻醉的研究在国际上影响较大。针刺对功能性肛门直肠痛的治疗优势明显。

（一）治疗方法

1. 治疗原理　按照传统针刺理论，以经络为指导，循经远道选穴、局部选穴、辨证选穴。实证祛邪通络，行气活血；虚证温养脏腑、濡养经脉。功能性肛门直肠痛的选穴需针对病因病位选穴，循经远取加上移神定痛为要素。通督调神以解郁，宁心移神以止痛。按照现代针刺研究，疼痛与神经系统关系紧密，主要通过三层面神经调节，实现对中枢、骶髓和肠神经系统的调控，多途径综合效应，机制不明。其中，由于骶神经刺激独特的局部和中枢调节效应，使"深刺八髎穴"作为关键技术受到关注。八髎穴已广泛用于盆底功能障碍性疾病（王玲玲等，2014）包括：①泌尿科：尿失禁、膀胱过度活动症、卒中后尿潴留及尿失禁、糖尿病神经源性膀胱、术后膀胱功能异常、慢性前列腺炎等；②妇科：慢性盆腔炎、痛经、阴道痛、月经不调、卵巢早衰、分娩镇痛等；③肛肠科：成人功能性便秘、儿童便秘、大便失禁、肛门直肠痛等。目前研究表明八髎穴的作用机制主要是基于骶神经刺激产生，因此要求深刺八髎穴，只有针刺深度达到一定程度（至少进入骶后孔）才能对骶神经产生有效刺激。其他取穴主要对应脏腑功能不调，即肝脾不调和肾司不利，取肝俞、肾俞、大肠俞均为足太阳膀胱对应的脏腑经穴，疏肝理气，补肾固本，调理肠腑。现代医学认为，穴位对应的神经节段对躯体与自主神经皆有调节和镇痛作用。针刺传入信息和疼痛性刺激的传入信息在脊髓水平进行整合，脊髓中这些神经元对疼痛性刺激的反应进行抑制而起到"止痛移痛"的作用，此外还有多种神经介质的参与，与精神和体液调节等有关。

2. 方案及实施　根据丁康等（2009），陆链等（2014）；薛雅红等（2017）的研究方案，曾取得了较满意的临床疗效。

（1）取穴：①主穴：中髎、下髎、肝俞、肾俞、大肠俞；②配穴：百会、大椎、安眠

（2）操作方法：①中髎、下髎需由骶后孔刺入至骶前孔。根据患者体型，采用0.30/0.35×

75 mm 或 0.30/0.35×100 mm 针具，在臀沟顶端皮肤平齐可触及骶骨角，其边缘向上约 1 cm 可触及凹陷，为下髎穴（S4），向下 90° 直刺，可用套管辅助进针，减少刺入皮肤时疼痛。进针时操作者仔细体会针下穿过不同组织层次感，进入骶后孔的感觉是针下从松软至开始有沉紧感，此时继续缓慢进入，并询问患者感觉，以直肠和会阴部有重胀承托感为好，如针下刺痛或刺入受阻，多为针具触及骨膜或孔壁，避免强行进针。中髎穴为下髎穴外上约 1 cm 凹陷，距离中线 2～3 cm，也可取髂后上棘与同侧骶骨角连线中点凹陷中，向下 70° 刺入，针体与脊柱平行，掌握好角度入孔，使针感放射至肛门和会阴部，甚至足大趾内侧端。加电针，疏密波，2～15 Hz，输出电流强度以患者舒适为好。②肝俞、肾俞、大肠俞直刺 0.5～1 寸，不加电针；百会、大椎、安眠，低频率、小幅度均匀提插捻转 2～5 分钟。

（3）疗程：每日一次，留针 30 分钟，10 次为一个疗程，治疗两个疗程。

（二）最佳适应证

根据南京市中医院盆底中心十年的系列研究，认为针刺治疗功能性肛门直肠痛的最佳适应证包括：①无法实施生物反馈训练者（年老认知等不配合）；②合并失眠焦虑抑郁等躯体症状明显者；③盆底肌筋膜韧带松弛但无严重脏器脱垂者。

（三）疗效及评价

薛雅红等（2017）前瞻性随机平行对照针刺和盆底生物反馈治疗功能性肛门直肠痛共 68 例，治疗时间 4 周，随访 8 周，研究发现：两种治疗方法均能很好地改善患者疼痛症状，疗效稳定；针刺的优势为起效快，短期效果（2 周）明显，改善睡眠情绪精神和生活质量方面优于生物反馈，对非特异性肛门直肠痛优于生物反馈，但对肛提肌综合征尤其合并盆底失弛缓者不如生物反馈。针刺联合盆底生物反馈更有优势，因此已成为该中心的临床常用方案。

手术植入电极及刺激器的骶神经刺激（SNS）治疗功能性肛门直肠痛的文献较少，有三项小样本的总例数小于 30 例的研究显示骶神经刺激治疗可能有效，但使用应慎重。国内尚未开展。相比而言，针刺骶神经刺激具有费用低、适应症状更广、无须永久植入异物的优势，值得进一步研究和推广。

四、中医辨证论治

中医辨证论治的思路基于功能性肛门直肠痛的中医病因病机，即"不通则痛"和"不荣则痛"，采用疏肝解郁、行气活血、益气升提、滋阴养血、温补脾肾、宁心安神等方法，以人体体质差异"疏之导之"，而非单纯镇痛的"堵之压之"。按照中医证型分列如下。

（一）内治法

1. 肝脾不调证 肛门坠重或掣痛；精神抑郁，胸胁胀满，善太息，或有呃逆嗳气，大便失调；舌质淡，苔薄腻，脉弦。治以疏肝解郁，行气健脾。方用：柴胡疏肝散加减。柴胡、白芍、川芎、枳壳、陈皮、香附、甘草。胸胁胀闷甚者，可加瓜蒌、半夏、郁金；呃逆嗳气者，加旋复花、代赭石。

2. 肺脾气虚证 肛门坠胀，休息后缓解，朝轻暮重；体倦乏力，伴有直肠、膀胱或子宫松弛或脱垂；动则气短，易自汗，舌质淡，苔薄白，脉细弱。治以：益气健脾，升提固托。方用：补中益气汤加减。黄芪、白术、陈皮、升麻、柴胡、党参、当归、炙甘草。兼血虚者，加鸡血藤、熟地、川芎。兼阳虚者，加附子、肉桂、干姜等温通气血；兼食欲不振者，加山楂、砂仁、神曲；兼气滞脘腹痞胀者，加枳壳、木香。

3. 肝肾阴虚证 肛门灼热刺痛；形体消瘦，五心烦热，口干喜冷饮，腰酸乏力，潮热盗汗，月经先期量少；舌红质嫩，舌体瘦薄，脉弦细数。治以养阴清热，宁心安神。方药：六味地黄丸合滋水清肝饮加减。生地、山萸肉、山药、丹皮、泽泻、茯苓、柴胡、栀子。兼有大便秘结者，养阴清热的同时以"益气养阴调气"求本，可加用生白术、黄芪健脾益气，生地、玄参增液润肠；兼有失眠多梦者，加豆豉、酸枣仁、乌梅；兼有月经量少者加女贞子、墨旱莲。

4. 气滞血瘀证 肛门坠胀掣痛,绵绵不休或痛如针刺,久坐加重;胸胁胀闷;舌黯或有紫气及瘀点,脉涩或弦紧。治以理气活血,化瘀止痛。方药:桃红四物汤合血府逐瘀汤加减。熟地、当归、白芍、川芎、桃仁、红花、赤芍、牛膝、枳壳、桔梗、柴胡、甘草。气郁化火者可加用金铃子散;兼气虚者可加用四君子汤。

5. 湿热下注证 肛门坠胀潮湿;伴大便黏着后重,腹部胀满,口中黏腻,口臭,纳食差;舌苔黄厚腻,脉滑数或濡数。治以清热利湿,行气调血。方药:三仁汤合四妙丸加减。薏苡仁、杏仁、白蔻仁、半夏、厚朴、滑石、通草、竹叶、苍术、牛膝、黄柏。湿重者加用藿香、佩兰化湿、车前子、泽泻利湿;热重者加用黄芩、栀子清热燥湿。

(二)外治法

除了上述中药内服外,还可配合行气活血散瘀止痛的水剂坐浴、膏剂外用和疼痛局部艾灸等方法缓解症状。

1. 中药坐浴 止痛如神汤,包括秦艽、苍术、黄柏、生大黄、当归、泽泻、槐花各 10 g,地榆 15 g,桃仁、防风、槟榔、荆芥各 6 g。

2. 艾灸 艾条点燃后插入灸盒,坐灸长强和会阴穴,头顶悬灸百会穴,调理任督二脉。

(三)疗效评价

中医药内服外用适用范围广,可单独使用或配合其他疗法(徐胜艳 等,2013)。该治疗方案经南京市中医院牵头中医临床路径协作组六个中医医院临床验证方案的有效及可实施性来看,对于轻中度患者有效,依从性好,经济实用,适合基层各级单位使用。

五、药物治疗

1. 缓解括约肌痉挛 主要通过松弛过度收缩的平滑肌、缓解括约肌的痉挛、降低肌张力等使肛门放松,缓解疼痛。①口服钙离子拮抗剂:以硝苯地平、地尔硫草为代表的钙离子拮抗剂可有效松弛痉挛的肛门括约肌;②吸入沙丁胺醇:一项包括 18 例患者的随机双盲对照研究证实(Eckardt et al,1996),对于痉挛性肛门痛的短期发作可有效缩短肛门疼痛持续时间,但作用机制尚不明确;③外用硝酸甘油软膏:用 0.3% 硝酸甘油软膏局部涂抹可有效降低痉挛所致疼痛强度(Lowenstein et al,1998)。

2. 镇痛 ①非甾体类抗炎药:如对乙酰氨基酚,布洛芬等,主要通过抑制环氧化酶-2(COX2)活性及前列腺 E2(PGE2)的合成,减少致痛物质的刺激,降低疼痛敏感性;②阿片或类阿片药:中枢镇痛,应避免长期使用依赖。

3. 抗焦虑抑郁药物 通过抑制脑干内下行抑制通路内 5-HT、NE 的再吸收发挥作用,减少脊髓内伤害性感受通路信号的上传,发挥镇痛作用。三环类抗抑郁药(例如去甲替林,阿米替林),或血清素去甲肾上腺素再摄取抑制剂(例如度洛西汀)应考虑用于疼痛合并抑郁患者。

六、物理治疗

物理治疗方法(Berghmans et al,2018)结合了认知教育、盆底肌训练、手法技术、肌肉拉伸、深呼吸和全身放松运动等方法,这是盆底物理治疗师参与多学科治疗的一部分。

1. 局部手法按摩 可以通过阴道按摩触痛点,适合肌筋膜紧张合并阴道痛患者;对于查体时发现腰骶部、下腹部、大腿内收肌群、直肠或阴道内有触痛点时,可以通过深压手法按摩、拉伸和干针等松解肌筋膜张力,缓解疼痛。

2. 电刺激 经阴道电极电刺激治疗 94 例盆底疾病患者,每周 1 ~ 2 次治疗,平均治疗至第 6 次症状改善,疼痛积分从 5 分降至 1.5 分。根据不同设备和患者疼痛分类为高张还是低张所致,可先使用 50 Hz,每次刺激 30 分钟,如果 2 次治疗后无反应可采用 100 Hz 刺激(Starr et al,2013;Schmitt et al,2017)。证实电刺激是一项有价值的辅助治疗方法,但目前还缺乏电刺激参数标准。

七、注射治疗

1. 肉毒杆菌毒素注射 肉毒杆菌毒素注射可以降低括约肌张力所致的疼痛。一项包括118例患者的研究（Ooijevaar et al，2019）显示，对功能性肛门直肠痛保守治疗无效且括约肌高张力者注射后47%的患者症状改善，部分患者需要重复注射获得效果。

2. 阴部神经阻滞 通过对68例患者进行问卷回访（Takano，2005），获得有效问卷37例，其中44.1%患者症状缓解，证实阴部神经阻滞可缓解部分疼痛。

八、手术治疗

1. 骶神经调控（SNM） 一项小样本（9例患者）研究（Govaert，2010）中，对于非手术治疗无效的患者选择此方法，一期电极植入测试4周，如果症状改善超过50%或疼痛积分下降3分，可以考虑永久植入手术。意大利骶神经调控团队8个医院（Falletto，2009）对12例慢性肛门或肛周疼痛患者植入永久性骶神经刺激装置，平均随访15个月（3～80个月）后，患者VAS评分从8.2分降至2.2分，生活质量改善。对于经药物、生物反馈或其他治疗手段均无效的患者可以考虑此治疗，部分患者存在术后电极植入处疼痛、感染等并发症。有些需再次手术移除植入物。

2. 经阴道缩短宫骶韧带，加强直肠阴道隔及会阴体 按照女性盆底整体理论，功能性肛门直肠痛属于后盆症状，如果疼痛存在以下特点：肛门坠胀掣痛可牵及小腹（多为右侧），劳累后疼痛加重，平躺可缓解，可伴骶尾部痛甚至尾骨处痛，性生活后阴道痛，如果患者有子宫切除史，按压宫颈或阴道后壁会触发疼痛。可以判断疼痛原因为宫骶韧带松弛，患者常合并夜尿增多、功能性排便障碍和直肠前突等。如果保守治疗无效，可以手术治疗。手术设计（Petros，2010）的目的是缩短宫骶韧带和加强会阴体，可以采用人工韧带植入（tissue fixation system，TFS）的方法。由于目前该产品尚未进入国内，

因此可以此理论为指导，通过经阴道缝合缩短宫骶韧带，用自体组织加强直肠阴道隔及会阴体的方法。操作过程如下。

患者麻醉成功后取膀胱截石位。于宫颈环下3～4 cm处阴道后壁黏膜下注射1∶1 000 000～1∶2 000 000肾上腺素盐水，使黏膜及黏膜下组织充分抬举后作4 cm横向切口，全层切开阴道后壁，向头侧分离直肠阴道筋膜约5 cm，有张力牵引近端宫颈环全层后在2点和10点处可触及似笔芯粗细的宫骶韧带，分别用0号不可吸收线跨越宫骶韧带纵向缝合后再将两侧缝线拉向中线打结加固约3针，使两侧宫骶韧带靠近而缩短，缝合关闭切口。如果合并直肠前突和会阴体薄弱，再在阴道口黏膜下注射水垫后作4 cm弧形切口，分离直肠阴道隔，显露前突薄弱部及两侧会阴深横肌，分别用自身组织缝合加固的方法向中线方向靠近，缝合时注意阴道口需能容纳2示指宽，关闭阴道切口。

典型案例

一、病史

杜某，女，63岁，2016年4月27日初诊，以"肛门坠胀疼痛2年"为主诉就诊。

初诊：患者2年前开始逐渐出现肛门坠胀，坠痛为主，疼痛持续，每次发作数小时，放射至腿部、阴道、尿道，久坐或排便后加重，休息后无好转。排便日行2～3次，欲便不尽，虽便软仍须费力努挣，有时需用手按压阴道后壁辅助排便；排尿急迫不尽感，咳嗽尿液自遗，需用衬垫。育有2女，均经阴道分娩，无难产史；无盆腔手术史。既往以"肛窦炎"投内服外用中西药物，治疗罔效，坠胀日重。纳可，夜寐不宁。舌淡红，舌体瘦薄，舌尖红，苔薄白微腻，脉细弦。

查看患者营养正常，对答切题。肛门检查：肛门外观尚平整，肛门皮肤反射存在，直肠内未触及肿物，肛管张力正常，牵拉耻骨直肠肌疼痛，并在双侧坐骨棘阴部神经管处有压痛，嘱模拟排便动作时肛直角变大，直肠前突；阴道检查：阴道黏膜光滑无出血；右侧盆筋膜腱弓处有压痛，张力高，阴道肌收缩力减弱。无膀胱子宫脱垂。

经会阴动态超声：静息状态阴道内未见子宫回声，Valsalva动作后未见子宫明显下垂，未见膀胱下垂。排除前、中盆腔器官脱垂；Valsalva动作后可见直肠前突9 mm，同时直肠黏膜脱垂；经阴道超声见尿道血流良好；经直肠腔内超声排除肛周及括约肌间感染。

肛管直肠测压：括约肌张力好，收缩力正常，排除盆底失弛缓所致盆底痛。

盆底表面肌电：盆底肌持续收缩差，排除神经损伤。

二、临床诊断

功能性肛门直肠痛（肛提肌综合征），合并阴道痛，尿道痛，合并功能性排便障碍（直肠前突合并直肠黏膜套叠），疼痛评分：7分（0～10分）

综合分析此患者的症状特点及各种临床检查提示信息，考虑为以肌源性为主合并直肠前突和套叠，非精神因素，非神经因素所致，阴道及直肠均有触痛点，既存在肛提肌痉挛，又存在筋膜松弛的复杂表现。

三、治疗方案

中西医结合，针刺＋盆底生物反馈＋中药＋家庭训练

1. 首选针刺主穴　次髎、中髎、下髎、肾俞、大肠俞、脾俞、肝俞，配穴：百会，大椎，安眠。每日一次，每次30分钟，中髎、下髎穴接电针刺激器，2-15Hz，每周5次，20次治疗。

2. 经直肠表面肌电介导生物反馈训练　采用15分钟50 Hz电刺激并15分钟Kegel模板训练，方案为10秒收缩-10秒放松，注意观察患者参与治疗的程度，帮助树立治疗信心，提高依从性。每周5次，20次治疗。治疗前、治疗10次、治疗20次后均做盆底表面肌电评估并以此指导患者训练。

3. 阴道按摩　教会患者经阴道按摩触痛点方法，每天一次，每次10分钟。

4. 家庭球囊训练　按照在院生物反馈训练获得的方法强化训练，每天20分钟。

5. 内服中药　益气升提，滋阴补肾。方用补中益气汤合六味地黄汤加减。炙黄芪20 g，太子参10 g，炒白术12 g，枳实12 g，白芍12 g，柴胡6 g，陈皮10 g，炙升麻6 g，生地12 g，熟地12 g，山药20 g，山萸肉20 g，丹皮10 g，茯苓10 g，泽泻6 g，莲心3 g，炙甘草3 g，7剂。水煎服，日1剂。

二诊：治疗一周后，睡眠改善，排尿不尽改善，疼痛评分由7分降至5分。其他症状无变化。继续原方案：针刺＋生物反馈＋中药＋家庭阴道按摩＋家庭球囊训练。

三诊：治疗二周后，肛门坠痛、尿道痛、阴道痛均有明显改善，便前无肛门疼痛，便后肛门灼烧感，卧位休息后缓解，排便不尽改善，排便1～2天一次，量可，便质干。疼痛评分由5分降为3分。排尿不尽继续改善。查体：牵拉耻骨直肠肌，按压阴部神经管仍有压痛，阴道右侧盆筋膜腱弓3点处有张力及压痛，但较前减轻。服药已有14剂，坠胀改善，但排便仍有不尽，便质干，原方原量加黄精20 g，水煎服，日1剂。

四诊：治疗三周后肛门坠胀已消失，但排便后有轻微疼痛，坐浴数分钟后可缓解。无尿道痛，偶有阴道痛。排便每日一次，质软成形，量可，无排便不尽感。

五诊：治疗四周已结束，患者主诉症状改善明显。给予治疗后盆底表面肌电评估，盆底肌稳定性和波幅均有改善，鼓励患者家庭训练方法继续每周2次，坚持1个月，以善后。此次查体，原有触痛处均消失。中药7剂，继续服用两周，每日半剂以善后。

四、点评

肛门直肠痛的病位在魄门，但与五脏六腑都有密切关系。需在整体观指导下，注重整体与局部辨证，抓住引起疾病的主要矛盾。

盆底局部治疗重在抓住病因为盆底肌筋膜松弛，但未合并明显脏器脱垂，实为盆底生物反馈和针刺的最佳适应证，两者结合见效快，患者才有信心继续之后的治疗。症状在治疗4次后开始出现，但是治疗师需要和患者反复强调，为了疗效稳定及长期疗效，治疗期间配合家庭训练的重要性，同时告知最佳疗程为四周。该患者有阴道

及直肠的触痛点，采用阴道按摩的方法可以改善肛提肌在盆筋膜腱弓附着点处的张力，改善阴道痛和尿道痛症状。患者自行完成困难，嘱家人帮助，也有助于加强家庭支撑，帮助患者战胜疾病。

在治疗过程中针刺治疗最快见效的症状为治疗后疼痛症状即刻减轻和改善睡眠，之后疼痛改善时间逐步延长，疼痛程度下降，进入良性循环，鼓励强化患者的治疗信心。

本案患者年过六旬，正气渐弱，虚多实少，中气不足，升提乏力，固摄无权，故见肛门坠胀疼痛；坎水渐亏，不能濡养大肠，故见欲便不尽。结合舌淡红、舌体瘦薄、舌尖红、苔薄白微腻、脉细弦，证属中气下陷，辅以肾阴不足。初诊全方以补中益气汤加减：以补气升阳，功补三焦之黄芪为君药；益气养阴、补益脾肺之太子参；健脾燥湿、益卫固表之白术为臣药，与君药合用，健脾益气之力大增；柴胡、升麻功专升阳举陷。全方补益升提之品甚多，加陈皮、枳实行中焦气机，补而不滞；白芍柔肝养血，敛阴止痛；熟地滋阴补肾；山萸肉养肝涩精；山药补脾固肾；泽泻清泻肾火，防熟地黄之滋腻；茯苓淡渗脾湿，助山药之健运；丹皮清泄肝火，制山萸肉之温；患者苔微腻，加之投以滋腻之生熟地，恐生内湿，故以甘淡渗利之薏仁作为佐制。上述诸药共为佐药。甘草益气和中，调和诸药，是为使药。诸药相合，共奏补气升阳、滋阴补肾之功。7剂药后，肛门坠胀减轻，唯排便难以一次排空，说明药已对症，遂取原方加黄精20 g，补气养阴，健脾，益肾。

治疗结束后继续家庭球囊训练善后。2年后随访，症状消失，患者满意。

（丁曙晴）

参考文献

丁康，2013. 针刺结合生物反馈治疗62例功能性肛门直肠痛疗效观察 [J]. 中医药信息，30（2）：78-80.

丁曙晴，2016. 肛管直肠测压在排便障碍性疾病中的价值及临床解读. [J] 中华胃肠外科杂志，19（12）：1342-1344.

丁曙晴，2017. 盆底生物反馈疗法在盆底疾病治疗中的应用 [J]. 中华胃肠外科杂志，20（12）：1351-1354.

高丽洁，等，2018. 以便秘为主诉的女性盆底功能障碍患者症状分布 [J]. 中华胃肠外科杂志，21（7）：798-802.

国家中医药管理局医政司，2012. 24个专业105个病种中医诊疗方案（试行版）[M]. 国家中医药管理局医政司出版，413-415.

刘朝杰，等，2001. 36条目简明量表在中国人群中的适用性研究 [J]. 四川大学学报（医学版），32（1）：39-42.

陆挺，2014. 针刺中、下髎穴治疗功能性肛门直肠痛的临床观察 [D]. 南京中医药大学.

刘彦，2016. 阴部神经痛的诊断及治疗 [J]. 实用妇产科杂志 [J]，32（5）：324-326.

王玲玲，等，2014. 重新认识八髎穴 [J]. 南京中医药大学学报，30（1）：4-7.

徐胜艳，2013. 生物反馈联合止痛如神汤熏洗治疗功能性肛门直肠痛的临床研究 [D]. 湖南中医药大学.

薛雅红，等，2012. 无症状人群盆底表面肌电的研究及其临床意义. 临床外科杂志，20（10）：697-699.

薛雅红，等，2012. 功能性肛门直肠痛患者盆底表面肌电的检测及临床意义 [J]. 实用医学杂志，（11）：1803-1806.

薛雅红，等，2014. 受试者工作曲线评价盆底表面肌电对功能性肛门直肠痛的诊断价值 [J]. 世界华人消化杂志，22（10）：1471-1474.

薛雅红，等，2016. 动态经会阴超声评估女性慢性肛门痛盆底形态学特征 [J]. 中华超声影像学杂志，25，11：69-74.

薛雅红，2017. 针刺治疗功能性肛门直肠痛随机对照试验的文献评价及临床研究 [D]. 南京中医药大学.

郑玲，等，2016. 针刺联合生物反馈治疗功能性肛门直肠痛疗效分析 [J]. 中华胃肠外科杂志，19（012）：1375-1378.

张娇娇，等，2018. 功能性肛门直肠痛中医证型研究 [J]. 辽宁中医药大学学报，（6）：107-109.

张娇娇，2018. 女性功能性肛门直肠痛的盆底功能障碍症状特点及中医证型研究 [D]. 南京中医药大学.

Badiu D, et al, 2018. Chronic pelvic pain and uterosacral ligaments: a systematic review [J]. Pelviperineology,

37：98-100.

Baranowski AP，2009. Chronic pelvic pain [J]. Best Pract Res Clin Gastroenterol, 23（4）：593-610.

Berghmans B，2018. Physiotherapy for pelvic pain and female sexual dysfunction：an untapped resource [J]. International urogynecology journal, 29（5）：631-638.

Boyce PM，et al，2006. Epidemiology of the functional gastrointestinal disorders diagnosed according to Rome Ⅱ criteria：an Australian population-based study [J]. Intern Med J, 36：28-36.

Carter JE，1998. Surgical treatment for chronic pelvic pain [J]. Journal of the Society of Laparoendoscopic Surgeons, 2（2）：129-139.

Chiarioni G，et al，2010. Biofeedback is superior to electrogalvanic stimulation and massage for treatment for levator ani syndrome [J]. Gastroenterology, 138（4）：1321-1329.

Chiarioni G，et al，2011. Chronic proctalgiaand chronic pelvic pain syndromes：New etiologic insightsand treatment options [J]. World J Gastroenterol, 17（40）：4447-4455.

Ding S，et al，2014. Interventional manometry：transvaginal support of pelvic floor ligaments raise endoanal pressure [J]. Pelviperineology, 33：112-114.

Drossman DA，et al，1993. U.S.householder survey of functional gastrointestinal disorders：prevalence, sociodemography，and health impact [J]. Dig Dis Sci, 38（9）：1569-1580.

Eckardt VF，et al，1996. Treatment of proctalgia fugax with salbutamol inhalation[J].Am J Gastroenterol,91（4）：686-689.

Engeler D，et al，2016. EAU guidelines on chronic pelvic pain [J]. Eur Urol, 342-364.

Eun S J，et al，2016. Guidelines for the Diagnosis and Treatment of Chronic Functional Constipation in Korea, 2015 Revised Edition：[J]. Journal of Neurogastroenterology & Motility, 22（3）：383-411.

Falletto E，et al，2009. Is sacral nerve stimulation all effective treatment for chronic idiopathic anal pain[J]. Dis CoIonRectum, 52（3）：456-462.

Glazer HI，et al，1998. Electromyographic Comparisons of the Pelvic Floor in Women with Dysesthetic Vulvodynia and Asymptomatic Women [J]. JReprod Med,43（11）：959-962.

Govaert B，et al，2010. Sacral neuromodulation for the treatment of chronic functional anorectal pain：a single center experience [J]. Pain Practice, 10（1）：49-53.

Hetrick DC，et al，2006. Pelvic Floor Electromyography in Men With ChronicPelvic Pain Syndrome：A Case-Control Study[J]. NeurourolUrodynam, 25（1）：46-49.

John E. J，et al，2005. Functional bowel and anorectal disorders in patients with pelvic organ prolapse and incontinence [J]. American Journal of Obstetrics and Gynecology, 193：2105-2111.

Klotz SG，et al，2019. Physiotherapy management of patients with chronic pelvic pain（CPP）：A systematic review. Physiotherapy theory and practice, 35（6）：516-532.

Lowenstein B，et al，1998. Treatment of proctalgiafugax with topical nitroglycerin：report of a case[J]. Dis Colon Rectum, 41（5）：667-668.

Ooijevaar RE，et al，2019. Botox treatment in patients with chronic functional anorectal pain：experiences of a tertiary referral proctology clinic. Techniques in coloproctology, 23（3）：239-44.

Petros，P.P.，et al，2001. Pelvic floor rehabilitation in the female according to the integral theory of female urinary incontinence. European Journal of Obstetrics & Gynecology and Reproductive Biology, 94（2）：264 69.

Petros，et al，2010. The Integral Theory：A Musculo-elastic Theory of Pelvic Floor Function and Dysfunction. Pelvic floor disorders：Imaging and multidisciplinary approach to management [M] 17-23.

Petros P，2010. The Integral Theory System. A simplified clinical approach with illustrative case histories. Pelviperineology, 29：37-51.

Petros P，2011. The integral system. Central European journal of urology, 64（3）：110-119.

Rao S S，et al，2015. ANMS-ESNM position paper and consensus guidelines on biofeedback therapy for anorectal disorders[J]. Neurogastroenterology & Motility, 27（5）：594-609.

Rao SS, et al, 2016. Anorectal disorders. Gastroenterology, 150 (6): 1430-1442.

Renzi C, et al, 2000. Psychologic aspects in proctalgia. Diseases of the colon & rectum, 43 (4): 535-539.

Starr JA, et al, 2013. Outcomes of a comprehensive nonsurgical approach to pelvic floor rehabilitation for urinary symptoms, defecatory dysfunction, and pelvic pain. Female Pelvic Med Reconstr Surg, 19 (5): 260 65.

Schmitt JJ, et al, 2017. Prospective outcomes of a pelvic floor rehabilitation program including vaginal electrogalvanic stimulation for urinary, defecatory, and pelvic pain symptoms. Female pelvic medicine & reconstructive surgery, 23 (2): 108-113.

Simren M, et al, 2017. Update on Rome IV criteria for colorectal disorders: implications for clinical practice. Current gastroenterology reports, 19 (4): 15-23.

Takano M, 2005. Proctalgia fugax: caused by pudendal neuropathy？. Diseases of the colon &rectum, 48 (1): 114-120.

Thompson WG, et al, 1980. Proctalgia fugax. Journal of the Royal College of Physicians of London, 14 (4): 247-248.

Thompson WG, et al, 2002. Functional gastrointestinal disorders in Canada: first population-based survey using Rome Ⅱ criteria with suggestions for improving the questionnare. Dig Dis Sci, 47: 225-235.

Vincent de Parades M, et al, 2006. Proctalgia fugax: demographic and clinical characteristics. What every doctor should know from a prospective study of 54 patients. Dis Colon Rectum, 50: 893-898.

Xue YH, et al, 2017. Role of three-dimensional endoanal ultrasound in assessing the anal sphincter morphology of female patients with chronic proctalgia. World journal of gastroenterology, 23 (21): 3900-3906.

第十篇

生殖器官整形

第四十四章

女性生殖器官整形发展史

整形美容是指运用手术、药物、医疗器械以及其他医学技术方法对人的容貌和人体各部位形态进行的修复与再塑，进而增强人体外在美感的科学性、技术性与艺术性的医学科学。通俗地讲，整形美容就是人体雕刻。简单来说，整形美容是把自己不满意的部位通过手术的形式矫正达到期望的状态，而普通整形，其主要目的是通过美容，使面部或身体某部位更加美观。医学美容不仅包含医学，还融合了应用生物学、物理学、化学、医学伦理学和社会学等学科知识，使人的容貌、结构、形姿和心理达到人们所期盼的结果。

不同国家、不同民族在不同时期，都有自己不同的美的标准和美的追求。追求美与创造人类形体美的活动，构成了人类历史发展中一个美的篇章。

第一节　医学整形美容发展史

一、美与医学美容的起源

求美是人的本能属性，求美之心人皆有之，自从有人类出现，即有美的追求。

"美容"一词，最早源于古希腊的"komsetikos"（装饰）一词。在1万～2万年前的北京周口店山顶洞人的遗址中，就发现了黄绿色的钻孔硕石和穿孔兽牙装饰品。在公元前5000—公元前1000年，定居在Nile山谷的游牧民族（比古埃及还早）就已经用化妆来保护皮肤，免受日光暴晒。

公元前5000年，黑锑粉末被用来描眉和染眉，铅被用来画眼线，绿孔雀石被用来画眼影等。令人惊奇的是，古代妇女化妆与现代妇女有着惊人的相似之处，如染指、趾甲及涂唇、描眉、染发等。在古埃及著名的王后Nefertiti墓中挖掘出了精美的化妆盒，其中有金梳妆盒、青铜镜、香水瓶等，证明了当时美容的盛行。国际美容整形外科协会以"Nefertiti王后"作为美容的标志。"Nefertiti"半身塑像是德国的埃及考古学家路德维希·博哈特1912年在埃及的阿马纳发现的，其塑造的是古埃及十八王朝（约公元前1570年—公元前1308年）法老埃赫纳吞的妻子Nefertiti，Nefertiti在古埃及语中是"美丽来临"的意思。

古埃及是最早有意识使用化妆品的国家。古埃及人酷爱芳香制品，从印度、阿拉伯等地收集天然香料，用其制造香水和化妆品。同时极重视肌肤的健康与美丽，在沐浴后要涂抹大量的香油、香水或油膏来滋润皮肤；为了抵御炎热干燥的气候，用动物油脂涂抹在皮肤上来防止皮肤的干燥；为了保护眼睛及加强眼部的美感，用含有孔雀石成分的绿、蓝等色颜料描画眼睛；为了使体态形象美观，佩戴精巧的假发和头饰等等。古埃及的美容技艺已有相当高的水准。

东方人对健康与美的追求也有着相当悠久的历史。公元601年，高丽僧人把口红传到了日本。在中东地区，妇女们早就有把眼涂抹成蓝黑色的习俗，时至今日，在某些伊斯兰国家，人们仍然可透过一些妇女薄薄的面纱，隐约可见其眼部妆容的艳丽。东方人以其华丽的服饰、精美的手工艺品、整洁的习俗和良好的健康习惯而闻名于世。

我国美容发展历史悠久，商纣王时期，已能配制"燕脂"。马镐在《中华古今论》中云："盖起自纣，以红兰花汁凝作胭脂，因为燕地所生，故曰"燕脂"，涂之作桃花状。"

春秋战国时期，"粉敷面""黛画眉"盛极一时，《韩非子·显学》中也记载了"故善毛，西施之类，无益吾面，用脂泽粉黛，则位其初，脂以染唇，泽以染发，粉以敷面，黛以画眉"。

两汉时期（公元前202—220年），美发、美容技术在质与量的方面都有了提高，美容开始普及。有名的故事是张敞画眉。传说张敞画眉的技法不俗，经常给他的夫人画眉，长安人称他画的眉妩媚动人。

西晋（265—316年）《晋书》中有了手术医治唇裂记载，《魏泳之传》介绍魏泳之是一位才子，但"生而兔缺"，寻找到荆州刺史殷仲堪帐下的名医给予"割而补之"。经邱武才考证，魏泳之唇裂手术应在公元四世纪末年。

盛唐时期，文化繁荣，眉型有时兴阔而浓，有时兴尖而细长。值得一提的是，唐玄宗曾命令画工设计数十种眉型，以示提倡，并赋予每一种眉型以美丽的名称，如"鸳鸯眉""小山眉""五岳眉"等。唐代大医学家孙思邈编撰的《千金复方》明确提出了治疗痤疮、雀斑、润泽肌肤的验方80余个。在唐代就有做人造酒窝的记录，唐诗中有"眉间翠油深，当面施圆靥"的佳句；"靥"即"酒窝、笑窝"。所谓"当面施圆靥"，即最初是以某些化妆品"两颊点妆靥"，以后则以手术施（造）圆靥。唐代冯贽所著的《云仙杂记》中记载道："中山僧表坚，面多瘢痕，偶溪中得鸡子，夜觉凉冷，信手磨面，瘢痕尽灭"。

宋代沿袭和发展了唐代以来的美容秘方，美容术不断提高，制出了专门的珍珠膏。后来几个朝代的皇帝比较保守，多次修改服饰制度，一些华丽的装饰被禁止了，民风也不如唐代那样开放。人们的审美观也由豪放转为隐逸，文弱颓丽

的面容逐渐流行。北宋的《圣济息录》记载了用玉磨治疗面部瘢痕的事例。唐、宋代时期所用的石、玉磨削术，就是我国古代整形术的雏形。

元代一些北方游牧民族的妇女盛行"黄妆"，即在冬季用一种黄粉涂面，直到春暖花开才洗去。这种粉可以抵御寒风沙砾的侵袭，开春洗去后皮肤会显得细白柔嫩。

明代用珍珠粉擦脸，使皮肤滋润。名医李时珍将医学与养生紧密结合，编撰出巨著《本草纲目》。书中记载了700多个既是药物又是食物，既营养肌肤又美化容颜的验方。

清代宫廷的美容方法集历代之大成，进而再筛选和补充，同时比较注重饮食营养，形成了一套系统化的养颜健体的独特方法。

因此，不同时代，美的标准不同。追求美的方法也各异。

二、现代医学美容发展史

20世纪30年代，人们深受新闻媒介的影响，大量获取最新的信息。电烫发的发明使妇女的发型有了更多的变化，当时的女性流行金黄色的波浪形卷发、细弯的眉毛以及鲜艳的唇色。此时期的造型趋于华贵、艳丽。而男子则将光滑的头发及整洁的胡子视为时尚。

20世纪40年代，第二次世界大战爆发，使得男人们大多应征入伍，军人刚毅的形象成为流行，女性则脱下裙装穿上裤装，以适应战争时期的需要。发型趋于简洁，自然浅淡的妆容逐渐取代了30年代的艳丽造型。

20世纪50—60年代，战后的经济复苏使人们对美容化妆产生更大兴趣，成熟优雅的女性形象又成为新的主流造型。

20世纪70年代，社会经济及科技的进步使美容业得到令人激动的发展，人们注重自身的特点，不再刻意模仿明星的装扮，对时尚的推崇开始分流，逐渐向个性化发展。

20世纪80年代，是科技高速发展的年代，科学技术的不断进步也使美容业有了长足的发展。人们重视个人生活品味并注重修饰，立新求异，成为此时期的特色。到80年代后期，因受

复古风潮的影响，人们逐渐又开始转向追求自然。

20世纪90年代，人们倡导"返璞归真、回归自然"，因此带动了服饰休闲化的潮流。人们对追求流行变化的兴趣转淡，而更重视可延续的流行、个人风格的建立。化妆与发型进一步向多元化发展，并注重整体风格与个性的统一。

三、近代整形美容发展史

（一）隆乳术

早在1895年，Czerny就为因乳腺肿物而切除双侧乳房的女性，用自体腹壁脂肪游离移植隆乳。Gesun（1899）最早采用液体石蜡行乳房内注射，以增大乳房。20世纪50年代，美国Pangman将一种多孔海绵，外包聚乙烯囊（以防止纤维组织长入海绵内），应用在隆胸技术中，但造成了严重并发症。Cronin和Gerow（1963）设计了硅胶囊内装液体硅胶的人工乳房假体，其形状及手感较好，受到欢迎。1992年，美国FDA因为硅凝胶假体可能产生并发症而劝告受医者谨慎选择。

（二）鼻整形美容术

15世纪的中欧，在用剑决斗中被削去鼻尖的病人使用上臂皮瓣重建鼻缺陷，并因意大利Tagiacozzi大力倡导，而被命名的"意大利式"鼻重建法。1794年，印度杂志刊载了以前额皮肤重建鼻部的方法。在1911年，Kolle通过注射石蜡油进行隆鼻；Joseph用象牙隆鼻并取得了良好的效果；美国John Orlandopoe（1887）完成了第一例鼻缩小术；法国巴黎Jacques Joh（1865—1934年）对驼峰鼻进行了驼峰的切除、鼻背的缩窄及鼻下部的改造，创造了一系列的新方法。

（三）腹部去脂术

Kelly（1899）最早提出了腹部去脂的设想，并付诸临床实践，他用下腹部水平切开的方法切除过多的脂肪。Schradde（1972）在国际美容外科会议上报道了脂肪刮吸术，并于20世纪80年代发展成为流行的脂肪抽吸术。

（四）面部除皱术

1901年Eugen Hollander开始作面部除皱术；Joseph（1928）、Lexer（1931）将切口改为从发际沿耳前轮廓线，使此项手术又前进了一步；Mitz和Peyronie（1976）在颜面部除皱术中应用SMAS技术，使除皱效果更为良好；Psillakis（1988）应用了骨膜下分离除皱术，以提高除皱效果。

四、中国现代整形美容发展史

现代整形外科了成为一个独立的专业，始于19世纪初的欧洲，到20世纪初，整形外科已在多国成为独立的学科。我国整形美容发展经历以下三个历程。

（一）初期实践阶段（19世纪末至1949年）

从中国现代整形外科有记录以来，到新中国成立。1938年美国第一届整形外科医师年会在得克萨斯州举行。在这时期，中国学者和西方学者同时在我国开展了现代整形外科医疗实践。1896年J.D. Thomson在《中国医学传教士杂志》上报道了阴囊象皮肿文章。1934年倪葆春报告了唇裂手术的眶下孔麻醉，1949年又发表了鞍鼻整形的论文。1925年倪葆春获约翰·霍普金斯大学医学博士学位，1926年师从著名的整形外科专家约翰·大卫斯，回国后于1929年，在圣约翰大学医学院附属同仁医院（St. Luck医院）开设整形外科门诊，任整形外科主任，并于上海医学院开展解剖学和整形外科学的教学工作，在20世纪50年代初出版的《沈克非外科学》中，撰写了"整形外科"章节，被称为中国现代整形外科学科的最早开拓者。

在同一时期，即20世纪30—40年代，在上海、北京等城市的整形外科医生，已经开展了隆鼻、重睑、天花痘疤（麻皮）磨削、酒窝形成、隆乳等美容外科手术。

（二）稳定发展阶段（1949—1978年）

从新中国成立到第十一届三中全会召开，整

形外科在全国各地逐步建立及发展。宋儒耀于1948年从美国回国，成为华西大学颌面外科、整形外科教授，1952年到协和医科大学整形外科工作。1949年朱洪荫率先在北京医学院建立了整形外科，他曾率中华人民共和国成立后中国第一个整形外科代表团，去捷克参加国际整形外科学术交流会议。张光炎于1941年赴美主攻牙科和整形专业，1945年回国曾先后在国立北京大学医学院及河南医学院开展和创建整形外科。1957年，在宋儒耀领导下，中国第一所"北京整形外科医院"诞生。其后，设有整形外科的医院逐渐增多。

在该阶段，学科建设蒸蒸日上，学术交流百花齐放。20世纪50年代，北京整形外科医院编著的"整形外科进修讲义"共7本，为我国整形外科学科的发展起到了重要作用，1949—1978年，多本整形外科专著出版，《唇裂与腭裂的整复》(1957)，《成形外科学概要》(1959)，《手部创伤的整形外科治疗》(1962)，《实用成形外科手术学》(1964)和《唇裂与腭裂的修复》(1965年初版，1980年第3版)等相继出版，对我国整形外科的普及和发展起着推动作用。

（三）迅速发展阶段（1978至今）

由于国民经济的发展，人民生活水平的提高，我国整形美容外科的从医人员，以及整形美容外科就医人数迅速增长。同时中华整形外科学会、中华医学美学与美容学分会、中国修复重建外科学会、中华手外科学会、中华显微外科学会和中国整形美容协会等相继成立，相应的专业杂志不断诞生，为我国新时期整形美容外科的大发展起着重要的推动作用。以医学院校为中心的整形美容外科学界，建立了一支学术和临床医疗队伍，令世界关注。

21世纪的美容技术将与现代医学、高科技手段、高科技产品相结合，依托于高品质的服务，达到更具有科学性和实效性的美容效果。

（王建六）

第二节　女性生殖整形发展史

孔子在《礼记》里讲到："饮食男女，人之大欲存焉。"《孟子·告子上》云："食色，性也。"性欲，如同食欲，人的本性使然。女性生殖器官，其不仅仅是人类繁衍的工具，其更是女性性生活和性心理的承载。随着中国现代女性对自身性需求的正视、性自主权的张扬，更多的女性越来越重视性生活的质量及生殖器官的美观，更多的女性尝试诉诸医学整形方法以弥补其生殖器官的不足、美化外观及提升性功能。因此，作为性生活承载的女性生殖器官整形，必然进入医者的视野。

随着人们生活水平的提高以及思想观念的日渐开放，人们的美学观念也逐步开始发生转变，女性对美的追求不仅仅停留在外表以及形体，还把关注点放在了生殖器官的功能和女性本身心理的需求上，因此，女性生殖整形随之受到重视，生殖整复学科随之诞生。

一、女性生殖整复的定义及内涵

（一）女性生殖整复定义

女性生殖整复是近年来发展起来的一门对先天性和后天性原因导致的女性生殖器官结构异常、功能障碍诊治及形态美化为主的新兴临床交叉学科，涉及传统妇产科学、整形外科学、妇科泌尿学、生殖医学、心理学及社会学等领域。女性生殖整复包括女性生殖器官形态的整形和女性生殖功能障碍的矫正和康复。此定义将女性生殖整复提升为一个新兴的临床学科，不仅涉及躯体疾病的诊治，还有器官功能的恢复和康复，特别包括了既非躯体疾病，又不影响生理功能的心理需求及形态美化。该临床学科的特点是多学科交叉，不但涉及临床学科，还涉及心理学和社会学，表明这一新兴学科突出了人文因素，尊重了人性的需求。

（二）女性生殖整复内涵

根据女性生殖整复的定义，从发病原因上包括了先天性和后天性原因，从临床表型上涵盖了女性生殖器官结构异常、功能障碍诊治及形态美化，因此，其内涵主要分为两部分：女性生殖整形手术和康复治疗。

1. 女性生殖整形手术

（1）根据胚胎发生学先天性女性生殖泌尿器官畸形，包括：①中肾旁管发育不良所致的畸形；②尿生殖窦发育不良所致的畸形；③中肾旁管融合异常所致的畸形。

（2）后天性女性生殖及泌尿器官形态异常和功能障碍主要包括以下6个方面：

1）基于女性生殖器官美学及性需求的整形手术，这里提出了美学需求和性需求，更注重人性和个体。

2）女性盆底功能障碍疾病导致的女性生殖器官形态及功能障碍。

3）各种原因引起的女性生殖器官粘连和瘢痕，该内涵扩展了传统的躯体疾病内涵，以临床表型特征如粘连、瘢痕为指征。

4）女性生殖道癌前病变及恶性肿瘤导致的女性生殖器官功能障碍及形态异常，关注了肿瘤患者治疗后的功能及形态，改变了既往肿瘤治疗仅重视生存率的理念。

5）女性生殖道非肿瘤性病变导致的女性生殖器官功能障碍及形态异常。

6）外伤所致的各类女性外生殖器官功能障碍及形态异常。

从以上可以看出，面对女性生殖器官整形的对象，我们不仅要重视其形态异常的矫形，还要重视其功能障碍的恢复以及心理状态的改善，改变了以往"注重形态恢复，忽视功能康复，无视心理需求"的理念。

2. 生殖整形手术类型　根据生殖器官部位共分为六类

（1）外阴手术：阴唇整形手术、阴蒂整形手术、外阴病损切除术，外阴畸形的矫正手术等，强调了整形和美容需求。

（2）阴道及泌尿手术：阴道紧缩术、阴道扩大或重建术、阴道病损切除手术、阴道膨出修复手术及各类泌尿生殖器官先天畸形的矫正手术等，将传统的阴道修补手术与整形和功能需求相结合。

（3）宫颈手术：宫颈成型手术、宫颈环扎、宫颈病灶切除手术等，注重微创和保护功能。

（4）子宫及附件手术：子宫脱垂的重建手术、输卵管成型、子宫移植、卵巢移植等，涵盖了国内外最新开展的生殖器官移植术，重视器官功能重塑和改善生活质量。

（5）各种生殖道瘘修补手术。

（6）与生殖健康相关的腰腹臀的整形等，关注了女性形体美的需求。

以上手术中，近年来较为关注的是小阴唇整形术和阴道缩紧术，值得进一步重视并且有发展前景的是与生殖健康相关的腰腹臀的整形，有学术代表性的是子宫移植、卵巢移植等。

二、女性生殖整形手术发展史

（一）女性生殖整形手术发展历程

女性生殖整形手术（female genital plastic surgery，FGPS；female genital cosmetic surgery，FGCS）包括一系列手术类型，旨在改变女性外生殖器外形及功能。FGPS包括缩小小阴唇、紧缩阴道、增大大阴唇，外阴吸脂（阴阜、大阴唇）、缩小阴蒂、重建处女膜、修复会阴和扩大G点等。

自从 Hodgkinson 和 Hait 在 1984 年报道了第一例阴唇缩小术后，阴唇和阴道修复手术的数量也随之迅速增加（Hodgkinson，1984）。英国国民健康服务部（the British National Health Service，NHS）数据显示：1998—1999 年每年施行阴唇缩小术不到 400 例，10 年后的 2007—

2008 年约 1200 例。美国整形外科医生协会（the American Society of Plastic Surgeons，ASPS）的数据同样显示，阴道紧缩术年增长率约为 30%。但是，纵观几十年的发展，在欧美国家由于诸多原因，女性生殖整形手术并没有得到快速发展，学科建设进展缓慢，主要参与者仍然局限在私人诊所和小型医院，学术交流仍然处于整形美容主流的边缘。在亚洲，韩国女性生殖整形起步较早，以元铁教授为代表的女性生殖整形专家，致力于女性生殖器官整形和修复，并出版了该领域的学术专著，指导和促进了亚洲女性生殖整形临床工作。

在国内，女性生殖整形工作已有很久的历史，实际上其一直伴随着整形美容行业的发展而不断进步。在中国医学科学院以李森恺、李强教授团队为代表，在上海以刘阳教授团队为代表的女性生殖整形专家队伍，一直致力于该领域的工作，积累了丰富的经验。但是，面对广大群众日益增加的需求，该领域的专家队伍仍然匮乏，临床诊疗缺乏规范和指南，行业乱象不断，特别是治疗操作不规范，严重并发症时有发生，定价收费等方面极不规范，严重影响了行业的健康发展。

为了顺应历史发展，满足广大妇女需求，规范行业诊疗，引领学术发展。2014 年 9 月在北京成立了中国整形美容协会女性生殖整复分会，北京大学人民医院王建六教授任第一任理事长。生殖整复分会集国内该领域的专家力量，制定了分步走发展规划，首先是"走出去，请进来"，到欧美及亚洲国家参观交流学习，同时邀请国际上知名专家到国内讲授专业知识，手拉手演示手术，在短时间内营造了良好的学术氛围，培养和扩大了专家队伍，具备了规范和引领行业发展的专家基础。随后，成立了专业学组，包括生殖整形手术学组、生殖物理康复学组、微创治疗学组、激光治疗学组、生殖保健学组和社会机构联盟学组，各个学组专家在全国范围内开展技术培训，组织学术交流，推动和引领了行业发展，同时也规范了行业诊疗行为。

（二）女性生殖整形发展过程中面临的问题

首先是手术适应证问题。在传统医学中，我们采用相对统一标准的医疗手段来治疗某种疾病；而作为女性生殖器官整形学来说，我们做不到这样，因为目前对于女性生殖器官整复治疗的标准尚不统一。虽然文献报道认为阴唇整形术的手术指征包括绝对指征，如由于先天性畸形或雄激素暴露导致的阴唇严重不对称和阴唇肥厚，相对指征如因审美和性功能改善的需求，要求改善外阴的外观、增加性交的感觉、减少阴唇对性交的干扰、缓解与服装接触或运动时的疼痛和不适等（Miklos et al，2004），但在临床工作中，还存在不同观点。

2012 年在阿姆斯特丹举行的欧洲性医学学会（the European Society for Sexual Medicine，ESSM）年会上，与会者进行了一项针对医生的调查，调查结果显示：360 位医生参与了问卷调查，平均年龄 48（23 ～ 72）岁，74% 为男性；泌尿科医师占 52%（n=187）、妇产科医生 10%（n=36）、精神科医生 10%（n=36）。60%（n=219）从事性医学工作超过 10 年，19%（n=68）从事性医学工作不到 5 年。他们认为女性的自我形象需求（n=187，52%）是寻求 FGPS 的主要因素，其次为改善性功能（n=97，27%）。50%（n=180）的被调查者认为由于改善性幻想从而改善了性功能，25%（n=97）的被调查者认为性功能的改善是由于性器官解剖的改变。同时大多数性医学家（n = 270，75%）建议女性在接受 FGPS 之前需咨询精神病医生或心理学家（Lowenstein et al，2013）。那么是否应将患者的自我形象需求以及对自身性功能状态的不满意作为我们给予其手术治疗的基本原则？针对患者心理状态的评估是否有适当的实践依据呢？

作为患者，她们对于外生殖器形态是否正常及是否美观的判断标准从何而来？有调查研究数据显示，90% 以上的女性认为自己的外生殖器是正常的，80% 以上对自己外阴的形态满意；约 70% 的女性获得外生殖器信息的来源是解剖书和她们的医生；然而在 ≤ 44 岁年龄组中更多的女性选择媒体或互联网上的色情材料作为获得外生殖器信息的来源（Yurteri-Kaplan et al，2012）。McGregor 则发现 75% 的女性是从网上了解阴唇整形手术，而并非从专业人士获得相关信息。因此媒体和互联网上的色情材料似乎影响女性对于外生殖器官的"正常"和"异常"以及是否美观的判断，从而影响患者选择手术的动机。从另外一个角度思索，既然心理学认为隆胸能够使女性获得心理的愉悦，同时也确实有相当数量的女性通过隆胸获得自信和愉悦，那么作为女性第一性征的生殖器官整形术，是否也能够给予女性患者同样的愉悦呢？

尽管各种文献报道FGPS能够提高女性的自尊和自信，从而在性生活过程中获得更多的满足和愉悦，但FGPS无法缓解性功能障碍，也无法治疗心理疾病，因此我们认为FGPS禁忌证包括：①躯体变形障碍（body dysmorphic disorder，BDD）或其他心理疾病患者；②性功能障碍患者，例如性欲低下、性高潮障碍、性冷淡等；③迫于性伴侣压力而寻求FGPS者。如前所述，我们无法定义任何一种女性外生殖器官在没有任何疾病发生的前提下为正常或异常，同时也没有任意两个女性的外生殖器官是一模一样的，或两侧阴唇完全对称。因此，需要术前告知患者，外生殖器官形态的变异是正常的，但患者可以选择手术以改善外生殖器的外观。

其次是患者满意度问题。女性生殖器官整形术存在尚多争议，2007年美国妇产科医师学会（the American College of Obstetricians and Gynecologists，ACOG）提出建议，他们认为：诸如阴道紧缩术以及其他女性外生殖器整形手术是否具有提高性功能和性满意度的作用，尚缺乏可信的长期安全性和有效性的数据。Mirzabeigi等（2012）针对美国整形外科医师协会的750名医生进行了一项关于阴唇成形术的问卷调查，调查结果显示51%的医生近期完成过阴唇成形术，患者满意度高于95%，且与手术方式没有相关性（简单切除、W型切除、S型切除、中央-边缘切除、中央楔形切除或黏膜切除）。调查结果认为由整形外科医生实施此类手术是安全有效的，但是缺乏实践指南，需要前瞻对照实验，以及长期随访的结果。国内唐勇等（2009）收治10例产后阴道松弛伴会阴瘢痕形成及小阴唇肥大患者，给予阴道缩小术同时游离带蒂阴唇，去除内侧表皮，移位于会阴部，修复切除瘢痕后的会阴

体，术后随访2～8个月，7例患者术后性生活明显改善。阴唇成形术或阴唇缩小术是文献中最常见的术式，其次为阴道缩窄术，对其手术效果的评价方式基本采用患者满意度调查，但是问卷回收情况参差不齐，缺乏数据和资料的比对性。

作为跨越妇科和整形外科领域的女性生殖器官整形学，其治疗目的取决于寻求治疗的患者。因此，FGPS治疗的依据来自于患者的诉求，其一为审美的诉求，其二为性功能的诉求。这两方面诉求的满足都无法脱离对患者心理状态的评估。因此，在开展FGPS时，与患者完备的沟通以及患者的心理评估是无法回避的首要问题。Veale等（2003）对生殖器外观满意度评分表（Genital Appearance Satisfaction scale，GAS）、整容手术筛查量表（Cosmetic Procedure Screening Scale，COPS）、阴唇整容手术筛查量表（Cosmetic Procedure Screening Scale modified for labia，COPS-L）、医院焦虑和抑郁量表（Hospital Anxiety and Depression Scale，HADS）、厌恶量表修正版（Disgust Scale Revise（DS-R）、身体形象生活质量量表（Body Image Quality of Life Inventory，BIQLI）、盆腔器官脱垂-尿失禁患者性功能问卷调查（the Prolapse-Urinary Incontinence Sexual Function Questionnaire，PISQ）以及结构性临床晤谈量表（Structured Clinical Interview for Diagnosis of DSM-IV，SCID）八个量表的对照研究发现，GAS和COPS-L两个量表可以作为阴唇整形术筛选量表进行患者初步心理评估（Veale et al，2003）。

任何手术都存在风险和并发症，FGPS也不例外，文献报道手术并发症为4%～18%。阴唇整形术常见的手术并发症包括：局部瘢痕形成、切口延迟愈合、感染、瘘窦形成、性交痛、出血、阴道口过紧等。阴道整形术常见并发症包括：延迟愈合、阴道过紧、外阴阴道炎、膀胱或直肠损伤、感染/脓肿形成，结果不如预期等。一位经过FGPS专业培训的有经验的医生，能够减少手术并发症的发生，但无法完全避免。因此，在开展FGPS手术之前，对医生进行专业知识和技能的培训是不可或缺的环节！

临床通常选择治愈率、复发率等名词对传统

妇科手术进行疗效评价，但对于 FGPS 手术的评价不应局限于此。因此，合理评价一种 FGPS 术式的疗效方能促进女性生殖器官整形学的发展和进步。截至目前，文献通常采用患者满意率来评价某一式式，应更多关注患者心理的满足以及性生活体验的改变。女性生殖器官整形学作为跨学科的一门新兴学科，国内开展工作不多，经验有限，如何安全、有效、规范、科学、可持续地为女性患者提供更好的医学帮助是我们现在乃至未来始终如一的目标和追求。

整形美容手术效果如何，取决于医生的经验技术（60%）、患者条件（30%）和运气（10%）。整形美容手术不是万能的，希望千人一面的手术效果是无知的。手术可以把"丑小鸭"变成"白天鹅"，但不能把"蚂蚁"变成"大象"，不要对美容手术寄予过高期望。不称心的衣服可以不要，不恰当的手术贻害终身。良好的自身基础加手术和化妆才能达到最好的美丽效果。裁剪不当的衣服不好改，二次手术修整更困难。整形美容领域从业者一定要清醒地认识到，整形美容只能解决客观存在问题，不能完全解决主观认识问题。

还有行业医务人员的观念问题。韩国的元铁教授对女性生殖整形有着丰富的经验，他在他编写的《女性私密整形学》一书的前言中曾感慨道："我熟知关于自己钻研的领域—生殖整形手术，仍有许多争议，甚至有一些无根据的贬低言论。我并不反对只提倡心理治疗或提肛运动的医生，也尊重提倡药物治疗的医生的意见，因为他们的言论都有一定的理论基础，在实际治疗过程中也有一定的疗效，包括我自己也会在手术前后配合使用上述治疗方法。然而，在没有充分了解最新的手术方法及技巧的情况下，仅通过一些过去失败的疗法及失败的病例就主张手术一定无效且弊大于利的言论，未免过于片面。虽然在性生活满意治疗尤其是女性性功能障碍的治疗中，心理治疗是所有治疗的基础，但临床上确实有许多患者在同时接受手术治疗后获得非常好的疗效。因此，将手术理解为非必要的、商业化的，甚至不符合性伦理的治疗手段，是一种误区。会阴整形手术将成为性健康治疗中不可或缺的一部分，未来将有更多合理、科学的术式适用于不同患者。"

元铁教授还提出："手术医生最重要的必然是做好手术。明确的手术指征、娴熟的手术技巧及细心的术后管理是生殖整形治疗的关键，缺一不可。但有些医生因轻视上述某一方面，导致治疗不理想。如果反复出现这种情况，不仅手术医生自己会产生挫败感，还会形成外界对生殖整形术的不良印象（王建六 等，2016）。"

因此，有必要梳理女性生殖整形的美学理念，统一认识，既要百家争鸣，又要百花齐放，做到行业健康发展。

（王建六）

第三节　女性生殖整形审美观

人类文明和人类健康的根本是三大和谐，即人与自然、人与人、人自身的和谐，这是美学的根本。医学人体美学同样涵盖了这三个方面。外阴美学对女性生殖整形非常重要，主要包含外阴的形态学、其伴随年龄的形态变化以及人们对外阴审美的一般性认识。外阴美学的意义不仅在于外阴审美的客观参考，同时也是指导临床医师进行外阴美容手术和外阴器官重建的重要依据，因此，作为一个妇科整形医师，必须熟悉女性的外阴美学特点。外阴审美主要从皮肤、轮廓、线条、结构和年龄特征等几个方面考虑。

一、皮肤审美

皮肤是人体的天然包装，完整、光滑、细嫩的皮肤可带来愉悦的感受。皮肤分泌的汗液和皮脂形成皮脂膜，可增加皮肤的光泽和柔韧感，形成柔韧的感官美，而充满弹性的皮肤包裹人体显示出曲线美和和谐美。皮肤的新陈代谢保持生命力，显示其健康美。

皮肤的颜色和色泽是人们审美的一种重要特征，均匀的肤色和美丽的色泽是美丽的基础，东方人的肤色应该微红稍黄。皮肤的质地主要指细腻和滋润两方面，体现了皮肤的生机与质量。细腻、有光泽、滋润、毛孔细小、皮丘小而平整是皮肤美学的重要特征。皮肤柔韧、富有弹性和张力，表明皮肤含水量、含脂量适中，血循环良好，代谢旺盛，展示了人体美的神韵。

外阴皮肤的审美主要从色泽、质地、弹性、健康状态等几个维度进行。

（一）肤色

1. 肤色的影响因素　肤色的影响因素有很多，但主要有皮肤质地（颗粒层厚则白皙、角质层厚则发黄、真皮血管充盈则红润、表面不平整则发青），黑色素含量（黑色素含量多并分布在生发层则肤色发黑、延伸到颗粒层则表现为深黑色、黑色素较少且分散分布则肤色较浅），内分泌状态（脑垂体分泌的黑色素细胞刺激素可刺激黑色素细胞产生黑色素使得肤色发黑；甲状腺素和雌激素也影响黑色素形成），人体营养状态（维生素 C、烟酸等影响黑色素含量，胡萝卜素使得皮肤发黄）等。另外，肤色还与人种、遗传、光照量等因素有关。

一般认为外阴肤色以白嫩、细腻为美。大阴唇、小阴唇外侧和阴蒂包皮，有少许淡褐色色沉，小阴唇内侧中下部以淡粉色为美，其边缘部有少许浅褐色色沉。阴道前庭表现为粉色。如果外阴表面色沉明显则影响美观。影响外阴肤色的主要问题是皮肤色斑和局部色素沉着过多。

2. 皮肤变黑的常见原因

（1）饮食：经常吃富含锌、铜、铁的食物。这些物质可通过形成酪氨酸参与黑色素生成，如：动物肝脏、肾、牡蛎、虾、蟹、豆类、核桃、黑芝麻、葡萄干等。

（2）药物：药物亲和黑色素。如氯喹对黑色素亲和强，可引起色沉，镇静药、含汞药膏、抗癌药等均可引起色沉。

（3）自然环境：紫外线刺激黑色素、潮湿的空气、透过玻璃的阳光、室内灯管、电脑等均可使得肤色发暗。

（4）某些疾病：内分泌系统疾病、慢性消耗性疾病和营养不良性疾病可以改变正常肤色，使其变黑。

（5）心理因素：情绪低落，通过中枢神经的控制，影响皮肤代谢而变得肤色黯淡、色斑或痤疮。急躁、紧张、性生活不和谐、工作不顺心可引起皮肤衰老。

（二）皮肤质地

皮肤的质地和弹性明显与年龄相关。随着年龄的增大，汗腺、皮脂腺分泌减少，皮肤表皮变薄，角质层通透增大，皮肤亲水能力下降，皮肤表面的水质膜减少，使得皮肤角质层缺乏韧性，变得干燥、粗糙，缺水使得皮肤折光度变差，皮肤失去光泽且色沉加重，形成黄褐斑、老年斑。毛细血管减少，也会失去青春的红润。年龄增大使得皮肤中胶原纤维合成减少、弹性纤维变性以及皮下脂肪减少。使皮肤失去支持而松弛下垂、皱纹增加。

一般认为女性外阴皮肤质地以光滑、细腻、柔韧、富有光泽、充满弹性为美。外阴周围、阴阜区和大阴唇宜饱满、光洁、富有弹性，小阴唇和阴蒂包皮以紧致、光滑、纤巧、润泽为美，阴道前庭应紧致富有弹性。影响审美的主要问题有局部过多的褶皱、皮肤松垂、肤质粗糙不平等。

二、轮廓与线条审美

女性外阴的轮廓主要分为五个区域，即阴阜区、大阴唇区、会阴肛门区、小阴唇及阴蒂包皮区、阴道前庭区。外阴轮廓总体上以饱满、紧致、对称、均衡、比例适中、线条清晰为美，每个区域有各自的审美特征。

阴毛是人体长毛的一种，系女性天然的饰品，漂亮的毛发可增加许多审美魅力。美丽的阴毛表现为：干净、整洁、色黑、柔软、有光泽、有弹性、疏密适中、成倒三角形分布均匀。

三、结构与功能审美

女性外阴的审美与其结构和功能密不可分，只有健康功能良好的结构才能谈得上美感。阴阜、大阴唇区域是保护基本特色，其丰厚的脂肪垫主要用于缓冲外阴所受到的各种冲击，同时能增加性活动中的性感受，故以丰满、充满弹性为美；小阴唇的作用为保护尿道口和阴道口，增加性感受，以小巧、敏感、又有一定的宽度为美；阴蒂为感受性刺激的重要部位，局部不宜有过多的包皮堆积，以简洁适中、易外露为美。阴道为产道的出口，又是性活动的主要器官，以紧致、弹性为美。

有些发育异常会带来美感的不足，如：小阴唇肥大、阴蒂包皮臃肿和大阴唇发育不良等；有些生理状态有损于外阴的魅力，如阴道松弛，老年性外阴松垂等；有些疾病可以严重损害外阴的结构，进而损害其美感，如：外阴白斑、会阴裂伤、阴道脱垂、外阴皮疹等。这些都需要通过妇科美容整形手术进行改善（李强 等，2019）。

（王建六　李　强）

第四节　女性生殖整形现状及展望

目前国内女性生殖整形工作正健康稳步开展，目前开展较多、技术较为成熟的生殖整复手术有小阴唇整形术和阴道缩紧术，因后面章节将有详细论述，下面仅进行简要介绍。

一、女性生殖整形手术现状

（一）小阴唇整形手术

1. 小阴唇整形手术适应证问题　小阴唇整形手术是目前生殖整形领域开展较多的手术，其主要有两大需求群体，一是小阴唇发育异常，如肥大、形态异常或两侧不对称，需要整形。另一种情况是小阴唇形态外观无"发育异常"，也不影响功能，但因女性的心理需求，要求进行小阴唇美化而行的整形手术。对于因心理需求进行小阴唇形态美化，是否能够成为女性就诊和手术的原因，争议较大。有观点认为，应理解女性选择手术的合理性，既然面部和乳房美容可以接受，那么，一个无心理障碍的女性，可以自主决定其是否进行小阴唇手术。从心理精神方面考虑，当女性认为外阴"不美观"而产生烦恼，生活不自信，继而影响其生活质量和心理幸福感时，选择手术整形，既满足心理感受也具合理性。但是，也有观点认为，如果女性外阴形态正常，功能无障碍，而强烈要求进行整形美化者，其可能会存在一定的精神心理问题，应高度关注，不要轻易进行手术治疗。

为什么会存在争议？主要原因是女性正常小阴唇大小和形态尚无统一的标准。目前，无论是教科书还是期刊文献，均未明确"正常小阴唇"的标准值。实际上，小阴唇外形、大小、对称性、自然轮廓和颜色因人而异，并与女性的年龄、人种、民族、身高、是否生育及肥胖程度等有关。

因此，既要满足美观需求，又有关注心理健康问题。

2. 小阴唇整形手术方式选择问题　小阴唇整形手术方式很多，其手术范围应是包括阴蒂包皮、阴唇系带和小阴唇体等多个部分的矫形，手术方法有小阴唇直接切除、边缘切除术、楔形切除术、组织缩减术、"W"或"V"切除术、激光整形术等。关于小阴唇整形手术选择，需要根据患者具体情况以及手术医师的个人经验，设计个体化手术方案，不能一概而论。关于手术效果，文献报道满意度可高达90%～100%，这也是小阴唇整形手术开展较为广泛的原因之一。小阴唇整形手术并发症较低，文献报道仅 2% ～ 6%。常见并发症有局部愈合障碍、局部血肿、淋巴水肿及局部疼痛等。

（二）阴道缩紧术

阴道松弛症直接影响性生活质量和满意度，目前妇产科领域重视不足。阴道松弛是指盆腔肌肉群的张力下降，造成阴道周围肌肉松弛、阴道变宽。其产生的原因与阴道分娩直接相关，特别是目前放开"三孩"政策、强调降低剖宫产率等，均可造成阴道松弛症患者明显增加。

1. 阴道松弛症的病情评估　阴道松弛通常是个人感受，对性生活不满意，或阴道松弛引起盆底下坠、酸困，甚至疼痛等。评价阴道松弛程度，缺乏非常科学客观的标准，目前通常通过患者主观感受、医生手指测量法以及阴道张力测定等综合判断。

2. 阴道松弛症治疗方法　有阴道激光缩紧术和手术缩紧术。前者具有减少失血量和瘢痕形成、降低并发症的优势，且术后患者对阴道口径满意及感觉舒适率较高，但治疗效果持续时间短于手术治疗。

阴道缩紧手术常用手术方法有：①会阴体重建阴道紧缩术：是妇产科医师比较熟悉和常用的方法，同时修复会阴体和肛提肌，有利于盆底紧张度的恢复，可减少因盆底组织松弛而出现的器官脱垂，肌肉的修复属于动态的修复，弹性好、效果可靠、持久。但手术出血多，部分手术后出现会阴疼痛等。②全程阴道紧缩术：通过加固阴道全程筋膜，修剪部分阴道黏膜来缩紧阴道，其优点是可以使阴道全程收紧，效果满意。但不足是手术风险大，阴道瘢痕较多，弹性和可扩展性丧失较多，手术效果近期较好，远期效果欠佳。③阴道局部缩紧术：在阴道中下 1/3 段，缝合加固两侧肛提肌以及阴道筋膜，修剪部分阴道黏膜，在该部位形成一个长度 3 ～ 4 cm 的阴道缩紧环，其优点是手术简便，创伤小，出血少，效果好。该术式在亚洲国家应用较多。

关于阴道缩紧术的治疗效果，一项研究表明，40 名患者中 16 名（40%）自觉有一定程度改善，22 名（55%）自觉阴道感觉明显改善。伴侣中，15 名（37.5%）自觉改善，17 名（43%）明显改善。Goodman 等（2013）研究评估 81 名患者手术效果，47% 性功能有改善，82% 认为性伴侣的性交满意度有增加。

阴道缩紧手术方法选择：对于轻度阴道松弛的女性，尤其是未育者，阴道紧缩可以采用保留黏膜的紧缩方法或者收紧会阴肌肉的方法；对于阴道分娩后轻中度阴道松弛女性，建议使用会阴体重建的阴道紧缩方法；对于重度阴道松弛者，可以采用全阴道缩紧或阴道局部缩紧合并会阴体加固术。

尽管关于因美观原因而行阴道缩紧术的高质量长期随访研究不多，但短期研究结果表明（Mcore，2012），患者及伴侣对手术效果满意。不过，因性生活质量和满意度涉及精神心理、社会家庭以及身体状况等多方面因素，较为复杂，并非单单手术就能解决全部问题，需要进行医学、功能学及社会心理学联合干预，才可能有真正长期满意的效果。

二、女性生殖整形前景及任务

女性生殖整复是一个新的学科领域，不仅涉及解剖恢复，还要考虑功能要求；尽管有很大的潜在需求，还需转变妇产科医师的观念，积极开拓市场；不仅需要大型公立医院重视，还需规范管理和提高非公有制小型医疗机构的诊治水平；既要满足广大女性群体的意愿，又要客观科学的分析女性生殖整复的临床价值和社会意义。同时，应积极开展相关知识和技术培训，尽快培育和锻炼一批我国生殖整复专家队伍，稳步开展工作，引领行业发展，真切的为我国女性服务，提高女性生活质量，构建和谐社会。

（王建六）

参考文献

李强，等，2019. 妇科美容整形手术. 北京：中国协和医科大学出版社.

刘依琳，等，2013．整形美容行业的历史与发展现状．中国美容杂志，22（10）：1127-1129．

孙秀丽，等，2016．女性生殖整复定义与内涵——中国整形美容协会女性生殖整复分会专家共识．中国整形美容协会女性生殖整复分会．中国医疗美容，6（12）：16-17．

唐勇，等，2009．小阴唇瓣在阴道整形中的应用．中国修复重建外科杂志，23（4）：448-450．

王建六，等，2016．生殖整形手术学．北京：人民卫生出版社．

Committee on Gynecologic Practice，et al，2007．ACOG Committee Opinion No. 378：Vaginal "rejuvenation" and cosmetic vaginal procedures.Obstet Gynecol，110（3）：737-738．

Goodman M，2013. Female genital plastic/cosmetic surgery. J Sex Med，10（8）：2125-2126．

Hodgkinson DJ，et al，1984. Aesthetic vaginal labioplasty. *Plast Reconstr Surg*，74（3）：414-416．

Lowenstein L，et al，2014. Physicians' Attitude toward Female Genital Plastic Surgery：A Multinational Survey. Sex Med，10（1）：33-9．

McGregor JC，2009. Labial surgery-a new phenomenon? J Plast Reconstr Aesthet Surg，62（3）：289．

Miklos JR，et al，2008. Labiaplasty of the labia minora：patients' indications for pursuing surgery．Sex Med，5（6）：1492-1495．

Mirzabeigi MN，et al，2012. Current trends in vaginal labioplasty：a survey of plastic surgeons. Ann Plast Surg，68（2）：125-134．

Moore RD，et al，2012．Vaginal reconstruction and rejuvenation surgery：is there data to support improved sexual function？Am J Cosmetric Surge，29（2）：97-113．

Rouzier R，et al，2000. Hypertrophy of labia minora：Experience with 163 reductions. Am J Obstet Gynecol，182（1）：35-40．

Veale D，et al，2013. Validation of genital appearance satisfaction scale and the cosmetic procedure screening scale for women seeking labiaplasty.J Psychosom Obstet Gynaecol，34（1）：46-52．

Yurteri-Kaplan LA，et al，2012. Interest in cosmetic vulvar surgery and perception of vulvar appearance. Am J Obstet Gynecol，207（5）：4281-4287．

第四十五章

生殖器官整形术前评估及医患沟通

随着社会发展，人们生活水平提高，审美观念改变，女性生殖器官整形美容越来越引起广大女性朋友的重视，需求量逐年增加，成为整形美容以及妇产科领域新的热点。近年来，随着人们思想的解放、认识提高、社会包容增强，女性生殖器官整形应运而生。此类手术包括女性生殖道畸形所致的结构功能重建和非生殖道畸形功能障碍的生殖器官整形，是基于改变生殖器官形态、功能需求、美学要求以及性需求为目的的生殖器官整形术。故对整形外科医生以及妇产科医生的专业要求越来越高。全面系统地评估有生殖器官整形需求患者的生殖器官类型、分度和功能障碍，充分与患者沟通，从而准确地选择出最适合患者需求的术式，在生殖器官整形中十分重要。

随着国家法律的逐渐完善，《医疗事故处理条例》的颁布和实施，人们的法律意识明显提高，患者已越来越注重维护自身应享有的权利，维权意识显著增强，对医疗服务质量的要求日益提高。国家相关法律中明确指出：患者享有医疗权、自主权、知情同意权、保密权和隐私权以及了解医疗费用权、复印病历权等。由于医学知识的不对称，患者自我保护意识的提高以及社会上对医疗行业的一些失实报道，使医护人员与患者之间产生了比较严重的信任危机，医患关系相对紧张。部分纠纷所涉及的事件并不构成医疗事故、医疗差错，或根本不存在医疗责任，而是由于医务人员不善于或不恰当的医患沟通所造成的。

美感是一种主观性很强的心理感受，与年龄、性别、文化程度、职业以及经济背景等密切相关。医患之间审美观点的不同，很容易引起冲突，这也是当前以及未来美容整形行业发生纠纷的敏感问题。术前要让患者和家属了解客观情况，达成共识，使患者对医师产生信任感，从而积极配合治疗，以减少医疗纠纷的发生。

第一节　生殖器官整形术前评估

一、概述

女性生殖器官整形手术（female genital plastic surgery，FGPS）旨在改变女性外生殖器外形及功能而进行的一系列手术。女性生殖器官整形术主要包括小阴唇整形术、阴道紧缩术、外阴填充术（阴阜、大阴唇）、阴蒂整形术、处女膜修补术和会阴修复术等。目前临床最为常见的是阴唇整形术、阴道缩紧术以及会阴修复术。

女性生殖器官整形手术指征：在传统医学中，治疗疾病以及开展手术，要有明确的适应证；而作为女性生殖器官整形学，目前尚无统一标准对女性外生殖器官在没有任何器质性疾病发生的前提下界定为正常或异常。因此，在进行女性生殖器官整形手术治疗时，尚无明确的手术指征和治疗标准。进行女性生殖器官整形的目的取决于患者的需求，其依据来自于患者的诉求，其一为患者对外阴生殖器官审美的诉求，其二为患者对性功能的诉求，其三为通过手术改变女性生殖器官状态，减少对日常生活影响的诉求。

二、外阴评估

（一）主观症状评估

　　女性对生殖器官不满意的程度、性功能障碍情况以及生殖器官发育异常对自身的影响程度等。医生在初诊时就应该记录下就诊者的主诉，包括持续时间，要明确理解就诊者所面临的问题或对生活影响的程度。

（二）临床体征评估

　　医生对患者进行体格检查时评估就诊者情况。①检查外生殖器：评价外阴发育情况，外阴形态的观测指标主要包括小阴唇的形状、着色、是否对称、被覆盖的比例及顶点与阴裂位置的关系。②尿道外口：尿道外口的形状、腺体及与阴道位置的关系。③大阴唇形状，阴蒂包皮的形状，阴蒂头裸露与否，会阴体高度以及形状等。④外阴形态测量：女性外阴的形态与年龄、BMI、孕次、产次、经阴道产次和性生活次数有一定相关性。女性外阴测量实现了外阴解剖结构的量化，对女性外阴美容整形手术和男-女变性手术

提供了直接的数据支持。国内曹玉娇等（2015）在正常体检人群中进行了女性外阴体表解剖特点测量，参考《中华人民共和国国家标准》（GB/T 5703-2010）人体测量方法、《中国人解剖学数值》，整合国内外现有的女性外阴测量的文献，测量如下内容：①阴蒂包皮长；②阴蒂头长；③阴蒂头宽；④尿蒂距；⑤尿阴距；⑥阴会距；⑦会阴体长；⑧小阴唇底边长；⑨前唇距；⑩后唇距；⑪小阴唇宽；⑫大阴唇长；⑬大阴唇宽。其中前唇距、后唇距和小阴唇宽为双侧数据，共16个外阴测量参数，起点、止点定位的相关描述见表45-1-1，测量距离为各点间的直线距离（图45-1-1）。

　　正常小阴唇的概念：多数观点认为，如果小阴唇无疾病和生活不适等症状，就应视为正常小阴唇。由于正常小阴唇外形差异太大，使妇科、整形外科及儿科医生很难对小阴唇的测量点和异常的诊断标准达成共识。我国也缺乏针对正常小阴唇的统一标准。曹玉娇等（2015）经过对我国234例（年龄23～54岁，平均44.34岁）成年汉族女性及278例（年龄20～55岁，平均40.03岁）成年维吾尔族女性进行外阴测量，基

表 45-1-1　女性外阴测量参数及定点

参数	起点	止点
阴蒂包皮长	阴蒂根部皮肤皱褶处	阴蒂头
阴蒂头长	轻推包皮所能见到的阴蒂头长度	
阴蒂头宽	阴蒂头的最大横径	
尿蒂距	阴蒂头	尿道外口12点
尿阴距	尿道外口6点	阴道外口12点
阴会距	处女膜（痕）	会阴后联合皮肤黏膜交界处
会阴体长	会阴后联合皮肤黏膜交界处	肛门前缘
小阴唇底边长	阴蒂头	会阴后联合皮肤黏膜交界处
前唇距*	小阴唇最突出点	阴蒂头
后唇距*	小阴唇最突出点	会阴后联合皮肤黏膜交界处
小阴唇宽*	阴唇间沟	小阴唇最突出点
大阴唇长	阴蒂根部皮肤皱褶处	会阴后联合皮肤黏膜交界处
大阴唇宽	阴唇间沟	会阴后联合皮肤黏膜交界处无毛发或皮肤皱褶处

* 参数为双侧，L和R为被测量者的左、右侧

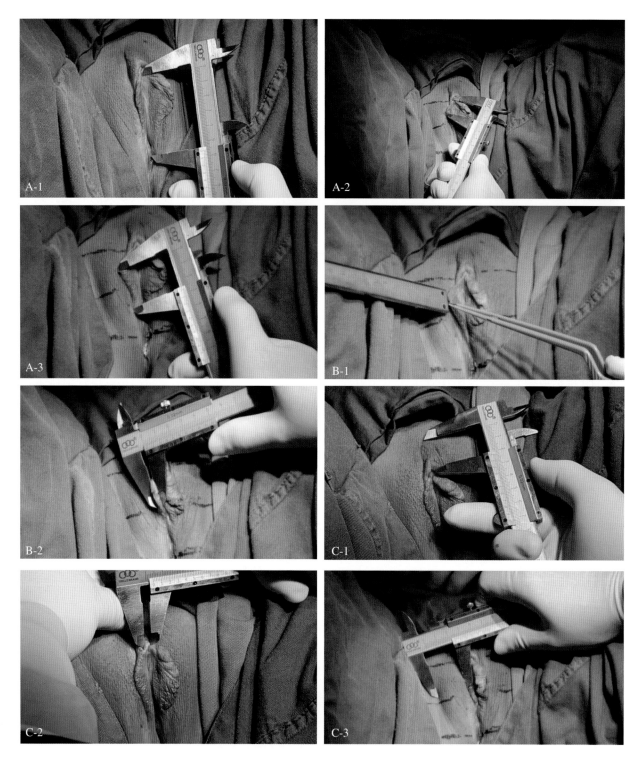

图 45-1-1　女性外阴测量示意图。**A.** 小阴唇基底边长（A-1）、前唇距（A-2）、后唇距（A-3）；**B.** 小阴唇宽度（B-1）、小阴唇厚度（B-2）；**C.** 阴蒂包皮长度（C-1）、阴蒂头宽度（C-2）、大阴唇宽度（C-3）

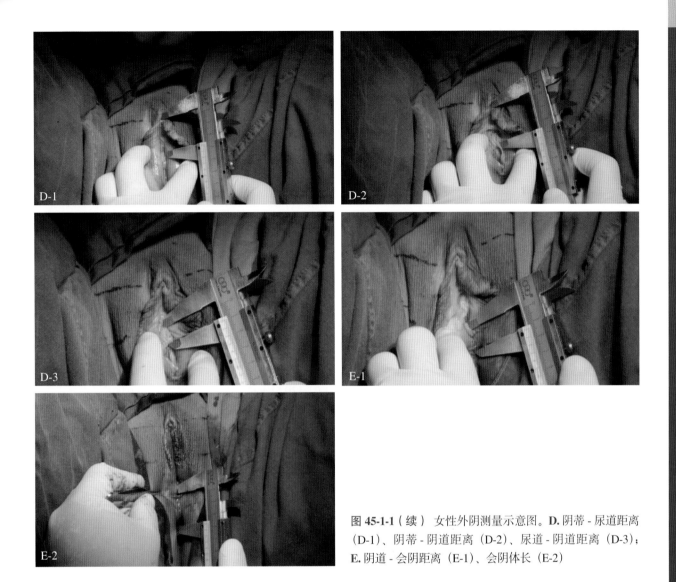

图 45-1-1（续） 女性外阴测量示意图。D. 阴蒂 - 尿道距离（D-1）、阴蒂 - 阴道距离（D-2）、尿道 - 阴道距离（D-3）；E. 阴道 - 会阴距离（E-1）、会阴体长（E-2）

本数据如下（表 45-1-2）。王鲁文等人对 700 例成年汉族女性外阴测量，基本数据如下（表 45-1-3）。

三、阴道松弛症评估

（一）主观症状评估

调查问卷：①阴道松弛问卷（vaginal laxity questionnaire，VLQ）：以患者对阴道松紧的主观感受程度为标准，共分为 7 度：非常松弛（1 分）、中等松弛（2 分）、轻微松弛（3 分）、不松不紧（4 分）、轻微紧（5 分）、中等紧（6 分）、非常紧（7 分），评分 < 4 分者可被诊断为阴道松弛症；②女性性功能指数量表（female sexual function index，FSFI）：性欲望、主观性唤起能力、性活动时阴道润滑性、性高潮、性生活满意度、性交痛等 6 项为量表主要测量部分，见附件 1，可信度较高。FSFI 在评估性功能上更适用于女性，该量表已被国际诸多学者用于研究女性性功能；女性性苦恼量表（female sexual distress scale-revised，FSDS-R）是一种自填问卷，包括 13 项内容，从不同方面评估性生活的困扰，见附件 2。研究表明，FSDS-R 量表具有良好的效度，具有高可靠性和内部一致性。视觉模拟评分法（visual analogue scale，VAS）：将主观疼痛分

表 45-1-2　汉族及维吾尔族正常人群女性外阴测量值

测量项目（mm）	均值（95% 可信区间）		P 值 [**]
	汉族（234 例）	维吾尔族（278 例）	
阴蒂包皮长度	25.08（24.53～25.63）	21.58（21.29～22.40）	<0.001 [*]
阴蒂头长	4.83（4.68～4.98）	5.03（4.95～5.11）	0.005 [*]
阴蒂头宽	3.28（3.14～3.42）	3.90（3.77～4.02）	<0.001 [*]
尿蒂距	22.36（21.72～23.01）	21.20（20.68～21.71）	0.001 [*]
尿阴距	8.40（8.05～8.74）	11.73（11.34～12.12）	<0.001 [*]
阴会距	9.76（9.50～10.02）	10.10（9.87～10.33）	0.797
会阴体长度	21.37（20.78～21.97）	21.59（21.19～21.99）	0.976
小阴唇底边长	48.96（47.98～49.95）	52.78（52.02～53.54）	<0.001 [*]
前唇距（L）	16.03（15.23～16.84）	16.06（15.42～16.69）	0.578
前唇距（R）	17.15（16.41～17.88）	15.63（14.97～16.28）	0.010 [*]
后唇距（L）	34.59（33.33～35.85）	34.76（33.80～35.68）	0.516
后唇距（R）	33.65（32.46～34.84）	30.61（29.71～31.51）	<0.001 [*]
小阴唇宽（L）	12.91（12.11～13.70）	11.04（10.51～11.58）	0.001 [*]
小阴唇宽（R）	12.91（12.11～13.70）	10.06（9.48～10.63）	<0.001 [*]
大阴唇长	85.25（84.00～86.51）	84.40（83.59～85.20）	0.067
大阴唇宽	25.60（25.08～26.13）	27.49（27.13～27.84）	<0.001 [*]

[*] P<0.05

为 0～10 分，0 分：无痛，10 分：无法忍受剧痛，用于疼痛评估，患者及其性伴侣对性生活不满意的程度、性生活质量情况自身的影响程度等。

（二）客观指标

阴道健康指数评分（vagina health index score，VHIS）：按阴道弹性、上皮完整性、润滑度，分泌物量和分泌物 pH 评分，阴道萎缩时总评分 < 15 分。阴道触觉成像（vaginal tactileimaging，VTI）：将压力传感器按照标准置入阴道腔内，360 度测量全阴道压力数据，评价阴道各壁软组织的生物力学，准确定位阴道壁松弛具体区域。盆底电生理指标：神经肌肉刺激治疗仪伸入阴道口内 2 cm 来测定盆底肌肉肌力、肌肉疲劳程度、阴道压力。盆底彩超以及盆底磁共振检查：对阴道松弛就诊者，要评估阴道壁松弛的出现和严重的程度，注意是否伴发盆腔支持结构的异常，子宫脱垂以及阴道前后壁膨出的情况，也应检查肛门括约肌的连续性。

（三）全身情况评估

常规妇科检查排除感染、溃疡或糜烂，如溃疡可疑癌变应行活检。排除严重心、肝、肾功能疾病及感染疾病患者；排除凝血障碍、高血压、糖尿病及生殖系统肿瘤患者。患者如有精神异常病史、瘢痕增生、出血倾向、药物过敏等不宜手术的情况，术前应充分评估，以保证手术安全。

表 45-1-3　汉族女性外阴形态学测量值（mm）

部位	最小值（mm）	最大值（mm）	$\bar{x} \pm s$	95%CI
小阴唇				
左侧小阴唇基底边长	13	68	43.672 ± 8.170	$43.062 \sim 44.283$
右侧小阴唇基底边长	16	79	43.315 ± 8.476	$42.682 \sim 43.9748$
左侧上半唇斜边长	5	48	20.513 ± 6.113	$20.056 \sim 20.970$
右侧上半唇斜边长	5	49	20.421 ± 5.939	$19.977 \sim 20.864$
左侧下半唇斜边长	9	59	30.431 ± 7.453	$29.875 \sim 30.988$
右侧下半唇斜边长	0	69	29.981 ± 8.346	$29.357 \sim 30.604$
左侧顶点高长	1	43	16.209 ± 5.912	$15.768 \sim 16.651$
右侧顶点高长	2	40	15.605 ± 5.998	$15.157 \sim 16.053$
左侧厚度	1	13	3.787 ± 1.563	$3.670 \sim 3.903$
右侧厚度	1	14	3.820 ± 1.580	$3.702 \sim 3.938$
阴蒂				
阴蒂头长	0	14	4.083 ± 1.907	$3.940 \sim 4.225$
阴蒂头宽	1	8	2.640 ± 1.464	$2.530 \sim 2.749$
阴蒂包皮长	2	45	25.381 ± 5.823	$24.946 \sim 25.816$
阴蒂体长	2	49	26.449 ± 8.621	$25.805 \sim 27.093$
阴蒂体宽	2	22	6.464 ± 2.597	$6.279 \sim 6.658$
大阴唇				
左侧大阴唇长	41	118	76.731 ± 9.796	$75.999 \sim 77.462$
左侧大阴唇宽	10	69	23.024 ± 4.236	$22.708 \sim 23.340$
右侧大阴唇长	41	118	76.731 ± 9.796	$75.999 \sim 77.462$
右侧大阴唇宽	11	44	22.915 ± 3.469	$22.656 \sim 23.174$
其他				
阴蒂尿道间距	7	45	19.679 ± 5.012	$19.305 \sim 20.054$
阴蒂阴道间距	15	50	29.808 ± 5.963	$29.3363 \sim 30.254$
尿道阴道间距	2	40	9.473 ± 3.968	$9.177 \sim 9.770$
阴道会阴间距	1	48	9.962 ± 4.196	$9.649 \sim 10.276$
会阴体	9	61	24.295 ± 5.958	$23.850 \sim 24.740$

第二节　生殖器官整形术前医患沟通

一、医患沟通方式

（一）倾听原则

卡耐基在《人性的弱点》中曾经说过："如果你要别人同意你的观点，必须遵循的规则是，使对方多说话，从别人的观点看事情，就容易了解他的需求，从而使交往更容易。弄清对方的观点，自己才能找到合适的应付措施。"把患者当成朋友，无论患者年龄、地位、收入、受教育程度、职业层次如何，我们都应把她作为有独立人格的人来对待。作为合格的医务人员，不仅要详细了解患者的病情，还要知道患者的心理反应和需求。比如，医务人员可以采取聊天的方式让就诊者讲述其病情、就诊治疗经过，仔细听取就诊者的期望、建议以及目前想要解决的问题。特别是对于有意向做处女膜修复和阴道紧缩术的患者，部分患者曾经或者正在遭遇情感方面的创伤，希望通过手术的方式改善与男性朋友或配偶的关系。留意患者对病情的认知度和对交流的期望值，避免使用刺激患者情绪的词语和语气，避免过多使用患者不易理解的专业词汇，避免强求患者马上接受事实。

（二）尊重原则

医患之间相互依存，医生因患者而生存，医学因疾病而发展，患者也需要医生救治才能恢复健康，重塑自信，医患的关系应该成为最和谐的人际关系。从医学角度讲，医患各自掌握的信息不对称，所以在对疾病的认识和处理上存在差异。在医院的特定环境中，患者和家属对医务人员较为尊重，甚至是畏惧。因此，医护人员更应该以尊重的态度来对待患者，创造一种互相尊重的氛围。通过深入的交谈了解患者需求、期望值、婚姻配偶情况，夫妻关系是否和谐等，并利用其性格特点缩短医患之间的距离，使就诊者愿意

配合医务人员的工作。取得患者信任，既尊重了患者就医过程中的权利，帮助患者了解和履行就医过程中的义务，又能使患者在精神和身体上得到双重的治疗。

（三）保密原则

《中华人民共和国执业医师法》中第三章第二十二条第三款和第五章第三十七条第九款明确指出，要保护患者隐私，对于泄露患者隐私并造成严重后果的，要承担相应的法律责任。患者由于治疗疾病，而不得不暴露某些个人隐私，特别是对于寻求生殖器官整形的患者，个人隐私尤为重要，因此对个人隐私的保护，要求我们要有良好的医德，维护就诊者的人身权益。治病救人是医德，为患者保守秘密更是医疗道德的范畴。绝不能泄漏患者的隐私，更不能把患者隐私作为谈资、笑料向别人传扬。

（四）语言沟通

语言作为人们表达思想、交流情感、传递信息的工具，在医患沟通中有着非常重要的作用。首先，与患者沟通过程中，说话态度要诚恳，彬彬有礼，要始终顾及患者内心感受，使患者在心理上产生一种亲切感和信任感。根据不同情况、不同层次的患者采用不同的沟通方式，使患者能够更好地理解。语言力求简洁准确、通俗易懂。注意沟通的适当性，运用巧妙的语言艺术，让患者更易于接受正确的治疗，便于问题的解决。注意在与患者的正常交流中，不要受个人情绪的影响。

（五）非语言沟通

包括面部表情沟通、接触沟通、目光沟通和动作沟通等。非语言沟通为患者和医务人员之间的深层次了解提供了渠道。面部表情在非语言交流中是最直观的。微笑通常是最有效的面部表

情。真诚的微笑对患者极富感染力。当患者焦虑时，医师面带微笑地与其交谈，对患者来说，本身就是一种安慰，医师也能更好地获取患者的好感。当患者恐惧不安时，医师的笑容会给患者带来安全感。非语言沟通适用于多种情形下的医患沟通，良好的医患沟通不仅能有效避免和减少医患纠纷以及医患矛盾，还有利于建立医患间的信任，提高信任程度，从而构建和谐的医患关系。

（六）书面沟通

工具式沟通，是用图、文、字的表现形式来沟通。目的是传达者将其知识、经验意见等告知接受者，进而影响接受者的知觉、思想和态度体系，进而改变其行为。医患沟通中的书面沟通主要是严格执行患者手术知情同意制度，术前要将就医者的真实情况以及可供选择的各种治疗方案的利弊、手术风险、意外、并发症、预后及转归等向患者进行详细说明，让就医者相信医师。如果患者对医务人员表现为信赖，可提高双方的合作性和配合性，利于疾病诊疗；若不予配合，可出现较多危险因素，影响整体疗效，进而诱发医患纠纷。通过合理的医患沟通，能够满足患者利益诉求，化解分歧，消除患者隔阂，利于疾病的诊断、治疗工作的顺利进行。同时应签署详细的手术知情同意书。与患者、家属沟通要耐心。在术前谈话时，需要以诚恳的态度、委婉的语气进行沟通，不能推卸责任。在出现并发症后，医师要善于倾听，讲解并发症发生的原因，讲道理，不能当场激化矛盾，以免引起不必要的人身伤害。通过良好的沟通，不仅能够让患者明白与医生积极配合治疗的重要性、疾病相关知识，还能增强自身保护意识，改善医患关系，提高患者满意度，避免相互之间产生误会，能够让患者肯定医务人员的医疗技术水平。

二、生殖器官整形医患沟通的重要性

对于生殖器官整形医师来说，沟通能力更为重要，无论生殖器官是先天性的畸形和残缺，还是由于后天外伤、感染、肿瘤切除、经阴道分娩损伤等原因造成的组织缺损或者功能损伤，需手术进行矫正，患者很容易通过外观或主观意识来判定手术效果，无论是否客观，患者及其家属会对手术效果得出自己的结论，如果术前手术医师没有与其进行充分的沟通，未让其认识到生殖器官整形美容的优势与局限，可能导致患者对手术期望值过高，产生不切实际的想法和要求。如果没有有效的沟通，容易产生医患矛盾冲突。许多女性受家庭婚姻矛盾的影响，认为导致出现婚姻危机的原因就是因为阴道松弛，导致性生活不和谐。通过阴道紧缩术整形，术后就能改善夫妻生活关系，挽回婚姻，因此，对手术效果存在过高的期望，迫切要求手术。对这一类患者进行术前谈话尤为重要，特别是要讲清楚手术的利弊，术后可能出现的并发症。与患者充分沟通：对于夫妻关系的维护，性生活因素只是部分原因，不能把手术效果与能否解决家庭矛盾掺杂在一起。对疾病的发生发展规律、最新方法、适应证、缺点等，要做到心中有数。医师在接诊患者时，应根据患者的具体情况，提出符合疾病发展规律的个体化治疗方案。尤其患者在出现婚姻危机时，其身心受到强烈的创伤，治疗的愿望异常强烈。此时就需要医务人员耐心、细致的解释，使患者在适当的时间治疗，以取得较好的治疗效果。

如果医患之间的沟通出现问题，应避免让患者不信任的医务人员与其沟通，由上级医师或其信任的医师与其进行沟通，使其易于接受医务人员的观点及治疗意见，达到预期的效果。医务人员在与患者沟通的同时，必须鼓励和引导患者家属倾诉其真实感受，向患者家属多做解释工作，对家属提出的合理要求，要尽量予以解决，使其满意。只有患者家属和医务人员间形成了相互理解和相互信任，才能使患者更加配合治疗，并有效地防止医疗纠纷的发生。

三、强化医患沟通服务意识

首先医务人员和医院管理方面缺乏对患者的人文关怀，忽视了患者对疾病的认识程度，对患者的情绪变化等不够重视，导致沟通难以有效开展。有的医务人员长期处于高压环境下，对语言以及非语言沟通不够重视，存在诸如表情冷漠、形象邋遢等外在行为表现，使患者难以信任医务人员，缺乏安全感，导致医患沟通不利。近年来，医患双方的矛盾冲突问题比较严重，在医患关系紧张的社会环境下，医患双方的信任度有下降趋势。患者寄希望于医院和医务人员，同时又心存戒备，医患双方往往不自觉处于对立状态，患方处于紧张、焦虑的心理状态下，负面情绪居多，容易与医务人员产生对立情绪，当医疗方案超过患方心理期望值时，患方往往将责任归咎于医务人员责任心或技术水平的不足。医方如果未能给予患方充分的关怀和关注，就可能埋下医患矛盾的伏笔。随着人们法律意识的增强，患者对医务人员履行告知义务等工作职责提出更多要求。有的医务人员为了避免对自身不利，采取少沟通的消极方式，导致医患沟通困难重重。因此医疗服务要得到社会的认可和患者的满意，首先要树立"以人为本，以患者为中心"的服务理念，患者不仅希望从医护人员那里得到技术服务和照顾，还希望得到医护人员的理解、尊重和爱护，获得精神支持和心理安慰。为此，应当加强医护人员行为道德规范和文明用语，使医护人员能够做到举止文雅，语言亲切，理解手术患者恐惧的不安心情，关心和安慰患者，主动为患者提供优质服务，减少医患矛盾冲突。

四、小结

　　加强医患之间的沟通，既能提高患者对生殖器官整形诊疗全过程及其风险的认识，又能减少医患之间因医疗信息不对称而产生的矛盾和纠纷。医务人员应深刻认识到医患沟通的重要性，努力提高自身的专业素质与服务素养，在沟通的实践中，要树立以人为本的服务理念，不仅治病救人，还要满足患者的心理需求，为患者提供优质的人性化服务。随着我国《医疗事故处理条例》的实施和有关医疗诉讼举证倒置规定的实行，要加强学习，提高业务素质，进一步规范各种规章制度和操作规程，遵守医疗制度，提高医

疗质量和服务质量，确保医疗安全，增加患者的满意度。

（王鲁文　高桂香　奈嫚嫚）

参考文献

曹玉娇，等，2015．针对我国妇科美容手术女性外阴测量的初步研究．中国妇产科临床杂志，16（4）：333-336．

苗娅莉，等，2014．应关注女性生殖器官整形学．中国妇产科临床杂志，15（2）：97-98．

王鲁文，等，2018．中国汉族女性700例外阴形态及测量．中国妇产科临床杂志，19（2）：99-102．

Daniele M，et al，2018. Validation of a Visual Analogue Scale tomeasure the subjective perception oforgasmic intensity in females：The Orgasmometer-F.PLOSONE，13（8）：1-13．

Federica F，et al，2019. Infertility-related distress and female sexual function during assisted reproduction. Human Reproduction，34（6）：1065-1073．

Lucente V，et al，2017. Biomechanical paradigmand interpretation of female pelvic floor conditins before a treatment. Int J Womens Health，9：521-550．

Vicariotto F，et al，2017. Technological evolution in the radiofrequency treatment of vaginal laxity and menopausal vulvo-vaginal atrophy and other genitourinary symptoms：first experiences with a novel dynamic quadripolar device. Minerva Ginecol，68（3）：225-36．

Wylomanski S，et al，2016. Using the Female Sexual Function Index（FSFI）to evaluate sexual function in women with genital mutilation undergoing surgical reconstruction：a pilot prospective study response. Eur J Obstet Gynecol Reprod Biol，204：123-124．

附件1　FSFI计分及评分方法

　　每个问题只能选择一个选项，选项的前方标记数字为评分。该量表共19个问题，包括性欲望、患者的主观性唤起能力、性活动时阴道润滑

性、性高潮、性生活满意度、性交痛 6 个领域。
FSFI 各领域评分与总评分参照表 45-2-1 的评分
公式。每个领域评分为该领域每个问题的评分和
与该领域的系数（表 45-2-1）相乘，6 个领域评
分相加得到总分。

问题 1：近 4 周内，您感到有性欲望或对异性有
性兴趣的频率如何？

5= 总是有或几乎总是；4= 大多数时候
（超过一半的时间）；3= 有时（大约一半
的时间）；2= 较少（不到一半的时间）；
1= 几乎没有或没有

问题 2：近 4 周内，您怎样评价您的性欲望或性
兴趣的等级（或水平）

5= 非常高；4= 高；3= 中等；2= 低；1=
很低或没有

问题 3：近 4 周内，在性行为或者性交时，您感
受到性唤起"性兴奋"的频率如何？

0= 没有性行为；5= 总是能够或几乎总
是；4= 大多数时候（超过一半的时间）；
3= 有时（大约一半的时间）；2= 较少
（不到一半的时间）；1= 几乎没有或没有

问题 4：近 4 周内，您在性行为或者性交时性唤
起（性兴奋）的程度（或水平）如何？

0= 没有性行为；5= 非常高；4= 高；3=
中等；2= 低；1= 很低或几乎没有

问题 5：近 4 周内，您在性行为或者性交时对性

唤起（性兴奋）有足够的自信吗？

0= 没有性行为；5= 非常自信；4= 高度
自信；3= 中度自信；2= 低度自信；1=
非常低或没有自信

问题 6：近 4 周内，您在性行为或者性交时有多
少次对性唤起（性兴奋）感到满意？

0= 没有性行为；5= 总是或几乎总是；4=
大多数时候（超过一半的次数）；3= 有时
（大约一半的次数）；2= 较少（不到一半
的次数）；1= 几乎没有或没有

问题 7：近 4 周内，在性行为或性交时您经常感
到阴道湿润吗？

0= 没有性行为；5= 总是或几乎总是；4=
大多数时候（超过一半的次数）；3= 有时
（大约一半的次数）；2= 较少（不到一半
的次数）；1= 几乎没有或没有

问题 8：近 4 周内，您在性行为或性交时阴道湿
润的困难程度？

0= 没有性行为；1= 极度困难或根本不
能；2= 非常困难；3= 困难；4= 稍有困
难；5= 没有困难

问题 9：近 4 周内，在性行为或性交过程中，有
多少时候您觉得能够保持阴道润滑一直
到性活动结束？

0= 没有性行为；5= 总是或几乎总是能；
4= 大多数时候（超过一半的次数）；3=

表 45-2-1 FSFI 评分表

领域	问题序号	评分范围	系数	最低分	最高分
性欲望	1～2	1～5	0.6	1.2	6
主观性唤起能力	3～6	0～5	0.3	0	6
性活动时阴道润滑性	7～10	0～5	0.3	0	6
性高潮	11～13	0～5	0.4	0	6
性生活满意度	14～16	0（1）～5	0.4	0.8	6
性交痛	17～19	0～5	0.4	0	6
总分				2	36

手术者签名：＿＿＿＿＿＿＿

研究者签名：＿＿＿＿＿＿＿

日期：＿＿＿＿＿＿＿

有时（大约一半的次数）；2= 较少（不到一半的次数）；1= 几乎没有或没有

问题10： 近4周内，您维持阴道润滑（湿润）一直到性行为或性交结束的困难程度如何？

0= 没有性行为；1= 极度困难或根本不能；2= 非常困难；3= 困难；4= 稍有困难；5= 没有困难

问题11： 近4周内，当您受到性刺激或性交时，达到性高潮的频率有多少？

0= 没有性行为；5= 总是或几乎总是能达到；4= 大多数时候（超过一半的次数）；3= 有时（大约一半的次数）；2= 较少（不到一半的次数）；1= 几乎不能或不能

问题12： 近4周内，您在性刺激或性交时，达到性高潮的困难程度如何？

0= 没有性活动；1= 极度困难或根本不能；2= 非常困难；3= 困难；4= 稍有困难；5= 没有困难

问题13： 近4周内，您对您在性行为或性交时达到性高潮的能力满意吗？

0= 没有性行为；5= 非常满意；4= 比较满意；3= 满意和不满各占一半；2= 不满意；1= 非常不满意

问题14： 近4周内，在性生活过程中您与丈夫（或性伴侣）的感情亲密度满意程度怎么样？

0= 没有性行为；5= 非常满意；4= 比较满意；3= 满意和不满各占一半；2= 不满意；1= 非常不满意

问题15： 近4周内，您对您和丈夫（或性伴侣）的性关系满意吗？

5= 非常满意；4= 比较满意；3= 满意和不满各占一半；2= 不满意；1= 非常不满意

问题16： 近4周内，您对性生活的整体满意度如何？

5= 非常满意；4= 比较满意；3= 满意和不满各占一半；2= 不满意；1= 非常不满意

问题17： 近4周内，在阴茎插入阴道时，有多少次您感到阴道不适或疼痛？

0= 没有尝试性交；1= 总是或几乎总是；2= 大多数时候（超过一半的次数）；3= 有时（大约一半的次数）；4= 较少（不到一半的次数）；5= 几乎没有或没有

问题18： 近4周内，您在阴茎插入阴道后感觉阴道不适或疼痛的频率？

0= 没有尝试性交；1= 总是或几乎总是；2= 大多数时候（超过一半的次数）；3= 有时（大约一半的次数）；4= 较少（不到一半的次数）；5= 几乎没有或没有

问题19： 近4周内，您在阴道插入过程中或结束后感到阴道不舒服或疼痛的程度如何？

0= 没有尝试性交；1= 非常严重；2= 比较严重；3= 中度；4= 低；5= 非常低或没有

附件 2　FSDS-R 女性性苦恼量表

FSDS-R 女性性苦恼量表是一种自填问卷，包括 13 项从不同方面评估性生活的困扰。项目评分有从不（0 分）、很少（1 分）、偶尔（2 分）、经常（3 分）、总是（4 分）。总分范围 0 ~ 52 分，≥ 13 分表明存在有关性生活的苦恼，分值越高表明苦恼的程度越强。有研究表明，FSDS-R 量表具有良好的效度，具有高可靠性和内部一致性。问卷不填写姓名，保护个人隐私，消除患者的顾虑，保证结果的真实。邀请相关教授给予患者做心理咨询。术后半年对患者进行系统的护理指导干预，包括认知干预、心理干预、行为干预。

1. 对性生活感到焦虑？
   A. 从未有过　　　　B. 很少
   C. 偶尔有　　　　　D. 时常
   E. 总是

2. 对性关系感到不愉快？
   A. 从未有过　　　　B. 很少
   C. 偶尔有　　　　　D. 时常
   E. 总是

3. 对性困难有罪恶感？
   A. 从未有过　　　　B. 很少
   C. 偶尔有　　　　　D. 时常
   E. 总是

4. 对性生活出现的问题感到沮丧？
   A. 从未有过　　　　B. 很少
   C. 偶尔有　　　　　D. 时常
   E. 总是

5. 对性感到紧张？
   A. 从未有过　　　　B. 很少
   C. 偶尔有　　　　　D. 时常
   E. 总是

6. 对性的问题感到自卑？
   A. 从未有过　　　　B. 很少
   C. 偶尔有　　　　　D. 时常
   E. 总是

7. 对性有担心？
   A. 从未有过　　　　B. 很少
   C. 偶尔有　　　　　D. 时常
   E. 总是

8. 性生活不够？
   A. 从未有过　　　　B. 很少
   C. 偶尔有　　　　　D. 时常
   E. 总是

9. 对性感到遗憾？
   A. 从未有过　　　　B. 很少
   C. 偶尔有　　　　　D. 时常
   E. 总是

10. 对性出现的问题感到尴尬？
    A. 从未有过　　　　B. 很少
    C. 偶尔有　　　　　D. 时常
    E. 总是

11. 对性生活不满意？
    A. 从未有过　　　　B. 很少
    C. 偶尔有　　　　　D. 时常
    E. 总是

12. 对性生活感到愤怒？
    A. 从未有过　　　　B. 很少
    C. 偶尔有　　　　　D. 时常
    E. 总是

13. 对性欲低感到困扰？
    A. 从未有过　　　　B. 很少
    C. 偶尔有　　　　　D. 时常
    E. 总是

受试者签名：＿＿＿＿＿＿＿
研究者签名：＿＿＿＿＿＿＿
日期：＿＿＿＿＿＿＿

第四十六章

女性生殖器官整形的美学、原则和技巧

第一节　女性外阴美学

一、美的概念

美学是研究人与世界审美关系的一门学科，它研究审美活动，即人以意向世界为对象的体验活动，属精神文化活动范畴。它主要研究艺术中的哲学问题，如美、美感、美的创造及美育规律等，主要探讨审美活动的起源、美感心理、审美活动的构造与形态等，又称美的艺术哲学。

鲁迅说："美为人而存在"。美与丑一般是针对人类而言的，美学的本质是人学。美的产生可以大致分成四个阶段：①无所谓美丑阶段（无人类之前）；②有丑无美阶段（人类产生之初，大自然随时威胁人类）；③功利美阶段（人类初步发展，有用的就是美的）；④超功利美阶段（物质丰富后，从精神愉悦的高度来判断美丑）。随着人类的发展，美从物质功利积淀为精神功利。

二、现代美的特征

1. 形象性　美的内容要通过色、声、形等外在形式表现出来，即均有一种具体可感的形态—形象性。美的社会功利性，以合乎规律的形式表达出来，构成完整的形象。人类社会中，最核心的美是人的美，包含外在形象美和内在心灵美。

2. 感染性　美在内容和感性形式上均具有强烈的感染性。以情感人、以情励人、以情悦人。现实美多为人的本质力量的对象化，艺术美

则是现实美的集中形态。

3. 客观社会性　美是体现社会生活的本质、规律，能够引起人们特定情感反映的具体形象。它具有客观的社会价值，它不依存于个体欣赏者的主观意识，但不能离开社会的主体—人。同时，美又具有一定的社会功利性，这种功利性除了表现为经济适用性，还有精神上的享受。

4. 新颖性　美是创新的产物，来自于人类创造性活动，富有生命力的美均有形式或内容上的创新特点。

三、人体审美的基本要素

（一）美感及其特点

即审美感受，指审美主体与审美客体发生联系时，使得审美主体在感情上产生强烈反应，在理智上获得启迪，在精神上得到愉悦和享受。声、色、触、味等刺激作用于感觉器官，引起的舒适、快乐等生理快感是美感的基础，是美感的初级阶段。这些客观感受经过思考，个体审美经验、想象等，形成理性认识与情感体验的统一，即美感。它具有以下特点：

1. 主观性　不同的审美主体、审美主体不同的心境可产生不同的美感。

2. 直觉性　审美是直接感受到的，不必借助于抽象的思考，可直接地判断审美对象的美或不美。

3. 功利性　审美可满足人们的一些需求，与美的功利性一致。不同的审美客体因经验和角色不同，可以影响审美判断。随社会发展，精神功利性所占比重明显增加。

4. 愉悦性　审美对象的感染性会常给审美主体愉悦的感受。

（二）审美标准

在审美评价时，用来衡量审美对象中审美价值的尺度。它既有主观性、相对性，与审美主体的生理、心理、社会活动、审美修养以及审美趣味等相关，所谓"趣味面前无争辩"。同时，审美又具有客观性、绝对性。合规律（真）、合目的（善）均为审美的绝对标准。审美的客观标准是差异性与共同性的辩证统一，又被打上时代、阶层、民族、个体的社会实践等因素的烙印。

（三）审美方法

1. 形式因素

（1）色：色彩具有表情功能，是其审美性的本质所在。它来自人们的联想（兴奋与沉静、冷与暖、前进与后退、活泼与忧伤、华丽与朴素等）、错觉（轻重、宽窄、远近、大小、厚薄、虚实等）和通感（由各种感觉器官内在联系性引起的。如：橙色可产生酸感、粉红色可产生甜感等）。

（2）形：点、线、面、体不同的组合就构成事物的形体。它们分别表达着不同的情绪。

1）线条美：是一切造型美的基础，不同的线及其组合表达着不同的审美特点。①直线：表示刚强、挺拔、稳定、有生气、有力量；②曲线：表示优美、柔和、轻盈、优雅、流畅；③折线：是直线的转折，兼有直线和斜线的性质，有动态感、方向感、灵巧感。

2）面、体：也各有其审美特征。①圆形或类圆形，给人以柔软、温和、充实而富有弹性，是一种柔性美；②方形或类方形，感觉方正、平实、刚强、安稳，有一种刚性美；③圆方交错，可达刚柔相济效果；④三角形，正立则显得稳定、倒立则感倾危、斜三角则有运动感或方向感。

（3）声：声音由节奏和旋律组成。①低音—深沉凝重；②高音—激昂高亢；③弱音—柔和亲切；④强音—力量振奋；⑤短促音—急骤；⑥慢音—舒缓。和谐的复合音可感觉欢乐、丰富、安宁、喜悦；不和谐的复合音则感觉骚动不安、警觉、惊惧等。声更长于表达主体的内心情感和情绪。

2. 形式规律

（1）整齐：又称齐一律，是最简单的形式美的构成规律，特点是同一形式因素的一致和重复，包括单一、秩序和节奏。①单一是指形式因素的完全一致或相同的排列；②秩序是指许多形式因素共存，却井然有序；③节奏是事物有规律的运动所造成的变化的规律性的重复，具有相似、间隔和重复的特点。整齐让人感觉庄重、典雅，但死板、单调。

（2）变化：在特定形式因素中突出不同形式因素的差异性，使得形式错落有致、富于活力。人的感觉喜欢变化、讨厌单调、变化是形式美的重要规律。曲线就是一种渐次的变化，可以给人带来美感。但是，太多的变化又会变成混乱、芜杂。

（3）比例：是事物本身各部分之间、事物和其他事物之间在度量上的比例关系。恰当的比例，会使得事物的形象具有严整、和谐的美。经典的审美比例为黄金比例，即 $A:B = 1:1.618 = 0.618:1$。

（4）均衡：两个以上的物体，环绕一个轴心组合在一起，两边平衡，是为均衡。常有2种形式，即：天平式和杆秤式。①天平式均衡：又称对称，其轴心两侧的重量、吸引力、距离完全相等。由于生命体的正常发育状态多是对称的，所以对称历来被人们认为是一种美的形式。身体美在于各部分之间的比例对称。对称可产生稳定、庄重、威严、神圣、秩序之感；②杆秤式均衡：又称不规则均衡，对应双方等量而不等形。属于静中有动的对称、得势的均衡、代替的对称。

（5）和谐：事物之间或事物本身各个部分配合协调完美。包括调和与对比，调和是没有显著差异的形式因素之间的协调统一，只有量的差别，是一种渐变的协调，不构成强烈对比，感觉庄重、赏心悦目。对比是指具有显著差异的形式因素之间的对立统一，把明显对立的色、形、声放在一起，起到相反相成的效果，感觉活泼、惊心动魄。

（四）青春审美特点

1. 青春审美的标准　人都是爱美的，尤以青春时节为甚。青春的人体美应该包含以下因素。

（1）健康美：主要表现为皮肤美，它是营养状况、心理状态、生活习惯和生活方式的综合反映，主要指良好的皮肤弹性和健康的肤色。

（2）体型美：表现为骨骼发育正常，肌肉均称、皮下脂肪适度、双肩对称、男宽女圆，脊柱正视垂直、侧看曲度正常，人体各部分比例匀称。

（3）姿态美：主要表现为静止或活动时，身体各个部分位置适当。如站如松、坐如钟、行如风、卧如弓。

（4）仪表美：指人的修饰和风度美。如：衣着整洁、美观、大方；言谈举止大方、得体、文明、礼貌。

（5）心灵美：包含心理的健康、精神的平衡和人格的健全3个方面。

2. 青春审美的干扰因素—体像烦恼　多见于青春期，指人们对自己的长相、身材不满意，如：认为自己太矮、太胖、五官或身体某些部位不够漂亮、不愿见人、害怕参加集体活动，造成性格的自我封闭，进而产生心理障碍，或者造成特殊的行为模式，如盲目节食、不愿运动等。

四、中国成年女性的外阴审美

详见第45章第一节"外阴评估内容"。

（一）女性外阴形态随年龄变化特点

衰老是生命发展的必然，但人类想重返年轻的想法与人类历史本身一样古老（Backovic et al，2007）。1949年前，我国女性平均寿命为47岁，2015年已达79.43岁。越来越多的女性生命时期的30%～40%将在生殖系统衰老后（绝经后）度过（Welton et al，2008）。随着寿命的延长、生活水平的提高，女性自身和整形外科医生均开始密切关注乳房和外阴部的年轻化（Wilson et al，

2017）。

会阴部虽隐蔽，但是其对夫妻双方的感情和家庭的稳定有重要意义。荷兰的调查显示，95%的女性会经常观察自己的外阴（Koning et al，2009），美国的调查发现2/3女性认为外阴形态非常重要（Miklos et al，2011）。会阴衰老严重影响女性的生活质量，她们感觉自己"老态、破旧，没有性吸引力，性生活成为一种负担，特别怀念年轻时亲密自信的性生活"（Kingsberg et al，2010）。Yurteri-Kaplan等（2012）调查发现，年龄较大的女性对于外阴年轻化手术更感兴趣，她们想恢复到年轻时的状态。女性会阴年轻化手术（female genital rejuvenate surgery，FGRS）有两个主要的功能：提高女性阴道和外阴的美学状态，从而提高病人总体的自信；对外阴形态更认可会增加她们的性快感（Goodman et al，2010），并从生理上和心理上两个层次增加女性性功能（Hunter，2017）。

近年来，欧美国家女性外阴年轻化手术大幅度增长，美国2007年会阴部年轻化手术总量达4505例，2012—2013年手术增幅达44%（Na，1978）。我国2018年医美行业白皮书数据显示，我国私密整形同样呈现激增趋势（图46-1-1），由于男性生殖衰老晚于女性（Welton et al，2008），加之复杂的社会原因，妇科整形门诊有大量中年女性患者，迫切要求行会阴部年轻化手术。

女性美容整形手术需要精准地了解女性外阴的结构特点及其衰老的变化规律，但目前对于女性会阴解剖及其与年龄关系的研究较少，女性外阴衰老的表现描述为萎缩，但无更客观或精确的定义（Basaran et al，2008）。1992年Verkauf对200名体检女性测量其阴蒂头长和宽，发现阴蒂大小受产次影响（1992）。2005年Lloyd等对50名绝经前女性外阴测量（包括阴蒂大小、小阴唇底边长和小阴唇宽、阴道长度、蒂尿距、会阴体长度）发现女性外阴解剖测量值与年龄、产次、人种、是否激素替代治疗、性生活史等均无统计学关联（2005）。2003年，Suh和他的团队对12名绝经前和9名已绝经的健康女性应用MRI成像获取会阴器官相应径线的测量值，发现停经后女性阴道宽度和阴道壁厚度明显减小，小阴唇宽

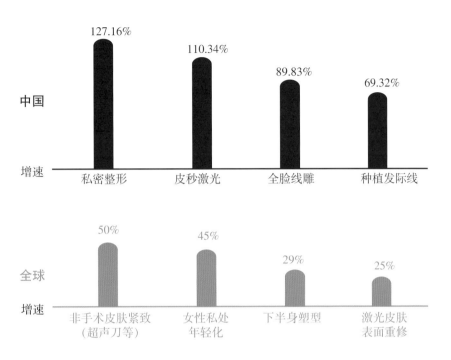

图 46-1-1　《2018 中国医美行业白皮书》增长最快的医美项目图示（引自：2018 年新氧发布中国医美行业白皮书，2018）

度和前庭球宽度也明显降低（Suh et al，2003）。2015 年我团队曹玉娇等对 319 例行外阴年轻化手术的患者开展横断面研究采集女性会阴径线测量值及基本人口学资料，发现阴蒂包皮长和阴蒂头长 / 宽存在年龄正相关（2015）。这些研究均提示：绝经后体内激素水平剧烈变化，女性会阴部确实有退行性变及衰老表现，但其影响因素和相关关系尚不明确。

2015 年，国内魏蜀一等通过大样本中国汉族 21 ~ 70 岁健康女性外阴器官测量值与年龄关系的横断面研究的初步探索，发现女性外阴老化有以下规律和特点：

1）女性外阴垂直方向解剖（小阴唇底边长、大阴唇长、阴蒂包皮长、阴蒂头长、会阴体长度等）有随年龄增大松弛下垂趋势。

2）女性外阴水平方向解剖结构随年龄增大有萎缩变窄趋势。

3）生育次数增多会加重女性外阴衰老。

4）合理的性生活有利于延缓女性生殖系统的衰老。

5）绝经和体内激素改变是女性外阴衰老的

重要影响因素。

（二）女性外阴审美

1. 皮肤审美　详见第四十四章第三节。

2. 轮廓与线条审美　女性外阴的轮廓主要分为五个区域，即阴阜区、大阴唇区、会阴肛门区、小阴唇及阴蒂包皮区、阴道前庭区（图 46-1-2）。外阴轮廓总体上以饱满、紧致、对称、均衡、比例适中、线条清晰为美，每个区域有各自的审美特征。

（1）阴阜区：位于女性外阴的上部，倒三角形分布有疏密不等的毛发，阴阜区轮廓略高出体表成小丘状，以饱满为美，分布的阴毛不宜过分广泛、浓密，以疏淡为美。

（2）大阴唇区：位于女性外阴的两侧，外侧称阴股沟，轮廓略低平，内则称大阴唇，轮廓比外侧明显高起，以光滑饱满为美，可有少量毛发分布，不宜有过多毛发、褶皱。

（3）会阴肛门区：位于女性外阴的下部，以平坦、紧致收敛为美，不宜过分松弛、开裂和出现凸显的外痔。

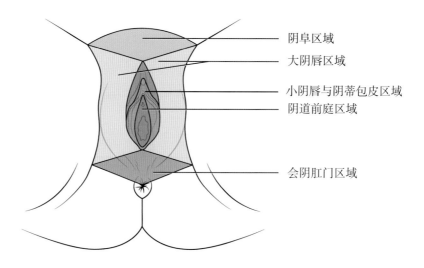

图 46-1-2　女性外阴分区

　　（4）阴蒂包皮及小阴唇区：位于两侧阴唇间沟的内侧，阴蒂包皮位于上半，成突出的半圆、条状，以小巧、线条清晰为美；小阴唇位于下半，成蝶翼状，以小巧、薄而紧致、线条简单清晰为美。美观的阴蒂包皮和小阴唇长度上存在着近似于黄金分割的比例关系，而漂亮的小阴唇上边与下边长度构成接近黄金矩形的比例（图 46-1-3）。

　　（5）阴道前庭区：位于小阴唇的内侧、女性外阴的正中，成凹入的浅穴状，以紧致为美。生产后出现的阴道松弛、脱垂会明显影响局部的美感。

　　3. 结构与功能审美　女性外阴的审美与其结构和功能密不可分，只有健康功能良好的结构才能谈得上美感。阴阜、大阴唇区域是以保护

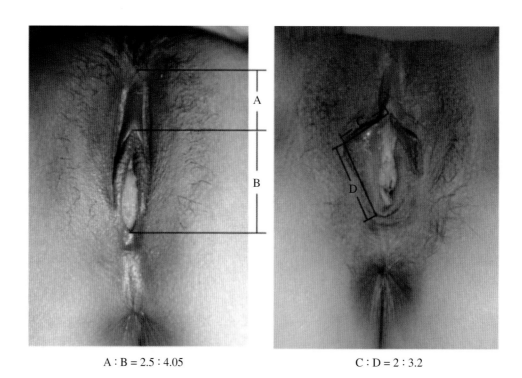

A：B = 2.5：4.05　　　　　　　　　　　　C：D = 2：3.2

图 46-1-3　阴蒂包皮和小阴唇结构中存在的黄金分割

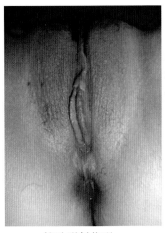 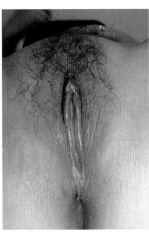 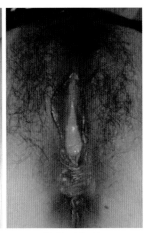 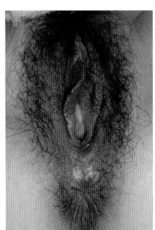

| 柳叶形斜位观 | 柳叶形正位观 | 蝶形正位观 | 蝶形斜位观 |

图 46-1-4　比较美观的女性外阴（引自：李强等，2019）

为基本特色，其丰厚的脂肪垫主要用于缓冲外阴所受到的各种冲击，同时能增加性活动中的性感受，故以丰满、充满弹性为美；小阴唇的作用为保护尿道口和阴道口，增加性感受，以小巧、敏感、又有一定的宽度为美；阴蒂为感受性刺激的重要部位，局部不宜有过多的包皮堆积，以简洁适中、易外露为美。阴道为产道的出口，又是性活动的主要器官，以紧致、弹性充分为美。

有些发育异常会带来美感的不足，如：小阴唇肥大、阴蒂包皮臃肿和大阴唇发育不良等；有些生理状态有损于外阴的魅力，如：阴道松弛、老年性外阴松垂等；有些疾病可以严重损害外阴的结构，进而损害其美感，如外阴白斑、会阴撕裂、阴道脱垂、外阴皮疹等。这些都需要妇科美容整形的手术改善。

（李　强　曹玉娇　魏蜀一）

第二节　妇科生殖器的整形原则

一、基本原则

1. 形态与功能统一　形态与功能在人体上应是辩证的统一。一定的正常形态保证了一定的生理功能，功能的重建也必须具有良好的形态。因而，治疗原则应以功能恢复为重点，兼顾形态的改善，尤其是在颜面及其他外露部位。

2. 整体和谐　整形外科医生要树立整体的观念、抢救的观念、万一的观念。美丽是外观、功能和心情的和谐统一。由于对外阴美的认知不同，要个性化对待女性会阴部美容整形，设计手术时，局部结构特点要服从会阴整体形态和功能需求的特点，会阴结构的特点要适合个人需求的特点，医疗调整特点要适合患者的心理诉求。

3. 美学标准　整形外科医生要知道什么是理想、美丽和正常的标准。要有一个实际的目标和一个美丽的想象，以便把自己的才能用于创造最美好的东西。

4. 影像记录　要习惯于做准确真实的记录，包括照相和应用其他仪器做客观的检查。手术前后的照相、检查条件要一致，以便留下具有可比性的资料。要有手术前、后（包括随访）的照片、模型或录像资料，其中手术前的更为重要。

5. 比较　比较是鉴别的手段，也是仿造的良师，要善于应用对比的原则。与健康人和正常人对比；与正常的对称部位对比；手术前后对比；手术后早期与后期对比。

6. 对称 对称是生物审美的基本要素之一，但对称是相对的。女性外阴应该是基本对称的，有少部分的小阴唇存在一定程度的不对称（约占求美者 1/5），小阴唇不对称者往往存在阴蒂包皮不对称，个别患者尚伴有阴唇间沟存在不对称；极少数患者存在大阴唇不对称；阴道侧切修复后常有阴道不对称。应采用整形的手段，调整不对称的结构，使之尽量对称。

7. 最佳方案 一位患者的畸形总有多种治疗方案可以采用，但是只有一种是最佳方案，那就是采取最简单的手术方法取得最好的效果，用最短的住院时间取得最好的效果。

8. 运筹 合理的时间运筹，可缩短住院时间和手术时间。需进行多部位、多方法的手术治疗时，既有远位带蒂移植、又有局部皮瓣和游离植皮的方法，做手术前要全面安排，将需时最长的手术先做，然后插入其他的治疗，以缩短住院时间。

9. 唯美 美化人体形象是整形美容科的一个重要内容，整形外科是科学和艺术的结合，整形外科医生是多种工匠和艺术家的结合。因而整形外科医生需要不断加强自身的艺术修养，进行自身素质的训练和提高。

10. 量力而为 整形外科手术，看似容易，做着难。因而，医生本人要有自知之明，承认自己的不足有益无害。要学会说、要敢于说："这个手术我不会做。""我做这个手术不如 ××× 医师做得更好。"不做无准备的冒险尝试。根据自己的技术特长设计手术方案，根据自己经验丰富程度选择手术方式，根据自己对结果的预见力向患者介绍手术风险和相应的应对措施。开展新手术一定要在理论上、解剖上、技术上、风险上做足功课。不确定的不做、有疑问随时停下和修改，不要把遗憾留到术后。

11. 创新 富于创新精神，避免循规蹈矩。想象的火花是促使创新的前奏曲，要善于捕捉灵感。

12. 心理调节 医生本人要有健康平衡的心理，注意患者的心理障碍。患有各种畸形的患者，感到上帝、他人、社会对于自己太不公平，因而有敌视、报复的心理，整形外科医生可以起到任何人都难以起到的心理失衡的调整作用。

13. 社会安定 安慰患者父母、缓解家庭矛盾。父母对于患有先天性畸形或由于自己的过失而造成畸形的子女，有沉重的负疚心理，子女对父母也时常表现出抱怨和不满。当遇到这样的父母带着子女就诊时，整形外科医生应该不要忘记在适当的时候说："你的家人为了你的病操了很多心，费了很多力，花了很多钱"，以缓解其家庭矛盾。

二、围术期处理原则

1. 沟通 认真倾听患者的陈述（主诉），仔细检查患者，不抱成见，避免先入为主，善于洞察患者的真正愿望。然后，全面列举患者存在的问题，确定正确合理的先后顺序，逐步解决。患者是美容整形的主体，整形是患者愿望和医师能力之间的统一。首先是患者提出愿望，根据患者的特点，接诊医师提出几种可能的改善计划和需要付出的代价以及可能的效果，患者根据自己的条件选择某些治疗方案后，医生就患者的选择，指出可能的效果和风险，在患者认可的前提下实施具体的治疗。

2. 准备 手术前要查阅复习文献，当然包括个人的笔记，必要时还要参考前人写的病历和手术记录，即使是最熟悉的、最简单的手术也要做好充分的手术前准备工作。不做无准备的手术，手术前要设计手术方案，不要把"敌人"估计过低。宁可备而不用，不可临渴而掘井。整形外科手术没有无足轻重的小手术。解剖学教科书往往满足不了日益发展的整形外科临床的需要，要开展一个新的手术前，最好先在尸体上熟悉解剖学结构。局部解剖学和体表解剖学是保证整形外科手术成功的基础。

3. 手术方案设计 手术方案的设计开始于门诊。当经过多个医生接诊过的患者其治疗方案有区别时，要对患者分析每种方案的利弊，要求患者共同参与选择一个可以接受的方案。要取得患者的信任，使患者了解整形外科特点，理解我们的工作。万一出现不满意的结果时，应当讲明"智者千虑，必有一失"的道理，争取患者的谅解。

4. 分期手术　整形外科手术有些是分期完成的手术："一期完成"固然很好，但切勿盲目追求。不要把今天应该做的事推到明天去做，更不可把明天应该做的事硬提前到今天完成。不能把可以在下一次手术中解决的问题，勉强提前到这一次手术中解决。

5. 体位舒适　随时注意患者的全身状况，并使其体位舒适。医师在手术时应尽量调节到最舒适的体位，以保证长时间手术的精准。

6. 皮肤切口设计　切口与形态、功能密切相关。其选择依据是：隐蔽部位，不影响功能；自然解剖形态单位的交界线；颜面部要与皮肤折皱线平行或一致；跨四肢关节部位避免做与长轴平行的直线切口；切口方向应与神经和大血管的走行平行；不能兼顾上述各项时，则做成弧形、W 形或 S 形。

7. 整形设计原则

（1）组织过多则行切除　但是要切除的组织需待最后进行，具有双重含义：本次手术将结束时，确认多余组织无须用于修复时再切除之；发育将完成时再切除多余的组织。因为多余的组织可能用于修复。手术中，把似乎多余的组织，切一点儿，扔一点儿，到最后常常会后悔"当初那块组织如果不切掉，该多好。"

组织保留原则：要切除的组织永远放在最后切除。设计时要在自然状态下，而非拉紧状态下，设计要标线，不能单凭印象。要珍惜组织，设计留有余量，先做非切除性操作，后做切除。组织切除是手段，保留组织是目的，最终实现手术效果。

（2）组织移位则复位　手术中要把移位的正常组织复位，处于正常位置的正常组织保留在原位。这对于复杂的颜面外伤后，一时不知道从那儿着手修复为好时，更为重要。

（3）组织缺损则补充　组织缺损的修复首先考虑应用自体同种组织，其次为采用自体类似的组织，异体组织和组织代用品应该尽量不用。

8. 治疗方法的选择　整形患者的处理原则

是：组织调整、切多、补少。整形修复的思考程序是从简到繁，由易到难。治疗顺序是：先复位，后重建，再移植。如，①直接缝合（巧妙应用组织的弹性和松动性）；②游离植皮；③局部皮瓣（筋膜瓣、肌皮瓣）；④远位带蒂皮瓣（肌皮瓣）；⑤游离皮瓣或游离肌皮瓣移植等。术者只有熟知各种组织的性能和成活规律，才能在工作中运用自如，不断创新，取得较好的治疗效果。

9. 供区组织选择　身体表面除了对称的解剖学形态部位之外，没有两处的体表皮肤结构完全相同。距离越近，皮肤质地和结构越相似。整形外科手术是"拆东墙，补西墙"。应采取隐蔽部位的组织修复暴露部位的缺损。供区组织的采取要避免造成继发性的畸形和功能障碍，慎重权衡利弊。从供区采取组织要注意供求平衡，但必须保证足量。

10. 单元修复　根据体表解剖的形态学单位进行再造和修复。不要矫枉过正，过正也是畸形。事先应估计到各类组织在切断或切取之后都有程度不同的收缩皮瓣在延迟过程中有不可避免的组织耗损量。

11. 保证血供　局部组织的良好的血液循环是保证整形外科手术成功的关键。手术中既不要从事有损于组织血运的操作，也须毫不犹豫的切除无血运的组织，千万勿存侥幸心理。

12. "Z"成形术　Z 成形术的作用是把挛缩的直线瘢痕延长，把一条直线瘢痕断开，把瘢痕重新分布在最小的张力线内（图 46-2-1）。Z 成形术的应用条件：直线瘢痕、切口或全层皮肤缺损；两侧有可动员的组织。

13. 灵活调整　整形外科医生要掌握灵活多样的整形外科技术和技巧手段，不可拘泥于一种方法到处套用，因为整形外科手术没有千篇一律的常规，要具体病例具体分析，不可墨守成规。不熟悉的问题，没有做过的手术是经常能够遇到的，此时要避免用传统习惯和固定观念，把一种手术方法强加于患者，当手术方案尚不能确定时，放置是最好的方法，经过学习、讨论、思考后，最佳方案总会涌上心头。整形外科手术中，改变手术前设计方案的事是经常发生的，不足为奇。因而手术中要动脑，边做边思考，边更改术

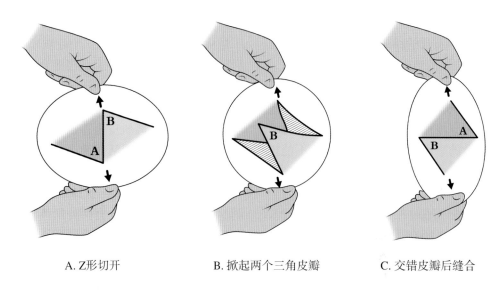

A. Z形切开　　　　　B. 掀起两个三角皮瓣　　　　　C. 交错皮瓣后缝合

图 46-2-1　Z 成形效果示意图

前方案，用心做手术，而不是单纯用手做手术，以求达到更好的效果。

14. 备用应急预案　永远需要一个补充救援计划。整形是个三维的重塑过程，风险是潜在的、难以完全预知的，手术设计要留有充分的余地，以应对随时可能存在的手术方案的变动，在手术风险中要告知患者手术方案可能变化，出现了问题怎样应对。

15. 无血　善于控制出血，保持手术野的清晰。大的手术野可以分步进行操作。注意血往低处流，先完成低位部分的手术操作。

16. 无张力　切口张力是瘢痕形成的重要原因，当闭合伤口时，要善于预测、控制、减少缝合张力，以保证整形、美容手术的效果。

17. 无创　组织创伤往往会产生瘢痕、形成张力，为了保证手术效果，手术时要强调无创操作，耐心细致地进行每一项操作，准确敏捷，在

最短时间内完成手术。

18. 安全　任何手术均有一些潜在的风险，在手术中，一有疑惑，应立即停止。疑惑是可靠的安全信号。

19. 适可而止　技术要精益求精，使个人的技术完美无疵。手术时自始至终都要保持饱满的精力，全力以赴。但是，不可将手术越做越大而不能自己，必要时还是要见好就收，适可而止。

20. 器械　爱护器械："工欲善其事，必先利其器"。要爱护器械，尤其是精细的器械，决不可移做他用或滥用。为了手术的需要，要善于自行设计创造新的手术器械，有时必须向工匠学习。

21. 术后管理　不可忽视手术终了时的包扎和手术后管理。错误的包扎以及不合理的姿势固定常常使手术成功变为失败。用客观的态度随访患者，评价疗效。不可盲目的自我欣赏。永远用欣赏的眼光看待同事们的手术病例。

（李　强　李森恺）

第三节　女生生殖器官整形手术的技巧

1. 术前拍照、测量与手术设计的标记

（1）手术前需要拍照、测量并标记：评估畸

形的范围以及手术方案的可行性；消毒后要测量标记，便于准确切割和分离。

（2）手术中测量：评估现状与设计之间契合度，并决定是否修改方案。

（3）手术后要测量：对手术的效果、对称度等进行评价，并决策是否需要进一步修整。

2. 选择隐蔽切口　沿着轮廓线设计切口，沿着皮纹设计切口、按照朗格氏线设计切口、当朗格氏线与轮廓线、动力性皮纹、重力性皮纹不一致时，首先服从轮廓线、动力性皮纹和重力性皮纹。

3. 小刀、利刃、精确切开　选择15号刀片、激光刀切开，在肿胀麻醉下切开。

4. 把握精确的解剖层次　术前熟悉解剖特点，在需要的解剖层次中注射肿胀液、以增大其间隙、方便术中剥离，分离时注意保证蒂部组织的宽度，减少损伤神经、血运和淋巴回流障碍，注射治疗时切记首先回抽，严防充填物入血。

5. 无血、无创操作　术前注射适量的肾上腺素（1:1 000 000～1:2 000 000）和0.5%利多卡因溶液，术中双极电凝止血，激光刀切割。术中使用精细器械尽量减少组织创伤，尽量减少电刀的应用。

6. 术中随时测量、适度加深组织　由于组织弹性变化较大，术前、术中、术后经常需要测量组织，使得设计精确，手术测量应结合目测和尺测，从全局和局部不同的角度进行衡量，测量应包括自然状态和拉紧状态的测量，以免组织麻醉肿胀后出现测量误差，对称的测量应该在对称的状态下进行，如基底变化，应留出余量。

7. 二分缝合法　实现切口的匀称缝合较长切口缝合时，每针均从1/2中点进行，为方便标记，缝合前可做几个均分标线，缝合组织两边不等长时，强调1/2缝法（图46-3-1）。

8. 分层缝合　将切口张力转移到皮下，同时对齐组织、减少无效腔。尽量把张力转移到皮下组织中。缝合真皮层时，分层缝合皮下肌肉和筋膜层，如有必要，可做减张缝合；缝合表层皮肤时要强调小针、细线、无张力（图46-3-2）。

9. 减少瘢痕与缝线切割的缝合　体表用

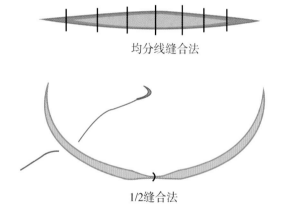

图 46-3-1　切口 1/2 缝合法

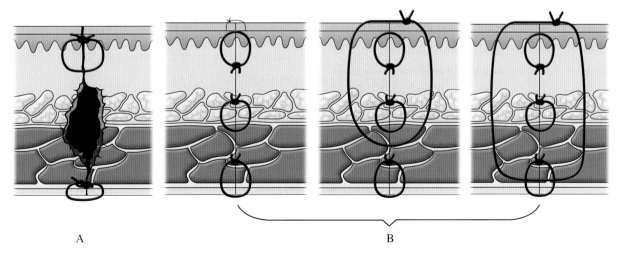

图 46-3-2　切口缝合法。**A.** 缝合层次少出现死腔；**B.** 分层缝合、减张缝合、消灭死腔

（李　强　李森恺）

5/0 ～ 6/0 可吸收或单丝尼龙线缝合，减小缝合的针距（3 ～ 5 mm）和边距（2 ～ 3 mm），缝合线不要拉得太紧，分层缝合减少无效腔，尽量减少缝合创面的张力。

参考文献

戴维．等，2004．整形外科原则．广东科学技术出版社，78-159．

李强，等，2019．妇科美容整形手术．北京：协和医科大学出版社：17-59．

李森恺，等，1995．整形外科学原则初探，中华整形外科学，11（2）：148-150．

刘乃军，等，2008．现代整形外科学原则的探讨．中国美容整形外科杂志，19（1）：74-76．

Backovic A，et al，2007．Silicone mammary implants-Can we turn back the time？Experimental Gerontology，42（8）：713-718．

Basaran M，et al，2008．Characteristics of external genitalia in pre- and postmenopausal women．Climacteric，11（5）：416-421．

Cao Y，et al，2015．Measurements of female genital appearance in Chinese adults seeking genital cosmetic surgery：a preliminary report from a gynecological center．International Urogynecology Journal，26（5）：729-735．

Goodman MP，et al，2010．A Large Multicenter Outcome Study of Female Genital Plastic Surgery．Journal of Sexual Medicine，7（4pt1）：1565-1577．

Hunter JG，2017．Female Genital Plastic and Cosmetic Surgery．Aesthetic Surgery Journal，37（2）：NP32．

Lloyd J，et al，2005．Female genital appearance："normality" unfolds．BJOG：an international journal of obstetrics and gynaecology，112（5）：643-646．

Kingsberg S，et al，2010．Vaginal laxity after childbirth：qualitative survey of women's perceptions，effect on changes in self-image and sexual relationships．Journal of Sexual Medicine，7：127-128．

Koning M，et al，2009．Female Attitudes Regarding Labia Minora Appearance and Reduction With Consideration of Media Influence．Aesthetic Surgery Journal，29（1）：65-71．

Miklos JR，et al，2011．Postoperative Cosmetic Expectations for Patients Considering Labiaplasty Surgery：Our Experience with 550 Patients．Surgical Technology International，XXI：170-174．

Na，1978．The American Society for Aesthetic Plastic Surgery．Annals of Plastic Surgery，1（5）：530．

Suh DD，et al，2003．Magnetic Resonance Imaging Anatomy of the Female Genitalia in Premenopausal and Postmenopausal Women．Journal of Urology，170（1）：138-144．

Verkauf BS，et al，1992．Clitoral size in normal women．Obstetrics & Gynecology，80（1）：41-44．

Welton AJ，et al，2008．Health related quality of life after combined hormone replacement therapy：randomised controlled trial．Bmj，337（7669）：550-553．

Wilson SC，et al，2017．Public Interest in Breast Augmentation：Analysis and Implications of Google Trends Data．Aesthetic Plastic Surgery，42（3）：1-8．

Yurteri-Kaplan LA，et al，2012．Interest in cosmetic vulvar surgery and perception of vulvar appearance．American Journal of Obstetrics & Gynecology，207（5）：428.e421-428．e427．

第四十七章

激光技术在生殖整复中的应用

第一节　激光技术概述

随着科学技术的进步和生殖健康领域的发展，女性生殖功能的康复逐渐受到业界的关注，电刺激、生物反馈、激光治疗等新技术逐渐被用于女性生殖功能的康复。自 20 世纪 60 年代激光首次用于视网膜肿瘤手术后，激光用于妇科和泌尿科人乳头瘤病毒（human papillomavirus, HPV）感染相关生殖器病变的治疗已有 40 多年的历史。随着激光技术的发展，其在医学上的应用越来越广泛，特别是激光治疗某些疾病和对器官的功能恢复有不可替代的作用。自 1983 年选择性光热作用理论提出之后，点阵式激光新技术迅速用于皮肤美容、口腔科、女性生殖整复等各医学领域。

一、妇科常用激光的种类和特点

激光器的种类繁多，根据激光工作物质的不同，激光器可分为：①气体激光器：二氧化碳（CO_2）、氦氖（He-Ne）、准分子激光等；②固体激光器：铒钇铝石榴石（Er：YAG）、钕钇铝石榴石（Nd：YAG）、红宝石、翠绿宝石等；③液体激光器：染料激光；④半导体激光器：砷化镓、硫化锌等；⑤自由电子激光器：自由电子。按激光的波长不同分为：532、694、755、980、1064、10 600 nm 激光等。按照激光输出方式不同分为：①连续激光器；②脉冲激光器。脉冲激光又包括：单次脉冲激光器和重复脉冲激光器。

不同类型的激光作用于不同的组织可产生不同的效应，这主要取决于激光的波长、能量、发射方式、光束大小和暴露时间等。因此，不同的组织和疾病应选择不同的激光，传统的连续激光虽可以起到组织的消融作用，但其热损伤大，可出现糜烂、溃疡、伤口不愈合、瘢痕形成等。而新型点阵激光的设计，是在满足以下三要素的情况下实现的：①不同的靶组织选择性吸收特定波长的激光，而周围组织不吸收或很少吸收此波长的激光；②激光脉宽短于靶组织的热弛豫时间，其产生的热量主要局限于靶色基，很少弥散到周围组织造成损伤；③能量密度足以破坏靶组织。因此，点阵激光治疗兼顾了有效治疗的同时，对周围组织损伤最小的优势。

常用于生殖整复领域的点阵激光有 CO_2 激光和 Er：YAG 激光。两者均处于水分子较高吸收峰的范围，以水为作用色基，细小激光束作用于组织后，形成一个三维柱状微热损伤区（microscopic thermal zone, MTZ），产生汽化和热效应，均属于气化型激光，用于皮肤黏膜等含水组织的治疗。两者的特点：① CO_2 激光的波长是 10 600 nm，以 CO_2 分子工作介质，属于气体激光，其在皮肤浅层吸收少，热穿透相对较深，热凝固带较宽，热效应较好；② Er：YAG 激光的波长是 2940 nm，以钇铝石榴石晶体中掺入铒元素作为工作介质，属于固体激光；对水吸收能力强，是 CO_2 激光的 10 ~ 16 倍，其吸收的大部分能量主要在皮肤浅层，因此其穿透深度相对浅，热凝固带较窄，热化效应较低，且基本无碳化，止血效果欠佳。因此，临床上可根据不同的部位、病变深度和治疗目的选择不同的激光，但两者均可应用于外阴和阴道，在皮肤，其作用可达到真皮浅层，在阴道黏膜可达到黏膜的固有层，从而达到对相应组织病变的治疗效果。

在点阵模式下，激光参数不同，治疗效果和副作用也不同，例如不同组织选择不同点间距（图47-1-1）不同，相同面积组织接收激光的能量会不同，效果也不同，因此，针对特定的组织选择适合的激光参数，以达到治疗效果的同时，最大限度地减少副作用；此外，同样在点阵模式下，气化型激光治疗效果优于非气化型，但前者的恢复时间长，可能有色素改变、延迟性红斑、感染、瘢痕形成等，而后者不破坏表皮屏障功能，恢复时间短，不良反应更低。

此外，目前新型的点阵激光治疗仪器是利用电脑图形生成器将激光光束呈矩阵状排列，每一细小的激光束的发射有微小时差的，使激光束的热量分次到达组织，而且分布均匀，明显减轻痛感和副作用。因此点阵激光技术用于生殖整复方面具有明显的优势。

二、激光治疗原理

激光作用于组织后被组织中的水大量吸收，瞬间温度急速升高，组织气化、水肿，产生热效应，同时迅速形成的蒸气使组织的压力突然扩张，发生组织剥脱，但激光在对靶组织作用的同时，也会对其周围组织产生热损伤，出现并发症。随着激光理论和技术的发展，在选择性光热作用理论的指导下，针对不同组织的生物学特性，选择不同的波长、脉宽和能量，设计出了新型激光治疗仪器，能够在保证激光对组织有效作用的前提下，使激光束作用于靶组织的周围组织不被激光影响，使其对周围正常组织的热损伤大幅降低，副作用也明显减少，达到了对靶组织的精准治疗的目的。

在激光作用组织的过程中，组织吸收激光光能后产生超生理水平的热量，引起细胞代谢的迅速改变，诱导热休克反应，释放热休克蛋白70（HSP70）和转化生长因子（TGF-β）等化学介质，进而促进炎症反应和成纤维细胞增生，使胶原蛋白及蛋白多糖等细胞外基质增加。激光作用后3～6个月，炎性细胞逐渐消失，成熟胶原纤维增生及重塑，弹性纤维再生，组织新生，黏膜上皮增厚，血管重建，血流量增加，从而达到了组织的修复和重塑的目的。通过对激光治疗后组织的HE染色、电镜、光谱分析、胶原纤维染色等，证实了上述激光治疗后的变化（Salvatore et al，2015；Zerbinati et al，2015；Perinoa et al，2015）。

三、点阵激光技术在生殖整复中的应用

近年来，因点阵激光对非黏膜瘢痕和皱纹有效消除及新组织重建等的作用，并迅速显效、创

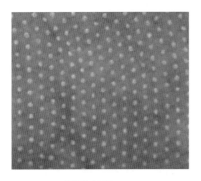
间距 1000 μm

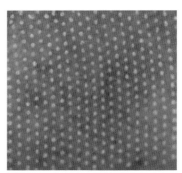
间距 750 μm

图 47-1-1　点阵激光不同点间距

伤小、恢复快，启发了人们将其用于生殖整复领域的治疗。在取得了一定的疗效的基础上，人们提出了激光用于外阴阴道功能恢复的理念。但不同于皮肤的角化复层鳞状上皮，阴道壁黏膜为非角化复层鳞状上皮，缺乏角质细胞，同时由于雌激素缺乏，围绝经期和绝经后女性阴道壁上皮出现了萎缩、变薄、血流量减少等一系列的组织学变化。因此，激光对于阴道黏膜的治疗参数应不同于皮肤，特别是萎缩的阴道黏膜，应有相适应的激光参数，而且在达到治疗效果的同时，应将热损伤降到最低。

点阵激光技术用于生殖整复方面具有明显的优势，其在激光斑点的周围保留了未被激光作用的组织，有效减少了热损伤，上皮可迅速再生，感染、愈合不良等并发症减少，而且组织剥脱表浅，瘢痕形成少。这提示点阵激光治疗既有侵袭性治疗的快速和显效，又有副作用小、恢复快的优势。

第二节　点阵激光治疗

一、阴道内激光治疗

随着女性生殖健康和美学理念的变化，女性更关注生活质量、盆底功能和外形美，寻求医疗帮助的女性迅速增加。CO_2 激光和 Er：YAG 激光以其低能量、微创的优势迅速应用于妇科生殖整复和美学领域。多项临床研究表明，CO_2 激光和 Er：YAG 激光可用于外阴阴道萎缩（Vulvovaginal atrophy，VVA）、阴道松弛症（vaginal relaxation syndrome，VRS）、压力性尿失禁（SUI）的治疗，不仅有效改善阴道黏膜的萎缩，还可以改善尿失禁、阴道松弛等症状（Preti et al，2019；Rabley et al，2018；Lee et al，2016），从而提高女性的生活质量，特别是性生活质量。

（一）阴道内点阵激光治疗疾病的适应证及禁忌证

1. 适应证　①诊断明确，反复发作的绝经生殖泌尿综合征（genitourinary syndrome of menopause，GSM）、轻中度阴道松弛症（VRS）、轻中度压力性尿失禁（SUI）症状，特别是雌激素受体阳性乳腺癌、三阴乳腺癌、血栓栓塞或其他激素禁忌证患者；②伴轻中度尿失禁、VRS 及其导致的性生活不满意者患者。

2. 禁忌证　①急性生殖道感染（生殖道疱疹、阴道炎、宫颈炎、盆腔炎等）；②急性或复发性尿路感染；③宫颈、阴道、外阴上皮内病变

及恶性病变；④子宫异常出血；⑤精神心理疾病影响评估者；⑥合并糖尿病且血糖控制欠佳，严重内外科疾病者；⑦既往曾经进行盆底重建手术者（尤其补片植入者）；⑧其他不能耐受治疗者；⑨妊娠。

（二）阴道内激光治疗疾病的疗效

1. 绝经生殖泌尿综合征

（1）病因及临床表现：绝经生殖泌尿综合征是女性绝经后雌激素缺乏引起的一系列泌尿生殖道症状。既往 GSM 也称为"外阴阴道萎缩""萎缩性阴道炎""老年性阴道炎"。2014 年，北美绝经协会和国际妇女性健康研究会将其命名为 GSM。随着我国迅速进入老龄化社会，很多女性绝经后很长时间内需要面对一系列绝经相关的问题。据统计，绝经后 50% ~ 70% 的女性出现 GSM 症状，而且绝经时间延长，症状加重（Flint et al，2019）。但 GSM 症状并非从绝经后开始，绝经过渡期即可出现，而且仅有不足 1/4 的患者就诊。随着患者对生活质量要求的提高，绝经后女性的就诊率将逐渐增加。

女性绝经后雌激素水平的迅速下降可引起一系列 GSM 症状和体征，其主要包括阴道灼痛、干涩、瘙痒、性交痛、泌尿系感染等，而且容易反复发作。目前针对 GSM 的治疗主要是对症治疗，包括雌激素、润滑剂、抗炎栓剂、阴道用脱氢表雄酮、选择性雌激素受体调节剂奥培米

芬等。局部及全身雌激素治疗是目前最有效的治疗方法，尤其是局部治疗副作用小，患者容易接受。但对于存在静脉血栓栓塞风险、乳腺癌及其他雌激素依赖性妇科恶性肿瘤患者，雌激素治疗成为禁忌或使其发病风险增高。而且患者需要反复用药，停药后易复发，需要寻求其他的治疗方法。近年来，点阵激光阴道治疗的出现，成为患者的又一选择（Zerbinati et al, 2015；Perinoa et al, 2015；苗娅莉 等, 2016）。

（2）点阵激光治疗效果：自 2011 年 Gaspar 等（2011）将激光用于阴道治疗后，2014 年 Salvatore 等（2014）对 50 例绝经后中重度外阴阴道萎缩女性进行了为期 12 周的点阵式 CO_2 激光治疗，结果显示，阴道干涩、灼痛、瘙痒、性交痛等较治疗前明显改善（$P < 0.001$），阴道健康指数评分（vaginal health index score，VHIS）升高（13.1 ± 2.5 vs. 23.1 ± 1.9，$P < 0.001$），生活质量量表（SF-12 量表）评分显著改善，性功能问卷及心理评分明显改善，无严重不良事件，84% 的女性对治疗效果满意。与局部雌三醇治疗的对照研究显示，Er：YAG 激光可明显改善 GSM 患者的阴道干涩、性交痛、轻中度尿失禁症状，而且效果维持至治疗后 6 ～ 12 个月（Gambacciani et al, 2015）。此外，治疗后阴道成熟指数提高，pH 降低（Tovar-Huamani et al, 2019）。

同时，激光治疗对乳腺癌术后、抗雌激素治疗及宫颈癌、卵巢癌、子宫内膜癌伴阴道萎缩患者是安全和有效的（Pearson et al, 2019）。北京大学人民医院采用点阵 CO_2 激光治疗 GSM 患者，治疗后视觉模拟评分（visual analogue scale，VAS）显著改善，阴道瘙痒、干涩、灼痛及性交痛症状显著减轻或消失（$P < 0.001$），且在完成治疗后 3 个月依然保持良好的疗效（苗娅莉 等, 2016），见图 47-2-1、图 47-2-2。巴西 Cruz 等（2018）进行了一项随机对照研究，将 45 例阴道萎缩患者随机分为激光组、雌激素组和两者联合组，结果三组患者在第 8、20 周随访时 VHIS 评分显著改善，第 20 周时激光组和联合组性交痛、烧灼、干燥感均有明显改善，而雌激素组仅改善了阴道干燥感（$P < 0.001$）。

点阵激光治疗后的组织学证据显示：①阴道黏膜上皮层厚度增加 2 ～ 5 倍（Pagano et al, 2018）；②阴道上皮糖原增加，并伴随乳杆菌数量的增加，有助于阴道菌群的恢复。虽然这并不能成为激光治疗作为改善阴道微生物群的依据，但有限研究显示，点阵激光治疗至少对阴道微生物群没有不良影响（Becorpi et al, 2018）；③细胞外基质纤维性成分及成纤维细胞活性显著增加，胶原蛋白再生，新生血管形成（Zerbinati et al, 2015）。

总之，多项研究显示，点阵激光治疗 GSM 近期疗效显著，外阴灼热、干燥、瘙痒及性交痛等症状明显改善。3 ～ 4 次治疗后，阴道黏膜增厚，呈粉红色，阴道湿润度和弹性增加，阴道 pH 值降低，阴道成熟指数增加，患者的满意度

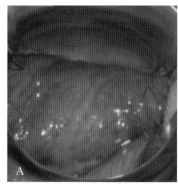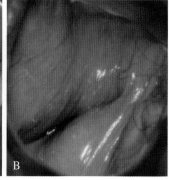

图 47-2-1　61 岁女性绝经 13 年，GSM 阴道黏膜萎缩患者点阵 CO_2 激光治疗前后，**A.** 治疗前；**B.** 1 个疗程治疗后 1 个月黏膜增厚，呈粉红色

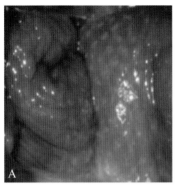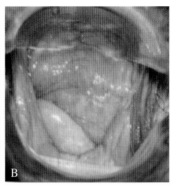

图 47-2-2　55 岁女性，绝经 2 年，尿失禁患者点阵 CO_2 激光治疗前后照片，**A.** 治疗前；**B.** 治疗后 3 个月黏膜增厚，呈粉红色，有少量阴道皱褶出现

和生活质量评分显著改善。并且患者的耐受性良好，无严重不良反应。其操作简单，无需麻醉，特别适于雌激素依赖性肿瘤治疗后伴随 GSM 的患者。此外，Er：YAG 激光和 CO_2 激光虽各有优势，但从目前的研究结果看，两者均可达到一定的效果。这意味着点阵激光技术可以改变广大妇女的保健意识和临床治疗理念。

2. 阴道松弛症

（1）病因及临床表现：阴道松弛症是由阴道壁过度松弛引起的一系列功能紊乱，包括阴道松弛感、漏气、黏膜干涩，反复阴道炎、敏感度降低及性生活满意降低等，并可能与尿失禁、大便干燥等有关。VRS 既是年龄增长的结果，也主要与阴道分娩有关。VRS 虽是一种常见的妇科疾病，但对其研究并不深入，缺乏标准的定义，也没有解剖学和功能学上的客观评判指标。目前比较认可的诊断标准是手指测量法，如阴道横径大于 2.5 cm 或可容纳 2 指以上，被认为可诊断为VRS。

对于 VRS，尤其是严重松弛者，目前临床上多采用阴道紧缩手术，但手术创伤大，术后瘢痕形成等并发症多，而 Kegel 盆底肌肉锻炼、性激素及药物等其他治疗的疗效非常有限。随着新技术的发展，VRS 的处理已从传统的手术变为物理治疗和康复，主要包括点阵激光和射频技术。点阵激光治疗以其热效应使黏膜胶原蛋白新生，皱襞重现，达到改善阴道松弛症状、恢复阴道功能的目的，并且点阵激光治疗微创，可以多次进行治疗（Lee et al，2014）。

（2）点阵激光治疗效果：一项采用 Er：YAG 激光治疗 VRS 患者的小样本研究显示，360 度和 90 度两种探头，治疗患者治疗后 2 个月，70% 患者的肛提肌肌力、会阴压力及主观感觉均明显改善，阴道黏膜增厚，76.6% 的性伴侣报告性功能改善，短期效果良好，无并发症或不良事件（Lee et al，2014）。另一项采用 Er：YAG 激光治疗 VRS 患者的研究显示，95%（20 例）的患者阴道紧缩度有显著改善，其中 85% 的伴侣也感觉在性生活中阴道紧缩度有显著改善（Preti et al，2019）。提示点阵激光是治疗 VRS 的一种安全有效的方法，而且点阵激光阴道治疗技术无痛、安全、容易耐受，可能成为目前治疗 VRS 的可选择方法之一。

3. 压力性尿失禁

（1）病因及临床表现：压力性尿失禁是最常见的尿失禁类型，主要表现为咳嗽、喷嚏、大笑等腹压增加时不自主溢尿。在腹压增加时，能观测到尿液不自主地从尿道流出。尿动力学检查表现为充盈性膀胱测压时，在腹压增加而无逼尿肌收缩的情况下出现不随意漏尿。随着年龄的增长，尤其是多次阴道分娩及肥胖者，尿失禁和盆腔器官脱垂的发病率逐渐增加，严重影响女性的生活质量。除重度 SUI 患者需要手术外，轻中度患者可经盆底肌肉锻炼、电刺激、局部雌激素等非手术治疗缓解，但缓解程度有限，而且需要长期、有效的训练，一般难以坚持。阴道内点阵激光治疗可使尿道下方支持组织中的胶原蛋白增加，阴道弹性纤维网修复，尿道支持作用增加,从而提高尿道关闭压,达到治疗 SUI 的目的(Gambacciani et al, 2015)。

（2）点阵激光治疗效果：目前有 10 余项关于点阵激光治疗 SUI 的病例对照或病例分析的研究报道,治疗例数 19 ~ 205 例不等。Ogrinc 等(2015)采用阴道内 Er：YAG 激光治疗 175 例 SUI 患者,治疗后 12 个月,77% 的患者漏尿症状改善。一项纳入 13 项研究 818 例 SUI 患者接受点阵激光治疗的 Meta 分析显示,治疗后尿失禁问卷简表(ICIQ-UI)和生活质量问卷(QOL评分)均有明显好转,随访至 12、24、36 个月,其评分差异仍有统计学意义($P < 0.05$)。治疗后 3 个月,82% 的患者漏尿量(尿垫试验)下降了 50%,漏尿量下降 > 50% 者可维持至治疗后 12、24 和 36 个月。采用棉签试验(Q-tip)、膀胱内压和尿流率为评估指标,治疗后 3、6 个月残余尿量下降,尿流率和排尿时间显著改善,排尿欲望和最大尿道压力有所增加(Pergialiotis et al, 2017；González Isaza et al, 2018)。提示点阵激光治疗可能成为一项治疗轻、中度 SUI 的有效且微创的方法,其并发症少,但这些研究存在研究例数少、非随机对照研究等不足。而且由于 SUI 的发病与盆底肌薄弱关系密切,阴道内点阵激光治疗仅加强阴道黏膜的支持作用,因此,阴道内点阵激光治疗联合盆底肌训练,可能会达到更好的临床效果。

（三）治疗前评估

1. 局部病情的评估

（1）症状和体征的评估：首先对患者的局部症状、体征及程度进行评估,特别是阴道萎缩、阴道松弛、SUI 的程度；其次,评估是否存在子宫脱垂、阴道网片手术、异常子宫出血等禁忌证。以判断是否适合点阵激光治疗,能否承受治疗等。

（2）是否合并感染的评估：患者绝经后阴道萎缩,上皮变薄,糖原减少,乳杆菌减少,阴道 pH 升高,因此,60% ~ 70% 的患者容易合并阴道和外阴的感染,尤其是糖尿病患者,血糖控制不良时,易合并外阴阴道的假丝酵母菌感染。因此,治疗前需进行妇科检查和阴道分泌物检查,

排除感染。如合并感染,需对症治疗后再进行激光治疗。绝经后泌尿道上皮萎缩,易损伤,随着年龄的增大,尿道膀胱功能减退,出现尿潴留等,均容易继发泌尿系感染。因此,点阵激光治疗前应询问病史及是否有泌尿系感染症状,进行尿常规检查。

（3）下生殖道癌前病变的筛查：随着 HPV 感染的增加,下生殖道癌前病变和癌发病率升高及年轻化的趋势。激光治疗前进行宫颈液基细胞学和人乳头瘤病毒(HPV)检测,可早期发现宫颈癌前病变和宫颈癌。点阵激光治疗时可穿透阴道的鳞状上皮,鉴于此,对 HPV 阳性的患者选择点阵激光治疗应慎重。

2. 全身情况评估　评价一般状况,是否存在内外科合并症,特别是有心、脑、肝、肾、肺等重要脏器的重度功能不良或衰竭,不能耐受刺激和点阵激光治疗。是否有急性感染、糖尿病、免疫系统疾病等禁忌证。

（四）点阵激光治疗

1. 治疗前准备

（1）治疗前检查：治疗前应行妇科检查,排除外阴生殖道感染及赘生物,与 HPV 感染相关的病变、单纯疱疹病毒感染等；行宫颈癌筛查排除下生殖道恶性肿瘤及癌前病变；必要时行血液检查,排除乙肝、丙肝、人类免疫缺陷病毒、梅毒。

（2）合并症治疗：点阵激光治疗前,阴道内感染者应进行有效的治疗。萎缩严重者,或合并复发性泌尿系感染者可联合局部雌激素治疗。

（3）签署知情同意书：向患者交代病情及治疗可能的不适及并发症,并签署知情同意书。对于绝经后阴道萎缩严重、阴道口狭窄患者,点阵激光治疗探头进入阴道口及在阴道内移动时,患者可能有不适和疼痛,感受度差,因此需要给予患者充分沟通,并详细解释可能的情况。

（4）治疗前注意事项：治疗前 3 天无性生活、阴道冲洗及用药等。

（5）治疗时间：有月经者于月经干净后 3 ~ 21 天；非妊娠期；绝经后患者可根据患者情况选择时间。

（6）治疗室要求：可在门诊手术室治疗，必须具备消毒和基本的抢救条件。

2. 治疗方法

（1）仪器：采用经我国 FDA 批准的点阵式 CO_2 激光治疗仪（图 47-2-3A）或铒激光治疗仪（图 47-2-3B）。探头选择阴道探头（图 47-2-4）。

（2）治疗参数：根据点阵 CO_2 激光治疗仪推荐的参数选择，功率 35 ～ 40 W，持续时间 800 ～ 1000 μs，点间距 800 ～ 1000 μm，DP 模式，脉冲叠加方式 Stack 1 ～ 2。初次治疗根据病变的情况，可选择较小的能量参数，尤其是阴道口和萎缩严重部位，之后再次治疗可选择较大的能量参数。

（3）操作方法：在门诊手术室进行。阴道内治疗一般无需镇痛和麻醉。操作者常规刷手，戴无菌手套。

1）患者截石位，常规消毒外阴后，窥器扩张阴道，擦拭阴道分泌物，行阴道宫颈消毒，并擦干消毒液，保证治疗区域干燥、洁净，无冲洗液、软膏、乳液或其他影响激光发射的物质。

2）选择阴道内治疗的 360° 或 90° 探头，并安装在点阵激光治疗仪上，开机，调节到操作界面，并调整至合适的参数。

3）将阴道内 360° 或 90° 探头经阴道口，顺着阴道的轴向轻轻插入阴道内，至阴道末端后将探头略后退（以保护宫颈），再进行治疗。

4）严格按照操作说明书进行操作，按照刻度尺上的数字逐步后退并进行扫描，直至阴道全治疗后退出探头。脚踏板控制激光的发射，防止

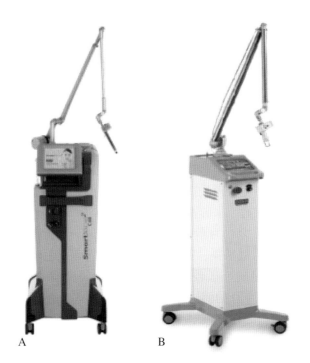

图 47-2-3 点阵激光治疗仪。**A.** 点阵 CO_2 激光治疗仪；**B.** 点阵铒激光治疗仪

不在治疗部位踩下脚踏板，每次激光发射可对阴道进行一次 360° 圆形或 90°1/4 圆形区域的扫描。为使患者达到更高的舒适度，建议使用棋盘式的移动。注意扫描均匀，不重叠，并注意针对不同组织等调节治疗参数，以预防并发症的发生。

3. 治疗疗程 根据外阴阴道萎缩、SUI、VRS 程度选择，一般一个疗程治疗 3 ～ 5 次，每次间隔 1 个月，12 个月可重复。

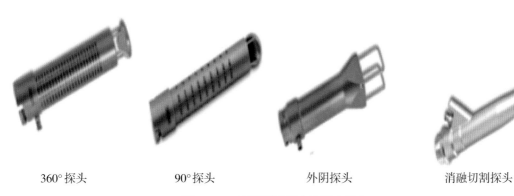

360° 探头　　　　90° 探头　　　　外阴探头　　　　消融切割探头

图 47-2-4 不同用途的点阵激光探头

4. 治疗后注意事项 治疗后保持外阴清洁干燥，12 h 内给予冷敷，24 h 内禁止盆浴；治疗后 3 ～ 4 天避免热水浴和剧烈运动；治疗后 7 天内避免性生活，避免穿紧身内衣。

5. 副作用 在副反应方面，统计目前发表的几十项研究，治疗期间及治疗完成后均未发生严重不良事件。点阵激光探头插入、移动和治疗时患者可能有轻度不适合、疼痛和烧灼感，多数治疗后很快消失。点阵激光治疗可出现一过性的轻度充血、水肿、局部轻度不适，一般在 48 h 内自然恢复。目前发表的研究中，无点阵激光损伤、阴道感染、粘连、狭窄、溃疡等的报告。但随访时间一般较短，其中仅 3 项研究提供了 18 ～ 24 个月的随访数据，大多数研究随访不足 12 个月。因此需要进一步随访。

（五）评估指标和疗效判断标准

除症状体征外，目前常见的评价方法有阴道健康指数（vaginal health index score，VHIS）及视觉模拟评分法（visual analogue scale，VAS），对 GSM 患者的症状体征的严重程度进行评估。VHIS 由 5 项测量指标组成：阴道弹性、阴道分泌物量、阴道 pH、阴道上皮的完整性和阴润滑度，见表 47-2-1。每个参数得分分别为 1 ～ 5；如总分 < 15 分，则认为存在阴道萎缩。VAS 分值 0（无）～ 10 分（最大程度）。0 分：无；1 ～ 3 分：轻度；4 ～ 6 分：中度；7 ～ 10 分：重度。

（六）随访

一般治疗后 3、6、12 个月随访，之后 6 ～ 12 个月一次，必要时，12 个月后可重复治疗。观察患者的症状体征及程度、有否复发，合并感染等。

（七）目前关于阴道内点阵激光治疗的争议

点阵激光用于 GSM 的治疗仍然是一项新技术，缺乏大样本随机对照试验，随访时间短，多未与标准治疗比较，故研究的证据水平不高。但近 3 ～ 5 年来，治疗激光治疗阴道萎缩和其他妇科疾病普及迅速。针对这一情况，美国妇产科学会（ACOG）重申，美国 FDA 批准的 CO_2 激光或 Er：YAG 激光是用于软组织的切开、切除、消融、汽化和凝固。2018 年 7 月，美国 FDA 发布警示，指出目前缺乏 RCT 有效证据，激光用于阴道治疗可能有阴道灼伤、感染、感觉改变、粘连、瘢痕、性交痛 / 困难、复发 / 慢性疼痛等潜在的并发症。能量设备（激光和射频）用于尿失禁、阴道"年轻化"或阴道美容手术的有效性和安全性有待进一步研究。

此后，各相关协会均提出需要进一步收集大样本行 RCT 研究的观点。提醒使用者选择前考虑益处和可能的并发症，对于拒绝局部雌激素或有禁忌证者，可选择点阵激光治疗作为改善 GSM 的方法（Preti et al，2019）。此外，组织学证据中点阵激光治疗后组织再生的变化，也与热损伤后的修复性变化相一致，但不一定代表功能的再生或恢复。因此，建议谨慎选择点阵激光用于外阴阴道治疗和功能恢复。

表 47-2-1 阴道健康指数评分

得分	黏膜弹性	分泌物类型和黏稠度	pH	黏膜上皮	湿润度
1	无弹性	无分泌物	≥6.1	接触前有瘀斑	无，黏膜有炎症
2	差	稀少，淡黄	5.6～6.0	轻触有出血点	无，黏膜无炎症
3	适中	少，淡白色	5.1～5.5	刮擦后有出血	最小
4	好	适中，淡白色	4.7～5.0	不脆，黏膜薄	适中
5	很好	正常（白色絮凝状）	≤4.6	不脆，黏膜正常	正常

注：分值越低，泌尿生殖系统萎缩越重。阴道镜下进行VHIS评分

二、点阵激光技术在外阴疾病治疗中的应用

许多外阴常见疾病属于慢性皮肤病，常顽固性反复发作，患者反复就医，但无特效的治疗方法，反复尝试各种治疗方法均不能很好控制病情。同时，由于一些外阴疾病呈进展趋势，长期不控制可能出现外阴解剖结构破坏，影响性生活及心理健康，甚至癌变。因此，需要尝试新的治疗方法，早期干预以改善患者的预后。鉴于点阵激光的治疗机制和特点，其可使病变的组织汽化、剥脱、新的组织再生，而且无需手术或缝合，操作方便等优点。近年来，其用于外阴硬化性苔藓治疗的报道逐渐增多，控制瘙痒症状疗效确定，可延缓病变的进展，提高生活质量。

（一）点阵激光技术治疗的适应证和禁忌证

1. 适应证　诊断明确、病理或临床诊断明确的外阴硬化性苔藓（vulvar lichen sclerosus，VLS）患者，或局部糖皮质激素治疗无效或反复发作，除外恶变患者；外阴痛；外阴色素沉着；其他治疗不见好转的外阴慢性单纯性苔藓。

2. 禁忌证　① 合并不适于激光治疗的其他皮肤病者；② 不明原因的反复发作的外阴皮肤过敏症；③ 其他禁忌证同阴道内点阵激光治疗。

（二）激光治疗外阴疾病的疗效

1. 外阴硬化性苔藓

（1）病因及临床表现：外阴硬化性苔藓是一种外阴慢性炎症性皮肤黏膜疾病，外阴瘙痒是其主要的症状。其病因不明，常呈慢性进展，反复发作，治疗不及时可出现外生殖器萎缩、瘢痕形成及结构失常，甚至癌变等。但早期诊断者，进展风险降低，并且依从性好的长期随访患者，如果症状能有效控制，病变可无明显进展，因此，早期诊断、早期干预可改善患者的长期预后。大部分 VLS 患者需要积极干预，尤其是有症状的患者，以控制和缓解症状，从而减少解剖结构破坏和外阴癌的发生。但目前无特效的治疗方法，国际外阴阴道疾病研究会（international society for the study of vulvovaginal diseases，ISSVD）推荐局部糖皮质激素治疗为一线治疗方法，可控制

症状，但疗效不易维持，常反复复发，长期应用可出现药物副作用。物理治疗以其保持外阴完整、瘢痕形成少等优势，成为可选择的治疗方法之一，包括激光、聚焦超声、光动力学治疗等。其中点阵激光治疗成为治疗 VLS 的、能够有效控制症状的治疗方法。激光通过热效应使过度角化的表皮、部分真皮脱落，新生的上皮出现，从而有效改善患者的瘙痒症状。

（2）点阵激光治疗效果：在 1997 年，Kartamaa 等（1997）首次报道了采用 CO_2 激光气化治疗 VLS，平均随访 32 个月（3 ~ 79 个月），患者的瘙痒症状得到控制。Lee 等（2016）报道了 5 例严重角化且高效类固醇激素无效的顽固性 VLS 患者点阵 CO_2 激光治疗的结果，其中 3 例患者瘙痒症状完全缓解，1 例部分缓解，并随访 6 个月 ~ 4 年，使用局部糖皮质激素可维持疗效。2015—2016 年，北京大学人民医院采用点阵 CO_2 激光治疗 31 例 VLS 患者，3 个疗程治疗后 90.32%（28/31）患者的瘙痒、皮肤皲裂及性交痛均明显改善（$P < 0.05$）（李静然 等，2016），无不良反应发生（图 47-2-5 和图 47-2-6）。提示点阵 CO_2 激光可有效控制 VLS 患者的瘙痒症状，创伤小，恢复快，安全性良好，可作为 VLS 治疗的新的选择方法之一。

点阵激光用于 VLS 控制症状一般第 1 次治疗后外阴瘙痒、皲裂及性交痛即有明显改善，第 2 ~ 3 次治疗后效果显著，尤其是瘙痒症状改善明显，满意度最高，但个体有差异。从目前的研究看，仅少数患者的局部皮肤病变及病变颜色有所恢复，需要延长随访时间观察。值得一提的是，目前点阵激光用于 VLS 治疗的研究多数为小样本病例分析，缺乏大样本的随机对照研究，而且随访时间短，其具体复发率不详，目前从经验看，随着治疗后时间的延长，其症状复发率增加，需要重复治疗。

2. 外阴痛

（1）病因及临床表现：外阴痛是一种慢性、多因素病因的复杂疼痛障碍，ISSVD 将其定义为没有明显的体检异常或临床特有的神经系统疾病的情况下，出现的外阴疼痛，而且疼痛持续至少 3 个月及以上。外阴痛不是一个症状而是一种

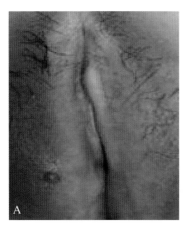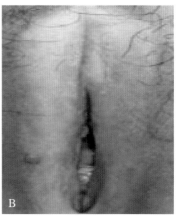

图 47-2-5 49 岁女性外阴硬化性苔藓患者点阵 CO_2 激光治疗前后 A. 治疗前；B. 治疗后 3 个月

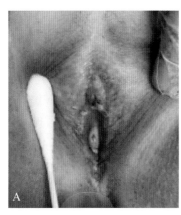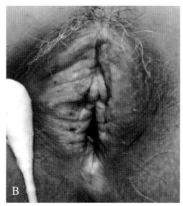

图 47-2-6 58 岁女性外阴硬化性苔藓患者点阵 CO_2 激光治疗前后 A. 治疗前；B. 治疗后 1 个月

疼痛综合征，即疼痛成为了一种真正意义上的疾病。外阴痛经常不能发现明确病因，可能是一种中枢和周围神经系统的疼痛调节功能失调引起的神经性疼痛，可被一些心理因素（悲伤、焦虑）或病理因素（复发性感染、肌张力增加、会阴损伤）所激发或缓解。发病率 4% ~ 16%，可发生在任何年龄，特别是性活跃的妇女。外阴痛的治疗较为困难，多种治疗方法对疼痛的缓解并不理想。对于阴道会阴损伤、表浅神经异常及肌张力增加等情况可以尝试点阵激光治疗。

（2）点阵激光治疗效果：评估点阵激光用于治疗外阴痛有效性的研究很少，一项回顾性研究显示，在 37 例接受激光治疗的前庭痛妇女中，64.9% 的性交痛减轻。一项涉及 70 例患者的点阵微剥脱 CO_2 激光治疗前庭疼痛（$n = 37$）或绝经后患者（$n = 33$）的研究显示，33 例患者会阴部疼痛继发于外阴阴道萎缩，治疗后 4 个月性交困难和性交痛评分逐步改善，与治疗前比较，有统计学意义（$P < 0.05$）。患者均无副作用发生（Preti et al，2019）。但需要注意的是，有报道脉冲激光治疗外阴皮肤黏膜疾病，例如湿疣或外阴高级别鳞状上皮内病变，有发生慢性外阴疼痛并发症的可能。因此，点阵激光用于外阴痛的治疗有待进一步研究和随访。

3. 外阴色素沉着

（1）病因及临床表现：除不同人种外，与身体其他部位一样，外阴的色素沉着也可以增加或减少，特别是炎症后、创伤后、慢性皮肤病后、妊娠后、手术后瘢痕皮肤色素沉着增多，使外阴变黑。色素沉着增加可呈弥漫性，也可仅局部，沉着的色素可在数月或数年后自然消退，但个体差异较大，深色皮肤人种所需时间更长。有些女性不接受其外观，尝试采用点阵激光治疗，可能能够达到一定的疗效。

（2）点阵激光治疗效果：点阵评估激光用于治疗外阴色素沉着有效性的非常少，土耳其一项外阴美白联合小阴唇缩小术、大阴唇自体脂肪移植术等手术的研究显示，124例女性患者中，118例（95.2%）术后外观满意，4例（3.2%）术后非常满意。术后功能方面，84例（67.7%）患者感到满意，40例（32.3%）患者非常满意，2例（1.6%）对生殖器美化手术的美学效果不满意（Cihantimur et al，2013）。因此，其效果需要进一步研究。

4. 外阴慢性单纯性苔藓

（1）病因及临床表现：外阴慢性单纯性苔藓（lichen simplex chronicus）是由于长期的搔抓或摩擦引起的一种特有的皮肤局部病变。临床很常见，好发于年轻和中年女性。组织学特点是上皮明显增厚，过度角化，上皮脚增宽、延长。真皮常有炎性细胞浸润，真皮乳头状纤维化也是典型表现。易发生于湿疹、过敏患者，或继发于真菌感染、长期刺激、或精神压力大等患者。患者剧烈的瘙痒，随时间的推移逐渐加重。治疗的目的是切断"瘙痒—搔抓—瘙痒"的循环。应避免外阴刺激，改变不良习惯等对症治疗，最主要的是采用适量局部糖皮质激素治疗。ISSVD将此治疗推荐为一线治疗方法，治疗后症状通常会明显好转，但如果上述治疗不见好转，或者治疗后复发，在排除其他疾病后，可试用点阵激光治疗。

（2）点阵激光治疗效果：点阵激光治疗后外阴慢性单纯性苔藓患者的瘙痒评分与治疗前比较，差异均有统计学意义（$P < 0.05$），但皮肤颜色评分与治疗前比较，差异无统计学意义（$P > 0.05$）。而且激光治疗组治疗后VAS瘙痒评分较超声聚焦组明显降低（$P < 0.05$）。因此，点阵CO_2激光对瘙痒及皲裂症状改善较为明显（高桂香 等，2018）。

（三）治疗前评估

治疗前需要进行病情的评估和必要的治疗前准备，包括对患者进行外阴局部疾病和全身情况的评估。排除禁忌证，选择合适的患者，应诊断明确。

1. 明确诊断　虽然可根据病史、临床症状和体征进行临床诊断，但一旦不能明确诊断，或临床表现不典型，应进行活检。研究显示，VLS的恶变率为0.3% ~ 6%不等，年龄和鳞状上皮不典型增生是VLS恶变的独立危险因素（Lee et al，2015）。因此，有以下情况必须进行活检：①过度角化，久治不愈的溃疡糜烂，新生乳头状或疣状病变，以及其他怀疑癌前病变或恶性病变；②有效治疗效果不佳；③ VLS合并生殖器外病变，有硬化病特征；④原因不明的色素沉着或减退。

此外，应排除其他不适合点阵激光治疗的外阴疾病、恶性疾病，需要与慢性单纯苔藓、扁平苔藓、白癜风、黏膜类天疱疮、接触性皮炎等鉴别，应排除HPV感染及相关的外阴上皮内病变及外阴鳞状细胞癌等。当外阴水肿、红斑、皲裂、表皮脱落等，应行阴道分泌物检查，以排除外阴阴道局部感染。如有临床症状和体征提示免疫性相关疾病可能时，应行免疫疾病相关检查。

2. 局部病情评估

（1）症状和体征的评估：对患者的临床表现和疾病程度进行评估，以便决定是否适合点阵激光治疗和选择治疗参数。随着VLS病变的加重和进展，可出现继发病变，包括萎缩、瘀斑、脱屑、增厚、过度角化、皲裂、糜烂及溃疡等，评估这些病变的程度是否影响治疗、是否治疗后并发症的概率增加。排除癌前病变和恶变后，根据病变的情况决定治疗时机和选择治疗参数。同时，对患者的局部白色病变的大小、范围等进行评估，以便观察治疗效果。

（2）是否合并感染的评估：VLS易继发炎症，需进行妇科检查，排除念珠菌感染、葡萄球菌、链球菌感染、泌尿系感染等。

3. 全身情况评估　评估全身情况是否可耐受点阵激光治疗的刺激和疼痛，是否有心、脑、肝、肾、肺等重要脏器的重度功能不良或衰竭，是否有急性感染、糖尿病、免疫系统疾等，是否有局部麻醉药物的过敏等影响点阵激光的治疗和增加并发症的因素。

（四）点阵激光治疗

1. 治疗前准备

（1）术前检查：同"阴道内点阵激光治疗"。

（2）在一般治疗的基础上给予点阵激光治疗，包括保持外阴清洁、避免过度刺激或搔抓、改变生活方式、治疗合并感染等并排除有恶变者。点阵激光治疗前有局部过敏、炎症、糜烂破溃等，治疗后再给予点阵激光治疗，或在点阵激光治疗中避开这些病变。

（3）签署知情同意书并向患者交代病情及可能的不适及并发症。

（4）治疗时间：有月经者，月经干净3天以上至月经前7天，非妊娠期。

（5）治疗室要求：门诊手术室治疗，必须具备消毒和基本的抢救条件。

2. 治疗方法

（1）仪器：采用经我国FDA批准的点阵CO_2激光治疗仪或铒激光治疗仪，选择外阴探头。

（2）治疗参数：按照各种点阵激光治疗仪推荐的安全参数范围进行治疗。外阴硬化性苔藓和外阴痛采用点阵CO_2激光治疗仪：DP模式，功率20～24 W，时间300～400 µs，点间距300～1000 µm，脉冲叠加方式Stack 1或2。外阴美白：DP模式，功率10 W，时间200 µs，点间距200 µm，脉冲叠加方式Stack 1。初次治疗根据病变的情况，可选择较小的能量参数，之后再次治疗依据具体情况和病情可选择较大的能量参数。

（3）操作方法：在门诊手术室进行。根据病变情况，决定是否需要常规备皮；外阴病变治疗一般否需要使用各种麻醉软膏或凝胶（例如：1%利多卡因凝胶）进行麻醉，外阴美白者可不进行麻醉，一般10～15 min后擦干。操作者常规刷手，戴无菌手套。

1）患者截石位，常规消毒外阴并擦干，保证治疗区域干燥洁净，无冲洗液、软膏、乳液或其他影响点阵激光发射物质。

2）选择外阴治疗探头并安装，开机，调节到操作界面并选择合适的治疗参数。

3）在外阴病变部位进行无重叠的接触式扫描，不留空白，均匀，直至整个病变范围，可治疗至病变外0.5～1 cm。根据病变情况，如有需要，可以分次治疗。外阴美白一般在大阴唇色素沉着处进行。如有必要，为了紧缩的效果，也会在小阴唇上进行治疗。

（4）疗程：根据VLS病变的程度和患者的症状改善情况，一般一个疗程激光治疗3～5次，每次间隔1个月。

（5）术后注意事项

外阴治疗后应保持外阴干燥清洁，4小时内给予冷敷，24小时内禁止盆浴；治疗后3～4天避免热水浴及剧烈运动；治疗后7天内避免性生活及穿紧身衣。

3. 副作用 统计目前发表的研究，均未见严重不良反应发生，2小时内可有轻度疼痛、烧灼感，24～48 h局部轻度不适，轻微充血或肿胀，一般无需治疗，48 h内自然恢复。少数患者治疗后有外阴局部皮肤轻度干燥，可给予对症治疗。虽然点阵激光技术治疗的并发症和副损伤小，但仍需注意预防副损伤；注意针对不同组织治疗的能量参数的正确选择，严格掌握适应证和禁忌证，以预防激光外阴损伤、感染、溃疡、粘连及瘢痕等并发症。

（五）评估指标和疗效评判标准

目前缺乏非常规范的疗效评判标准，可采用VAS对激光治疗前后患者的临床症状的严重程度进行评估，判断标准同前。或采用Cattaneo等（1991）临床症状体征评分对患者治疗前后情况进行评分，见表47-2-2。由于以上疗效的评价存在主观性和不一致性，也可根据患者情况进行其他方法的个体化的评价。

（六）随访

随访时间一般为治疗后3、6、12个月，之后6～12个月一次，必要时，12个月后可重复治疗。观察患者的症状及严重程度、病变及有否复发、恶变等。由于VLS为慢性进展性疾病，反复发作，且VLS从发病到发展为外阴癌平均

表 47-2-2　临床症状和体征评分表

评分	症状		体征		
	瘙痒	疼痛	皮肤弹性	皮肤颜色	病变范围占外阴百分比
0	无	无	正常	正常	0
1	轻	轻度，可忍受	稍差	红色	<30%
2	中	中度，不可忍受，无需服用止痛药	菲薄	粉色	30%～50%
3	重	重度，不可忍受，需服用止痛药	皲裂	白色	>50%

为 18 年（10～34 年），意味着对 VLS 患者的长期随访非常重要（Lee et al，2015）。随访中需要特别关注，对于年龄大、病程时间较长、反复发作、有效治疗不见好转、有继发病变、尤其有过度增生或溃疡者，需要进行活检，进一步明确诊断。

第三节　激光消融和激光手术治疗

某些女性下生殖道疾病可以进行激光切除和消融（气化）治疗，包括外阴良性肿瘤，与 HPV 感染相关的外阴、阴道和宫颈上皮内病变，以及激光小阴唇整形。因激光具有消融、迅速封闭血管、切割及凝固作用，与传统手术比较，其有出血少，创伤小，无需切开缝合，术后瘢痕形成小、恢复快等特点，用于妇科整复中某些疾病治疗和整形美容的优势明显，治疗方法操作简单，大多数效果良好，减少了患者术后不适和并发症。

一、激光消融和激光手术的适应证及禁忌证

1. 适应证　① 激光消融治疗：诊断明确，消融治疗术前已除外恶性肿瘤；与 HPV 感染相关的下生殖道和肛周的高级别鳞状上皮内病变；其他外阴阴道宫颈表浅皮肤黏膜病变；② 激光手术治疗：单个或散发外阴阴道良性肿瘤；可疑病变，需要活检的小的赘生物，可以一次性切除进行病理检查；激光小阴唇整形等外阴整形手术；与 HPV 相关的癌前病变需要手术治疗者；子宫内膜异位症、子宫肌瘤、宫腔粘连、输卵管造口术等妇科盆腔腹腔镜相关手术。

2. 禁忌证　① 非激光消融治疗适应证；② 合并不适于激光治疗的其他皮肤病者；③ 不明原因的反复发作的外阴皮肤过敏症；④ 不能耐受激光治疗；⑤ 麻醉药物过敏者；⑥ 手术视野暴露困难者。

二、激光治疗相关疾病类型和疗效

（一）激光治疗相关外阴阴道良性肿瘤及注意事项

各种外阴小的良性肿瘤和赘生物的手术基于不同肿瘤的部位、大小和周围器官情况而各不相同。外阴良性肿瘤和赘生物，特别是有蒂的肿瘤，采用激光切除的方法，具有明显的优势，包括软纤维瘤、皮脂腺囊肿、汗管瘤、外阴血管瘤、血管角皮瘤、前庭大腺囊肿、外阴表皮样囊肿、外阴阴道中肾管囊肿，阴道炎性息肉等。必要时进行切除治疗，以明确诊断和解除症状。可以采用激光手术切除的方法，但激光切除时注意手术视野的暴露，减少周围正常组织的损伤；同时激光切除注意减少手术边缘的热损伤，以避免

影响病理的诊断。

激光手术治疗者外阴阴道良归肿瘤有：①软纤维瘤：是一种由疏松纤维组织构成的纤维瘤，又称软垂疣或皮赘，呈皮肤色，质软，表面有皮肤皱襞或沟纹，多呈有蒂悬挂状。有明显症状者给予局部切除；②前庭大腺囊肿：是外阴阴道炎症引起前庭大腺导管开口阻塞、囊腔积液所致。对囊肿较大或反复发作者，可行囊肿造口术；③外阴皮脂腺增生（囊肿）：是由皮脂腺导管阻塞后形成，可表现为前庭及小阴唇上的黄色小斑点，似鹅卵石样外观。一般无症状，无需治疗，如明显增大，影响日常生活和性生活，可行局部切除术。④外阴表皮样囊肿：是包埋于皮下或黏膜下具有活力的复层鳞状上皮增生、分泌、剥脱形成的。常多发于大阴唇前半部及阴阜。常为生长缓慢的多发性无痛囊肿，外观呈黄色丘疹、结节或囊性，小囊肿表面的皮肤呈增厚状态，内容物常呈浓缩的干酪样或沙砾样，并臭味。通常无症状无需治疗，或可行病灶单纯切除；⑤外阴阴道中肾管囊肿：是由中肾管残余形成的囊肿。胚胎分化过程中，女性体内中肾管不退化消失，中肾管上皮细胞团增生，出现腔隙而形成囊肿。

（二）激光消融治疗相关下生殖道病变及注意事项

1973 年，传统激光用于宫颈"糜烂"治疗，之后在外生殖器良性病变、生殖器湿疣，尤其是尖锐湿疣等治疗方面，得到迅速应用，效果肯定。外阴表浅皮肤黏膜病变的激光消融治疗，强调治疗前多点活检，除外恶性肿瘤，明确诊断。激光消融治疗常用于以下情况。

1. HPV 感染相关的外阴、阴道和宫颈及肛周的高级别鳞状上皮内病变　近 20～30 年来其发病呈明显的升高趋势，而且呈明显的年轻化。低级别鳞状上皮内病变一般推荐随访观察，但高级别鳞状上皮内病变，由于其进展为癌的风险较高，归为癌前病变，应给予有效的治疗，阻断其进展，以预防癌的发生。在排除癌的前提下，高级别鳞状上皮内病变可以采用消融性治疗，以避免手术的并发症，但应严格掌握适应证，尤其是宫颈上皮内病变的消融性治疗不能获得标本进行

二次病理评估，容易遗留病变。另外，因为此类患者治疗后的复发及进展明显高于普通人群和手术治疗者，因此，治疗后的长期规范随访非常重要。

治疗方法的选择应考虑患者的病变程度、范围、大小、多灶性、部位、类型、年龄、是否有生育要求、患者意愿，以及是否有随访条件、医生掌握的技术，选择个体化治疗，可选择手术切除、物理治疗及药物治疗等。物理治疗简单，疗效明确，尤其是激光治疗，可保留器官的生理功能。但物理治疗无法得到进一步的标本，因此强调物理治疗前必须多点活检，排除隐匿癌的存在。

（1）宫颈病变：宫颈高级别鳞状上皮内病变的消融性治疗适应证非常严格，需要全部符合下面 4 项标准：①鳞柱交界完全可见；②病变范围小且位于宫颈表面，无腺上皮病变及颈管内病变；③细胞学与病理结果相符者；④无可疑癌的证据。否则均需要选择切除性治疗，同时应注意宫颈激光消融性治疗需要破坏全部病变和整个转化区。

（2）阴道病变：一般用于阴道湿疣，阴道高级别鳞状上皮内病变。激光消融适用于阴道局灶 / 多灶性，年轻患者。消融气化深度需达 2 mm，病变外 3～5 mm。注意阴道镜下定位，消融深度不易准确把握，注意预防并发症。创面过大，术后糜烂、溃疡，长期不愈合，术后易出现感染、阴道粘连、瘢痕形成，复发率为 14%～33%（Kim et al，2018）。

（3）外阴及肛周病变：激光消融治疗可保留外阴的外观和性功能，但不能获得标本。对外阴高级别鳞状上皮内病变一般使用 CO_2 激光，适合于单病灶或多中心、小融合病灶，特别是非毛发区病变，激光气化可破坏所有的病变组织的整个上皮层，是一个有效的方法，但应注意排除外阴分化型上皮瘤变。激光治疗前需要对患者进行全面准确的评估，治疗范围和深度主要取决于病变情况，治疗的深度一般在非毛发区为 2 mm。对于毛发区病变，因为病变常累及毛囊，并且可延伸至皮下脂肪，要慎重选择消融治疗，如果选择，治疗深度至少 3 mm。如果病灶大，可分次治

疗。此外，物理治疗可与药物、手术联合治疗。与手术治疗比较，外阴病变激光治疗的复发相对较高。治愈率为89%，复发率为11%～40%（Wallbillich et al，2012；de Witte et al，2015）。

2. 脂溢性角化病　是一种角质形成细胞增生所致的良性皮肤肿瘤。通常不需要治疗，必要时，可用激光消融或手术治疗。

3. 角化棘皮瘤　是一种上皮来源的皮肤良性肿瘤，具有自行消退的特征，可以不治疗，如有症状或美容考虑，可采用 CO_2 激光治疗或手术切除。

4. 汗管瘤　是一种小的、良性外分泌的良性肿瘤，也是一种向小汗腺末端导管分化的错构瘤。如没有症状，可不需要治疗，如有明显瘙痒或美容需要，可采用电灼、冷冻和激光治疗。

三、激光治疗前评估

1. 局部病变的评估　仔细评估病变，特别是下生殖道鳞状上皮内病变，必须在阴道镜下定位及严重部位的多点活检，确定病变程度及范围等。

2. 全身情况的评估　尤其是激光手术，按照常规的手术评估。重要脏器功能情况，是否能够承受手术及麻醉。

四、激光治疗

（一）治疗前准备

1. 术前检查　与常规相应部位的手术相同。一般常规局部麻醉，必要时硬膜外麻醉。

2. 签署知情同意书　向患者交代病情及可能的不适及并发症。

3. 治疗时间　有月经者，月经干净3天以上至月经前7天，非妊娠期。

4. 手术室条件　必须具备消毒和抢救条件。

（二）治疗方法

1. 仪器　采用经我国FDA批准的 CO_2 激光治疗仪或其他能达到上述治疗目的的激光治疗仪，选择消融或手术探头。

2. 治疗参数　严格按照各种激光治疗仪推荐的安全参数范围内进行治疗。

3. 操作方法　在手术室进行。根据病变情况，给予常规术前准备。

（1）患者截石位，不同部位给予常规消毒铺巾。

（2）选择合适的治疗探头，调节到操作界面并选择合适的治疗参数。

（3）根据在不同部位、不同病变选择不同的激光模式和能量（详见五十章，小阴唇手术）。根据不同病变一般推荐 0.1～12 W，一般常用 4～8 W，从低能量开始，治疗中可以根据病变的需要进行能量调节，同时根据不同病变选择 SP、UP、HP、CW 模式。例如对于皮肤部位有蒂的良性肿瘤，可从肿瘤的基底部采用 HP 脉冲模式，能量 1.0～2.0 W，频率 80 Hz 切除，之后创面局部消融；尖锐湿疣可选择 SP 脉冲模式，能量 0.5 W，频率 10 Hz；脂溢性角化病可选择 HP、SP 模式能量是 0.1 W，频率分别是 5 Hz 或 10 Hz，CW 模式能量 5.0～7.0 W；汗管瘤可选择 HP 模式，能量 0.1 W，频率 5 Hz。

4. 术后注意事项　外阴治疗后应保持外阴干燥清洁，预防感染；消融治疗者12小时内给予冷敷，24小时内禁止盆浴；根据情况每周1～2次换药，局部应用预防感染和促进愈合软膏。以预防感染、促进愈合，减少瘢痕形成等。

综上所述，激光技术应用于外阴阴道萎缩、尿失禁、阴道松弛症、外阴硬化性苔藓等生殖整复领域显示了一定的疗效，副作用少而轻，且可以多次治疗，目前未报告严重的不良事件。但现阶段研究均存在样本数少，随访时间短的问题，且多是临床病例分析。因此，需要大样本前瞻性随机对照研究进一步验证，并制定出点阵激光技术规范、适应证、疗效评价标准等。激光切除和消融治疗用于外阴良性肿瘤、下生殖道鳞状上皮内病变、小阴唇整形，以及下生殖道良性病变效果确定。此外，需要经过培训的专业人员实施激光治疗，以减少并发症的发生。

（李静然）

参考文献

高桂香，等，2018. 点阵式二氧化碳激光与超声聚焦在治疗外阴慢性单纯性苔藓中的比较. 中国妇产科临床杂志，19（6）：501-504.

李静然，等，2016. 点阵式二氧化碳激光在外阴硬化性苔藓治疗中的应用. 中国妇产科临床杂志，17（4）：298-301.

苗娅莉，等，2016. 点阵式二氧化碳激光治疗绝经后外阴阴道萎缩近期疗效及可行性分析. 中国妇产科临床杂志，17（4）：294-297.

Cihantimur B, et al, 2013. Genital beautification: a concept that offers more than reduction of the labia minora. Aesthetic Plast Surg, 37（6）：1128-1133.

Cruz VL, et al, 2018. Randomized, double-blind, placebo-controlled clinical trial for evaluating the efficacy of fractional CO_2 laser compared with topical estriol in the treatment of vaginal atrophy in postmenopausal women. Menopause, 25（1）：21-28.

Becorpi A, et al, 2018. Fractional CO_2 laser for genitourinary syndrome of menopause in breast cancer survivors: clinical, immunological, and microbiological aspects. Lasers Med Sci, 33（5）：1047-1054.

de Witte CJ, et al, 2015. Imiquimod in cervical, vaginal and vulvar intraepithelial neoplasia: a review. Gynecol Oncol, 139（2）：377-84.

Flint R, et al, 2019, Rationale and design for fractional microablative CO_2 laser versus photothermal non-ablative erbium: YAG laser for the management of genitourinary syndrome of menopause: a non-inferiority, single-blind randomized controlled trial. Climacteric, 22（3）：307-311.

Gambacciani M, et al, 2015. Vaginal erbium laser: the second-generation thermotherapy for the genitourinary syndrome of menopause. Climacteric, 18（5）：757-763.

Gaspar A, et al, 2011. Vaginal fractional CO_2 laser: A minimally invasive. AmJ Cosmet Surg, 28：156-162.

González Isaza P, et al, 2018. Long-term effect of thermoablative fractional CO_2 laser treatment as a novel approach to urinary incontinence management in women with genitourinary syndrome of menopause. Int Urogynecol J, 29（2）：211-215.

Kartamaa M, et al, 1997. Treatment of lichen sclerosus with carbon dioxide laser vaporization. Br J Dermatol, 136（3）：356-359.

Kim MK, et al, 2018. Clinical outcomes and risk of recurrence among patients with vaginal intraepithelial neoplasia: a comprehensive analysis of 576 cases. J Gynecol Oncol, 29（1）：e6.

Lee A, et al, 2015. Long-term management of adult vulvar lichen sclerosus: A prospective cohort study of 507 women. JAMA Dermatol, 151（10）：1061-1067.

Lee A, et al, 2016. Fractional carbon dioxide laser in recalcitrant vulval lichen sclerosus. Australas J Dermatol, 57（1）：39-43.

Lee MS, 2014. Treatment of vaginal relaxation syndrome with an erbium: YAG laser using 90° and 360° scanning scopes: A pilotstudy & short-term results. Laser Ther, 23（2）：129-138.

Ogrinc UB, et al, 2015. Novel minimally invasive lasertreatment of urinary incontinence in women. Lasers Surg Med, 47（9）：689-697.

Pagano T, et al, 2018. Fractional microablative CO_2 laser in breast cancer survivors affected by iatrogenic vulvovaginal atrophy after failure of nonestrogenic local treatments: a retrospective study. Menopause, 25（6）：657-662.

Pearson A, et al, 2019. Vaginal CO_2 laser for the treatment of vulvovaginal atrophy in women with breast cancer: LAAVA pilot study. Breast Cancer Res Treat, 178（1）：135-140.

Pergialiotis V, et al, 2017. A systematic review on vaginal laser therapy for treating stress urinary incontinence: Do we have enough evidence？. Int Urogynecol J, 28（10）：1445-1451.

Preti M, et al, 2019. The clinical role of LASER for vulvar and vaginal treatments in gynecology and female urology: An ICS/ISSVD Best Practice Consensus Document. J Low Genit Tract Dis, 23（2）：151-160.

Perinoa A, et al, 2015. Vulvo-vaginal atrophy: A new treatment modality using thermo-ablative fractional CO_2 laser. Maturitas, 80（3）：296-301.

Rabley A，et al，2018．Laser therapy for genitourinary syndrome of menopause．Curr Urol Rep，19（10）：83．

Salvatore S，et al，2015．Histological study on the effects of microablative fractional CO_2 laser on atrophic vaginal tissue：an ex vivo study．Menopause，22（8）：845-849．

Salvatore S，et al，2014．A 12-week treatment with fractional CO_2 laser for vulvovaginal atrophy：a pilot study．Climacteric，17（4）：363-369．

Tovar-Huamani J，et al，2019．Efficacy of fractional CO_2 laser in the treatment of genitourinary syndrome of menopause in Latin-American Population：First Peruvian experience．Lasers Surg Med，51（6）：509-515．

Wallbillich JJ，et al，2012．Vulvar intraepithelial neoplasia（VIN 2/3）：comparing clinical outcomes and evaluating risk factors for recurrence．Gynecol Oncol，127（2）：312-5．

Zerbinati N，et al，2015．Microscopic and ultrastructural modifications of postmenopausal atrophic vaginal mucosa after fractional carbon dioxide laser treatment．Lasers Med Sci，30（1）：429-436．

第四十八章

注射治疗在生殖器官整形中的应用

第一节 注射治疗技术

一、概述

生殖器官整形的注射治疗分为男性与女性两个领域，它的治疗目的大相径庭。整形治疗的特点为需求导向型，有时候很难按照一般疾病的诊治思路来理解。男性的生殖器官注射治疗主要为增加阴茎的直径和改善早泄，而女性注射治疗主要为丰满大阴唇体积、缩紧阴道和G点移位增强性敏感度（Moon et al，2003；Elson，1995）。

目前注射物材料主要分为两个类别：自体材料以自体脂肪为代表和人工材料以透明质酸（hyaluronic acid，HA）为代表。除此之外肉毒毒素在生殖器整形注射治疗也有报道，但难以形成可靠经验，此章节不予以介绍。

自体脂肪由于在体内需要有效的交换和代谢，所以脂肪细胞是在体内高度血管化的。脂肪细胞由于代谢老化的需要，在人体一生中都在不断促进血管生成和退化的演化过程中发挥作用，因而具有一定的抗低氧低代谢环境的生存能力，也具有一定的成血管能力，这就构成了脂肪移植的细胞学和分子生物学基础。通过脂肪抽吸和一定的手段处理提纯出具有活力的脂肪细胞，用分散均匀的方法将其均匀分布于被充填区域，利用上述细胞特性，存活下来形成体积占位的效果，这就是脂肪移植技术。利用不同的细胞处理手段，移植脂肪细胞存活率可以达到40%甚至70%（Anderegg，2015）。充填效果持久可靠自然。

透明质酸是由单位D-葡萄糖醛酸及N-乙酰葡糖胺组成的高级多糖，它广泛存在于生物体体内，可以通过生物材料提纯、人工合成等方法获得，由于它可以携带大量水分子，因此局部注射可以形成体积占位的效应，形成充填的效果。整形美容科常使用它进行各类型的充填注射治疗。透明质酸参与体内代谢过程，人们可通过使用不同交联方式的分子来改变它的吸收代谢速率，达到可以维持一定时间的效果。

以上两种注射材料在生殖器官注射治疗中都会得到应用，使用的主要差异取决于患者对于材料的接受程度、价格因素、效果的要求等方面所进行综合考量。

二、注射治疗技术

（一）自体脂肪注射移植术

自体脂肪移植充填是指采用肿胀技术，用注射器或其他负压抽吸设备将患者脂肪较丰厚部位的脂肪抽出，经纯化后，注入需要改变的有缺陷的受区内，从而使受区达到丰满塑形效果的一种手术方法。1986年由Illouz首先提出，他认为"经过抽吸获得的脂肪不再是一块组织，脂肪细胞彼此分离，这些活细胞被注入自体组织中，能在血运建立之前通过渗透作用保持活力，因此脂肪颗粒存活是可能的。"

关于脂肪细胞的转归有多种理论。宿主替代理论认为移植后的脂肪细胞不能存活，脂肪细胞逐渐消亡，并释放出细胞内的脂质，被宿主的组织细胞摄取，最终被组织细胞全部替代；细胞存活理论认为游离移植后的脂肪细胞部分可以存活，组织细胞只是起清除脂质的作用，并不替代脂肪细胞，脂肪细胞能够持续存活于宿主反应消退后的移植部位，近年来此理论得到较多学者的认同。另外，也有理论认为移植后的脂肪细胞变性失活被纤维组织包裹但是可以长期不被吸收，而且能够维持一定的三维结构；以及关于脂肪细胞移植后完全由纤维瘢痕组织充填的理论。

在移植后 1 ~ 3 天，脂肪细胞主要通过吸收周围组织液而存活，移植后第 4 天血运开始建立，与皮片移植较为相似。第 5 天有轻微的纤维变性，移植物和邻近的肌肉被一层菲薄的膜所包裹，移植物具有正常的脂肪结构和正常形态的脂肪细胞。移植后第 10 天，纤维变性达到中度，移植物包膜变厚，中心处的脂肪开始坏死。血运重建达到高峰，但只出现在移植物边缘。第 15 天，组织学的改变较小，约 60% 的脂肪细胞存活，血运重建仍在继续。第 20 天纤维变性急剧增加，完整的脂肪细胞降至 40%。第 40 天，纤维变性达到高峰，遍布整个移植物，此时完整的脂肪细胞进一步减少，仅可见岛状的脂肪组织。移植后 60 天，前脂肪细胞的胞浆内可见空泡样的脂滴，细胞功能开始活跃。100 天后，前脂肪细胞逐渐分化为成熟脂肪细胞。移植后半年，前脂肪细胞逐渐减少，大多数已经分化成脂肪细胞，移植物的组织结构和正常的脂肪组织基本相同（Fallacara，2018）。

1．影响成活率的因素　腹部脂肪组织移植后脂肪细胞的存活率较其他部位高，在脂肪组织缺乏的部位，例如头皮、鼻翼、阴茎、耳郭等部位，脂肪移植后不易存活。肌腱、骨骼等处脂肪不能存活。移植于肌肉间或筋膜下的脂肪颗粒存活率高于移植于真皮下的脂肪颗粒。

2．获取方式　注射器法采用肿胀技术所获取的脂肪，约有 70% 的脂肪细胞成活，而且细胞之间彼此分离，有利于细胞的存活和分化，是目前较好的脂肪获取方式。电动式负压脂肪抽吸，因抽吸负压较大，细胞膜机械性损伤较大，脂肪细胞大多死亡，仅有 20% 的细胞存活，不能用于

自体移植。抽吸技术较好的无菌及无创抽吸技术能够减少移植后的吸收。

3．颗粒脂肪的纯化　用生理盐水冲洗，纱布或棉条吸附过滤，以去除肿胀液、脂质、细胞碎片和血液，有利于移植脂肪的成活。离心后的脂肪颗粒总容积占抽吸总量的 60%，离心有助于提高移植的成活率，但转速不宜超过 1500 转 / 分。

4．辅助用药　碱性成纤维细胞生长因子，可促进血管长入移植物，从而有利于游离移植脂肪组织的成活，减少移植物的坏死吸收。口服维生素 E 可促进脂肪细胞移植后的成活。

5．脂肪抽吸方法

（1）麻醉配方同脂肪抽吸术。

（2）吸脂器械：吸脂针，8 号针头，20 ml 注射器若干支，蚊式钳。

（3）在预先划定的供脂区注射麻醉肿胀液至局部发白呈橘皮样外观，回抽针芯形成负压，蚊式钳夹住针芯根部以固定针芯，保持负压，采用扇面往复抽吸技术，抽吸量根据所需注射量而定。

6．脂肪颗粒的纯化　将获取的脂肪混悬液按照国际标准 Coleman 法（1200 转 / 分，3 min）离心纯化，可见注射器内容物分为 3 层，上层为少量黄色液态油脂层，中层为黄色的颗粒脂肪层，下层为清亮或淡红色液体层。取中层颗粒脂肪（约 40 ml）置于 4 ℃环境中备用。

7．注意事项　注射较为困难的部位可预先用注脂针头皮下穿刺形成多方向、多层次的小隧道，再用合适规格的注脂针按照 3M（多点、多隧道、多方向）注射原则将脂肪注射到受区隧道内，边注射边用手轻轻挤匀。抽吸孔 5 天内避免沾水，以防感染。注射脂肪后 24 小时，可进行按摩塑形。24 小时后不宜进行按摩，以免破坏移植物与受区之间的血运。重复注射宜在 3 ~ 6 个月之后进行。

（二）透明质酸凝胶注射术

注射透明质酸凝胶填料以恢复由于年龄或疾病而丢失的体积，这种方法已成为皮肤科美容实践中最常用的程序之一。有多种不同类型的透明质酸凝胶可供选择，它们的透明质酸浓度、粒径、交联密度、持续时间不同。深度皮肤注射建

议使用高密度大颗粒填充物，细纹建议使用低密度小颗粒填充物。透明质酸填充剂因其低过敏反应、易注射、快速恢复、重现性和即时效果而广受欢迎。

透明质酸（hyaluronic acid，HA）是一种天然的化学物质，是一种糖胺聚糖多糖，由单位 D-葡萄糖醛酸和 N-乙酰-D-葡萄糖胺交替残基组成，形成线性多糖链。透明质酸的纯形态在所有生物体中都是相同的，并且不是物种或组织特异性的。因此，理论上透明质酸填充物不应引起免疫反应。由重复的 β-1,4 连接的 D-葡萄糖醛酸和 β-1,3 连接的 N-乙酰-D-葡萄糖胺的双糖单元组成。在大多数哺乳动物组织中，透明质酸被分泌到细胞外基质。由三种质膜结合透明质酸合成酶 HAS1、HAS2 和 HAS3 合成。在合成过程中，新生的 HA 链通过孔状结构挤压进入细胞外。新合成的透明质酸可以通过透明质酸酶处理，也可以通过活性氧种类非酶法分解。

不同器官的透明质酸半衰期不同。透明质酸的周转率极高。在人类中，透明质酸的血浆半衰期为 2～6 min，总转化率为 10～100 mg/d，各种组织中的全身透明质酸转化率估计在 3 天内发生，每天转化约 5 g。在细胞水平上，羟基磷灰石的合成和降解也是动态的。在细胞中，正常的透明质酸合成短暂地被激活以进行细胞分裂或运动，之后，透明质酸酶催化的水解作用和内吞作用迅速清除了该部位的透明质酸。

透明质酸是细胞外基质的主要成分，广泛存在于各种人体组织中，如皮肤、眼睛、结缔组织和滑膜。由于透明质酸具有很强的阴离子特性，它能吸引水膨胀，产生体积，并提供结构支撑。老化导致皮肤中透明质酸和胶原的生成减少。一旦皮肤失去黏弹性，就会形成覆盖的皱纹。透明质酸皮肤填充剂通过替换失去的体积来抵抗老化。除此之外，透明质酸填充物也被证明可以增加胶原蛋白的产生并影响成纤维细胞的形态。

透明质酸填充剂可分为动物源性或非动物源性。动物源性填充物来自公鸡梳，非动物源性透明质酸是通过链球菌的生物发酵产生的。透明质酸填料可根据其是通过颗粒制造还是非颗粒制造进行进一步分类。颗粒制造的透明质酸填料的寿命由颗粒尺寸决定，而交联密度则决定非颗粒制造的透明质酸填料的寿命。

透明质酸填料含有交联的改性透明质酸颗粒，可产生更高浓度的透明质酸，具有更强的抗化学和物理降解能力。在透明质酸填充物的降解和分解过程中，水慢慢地取代了它，形成了浓度不太明显的透明质酸凝胶，但体积相同。这被称为"等容降解"。透明质酸填充物的作用可持续 4～6 个月，具体取决于位置、所用填充物的特定品牌和注射技术。

透明质酸对水分子有很高的亲和力。同时，它是一种可溶的聚合物，通常在注射后迅速被吸收。当用作化妆品真皮填料时，如果透明质酸交联或与胶原结合，其稳定性和机械性能会得到改善。

几十年来的透明质酸研究，从化学结构、物理性质到透明质酸在调节免疫反应中的作用，其中很大一部分是将其作为许多生物应用的支架用于生物工程的作用的研究。

1. 注射知识 尽管严重的并发症十分罕见，但了解掌握局部血管解剖和注射技术来预防并发症是非常必要的。透明质酸填充物以不同尺寸的预加载注射器供应，浓度取决于所选的特定品牌。现场准备包括去除所有化妆品，并用防腐剂（通常是异丙醇或洗必泰）进行清洁。为了防止生物膜的形成，该技术应尽可能无菌。注射部位的疼痛可以通过局部涂抹表面麻醉剂或注射麻醉剂、神经阻滞、冰袋和分心技术来减轻。

2. 注射技术 透明质酸填充物应被注射到中深层真皮或阴道黏膜下层中，技术包括连续穿刺、线性穿线、扇形和交叉穿线（图 48-1-1）。所使用的技术取决于注入位置和正在解决的特定问题。丰大阴唇手术需要注入中深层真皮层中。常见的注射部位有女性阴阜、大阴唇、阴道黏膜、G 点以及男性阴茎、龟头等。一旦注射完成，患者应使用凉爽的冰袋冷敷，以减少瘀伤和肿胀，并建议避免按摩治疗区域。

3. 常见副作用 透明质酸填充剂最常见的副作用是疼痛、瘀伤、发红、瘙痒和肿胀。这些副作用通常具有自限性，通常持续不超过 7 天。在注射部位敷上冰袋。切记在手术前 1 周停止服

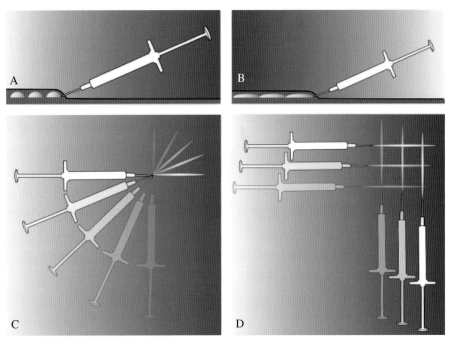

图 48-1-1　A.连续穿刺；B.线性穿刺；C.扇动穿刺；D.交叉穿刺

用或使用增加出血风险的药物或补充剂，例如阿司匹林、非甾体类抗炎药、维生素 E、鱼油、圣约翰草和银杏，可以减少出血风险。

4. 罕见副作用　透明质酸凝胶注射极为罕见的副作用包括感染、组织坏死、肉芽肿性异物等。感染是通过注射部位进行的细菌接种，严格无菌操作可以预防感染，并确保注射部位附近没有活动性感染。若动脉内不慎注射透明质酸填充物会导致血管闭塞，进而导致体表黏膜或皮肤组织坏死。如果怀疑了这种不良并发症将要发生，应立即使用透明质酸酶，溶解透明质酸凝胶颗粒。肉芽肿性异物反应是对透明质酸填充物注射的一种非常罕见的反应，被认为是由生产过程中残留的细菌杂质引起的。组织学上，注射部位可见多核巨细胞，发生肉芽肿性异物反应。如今随着透明质酸填充材料纯化工艺的改进，超敏反应的发生率已较低。

透明质酸凝胶应由整形外科医生、皮肤科医生等专业人员使用。注射透明质酸凝胶填料可以恢复或增大由于生理性改变（大阴唇萎缩，分娩致阴道松弛、G 点不敏感等）或先天性缺陷（阴茎细小）而丢失的体积，提供更饱满的轮廓外形或增加紧握感，重拾生活的信心和乐趣。目前符合 SFDA 标准并在临床应用的许多不同类型的透明质酸凝胶填料，其浓度、粒径、交联密度、持续时间也不同。深度皮肤或黏膜下注射建议使用高密度大颗粒填充物，浅层皮肤或黏膜下建议使用低密度小颗粒填充物。透明质酸填充剂因其低过敏反应、易注射、快速恢复、重现性和即时效果而广受欢迎。

基于以上这些特性，透明质酸凝胶可以广泛应用于生殖器整形方面，男性患者可以增粗阴茎、增大龟头以改善早泄症状，女性用于 G 点增强、阴道紧缩和大阴唇、阴阜、会阴体的丰满。

第二节　注射治疗在男性生殖器官整复中的应用

一、概述

随着市场和媒体不断推动"男人"正常标准和广告，男性生殖器整形在临床诊疗项目中也备受青睐，尤其是对阴茎或龟头微创增大的需求持续增加，比如龟头和阴茎的增大增粗术。此种术式适应于患有性自卑感、勃起时龟头小或龟头敏感易早泄的患者。目前注射用于增粗阴茎和增大龟头的材料主要是透明质酸填充物或自体颗粒脂肪。

二、适应证和禁忌证

（一）适应证

患者精神状态正常，要求增粗阴茎体积或者增大龟头体积。

（二）禁忌证

1. 正在进行抗凝治疗或有出血性疾病史者。
2. 2周内曾服用抗凝血的药物，如阿司匹林、华法林等。
3. 对透明质酸或其添加成分过敏者。
4. 对革兰阳性细菌蛋白过敏。
5. 具有严重多发性过敏反应或过敏体质病史者。
6. 局部患有活动性皮肤病，如感染、单纯疱疹。
7. 在治疗的区域有癌变或癌前病变者，或局部曾接受过放射治疗者。
8. 肝功能高于正常限值1.5倍者。

三、操作技术

（一）脂肪抽吸方法

1. 麻醉配方同脂肪抽吸术。

2. 吸脂用器械　吸脂针（2.0 mm孔径），8号针头，20 ml注射器若干支，蚊式钳。

3. 在美兰画线的供脂区（最常用下腹部或大腿内侧）注射肿胀麻醉液至局部发白呈橘皮样外观，一手握持注射器（蚊式钳夹住针芯根部）将吸脂针管经进针点插入皮下脂肪内，保持负压往复扇面抽吸，先深层后浅层，至皮肤层厚薄均匀，抽吸量根据所需注射量而定。

（二）颗粒脂肪的纯化

将获取的脂肪混悬液按照国际标准Coleman法（1200 g，3 min）离心纯化，可见注射器内容物分为3层，上层为少量亮黄色液态油脂层，中层为黄色的颗粒脂肪层，下层为清亮或淡红色液体层。取中层颗粒脂肪（约40 ml）置入4 ℃环境中备用。

（三）手术方法

将颗粒脂肪置于20 ml注射器内，连接三通管，2.5 ml注射器分装。1 mm直径注脂针由阴茎根部背侧正中为穿刺点，插入深层阴茎Buck筋膜与白膜间隙，前端到达冠状沟，边注射边退针，分别在阴茎两侧、背侧各注射一个条带，其中两侧分别约5 ml，背侧6～8 ml颗粒脂肪，条带内脂肪颗粒以远端多、近端少为宜。注射完成后取出注射针，揉捏阴茎使脂肪颗粒扩散均匀。

（四）注意事项

阴茎的环层结构是其解剖特点，浅筋膜移动度大、结构疏松，易出现肿胀淤血、血肿可能，深筋膜（Buck筋膜）结构相对致密，移动度小，结构清晰，不易出现肿胀。但背深动静脉及背神经均位于该层，风险相对较高。脂肪注射遵循的3L3M（低压抽脂、低速离心、小颗粒、多点、多隧道、多平面）技术原则，在本手术中只遵循了3L原则。颗粒脂肪的注射量控制在20 ml以内，随着注射量的增加，阴茎水肿和硬结发生明显加重，且消退时间延长，甚至出现皮肤张力性水泡。

（五）透明质酸注射法

麻醉（可选择阴茎根部使用 2% 利多卡因局部浸润麻醉或表面麻醉药膏外敷 30 min）满意后，取 2 ml 透明质酸钠，于龟头冠状沟 1、3、9、11、12 点位置分别由阴茎龟头近腹端向远端逆行注射透明质酸钠，每部位注射量为 0.4 ml，注射器针头穿刺深度为 4 ~ 5 mm，注射后再次消毒，加压包扎。龟头注射过程见图 48-2-1。

四、临床效果

人类的性活动主要目标已不再是单纯生育，而是双方的共同身心享受享乐，从而使性交持续时间成为了人们关注的焦点。近几十年来，人们开始把早泄看成一个需要治疗的问题。而龟头作为一种刺激性行为的感觉器官，在性交时扮演的角色至关重要。张斌等（2014）在探讨龟头冠状沟处逆行注射透明质酸钠治疗早泄的安全性和有效性时发现，龟头注射透明质酸钠后可以降低阴茎龟头的敏感度，安全有效。

Addalah 等（2012）也报道了应用 HA 凝胶注射于阴茎以治疗早泄的方法。用可注射的 HA 凝胶或其他填料评价注射阴茎增粗的体积效应，需要评估长期残余体积。Montague 等（2007）研究了治疗前后阴茎直径的变化、患者对阴茎大小的主观视觉以及患者对疗效和早期及晚期并发症的满意度。用锥度法测量阴茎增大后最大线周净增加量，以确定线直径的变化。根据视觉模拟量表 0 ~ 4 级的主观视觉来评估阴茎大小和 HA 凝胶残留量。0 级到 4 级分别为：0 级，无残留量；1 级，小于初始量的 25%；2 级，小于 50%；3 级，小于 75%；4 级，大于或几乎等于初始量。根据 0 ~ 4 级量表也对患者满意度进行了评估，如下所示：0 级，非常不满意；1 级，中度不满意；2 级，中性；3 级，中度满意；4 级，非常满意。还评估了所有不良反应。在 100 例小龟头患者中，与基线周长相比，最大龟头周长明显增加，注射后 1 年，最大龟头周长净增加为 14.9 ± 30.80 mm。在患者的视觉评估中，38% 和 57% 的患者估计残余体积分别超过初始体积的 50% 和 75%，77% 的患者对手术后一年的结果满意。在 87 例自体颗粒脂肪移植增粗阴茎的研究中发现，最大线周净增长为（14.78 ± 0.89）mm。在视觉评估中，29.9% 和 70.1% 的患者估计剩余体积分别超过初始体积的 50% 和 75%，69% 的患者满意。感觉、质地、颜色无异常反应。在大多数情况下，最初因阴茎肿胀而变色的情况在 2 周内恢复正常。术后龟头阴茎外观自然协调，无畸形，维持 1 年。所有病例均无炎症症状，无严重不良反应。

五、并发症及防治

术后主要并发症包括：供区及受区血肿、感

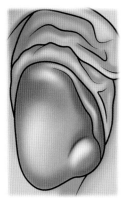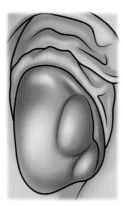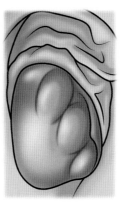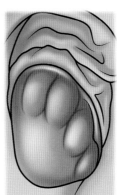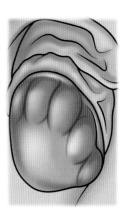

图 48-2-1 龟头注射次序方法

染、供区皮肤不平整、色素沉着、感觉迟钝及脂肪液化等。色素沉着、感觉迟钝等并发症常为暂时性，一般半年内可以逐渐恢复。脂肪液化的发生率与脂肪颗粒的注射量成正比。继发感染，若脂肪液化后出现红、肿、热、痛等症状，可给予抗菌药物，必要时可用注射器抽出液化的脂肪。一般不须切开引流。

（一）常见副作用

透明质酸填充剂最常见的副作用是疼痛、瘀伤、发红、瘙痒和肿胀。这些副作用具有自限性，通常不超过 7 天。在注射部位敷上冰袋，切记在手术前 1 周停止服用或使用增加出血风险的药物或补充剂，例如阿司匹林、非甾体类抗炎药、维生素 E、鱼油、圣约翰草和银杏，以减少出血风险。

（二）罕见副作用

透明质酸凝胶注射极为罕见的副作用包括感染、组织坏死、肉芽肿性异物。感染是注射部位附近有细菌接种，严格无菌操作可以预防感染，且要确保注射部位附近没有其他活动性感染。若透明质酸填充物不慎注入血管内血管闭塞，可能导致组织发黑坏死。如果怀疑发生了这种操作，应立即应用透明质酸酶溶解透明质酸凝胶颗粒。肉芽肿性异物反应是透明质酸填充物注射后发生的一种非常罕见的反应，被认为是由生产过程中残留的细菌杂质引起的。组织学上，注射部位可见多核巨细胞，发生肉芽肿性异物反应。随着透明质酸填料纯化工艺的改进，超敏反应的发生率明显降低。

第三节　注射治疗在女性生殖器官整复中的应用

一、概述

随着社会对于"性"话题不再避讳和公众接受度逐渐升高，女性追求性体验也开始变得关注，因此，门诊中要求进行生殖器注射整形的患者逐渐增多。为了符合女性这些需求，得到外阴部的美学矫正，女性生殖器的微整形成为了性健康治疗中不可缺少的一部分。女性性器官的注射治疗，主要使用自体颗粒脂肪移植或者透明质酸钠凝胶（HA）注射治疗。主要用于大阴唇增厚丰满，G 点增强和阴道紧缩。

二、适应证和禁忌证

（一）适应证

患者精神状态正常，提出增大大阴唇体积、增加 G 点敏感度和缩紧阴道的求美者。

（二）禁忌证

1. 正在进行抗凝治疗或有出血性疾病病史者。
2. 2 周内曾服用抗凝血的药物，如阿司匹林、华法林等。
3. 月经期。
4. 对透明质酸或其添加成分过敏者。
5. 对革兰氏阳性细菌蛋白过敏者。
6. 生殖道局部有炎症。
7. 在治疗的区域有癌变或癌前病变者，或局部曾接受过放射治疗者。
8. 肝功能生化检查结果高于正常限值 1.5 倍者。

三、操作技术

（一）脂肪抽吸充填方法

1. 麻醉配方同脂肪抽吸术。
2. 吸脂用器械：吸脂针（2.0 mm 孔径），8

号针头，20 ml 注射器若干支，蚊式钳。

3．在亚甲蓝画线的供脂区（最常用下腹部或大腿内侧）注射肿胀麻醉液至局部发白呈橘皮样外观，一手握持注射器（蚊式钳夹住针芯根部）将吸脂针管经进针点插入皮下脂肪内，保持负压往复扇面抽吸，先深层后浅层，至皮肤层厚薄均匀，抽吸量根据所需注射量而定。

4．颗粒脂肪的纯化。将获取的脂肪混悬液按照国际标准 Coleman 法（1200 转 / 分，3 min）离心纯化，可见注射器内容物分为 3 层，上层为少量亮黄色液态油脂层，中层为黄色的颗粒脂肪层，下层为清亮或淡红色液体层。取中层颗粒脂肪置入 4 ℃环境中备用。

5．手术方法。

（1）大阴唇丰隆术：用直径 1 mm 的注脂针将颗粒脂肪扇形注入两侧大阴唇皮下浅层，采取多点、多隧道、多方向的注射方法，使其皮下分布呈交叉网线状。

（2）阴道注射：用直径 3 mm 注脂针，沿阴道侧壁、后壁区按 3M 原则多点、多层次、多方向注射，常规每点注射量为 0.2 ml 左右，注射层次为黏膜下、阴道球海绵体肌、肛提肌等直肠前间隙内，注射方向平行于阴道壁，在后壁注射时，注意避免损伤直肠。一次注射量 15 ～ 30 ml，感觉以插入 1 指较紧为适宜。

（3）G 点注射：用直径 1 mm 注脂针，选择 G 点下方（距离阴道口约 4 cm，小颗粒凸起下方，见图 48-3-1）进针，按照 3M 原则，多点、多层次、多方向注射，每点注射量为 0.05 ～ 0.1 ml，层次为黏膜下，注意勿深，以免损伤尿道。

6．注意事项。术前与患者充分沟通，脂肪移植后有一定的吸收率，必要时需要再次甚至 3 次填充，以获得最大的满意度。大阴唇及阴道内注射时遵循 3M 注射原则，更有利于脂肪的存在，且不容易形成结节和囊肿。阴道内注射时每点 0.2 ml 体积，会获得与受区组织最大的接触面积，以获得血供而存活。术后 1 个月内禁止性生活，防止移植脂肪中新生血管损伤，影响成活率。

（二）透明质酸充填注射法

将透明质酸填充物注射到中深层真皮（大阴唇丰隆时）中，致外观隆起饱满有形。技术包括连续穿刺、线性穿线、扇动和交叉穿线。所使

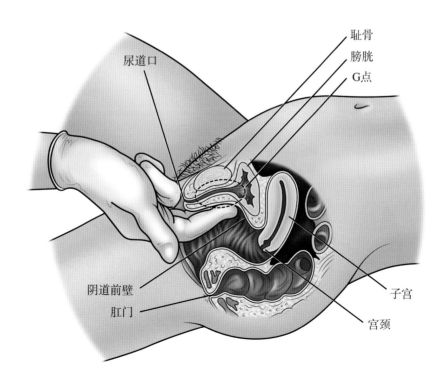

图 48-3-1　G 点位置

用的技术取决于注入位置和正在解决的特定问题。注射完成后，局部外敷冰袋，以减少瘀伤和肿胀。注射方法见图 48-3-2。

四、临床效果

对于女性生殖器官整形的注射治疗效果，经过文献回顾效果明确。

五、并发症及防治

1. 脂肪移植术后主要并发症 供区及受区血肿、感染、供区皮肤不平整、色素沉着、感觉迟钝及脂肪液化、直肠阴道瘘、尿道阴道瘘、直肠压迫症状、局部硬结、钙化灶等。色素沉着、感觉迟钝等并发症常为暂时性，一般半年内可以逐渐恢复。脂肪液化的发生率与脂肪颗粒的注射量成正比。继发感染，若脂肪液化后出现红、肿、热、痛等症状，可给予抗菌药物，必要时可用注射器抽出液化的脂肪。一般不需切开引流。

2. 透明质酸填充剂常见副作用 疼痛、瘀青、瘙痒和肿胀。这些副作用具有自限性，通常持续不超过 7 天。可在注射部位敷上冰袋止痛消肿。切记在手术前 1 周停止服用或使用增加出血风险的药物或补充剂，例如阿司匹林、非甾体类抗炎药、维生素 E、鱼油、圣约翰草和银杏，以减少出血风险（Andre et al，2005）。

3. 透明质酸凝胶罕见副作用 感染、组织坏死、肉芽肿性异物反应。通过严格无菌操作可以预防感染，并确保注射部位附近没有活动性感染。熟悉局部的解剖结构，避免注入血管内，以免引起组织坏死，一旦发生，应立即注射透明质酸酶，溶解透明质酸凝胶颗粒。随着透明质酸填料的纯化工艺的改进，肉芽肿异物反应已少有发生。

4. 肺栓塞 由于脂肪注射会阴区引起的肺栓塞偶有报道，它是一种严重的脂肪移植并发症，可能导致严重后果。因此注射时尽量避免知名血管和静脉丛，另外术前冰敷也能起到一定的收缩血管作用，其他被大部分临床医生认为是具

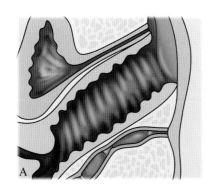
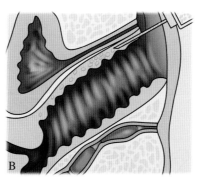
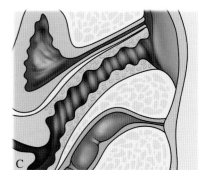
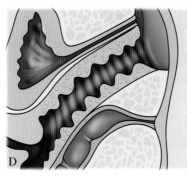
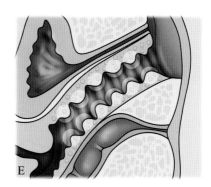

图 48-3-2 阴道紧缩的注射方法

有预防作用的措施。一旦发生肺栓塞，必须转入有重症监护能力的医院或者科室进行抢救。

（彭　喆）

参考文献

Andre P，et al，2005．Adverse reactions to dermal fillers：a review of European experiences．J Cosmet Laser Ther，7：171-176．

Abdallah H，et al，2012．Treatment of premature ejaculation by glans penis augmentation using hyaluronic acid gel：a pilot study．Andrologia，44（Suppl 1）：650-653．

Anderegg U，et al，2014．More than just a filler——the role of hyaluronan for skin homeostasis，Exp Dermatol，23（5）：295-303．

Balazs EA，1977．Intercellular matrix of connective tissue．In：Einch CE，Hangflick L，editors．Handbook of the biology of aging，New York：Van Nostrand Reinhold．pp．22-240．

Bergeret-Galley C，2004．Comparison of resorbable soft tissue fillers．Aesthet Surg J，24：33-46．

Bechara FG，et al，2008．Hyaluronic acid new formulation：experience in HIV-associated facial lipoatrophy．Dermatology，217（3）：244-249．

Chew KK，et al，2000．Use of transurethral alprostadil（MUSE）（prostaglandin E1）for glans tumescence in a patient with penile prosthesis．Int J Impot Res，12：195-196．

DeVore DP，et al，1994．Effectiveness of injectable filler materials for smoothing wrinkle lines and depressed scars．Med Prog Technol，20：243-250．

Duranti F，et al，1998．Injectable hyaluronic acid gel for soft tissue augmentation．A clinical and histological study．Dermatol Surg，24：1317-1325．

Duffy DM，2005．Complications of fillers：overview．Dermatol Surg，31：1626-1633．

Elliott L，et al，2010．Hyaluronic acid filler for steroid atrophy，J．Cosmet．Dermatol，9（3）：253-255．

Elson ML，1995．Soft tissue augmentation．A review．Dermatol Surg，21：491-500．

Engelman DE，et al，2005．Dermal fillers：complications and informed consent．J Cosmet Laser Ther，7：29-32．

Fallacara A，et al，2018．Hyaluronic Acid in the Third Millennium．Polymers（Basel），10（7）：701-736．

Fraser JR，et al，1984．Elimination of hyaluronic acid from the blood stream in the human，Clin．Exp．Pharmacol，Physiol，11（1）：17-25．

Gibbs DA，et al，1968．Rheology of hyaluronic acid．Biopolymers，6：777-791．

Goa KL，et al，1994．Hyaluronic acid．A review of its pharmacology and use as a surgical aid in ophthalmology，and its therapeutic potential in joint disease and wound healing．Drugs，47：536-566．

Goodman GJ，et al，2011．A comparison of the efficacy，safety，and longevity of two different hyaluronic acid dermal fillers in the treatment of severe nasolabial folds：a multicenter，prospective，randomized，controlled，single-blind，within-subject study，Clin．Cosmet．Investig Dermatol，4：197-205．

Kim JJ，et al，2003．Human glans penis augmentation using injectable hyaluronic acid gel．Int J Impot Res，15：439-443．

Kwak TI，et al，2008．Long-term effects of glans penis augmentation using injectable hyaluronic acid gel for premature ejaculation．Int J Impot Res，20：425-428．

Kwak TI，et al，2004．Effects of glans penis augmentation using hyaluronic acid gel for premature ejaculation．Int J Impot Res，16：547-551．

Läckgren G，et al，1999．Endoscopic treatment of children with vesico-ureteric reflux．Acta Paediatr Suppl，88：62-71．

Larsen NE，et al，1993．Hylan gel biomaterial：dermal and immunologic compatibility．J Biomed Mater Res，27：1129-1134．

Montague DK，2007．Penile prosthesis implantation：size matters．Eur Urol，51：887-888．

Moon DG，et al，2003．Augmentation of glans penis using injectable hyaluronic acid gel．Int J Impot Res，15：456-460．

Olenius M，1998．The first clinical study using a new

biodegradable implant for the treatment of lips, wrinkles, and folds. Aesthetic Plast Surg, 22: 97-101.

Philipp-Dormston WG, et al, 2017. Consensus statement on prevention and management of adverse effects following rejuvenation procedures with hyaluronic acid-based fillers. Eur Acad Dermatol Venereol, 31 (7): 1088-1095.

Perovic S, et al, 2003. Enlargement and sculpturing of a small and deformed glans. J Urol, 170 (4 Pt 2): 1686-1690.

Pollack SV, 1990. Silicone, fibrel, and collagen implantation for facial lines and wrinkles. J Dermatol Surg Oncol, 16: 957-961.

Piacquadio D, et al, 1997. Evaluation of hylan b gel as a soft-tissue augmentation implant material. J Am Acad Dermatol, 36: 544-549.

Prehm P, 1990. Release of hyaluronate from eukaryotic cells. Biochem, 267 (1): 185-189.

第四十九章

阴蒂整形术

阴蒂是女性外生殖器的重要组成部分之一，有着丰富的神经末梢，为高度性敏感区，在产生女性性快感和性高潮中起着重要的作用。正常成年女性阴蒂被阴蒂包皮包绕，长 2 ~ 4 cm，阴蒂可视部分长度 1 cm 左右、阴蒂头宽度 0.5 cm 左右。儿童阴蒂目前尚无统一认识，葛征等（2004）对 22 例 1 ~ 9 岁非外阴畸形儿童进行了测量，阴蒂长为 0.90 ~ 1.10 cm，宽为 0.12 ~ 0.16 cm，厚为 0.10 ~ 0.15 cm。阴蒂头及背侧的血管神经束的完整，是术后感觉和勃起功能的必要条件。肥大的阴蒂严重影响女性外生殖器的美观，影响患者的生活质量，对患者食物心理也有一定影响，从而使患者产生了对阴蒂整形的需求。阴蒂整形技术主要应用到女性的真两性畸形、男性假两性畸形患者的会阴部整复及男转女的易性癖患者转性术中的阴蒂再造方面。随着对阴蒂的解剖结构和功能的了解，阴蒂整复术式不断演变和改进，从最初简单的阴蒂切除术发展到目前既考虑外阴的美学效果又考虑到阴蒂功能的术式，以及阴蒂包皮整形手术，从最初单一的阴蒂整复术发展到目前的外阴联合整复术。

第一节 阴蒂整形术

一、概述

阴蒂与阴茎在发生学上属于同源。在解剖学和组织学上，阴蒂除比阴茎小和无尿道外，其他方面几乎与阴茎相同。在假两性畸形患者中，常伴有阴蒂肥大。假两性畸形是指内生殖器为女性生殖腺而外生殖器类似男性的一种疾病，细胞染色体核型为 46, XX，性腺为卵巢，而外生殖器有男性表现，如阴蒂增大、尿道下裂、大阴唇闭合等。这是一类常染色体隐性遗传疾病，在新生儿性别畸形中的发病率为 1/16 000 ~ 1/20 000。女性假两性畸形的外科处理及手术时机的选择一直是其外科治疗争论的焦点。其外科治疗原则为切除"阴茎干"，保留阴蒂头的阴蒂整形术。目前手术治疗采用外阴整形术，即部分切除肥大的阴蒂，保留阴蒂头；修剪肥大的阴蒂头，使之缩小到接近正常女性阴蒂大小；矫治外阴部大、小阴唇融合畸形，分别显露尿道外口和阴道口。由于阴蒂是重要的性敏感区，目前针对阴蒂及其周围进行注射增大以改善性满意度也成为新的热点。

Parder 分型标准将女性生殖器男性化分为 5 种类型。Ⅰ型：仅阴蒂稍大于正常，阴道口、尿道口与前庭仍为正常女性型；Ⅱ型：阴蒂大于正常，阴道口与尿道口仍分开，但前庭呈漏斗型，会阴前部稍融合且长；Ⅲ型：阴蒂显著增大，阴道口与尿道口于一个共同的尿生殖窦，会阴前部融合且长；Ⅳ型：阴蒂增大似阴茎，根部为尿生殖窦，阴道与尿道开口于一个共同的尿生殖窦，唇囊褶大部融合，外形类似男性尿道下裂；Ⅴ型：阴茎发育似男性，尿道开口于龟头，唇囊褶完全融合似阴囊，外生殖器官与男性无异，但阴囊内无性腺。Parder Ⅱ型及以上的女性生殖器男性化畸形建议手术矫正，手术方案包括单纯阴蒂切除术、阴蒂退缩术、阴蒂缩短术以及保留阴蒂背侧血管神经束的阴蒂成形术等。

二、手术方式

（一）阴蒂全部或部分切除

阴蒂肥大常见于先天性肾上腺皮质增生引起的女性假两性畸形患者，早期由于对该疾病的认识不足，认为肥大阴蒂会随年龄的增长及药物的治疗而退缩，鲜有行肥大阴蒂手术整复的报道。20世纪30年代Young提出切除肥大的阴蒂可以改善外阴部的形态，并报道阴蒂切除后不影响成年后的性功能。随后的20年里阴蒂切除逐渐成为阴蒂整复的主要术式。阴蒂切除术大致有两种术式，一种是阴蒂大部分切除术，留少许阴蒂根部、残端直接缝合；一种是阴蒂全部切除术，包括阴蒂脚的整个阴蒂海绵体全部切除。其具有术式操作简单、方便及术后外形较为满意的优点，并报道该术式术后不影响成年女性的性功能且无明显并发症。基于此，以阴蒂切除术为主的阴蒂整复术在20世纪50、60年代较为盛行，也是阴蒂肥大的主要整复术式。随着对阴蒂功能的了解及大量病例的术后随访，到20世纪70年代人们逐步认识到阴蒂切除术导致女性性敏感度大幅下降，其不符合生理学特点，破坏了女性性唤起的区域属于致残性手术。如行部分切除留有一段阴蒂海绵体残端，则术后性兴奋时易有痛感，明显影响性功能，其术式的弊端日渐显现。目前已基本不采用此术式行阴蒂整复。

（二）阴蒂头退缩成形术

为了使阴蒂整复术后外阴的形态进一步改善，符合正常女性外阴的美学特点，并保留阴蒂的性唤起功能，20世纪60年代末有学者提出了行阴蒂头退缩成形术。Spence于20世纪70年代详细报道了切除阴蒂海绵体和阴蒂脚、阴蒂头向后退缩固定的阴蒂整复术。其手术方法有两种，首先报道的方法是在阴蒂腹侧作一纵形切口，分离切除阴蒂海绵体及阴蒂脚，保留阴蒂头并使之

与背侧阴蒂包皮相连，将阴蒂头向后退缩，缝合固定于耻骨联合下方，但由于该术式保留了阴蒂背侧皮肤，术后在新阴蒂头上方形成一较大的冠状皱襞，其外形不尽如人意。为改善此术式的缺点，Spence又提出在阴蒂背侧作切口，楔形切除背侧多余皮肤，再分离切除阴蒂海绵体及阴蒂脚，保留阴蒂头并使之与腹侧阴蒂包皮相连，将阴蒂头向后退缩，缝合固定于耻骨联合下方，术后外形较前明显改善。此种术式操作亦相对简单、方便，且无论是术后外阴部形态、还是保留的阴蒂头功能均较阴蒂切除术前进了一步，较为符合生理、解剖学特点。但由于这两种术式均切断了阴蒂头的背侧血管神经束的支配，阴蒂头只依靠与之相连的软组织间接血供来存活，由于血供不足易引起阴蒂头的部分或全部缺血坏死，且残留的阴蒂头失去了阴蒂背神经的支配，其感觉功能近乎丧失，性敏感性明显降低。此术式的另一缺点是术后新形成的阴蒂位置过高及体积过大。对于这种术式目前也较少采用。

（三）阴蒂隐藏术

为了使肥大阴蒂整复后既能改善外阴的形态，同时又不影响阴蒂的感觉等生理功能，Lattimer于1961年报道了隐藏并重置肥大阴蒂的术式，此术式的最大优点是不干扰阴蒂本身，使阴蒂的感觉功能得以完全保留。此术式的主要步骤是去除阴蒂干皮肤、松解悬韧带，修剪阴蒂头至正常同龄人大小，在尿道口上方小阴唇联合处向上作皮下隧道至阴蒂根部，将肥大的阴蒂置于皮下隧道隐藏、阴蒂头暴露于尿道口上方。此术式操作简单、方便，术后外形满意，同时保留了阴蒂头的感觉功能，在前述的方法上又前进了一大步。此后，许多学者又在这个基础上做了细节的改进。如去除多余阴蒂包皮、折叠阴蒂海绵体，将折叠后阴蒂海绵体隐藏固定于耻骨联合下方，修剪阴蒂头周围组织或楔形切除阴蒂头中间部分组织，缩小阴蒂头至正常大小。术后外阴的形态均较满意，且阴蒂头仍有较好的感觉功能。阴蒂隐藏术由于不干扰阴蒂本身，可保留阴蒂头的感觉功能，相对符合生理学特点，是其一大优点。但阴蒂海绵体本身有勃起功能，将之隐藏固

定于一局限性区域，外阴部易出现一突起，且性兴奋时阴蒂海绵体的勃起功能受限，特别是折叠固定后阴蒂海绵体的勃起功能受限更明显，易产生痛感。如阴蒂肥大明显，体积过大，则隐藏较为困难，术后外形改善不明显，此术式亦不适用。

（四）保留阴蒂背侧血管神经束的阴蒂缩小成形术

1. 概述　阴蒂头主要由行于阴蒂背侧深筋膜与白膜之间的血管神经束支配。阴蒂在性唤起和性高潮中扮演着重要角色。Barinka 于 1968 年提出了不仅符合美学而且更符合生理解剖及功能的一种术式，即保留阴蒂背侧血管神经束的阴蒂缩小成形术。由于当时大部分人对于阴蒂的解剖结构和功能都不甚了解，加之此术式操作难度相对较大且费时，所以未被广泛采用。直到 20 世纪 80 年代逐渐有更多文献报道后，这一手术才被大部分人所接受采用，并逐渐流行起来。

2. 适应证及禁忌证　主要适用于先天性肾上腺皮质增生及其他因素引起的女性肥大阴蒂缩小术，各种假两性畸形的性别确认手术及变性手术。性别确认及变性手术进行前，应向患者及家属履行相应的伦理告知，进行公证及以拟选择的性别装束生活满一年且患者年满 18 周岁。术前各项辅助检查正常，停用抗凝药 7 ～ 10 天，甚至更长时间。仔细询问患者精神及心理状态及药物服用情况，如有相关情况需请精神科医师会诊。

中度以上精神异常、凝血功能异常、肝肾功能不全、对手术方案和手术后果不能理解或期待过高者为手术禁忌证。

3. 手术操作要点　该术式的主要方法是在阴蒂背侧分离并保留阴蒂背侧血管神经束，将增生的阴蒂海绵体从根部附着处切断并与阴蒂头分离，而将阴蒂干大部分切除，保留受阴蒂背侧血管神经束支配的阴蒂头，将阴蒂头向后缩小，并缝合固定于阴蒂海绵体残端，使阴蒂头位于阴道口上方。多余阴蒂包皮同期用作小阴唇整改，以进一步改善外阴形态。术中在阴蒂头处缝牵引线提起阴蒂，于肥大的阴蒂头下方约 0.5 cm 处设计环形切口线，并于阴蒂背侧及腹侧各设计一条纵行延伸至阴蒂根部的切口线。切开皮肤、皮下

至白膜，于白膜浅层分离两侧包皮，保留其根部血供制成两侧的包皮瓣。在阴蒂背侧顺时针方向 10 点 ～ 2 点之间白膜表面分离阴蒂背侧血管神经束，下至根部，前端至冠状沟处，注意保护血管神经束的完整性。用血管钳钳夹肥大阴蒂的根部，阻断深动脉后，观察阴蒂头血运良好，缝扎阴蒂根部除血管神经束外的海绵体，切除阴蒂根部至阴蒂头之间的海绵体，保留阴蒂头及与其相连的血管神经束。阴蒂头肥大者，切除阴蒂头两侧缘的部分组织，之后拉拢缝合，缩小阴蒂头，将其固定于耻骨联合下方的正常位置。保留阴蒂大小成人约为 1.0 cm × 1.0 cm × 0.5 cm，儿童保留约 1.0 cm × 0.2 cm × 0.2 cm；于阴蒂两侧向外下方切开皮肤，对皮下稍做分离，将预先保留根部血供的两侧包皮瓣稍修整，对折后于皮肤切口的两侧缝合，重塑小阴唇（图 49-1-1）。

4. 围术期管理　经积极术前准备，完善相关检查，无明显手术禁忌证，可择期手术。建议采用全麻，待麻醉满意后，取截石位，常规消毒铺巾。经尿道口插导尿管。手术结束时适当加压包扎，松紧适当。术后常规应用抗菌药物预防感染、口服氢化可的松 5 ～ 7 天以减轻组织水肿。

5. 效果评价　此种术式较前述几种术式无论在外形上或功能上都有较大改进，切除了肥大的阴蒂体，使阴蒂体积明显缩小，形态更趋正常。多余的阴蒂包皮用于重建小阴唇，使外阴的形态更趋女性化。保留的阴蒂头有血管神经束支配，阴蒂头不致缺血坏死并保留有感觉功能。阴蒂头处于阴道口上方的位置，对于唤起性高潮十分重要。此术式行阴蒂整复可形成符合美学和功能要求的新阴蒂，术后结果均较满意，并对此术式作了部分改良，如：可修剪阴蒂头至正常大小，保留阴蒂多余包皮同期行小阴唇重建或（和）阴道再造，进一步改善外阴部形态和功能，将此术式应用于变性手术中的阴蒂再造也扩大了此术式的应用范围。其手术治疗成功的关键是游离海绵体背侧血管束，使之与海绵体完全分离，并保留"龟头"以保护末梢神经及血管。

6. 并发症防治

（1）阴蒂过大或过小，形态不佳：成人阴蒂保留大小约 1.0 cm × 1.0 cm × 0.5 cm。儿童阴蒂大

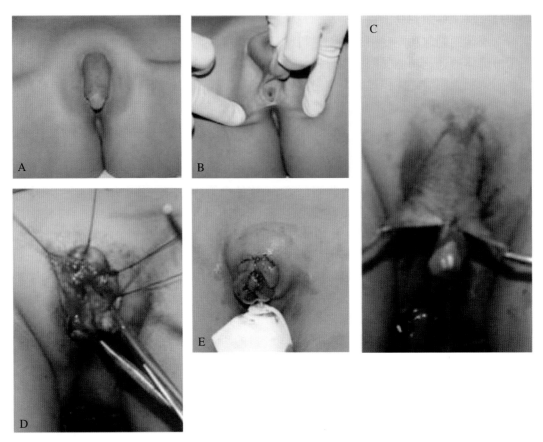

图 49-1-1　假两性畸形的性别确认手术，保留阴蒂背侧血管神经束的阴蒂缩小成形术 A、B. 为术前；C. 切口设计；D. 术中背部血管神经束的保留；E. 术后即刻（术者李强、毕晔）

小的保留目前仍未达成统一的共识。目前认为儿童设计保留的阴蒂头大小应为 (0.90 ~ 1.10) cm× (0.12 ~ 0.16) cm× (0.10 ~ 0.15) cm 之间 为合适，游离海绵体的长度应达到整个阴蒂体的长度，以保证充分切除阴蒂体。儿童切除海绵体应适度，切除过少，术后外形欠佳，勃起时易疼痛；过多，则会引起成年后勃起障碍。故儿童不应切除过多，应尽量保留，术后外形臃肿会随着生长发育逐渐恢复外形。采用楔形切口切除部分阴蒂后缝合，缩小阴蒂，可使术后患者外生殖器更加美观，最大程度地改善患者的生活质量。

（2）阴蒂或阴蒂包皮坏死、术中血管神经损伤、术后麻木或感觉异常：阴蒂的血管和神经平行走行于阴蒂体的背侧中央，与海绵体附着较紧且血管神经较细，显露并不明显，将其自海绵体白膜上游离是手术成功的关键。切除阴蒂体时未损伤背侧血管神经束，无阴蒂头坏死，腹侧黏膜

与阴蒂头相连，也不易发生阴蒂头表皮坏死。故整复或重建一个正常的阴蒂既有美学价值也有功能意义。术中将血管神经束从其两侧方钝性分离，注意不可将其损伤，必要时可附带部分白膜组织，并保留足够的蒂部宽度，以保证扇形分布的神经完好无损。

（3）阴蒂水肿、不对称、尿流偏斜：设计切口时因尽量对称，且在局部注射肿胀麻醉药前进行，以避免术后阴蒂向一侧偏斜，尿流偏斜的情况。

（五）阴蒂注射增大术

在西方文化中，较大的阴蒂常更具有性吸引力。对于阴蒂过小或者严重内陷的患者，以及阴蒂包皮稍长致阴蒂暴露不良，且患者不愿接受阴蒂包皮手术者，可以利用填充物注射的方法进行阴蒂增大。国内一般采用玻尿酸注射，单次注

射剂量为 0.3 ～ 0.5 ml。国外也有学者报道使用 Perlane 等合成填充物的方法。阴蒂注射虽然可以增大阴蒂体积，但可能对阴蒂的性敏感度造成影响。施术前应充分考虑患者性满意度因素，并获得患者知情同意。阴蒂是重要的性敏感区，术中应尽量避免损伤阴蒂周围的血管和神经。

第二节　阴蒂包皮缩小术

一、概述

随着阴蒂整形手术的进展以及对术后外观的进一步重视，在阴蒂整形及小阴唇整形的同时进行阴蒂包皮缩小术的案例也越来越常见。阴蒂包皮缩小术通常并不单独进行，而是与小阴唇缩小手术或者纠正假两性畸形的手术同时进行，目的是去除阴蒂周围多余的、过厚的包皮和褶皱。有些导致阴蒂无法暴露的外阴疾病，如硬化性苔藓；外阴反复炎症愈合后形成瘢痕，阴蒂体、阴蒂包皮粘连等，也可以通过阴蒂包皮缩小术治疗。该术式不仅改善了阴蒂周围的美学效果，也使阴蒂得以暴露，提高阴蒂的敏感性。

二、适应证及禁忌证

（一）适应证

阴蒂包皮松弛、过长致阴蒂不易暴露者；外阴疾病反复炎症后瘢痕粘连致阴蒂无法暴露者；自觉阴蒂包皮松弛及外形不佳要求手术者。

（二）禁忌证

中度以上精神异常、凝血功能异常、肝肾功能不全、对手术瘢痕不能接受或期待过高者等。

三、手术及操作要点

（一）麻醉

可以在利多卡因局部麻醉下进行，也可以在全身麻醉下进行。与小阴唇手术同时进行时，可以在小阴唇麻醉的基础上，追加局部麻醉。复杂的阴蒂包皮缩小术建议静脉麻醉或全身麻醉，辅助局部浸润麻醉。

（二）设计

手术的部位应包括松弛且多余的阴蒂包皮及皮下组织。切口应尽量隐蔽在大阴唇和小阴唇之间的褶皱内。从过长的阴蒂包皮底边开始，估计需要切除的阴蒂包皮组织量。切口根据情况可设计成 Y 形、月牙形、M 形、菱形等不同走形。设计完成后需以镊子确认切除多余包皮后缝合组织无张力，并注意两侧对称性。

（三）手术操作

沿设计线锐性切开皮肤，切除设计线内全部阴蒂皮肤及浅层皮下组织，注意勿伤及深层组织。可使用双极电凝等止血设备，有效控制术中出血量，维持术野清洁，有助于预防术后血肿的发生。缝合时应先分层缝合黏膜下层，关闭无效腔。以 4-0 或 5-0 可吸收缝线将悬韧带固定于耻骨筋膜或骨膜深处，有利于阴蒂向上、向前及提拉。皮肤可使用 5-0 单乔可吸收缝线连续缝合，亦可使用 5-0 快薇乔缝线间断缝合。复杂阴蒂包皮手术中，反复炎症愈合后形成瘢痕，阴蒂体、阴蒂包皮粘连，阴蒂无法暴露。其手术难度较大，术中应注意精细分离，辨认其解剖结构（图 49-2-1）。

四、围术期管理

同第五十章"小阴唇整形术"。

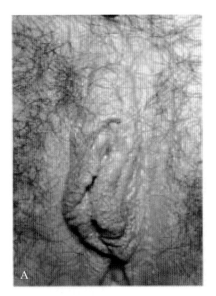
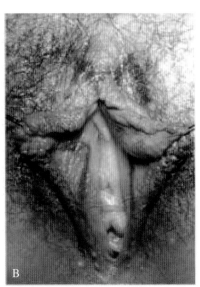
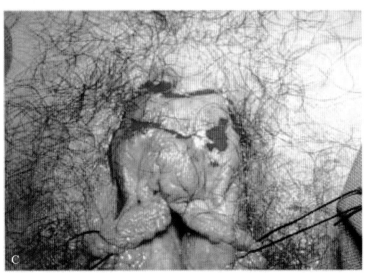
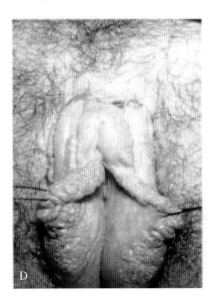
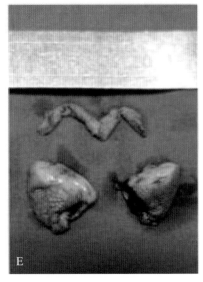

图 49-2-1　小阴唇缩小及阴蒂包皮缩小术。A. 术前；B. 术前设计；C. M 形阴蒂包皮手术切口；D. 精细缝合阴蒂包皮后的外观；E. 手术切除的阴蒂包皮及小阴唇组织（术者穆蘭、毕晔）

五、效果评价

手术后阴蒂可自然显露或在性兴奋后可无张力自然显露，阴蒂及阴蒂包皮血运良好，无明显感觉减退者视为手术成功。

六、并发症

（一）阴蒂及阴蒂包皮全部或部分坏死、血运障碍、感觉减退

在复杂阴蒂包皮缩小术中，需仔细分离粘连的阴蒂包皮。建议术者在手术放大镜下操作，以避免损伤阴蒂体。仔细使用显微剪等精细手术器械，从阴蒂体的一侧开始，将阴蒂包皮与阴蒂体小心分离，最终完成所有粘连部位的剥离。

（二）阴蒂包皮切除过多或过少

根据阴蒂包皮松弛情况，决定切除包皮的范围，不建议切除全部阴蒂包皮，可能造成性敏感度下降。切除过少时，术后阴蒂显露不佳，手术效果亦不甚满意。

（三）出血、血肿

血清肿术中应使用双极电凝仔细止血。阴蒂头和系带间以 4-0 薇乔可吸收线进行缝合。阴蒂包皮水肿多在 4 周内逐渐缓解。

（四）瘢痕、局部色素沉着或色素脱失等

阴蒂包皮褶皱较多，如未过多去除阴蒂包皮，经过精细缝合后，瘢痕通常不明显。术后色素沉着可能在 6 个月内逐渐消退。如仍对色素的变化不满意，可以通过外阴色素纹饰的方法改善。

（毕　晔）

参考文献

葛征，等，2004．保留血管神经蒂阴蒂成形术治疗女童阴蒂肥大．河北医学，（09）：786-788．

李世荣，2006．现代美容整形外科学．北京：人民军医出版社，1477．

Barinka L，et al，1968．Plastic adjustment of female genitals in adrenogenital syndrome．Acta Chirurgiae Plasticae，10（2）：99-106．

Costa EM，et al，1997．Management of ambiguous genitalia in pseudoherma-phrodites：new perspectives on vaginal dilation．Fertility and Sterility，67（2）：229-232．

Fonkalsrud E W，et al，1977．Experience with reduction clitoroplasty for clitoral hypertrophy．Annals of Surgery，186（2）：221-226．

Goodwin WE，et al，1969．Surgical revision of the enlarged clitoris．American College of Surgeons and Deutsche Gesellschaft fur Chirurgie．New York：Springer：253-269．

Gross RE，et al，1966．Clitorectomy for sexual abnormallyties：indications and technique．Surgery，59（2）：300-308．

Jones HW，et al，1954．The gynecological aspects of adrenal hyperplasica and allied disorders．American Journal of Obstetrics and Gynecology，68（5）：1330-1365．

Kumar H，et al，1974．Clitoroplasty：experience during a 19-year period．The Journal of Urology，111（1）：81-84．

Lattimer JK，1961．Relocation and recession of the enlarged clitoris with preservation of the glansian alternative to amputation．The Journal of Urology，86（1）：113-116．

Mollard P，et al，1981．Clitoroplasty in intersex：a new technique．British Journal of Urology，53（4）：371-373．

Pellerin D，1965．Reimplantation of the clitoris．Plastic reconstruction of female pseudohermaphroditism．Mémoires．Académie de chirurgie（France），91（30）：965-969．

Pippi Salle JL，et al，2007．Corporeal sparing dismembered clitoroplasty：an alternative technique for feminizing genitoplasty．The Journal of Urology，178（4 Pt 2）：1796-1800．

Randolph JG，et al，1970．Reduction clitoroplasty in females with hypertrophied clitoris．Journal of Pediatric Surgery，5（2）：224-231．

Reifsnyder JE，et al，2016．Nerve sparing clitoroplasty

is an option for adolescent and adult female patients with congenitaladrenal hyperplasia and clitoral pain following prior clitoral recession or incomplete reduction. The Journal of Urology, 195 (4 Pt 2): 1270-1274.

Shaw A, 1977. Subcutaneous reduction clitoroplasty. Journal of Pediatric Surgery, 12 (3): 331-338.

Spence HM, et al, 1973. Genital reconstruction in the female with the adrenogenital syndrome. British Journal of Urology, 45 (2): 126-130.

Sturm RM, et al, 2015. Congenital adrenal hyperplasia: current surgical management at academic medicalcenters in the United States. The Journal of Urology, 193 (5 Suppl): 1796-1801.

第五十章

小阴唇整形术

随着社会的进步、人们生活水平的提高、医学知识的普及、各种影像媒体的宣传以及多渠道信息的获取，使女性对生活质量有了更高的要求。女性不仅关注躯体疾病的诊治，还有器官功能的恢复和康复需求，很多女性对外生殖器的外观及满意的性生活的需求有所增加。近年来会阴部的整形美容手术大幅度增长，其中小阴唇缩小整形术的需求量居于首位。在美国，女性外生殖器整形手术已跻身于 20 个最常见美容手术的行列，尤其是对小阴唇肥大缩小整形手术的需求，甚至高于大阴唇缩减或丰满手术。

第一节　小阴唇形态与功能

小阴唇（labia minora，又名 nymphs）是位于两侧大阴唇内侧的一对薄的、无脂肪、无毛发的纵行皮肤皱襞，呈翅形、瓣膜形等多样性，包含有丰富小血管、感觉神经末梢和海绵状组织。小阴唇分内、外两面，皮肤细薄柔软，外侧面颜色较暗，与大阴唇内侧面相接触，同时向上与阴蒂包皮（prepuce of clitoris）延续；小阴唇内侧面滑润，富有皮脂腺，颜色通常较外侧壁浅，近似黏膜，能产生白色分泌物，使其表面保持湿润。两侧壁均向上附着于阴蒂头的下面，称为阴蒂系带（frenulum of clitoris）（图 50-1-1）。由于小阴唇内含有勃起性组织，且富含感觉神经，性兴奋时充血而肥大，同时可出现颜色变化。

小阴唇功能主要有保护阴道口及尿道、保持阴道口湿润、防止外来污染、排尿时防止尿液四散。更重要的是，性生活时充血肿胀的小阴唇因阴茎插入而牵动小阴唇使阴蒂受到刺激。这种功能在性生活时，对性刺激和性兴奋起着很重要的作用，是随着阴茎插入带来持续性刺激所必需的结构。

小阴唇的大小和形状具有多样性（图 50-1-2），

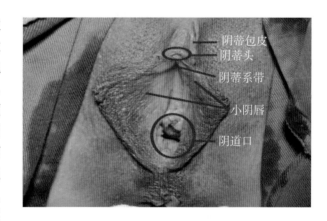

图 50-1-1　小阴唇及周围结构

目前国内外都尚无关于正常小阴唇外观形态的文献报道，对小阴唇外观的评价无客观性，医学上尚无区分正常和异常小阴唇的金标准。Stéphane（2017）分析了 100 例进行了小阴唇整形手术患者的小阴唇形态，结合肥大小阴唇引起的临床症状以及小阴唇的外观，将小阴唇肥大分为三种类型（图 50-1-3），Ⅰ型：最宽径线位于小阴唇上三分之一，称为"旗型"，占 11%（11 例）；Ⅱ型：最宽径线位于小阴唇中三分之一，整体饱满外观，称为"斜交型"，占29%（29例）；Ⅲ型：最宽径线位于小阴唇下三分之一，有性交痛，称为"完全型"，占60%（60例）。中国的黄恩杰等（2018）对338例年龄16～61岁，绝经前的无外阴整形术的女性进行了测量及外阴形态观察，提出了单纯小阴唇的四种类型形态（图50-1-4）：卵圆弧形占64.5%（218例），三角形占22.5%（76例），分叶形12.1%（41例），其他占0.9%（3例）。Kaliaskar（2019）通过对843例女性小阴唇测量数值进行分析，以及对数百张外阴照片进行观察，以小阴唇宽度10 mm作为界限，把小阴唇状态分为两大类：狭长型和宽叶型（图50-1-5）。狭长型定义为任何一侧小阴唇的宽度均 ≤ 10 mm，共351例（41.6%）；宽叶型定义为任何一侧小阴唇的宽度均 > 10 mm，共492

例（58.4%）。应用"黄金分割率"理论，通过计算，将宽叶型小阴唇又分为3个中亚型：上宽叶型左侧290例（34.4%），右侧248例（29.4%）；中宽叶型左侧195例（23.1%），右侧232例（27.5%）；下宽叶型左侧7例（0.8%），右侧12例（1.4%）。每个女性外貌和体型都不同，小阴唇的大小和形态也是不同的。因此，医生行小阴唇整形术时，必须要考虑到这些因素。小阴唇的大小形态没有标准，要求进行小阴唇整形的患者，常希望手术后小阴唇能在站立时位于隆起的大阴唇内侧，不影响穿衣以及日常生活。有学者将小阴唇的美学标准定义为：线条清晰，两侧对称，色泽浅粉，大小不突出于大阴唇（图50-1-6）（王建六 等，2016）。

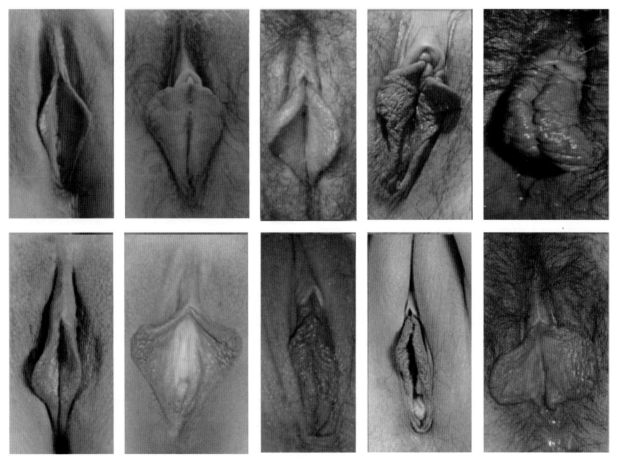

图50-1-2　小阴唇外形的多样性

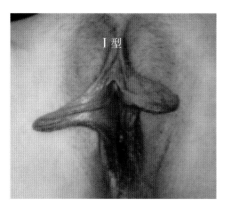
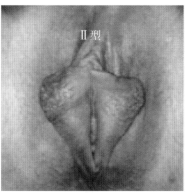
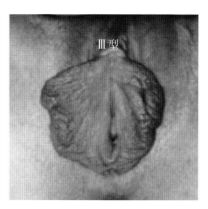

图 50-1-3　小阴唇形态。Ⅰ型：旗型；Ⅱ型：斜交型；Ⅲ型：完全型（引自：Stéphane，2017）

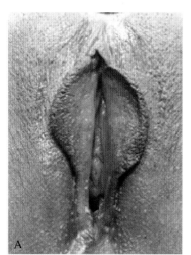
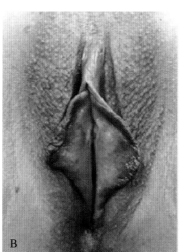
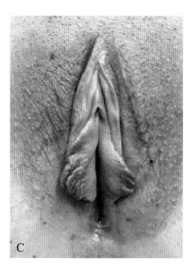

图 50-1-4　小阴唇形态。**A.** 卵圆形；**B.** 三角形；**C.** 分叶形（引自：黄罗忘 等，2017）

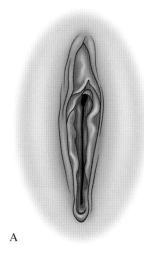
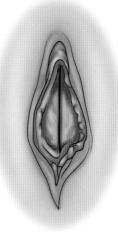

图 50-1-5　将小阴唇形态分为狭长型、宽叶型。宽叶型小阴唇又分为 3 个中亚型：上宽叶型、中宽叶型、下宽叶型。**A.** 狭长型；**B.** 宽叶型

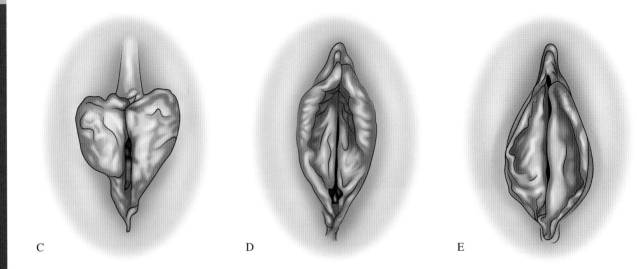

C   D   E

图 50-1-5（续） 将小阴唇形态分为狭长型、宽叶型。宽叶型小阴唇又分为 3 个中亚型：**C.** 上宽叶型；**D.** 中宽叶型；**E.** 下宽叶型

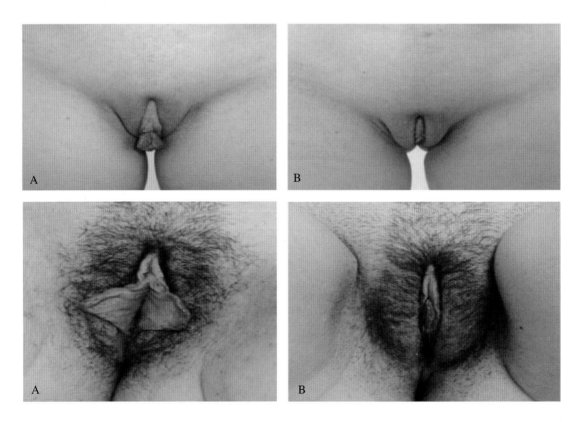

图50-1-6 小阴唇大小形态。**A.** 小阴唇位于隆起的大阴唇外侧；**B.** 小阴唇位于隆起的大阴唇内侧

第二节 小阴唇解剖

小阴唇是位于大阴唇内侧的一对纵行皮肤皱襞，向上止于阴蒂系带，与阴蒂包皮融合，向外与大阴唇形成阴唇间沟，向下向内与阴道外口延续。大小、形态、色泽、薄厚在不同个体有明显差异，其表面光滑无阴毛，富有弹性，具有保持阴道口湿润，维持阴道自净以及防止外来污染的瓣膜功能。赵阳等（2017）研究显示，小阴唇表皮为复层鳞状上皮呈乳头状突起，真皮基底层可见黑色素细胞沉着，真皮下可见含较多血管及部分平滑肌的致密结缔组织和血管性的勃起组织，弹性组织丰富，脂肪组织很少，可见少量淋巴细胞浸润，但可见丰富的皮脂腺。小阴唇含有敏感的神经纤维和大量娇嫩的脉管系统。含有数量不等的淋巴管，分布没有明显的区域性特征，组织中央区域可见神经血管伴行现象。

在组织胚胎学上，大阴唇起源于尿生殖褶外侧的阴唇阴囊隆起，小阴唇起源于尿生殖褶（genital folds），相当于男性的尿道海绵体尿道腹面和尿道海绵体。小阴唇的正常长度为 60.6 mm（范围 20 ~ 100 mm），宽度为 21.8 mm（7 ~ 50 mm）。认识小阴唇的组织结构和解剖特点有利于进行科学合理的术前设计、减少术中术后并发症的发生、增加小阴唇缩小整形术的安全性。

一、小阴唇血液供应

小阴唇血供特点是小阴唇整形手术的解剖基础。早在对尸体进行灌注显影时就发现，小阴唇的血供来源于垂直于其长轴的小动脉，小阴唇前三分之一部分血供来自于阴部外动脉的分支，后三分之二部分血供来自于阴部内动脉，黄文义等（1985）描述了小阴唇的血供模式为分级动脉弓形成血供网。白晋等（2009）对会阴穿支皮瓣的显微解剖研究发现阴部外浅动脉发出降支（会阴穿支），由阴唇外上方进入阴唇，折向下行，分布于阴唇前三分之一部，与阴部内动脉发出阴唇后动脉形成血管吻合，阴唇后动脉分布于阴唇后三分之二部。Georgious 等（2015）对尸体标本灌注扫描显示小阴唇血供由一条中心主干动脉、两条后侧动脉和一条较小的前侧动脉构成（图 50-2-1）。赵阳等（2017）应用血管灌注及灌注造影技术，对小阴唇的血供进行显微解剖以及造影后三维重建，初步研究认为小阴唇的血供模式大致可分为两种：前后汇集型（约 75%）和单一主干型（约 25%）（图 50-2-2）。在对标本进行灌注后，显微解剖发现小阴唇的动脉走行模式有一定的变化，并与小阴唇的外形有一定的关系，因此对于局部组织比较突出的小阴唇行缩小手术时，有可能会因破坏了主干血管引起皮瓣远端的坏死。Munhoz 等（2006）行小阴唇前蒂瓣小阴唇缩小整形术时，发现了皮瓣远端坏死的情况。综上认为，有两条动脉供应小阴唇。前部或上部由阴部外动脉的小分支以及上 1/3 和下 2/3 交界处的血管细吻合支供应，两侧阴唇的后部或者下 2/3 主要由阴部内动脉供应，这些血供的小分支垂直于阴唇的长轴，在阴唇边缘下汇合。阴部内动脉在会阴膜（尿生殖膈下筋膜）上的位置发出阴蒂背动脉。以上小阴唇的血供研究提示在临床行小阴唇缩小整形手术时，需适当保留小阴唇后缘的组织，切口位置不要过于靠后，以保证小阴唇瓣的血供，防止术后出现小阴唇瓣远端坏死及切口裂开等并发症。鉴于小阴唇具有两支主干血管供血，这给我们在临床设计小阴唇瓣时提供了更多可行性。

二、小阴唇淋巴回流

临床上发现一些要求行小阴唇整形术的女性不仅小阴唇宽度大，而且组织肥厚、表面形成疣状增生，与慢性淋巴水肿的表现类似。且部分女性在小阴唇整形术后会出现长时间、顽固性的组织水肿，目前对此并发症并没有较好地处理方

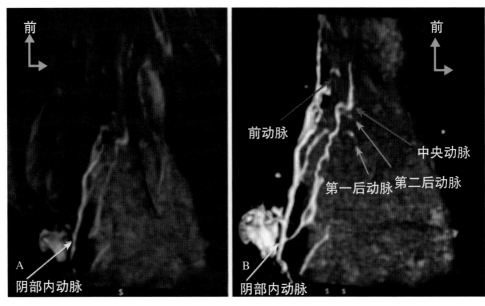

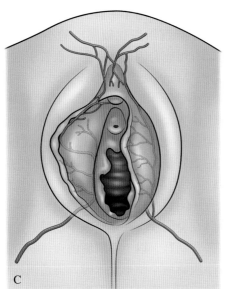

图 50-2-1 小阴唇血供

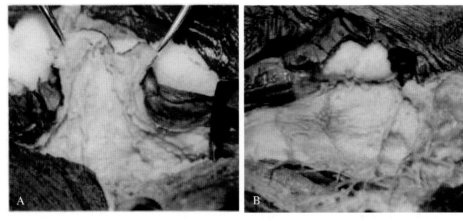

图 50-2-2 小阴唇血管解剖。**A.** 前后汇集型；**B.** 单一主干型

法，严重影响术后的效果和患者的生活。Barrett 等（2014）对小阴唇缩小整形术中切除的组织进行免疫组织化学染色发现肥大的小阴唇组织中普遍存在明显扩张的淋巴管，与会阴正常皮肤对照有明显差异，从而认为慢性淋巴水肿是肥大的小阴唇的一种普遍存在的病理改变。曹玉娇等（2015）对肥大的小阴唇组织进行了淋巴管的定量分析，发现不同宽度小阴唇的淋巴管数量和扩张淋巴管最大内径并无明显差异。测出的扩张淋巴管最大内径为（161.09 + 49.99）μm，稍大于文献当中的 120 μm，而淋巴管密度为每平方毫米 3.68 + 1.62 个，远远低于文献当中的每平方毫米 15 个淋巴管密度，与文献当中对照组皮肤的淋巴管密度为每平方毫米 3 个相近（图 50-2-3）。以上结果并不能说明淋巴水肿是小阴唇肥大的普遍病理特征。可能仅在外观上有明显的组织粗糙肥厚表现的小阴唇存在淋巴水肿的病理表现，而较柔软的小阴唇组织并不具有淋巴水肿的特征，但需要在今后的研究中加以验证。

三、小阴唇神经分布

由于会阴区在性活动和性唤起中有重要作用，且小阴唇作为女性会阴区的一个重要解剖结构，它的神经分布特点引起了许多学者的关注。Malinovsky 等（1975）研究发现正常小阴唇组织与肥大的小阴唇组织的感觉神经末梢并无明显的差异。Ginger 等（2001）采用女性尸体标本研究小阴唇结构并进行 S100 神经染色，发现小阴唇富含血管和神经纤维及胶原蛋白，认为小阴唇在女性性唤醒和性反应中起一定作用（图 50-2-4）。Schober 等（2004）发现女童的小阴唇内侧面的

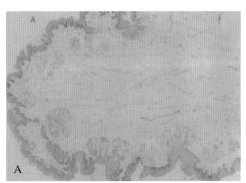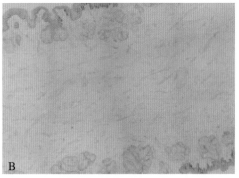

图 50-2-3 小阴唇淋巴分布。**A.** 小阴唇垂直切面；**B.** 小阴唇平行切面

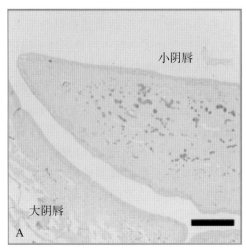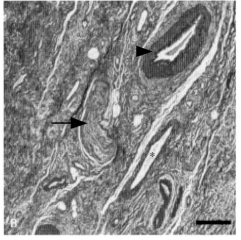

图 50-2-4 小阴唇神经分布。**A.** 棕色为小阴唇神经分布；**B.** 小阴唇含丰富血管、神经、胶原蛋白及弹性纤维蛋白贯穿其中

神经分布密度高于外侧面，小阴唇存在游离的神经末梢、触觉小体、环层小体等。但在另一项绝经期后女性的小阴唇组织为标本的研究中却没有观察到内外侧神经分布的差异。Pauls 等（2006）对阴道神经进行 S100 染色后研究发现，阴道的神经分布并没有特定的高密度区域，而 Li 等（2014）对阴道前壁的神经进行研究，显示阴道远端三分之一段的小神经纤维分布明显多于近端三分之一段。

阴部神经在会阴浅横肌水平分为浅支和深支，浅支延续为阴唇后神经支配小阴唇，深支则延续为阴蒂背神经。赵阳等（2017）研究小阴唇神经分布显示小阴唇组织浅层多为细小神经纤维，深部可见较为粗大的神经纤维。深层均可见神经血管伴行现象。小阴唇组的神经分布密度均高于阴道黏膜组。小阴唇内、外侧面组的神经分布密度无差异。年龄、小阴唇宽度与阴道黏膜和小阴唇组织内神经分布密度无明显相关性。这在一定程度上提示我们，在进行小阴唇整形手术时，对于小阴唇中央区域的处理一定要慎重，尽量避免此区域的损伤，以免影响术后小阴唇的性敏感度。

第三节　小阴唇肥大的定义及分类

一、小阴唇肥大的界定

Felicio 等（1992）以小阴唇的宽度为标准将小阴唇肥大划分为 4 型，其中Ⅰ型＜2 cm，Ⅱ型为 2～4 cm，Ⅲ型为 4～6 cm，Ⅳ型＞6 cm。Rouzier 等（2000）报道了 163 例阴唇缩小术，并定义从底部到边缘的最大距离超过 4 cm 为阴唇肥大症。Chang 等（2013）提出了定义小阴唇肥大的新方法，即 1 类：正常，小阴唇顶部距大小阴唇交界处在 2 cm 内，未突出于大阴唇之外；2 类：小阴唇顶部距大小阴唇交界处大于 2 cm，突出于大阴唇外；3 类：在 2 类的基础上，小阴唇组织高出阴蒂，独立存在；4 类：在 2、3 类基础上，小阴唇突出于阴道口到会阴和（或）肛门之外。Motakef 等（2015）总结了 19 个研究中 1949 例患者和 7 种小阴唇整形手术，提出了根据小阴唇突出大阴唇的程度将小阴唇肥大分为 3 型，即Ⅰ型：外露于大阴唇的小阴唇宽 0～2 cm；Ⅱ型：外露于大阴唇的小阴唇宽 2～4 cm；Ⅲ型：外露于大阴唇的小阴唇宽超过 4 cm。目前多数学者认为小阴唇宽度超过 4～5 cm 即为小阴唇肥大。

小阴唇的宽度与经阴道产次和性生活次数有一定关系。在汉族和维吾尔族人群中，双侧小阴唇完全对称的女性仅占 5.6% 和 5.8%。小阴唇不对称是正常女性中普遍存在的现象。

二、小阴唇测量数据

关于正常小阴唇的概念，多数观点认为，如果小阴唇无疾病和生活不适等症状，就应视为正常小阴唇。但对于女性外生殖器的美容和治疗而言，需要有正常小阴唇大小和生殖器外观的标准。但由于正常小阴唇外形差异太大，使妇科、整形外科及儿科医生很难对小阴唇的测量点和异常的诊断标准达成共识，我国也缺乏正常小阴唇的标准，由于女性外阴部位较私密，国内外对女性外阴的测量及形态描述资料尚罕见且无统一标准，解剖学相关书籍中对外阴相关描述同样很少。

从小阴唇大小测量结果来看，曹玉娇等（2014）研究测量结果中，左、右两侧小阴唇基底边长分别为（44.10±9.57）mm 和（43.51±10.20）mm，左、右两侧小阴唇宽度分别为：（15.17±6.10）mm 和（14.56±6.25）mm，同时测量结果显示小阴唇测量值变异较大，认为小阴唇肥大的界定应遵循种族差异，接近一半女性外露于大阴唇的小阴唇宽与大阴唇宽度比值未超过 1/3。黄恩杰等（2018）研究发现大部分女性小阴唇宽度虽然未超过 40 mm，但是有约 10.1% 女性小阴唇宽度与大阴唇宽度比值超过 2/3 以上，可能是由于人种形态和族群差异引起的。

研究显示，女性外阴测量存在较大的变异度，但其是否存在于大规模同质女性中尚不明确。范松清等（1999）在女性外阴部的测量研究中对 70 具经过甲醛液固定的成年女尸标本进行测量，得出大小阴唇、阴蒂等部分数据，显示女性外阴测量数据有一定差距，且大小阴唇为不对称的。Lloyd 等（2005）对 50 例绝经前期女性会阴部横断面研究显示，小阴唇的长度为 20 ~ 100 mm，平均（60.6±17.2）mm；小阴唇横向拉伸的宽度是 7 ~ 50 mm，平均（21.8±9.4）mm。Cao 等（2015）对 319 例妇科美容手术女性进行外阴测量显示，小阴唇底边长（47.99±5.82）mm，左侧小阴唇宽（19.92±8.46）mm，右侧小阴唇宽（21.26±8.71）mm，其中小阴唇宽变异度较大（3 ~ 45 mm）。左侧后唇距为（49.5±9.5）mm，右侧后唇距为（51.5±10.6）mm，小阴唇底边长为（49.2±6.1）mm。小阴唇底边长与身高、体质量有关。认为阴蒂包皮长度、会阴体长度取值范围接近，约为小阴唇底边长的 1/2。未婚和已婚女性外阴测量参数有一定的差异。但该研究的测量对象中有 1/3 的女性已行小阴唇缩小整形术，这可能对小阴唇的宽度的测量造成了一定的影响。目前国内大样本的测量数据里王鲁文等（2018）研究 700 例中国汉族女性小阴唇的平均数据显示：左侧基底边长 43.672 mm，右侧基底边长 43.315 mm，左侧上半唇斜边长 20.513 mm，右侧上半唇斜边长 20.421 mm，左侧下半唇斜边长 30.413 mm，右侧下半唇斜边长 29.981 mm，左侧顶点高 16.209 mm，右侧顶点高 15.605 mm，左侧厚度 3.787 mm，右侧厚度 3.820 mm。Kaliaskar 等（2019）对年龄 18 ~ 60 岁的 843 例南方汉族女性进行外阴（小阴唇）各径线数据测量结果显示：小阴唇宽度（R）（12.09±4.81）mm，小阴唇宽度（L）（12.50±4.56）mm。需要进一步收集数据，建立我国的相关标准。

第四节　小阴唇手术适应证及术前管理

小阴唇肥大可表现在功能上或心理上异常。在性功能方面，大部分小阴唇肥大症者，其阴蒂头被小阴唇褶皱覆盖，伴有皮肤老化引起的下垂，不能直接被刺激，引起性欲减退或兴奋迟缓。这种情况下，小阴唇整形手术的同时需切除多余的阴蒂包皮，矫正阴蒂头的位置，使性生活时可以正常刺激阴蒂。如果小阴唇过长，性生活时小阴唇被带进阴道感到疼痛或性生活后小阴唇肿胀感到不适，出现这种情况，性生活时会分散精力，打破气氛，影响性满足感。从卫生方面考虑，正常情况下，小阴唇起着防止细菌进入阴道的作用。小阴唇过长，完全封住阴道口，阻碍分泌物排出，产生异味，小阴唇之间夹带分泌物造成潮湿环境，容易引发念珠菌性阴道炎或膀胱炎、外阴皮炎等。小阴唇过长，堵住尿道口，排尿时尿液可能顺着外阴或大腿流下，部分女性因为小阴唇过长，排尿时需反复抬臀或用手提拉小阴唇较长一侧的臀部。因此，很多女性感觉不便，也觉得不卫生，应该引起重视。美学方面，如果小阴唇肥大外露在外阴之外，穿长筒袜、塑形裤、腹带时，可能引发疼痛或不适感。综上所述，小阴唇肥大的主要症状为局部刺激、疼痛、分泌物异常、外阴阴道炎、性生活障碍等，特别是在月经期、性生活或进行跑步、骑车、游泳等运动及走路或站立、穿紧身衣时，外阴不适感、尿流方向歪斜甚至排尿困难等，可影响患者的日常生活、性生活和自尊心。

此外，女性对小阴唇外形的关注也成为就医的主要原因之一，肥大的小阴唇突出于外阴前庭之外，女性认为其外阴"不那么美观"，使其心理和情感承受了很多的压力，从而就医。Wu 等（2013）研究显示，85% ~ 100% 的小阴唇肥大患者有美观方面的烦恼，认为自己是"病理"状态，继而寻求医疗的帮助。Rouzier 等（2000）

调查的 163 例行小阴唇整形的患者中，有 64% 认为穿衣不适，26% 认为运动不适，43% 认为性交困难。Goodman 等（2010）调查 211 例参与阴唇修复术的患者中，75.3% 存在多种功能性问题，55.4% 同时因为"美学"问题要求行修复手术。Miklos 和 Moore 等（2011）的调查显示 32% 存在多种功能性问题，37% 因为"美学"因素。基于以上研究结果考虑，女性常常因为功能性和美观度原因行小阴唇成形术，也包括如因为阴唇过大或不对称、穿衣不适、妇科炎症、运动不适感、生理卫生问题以及性交痛等问题寻求手术帮助。

小阴唇的外形因人而异，多种多样。理想的小阴唇标准大多都是主观认识，其随着社会和民族之间的文化差异而不同，并与女性生活的地域及年代有关。并不存在绝对的美与丑，且不可能有统一的标准。正常小阴唇的定义：宽度稍窄，不下垂，不厚重，不露出于大阴唇外侧，呈浅粉红色，对称，大小一致，内侧不完全封闭阴道口，使阴道通风良好，对阴茎不产生障碍，与会阴部整体协调。女性对小阴唇美学的要求不尽相同，大多数女性认为小而非突出、在大阴唇内、对称的小阴唇是正常且美观的小阴唇。调查显示女性希望矫正的小阴唇包括：一侧或双侧异常长且褶皱；两腿并拢时，明显从大阴唇中间露出；双侧大小或形态严重不对称；色泽过深或双侧色差较大；严重下垂且感觉较厚重以及其他患者心理接受不了的美学或医学上的合理理由。小阴唇整形术应该在不出现性医学相关问题的基础上，经过沟通和商议，充分考虑女性自己的要求，决定是否手术和手术范围。

一、小阴唇缩小术的适应证

（一）形态学异常及由此造成的影响

从医学角度看，在解剖学上存在显著的小阴唇发育异常，如严重的单侧肥大或两侧小阴唇大小相差悬殊；行走时有摩擦感；影响尿流方向，因小阴唇和阴蒂包皮粘连引起性欲下降（由于小阴唇含有丰富的神经末梢，对触摸产生的性刺激敏感）；小阴唇肥大患者在行性生活时可能出现小阴唇折叠及折入阴道的感觉，甚至性生活障碍；因性生活时产生持续性的不适感或不希望对方看到而缺乏自信，逃避性生活；小阴唇肥大引起的瘙痒或潮湿；被衣物或卫生巾摩擦产生湿疹等皮肤疾病；引起阴道炎或尿道感染；因小阴唇的问题产生自卑感，由此影响人际关系等，如不愿去大众浴池，不能穿好看的衣服；小便时大腿根部或外阴部等多处被尿液弄湿而深感烦恼；患者因此觉得精神上痛苦，影响社交活动和生活质量，可以考虑小阴唇缩小术。

（二）心理需求

小阴唇形态外观无"发育异常"，也不影响功能，但因心理需求行小阴唇美化整形手术。

但对于第二个适应证，目前临床应用上尚存争议。此外，女性对小阴唇外形的关注也成为就医的主要原因之一，肥大的小阴唇突出于外阴前庭之外，女性认为其外阴"不那么美观"，使其心理和情感承受了很多的压力，从而就医。有观点认为，如果外阴形态和功能正常，而强烈要求进行整形美化手术的患者，通常存在一定的精神心理问题，对手术效果的期望值较高，应引起医务人员高度关注，慎重选择手术治疗。研究显示，85%～100% 的小阴唇肥大患者有美观方面的烦恼，认为自己是"病理"状态，继而寻求医疗的帮助。Gonzalez（2015）认为既然面部和乳房美容可以接受，那么一个无心理障碍的女性，可以自主决定其是否进行小阴唇手术。此外，目前研究报道的小阴唇整形手术满意度可高达90%～100%，其手术并发症仅 2%～6%，明显低于乳腺整形手术，这也成为以"风险较低"为特点的小阴唇整形手术明显增加的原因。

Miklos 等（2011）对 503 例小阴唇整形手术的原因进行分析显示，46% 自觉小阴唇肥大，71% 自觉小阴唇边缘颜色过深，52% 希望小阴唇边缘位于大阴唇之内。伴随着社会的发展，人们观念的改变，因美学上的要求选择小阴唇缩小术的女性明显增加。因为美学是人心理、情感上的合理要求，这类患者的手术要求也应视为合理的，因此，也可从美容角度上选择手术矫正。

二、手术年龄

目前，仍无小阴唇肥大手术年龄的界定，大多数患者在生育年龄手术，但也有 18 岁以下患者。Rouzier 等（2000）报道的 163 例小阴唇整形手术中，患者年龄为 12～67 岁，中位年龄 26 岁。Gonzalez 等（2015）对 21 例 15～52 岁患者进行了手术，其中 5 例（24%）低于 18 岁。这 5 例患者的主诉均为因运动和穿紧身衣不适要求手术治疗，而且术后症状全部消失。Alter 等（2008）进行的 V 形小阴唇切除手术的 407 例患者中，13～19 岁患者占 9%。鉴于患者需求，有些专家建议，为避免青春期阴唇发育成熟后的二次手术，可在青春期前进行手术，年龄可小至 15～16 岁。也有专家认为，由于没有阴唇大小的诊断标准，在考虑医学伦理的情况下，为避免副损伤，不主张对无症状青少年进行阴唇整形手术。

三、小阴唇整形手术的术前患者管理

（一）术前评估

术前对所有患者进行充分沟通，了解患者手术原因，患者对小阴唇不满之处以及希望矫正的主要部位，讨论手术效果，并告知手术可能有瘢痕、慢性刺激性疼痛及性交困难等并发症。手术前应对患者进行充分的评估，如：是否为瘢痕性皮肤，排除并仔细评估内外科并发症风险和伤口愈合不良风险。吸烟者、血糖控制不良的糖尿病患者、高血压患者、合并严重心血管系统、肝肾功能及神经系统异常的患者、患甲状腺疾病者等都不应该进行手术。术前需取得完整的病史。有无妇科疾病、月经时间、月经周期等；职业特点；体育活动以及平时活动量。应在阴唇完全伸展状态下评估其对称性和大小，同时应检查阴毛的分布、外阴皮肤、阴蒂及尿道口、阴道口、会阴体、肛门等。是否合并有严重外阴色素减退性疾病或局部放疗史、合并炎症、脂肪瘤、脓肿等，合并复发性生殖器疱疹。术后愈合难易程度，考虑术后对患者愈合期的安排，预测和预防其他影响手术危险的因素。

（二）医患沟通

医患双方必须坦率讨论其发生并发症的可能性，如组织过度或不充分切除、术后阴唇边缘不规则、切口裂开后二期愈合、性交痛等情况。术后恢复可能是长期的，要向患者解释不能保证达到她们预期的某一确切的手术效果。许多患者心理上认为自己是缺乏吸引力的或不正常的等，术前需明确告知每一位患者正常的解剖变异性，且小阴唇无明确的美与丑之分。

（三）手术前后照相

原则上必须进行拍照，术前拍照观察，确认手术计划，相片保留一段时间，对手术过程及结果的评价是重要的依据。前提是术前耐心与患者充分的沟通并取得患者同意。照片的角度为正面、两侧面、仰面、俯面和关键部位的放大。

（四）性生活问卷

每一位寻求生殖器美容手术的患者都应该接受评估。可采用已认证的工具如亚利桑那性经历问卷（ASEX），或是简洁版或完整版的女性性功能指数（FSFI）等。

（五）知情同意

术前告知内容应该包括一份详细的知情同意并要求患者签署手术知情同意书。需要在术前评估患者对手术的理解和患者的心理健康情况。鼓励患者参与决策过程，回答患者及其家人的问题，给予患者口头及书面指导。选择合适的患者、适当的术前教育和术后教育、精细的外科技术以及密切的术后随访都是手术成功的关键。

第五节　手术方式及手术步骤

小阴唇肥大矫正术的目的是使增生肥厚的小阴唇恢复至正常大小，对称、外形美观，故手术方式的选择要根据小阴唇肥大的程度和外观情况以及患者希望术后小阴唇外观来决定。目前，小阴唇肥大整形术更注重小阴唇术后功能恢复以及患者的满意度。可供选择的方法分别为边缘切除法、楔形切除法和中央去表皮法。三种方法根据患者是否要求保留自然的小阴唇边缘及患者本身的术前形态而定。其余术式多为上述基本术式的改良及联合。在充分考虑小阴唇的形态、外部轮廓、肥厚程度、是否对称以及小阴唇血供和神经分布等前提下，选择不同的手术方式，切除肥大的小阴唇组织，创建缩小、对称的小阴唇。

一、手术原则

保持小阴唇整形术后的形态自然和功能完整；避免手术创伤过大，手术操作微创、安全、并发症少；尽可能隐藏并减少瘢痕组织，达到小阴唇外形的自然美观。

二、手术步骤

（一）设计——是小阴唇整形术最重要的部分

包皮和系带分开的点是设计起点，是两侧对齐的第一步，应引起重视。设计的终点是小阴唇的下 1/3 的部分。以小阴唇的一侧为基准，设计另一侧。这时利用血管钳或者组织钳等，将两侧小阴唇下部向下牵拉判断对称与否。对正常部分以下（1/3 远端）保持不动，与阴唇系带后部的连接感觉自然，术后从美学角度会有好效果。

设计时应考虑的问题：

1. 注意设计的起点和终点的选择，包皮和系带分开的点是设计起点，终点是小阴唇下方 1/3 ～ 1/4 的地方，设计形状呈弯月形。特别要注意系带部分，既要对称又要薄。自然的阴唇系带很重要，所以手术尽可能不要达到小阴唇的 1/3 以下。

2. 手术后剩余的小阴唇的宽度并没有标准，韩国界定为 7 ～ 10 mm，欧美国家认为 10 ～ 15 mm 较为合适，中国标准为 10 mm，且不低于阴蒂包皮。目前认为其实最理想的宽度应在 10 ～ 15 mm，使其刚好能遮盖阴道口和尿道口，保留其正常生理功能，大阴唇并拢时与其平齐；慎防组织切除过多，以免影响小阴唇的外观和防护功能；去除小阴唇内层较外层组织略多，使缝合小阴唇残存组织后形成向内收拢的效果，保持尿流呈直线；小阴唇的内侧面注意黏膜和皮肤的分界线是可做切割的重要界线。大部分女性不希望术后还留黑色部位，如果患者特别在意颜色，可以黑边为界切除。

3. 向下牵拉并尽可能展平小阴唇判断两侧是否对称。保证术后对称，可以使用尺子测量。

4. 小阴唇的设计，最重要的是患者的要求和手术后是否引发医学上的问题。所以术前测量标记切口线，对手术部位进行拍照或利用镜子让患者确认，协商准确的手术范围。

（二）利用记号笔等标记——是手术的关键步骤

实施符合患者要求的设计，商谈过程中利用照片或者镜子等达成共识，患者对设计满意并理解后再进入下一个阶段。这时使用的设计材料有医用记号笔；消毒后的签字笔；亚甲蓝等。当设计不理想时需重新设计。两侧形状差异较大时，先对较小的一侧进行设计，然后将两侧合起来，在另一侧得到印迹再来设计另一侧，使得两侧尽可能对称。单侧小阴唇手术也可用同样的方法。设计时尤其要考虑小阴唇里外面的对称，也就是说小阴唇侧面的长度要一致。不然两侧的小阴唇可能向大腿方向张开或缝合时两侧小阴唇形状可能出现差异。

（三）小阴唇麻醉时的注意事项

0.5% 利多卡因加（1∶1 000 000 ～ 1∶2 000 000）肾上腺素，用 1 ml 注射器局部麻醉，皮下和深层组织都要麻醉。必要时可考虑术前涂抹利多卡因乳膏。术中可能出现小阴唇水肿，可以追加实施阴部神经阻滞麻醉或静脉全麻。也有患者同时合并外阴部其他手术，需使用腰硬联合麻醉或全身麻醉。

（四）切口与切开

小阴唇整形术中，与设计同样重要的是切除过程。小阴唇厚选择楔形切除，小阴唇薄选择边缘切除。边缘切除要两侧同时切，同时缝合，保证大小一致，阴蒂部分只切除皮肤组织。手术器械的选择可以选择冷刀、电刀或激光等完成手术。与冷刀、电刀手术比较，最近使用激光做小

阴唇手术，手术出血少，手术中视觉效果明显，省去各种常规止血操作，减少过度缝合以及电灼，恢复快，并且操作简单，容易掌握，术后瘢痕形成小，性交痛少。目前常用 SmartXide 2 型 CO_2 激光治疗仪切割模式，能量 10 ～ 12 J/s，波长 10.6 μm。在使用激光切除之前，将要切除的小阴唇部分在湿纱布上伸平，使整个小阴唇受同等的拉力，事先设计完成的部分，用激光不要在某一点上集中光束，尽可能快速走一遍，反复做同样的操作，逐渐深入切开深度。这时利用另一只手加以适当的拉力，可使里层的组织露出。激光切除时，光束尽可能与切面保持 90°，才有可能保证前后切面长度相同。可在小阴唇里外两侧皮肤表层作表浅切口后，用激光将内部组织楔形切除，切除程度以缝合后不变厚为准（图 50-5-1）。这种方法可大幅度降低灼伤及出血，效果显著。但应注意使用激光的功率，提高激光使用效

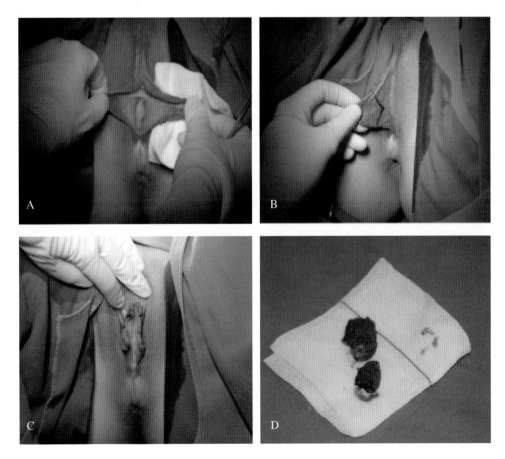

图 50-5-1　点阵式 CO_2 激光双侧小阴唇肥大楔形切除手术步骤 **A.** 观察小阴唇外观；**B.** 用记号笔标记楔形切除范围；**C.** 激光切除术后；**D.** 切除术后标本；（待续）

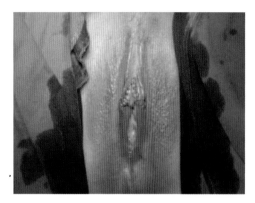

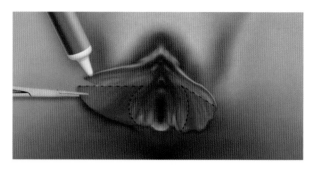

图 50-5-2　CO_2 激光在小阴唇缩小术中的应用

图 50-5-1（续）　点阵式 CO_2 激光双侧小阴唇肥大楔形切除手术步骤 **E.** 术后即刻

率，减少切口的灼伤（图 50-5-2）。

（五）切缘缝合及止血

楔形切除时，先用 5-0 薇乔线缝合皮下组织，再 5-0 薇乔线牵引线标记断端对合，最后 6-0 薇乔线缝合皮肤缘。小阴唇中段是血管的主干，缝合时要关闭无效腔。缝线固定以保证小阴唇的内外侧对称和两片小阴唇皮肤的相似，有利于细化切口和止血，用缝线固定可防止扭曲变形。缝线主要起固定作用防止前后错位，线结避免打得过紧，为避免术后因循环问题出现水肿。缝线的数量不宜过多，一般 1 cm 内用 5-0 薇乔线缝 3～5 针左右，采用宽度较窄的精准缝合。线结打在小阴唇的内侧，术后对减少瘢痕是一个好办法。减少术后锯齿样瘢痕时切除组织多时要楔形切除，切除后皮肤基本对合。

第六节　手术种类

一、小阴唇边缘切除法

（一）适应证

小阴唇的色泽和质地因种族不同而略有差异，有些患者将暗黑的小阴唇边缘与"老化"相关联，要求将黑色的游离缘切除，小阴唇边缘切除法是小阴唇缩小术中最早使用的一种方法，目前仍广泛使用。其操作简便，能在切除肥大小阴唇同时去除黑褐色边缘，形成一新的着色较淡的边缘，视觉上更具年轻化（图 50-6-1、图 50-6-2）。小阴唇边缘切除法的缺点：可造成神经损伤，术后小阴唇感觉减退。适用于小阴唇过于肥大，且重视术后小阴唇形态的女性，术后患者对美学满意度较高。廖莉等（2018）考虑到神经血管损伤程度，研究出改良式直接切除法，保留了血管神经组织；同时考虑小阴唇术后外观形态，在切口设计与缝合过程中，应避免内、外侧切口缝合于同一平面，防止形成直线瘢痕，减少因瘢痕挛缩后引起小阴唇卷曲或边缘上凹陷的可能，将两侧复合组织瓣进行瓦合，行皮下锁边缝合。该方法优点为操作简单，利于彻底止血，而且手术风险及并发症少，可直接去除肥大多余的组织。术中将小阴唇内外侧皮肤行皮下分离，保留皮下组织，尽可能保留神经血管，从而原解剖结构破坏较少，术后小阴唇感觉功能仍存在，也避免了皮下组织过少而导致术后切口裂开。采用皮下连续锁边缝合，避免小阴唇边缘出现锯齿状瘢痕及边缘线条僵硬，接近自然外观。但在这种方法中，对于单侧肥大者，术后两侧小阴唇的颜色可能不一致，在临床决策时应考虑。

二、小阴唇楔形切除法

（一）适应证

适合于皮下组织量较多，又要求保留自然的小阴唇边缘的患者。楔形切除既能够有效减少小阴唇的体积，又不致使阴唇基底臃肿肥厚，降低了二次修复手术的比例。适合于小阴唇舌头样中部伸长和长轴方向组织过多患者（上突、前突、中突形）；小阴唇突出部位色素沉着明显、粗糙者；小阴唇后部较窄、质地光滑者。保留了小阴唇边缘的自然形态，切除小阴唇中段组织最肥大的部位，该手术瘢痕较短，并能降低神经损伤。其缺点是小阴唇两侧断端长度不一致会导致吻合不佳，且切口两侧的色泽跳跃比较明显而影响美观。

（二）手术步骤

1. 手术时间为月经干净后 3～7 天内，术前常规测定阴道清洁度，患者取截石位，0.5% 碘伏常规消毒外阴，铺无菌巾单。

2. 观察小阴唇外观，在无张力情况下向外侧轻轻牵开小阴唇，双侧对比，根据小阴唇肥大情况，将小阴唇向侧方轻轻展平，于最宽处用记号笔标记外侧楔形切除范围，划线时注意测量楔形切除缝合后的小阴唇游离缘长度（上半唇斜边长＋下半唇斜边长）不能小于阴蒂头与会阴后联合之间的垂直距离（小阴唇基底边长），否则切口愈合后小阴唇游离缘受牵拉使会阴后联合抬高导致性交疼痛。使按切口线切除后，剩余小阴唇宽度在 1～1.5 cm 的解剖学宽度范围内。同样方法设计对侧切口线，尽量使术后两侧小阴唇形态基本相同，大小基本一致（图 50-6-3）。

3. 0.5% 利多卡因加（1∶1 000 000～1∶2 000 000）肾上腺素局部浸润麻醉，使小阴唇肿胀，按设计好的切口线楔形组织去除多余组织，沿设计线分别切开小阴唇内侧、外侧皮肤至浅筋膜层，用精细组织剪沿皮下浅筋膜层进行分离，将游离缘组织切除。

4. 精细止血后，先在两切口接缝处做原点皮下组织固定缝合，以 5-0 薇乔线间断缝合皮内组织，确保良好对合，避免无效腔，以 6-0 可吸收线间断缝合创缘皮下组织及皮肤。使创缘两侧对合良好，形成新的小阴唇。很多技术都可

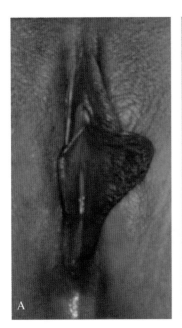
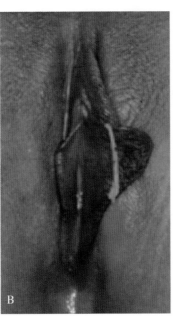
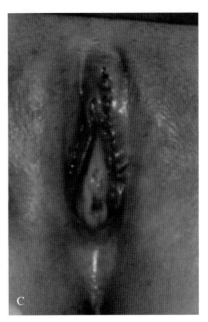

图50-6-1　单侧小阴唇肥大边缘切除法手术步骤。**A.** 术前测量标记切口线；**B.** 实施符合患者要求的设计并记号笔标记切口线；**C.** 术后即刻

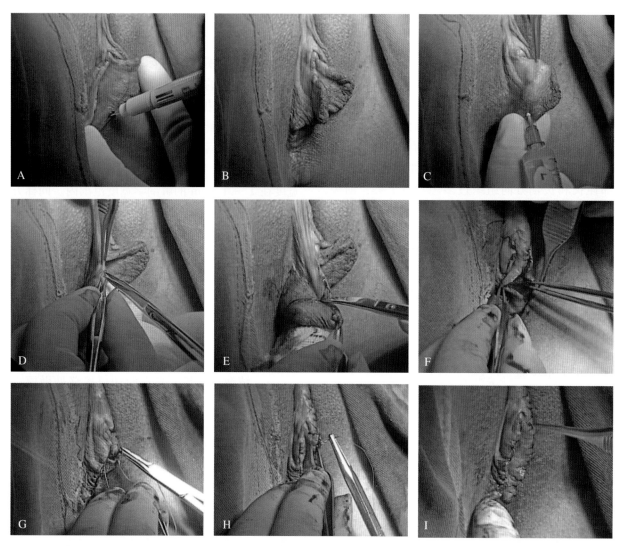

图 50-6-2 双侧小阴唇肥大边缘切除法手术步骤 **A.** 设计并记号笔标记一侧切口线；**B.** 设计并记号笔标记对侧切口线；**C.** 局部浸润麻醉；**D.** 沿切口线切开表皮；**E.** 减去设计线外小阴唇组织；**F.** 双极电凝出血点；**G.** 5-0 快薇乔间断缝合皮下组织；**H.** 缝合表皮；**I.** 术后即刻效果。

以改善小阴唇的外观，每种技术也都有其特色和原理。

（三）手术注意事项

①选择术式应根据小阴唇肥大的程度具体情况具体分析；②会阴部血管丰富，麻醉时用肾上腺素减少出血，术中应精细止血（高频电凝止血时切忌高热造成皮肤烫伤），防止术后血肿形成；③手术应根据小阴唇肥大的程度来决定所切除的长度和宽度，使术后小阴唇保留至少 1～1.5 cm宽度；④缝合时采用外翻式，以增加创面的接触面，减轻切口的张力，保证术后血运，打结牢固防止滑脱；⑤术后保持术区清洁干燥，尤其注意于大小便后一定要清洗创口。

三、中央去皮法

（一）适应证

适用于小阴唇宽度小于 4 cm 并均匀增大，质地较薄者，要求手术瘢痕非常隐蔽，要求保留小阴唇较多者并对小阴唇的感觉要求较高者。中

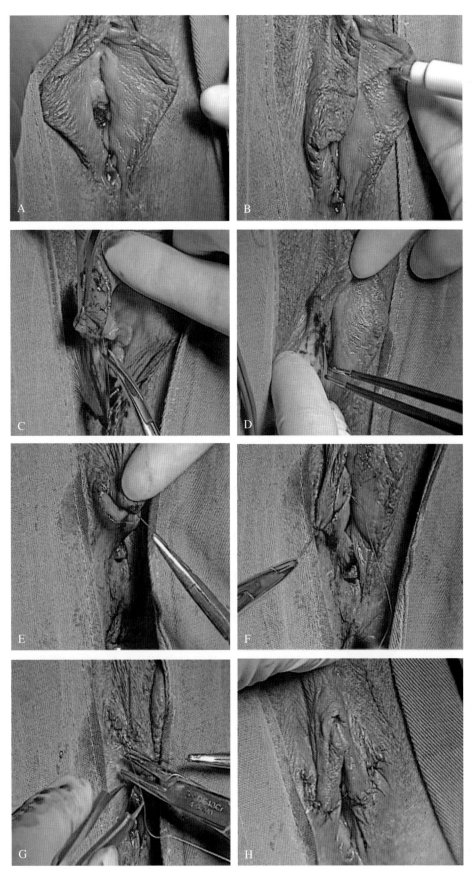

图 50-6-3　双侧小阴唇肥大楔形切除法手术步骤。A. 观察小阴唇外观；B. 用记号笔标记楔形切除范围；C. 局部浸润麻醉后按设计好的切口线楔形组织去除多余组织；D. 精细止血；E. 两切口接缝处做原点皮下组织固定缝合；F. 间断缝合皮内组织；G. 间断缝合创缘皮下组织及皮肤；H. 术后即刻

央去皮法可最大程度的保留小阴唇的血管、神经等结构,并且避免产生阴唇边缘的切口。仅梭形切除小阴唇内外侧上皮组织,从而避免神经损伤,可最大程度保留患者小阴唇的原有轮廓,减少术后刺激和性生活疼痛,达到自然的美容效果。但是该手术方式可能存在小阴唇看似较术前增厚或出现皱褶等情况,不能切除过长的小阴唇边缘,仅适用于轻度肥大且菲薄的小阴唇患者。曹玉娇等(2012)对167名年龄在20～43岁之间的病人进行了中央去皮法的小阴唇缩小术,只有1名患者切口裂开,2名患者认为未达到预期效果,其余164名患者均达到满意的手术效果,认为这是一种简单、安全的方法。

(二)手术步骤

在小阴唇内、外侧面上用记号笔标出拟去除的表皮部分,麻醉生效后将标记好范围的表皮去除,彻底止血后将创缘用6-0薇乔线间断缝合(图50-6-4)。

葛华强等(2018)探讨3种小阴唇肥大矫正术的临床疗效,认为3种小阴唇缩小技术在不同的临床情况下都有较好效果,术中应根据患者的肥大程度和美学目标来选择最佳手术方式。没有

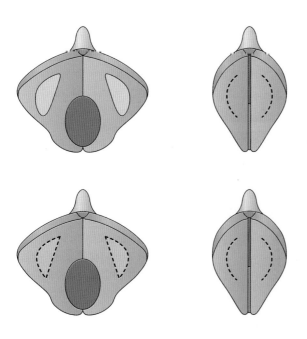

图50-6-4 小阴唇中央去皮法

一种小阴唇整形手术的优点完全凌驾于其他手术方式之上。整形外科医生需要尽可能掌握多种手术方法,根据小阴唇突出大小及患者是否需要保留原来小阴唇自然色泽等美学诉求,来选择合适的手术方式,最大限度提高患者满意度。如果患者需要保留小阴唇自然的外观可行楔形切除术,如果患者需要术后具有年轻化的小阴唇外观可以行小阴唇边缘切除缝合术,轻度均匀肥大且菲薄的小阴唇患者可选择中央去皮法.

四、多种方法联合

在临床实践中,单独应用以上三种主要的手术方式有时并不能达到理想的修复效果,对于单侧小阴唇肥大尤为明显,因此衍生出各种改良的术式,如将楔形切除法的切口做非对称性Z形改良、将中央去表皮法及小阴唇后部楔形切除结合起来的方法、星型切除法、L形切除法等,可根据具体情况选择使用。

楔形切除法虽然能保留小阴唇边缘的轮廓、质地,但是水平方向缩小程度较低,并且缺乏圆润、对称的美感。有学者曾对楔形切除法进行改良,在楔形切除的基础上,增加纵向切口,从小阴唇的宽度方面进行缩小,其纵行切除小阴唇组织后形成上下两处小阴唇瓣,需注意组织瓣的长宽比例及血运问题,并且可能存在明显色素拼接,在手术操作上也比较复杂。曹玉娇等(2014)对524例需要进行小阴唇整形的患者采取了边缘切除、楔形切除、改良的去上皮化的联合手术方式。患者分别于术后1个月和6个月进行随访评估。显示患者对以上方式满意度高,并认为其是一种简单、安全的治疗方法,并发症发生率低。曹玉娇等(2013)全部应用联合楔形切除法和弧形切除法阴唇缩小整形术。该联合法行阴唇缩小术具有外观自然,二次手术修整率低,术后并发症少,患者满意度高的优点,是一种临床实用性极高的手术方法。对于小阴唇中重度肥大及双侧不对称的患者可作为一种可选用的手术方法。对于认为小阴唇黑褐色的边缘为"老化"现象的患者,赵阳等(2017)考虑在Ⅰ期手术时将楔形切除法与弧线形切除法联合使用,以期

有效完成小阴唇的二维塑形。这种联合方法既减少了楔形切除的面积，又不致出现单纯弧形切除时出现的小阴唇边缘不自然的现象。手术设计时0点越接近小阴唇基底部，切除的粗大的神经结构越多，有可能会对小阴唇的感觉造成较大的影响。另外，这种方法尤其适用于小阴唇中部明显肥大者，楔形切除先将肥大的主要部分切除，然后可以采用弧形切除使小阴唇的形态更为流畅自然，且可以达到患者切除黑褐色边缘的要求。对于单侧小阴唇肥大者，这种联合法可使患侧的术后形态更接近于健侧，有利于提高双侧对称性。在应用该种手术方法的49例患者中，2例出现切口交叉处切口愈合不良、切口裂开的情况。虽然切口最终自愈，但是，仍然需要注意在手术时对该处的特殊处理。

五、合并有大阴唇萎缩及阴蒂包皮堆积

随着外阴美容手术的发展，整形科医生已经从单一解剖部位的修整提高到对外阴解剖结构比例的优化。小阴唇的形态不仅千变万化，又往往合并阴蒂包皮堆积和大阴唇萎缩。目前小阴唇整形已经由考虑小阴唇单独的、局部的形态向涉及其他外阴结构组织重新分布的趋势发展。大阴唇丰隆（图50-6-5）、阴蒂包皮部分切除等术式均是基于整体论的思想提出的术式。

阴蒂包皮过长：从美学角度看，阴蒂头外露1/2左右最佳，同时考虑性兴奋对其刺激的效果，适当大小的阴蒂包皮从性学看是必要的，原则上切除包皮的手术及严重的阴蒂头切除术，从医学上看是不当的手术，是影响性高潮的手术。阴蒂包皮与小阴唇在结构的完整性和连续性上有着密不可分的关系，阴蒂头突出超过大阴唇平面，阴蒂包皮冗余或出现多余皱褶，会使外阴的外观受到影响。对于部分女性，如果单纯进行小阴唇的缩小，会使阴蒂突出形成类似"小阴茎"的结构，影响外阴的整体协调性。因此将小阴唇缩小术与阴蒂包皮修整结合起来也是近年来的趋势。Alter（2008）将楔形切除法进行改进，使切口向阴蒂包皮两侧延伸的同时改善了包皮的臃肿问题，将瘢痕隐藏在大小阴唇间沟内，相较于弧形切除法能够更好的处理包皮堆积臃肿的问题。赵阳等（2017）对标本进行灌注后显微解剖发现，阴蒂包皮与小阴唇的皮肤血供有着密切的关系，可认为这是阴蒂包皮和小阴唇是一个功能整体的解剖学基础，也可合理解释阴蒂包皮堆积和小阴唇肥大经常同时存在的原因。

鉴于外阴整体美学理论的观念，同时还应注意阴唇系带与其他结构平衡的关系以及大小阴唇之间的相关性。Triana等（2012）研究了74例接受不同手术方式及大阴唇填充的患者，认为同时行大阴唇填充时无瘢痕挛缩、瘢痕疼痛等病例，满意率接近100%。认为可在小阴唇缩小的同时行大阴唇脂肪注射，使其能将小阴唇隐藏在内。若大阴唇的皮肤明显松弛，可以行大阴唇部分皮肤切除术，但是这一手术血肿的发生率较高。大

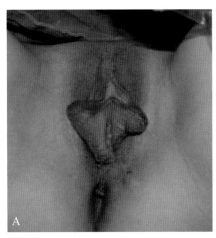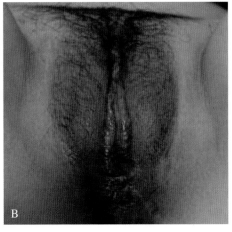

图50-6-5 大阴唇丰隆（自体脂肪填）合并小阴唇肥大缩小。A. 术前；B. 术后一个月

阴唇采用自体脂肪移植。新增加的阴唇完全掩盖了保守缩小的小阴唇。Hersant 等（2018）研究了大阴唇自体脂肪移植，21 例患者同时接受大阴唇增大术和小阴唇缩小术，其中 17 例患者（81%）对结果满意或非常满意，结果显示同时手术治疗减少了女性生殖器的阴唇成形术并发症。因此，可在手术时同时进行大阴唇丰满、阴蒂等手术治疗。

小阴唇手术中最重要的是术后形态自然无瘢痕。最近小阴唇整形术相比过去小阴唇手术，其形态更为自然，几乎不留瘢痕。部分专业医疗团队采用科学的方法对手术部位进行精细的设计后，利用激光剥离深色的皮肤，切除过长的部分，通过使用更细的缝线进行精细缝合，尽可能不留瘢痕，使小阴唇呈粉红色，变得清秀、漂亮。

六、手术注意事项

1．双侧小阴唇的对称性：是手术效果的最重要部分。

2．保留皮瓣蒂部的宽度约 10 ～ 15 mm 以上，以防止神经损伤。

3．切除术后双侧小阴唇保持对称性，可以保持前庭的正常形态。

4．通过内部结缔组织的切除，保持创面适当厚度。

5．手术过程中彻底止血，防止血肿或感染等并发症。

6．纠正小阴唇切除前的皮肤弹性，同时注意减少小阴唇牵拉。

7．选择缝合方法（皮下组织缝合优于皮内缝合）及缝合线（5-0、6-0 可吸收薇乔等细线）的重要性。

8．术后会阴护理：注意保持外阴清洁、干燥，术后早期避免性生活。

9．改善小阴唇肥大合并的疾病：阴蒂周围皱褶过多、牵引、色素沉着等。

10．注意小阴唇与其周围结构的关系，避免对小阴唇较薄的患者切除过多的小阴唇。

七、术后注意事项

缝合好后创缘涂以红霉素眼膏，术后口服或注射抗生素 1 ～ 3 天，每日 1 次用 1∶5000 高锰酸钾液清洗外阴，除手术当日外，不影响日常生活，1 周内避免剧烈运动、大幅度骑跨动作，保持大便通畅，不要穿紧身衣，不要做骑自行车等活动。术后 7 ～ 10 天，来医院复查手术情况，同时拆线。术后 1 周可消肿，两周可消除不适感。经过 6 周以上才能成形。所以至少要在 4 周以后才可以有性生活。

第七节　术后并发症

国外一项针对小阴唇整形的调查显示：切除不足及切口裂开是小阴唇整形术后再次修整最常见的两个原因。一项回顾性研究分析了 177 例行小阴唇缩小手术的病人资料 Goodman 等（2010），发现并发症发生率为 8.5% ～ 18.2%。包括没有完全愈合、缝线暴露、需要二次修复、延期愈合或疼痛、性交困难和过度出血。文献中对于小阴唇缩小整形术整体评价是满意率高、并发症低，但都是局限于临床病例的观察，整体来说，目前有关小阴唇缩小整形术的文献证据类型级别较低，

缺乏长期随访的结果。

小阴唇缩小整形术手术并发症主要包括水肿、渗出、出血、血肿、感染、对术后的对称性不满意、创口裂开或瘘孔、色素缺少或不连续、阴道外口抬高或过紧使性生活疼痛、创口延迟愈合、瘢痕形成、排尿障碍、创口触痛、小阴唇切除过多或小阴唇缺失、感觉改变。

Rouzier 等（2000）报道术后切口裂开的发生率为 7%。切口裂开的原因包括皮下（黏膜下）组织保留过少，患者有吸烟史等。有效的预防办法

为适当保留皮下（黏膜下）组织，分层缝合，手术设计时避免小阴唇内外侧切口线重合。对于较小的 V 形切口，可以适当观察，大多可愈合不影响外观，较大的或者完全裂开可采用皮瓣转移的方法。

小阴唇切除过多是小阴唇缩小整形术比较严重的并发症，术后出现 " 投币孔 " 样畸形，患者阴道外口暴露导致阴道干涩。对于小阴唇缺如，Alter 等（2008）提出可以利用阴蒂包皮瓣的转移进行小阴唇的修复重建，能够达到较满意的效果。此外，单侧小阴唇的缺如也可利用对侧的小阴唇组织瓣进行修复。对于阴蒂包皮组织量少、双侧小阴唇缺如目前尚无行之有效的处理方法。因此，合理的保留一定量的组织是小阴唇缩小整形术必须遵循的重要原则。学术界一般普遍认为应至少保留 1 cm 的宽度，保证小阴唇的生理功能。部分女性小阴唇向下延续包绕阴道外口，行楔形切除术时若切除组织量过多，会将会阴后联合向上抬高，妨碍术后性生活。因此术中设计需考虑此问题，尽量避免发生此类情况。

Schober 等（2010）对幼女的小阴唇表皮神经受体进行了研究，发现小阴唇存在游离的神经末梢、触觉小体、环层小体等。小阴唇缩小整形手术是否会因为切除了一定的组织量而对会阴部的感觉产生影响目前仍没有得到可靠的证据。

一、出血、血肿

最常发生在术后 24 小时之内，严重出血是血管再次破裂导致的。出血量可多于月经血量，可见伤口持续出血且出血位置肿胀严重。出血量不大可自行止血；出血量大时，一定要采取措施，自行压迫止血，无效则就医进行重新止血。出血原因可能是：术后激烈运动，热水浴或淋浴引起血管松弛或扩张，血管断端的血痂脱落或由于手术当中受到肾上腺素影响收缩闭合的血管在术后重新开放导致的。为防止出血，手术中要认真止血，仪器止血效果不好时，选择缝扎止血，保证效果。术后早期避免过激运动，避免热水浴或淋浴。

二、水肿

术后一定会出现水肿，只是水肿程度略有不同。两侧的小阴唇水肿程度相差较大时，可能影响手术效果，出现不对称的可能性提高。因此，术后消肿是很重要的环节之一（图 50-7-1）。

三、切口裂开及炎症

有术后 2 ~ 3 日内发炎，1 ~ 2 周才能痊愈的可能性。经适当的抗生素治疗或消毒可以恢复。这种情况的发生，多数会影响伤口愈合期，但对手术结果并无大碍（图 50-7-2）。

四、手术部位疼痛

由于末梢神经损伤引起的轻微疼痛，通常在

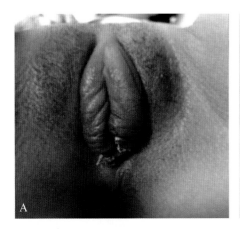
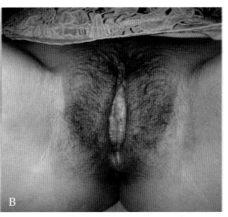

图 50-7-1　小阴唇缩小整形术后水肿及其变化。A. 术后水肿；B. 1 个月后复查情况

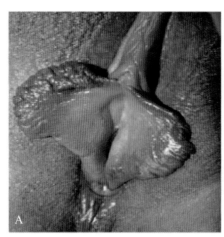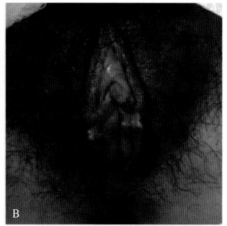

图 50-7-2　术后切口裂开及延期愈合。A.术前；B.术后切口裂开

2 个月左右可恢复正常。超过 2 个月还感觉疼痛，应查找其他原因。原因有：手术部位形成结缔组织硬结，在性生活过程中引起不适或疼痛，经过一段时间会缓解并痊愈。手术部位术后产生皮脂囊肿多有不适感，是因为术后皮肤变得敏感，短时间内出现皮脂排出障碍引起的，没有特效疗法。偶尔出现切口包涵体囊肿现象，一旦确诊就应做囊肿切除手术治疗。

五、手术瘢痕、变形

　　术后可能出现难看的瘢痕或意想不到的变形。通过术前对小阴唇形态进行详细检查，可预防上述现象出现。尤其在不是采用精细的美容术，而是采用普通切除法的情况下，容易出现难看的瘢痕。如患者对瘢痕表示强烈不满或从美容学角度认为是异常的情况出现时，应该过 3 个月后再进行修复手术。用无菌敷料作阴部护垫并定时更换，以保持创面清洁干燥，注意观察有无血肿发生。术后效果：伤口愈合因个体差异不同，大致需要 2～4 周。手术效果至少需要 3 个月以上，才能得出准确的结论。

　　综上所述，小阴唇缩小整形术作为目前最受欢迎的女性外阴美容手术，术式繁多，且有着与其他部位手术联合的趋势，但是该手术的安全性、有效性仍未得到充分的循证医学证据，目前对于是否应该实施小阴唇缩小整形手术，如何选择病人等问题，仍然存在较多的争议。同时，临床上阴唇整形手术的增加，与阴唇整形的支持者不无关系，其认为，手术的目的是建立对称的、足够小的、并能隐藏于大阴唇的小阴唇，手术可改善性功能和外阴外形。但事实上，成年女性的小阴唇常常突出于大阴唇之外，手术的远期效果如何与手术相关的女性生理、心理和性生活异常的具体界定标准等应进一步研究。小阴唇缩小整形术的实施应该慎重考虑，应充分认识到女性外阴的多样性，以及目前小阴唇手术对女性心理、生理功能、两性关系的作用和手术本身对于性敏感结构的影响。在手术之前，平衡利弊，只有在获益大于风险时才能实施手术。

（奈嫚嫚　王鲁文）

参考文献

白晋，2009．会阴穿支皮瓣的三维显微解剖研究和临床应用初步报告．第二军医大学．

曹玉娇，等，2013．楔形切除法联合弧形切除法小阴唇肥大整形术．中国美容整形外科杂志，24（8）：489-491.

曹玉娇，2015．女性外阴美学初步研究及基于小阴唇精细解剖的小阴唇缩小整形术术式改良．北京协和医学院．

范松清，等，1999．女性外阴形态的测量．衡阳医学院学报，18：355-356.

葛华强，等，2018．小阴唇肥大的个体化手术治疗．中国美容医学，27（11）：13-15．

洪志坚，等，2009．中央横形切除及非对称性Z形切口法小阴唇缩小术．中华整形外科杂志，25（11），268-270．

黄恩杰，2018．女性外阴形态测量及雌激素对脂肪源性干细胞作用研究．暨南大学学报．

Kaliaskar zhannat，等，2019．中国南方汉族成年女性小阴唇测量值及形态学分型．中国美容医学，28（12）：3-7．

黄琳玲，等，2010．L形切除法治疗小阴唇肥大．中国美容医学，19（3）：326-327．

廖莉，等，2018．改良式直接切除法联合皮下锁边缝合法小阴唇肥大整形术．中国医疗美容，8（09）：13-15．

刘嘉锋，等，2008．星形切除法治疗小阴唇肥大．中国美容整形外科杂志，19（1），25-27．

田雅光，等，2014．扩大的直接切除法小阴唇缩小术．中国美容整形外科杂志，25（5）：268-270．

王建六，2018．女性生殖整复定义与内涵专家共识解读．实用妇产科杂志，34（9）：666-668．

王建六，等，2016．女性生殖整形手术学．北京：人民卫生出版社．

王鲁文，等，2018．中国汉族女性700例外阴形态及测量．中国妇产科临床杂志，1902：99-102．

赵巧霞，2016．楔形切除法矫正小阴唇肥大31例疗效观察．中国医疗美容，6（6）：22-24．

赵阳，2017．产后阴道松弛的相关年轻化手术的基础及临床应用研究．北京协和医学院．

周洋，等，2015．楔形切除法小阴唇缩小术．中国美容医学，24（10）：10-12．

Alter GJ，1998．A new technique for aesthetic labia minora reduction．Ann Plast Surg，40（3）：287-290．

Alter GJ，2008．Aesthetic labia minora and clitoral hood reduction using extended central wedge resection．Plast Reconstr Surg，122（6）：1780-1789．

Barrett MM，et al，2014．A clinicopathologic study of labia minora hypertrophy：signs of localized lymphedema were universal．J Low Genit Tract Dis，18（1）：13-20．

Cao Y，et al，2014．Aesthetic Labia Minora Reduction with Combined Wedge-edge Resection：A Modified Approach of Labiaplasty．Aesthetic Plast Surg；39（1），36-42．

Cao Y J，et al，2012．A modified method of labia minora reduction：the deepithelialised reduction of the central and reduction of the cential and posterior labia minora．J Plast Reconstr Aesthet Surg，65（8）：1096-1102．

Cao YJ，et al，2015．Measurements of female genital appearance in Chinese adults seeking genital cosmetic surgery：a preliminary report from a gynecological center．Int Urogynecol J，26（5）：729-735．

Chang P，et al，2013．Vaginal labiaplasty：defense of the simple "clip and snip" and a new classification system．Aesthetic Plast Surg，37（5）：887-891．

Choi HY，et al，2000．new method for aesthetic reduction of labia minora（the deepithelialized reduction of labioplasty）．Plast Reconstr Surg，105（1）：419-422．

Clerico C，et al，2017．Anatomy and Aesthetics of the Labia Minora：The Ideal Vulva Aesthetic Plast Surg，41（3）714-719．

Felicio Y，et al，1992．La Ver Chir Esth Lang Franc，67（7）：37-43．

Gaspar A，et al，2011．Vaginal fractional CO_2 laser：a minimally invasive option for vaginal rejuvenation．Am J Cosmetic Surg，28（3）：156-162．

Georgiou CA，et al，2015．A Cadaveric study ofthe Artetial Blood Supply of the Labia Minora．Plast Reconstr Surg，136（1）：167-78．

Ginger VA，et al，2001．Structure and innervation of the labia minora：more than minor skin folds．Female Pelvic Med Reconstr Surg，17（4）：180-3．

González PI，2015．Classification of hypertrophy of labia minora：consideration of a multiple component approach．Surg Technol Int，27：191-194．

Goodman MP，et al，2010．A large multicenter outcome study of female genital plastic surgery．J Sex Med，7：1565-1577．

Goodman MP，2009．Female cosmetic genital surgery．Obstet Gynecol，113：154-196．

Hersant，B，et al，2018．Labia Majora Augmentation Combined With Minimal Labia Minora Resection．Annals of Plastic Surgery，80（4），323-327．

Hunter JG，et al，2016．Experience-Based Recommendations．Aesthetic Surgery Journal，36（1），71-79．

Hwang WY，et al，1985．Vaginal reconstruction usinglabia

minora flaps in congenital total absence. Annals of Plastic Surgery, 15 (6): 534-537.

Li T, et al, 2014. Anatomic distribution of nerves and microvascular density in the human anterior vaginal wall: prospective study. Plos One, 9 (11): 1-6.

Lina Triana, et al, 2015. Aesthetic Surgery of Female External Genitalia. Aesthetic Surgery Journal, 35 (2): 165-177.

Lloyd J, et al, 2005. Female genital appearance: normality unfolds. BJOG, 112 (5): 643-646.

Lu S, et al, 2009. Localized lymphedema [elephantiasis]: a case series and review of the literature. J Cutan Pathol, 36 (1): 1-20.

Malinovsky L, et al, 1975. Quantitative evaluation of sensory nerve endings in hypertrophy of labia minora pudendi in women. Acta Anat (Basel), 92 (1): 129.

Miklos JR, et al, 2011. Postoperative cosmetic expectationsfor patients considering labiaplasty surgery: our experience with 550 patients. Surg Technol Int, 1: 170-174。

Miklous JR, et al, 2008. Labisplasty of the labia minora: Patient's indications for pursuing surgery. J Sex Med,5: 1492-1495.

Motakef S, et al, 2015. Vaginal labioplasty: current practices and a simplified classification system for labial protrusion. Plast Reconstr Surg, 135 (3): 774-788.

Munhoz AM, et al, 2006. Aesthetic labia minora reduction with inferior wadge resection and superior pedicle flap reconstruction. Plast Reconstr Surg, 118 (5): 1237-47.

Ostrzenski A, 2011. Cosmetic gynecology in the view of evidence-based medicine and ACOG recommendations: a review. Arch Gynecol Obstet, 284: 617-630.

Pauls R, et al, 2006. A prospective study examining the anatomic distribution of nerve density in the human vagina. J Sex Med, 3 (6): 979-87.

Pauls RN, 2014. We are the correct physicians to treat women requesting labioplasty. Am J Obstet Gynecol, 211 (3): 218-218.

Reddy J, et al, 2010. Hypertrophic labia minora. J Pediatr Adolesc Gynecol, 23 (1): 3-6.

Rouzier R, et al, 2000. Hypertrophy of labia minora: Experience with 163 reductions. Am J Obstet Gynecol, 182 (1 pt 1): 35-40.

Schober JM, et al, 2004. Self-assessment of genital anatomy, sexual sensitivy and function in women: implications for genitoplasty. BJU Int, 94 (4): 589-94.

Scober J, et al, 2010. Inervation of the labia minora of prepubertal girls, J Pediatr Adolesc Gynecol, 23 (6): 352-7.

Stéphane Smarrito, 2017. Classification of labia minora hypertrophy: A retrospective study of 100 patient cases. JPRAS Open, 13: 81-91.

Triana, L, et al, 2012. Refreshing Labioplasty Techniques for Plastic Surgeons. Aesthetic Plastic Surgery, 36 (5), 1078-1086.

WoodPL, 2017. Cosmetic genital surgery in children and adolescents. Best Pract Res Clin Obstet Gynaecol,48(11): 137-146.

Wu JA, el al, 2013. Labioplasty for hypertrophic labia minora contributing to recurrent urinary tract infections. Female Pelvic Med Reconstr Surg, 19 (2): 121-123.

第五十一章

处女膜整形术

处女膜是在阴道外口处菲薄、质脆、血供不佳的弹性黏膜。圆环形的处女膜是众多处女膜形态中最常见的类型，一般来说处女膜口的直径小于等于 1 cm 是处女膜完整的标志。穿透处女膜的损伤（性交、外伤、置入式卫生棉条，手术操作等）可能导致处女膜深达基底的裂痕，破坏处女膜的完整性。在社会上，处女膜的完整性往往被视为纯洁的象征，因此，当面临着自信的危机和选择的困惑时，患者会寻求整形医生的帮助，希望通过手术重拾自信。

第一节　处女膜整形术的发展历史

1. 处女膜的功能　处女膜是女性生理结构的一部分，不单从社会伦理上具有象征纯洁的意义，从生理上也具有一定保护作用。人类学家从进化的角度上，对处女膜的功能，提出了"保护说"和"性选择说"两种观点。

（1）保护说：处女膜对女性的生殖系统乃至身体起着保护作用。它是一个防止病邪入侵的屏障，少女的阴道壁比较薄，卵巢发育尚未成熟，外阴暴露或过早的性活动，容易导致反复感染。处女膜可以作为一道屏障预防细菌的入侵并能避免过早的性活动。在 16 岁以前，女性的身体没有发育完全，处女膜相对肥厚。男性与未成熟少女发生性行为，不易克服比较坚韧的处女膜防线，而女性过早发生性行为时，会给自己的身体带来相当大的痛苦。处女膜就成为一种避免过早性活动的警戒装置。

（2）性选择说：处女膜的主要功能在于选择男性中的强者，促使优良的精子进入体内受精。在人类的原始社会时期，性关系比较混乱。处女膜的存在成了一道检验性能力的关卡，可以防止老年男性和性功能低下者对少女的占有，从而减少或堤防生育有缺陷的后代，具有选择强者的进化意义。可以说处女膜帮助实现了优胜劣汰的自然法则。

2. 处女膜的社会意义　成年后处女膜并无生理功能，然而根据古希腊婚姻之神（hymn）命名的处女膜（hymen）对于女性的婚姻幸福的影响不可小觑。婚前是否忠贞常靠处女膜完整和新婚之夜落红来判定。在世界一些国家和地区，完整的处女膜、性交时的突破感、落红是女性"贞洁"的象征。若女孩被怀疑不是处女，她会被带到妇产科医师处检查处女膜的完整性以期获得"官方认可"，若处女膜并不完整或新婚之夜未见红，她将成为家族的耻辱，将遭到殴打、被迫离婚甚至被处死。在中国，也有不少家庭有很强的处女情结，因此，处女膜修补手术有着十分重要的社会心理价值和现实意义。

世界卫生组织（WHO）关于健康的定义是：个人在生理、心理、社会适应上均处于良好的状态。处女膜修补手术可以增强患者的自信心，使患者能够更好地面对新的生活，因此具有积极的心理和社会价值。虽然世界各地的伦理观念和文化背景各不相同，但许多国家都开展了处女膜修补术。研究表明由于移民的增加，美国、加拿大和欧洲许多国家的越来越多的女性要求行处女膜修补手术，但只有 12% 的医师认为他们可以胜任该手术，一半以上的医生有很强烈的愿望学习处女膜修补手术。

3. 处女膜修补术的源头　处女膜修补术是社会需求的产物，它最早出现在 19 世纪前半叶的欧洲，当时它是专为妓女设计的一种术式，又称处女膜伪造术，方法是用羊肠线在妓女们的阴道口上缝一圈类似处女膜的结构用以伪装处女。20 世纪 60 年代，日本经济发展迅速，性文化逐渐开放，性病流行，民众对于处女的追求非常狂热，处女膜修补术又在日本盛行。70 年代后，随性观念进一步开放，处女与否不再被重视，这种技术开始衰落。20 年后，与性行为相关的各种严重传染病被人们所重视，处女再次成为人们追求的目标，所以，处女膜修补技术又在世界各地兴起。我国的处女膜修补术大概始于 1994 年，并迅速在各大中型城市流行，受术者人数亦逐年增多（刚君，2006）。

4. 处女膜修复方法的进展　处女膜破裂多位于截石位 3～9 点之间，常为 4～8 点处。从时效上来讲，处女膜修补术主要可以分为两大类：一类是应急性处女膜修补手术，求治者将在术后数日内完婚，不要求处女膜的切口愈合。应用 Ou Mc 等（2008）报道的羊肠线或可吸收线在处女膜内层黏膜处环形缝合的方法即可达到满意的效果（图 51-1-1）。这类手术的特点是持续时间短，手术方法相对简单，但要求外形逼真。如果短时间内没有性活动，则会失去手术的效果。

另一类则是要求行永久性处女膜修补手术者，她们婚期未定，想通过处女膜修补手术来重获自信。由于处女膜质脆、血供差，其修补成功率较低。传统修补方法多不能克服血供与张力的矛盾，处女膜修补术后切口愈合率常低于 50%。为了改进处女膜修复手术的效果，人们做了大量的努力和尝试，已见报道的修补方式达数十种。按照设计思路不同，修补术式的发展大致可以分成三大类：

（1）膜修补类：经过处女膜切口处形状的改变，增大创口的接触面积，增强组织愈合机会，从而实现处女膜的修补（图 51-1-2～图 51-

1-7）。从最初的直接缝合、瓦合缝合、与夹层缝合（徐凯 等，2005），到斜形子母面缝合（单明宇，2000）、M-Y 及 M-V 成形（王会勇，2006）"Z"形缝合（何俭，2007）、"T"形缝合（王华，2010）、再到裂隙劈开错位缝合（李峰永，2010）基本上均是这种思路。这类方法的优点是创伤小、修复形状逼真，外观更接近自然，缺点是局部血运较差，修补成功率较低。

（2）减张修补类：对处女膜缘或邻近的阴道口组织进行环形或半环形缝合，减少处女膜缘的张力，结合其他修复方法，实现处女膜的修复（图 51-1-8）。早期的是处女膜环形埋线（徐凯，2005），之后是荷包减张缝合（张华，2007）、半荷包式缝合（杨晓，2010），再到阴道口环形埋线（袁永，2010）等均是这种思路。这类方法虽然局部张力减少了，有利于切口的愈合，但是局部组织的血运并没有明显改善，所以不愈合的机会仍然很多。

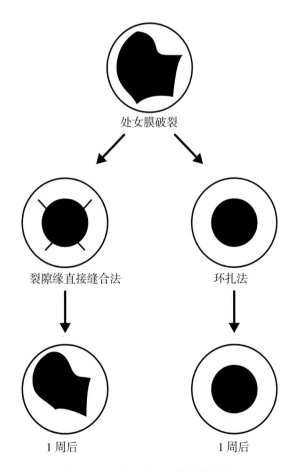

图 51-1-1　应急性处女膜修补手术

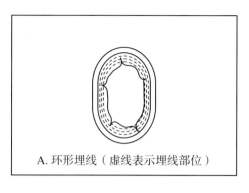

A. 环形埋线（虚线表示埋线部位）

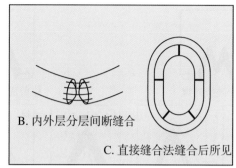

B. 内外层分层间断缝合

C. 直接缝合法缝合后所见

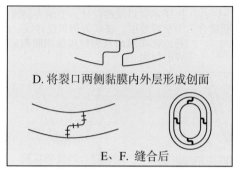

D. 将裂口两侧黏膜内外层形成创面

E、F. 缝合后

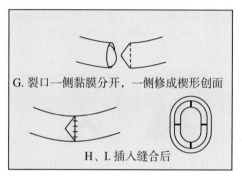

G. 裂口一侧黏膜分开，一侧修成楔形创面

H、I. 插入缝合后

图 51-1-2　传统处女膜修补方法

（白色：环形埋线；蓝色：相对缝合）

（3）立体修补类：借助于阴道及前庭的黏膜、筋膜补充处女膜的不足，减少局部张力实现处女膜的修复（图 51-1-9）。从阴道黏膜减张法（孙桦，2007）、阴道黏膜转移（赵穆欣，2011），到我们推荐的三层缝合法（魏蜀一 等，2013）均是采用这种思路。这类方法组织量相对充分，局部血运也有所增加，使得手术成功率明显增加，尤其是三层缝合法，还同时实现了局部的减张，使得其手术成功率达到 90% 左右，标志着永久处女膜修复技术的真正成熟。

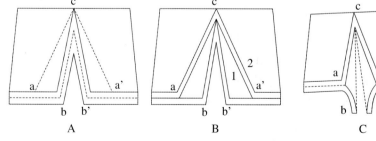

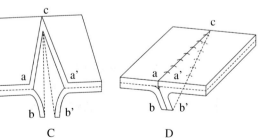

A　　　　　　B　　　　　　C　　　　　　D

图 51-1-3　重叠缝合环形埋线法

a、a'点为裂缘内侧黏膜楔形切除面之两端，b、b'点为裂缘外侧黏膜面之两端，c 点为内侧黏膜面楔形切除面之尖端，1 为外侧黏膜面，2 为内侧黏膜面

A. 剖开处女膜裂缝之内外侧黏膜面；**B.** 楔形切除内侧黏膜面；**C.** 收拢内侧黏膜面切口，外侧黏膜面相互重叠；**D.** 缝合外侧黏膜面

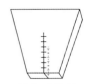

W形破裂外观　　修剪成的V形创面　　缝合后外观

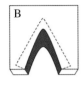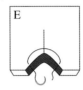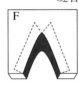

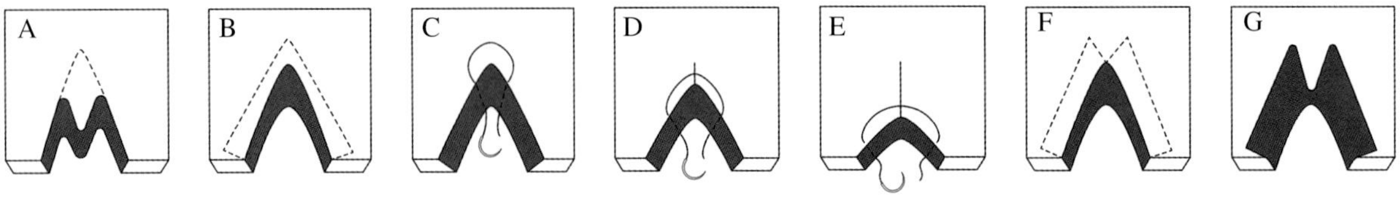

设计W形中间的V修剪线（A），并将其修掉（B），并设计内侧黏膜切线

缝合过程：C.间断缝合第一针；D.间断缝合第二针；E.间断缝合第三针

F.手术切口线的设计，上面为黏膜内层，下面为黏膜外层，虚线为切口设计线；G.按切口线将内侧黏膜面及裂口边缘用眼科剪剪掉，形成W形创面

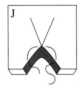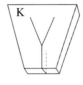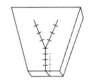

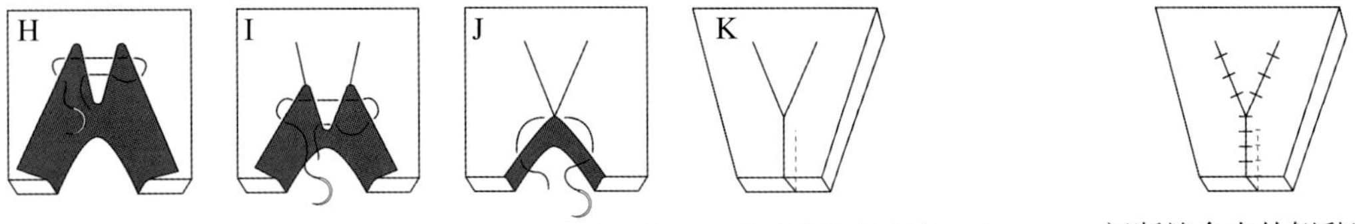

M-Y成形过程：H.6-0可吸收线于M两边及中间在两层黏膜中间的结缔组织中进行水平褥式缝合一针；I.水平褥式缝合第二针；J.间断缝合第三针；K.结缔组织缝合完形成Y形

间断缝合内外侧黏膜

图51-1-4　M-Y 及 M-V 成形

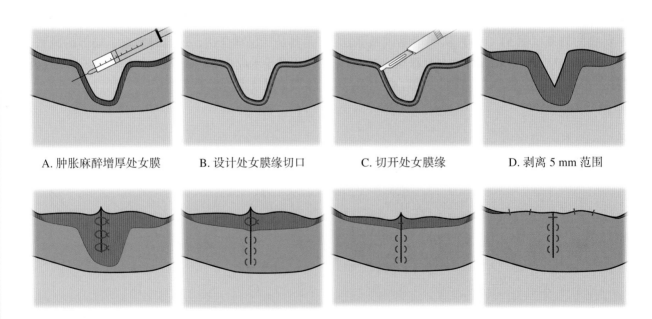

A.肿胀麻醉增厚处女膜　　B.设计处女膜缘切口　　C.切开处女膜缘　　D.剥离5 mm范围

图51-1-5　双层褥式缝合法

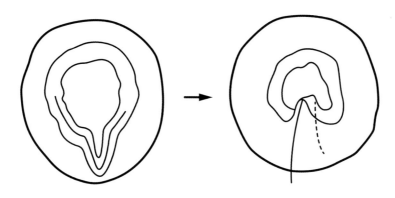

图 51-1-6 纵向劈裂错位缝合法（李峰永，2010）

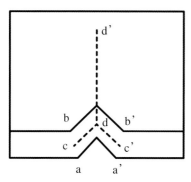

c，c'点为沿裂缘中间水平剪开破裂处女膜的切口两端 a、a'点为裂缘外层处女膜两端；b，b'点为裂缘内层处女膜两端；d，d'点为垂直于裂缘中间水平切开内层处女膜及部分阴道黏膜的切口两端

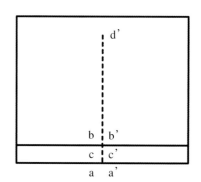

纵向间断缝合切口

图 51-1-7 "T"形切开缝合法

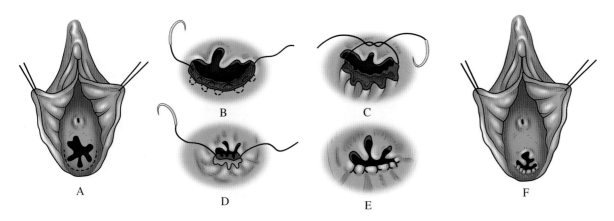

图 51-1-8 半荷包缝合修补法

A. 术前；B. 5-0 可吸收线从 3～4 点处创面进针，顺时针方向由 8～9 点处创面出针；C. 直接打结；D. 收拢半荷包内的黏膜下组织；E. 将黏膜瓣的内外层用可吸收线对位间断缝合；F. 术毕即刻

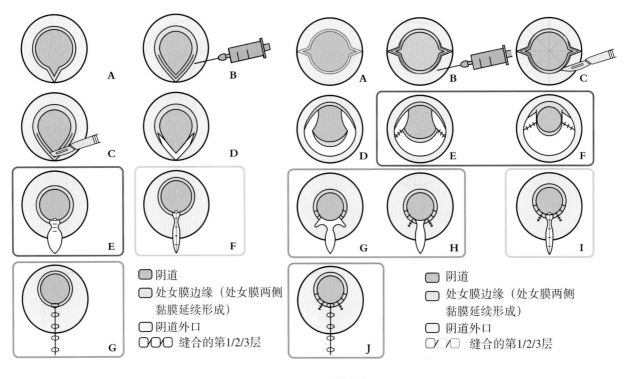

图 51-1-9 三层缝合法

第二节 处女膜修补术的解剖基础

处女膜位于阴道外口，先天的处女膜厚薄不一、形态各异（图 51-2-1）。一般处女膜很薄，厚度在 1～5 mm 之间。其中间有孔，容经血流出，完整的处女膜孔口径在 1.5 cm 左右，多呈类圆形。处女膜修补术的成功很大程度上受制于局部的解剖结构的特点，比如残余处女膜的厚度、

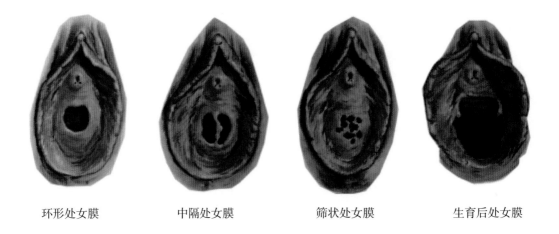

环形处女膜　　　　中隔处女膜　　　　筛状处女膜　　　　生育后处女膜

图 51-2-1 各种常见的处女膜形状

处女膜的宽度、裂口的部位和深度、裂口的数量、阴道口的张力和大小等等。因此，要想成功地实施处女膜修补术，必须非常熟悉局部的解剖结构，为手术的设计提供良好的支撑。从本质上讲，影响手术成功的解剖学因素主要有三大类，即膜因素、张力和血运。

1. 膜因素　即残留处女膜的状态，包括处女膜的厚度、宽度、裂口位置，裂口数量等。一般说来，处女膜的厚度越大、宽度越大、裂口越小、裂口越少，则手术难度就越小，手术成功率则越高，反之则手术难度越大，手术成功率越低。因此在手术前必须仔细观察患者残留处女膜的状态，从而决定手术的方法。

2. 张力因素　处女膜的张力主要来源于阴道口部的牵拉。处女膜是阴道的门户，较多的性活动、流产、生育等均会明显增大阴道的外口，使得局部张力增高，增加处女膜修复的难度。在术前要尽量了解患者的性活动史和生育史，

要测量放松状态下阴道口的内径，以便判断局部张力的大小，当局部张力较高时，要适当收缩临近的阴道组织，以减少局部张力，增高手术的成功率。

3. 血运因素　处女膜的血运主要来自于处女膜的基底部，由会阴动脉和阴道动脉的分支构成网状供血（图 51-2-2、图 51-2-3）。但是由于处女膜很薄，能够分布到处女膜上的血液非常少，只有较厚的处女膜可拥有较好的血运。处女膜修复术的血运与处女膜组织厚度相关，另外还与手术设计所准备动员的组织有关，一般说来，处女膜越厚、动员基底组织越多、张力越小时，局部血运越好；反之则血运越差。当然，局部血运还与手术时局部创伤大小、血运破坏程度等因素有关，在条件允许时，应尽量选用血运破坏少，基底部组织动员多的手术方案，以保证较高的手术成功率。

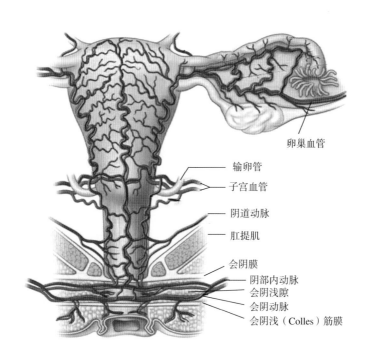

图 51-2-2　阴道血运示意图

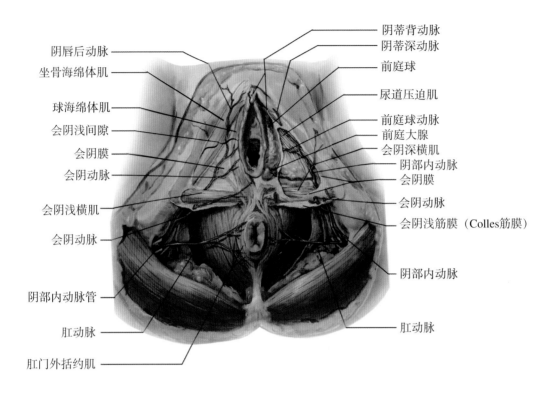

阴唇后动脉　　　　　　　　　　　　　　　　　　　　　阴蒂背动脉
坐骨海绵体肌　　　　　　　　　　　　　　　　　　　　阴蒂深动脉
　　　　　　　　　　　　　　　　　　　　　　　　　　前庭球
球海绵体肌　　　　　　　　　　　　　　　　　　　　　尿道压迫肌
会阴浅间隙　　　　　　　　　　　　　　　　　　　　　前庭球动脉
会阴膜　　　　　　　　　　　　　　　　　　　　　　　前庭大腺
会阴动脉　　　　　　　　　　　　　　　　　　　　　　会阴深横肌
　　　　　　　　　　　　　　　　　　　　　　　　　　阴部内动脉
会阴浅横肌　　　　　　　　　　　　　　　　　　　　　会阴膜
会阴动脉　　　　　　　　　　　　　　　　　　　　　　会阴动脉
　　　　　　　　　　　　　　　　　　　　　　　　　　会阴浅筋膜（Colles筋膜）
阴部内动脉管　　　　　　　　　　　　　　　　　　　　阴部内动脉
肛动脉　　　　　　　　　　　　　　　　　　　　　　　肛动脉
肛门外括约肌

图 51-2-3　外阴血运示意图

第三节　术前准备与设计

处女膜修补术由于经常失败，要慎重地处理每一个可能影响手术效果的环节，争取在最佳状态下，采用最合适的手段进行修补，以期获得理想的手术效果。

1. 处女膜破裂的分类　从不同角度分析，处女膜破裂或缺失可以行三种分类：

（1）根据病因分类

先天性：出生即不具备明显的处女膜结构，在患者中占少数；

获得性：出生后由于各种原因破坏了原有的处女膜结构，占患者多数；

外伤性：性活动、意外伤害均可造成处女膜破裂；

感染后：严重的会阴区域或阴道的感染可损伤处女膜；

肿瘤切除后：外阴、阴道肿瘤检查或切除时，可能损伤处女膜。

（2）根据损伤部位或程度分类

单处损伤：处女膜只有一处裂伤，部位可用时针位置进行标记；

多处损伤：处女膜有 2 处及以上的损伤，可用时针标记法；

处女膜过窄：处女膜宽度过窄、阴道口过松，无明显裂口；

处女膜缺失：处女膜 1/2 以上或全部缺失。

（3）按照损伤时间分类：即处女膜破裂距离就诊的时间段。

新鲜性破裂：指处女膜破裂时间不超过 3个月；

陈旧性破裂：指处女膜破裂时间超过 3 个月。

2. 手术适应证

（1）由于性生活或其他原因造成的处女膜破

裂，有修补要求者；

（2）由于先天、外伤、肿瘤等因素造成处女膜陈旧性裂伤或缺失希望修复者；

（3）直肠阴道瘘瘘口接近处女膜环，行瘘修补术须正中切开处女膜环者。

一般来说，各种原因造成的、各种程度和部位的处女膜破裂或缺失均可进行修补或再造，其目的在于缩小阴道外口，使口径小于1cm。修补后有些外形比较逼真，有些外形较原来的处女膜略有差别。

3. 手术禁忌证

（1）绝对禁忌证

1）严重的出血性疾病病情未稳定者，如血友病等。

2）严重的传染病，尤其是性传播性疾病，未治愈者。

3）明显危害身体健康、不能耐受手术的全身性疾病。

（2）相对禁忌证

1）术后必须剧烈运动者不宜行永久性处女膜修复术。

2）患有代谢性疾病，伤口不易愈合者不宜行永久性处女膜修复术。

3）近期有结婚计划者不宜行永久性处女膜修复术。

4）有比较严重的阴道炎症者，应治疗痊愈后再考虑手术。

3. 术前准备 对患者的外阴及阴道进行详细检查，排除受孕，如有明显的阴道炎症，应治愈后再考虑手术。处女膜修补的最佳时机为月经后3天以后到下次月经前10天以前。此期内阴道分泌物相对较少，伤口可在下次月经来潮前得以充分愈合。术前3天可用阴道灌洗器冲洗阴道，术前1周禁止性生活。

4. 术前设计 处女膜修补术的方案主要根据患者的膜因素和局部张力来设计手术方案。对于处女膜比较厚、单处损伤、性生活较少的患者，可以设计较为简单处女膜修补术，如膜修补类的瓦合缝合、劈裂缝合等。对于处女膜较薄、多处损伤、性生活较多的患者，则以立体修补为首选。对于处女膜较窄或缺损者，必须采用立体修补法。当然为了手术效果更可靠，也可全部选用三层缝合法。我们的经验是，三层缝合法处女膜修补术可以适用于各种类型的处女膜修补。如果有流产史或者生产史，则建议阴道紧缩和处女膜修补术同时完成。

第四节 手术方法与技巧

1. 常用的经典处女膜修补方法 处女膜是一层非常菲薄的黏膜，其中血运欠佳，因此处女膜修复术后成功率偏低。常用的经典处女膜修复手术主要有四类，即：边缘修整缝合术、边缘瓦合修复术、处女膜环缩修复术和三层缝合法处女膜修复术。

（1）边缘修整缝合术：常规消毒铺巾，局部肿胀麻醉下，剪除少量处女膜撕裂处的两边，使之形成对应的创面，然后以6-0可吸收缝线，分为内外两层进行缝合，方法简单，多适用于应急的修复，但创缘接触少，修复后完整愈合的机会较少，因此目前仅在初学者间流行。手术步骤见图51-4-1。

（2）边缘瓦合修复术：常规消毒铺巾，局部肿胀麻醉下，修整处女膜撕裂处的两边，使之前庭面黏膜与阴道面黏膜长短不一，形成对应的创面，分内外两层缝合，这时两层之间出现交错瓦合，增加黏膜之间的接触面，可以提高修复后完整愈合的机会。适用于处女膜较厚的患者，因操作方便，成功率尚好，故流行较广。但是，其缺点在于增加了处女膜缝合后的张力，影响到术后伤口愈合率。手术步骤见图51-4-2。

（3）处女膜环缩修复术：常规消毒铺巾，局部肿胀麻醉，在处女膜边缘修整缝合或边缘瓦合修复的前提下，在处女膜痕的边缘以6-0可吸收线环形缝合一周，从而减少处女膜修复后的张

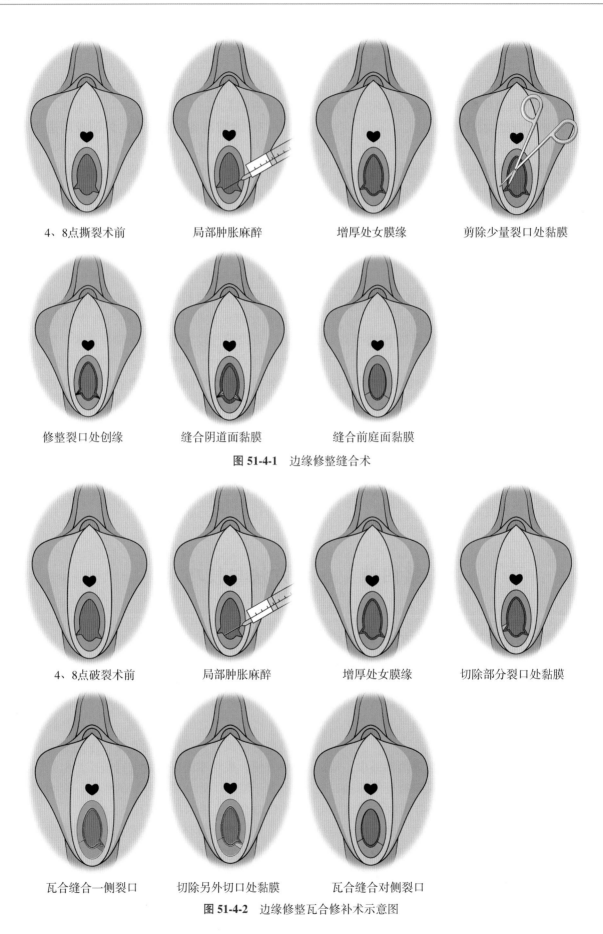

4、8点撕裂术前　　　　局部肿胀麻醉　　　　增厚处女膜缘　　　　剪除少量裂口处黏膜

修整裂口处创缘　　　　缝合阴道面黏膜　　　　缝合前庭面黏膜

图 51-4-1　边缘修整缝合术

4、8点破裂术前　　　　局部肿胀麻醉　　　　增厚处女膜缘　　　　切除部分裂口处黏膜

瓦合缝合一侧裂口　　　切除另外切口处黏膜　　瓦合缝合对侧裂口

图 51-4-2　边缘修整瓦合修补术示意图

力，提高手术成功率。也有人主张可用头发消毒后进行环缩缝合。瓦合修补结合环缩缝合手术效果较好，不少专业医师喜欢应用该方法进行修复。其缺点在于没有增加局部的血液供应，在运动产生局部张力的时候容易形成复裂。

（4）三层缝合法处女膜修复术：利用处女膜基部筋膜组织的缝合增加处女膜的血供，减少其

修复后的张力，效果非常好，手术成功率达90%左右。适用于各种类型的处女膜撕裂患者。

2. 推荐的处女膜修补方法 处女膜修复的整形原则在于缩小阴道外口，使其口径接近1.5 cm，在此基础上修补处女膜，可以使处女膜的口径接近1 cm。我们使用的方法中以三层缝合法处女膜修复术效果为最好，其次是边缘瓦合修复术联合

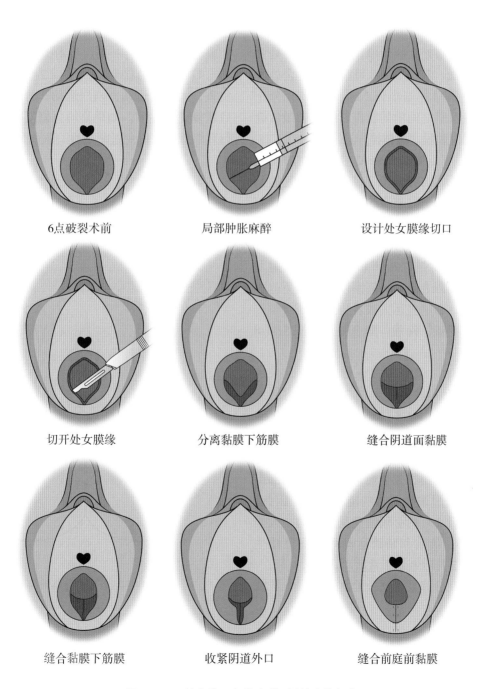

6点破裂术前	局部肿胀麻醉	设计处女膜缘切口
切开处女膜缘	分离黏膜下筋膜	缝合阴道面黏膜
缝合黏膜下筋膜	收紧阴道外口	缝合前庭前黏膜

图 51-4-3 处女膜 6 点处破裂三层缝合修复术

处女膜环缩修复术。

（1）三层缝合法处女膜修复术

1）手术原理：本手术的设计主要从两个方面考虑：一是动员处女膜基部的筋膜组织增加局部血运；二是将前庭面黏膜与阴道面黏膜创口错开缝合，以增加创面的接触面积。

2）适应证：适用于各种类型的处女膜破裂，可用于处女膜很窄、很薄或反复手术失败或需要处女膜再造的患者。

3）手术步骤：采用截石位，常规消毒铺巾，使用肿胀麻醉，将处女膜增厚，沿着边缘将处女膜劈成内外两面，首先以 6-0 可吸收线缝合处女膜阴道面，使其口径缩小到 1 cm 左右，充分止血后将两层处女膜之间的筋膜进行缝合，最后缝合前庭面处女膜黏膜。具体操作见图 51-4-3。

常见的 3、9 点破裂的修复与 6 点处的修复原理相同，但手术方法略有区别，6 点修复的错位缝合是将内外两个黏膜面的缝合在 Z 轴的方向上延伸，而 3、9 点的修复在于将两个黏膜面的切口在 Y 轴上错位（图 51-4-4、图 51-4-5）。

具体的缝合要强调局部筋膜组织的剥离要适当，一般要局限在 5 mm 范围以内，以免造成局部损伤较大，影响血运，或者再造的处女膜过厚，造成性交困难、疼痛。缝合要点见图 51-1-8 所示。

4）典型病例：图 51-4-7 ~ 图 51-4-9 是采用三层缝合法处女膜修复手术的 3 组典型病例照片，图 51-4-7、图 51-4-8 是处女膜 6 点处劈裂的修复，图 51-4-9 是 3、9 点处撕裂的修复。

5）术后注意事项：三层法处女膜修复术可以明显增加局部的组织量和血运，但由于局部组织很菲薄，缝合后耐受张力的能力较小，因此，永久性修复术后 2 月内必须避免局部张力、大幅度运动、便秘、负重和骑跨运动等，不宜性生活。一般建议 2 月后恢复正常活动。

（2）边缘瓦合修复术联合处女膜环缩修复术

1）手术原理：通过边缘修整错位缝合增加创面的接触面积，通过处女膜边缘环缩缝合减少切口间的张力。

2）适应证：破裂的处女膜较厚，单处撕裂者效果较好。

3）手术步骤：采用截石位，常规消毒铺巾。局部肿胀麻醉下，修剪处女膜撕裂处的两侧边缘，使得阴道面黏膜和前庭面腱膜切口长度不一致，创面对应，以 6-0 可吸收线两端错开缝合阴道面和前庭面黏膜，然后以 6-0 可吸收线沿着处女膜边缘潜行缝合一周。手术操作见图 51-4-10。

4）术后注意事项：术后 2 个月不宜便秘、负重、大幅度运动、剧烈运动和骑跨运动，两月后恢复正常生活。如果是应急修复，最好不要进行环缩缝合，以免过早的性交损伤尿道外口。

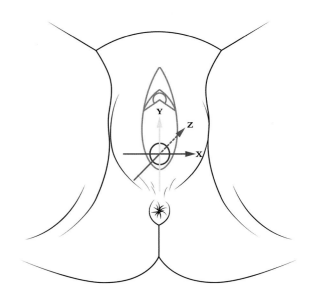

图 51-4-4 外阴的立体轴线示意

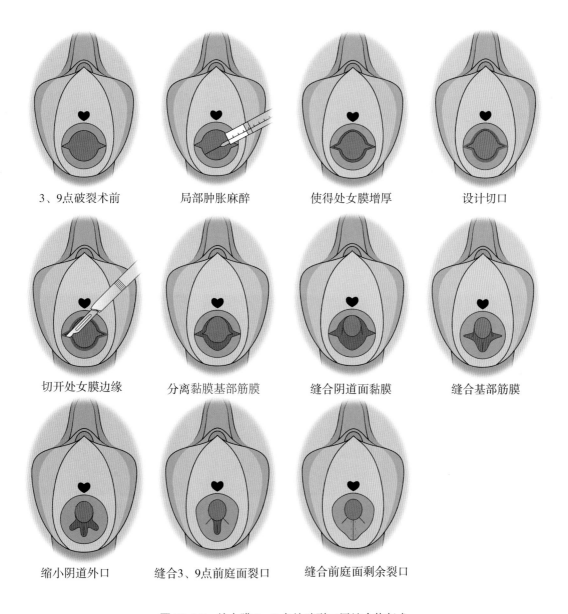

3、9点破裂术前　　局部肿胀麻醉　　使得处女膜增厚　　设计切口

切开处女膜边缘　　分离黏膜基部筋膜　　缝合阴道面黏膜　　缝合基部筋膜

缩小阴道外口　　缝合3、9点前庭面裂口　　缝合前庭面剩余裂口

图 51-4-5　处女膜 3、9 点处破裂三层缝合修复术

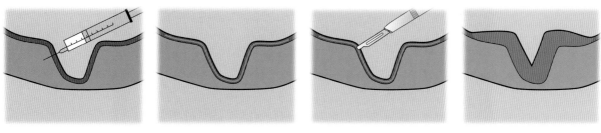

A. 肿胀麻醉增厚处女膜　　B. 设计处女膜缘切口　　C. 切开处女膜缘　　D. 剥离 5 mm 范围

图 51-4-6　三层缝合法处女膜修复术缝合示意图

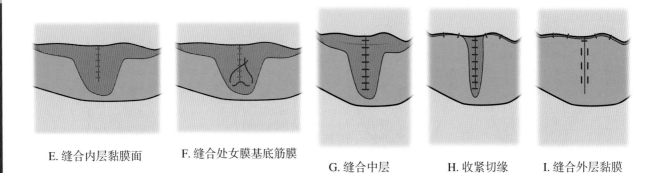

E. 缝合内层黏膜面　　　F. 缝合处女膜基底筋膜　　　G. 缝合中层　　　H. 收紧切缘　　　I. 缝合外层黏膜

图 51-4-6（续）　三层缝合法处女膜修复术缝合示意图

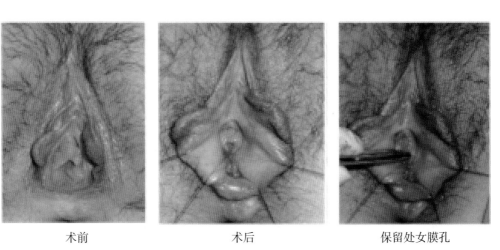

术前　　　　　　　　　术后　　　　　　　保留处女膜孔

图 51-4-7　6 点处撕裂三层缝合（病例 1）

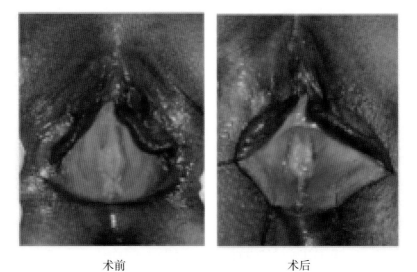

术前　　　　　　　　　术后

图 51-4-8　6 点处撕裂三层修补（病例 2）

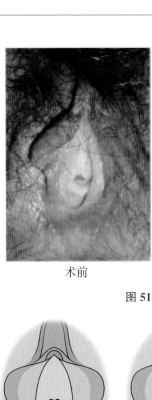
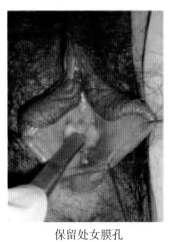

术前　　　　　　　　　术后　　　　　　　　保留处女膜孔

图 51-4-9　3、9 点处撕裂三层缝合法（病例 3）

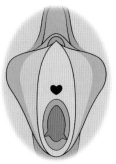
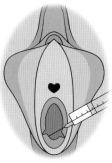
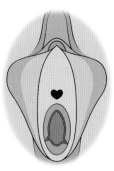
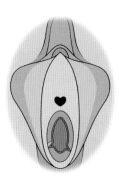

4、8点撕破裂术前　　　局部肿胀麻醉　　　　增厚处女膜缘　　　切除部分裂口处黏膜

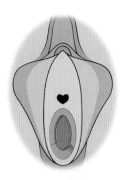
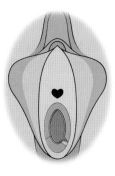
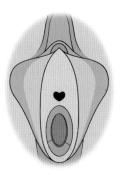
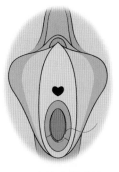

瓦合缝合一侧裂口　　切除另外切口处黏膜　　瓦合缝合对侧裂口　　　自处女膜进针

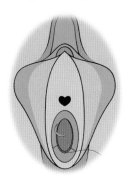
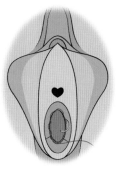
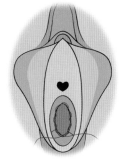
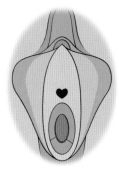

缝合越过切口　　　　缝线沿黏膜下潜行　　　　出针　　　　　环缩收紧处女膜口

图 51-4-10　边缘瓦合修复术联合环缩修复术

第五节 术后管理及并发症处理

由于处女膜组织非常薄弱，修复手术非常精细，处女膜修补手术后，必须注意保护，以免过度的张力影响手术效果。

1. 术后注意事项

（1）术后应保持会阴局部清洁、干燥。每日更换洁净纯棉内裤。每次排尿后禁止用手纸擦阴道口。禁止使用植入式棉条和阴道栓剂。

（2）术后 7～10 日内可用温开水或洗液轻柔地清洗外阴，必要时局部涂抹红霉素眼膏，以防止感染。

（3）术后 2 周内应避免久坐，两月内避免剧烈运动、负重、骑车、深蹲、过度分腿等使会阴部受力的活动。

（4）多吃新鲜水果蔬菜，多吃粗纤维食物，多饮水，避免便秘。

（5）如再次破裂，需待伤口愈后 3～6 个月方可再次行修复术。

2. 手术并发症及其处理

（1）出血：处女膜修复手术伤口很小，出血较少，大多数患者不需要止血，但是对于一些存在凝血功能障碍的患者，要特别警惕。我们应做到完善术前检查以排除患者血液系统疾病，术中

适当止血，不留死腔，以免出现术后出血。

（2）复裂：术后复裂是处女膜修复手术最常见的并发症，处女膜修复的成功率在 40%～80% 之间（Heger，2002），这与处女膜的解剖特点密切相关，大部分失败均是源于复裂，复裂的发生主要与局部结构的特点有关，血运较差、组织薄弱、污染较重、承受张力等因素均不利于伤口的愈合。预防复裂发生一是强调术前准备，治疗局部炎症，选择手术时机；二是术式的改进，尽量采用立体修复方案，如我们所推荐的三层缝合法，成功率可达到 80%～90%；三是术后保护，术后 2 个月内避免剧烈运动等。一旦出现了复裂，建议临近婚期者，可进行应急修复，对于婚期尚远者，可 3 个月后尝试再次修复。

（3）外形不佳：由于处女膜修复的核心在于阴道外口的缩小，当局部破裂比较严重时，修复比较困难，可能造成手术修复后局部形态不佳甚至复裂。重点在于选择恰当的术式，三层缝合法术后外形比较自然，可以选择。一旦出现了局部外形欠佳，可以考虑加用应急修复手术改善外形或者重新进行修复手术。

（4）术后疼痛：处女膜修复术后疼痛出现率

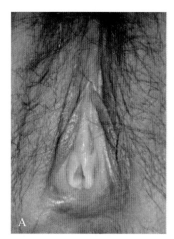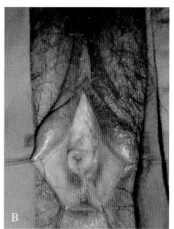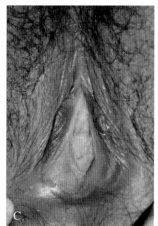

图 51-5-1 三层缝合法处女膜修补术术前术后对比。**A.** 术前照：处女膜于 6 点破裂；**B.** 三层缝合法处女膜修补术Ⅰ式术后即刻；**C.** 术后 3 个月复查：切口完全愈合

很低，但是治疗非常棘手，处理顽固性的疼痛，各类方法效果均有限。其产生的原因可能是局部瘢痕压迫了感觉神经的传入纤维。预防术后疼痛的发生应注意处女膜修复剥离时不宜范围太大（5 mm 以内），性生活不宜开始太早（2 个月以上），以免性生活撕开伤口，引起局部持续性疼痛。可以考虑局部按摩、药物注射或者重新分离缝合进行治疗。

3. 术后随访 魏蜀一等（2015）曾对131例患者进行随访，短期结果（1 个月）显示：三层缝合法切口愈合率为93.2%（110/118），8 例患者处女膜切口裂开（以往均无药流及人流史），其中4 例术后有剧烈运动或骑跨动作史。共有3 例患者要求再次手术，3 个月后再次以三层缝合法修复处女膜，术后随访示切口愈合良好。长期结果（6 个月）显示：随访率为57.3%（75/131），所有患者均无月经改变、妇产科疾患、性交困难等远期并发症，在 70 例（93.3%，70/75）术后有性生活的患者中，第一次性生活满意率为92.8%（65/70），见红率为59.4%（41/69）。

（李 强）

参考文献

陈曦，等，2008．纵行劈开双层横行褥式缝合处女膜修补术．中国美容医学，17（3）：349-350.

单明宇，等，2000．斜形字母面连续锁边缝合行处女膜修补术．中国美容医学杂志，9（2）：114.

刚君，等，2006．处女膜修补术的思考．医学与哲学，27（5）：35-36.

何俭，2007．Z 成形法处女膜修补术．中国美容医学，16（7）：921-922.

蹇洪，等，2003．重叠缝合环形埋线法处女膜修补术．中华医学美学美容杂志，9（4）：247.

李峰永，等，2010．裂隙劈开错位缝合法处女膜修补术．中国美容医学，19（8）：1122-1123.

李鹏程，等，2007．改良的阴道紧缩术．中国美容医学，16（11）：1489-1491.

孙桦，等，2007．阴道黏膜减张缝合在缺损严重的处女膜修复术中的应用．中国美容医学，16（8）：1054-1056.

王华，等，2010．T 形切开缝合法处女膜成形术．中国美容医学，19（4）：351.

王会勇，等，2006．M-Y 及 M-V 成形术在处女膜修补中的应用．中国美容医学，15（12）：1354-1356.

魏蜀一，等，2014．改良的三层缝合法处女膜修补术．中国美容整形外科杂志，25（5）：271-273.

魏蜀一，等，2013．三层缝合法处女膜修补术．中国美容医学，22（1）：91-93.

魏蜀一，等，2015．三层缝合法处女膜修补术131 例临床疗效观察．中国妇产科临床杂志，16（2）：108-111.

徐凯，等，2005．处女膜修补术不同术式的临床应用探讨．中国美容医学，14（6）：687-689.

徐向民，2007．处女膜修复术致大出血一例．中华医学美学美容杂志，13（4）：233.

杨晓，等，2011．半荷包式缝合法在处女膜修补术中的应用．中国美容整形外科杂志，22（1）：47-49.

袁永，2010．环形埋线及双线牵引法处女膜修补术疗效观察．齐齐哈尔医学院学报，31（14）：2275.

张华，2007．荷包减张缝合在处女膜修补术中的应用．中国美容医学，16（5）：633-634.

Adams JA, et al, 2004. Differences in hymenal morphology between adolescent girls with and without a history of consensual sexual intercourse. Arch Pediatr Adolesc Med, 158（3）：280-285.

Berenson A, et al, 1991. Appearance of the hymen in newborns. Pediatrics, 87（4）：458-465.

Cook RJ, et al, 2009. Hymen reconstruction: ethical and legal issues. Int J Gynaecol Obstet, 107（3）：266-269.

Essen B, et al, 2010. The experience and responses of Swedish health professionals to patients requesting virginity restoration（hymen repair）. Reprod Health Matters, 18（35）：38-46.

Foldes P, et al, 2013. Cosmetic surgery of the female genitalia. Prog Urol, 23（9）：601-611.

Heger AH, et al, 2002. Appreance of the genitalia in girls selected for nonabuse: review of hymenal morphology and nonspecific findings（abstract）. J pediatr Adolesc Gynecol, 15（1）：27-35.

Heger AH, et al, 2002. Appearance of the genitalia in girls selected for nonabuse: review of hymenal morphology and nonspecific findings. J Pediatr Adolesc Gyrecol, 15（1）：

27-35.

Heppenstall-Heger A, et al, 2003. Healing patterns in anogenital injuries: a longitudinal study of injuries associated with sexual abuse, accidental injuries, or genital surgery in the preadolescent child. Pediatrics, 112 (4): 829-837.

Hobday AJ, et al, 1997. Function of the human hymen. Med Hypotheses, 49: 171-173.

kandela P, 1996. Egypt s trade in hymen repair. Lancet, 347 (9015): 1615.

Karasahin KE, et al, 2009. Comment On A Cerclage Method For Hymenoplasty. Taiwan J Obstet Gynecol, 48 (2): 203.

Logmans A, et al, 1998. Should doctors reconstruct the vaginal introitus of adolescent girls to mimic the virginal state? BMJ, 316 (7): 459-462.

Moore, et al, 2003. The developing human: Clinically oriented embryology. Philadelphia: Elsevier Science.

Ou MC, et al, 2008. A Cerclage Method For Hymemenoplasty. Taiwan J Obstet Gynecol, 47 (3): 355-356.

Prakash V, 2009. Hymenoplasty how to do. Indian J Surg, 71 (4): 221-223.

Raveenthiran V, 2009. Surgery of the hymen: from myth to modernisation. Indian J Surg, 71 (4): 224-226.

Richards Adrian M, 2002. Suture and suturing. In Richards Adrian M, edition 1.

Roberts H, 2006. Reconstructing virginity in Guatemala. Lancet, 367 (9518): 1227-1228.

Solberg KE, 2009. Killed in the name of honour. Lancet, 373 (9679): 1933-1934.

Stein TA, et al, 2008. Structure of the perineal membrane in females: gross and microscopic anatomy. Obstet Gynecol, 111 (3): 686-693.

Stewart ST, 2011. Hymenal characteristics in girls with and without a history of sexual abuse. J Child Sex Abus, 20(5): 521-536.

Tschudin S, et al, 2013. Restoration of virginity: women's demand and health care providers' response in Switzerland. J Sex Med, 10 (9): 2334-2342.

Usta I, 2000. Hymenorrhaphy: what happens behind the gynaecologist's closed door? J Med Ethics, 26 (3): 217-218.

van Moorst BR, et al, 2012. Backgrounds of women applying for hymen reconstruction, the effects of counselling on myths and misunderstandings about virginity, and the results of hymen reconstruction. Eur J Contracep & Reprod Health Care, 17 (2): 93-105.

Wei SY, et al, 2015. A new surgical technique of hymenoplasty. Int J Gynaecol Obstet, 130 (1): 14-18.

第五十二章

阴道整形手术

第一节　阴道紧缩手术

一、概述

阴道松弛的概念最早由 Krieger（1954）提出，当时是用于定义并分类妇产科学中阴道膨出（脱垂）相关的一系列疾病，随着研究的不断深入与细分，此类疾病已经被划归于盆底功能障碍性疾病范畴。目前我们整形美容领域所提及的阴道松弛，则更倾向于 Greenhill（1972）提及的外阴阴道松弛，他将松弛定义为张力的减低或者功能活性的减弱，彼时的妇产科学更多关注的是阴道松弛继发的系列症状，对仅仅可能引起性满意度降低而无明显不适症状的阴道松弛本身却未视为疾病来积极对待和治疗。阴道松弛尚未有明确统一的定义，它泛指各种原因导致的阴道管径增大和（或）阴道收缩力下降，它常被认为是伴随分娩、衰老、绝经等发生的一种自然进程，但是会影响部分女性的性功能及生活质量。随着人们教育程度及生活水平的提高，阴道松弛越来越受到医患双方的共同重视。Pauls 等（2012）通过对国际妇科泌尿协会（International Urogynoecological Association，IUGA）医师的一份调查，发现 83% 的医师认为阴道松弛被患者低估，阴道松弛，尤其阴道外口的松弛，被认为会影响性功能和生活质量，54% 的医师认为手术治疗比 Kegel 运动和物理治疗更有效。Amsterdam（2005）也认为阴道外口的松弛是阴道松弛影响性功能的关键点，虽然阴道松弛是患者自诉的一种状态，而且目前尚无客观标准去衡量其严重程度，也无法将其从盆底功能障碍性疾病中彻底分离出来，但是，阴道松弛应该与盆腔器官脱垂区分开来，用来单独阐释阴道自身结构和功能的改变。我们这里讨论的阴道松弛不包含其继发的压力性尿失禁和盆腔器官脱垂。关于阴道松弛产生机制及治疗的研究从未间断，各项研究均试图更好地阐释阴道松弛的概念和治疗方法。

二、阴道组织结构及解剖毗邻

阴道是由黏膜层和肌层构成的纤维肌性管道，可分为前壁、后壁及左右侧壁。阴道前壁长约 7.5 cm，后壁长约 9.0 cm。阴道的宽度随着部位的升高逐渐增宽，在阴道外口处，阴道的前后壁常常合在一起，使阴道形成一水平裂。阴道外口在矢状位位于尿道口下方，阴道外口具有很大的弹性和伸展性，可满足性交及分娩的需求。

阴道在组织结构上可分成连接紧密的黏膜层和肌层，黏膜上皮为非角化复层扁平上皮，在阴道前壁及后壁上皮面正中分别可见一条纵行黏膜嵴，并由此向两侧延伸出大量的横行皱襞，深浅不等的裂沟使黏膜呈大小不等的圆锥乳头状，在阴道后壁及阴道入口处分布最为密集，在分娩前最为明显。

阴道前壁中上部分与膀胱相邻，前壁下部与尿道紧邻，阴道侧壁则紧邻肛提肌及盆腔筋膜，阴道后壁上 1/4 被腹膜覆盖，直肠子宫陷凹及部分疏松结缔组织将阴道后壁中间部分与直肠隔开，阴道后壁下 1/4 则通过会阴体与肛管紧邻。

会阴体，又称会阴中心腱，在女性指位于阴道前庭后端与肛门之间的肌纤维组织。在矢状位上，呈楔形，深 3～4 cm。附着于此处的肌群有：尿道阴道括约肌、球海绵体肌、会阴浅横机、会阴深横肌、肛提肌和肛门外括约肌。会阴体具有加固盆底、承托盆内脏器的作用，分娩时极易引起撕裂损伤。

由此看出，阴道外段与盆底肌，尤其是会阴体结构，在解剖上具有十分紧密的联系，盆底肌结构和功能的损伤会直接引起阴道结构和功能的改变。

三、阴道松弛产生机制

各种引起阴道管径增大和（或）阴道收缩力下降的因素，都是阴道松弛产生的原因。根据目前研究，主要可大致分为妊娠、分娩、衰老及激素四类。其中妊娠与分娩是导致阴道松弛最主要的原因。

（一）妊娠

女性在非妊娠正常站立位时，盆腹腔脏器的压力将会根据脊柱的生理弯曲导向骶骨。而妊娠后，尤其妊娠中后期，站立体位发生改变，腰腹部向前下突出，盆腹腔脏器的压力轴线随之前移，再加上子宫及胎儿自身重量的不断增加，盆底肌肉及纤维组织所承受的重量持续增长，盆底肌张力逐渐减弱，从而慢慢出现松弛。Elenskaia 等（2011）通过对妊娠期及产后盆底静息压及最大收缩压的测量发现，妊娠期压力值增大，而产后压力值均明显减低，但盆底收缩力在产后一年有恢复的趋势。Palmezoni 等（2017）及 Gameiro 等（2011）研究均发现妊娠会显著降低盆底肌的力量。此外，妊娠期女性在胎盘产生的激素参与下，体内雌、孕激素水平发生变化，使阴道皱襞增多，伸展性增加，外阴部结缔组织变松软，弹力纤维变性，也是引起阴道和盆底组织松弛的一个因素。Neels 等（2016）和 Hill 等（2017）研究发现妊娠及围产期女性对盆底肌相关知识了解甚少，Sangsawang 等（2016）发现 6 周的盆底肌

监督训练可以有效预防妊娠女性压力性尿失禁并降低妊娠晚期出现的压力性尿失禁的严重程度。但是，对于妊娠期是否有必要进行盆底肌训练还有待于进一步研究。

（二）分娩

分娩作为妊娠的后续过程，又可分为阴道分娩和剖宫产。目前我国的剖宫产率在 40% 左右。

1. 阴道分娩 在阴道分娩过程中，胎儿娩出时产生的巨大拉伸力量，可使阴道自身的肌肉以及环绕阴道的肌肉，甚至会阴体等组织过度伸展和撕裂，分娩后，阴道腔扩大，阴道壁松弛，肌张力低，阴道黏膜皱襞因过度伸展而减少甚至消失，盆底肌及其筋膜也因分娩过度扩张而弹性减弱。虽然产褥期阴道腔逐渐缩小，阴道壁肌张力逐渐恢复，产后 3 周阴道壁也会重新出现黏膜皱襞，但这些损伤极少能恢复到原状。若盆底肌及其筋膜发生严重撕裂，加之产后过早参加重体力劳动，可导致阴道壁脱垂，甚至子宫脱垂等症状。肛提肌作为盆底支持系统的主要肌肉广泛被研究。Lipschuetz 等（2015）通过三维会阴超声发现 21.8% 的研究对象有肛提肌损伤的超声表现，主要表现有单侧或者双侧部分肛提肌缺损、双侧肌肉组织的不对称，通过核磁共振影像发现超过 36% 的阴道分娩女性存在不同程度的分娩相关的盆底肌肉撕裂现象。Guzman 等（2013）通过超声发现，15% 的研究对象存在肛提肌撕裂，21% 的研究对象存在肛提肌不可逆的过度伸长，并且它们都与其收缩功能的降低关系密切。

会阴切开术在我国初产妇阴道分娩中被广泛应用，Graham 等（2010）总结发现中国大陆、香港、台湾的会阴切开率为分别为 82%、86%、100%，而美国、德国、法国的会阴切开率分别为 32.7%、44.4%、49.5%。我们认为会阴切开术可以减少会阴不规则撕裂、避免正中撕裂引起的肛门括约肌损伤。最为常用的是会阴侧切术（多为左侧），侧切所损伤的组织包括阴道黏膜及肌层、尿道阴道括约肌、球海绵体肌、会阴浅横机、会阴深横肌、部分肛提肌、筋膜、皮下组织及会阴皮肤。而在缝合过程出现解剖对位不良、术后出现愈合不良的情况，均会引起阴道及盆底松弛。

一般侧切经阴道分娩半年以上者，阴道口径在2.5指左右，较不侧切者紧实，但侧切部分经常存在一个沟状凹槽，局部存在明显的瘢痕增生。

还有部分未行会阴侧切或者虽行侧切、但切口不够大的女性，当胎儿过大或会阴保护措施不及时、不恰当时，有可能发生不同程度的会阴裂伤，造成肛门括约肌部分甚至全层裂伤。此外，Snooks等（2010）通过产后5年随访发现，阴道分娩可引起盆底神经病理改变，并且这种损伤可能随时间加重。盆底肌肉失神经支配后会引起组织萎缩、张力下降。这些因素均会引起不同程度的阴道松弛。

2. 剖宫产 引起的阴道松弛机制与妊娠基本相同，Sigurdardottir等（2011）研究发现剖宫产也会引起盆底肌力量的减弱，但此作用比阴道分娩稍弱。Volløyhaug等（2016）也发现剖宫产引起的盆底肌损伤及盆腔器官脱垂比阴道分娩要少。我们在临床上发现，剖宫产术后，阴道的口径约为2.5指，松弛度较阴道顺产者要轻，但较未产者要明显。

3. 衰老 年龄是导致机体老化的重要因素，也是引起阴道松弛的重要原因之一。随着年龄的增长，身体各个组织器官都会慢慢衰老，阴道也会出现萎缩。伴随阴道的结缔组织萎缩，肌肉组织会丧失更多收缩力量，甚至被脂肪组织所代替。

4. 激素 雌激素可以维持体内胶原纤维的张力和弹力纤维的弹性，哺乳期、卵巢切除术后以及围绝经期，体内雌激素水平下降，将会导致胶原纤维张力和弹力纤维的弹性降低，引起阴道黏膜的萎缩（Whiteside et al，2005）及阴道周围组织的松弛（Falconer et al，1996）。

因此，导致阴道松弛的各种因素之间具有相互关联性，而阴道松弛往往是以上两种或多种因素共同作用的结果。

四、阴道松弛的手术治疗

（一）概况

根据阴道松弛产生的原因和表现症状的不同，治疗手段也不同，目前多强调综合性治疗。保守治疗可采用：①物理治疗：通过主动或者被动的运动锻炼来恢复盆底肌的力量，Kegel运动被认为是传统的盆底肌训练。目前越来越多的产科提供专门的产后康复指导，其中包括指导产妇练习Kegel运动，但产妇往往因阴道松弛无不适症状而不重视等原因，难以坚持系统的康复训练；②药物治疗：对于雌激素水平低下引起的阴道松弛患者，激素替代疗法可以帮助减缓胶原的降解，但它并不能逆转已产生的损伤，补充雌激素能够起到增加阴道壁厚度、预防骨质疏松症、骨盆骨折和心脏病的作用，但是口服或者注射雌激素也会相应增加乳腺癌的风险，因此要根据情况权衡利弊使用；③激光治疗：通过损伤阴道黏膜造成黏膜收缩为特征的阴道紧缩术，适用于其他方法阴道紧缩术后的修整、老年性阴道萎缩和轻度阴道松弛症患者。其优点是损伤小、可重复，有黏膜增厚和对抗炎症的作用。缺点是仅能实现黏膜层的部分缩紧，效果不明显、持续时间短。

阴道松弛的手术治疗方法文献报道很多，基本都兼顾阴道和盆底肌的处理，差别主要在于切口的位置、大小及黏膜肌肉的缝合处理方式。经典的阴道紧缩手术可以分为四大类，即：切除黏膜的阴道紧缩术、保留黏膜的阴道紧缩术、埋线法阴道紧缩术、会阴体重建的阴道紧缩术。

（二）手术治疗的适应证与禁忌证

适应证：①阴道分娩后，产道松弛；②会阴侧切使阴道口变大；③会阴体撕裂，阴道肛门距离变小；④产后盆底组织松弛，阴道前壁外翻；⑤无论是否生育，或者采用何种方式生育后，自觉阴道松弛者及保守治疗无效者。

禁忌证：①宫颈上皮内病变需治疗者；②妇科肿瘤患者；③生殖器急性炎症，阴道炎症性疾病，宫颈炎症等；④性病；⑤凝血功能障碍。相对禁忌证：①近期有生育意愿者；②高血压控制不佳者。

（三）术前准备

1. 宫颈TCT、HPV、白带清洁度检查结果正常，且在半年有效期内。

2. 避开月经期、妊娠期，月经干净后 3 ~ 7 天最佳。

（四）手术类型及操作要点

1. 切除黏膜的阴道紧缩术　以切除部分阴道下壁黏膜，直接缝合为特征的阴道紧缩术，是最早开展的术式之一，适用于不需要再生产的轻、中度阴道松弛患者。

手术特点及效果：其优点是简单好操作，缺点是效果较短，容易造成阴道内瘢痕，影响阴道的弹性和可扩展性，效果不持久，容易产生性交痛。

操作要点：阴道外 1/3 及阴道口周围黏膜集中了丰富的感觉神经末梢，而阴道对阴茎围裹的感觉也主要在于此处，所以阴道紧缩整形术应侧重于阴道外 1/3，术中注意勿损伤直肠，彻底止血（图 52-1-1）。

2. 保留黏膜的阴道紧缩术　以黏膜下剥离和黏膜下组织缝合为特征的阴道紧缩术，是展开较晚的术式之一，适用于大多数轻中度阴道松弛患者。

手术特点及效果：保留了阴道黏膜，使其弹性和可扩展性损失较小，可以再次经产道生产，操作较浅，出血少，比较安全对盆底肌肉的收紧作用小，有时效果不理想，手术效果不太持久，经常见到因效果减弱而再次要求手术的患者。

操作要点：①保留阴道黏膜阴道紧缩：向阴道后壁与肌层间顺阴道直肠筋膜间隙潜行剥离时，注意不可穿破阴道黏膜及直肠前壁，在剥离腔内将阴道后壁肌肉进行左右对合的紧缩缝合时勿穿透直肠（图 52-1-2）；②保留黏膜的两侧壁阴道紧缩：术前一定要经过测量，确定侧壁黏膜的切除范围。切除过小，达不到收紧阴道的目的，切除过多则可能造成阴道狭窄（图 52-1-3）。

3. 埋线法阴道紧缩术　以阴道黏膜下环形埋藏数根弹性缝线为特征的阴道紧缩术。适用于轻、中度阴道松弛患者。埋线法主要有阴道后壁埋没导引针缝合法、双侧侧壁埋线隆突法等。

手术特点及效果：优点是创伤较小，手术简单，缺点是缝合线易脱出、有效期较短。

操作要点：①阴道后壁埋没导引针缝合法：距阴道口 5 cm、5 点黏膜处做约 2 mm 的切口，用埋没导引针穿 2-0 可吸收线由此进针，于阴道后壁浅部肌层沿长轴向阴道深处进针约 7 cm 后于 2 点处出针，由此针孔逆时针在水平 10 点出针，然后由此再进针，沿阴道长轴在阴道外口 7 点处出针，再由此进针，5 点处出针，将缝线引出切口外，拉动缝线两端，确认未损伤直肠尿道，在切开小口处收紧打结，线结埋于黏膜下；在距阴道口约 1 cm 处用同样方法收紧阴道外口，使外口容纳 2 横指以下（图 52-1-4）；②双侧侧壁埋线隆突法阴道紧缩术：在阴道双侧壁黏膜下

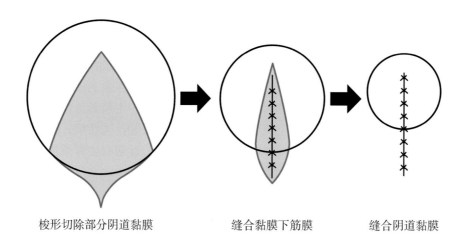

梭形切除部分阴道黏膜　　　　　　缝合黏膜下筋膜　　　　　　缝合阴道黏膜

图 52-1-1　切除黏膜阴道紧缩术

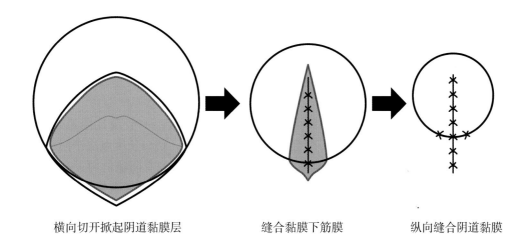

横向切开掀起阴道黏膜层　　　　　缝合黏膜下筋膜　　　　　纵向缝合阴道黏膜

图 52-1-2　保留阴道黏膜阴道紧缩

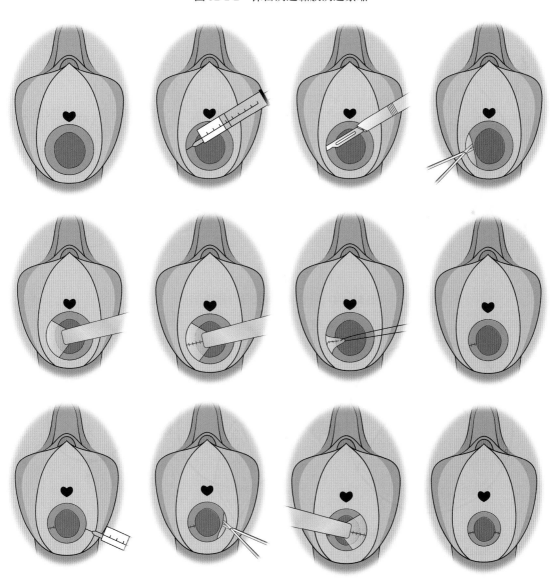

图 52-1-3　保留黏膜的两侧壁阴道紧缩示意图

肌层间断缝合 3 针，使阴道黏膜及肌层缩紧向腔内形成隆突，缩小阴道内腔容积，此法损伤直肠风险小，由于阴道后壁较前壁神经分布更多，并且 G 点多位于阴道前壁上端，侧壁埋线对性感觉破坏比下壁埋线更小。

4. 会阴体重建的阴道紧缩术　以黏膜下剥离、分层缝合黏膜下组织、同时修复变薄的会阴体为特征，是目前开展最为广泛的阴道紧缩术。根据中国医学科学院整形外科医院 20 多年的临床经验，会阴体重建的阴道紧缩术是最为符合女性生理解剖特点的一种手术方案，通过手术可以最大程度地恢复产前的会阴解剖结构特征。

手术特点及效果：其优点是最大程度地恢复了产前的会阴解剖特点，操作方便、效果持久，适用于各种类型的阴道松弛。缺点是手术较为复杂、术后患者反应较重，有时出血较多（图 52-1-5 ～图 52-1-8）。

操作要点：一般设计阴道口处女膜痕部位的 U 型切口，切口长度取决于阴道松弛程度的判定，主要依据现有阴道的内径和将进行阴道紧缩后的手术目标而定，通常为 1/3 ～ 1/2 弧度。手术步骤：截石位，常规消毒铺巾，首先标记切口的位置和长度，然后在局部注射 0.5% 的利多卡因溶液 40 ～ 60 ml，进行肿胀麻醉，将阴道直肠

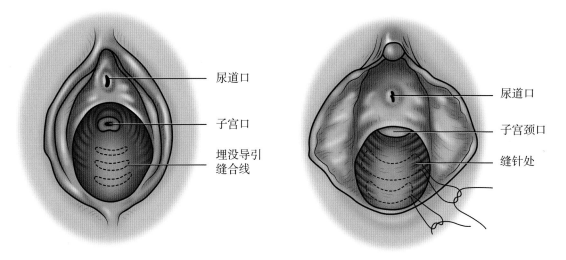

尿道口
子宫口
埋没导引缝合线

尿道口
子宫颈口
缝针处

图 52-1-4　阴道后壁埋没导引针缝合法

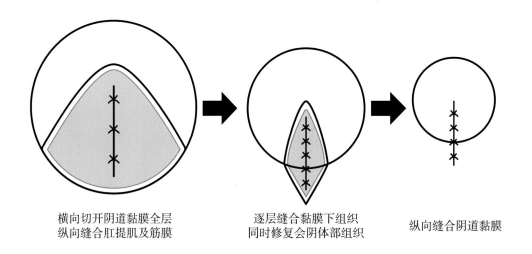

横向切开阴道黏膜全层
纵向缝合肛提肌及筋膜

逐层缝合黏膜下组织
同时修复会阴体部组织

纵向缝合阴道黏膜

图 52-1-5　会阴体重建阴道紧缩示意图

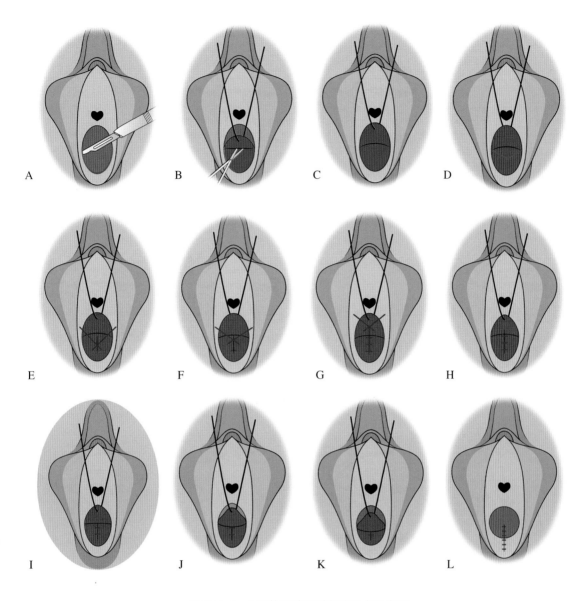

图 52-1-6　会阴体重建阴道紧缩手术示意图

间隙增大，然后沿着设计切口切开阴道全层，以组织剪沿着阴道壁向深部剥离，深度 4 ~ 5 cm，并使得整个腔隙宽度相似。充分止血，以 2-0 可吸收线缝合两侧的肛提肌组织，一般采用 3 层 9 针的方法进行缝合，在缩紧阴道的同时重建会阴体，最上层缝线注意要缝合部分阴道顶部黏膜以形成褶皱、减少无效腔。外部会阴体部创口也根据松弛程度按照数层缝合，最后纵向缝合阴道黏膜实现阴道口的缩小。术中止血时不宜在一点上

反复止血，对于静脉窦的出血，通过分层缝合一般可以达到止血的目的。

（五）术后管理

①阴道内填塞碘伏纱布压迫止血 24 h；②术后建议高锰酸钾坐浴 7 ~ 10 天；③术后 2 个月内避免性生活；④避免负重、便秘、剧烈运动、大幅度运动、骑跨运动等；⑤术后 2 ~ 3 个月减少外阴摩擦。

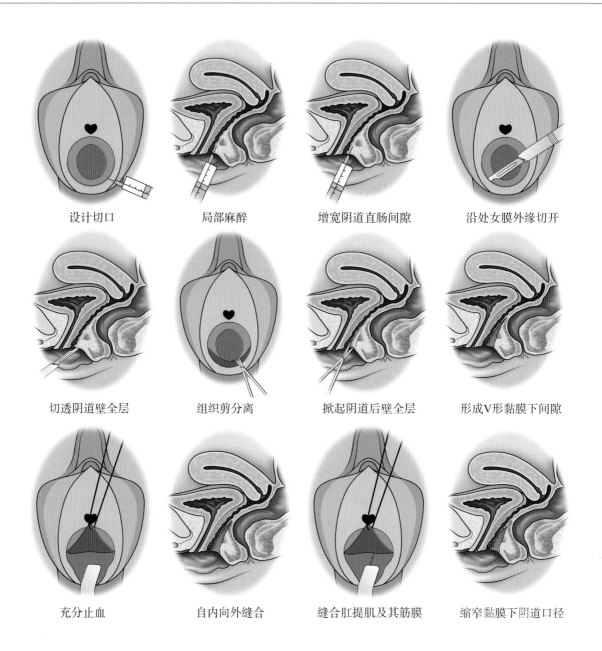

设计切口　　局部麻醉　　增宽阴道直肠间隙　　沿处女膜外缘切开

切透阴道壁全层　　组织剪分离　　掀起阴道后壁全层　　形成V形黏膜下间隙

充分止血　　自内向外缝合　　缝合肛提肌及其筋膜　　缩窄黏膜下阴道口径

图 52-1-7　会阴体重建阴道紧缩手术剖面示意图

（六）并发症防治

1. 出血　阴道黏膜肌层以外的结缔组织中充满了血窦，以适应阴道和直肠的功能状态，这些血窦多半是静脉，血管壁缺乏肌层，因此一旦破裂出血较多且不容易止血，而反复止血则可能导致阴道直肠瘘，因此阴道紧缩术最常见的并发症是出血。其预防方法是对于动脉性的出血，一定要切实地止血，而静脉窦出血则可以适当止血，实在不易止血的部位不要求使用电凝方法完全止血，可以采用局部组织缝合的方法进行止血。肛提肌的缝合一般建议使用 2-0 可吸收线缝合两到三层，一方面可以消灭死腔实现彻底止血，一方面可以实现有效地紧缩阴道。一旦术后出现明显地出血，则可以采用 4-0 可吸收线缝合，就出血部位进行 8 字缝扎止血，或者双极电凝止血。如果是血肿，则需要清除血肿后彻底止血，

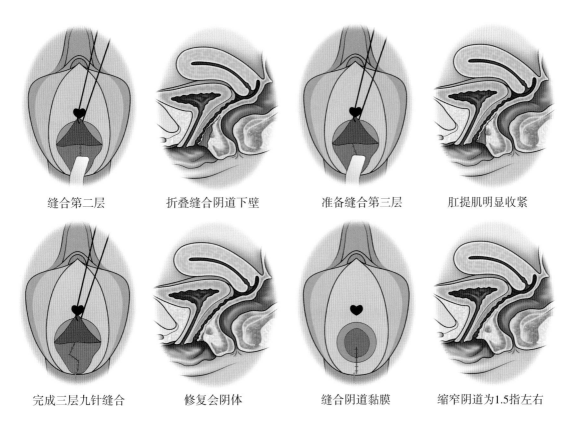

| 缝合第二层 | 折叠缝合阴道下壁 | 准备缝合第三层 | 肛提肌明显收紧 |
| 完成三层九针缝合 | 修复会阴体 | 缝合阴道黏膜 | 缩窄阴道为1.5指左右 |

图 52-1-8　会阴体重建阴道紧缩手术剖面

然后再行缝合。

2. 局部伤口愈合不良　由于局部感染、血肿或者过早的性行为，可以引起局部伤口愈合不良。一般的预防措施在于：术前积极治疗阴道的炎症，术中彻底止血、消灭无效腔，术后常规1/5000高锰酸钾溶液坐浴，术后2个月后进行性活动。一旦出现伤口愈合不良，可以行局部清创后4-0可吸收线缝合固定。

3. 阴道黏膜脱垂　保留阴道黏膜术式中，一般将阴道黏膜折叠堆积在阴道中，如果固定不可靠，则可产生阴道黏膜的脱出。其预防措施在于术中多个部位将阴道黏膜与底层的肛提肌筋膜进行缝合固定，一方面实现黏膜的折叠，另一方面可以防止阴道黏膜的脱垂。一旦术后出现阴道黏膜的脱垂，则可以考虑术后3～6个月进行脱垂黏膜的切除术（图52-1-9）。

4. 紧缩后阴道口径不合适　合适的阴道口径因人而异，对于大多数年轻妇女，紧缩术保留的阴道口径以1.5指为宜，这样在恢复过程中可

以逐渐恢复到2指的内径。但是当其性伴侣的阴茎较细时，可以考虑更紧一些。而对于性伴侣性功能较差的患者，应将阴道口径保留得宽大一些，至少要2指以上，以免造成性生活困难。

5. 损伤邻近器官造成直肠阴道瘘　阴道直肠间隔很小，如果剥离、止血或者缝合时损伤较重，则可能形成阴道直肠瘘。其预防的关键在于有意识地进行保护：术前局部肿胀麻醉，增大阴道直肠间隙；术中注意剥离层次，止血不用电刀，不宜在一个部位反复止血；缝合时不宜过深，以免伤及直肠。经过上述的操作，一般很少形成瘘。一旦出现了阴道直肠瘘，需要观察3～6个月后进行修补手术。

6. 紧缩后局部感觉不适　紧缩后的局部不适主要来自两个方面，一个是局部疼痛，一个是性交痛。前者可能与局部剥离、缝合时伤及感觉神经，局部形成瘢痕的压迫有关，后者则可能是黏膜去除较多，在阴道口部位形成张力带，在性活动中撕扯牵拉造成。其预防在于注意解剖层

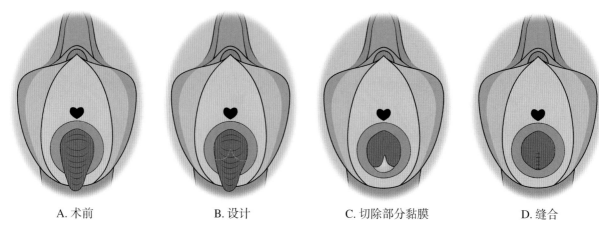

A. 术前　　　　　　B. 设计　　　　　　C. 切除部分黏膜　　　　　D. 缝合

图 52-1-9　阴道黏膜脱垂时的处理

次，尽量少去除黏膜组织。一旦发现局部的张力带，可以考虑局部改形，通过纵切横缝或"Y-V"改形消除局部张力，消除性交痛。对于压迫性的神经痛，缺乏有效的治疗手段，可以考虑局部按摩、药物注射或者再次分离等方法，但结果很难预期。

7. 阴道组织纤维化　主要在反复进行激光治疗，或者局部使用腐蚀性药物的情况下发生，一般建议激光治疗能量不宜过大，治疗次数不宜过多，尤其是对于老年患者。而使用腐蚀性药物时要特别谨慎，以免造成严重的并发症。

（李峰永　李　强　李森恺）

第二节　阴道扩张术

一、阴道狭窄

女性患者由于各种先天、外伤、产伤、肿瘤以及性别转变等原因造成的阴道狭窄，而又存在性活动需求时，往往需要进行阴道扩张手术或者阴道再造手术，其中最常见的患者是性发育异常者。

（一）女性性发育异常的表现

女性尿生殖窦是外阴、尿道和阴道下段形成的基础，在女性性发育异常患者中，外生殖器分化发育过程中受到大量雄激素影响从而导致了不同程度的外阴男性化表现，且通常存在一定程度的尿生殖窦发育畸形，其主要表现为阴蒂肥大，有时显著增大似男性阴茎，严重者伴有阴唇融合，两侧大阴唇肥厚有皱，并有不同程度的融合，类似阴囊，伴有外阴异常和尿道、生殖道异常。其外阴表现一般可分为 5 级，因男性化程度不同而表现为不同程度的阴蒂肥大、尿道外口异常、阴唇融合等，而尿道、生殖道的异常则可表现为尿道、阴道的管腔化异常，如阴道部分闭锁（发病率为 1/5000 ～ 1/4000）、阴道狭窄、尿道阴道瘘、尿道膀胱瘘、尿道阴道共干等（图 52-2-1 ～图 52-2-3）。

（二）治疗

属于系列治疗，包括心理、药物、手术等方面。①性取向：应按照患者意愿、患者表型特点和家人愿望等因素确定性别取向，然后决定整形手术方式；②整形治疗原则：如果取向为女性，

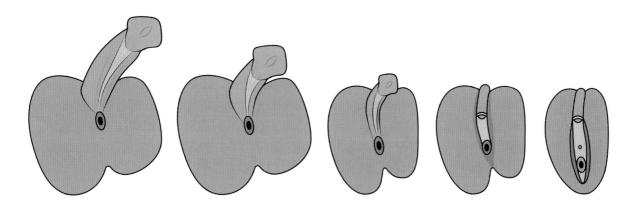

图 52-2-1 常见的尿生殖窦畸形表现的外阴异常

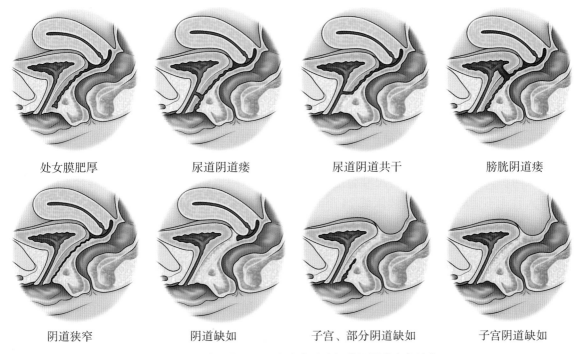

| 处女膜肥厚 | 尿道阴道瘘 | 尿道阴道共干 | 膀胱阴道瘘 |

| 阴道狭窄 | 阴道缺如 | 子宫、部分阴道缺如 | 子宫阴道缺如 |

图 52-2-2 常见与尿生殖窦发育异常相关的阴道发育异常

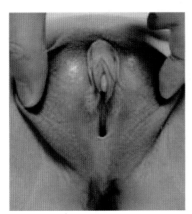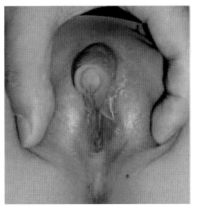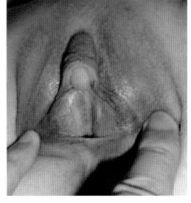

图 52-2-3 女性外生殖器男性化表现

可在幼儿期行肥大阴蒂部分切除，使保留的阴蒂接近正常女性阴蒂大小，同时切开粘连的阴唇组织，暴露尿道外口和阴道外口，实现阴道前庭成形和阴道外口成形，最后将多余的包皮转移形成小阴唇。阴道畸形的矫治手术一般在成年后进行；③药物治疗：先天性肾上腺皮质增生患者一般要长期补充肾上腺皮质激素减少血清睾酮的含量至接近正常水平，然后再做整形治疗；④性腺处理：宜保留与外生殖器相适应的性腺，卵睾、腹腔内或腹股沟处的睾丸有恶变可能，应切除，对于完全性雄激素不敏感综合征患者，由于其雄激素可以通过芳香化酶转化为雌激素，对于乳房发育有一定作用，一般建议 18 岁左右切除睾丸组织。

二、阴道扩张术

（一）非手术治疗

对于一些阴道狭窄程度不是很严重的病例，我们可以采用不同口径的阴道模具依次进行扩张和支撑，从而扩大阴道的口径，待尺寸合适的模具可以放入且无不适后，每天持续佩戴 24 小时，坚持半年，然后待组织开始定型后，逐渐缩短佩戴模具的时间。脱离模具期间，最好是已婚状态，可以有规律地通过性生活来配合维持阴道形态。而对于无法扩张者或者脱离模具后迅速狭窄的情况，则可以考虑手术方式治疗。

（二）手术治疗

1. 阴股沟皮瓣法

（1）供血动脉：阴股沟皮瓣的血供主要来自四个方面：来自阴部内血管的阴唇后动脉、来自阴部外血管的阴唇前动脉、来自闭孔动脉的分支和来自旋股内血管的分支。

（2）皮瓣设计要点：首先使用多普勒在大阴唇外侧寻找阴唇前后动脉并进行标记，作为皮瓣的轴线，一般可选择皮瓣上端的阴唇前动脉或皮瓣下端的阴唇后动脉为蒂设计带蒂皮瓣。皮瓣掀起的平面最好在深筋膜深层。皮瓣设计的面积一般为 5 cm×8 cm 左右。

（3）注意事项：阴股沟皮瓣的供血存在一定

变异，约 80% 以上由阴唇后动脉供血，因此，在掀起皮瓣后一定要以皮瓣远端组织有无渗血为重要依据，来判断组织的活性。如果有渗血，说明皮瓣血运良好，转移后可以成活；如果没有渗血，说明主干血管可能有变异，应适当去除部分远端组织，直到见到渗血，才能保证皮瓣的成活，或者原位缝合回去进行延迟，两周后再次掀起转移。

（4）手术方法

1）术前准备：采用多普勒测定并标记阴唇后动脉的轨迹以及与阴唇前动脉的吻合，从而确定皮瓣的轴线和旋转的轴点。患者肠道准备三天，清洁灌肠准备手术。

2）手术：建议选用全身麻醉或硬膜外麻醉，取截石位，留置尿管，在阴道侧面切开阴道黏膜及黏膜下，扩张阴道下方组织至尺寸合适，测量创面缺损的面积。于剥离侧设计阴股沟皮瓣，一般选择阴唇后动脉平阴道后壁水平与阴唇后动脉交点为组织瓣旋转的轴点，沿着阴唇后动脉的轴线方向设计组织瓣。阴股沟皮瓣供区可以直接分层缝合关闭。将掀起的皮瓣于皮下潜行剥离的隧道转入阴道创面并与创缘进行缝合。阴道内留置碘仿纱条加压，清洁术区，术毕（图 52-2-4）。

（5）术后并发症处理

1）出血：有时手术过程中止血不彻底，或者应用肾上腺素影响到局部出血状态的判断，术后可能出现继发性出血，一般局部压迫止血即可，如果比较严重，甚至出现了血肿，则可以考虑拆除缝线、再次止血。

2）皮瓣血运不良：阴股沟皮瓣的血供模式有一定的变异率，10% ~ 20% 的患者可能存在血管分布的异常，因此，如果术前了解不足，可能出现皮瓣血供不良，有时设计皮瓣过长，也可能导致皮瓣远端的血供不足。其预防在于术前要使用多普勒探测血管，以保证皮瓣包含知名血管，对于过长的设计，可以首先进行皮瓣延迟，2 周后再进行皮瓣转移。

3）阴道狭窄：主要出现在皮瓣成活不良的病例，随着皮瓣成活不良的比例增加，阴道狭窄症状可出现不同程度复发。半年内可以采用逐步扩张的保守治疗，若半年后仍存在狭窄，则考虑再次手术治疗。

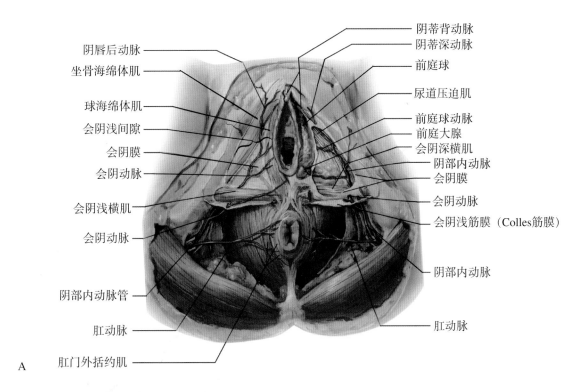

阴唇后动脉
坐骨海绵体肌
球海绵体肌
会阴浅间隙
会阴膜
会阴动脉
会阴浅横肌
会阴动脉
阴部内动脉管
肛动脉
肛门外括约肌

阴蒂背动脉
阴蒂深动脉
前庭球
尿道压迫肌
前庭球动脉
前庭大腺
会阴深横肌
阴部内动脉
会阴膜
会阴动脉
会阴浅筋膜（Colles筋膜）
阴部内动脉
肛动脉

A

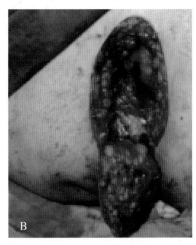

形成单蒂皮瓣

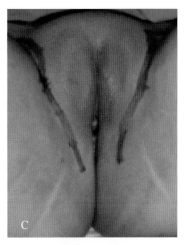

测量阴唇后动脉

图 52-2-4　阴股沟皮瓣转移治疗阴道狭窄
A. 会阴解剖与血管；B. 测量阴唇后动脉；C. 形成单蒂皮瓣

4）外阴形态不佳：主要见于阴股沟皮瓣法进行阴道成形术时，患者属于瘢痕体质时，可能出现外阴形态破坏严重，影响外阴的美感。在变性患者进行阴道成形术时，要考虑各种材料的应用，如果设计不当，也可能造成外观不佳。其预防在于认真考虑局部结构和布局，全面了解患者

的一般状况后再进行相关手术。一旦出现外形不佳，可进行进一步的修整手术，以期改善其观感。

2. 口腔黏膜微粒游离移植法 口腔黏膜微粒法阴道再造术是李森恺教授于 2002 年设计的一种阴道再造方法，他依赖于深厚的整形外科知识积淀，综合了阴道再造的特点和微粒皮治疗烧

伤的经验，设计了一种以整形理念为特点的阴道再造方法。他强调手术过程的简化和手术效果的稳定，本方法是迄今为止操作最简单、创伤最小

的阴道再造方法。对于阴道狭窄病例，此方法同样适用，且效果良好（图52-2-5）。

（1）手术适应证：由于本方法依赖于微粒口

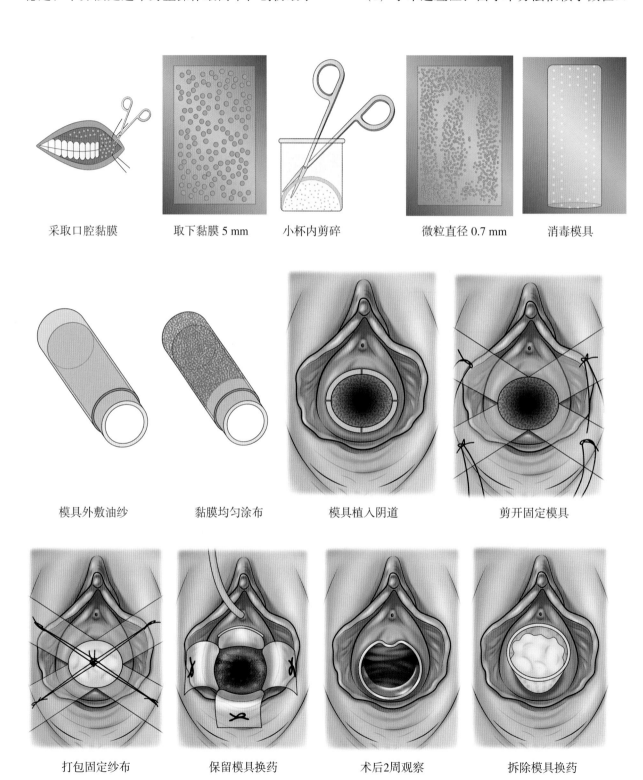

| 采取口腔黏膜 | 取下黏膜 5 mm | 小杯内剪碎 | 微粒直径 0.7 mm | 消毒模具 |

| 模具外敷油纱 | 黏膜均匀涂布 | 模具植入阴道 | 剪开固定模具 |

| 打包固定纱布 | 保留模具换药 | 术后2周观察 | 拆除模具换药 |

图 52-2-5 口腔黏膜微粒游离移植法阴道扩张术

腔黏膜的成活和前庭黏膜的长入实现整个腔穴的黏膜化，因此，尤其适用于各种阴道狭窄短缩进行阴道增宽加长时创面的修复，但对于宫颈癌术后放疗的患者不宜应用。

（2）手术过程：一般在全麻下进行手术，采用截石位，常规消毒铺巾。手术分成两组：口腔组、会阴组。

1）阴道扩张：在阴道一侧或双侧侧面切开阴道黏膜及黏膜下，扩张阴道下方组织至尺寸合适，创面充分止血。

2）口腔黏膜采取：采用开口器张开口腔，充分消毒后标记腮腺导管开口处，在两侧颊部及上下唇口腔黏膜处注射适量的肾上腺素盐水（1∶1 000 000 ～ 1∶2 000 000）以减少渗血，以 5×12 圆针挑起少量口腔黏膜，用小剪刀剪下直径 5 ～ 8 mm 的小片状黏膜，放入量杯中。每个切除点之间按照点阵状分布，间隔 5 mm 左右，注意勿损伤腮腺导管开口处。术后充分止血，并用高浓度肾上腺素盐水（20 ml 生理盐水 +1 ml 肾上腺素）纱布压迫。取下的黏膜用生理盐水冲洗 5 遍，然后放入小量杯中，放入 1 ml 左右的生理盐水，用锋利的小剪刀剪碎，使每个微粒的直径在 0.7 ～ 1 mm 左右，然后吸入 5 ml 的注射器中备

用（图 52-2-6）。

3）黏膜微粒移植：将消毒的直径 30 mm 左右的多孔硅胶模具表面铺上一层油砂，缝线修整使之贴附、稳定，将口腔黏膜微粒均匀涂布在油纱两侧的前 6 cm 左右，植入阴道腔穴，模具中央放入纱布固定。

（3）术后注意事项：术后禁食 5 ～ 7 天，争取 1 周后排便。术后 24 小时逐渐湿润，取出口腔内填塞的肾上腺素纱布。适量应用抗菌术和止血药，可饮水，静脉营养支持。1 周后换药，取出模具内的纱布，但保留模具，以后每 2 ～ 3 天换药一次，2 周左右取出临时模具，改用长期模具。必须模具支撑 10 个月以上，并逐渐脱离模具。

（4）手术并发症及应对措施

1）出血最常见于口腔黏膜微粒法再造阴道术后，一般术后 7 ～ 10 天患者出现较大量的出血，其产生的原因在于新生的口腔黏膜比较薄弱，不能有效地保护好暴露的血管断端，当凝固的血痂脱落时，可能引起继发性出血。一般的预防措施为手术中针对容易出血的部位，除了电凝止血外，进行 4-0 可吸收缝线的 8 字缝扎。一旦出现术后出血，应该尽快应用手指压住出血点，准备相关器械后，就出血点再次进行电凝和缝扎。

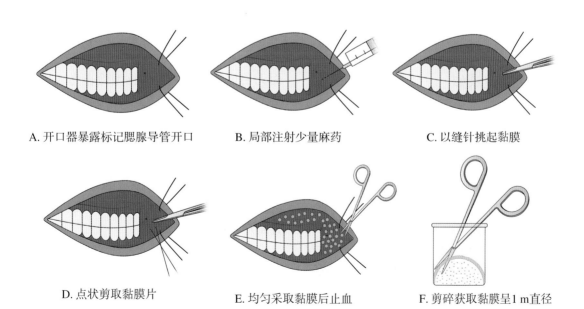

A. 开口器暴露标记腮腺导管开口　　B. 局部注射少量麻药　　C. 以缝针挑起黏膜

D. 点状剪取黏膜片　　E. 均匀采取黏膜后止血　　F. 剪碎获取黏膜呈 1 m 直径

图 52-2-6　口腔黏膜采取步骤

2）伤口感染、愈合欠佳如果局部不能及时换药和清洗，口腔黏膜法阴道成形术后可能出现伤口感染、创面延迟愈合，患者分泌物较多，且比较疼痛，通过加强局部的换药和清洗，可逐渐好转。对于植皮或者皮瓣法阴道成形术，当移植物成活不良时，可能出现伤口感染、愈合不良，一般建议局部换药，等创面清洁后，可考虑补充上皮，促进创面愈合。

3）阴道直肠瘘多出现在有长期顶压性治疗、性生活史的患者，或者变性患者造穴时，有时失败的阴道再造也可能形成阴道直肠瘘，其预防的重点是在术中形成阴道时，比较坚韧的部分不宜钝性分离，而应该一个手在阴道中指引，另一个手应用器械锐性分离，靠良好的手感避开直肠损伤的风险。一旦术中发现直肠损伤，应改换术式，采用血运良好的皮瓣覆盖直肠破裂处，或者闭合腔穴，下次再行阴道成形术。对于术后发现的阴道直肠瘘，应该在术后 6 个月以后进行瘘修补术，必要时可以使用阴股沟皮瓣。

4）术后阴道狭窄主要出现在术后移植物坏死或不能恰当应用阴道模具的患者。其预防的重点是对于游离移植阴道成形，建议采用多孔弹性硅胶模具，以保证引流物的流出和移植物的成活。在带蒂移植阴道成形术中，要保护蒂部血运，保证移植物的血供丰富，如术中判断血运不佳、可将皮瓣修剪或厚中厚皮片游离移植，以免术后坏死，影响阴道的成形。一般应用各种方法进行阴道再造时，均应在一定的时间内使用阴道模具支撑，尤其对于游离组织移植的患者，模具的支撑是长期的，如果没有有效的性生活，这种支撑可能持续终生。一旦出现了阴道狭窄，可以首先采用不同口径的阴道模具依次进行扩张和支撑，从而扩大阴道的口径，而模具插入困难者，要考虑进行阴道增宽术或者再次进行阴道成形术。

5）术后阴道过短主要出现在术后阴道模具应用不当、模具偏短或不能有效地插入足够的深度的情况。其预防在于规范有效地进行术后阴道模具支撑，一旦出现阴道过短，轻者可以采用模具顶压的方法加深阴道，重者可能需要进行阴道加深或者再次成形术。

（李峰永　李　强　李森恺）

第三节　先天性阴道缺如与阴道成形术

一、先天性阴道缺如

先天性阴道缺如是一种少见的先天畸形，最常见于 Rokitansky 综合征（又称 MRKH 综合征，Mayer-Rokitansky-Kuster-Hauser）和雄激素完全不敏感综合征（CAIS），Rokitansky 综合征是胚胎时期中肾旁管未发育，或中肾旁管尾端发育停滞未向下延伸所致。发病率约占女性新生儿的 1/4000 ～ 1/10 000 之间，患者除子宫阴道发育障碍外，部分患者伴有泌尿系统或骨骼系统畸形。通常患者的输卵管、卵巢、女性第二性征及全身生长发育正常，检查可见绝大多数病人在正常阴道口部位有完全闭锁的阴道前庭黏膜而无阴道痕迹，染色体核型检查为（46，XX）。雄激素完全不敏感综合征的发病率占女性新生儿的 1/13 000 ～ 1/40 000，患者染色体呈男性核型（46，XY），可见发育不良的睾丸以及很短的阴道残迹，但是缺乏 Mullerian 管的相应结构。CAIS 综合征的患者由于雄激素受体发生突变，对睾酮等雄激素不敏感，从而形成女性的外表及外阴形态。

先天性阴道缺如患者的治疗主要是重建有性交功能阴道结构，创建一种简单实用，并发症少，副损伤小，外形满意，术后护理方便，比较符合生理要求的阴道成形术是理想术式的目标。目前，对于先天性无阴道的一线治疗方法仍然存在争议。在英国和美国，一般将非手术的扩张治疗作为首选方法。外科手术通常应用于扩张治疗无效或者会阴部有手术史的患者，而在一些欧洲国家，通常将外科手术作为首选方法，术后应用持续扩张的方法以防止再造阴道狭窄。而就手术方法来说，阴道再造的手术方法种类繁多，各种方法都有自己的优缺点，评价术式的优良与否不但要考虑再造阴道形态与功能重建程度是否能达到要求，同时需要将术式对患者心理影响的因素一并考虑进去。由于此类人群惧怕被人知晓病情、怕受到他人歧视，心理负担往往很重，在重建有功能的阴道的同时，如果能够遗留尽量小的手术痕迹、甚至是无法被看出的手术治疗痕迹，是她们最希望达到的目的。

二、非手术治疗

1938 年 Frank 提出的一种非手术方法，是应用不同大小的硬质棒状物在会阴、尿道和直肠间向内逐渐顶压形成人工阴道（图 52-3-1）。1981年 Ingram 采用自行车坐凳顶压法，利用躯体重量代替手部操作，以获得满意效果，椅座前端装有顶压用的扩张器，各有大小长短不同的三套扩张器，以 15 ~ 30 min 间隔顶压，每次至少 2 h，并逐步更换更大、更长的扩张器，形成具有性功能的人工阴道一般需 4 ~ 6 个月时间。扩张过程中要注意防止造成尿失禁。个别患者由于长期性生活的顶压，特别是外阴发育良好，阴道前庭部黏膜弹性好，有浅在陷凹存在，可形成满足性生活需要的人工阴道。其后也有学者对 Ingram 的顶压装置进行改进以促使这种顶压过程更舒适。有报道称，无阴道患者有 81% ~ 90% 通过模具压迫可成功形成解剖上及功能上的阴道，术后患者对性生活感到满意，并与正常人群无明显差异。

因为阴道扩张是一种无创的、相对低廉的治疗方法，并且成功率很高，因此包括美国妇产科协会在内的许多机构将阴道扩张作为治疗先天性阴道缺如的首选方法。但也有人认为，阴道扩张所谓的"成功"是值得商榷的，因为该方法在治疗过程中遇到了很多困难，可能导致患者的依从性和满意度降低。在扩张的过程中，患者会感到不适以及疼痛，而这种疼痛对于某些患者来说可以是灾难性的，并且对于某些患者，扩张治疗实际上在潜意识上是对于畸形存在的心理强化。

阴道扩张法是采用压力效应逐渐延长、扩大阴道，因此该法获得成功的先决条件是必须要有一个无瘢痕的阴道残迹，并且更重要的是患者要有意愿和毅力坚持完成扩张治疗。对于会阴部有瘢痕或者缺乏阴道残迹的患者，该种方法很难获得成功。

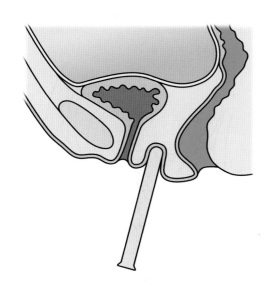
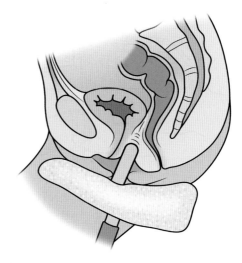

图 52-3-1　顶压法

三、手术治疗

采用外科手术再造阴道是先天性阴道缺如的另一种治疗方法，该方法主要适合扩张治疗无效或者无意愿采用扩张治疗的患者。手术的目的是再造一个长度和宽度足够的新阴道，以保证舒适、满意的性生活。目前，通过手术方法再造阴道可以再细化为如下种类：

1. 在会阴部制作类阴道的凹陷，包括Williams 阴道再造术以及各种术式的改良方法。

2. 在尿道直肠间隙再造阴道腔穴后，应用各种衬里组织覆盖再造阴道。主要通过 McIndoe 技术及其各种改良的术式，采用的覆盖材料包括游离皮片、皮瓣、羊膜、真皮以及口腔黏膜、组织工程化上皮等。

3. 应用腹腔镜辅助技术的各种阴道再造术，如 Vecchietti 法、Davydov 法。

4. 应用肠道代替阴道术。

（一）在会阴部制作类阴道的凹陷

该方法由 Willams 于 1964 年首先报道，他们将大阴唇缝合在一起从而在会阴部形成一个陷窝。由于这种方法形成的阴道是外突的，长度较短，术后不能获得满意的性生活，因此没有得到广泛应用，2001 年，Creatsas 等将这种方法进行改良，他们在尿道外口水平沿大阴唇内侧向会阴联合 U 形切开，而形成一个皮瓣，然后将皮瓣转位分层缝合，在会阴部形成一个陷窝以达到可以性交的目的。

根据他们治疗 178 例 Rokitansky 综合征患者的经验，96% 的患者在解剖学上获得成功，94% 的患者性生活满意，该方法潜在的风险是出血、感染、伤口裂开以及毛发生长，这种方法形成的新阴道同样长度较短，很难解释如何进行满意的性生活，可能是在随后的性交过程中的扩张作用延长了阴道的长度。

（二）各种组织移植法再造阴道

1. 游离皮片移植法阴道再造术　1898 年 Abbe 首先提出将皮片套在填满碘仿纱布的橡胶囊上，植入直肠膀胱间隙再造阴道。后来在 1938 年由 McIndoe 和 Banister 将这个方法再次引入临床，并广泛应用，该方法首先在尿道和直肠之间分离出一个接近正常阴道尺寸的间隙，然后将包裹中厚皮片的模具置入分离出的间隙内，经过一段时间，新阴道表面充分上皮化，患者可以进行规律的性生活。该术式的优点是简单易行，不需要开腹手术，再造的阴道有足够的长度和宽度，已有的报道表明，患者术后性生活的满意度为 80% ～ 90%。缺点是：①术后需要长期佩戴模具以防止阴道挛缩；②阴道上皮无分泌功能，在进行性生活时需要外源性润滑剂；③取皮区会留有明显的瘢痕，影响美观，增加了患者的心理负担（图 52-3-2）。

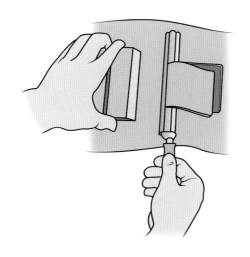
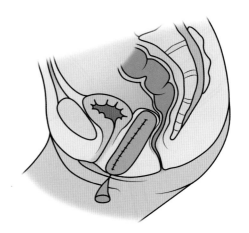

图 52-3-2　McIndoe 阴道成形法

2. 口腔黏膜移植阴道再造术 口腔黏膜移植目前已广泛应用于尿道、结膜、颌面部缺损、咽部及气管等的修复重建，根据同物相济的原则，口腔黏膜是与阴道黏膜在组织学上最相近的。Lin和Yesim等（2003）分别报道了8例和4例先天性无阴道患者用颊黏膜再造阴道并取得成功，经15个月的随访，重建阴道能保持足够的深度和宽度，再造阴道光滑、湿润、有黏液分泌，性生活满意，且口腔内瘢痕不明显，张口不受限。口腔黏膜阴道再造作为一种较新的阴道重建方式，无论在外观、功能，还是感觉上都令人满意。这一结果表明该技术有较好的应用前景，缺点主要是口腔黏膜数量有限、上皮化时间较长。赵穆欣等（2009）第一次将口腔黏膜修剪成微粒后进行移植，取得了成功，将口腔黏膜修剪成微粒后移植，使得每个微粒都成为上皮化的细胞来源，明显缩短了创面上皮化的时间，解决了口腔黏膜量少，覆盖创面慢的问题。但该方法仍需要通过长期随访来评价术式的优缺点（手术详解见本章第二节"阴道扩张术"）。

3. 头皮移植阴道再造术 Hockel等（2003）取头部皮肤移植来治疗先天性无阴道患者，新阴道上皮柔软，有良好的组织可塑性，术后患者性生活满意。术后血供良好，愈合期短，并发感染少。由于头发毛囊的深度定位在1 mm下，术中切取0.25 mm厚的头部皮片不会妨碍供区头发生长，不会留有瘢痕，且这些移植皮片也不会导致受区内的毛发生长。

4. 羊膜移植阴道再造术 羊膜来源广泛，由于无免疫原性，移植后无排斥反应，并且体表不会留有瘢痕，也被用作阴道壁内衬材料。但是羊膜再造阴道极易发生挛缩、狭窄，并且有发生病毒感染的风险，同时由于存在伦理学上的争议，目前临床上已经不再采用。

5. 脱细胞异体真皮基质移植阴道再造术 脱细胞异体真皮基质（acellular dermal matrix，ADM）是采用脱细胞处理后，保留的细胞外基质和完整的基底膜，抗原性小，作为一种生物补片应用于各种组织修补。朱兰等（2006）将脱细胞异体真皮基质应用于阴道再造中，在阴道造穴后，将带孔的ADM缝合成筒状，包裹在用避孕套和碘仿纱条制成的软模具后置入腔穴，间断缝合ADM外缘于阴道口及两侧小阴唇。术后10天时，取出软模具并更换为硅胶模具。术后6个月复查见部分患者上皮愈合良好，部分患者顶端有挛缩、弹性稍差，深度6～8 cm，宽度3～4 cm，患者外形正常，阴道光滑柔软，分泌物不多，无异味。ADM的来源方便，避免了自体损伤，简化了手术步骤。但是，ADM材料本身价格较昂贵，而且上皮化时间不稳定，容易出现远端挛缩闭锁。由于缺乏长期随访的资料，其最终结局仍在观望中。

6. 各种皮瓣法阴道再造术 应用阴唇皮瓣、下腹壁皮瓣、腹壁下动脉穿支皮瓣、阴股沟皮瓣、腹股沟岛状皮瓣等各种皮瓣于阴道再造也可见报道，皮瓣血供丰富，成活率高，术后狭窄发生率低，但是与中厚皮片一样，供区明显的瘢痕是其无法克服的缺点。

（1）阴唇皮瓣阴道再造术：国内宋儒耀于1963年首次提出以游离植皮与阴唇瓣转移相结合的阴道再造术，取得较好的效果。阴唇瓣的解剖应用：大、小阴唇的动脉主要来自阴部外浅动脉和阴唇后动脉，小阴唇内有阴唇后神经分支进入，自小阴唇内侧剖开小阴唇，使其形成包含有血管和神经的带蒂小阴唇轴型皮瓣，为阴道再造提供了既有良好血供又具有感觉神经的组织。单纯小阴唇瓣是在两侧小阴唇上形成蒂在下的两个阴唇皮瓣，将其直接转移到阴道内。阴唇瓣法手术创伤小，操作简单，其组织成活率高，而且再造阴道具有敏锐的感觉，但形成的阴道组织量不足，有时不能满足需要，而且破坏了外阴部外形。

（2）下腹壁皮瓣阴道再造术：1986年陈宗基等首先提出，应用含有腹壁浅血管（以腹壁浅血管为主，也包含部分旋髂浅和阴部外浅血管的血供）及其分支的左腹壁皮下蒂皮瓣再造阴道，治疗10例患者均获成功。此法的优点：①腹壁皮下蒂皮瓣系包含有腹壁浅血管及其分支血供的轴型皮瓣，血供较可靠，皮瓣易成活，并发症少；②再造阴道壁柔软、洁净、有弹性，不至于发生挛缩，外阴形态正常；③不需佩戴阴道模具；④腹部供瓣区缺损能直接缝合，不需另行植皮修复；⑤由于术后皮筒可牵引黏膜轻度内缩，因此在会阴部看不出任何痕迹。缺点是不能一次性重建阴道感觉。

（3）腹壁下动脉穿支皮瓣法（DIEP）：DIEP是近10年来发展起来的一个新型穿支皮瓣，其临床应用得到广泛关注。该方法的优点是可以保留完整的腹直肌前鞘及腹直肌，以及进入肌肉的运动神经，在保证皮瓣可靠血运的同时，又能保证供区腹直肌功能完好无损。对于广泛的阴道肿瘤切除，由于需要较多组织充填，是一个较好的选择，缺点是手术分离肌皮穿支较为复杂，且在腹壁上遗留较明显的瘢痕，用于治疗先天性无阴道略显臃肿。

（4）阴股沟皮瓣阴道再造术：阴股沟皮瓣术是在1989年由新加坡的Wee等首次报道的，自从1990年何清廉运用阴股沟皮瓣再造阴道成功以来，阴股沟皮瓣在整形外科中得到了广泛的应用。用阴股沟皮瓣转移再造阴道有以下优点：①皮瓣轴心血管恒定，供血可靠并有神经分布，为一种轴型感觉皮瓣，手术成功率高，术后阴道有敏锐的感觉；②皮瓣厚薄适度，质地佳，再造阴道壁柔软、富有弹性，既有伸展性又有紧缩感，符合性生理要求；③供区隐蔽，能够直接原位缝合，术后缝合的线状瘢痕易被掩盖；④术后患者不需佩戴任何阴道模具。不足之处是：两侧阴股沟处会留有瘢痕，再造阴道可能有毛发生长，由于张力原因，两侧大阴唇术后常向外敞开，使会阴部的生理保护作用下降，同时外观不太自然，皮瓣术后可能发生脱垂。

（5）腹股沟岛状皮瓣阴道成形术：Akbas等（2002）认为利用扩张的腹股沟岛状皮瓣再造阴道具有方法简单，再造阴道无毛发生长，不需佩戴模具，并发症低，供区畸形小等优点。

（三）组织工程化阴道的构建

1. 体内构建（动物模型的构建） De Filippo等（2003）将体外培养的兔阴道上皮细胞和平滑肌细胞分别种植于PGA支架的内外两面，植入裸鼠皮下。免疫组化染色显示所形成的工程化组织中上皮细胞角化蛋白AE1/AE3抗体及SM-α-actin抗体阳性，且该移植物表现出的对电刺激产生的特有收缩反应及振幅与正常阴道组织类

似；研究者又将兔阴道上皮细胞和平滑肌细胞分别接种在PGA/PLGA支架内外两侧制成管状阴道模型，在体外生物反应器中构建该兔的阴道。术后1个月后检测到上皮细胞层与平滑肌细胞层开始形成，并可见神经分布；6个月后可见呈现显著的层次结构，神经分布也明显增多，阴道腔深宽，无狭窄。在电刺激与药物刺激的实验中，其反应强度均与正常阴道组织相似。Hung等（2010）将人阴道成纤维细胞植入Ⅰ/Ⅲ胶原支架上并放入小鼠皮下，结果Ⅰ/Ⅲ胶原支架的人阴道成纤维细胞增殖情况良好。Orbay等（2011）将含有脂肪干细胞的脱细胞真皮植入Fischer大鼠皮下，脱细胞真皮的厚度和血管密度及胶原含量增多。Wefer等（2002）用同源脱细胞基质在小鼠体内做阴道成形术，组织病理学示阴道上皮细胞、毛细血管、肌细胞样细胞、雌激素受体进入移植物。Orabi等（2016）将人阴道上皮细胞及阴道基质细胞植入小鼠皮下，2周后发现大量实验表明上皮分化良好，并且具有连续基底膜，上皮、基底膜和基质与天然阴道组织相似，基质内含有Ⅰ、Ⅲ型胶原和弹性蛋白。选择皮下移植的动物模型均可获得满意效果，可见临床上应用组织工程方法构建阴道是现实可能的。

2. 原位组织构建 周慧梅等（2009）用组织工程医用生物补片对小型实验猪进行阴道构建。术后1周，可见阴道黏膜覆盖近2/3；4～6周时见黏膜上皮层数增多，达4～5层。术后12周，大体上很难与正常阴道区分，且阴道黏膜上皮细胞、平滑肌细胞对电刺激的收缩反应均与正常阴道类似。Wang等（2018）、Stany等（2010）、Kuohung等（2007）及Zhang等（2017）也使用类似方法为多例患者行阴道成形术，均获得了较满意的结果。

3. 体外构建 Panici等（2007）从1例28岁MRKHS患者的阴道前庭取1 cm全层黏膜，酶消化后将细胞接种于涂有Ⅳ型胶原的培养皿上培养，2周后获得了314 cm^{2}的阴道组织，在患者阴道口做一腔隙，然后植入培养的阴道组织，并放置阴道模具。术后5天阴道覆盖率达90%。术后6周，阴道镜检查和组织学观察均提示形成了正常的阴道组织，患者及其伴侣均获得了满

意的性生活。通过模拟体内环境，体外构建组织工程组织，是近年来组织工程发展的新趋势。生物反应器通过模拟体内环境可在体外进行组织构建。Hjelm 等（2010）应用转壁式生物反应器成功构建了体外阴道三维模型，该模型具有带绒毛的复层鳞状上皮、紧密连接和皱褶等阴道在体内环境中具有的结构特征，为组织工程阴道的体外构建提供了技术支持。

（四）应用腹腔镜技术辅助的各种阴道再造术

腹腔镜应用于阴道再造是近十几年发展起来的技术。腹腔镜具有手术创伤小、出血少、恢复快、术后住院时间短等优点。在很多医疗中心，特别是欧洲国家已经作为阴道再造的首选方法。

Vecchietti 法最先报道于 1965 年，起初为开腹手术，近十几年来改良为腹腔镜手术，该方法将一个直径约 2 cm 的橄榄形的丙酸烯球体置于阴道残迹中，然后通过腹腔镜将连在小球的丝线由膀胱后经腹腔拉到腹外，每天收紧丝线 1 ~ 1.5 cm，在 7 ~ 8 天内在会阴部形成一个深度 10 ~ 12 cm 的新阴道。新阴道的上皮会逐渐被会阴周围上皮爬行覆盖。但患者在发生规律性生活前，依然要长期佩戴模具，避免阴道挛缩。已有的报道表明，该手术可以取得很好的治疗效果（图 52-3-3）。

一项涉及 110 例患者的研究表明 Vecchietti 解剖和功能上的成功率分别为 97% 和 98%。手术成功的标准是术后 6 个月时阴道的长度不小于 6 cm，宽度不小于两横指。在性功能评估方面，术后患者的性欲、兴奋度、性满意度方面与健康人群无明显差别，但在润滑性、高潮以及舒适度方面要比正常人群差。Vecchietti 方法在原理上与阴道扩张法相似，两者具有同样的适应症及禁忌证。在牵拉的过程中，患者仍然要忍受持续牵拉所带来的痛苦，并且存在肠道、膀胱损伤的风险。

同 Vecchietti 法一样，Davydov 法最早也是一种开放术式，近年来随着腹腔镜技术进步，逐渐发展为腹腔镜辅助术式，这种术式包括三步：首先在直肠和尿道之间分离出一间隙，然后将腹膜分离下拉与阴道口缝合，然后荷包缝合阴道顶部，术后患者要再阴道内佩戴模具或者行规律的性生活，避免阴道狭窄以及阴道顶部塌陷。与 Vecchietti 法不同，Davydov 法可以应用于有会阴部手术史的患者，这类患者会阴部通常有瘢痕，皮肤活动性较差，不适于扩张治疗。Davydov 方法手术的风险包括膀胱和输尿管损伤，膀胱阴道瘘、化脓性腹膜炎，阴道顶部薄弱和塌陷也是该术式的潜在风险。

（五）应用肠管代替阴道术

用部分肠道再造阴道最早报道于 1904 年，Baldwin 用一段小肠来再造阴道。手术首先要在直肠和尿道之间分离间隙，然后截取部分肠道（结肠或回肠），将带有血管蒂的肠道拉入新阴道，将远端边缘缝合于阴道外口，近端荷包缝合。该术式的优点是再造阴道长度及宽度充足，术后阴道不发生挛缩，患者不需要佩戴模具。并且由于肠道可以分泌黏液，在发生性生活时不需要外源性润滑剂，可以降低性交困难的风险，但是在腹腔镜应用之前，肠道阴道再造术为开放手术，需要会阴腹部联合手术，手术的创伤大，并发症较多，术后患者致残率和死亡率较高。虽然近年来随着腹腔镜的广泛应用，肠道阴道再造术创伤减小，术后并发症、致死率和致残率明显减少，但同其他术式相比，创伤仍然较大。由于肠道分泌物较多，患者甚至需要长期佩带尿垫，并且分泌物有明显的异味，有的患者要经常冲洗阴道，给患者的生活和心理造成很大的负担。有报

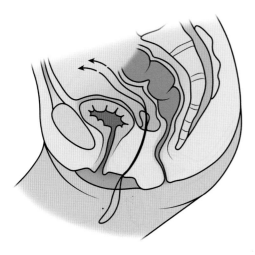

图 52-3-3　Vecchietti 法

道表明，移植后的肠道，可以发生结肠炎等肠道相关疾病，并且应用肠道再造阴道，同时存在发生恶性肿瘤的风险。尽管如此，最近的报道表明，肠道阴道成形术后性满意度可以达到 80% 以上（图 52-3-4）。

用患者自身的少量细胞就可以通过组织工程技术"再造"出最接近正常的阴道结构，这无疑是一种最理想的阴道成形术。

（李峰永　李　强　李森恺）

四、展望

先天性无阴道的手术种类繁多，每种都存在着各自的优缺点，无法说哪种术式才是阴道再造的金标准术式。理想的再造阴道方法需要简单易行、并发症少、再造阴道在解剖学上与正常阴道接近，并且患者术后性生活满意度高。倘若能够解决阴道组织工程中的种子细胞问题，提高培养物的生理功能，简化组织培养的操作，那么利

参考文献

陈宗基，等，1986. 腹壁轴型皮下蒂皮瓣阴道成形术——一个新的阴道再造法. 中华整形烧伤外科杂志，(3)：161-164.

段波，2006. 梯形缝合法阴道紧缩术应用探讨. 中国美容医学，(8)：920-921.

段九梅，等，2006. 保留完整黏膜阴道紧缩术方法的改良.

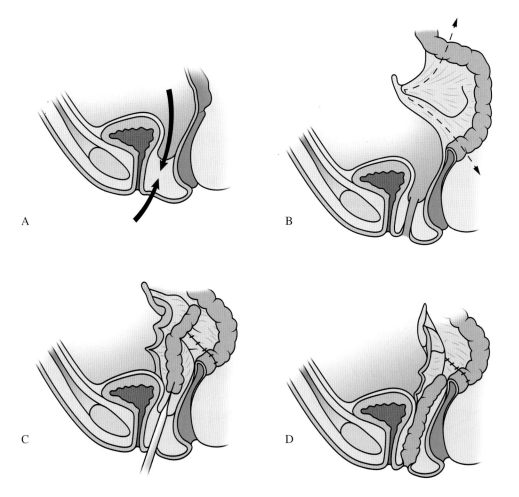

图 52-3-4　肠道代阴道成形术（乙状结肠）

中国美容医学，（12）：1371.

费剑锋，等，2012．埋没导引缝合埋线法阴道紧缩术的效果．中华医学美学美容杂志，18（1）：72-73

何清濂，等，1998．阴股沟皮下蒂皮瓣1期阴道成形术．中华整形烧伤外科杂志，14：3.

何照华，等，2013．自体脂肪颗粒移植治疗阴道松弛．中国美容医学，22（10）：1030-1032.

黄威，等，2005．提肛肌肌瓣对合重叠缝合法治疗产后阴道松弛．中华整形外科杂志，（03）：187-188.

李风泽，等，2006，会阴体重建阴道紧缩术．滨州医学院学报，29（3）：240-240.

陆新，等，2000．阴道内埋线行阴道紧缩术．中国美容医学，（0）：38-39.

聂丽丽，2014．小切口阴道后壁紧缩联合自体脂肪移植治疗中重度阴道松弛．中国医疗美容，4（04）：59-69.

牛克辉，等，2001．侧壁隆突法阴道紧缩整形术．实用美容整形外科杂志，（3）：137-138.

戚可名，等，1997．不损伤黏膜的阴道紧缩术．中华整形烧伤外科杂志，（2）：148.

石秀，等，2018．阴道松弛综合征的治疗现状．中国美容医学，27（11）：25-31.

宋儒耀，等，1978．游离植皮与阴唇瓣移植相结合的阴道再造术．新医学，（6）：276-278.

吴玉林，等，2000．应用提肛肌法行阴道缩小术48例．实用美容整形外科杂志，（05）：253-254.

徐寿英，1995．阴道紧缩整形术68例体会．中华整形烧伤外科杂志，（06）：424.

张远杰，等，1998．复杂性阴道松弛紧缩术95例．黑龙江医药科学，（3）：67-68.

周慧梅，等，2009．组织工程医用生物补片用于阴道重建的动物实验研究．中华妇产科杂志，44（11）：846-850.

朱兰，等，2006．组织工程医用补片在人工阴道成形术中的应用．中国实用妇科与产科杂志，22：953-294.

Akbas H，et al，2002. The use of expanded groin flap for vaginal reconstruction. Plast Reconstr Surg，110（6）：1601-1603.

Amaro J L，et al，2005. Effect of intravaginal electrical stimulation on pelvic floor muscle strength. International Urogynecology Journal，16（5）：355-358.

Amsterdam A，et al，2005. Persistent sekuel Arousal Synolrome Associated with increased soy Intake. Sex Med，2（3）：338-340.

Baldwin J，1904. The formation of an artificial vagina by intestinal transplantation. Ann Surg，40：39-44.

Boyle，R，et al，2014. Pelvic floor muscle training for prevention and treatment of urinary and fecal incontinence in antenatal and postnatal women：A short version Cochrane review. Neurourology & Urodynamics，33（3）：269-276.

Caruso DJ，et al，2009. Medical management of stress urinary incontinence：Is there a future？ Current Urology Reports，10（5）：401-407.

Creatsas G，et al，2001. Creation of a neovagina following Williams vaginoplasty and the Creatsas modification in 111 patients with Mayer-Rokitansky-Küister-Hauser syndrome. Fertil Steril，76：1036-1042.

Davydov SN，1969. Colpopoesis from the peritoneum of the uterorectal space. Akush Ginekol（Mosk），45：55-61.

De Filippo RE，et al，2003. Engineering of vaginal tissue in vivo. Tissue Engineering，9（2）：301-306.

Deffieux X，et al，2015. Postpartum pelvic floor muscle training and abdominal rehabilitation：Guidelines. Journal De Gynecologie Obstetrique Et Biologie De La Reproduction，44（10）：1141-6.

Elenskaia K，et al，2011. The effect of pregnancy and childbirth on pelvic floor muscle function. International Urogynecology Journal，22（11）：1421-1427.

Falconer C，et al，1996. Changes in paraurethral connective tissue at menopause are counteracted by estrogen. Maturitas，24（3）：197.

Fedele L，et al，1994. Laparoscopic creation of a neovagina in Mayer-Rokitansky-Kuster-Hauser syndrome by modification of Vecchietti's operation. Am J Obstet Gynecol，171：268-272.

Frank RT，1938. The formation of an artificial vagina without operation. Am J Obstet Gvnecol，135：1053-1055.

Gameiro MO，et al，2011. Comparison of pelvic floor muscle strength evaluations in nulliparous and primiparous women：a prospective study. Clinics，66（8）：1389-1393.

Graham ID，et al，2010. Episiotomy rates around the world：

an update. Birth，32（3）：219-223.

Greenhill JP，1972. The nonsurgical management of vaginal relaxation. Clinical Obstetrics & Gynecology，15（4）：1083-1097.

Guzmán RR，et al，2013. Impact of levator trauma on pelvic floor muscle function. International Urogynecology Journal，25（3）：375-380.

Haysmith EJ，et al，2015. Pelvic floor muscle training versus no treatment，or inactive control treatments，for urinary incontinence in women. Neurourology & Urodynamics，34（4）：300-308.

Hill AM，et al，2017. Pregnant women's awareness，knowledge and beliefs about pelvic floor muscles：a cross-sectional survey. International Urogynecology Journal，28（2）：1-9.

Hjelm BE，et al，2010. Development and characterization of a three-dimensional organotypic human vaginal epithelial cell model．Biology of Reproduction，82（3）：617-27.

Hockel M，et al，2003. Vaginoplasty with split skin grafts from the scalp：optimization of the surgical treatment for vaginal agenesis．Am J Obstet Gynecol，188（4）：1100-1102.

Hung MJ，et al，2010. Tissue-engineered fascia from vaginal fibroblasts for patients needing reconstructive pelvic surgery. International Urogynecology Journal，21（9）：1085-1093.

Ingram JM，1981. The bicycle seat stool in the treatment of vaginal agenesis and stenosis：a preliminary report. Am J Obstet Gvnecol，140（8）：867-873.

Krieger JS，1954. Surgical Correction of Vaginal Relaxation. Cleveland Clinic Quarterly，21（4）：222-225.

Kuohung W，et al，2007. Use of acellular human dermal allograft for vaginoplasty in Mayer-Rokitansky-Kuster-Hauser syndrome：a case report．Journal of Reproductive Medicine，52（9）：864-867.

Lee MS，2014. "Treatment of Vaginal Relaxation Syndrome with an Erbium：YAG Laser Using 90 degrees and 360 degrees Scanning Scopes：A Pilot Study & Short-term Results." Laser Ther，23（2）：129-138.

Lin WC，et al，2003. Use of autologous buccal mucosa for vaginoplasty：a study of eight cases. Hum Reprod，18：604-607.

Lipschuetz M，et al，2015. Sonographic finding of postpartum levator ani muscle injury correlates with pelvic floor clinical examination. Ultrasound in Obstetrics & Gynecology the Official Journal of the International Society of Ultrasound in Obstetrics & Gynecology，44（6）：700-703.

Lloyd J，et al，2005. Female genital appearance："normality" unfolds. BJOG，112（5）：643-646.

McIndoe AH，et al，1938. An operation for the cure of congenital absence of the vagina．J Obstet Gynaecol Br Emp，45：490-494.

Millheiser LS，et al，2012. Radiofrequency Treatment of Vaginal Laxity after Vaginal Delivery：Nonsurgical Vaginal Tightening，7（9）：3088-3095.

Muxin Zhao，et al，2009．Use of antologous micromalosa graft for uaginoplasty in vaginal agenesis．Ann plast surg，63（6）：645-649．

Neels H，et al，2016. Knowledge of the pelvic floor in menopausal women and in peripartum women. Journal of Physical Therapy Science，28（11）：3020-3029.

Orabi H，et al，2016. Novel three-dimensional autologous tissue-engineered vaginal tissues using the self-assembly technique．Translational Research，180：22-36.

Orbay H，et al，2011. Acellular dermal matrix seeded with adipose-derived stem cells as a subcutaneous implant．Aesthetic Plastic Surgery，35（5）：756.

Palmezoni VP，et al，2017. Pelvic floor muscle strength in primigravidae and non-pregnant nulliparous women：a comparative study. International Urogynecology Journal，28（1）：131-137.

Panici PB，et al，2007. Vaginoplasty using autologous in vitro cultured vaginal tissue in a patient with Mayer-von-Rokitansky-Kuster-Hauser syndrome．Human Reproduction，22（7）：2025-8.

Pardo JS，et al，2006. Colpoperineoplasty in women with a sensation of a wide vagina. Acta Obstet Gynecol Scand，85（9）：1125-7.

Pauls RN，et al，2012. Vaginal laxity：a poorly understood quality of life problem：a survey of physician members of the International Urogynecological Association（IUGA）.

International Urogynecology Journal, 23 (10): 1435-1448.

Petros P, 2011. The integral system. Cent European J Urol, 64 (3): 110-9.

Sangsawang B, et al, 2016. Is a 6-week supervised pelvic floor muscle exercise program effective in preventing stress urinary incontinence in late pregnancy in primigravid women？: a randomized controlled trial. Eur J Obstet Gynecol Reprod Biol, 197: 103-110.

Sekiguchi Y, et al, 2013. Laxity of the vaginal introitus after childbirth: nonsurgical outpatient procedure for vaginal tissue restoration and improved sexual satisfaction using low-energy radiofrequency thermal therapy. J Womens Health (Larchmt), 22 (9): 775-81.

Sigurdardottir T, et al, 2011. Pelvic floor muscle function before and after first childbirth. International Urogynecology Journal, 22 (12): 1497-1503.

Skilling PM, et al, 2004. Synergistic non-surgical management of pelvic floor dysfunction: second report. Int Urogynecol J Pelvic Floor Dysfunct, 15 (2): 106-10.

Snooks SJ, et al, 2010. Effect of vaginal delivery on the pelvic floor: a 5-year follow-up. British Journal of Surgery, 77 (12): 1358-1360.

Stany M P, et al, 2010. The use of acellular dermal allograft for vulvovaginal reconstruction. International Journal of Gynecological Cancer, 20 (6): 1079-1081.

Stark M, et al, 1978. Can estrogens be useful for treatment of vaginal relaxation in elderly women? Am J Obstet Gynecol, 131 (5): 585-6.

Park TH, et al, 2015. Functional vaginal rejuvenation with elastic silicone threads: a 4-year experience with 180 patients. J Plast Surg Hand Surg, 49 (1): 36-9.

Vølløyhaug I, et al, 2016. Association between pelvic floor muscle trauma and pelvic organ prolapse 20 years after delivery. International Urogynecology Journal, 27 (1): 39-45.

Wang Z, et al, 2018. Vaginoplasty with Acellular Dermal Matrix after Radical Resection for Carcinoma of the Uterine Cervix. Journal of Investigative Surgery, (2): 1-6.

Wee JT, et al, 1989. A new technique of vaginal reconstruction using neurovascular pudendal-thigh flaps: a preliminary report. Plast Reconstr Surg, 83 (4): 701-709.

Wefer J, et al, 2002. Homologous acellular matrix graft for vaginal repair in rats: a pilot study for a new reconstructive approach. World Journal of Urology, 20 (4): 260-263.

Wefer J. et al, 2002. Homologous acellular matrix graft for vaginacl repair in rats a pilot study for a new reconstractive approach. World J Urol, 20 (4): 263-263.

Whiteside JL, et al, 2005. Vaginal rugae: measurement and significance. Climacteric, 8 (1): 71-5.

Williams EA, 2010. Congenital absence of the vagina a simple operation for its relief. J Obstet Gynaecol Br Commonw, 71 (4): 511-516.

Yesim Ozgenel G, et al, 2003. Neovaginal construction with buccal mucosal grafts. Plast Reconstr Surg, 111: 2250-2254.

Zhang X, et al, 2017. The clinical outcomes of vaginoplasty using tissue-engineered biomaterial mesh in patients with Mayer-Rokitansky-Küster-Hauser syndrome. International Journal of Surgery, 44: 9-14.

Zhao M, et al, 2009. Use of autologous micromucosa graft for vaginoplasty in vaginal agenesis. Ann Plast Surg, 63, 645-649.

第五十三章

变性手术

第一节 易 性 症

一、概述

易性症（Trans-sexualism）在最新的国际疾病命名分类ICD-10中，属于"性认同障碍"（gender identity disorders），其中又分为男性患者（male to female，MTF）及女性患者（female to male，FTM）。

易性症是一种性别身份严重颠倒性疾病。通常自幼萌发，到青春期逐渐强烈，持续地感受到自身生物学性别与心理性别之间的矛盾或不协调，深信自己是另一性别的人，并始终不渝的要求通过医学手段改变性征以达到信念。在改变性别的愿望遇到阻力、得不到满足时，常因内心的剧烈冲突而处于痛苦状态，甚至采取自残的手段。

二、临床症状

典型的易性症患者，3～4岁萌发想法，4～5岁对性别产生蒙蒙意识，青春期剧变，认定自己是异性，确认自己生错性别；衣着、举止、爱好、志向都出现了异性化，回避人群，且不愿进浴场、公厕，持续而强烈的要求变性。但由于其心理和行为能受自己控制，故不易被他人察觉，也没有危害社会的行为。患者精神状态没有异常，青少年期学习成绩有可能超群，随年龄增长和病情加剧，内心负担加重，成绩可能下降。其工作能力、事业心等均与常人无异，有些还有过人的

才能，但变性的要求到老也不会改变。

男性易性症患者（MTF），自幼喜爱娃娃，稍大后偷穿女装、胸罩，涂脂抹粉、对镜自赏，对美很是迷恋，喜欢别人对其称女性称呼。在进行女性打扮时不伴有性兴奋和快感，而是为了缓解内心的冲突。憎恨自己的胡须、喉结、阴茎和阴囊，视其为累赘。

女性易性症患者（FTM），自幼不爱穿女装、胸罩，不爱化妆，崇尚力量、阳刚之气，喜欢与别人称兄道弟。在进行男性打扮时不伴有性兴奋和快感，而是为了缓解内心的冲突。憎恨自己的乳房、阴道、月经，视其为累赘。

无论是男性还是女性患者，都对自己的生物性别及第二性征深恶痛绝，希望进行改变，甚至在得不到帮助时有自残自戕的现象。

三、诊断与鉴别诊断

（一）诊断

性别重置手术属破坏性手术，具有不可逆性，在作出诊断之前须慎重。作为医师，必须采取极其认真负责、严肃慎重的态度，通过长期的交流和观察，并与其他专业医师共同会诊，确保无虞。

易性症的诊断需要由精神科医师来完成。一般来说，根据以下的一些特征，可以初步判断属于易性症。

1．生物学性别的性征完全具备且正常，通过医学手段排除两性畸形。

2．持续认为自己是真实的异性，并终身以异性身份定位自己的各种角色和行为。

3．希望身边的人以异性身份认同自己、理解自己，当被指出其原本性别身份时会感到无比懊恼和绝望。

4．对自己的身体性征和生理现象深恶痛绝，例如阴茎、阴囊、乳房、月经等，采取一切办法隐藏这些性征和现象，甚至自残。

5．对同性可产生同性异性恋，把自己定位成异性，一般都含有真实感情，并非出于满足性快感。

6．当得知可以求助于医学手段时，强烈要求改变性别，即使面临重重困难，仍然不屈不挠。

（二）鉴别诊断

易性症的诊断需要跟以下情况相鉴别。

1. 两性畸形　因染色体异常导致的性别分化异常，一般都存在外生殖器或内生殖器的结构和功能异常。由于婴幼儿时期不易发现，所以通常被家长以异性身份养育。当逐渐长大发现问题后，部分患儿愿意通过手术还原其本身性别，一般无身心严重矛盾的心理状态出现。通过体格检查以及染色体检查，该诊断不难甄别。

2. 异装癖　异装癖属于一种个别的性取向，喜通过穿着异性的服饰来满足自己的性快感，多见于男性。异装癖对自己的性别没有怀疑，一般也没有心神矛盾的烦恼，无变性要求，情感取向以及性取向均为异性。通过深入沟通可以鉴别。

3. 同性恋　同性恋是指一个人在性爱、心里、情感上的兴趣主要对象均为同性别的人，他们认同自身性别，无变性要求。他们一般都有自己的生活圈，通过特定的方式在同性之间实现性行为，多以满足性快感为目的，一般无异性着装习惯。对自身性别的认同与是否有变性的渴望仍是鉴别的主要依据。

4. 精神分裂症　是以基本个性、思维、情感、行为的分裂，精神活动与环境不协调为主要特征的一类常见精神病。精神分裂症患者有时会产生变性的幻想，妄想自己是异性，有些男性患者会偏执的妄想自己能够生儿育女。但这种妄想时轻时重，有时又完全没有，无持续性，且经常与其他妄想同时产生，而并非始终执着于改变性别这一焦点。需要认真分析病史，有时从患者异样的言谈举止中可以分辨，最终诊断有赖于精神科。

第二节　性别重置手术

一、概述

性别重置手术是指把原有的外生殖器改变成异性的结构并切除性腺，以符合自我形象再认定。术后患者心理性别与生物学性别之间的矛盾缓解，心理得到平衡，可以结婚组建家庭，但无生育能力。

二、适应证及条件

对于严重的易性症患者，为缓解其心理性别与生物学性别的激烈矛盾，促使心理平衡，可以考虑进行性别重置手术治疗。

世界跨性别健康专业协会（World Professional Association for Transgender Health，WPATH）标准关怀指南指出，跨性别人群可以根据自己的意愿决定是否行除生殖器手术和乳房/胸部手术以外的变性相关手术。若要进行乳房/胸部手术，需要经过一名有资质的精神卫生专家的评估和同意。若要进行生殖器手术，需要至少两名有资质的精神卫生专家分别独立的评估和同意，并进行了至少12个月的持续激素治疗，并成功以期望性别身份进行了至少12个月真实生活体验。

（一）手术前患者必须满足的条件

1. 对变性的要求至少持续 5 年以上，且无反复过程。

2. 术前接受心理、精神治疗 1 年以上且无效。

3. 未在婚姻状态。

4. 年龄大于 20 岁，是完全民事行为能力人。

5. 无手术禁忌证。

（二）手术前患者必须提交的材料

1. 当地公安部门出具的患者无在案犯罪记录证明。

2. 有精神科医师开具的易性症诊断证明，同时证明未见其他精神状态异常；经心理学专家测试，证明其心理上性取向指向为异性，无其他心理变态。

3. 患者本人要求手术的书面申请并进行公证。

4. 患者已告知直系亲属拟行变性手术的相关证明。

虽然已经经过了精神卫生专家的评估，但术前手术团队的再次评估非常重要。团队需要包含妇科、整形外科、泌尿外科、麻醉科、普外科和精神科等专家，对患者的精神状态、身体情况进行评估和检查，并再次了解患者的手术期望。诊断明确、条件完全具备、上述材料经有关部门审定合格后，方能决定是否可以施行性别重置手术。

三、女变男手术

（一）概述

女性转变为男性（FTM）的性别重置手术，可分为非生殖器手术和生殖器手术。非生殖器手术包括面部男性化、声带手术、皮下乳腺切除术、男性胸廓塑形术、髋部脂肪抽吸术、脂肪填充术等，而生殖器手术包括子宫切除术、双侧附件切除术、阴道黏膜切除术＋阴道封闭术、阴茎成形术、尿道延长术、阴囊成形术、睾丸假体植入术、阴茎假体植入术等。本章节主要介绍阴茎成形术和尿道延长术。

（二）手术方法

1. 术前准备 由于变性手术的特殊性，术前准备工作非常重要，完善和充分的术前准备是手术顺利及术后效果满意的重要保障。根据选择的术式不同，术前准备的工作也会不尽相同。

术前需要向患者及家属签署手术知情同意书。对于变性手术，需要向患者本人和直系家属充分告知手术方式、预期效果、手术并发症、术中意外情况等，告知相应的处理措施。应特别强调阴茎外形、尺寸、功能不满意的可能，以及再次修复可能。术后出现尿道堵塞和尿道瘘的风险也应重点告知，可能一定程度影响生活质量。

变性手术患者一般比较年轻，身体素质较好，但常规术前实验室检查是必需的：血常规、尿常规、电解质、肝肾功能、凝血功能、血糖、术前免疫、血型、心电图、胸片等。根据患者具体情况，可完善超声心动图和肺功能等检查。拟行皮瓣法阴茎成形术的，术前需要用多普勒超声测听并标记相应血管的位置和走形，必要时完善计算机断层血管成像（CTA）评估血管情况。

此手术时间较长，需要请麻醉科术前评估，做好充足准备，术中保证循环和呼吸，采取保温措施。有利于患者术后更早的苏醒和更好地康复。

为保护患者安全，增加皮瓣存活的概率，血色素低于 100 g/L，或白蛋白低于 30 g/L，不建议行阴茎成形术，待病情好转和稳定后再择期手术。术前两周停止服用睾酮激素，术后可正常下地活动时再开始服用。

若选用皮瓣法，术前需要对术区尤其是皮瓣区皮肤进行永久性脱毛，避免毛发长在再造的尿道里导致出现尿路梗阻，或者使再造的阴茎皮肤出现影响外观的毛发。

2. 麻醉与体位 全身麻醉，取平卧位。

3. 阴茎再造手术方法

（1）阴蒂阴茎化手术：此术式利用人为激素刺激而肥大的阴蒂改造为阴茎，睾酮激素的治疗可使阴蒂肥大延长 2.5 ～ 4.6 cm，而要想实现站立排尿，阴蒂至少需要 2 cm 长度。可以合并尿道延长术，实现站立排尿的功能。阴茎平均长度为 5.7 cm（4 ～ 12 cm），太短而无法放置阴茎假体，对性生活有影响。由于阴蒂本身有感觉功能，所以此法再造的阴茎可具有性感觉。

从内、外包皮之间脱套剥离，暴露大部分阴蒂。阴蒂体背侧有深、浅两条结缔组织索，分别为阴蒂悬韧带和阴蒂系韧带。阴蒂头下面以阴蒂系带连于小阴唇。深方的悬韧带是致密的纤维组织，将阴蒂体牢固地铆钉在耻骨联合。尿道的设计应沿冠状切口，以最大限度减少破坏血液供应的风险。一旦将两条韧带彻底松解释放，阴蒂就可以得到很好地暴露。

手术时应小心1点和11点方位的神经血管束，避免损伤。利用阴道黏膜移植或者皮瓣移转完成尿道延长。原尿道及尿道口仍保持原位。由于长期雌激素受抑制，阴道黏膜脆性增加，质量变差，若无法作为延长尿道的选择，可以使用带蒂的小阴唇皮瓣作为代替延长尿道。小阴唇皮瓣具有湿润、无毛发、柔软、可用面积大、血供丰富等诸多优点，成为最受欢迎的选择之一。阴道黏膜或者小阴唇带蒂皮瓣包绕在橡胶尿管上，可吸收线予以端端吻合，起始端与原尿道口吻合。阴茎头和阴茎体的背侧由游离好的阴蒂皮瓣覆盖，腹侧由未使用的另一侧小阴唇皮瓣覆盖。在延长的尿道吻合处愈合前，从耻骨上行膀胱穿刺置管引流尿液。平均94%（87%～100%）的患者术后可以站立排尿，当然也有少数患者选择更简单的阴蒂阴茎化术式，即不做尿道延长术，这样可以降低花费和手术时长，更重要的是可以减少术后出现并发症的风险。

和皮瓣法阴茎成形术相比，阴蒂阴茎化手术技术要求更简单，手术时间和住院时间更短，基本上一次手术即可完成，术后并发症更少，而且不会涉及供区问题。由于手术把阴蒂背神经保留，所以再造的阴茎有正常的触觉和性兴奋感觉，也可以达到性高潮。性兴奋可以使再造阴茎充血和变硬，但是，由于缺少正常阴茎中白膜下静脉丛的结构，无法在阴茎勃起时减少血液外流，所以再造的阴茎的硬度是不太理想的。

阴蒂阴茎化手术的最主要缺点，是再造的阴茎较小。有一些方法可以尝试改善这一问题。饱满的阴阜会部分遮盖阴茎，显得阴茎更小，可以把阴阜皮下脂肪去除或者通过Scarpa筋膜锚定在股鞘上。也可以通过调整耻骨弓角度突出再造的阴茎。

阴蒂阴茎化手术最主要的并发症是泌尿系问题，有超过三分之一的患者术后出现排尿后滴漏，不过大多数在3～6个月左右会自行痊愈。有大概15%的患者术后出现尿道瘘，其中一半患者可以通过延长尿管留置时间逐渐痊愈，其余患者需要手术修复。

（2）带蒂的股前外侧皮瓣阴茎成形术：股前外侧皮瓣（Anterolateral thigh flap，ALT皮瓣）也是使用较多的皮瓣法阴茎成形术之一。相较前臂桡侧游离皮瓣法，不会在前臂留下影响美观的瘢痕。另外一个优势是ALT皮瓣具有非常优越的血供。

术前需行CTA和血管多普勒超声，以明确从旋股外侧动脉发出的穿过肌肉的穿支血管，并在皮肤投影位置做一标记，以帮助皮瓣设计。ALT皮瓣的血管蒂足够长，可以轻松无张力地移转至腹股沟处，这样才能保证新造的阴茎可以在保证血供的前提下放在正中间的位置。如果觉得皮瓣蒂较大的张力，可以沿着血管主干向近端游离，或者改为ALT游离皮瓣。新的阴茎在大腿处构建完成后再移转至受区。股外侧皮神经支配该皮瓣的触觉，但必须将该神经与阴蒂背神经相吻合。

ALT皮瓣最大面积为25 cm×35 cm，可以制作足够大的阴茎。一般设计ALT皮瓣宽为10～15 cm、长为12～18 cm，具体可以根据患者身材体型以及自己的要求进行调整。若患者大腿较瘦或者设计皮瓣宽度较小，可以尝试供区直接拉拢缝合。但往往因缺损太大无法直接拉拢缝合，需要刃厚皮片游离移植，最终会形成凹陷和瘢痕，影响美观。或者提前埋置皮下扩张器扩张皮肤。

大腿皮下脂肪厚度超过2 cm是ALT皮瓣法的相对禁忌证，因为过厚的皮下组织会使皮瓣很难卷曲，或者张力过大导致缺血坏死。

除非患者非常瘦，一般情况下ALT皮瓣很难做到双卷曲同时构造尿道和阴茎，即"tube-within-a-tube"。尿道延长可以使用尿道板、阴道黏膜或者小阴唇皮瓣，也可以使用腹股沟皮瓣、前臂桡侧游离皮瓣等来构造延长的尿道。

ALT 皮瓣法的并发症分为泌尿系并发症如尿道瘘和尿道狭窄，皮瓣并发症如皮瓣坏死、供区大面积瘢痕。由于 ALT 皮瓣良好的血供和质地，在此基础上完成阴茎假体植入术的患者很少出现假体露出等相关并发症。

（3）前臂桡侧游离皮瓣阴茎成形术：前臂桡侧游离皮瓣（Radial forearm free flap）阴茎成形术是阴茎成形术最常选择的术式。前臂桡侧皮瓣具有确切、优越的血供，使阴茎的质地和触觉最佳。同时，皮瓣菲薄而柔软，可以利用 tube-within-a-tube 技术将皮瓣卷曲为阴茎和包绕的延长的尿道。阴茎长度可以达到 7.5 ～ 16 cm。

术前必须对患者进行 Allen 试验，以确保一旦桡动脉随皮瓣游离走后尺动脉可以充分保障整个手的血供。优先选用非优势手臂切取皮瓣。皮瓣的蒂部包括桡动脉、头静脉、前臂外侧和正中皮神经。原尿道口剥离创面与延长尿道相吻合。

切取的皮瓣设计分为尺侧和桡侧两部分，桡侧面积大，尺侧面积小，之间的窄条区域去表皮。将尺侧部分皮肤朝内卷曲包绕在尿管上，来实现尿道延长。因此，皮瓣的尺侧部分需要没有毛发，以防止术后出现尿路梗阻。桡侧部分向相反方向卷曲，皮肤面朝外，包绕在延长的尿道上，实现阴茎成形。最后，把皮瓣的神经血管蒂游离，将做成阴茎样子的皮瓣连同蒂转移至会阴部。在显微镜下将桡动脉与股动脉或腹壁下动脉吻合，或者与这两个血管的分支血管吻合。头静脉与大隐静脉吻合。若想阴茎有触觉和性兴奋，需要将前臂外侧和正中皮神经分别与阴蒂背神经和髂腹股沟神经吻合。阴蒂去表皮后埋置在阴茎下，这样在未来性生活时可以受刺激而产生性兴奋（图 53-2-1）。

采用 Norfolk 术式再造阴茎头。在阴茎远端适当位置设计一环形窄条，环形切开近端设计线，在皮下浅层向远端分离至远端设计线，形成环形皮瓣，将皮瓣向远端卷曲，形成阴茎头。缺损处由从前臂桡侧游离皮瓣上修剪去除的皮肤移植修复。也可二期再行阴茎头成形术（图 53-2-2）。

前臂桡侧游离皮瓣法阴茎成形术最大的不足是皮瓣供区无法直接拉拢缝合，需要植皮，从

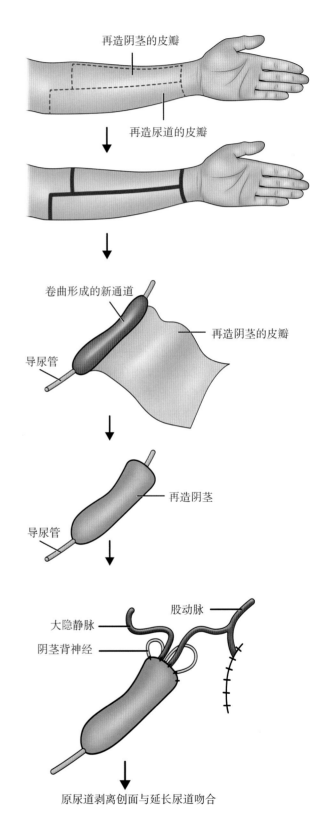

再造阴茎的皮瓣

再造尿道的皮瓣

卷曲形成的新通道

再造阴茎的皮瓣

导尿管

再造阴茎

导尿管

股动脉

大隐静脉

阴茎背神经

原尿道剥离创面与延长尿道吻合

图 53-2-1　前臂桡侧游离皮瓣阴茎成形术

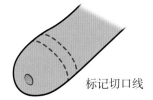
标记切口线

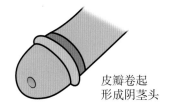
皮瓣卷起
形成阴茎头

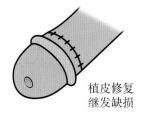
植皮修复
继发缺损

图 53-2-2 Norfolk 术式再造阴茎头

而严重影响外观。且供区存在感觉异常、前臂力量减弱、活动障碍、骨密度降低等风险。但长期随访提示发生这些问题的几率非常低。由于供区瘢痕，部分介意美观的患者术后需长期佩戴长手套。

此术式的并发症发生率是所有皮瓣法阴茎成形术中最低的。最常见的术后并发症仍然是延长尿道出现尿道瘘（18% ~ 78%）或尿路梗阻（7% ~ 58%）。皮瓣方面的并发症是出现吻合的动脉或静脉出现急性栓塞，导致皮瓣完全坏死或质地异常，意味着需要再次手术。局部皮瓣坏死可以通过创面护理和清创换药逐渐痊愈。

四、男变女手术

（一）概述

男性转变为女性（MTF）的性别重置手术，包括睾丸切除术、阴茎切除、阴道再造、尿道口成形、阴唇阴蒂再造、喉结缩小、隆乳等。本章仅针对与盆底医学相关的阴茎睾丸切除、阴道再造、外阴成形手术内容进行讲解。

（二）手术步骤

1. 术前准备 术前 2 天开始行半流质饮食，术前 1 天改为全流质饮食，术前 12 小时禁食，8 小时禁饮。术前 1 天行清洁灌肠，并清洁外阴，术前晚用 0.2% 温肥皂水灌肠 1 次。初次手术患者，既存在对手术的未知与恐惧，还对去势成为女性抱有极强的愿望。医护人员应对手术后产生的机体机能与形态变化尽量给患者以详细介绍，以便其对术后形态与正常人的区别持有正确

预期。

2. 麻醉与体位 全身麻醉，取截石位。

3. 阴茎、睾丸切除 自阴茎阴囊中线做纵切口，前至冠状沟，后至阴囊会阴交界部。分别将左右两侧的阴囊皮下组织、肉膜、鞘膜切开，直达睾丸白膜。将睾丸鞘膜自睾丸周围剪开，并连同精索一起向上游离至腹股沟管皮下环，双重结扎并切断精索。将阴茎周围包皮完全脱套游离，自冠状沟至阴茎根部，深达海绵体白膜，将阴茎背动脉、静脉和神经保留在皮瓣内。将阴茎海绵体和尿道海绵体分离，完整保留尿道，将两侧阴茎海绵体根部在近两脚交叉水平切断，海绵体断面结扎，严密止血。

4. 阴道造穴 以会阴区（相当于阴道前庭凹陷处）为中心，作"X"形皮肤切口，切口线长 4 ~ 5 cm，形成 4 个三角形皮瓣。左手示指伸入肛门直肠内作引导，腰椎穿刺针从切口中心朝水平方向进入 3 ~ 4 cm 后，向下方进针深达 10 cm，拔出针芯，抽吸无血液、尿液和气体后，徐徐注入稀释肾上腺素生理盐水，可使间隙的结缔组织疏松而易于分离。当直肠内手指感到液压达两指节时，边退针边注射溶液，总量可达 200 ml，一般在 150 ml 左右。用组织剪分离切口内纤维束，用手指在腔隙的左右、前后进行分离，再用双手示、中指向两侧轻轻扩张，在尿道与直肠之间形成长 10 ~ 12 cm、宽 4 ~ 6 cm、可容三指的阴道腔穴（图 53-2-3）。造穴过程中动作要轻柔轻巧，谨防损伤尿道、膀胱和直肠。

5. 阴道成形 理想的阴道成形术应简单、安全，再造的阴道有足够的深度和宽敞度，手术后无须长期扩张或放置模具，阴道不发生挛缩，手术不破坏外阴形态，供区不遗留明显瘢痕，在

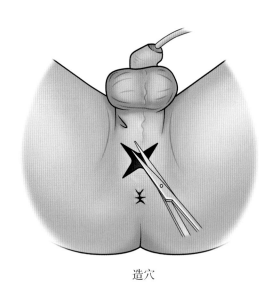

造穴

图 53-2-3 阴道造穴

性生活时无须使用润滑剂。但目前还没有一种方法能完全满足上述所有要求。如何改进术式，特别是在内衬材料方面，还有待进一步发展。阴道再造的手术方法有近百余种，较为理想的有肠管代阴道以及皮瓣移植法，在此主要介绍此两种方法：

（1）腹腔镜乙状结肠阴道再造术：于术前行气钡乙状结肠造影以及肠系膜血管造影，术中根据造影结果切取 15 cm 血供丰富的乙状结肠，分离结扎肠系膜血管，经肛门辅助腹腔镜下腹内端端吻合肠管，最后将移植的带蒂乙状结肠肠段远端纳入阴道穴中成形。后随着吻合器的开发和应用，诸多学者对该法进行了改进，在切断乙状结肠近段后，由阴道腔穴将吻合器钉座置入盆腔，并在腹腔镜下钳夹钉座柄，将钉座置入保留的乙状结肠近端，环绕缝合钉座柄，荷包缝合固定后经肛门插入吻合器，腹内端端吻合恢复肠管连续性，既节省了手术时间又降低了腹腔镜下端端吻合肠管的难度。

腹腔镜技术的发展为肠管代阴道手术开辟了良好的应用前景，腹腔镜下带血管蒂乙状结肠段移植阴道成形取得了较为满意的效果。腹腔镜切取肠管技术切口隐蔽、创伤小，避免了腹内脏器的暴露，对腹腔内环境干扰小，胃肠功能恢复快，减少了开腹手术极易发生的肠粘连等并发

症，具有显著优点。但利用乙状结肠形成的阴道腔内经常有异味分泌物流出，患者性生活后易发生黏膜破裂，时日持久还可能发生黏膜脱垂。因此，在选择肠管重建阴道腔衬里时应注意术前与患者进行充分的沟通。

（2）阴股沟皮瓣阴道再造术：在两侧阴股沟，以沟为纵轴，平造穴口向上设计一飞鱼形皮瓣，长 10～12 cm、宽 5～6 cm，远端呈鱼嘴状，近端呈鱼尾分叉状，鱼尾状分叉远端形成长 3～4 cm 去表皮的皮下蒂。按设计线切开皮肤、皮下组织直达深筋膜下，从上端向蒂部分离形成皮瓣，再向下细心分离形成 3～4 cm 皮下蒂，使带有皮下蒂的皮瓣能成 70°～80° 角向中线无张力旋转，皮下蒂内有会阴动脉属支血管、旋股内动脉肌支动脉以及股后皮神经会阴支，为避免损伤，无需对这些血管神经作精心解剖（图 53-2-4）。用弯组织剪，由阴唇外侧皮下向腔穴作分离，钝性撑开，形成可容皮下蒂通过的阴唇下隧道。两侧皮瓣通过隧道转移至阴道造穴口，向下翻转，使皮面朝内、组织面朝外而便于缝合（图 53-2-5）。两皮瓣边缘相互对合，间断缝合两皮瓣边缘真皮层形成皮筒（图 53-2-6）。检查腔穴无活动性出血，无纱布遗留，将皮筒自尿道下方作 180° 旋转置入腔穴，组织面紧贴组织面，皮面朝向形成的阴道腔，皮瓣蒂部鱼尾状分叉形成的 4 个三角形皮瓣与 "X" 形造穴切口形成的 4 个三角形皮瓣交错插入，间断缝合成锯齿状。阴道内用碘仿及凡士林纱条填塞压迫，阴道口缝合 4 针粗线，包裹式包扎，压迫固定，使置于阴道内的敷料不外脱。置放纱条时深达顶部，由内向外填塞，使阴道壁与腔穴周围组织紧贴。填放敷料不可过紧，以免影响皮瓣血供，以及防止术后阴道短缩变浅或狭窄。皮瓣供区拉拢缝合，阴道口两侧造穴腔内及皮瓣供区各置引流（图 53-2-7）。检查硅胶导尿管置放深度，一般在 12 cm，观察排尿通畅后，用丝线缝合固定，接尿袋持续导尿。

皮瓣移植作阴道腔壁衬里符合生理解剖上的要求，且无需普通外科医师协同，为目前临床最常用的阴道再造手术方法，也可用于会阴及盆腔恶性肿瘤广泛切除后的阴道重建。

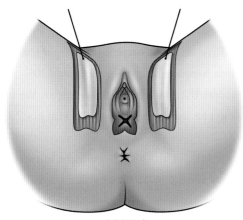

皮瓣形成

图 53-2-4　双侧阴股沟皮瓣形成

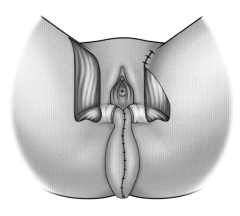

皮筒形成

图 53-2-6　对合双侧皮瓣形成皮筒

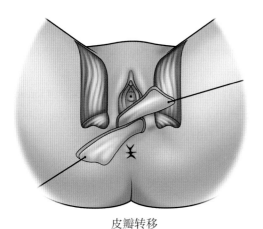

皮瓣转移

图 53-2-5　皮瓣经阴唇下隧道转移

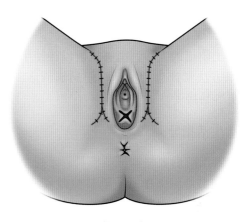

供区缝合

图 53-2-7　将皮筒置入腔穴后关闭切口

6. 阴蒂、阴唇、尿道外口再造　将阴茎包皮瓣游离缘向下牵拉，在阴囊皮瓣处设计新的阴蒂及尿道口位置。在阴囊皮瓣处做十字切口，将尿道剪短后与十字切口的阴囊皮瓣缝合形成新尿道开口。设计长 1.5 cm、宽 0.8 cm、厚 0.5 cm，形如"葵花籽"样的包皮龟头组织瓣，保留供应和分布至该处的两侧阴茎背血管神经束。紧贴阴茎海绵体白膜表面分离血管神经束，形成带血管神经蒂的包皮龟头组织瓣，将其修整缝合成顶端呈圆形的锥体状，缝合固定于再造的女性外阴尿道口上方的新位置，即形成再造的阴蒂。

在阴茎皮瓣上确定阴蒂、尿道外口、阴道口的相对位置，将阴茎皮瓣和两侧剩余的阴囊皮肤缝合即为大阴唇，并将精索残端保留一些埋入阴囊皮瓣下使大阴唇外形更丰满一些。将阴囊皮肤与深部的皮下组织缝合，用油纱条加压塑形形成皮肤皱襞，即为小阴唇和阴道前庭的形态，术区敷料塑形包扎。

7. 术后处理　术后要维持机体正常营养需求，同时 5 天内不能排便，术后排气前禁食产气类的食物，排气后鼓励患者食用由高蛋白低纤维食物熬制的汤类，食用 5 天后可改为半流食。留置导尿管并保持通畅，鼓患者饮水，以尿色清亮为佳，以防止产生尿结晶堵塞尿管，减少引起术区感染的概率。每日晨更换尿袋，定时使用呋喃西林液膀胱冲洗。给予抗生素预防感染。外阴部

7～10天拆线，术后10～14天抽出阴道内碘仿纱条，冲洗阴道并需配戴模具，用丁字带妥善固定模具。

（三）模具护理

术后即刻佩戴阴道模具，术后7天内全天使用，除非因排便等原因自行脱出，中途不必更换。佩戴阴道模具一方面可利用模具压迫会阴腔穴，减少出血；另一方面还可利用模具对阴道壁的侧压与支持作用，保证人工阴道在适当位置愈合固定，防止人工阴道在早期就产生挛缩与变形。7天后可帮助患者每天更换模具。在人工阴道内放置模具时动作需轻柔，顺应人工阴道解剖结构与曲度缓慢置入。教会患者放取模具的方法与要点。每日从模具空腔向阴道内推注稀释的0.02%聚维酮碘冲洗、消毒阴道2次。采用每日冲洗人工阴道的方法，能够规避以往使用碘仿纱条填塞方法常产生的臭味，使局部清洁、无味，患者更容易接受。

（四）生活指导

患者出院后要坚持佩戴模具，术后1年内可以每日佩戴2～4小时或隔日佩戴6～8小时，但不能停止使用阴道模具，否则易出现阴道口挛缩。教会患者日常模具使用方法、放置时间、消毒方法、润滑剂的使用方法等。术后3个月可以开始性生活，但取出模具时间不能超过2小时。当模具放置较困难时，教会患者放松的技巧，如转移注意力、抬高臀部等方法，不可强行放置。告知患者分别于术后1个月、3个月、6个月、1年各随访1次，了解人工阴道的深度、直径、分泌物，以及阴道模具佩戴情况等。

（杨　欣　常　旭）

参考文献

王炜，1999．整形外科学．浙江：浙江科学技术出版社，1642-1649.

朱文庆，等，2016．易性症研究进展．中华整形外科杂志，32（3）：236-240.

Blaschke E，et al，2014. Postoperative imaging of phalloplasties and their complications. Am J Roentgenol，203：323-328.

Colebunders B，et al，2017. An update on the surgical treatment for transgender patients. Sex Med Rev，5：103-109.

Djordjevic ML，et al，2013. Comparison of two different methods for urethral lengthening in female to male（metoidioplasty）surgery. J Sex Med，10（5）：1431-1438.

Djordjevic ML，et al，2009. Urethral lengthening in metoidioplasty（female-to-male sex reassignment surgery）by combined buccal mucosa graft and labia minora flap. Urology，74：349-353.

Felici N，et al，2006. A new phalloplasty technique：the free anterolateral thigh flap phalloplasty. J Plast Reconstr Aesthetic Surg，59：153-157.

Leriche A，et al，2008. Long-term outcome of forearm flee-flap phalloplasty in the treatment of transsexualism. BJU Int，101（10）：1297-1300.

Morrison SD，et al，2016. Phalloplasty：a review of techniques and outcomes. Plast Reconstr Surg，138：594-615.

Perovic SV，et al，2003. Metoidioplasty：a variant of phalloplasty in female transsexuals. BJU Int，92（9）：981-985.

Stojanovic B，et al，2015. Anatomy of the clitoris and its impact on neophalloplasty（metoidioplasty）in female trans-genders. Clin Anat，28（3）：368-375.

Van Der Sluis WB，et al，2016. Double flap phalloplasty in transgender men：surgical technique and outcome of pedicled anterolateral thigh flap phalloplasty combined with radial forearm free flap urethral reconstruction. J Sex Med，13：S223-S224.

Wylie K，et al，2016. Serving transgender people：clinical care considerations and service delivery models in transgender health. Lancet，388（10042）：401-411.

第十一篇

盆底功能评估

第五十四章

超声检查

第一节　盆底超声

一、概述

盆底功能障碍性疾病（pelvic flcor dysfunction，PFD）涉及学科多，且发病机制复杂，仅凭临床检查难以全面判断盆底缺陷，需要借助影像学检查方法来协助评估诊断。超声检查具有无电离辐射、操作相对简单、无创伤、重复性好、易于被患者接受等优点得到了广泛的应用。已证明超声有助于临床评估盆底情况，包括尿道、膀胱、阴道、子宫、肛门直肠以及肛提肌。盆底超声在静息、盆底肌收缩以及最大 Valsalva 状态下获取动态盆底解剖结构的二维及四维图像。二维图像可以在矢状切面、冠状切面观察盆底结构，对一些典型的 PFD 病例通过各脏器位置及功能状态进行初步诊断和评估。前盆腔观察及测量尿道、膀胱颈及膀胱的形态、角度及位置变化；中盆腔观察阴道、宫颈或阴道穹隆位置变化；后盆腔观察肛管、肛直肠连接处以及直肠壶腹部形态及位置。三维/四维的容积图像，利用多种观察模式如立体渲染模式、三平面模式、断层成像模式及自由解剖平面模式、容积对比成像模式等对图像进行后处理，可以实现对图像任意层面、任意角度的观察，在不同状态下评估盆腔各脏器移动及结构变化、肛提肌裂孔形态及大小、肛提肌和肛门括约肌完整性；利用不同状态下获得的超声参数，如膀胱颈移动度、尿道旋转角、膀胱尿道后角、尿道内口形态、前中后盆腔各脏器位置、肛提肌裂孔面积等，实现对 PFD 的量化评估，为临床诊断提供更为客观的依据。另外，对于需要手术的中重度 PFD 患者，盆底超声在手术后的并发症及治疗效果的评估方面发挥着不可替代的作用，特别是对吊带、网片等植入材料的评估，盆底超声明显优于其他影像学方法，目前是首选方法。超声不仅可以在静息状态下观察植入材料的形态、位置、大小及走行，还可以动态评估其功能，同时观察吊带及网片近期有无血肿，远期有无暴露、侵蚀、折叠、挛缩等并发症的出现，以及术后盆底解剖结构的恢复，有无再发和新发 PFD。因此对于 PFD 患者，盆底超声可协助临床诊断、术前术后评估及随访观察。当然，盆底超声也有一定的局限性，对于后盆腔脱垂的评估，排粪造影的阳性率要高于盆底超声，对于肛提肌的全面评估 MRI 的优势要大于超声。另外还有盆底的一些复杂疑难病例，例如盆底会阴部肿物、疼痛等，需要进行多学科、多影像综合评估诊断。

二、适应证及方法

（一）适应证

1. 排尿异常　反复泌尿系感染、尿失禁、持续性排尿困难以及排空障碍相关症状。

2. 排便异常　大便失禁、便秘、梗阻性排便障碍。

3. 盆腔器官脱垂（POP）　临床检查阴道前后壁膨出，子宫或阴道穹隆脱垂。

4. 盆底肌损伤的筛查 包括肛提肌及肛门括约肌损伤的筛查。

5. 盆底术后盆底解剖结构、并发症、盆底植入材料的评估。

6. 妊娠及分娩后盆底损伤评估。

7. 尿道、外阴、阴道及肛周疾病的超声诊断。

8. 与盆底疾病相关的慢性盆腔疼痛筛查。

（二）盆底超声检查方法

1. 超声检查仪器 配有 3～11 MHz 腔内微凸阵二维探头、1～6 MHz 腹部凸阵二维探头、5～9 MHz 腔内容积探头或 3～6 MHz 的机械/矩阵腹部容积探头以及高频线阵探头的超声诊断仪器均可进行盆底超声检查，容积探头扫描角度：腔内探头 120°，腹部探头 85° 以上，为获得三维重建轴平面图像需要使用三维/四维超声成像系统及后处理软件，带有谐波成像以及多切面成像的仪器更佳。二维盆底超声检查使用 B 型模式系统进行正中矢状切面、冠状切面及旁斜切面检查。四维盆底超声使用 4D 模式系统进行正中矢状及斜冠状切面检查，获得三个正交平面（正中矢状面、冠状面、横切面）图像以及立体渲染轴平面，以获取更多解剖信息来弥补二维图像的不足。盆底超声检查方法主要包括经会阴、经阴道以及经肛管检查。目前妇科临床上多采用的是经会阴超声。

2. 检查前准备

（1）受检者在检查前尽量排空大小便，膀胱内残余尿量 < 50 ml。

（2）取仰卧截石位，当无法完成最大 Valsalva 动作时根据需要行蹲位或站立位检查。

（3）使用腔内或腹部容积探头。

（4）探头表面涂一层耦合剂，包裹一次性探头套或避孕套，避免探头和探头套之间存留气泡，探头套外再涂足量的无菌耦合剂。

（5）将探头放置于会阴处（图 54-1-1）。

3. 检查方法

（1）将探头垂直放置在会阴体中线获取正中矢状切面二维图像，由腹侧到背侧依次显示耻骨联合、耻骨后间隙（前虚线）、尿道、膀胱颈（单箭头）、膀胱、阴道（中虚线）、宫颈或阴道

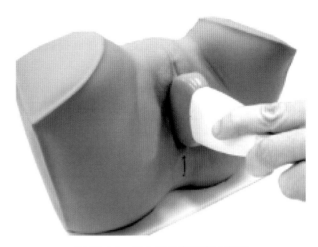

图 54-1-1 经会阴盆底超声示意图

穹隆最低点、直肠阴道间隙（后虚线）、直肠壶腹部、肛管、会阴体（多箭头），肛直肠连接处后方的中高回声区为肛提肌板是肛提肌的中心部分（图 54-1-2）。在此基础上通过双侧旁斜切面配合盆底肌收缩动作观察双侧肛提肌有无损伤，回到正中矢状切面，让患者完成最大 Valsalva 动作获取动态盆底图像。

（2）启动四维超声，正中矢状切面在静息、盆底肌收缩及最大 Valsalva 状态下获取盆底动态容积数据，经过三维重建后得到立体渲染的盆底轴平面图像显示肛提肌裂孔，其中包括耻骨联合、尿道、阴道、直肠以及双侧肛提肌（图 54-1-3）。在盆底肌收缩状态下通过多平面断层成像

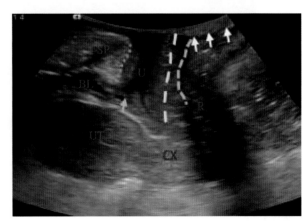

图 54-1-2 经会阴二维盆底超声，正中矢状切面
SP. 耻骨联合，BL. 膀胱，U. 尿道，CX. 宫颈，UT. 子宫，A. 肛管，R. 直肠壶腹部，L. 肛提肌板

模式评估双侧肛提肌损伤。在最大 Valsalva 状态下获取肛提肌裂孔大小及形态，测量肛提肌裂孔面积。

（3）启动四维超声，将探头逆时针旋转 90° 横切放置于阴道口，向肛管处倾斜探头以获得肛管的横切面，嘱患者收缩盆底肌获取肛门内外括约肌全程图像，通过多平面断层成像模式评估肛门内外括约肌有无损伤（图 54-1-4）。

三、盆底超声检查常用测量及观察指标

1. 残余尿量 测量膀胱最大径线（X）及与之垂直的径线（Y），X×Y×5.6＝残余尿量 ml（X 和 Y 的单位是 cm）（图 54-1-5）。

2. 逼尿肌厚度 在膀胱顶部，取膀胱中线上的三个位置进行测量，测量膀胱壁内缘与黏膜表面的垂直距离。测量时膀胱残余尿量 < 50 ml。正常值 < 5 mm，逼尿肌增厚与逼尿肌过度活动有关（图 54-1-6）。

3. 尿道倾斜角 近段尿道与人体纵轴之间的夹角，正常值 < 30°（图 54-1-7）。

4. 尿道旋转角 静息及最大 Valsalva 状态下尿道倾斜角之间的差值，正常值 < 45°，用来评价膀胱颈的活动度（图 54-1-7）。

5. 膀胱尿道后角 静息及 Valsalva 状态下均可测量，膀胱后壁（三角区）与近段尿道之间的夹角，正常值 Valsalva 状态 < 140°，用来评价膀胱颈的活动度（图 54-1-8）。

6. 膀胱颈移动度 即膀胱颈下降距离，以经过耻骨联合后下缘的水平线为参考线，分别在静息和 Valsalva 状态下测量膀胱颈距参考线的距离，其差值为膀胱颈移动度，位于参考线下方（头侧）为正值，位于参考线上方（足侧）为负值。正常值 < 25 mm（图 54-1-9）。

7. 尿道内口漏斗形成 在静息及 Valsalva 状态下观察尿道内口是否漏斗形成，明显的漏斗形成被认为与尿道闭合压较低有关（图 54-1-10）。

8. 盆腔脏器位置 正中矢状切面，以耻骨

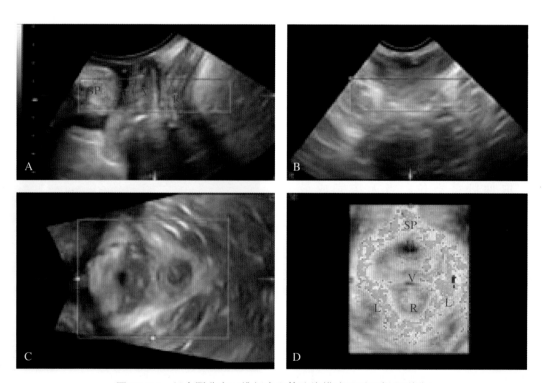

图 54-1-3 经会阴盆底三维超声立体渲染模式显示肛提肌裂孔
A. 正中矢状平面；**B.** 冠状平面；**C.** 横切面（轴平面）；**D.** 重建渲染轴平面
SP：耻骨联合；U：尿道；V：阴道；R：直肠；L：肛提肌

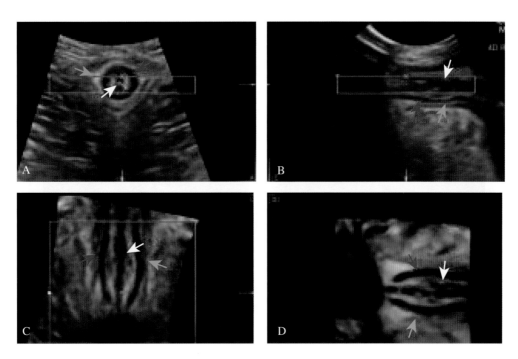

图 54-1-4　经会阴盆底四维超声立体渲染模式显示肛门括约肌
A. 冠状面白箭头：中心中低回声为肛管黏膜层；红箭头外侧一圈低回声为内括约肌；蓝箭头其外侧一圈高回声区为外括约肌。**B.** 矢状面：白箭头：黏膜层；红箭头：内括约肌；蓝箭头：外括约肌。**C.** 横断面：白箭头：黏膜层；红箭头：内括约肌；蓝箭头：外括约肌。**D.** 重建渲染轴平面：白箭头：黏膜层；红箭头：内括约肌；蓝箭头：外括约肌

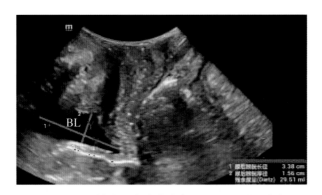

图 54-1-5　静息状态膀胱残余尿测量。BL：膀胱

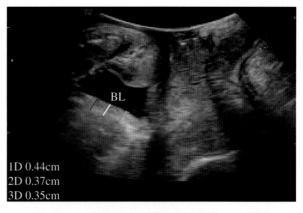

图 54-1-6　静息状态膀胱逼尿肌测量 BL：膀胱

联合后下缘水平线作为参考线，膀胱最低点、宫颈或阴道穹隆最低点到参考线的垂直距离，当直肠壶腹部呈疝状凸向阴道后壁时测量其最低点与肛门内括约肌腹侧延长线的垂直距离（直肠膨出高度）以及直肠壶腹部最低点距参考线的垂直距离（图 54-1-11）。

9. 肛提肌裂孔面积　通过四维超声在最大

Valsalva 状态下获取肛提肌裂孔轴平面，在肛提肌裂孔的最小平面（耻骨联合后下缘至肛直肠连接处后缘）测量裂孔面积。我国未育女性（应涛 等，2007）裂孔面积为 9.0 ~ 13.8 cm²，生育后（宋梅 等，2011）无 PFD 的女性裂孔面积为 14.5 ~ 20.0 cm²。Dietz 等（2008）提出肛提肌裂孔大小与 POP 的严重程度呈正相关，肛提肌裂

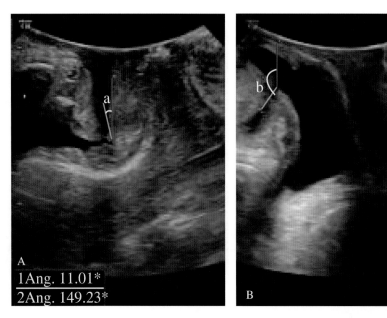

图 54-1-7　尿道倾斜角测量 蓝线：近端尿道，红线：人体纵轴
A. 静息状态下尿道倾斜角∠a；**B.** Valsalva状态下尿道倾斜角∠b

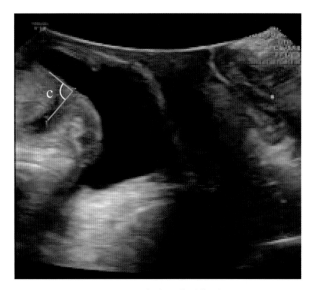

图 54-1-8　膀胱尿道后角测量
蓝线：近端尿道；绿线：膀胱后壁，Valsalva 状态下膀胱尿道后角∠c

面积＜ 25 cm² 为正常（图 54-1-12）。

10. 肛提肌损伤评估　经会阴二维旁斜切面配合盆底肌收缩状态，初步观察双侧肛提肌走行及附着点有无撕脱伤（图 54-1-13）。4D 超声盆底肌收缩状态下获取肛提肌裂孔轴平面，并使用多平面断层超声成像模式，层间距 2.5 mm，获取 8 ～ 9 幅图像，重点观察肛提肌裂孔最小平面及其头侧两个平面，此 3 幅图中的耻骨联合表现为开放，闭合中，闭合状态。评估此 3 幅图像双侧肛提肌的完整性，如附着点处连续中断，有明显低回声插入，考虑肛提肌撕脱，诊断肛提肌损伤；对可疑损伤，测量肛提肌附着点至尿道中点的距离，即肛提肌尿道间隙（图 54-1-14）。国外报道（Dietz et al，2008），成年女性肛提肌尿道间隙正常值＜ 2.5 cm，国内学者（Zhuang et al，2011）通过与 MRI 联合研究显示，中国成年女性肛提肌尿道间隙正常值＜ 2.36 cm。

11. 肛门括约肌损伤　经会阴四维超声观察肛管结构，即可显示肛管长轴，亦可显示肛管短轴，能 360° 观察肛门括约肌的完整性。经 4D 超

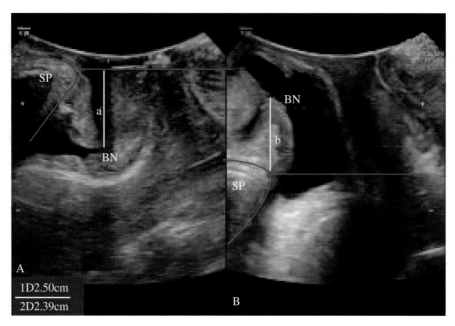

图 54-1-9　膀胱颈移动度测量

红线：耻骨联合后下缘及水平参考线，黄线：膀胱颈至参考线距离，SP：耻骨联合，BN：膀胱颈

A. 静息状态下膀胱颈与参考线垂直距离a，为正值。**B.** Valsalva状态下膀胱颈与参考线垂直距离b，为负值。膀胱颈移动度= a-b

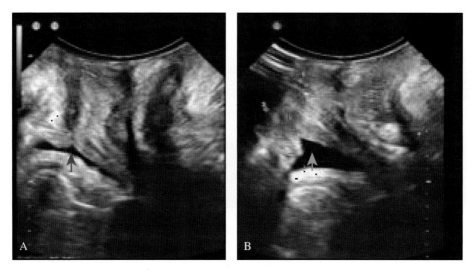

图 54-1-10　尿道内口形态

A. 静息状态，尿道内口闭合（红箭头）；**B.** Valsalva状态，尿道内口开大呈漏斗形（绿箭头）。U：尿道

声盆底肌收缩状态下获取肛门内外括约肌全程图像，通过多平面断层成像模式（TUI）评估肛门内外括约肌，依据肛管长短调整层间距，获取8幅肛门内外括约肌冠状面，第1张图切面放置在肛管最外层，显示肛管黏膜为主，第2张图肛门内外括约肌清晰，最后一张图切面放置在肛管与直肠连接处，可显示肛提肌。重点观察中间6幅图像，如有4幅图以上出现肛门内外括约肌连续中断，考虑有肛门内外括约肌损伤，按钟表法描述损伤位置，并测量损伤角度（图54-1-15）。经

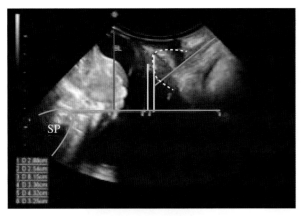

图 54-1-11 盆腔各脏器位置

蓝线：耻骨联合后下缘及水平参考线

Valsalva 状态下，红线：膀胱最低点至参考线垂直距离；黄线：宫颈最低点至参考线垂直距离；直肠壶腹部呈疝状（橙虚线）凸向阴道后壁；白线：直肠壶腹部最低点距参考线的垂直距离；紫线：直肠壶腹部最低点至肛门内括约肌腹侧延长线之间的垂直距离为膨出高度。SP：耻骨联合

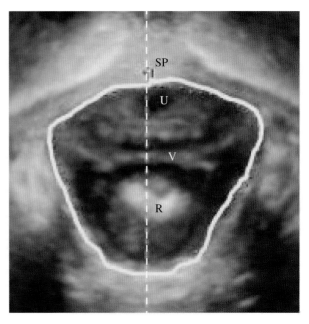

图 54-1-12 肛提肌裂孔面积测量

肛提肌裂孔内腹侧至背侧显示尿道、阴道及直肠，沿其内侧缘测量面积（黄线）

SP：耻骨联合，U：尿道，V：阴道，R：直肠

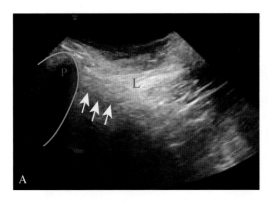
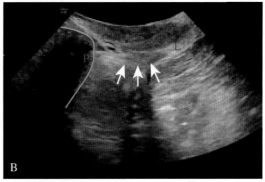

图 54-1-13 经会阴旁斜切面观察肛提肌，绿线：耻骨支

A. 肛提肌呈条状中等均匀回声，与耻骨支附着处连续（黄箭头），肛提肌无损伤；B. 肛提肌薄弱回声不均，与耻骨支附着处连续中断，中断部位呈低回声（白箭头），肛提肌损伤。P：耻骨支；L：肛提肌

会阴超声诊断肛门括约肌损伤的敏感度和特异度分别为 64% 和 85%（Oom et al，2012；Yagel et al，2006）。

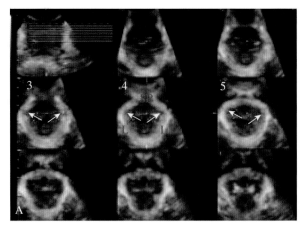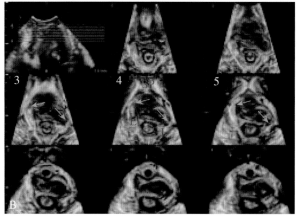

图 54-1-14　三维重建肛提肌裂孔轴平面，多平面断层超声成像模式
3：耻骨联合开放；4：耻骨联合闭合中；5：耻骨联合闭合
A. 肛提肌裂孔对称，双侧肛提肌附着处连续（黄箭头），肛提肌无损伤。**B.** 肛提肌裂孔不对称，左侧肛提肌从附着点处完全撕脱（绿箭头），右侧肛提肌薄弱，但附着处连续尚可（蓝箭头），诊断左侧肛提肌损伤。SP：耻骨联合，L：肛提肌

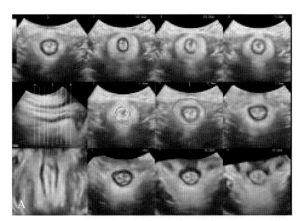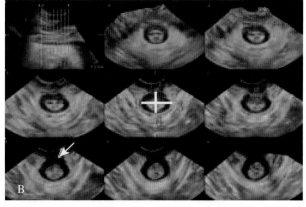

图 54-1-15　肛门内外括约肌冠状面，多平面断层成像模式
A. 肛门内外括约肌无损伤，红色区域：黏膜层；黄色区域：肛门内括约肌；绿色区域：肛门外括约肌。**B.** 肛门外括约损伤，肛门外括约肌 11 点至 1 点连续中段（箭头），损伤角度（∠d），肛门内括约肌完整

第二节　超声检查在盆底功能障碍性疾病诊治中的应用

一、压力性尿失禁的超声评估

压力性尿失禁（SUI）是 PFD 中最常见的疾病之一，其诊断主要依据临床表现，以及压力试验、棉签试验、尿垫试验及尿动力学检查等临床检测。盆底超声可以在不同状态下观察测量尿道及膀胱的形态、角度和位置来协助评估 SUI。SUI 盆底超声表现有多种，包括膀胱膨出、膀胱颈移动度增加、尿道旋转角增大、膀胱尿道后角增大、尿道内口开放呈漏斗形、尿道部分或全程扩张等，在一个病例上会有一种或者多种表现。肖汀等（2016）以 24 mm 作为膀胱颈移动度截

断值诊断 SUI，其曲线下面积为 0.866，灵敏度、特异度分别为 70.0%、95.0%。以尿道旋转角 > 45° 作为诊断 SUI 的截断值，其曲线下面积为 0.771，敏感度为 66.8%，特异度为 85.0%（肖汀，2017）。Liyanqing（2017）研究显示中重度 SUI 膀胱尿道后角平均为 162.75°，明显大于正常，尿道内口形态，一般无症状者静息及 Valsalva 状态下尿道内口呈闭合状态，部分 Valsalva 状态下尿道内口呈漏斗形，而中重度 SUI 患者约 94% Valsalva 状态下尿道内口开大呈漏斗形，有部分患者伴有尿道扩张。应用尿道内口开大呈漏斗形诊断 SUI 的曲线下面积为 0.725，灵敏度、特异度、阳性预测值、阴性预测值、准确度分别为 55.6%、89.5%、66.7%、84.3%、80.2%（徐净，2016）。根据以上这些研究结果，说明盆底超声可提供更加客观的数据协助临床诊断 SUI。

案例 1：女，56 岁，跳跃运动后漏尿 6 年，加重 2 年。无尿急尿频、无排尿困难、无阴道脱出物。绝经 7 年。孕 5 产 1。妇科检查：用力屏气未见阴道前后壁及子宫脱出，指压试验阳性。一小时尿垫试验：19 g。POP-Q 评分：Aa -2，Ba -2，C -5，D -6，Ap -2，Bp -2。尿动力学检查：压力性尿失禁。临床诊断：压力性尿失禁。超声提示：符合压力性尿失禁表现（图 54-2-1）。

点评：此患者超声检查 Valsalva 状态下膀胱颈移动度及尿道旋转角在正常范围内，膀胱尿道后角 > 140°，尿道内口开大呈漏斗形，无盆腔器官脱垂表现，结合临床表现及超声下的两个异常参数，符合 SUI 表现。

案例 2：女，53 岁，咳嗽、提重物等腹压增加时不自主漏尿 8 年，加重 3 个月，不伴尿频、尿急、尿痛等，大便正常。围绝经期，孕 1 产 1，顺产。妇科检查：屏气用力后阴道前壁脱垂至近阴道口水平，宫颈及阴道后壁无明显膨出，尿失禁诱发实验（+），尿道抬举实验（+）。POP-Q 评分：Aa -0.5，Ba -0.5，C -5，Ap-1.5 Bp-1.5，D -6。一小时尿垫试验：42.7g。临床诊断：压力性尿失禁，阴道前壁脱垂 II 期。盆底超声提示：符合压力性尿失禁表现，膀胱膨出（图 54-2-2）。

点评：此患者超声检查最大 Valsalva 状态时尿道及膀胱向后下方旋转移位明显，膀胱颈移动度 > 2.5 cm，尿道旋转角 > 45°，膀胱尿道后角 > 140°，尿道内口明显开大呈漏斗形，同时出现前盆腔器官脱垂表现，膀胱最低点位于参考线下

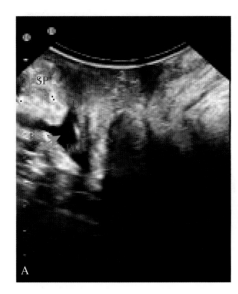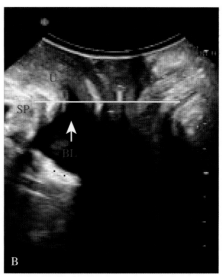

图 54-2-1　SUI 经会阴二维超声

A. 静息状态下矢状切面，膀胱颈位置位于参考线上方，尿道内口闭合（绿箭头）。**B.** Valsalva 状态下矢状切面，尿道略向后方偏转，膀胱颈位于参考线（黄线）上方，膀胱颈移动度 1.84 cm，尿道旋转角 37°，膀胱尿道后角 178°，尿道内口开大呈明显漏斗形（白箭头）。SP：耻骨联合，U：尿道，BL：膀胱

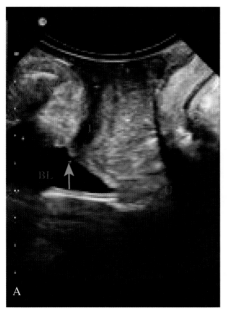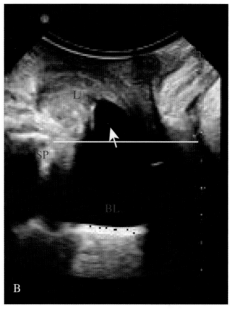

图 54-2-2　SUI 经会阴二维超声

A. 静息状态下矢状切面，膀胱颈位于参考线上方，尿道内口闭合（绿箭头）。**B.** Valsalva 状态下矢状切面，尿道及膀胱后下方偏转移位，至参考线（黄线）下方，膀胱颈移动度 4.21 cm，尿道旋转角 105°，膀胱尿道后角 161°，尿道内口开大呈漏斗形（白箭头），膀胱最低点位于参考线上方 1.5 cm。SP：耻骨联合，U：尿道，BL：膀胱

方，这些都是 SUI 的特征性超声表现，超声结合临床表现，本例患者为伴有膀胱膨出的 SUI。

案例 3：患者，女，56 岁，咳嗽漏尿 10 余年，加重 3 年。大笑、咳嗽、腹压增加时漏尿；快步走路，大声说话时漏尿。无排尿困难、无阴道脱出物。绝经 7 年，孕 5 产 1，阴道分娩巨大胎儿。妇科检查：用力屏气未见阴道前后壁及子宫脱出，指压试验阳性。一小时尿垫实验：34.9 g。POP-Q 评分：Aa -2，Ba -2，C -5，Ap -2，Bp -2，D -6。尿动力学检查：压力性尿失禁。临床诊断：压力性尿失禁，盆底超声提示：符合压力性尿失禁，尿道全程扩张（图 54-2-3）。

点评：此患者超声下最大 Valsalva 状态时尿道及膀胱移位不明显，膀胱颈移动度及尿道旋转角正常，膀胱尿道后角开大 > 140°，尿道内口明显开大呈漏斗形，同时伴有尿道全程扩张。尿道全程扩张是括约肌松弛的表现，该患者尿动力学 VLPP（Valsalva 漏尿点压力）< 60 cmH$_2$O，符合尿道括约肌功能障碍型 SUI 诊断标准（Choo，2012）。本例患者考虑为尿道括约肌功能障碍型

SUI。尿道括约肌功能障碍型 SUI 较解剖型 SUI 手术治疗难度大效果差（TAE，2012），因此术前超声表现结合尿动力学检查为临床诊断及选择更加合适的治疗方式提供了客观依据。

二、盆腔器官脱垂的超声评估

盆腔器官脱垂（POP）是 PFD 中一类严重影响女性生活质量的疾病，以阴道脱出物为临床表现，伴有或不伴有排尿排便异常。盆底超声检查可以帮助盆腔器官脱垂患者发现盆底解剖缺陷及定位脱垂部位。像临床检查及 POP-Q 评分一样，超声也将盆底分为前、中、后盆腔来进行检查和描述。

前盆腔器官脱垂主要指膀胱膨出，伴有或不伴有尿道膨出。盆底超声显示膀胱膨出的二维表现为，Valsalva 动作时膀胱伴或不伴尿道向后下方偏转移位，可通过测量膀胱最低点至参考线的垂直距离评估。Ditez 等（2007）研究结果显示，超声下膀胱最低点位于参考线上方 1 cm 与

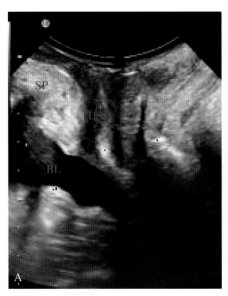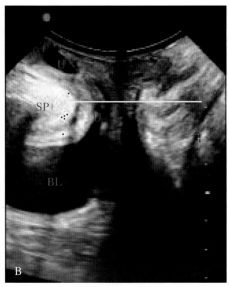

图 54-2-3　SUI 经会阴二维超声

A. 静息状态下矢状切面，膀胱颈位于参考线上方，尿道内口闭合。**B.** Valsalva 状态下矢状切面，尿道及膀胱无明显移位，均位于参考线上方，膀胱颈移动度 1.42 cm，尿道旋转角 10.63°，膀胱尿道后角 162°，尿道全程开大，内口呈漏斗形（白箭头）。SP：耻骨联合，U：尿道，BL：膀胱

POP-Q 评分的 Ba 点 0.5 cm 相对应。参考 Green（1975）提出的 X 线对膀胱膨出的分型，经会阴盆底超声通过观察膀胱颈下降程度、膀胱尿道后角和尿道旋转角将膀胱膨出分为以下三型，Ⅰ型：膀胱尿道后角≥140°，尿道旋转角<45°；Ⅱ型：膀胱尿道后角≥140°，尿道旋转角≥45°；Ⅲ型：膀胱尿道后角<140°，尿道旋转角≥45°。不同类型的膀胱膨出其临床表现不同，Ⅰ型常伴有压力性尿失禁，Ⅱ型常有压力性尿失禁同时有可能会出现不同程度的排尿困难，这与膀胱尿道后角开放相一致，Ⅲ型为孤立型膀胱膨出，在Valsalva 状态下膀胱尿道后角<140°，尿道旋转角度增大，膀胱最低点明显位于尿道内口下方，之间的夹角可呈锐角，患者常常出现排尿困难及尿潴留，往往需要将膀胱送回阴道内才能顺利排尿，超声检查时Ⅲ型膀胱膨出患者最多见。

案例 4：女性，35 岁，顺产后 1 年，自觉阴道松弛，偶有不适感，伴有咳嗽、打喷嚏后漏尿，无尿频、尿急及排尿困难。偶有便秘，无便不净。月经正常，孕 1 产 1，阴道分娩，新生儿体重 3500 g。专科检查：阴道松弛，屏气用力后阴道前壁脱垂至近阴道口水平。尿失禁诱发实验（+）。POP-Q 评分：Aa-1，Ba-1，C-5，Ap-1.5，Bp-1.5，D-6，gh 5，pb 2，tvl 7。临床诊断：阴道前壁脱垂Ⅱ期，压力性尿失禁。盆底超声提示：膀胱膨出Ⅰ型，符合压力性尿失禁表现（图 54-2-4）。

点评：患者产后 1 年，临床有 SUI 表现，POP-Q 分期显示阴道前壁脱垂，超声下最大Valsalva 状态时尿道及膀胱向后上方偏转移位，尿道内口及膀胱最低点均位于参考线下方，膀胱最低点位于尿道内口上方，尿道旋转角<45°，膀胱尿道后角>140°，为Ⅰ型膀胱膨出表现，尿道内口明显开大呈漏斗形，结合临床表现本例患者超声提示为Ⅰ型膀胱膨出，符合压力性尿失禁表现。

案例 5：女，69 岁，自觉阴道异物感 2 年，伴咳嗽、打喷嚏、漏尿，偶有排尿不畅，大便正常。绝经 17 年，孕 3 产 3，均为阴道分娩。妇科检查：屏气用力后阴道前壁脱垂至处女膜缘，压力试验（+）。POP-Q 评分：Aa 0，Ba 0，C-5，D-6，Ap-2，Bp-2，gh 6，pb 3，tvl 8。一小时尿垫试验：27.9g。临床诊断：阴道前壁脱垂Ⅱ

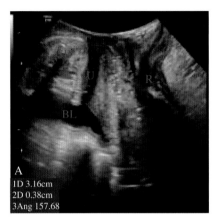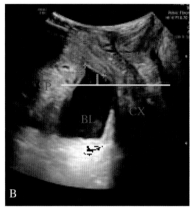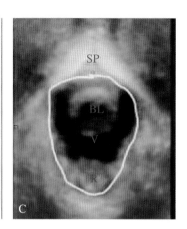

图 54-2-4　膀胱膨出 I 型，经会阴超声

A. 静息状态下二维矢状切面，盆腔各脏器位于参考线上方，尿道内口闭合。B. Valsalva 状态下二维矢状切面，尿道及膀胱后下方偏转移位，膀胱最低点位于参考线（黄线）上方 0.7 cm（蓝线），尿道旋转角 34°，膀胱尿道后角 158°，尿道内口呈漏斗形。C. Valsalva 状态下三维重建肛提肌裂孔轴平面，肛提肌裂孔对称，裂孔内可见脱出的膀胱，肛提肌裂孔面积 17cm²。SP：耻骨联合；U：尿道；BL：膀胱；CX：宫颈；V：阴道；R：直肠

期，SUI。盆底超声提示：膀胱膨出 II 型，符合压力性尿失禁表现（图 54-2-5）。

　　点评：此患者根据临床表现及 POP-Q 分期诊断为阴道前壁脱垂 II 期，压力性尿失禁。超声最大 Valsalva 状态时尿道及膀胱向后下方旋转移位明显，均下移至参考线下方，膀胱最低点基本位

于尿道内口水平，膀胱最低点至参考线垂直距离 > 1.5 cm，尿道旋转角 > 45°，膀胱尿道后角 > 140°，为 II 型膀胱膨出表现，同时超声下膀胱颈移动度增大、尿道内口明显开大呈漏斗形，结合临床表现本例患者超声提示 II 型膀胱膨出，符合压力性尿失禁表现。

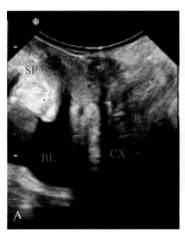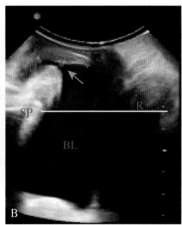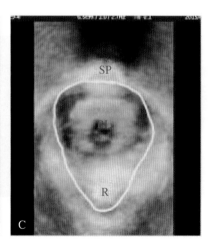

图 54-2-5　膀胱膨出 II 型，经会阴超声

A. 静息状态下矢状切面，膀胱颈位于参考线上方，尿道内口闭合（箭头）。B. Valsalva 状态下矢状切面，尿道及膀胱后下方偏转移位，至参考线（黄线）下方，膀胱颈移动度 4.39 cm，尿道旋转角 119.63°，膀胱尿道后角 172.99°，尿道内口开大呈漏斗形（绿箭头），膀胱最低点位于参考线上方 2.17 cm。C. Valsalva 状态下三维重建肛提肌裂孔轴平面，肛提肌裂孔对称，裂孔内被脱出的膀胱占据，肛提肌裂孔面积 23 cm²。SP：耻骨联合，U：尿道，BL：膀胱，CX：宫颈，R：直肠

案例6：女，60岁，自觉阴道脱出物2年，加重2个月，伴有排尿困难，无咳嗽漏尿，偶有便秘。绝经10年，孕2产1，阴道分娩。妇科检查：屏气用力后阴道前壁脱垂至阴道外，宫颈脱垂至阴道口内侧缘，阴道后壁脱垂至阴道口内侧缘，盆腔内未及异常。POP-Q分期：Aa 2，Ba 4，C -1，D -3，Ap -1，Bp-1，gh 6，pb 2.5，tvl 8。临床诊断：阴道前壁脱垂Ⅲ期，子宫脱垂Ⅱ期，阴道后壁脱垂Ⅱ期。盆底超声提示：膀胱膨出Ⅲ型，.子宫脱垂，双侧肛提肌损伤，肛提肌裂孔增大（图54-2-6）。

点评：此患者以阴道脱出物为主要临床表现，伴有排尿困难，结合POP-Q分期临床诊断为阴道前壁脱垂Ⅲ期，子宫脱垂Ⅱ期，阴道后壁脱垂Ⅱ期。超声下最大Valsalva状态时尿道及膀胱向后下方旋转移位，均下移至参考线下方，膀胱下移更加明显低于尿道内口水平，膀胱尿道后角近直角，尿道旋转角＞45°，为Ⅲ型膀胱膨出表现；中盆腔宫颈沿阴道下降至参考线水平，表现为子宫脱垂；后盆腔直肠壶腹部形态无改变。三维重建肛提肌裂孔轴平面，盆底肌收缩状态下多平面断层成像显示双侧肛提肌附着点处回声不均，肛提肌尿道间隙明显大于正常，考虑双侧肛提肌损

伤，Valsalva状态下肛提肌裂孔面积呈重度扩张，本例患者属于中重度盆腔器官脱垂，超声提示Ⅲ型膀胱膨出，子宫脱垂，双侧肛提肌损伤，肛提肌裂孔增大。

中盆腔器官脱垂主要指子宫脱垂及阴道穹隆脱垂。盆底超声下宫颈呈中等回声或低回声，与阴道回声非常相似难以识别，绝经期萎缩子宫更是如此。超声下如何辨识子宫？首先可通过高回声的阴道气线，其顶端即为宫颈下缘；其次可通过宫颈纳囊协助判断宫颈，另外在运动过程中可看到宫颈与阴道的相对运动来帮助寻找宫颈。子宫脱垂的超声表现为Valsalva动作时子宫沿阴道向下方移位，测量宫颈最低点至参考线的垂直距离，超声下宫颈最低点位于参考线下方1.5 cm与POP-Q评分的C点－4 cm相对应（Ditez et al，2007）。阴道穹隆脱垂为子宫切除术后，Valsalva动作时阴道穹隆沿阴道向下方移位，测量其最低点至参考线的垂直距离，当膨出内容物为肠管时称为肠疝。

案例7：女，42岁，子宫脱垂7年，加重1年，无尿频、尿急及咳嗽漏尿，无便秘、便不净。月经规律，孕2产1，阴道分娩。妇科检查：屏气用力后宫颈脱垂至阴道口外，阴道前后壁膨

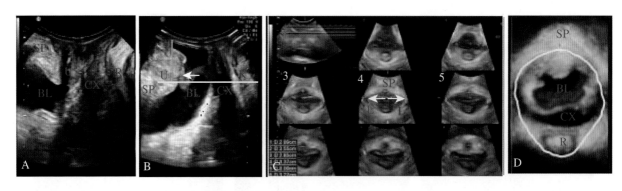

图54-2-6 膀胱膨出Ⅲ型，经会阴超声

A. 静息状态下矢状切面，膀胱、宫颈及直肠壶腹部均位于参考线上方，尿道内口闭合。**B.** Valsalva状态下矢状切面，尿道及膀胱后下方偏转移位，膀胱移位更加明显位于尿道下方，膀胱最低点位于参考线（黄线）上方2.8 cm，宫颈沿阴道下降，最低点达至参考线水平，直肠壶腹部形态无改变，尿道旋转角75°，膀胱尿道后角92°，尿道内口闭合（箭头）。**C.** 盆底肌收缩状态下，三维重建肛提肌裂孔轴平面，多平面断层成像模式显示双侧肛提肌薄弱，附着点处呈不均匀回声（箭头），且3-5图肛提肌尿道间隙均＞2.36 cm，诊断双侧肛提肌损伤。**D.** Valsalva状态下三维重建肛提肌裂孔轴平面，肛提肌裂孔内可见脱垂的膀胱及宫颈，肛提肌裂孔面积37 cm²，呈重度扩张（黄圈）。SP：耻骨联合；U：尿道；BL：膀胱；CX：宫颈；R：直肠；L：肛提肌

出不明显，盆腔内未及异常。POP-Q 分期：Aa -2，Ba 0，C 5，D -2，Ap-2，Bp-3，gh 6，pb 2.5，tvl 8。临床诊断：阴道前壁脱垂Ⅱ期，子宫脱垂Ⅲ期。盆底超声提示：子宫脱垂，双侧肛提肌损伤，肛提肌裂孔增大（图 54-2-7）。

点评：此患者以子宫脱垂为主要临床表现。盆底超声最大 Valsalva 动作时子宫沿阴道下降，宫颈最低点达参考线上方 2.6 cm，前盆腔及后盆腔无脏器脱垂表现。三维重建肛提肌裂孔轴平面，盆底肌收缩状态下双侧肛提肌回声不均，自附着处撕脱，局部有不均低回声插入，为双侧肛提肌损伤，Valsalva 状态下肛提肌裂孔面积呈轻度扩张。本例患者属于单纯中盆腔器官脱垂，同时伴有双侧肛提肌损伤及肛提肌裂孔增大。

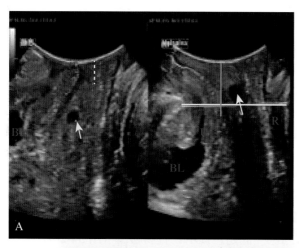
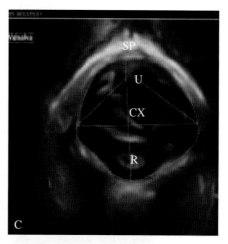
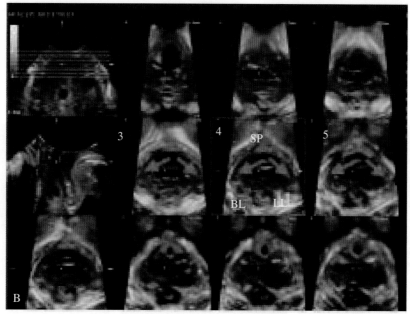

图 54-2-7　子宫脱垂，经会阴超声

A. 静息状态二维矢状切面，宫颈呈中等回声，可见纳氏囊肿（橙箭头），位于阴道内近外口水平，黄虚线为阴道气线。
B. Valsalva 状态二维矢状切面，宫颈沿阴道下降，纳氏囊肿（橙箭头），宫颈最低点位于参考线（黄线）上方 2.6 cm（绿线），膀胱及直肠壶腹部位置及形态未见异常。C. 盆底肌收缩状态下，三维重建肛提肌裂孔轴平面，3～5 号图为多平面断层成像，双侧肛提肌不对称，附着点处不连续，呈不均匀低回声，提示双侧肛提肌损伤（蓝箭头）。
D. Valsalva 状态下三维重建肛提肌裂孔轴平面，阴道内可见脱垂的宫颈，裂孔面积 28.64 cm²，呈轻度扩张。SP：耻骨联合；U：尿道；BL：膀胱；CX：宫颈；R：直肠；RL：右侧肛提肌；LL：左侧肛提肌

案例8：女，70岁，因子宫脱垂行阴式全子宫切除术后15年，自觉阴道脱出物3年，且逐渐加重，无咳嗽漏尿，无尿频、尿急及排尿困难，无便秘、便不净。孕5产3，阴道分娩。妇科检查：屏气用力后阴道顶端伴阴道前后壁呈气球状突出至阴道外，内容物似有蠕动。POP-Q评分：Aa 3，Ba 2，C 6，Ap 3，Bp 2，gh 7，pb 3，tvl 9。临床诊断：阴道前壁脱垂Ⅲ期，阴道穹隆脱垂Ⅳ期，阴道后壁脱垂Ⅲ期。盆底超声提示：阴道穹隆脱垂，肠疝，肛提肌裂孔增大（图54-2-8）。

点评： 患者因子宫脱垂行阴式子宫切除术后15年复发，结合POP-Q分期临床诊断为以中盆腔为主的重度盆腔器官脱垂。盆底超声最大Valsalva状态时见大量肠管沿阴道下降，将阴道顶端推出至阴道外，阴道穹隆最低点位于参考线上方，而前盆腔及后盆腔无脏器脱垂表现。三维重建肛提肌裂孔轴平面，裂孔内直肠前方可见脱垂的肠管占据阴道，Valsalva状态下肛提肌裂孔面积呈极重度扩张。本例患者属于复发性重度盆腔器官脱垂，超声提示阴道穹隆脱垂，肠疝，肛提肌裂孔增大。

后盆腔器官脱垂主要指直肠膨出、肠疝。当临床检查阴道后壁脱垂时并不代表患者即有直肠膨出或肠疝，耿京等（2018）指出临床诊断阴道后壁脱垂Ⅲ～Ⅳ期患者中仅有25%出现后盆腔器官脱垂表现。直肠膨出超声表现为Valsalva动作时直肠壶腹部前壁及内容物呈囊袋状向阴道后壁下段膨出，测量直肠壶腹部最低点至参考线的垂直距离，以及沿肛管内括约肌腹侧长轴作延长线，测量直肠壶腹部最低点与延长线之间的垂直距离为直肠膨出高度，有研究认为超声下直肠壶腹部最低点位于参考线上方1.5 cm与POP-Q评分的Bp点-0.5cm相对应（Ditez et al，2007）。肠疝超声表现为Valsalva动作时肠管进入阴道与直肠之间并向下方移位，测量肠管最低点至参考线的垂直距离。

案例9：女，50岁，自觉便秘便不净2年，排粪造影提示直肠前突。无尿频、尿急及咳嗽漏尿，孕2产1，阴道分娩。妇科检查：屏气用力后阴道后壁脱垂至阴道口，盆腔内未及异常。POP-Q分期：Aa -2，Ba -1.5，C-4，D-6，Ap 3，Bp-1，gh 6，pb 2.5，tvl 8。临床诊断：阴道后壁脱垂Ⅲ期。盆底超声提示：直肠膨出（图54-2-9）。

点评： 患者以排便症状为主要临床表现，结合POP-Q分期，临床诊断为以后盆腔为主的盆腔器官脱垂。盆底超声在最大Valsalva状态时后

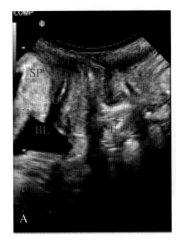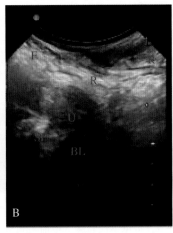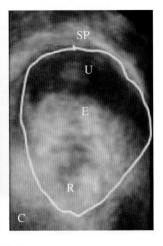

图54-2-8　阴道穹隆脱垂，肠疝，经会阴超声

A. 静息状态二维矢状切面，阴道（黄虚线）顶端穹隆处（绿虚线）下方可见肠管回声。**B.** Valsalva状态二维矢状切面，阴道穹隆沿阴道下移，内容物为大量肠管，前后盆腔无脱垂，阴道穹隆最低点位于参考线（黄线）上方3.6 cm（红线）。**C.** Valsalva状态三维重建肛提肌裂孔轴平面，阴道内被脱出的肠管占据，肛提肌裂孔面积（黄圈）43.29 cm^2，呈极重度扩张。SP：耻骨联合；U：尿道；BL：膀胱；CX：宫颈；R：直肠；E：肠管

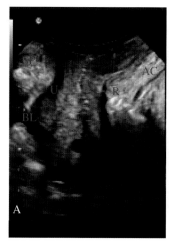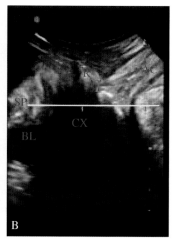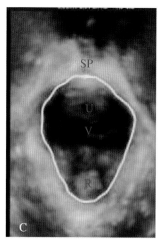

图 54-2-9　直肠膨出，经会阴超声

A. 静息状态二维矢状切面，膀胱、宫颈及直肠壶腹部均位于参考线下方。**B.** Valsalva 状态二维矢状切面，前中盆腔无明显下移，直肠壶腹部呈囊袋状突向阴道后壁（紫线），直肠壶腹部最低点位于参考线（黄线）上方 1.99 cm，距肛门内括约肌腹侧延长线（蓝线）1.28 cm。**C.** Valsalva 状态三维重建肛提肌裂孔轴平面，肛提肌裂孔内直肠前方可见膨出的直肠，肛提肌裂孔面积 < 24 cm² （黄圈）。SP：耻骨联合；U：尿道；BL：膀胱；CX：宫颈；AC：肛管；R：直肠

盆腔直肠壶腹部呈囊袋状疝入阴道后壁，与肛管形成角度，三维重建轴平面肛提肌裂孔阴道与直肠之间可见肠管膨出，为典型的直肠膨出表现。

第三节　超声检查在PFD术后病情评估中的应用

一、压力性尿失禁术后评估

对于中重度压力性尿失禁（SUI），临床多采用手术治疗，经阴道无张力尿道中段悬吊带手术应用广泛，手术路径包括经耻骨后和经闭孔。以往临床对于吊带的术后疗效评估多取决于患者自觉症状的改善程度，而缺乏客观的影像学资料，主要是由于所植入的聚丙烯吊带在许多的影像学检查中都不能显影（如 X 线、MRI 等），随着盆底超声技术的开展及应用，吊带能在超声图像上显示为高回声带，并在三维超声上对吊带的形状以及走行显示更加清晰。SUI 术后盆底超声检查，首先能够帮助观察尿道及膀胱位置及形态改变，测量膀胱颈移动度、尿道旋转角、膀胱尿道后角以及尿道内口形态并与术前参数比较，通过盆底解剖结构的改变初步评估疗效；其次是帮助对吊带进行评估，观察吊带的位置、形态及运动状态下的走行，测量吊带距尿道内口距离与尿道长度的比值以显示吊带的位置，在静息和最大 Valsalva 状态下测量吊带距耻骨联合后下缘距离、吊带距尿道中点的距离以及其在尿道后方的成角来评估吊带运行轨迹、作用及松紧，观察吊带有无折叠、暴露或侵蚀等并发症的出现。有研究（Geng et al，2019；曹韵清 等，2017）显示 SUI 术后治愈的患者超声下吊带位于尿道中段，最大 Valsalva 动作时吊带距耻骨联合后下缘距离适度缩短，距尿道中点距离适度缩短以及吊带在尿道后方的成角适度增大，说明在张力状态下尿道后方吊带能够将尿道托起以达到控制漏尿的作用。

案例 1： 患者，59 岁，因压力性尿失禁行经闭孔尿道中段悬吊术（TVT-O），术后 6 个月复查，无咳后漏尿（图 54-3-1）。

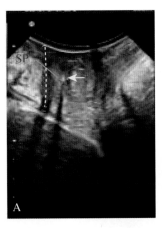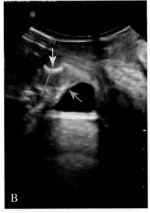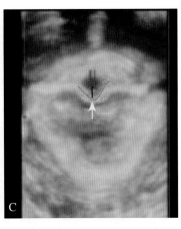

图 54-3-1 TVT-O 术后，经会阴超声

A. 静息状态下二维矢状切面，尿道中段后方点状高回声吊带（黄箭头），吊带距耻骨联合后下缘距离（绿线）2.11 cm，白虚线：尿道全长。B. Valsalva 状态下二维矢状切面，膀胱及尿道后下方偏转移位，吊带（黄箭头）位于尿道中段后方，呈带状高回声，距耻骨联合后下缘距离（绿线）1.61 cm，尿道内口闭合（蓝箭头）。C. 肛提肌裂孔三维重建轴平面，尿道后方吊床型吊带（黄箭头），两侧臂对称，向双侧闭孔延伸，黑线：尿道中点距吊带中点距离；绿角：吊带成角。SP：耻骨联合；U：尿道

点评： 本例患者因 SUI 行 TVT-O 手术，术后自觉症状消失。超声显示 TVT-O 吊带位于尿道中段，两侧臂对称，向双侧闭孔延伸，在 Valsalva 状态下吊带距耻骨联合后下缘距离缩短，吊带距尿道中点距离适中，吊带成角适中，同时在 Valsalva 状态下膀胱尿道后角正常，尿道内口闭合，以上参数说明吊带抑制了尿道及膀胱颈的活动度起到了控制排尿的作用，这与患者的术后症状消失相符合。

案例 2： 患者，女，54 岁，因压力性尿失禁行经耻骨后尿道中段悬吊带术（TVT-E），术后 6 个月复查，咳后漏尿明显缓解（图 54-3-2）。

点评： 本例患者因 SUI 行 TVT-E 手术，术后自觉症状明显改善。超声显示 TVT-E 吊带位于尿道中段后方呈弧形，两侧臂对称，向双侧耻骨支下方延伸，吊带距耻骨联合后下缘距离、吊带距尿道中点距离以及吊带成角均适中，结合患者自觉症状明显改善，说明吊带位置、形态及功能正常，起到了控尿的作用。

二、盆腔器官脱垂术后评估

中重度盆腔器官脱垂（POP）主要依靠手术治疗，手术治疗的目的就是尽可能恢复盆腔器官解剖位置及功能，改善患者临床症状。传统手术方式术后复发率高效果不理想（高霞 等，2014）。盆底重建手术是基于盆底整体理论开展的手术，术中应用的修补网片多数是由聚丙烯材料编织而成的人工合成网片，具有较好的组织相容性、弹性及抗感染能力，降低了盆底修补术后的复发率，提高了患者生活质量，成为了重度盆腔器官脱垂患者的主要手术治疗方法之一。但是网片的并发症也一直是国内外关注的热点，其并发症主要包括近期阴道壁血肿、远期脱垂复发、网片侵蚀暴露以及疼痛，排尿不适，排便不适，下坠感等。如何评估术后疗效及网片情况需要影像学的帮助。术后超声检查不仅可以根据盆腔各脏器形态位置改变评估盆底解剖结构和功能的恢复，而且阴道植入网片在超声下显示为高回声明显优于其他影像学，因此超声是 POP 术后首选的影像学评估方法。超声下前壁网片位于阴道前壁与尿道、膀胱后壁之间，走行与阴道前壁一致，其上端应接近阴道顶端，其下端近膀胱颈水平。后壁网片位于肛直肠连接处与阴道后壁之间，上端应接近阴道后壁顶端，下端位于肛直肠连接处下方。网片呈带状高回声，长度随不同时态改变，Valsalva 状态下较静息状态网片长度增加。可通过在不同状态下（静息及 Valsalva）观察网片的

走行及对周围脏器的支撑来评估网片的作用，还可以通过测量网片近端、中段及远端与阴道前壁黏膜的距离来评估网片的深浅，由于患者阴道壁厚度差别大，因此这个距离要依据自身的阴道壁厚度判断，同时根据网片形态及与周围组织的关系，判断网片有无血肿、折叠、暴露、侵蚀以及有无脱垂新发和复发等并发症表现。

案例 3： 患者，72 岁，因膀胱膨出、子宫脱垂行阴式子宫 + 前盆腔重建手术，术后 6 个月复查，恢复好（图 54-3-3）。

点评： 患者行阴式子宫切除、前盆腔重建手术。术后 6 个月超声检查，阴道前壁网片下端近膀胱颈水平，上端近阴道顶端，呈带状高回声。三维重建肛提肌裂孔轴平面，网片横向连接肛提肌间隙的前部，与周围组织界限清楚，未见网片折叠及局部增厚向周围组织侵蚀。说明网片放置位置合适，无并发症出现。

案例 4： 患者，69 岁，因膀胱膨出、子宫脱垂、直肠膨出行阴式子宫 + 全盆腔重建手术，术后 6 个月复查，恢复好，大小便正常（图 54-3-4）。

点评： 患者行阴式子宫切除、全盆重建（阴道前后壁网片植入）。术后超声检查阴道前壁网

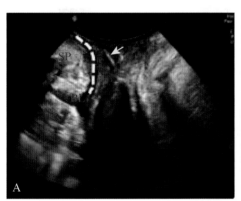
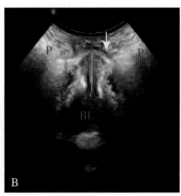
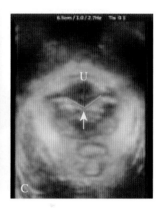

图 54-3-2 TVT-E 手术，经会阴超声

A. 静息状态下二维矢状切面，吊带位于尿道中段后方，呈条状高回声（黄箭头），白虚线：尿道全长。**B.** 静息状态下冠状切面，吊带（黄箭头）在尿道后方呈弧形高回声，两侧臂对称，伸向耻骨后方（蓝箭头），绿线：吊带距尿道内口距离。**C.** 肛提肌裂孔三维重建轴平面，尿道后方弧型吊带（黄箭头），两侧臂较对称，红线：尿道中点距吊带最低点距离，蓝色角：吊带成角。SP：耻骨联合；U：尿道；BL：膀胱；P：耻骨支

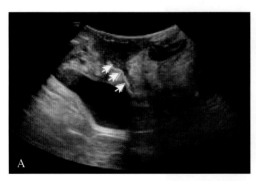
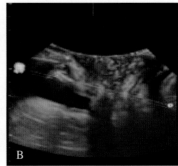
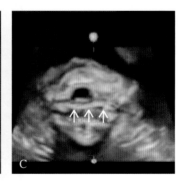

图 54-3-3 前盆腔重建术后，经会阴超声

A. 静息二维矢状切面，网片位于尿道、膀胱后壁与阴道前壁之间，呈条状高回声（箭头）。**B.** 三维重建自由解剖切面（omniview）模式，可清晰显示尿道后方阴道前壁高回声网片（**C** 图中箭头），与周围组织界限清。SP：耻骨联合；U：尿道；BL：膀胱

片位于尿道中下段至阴道顶端，阴道后壁网片位于肛直肠连接处至阴道后壁顶端，前后壁网片在阴道顶端汇合，全面支撑盆底，前壁网片位置稍稍偏下，与术后阴道长度有关。三维重建肛提肌裂孔轴平面显示阴道前后壁网片横向连接肛提肌间隙的前后部，与周围组织界限清楚，无明显折叠、暴露、侵蚀、复发等并发症表现。

案例 5：患者，72 岁，因膀胱膨出行前盆腔重建手术，术后 5 天，自觉阴道不适。超声提示：阴道壁血肿（图 54-3-5）。

点评：患者行前盆重建（阴道前壁网片植入）手术。术后第 5 天超声检查发现阴道前壁网片中上段周围包裹低回声包块，三维超声显示网片在低回声包块内呈弯曲线状，考虑为阴道壁血肿，为阴道壁植入网片的近期并发症。

案例 6：女，54 岁，2 年前因脏器脱垂行前壁网片植入，术后曾因局部出血，伤口裂开 2 次，偶有分泌物增多，腰酸痛。妇科检查：阴道前壁黏膜不光滑，可见网片暴露长约 1.0 cm（图 54-3-6）。

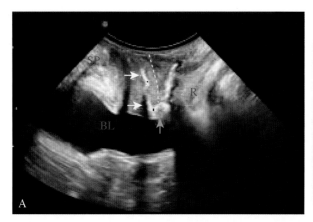
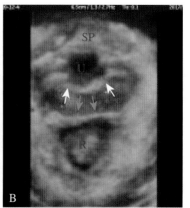

图 54-3-4　全盆腔重建术，经会阴超声

A. 静息二维矢状切面，前壁网片（白箭头）位于尿道中下段至阴道顶端之间，后壁网片（绿箭头）位于肛直肠连接处至阴道顶端之间，前后壁网片在阴道顶端汇合（蓝箭头），网片呈带状高回声，橙虚线为阴道。**B.** 三维重建肛提肌裂孔轴平面，前壁网片（白箭头）位于尿道后方，横向连接肛提肌间隙的前部，后壁网片（绿箭头）位于直肠前方，横向连接肛提肌间隙的后部，与周围组织界限清楚。SP：耻骨联合；U：尿道；BL：膀胱；R：直肠

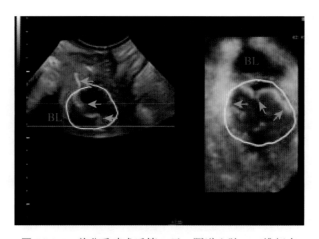

图 54-3-5　前盆重建术后第 5 天，阴道血肿，三维超声

膀胱后方阴道前壁高回声网片（蓝箭头），网片呈弯曲状，周边不均低回声包块包裹为血肿（黄圈）。BL：膀胱

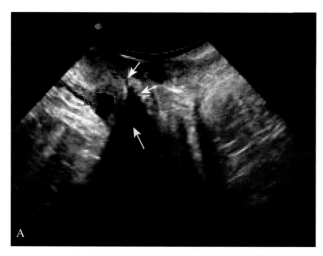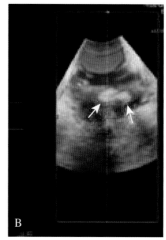

图 54-3-6 网片暴露，经会阴超声

A. 静息二维矢状切面，阴道前壁见边界毛糙高回声网片（白箭头），后伴声影（黄箭头）。**B.** 三维重建轴平面，阴道前壁形态不规则薄厚不均高回声网片，与阴道壁界限不清，考虑为网片暴露（箭头）。BL：膀胱

点评： 患者前盆重建术后 2 年，妇科检查发现阴道前壁网片暴露。超声检查发现阴道前壁网片边界毛糙，后伴声影，三维超声显示高回声网片形态不规则，与阴道壁界限不清，考虑为网片暴露部位。网片暴露、侵蚀等并发症不能依赖于超声检查，一定是通过临床表现及检查发现问题，超声协助评估网片与周围组织关系为临床提供更加可靠的依据。

目前，高分辨力、可实时动态观察的四维超声已经成为研究盆底解剖与功能的主要手段，可以为临床提供更加重要详细的信息，有利于对盆底功能障碍性疾病进行诊断和制定更加有效的治疗方案，有利于术后随访评估手术疗效。但盆底的解剖结构复杂，不能仅靠超声检查，还应结合其他成像技术，如 MRI 等通过不同途径、不同角度观察盆底的解剖及功能改变，才能更准确地评价盆底功能障碍性疾病。

（耿 京）

参考文献

曹韵清，等，2017．盆底实时三维超声对压力性尿失禁患者行经闭孔阴道无张力尿道中段悬吊术后的观察．中国超声医学杂志，33（8），728-730.

耿京，等，2018．盆底超声评估女性阴道后壁脱垂的初步研究．中国超声医学杂志，34（3），261-264.

高霞，等，2014．全盆底重建术与传统阴式修补术治疗重度盆腔器官脱垂的近期疗效观察．河北医学，7（10）：1625-1628.

宋梅，等，2011．会阴三维超声观察生育后无盆底功能障碍女性盆膈裂孔的形态结构［J/CD］．中华医学超声杂志（电子版），8（1）：117-122.

肖汀，等，2017．超声观察尿道旋转角在女性压力性尿失禁中的应用．中国临床医学影像杂志，28（5）：374-375.

肖汀，等，2016．超声观察膀胱颈在压力性尿失禁诊断中的研究．中国超声医学杂志，32（9）：822-825.

徐净，等，2016．尿道内口漏斗形成对女性压力性尿失禁患者的诊断价值．中国超声医学杂志，32（3）：252-255.

应涛，等，2007．未育女性盆膈裂孔的三维超声影像学观察．中国超声医学杂志，23（11）：849-852.

Dietz HP, et al, 2007. Ultrasound assessment of pelvic organ prolapse：the relationship between prolapse severity and symptoms. Ultrasound Obstet Gynecol, 29（6）：688-691.

Dietz HP, et al, 2008. Ballooning of the levator hiatus.

Ultrasound Obstet Gynecol, 31（6）：676-680.

Dietz HP, et al, 2008. The levator urethral gapmeasurement：A more objective means of determininglevator avulsion？Ultrasound Obstet Gynecol, 32（7）：941-945.

Geng J, et al, 2019. Assessment of tape position in postoperative women with stress urinary incontinence by pelvic floor ultrasonography. Int J Clin Exp Med, 12（3）：2182-2189.

Choo GY, et al, 2012. Long-term outcomes of tension-free vaginal tape procedure for treatment of female stress urinary incontinence with intrinsic sphincter deficiency. Int Neurourol J, 16（1）：47-50.

Green TH Jr, 1975. Urinary stress incontinence：differential diagnosis, pathophysiology and management. Am J Obstet Gynecol, 122（3）：368-400.

Li YQ, et al, 2017. Diagnosis and classification of female stress urinary incontinence by transperineal two-dimensional ultrasound. Technology and Health Care, 25（5）：858-866.

Oom DM, et al, 2012. Detection of anal sphincter defects in female patients with fecal incontinence：a comparison of 3-dimensional transperineal ultrasound and 2-dimension endoanaI ultrasound. Dis Colon Rectum, 55（6）：646-652.

Rodrigo, et al, 2013. Prediction of the risk of prolapse recurrence after surgery. Aust NZ J Obstet Gynaecol.

Zhuang RR, et al, 2011. Levator avulsion using a tomographic ultrasound and magnetic resonance-based model. Am J Obstet Gynecol, 205（3）：232.e1-8.

Shek KL, et al, 2015. What is abnormal uterine descent on translabial ultrasound？ Int Urogynecol J, 26（12）：1783-1787.

Oh TH, et al, 2012. A comparison of the clinical efficacy of the transobturator adjustable tape（TOA）and transobturator tape（TOT）for treating female stress urinary incontinence with intrinsic sphincter deficiency：Short-term Results. Korean J Urol, 53（2）：98-103.

Yagel S, et al, 2006. Three—dimensional transperineal ultrasonography for evaluation of the anal sphincter complex：another dimension in understanding peripartum sphincter trauma. Ultrasound Obstet Gynecol, 27（2）：119-123.

第五十五章

磁共振检查

第一节　盆底MRI二维图像评估盆底支持结构

盆底支持结构是一个精细、复杂、相对独立却又是一个解剖和功能的整体，是一个复杂的动态系统。盆腔支持结构不能通过直观的妇科检查对其功能进行全面、准确的评估，POP病生理机制复杂，由于人体有创实验受到伦理学限制，目前尚不能直接在人体活体进行有创的相关研究。超声因其简单易得，可在一定程度上有助于盆底支持的评估，但受操作者手法的影响，不可重复交叉，目前尚缺少可供矫正的评价参考系统，很难进行质量控制好的定量分析研究。X线透视及造影可以对受试者静息和应力状态下盆底支持结构进行实时成像，但因有射线暴露和图像分辨率低未广泛应用。与以上手段相比，MRI图像的优势如下：①无辐射、非侵入性的检查手段；②评估盆底结构无需造影剂以及其他特殊技术，操作简便，患者易于接受；③可通过静息、应力状态，多层次、多角度、多模态成像，评估盆底器官、支持结构的缺陷及应力后的相对关系；④因对软组织有良好的分辨率，可以获得清晰的图像。目前已有可信的矫正评价系统，图像可重复使用，进行精确测量和量化分析。基于盆腔MRI的盆底支持结构的研究自20世纪90年代后期开始并迅速发展，随着MRI及图像后处理技术和三维重建技术的发展，MRI已经能够对盆底肌肉、韧带等解剖结构缺陷进行辨识，帮助开展定性和定量评估研究。

MRI二维图像通常为静息状态下的扫描，通过调整扫描序列的参数，可以分别获得女性盆腔轴位、冠状位、矢状位的功能相图像及T2WI序列图像，便于对感兴趣区域进行长度、面积、角度、信号强度的研究。目前MRI相关的盆底解剖结构的研究多从骨性结构及支持结构的第Ⅰ水平、第Ⅱ水平进行，由于第Ⅲ水平支持结构复杂，目前尚缺乏大量的高质量的相关研究提供人群的定量标准。随着近年来MRI设备及图像后处理技术的蓬勃发展，MRI在诊断盆底疾病方面具有广阔的研究前景，不仅可以对盆底结构进行辨识，还可以对盆底疾病进行定性、定量评估。患者术前、术后行MRI检查，对于制订治疗方案，包括：选择手术方式、评估治疗效果、监测预后以及探索盆底障碍性疾病的发病机制都具有重要意义。

一、骨性结构

骨性结构在MRI图像中清晰可见（图55-1-1），可以作为肌肉、韧带起止点的标志。将脱垂患者与正常女性骨盆径线比较，认为更宽的骨盆入口横径和更短的骨盆入口前后径与分娩时间延长、产钳助产相关，与严重双侧肛提肌损伤相关，以上原因均可以造成神经肌肉及韧带损伤，导致POP发生（Handa et al，2003；Berger et al，2013）。然而，从骨盆径线测量如骨盆入口、中骨盆、出口等径线角度研究骨盆径线（图55-1-1），发现其在正常女性和POP患者中并不存在差异（Stein et al，2009）。

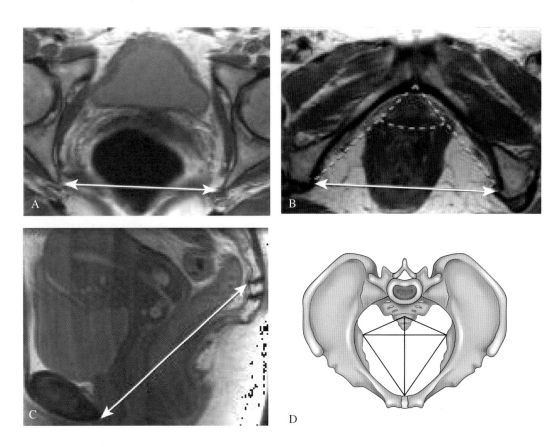

图 55-1-1 MRI 显示产科骨性参考线

A. 轴位坐骨棘水平测量坐骨棘间径（白色双箭头）；**B.** 轴位坐骨结节水平测量坐骨结节间径（白色双箭头）；**C.** 矢状位测量骨盆出口前后径（白色双箭头）。**D.** 盆底肌肉附着点角度骨盆径线示意图：弓状韧带（APL）和骶尾关节（S5 / Co1）水平。AP：前后径；IS：坐骨棘；Inter Spinous：坐骨棘间径（引自 Berger，2013）

二、盆底第一水平支持（骶-主韧带复合体）

骶 - 主韧带复合体为顶端支持，骶韧带在轴位图像中可见（图 55-1-2 A），由腹侧向背侧走行，位于直肠阴道陷凹腹膜下方，呈带状，起自阴道上段至宫颈内口水平两侧，止于骶骨及盆底。其起止点变异很大，33% 起自宫颈，63% 同时起自宫颈和阴道，4% 起自阴道；82% 骶韧带止于骶棘韧带 / 尾骨肌复合体，7% 止于骶骨，11% 止于梨状肌、坐骨大孔或坐骨棘。主韧带在冠状位图像中可见（图 55-1-2 B），头侧向尾侧走行，主韧带为肠系膜样结构，以髂内血管前干为轴在周围呈网状分布，起自坐骨大孔顶端骶髂关节处（65%）和髂内动脉前支分叉处（35%），均止于宫颈和阴道上段，其中 30% 受试者部分纤维止于膀胱。二者在宫颈和 / 或阴道上段融合共同构成顶端支持（图 55-1-2 C），而又以不同方向走行止于骨盆（杨晓红，2012；Chen et al，2013；Ramanah et al，2012；Tunn et al，2001）。以上相关研究大多都是在 MRI T2WI 序列扫描图像上进行辨认，但杨晓红（2012）通过将不同参数序列扫描图像进行比较认为 TSE T1WI 序列及质子密度加权自旋回波脉冲序列轴位扫描图像对子宫骶主韧带辨识显著优于 T2WI 序列，更清晰显示骶主韧带边界，利于三维模型重建。经测量比较，认为脱垂患者骶韧带长度显著短于健康女性的对照组，而骶韧带角度大于对照组；而主韧带相关测量参数在实验组和对照组比较无显著性差异。对 20 例子宫脱垂行子宫骶骨固定术患者行术后 3 个月复查，结果显示其中 18 例 POP-Q

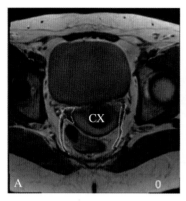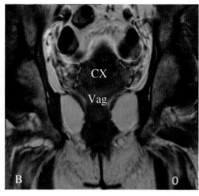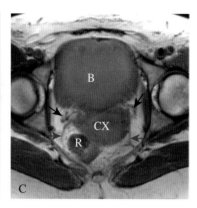

图 55-1-2 MRI 盆底第一水平支持（骶 - 主韧带复合体）

A. 描述轴位骶韧带起止点；**B.** 冠状位主韧带起止点；**C.** 描述骶韧带（红色箭头）和主韧带（黑色箭头）在阴道上段和宫颈水平的融合，界限不清。白色虚线表示韧带边界；红色圆点表示韧带起止点。（引自：Chen et al，2013；Ramanah et al，2012）

测量正常者均可见在右侧宫颈旁平行带状回声，右侧骶韧带结构改变，部分可辨认；而其余 2 例复发患者 MRI 图像中未见明显植入材料影像，右侧骶韧带失去原有解剖结构。

三、盆底第二水平支持（肛提肌群与盆筋膜腱弓）

（一）肛提肌群

肛提肌群是旁侧支持的主要结构，其五对分支中，耻骨阴道肌、耻骨会阴肌、耻骨肛门肌共同组成了耻骨尾骨肌（又称耻骨内脏肌）；耻骨直肠肌和髂尾肌分别在不同方位的 MRI 图像中清晰可见。通过测量肛提肌相关径线（裂孔长度、宽度、周长、面积、肛提肌板角度、宽度及缺损情况）评价肛提肌存在一定个体差，健康正常女性肛提肌大体形状有 90% 呈圆顶状，接近"V"形（图 55-1-3 E，F），肛提肌裂孔长 48.5 mm，宽 25.7 mm，面积（15.2±2.9）cm² 至 12.3±2.4 cm²，肛提肌板角为 -4.3°（Hoyte et al，2001；Tunn et al，2003）；而脱垂患者仅 20% 呈圆顶状，肛提肌裂孔长度、宽度分别为 65.3 mm，40.3 mm。Kearney 等（2006）建立了 MRI 二维图像中评价肛提肌（耻骨内脏肌）损伤的分级方法（图 55-1-3 A～D），即选耻骨弓状韧带上

方 1 cm 轴位平面为标准平面，分别将双侧耻骨内脏肌正常、小于 50% 缺损、大于 50% 缺损、完全断裂评为 0、1、2、3 分，将双侧得分相加并分类为：①无缺损：无可见缺损并且评分为 0；②轻微缺损：单 / 双侧损伤，1～3 分并且除外单侧评分 3 分者；③严重缺损：双侧评分 6 分或单侧 3 分。此评价系统与测量肛提肌厚度不同，可以更完善地评估 POP 患者肛提肌缺损状态。由此评价系统研究得出（Morgan，2011），肛提肌缺损状态与 POP 术后阴道前壁支持状态相关，术后 Aa、Ba < -2 患者中，肛提肌无缺损或轻微缺损的占 62%，而严重缺损的仅占 35%，而与阴道顶端 / 后壁支持状态无关，认为肛提肌完整性可以作为评估盆腔器官脱垂患者手术预后的一个重要指标。

（二）盆筋膜腱弓

盆筋膜腱弓作为旁侧支持结构之一在轴位尿道中段平面和尿道后壁、阴道前侧壁平面被识别，阴道侧壁、肛提肌直接与盆筋膜腱弓相连。二维 MRI 中可以通过测量尿道顶端水平阴道侧壁与耻骨内侧面距离、膀胱底水平阴道侧壁与肛提肌、耻骨联合 - 坐骨棘连线距离评价阴道的旁侧支持。但由于近期临床及影像学研究认为行阴道顶端悬吊术后不修复旁侧缺陷仍可获得较为满意的盆底重建效果，导致关于 MRI 应用在对盆

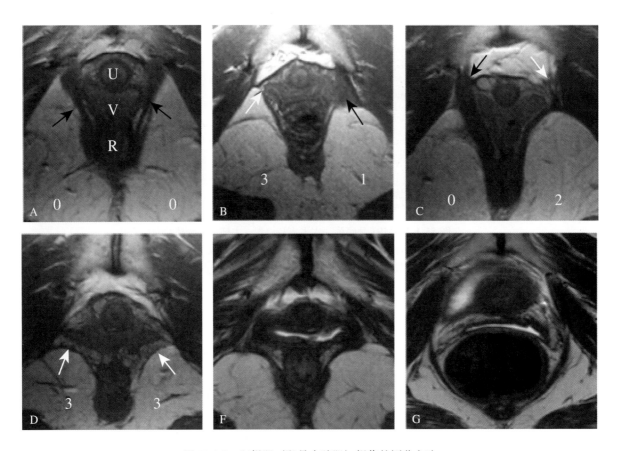

图 55-1-3　肛提肌（耻骨内脏肌）损伤的评分方法

A ~ D. 肛提肌评分系统不同程度缺损情况，图中的阿拉伯数字分别为该侧肛提肌打分。**E、F.** 肛提肌有中缝的双凸的穿顶样外观或称接近 V 形、双凹接近 U 形。U：尿道；V：阴道；R：直肠（Kearney，2006）

筋膜腱弓评价的研究较少。

　　总之，静息状态下的二维 MRI T2WI 序列图像虽然较妇科检查、超声更加全面可靠，但是二维图像为断层图像，不能立体直观的评估盆腔支持结构的状态及空间位置关系；不能反映盆底支

持结构在屏气用力即 Valsalva 动作、提肛运动及 Kegel 运动时的真实状态，因此，虽然静息 MRI 二维图像可以评价部分结构，如：肛提肌的解剖缺陷，但无法全面系统评价在脱垂发生时盆底支持结构应力状态下的空间位置关系与变化。

第二节　动态MRI在盆底功能障碍性疾病评估中的应用

　　动态 MRI 成像可直观地观察到器官脱垂的过程、盆底下降的幅度，可以准确的再现活体状态下最大屏气用力时盆腔器官脱垂位置。通常动态 MRI 需首先在患者静息状态下获得正中矢状位的 T2WI 图像，该平面包含有耻骨联合、阴道和骶骨（图 55-2-1）。其后分别在最大屏气用力

（即 Valsalva 运动）、提肛运动（即 Kegel）过程中再次获得此平面下的一系列的 MRI 图像（梯度回波快速稳态序列），即为正中矢状位不同时间点（整个最大屏气用力过程中）的系列图像，又称动态 MRI 电影。基于以上图像，根据径线测量、脱垂程度进行诊断，用于 PFD 术前的评

价、术式选择，术后疗效评价、并发症和复发的评估。其在妇科泌尿学的应用研究日益增多。

一、动态磁共振成像的基本原理及应用

动态 MRI 对盆腔器官脱垂的评价指标多种多样，学者们对不同指标的评价效能观点不尽相同。苗娅莉等（2010）对 2007—2008 年 20 例盆腔器官脱垂患者进行动态 MRI 扫描，以耻尾线（耻骨联合下缘中点至骶尾关节的连线，即 Pubo-coccygeal Line，PCL）作为测量参照线，分别测量膀胱颈（或最低点）、宫颈外口、阴道后壁在静息状态和最大屏气用力时与 PCL 的垂直距离，结果发现 PCL 可以更好地反映子宫脱垂的程度，优于 POP-Q 分度法，对阴道前壁脱垂有一定价值，而对后壁脱垂存在相对局限性。Lousine 等（2008）总结了 HMO 分类系统（图 55-2-1）（The H line，M line，Organ prolapse classification system），该系统利用 H 线和 M 线的测量值对盆底松弛（Pelvic Floor Relaxation）进行了分级，利用以上述两条线为参考线时脏器的相对位置将盆腔器官脱垂进行了分级，作者认为该系统评价

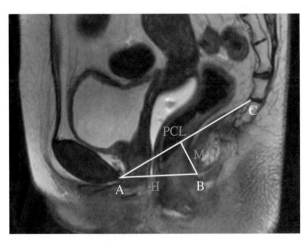

图 55-2-1　HMO 分类系统
受试者最大屏气用力时正中矢状位 T2 图像，以耻骨联合、骶尾骨、肛提肌下缘为解剖标志，规定三个参考点：耻骨联合下缘（A 点）、耻骨直肠肌的后下缘（B 点）、末端尾椎 1～2 间隙（C 点）；三条参考线：PCL（即耻尾线，A 点和 C 点的连线）、H 线（A、B 点的连线）、M 线（H 线尾端 B 点向 PCL 的垂线）（Boyadzhyan，2008）

效果好，由于 H 线更接近于处女膜缘，与临床的 POP-Q 分度的参考线接近，因此比 PCL 更有临床意义。而 Suzan 等（2009）通过对动态 MRI 的 7 条评价参考线进行系统回顾，由于利用的解剖标志的差异，部分同名称的参考线内涵不同，部分不同名称参考线实际内涵相同，仅有两项研究表明临床诊断与 MRI 结果完全一致，其余均存在一定差异，认为动态 MRI 对后盆腔缺陷有意义，而前、中盆腔的结果评估与临床评估等价。而对其他学者（Lakeman et al，2012；叶培香等，2008；Lockhart et al，2008）通过比较不同阅片者、多中心组内相关系数，认为骨性解剖标志对比度大、易辨认，观察者间信度（inter-observer reliability）和复测信度（test-retest reliability）一致性好；软组织辨认存在一定主观性，测量结果差异较大，并且与临床检查结果及症状相关性有限，认为动态 MRI 虽然拥有大视窗（FOV）、时间和空间的高分辨率等优势，但是在评价盆底功能方面仍存在较大的局限性。

Hsu 等（2006）对 74 名 POP-Q 分期在 II 期以上的患者和 68 名健康志愿者进行盆腔动态 MRI 比较（图 55-2-2）；得出正常人平均肛提肌板角度（LPA）为 44.3°，而患者为 53.4°（向下后方旋转 9.1°，21%），肛提肌裂孔延长 15%（7.8 cm vs 6.8 cm），会阴体后移 24%（6.8 cm vs. 5.5 cm），增加的 LPA 与肛提肌及裂孔长（$r = 0.42$，$P < 0.0001$）和会阴体位置（$r = 0.51$，$P < 0.0001$）相关。国内也有学者（Ke et al，2008；曹晓兰等，2011）利用动态 MRI 或与静息状态 MRI 联合研究盆底功能障碍性疾病中肛提肌相关参数的变化，认为可以通过动态图像了解盆底解剖结构的动态变化的同时，评价肛提肌与盆腔脏器相关的形态及功能状态。

二、MRI 图像评估盆底功能障碍性疾病的临床应用及参考标准

（一）盆底 MRI 的临床应用

1. 扫描准备　由于分辨率的要求，通常盆底 MRI 使用 3T MR 成像仪，体部相控线圈；受

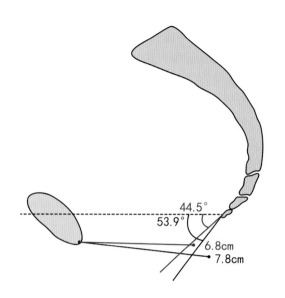

44.5°
53.9°
6.8cm
7.8cm

图 55-2-2　正常女性与 POP 患者正中矢状位动态 MRI 图像中肛提肌裂孔示意图比较。描述了患者与正常女性 LPA 与肛提肌裂孔长度差异，前后方黑色不规则区域分别为耻骨和骶尾骨，虚线为水平线，红色线为正常女性，黑色线为脱垂患者

试者应除外宫内节育器、幽闭恐惧症等其他 MRI 检查禁忌证。嘱受试者检查前半小时排空膀胱，训练其均匀呼吸及最大屏气用力动作并保持，同时减少躯干活动。取仰卧位，还纳脱垂器官，阴道注入无菌耦合剂 15 ~ 20 ml，均匀分布于阴道内；排便相关的后盆腔排便造影，可于直肠注入无菌耦合剂 100 ~ 150 ml，无须肠道准备。体部线圈置于受试者下腹，中心定位于耻骨联合处，绑带固定，确定扫描区的中心并将检查床定位于磁体的中心点进行检查。

2. 扫描参数　对于磁共振扫描方案，各仪器供应商依据不同技术各自命名使用序列，但总体均包括两个部分：常规磁共振成像及动态磁共振成像。

常规静息相（矢冠轴因 MR 扫描仪不同需个体化调整）使用 T2 FRFSE 序列分别行轴位、冠状位和矢状位扫描，TR 3000.0 ms，TE 102.0 ms ~ 108.9 ms，ST 4.0 mm，GAP 1.0 mm，FOV 26 cm ~ 28 cm，NSA 2，带宽 325.508，采集角 90°，矩阵 512×512。

动态 MRI（Valsalva 或 Kegel 动作时）以 CINE Fiesta 序列行正中矢状位扫描，TR 3.7 ms，TE Min Full，ST 7 mm，FOV 26 cm，翻转角 45°，NSA 1，矩阵 512×512。通常为保证动态应力状态下 MRI 图像质量，需于扫描前对患者进行 POP-Q 分期，保证扫描过程中受试者与 MRI 扫描者口令配合一致，保证图像中脱垂状态与 POP-Q 检查时一致，通常需要重复三次或以上获得可靠的图像。

考虑患者的可耐受性，根据我们的经验，整个盆底 MR 检查时间应尽量控制在 30 min 内，最长不超过 40 min。有限的时间内，序列选择可根据实际临床需求有所取舍。

（二）盆底支持结构的基本测量

1. 参考线　临床评价盆底支持结构的参考线，除耻骨尾骨线即 PCL 线外，还有以下参考线在临床应用，见图 55-2-3。

2. 参考点　通常根据前中后盆腔分别选用不同的参考点，测量相应的参考点与以上参考线的垂直距离，以参考线为零点，参考线以上为负（–），参考线以下为正（+），见表 55-2-1。

表 55-2-1　盆腔脏器参考点

前盆腔	中盆腔	后盆腔
膀胱底	宫颈前唇	直肠肛管连接处（ARJ）
膀胱尿道结合处（UVJ）		阴道后壁脱出最远点
阴道前壁脱出最远点		

（EI Sayed，2017）

3. 图像解读与测量　解读磁共振图像包括测量、报告及对疾病严重程度分级，均需在磁共振报告中体现。盆底动态 MRI 测量时，推荐使用的径线与分度方法众多，且结论不一，目前尚无金标准。实际测量时，于静息状态下和最大应力时（通常在模拟排便阶段）测量从解剖参考点到参考线的垂直距离。解剖参考点的选择，在前盆腔，是膀胱基底部最后和最下侧；在中盆腔，是子宫颈最前和最下部分（或子宫切除术患者阴

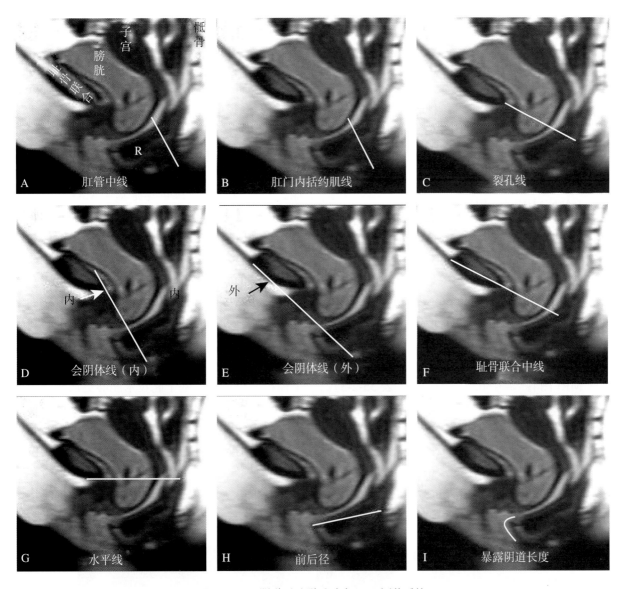

图 55-2-3　阴道后壁脱垂动态 MRI 评价系统

A. 肛管中线（Mid-anal Line）。**B.** 肛门内括约肌线（Internal Anal Sphincter Line），即肛门内括约肌腹侧前缘。**C.**(肛提肌) 裂孔线（Hiatus 线），耻骨联合后缘至耻骨直肠肌上缘、肛提肌板前缘的最短距离。**D.** 会阴体线（内）（Perineal Line 线），即耻骨联合内后缘至会阴体前腹侧缘最短距离。**E.** 会阴体线（外），即耻骨联合外缘至会阴体前腹侧缘最短距离。**F.** 耻骨联合中线（Mid-pubic Line 线），即通过耻骨联合前、后缘尖端的连线 **G.** 水平线（Horizontal Line），即通过耻骨联合下缘的水平切线。**H.** 前后径（Anterior-Posterior Diameter）直肠前缘最前突位置至耻骨直肠肌上缘、肛提肌板前缘的最短距离。**I.** 暴露阴道长度（Exposed Vaginal Length），即阴道前后壁分离点至会阴体前腹侧缘的阴道壁长度

道后上顶端）；在后盆腔，是直肠肛管交界处的前缘。以下以较为常用的参考线 PCL、MPL 为例测量（图 56-2-4）。选择 PCL 线、MPL 线或是其他评价系统，目前尚无一致性意见，主要取决于临床医生和放射科报告医生对测量线的熟悉程度以及临床可操作的便利性。此外，由于图像的

可靠与否有赖于 MRI 扫描过程中患者配合程度，MRI 图像解读与诊断可能存在同临床诊断不一致的情况，需进行沟通，对盆底支持结构进行评价。

（1）耻骨尾骨线（PCL）：在临床最为常用（图 55-2-4A），是在矢正中层面从耻骨联合下缘

到最后一个可见的尾椎关节的连线，分别测量前、中、后盆腔参考点至PCL的垂直距离。在T2WI图像上，耻骨联合及尾椎关节信号很低，很容易识别。

（2）耻骨中线（MPL）：将耻骨中线作为测量标志（图55-2-4B），在T2WI矢正中图像上，经耻骨联合长轴直线，分别测量前、中、后盆腔参考点至MPL的垂直距离。

（三）盆底MRI定量测量标准

由于目前尚无大规模基于人群的参考值或评价标准，不存在定量测量和评价的金标准。以下为2016年欧洲泌尿生殖放射学会（European Society of Urogenital Radiology，ESUR）与欧洲胃肠与腹部放射协会（European Society of Gastrointestinal and Abdominal Radiology，ESGAR）盆底图像工作组联合推荐发表的盆底功能障碍性疾病MRI图像参考值（表55-2-2、表55-2-3）。鉴于盆底障碍性疾病的复杂性，以上量化分析为基础，最终形成的MRI报告在标准化基础上还应细化，根据患者的具体缺陷情况有所侧重，并补充有无腹膜、肠膨出等异常情况，最后结合临床，最终进行MDT的综合评价。

（四）未来发展

在常规、动态MRI基础上，近年来使用磁共振弥散张量成像（diffusion tensor imaging，DTI）对肛提肌的研究逐渐增加。高分辨率3T磁共振神经成像是一种很有前途的评价阴部神经病变的技术。薄层高分辨率的盆底MRI图像使计算机后处理三维模型重建、生物力学分析成为可能。基于MRI的三维重建是基于MRI二维图像基础上，运用计算机图形学和图像处理技术，提取感兴趣区域的边界信息，将二维平面图像通过软件计算重建成三维几何模型，并在屏幕上显示人体器官的立体视图。通过人机交互，可以对重建的器官图像进行各种操控，诸如不同方位的立体视图、病灶的各种几何尺寸的测量和空间定位、不同组织单元的单独显示或多种组织的重叠显示，甚至可以运用人机交互工具在计算机屏幕上模拟外科手术，基于此技术能够更加充分全面的了解各部分间的三维结构关系。基于盆腔MRI的三维重建几何模型可以立体直观地观察盆腔各支持结构的走行方向、径线及与邻近组织的位置关系，从整体出发综合分析缺损部位，与POP的相互关系，从而指导临床手术方案的个体化选

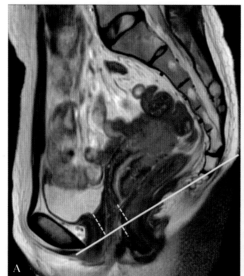 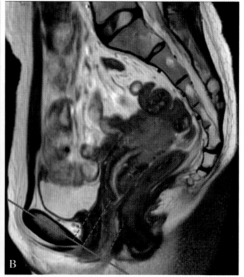

图55-2-4　PCL、MPL作为参考线测量示例

志愿者盆底矢正中T2WI MR图像，黄实线代表PCL线（**A**），红实线代表MPL线（**B**），虚线（黄、红）分别为各解剖位置测量点到两线间的距离

表 55-2-2 盆底 MRI 参考标准

参数	参考数值
前盆腔	
膀胱底位置（参考 PCL 线）静息态	−2.3 ± 0.46 cm
膀胱底位置（参考 PCL 线）应力时	0.81 ± 1.11 cm
中盆腔	
宫颈前唇位置（参考 PCL 线）静息态	4.31 ± 0.78 cm
宫颈前唇位置（参考 PCL 线）应力时	−0.79 ± 1.65 cm
后盆腔	
直肠壁前突位置（直肠脱垂）应力时	2.6 ± 0.6 cm
直肠肛管连接处（ARJ）位置静息态	PCL 线下 ≤3 cm
ARJ 位置提肛时	ARJ 上移 0.53 ± 0.99 cm
ARJ 位置应力时	2.99 ± 1.03 cm
肛门直肠角（ARA）静息态	85°～95°
	或 93° ± 4.8°
ARA 提肛时	71° 变锐 10～15°
ARA 应力时或排便时	103° 15～25° 变钝 108° ± 14.7°
盆底松弛的定量诊断	
H 线（裂孔）应力时	5.8 ± 0.5 cm
M 线（H 线相对于 PCL 的下降）应力时	1.3 ± 0.5 cm
肛提肌板角应力时	11.7 ± 4.8°
髂尾肌角度静息时	20.9 ± 3.5°
髂尾肌角度应力时	33.4 ± 8.2°
肛提肌裂孔横径静息时	3.3 ± 0.4 cm
肛提肌裂孔横径应力时	4.5 ± 0.7 cm

注：因尚无大量人群研究，以上参考值仅作为参考，不推荐作为临床诊断依据（引自 Sayed，2017）

择。目前三维重建模型研究多为简化的定性或半定量研究，尚未广泛应用于临床。

几十年前在矫形外科，运动员因前交叉韧带的撕裂而进行手术和固定治疗意味着其运动生涯的终结（Abramovoitch et al，2009）。然而，随着利用动物模型、计算机生物力学模型的研究不断深入，手术方式已经显著提高，功能恢复取代了固定手术，如今前交叉韧带撕裂不再是毁灭性的损伤，运动员在修复手术后半年到一年就可以回到竞技赛场中参加比赛。这仅仅是生物力学研究

的众多价值之一，妇科泌尿学可以借鉴已经在其他领域建立的研究模式，更迅速地实现基于盆腔 MRI 的妇科泌尿学及相关生物力学研究从实验室到临床的转化应用。

综上所述，可靠、高质量的 MRI 图像的获取，有赖于妇产科医生与患者、影像科技术员进行密切的沟通与配合。需将其密切结合临床做出最后的判断，不能完全取代临床检查。盆底 MRI 可以作为非常有价值的手段，真实、全面地评估位置深在、复杂又精细的盆底支持结构，并有可

表 55-2-3　妇科泌尿专科报告参数
泌尿系统为主诉的患者
报告异常如果存在
动态图像
最大应力时尿液自尿道流出
尿道高活动性
膀胱颈折叠
尿道脱垂
膀胱脱垂：种类（增大或移位）、大小（cm）、分度
静息图像
尿道韧带支持缺陷
耻骨直肠肌缺陷或缺如
测量
盆腔脏器活动度
盆底松弛
耻骨尾骨肌角度
裂孔径线
进一步评估
盆腔脏器的其他发现
同时伴发的中、后盆腔异常
（泌尿）妇科患者
报告异常如果存在
动态图像
膀胱脱垂：种类（增大或移位）、大小（cm）、分度
子宫脱垂：部分或全部
小肠脱垂：种类（增大或移位）、大小（cm）、分度
静息图像
耻骨直肠肌缺陷或缺如
测量
盆腔脏器活动度
盆底松弛
耻骨尾骨肌角度
裂孔径线
进一步评估

续表

盆腔脏器的其他发现
同时伴发的前、后盆腔异常
肛肠疾病患者
报告异常如果存在
动态图像
直肠脱垂：种类（增大或移位）、大小（cm）、分度
直肠黏膜内翻或脱垂：区别、程度、分度
直肠下移：相对于PCL线距离（cm）、分度
小肠脱垂：种类（增大或移位）、大小（cm）、分度
ARA固定
排便时肛管开放缺陷致直肠排空异常
直肠肠套叠
测量
直肠脱垂
直肠下降
ARA
盆腔脏器活动度
盆底松弛
进一步评估
盆腔脏器的其他发现
同时伴发的前、中盆腔异常

（引自Sayed，2017）

能定量分析、精确定位缺损位置及种类，从而制定个体化手术方案，提高手术成功率、评价手术疗效，以期达到微创、解剖复位和功能恢复，尽可能降低并发症的发生，为妇科泌尿领域的精准治疗提供客观依据。并就此将基于经验医学的盆底修复手术治疗模式向基于生物力学和影像医学数据支持的精准医学模式转化，前景广阔。

（武　靖　谢　冰）

参考文献

曹晓兰，等，2011．盆底功能障碍性疾病盆底解剖学静动态磁共振成像研究．实用妇产科杂志，27（3），228-231．

珂桂珠，等，2008．盆腔器官脱垂患者肛提肌的动态MRI研究．现代妇产科进展，17（7）：525-529．

苗娅莉，等，2010．动态磁共振成像测量骨盆耻尾线评估盆腔器官脱垂程度的临床价值．中华妇产科杂志，45（12）：900-903．

杨晓红，2012．女性盆底功能障碍骶主韧带MRI特征及三维重建模型的建立及应用研究．第三军医大学．

叶培香，等，2008．女性盆底脱垂MRI诊断进展．实用放射学杂志，24（9）：1281-1283．

Abramowitch SD，et al，2009. Tissue mechanics，animal models，and pelvic organ prolapse：a review. Eur J Obstet Gynecol Reprod Biol，144 Suppl 1：S146-58.

Berger MB，et al，2013. Are bony pelvis dimensions associated with levator ani defects？ A case-control study. Int Urogynecol J，24（8）：1377-1383.

Boyadzhyan L，et al，2008. Role of static and dynamic MR imaging in surgical pelvic floor dysfunction. Radiographics，28（4）：949-967.

Broekhuis SR，et al，2009. A systematic review of clinical studies on dynamic magnetic resonance imaging of pelvicorgan prolapse：the use of reference lines and anatomical landmarks. Int Urogynecol J Pelvic Floor Dysfunct，20（6）：721-729.

Chen L，et al，2013. Cardinal and deep uterosacral ligament lines of action：MRI based 3D technique development and preliminary findings in normal women. Int Urogynecol J，24（1）：37-45.

El Sayed RF，et al，2017. Magnetic resonance imaging of pelvic floor dysfunction-joint recommendations of the ESUR and ESGAR Pelvic Floor Working Group. Eur Radiol，27（5）：2067-2085.

Hoyte L，et al，2001. Two-and 3-dimensional MRI comparison of levator ani structure，volume，and integrity in women with stress incontinence and prolapse. Am J Obstet Gynecol，185（1）：11-19.

Hsu Y，et al，2006. Levator plate angle in women with pelvic organ prolapse compared to women with normal support using dynamic MR imaging.Am J Obstet Gynecol，194（5）：1427-1433.

Handa VL，et al，2003. Architectural differences in the bony pelvis of women with and without pelvic floor disorder. Obstet Gynecol，102（6）：1283-1290.

Kearney R，et al，2006. Obstetric factors associated with levator ani muscle injury after vaginal birth．Obstet Gynecol，107（1）：144-149.

Lakeman MM，et al，2012. Dynamic magnetic resonance imaging to quantify pelvic organ prolapse：reliability of assessment and correlation with clinical findings and pelvic floor symptoms. Int Urogynecol J，23（11）：1547-1554.

Lockhart ME，et al，2008. Reproducibility of dynamic MR imaging pelvic measurements：a multi-institutional study. Radiology，249（2）：534-540.

Morgan DM，et al，2011. Vaginal support as determined by levator ani defect status 6 weeks after primary surgery for pelvic organ prolapse. Int J Gynaecol Obstet，114（2）：141-144.

Ramanah R，et al，2012. See it in 3D！：researchers examined structural links between the cardinal and uterosacral ligaments. Am J Obstet Gynecol，207（5）：437. e1-7.

Stein TA，et al，2009. Comparison of bony dimensions at the level of the pelvic floor in women with and without pelvic organ prolapse. Am J Obstet Gynecol，200（3）：241.e1-5.

Tunn R，et al，2003. Anatomic variations in the levator ani muscle，endopelvic fascia，and urethra in nulliparas evaluated by magnetic resonance imaging. Am J Obstet Gynecol，188（1）：116-121.

unn R，et al，2001. Visibility of pelvic organ support system structures in magnetic resonance images without an endovaginal coil. Am J Obstet Gynecol，184（6）：1156-1163.

Umek WH，et al，2004. Quantitative analysis of uterosacral ligament origin and insertion points by magnetic resonance imaging. Obstet Gynecol，103（3）：447-451.

Xie B，et al，2019. Comparison of measurement systems for posterior vaginal wall prolapse on magnetic resonance imaging. Int Urogynecol J，30（8）：1269-1277.

第五十六章

尿动力学检查

尿动力学是采用流体力学、生物力学等方法阐述下尿路病理生理学机制的一门医学科学。尿动力学检查的基本目的是再现患者的症状以探究造成这些症状的原因，并分析其相关的病理生理过程。尿动力学检查包括一系列检查手段，针对不同病情的患者选择具有针对性的检查项目来回答其储尿期和排尿期的问题。检查项目主要包括：尿流率测定、充盈期膀胱压力-容积测定、排尿期压力-流率测定、同步盆底肌电图测定、漏尿点压力测定、尿道压力测定等。

第一节　尿流率测定

尿流率测定（uroflowmetry）是一种非侵入性、简单、易行、费用低的检查手段，可作为门诊对存在下尿路症状（lower urinary tract symptoms，LUTS）患者进行一线筛选的检查手段、疗效评价，也可与其他尿动力学检查项目同步联合测定（如压力-流率测定）。尿流率测定是指通过测量单位时间内的排尿量来衡量体外尿流的速度，单位以毫升/秒（ml/s）表示，用于初步评估膀胱排空功能。尿流率（urinary flow）是指单位时间内尿液通过尿道排出体外的体积，其代表膀胱的整体排空过程，能够反映排尿期膀胱、膀胱颈、尿道和尿道括约肌的功能以及它们之间的相互关系。

一、尿流计

国际尿控协会（International Continence Society，ICS）针对尿流计的技术参数做出如下规定：

1. 测定单位　通常采用毫升/秒（ml/s）作为尿流率单位。

2. 传感器类型　最常用的尿流率传感器是承重式、电容式及转盘式传感器。

3. 时间常数　临床使用尿流计的时间常数应尽量缩短，但 0.75 秒即可使静噪信号的降低与快速变化信号的丢失之间达成相对合理的平衡。

4. 范围　0～50 ml/s 的尿流率测量范围以及 0～1000 ml 的尿量测量范围即可满足临床需要。

5. 精确度　尿流率精确度误差应控制在 ±5% 以内。

6. 信号过滤频率　尿流计限定的信号频率范围应在 15～50 Hz，以免丢失排尿过程中的有用信息以及合理过滤高频静噪。

此外，ICS 推荐尿流率图形的坐标刻度为：时间轴应为每毫米代表 1 秒，尿流率轴应为每毫米代表 1 ml/s，尿量轴为每毫米代表 10 ml。在使用尿流计过程中应经常清洗、定期定标和维护。定标方式为：使用定标程序，将一准确容量的液体（例如 400 ml 生理盐水）以相对恒定的速度（例如 20 ml/s）、在 20～30 秒的时间内倾倒入尿流计中，检查尿流率与容量的读数。

二、尿流率测定方法

尿流率测定应该在专门、独立、安静、隐蔽、通风且温暖的检查室内进行，充分尊重患者的排尿隐私和排尿习惯。患者应采取习惯的排尿体位，如男性患者取站立位排尿，女性患者取坐位排尿，尽量减轻环境给患者带来的心理压力，消除紧张情绪，测定过程避免外界干扰。

选择患者自觉膀胱胀满，有正常排尿欲望的情况下进行尿流率测定，告知患者放松、腹部不要用力、排尿姿势舒适。为了获得客观可靠的尿流率，目前推荐测定方法如下：

1. 在预约检查时，要求受试者记录至少2天的排尿日记。

2. 要求受试者在尿流率检测前 0.5 ~ 1 小时饮水 500 ~ 1000 ml，患者自觉膀胱胀满达到最大尿意后进入检查室，让其熟悉环境和尿流计。

3. 教会受试者使用尿流计，叮嘱其按照平时习惯排尿，尿流尽量固定冲击集尿器壁的某一点。

4. 将尿流计设置在预备状态，医护人员离开检查室，受试者独自留在检查室，以平素习惯的体位做好准备后启动尿流计开始尿流率测定。

5. 完成尿流率测定后，医生可用B超测定残余尿量。

6. 最好重复3次尿流率和残余尿量测定，测定的尿量应尽量达到排尿日记所得出的典型尿量值。

7. 储存并打印测定结果，进行结果分析，结合临床资料进行诊断，书写检查报告。

三、尿流率测定参数及结果分析

尿流测定的特点及参数主要包括尿流曲线模式、延迟时间、达峰时间、最大尿流率、排尿量、尿流时间、排尿时间及平均尿流率（图56-1-1 ~图56-1-3）。

1. 延迟时间　延迟时间是指从下达排尿命令开始到实际排出尿液的时间，或者从有急迫尿意开始到实际排尿开始之间的时间，延迟时间通常 < 10 秒，如果存在膀胱出口梗阻（bladder

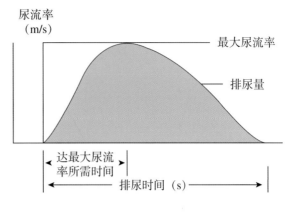

图 56-1-1　尿流率测定参数示意图

outlet obstruction，BOO）或者受试者有心理压抑 / 紧张，则延迟时间可能延长。

2. 最大尿流率（maximum flow rate，Q_{max}）　Q_{max} 是指尿流率的最大测定值，是尿流曲线中尿流率的最高值，单位毫升 / 秒（ml/s）。Qmax 是尿流率测定中最敏感、最有意义的参数，正常参考值，尿量 150 ~ 400 ml 时成年男性 Qmax ≥ 15 ml/s，成年女性 Qmax ≥ 20 ml/s。正常 Qmax 是由正常的膀胱出口条件与正常的逼尿肌收缩力共同作用的结果。当 Qmax 降低时，可能是由 BOO 导致的阻力增高所致，也可能是由于逼尿肌无力 / 逼尿肌受损所致；而逼尿肌收缩功能不全可能是继发于 BOO，也可能是原发的老年性改变。

3. 平均尿流率（average flow rate，Q_{ave}）　Q_{ave} 是指尿量除以尿流时间所得的商，单位是毫升 / 秒（ml/s）。连续排尿模式时尿流连续，排尿时间和尿流时间是一致的。但在间断排尿模式时，由于无法计算尿流时间，Qave 结果是不准确的，因此 Qave 的正常参考值准确性较差。

4. 尿流时间（flow time，FT/T_Q）　FT 是指尿流率测定过程中可以确切测量到尿流的时间段。在连续排尿模式中，排尿时间等于尿流时间；在间断排尿模式中，无尿流的时间是不包括在尿流时间内的。

5. 排尿时间（voiding time，VT/T_M）　VT 是指整个排尿过程所持续的时间。在无排尿间断的情况下，排尿时间等于尿流时间；在间断排尿模式下，排尿时间大于尿流时间。

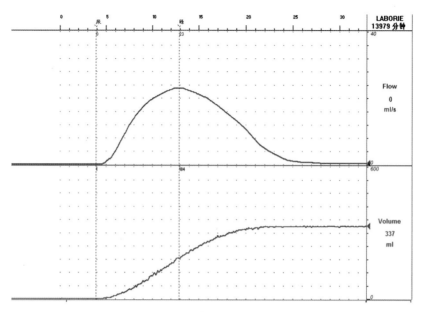

图56-1-2　正常女性尿流率曲线

女性，52岁，曲线呈平滑上升下降的、对称的钟形，最大尿流率（Q_{max}）为23 ml/s，尿量为340 ml，残余尿量为0 ml；VOID = 23/340/0

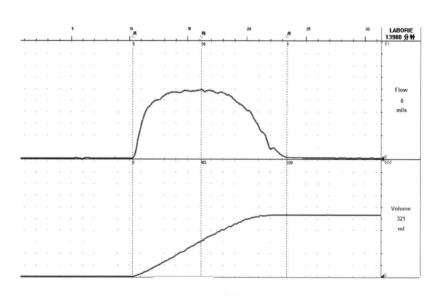

图56-1-3　正常男性尿流率曲线

男性，22岁，曲线呈平滑上升下降的、对称的弓形，最大尿流率（Q_{max}）为36 ml/s，尿量为320 ml，残余尿量为0 ml；VOID = 36/320/0

6. 达峰时间（time to maximum flow，TQ_{max}） TQ_{max} 即达到最大尿流率所需的时间，是指从尿流出现到尿流达到 Q_{max} 的时间间隔，是尿流曲线升支的持续时间。正常尿流曲线是一个光滑的钟形曲线，通常 Q_{max} 位于曲线的前 1/3 处，升支较为陡峭。升支缓慢上升提示膀胱颈打开缓慢，可能原因是膀胱颈硬化、逼尿肌无力或心理障碍。此外，TQ_{max} 与尿量和 Q_{max} 均相关。

7. 排尿量（voiding volume） 排尿量是指尿流率测定过程中排出的尿液容量，相当于有效膀胱容量，可直接影响最大尿流率。对于存在 BOO 的患者。当排尿量为 200 ~ 400 ml 时，Q_{max} 的可重复性是最好的；当排尿量为 100 ~ 150 ml 时所测得的 Q_{max} 是不可靠的。在间断尿流模式下，尽管总的排尿量是满意的，但 Q_{max} 仍会因为每个间断排尿期相的尿量而降低。

四、影响尿流率测定的相关因素

尿流率测定结果受诸多因素影响，即使在一个足够安全隐秘的环境下使用可靠的设备测得的结果，也无法单纯基于尿流率测定结果就做出明确的临床诊断，还需要充分考虑患者的各种临床因素，比如性别、年龄、排尿量、体位、腹肌等，进行综合分析，有时甚至需要配合其他相关检查进行诊断。

如前文所述，排尿量是影响尿流率的重要因素。同一患者，不同排尿量可能产生不同的尿流率曲线及 Q_{max}。通常情况下，排尿量达到 150 ~ 250 ml 之前，Q_{max} 随着排尿量的增加而增加；排尿量 150 ~ 400 ml 时，Q_{max} 相对稳定；当排尿量继续增加，达到 400 ~ 500 ml，甚至更高的时候，由于逼尿肌纤维过度伸展，Q_{max} 变异较大，甚至可能随着排尿量的增加而降低，也可能随着排尿量的增加而升高。为了减少排尿量对 Q_{max} 的影响，首先尿流率测定的时候使膀胱充盈量超过 150 ml，ICS 规定成年人单纯尿流率测定中只有排尿量 > 150 ml 时测定结果有意义。

不同年龄组的受试者尿流率值存在很大差异。通常情况下，正常成年人尿流率随着年龄增长而下降。40 岁以后，年龄每增长 10 岁，最大尿流率减少 2 ml/s。尿流率在性别间也存在差异，同一年龄组相同排尿量条件下，女性 Q_{max} 大于男性。女性正常 Q_{max} 下限是 20 ml/s，如果患者尿道阻力下降，Q_{max} 可高达 40 ~ 50 ml/s。体位也可影响尿流率，通常情况下站立位及坐位 Q_{max} 大于卧位。因此测定尿流率时，我们要求患者采取习惯的排尿体位，如男性采用站立位，女性采用坐位。患者的排尿习惯也会影响尿流率测定结果。例如，腹压排尿，即患者在排尿过程中施加腹压，多见于女性，可以明显增加 Q_{max}；因此在进行尿流率测定时我们要嘱咐患者尽量避免。

患者在进行尿流率测定时方法不当或者因为

尿流计自身缺陷均可影响尿流率测定的结果。例如在使用转盘式尿流计时，患者身体摆动、尿流方向改变可以影响尿流率大小。因此在测定过程中，需告知患者尽量避免身体晃动，使尿流固定冲击集尿器壁的某一点。此外，尿道内置管将降低尿流率测定数值，尤其在儿童及尿道狭窄的患者中。其他如经尿道器械检查 / 检查持续时间较长或重复检查，均可能导致尿道黏膜水肿或尿道括约肌痉挛，使得尿流率测定结果降低；而尿道扩张术后尿流率测定结果偏高。因此，在侵入性尿动力学检查前，应首先进行尿流率测定。

逼尿肌收缩功能不全可导致尿流率下降，BOO 也可导致尿流率下降。在排尿量 150 ~ 400 ml 时，Q_{max} 低于正常参考值下限，并不能区别 BOO 与逼尿肌收缩力受损，因此单纯以尿流率测定来诊断 BOO 可能导致假阳性 / 假阴性。存在大量残余尿时，有些患者可能通过增高逼尿肌压力来获得较高的尿流率，因此慢性尿潴留患者的 Q_{max} 看似正常，可能实属假象。陌生环境 / 心理压抑状态下，患者的尿流率也可能偏低。

五、尿流率测定指征与结果分析

尿流率测定指征通常包括：① LUTS 患者，尿流率测定可作为 LUTS 患者首选的筛选诊断方法；②评价下尿路功能障碍患者术后疗效；③评价下尿路功能障碍疾病药物治疗疗效；④与其他尿动力学检查项目同步联合测定，例如压力 - 流率测定。

尿流率随排尿时间而变化，形成尿流率曲线图，正常尿流率图形是一条钟形曲线，且表现平滑，不同的排尿功能障碍可能表现为不同的尿流率曲线模式。下面我们按照连续排尿模式和间断排尿模式介绍几种常见的异常尿流率曲线。

1. 机械性膀胱出口梗阻　可分为尿道内压迫性梗阻与缩窄性梗阻两类，尿流率曲线特点为 Q_{max} 与 Q_{ave} 均降低，$Q_{ave} > 1/2Q_{max}$，达峰时间相对较短，尿流率下降缓慢，尿流率曲线一般呈连续性排尿模式，排尿末段可呈滴沥状。

（1）尿道内压迫性梗阻：典型代表是良性前列腺增生，其尿流率曲线前 1/3 相对正常，后半部分低平，Q_{max} 降低，曲线低平而不对称，尿流时间延长，排尿后期曲线下降缓慢，排尿终末呈滴沥状（图 56-1-4）。

（2）尿道内缩窄性梗阻：典型代表是尿道狭窄（图 56-1-5），其尿流率曲线呈平坦状，尿流率相对恒定，排尿时间延长，尿流率快速上升后呈低水平延伸，Q_{max} 与 Q_{ave} 差别不大，尿流时间延长。

2. 功能性膀胱出口梗阻 包括神经源性逼尿肌 - 膀胱颈协同失调（detrusor-bladder neck dyssynergia，DBND）或逼尿肌 - 尿道外括约肌协同失调（detrusor-external urethral sphincter dyssynergy，DESD）（图 56-1-6）与非神经源性膀胱颈或尿道外括约肌痉挛。尿流率曲线可呈连续型排尿模式或间断型排尿模式。表现为尿道开口压增高，尿道开放后尿液可完全排出；Q_{max} 降低，TQ_{max} 延长，Q_{max} 常出现在尿流率曲线的后半部。

3. 腹压排尿（straining） 是指患者通过收缩膈肌与腹肌来增加腹压，提高尿流率，排尿呈

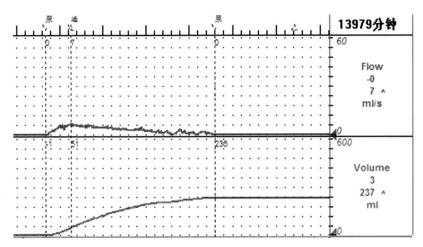

图56-1-4 良性前列腺增生症患者的尿流率曲线

患者男性，67岁，前列腺增生5年余，排尿困难。尿流率曲线表现为最大尿流率降低（Q_{max} 为7 ml/s），曲线呈低平状而不对称，尿流时间延长，排尿后期曲线下降缓慢，排尿终末呈滴沥状，排尿量为237 ml，残余尿量为100 ml，为典型的前列腺增生症尿流率曲线

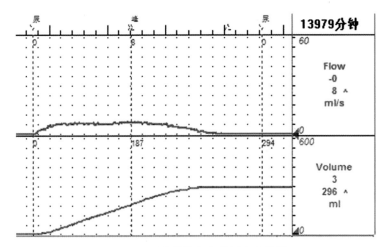

图56-1-5 尿道狭窄患者尿流率曲线

患者男性，51岁，尿频尿急、尿线细、排尿困难，尿流曲线表现为平坦状或盒子状，尿流率相对稳定，最大尿流率为8 ml/s，尿量296 ml，排尿时间延长，其特点是尿流率很快上升后无显著变化，呈低水平延伸，最大尿流率与平均尿流率之间差别不大，尿流时间延长

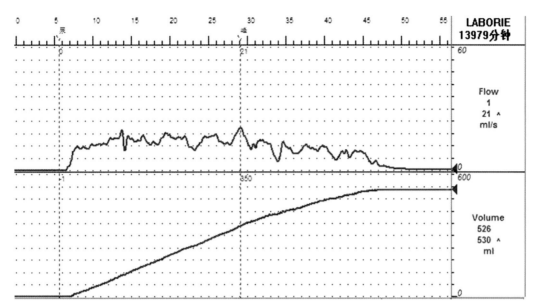

图56-1-6　逼尿肌-尿道外括约肌协同失调（DESD）患者尿流率曲线

患者男性，33岁，外伤致 $T_{9\text{-}10}$ 脊髓损伤10年余。尿流率曲线表现为排尿时多次停顿、排尿时间延长、曲线变化不一、波形变化较快。当逼尿肌收缩开始排尿时，尿道外括约肌也呈收缩状态，导致尿流受阻、尿流率下降，括约肌随即又松弛、尿流率又可上升至最大值，这种变化在一次排尿中可多次重复出现，两次最大尿流率（Q_{max}）间的膀胱压始终高于基线

间断模式，间断期膀胱压力可降到基线。常见原因可以是生理性或病理性，包括①正常人排尿习惯，多见于女性；②BOO合并逼尿肌收缩力受损；③原发性逼尿肌收缩无力（图56-1-7）；④神经源性膀胱尿道功能障碍，多见于骶髓上神经病变

所致的DESD，尿流率曲线特点是曲线呈多个间断波形，中间停顿，排尿时间延长。

4. 尿道外括约肌过度活动　是指由于神经或非神经因素导致的排尿期尿道外括约肌的不随意收缩/舒张，因而产生不规则间断尿流率曲线。

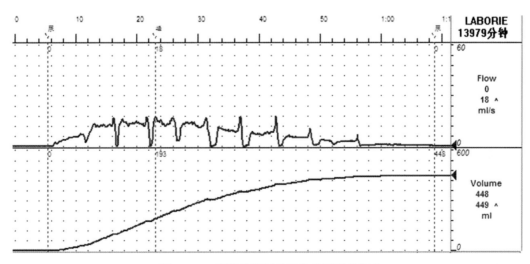

图56-1-7　原发性腹压排尿患者尿流率曲线

患者女性，50岁，无明显诱因排尿困难5年余。尿流率曲线表现为随着腹压增高、尿流率相应增加，腹肌松弛则尿流率降至很低水平，逼尿肌收缩力很弱，为典型锯齿样曲线

与腹压排尿相比，尿流率变化相对较快（图56-1-8）。常见原因包括生理性和病理性，非神经因素导致的尿道外括约肌不稳定常见①不恰当的排尿环境，②不合适的排尿体位，③慢性前列腺炎及前列腺痛。

5. 逼尿肌收缩无力　是指由于神经或非神经因素导致的逼尿肌产生收缩的能力减弱或逼尿肌维持完成一次收缩的能力减弱，通常合并大量残余尿。逼尿肌收缩无力的尿流率曲线特点表现为：逼尿肌不能靠一次而必须多次收缩将膀胱排空，排尿时间延长，Q$_{max}$降低，呈现不规则、变化较慢的尿流率曲线（图56-1-9）。

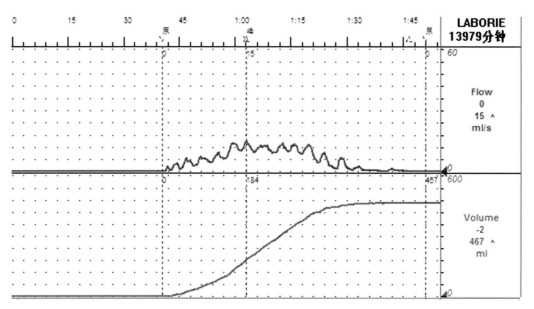

图 56-1-8　尿道外括约肌过度活动患者尿流率曲线

患者女性，51岁，排尿困难2年余。尿流率曲线表现为能够整体完成一次排尿、曲线连续但呈快速起伏变化，原因是尿道外括约肌不稳定、在排尿期发生过度活动所致，括约肌收缩时尿流率下降、舒张时增高，最大尿流率（Q$_{max}$）为15 ml/s，排尿量为467 ml

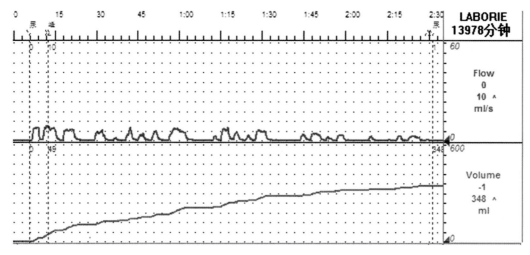

图 56-1-9　逼尿肌收缩无力患者尿流率曲线

患者女性，28岁，排尿困难。尿流率曲线表现为间断排尿，患者逼尿肌收缩无力，不能靠一次而必需多次收缩将膀胱排空，排尿时间延长，最大尿流率（Q$_{max}$ = 10 ml/s）降低，呈现出不规则的、变化较慢的尿流率曲线

第二节　充盈期膀胱压力-容积测定

膀胱压力测定是一种对储尿期与排尿期的膀胱尿道功能进行研究的方法，其包括充盈期膀胱压力 - 容积测定（cystometrograms，CMG）和排尿期膀胱压力 - 流率测定（P/Q）两个部分，前者评价储尿期膀胱功能，后者测定膀胱排空时流出道阻力及逼尿肌肌力情况。CMG 用于评估受试者储尿期膀胱的功能容量、感觉功能、顺应性、稳定性等。可用于膀胱功能障碍性疾病的诊断、鉴别诊断、病因分析、治疗方法的选择以及疗效评估。

一、原理

ICS 定义膀胱压力 - 容积测定（CMG）是指测定膀胱压力与容积之间关系的一种方法，CMG 可用于评价逼尿肌的活动性、感觉、容积和顺应性。在标准膀胱压力测定中，膀胱腔内压（intravesical pressure，Pves）与腹腔压力（intra-abdominal pressure，Pabd）是真实同步记录的，Pabd 通常以直肠压力来代替；从 Pves 中实时减去 Pabd 即可得到逼尿肌压力（detrusor pressure，Pdet），即 Pdet=Pves-Pabd。我们通过对 Pves 和 Pabd 的实时测量即可判断膀胱内压力的变化是由于逼尿肌收缩所致还是由于腹肌收缩所致。腹肌收缩时 Pves 与 Pabd 同步变化，而 Pdet 无变化；而逼尿肌收缩时 Pves 与 Pdet 同步变化，而 Pabd 无变化；逼尿肌与腹肌同时收缩则 Pdet、Pves、Pabd 三者同步变化。在膀胱测压过程中可通过观察充盈期膀胱压力变化和尿液是否漏出来判断尿道功能。

二、膀胱压力测定的方法

1. 测压导管置管途径　ICS 推荐常规采用经尿道的膀胱测压导管进行 CMG 检查。耻骨上穿刺途径仅适用于儿童及尿道狭窄患者；

2. 导管粗细　通常选择小于 8F 的双腔测压管，测压管的粗细以经尿道插管无困难、液体灌注与压力测定无障碍为原则；

3. 测压管固定　膀胱压和腹压测压管置入后应妥善固定，以避免在排尿时脱出导致检查中断。

4. 膀胱灌注介质　常用生理盐水作为灌注介质。

5. 灌注液体温度　室温（22℃左右）水平或被加热到体温（37℃）水平，也可用冰水或温水行诱发实验。

6. 受试者体位　仰卧位、半卧位、坐位、站立位。

7. 膀胱充盈速度　膀胱灌注速度分为低速（< 10 ml/min）、中速（10 ~ 100 ml/min）和高速（> 100 ml/min）三种。目前多采用 20 ~ 30 ml/min 作为常规速度灌注膀胱。神经源性膀胱患者及怀疑有低顺应性膀胱者应低速灌注。快速灌注常用于快速灌注膀胱，如诱发排尿或可能存在的 DO。

8. 残余尿量　一般情况下，进行 CMG 前要求患者尽可能排空膀胱，测定残余尿量。大量残余尿会影响膀胱顺应性、有效膀胱容量和逼尿肌活动性。

9. 受试者的状态　在进行 CMG 时患者一定要保持清醒、非麻醉状态，不要口服镇静或影响膀胱功能的药物。

10. 零点压力　尿动力学中的压力零点是指周围环境的大气压，而压力参照平面为与受试者耻骨联合上缘等高的水平面。

11. 气泡　使用液体介质时，每次测压前均应将传感器及测压管道内的气体排空，否则影响结果的准确性。

三、膀胱压力-容积测定参数及定义

1. 压力

（1）膀胱内压（Pves）：指所测得的膀胱腔内的压力。

（2）腹腔压力（Pabd）：指膀胱周围的压力，以直肠压力代表。

（3）逼尿肌压力（Pdet）：指膀胱内压中由膀胱壁产生的压力（被动和主动），等于 Pves 减去 Pabd 所得的差值。

2. 膀胱感觉　正常膀胱感觉可以通过充盈期膀胱测压过程中的数个定义点进行判断，并通过分析每个定义点的膀胱容积与患者症状主诉之间的关系进行评估。

（1）初次膀胱充盈感（first sensation of bladder filling，FS）：指患者在膀胱充盈过程中首次意识到膀胱充盈这一时刻的感觉。

（2）初次排尿感（first desire to void，FD）：指膀胱充盈到患者刚刚开始有排尿需求的程度。

（3）正常排尿感（normal desire to void，ND）：指膀胱充盈到患者可以随时排尿但排尿可以根据需要被延迟的程度。

（4）强烈排尿感（strong desire to void，SD）：指膀胱充盈到患者产生持续的排尿欲望但又没有担心尿液漏出的程度。

（5）急迫排尿感（urgency desire to void，UD）：指膀胱继续充盈到患者产生强烈排尿欲望并伴有尿液漏出或下腹疼痛的恐惧程度。

（6）疼痛：在膀胱测压的充盈期或排尿期出现疼痛均为异常。

3. 膀胱容量

（1）最大膀胱测压容量（maximum cystometric capacity，MCC）：膀胱感觉正常的患者中，MCC 指在 CMG 中膀胱充盈到患者感到其不能再延迟排尿时的容积；膀胱感觉障碍的患者中，MCC 指受试者决定终止膀胱充盈时的膀胱容量。膀胱测压容量取决于逼尿肌功能、膀胱壁僵硬度、感觉神经通路、灌注速度、灌注介质温度以及所使用的导管类型和尺寸。对于儿童，MCC 正常值与年龄有关，可以用公式计算：MCC = 30 + [30× 年龄（岁）]。膀胱挛缩和 DO 的患者，最大膀胱测压容积较小（50 ~ 150 ml）；失代偿膀胱，MCC 可达 500 ~ 1500 ml。

（2）功能性膀胱容量（functional cystometric capacity，FCC）：是指 CMG 过程中膀胱充盈到最大容量后排出的尿量与残余尿量之和。对于正常人来说，FCC 也称排尿量；对于患者，可从其排尿日记中获得。

（3）最大麻醉下膀胱容积（maximum anaesthetic bladder capacity，MABC）：指在全麻或硬膜外麻醉下、特定的液体温度、灌注压力及灌注条件下所测得的膀胱容量。

4. 膀胱顺应性（bladder compliance，BC）　指膀胱充盈过程中压力改变所致的容积改变，顺应性等于容积改变除以逼尿肌压力改变：BC=$\Delta V/\Delta Pdet$，ΔV=V2-V1，$\Delta Pdet$=P2-P1，单位 ml/cmH$_2$O。

5. 膀胱活动性　指 CMG 过程中逼尿肌所表现出的活动性，包括正常、过高与过低等变化。

（1）膀胱活动性正常：即稳定膀胱。

（2）膀胱活动性过高：即逼尿肌过度活动（detrusor overactivity，DO），指膀胱充盈过程中逼尿肌产生的患者不能抑制的逼尿肌非随意收缩，包括自主性和诱发性。根据是否合并神经病变又分为两类：①特发性逼尿肌过度活动；②神经源性逼尿肌过度活动。

四、膀胱压力-容积测定参数的临床意义

1. 膀胱感觉

（1）正常膀胱感觉：正常膀胱感觉的 FD 出现在膀胱充盈达到约 50%MCC 的时候，ND 出现在约 75%MCC 时，SD 出现在约 90%MCC 时。例如 MCC 400 ml，那么 FD 大约出现在膀胱灌注 150 ~ 200 ml 时，而 ND 大约在 300 ml，SD 则大约在 360 ml 时出现。

（2）异常膀胱感觉

①膀胱感觉增高：即膀胱感觉过敏（bladder hypersensitive，BHS），表现为 FD 提前出现（< 100 ml），ND 正常，MCC 降低（< 250 ml）。BHS 可作为尿频、尿急及急迫性尿失禁等症状的病因，常见于各类膀胱炎及特发性感觉过敏

（MCC 降低而 MABC 正常）。

②膀胱感觉减退：指 FD 及 ND 延迟出现，但不会出现 SD、尿急或膀胱疼痛等症状。常见于糖尿病性膀胱功能障碍、骶髓下神经源性膀胱功能障碍、BOO 所致的慢性尿潴留等疾病。

③膀胱感觉缺乏：指患者完全丧失膀胱感受，常见于急性脊髓病变、感觉麻痹性神经病变等。

2. 逼尿肌活动性

（1）正常：在膀胱充盈过程中逼尿肌稳定，无不随意逼尿肌收缩，可以抑制由激惹试验诱发的逼尿肌收缩。正常膀胱充盈期，逼尿肌松弛以允许膀胱容积增大，而膀胱内压力无明显变化。

（2）逼尿肌过度活动（DO）：指在充盈期膀胱压力 - 容积测定过程中观察到自发或诱发出来的逼尿肌不随意收缩，包括期相型逼尿肌过度活动和终末型逼尿肌过度活动两种模式。期相型逼尿肌过度活动是指膀胱充盈过程中逼尿肌压力曲线上出现的波形改变，伴随 / 不伴随尿失禁（图56-2-1）。终末型逼尿肌过度活动是指膀胱充盈过程中逼尿肌压力曲线上出现的单一、发生于最大膀胱测压容积处的无抑制性逼尿肌收缩，其不能

被抑制，常导致膀胱完全排空性尿失禁（图56-2-2）。

（3）特发性逼尿肌过度活动（idiopathic detrusor overactivity，IDO），旧称为不稳定膀胱，指膀胱充盈过程中逼尿肌出现的自主或诱发性的逼尿肌收缩所导致的逼尿肌压力升高，为非神经因素所致，典型表现是 Pdet 呈期相型增高与降低（图 56-2-3）。IDO 的 Pdet 升高值尚无明确的界定，在进行 CMG 测定过程中，DO 波出现时，若患者无任何感觉或排尿感觉正常，说明 IDO 无临床相关性；若患者出现尿急或不舒服感觉，应进一步询问患者的感觉是否与平时症状相同，如果与平时症状不同，那么这种 IDO 波是由于赝像所致；如果与平时症状相同，则诊断 IDO。IDO 可以单发或多发，可随着膀胱充盈而逐渐增高、波幅增大；IDO 可伴随漏尿（急迫性尿失禁），也可以不伴随漏尿。自主性 IDO 是指在无特殊刺激下出现 DO。诱发性 IDO 是指在膀胱快速充盈、体位变换、咳嗽、行走、跑跳及其他刺激等状态下出现的 DO。IDO 可无明确原因，多见于儿童，也可继发于膀胱本身、局部非神经性因

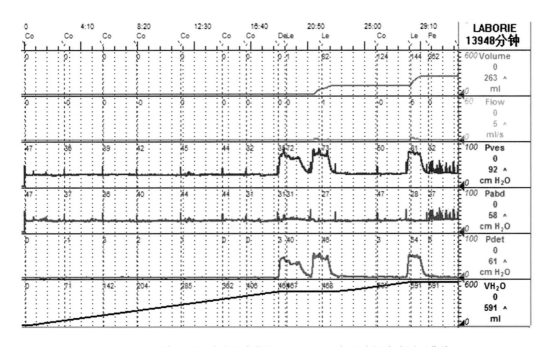

图 56-2-1　神经源性膀胱患者期相型逼尿肌过度活动的膀胱测压曲线

患者男性，64 岁，发生脑梗四 4 个月余，尿失禁。膀胱压力 - 容积测定（CMG）表现：充盈期膀胱压力不稳定，灌注至 461 ml 出现初急迫，分别灌注至 467 ml、468 ml 和 591 ml 时出现逼尿肌无抑制性收缩并漏尿。结果分析：1. 期相型逼尿肌过度活动；2. 膀胱感觉减退；3. 膀胱测压容积大致正常。诊断：神经源性下尿路功能障碍

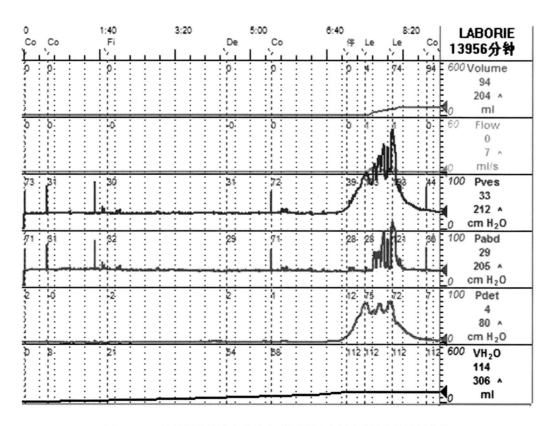

图 56-2-2　神经源性膀胱患者终末型逼尿肌过度活动的膀胱测压曲线

患者男性，24 岁，17 年前高处落下致 C_6 脊髓损伤（完全性），现可自行排尿，尿量约 50 ml，有漏尿，B 超示无肾积水。膀胱压力 - 容积测定（CMG）表现：充盈期膀胱压力不稳定，灌注至 189 ml 时逼尿肌出现强烈无抑制性收缩并漏尿，Pdet 压力为 75 cmH_2O，灌注液几乎全部漏完，两轮灌注均如此。结果分析：1. 逼尿肌过度活动（终末型）；2. 膀胱感觉过敏；3. 膀胱测压容积减小。诊断：骶髓上神经源性下尿路功能障碍

素，常见于 BOO、压力性尿失禁（stress urinary incontinence，SUI）或是老年的患者。

（4）神经源性逼尿肌过度活动（neurogenic detrusor overactivity，NDO），指由于各种神经病变导致神经控制机制异常所致的逼尿肌过度活跃。NDO 常见于中枢神经系统的多发性硬化症、脑血管疾病、脑脊膜肿瘤、脊髓病变等（图 56-2-4）。NDO 患者中，DO 与低顺应性膀胱需要鉴别，膀胱灌注过程中停止灌注，逼尿肌压力立即下降即为低顺应性膀胱；而压力继续上升即为 DO。

3. 膀胱顺应性（BC）

（1）正常膀胱顺应性（图 56-2-5）：正常膀胱从空虚到充盈状态逼尿肌压力变化较小（10 ～ 15 cmH_2O）。如果正常膀胱从空虚到充盈至 400 ml，Pdet 变化应小于 10 cmH_2O，膀胱顺应性大约是 40 ml/cmH_2O。文献建议 BC 正常值范围 20 ～ 40 ml/cmH_2O（Kaufman et al，1996；Wyndaele et al，2011），但不同人群的 BC 正常值范围不同，目前尚无正常 BC 的范围，但无论膀胱容量、年龄、性别如何，从膀胱开始充盈到膀胱灌注最大容积过程中，BC 升高 6 cmH_2O 是正常的（Wahl et al，2004）。

（2）影响膀胱顺应性测定的因素：①膀胱充盈速度，膀胱充盈速度越快 BC 越低。膀胱测压过程中如果考虑充盈速度过快导致膀胱顺应性降低，可以通过降低充盈速度来去除赝像。②膀胱充盈过程中不同的阶段测量出的 BC 存在差异，膀胱充盈期包括膀胱低压充盈期、膀胱膨胀期和膀胱过度膨胀期三个阶段，应选择在膀胱低压充盈期测量膀胱顺应性。③膀胱容积差，应选择膀胱低压充盈期的膀胱容积差进行 BC 的测定。④膀胱的几何形态，不同的膀胱几何形态不

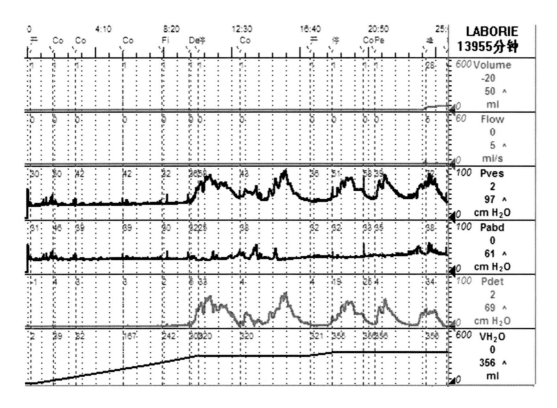

图 56-2-3　特发性逼尿肌过度活动的膀胱测压曲线

患者女性，67 岁，无明显诱因尿频、尿不净 10 年余，膀胱感觉存在。膀胱压力 - 容积测定（CMG）表现：充盈期膀胱压力不稳定，灌注至 242 ml 出现初次充盈感，320 ml 出现初急迫，分别灌注至 320 ml 和 355 ml 时因患者咳嗽诱发出逼尿肌无抑制性收缩不伴漏尿。结果分析：1. 逼尿肌过度活动；2. 膀胱感觉减退；3. 膀胱测压容积正常

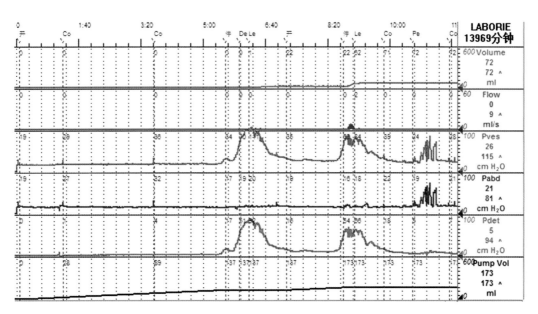

图 56-2-4　神经源性膀胱患者出现逼尿肌过度活动的膀胱测压曲线

患者女性，33 岁，脊髓硬膜外血肿术后 20 年余，尿频尿急。膀胱压力 - 容积测定（CMG）表现：充盈期膀胱压力不稳定，灌注至 137 ml 出现初急迫，分别灌注至 137 ml 和 173 ml 时，逼尿肌均自发出现无抑制性收缩并漏尿。结果分析：1. 逼尿肌过度活动；2. 膀胱感觉过敏；3. 膀胱测压容积减小。诊断：神经源性下尿路功能障碍

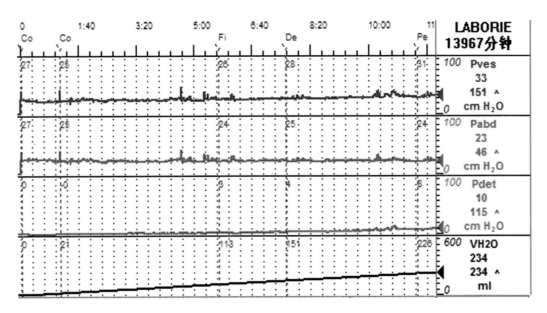

图 56-2-5　膀胱顺应性（BC）正常的膀胱测压曲线

患者女性，25 岁，脊髓栓系松解术后半年余，双肾积水 2 年余，尿频，尿不净，排尿感存在。膀胱压力 - 容积测定（CMG）表现为充盈期膀胱压力稳定，113 ml 出现初次充盈感（FS），151 ml 出现初次排尿感（FD），灌注至 226 ml 至强烈排尿感，停止灌注，膀胱顺应性（BC）= 226 ml/8-0 cmH₂O = 28.25 ml/cmH₂O，BC 正常

同，即便膀胱容积相同，BC 也存在差异。⑤膀胱壁厚度，BC 与膀胱壁厚度负相关。⑥膀胱壁的力学性能，膀胱壁的黏弹性与弹性等力学性能影响 BC。⑦逼尿肌的收缩和舒张特性也同样影响 BC。

（3）异常膀胱顺应性（图 56-2-6、图 56-2-7）：许多疾病可以影响膀胱顺应性，而 BC 改变也是导致 LUTS 的原因。例如，糖尿病性膀胱功能障

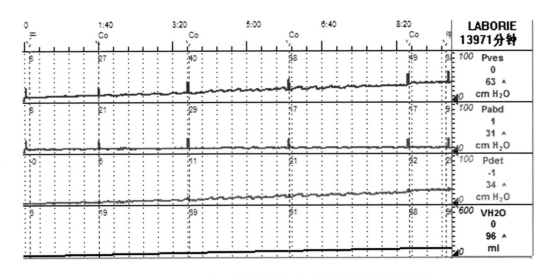

图 56-2-6　患者出现膀胱顺应性（BC）降低的膀胱测压曲线

患者女性，10 岁，T₁₁、₁₂脊髓损伤 1 年，排尿困难伴漏尿。膀胱压力 - 容积测定（CMG）表现：充盈期膀胱灌注过程中多次嘱患者咳嗽及增加腹压均未出现膀胱无抑制性收缩及漏尿，灌注至 96 ml 主诉腹部不适，停止灌注。膀胱顺应性（BC）= 96 ml/23-0 cm H₂O = 4.2 ml/cmH₂O，BC 降低

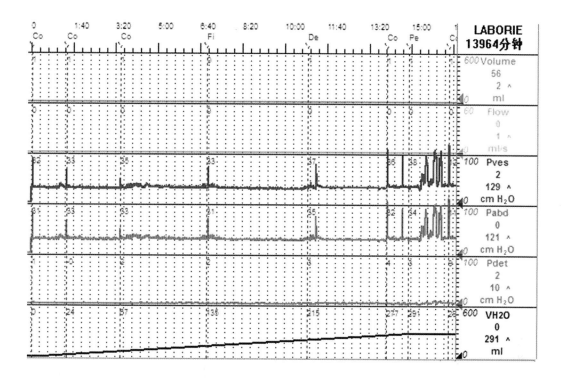

图 56-2-7 患者出现膀胱顺应性（BC）增高的膀胱测压曲线

患者女性，51 岁，无明显诱因排尿困难 3 年余。膀胱压力 - 容积测定（CMG）表现：充盈期膀胱灌注过程中多次嘱患者咳嗽及增加腹压均未出现膀胱无抑制性收缩及漏尿，灌注至 135 ml 出现初次充盈感，215 ml 出现初急迫，291 ml 至强烈排尿感，停止灌注，嘱其坐位用力排尿，未见尿液排出，导尿测残余尿为 300 ml。膀胱顺应性（BC）= 291 ml/3-0 cmH₂O = 97 ml/cmH₂O，BC 增高

碍及骶髓下神经源性膀胱的 BC 增大，骶髓上神经源性膀胱、间质性膀胱炎、放射性膀胱炎、结核性膀胱炎的 BC 下降。

4. 膀胱容量 如前所述，膀胱容量一般是指 FCC，一般认为正常男性的 FCC 为 300 ~ 750 ml，正常女性为 250 ~ 550 ml。由于受尿道内导管、排尿环境与体位的影响，在 CMG 过程中测得的 MCC 通常是 FCC 的 60%。由于 FCC 的正常值变化范围较大，因此在临床上判断 FCC 时，应对照患者的排尿日记中记录的膀胱容量。膀胱容积的大小有助于一些疾病的诊断。

（1）FCC 下降可见于遗尿症、膀胱过度活动症、尿路感染、挛缩性膀胱（如间质性膀胱炎、结核性膀胱炎等）、骶髓上运动神经元病变、手术后膀胱功能障碍、尿失禁等。

（2）FCC 增加可见于不良排尿习惯、不适合的排尿环境、膀胱感觉障碍性疾病、骶髓下运动神经元病变（如糖尿病、骶柱裂、骨盆骨折等）、BOO、抗胆碱能药物影响、麻醉、尿崩症、巨膀胱症等。

5. 充盈期的尿道功能 在 CMG 过程中可通过漏尿点压力测定来判断尿道功能。

第三节　排尿期膀胱压力-流率测定

由于尿流率测定中所能获得的信息有限，而排尿期压力-流率测定能够重现排尿过程，同步测定排尿期逼尿肌压力和尿流率，并分析两者之间的相关性以确定尿道阻力的方法，可用于鉴别排尿功能障碍的原因，包括 BOO，逼尿肌收缩力状况，逼尿肌-括约肌协调性。

压力-流率测定指征包括：①当非侵入性测试提示病变位于下尿路、可能存在 BOO 或逼尿肌收缩力受损，两者需鉴别时；②当尿动力学检查结果可对疾病的预后和（或）治疗效果有指导作用时，应进行压力-流率测定以充分评估 LUTS，特别是拟实施外科手术等不可逆治疗手段前；③评估治疗效果；④临床研究。

压力-流率测定通常在 CMG 后进行，停止膀胱灌注后，保留膀胱内管路，患者开始排尿，同时记录腹腔内压、膀胱内压、逼尿肌压力以及尿流情况。在下达排尿命令前，嘱患者咳嗽，以确定压力传导正常。由于患者需在测压管周围间隙排出尿液，所以压力-流率测定是一项有创性检查。因此，我们需认识到压力-流率测定的局限性，以及患者在尿动力学检查与正常排尿时的表现是存在差异的。近 30% 在家无任何排尿问题的女性无法在尿动力学检查室按照要求排尿。

一、压力-流率测定的参数及临床意义

1. 尿流率曲线模式（Qp） 及最大尿流率（Qp, max）最大尿流率的平均水平要低于单纯/自由尿流率中的测定值。

2. 膀胱腔内压（Pves） 即膀胱腔内的总体压力，是排尿的驱动力，膀胱腔内压取决于逼尿肌压和腹压。

3. 腹压（Pabd） 正常排尿过程中，腹压通常会轻微下降，但在排尿初始和结束时会有暂时性腹压上升；小部分受试者可通过收缩腹肌来增加最大尿流率。无排尿功能障碍的女性中也可见腹肌收缩的情况。

4. 逼尿肌压（Pdet） 逼尿肌应持续收缩并维持到膀胱完全排空。正常状态下，逼尿肌的压力将随着尿道阻力的增高而上升。当 BOO 时，逼尿肌收缩力上升至最大幅度（等容收缩）；当膀胱出口开放时，逼尿肌收缩力相应减弱（等张收缩）。

5. 后收缩现象 在尿流率曲线终末时发生的或再次发生的逼尿肌收缩，可视为正常现象。

6. 尿流延迟 指从膀胱压力变化开始到测到相应的尿流率变化之间的时间延迟。造成尿流延迟的原因包括：尿道长度、尿流速度、患者体位、尿动力设备（尿流到达测量装置之间的距离）等，典型值 $0.5 \sim 1\,s$。

7. 开口压力（Pves.open，Pdet.open，Pabd.open） 即尿流开始出现时的膀胱腔内压（Pves.open）和逼尿肌压（Pdet.open），表示膀胱出口开放时所克服的阻力。逼尿肌开口压力高于 $80\,cmH_2O$ 则表明梗阻性排尿。

8. 最大压力（Pves.max，Pdet.max，Pabd.max） 最大膀胱腔内压、最大逼尿肌压和最大腹压分别为压力-流率测定中各压力曲线的最高值。

9. 闭合压力（Pves.clos，Pdet.clos，Pabd.clos） 指尿流率测量末期所测得的膀胱腔内压、逼尿肌压和腹压压力值。

10. 最小排尿压（Pves.min，Pdet.min，Pabd.min） 指尿流率测定过程中所测得的最低压力值，并不一定等于开口压力或闭合压力。

11. 最大尿流率对应的压力（Pves.Q_{max}，Pdet.Q_{max}，Pabd.Q_{max}） 指当尿流率达到最大值时所测得的各压力值。对于波动性尿流或平稳尿流模式，在达到最高尿流率时进行测量即可测得该压力，此时逼尿肌压力是产生此尿流率所需的最低压力值。

12. 膀胱输出关系（bladder output relation，BOR） 即排尿过程中尿流率与逼尿肌压力之间

的关系。逼尿肌压力与膀胱容积和尿流率相关；当尿流率为零时，逼尿肌压力最高；随着尿流率增加，逼尿肌压力逐渐下降直至为零。

二、压力-流率测定结果的分析

膀胱排空时逼尿肌压力和相应尿流率，可根据最大尿流率时的逼尿肌压力计算压力/流率值，从而了解排尿期逼尿肌收缩力和 BOO 情况。尿动力学分析 BOO 的焦点在于尿道阻力。随着尿道阻力模型从早期的僵硬的管子模型转变到现代的弹性管腔模型，压力-流率曲线的列线图也发生了变化，目前应用比较广泛的列线图有 Abrams-Griffiths 列线图、ICS 列线图、Schaefer 列线图及 Blaivas-Groutz 列线图等。

1. A-G 列线图 此图由 Abrams 和 Griffiths 于 1979 年报道，简称 A-G 图（图 56-3-1）。A-G 列线图由三个区组成，根据最大尿流率和最大尿流率时的逼尿肌压力，将下尿路划分为梗阻、可疑和无梗阻三类情况。梗阻程度可以用 A/G 数进行分级。A/G 数 = Pdet.Q_{max} – 2Q_{max}。A/G 值大于 40 定义为梗阻，小于 20 则不存在梗阻，20～40 之间为可疑。

2. ICS 列线图 针对各模式列线图相似性，ICS 提出一种对压力-流率数据标准化分析，即 ICS 列线图（图 56-3-2）。通过计算膀胱出口梗阻指数（bladder outlet obstruction index，BOOI）对梗阻程度进行分度，计算膀胱收缩力指数（bladder contractility index，BCI）对膀胱收缩力进行分级。BOOI= Pdet.Qmax-2Qmax，其本质就是 A/G 数。诊断分类标准如下（图 56-3-3）：① Pdet.Q_{max}-2Q_{max} > 40，压力-流率测定可判断为梗阻；② Pdet.Q_{max}-2Q_{max} < 20，压力-流率测定可判断为非梗阻；③ Pdet.Q_{max}-2Q_{max} 位于 20～40 之间，则结果为可疑。

3. Schaefer 列线图 此图基于可扩张的管道的尿道模型设计了 PURR 曲线，描述了压力和尿流在最低尿道阻力下的关系，并且反映了出口阻力或控尿结构的被动解剖因素的作用，同时将肌肉活动（如括约肌收缩）的影响减少到最低。Schaefer 列线图将梗阻按程度分为 7 个等级，即 0～Ⅰ 为无梗阻区，Ⅱ 为可疑梗阻区，Ⅲ～Ⅵ 为梗阻依次加重；将逼尿肌收缩力强弱分为 6 个等级，即 VW（很弱）、W-（弱减）、W+（弱加）、N-（正常减）、N+（正常加）、ST（强）。计算方法就是将压力-尿流曲线上的 PdetQ_{max} 和 Q_{max} 点在列线图上描记，即能够确定梗阻的分类及逼尿肌收缩力的强弱（图 56-3-4）。Schaefer 列线图可用于半定量分析梗阻的程度和逼尿肌收缩力。由于

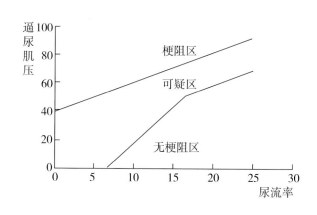

图 56-3-1 A-G 列线图
以横轴为尿流率、纵轴为逼尿肌压作压力-流率图，将图形分为梗阻区、可疑区和无梗阻区，根据最大尿流率（Q_{max}）与对应的逼尿肌压力（Pdet.Q_{max}）在图中的对应点落在不同区域作出不同判断

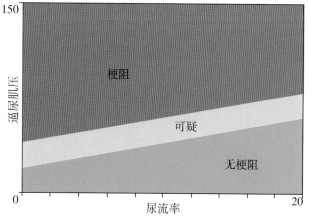

图 56-3-2 ICS 列线图
以横轴为尿流率、纵轴为逼尿肌压作压力-流率图，将图形分为梗阻区、可疑区和无梗阻区，根据最大尿流率与对应的逼尿肌压力在图中的对应点落在不同区域作出不同判断

此图主要根据前列腺增生所致 BOO 的资料建立，因此特别适合分析这类患者。

4. Blaivas-Groutz 列线图 该列线图运用 Pdet Q_{max} 和 Q_{max} 这一对参数，将女性膀胱出口梗阻分为四类：无梗阻，轻度梗阻，中度梗阻，重度梗阻，同时将患者主观症状感觉与列线图四种分类之间建立了有效的联系（图 56-3-5）。

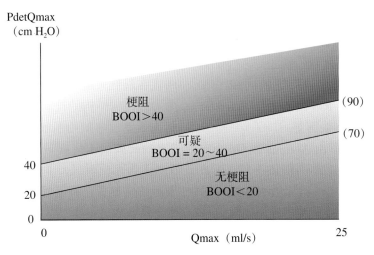

用于BOOI形成的
ICS压力-流率分析列线图
（BOOI = Pdet.Q_{max} − 2Q_{max}）

图 56-3-3 ICS 列线图与膀胱出口梗阻指数（BOOI）结合形成的膀胱出口梗阻（BOO）诊断列线图可以定性及定量诊断 BOO。PdetQ_{max}：最大尿流率对应逼尿肌压力；Q_{max}：最大尿流率

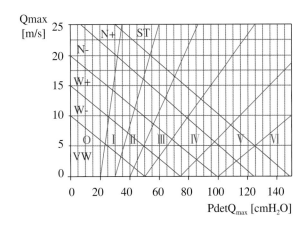

图 56-3-4 Schaefer 列线图

以纵轴为尿流率、横轴为压力所作的坐标图，将流出道梗阻程度分为 0、Ⅰ、Ⅱ、Ⅲ、Ⅳ、Ⅴ、Ⅵ 7度，逼尿肌收缩力分为 VW～ST 6级。根据最大尿流率与相应逼尿肌压力的对应点落在列线图中的区域，即可判断梗阻程度和逼尿肌收缩力。PdetQ_{max}：最大尿流率对应逼尿肌压力；Q_{max}：最大尿流率

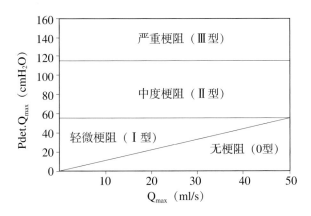

图 56-3-5 Blaivas-Groutz 列线图

以纵轴为尿流率、横轴为压力所作的坐标图，将女性梗阻分为无梗阻，轻微梗阻，中度梗阻和重度梗阻四类。PdetQ_{max}：最大尿流率对应逼尿肌压力；Q_{max}：最大尿流率

第四节　肌　电　图

盆底及尿道外括约肌的肌电活动反映了尿道外括约肌的功能状态。会阴和盆底的肌电图测定能为临床医师提供有关膀胱和尿道功能的重要信息。

一、电极的种类和应用

用于肌电检查的电极可分为表面电极和针刺电极。

肌电图检查时，电极的选择应考虑多种因素。需要了解逼尿肌括约肌协调性时，可以选择表面电极。需要了解肌肉的神经分布情况时应选择针状电极，针状电极更为准确。对于儿童和活动不便的老人，最好选用表面电极。

1. 表面电极　主要包括皮肤电极、肛塞电极、阴道表面电极、尿道表面电极等种类。表面电极所测定的肌电活动为测定区肌电活动的平均信号，用于记录电极下肌肉的总体电活动。肌电图通常与膀胱测压相结合，用于评估膀胱充盈过程中横纹肌的活动；或与尿流率测定/压力-流率测定相结合，用于评价横纹肌/括约肌在排尿期过程中的活动。

2. 针状电极　各种针状电极（同心、双极、单极、单纤维）均可插入肛门括约肌、尿道横纹括约肌、盆底肌肉以及球海绵体肌中。针状电极所测定范围仅在针尖周围的 0.5 mm² 左右，因此可以测定少数甚至单个运动电位的肌电活动。针状电极的准确性优于表面电极，由于直接刺入肌肉内，因而可将临近骨骼肌活动的干扰减少到最低限度。但针状电极的操作需要一定经验和熟练的技术，有疼痛感，肌肉取样误差也会影响临床判断。

二、肌电图的临床意义

正常肌电图表明括约肌神经控制的完整性，证明皮质脊髓束中神经通路完整、功能良好，从脊髓到括约肌间存在完好的传出神经支配。大多数患者尿道括约肌与肛门括约肌是同步工作的，因此可以通过记录尿道括约肌/肛门括约肌活动来反映另外一个括约肌的同步活动。但在某些神经疾病中，例如多发性硬化症，可出现尿道括约肌与肛门括约肌肌电活动不同，因此对于这类患者应选用尿道括约肌肌电图进行下尿路功能的评估。

（一）膀胱测压过程中括约肌肌电图特征

包括正常模式、僵持模式、逼尿肌-括约肌协同失调和无抑制的括约肌松弛。

1. 正常模式　指在膀胱静息和排空时，可显示括约肌随意收缩和相继松弛。在膀胱充盈时，随着灌注量的增加，肌电图活动轻微增加。在非随意逼尿肌收缩时，告知患者抑制逼尿肌收缩，可见肌电活动明显增加。在随意和非随意逼尿肌收缩时，患者未抑制排尿，则括约肌处于完全松弛状态。

2. 僵持模式　常见于女性；由于测试环境下产生窘迫和不适，导致有意识逼尿肌反射抑制。特征是，括约肌活动随膀胱灌注增加而增强，在告知患者排尿时括约肌活动不能减弱或消除，膀胱测压图显示无逼尿肌反射活动。

3. 逼尿肌-括约肌协同失调　特征为在膀胱充盈和逼尿肌收缩过程中，尿道括约肌收缩/松弛能力丧失。典型逼尿肌-括约肌协同失调肌电图表现为在膀胱充盈和逼尿肌反射性收缩过程中，肌电图活动增强并保持不变，提示患者存在脊髓损伤等。

4. 无抑制性括约肌松弛　特征为尿道括约肌突然松弛。临床表现为突然、无防备的尿液漏出，可见于神经病变患者，也可以发生于神经系统完好的一过性逼尿肌反射。

（二）排尿过程中括约肌肌电图特征

正常人从排尿开始及逼尿肌收缩过程中，括约肌肌电图活动随着逼尿肌压力增高和尿流率出现及升高而减弱直至消失；逼尿肌压下降和尿流率曲线终止后括约肌肌电图重新增高。逼尿肌-括约肌协同失调则可表现为逼尿肌和尿道括约肌同时收缩。

第五节　漏尿点压力测定

漏尿点压力（leak point pressure，LPP）为尿液自膀胱漏出时的腹腔压力或膀胱腔压力或逼尿肌压力的方法。其中腹压漏尿点压力可用于评价尿道固有括约肌的力量，漏尿点压越低，括约肌力量越弱，反之亦然。而逼尿肌漏尿点压力升高可能会危害上尿路功能。测定漏尿点压时可采用截石位、坐位或立位，不同体位下的数值可能会不同，所以报告中应同时注明体位。

一、腹压漏尿点压力

腹压漏尿点压力（abdominal leak point pressures，ALPP）是指患者在进行各种增加腹腔压力的动作过程中出现尿液漏出时的膀胱腔内压力（等于腹压与逼尿肌压力之和）。ALPP能够定量反映尿道的闭合功能，因此测定ALPP能够稳定、可重复的诊断SUI，并能够判断SUI的严重程度。ALPP测定可分为Valsalva漏尿点压力（valsalva leak point pressures，VLPP）和咳嗽诱导漏尿点压力（cough-induced leak point pressures，CILPP）。

1. Valsalva漏尿点压力（VLPP） VLPP是指在进行valsalva动作增高腹腔压力出现漏尿时所测出的最低膀胱腔内压。通常在膀胱测压时进行VLPP的测定，膀胱灌注达100 ~ 300 ml时，要求患者进行多次Valsalva动作，直到最终发生尿液漏出，测量和记录漏尿时膀胱腔内压的最低值即VLPP，其参考值范围如下：① VLPP > 90 cmH$_2$O：尿道固有括约肌功能基本正常；② VLPP < 60 cmH$_2$O：尿道固有括约肌功能缺陷（intrinsic sphincter deficiency，ISD）；③ VLPP介于60 ~ 90 cmH$_2$O之间，表示尿道固有括约肌功能处于正常与异常之间。ALPP > 150 cmH$_2$O提示尿失禁可能不能归因于尿道。ALPP > 150 cmH$_2$O提示尿失禁可能不能归因于尿道VLPP的测量结果可用于以下情况：定量评估尿道固有括约肌功能；SUI的分类和Ⅲ型SUI的诊断；SUI治疗方法的选择及预后估计；SUI治疗效果的评价及治疗失败时的原因分析。

影响VLPP的常见因素包括：①尿道内测压管的粗细，既往研究提示测压导管可导致尿道部分梗阻从而人为提高VLPP值，且增加的幅度与测压管的直径相关。②膀胱容量，多项研究报道VLPP随着膀胱充盈量的增加而进行性下降，因此大多数学者推荐进行VLPP测定的膀胱充盈容量应为150 ~ 250 ml，或者达到膀胱日记获得的功能性膀胱容量的一半。③漏尿点检测方法，漏尿点检测方法直接影响VLPP的准确性。影像学确定漏尿点较为准确，但设备昂贵；视觉观测则缺乏准确性和稳定性；而尿流计检测存在较长的时间延迟。④其他因素还包括：增加腹压动作的快慢；体位；逼尿肌稳定性；测试环境；膀胱憩室等，以上因素均可影响VLPP的数值。

2. 咳嗽诱导漏尿点压力（CILPP） CILPP是指患者在不断咳嗽的过程中出现尿液漏出时的膀胱腔内压力，其可作为Valsalva动作的补充，也可单独作为一种ALPP的测定形式（图56-5-1）。1996年，Siltberg等曾描述了一种方法，即通过标准化的咳嗽来诱发漏尿并测定CILPP：当膀胱灌注约300 ml时，嘱患者以逐渐增高的力量咳嗽直至漏尿被检测出；共进行三组咳嗽，每组咳嗽间隔15 ~ 20 s。CILPP的测定结果可用于临床评估SUI及其治疗效果。

不可否认，目前LPP的测定还存在一些技术缺陷及赝像，包括：①各种LPP具有有限的可重

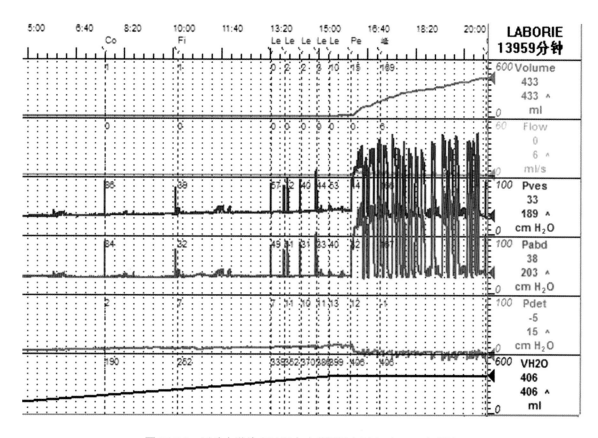

图 56-5-1 尿动力学检查过程中咳嗽漏尿点压力（CILPP）测定

患者男性，31岁，10余年前开始出现排尿困难，当地医院行经尿道电切术，术后尿失禁不明显。1年前于当地医院行腰椎肿瘤切除术，术后尿失禁加重，无明显尿频尿急感，咳嗽、打喷嚏和运动时尿失禁明显。尿动力结果显示：充盈期膀胱压力稳定，灌注至 252 ml 出现初次充盈感，测压过程中嘱患者间断咳嗽，当膀胱分别充盈至 339 ml、352 ml、370 ml、386 ml 及 399 ml 时咳嗽均出现漏尿，此时的 Pves 分别为 57 cmH$_2$O、32 cmH$_2$O、40 cmH$_2$O、44 cmH$_2$O 及 53 cmH$_2$O，CILPP 为 32 cmH$_2$O。结果分析：1. 压力性尿失禁；2. 逼尿肌无反射；3. 膀胱感觉减退

复性；②咳嗽诱发的压力快速变化可使测定情况更加复杂，从而导致 CILPP 很难被精确测量；③尿道内的测压管破坏了尿道的密封性可导致赝像；④其他原因如严重的阴道前壁脱垂（膀胱膨出）可能堵塞尿道导致 LPP 虚假增高，盆底肌肉或横纹括约肌的同步收缩也可造成 VLPP 假性增高，此原因常见于女性 UI 患者。伴随 DO 或膀胱顺应性降低时，LPP 的测量结果也会不可靠。因此，虽然 LPP 是一种评估尿道功能、临床诊断 SUI 的有效方法，但在临床应用时应联合其他方法综合判断。

二、逼尿肌漏尿点压力

逼尿肌漏尿点压力（detrusor leak point pressures，DLPP）是指在无增高腹压的应力动作及无逼尿肌收缩的膀胱充盈过程中出现尿液漏出时的最小逼尿肌压力（图 56-5-2）。DLPP 与 ALPP 的意义截然不同。ALPP 用来评价尿道抵抗腹压增加的能力或反映控尿能力；而 DLPP 则反映了膀胱出口的阻力状态，并不反映尿道的闭合能力。

DLPP 测定原理：在膀胱充盈过程中，膀胱腔内压随着膀胱充盈量的增加而增高，当膀胱腔内压增高超过尿道压或尿道阻力时，即产生尿液漏出，此时测定记录的逼尿肌压力即为 DLPP。

DLPP 测定的最初目的是预测上尿路损害的危险度，当 DLPP 超过 40 cmH$_2$O 时，就可能导致上尿路积水、上尿路功能受损。因此一般将

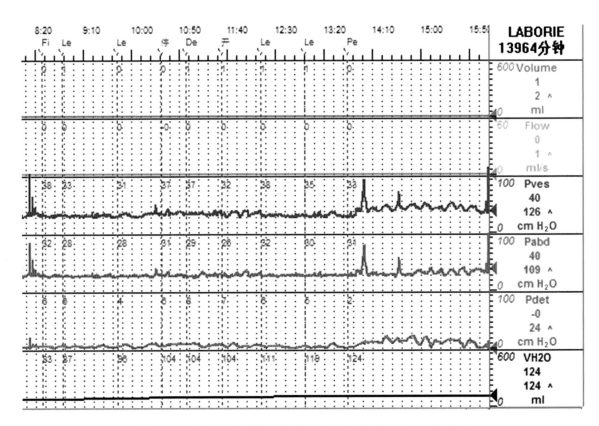

图 56-5-2 尿动力学检查过程中逼尿肌漏尿点压力（DLPP）测定

患者男性，10 岁，先天性脊柱裂，尿失禁。充盈期膀胱压力 - 容积测定：膀胱压力较稳定，灌注至 83 ml 出现初次充盈感，87 ml 出现漏尿，逼尿肌漏尿点压力（DLPP）为 6 cmH_2O，膀胱顺应性为 14.5 ml/cmH_2O。结果分析：1. 逼尿肌无反射；2. 膀胱顺应性降低；3. 膀胱测压容积减小；4. 膀胱感觉过敏

40 cmH_2O 作为 DLPP 的参考界值。

DLPP 测定是一种被动地测试储尿期膀胱压力与膀胱出口阻力、有效地预测神经源性膀胱患者上尿路损毁的危险性的简单方法。DLPP 升高意味着储尿期膀胱压增高，长期膀胱高压状态会导致上尿路损毁，从而导致肾盂积水和肾功能受损。

第六节　尿道压力测定

尿道压力测定是指在不同阶段及不同条件下，应用不同方法，对不同部位的尿道内压力进行测量并记录。尿道压力测定主要用于评估膀胱出口的压力。尿道压力测定主要包括储尿期的静态尿道压力测定、加压状态尿道压力测定和排尿期尿道压力测定。

一、静态尿道压力描记

静态尿道压力描记（resting urethral pressure profile，RUPP）是指一种在膀胱及其周围处于静止状态的条件下描记沿尿道长轴各点的压力及其分布图的方法。临床最常用的测量方法为 Brown-Wickham 法，即导管侧孔灌注法。其原理是将测压管插入尿道后，导管与尿道内壁相贴，向导管

灌注液体，液体经测压管侧孔通过对抗尿道内壁的张力而流出。通常使液体恰好流入尿道时的压力作为这一点的尿道压。通过恒速灌注液体，同时恒速向外牵拉测压管，即可连续测得尿道各点的压力，形成尿道压力曲线图形。

静态尿道压力描记的结果与技术密切相关，液体灌注速度、导管退出速度、患者体位、盆底肌活动等都会影响结果。女性患者静态尿道压力随着年龄增加而逐渐减少，存在较大的个体差异。此外，尿道周围肌肉活动等因素也可影响结果，因此，要求临床上进行至少2次的静态尿道压力测定。

1. 静态尿道压力主要测定参数、正常参考值及临床意义

（1）最大尿道压（maximum urethral pressure，MUP）：指尿道压力描记过程中出现的最大压力值，相当于尿道外括约肌部的尿道压力。不同年龄、性别的最大尿道压正常值范围存在差异（表56-6-1）。

（2）最大尿道闭合压（maximum urethral closure pressure，MUCP）：指最大尿道压与膀胱压的差值，评估尿道控尿功能最重要的参数之一（表56-6-2）。

（3）功能性尿道长度（functional urethral length，FUL）：指尿道压力描记过程中尿道压力高于膀胱压的一段尿道长度（表56-6-2）。女性SUI患者中，功能性尿道长度通常 < 3 cm。

（4）前列腺尿道长度（prostatic urethral length，PUL）：指尿道压力描记图中膀胱颈到最大尿道压之间的距离，正常男性 < 4 cm。PUL反映前列腺的大小，PUL < 6.5 cm，提示前列腺重量 < 50 g。

表 56-6-2　最大尿道闭合压及功能性尿道长度的正常参考值

	女性		男性	
	青年	老年	青年	老年
最大尿道闭合压（cmH$_2$O）	70～90	40～60	60～90	60～80
功能尿道长度（cm）	3.5～4.2	3～4.2	3.5～4.2	4.3～4.5

（5）总尿道长度（total urethral length，TUL）：指尿道压力描记过程中测得的全部尿道长度。

2. 正常RUPP曲线及对女性SUI的评估

正常女性尿道压力描记曲线呈对称性、圆滑钟形曲线，最大尿道压出现在尿道中部，距离膀胱颈1～2 cm处，当距离膀胱颈3.5～4 cm时，压力迅速下降至与外界大气压相等。尿道压力应该总高于膀胱内压；正常咳嗽时可见膀胱压与尿道压同时增高，但尿道压高于膀胱压（图56-6-1）。

正常男性尿道压力描记可分为三类：鞍形、梯形、坡形。一般中青年男性坡形较多，但也有梯形及鞍形者。中老年男性梯形及鞍形较多，但也有梯形者（图56-6-2）。

女性SUI患者RUPP曲线表现为：最大尿道压及MUCP降低，功能尿道长度缩短，通常 < 3 cm。由于正常与异常之间存在重叠区，因此最大尿道压和功能尿道长度诊断SUI缺乏特异性。RUPP能够为女性SUI诊断提供有意义和价值的信息，但不能作为诊断SUI的唯一标准，但这一点也是相对的。RUPP有助于抗SUI手术方式的选择，对于MUCP过低（< 20 cmH$_2$O），尿道中段吊带手术的效果可能欠满意。

二、加压尿道压力描记

加压尿道压力描记（stress urethral pressure profile，SUPP）指在进行尿道压力测定过程中嘱患者不断咳嗽，描记膀胱压和尿道压的变化，来判断尿道闭合功能的方法。测定方法同RUPP，在测压管退出尿道过程中嘱患者做多次咳嗽，直

表 56-6-1　不同年龄正常人最大尿道压（cmH$_2$O）

年龄（岁）	女性		男性	
	平均值	范围	平均值	范围
<25	90	55～103	75	37～126
25～44	82	31～115	79	35～113
45～64	74	40～100	75	40～123
>65	65	35～75	77	55～105

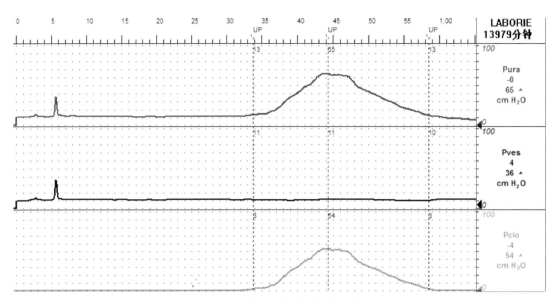

图 56-6-1　正常女性尿道压力描记图

女性，25 岁。最大尿道压（MUP）为 65 cmH$_2$O，最大尿道闭合压（MUCP）为 54 cmH$_2$O，UPP 曲线较平滑，形态呈钟形，为正常女性尿道压力测定结果

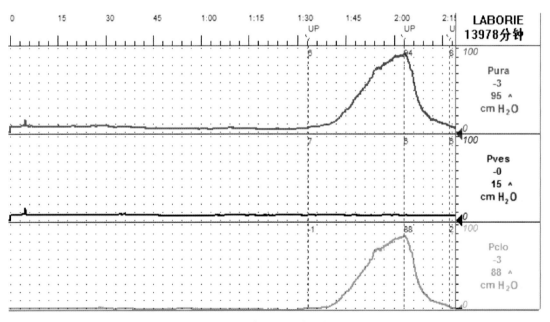

图 56-6-2　正常男性尿道压力描记图

男性，20 岁。最大尿道压（MUP）为 94 cmH$_2$O，最大尿道闭合压（MUCP）为 88 cmH$_2$O，UPP 曲线较平滑，形态呈坡形，为正常男性尿道压力测定结果

至 UPP 完成。测压管牵引速度 1 mm/s，灌注速度为 2 ml/min，咳嗽频率为尿道长度每 2 mm 咳嗽 1 次，体位半卧位。SUPP 测定参数如下：

1. 尿道闭合压（urethral closure pressure, UCP） 指咳嗽时的尿道压与膀胱压的差值，UCP=Pura-Pves，女性 UCP 正常值 > 0，SUI 患者 UCP ≤ 0。

2. 压力传导率（pressure transmission ratio, PTR） 指咳嗽时尿道压增高值与膀胱压增高值比值乘以 100%，即 PTR=Δ Pura/ Δ Pves × 100%。PTR 可以在尿道的任何一个点获得，沿着尿道多点获得的 PTR 可形成连续的"压力传导描记图"。正常女性，PTR > 100%，SUI 患者中 PTR ≤ 100%。正常女性生理状态下后尿道的近端 3/4 位于腹腔内，该段尿道压等于或大于膀胱压；当咳嗽等导致腹压增加时，增高的压力传递到膀胱和尿道，使膀胱压和尿道压增高，由于膀胱底与后尿道间存在角度，导致后尿道压力增高值高于膀胱压增高值，使后尿道闭合而实现控尿，此时二者增高值的比例大于 100%。相反情况，则发生尿失禁。

SUPP 有助于诊断女性 SUI。正常女性，UCP > 0，PTR > 100%；SUI 患者则 UCP < 0，PTR ≤ 100%（图 56-6-3）。

三、膀胱-尿道同步测压

膀胱 - 尿道同步测压是同时测定膀胱压力与最大尿道压的检查。能够显示逼尿肌 - 尿道外括约肌的协同性。在储尿期，不论任何时候、任何体位、做任何动作，女性尿道的近段和男性后尿道任何一点的尿道压力均应大于膀胱压，否则就将出现尿失禁。而在排尿期正好相反，否则就将产生排尿困难。同步测量膀胱和尿道的压力能更好地了解膀胱尿道的相互关系。根据检查目的不同，分为储尿期检查和排尿期检查两大类。前者主要用于尿失禁的诊断、鉴别诊断和病因分析，后者主要用于排尿困难的原因分析和尿道梗阻的定位诊断。

测定方法是使用三腔测压导管同步进行 Pura

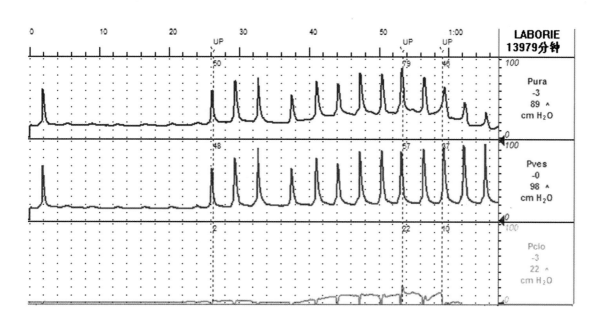

图 56-6-3　女性压力性尿失禁（SUI）患者的加压尿道压力描记（SUPP）图
患者女性，67 岁，诉咳嗽及增加腹压时尿液不自主流出半年，尤以立位时症状明显。SUPP 结果显示多次咳嗽所产生的压力传导率（PTR）范围为 71% ~ 95%，平均为 87%，负值尿道闭合压（UCP）范围为 -14 ~ -49 cmH$_2$O，平均为 -31 cmH$_2$O。为典型的 SUI 患者的 SUPP 结果

测定、Pves 测定和膀胱灌注，三腔导管有两个独立的腔在导管顶端有两个侧孔开口，用于膀胱灌注和 Pves 测定，第三个腔道开口用于 Pura 测定，可牵拉导管，将尿道测压侧孔停留并固定于 MUCP 处，此处即为尿道外括约肌部位；另外可经直肠导管同步测定 Pabd 及记录肌电图（electromyography，EMG）。

膀胱 - 尿道同步测压能够直观地显示充盈期及排尿期尿道括约肌的功能状态，与逼尿肌压力和肌电图结合，直观的观察逼尿肌 - 尿道括约肌的协同性，并有助于下尿路功能障碍的分类（图 56-6-4）。

四、排尿期尿道压力测定

排尿期尿道压力描记（micturation urethral pressure profile，MUPP），即在排尿期进行尿道压力测定的方法。通过了解排尿期尿道压力和膀胱压力及其关系，评估排尿期的尿道阻力，用于确定尿道梗阻及其部位。使用与膀胱尿道同步测压相同的三腔测压导管进行测量，可同时记录膀胱压、腹压和肌电图。在患者佩戴测压导管排尿，尿流稳定阶段，将导管以恒定速度匀速拉出，记录尿道压力分布曲线。

MUPP 描记结果必须明确以下标志和参数：①膀胱颈（bladder neck，BN），描记开始后膀胱压与尿道压同步上升、分离，然后尿道压开始下降的位置即 BN；②尿道外括约肌（external urethral sphincter，EUS），描记过程中膀胱压持续在较高水平，而尿道压降低至最低或接近最低水平的位置即 EUS；③后尿道梯度（urethral posterior gradient，UPG），指测压管退出后尿道过程中，经过膀胱颈后，尿道压力出现跌落所形成的压力梯度。

正常人 MUPP 时由于膀胱颈完全开放，后尿道压力与膀胱颈压力相同，接近尿道外括约肌时，尿道压力出现生理性跌落，通常不超过 5 cmH$_2$O。BOO 的患者 UPG > 5 cmH$_2$O。前列腺增生导致后尿道梗阻时，所记录的尿道曲线经过膀胱颈后即出现一个陡峭的压力跌落，在前列腺尿道部形成一个压力平台，经过尿道外括约肌时再次形成一个小幅度的压力跌落（图 56-6-5）。这种压力梯度变化的大小表示克服阻力的大小，也能表示梗阻程度的轻重。

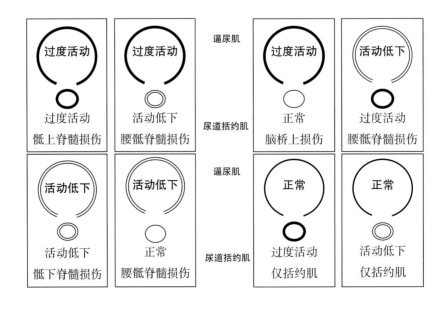

图 56-6-4　下尿路功能障碍分类（Madersbacher 分类法）

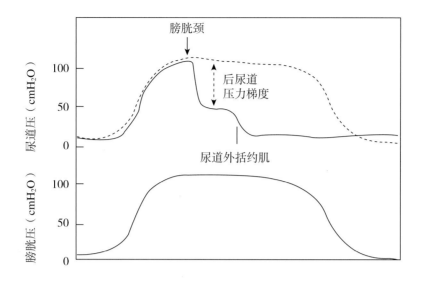

图 56-6-5　前列腺增生患者膀胱出口梗阻（BOO）的 MUPP 示意图

第七节　影像尿动力学

影像尿动力学检查指膀胱储尿期和排尿期的测压过程中，在记录尿动力学各项参数的同时，通过 X 线或 B 超成像技术同步显示和记录膀胱尿道的形态变化。常用于神经源性膀胱、压力性尿失禁等复杂病例的研究、临床诊断、治疗指导及随访等。可分为同步与非同步影像尿动力学检查。

一、设备与技术

影像尿动力学检查与普通尿动力学检查的不同之处在于检查过程需要在 X 线或 B 超装置下进行，灌注液需用造影剂。现代影像尿动力学设备包括：一台带 X 线影像输出的检查床或 C 形臂 X 线装置；尿动力学检测仪；一台具有输入和储存影像高性能的计算机；一台带有尿动力学软件系统的计算机，根据需要可对尿动力学曲线和相应图像资料进行编辑。

根据患者自身情况和显像的需要，患者检查体位可选用平卧位、半卧位、坐位或站立位。灌注介质为 15% 浓度的碘普罗胺（或泛影葡胺）注射液，既可清晰显示充盈期及排尿期膀胱、尿道形态，又可保持尿液基本接近生理，使检查结果更精确。置管和操作方法与普通尿动力学检查相同。应用点拍摄同步摄取透视的影像。

二、影像尿动力学检查指征

影像尿动力学检查是目前国际上应用最为广泛的尿动力学检查手段，由于将膀胱内压力变化将膀胱尿道解剖形态有机结合，其结果更具有说服力，能明显减少人为误差，使结果更为准确。由于影像尿动力学检查设备昂贵，操作复杂，并非常规检查项目。一般来说，只有在常规尿动力学检查难以确诊时，再进一步的应用影像尿动力学检查。可能需要影像尿动力学检查的情况包括：

（1）复杂的神经源性膀胱尿道功能障碍；

（2）下尿路梗阻；

（3）女性排尿困难；

（4）压力性尿失禁；

（5）可控尿流改道。

三、影像尿动力学检查充盈期需观察的结构及功能

1. 膀胱形态　正常膀胱时圆形 / 椭圆形，轮廓清晰，膀胱基底部平坦，位于耻骨联合水平或其上；可观察到膀胱小梁化、杉树样膀胱、膀胱憩室等影像学特征。

2. 膀胱输尿管反流　膀胱灌注过程中可观察到膀胱输尿管反流的程度、位置和类型，并记录发生膀胱输尿管返流时的膀胱容量和逼尿肌压。

3. 膀胱底部运动　可观察到在咳嗽、Valsalva、收缩盆底或其他动作时膀胱底部的运动

4. 膀胱颈形态与功能　可观察膀胱颈的完整性、位置、活动及开放情况。膀胱颈正常位置位于耻骨联合水平下 1/3 及以上。如果观察到膀胱颈位置低于耻骨联合水平上 1/3，则提示缺乏盆底支持。膀胱颈过度活动则提示 SUI。膀胱颈开放则可能是前列腺切除术后的表现。

四、影像尿动力学检查排尿期需观察的结构及功能

1. 膀胱颈开放　排尿时膀胱颈应充分开放。如果膀胱颈持续关闭，可导致膀胱排空失败。

2. 尿道形状　从膀胱颈到尿道外口的整个尿道的形状；可观察到尿道狭窄、前列腺梗阻、逼尿肌 - 括约肌协同失调、尿道过度活动等导致的尿道变窄；也可观察到尿道憩室或尿道局部扩张。

3. 膀胱尿道反流　可观察到膀胱排空过程中发生的膀胱尿道反流的程度、位置和类型

4. 残余尿量　尿道憩室可减弱膀胱功能，排尿时憩室被灌满，随着反流进入膀胱，导致残余尿。

五、女性尿道膀胱造影常用参数及意义

1. **尿道膀胱后角（posterior urethrovesical angle，PUVA）**　指沿后尿道和膀胱基底的两条直线之间形成的角度，分别在静息和诱发动作时进行测量。正常为 10°～30°，PUV ＞ 115° 提示膀胱脱垂。

2. **尿道倾斜度（urethral inclination angle，UIA）**　指近端尿道轴与垂直面之间形成的角度，分别在静息和诱发动作时进行测量。在 UI 角绝对异常的基础上，根据尿道旋转角度即 PUV 角不同，将尿失禁的尿道膀胱解剖异常分为 Green Ⅰ 型（＜ 45°）和 Green Ⅱ 型（45～120°，提示膀胱颈及尿道支持更薄弱使其向下向后旋转，常伴有膀胱膨出）两种（Green，1975）。

3. **尿道骨盆角（urethral pelvic angle，UPA）**　指排尿时通过尿道内口和尿道膝部的一条线与通过耻骨联合后壁和闭孔下缘的一条线之间的角度。UP ＜ 70° 诊断膀胱脱垂。

4. **耻骨联合 - 尿道内口距离**　指从耻骨联合到尿道内口之间的距离，分别在静息和诱发动作时测量。耻骨联合 - 尿道内口距离 ＜ 20 mm 诊断膀胱脱垂。

根据 Blaiva-Olsson 分类标准（Blaiv & Olsson，1988）可将女性 SUI 分为如下类型：① 0 型：典型 SUI 病史，尿动力检查结果阴性；静息时膀胱颈闭合，位于耻骨联合下缘以上；应力时膀胱颈开放且尿道旋转性下降，无尿失禁出现。② Ⅰ 型：静息时膀胱颈闭合。位于耻骨联合下缘之上；盈利是膀胱颈及后尿道开放，旋转性下降 ＜ 2 cm，同时出现尿失禁。③ Ⅱa 型：静息状态下膀胱颈闭合，位于耻骨联合下缘之上；应力时膀胱颈和后尿道开放，旋转性下降 ＞ 2 cm，同时出现尿失禁。④ Ⅱb 型：静息状态下膀胱颈关闭，位于耻骨联合下缘之下；应力时膀胱颈和后尿道开放，旋转性下降，同时出现尿失禁。⑤ Ⅲ 型：静息状态下膀胱颈和后尿道开放，轻微膀胱压升高即出现漏尿。

六、影像尿动力学的优点

影像尿动力学的优点来自于压力等信号和 X 线下解剖的视觉直观图像的同步测量。与常规尿动力学检查相比，影像尿动力学检查具有如下优点：

1. 直接记录充盈期膀胱颈功能不全和尿道闭合不全、区分膀胱基底部下降、尿道过度移动以及尿道括约肌缺陷（图 56-7-1）。

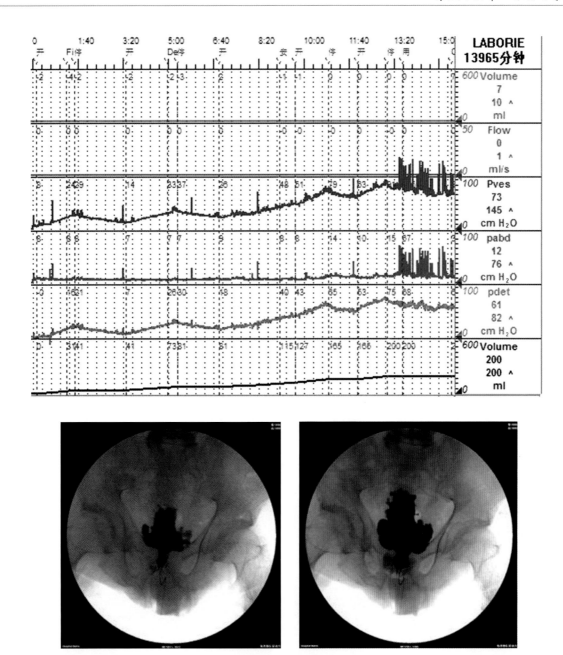

图 56-7-1　神经源性膀胱患者充盈期膀胱颈功能不全

患者男性，44 岁，$T_{12} \sim L_1$ 脊髓损伤 14 年，排尿困难。影像尿动力学结果显示：膀胱顺应性降低，膀胱壁欠光滑，膀胱呈塔状改变，有憩室形成，开始灌注时膀胱颈及前列腺尿道显影充分

2. 能够直接记录漏尿点以证实尿失禁（图56-7-2）。

3. 能够直接记录排尿期尿道梗阻的部位（图56-7-3）。

4. 能够记录膀胱形态及膀胱颈状态（图56-7-4）。

5. 证实逼尿肌-括约肌协同失调（图56-7-5、图56-7-6）。

6. 可以检测出输尿管反流、膀胱憩室、膀胱阴道瘘等解剖异常（图56-7-7）。

7. 还可以发现膀胱结石等合并症以及客观评价治疗效果。

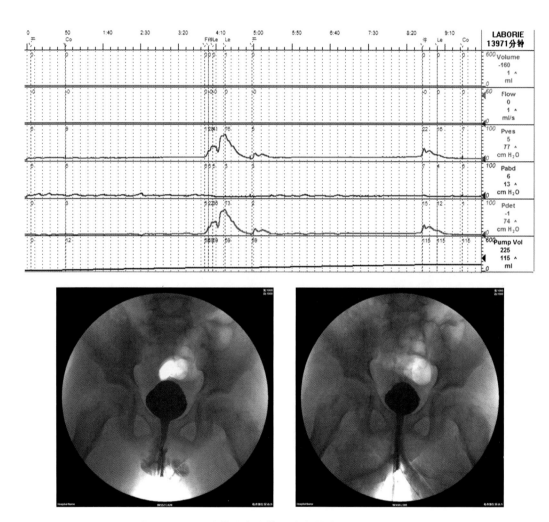

图56-7-2　尿失禁患者影像尿动力学检查记录漏尿发生

患者女性，9岁，脑瘤术后3个月，尿失禁。影像尿动力学结果示：灌注至59 ml出现膀胱无抑制性收缩及漏尿，全尿道记录到有造影剂通过，证实漏尿正在发生

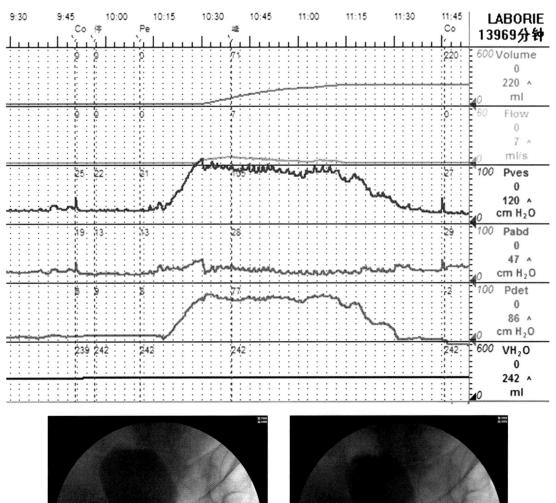

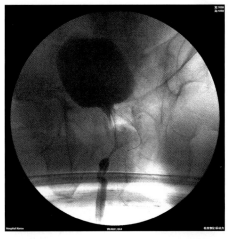
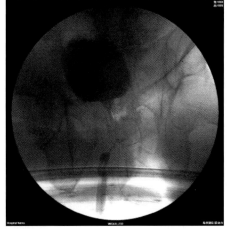

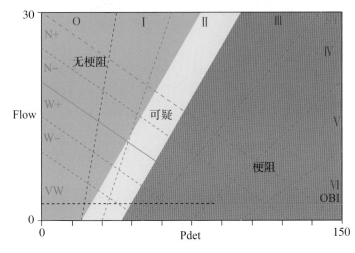

图 56-7-3　前列腺增生致膀胱出口梗阻（BOO）患者影像尿动力学检查

患者男性，86 岁，前列腺增生 10 年余，进行性排尿困难。影像尿动力学检查结果显示：排尿期尿道前列腺部出现明显的造影剂充盈缺损，为突入尿道的前列腺侧叶；压力 - 流率分析结果为提示 BOO（Ⅳ度）、逼尿肌收缩力正常。为典型的前列腺侧叶增生所致的 BOO

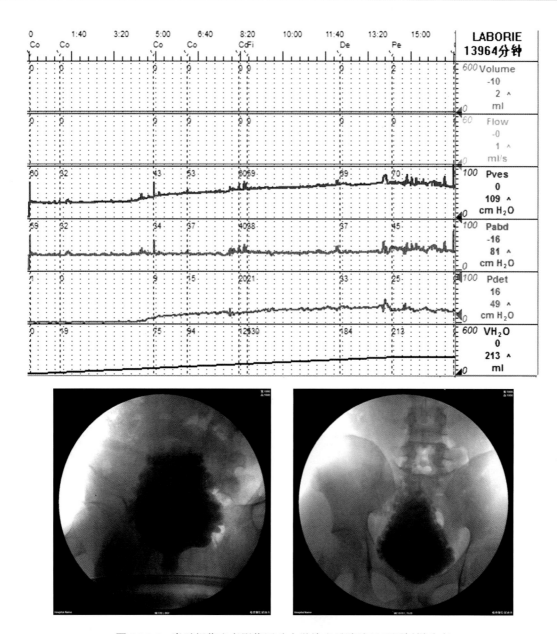

图 56-7-4　脊髓损伤患者影像尿动力学检查示膀胱呈圣诞树样改变

患者男性，26 岁，L_1 脊髓损伤 4 年，排尿困难。影像尿动力学检查结果显示：逼尿肌无反射，膀胱顺应性降低，膀胱壁欠光滑，膀胱呈圣诞树样改变

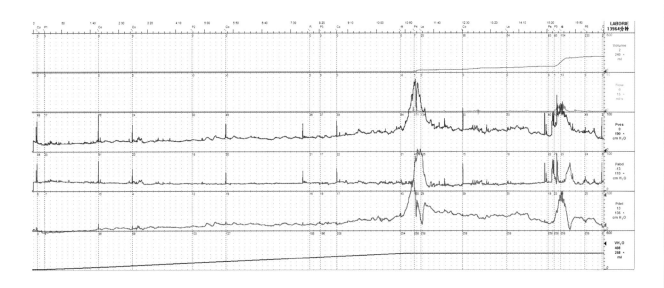

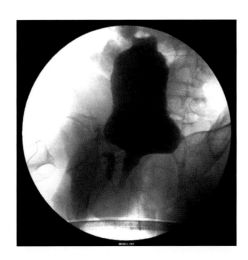
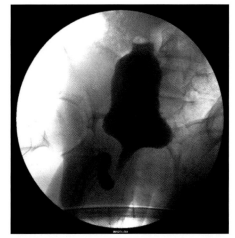

图 56-7-5　隐性骶裂患者影像尿动力学检查示典型逼尿肌 - 尿道外括约肌协同失调（DESD）

患者男性，18 岁。隐性骶裂，尿失禁。尿动力学结果显示：灌注至 94 ml 出现膀胱无抑制性收缩及漏尿，之后继续灌注间断出现膀胱无抑制性收缩及漏尿。X 影像学示：膀胱壁欠光滑，膀胱呈塔状改变，出现 DO 漏尿时，膀胱颈及前列腺尿道显影充分，前列腺尿道和球部尿道之间存在明显的造影剂显影缩窄，表现为典型的 DESD

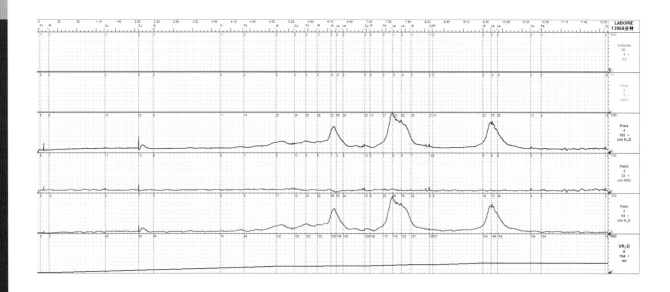

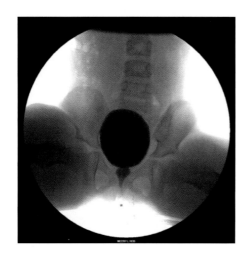 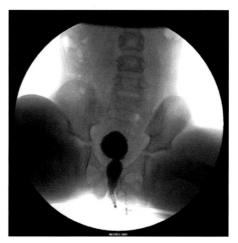

图 56-7-6 脊髓损伤患者影像尿动力学检查示逼尿肌 - 膀胱颈协同失调（DBND）

患者女性，5 岁。T$_5$ 脊髓损伤，尿失禁。尿动力学结果显示：灌注至 109 ml、119 ml 和 154 ml 时出现膀胱无抑制性收缩及漏尿。X 线影像学示：膀胱壁较光滑，出现 DO 漏尿时，前列腺尿道显影充分，膀胱颈存在明显的造影剂显影缩窄，表现为典型的 DBND

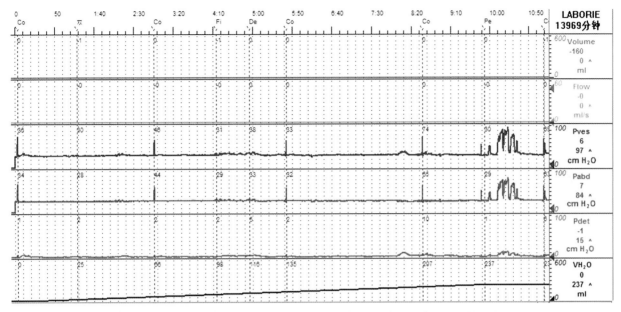

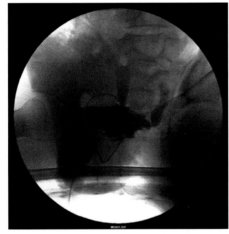
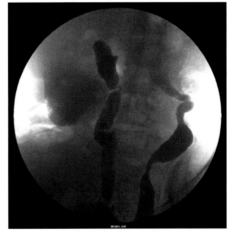

图 56-7-7　神经源性膀胱患者影像尿动力学检查结果显示双侧膀胱输尿管反流

患者男性，15 岁，肠道畸胎瘤切除术后 16 年，双肾积水 12 年，尿不净。影像尿动力学结果显示：灌注至 25 ml 出现双侧膀胱输尿管反流，此时 Pdet 为 2 cmH$_2$O

第八节　尿动力学检查在女性盆底功能障碍疾病中的应用

作为女性盆底功能障碍性疾病（pelvic floor dysfunction，PFD）的重要组成部分，下尿路症状（LUTS）与盆腔器官脱垂发病机制、病理生理学机制相似，通常合并存在，其治疗前评估非常重要，尿动力学检查（urodynamics，UDS）在 LUTS 和盆腔器官脱垂中的应用存在诸多争议，UDS 结果与 LUTS 的关系、UDS 发现对盆腔器官脱垂（pelvic organ prolapse，POP）诊治的作用均需更多研究进行深入的探讨，我们对上述争议和问题进行如下探讨，希望能对读者有所提示和建议。

一、尿动力学检查在下尿路症状诊治中的应用

LUTS 主要包括膀胱过度活动症（overactive

bladder,OAB)(尿急、尿频、夜尿症、急迫性尿失禁)、尿痛和 SUI。按照 2016 年 ICS 和 ICI (International Consultation for Incontinence)推荐意见,LUTS 是尿动力学检查的公认指征,UDS 能够①评估临床症状、隐匿症状以及症状之间的关系,预测对上尿路的影响以及预后;②预测治疗结果、随访、评估副作用以及治疗失败的原因,是评估 LUTS 的金标准。2018 EUA 成人尿失禁指南关于非神经源性成人尿失禁尿动力检查推荐认为,临床医生实施尿动力检查应遵守尿动力学实践标准,对单纯性 SUI 不常规进行尿动力学检查(表 56-8-1)。此外 2019 年 NICE 推荐,根据术前临床病史及体格检查明确诊断为 SUI 或以 SUI 为主的混合性尿失禁患者进行初次手术前不必进行多通道充盈 - 排空尿动力学检查,但同时也指出对于以急迫性尿失禁为主的混合性尿失禁或尿失禁类型不明、伴随阴道前壁脱垂或顶端脱垂的患者以及既往 SUI 手术史的患者推荐进行尿动力学检查。ICS 将复杂性 SUI 定义为伴随疼痛、血尿、神经疾病和复发性 UTI、可疑排尿困难、伴随显著盆腔器官脱垂、既往尿失禁手术史、盆腔放疗史、盆腔手术史、可疑尿瘘;而根据临床评估诊断的无上述伴随症状的 SUI 则归属为单纯性 SUI。针对复杂性 SUI 进行侵入性 UDS 并无争议,但针对单纯性 SUI 是否采取 UDS 则存在争议。

那些不支持单纯性 SUI 患者术前进行 UDS 检查的学者认为 UDS 增加了治疗费用、浪费患者和医生的时间、并不能增加手术成功率。而另一些学者则认为临床症状并不足够可靠,UDS 在单纯性 SUI 的诊断中依然扮演重要的角色,其能够进一步明确诊断,有利于治疗方案的选择,增加手术医生的信心,最重要的是给患者提供客观且可靠的诊断依据,保障患者对于治疗方案的知情选择权。最新的专家共识则认为经验治疗 SUI 存在风险并强烈支持 UDS 用于 SUI 的术前评估。

目前关于 UDS 用于 OAB 诊断的专家共识认为,对于难治性、初始治疗失败的 OAB 患者,或任何手术治疗 OAB 前(如骶神经调节、注射治疗等),均应该进行 UDS。有研究认为 UDS 作为一种昂贵且侵入性的检查方法并不影响 OAB 初次治疗方案的选择。也有研究认为 OAB 临床症状无法预测患者是否存在排尿功能障碍,仅仅凭借临床症状可能导致 DO 及膀胱充盈期症状漏诊可能,而 UDS 则是准确诊断所必需的,并可最终改变诊断和治疗计划。也有研究证实 OAB 临床症状与严重程度没有相关性,因此进一步确定 UDS 作为 OAB 诊断客观证据的必要性。

女性膀胱出口梗阻(female bladder outlet obstruction,FBOO)缺乏明确的诊断标准,有文献报道 Q_{max} 小于 12 ml/s 或 15 ml/s 且 $PdetQ_{max}$ 大于 20 cmH_2O 可诊断 BOO;但也有研究认为女性即便 $PdetQ_{max}$ 不高但 Qmax 低时也可能提示出口梗阻,因此关于 FBOO,UDS 尚缺乏明确诊断阈值。尽管如此,2012 年 AUA/SUFU 成人尿动力学检查指南认为,如果临床医生需要确定是否合并 BOO,推荐进行 UDS(表 56-8-2)。

表 56-8-1 2018 EUA 成人尿失禁指南(尿动力学检查推荐)

推荐意见(仅用于非神经源性成人尿失禁)	推荐强度
实施尿动力学检查的临床医生应: 1. 确保尿动力检查能够重复患者症状 2. 根据临床问题进行检查结果解析 3. 核查尿动力检查质量控制记录 4. 请注意,即便同一个患者也可能存在生理变异	强
不要使用尿道压力描记仪或漏尿点压力来分级尿失禁严重程度	强
在治疗单纯性压力性尿失禁时,不常规进行尿动力学检查	强
如果发现可能改变侵入性治疗方案时,可进行尿动力学检查	弱
尿动力学从业人员应遵守国际尿动力学学会规定的尿动力学实践标准	强

注:引自 Nambiar et al. Eur Urol,2018.

表 56-8-2　AUA/SUFU 成人尿动力学检查指南

推荐意见	推荐等级
需确定是否存在膀胱出口梗阻时，临床医生可以决定实施UDS	C
需确定LUTS患者是否合并DO或其他异常膀胱充盈/尿潴留等，尤其是考虑实施侵入性/潜在病理性疾病/不可逆治疗时，临床医生可以决定实施UDS	专家共识
伴随有/无症状性神经系统疾病，或其他神经系统伴随残余尿升高和泌尿系统症状患者，临床医生应该进行UDS	C

注：引自Winters et al. J Urol，2012.

　　逼尿肌活动低下（detrusor underactivity，DU）成人患病率3%，OAB女性患者伴发DU的发病率约8.6%，可表现为排尿梗阻症状、尿潴留、储尿期症状、尿频或多发症状。由于DU无典型临床症状，且多种症状并存，因此UDS对于其诊断具有重要意义。目前确定的UDS诊断标准是在排尿过程中，患者通过腹压排尿而无逼尿肌收缩（无逼尿肌压力记录），其他的评估参数尚包括，$PdetQ_{max} < 30$ cmH$_2$O，$Q_{max} < 10$ ml/s，膀胱排尿效率（bladder voiding efficiency），即排尿量/（排尿量 + PVR）< 90% 提示逼尿肌功能低下；最大膀胱容量减少，顺应性下降等。文献报道，针对神经源性下尿路功能障碍（neurogenic lower urinary tract dysfunction，NLUTD），UDS是必要的检查和评估手段而上尿路功能障碍的主要风险是逼尿肌漏尿点压增高、膀胱顺应性下降和功能性膀胱容量降低，因此UDS也是必需的评估方法（表56-8-2）。

　　简言之，在评估LUTS女性患者时，虽然UDS的作用和意义备受争议，但其仍然是一种有价值的诊断和评估方法，能够为患者和医生在进行外科手术治疗前提供重要的信息，降低手术并发症，改善预后。

二、尿动力学检查在盆腔器官脱垂诊治中的应用

　　文献报道POP患者中96%合并LUTS，按照2019年NICE的推荐"伴随阴道前壁脱垂或顶端脱垂的尿失禁患者推荐进行尿动力学检查"，以及前面关于OAB、BOO、DU、神经源性膀胱等LUTS的讨论，似乎大多数POP患者术前进行排尿情况评估和尿动力检查并无争议，但目前看来POP患者术前是否应行尿动力学检查仍然似乎是一个备受争议的话题，尤其POP临床实践中进行UDS评估并非统一或大多数的临床操作。

　　Liang等研究POP术前UDS检查结果发现，术前UDS可能改变手术方案、可以排除不利因素、增加术前信息，为患者术前知情选择提供帮助。术前尿动力检查提示DO术后易发生急迫性尿失禁，而DU与术后排尿困难和膀胱残余尿相关。Asfour等对10年间800例盆腔器官脱垂患者术前常规尿动力检查结果进行回顾性分析发现，术前无LUTS的POP患者UDS异常比例超过50%，其中包括DO 31%，隐匿性尿动力尿失禁（urodynamic stress incontinence，USI）17%，DO合并USI占比3%；尿动力检查参数Qmax < 15 ml/s占比28.6%，膀胱残余尿 > 100 ml占比9.2%，最大逼尿肌压力 > 40 cmH$_2$O占比18.4%，初感觉膀胱容量 < 100 ml占比9.2%，膀胱容量 < 400 ml占比13.3%；术前尿动力检查结果改变了25%无症状POP患者的治疗方案。因此他们认为对于无LUTS症状的POP患者，UDS检查能够对患者进行全面的膀胱功能评估，为临床医生和患者提供有价值的病情信息，有助于手术方案的选择和患者知情同意。有研究者则认为对于术前无尿失禁症状的POP患者，术前UDS无助于术后新发尿失禁的预测，但术前UDS对于术后SUI的阴性预测值大于90%。

　　POP伴随SUI的情况下，经尿动力学检查符合临床诊断且膀胱顺应性正常，无DO或DU联合抗尿失禁手术相对争议较少，而对于不伴有

SUI 的 POP 患者联合手术，尽管有文献证明能够降低术后新发尿失禁的发生率，但是联合手术增加了并发症的发生率，例如出血、膀胱穿孔、尿路感染等，并增加了手术费用和经济负担，因此患者知情选择非常重要。对于 POP 患者，无论是否伴有 LUTS，术前 UDS 的价值均需要进一步研究，建立科学且适于临床的预测模型，寻找稳定且标准化的参数可能是未来的大样本数据研究的方向，以便更好地预测 POP 患者术后 LUTS。

基于上述探讨，尽管对于 UDS 在 PFD 诊治中尚存在一些争议，缺少更多循证医学证据，但 UDS 在女性盆底功能障碍疾病的诊治中扮演重要的角色，能够帮助我们更好的识别异常膀胱功能及 LUTS，提供有效信息帮助医生和患者做出决策，有助于患者知情选择，未来我们需要大量设计严谨的随机对照研究来进一步标准化和规范化 UDS 的应用及意义。

（苗娅莉　邓　函）

参考文献

Kaufman AM，et al，1996．Decreased bladder compliance in patients with myelomeningocele treated with radiological observation．J Urol，156（6）：2031-2033．

Nambiar AK，et al，2018．EAU Guidelines on Assessment and Nonsurgical Management of Urinary Incontinence．Eur Urol，73（4）：596-609．

Wahl EF，et al，2004．Measurement of bladder compliance can be standardized by a dimensionless number：theoretical perspective．BJU Int，94（6）：895-897．

Winters JC，et al，2012．Urodynamicstudies in adults：AUA/SUFU guideline．J Urol；188（6 Suppl）：2464-2472．

Wyndaele JJ，et al，2011．Bladder compliance what does it represent：can we measure it，and is it clinically relevant?Neurourol Urodyn，30（5）：714-722．

第五十七章

肛肠动力学检查

第一节 简介及原理

肛肠动力学主要研究结直肠、肛门静态及动态力学，由于条件所限，更多的是研究直肠及肛门相关肌肉的力学。但是某种情况下又不限于以上所述。常用的肛肠动力学检查主要包括以下内容：

一、结肠压力监测

结肠腔内测压常用方法有两种：一种是由经鼻导管将测压导管送至结肠，一种是经内镜或是导丝引导将测压导管由肛门进入送至结肠。第一种方式不用肠道准备，但测压导管进入结肠需要 2～3 天时间，而且定位尚不能保证准确。第二种方式患者需要肠道准备，患者相对易于接受。测压导管分液态水灌注和固态导管（Li et al, 2019）。

随着固态高分辨率测压技术的兴起，在少数专业机构，开始可以进行高分辨率结肠测压。关于其临床意义目前尚不明了，但是对于理解结肠动力及生理机制具有裨益。

二、结肠通过时间

结肠通过时间用于评估患者结肠传输功能，可以评估患者总体和节段性的结肠通过时间，常用于评估结肠运动障碍或其治疗效果。结肠通过时间有两种方式，一种选用不透 X 线的标志物，根据标志物的种类可以选择单一标志物或者多种标志物。亦可是不透光的钡剂。单一标志物比较简单，需测试者停用促胃肠动力药物、泻剂等 3 天，多次拍摄腹部平片作为对照，然后服用标志物，如 20 个钡条等，分别于 24、48、72 小时再次拍摄腹部平片，根据平片中是否存有钡条、钡条的位置及分布，来估计患者是否患有慢传输便秘或者出口梗阻型便秘。另外一种方式是核素显像的方式，可以服用经核素标记的胶囊，同样可以采用双核素标记物，总体检查时间比较长，采集图像多，需要患者密切配合（Hong et al, 2015）。另外，需要可能减少检测的辐射。

我国正常人服入标记物后应于 72 小时内基本排空（80% 以上），全结肠传输缓慢的患者，表现为标记物整体排空较慢，但仍然向肛侧移动；节段性传输缓慢的患者，则表现为标记物长时间停留于某一肠段。出口梗阻型便秘患者的结肠运输试验也可呈现标记物排出延缓，特点是标志物停留于直肠、乙状结肠内不能排出。

三、球囊逼出试验

球囊逼出试验要求患者将直肠内 50ml 的充水或充气的球囊在 1 分钟内排出，是功能性排便障碍的一项初筛检查（Rao, 2001；Rao et al, 2006；Ratuapli et al, 2013）。由于球囊无法模仿真实的粪便，部分有症状且压力及影像检查证实有排便障碍的患者，球囊逼出试验可能正常。因此，球囊逼出试验正常，并不能完全排除功能性排便障碍（Rao et al，2004）。由于检测时有医护人员在场球囊逼出试验亦存在假阳性可能。

四、排粪造影

排粪造影是通过向患者直肠注入造影剂后，让患者做模拟排便动作，进行实时造影，是对患者直肠、肛门和阴道进行动态形态及生理评估的一种方式。20世纪60年代，Phillips和Broden将排粪造影用于对小儿巨结肠和直肠脱垂的研究，70年代后期才逐步应用于临床。排粪造影的主要指征为难治性便秘、大便失禁、直肠脱垂等。排粪造影的方式从最初的钡剂灌肠造影，已经发展到可以进行多重造影以及动态核磁排粪造影，具有无创、全面、软组织对比好等优点，具

体可以参见相关章节。排粪造影比较重要的分析参数是直肠肛管角、耻尾线等（卢任华，1993）。

五、肛门直肠测压

肛门直肠测压是评价肛门括约肌张力、直肠顺应性、直肠黏膜感觉以及证实直肠肛门抑制反射完整性的客观检测方法，通过获得的有关肛管直肠功能的信息，了解、量化和评估肛管、直肠排便控便功能，为研究排便功能障碍、大便失禁以及肛管直肠外伤等疾病提供病理生理学依据。既往直肠肛管测压通道数较少，近年来，采用多通道、多传感器的高分辨测压直肠肛门测压已经在国内得到大范围的开展，并具有一定的临床及研究意义。

第二节　肛门直肠测压

由于肛门直肠测压是目前运用最为广泛、技术相对成熟的盆底评估手段，且上述其他检查在其他章节已有阐述，因此本章主要针对肛门直肠测压来介绍肛门直肠动力学检查。

肛门直肠压力测定是通过压力传感器（水灌注导管或固态高分辨电极）将肛门直肠的压力信号转变为电信号，经计算机处理，获得有关肛管直肠功能的信息，用于客观评估肛门括约肌功能、直肠感觉、容量及顺应性。尽管不同设备测压导管传感器数量不同，能得到的解剖学信息不同，但是不同设备能得到的主要参数是相对一致的。

一、主要参数介绍

肛门直肠压力测定的主要参数包括：肛管静息压（anal sphincter resting pressure，ASRP）、肛管最大收缩压（maximal squeeze pressure，MSP）、排便弛缓反射（relaxation reflex，RR）、直肠肛管抑制反射（rectalanal inhibitory reflex，RAIR）、咳嗽反射（cough reflex），直肠黏膜感觉功能。

1. **肛管静息压（anal sphincter resting pressure，ASRP）** 即安静完全放松状态时测得的肛管压力，静息压的75%～85%由内括约肌主导，主要功能是维持肛门自制。正常人群肛管静息压由直肠侧向肛缘侧呈"抛物线"变化，最大肛管静息压距离肛缘约1～2cm。

2. **肛管最大收缩压（maximal squeeze pressure，MSP）** 受检者用力收缩肛门时测得的最大肛管压力，主要由肛管外括约肌和耻骨直肠肌收缩产生，是维持肛门自制尤其是应激状态下肛门自制功能的主要因素。正常情况下肛管最大收缩压是肛管静息压的2～3倍，随年龄增大逐渐降低。检查过程中注意患者体位改变、臀肌腹肌共同用力收缩所致的误差。测量时需要维持收缩10秒，反复测试2～3次，取维持最大收缩时压力曲线的平均值。

3. **排便弛缓反射（relaxation reflex，RR）** 嘱受检者行模拟排便动作，随腹压增加，直肠排便压升高，耻骨直肠肌和外括约肌等盆底肌群放松，肛管压力下降，反映盆底肌协调功能。

4. **直肠肛管抑制反射（rectalanal inhibitory**

reflex，RAIR） 扩张直肠时，肛管内括约肌反射性松弛，肛管压力曲线自静息压水平迅速下降，持续一段时间后压力缓慢回升至静息水平，一般记录到的曲线值需比静息压下降 > 20%。诱导这一抑制反射的最小注入气体量为直肠肛管抑制反射容量，通常与直肠初始感觉的容量相近，正常人在 10 ~ 30 ml。目前多认为该反射的"中枢"部分是肠壁肌间神经丛的神经节细胞。

5. 咳嗽反射（cough reflex） 指受检者做咳嗽动作的时候，腹压瞬间增高而引起的括约肌压力升高，以维持肛门自制功能，主要反应肛管外括约肌功能。如果咳嗽反射消失，则可能由于阴部神经和骶神经前根组成的反射弧受损。

6. 直肠黏膜感觉功能 以恒定速度向直肠球囊内注入空气，受检者对直肠在不同程度充盈时的感觉阈值。其中包括直肠初始感觉阈值、直肠初始排便阈值、直肠最大耐受阈值。

二、常见肛肠功能异常的肛门动力学检查特征

1. 功能性排便障碍 对便秘保守治疗（指导患者养成正常排便习惯、增加膳食纤维的摄入量和增加饮水量、尽可能停止使用有便秘副作用的药物）有效的患者，往往不需要进一步检查，不推荐常规进行肛门直肠功能检查，对保守治疗无效者可考虑使用泄剂。如果患者使用泄剂效果不明显，则需要进行肛门直肠压力检查（方秀才，2016）。肛管直肠压力测定过程中，诊断功能性排便障碍有两个参数是必须明确的，一是尝试排便过程中直肠内压，另一个是尝试排便过程中的肛管压力。通常，我们根据排便过程中的直肠内压和肛管压力，将功能性排便障碍分为四个亚型（图 57-2-1），即 A 型：足够的腹压或直肠推动力（≥ 45 mmHg），盆底肌矛盾收缩；B 型：足够的腹压或直肠推动力（≥ 45 mmHg），盆底肌不能放松或放松幅度 < 20%；C 型：没有足够的腹压或直肠推动力（< 45 mmHg），盆底肌矛盾收缩；D 型：没有足够的腹压或直肠推动力（< 45 mmHg），盆底肌不能放松或放松幅度 < 20%（方秀才 等，2016）。

肛门直肠压力测定过程中，当盆底肌肉不协调性收缩或松弛不全时，还无法确定功能性排便障碍诊断，因为健康人群中，有 20% 的受检者可

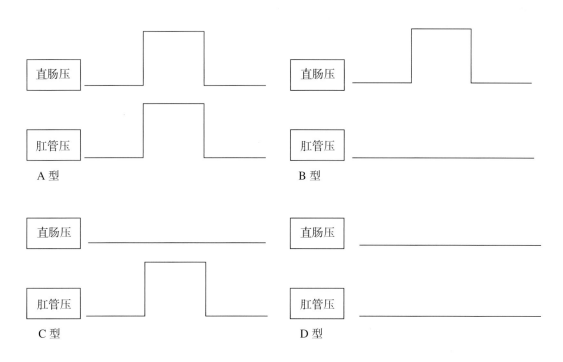

图 57-2-1 功能性排便障碍的四个亚型

以出现类似现象。因此单纯肛管直肠压力测定，对诊断功能性排便障碍的价值还不是十分清楚，德罗斯曼（2016）明确提出，诊断功能性排便障碍需要3项检查中的2项异常（肛门直肠压力测定、球囊逼出实验、排粪造影）。

功能性排便障碍的高分辨率测压图表现病例举例如下。

（1）功能性排便障碍A型

男，60岁，排便困难20余年，便3～5天1次，大便干结，无腹痛腹胀，曾行左半结肠切除术，术后便秘症状无明显缓解。

测压检查发现：模拟排便时，直肠压力色彩带由浅蓝色变为橘红色，压力值上升到77.4 mmHg，肛管压力色彩带由黄绿色变为红色，肛管压力上升到119.0 mmHg，肛门松弛率为–43%，表明患者虽然直肠推进力或腹压足够，

但盆底肌矛盾收缩导致排便困难（图57-2-2）。

（2）功能性排便障碍B型

女，50岁，排便困难26年，排便费力、大便不尽，每日排便3～5次，每次量少，用开塞露排便。

测压检查发现：模拟排便时，直肠压力色彩带由深蓝色变为黄绿色，压力值上升到53.6 mmHg，肛管压力色彩带由深红色变为浅红色，肛门松弛率为15%，表明患者虽然直肠推进力或腹压足够，但盆底肌舒张不够导致排便困难（图57-2-3）。

（3）功能性排便障碍C型

女，19岁，反复便秘1年，每天排便3～4次，每次排便量少，费力，伴有肛门坠胀感。

测压检查发现：模拟排便时，直肠压力色彩带由深蓝色变为浅绿色，压力值上升到

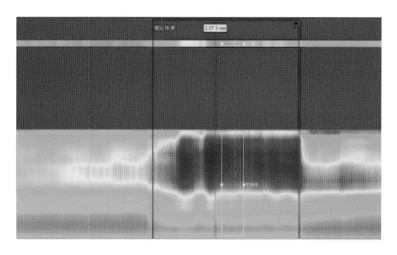

图57-2-2　功能性排便障碍A型肛管直肠测压图

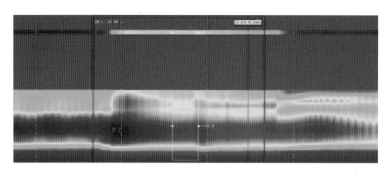

图57-2-3　功能性排便障碍B型肛管直肠测压图

34.9 mmHg，肛管压力色彩带由黄绿色变为红色，肛管压力增加到 174.3 mmHg，肛门松弛率为 –166%，表明患者直肠推进力或腹压不够，盆底肌矛盾收缩导致排便困难（图 57-2-4）。

（4）功能性排便障碍 D 型

男，27 岁，大便习惯改变半年，大便习惯改变，大便 2～3 天 1 次，交替排干结或稀烂黄色大便、排便稍费力。

测压检查发现：模拟排便时，直肠压力色彩带由深蓝色变为浅绿色，压力值上升到 39.6 mmHg，肛管压力色彩带无明显变化，肛门松弛率为 16%，表明患者直肠推进力或腹压不够，肛管舒张不够导致排便困难（图 57-2-5）。

2. 大便失禁　肛门括约肌薄弱是失禁患者最常见的原因，可以表现为肛管静息压力降低，伴或不伴有收缩压力降低。肛管静息压力的下降可能与内括约肌结构异常有关，外括约肌及肛提肌的损伤或神经病变，可能导致收缩压力的降低。

尽管目前尚无定论评价水灌注与固态测压导

管哪个更佳，但是由于固态测压在压力的分布均匀性方面以及反映肛周括约肌压力的地形图分布方面呈现出更好的优势，能够定位局部区域括约肌的缺失及损伤的减弱，因此在诊断大便失禁方面具有一定的优势（Rao et al，2002；Noelting et al，2012；Coss-Adame et al，2015）。

大便失禁的高分辨率测压图表现病例举例如下。

（1）女，53 岁，会阴撕裂伤 29 年，大便控制欠佳 2 年。

测压检查发现：肛门括约肌平均静息压力 59.0 mmHg，基本正常，最大收缩压力 66.2 mmHg，明显降低，收缩时整个压力带颜色均匀变浅，考虑大便失禁主要由括约肌收缩力减弱导致（图 57-2-6，图 57-2-7）。

（2）男，63 岁，肛门直肠外伤术后大便失禁 8 月余。

测压检查发现：肛管括约肌平均静息压力 31.3 mmHg，明显降低，压力分布极不均匀，所有蓝色区域均为压力消失区，仅肛管左侧近直肠

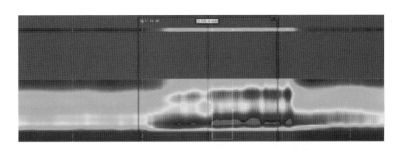

图 57-2-4　功能性排便障碍 C 型肛管直肠测压图

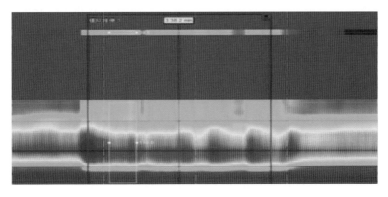

图 57-2-5　功能性排便障碍 D 型肛管直肠测压图

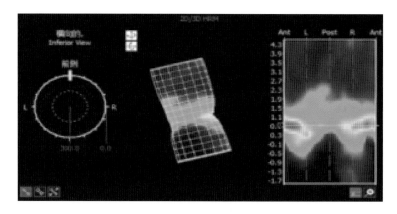

图 57-2-6 肛门直肠测压静息图，提示静息压降低

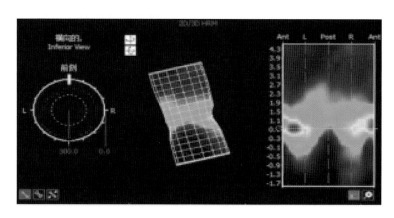

图 57-2-7 肛门直肠测压收缩图，提示收缩压降低

端及右侧近肛缘侧还残存部分压力带（图中黄绿色压力带），但残存的彩色压力带颜色基本正常。肛管括约肌最大收缩压力 122.1 mmHg，基本正常，但肛周括约肌彩色压力带分布极不均匀，图像中的蓝色及蓝绿色区域均为压力减弱区域，即括约肌损伤部位（图中蓝色曲线框内区域），红色区域为残存括约肌收缩压力带。大便失禁考虑主要由局部括约肌缺失所致（图 57-2-8）。

（3）女，69 岁，3 年前无明显诱因出现偶尔大便失禁，平均 4～5 天 1 次，量少，近来大便失禁次数增加，约 1～2 天 1 次，偶有尿失禁。

测压检查发现：肛管括约肌平均静息压力 15.9 mmHg，明显降低，肛管括约肌彩色压力带颜色均匀变浅，仅肛管左右两侧局部有压力残存。最大收缩压力 184.6 mmHg，正常，肛管彩色压力带分布均匀。大便失禁考虑主要是由于内

括约肌静息持便功能减弱所致（图 57-2-9）。

3. 直肠脱垂 直肠脱垂患者肛管静息压和收缩压均出现下降。Tsiaoussis 等（1998）对 162 例直肠前壁黏膜脱垂的患者和 44 例正常人进行了直肠肛管测压检查，结果显示直肠前壁黏膜脱垂患者的肛管最大收缩压、肛管高压带长度明显低于对照组。另外，引起内括约肌松弛的直肠最小容量明显低于对照组；引起暂时、持续排便时的直肠容量均显著低于对照组。直肠肛管压力测定的结果说明直肠前壁黏膜脱垂能导致肛管的压力下降，损害肛管的功能状态，这是由会阴的下降以及脱垂的直肠黏膜损害了肛门内括约肌引起的。直肠黏膜的脱垂导致直肠感染和直肠黏膜缺血，继而引起直肠敏感性增加。回顾性分析 60 例直肠脱垂患者的阴部神经潜伏期，发现潜伏期延长，可能与长期直肠脱垂对会阴神经的牵拉损

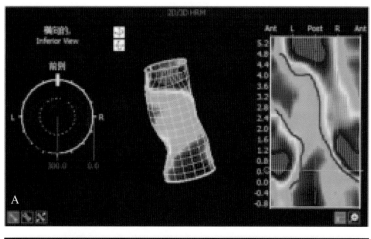

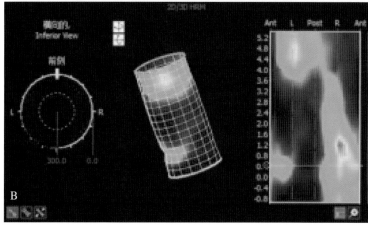

图 57-2-8　A. 肛门直肠测压静息图，提示局部括约肌缺损；B. 肛门直肠测压收缩图，提示局部括约肌缺损

伤有关（李丽 等，2019），长期直肠脱垂同时也可以导致肠壁神经丛的损伤，引起抑制反射的异常。与直肠内脱垂相似，直肠外脱垂患者肛管静息压和收缩压均出现下降。目前常见的手术治疗可以切除或悬吊脱垂肠段，但通常无法显著改善肛门括约肌的收缩功能。

大便失禁的高分辨率测压图表现病例举例如下。

女，70岁，反复肛门肿物脱出70年余，加重4年。

测压检查发现：肛管括约肌平均静息压力14.9 mmHg，仅肛管左侧（红色箭头所示）可见部分绿色压力带，其余蓝色区域代表无压力显示，考虑肛管静息压力主要来源于肛管左侧残存的括约肌，其余部位括约肌损伤功能缺失。肛管

括约肌最大收缩力43.0 mmHg，收缩时呈现黄绿色压力带，但分布均匀，考虑整个肛管括约肌收缩功能均减弱（图57-2-10）。

模拟排便时，直肠推进力41.4 mmHg，肛管反而出现黄绿色压力带，考虑肛管代偿性收缩（图57-2-11）。

依次性向直肠球囊注入空气10 ml、20 ml、30 ml、40 ml、50 ml时，观察到肛管压力色彩带并未出现明显变化，考虑可能由于长期盆底脱垂神经受牵拉损伤导致直肠-肛管抑制反射异常（图57-2-12）。

肛肠功能性疾病的发病机制现仍未被完全阐明，肛管直肠测压是帮助我们更好地了解这一系列疾病的病理生理学改变的重要及有效途径。合理地运用这一检查手段并配合其他肛肠动力学检

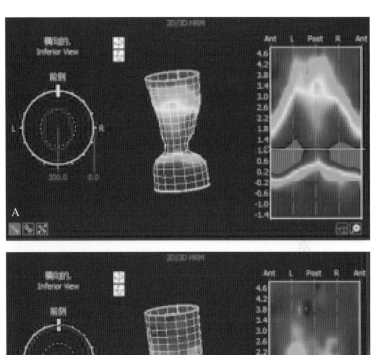

图 57-2-9 A.肛门直肠测压静息图，提示静息压稍减弱；B.肛门直肠测压收缩图，提示静息压稍减弱

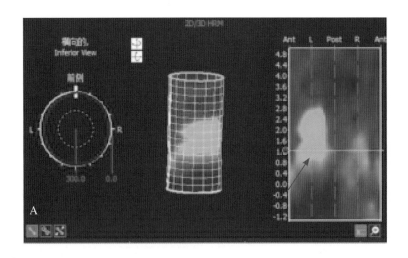

图 57-2-10 A.肛管直肠测压静息图，提示括约肌功能损伤（待续）

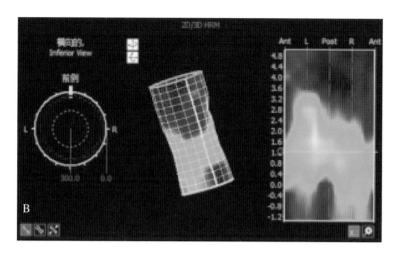

图 57-2-10（续） **B.** 肛管直肠测压收缩图，提示括约肌功能损伤

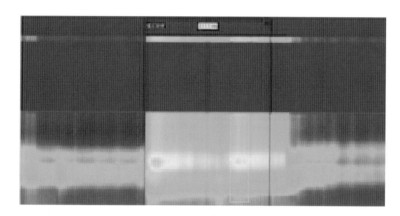

图 57-2-11　肛管直肠测压模拟排便模式图，提示肛管代偿性收缩

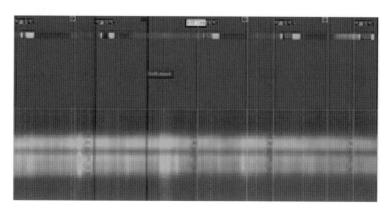

图 57-2-12　肛管直肠测压抑制反射模式图，提示抑制反射异常

查以及影像学检查，对于指导临床决策、缓解病人症状具有重要的意义。相信肛肠动力学检查会随着盆底医学的发展而更加普及化、规范化、信息化，为更多的盆底疾病患者带来福音。

（李　丽　冯桂建）

参考文献

卢任华，1993．排粪造影的检查方法及临床应用．中国实用外科杂志，13：708-711．

道格拉斯·A·德罗斯曼，2016．罗马Ⅳ功能性胃肠病肠-脑互动异常．方秀才，候晓华，译．北京：科学出版社：819-821．

李丽,，等，2017．直肠脱垂肛管直肠功能变化的临床特征及意义．中山大学学报：医学科学版，6：877．

Tsiaoussis J，et al，1998. Pathophysiology and treatment of anterior rectal mucosal prolapse syndrome．British Journal of Surgery，85（12）．

Rao SS，2001. Dyssynergic defecation．Gastroenterol Clin N Am，30：97-114．

Rao SSC，et al，2002. Minimum standards of anorectal manometry．Neurogastroenterol motil，14：553-559．

Rao SS，et al，2004. Investigation of the utility of colorectal function tests and Rome II criteria in dyssynergic defecation（Anismus）．Neurogastroenterol Motil，16：589-596．

Rao SSC，et al，2006. Influence of body position and stool characteristics on defecation in humans．Am J Gastroenterol，101：2790-2796．

Noelting J，et al，2012. Normal values for high-resolution anorectal manometry in healthy women：effects of age and significance of rectoanal gradient．Am J Gastroenterol，107：1530-1536．

Ratuapli S，et al，2013. Comparison of rectal balloon expulsion test in seated and left lateral positions．Neurogastroenterol Motil，25（12）．

Park HJ，et al，2015. Colon Transit Time May Predict Inadequate Bowel Preparation in Patients With Chronic Constipation．Intestinal Research，13：339-345．

Coss-Adame E，et al，2015. Accuracy and reproducibility of high-definition anorectal manometry and pressure topography analyses in healthy subjects．Clin Gastroenterol Hepatol，13：1143-1150．

Li YW，et al，2019. High-resolution colonic manometry and its clinical application in patients with colonic dysmotility：A review．World Journal of Clinical Cases，7：2675-2686．

第五十八章

膀胱镜检查

第一节　概　述

一、膀胱镜的历史

1805 年，Bozzini 最先应用一个简陋的漏斗形支架、一根蜡烛和一个反射镜对女性尿道和膀胱进行内镜评估（图 58-1-1）。19 世纪，人们对其进行改进，包括添加了一个套管和能够放大视野的镜片系统。Kelly 在膀胱镜检查上的重要革新是发明了一种使膀胱充分膨胀的技术，并首次把膀胱镜确立为妇科检查技术（Aldridge et al，1978）。

1954 年 Hopkins 和 Kopany 先后引入了纤维光学观察镜和柱镜系统，这种柱镜设计显著改善了光的传输性能和分辨率，提供了更广阔和更清晰的视野，即目前临床应用的不可弯曲膀胱镜（硬镜），见图 58-1-2。

二、尿道膀胱镜的原理及结构

尿道膀胱镜是女性泌尿盆底学科最常用的设备之一，主要用于下尿路疾病的诊断和治疗，如膀胱和尿道病变的观察和活检、下尿路异物和结石的取出等以及全盆重建或尿控手术中膀胱及尿道的探查，也可通过输尿管逆行插管用于上尿路疾病的诊断，放置输尿管支架管、双 J 管来治疗或预防输尿管的狭窄等。目前临床上使用的尿道膀胱镜根据结构的不同可分为两种类型：硬性尿道膀胱镜和软性尿道膀胱镜。硬性尿道膀胱镜是女性泌尿盆底专业应用最多的内镜，其检查技术也是泌尿盆底医师必须掌握的基本功。下面分别就其原理和构造进行简单介绍。

（一）硬性尿道膀胱镜检查

硬性尿道膀胱镜主要由镜鞘、闭孔器、观察镜、操作器、附属配件等部件组成，其光源为冷光源。镜体内有光学成像系统和光照系统，镜体与导光束分离。光学成像系统由物镜、光学转镜和目镜三部分构成。附属配件包括异物钳、活检钳和输尿管导管。每部分有不同的作用，而且在不同的情况下可进行不同的选择以适应其功能，见图 58-1-3。

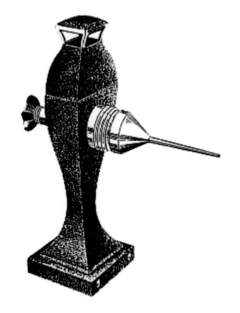

图 58-1-1　Bozzini 于 1805 年制作的膀胱镜

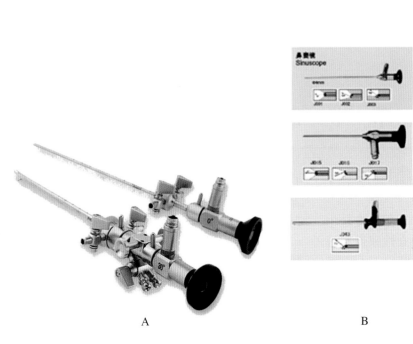

图 58-1-2　目前临床应用的膀胱镜系统
A、B.膀胱镜（硬镜）镜头；C.膀胱镜工作站

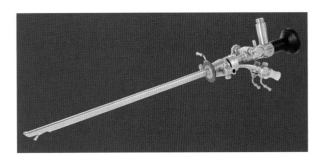

图 58-1-3　硬性膀胱镜

1. 镜鞘及闭孔器　镜鞘为一金属管，一般长约 20 cm，镜鞘的前端为唇状，镜杆部有长度标记，前端 2 cm 的下侧开放，以便于操作器转向杆转动。镜鞘的后端设有 1～2 个灌注接口，有阀门控制，分别用于导入和导出灌注液。外鞘的内孔可以插入闭合器或者操作部件和观察镜。管径的粗细按镜杆直径和外周径的不同分为

8～25 F。成人使用 16～25 F。一般单纯观察尿道或膀胱可使用较细的镜鞘（如 17 F 或 19 F），若需作输尿管插管或活检，则应选用 22 F 或 24 F 的镜鞘。闭孔器主要用来插入镜鞘并使其头端圆滑并闭合，以便将镜鞘插入尿道和膀胱而不损伤尿道。有些闭孔器前端有小孔或小槽，当尿道膀胱镜进入膀胱时，可见有尿液从镜鞘后端流出，从而证实镜鞘已进入膀胱（图 58-1-4）。

2. 操作器　操作器由镜桥和导管转向器组成，是用来固定和支持观察镜并进行操作的（图 58-1-5）。操作器可与镜鞘紧密连接，后端有转向旋钮和操作孔，操作孔上有阀门并配有橡皮塞。转向旋钮可控制操作器前端下侧的转向杆，调节操作器械在膀胱镜前端的角度，以利于对准病变部位进行操作。橡皮塞可减少操作中灌注液的外溢。现在临床上常见的操作器多有 1～2 个操作孔。通过操作孔可以插入输尿管导管、双 J 管、

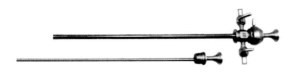

图 58-1-4 镜鞘及闭孔器

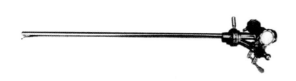

图 58-1-5 操作器

碎石钳、异物钳、活检钳、电凝电极等器械并完成相应的操作。

3. 观察镜 观察镜是尿道膀胱镜的光学部件，兼有照明和成像的功能，按视角的不同分为 0°、5°、12°、30°、70° 和 120° 镜等型号。按观察方式的不同可分为前视型、斜视型及逆视型三种。可根据需要，选择不同角度的窥镜，0° 镜或 5° 镜观察镜体的正前方，相当于管状视野，多用于尿道检查、诊断以及尿道狭窄的治疗等，但对膀胱检查来说却不够用。30° 镜和 25° 镜对膀胱底和后壁提供了最好的视野。70° 镜的视野中心与镜体前端成 70° 夹角，相当于"低头看路"，可以对前壁和侧壁进行很好的观察。110° 或 120° 的窥镜，由于其具有可逆视的特点，在女性膀胱的膀胱镜检查中并不常用，但对评估膀胱颈结构很有用，可以清楚查看一般窥镜不易见到的膀胱颈内侧面。在诊断性膀胱镜检查中，尽管 70° 观察镜在评估尿道内口时也常被应用，但 30° 观察镜更有其优越性。对于手术性膀胱镜检查，70°

观察镜更有价值。多角的观察镜有一个视野标志，在偏转角反方向的视野外可见一个黑暗的凹槽，能帮助调整方向。

4. 光源 任何能通过纤维光缆提供足够照明的光源都可以。目前临床上广泛使用冷光源装置，光源为 100 ~ 150 W 灯泡，经纤维导光索（光缆）及镜鞘壁的玻璃纤维束，将光线引入膀胱腔。光缆连于观察镜的目镜处，易受损。尽管所有的膀胱镜检查都能通过目镜直接观察，但视频监控则能提供更加方便舒适的观察体位和清晰的图像视频。它除了提供视频文件，还可用于教学。

5. 附属配件 附属配件包括活检钳、异物钳、输尿管导管、剪刀、高频电极等，可以根据需要配合完成检查、诊断或治疗（图 58-1-6）。①活检钳：金属做成，可弯曲，其前端钳嘴呈勺状，用于钳取组织；②异物钳：与活检钳相似，但前端钳嘴呈齿状，用于钳取异物；③剪刀：构造也与活检钳相似，但前端钳嘴呈剪刀状，用于输尿管口的剪开；④高频电极：用于止血、小的肿瘤或息肉的烧灼。

与软性膀胱镜相比，硬性膀胱镜具有以下优点：①具有较好的视野；②具有更大的操作腔道，一次可进行双侧输尿管插管；③冲洗速度快，可以随时放出膀胱内混浊液体，因而视野清晰；④容易掌握操作，在检查膀胱时容易定向。但由于管径较粗，操作时患者往往比较痛苦，一般要辅以适当麻醉。

（二）软性膀胱镜检查

与硬性膀胱镜不同，软性尿道膀胱镜没有金属镜鞘，是由镜体、操作把手和光导纤维组成的一体化结构（图 58-1-7）。软性尿道膀胱镜的镜体较细（16 F），尖端可以弯曲的范围为 0° ~ 300°，

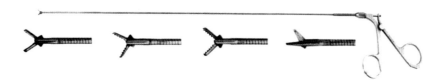

图 58-1-6 附属配件

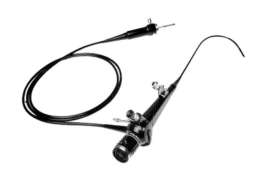

图 58-1-7　软性膀胱镜

工作长度为 33 ~ 35 cm。软性尿道膀胱镜主要用于诊断下尿路疾病，几乎适用于所有需要膀胱镜检查的患者。因为可以弯曲，所以它特别适用于尿道狭窄的患者、不能取截石位的患者和膀胱颈部或前壁病变的患者。虽然软性尿道膀胱镜具有损伤相对小、能够弯曲后对膀胱颈部进行全面观察的优点，但因其造价高，在临床应用中具有视野小、定向困难、清除血块效果不佳、无法进行双侧输尿管插管及容易损坏等缺点。

（三）灌注液

目前用于膀胱镜操作的灌注液共有三种：没有传导性的液体和有传导性的液体。灌注液能冲走妨碍观察的血和组织碎片，而且，使用灌注液时膀胱容积更准确地接近生理性容积。对于诊断性膀胱尿道镜检查，一般应用生理盐水作为灌注液；如果使用电烙等手术操作，则需用非传导性溶液，如氨基乙酸等。应用时要使用标准的静脉输液装置通过重力缓慢滴注。液体容器要高于患者耻骨联合水平上 100 cm 处以保证足够的流速。

三、器械保管

现采用过氧化氢低温等离子体灭菌法进行膀胱镜消毒。

第二节　尿道膀胱镜检查

尿道膀胱镜检查是目前临床上最常用的检查和治疗手段之一，是有创检查，因此需要掌握其适应证和禁忌证，并正确规范使用，最大限度减少对患者的损伤（郎景和，2005）。

一、适应证

1. 以诊断为目的

（1）常规检查、B 超及 X 线检查等仍不能明确诊断的膀胱及尿道疾病，以及上尿路造影。如排查膀胱内炎症性病变、肿瘤、异物、结石、憩室和泌尿生殖道瘘等。

（2）通过检查了解泌尿系统以外疾病对泌尿系统的影响。

（3）妇科盆底、尿控手术或盆腔手术时应用，术中、术后检查有无膀胱及尿道损伤。

（4）明确血尿的原因及出血部位。

（5）确定膀胱、尿道肿瘤的部位、数目、大小和形态并行组织活检。

（6）诊断并取出膀胱尿道异物、结石。

（7）通过尿道膀胱镜行输尿管导管插入逆行输尿管肾盂造影显示上尿路病变的部位和程度。

（8）通过输尿管插管内镜，可向输尿管插入输尿管导管至肾盂，分别收集尿液，进行常规检查和培养。静脉注入靛胭脂溶液，观察两侧输尿管的排蓝时间，可以分别估计两侧肾功能（正常注药后 5 ~ 10 min 排蓝）；经导管向肾盂或输尿管注入造影剂，施行逆行肾盂造影术，可以了解肾、肾盂和输尿管的情况。

（9）留置或拔除输尿管支架管以便于引流尿液，治疗并预防输尿管狭窄。

2. 以治疗为目的　如膀胱内有出血点或肿

瘤，可通过膀胱镜用电灼治疗；膀胱内结石可用碎石器碎石后冲洗出来；膀胱内小异物和病变组织可用异物钳或活检钳取出；输尿管口狭窄，可通过膀胱镜用剪开器剪开（或用扩张器进行扩张）。

二、禁忌证

1．尿道、膀胱处于急性炎症期不宜进行检查。因可导致炎症扩散，且膀胱的急性炎症充血，还会使病变分辨不清。

2．尿道狭窄等，无法插入膀胱镜者。此为尿道膀胱镜检查失败的主要原因，实施此项检查有损伤尿道的可能，可形成假道或是尿道穿孔并损伤阴道、直肠。

3．膀胱容量过小，在 50 ml 以下者，说明病变严重，患者多不能耐受这一检查，也容易导致膀胱穿孔。

4．急性全身感染性疾病：如上呼吸道感染、败血症、全身化脓性感染等均是禁忌证。

5．妇女月经期或妊娠 3 个月以上。

6．未控制的肾功能严重减退、出血倾向及血液病或有其他内科疾病病情严重者。

7．因肾功能严重减退而有尿毒症征象、高血压而且心脏功能不佳或体质极度虚弱者、精神疾病患者等不易行此项检查。

8．某些原因不能耐受检查的患者，如骨关节畸形不能采取截石体位者。

9．对于 1 周内重复进行尿道膀胱镜检查的患者，因为膀胱黏膜充血水肿尚未消退，难以反映真实情况，不宜再次实施该项检查。

三、术前准备

1．**器械及附件的检查清洗**　包括检查镜鞘、窥镜、照明系统及转向器有无损坏或故障，并及时排除；安装橡皮小帽；检查输尿管导管是否通畅；检查冲洗装置。

2．**膀胱镜消毒**　观察镜采用浓度为 20 g/L 碱性戊二醛浸泡，对于能耐高温的膀胱镜配件（镜鞘、连接、闭孔器）宜采用压力蒸汽灭菌。

3．**术者准备**　洗手、穿消毒衣、带灭菌手套。应重视无菌操作原则，以免引起医源性泌尿系感染等并发症。

4．**患者准备**

（1）外阴部消毒：一般以 1% 安尔碘溶液涂擦外阴部皮肤两次女性患者应注意前庭及尿道口周围的消毒。消毒完毕后立即铺盖消毒巾，露出尿道口。

（2）臀部靠近手术台边缘，两大腿屈曲与躯干成 90° 并稍外展，小腿搁在手术台的撑脚架上，必要时可升降检查台和前移或后移，以调整病人体位使已经插入的膀胱镜能维持在接近水平位便于窥视。膀胱镜选用硬式膀胱镜，观察镜选 0°、30° 或 70° 镜。

四、麻醉

利用麻醉药物的渗透作用，使其透过尿道黏膜表面，麻醉浅表的神经末梢达到止痛目的。临床上最常用的麻醉药物为：2% 利多卡因、0.5% 丁卡因、2% 达克罗宁。女性患者可采用 2% 利多卡因 10 ml 经尿道注入，也可用棉签浸 1% 丁卡因溶液缓慢插入尿道 2～3 cm，留置尿道内 10 min 或使用凝胶剂型局部麻醉药，即达到麻醉目的。尿道黏膜有损伤时，切忌应用毒性较大的表面麻醉药物（赵俊 等，1999）。

五、检查操作步骤

（一）器械准备

取出消毒好的内镜和各种器械，用无菌盐水洗净内镜上的消毒溶液。检查内镜目镜和物镜是否清晰，在镜鞘外面涂以润滑剂。拟进行输尿管插管操作时，预先将输尿管导管插入输尿管插管内镜备用。

（二）诊断性尿道镜检查

首先用消毒剂对尿道口及周围进行消毒，然后，在灌注液开放流动状态下，将尿道镜置入尿道口。保持尿道腔的中央在操作者的视野中央，随着灌注液的注入，尿道管腔被膨胀。随着尿道镜的前进，可见尿道黏膜的不同表现。

（三）诊断性膀胱镜检查

膀胱镜检查是使用一个带有 30° 或 70° 观察镜和刚性的 F17 号镜鞘完成的。在进行膀胱镜检查时，一般避免使用局部麻醉，因为局部麻醉可能影响尿道黏膜的颜色，但也可用 2% 利多卡因软膏涂于外壳上，起到润滑和局部麻醉的作用。

女性患者尿道粗而短，基本呈一直线，比较容易插放，但应注意内镜不得插入过深，以免损伤膀胱。在插膀胱镜前，探查尿道是否正常或有无狭窄，将膀胱镜置于尿道口，使倾斜面朝向正前方，然后在直视下将其插入膀胱。当使用诊断性 F17 镜鞘时，不需使用闭合器，因为此时作用于尿道后壁的向下的压力能被大多数患者耐受。注入灌注液时保持一个较小的流速，直到患者主诉膀胱充满或容量接近 400 ml。除非要提高内镜的清晰度，否则不需注入过多的灌注液，患者感到不适时可放出少量的灌注液。

内镜进入尿道口后缓缓沿尿道向内推进 4～5 cm 即进入膀胱腔，遇有阻力时，可稍待片刻，待尿道括约肌松弛即能顺利进入膀胱。插入时切忌暴力操作，以免损伤尿道，形成假道。插放过程中应注意以下三点：①防止滑入阴道，特别是老年人尿道口常较紧，且缩进阴道口，乃至阴道边缘，稍有疏忽镜体即滑入阴道。要求先看清尿道口位置，再慢慢将镜鞘插入尿道；②膀胱基底部被子宫顶起，插入时若不小心可造成该处损伤。应动作轻柔，进尿道口后镜端稍向上挑，即镜鞘外露部分稍压低向前推进，可避免造成损伤；③可采用直视插入法：镜鞘进入尿道后换用 0° 或 30° 内镜，边冲水、边观察、边推进，整个插镜过程均在直视下见腔进镜，可较好地避免尿道损伤。

内镜插入膀胱后将镜芯抽出，测定残余尿量。如尿液混浊（严重血尿、脓尿或乳糜尿），应反复冲洗至回液清亮后，换入检查内镜。将生理盐水灌入膀胱，使其逐渐充盈，以不引起患者不适为宜（一般约为 300 ml）。将内镜缓慢向外抽出，看到膀胱颈缘为止。在膀胱颈缘的两下角

处将内镜推入 2～3 cm，即可看到输尿管间嵴。

在时钟 5～7 点的方位、输尿管间嵴的两端，可找到两侧输尿管口。如细心观察，可见管口有蠕动排尿、排血、或排乳糜等生理病理现象。检查过程应综合应用前后移动法、旋转运动法或自由摆动法，系统、全面、由浅至深地有顺序地观察全部膀胱，以免有视觉盲区，遗漏病变部位。一般将膀胱分为六个观察区域，即前壁、顶壁、后壁，左右两侧壁，底部三角区。每个区域之间无明显分界，并在一定程度上相互重叠，撤出膀胱镜时需观察尿道内口情况，明确是否存在尿道损伤。

如需做输尿管插管，应调换输尿管插管内镜，将 4～6 号输尿管导管插入输尿管口，直至肾盂，一般插管深度 25～27mm。输尿管末端应做记号，以辨别左右。如输尿管口有炎症充血不能辨清时，可静脉注入靛胭脂溶液，利用输尿管口排靛胭脂蓝色溶液引导插管。

（四）手术性膀胱镜检查

手术性膀胱镜检查经常被泌尿外科医生使用。然而，对于妇科泌尿科医生来说，通过诊断性膀胱镜检查，一些小的操作也能很容易进行。这些操作包括黏膜损害时取活检和去除小的异物或膀胱内缝线。

由于光学焦距的原因，最好的观察野应正好在观察镜的前方，且在此点进行手术操作。随着膀胱镜进入膀胱和足够液体的灌入来观察整个膀胱壁的同时，将器械导入操作点并向前推进直到其达到膀胱镜的终端且能被看见。通过移动膀胱镜进行大的调整，通过移动器械本身进行小的调整。这种方法使操作能够在最佳视野中进行。以一个较快的速度灌注液体，能保证视野不被血液模糊，由于取活检造成的出血通常不会很多，一旦出血较多，可用电烙术进行止血。

由于这些操作需要较大直径的膀胱镜外壳（＞22F），所以会使一些患者不适，此时需进行麻醉。

（五）尿液检查

收集输尿管导管导出的尿液做常规检查，必

要时还可做细菌检查和培养。

（六）肾功能检查

如在膀胱镜检查中未做靛胭脂试验而又需做分侧肾功能检查时，应按规定剂量静脉注射酚红或靛胭脂，分别观察两侧肾盂导出的尿内出现颜色的时间和浓缩时间。

（七）逆行肾盂造影

将输尿管导管连接注射器，注入造影剂进行肾盂造影，每侧注入 5 ~ 10 ml，注入应缓慢而不可用力，患者有腰痛时应立即停止并维持压力。

（八）术后处理

嘱患者多饮水，口服对革兰氏阴性杆菌敏感的抗生素 2 ~ 3 d，使用膀胱平滑肌松弛剂以减轻膀胱刺激症状。发生尿道炎症者，可静脉应用抗生素，并给予解热镇痛剂对症治疗。

（九）注意事项

1. 物镜距目标 2.5 cm 时，成像与实物大小相似；物镜紧贴目标时，则放大 4 倍。为减小观测误差，可在接触观察物后，将镜箱退后 2.5 cm，有利于准确估计病灶的大小。也可将输尿管导管插至病变处，利用其刻度测量病变的实际大小。通过监视器观察图像时，监视器可将物像放大十余倍，病变大小的判定需要根据经验。

2. 膀胱内气泡常被初学者误认为病变。气泡比重较轻，位于膀胱最高处，即仰卧时漂浮于

12 点处。轻压下腹部可发现气泡所在，挤压时气泡可随之移动，可准确观察该部膀胱壁。

3. 有时膀胱颈和前壁为 70° 尿道膀胱镜的观察盲区。可采用减少膀胱注水容量、下压镜鞘后端及患者下腹部的方法避免盲区。

4. 膀胱内灌注 100 ~ 150 ml 液体时，膀胱黏膜恰好展平，观察效果最好。

5. 检查结束后，要做好登记并记录检查结果。向患者解释病情，尿样或活检标本及时送相应科室检查。

六、膀胱镜检查后的并发症及处理

1. 尿路感染及发热、腰痛 膀胱尿道镜检查后最常见并发症是尿路感染，严重时伴发热、腰痛。据文献报道，膀胱镜检查后的细菌感染率在 9.8% ~ 16.6%，因此术后可嘱患者多饮水或服用适量抗生素。

2. 膀胱尿道损伤及血尿 膀胱基底部被子宫顶起，插入时若不小心可造成该处损伤。要注意术中操作轻柔，避免粗暴操作。镜子进入尿道口后镜端稍向上抬，以免挫伤膀胱。膀胱镜检查后常有血尿发生，为术中损伤黏膜所致。可嘱患者多饮水，一般 3 ~ 5 日后即止。

3. 术后尿道损伤、灼痛 注意术中操作轻缓，避免粗暴操作。可让患者多饮水利尿，并给止痛剂，1 ~ 2 日后即能转轻。

4. 膀胱镜检查后，必须把检查所见填表记录。

第三节 尿道膀胱镜检查在女性盆底疾病评估中的应用

一、尿道膀胱镜的诊治范围

尿道膀胱镜检查能及时发现手术损伤、预防并早期发现手术并发症，对今天的妇科泌尿科医生在下尿路疾病的诊断和盆底尿控手术适应证的选择上都具有重要的临床应用价值。诊断适应证包括：血尿、下尿路症状、尿失禁、尿道憩室和

泌尿生殖道瘘等。

（一）血尿

血尿有很多不同的诊断方法，但首先被分为肾前性和肾后性血尿。膀胱尿道镜对于肾后性血尿（包括膀胱和尿道肿物、尿道息肉、慢性膀胱炎、复发性膀胱炎、间质性膀胱炎、尿石症和异

物）的诊断有很大帮助。

（二）下尿路症状

下尿路症状（包括很多临床表现不太明显的情况）也有很多不同的诊断方法。可能的原因包括：急性膀胱炎、慢性膀胱炎、膀胱三角区炎、放射性膀胱炎、尿道疼痛、尿道憩室、尿道炎和间质性膀胱炎。其他可引起类似症状的情况包括：逼尿肌过度活动、尿石症、部分尿道梗阻和中重度盆腔器官脱垂（许海楠 等，2012）。当上述症状提示存在尿道憩室、间质性膀胱炎、尿石症或肿物等可能时，膀胱尿道镜检查是适用的。当存在急性尿路感染时，内镜检查是禁忌的（Balan，2006）。

（三）尿失禁

膀胱镜检查可用于持续存在的尿失禁和尿失禁术后出现其他症状时，也可用于尿失禁患者的基本评估（冯静 等，2006）。在过去的三十年中，改进的尿动力学评估已被证实在用于诊断一般原因引起的尿失禁（如逼尿肌过度活动症）方面具有优越性（朱兰，2006），然而，尽管尿动力检查在提供下尿路功能的客观评价方面有其优越性，但其在下尿路的解剖方面只提供了很少的信息。膀胱尿道镜检查提供了仅靠尿动力检查无法了解的关于尿道和膀胱的解剖学评估。当病史和尿动力学检查怀疑存在解剖畸形（如尿道憩室、泌尿生殖道瘘和膀胱内异物等）引起的逼尿肌过度活动症时，可通过内镜评估来证实。然而，在有压力性尿失禁症状的女性中发现很少存在器质性病变。

对于多数妇科泌尿科医生来说，膀胱尿道镜检查也有诊断固有括约肌缺陷的作用，而固有括约肌缺陷没有统一的诊断标准（张玉新等，2012）。尽管有学者支持用单一的尿动力学参数做出诊断，但膀胱尿道镜检查可能是对尿道及膀胱颈解剖学评估最便捷的方法。

（四）其他

女性下尿路的膀胱尿道镜检查适应证包括通过膀胱镜开展的微创手术。通常用于：①尿道探查、尿失禁诊断、经尿道向尿道周围注射药物和尿失禁手术中的常规探查；②指导尿道瘘和尿道憩室的外科修复；③观察膀胱造瘘管的安全放置；④盆底重建手术中探查膀胱和尿道有无损伤（全盆底手术重建、尿道中段悬吊）（Altman et al，2008）；⑤对于高难度妇科手术中输尿管支架置入及取出；⑥对术中尿路的意外损伤进行评估。

二、尿道膀胱镜在女性下尿路评估中的作用

下尿路的完整评估包括尿道镜检查和膀胱镜检查。分别提供对尿道黏膜、膀胱和输尿管口的评估。

（一）尿道膀胱镜对下尿路症状的评估

正常尿道黏膜表现为粉红色，表面光滑，后方有一条纵向的嵴，称为尿道嵴（图58-3-1），尿道内口为圆形或马蹄形（Hans Peter Diehz et al，2011）。

通过事先确定膀胱顶部的气泡能很容易确定方向，可给接下来的检查做出标记（图58-3-2）。从膀胱顶到尿道内口移动观察，通过将视野标记直接对准要检查的膀胱部位的相反方向来维持方位。可通过将镜头向下方调整30°和向侧方调整来观察膀胱三角和输尿管口（图58-3-3）。对存在严重膀胱脱垂患者的膀胱底的观察是很困难

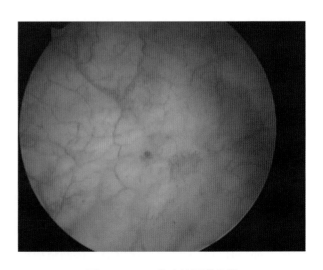

图58-3-1　正常女性尿道黏膜

的，可以通过手指进入阴道对凸出部位进行还原的方法来进行观察。检查黏膜时主要观察其颜色、血管分布、小梁形成、憩室形成（图58-3-4、图58-3-5）和炎症及其他异常表现（图58-3-6、图58-3-7、图58-3-8）。诊断性膀胱镜检查使用可弯曲的膀胱镜，与前面描述的不可弯曲膀胱镜检查方法相似。

（二）尿道膀胱镜对妇科泌尿盆底手术前后下尿道完整状态的评估

目前尿路损伤大多数发生于妇科手术，据估计，在妇科手术中输尿管损伤的发生率在0.4%～2.5%。在妇科泌尿科的腹腔镜手术中，尿路损伤的发生率会更高（谭玉珍 等，2015）。

盆底手术后，对膀胱黏膜完整性的评估方法与前述膀胱镜检查相似。在耻骨后尿道成形和悬吊术后，要进行膀胱镜检查，尤其需要检查膀胱

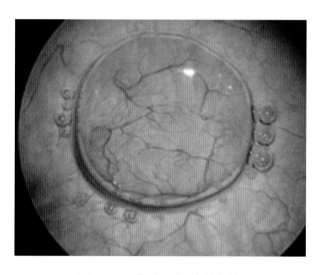

图 58-3-2　位于膀胱顶部的气泡

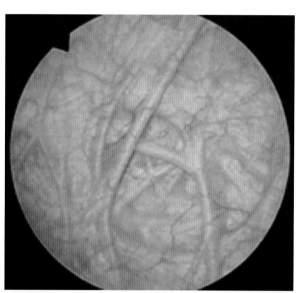

图 58-3-4　老年女性膀胱黏膜萎缩，可见膀胱小梁

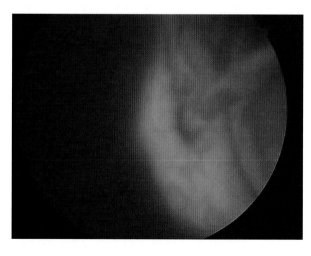

图 58-3-3　输尿管开口处，正在喷尿

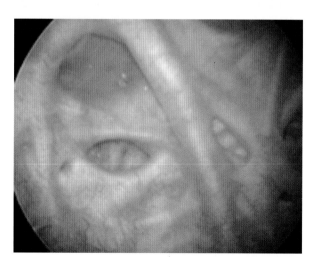

图 58-3-5　膀胱憩室形成

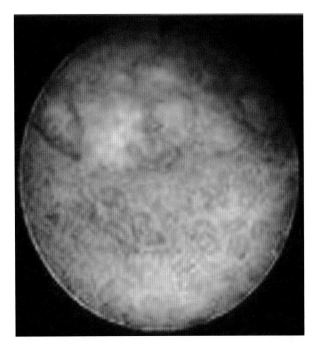

图 58-3-6　膀胱镜下慢性膀胱炎表现

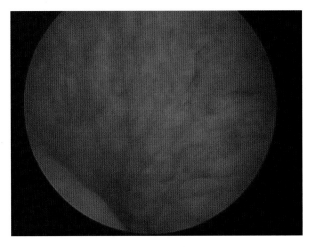

图 58-3-8　因脱垂及膀胱膨出而松弛增大的膀胱

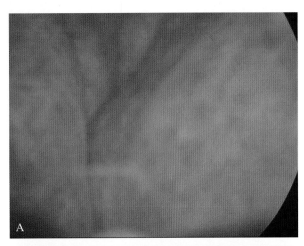

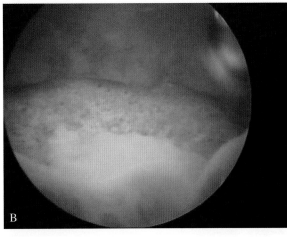

图 58-3-7　膀胱镜下急性炎症表现
A. 膀胱黏膜呈急性炎症性表现；B. 膀胱积脓

前方和侧方黏膜，而在困难的阴式子宫全切术或膀胱阴道脱垂切开术后，也要进行膀胱镜检查。在耻骨后悬吊术、阴道穹隆悬吊术或后穹隆其他手术后，应该进行输尿管完整性的评估，要时刻注意有无输尿管损伤（Weinstein et al，2007）。在开始膀胱镜检查前约 10 min，静脉内注射水乐维他，可通过将尿染成黄色来帮助观察输尿管口尿液的流出情况（邵远 等，2006）。

　　1. 耻骨上途径膀胱镜直接观察法　耻骨上直接的膀胱镜检查法和通过尿道膀胱镜检查，是在盆底手术时对下尿道进行评估的两种不同选择方法。通过尿道膀胱镜检查对通过阴道进行的盆底手术较适用，但在联合腹部手术时不太方便，在关闭腹部切口准备行经尿道的膀胱镜检查时浪费了宝贵的手术时间，而且，在膀胱镜检查有阳性发现时还要再次开腹进行手术。耻骨上直接的膀胱镜检查法通过提供一个经腹放置内镜的方法，解决了这种进退两难的窘境。在膀胱切开术或输尿管切开术时，耻骨上直接的膀胱镜检查法由于其操作简单，对缩短手术时间和降低手术并发症方面优于尿道膀胱镜检查，而且，对于能熟练进行膀胱镜检查操作的医师来说，也容易掌握这种方法。

　　耻骨上直接的膀胱镜检查法是在腹膜外操作的方法，为防止腹腔被溢出的尿液污染，在关闭腹膜状态下进行。如果使用靛青胭脂红以确定输尿管口，要给肾留出分泌的时间。膀胱内至少要通过尿道的三腔 Foley 管注入 400 ml 液体。膀胱顶部的肌肉层缝一个 1 ~ 2 cm 荷包，用 2-0 可吸收线缝合。两根可吸收线的留置线可放入荷包缝合线内进行全层缝合固定，以利于观察镜的导入。在两根留置线间做一小口，在此插入膀胱镜。由于已通过导尿管使膀胱膨胀，已不需要外壳和桥架，只留下观察镜就足够了。拉紧荷包缝合线以防止膀胱内的液体外溢。30° 观察镜能提供膀胱三角和输尿管开口的视野，同时能进行全膀胱观察，通过 Foley 管球判断方位，将球置于膀胱三角之上。如果计划行膀胱造瘘术，可在内镜检查完成后，从同一切口插入膀胱造瘘管。

2. 膀胱镜下的输尿管导管插管　在盆底手术时输尿管口没有尿液流出，提示输尿管通路存在潜在的梗阻。

输尿管导管可有不同的型号，有口径 3F ~ 12F 的多种型号，但最常用的是 F4 ~ F7 的导管，这些导管都标有刻度以辅助判断插入的长度。

一旦输尿管口被定位，输尿管导管就放入视野。利用桥架的弯曲装置，有利于导管插入。使导管的尖端朝向输尿管腔的轴。在向前推进整个膀胱镜时，这个尖端对着输尿管口，一旦其进入输尿管口，将导管逐渐向前推进直到进入肾盂遇到阻力，此时插入长度一般为 25 ~ 30 cm。然后接上排水装置，为防止发生血尿和腹痛须轻柔操作。逆向造影也有利于判断导管位置。其潜在并发症包括输尿管损伤及痉挛，通过正确操作能使并发症降到最低。

三、膀胱尿道镜下尿道和膀胱的正常及异常表现

（一）内镜所见的正常尿道和膀胱

内镜下正常尿道黏膜为粉红色，表面光滑，在其后方有一条纵向的嵴，称为尿道嵴。典型的尿道内口为圆形或马蹄形，而且在冲洗、打开内腔之前是完全关闭的（Devore，2005）。一般情况下尿道内口轻轻的关闭，进行 Valsalva 动作时有小幅的运动（陶均佳 等，2013）。各种尿道镜下的尿道黏膜及内口表现见图 58-3-9、图 58-

3-10 和图 58-3-11。内括约肌功能障碍患者的尿道内口呈马蹄铁形或不规则形，静息状态下呈开放状态，镜子退出后尿道黏膜不能自行闭合（DeLancey et al，2003）。

在正常情况下，膀胱黏膜表面光滑，颜色受光源影响，可呈淡粉、淡黄、黄白等色（图 58-3-12）。半透明的黏膜使得黏膜下分支血管清晰可见。膀胱空虚时，黏膜折成许多皱襞，充盈时皱襞展平，黏膜面光滑。由于底部的黏膜处有膀胱三角，此处黏膜光滑平整，增厚且形成颗粒状结

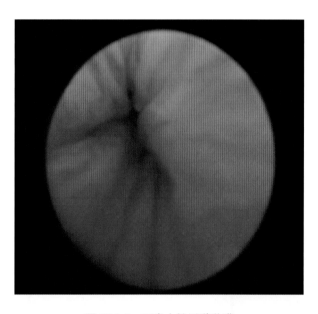

图 58-3-9　正常女性尿道黏膜

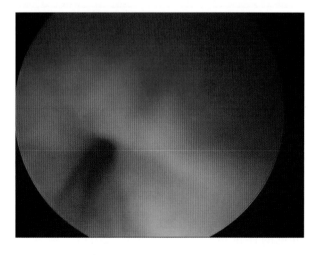

图 58-3-10　正常女性尿道内口

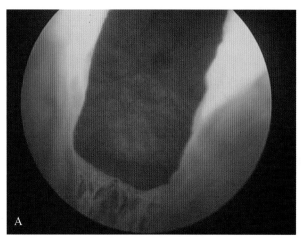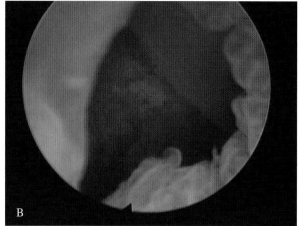

图 58-3-11　内括约肌功能障碍患者的尿道内口

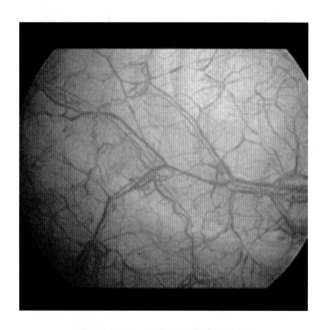

图 58-3-12　正常粉红色膀胱黏膜

构，表面通常覆盖一层厚的带有绒毛轮廓的膜，这层膜的组织学检查显示有鳞状化生（朱兰 等，2008）。膀胱三角是三角形的，其下面的顶点指向尿道内口，输尿管口形成上面的顶点（Vitone et al, 2013）。由于膀胱镜通过尿道内口进入膀胱，膀胱三角显示在视野的底部。输尿管间嵴形成膀胱三角的上边，行于两个输尿管口之间，是一个可见的评价指标（Rather et al, 2011）。输尿管开口于膀胱内常呈现不同形态的变异，可为乳头

状、环形、裂隙状或隧道形等，随输尿管做节律运动，并在喷尿时，裂隙开放，将尿液喷射入膀胱，同时小丘朝输尿管壁内部回缩（图 58-3-13，图 58-3-14）。膀胱颈部即尿道内口，呈环形。颜色与膀胱、尿道黏膜相近。膀胱顶部是膀胱的最高部分，70° 尿道膀胱镜有时看不到此部，称为盲区。随灌注液进入，膀胱的气体停留于膀胱顶部，成为气泡，是膀胱内定向的重要标志。

　　膨胀后的膀胱大致呈球形，但在空的或半充盈的膀胱内能看见无数的黏膜褶皱。子宫和宫颈通常能被看到凹进膀胱后壁，形成后侧壁袋状结构，膀胱脱垂可以覆盖子宫，进入阴道旁间隙。有时，可通过膀胱壁看到肠蠕动。

　　妇科盆底手术中检查时，由于膀胱黏膜受到手术分离及机械刺激影响时极易充血，当镜下发现出血点或小血管出血时需与炎症及膀胱损伤鉴别，应移近镜头冲洗充血、出血部位以保证视野清晰不受血块干扰。在盆底重建手术中，由于手术分离和穿刺需要，膀胱底部靠近阴道前壁一侧将被分离并被推离其固有解剖位置，完成穿刺后，由于膀胱处于松弛、排空状态，部分被推离的膀胱形成褶皱而不能回归至固有解剖位置。

（二）内镜所见的常见尿道和膀胱疾病

1. 常见的尿道疾病

（1）尿道炎症性疾病：有尿道疼痛症状时，

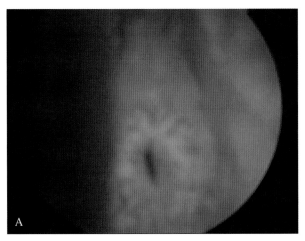
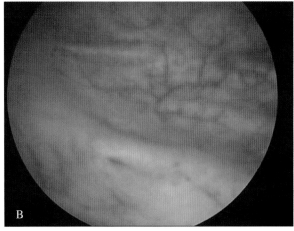

图 58-3-13　膀胱镜下输尿管开口

A 和 B 分别为双侧输尿管开口

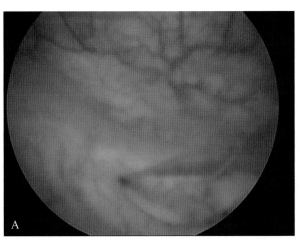
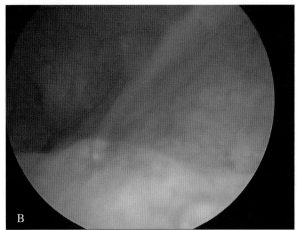

图 58-3-14　膀胱镜下双侧输尿管喷尿（显色剂）

A 和 B 膀胱镜下见输尿管喷出黄色尿液（水溶性维生素显色后呈黄色）

尿道变红，而且有时从后尿道腺体有分泌物排出。在尿道近端或尿道内口处能够看见和慢性炎症有关的叶状体或息肉。

（2）尿道憩室：尿道憩室表现为瓣膜样结构，通常沿着尿道侧壁或后壁走行，在进行触诊时可有分泌物排出。

（3）尿道狭窄：狭窄是尿道变窄，主要发生在尿道口，尿道近端或尿道中段狭窄也可能由于先前的尿道手术造成。更多见于男性，按病因可分为先天性尿道狭窄、炎症性尿道狭窄及外伤性尿道狭窄。尿道镜检的目的是明确狭窄的部位和程度。

（4）尿道萎缩、僵硬、尿失禁、括约肌功能障碍（intrinsic sphincter deficiercy，ISD）：低雌激素水平导致尿道上皮苍白。苍白、僵硬的尿道内腔预示着存在纤维化，而且可能预示括约肌功能缺陷。在动态尿道镜检查中，患有压力性尿失禁的患者在静息及用力状态下尿道内口不能关闭（图 58-3-15），且在咳嗽或进行 Valsalva 动作时活动度并无增加。存在内括约肌功能缺陷的患者可能有一个僵硬的、不运动的尿道。在严重的病例中，可看到从尿道口到膀胱颈的尿道腔。

（5）尿道结石：尿道结石多为膀胱结石进入尿道，嵌于尿道的膜部、球部或舟状窝等处所致。结石多小于 1 cm。尿道膀胱镜能直接观察结石及周围尿道黏膜情况。

（6）尿道肿瘤：尿道肿瘤比较少见，多发生于后尿道移行上皮。良性肿瘤包括乳头状瘤、前列腺部多房性囊肿、后尿道息肉等；恶性肿瘤包括移行细胞癌、黑色素瘤等。尿道镜检可观察肿瘤的大小、范围，并可取活组织检查。

2. 常见的膀胱疾病 膀胱的病理结果分为黏膜破坏和结构变化。黏膜破坏可表现为炎症或赘生物形成，尽管这两种同时存在并不常见。

（1）膀胱损伤：盆底重建手术中，膀胱损伤常由分离不够或穿刺不当导致（Rentsch et al, 2001）。

1）显性损伤（全层损伤）：由穿刺或分离失败导致。膀胱镜下见导引线或吊带直接穿过膀胱全层。

2）隐性损伤：由手术分离导致，因分离过深，破坏膀胱肌层，但未穿透膀胱黏膜层，膀胱镜下见膀胱黏膜层尚完整，但已有明显的黏膜下出血或见膀胱壁菲薄透光，如不经过膀胱镜检查极难判定（图 58-3-16）。

（2）膀胱炎症

1）急性膀胱炎：急性膀胱炎是膀胱镜的禁忌证，但如果无意中使用了膀胱镜，则有几种表现结果。在最轻的表现中，细菌性膀胱炎不太引起注意，只表现为黏膜粉色或桃色。随着病情加重，可见黏膜水肿和血管分布，同时，黏膜下血管分布消失，出现显著的血管扩张。

2）出血性膀胱炎：可有血尿和尿路刺激性症状。膀胱镜下可见分离或融合性的黏膜出血。膀胱灌注药物（如环磷酰胺）后的出血性膀胱炎，其特点是弥漫性黏膜出血。

3）放射性膀胱炎：表现为出血部位周围环绕苍白的黏膜，可能是由纤维化和血管减少所致。

4）间质性膀胱炎：是慢性膀胱炎的另一种形式，特征性的损害表现在最初充盈测得膀胱最大容量后的再次充盈后，患者常见膀胱黏膜下弥

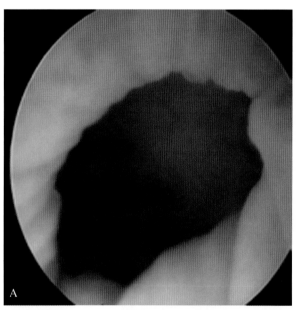

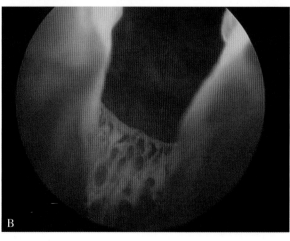

图 58-3-15 动态膀胱镜下 ISD 患者尿道内口在用力状态下（A）和静息状态下（B）均不关闭呈漏斗形开放状态

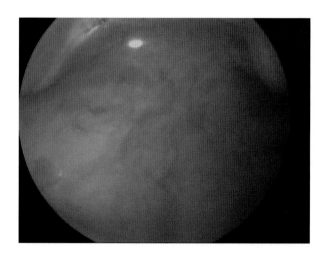

图 58-3-16 无张力尿道中段悬吊术手术导引针压迹

漫性出血，在严重的间质性膀胱炎患者中可看到 Hunner 溃疡，表现为天鹅绒般的红色斑块或在颗粒样基础上的线性裂纹，周围有充血的血管（图 58-3-17）。

5）慢性非特异性膀胱炎：根据病变程度镜下可见不同程度的黏膜充血、水肿及黏膜下血管

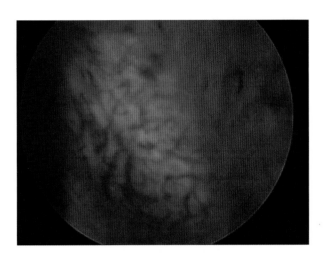

图 58-3-17 间质性膀胱炎

扩张改变，严重的膀胱炎症镜下常见"落雪征"及局部脓苔附着。由于中老年女性膀胱膨出和子宫脱垂时多伴有排尿困难或排尿不净、残余尿增多，故继发膀胱炎症风险增加，平日可表现为膀胱刺激症状或无症状，与 POP 本身所导致的症状不易鉴别（Bump et al，1996）。膀胱镜检查能于镜下确诊膀胱炎症并判断严重程度（图 58-3-18、图 58-3-19）（郎景和 等，2005）。

6）腺性膀胱炎：和囊性膀胱炎有类似表现，但包裹不清晰，且轮廓不清。腺性膀胱炎的形成机制是腺的化生。然而，腺性膀胱炎常累及多层，包括产生黏液的腺上皮。两种损害都和膀胱黏膜的慢性刺激有关，而且，通常周围有明显的炎症反应。

（3）膀胱和输尿管畸形：可能出现解剖上和功能上的异常。重复输尿管是少见的解剖异常的例子之一，此种异常预示着肾脏收集功能异常。当这种情况存在时，重复输尿管开口通常是在膀胱三角的稍上方和其他输尿管口相近处。输尿管口囊肿是由远端输尿管腔松弛造成的，会有疝形

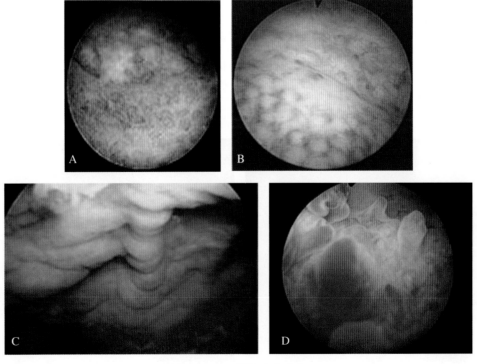

图 58-3-18 膀胱炎症改变

A. 膀胱黏膜充血，黏膜下血管扩张、充血；B. 膀胱黏膜萎缩苍白，散在血管呈充血状态；C. 膀胱黏膜大面积充血潮红；D. 假乳头样组织增生

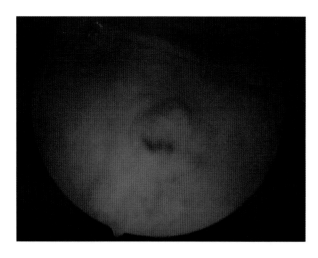

图 58-3-19 膀胱息肉

成并伴随尿液流出进入膀胱腔内（Ashton Miller et al，2007）。

（4）膀胱憩室：通过膀胱镜还能发现瘘管和憩室（图 58-3-20）。大多数膀胱瘘管患者有妇科手术史。大约 75% 是由于经腹子宫切除术造成的膀胱阴道瘘，也可发生于经阴道子宫切除术后、泌尿道手术、放射损伤、异物、长期留置尿管、膀胱肿瘤等（Vírseda-Chamorro et al，2012）。子宫切除术后瘘通常发生在膀胱底，高于输尿管内缘与阴道穹隆水平一致（Alfredo et al，2009）。较大的憩室亦能导致残余尿增多，严重时发生尿潴留。

（5）膀胱结石：膀胱结石可能由尿道梗阻或异物造成，或炎症渗出、粘连并形成结石的中心。结石在膀胱镜下颜色、大小、形态的表现各异（图 58-3-21）。异物和结石通常伴有不同程度的局部炎症反应。

（6）膀胱癌：膀胱癌在男性中的发病率是女性的两倍，它也是女性最常见的泌尿系统肿瘤。尿路上皮肿瘤是最常见的组织学类型，接下来是腺癌和鳞状细胞癌。尿路上皮肿瘤通常与一些致癌因素有关，吸烟、染料和有机化学物质是已确认的致癌因素。腺癌在膀胱外翻的畸形患者中常见。有报道显示，鳞状细胞癌和长期留置导尿管有关。依赖于组织学类型和分级，膀胱镜表现是多样的，但通常表现为绒毛、羽毛或乳头样改变时，提示较高的发病风险，病变周围炎症是普遍存在的。表浅的尿路上皮肿瘤可能是多源的或在其他位点有相关的肿瘤。原位癌表现为局部黏膜发红、粗糙、稍厚，与黏膜出血和增生相似。乳头状癌单发或多发，粉红色，有细蒂，呈细长绒毛状或乳头状，周围黏膜光洁。浸润癌基底宽、无蒂，肿瘤中央有坏死，形成溃疡。肿瘤周围黏膜增厚、水肿、出血。

（7）膀胱异物：膀胱异物一般分为两类。一类为患者自行从尿道内放入的异物，大多为条索状，柔软，如塑料管、电线等；另一类为医疗操作中的遗留物，如断裂的引流管、手术缝线等。

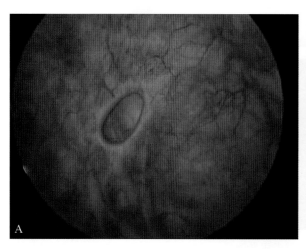
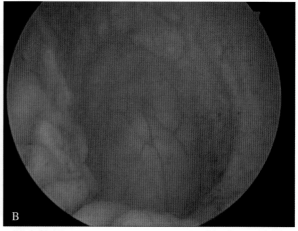

图 58-3-20 膀胱憩室

A. 小憩室及周围增粗的小梁；**B.** 相对较大的憩室

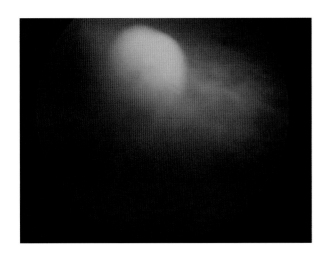

图 58-3-21 膀胱结石

膀胱内异物停留时间长久者，表面可有钙盐沉积或形成异物结石。

（宋 悦）

参考文献

冯静，等，2006. 压力性尿失禁患者盆底电刺激治疗临床分析. 中国妇产科临床杂志，7（1）：5-8.

郎景和，2005. 妇科泌尿学与盆底重建外科：过去、现在与将来（之二）. 中华妇产科杂志，40（3）：12-15.

邵远，等，2006. 无张力吊带术治疗女性压力性尿失禁和术后尿动力学评估. 临床泌尿外科杂志，21（2）：150-151.

谭玉珍，等，2015. 盆底三维超声在盆腔器官脱垂女性中的应用效果. 中国当代医药，22：116-118.

陶均佳，等，2013. 超声观察盆腔器官脱垂女性盆底器官运动及角量参数变化. 临床超声医学杂志，15（4）：221-224.

许海楠，等，2012. 磁共振成像评估盆腔器官脱垂状态的临床意义. 中国妇产科临床杂志，13（2）：96-99.

朱兰，等，2008. 女性盆底学. 北京：人民卫生出版社：199-201.

朱兰，2006. 女性压力性尿失禁的诊治规范. 北京：北京大学医学出版社：102.

赵俊，等，1999. 疼痛诊断治疗学. 郑州：河南医科大学出版社：202-203.

张玉新，等，2012. 女性盆底功能障碍疾病的临床诊断模式探讨. 中国医科大学学报，41（7）：659-660.

Aldridge jr CW, et al, 1987. A review of office urethroscopy and cystmetry. Am J Obstetbry necol, 131（4）：432-7.

Altman D, et al, 2008. Short-term outcome after transvaginal mesh repair of pelvic organ prolapse. Int Urogynecol J, 19（6）：787-793.

Ashton Miller JA, et al, 2007. Functional anatomy of the female pelvic floor. Ann N Y Acad Sci, 1101（1）：266-296.

Bump RC, et al, 1996. The standardization of terminology of female pelvic organ prolapse and pelvic floor dysfunction. Am J Obstet Gynecol, 175（1）：10-17.

Balan P, 2006. Ultrasonography computed tomography and magnetic resonance imaging in the assessment of pelvic pathology. Eur J Radiol, 58（1）：147-155.

DeLancey JO, et al, 2003. The appearance of levator ani muscle abnormalities in magnetic resonance images after vaginal deliveries. Obstet Gynecol, 101（1）：46-53.

Devore GR, 2005. Three-dimensional and four-dimensional fetal echocardiography: a new frontier. Curr Opin Pediatr, 17（5）：592-604.

Hans Peter Diehz, et al, 2011. 王慧芳，等，译. 盆底超声学图谱. 北京：人民卫生出版社：72-73.

Milani AL, et al, 2009. Trocar-guided total tension-free vaginal mesh repair of post-hysterectomy vaginal vault prolapse. Int Urogynecol J, 20（10）：1203-1211.

Rentsch M, et al, 2001. Dynamic magnetic resonance imaging defecography: a diagnostic altenative in the assessment of pelvic floor disorders in proctology. Dis Colon Rectum, 44（7）：999-1007.

Vitone L, et al, 2013. Obturator Hernia-MRI Image [J]. Indian J Surg, 75（4）：322.

Vírseda-Chamorro M, et al, 2012. Study of the influence of pelvic prolapse in the lower urinary tract micturation phase in the female. Actas Urol Esp, 36（9）：532-538.

Weinstein MM, et al, 2007. The reliability of puborectalis muscle measurements with 3-dimensional ultra sound imaging. Am J Obstet Gynecol, 197（1）：68.

第五十九章

神经电生理检查

女性盆底功能障碍性疾病（pelvic floor dysfunction，PFD）是指盆底支持结构缺陷、损伤及功能障碍导致的疾患，主要包括尿失禁（urinary incontinence，UI）、盆腔器官脱垂（pelvic organ prolapse，POP）、粪失禁（fecal incontinence，FI）、女性性功能障碍（female sexual dysfunction，FSD）和慢性盆腔疼痛（chronic pelvic pain，CPP）等疾病。PFD 从生理、心理、行为等多方面影响着女性的生活质量。根据澳大利亚妇科泌尿专家 Peter Petros 教授的盆底"整体理论"，盆底是一个内在相互关联的系统，正常盆底功能维持需依靠结缔组织、神经、肌肉间的相互联系和共同作用。由于盆底的形态（结构）的重建导致功能的恢复，因此，手术前要精确诊断受损结构的部位。随着人们对盆底解剖认识的深入、手术方式的改进以及新型盆底重建材料的应用，盆底重建的手术更微创，术后复发率也进一步下降，患者可通过微创手术获得治疗。但是，在众多盆底功能障碍性疾病的患者中，仅少部分患者需要手术治疗，大多数轻中度患者及产后妇女可通过以盆底肌肉训练为主的盆底康复治疗获得缓解。盆底康复治疗也涉及盆底神经电生理的机制。此外，中枢和骶神经系统的功能和诸多盆底疾病关系密切，盆底神经电生理评估在部分盆底疾病的治疗和预防中有着重要的地位。

盆底疾病的电生理测试及机制研究可追溯到 20 世纪 70 年代（Teague et al，1977）。目前，盆底电生理测试已经普遍应用于 PFD 的诊治和研究中。有创的盆底针状电极肌电图一般由康复科或专职尿动力测定的技师或者医生操作。一般而言，妇产科医生操作无创的盆底表面肌电图（包括阴道表面肌电图），用于盆底功能的评估和治疗。目前盆底康复训练和骶神经调控技术方兴未艾，就是采用了盆底神经电生理的原理。因此，学习盆底电生理的原则和技术，对于临床医生提高 PFD 诊疗水平非常重要。

第一节　简介及原理

进行盆底（pelvic floor）神经生理学的各种检查，应熟知盆底神经肌肉的解剖结构。盆底肌肉由阴部神经和骶神经分支直接支配，脊髓末端变细呈圆锥状，称为脊髓圆锥。骶 2～4 脊髓神经终止于脊髓圆锥，其神经前角的 Onuf 核中可以发现低级运动神经细胞。这些神经的下行支向前共同进入骶孔，形成马尾神经。阴部神经在盆腔通过坐骨大孔穿过骶棘韧带，再穿坐骨小孔进入盆腔，沿着盆腔侧壁进入阴部管，然后分成三支。

1. 痔下神经（感觉和运动混合神经） 发出运动神经纤维支配肛管外括约肌，发出感觉神经纤维支配阴部皮肤；

2. 会阴神经（感觉和运动混合神经） 发出运动神经纤维支配尿道括约肌，发出感觉神经纤维支配会阴；

3. 阴蒂背神经（感觉神经） 发出感觉神经纤维支配阴蒂和勃起组织。

从骶3和骶4发出的内脏神经直接支配肛提肌。自主神经的感觉和运动神经形成盆丛前支，支配盆腔各脏器及盆底肌。

神经源性疾病或中枢、外周神经系统的直接损伤也可致PFD。根据Barber的建议（Walters et al，2017），盆底神经电生理学试验的常见适应证如下。

1. 与四肢远端或骶神经学检查相关的失禁或排尿功能异常。

2. 神经学疾病患者发生的盆底疾病（如多发性硬化、帕金森病等）。

3. 年轻女性的排尿功能障碍。

4. 无明显原因发生尿潴留的患者（如盆腔器官脱垂、曾施行抗尿失禁手术者）。

5. 有肠道或膀胱疾病的糖尿病患者。

6. 神经源性粪失禁的评估。

7. 肛门括约肌修复之前［用于预后判断和（或）括约肌定位］。

8. 无法解释的会阴麻木或疼痛。

9. 早期帕金森病和多系统萎缩的鉴别诊断。

10. 标准评估无法解释的肠道或膀胱功能障碍。

正在研究中的可能适应证如下：

1. Burch悬吊术前（用于预后判断）。

2. 在顽固性急迫性尿失禁或粪失禁患者进行骶神经调节治疗前。

由于盆底和盆底肌肉位置的特殊性，其解剖标志很难直接触及，因此，盆底神经电生理检查和人体其他部位的电生理学检查有所不同。在临床实践中，一方面，对盆底各结构进行神经系统体格检查有一定的难度；另一方面，虽然尿动力学检查（urodynamic test）和肛门 - 直肠流体压力检测（ano-rectal manometry）可证实器官的病理生理学行为，但却不能探测出病变的神经系统的异常，盆底神经电生理学检测，有时可为器官病理学（organic pathology）提供唯一的依据。常用的盆底神经肌肉疾病检查评估的方法有以下三种。

1. 神经传导时间测试　通过测定不同时节段的传导速度完成。

2. 重复神经刺激　通过重复刺激技术，测试神经肌肉接头的功能（尚未用于盆底研究）；

3. 肌电图　测试肌肉间神经信号的传导。

其中，肌电图是最常用的盆底神经电生理检查手段。随着阴道表面肌电技术的发展，基于阴道表面肌电图的盆底评估和康复训练技术在临床得到了广泛的应用。下面主要介绍肌电图、骶反射和神经传导时间测试。

一、肌电图

肌电图（electromyogram，EMG）是研究肌肉电活动方法的一个通用术语，利用置入或放在肌肉表面的可记录电极，研究横纹肌的神经肌肉活动。在众多的肌电图技术中，仅有几种可用于盆底疾病的评估和研究。对盆底肌和括约肌（sphincter）进行肌电图检测，包括两个不同的目的：①在一系列尿动力学（urodynamics suite）试验中，应用肌电图检查膀胱充盈和排空期间括约肌的活动；②在神经生理学实验中，应用肌电图评价肌肉神经支配的完整性。后者一般只能采用针电极进行检测，而对于运动学检测而言，可用各种表面电极替代针电极。

用于评估盆底功能障碍的肌电图广义上可以分为两类：运动学肌电图（kinesiologic EMG，kEMG）和运动单元肌电图。kEMG被用于简单评估肌肉有无活性，且常用于尿道或肛门括约肌，可与尿动力学和肛门测压法等生理学试验联合应用于评估括约肌在排尿或排便期间的放松功能。kEMG也用于尿失禁的生物反馈治疗。运动单元肌电图是用于评估肌肉的神经肌肉活动功能的一项诊断性试验，能区别正常的肌肉与失神经/神经损伤的肌肉或肌病性的肌肉。运动单元肌电图的常用技术是同轴心EMG（CnEMG）和单纤维EMG（SfEMG）。应用计算机辅助数字分析的运动单元肌电图较传统以定性肌电图著称的细针肌电图，对神经肌肉功能的评价更快、更标准、更详细。

1. 运动学肌电图　运动学肌电图（kinesiologic EMG，kEMG）可评估某一肌肉有无活性。该技术通过肌肉表面或放置在肌肉表面的电线/细针记录肌肉收缩过程中的电活动，间接测量肌肉的活性。但是，该技术不能检查肌肉内的神经病变或肌病性改变。在研究盆底功能障碍时，kEMG 最常用在尿动力学评估中，用于评估尿道括约肌和盆底肌在排尿过程中的活性时具有特异性。通过 kEMG 可记录盆底肌活性，也可以结合尿动力压力导管记录的逼尿肌压力评估逼尿肌 / 括约肌的协调性。当逼尿肌收缩的同时尿道括约肌也收缩，可导致排尿异常和频发的尿失禁。同样，kEMG 可用于研究排便过程中肛提肌的协调松弛功能。

kEMG 可通过各种表面电极或肌肉内的电极（细针或电线）进行描绘。表面电极检测某一肌肉的综合电活性，具有简便和无创的优点，但易受人为因素和其他肌肉信号的影响。由于表面电极不能检测单个运动单元的电活动，因此不能用于肌肉失神经 / 神经损伤性疾病的诊断性评估。

作为一个诊断性试验，除了评价逼尿肌 - 括约肌协调性外，kEMG 的其他实用性尚不清楚。

2. 运动单元肌电图

（1）中央细针肌电图：中央细针肌电图（concentric needle EMG，CnEMG）是一个被广泛应用于骨骼肌神经肌肉完整性的诊断性试验，它可以鉴别神经肌肉病性、肌病性肌肉与正常肌肉。中央细针电极由一个不锈钢外套和在其内部走行的一个除针尖外均绝缘的细银、钢或白金线组成。当中央细针电极插入某一肌肉时，在其内部的导线作为记录电极，而其外部套管作为参考电极，两电极间电位产生的势能差异即生物电势能。一次 CnEMG 检查可提供被检查肌肉的插入活性、自发活性、运动单元活动势能（MUAPs）以及干扰模式，其结果可解释受检肌肉是否存在神经性病变或肌性损伤及其动态信息。

在开始 EMG 评价前，必须仔细复习临床病史和骶神经学检查。大多数实验室在插入细针电极前，不使用任何形式的麻醉剂。有些作者建议进行尿道或肛门 EMG 检查时需使用局部麻醉。在所要检查的肌肉表面用酒精消毒皮肤后，插入细针电极。细针插入该肌肉时 EMG 的活性很显著（即插入性电活性），此时可确认电极在肌肉内。EMG 研究包括肌肉休息时的电活性（自发性电活性评估），轻度主动性收缩时的电活性

（MUAP 分析）以及强烈收缩时的电活性（干涉模式分析）。CnEMG 技术主要用于评价肛门括约肌、尿道括约肌、球海绵体肌以及肛提肌的肌肉电活动。

CnEMG 可用于评价肛门外括约肌（external anus sphineter，EAS）的皮下以及深部的电活性。当研究肛门外括约肌皮下部分电活性时，细针电极从肛门口皮肤黏膜交界外 1 cm 处插入，深达皮下 3 ～ 6 mm。当研究肛门外括约肌深部肌肉电活性时，细针电极从肛门口皮肤黏膜交界处与肛管呈 30° 的方向插入，深度为 1 ～ 3 cm。通常情况下，肛门外括约肌的深部和皮下部分分为 4 个部位进行检测，分别为上部、下部、左侧、右侧。理想状态下，评估过程应当得到 20 个或更多的运动单元活动势能（MUAPs）信息。目前，肛内超声技术已经替代 EMG 用于判断肛门括约肌缺陷的位置。CnEMG 用于评价尿道外括约肌时，可采用尿道周围途径或阴道途径将细针电极插入尿道外括约肌。尿道周围途径，即在尿道外口上方（12 点）5 mm 处插入，深度为 1 ～ 2 cm。经阴道途径，即用窥阴器后叶下压阴道后壁，同时将细针沿尿道外口插入 2 cm 后，离开中线并沿侧面进入尿道括约肌。评价球海绵体肌时，细针电极可从小阴唇中部的黏膜插入，或从大阴唇侧方皮肤插入。评价肛提肌的髂尾肌和耻尾肌部分，可经阴道途径进行。首先将两手指置入阴道，嘱患者主动收缩盆底肌肉进行定位。在每一侧的肌肉上，至少放置两个电极，但插入的肌群并没有标准的位置。有学者建议采用坐骨棘作为固定参照点的两位点技术：第一个位点，定位于距坐骨棘 2 cm 的尾部和中部；第二个点，定位于较第一个点远 2 cm 的中部。耻骨直肠肌可通过会阴途径评价，需要一个 75 mm 长的细针电极，在肛门后约 1 cm 处沿中线插入深度约 3 cm。

CnEMG 是评价末梢运动神经疾病和肌肉疾病的有价值的工具。在 CnEMG 检查中，最初的评估是对插入性电活动的评价。插入性电活动是指，当细针电极首次插入或拔出某块肌肉时，肌肉所发出的电活动，是机械刺激或肌纤维受损的结果，常在细针移动约 2 秒内停止。插入性电活动的存在，表明细针已被置入肌肉内。正确放置

细针电极而无插入性电活性产生，意味着受检肌肉完全萎缩。一旦细针已正确插入指定位置，便可嘱患者完全放松肌肉，评估自发电活性的有无。去神经的肌肉纤维可产生规律的自发性电位，如纤维性颤动或正向波。自发性电活性的存在，表明该肌肉已经去神经化。在静息状态下，尿道括约肌、肛门括约肌、肛提肌存在强直性收缩，其自发性电活性是正常的 MUAPs；肢体和球海绵体肌在静息状态下无强直性收缩，故静息时不应有自发性电活性；盆底肌在排尿和排便时，处于完全的电静默状态。在病理状态下，可出现自发性电活性，包括纤维颤动电位、正向波、复杂的重复放电、肌束颤动、肌强直、多发性纤维性肌阵挛和神经性肌强直。

虽然 CnEMG 检查是研究盆底低位运动神经元损伤最有价值的工具，但由于其是有创检查，可引起疼痛，患者的依从性不高，且相关的专业人员较少，限制了它的应用。

（2）单纤维肌电图：单纤维肌电图（single-fiber EMG，SfEMG）是记录单个运动神经元内的单个肌肉纤维肌电信号的试验。SfEMG 较 CnEMG 电极稍窄，由嵌入在树脂中的细银铂丝组成，外部包围着钢套管。SfEMG 在神经电生理研究的主要应用是诊断神经肌肉接头的疾病，如重症肌无力。

SfEMG 是检测神经再支配与相关变化的敏感指标，但无法直接检测到和失神经支配相关的变化。目前，除了神经肌肉接头病变的研究，SfEMG 在神经生理学实验室已不再广泛使用。

3. 尿动力学检测中记录的括约肌肌电图　尿动力学检查的重要性已经受到重视，其中的肌电图测定也应受到重视。针刺电极测定肛门括约肌肌电图可代替尿道括约肌肌电图。逼尿肌和括约肌功能是下尿路和盆底功能相互依存的两个因素，单纯测定逼尿肌功能而不测定括约肌功能是不完全的。尿动力学的主要参数是尿动力学模式，而括约肌肌电图是不可或缺的。括约肌过度活动或括约肌弱动都是异常的且有其特殊的表现和临床症状，良好的肌电图描记使探讨贮尿和排尿期两种肌肉的动态转换时相有了可能，即逼尿肌收缩在先还是括约肌松弛在先。一般而言，两者的时

间差即肌电图拖沓时间（EMG lag time），可正可负，可以忽略不计，但此值过大则不容忽视，有可能揭示了某些盆底和下尿路功能障碍的病理生理本质。对逼尿肌和括约肌活动的检测显示：

①在整个膀胱充盈期间，括约肌和盆底肌存在持续的肌电活动；②在正常的协调性排空（coordinated voiding）中，首先记录到的事件是尿道括约肌（urethral sphincter）的肌电静息（状态）。逼尿肌 - 括约肌协调（detrusor sphincter coordination）受脑桥背盖 - 脑桥排尿中枢（pontine micturition centre）的控制，后者的活动又受更高级中枢功能的调节，在人类也可能是如此。Holstege（1987）应用追踪技术，显示了脑桥排尿中枢与低髓 Onuf 核的直接联系，而 Onuf 核是括约肌的前角细胞所在之处。当这些部位的脊髓连接完整时，在膀胱排空期间，尿道括约肌先松弛，并在逼尿肌收缩的早期阶段保持这种状态。如果脊髓病变中断了该通路，这种正常行为方式丧失，在逼尿肌收缩期同时会发生括约肌收缩，即所谓"逼尿肌 - 括约肌协同障碍"（detrusor-sphincter dyssynergia）；脑桥以上损害时，逼尿肌活动可能失抑制，但逼尿肌 - 括约肌的行为方式正常。在尿动力学检查期间，对括约肌进行运动学检测，旨在探测逼尿肌 - 括约肌协同障碍。为此，有许多研究者描述了在肛门或尿道括约肌进行细针电极记录的技术。采用细针电极记录，可获得有关括约肌行为最准确的信息，但是许多作者一直试着应用其他记录方法，尤其是在对儿童进行检测时。以下所提的盆底记录的一些表面电极，当检测盆底肌的反射时，以下电极也可用作刺激和记录电极。

（1）肛门栓电极（anal plug electrode）：将两个记录表面套入涂有 Teflon 的沙漏（hour-glass）电极，后者可插入肛门。在尿动力学检测中多用这种装置，但能否得到合理应用，取决于肛门括约肌（anal sphincter）与尿道括约肌活动的同步性，在大多数生理条件下是如此，但在脊髓部分损害时则不然。

（2）皮肤表面电极：为一次性电极，其黏附性强，是将氯化银盘状电极套入黏性粘贴物上制成的，可用于会阴皮肤，特别适用于儿童。在放

置电极之前，应先用酒精清洁局部皮肤，使之干燥，然后放上导电凝胶将电极粘贴在皮肤上。

（3）带导管的环状电极（catheter-mounted ring electrode）：这种电极由 Nordling 等（1978）设计，由缠绕在细圆柱体上的两根铂丝组成，外有塑料保护层。圆柱体装在 Foley 导管上，导管气囊下 2～3 cm（女性）及 2～5 cm（男性）段，可将记录表面引至括约肌附近。这种装置既可用于记录肌电活动，也可在骶反射、皮层诱发电位或末端运动潜伏期检测时用作刺激电极。可重复使用，使用后用 2% 戊二醛消毒即可。

（4）阴道表面电极：为一次性电极，由一对装在有柔韧性的乙烯泡沫上的氧化银电极组成，可将之置入阴道，收集盆底肌电信号。

（5）耻骨尾骨肌（pubococcygeus）电极：这种电极由改装的气管内套管制成，后者可充气膨胀，以使表面电极接近阴道外侧壁的肌肉。最先由 Smith 等（1989）设计，并在阴道内用于记录耻骨尾骨肌的末端运动潜伏期。

4. 盆底肌和括约肌的同心圆针和单纤维针电极肌电图记录 尿道括约肌的肌电图检测，由 Franksson 和 Petersen 于 1953 年进行首次应用。当时临床肌电图尚处于最初的阶段。Chantraine（1966）的系统性研究表明，肛门和尿道括约肌的运动单位电位（MUP），比骨骼的横纹肌要小。括约肌运动单位的电生理特性，与这些横纹肌纤维的组织形态学特征是相一致的，即尿道括约肌纤维细小，比其邻近的肛提肌纤维要小得多。

在将细针电极刚插入尿道括约肌时，可见到电活动的爆发（这对确定正确的记录位置很重要）。然后，爆发活动逐渐消失，代之以持续的干扰型活动，后者由 3～4 个呈张力性发放（tonic firing）的单位构成。免疫组化检验表明，这些肌肉具有 I 型肌纤维的特性，因此适合于持续的活动。其运动单位一直呈持续性发放，甚至在睡眠和浅全麻时也是如此，只在开始排尿时才呈电静息状态。

肛门括约肌和盆底肌（耻骨尾骨肌和耻骨直肠肌）的运动单位，也可呈张力性发放，在肛门扩张或膀胱充盈时，其发放率可增加。任何使腹内压增加的因素（如咳嗽），可使持续的干扰型活动增大（波幅可高达 2mV），这是由于更大的运动单位的位相性发放（phasic firing）导致的。

（1）检测程序：用于骨骼肌的肌电图程序，在进行括约肌和盆底肌的检测时，需要稍加改动。由于盆底肌的运动单位呈张力性发放形式，因此在能够听到自发的纤颤电位或正锐波期间，患者不可能通过随意控制，使肌肉放松以产生电静息。另外，由于被取样的肌肉组织容积小，所以难以对干扰型活动进行评价。细针电极放置不佳，是出现干扰型减小最常见的原因。欲使尿道括约肌所有运动单位均被募集，可嘱病人想象试图在排尿中段阻止尿液流出的情形。在募集肛门括约肌的运动单位时，也可采取类似的措施。

在评价盆底肌的神经支配情况时，有价值的肌电分析过程，包括通过单纤维肌电图（SfEMG）测量纤维密度，以及同心圆针电极记录各不同的运动单位。

括约肌运动单位呈稀疏的张力性发放型式（即单纯相），便于我们运用触发和延迟线获取各个 MUP，并测量其波幅和时限。波幅测量是有意义的，因为病理性的大运动单位可反映慢性神经再支配。尽管如此，一般情况下时限为更有价值的参数，因为时限这一指标与细针电极的放置准确与否关系不大。在不同的研究中，括约肌的 MUP 时限差异较大，多种因素可影响时限的测量，包括：①是否运用触发装置分离 MUP；②放大器的滤波设置；③测量时所用的增益条件；④观察者在识别 MUP 起始和终止的标准。采用单纤维细针电极记录张力性发放的电位，也可很方便地对纤维密度进行测量。

（2）细针电极的放置

1）尿道括约肌：在记录女性的尿道括约肌时，患者最好取妇科检查的仰卧截石位，膝部屈曲、外展。先找到尿道外口，插针之前最好在尿道及周围区域进行局麻（可用 2% 的利多卡因凝胶）。5 分钟后，于尿道口外侧 1～2 cm 处插针，呈一定的角度朝中线方向推进。同样，也必须监听肌电活动的声响，这样有助于引导电极到达记录位置。女性尿道的黏膜下层丰富，因此出血要比其他大多数骨骼肌细针电极记录时更常见。一般检查后不会引起因出血所致的严重并发症，血肿也非常少见。不可否认，在女性进行细针电极肌电图检测，即便采用局麻，也会使受检者产生很大的不适。因此，检查者必须对患者清楚地解释整个检查过程中可能发生的情况，这一点十分重要。

2）女性的耻骨尾骨肌：受检者仰卧。经阴道外侧壁，可触摸到该肌的肌腹。一手持针，通过另一手的食指引导电极进入肌肉。

3）肛门括约肌：取左侧卧位，在肛门外侧约1 cm处插入细针电极，不必麻醉。可根据肌电活动的声响，调整细针电极的位置。将扩张的气囊插入直肠内时，可出现括约肌运动单位发放率的增加。

4）耻骨直肠肌（puborectalis）：方法同肛门括约肌，但进针方向应与肛管平行，直到针尖距皮肤4cm处为止。进针过程中可记录运动单位的活动，但在针尖进入耻骨直肠肌之前，有一段电静息期。

二、骶反射

骶反射（sacral reflexes）是指刺激会阴或生殖区时，盆底横纹肌结构的反射性收缩。这种反射的表现形式不同，包括刺激阴蒂、肛周皮肤或膀胱颈时，所致的括约肌或盆底肌群的收缩。因此，球-海绵体反射、阴部-肛门反射、膀胱-肛门反射以及肛门反射均可称为"骶反射"。

一般认为，参与骶反射的骶髓水平在S2～4，但对其确切的依据知之甚少。可能的情况是，S1支配腘绳肌、小腿三头肌群以及足固有肌，并

且，在人类S5或为遗迹或完全缺如。

骶反射主要应用于以下三个方面：①怀疑骶或骶以上水平神经病变时，用以阐述泌尿-神经问题；②直肠失控；③检测勃起不能的神经病学原因。

女性进行球-海绵体反射检测时，最好采用耳夹电极，将电极置于阴蒂和阴唇进行刺激。整个检测过程应取得受试者的良好合作。在女性常常难以诱发该反射、记录不到反应时，不能视之为有病理意义。

肛门括约肌反射是指肛门括约肌的反射性收缩，针刺肛门黏膜或刮擦肛门周围皮肤可诱发。

三、神经传导研究

在解剖学上，电阻由神经的直径、髓鞘的有无及郎飞结间的距离决定，距离越远产生的传导速度越快。对神经传导的研究都依赖于基本公式：速度＝距离/时间。时间传导研究的临床重要性体现在神经损伤影响神经冲动的传导速度。在骨盆外，对运动和感觉神经传导的研究作为全面神经生理学研究的一部分被执行。但这些技术应用于盆底时，主要检测外阴神经终端运动反应时间（PNTML）和会阴神经终端反应时间（peNTML）。大多数临床医生使用St. Mark研发的内置式阴道电极检测PNTML和peNTML。其中PNTML是最常用的检查方法，但两者均有很大的局限性。PNTML仍不能区别由外阴神经损伤导致的肌肉收缩乏力和由肌肉本身损伤所致的收缩乏力。

（江 澜 马燕红 吴氢凯）

第二节 神经电生理检查及其在盆底功能障碍性疾病诊治中的应用

女性盆底功能包括控制排泄功能、张力支持功能、生殖与性功能，这些功能的维持与盆底的神经电生理活动息息相关。

根据1990年Petros和Ulmsten（Peter Petros，

2007）提出的盆底整体理论，盆底有关肌肉和器官作为整体参与尿道闭合机制。任何原因造成的盆底肌肉的撕裂、缺陷，使阴道前壁脱垂，膀胱尿道下移，导致腹压的传导障碍而致漏尿，是压

力性尿失禁的主要发病机制。盆底组织损伤发生的过程可以归纳为：各种诱因如妊娠、分娩、肥胖、盆腹手术等导致盆底肌肉细胞损伤，在诱因持续存在的过程中，受损细胞会出现生物化学变化及细胞电生理特性的改变，组织生物力学随后出现变化，盆腹动力学发生改变，盆腔脏器出现病理解剖变化，进而影响机体生理功能，出现一系列临床症状（王晓光 等，2016）。因此，盆底神经电生理的变化早于解剖的变化及症状的出现。通过盆底神经电生理检查，及时发现盆底组织的损伤，并进行电生理治疗对防治盆底功能障碍性疾病的发生和发展有着重要的意义。

肛提肌是维持盆底功能的主要肌肉，为双重神经支配。肛提肌大部分由骶神经根的分支直接支配，小部分由阴部神经支配。神经损伤后由于失去了神经支配，肛提肌下垂，盆底支持能力下降，使腹压升高时肌肉的代偿性反射性收缩下降，盆底不能形成"弹簧床样结构"来支持膀胱颈和尿道的解剖位置，从而发生尿失禁。在神经生理学实验中，应用肌电图可评价肌肉的神经支配的完整性。采用同心圆针和单纤维针电极可记录盆底肌肉的肌电图，评价盆底肌肉的退变是神经源性的还是肌源性的。

肌电图检查是研究骨骼肌所产生的生物电变化的一种方法，通过直接或间接的电生理活动，了解远端横纹肌——括约肌的功能，描述膀胱充盈及排尿期的括约肌活动，是研究尿道括约肌活动的重要手段。文献报道 EKG 检测在评估尿道括约肌功能中有重要价值，研究表明，肛提肌肌纤维以适当的比例与周围的筋膜和韧带中的胶原纤维交错缠绕形成网状结构，参与对盆底的支持和对尿道的收缩，而且肛门外括约肌与尿道外括约肌同受阴部神经支配，肛门外括约肌肌电图一般可以反映尿道外括约肌肌电图情况，且肛门外括约肌检查较尿道 EKG 方便，费用低，所以临床上常用肛门外括约肌肌电图代替尿道括约肌肌电图。

盆底肌肉表面肌电图是可靠的早期检测和预测盆底肌肉松弛性疾病的方法，电极位于阴道壁表面并与信号处理系统相连，为非侵入性检查，操作简单易学，患者愿意接受，所得结果可重复

性高。它还可作为盆底肌肉功能锻炼的生物反馈指标，有很好的临床应用前景。

一、分娩损伤

大量研究证实了妊娠和分娩与盆底功能障碍性疾病（PFD）的关系。大量研究也证实，妊娠和分娩后，除了肛提肌、尿道和肛门括约肌的机械损伤外，还存在盆底分布的神经受损。随着阴道分娩，胎头的下降，阴部神经末梢和肌肉的附着点受到过度牵拉，可发生撕脱。此外，妊娠过程中增大的子宫对盆底的支持组织的长期压迫，也是产后盆底损伤的重要原因。

神经生理学研究证实，阴道分娩后，阴部神经运动终末潜伏期（PNTML）延长，单纤维肌电图（SfEMG）测得盆底组织神经密度增加，盆底组织存在失神经支配。这种失神经支配导致肛提肌和肛门括约肌收缩能力下降，进一步导致盆腔器官脱垂、压力性尿失禁和粪失禁。由于女性盆底的重塑机制，60% 的女性在产后 2 个月外阴神经功能能够恢复。多次分娩可增加外阴神经的损伤，但选择性剖宫产也不能完全避免盆底损伤的发生。

二、压力性尿失禁

大量研究表明，压力性尿失禁和盆底神经病变与尿道括约肌和（或）肛提肌去神经支配有关。阴道分娩通常被认为是这种失神经支配的病因。但年龄和慢性损伤也是这种失神经损伤的病因之一。失神经支配损伤在压力性尿失禁发病机制中的相对病因尚不清楚。

三、排尿障碍

时间电生理学试验最常应用于排尿功能障碍的患者，以识别逼尿肌-括约肌失调。由于在没有明显的神经功能障碍的患者中，真性逼尿肌-括约肌功能失调并不常见。如果临床评估未显示存在或可疑存在神经功能障碍时，行尿动力检查时不必行肌电图检查。

四、盆底神经电生理技术与盆底康复训练

生物反馈是采用模拟的声音或视觉信号，反馈提示正常及异常的盆底肌肉活动状态，指导患者进行正确的盆底肌训练，形成条件反射。它能有效控制不良的盆底肌肉收缩，并对这种收缩活动进行改进和纠正。因此，生物反馈不仅仅是一种记录，也是一种康复技术。

1. 神经电生理技术在女性盆底功能评估、诊断中的指标 神经电生理技术评估盆底功能的指标有：阴道动态压力、盆底肌肌力、盆底肌疲劳度、A3反射等。盆底肌肌力、盆底肌疲劳度主要通过阴道表面肌电探头，收集盆底肌运动时的肌电信号，形成肌电图，评估肌肉收缩强度、能否对抗阻力，肌肉收缩持续时间、疲劳度及对称性，重复收缩能力及快速收缩次数。阴道收缩压反映阴道浅、深肌层的综合肌力水平。A3反射，是控尿反射中非常重要的反射。当膀胱储存尿液到一定程度时，膀胱逼尿肌收缩，膀胱压力增加，盆底肌肉反射性收缩，从而反射性地抑制膀胱逼尿肌收缩，让膀胱可以容纳更多的尿液。A3反射是对患者控尿功能的生物反馈测试，部分PFD患者A3反射不正常。

2. 神经电生理技术在盆底疾病康复治疗中的应用

（1）尿失禁：①电刺激使尿道外括约肌收缩，增强括约肌收缩力，加强控尿；②兴奋交感通路并抑制副交感通路，从而抑制膀胱逼尿肌收缩，增加膀胱容量，加强储尿功能，同时配合生物反馈主动收缩、提升盆底肌力，同时改善排尿功能的协调性。

（2）盆腔器官脱垂：通过刺激唤醒盆底肌肉收缩，提升Ⅰ类、Ⅱ类肌纤维的肌力，生物反馈对盆底肌肉纤维进行主动收缩，整体提高盆底肌力、耐力和张力，恢复盆底承托功能的协调性，改善脏器脱垂。

（3）产后性功能障碍：①电刺激修复神经、增加阴道黏膜血液循环，恢复性器官的神经敏感性；②盆底肌力的训练，恢复阴道的弹性和收缩力；③连续的A3反射生物反馈训练结合各种场景的生物反馈，改善性功能障碍。

（4）阴道松弛：电刺激结合生物反馈强化盆底肌肉Ⅰ类、Ⅱ类肌纤维训练，特别是恢复会阴浅层肌肉的弹性，促进动脉血液流动，增加阴道的闭合力。

（5）阴道痉挛：先手法按摩，然后用电极片贴在阴道口两侧会阴体肌肉，采用极低频电刺激，抑制张力，缓解痉挛。当治疗头能放入阴道后可进行放松的电刺激及生物反馈治疗，学会主动放松痉挛的阴道，然后再给予收缩和放松训练，协调控制盆底肌肉。

（6）盆底疼痛：电刺激可促进角质形成、细胞增殖和血管内皮生长因子释放，刺激新生血管形成，改善局部微循环，加速伤口愈合，减轻疼痛；电生理治疗起到解痉、降低肌肉张力、修复神经、改善局部循环、恢复正常的体态及镇痛作用。

五、盆底神经电生理技术应用的新技术

（一）阴道触觉成像技术（VTI）

触觉成像（tactile imaging，TI）又称为机械成像（mechanical imaging，MI）或压力成像（stress imaging，SI），是弹性成像的一个分支，其概念接近于最初的弹性成像。触觉成像（TI）的特点为通过直接在客体上施压，采集数据，重建结构，而超声或磁共振弹性成像（EI）则通过静态或动态的手段（或信号）间接探测压力。相比于传统人工触诊，触觉成像技术能够能量化软组织的弹性性质，以客观参数值反映软组织的相关特性。其原理在于评价组织的杨氏模量、剪切模量和体积模量，以及组织的非线性、大小、形状、流动性等，通过压力模式分析，进一步三维重建。

阴道触觉成像技术（vaginal tactile imaging，VTI）代替了传统手指触诊，将阴道壁的压力、弹性，数字化、图像化，更具客观性。阴道触觉成像（VTI）系统（即VTI系统）由一个经阴道探头、一个电子单元和一台计算机组成。探头里的压力传感器阵列和双轴倾斜方向传感器使其可探测阴道前后壁及侧壁在不同状态下的弹性特征（Egorov et al，2018）。一个完整的检测周期分为

8 个步骤，分别为静止状态下插入阴道、抬升、下压、旋转、Valsalva 动作、Kegel 运动、非自主静息和咳嗽动作下的检测，可测定局部阴道壁弹性和盆底支持结构性能，综合评估盆底功能（van Raalte et al，2010）。有研究表明，VTI 可以作为盆腔器官脱垂（pelvic organ prolapse，POP）的有效评价工具，并与 POP-Q 评分系统相适配。Van Raalte 等（2013）对比了 POP 患者和健康人阴道壁的杨氏模量，发现两类人群的阴道壁弹性有着显著差异，尤其在 Ⅱ～Ⅲ 期盆腔器官脱垂的患者中，其差异可达 100%～300%。VTI 可能用来发现传统的阴道触诊或 POP-Q 分期未能识别的早期 POP，预测其进展。

此外，Van Raalte 等（2010）对 22 例健康人和盆腔器官脱垂病人的研究发现，阴道压力、压力梯度（gradient）以及收缩期动态压力与 POP 的严重程度相关。压力梯度对应着局部组织的杨氏模量，是阴道弹性性质的直接体现。Egorov 等（2018）将检测指标加以扩充和细分，总结出 52 个生物力学参数，并将它们进行定义、临床意义解读和统计分析。这些参数包括在特定位点直接测得的力、压强、弹性值等，代表该位置的生物力学特性，也包括间接测算出的做功值等，研究样本为 42 位健康人和 54 位子宫脱垂患者，他们发现，有 33 个参数具有统计学意义：其中 11 个参数可提示阴道局部弹性的降低，8 个参数提示盆底支持功能的减退，14 个参数可显示脱垂病人肌肉功能的弱化。如 Gmax_a 和 Gmax_p 分别代表距阴道口 10～15 mm 处压力梯度的最大值，他们认为，这个梯度值反映了该处组织的弹性；而通过对照，它们又能显示出 POP 患者相较于正常人群阴道弹性值的下降。P1max_p、P2max_p 和 P3max_p 分别代表阴道上中下段支持结构（肌肉）的性质。若选择得当，这些有意义的参数可能成为潜在的参考项目，辅助临床评估盆底功能障碍性疾病。Valsalva 动作中随意肌收缩和非随意肌放松状态下的重建图像同样可协助评估 POP（van Raalte，2015）。

VTI 除协助评估阴道的弹性性质外，也可用于治疗方案的选择和治疗效果的评价。Hoyte 等（2017）应用 VTI 分别对阴道松弛和压力性尿失禁的病人进行术前评估，发现盆底支持结构的缺陷，协助确定具体的治疗方式。不足的是，该研究并未设置对照组，因此尚不能有效证明该评估方法的优势所在。Bensmail（2018）报道了 1 例应用动态四级射频疗法（DQRF）治疗阴道松弛的病例，在治疗前后应用 VTI 评估阴道壁弹性，结果表明治疗后阴道壁弹性、盆底支持功能及肌肉性能均有不同程度的增加，显示该疗法对阴道松弛有较好的疗效。

VTI 的优势在于，它代替了传统手指触诊且量化、图像化地显示结果，比临床医生主观判断阴道壁的弹性更具客观性。为了证明 VTI 装置的稳定性，研发团队研究了同一操作者的多次测试数据和不同操作者的测试数据，表明这些数据间没有明显的差异，均具有良好的可重复性（Bensmail，2016），进一步说明 VTI 是一种相对客观而可靠的触诊工具，可能在未来取代传统的人工触诊。

（二）肌磁图（MMG）

肌细胞和神经细胞在受到刺激后会产生生物电流，根据毕奥 - 萨伐尔定律（Biot-Savart Law），肌细胞和神经细胞的生物电流会导致生物磁场。相比之下，生物体产生的磁场包含了生理过程和病理等有价值的信息。生物磁场信号强度相对稳定，相对于生物电流，生物磁场信号传输简单，且能够精确的定位磁场源，同时还能给出时域相关的信息。生物磁场研究提供的磁信号图谱，可为生物电流信号研究提供互补的信息。目前，应用磁信号测量可获得：心磁图（magnetocardiogram，MCG）、脑磁图（magnetoencephalogram，MEG）、胎儿心磁图（fetal-magnetocardiography，fMCG）、胃磁图（magnetogastrography，MGG）、肌磁图（magnetomyography，MMG）和肺磁图（magnetopneumography，MPG）。作为探索性研究，子宫的肌磁图被用于预测分娩发动（Eswaran et al，2004）。2016 年 Oliphant 等首次报道了肛提肌的磁肌图，2019 年 Escalona-Vargas 等报道了肛提肌的磁肌图特征，认为这种新的生物磁学技术可以精确地检测和表征正常女性盆底功能。由于生物磁信号非常弱，通常需要在多层磁屏蔽室里进行测量，技术复杂。虽然磁肌图目前尚未应用于临床，但不失为一种新的更精确描述肌肉活性的技术。

总之，盆底神经电生理学诊断具有较强的临床及科研价值，但是对结果的判读仍需要结合临床症状、临床查体以及其他诊断性检查结果进行综合判断。

（吴氢凯　邱　雨）

参考文献

马克·沃尔特斯，米谢·卡拉姆，2017. 妇科泌尿学与盆底重建外科. 王建六. 北京：人民卫生出版社.

帕帕·彼得罗斯，2007. 女性骨盆底——基于整体理论的功能、功能障碍及其治疗. 罗来敏. 上海：上海交通大学出版社.

王晓光，等，2016. 电生理技术在女性盆底疾病领域的应用，中国计划生育和妇产科（8）：15-16.

卢祖能，等，2000. 实用肌电图学. 人民卫生出版社，第一版.

张元芳，等，2013，实用泌尿外科和男科学 // 肛门括约肌肌电图和下尿路及盆底功能障碍. 北京：科学出版社：480-495.

A Chantraine，1966. Electromyography of the human striated urethral and anal sphincters. Descriptive and analytical study [Article in French]，Rev Neurol（Paris），115（3）：396-403.

Bensmail H，2018. Biomechanical characterization using tactile imaging and interpretation of female pelvic floor conditions before a treatment. EC Gynaecology，7（8）：293-297.

Bensmail H，2018. Evolutions in diagnosis and treatment of vaginal laxity. EC Gynaecology，7（8）：321-327.

Egorov V，et al，2018. Biomechanical Mapping of the Female Pelvic Floor：Prolapse versus Normal Conditions. Open Journal of Obstetrics and Gynecology，8：900-924.

Egorov V，et al，2010. Vaginal tactile imaging. IEEE Trans Biomed Eng，57（7）：1736-1744.

Escalona-Vargas D，et al，2019. Characterizing pelvic floor muscles activities using magnetomyography. Neurourol Urodyn，38（1）：151-157.

HariEswaran，et al，2004. Prediction of labor in term and preterm pregnancies using non-invasive magnetomyographic recordings of uterine contractions. Am J Obstet Gynecol.，190（6）：1598-1602.

Holstege G，et al，1987. Supraspinal control of motoneurons innervating the striated muscles of the pelvic floor including urethral and anal sphincters in the cat. Brain，110（Pt 5）：1323-1344.

Nordling J，Meyhoff HH，Walter S，Andersen JT. Urethral electromyography using a new ring electrode. J Urol，1978，120（5）：571-573.

Oliphant S，et al，2016. Magnetomyographyof the levator muscle complex：anovel assessment tool.Am J Obstet Gynecol，215（5）：667-669.

Smith AR，et al，1989. The role of partial denervation of the pelvic floor in the aetiology of genitourinary prolapse and stress incontinence of urine. A neurophysiological study. Br J Obstet Gynaecol，96（1）：24-28.

Teague CT，et al，1977. Electric pelvic floor stimulation. Mechanism of action.Invest Urol，15（1）：65-69.

van Raalte H，et al，2013. 3D tactile imaging in early prolapse detection. Neurourology and Urodynamics，32（6）：704-705.

van Raalte H，et al，2015. Characterizing female pelvic floor conditions by tactile imaging. Int Urogynecol J，26（4）：607-609.

van Raalte H，et al，2015. High definition pressure mapping of the pelvic floor muscles during valsalva manever，voluntary muscle contraction and involuntary relaxation. Female Pelvic Medicine & Reconstructive Surgery，21（5）：S149-S150.

van Raalte H，et al，2016. Intra- and inter-observer reproducibility of vaginal tactile imaging. Female Pelvic Medicine & Reconstructive Surgery，22（5）：S130-131.

第六十章

生命质量评估方法

第一节　概　述

生命质量（quality of life，QOL）也被称为生活质量或者生存质量，世界卫生组织（World Health Organization，WHO）生命质量研究组（The WHOQOL Group，1998）将生命质量定义为不同文化和价值体系中的个体对与他们所期望的目标、标准以及所关心的事情有关的生存状况的体验。这一定义反映出生命质量是受文化习俗、社会和经济状况影响的主观性评价指标。生命质量作为一个在临床实践和临床研究中被广泛采用的、可靠的评价体系，其产生的背景主要是：当今人类社会已经进入慢性病时代，人们的健康观念发生了改变，从关心生存转变为更加关注生理和心理的恢复以及回归社会、重塑自我的能力。传统的、单纯的生物医学指标已经难以继续胜任评估疾病状态、评价治疗效果的任务。所以健康相关生命质量的概念自 20 世纪 70 年代引入医学界（李鲁 等，2002）以来，其重要性便逐步获得认可（Sajid et al，2008），美国食品药品监督管理局亦认可生命质量可以作为临床试验的独立终点指标和新的治疗方法获得批准的依据（Hassan et al，2007）。我国自 20 世纪 90 年开始也逐步开展了生命质量的研究和应用，并逐步进入发展的快车道。

量表或问卷是测评相关人群生命质量的主要工具，主要分为三类（万崇华 等，2016）：普适性量表（generic scale）、疾病特异性量表（disease-specific scale）和领域特异性量表（domain-specific scale）。普适性量表具有普遍性，适用于健康或者不同类型疾病人群，既可用来对同一疾病的不同群体进行比较，也可用来对不同疾病状态或正常人群之间的生命质量进行评估。普适性量表虽然能够评价总体健康状况，但对疾病经过干预后出现的微小的却又有临床意义的变化反映能力不足，对特定疾病的区别效度较低。特异性量表是为某一类疾病定制的量表，对干预效果和疾病变化的时间趋势更敏感，不仅能了解某一疾病特有的生命质量影响谱，而且可作为评价干预措施临床疗效的重要指标。领域特异性量表用于某种特定领域的测定，比如日常生活活动测定、主观生活质量测定等。后两者均是为某种特定疾病或者状态测量而定制的量表，可统称为特异性量表。作为生命质量评价工具，绝大多数测量量表符合如下特征：①属于主观评价，因此容易受到不同文化、教育、宗教、习俗等因素的影响；②多数量表为患者自评量表；③生命质量量表不具有诊断功能。

生命质量进入医学领域已经 40 余年，产生了大量的普适性或者特异性量表，应用广泛的量表常具有多种语言版本，由于语言和文化的差异，对任何翻译版本都应该进行心理性能验证（Belayneh et al，2019），主要包括评价该量表的信度、效度和反应度。信度是对测量工具所得结果稳定性的评价，其指标包括重测信度、分半信度和克朗巴赫 α 系数（Cronbach's α）；效度通常指测量结果的有效性或者正确性，主要包括校标效度、结构效度和区分效度等；反应度是指生命质量量表能够检测出微小的有临床意义的健康状况变化的能力。一个性能优良的量表应表现为信度优异，效度良好，反应度敏感，即表示信度的各种系数如最常用的 Cronbach's α 系数最好超过0.7，校标效度显示与对照量表有良好的相关性，结构效度能够反映出理论构想的特质，同时该量表能够测量出疾病的微小变化。

国际尿失禁咨询委员会（International Consultation on Incontinence，ICI）于 2001 年制定了针对尿失禁问卷的推荐分级，2004 年，由于针对尿失禁（urinary incontinence，UI）和盆底功能障碍性疾病（pelvic floor dysfunction，PFD）的问卷数量越来越多，ICI 重新修订了这些分级。目前，已经确立了两个推荐的分级，即高度推荐采用的 A 级问卷和推荐采用的 B 级问卷，其中，被高度推荐采用的新设计问卷则定为新 A 级问卷，而将缺乏良好的心理测量性能的问卷归为 C 级问卷。和 UI 有关的问卷较成熟，多数属于 A 级，而和大便失禁（fecal incontinence，FI）、PFD 相关问卷的设计还处在早期阶段，缺乏良好的心理测量性能，因此多数为 B 或 C 级问卷（张迎辉 等，2009）。

作为中国地区的医学研究者，在研究中应本着如下标准选用生命质量量表：①被广泛应用；②在特定人群中有良好的信度、效度和反应度（Patrick et al，1989）；③如果使用国外量表，该量表应该有中文版本，并在有中国文化背景的人群中进行了性能调适；④能够被患者接受；⑤实用性，能够指导临床工作。

生命质量的测量工具是以问卷形式展现的，其包括症状问卷。症状问卷是用于评估某一症状或者综合征的发生状况、严重程度及其影响的问卷，其与生命质量问卷的目的和功能不同，评分与症状问卷的功能类似。此外，患者报告结局近年来也受到研究者的关注，患者报告结局（刘保延，2011）是患者自我报告的关于自身健康状况和治疗结果的评估，其与生命质量同源，内容相似，在临床上不易区分，其关注的重点主要是"临床结局"。

盆底功能障碍性疾病（PFD）是盆底支持组织缺陷或损伤性疾病，主要包括盆腔器官脱垂（pelvic organ prolapse，POP）、尿失禁（UI）、性功能障碍（Female Sexual Dysfunction，FSD）、大便失禁（FI）等疾病，是严重影响患者生命质量的一大类疾病（孙智晶 等，2017）。Tincello 等（2002）一项来自医护患三方的调查显示医护患三方均认为生命质量改善情况是妇泌科最重要的预后评估指标。目前广泛用于测量 PFD 生命质量的普适性量表有简明健康调查问卷（Medical Outcomes Study 36 Item Short Form Health Survey，SF-36）和欧洲生命质量问卷（Europe Quality Of Life，EQ-5D），常用的特异性生命质量量表见表60-1-1。

表 60-1-1　盆底功能障碍性疾病常用生命质量量表

量表分类	量表名称	简称	中文版	ICI/ICS 推荐等级
普适性量表	简明健康调查问卷	SF-36	有	A
	简明健康调查问卷简版	SF-12	有	A
	欧洲五维健康量表	EQ-5D	有	A
盆底功能障碍问卷	盆底影响问卷	PFIQ	有（中国香港）	A
	盆底影响问卷简表	PFIQ-7	有	A
	盆底症状影响问卷	PFDI	有（中国香港）	A
	盆底功能障碍问卷简表	PFDI-20	有	A

续表

量表分类	量表名称	简称	中文版	ICI/ICS 推荐等级
盆腔器官脱垂	脱垂生命质量问卷	P-QOL	有（中国台湾）	A（ICS）
	盆腔器官脱垂与尿失禁性功能问卷	PISQ	无	B
	盆腔器官脱垂与尿失禁性功能问卷简表	PISQ-12	有	A（ICS）
	盆腔器官脱垂与尿失禁性功能问卷-IUGA修订版	PISQ-IR	有（中国台湾）	A（ICS）
尿失禁	泌尿生殖影响量表	UDI	无	A
	泌尿生殖影响量表简表	UDI-6	有	A
	尿失禁影响问卷	IIQ	无	A
	尿失禁影响问卷简表	IIQ-7	有	A
	尿失禁生命质量问卷	I-QOL	有	A
	急迫性尿失禁影响问卷	Urge-IIQ	有	A
	急迫性尿失禁窘迫量表	Urge-UDI	有	
	King健康问卷	KHQ	有	A
	布里斯托女性下尿路症状调查问卷	BFLUTS	无	A
	国际尿失禁咨询问卷	ICIQ-UI	有	A
	国际尿失禁咨询问卷简表	ICIQ-SF	有	新A
性功能量表	女性性功能指数	FSFI	有	A
	脱垂与尿失禁性功能问卷简表（IUGA修订版）	PISQ-IR	有	A
	McCoy女性性功能问卷	MFSQ	无	C（ICS）
	女性性窘迫量表	FSDS	无	
大便失禁量表	大便失禁生命质量量表	FIQL	有	B
	Manchester 健康问卷	MHQ	无	C

注：推荐等级分类A级为高度推荐，B级为推荐采用，C级为缺乏良好的心理测量性能的问卷

第二节　普适性量表

一、简明健康调查问卷

简明健康调查问卷量表（SF-36）是应用最广泛的普适性量表，由美国医学结局研究组在20世纪80年代编制开发，原始版本为英语，90年代初不同语种的版本相继问世（Ware et al, 1992），1996年其第2版问世，弥补了第1版的不足。中文版由李俊团队（2001）、李鲁团队（2002；2003）开发完成，在普通人群中具有良好的信效度，在患有炎症性肠病（陈天佳 等，

2013)、椎间盘突出症（廖加强 等，2013）、脑卒中（李莉 等，2017）等疾病的特异性人群中测量，其信效度均得到了证实，徐丽珍（2006）对腹腔镜辅助阴式子宫全切除患者进行了 SF-36 量表的性能验证，结果显示其信度良好（各维度 Cronbach's α 系数均超过 0.7），目前尚没有明确诊断为盆底功能障碍疾病人群的性能验证研究。

SF-36 量表中文版包括 36 个条目，其中条目 2 为"自我报告的健康变化"，不参与评分，共 35 个条目归为 8 个维度，分别为生理功能（physical functioning，PF）、生理职能（role physical，RP）、躯体疼痛（body pain，BP）、总体健康（general health，GH）、活力（vitality，VT）、社会功能（social functioning，SF）、情感职能（role emotional，RE）、精神健康（mental health，MH）。前 4 个维度被定义为生理领域（physical component summary，PCS），后 4 个维度被定义为心理领域（mental component summary，MCS）。采用李克特累加法计算原始得分，再用标准公式最终转化为百分制，总分、领域及维度的分值范围为 0 ~ 100 分，得分越高说明生命质量越好。由于 SF-36 条目较多，不利于临床应用，其简化版本 SF-20、SF-18、SF-12、SF-8、SF-6 量表陆续开发完成，SF-12（Ware et al，1996）是由原 SF-36 缩减为个 12 条目，评价了健康相关的 8 个维度，研究表明其生理和心理两个领域对受试者之间差异的反应与 SF-36 相同，同样具有良好的信度和效度，可以替代 SF-36，是简化版中应用较广泛的版本，其中文版亦表现出良好的信度和效度（张莎 等，2011；王海棠 等，2019）。SF-12 量表在 2010 年由於四军（2010）通过 PFD 人群进行了信度验证，结果显示 Cronbach's α 系数为 0.844 > 0.70、分半信度为 0.814，显示 SF-12 在 PFD 人群生命质量评价中信度的优异。此外，为了形成单一偏好以利于经济学评估，研究者又开发了 SF-6D 版，其评分与 EQ-5D 相似，需要开发积分体系，目前尚没有针对中国人群的积分体系。

SF-36 和 SF-12 被 ICI 推荐为 A 级问卷（Zhu et al，2011b），是评价干预措施对 PFD 治疗效果的常用观察指标，应用广泛。胡俊等（2018）应用 SF-36 评价电针联合生物反馈治疗 PFD 的效果，结果研究组 PF、RP、BP、VT、RE 五个维度得分明显高于仅仅采用生物反馈的治疗组。

由于 SF-36 对失禁并不具有特异性，因此它特别适合在不同情况下进行比较，例如比较失禁、高血压、糖尿病等不同疾病对生命质量影响（Avery et al，2004a），也能够用于测量失禁与非失禁者之间生命质量的差异，在一项研究中，Hagglund 等（2004）研究发现尿失禁女性在 SF-36 的 5 个维度得分都明显低于非失禁女性。

Oh 等（2006）应用 SF-36 测量 109 例压力性尿失禁妇女和 80 例对照者的生命质量，结果显示 SF-36 用于评估尿失禁对生命质量影响的敏感性较差，这意味着出普适性量表对特定疾病人群生命质量测量的缺陷同样体现在对 PFD 人群的测量中。但是，如前所述，在某些情况下，SF-36 适合在较广泛的范围内评价脱垂、失禁或者与医疗无关的状态。

SF-36 量表对尿失禁测量的内容效度较差，许多维度难以解释疾病的变化，对症状的微小变化敏感性有限。使用 SF-36 的问题是，所获得的结果往往对所测量的具体情况不敏感，不能解决与疾病相关的许多问题。因此，疾病特异性量表在评估特定尿失禁对生命质量的影响方面可能更有益处，在检测治疗结果的变化方面也比普适性量表更敏感（Paick et al，2007）。

SF-36 和 SF-20 有免费版（与 QualityMetric 版有细微差别），具体参见 https：//www.rand.org/ health-care/surveys_tools/mos/36-item-short-form. html；https：//www.rand.org/health-care/surveys_ tools/mos/20-item-short-form.html。

二、欧洲五维健康量表（EQ-5D）

由欧洲生命质量组织（The Euro 生命质量 Group，1990）研制，可广泛使用在健康状况和治疗结果的测量中，其采用单独的一个指数值对健康状态进行描述，这一形式也常常被用于经济学评价（Brazier et al，2004）。目前该量表已经在全世界大多数国家应用，中国大陆中文版已经通过了信效度检验（Wang et al，2005）。EQ-5D 包括健康描述系统和 EQ-VAS 两部分（李

明晖 等，2009），健康描述系统包括行动能力（Mobility）、自我照顾能力（Self-Care）、日常活动能力（Usual Activities）、疼痛或者不适（Pain/Discomfort）、焦虑或抑郁（Anxiety/Depression）五个维度，每个维度包含没有任何困难、有些困难和极其困难三个选项，根据受访者作出的选择计算出 EQ-5D 得分，该得分代表健康的好坏程度，这种三水平版本即是 EQ-5D-3L 版。2007 年，五水平 EQ-5D-5L 开发完成（Pickard et al，2007），与前者相比，EQ-5D-5L 拓展了每个维度的反应区间，提高了信度和反应度，降低了天花板效应（Janssen et al，2013），其中文版也已经得到性能验证（邢亚彬 等，2013）。EQ-VAS 是一条垂直的从 0 ~ 100 分的代表"心目中最差"至"心目中最好的健康状况"视觉刻度尺。EQ-5D 得分通过效用值换算表计算得出，目前已经有十几个国家开发了适合当地人群偏好的效用值积分体系，我国尚没有基于中国人群偏好的 EQ-5D 效用值换算表，临床研究中常常采用英国或者日本的效用值换算表代替（李明晖 等，2009）。

EQ-5D 使用方便、简明易懂、应答率高，与公认的 SF-36 量表相比具有同等的效果，但是由于其设置条目简单，仍然具有普适性量表常有的缺点，即反应度不敏感。Rydningen 等（2017）在比较骶神经刺激和膨胀剂注射对产科肛门括约肌损伤所致的大便失禁治疗效果研究中发现，骶神经刺激在大便失禁华智能和生命质量量表（FIQL）的四个维度均明显优于膨胀剂注射疗法，而 EQ-5D 则没有测量到这种差异。

EQ-5D 量表缺少直接捕捉特定疾病影响的测量条目，其中没有一个条目与尿失禁直接相关，但尿失禁对生命质量的影响可以通过日常活动或焦虑/抑郁等领域的变化来间接体现。Davis 等（2013）通过回顾与 EQ-5D 的心理测量表现相关的文献发现，在大多数临床研究中，EQ-5D 与特定疾病的预后指标一致，EQ-5D 在大多数"已知组"的比较中显示出了有效性，尽管并不总是有统计学意义。在反应性方面，EQ-5D 的变化与临床或疾病具体措施的变化之间存在普遍一致性。研究显示 EQ-5D 对尿失禁患者的测量中普遍表现出良好的信度、结构效度和反应度。但是具体到某个疾病领域，EQ-5D 的适用性还需要再测试。Haywood 等（2008）采用物理疗法治疗 174 名尿失禁女性患者，在治疗第 6 周和 5 个月时进行生命质量评价，结果显示 EQ-5D 出现较大的天花板效应和较差的反应度，而生命质量量表则表现出灵敏的反应度，由此作者不建议使用 EQ-5D 评估尿失禁患者的生命质量。

EQ-5D 量表可以在欧洲生命质量学会网站（www.euroql.org）获得，纯学术研究登记注册后可以免费使用。

第三节 特异性生命质量量表

一、盆底功能紊乱特异性生命质量量表

PFD 评估内容包括客观和主观评估（症状及生命质量），PFD 的治疗与否取决于症状对患者生活的影响程度，因而主观评估是手术治疗前非常重要的环节。术后随访中，即使 POP-Q 和尿动力学评估达到临床治愈标准，但患者仍表现出疼痛、尿潴留、便秘等症状，从而会降低对治疗效果满意程度。在临床实践中，患者往往更加重视日常生活、社会生活及性功能的改善，因而主观评估也是术后疗效评价的重要内容。在临床研究中，Barber 等（2006）提出在评价 PFD 疗效时应首先关注患者症状的缓解和改善，其次才是解剖结构的恢复。经严格心理学性能验证的有效问卷是评价 PFD 症状严重程度和生命质量最有效的工具（Naughton et al，2004）。

1. 盆底影响问卷（pelvic floor impact questionnaire，PFIQ）和盆底症状影响问卷（pelvic floor dirtress inventory，PFDI） PFIQ 生命质量问卷和 PFDI 症状影响问卷同时由克利

夫兰医学中心 Barber 团队于 2001 年开发完成（Barber et al，2001），适用于所有的 PFD，可分别被临床医生用于评估下尿路功能紊乱、大便失禁、盆腔器官脱垂、结直肠肛门功能紊乱等症状和生命质量，这两个问卷在功能上各有侧重，临床上可以联合使用。

PFIQ 是在尿失禁影响问卷（IIQ）原始条目的基础上，增加了其他盆底功能紊乱的条目，形成了尿道影响问卷（UIQ）、盆腔器官脱垂影响问卷（POPIQ）、结直肠肛门影响问卷（CRAIQ）3 个量表，总条目 93 个，每个量表 31 个条目，其中 30 个条目来自于 IIQ，额外增加的 1 个条目是关于膀胱、肠道、阴道症状对患者与其丈夫或亲密伴侣关系影响条目。IIQ 量表的 4 个分量表结构和内容被保留并应用于所有的 PFIQ 的 3 个量表中，即 PFIQ 每一个量表又进一步细分为 4 个分量表，包括旅行、社交、情感和身体活动。每个量表得分 0～400 分，PFIQ 评分越高反映 PFD 对生命质量影响越重。由于 PFIQ 中条目相对较多，研究者鼓励按肠道、膀胱和阴道症状进行区分。

PFDI 是以泌尿生殖影响量表（UDI）为基础，增加了评估 POP 和结肠、直肠功能的内容而构成，用来评估全盆底疾病的症状困扰情况和症状严重程度。PFDI 共有 46 个条目，分成泌尿生殖影响量表（UDI）、盆腔器官脱垂症状量表（POPDI）和结直肠肛门症状量表（CRADI）3 个量表。每个量表又由几个分量表组成，其中 UDI 共 28 个条目，其量表结构与原 UDI 量表结构完全相同，由阻碍、刺激（不适）和压力 3 个分量表组成；POPDI 包括 16 条目，分为 3 个分量表；CRADI 含有 17 个条目，4 个分量表。每个条目设有 4 个选项，从 1 分（根本没有）到 4 分（相当多），UDI 和 POPDI 的得分范围是 0～300 分，CRADI 为 0～400 分，得分越高反映患者症状越重。

PFDI 和 PFIQ 两个问卷均具有良好的信度和效度（Barber et al，2001），内部一致性 PFDI 为 0.82～0.89，PFIQ 为 0.96～0.97，重测系数 PFDI 为 0.86～0.87，PFIQ 为 0.77～0.92，两个量表总完成时间平均 23 分钟，其中分量表得分

与相应的尿道、器官脱垂、肠道症状显著相关，显示其具有一定的反应度。PFDI 和 PFIQ 两个问卷已经被转译成多国版本，并进行了文化调适，中文版由香港中文大学 Chan 等（2011）转译并进行性能验证，结果显示 PFDI 和 PFIQ 中文版具有良好的信度、效度和一定的反应度，PFDI 和 PFIQ 的 Cronbach's α 系数、重测信度分别为 0.92 和 0.98，0.77 和 0.79，PFDI 和 PFIQ 与 SF-36 呈负相关，器官脱垂分期、尿失禁和大便失禁与相对应的分量表呈正相关。有研究（Chan et al，2013）显示两个中文版问卷能够反映出失禁手术、盆底修复手术以及应用子宫托治疗压力性尿失禁和 POP 对患者带来的改变。目前尚没有关于这两个问卷中国大陆版本的性能验证研究。

2. 盆底功能障碍问卷简表（pelvic floor distress inventory shortform，PFDI-20）和盆底影响问卷简表（pelvic floor impact questionnaire short form，PFIQ-7） 为了适应不同的临床应用和研究的需要，Barber 等（2005）对 PFDI 和 PDIQ 进行了简化，开发并完成了 PFDI-20 和 PFIQ-7 两个简表。

PFDI-20 包括 3 个分量表，泌尿生殖影响量表简表（urinary distress inventory 6，UDI-6）盆腔器官脱垂症状量表简表（pelvic organ prolapse distress inventory 6，POPDI-6）、肛门直肠症状量表简表（colorectal-anal distress inventory 8，CRADI-8），共 20 个条目。每个条目采用 0～4 级的李克特（likert）评分法，每个问题计 0～4 分，没有症状为 0 分，有症状无影响为 1 分，轻度影响为 2 分，中度影响为 3 分，重度影响为 4 分，分量表所有条目的平均分乘以 25 为该分量表的得分（0～100 分），三个分量表得分直接相加得到量表的总分（0～300 分），得分越高表明 PFD 症状越严重，对患者生活影响越大。

PFIQ-7 包括 3 个分量表，分别为尿失禁影响问卷简表（incontinence impact questionnaire 7，IIQ-7）、盆腔器官脱垂影响问卷简表（pelvic organprolapse impact questionnaire 7，POPIQ-7）、肛门直肠影响问卷简表（colorectal-analimpact questionnaire 7，CRAIQ-7），3 个分量表均使用相同的 7 个问题，对应日常家务、身体锻炼、娱

乐活动、出行、社交活动、情绪及心理 7 个方面的影响程度，共 21 个问题。每个条目采用 0 ~ 3 级的李克特（likert）评分法，"没有影响、有一点影响、相当影响、重度影响"分别对应 0、1、2、3 分。计分方法与 PFDI 相同，得分越高表明盆底疾病对生命质量的影响越大。

PFDI-20 和 PFIQ-7 适用于所有 PFD，具有良好的信度、效度和反应度（Barber et al，2005），被国际尿控协会（International Continence Society，ICS）和 ICI 推荐为 A 级问卷，是目前应用最广泛的和盆底相关的问卷，大约 30.3% 和 27.3% 的医学研究应用了这两个问卷（Zuchelo et al，2018）。PFDI-20 与原表 PFDI 相比，其 3 个分量表与原表相应分量表有显著相关性（相关系数 r 分别为 0.86、0.92、0.93），PFIQ-7 的 3 个分量表与其原表 PFIQ 相对应的量表也有显著的相关性（相关系数 r 分别为 0.96、0.96、0.94）。两个简表对手术后 3 ~ 6 个月患者症状和生命质量测量具有中等至极好的反应。这两个问卷适用范围广，多个国际验证研究显示信度、效度及反应性均较高，目前已经开发完成荷兰语、希腊语、日语、西班牙语、瑞典语、土耳其语等多国语言版本，2011 年朱兰等（2011a）对 PFIQ-7 中文版、2014 年罗建秀（2014）对 PFDI-20 中文版分别进行心理学测量，显示出了良好的信度和效度。马宁等（2012）应用 PFIQ-7 评价 Prolift 网片盆底重建术治疗压力性尿失禁的手术效果，结果显示术后 6 个月患者 PFIQ-7 评分有明显的改善（降低）。临床应用情况详见表 60-3-1。

PFDI 和 PFIQ 长、短两个版本具有很好的相关性，两者的选择取决于使用的目的。在临床实践，采用多问卷研究以及需要减少开销的情况下，多采用简表，但若需要详细资料，则原表可能更为合适。

二、盆腔器官脱垂生命质量量表

盆腔器官脱垂（POP）的症状主要有阴道不适感、尿失禁、排尿困难、排便改变和性功能障碍，影响患者生命质量，同时对其社会功能产生负面作用（蒋小慧 等，2018）。因本病涉及女性

隐私，难以启齿，常常导致患者出现心理障碍。轻度 POP 对患者生命质量影响不大，中重度以上患者，其生命质量则受到不同程度的影响。

1. 脱垂生命质量问卷（prolapse quality of life，P-QOL） P-QOL 由 Digesu 等于 2005 年开发完成，是可用于描述子宫阴道脱垂患者症状严重程度、评估生命质量或者治疗效果的自评式疾病特异性量表。该量表的原始语言为英语，但其意大利版本在 2003 年已经进行公开发表。P-QOL 含有 20 个条目 9 个维度，包括一般健康、脱垂影响、角色限制、身体和社会限制、个人关系、情感问题、睡眠 / 活力、性问题以及症状严重程度。条目的评分采用李克特 0 ~ 3 级评分法，"没有""较少""中等"和"很多"分别对应 0 ~ 3 分。每个维度得分 0 ~ 100 分，分值越大表示生命质量越差。

P-QOL 所有条目的 Cronbach's α 系数均大于 0.80，显示出良好的内部一致性，在症状性和无症状性脱垂者之间，P-QOL 每个维度的得分均具有显著的差异（Digesu et al，2005），与脱垂器官的大小呈强相关关系（Digesu et al，2003）。目前，P-QOL 已经有 13 种语言版本，在这些转译版本中，绝大多数结构效度不佳，文化调适不够，但内部一致性、效标效度和反应度良好（Belayneh et al，2019），所以在使用转译版本时，其心理学性能必须加以考虑。P-QOL 中文繁体版由 Chuang 等（2016）转译并验证，目前尚无中文简体版性能验证性研究。

P-QOL 简单、可靠、易于理解，与 PFDI、PFIQ 等其他经过验证的问卷相比，P-QOL 是一种简短的问卷形式，具有填写完整、方便的优点。P- 生命质量被 ICS 推荐为 A 级问卷（Kamińska et al，2019），临床应用详见表 59-3-1。

2. 盆腔器官脱垂与尿失禁性功能问卷（pelvic organ prolapse/urinary incontinence sexual questionnaire，PISQ）（Rogers et al，2001）及其简表（pelvic organ prolapse/urinary incontinence sexual questionnaire short form，PISQ-12）（Rogers et al，2003）和修订版 PISQ 及其简表是目前唯一用于评估 POP 或 UI 患者性功能的自评式症状特异性生命质量量表，是国际上 PFD 疾病研究及

表60-3-1　盆底功能障碍性疾病生命质量量表临床应用文献列表

作者	发表时间	干预措施	目的	疾病	样本量	研究类型	随访时长	结果	结论
Cervigni	2011	Avaulta补片	临床疗效和安全性	膀胱脱垂	97	前瞻	1年	P-生命质量下降 PISQ-12改善 Wexner评分无变化	生命质量和性功能获得改善，因复发率和暴露率不理想，所以整体疗效不满意
Brocker	2011	补片	评价生命质量和MR对术后功能恢复的测量性能	POP	36	前瞻	12周	P-生命质量改善	P-生命质量可以用于评价手术疗效
Azaïs	2012	经阴道应用Elevate补片修补	功能和解剖恢复	泌尿生殖器官脱垂	70	前瞻	1年	PFIQ-7降低 PFDI-20降低 PISQ-12没有改善	功能恢复满意，解剖恢复需要进一步评估
陈娟	2012	Prosima网片全盆底重建	疗效和安全性	POP	31	前瞻	6~12个月	PFIQ-7中IIQ-7和POPIQ-7降低 PISQ-12无变化	安全、疗效满意 生命质量得到改善 对性生活无影响
Thibault	2013	腹腔镜骶骨阴道固定术	对症状和生命质量的影响	泌尿生殖器官脱垂	148	前瞻	1年	PISQ-12升高 PFDI-20降低 PFIQ-7降低	能够早期持续改善症状和生命质量
El Haddad	2013	Previous Gynemesh/Prolift补片	对性功能的影响	前盆腔脱垂	69	前瞻	6个月	PISQ-12评分改善	补片修补对性功能无影响
赖秋英	2016	Perigee系统	疗效	前盆腔器官脱垂	59	前瞻	8~30个月	PFDI-20降低 PISQ-12升高	安全可靠 近期疗效明显
Gümüş	2018	腹腔镜手术vs经阴道悬吊术	对性功能的改善	压力性尿失禁	77	/	6个月	PSIQ升高 TVT在生理和伴侣两个维度上较LA组升高	能够改善性功能，创伤小的手术将替代有创手术
Joo	2019	经闭孔尿道中段悬吊术（TOT）	性功能	尿失禁	82	回顾	9个月	PFDI-20降低 PSIQ-12升高	能够改善性功能

治疗中应用最为广泛的问卷之一。

PISQ 由 Roger 等在 2001 年开发完成，共有 31 个条目，分为行为与情感（15 条目）、生理（10 个条目）和伴侣（6 条目）三个维度，每个条目均与 6 个月内受调查者及其性伴侣之间性功能和性活动相关。评分采用李克特评分法，除第 5 条外，所有条目评分为 0～4 分（0 分：总是；4 分：绝不），第 5 条得分为 0 分至 5 分（0 分：从不自慰）。量表得分是所有条目得分的总和，最高得分 124 分，PISQ 得分越高提示性功能越好，普通健康人群的得分约为 94 分。PISQ 及其 3 个维度内部一致性总体表现良好，分别为 0.85、0.86、0.77、0.43，具有良好的结构效度和外部效度，行为与情感、生理 2 个维度与性史问卷 -12（sexual history form-12，SHF-12）得分高度相关（$r = -0.74$），生理维度与 IIQ 得分显著负相关（$r = -0.63$）。

2003 年 Roger 等又推出 PISQ 简版，将原有问题缩短至 12 个条目，涉及：①性欲、性高潮能力、性唤起、性满意度 4 个行为情绪方面内容；②性交痛、性生活时出现失禁症状、失禁及脱垂症状限制性生活、由此产生的负面情绪 5 个生理功能相关条目；③性伴侣的勃起障碍、性伴侣的早泄情况、性高潮强度的变化 3 个性伴侣相关内容。每个问题的评分为 0～4 分，PISQ-12 的 12 个条目分数总和即为被调查者性功能评分，总分为 48 分，评分越高，表明性功能越好。PISQ-12 虽然也包含 3 个维度的结构，但是其仅仅通过总分或者条目测量值来衡量，用于评价性功能。简表与长卷有很好的相关性（$r = 0.75～0.95$），与 SF-12（r 为 0.66 和 0.68）和 IIQ-7（r 为 0.38 和 0.54）评分显著相关，心理学性能与长卷相似。

目前，PISQ-12 已经被转译为阿拉伯语、中文、法语、波斯语、葡萄牙语、瑞典语、土耳其语、荷兰语（T Hoen et al，2015）、西班牙语等版本并经过了性能验证，中文版 PISQ-12 由於四军（2010）、朱兰等（2012）团队开发完成，信度、效度良好。

PISQ 被 ICI 推荐为 B 级量表，PISQ-12 尚无推荐等级（Rogers et al，2018），但 ICS 推荐 PISQ 和 PISQ-12 为 A 级问卷（T Hoen et al，2015；

Kamińska et al，2019）。近几年，PISQ 及其简表被大量应用于评价 POP 或 UI 治疗效果的研究中（Mestre et al，2015）。PISQ 应用的主要限制是其不能用于评估没有性伴侣且被认为没有性生活女性的性活动和性功能，患有严重 PFD 女性有可能选择不进行性生活，这可能会低估 PFD 对性功能的影响（Mestre et al，2015）。其他的性功能评估量表设计的初衷并不是用来评估 PFD 所引起的性功能变化，由此导致这些量表测量 PFD 对性功能影响的敏感度降低。另外，所有的量表均缺乏对大便失禁和同性恋人群有效性的验证，并且缺乏对性活动的筛选（Omotosho et al，2009）。考虑到 PISQ 及其他性功能评价量表的局限性，国际妇科泌尿协会（IUGA）成立了一个工作组，旨在修订出一个可以应对这些限制条件的性功能量表，并验证了这个量表的信度、效度和修订后的响应能力。由 IUGA 修订的 PISQ 问卷被称为 PISQ-IR（IUGA 修订版）（Rogers et al，2013），它可以评估性生活不活跃或者肛门失禁女性的性功能（Pauls et al，2015）。PISQ-IR 以 PISQ-12 为基础研制开发，主要分为两部分，一部分用于没有性生活者（12 个条目），另一部分用于有性生活者（21 个条目），患者回答前需要进行选择。这个量表已经开始国际化的性能验证研究，中国台湾版已经完成转译开发工作（Wang et al，2015）。PISQ-IR 被 ICS 推荐为 A 级问卷（Kamińska et al，2019）。

三、性功能问卷

性功能改善是 PFD 治疗中需要考虑和评估的重要目标之一，使用量表进行筛查、诊断、判断疗效是临床和科研工作中用于女性性功能障碍（female sexual dysfunction，FSD）分类和评估的首选方法（Giraldi et al，2011）。国际上评估女性性功能的问卷较多（Mestre et al，2015），主要分为普适性和特异性两种，分别适用于一般人群和特殊疾病人群，但至今为止国内外尚无客观、统一且被广泛接受的"金标准"，研究者在做研究时，一定要根据研究目的、量表的适用范围来选择合适的量表。在这方面，国内研究较少，尚处于起步阶段（叶然 等，2014）。

1. 女性性功能指数（female sexual function index，FSFI）（Rosen et al，2000） FSFI 是应用最广泛的评价女性性功能的通用型特异性量表，不仅能评估 FSD 的严重程度，还能为分类提供依据。由美国 Rosen 等在 2000 年编制完成，共包含 19 个条目，6 个维度，分别为性欲（2 个条目）、性唤起（4 个条目）、阴道润滑度（4 个条目）、性高潮（3 个条目）、性生活满意度（3 个条目）和性交痛（3 个条目）。各条目评分采用 0 ~ 5 分或 1 ~ 5 分李克特评分法，总分范围 2 ~ 36 分。分数越低表示性功能障碍越严重。FSFI 具有良好的重测信度（$r = 0.75$-0.86）、内部一致性（Cronbach's α 系数 0.89）和判别效度。

在敏感性和特异性研究中发现，FSFI 得分低于 26.5 分表明女性可能有性功能障碍，且每个维度分值均有诊断意义，单维度低于 3.6 分提示异常（Wiegel et al，2005）。由于文化背景的差异，每个语言版本均应对诊断标准进行修订，中国城市女性为 23.45 分（敏感性 62.1%、特异性 76.9%）（Ma et al，2014）。

FSFI 已经被转译为多种语言版本并进行了心理性能验证，但有些版本的验证并不充分。北京协和医院孙晓光等（2011）、浙江大学楼青青等（2013）分别独立对将其汉化并进行了性能验证，显示出良好的信效度。近年来，FSFI 中文版分别在孕妇人群（邹芳亮 等，2015）、乳腺癌幸存人群（吴傅蕾 等，2018）中获得性能验证。FSFI 适合任何年龄群，在 PFD 治疗的临床研究中，FSFI 已经被用于评估手术前后的性功能变化

（Pauls et al，2007，袁梅 等，2015）。

FSFI 问卷已被临床医生和研究人员广泛用于临床研究（表 60-3-2），庞大的应用经验和数据池使 FSFI 研发者可以从中不断地获取关于新样本的规范数据。FSFI 量表易于实施和评分，并且还拥有诊断标准分值，是一个理想的女性性功能评价工具。

FISI 量表开发之初是用于评价拥有男性伴侣的女性性功能，所以在测量没有伴侣或性生活不活跃的女性时可能会产生信息偏倚。Tracy 等（2007）在研究中将其调查时限由 4 周改为 6 个月，并去除了异性性交定义说明后，将之用于评价 350 名同性恋女性的性功能，结果表明这个改良版 FSFI 与测量异性恋女性的原量表的信度相似，显示了良好的内部一致性。另外，FSFI 不应该被认为是一种诊断工具，它不能用于对女性性经验、知识、态度或人际功能的衡量。

国际性医学会（Internation Society for Sexual Medicine，ISSM）建议该量表可用于临床实际工作中，作为在过去 4 周内有过性生活的异性恋女性症状严重程度的衡量标准，最好与严重程度的测量联合应用（Giraldi et al，2011）。ICI 推荐等级该量表的为 A 级（Rogers et al，2018）。

2. McCoy 女性性功能问卷（McCoy female sexuality questionnaire，MFSQ）（McCoy，2000，Rellini et al，2005） MFSQ 是一份自评问卷，用于测量与性激素变化相关的性功能，如口服避孕药后性激素的变化或者围绝经期性激素的变化。MFSQ 有 19 个条目，分为 5 个维度。原始 MFSQ 有效性的证据来自于比较口服避孕药和未

表 60-3-2　FSFI 临床研究文献列表

作者	发表时间	研究目的	FSFI 结果	结论
Solomon	2012	评价经阴道手术对性功能的影响	经腹和经阴道阑尾切除术两组术后 60 天 FSFI 评分无差异	经阴道阑尾切除术对女性性功能没有影响
Kovacsik	2017	评价子宫肌瘤栓塞术对性功能的影响	术后 1 年 78% 患者 FSFI 评分改善	子宫肌瘤栓塞术显著改善了性功能
Gubbiotti	2019	评价米拉贝隆治疗膀胱过度活动症对性功能的影响	84% 患者 FSFI 总分显著提高 ICIQ-SF 评分显著提高	米拉贝隆不仅能够控制 OAB 患者症状，还能显著改善性生活

口服避孕药的妇女，以及比较绝经期妇女激素替代治疗和不用激素替代治疗的研究。由于不同的研究对原始量表 19 个条目采用了不同的组合，目前尚不能明确 MFSQ 的区别效度，澳大利亚版 MSFQ（The SPEQ）被证明对 FSD 的测量具有足够的敏感性和特异性。MFSQ 是专门针对异性恋女性的，对如何评价单身女性目前还不清楚。

该量表已被翻译成多种语言，长度较短的英文版性能已在澳大利亚妇女样本上获得验证（Dennerstein et al，2002）。意大利版 MFSQ 能够通过临床专家（Rellini et al，2005）的访谈来区分是否患有 FSD，能够敏感地测量到激素所带来的性欲改变。Battaglia 等（2014）对激素与阴道环避孕对年轻女性性行为影响的研究中发现 6 个月的激素避孕者 MFSQ（意大利版）评分下降。但是，由于在不同的修订版中包含的条目不同，因此无法评估 MFSQ 的心理学性能。

MFSQ 的众多版本在信度和效度的方面存在瑕疵，有些条目没有明确的定义，或者已经不符合当前对性唤起和性高潮反应的定义。原始版本中包含 1 条关于性活动频率的条目，但该条目并没有纳入总分中。基于以上限制，ISSM（Giraldi et al，2011）不建议在日常临床工作中应用 MSFQ，ICS 的推荐等级为 C 级（Omotosho et al，2009）。

3. 女性性窘迫量表（female sexual distress scale，FSDS）（ter Kuile et al，2006，Derogatis et al，2008） FSDS 于 2002 年研制完成，用于评估女性因性生活造成的心理状况。该量表最初由 20 个条目构成，后逐步简化为 12 个条目，当总分 ≤ 15 分时被认为有性窘迫。2008 年 Derogatis 等（2008）为增加该量表对性欲低下患者的敏感度，对量表进行了修正，增加了 1 个条目，并将修订后的量表（FSDS-R）与原量表（FSDS）在北美 27 个医疗中心的 296 名 18 ~ 50 岁女性中进行了信效度的检验，结果显示，新旧量表在筛查性欲异常 FSD 患者时结果一致，FSDS-R 表现出更好的区分效度和重测信度。该量表已经翻译成不同语言版本并得到广泛应用，但尚无中文版本。

四、尿失禁（urinary incontinence，UI）

尿失禁（urinary incontinence，UI）虽然对生命不构成威胁，但给生活带来诸多不便。UI 容易给患者造成尴尬、痛苦，影响患者与周围人群的关系，产生自卑心理；同时也影响患者的社会交往，如减少出门、娱乐活动、社会活动的频率。因此，UI 患者日常生活状况的评估比客观评估更为重要。经心理学验证的有效问卷是评价 UI 的症状、严重程度和生命质量最有效的方式。

1. 尿失禁影响问卷（incontinence impact questionnaires，IIQ）及简表（incontinence impact questionnaires short form，IIQ-7） IIQ 由 Shumaker 等在 1994 年研发完成，可用于评价女性 UI 患者的日常活动和心理状态。IIQ 分为体力劳动、交通出行、社交活动、情绪健康 4 个维度，共有 30 个条目。每个条目采用 0（一点也没有）~ 3 分（重度）李克特评分，（维度平均分 -1）×100/3 为维度得分（0 ~ 100 分），4 个维度得分相加得到总量表得分（0 ~ 400 分）。

1995 年 Uebersax 等（1995）将 IIQ 简化成 7 个问题，并进行了心理学测量。IIQ-7 包括 4 个维度：劳动与体力活动（家务劳动、体育锻炼）、交通出行（离家是否超过 30 分钟以上、娱乐活动）、社交活动、情绪健康（心情紧张或抑郁、感到沮丧）。问卷评分如下：每个条目采用 0（一点也没有）~ 3（重度）级李克特评分，所有条目的平均分 ×100/3 为该量表的最后得分（0 ~ 100 分），分数越高表明 UI 患者生命质量越差。

IIQ-7 是目前国际 PFD 研究中应用最多的 UI 特异性问卷之一，已经被转译为土耳其语、西班牙语、荷兰语、中文繁体版、瑞典语等多种版本。2010 年，香港中文大学 Chan 等（2010）完成了 IIQ-7 中文繁体版本的转译和验证，调查了 UI 患者 207 例，结果显示其在中国人群具有良好的信度、效度以及反应度。朱兰等（2011）完成了 IIQ-7 中文简体版的信效度验证，结果显示该问卷适合用于中国人群 UI 患者的 QOL 评价。

2. 泌尿生殖影响量表（urogenital distress inventory，UDI）及其简表（urogenital distress inventory short form，UDI-6） UDI 和 UDI-6 用来评价女性 UI 症状严重程度，尤其适用于下尿路功能异常和子宫阴道脱垂的患者。UDI 由 Shumaker 等在 1994 年与 IIQ 同时研发完成，包括 3 个维度：刺激性症状、压力性症状和不适症状，共含 19 个条目。评分如下：0 分（一点也没有）～ 3 分（重度），（维度的平均分 -1）×100/3 得到每个维度的得分（0 ～ 100 分），三个维度得分相加即总量表得分（0 ～ 300 分）。

为便于临床应用，1995 年 Uebersax 等将 UDI 简化为 6 个问题（UDI-6），包含刺激性症状（尿频、急迫性尿失禁）、压力性症状（压力性尿失禁、点滴漏尿）、不适症状（膀胱排空困难、阴道不适或疼痛）3 个维度。每个条目评分采用李克特评分法，评分为 0 分（一点也没有）～ 3 分（重度），所有条目平均分 ×100/3 为该量表的最终得分（0 ～ 100 分）。得分越高表明 UI 症状越重，对生活影响越大。UDI-6 已经翻译为土耳其语、阿拉伯语、西班牙语、荷兰语、瑞典语、中文繁体版等，并进行了心理学测量。2010 年香港 Chan 等将 UDI-6 翻译成中文繁体版，2014 年罗建秀将 UDI-6 转译为中文简体版，性能验证显示其具有良好的信度及效度，能够反映出手术干预前后的差异。

2002 年，Robinson 等人将 IIQ 和 UDI 修订后分别命名为 MUSIQ 和 MUDI，可用于评价尿失禁男性生命质量和症状程度，能够更灵敏地测量 UI 和相关症状对男性健康相关生命质量的具体影响。

3. 国际尿失禁咨询问卷（international consultation on incontinence questionnaire，ICIQ-UI）（Avery et al，2004b）及其简表（international consultation on incontinence urinary incontinence short form，ICIQ-UI-SF） ICIQ-UI 发布于 1998 年第一次国际尿失禁会议上，用于评估尿失禁症状严重程度和 QOL，男性和女性均可应用。该问卷包括 10 个条目，分别为尿失禁频率、影响程度、尿垫更换频率、尿垫类型、漏尿量（一般漏尿量和最大漏尿量）、日常生活影响程度、社会生活影响程度、性生活影响程度、平日生活质量、漏尿诱发因素。2004 年 Avery 等（2004b）将其简化为 4 个条目（即简表 ICIQ-UI-SF），包括漏尿频率、漏尿量、日常生活影响程度、漏尿诱发因素。每个条目 0 ～ 7 分（即从来没有到一直持续），前 3 个条目得分相加得到总分（0 ～ 21 分），漏尿诱发因素不参与评分（Rotar et al，2009）。得分越高说明尿失禁对患者生活影响越严重。ICIQ-UI 现已经被翻译成 40 多种语言，中文、俄语、法语、西班牙语、希腊等，ICIQ-UI 中文版于 2008 年完成开发并显示出良好的心理学性能（Huang et al，2008）。

ICIQ-UI-SF 没有提供任何有关临床重要评分变化的指导建议，但能够反映疾病的严重程度，并具有一套简单的评分系统。由于 ICIQ-UI-SF 更简短，在开发过程中几乎没有丢失测试数据，另外在开发过程中还采用了大量来自社区和医院系统的异质性样本，就临床适用性而言，ICIQ-UI-SF 似乎比 KHQ 和 I-QOL 表现得更好（Avery et al，2004b）。Hewison 等（2014）在对比了多个 UI 量表后认为 ICIQ-UI-SF 非常适合临床应用。

ICIQ-UI-SF 被 ICI 推荐为 A 级问卷，不仅能够评价尿失禁对生命质量的影响，还能够鉴别尿失禁类型（陈泽波 等，2011），对尿失禁的病因具有诊断价值（Rotar et al，2009），在评价漏尿严重程度时，ICIQ-UI-SF 与 24h 尿垫试验之间存在明显的相关性（Karantanis et al，2004）。

ICIQ-UI-SF 可以在网站经申请后免费使用：http：//www.iciq.net/userpolicy.html。

4. 急迫性尿失禁影响问卷（urge-incontinence impact questionnaire，Urge-IIQ）与急迫性尿失禁窘迫量表（urge-urianry distress inventory，Urge-UDI） Urge-IIQ 与 Urge-UDI 是由 Brown 等于 1999 年在 IIQ、UDI 的基础上结合专家意见和文献开发完成，常常联合用于评价急迫性、混合型尿失禁对女性生命质量的影响以及症状所造成的困扰。Urge-IIQ 共 32 个条目，评价出行、日常活动、身体锻炼、情绪、性功能、人际关系 6 个方面；Urge-UDI 共 10 个条目，9 个条目评价 UI 症状，1 个条目用于评价对生命质量的影响。通过对 83 名混合型 UI 或急迫性 UI

女性的测量显示其具有足够的信度（Cronbach's α 0.74～0.95、重测信度0.59）。中文版由高晓雪（2015）开发完成，显示了较好的信度、效度。Ugre-IIQ被ICS推荐为A级问卷，但其应用目前在国内比较少见，对治疗效果的反应度尚未见报道，还需进一步证实。

5. 尿失禁生命质量问卷（incontinence quality of life questionnaire，I-QOL） I-QOL可用于评估男性或者女性尿失禁患者的生命质量，由Wagner等（1996）开发完成。I-QOL分为3个维度：行为限制、心理影响、社会障碍，共22个条目。评分如下：极度严重为1分，相当多为2分，中度为3分，轻度为4分，均无为5分，（合计分数-22）/88×100为总分（0～100分），分数越高提示生命质量越好。性能验证（Patrick et al，1999b）显示总分和3个维度得分内部一致性良好（0.87～0.93），并且是可重复的（ICC 0.87～0.91），与SF-36具有良好的相关性，与尿垫重量测试、失禁次数和患者整体形象改善等独立指标的变化相关（r为0.4～0.8）。研究显示I-QOL测量结果有效，可重复使用，并且对女性的尿失禁治疗反应灵敏。

I-QOL被ICI推荐为A级问卷并被多个指南所推荐，可在临床实际工作使用（Hewison et al，2014），现已在多个临床研究中被采用（表60-

3-3）。I-QOL已经被翻译成多种语言并显示其信效度与原版一致（Bushnell et al，2005），并具有良好的反应能力，随着尿失禁程度、失禁次数增加时I-QOL评分明显变差（Patrick et al，1999a）。I-QOL中文版由王晓茜（2013）转译并进行心理学测量，结果显示其在中国人群中具有较高的信效度，但其测量样本量较小，且缺少反应性研究。

I-QOL相对较长，缺乏易用性方面的研究，并且缺少评分程度分级，但其评分系统随着修订能够为临床提供有意义的数据（Yalcin et al，2006）。

应用I-QOL可以与华盛顿大学订购（http：//depts.washington.edu/seaqol/IQOL）。

6. 布里斯托女性下尿路症状调查问卷（Bristol female lower urinal tract symptom questionnaire，BFLUTS）及简表（Bristol Female Lower Urinary Tract Symptoms Questionnaire short form，BFLUTS-SF） BFLUTS和BFLUTS-SF用来评估女性下尿路症状对生活的影响、性功能状况及生命质量。BFLUTS由Jackson 1996年研发，问卷分为3个维度，下尿路症状（19个条目）、性功能（4个条目）和生命质量（11个条目），共34个条目。2004年Brookes等对其简化，开发出BFLUTS-SF，并提出整体分数评价系统。

表60-3-3　临床研究应用I-QOL文献列表

作者	发表时间	研究目的	I-生命质量结果	结论
Kinchen	2005	评价度洛西汀改善尿失禁生命质量的疗效	服用度洛西汀组和安慰剂组相比I-QOL评分在数值上更高，但统计学上无差异	临床使用度洛西汀可能会使最适合的患者受益
Terlikowski	2013	评价经阴电刺激联合生物反馈治疗压力性尿失禁的疗效	第8和第16周治疗组与安慰剂组的I-QOL评分为78.2±17.9、55.9±14.2和80.8±24.1、50.6±14.9	经阴电刺激联合生物反馈治疗压力性尿失禁是一个可靠的方法
Kim	2015	评价再次中尿道合成吊带悬吊术对复发尿失禁患者的疗效	再次手术的I-QOL评分明显好于初次手术的评分	重复中尿道吊带悬吊术对复发患者是有效的
Hui	2016	不同肉毒素注射方法治疗神经源性尿失禁的疗效	随访12周，试验组I-QOL评分明显好于对照组	逼尿肌和膀胱三角联合注射肉毒素效果好于单独逼尿肌注射

BFLUTS-SF 分为 5 维度：尿失禁（BFLUTS-FS，4 个条目）、排尿（BFLUTS-VS，3 个条目）、膀胱充盈（BFLUTS-IS，5 个条目）、性功能（BFLUTS-sex，2 个条目）、生命质量（BFLUTS 生命质量，5 个条目），共 19 个条目。每个条目评分为 0（没有改症状或无影响）～ 4 分（一直持续），所有条目分数直接相加为量表总分，分数越高表明下尿路症状越严重。BFLUTS 及 BFLUTS-SF 原始量表为英语，已经进行严格的心理学测量，ICS 推荐其为 A 级症状问卷，据笔者所知目前尚无其他语言版本。BFLUTS 及其简表在临床研究中应用不多，在一项评价坦索洛辛治疗女性非神经源性排尿功能障碍的临床研究中（Lee et al，2010），应用 BFLUTS-SF 评价其疗效，用药 8 周后其总分由 21.2 分下降到至 16.4 分。BFLUSTS 在中国流行病学调查（张蕾，2015；徐灵 等，2013）中有少量应用，但并不是用于评价下尿路症状。另外，目前尚未见到相关的中文版的心理学性能研究文献。

7. King 健康问卷（King' health questionnaire，KHQ）（张晓鹏 等，2010）及简表（the short form of King's health questionnaire，KHQ-SF） KHQ 可用来评价女性尿失禁、男性膀胱过度活动、男性和女性下尿路症状对患者生命质量的影响，得分越高提示生命质量越差。1997 年英国皇家大学 Kelleher 等研发 KHQ 并在尿失禁人群中进行了信效度检验，继而又在膀胱过度活动症患者中得到检验（Reese et al，2003）。KHQ 包括 2 个分量表，健康相关生命质量分量表（KHQ-HRQOL）和下尿路症状严重程度分量表（KHQ-SS）。KHQ-HR 生命质量包含 9 个维度（共 10 条目），总体健康状况感受（GHP）、排尿问题严重性（SUP）、行为受限（RL）、社交受限（SL）、运动受限（PL）、个人生活（PR）、情感（EMO）、睡眠 / 精力（SE）和尿失禁应对方式（CM）。KHQ 计分系统比较复杂，得分范围为 0 ～ 100 分（最好～最差）。KHQ-SS 含有 10 个条目，每个条目评分 0 ～ 3 分（无～重度），得分范围为 0 ～ 30 分，KHO-SS 不记入 KHQ 总分。

KHQ 现已被翻译为葡萄牙语、日语、德语、泰语、土耳其语、西班牙语、中文等版本。中国台湾版的性能在 2010 年膀胱过度活动度患者中得到验证（Chou et al，2010），2013 年又在台湾地区的社区居民中得到验证（Chiu et al，2013）。中国大陆版本于 2010 年由张晓鹏等转译并在膀胱过度活动症患者中得到心理性能检验。

2004 年 Homma 等开发了 KHQ-SF 并行心理学测量。KHQ-SF 包括两个方面，①日常生活限制：个人生活、社交受限、行为受限、行为受限；②精神生活：情感、睡眠 / 精力。共 6 个条目。据笔者所知尚未见 KHQ-SF 其他语言版本。

KHQ 应用广泛，被 ICS 推荐为 A 级生命质量问卷。有研究（Luz et al，2017）显示 KHQ 能够评价尿失禁的手术效果，并确定 KHQ 的临床阈值，评分改善超过 10 分可以认定为主观性治愈。

KHQ 能 够 在 NICE 网 站 上 获 得：http：// guidance. nice. org.uk/CG171/KingsHealth Questionnaire/pdf/English

五、大便失禁（fecal incontinence，FI）问卷

大便失禁（fecal incontinence，FI）问卷与其他盆底疾病，尤其是尿失禁之间有明显的关系，尽管越来越多的研究关注于 FI 评估，但这仍然是一个处于发展中的领域，生命质量问卷较少，心理学性能评价研究还不够充分。

1. 大便失禁生命质量量表（fecal incontinence quality of life scale，FIQL）（高雪晓 等，2018） 美国明尼苏达大学 Rockwood 团队于 2000 年开发完成了评价 FI 的生命质量自评式 FIQL 量表（Rockwood et al，2000），心理学测量显示其具有良好的信度、效度和反应度。FIQL 量表包括 4 个维度 29 个条目。生活方式维度 10 条，应对方式 / 行为维度 9 条，压力或自我感知维度 7 条，窘迫维度 3 条。压力或自我感知维度的 2 个条目中，条目 Q1 和条目 Q4 分别采取 1 ～ 5 分 1 ～ 6 分的李克特评分方式，其余条目采取 1 ～ 4 分的李克特评分法，并含有 "Not Apply" 选项，选择该选项者计为缺失值。量表总分为所有条目的平均分，维度计分为该维度所有条目得分的平均分，得分越高表明生命质量越好。

FIQL 已经开发完成多种语言版本并进行了文化调适。香港中文大学 Mak 及其同事于 2016 年报告了对中文版 FIQL 的性能验证，显示其具有较好的信度和一定的反应度。

尽管 FIQL 在临床研究中应用广泛，但对其性能也存在争议。Peterson 等（2018）通过对 236 名患者的调查研究认为，FIQL 结构效度欠佳，其中 5 个条目设置不合理，应该去除或者更换。ICI 推荐等级为 B 级（Sultan et al，2017）。荷兰直肠脱垂管理 2017 年指南（van der Schans et al，2018）推荐 FIQL 可用于直肠脱垂所致大便失禁生命质量评价。

2. Manchester 健康问卷（Manchester health questionnaire，MHQ）及改良 Manchester 健康问卷（the modified manchester health questionnaire，MMHQ） MHQ（Bug et al，2001）是参考 King 健康问卷于 2001 年开发完成的，包含一般健康状态、失禁影响、角色、生理功能、社会职能、个人职能、情感问题、睡眠与能力和严重度 8 个维度，共 31 个条目，其中的严重度维度直接来自于便失禁严重度指数（FISI）。每个条目评分采用李克特 5 点评分法，维度评分范围 0 ～ 100 分，得分越高表示生命质量越差，现有的研究显示其信效度较好，在邮寄调查项目中表现优异。该问卷在临床研究应用不多，文献有限，Jha 等（2007）在关节过度活动症患者 FI 和 UI 的研究中应用 MHQ 评估 FI，但结果并不详细，没有体现出 MHQ 的敏感性。

美国北卡罗来纳大学 Soo Kwon 及其同事于 2005 年对 MHQ 进行了改良，研制完成 MMHQ 量表，这是一个适用于电话访问评估患者 FI 严重程度和生命质量的自评式工具。

MMHQ 性能优，尤其适合用于进行电话访问，不足之处是验证研究中选取的样本量较小，另外没有进行区别效度和反应度的评价，ICI 推荐等级为 C 级。即使这样，MMHQ 仍不失是一个适用的、有效的 FI 评价工具，《罗马Ⅳ》推荐其可用于 FI 的生命质量评价。MMHQ 目前尚未发现其他语言版本，亦无中文版，其在临床试验中应用尚不够广泛，我们在 Health & Medicine 数据库中仅仅搜索到 10 余篇相关研究文献。

Ellington 等（2013）在研究肥胖对女性 FI 患者的症状困扰、生命质量、诊断性试验的影响中应用 MMHQ 作为观察指标，结果 MMHQ 评分为 48.0±24.3 分，体重正常者 45.1±25.5 分，超重者 49.1±24.5 分，肥胖者 49.4±23.0 分，之间无显著性差异，结论显示肥胖女性 FI 患者的生命质量与体重正常患者比较没有更大的影响。Gleason 等（2011）在研究肛门括约肌修补对 FI 症状程度、生命质量和括约肌压力的影响中应用 MMHQ 评价生命质量，结果 MMHQ 评分由（47.3±21.9）分降低为（28.4±24.3）分，生命质量显著改善，表明括约肌修补能够持续改善 FI 患者的生命质量。

（孙松朋）

参考文献

陈娟，等，2012. Prosima 网片全盆底重建术治疗重度盆腔器官脱垂的前瞻性研究. 中华妇产科杂志，47（9）：664-668.

陈天佳，等. SF-36 量表用于炎症性肠病患者生存质量测定的效果评价. 浙江中医药大学学报，2013，（6）：802-806.

陈泽波，等，2011. ICIQ-SF 问卷中文版与尿动力学检查的相关性研究. 现代泌尿外科杂志，16（5）：403-405.

高雪晓，2015. 尿失禁相关生活质量问卷的中文验证. 中国医学科学院；清华大学医学部；北京协和医学院.

高雪晓，等，2018. 简体中文版粪失禁生活质量问卷信度和效度分析. 中华医学杂志，98（11）：813-817.

胡俊，等，2018. 产后盆底功能障碍防治中肌电刺激加生物反馈盆底技术对性生活质量和盆底功能的影响及临床观察. 中国性科学，27（7）：104-109.

蒋小慧，等，2018. 盆腔器官脱垂患者生活质量的影响因素研究现况. 国际妇产科学杂志，45（4）：431-434.

赖秋英，等，2016. Perigee 系统治疗前盆腔器官脱垂的近期疗效评价. 中华妇产科杂志，51（2）：103-108.

李俊，等，2001. 生命质量评价量表 SF-36 中国量化标准研究. 华西医大学报，32（1）：36-38.

李莉，等，2017. 中文版 SF-36 用于评价亚急性脑卒中患者生存质量的信度和效度. 中国康复医学杂志，32

（5）：509-515.

李鲁，等，2002．SF-36 健康调查量表中文版的研制及其性能测试．中华预防医学杂志，36（2）：109-113.

李明晖，等，2009．欧洲五维健康量表（EQ-5D）中文版应用介绍．中国药物经济学，（1）：49-57.

廖加强，等，2013．SF-36 量表测量腰椎间盘突出所致坐骨神经痛患者生命质量的信度及效度研究．中国卫生事业管理，（2）：144-145，153.

刘保延，2011．患者报告结局：原理、方法与应用．北京：人民卫生出版社.

楼青青，等，2013．女性性功能量表的汉化及其信效度评价．中国实用护理杂志，29（10）：23-26.

罗建秀，2014．盆底障碍中文量表信度效度分析．福建医科大学.

马宁，等，2012．改良 Prolift 网片盆底重建术对压力性尿失禁防治作用的探讨．中华妇产科杂志，47（7）：505-509.

孙智晶，等，2017．盆底肌肉训练在盆底功能障碍性疾病防治中的作用．中华妇产科杂志，52（2）：138-140.

万崇华，等，2016．生命质量研究导论 - 测定 评价 提升．北京：科学出版社.

王海棠，等，2019．SF-12 量表评价上海市社区老年人生命质量的信效度研究．中国全科医学，22（9）：1057-1061.

王晓茜，2013．改良女性自我形象评价量表（MBIS）、尿失禁生活质量问卷（I-QOL）、子宫肌瘤症状及健康相关生活质量问卷（UFS-QOL）中文版本研制与中国人群验证．北京协和医学院；中国医学科学院；清华大学医学部；北京协和医学院中国医学科学院.

吴傅蕾，等，2018．中文版女性性功能量表在乳腺癌幸存者中应用的信效度评价．中国性科学，27（05）：149-152.

邢亚彬，等，2013．欧洲五维健康量表 EQ-5D-5L 中文版的信效度研究．上海医药，34（09）：40-43.

徐丽珍，2006．SF-36 量表评价 LAVH 对患者生存质量的影响．浙江大学.

徐灵，等，2013．上海成年女性尿失禁现状及对生活质量的影响．上海交通大学学报（医学版），33（5）：552-555，560.

叶然，等，2014．女性性功能障碍评估量表的研究进展．中国妇幼保健，29（28）：4686-4689.

於四军，2010．女性盆底功能障碍性疾病问卷中文版本研制与中国人群验证．北京协和医学院.

袁梅，等，2015．FSFI 量表评价部分小阴唇皮瓣网状移植阴道及宫颈成形术后患者的性功能状态．现代妇产科进展，24（11）：848-851.

张蕾，2015．中国成年女性下尿路症状流行病学调查及随访研究——多中心横断面及前瞻性队列研究．北京协和医学院；中国医学科学院；清华大学医学部；北京协和医学院中国医学科学院.

张莎，等，2011．流动人口 SF-12 生命质量量表信度、效度评价．中国公共卫生，27（2）：226-227.

张晓鹏，等，2010．简体中文版 King 健康问卷在膀胱过度活动症患者中应用的信度和效度分析．中华泌尿外科杂志，31（11）：735-740.

张迎辉，等，2009．盆底功能障碍研究中的调查问卷．中华妇产科杂志，44（12）：956-959.

朱兰，等，2011．尿失禁影响问卷简表的引进和人群验证．中华妇产科杂志，46（7）：505-509.

邹芳亮，等，2015．中文版女性性功能量表在孕妇人群中应用的信效度评价．中国全科医学，18（15）：1854-1856

Avery JC, et al, 2004a. The impact of incontinence on health-related quality of life in a South Australian population sample. Aust N Z J Public Health，28（2）：173-179.

Avery K, et al, 2004b. ICIQ: a brief and robust measure for evaluating the symptoms and impact of urinary incontinence. Neurourol Urodyn，23（4）：322-330.

Azaïs H, et al, 2012. Prolapse repair using the Elevate ™ kit: prospective study on 70 patients. Int Urogynecol J，23（10）：1421-1428.

Barber MD, et al, 2001. Psychometric evaluation of 2 comprehensive condition-specific quality of life instruments for women with pelvic floor disorders. Am J Obstet Gynecol，185（6）：1388-1395.

Barber MD, et al, 2005. Short forms of two condition-specific quality-of-life questionnaires for women with pelvic floor disorders（PFDI-20 and PFIQ-7）. Am J Obstet Gynecol，193（1）：103-113.

Barber MD, et al, 2006. Responsiveness of the Pelvic Floor Distress Inventory（PFDI）and Pelvic Floor Impact Questionnaire（PFIQ）in women undergoing vaginal surgery and pessary treatment for pelvic organ prolapse. Am J Obstet Gynecol, 194 (5): 1492-1498.

Battaglia C, et al, 2014. Clitoral vascularization and sexual behavior in young patients treated with drospirenone-ethinyl estradiol or contraceptive vaginal ring: a prospective, randomized, pilot study. J Sex Med, 11 (2): 471-480.

Belayneh T, et al, 2019. A systematic review of the psychometric properties of the cross-cultural adaptations and translations of the Prolapse Quality of Life (P-QoL) questionnaire. Int Urogynecol J, 30 (12): 1989-2000.

Brazier J, et al, 2004. A comparison of the EQ-5D and SF-6D across seven patient groups. Health economics, 13(9): 873-884.

Brocker KA, et al, 2011. Short-range clinical, dynamic magnetic resonance imaging and P-QOL questionnaire results after mesh repair in female pelvic organ prolapse. Eur J Obstet Gynecol Reprod Biol, 157 (1): 107-112.

Brookes ST, et al, 2004. A scored form of the Bristol Female Lower Urinary Tract Symptoms questionnaire: data from a randomized controlled trial of surgery for women with stress incontinence. Am J Obstet Gynecol, 191 (1): 73-82.

Brown JS, et al, 1999. Urge incontinence: new health-related quality of life measures. J Am Geriatr Soc, 47(8): 980-988.

Bug GJ, et al, 2001. A new condition-specific health-related quality of life questionnaire for the assessment of women with anal incontinence. Bjog, 108 (10): 1057-1067.

Bushnell DM, et al, 2005. Quality of life of women with urinary incontinence: cross-cultural performance of 15 language versions of the I-QOL. Qual Life Res, 14 (8): 1901-1913.

Cervigni M, et al, 2011. Collagen-coated polypropylene mesh in vaginal prolapse surgery: an observational study. European Journal of Obstetrics & Gynecology and Reproductive Biology, 156 (2): 223-227.

Chan SS, et al, 2013. Responsiveness of the Pelvic Floor Distress Inventory and Pelvic Floor Impact Questionnaire in women undergoing treatment for pelvic floor disorders. Int Urogynecol J, 24 (2): 213-221.

Chan SS, et al, 2011. Chinese validation of Pelvic Floor Distress Inventory and Pelvic Floor Impact Questionnaire. Int Urogynecol J, 22 (10): 1305-1312.

Chan SS, et al, 2010. Chinese validation of Urogenital Distress Inventory and Incontinence Impact Questionnaire short form. Int Urogynecol J, 21 (7): 807-812.

Chiu A-F, et al, 2013. Health-related quality of life in people with overactive bladder symptoms: Reliability and validity of the traditional Chinese version of the Kings' Health Questionnaire.

Chou E C-L, et al, 2010. Validity of the Traditional Chinese Version of the King's Health Questionnaire for Taiwanese Patients With an Overactive Bladder. Urological Science, 21 (4): 180-184.

Chuang FC, et al, 2016. Validation of the traditional Chinese version of the prolapse quality of life questionnaire (P-QOL) in a Mandarin-speaking Taiwanese population. Taiwan J Obstet Gynecol, 55 (5): 680-685.

Davis S, et al, 2013. A review of the psychometric performance of the EQ-5D in people with urinary incontinence. Health Qual Life Outcomes, 11: 20.

Dennerstein L, et al, 2002. Evaluation of a short scale to assess female sexual functioning. J Sex Marital Ther, 28 (5): 389-397.

Derogatis L, et al, 2008. Validation of the female sexual distress scale-revised for assessing distress in women with hypoactive sexual desire disorder. J Sex Med, 5 (2): 357-364.

Digesu GA, et al, 2005. P-QOL: a validated questionnaire to assess the symptoms and quality of life of women with urogenital prolapse. Int Urogynecol J Pelvic Floor Dysfunct, 16 (3): 176-181; discussion 181.

Digesu GA, et al, 2003. Validation of an Italian version of the prolapse quality of life questionnaire. Eur J Obstet Gynecol Reprod Biol, 106 (2): 184-192.

El Haddad R, et al, 2013. Women's quality of life and sexual function after transvaginal anterior repair with mesh insertion. European Journal of Obstetrics & Gynecology and Reproductive Biology, 167 (1): 110-113.

Ellington DR, et al, 2013. The effect of obesity on fecal incontinence symptom distress, quality of life, and diagnostic testing measures in women. Int Urogynecol J, 24 (10): 1733-1738.

Giraldi A, et al, 2011. Questionnaires for assessment of female sexual dysfunction: a review and proposal for a standardized screener. J Sex Med, 8 (10): 2681-2706.

Gleason JL, et al, 2011. Anal sphincter repair for fecal incontinence: effect on symptom severity, quality of life, and anal sphincter squeeze pressures. Int Urogynecol J, 22 (12): 1587-1592.

Group ZE, 1990. EUROQoL - A new facility for the measurement of health related quality of lifeEUROQoL GroupHealth Policy. Health Policy, 16 (3): 199-208.

Gubbiotti M, et al, 2019. The impact of Mirabegron on sexual function in women with idiopathic overactive bladder. BMC Urol, 19.

Gumus I, et al, 2018. The Effect of Stress Incontinence Operations on Sexual Functions: Laparoscopic Burch versus Transvaginal Tape-O. Gynecol Minim Invasive Ther, 7 (3): 108-113.

Hagglund D, et al, 2004. Changes in urinary incontinence and quality of life after four years. A population-based study of women aged 22-50 years. Scand J Prim Health Care, 22 (2): 112-117.

Hassan I, et al, 2007. Quality of life after rectal resection and multimodality therapy. J Surg Oncol, 96 (8): 684-692.

Haywood KL, et al, 2008. EuroQol EQ-5D and condition-specific measures of health outcome in women with urinary incontinence: reliability, validity and responsiveness. Quality of life research, 17 (3): 475-483.

Hewison A, et al, 2014. An evaluative review of questionnaires recommended for the assessment of quality of life and symptom severity in women with urinary incontinence. J Clin Nurs, 23 (21-22): 2998-3011.

Homma Y, et al, 2004. Use of the short form of King's Health Questionnaire to measure quality of life in patients with an overactive bladder. BJU Int, 93 (7): 1009-1013.

Huang L, et al, 2008. The Chinese version of ICIQ: a useful tool in clinical practice and research on urinary incontinence. Neurourol Urodyn, 27 (6): 522-524.

Hui C, et al, 2016. Combined detrusor-trigone BTX-A injections for urinary incontinence secondary to neurogenic detrusor overactivity. Spinal Cord, 54 (1): 46-50.

Jackson S, et al, 1996. The Bristol Female Lower Urinary Tract Symptoms questionnaire: development and psychometric testing. Br J Urol, 77 (6): 805-812.

Janssen MF, et al, 2013. Measurement properties of the EQ-5D-5L compared to the EQ-5D-3L across eight patient groups: a multi-country study. Qual Life Res, 22 (7): 1717-1727.

Jha S, et al, 2007. Prevalence of incontinence in women with benign joint hypermobility syndrome. Int Urogynecol J, 18 (1): 61-64.

Joo E, et al, 2019. Assessment of the effect of transobturator tape surgery on women's sexual function using a validated questionnaire. Obstet Gynecol Sci, 62 (2): 120-126.

Kamińska A, et al, 2019. Sexual function specific questionnaires as a useful tool in management of urogynecological patients-Review. European Journal of Obstetrics & Gynecology and Reproductive Biology, 234: 126-130.

Karantanis E, et al, 2004. Comparison of the ICIQ-SF and 24-hour pad test with other measures for evaluating the severity of urodynamic stress incontinence. Int Urogynecol J Pelvic Floor Dysfunct, 15 (2): 111-116; discussion 116.

Kelleher CJ, et al, 1997. A new questionnaire to assess the quality of life of urinary incontinent women. British journal of obstetrics and gynaecology, 104 (12): 1374-1379.

Kim TH, et al, 2015. Surgical outcome of a repeat midurethral sling procedure after failure of a first procedure. Int Urogynecol J, 26 (12): 1759-1766.

Kinchen KS, et al, 2005. Impact of duloxetine on quality of life for women with symptoms of urinary incontinence. Int Urogynecol J, 16 (5): 337-344.

Kovacsik HV, et al, 2017. Evaluation of Changes in Sexual Function Related to Uterine Fibroid Embolization (UFE): Results of the EFUZEN Study. Cardiovascular and Interventional Radiology, 40 (8): 1169-1175.

Kwon S, et al, 2005. Validity and reliability of the Modified Manchester Health Questionnaire in assessing patients with fecal incontinence. Dis Colon Rectum, 48 (2): 323-331; discussion 331-324.

Lee KS, et al, 2010. Efficacy and safety of tamsulosin for the treatment of non-neurogenic voiding dysfunction in females: a 8-week prospective study. J Korean Med Sci, 25 (1): 117-122.

Li L, et al, 2003. Chinese SF-36 Health Survey: translation, cultural adaptation, validation, and normalisation. Journal of epidemiology & community health, 57 (4): 259-263.

Luz R, et al, 2017. King's Health Questionnaire to assess subjective outcomes after surgical treatment for urinary incontinence: can it be useful?. Int Urogynecol J, 28 (1): 139-145.

Ma J, et al, 2014. Prevalence of female sexual dysfunction in urban chinese women based on cutoff scores of the Chinese version of the female sexual function index: a preliminary study. J Sex Med, 11 (4): 909-919.

Mak TW, et al, 2016. Translation and validation of the traditional Chinese version of the faecal incontinence quality of life scale. Int J Colorectal Dis, 31 (2): 445-450.

Mccoy NL, 2000. The McCoy Female Sexuality Questionnaire. Quality of life research, 9 (Supplement 1): PP739-745.

Mestre M, et al, 2015. Questionnaires in the assessment of sexual function in women with urinary incontinence and pelvic organ prolapse. Actas Urol Esp, 39 (3): 175-182.

Naughton MJ, et al, 2004. Symptom severity and QOL scales for urinary incontinence. Gastroenterology, 126 (1 Suppl 1): S114-123.

Oh SJ, et al, 2006. Is a generic quality of life instrument helpful for evaluating women with urinary incontinence? Qual Life Res, 15 (3): 493-501.

Omotosho TB, et al, 2009. Shortcomings/strengths of specific sexual function questionnaires currently used in urogynecology: a literature review. Int Urogynecol J Pelvic Floor Dysfunct, 20 Suppl 1: S51-56.

Paick JS, et al, 2007. A generic health-related quality of life instrument, the Medical Outcomes Study Short Form-36, in women with urinary incontinence. Eur J Obstet Gynecol Reprod Biol, 130 (1): 18-24.

Patrick DL, et al, 1989. Generic and disease-specific measures in assessing health status and quality of life. Med Care, 27 (3suppl): S217-232.

Patrick DL, et al, 1999a. Cultural adaptation of a quality-of-life measure for urinary incontinence. Eur Urol, 36 (5): 427-435.

Patrick DL, et al, 1999b. Quality of life of women with urinary incontinence: further development of the incontinence quality of life instrument (I-QOL). Urology, 53 (1): 71-76.

Pauls RN, et al, 2015. Sexual function in women with anal incontinence using a new instrument: the PISQ-IR. Int Urogynecol J, 26 (5): 657-663.

Pauls RN, et al, 2007. Sexual function following anal sphincteroplasty for fecal incontinence. Am J Obstet Gynecol, 197 (6): 618.e611-616.

Peterson AC, et al, 2018. Evaluation of the Fecal Incontinence Quality of Life Scale (FIQL) using item response theory reveals limitations and suggests revisions. Qual Life Res, 27 (6): 1613-1623.

Pickard AS, et al, 2007. Evaluating equivalency between response systems: application of the Rasch model to a 3-level and 5-level EQ-5D. Med Care, 45 (9): 812-819.

Reese PR, et al, 2003. Multinational study of reliability and validity of the King's Health Questionnaire in patients with overactive bladder. Qual Life Res, 12 (4): 427-442.

Rellini AH, et al, 2005. Validation of the McCoy Female Sexuality Questionnaire in an Italian sample. Arch Sex Behav, 34 (6): 641-647.

Robinson JP, et al, 2002. Development and testing of a measure of health-related quality of life for men with urinary incontinence. J Am Geriatr Soc, 50 (5): 935-945.

Rockwood TH, et al. Fecal Incontinence Quality of Life Scale: quality of life instrument for patients with fecal incontinence. Dis Colon Rectum, 2000, 43 (1): 9-16; discussion 16-17.

Rogers R, et al, 2013. A new measure of sexual function in women with pelvic floor disorders (PFD): The Pelvic Organ Prolapse/Incontinence Sexual Questionnaire, IUGA-Revised (PISQ-IR) [M].

Rogers RG, et al, 2003. A short form of the Pelvic Organ Prolapse/Urinary Incontinence Sexual Questionnaire (PISQ-12). Int Urogynecol J Pelvic Floor Dysfunct, 14 (3): 164-168; discussion 168.

Rogers RG, et al, 2001. A new instrument to measure sexual function in women with urinary incontinence or pelvic organ prolapse. Am J Obstet Gynecol, 184 (4): 552-558.

Rogers RG, et al, 2018. An international Urogynecological association (IUGA) /international continence society (ICS) joint report on the terminology for the assessment of sexual health of women with pelvic floor dysfunction. Int Urogynecol J, 29 (5): 647-666.

Rosen R, et al, 2000. The Female Sexual Function Index (FSFI): a multidimensional self-report instrument for the assessment of female sexual function. J Sex Marital Ther, 26 (2): 191-208.

Rotar M, et al, 2009. Correlations between the ICIQ-UI short form and urodynamic diagnosis. Neurourol Urodyn, 28 (6): 501-505.

Rydningen M, et al, 2017. Sacral neuromodulation compared with injection of bulking agents for faecal incontinence following obstetric anal sphincter injury-a randomized controlled trial. Colorectal Dis, 19 (5): O134-o144.

Sajid MS, et al, 2008. Health-related quality of life measurement. International journal of health care quality assurance, 21 (4): 365-373.

Shumaker SA, et al, 1994. Health-related quality of life measures for women with urinary incontinence: the Incontinence Impact Questionnaire and the Urogenital Distress Inventory.Continence Program in Women (CPW) Research Group. Qual Life Res, 3 (5): 291-306.

Solomon DMD, et al, 2012. Female Sexual Function After Pure Transvaginal Appendectomy: A Cohort Study. Journal of Gastrointestinal Surgery, 16 (1): 183-186; discussion 186-187.

Sultan AH, et al, 2017. An International Urogynecological Association (IUGA) /International Continence Society (ICS) joint report on the terminology for female anorectal dysfunction. Neurourol Urodyn, 36 (1): 10-34.

Sun X, et al, 2011. Development and validation of Chinese version of female sexual function index in a Chinese population-a pilot study. J Sex Med, 8 (4): 1101-1111.

T Hoen LA, et al, 2015. The Pelvic Organ Prolapse/ Urinary Incontinence Sexual Questionnaire (PISQ-12): validation of the Dutch version. Int Urogynecol J, 26 (9): 1293-1303.

Ter Kuile MM, et al, 2006. The Female Sexual Function Index (FSFI) and the Female Sexual Distress Scale (FSDS): psychometric properties within a Dutch population. J Sex Marital Ther, 32 (4): 289-304.

Terlikowski R, et al, 2013. Transvaginal electrical stimulation with surface-EMG biofeedback in managing stress urinary incontinence in women of premenopausal age: a double-blind, placebo-controlled, randomized clinical trial. Int Urogynecol J, 24 (10): 1631-1638.

The WG, 1998. Development of the World Health Organization WHOQOL-BREF quality of life assessment. The WHOQOL Group. Psychol Med, 28 (3): 551-558.

Thibault F, et al, 2013. Impact of laparoscopic sacrocolpopexy on symptoms, health-related quality of life and sexuality: a medium-term analysis. BJU Int,112(8): 1143-1149.

Tincello DG, et al, 2002. Important clinical outcomes in urogynecology: views of patients, nurses and medical staff. Int Urogynecol J Pelvic Floor Dysfunct, 13 (2): 96-98; discussion 98.

Tracy JK, et al, 2007. Correlates of lesbian sexual functioning. J Womens Health (Larchmt), 16 (4): 499-509.

Uebersax JS, et al, 1995. Short forms to assess life quality and symptom distress for urinary incontinence in women: the Incontinence Impact Questionnaire and the Urogenital Distress Inventory. Continence Program for Women Research Group. Neurourol Urodyn, 14 (2): 131-139.

Van Der Schans EM, et al, 2018. Management of patients with rectal prolapse: the 2017 Dutch guidelines. Tech

Coloproctol, 22 (8): 589-596.

Wagner TH, et al, 1996. Quality of life of persons with urinary incontinence: development of a new measure. Urology, 47 (1): 67-71; discussion 71-62.

Wang H, et al, 2005. Variation in Chinese population health related quality of life: results from a EuroQol study in Beijing, China. Qual Life Res, 14 (1): 119-132.

Wang H, et al, 2015. Validation of a Mandarin Chinese version of the pelvic organ prolapse/urinary incontinence sexual questionnaire IUGA-revised (PISQ-IR). Int Urogynecol J, 26 (11): 1695-1700.

Ware J, Jr., et ak, 1996. A 12-Item Short-Form Health Survey: construction of scales and preliminary tests of reliability and validity. Med Care, 34 (3): 220-233.

Ware JE, Jr., et al, 1992. The MOS 36-item short-form health survey (SF-36). I. Conceptual framework and item selection. Med Care, 30 (6): 473-483.

Wiegel M, et al, 2005. The female sexual function index (FSFI): cross-validation and development of clinical cutoff scores. J Sex Marital Ther, 31 (1): 1-20.

Yalcin I, et al, 2006. Minimal clinically important differences in Incontinence Quality-of-Life scores in stress urinary incontinence. Urology, 67 (6): 1304-1308.

Zhu L, et al, 2012. Validation of the Chinese version of the Pelvic Organ Prolapse/Urinary Incontinence Sexual Questionnaire short form (PISQ-12). Int J Gynaecol Obstet, 116 (2): 117-119.

Zhu L, et al, 2011a. Chinese validation of the Pelvic Floor Impact Questionnaire Short Form. Menopause, 18 (9): 1030-1033.

Zhu L, et al, 2011b. Validation of incontinence impact questionnaire short form in Chinese population. Zhonghua Fu Chan Ke Za Zhi, 46 (7): 505-509.

Zuchelo LTS, et al, 2018. Questionnaires to evaluate pelvic floor dysfunction in the postpartum period: a systematic review. Int J Womens Health, 10: 409-424.

第十二篇

盆底医学新进展

第六十一章

盆底生殖器官功能性疾病诊治进展

盆底功能障碍性疾病的诊治作为一个亚专业在我国兴起有近 20 年的时间，随着人民生活水平的提高及对生活质量的重视，该领域也越来越多地受到关注。从理论指导、疾病的评估、非手术治疗到手术治疗手段等方面都有了快速的发展。

第一节 盆腹动力学与盆底疾病

一、盆腹动力学与盆底功能概述

（一）生物力学

生物力学是研究生命体运动和变形的科学，其基本内涵是运用力学原理、理论和方法深化对生物学及医学问题的定量认识。盆腹腔生物力学称之为盆腹动力学，熟悉盆腹腔生物力学，对深入认识盆底功能障碍并采取正确的治疗策略十分重要（宋岩峰，2008）。1990 年 Petros 提出的盆底整体理论认为，女性盆底是一个骨骼、结缔组织、器官相互关联的整体，其"结构"是静态的，"形态"是动态的，结构决定形态，形态赋予结构功能，静态与动态互相转化。结构的损伤导致形态和功能异常，同样，结构的修复能引导功能的恢复（PE PaPa Petros，2007）。

（二）盆腹动力学

盆腹动力学是对盆腹腔组织和内脏器官静态和动态的研究。

1. 静态状况 盆腹腔脏器位于固定的空间 - 盆腹腔内且位置相对固定。构成盆腹腔空间的组织，上方为胸膈膜，下方为盆底和骨盆，前方及两侧面为腹直肌、腹横肌、腹内斜肌、腹外斜肌，后方主要是腰椎 - 骶骨（图 61-1-1）。女性盆腹腔内脏器官包括：位于盆腔前方的膀胱和尿道、中部的卵巢、输卵管、子宫及阴道、后方的直肠和肛管（图 61-1-2）；位于腹腔上方的胃、中下腹的肠道（宋岩峰，2008）。

2. 动态状况 盆腹腔器官位置在一定范围内有移动。如胃肠蠕动、子宫前后倾活动等，这是因为盆腹腔脏器由三大支持系统支持，包括：①主动支持系统：以盆底肌肉群为主，还包括有盆筋膜壁层（被覆盆腔的骨骼肌、形成肌肉与骨盆连接的筋膜）、耻骨 - 膀胱韧带、肛提肌腱弓；②被动支持系统：由筋膜组织构成，包括盆筋膜脏层（被覆包绕盆腔脏器）、子宫阔韧带、主韧带、骶韧带及盆筋膜腱弓（白线）；③混合支持系统：由骨骼和韧带构成，包括盆膈后部（由盆膈上、下筋膜和肛提肌组成）、肛 - 尾骨缝和骶骨 - 尾骨关节（图 61-1-3）。主动支持系统做功时，即以肛提肌为主的盆底肌群收缩，会阴中心腱向上和向前移动，牵引盆腔脏器（如阴道和尿道）向上向前移动，并关闭尿道、阴道及肛门，以抵抗腹腔压力，这一移动受深层横向牵引作用的限制而有一定的活动范围（图 61-1-4）；被动支持系统（盆筋膜脏层组织）在主动支持系统的带动下，牵引盆腔脏器也向上和向前移动（图

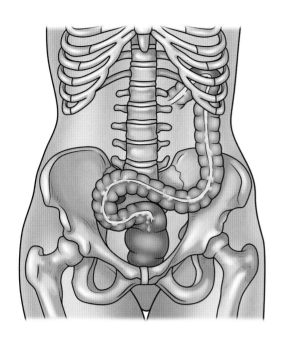

图61-1-1　盆腔与腹腔一体空间

61-1-5）。当盆腹腔压力升高，被动支持系统（盆筋膜脏层组织）受压，盆腔脏器被推压（挤压）时，覆盖在盆腔脏器表面的脏层筋膜通过其伸缩性，使得盆腔脏器沿圆弧向下和向后移动，使盆腔的压力传到骶骨，避免盆底肌肉受力损伤（图61-1-6）（朱兰 等，2014；苏园园 等，2015）。

（三）盆腹动力对盆底功能的影响

在正常静态及动态状况下，盆腔脏器的活动通过盆筋膜壁层、盆筋膜脏层与盆底肌的协同作用完成（Guillarme et al，2004）。

1. 支持系统正常发挥作用时，盆底肌与筋膜互相协调，盆底肌群（主动支持系统）收缩，盆筋膜壁 - 脏层协同作用，牵引盆腔脏器沿着一个圆弧向上和向前的移动；当盆筋膜功能不全，如纤维化、多重粘连，将限制盆腔脏器的活动，轻则表现为牵拉疼痛，重则表现为盆腔器官功能障碍。

2. 支持系统正常发挥作用时，盆底肌肉与腹肌互相协调，盆底肌肉收缩时，人体可以控制腹部肌肉收缩或不收缩；腹肌突然收缩时，盆底肌反射性收缩，从而关闭盆底所有出口，达到控尿、控粪便的作用。当支持系统受损时，盆腹动力协调性将受损，如腹压突然增加盆底肌不能协调收缩可能发生尿失禁；腹压增加（腹肌收缩），盆底肌肉不能有效持续收缩抵抗腹部压力，久而久之将出现盆腔器官脱垂。

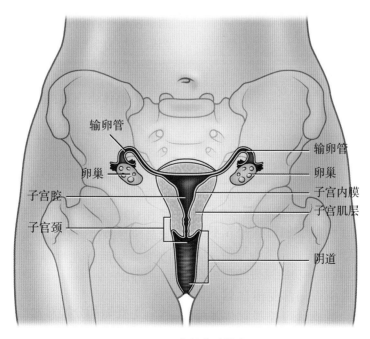

图61-1-2　女性盆腔器官

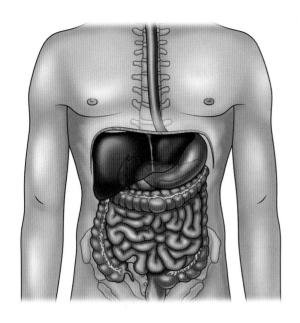

图61-1-3 腹腔器官与支持系统

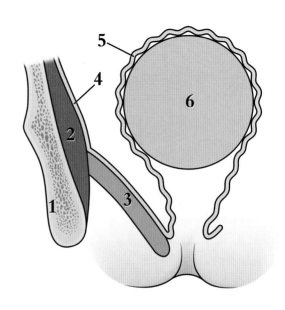

图61-1-5 盆壁与盆腔脏器的协同作用
1：盆骨 2：闭孔内肌 3：盆膈 4：壁层筋膜 5：脏层筋膜 6：脏器

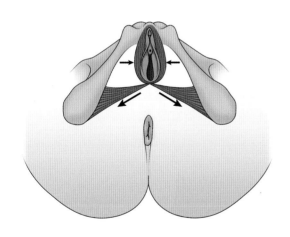

图61-1-4 主动支持系统

二、盆腹动力变化与盆底功能障碍性疾病的发生

盆底功能障碍性疾病（pelvic floor dysfunction disease，PFD）是指由于分娩、创伤、营养不良或发育障碍等原因造成的盆底支持结构缺陷、损伤，进而造成盆底器官移位和功能障碍的一组疾患。从定义上看，盆底组织局部受损薄弱、影响盆腹支持系统功能、造成盆腹腔器官位置异常、影响盆腹组织与盆腹腔器官的协调、产生盆

腹动力学的改变，因此，PFD也是一种盆腹动力功能障碍疾病（diseases of pelvic and abdominal dynamic dysfunction，DPADD）。女性盆腹动力改变最明显的时期是妊娠期和分娩期，妊娠和分娩导致PFD发生率明显增加，DPADD也明显增加。因此，了解妊娠和分娩期盆腹力的改变，有助于发现产后PFD及DPADD发生的原因，指导产后盆腹力学整体康复治疗，是女性一生盆底功能障碍性疾病防治的重要一环。

（一）整体姿态对PFD的影响

正常人的体型呈椭杆状（图61-1-7），两个肩膀在同一水平线上，与脑后正中线垂直。且两个肩膀与髂棘（或尾骨）等距。正常的生理弯曲包括颈曲、胸曲、腰曲、骶曲，颈曲最明显的位置在C3～C4，而腰曲最明显的位置在L3，如果最明显的位置发生改变，则会出现盆腹动力学改变、从而出现疼痛等临床症状（Guillarme et al，2004）。

（二）妊娠和分娩对盆底的影响

正常腹盆腔重力轴的压力将子宫推向骶骨和

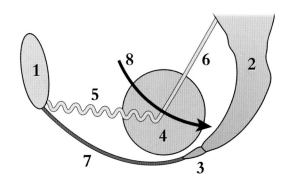

图61-1-6 主动支持系统与被动支持系统协调运动
1：耻骨联合 2：骶骨 3：尾骨 4：盆腔器官 5：脏层腹膜 6：子宫韧带 7：盆底肌 8：盆腔器官受压时移动方向

尾骨方向（图61-1-8实线）。妊娠期随着子宫的不断增大，腹腔压力随之增加。人体姿态发生相应的变化，腰部逐渐向前突出，腹部向前、向下突出，重力轴线向前移，导致腹腔压力和盆腔脏

器的重力指向盆底肌肉（图61-1-8虚线部分）。伴随子宫重量和体积的增加，子宫向下位移。盆底肌肉在持续受压中逐渐松弛，盆底电生理显示肌肉肌力和疲劳度下降，盆腹动力出现盆底张力和压力下降等改变。阴道分娩时胎儿通过产道过程中软产道及周围的盆底组织极度扩张，如果第二产程延长和（或）手术助产分娩，肌纤维可过度拉长撕裂，会阴部神经过度牵拉后可发生去极化及损伤。若产后过早参加体力劳动，特别是重体力劳动，将影响盆底组织张力的恢复，导致未复旧的子宫有不同程度下移，常伴发阴道前后壁膨出。因此，妊娠分娩对盆底的肌力、张力、压力都有不同程度的影响，产后易发生阴道松弛或脱垂、尿失禁、粪失禁、性功能障碍等盆底功能障碍性疾病（孙丽洲 等，2014）。

（三）妊娠和分娩对其他部位的影响

1. 全身 随着子宫的逐渐增大，膈肌逐渐

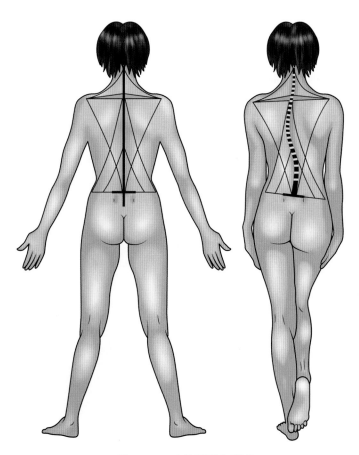

图61-1-7 人体形体与形态

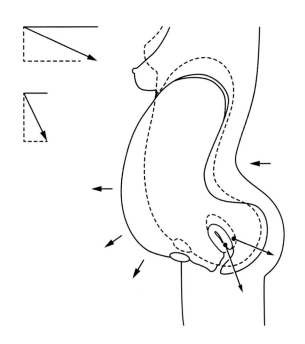

图61-1-8　妊娠期盆腹动力重力轴改变

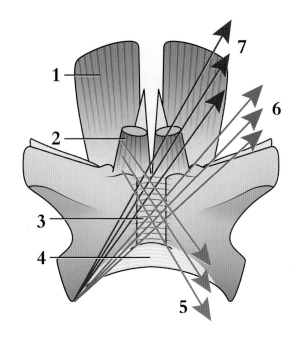

图61-1-9　合力矢量紊乱和耻骨联合断裂是疼痛的形成和来源
1：腹直肌　2：锥状肌　3：耻骨联合　4：耻骨尿道韧带　5，6，7：不同部位肌肉收缩产生的合力方向

上升，使胸廓受压影响呼吸。腹腔压力增大，血液回流障碍影响循环功能。

2. 脊柱和骨盆　妊娠期脊柱生理弯曲发生改变，腰椎及颈椎前突导致颈肩腰骶疼痛；胎儿增大及先露的下降，造成合力矢量的紊乱，导致骨盆的耻骨联合分离、疼痛（图 61-1-9）。

3. 骨骼　下肢承重力量的增加使孕妇双腿会略弯曲以缓解整体压力（图 61-1-10）；随着体重增加，孕妇的足弓角度会逐渐减小，可能会出现 X 形腿及扁平足，行走时出现疼痛及步态发生改变，而足底的改变又会影响骨盆的平衡，导致骨盆前倾、尾骨后翘。

4. 肌肉　逐渐增大的腹部还会导致腹直肌丧失最大收缩力量使腹部肌肉拉长，躯干的屈肌收缩明显减弱，腹壁松弛及妊娠纹。

5. 下肢　子宫的压迫影响下腔静脉回流，导致下肢水肿及静脉曲张。孕期妇女会出现多种疼痛，如肩痛、腰痛、腿痛、腹痛等，主要原因是由于循环和淋巴系统功能障碍。

6. 皮肤　产后腹部及会阴伤口的瘢痕形成、皮肤松弛及色素沉着等。

7. 形体　妊娠期水钠潴留及产后营养过多，

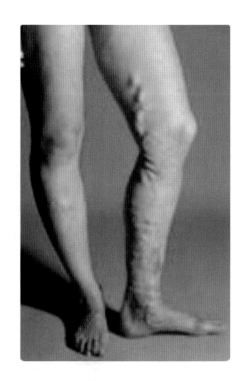

图61-1-10　下肢静脉曲张

导致肥胖及形体的改变。

综上，妊娠及分娩可引起女性盆腹动力学明显改变，从而容易出现 DPADD（Guillarme et al, 2004）。

三、盆腹动力功能康复技术及临床应用进展

盆腹动力功能康复的目的是使身体功能与盆腹腔器官功能在静态与动态状态下保持协调一致，即通过治疗使盆腹腔器官功能在静息和活动状态下保持协调一致。因此，盆腹动力学指导下的盆腹整体康复与传统的盆底康复有 4 个方面的不同：①康复的范围从局限盆底康复发展为盆腹整体康复；②康复的目标从局限于加强盆底肌力为主发展到综合康复盆底肌力、张力、压力、盆 - 腹肌力及其协调功能；③评估的范围从盆底功能评估发展到综合评估个体的基本情况、循环评估、形体评估及盆底功能评估等的整体评估；④康复技术从以电刺激骨骼肌联合生物反馈为主，发展到综合应用骨骼肌电刺激、脉管平滑肌刺激、磁刺激、激素疗法、负压机械振动疗法、物理振动疗法等康复技术（苏园园 等，2015）。

（一）盆腹动力功能康复治疗技术

盆腹动力功能康复治疗技术分为两大类，一类以功能训练和手法治疗为主，又称运动治疗或运动疗法，包括手法按摩、手法矫形、生物反馈、凯格尔运动（又称 Kegel 训练）、行为疗法、阴道哑铃等；另一类以各种物理因子（如声、光、电、磁、水、冷、热等）为主要手段，又称理疗，包括仿生物电刺激、脉管平滑肌刺激技术、磁刺激、激光治疗、超声疗法、针灸、盆底肌振动、负压机械振动治疗等疗法（燕铁斌，2013）。

（二）盆腹动力功能康复治疗适用范围

1. 循环障碍为主的 DPADD　包括局部循环不良造成的各部位水肿、乳胀、下肢静脉曲张、外阴白斑等；盆腔循环相关的卵巢储备功能下降、薄型子宫内膜、慢性盆腔痛等，皮肤、肌肉、肌腱及骨的循环障碍引起的纤维化、局部疼痛、或运动后全身肌肉酸痛等。

2. 肌力受损为主的 DPADD　包括盆底肌力异常，如子宫脱垂、尿失禁、尿潴留、性功能障碍、阴道松弛、阴道痉挛等；腹部肌力异常，如腹直肌分离、肥胖等；腰背部肌力异常，如腰背痛、颈项痛、肌筋膜炎等；尿道括约肌或膀胱逼尿肌异常，如各种类型尿失禁、尿潴留等；肛肠括约肌功能异常，如便秘、粪失禁等。

3. 形体改变为主的 DPADD　如骨盆倾斜或旋转、脊柱侧弯、姿势异常及各种类型肥胖等。

4. 其他　包括神经、血管、筋膜、肌肉等综合原因造成的 DPADD，如慢性盆腔疼痛、盆底肌筋膜紧张综合征、皮肤松弛、皮肤色素沉着、腹部手术瘢痕、会阴侧切瘢痕等。

（三）盆腹动力康复治疗禁忌证

1. 盆底肌肉完全去神经化。
2. 痴呆、不稳定癫痫发作。
3. 心脏起搏的患者，禁止应用电刺激类治疗。
4. 妊娠期。
5. 阴道出血。
6. 直肠出血。
7. 泌尿系或阴道感染活动期 。
8. 严重的盆底疼痛，以至于插入电极后阴道或直肠明显不适。
9. 产后恶露未干净或月经期：禁止使用阴道器械的治疗。
10. 手术瘢痕有裂开风险者。
11. 体内有金属留置物者。
12. 单纯生物反馈治疗无绝对禁忌证。

（四）常用盆腹动力功能康复技术及临床应用进展

常用的盆腹动力康复技术，如电刺激、磁刺激、激光等都有相关章节叙述，本章节将叙述基于整体康复理论应用的两种新技术——脉管平滑肌刺激技术和负压机械刺激技术。

1. 脉管平滑肌刺激技术及临床应用
（1）定义：脉管平滑肌刺激技术（cellules musculaires lisses vasculaires，CMLV），是应用低频脉冲电流刺激平滑肌以恢复其运动功能的方法（Kaci，2005）。CMLV 直接针对血管系统、

淋巴系统、内脏括约肌的平滑肌进行轻微的、有选择性的刺激，再现交感神经系统的动作电位，维持和加强脉管的基础张力，加速血液流动，改善循环及局部营养，加速组织修复和生理功能的恢复，可以治疗由于内环境紊乱造成的相关女性盆腹力学功能障碍。

（2）CMLV作用机制：CMLV是平均值为0的双相电，不分正负极，平滑肌模式下的常用电流波形，主要刺激脉管平滑肌。盆腔内脉管静脉瓣极少（容易产生淤血积液），而且脉管分布的骨骼肌也相对较少，但是在脉管平滑肌电流的作用下，可以直接刺激脉管蠕动，从而改善循环（Kaada et al，1981）。当采用适宜于平滑肌的低强度脉管刺激技术时，能够使脉管和淋巴系统进行规律的收缩，并增加自身的搏动频率，使脉管的蠕动恢复正常，减少甚至治愈瓣膜的功能异常并降低增高的静水压，改善静脉回流及淋巴循环，有利于组织间液的重吸收。同时，通过横纹肌纤维震动，起到刺激静脉收缩及舒张的作用，可引起血管周围横纹肌的等张收缩，产生等同于肌肉泵的效应（kinesitherapeute scientifique，2001）。总之，CMLV治疗主要通过以下三个方面实现：①恢复循环：通过渗透性的细胞内外离子交换、加强静脉泵的功能以及增加静脉搏动；②增强静脉和淋巴的排泄；③刺激局部释放内啡肽样物质而起到镇痛作用。

（3）CMLV临床应用：血管平滑肌细胞是构成血管壁组织结构及维持血管张力的主要细胞成分，是机体重要的代谢和内分泌器官之一，在各种各样的生理过程中扮演着重要作用。因此，刺激脉管平滑肌可以改善循环，治疗相关疾病（何茜冬 等，2014；Bodombossou-djobo et al，2011；Debreceni et al，1995）。

1）盆底功能障碍性疾病：包括治疗盆腔器官脱垂、尿失禁、粪失禁、性功能障碍等。①盆腔器官脱垂的治疗：对于轻 - 中度产后盆腔器官脱垂（pelvic organ prolapse，POP）产妇，电刺激联合生物反馈治疗虽然有效，特别是合并压力性尿失禁（stress urinary incontinence，SUI），但由于局部神经的损伤及循环的障碍，存在即使直接电刺激盆底肌肉也无法收缩的治疗难点，

CMLV则可以很好地解决这一难题，进而形成新的"医院式（CMLV、电刺激及生物反馈三者联合）配合家庭式盆底康复器"的整体训练方法；②性功能障碍的治疗：CMLV可刺激盆底周围的血管平滑肌，改善阴蒂、小阴唇等部位的血液循环和微循环，治疗中会阴部电极片及阴道探头的CMLV，均可以直接刺激神经肌肉，结合常规盆底康复治疗促使盆底肌功能迅速恢复，唤醒本体感觉，提高神经兴奋性，通过肌力的提高维持阴道紧缩度，提高性生活敏感性，从而改善性生活质量。CMLV刺激需要体表粘贴电极片、阴道内放置探头及阴道口两侧粘贴电极片，选择血流启动及血流加速方案，每日或隔日治疗一次，20 ～ 30分钟 / 次，6 ～ 10次 / 疗程。

2）促进血液循环治疗：改善由于淋巴回流障碍、静脉或动脉循环障碍引起的各种疾病，包括局部水肿、静脉曲张、局部营养不良（外阴白斑等）、不孕症，甚至改善卵巢功能，缓解更年期症状等。①下肢循环障碍治疗：以下肢淋巴水肿为例，选取频率为3 Hz，脉宽为3 ms的平滑肌刺激方案，将电极片置于腹股沟 - 脚背（或腓肠肌），两腿各一对，可改善静脉回流及淋巴循环；②外阴白斑治疗：阴道放置电刺激治疗头，阴道口双侧放置电极片、腹主动脉体表投影位置放置电极片或者髂内动脉体表投影位置放置电极片，选择血流启动及血流加速方案，每天一次、每次治疗20 ～ 30分钟，连续8 ～ 10次为一疗程；③针对薄型子宫内膜相关不孕症的治疗：治疗原理为改善子宫内膜血液循环、促进子宫内膜生长、改善子宫内膜容受性，在卵泡期治疗，选择血液启动及血流加速方案，给予大循环及盆腔小循环治疗，隔日或每日1次，每次30分钟。

3）肌力康复治疗：通过刺激肌肉的微小血管，增强肌肉的循环，改善肌肉的营养，提高肌力康复的效果。盆底肌治疗可用于子宫脱垂、尿失禁、阴道松弛、性功能障碍等；增加腹部肌力可用于治疗腹直肌分离、肥胖症等；增强背部肌力可用于治疗腰背痛、颈项痛、肌筋膜炎、骨盆倾斜等；改善泌尿肌功能可用于治疗尿失禁、尿潴留等；加强肠道蠕动肌力可用于促进术后排气、治疗功能性出口梗阻型便秘等。① 腹直肌分

离治疗：除了采用横纹肌电刺激，有针对性地刺激腹部一类、二类肌纤维，加强腹直肌基础张力及动态张力外，可结合 CMLV 促进腹白线结缔组织上丰富的毛细血管蠕动，促进腹白线的微循环，改善筋膜营养，利于过度拉伸的组织恢复。方法：在进行常规腹直肌分离治疗前，采用 5 到 10 分钟改善筋膜营养的脉管刺激方案（频率为 2 Hz，脉宽为 3 ms），将 A1（+，-），A2（+，-）四块电极片交叉置于腹直肌肌腹上，使得电流通过腹白线结缔组织，完成营养改善方案后，常规进行横纹肌电刺激治疗，10 次治疗为一疗程。②肠道平滑肌肌力康复：通过对肠道壁上的动静脉毛细血管进行刺激，引起血管壁平滑肌的轻微颤动，加速肠道内微循环，继而促进肠道蠕动，加速肠内运输，实现改善便秘的目标。方法：将电极片置于盲肠前倾-后侧髂嵴内斜肌、升结肠前倾-11 节肋骨斜肌、降结肠前倾-11 节肋骨斜肌、乙状结肠前倾-后侧髂嵴内斜肌处，背部对应部位贴一组电极片，采用频率为 2 Hz，脉宽为 3 ms 的脉管刺激电流，使得电流按结肠方向顺序刺激肠道及血管壁平滑肌，加快肠道蠕动，利于排便。每次治疗 15～20 分钟。

4）镇痛治疗：CMLV 刺激是一种有效的止痛方法，镇痛原理为：①在局部缓解微循环障碍，利于代谢毒素的排出，减轻组织的损伤；②放松局部痉挛的肌肉；③作用于神经系统抑制疼痛信号的传入，促进内啡肽的生成。可治疗关节病、肌肉痛、慢性盆腔疼痛、耻骨联合分离、肌筋膜综合征等。方法：先将电极片贴在痛点周围，选取频率为 3 Hz、脉宽为 3 ms 的平滑肌刺激方案用于止痛，再将电极片放在两侧脚背，选择血流启动及血流加速方案，每日治疗 1～2 次，每次 15 分钟，6 次为 1 疗程。

5）产后康复应用：①产后子宫复旧，在原有的子宫收缩频率不变基础上，CMLV 通过增加子宫平滑肌收缩幅度及促进子宫平滑肌收缩力，有效改善盆腔血液循环，从而达到治疗效果。方法：协助产妇取平卧位，将电极片分别置于子宫投影区和腰骶部对应位置，选择平滑肌电流频率为 2～3 Hz，脉宽为 3～4 ms，每天 1 次，每次 20 分钟，连续治疗 3 天。产后及早应用仿生物电

技术治疗，可促进产后子宫复旧，有效预防晚期产后出血，促进早期康复；②促进泌乳，CMLV 可作用于乳腺管平滑肌，促进乳腺腺泡周围的肌上皮收缩与血液循环，改善乳房营养，刺激腺体分泌。其电刺激模拟婴儿吮吸乳头的信号，传递至下丘脑，促进脑垂体后叶释放出更多的催产素，促进乳汁的分泌，同时，亦可缓解产妇紧张、疲劳的心情，使泌乳的发动时间提前。方法：采用乳房专用的半月形电极片，贴于患者乳房下缘处（避开乳头），选取频率为 2 Hz，脉宽为 3 ms 的平滑肌刺激方案，每天 1 次，每次 20 分钟，连续治疗 3 天；③乳房下垂治疗，CMLV 刺激乳房结缔组织，促进结缔组织上丰富的毛细血管的蠕动，从而改善乳房局部营养，同时，结合横纹肌刺激技术，刺激菱形肌与斜方肌，改善其基础张力，加强其肌肉的支撑和拉伸作用，扩张胸腔，恢复良好的体态。方法：将乳房专用的半月形电极片贴于患者乳房下缘（避开乳头），采用频率为 2 Hz，脉宽为 3 ms 的平滑肌刺激电流，治疗 20 分钟，完成后，将电极片置于患者背后菱形肌与斜方肌处，改选用频率为 12 Hz，脉宽为 320 μs 的方案，以改善菱形肌与斜方肌的基础张力。

6）脉管刺激技术的禁忌证：癌症；传染病、感染疾病；炎症或急性化脓；血液疾病、如血小板减少症；凝血功能障碍疾病；血栓形成；肿瘤；内置心脏起搏器者；感觉功能障碍；妊娠。

2．负压机械刺激技术（LPG）

（1）概述：负压机械刺激技术起源于法国，是由法国工程师 Louis Philippe Guitay 发明创造，简称 LPG，1998 年获得美国 FDA 认证。

（2）LPG 技术原理（Silver et al, 2003）：LPG 通过治疗齿轮负压吸引及振动，持续不断地对结缔组织提供多维、舒适和自然的刺激信号，唤醒脂肪细胞，减少脂肪储存，同时激活成纤维细胞生产胶原蛋白和弹性蛋白，刺激内皮细胞，改善淋巴及静脉循环。通过对胶原蛋白纤维的拉伸，可以诱发一系列生物级联反应，促进新组织的合成。能量转移给相连的整合蛋白，这些信号通路被激活后会导致细胞的有丝分裂、蛋白质的合成以及基因的表达。机械刺激内皮细胞，保证血管正常的收缩和舒张，起到维持血管张力、调节血

压以及凝血与抗凝平衡等的特殊功能，进而保持血液的正常流动和血管的长期通畅，改善静脉及淋巴回流，促进血液循环，控制炎症浮肿、动脉硬化、血管生成等。机械刺激可以调节内皮细胞通透性，改善内皮细胞功能。刺激脂肪细胞β受体，提高脂肪分解率，减少脂肪囤积。机械刺激通过周期性拉伸与振动，实现了抑制脂肪生成的目标。

（3）LPG技术作用机制：①刺激循环（Watson et al，1999），LPG能够使淋巴流增强3倍并持续3小时以上，使血液输送增强四倍并持续六小时以上。②改善排泄效果（Bernas 2001；Moseley et al，2007），针对淋巴水肿，与传统手法相比，机械刺激能够显著缩小手臂（使用LPG治疗15次之后，手臂缩小3 cm），且治疗时间更短。③改善紧致度以及弹性（Revuz et al，2002），机械刺激能够使得皮下组织胶原蛋白密集度增加130%，改善皮肤弹性及紧致皮肤。④刺激成纤维细胞活性（Humbert P. et al，2015），通过机械刺激可以显著改善成纤维细胞分泌以及趋化能力，增加透明质酸以及弹性蛋白的水平，对腹部松弛、妊娠纹有治疗作用。⑤改善皮肤营养（Kutlubay et al，2013），机械刺激能够增加真皮-表皮长度、增加表皮突、表皮厚度并重组真皮乳突，起到改善皮肤营养的效果。

（4）LPG临床应用：根据LPG具有结缔组织的垂直拉升、增加脂肪细胞代谢、刺激淋巴回流增加、刺激分泌皮下胶原蛋白等作用原理，临床可于应用产后及术后的皮肤及皮下组织康复、瘢痕治疗、疼痛治疗、长期下肢水肿等。

1）治疗烧伤皮肤：通过机械刺激技术可以接触治疗难以触及的部位，改善粘连/纤维化、改善患者活动幅度、治疗烧伤瘢痕。

2）治疗橘皮：通过LPG能有效地使橘皮表面减少20%从而缩小体围。

3）改善注射导致的脂肪萎缩及硬化：通过机械刺激技术能够改善患者皮肤外观、减轻疼痛以便于下一次的注射，从而使得患者减少硬化问题的产生并表现出更好的耐受性。

4）术后手部恢复：机械刺激技术能明显地改善关节弯曲度、力量以及功能状态，提升患者的满意度。

5）术后减轻疼痛：机械刺激技术能明显降低患者的疼痛分值以及镇痛药的用量。

6）身体塑形：LPG作用于通过节食以及运动无法奏效的脂肪组织，能够实现进一步脂肪分解，改善产后肥胖等情况。

7）配合抽脂手术：抽脂手术前，LPG能够促进血液交换、软化组织；抽脂手术后，LPG能够优化恢复过程、帮助消除血肿以及水肿、治疗皮肤表面不规则区域、抚平橘皮。

8）高强度运动后减轻肌肉疼痛：LPG能够让用户在高强度运动后，明显减轻治疗区域的疼痛感。

9）术后、放化疗后淋巴水肿：皮肤的小淋巴网是由2个垂直脉管相连的表面带有网眼的两张网所组成，它可以由表及里地引流淋巴液。深层网是通过皮肤细垂直脉管作为中介物来与淋巴汇集处相连的。这些汇集处通过浅层带有网眼的两张网来引流淋巴，并由穿过周围肌肉带的脉管，排向肌肉带下方的淋巴管。与毛细血管一样，小淋巴脉管由位于一块薄基膜上的内皮细胞的薄层组成，特别是在小脉管前方是大开口的，内皮细胞都是扎根于纤维里的，这样可以在间隙压力加大的情况下，敞开大门，使淋巴液进入淋巴小脉管。LPG技术通过减缓淋巴流量并增加淋巴回流治疗淋巴水肿。

10）促进胃肠蠕动治疗腹胀：应用LPG按摩模式，促进胃肠蠕动，一般每周1次，每次25分钟，治疗10周，明显减轻胃肠功能障碍性腹胀。

（5）LPG的相关禁忌证：未治疗的恶性肿瘤；孕妇，但如局部（腿）水肿可治疗；炎症区域，可在周围做排泄；Botox玻尿酸治疗后（15天之后才能治疗）；面部感染、银屑病、白癜风等；血液疾病，如血小板减少症；凝血功能障碍疾病；血管栓塞；疝气；脂肪瘤、血管瘤。

总而言之，人体是一个整体，任何局部组织受损，都会影响整体形体及形态，盆腹腔形体及形态的改变，导致盆腹腔内脏器官的位置改变，影响组织与器官的协调功能，最终发生PFD及DPADD。一旦出现DPADD康复治疗目标是通过整体康复实现盆腹腔动力功能重建。

（苏园园　韩燕华　李丹彦）

第二节　盆底功能障碍性疾病评估方法进展

盆底疾病的治疗离不开病情的精准评估，包括解剖学及功能上的评估。近年来影像学评估在 PFD 的评估乃至病因学的探索方面均取得了不俗的进展。

一、超声在盆底功能障碍性疾病中的应用及展望

近年来随着超声仪器的发展，二维图像分辨率的提高，三维/四维超声技术的成熟，使盆底超声技术的应用得到了迅速的发展，因其能提供盆底解剖结构形态学改变及实时动态观察盆腔器官在盆底肌收缩及 Valsalva 状态下的运动变化，通过三维成像获取的肛提肌裂孔轴平面与 MRI 的成像有很好的一致性。对于盆底功能障碍性疾病的治疗，盆底超声可以评估其疗效，特别是对植入材料如吊带及补片的显示盆底超声更有优势。因此目前在部分发达国家盆底超声技术已常规应用于女性盆底功能障碍性疾病的诊断及手术疗效评估，据国内国外多项研究显示，盆底超声检查结果和 MRI、POP-Q 分期有很好的一致性。在国内因二胎放开、人口老年化及女性对盆底功能障碍性疾病的认识和健康意识的提高，大部分地区已将盆底超声常规用于产后盆底功能筛查评估，并逐渐成为女性盆底功能障碍性疾病的首选检查方法。

国内盆底超声虽然起步晚，但随着国际和国内盆底超声的学术交流和技术规范化培训，盆底超声检查得到迅速发展。2019 年美国超声医学会（AIUM）及国际泌尿妇科协会（IUGA）共同制定了妇科泌尿超声检查实践规范，实践规范指出超声检查已证明有助于临床评估盆底情况，包括：尿道、膀胱、阴道、子宫（条件允许时）、肛门直肠以及肛提肌。盆底超声检查适应证包括但不限于以下情况：①尿失禁；②反复发作的尿路感染；③顽固性排尿困难；④出现排尿功能障碍的

症状；⑤出现盆腔器官脱垂的症状；⑥排便障碍；⑦粪失禁；⑧盆底术后阴道溢液或出血；⑨盆底术后盆腔或阴道疼痛；⑩性交困难；⑪阴道囊肿或实性肿块；⑫检查合成植入物（吊带、网片或填充物）；⑬评估产后肛提肌；⑭分娩所致会阴损伤；⑮分娩所致肛门括约肌损伤；⑯会阴囊肿或实性肿块；另外，还规范了二维、四维的检查方法和图像评估量化标准，使盆底超声检查规范化，提高了临床诊断率。

随着盆底超声的发展，盆底超声有望在这些领域发挥重要的作用：妊娠分娩后盆底损伤及功能筛查评估，达到早期诊断、早期治疗，指导康复及康复后疗效评估；对中老年女性有症状患者进行盆底筛查评估；重度脱垂患者，术前对器官脱垂情况、盆底解剖结构缺陷进行精准评估，以利于手术方案的制定，达到精准治疗，术后对并发症、植入材料以及盆底解剖结构的恢复进行评估；在泌尿领域对尿失禁及排尿障碍患者观察其膀胱、尿道及尿道周围病变；肛肠领域对肛管和肛周病变进行检查诊断，对出口梗阻型便秘可能出现的肛提肌失驰、直肠前凸、直肠脱垂、肠套叠等盆底解剖结构的改变进行诊断，有望替代排粪造影。随着腔内 360° 超声探头技术的发展，肛提肌、肛门括约肌及阴道旁结构的精细观察及诊断成为可能。不久的将来盆底超声检查将成为盆底功能障碍性疾病不可或缺的重要检查方法。

二、磁共振检查在盆腔器官脱垂病情评估中临床价值及展望

磁共振成像（MRI）作为无辐射、非侵入性的检查方法，对软组织的显像清晰，可以多角度、多平面对精细结构和解剖细节进行显示成像、重复使用，并进行精确测量和量化分析。近年来，随着 MRI 及图像后处理技术的发展，盆腔 MRI 对盆底支持结构的研究与病情评估迅速发展。

（一）MRI二维图像的研究

1. MRI 二维平扫图像

（1）骨性结构：骨性结构在 MRI 图像中清晰可见，可以作为肌肉、韧带起止点的标志，部分学者认为骨盆径线的差异可能导致 POP 发生，但观点不一。更宽的骨盆入口横径和更短的骨盆入口前后径与分娩时间延长、产钳助产相关，可能导致严重肛提肌损伤，从而使神经肌肉及韧带机械损伤或去神经损伤，导致 POP 发生（Handa et al，2003；Berger et al，2013）。而 Stein 等（2009）对盆底肌肉附着部位的骨盆径线进行测量，发现上述径线在正常女性和 POP 患者中并不存在差异（Stein et al，2009）。

（2）顶端支持结构：MRI 平扫二维图像可以显示活体状态顶端支持结构即骶 - 主韧带复合体：骶韧带全程在轴位图像中可见，与传统的解剖学观点不同，MRI 图像可见其起止点变异很大，右侧骶韧带长度大于左侧，POP 患者骶韧带位置整体下移，长度及角度与健康对照存在显著差异，术后盆底 MRI 可以评估骶韧带形态改变及植入材料位置，MRI 中骶韧带区域信号强度可能成为评估骶韧带损伤程度的新方法（杨晓红 等，2012；谢冰 等，2013）。

（3）肛提肌群：肛提肌群是盆底支持的另一主要结构，测量肛提肌相关径线（裂孔长度、宽度、周长、面积、肛提肌板角度、宽度等）可评价肛提肌完整性及缺损程度。Rohna Kearney 等（2006）建立了 MRI 二维图像中评价肛提肌（俗称"耻骨内脏肌"）损伤的分级方法，即：选择耻骨弓状韧带上方 1 cm 轴位平面为标准平面，分别将双侧耻骨内脏肌正常、小于 50% 缺损、大于 50% 缺损、完全断裂评为 0、1、2、3 分，将双侧得分相加并分类：①无缺损：无可见缺损并且评分为 0 分；②轻微缺损：单 / 双侧损伤，1 ~ 3 分，并且除外单侧评分 3 分；③严重缺损：双侧评分 6 分，或单侧 3 分。此评价系统与测量肛提肌厚度不同，可以更完整地评估 POP 患者肛提肌缺损状态。肛提肌缺损状态与 POP 术后阴道前壁支持状态相关，可以作为盆腔器官脱垂评估患者手术预后的一个重要指标（Mrogan et al，2011）。

2. 动态 MRI 图像

动态 MRI 成像可以准确的再现活体状态下盆腔器官脱垂部位动态系列图像，目前其在妇科泌尿学应用较为普遍。动态 MRI 对盆腔器官脱垂的评价指标多种多样，学者们对不同指标与 POP-Q 评分的一致性及评价效能观点不尽相同。苗娅莉等（2010）发现耻尾线（PCL）可以更好地反映子宫脱垂的程度，优于 POP-Q 评分，对阴道前壁脱垂有一定价值，而对后壁脱垂存在相对局限性。Boyadzhyan 等（2008）总结了 HMO 分类系统（The H line，M line，organ prolapse classification system，HMO），该系统利用 H 线（Hiatus 线，即肛提肌裂孔前后径，为耻骨联合下缘至耻骨直肠肌后下缘连线距离）和 M 线（耻骨直肠肌后下缘至 PCL 线垂线距离）的测量值将 POP 进行分级，认为 H 线更接近于处女膜缘，与临床的 POP-Q 评分参考线接近，比 PCL 更有临床意义。

（二）基于盆腔MRI的三维重建模型的研究

基于 MRI 的三维重建是在 MRI 二维图像基础上，运用计算机图形学和图像处理技术，提取感兴趣区域的边界信息，将二维平面图像通过软件计算重建成三维几何模型，并在屏幕上显示人体器官的立体视图。通过人机交互，可以对重建的器官图像进行各种操控，诸如不同方位的立体视图、病灶的各种几何尺寸的测量和空间定位、不同组织单元的单独显示或多种组织的重叠显示，甚至可以运用人机交互工具在计算机屏幕上模拟外科手术。基于盆腔 MRI 的三维重建几何模型可以立体直观的观察盆腔各支持结构的走行方向、径线及与邻近组织的三维空间位置关系，从整体出发综合分析与评估缺损部位及其与 POP 的相互关系，从而有可能指导临床手术方案的个体化选择。但由于需要经验丰富的影像、妇科医师共同协作，技术水平要求高，耗时长，临床应用尚少。

1. 顶端支持结构

顶端支持结构由于位置深在，活体中仅能通过 MRI 二维图像辨认和识别，但空间形态、二者的空间位置关系不明确，对进一步了解其对盆底功能障碍发生发展造成了障碍。Luyun Chen 等利用轴位和冠状位的盆腔

MRI 图像重建的三维几何模型描述了正常女性中骶、主韧带形态与位置关系特点。骶韧带和主韧带的方向反映了顶端支持结构的两个轴向，由此可以更进一步研究活体中顶端支持的相互关系并指导手术，例如骶骨固定术和骶棘韧带悬吊术均可以加固顶端支持，但两个韧带向量不同，骶棘韧带悬吊单纯加固了骶韧带方向的向量，可能对纠正阴道前壁脱垂更有益（Ramanah et al，2012）。

2. 肛提肌 肛提肌是最早开始也是研究最多的三维重建几何模型。经比较不同脱垂程度患者肛提肌形态，将肛提肌分为水平方向的支持部分和竖直方向括约肌部分两个功能区，支持部分比例减少、括约肌部分松弛导致脱垂、尿失禁等发生，并且支持部分功能状态与 POP 患者术后复发密切相关（Singh et al，2003）。耻骨肛提肌间隙（levator sling gap，LSG）反映耻骨直肠肌、肛提肌的括约肌功能，POP 患者 LSG 大于正常女性，并且随脱垂程度的增加而增加（庄蓉蓉，2011）；肛提肌翼间体积（levator ani subtended volume，LASV），即耻骨联合内侧面、肛提肌内侧面、经 PCL 线的面、经 M 线的面共同围成的区域，边界固定易提取，与脱垂程度及 POP-Q 分期测量值呈正相关，有望成为评估肛提肌松弛程度的新指标（Rodrigues et al，2012）。

3. 阴道前、后壁及旁侧支持 研究发现，阴道壁厚度与脱垂无关，而 POP 患者阴道周长、横断面面积较健康女性增加，阴道前壁下移，下移部分阴道支持结构缺失，并沿耻骨联合下缘，以弓状韧带为轴向下旋转；阴道后壁出现"折叠屈膝状改变"，上 2/3 下移，下 1/3 阴道变宽；通过阴道壁边缘位置的改变来量化评价阴道壁旁侧缺陷，认为旁侧缺陷与顶端下降密切相关

（Larson et al，2012）。

（三）三维模型的生物力学分析

"整体理论"认为：结构决定功能，功能障碍源于结构异常，因此，只有对盆底支持结构和生物力学性能进行全面、综合分析和评估，才能制定出优化完善的诊治方案。近年来对盆腔器官脱垂的研究大多集中于病因学、发病机制以及基于盆底组织结构特征等方面，基于 MRI 的三维重建几何模型更真实地反映了人体活体中盆底各韧带结构、器官的空间位置关系，更加精准，在此基础上进行生物力学分析有助于我们更好理解分析并评估盆底复杂的支持系统，定制更优的修复手术方案，从而最大限度地减少复发并最大限度地达到解剖复位，基于 MRI 的妇科泌尿学领域的生物力学研究才刚刚起步，尚未应用于临床。

（四）结语

综上所述，磁共振检查为 POP 病情的研究和评估提供了新路径。盆腔 MRI 二维图像对盆底支持结构有良好的分辨率并可以确切识别，基于 MRI 图像的三维重建几何模型有助于直观理解各支持结构的空间解剖、位置关系及结构特征参数。在此基础上，能够突破以尸体标本为基础的解剖模型和不能在活体进行的多种研究的伦理学限制。基于盆腔 MRI 的三维有限元力学模型是可以更真实、全面地评估盆腔器官脱垂患者支持结构损伤的方法，并有可能定量分析、精确定位缺损位置及种类，从而制订个体化手术方案，提高手术成功率，达到微创、解剖复位和功能恢复的目的，尽可能降低并发症的发生。相信随着 MRI 图像后处理技术及生物力学的发展，磁共振检查在妇科泌尿学将会有更加广阔的应用前景。

（耿 京 谢 冰）

第三节 电刺激在盆底功能障碍性疾病治疗中的应用进展

女性盆底康复（pelvic floor rehabilitation，PFR）是从整体上对盆底功能支持结构进行训练，核心是盆底肌肉锻炼（pelvic floor muscle training，PFMT）。1948 年，美国学者 Arnold Kegel 首先报道 PFMT 对女性尿失禁有较好的治疗效果，此后基于盆底肌肉锻炼的盆底康复理念被逐渐推广应用，又称为凯格尔（Kegel）训练法。随着电生理研究深入发展及科技水平的不断提高，盆底肌肉锻炼与物理电子设备相结合，衍生出盆底生物反馈疗法、盆底肌肉电刺激、盆底磁刺激等，研究表明这些物理方法的应用较单纯 Kegel 锻炼疗效更佳。其中应用最广泛的是电刺激（electrical stimulation，ES）治疗。在过去十年中，有 3000 余篇关于电刺激治疗的文章发表，包括有关于骶神经电刺激、胫神经电刺激、阴部神经刺激、经皮电刺激、电针康复技术等。

一、电刺激的发展及其治疗原理

（一）电刺激治疗的发展史

电刺激治疗自古以来就已应用于医疗领域。2000 多年前亚里士多德发现日本电鳐（电雷鱼）具有使人麻木的作用，希腊学者又称之为 Narke，是"麻醉"一词的起源。在古希腊、埃及及罗马，人们广泛应用电雷鱼治疗关节痛、偏头痛、抑郁和癫痫。公元 46—47 年，罗马皇帝的宫廷医生 Scribonus Largus 在他的 De Compositiones Medicine 一书中，描述了用电雷鱼治疗疼痛和痛风。电雷鱼能产生高达 200 V 的电压，但是平均电压约为 10 ~ 50 V。在 16 世纪的中国，雷鱼也被应用于治疗慢性头痛、偏头痛及眩晕等的方面。

19 世纪初，应用电刺激治疗疼痛开始兴起，并逐渐拓展，用于治疗口腔、神经、精神和妇科疾病等。

20 世纪下半叶，对电刺激治疗原理的探究逐渐开始。1965 年版的"门控学说"发布（Melzac et al，1965），为电刺激脊髓及周围神经治疗慢性疼痛提供了理论依据。1967 年 Shealy 等（1967）描述了植入性脊髓刺激器（spinal cord stimulation，SCS）的治疗作用，并逐渐衍生出应用周围神经刺激（peripheral nerve stimulation，PNS）治疗慢性疼痛的方法。20 世纪 70 年代和 80 年代，Carnpbell 等（1976）记录了对患有各种神经性疼痛综合征（常见于四肢）的患者行开放性外科手术植入 PNS，取得了良好的效果（Nashold et al，1975；Waisbrod，1985；Tanagho，1982）。

有研究表明经皮肤给予 100 Hz 的电刺激能显著缓解疼痛（Wall et al，1967），此后经皮神经电刺激（transcutaneous electrical stimulation，TENS）应运而生并因其简便无创而广泛应用于临床的疼痛治疗。1991 年利用脑表面电极刺激运动皮层被引入，扩展至多种神经疾病，包括三叉神经传入痛、疱疹后神经痛、臂丛痛以及一些中风患者所遭受的疼痛（Tsubokawa，1991）。

盆底疾病的电刺激治疗引入相对较晚。Mcguire 等（1983）尝试通过胫神经刺激（tibial nerve stimulation，TNS）治疗下尿路症状（lower urinary tract symptoms，LUTS）并取得了较好的疗效。1982 年有关骶神经调节（sacral nerve modulation，SNM）的概念首次被提出（Tanagho et al，1982），并正式应用于临床（Tanagho，1988）。此后 SNM 适应证逐渐增加，包括膀胱过度活动症、尿潴留、盆腔疼痛、肠道功能障碍如大便失禁和便秘、性功能障碍等。有学者（Spineli et al，2003）报道了叉状电极应用于 SNM 的微创手术中，从根本上改变了骶神经根刺激的入路和电刺激途径。考虑到盆底生理和病理过程涉及众多的大脑区域，应用深部脑刺激（deep brain stimulation，DBS）和脑表面刺激来治疗盆底疾病（Benabid et al，1987；Sigegfried et al，1987）的探索也在不断进行。

（二）电刺激的治疗原理

人体器官功能与细胞电生理活动息息相关。基于这一原理，既可通过测试人体的电生理活动达到诊断的目的，也可以通过干预性外源性电刺激来改善不正常的生物电活动而起到治疗作用。

1. 电刺激通过改变细胞电活动，改善器官功能　人体盆腔器官的生理功能都依赖于中枢、外周神经和骶神经之间的精密调控，如排尿排便的控制、性生活的唤起和性高潮等。膀胱、尿道、肛门、直肠和括约肌之间的协调运转受大脑、脊髓、周围神经节和周围神经之间精密而复杂的网络调控，而神经的调控是通过细胞的电活动来得以实现的。

人体的电活动长期以来被用于医学诊断和监测，主要与"可兴奋"组织有关，如心电图、肌电图和脑电图。每个活细胞都有一个膜电位，细胞内部相对于其外表面呈负电位。细胞膜电位与细胞膜的传输机制密切相关。通过膜的大部分物质是离子（带电粒子），如果膜电位改变会影响离子的运动。膜电流是离子选择性通道打开的结果。电刺激可以通过两种方式影响细胞的电活动：其一，给予足够强的电能量来克服膜的能量，从而使膜改变行为，其二，提供低水平能量，虽然不足以改变膜的行为但刺激膜兴奋从而产生细胞兴奋。

电位存在于人体几乎所有的细胞膜上。一些细胞如神经肌肉细胞，能够在其膜上产生迅速变化的电化学脉冲，这些脉冲可沿着神经或肌肉传输信号。盆腔器官的功能依赖于神经调控，通过电刺激改变神经肌肉的电生理活动可以用来改善盆腔器官功能。

电刺激可引起盆底神经肌肉电生理改变，刺激神经肌肉接头，改善神经传导，从而激活盆底肌纤维活力。Enoka 等（2020）提出肌肉运动和感觉轴突对外加电刺激的反应产生动作电位，从而引起肌肉收缩。

2. 电刺激通过促进血液循环，改善器官功能　国内有学者应用双脉冲波多普勒超声观察电刺激腓神经对小腿血液循环的影响，发现电刺激腓神经可以促进小腿血液循环，增加肢体远端动脉血管阻力，促进下肢静脉回流（薛丹等，2017）。Strohmaier 等（2016）报道了电刺激对大鼠视网膜血管直径的影响，发现大鼠视网膜循环在对唾液核的电刺激下有反应，视网膜动脉静脉直径均增加，可使动脉反应显著降低，不改变静脉反应，平均动脉压、颈动脉血流量和心率保持不变。Currier 等（1986）报道了电刺激对腓肠肌血流的影响，发现使用 2500 Hz 的正弦波电刺激，可以改变肌肉血液流向。Lobov 等用超声观察应用频率为 30 Hz 的阈下双极脉冲经皮电刺激脊髓（transcutaneous electrical spinal cord stimulation，TSCS）后，发现 T11 和 L1 椎体的 TSCS 导致胫骨皮肤血流量显著增加，TSCS 激活皮肤血流主要是通过感觉神经纤维的逆向刺激来实现的，一氧化氮（NO）是 TSCS 引起血管舒张和皮肤血流增加的重要介质（Lobov，2019）。2019 年有学者报道了 15Hz 耳郭电刺激持续 20 分钟可使大脑中动脉血流量迅速升高，促进烟碱型乙酰胆碱受体（nicotinic acetylcholine receptor，nAChR）α4 的表达，从而有利于 Alzheimer 型血管性痴呆的治疗，改善运动和认知障碍。2020 年有学者研究了电场刺激（electrical field stimulation，EFS）对人脐带血管反应性的影响，电场刺激对人脐动脉和脐静脉均有收缩作用（Britto-Júnior et al，2020）。Babber 等（2020）应用神经肌肉电刺激刺激脚板，观察其对周围动脉疾病患者功能和生活质量的影响，发现神经肌肉刺激（neuromuscular electrical stimulation，NMES）连续 6 周后，对间歇性跛行患者的最大跛行距离和初始跛行距离有显著改善，随着电刺激装置启用，患者股浅动脉血流量平均流速显著增加。Bragina 等（2020）应用经颅直流电刺激可使小鼠微动脉延长和扩张，导致毛细血管流速和功能毛细血管数量增加，增加脑微血管流量和组织氧合，并改善神经功能，脑血管反应性（cerebrovascular reactivity，CVR）是血管扩张反应的代偿机制，与一氧化氮合成酶激活引起的一氧化氮升高有关，对经颅直流电引起的电场敏感。Yagi 等（2020）应用迷走神经电刺激改善创伤及失血性休克后的大鼠肠道血流量，研究显示颈迷走神经刺激可以诱发腹迷走神经动作电位，引起肠血流量比休克期增加 2 倍，迷走神经电刺激对创伤失血性休克所致肠损伤有保护作用。

3. 电刺激促进胶原代谢，改善器官功能

研究显示 PFD 的发病与结缔组织细胞外基质（extracellular matrix，ECM）代谢和构建密切相关。ECM 主要由胶原蛋白、弹性蛋白、纤连蛋白、蛋白聚糖和层黏蛋白等成分组成，在盆底支持系统中，胶原及弹性纤维发挥重要的连接及支持作用（Jackson et al，1996）。Ⅰ型胶原蛋白（COL Ⅰ）和Ⅲ型胶原蛋白（COL Ⅲ）广泛存在于阴道壁及盆底筋膜等结缔组织中，ECM 代谢异常与 PFD 发病相关（Budatha et al，2011；Han et al，2014）。近年来 PFD 患者 ECM 代谢异常机制的研究报道表明，转化生长因子 -β1（TGF-β1）对促进 ECM 蛋白沉积有重要调节作用（Hinz，2015），Gong 等（2019）总结多篇 POP 患者 ECM 代谢异常文献，进行文献回顾报道了 POP 与Ⅰ型、Ⅲ型胶原蛋白代谢及 MMPs 代谢相关。

一些研究表明电刺激可调节与组织重塑相关的一系列因素，如上调细胞活性、调节迁移和蛋白合成速率（包括基质蛋白）（Richmond et al，2016）。Nguyen 等（2013）发现通过 EFS 影响 Schwann 细胞和 ECM，导致基底细胞 ECM 剥离。暴露于 10 mv 的 EFS 时，基质凝胶在阴极附近有较大的钙浓度，当 EFS 被去除，钙浓度迅速消散，EFS 对 ECM 有长期影响。Kim 等（2019）利用机械刺激及电刺激诱导 ECM，增加工程骨骼肌的收缩，提出协调、综合的电刺激和机械刺激可诱导理想的 ECM 重塑。

Nguyen 等（2018）发现 ES 可引起表皮细胞迁移，增加成纤维细胞增殖，胶原蛋白、弹性蛋白和基质金属蛋白酶随电场的增加而增加，认为 ES 可以同时通过激活多种途径来双向调节胶原代谢。

最近有学者就电刺激对神经再生的作用进行研究，发现 ES 通过增加基质金属蛋白酶 -2 表达促进离体背根神经节神经元轴突再生。基质金属蛋白酶抑制剂能够显著降低 ES 诱导的神经突起再生。ES 对轴突再生的积极作用可能是通过增加基质金属蛋白酶 -2 的表达介导的（Sungmin et al，2019）。

4. 电刺激参数与疗效

外源性电刺激可以通过改变细胞的生理电活动起到治疗作用。不同参数的电刺激对细胞电活动的影响不同，因此在治疗中应根据具体的情况选择合适的参数，否则不但达不到治疗效果还可能带来副反应。参数包括电刺激的波形、频率、脉冲宽度、振幅等。

频率（frequency）是单位时间内重复事件的发生次数，国际标准是赫兹（Hz），以德国物理学家 Heinrich Hertz 命名，1 Hz 意味着一个事件每秒重复一次。电频率是指刺激期间每秒产生的脉冲。功能性电刺激应用中的神经激活通常限制在 50 Hz 以下。有研究表明，频率高于 50 Hz 可能引起神经损伤。100 Hz 以上的高频可能阻断神经反应。Bowman 等（1986）评估了 100 Hz 到 10 kHz 之间双相矩形脉冲的效果，并实现了 4 kHz 以上的神经传导阻滞。"频率窗"（frequency window）是电刺激治疗中非常重要的参数，骶神经刺激对膀胱功能的影响与刺激频率有关，频率为 2 ～ 5 Hz 时以膀胱兴奋为主，10 Hz 时以膀胱抑制为主（Schultz-Lampel et al，1998）。低频 TENS 诱导中枢神经系统内啡肽选择性释放（Chesterton et al，2002）。

脉冲宽度（pulse width）是指每个脉冲的时间跨度也称为脉冲持续时间，以微秒为单位，脉冲宽度越大，刺激感觉就越强烈。Dudding 等（2011）观察到当脉宽从传统的 14 Hz/210 μs 设置降低到 90 μs 或频率增加到 31 Hz 时，直肠顺应性增加。振幅、脉宽和频率的改变对不同的纤维类型产生的影响不同，这取决于纤维直径和髓鞘形成与否。TENS 设备上的脉冲宽度通常在 1 ～ 250 μs 之间，与较低的频率（4 Hz）和较短的脉冲相比，以 110 Hz 的频率和 200 μs 的脉宽为参数的 TENS 可以更好地介导痛觉减退，机制为增加外周神经传导的潜伏期和机械痛阈（Walsh et al，1995）。

振幅（amplitude）有时被称为幅度、水平或强度，指电波的宽度。交流波的大小可以用安培（电流）、伏特（电压）或瓦特（功率）表示。交流波的峰值振幅是瞬时振幅达到的最大幅度，可为正也可为负，多数波形正负峰振幅相

同。振幅强度越高，去极化效应越强（Mesin et al，2010）。另外强度也会影响患者的舒适度，患者通常不能耐受高强度电流，因此治疗前应先调节设置患者的阈值强度。在其他条件相同的情况下，不同的电流强度会产生不同的治疗效果。

电刺激装置以波形模式传输脉冲，波形通常由几何形状表示，如方波、峰值波或正弦波。这些形状决定了电流的特征，所有波形均高于零基线为单相电流或直流电，在基线上下交替的电流为双相电流或交流电。经典的盆底肌肉电刺激是针对骨骼肌的双相电流，近年来开始引入针对平滑肌的特殊波形电刺激——帆型电刺激，可以增加血管平滑肌及肠道平滑肌的蠕动，增加局部血液循环，并具有修复神经的功能。

综上，应用电刺激治疗时参数的选择非常重要，同时要强调个体化原则，需要根据疾病的原因及个体特点在基础参数上做适当的调整，以避免副反应，提高治疗效果。

二、电刺激在盆底功能障碍性疾病中的应用现状

近20年来电刺激在下尿路功能障碍、肛肠功能障碍和性功能障碍等盆底疾病中均已有应用报道。

1. 电刺激在下尿路症状中的应用　下尿路症状（lower urinary tract symptoms，LUTS）发病率高达64.3%，严重影响患者的生活质量（Irwin et al，2006），常用的治疗方法包括有生活方式调节、膀胱训练、盆底肌肉锻炼及联合抗毒蕈碱或抗胆碱能药物等，但仍有约40%的患者无改善或者未达到治疗预期的目标（Oerlemans et al，2008）。在电刺激技术应用前，难治性LUTS常需要长期留置尿管或手术治疗（如膀胱造瘘、膀胱部分切除等），而因复发率及并发症较高，难以普及（Sherman et al，2007）。电刺激技术为非侵入性治疗方案，可作为难治性膀胱过度活动症（overactive bladder，OAB）和非梗阻性尿潴留（urinary retention，UR）的另一种治疗选择。常用治疗LUTS的电刺激分为三大类：植入性骶神经电刺激（implanted sacral nerve stimulation，

SNS），经皮胫神经刺激和TENS（Monga et al，2012）。SNS已获得美国食品药物安全管理局（Food and Drug Administration，FDA）的批准，用于治疗急迫性尿失禁（urgency urinary incontinence，UUI）、尿急-尿频症状（urgency-frequency syndrome，UF）和UR（Abrams et al，2003）。许多临床研究证实了电刺激对女性尿失禁（urinary incontinence，UI）及OAB的有效性，但是对于不同类型的疾病选择哪些电刺激治疗参数仍需高质量科学证据（Jerez-Roig et al，2013）。

生物反馈联合电刺激治疗可更有效地改善排尿功能。有学者对164例尿失禁患者给予盆底低频电刺激联合生物反馈方法治疗2个月，随访半年发现总有效率为92%（黄青玉 等，2015）。另一项随机对照研究表明，盆底电刺激联合生物反馈锻炼盆底肌肉对压力性尿失禁的总有效率是93%（曾雪芳 等，2015）。一项对比不同生物反馈电刺激治疗女性压力性尿失禁的研究显示，治疗中期增加电流强度可以增强疗效，且可增强患者盆底综合肌力，对尿失禁治疗的总有效率高达95%（贾俊华 等，2015）。Christian等（2005）对390例压力性尿失禁或混合型尿失禁的妇女进行电刺激联合生物反馈辅助的盆底肌肉锻炼，治疗后疗效显著，重度压力性尿失禁患者由60%降至5%，且95%的患者尿失禁症状得到了显著改善。一项双盲随机对照研究将120例绝经前压力性尿失禁妇女随机分为肌电图辅助经阴道生物反馈电刺激治疗组（68例）和安慰剂组（34例），治疗持续8周，每日两次，患者治疗前后进行1 h尿垫实验、排尿日记、尿动力学检查及尿失禁生活质量问卷，1 h尿垫实验及24 h尿垫实验均显示治疗后实验组较对照组漏尿患者显著减少，且实验组盆底肌力在治疗8周（4.2和2.6）及治疗后16周（4.1和2.7）较对照组显著升高，但是治疗前后尿动力学数据两组差异无统计学意义，因此考虑经阴道电刺激联合肌电图生物反馈是治疗绝经前妇女压力性尿失禁的可用措施，但尚需大样本研究证实其可靠性（Robert et al，2013）。

一项2011年发表于*JAMA*的随机对照研究，对前列腺切除术后1至17年存在持续性尿失禁的患者进行生物反馈联合电刺激治疗发现，平均

每周尿失禁次数由 26 次降至 12 次，尿失禁次数减少一半，与对照组差异有显著性（Patricia et al，2011）。同样有学者对 60 例前列腺根治性切除患者术后第 7 天给予盆底电刺激联合生物反馈治疗，与对照组相比，在术后第 4 周至 6 个月的随访中，平均尿垫重量治疗组显著降低，两组患者中无尿失禁比例差异显著，随访至第 4 周时治疗组与对照组无尿失禁率分别为 63.3% vs. 30%，6 个月时分别为 96.7% vs. 66.7%，因此考虑无创性的物理治疗（盆底电刺激联合生物反馈）对前列腺根治性切除患者术后早期尿失禁有显著的治疗作用（Mariotti et al，2009）。

对于宫颈癌术后盆底功能障碍，国内外学者也进行了生物反馈联合电刺激治疗的研究。陈丽君等（2009）报道了 22 例根治性子宫切除患者于术后 1 周给予生物反馈联合电刺激治疗，每周两次共四周，术后随访 3 个月，下尿路功能比 30 例对照组明显改善（$P \leqslant 0.05$）。傅琦博等（2015）报道了 38 例宫颈癌根治性子宫切除术后尿潴留患者，将其随机分为对照组及治疗组，治疗组给予生物反馈电刺激治疗，每天一次，疗程为一周，对照组仅进行传统的膀胱功能锻炼，对比两组治疗一周后疗效比较，治疗组有效率显著高于对照组（89.47% vs 52.63%，$P \leqslant 0.05$），而两周后两组疗效对比无差异。考虑采用生物反馈联合电刺激治疗根治性子宫切除术后尿潴留，能在较短时间内恢复和改善患者膀胱功能，减少留置尿管时间，同时也能减少泌尿道感染等术后并发症发生。李玉梅等（2010）的一项随机对照研究对宫颈癌根治性子宫切除术后患者应用低频电刺激治疗，治疗组术后 11 日起给予膀胱操及低频电刺激治疗，术后 14 天拔尿管，对照组不进行电刺激，仅给予膀胱操常规治疗，发现治疗组尿潴留发生率低于对照组（11.1% vs. 50%，$P \leqslant 0.05$），两组盆底肌力比较，治疗组显著高于对照组。Yang 等（2012）将 34 例妇科恶性肿瘤术后的患者随机分为两组，电刺激组给予 4 周的电刺激及生物反馈治疗，对照组接受常规治疗。生活质量问卷调查显示，电刺激组患者的性生活质量和盆底功能状态明显优于对照组。但上述研究结果均为小样本研究。北京大学人民医院

王建六教授牵头全国 13 家单位进行的一项前瞻性多中心随机对照研究，对早期宫颈癌患者行 PIVER Ⅲ 型子宫切除术后，早期进行干预性电刺激治疗，研究其对 LUTS 的预防效果，随访 1 年，结果显示干预组与对照组之间无显著差异。表明现有临床常用的针对尿潴留的电刺激治疗方案对宫颈癌术后的 LUTS 无效，临床上还需要继续探索新的治疗方案并对电刺激的参数进行筛选。另外，电刺激对于肿瘤的安全性虽然经动物实验证实安全，但尚有待大样本的临床观察研究的验证（王世言 等，2018）。

2. 电刺激在排便功能障碍中的应用　大约 50 年前有研究报道应用电刺激治疗大便失禁（Caldwell，1963；Haskell et al，1967）。肛门电刺激的目的是通过直接刺激或者间接刺激外周神经引起肌肉收缩。目前没有实验证据来指导针对不同症状和临床条件的最佳电刺激参数。应用于肛门刺激的参数在不同中心有差异，工作和休息时间、脉宽、频率、波形的上升和下降都没有标准化。电刺激对肛门功能的作用未阐明，有学者指出其可能与慢性轴突刺激增加神经肌肉传导的效率，激活休眠轴突，并增加阴部神经的传导率有关（Healy et al，2006）。国外研究对生物反馈联合电刺激治疗粪失禁的文献进行了系统回顾，发现生物反馈治疗优于传统治疗，而生物反馈联合电刺激治疗优于两者单一治疗，另外该系统回顾也发现低频电刺激无论是否联合生物反馈对于粪失禁治疗效果不理想，而生物反馈及生物反馈联合调制频率的中频电刺激治疗优于不治疗患者，并推荐生物反馈联合调制频率的中频电刺激在体表肌电图的指导下进行治疗更有效（Reinhard et al，2013）。在排便障碍的患者中电刺激肛门有较好的治疗作用（Chiarioni et al，2004；Nicastro et al，2006）。

3. 电刺激在性功能障碍中的应用　研究发现生物反馈治疗对性功能障碍有效。有学者使用肌电图生物反馈疗法治疗外阴前庭炎，将 46 名外阴前庭炎妇女随机分为两组，一组接受肌电图生物反馈，一组接受利多卡因凝胶治疗，共 4 个月，治疗前及治疗后 6 个月及 12 个月随访，发现两组患者前庭疼痛、性功能、心理上均得到了

明显改善，但是两组之间差异无显著性，尚需要大样本研究证明两者的结合治疗可能更有益于外阴前庭炎的妇女（Danielsson et al，2006）。

也有学者应用生物反馈联合电刺激进行盆底肌肉锻炼，来治疗因多发性硬化症引起的性功能障碍。将30名多发性硬化症妇女分为三组，盆底肌锻炼及肌电生物反馈组、盆底肌锻炼及肌电生物反馈联合经阴道电刺激组、盆底肌锻炼及肌电生物反馈联合骶神经刺激组，治疗前后均进行盆底肌肉功能测定、阴道弹性测定、盆底肌肉的放松能力以及女性性功能指数问卷测定，结果提示所有组的指标均有明显提高，在性唤起、阴道润滑、满意度及女性性功能指数问卷评分均显著改善（Lucio，2014）。

三、电刺激在盆底功能障碍性疾病治疗中存在的问题

尽管电刺激治疗盆底疾病有许多积极的结果报道，但临床应用中也存在诸多问题需要进一步探索。①效果不稳定。虽然上述引用的文献报道了电刺激对盆底疾病治疗的效果显著，也有研究结果提示电刺激治疗无明显疗效，究其原因可能与疾病原因不同、电刺激参数差异以及个体化治疗有关。摸索合适的参数对于治疗效果非常重要；②远期疗效不佳。电刺激疗程常常较长，短期效果通常较显著，而中远期效果并不能达到预期目标。SNS等植入性治疗可以克服这一弊端，但是有创且昂贵，导致不能普及；③电刺激应用于特殊人群患者的问题。有学者将电刺激应用于妊娠患者治疗妊娠剧吐，也有应用于肿瘤患者进行化疗后神经恢复及盆底康复治疗。但安全性尚不确定，是否会引起肿瘤复发及对新生儿的远期影响等尚需临床循证医学证据。

这些不确定的治疗效果，可以通过电刺激的波形设计、参数选择等进行改进。Wyndaele等探讨了电刺激电流类型及脉冲频率对不同纤维含量骨盆肌肉收缩的影响。采用双向方波电流和2～100 Hz双极中频电流对Wistar大鼠离体肌肉进行电刺激。髂尾骨肌和耻骨尾骨肌均以快速抽搐肌纤维为主，以50 Hz和60 Hz的方波脉冲出现双线电流最大收缩，在比目鱼肌中，以慢抽搐纤维为主的最佳结果是30 Hz。中频电流需要较高的强度才能达到较低的收缩值，但在极低频时更有效。并归纳总结了Ⅰ、Ⅱ型肌纤维的最佳刺激参数，快肌为50～66 Hz方波脉冲，开/关次数为3/10，刺激3～5分钟，初始间歇时间为400 μs，随着刺激的次数增多刺激时间延长，最多可至10～15分钟。慢肌可用25～33 Hz的方波脉冲，开/关次数为5/10，刺激5～10分钟，间歇时间为400 μs，旨在改善肌紧张和增强支持功能。若能针对性激活两类肌纤维，可以使ES发挥最大作用。电刺激用于治疗盆底疾病，在肌肉无力时引起被动收缩，促进自主收缩或改善本体感觉。电刺激可以放在会阴上，也应用探讨放置在阴道或肛门内。

总之，虽然经过了几十年的临床应用，但关于电刺激的途径、最佳刺激参数和方案等仍有争议。深入了解各种电刺激波形、不同频率、脉宽、电流强度引起机体不同组织器官的反应及机制，明确各种临床症状的内在病因，是提高电刺激治疗效果的关键。

四、电刺激在盆底疾病治疗中的展望

低频电刺激联合生物反馈是治疗PFD的一种非常好的手段，对于产后女性、轻度PFD疗效可靠，可以作为PFD的二级预防手段，通过规范化应用，有望整体上降低我国PFD的发生率，节约卫生经济成本，提高广大女性的生活质量。此外，电刺激技术的应用会越来越广泛，包括术中监测神经保护、脑内电极植入治疗顽固性器官功能障碍等。随着技术的不断进步，电刺激等物理手段可能给未来的临床医学带来革新性的改变。

（王世言　孙秀丽）

第四节 磁刺激在盆底功能障碍性疾病治疗中的应用进展

盆底磁刺激治疗是一种新兴的盆底康复治疗方法，主要应用于女性盆底疾病，相较于临床常用的盆底电刺激生物反馈治疗法，磁刺激治疗不需阴道内置电极，舒适度较高且患者接受度好，易于在临床推广应用。磁刺激应用于女性盆底疾病的治疗始于20世纪末。1999年美国学者Galloway首次报道了运用磁刺激技术刺激盆底神经有效地治疗了女性压力性尿失禁的临床研究；随后，美国食品及药物管理局（Food and Drug Administration，FDA）于2000年批准了磁刺激仪用于治疗女性急迫性尿失禁、尿潴留以及尿频尿急症状。近10来年，国内多家医院陆续引进盆底磁刺激治疗仪用于女性盆底功能障碍性疾病的治疗，呈现出良好的临床应用前景。

不同于盆底肌训练、电刺激、生物反馈等传统的盆底康复技术，盆底磁刺激是一种体外非侵入聚焦强磁场技术，可以实现骶神经和盆底肌两种刺激模式。大量临床研究资料已显示，该技术在排尿功能障碍、慢性盆腔痛等盆底疾病的临床治疗中均有一定的应用价值，与传统盆底康复技术形成了互补，尤其是磁电联合治疗法的提出，为临床提供了更多、更灵活的盆底康复治疗方案。此外，现行盆底肌电生理检测方法较单一，常用Glazer评估法，而磁刺激仪可以进行神经肌肉运动诱发电位检查，评估神经传导功能，该检查法已应用于脑神经源性疾病和精神性疾病的诊治，在盆底功能障碍领域报道较少，随着磁刺激技术的发展和完善，今后有望成为一种新型的盆底肌电生理检测法。

一、磁刺激治疗的原理

（一）磁刺激治疗的发展史

磁刺激技术的研发始于19世纪电磁感应现象的发现。1831年英国物理学家Michael Faraday发现，穿过闭合电路的磁通量发生变化时会产生感应电流，即电磁感应现象，此发现奠定了电磁治疗学的基础。1945年Kolin等首次报道了磁刺激对外周神经的刺激作用，该学者用带磁的磁极片包裹离体青蛙坐骨神经，发现坐骨神经出现电信号，且坐骨神经支配区肌肉出现收缩现象。1965年Bickford和Fremming采用脉冲磁场刺激兔的坐骨神经，引发了兔腓肠肌强有力的收缩。以上动物实验提示，磁刺激技术对神经肌肉具有调控作用。基于动物研究结果，部分学者开始尝试磁刺激对人体神经肌肉组织的作用研究。Bickford和Fremming等首次用脉冲磁场对人体腓神经、坐骨神经和尺神经进行磁刺激，同样诱发出神经支配区域肌肉的强有力收缩。1982年Polson报道了人体浅表神经磁刺激研究，该研究将磁刺激器定位于人腕部浅表的正中神经，刺激时接收到拇指根部鱼际肌的动作电位变化，并且观察到拇指抽搐反应。1985年Anthony Barker研发出世界上首台单脉冲经颅磁刺激仪，使用磁刺激线圈刺激大脑运动皮质，诱发出对侧拇指靶肌动作，并成功地接收到运动诱发电位，开启了经颅磁刺激在脑神经损伤后肌肉功能异常诊治中的临床应用。在磁刺激临床应用的初期，主要是用于人体神经传导路径检查及功能评估，随着磁对神经肌肉刺激作用研究的深入和生物工程学的发展，磁刺激技术逐渐用于神经肌肉功能障碍相关疾病的治疗。

目前用于女性盆底疾病治疗的磁刺激治疗系统主要为椅式盆底磁刺激仪，其关键性组成部分包括：充电电路、储能电容、可控硅开关及刺激线圈。其工作原理为：接通电源向一组高压储能电容充电后，该高压储能电容对刺激线圈进行通电，通过瞬时地通断电，刺激线圈表面产生强脉冲磁场。盆底磁刺激仪通常采用圆形线圈，圆形线圈周围可以产生强大的环形磁场，随着距离增加磁场作用迅速减退，产生的磁场在线圈上方聚焦性最强，从而实现磁效应的准确局部定位。磁刺激治疗系统的基本结构见图61-4-1。

根据法拉第电磁感应定律，线圈产生的脉冲磁场引发组织产生感应电流，使细胞膜上的电位发生变化；当感应电流强度超过神经组织的兴奋阈值时，将引起局部神经细胞去极化，进而诱导出兴奋性动作电位，导致组织细胞发生一系列的生理生化反应。也就是说，恒定的磁场本身并不兴奋神经组织，而是变化的磁场诱发神经产生感应电流，刺激神经组织产生兴奋作用。因此，根据以上原理，将磁场作为一个"载体"，形成了类似"无电极"电刺激效果（图61-4-2）。众所周知，电刺激对组织的刺激作用是通过直接的电流，磁刺激没有直接的电流刺激，但在组织局部产生了间接的电流刺激的作用，从组织细胞水平来说，两者对局部组织的刺激作用机制相似，即无论是电刺激的直接作用还是磁刺激的间接作用，都是通过电流刺激细胞膜，引起跨膜电位变化、神经元去极化。

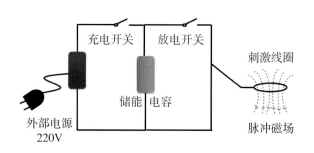

图61-4-1 磁刺激治疗系统的基本结构

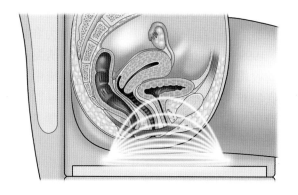

图 61-4-2 经会阴磁刺激"无电极"刺激效果

（二）磁刺激治疗盆底疾病的原理

盆底磁刺激治疗的主要作用靶点有两个：经会阴刺激盆底肌（简称盆底肌磁刺激）和经S2～S4水平刺激骶神经根（简称骶神磁刺激），不同作用靶点产生的组织效应不同。磁刺激作用于盆底肌时，局部电流刺激神经末梢，使效应肌肉产生被动收缩，反复的被动肌肉收缩放松可以改善局部组织微循环和盆底肌功能；磁刺激作用于骶神经时，其作用属于神经调控，刺激骶神经调节骶神经功能，通过不同刺激频率调节骶神经所支配区域的相应功能，实现中枢水平的盆底功能调控。

1. 磁刺激与盆底肌功能 盆底疾病与盆底肌的高张力和弱肌力密切相关，如高张力型盆底肌可诱发慢性盆腔痛、性交痛和膀胱过度活动症等高张型盆底功能障碍，弱肌力型盆底肌可导致阴道松弛、盆腔器官脱垂、压力性尿失禁等松弛型盆底功能障碍。磁刺激通过改善盆底肌的肌张力和肌力实现对以上盆底疾病的治疗作用。

当磁刺激作用于盆底组织时，施加在刺激线圈上的高压电流产生了快速变化的磁场，聚焦的时变磁场穿透会阴皮肤组织、皮下脂肪组织，到达盆底肌局部，产生感应电流，刺激末梢神经细胞。人体末梢神经细胞的跨膜电位平衡由细胞内外的钠、钾和氯离子通过钠-钾离子泵和被动扩散来维持，磁刺激感应电场的电流破坏跨膜电位平衡，引起细胞膜内外离子负荷改变。感应电流强度越强则细胞跨膜电位变化越大，当细胞跨膜电位变化超过盆底肌末梢神经纤维兴奋阈值时，神经纤维将去极化产生动作电位，兴奋传递至运动终板，释放神经递质，导致盆底肌收缩。变化的磁场反复活化末梢神经纤维和运动终板，引起反复的肌肉收缩，强化了盆底肌的强度和耐力，从而加强盆底肌为主的盆底支撑组织对尿道、膀胱、子宫、直肠等盆腔脏器的支持，实现对松弛型盆底功能障碍性疾病的治疗作用。同时，反复的盆底肌收缩后放松，可以解除盆底肌痉挛的收缩状态并改善局部组织微循环，从而缓解盆底肌高张力状态，实现对高张力型盆底功能障碍性疾病的治疗作用。

2. 磁刺激与骶神经功能　排尿、排便和性功能等盆底功能的初级反射中枢位于骶神经根S2～S4，S2～S4神经功能异常可导致尿潴留、膀胱过度活动症等盆底功能障碍性疾病。人为激活兴奋性或抑制性骶神经通路时，可以通过干扰异常的骶神经反射弧来调控膀胱逼尿肌、尿道括约肌、肛门括约肌、球海绵体肌等骶神经所支配肌肉状态，从而调节效应器官功能活动。这种通过激活骶神经来调节效应器官功能的方法被称为骶神经调控。近年来，骶神经调控概念逐渐进入人们的视野，为盆底疾病的治疗提供了一种新的途径。由于经皮电刺激存在电流衰减效应，其刺激电流难以到达深部组织，不能实现骶神经调控，于是，植入式骶神经调控术——美敦力应运而生，该术在S3神经根处植入电极泵，通过释放特定参数的脉冲电流来刺激神经根调控骶神经功能。植入式骶神经调控术已被美国FDA批准用于急迫性尿失禁、尿频-尿急综合征、非梗阻性慢性尿潴留的临床治疗，亦被尝试应用于治疗间质性膀胱炎/膀胱疼痛综合征、保守治疗失败的大便失禁。目前，骶神经调控术主要在泌尿外科开展，由于其需通过外科手术植入电极泵，具有创伤性、操作复杂且费用高的缺点，临床应用推广受限。因此，如何实现无创、便捷的骶神经调控治疗成为盆底疾病诊治领域的热点研究方向。

随着电磁生理学的发展，磁刺激对骶神经的调控作用备受关注。与磁刺激作用于盆底肌引起末梢神经细胞跨膜电位变化和神经冲动改变类似，当磁刺激穿透浅表组织作用于骶神经根时，引发S2～S4神经兴奋性变化，产生运动应答和感觉应答，如磁刺激作用于S3神经，可以引发拇趾跖屈反射、臀部风箱样运动和阴道直肠牵拉感（图61-4-3）。同时，磁刺激对骶神经的调控具有双向性，通过调整磁刺激频率，可以实现对骶神经通路的兴奋作用和抑制作用之间的平衡。

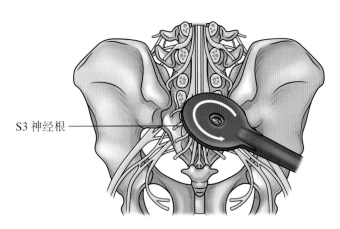

S3神经根

图61-4-3　磁刺激骶神经调控

应用，但部分尚处于临床探索阶段。

二、磁刺激在盆底功能障碍性疾病治疗中的应用

磁刺激治疗在排尿功能障碍、慢性盆腔痛、排便功能障碍、性功能障碍等盆底疾病中均已有

（一）磁刺激在排尿功能障碍性疾病治疗中的应用

1. 压力性尿失禁（stress urinary incontinence，SUI）　SUI的最常见发病机制是尿道支撑组织薄弱。针对这一发病机制，通过提升盆底肌的肌力和控制力，可以增加腹压时的尿道内压而实现自主控尿。磁刺激对SUI的治疗原理与电刺激类似，其作用于盆底肌的运动神经末梢和运动终板引发效应肌肉的被动收缩。对于弱肌力的SUI患者，反复磁刺激将通过肌肉的被动训练以改善盆底肌的强度和耐力，提升尿道支撑组织的支撑力量，从而达到抗SUI的治疗作用。同时，磁刺激通过自主神经去极化效应调节盆底血管的收缩，改善局部血液循环。

盆底肌训练（pelvic floor muscle training，PFMT）是女性SUI公认的一线治疗措施，其治疗原理是通过自主训练提升盆底肌的肌力和控制力。1999年Galloway基于磁刺激可以诱发肌肉被动收缩，尝试将磁刺激线圈置于座椅中进行盆底肌被动训练，惊喜地发现磁刺激可以有效地治疗SUI，且无副作用。此后，各国学者进行了一系列磁刺激治疗SUI的临床研究。Lim等（2016，2017a）的一项多中心、双盲随机对照研究，共纳入120例SUI患者，分为磁刺激治疗组和伪线圈组，运用国际尿失禁咨询问卷——下尿路症状生活质量问卷（international consultation on incontinence questionnaire-lower urinary tract symptoms quality of life，ICIQ-QOL）评分进行生活质量评估，干预 8 周后，磁刺激治疗组 SUI 症状缓解率达 75%，与伪线圈对照组相比较，ICIQ-QOL 评分显著下降，该研究结果提示磁刺激是 SUI 的有效治疗措施；随访一年，症状缓解率达 67%，ICIQ-QOL 评分下降幅度仍显著高于对照组。Yamanishi 等（2017）对 39 例盆底肌训练无效的 SUI 患者进行磁刺激治疗，发现磁刺激治疗后尿失禁频次、尿失禁程度、国际尿失禁咨询问卷 - 尿失禁简表（international consultation on incontinence questionnaire for urinary incontinence-short form，ICIQ-SF）评分、ICIQ-QOL 评分和腹部漏尿点压均较治疗前有显著改善，研究结果验证了磁刺激对 SUI 的治疗作用。

磁刺激对女性 SUI 的治疗效果和安全性已获得许多文献支持，但部分研究提示，磁刺激治疗的疗效短暂，停止治疗后复发率较高。Hoscan 等（2008）的一项长达两年的磁刺激治疗 SUI 前瞻性研究结果显示，停止磁刺激后，SUI 症状逐渐加重甚至恢复至治疗前水平。Doğanay 等（2010）的研究亦显示，磁刺激治疗后 6 个月，尿失禁复发率高达 53%，停止磁刺激治疗 3 年后，尿失禁症状逐渐加重达治疗前程度。

磁刺激具非侵入性，适用于不适宜外科手术或存在使用阴道电极禁忌的 SUI 患者。对于因肌力弱不能主动训练盆底肌的患者初期可采用盆底肌磁刺激治疗，但盆底肌被动训练无法取代长期主动训练对盆底肌结构和耐力的改善，因此，SUI 患者磁刺激治疗后需坚持长期主动的盆底肌训练来进一步加强并维持疗效。2018 年欧洲泌尿学会（European Society of Urology，EAU）关于尿失禁的评估和非手术治疗的指南提出，磁刺激治疗尿失禁的临床价值尚不肯定，需要获得更高级别的循证医学证据的支持。

2. 急迫性尿失禁（urge urinary incontinence，UUI）和膀胱过度活动症（overactive bladder，OAB）　膀胱逼尿肌不稳定、膀胱感觉过敏是 UUI 和 OAB 的重要发病机制。磁刺激治疗 UUI 和 OAB 的作用靶点主要着眼于骶神经调控，其

具体治疗原理不清，可能是通过激活腹下神经、直接抑制骶髓内的盆腔神经以及脊上抑制逼尿肌反射，激活骶神经分支阴部神经传入神经，从而抑制膀胱逼尿肌不稳定收缩和反射亢进，缓解尿频、尿急和尿失禁症状（Yamanishi et al，2014）。

有关磁刺激治疗 UUI 和 OAB（包括神经源性尿频尿急症状）的文献较多。Sherriff 等（1996）报道了应用磁刺激治疗脊髓损伤后的神经源性膀胱，能有效抑制膀胱逼尿肌亢进。周宁等（2006）用磁刺激治疗 20 例神经源性膀胱患者，发现治疗后残余尿、最大膀胱容量、最大尿流率、ICIQ-QOL 评分均较治疗前显著改善，排尿次数明显减少，每次排尿量增加。在 Suzuki 等（2010）的一项有关磁刺激对 UUI 治疗疗效评价的随机对照研究中，共纳入 39 例盆底肌训练无效的 UUI 患者，随机分配到 A-S 组（$n = 20$，10 周磁刺激治疗，间隔 4 周后进行 10 周假治疗）及 S-A 组（$n = 19$，10 周假治疗，间隔 4 周后进行 10 周磁刺激）；治疗 10 周时和治疗 24 周时，A-S 组的每周漏尿次数、ICIQ-SF 评分、膀胱最大容量均较治疗前显著改善，而 S-A 组治疗 10 周时以上指标无显著性差异，治疗 24 周时较治疗前显著改善。我国学者王阳赟等（2019）研究发现，磁刺激联合生物反馈治疗女性 OAB 临床总有效率高达 95.12%，磁刺激治疗后膀胱过度活动症症状评分（overactive bladder symptom score，OABSS）、膀胱状态患者感知度调查表（patient perception bladder condition，PPBC）、ICIQ-QOL、膀胱初始感觉时容量、膀胱强烈尿意时容量均较治疗前好转，差异有显著性。此外，Fergany 等（2017）研究发现，磁刺激治疗对神经源性 OAB 的控尿作用优于经皮神经电刺激（transcutaneous electrical nerve stimulation，TENS）治疗。

虽然，许多学者提出磁刺激是 UUI 和 OAB 有效的治疗方法，但迄今为止，磁刺激在此领域的临床应用尚缺乏大样本多中心前瞻性随机对照研究支持。2018 年 EAU 有关尿失禁非手术治疗指南中指出，磁刺激治疗尚且需要获得更高级别的循证医学证据的支持。

3. 其他类型排尿功能障碍　SUI、UUI 和混

合性尿失禁是女性常见尿失禁类型，部分文献资料显示，磁刺激不仅对前两种女性常见尿失禁类型具有治疗作用，对混合性尿失禁亦有疗效。林斌等（2017）对磁刺激治疗所有常见类型女性尿失禁临床研究进行荟萃分析，共纳入8项随机对照研究，其中磁刺激治疗组293例，对照组233例，与对照组相比较，磁刺激可以显著降低漏尿量和尿失禁的次数，并显著增加初次尿意膀胱容量和膀胱最大容量。

磁刺激可以抑制排尿（即治疗尿频尿急）也可以促进排尿，利用其对骶神经的双向调节作用，磁刺激被尝试用于治疗尿潴留。程宇核等（2013）采用电针结合磁刺激治疗脊髓损伤后尿潴留大鼠，发现联合治疗组大鼠膀胱最大容量、膀胱顺应性均低于电针治疗组及磁刺激治疗组，而膀胱漏尿点压高于电针治疗组及磁刺激治疗组。迄今为止，尚缺乏磁刺激治疗女性尿潴留的高质量临床研究。

4. 男性排尿功能障碍　磁刺激治疗男性排尿功能障碍的文献相对于女性少见，主要集中在男性前列腺术后尿失禁。前列腺切除术后因尿道括约肌功能不全和（或）膀胱功能障碍可引起男性尿失禁。刘飞等（2008）对24例前列腺癌根治性切除术后尿失禁患者进行随机对照研究，均分为盆底磁刺激组（刺激频率为变频10/50 Hz）和盆底肌训练组，连续治疗6周，采用ICIQ-QOL评分及ICIQ-SF评分进行疗效评价；治疗1个月时两组ICIQ-QOL评分及ICIQ-SF评分均下降，但组间差异无统计学意义；治疗后3个月及6个月两组评分进一步降低，且盆底磁刺激治疗组较盆底肌训练组显著下降。韩国Kim等（2009）对32例前列腺癌根治性切除术后尿失禁患者亦进行了类似的随机对照研究，结果发现，治疗后2个月及3个月磁刺激组24小时尿垫重量、每日尿垫使用量较盆底肌训练组均有显著改善。以上研究结果提示，相较于盆底肌训练，磁刺激治疗能使前列腺术后尿失禁患者更早地恢复控尿能力。2019年美国泌尿学会/尿流动力学、女性盆底医学和泌尿生殖道重建学会发布的《前列腺治疗后尿失禁管理指南》指出，磁刺激治疗已在小样本病例报告中显现出良好的治疗效果，

但还需大样本研究来验证其长期疗效。

（二）磁刺激在慢性盆腔痛综合征中的应用

磁刺激在慢性盆腔痛综合征（chronic pelvic pain syndrome，CPPS）是指无感染、无器质性改变的情况下，持续或反复发作的盆腔区疼痛，常伴有下尿路、肛直肠、性功能异常的症状。神经功能紊乱致痛觉过敏及局部肌肉痉挛致肌筋膜疼痛是CPPS的重要发病机制。磁刺激治疗时，通过调整频率等治疗参数从刺激盆底肌和神经调控两个层面缓解疼痛。磁刺激作用于盆底肌，可以解除肌肉痉挛状态；磁刺激作用于自主神经，可以调节血管收缩、改善局部血循环，以及控制神经炎症反应、恢复正常的盆底肌活性（Kim et al，2013），尤其是，磁刺激作用于外周神经和中枢神经，可以直接抑制痛觉，其外周效应可能是由于传入神经纤维传导延迟，其中枢效应可能是由于激活传入纤维兴奋脊髓背角的抑制性神经元或通过激活脊髓上抑制系统，抑制Ⅰ、Ⅱ和Ⅴ层的神经元。

磁刺激治疗在男性CPPS中应用研究较多，而在女性CPPS治疗领域的报道较少。Rowe等（2005）一项磁刺激治疗男性CPPS的前瞻性随机对照研究，共纳入21例患者，发现磁刺激治疗组治疗3个月及1年后疼痛视觉模拟评分（visual analogue scale，VAS）均较治疗前显著改善，而伪线圈治疗组治疗前与治疗后相比VAS评分无显著性差异。Kim等（2013）纳入46例药物治疗无效的慢性前列腺炎或慢性盆腔痛综合征患者进行磁刺激治疗，治疗后前列腺炎症状评分和VAS评分均较治疗前明显改善，疗效可持续至治疗后24周。Sato等（2002）对5例（其中2例女性）阴部神经痛或坐骨神经痛患者予30～50次的骶神经磁刺激治疗，结果显示，所有患者治疗后疼痛均明显缓解，且疗效持续30分钟至56天。然而，Leippold等（2005）纳入14例非炎性慢性盆腔痛综合征患者进行磁刺激治疗，发现治疗期间可以减轻疼痛，但疗效不持久。总体来说，现有的磁刺激治疗CPPS研究样本量均较小，存在结果偏倚，且治疗参数不统一可能导致疗效不一致。磁刺激治疗CPPS的确切

疗效及其具体治疗方案的制定尚需要更多的大样本临床研究来提供依据。

（三）磁刺激在排便功能障碍治疗中的应用

功能性便秘及大便失禁是常见的盆底肛直肠功能障碍性疾病。盆底肌不协调性收缩和结肠传输功能减弱是引起功能性便秘的重要发病机制，反之则引起大便失禁。基于不同的治疗频率可以进行双向调节，磁刺激对控便异常患者的治疗原理可能是：通过刺激控制肛门外括约肌及盆底肌的躯体神经纤维、控制直肠内括约肌及结肠的副交感神经和骶神经内的传入神经纤维调节结直肠反射，从而改善患者的控便功能。

与磁刺激治疗控尿功能障碍的报道类似，部分学者肯定了磁刺激对控便功能障碍的治疗作用。Lee 等（2006）的一项随机交叉设计研究，纳入 14 例特发性慢传输型便秘患者进行 S2 ～ S3 神经磁刺激，分别于治疗前、治疗 3 周和 6 周时评估便秘症状、大便形态和肛肠功能，研究结果提示，骶神经磁刺激对特发性慢传输型便秘患者尤其是直肠感觉减退和后肠功能障碍患者有一定疗效。Wang 等（2012）对 19 例老年顽固性便秘患者进行磁刺激治疗，治疗后结肠转运时间、排便和休息时肛门直肠角度的变化、诺尔斯 - 爱克斯里 - 斯科特症状量表评分（knowles-eccersley-scott-symptom，KESS）、排便次数、排便时间均较治疗前有显著改善。Thornton 等（2005）的一项仅纳入 10 例患者的磁刺激治疗大便失禁的小样本对照研究提示，磁刺激可以显著增加肛管静息压力、改善控便功能。此外，Sabbour 等（2009）的一项磁刺激治疗产后大便失禁的随机对照研究，共纳入 50 例患者，随机均分为两组，一组仅进行盆底肌训练，另一组进行磁刺激治疗联合盆底肌训练；治疗结束时，两组的肠道控制评分、肛管静息压力和肛管收缩压较治疗前均有改善，且联合治疗组大便失禁症状改善程度更为显著，提示磁刺激和盆底肌训练可以有效治疗产后大便失禁，联合治疗效果优于单一盆底肌训练效果。

（四）磁刺激治疗在性功能障碍中的应用

女性性功能障碍包括：性唤起障碍、性高潮障碍、性欲障碍、性交疼痛障碍等。阴道松弛、感觉减退、性交疼痛及伴随尿失禁等都会影响性交满意度。磁刺激治疗可能通过强化盆底肌的肌力以改善阴道松弛度和尿失禁、降低肌张力以缓解疼痛来改善性功能，亦可能通过直接刺激骶神经根，即性功能的初级中枢，通过提升局部神经肌肉功能来提高性生活质量。磁刺激治疗女性性功能障碍的研究甚少。Lim 等（2017b）纳入 66 例女性 SUI 患者，比较磁刺激治疗前与治疗后夫妻双方的性满意度，结果表明治疗后夫妻双方满意度均有明显提高。Chung 等（2003）纳入 39 例性活跃的女性 SUI 患者进行磁刺激治疗，使用女性性功能指数（female sexual function index，FSFI）来评估性功能情况，发现磁刺激治疗在减轻下尿路症状的同时显著改善性功能。

男性性功能障碍包括：勃起功能障碍、性欲障碍、性高潮障碍、射精障碍等。磁刺激能激活海绵体神经，通过松弛阴茎间隙和螺旋小动脉周围的平滑肌，在短潜伏期内产生完全刚性的勃起（Shafik et al，2000）。一项针对男性勃起功能障碍的随机对照研究肯定了磁刺激用于治疗男性勃起功能障碍的效果：磁刺激治疗后 80% 患者阴茎勃起强度、持续时间和性满意度增加，磁刺激治疗组较安慰剂组有显著差异，未发现副作用（Pelka et al，2002）。

有关磁刺激治疗盆底疾病的有效性尚缺乏足够的循证医学证据，但大量的研究均肯定了其临床应用的安全性。磁刺激治疗没有或只有很少的短期副作用，报道的副作用包括：腿痛、腹痛、膀胱炎、肠道症状、背痛、局部刺痛感、会阴痛和颈部疼痛，但程度均不严重，且停止治疗后可自行缓解。基于磁刺激治疗的安全性和便捷性，该治疗法可作为部分盆底疾病的辅助治疗方法。

三、磁刺激在盆底疾病治疗中的展望

随着盆底康复治疗经验的积累和磁刺激治疗设备的改进，磁刺激治疗在盆底疾病领域中的应用渐受关注。与传统的电刺激神经肌肉康复技术相比，磁刺激治疗具有以下肯定的优势：①穿透性好：磁刺激可以穿透皮肤组织、脂肪组织、骨

髂组织到达目标靶点深部的骶神经组织，实现骶神经调控，而电刺激进入人体组织会迅速衰减，只能作用于浅表神经组织，如经皮胫神经电刺激，不能在保障安全性的前提下在骶神经局部实现有效电刺激；②私密性佳：磁刺激可以穿透衣物，无需脱衣治疗，治疗盆底肌时可以坐在磁刺激治疗椅上，较好地保护了隐私性，而电刺激不能很好地穿透衣物，需去除衣物紧贴人体组织放置电极治疗；③舒适度高：电刺激治疗盆底肌时常需要在腔隙内置入电极，如阴道电极、肛门电极，给患者带来不适感，尤其是雌激素低下导致黏膜萎缩菲薄的老年患者，甚至部分焦虑的产后年轻患者；而磁刺激不需内置电极，舒适度显著优于电刺激；④无创无痛：在人体，皮肤、骨骼和脂肪组织的阻抗高于神经纤维、神经元和肌肉组织，阻抗越高产生的局部电流越小。当磁刺激产生的局部电场的电流强度逐渐增大到引起神经纤维去极化时，人体皮肤的疼痛感受器尚未达到有效阈值，未引发痛觉，因此，磁刺激可以无痛无创地作用于深部组织。

然而，相较于成熟的电刺激生物反馈技术，磁刺激治疗亦存在弊端：首先，磁刺激不能同步盆底肌电反应，不能进行触发电刺激、生物反馈等盆底肌主动训练。自主的盆底肌训练是公认的盆底康复治疗的根本，因此，磁刺激治疗常需结合电刺激生物反馈治疗以实现盆底肌有效的、持之以恒的主动训练。其次，现有的磁刺激仪运行时噪声较大，有待进一步完善。此外，磁刺激治疗盆底疾病尚缺乏大数据支持，治疗参数选择和疗效、尤其是长期疗效的判定仍需要更多的大样本、多中心、前瞻性研究支持，以获得强有力的循证医学证据。磁刺激的治疗机理尚不明确，很多都具有推测性，需要更多的基础研究去深入阐明。

总之，磁刺激技术最大的亮点是无创、非侵入性、强穿透性和具备骶神经调控作用，是传统盆底康复技术的重要补充。但是，如何更科学地应用在盆底疾病诊治领域，尚有许多问题亟待解决。随着医学工程学的快速发展，可选的盆底康复技术越来越多，对新型技术的临床应用需要深入探索如何与传统技术相联合以优化现行盆底康复策略，磁刺激作为新型盆底康复技术有待进一步与电刺激生物反馈技术相结合并积累临床研究数据，为盆底疾病患者提供疗效更佳、疗程更短的个体化综合治疗方案。

典型案例

病例一

患者，女性，33 岁，2-0-0-2。

【主诉】产后 4 个月，性交痛 2 个月

【病史】患者 4 个月前经阴道自然分娩，经过顺利。产后时有久站或劳累后会阴部坠胀不适，卧位休息可缓解。2 个月前开始恢复性生活，感性交痛，每次均发生。伴便秘，偶有尿频尿急感，无漏尿。现产后哺乳期，月经未复潮。

【既往史】体健，无手术史。

【体格检查】

【全身检查】身高 160 cm，体重 60 kg，体态正常，余未见异常。

专科检查：外阴已婚已产式，阴道分泌物正常，阴道容三指，POP-Q 分期正常，宫颈光，无举痛，子宫前位，正常大小，质地中等，活动度好，无压痛，双附件未及包块和压痛。手测肌力（改良牛津肌力检查法）Ⅲ级。疼痛区域触诊：外阴无捏痛，阴道前庭无触痛，外阴下 1/3、会阴体触痛，疼痛视觉模拟评分（VAS 法）为 4～5 分，双侧髂尾肌条索状增厚，耻尾肌、髂尾肌、尾骨肌、梨状肌、闭孔肌可及触痛结节，VAS 8～9 分。疼痛区域向下腹部放射，疼痛可复制。

【辅助检查】尿常规和白带常规检查未见异常，妇科 B 超提示子宫附件区无异常。盆底电生理评估（Glazer 评估法）见表 61-4-1。

【临床诊断】性交痛（产后）

【治疗方案】

（1）居家腹式呼吸放松训练：每日 3 次，每次 15 分钟

（2）盆底磁刺激治疗：磁刺激方案为刺激区域盆底肌，强度 10/30 Hz 交替，刺激时间 5 秒，间歇时间 5 秒，每次 30 分钟，治疗一周，先每

表 61-4-1　盆底肌电生理评估（Glazer 评估法）

	前静息 UV/ 变异性	快速收缩 uV	放松时间（s）	紧张收缩		耐力收缩		后静息 UV/ 变异性
				平均值 uV	平均值	平均值 uV	平均值	
治疗前	6.8/0.4	11.6	0.54	9.5	0.24	8.6	0.44	5.3/0.24
治疗后	2.9/0.4	13.0	0.37	8.9	0.22	10.4	0.14	2.2/0.2
参考值	<4/<0.2	>40	<0.5	>35	<0.2	>30	<0.2	<4/<0.2

日一次、共 3 次，再改隔日一次、共 2 次。

【治疗 1 周后疗效评价】

（1）症状：自觉疼痛较前明显好转，性交痛缓解。

（2）体征：外阴疼痛消失，盆底肌触诊 VAS 1 ~ 2 分。

【后续治疗方案】

（1）居家腹式呼吸放松训练，每日 2 ~ 3 次，每次 15 分钟。

（2）电刺激生物反馈治疗：电刺激方案为频率 3 Hz，脉宽 230 μs，每次 30 分钟，每周 2 次。

（3）生物反馈训练时肌电检测肌肉收缩基本协调后，循序渐进辅助居家阴道哑铃盆底肌训练。

【专家解析】

该患者为经产妇，有多次经阴道分娩史，具肌肉等组织损伤和盆底功能障碍高风险，临床常表现为盆底肌高张力、弱肌力和不协调性收缩合并存在。患者主要症状是产后性交疼痛，伴有便秘和尿频，专科检查提示盆底肌筋膜高张状态，肌电生理评估提示静息电位增高，快速收缩、紧张收缩及耐力收缩阶段肌电值普遍偏低，肌肉收缩活动不协调，结合症状、体征和辅助检查，诊断首先考虑为高张型盆底肌功能障碍导致的盆腔痛，同时合并有弱肌力、不协调收缩，属混合型盆底肌功能障碍，拟治疗目标为先快速降低肌张力以缓解疼痛、再调整肌肉收缩协调性并循序渐进地提升肌力。作用于盆底肌的低频率磁刺激方案具有较强的局部肌肉解痉和降张功能，结合变频刺激可增加局部组织血供及增强局部神经敏感性，且因其不需阴道电极可有效避免阴道内操作激发肌肉高张痉挛。联合居家呼吸放松训练的磁刺激治疗可快速缓解盆底肌痉挛状态，必要时可

再短期联合手法按摩以加强局部降张效果，但需充分考虑到手法操作的医疗资源支出、患者依从性差以及潜在的感染风险等。现阶段的磁刺激治疗仪不能很好地强化肌肉协调性和肌力，因此，在实现降张和缓解疼痛后，需及时调整为电刺激生物反馈仪辅助的协调性训练，同时教导患者居家锻炼的方法和信念，最终过渡到长期的家庭式主动训练，以逐步改善盆底肌功能。

病例二

患者，女性，76 岁，已婚，3-0-2-1

【主诉】尿频，尿急伴夜尿增多 10 余年

【病史】患者绝经 28 年，近十余年反复尿频尿急伴夜尿增多，无漏尿、尿痛，无腹痛及阴道异常流血流液，余未见异常。曾多次就诊，尿常规检查为正常，考虑为：膀胱过度活动症，不规则服用酒石酸托特罗定（舍尼亭）和局部应用雌激素软膏（欧维婷），用药期间有效，停药后复发。近 3 天排尿日记：白天排尿 > 10 次，夜尿 3 次，每日饮水 800 ~ 1000 ml，每次尿量 50 ~ 200 mL，无不自主溢尿，膀胱过度活动症相关问卷评分：OABSS（12 分）1/3/4/4，OAB-Q：24/55。

【既往史】高血压病史 20 年，长期服用降压药，10 年前行房颤射频消融术，余未见异常。

【体格检查】

【全身体检】身高 168 cm，体重 75 kg，体态基本正常。

【专科检查】外阴已婚已产式，感觉正常；阴道勉强容两指，阴道黏膜无异常，未见异常分泌物，POP-Q 分期正常。宫颈光，无举痛，子宫萎缩，无压痛，活动度好，双附件区未及包块

和压痛。手测盆底肌力（改良牛津肌力检查法）Ⅰ～Ⅱ级。

【辅助检查】尿常规和白带常规检查正常，妇科B超未见子宫附件区异常，妇科泌尿B超提示逼尿肌未见明显增厚，自由尿流率检查提示：膀胱容量110 ml，最大尿流率10 ml/s，残余尿0 ml。

【临床诊断】膀胱过度活动症

【治疗方案】

（1）生活方式干预：规律饮水，膀胱功能训练。

（2）磁刺激治疗：刺激区域为S3骶神经根，刺激强度为10 Hz，刺激时间4 s，休息时间6 s，每次治疗20 min，隔天一次，共两周。

【治疗2周疗效评估】

（1）症状：自觉控尿能力好转，三天排尿日记示白天排尿6～8次/日，夜尿1次，每次尿量150～300 ml。

（2）OAB相关问卷评分：OABSS（1分）：0/1/0/0，OAB-Q：9/26。

【后续治疗方案】

（1）继续生活方式干预。

（2）继续磁刺激每周1次，共1个月。

（3）建议尝试盆底肌训练，因患者高龄不配合，未能进行。

【专家解析】

该患者为老年女性，具有膀胱过度活动综合征高风险。患者主诉为尿频、尿急，3天排尿日记证实其主诉，专科检查无阴道黏膜菲薄等低雌激素水平的典型局部体征，辅助检查无尿路感染迹象，结合症状、体征、辅助检查和排尿日记，膀胱过度活动综合征诊断成立，拟治疗目标为抑制神经敏感性和膀胱肌不稳定收缩。骶神经的低频磁刺激能够调控骶神经根功能，调节与控尿相关括约肌、逼尿肌及盆底肌的神经反射，抑制膀胱逼尿肌不稳定收缩和反射亢进。以上磁刺激方案联合规律饮水和膀胱功能训练可快速缓解尿频尿急症状，使患者建立治病信心，提高居家训练等后续治疗依从性。膀胱过度活动综合征是一个易反复发作的慢性病，症状缓解后需进行巩固治疗，逐步过渡到居家管理为主、酌情阶段性磁刺激治疗辅助。虽然盆底肌训练是膀胱过度活动综合征的一线疗法，但高龄患者常因肌肉萎缩、行动不便而难以实施。因此，治疗过程中不宜过度强调盆底肌训练，以免增加患者焦虑情绪而不利于症状改善，应关注患者的心理和性格特点，提倡个体化治疗干预。

（谢臻蔚　沈凤贤　胡佳琦）

第五节　激光治疗在盆底功能障碍性疾病治疗中的应用进展

随着我国社会经济的发展和进步，人们对生活质量和美的追求不断提高，美学观念也逐步发生改变。女性对美的追求从体表和形体逐渐转向内在功能和心理需求。年轻女性对外生殖器形态及功能关注度提高，寻求医疗帮助的女性也越来越多。随着激光技术的进展及临床应用的开发，激光治疗不仅成为治疗绝经生殖泌尿综合征、尿失禁、阴道松弛和外阴色素减退性疾病等的新方法，同时也逐渐开始在生殖器整形领域应用。

一、CO_2激光原理

从20世纪80年代起，临床激光主要为磨削激光，包括以CO_2、Er：YAG等为工作介质的激光，随着技术研发不断地改进，CO_2激光器开始使用高峰能量重复短脉冲技术，这种新式的"超脉冲"可控制激光脉冲产生热损伤作用的时间小于靶组织中热扩散的时间。即能彻底消除病变组织，又不引起正常组织的损伤。因此，这种高能量、脉冲式 CO_2 激光器被认为更适用于皮肤的磨削术（Hruza，1996；Waldorf，1995；Lowe，1995）。在 90 年代，脉冲 CO_2 激光是公认的修复光老化皮肤最有效的方法，但患者经常会出现操作后红斑、水肿、大面积结痂及烧伤等症状。红斑平均持续四个半月，可能会出现色素改变、疤痕、HSV 感染、痤疮发作、皮炎等副作用（Nanni，1998；Manstein，2005），CO_2 激光与Er：YAG 激光的比较见（表61-5-1）。

表 61-5-1	两种生殖道治疗常用激光的特性比较	
	CO_2 激光	Er：YAG 激光
工作物质	CO_2气体激光器	铒固体激光器
激光波长	10 600 nm	2940 nm
穿透深度	350 μm	100～200 μm
剥脱方式	剥脱	剥脱
探头	360°	90°

Anderson 和 Parrish 于 1981 年提出的选择性光热作用理论，是皮肤激光技术发展的基础。选择性光热作用原理（Selective Photothermolysis）的理论基础是：选择特定波长与脉宽的激光，能实现高度局部地破坏皮肤中吸收光的"靶色基"，而对周围组织的伤害达到最小化。Rox Anderson 博士还提出局灶性光热作用原理（Fractional Photothermolysis），其理论基础是：点阵二氧化碳激光可形成很多细小的光斑，称为显微热损伤区（Microscopic Treatment Zones，MTZ），均匀分布在治疗区域，每个 MTZ 周围由正常组织包绕，真皮乳头层干细胞和黑素细胞可被保留下来，表皮快速再上皮化以及深层的胶原蛋白重塑、增加，同时清除老化损伤的表皮和色素颗粒（MTZ 深达真皮），使上皮迅速愈合。2006 年起 CO_2 点阵激光应用于临床，2012 年起 CO_2 激光才开始应用于阴道的治疗。

CO_2 点阵激光分两类：像束激光和点阵激光。像束激光技术是激光光束通过"复眼"镜头产生一种多点聚焦的光学效应，多点微聚焦是在一个光学镜头上通过精密光学加工方法集成上百个光学微透镜，当激光通过镜头时就会产生上百个微

小光束，其光斑只有 75 ～ 100 μm。照射从传统脉冲式 CO_2 激光器"大面积治疗皮肤区域剥脱"到"局部面积剥脱"，其光斑面积占比仅为 3.6%-6.4%，光斑周围正常皮肤可快速修复。如菲蜜丽（Alma）为第三代的像束激光技术，是多点聚焦式和扫描式双模式的像束激光，HP 热像束技术使表面剥脱仅有 75 ～ 300 μm，热穿透深度达600 ～ 2000 μm（图61-5-1）。

德卡点阵式 CO_2 激光利用专门设计用于阴道治疗的特制扫描器 SmartXide^2 V^2 LR（Vulvo-Vaginal Laser Reshaping，外阴 - 阴道激光重塑）发射激光能量。因为阴道内治疗的激光参数包括：波长、能量、脉冲轮廓、脉冲波形、脉冲热效应扩散，在相同的能量但不同的参数选择下，激光治疗对阴道黏膜的生物效应是完全不同的（图61-5-2）。德卡点阵式 CO_2 激光专门为阴道黏膜治疗设计了特有的波型，每次激发 360° 均匀分布治疗光斑。CO_2 点阵激光产生波长为 10 600 nm，其波长在水吸收峰值范围内，穿透深度约 350 μm，加热深度约 420 μm。由于阴道黏膜的含水量远高于皮肤，CO_2 点阵激光针对阴道黏膜设计特有的脉冲波形、脉冲和能量，具有更强热效应。CO_2 点阵激光通过高聚焦镜发出 75 ～ 100 μm 能量

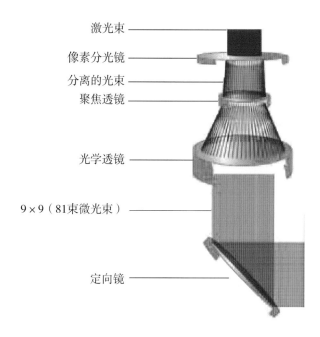

激光束
像素分光镜
分离的光束
聚焦透镜
光学透镜
9×9（81束微光束）
定向镜

图 61-5-1　第三代像束激光技术原理示意图

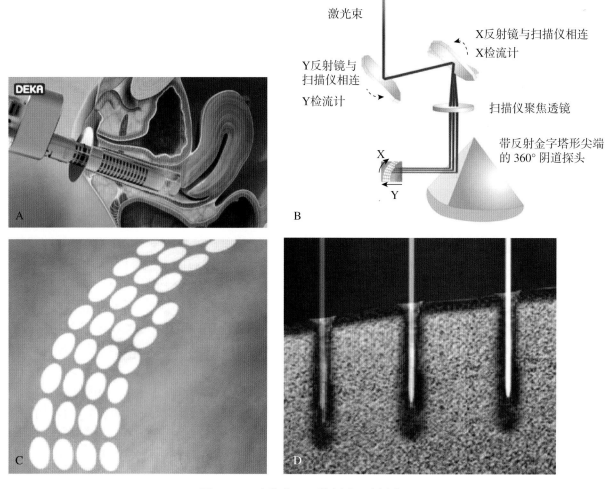

图 61-5-2　点阵式 CO_2 激光原理示意图

A. 点阵二氧化碳激光阴道内治疗；**B.** 扫描激光模式的原理；**C.** 点阵二氧化碳激光阴道内治疗后光斑的分布；**D.** 二氧化碳激光阴道内治疗达阴道固有层

分布均匀的多点微小焦斑，焦斑间被正常组织分隔，有效地减少了热传导的损伤，使上皮迅速再生，减少感染、愈合不良等并发症的发生。

二、点阵CO$_2$激光在盆底疾病中的应用进展

有关点阵 CO_2 激光对于绝经后萎缩阴道黏膜作用的体内及体外研究结果证实了其治疗的有效性及安全性。Nicola 等在 *Laser in Medical Science* 上发表了《点阵 CO_2 激光对于绝经后萎缩阴道黏膜的显微与超微结构修复》，结果显示了 CO_2 点阵激光治疗后阴道黏膜组织学方面的改变，CO_2 激光治疗的微脉管作用。重建阴道微循环、促进血液循环，毛细血管缓慢流动的血液供应了阴道上皮细胞所需的水和氧分，使血浆从血管通过上皮细胞转移到阴道内壁，使阴道润滑度增加。血管活性物质和神经肽 Y（NPY）表达增加，敏感度增加。其可能的机制为：CO_2 激光促进上皮细胞代谢，使阴道鳞状上皮层明显增厚，使微血管再生，改善微循环，改善微脉管系统，提高组织含氧量（Nicola et al, 2015）。Salvatore 等（2015）对 5 例萎缩性阴道炎患者的 10 个标本进行体外研究发现：采用点阵 CO_2 激光的不同波长和脉宽治疗离体绝经后阴道黏膜后，光学镜下可见不规则细胞基质中胶原蛋白形成；电子显微镜下更可观察到胶原蛋白原始的小柱状细纤维丝，并发现

点阵 CO_2 激光治疗 2 个月后光镜和电镜下见阴道上皮表层及中层细胞的糖原分泌明显增加，阴道上皮下的结缔组织中的毛细血管通透性增加。证实了点阵 CO_2 激光治疗能够使成纤维细胞增生，阴道结缔组织重塑，且不引起周围组织损伤。点阵激光治疗后，微小损伤灶间遗留相互桥接的正常组织有利于术后组织再生，组织学研究已有证据证明了 CO_2 激光阴道内治疗的组织学改变及安全性。目前临床应用于生殖道的激光包括 Er：YAG 激光、点阵 CO_2 激光，不同的激光设备具有不同的设计原理，有像束式 CO_2 激光和扫描器 CO_2 激光，其操作要点不同，操作者应根据不同的激光设备进行规范操作。

（一）绝经泌尿生殖综合征

2014 年北美绝经协会（North American Menopause Society，NAMS）国际女性性健康研究协会（International Society for the Study of Women's Sexual Health，ISSWSH）正式将女性绝经后泌尿生殖萎缩症状统称为绝经期泌尿生殖综合征（genitourinary syndrome of menopause，GSM），主要包括萎缩性阴道炎症状，如：阴道干燥、烧灼感、刺痛、性交痛、性交困难等；下尿路症状如尿频、排尿困难、反复尿路感染等。CO_2 激光作用于阴道上皮表面，激活热休克蛋白，进而激活生长因子，使血管、胶原及细胞外基质增生，使阴道上皮厚度增加，改善 GSM 相关的症状。国内外多项观察性研究发现点阵 CO_2 激光治疗绝经生殖泌尿综合征有非常显著疗效。

治疗后萎缩性阴道炎患者的阴道干涩、阴道灼热、性交疼痛、排尿困难等症状明显改善；阴道健康指数（Gloria Bachmann's vaginal health index score，VHIS）明显提高（表 61-5-2）。有关性生活质量的评分，如性功能指数（female sexual function index，FSFI）明显提高。观察 53 例绝经后患者治疗后阴道脱落细胞成熟指数（cytology for vaginal maturation value，VMV），VHIS 明显增加，性交痛、阴道干、尿频、UUI、SUI 症状明显改善（Eleni，2016）。文献报道经阴道激光治疗 GSM 随访 3 个月～2 年，短期 GSM 症状显著改善，VHIS 评分及 VAS 评分显著提高，短期患者满意度为 84%～100%，满意度随着随访时间的延长而下降（Pieralli et al，2017；Gambacciani et al，2018；Pagano et al，2017；Sokol et al，2017）。2013 年 1 月　至 2016 年 12 月，在圣马力诺共和国国立医院下生殖道病理和激光治疗科共治疗了 527 例 GSM 患者，采用视觉模拟评分法（visual analogue scale，VAS）、FSFI 和 SF-12 问卷，监测治疗后各症状的改善情况，在治疗前及治疗 12 周后利用 FSFI 和 SF-12 问卷评估性功能和生活质量。结果显示在治疗 12 周后 FSFI 总分数和每个部分分数都有显著提高，性生活满意度显著提高，在因萎缩性阴道炎无法进行性生活的患者中，85% 的患者治疗后重新获得了正常的性生活。另外，乳腺癌是女性最常见的恶性肿瘤之一。激素治疗和化疗会导致短暂或永久的绝经期状态。由于乳腺癌及医源性卵巢去势患者出现 GSM 症状，对于雌激素依赖性

表 61-5-2　阴道健康指数评分表

分数	1	2	3	4	5
阴道黏膜弹性	无弹性	差	适中	好	很好
分泌物类型及黏稠度	无分泌物	稀少，淡黄色	少，淡白色	适中，淡白色	正常（白色絮凝状）
pH	≥ 6.1	5.6～6.0	5.1～5.5	4.7～5.0	≤ 4.6
阴道黏膜上皮状况	接触前有瘀斑	接触前有出血点	刮擦后有出血点	不脆，黏膜薄	黏膜正常
湿润度	不湿润，黏膜有炎症	不湿润，黏膜无炎症	不是很湿润	适中	正常

肿瘤如乳腺癌、子宫内膜癌、部分卵巢癌，使用雌激素治疗是相对禁忌的，点阵 CO_2 激光治疗则成为一种优选的治疗方法，治疗后其性生活满意度及 GSM 症状明显改善（Filippini，2017）。两项单盲非随机对照研究发现雌激素阴道给药与 Er：YAG 激光治疗比较，VHIS 评分及 VAS 评分两组间无显著差异，但激光组的症状改善度和疗效持续时间明显优于药物组（Gambacciani et al，2015；Gaspar et al，2016）。联合阴道局部雌激素软膏治疗可能增加 GSM 的治疗疗效。在 Athanasiou 等（2017）多中心观察性研究中，分别评价 53 例 GSM 症状严重患者点阵 CO_2 激光治疗 3、4、5 次后症状的改善情况，发现随着治疗次数的增加，GSM 症状改善度显著提高。

（二）压力性尿失禁

对于轻、中度压力性尿失禁患者，点阵二氧化碳激光治疗作为一种新的、可选择的非手术治疗方式，极微创，无需住院，无需麻醉，患者的接受度好，SUI 症状改善度达 80% ~ 90%，联合盆底肌训练可提高其有效率。Sencar 等（2013）报道了 107 例 SUI 患者激光治疗后 4 ~ 6 周疗效，其中 41 例（38.3%）治疗 1 次 SUI 症状明显改善，66 例（61.7%）治疗 2 次 SUI 症状明显改善，102 例（96.3%）SUI 患者症状明显减轻。4 项有关 Er：YAG 激光治疗 SUI 的前瞻性研究示显示，治疗前与治疗后 2 ~ 6 个月 ICIQ-UI-SF 评分有明显下降，症状改善率为 76% ~ 89%（Gordon et al，2019；Sencar et al，2013；Gambacciani et al，2015；Fistonic et al，2015）。2017 年 Pergialiotis 等选取激光治疗 SUI 的 13 项研究（共 818 名病例）进行荟萃分析，结论显示：激光治疗 SUI 是一种有效的、且创伤性极小的治疗方法，但随着时间的推移，效果会有所下降，如果辅以其他非手术治疗，将更有利于 SUI 的治疗。CO_2 激光治疗绝经女性 OAB 的初步结果显示：在改善 GSM 症状外，同时对尿频、尿急症状，尿失禁频率均有改善。也有文献报道增加治疗次数可延长疗效，但目前仍缺乏长期疗效的证据。

（三）阴道松弛症

阴道松弛症是指阴道增宽，阴道容三指或三指以上，伴随性生活满意度下降，性交时紧握感消失，有异常响声。阴道松弛可引起生殖道炎症、压力性尿失禁、性生活质量降低。阴道松弛治疗方法可分为激素类药物治疗、生物反馈理疗、阴道紧缩手术治疗等。CO_2 点阵激光的疗效：CO_2 点阵激光能够使阴道黏膜增厚，使阴道紧缩的特性，为阴道松弛症提供了新的治疗思路。CO_2 点阵激光作用于阴道黏膜层、肌层，刺激黏膜固有层和肌层中的胶原纤维、弹性纤维等大量增生重塑，使阴道缩紧。CO_2 激光的微脉管刺激作用可以扩张毛细血管，增加局部血液流量，增加细胞营养物质，使细胞功能活跃，继而提高患者性生活满意度，FSFI 和修正的女性性功能障碍评分（female sexual distress scale-revised，FSDS-R）有明显改善（Krychman et al，2017；Leibaschoff et al，2016）。激光治疗后患者盆底肌收缩力明显增强，患者 FSFI 量表中阴道松弛程度、性生活满意度、阴道润滑度均较前明显改善，提示 CO_2 点阵激光可作为治疗阴道松弛症的一种新方法（Leibaschoff et al，2016；尹一童，2018；Salvatore et al，2015）。由于有关阴道激光治疗阴道松弛症的文献有限，其有效性及长期疗效尚待进一步观察。

（四）外阴色素减退性疾病

外阴色素减退性疾病治疗比较棘手，临床常用治疗方法包括药物、冷冻、紫外线、脂肪或富集血小板血浆注射、聚焦超声等物理治疗及手术等，但症状改善度差，治疗后症状易反复。点阵 CO_2 激光治疗外阴色素减退性疾病是一种新的治疗方法。CO_2 点阵激光可使外阴病变皮肤组织内毛细血管再生，改善组织微循环，促进局部的新陈代谢，使组织营养增加，同时微剥脱作用也加速了组织的再生能力和细胞活性，改善局部组织营养状态。重新构建外阴黏膜的细胞外基质，重新合成胶原质、胶原纤维组分与基质成分，促进黏膜恢复。治疗机制：①消炎消肿，CO_2 激发组织细胞活力；使外周血白细胞、巨噬细胞活性提高，从而增强了免疫功能。②皮肤康复，由于CO_2激发的光热效应，加速了局部炎症产物及代谢产物的吸收。③色泽改变，在CO_2激发光热的作用下，细胞被破坏，蛋白分解，激活了酪氨酸酶，该物质与色素原结合后，使色素原变为黑色素，病损变白的皮肤恢复正常颜色（Bogdan Allemann et al，2010；Hantash et al，2007）。临床症状改善度高，部分患者皮肤色泽恢复正常（李静然 等，2016；Lee et al，2017）。

三、CO_2激光治疗的临床应用

（一）CO_2激光治疗绝经生殖综合征

1. 适应证　①有阴道干涩、烧灼痛、外阴阴道瘙痒、性交痛、性交后出血、尿频、尿急、反复泌尿系感染等症状者；②雌激素类药物治疗无效或拒绝继续药物治疗者；③乳腺癌、子宫内膜癌等雌激素依赖性恶性肿瘤或存在雌激素类药物治疗禁忌伴 GSM 者。

2. 禁忌证　①泌尿生殖道炎症急性期；②外阴阴道及宫颈癌前病变或癌变；③子宫异常出血；④盆腔器官脱垂 ≥Ⅱ期；⑤口服抗凝血剂、合并凝血功能异常等疾病；⑥接受过阴道放射治疗；⑦网片植入的盆底重建术后。

3. 操作方法　常规备皮消毒，注意擦干阴道内分泌物及消毒液，以免阴道内水分降低激光治疗的效能。阴道 360° 治疗探头小心置入阴道内，自内而外每 1 cm 激发两次，每次间隔 1 个月 ±1 周，共治疗 3 次，为激光治疗的一个疗程。治疗参数：点功率 40 W，停留时间 1100 ～ 1500 μs，点间距 800 ～ 1000 μm，根据阴道黏膜薄厚程度个体化调整参数。

（二）CO_2激光治疗轻、中度压力性尿失禁

1. 适应证　①轻、中度压力性尿失禁；② GSM 伴膀胱过动症；③尿失禁合并 POP ＜Ⅱ期的患者。

2. 禁忌证　①重度尿失禁；②尿路吊带术后尿失禁者；③尿失禁合并 POP ≥Ⅱ期的患者；④阴道网片盆底重建术后；⑤ SUI 合并尿路感染者；⑥合并急性阴道炎症者；⑦合并生殖道癌前病变者。

3. 操作方法　常规备皮消毒，注意擦干阴道内分泌物及消毒液，以免阴道内水分降低激光治疗的效能。阴道治疗手柄小心置入阴道内，自内而外每 1 cm 激发两次，每次间隔 1 个月 ±1 周，共治疗 3 次为激光治疗一个疗程。治疗参数：点功率 40 瓦，停留时间 1000 ～ 2000 μs，点间距 800 ～ 1000 μm，智能叠锥（smart stack）2 ～ 3 级，根据阴道黏膜薄厚程度调整参数。也有报道选择个体化治疗方案，或使用 90° 治疗探头。

（三）CO_2激光治疗阴道松弛症

1. 适应证　①轻中度阴道松弛症者；②因阴道松弛性生活不满意者；③阴道松弛合并 POP ＜Ⅱ期的患者。

2. 禁忌证　①泌尿生殖道炎症急性期；②生殖道癌前病变或癌变；③子宫异常出血；④盆腔器官脱垂 ≥Ⅱ期；⑤网片植入的盆底重建术后。

3. 操作方法　常规 皮肤消毒，注意擦干阴道内分泌物及消毒液，以免阴道内水分低激光治疗的效能。360° 阴道治疗探头小心置入阴道内，自内而外每 1 cm 激发两次，每次间隔 1 个月 ±1 周，共治疗 3 次为激光治疗的一个疗程。治疗参数：点功率 40 瓦，停留时间 2000 μs，点间距 800 μm，智能叠锥 2 级，根据阴道黏膜薄厚程度调整参数。治疗后的管理同上。

（四）CO_2激光治疗外阴色素减退性疾病

1. 适应证　①外阴慢性单纯性苔藓；②外阴硬化性苔藓；③外阴慢性单纯性苔藓合并硬化性苔藓。

2. 禁忌证　①瘢痕体质、孕妇；②经期、生殖道出血；③与黑色素瘤有关的皮肤病变；④外阴上皮内瘤变；⑤光敏性皮肤或正在服用光敏性药物；⑥癫痫病、糖尿病、高血压有出血倾向的患者。

3. 操作方法　治疗前必须对病变皮肤进行活检病理学检查，排除外阴恶性病变。常规备皮、消毒外阴，采用 1% 利多卡因凝胶局部麻醉

30 分钟，再次清洁外阴，去除残留的凝胶，用棉枝擦干外阴，使用外阴局部治疗探头在病变范围进行治疗。治疗参数：点功率 20 ～ 24 瓦，停留时间 300 ～ 400 μs，点间距 300 ～ 400 μm。每次间隔 1 个月 ±2 周，共治疗 3 次为激光治疗的一个疗程，效果明显（图 61-5-3、图 61-5-4）。

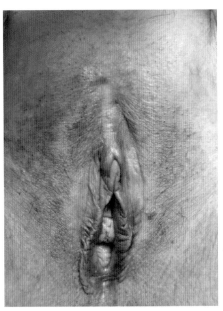 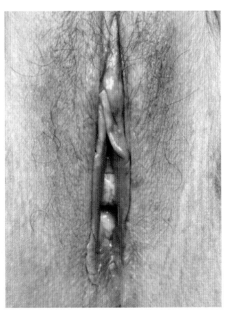

图 61-5-3　外阴单纯性鳞状上皮增生激光治疗前（A）、后（B）对比
（本图由广州医科大学附属第一医院提供）

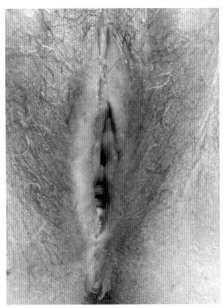 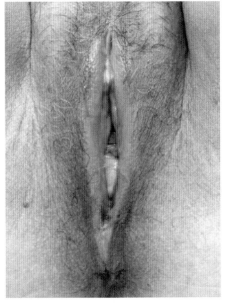

图 61-5-4　外阴硬化性苔藓激光治疗前（A）、后（B）对比
（本图由广州医科大学附属第一医院提供）

四、CO_2激光治疗后护理

1．推荐阴道激光治疗后穿着纯棉内衣，避免穿着穿着紧身裤子。

2．治疗后清水冲洗外阴，避免擦洗患处，避免使用清洁剂剂量等化学制剂。

3．治疗后 3 ~ 5 天内，避免热水浴。

4．一周内避免提重物或剧烈运动。

5．治疗后一周内避免性行为。

6．治疗后外阴局部轻微红肿、刺痛一般能耐受，避免抓揉患处。

五、生殖道激光治疗的不良反应

CO_2 激光阴道内治疗后不良反应发生率低，发生率。0 ~ 4%（Gaspar et al 2017；Gambacciani et al，2018），常见局部轻微疼痛、水肿、少量渗血等症状。偶见严重并发症，例如阴道狭窄、持续性性交困难（Gordon et al，2019）。可能的原因：与阴道激光治疗不规范操作、治疗能量过大、间隔时间过短、连续阴道激光治疗或设备操作意外等有关。阴道激光治疗后一般局部阴道壁组织轻微泛红和轻微肿胀，通常 1 ~ 2 天后自动消退，局部轻微渗血通常在治疗后 24 小时内消失，无需处理。外阴皮肤 CO_2 激光后 72 小时内可能出现轻微红肿，局部刺痛，72 小时后症状消退，无需特殊处理。

六、生殖道激光治疗的应用展望

2018 年 7 月美国 FDA 针对能量源设备用于阴道整形手术或非手术来治疗更年期、尿失禁或性功能相关症状的安全性和有效性发布安全警示。公告指出：提醒患者及医护人员，使用能量源设备进行"阴道回春（vagical rejuvenation）"、阴道整形手术或非手术来治疗更年期、尿失禁或性功能相关症状可能会引起严重副作用，该技术应用的安全性和有效性还没有完全确定，如

果临床患者已经接受相关治疗并出现并发症应积极上报。早在 2007 年 12 月美国妇产科医师协会（ACOG）已发文指出，以"阴道回春"和"G 点扩大"为卖点的治疗方法均是缺乏长期安全性及疗效证据支持的，甚至可能带来严重的并发症。目前学界存在两种不同的观点：① CO_2 激光治疗方式对于"阴道回春"的疗效缺乏长期、有效的安全性证据支持，同时还存在潜在伤害风险；②目前已有的临床研究可以发现"能量治疗设备"在"阴道回春"治疗中是存在明显疗效的，但也不否认目前的研究样本量及随访时间的局限性。2018 年 8 月 8 日美国妇科泌尿协会（American Urogynecologic Society，AUGS）主席 Charles R.Rardin 在 AUGS 官网上对于 FDA 安全性警示发表文章，提议同道们应以诚实、透明、并对患者负责的态度面对生殖激光治疗新技术。医学的发展需要创新，AUGS 不主张在所有新技术获得 I 级临床证据之前都禁止在临床应用，这样的政策是不切实际的。AUGS 将支持医疗机构提供更多该技术的循证证据，并建议治疗前为患者提供知情同意书。2018 年 11 月 IUGA 也提出同样的观点，激光应用于治疗 GSM、阴道松弛症和尿失禁仍需要提供设计良好的病例对照研究证实其有效性、安全性及长期获效的证据。

对于任何新治疗技术的临床应用，其有效性和安全性无疑是重要的评价指标，并且需要有大量的临床样本和长时间的随访资料才能得出一个令人信服的证据。美国 FDA 针对能量源设备用于阴道整形手术或非手术来治疗更年期、尿失禁或性功能相关症状的安全警示是非常有必要的，而且不难看出阴道激光治疗是一个新的切入点，但需要掌握不同设备的特性，规范治疗技术，加强医务人员的培训，以减少治疗过程中副损伤及不良事件的发生。另外，使用前患者的充分告知及知情同意书的签署也是非常必要的。从目前的研究资料来看，尚缺乏大样本、高级别的循证证据以及长期疗效的证据。

（张晓薇　徐丽珍）

第六节 盆腔器官脱垂手术治疗进展

一、盆腔器官脱垂的手术治疗现状

盆腔器官脱垂（pelvic organ prolaps，POP）困扰着近半数 50 岁以上女性的生活，对于 POP 的患者，传统手术方法主要包括阴道前后壁修补术、曼氏手术、阴式子宫切除术、阴道封闭术等。传统修复手术中约有 29% ~ 40% 的患者因修复失败而需再次手术处理。POP 多为高龄患者，具有脱垂程度重、多合并排便排尿困难等特点，且老年人肥胖、腹压大、年龄大，组织自然退化，雌激素水平进行性下降，使盆底肌肉进行性退化，应用传统手术术后复发率高，复发后易出现阴道前、后壁脱出或穹隆膨出，对于排尿、排便功能恢复效果亦不佳（胡清 等，2017）。随着 Petros 等于 1990 年提出了著名的盆底整体理论（the integry theory），我们认识到，手术治疗盆腔器官脱垂的目的不是修复松弛的组织，而是要解决导致器官脱垂的结构系统和支撑系统的问题，只有这样才能更好地达到恢复盆腔器官正常结构及功能的目的。

手术治疗盆腔器官脱垂适用于有明显症状并要求手术治疗的脱垂患者，然而即使是重度脱垂的患者在确定手术之前都可以试用子宫托之类的保守治疗方法。治疗盆腔器官脱垂的术式有很多，我们需要认真思考每一种术式的手术设计原理，而不是仅仅把它当做一个手术技巧。准确选择手术方式必须对患者进行详细的术前评估，根据患者脱垂的部位及其他症状体征实施个体化手术，术者应为患者重建一个正常的盆底解剖结构，尽量保持正常的阴道长度，准确评价各支撑组织的力量，衡量如何提供最佳的支撑与加固以恢复盆底正常解剖结构。手术的安全性和长期有效性是医师决策时需要认真考量的重要问题，根据患者年龄、不同的生育要求以及全身健康状况等选择相适应的术式、手术途径以及是否需要使用替代材料，如果合并有压力性尿失禁者应在 POP 手术同时行抗尿失禁手术（朱兰，2019）。

这些问题实际上也更依赖于有资深经验的医师。目前临床上应用较多的手术方式有：

（一）经阴道子宫切除及阴道前后壁修补术

对于中度盆腔器官脱垂患者，较经典的传统手术方法便是经阴道子宫切除联合阴道前后壁修补术，适用于年龄较大、无需考虑生育功能的 POP 患者，该手术方法虽然能够有效缓解患者的临床症状，且恢复快、费用低，但由于该方法没有纠正患者盆底解剖结构，因此远期复发率高。

（二）曼市手术

曼市手术即 Manchester 手术，适用于治疗年龄较轻，中盆腔轻中度缺陷、子宫颈延长和阴道前后壁 I、II 期膨出的患者。该术式的特点为简单、经济、有效，但所存在的问题是超过 20% 的脱垂患者可能在手术后复发、且生育能力下降。

（三）阴道封闭术

阴道封闭术分为阴道部分封闭术（又称 LeFort 手术）和阴道全封闭术，由于手术位置表浅，创伤较小，适用于高龄无法耐受过长手术时间且无性生活要求的重度中盆腔缺陷的患者。由于该手术无法恢复盆底组织正常的解剖结构，因此术后可能出现排尿或排便不适、泌尿系感染等症状，且对于重度阴道前后壁脱垂疗效较差，术后容易复发。

（四）盆底重建手术（pelvic floor reconstruction，PFR）

通过吊带、网片和缝线修补盆底缺陷部位、恢复盆底解剖结构，手术途径可以经阴道、经腹腔镜或开腹完成，也可使用机器人手术。

1. 子宫或阴道骶骨固定术（sacro colpopexy） 适用于以中盆腔缺陷为主的 POP 患者，尤其适用于年龄相对较轻，性活跃的患者，同时也适用于 POP 术后阴道顶端复发的患者。现阶段研究表明，腹腔镜阴道骶骨固定术（laparoscopic sacrocolpopexy，LSC）或腹腔镜子宫骶骨固定术（laparoscopic sacrohysteropexy，LSH）是治疗中盆腔器官脱垂的金标准术式。该术式微创、有效、成功率高，术中解剖部位暴露清晰、修复的部位准确（Visco et al，2001）、术后疼痛少，住院时间短且恢复快，其能维持正常的阴道轴向，更好的保留阴道功能，对性生活质量影响小。

2. 骶棘韧带固定术（sacrospinous ligament fixation，SSLF）　是一种非常有效的重建阴道水平轴及恢复阴道于骶骨中央位的手术，适用于子宫、阴道的中重度脱垂或主骶韧带明显松弛、子宫切除术后的阴道穹隆脱垂等患者，能较好地保留阴道功能及保持阴道位于肛提肌板上的水平轴向，且治疗效果持久可靠。

3. 高位宫骶韧带悬吊术（high uterosacral ligament suspension，HUS）　适用于中盆腔缺陷，即子宫或阴道穹隆脱垂以及子宫直肠窝疝，不适用于宫骶韧带松弛薄弱或合并重度膀胱、直肠脱垂的患者（Panico et al，2018）。

4. 经阴道网片植入（transvaginal mesh，TVM）的盆底重建手术　现代盆底修复手术理念的优势是将盆腔器官脱垂视为涉及多部位筋膜与韧带整体缺陷的"疝"类疾患，对于重度POP患者，加用网片修复提供盆底持久有力的支持，加固薄弱的组织，同时修补部位的成纤维细胞穿过网片微孔生长，形成"骨架"结构，使盆底形成一个解剖和功能的整体，达到对前盆腔、中盆腔和后盆腔的重建，大大提高了临床治愈率，降低了复发率。

美国食品药品管理局（FDA）于2008年和2011年发布了两次针对经阴道植入网片的安全警示，以期引起全球妇科泌尿学医师的重视，FDA认为经阴道植入网片严重并发症的增加值得高度关注。该警告的主要内容是：采用经阴道网片修补POP发生严重并发症的情况并不罕见，对于POP患者采用经阴道网片修补手术的效果并未显示出比不加网片的传统盆底重建手术更有效。该警示的适用范围仅针对经阴道放置网片修复盆腔器官脱垂，不涉及用于治疗压力性尿失禁或经腹或经腹腔镜置入网片的安全性和有效性。最为常见的TVM并发症包括：阴道网片暴露、疼痛、感染、排尿问题、神经肌肉问题、阴道瘢痕或挛缩、患者感受问题。对此，中华医学会妇产科学分会妇科盆底学组结合我国国情进行了广泛、深入地研讨，并达成以下共识，提出我国经阴道植入网片手术主要适应证为：①POP术后复发的患者；②年龄偏大的重度POP（POP-Q分期为Ⅲ～Ⅳ期）初治患者（朱兰，2013）。

二、盆腔器官脱垂手术的应用新进展

（一）盆底手术中替代物的使用及研究进展

盆底手术中使用的网片是盆底医学学术进展的产物，对于大部分退化性疾病来说，组织不可逆的退化和损伤所带来的结构和功能缺陷使得一系列替代材料应运而生。替代材料的出现为人类带来的益处是显而易见的，就全盆底重建术中网片的使用来说，它使得盆底结构的解剖复位更准确，功能恢复相对更好。目前临床所应用的网片大多是聚丙烯等材料，而一些包括生物替代材料的网片也在逐渐被研发和使用。

1. 人工合成网片　人工合成网片于20世纪50年代起开始应用于治疗女性盆腔器官脱垂的盆底重建手术，其通过刺激组织增生形成瘢痕，加强缺损部位的强度从而加固薄弱组织。临床使用的人工合成网片分为可吸收和不可吸收两种，其中可吸收网片包含聚羟基乙酸、聚乳酸羟基乙酸、聚交酯网片等，在体内易降解，较少发生侵蚀和排斥反应等并发症，但存在材料拉伸强度低，疗效差，且降解产物容易引起炎症反应等缺点，在PFR中应用不多。相比而言，以聚丙烯网片和膨体聚四氟乙烯网片为代表的不可吸收网片，性质稳定，在盆底重建中的应用更加广泛。其中，聚丙烯网片是目前临床上最常用的人工合成网片，能刺激组织的胶原纤维再生并紧密粘连，从而促进瘢痕产生，起到修复盆底结构的效果。聚丙烯网片具有化学稳定性和生物相容性好，不降解，不诱发炎症反应或过敏反应，疗效持久，且复发率低等诸多优点，但由于其不可吸收性，容易发生侵蚀、排斥和感染等不良反应。

其次，膨体聚四氟乙烯网片质地柔软，引起的炎症反应小，可任意剪裁，但也存在排斥和感染等并发症问题（周幸知 等，2018）。

2. 生物补片 基于人工网片并发症问题的发生和 FDA 发布的相关安全警示，人工网片的应用受到限制。而组织相容性好、不易出现并发症、安全性更好的生物补片则逐渐受到青睐，越发广泛地应用于 PFR，进行 POP 的治疗。常见的生物补片有 3 种，分别是自体组织、同种异体移植物和异种移植物。

（1）自体组织生物补片来自患者腹壁、大腿和阴道等组织，主要有大腿阔筋膜、腹直肌筋膜、阴道壁组织等，优势在于不会产生排斥、感染等并发症，也避免了疾病的传播，但可能出现与组织采集相关的并发症，增加了术后疼痛等问题，且这些组织筋膜较为薄弱，容易引起脱垂的复发。

（2）同种异体移植物多来源于尸体供者的筋膜组织，避开了排斥、感染或取材部位引起的并发症，但存在病毒、细菌、疾病传播的可能，而且来源有限，价格相对较高，并涉及伦理道德等问题。

（3）异种移植物取自其他物种，常见的有猪小肠黏膜下层组织、猪真皮、牛心包等，已商品化，其来源丰富，且易获得和易利用，但也存在动物传染病传播、引起黏膜损伤等问题。猪小肠黏膜下层生物补片在应用中已有资料显示其具有良好的生物相容性及再生修复功能，能够提高生活质量、降低网片暴露及术后性交困难等副作用（孙秀丽 等，2014）。值得一提的是，生物补片具有在体内可降解的特性，一方面能作为盆底重建材料进行良好的组织结构重塑，另一方面在机体内发挥作用后能被降解排出体外，安全性更高，避免了暴露、侵蚀等并发症。据报道，猪小肠黏膜下层生物补片采用无交联的制作工艺，尽可能地避免了排斥反应，在除去细胞成分的同时，保留了由胶原和细胞外基质构成的三维支架，而且还含有如成纤维细胞生长因子、转化生长因子等生物无效物质，不仅为盆底重建提供支持作用，还能促进组织的新生，在 PFR 中应用范围广。前盆底重建治疗 POP 时常使用猪小肠黏膜下层生

物补片加以辅助，避免了网片引起的暴露、侵蚀等问题，但其复发率略高于引用化学合成网片的盆底重建术。Geoffrion 等（2011）对 59 名进行了猪小肠黏膜下层补片植入的阴道旁修补手术的阴道前壁脱垂患者开展中期疗效随访，结果显示患者的膀胱、阴道和肠道的症状得到缓解，客观治愈率为 68.8%，52.5% 的女性仍有性生活，但23.7% 的患者出现了一过性排尿功能障碍的术后并发症。国内有研究结果显示，应用生物补片患者的手术时间及术中出血量明显多于应用化学合成网片患者，但术后住院时间、尿管留置时间及残余尿量并无差异。分析其原因可能是由于生物补片的面积相对小，术中需要充分分离阴道黏膜至盆筋膜腱弓，手术创面大，导致手术时间和出血量增多。该研究也显示应用生物补片术后客观复发率较高，尤其是前壁的复发，可能是由于补片在体内吸收后再生成的自体组织强度不足造成的，但术后补片侵蚀、暴露等发生率明显降低，患者生活质量明显改善，患者主观满意度较高，术后并发症少。因此我们建议对于年轻、脱垂程度较重（POP-Q 分期为 Ⅱ～Ⅲ 期），生活质量要求较高的患者，可以选择生物补片的盆底重建手术，既能提高手术效果，也可保证生活质量（曹婷婷 等，2017）。

总体上，应用生物网片进行盆底重建手术，其效果好于利用自身组织的盆底重建手术，但手术成功率低于化学合成补片。理论上，生物补片植入体内后，刺激局部组织再生，生物补片会在一定时间内吸收消失，其手术效果依赖自身组织的再生情况，如果自身组织再生不佳，将直接影响手术效果（王建六，2017）。如何解决这个问题，国内外学者均进行了相应研究，例如尽量延迟生物补片吸收时间，优化化学合成网片，增加组织相容性，也有研究将干细胞诱导分化为平滑肌细胞和成纤维细胞，种植到延迟吸收补片上，制备成新型的盆底重建补片，我们期待临床效果更好的新型补片能被研发，早日用于临床，服务于病患。

3. 组织工程技术（tissue engineering technology） 组织工程学的不断发展，为治疗盆底障碍性疾病提供了新思路。组织工程技术包含几大要素：再

生细胞、适合细胞黏附、增殖及分化的支架以及生物活性因子（吴晓彤 等，2019）。

现阶段可用于治疗盆腔器官脱垂组织工程技术的细胞包括：成纤维细胞及成体干细胞，其中成体干细胞来源主要为骨骼肌干细胞（skeletal muscle-derived stem cells，MDSC）和间充质干细胞（mesenchymal stem cells，MSC）。MSC来源于中胚层，可从多种组织中提取出来，如骨髓、脐带、胎盘、脂肪组织及子宫内膜等。由于具备许多特有的性质：例如克隆性复制，增殖速度快，多向分化潜能，可分化为骨骼、软骨、脂肪细胞、肌腱、韧带以及平滑肌，MSC被认为是组织工程学中主要的细胞来源。在盆底重建手术中使用辅加MSC的组织工程学网片，理论上可降低异物反应；通过分化成为功能性细胞（如阴道平滑肌细胞），以及促进血管及细胞外基质生成，从而改善组织重建，提高网片的生物力学特征，是最有前景的组织工程技术的细胞来源。

用于盆底重建手术的支架不仅应该能够适合细胞增殖及分化，还应具备组织相容性及组织力学的稳定性。支架分为3类：①生物可降解材料，如小肠黏膜下基质（small intestinal submucosa，SIS）、真皮基质、胶原或蚕丝蛋白；②合成可降解聚合物，如聚乳酸（polylactic acid，PLA）、聚己酸内酯、聚乳酸-乙醇酸（polylactic-co-glycolic acid，PLGA）；③结合合成不可降解网片及可降解材料的"复合支架"。通过改良聚丙烯网片表面的疏水性及间接改变网片孔径的大小，从而增加了MSC的黏附和增殖，进而改善了材料的组织相容性及刚度，减少了术后并发症的发生。新型可降解复合纳米结构支架是一种新型的干细胞传递和捕获途径，可促进支架组织与宿主免疫反应更有效地整合，从而实现可控的组织修复。总体上，无论是生物性的还是合成的可吸收材料，由于其在体内长期生物力学特征的不确定性，相比之下，复合支架也许是更适合用于盆底重建手术的组织工程学支架。鉴于日后有可能在临床中使用，我们应致力于研发制作工艺更加简单，造价更低的复合型支架（毛萌 等，2018）。

利用MSC和新型的不可降解或可降解的纳米纤维构建来治疗POP的组织工程方法作为一种经阴道应用的治疗方法，可以克服聚丙烯网片的缺点，通过免疫调节、促血管生成和抗纤维化发挥作用（Boennelyche et al，2013）。

（二）盆腔器官脱垂手术的创新术式

1. 髂耻韧带悬吊术治疗中盆腔缺陷的应用进展 患有POP的妇女通常顶端支持更薄弱，而顶端支持是持久性外科修复POP的重要组成部分。LSC与LSH是治疗中盆腔器官脱垂的金标准术式。与开腹手术相比，腹腔镜手术避免了腹部大切口，对肠道的刺激和损伤减少，术后疼痛减轻，恢复时间缩短。然而LSC/LSH最常见的并发症是排便障碍和压力性尿失禁，最严重的并发症是骶前出血，可危及生命。其中排便障碍等并发症多是由LSC/LSH术中植入的网片使骨盆空间狭小（出口阻塞）、粘连或腹下神经损伤导致的，而腹腔镜髂耻韧带悬吊术可能避免这些并发症的发生。

髂耻韧带悬吊术应用补片将顶端（穹隆或宫颈）结构固定于双侧髂耻韧带的外侧部分，模拟子宫圆韧带对中盆腔起悬吊作用。髂耻韧带是腔隙韧带沿耻骨方向延伸的一部分，其强度比骶棘韧带和盆筋膜腱弓坚韧，结构坚固并且能良好地承受重力，且有足够的空间用于缝合。该韧带位于第二骶椎水平，这也是重建手术恢复阴道生理轴的最佳水平。一些专家认为，与骶骨固定术相比，髂耻韧带固定术有诸多优点：①手术操作简单，学习曲线短；②不会缩窄骨盆容积，因此不易发生术后肛肠及下尿路功能异常；③髂耻韧带强壮，因此脱垂修复后的术后复发率低；④符合阴道的生理轴向；⑤远离输尿管、乙状结肠和骶前静脉，手术副作用少，更安全（Ahmet et al，2017）。

腹腔镜髂耻韧带悬吊术在多个方面明显优于LSC/LSH，是治疗POP的一种新的手术方法。该术式已应用于临床但是其总体疗效尚缺乏大数据样本、长期随访和随机对照试验等深层研究，关于网片暴露率、侵蚀和感染等问题也尚需远期的循证医学证据（张体硕 等，2019）。

2. 六翼成型网片的全盆底重建术 当今在盆腔器官脱垂这类疾病中特别是重度盆腔器官脱

垂常采用的也是相对最有效的手术方法是全盆底重建术，有时也根据具体情况采用一些其他术式。随着近年来全盆底重建术的广泛应用，临床上由于手术本身的操作问题或是网片植入所造成的并发症已不再罕见。基于对并发症产生根源的思考，以及对盆底解剖与盆腔器官脱垂疾病发病机制的深度理解，我们发现，临床上重度盆腔器官脱垂患者多以前中盆腔缺陷为主，真正的直肠膨出少之又少，我们往往将中盆腔膨出或是穹隆疝误当做直肠脱垂，因此造成多余的后盆重建及网片植入。基于此种现象，我们对全盆底重建术进行了一些改变，提出了在排除真正直肠脱垂的前提下，针对前、中盆腔的脱垂所进行的前盆腔重建以及顶端固定的六翼成型网片的全盆底重建术。

六翼成型网片即为一体成型的六爪网片，网片的刺点和悬挂的位点与传统手术相同，不同点在于网片的后两支也经阴道前壁路径穿过双侧骶棘韧带，保留子宫的患者固定在宫颈前唇，无子宫者固定在阴道最深位置，不需要打开阴道后壁与直肠间隙，将网片的后翼也从阴道前壁放入，阴道后壁有松弛者，仅做整复性修补，无阴道后壁松弛者，则不需要打开阴道后壁，在阴道直肠间隙亦无网片置入。六翼成型网片的全盆底重建术并不是否定或是替代全盆底重建术，它仍遵循整体理念，依旧包括盆底筋膜的替代，骶棘韧带的固定，盆底腱弓的双点固定等，但其最大的区别在于六翼成型网片的全盆底重建术是以前盆腔重建以及顶端固定为主，无后盆腔重建，即直肠无网片覆盖，前盆腔以及顶端固定网片连为一体，手术所有穿刺点均从前路入路，避免了后盆腔多余的网片植入所带来的并发症，适用于临床上无直肠膨出的脱垂患者，与全盆底重建术相比，其术式更具有针对性与有效性。同全盆底重建术一样，六翼成型网片的全盆底重建术以盆腔器官脱垂患者解剖功能的恢复和获得远期疗效为目的，更具有针对性地解决了临床上大多重度盆腔器官脱垂以前中盆腔缺陷为主的现象，减少了术后并发症的发生。譬如，后盆腔多余的网片植入所带来的网片暴露、侵蚀、出血感染、活动不适、坐姿受限、排便疼痛、性交疼痛等不良后果，同时六翼成型网片的全盆底重建术对于术者来说解决了术式复杂、操作困难的窘境，相比于全盆底重建，其操作相对简易，易于学成，同时风险值降低，因症施策，该术式的提出是对疾病的深刻理解以及对盆底重建术灵活运用的结果（赵颖 等，2019）。

3. 其他改良术式的探索与思考 随着女性泌尿盆底学科的迅速发展，为了能找到更加安全、可靠、经济、有效的治疗盆腔器官脱垂的手段，人们不断研究、探索和实践的各种术式，例如基于骶棘韧带/尾骨肌复合体的腹腔镜子宫骶韧带加固固定术（黄武 等，2019）、腹直肌前鞘悬吊术（高金瑜 等，2019）、阴道前壁黏膜瓣悬吊术（陈永连 等，2018）以及其他一些盆底重建的改良术式等纷纷在临床研究和实践中展现出各自的优势。但最重要的还是要强调术式的选择一定是根据患者本身个性化的特征来确定的，不能盲目追求创新。我们更加需要重视的是临床医生及其团队对疾病处理的能力，包括对疾病的正确认识和理解、清晰准确的诊断、恰当的术式选择、操作得当、无菌观念、过硬的基本功（包括分离技术、解剖技术、缝合技术）等等，另外还包括围术期护理，尤其是手术后的维护，不论何种术式都可以说应做到终生维护，否则一段时间后就可能出现新的问题。多数患者在出院后对术后维护要点的依从性并不理想，在收到良好的手术效果后便忽略了诸多盆腔器官脱垂术后的注意事项，因此，盆腔器官脱垂手术的术后随访尤为重要。除患者按规定时间来院复查外，电话随访或其他通讯方式随访是出院患者获得健康指导与咨询的最佳途径。为了保证治疗效果、提高患者生活质量、减少并发症的发生，我们在随访过程中要详细询问患者近期是否发生与疾病相关的症状并对其进行生活方式指导、行为干预、健康教育咨询以及心理支持等。强调患者需要注意的事项，以及时发现患者术后出现的问题，纠正不利于康复的生活习惯，从而降低复发或其他相关并发症的发生率，提高患者的满意度。

（三）推进盆腔器官脱垂手术的规范化

POP修复手术是复杂的IV级手术操作，为保证手术安全，应将手术相关制度、标准等逐步进行规范化。

1. 控制盆腔器官脱垂手术操作医师准入资格　学习并推广国外的手术医师准入制度和定期考核制度，即施行该类手术的医师都应该接受医院层面、地区层面或者国家层面的年度核查。

2. 盆腔器官脱垂手术术后规范化随访登记　医师应该长期随访其实施的 POP 手术，尤其是植入移植物的 POP 盆底重建手术。POP 修复手术的术后随访内容应包括：①脱垂的主观症状改善情况和满意度；② POP-Q 的客观检查；③对复发性脱垂的再治疗（包括手术和放置子宫托）及针对手术相关并发症的再次手术。

需要随访追踪的 POP 手术不良事件包括泌尿生殖道损伤、胃肠道损伤、失血量 > 500 ml、手术时间、网片暴露或侵蚀、持续时间超过 6 周的新发阴道疼痛、持续时间超过 6 周的新发下肢痛、瘘形成、新发性交痛、较前加重和持续的神经损伤等。国际妇科泌尿协会（International Urogynecological Association，IUGA）联合国际尿控协会（InternationalContinence Society，ICS）提出了细化标准，要求所有 POP 手术，均应该完整报告如下方面的手术结果：

（1）围术期数据：包括失血量、手术时间、住院时间、恢复正常活动的时间及围术期并发症。

（2）主观结局（患者自述）：患者自我报告阴道脱出物的症状存在或消失。患者满意度和生命质量可以用有效的问卷进行评估，问卷应涵盖脱垂症状、排尿功能、肠功能和性功能。

（3）客观结局：一般使用 POP-Q 分期，并且应该使用绝对值及百分率制成表格，以方便其他研究对比结果。

（4）并发症：包括下尿路症状、压力性尿失禁、肠功能障碍及性功能障碍等。

（5）手术类型及手术部位：①初次手术：表明治疗任何部位的 POP 所需要的第 1 步的处理；②再次手术：指与初次手术相关的任何后续的手术处理。

手术可被细分为：①在不同（或新的）部位或腔室的初次手术；②因 POP 症状复发、而在相同部位或腔室实施的再次手术；③因网片暴露、疼痛、感染或出血等并发症而进行的手术；④因非 POP 引发的尿失禁或粪失禁而进行的手术。

重视对盆腔器官脱垂术后患者近远期随访并给予病案相应的编号，病案中附所需随访内容的表格，以便记录手术详细情况、术后每次随访的结果及检查的内容，同时记录随访或复诊时针对出现的问题所给予的处理方式、方法，出现并发症的时间、症状以及持续时间等，完善循证资料。

3. 盆腔器官脱垂手术 ICD-9-CM-3 编码　盆腔器官脱垂最新的中国和美国妇产科学会诊疗指南，分析了手术 ICD-9-CM-3 编码，手术方法主要有：重建术（①全盆底重建：阴道骶骨固定术 70.78*/ 高位宫骶韧带悬吊术 70.77/ 骶棘韧带固定术 70.77/ 阴道前后壁修补术 70.50 或使用补片的阴道前后壁修补术 70.53*/ 曼氏手术 69.22；②前盆底重建：阴道前壁修补术 70.51 或使用补片的阴道前壁修补术 70.54*；③后盆底重建：阴道后壁修补术 70.52 或使用补片的阴道后壁修补术 70.55*）；阴道封闭术 70.4/70.8；子宫悬吊或韧带缩短术 69.22；尿道悬吊术或 Burch 操作 59.5 等，其中带 * 的编码需另编码生物补片 70.94 或人工补片 70.95。

手术名称的组成成分包括部位、术式、入路、手术材料等以及对盆腔器官脱垂手术的分类编码。

（1）术式：盆底重建术有多种术式，如同恶性肿瘤根治术一般，应该按具体术式分别编码准确表达，而不是使用一个分类来表达。

（2）部位：不同部位的悬吊或固定，如阴道骶骨固定术和子宫骶骨固定术分类不一样。

（3）入路：手术分类跟入路相关性不大，如经机器人手术则使用附加编码 17.4 机器人辅助手术。

（4）手术材料：对于使用补片的手术，首先应明确补片的使用部位，尤其是在同次手术中进行了阴道固定悬吊、阴道前或前后壁修补、子宫悬吊术者，补片可能都用也可能只用其一，与阴道相关的手术使用补片，会影响分类亚目，且均需另编码 70.94/ 70.95，而子宫使用补片，分类无影响，也无需另编码。最后分清补片类型属于生物移植物补片、同种异体移植物、异种移植物、自体移植物还是人造补片假体组。

由于盆腔器官脱垂的手术种类较多，故建议医师参考最新的指南，比较各种术式的优缺点，通过患者年龄，有无其他并发症，有无生育要求和对生活质量的需求等，综合考虑后选择最合适的术式，并清楚规范地书写出具体手术名称，尤其有多种术式时更要写明，而不是只书写笼统的全盆底重建术等，同时写明有无补片、补片性质。编码员则要掌握临床知识，仔细阅读手术记录，正确使用主导词查询编码再核对，不遗漏同时进行的多种术式，不多编无需另编码的编码，方能达到手术操作的准确分类（李庆红，2018）。

4. 植入合成网片盆底重建术后并发症规范化登记　对已使用和未来使用 TVM 进行盆底重建手术的患者进行规范的、长期的并发症登记管理，既是对患者的负责，也是对医生本身的"保护"。国际妇科泌尿协会于 2018 年开放了盆底重建手术登记的互联网数据库平台（https：//www.iuga.org/tools/surgical- database），欢迎全世界妇科盆底专科医师登记使用。我国盆底重建手术并发症的登记管理起步于 2017 年 11 月，在中华医学会妇产科学分会妇科盆底学组的领导下，开展了全国妇科盆底学组成员单位按月定期上报并发症活动，并于每年的盆底学组年会上进行总结。针对当前国际上 TVM 的使用现状，中国国家药品监督管理局与中华医学会妇科盆底学组认真讨论商榷后，于 2019 年 10 月提出：只有在 2020 年 6 月之前各网片公司提交了 TVM 与自体组织修复的有效性和安全性相关证据后，各公司的 TVM 才能在临床上继续使用，开展中国 TVM 盆底手术及并发症登记研究已迫在眉睫，应获取高质量的真实世界研究数据，为行业准入、临床咨询和决策、卫生行政部门监督和管理提供依据。为此，全国妇科盆底和泌尿医生都应对 TVM 手术高度重视，严格把握手术适应证，谨慎选择术式和材料，认真随访并上报手术结局，共同推动我国盆底重建手术尤其是 TVM 手术并发症登记处理体系的建立、完善和持续长久的发展（朱兰，2020）。

三、盆腔器官脱垂手术的发展趋势

近二十余年来，人们对盆腔器官脱垂的认识以及对疾病发生发展机制的研究都取得了突破性进展，这些进展对临床手术治疗盆腔器官脱垂有着近乎革命性的影响。盆底重建外科学是在古老、传统的外科学基础上发展起来的新兴学科，各种新的观念、理论、技术需要我们去理解、实践和发展。传统手术有其精华所在，但在新的基础理论以及新的盆底理论学术基础上，传统手术能够带来更多益处，为人们重新认识盆底疾病和新理论的产生起到良好的基石作用，也为盆底疾病尤其是器官脱垂的治疗提供更多启示和经验。我们应该在更为透彻和科学地理解盆底功能的新理论的同时，以传统手术为基础，开发新的术式，研制新的材料，寻求新的手段，以发展的眼光和积极前进的思想来看待临床诊疗上的进步。当我们能将盆腔器官脱垂手术的手术质量控制、操作者的水平考核、手术适应证的掌握、患者术前各项相关评估检查以及术式的选择等标准逐步完善和规范后，盆腔器官脱垂手术所出现的问题也定会逐渐减少。随着社会科学和生命科学的发展、对盆底疾病认识的不断深入、专家及学科队伍建设的不断壮大、临床修复技术和替代材料研究的不断进步，我们确信，未来盆底支撑结构修复手术一定会逐渐步入更加完善的阶段。

（吴文婧　夏志军）

参考文献

曹婷婷，等，2017. 生物补片与化学合成网片在全盆底重建手术中的临床疗效分析. 中国妇产科临床杂志，18（2）：105-108.

陈丽君，2009. 生物反馈联合电刺激疗法预防和治疗Ⅲ型子宫切除术后下泌尿道功能障碍. 实用医学杂志，25（15）：2477-2479.

陈永连，等，2018. 阴道前壁黏膜瓣悬吊术治疗前盆腔器官脱垂的临床疗效评价. 中国性科学，27（4）：63-67.

程宇核，等，2013. 电针结合磁刺激治疗对脊髓损伤尿潴留大鼠排尿功能的影响. 中国康复，28（6）：430-432.

傅琦博，等，2015．生物反馈联合电刺激治疗宫颈癌根治术后尿潴留的疗效分析．现代泌尿外科杂志，20（6）：383-386．

高金瑜，等，2019．腹直肌前鞘悬吊术治疗盆腔器官脱垂的临床效果．实用临床医药杂志，23（22）：95-97．

何茜冬，等，2014．仿生物电疗法在人工授精中的应用价值．中国实用妇科与产科杂志，30（8）：634-636．

胡清，等，2017．经阴道应用化学合成网片行盆底重建术后复发18例临床分析．中国妇产科临床杂，18（2）：113-116．

黄青玉，等，2015．盆底康复治疗仪治疗女性尿失禁164例临床观察．世界最新医学信息文摘，（37）：74．

黄武，等，2019．基于骶棘韧带/尾骨肌复合体的腹腔镜子宫骶韧带加固固定术治疗盆腔器官脱垂的临床观察．中国计划生育和妇产科，11（9）：31-35．

贾俊华，等，2015．不同生物反馈电刺激方案治疗女性压力性尿失禁的疗效．中国医科大学学报，44（8）：717-724．

李静然，等，2016．点阵式二氧化碳激光在外阴硬化性苔藓治疗中的应用．中国妇产科临床杂志，17（4）：298-301．

李庆红，2018．盆腔器官脱垂手术ICD-9-CM-3编码探讨．中国病案，19（6）：13-16．

李玉梅，等，2010．低频电刺激预防宫颈癌术后尿潴留32例临床分析．罕少病杂志，17（2）：25-27．

林斌，等，2017．磁刺激治疗尿失禁随机对照试验的Meta分析．现代泌尿外科杂志，22（2）：138-142．

刘飞，等，2008．盆底磁刺激治疗根治性前列腺切除术后尿失禁．中国组织工程研究，12（17）：3289-3292．

刘耀丹，等，2018．不同频率电刺激对压力性尿失禁模型小鼠盆底组织胶原代谢的影响．武汉大学学报（医学版），39（4）：572-576．

刘耀丹，等，2017．盆底电刺激技术的机制研究及临床应用进展．中国计划生育和妇产科，9（7）：21-27．

卢祖能，等，1995．磁刺激技术在临床神经生理学的应用（第一部份磁刺激简介及历史回顾）．卒中与神经疾病（4）：219-224．

罗新，等，2015．盆底重建术中合成网片应用现状分析．中国实用妇科与产科杂志，31（4）：288-291．

毛萌，等，2018．组织工程技术在盆底重建手术中应用的最新进展．中国计划生育和妇产科，10（11）：19-22．

苗娅莉，等，2016．点阵式二氧化碳激光治疗绝经后外阴阴道萎缩近期疗效及可行性分析．中国妇产科临床杂志，17（4）：294-297．

宋岩峰，2008．盆底功能及功能障碍与腹盆腔生物动力学．中国实用妇科与产科杂志，24（8）：565-567．

苏园园，等，2015．女性盆底功能及盆底肌评估方法．中国实用妇科与产科杂志，31（4）：310-313．

孙丽洲，等，2018．妇产康复．（第1版）．北京：人民卫生出版社：45-61．

孙秀丽，等，2014．猪小肠黏膜下层生物补片在盆腔器官脱垂手术中的应用价值．中国妇产科临床杂志，15（2）：187-189．

王建六，2017．浅论如何选择盆底重建手术方式．中国妇产科临床杂志，18（2）：97-98．

王婷婷，等，2019．电刺激对压力性尿失禁鼠模型阴道前壁Calpain 2和胶原的而影响．中国计划生育和妇产科，11（11）：44-47．

王阳赟，等，2019．盆底磁刺激联合生物反馈治疗女性膀胱过度活动症的疗效观察．现代泌尿外科杂志，24（02）：19-22．

王毅，等，2002．功能磁刺激技术的研究［J］．生物医学工程学杂志，19（1）：154-157．

吴晓彤，等，2019．女性盆底修复组织工程补片的研究现状．国际妇产科学杂志，46（4）：378-380．

夏志军，等，2016．女性泌尿盆底疾病临床诊治．北京：人民卫生出版社，1-17．

夏志军，2016．女性泌尿盆底疾病临床诊治．北京：人民卫生出版社：373-390．

薛丹，等，2017．双脉冲波多普勒超声观察电刺激腓神经对小腿血液循环的影响．临床超声医学杂志，19（6）：379-382．

燕铁斌，2013．物理治疗学．（第2版）．北京：人民卫生出版社：1-8．

尹一童，等，2018．二氧化碳点阵激光治疗阴道松弛症疗效研究．中国实用妇科与产科杂志，34（3）：290-292．

曾雪芳，2015．盆底康复肌肉治疗压力性尿失禁的临床研究．中外医学研究，（1）：126-127．

张体硕，等，2019．腹腔镜髂耻韧带悬吊术在治疗盆腔器官脱垂中的研究进展．国际妇产科学杂志，46（6）：605-608．

赵颖，等，2019．应用六翼成型网片的二代全盆底重建术治疗女性重度盆腔器官脱垂术后主客观效果评估. 中国实用妇科与产科杂志, 35（7）: 803-808.

周宁, 等, 2006. 功能性磁刺激与骶神经电刺激治疗神经原性膀胱的疗效比较. 中国康复医学杂志, 21（1）: 35-37.

周幸知, 等, 2018. 盆底重建材料在女性盆腔器官脱垂中的应用. 中国计划生育和妇产科, 10（8）: 5-7.

朱兰, 等, 2014. 女性盆底学.（第2版）. 北京: 人民卫生出版社: 32.

朱兰, 等, 2020. 植入合成网片盆底重建术后并发症规范化登记亟待进行. 中国实用妇科护科杂志, 36（1）: 23-24.

朱兰, 2017. 亟待推进盆腔器官脱垂修复手术的标准化评价. 中华妇产科杂志, 52（6）: 361-362.

朱兰, 2019. 经阴道植入合成网片盆底重建的现状和争议. 中国实用妇科与产科杂志, 35（1）: 15-16.

朱兰, 2013. 美国FDA"经阴道植入网片安全警示"解读与专家共识. 中华妇产科杂志, 48（1）: 65-67.

朱兰, 2019. 盆腔器官脱垂手术的选择. 中国妇产科杂志, 54（4）: 287-288.

Abrams P, et al, 2003. The role of neuromodulation in the management of urinary urge incontinence. BJU Int, 91（4）: 355-359.

Ahmet K, et al, 2017. Laparoscopic-pectopexy: initial experience of single center with a new technique for apocal prolapse surgery. IntBraz J Urol, 43（5）: 903-909.

Altman D, et al, 2008. Genetic influence on stress urinary incontinence and pelvic organ prolapse. European Urology, 54（4）: 918.

Athanasiou S, et al, 2017. CO2-laser for the genitourinary syndrome of menopause. How many laser sessions? Maturitas, 104: 24-28.

Babber A, et al, 2020. Effect of footplate neuromuscular electrical stimulation on functional and quality-of-life parameters in patients with peripheral artery disease: pilot, and subsequent randomized clinical trial. Br J Surg, 107（4）: 355-363.

Benabid AL, et al, 1987. Combined（thalamotomy and stimulation）stereotactic surgery of the VIM thalamic nucleus for bilateral Parkinson disease. Appl Neurophysiol, 50: 344-346.

Berger MB, et al, 2013. Are bony pelvis dimensions associated with levator ani defects? A case-control study. Int Urogynecol J, 24（8）: 1377-83.

Bodombossou-Djobo M, et al, 2011. Neuromuscular electrical stimulation and biofeedback therapy may improve endometrial growth for patients with thin endometrium during frozen-thawed embryo transfer: a preliminary report. Reproductive Biology and Endocrinology, 9: 122-127.

Boennelyche M, et al, 2013. Tissue engineering as a potential alterbative or adjunct to surgical reconstruction in treating pelvic organ prolapse. IntUrogynecol J, 24: 741-747.

Bogdan Allemann I, et al, 2010. Fractional photothermolysis-an update. Lasers Med Sci, 25: 137-44.

Bowman BR, et al, 1986. Response of single alpha motoneurons to high-frequency pulse trains. Firing behavior and conduction block phenomenon. Appl Neurophysiol, 49: 121-138.

Bragina OA, et al, 2020. Anodal Transcranial Direct Current Stimulation Improves Impaired Cerebrovascular Reactivity in Traumatized Mouse Brain. Adv Exp Med Biol, 1232: 47-53.

Britto-Júnior J, et al, 2020. Electrical field stimulation induces endothelium-dependent contraction of human umbilical cord vessels. Life Sci, 15: 243.

Budatha M, et al, 2011. Extracellular matrix proteases contribute to progression of pelvic organ prolapse in mice and humans. J Clinical Investigation, 121（5）: 2048-2059.

Caldwell KP, 1963. The electrical control of sphincter incompetence. Lancet, 2: 174-175

Campbell JN, et al, 1976. Peripheral nerve stimulation in the treatment of intractable pain. J Neurosurg, 45: 692-699.

Cartwright R, et al, 2015. Systematic review and metaanalysis of genetic association studies of urinary symptoms and prolapse in women. American Journal of Obstetrics & Gynecology, 212（2）: 1-24.

Chesterton LS, et al, 2002. Sensory stimulation（TENS）: effects of parameter manipulation on mechanical pain thresholds in healthy human subjects. Pain, 99：253-262.

Chiarioni G, et al, 2004. One-year follow-up study on the effects of electrogalvanic stimulation in chronic idiopathic constipation with pelvic floor dysnergia. Dis Colon Rectum, 47：346-353.

Christian D, et al, 2005. EMG-biofeedback assisted pelvic floor muscle training is an effective therapy of stress urinary or mixed incontinence：a 7-year experience with 390 patients. Arch Gynecol Obstet, 273 (2)：93-97.

Chung SY, et al, 2003. Effects of functional magnetic stimulation therapy on lower urinary tract symptoms and sexual function in female patients with stress urinary incontinence. Korean J Urol, 44 (10)：993-998.

Currier DP, et al, 1986. Effect of graded electrical stimulation on blood flow to healthy muscle. Phys Ther, 66 (6)：937-43.

Danielsson I, et al, 2006. EMG biofeedback versus topical lidocaine gel：a randomized study for the treatment of women with vulvar vestibulitis. Acta Obstet Gynecol, 85 (11)：1360-1367.

Debreceni L, et al, 1995. Results of Transcutaneous Electrical Stimulation (TES) in Cure of Lower Extremity Arterial Disease Angiology, 46 (7)：613-618.

Doanay M, et al, 2010. Long-term effects of extracorporeal magnetic innervations in the treatment of women with urinary incontinence：results of 3-year follow-up. Archives of Gynecology & Obstetrics, 282 (1)：49-53.

Dudding TC, et al, 2011. Sacral nerve stimulation for faecal incontinence：optimizing outcome and managing complications. Colorectal Dis, 13：e196-e202.

Duelund-Jakobsen J, et al, 2012. Randomized double-blind crossover study of alternative stimulator settings in sacral nerve stimulation for faecal incontinence. Br J Surg, 99：1445-1452.

Enoka RM, et al, 2020. Electrical Stimulation of Muscle：Electrophysiology and Rehabilitation. Physiology, 35：40-56.

Fanian F, et al, 2015. Mécano-Stimulation of the skin improves sagging score and induces beneficial functional modification of the fibroblasts：clinical, biological, and histological evaluations. Clin Interv Aging, 10：387-403.

Fergany LA, et al, 2017. Does sacral pulsed electromagnetic field therapy have a better effect than transcutaneous electrical nerve stimulation in patients with neurogenic overactive bladder? Arab Journal of Urology, 15 (2)：148-152.

Fistonic N, et al, 2015. First assessment of short-term effificacy of Er：YAG laser treatment on stress urinary incontinence in women：prospective cohort study. Climacteric, 18：37-42.

Fleischer AC, et al, 2012. Two/three dimenslonal transperineal sonography of compllcated tape and mesh implants. Ultrasound Q, 28 (4)：243-249.

Galloway NT, et al, 1999. Extracorporeal magnetic innervation therapy for stress urinary incontinence. Urology, 53 (6)：1108-1111.

Gambacciani M, et al, 2015. Vaginal erbium laser：the secondgeneration thermotherapy for the genitourinary syndrome of menopause. Climacteric, 18：757-763.

Gambacciani M, et al, 2015. Vaginal erbium laser：the secondgeneration thermotherapy for the genitourinary syndrome of menopause. Climacteric, 18：757-763.

Gambacciani M, et al, 2018. Long-term effects of vaginal erbium laser in the treatment of genitourinary syndrome of menopause. Climacteric, 21 (2)：148-152.

Gambacciani M, et al, 2018. Long-term effects of vaginal erbium laser in the treatment of genitourinary syndrome of menopause. Climacteric, 21 (2)：148-152.

Gaspar A, et al, 2017. Efficacy of Erbium：YAG laser treatment compared to topical estriol treatment for symptoms of genitourinary syndrome of menopause. Lasers Surg Med, 49 (2)：160-168.

Gaspar A, et al, 2016. Effificacy of Erbium：YAG laser treatmentcompared to topical estriol treatment for symptoms of genitourinary syndromeof menopause. Laser Surg Med, 49：160-168.

Gong RQ, et al, 2019. Collagen changes in pelvic support tissues in women with pelvic organ prolapse. European Journal of Obstetrics & Gynecology and Reproductive Biology, (234)：185-189.

Gordon C, et al, 2019. Rethinking the techno vagina: a case series of patient complications following vaginal laser treatment for atrophy. Menopause, 26 (4): 423-427.

Gordon C, et al, 2019. Rethinking the techno vagina: a case series of patient complications following vaginal laser treatment for atrophy. Menopause, 26 (4): 423-427.

Govaert B, et al, 2011. The role of reprogramming in sacral nerve modulation for faecal incontinence. Colorectal Dis, 13: 78-81.

Guillarme L, et al, 2004. Rééducation thoraco-abdominopelvienne par le concept ABDO-MG: La renaissance abdominale par le souffle, Editions Frison-Roche.

Han JS, et al, 1991. Effect of low and high-frequency TENS on Met-enkephalin-Arg-Phe and dynorphin A immunoreactivity in human lumbar CSF. Pain, 47: 295-298.

Han L, et al, 2014. Association between pelvic organ prolapse and stress urinary incontinence with collagen. Exp Ther Med, 7 (5): 1337-1341.

Han L, et al, 2014. Association between pelvic organ prolapse and stress urinary incontinence with collagen. Experimental & Therapeutic Medicine, 7 (5): 1337-1341.

Handa VL, et al, 2003. Architectural differences in the bony pelvis of women with and without pelvic floor disorders. Obstet Gynecol, 102 (6): 1283-1290.

Hantash BM, et al, 2007. Ex vivo histological characterization of a novel ablative fractional resurfacing device. Lasers Surg. Med, 39: 87-95.

Haskell B, et al, 1967. Electromyography in the management of the incompetent anal sphincter. Dis Colon Rectum, 10: 81-84.

Healy C, et al, 2006. The effects of low-frequency endo-anal electrical stimulation on faecal incontinence: a prospective study. Int J Colorectal Dis, 21: 802-806.

Hinz B, 2015. The extracellular matrix and transforming growth factor-beta1: Tale of a strained relationship. Matrix Biol, 47: 54-65.

Hocan MB, et al, 2008. Extracorporeal magnetic innervation for the treatment of stress urinary incontinence: results of two-year follow-up. Urologia Internationalis, 81 (2):

167-172.

Honda K, et al, 2014. Association between polymorphism of beta3-adrenoceptor gene and overactive bladder. Neurourol Urodyn, 33: 400-402.

Huang TH, et al, 2019. Short-term auricular electrical stimulation rapidly elevated cortical blood flow and promoted the expression of nicotinic acetylcholine receptor $\alpha4$ in the 2 vessel occlusion rats model. J Biomed Sci, 26 (1): 36.

Irwin DE, et al, 2006. Population-based survery of urinary incontinence, over-active bladder, and other lower urinary tract symptoms in five countries: results of the EPIC study. Eur Urol, 50 (6): 1306-1315.

istonic N, et al, 2016. Minimally invasive, nonablative Er: YAGlaser treatment of stress urinary incontinence in women: a pilot study. Lasers Med Sci, 31: 635-643.

IV Congress of Phlebology, Ferrara (Italy) Oct. 12-14, 2000, The diagnosis and treatment of peripheral lymphedema, World Congress of International Society of Lymphology, Genoa (Italy), 84-91.

Jackson SR, et al, 1996. Changes in metabolism of collagen in genitourinary prolapse. Lancet, 347 (9016): 1658-61.

Jang JS, et al, 2019. High frequency electrical stimulation promotes expression of extracellular matrix proteins from human astrocytes. Molecular Biology Reports, 46: 4369-4375.

Jean-Jacques Wyndaele, 2016. Study on the influence of the type of current and the frequency of impulses used for electrical stimulation on the contraction of pelvic muscles with different fibre content. Scandinavian Journal of Urology, 50 (3): 228-233.

Jerez-Roig J, et al, 2013. Pelvic floor electrostimulation in women with urinary incontinence and/or overactive bladder syndrome: a systematic review. Actas Urol Esp, 37 (7): 429-444.

Kaada B, 1982. Vasodilation induced by transcutaneous nerve stimulation in peripheral ischemia (Raynaud's phenomenon and diabetic polyneuropathy). European Heart Journal, 3 (4): 303-314.

KACI A, 2005. APPORT DE L'ELECTROSTIMULATION VEINO-LYMPHATIQUE DANS LE TRAITEMENT DES

OEDEMES POST-CHIRURGICAUX：8-9.

Kamilos MF, et al, 2017. New therapeutic option in genitourinary syndrome of menopause：pilot study using microablative fractional radiofrequency. Einstein (Sao Paulo), 15 (4)：445-451.

Kararmaz A, et al, 2004. Effect of the frequency of transcutaneous electrical nerve stimulation on analgesia during extracorporeal shock wave lithotripsy. Urol Res, 32：411-415.

Kim H, et al, 2019. Extracellular matrix remodelling induced by alternating electrical and mechanical stimulations increases the contraction of engineered skeletal muscle tissues. Scientific Reports, 9 (1)：2732.

Kim TH, et al, 2013. The Efficacy of extracorporeal magnetic stimulation for treatment of chronic prostatitis/chronic pelvic pain syndrome patients who do not respond to pharmacotherapy. Urology, 82 (4)：894-898.

Kim YH, et al, 2009. UP-1. 180：Effect of extracorporeal magnetic innervation pelvic floor therapy (ExMI) for urinary incontinence after radical prostatectomy. Urology, 74 (4-supp-S).

Kinesitherapeute scientifique N 412, Les effets de la stimulation électrique externe (SEE) sur le retour veineux, (S. Verbrugghe, C. Génot, G. Marcil) Juin 2001, 412：6-9.

Kolin A, et al, 1959. Stimulation of irritable tissues by means of an alternating magnetic field. Experimental Biology and Medicine, 102 (1)：251-253.

Krychman M, et al, 2017. Effect of single-treatment, surfacecooled radiofrequency therapy on vaginal laxity and female sexual function：the VIVEVE I randomized controlled trial. J Sex Med, 14：215-225.

Kutlubay Z, et al, 2013. An alternative treatment modality for cellulite：LPG endermologie. Cosmet Laser Ther, 15 (5)：266-70.

Larson KA, et al, 2012. 3D analysis of cystoceles using magnetic resonance imaging assessing midline, paravaginal, and apical defects. Int Urogynecol J, 23 (3)：285-93.

Lee A, et al, 2016. Fractional carbon dioxide laser in recalcitrant vulval lichen sclerosus. Australasian Journal of Dermatology, 57 (1), 39-43.

Lee A, et al, 2016. Fractional carbon dioxide laser in recalcitrant vulval lichen sclerosus. Australas J Dermatol, 57 (1)：39-43.

Lee KJ, et al, 2006. Short-term effects of magnetic sacral dermatome stimulation for idiopathic slow transit constipation：Sham-controlled, cross-over pilot study. Journal of Gastroenterology and Hepatology, 21 (1)：7.

Leibaschoff G, et al, 2016. Transcutaneous temperature controlled radiofrequency (TTCRF) for the treatment of menopausal vaginal genitourinary symptoms. Surg Technol Int, 29：149-159.

Leippold T, et al, 2005. Sacral magnetic stimulation in non-inflammatory chronic pelvic pain syndrome. BJU international, 95 (6)：838-841.

Lim R, et al, 2017b. Effect of pulsed magnetic stimulation on sexual function in couples with female stress urinary incontinence partners. Journal of Sex & Marital Therapy, 44 (3)：260-268.

Lim R, et al, 2017a. Effect of pulsed magnetic stimulation on quality of life of female patients with stress urinary incontinence：an IDEAL-D stage 2b study. International Urogynecology Journal, 29 (4)：547-554.

Lim R, et al, 2016. Pulsed magnetic stimulation for stress urinary incontinence：1-Year Follow up results. The Journal of Urology, 197 (5)：1302-1308.

Lucio AC, et al, 2014. The effect of pelvic floor muscle training alone or in combination with electrostimulation in the treatment of sexual dysfunction in women with multiple sclerosis. Multiple Sclerosis Journal, 20 (13)：1761-1768.

Mariotti G, et al, 2009. Early Recovery of Urinary Continence After Radical Prostatectomy Using Early Pelvic Floor Electrical Stimulation and Biofeedback Associated Treatment. The Journal of Urology, 181：1788-1793.

Martellucci J, et al, 2012. The role of reprogramming in sacral nerve modulation for constipation. Colorectal Dis, 14：254-255.

Martellucci J, et al, 2014. Colonic electrical stimulation for the treatment of slow-transit constipation：a preliminary pilot study. Surg Endosc, 28：691-697.

McGuire EJ, et al, 1983. Treatment of motor and sensory detrusor instability by electrical stimulation. J Urol, 129：

78-79.

Melzac R, et al, 1965. Pain mechanisms: a new theory. Science, 150: 971-978.

Mesin L, et al, 2010. Investigation of motor unit recruitment during stimulated contractions of tibialis anterior muscle. J Electromyogr Kinesiol, 20: 580-589.

Monga AK, et al, 2012. A systematic review of clinical studies of electrical stimulation for treatment of lower urinary tract dysfunction. International Urogynecology Journal, 23 (8): 993-1005.

Moseley AL, et al, 2007. Comparison of the effectiveness of MLD and LPG Technique. Journal of Lymphoedema, 2 (2): 30-36.

Murina F, et al, 2016. Fractional CO2 Laser Treatment of the Vestibule for Patients with Vestibulodynia and Genitourinary Syndrome of Menopause: A Pilot Study. J Sex Med, 13 (12): 1915-1917.

Nashold BS, et al, 1975. Electrical stimulation of peripheral nerves for relief of intractable chronic pain. Med Instrum, 9: 224-225.

Nguyen EB, et al, 2018. The Effect of Pulsed Electric Field on Expression of ECM proteins: Collagen, Elastin, and MMP1 in Human Dermal Fibroblasts. J Electroanal Chem (Lausanne), 1 (812): 265-272.

Nguyen HT, et al, 2013. Electric field stimulation through a substrate influences Schwann cell and extracellular matrix structure. Journal of Neural Engineering, 10 (4): 046011.

Nicastro A, et al, 2006. Constipation. Proposal for a new classification and therapy. Chir Ital, 58: 203-212.

Oerlemans DJAJ, et al, 2008. Sacral nerve stimulation for neuromodulation of the lower urinary tract. Neurourology and Urodynamics, 27 (1): 28-33.

Oliphant S, et al, 2018. Pregnancy and parturition negatively impact vaginal angle and alter expression of vaginal MMP-9. American Journal of Obstetrics & Gynecology, 218 (2): 242. e1-242. e7.

Pagano I, et al, 2017. Evaluation of the CO2 Laser Therapy on Vulvo-Vaginal Atrophy (VVA) in Oncological Patients: Preliminary Results. J Cancer Ther, 8 (5): 452-463.

Pagano I, et al, 2017. Evaluation of the CO2 Laser Therapy on Vulvo-Vaginal Atrophy (VVA) in Oncological Patients: Preliminary Results. J Cancer Ther, 8 (5): 452-463.

Panico G, et al, 2018. Laparoscopic high uterosacral ligament suspension: an alternative route for a traditional technique. IntUrogynecol J, 29 (8): 1227-1229.

Pardo J, et al, 2016. Treatment of female stress urinary incontinence with erbium: YAG laser in nonablative mode. Eur J Obstet Gynecol Reprod Biol, 204: 1-4.

Patricia S, et al, 2011. Behavioral Therapy With or Without Biofeedback and Pelvic Floor Electrical Stimulation for Persistent Postprostatectomy Incontinence: A Randomized Controlled Trial. JAMA, 305 (2): 151-159.

Pelka RB, et al, 2002. Impulse magnetic-field therapy for erectile dysfunction: A double-blind, placebo-controlled study. Advances in Therapy, 19 (1): 53-60.

Pergialiotis V Prodromidou A, et al, 2017. A systematic review on vaginal laser therapy for treating stress urinary incontinence: Do we have enough evidence. Int Urogynecol J, 28 (10): 1445-4551.

Perino A, et al, 2015. Vulvo-vaginal atrophy: a new treatment modality using thermo-ablative fractional CO_2 laser. Maturitas, 80 (3): 296-301.

Picaza JA, et al, 1975. Pain suppression by peripheral nerve stimulation: part II. Observations with implanted devices. Surg Neurol, 4: 115-126.

Picaza JA, et al, 1977. Pain suppression by peripheral nerve stimulation. Appl Neurophysiol, 40: 223-234.

Pieralli A, et al, 2017. Long-term reliability of fractioned CO_2 laser as a treatment for vulvovaginal atrophy (VVA) symptoms. Arch Gynecol Obstet, 296 (5): 973-978.

Polson MJR, et al, 1982. Stimulation of nerve trunks with time-varying fields. Medical & Biological Engineering & Computing, 20 (2): 243-244.

Prtino A, et al, 2016. Is vaginal fractional CO_2 laser treatment effective in improving overactive bladder symptoms in post-menopausal patients? Preliminary results. J European Review for Medical and Pharmacological Sciences, 20: 2491-2497.

Rautenberg O, et al, 2014. Ultrasound and early tape

mobilization a practical solution for treating postperativevoiding dysfunction. Neurourology and Urodynamics, 33 (7): 1147-1151.

Reboul J, et al, 1939. The blocking and deblocking effects of alternating currents on nerve. Am J Physiol, 125: 251-264.

Reinhard V, et al, 2013. Electrical stimulation and biofeedback for the treatment of fecal incontinence: a systematic review. Int J Colorectal Dis, 28 (11): 1567-1577.

Revuz J, et al. 2002. Clinical and histological effects of the Lift6? device used on facial skin aging. Nouv Dermatol, 21: 335-342.

Richmond CF, et al, 2016. Effect of supervised pelvic floor biofeedback and electrical stimulation in women with mixed and stress urinary incontinence. Female Pelvic Medicine and Reconstructive Surgery, 22 (5): 324-327.

Robert T, et al, 2013. Transvaginal electrical stimulation with surface-EMG biofeedback in managing stress urinary incontinence in women of premenopausal age: a double-blind, placebo-controlled, randomized clinical trial. Int Urogynecol J, 24 (10): 1631-1638.

Rodrigues AA Jr, et al, 2012. Epub 2011 Oct 12. Levator ani subtended volume: a novel parameter to evaluate levator ani muscle laxity in pelvic organ prolapse. Am J Obstet Gynecol, 206 (3): 244e1-9.

Rowe E, et al, 2005. A prospective, randomized, placebo controlled, double-blind study of pelvic electromagnetic therapy for the treatment of chronic pelvic pain syndrome with 1 year of followup. The Journal of Urology, 173 (6): 2044-2047.

Ruiz-Zapata M, et al, 2014. Functional characteristics of vaginal fibroblastic cells from premenopausal women with pelvic organ prolapse. Molecular Human Reproduction, 20 (11): 1135-43.

Sabbour A, et al, 2009. The effect of magnetic stimulation of pelvic floor on treating postpartum fecal incontinence. Bull. Fac. Ph. Th. Cairo Univ, 14 (2): 155-164.

Salvatore S, et al, 2015. Histological study on the effects of microablative fractional CO_2 laser on atrophic vaginal tissue: an ex vivo study. Menopause, 22 (8): 845-9.

Salvatore S, et al, 2014. Microablative fractional CO_2 laser Funding improves dyspareunia related to vulvovaginal atrophy: a pilot study. J Endometr, 6 (3): 150-156.

Salvatore S, et al, 2015. Sexual function after frac-tional microablative CO_2 laser in women with vulvovaginal atrophy. Climacteric, 18 (2): 219-225.

Salvatore S, et al, 2015. Sexual function after fractional microablative CO_2 laser in women with vulvovaginal atrophy. Climacteric, 18 (2): 219-225.

Salvatore S, et al, 2015. Histological study on the effects of microablative fractional CO_2 laser on atrophic vaginal tissue: an ex vivo study. Menopause, 22 (8): 845-849.

Sato T, et al, 2002. Sacral Magnetic stimulation for pain relief from pudendal neuralgia and sciatica. Diseases of the Colon & Rectum, 45 (2): 280-282.

Schultz-Lampel D, et al, 1998. Experimental results on mechanisms of action of electrical neuromodulation in chronic urinary retention. World J Urol, 16: 301-304.

Sencar S, et al. Journal of the Laser and Health Academy Vol. 2013,

Shafifik A, et al, 2004. A therapeutic option for the treatment of constipation due to total colonic inertia. Arch Surg, 139: 775-779.

Shafik A, et al, 2000. Magnetic stimulation of the cavernous nerve for the treatment of erectile dysfunction in humans. International journal of impotence research, 12 (3): 137-141.

Shaker HS, et al, 1988. Reduction of bladder outlet resistance by selective sacral root stimulation using high-frequency blockade in dogs: an acute study. J Urol, 160 (3 Pt1): 901-907.

Shealy CN, et al, 1967. Electrical inhibition of pain by stimulation of the dorsal columns: preliminary clinical report. Anesth Analg, 46: 489-491.

Shek KL, et al, 2013. Anterior compartment mesh: a descriptive study of mesh anchoring failure. Ultrasound Obstet Gynecol, 42 (6): 699-704.

Sheriff MKM, et al, 1996. Neuromodulation of detrusor hyper-reflexia by functional magnetic stimulation of the sacral roots. British Journal of Urology, 78 (1): 39-

46.

Sherman ND, et al, 2007. Current and future techniques of neuromodulation for bladder dysfunction. Curr Urol Rep, 8 (6): 448-454.

Shobeiri SA, et al, 2018. IUGA committee opinion: laser-based vaginal devices for treatment of stress urinary incontinence, genitourinary syndrome of menopause, and vaginal laxity. International Urogynecology Journal, 11.

Siegfried J, et al, 1987. Deep brain stimulation. Pacing Clin Electrophysiol, 10: 271-272.

Silver FH, et al, 2003. Role of mechanophysiology in aging of ECM: effects of changes in mechanochemical transduction. J Appl Physiol, 95 (5): 2134-41.

Sluka KA, et al, 2005. High-frequency, but not low-frequency, transcutaneous electrical nerve stimulation reduces aspartate and glutamate release in the spinal cord dorsal horn. J Neurochem, 95: 1794-1801.

Sokol ER, et al, 2016. An assessment of the safety and efficacy of a fractional CO_2 laser system for the treatment of vulvovaginal atrophy. Menopause, 23 (10): 1102-7.

Sokol ER, et al, 2017. Use of a novel fractional CO_2 laser for the treatment of genitourinary syndrome of menopause: 1-year outcomes. Menopause, 24 (7): 810-814.

Spinelli M, et al, 2003. New sacral neuromodulation lead for percutaneous implantation using local anesthesia: description and fifirst experience. J Urol, 170: 1905-1907.

Stein TA, et al, 2009. Comparison of bony dimensions at the level of the pelvic floor in women with and without pelvic organ prolapse. Am J Obstet Gynecol, 200 (3): 241e1-5.

Strohmaier CA, et al, 2016. Retinal Vessel Diameter Responses to Central Electrical Stimulation in the Rat: Effect of Nitric Oxide Synthase Inhibition. Invest Ophthalmol Vis Sci, 57 (11): 4553-7.

Sungmin Han, et al, 2019. Electrical stimulation accelerates neurite regeneration in axotomized dorsal root ganglion neurons by increasing MMP-2 expression. Biochemical and Biophysical Research Communications, 508: 348-353.

Suzuki T, et al, 2010. Randomized, double-blind, sham-controlled evaluation of the effect of functional continuous magnetic stimulation in patients with urgency incontinence. Neurourology& Urodynamics, 26 (6): 767-772.

Tai C, et al, 2004. Block of external urethral sphincter contraction by high frequency electrical stimulation of pudendal nerve. J Urol, 172 (5 part 1): 2069-2072.

Tanagho EA, et al, 1982. Bladder pacemaker: scientifific basis and clinical future. Urology, 20: 614-619.

Tanagho EA, 1988. Neural stimulation for bladder control. Semin Neurol, 8: 170-173

Thornton MJ, et al, 2005. Extracorporeal magnetic stimulation of the pelvic floor: impact on anorectal function and physiology. A Pilot Study. Diseases of the Colon & Rectum, 48 (10): 1945-1950.

Torella M, et al, 2014. Stress urinary incontinence: usefulness of perineal ultrasound. Radiol Med, 119 (3): 189-194.

Tsubokawa T, et al, 1991. Treatment of thalamic pain by chronic motor cortex stimulation. Pacing Clin Electrophysiol, 14: 131-134.

Visco AG, et al, 2001. Vaginal mesh erosion after abdominal sacral coplopexy. Am J Obstet Gynecol, 184 (3): 297-302.

Waisbrod G, et al, 1985. Direct nerve stimulation for painful peripiheral neuropathies. J Bone Joint Surg Am, 67-B: 470-472.

Wall PD, et al, 1967. Temporary abolition of pain in man. Science, 155: 108-109.

Walsh DM, et al, 1995. Transcutaneous electrical nerve stimulation. Relevance of stimulation parameters to neurophysiological and hypoalgesic effects. Am J Phys Med Rehabil, 74: 199-206

Wang CP, et al, 2012. Efficacy of spinal magnetic stimulation in elderly persons with chronic constipation. Journal of the Chinese Medical Association Jcma, 75 (3): 127-131.

Wang SY, et al, 2019. Pilot in vitro and in vivo study on a mouse model to evaluate the safety of transcutaneous low-frequency electrical nerve stimulation on cervical cancer patients. International Urogynecology Journal, 20: 71-80.

Wang X, et al, 2014. Differential expression profiling of matrix metalloproteinases and tissue inhibitors of metalloproteinases in females with or without pelvic organ prolapse. Molecular Medicine Reports, 10（4）：2004.

Watson J, et al, 1999. Physiological effects of Endermologie：A preliminary report. Aesthetic Surg J, 19（1）：27-33.

Wong V, et al, 2014. Cystocele recurrence after anterior colporrhaphy with and without mesh use. Eur J Obstet Gynecol Reprod Biol, 172（1）：131-135.

Yagi M, et al, 2020. Electrical stimulation of the vagus nerve improves intestinal blood flow after trauma and hemorrhagic shock. Surgery, 167（3）：638-645.

Yamanishi T, et al, 2014. Multicenter, randomized, sham-controlled study on the efficacy of magnetic stimulation for women with urgency urinary incontinence. International Journal of Urology, 21（4）：395-400.

Yamanishi T, et al, 2017. Effects of magnetic stimulation on urodynamic stress incontinence refractory to pelvic floor muscle training in a randomized sham-controlled study. LUTS：Lower Urinary Tract Symptoms, 11（1）：61-65.

Yang EJ, et al, 2012. Effect of a pelvic floor muscle training program on gynecologic cancer survivors with pelvic floor dysfunction：A randomized controlled trial. Gynecologic Oncology, 125（3）：705-711.

Yang SF, et al, 2014. New markers in pelvic inflammatory disease. Clinica Chimica Acta, 431（3）：118-124.

Yokoyama T, et al, 2004. Comparative study of effects of extracorporeal magnetic innervation versus electrical stimulation for urinary incontinence after radical prostatectomy. Urology, 63（2）：264-267.

Zerbinati N, et al, 2015. Microscopic and ultrastructural modifications of postmenopausal atrophic vaginal mucosa after fractional carbon dioxide laser treatment. Lasers Med Sci, 30（1）：429-436.

第六十二章

膀胱尿道功能障碍性疾病诊治新进展

一、概述

随着对疾病认识和研究的深入及科学技术的发展，下尿路功能障碍（lower urinary tract dysfunction，LUTD）相关疾病的诊疗也有了不同程度的进展。电刺激、干细胞研究、基因治疗和组织工程（tissue engineering，TE）学逐渐应用于功能泌尿外科领域，但在转化医学层面上仍有进步空间。自 20 世纪以来，神经电刺激和神经调控的发展让人们对 LUTD 的生理过程有了新的认识，两者的发展在很大程度上依赖于两大重要发现，即电学的临床应用和对神经肌肉生理学的研究。目前神经电刺激技术（应用电刺激神经和肌肉）已被广泛应用于 LUTD 疾病的临床治疗，并取得了一定的效果（表 62-1）。到目前为止，尽管干细胞研究和基因治疗所处的环境十分活跃，但这两种技术尚未真正成功地应用于功能泌尿外科，至少在转化医学层面上是如此。干细胞在良性泌尿系统疾病治疗的研究是极少数的，干细胞在功能性泌尿系疾病中的相关应用只有尿失禁和神经源性 LUTD，两类疾病均为下尿路（膀胱尿道）功能障碍性疾病患者的常见病。组织工程和再生医学是将细胞和生物材料技术结合起来，促进新的、健康的组织再生，从而替代功能缺失器官的方法。目前，TE 技术已经发展到了可以为不同的泌尿系组织和器官提供假体（Atala，2015）的程度。

二、电刺激的应用进展

（一）概述

神经调控的作用机制还不完全清楚。正常的逼尿肌功能，似乎是骶髓以上的交感、副交感神

目的	刺激部位	机制
利于储尿		
抑制逼尿肌收缩	V，A，SP，PT，CP，SR，IV	神经调控
增加膀胱容量		
减少尿急、尿频		
减轻痛觉	V，A，SP，SR，	神经调控
增加膀胱出口阻力	V，A，SR	直接刺激（传出神经根）
促进排空		
刺激逼尿肌收缩（脊髓损伤的患者）	SAR	直接刺激（传出神经根）
恢复排尿反射（特发性尿潴留）	SR，IV	神经调控

表 62-1 电刺激在下尿路功能障碍治疗中的潜在应用

A：肛门；CP：腓总神经；IV：膀胱内；PT：胫后神经；SAR：骶神经前（腹侧）根；SP：耻骨上；SR：骶神经根；V：阴道

经系统共同协调作用于骶神经的结果，从而维持尿控作用。交感神经是控制排尿最重要的部分，在大部分时间占主导地位，可以维持尿控或保持储尿期的稳定，副交感神经可使逼尿肌收缩导致膀胱排空。排尿反射之所以被激活，是因为初始膀胱的传入兴奋导致膀胱的传出兴奋，从而诱发逼尿肌收缩。后天获得的特有的膀胱排空能力是负反馈（抑制排尿）和正反馈（诱发排尿）双重作用的结果，这些反馈受到来自脑桥排尿中枢的脊髓上传入冲动对骶髓排尿反射通路的影响。任何脊髓水平以上反射中枢的抑制作用减弱或者膀胱传入信号的增加均可导致非自主排尿。脊髓内最初的反射可被躯体神经或者传入神经刺激"唤醒"，这可能与神经调控（De Groat et al，1975，1976）活动有关。在膀胱过度活动症（overactive bladder，OAB）的患者中，一些不正常的排尿反射可以被神经调控（脉冲式调节脑桥排尿中枢）抑制，因此神经调控可抑制逼尿肌不自主收缩，恢复正常排尿。

膀胱传入神经将膀胱的疼痛和胀满感传入大脑，反过来激发排尿反射。OAB 在一定程度上是由于膀胱排空反射自主控制功能的缺失，而出现的初始排尿反射。在一些膀胱的神经源性、炎性病变的状态下，之前沉默的 C 纤维开始发挥作用并激发排尿反射。应用电调节阻断这条传导通路，似乎可以达到和辣椒素的药理阻断相同的作用，抑制膀胱逼尿肌过度活动（detrusor overactivity，DO）（Maggi et al，1978）。

（二）骶神经调控术

1. 发展史　目前骶神经调控（sacral neuromodulation，SNM）技术已在临床全面开展，全球累计超过 27 万名患者接受了 SNM 脉冲发生器的植入。近年来，SNM 疗法在中国也进入了快速发展期。

虽然 SNM 术在 1997 年才被美国 FDA 批准用于临床，但是 SNM 治疗排尿功能障碍这一概念的形成最早可以追溯到 50 年前。20 世纪 60 年代心脏起搏器取得成功后，人们试图通过电刺激驱动身体其他器官工作的热情开始高涨。20 世纪 70 年代初，美国国立卫生研究院（National Institutes of Health，NIH）开始了一系列研究，目标是通过电刺激获得协同排尿。虽然这个目标没有完全实现，但获得了间歇性排尿，也标志着 SNM 的黎明已经到来（Schmidt，2010）。

在美敦力公司的资助下，Schmidt 等于 1979 年开始在美国加州大学旧金山分校开展 SNM 的动物实验（Schmidt et al，1979），1981 年又在加州大学率先启动了 SNM 的临床研究计划，并于 1989 年首次报道了 22 例患者应用 SNM 治疗慢性排尿功能障碍的成功经验（Tanagho et al，1989）。

在欧洲，1994 年 SNM 通过了欧洲共同体（Communate Europeia，CE）认证、并应用于临床。Matzel 等（1995）报道了 SNM 在大便失禁患者中的成功经验。在美国，1997 年食品及药物管理局（Food and Drug Administration，FDA）批准了 SNM 可用于治疗急迫性尿失禁，1999 年又批准其可用于治疗尿频 - 尿急综合征和尿潴留（Steele，2012）。

2. 作用机制

（1）对下尿路功能障碍的作用机制：SNM 刺激骶髓神经根的作用机制主要是通过躯体传入神经成分发挥对下尿路功能的影响，并且起效的刺激强度没有激活横纹肌运动（Thon et al，1991），也没有引起内脏神经甚至 Aδ 纤维的反应（Kruse，1990）。在 OAB 患者中（Kruse et al，1993），SNM 能够通过刺激骶神经的躯体传入成分抑制膀胱传入活动，阻断异常感觉向脊髓和大脑的传递，抑制中间神经元向脑桥排尿中枢的感觉传递，直接抑制传出通路上的骶副交感节前神经元，同时还能够抑制膀胱 - 尿道反射，关闭膀胱颈口。这种机制阻止了非随意排尿（反射排尿），但并不抑制随意排尿。在非梗阻性尿潴留患者中，SNM 能帮助患者重塑盆底肌功能，获得盆底肌的松弛，启动排尿（Shaker et al，1998），同时有抑制过强的保护性反射、关闭尿道兴奋的作用、促进膀胱排空（Zermann et al，1998）。在神经源性膀胱患者中（Wang et al，2000），SNM 能通过阴部传入神经来抑制膀胱副交感节前神经元、盆神经向膀胱的传出信号，激活脊髓中协调膀胱和括约肌功能的中间神经元，排空膀胱，抑制由 C 纤维传导通路介导的膀胱过度反射。在间质性膀胱炎或慢性盆底疼痛综合征患者中，SNM 能增强盆底肌的意识，减少盆底肌的过度活动，减轻疼痛症状（Maher et al，2001），使表皮生长因子和抗增殖因子的水平恢复正常（Chai et al，2000），阻断非正常的 C 纤维活动，抑制脊髓和脊髓上的异常排尿反射。

（2）对肠道功能影响的机制：排便包括储存和排泄，反射涉及脑干、脊髓和肠神经系统。和排尿反射一样，排便中枢也位于脑桥，大脑皮层能够抑制脑桥的兴奋（Gonella et al，1987；Chan et al，2003；Drake，2010）。

目前对于 SNM 影响排便功能的机制有三种假设：①躯体 - 内脏反射：通过骶神经根的阴部躯体传入神经纤维介导，激活交感传出，抑制结肠蠕动，激活肛门内括约肌，实现治疗大便失禁的目的（Michelsen et al，2008）。然而另一些研究却显示了相反的结果，如 SNM 能激活副交感传出，提高排便频率、促进结肠蠕动（Uludag et al，2006），因此解释了 SNM 在慢传输便秘患者中也能取得疗效的现象（Craggs et al，1999）；②调节感觉信息的传入：SNM 通过激活躯体传入纤维，抑制 C 纤维的激活，减轻直肠过反射。抑制排便反射的感觉上行支，阻断感觉信号从直肠向脑桥排便中枢的传递，阻止反射性排便；③增强外括约肌的活动：研究发现（Hamdy et al，1998），刺激人类阴部神经能够增强与皮层和肛门活动有关的运动区域的反应，提高肛门外括约肌的活动，治疗大便失禁。

3. 适应证与疗效 SNM 治疗有其特有的体验治疗阶段，体验治疗通常在局麻下进行，将测试电极插入到骶 3 神经孔以刺激骶神经根，通过延长导线连接到体外刺激器。之后进行 1 ～ 4 周的骶神经刺激体验治疗，这期间患者和医生可以对 SNM 的效果进行评价（Schmidt et al，1990）。由于患者的反应和医生的偏好不同，患者在体验治疗阶段持续的时间不尽相同。对于有尿频、尿急和急迫性尿失禁的患者，通常需要 1 ～ 2 周的测试周期。而对于尿潴留的患者，可能需要 3 ～ 4 周以达到理想的临床效果。医生可以根据体验治疗阶段的结果评价以及患者对疗效的满意度

（患者主客观症状改善超过 50%），来决定是否植入永久骶神经脉冲发生器。

（1）对下尿路功能障碍的适应证：SNM 可广泛应用于各种难治性 LUTD（Brazzelli et al，2006；Kessler et al，2007；Herbison et al，2009），如难治性急迫性尿失禁、顽固性尿频 - 尿急综合征，难治性 OAB，特发性尿潴留等。

（2）疗效：对于各种难治性 LUTD，目前认为治疗成功的标准为：以最初的排尿日记为基准线，困扰患者的主要症状的改善程度达到 50% 或 50% 以上（Kessler，2010）。

美国泌尿外科协会（American Urological Association，AUA）的指南指出，总体上来说，很多研究中所涉及的参数，包括生命质量（quality of life，QOL）和主观感受，均显示在 SNM 治疗后得到明显改善，并且如果停止治疗，这些改善将不复存在。van Kerrebroeck 等（1997）报道在 SNM 术后 5 年，急迫性尿失禁、尿急 - 尿频以及特发性尿潴留患者的治疗成功率分别达到 68%、56% 和 71%。Groen（2011）研究显示急迫性尿失禁患者 SNM 术后 1 个月治疗成功的患者比例为 87%（每天尿失禁的次数或尿垫的使用量减少 ≥ 50%），术后 5 年仍有 62% 的患者治疗成功。Schmidt（2011） 和 Groenendijk 等（2007） 在研究中均发现伴或不伴逼尿肌过度活动的尿失禁患者，SNM 治疗后尿动力学参数的改善程度并无差异。Leong（2011）评价了患者对 SNM 治疗的满意程度，结果显示在受访的 207 位患者中，有 90% 对治疗满意（中位术后时间间隔为 77 个月）。

Van Voskuilen 等（2006） 对 149 例（71.8% 为 OAB，28.2% 为特发性尿潴留）接受 SNM 治疗的患者进行随访，平均随访时间 5.3 年，显示 59.7% 的患者对治疗效果满意。Elhilali 等（2005）对 41 例患者进行平均 78 个月的随访研究发现，仅 78% 特发性尿潴留患者能维持满意的治疗效果，而 52% 的尿频 - 尿急患者 SNM 治疗失败。White 等（2009）随访了 202 例患者，其中 55% 为尿频 - 尿急患者，28.5% 为急迫性尿失禁患者，16.7% 的患者为特发性尿潴留，平均随访 36.7 个月，治疗成功率为 85.1%。Al-zahrani 等（2011）

对单中心 96 例接受 SNM 治疗的患者进行了回顾研究，随访时间中位数为 50.7 个月，发现 SNM 对于特发性尿潴留、急迫性尿失禁和膀胱疼痛综合征长期的治疗成功率分别为 87.5%、84.8%、73%（对于特发性尿潴留患者，导尿次数的减少达到或超过 50% 即可认为治疗成功）。

（3）生命质量：Cappellano 等（2001）对 113 位接受 SNM 治疗的患者进行调查研究，QOL 指数从 0 分（因尿失禁自我感觉 QOL 差）到 100 分（尿失禁没有对 QOL 造成负面影响），所有患者在治疗前和治疗后的第 3、6、9、12、18、24 和 36 个月完成问卷和排尿日记，研究发现每天尿失禁的次数与 QOL 指数有显著相关性（Spearman 系数为 0.761，$P < 0.001$）。

Foster（2007）对 49 例接受 SNM 治疗的患者进行问卷调查，调查内容包括对治疗的满意程度、24 小时尿垫的重量、每天使用的尿垫数等，研究发现 83.7% 的患者对 SNM 治疗表示满意，24 小时尿垫的重量减少 84.5% 与患者的长期满意程度相关，除了缺乏疗效外，设备所带来的疼痛也是患者对治疗不满意的一个因素。

Van Kerrebroeck 等（1997）对全球 17 个中心、163 位接受 SNM 治疗的患者进行 5 年的前瞻性研究发现，急迫性尿失禁患者每天的平均漏尿次数从（9.6±6.0）次降至（3.9±4.0）次；尿频、尿急的患者平均每天的排尿次数从（19.3±7.0）次降至（14.8±7.6）次，每次平均排尿量从（92.3±52.8）ml 增加至（165.2±147.7）ml；尿潴留患者平均残余尿从（379.9±183.8）ml 降至（109.2±184.3）ml，平均导尿次数从（5.3±2.8）次降至（1.9±2.8）次。以上所有改变均有统计学差异（$P < 0.001$），研究认为 SNM 治疗对于选择合适的病例来说是安全有效的。

Pauls（2007）等研究发现 SNM 对女性患者的性功能有积极影响。患者性功能的评价采用女性性功能指数（female sexual function index，FSFI），19 个问题涉及性欲、性唤起、润滑、性高潮、满意度和疼痛。结果显示平均 FSFI 得分在 SNM 治疗后显著增长且具有统计学意义：性欲（$P = 0.004$）、润滑（$P = 0.005$）、性高潮（$P = 0.043$）、满意度（$P = 0.007$）和疼痛（$P = 0.015$），在性唤起方面没有明显增长。尽管 FSFI 得分与患者的自觉症状改善无显著相关性，但仍有 64% 的患者对治疗满意。

此外，MDT-103 临床研究显示 SNM 治疗可明显提高患者的生命质量，并且患者的 Beck 抑郁指数得到明显改善（Das et al，2004）。

（4）安全性：AUA 指南指出，SNM 是一种侵入性治疗方式，患者有潜在的感染风险。刺激器部位疼痛的发生率为 3.3% ~ 19.8%，电极部位的疼痛发生率为 4.5% ~ 19.1%，电极移位的风险为 2.2% ~ 8.6%，感染率为 2.2% ~ 14.3%，电极反应发生率为 5.5% ~ 7.9%，需要再次手术的风险为 6.25% ~ 39.5%。Leong 等（2011）报道尽管有 90% 的患者对治疗效果满意，但仍有 56% 患者有不良反应发生，尤其是刺激器部位的疼痛以及对日常生活产生影响，例如难以通过机场的金属探测以及不能接受磁共振成像检查。

Starkman 等（2007）、Van Voskuilen 等（2007）和 Kessler 等（2005）对接受 SNM 治疗患者随访 7 ~ 24 个月发现需要再次手术的患者比例为 7% ~ 18%。Pannek 等（2005）报道测试电极植入后 3 天，细菌定植率接近 46%，但没有患者出现临床感染的迹象。在 Van Kerrebroeck 等（1987）的前瞻性研究中，有 102 名（67%）患者发生至少 1 次与设备或治疗相关的不良反应，研究总共记录到 221 例不良反应，96% 的不良反应在数据分析时已经解决。60 例患者中共发生 110 次需要手术干预的不良事件（最常见的手术干预是设备更换，包括更换电极、延伸导线或者神经刺激器），16 名患者因不良反应或者效果不佳而取出全套设备。与治疗相关的不良事件主要是由电极刺激所带来的不适感，在 41 位患者中共发生 60 次，其次是神经刺激器植入位置疼痛，在 30 例患者共发生 40 次。与设备相关的不良事件主要有可疑的设备故障（5.3%）和可疑的电极移位（3.3%）。没有威胁生命或不可逆转的不良事件发生。

（5）患者选择：Kacker 等（2010）认为考虑接受 SNM 治疗的患者必须告知完整的病史和接受体格检查，包括生殖器、直肠以及神经系统检查，且患者应准确地记录排尿日记，并接受尿动力学检查以明确诊断和确定其是否为接受 SNM 治疗的合适人选。这些患者应当是对行为矫正或适当的药物（如毒蕈碱受体拮抗剂）等保守治疗失败或无法耐受上述治疗的人。

患者应进行尿液分析、尿液细菌培养、泌尿系超声检查、尿道膀胱镜和膀胱冲洗液细胞学检查，以除外需要接受不同治疗的疾病如尿路感染或其他病变。难治性尿急 - 尿频综合征和（或）急迫性尿失禁，即对行为治疗（改变生活方式和膀胱训练）或适当的药物（接受超过一种抗胆碱药物治疗≥ 4 周）等保守治疗失败者。而解剖性低顺应性膀胱、尿路感染、泌尿系恶性肿瘤和进行性神经系统疾病的患者不应接受 SNM 治疗。此外，也必须考虑患者的一般健康状况和预期寿命。需要定期接受 MRI 检查以监测神经系统或肿瘤疾病的患者必须权衡利弊，因为就目前的 SNM 设备来说，为 MRI 检查的禁忌证。

费用也是需要考虑的因素，因治疗费用较昂贵且目前中国的医疗保险无法涵盖，故应该在治疗前与患者充分沟通。

（6）疗效预测因素：AUA 指南认为，一种治疗方案的有效性取决于患者对治疗效果的期望，以及患者对此种治疗的风险和负担是否有清醒的认识。患者对于疗效的期望很重要，因为这会影响患者的主观反应以及对于疗效的满意程度。疗效在很大程度上取决于患者对治疗的依从性。

有心理障碍的患者治疗失败的概率可能更高。Weil 等（1998）发现 SNM 在有心理障碍的患者中治疗失败率高达 82%，而没有心理障碍的患者失败率仅为 28%。Everaerdt 等（2000）也注意到心理因素对 SNM 术后 1 年疗效的预测有一定影响。

特发性尿潴留患者年龄越小，其接受 SNM 治疗的成功率越高。Amundsen 等（2005）发现年龄是预测急迫性尿失禁患者 SNM 治疗效果的独立预测因子，55 岁以下的患者治愈率明显高于 55 岁以上患者（65% 与 37%，$P < 0.05$）。此外，不论年龄高低，如患者有以下四种慢性疾病（关节炎、高血压、糖尿病、抑郁症）或有其中三种，则治愈率更低；当患者有神经系统疾病（背部手术、多发性硬化症、帕金森病、脑血管

意外）时，则 SNM 的治愈率更低。

Scheepens 等（2002）发现椎间盘脱出和急迫性尿失禁是治疗成功的阳性预测因子，而抱怨的持续时间长和神经源性膀胱功能障碍是治疗成功的阴性预测因子。Cohen 等（2006）报道显示相比于术中患者仅出现感觉反应，出现运动反应（肛提肌收紧和大脚趾的跖屈）是对治疗成功更好的预测因子。Goh 等（2007）发现特发性尿潴留患者如术前的每次排尿量大于 50 ml，则治疗成功的概率更高。Al-zahrani 等（2011）研究发现膀胱疼痛综合征的患者合并尿急是治疗成功的预测因子。

（7）其他适应证：有证据表明脊柱损伤的患者可从早期 SNM 干预中获益，但是目前尚无统一的研究结果证明 SNM 是神经源性膀胱的应用指征，一个主要且实际的限制是很多神经系统疾病的患者需要接受 MRI 检查。Scheepens 等（2002）认为神经源性膀胱功能障碍是 SNM 治疗成功的阴性预测因子之一。神经源性膀胱患者在植入临时起搏器的测试阶段，须进行尿动力学检查以评价其疗效，从而决定是否植入永久起搏器。在永久起搏器植入之后的 2 ~ 4 个月，仍需要行尿动力学检查以进一步客观评估 SNM 的疗效。

欧洲间质性膀胱炎研究协会建议，膀胱疼痛综合征的诊断基于与膀胱相关的慢性盆腔疼痛症状（Whitmore et al，2003；Van De Merwe et al，2008；Fariello et al，2010）。除了有疼痛症状外，膀胱疼痛综合征患者 100% 合并尿频，96% 有尿急症状，94% 有夜尿。第四届国际尿失禁咨询委员会（International Consultation on Incontinence，ICI）建议对于难治性膀胱疼痛综合征的患者，在采取大型手术如尿流改道前，应当考虑行 SNM 治疗。

ICI 推荐对于大便失禁的患者（Mowatt et al，2007；Matzel et al，2009；Thomas et al，2013），如果有肛门括约肌复合体缺失或有解剖缺损，则建议行 SNM 治疗。Matzel 等（2004）在欧洲进行了一项多中心前瞻性研究，纳入 37 名经保守治疗失败的大便失禁患者，研究发现在经 SNM 治疗后患者大便失禁的次数明显减少（$P < 0.0001$）。Wexner 等（2010）研究发现对

于大便失禁患者，SNM 术后 2 年治疗成功率达84%。在 Uludag（2011）的研究中，SNM 术后 5 年成功率可达 80%。另有研究报道其对于儿童大便失禁治疗的总体成功率可达 78%（Haddad et al，2010）。对于大便失禁的患者，在治疗前应详细了解患者的病史并对患者行体格检查（包括直肠指诊），以除外相关脱垂；进行神经功能的评估，并行肛门镜和（或）直肠镜检查。在保守治疗失败后，应进一步整体评估患者的肛门括约肌复合体，包括直肠内超声检查（有额外测压功能）、肌电图、MRI 和排便造影。Thomas 等（2013）搜索了 PubMed、MEDLINE 和 Embase 数据库，发现有 13 项研究描述了 SNM 对于慢性便秘的治疗结果，其中 10 项的研究对象是成人，其余 3 项为儿童，SNM 治疗成功的比例为 42% ～ 100%。在接受永久骶神经刺激器治疗的患者中，共有 87% 的患者在随访中位数 28 个月后，症状得到明显改善。治疗成功与否一定程度上取决于所使用的测量指标。症状改善与患者生活质量的提高及满意度评分相关。研究结论认为 SNM 似乎是一种治疗便秘的有效方式，但需要大型前瞻性研究以及长期随访去证实，与其他已经建立的手术疗法相比较也是需要考虑的。目前也存在不同的观点，Ortiz 等（2012）纳入 48 例经保守治疗失败的特发性便秘患者，用排便功能日记和 Wexner 便秘评分评价患者的排便状况，分析显示在最近一次随访中，只有 29.2% 的患者治疗成功（随访中位数 25.6 个月），研究认为对于顽固性便秘，在常规推荐的意向性治疗的基础上进行 SNM 治疗，其实际疗效有限。故目前对于特发性便秘患者是否应行 SNM 治疗，仍存在一定争议。

4. 装置的改进　随着人们不断地努力和尝试，在过去的十几年中，SNM 经历了巨大的技术革新，包括倒刺电极、术中 X 线透视技术以及小型化刺激器的应用。

（1）电极改进：早期传统的电极植入方式需要花费大量时间用于分离骶神经孔表层组织，且该方式锚定的电极并不可靠，电极移位是最常见的并发症。使用经皮临时刺激电极尽管使手术操作变得简单，但仍无法解决电极容易移位的问

题，并且还存在测试阶段假阴性率较高，测试时间过短等问题。新技术的到来使电极植入更加容易，且不易移位，并延长了测试阶段的时间。Spinelli 等（2003）首次提出采用倒刺电极经皮植入和固定，这种"倒刺电极"有四套自我锚定的倒刺，在局麻下操作，不需要额外的切口和锚定，从而大大缩短了手术时间。在随后的全球大规模临床试验中证实了倒刺电极移位发生率小，并且在测试阶段的假阴性率更低。有研究报道应用倒刺电极后，骶神经脉冲发生器植入后的 2 年内，电极的移位率由早期筋膜固定的 26% 降低到10%（Siddiqui et al，2011）。目前，全球已经广泛应用这种倒刺电极作为永久植入电极（Spinelli et al，2005）。

经过大量的实验室研究及临床实践，越来越多的神经调控专家认为刺激电极的触点越贴近 S_3 神经根，刺激反应越敏感。植入电极时，电极触点越接近 S_3 神经根，刺激的敏感电压越低。2014年，Jacobs 等研究表明应用弯头导丝在术中能够有更大的角度调整刺激电极触点位置，与传统的直导丝电极相比，弯曲导丝能够将刺激电极远端触点摆到更接近 S_3 神经的位置。他们认为应用弯头导丝在手术中的引导，可以使刺激电极触点达到更佳的刺激位置，即产生的刺激阈值更低。这不仅会延长二期植入后脉冲发生器电池使用寿命，而且还丰富了程控方案，增加了电极组合模式。Donald Vaganée 等（2019）研究表明应用弯头导丝组的二期植入率（94%）比应用直导丝组的二期植入率更高（65%）。他们认为直电极不能让所有触点沿骶神经走形分布，远端触点远离了靶神经，而弯头导丝的电极很少穿刺到神经周围的筋膜中，能够将触点位置调整到符合骶神经的自然走形，因此增加了测试的成功率。

有研究认为触点贴近骶 3 神经孔腹侧内缘的位置，距神经最近，因为骶神经在骶孔腹侧内缘的位置较为固定，而远端的神经走行方向变异较多（Zirpel et al，2016）。骶神经调节所用的电极触点个数通常是 4 个，基于上述理论，2016 年，杭州承诺医疗科技有限公司研发了 6 触点电极，该电极在单位长度内增加了触点个数。王祎明等（2019）研究表明国产新型 6 触点电极骶神经

刺激系统和 4 触点电极骶神经刺激系统均可以抑制 OAB，证明了其有效性，并且两者的有效性无显著差异。但 6 触点电极骶神经刺激系统电极敏感，电压低于 2V 触点个数明显高于 4 触点电极。这为植入后的程控增加了多种组合方式。

（2）骶神经调节脉冲发生器的改进：自从美国 FDA 于 1997 年批准了骶神经刺激可用于治疗难治性急迫性尿失禁至今，美国美敦力公司生产的骶神经调节脉冲发生器已更新到了二代产品。一代骶神经调节脉冲发生器（Interstim I 3023，已退市）重 42 g，长 55 mm，宽 60 mm，高 10 mm，体积 22cc，电池容量 2700 mAh，预计使用寿命 9.2 年。二代骶神经调节脉冲发生器（Interstim II 3058）重 22 g，长 44 mm，宽 51 mm，高 7.7 mm，体积 14 cc，电池容量 1300 mAh，预计使用寿命 5.4 年。可以看出二代产品的重量及体积更小，使患者的二期植入术后体验更好，降低了植入部位疼痛等并发症，但电池容量也被大大缩减了。患者每 3 ~ 5 年因电量耗尽问题，需要重新更换脉冲发生器。体内设备的更换增加了患者的风险，同时也增加了医疗花费（Autiero et al，2015）。因此从患者长期获益的角度，SNM 技术需要新的革新，以减少再次手术更换脉冲发生器的次数。2016 年，Axonics r-SNM System（Axonics Modulation Technologies，Irvine，CA，USA），一种小型的可充电的骶神经脉冲发生器系统在欧洲及加拿大被批准用于临床。这款可充电的脉冲发生器体积仅 5 cc，比二代脉冲发生器缩小了超过 60%。而使用寿命至少为 15 年。二期植入后的患者需要每两周对脉冲发生器进行充电一次（Blok et al，2018）。新的可充电刺激系统进一步增加了 SNM 治疗的经济 - 成本效益。

我国近年来也广泛开展了骶神经刺激治疗 LUTD 的疗法，但是目前该疗法应用仍然有限，其中一个重要的原因是经济因素，目前临床上应用的刺激器依赖进口且价格昂贵，使得患者的经济负担非常沉重。在此背景下，完全自主知识产权的国产神经调控器械的研制和产业化，旨在降低产品的价格，从而将该疗法惠及更多的患者。

（3）穿刺方法：传统的 SNM 手术操作依赖于 X 线的定位与引导，通过触诊定位 S₃ 神经孔，对于肥胖或没有明显骨性解剖标志的患者十分困难。X 线透视可用来辅助定位 S₃ 神经孔，侧位 X 线有助于确定植入 S₃ 电极的穿刺深度。采用 X 线定位 S₃ 神经孔允许通过经皮穿刺途径植入倒刺电极。传统穿刺方法穿刺用时较长，穿刺次数较多，不仅增加了患者及术者辐射暴露的时间，而且很有可能出现因穿刺损伤而导致神经周围出现血肿等影响神经刺激传导情况的发生。此外，对于骶尾椎畸形、骨折或骶神经孔狭小的患者来说，X 线定位困难。

近年来，不同的医疗中心开始尝试新的技术来提高骶孔的精准穿刺。随着 3D 打印技术在医学领域的应用越来越广，有研究利用 3D 打印技术制造个体化穿刺导航模板辅助 SNM 穿刺技术，显著提高了手术效率和穿刺的准确性（顾寅珺 等，2016）。3D 打印技术制造个性化穿刺导航模板的优势主要有：①导航模板是按患者骶尾椎 64 排 CT 数据个性化设计而成的，任何骶尾椎畸形、骨折或骶神经孔狭小均可在术前诊断并根据实际解剖结构选择个体化穿刺路径；②导航模板可使穿刺时间缩短，极大地减少了患者术中的痛苦，同时更为重要的是对于术者及患者而言都极大地减少了辐射暴露时间；③运用 3D 打印骶神经孔导航穿刺模型角度精确，术中穿刺次数极大减少，避免了因穿刺损伤而导致神经周围出现血肿等影响神经刺激传导情况的发生，同时更有助于电极放置在最佳位置，术中及术后患者神经调控的临床效果和二期永久植入转化率也明显高于常规体表定位穿刺法。

3D 打印技术的应用可以大大减少辐射暴露时间，但不能完全脱离使用 X 线判断植入电极的位置。Ben-Ari 等（2009）描述了在超声引导下经骶骨旁入路定位骶丛神经的可行性。Shakuri-Rad 等（2018）进一步将超声引入到 SNM 中，通过术中超声辅助 S₃ 骶孔穿刺，减少了射线暴露剂量及穿刺进针次数。陈琦等（2017）研发了超声引导 S₃ 神经的定位装置来简化操作流程。他们研发的超声引导 S₃ 神经定位装置，包括纵臂和横臂，所述纵臂与横臂通过螺丝铆连接，横臂以螺丝铆为轴可自由转动，所述横臂上距螺丝铆中心点 1.5 cm 处左右各有一个半圆形状的横臂定位架，横臂定位架圆心距螺丝铆中心点 2 cm，横臂定位架直径为 1 cm，所述纵臂为尾端设有纵臂定位架的一弧形面板，纵臂定位架圆心距螺丝铆中心点 9 cm，纵臂定位架尾端圆直径为 1.5 cm。钟家雷等（2019）的研究也表明，术中超声引导下骶孔精准穿刺技术明显减少了 C 臂透视次数及皮肤穿刺进针次数，缩短了穿刺时间，提高了术中测试效率。

（4）术后程控模式的新尝试：2018 年，美敦力公司推出了新的一期测试系统，VERIFY ™ 测试系统。该测试系统可以为患者提供恒流模式的刺激。使用 VERIFY ™ 测试系统对于医生来说的临床获益为术中：①无线蓝牙链接，规避接触感染，降低感染风险；②连接更少，故障发生率更低，测试更稳定；③参数设置精细至 0.1 mA，一期测试更精准可靠。术后程控方面：①控制器可一对多，优化临床资源使用；②液晶触屏，中文界面，提高程控医生工作效率；③ 3 组程控组，满足个体程控需求，降低程控医生工作量；④设置医生安全密码，确保测试期的安全可靠。对于患者而言：①小巧轻便，配备便携腰带，在测试期更轻松自如；②腰带特殊的开口设计，避免测试系统的人为断开；③ 3 组程控组的自由切换，减少患者回院程控频率；④极简配置与精细设置，进一步实现测试期的稳定精确。

SNM 目前推荐的参数设置：采用连续方波刺激，初始电压 / 电流参照第一阶段术中起效值设置，初始脉宽 210 μs，初始频率 14 Hz。初始正负极设置：建议以术中神经应答阈值最低触点为负极，距此点距离最远触点为正极进行测试。程控周期：一组参数设置应至少观察 3 天以获得稳定的治疗结果，如无确切疗效，再更换另一组。测试期多以刺激强度、触点组合调整为主，频率调整为辅，1 次只调整 1 个参数。如单负极刺激效果不理想，可尝试双负极刺激。

对于 SNM 刺激参数的研究也从未停止过。李兴等（2017）将骶神经刺激器植入 13 头猪体内，刺激骶 3 神经，用生理盐水或 5% 乙酸（诱发过度活动）充盈膀胱进行膀胱测压。在 5 ～ 50 Hz 不同频率下，依次给予可产生肉眼可见的肛周和（或）尾巴运动的阈值强度。行多次膀胱测压来确定不同频率的刺激对排尿反射的作用。实验结果得出：SNM 在 15 Hz、30 Hz 及 50 Hz 频率下显著地增加了膀胱容量，且三个频率的刺激之间并无显著差异，这说明 15 Hz 是进行 SNM 的较合适的频率，更高频率的刺激并没有产生更好的效果。

此外，国产的 SNM 器械未来也将在网络远程程控，变频刺激等方向进行探索。

（三）胫后神经刺激

胫后神经刺激（posterior tibial nerve stimulation, PTNS）是治疗 OAB 的一种新型微创的外周神经刺激疗法。PTNS 的灵感来源于中国传统医学中的针灸学，通过针刺腓总神经或胫后神经上的穴位影响膀胱功能，针刺点靠近"三阴交"。

胫后神经包含 $L_4 \sim S_3$ 的神经纤维，与支配膀胱和盆底的神经纤维起源于相同的脊髓节段。这可以解释为什么刺激胫后神经可以影响膀胱功能。PTNS 的部位在胫骨略后方内踝的头侧，胫神经刺激器有两类：①经皮刺激器，可以使用针电极也可以使用表面电极；②可植入式胫神经刺激器。经皮胫神经刺激的位置为胫骨内踝上方 10 cm，目前的刺激方式为一周刺激 2 次，每次 30 min，连续刺激 12 周。通过排尿日记监测患者的症状改善情况。在逼尿肌过度活动伴或不伴盆腔疼痛以及尿潴留疾病中分别进行了 PTNS 的临床试验（Vandoninck et al，2003；Congregado Ruiz et al，2004；van Balken et al，2001；Vandoninck，2003）。虽然临床试验结果并不一致，但不能否认 PTNS 仍是一种微创、有效、易推广且耐受性好的方法，并且适用于所有下尿路疾病的研究。Peters 等（2009）进行了一项 PTNS 与 4 mg 托特罗定缓释片的随机对照试验，这项试验显示 79.5% 的 PTNS 治疗组患者和 54.8% 的托特罗定治疗组患者在 OAB 症状总体反应性评估中有所改善，两组患者在排尿频率、尿急严重程度及尿失禁的改善上作用相似。近期一项研究已证实，PTNS 在治疗多发性硬化亚群体中，包括尿动力学和临床长期症状的观察，平均首次非自主逼尿肌收缩和平均膀胱容量均有所增加（Kabay et al，2009；Zecca et al，2014）。

MacDiarmid 等（2010）进行了 PTNS 治疗对患者长期影响的研究，总体反应评估显示，分别在术后 6 个月及 12 个月有 94% 和 96% 的患者症状持续改善。然而，这种治疗主要的局限性是需要持续与重复操作而且耗时，但同时研究表明，相比其他治疗方法，PTNS 可能更具有成本效益（Martinson et al，2013）。

2018 年 Ramierez-Garcia 等（2019）通过随机对照实验对经皮胫神经刺激和可植入式胫神经刺激进行对照研究，结果表明两组患者日间尿频症状均有所好转，差异无统计学意义；通过 3 天排尿日记收集的变量在症状改善方面也没有差异。而且这两种方法都减少了超过 50% 的急迫性尿失禁发作，并大大提高了生活质量。

BlueWind 医学公司生产了一个可植入式胫神经刺激器 Renova iStim，将刺激器经手术植入或经皮注射贴于胫神经周围，可通过外部设备调整刺激参数，经无线模式刺激胫神经。该刺激器优点是可充当脚环或手环随身携带，患者可在家中自行操作，推荐治疗方案为每日行 30 min 刺激。Heesakkers 等（2016）通过一个前瞻性多中心研究表明，Renova 可植入胫神经刺激器可明显改善 OAB 症状。

关于胫神经联合骶神经刺激的研究，2017 年，李兴等（2017）选用 5 头贵州小型猪，一侧电刺激骶神经，另一侧电刺激胫神经。利用乙酸诱导 OAB。在乙酸灌注时，分别单独开启一侧刺激，观察其抑制膀胱活动的效果，然后打开双侧刺激，观察联合刺激抑制膀胱活动的效果。结果表明：单独骶神经或胫神经刺激均明显增加膀胱容量，二者无显著差异，联合刺激显著地增加膀胱容量，其抑制作用的效果优于单独的骶神经或胫神经刺激（$P < 0.05$）。

（四）足底神经刺激

胫神经向下走行于足底。那么刺激足底皮肤可以间接的刺激胫神经分支，从而达到抑制 OAB 的作用。这一想法在猫身上得到了证实，无创地通过表面电极刺激足底皮肤，抑制了猫的膀胱活动，提高了膀胱容量。Tai 等（2011）发现通过表面贴片电极刺激 OAB 猫模型的足部，可

以抑制逼尿肌过度活动并且有刺激后的抑制作用（Chen et al，2012）。足部电刺激的机制并不是很清楚，可能是通过足部的神经介导的，刺激电极放置到足底皮肤的表面，而不是直接刺激神经。那么激活的到底是哪条神经呢？胫神经在内踝下面走行到足底，分支到足底的侧缘及中间，也就是表面贴片电极覆盖的位置。这些神经进一步分支支配脚趾。因此，足底电刺激可能是通过激活足底胫神经传入神经纤维的分支实现作用的。Chen 等（2014）报道了足部电刺激能够延迟健康人的膀胱充盈感觉，并且能够增加膀胱容量。8 名健康志愿者经过 90 分钟的足部电刺激，平均每次排尿量由刺激前的（350±22）ml 增加到（547±52）ml。在此基础上，陈国庆等（2015）对一组膀胱扩大术后的神经源性膀胱患者进行了足部神经电刺激治疗，进一步验证了足底电刺激的有效结果。在对脊髓损伤后的神经源性膀胱大鼠的足底电刺激研究中，也发现 2 倍和 4 倍阈值的足部电刺激可以分别将膀胱容量增加（68.9%±20.82）% 和（120.9%±24.82）%（Chen et al，2017）。这种治疗同胫神经电刺激一样，需要持续与重复操作，但更具有成本效益且操作方便。

（五）阴部神经刺激

膀胱传入通路通过骶神经中间神经元进行工作，随后通过直接支配尿道括约肌的阴部神经的传出通路来激活膀胱功能，因此阴部神经能够成为神经调控治疗膀胱功能障碍的合理靶点。通过直接刺激盆底肌肉，以及通过一些植入式及体外式盆底刺激器（如肛门塞刺激器和阴道栓刺激器），利用电刺激可以调控膀胱传入反射。为了将最佳刺激直接传导到神经，Vodusek（1986）开展了选择性阴部神经刺激，并证明其对排尿反射有抑制作用。

神经生理学的研究揭示，SNM 对膀胱储尿障碍有类似排尿反射抑制的作用，这种抑制是由于电刺激感觉传入神经纤维引起的，特别是通过去极化 Aα 和 Aγ 躯体运动纤维影响盆底和外括约肌，从而抑制逼尿肌活动度。由于骶髓神经细胞中包含的许多感觉传入神经纤维起源于阴部神

经，阴部神经传入则成为对排尿反射进行抑制的神经反射调节的重要靶点（Peng et al，2008；Woock et al，2008）。此外，高频电刺激阴部神经可实现阻断外括约肌收缩从而导致括约肌松弛的作用（Gaunt et al，2009）。直接的阴部神经调节对于阴部传入的刺激强于 SNM 所提供的刺激，并且可能不会产生对腿及臀部肌肉的非靶向收缩刺激的副作用。因此，在骶孔以外的其他替代位置直接刺激阴部神经的技术正在发展。Spinelli 等（2005）调整了现有的 SNM 技术并将其适用于阴部神经刺激，同时认识到需要更敏感的神经生理学研究来更好的引导完成对阴部神经目标的刺激。使用不同技术和设备对坐骨直肠窝内和在耻骨联合水平针对生殖背神经的阴部神经纯感觉传入支进行选择性阴部神经刺激的试验正在进行。

阴部神经电刺激的相关动物实验发现，阴部神经主干或其分支的电刺激对膀胱活动的影响是具有频率依赖性的：3 ～ 10 Hz 阴部神经主干电刺激可抑制膀胱收缩，20 ～ 50Hz 的刺激可诱发膀胱收缩，高频电刺激阴部神经可实现阻断外括约肌收缩从而导致括约肌松弛的作用（Fjorback et al，2006；Boggs，2006；Woock et al，2008）。可以根据阴部神经电刺激频率的依赖性的特点，即低频抑制逼尿肌活动，中频刺激逼尿肌收缩，高频阻断神经信号传导，研发阴部神经刺激系统，通过变化不同的频率，同时解决脊髓损伤患者储尿期和排尿期的障碍，实现自控排尿。

（六）骶神经前根电刺激

在过去的 25 ～ 30 年里，Brindley（1994）寻求用神经刺激的方法治疗排尿功能障碍，Brindley 刺激器是最常用的装置之一。Fischer 等（1993）描述了应用这种方法的先决条件：①盆神经骶髓核和膀胱之间有完整的神经传导通路；②膀胱具有收缩能力。该方法主要应用于具有低效或无反射性排尿功能的脊髓损伤人群。通常用骶神经后根完全切断术来消除可能存在的反射性尿失禁并改善膀胱顺应性，即使没有做后根切断，刺激序列和参数本身以及其产生的神经生理影响所导致的横纹肌外括约肌协同失调情况也要比脊髓损伤患者反射性排尿中出现得少。

Brindley 认为，进行完全性骶神经传入阻滞通常要排除那些具有外阴部感觉或有效反射性勃起的患者。电极放在硬膜内 S_2、S_3 和 S_4 神经根，但每对电极能够独立激活。逼尿肌通常由 S_3 神经支配，并有较少的 S_2 或 S_4 神经参与。直肠刺激要依靠三个神经根。勃起刺激主要通过 S_2 神经根进行，S_3 有少量参与，与 S_4 无关。针对每个病人设置特定的刺激模式包括排尿、排便、勃起程序是可行的。然而，腹侧的骶神经根（前根）包含有支配膀胱的副交感神经纤维以及支配横纹外括约肌的躯体神经纤维。因此，骶神经前根刺激有时会导致逼尿肌 - 外括约肌（横纹括约肌）协同失调。

现阶段 Brindley 刺激器的应用原理是刺激后排尿，这个术语是由 Jonas 和 Tanagho 首次提出的。在一组刺激序列结束后，外括约肌的横纹肌相比逼尿肌的平滑肌会更快地松弛下来。应用间断脉冲序列刺激时，可以持续保持膀胱内高压，这样能够在脉冲序列刺激之间实现排尿。关于这个理论以及其他能够克服刺激导致的括约肌协同失调并达到低压排空膀胱的方法，Rijkhoff 等（1997）做了详尽的回顾，文章中指出刺激后排尿有一些缺点，由于这种喷射式排尿的压力高于正常膀胱压，当刺激参数没有被恰当的矫正时，逼尿肌压力会变得相当高，这会对上尿路产生风险，在刺激过程中会发生下肢运动，这是因为被刺激的神经根里也包含了支配下肢肌肉的神经纤维，这种情况会对病人造成麻烦。

Brindley（1994）详细回顾了首批 500 例植入 Brindley 刺激器的患者。在这些病例中，有 2 例失访和 21 例死亡。死亡病例中有 2 例死于败血症（其中一个明确与植入物无相关，另一个的具体情况未提及），1 例死于与植入物相关的肾衰竭，5 例死因不明。95 例患者进行了修复手术，6 例患者移除了刺激器（4 例为感染），2 例患者等待修复手术。有 45 例患者由于各种原因未使用刺激器（刺激器本身能够正常使用）。其他全部使用刺激器的患者中，411 例患者是为了排尿，其中大部分也是为了排便，只有 13 例患者只为了排便。365 例完全传入阻滞的患者中有 2 例出现上尿路损毁，135 例不全传入阻滞或没有进行传入阻滞的患者中有 10 例出现上尿路损毁。这 10 例患者中有 2 例进展到肾功能不全，其中 1 例因肾衰竭死亡。

Van Kerrebroeck 等（1997）报道了 52 例患者应用 Brindley 刺激器的结果，这些患者是从 226 例患者中筛选出来的，所有患者接受了完全性骶神经后根切断术，其中 37 例患者随访了 6 个月，这些患者中，有 73% 达到日间完全控尿，86% 达到夜间控尿，他们的膀胱容量和顺应性显著增加并且残余尿量明显减少，并发症包括 23 例脑脊液漏（症状后来自行消失），1 例神经损伤以及由于电极线断裂造成的植入失败（后来成功进行了修复手术）。Dahms 等（2000）通过设计不同的手术方式来尝试实现仅引起膀胱收缩的刺激。他们也总结了接受骶神经前根刺激的脊髓损伤患者的总体成功率大约为 75%。近年来，腹腔镜技术已经大大降低了该手术的损伤程度，也许未来腹腔镜技术能够对这些患者发挥作用。

（七）经尿道膀胱腔内电刺激

Fischer 等（1993）认为，只有不完全的中枢或外周神经损伤患者适合经尿道膀胱腔内电刺激（transurethral electrical bladder stimulation，TEBS），也称为膀胱腔内刺激（intravesical stimulation，IVS），这类患者在膀胱和大脑中枢之间至少保留了一些神经通路，但膀胱无法进行正常工作。在这种情况下，TEBS 被假设可以激活膀胱壁特异性的机械感受器。这些受体的去极化可能会激活内在的运动系统，导致小范围的局部肌肉收缩从而进一步使受体细胞去极化。一旦局部运动反应达到一定的强度，"激活传入神经"即开始。这意味着刺激感觉已经产生并沿着传入通路传到相应的大脑结构，并会及时地加强传出通路，带来更加协调的以及更强的逼尿肌收缩。Ebner 等（1992）将作用机制简单总结为正常排尿反射的人工激活，并进一步认为，反复激活这种通路可能会加强自主排尿的效果。

先天性神经源膀胱功能障碍的患儿从未体验过正常的排尿冲动，这类患者需要通过生物反馈系统训练使其明白 TEBS 产生新的排尿冲动的性质和意义。这种刺激的感受对其他类患者也很重要。因为刺激发出使逼尿肌收缩的信号，无论是否能够引发自主控制逼尿肌，以及效果达到了多大程度，都要通过正反馈过程证明。

这项技术是直接在膀胱腔内进行单极电刺激，具体是将刺激电极装在特制的导尿管头部，插入膀胱内进行电刺激。生理盐水作为膀胱腔内的电流导体，通过连接在导尿管上的水压计来直观地记录逼尿肌的收缩，这样可以反馈给患者，增加对患者刺激的感受。膀胱训练计划必须与 TEBS 结合起来，并且要体现高度的个性化。只有那些受体仍然具有反应性、逼尿肌仍具有收缩能力的不完全脊髓损伤患者，才可能从该技术中受益。此外，要想实现有意识的控尿，皮层反射通路必须完整。

Fischer 等（1993）将这项技术应用于不完全脊髓损伤患者、支配膀胱的神经（外周或中枢）受到不完全损伤患者、还有先天性神经源性下尿路功能障碍的患儿以及非神经源性排尿功能障碍的患者（特别是儿童）中。只有骶神经 $S_2 \sim S_4$ 皮支保留痛觉的患者，其排尿情况能够通过这项技术得到改善。Kaplan 等（1988）应用了这项技术治疗脊髓发育不良的患儿，每天治疗一次，留置导尿管的 90 分钟内持续刺激 60 分钟，一个疗程共治疗 15 ~ 30 次，每周 3 ~ 5 次。对 62 例患者进行评估，有 42 例完成了至少一个疗程。"治疗成功"的判定对婴幼儿与年龄较大的孩子是不一样的，对于婴幼儿来说，治疗成功是指充盈期膀胱压力降低，膀胱收缩质量提高以及残余尿量减少，而对于年龄较大的孩子来说，成功的指标是对逼尿肌收缩前和收缩过程中的意识增强，充盈期保持膀胱低压，排尿期逼尿肌有效地收缩（残余尿较少），有意识排尿或者通过足够及时的感觉传入来进行清洁间歇导尿达到控尿。

（八）背根神经节电刺激

背根神经节（dorsal root ganglion，DRG）电刺激治疗神经性疼痛已进入临床。但是，关于骶 DRG 电刺激治疗 LUTD 的研究极少。下尿路传入神经经盆神经和阴部神经进入脊髓，其神经元胞体位于 DRG，而在神经调控治疗下尿路症状机制方面，普遍认为传入神经在神经调节中起着主要作用，传入神经也起源于骶 DRG，因此 DRG 在神经调控中应该有着举足轻重的作用。

Bruns 等（2015）将渗透微电极阵分别插入猫的 S$_1$ 和 S$_2$ 神经节，在膀胱将要排尿之前，单通道或者多通道刺激 DRG 神经元，其刺激频率 1 Hz 和 30 ~ 33 Hz，强度为 10 ~ 50 uA，结果表明此刺激参数可诱发膀胱收缩，这种刺激频率类似于刺激阴部神经或者其分支诱发膀胱收缩时的参数，但是所需的刺激强度要低于刺激阴部神经的强度。虽然这个研究通过微型电极阵刺激 S$_1$ 和 S$_2$ 的 DRG，但是这个实验是刺激的单个神经元，而骶 DRG 内是多种神经元的混合，考虑到临床转化，不可能将电极阵插入 DRG 内。目前国内外尚未有关于刺激骶 DRG 的表面对膀胱反射影响的研究。Zhang 等（2013）报道 1 ~ 30 Hz 的 S$_1$ 和 S$_2$ 背侧神经根电刺激可以抑制等容收缩下膀胱反射，增加膀胱容量，刺激效果是没有频率依赖性的，由此可见，骶背侧神经根的刺激对膀胱反射的影响与阴部神经电刺激的效果是完全不同的。

目前研究骶 DRG 电刺激对膀胱反射作用基于以下的几个主要理由：①刺激骶 DRG 可最大程度排除支配下尿路的盆神经和阴部神经运动支的影响；②DRG 临近脊柱，与外周神经相比，更不易受外力的影响；③临床上通过微创手段将电极置入 DRG 表面在技术上是可行的（Bremer et al，2016；Liem et al，2016），未来临床转换的前景可观。动物实验过程中，我们可选择猫作为实验对象，因为猫的神经反射与人最为相似，是进行与膀胱反射相关实验的最佳选择。可以利用外科手术将动物椎板打开，直接暴露骶 DRG，用钩状电极刺激 DRG 进行实验。王赵霞等（2018）研究认为骶 DRG 电刺激对猫膀胱反射的影响具有频率依赖性。骶 DRG 电刺激可以有效抑制生理状态和 OAB 状态下的膀胱活动，增加膀胱容量。该研究结果为将来在临床上实现骶 DRG 电刺激治疗 OAB 提供了必要的研究支持。

如果我们可以通过实验证实骶 DRG 可以治疗膀胱功能障碍，那么临床转化也是有可能实现的。因为关于 DRG 电刺激治疗神经性疼痛已经进入临床阶段。Deer 等（2013）进行的 DRG 电刺激治疗神经性疼痛［包括躯体和（或）肢体疼痛］的临床试验表明，其总的疼痛缓解率达到 70%。另一项前瞻性多中心研究结果显示，超过 50% 的患者疼痛缓解达到 50% 或者更高（Liem et al，2013）。这种手术方法是可以借鉴的，因此，进行骶 DRG 电刺激治疗膀胱功能障碍的研究是很有必要的，并且临床前景可观。

（九）功能MRI对电刺激治疗下尿路症状机制的探索

目前大脑控尿及排尿的具体机制及神经调控治疗下尿路症状的机制仍未阐明。随着中枢神经系统影像学技术的发展，人们对大脑控尿及排尿的机制有了新的认识。

大脑是我们目前所知的最复杂、最完善的动态信息处理系统，科学家、哲学家们一直在寻找大脑与行为、情感、记忆、思想、意识等的关系。事实上，目前人们对于大脑在储尿、排尿系统的认识也较浅薄。现阶段，我们在动物实验及临床治疗中发现，采用 SNM 治疗 OAB，患者尿频、尿急程度均有明显改善，大大提高了患者的生活质量。有一部分难治性 OAB 患者，通过行为治疗和药物治疗均无效，但是采用 SNM 治疗后患者的临床症状得到了有效的改善。那么，为什么药物治疗无效的 OAB 患者通过 SNM 治疗后临床症状能够得到明显改善，SNM 治疗 OAB 有效的机理是什么？我们推测 SNM 不仅作用于周围神经系统，同时对于大脑中枢神经系统也有着调控作用，但是其作用机制目前尚不清楚。研究和探索 SNM 治疗 OAB 过程中大脑活动的变化，对于探索 SNM 的大脑调控机制具有重要作用，对于解决泌尿外科领域 OAB 等与排尿障碍相关的诸多疾病具有重大意义。目前，国外的相关研究报道很少，但是国际尿控协会（International Continence Society，ICS）成立了专门协作组进行攻关，足以证明本主题为热点和重点研究。虽然 Blok 等（2003）利用正电子辐射断层成像（postron emission tomography，PET）进行了 SNM 治疗机制的初步探索，但与 PET 相比，功能磁共振（functional magnetic resonance imaging，fMRI）更能精确反映 SNM 治疗 OAB 过程中大脑功能的改变，但是目前还没有相关研究报道。国内高铁等（2015）通过大量相关研究，发表了一篇关于健康志愿者大脑控制膀胱储尿期的静息态功能磁共振（resting-state functional magnetic resonance imaging，rs-fMRI）研究，研究显示，在膀胱充盈状态，前额叶、前扣带回、下丘脑、颞叶、左侧尾状核的活动增强，激活区域存在性别差异，颞叶作为默认网络的一部分，需要未来更深入地研究其控尿机制。因此，在未来的研究中，应将大脑各区域之间的功能连接及脑网络作为研究的重点，揭示大脑各区域协调运作模式，对未来疾病的研究及治疗提供更好的帮助。

rs-fMRI 在神经泌尿领域的研究仍处于初级阶段，例如被试者选择的局限性、临床操作的局限性等，还需有更高分辨率和更高信噪比的成像技术出现。不过随着科技水平的提高、成像技术的发展及新的数据分析处理技术的出现和更新，rs-fMRI 技术将会在神经泌尿领域发挥更大的作用，这将有利于改进 LUTD 的诊断及治疗方案，最终使广大患者获益。

三、细胞技术的应用进展

组织工程和再生医学是将细胞技术和生物材料技术结合起来，促进新的、健康的组织再生，从而替代功能缺失器官的方法。目前，组织工程技术已经发展到可以分离及培养不同来源细胞并移植至生物材料支架，后期进行培养并重建所需的泌尿系组织和器官的程度。自体细胞或干细胞移植联合组织工程支架行尿路重建已逐渐成为相关治疗领域的热点。

（一）用于下尿路组织工程的细胞来源

对于下尿路的组织工程重建来说，理想的策略是从一个单独的、体外培养的细胞中获取组织特异性的自体细胞，然后再将其植入所需修复的器官进行下一步器官重塑。细胞培养的成功取决于细胞的分离和选择，以及单细胞类型增殖的优化条件。由于泌尿系器官主要由两种细胞组成，因此从祖细胞或干细胞中获得分化的平滑肌和尿路上皮细胞将是一项挑战（Becker et al，2007）。

1. 上皮细胞（urothelial cells，UCs） ①自体尿路 UCs：传统意义上，这些细胞来源于膀胱，常用于尿道和膀胱重建；②自体表皮细胞：可以从阴茎包皮中提取，可获取的资源较丰富；③自体口腔角质形成细胞也被用作 UCs 的来源。

2. 平滑肌细胞（smooth muscle cells，SMCs） 自体 SMCs 除了生成血管和成熟上皮外，还具有改善细胞外基质（extracellular matrix，ECM）顺应性和组织弹性的潜力。在膀胱重建中，SMCs 对 TE 膀胱扩大后进行收缩完成排尿功能非常重要（Baumert et al，2007）。

3. 干细胞 干细胞是具有自我更新潜能的未分化细胞。如果在下尿路治疗中使用干细胞，必须明确其分化目标细胞类型。体外研究表明，人脂肪来源的间充质干细胞（mesenchymal stem cells，MSC）能增加平滑肌基因的表达。体液因子的刺激和与原代尿路 UCs 的联合共培养作用可提高 MSC 的平滑肌特异性基因表达。骨髓干细胞（bone marrow stem cells，BMSCs）可分化为 SMCs 和 UCs。脂肪源性干细胞（adipose-derived stem cells，ADSCs）已成功地在全反式维 A 酸作用下分化为 UCs，或与 UCs 共培养（Chung et al，2005）。

（二）干细胞技术在治疗尿失禁中的进展

ADSCs 可在体外分化成肌细胞，用于压力性尿失禁治疗。可以通过加入 5- 氮杂胞苷，利用免疫荧光法证实肌蛋白和肌球蛋白的形成（Fu et al，2010）。骨髓成体干细胞和 SMCs 表达相同的收缩蛋白，因此其肌源性分化的潜力是显而易见的。已经有报道 ADSCs 和尿路 UCs 之间直接的细胞间接触能够沿尿路 UCs 系分化。内皮细胞中的 ADSCs 分化可以在体外和体内得到证实，这可能对海绵体内注射治疗勃起功能障碍是有益的。尿路上皮的基底细胞显示出具有干细胞特性，并且可以分化成各种 UCs（Sharma et al，2009）。

目前，大多数以干细胞为基础的治疗尿失禁的研究使用成肌细胞或前体肌源性细胞。然而，成肌细胞移植疗法有许多局限性，包括免疫学问题、注射后成肌细胞传播率低、存活率差

（Sievert et al，2007）。目前，几项临床前研究评估了干细胞注射在动物尿失禁模型中的作用。大多数临床前研究都是在啮齿动物身上进行的，但是有的也使用了灵长类（猴子）模型。Yiou 等（2003）将肌肉前体细胞（muscle precursor cells，MPC）注射到尿道横纹括约肌损伤模型中，并证明再生肌管携带与乙酰胆碱受体相关的神经末梢，这被认为是形成了具有解剖结构的运动单位。Cannon 等（2003）在去神经的雌性大鼠中观察到，注射肌肉祖细胞后，肌肉收缩幅度有所增强。电烧灼术和切断阴部神经支配使得尿道括约肌功能缺失。将 500 万绿色荧光蛋白标记的自体骨骼肌前体细胞注射到尿道括约肌，长期（12 个月）观察结果显示前体细胞结合的受损伤括约肌得到了功能恢复。在动物模型中，有通过尿道周注射和静脉注射干细胞治疗压力性尿失禁的报道，局部注射方式可能更可取，因为静脉注射细胞有产生梗阻的风险，并且会首先定植到肺毛细血管而非治疗区域（Kim et al，2015）。

用干细胞注射法重建尿道括约肌也有不同的途径。在大鼠模型中，肌源性干细胞和骨髓源基质细胞可在肌肉结构中存活并保持超过 120 天。在猪模型中应用肌源性干细胞的研究表明，其成功与否取决于应用细胞的数量。在一项临床研究中，使用自体肌肉来源的基质干细胞注射治疗典型的膀胱外翻尿失禁取得了显著效果（Kajbafzadeh et al，2008）。Peters 等（2014）发表了他们在使用自体肌肉来源细胞（autologous muscle derived cells，AMDC）进行尿道括约肌修复治疗女性压力性尿失禁的 1 年临床经验，80 例女性压力性尿失禁患者于尿道括约肌注射（10 ～ 200）× 10^6 单位的 AMDC。主要通过观察不良事件发生率和严重程度来评估安全性。其次采用排尿日记、24 h 尿失禁试验和问卷调查方式评估尿失禁改善情况。不良事件的发生率为 18%，然而，所有的不良事件均为轻微的、一过性的、容易治疗的或可自行解决。其中包括：排尿困难 7 例，盆腔疼痛 4 例，瘙痒 2 例，尿急 2 例，血尿 2 例。作者认为利用 AMDC 进行尿道括约肌修复治疗是一种安全的手术方法。经过 12 个月的随访有效率为 93%。在注射后 1 个月开始为期 12 个月的观察期，期间所有剂量治疗组压力性尿失禁的发生均有显著改善。例如最低剂量（10×10^6）组中的 16 例患者中，治疗前 3 天平均尿失禁发生 8.5 次，1 个月后明显减少至 2 次，12 个月后下降为 3 次。然而，只有最高剂量组（200×10^6）的患者平均尿垫重量显著降低 [治疗前（86.4 ± 35.3）g，治疗后（37.2 ± 24.4）g]。

Kim 等（2011）采用雌性尿失禁大鼠模型，观察骨髓源基质细胞局部注射后尿道闭合压和漏尿点压的改变。Corcos 等（2011）的研究也证实基质细胞局部注射可改善漏尿点压力，在他的研究中，尿道外括约肌的再生是通过检测肌肉特异性抗原来实现的。Lee 等（2003）和 Chermansky 等（2004）使用肌源基质细胞获得了同样的结果。脂肪干细胞注射治疗可显著提高大鼠漏尿点压力及增加平滑肌含量。脂肪干细胞与受控神经生长因子（nerve growth factor，NGF）经肌肉注射到尿道后，可提高漏尿点压力以及肌肉和神经节的含量，从而获得更好治疗结果。脂肪干细胞联合 NGF 组与其他组之间疗效存在显著差异。

Kinebuchi 等（2010）使用骨髓 MSC 的研究中未取得改善漏尿点压力的结果。然而，试验结果显示骨骼肌细胞和周围神经的比例显著增加，Tamaki 等（2005）的研究同样证实了这一点。然而，注射肌源性干细胞和成纤维细胞两组之间漏尿点压力改变没有显著差异。Carr 等（2008）的临床研究中，有 8 例女性患者接受了肌肉干细胞注射。术后一年的随访显示，8 例女性中有 5 例尿失禁症状改善，其中 1 例患者达到了完全控尿，症状改善发生在初始注射后的 3 ～ 8 个月，平均 10 个月。但这项研究缺乏随机性、盲法、剂量改变，而且研究例数较少。Yamamoto 等（2010）的 2 例样本以及 Gotoh 等（2014）的 11 例样本初步数据显示，使用脂肪干细胞注射治疗前列腺切除术后尿失禁，在漏尿量、尿频、漏尿次数及生活质量改善等方面效果显著。然而，注射治疗后尿道括约肌组织的整合和功能再生（经证实为大鼠模型）是否可以预期，或此时干细胞是否仅仅起到尿道填充剂的作用，这些仍是存在争议的。

（三）干细胞技术治疗神经源性下尿路功能障碍的进展

干细胞用于神经源性膀胱的治疗成为最近十年的热点，但尚无已完成或正在进行的使用干细胞在神经源性膀胱患者中的临床试验，仅有一项Ⅰ期临床试验评估了基因治疗在 OAB 中的作用，该综合征可能与神经源性逼尿肌过度活动（neurogenic detrusor overactivity，NDO）有一定的病理生理重叠，因此可能会引起人们的兴趣。

在动物实验方面，干细胞疗法用于啮齿动物神经源性膀胱模型的基础实验，通过机械牵拉骨盆丛膀胱分支（bladder branch of the pelvic plexus，BBPP）引发膀胱功能障碍，造模成功后细胞直接移植到 BBPP 周围。大鼠接受肌肉衍生的多能干细胞（Sk-34 和 Sk-DN）或 CD45$^+$ 对照组细胞治疗四周后，使用尿动力学和免疫组织化评估动物的膀胱功能，术前膀胱压为 7.9 ~ 9.7 cmH$_2$O，术后压力在对照组为 2.2 cmH$_2$O（$n = 11$），干细胞组为 7.6 cmH$_2$O（$n = 8$）。免疫组化结果表明，用于治疗的干细胞被整合了到受损的神经中，并分化成 Schwann 细胞、周围神经细胞、血管平滑肌细胞、血管外皮细胞以及成纤维细胞（Nitta et al，2010）。

在脑缺血诱发膀胱功能障碍的大鼠模型中，脑缺血造模后 7 天出现膀胱功能障碍（其特征是膀胱压力升高和残余尿量增加）。研究表明，这种脑缺血模型导致的膀胱功能障碍可以通过造模前输入脐带血（CD34$^+$ 细胞）得以预防（Liang et al，2016）。在 6-羟基多巴胺诱导帕金森的鼠模型中，通过立体定向注射毒素进入黑质 - 纹状通路，通过尿动力评估疗效。将人类羊水干细胞或骨髓衍生的 MSC 注入受损的大脑区域可暂时恢复膀胱功能（术后 14 天），但这些改变会随着时间的推移而消退（第 28 天）。根据免疫组化实验，研究者推测干细胞的暂时性旁分泌作用可改善多巴胺能神经元的存活率（Soler et al，2011）。

在膀胱出口梗阻（bladder outlet obstruction，BOO）的啮齿动物模型中，移植的干细胞可减少膀胱纤维化并恢复膀胱功能（Lee et al，2012；Song et al，2012）。有趣的是，通过局部（进入膀胱）以及全身（静脉内）注射后，观察到啮齿动物 BOO 模型中膀胱功能组织学和功能学均有改善（Woo et al，2011）。注射干细胞似乎可刺激膀胱壁中的局部内源性干细胞，因此诱导细胞"瀑布状"增殖改变（Song et al，2014）。在动物实验层面，还有研究报道干细胞移植对缺血诱导的膀胱功能障碍有治疗作用（Chen et al，2012），对高脂血症引起的膀胱功能障碍（Huang et al，2010）以及糖尿病膀胱功能障碍同样有治疗效果（Zhang et al，2012）。

四、基因治疗技术的应用进展

基因疗法是将核酸送到病人的细胞中治疗疾病，这是另一种在医学上改变游戏规则的基因治疗技术。这类研究被认为具有改变未来临床实践的作用。目前，大部分基因治疗的研究主要是在评价其在血液病或肿瘤疾病中的作用，只有少部分是评价基因治疗在非肿瘤性疾病的应用的，如帕金森病或糖尿病神经病变的治疗方法。

一项动物模型研究通过 NGF 复制缺陷性单纯疱疹病毒注射到膀胱壁，并通过 ELISA 评估作为亚单位的基因转移导致膀胱壁及 L$_6$ ~ S$_1$ 背根神经节中 NGF 的表达。与病毒感染后 21 天相比，病毒感染后 3 天 NGF 表达更显著（增加 2 ~ 3 倍）。因此，载体基因治疗可能是改变膀胱感觉神经支配的一种手段（Goins et al，2001）。使用相同的单纯疱疹病毒载体，另一组将 γ- 氨基丁酸（gamma-aminobutyric acid，GABA）合成酶转移到脊髓损伤诱导的 DO 的大鼠模型膀胱壁中，通过膀胱测压法评估大鼠膀胱功能，在脊髓损伤造模后 1 周进行基因转移治疗，GABA 合成酶基因转移后 3 周即脊髓损伤后 4 周，治疗组中膀胱测压非随意性收缩减少约 40%，L$_6$ ~ S$_1$ 背根神经节可显示 GABA 受体转染。使用非复制缺陷型单纯疱疹病毒载体脊髓损伤后 DO 大鼠模型，评估犬尿氨酸氨基转移酶Ⅱ基因转移治疗作用，研究证实，犬尿氨酸氨基转移酶Ⅱ催化犬尿氨酸转化为一种兴奋性氨基酸受体的拮抗剂，与未治疗的动物相比，在治疗干预后 3 周，治疗组尿道闭合压力（下降 24%）和最大排尿压力（下降 30%）

显著降低（Miyazato et al，2009）。

Hodges 等（2010）结果表明，在离体肌条实验中，神经源性膀胱患者的 SMCs 产生的胶原蛋白比正常患者多（4.1 µg/ ml vs.1.8 µg/ ml，通过 PCR 评估），用组蛋白脱乙酰基酶抑制剂曲古抑菌素 A 进行的表观基因治疗能够将神经源性 SMCs 的胶原蛋白水平降低至正常水平，对细胞活力没有影响（台盼蓝实验）。研究者认为表观基因治疗可以预防神经源性膀胱的膀胱纤维化。

五、组织工程技术的应用进展

TE 学是细胞生物学、材料学、工程学和外科学相结合的交叉学科，其核心是将细胞和生物材料技术结合起来，促进新的、健康的组织再生，从而替代功能缺失器官的方法。TE 治疗的目的是通过再生泌尿系结构和器官，使其恢复生理功能。目前，TE 技术已经发展到可以为不同的病理状态下的膀胱及尿道等泌尿系组织和器官提供替代作用的程度（Sievert et al，2007）。重建泌尿外科通过使用专用外科设备和使用自体或同种异体组织，改善了手术结果。

在过去的二十年中，TE 膀胱替代的实验主要有两种模型：脱细胞基质模型和接种细胞的支架重建膀胱模型。目前自体细胞或干细胞移植联合 TE 补片行膀胱扩大术已逐渐成为相关治疗领域的热点（Shokeir et al，2010）。膀胱扩大术为治疗各种原因导致的功能性膀胱容量下降的金标准，如需尿路重建的膀胱外翻、神经源性膀胱、膀胱挛缩和尿路上皮癌等。传统的肠道膀胱扩大术为膀胱扩大的金标准。由于肠在结构和功能上不同于膀胱，因此存在许多并发症，如收缩力低下、血尿、排尿困难、尿路结石、肿瘤和黏液的产生以及由肠道黏膜吸收尿液引起的代谢失衡。另外，各种尿道病理情况，例如炎症和创伤后狭窄、先天性缺陷，通常需要尿道重建术。目前，尿道替代主要是由自体移植或生殖器皮肤或颊黏膜移植皮瓣来完成的。长段尿道损伤后行修复所需的组织供体供应有限。研究显示，尽管最初的结果很好，但从长期来看，所有的表皮细胞成型尿道（来自生殖器或生殖器外来源，无论是用作移植物或皮瓣）都有挛缩的趋势。出于这个原因，TE 和再生医学已经慢慢发展起来，以替代这些膀胱和尿道器官，减少并发症，提高患者的生活质量。

（一）下尿路再生的组织工程支架

用于膀胱和尿道再生的理想生物材料应该在其腔体表面上具有成熟的 UCs 层的恒定附着并且在外部具有多个 SMCs 层，另外还应该提供足够的机械支撑并且防止过早地挛缩。生物材料支架有助于将细胞运输到体内的所需部位，并构成新组织的三维空间，为再生组织提供机械支撑。生物材料选择应该是具有生物相容性的，不会引起宿主的反应，并可在种子细胞形成支架以取代生物材料基质之后的一定时间内分解。通常有三种不同类别的生物材料：天然衍生材料、无细胞组织基质和人工合成聚合物材料。天然衍生材料和无细胞基质存在潜在的生物学识别优势，而合成高分子材料则可在保持长度、降解率和显微结构性质不变的条件下进行大规模生产。目前，后两种类型的材料可用作膀胱扩大的支架，一种是无细胞胶原纤维基质，如小肠黏膜下层（small intestinal submucosa，SIS）、膀胱黏膜下层（bladder submucosa，BSM）以及膀胱脱细胞基质（bladder acellular matrix，BAM）；另一种是人工合成的聚合体，如聚乙二醇酸（polyglycolic acid，PGA）及聚乙烯等。天然的胶原纤维基质需经过脱细胞处理，使其保持生物学支架的特性，这类材料具有可降解的特性，有生物学识别优势，能够保证良好的组织相容性。其本身具有生长因子，可促进组织再生。在部分膀胱扩大的尝试中，单纯采用脱细胞的基质能使再生的组织出现膀胱平滑肌渗透性生长、新生组织血管化及神经支配，然而，天然胶原纤维基质只能保证相对较小地扩大膀胱容积，其本身材质较软难以维持移植后大容量新膀胱的形状。人工合成材料具有一定的强度，保证新膀胱不变形，但其降解过程中的分解产物会影响组织再生，引发免疫反应。在下尿路重建中用到的细胞有表皮角化 UCs、口腔和尿路 UCs，干细胞可作为细胞的另一来源。通常情况下种子细胞是由一小块供体组织分离获得的，供体组织可以是非同源性的，也可以是同源性的（相同种属，不同个体），还可来源于自身，自体细胞是细胞移植的首选，可避免排斥反应，活检获得的细胞先分离，再培养扩增，然后将扩增的细胞种植到支架上，最后再移植至受体（Atala，2011）。

1. 人工合成聚合物材料 例如 PGA 和共聚乳酸羟基乙酸（polylactic acid-co-glycolic acid，PLGA）是由共价键连接的大分子组成。优点是能够以相对低的成本定量和可重复性，制造三维器官。

2. 无细胞组织基质 无细胞组织基质是脱细胞组织，例如 SIS 和 BAM。由于生长因子和 ECM 蛋白的遗传存在，它们具有提供组织固有的生物活性和与天然 ECM 机械相似的优点。

3. 自然衍生材料 如胶原和藻酸盐等，其来源有限，且使用效率不高。

（二）膀胱重建组织工程技术

膀胱的修复与重建的 TE 技术研究包括生物支架材料的研制、种子细胞的培养和种植、工程化膀胱的构建等。目前下尿路组织工程学是利用 TE 学技术将下尿路活体细胞，通过培养扩增再与生物材料结合，构建具有生物活性的组织替代材料，再回植宿主产生具有功能的新的泌尿器官的技术。膀胱组织工程学技术即将活体细胞（平滑肌及尿路 UCs），通过培养扩增再与生物材料结合，构建具有生物活性的组织替代材料，再回植人体宿主产生具有功能的新膀胱的技术。尿路内皮的组织工程学研究在泌尿科重建中具有重要作用。最近，移植补片组织似乎比基质更具有优势。这些疗法取决于细胞的分离和扩增，选择正确的细胞源至关重要，颊黏膜是尿道重建最合适的替代物。组织工程学具有通过在无细胞组织或支架上种植干细胞提高组织修复的潜力。最近研究发现了一种从膀胱冲洗中分离的泌尿 UCs 培养而来的功能性多层尿路上皮鞘，膀胱壁的产生需要一个多层细胞支架、血管化和神经支配的平滑肌结构单位，另外，通过添加生长因子可能会提高无细胞基质的再生效率。

无细胞种植支架技术在理论上可以成为膀胱

置换的理想策略，因为这种技术相对简化，不需要细胞采集和体外培养。这类支架被认为可促进组织再生并具有募集局部和全身的干细胞以促进新的组织形成的能力。植入时，组织支架可模仿天然的 ECM 来完成组织再生过程中的各个步骤。这就是自然衍生 ECM 是最早用于这类手术的原因（Kropp et al，2004）。SIS 和 BAM 在实验研究中也得到了广泛的应用。长期以来，学术界认为脱细胞基质能够维持源自邻近正常组织以及血管和神经再生的尿管上皮和 SMCs 的增殖，目前研究表明 BAM 支架促进了基质与周围组织细胞之间的相互作用，从而使细胞种子移植物作为膀胱替代物的产量得以增加（Kikuno et al，2007）。基于 SIS 的膀胱组织再生医学可完全重建正常的膀胱三层结构和血管网，然而，非种子支架不能完全再生膀胱壁，仅有大约 30% 的平滑肌层能够恢复生长。无细胞支架无法构建完整的膀胱，可以将其归因于移植体的异种性或非自体性以及支架早期暴露于尿液而导致的移植体内的广泛疤痕，从而导致瘢痕形成。尿液的炎性刺激也可减低新生 UCs 成活率。此外，肌细胞层的缺乏降低了新生膀胱壁的弹性和再充盈空间，也使得膀胱无法收缩。

复合自体细胞的生物支架为重建有功能的膀胱提供了新的发展。常用的方法是将尿路 UCs 和 SMCs 在体外扩增，然后种植到聚合体支架上，黏附后形成片状细胞群，再将载有细胞聚合体的支架植入体内。TE 膀胱的血供获得特别重要，在修复小的膀胱缺损时可以通过原膀胱获得血供，而在修复大的缺损时，如果没有足够的血供就会出现中央区域的坏死性纤维化。研究中，为了使植入的生物组织获得足够的血供，通常将其与周围支持组织缝合，如网膜、腹膜、去黏膜的消化道和腹直肌等。这些组织可以提高重建膀胱的机械强度并能为细胞支架提供足够的营养。成人器官特异性细胞的使用是有限制的，包括临床上获取困难、增殖能力低、功能质量下降。TE 支架联合植入干细胞可能有助于产生膀胱壁层。目前，在使用合成材料的三维膀胱 TE 联合植入干细胞方式中，植入物具有基本的生物相容性，还具有不诱导异物产生的非致炎性。这种方式可减少异物反应，具有非免疫原性和非癌变性的特性，能够充分支持种子细胞的动力学特性，特别是具有特定的与可溶性生长因子相互作用的跨膜细胞整合素受体等优势。

1. 动物实验研究进展　尽管 TE 膀胱的研究已经取得了巨大进步，但膀胱的替代面积仍然受到限制。早期动物研究发现，仅仅移植 SIS 进行膀胱扩大术时，大多数行膀胱扩大术后的动物都因出现术后瘢痕及纤维化的问题而最终失败，而且移植生物材料面积越大，术后皱缩越严重（Kropp et al，2004），影响术后膀胱容量，替代面积在原始膀胱面积 40% 以下的，膀胱再生效果较好，尿路上皮层、平滑肌层及血管再生良好，膀胱容量及顺应性可得到较好的恢复。但是，当替代面积较大时，结果却不容乐观。Zhu 等（2011）以兔为实验动物，分别替代 30% ～ 40% 和 60% ～ 70% 的膀胱，发现小面积替代的膀胱组织再生和功能恢复良好，而大面积替代的膀胱再生欠佳，膀胱功能恢复差。

最近研究表明，移植平滑肌和膀胱黏膜细胞的 SIS 移植于裸鼠皮下可使膀胱组织再生，可降低膀胱扩大术后纤维化并表达与正常膀胱组织细胞类似的基因型（Chung et al，2005）。Kropp 等（2004）研究表明利用 SIS 再生的膀胱逼尿肌与正常逼尿肌相比，顺应性及收缩力无明显差异。SIS 生物材料移植的远期皱缩现象主要与再生的平滑肌不足有关（Roth et al，2011）。Zhang 等（2000）将膀胱 UCs 和 SMCs 混合后种植于 SIS 进行联合培养，证明分层培养和三明治样培养技术能导致有序的细胞排列、有规律的尿路上皮及平滑肌基质形成，为 TE 学提供了非常重要的细胞培养方法。Zhang 等（2006）的后续研究表明，移植自体细胞的 SIS 补片同非移植细胞的 SIS 补片在膀胱大部分（90%）切除后犬模型中未能达到理想的扩大膀胱的效果，且膀胱再生程度有效，在为期 6 个月的观察期内发现输尿管反流、补片不吸收及结石形成等并发症。这提示基础膀胱容量过小，且存在严重炎症改变的膀胱不适合作为生物补片的吻合基质。Kropp 等（1996）研究发现单纯 SIS 补片在膀胱部分（35% ～ 45%）切除后犬模型中得到较好的效果，为期 15 个月

的随访中新生膀胱部分可见黏膜层、肌层及浆膜层结构，尿动力检查结果显示膀胱容量及逼尿肌收缩力同正常膀胱相似。进一步研究发现，取自病理状态下的膀胱细胞（脊髓脊膜膨出，膀胱外翻），经过培养扩增等步骤种植至生物工程材料后，其 SMCs 仍可以正常分化生长，其功能同正常膀胱平滑肌相似。因此，SIS 生物材料联合自体膀胱黏膜细胞和 SMCs 移植可有效地促进膀胱组织的再生，改善脊髓损伤所引起的神经源性膀胱功能，从而避免侵入性、损毁性的肠道膀胱扩大术，为临床开展新材料膀胱扩大术提供直接的动物实验基础和数据。

2. 临床应用研究进展　目前膀胱组织重建技术的临床研究有：利用种植自体细胞的无细胞基质的膀胱再生技术进行膀胱扩大术来分别治疗儿童的脊柱裂、成人的脊髓损伤和成人的顽固性非神经源性 OAB 和急迫性尿失禁。

有关膀胱再生 TE 的临床研究并不多。2006 年，Atala 等（2006）首次报道了 TE 膀胱应用于神经源性膀胱患者的临床试验。在这项研究中，7 名 4 ～ 19 岁的患儿因膀胱高压和（或）低顺应性进行了移植生物材料的膀胱扩大术。术前给每一位患者进行膀胱活组织检查，取其膀胱黏膜细胞和 SMCs 进行培养、扩增，并种植到胶原 - 聚乙醇酸支架上，体外细胞培养大约 8 周，进行种植有自体膀胱组织细胞的生物材料支架膀胱移植，重建膀胱，术中根据情况进行大网膜包裹。平均随访 46 个月后发现，大网膜包裹组术后膀胱容量和顺应性显著增加。术后胃肠功能迅速恢复，无消化不良、结石、肠粘连等并发症，并有效地保护了肾功能。另外，术后膀胱活检显示再生的膀胱组织具有正常结构和基因表型。TE 膀胱呈三层形态，在 5 年随访期内膀胱功能稳定。肉眼分辨不出 TE 膀胱与原膀胱，活检显示 TE 膀胱具有移行上皮、黏膜下层和肌层的正常结构，免疫组化染色进一步证实膀胱平滑肌和移行上皮表型正常。这一研究被众多学者誉为在膀胱重建中具有"里程碑意义"的研究。

2009 年的一项研究通过活检获取患者的自体细胞，体外扩增后种植到生物可降解支架材料上，为 1 例低容量的神经源性膀胱患者进行了膀胱扩

大成形术,术后患者的膀胱容量得到了明显的改善(Raghavan et al,2009)。2012年,Caione等(2012)报道了TE膀胱技术在膀胱外翻患者中的应用,在5例平均年龄约10岁的膀胱外翻患者中,以SIS为支架材料(约5 cm×4 cm)进行膀胱扩大成形术,尽管术后组织学染色检查提示扩大的膀胱各层组织再生情况仍差于正常膀胱,但患者术后的膀胱容量及顺应性均有一定的改善,且尿频得到改善。近年来,使用SIS补片技术在神经源性膀胱患者进行膀胱再生被证明是可行的。SIS在临床应用中促进多种宿主组织的再生。这一特征很可能是由于正常细胞生长、分化和功能所需的许多元素的持续存在。SIS具有良好的宿主相容性和重塑功能。与肠道膀胱扩大成形术不同,SIS膀胱扩大术后可逐渐扩大膀胱容量。因此,术后早期通过夹住膀胱引流管后行膀胱冲洗,进而促进膀胱重塑是必要的,必要时可联合抗胆碱能药物进行治疗。相关的研究表明,同术前相比,最大膀胱容量在术后1个月时有所增加,并在3个月和12个月后显著增加。随后为期5年的长期随访有效率为60%。这一系列结果进一步说明了严格的术后间歇导尿也能促进膀胱重构。尿动力学发现,术前基础膀胱容量相对较大的患者,往往手术效果较好。因此选择基础膀胱顺应性较好,上尿路损伤程度低,且术后坚持长期随访是手术成功及效果维持的关键(Zhang et al,2014,2019)。

3. 目前研究存在问题 尽管前期的有关膀胱TE再生的动物及临床研究取得了骄人的成果,但是仍存在许多问题。其主要表现为以下三个方面:

第一,移植的生物材料存在远期的皱缩现象。以往的研究发现,移植生物材料随时间的推移,通常会变小,而且移植生物材料越大,皱缩越严重。这是因为移植的生物材料缺乏足够的血运和平滑肌再生(Kropp et al,2004)。一般而言,细胞不能种植到大于3 mm^{3}的生物材料中,因为那样细胞会因缺乏营养和气体交换而死亡。因此,为了再生替代体内大的复杂的组织和器官,移植生物材料的血管化就显得非常重要。目前在生物材料移植的膀胱扩大术中,常用大网膜覆盖来增加血供,因其可提供外源性血管生长因子,或者通过在生物材料上种植内皮细胞来诱导周围组织中毛细血管长入到移植物中,但是仍缺乏充足而持久的血供来维持大面积的移植物中细胞的生长(Maurer et al,2005;Zhang et al;2007,Kikuno et al,2007)。TE材料置入组织仅依靠周围血液的扩散效应获得代谢所需的物质,宿主自身血管开始向置入组织长入是一个极其缓慢且作用十分有限的过程。大面积的较厚平滑肌组织则会由于缺血导致细胞凋亡或死亡,最终影响平滑肌发育并导致替代组织的功能障碍。因此促进体外构建的膀胱组织置入人体后的快速血管化是目前TE膀胱面临的主要问题。尽管大量的大型动物研究试图通过优化移植生物材料的条件来解决皱缩这一问题(Roth et al,2011),但是,这些基于动物的实验研究观察都缺乏机械学基础,不能有效地说明这些生物材料的可重复性及临床可行性。

第二,种子细胞来源受限及缺乏细胞移植组织功能补片在进一步临床的研究结果。在种子细胞的体外培养及扩增中,种子细胞主要来源于自体、同种异体及异体组织,干细胞的引用促进了组织功能的发展,虽然动物试验证实骨髓间充质细胞移植生物工程补片可分化出尿路上皮及平滑肌层次,可达到扩大膀胱目的(Zhang et al,2005),但目前干细胞的临床应用前景尚存在争议。因此自体组织细胞成为首选。过去人们一直认为尿路UCs的自然老化问题很难克服,虽然在体外能够生长和培养尿路UCs,但其扩增却受到了很大限制。研制的角化细胞无血清培养基克服了上述问题。采用此方法可以使来源于1 cm^{2}标本的细胞在8周内扩增至足以覆盖4202 m^{2}的细胞量。进一步研究发现,体外培养的上皮具有同自然上皮一样的抵挡尿液基本成分的屏障作用,膀胱逼尿肌细胞经培养、传代仍能基本保持原有的电生理特性,适合于TE膀胱的应用。自体细胞取材主要来自膀胱活检组织,活检本身可能给患者带来伤害,并进一步加重原发疾病。膀胱SMCs经多次体外传代培养后,细胞开始去分化,影响其细胞功能。目前研究仅停留在体外培养的TE学研究层面,缺乏临床在体研究,如膀胱病理状态下取材的自体细胞是否同正常状态下膀胱细胞在培养、扩增及种植后的进程相似，自体细胞种植生物工程材料同单纯生物材料补片的对比研究等尚缺乏。

第三，缺乏有效评估术后再生膀胱组织功能的手段。在以往的动物及临床实验研究中，膀胱扩大术后自身的正常膀胱组织与再生的膀胱组织之间缺乏显著差异，测量术后整个膀胱总容量不能有效地反映膀胱组织再生的情况。在一些研究中发现，膀胱扩大术所引起的排尿障碍似乎可促进自身正常残存膀胱组织的代偿，导致其术后膀胱容量比移植物膀胱组织再生更大。但对正常膀胱进行生物材料移植的膀胱扩大术发现，当再生膀胱组织不充足时，自身膀胱组织可能会发生代偿。因此新生的整体膀胱功能就不能有效地反映术后膀胱再生的情况，而且免疫组化显示膀胱再生的组织也不能很好地解释术后整个膀胱功能的改变。尚不能明确体外细胞与载体复合物结构在移植后，起作用的是原有的膀胱组织还是新生的组织。

六、小结

神经刺激和神经调控技术自19世纪开始应用以来，经历了一个世纪，现在这项技术已经被临床广泛接受。迄今为止，在骶神经根水平治疗下尿路功能障碍的方法似乎是经得起时间考验的。神经调控技术已经在全球范围内的医生中得到普及。在下个世纪要继续拓展神经调控技术，重点开展相关的临床研究，推动技术创新，并使神经调控技术能够更广泛地在临床应用。TE作为再生医学的重要组成部分，在短短的十余年的发展历程中，从理论到实践，从基础研究到临床应用，已显示了无可替代的优越性和良好的发展前景。尤其是在下尿路的修复重建中，其良好的组织相容性和细胞结构还原性以及由此产生的修复脏器生理机能的可靠性，是以往其他技术无法比拟的。虽然目前已经开发了多种临床TE研究方法，但大多数缺乏客观的验证，到目前为止，还没有一种方法在重要的长期研究基础上能够显示其优越性。另外，还应考虑到相关法律和道德

规范，为成功地开发出基于TE和干细胞的医疗产品作保障。今后，使用支架材料的TE补片工作应继续在实验室和临床环境中应用。在膀胱扩大术中，SIS似乎可提供更好的结果，应该鼓励这类初步研究结果的报道并进行必要的长期跟踪随访，以确定这些疗效是否能够保持。是否需要联合细胞的种植方法，还需要更长期的观察对比，但就现有研究来看，SIS的TE技术是有前景的。

（英小倩　邓　函　王祎明
张　帆　陈国庆　廖利民）

参考文献

陈琦，等，2017．超声引导S3骶神经定位装置及定位方法：中国，CN201710520209．4，11-21．

顾寅珺，等，2016．3D打印技术在骶神经调控术中精准穿刺的应用评估研究．临床泌尿外科杂志，31（12）：1057-1059+1063．

钟家雷，等，2019．超声引导下骶孔精准穿刺技术在骶神经调节术中的应用．临床泌尿外科杂志，34（02）：132-136．

Al-zahrani AA，et al，2011．Long-term outcome and surgical interventions after sacral neuromodulation implant for lower urinary tract symptoms：14-year experience at 1 center．J Urol，185（3）：981-986．

Amundsen CL，et al，2005．Sacral neuromodulation for intractable urge incontinence：are there factors associated with cure？Urology，66：746-750．

Autiero S，et al，2015．The cost effectiveness of sacral nerve stimulation for the treatment of idiopathic medically refractory overactive bladder（wet）in the UK．BJU Int，116：945-954．

Atala A，2005．Technology insight：applications of tissue engineering and biological substitutes in urology．Nat Clin Pract Urol，2：143-149．

Atala A，2011．Tissue engineering of human bladder．Br Med Bull，97：81-104．

Atala A，et al，2006．Tissue-engineered autologous bladders for patients needing cystoplasty．Lancet，367：1241-

1246.

Ben-Ari AY, et al, 2009. Ultrasound Localization of the Sacral Plexus Using a Parasacral Approach. Anesth Analg, 108 (6): 1977-1980.

Blok B, et al, 2003. Brain plasticity and urge incontinence: pet studies during the first hours of sacral neuromodulation. //ICS 2003 Scientific Programme.

Blok B, et al, 2018. Three month clinical results with a rechargeable sacral neuromodulation system for the treatment of overactive bladder. Neurourol Urodyn, 37 (S2): S9-S16.

Boggs JW, et al, 2006. Bladder emptying by intermittent electrical stimulation of the pudendal nerve. J Neural Eng, 3: 43-51.

Brazzelli M, et al, 2006. Efficacy and safety of sacral nerve stimulation for urinary urge incontinence: a systematic review. J Urol, 175: 835-841.

Bremer N, et al, 2016. Neuromodulation: a focus on dorsal root ganglion stimulation. Pain Management, 6(3): 205-209.

Brindley GS, 1994. The first 500 patients with sacral anterior root stimulator implants: general description. Paraplegia, 32 (12): 795-805.

Bruns TM, et al, 2015. Microstimulation of afferents in the sacral dorsal root ganglia can evoke reflex bladder activity. Neurourol Urodyn, 34 (1): 65-71.

Becker C, et al, 2007. Stem cells for regeneration of urological structures. Eur Urol, 51: 1217-28.

Baumert H, et al, 2007. Development of a seeded scaffold in the great omentum: feasibility of an in vivo bioreactor for bladder tissue engineering. Eur Urol, 52: 884-892.

Cappellano F, et al, 2001. Quality of life assessment in patients who undergo sacral neuromodulation implantation for urge incontinence: an additional tool for evaluating outcome. J Urol, 166 (6): 2277-2280.

Chai TC, et al, 2000. Percutaneous sacral third nerve root neurostimulation improves symptoms and normalizes urinary HB-EGF levels and antiproliferative activity in patients with interstitial cystitis. Urology, 55 (5): 643-646.

Chan CLH, et al, 2003. Sensory fibres expressing capsaicin receptor TRPV1 in patients with rectal hypersensitivity and faecal urgency. Lancet, 361: 385-91.

Chen G, et al, 2012. Poststimul-ation inhibitory effect on reflex bladder activity induced by activation of somatic afferent nerves in the foot. J Urol, 187: 338-343.

Chen G, et al, 2015. Electrical stimulation of somatic afferent nerves in the foot increases bladder capacity in neurogenic bladder patients after sigmoid cystoplasty. BMC Urology, 15: 26.

Chen G, et al, 2017. Increasing bladder capacity by foot stimulation in rats with spinal cord injuries. BMC Urology, 17: 85.

Chen ML, et al, 2014. Electrical stimulation of somatic afferent nerves in the foot increases bladder capacity in healthy human subjects. J Urol, 191: 1009-1013.

Congregado Ruiz B, et al, 2004. Peripheral afferent nerve stimulation for treatment of lower urinary tract irritative symptoms. Eur Urol, 45 (1): 65-69.

Cohen BL, et al, 2006. Predictors of success for first stage neuromodulation: motor versus sensory response. J Urol, 175: 2178-2180.

Craggs M, et al, 1999. Neuromodulation of the lower urinary tract. Exp Physiol, 84: 149-160.

Chung SY, et al, 2005. Bladder reconstitution with bone marrow derived stem cells seeded on small intestinal submucosa improves morphological and molecular composition. J Urol, 174: 353-359.

Cannon TW, et al, 2003. Improved sphincter contractility after allogenic muscle-derived progenitor cell injection into the denervated rat urethra. Urology, 62: 958-963.

Corcos J, et al, 2011. Bone marrow mesenchymal stromal cell therapy for external urethral sphincter restoration in a rat model of stress urinary incontinence. Neurourol Urodyn, 30 (3): 447-455.

Chermansky CJ, et al, 2004. Intraurethral musclederived cell injections increase leak point pressure in a rat model of intrinsic sphincter deficiency. Urology, 63: 780-785.

Carr LK, et al, 2008. 1-year follow-up of autologous muscle-derived stem cell injection pilot study to treat stress urinary incontinence. Int Urogynecol J Pelvic Floor Dysfunct, 19: 881-883.

Chen S, et al, 2012. Treatment for chronic ischaemia-induced bladder detrusor dysfunction using bone marrow mesenchymal stem cells: an experimental study. Int J Mol Med, 29: 416-422.

Caione P, et al, 2012. Bladder augmentation using acellular collagen biomatrix: a pilot experience in exstrophie patients. Pediatr Surg Int, 28: 421-428.

Dahms SE, et al, 2000. Sacral neurostimulation and neuromodulation in urological practice. Curr Opin Urol, 10 (4): 329-335.

Das AK, et al, 2004. U.S. MDT-103 Study Group: Improvement in depression and health-related quality of life after sacral nerve stimulation therapy for treatment of voiding dysfunction. Urology, 64: 62-68.

De Groat WC, 1975. Nervous control of the urinary bladder of the cat. Brain Res, 11, 87 (2-3): 201-211.

De Groat WC, et al, 1976. An electrophysiological study of the sacral parasympathetic pathway to the colon of the cat. J Physiol, 260 (2): 425-445.

Deer TR, et al, 2013. A prospective study of dorsal root ganglion stimulation for the relief of chronic pain. Neuromodulation, 16: 67-72.

Drake MJ, et al, 2010. Neural control of the lower urinary and gastrointestinal tracts: supraspinal CNS mechanisms. Neurourol Urodyn, 29: 119-127.

Ebner A, et al, 1992. Intravesical electrical stimulation--an experimental analysis of the mechanism of action. J Urol, 148 (3): 920-924.

Elhilali MM, et al, 2005. Sacral neuromodulation: long-term experience of one center. Urology, 65: 1114-1117.

Everaerdt K, et al, 2000. Patient satisfaction and complications following sacral nerve stimulation for urinary retention, urge incontinence and perineal pain: a multicenter evaluation. Int Urogynecol J Pelvic Floor Dysfunct, 11: 231-235.

Fariello JY, et al, 2010. Sacral neuromodulation stimulation for IC/PBS, chronic pelvic pain, and sexual dysfunction. Int Urogynecol J, 21 (12): 1553-1558.

Fischer J, et al, 1993. Sacral anterior root stimulation to promote micturition in transverse spinal cord lesions. Zentralbl Neurochir, 54 (2): 77-79.

Fjorback MV, et al, 2006. Event driven electrical stimulation of the dorsal penile/clitoral nerve for management of neurogenic detrusor overactivity in multiple sclerosis. Neurourol Urodyn, 25: 349-355.

Foster RT Sr, et al, 2007. In patients undergoing neuromodulation for intractable urge incontinence a reduction in 24-hr pad weight after the initial test stimulation best predicts long-term patient satisfaction. Neurourol Urodyn, 26: 213-217.

Fu Q, et al, 2010. Myoblasts differentiated from adipose-derived stem cells to treat stress urinary incontinence. Urology, 75: 718-723.

Gao Y, et al, 2015. A resting-state functional MRI study on central control of storage: brain response provoked by strong desire to void. Int Urol Nephrol, 47 (6): 927-935.

Gaunt RA, et al, 2009. Transcutaneously coupled, high-frequency electrical stimulation of the pudendal nerve blocks external urethral sphincter contractions. Neurorehabil Neural Repair, 23 (6): 615-626.

Goh M, et al, 2007. Sacral neuromodulation for nonobstructive urinary retention-is success predictable? J Urol, 178: 197-199.

Gonella J, et al, 1987. Extrinsic nervous control of motility of small and large intestines and related sphincters. Physiol Rev, 67 (3): 902-961.

Groen J, et al, 2011. Sacral neuromodulation as treatment for refractory idiopathic urge urinary incontinence: 5-year results of a longitudinal study in 60 women. J Urol, 186 (3): 954-959.

Groenendijk PM, et al, 2007. Urethral instability and sacral nerve stimulation-a better parameter to predict efficacy? J Urol, 178 (2): 568-572.

Gotoh M, et al, 2014. Regenerative treatment of male stress urinary incontinence by periurethral injection of autologous adipose-derived regenerative cells: 1-year outcomes in 11 patients. Int J Urol, 21: 294-300.

Goins WF, et al, 2001. Herpes simplex virus mediated nerve growth factor expression in bladder and afferent neurons: potential treatment for diabetic bladder dysfunction. J Urol, 165: 1748-1754.

Haddad M, et al, 2010. Sacral neuromodulation in children with urinary and fecal incontinence: a multicenter, open label, randomized, crossover study. J Urol, 184: 696-701.

Hamdy S, et al, 1998. Spinal and pudendal nerve modulation of human cortical motor pathways. Am J Physiol, 274 (2): G-419.

Herbison GP, et al, 2009. Sacral neuromodulation with implanted devices for urinary storage and voiding dysfunction in adults. Cochrane Database Syst Rev, 15 (2): CD004202.

Elneil S, et al, 2016. Safety and performance of a wireless implantable tibial nerve stimulator device for the treatment of patients with overactive bladder. Neurourol Urodynamics, 35 (S4): S45-46.

Huang YC, et al, 2010. Adipose derived stem cells ameliorate hyperlipidemia associated detrusor overactivity in a rat model. J Urol, 183: 1232-1240.

Hodges SJ, et al, 2010. The effect of epigenetic therapy on congenital neurogenic bladders—a pilot study. Urology, 75: 868-872.

Jacobs SA, et al, 2014. Randomized prospective crossover study of interstim lead wire placement with curved versus straight stylet. Neurourol Urodyn, 33: 488-492.

Kabay S, et al, 2009. The clinical and urodynamic results of a 3-month percutaneous posterior tibial nerve stimulation treatment in patients with multiple sclerosis-related neurogenic bladder dysfunction. Neurourol Urodyn, 28 (8): 964-968.

Kacker R, et al, 2010. Selection of ideal candidates for neuromodulation in refractory overactive bladder. Curr Urol Rep, 11 (6): 372-378.

Kaplan WE, et al, 1988. Intravesical bladder stimulation in myelodysplasia. J Urol, 140 (5 Pt 2): 1282-1284.

Kessler TM, et al, 2007. Sacral neuromodulation for refractory lower urinary tract dysfunction: results of a nationwide registry in Switzerland. Eur Urol, 51: 1357-1363.

Kruse MN, et al, 1990. Pontine control of the urinary bladder and external urethral sphincter in the rat. Brain Res, 532: 182-190.

Kessler TM, et al, 2010. Sacral neuromodulation for neurogenic lower urinary tract dysfunction: systematic review and meta-analysis. Eur Urol, 58: 865-874.

Kruse MN, et al, 1993. Spinal pathways mediate coordinated bladder/urethral sphincter activity during reflex micturition in decerebrate and spinalized neonatal rats. Neurosci Lett, 152 (1-2): 141-144.

Kajbafzadeh AM, et al, 2008. Transurethral autologous myoblast injection for treatment of urinary incontinence in children with classic bladder exstrophy. J Urol, 180: 1098-1105.

Kim JH, et al, 2015. Current status of stem cell therapy in urology. Korean J Urol, 56: 409-411.

Kim SO, et al, 2011. Bone-marrow-derived mesenchymal stem cell transplantation enhances closing pressure and leak point pressure in a female urinary incontinence rat model. Urol Int, 86: 110-116.

Kinebuchi Y, et al, 2010. Autologous bonemarrow-derived mesenchymal stem cell transplantation into injured rat urethral sphincter. Int J Urol, 17: 359-368.

Kropp BP, et al, 2004. Reliable and reproducible bladder regeneration using unseeded distal small intestinal submucosa. J Urol, 172: 1710-1713.

Kikuno N, et al, 2007. Nerve growth factor (NGF) combined with vascular endothelial growth factor (VEGF) can enhance angiogenesis, neurogenesis, and muscular regeneration accompanied with functional activity of the bladder augmented with acellular matrix graft. J Urol, 177: 140-141.

Kropp BP, et al, 1996. Regenerative urinary bladder augmentation using small intestinal submucosa: urodynamic and histopathologic assessment in long-term canine bladder augmentations. J Urol, 155 (6): 2098-2104.

Kropp BP, et al, 2004, Reliable and reproducible bladder regeneration using unseeded distal small intestinal submucosa. J Urol, 172 (4 Pt 2): p. 1710-1713.

Leong RK, et al, 2011. Satisfaction and patient experience with sacral neuromodulation: results of a single center sample survey. J Urol, 185 (2): 588-592.

Liem L, 2016. Stimulation of the Dorsal Root Ganglion. Prog Neurol Surg, 29: 213-224.

Liem L, et al, 2013. A multicenter, prospective trial to assess the safety and performance of the spinal modulation dorsal root ganglia neurostimulator system in the treatment of chronic pain. Neuromodulation, 16: 471-482.

Li X, et al, 2017. Effects of acute sacral neuromodulation at different frequencies on bladder overactivity in pigs. Int Neurourol J, 21 (2): 102-108.

Li X, et al, 2017. Combination of sacral nerve and tibial nerve stimulation for treatment of bladder overactivity in pigs. Int Urol Nephrol, 49 (7): 1139-1145.

Lee JY, et al, 2003. The effects of periurethral muscle-derived stem cell injection on leak point pressure in a rat model of stress urinary incontinence. Int Urogynecol J Pelvic Floor Dysfunct, 14 (1): 31-37.

Liang CC, et al, 2016. Effect of umbilical cord blood stem cells transplantation on bladder dysfunction induced by cerebral ischemia in rats. Taiwan J Obstet Gynecol, 55: 672-679.

Lee HJ, et al, 2012. Inhibition of collagen deposit in obstructed rat bladder outlet by transplantation of superparamagnetic iron oxide-labeled human mesenchymal stem cells as monitored by molecular magnetic resonance imaging (MRI). Cell Transplant, 21: 959-970.

MacDiarmid SA, et al, 2010. Long-term durability of percutaneous tibial nerve stimulation for the treatment of overactive bladder. J Urol, 183 (1): 234-240.

Maher CF, et al, 2001. Percutaneous sacral nerve root neuromodulation for intractable interstitial cystitis. J Urol, 165 (3): 884-886.

Maggi CA, et al, 1988. Evidence for two independent modes of activation of the 'efferent' function of capsaicin-sensitive nerves. Eur J Pharmacol, 156 (3): 367-373.

Martinson M, et al, 2013. Cost of neuromodulation therapies for overactive bladder: percutaneous tibial nerve stimulation versus sacral nerve stimulation. J Urol, 189 (1): 210-216.

Matzel KE, et al, 2009. Sacral nerve stimulation for faecal incontinence: long-term outcome. Colorectal Dis, 11: 636-641.

Matzel KE, et al, 2004. Sacral spinal nerve stimulation for faecal incontinence: multicentre study. Lancet, 363 (9417): 1270-1276.

Matzel KE, et al, 1995. Electrical stimulation of sacral spinal nerves for treatment of faecal incontinence. Lancet, 346: 1124-1127.

Michelsen HB, et al, 2008. Sacral nerve stimulation for faecal incontinence alters colorectal transport. Br J Surg, 95: 779-784.

Mowatt G, et al, 2007. Sacral nerve stimulation for faecal incontinence and constipation in adults. Cochrane Database Syst Rev, 18 (3): CD004464.

Miyazato M, et al, 2009. Herpes simplex virus vector-mediated gene delivery of glutamic acid decarboxylase reduces detrusor overactivity in spinal cord-injured rats. Gene Ther, 16: 660-668.

Maurer S, et al, 2005. In vitro stratified urothelium and its relevance in reconstructive urology. Urologe A, 44: 738-742.

Nitta M, et al, 2010. Reconstitution of experimental neurogenic bladder dysfunction using skeletal muscle-derived multipotent stem cells. Transplantation, 89: 1043-1049.

Ortiz H, et al, 2012. Functional outcome of sacral nerve stimulation in patients with severe constipation. Dis Colon Rectum, 55 (8): 876-880.

Pannek J, et al, 2005. Bacterial contamination of test stimulation leads during percutaneous nerve stimulation. Urology, 65: 1096-1098.

Pauls RN, et al, 2007. Effects of sacral neuromodulation on female sexual function. Int Urogynecol J Pelvic Floor Dysfunct, 18 (4): 391-395.

Peters KM, et al, 2009. Randomized trial of percutaneous tibial nerve stimulation versus extended-release tolterodine: results from the overactive bladder innovative therapy trial. J Urol, 182 (3): 1055-1060.

Peng CW, et al, 2008. Role of pudendal afferents in voiding efficiency in the rat. Am J Physiol Regul Integr Comp Physiol, 294 (2): R660-672.

Peters KM, et al, 2014. Autologous muscle derived cells for treatment of stress urinary incontinence in women. J Urol, 192 (2): 469-76.

Ramierez-Garcia I, et al, 2019. Efficacy of transcutaneous

stimulation of the posterior tibial nerve compared to percutaneous stimulation in idiopathic overactive bladder syndrome: randomized control trial. Neuurol Urodyn, 38: 261-268.

Rijkhoff NJ, et al, 1997. Urinary bladder control by electrical stimulation: review of electrical stimulation techniques in spinal cord injury. Neurourol Urodyn, 16 (1): 39-53.

Roth CC, et al, 2011. Bladder regeneration in a canine model using hyaluronic acid-poly (lactic-co-glycolic-acid) nanoparticle modified porcine small intestinal submucosa. BJU Int, 108 (1): 148-155.

Raghavan AM, et al, 2009. Bladder augmentation using an autologous neobladder construct. Kidney Int, 76: 236.

Sharma AK, et al, 2009. Defined populations of bone marrow derived mesenchymal stem and endothelial progenitor cells for bladder regeneration. J Urol, 182: 1898-1905.

Sievert KD, et al, 2007. Value of stem cell therapy for the treatment of stress incontinence. Current status and perspectives. Urologe A, 46: 264-267.

Soler R, et al, 2011. Development of bladder dysfunction in a rat model of dopaminergic brain lesion. Neurourol Urodyn, 30: 188-193.

Song YS, et al, 2012. Mesenchymal stem cells overexpressing hepatocyte growth factor (HGF) inhibit collagen deposit and improve bladder function in rat model of bladder outlet obstruction. Cell Transplant, 21: 1641-1650.

Song M, et al, 2014. The paracrine effects of mesenchymal stem cells stimulate the regeneration capacity of endogenous stem cells in the repair of a bladder-outlet-obstruction-induced overactive bladder. Stem Cells Dev, 23: 654-663.

Sievert KD, et al, 2007. Tissue engineering for the lower urinary tract: a review of a state of the art approach. Eur Urol, 52: 1580-1589.

Shokeir AA, et al, 2010. Tissue engineering and stem cells: basic principles and applications in urology. Int J Urol, 17: 964-973.

Scheepens WA, et al, 2002. Predictive factors for sacral neuromodulation in chronic lower urinary tract dysfunction.

Urology, 60: 598-602.

Schmidt RA, 2010. The winding path to sacral foramen neural modulation: a historic chronology. Int Urogynecol J, 21: S431-438.

Schmidt RA, et al, 1979. Sacral root stimulation in controlled micturition. Peripheral somatic neurotomy and stimulated voiding. Invest Urol, 17: 130-134.

Schmidt RA, et al, 1990. Functional evaluation of sacral nerve root integrity. Report of a technique. Urology, 35 (5): 388-392.

Shaker HS, et al, 1998. Sacral root neuromodul-ation in idiopathic nonobstructive chronic urinary retention. J Urol, 159 (5): 1476-1478.

Shakuri-Rad J, et al, 2018. Prospective randomized study evaluating ultrasound versus fluoroscopy guided sacral InterStim® lead placement: A pilot study. Neurourol Urodyn, 37 (5): 1737-1743.

Siddiqui NY, et al, 2011. Lead migration after sacral neuromodulation: surgical revision in fascial versus tined anchoring systems. Int Urogynecol J, 22 (4): 419-423.

Spinelli M, et al, 2003. New sacral neuromodulation lead for percutaneous implantation using local anesthesia: description and first experience. J Urol, 170 (5): 1905-1907.

Spinelli M WE, et al, 2005. New tined lead electrode in sacral neuromodulation: experience from a multicentre European study. World J Urol, 23 (3): 225-229.

Spinelli M, et al, 2005. New tined lead electrode in sacral neuromodulation: experience from a multicentre European study. World J Urol, 23 (3): 225-229.

Starkman JS, et al, 2007. Management of refractory urinary urge incontinence following urogynecological surgery with sacral neuromodulation. Neurourol Urodyn, 26: 29-35.

Steele SS, 2012. Sacral nerve stimulation: 50 years in the making. Can Urol Assoc J, 6 (4): 231-232.

Tai C, et al, 2011. Suppression of bladder overactivity by activation of somatic afferent nerves in the foot. BJU Int, 107: 303-309.

Tanagho EA, et al, 1989. Neural stimulation for control of voiding dysfunction: a preliminary report in 22 patients with serious neuropathic voiding disorders. J Urol, 142: 340-345.

Thomas GP, et al, 2013. Sacral nerve stimulation for constipation. Br J Surg, 100 (2): 174-181.

Thon WF, et al, 1991. Surgical principles of sacral foramen electrode implantation. World J Urol, 9: 133-137.

Tamaki T, et al, 2005. Functional recovery of damaged skeletal muscle through synchronized vasculogenesis, myogenesis, and neurogenesis by muscle-derived stem cells. Circulation, 112: 2857-2866.

Uludağ O, et al, 2011. Sacral neuromodulation: long-term outcome and quality of life in patients with faecal incontinence. Colorectal Dis, 13: 1162-1166.

Uludag O, et al, 2006. Sacral neuromodulation: does it affect colonic transit time in patients with faecal incontinence? Colorectal Dis, 8: 318-322.

van Balken MR, et al, 2001. Posterior tibial nerve stimulation as neuromodulative treatment of lower urinary tract dysfunction. J Urol, 166 (3): 914-918.

Vaganée D, et al, 2019. Sacral neuromodulation using the standardized tined lead implantation technique with acurved vs a straight stylet: 2-year clinical outcomes and sensory responses to lead stimulation. BJU Int, 123 (5A): E7-E13.

Van Kerrebroeck EV, et al, 1997. Sacral rhizotomies and electrical bladder stimulation in spinal cord injury. Part I: Clinical and urodynamic analysis. Dutch Study Group on Sacral Anterior Root Stimulation. Eur Urol, 31 (3): 263-271.

Van De Merwe J, et al, 2008. Diagnostic criteria, classification, and nomenclature for painful bladder syndrome/interstitial cystitis: an ESSIC proposal. Eur Urol, 53: 60-67.

Van Voskuilen AC, et al, 2007. Medium-term experience of sacral neuromodulation by tined lead implantation. BJU Int, 99: 107-110.

Van Voskuilen AC, et al, 2006. Long term results of neuromodulation by sacral nerve stimulation for lower urinary tract symptoms: a retrospective single center study. Eur Urol, 49 (2): 366-372.

Vandoninck V, et al, 2003. Kiemeney LA. Posterior tibial nerve stimulation in the treatment of urge incontinence. Neurourol Urodyn, 22 (1): 17-23.

Vandoninck V, et al, 2003. Posterior tibial nerve stimulation in the treatment of idiopathic nonobstructive voiding dysfunction. Urology, 61 (3): 567-572.

Wang Y, et al, 2000. Neuromodulation reduces c-fos gene expression in spinalized rats: a double-blind randomized study. J Urol, 163 (6): 1966-1970.

Wang Z, et al, 2018. The different roles of opioid receptors in the inhibitory effects induced by sacral dorsal root ganglion stimulation on nociceptive and nonnociceptive conditions in cats. Neurourol Urodyn, 37 (8): 2462-2469.

Weil EH, et al, 1998. Clinical results of sacral neuromodulation for chronic voiding dysfunction using unilateral sacral foramen electrodes. World J Urol, 16: 313-321.

Wang Y, et al, 2019. Evaluation of sacral neuromodulation system with new six-contact points electrode in pigs. Neurourol Urodyn, 38 (4): 1038-1043.

Wexner SD, et al, 2010. Sacral nerve stimulation for fecal incontinence: results of a 120-patient prospective multicenter study. Ann Surg, 251: 441-449.

White WM, et al, 2009. Incidence and predictors of complications with sacral neuromodulation. Urology, 73: 731-735.

Whitmore KE, et al, 2003. Sacral neuromodulation in patients with interstitial cystitis: a multicenter clinical trial. Int Urogynecol J Pelvic Floor Dysfunct, 14 (5): 305-308.

Woock JP, et al, 2008. Activation and inhibition of the micturition reflex by penile afferents in the cat. Am J Physiol Regul Integr Comp Physiol, 294 (6): R1880-1889.

Woo LL, et al, 2011. Mesenchymal stem cell recruitment and improved bladder function after bladder outlet obstruction: preliminary data. J Urol, 185: 1132-1138.

Yiou R, et al, 2003. Restoration of functional motor units in a rat model of sphincter injury by muscle precursor cell autografts. Transplantation, 76: 1053-1060.

Yamamoto T, et al, 2010. Periurethral injection of autologous adipose-derived stem cells for the treatment of stress urinary incontinence in patients undergoing radical prostatectomy: report of two initial cases. Int J Urol, 17: 75-82.

Zhang Y, et al, 2000. Coculture of bladder urothelial and smooth muscle cells on small intestinal submucosa: potential applications for tissue engineering technology. J Urol, 164 (3 Pt 2): 928-934.

Zhang Y, et al, 2006. Challenges in a larger bladder replacement with cell-seeded and unseeded small intestinal submucosa grafts in a subtotal cystectomy model. BJU Int, 98 (5): 1100-5.

Zhang Y, et al, 2005. Growth of bone marrow stromal cells on small intestinal submucosa: an alternative cell source for tissue engineered bladder. BJU Int, 96 (7): 1120-1125.

Zhang H, et al, 2012. Adipose tissue-derived stem cells ameliorate diabetic bladder dysfunction in a type II diabetic rat model. Stem Cells Dev, 21: 1391-400.

Zhang YY, et al, 2007. A novel cell source for urologic tissue reconstruction. J Urol, 177: 238.

Zhang F, et al, 2014. Tissue engineered cystoplasty augmentation for treatment of neurogenic bladder using small intestine submucosa. J Urol, 192: 544-550.

Zhang F, et al, 2020. Long-term follow-up of neurogenic bladder patients after bladder augmentation with small intestinal submucosa. World J Urol, 38 (9), 2279-2288.

Zhu WD, et al, 2011. Different bladder defects reconstructed with bladder aeellular matrix grafts in a rabbit model. Urologe A, 50: 1420-1425.

Zecca C, et al, 2014. Motor and sensory responses after percutaneous tibial nerve stimulation in multiple sclerosis patients with lower urinary tract symptoms treated in daily practice. Eur J Neurol, 21 (3): 506-511.

Zermann DH, et al, 1998. Postoperative chronic pain and bladder dysfunction: windup and neuronal plasticity-- do we need a more neurourological approach in pelvic surgery? J Urol, 160: 102-105.

Zhang F, et al, 2013. Neural pathways involved in sacral neuromodulation of reflex bladder activity in cats. Am J Physiol Renal Physiol, 304: 710-717.

Zirpel L, et al, 2016. AB291. SPR-18 correlation of sacral nerve lead targeting and urological efficacy: motor mapping, electrode position, and stimulation amplitude. Transl Androl Urol, 5 (suppl 2): AB291-AB291.

第六十三章

肛门直肠盆底疾病诊治进展

盆底肛肠功能性疾病是一种常见病，在普通人群发病率达 25%（Wu et al，2014）。无论是器质性还是功能性，该病都会表现出相应的症状，如便秘、大便失禁、直肠出血、肛门直肠疼痛和直肠脱垂等。近年来该疾病诊疗方面的进步主要体现在诊断技术方面，尤其是高分辨肛管直肠测压、直肠腔内超声和磁共振动态排粪造影，这些辅助检查技术的提高可以更好地在解剖和表型方面对疾病进行描述，使我们加深对盆底肛肠功能性疾病病理生理学的认识，进而使治疗方式得到改进。

一、盆底肛肠解剖学新进展

尽管我们清楚地认识肛门括约肌对于排便和控便是至关重要的（Bharucha et al，2006），但该领域的研究进展仍远不如神经系统，而最近的研究似乎在它的结构特点和神经支配方面取得了一些突破。在以猴子为动物模型的解剖学研究中发现，肛门内括约肌较直肠固有肌层更厚，且由神经纤维和特征性的 Cajal 细胞组成的束状单元构成（Cobine et al，2010），在这些束状单元中的神经纤维与 Cajal 细胞并没有紧密的联系，这一结构特点提示肛门内括约肌更像是一种节律起搏器而不是单纯的神经肌纤维信号传导组织。

肛门内括约肌的静息压相比直肠静息压高，以 7 ~ 9 号 L 型钙离子通道开放产生的钙内流（Cobine et al，2010）和 RhoA/ROCK（RhoA 激酶）的激活可提高横纹肌纤维对钙离子的敏感性（Cobine et al，2010），这一过程维持了肛门括约肌的基础压力。有研究数据显示微小 RNA可以通过调节 RhoA/ROCK 通路的表达来改变大鼠的肛门内括约肌（IAS）静息压（Singh et al，2013），比如使用 miRNA139-5p 抑制 RhoA/ROCK 通路可以下调大鼠肛门内括约肌的静息压，而与之对应的 anti-miRNA139-5p 则可以产生相反的效应，即 miRNA 的作用机制在调节静息压仍未完全阐明。

人类和猴子肛门括约肌的初始兴奋由交感神经产生，但兔和小鼠却不一样（Cobine et al，2007），这或许解释了为何一些排便行为频繁的物种（如兔和小鼠）直肠交感神经支配较少。对肛门括约肌受损患者进行功能修复仍是一大难题，手术可以修补括约肌的缺损并暂时恢复患者的控便能力，但是远期效果并不令人满意（Cobine et al，2007）。最近有实验室通过对人类肛门内括约肌环形平滑肌纤维束与小鼠的肠排便神经元进行共同培养，成功制成了人工肛门内括约肌，且这种括约肌可以在移植到小鼠体内后保持其形态和功能特点（Raghavan et al，2011，Bitar et al，2012），但是若要将该技术运用到肛门括约肌受损的患者身上，仍需要对人类自体肠神经元细胞群进行分离和培养，以此来减轻免疫排斥反应并降低移植技术的难度。

二、大便失禁

（一）病因学和病理生理学

既往研究通过肛内直肠彩超检查发现 30% 大便失禁的女性合并产科相关的肛门括约肌损伤，这进一步证实了产伤是女性大便失禁的重要危险因素之一（Sultan et al，1993）。对家兔肛门外括约肌模型行切开术后，可以观察到肌肉出现了进展性的纤维化、长度 - 张力关系受损和肌纤维分布紊乱，这一过程可持续长达 12 周（Rajasekaran et al，2013）。

大便失禁的平均发病年龄在 50 ～ 80 岁之间，这表明除分娩以外的其他危险因素亦起到了一定的作用（Chiarioni et al，2013；whitehead et al，2009）。基于社区的一项流行病学调查发现，除创伤性生产史外（如产钳的使用），腹泻、吸烟、肥胖和胆囊切除术史是高龄女性发生大便失禁的危险因素。有趣的是，大便失禁在吸烟者中的发病率与肠易激综合征在行胆囊切除术的患者发病率相当（Bharucha et al，2010）。而且，MRI 提示吸烟是肛门外括约肌萎缩的唯一危险因素（Bharucha et al，2012）。

神经损伤同样会引起肛门失禁。目前并不推荐使用阴部神经末端运动神经检测来诊断阴部内神经损伤（Barnett et al，1999），肌电图是当今唯一比较成熟的判断括约肌神经损伤的诊断方法。最近的一项对照研究发现，通过使用肌电图，20 名大便失禁患者中 55% 的患者出现了神经源性或肌肉损伤（Bharucha et al，2012），这与症状相吻合。此外，即使在无症状的未产妇中，年龄的增加也与神经源性损伤有关，这或许是由高龄女性肛管收缩压降低所致。

电刺激和磁刺激广泛用于躯体神经通路的评估，通过诱发中枢和外周电位可以测试肛门直肠的神经调节。根据刺激的产生和记录位置可以测出传入和传出神经（Harris et al，2006）（Remes et al，2011）。脊髓损伤患者的肛门直肠诱发电位出现延长，同样的现象见于肠道功能紊乱（Tantiphlachiva et al，2011）和大便失禁患者（Rao et al，2008）。这些技术有助于加深我们对肛门直肠功能异常的理解，尤其是排便困难患者肛管自主舒张能力的损伤和大便失禁患者难以解释的肛门无力，然而在这方面我们还需要更多的证据，比如经颅磁刺激的具体刺激靶点仍不明确（Di et al，2004）。经颅磁刺激通常刺激神经孔处的脊神经而无法作用于脊柱中的脊神经（Matsumoto et al，2013）。通过使用经腰骶增强磁刺激线圈产生的超极量磁刺激亦可以使马尾神经的最近端部分得到充分的激活，因此该技术具

有测定马尾神经和脊髓圆锥的动作电位传导时间的作用。对一组大便失禁妇女的研究发现，使用气压调节器扩张直肠可以使直肠僵硬度增加和直肠容量下降，这一现象与大便急迫感和直肠敏感性增加有关（Bharucha et al，2005），值得一提的是在这里测定的是直肠的容量和压力而不是直肠直径。直肠直径反映的是直肠的顺应性（或直肠的僵硬度）（Bharucha et al，2013），这些数据可以通过直肠肛管 MRI 和球囊的联合应用直接测得。这些技术的相关研究均得出了大便失禁患者直肠顺应性下降的结论。

（二）辅助检查

肛管超声内镜检查（anal endoscopic ultrasonography，AUS）可检测出临床上难以发现的括约肌薄弱或缺损，此类情况导致的大便失禁可行外科手术修补（Felt et al，2008；Abdool et al，2012）。AUS 显示肛门内括约肌是回声均匀的低回声环，而肛门外括约肌是混合性回声，即使其能准确地显示出解剖上的缺损或肛门内括约肌的薄弱，但是对外括约肌的图像判断会更受主观因素、检查者的技术水平影响，外括约肌的正常解剖学易给诊断带来困难。肛门外括约肌和直肠周围脂肪均呈等回声波，常不易区分，影响判断肛门外括约肌厚度的准确性，难以确定是否有外括约肌的萎缩。但是，更先进的三维 3D-AUS 可以测量肛门外括约肌的长度和体积（Williams et al，2002），通过括约肌体积来观察外括约肌的萎缩（Cazemier et al，2006）。然而，3D -AUS 的体积评估可重复性不太高，仍需要更多的研究支持（West et al，2005）。阴道超声可以提供更多肛门外括约肌前部的信息（Roos et al，2011）。

盆腔磁共振显像（MRI）是唯一能够实时显示括约肌和整个盆底运动且无放射性暴露的影像学检查（Roos et al，2011）。肛管内置接受线圈比躯干线圈更能仔细地观察肛门内外括约肌（Stoker et al，2008）。对大便失禁患者，肛门括约肌成像首选 AUS，因其具有普及、低廉和内括约肌显像清晰的优势，而 MRI 对诊断肛门外括约肌萎缩更有价值（Bharucha et al，2005），且伴有肛门外括约肌萎缩的患者预后不如无萎缩的患

者（Bharucha et al，2005）。因此，需要更多的研究去证实肛门括约肌修复前肛管内 MRI 的应用价值。

诱发电位正电子发射断层扫描（PET）和功能性磁共振显像（FMRI）可用于大便失禁患者肛门直肠功能的神经解剖及功能评估。研究发现，伴随脊髓损伤和肠道功能障碍的患者，肛门直肠刺激后的运动诱发电位（MEPs）延长（Tantiphlachiva et al，2011）。一项研究显示，大部分大便失禁患者的腰骶刺激位点和直肠肛门区域的 MEPs 延长。此外，这项检查优于会阴神经末梢运动潜伏期检测（Rao et al，2014）。作为一项新兴的检查技术，PET、FMRI 和肛管直肠皮层诱发电位仅用于脑 - 肛门直肠轴的研究工作中，其临床应用价值仍有待进步发掘。

（三）治疗

有三个关键的研究揭示了保守治疗和安慰剂治疗在大便失禁中的重要性。Norton 等（2003）发现，接受过饮食、改善肠道排空、排便训练计划、必要时滴注抗腹泻药物以及由专业护士在 3 ~ 6 个月内进行 9 次（40 ~ 60 分钟 / 次）治疗的大便失禁患者中，约 54% 症状有所改善。在另外一个纳入了 108 例患者的随机对照试验中，为期 4 周的保守治疗对 22% 的患者产生了一定的疗效（Heymen et al，2009）。在保守治疗无效的患者中，肌电图辅助生物反馈较单纯行盆底肌肉锻炼更有效。最近研究指出，在接受了 4 周安慰剂治疗的大便失禁患者，症状发作天数和发作次数分别减少了 36% 和 32%（Bharucha et al，2013）。然而，这些保守疗法只能由专业治疗师或工作强度较低的医师实施。尽管如此，保守治疗可使约 25% 的患者受益，因此是首选治疗方式。这些保守措施包括减少能引起腹泻和直肠刺激的食物摄入量（如难以吸收的碳水化合物如果糖、山梨醇等，以及咖啡因）、使用控便处理和抗腹泻药（如洛哌丁胺）。可乐定可以增加以腹泻症状为主的肠易激综合征患者的直肠顺应性，降低直肠敏感性，从而改善症状（Malcolm et al，1999）。在一项非对照试验中，可乐定改善了肛门自制力。在一项对照研究中，可乐定可以减少腹泻发生次

数和天数，但总体效果不显著（Bharucha et al，2013）。

生物反馈是一种无痛无创的盆底肌和腹壁肌的认知性训练，对于药物治疗无效、尤其是对肛门括约肌完整、直肠感觉功能下降的患者具有显著疗效。生物反馈可以改善肛门括约肌和耻骨直肠肌的张力、耐力、强度以及肛门直肠的协调性，这已成为了目前治疗大便失禁的主流方法。已有随机对照实验证实生物反馈治疗优于单纯的凯格尔运动（Heymen et al，2009）。如果肛门直肠测压显示大便失禁患者肛门外括约肌薄弱或由于神经损伤直肠感觉功能下降，建议作生物反馈治疗（Madoff et al，2004）。但对由孤立性内括约肌薄弱、行为或精神障碍、神经源性、直肠切除、炎症或狭窄以及有明显肛门括约肌结构损伤引起的大便失禁不适合进行生物反馈治疗。生物反馈治疗功能性大便失禁的方法有持续收缩和持续并快速收缩两种，一项小型对照实验显示这两种方法没有明显差异（Heymen et al，2009）。

大便失禁外科手术治疗有括约肌成形术，包括括约肌折叠修补术、肛提肌成形术和会阴成形术等导术式，外科手术尽管短期大便失禁改善率达 85.0%，但随着随访时间的延长肛门功能会下降，随访 40 ~ 60 个月，失败率达 50%（Malouf et al，2000）。由于括约肌成形术的成功率随术后时间的延长而下降，这一术式目前主要适用于产后肛门失禁的处理，术前建议采用腔内超声或 MRI 确定肛门括约肌损伤的部位。一项研究发现仅 21% 行肛门成形术的患者在 40 个月之后仍能维持控便（Wald et al，2011）。骶神经电刺激术（SNS）和肛门黏膜下膨胀剂（透明质酸右旋糖苷）注射术已成为了新兴的治疗方法。

骶神经刺激术是一种分阶段的疗法，如果为时 3 周的暂时性刺激可使症状得到缓解，则可永久性地将刺激仪包埋于皮下。该疗法能提高肛门括约肌静息压和收缩压，改善直肠感觉功能和促进结肠逆蠕动，从而改善大便失禁症状，然而其确切机制尚不清楚，可能通过盆底的输入神经或中枢神经起作用，而不是刺激末梢运动神经。骶神经刺激术适用于生物反馈治疗、注射膨胀剂或括约肌成形术无法进行或治疗失败的患者，该疗

法能改善括约肌缺损及括约肌完整的大便失禁症状（Mowatt et al，2007）。在美国的一项纳入了120 例患者的多中心试验中，90% 患者的症状在行暂时和永久性刺激术后得到了缓解（Wald et al，2011），经过 5 年的随访（随访率为 63%），76 名随访的患者中有 36% 的患者完全恢复了控便能力，89% 的患者取得了满意的疗效（每周失禁发生次数较前减少 50%）（Hull et al，2013）。另一项前瞻性多中心队列研究报告 120 例植入骶神经刺激病人，86% 的患者报告每周发生大便失禁的次数减少 50% 以上，其中 40% 的患者随访 3 年，未再发生大便失禁（Wexner et al，2010）。

然而，绝大多数骶神经刺激术的相关研究都是非对照性的。在一项纳入了 34 例患者的交叉试验中，90% 接受了刺激治疗的患者大便失禁发作次数减少，相比之下，未接受刺激治疗的患者仅有 76% 得到了缓解（Leroi et al，2005）。令人费解的是，该疗法带来了明显的症状改善，然而对肛门直肠功能的影响甚微（Leroi et al，2005）。最近的研究显示骶神经刺激可以增加结肠逆行传输的频率从而延缓结肠传输时间（Patton et al，2013），这意味着该疗法的作用机理可能与止泻剂相似，但是在便秘的患者中 SNS 却可以加快结肠传输（Dinning et al，2012）。也许不同的结肠运动特点可以解释 SNS 对失禁和便秘的患者产生的效应差异，但这仍需要更进一步的研究。

膨胀剂注射疗法通过应用聚糖酐、硅生物材料、胶原蛋白或碳珠微粒注射在直肠黏膜下层，增加直肠静息压，从而改善大便失禁，特别对被动性大便失禁患者是有效的。主流的膨胀剂为右旋葡萄糖苷，其他注射材料的应用缺少文献支持。在一项纳入了 206 例患者的关键试验中，采用透明质酸右旋葡萄糖苷膨胀剂注射疗法的患者在 6 个月之内的临床应答率可达到 52%，高于对照组的 31%（Dinning et al，2012）。治疗组中的患者有 80% 需要在初次注射后 1 个月行再次注射。除了 1 例直肠脓肿和前列腺脓肿，该疗法造成的大多数不良反应都是轻微的。但是该疗法并不能显著改善大便失禁患者的生活质量，无法使控便能力恢复并提供直肠肛门生理学和影像学方面改善的确凿证据（Norton et al，2011；Maeda

et al，2010）。另一项纳入了 126 例患者的对照实验却报道该疗法与盆底生物反馈治疗均可以改善肛门失禁的症状且两种疗法的有效性无显著差异（Dehli et al，2013）。生物反馈治疗可以增加患者的肛门收缩压，而该注射疗法对肛门的收缩压和静息压均没有影响。由此，膨胀剂注射疗法的有效性、作用机制、长期效果以及预后的影响因素值得进一步研究。

三、功能性肛门直肠痛

（一）病因学和病理生理学

时至今日，人们对功能性肛门直肠疼痛的病理生理了解甚少。目前对于肛提肌综合征的病因认为是盆底肌过度收缩的结果，如盆底肌Ⅰ型和Ⅱ型肌纤维功能异常，导致盆底肌高张力，进而压迫会阴神经，引起血管收缩，局部缺血、缺氧，最终引起肌肉收缩时间延长，甚至持续疲劳损伤（薛雅红 等，2008），最终产生疼痛。对括约肌张力过高的患者（经产妇、会阴下降综合征等）进行研究，皆有耻骨直肠肌压力过高而导致疼痛的现象（丁康 等，2004）。盆底组织由会阴神经（交感和副交感神经）支配，若神经受压，或交感神经过度传导（Dudding et al，2007），或传导一些异常刺激至脊髓丘脑和脊髓网状束，皆可引起肛门直肠区疼痛。Grimaud（1991）发现，12 例肛提肌综合征患者中有肛管静息压的升高，且在生物反馈治疗后，随着疼痛的缓解，肛管压力恢复正常。然而，最近的一项研究纳入了 157 例慢性肛门直肠疼痛患者（根据罗马Ⅲ标准），采用随机对照方法发现：不协调性排便患者中大多数（85%）有肛提肌的触痛，而便秘患者中无此现象。与有效治疗不协调排便类似，由生物反馈所逆转的不协调排便是治疗本病的很强的预测指标，这一现象是对肛提肌综合征病理生理的创新性解释（Chiarioni et al，2010）。此外，一项研究表明，肛提肌综合征和心理障碍有关（Heymen et al，1993），然而仅有一项相关研究提供了这类患者生活质量明显下降的证据（Burnett et al，1998）。

由于痉挛性肛门直肠痛具有发作短暂、散发、偶发的特点，使得对其生理机制的研究十分困难。有研究显示，平滑肌的异常收缩可能导致了疼痛（Eckardt et al，1996）。另有3项研究报道了痉挛性肛门疼痛家系，发现其遗传形式与肛门内括约肌的肥厚相关（Celik et al，1995）（Guy et al，1997）。痉挛性肛门直肠疼痛的发作常由应激性生活事件或焦虑触发（Karras et al，1963），一项非对照、非盲设计的研究显示，大多数患者伴有完美主义、焦虑或癔病（Pilling et al，1965）。

（二）治疗

生物反馈治疗在慢性疼痛方面的应用已十分广泛。针对慢性肛门直肠疼痛，该法主要指让患者以一定规律来进行收放肛门肌肉的训练方式。利用电子仪器将肌电、脑电、皮温、心率和血压等转化为可见的视觉信号，通过医生指导和自我训练，让患者根据这些信号，学会控制自身不随意功能，通过这种动作反馈-学习-再动作的过程，逐步纠正自身的功能障碍。此法可缓解肛门直肠痉挛症状，降低肛管内压，提高盆底肌肉的协调性和舒张感知能力。Heah等（1997）采用生物反馈治疗16位肛提肌综合征患者，患者疼痛评分和止痛药的使用均明显下降，指出生物反馈可以缓解肛提肌痉挛。但患者对于该法的敏感度差异也较大（Criner，2001），有研究显示用生物反馈治疗慢性顽固性直肠痛的总有效率在34%～91%（Jorge et al，2003），因此当治疗效果不太理想时应该配合其他治疗方式。

肉毒杆菌毒素是一种肌肉松弛剂，其作用机制可能是肉毒素抑制病变胆碱能神经递质的相对过度释放，重新恢复肠道自主神经系统的功能平衡，缓解肠道痉挛，降低肛门内括约肌静息压力，引起肌肉松弛性麻痹，进而阻断括约肌阵发性的运动过速。Katsinelos等（2011）将肉毒杆菌素A用生理盐水稀释后，分4个点注射到肛周肌肉，发现对痉挛性的肛门直肠痛疗效较好。Ron等（2001）用肉毒毒素治疗18例耻骨直肠肌综合征，总体满意度为58.3%。目前关于肉毒毒素治疗出现不良反应的相关报道较少，关于此

法治疗的研究仍为少数病例的报告，缺少大样本的临床应用报告，故不能排除潜在的不良反应。因此，关于肉毒毒素的研究还需不断深入，其作用机制及持续作用时间等还需进一步完善。

电刺激疗法包括肌肉电刺激法和骶神经刺激术两种。肌肉电刺激法最早由Sohn等（1982）介绍临床用于肛提肌综合征的治疗，通过特殊设计的直肠探针在直流电浴盆中进行刺激，发放低频率的振荡电流诱导肌肉自发收缩，使痉挛的肌肉产生疲劳，从而减轻疼痛。该法不足在于刚开始会引起肌肉疼痛，且长期的电刺激会使快反应易疲劳的Ⅰ型纤维向着慢反应抗疲劳的Ⅱ型纤维转变，最终会影响骨盆肌肉群的功能（黄华 等，2014）。骶神经刺激疗法是利用一种短脉冲刺激电流持续加于特定的骶神经，人为地兴奋或者抑制神经通路，干扰异常的骶神经反射弧。通过人为电针刺激干扰异常的骶神经反射弧，进而影响与调节盆底等骶神经支配的效应器官的行为，加强盆底和括约肌收缩，降低"不适当反射"和"不稳定性"（王志民 等，2012）。该法早期主要用于神经源性尿失禁的治疗，后来逐步应用于其他比如便秘及大小便失禁的治疗。也有研究指出该疗法能改善患者的疼痛，提高生活的质量。如Bas Govaert等（2010）局麻皮下后，将针埋在骶3椎间孔，持续慢性刺激骶区，发现疼痛视觉模拟评分（VAS）较治疗前明显降低。2016年Takano等（2016）提出，经皮电刺激双侧胫后神经治疗功能性肛门直肠痛，研究显示，双侧胫后神经调节可以激活更多的感觉传入通路，双侧胫后神经电刺激已被证明优于单侧骶神经调节，但并不是适合所有的患者，如大便失禁、膀胱功能障碍患者。关于双侧胫后神经电刺激的临床效果、机制及其与其他电刺激的治疗效果的比较有待进一步研究。

四、功能性排便障碍性疾病

（一）病因学和病理生理学

肛管直肠测压的可视化图像呈现出了直肠排空障碍的两个重要的病理生理学机制：直肠推进

力不足和出口阻力增加，后者又可分为肛门括约肌失迟缓和矛盾运动两种（Rao et al, 2004）。一项对 295 例患者、62 组对照组的分析表示，便秘者的肛门直肠压力符合这两种模式和第三种模式（即混合模式——直肠动力不足合并肛门压力增高）（Ratuapli et al，2013）。部分学者认为功能性排便障碍是由于患者在儿童时期的不良排便习惯发展而来的，这些儿童在产生便意时没做到及时排便，这一说法具有合理性，因为有三分之一的排便障碍儿童在青春期之后仍有排便困难（van Ginkel et al，2003），然而这一概念仅强调了排便而没有将脏器的功能紊乱考虑在内（如直肠低敏感性（van Ginkel et al，2003），肛管静息压升高，会阴过度下降（Bharucha et al，2005）和结肠慢传输（Ravi et al，2010）。部分患者在接受生物反馈治疗并获得一定疗效后，一些表现，如直肠低敏感性和结肠慢传输得到改善，表明这些表现可能是排便障碍的后果而不是原因（Chiarioni et al，2005）。高分辨肛管直肠测压的相关研究发现耻骨直肠肌的收缩使肛管的头侧关闭，是维持控便能力的最主要因素（Chiarioni et al，2010）。直肠的扩张可以导致肛门内括约肌的非自主松弛，当直肠被扩张到一定程度时将会反射性地引起肛门外括约肌的收缩，这是一种由耻骨直肠收缩引起的感觉运动反应，与排便欲望一致（Cheeney et al，2011）。这些观察发现让人联想到先前的研究排便的欲望不是由直肠扩张直接介导的，而是由直肠扩张时的收缩反应所介导的（Corsetti et al，2004），然而这一结论仍需要更深入的研究。

（二）辅助检查

对常规治疗无效（饮食控制、生活习惯调节和经验性缓泻剂应用）的患者推荐行肛管直肠测压、球囊逼出试验、钡灌肠或 MRI 排粪造影（Corsetti et al，2004）。

高分辨肛管直肠测压导管问世于 2012 年，在此之前肛管直肠测压仪采用固态和水灌注导管进行图像采集。高分辨率导管上每间隔 6 mm 提供一个环周的均匀压力，覆盖肛管全长，避免了繁琐的牵拉操作（Corsetti et al，2004）。高分辨导管使用 256 个环周分布的压力传感器，可以更

清晰地显示出括约肌的形态和缺陷（Nguyen et al，2010），这一系统显著优于传统的固态和水灌注导管系统。该系统只取任一时刻的最高压力来计算平均和最大静息压和收缩压，因此它所测得的正常值范围高于传统的测压系统（Noelting et al，2012）。

最近的研究强调了诊断功能性便秘的两大难题。首先，按照物理学原则，正常人排便时直肠肛门的压力梯度（直肠和肛门的压力差或比值）应通常为正值（Noelting et al，2012）。根据该原则，排便困难者的压力梯度应该下降，在经过生物反馈治疗后有所上升，提示直肠肛门功能的改善（Rao et al，1998）。然而，在无症状受试者、排便困难和无便秘症状的慢性盆底会阴疼痛患者之间，这一梯度有相当大的重叠（Rao et al，1998；Chiarioni et al，2010）。在使用了高分辨肛管直肠测压后，大部分无症状的女性测得的差值提示为阴性（肛门压力＞肛管压力）（Noelting et al，2012；Bordeianou et al，2011），这也许是因为在左侧卧位时难以进行空虚直肠的模拟排便。

其次，目前对于排便困难应行的辅助检查仍缺乏共识，尚没有单一的诊断标准适用于该病。在一项研究中指出，125 名慢性便秘的患者中有 51% 经排粪造影诊断出不协调性排便（Bordeianou et al，2011），在这部分患者中，仅 50% 在球囊逼出试验中检测出异常结果，50% 经浅表肌电图测试出盆底迟缓异常。一项纳入了 79 项研究共 7591 名慢性便秘患者的荟萃分析研究报告显示不同辅助检查检出排便异常的患病率从排粪造影提示肛门直肠角未开放的 14.9%（95% 可信区间 7.9 ~ 26.3）到肛管直肠测压提示排便协同失调的 47.7%（95% 可信区间 39.5 ~ 56.1），再到超声提示协同失调的 52.9%（95% 可信区间 44.3 ~ 61.3）（Videlock et al，2013），提示不同的检查手段对于不协调性排便障碍的诊断具有异质性（Bharucha et al，2005），强调了直肠内容物本身和直肠扩张的感觉对排便造成的影响（Rao et al，2006），对功能性排便障碍辅助检查的甄选仍存在很大空间。目前，高分辨率压力测量法主要有助于对便秘患者进行亚群的分层，但在治疗决策方面并不比传统的肛管直肠压力测量法更

有用。

（三）治疗

药物仍是治疗功能性便秘的主要手段。除一些传统的常用药物外，近期一批新药已获美国食品与药品监督管理局（FDA）批准上市，同时另一些药物正处于Ⅲ期临床试验阶段，在治疗功能性便秘方面具有较好的疗效。鲁比前列酮是前列腺素 E1 的双环脂肪酸衍生物，为局限性氯离子通道激活剂，可选择性活化位于胃肠道上皮尖端管腔细胞膜上的 2 型氯离子通道，并可激活前列腺素受体和囊性纤维化跨膜调节器，增加肠液的分泌和肠道动力，改善大便性状，增加排便频次（Schey et al，2011；Barish et al，2011；Cuppoletti et al，2013）。2006 年 FDA 批准鲁比前列酮用于治疗成人慢性功能性便秘和成年女性肠易激综合征伴便秘，2013 年又批准其应用于治疗成人使用阿片类药物引起的便秘（张翼，2013）。利那洛肽是一种含有 14 个氨基酸的人工合成肽，与导致腹泻的热稳定肠毒素具有同源性，是鸟苷酸环化酶 -C（GC-C）激动剂，可与小肠上皮细胞内的 GC-C 受体结合并激活 GC-C，使细胞内和细胞外环鸟苷酸（cGMP）浓度升高，导致肠液分泌增加并促进肠道蠕动，从而改善便秘症状（Lembo et al，2010）。2012 年该药获得 FDA 批准应用于成人慢性功能性便秘及便秘型肠易激综合征的治疗（卫高菲，2013）。胃肠道神经元内含有大量的 5-HT$_4$ 受体，当它与配体结合被激活后可促进胃肠肌层神经丛节后处乙酰胆碱的释放，促进胃肠运动。普芦卡必利为二氢苯并呋喃甲酰胺类化合物，是高选择性 5-HT$_4$ 受体激动剂，具有较强的促进胃、小肠、结肠动力作用，能明显缩短结肠传输时间，从而改善便秘。近年来多项研究显示，普芦卡必利对慢性便秘（Coremans et al，2008；Mtlller-Lissner et al，2010）及阿片类药物诱导的便秘（Sloots et al，2010）治疗效果较好；此外，一项包含 2639 例患者的荟萃分析中证实，普卢卡比利治疗便秘具有良好的疗效且不良反应较少（Foed et al，2011）。2009 年 10 月普芦卡必利获得欧盟批准用于治疗慢性便秘，2013 年普芦卡必利在中国上市，但目前该药仍未获得美国 FDA 的批准。

生物反馈治疗目前已成为治疗慢性功能性便秘的主要手段（Rao et al，2007）。治疗的目标是：①使患者意识到自己排便障碍的情况；②使排便时盆底肌肉的松弛与腹内压的增加相协同；③由治疗师辅助进行球囊模拟排便的训练。部分中心提供了感觉恢复训练方案用来重塑直肠的充盈感。虽然这些研究已经显示出了三级医疗中心生物反馈疗法的疗效，但我们仍需要进行更多研究来证明其在临床实践中的有效性。治疗师的技能和经验水平是影响生物反馈疗效的关键因素，然而这一专业技能知识并不普及。一项随机对照试验指出，家庭生物反馈与门诊生物反馈具有同样的效用，但花费更便宜（Rao et al，2011）。影响生物反馈治疗预后的肛门直肠因素，治疗的组成部分、治疗原理和病理生理学机制目前尚不清楚。当患者接受了生物反馈治疗后，肛门直肠刺激所对应的皮质诱发电位的潜伏期发生延长和下降，这提示脑皮质功能的改善可能是其治疗的机制（Tantiphlachiva et al，2011）。生物反馈对 60% 合并有炎症性肠病的排便困难患者有效（Perera et al，2010；Tremaine et al，2013）。

骶神经刺激术被证实可增加大便次数、改善大便硬度及便后不尽感等症状，且可改善结肠动力，目前该术式已在全球范围内开展。尽管骶神经刺激术已被广泛用于治疗慢性功能性便秘，但相关的研究都是非对照性的（Perera et al，2010；Tremaine et al，2013）。两项非对照研究显示，24 名排便障碍患者在接受 SNS 后症状得到了改善（Perera et al，2010；Tremaine et al，2013），然而其治疗的机制尚不明确。一项小型研究表明排便困难伴直肠低敏感度患者的感受阈在 SNS 装置激活后降低，这提示改善直肠的感觉敏感度可能是 SNS 治疗排便困难的机制（Knowles et al，2012）。SNS 同样可能调节结肠运动，使用阈上刺激可以增加结肠传输节律（Dinning et al，2012）。设计长期对照实验来评价 SNS 在排便困难治疗中的主客观因素是很有必要的，尤其对于那些生物反馈治疗失败的患者。

此外，使用直肠黏膜切除钉合术和肉毒素注射疗法两种微创外科术式治疗慢性功能性便秘，被美国胃肠病学会技术评论委员认为尚缺乏循证医学证据的支持（Bharucha et al，2013）。一项随机对照实验显示肉毒素注射疗法对肛提肌综合征患者是无效的，但生物反馈治疗可部分缓解症状（Chiarioni et al，2010；Rao et al，2009）。这些新兴的治疗手段仍需要高质量的随机对照实验来验证其有效性。

五、小结

随着基础研究水平的突飞猛进和诊断技术的快速发展，我们对盆底功能性疾病的理解得到了更进一步的深入。

大便失禁是一种常见而痛苦的症状，肠道功能紊乱和肛肠感觉运动障碍是其主要的病理生理机制。对于大便失禁的患者，重点应对症状和病因进行识别，然后对症施治。保守治疗是主要的治疗方法，对保守措施无反应的患者可尝试生物反馈疗法，骶神经刺激术可用于一些顽固性大便失禁的患者，抑或采用其他外科方法。

功能性肛门直肠痛病因尚不明确，从本质上讲，国内外相关研究仍属于探索性、实验性。临床虽有多种对症治疗措施，但失诊、误诊率较高，对于系统诊疗仍有一定的局限性及盲区。临床医师需认真分析患者的具体情况，逐步积累经验，随着研究的逐渐深入及医学发展，方能提出并制定较为合理的诊疗路径。

排便障碍是慢性便秘的常见原因。尽管问诊和直肠指诊是诊断排便障碍的主要途径，但相关的辅助检查已成为确诊的必要手段。肛管直肠测压和球囊逼出试验可以明确大多数患者的诊断，某些患者需要进行钡造影或磁共振造影以进一步确诊和完成鉴别诊断。生物反馈疗法是治疗排便障碍的主要手段。对于不协调性排便障碍类便秘，诊断技术的甄选、疾病表型的研究和不同表型的治疗措施是我们目前科研和临床的重心所在。此外，以生物反馈疗法为代表的盆底康复治疗的普及也是需要迫切开展的工作之一，在此基础我们还需要继续研发新的替代疗法。

未来需要利用我们在基础研究中的进展加深对这些疾病表型的理解，并根据我们对疾病机制的理解开发新的治疗方法，用严格的临床对照试验比较各种治疗方法的疗效。

（陆　立　苏　丹　呙耀宇　任东林）

参考文献

丁康，等，2008．功能性肛门直肠痛的诊治．结直肠肛门外科，14（3）：147-150．

黄华，等，2014．生物反馈结合心理疏导治疗功能性肛门直肠痛的临床研究．结直肠肛门外科，20（2）：94-96．

王志民，等，2012．骶神经电刺激治疗功能性肛门直肠痛．中华胃肠外科杂志，15（12）：1236-1239．

卫高菲，等，2013．利那洛肽．中国药物化学杂志，23（1）：78．

薛雅红，等，2012．功能性肛门直肠痛患者盆底表面肌电的检测及临床意义．实用医学杂志，28（11）：1803-1806．

张翼，2013．FDA批准鲁比前列酮用于治疗阿片类药物引起的便秘．药品评价，（10）：32．

Abdool Z，et al，2012．Ultrasound imaging of the anal sphincter complex：a review．Br J Radiol，85（1015）：865-875．

Barish CF，et al，2010．Efficacy and Safety of Lubiprostone in Patients with Chronic Constipation．Digestive Diseases & Sciences，55（4）：1090-1097．

Barnett JL，et al，1999．American Gastroenterological Association medical position statement on anorectal testing techniques．American Gastroenterological Association．Gastroenterology，116（3）：732-760．

Bharucha AE，et al，2013．464 A placebo-controlled study of clonidine on symptoms in women with fecal incontinence．Gastroenterology，144（5）：S-83．

Bharucha AE，et al，2012．Anal sphincteric neurogenic injury in asymptomatic nulliparous women and fecal incontinence．Am J Physiol Gastrointest Liver Physiol，303（2）：256-262．

Bharucha AE，et al，2013．American Gastroenterological Association medical position statement on constipation．Gastroenterology，144（1）：211-217．

Bharucha AE，et al，2005．Relationship between symptoms

and disordered continence mechanisms in women with idiopathic faecal incontinence. Gut, 54 (4)：546-555.

Bharucha AE, et al, 2012. Obstetric trauma, pelvic floor injury and fecal incontinence：a population-based case-control study. Am J Gastroenterol, 107 (6)：902-911.

Bharucha AE, et al, 2005. Phenotypic variation in functional disorders of defecation. Gastroenterology, 128 (5)：1199-1210.

Bharucha AE, et al, 2013. American Gastroenterological Association technical review on constipation. Gastroenterology, 144 (1)：218-238.

Bharucha AE, et al, 2010. Bowel disturbances are the most important risk factors for late onset fecal incontinence：a population-based case-control study in women. Gastroenterology, 139 (5)：1559-1566.

Bharucha AE, 2006. Pelvic floor：anatomy and function. Neurogastroenterol Motil, 18 (7)：507-519.

Bharucha AE, et al, 2013. Increased Rectal Stiffness in Women With Urge-Predominant Fecal Incontinence. Gastroenterology, 144：82.

Bitar KN, et al, 2012. Intestinal tissue engineering：current concepts and future vision of regenerative medicine in the gut. Neurogastroenterol Motil, 24 (1)：7-19.

Bordeianou L, et al, 2011. Measurements of pelvic floor dyssynergia：which test result matters? Dis Colon Rectum, 54 (1)：60-65.

Burnett C, et al, 1998. Psychological distress and impaired quality of life in patients with functional anorectal disorders. Gastroenterology, 114 (4)：A729.

Cazemier M, et al, 2006. Atrophy and defects detection of the external anal sphincter：comparison between three-dimensional anal endosonography and endoanal magnetic resonance imaging. Dis Colon Rectum, 49 (1)：20-27.

Celik AF, et al, 1995. Hereditary proctalgia fugax and constipation：report of a second family. Gut, 36 (4)：581-584.

Cheeney G, et al, 2011. Investigation of anal motor characteristics of the sensorimotor response (SMR) using 3-D anorectal pressure topography. Am J Physiol Gastrointest Liver Physiol, 300 (2)：236-240.

Chiarioni G, et al, 2013. Sa2038 Dyssynergic Defecation Can Be Diagnosed by Questionnaire and Physical Examination. Gastroenterology, 144.

Chiarioni G, et al, 2010. Biofeedback is superior to electrogalvanic stimulation and massage for treatment of levator ani syndrome. Gastroenterology, 138 (4)：1321-1329.

Chiarioni G, et al, 2005. Biofeedback benefits only patients with outlet dysfunction, not patients with isolated slow transit constipation. Gastroenterology, 129 (1)：86-97.

Cobine CA, et al, 2007. Species dependent differences in the actions of sympathetic nerves and noradrenaline in the internal anal sphincter. Neurogastroenterol Motil, 19(11)：937-945.

Cobine CA, et al, 2010. Interstitial cells of Cajal in the cynomolgus monkey rectoanal region and their relationship to sympathetic and nitrergic nerves. Am J Physiol Gastrointest Liver Physiol, 298 (5)：643-656.

Corsetti M, et al, 2004. Rectal hyperreactivity to distention in patients with irritable bowel syndrome：role of distention rate. Clin Gastroenterol Hepatol, 2 (1)：49-56.

Criner JA, 2001. Urinary incontinence in a vulnerable population：older women. Semin Perioper Nurs, 10 (1)：33-37.

Cuppoletti J, et al, 2013. Methadone but not Morphine Inhibits Lubiprostone-Stimulated Cl- Currents in T84 Intestinal Cells and Recombinant Human ClC-2, but not CFTR Cl- Currents. Cell Biochemistry & Biophysics, 66 (1)：53-63.

Dehli T, et al, 2013. Sphincter training or anal injections of dextranomer for treatment of anal incontinence：a randomized trial. Scand J Gastroenterol, 48 (3)：302-310.

Dinning PG, et al, 2012. Pancolonic motor response to subsensory and suprasensory sacral nerve stimulation in patients with slow-transit constipation. Br J Surg, 99 (7)：1002-1010.

Dudding TC, et al, 2007. Permanent sacral nerve stimulation for treatment of functional anorectal pain：report of a case. Dis Colon Rectum, 50 (8)：1275-

1278.

Eckardt VF, et al, 1996. Anorectal function and morphology in patients with sporadic proctalgia fugax [J]. Dis Colon Rectum, 39 (7): 755-762.

Felt-Bersma RJ, 2008. Endoanal ultrasound in benign anorectal disorders: clinical relevance and possibilities. Expert Rev Gastroenterol Hepatol, 2 (4): 587-606.

Ford AC, et al, 2011. Effect of laxatives and pharmacological therapies in chronicidiopathic constipation: systematic review and meta-analysis. Gut, 60 (2): 209-218.

Govaert B, et al, 2010. Sacral neuromodulation for the treatment of chronic functional anorectal pain: a single center experience. Pain Pract, 10 (1): 49-53.

Grimaud JC, et al, 1991. Manometric and radiologic investigations and biofeedback treatment of chronic idiopathic anal pain. Dis Colon Rectum, 34 (8): 690-695.

Guy RJ, et al, 1997. Internal anal sphincter myopathy causing proctalgia fugax and constipation: further clinical and radiological characterization in a patient. Eur J Gastroenterol Hepatol, 9 (2): 221-224.

Harris ML, et al, 2006. Neurophysiological evaluation of healthy human anorectal sensation. Am J Physiol Gastrointest Liver Physiol, 291 (5): 950-958.

Heah SM, et al, 1997. Biofeedbaek is effeetive treatment for levator anisyndrom. Dis Colon Reetum, 40 (2): 187-189.

Heymen S, et al, 2009. Randomized controlled trial shows biofeedback to be superior to pelvic floor exercises for fecal incontinence. Dis Colon Rectum, 52 (10): 1730-1737.

Heymen S, et al, 1993. MMPI assessment of patients with functional bowel disorders. Dis Colon Rectum, 36 (6): 593-596.

Hull T, et al, 2013. Long-term durability of sacral nerve stimulation therapy for chronic fecal incontinence. Dis Colon Rectum, 56 (2): 234-245.

Jorge JMN, et al, 2003. Biofeedback Thera Py in the colon and Rectal Practice. APPlied Psycho Physiology and Biofeedback, 28 (1): 47-61.

Karras JD, et al, 1963. Clinical observations and a new diagnostic aid. Dis Colon Rectum, 6: 130-134.

Katsinelos P, et al, 2001. Treatment of proctalgia fugax with botulinum A toxin. Eur J Gastroenterol Hepatol, 13 (11): 1371-1373.

Knowles CH, et al, 2012. Prospective randomized double-blind study of temporary sacral nerve stimulation in patients with rectal evacuatory dysfunction and rectal hyposensitivity. Ann Surg, 255 (4): 643-649.

Lembo AJ, et al, 2010. Efficacy of linaclotide for patients with chronic constipation. Gastroenterology, 138 (3): 886-895.

Leroi A M, et al, 2005. Efficacy of sacral nerve stimulation for fecal incontinence: results of a multicenter double-blind crossover study. Ann Surg, 242 (5): 662-669.

Madoff RD, et al, 2004. Faecal incontinence in adults. Lancet, 364: 621.

Maeda Y, et al, 2010. Perianal injectable bulking agents as treatment for faecal incontinence in adults. Cochrane Database Syst Rev, (5): 7959.

Malcolm A, et al, 1999. Clonidine alters rectal motor and sensory function in irritable bowel syndrome. Gastroenterology, 116: A1035.

Malouf AJ, et al, 2000. Long-term results of overlapping anterior anal-sphincter repair for obstetric trauma. Lancet, 355 (9200): 260-265.

Matsumoto H, et al, 2013. Magnetic-motor-root stimulation: review. Clin Neurophysiol, 124 (6): 1055-1067.

Mowatt G, et al, 2007. Sacral nerve stimulation for faecal incontinence and constipation in adults. Cochrane Database Syst Rev, 18 (3): CD004464.

Nguyen M, et al, 2010. 169 Investigation of High-Definition Anorectal Pressure Topography (HDM) in Patients With Constipation and Fecal Incontinence. Gastroenterology, 138: 30-31.

Noelting J, et al, 2012. Normal values for high-resolution anorectal manometry in healthy women: effects of age and significance of rectoanal gradient. Am J Gastroenterol, 107 (10): 1530-1536.

Norton C, et al, 2003. Randomized controlled trial of biofeedback for fecal incontinence. Gastroenterology, 125 (5): 1320-1329.

Norton C，2011. Treating faecal incontinence with bulking-agent injections. Lancet，377（9770）：971-972.

Patton V，et al，2013. The effect of sacral nerve stimulation on distal colonic motility in patients with faecal incontinence. Br J Surg，100（7）：959-968.

Perera LP，et al，2010. T1355 High Prevalence of Obstructive Defecation in Inflammatory Bowel Disease Patients in Remission. Gastroenterology，138：544.

Pilling LF，et al，1965. The psychologic aspects of proctalgia fugax［J］. Dis Colon Rectum，8（5）：372-376.

Raghavan S，et al，2011. Successful implantation of bioengineered，intrinsically innervated，human internal anal sphincter. Gastroenterology，141（1）：310-319.

Rajasekaran MR，et al，2013. 465 Myoarchitectural and Functional Alteration in the External Anal Sphincter Muscle Following Experimental Surgical Myotomy. Gastroenterology，144：83.

Rao SS，et al，2014. Translumbar and transsacral magnetic neurostimulation for the assessment of neuropathy in fecal incontinence. Dis Colon Rectum，57（5）：645-652.

Rao SS，et al，2006. Influence of body position and stool characteristics on defecation in humans. Am J Gastroenterol，101（12）：2790-2796.

Rao SS，et al，2004. Investigation of the utility of colorectal function tests and Rome II criteria in dyssynergic defecation（Anismus）. Neurogastroenterol Motil，16（5）：589-596.

Rao SS，et al，2009. Clinical trial：effects of botulinum toxin on Levator ani syndrome--a double-blind，placebo-controlled study. Aliment Pharmacol Ther，29（9）：985-991.

Rao SS，et al，2007. Randomized controlled trial of biofeedback，sham feedback，and standard therapy for dyssynergic defecation. Clin Gastroenterol Hepatol，5（3）：331-338.

Rao SS，et al，1998. Obstructive defecation：a failure of rectoanal coordination. Am J Gastroenterol，93（7）：1042-1050.

Rao SS，et al，2008. S1826 Translumbar and Transsacral Magnetic Stimulation-a Novel Test of Assessing Anorectal Neuropathy in Fecal Incontinence. Gastroenterology，134：278.

Rao SS，et al，2011. Home or Office Biofeedback Therapy for Dyssynergic Defecation- Randomized Controlled Trial. Gastroenterology，140：160.

Ratuapli S K，et al，2013. Phenotypic identification and classification of functional defecatory disorders using high-resolution anorectal manometry. Gastroenterology，144（2）：314-322.

Ravi K，et al，2010. Phenotypic variation of colonic motor functions in chronic constipation. Gastroenterology，138（1）：89-97.

Remes-Troche J M，et al，2011. A bi-directional assessment of the human brain-anorectal axis. Neurogastroenterol Motil，23（3）：240-248.

Ron Y，et al，2001. Botulinum toxin type-A in therapy of patients with anismus. Dis Colon Rectum，44（12）：1821-1826.

Roos A M，et al，2011. The diagnostic accuracy of endovaginal and transperineal ultrasound for detecting anal sphincter defects：The PREDICT study. Clin Radiol，66（7）：597-604.

Schey R，et al，2011. Lubiprostone for the treatment of adults with constipation and irritable bowel syndrome. Dig Dis Sci，56（6）：1619-1625.

Singh J，et al，2013. Sa2030 Role of MicroRNA-139-5p（Mir-139-5p）in the Myogenic Basal Tone of Internal Anal Sphincter（IAS）vs. the Phasic Rectal Smooth Muscle（RSM）：Studies in Purified Smooth Muscle Cells（SMCS）. Gastroenterology，144：364.

Sohn N，et al，1982. The levators syndrome and itstreatment with highVoltage electrogal vanic stimulation. Am J Surg，144：580.

Stoker J，2008. Magnetic resonance imaging in fecal incontinence. Semin Ultrasound CT MR，29（6）：409-413.

Sultan AH，et al，1993. Anal-sphincter disruption during vaginal delivery. N Engl J Med，329（26）：1905-1911.

Takano S，et al，2016. Bilateral posterior tibial nerve stimulation for functional anorectal pain—short term outcome. Int J Colorectal Dis，31（5）：1053-1054.

Tantiphlachiva K，et al，2011．Translumbar and transsacral motor-evoked potentials：a novel test for spino-anorectal neuropathy in spinal cord injury．Am J Gastroenterol，106（5）：907-914．

Tantiphlachiva K，et al，2011．Does Biofeedback Therapy Modulate Anorectal（Gut）-Brain Axis in Patients With Dyssynergic Defecation？Gastroenterology，140：367．

Tremaine WJ，et al，2013．561 Inflammatory Bowel Disease and Non-Relaxing Pelvic Floor Dysfunction．Gastroenterology，144．

van Ginkel R，et al，2003．Childhood constipation：longitudinal follow-up beyond puberty．Gastroenterology，125（2）：357-363．

Videlock EJ，et al，2013．Diagnostic testing for dyssynergic defecation in chronic constipation：meta-analysis．Neurogastroenterol Motil，25（6）：509-520．

Wald A，2007．Fecal incontinence in adults．NEW ENGLAND JOURNAL OF MEDICINE，356（16）：1648-1655．

West R L，et al，2005．Can three-dimensional endoanal ultrasonography detect external anal sphincter atrophy？A comparison with endoanal magnetic resonance imaging．Int J Colorectal Dis，20（4）：328-333．

Wexner SD，et al，2010．Sacral nerve stimulation for fecal incontinence：results of a 120-patient prospective multicenter study．Ann Surg，251（3）：441-449．

Whitehead WE，et al，2009．Fecal incontinence in US adults：epidemiology and risk factors．Gastroenterology，137（2）：512-517．

Williams AB，et al，2002．Alteration of anal sphincter morphology following vaginal delivery revealed by multiplanar anal endosonography．BJOG，109（8）：942-946．

Wu JM，et al，2014．Prevalence and trends of symptomatic pelvic floor disorders in U．S．women．Obstet Gynecol，123（1）：141-148．

索 引